中医辨毒论治疾病学

瞿岳云◎编著

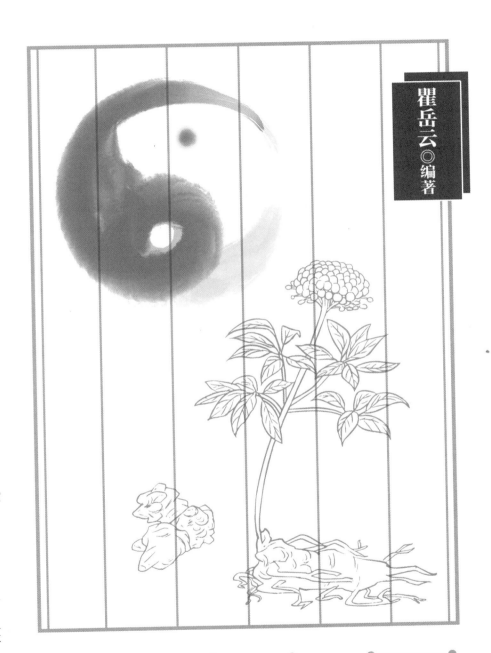

湖南科学技术出版社

图书在版编目（ＣＩＰ）数据

中医辨毒论治疾病学 / 瞿岳云编著. — 长沙 ： 湖南科学技术
出版社，2022.6
ISBN 978-7-5710-1614-2

Ⅰ．①中… Ⅱ．①瞿… Ⅲ．①解毒－辨证论治 Ⅳ.①R256

中国版本图书馆 CIP 数据核字(2022)第 096272 号

中医辨毒论治疾病学

编　　著：瞿岳云
出 版 人：潘晓山
责任编辑：李　　忠
出版发行：湖南科学技术出版社
社　　址：长沙市芙蓉中路一段 416 号泊富国际金融中心
网　　址：http://www.hnstp.com
湖南科学技术出版社天猫旗舰店网址：
　　　　　http://hnkjcbs.tmall.com
邮购联系：0731 - 84375808
印　　刷：湖南省众鑫印务有限公司
　　　　（印装质量问题请直接与本厂联系）
厂　　址：湖南省长沙县榔梨街道梨江大道 20 号
邮　　编：410100
版　　次：2022 年 6 月第 1 版
印　　次：2022 年 6 月第 1 次印刷
开　　本：880 mm×1230 mm　1/16
印　　张：86.5
字　　数：2783 千字
书　　号：ISBN 978-7-5710-1614-2
定　　价：398.00 元

前　言

　　"毒"是中医学重要的概念之一，历代医学典籍对"毒"这一概念几乎均有论述，涉及病因、病机、治法、方药等诸多方面，理论纷繁复杂。然而每种观点、学说，甚或流派的产生都受其所处的时间、空间等因素的影响，受古代朴素唯物主义影响的中医学更具有海纳百川、兼容并蓄的理论特性。毒不仅是一个具有物质属性的概念，同时也是一个具有病理学属性的概念。中医学毒邪学说内涵是很广泛的，任何造成机体阴阳失调的外来因素，或者是内生因素皆可以称为毒。对于毒邪的致病特点，有"邪之凶险者谓之毒"的认识。《金匮要略心典》云"毒，邪气蕴结不解之谓"，是对"毒邪"特性的高度概括。

　　毒邪包括病因和病机双重含义，既是一类对人体有强烈刺激和危害的致病物质，又代表着毒邪致病后的病机，是辨证论治的根据。毒邪致病具有以下特点：峻烈性，表现为发病急骤，传变迅速，病情危重，常易侵入脏腑，导致病情迅速恶化；秽浊性，包括对机体的气、血、精、津液，以及筋、脉、肉、皮、骨、脏腑均有强烈的腐败性，外感及内生毒邪均有令形体损毁之势；火热性，毒性多属火热，且邪变为毒，多从火化；复杂性，具有浸润性、蔓延性，根据其侵犯的脏腑经络的不同可出现各种病理变化与临床表现，而见临床变证多端；特异性，同一毒邪为病的表现与传变规律基本相同；选择性，毒邪致病，因毒的来源、性质不同，其伤人的部位和程度，亦各有其别；相兼性，毒邪往往相兼为病，如湿热毒、痰湿毒等；从化性，毒乃邪气从化而成，即毒邪为病所产生的证候类型受体质因素的影响，使得病机从化；非孤立性，毒不是一种单独存在的致病因素，而是原致病因素蕴积的结果，毒的形成必须有成毒的母基因素或潜在的、持久的其他致病因素；流窜性，躯体内生毒邪可流窜致病，播散形成多发病灶之势；隐匿性，外感毒邪致病，急骤危重，内生毒邪多隐匿，毁形败体已多时常不自知，如内生癌毒等；顽固性，毒邪凝结气血，胶着不化，蓄积不解，缠绵难愈。

　　毒邪一类是指对人体有明显损害的致病性病邪，包括外来毒邪和内生毒邪。另一类是指毒邪中所含的一种致病性毒性物质。毒邪多指致病的病因，邪毒多指引发疾病的病机病理，中医常将两者相提并论。中医古籍将毒邪作为为病因病机者，首推《黄帝内经》。《金匮要略》则将毒邪所致疾病分为阳毒和阴毒两种，并指出了证候及治法。华佗《中藏经》尤其在毒邪学说及使用毒药方面比张仲景更胜一筹，其毒邪积聚、蓄积不流可引起诸毒证是对中医病机学说的一大贡献。晋代王叔和则首次提出毒邪从外来而内伏，隋代巢元方《诸病源候论》对毒邪的病因病机的阐述堪称历史之最。唐代孙思邈《千金要方》在总结前人理论及经验的基础上，首次列出脏腑温病阴阳毒，介绍了五脏感受毒邪引起毒证的治疗方药，丰富了毒邪学说的内涵，至今仍有临床价值。宋代庞安时《伤寒总病论》对"伏毒学说"有所发挥，并强调一切外感温病热病的共同病因是"毒"。明代陈实功《外科正宗》对毒邪学说在外科的应用上做出了卓有成效的尝试，对外科127种证多以毒立论，从毒邪角度对外科学的发展奠定了良好的基础。明代张景岳《景岳全书》认为许多疾病都与毒邪有关，若"毒不尽出，则变证莫测"，丰富了毒邪学说的内涵。明代吴又可《瘟疫论》将瘟疫的疫气归于毒气范畴，认为这种疫毒是有流行性和传染性的。清代喻昌《医门法律》把毒因作为首要辨证程序之一，对《黄帝内经》的相关论述作了更好的诠释和发挥。清代张锡纯《医学衷中参西录》从中西医学角度对毒邪学说进行论述，首次提出"毒菌"一词，是西医理论对毒邪的最新解释，并从形态学及毒素代谢产物角度认识传染病及毒证的本质。

由于毒邪各自性质、特征及致病特点的不同，临床常见的又有浊毒、伏毒、瘀毒、癌毒之分。"浊毒"是指具有秽浊、黏滞、胶着特性的毒邪，其外延结合现代医学的认识，可包括脂毒、糖毒、蛋白毒、微量元素毒、尿酸毒等。"伏毒"是指内外多种致病的邪毒潜藏人体某个部位，具有伏而不觉，发时始显病理特性的毒邪，其具有毒性猛烈，病情危重，迁延反复的临床特点。现代医家对"瘀毒"多从病程、病位、病因、病性等方面进行定义。认为瘀毒含义有二：一是指瘀、毒共存，"毒"成为对病情凶险、胶着难愈一类病邪的概括，是包含病因及临床表现在内的一个病理概念；二是指瘀血蕴结成为一种有"瘀"象的内毒。瘀毒既是致病因素，又是疾病发展的病理基础。"癌毒"是一个中西医结合的创新概念，近代医家结合现代科技对恶性肿瘤的认识，发展和完善了"癌毒"理论。癌毒为内生邪气，在机体脏腑功能失调的基础上，内外因素均可诱生；癌毒是恶性肿瘤的特异性病因；癌毒同时作为病理产物，与瘀血痰浊相搏结。癌毒的致病特点，可概括为"劫掠精微，耗伤正气，阻滞气机，凶险难愈，传舍为患"。中医毒邪学说在几千年的发展与形成历程中，经过众多医家不断探索、实践与总结，对其不断深入的研究，将促使中医病因病机学基本理论更加完善和成熟。

中医学的特色和优势在于辨证论治。辨证即辨病因、病位、病性、病势，而论治则是在辨别证候的基础上因证立法、随法选方、据方施治。辨证与论治是疾病诊疗过程中不可分割的两部分，辨证是论治的前提和依据，而论治则是辨证的延续，也是对辨证正确与否的检验。毒邪所致病症甚广，涉及诸多系统。基于毒邪之病症，临证理当辨毒论治。中医学从"毒"辨治诸多病症的独特理论、临床诊疗经验、方药运用规律及相关现代研究等的宝贵文献，甚为丰富，其不但促进了中医理论的发展，而且开拓了临床病症，特别是疑难病症辨治的新思路、新方法，然而目下鲜见有对此的系统总结，有鉴如是，为使读者在相对有限的时间内，能"一览"当前的研究态势，吾不顾自己才疏学浅，汇集了广泛的相关文献资料，撰就了这本《中医辨毒论治疾病学》。因而斯作从一定程度而言，实为热心研究中医"毒邪"理论的诸贤专家学者集体结晶的"缩影"，吾仅就此作了梳理、归纳而已。

全书共分为6篇，首篇为专家学者对毒邪的基本理论、毒邪所致病症的辨析以及毒邪现代相关研究等的广泛论述，可视为斯作之"总论"。随后诸篇依次为对"浊毒""伏毒""瘀毒""癌毒"理论的阐述与相关病症的辨析，其中"癌毒"病症最为险恶，中西医治疗皆甚为棘手，故此着墨浓重，以冀为此治疗提供更多新的思路和方法。临证毒邪为病，既可单独见之，而更多的则是毒与他邪"相兼"致病，此等病症临床更为常见，因而最后设有"基于毒邪相兼之病症"篇，故而如此之"五篇"可言曰"各论"。全书既有诸多疾病从毒辨治之理的解读，又有灵活施治的方药经验，亦有相关现代研究的新颖见解，凸显出理论与实践相结合的特点和优势。

瞿岳云

于湖南中医药大学

目　　　录

第一篇　毒邪理论与病症 ……………………………………………………………………（1）

1　《黄帝内经》毒论 …………………………………………………………………………（3）

2　毒的含义 ……………………………………………………………………………………（6）

3　毒的多义性 …………………………………………………………………………………（9）

4　毒的概念诠释 ………………………………………………………………………………（14）

5　毒的相关名词勾勒 …………………………………………………………………………（17）

6　毒的概念演变和阴阳属性 …………………………………………………………………（22）

7　温病"毒"之病因病机治法 ………………………………………………………………（26）

8　论毒和解毒法 ………………………………………………………………………………（29）

9　中医毒的研究 ………………………………………………………………………………（31）

10　毒邪的界定和致病特点 …………………………………………………………………（35）

11　毒邪和邪毒的概念 ………………………………………………………………………（38）

12　毒邪的特性 ………………………………………………………………………………（41）

13　毒邪致病的中医症状 ……………………………………………………………………（43）

14　毒邪致病的证候特征 ……………………………………………………………………（46）

15　毒邪致病与毒药治病 ……………………………………………………………………（49）

16　毒邪病因学说 ……………………………………………………………………………（53）

17　环境毒邪新说 ……………………………………………………………………………（56）

18　论毒邪-雾霾-霾毒 ………………………………………………………………………（59）

19　血证——识辨毒邪致病的着眼点 ………………………………………………………（63）

20　毒邪理论和治疗方法 ……………………………………………………………………（66）

21　毒邪学说的形成和发展 …………………………………………………………………（75）

22　毒邪学说及其临床应用 …………………………………………………………………（81）

23　毒损络脉相关病机和诠释 ………………………………………………………………（85）

24　攻毒疗法的形成和发展 …………………………………………………………………（88）

25　毒-管道-脏腑理论的构建 ………………………………………………………………（94）

26　毒邪学说现代研究 ………………………………………………………………………（97）

27　毒邪和辨毒论治 …………………………………………………………………………（100）

28　内毒与外毒 ………………………………………………………………………………（103）

29　内毒与解毒 ………………………………………………………………………………（105）

30　内毒辨 ……………………………………………………………………………………（108）

31　内毒论 ……………………………………………………………………………………（112）

32　内毒伤络和发病学说 ……………………………………………………………………（117）

33　毒病治疗经验……………………………………………………………………（120）

34　毒损肝络假说及其应用…………………………………………………………（127）

35　毒邪理论在病毒性肝炎辨治的应用……………………………………………（132）

36　从毒论治病毒性肝炎经验………………………………………………………（135）

37　论毒邪致慢性乙型病毒性肝炎、肝硬化………………………………………（138）

38　从毒论治免疫缺陷病毒合并丙型病毒性肝炎…………………………………（141）

39　从毒邪认识肝衰竭并发肝肾综合征……………………………………………（145）

40　论环境毒邪对肺系疾病的影响…………………………………………………（148）

41　毒邪所致肺系疾病病机…………………………………………………………（151）

42　从毒论治大气污染所致呼吸系统疾病…………………………………………（154）

43　肺毒诠释…………………………………………………………………………（159）

44　慢性肺系疾病毒损肺络理论构建及其治疗……………………………………（163）

45　论毒-管道-脏腑理论对慢性阻塞性肺疾病的诊治……………………………（166）

46　老年慢性阻塞性肺疾病肺虚毒邪损络病机及其治疗…………………………（170）

47　慢性阻塞性肺疾病毒损肺络病机………………………………………………（173）

48　从毒损肺络论治慢性阻塞性肺疾病……………………………………………（176）

49　雾霾毒损与特发性肺间质纤维化………………………………………………（180）

50　从毒邪论治肺间质纤维化………………………………………………………（182）

51　从"毒病"析新型冠状病毒肺炎…………………………………………………（185）

52　从毒邪辨治新型冠状病毒肺炎思路……………………………………………（188）

53　从毒损肺络论新型冠状病毒肺炎病机及其诊疗………………………………（192）

54　补虚排毒解毒论治新型冠状病毒肺炎…………………………………………（196）

55　毒邪所致心系疾病病机…………………………………………………………（201）

56　毒邪理论在心系疾病中的应用…………………………………………………（204）

57　毒邪与冠心病证治………………………………………………………………（207）

58　从毒邪论治急性冠脉综合征……………………………………………………（211）

59　毒邪致慢性心力衰竭……………………………………………………………（215）

60　毒邪和慢性心力衰竭的相关特点………………………………………………（220）

61　从毒邪论治动脉粥样硬化………………………………………………………（223）

62　从毒损脉络论治动脉粥样硬化易损斑块………………………………………（227）

63　清热解毒药干预动脉粥样硬化研究……………………………………………（230）

64　毒邪与慢性萎缩性胃炎…………………………………………………………（233）

65　毒损胃络与慢性萎缩性胃炎……………………………………………………（236）

66　从毒邪论活动期溃疡性结肠炎发病机制………………………………………（239）

67　毒邪所致肾系疾病病机…………………………………………………………（242）

68　慢性肾脏病致病毒邪和解毒治疗………………………………………………（245）

69　从毒邪论治肾病…………………………………………………………………（248）

70　从毒损肾络论乙肝病毒相关性膜性肾炎机制…………………………………（251）

71　从毒邪理论调控自噬对 2 型糖尿病的干预……………………………………（254）

72　从燥热化毒论糖尿病病机………………………………………………………（257）

73　毒损肾络糖尿病肾病的关键……………………………………………………（261）

74　毒损肾络和糖尿病肾病的病理机制……………………………………………（267）

75　毒损肾络和糖尿病肾病炎症机制的相关性……………………………………（271）

76　从毒邪论治糖尿病肾病……………………………………………（274）
77　从毒邪论治糖尿病肾病研究………………………………………（277）
78　解毒法治疗糖尿病肾病……………………………………………（280）
79　扶阳解毒法治疗糖尿病肾病经验…………………………………（282）
80　论毒邪和糖尿病周围神经病变……………………………………（285）
81　从毒邪论治慢性肾脏病感染并发症………………………………（287）
82　从内毒论治肾性贫血………………………………………………（290）
83　从毒邪论治肾间质纤维化…………………………………………（293）
84　从"微炎症-毒损肾络"论治慢性肾衰竭…………………………（296）
85　从毒损肾络论治慢性肾衰竭胰岛素抵抗…………………………（299）
86　从毒邪论治慢性肾衰竭常用药对…………………………………（303）
87　毒损肾络理论及其临床运用………………………………………（306）
88　从毒损肾络对慢性肾脏病诊疗的研究……………………………（310）
89　从三焦和毒邪论代谢综合征………………………………………（314）
90　从毒邪论治代谢综合征……………………………………………（317）
91　从毒邪论治脂肪肝…………………………………………………（319）
92　从毒邪论治酒精性肝病……………………………………………（322）
93　非酒精性脂肪性肝炎攻毒扶正法…………………………………（325）
94　毒邪致病与肝豆状核变性…………………………………………（328）
95　论肝豆状核变性为毒邪入络之病…………………………………（331）
96　从毒邪损络论肝豆状核变性发病机制……………………………（334）
97　从铜浊毒邪论治肝豆状核变性……………………………………（336）
98　从毒损肠络论治溃疡性结肠炎……………………………………（339）
99　从毒损肠络论溃疡性结肠炎肺损伤病理机制……………………（342）
100　从毒邪论治神经系统疑难病症……………………………………（346）
101　从毒邪辨治神经感染性疾病和代谢性脑病………………………（348）
102　毒邪理论在救治脑血管急重症中的临床价值……………………（351）
103　清热解毒法在缺血性中风急性期的应用…………………………（354）
104　毒损脑络的症状学研究……………………………………………（359）
105　中风毒邪论…………………………………………………………（362）
106　中风毒邪论和兴奋毒性的研究……………………………………（366）
107　中风"毒损脑络"和"毒损络脉"病机……………………………（369）
108　中风急性期毒损脑络临床表征……………………………………（372）
109　从毒邪论治缺血性中风的理论和实践……………………………（376）
110　毒损脑络和出血性中风的现代生物学基础………………………（379）
111　急性脑梗死毒损脑络机制…………………………………………（383）
112　脑心同治的毒邪理论………………………………………………（386）
113　从毒邪论阿尔茨海默病病因病机…………………………………（389）
114　论毒邪和血管性痴呆………………………………………………（392）
115　论毒-管道-脏腑理论对癫痫的诊治意义…………………………（394）
116　论毒邪和癫痫………………………………………………………（397）
117　论毒邪可伏蕴为病…………………………………………………（400）
118　多发性硬化毒损督络病机…………………………………………（404）

119 益肾化浊解毒治疗复发-缓解型多发性硬化……………………………………………………（407）

120 论α-突触核蛋白与帕金森病"毒邪致病"关系……………………………………………（411）

121 从毒邪和神经毒性的关系论治帕金森病……………………………………………………（415）

122 从毒损脑络-枢机-筋脉论治帕金森病………………………………………………………（418）

123 从毒损脉络论治帕金森病……………………………………………………………………（422）

124 从毒邪论肌萎缩侧索硬化辨治………………………………………………………………（426）

125 从毒邪论治重症肌无力经验…………………………………………………………………（429）

126 论毒邪和再生障碍性贫血……………………………………………………………………（432）

127 解毒法治疗再生障碍性贫血…………………………………………………………………（435）

128 论毒邪和骨髓增生异常综合征………………………………………………………………（438）

129 从毒邪论治急性白血病………………………………………………………………………（441）

130 从毒损髓络论治急性白血病经验……………………………………………………………（443）

131 从毒邪论治急性移植物抗宿主病……………………………………………………………（446）

132 毒痹论……………………………………………………………………………………………（449）

133 从毒邪论治强直性脊柱炎……………………………………………………………………（452）

134 从毒邪论治风湿病骨和软骨损害……………………………………………………………（455）

135 从内外双毒论类风湿关节炎病因病机………………………………………………………（458）

136 从毒邪论治类风湿关节炎……………………………………………………………………（461）

137 从毒邪论治反应性关节炎……………………………………………………………………（464）

138 从毒邪致痹论治活动期骨关节炎经验………………………………………………………（467）

139 解毒通络法治疗老年性骨质疏松症…………………………………………………………（470）

140 从毒邪论治痛风………………………………………………………………………………（473）

141 从毒邪论治运动性疲劳………………………………………………………………………（476）

142 从毒邪论治系统性红斑狼疮…………………………………………………………………（478）

143 从毒邪论治慢性下肢静脉疾病………………………………………………………………（481）

144 从毒邪论治皮肤病……………………………………………………………………………（484）

145 从毒邪论治银屑病经验………………………………………………………………………（489）

146 银屑病的毒邪现代理论………………………………………………………………………（491）

147 毒邪和癌症发病的关系………………………………………………………………………（494）

148 温病毒邪理论与恶性肿瘤……………………………………………………………………（498）

149 毒邪理论治疗肿瘤源流和辨治要法…………………………………………………………（501）

150 毒药治病之从毒治癌…………………………………………………………………………（506）

151 有毒中药在抗肿瘤中的应用…………………………………………………………………（509）

152 从毒邪辨治血液肿瘤经验……………………………………………………………………（512）

153 扶正解毒法干预肿瘤炎性微环境机制研究…………………………………………………（517）

154 原发性肝癌"三因九毒"说……………………………………………………………………（520）

155 解毒法抗肝癌…………………………………………………………………………………（524）

156 从毒邪论辐射旁效应损伤的中医病因………………………………………………………（527）

157 从毒邪论治艾滋病……………………………………………………………………………（530）

158 基于毒邪艾滋病中医病因病机研究…………………………………………………………（533）

159 从毒邪论白塞病病因病机……………………………………………………………………（536）

160 从毒邪论治白塞病……………………………………………………………………………（538）

161 内外双毒与鼻炎-鼻窦炎……………………………………………………………………（540）

第二篇　基于浊毒之病症 ……………………………………………………………………（543）

　　162　浊毒概念 …………………………………………………………………………（545）

　　163　浊毒创新病因病机 …………………………………………………………………（548）

　　164　浊毒致病与现代中医病因学 …………………………………………………………（551）

　　165　浊毒理论的临床意义 ………………………………………………………………（555）

　　166　浊毒中医证候 ………………………………………………………………………（558）

　　167　浊毒与疑难病症 ……………………………………………………………………（561）

　　168　浊毒化与化浊毒 ……………………………………………………………………（564）

　　169　浊毒理论与《内经》清浊概念 ………………………………………………………（568）

　　170　从浊毒论治环境污染相关疾病 ………………………………………………………（573）

　　171　浊毒理论的应用和发展 ……………………………………………………………（575）

　　172　浊毒理论临床应用现状 ……………………………………………………………（578）

　　173　从人体微生态学诠释浊毒理论 ………………………………………………………（581）

　　174　构建浊毒理论体系框架 ……………………………………………………………（587）

　　175　浊毒病症和用药规律 ………………………………………………………………（591）

　　176　从浊毒论治肝性脑病 ………………………………………………………………（595）

　　177　从浊毒论吸烟引发慢性阻塞性肺疾病病机治法 ……………………………………（597）

　　178　从浊毒论治脾胃病 …………………………………………………………………（601）

　　179　化浊解毒法治疗慢性萎缩性胃炎用药聚类分析 ……………………………………（604）

　　180　慢性萎缩性胃炎浊毒内蕴证用药规律 ………………………………………………（608）

　　181　从浊毒论治慢性肾脏病 ……………………………………………………………（612）

　　182　慢性肾脏病治疗泄浊解毒八法 ………………………………………………………（615）

　　183　从肾虚浊伏论慢性肾衰竭病机 ………………………………………………………（618）

　　184　从浊毒论治慢性肾衰竭 ……………………………………………………………（621）

　　185　浊毒理论在慢性肾衰竭中的应用研究 ………………………………………………（624）

　　186　浊毒和外泌体关联对尿毒症心肌病的影响 …………………………………………（626）

　　187　从浊毒论动脉粥样硬化病机和治疗 …………………………………………………（629）

　　188　从浊毒论治原发性高血压 …………………………………………………………（632）

　　189　论浊毒在轻度认知障碍中的作用和治疗 ……………………………………………（635）

　　190　从浊毒论治帕金森病 ………………………………………………………………（639）

　　191　从浊毒论肠道微生物群和认知障碍 …………………………………………………（642）

　　192　从浊毒论治高效抗逆转录病毒疗法相关代谢综合征 ………………………………（645）

　　193　基于肠道微生态论代谢综合征浊毒病机 ……………………………………………（648）

　　194　从浊毒论非酒精性脂肪性肝病 ………………………………………………………（651）

　　195　基于肠道菌群论解毒化浊改善糖尿病胰岛素抵抗 …………………………………（655）

　　196　论糖尿病"脾不散精-浊毒内蕴"病机 ………………………………………………（658）

　　197　糖尿病"浊毒致消"理论和应用 ……………………………………………………（662）

　　198　从浊毒论治糖尿病 …………………………………………………………………（665）

　　199　从浊毒困脾论治早期糖尿病 …………………………………………………………（668）

　　200　从玄府-浊毒-络脉论糖尿病及其微血管并发症 ……………………………………（671）

　　201　从浊毒论糖尿病肾病 ………………………………………………………………（674）

　　202　论浊毒和血脂异常 …………………………………………………………………（677）

　　203　从精郁视角论溃疡性结肠炎的浊毒病机 ……………………………………………（681）

204　从浊毒论治溃疡性结肠炎 ………………………………………………………………（684）

205　从浊毒-微生态理论治疗溃疡性结肠炎 ………………………………………………（687）

206　从浊毒论治慢性溃疡性结肠炎 …………………………………………………………（691）

207　从浊毒论治克罗恩病 ……………………………………………………………………（694）

208　从浊毒论治肠易激综合征 ………………………………………………………………（697）

209　从浊毒论治肠易激综合征经验 …………………………………………………………（699）

210　从浊毒论治下肢静脉性溃疡 ……………………………………………………………（702）

211　从浊毒论治脓毒症 ………………………………………………………………………（705）

212　从浊毒论治肛窦炎 ………………………………………………………………………（708）

213　从浊毒阻络-络网失约析肿瘤病机动态演变 …………………………………………（711）

214　从浊毒论治顽固性痤疮经验 ……………………………………………………………（715）

第三篇　基于伏毒之病症 ……………………………………………………………………（719）

215　伏毒新识 …………………………………………………………………………………（721）

216　从内生伏毒论内疫病机和治法 …………………………………………………………（724）

217　从伏毒论慢性肝炎病因病机 ……………………………………………………………（726）

218　从伏毒论治放射性肺损伤 ………………………………………………………………（729）

219　从伏毒论治结缔组织相关间质性肺疾病 ………………………………………………（732）

220　"Wnt/β-catenin-伏毒-微型癥积-肾纤维化"相关性假说 ……………………………（736）

221　从"Wnt/β-catenin-伏毒"论肾纤维化病因病机 ……………………………………（739）

222　"细胞自噬-伏毒-肾间质纤维化"相关性假说 ………………………………………（742）

223　从伏毒论治慢性冠状动脉综合征 ………………………………………………………（745）

224　从伏毒论冠心病病因病机 ………………………………………………………………（751）

225　冠心病伏毒损脉病机和应用 ……………………………………………………………（754）

226　从血气伏毒构建冠心病中西医融合证治范式 …………………………………………（758）

227　"细胞自噬-细胞因子-伏毒-溃疡性结肠炎"相关性假说 ……………………………（761）

228　从伏毒论结直肠腺瘤复发 ………………………………………………………………（764）

229　伏毒与糖尿病性难愈溃疡 ………………………………………………………………（767）

230　从伏毒论糖尿病代谢记忆效应的中医机制 ……………………………………………（770）

231　从伏毒论治慢性肾脏病 …………………………………………………………………（773）

232　从伏毒论治过敏性紫癜性肾炎 …………………………………………………………（776）

233　从伏毒新识论慢性肾衰竭病因病机 ……………………………………………………（779）

234　从伏毒论治缓解期类风湿关节炎 ………………………………………………………（782）

235　从伏毒论病证结合干预肿瘤转移复发 …………………………………………………（785）

236　基于伏毒扶正祛毒法防治恶性肿瘤转移 ………………………………………………（788）

237　从伏毒入络论中晚期肺癌病因病机 ……………………………………………………（791）

238　肺癌正虚伏毒病机的生物学基础 ………………………………………………………（794）

239　从伏毒论治肺癌 …………………………………………………………………………（797）

240　从伏毒论治小细胞肺癌经验 ……………………………………………………………（800）

241　伏毒-痰瘀-正虚理论在乳腺癌前病变的应用 ………………………………………（803）

242　从伏毒论防治放射治疗和化学治疗后骨髓抑制 ………………………………………（806）

243　从毒邪伏络论治艾滋病 …………………………………………………………………（809）

244　从伏毒滞络论人乳头瘤病毒感染 ………………………………………………………（812）

245　从伏毒论治视神经脊髓炎谱系病 ………………………………………………………（815）

246　从伏毒论治变应性鼻炎 ………………………………………………………………（818）

第四篇　基于瘀毒之病症 …………………………………………………………………（821）

247　瘀毒概念 ………………………………………………………………………………（823）
248　慢性阻塞性肺疾病并发肺动脉高压瘀毒病机 ………………………………………（826）
249　从瘀毒论慢性阻塞性肺疾病并发肺动脉高压 ………………………………………（829）
250　从瘀毒论治慢性阻塞性肺疾病 ………………………………………………………（832）
251　从瘀毒论治间质性肺疾病 ……………………………………………………………（834）
252　从瘀毒论治心系疾病 …………………………………………………………………（837）
253　从瘀毒和血脂异常病症的关系论慢性疾病转归 ……………………………………（841）
254　瘀毒从化-心脑血管血栓性疾病病因病机 …………………………………………（845）
255　瘀毒致心血管血栓性疾病临床表征 …………………………………………………（848）
256　瘀毒和周围血管疾病病机 ……………………………………………………………（852）
257　瘀毒和肾性高血压的关系 ……………………………………………………………（856）
258　冠心病瘀毒理论和血小板-血栓-炎症网络 ………………………………………（859）
259　冠心病瘀毒理论和临床实践 …………………………………………………………（862）
260　冠心病危险因素和瘀毒的关系 ………………………………………………………（865）
261　冠心病瘀毒病机 ………………………………………………………………………（868）
262　基于瘀毒病机解毒活血法治疗冠心病 ………………………………………………（872）
263　基于瘀毒病机活血解毒药在冠心病应用的机制 ……………………………………（875）
264　温阳活血解毒法治疗冠心病 …………………………………………………………（878）
265　从瘀毒郁互结论冠心病伴焦虑、抑郁病机 …………………………………………（881）
266　从瘀毒论冠状动脉支架内再狭窄 ……………………………………………………（884）
267　从瘀毒论肢体动脉支架内再狭窄 ……………………………………………………（886）
268　瘀毒与动脉粥样硬化易损斑块 ………………………………………………………（889）
269　瘀毒理论与急性冠脉综合征 …………………………………………………………（892）
270　瘀毒致心力衰竭心肌纤维化 …………………………………………………………（895）
271　瘀毒致变和急性心血管事件假说的临床意义 ………………………………………（899）
272　从瘀毒论治病毒性心肌炎 ……………………………………………………………（903）
273　动脉粥样硬化瘀毒病因病机 …………………………………………………………（905）
274　从瘀毒论治缺血性中风 ………………………………………………………………（908）
275　化瘀解毒法在中风的运用 ……………………………………………………………（911）
276　基于络病理论从瘀毒论血脂异常 ……………………………………………………（914）
277　基于 Sirt1 论糖尿病脑病瘀毒阻络病机治法 ………………………………………（918）
278　瘀毒损络理论在消渴目病的运用 ……………………………………………………（921）
279　活血解毒法治疗糖尿病冠心病 ………………………………………………………（924）
280　慢性肾脏病瘀毒病机 …………………………………………………………………（928）
281　益气生血化瘀解毒和现代肿瘤免疫的关系 …………………………………………（931）
282　肿瘤瘀毒病机诠释 ……………………………………………………………………（934）
283　以瘀毒致病理论辨治肝癌 ……………………………………………………………（937）
284　瘀毒传舍的大肠癌转移病机 …………………………………………………………（939）
285　从瘀毒辨治银屑病经验 ………………………………………………………………（943）
286　从瘀毒伤络论顺铂致药物性耳聋 ……………………………………………………（946）
287　从瘀毒论治白塞病 ……………………………………………………………………（948）

第五篇　基于癌毒之病症 ………………………………………………………………………… （951）

288　癌毒辨识 ……………………………………………………………………………………… （953）

289　癌毒本质 ……………………………………………………………………………………… （956）

290　癌毒新论 ……………………………………………………………………………………… （959）

291　癌毒属性 ……………………………………………………………………………………… （962）

292　癌毒三论 ……………………………………………………………………………………… （966）

293　癌毒思考 ……………………………………………………………………………………… （969）

294　癌毒病机 ……………………………………………………………………………………… （972）

295　基于癌毒论治肿瘤 …………………………………………………………………………… （975）

296　癌毒病机与固本清源 ………………………………………………………………………… （978）

297　癌毒病机与炎癌转变 ………………………………………………………………………… （981）

298　癌毒病机与分类应用 ………………………………………………………………………… （984）

299　癌毒异变 ……………………………………………………………………………………… （987）

300　癌毒传舍 ……………………………………………………………………………………… （990）

301　癌毒研究 ……………………………………………………………………………………… （994）

302　癌毒与益气清毒法 …………………………………………………………………………… （998）

303　癌毒与攻癌毒治法 …………………………………………………………………………… （1003）

304　癌症以毒攻毒治法 …………………………………………………………………………… （1006）

305　解毒治癌十法 ………………………………………………………………………………… （1010）

306　癌毒病机的生物学基础 ……………………………………………………………………… （1013）

307　从癌毒辨治恶性肿瘤病机分析 ……………………………………………………………… （1016）

308　肿瘤微环境对癌毒的认知意义 ……………………………………………………………… （1020）

309　论肿瘤炎性微环境和癌毒病机 ……………………………………………………………… （1022）

310　肿瘤微环境的癌毒病机研究 ………………………………………………………………… （1025）

311　论癌毒病机在肿瘤防治的应用 ……………………………………………………………… （1028）

312　癌毒的肿瘤发生发展规律探析 ……………………………………………………………… （1031）

313　论攻毒中药在恶性肿瘤的应用 ……………………………………………………………… （1034）

314　中药对肿瘤放射治疗增效减毒的研究 ……………………………………………………… （1038）

315　癌毒与癌症益气清毒防治 …………………………………………………………………… （1042）

316　癌毒与恶性肿瘤 ……………………………………………………………………………… （1045）

317　癌毒是恶性肿瘤之本 ………………………………………………………………………… （1048）

318　癌毒转移的中医理论 ………………………………………………………………………… （1051）

319　癌毒致虚肿瘤恶病质辨治 …………………………………………………………………… （1054）

320　从癌毒论治恶性肿瘤经验 …………………………………………………………………… （1057）

321　癌毒治疗五法和辨病应用经验 ……………………………………………………………… （1060）

322　肿瘤癌毒病机辨证体系的创建 ……………………………………………………………… （1063）

323　运用癌毒病机辨治肿瘤转移 ………………………………………………………………… （1067）

324　miRNA 与肺癌早期诊断和癌毒关系 ………………………………………………………… （1070）

325　从癌毒理论辨治肺癌经验 …………………………………………………………………… （1073）

326　从癌毒理论防治肺癌研究 …………………………………………………………………… （1076）

327　miRNA 抗肝癌机制和癌毒关系 ……………………………………………………………… （1080）

328　从癌毒论治肝癌 ……………………………………………………………………………… （1083）

329　从癌毒论治胃癌 ……………………………………………………………………………… （1086）

330　从癌毒论大肠癌 ·· (1089)

331　基于肠道菌群结肠癌防治与癌毒的关系 ·· (1092)

332　从癌毒论治乳腺癌 ·· (1096)

333　从癌毒论治乳腺癌肺转移 ·· (1099)

334　宫颈癌癌毒致病特点和治疗 ··· (1102)

335　基于癌毒理论辨治宫颈癌经验 ·· (1105)

第六篇　基于毒邪相兼之病症 ··· (1109)

336　从虚、毒、瘀论治疑难病 ·· (1111)

337　难治性疾病气虚、毒损证 ·· (1114)

338　热、毒、瘀与气血津液和玄府的病机 ·· (1119)

339　热毒血瘀证与炎症相关性 ·· (1122)

340　痰、瘀、毒相关论 ·· (1126)

341　血浊和湿、痰、瘀、毒的病机关系 ·· (1129)

342　从燥、湿、毒论治雾霾相关疾病 ··· (1133)

343　肺系疾病缓解期从痰、瘀、毒论治 ·· (1136)

344　从湿、浊、毒论治新型冠状病毒肺炎 ·· (1139)

345　从虚损、浊毒论治吸烟引发的慢性阻塞性肺疾病 ··· (1142)

346　慢性阻塞性肺疾病虚、瘀、浊、毒病机 ··· (1145)

347　从毒、瘀、虚论治急性呼吸窘迫综合征 ··· (1148)

348　肺间质纤维化毒、虚病因病机 ··· (1151)

349　从湿热、瘀毒论慢性肝炎病机 ··· (1154)

350　从毒、瘀、虚论治慢性乙型病毒性肝炎 ··· (1157)

351　从痰、毒、瘀论肝炎后肝纤维化 ··· (1159)

352　论湿热、瘀毒和肝纤维化 ·· (1161)

353　肝衰竭毒、瘀、痰病因病机 ··· (1165)

354　从虚、毒、瘀论治溃疡性结肠炎 ··· (1168)

355　从虚-风-瘀-毒病机网络诊治 IgA 肾病 ·· (1171)

356　从虚、瘀、浊、毒论慢性肾脏病 ··· (1177)

357　从虚、毒论治慢性肾衰竭 ·· (1180)

358　从浊、瘀、毒论治慢性肾衰竭 ··· (1183)

359　从虚、浊、毒、瘀论治慢性肾衰竭 ·· (1185)

360　从痰、瘀、毒论细胞焦亡和动脉粥样硬化 ··· (1189)

361　从痰、瘀、毒论治动脉粥样硬化 ··· (1192)

362　从痰、瘀、毒论治动脉粥样硬化研究 ·· (1195)

363　瘀热、蕴毒和动脉粥样硬化的相关性 ·· (1198)

364　从虚、瘀、浊、毒论治阿尔茨海默病 ·· (1201)

365　从痰、瘀、毒论治原发性高血压 ··· (1205)

366　从虚、痰、瘀、毒论治老年原发性高血压 ··· (1208)

367　论瘀、毒、郁在冠心病中的演变 ··· (1211)

368　从虚、痰、瘀论治冠心病 ·· (1215)

369　冠心病心绞痛痰、瘀、毒病机研究 ·· (1218)

370　从虚、痰、瘀、毒论治老年冠心病心律失常 ·· (1222)

371　从痰、瘀、热、毒论急性冠脉综合征 ·· (1226)

372　从虚、毒、瘀论治病毒性心肌炎 ……………………………………………………（1229）

373　从虚、毒、瘀辨治心肌梗死后心肌纤维化 …………………………………………（1231）

374　阳虚、寒毒与骨髓增生异常综合征 …………………………………………………（1233）

375　从气虚、化毒论治糖尿病经验 ………………………………………………………（1235）

376　从气虚、毒郁论糖尿病皮肤病 ………………………………………………………（1238）

377　从虚、痰、瘀、毒论治糖尿病认知功能障碍 ………………………………………（1241）

378　从痰、瘀、毒论治糖尿病肾病 ………………………………………………………（1244）

379　从湿、热、毒、瘀论慢性前列腺炎 …………………………………………………（1246）

380　从补肾、解毒、通络论治类风湿关节炎 ……………………………………………（1249）

381　从痰、湿、瘀、毒论治类风湿关节炎 ………………………………………………（1253）

382　从湿、毒、瘀论侵蚀性骨关节炎 ……………………………………………………（1256）

383　从虚、瘀、毒论膝骨关节炎 …………………………………………………………（1259）

384　从虚、瘀、毒论治膝骨关节炎研究 …………………………………………………（1262）

385　从毒、瘀论系统性红斑狼疮 …………………………………………………………（1265）

386　从虚、瘀、毒论治系统性红斑狼疮 …………………………………………………（1268）

387　从毒、瘀、虚论治脓毒症 ……………………………………………………………（1270）

388　从虚、毒、瘀、神论治脓毒症 ………………………………………………………（1273）

389　从痰、瘀、浊、毒论不育症 …………………………………………………………（1276）

390　从瘀、湿、浊、毒论治子宫内膜异位症 ……………………………………………（1281）

391　从瘀、湿、浊、毒论治子宫腺肌症 …………………………………………………（1284）

392　癌瘤虚、毒、瘀并存病机 ……………………………………………………………（1287）

393　正虚、伏毒与肿瘤发生和转移 ………………………………………………………（1291）

394　从虚、毒论治癌症 ……………………………………………………………………（1296）

395　从虚、癌毒、瘀论治恶性肿瘤血液高凝状态 ………………………………………（1299）

396　肺癌痰、毒、瘀微观模型 ……………………………………………………………（1303）

397　从痰、毒互结论肺癌 …………………………………………………………………（1307）

398　从毒、虚、瘀论治胃癌前病变 ………………………………………………………（1310）

399　从毒、瘀、虚论治慢性萎缩性胃炎癌前病变 ………………………………………（1313）

400　从虚、瘀、毒论治慢性萎缩性胃炎癌前病变用药规律 ……………………………（1317）

401　从虚、毒论益气解毒治疗胃癌 ………………………………………………………（1320）

402　论寒、毒、瘀和晚期胃癌病理 ………………………………………………………（1324）

403　论阴虚、痰凝、毒结晚期胃癌病机 …………………………………………………（1328）

404　扶正攻毒治疗原发性肝癌 ……………………………………………………………（1331）

405　从虚、郁、痰、瘀、毒论原发性肝癌 ………………………………………………（1334）

406　从癌毒致虚论治原发性肝癌 …………………………………………………………（1337）

407　从虚、毒、瘀论治原发性肝癌 ………………………………………………………（1340）

408　从气、瘀、毒论原发性肝癌治法 ……………………………………………………（1343）

409　从虚、毒、瘀论治结直肠癌 …………………………………………………………（1345）

410　从痰、毒、瘀论乳腺癌病机 …………………………………………………………（1349）

411　从毒、瘀、虚防控子宫颈人乳头瘤病毒感染 ………………………………………（1352）

412　从虚、瘀、浊毒辨治口腔黏膜下纤维化 ……………………………………………（1354）

413　从痰、湿、瘀、毒论治声带白斑 ……………………………………………………（1356）

参考文献 ……………………………………………………………………………………（1358）

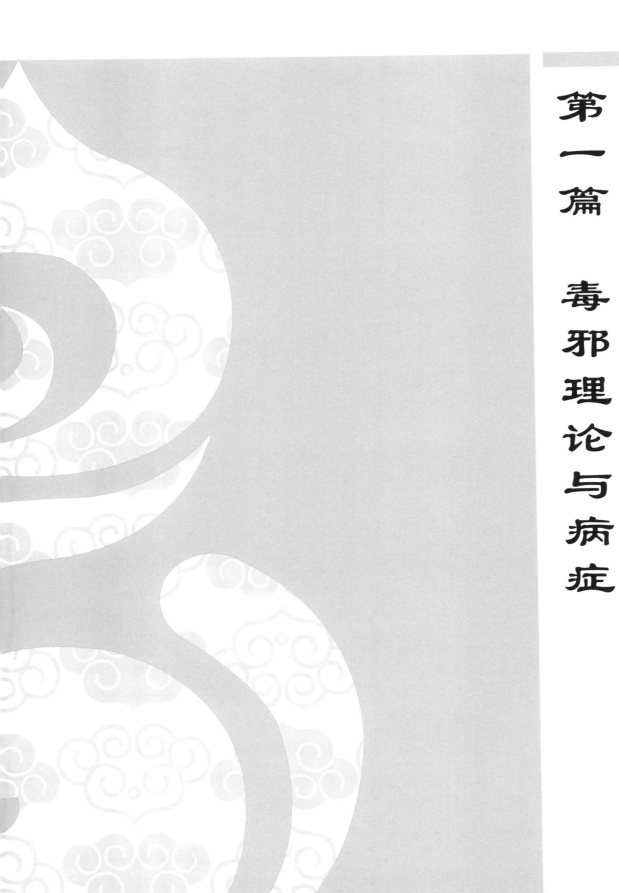

第一篇　毒邪理论与病症

1　《黄帝内经》毒论

　　毒邪是一类重要的致病因素，既可由外侵入，也可由内产生，与多种疾病的发生和演变密切相关。深入研究毒的概念、内涵，从源头上剖析其致病特点，对一些重大疑难疾病的防治具有重要的意义。历史上，尤其是清代重视毒的研究，曾对深化认识外感温病，提高温病的防治效果起到了重要作用。当前随着社会的演变、环境污染的影响和饮食结构的改变等，使疾病谱也发生了变化。如何深入研究目前一些重大疑难疾病，搞清其发病机制并提高其临床疗效，成为医务工作者关注的焦点。为此，学者常富业等对于现代疑难性疾病和增龄衰老性疾病的研究过程中，逐渐认识到毒于其中的作用。相继提出了毒邪入络、损络等系列学说，掀起了国内毒邪研究的高潮。为深入研究毒，诠释毒的概念和内涵，剖析毒的致病特点和临床表征，弄清其致病靶位和易损环节，进而确定相应的干预方案，在此其就《黄帝内经》中关于毒的经典论述进行了初步梳理、诠释。

《黄帝内经》毒论回顾

　　《黄帝内经》中对毒的论述，主要集中于《素问》部分，出现于12篇共34处。大致对毒的认识，主要有以下几个方面。

　　1. 病因之毒：此所称的病因之毒，主要指六淫之毒或外毒，但也暗示有内涵更深邃的"毒"。如在《素问·生气通天论》论之毒当属于六淫之毒或外毒，"故风者，百病之始也，清静则肉腠闭拒，虽有大风苛毒，弗之能害，此因时之序也。"于《素问·五常政大论》的前半部分所论之毒，既属于药物之毒的范畴，也属于病因学的范畴之毒，且有更多的内涵。指出"寒热燥湿，不同其化也。故少阳在泉，寒毒不生，其味辛，其治苦酸，其谷苍丹。阳明在泉，湿毒不生，其味酸，其气湿，其治辛苦甘，其谷丹素。太阳在泉，热毒不生，其味苦，其治淡咸，其谷黅秬。厥阴在泉，清毒不生，其味甘，其治酸苦，其谷苍赤，其气专，其味正。少阴在泉，寒毒不生，其味辛，其治辛苦甘，其谷白丹。太阴在泉，燥毒不生，其味咸，其气热，其治甘咸，其谷黅秬。化淳则咸守，气专则辛化而俱治"。文中提出了"寒毒""湿毒""热毒""清毒""燥毒"等名词，这些毒，显然指病因，为外邪所演化而来，提示毒不是独立的一种致病因素，而是邪气演变的产物。按照天人相应的观点，人之五脏六腑犹如天地之五运六气，天地运化能生外寒湿热燥，人之变化亦能生内寒湿热燥。外寒湿热燥能演变为"寒毒""湿毒""热毒""燥毒"，内寒湿热燥亦能演变为"寒毒""湿毒""热毒""燥毒"。以上对毒的提纲论述，为后人认识毒指明了方向。

　　2. 药物之毒：《素问·异法方宜论》《素问·移精变气论》《素问·汤液醪醴论》《素问·藏气法时论》《素问·宝命全形论》《素问·示从容论》《素问·疏五过论》《素问·至真要大论》《素问·微四失论》和《素问·五常政大论》的后半部分共10篇所论之毒属于药物之毒。如《素问·异法方宜论》云："其病生于内，其治宜毒药，故毒药者，亦从西方来。"《素问·移精变气论》云："今世治病，毒药治其内，针石治其外。"

　　此云药物之毒，从内涵来说，并非单一。如《素问·六元正纪大论》云："黄帝问曰：妇人重身，毒之何如？"此毒，显然既是药物之毒，也含有干预或治疗方面的含义。《黄帝内经》首次将毒赋予药物和治疗学含义，有着重要的意义。因为《黄帝内经》提倡治未病的思想，认为治未病，胜于治已病。既是未病，显然不需用"毒药"，一旦已病，则非"毒药"不可胜任。只有"毒之"，方能直达病所，切合病机，祛除病邪，达到疾病症愈。当然在这里所说的"毒药"，既包括现代所说的毒药，也指药力峻猛，或说药力大，治疗作用明显的药物。不能一概认为单指"毒药"。

《黄帝内经》首次提出的药物之毒和毒药的含义，可以这样来理解。大致药物之所以能治病，是因为药有毒也。机体之所以为病，大致病因于毒也。以药物之毒去攻疾病之毒，所谓以毒攻毒，可能是《黄帝内经》作者的初衷。遗憾的是，《黄帝内经》中对此论述得过于简略，未能详细介绍毒药的属性和所攻之毒的种类，对毒的内涵也未加界定。但也不难看出，疾病之所以为病，盖体内有毒在作祟，为后人认识和深入研究毒奠定了基础。

循着《黄帝内经》思路认识毒

1. 毒是一类致病因素：在《黄帝内经》中就已经确立了毒是一类致病因素，这是显而易见的。当时由于社会的落后，源于自然环境即天地因素的疾病较多，因而，对毒的认识只能限于天地方面的成因。由于天地环境因素所造成的毒，当然是外毒。初步指出了外毒有"寒毒""湿毒""热毒""清毒""燥毒"等。虽然未能介绍上述毒的致病特点和临床属性，但也不难看出，大抵"寒毒"为病当具有伤阳、寒邪的属性；"湿毒"为病当具有遏气、黏滞的属性；"热毒"为病当具有耗阴、酷烈的属性；"清毒"为病当具有侵犯肝胆和心包、影响神志和决断的属性；"燥毒"为病，当具有津少液涸干燥的属性，甚至临床上可以出现金水不降，水金不相生，阴虚火旺的证候。

2. 毒的从化性和非孤立性：《黄帝内经》中所言的毒作为一类致病因素，具有明显的邪气从化性。意谓毒非孤立而为之，乃邪气从化于机体和周围环境的状态而成。结合现代的认识，大抵"寒毒"从化于外界的寒邪峻猛或机体的阳虚寒盛；"湿毒"从化于外界的湿气太盛或机体的胃虚阳弱、脾不运化；"热毒"从化于外界的暑热酷烈或机体的阳亢有余；"清毒"从化于外界的木气不柔、木火不合或机体的心肝火旺；"燥毒"从化于外界的燥气太盛或机体的金水不布和肺肾阴虚。

毒的从化性，决定了毒的非孤立性。这种非孤立性的内涵，意指毒不是一种单独存在的致病因素，而是原致病因素蕴积的结果。换句话说，毒的形成必须有成毒的母基因素或说是潜在的、持久的其他致病因素。

可以说，《黄帝内经》所提出的毒的从化性和非孤立性，当算是毒的最重要的特性之一。需要注意的是，强调毒的从化性，是说毒乃邪气从化而成，但并非任何邪气或疾病的任何阶段都可从化为毒。只有当致病邪气峻猛酷烈或非峻猛酷烈，但于体内长期滞留时，才可从化为毒。在此，既要强调认识毒于疾病中的地位和作用，也要避免陷入万病唯一毒的泛毒论。

既然是从化之毒或说是从化致毒，而又有非孤立性的特点，那么，启示医者在寻找或认识毒时，就应当按照从化之前的病邪性质及机体的整体状态，来考察从化的可能性。同时按照这个思维，来认识毒的属性和临床表征。

目前在临床上，言毒、论毒和治毒的意识在进一步强化，然而如何辨识毒，却智者见智，仁者见仁。即使目前，也无法总结出毒的特有的临床表征。结合毒的从化性和非孤立性的特点，可以认为，毒的临床表征，可以表达为原致病邪气数量猛增、致病性质骤变、致病力量骤强的阶段，在这个阶段中，又可以由于邪气所在部位的不同，而表现为相应靶位的损伤过程，而这个过程，从即刻属性来说，呈现出机体的正气与邪气相互作用后，正邪交争剧烈的某种状态。

3. 药物之毒有大小等的区分：药物之毒有大毒、常毒、小毒、无毒之分，以药物之毒测病因之毒，病因之毒也应有大毒、常毒、小毒、无毒之异。《素问·五常政大论》明确将药物之毒分为大毒、常毒、小毒、无毒，按照以药测病的方法，作为病因之毒，也可以分为大毒、常毒、小毒。结合上述的邪气从化致毒原则，大致原致病邪气峻猛者，可以从化为大毒；原致病性质不甚峻猛者，可以从化为常毒；原致病性质相对柔弱者，可以从化为小毒。如果原致病性质一般，且在一定时期内，对正气的损伤不剧，或呈慢性病程者，则标志者尚未从化致毒，即无毒。在这里提出毒的分类方法，有助于在临床上把握病情，确定干预方案，以进行恰当的治疗。

4. 治毒必须用毒药：《黄帝内经》关于治毒的论述，可以说比较具体。如《素问·五常政大论》云"能毒者以厚药，不胜毒者以薄药"，"大毒治病，十去其六；常毒治病，十去其七；小毒治病，十去其八；无毒治病，十去其九"。明确将毒药分成了大毒、常毒、小毒、无毒、有毒等，意味着对于疾病来说，可能也有大毒、常毒、小毒、无毒、有毒的疾病阶段和状态。同时可以推测，疾病进入了毒的阶段，就必须用毒药，即毒病就要用毒药。

进一步是否可以认为，对于大毒阶段或说大毒为病，在用毒药治疗时，是否也可遵守"十去其六"的原则，其他依次类推，常毒阶段或常毒为病，当"十去其七"，小毒阶段或小毒为病，当"十去其八"，无毒阶段或无毒为病，才可"十去其九"。总以不过为度，以免正气受伤，于事无补。

需要说明的是，何为上述治毒之药，即平常所说的解毒药？毒药既然是药性峻猛之药，那么，反之亦可以说，药性峻猛的药物就是治毒之药。

目前在临床上，说起毒的治疗，动辄就要用清热解毒药。认为只有清热解毒药才是解毒治毒之药。显然是把毒的概念和内涵简约了。对于热毒，选择清热解毒药是正确的，而对于寒毒为病，或说疾病进入了寒毒阶段，择用清热解毒之药就是药不对证了。鉴于此，从《黄帝内经》所说的"寒毒""湿毒""热毒""清毒""燥毒"来看，对于"寒毒"的治疗，可选择药性峻猛的散寒药物；"湿毒"就可选择药性峻猛的辛散芳香药物，其他依此类推。

总之，《黄帝内经》中有关毒的论述，对嗣后历代医家认识"毒"产生了深远的影响。深刻领会《黄帝内经》毒论思想，有助于从源头上把握毒的概念及其致病性质，加深对毒的理解，为当前进一步认识"毒"和研究"毒"，具有重要的理论意义。

2 毒的含义

　　"毒"是中医学重要的概念之一，历代医学典籍对"毒"这一概念均有论述，涉及病因病机、治法、方药等诸多方面，理论纷繁复杂。然而每种观点、学说，甚或流派的产生都受其所处的时间、空间等因素的影响，受古代朴素唯物主义影响的中医学更具有海纳百川、兼容并蓄的理论特性。"毒"这一概念历经千年，围绕"毒"所形成的理论不胜枚举。随着社会的发展，我们所处的环境已发生了重大的变化，这意味着疾病会变化，患者会变化，治法方药亦会随之变化，中医学的理论亦需要在继承的基础上创新。学者赵帆等论述了"毒"这一概念的观点，旨在为中医学理论创新提供新思路。

毒的原意

　　东汉许慎《说文解字》记载"毒，厚也，害人之草"。三国魏时张揖所著的《广雅》记载"毒，犹恶也"。清代光绪三十四年间编撰的《辞源》中"毒"的释义有三：①恶也，寒也；②痛也，苦也；③物之能害人者皆曰毒。1978 年首版《现代汉语词典》对"毒"的解释扩大到 6 种：①进入机体后能与有机体起化学变化，破坏体内组织和生理机能的物质。②对思想意识有害的事物。③毒品。④有毒的。⑤用毒物害死。⑥毒辣，猛烈。随着社会的进步，生产力的提高，各个学科的发展，"毒"的概念也逐渐扩大。通过总结我国现存的几部具有代表性的字典、词典，可以对"毒"的解释归纳为以下 3 点：第一，"毒"是一类植物，具有名词属性，其作用是损害人体，而后其损害从生理方面扩大到精神方面、生理精神方面（毒品）；第二，"毒"具有"甚""猛烈"等意思，具有形容词属性，是对程度的描写；第三，"毒"亦有动词属性，指用"毒"伤害人体的过程。

中药学中的毒

　　1. "毒"与"药"："是药三分毒"将"药"和"毒"的关系描写得淋漓尽致，使这 2 个概念难分难解。《黄帝内经》中有大量内容论述药物的毒性。如《素问·五常政大论》载"病有久新，方有大小，有毒无毒，固宜常制矣。大毒治病，十去其六；常毒治病，十去其七；小毒治病，十去其八；无毒治病，十去其九"。其详细地论述了药物毒性，并对其程度有明确划分。又如《素问·异法方宜论》云"西方者，金玉之域，沙石之处，天地之所收引也……其病生于内，其治宜毒药，故毒药者，亦从西方来"。此处的"毒"亦是"药"的意思，古人甚至将"毒"与"药"等同看待，药即为毒，用之宜慎。"毒"若指代"药"，则作名词意。古人对用药之所以如此谨慎，是因为"药"用之不当，亦可以损伤身体，药气太盛即为"毒"，"药"亦会转化成"毒"变成病因。

　　2. "毒"指药性："以毒攻毒"是个耳熟能详的词语，指用有毒性的药物来治疗因毒而起的疾病，引申义是指利用某一种有坏处的事物来抵制另一种有坏处的事物。由于某些方面的原因，使得大家对这个词的意思产生了一定的误解，片面地理解了该词的含义。另外，《素问·五常政大论》云："能毒者以厚药，不胜毒者以薄药，此之谓也。"此处之"毒"具有形容词属性，是指气猛味厚作用峻猛的药物。由此可见，"以毒攻毒"也有用性味猛烈的药物治疗严重疾病的含义。值得注意的是，既然"毒"损机体的现象普遍存在，那么对应的治疗原则就应该是"解毒"。但回顾中药学的相关内容，只有"清热解毒药"这一类药物是明确写出其具有解毒功能。这里我们要澄清两个问题：第一，不是所有的清热类中药都具有解毒功效；第二，"清热解毒药"所解之"毒"应为"热毒"。

中医学中的毒

1. "毒"与"邪"："毒"的原意之一是指代一类植物，这类植物是人体受害的原因，同时这类植物也具有使人受到伤害的能力。《黄帝内经》是中医学的奠基之作，也是最早把"毒"作为医学概念提出的典籍，在"毒"原意的基础上，赋予了"毒"更深层次、更多元化的意义。将"毒"引申为病因、致病因子。如《素问·生气通天论》载"故风者，百病之始也，清静则肉腠闭拒，虽有大风苛毒，弗之能害，此因时之序也"。又如《素问·刺法论》载"五疫之至，皆相染易……正气存内，邪不可干，避其毒气"。"毒"究竟是何种病因？具有何种致病特点？临床各家亦有诸多论述。王黎等通过分析《黄帝内经》和其他中医典籍的相关论述，认为"人体之毒"的本质是指人体气血阴阳的失衡状态，亦为病因。姜良铎教授从病因病机层面总结出"毒"的概念——凡是对机体有不利影响的因素，无论来源于外界或体内，统称为"毒"。从"毒"的角度来认识病因病机，是根据病因作用于人体后所产生的影响——无论这种病因对整个机体产生怎样的影响，都经高度概括后抽象出一个概念——毒。周仲瑛教授的"伏毒"理论指出毒邪具有潜藏于人体、待时而发的病理特质。感邪之后并未立即发病，邪气伏藏，遇感而发，且发病迟早不一，一旦发病，既可以表现为猛烈急骤，亦可以表现为病势缠绵、迁延难愈。伏毒最主要的特点是隐伏。"毒邪"伏而待发，未发之时即受体质、环境等诸多因素影响，且往往发病之时病情复杂。伏毒之"毒"可为风、寒、暑、湿、燥、火任意一端，亦可为痰、为瘀，其毒既可以是外感病因，又可以成为病理产物。

中医学中的"邪气"，泛指各种致病因素，简称"邪"。人体是否发病，取决于"正邪斗争"的结果。如将"毒"作为"失衡状态"或者"不利因素"，那么"毒"与"邪"这两个概念则有部分重合，临床上"毒邪"的描述亦不罕见。如果简单地将"毒"和"邪"等同观之，那么周仲瑛教授提出的"伏毒"理论似乎也可以称为"伏邪"理论。分析"伏毒"理论，其重点并不在"毒"上，而是在"伏"上，强调的是动态的过程。根据上文对"毒"的分析，"毒"亦有"毒害人体的过程"的意义，而"邪"则不具该含义。那么"毒"是否能替代"邪"？"毒"和"邪"这两个概念之间究竟是何种关系呢？《黄帝内经》中对"邪"的描述共441处，其中425处均为"不正"之义，并成为各种致病因素的代称。因此用"邪"指代一切致病因素已是一种习惯的、并且被接受的、被承认的说法。与此相较，"毒"的概念则略显狭窄，因此赵帆等认为，"邪"包含了"毒"，"毒"是一种病因，也就是"致病之邪"的一种。

2. "邪盛谓之毒"：《金匮要略》指出"千般疢难，不越三条，一者，经络受邪入脏腑，为内所因也；二者，四肢九窍，血脉相传，壅塞不通，为外皮肤所中也；三者，房室、金刃、虫兽所伤。以此详之，病由都尽"。宋代陈无择在《金匮要略》的基础上引申出"三因学说"，即内因、外因和不内外因。

"毒"作为病因的一种，究竟何为"毒"呢？有研究者认为"邪盛谓之毒"。"毒"作为病因而言，亦有内外之分。"六气"是自然界6种不同的气候变化，是无害于人体的。然而"六气"异常则变生"六淫"，"淫"为太过，太过则引起疾病，有害于人体。而"六淫"太过则成毒。《素问·五常政大论》云："寒热燥湿，不同其化也。故少阳在泉，寒毒不生，其味辛，其治苦酸，其谷苍丹。阳明在泉，湿毒不生，其味酸，其气湿，其治辛苦甘，其谷丹素。太阳在泉，热毒不生，其味苦，其治淡咸，其谷黅秬。厥阴在泉，清毒不生，其味甘，其治酸苦，其谷苍赤，其气专，其味正。少阴在泉，寒毒不生，其味辛，其治辛苦甘，其谷白丹。太阴在泉，燥毒不生，其味咸，其气热，其治甘咸，其谷黅秬。化淳则咸守，气专则辛化而俱治。"此段论述出现了大量以"毒"为名称的病因，目前临床亦认同"寒毒""湿毒"等是由"邪气"衍生而来，同时比"邪气"所引起的疾病更为复杂，更为难治。可见"毒"作为病因亦可看作是对"毒"的第二种意义（现代字典、词典）的引申，即"甚者为毒"。

"七情"是7种情志变化，是机体的精神状态，也是人体对客观事物的不同反应，正常情况下不会使人致病，而异常的情志刺激，其变化超过了人体正常的生理活动范围，则就会导致疾病发生，成为

"内伤七情"。饮食、劳逸亦是如此。七情不遂，五志过极化毒，饮食不节，脾胃功能受损生毒，均是在原有内伤基础上程度加重，由"内伤"质变为"内毒"。

"痰饮""瘀血"等病理产物亦为致病内因，甚者则为"痰毒""瘀毒"。现代关于"毒"的理论也十分丰富。浊毒既是一种对人体脏腑经络及气血阴阳均能造成严重损害的致病因素，同时也是由于多种原因导致脏腑功能紊乱、气血运行失常，致使机体内产生的代谢产物不能及时正常排出，蓄积于体内而化生的病理产物。"浊"性黏滞、重浊，易结滞脉络、伤气浊血、阻塞气机。结合上文对"毒"的分析，拆分"浊毒"的概念，可知"浊"是"毒"的定语，是对"毒"特点的描述。

3. "毒邪"的标准：根据"毒"的原意，结合对现有病因理论的分析，我们将"毒"作为一种独立的致病因素，归入内外因中则为"六气-六淫-六毒""七情、饮食、劳逸-内伤-内毒""痰饮-痰毒""瘀血-瘀毒"，等等。众所周知，从六气到六淫，情志、饮食、劳逸到内伤，水液到痰饮等的变化是一个从量变到质变的过程，是以是否引起疾病作为判断标准的。而从六淫到六毒，内伤到内毒，痰饮到痰毒，或者从六气、七情直接变化到毒，亦是一个量变到质变的过程，也就是说"毒"为病更甚。

遗憾的是目前普通病邪发展到何种程度则成为"毒"，临床各家尚无明确的判断标准。临床上对"毒邪"的判断也是莫衷一是。赵帆等认为"六淫""七情""饮食劳逸"等普通病邪致病，无论轻重缓急，痊愈后不遗留器质性损伤；而"毒邪"致病，无论"风毒""热毒"等，治愈后会遗留器质性损伤。

以是否存在器质性损伤来区分"普通病邪"与"毒邪"具有以下优势：其一，通过西医学方法评价，有统一的标准和指标，更具客观性；其二，随着医学的发展，评价手段的进步，区分"普通病邪"和"毒邪"的标准也随之变动。

通过对"毒"的分析，对于"毒"这一概念，首先，"毒"的本意泛指有毒的植物。其次，"毒"的引申意义在于，"毒"是一种致病因素，外来如寒毒、风毒等，内生如火毒、湿毒等，亦包含病理产物如瘀毒、浊毒等。第三，"毒"是对致病因素、病情、药物性味等方面程度的描述，有"甚""加重""进一步"的意思。"毒"和"药"的概念有重复的部分，性味猛烈的药物可称为"毒药"，使用性味猛烈的药物治疗疾病均可以称为"解毒"，不仅仅局限"清热解毒"一项。"毒"是"邪"的一种，"邪之甚者谓之毒"。致病不遗留器质性损伤的为"普通病邪"，而"毒邪"猛烈，致病后预后差，遗留器质性损伤。

目前中医学对"毒"的研究逐渐深入，建立和完善"辨毒"（识别"毒"）—"确毒"（诊断"毒"）—"解毒"（治疗"毒"）的理论体系和实践方法是今后的发展方向。

3　毒的多义性

　　中医理论之中的"毒"是如何形成的，有过怎样的理论意义。学者曹东义等认为其借鉴了化毒、解毒学说，并为此作了全面而颇有见解的论述。严格地说，什么是毒？古人没有给出明确的定义，但是这并未妨碍他们使用"毒"来说明临床问题。

远古时药就是毒

　　在先秦的时候，古人用"毒"来说明药性，《周礼·天官冢宰》云："医师掌医之政令，聚毒药以供医事。"文中将"毒"与"药"并称，把二者看成是紧密相连的关系。按照常人的理解，毒与药是完全不同的概念，毒是对于人体有危害，药是对于人体有帮助，不应该相提并论。

　　希波克拉底在《医师誓言》中，虔诚地向众神宣誓说："余愿尽己之能力与判断力之所及，恪守为病家谋福之信条，并避免一切堕落害人之败行。余必不以毒物药品与他人，并不作此项之指导，虽人请求，亦必不与之，尤不为妇人施堕胎之术。"在希氏看来，毒品与药物是截然对立、不容混淆的，所以他说："余必不以毒物药品与他人，并不作此项之指导，虽人请求，亦必不与之。"希氏的这种观点与中医主张医师"聚毒药以供医事"，是完全不同的看问题方法，中医能够化毒为药，毒与药没有截然的界限。希氏所谓"至于手术，另待高明，余不施之，遇结石患者亦然，惟使专匠为之"的主张，是不屑于做手术。西方几千年的手术、放血，基本都是请剃头匠完成的事情。至今理发馆红白相间的招牌，就是血液和止血带的象征。几乎与希氏同时代的扁鹊秦越人，高举反对巫术的医学旗帜，经常从事"聚毒药"的医疗活动。中医受古代辩证法的指导，认为一种物质，它既可以是危害人体的毒物，也可以是治疗疾病的药物，二者没有截然的界限，并且在中医理论的指导下可以组合成方，药物之间互相制约，或者通过加工炮制，达到"减毒增效"，或者"有毒无害"的用药目的。因此，才能有医师"聚毒药"的事情，否则，就无法区别"投毒害人"与"解毒行医"的行为，医师的职业也将因此而蒙受不白之冤。欧洲的辩证法成熟于黑格尔（1770—1831）时代，此前辩证地看待毒与药的转化问题，应该是不现实的。中医学历史上却是一直辩证地看待毒与药的问题的，而且善于"化毒为药"。

　　《素问·异法方宜论》云："西方者，金玉之域，沙石之处，天地之所收引也。其民陵居而多风，水土刚强，其民不衣而褐荐，其民华食而脂肥，故邪不能伤其形体，其病生于内，其治宜毒药。故毒药者亦从西方来。"这段经文中，也是"毒药"并称。联系上下文来看，东方治病用砭石，南方治病施九针，北方治病常用艾灸，中原治疗多用导引按摩。这样说来，西方治病尽管经常使用"毒药"，也是毒与药不分，二者可以相提并论。如果有区别的话，勉强可以解释为毒是猛烈的意思，"毒药"也就是药性猛烈的药物。

　　《素问·移精变气论》有一段讨论"毒药"起源的论述，可以为上述"毒药不分"的观点作注解。"黄帝问曰：余闻古之治病，惟其移精变气，可祝由而已。今世治病，毒药治其内，针石治其外，或愈或不愈，何也？岐伯对曰：往古人居禽兽之间，动作以避寒，阴居以避暑，内无眷慕之累，外无伸官之形，此恬淡之世，邪不能深入也。故毒药不能治其内，针石不能治其外，故可移精祝由而已。"文中说，上古的时候治病不需要毒药。其实，当时的实际情况是神农还没有尝百草，古人对于药物还没有研究，治病也就没有"毒药"可供选用，只有用自我保健锻炼、心理调整的治疗方法，以达到治疗疾病的目的。后来，这些措施不能完全满足临床需要了，就通过不断摸索，甚至是神农尝百草的探险，才逐渐发明了"毒药"治病的方法。在这个早期用药物治疗的阶段，由于服药经常中毒，所以"毒药"并称，这也是毒与药难以分别的早期用药现象。古人这样"毒药并称"，既是历史流传下来的习惯，也暗含着慎用药物的思想，告诫人们不要轻易使用药物。《黄帝内经》中"毒药不分"的例子还有很多，比如"必齐毒药攻其中，镵石针艾治其外也"，"毒药攻邪，五谷为食，五果为助，五畜为益，五菜为充"，"毒药无治，短针无取"，"针石之败，毒药所宜，汤液滋味，具言其状"，"刺灸砭石，毒药所主"，"勿使被毒药，无用砭石"，"其于毒药何如"，等等，都是不加区别地把"毒"与"药"等同看待，说明了中医对于药物的慎重态度。

《论语》记载了孔夫子对于服用药物的慎重态度，他收到季康子赠送的"保健药"时，真诚而慎重地说"丘未达，不敢尝"。因为那时，尽管人们服用某些药物也许会有《神农本草经》所说的"轻身益气，延年益寿"的作用，但是用不好就会适得其反，会造成"服药不成反成毒"，伤害身体，有碍生命。

药气太盛可成毒

药有利与害的两面性，勇于探索的医师，代不乏人；敢于服药的患者，也越来越多。随着实践的深入，用药的经验和理论逐渐丰富起来。绝大多数人服药之后，不仅祛除了疾病的痛苦，而且达到了健壮体魄，安定神志，愉悦精神，美颜色，益气力的美好境地。因此，"毒药并称"的局面逐渐发生了改变，"毒性"在淡化，"药性"在强化。因为人们在实践之中，掌握了规律，可以控制药物的毒副作用，"化毒为药""化害为利"成了中医学奉献给人类的独特贡献。《左传·僖公三十年》曾经记载，晋候让医衍为卫侯诊治，并嘱咐他借用药的机会"下毒"，以便谋害"罪不至死"的卫侯。医衍不敢违抗命令，又不忍心以救人之名杀人违背自己的职业道德，所以就"薄其鸩"，让卫侯上吐下泻而免于一死，从而在史书里留下了一段感人的事迹。这也充分说明了远在春秋时期，医师对于药和毒的把握，或者二者之间互相转化的"关键技术"，已经达到了很精深的程度，不是盲目摸索的阶段了。

当然，中医学在奉献的过程之中，积极地吸收了大量前人、民间的经验，这些经验都是"人体试验"总结之后的"科研成果"。毫无疑问，这种实验风险极大，代价很高，因此也就更加可贵。很多人"秘不外传"，或者"传男不传女"，或者"非其人勿教，非其真勿授"。得到了这种宝贵的用药经验，就要"著之玉版，藏之金匮"。《素问·示从容论》云："肝虚、肾虚、脾虚，皆令人体重烦冤，当投毒药，刺灸砭石汤液，或已或不已，愿闻其解。"这是黄帝君臣谦虚地求教过程，"投毒药"就是用药治病。《素问·五常政大论》云："帝曰：有毒无毒，服有约乎？岐伯曰：病有久新，方有大小，有毒无毒，固宜常制矣。大毒治病，十去其六，常毒治病，十去其七，小毒治病，十去其八，无毒治病，十去其九。谷肉果菜，食养尽之，无使过之，伤其正也。"这是实践经验的总结。把药物划分成有毒与无毒、大毒与小毒是一种进步。《神农本草经》积极吸收这个成果，把365种药物按照这个思想进行归类，分成上中下三品，此后这种方法作为一种法则，一直有效地指导中医临床几千年。

化毒为药，是古人不懈的追求，也是今人创新的一个途径。砒霜有毒，尽人皆知。然而，在今天医学家的手里，借鉴古人经验，已经把砒霜的有毒成分砷用于治疗白血病，这是古为今用的一大成果，与古人"化毒为药"的思想是完全一致的。在毒与药的关系里，其相互转化的关键，是对于人体的利与害。对人体有害的，就是毒；对于人体有利的，就是药。当药物的有利作用转化为有害的时候，药就变成了毒；当毒物被人们利用而有利的时候，毒就变成了药。维生素、氧气、水、盐、食品，这些人生不可或缺的重要物质，一旦过了量，对人体造成危害的时候，也就变成了毒。细菌、病毒、有害的重金属等等，它们也不是绝对有害的东西，一旦它们成为疫苗，或成为治疗疾病的一种手段的时候，它们也就由毒变成了药。中医在古代发明的人痘疫苗，就是在免疫思想的指导下哺育出来的药，是人类战胜传染病的伟大原始创新。假如没有毒可以转化为药的思想，就不可理解古人把天花患者的脓疱痂皮，接种在健康人身上的行为动机。别有用心的人，就会攻击中医不人道。

六淫太过则成毒

毒是一种危害人体的因素，因此凡是危害人体的东西都可以称为毒。根据危害的程度不同，可以划分为大毒、小毒、常毒、苛毒等不同的毒性，也可以根据其不同性质，划分为寒毒、热毒、湿毒、浊毒、秽毒等。风是自然界里最为普遍的客观存在，《易经》里就用巽来代表风，代表春天，也就是代表万物的生机。张仲景说："人禀五常，因风气而生长。风虽能生万物，亦能害万物，如水能浮舟，亦能覆舟。"害万物的风，肯定是太过分的风；太过分的风，就是属于六淫的风。"淫"就是太过分；太过分，就是邪，就是害。《左传》中，医和所说的"天生六气，淫生六疾"，就说明了自然界的阴阳、风雨、晦明都可以因为太过分，而变成致病的六淫。《素问·生气通天论》云："故风者，百病之始也。清静则肉腠闭拒，虽有大风苛毒，弗之能害，此因时之序也。"风气是古人很早就观察到的自然力，因此对于风的研究和认识，也就形成得早，看得深刻。善于养生的人，不会受风气的伤害，无论冬天里的寒风，还是夏天里的热风，都不会伤害健康人。甲骨文里，"祸风有疾"的记载很多见，写上日期的"祸风有疾"，都在冬春季节。甲骨文里，把"杞侯热病"的病因，归结为风邪引起的，可见其认识甚早。

《素问·征四失论》云："诊病不问其始，忧患饮食之失节，起居之过度，或伤于毒，不先言此，卒持寸口，何病能中？妄言作名，为粗所穷，此治之四失也。"文中把"或伤于毒"当作致病的四大因素之一，可见毒邪的致病作用，已经引起了古人的高度重视。颈部、腋下产生了一串一串的结节，古人称之为瘰疬。当瘰疬引起恶寒发热的时候，他们追索这种疾病的原因，就归结为毒气留结于脉而引发本病。所以《灵枢·寒热》云："黄帝问于岐伯曰：寒热瘰疬在于颈腋者，皆何气使生？岐伯曰：此皆鼠瘘寒热之毒气也，留于脉而不去者也。"

通过脉象的判断，也可以诊察出来体内有无毒气。《灵枢·邪气脏腑病形》云脉"微滑，为虫毒、蛕蝎、腹热"。对于六气太甚产生的毒气，《素问·五常政大论》论述得最系统："寒热燥湿，不同其化也。故少阳在泉，寒毒不生，其味辛，其治苦酸，其谷苍丹。阳明在泉，湿毒不生，其味酸，其气湿，其治辛苦甘，其谷丹素。太阳在泉，热毒不生，其味苦，其治淡咸，其谷黅秬。厥阴在泉，清毒不生，其味甘，其治酸苦，其谷苍赤，其气专，其味正。少阴在泉，寒毒不生，其味辛，其治辛苦甘，其谷白丹。太阴在泉，燥毒不生，其味咸，其气热，其治甘咸，其谷黅秬。化淳则咸守，气专则辛化而俱知。"文中提出来寒毒、湿毒、热毒、清毒、燥毒的概念，不仅是"五毒俱全"，而且指明了"五毒"都是从寒热燥湿转化而来。对于六气转化而来的"五毒"的治疗方法，文中提出"补上下者从之，治上下者逆之，以所在寒热盛衰而调之。故云：上取下取，内取外取，以求其过；能毒者以厚药，不胜毒者以薄药，此之谓也"。由此不难看出，治疗"五毒"，不仅可以使用针刺，在经脉上下内外取穴治疗，而且可以用药物调治。调治的原则，是用气味比较足的药物治疗五毒较甚的病情；而气味比较淡薄的药物，只能用来治疗五毒比较轻浅的病证。

毒害延伸出预防思想

既然五毒是由六淫转化而来，那么，避免毒气的伤害，也就是避免过分暴露于六气、六淫之中。《灵枢·九宫八风》云："谨候虚风而避之，故圣人曰避虚邪之道，如避矢石然，邪弗能害。"这是一般的避免六淫的伤害。同样的道理，传染病的传播，也是由邪气引起来的，也需要尽量避免直接接触。《论语》里记载"伯牛有疾"，孔夫子作为伯牛的老师，希望前去探望患病的弟子，又怕被他的疾病所传染，就想出来一个两全其美的办法：在窗户里看看。事到临头，孔夫子不仅看见了他的学生伯牛，而且还"执其手"，感慨地说："斯人也，而有斯疾！斯人也，而有斯疾！"古人为了预防疾病，因此建立了"疫室"，进行隔离，以防传染。《素问·刺法论》云："余闻五疫之至，皆相染易，无问大小，病状相似，不施救疗，如何可得不相移易者？"黄帝问的问题是"不施救疗"时，如何预防被传染？岐伯用他所积累的医学理论和医疗经验，回答说："不相染者，正气存内，邪不可干，避其毒气，天牝从来，复得其往，气出于脑，即不邪干。"古人要"避其毒气"，自然不会主动地接近患者，不是"无知者无畏"地蛮干，而是要积极预防。一方面要"正气存内"，一方面要"避其毒气"。为了做到这两点，一是要练气功，从心理上不怕邪气；二是服用药物进行预防；三是制作疫苗抗击毒气。这种靠疫苗接种战胜传染病的理论探索和实践创造，是中医学贡献给人类极为宝贵的财富，是人类战胜传染病的原始创新，是一个伟大创举。

在古代，疫病来临之际，中医要进入病患之家进行治疗，有什么措施可以预防吗？《素问·刺法论》云："欲将入于疫室，先想青气自肝而出，左行于东，化作林木；次想白气自肺而出，右行于西，化作戈甲；次想赤气自心而出，南行于上，化作焰明；次想黑气自肾而出，北行于下，化作水；次想黄气自脾而出，存于中央，化作土。五气护身之毕，以想头上如北斗之煌煌，然后可入于疫室。"显然这种思想上的准备动作，是一种积极的精神准备，也是与气功导引一样的一种做法。在临床上，患者精神的力量是不能低估的，中医一贯主张精神驾驭形体。中医治病的过程，不是要"排除心理因素影响"，而是要充分调动患者的精神力量，这就是中医"形神一体"的特色所在，也是中医主张五神脏的科学性所在，更是不能用"脑主神明"代替"心主神明"的原因。

中医战胜传染病方法很多，国医大师邓铁涛说"有一个武器库"。《黄帝内经》在论述了"正气存内""避其毒气""五气护身"之后，又告诉后人于春分之日，日未出而吐之；又一法于雨水日后，三浴，以药泄汗。有了"五气护身"的思想准备，再加上一些呼吸吐纳的健身措施，一些服药预防的避毒方法，中医医师们、患者家属们，终于可以进入"疫室"了。整个的过程之中，尽管有一些措施，是那样原始，是那样有些欠妥当，但是他们都是积极应对传染病的挑战，都属于主动探索，因此是可贵的，是值得尊敬的。由他们积累出探索的成果，像发明人痘疫苗那样的世界奇迹，也不足为怪。

治疗过程也可以简称为毒

辩证地说，既然药物就是毒物，药物的治疗过程，可以称之为"以毒攻毒"。那么，"毒"也就可以代指"治疗"。

《素问·六元正纪大论》云："妇人重身，毒之何如？""妇人重身"就是怀孕。对于孕妇，现在强调尽量不用药，以免药物引起对于胎儿的伤害。古人更是不把药物推荐给孕妇，《黄帝内经》把对孕妇的治疗说成是"毒之何如"，可见古人对于孕妇用药是格外小心的。

智慧的医师岐伯，并没有说孕妇绝对不能用药，而是说"有故无殒，亦无殒也"。只要病情需要，就可以使用药物。精明的黄帝一定要刨根问底："愿闻其故何谓也？"岐伯不敢隐瞒不告，就把自己的经验讲出来："大积大聚，其可犯也，衰其太半而止，过者死。"治疗疾病，尤其是"大积大聚"的病，很有可能存在着浊毒，治疗的时候，必须攻邪不伤正，扶正不留邪，衰其大半即可，不仅"过度医疗"不可以，就是过了"大半"也会引起不良后果，甚至可以导致"死亡"，这个界限的把握需要精湛的医术。

《黄帝内经》对于毒的研究是不遗余力的，也是很深入的，因此，黄帝与岐伯对于这个"科学问题"讨论了很多次。《素问·至真要大论》云："帝曰：非调气而得者，治之奈何？有毒无毒，何先何后？愿闻其道。岐伯曰：有毒无毒，所治为主，适大小为制也。帝曰：请言其制？岐伯曰：君一臣二，制之小也；君一臣三佐五，制之中也，君一臣三佐九，制之大也。"

中医所使用的工具，针刺可以伤人，因此要讲求针道；药物有毒性的一面，所以要深入研究炮制、配伍，不断体验药物组合起来之后的效应。逐渐地，人们在实践之中发现，配伍起来的复方，其中有毒性的药物可以减缓毒性，避免副作用，增加治疗作用。也就是说，按照一定原则组合起来的"组合效应"，远远地胜过了使用单味药的"个体疗效"，为安全有效使用药物开辟了一条道路。无论是"制"之小与大，都有君与臣，是一个有序的组合，而不是随意的"鸡尾酒"疗法。有序的组合，就能"整体涌现"出来新的效应，不是"简单加合效应"。所以，中医学"有实无名"地最先运用了"复杂性科学"的原理，安全有效、复杂高效地解决了很多临床复杂问题。甚至到目前为止，现代科学还远望着中医学的背景，既看不明白其中道理，更无法把它作为一个普遍可行的技术方案加以推广。比如，中医对于严重急性呼吸综合征（SARS）的良好疗效，中医对于艾滋病复杂病情的控制，都不是还原论方法能够研究明白的。

4 毒的概念诠释

　　学者常富业等认为，毒不仅是一个具有物质属性的概念，同时也是一个具有病理学属性的概念。毒的概念具有广义与狭义之分。狭义的毒，乃为一类特殊的致病因素，如糖毒、脂毒、食毒、虫毒等。广义的毒，则是指寓于病因和病机双重属性的一个概念，该概念的实质，强调在病因的作用下，疾病发生和发展的骤然变化，出现功能破坏和形质受损。毒可分为外毒与内毒。

　　近年来，随着对中医病因研究的深化，对于毒的研究，逐渐引起同仁的关注。据初步的近 1000 部古文献检索发现，毒是一个出现频率极高的名词，尤其是广泛地见于明清书籍中。对毒的提法也有种种称谓，形成了众多的相关名词。毒的相关名词或称谓主要有邪毒、毒邪、毒气、气毒、毒血、风毒、毒风、湿毒、火毒、毒火、痰毒、毒痰、毒涎、寒毒、热毒、郁毒、瘀毒、水毒、液毒、脏毒、胎毒、遗毒、痘毒、痧毒、温毒、瘟毒、疠毒、疫毒、毒疫、瘴毒、痢毒、酒毒、食毒、肿毒、蛊毒、阴毒、阳毒、痈毒、疡毒、疮毒、恶毒、时毒、瘴毒、虫毒、宿毒、斑毒、疹毒、恶毒、便毒、秽毒、渚毒、百毒及毒聚、毒滞、毒结、毒壅、毒归、毒泛等。由此可以看出，古人论毒，有的指病因，如邪毒、毒邪、毒气、毒血、风毒、湿毒、火毒、毒火、痰毒、毒痰、毒涎、寒毒、热毒、郁毒、瘀毒、水毒、液毒等；有的兼指病机或病理变化，如气毒、毒血、郁毒、瘀毒、毒聚、毒滞、毒结、毒壅、毒归、毒泛等；有的指病症名，如脏毒、胎毒、便毒等。虽然称谓众多，但对毒的系统论述尚属匮乏。可以说，古人对毒尚未有明确的概念，内涵不清，外延不明；对毒也未有明确的分类，可以说是智者见智，仁者见仁，且详于外毒，而略于内毒。

关于毒的分类

　　从上述古人所提出的毒的相关名词上看，病因学上，可以将毒分为外毒与内毒；从毒的病理性质上，可以将毒分为阴毒与阳毒。前者分类方法，如同六淫和内生五邪的分类方法类似。所谓外毒，意为来源于体外，可单独害人，亦可杂六淫侵袭的一类致病因素。与此相反，内毒则是脏腑功能减退或障碍，机体代谢减退、紊乱或乖戾失常过程中而产生的一些新的致病因素和或新的病理变化。而后者的分类方法，则强调了毒邪为害的致病特性，或损阳生寒，或灼阴助热，表现出阳盛或阴盛的临床表征。

关于毒的内涵

　　毒为何物？毒的内涵是什么？目前，大都认为毒就是一种（类）或几种（类）致病物质，具有类似现代医学所言的毒素或毒物一样的物质性。按照如此的解释，那么，采用现代还原论思想指导下的实体实验里，就有可能还原出或寻找出中医所说的毒的原形。以临床上被广泛认同的热毒来说，热毒是什么？热毒是一种或几种物质？热毒是一种或几种毒素亦或毒物？恐怕目前尚不能决断。不仅热毒不能断言，就是其他被广泛说起的诸如温毒、瘟毒、疫毒、瘴毒、疟毒、虫毒、疳毒、暑毒等，也同样不能断言。虽然对清代温病学研究的日益深入，但导致一系列温病的各种温毒、瘟毒、疫毒等，也与现代医学所说的各种微生物如病毒、细菌等，也有不同的内涵。例如，导致西医伤寒病的伤寒沙门菌，侵袭机体发病后引起高热、皮疹和出汗的临床表现，据此辨证当属于温病范畴。因而现代临床多从热毒或温毒、疫毒来辨证。而病程阶段出现的畏寒、食欲不振、腹胀、便秘等，又可辨证为寒毒作祟。显然，将伤寒按中医辨证为温毒、热毒到寒毒，使毒具有不同的内涵。而西医从病因学上所说的致病菌，即伤寒沙门菌。由此可以看出，中医学所说的毒，不仅包括了西医所说的致病源或致病菌乃至毒素，具有物质性上的涵义，更主要的，将西医伤寒辨证审因为温毒、热毒和寒毒的变化，概括了伤寒疾病病程中的病理变化、病理机制，是疾病病理过程中的概括。

因此，常富业等认为，毒不仅是一个具有物质属性的概念。同时也是一个具有病理学属性的一个概念。犹如炎症或毒害一样。毒是隶属于发病学范畴的、具有病因病机双重属性的一个概念，该概念的内涵具有广义与狭义之分。狭义的毒之概念，乃为一类特殊的致病因素，如糖毒、脂毒、食毒、虫毒等。广义的毒，则是指寓于病因和病机双重属性的一个概念，该概念的实质，强调在病因的作用下，疾病发生和发展的骤然变化，出现功能破坏和形质受损。可以这样认为，内毒从其物质属性来说，其来源主要有3个方面：一是机体在代谢过程中产生的各种代谢废物，由于其在生命过程中无时无刻不在产生，因而它是内生之毒的主要来源，也是机体排毒系统功能紊乱时存留体内危害人体健康的主要因素。二是指那些本为人体正常所需的生理物质，由于代谢障碍，超出其生理需要量，也可能转化为致病物质形成毒。三是指本为生理性物质，由于改变了它所存在的部位，也成为一种毒。可见内毒既是一种生理物质，又是一种病理产物，都是脏腑功能失调的反映，一旦产生，便又加剧脏腑功能失调，形成复杂的病证。

从内毒的病因病机属性来说，内毒的产生，往往提示着新病因的产生，在这种新病因的作用下，会产生出新的病机，介导新的病机变化，从而使病情发生新的变化，产生出新的证候。诸如中风病过程中的内风之邪，在中风病发生发展过程中，由于风邪的肆虐，扰乱气血，出现种种见证。持续的风邪肆虐，进一步的气血逆乱，往往会引起经络失调，气遏血瘀，络道受损，运毒排毒障碍，从而产生出一种新的致病因素——风毒。风毒的产生，不可避免的引起原病情的加重，使病情步入难以干预的境地。

关于毒的产生

毒具有病因与病机的双重属性。无论是作为病因之毒或病机之毒，毒的产生都应当有其发生发展的过程。

1. 外毒的产生： 外毒，顾名思义，是来源于机体外的一类毒，如温毒、瘟毒、疫毒、瘴毒、疟毒、虫毒、痄毒、暑毒、水毒等。这些毒邪，或生于异质之体，或成于运气乖戾之时。由于其致病能力强，当机体正气不足，或脏腑组织器官功能紊乱或防御屏障受损时，便得以侵袭机体而为病。外毒既然来源于体外，自外侵袭机体，必然也属于外邪的范畴。既然是外邪，其与六淫的关系和区别值得关注。外毒和六淫同属于外邪，二者可杂合为病，如风毒、湿毒之属。同时，六淫侵袭机体，在某种条件下，如邪气猛烈，正虚邪气恋滞，蕴结日久，亦可酿变化毒，如风毒、湿气、暑毒、寒毒等。由此可以看出，同是作为风毒，既可以为风邪与毒邪相合而成，亦可以为风邪久恋蕴结而为之。因而在临床上就可能具有相同的临床表现。当然也有其不同之所在，其最根本的不同，当随其起病的急骤、病程的长短和机体的正气之盛衰而异。

关于外邪侵袭蕴结为毒，所谓蕴毒或积毒说，自古以来就倍受重视。此所谓"毒者，邪气蕴结不解之谓"。其成毒的具体过程，大致如下：六淫之邪侵袭人体，在病程演变中，可因机体阴阳状态的失衡而衍生为毒，此所谓著者邪盛为毒，微者病因积累，日久反复外感，邪积为毒。无论邪盛为毒或邪积为毒，其致病作用都比原病邪有过之而无不及。如外邪所致的心痹，是由于"脉痹不已，复感于邪，内舍于心"（《素问·痹论》）所致，此时，内舍于心之邪除部分具有原病邪的性质外，更主要的是由于反复外感，病因积累，邪积成毒，形成一种有别于原病邪的更强的致病因素。

2. 内毒的产生： 内毒，顾名思义就是内生之毒，其来源于体内，是正衰积损，脏腑功能减退或障碍，机体代谢减退、紊乱或失常，体内排毒系统功能发生障碍的标志。内毒的产生多是一种长期的慢性潜变过程，既可以单独产生，亦可夹杂其他内生之邪而现。尤其是当内生之邪气累积到一定程度后，便会因众邪蕴积，阴阳状态严重失衡，导致众邪的积-化-酿生毒，此即《金匮要略心典》云："毒，邪气蕴结不解之谓。"

　　了解了内毒产生过程，就有必要探讨内毒与内生五邪的关系。一般认为，内生五邪一旦产生，如脏腑的功能失调不能恢复，或不能及时进行祛邪扶正等相应的干预，则内生五邪必然会积累蕴结，日久邪气从化，酿变为毒。若因于内风所蕴变之毒，多称为风毒，因于寒所蕴变者为寒毒，因于湿蕴变者为湿毒，因于瘀蕴变者为瘀毒，因于痰蕴变者为痰毒。这种蕴变为毒的过程，实际上是由于气血相乱，邪气从化所导致的。如《素问·五常政大论》云："寒热燥湿，不同其化也。故少阳在泉，寒毒不生，其味辛，其治苦酸，其谷苍丹。阳明在泉，湿毒不生，其味酸，其气湿，其治辛苦甘，其谷丹素。太阳在泉，热毒不生，其味苦，其治淡咸，其谷黔秬。厥阴在泉，清毒不生，其味甘，其治酸苦，其谷苍赤，其气专，其味正。少阴在泉，寒毒不生，其味辛，其治辛苦甘，其谷白丹。太阴在泉，燥毒不生，其味咸，其气热，其治甘咸，其谷黔秬。化淳则咸守，气专则辛化而俱治。"《慈幼新书·胎病》云："小儿胎病凡二端，在胎时母失爱护，或劳动气血相干，或坐卧饥饱相役，饮酒食肉，冷热相制，恐怖惊悸，血脉相乱，蕴毒于内，损伤胎气，此胎热胎寒，胎肥胎怯，胎惊胎黄诸症，所由作也。"《保婴撮要·伤食发丹》云："一小儿停食便秘，四肢赤色，此饮食蕴毒于内，用枳实、黄连、厚朴、山楂、神曲，而便通赤解。"

　　从毒的形成来看，邪气蕴结是成毒的重要环节。诸邪蕴结的内涵，并非单指蕴结成为一种特殊的物质，而是包括通过邪气的蕴结，诸邪的交互为害，形成疾病过程中的一些新的病理机制，当然也同时伴生出一些新的致病因素。

　　总之，总结古今对毒的认识，毒是有害于机体的、引起机体功能破坏、丧失和/或败坏形质、导致病情突然加重或呈沉疴状态并难以干预的、隶属于病因和病机学范畴的一类特殊的致病因素。这种致病因素无论是渐生抑或骤至，也无论来源于外界或体内，统称为毒。

5 毒的相关名词勾勒

近20年来，关于毒的研究日渐增多，对毒的概念及内涵的探讨日趋活跃。究竟何为毒？该如何界定毒的概念及其内涵，令人深思。新近关于毒的概念虽有不少认识，但多是基于西医学生理病理的想象和猜测。众所周知，毒是具有丰厚人文底蕴的一个概念，自古以来，历代医家就十分重视毒的致病作用。据不完全统计，毒所引起的病症，几乎见于临床各科。为了深入探讨毒的概念及其发生机制，学者常富业等就毒的相关名词作了历史勾勒分析。

病因类

1. 诸毒：《神农本草经·卷一》云"白青……杀诸毒、三虫"。《慎柔五书》中有"治卒中鬼击……并诸毒等症"。从上可以看出，古文献中有很多"诸毒"的说法。"诸毒"这个名词的提出，说明毒的种类或毒所导致的病证并非单一。从一个侧面反映了毒邪危害的宽广性和为病的广泛性。此亦为怪病从毒论治的依据之一。

2. 毒气：《神农本草经·卷一》云"扁青……破积聚，解毒气"；《金匮翼·卷五》亦云"凡咽喉痹……上热未除，中寒复起，毒气乘虚入腹，胸前高肿，上喘下泄"。上述所说的毒气可能与邪气的说法相似，也就是毒的意思，或者说毒气可简称为毒。

3. 蛊毒：《神农本草经》中多次提出"蛊毒"。如"龙胆……主骨间寒热，惊痫邪气，续绝伤，定五脏，杀蛊毒。"实际上，蛊毒在古代文字记载中甚多，不限于医学书籍。殷墟甲骨文记载了用观物取象的思维方式制作蛊毒，即取诸毒虫密闭于容器中，让它们当中的一个把其余的都吃掉，把活着的这个虫称为蛊，并从它身上提取毒素。如《隋书·地理志》云："其法以五月五日聚百种虫，大者至蛇，小者至虱，合置器中，令自相啖，余一种存者留之，蛇则曰蛇蛊，虱则曰虱蛊，行以杀人，因食入人腹内，食其五脏，死则其产移入蛊主之家。"从狭义来讲，蛊毒是一种毒药，它的形态主要表现为4种：毒虫蛊、动物蛊、植物蛊和物品蛊。从广义上来说，蛊又指病证。

在原始时代的蛊只是一种疾病名称，当时称蛊疾，如《左传·昭公元年》所记晋侯得的病即为蛊疾，《素问·玉机真藏论》云："脾传之肾，病名曰疝瘕，少腹冤热而痛，出白，一名曰蛊。"当时的蛊疾主要是指肾疾、血吸虫病、肝炎等。春秋战国的蛊既有自然界的毒虫，也有人体中的寄生虫。先秦时代的蛊毒大多数是指自然生成的毒虫，主要有水蛊、蟗蛊和厉鬼之蛊等。

4. 百毒：《神农本草经·卷一》云："升麻……主解百毒，杀百老物殃鬼，辟温疾、障邪毒蛊。"此处的"百毒"，其义比较广泛，百，言"众""多"之意。从病邪来说，提示许多病邪都能导致机体发病，危害脏腑。从这个意义上说，所谓百毒，也指百邪有毒之意。神农尝百草，知本草有毒，从这个意义上说，百毒又指百物有毒之意。此处百毒后有毒蛊一词，说明百毒也包含病症之义。综合这些，说明不仅毒邪种类繁多，由毒所引起的病症也非常广泛，不可不察。

5. 鬼毒：《神农本草经·卷二》云"白马茎……主惊邪，癫疾，乳难云辟恶气、鬼毒、蛊注、不祥"。鬼毒，鬼者，怪也，说明毒之为病，病证复杂，病情沉疴，不易干预。

6. 烦毒：《本草经集注·玉石三品》云"理石……除荣卫中去来大热，结热，解烦毒，止消渴"。烦毒，从文中看，大致指阳明热盛，热扰心烦，热极生毒之意。

7. 毒热：《本草经集注·玉石三品》云"铅丹……除毒热脐挛，金疮溢血"。毒热，可能为热毒的同义语。说明热邪肆虐甚烈，大有成毒之势。

8. 湿毒：《本草经集注·草木上品》云葳蕤"主治中风暴热……心腹结气，虚热、湿毒，腰痛"。此所谓之湿毒，与《黄帝内经》之"湿毒"意思相同。《素问·五常政大论》云："寒热燥湿，不同其化也……阳明在泉，湿毒不生，其味酸，其气湿，其治辛苦甘，其谷丹素。"意为脾气受损，湿邪肆虐，蕴湿成毒，是为湿毒。现在多认为"湿毒"为一复合之邪，乃湿与毒相合的一种病邪，兼有湿与毒的致病特点，是临床上多见的一种病邪。

9. 毒疠：《本草经集注·草木上品》云升麻"主解百毒……时气毒疠，头痛寒热，风肿诸毒，喉痛口疮"。此所说的毒疠，是一种或一类具有强烈致病特性的病邪。临床上可与疫疠、疫气互称。由于其致病能力强，传染与传遍迅速，可迅速败坏脏腑，使病情步入沉疴，因而被称为毒疫或毒疠。

10. 时行热毒：《本草经集注·草木中品》云"大青……除时行热毒，为良"。此言时行热毒，谓与四时气宜失和所引起的一类毒邪，其为病多具有流行性和传染性，也多引起机体发热，因而被称为时行热毒。换言之，无四时失和且能引起机体发热的一类毒邪，则为一般的热毒。如《金匮翼·卷一》云："历节风者，血气衰弱……亦有热毒流入四肢者，不可不知。"

11. 风毒：《本草经集注》云牵牛子"治脚满水肿，除风毒，利小便"。谓麝香"治诸凶邪鬼气，中恶，心腹暴痛胀急，痞满，风毒"。上述记载的风毒，早在《黄帝内经》既有记载，其意有三：一者谓风邪致病猛烈，堪与毒相提并论；二者，风邪与毒相合为病的总称；三者，表示风邪致病后，由于风邪未能及时祛除，引起风邪变化为毒。临床上将风毒作何解释和如何辨证，应按病情而定，不可偏颇。

12. 寒毒：《本草经集注·草木下品》云"芫花……下寒毒、肉毒"。《阴证略例·海藏治验录》云"良久痛当自胸中下，节次至腹，或大便得利，或后出余气，则寒毒得以出矣"。此二处所言的寒毒，在《黄帝内经》中早有记载。其意有二：一者指寒邪蕴结日久所产生一类新的为害更猛的邪气；二者指寒邪与毒邪相合而成的一种复合病邪。对于前者，大致有内生寒邪所生寒毒与外感寒邪所生寒毒之分。内生寒邪所生寒毒者，肇基于相火失位，肾气虚冷；外感寒邪所生寒毒者，缘由于外感寒邪未能及时祛除，导致寒伤阳气，寒气凝滞而成毒。

13. 火毒：《本草经集注·草木下品》云"白蔹……下赤白，杀火毒"。《医门法律·卷六》云："若咳而口中辟辟燥，则是肺已结痈，火热之毒，出现于口。咳声上力，触动其痛，胸中即隐隐而痛，其脉必见滑数有力，正邪气方盛之征也。"文中所言火毒与火热之毒具有相似的内涵。谓火热灼伤血脉经络，壅遏气血，蕴结成毒。从临床上来说，火毒或热毒是最多见的病邪之一，能广泛地引起多种病证。

14. 温毒：《本草经集注·果菜米谷有名无实》云"煮大豆，主温毒、水肿殊效"。文中所言的温毒，在临床中仍比较常用。文献中的"温毒"大致有以下两个含义：一指病名，二指病因。前者谓病名，指温邪热毒病证之概称。如《温病条辨·上焦篇》云："温毒者，诸温挟毒，秽浊太甚也。"《医学入门·卷三》云："春温发斑，谓之温毒发斑。"后者谓病因，指具有传染性和流行性的一类致病邪气。

15. 邪毒：《本草经集注·果菜米谷有名无实》云酢酒"主消痈肿，散水气，杀邪毒"。此所言的邪毒，是人文色彩比较浓厚的一个词汇，在医学上的意义也比较广泛。大致有以下含义：一者，泛指邪气；二者，泛指毒邪；三者，指各种致病邪气蕴结酿化为毒，所谓"邪气蕴结成毒"谓之邪毒。

16. 斑毒：《新修本草·卷第八》云麻黄"主中风伤寒头痛……泄邪恶气，消赤黑斑毒"。此所言的斑毒，意义有二：一者指与发斑有关的致病毒邪；二者指斑毒病证。

17. 痰毒：《金匮翼·卷一》云"卒然口噤目张，两手握固，痰壅气塞，无门下药，此为闭证……须臾吐出痰毒，眼开风退，方可服诸汤散救治"。痰毒于此来说，可能具有以下含义：一者，此痰具有毒性；二者，痰邪郁滞化毒；三者，此病程阶段，乃痰与毒两种病邪显现。无论做何解释，此时的病邪已经不再是单纯的痰，强调的是毒，因而，当用解毒的方法干预，方能切中病机。

18. 风寒湿毒：《金匮翼·卷一》云四斤丸"治风寒湿毒，与气血相搏，筋骨缓弱，四肢酸疼痹"。此处的风寒湿毒，其义也非单一，既可以做风寒湿3种邪气蕴结成毒来解，也可以做风寒湿毒4种邪气杂合为病来识。结合《金匮翼·卷六》"寒暑风湿之气，虽本乎天，而皆入乎地，而人之足履之，所以往往受其毒也"。说明此处的毒，非一般病因意义上的毒，乃作为动词，当"害"的意思。意谓该病证，乃机体为风寒湿3种邪气侵害所为之。

19. 暑毒：《金匮翼·卷二》云"暑毒失血者，脉大气喘，多汗烦渴，盖心主血，而暑气喜归心也"。此处的暑毒的意义当比较明朗，乃暑热之甚，暑热成毒之义。需要说明的是，暑邪与暑毒当有程度之不同。后者可以兼有暑邪的性质，而暑毒之为病，大多病情重，变化迅速，可以引起中暑高热、热昏迷等危重之证。

20. 食积酒毒：《金匮翼·卷三》云"酒毒者，脉数溺赤，经云：酒气与谷气相搏，热盛于中，故热遍于身，内热而溺赤是也"。《金匮翼·卷四》云"盖酒湿之毒，为风水所遏，不得宣发，则蒸郁为黄也"。此处的酒毒，有的认为指酒热之毒，有的认为指酒积之毒。前者乃本身所固有，后者乃酒食蕴化酿变而成。

21. 热毒风：《金匮翼·卷五》谓羚羊角汤"治热毒风上冲，头目眩晕，耳内虚鸣"。从文中看出，此所言的热毒风，当为热极生风兼有蕴毒之义。因而在治疗上，除了采取清热息风外，当伍以解毒之品，方能尽括病机，以期疗效。

22. 热毒：为当今临床上广为熟知的一个名词。然而其形成之缘由，值得深思。《金匮翼·卷五》明确提出了蕴积成毒说。谓"喉痹者，咽喉肿塞痹痛，水浆不得入是也。由脾肺不利，蕴积热毒，而复遇暴寒折之，热为寒闭，气不得通，结于喉间"。说明热毒的形成，由脏腑功能失常，气机不利，邪气壅遏，蕴积酿毒所致。此也为后世分析毒的形成机制，及其毒与他邪的转化机制，奠定了基础。

23. 阴毒与阳毒：《阴证略例·活人阴脉例》提出了阴毒与阳毒之名。指出"若阴气独盛，阳气暴绝，则为阴毒，其证四肢逆冷，脐腹筑痛，身如被杖，脉沉疾，或吐利，当急救"；"手足逆冷，脐腹筑痛，咽喉疼，呕吐下利，身体如被杖，或冷汗烦渴，脉细欲绝者，何也？此名阴毒也。阴毒之为病，初得病手足冷，背强咽痛，糜粥不下，毒气攻心，心腹痛，短气，四肢厥逆，呕吐下利，体如被杖，宜服阴毒甘草汤、白术散、附子散、正阳散、肉桂散、回阳丹、返阴丹、天雄散、正元散、退阴散之类，可选用之"。并进一步指出了阴毒、阳毒形成的机制及其鉴别表征"大抵阴毒本因肾气虚寒，或因冷物伤脾，外伤风寒，内既伏阴，外又感寒，或先外寒而内伏阴，内外皆阴，则阳气不守，遂发头痛腰重，腹痛，眼睛疼，体倦怠，四肢逆冷，额上手背冷汗不止"；"大抵阳毒伤寒，其脉多弦而洪数；阴毒伤寒，其脉沉细而弦疾，不可不知也"；"若阴毒渐深，其候沉重，四肢逆冷，腹痛转甚，或咽喉不利，心下胀满结硬，躁渴虚汗不止"。

从上可以看出，所谓阴毒与阳毒，乃阴阳盛极阶段病邪的投影，反映了疾病过程中，邪气性质转化前的最高形式。此种形式的存在，往往显示出毒邪的酷烈性，损阴折阳，败坏形质，导致机体功能破坏。所谓"阴毒盛而阳气暴绝，则为阴毒；若阳独盛而阴气暴绝，则为阳毒"。阴毒与阳毒的提出，也为后世毒邪的分类提供了理论依据。

24. 毒涎：《医门法律·卷三》首先提出了毒涎之名，云"又醉仙散入轻粉和末，日进三服，取其人昏昏若醉，毒涎从齿缝中出，疠未瘥而齿先落矣"。提示机体毒邪肆虐，充斥玄府络脉，渗透于组织间隙，浸染于五官九窍中，病情深重。

25. 痧毒：古代文献中有大量痧毒的记载。如《痧胀玉衡·卷之上》云"痧毒冲心，则心胸大痛，痧毒攻腹，则盘肠吊痛……痧中于里，人不自知，则痧气壅阻，恶毒逆攻心膂，立时发晕，即欲刮痧而痧不起"。《临证指南医案》中云"痧者，疹之通称，有头粒如"。

痧是许多疾病在发展变化过程中，反映在体表皮肤的一种共性表现。它不是一种独立的病，许多疾病都可以出现痧象，痧是许多疾病的共同证候，统称之为"痧证"，故有"百病皆可发痧"之说。导致痧的基本原因，就是痧毒。如"盖痧者，热毒也"（《痧胀玉衡·卷之上》），说明痧毒多以热毒为主。但由于痧证所包括的范围很广，现存中医古籍中，有关痧证的记载涉及内、外、妇、儿等多种疾病。《痧惊合璧》就介绍了40多种痧证，如"角弓反张痧"类似西医学的破伤风；"坠肠痧"类似腹股沟斜疝；"产后痧"似指产后发热；"膨胀痧"类似腹水；"盘肠痧"类似肠梗阻；"头疯痧"类似偏头痛；"缩脚痈痧"类似急性阑尾炎等。

此外民间还有所谓寒痧、热痧、暑痧、风痧、暗痧、闷痧、白毛痧、冲脑痧、吊脚痧、青筋痧等，名目繁多。伏毒《痧胀玉衡·卷之上》提出"伏毒"一词，谓"盖百病之中，有或因病，而感夏月暑热时行之气，有或床笫不洁，秽恶冲人，而兼之平时伏毒深藏，一时痧症均可乘隙窃发"。结合前后文中看出，此伏毒，乃为积蓄于体内的毒，可由外感，或由内生，平时并未发病，一遇诱因，交感而作，为害脏腑，败坏形质，惹致疾病。亦即毒伏于内，可以不病，所谓毒作而病，毒不作而不病。换言之，在机体的某种状态下，伏毒与正气处于一种特殊的相持状态，机体既不能驱毒于外，毒邪也不能肆虐为害，呈现出一种毒而不病的特殊状态。但这种状态是暂时的，稍遇诱因，毒邪即肆虐机体，应予以注意。

26. 胎元之毒：《痧胀玉衡·卷之中》提出了"胎元之毒"一词。谓"痘本先天，因时而发，必由外感。至若痧者，亦时疫之气所感作胀作痛。而胎元之毒，因之俱发，凡痘未见点之前痧胀，必心胸烦闷，痰涎壅塞，甚至昏迷沉重，不省人事，此其候也"。说明胎元之毒乃秉受于先天的一种积蓄之毒。此毒可以不病，一旦正气不足，值遇时疫之气，便可现痧显痘，内害脏腑。

病机类

1. 毒肿：《本草经集注·草木上品》云"悉治风水毒肿，去恶气……枫香治风瘾疹痒毒"。此处所言的"毒肿"，谓毒邪为病，导致组织器官肿胀而言，或者说，能引起组织器官肿胀的一些致病毒邪。同理，"痒毒"，谓毒邪为病，可引起皮肤瘙痒不适，或能引起机体肌肤瘙痒不适的一些毒邪。

2. 毒滞：毒滞为目前逐渐习用的一个词汇。首见于《痧胀玉衡·卷之上》。如"夫痧之致人于死者，虽有如是之久，而其痧毒蔓延于肠胃、经络间者，正多凶险之处，即如痧毒滞结于身之或左或右，或上或下，或里或中或表，既有若是之滞结者，必不尤然若是之滞结而已也"。由此看出，所谓毒滞，即毒邪停滞、留滞、结滞、凝滞的意思。毒"滞"并非目的，滞的结局在于毒害，或说毒损。毒滞一旦出现，表明机体的某处组织器官已经受损，正气已经不足。所谓"至虚之处便是留邪之地"，毒滞于虚处，其害必向远处播散，最终形成毒邪肆虐，病情加重的局面。

3. 毒壅：毒壅一词见于《痧胀玉衡·卷之上》，云"痧入于气分而毒壅者，宜刮。痧入于血分而毒壅者，宜放。痧痛而绞动者，痧毒壅阻于食积之气分也。痧痛而不移者，痧毒壅阻于血分而有瘀也"。毒壅的本意就是毒邪壅滞、壅结、壅塞、壅积、壅阻之意。之所以发生"壅"，根本原因在于毒邪损气，气机郁滞，或毒邪损气伤血，造成气血不通，发生毒壅。从临床上来看，毒壅可发生于局部造成痈疮疖肿，亦可发生于脏腑，形成脏腑痈肿，也可散发或广发于全身，形成毒邪弥漫、病情危重的险情。

4. 毒瘀：《痧胀玉衡·卷之中》提出了"毒瘀"一词，谓"痧毒之始入于血分，重者兆变在即，轻者岁月延捱。若乃毒瘀胃口，必须去尽而愈。毒瘀肝经，损坏内溃，吐血数发，势极多危。毒瘀心包络，更加凶险，不待时日。毒瘀肾经，腰脊疼痛，嗽痰咯血，日甚一日，不可得痊"。说明毒邪虽可损气，但更易入血伤血，瘀血滞血，引起血液瘀滞，气血不通，从而损害脏腑，变生诸病。因络脉是气血运行的载体，由此亦说明，毒邪最易入络损络，形成毒损络脉、毒滞络脉，从而毒害脏腑组织器官，成为百病的肇基。

药物与食物之毒

《本草经集注·序录下》中大量地记载了药物与食物之毒。如"蜈蚣毒""蜘蛛毒""蜂毒""狗毒""野葛毒""斑蝥毒""芫青毒""狼毒毒""踯躅毒""巴豆毒""藜芦毒""雄黄毒""甘遂毒""蜀椒毒""半夏毒""芫花毒""乌头天雄附子毒""大戟毒""桔梗毒""杏仁毒""诸菌毒""防葵毒""莨菪毒""马刀毒""野芋毒""鸡子毒""铁毒""金银毒""鱼中毒""蟹毒""菜毒"等，无非为动物之毒、植物之毒、矿物之毒等，不一而论。

此外，尚有痈毒、毒疽、毒血、恶毒等名称。如《医门法律·卷五》云："岂但驱之不胜驱，且有挟背间之狂阳壮火，发为痈毒，结如橘囊者。"《频湖脉学·促（阳）》云："促脉惟将火病医，其因有五细推之。时时喘咳皆痰积，或发狂斑与毒疽。"《痧胀玉衡·凡例》云："砭刺痧筋，必须紫黑毒血，据为实见。"《痧胀玉衡·卷之中》云："盖恶毒之气，缠血肉，散于肌表，留于经络，以成痧症，最恶候也。若痧者，亦时行恶毒之气，变为大痧，尚何疑乎？"这些名词，或因病症言毒，或因毒害言毒，其义自明。尤其是"恶毒"，一者指顽固的病证；二者指形容毒邪致病的严重性，或者说毒危害的程度。

从上述毒的相关名词来看，或以毒言病、言证、言症、言病因、言病机、言病性、言药物等等不一。历代对毒的记载如此之多，反映了对毒的重视程度，从另一个侧面，也说明了毒是比较常见的一种致病因素，毒的致病范围之广，相关病证之多。然而，上述不少相关名词，因其内涵比较广泛，其义多歧惑，因而，有的名词应当重新诠释或加以摈弃。

6　毒的概念演变和阴阳属性

阴阳学说是中医理论的重要组成部分，是中医学对整个人类医学理论最重要的贡献之一。论中医不可不辨阴阳。中医之"毒"，既是病因，又是病理产物，其概念经历了一个漫长的演变过程，发展到现代，已成为富于时代特征的中医病理因素。那么，中医之"毒"，其阴阳属性到底如何，论述者却不多，而这对于从整体观把握疾病的性质恰恰非常重要。学者第五永长等就此发表了诸多有益的见解。

毒的概念的演变及其时代特征

1. 传统"毒"的概念及其属性： 中医之"毒"历来是一个包含丰富的内涵和外延的综合性概念，其既是有别于六淫外邪之致病因素，又是机体脏腑阴阳失调之病理产物，还指药物偏性及对人体之毒性，也作为病名治法而出现。如《素问·刺法论》有"五疫之至，皆相染易，正气存内，邪不可干，避其毒气"的记载。《诸病源候论》记载了蛊毒、药毒、饮食中毒及蛇兽毒和杂毒病诸候，丰富了致病毒邪的内涵。近代温病学中，温热疫毒致病的理论占据明显的主导地位。清代医家王孟英在《温热经纬·薛生白湿热病篇》指出"今感疫气者，乃天地之毒气也"。以上均是作为致病因素之外毒、疫毒、杂毒的描述。此外，尚有形成于情志内伤、饮食失常等因素之机体病理产物，称之为内毒。如瘀毒、痰毒、湿毒、水毒等等。

从属性来讲，"毒"邪与六淫相比无归性特点，其本身无木、火、土、金、水之归性。毒之归性只有阴与阳，即阴毒与阳毒两大类。

由于长期以来对于内毒认识的模糊，导致在传统的毒概念中作为外在致病因素之"毒"一直是其最主要内涵。即以外毒、时毒、杂毒为主。尤其是近代温病理论诞生以来，温病之"毒"某些程度上占据了毒邪致病之主流概念。温病之毒，表现出火热、秽浊之性。在此意义上，"毒"大多具有明显的阳热属性。

2. "毒"的概念内涵的演变及其时代特征： 随着现代医学的迅猛发展及其与现代中医学的日益融合，中医"毒"概念向纵深演变，其内涵及外延发生了变化，凸现了"内毒"致病的时代特征，人们对"内毒"的认识越来越明朗。尤其近年来，内毒伴随多种内生之邪蕴积被认为是诸多慢性、退行性、难治性心脑血管疾病发生发展的重要病理因素。毒概念的演变明显受到了现代医学对于疾病发病机制最新认识的影响，体现了中西医结合的时代特征。自从王永炎院士提出中风"毒损脑络"学说之后，毒邪成为内科疾病尤其是老年性疾病中研究较多的因素和理论热点，许多新的学说和疗法应运而生。从毒论治中风、痴呆、胰岛素抵抗、糖尿病肾病、动脉粥样硬化、代谢综合征、肺间质纤维化、肾间质纤维化、慢性肾炎、肝豆状核变性、病毒性肝炎、艾滋病、肿瘤等均可见诸于国内期刊。从毒邪所涉及的病种来看，其概念的外延已发生了明显的变化。由此可见，具有时代特点的毒邪致病观业已形成。从目前的演变来看，内毒的阴阳属性受人体体质及内毒产生的内在环境的影响，呈现复杂的动态表现，有属阴毒、阳毒、阴中之阳，阳中之阴的区别，在临证中应格外注意，明察秋毫，切不可一概以阳热属性清热解毒论治。

对毒邪致病特点的认识

1. 传统认识：传统的认识多体现在对外毒的认识方面，也包含部分内毒致病的特点。①毒性火热：外毒及大多数内毒皆有火热属性，临床多见发热症状。毒邪入侵脏腑经络后，刺激人体阳气蒸发，使阴阳平衡紊乱，呈现阴虚阳亢状态，阳气与毒相抗争，二阳并则热由内生。②毒性秽浊：外毒多由六气作用于动植物尸体及腐烂变质的物质而滋生、繁殖，内毒为病理及代谢产物在邪蕴蒸化下产生，其中以湿气参与最为显著，因而毒具有秽浊之性。③致病性强：外毒、内毒具有火热秽浊之性，因而致病力强。毒邪所发之病，大多变化迅速，变证多端，病情危重。④致病有特异性：外毒致病在发病途径、病变部位、病理过程、临床表现、发病季节等方面具有明显的特异性。内毒由于其产生的物质基础和化生条件不同，盘踞部位各异，因而致病性亦不可能完全相同，有其特异性。

2. 现代认识：对毒邪致病特点的现代认识主要体现在对内毒的认识方面。①依附性：内毒往往依附于体内的病理产物如痰饮、瘀血、湿浊、积滞等，形成痰毒、瘀毒、湿毒、粪毒等各种毒邪。因其毒邪是在原有病邪基础上所化生，因而保留了原有病邪的致病特点及属性。②从化性：即毒具有以体质学说为根据发生变化的性质。毒之为病所产生的病变类型与体质密切相关，体质壮实者，其毒邪致病多表现实证、热证、阳证；体质虚弱者多表现虚证、寒证、阴证。毒邪在体内的转化，亦取决于体质。其属性明确。③广泛性：一是指致病的广泛性，毒是任何疾病发展到一定程度必有的内在病理因素；二是指病位的宽广性，指毒邪致病，可内侵脏腑、经络、脑髓，外达四肢肌腠；三是作用的广泛性，指毒邪为病，既可损气耗血、生风动血，又可损阴伤阳。④选择性：指毒邪致病，因毒的来源、性质不同，其伤人的部位和程度，亦各有其别。阳毒、火毒、热毒等多侵犯人体的上部，阴毒、寒毒、湿毒等多侵犯人体的下部，瘀毒善阻血脉，痰毒善滞经络等。⑤易交结为患，性重浊胶黏：内毒与痰瘀湿浊之内邪交结之后，表现出重浊胶黏之性。如王永炎院士提出脑病"浊毒损伤脑络"的病机理论，认为年迈之人，脏腑渐虚，髓海渐衰，水津失布，痰瘀内生互结，郁蒸腐化，浊毒化生，败坏形体，络脉结滞，脑络痹阻，神机失统而发为脑病。脑卒中、老年期痴呆、帕金森综合征等脑病均与浊毒损伤脑络有关。浊毒由痰浊瘀血等病理产物蕴积而成，具有重浊胶黏之性，故其所致疾病往往缠绵难愈，易形成顽病痼疾。⑥易滞损脏腑阴阳之气：内毒一旦形成，易滞损脏腑，伤阴伤阳，耗伤正气，可以损伤络脉、血络，人体重脏之脑络、肾络、心络均可累及。由于"毒"的致病力强，因而损伤脏腑，结滞络脉，耗伤阴精，而使形体受损，或表现为筋肉枯萎，或表现为脏腑功能失调甚至衰减。

"毒"还具有浸润性、蔓延性，根据其侵犯的脏腑经络的不同可出现各种病理变化与临床表现，因而造成了"毒"的另一个致病特点是变证多端。因此，"毒"的性质不同，致病特点有别，其阴阳属性亦呈错综复杂之表现。从毒邪的产生及致病机制看其阴阳属性外毒无须冗述，内毒的形成多因情志内伤、饮食失宜等因素损伤脏腑，导致气、血、津液的运行失常，痰水湿及瘀血羁留体内，蕴结日久成毒。常见的内毒有瘀毒、痰毒、湿毒、水毒、粪毒等。内毒在机体寒热的条件下均可产生，这与既往温病理论认为毒的产生以热为条件，蕴热生毒有明显不同。

以中风为例，中风之毒邪产生，乃由于风、火、热相引，痰、瘀、气相结，久而不去，蕴积不解，在体内蓄积为毒。诸邪积聚，日久成毒，是众邪的必然转归，也是正衰积损，无力祛邪排毒的必然趋势。病变过程中不同阶段，依据性质可有热毒、痰毒、瘀毒、寒毒之分。其中热毒属阳，痰毒、瘀毒、寒毒属阴邪，亦可呈阴中之阳特征。

以中老年动脉粥样硬化为例，其病机在于，在脏腑虚损的基础上，痰邪、湿浊、瘀血内生，痰湿瘀日久蕴结成毒。痰湿瘀毒，凝滞血脉，损伤脉络，久致脉道枯涩，血府失柔甚则脉管狭窄，闭塞不通。素体脾虚肝旺为动脉粥样硬化发病的基础，痰湿浊邪内盛是动脉粥样硬化的潜在发病因素，痰湿浊瘀蕴久成毒，脉络损伤，动脉粥样硬化病理过程随之启动。痰湿瘀毒日久，脏腑虚损，肝肾阴亏，脉道枯涩，血府失柔是动脉粥样硬化病变形成的关键。其中毒邪之阴阳属性当参伴随之邪的偏重及机体阴阳正气的偏衰而辨。

老年期痴呆的发病与肾虚、痰浊、血瘀关系密切。肾精亏虚，脾不散精，痰湿浊毒之邪滋生，日久毒损交加，髓减脑消，痴呆渐成。然痴呆主因肾精亏虚，髓海失养，髓减脑消，因而毒邪蕴积，易从热化，表现出阳热之性，但后期随阴阳两虚，亦可阴转。

2型糖尿病胰岛素抵抗以痰湿毒交结为基本因素。在气阴两虚、脾不散精基础上，体内过多的葡萄糖、脂质、胰岛素、游离脂肪酸等痰湿浊邪破坏了机体的"阴平阳秘"，属"亢则害"，这种"害"蓄积体内引致。"毒邪"致病。可见，痰湿毒邪仍然是胰岛素抵抗最重要的病理因素。对于气阴两虚之体，"毒"多表现为阳热属性，且易与湿毒为伴。但至后期，阴阳两虚，易引发糖尿病酮症酸中毒，表现出湿毒内泛之征，属阴邪特性，温阳化毒是其正治之法。

从毒邪致病的证候特征看其阴阳属性

内毒为患，可表现出复杂的证候特征，此有助于明辨其阴阳属性。仍以中风为例，中风病过程中常见的毒邪有：

1. 火毒或热毒：火毒及热毒，兼有火热和毒邪的致病特性，以热迫血妄行、热毒攻心、热毒犯脑为临床特征。表现出发热、烦躁不安、吐血、便血、便秘、尿赤、舌绛、苔黄燥、脉数等证候。因该毒易在阴虚阳亢体质中因五志过极而产生，故中风病以热毒为多，尤见于先兆期和急性期。

2. 痰毒：在饮食不节，脾胃受损基础上，因痰浊久积而成，兼有痰和毒的2种致病特性，以痰蒙神窍、毒邪攻心、阻滞脉络、持续昏蒙、舌苔黄垢而腻为主要特征，多见于中风病恢复期，有明显的阴邪属性，可属阴中之阳。

3. 瘀毒：在正气虚弱，内伤积损基础上，由瘀血日久蕴结而成，兼有瘀和毒的2种致病特性，以毒滞脉络、血络、脑络而见神志改变、病久不愈、疼痛麻木、舌质暗淡或出现瘀点瘀斑为临床特征，多见于中风病恢复期和后遗症期，属阴中之阳。

4. 寒毒：多见于阳虚体质、无火热之邪或火热之邪不甚的情况下，由气滞、血瘀、痰凝日久蕴积从化而成，兼有寒和毒的2种致病特性，以寒伤阳气、毒滞脉络为主要特征。因寒凝血瘀，故寒毒每与瘀并见而症状多似，多见于恢复期和后遗症期，尤以后遗症期为主，有明显之阴邪属性。

又如消渴后期，气虚及阳，阴损及阳，阴阳两虚，湿邪不化，蕴积成毒，阳虚湿毒泛滥，患者出现神识昏迷、烦渴躁动、呼吸浅促、呼出烂苹果气味等表现，亦即现代医学之糖尿病酮症酸中毒。其阳虚湿毒具有显著的阴邪属性，当温阳化毒以治。

从治法机制看其阴阳属性

中医之"毒"，治法历有泄毒、化毒、抗毒、清毒之分。从治法机制亦可辨其阴阳属性。

1. 泄毒：即祛毒外泄，多采用开泄腠理、宣通气血、通导大便、疏利小便等方法，为毒外泄打开通道，以排毒于外。此中医祛除毒邪常用之法。适于毒邪属阴或属阴中之阳者。

2. 化毒：是抑制或抵消毒力，解其火热秽浊特性。热须寒制，秽须香消，用药多为寒凉或芳香之品，适于阳热毒邪和部分阴毒邪气。

3. 抗毒：是扶助正气，提高人体自身解毒能力，以抵御毒邪对人体的损伤，即扶正以解毒。针对机体气血阴阳之偏虚，施以扶补，以助正气而解毒。

4. 清毒：即清热解毒。属中医八大治法之一的清法，是祛除毒邪的主要治法，也是近年来研究较多的治法之一。其适用于外毒及内毒属热者。

近年来清热解毒治法的研究对中西医结合理论带来了很多启示，也深化了毒邪致病之理论。清热解毒治法已被中西医结合研究证实具有抗感染、抗炎性反应、抗内毒素、抗氧化损伤、抗炎性细胞因子、保护细胞器、维护钙稳态、增强解毒活性之扶正作用，等等。内毒被认为是诸多老年性、退行性、难治性心脑血管疾病如中风、痴呆及动脉粥样硬化、胰岛素抵抗相关性疾病的重要病理因素。尽管如此，但恰恰反映了毒邪致病的复杂性，中西医结合研究不能背离了中医思维的基本原则，必须针对不同阶段、不同患病个体明辨毒邪之阴阳属性，方能真正提高疗效，揭示中医理论的科学内涵。

综上所述，中医"毒"概念在近二三十年内发生了重要演变，人们对内毒致病有了新的认识，内毒致病机制带有显著地现代中医学时代特征，成为人们研究之热点。外毒多属阳热，内毒阴阳属性与其产生的体质基础及其伴生依附之邪密切相关。阴虚则生阳热之毒，阳虚则生阴寒之毒，受伴邪影响还可呈阴中之阳，阳中之阴。内毒是机体阴阳失衡的产物，其贯穿于许多难治性疾病阴阳平衡失调，阴阳消长的过程之中，应立足阴阳理论，以中医之恒动观和整体观动态的把握其阴阳属性，审视"毒邪"在特定个体发病中的表现并施以阴阳辨证治疗，切不可动辄以阳热特性给予清热解毒，这才是符合中医基础理论和治疗观念的临床思维。

7 温病"毒"之病因病机治法

学者吴娜媛等认为，在温病学中"毒"既是病因又是病机概念。毒有火热秽浊的特性，致病性强，有特异性。毒主要通过致热、伤津耗气、瘀血动血腐肉等导致温病的发生发展和变化。治疗毒邪的方法有清热、泄热、开郁、化瘀、扶正，以消除病理产物、减轻毒势、调理气血阴阳等。"毒"是一种致病因素，严重可危害人类健康。温病之"毒邪"致病是指以发热为主症，毒热损害机体，有病急、致危、易变的特点，其中包括热毒、湿热之毒、疫毒、疠气等。毒为多种疾病的病因尤其是温病的病因。近年来，毒的病因学理论和临床研究越来越受到重视，与之相应的解毒法被广泛应用于临床各科，并取得了显著疗效。

中医"毒"的概念最早见于《黄帝内经》，在《素问·刺法论》云"正气存内，邪不可干，避其毒气"。《黄帝内经》引入毒的概念，是根据其本义，用来作为疫病发生致病物质的名称。《金匮要略心典》云"毒，邪气蕴结不解之谓"，是指凡各种致病因素，是由内因和外因之毒引起，如外感六淫，饮食失节等因素。温病之"毒邪"致病作为病因，以发热为主症，毒热损害机体，有病急、致危、易变的特点。毒邪在程度深浅上有明显不同，但都能引起机体严重的气血阴阳失调，具备一定的特点和特殊症状。毒邪引起疾病的病理可表现为阳热亢盛、阴液耗伤，若邪气亢甚，体内化火毒，或邪毒转入气分，或进一步内传，其传变也多遵循卫气营血传变规律。

毒之病因

1. 六淫化毒：自然界正常的气候变化称为"六气"。六气发生异常侵袭机体而发病，则为"六淫"。六淫是风、寒、暑、湿、燥、火六种病邪的合称。六淫过盛而达到一定程度，变成为"毒"则会对机体造成严重损害。"六淫"包括三层含义：一是季节性的环境致病因素；二是病原性生物的致病因素；三是审症求因后的病因概括。六淫化毒的一般情况是人体感受六淫之邪，邪入侵机体后，蕴结不解，多先从火化，后成热毒。

2. 传染性致病因素：在《温病学》中"温毒"传染性强，易引发大范围流行的疾病病因称为疫毒。吴又可提出能引起疫病流行的"戾气、毒气、疫毒"等，均是强调其所导致的疾病能传染并引起流行。《说文解字》云"疫，民皆病疾也"，是指疫毒可导致人体剧烈病证的致病物质。《黄帝内经》记载"五疫之至，皆相染易"，是指疫毒不论强弱程度，触之易传染、发病。

3. 内生毒邪：内生毒邪指外邪、七情、饮食、劳倦等引起的温热病发展的极期所出现的病理变化，发生的是机体气血阴阳失调、脏腑功能紊乱导致生理代谢的产物不能及时排出或病理产物蕴积郁滞而化成内毒"。"内毒"能加剧脏腑的功能紊乱、气血阴阳失调、组织器官的实质损害。"内毒"的病理变化是"温热化火，火极生毒"，提出内毒与外毒常相互作用，互为因果。

4. 引起局部红肿热痛等一类特殊病邪：《温病条辨·上焦篇》云："温毒咽痛喉肿，耳前耳后肿，颊肿，面正赤，或咽不痛，但外肿，甚者耳聋，俗名大头瘟、蛤蟆瘟。"指出温毒致病可出现局部的肿痛、溃烂等表现。温病学明确指出"感受风热时毒为大头瘟之病因，温热时毒为烂喉痧之病因"。

病机之毒

"毒"的特性是"毒性火热"。《成书便读》云"毒者，火邪之盛也"。《重订通俗伤寒论》记载"火热者，必有毒"中均提出"毒能生热，热盛成火毒"。《温病学》提出"毒"是"火热邪"导致温病为主，因此毒的致病机制：

1. 毒能致热：邪毒侵袭人体后，正邪争斗致发热。邪毒凝聚肌肤，使腠理闭塞，阳气不能散发，则发热甚、口苦而渴等症状。毒热炽盛于内，使机体代谢紊乱，代谢加快则发热，而腠理开则汗大出。

2. 温热疾病，热邪入血：邪毒转入血分，热伤血络，则发斑疹。若邪毒转入心包，侵扰心神，则躁扰不安、神昏谵语等神志症状。若邪毒进入血分，阴伤血热，血热甚则迫血妄行，导致出血证，如斑疹、吐血、咯血、尿血等症状。

3. 毒为阳邪，伤津耗气："毒能生热"，因此"毒为阳邪，易伤津耗气"，温病的病程中最易见耗伤津液的病理状态。邪毒转入体内，热炽盛阴伤，使体内津液耗损，故壮热烦渴。此外，邪毒侵入体内能刺激阳气升发，导致阴虚阳亢。

4. 毒致疮痛：根据"毒性火热"和"痛疽原是火毒生"，火热之邪侵入人体血分，可聚于局部组织，腐蚀血肉而发为痛肿疮疡。

5. 毒能生痰：邪毒侵袭机体，成热炽盛，热熬津液成痰，痰热互结，或邪毒郁里，气机不畅，津液失布而成痰，或脏腑功能失调，气机郁结，聚湿成痰，或阳化火，夹生痰浊。

6. 毒能生瘀：血瘀的机制有：①火热之邪进入血脉，热毒熬血液，致血液黏稠成血瘀。②毒为有形之物，能壅滞气机，气机被阻，气推动血液运行不畅，导致血瘀。③热毒易损伤脉络，是指火热之邪伤络迫血妄行，从而造成出血、瘀血。这些显示毒可致瘀，瘀郁化热，遂为热互阻。

7. 毒易生风动血：指火热邪易生风、动血。热邪侵犯人体引起肝风内动，又称"热极生风"。生风的机制有：①热邪炽盛，热灼肝经，耗伤津液，使筋脉失养，则筋脉拘挛迫急，而出现手足颤动。②毒为阳邪，热邪易助阳，使肝阳升发不止，阳亢无制则生风。"动血"是指温热邪深入于血，易引起各种出血的病症，如吐血、尿血、便血、斑疹颜色紫黑等。动血的机制有：①热邪过盛，血液过热则血行加速，迫使血液妄行而外溢导致出血。②血分有热，灼伤络脉，血热出脉外。

毒的治疗

《温病学》中对"毒"的治疗方法有以下几个方面。

1. 清热解毒：指使用清解作用的药物为清解热毒之邪，一般认为苦寒清热的药物即可解毒，如金银花、连翘、板蓝根、败酱草等药物。根据"毒邪"不同的病变阶段、病性、病因，施以不同药物，主要方法如下：

（1）清解卫气分热毒：邪在卫气阶段，病势较轻，选用甘凉、微苦、微寒之药物，以解毒轻清除热，选药如金银花、连翘、菊花、贯众、板蓝根。陈云逸等提出，温邪袭卫分时，以疏卫解毒，方选银翘散；热入气分，以清气解毒，方选麻杏石甘汤。清解卫分以清热解毒药，同时配以辛凉疏散药，如银翘散。气分证，应清热解毒，宜选用清热解毒药，同时还用宣展气机透邪外泄药，方如栀子豉汤；辛寒清气，宜辛寒直折阳明毒热，方如白虎汤；苦寒解毒，气分毒壅化火，宜苦寒解毒泻火，方如黄连解毒汤。清解气分用辛寒、苦寒或甘寒之药物，如石膏大青汤（清解肺胃热毒），金银解毒汤（治疗积热疮疡、疫毒发狂之证）。

（2）清解营血热毒：气分或营分，或气营血同病，病势较重。以寒凉解毒为主，宜选用辛寒、苦寒、咸寒药物，其中苦寒药解毒之力最强，如黄芩、黄连、栀子、生大黄、白头翁、大青叶、板蓝根等。营分热毒，以清营解毒药方用清瘟败毒饮；热入血分，以凉血解毒方用犀角地黄汤，可加大青叶、知母等。热入营分，宜清营凉血法，但不可使用过多寒凉药物，还须配伍以轻清气热药物透热转气，如清营汤。血分热毒证，宜清热化瘀、滋阴清热，方如犀角地黄汤。

（3）滋阴解毒：温病后期，温热邪毒炽盛，灼烧阴液，津液耗伤。治疗以滋阴解毒，多以滋阴凉血药物为主。可用酸苦咸寒之药物，共奏解毒清热滋养之功，如水牛角、玄参、赤芍、牡丹皮等。温病后期，阴液愈伤，邪热愈盛，治宜清热育阴并重，方如黄连阿胶汤。

2. 泄热排毒： 多采用开泄腠理、宣通气血、通导大便、疏利小便等方法，为毒外泄打开通道，以泄热、祛毒于外。本方法适用于正气不衰、毒有外泄之机的证候。泄热排毒法具体有：

（1）宣透法：温病初期顺应其毒性火热张扬之势，宜选辛开宣透肺卫郁热、芳香透表之药物如薄荷、荆芥、淡豆豉、紫苏叶等。若营分阶段则酌用宣透药物，常用连翘、淡竹叶、牡丹皮、僵蚕等。若营分阶段可合用清营解毒法治疗。

（2）通下法：适用于毒邪蓄胃肠所致传化失常之证。治疗时采用苦寒通下之药物使毒邪从肠道排出，可选用调胃承气汤加生地黄、麦冬、黄柏等软坚攻下，泄热排毒药。

（3）疏利法：本法适用于毒邪蓄三焦、膀胱所致小便不利之证。以通下、疏利为法，和排毒泄热体内之毒邪。病情轻者，通下法常用莱菔子、瓜蒌等；疏利法常用芦根、淡竹叶、木通等。病情重者通下则用生大黄。若属湿热证用厚朴、积实以通下；用薏苡仁、车前子、赤小豆、萹蓄以疏利。毒蓄三焦、膀胱，小便不利之证，可用三石汤加减治疗。

3. 开郁化毒： 多采用开郁畅气、活血通络、祛痰化浊之药物，是以消除病理产物、减轻毒势、分化毒邪的方法，适用于温病发展过程各阶段。温病初期，若有毒并气郁，应选用轻清透达、宣肺疏卫作用的药物，常用能辛苦化痰又能宣肺畅气的药物，如前胡、桔梗、杏仁等。若毒邪在里，毒瘀交结，在开郁同时，要用活血化瘀的药物，如丹参、赤芍、牡丹皮等。若痰热阻肺，多用半夏、陈皮、贝母、瓜蒌等。开郁畅气、活血通络多用清宫汤送服安宫牛黄丸、紫雪丹或至宝丹。

4. 扶正抗毒： 温热毒邪侵袭机体后，可破坏人体气血阴阳，使体内脏腑功能失调，最终耗伤人体正气，加剧毒邪对机体的破坏。扶正抗毒是扶助正气，调理气血阴阳，提高机体自身解毒能力，以抵御毒对人体损伤的治法，即扶正抗毒法。主要适用于正气虚弱，解毒无力的病变阶段。本法应滋养阴液，清透余热，可用沙参麦冬汤、青蒿鳖甲汤等方药。若正虚毒减以扶正抗毒法为主，配合其他治法。扶正抗毒以甘寒、甘温之品，用药当选能清养阴血、填补毒伤机体所致的亏损耗伤、扶正解毒之药物，如玄参、生地黄、黄芪等。

5. 化瘀解毒： 宜采用清营凉血、解毒透斑、清火的药物，以清营凉血，泄热透斑，治疗邪入营血，神昏发斑等症状，方药可用犀地清络饮以清营泄热，开窍通瘀。此外，治疗法还按卫气营血传变的证状。

（1）卫分毒瘀证：是风热壅卫，邪郁于肺，肺气失宣，郁热而入血脉，搏血为瘀，瘀血较轻，治当辛凉透邪，佐以治血，用自拟清解散（柴胡、黄芩、葛根、牡丹皮、生石膏、薄荷、菊花、连翘、金银花、白茅根）加味。郁热不得宣泄而灼伤肺络，治疗采用银翘散去淡豆豉、荆芥穗，加紫草、白茅根、生地黄、牡丹皮等辛凉解毒、凉血化瘀药。

（2）气分毒瘀证：热盛津伤，血热而黏滞成瘀，治以清热解毒、凉血散血为法。若邪热壅肺，有瘀兼痰，以清热宣肺、泄热化痰之药物，可用麻杏石甘汤加桃仁、黄芩、鱼腥草、牡丹皮、赤芍。瘀热在肺，可见发热烦渴、咳嗽胸痛如锥、咯血等症状，宜用桑菊饮、白虎汤合方加凉血化瘀药。

（2）营血毒瘀证：毒热壅盛，与血相搏成瘀，治以清热解毒、凉血化瘀为法。若热灼营阴，瘀热不解，治当清热解毒、凉血化瘀，可用清营汤加减。营分瘀热证，见身热夜甚、斑疹隐隐等症状，宜清营汤加桃仁、牡丹皮、赤芍等。血分瘀热证，见身灼热、昏谵、斑疹紫赤或黑等症状，宜犀角地黄汤加凉血化瘀药。若瘀热重者加大青叶、紫草等药助其清热化瘀之力。若瘀热搏结于下焦，症见少腹坚满按之痛、神志如狂等症状，宜用吴氏桃仁承气汤。

6. 辟秽解毒： 指毒有火热和秽浊的特征，毒性秽浊，致病多恶秽、腐肉败血，芳香可以化浊逐秽，是化毒的重要措施。辟秽解毒法可分为化湿解毒法和开窍辟秽解毒法。适用于湿热毒邪的症状，当湿热毒邪壅于中上焦，可用麻黄连翘赤小豆汤和五味消毒饮加减。

8　论毒和解毒法

"毒"在中医学中应用非常广泛，但对"毒"的概念、如何确定"毒"以及临床上怎样正常运用解毒法等，学者田杰等对此作了探讨。

关于毒的概念

对于"毒"，从古到今，有不少记载和论述。诸多医家对"毒"作了研究，认为"毒"既可作为病因，又可作为病机学概念。

1. "毒"的病因学概念："毒"作为病因，早见于《黄帝内经》，如《素问·刺法论》有"避其毒气"之说，汉代张仲景《金匮要略》有"阳毒""阴毒"为病之论，隋代巢元方《诸病源候论》更有"温病毒""时气毒""热病毒"的记载，唐代王焘《外台秘要》搜集了许多毒气为病和解毒之方，宋代庞安时《伤寒总病论》强调一切外感病的共同病因是"毒"，并说明"毒"有阴阳寒热的不同属性，临证表现也有温热、暑湿、伤寒、中风等的不同。在中医学中往往将某些致病力强，引起的病症较为急重或者互相传染而造成广泛流行的致病因子名之曰"毒"。大凡由"毒"所致的疾病，主要有二：一是自外感受，如直接为温热毒邪所侵袭，或间接由风、寒、暑、湿、燥等邪所转化；二是素体阳盛或阴亏，兼以七情失调，气有余便是火，火自内生，壅而成毒。

2. "毒"的病机学概念："毒"既是一种特定的病因，又是一种病机。郭子光云："毒毕竟不是一类特定的病因，而是各种病因的产物。"毒虽是一种病机，但毒邪的形成又可作为继发病因，导致机体出现一系列严重的表现，即毒之为病，或病情危重，或局部有红、肿、热、痛、溃烂等特殊肿毒特征。黄琴认为，毒是病机，是六淫邪盛所致。因此寒邪成毒者称为"寒毒"，湿热邪气酿毒者称为"湿热毒"，温邪成毒者称为"温毒"等。其中"毒"是病机的主体，而寒、湿、热等为毒的属性。

如何确定毒

"毒"侵入机体后，会有相关的症状表现，目前，临床上确定"毒"，多从客观的外在表现入手，如毒邪所致的病症多有局部的红、肿、热、痛、斑疹、溃烂等特征。但田杰等认为，其实就局部"毒"的症状而言，可表现于外或表现于内。发于外者，肉眼可观察到；而发于内者，仅从外部就不能直接观察到，但"有诸内必形诸于外"，即内部（或深层）的红肿、溃烂可通过症状表现于外。如肺炎或者肺脓肿，外部虽无红肿、溃烂等，但我们可借助现代医学检测手段如X线、病理检测等观察到内部的炎症、渗出、水肿。且临床可见到高热气促，咳嗽胸痛，痰脓稠有臭味或痰中带血，烦躁等重症。这种情况，同样是毒，只不过是发于内的、深层的表现。若以外部未见红肿溃烂等肿毒特征，而否定"毒"的存在，不加以清热解毒、豁痰宣肺等相应治法，显然不行。

"毒"的表现形式有两种：一乃毒之聚者，此则表现为局部的红肿热痛、溃烂等特殊征象；二乃毒之甚者，是指邪气过甚可化而为毒。如六淫之邪过甚成毒，或邪气内侵，久积不除，在体内郁而成毒，或脏腑功能紊乱，阴阳失调而产生的病理产物蕴积为毒，如痰毒、瘀毒等。因此，局部红肿热痛、溃烂等并不是"毒"的唯一指征。

一般来说，毒邪致病，发病颇急，来势迅猛，传变较快，病程较长，临床症状较重，如齿板唇焦，略痰浓稠，大渴，舌绛或黑苔焦燥起刺，质地干涩苍老，面发疱疮，甚则神昏、出血等，均应考虑"毒"；从特殊体征看，可有局部红肿热痛、溃烂、斑疹等。总之，"毒"的确定，不能仅限于局部肿毒，应结合全身情况考虑。

解毒法的运用

既然"毒"是用来概括邪之甚者，换言之，邪郁成毒，邪聚成毒，邪甚也可成毒。因此，临床上不仅有六淫邪毒，更有瘀毒、痰毒、疫毒等，若论治法，不能简单地解释为清热解毒，而须具体辨证，针对不同的邪毒，选用适当的解毒之法。

1. 风毒：风邪偏盛多化火，故风邪壅盛可成毒。风毒多蕴于肌肤，常见痒疮、丹痧、无名肿毒、风赤疮痍。亦可风水相搏，毒留肿腠而成浮肿，治法上须予疏风解毒以祛邪外出。

2. 火热之毒：感受温热邪毒或六淫、五志化火成毒，壅遏不解，阻碍气血，耗伤津液。因火热之毒致病广泛，易耗血动血。如外科之疔疮、丹毒、热疖，以及热毒凝结咽喉之锁喉毒，此时清热化火解毒为其主要治法；若湿热蕴结成毒，则应予清热化湿解毒之法；若暑热邪气蕴蒸而成之暑毒，因在病程中有不同程度的伤津耗气之象，此时应以清暑泄热解毒兼以顾护津气为其治法；若内陷营血，出现动血耗血之象，则须以清热凉血散血解毒。

3. 湿毒：湿热之邪蕴积不解，化火成毒，也即平常所说的湿热酿毒。湿热之邪，侵袭人体，湿遏热伏，热蒸湿动，弥漫熏蒸，阻遏阳气，可郁遏成毒。若湿毒积于肠腑，伤及血络，可见便血，或湿毒留注肌肤，见小腿溃烂、脓水浸渍，此时应予解毒化湿之法使湿去毒清；若湿热化火成毒，毒伤血络，迫血妄行，正如薛生白《湿热病篇》云"湿热证，上下失血和汗血，毒邪深入营分，走窜欲泄。宜大剂犀角、生地黄、赤芍、牡丹皮、连翘、紫草、茜根、金银花等味"。此时则须以清热化湿解毒凉血为其治；更有甚者，若湿热酿毒蒙蔽心神者，则须急以豁痰开蔽，化湿解毒。

4. 燥毒：燥邪盛可成为燥毒，其病机为燥毒盛、煎灼津液，表现为津液干燥的一系列症状。然与其他邪毒相比，程度较为轻浅，故燥盛成毒较为少见。但因燥毒之邪，易致津液干燥，若燥热化火成毒，传入胃肠，则易出现肺燥肠热证，治以清热润肺，解毒坚阴；若内陷营血，出现气营（血）两燔者，则须清气解毒凉营（血）之法。

5. 寒毒：寒毒致病有两种病机，一是寒邪蓄积不解成为寒毒，如暴寒所致时行寒疫，治法上应散寒解毒，但不能过于辛温以防机体亏虚而不受温补；二是伏寒化温成毒。王叔和认为，"寒毒藏于肌肤，至春变为温病，至夏变为暑病"。由此可见，寒邪侵袭，蓄积不解，伏寒化温，聚而成毒。此时须仔细辨证，先予轻清解毒，再以散寒解毒。

6. 疫毒：温病中传染性强，易引起大流行的温病病因，传统称之为疫毒。如毒气、疫气、杂气、戾气等均属此。对于疫毒，若论其治法，统而言之以祛邪解毒为其治，但临证应辨证不同邪毒而予以不同治法。如温燥疫，应以清热解毒为其主要治法；湿热疫应以化湿解毒为其主要治法。

7. 瘀毒：瘀血久停，可蕴结成毒，同时邪毒亦能致瘀，邪毒附着瘀血则胶结成为瘀毒。临床最常见的为热毒血瘀证，本证是热、瘀、毒互结，而对于其治法，现多主张多法联用，如清热解毒、活血散瘀、养阴生津等，而不主张单一的清热解毒法；若瘀毒耗血动血，以致毒气攻心而见神昏狂乱者，应以解毒凉血、散瘀开窍；若留瘀化火，而形成疮疡肿毒、癌瘤等，则须解毒散结、清热祛瘀。

8. 痰毒：痰浊郁而化毒则为痰毒，素有"百病皆有痰作祟"之说，邪毒与痰浊胶结，则变证多端。痰毒为病，不仅可出现神昏、痉厥、抽搐等危重症，尚可变生他病，如瘿瘤、肿块、癌瘤等。而在临床上，也应仔细辨证，从而予豁痰解毒、开窍解毒、散结解毒等治法。

总之，"毒"在临床上不仅可作为病因、病名概念，而且可作为病机概念。对于不同邪毒致病，临证当注意辨别以正确使用解毒法，这对于指导临床意义重大。

9　中医毒的研究

"毒"是一种重要的致病因素，与诸多疾病的产生或进展密切相关。学者王倩等在中国知网（CNKI）、万方数据知识服务平台、维普中文期刊数据库（VIP）、中国生物医学文献数据库（CBM）中，以"中医""中药""毒""毒邪"为检索关键词，检索 1949—2016 年 8 月发表的中医学"毒"相关文献，从"毒"的概念、来源、特性、表现、治疗方面对中医学"毒"的研究进行了综合梳理。

概　念

中医学有关"毒"的记载最早可追溯至《黄帝内经》，如《素问·生气通天论》云："清静则肉腠闭拒，虽有大风苛毒，弗之能害。"《素问·五常政大论》云："夫毒者，皆五行标盛暴烈之气所为也。"所提及之"毒"均指损伤机体的一种致病因素。在此基础之上，历代医家对"毒"的研究不断发展，对其认识逐渐深入而全面，可归纳为以下几种观点：

1. 邪之甚者：《金匮要略心典》云"毒，邪气蕴结不解之谓"。《伤寒论》云"温毒，病之最重者也"。《古书医言》云"邪盛谓之毒"。《东医宝鉴》云"伤寒三阴病深必变为阴毒，伤寒三阳病深必变为阳毒"。苏凤哲指出"毒邪者，邪之甚也。天之六气，过与不及，化为六淫，六淫邪盛，则化为毒，如风毒、寒毒、暑毒、湿毒、燥毒、火毒之谓也"。崔文成认为毒邪与一般意义上的邪在程度深浅上有明显不同，只有引起机体严重的阴阳气血失调、具备一定特点和特殊症状的邪才能称为毒邪。张蕾认为邪气偏盛猛烈或蕴结日久可化为毒，当邪气入侵脏腑、反应剧烈，或导致谵语、惊厥、昏迷等神志损害，或引起局部红、肿、热、痛、斑、疹、溃烂等症状时，方可称之为毒。朱文峰指出毒主要指对人体有严重损害、使人痛苦的致病因素。娄静认为凡外界暴烈六淫、异常物质，或体内脏腑功能紊乱的病理代谢产物，能引起机体猛烈损害，耗伤正气，破坏阴阳平衡，出现危重证候和局部特殊体征的因素，即为毒邪。常富业等指出，毒损与贼邪害人（简称邪损）的性质和程度不同。邪损一般病情轻、程度微，不会或较少造成形质受损，即使造成形质受损，也多可进行干预和逆转；毒损则病情重、程度甚，多引起形质受损，且不易干预和逆转。王永炎指出邪气亢盛、败坏形体即转化为毒，毒系脏腑功能和气血运行失常使体内的生理或病理产物不能及时排出，蕴积体内过多而生成。

2. 疫疠之邪：《素问·刺法论》云"余闻五疫之至，皆相染易，无问大小，病状相似……不相染者，正气存内，邪不可干，避其毒气"。《玉机微义》指出"破伤风"乃为"火热客毒"逐经传变而成。《卫生宝鉴》指出霍乱为"暑毒"所致。《温热经纬》云"今感疫气者，乃天地之毒气也"。

3. 特定的某种有毒物质：如虫兽毒、漆毒、环境毒邪等。有研究认为，西医学中的毒性氧自由基、兴奋性神经毒、酸中毒、微生物毒素、钙离子超载、炎性介质、血管活性物质过度释放等，均可看作中医的毒邪。

4. 药物之毒：《说文解字》云"毒，厚也，害人之草"。《神农本草经》云"药有酸咸甘苦辛五味，又有寒热温凉四气及有毒无毒"。《素问·五常政大论》云"方有大小，有毒无毒，固宜常制矣"。《素问·移精变气论》云"今世治病，毒药治其内，针石治其外"。《素问·脏气法时论》云"毒药攻邪，五谷为养，五果为助"。《素问玄机原病式》云"伤寒误用巴豆，热毒下之，而热势转甚"。

来　源

1. 外毒： 姜良铎等指出凡来源于身体之外的有害于身体健康的物质，均归于外毒范畴，如中医学中的外感六淫、疠气、杂气等；现代医学中的病原微生物如细菌、病毒等；大气污染及农药、化肥对食品的污染；化学药品的毒副作用；噪声、电磁波、超声波等超高频率对人体的干扰等。敖海清等指出外毒由六淫之邪过甚侵袭人体而成，其形成取决于两方面因素：一是六淫之邪的强度；二是感邪者的体质因素。常富业等认为外毒指来源于体外，可单独害人，亦可杂六淫侵袭的一类致病因素。崔文成指出外毒是来源于体外的自然界产生的有害于人体健康，可破坏正常生理功能，导致或促进疾病发生的物质。结合现代医学认识，外毒还应包括化学致病物、物理致病物、生物致病物等。化学致病物包括药毒、毒品、各种污染、秽毒等；物理致病物包括跌扑损伤等意外伤害，水、火、雷、电等自然灾害，气候、气温变化、噪声、电磁波、超声波、射线辐射对人体的干扰等。

2. 内毒： 有学者认为内毒是在各种原因导致脏腑功能紊乱、阴阳气血失调的基础上，生理或病理产物不能及时排出而蓄积，所形成的危害严重、败坏形体的继发性病理因素，如瘀毒、痰毒、湿（水）毒等。姜良铎等指出凡来源于体内的人体不需要的，有害于健康的物质统归于内毒范畴。其来源主要有3方面：一是机体在代谢过程中产生的各种代谢废物，是内毒的主要来源，也是机体排毒系统功能紊乱时存留体内危害人体健康的主要因素。二是人体正常所需的生理物质，由于代谢障碍超出其生理需要量而转化为致病物质所形成之毒，如高血糖、高血脂。三是生理性物质改变了其所应存在的部位而成毒，如胃液是人体正常的消化液，当其进入腹腔引起腹膜炎时，也可归为内毒；代谢综合征复杂机制中脂肪分解、酯化为甘油三酯，在胰岛素敏感脏器异位沉积产生的脂毒性作用；心力衰竭在血液循环和心肌组织中过高的去甲肾上腺素对心肌细胞的毒性作用；动脉粥样硬化炎性因子对血管壁的炎性毒性效应等；其相同的作用结果是导致靶向器官、组织细胞发生不可逆损害等，与内毒致病具有相似或相同的机制。有研究指出，内毒的生物学基础包括组织细胞功能障碍，机体产生一系列病理生理生化过程的产物，如氧自由基、兴奋性神经毒、炎性介质、钙离子超载、微小血栓、血脂、突变细胞、自身衰老及死亡细胞、新陈代谢毒素、致癌因子等。

特　性

1. 峻烈性： 表现为发病急骤，传变迅速，病情危重，常易侵入脏腑，导致病情迅速恶化。

2. 秽浊性： 毒邪具有腐败机体形体的特性，包括对机体的气、血、精、津液，以及筋、脉、肉、皮、骨、脏腑均有强烈的腐败性，外感及内生毒邪均有令形体不在、损毁之势。

3. 火热性： 毒性多属火热，且邪变为毒，多从火化。外毒入侵脏腑经络后，刺激人体阳气蒸发，使阴阳平衡紊乱，呈现阴虚阳亢状态，阳气与毒相抗争，二阳并则热由内生；对于内毒而言，其化生常伴有形实邪，耗气伤阴，致使阴虚内热。

4. 复杂性： 毒具有浸润性、蔓延性，根据其侵犯的脏腑经络的不同可出现各种病理变化与临床表现，而见临床变证多端。此外，毒邪为病，不同于他邪，既可损气耗血、生风动血，又可损阴伤阳，折本夭末，临床上每见急危疑难病症，气血皆伤，阴阳俱损。

5. 特异性： 毒邪为病有很强的特异性，呈"一毒一病"的特点，此毒只导致此病而不会变成彼病，同一毒邪为病的表现与传变规律基本相同。如外毒致病在发病途径、病变部位、病理过程、临床表现、发病季节等方面具有明显的特异性，而内毒由于其产生的物质基础和化生条件不同，盘踞部位各异，因而致病性亦不可能完全相同，也有其特异性。

6. 选择性： 毒邪致病，因毒的来源、性质不同，其伤人的部位和程度，亦各有其别。如阳毒、火毒、热毒等多侵犯人体上部，阴毒、寒毒、湿毒等多侵犯人体下部，瘀毒善阻血脉，痰毒善滞经络等。

7. 相兼性：毒邪往往相兼为病，如湿热毒、痰湿毒等。

8. 从化性：毒乃邪气从化而成，即毒邪为病所产生的证候类型受体质因素的影响，使得病机从化。《黄帝内经》指出外毒有"寒毒""湿毒""热毒""清毒""燥毒"等。结合现代认识，大抵"寒毒"从化于外界的寒邪峻猛或机体的阳虚寒盛，"湿毒"从化于外界的湿气太盛或机体的胃虚阳弱、脾不运化，"热毒"从化于外界的暑热酷烈或机体的阳亢有余，"清毒"（实为风毒）从化于外界的木气不柔、木火不合或机体的心肝火旺、气血失调，"燥毒"从化于外界的燥气太盛或机体的金水不布和肺肾阴虚。

9. 非孤立性：毒不是一种单独存在的致病因素，而是原致病因素蕴积的结果。毒的形成必须有成毒的母基因素或潜在的、持久的其他致病因素。

10. 流窜性：自身躯体内生毒邪可流窜致病，如痰毒随水液气血的运行而阻滞经络，郁于皮下、分肉之间，筋骨、腔膜及脏腑之中，播散形成流窜多发病灶之势；个体之间毒邪流窜也可致病，包括人与人、人与动物之间的相互染易，如疠气、梅毒、霍乱、鼠疫等外感毒邪致病，即传染性；毒邪在人和动物的生存环境中流窜也可致病。

11. 隐匿性：外感毒邪导致机体发病，病情既急骤危重且隐匿，如外感瘴气等。内生毒邪多隐匿，多因他邪的渐积酿化而成，起于他邪，因于渐变，成于质变，但患者毁形败体已多时常不自知，病情危重，如内生癌毒等。

12. 顽固性：毒邪凝结气血，胶着不化，蓄积不解，迁延时久，缠绵难愈。

13. 地方性、季节性：不同地域和气候变化是毒滋生繁殖的重要条件，故毒有地方性和季节性，毒的传播则取决于社会因素。因此，毒能否侵入人体，取决于人所处的地域、季节和社会因素。

毒的表现

1. 证候表现：毒邪致病为原致病邪气数量猛增、致病性质骤变、致病力量骤强的阶段，具体表现为形质受损，脏腑组织器官功能或/和结构失常，且病情重、程度甚，不易干预和逆转。毒邪致病的共同性变化是损络，损络的趋同化表达是形质受损和功能破坏，大致相当于西医学各种致病因子所致的微循环功能障碍、结构受损及其由此引发的各种靶向损伤的基本病理过程与发病机制。

毒邪致病的证候特征包括：①凶险，指证候表现险恶、危重，易伤及生命。②怪异，主要指在内伤杂病中，症状表现难以用一般的中医传统病因病机理论解释，或临床症状间缺少内在的、常规的联系与规律性。③繁杂，指临床症状表现过多，病损涉及多脏器、多系统。④难治，指用常法治疗疗效较差，且易反复发作，难以根除。

2. 影响因素：

（1）**毒的性质**：不同性质的毒邪对气的功能的损伤不尽相同。如寒毒多易导致气的推动、防御、温煦及气化等功能减弱，气的生成与运行障碍，出现恶寒或畏寒、四肢厥冷、脉沉迟或细弱无力等；热毒则易致气的推动、温煦及气化等功能过亢，出现高热神昏、甚或抽搐、面红目赤、口渴喜饮、大便秘结、小便短赤、舌红苔燥、脉洪数等；痰毒主要引起气的推动及气化功能减弱，出现气机阻滞、津液代谢障碍，临床可见咳嗽、咯痰（痰多而黏稠）、胸闷气短，或全身水肿，或关节肿痛、屈伸不利，或见痰核瘰疬，舌苔滑腻、脉多弦滑等。

（2）**机体状态**：毒的发病及其临床表现与机体阴阳气血的偏盛偏衰有关，如《玉机微义》指出传染病"由嗜欲饮食积毒"，如"本无内热积毒，亦不能染也"。此外，"排毒管道"阻塞程度的大小和范围是影响病情轻重的主要因素。

（3）**侵袭病位**：毒邪致病后在体内的发展与传变过程，主要分为气、血、精3个阶段，其临床表现各不相同。毒邪侵及气分，主要损伤人体气的推动、温煦、固摄、防御及气化等功能，出现相应的临床证候；毒邪深入血分，多见对血的正常运行及血的濡养功能造成损伤，出现血液的瘀滞，肌肉关节及脏腑失于濡养，可见畏寒，肌肉或关节瘀肿刺痛，或肌肤甲错、毛发枯槁、身体羸瘦，或吐血、咯血、便血、尿血、衄血，神昏谵语，或心神不安、失眠多梦、梦游，舌红干绛或青紫瘀斑，脉细数，或芤，或涩，或结代等；毒邪深入精分，损害精的正常功能，导致机体生长发育异常，临床表现为身体各部位有形包块（各类肿瘤、囊肿等）的生长，进一步发展可致气血津液的生成运行失常及脏腑功能失调而出现全身性的临床症状。

治　疗

1. 清热解毒： 黄星垣等认为"毒随邪来，热由毒生，毒不除，则热不去，变必生"。陈建萍指出毒邪由热盛亢极或热邪蕴结不解所致者，解毒当指祛除蕴结不解或亢盛已极之热邪。现代药理研究显示，诸多清热解毒药均能通过调节免疫功能、改善血液循环、稳定溶酶体、抑制内毒素等多个环节发挥其抗炎效应，而改善血管功能、细胞功能、认知功能，如金银花、连翘、虎杖、黄连、黄芩、黄柏、大黄、野菊花、半边莲、白花蛇舌草、山慈菇等清热解毒之属常用于血管性痴呆的治疗。方素萍等研究显示黄连解毒汤含药血清能抑制中性粒细胞与血管内皮细胞的黏附，以达到抗炎、免疫的作用。黄连解毒汤中的有效成分栀子苷、黄芩苷、小檗碱可抑制细胞核转录因子-κB（NF-κB）从而调控参与炎症反应的相关炎性介质的基因表达，起到保护因缺氧而受损的大脑微血管内皮细胞的作用。

2. 温阳解毒： 清代王维德《外科证治全生集》云"世人但知一概清火以解毒，殊不知毒即是寒，解寒而毒自化，清火而毒愈凝"。提出以"阳和通腠，温补气血"为原则治疗毒之阴证，阳和汤、犀黄丸均为代表方剂。邱美和指出毒邪或毒证性属阴、寒、虚者，当振奋或扶助阳气以升阳解毒，其中对"阴毒"实证者，治宜辛温散寒、升阳解毒，"阴毒"虚证者，治宜甘温补益、升阳解毒。如慢性肾衰竭至"关格"阶段，复方中伍用肉桂等，旨在温复肾阳，复其蒸化之职，使溺毒能下泄膀胱，从尿而出。

3. 排毒解毒： 姜良铎等认为排毒管道阻塞程度的大小和范围是影响病情轻重的主要因素，故以"管道不通"为辨证总纲时，当以"通畅管道"作为总的治疗原则，具体方法包括通畅脏腑、通畅经络、通畅气血等，以调求平。内毒应以排毒、解毒为主。排毒采取开泄腠理、疏涤五脏、通导大便、疏利小便等法，为毒邪提供通道，给毒邪以出路，排出毒素，截断毒邪对机体的损伤。一方面促进气血的调畅，使生理和病理产物及时排出体外使内毒不生；另一方面使已生之毒排泄，减轻其对人体正气的耗伤。解毒即祛除、化解、中和、杀死、消除、对抗、抑毒，选择已知的具有特异性抑杀毒邪、消减毒性的方法、药物，根据毒邪属性、病势、病变阶段、病变部位，施以不同方法、药物。王玉玺等提出以排毒法治疗实证毒邪，具体包括开泄腠理（汗法）、宣通气血（吐法）、通导大便（下法）、疏利小便（利尿法）等方法，顺应病势向表、向外，顺应脏腑气机升降的机能，因势利导，促使毒邪经由与外界相通的皮肤汗腺、口鼻、大肠、尿路等器官通道向外排泄。并指出本法适用于疾病早期，邪毒初入，病位较表浅，病变较局限，病证较单纯，正气未衰，人尚有充足的抗病能力。王秀莲提出解毒和排毒当密切配合，解毒要注意去其依附，使毒分解，排毒要针对毒的不同部位，就近引导，给毒以出路。

4. 扶正解毒： 徐中环等指出解毒不仅是针对清除体内停积的某一种物质而言，还涉及维护机体自身解毒排毒能力，只有增强体质，提高机体脏腑的功能，才能从根本上有利于内毒的清除。王玉玺等提出对于素体先天不足，后天失养，或因病致虚者，治疗当予托毒法，即应用扶助正气、补阴补阳、补气补血之药物，提高机体的抗毒能力，匡扶正气，减轻毒邪对人体的损害。赵智强提出抗毒法，指用扶助正气的方法提高机体的抗毒能力，减轻毒邪对机体的损害程度。如"热毒"炽盛者，伍用养阴药，以减轻热毒对阴分的损伤，利于"热毒"的消减；又如"癌毒"猖甚时，伍用黄芪、太子参等扶助正气之品，以增强机体抗"癌毒"的能力，并抑制"癌毒"滋长，避免过早步入损途等。崔文成指出当正虚毒强不任攻伐时，当扶正灭毒。

5. 特定药物解毒： 对于特殊毒邪，如"药毒""食毒""酒毒""虫毒"等，治疗需选用相应的特殊解毒药，如紫苏叶、生姜解鱼蟹之毒，甘草、泽泻解毒蕈中毒等，葛花解酒毒，雄黄善解蛇毒，硫黄解疥虫毒，蜈蚣解百虫毒，甘草、生姜、蜂蜜、黑豆解草乌、附子毒等。

10　　毒邪的界定和致病特点

　　针对当今致病因素及疾病谱的变化，如何选择或创造某种新的理论来指导临床进一步提高疗效，并满足中医理论体系自身不断发展与完善的需要，这是中医学者们长久思索的问题。于是，部分学者提出了"毒邪学说"。在古代医药典籍中，"毒"具有多重含义，将"毒"作为致病因素，也有所论及。如《黄帝内经》中的"大风苛毒"、《金匮要略》中的"阴阳毒"等，但对"毒"之生成，致病特点、致病范围等，认识尚肤浅，更缺乏系统深入的论述。病因学理论中，多认为"毒邪"多外受而少内生；"毒邪"致病，在外感病中尚有，而在内伤杂病中则少见。因此，强调"毒邪"在发病学上的意义，可丰富中医传统病因学理论；而重视"毒邪"在内伤疑难杂病发病学上的普遍性，则可弥补传统中医病因病机理论在这方面的不足。

　　毒邪致病，由于毒邪来源、毒力大小、滋生条件、病损部位、兼夹他邪以及患者体质等不同，临床表现各异。由于毒邪多具有内在的、共同的病理基础，故不论毒邪外感、内生，均具备许多类似的临床特征。因此，在治疗上，也应有规可循，因而学者赵智强就毒邪的致病特点、界定与治疗思路等作了论述。

致病特点

　　1. 发病学特点：

　　（1）暴戾性：指毒邪致病，有来势凶猛，发病急剧，传变迅速，易伤正气，病情危重之特点，由于毒邪猖盛，虽体质强健者，亦难逃其劫，如"疫毒""蛇毒""癌毒"等。

　　（2）顽固性：指毒邪致病，病情顽固，病期漫长、易于反复，难以治疗。如"火毒"所致口疮，溃痛时作时止，易于反复，难以根治。

　　（3）多发性：指毒邪致病的病变广泛性，一指毒邪致病，临床表现多样，可累及多部位、多脏腑，如系统性红斑狼疮中的"热毒""瘀毒"致病，可导致心、肾、脾等多脏器实质损害；二指毒邪可兼夹其他病邪，侵犯不同的脏腑、经络，导致多种疾病的发生。如毒夹湿热，侵犯肝胆，可引起"急黄"；侵及肌肤，可引发"白壳疮""松皮癣"；毒夹痰瘀，留着机体，日渐增大，可形成"癌肿"；留着骨节，日久关节变形，妨于活动，则形成"痹证"等。

　　（4）内损性：指毒邪致病易犯内脏，损害脏腑功能，导致难以恢复的恶候，如急性肾炎中的"热毒""疮毒"等，可因外感后羁留不去，内归犯肾，肾失蒸化，水泛肌表，而为"浮肿"之病；风湿病中的"风湿毒邪"，日久可循经犯心，引发心悸、怔忡等"心痹"之病。

　　（5）依附性：毒邪有极少单独致病者、外来者，常依附六淫；内生者，常附着于痰浊、瘀血、积滞、水湿等病理产物。毒邪致病在急性期的暴戾性与慢性期的顽固性，在一定程度上是由毒兼夹他邪属性所决定的。毒邪为患，外感中多兼风火，故起病急骤，且多有动血生风之变；内伤中多夹痰瘀，故病情顽固，易于反复，难以根治。

　　2. 证候特征：

　　（1）凶险：指证候表现险恶、危重，易伤及生命。在内伤杂病中表现为症状严重，如恶性肿瘤（癌毒）的疼痛与极度的消瘦；神经性皮炎（风毒）的奇痒；中风后（瘀毒）的瘫痪等；在外感疾病中，主要表现为势急病重，变化多端，危候迭出，或高热，或出血，或昏迷，或抽搐等。

　　（2）怪异：主要在内伤杂病中，症状表现难以用一般的中医传统病因病机理论解释，或临床症状间缺少内在的、常规的联系与规律性，如红斑狼疮、肿瘤、肾功能不全等病的临床表现。

（3）繁杂：主要指临床症状表现过多，病损涉及多脏器、多系统。既有外周躯干症状，又有内在脏腑病变；既有卫气的症状，又有营血的病变；既有机体的疾病表现，又有精神情志的改变；病理属性既兼风火，又涉及痰瘀等。

（4）难治：指用常法进行治疗，疗效较差，且易复作，难以根除。如风毒所致的病毒性角膜炎；"湿热毒邪"所致的慢性鼻窦炎等。

毒邪的界定

毒邪的界定是毒邪研究中不可回避而又难以解决的理论问题，王忠等对此进行了初步的探讨，认为毒邪与非毒邪是一个矛盾的两个方面，两者需相比较而确定，相互作用共存于一个多维时空的矛盾体内，随着矛盾体在多维时空中的变化，毒邪与非毒邪将根据在不同的时间、不同的部位，针对不同的个体而存在不同的确定性，即此时之毒非彼时之毒，此时有毒非彼时有毒，甲脏之毒并非乙脏之毒，某人之毒可能他人非毒，此处之非毒而他处却为毒。概而言之，毒邪之界定存在时间、部位、个体等多方面的相对性。

该观点为"毒邪"界定提供了一个整体的、动态的框架，有一定指导意义。但对具体某一患者、某一证候，"毒邪"该如何判定？赵智强认为，首先，"毒邪学说"仍是一种假说，在病因学上，犹如"六淫学说"一样，是对致病原因的一种统括，它源于传统中国文化的思维精髓，模糊、含蓄而又博大、深刻，建立这种假说，旨在通过对"毒"的理解，能较为准确地把握"毒邪"致病后"所产生的潜在和明显的后果，而且从整体角度对病因进行把握。"

毒邪的定义似可为"危害人体的较强烈的致病因素，或是致病凶险、顽固、难以治疗的因素"。因此，大凡内外致病因素，当其致病性很强，对机体危害严重时，便成为"毒邪"。对于某个具体患者或证候，仍应根据中医学"审症求因"的基本原则，即当其具备了"毒邪"在发病学与证候学上的特征时，对"毒邪"的界定与判断才有依据。

毒邪的治疗

1. 研究现状：随着对"毒邪"研究的深入，已逐渐认识到"毒邪"在导致外感重症与内伤疑难杂病中的重要地位与特殊意义。因此，遏制毒邪，减轻对机体的伤害，并促使其排出体外等便成了人们提高疑难重症疗效的重要假想之一。基于这种假想，人们在外感重症、内伤疑难诸病种中，开始自觉与不自觉地进行相关探讨，临床报道已达数 10 篇之多，并取得了一定的成果。如陈建萍认为温病学中毒邪由热盛亢极或热邪蕴结不解所致者，解毒当指祛除蕴结不解或亢盛已极之热邪。邱美和认为毒邪或毒证不仅是清热解毒一法论治，性属阴、寒、虚者应当振奋或扶助阳气以升阳解毒，其中对"阴毒"实证者，治宜辛温散寒、升阳解毒；"阴毒"虚证者，治宜甘温补益、升阳解毒。姜良铎等认为毒存体内的过程，都是在"管道不通"或"管道欠通"的状态下形成的，故以"打通管道"作为总的治疗原则，具体治法是"排毒解毒调补"。"排毒"就是排除毒邪系统的功能状态；"解毒"是化解转化"毒素"；"调"是调畅、协调的意思，即指调理人体阴阳、气血、脏腑等，恢复排毒系统的功能；"补"是补益，适当进补，既利于排毒，又利于排毒系统功能恢复。王秀莲提出解毒和排毒应当密切配合，解毒要注意去其依附，使毒分解；排毒要针对毒的不同部位，就近引导，给毒以出路。

此外，还要注重调整自身的抗毒能力。赵智强等认为在内科疑难病症中的解毒治疗方法有多种，由于毒之产生，可由邪甚而致，又依附于病邪而兼挟致病，故重剂祛邪即寓解毒之意。此外，可相应伍用具有解毒功效的中药，如热毒甚者，伍用大青叶、板蓝根；痰毒甚者，择用制天南星、炙僵蚕；瘀毒甚者，选用紫草、雷公藤等。陆拯根据毒邪所在部位、邪正盛衰等情况，由浅至深地分为浮层、动层、沉层、伏层 4 层进行辨证治疗。浮层用透表解毒以达邪一；动层或苦寒消毒，直折其毒；沉层中若毒伤阴血，则祛毒为主，兼凉血化瘀；若毒伤元精者，则滋补败毒托邪；伏层则拔毒与扶正并施。

2. 治疗思路：

（1）毒由邪甚而致，并依附于邪气，故尽可祛邪，一则邪弱而产毒减少，二则邪少而毒少依附，易于分解。

（2）由于毒可随邪而解，故可根据病位，因势利导，引邪毒外出。

（3）由于正、邪相关，正气旺而能达邪、祛邪，故扶助正气，调理脏腑功能等，利于对"毒邪"的治疗。

（4）毒旺可以伤正，内损脏腑，耗散气血与阴阳，使机体步入损途，故培养气血阴阳，可减轻毒邪对机体的伤害。

（5）毒的来源不同，依附性质不同，故毒邪性质亦有区别，诸如热毒、瘀毒、湿毒、癌毒、痰毒等，由于传统中草药中，具有解毒功效的药物较多，可选择相应功效的中草药，进行针对性治疗。

3. 具体治法：

（1）解毒法：包括直接祛邪与选用解毒药进行治疗。直接祛邪，使毒少依附，易于分解。如热盛致毒者，可选用大剂石膏、知母、黄芩、黄连等苦寒直折，清其热邪，杜其产毒之源，少其致病依伴；亦可选用解毒药，进行针对性解毒治疗。如"酒毒"选用葛花、枳具子；"癌毒"拟用山慈菇、漏芦、石打穿等。

（2）排毒法：包括因势利导与促使排毒。因势利导指针对毒的不同病位，就近引导，给毒出路，如热毒蕴咽，咽喉肿痛较甚者，治拟辛凉解毒，透表达邪等；促使排毒是根据邪正盛衰情况，调理或补益人体阴阳、气血、脏腑功能等，利于排毒或恢复排毒系统的功能。如慢性肾衰竭至"关格"阶段，复方中伍用肉桂等，旨在温复肾阳，复其蒸化之职，使溺毒能下泄膀胱，从尿而出；合用大黄，通腑泄浊，使溺浊之毒从大便而出，从而避免浊毒凌心犯肺等危候的发生。

（3）抗毒法：是指用扶助正气的方法，提高机体的抗毒能力，减轻毒邪对机体的损害程度。如"热毒"炽盛者，伍用养阴药，以减轻热毒对阴分的损伤，并利于"热毒"的消减；又如"癌毒"猖甚时，伍用黄芪、太子参等扶助正气之品，以增强机体抗"癌毒"的能力，并抑制"癌毒"的滋长，避免过早步入损途等。

毒邪治疗的实际内涵

抽象意义上的"毒邪"，主要指邪甚而言，即致病险恶的因素。各种外部致病因素，如"六淫"，内部病理产物，如痰、瘀等，当其致病剧烈时，即成为"毒"。此时，"毒"的临床表现保留了原邪气的致病特点。在治疗上，祛除原有病因，缓解病损程度，即为"解毒"治疗，具体体现在用药的味数、剂量上，较一般治疗时味多而量大。如热邪亢盛，导致高热、面赤、喉蛾肿痛等，此时热邪已成为"热毒"，用大剂清热，味多量重，即寓"解毒"之意。具体意义上的"毒邪"，即特殊毒邪，如"药毒""食毒""酒毒""虫毒"等，治疗时选用相应的特殊解毒药，便可进行治疗。如紫苏叶、生姜解鱼蟹之毒，甘草、泽泻解毒蕈中毒等。

在中草药中，带有解毒字眼以说明其具有解毒功效者较多，除部分特异性解毒药外，绝大部分仍属于非特异性解毒药，功效中虽标有解毒字眼，但实际含义却是对某种病邪较甚而成毒邪者有效，如大青叶、板蓝根之清热解毒，对热甚为毒时可用并有效；土茯苓除湿解毒，对湿而秽浊成毒者有效。但临床上也有用兼有解毒功效之品而非取其解毒功效者，如治疗胃寒呕恶，用生姜温中和胃，却非取其解食物之毒。

综上所述，关于对"毒邪"治疗内涵的把握，主要看其所治证候中，是否具有"毒邪"的因素存在；在治疗中，是否寓有解毒、排毒、抗毒的具体思路存在；在用药中，是否具有象征性、代表性的治疗毒邪药物存在。

11 毒邪和邪毒的概念

近年中医文献中有关毒邪、邪毒的论述颇多，但其概念模糊。学者王海亭等认为毒邪与邪毒是两个既有区别又密切相关的病因概念。毒邪是广泛存在于自然界、侵入人体后对机体有毒害作用的外感邪气，是引起多种毒症性外感疾病的直接病因。邪毒是毒邪所含有的毒素或邪气在致病过程中所产生的毒性病理产物，是染病后对机体产生毒害作用的罪魁祸首。凡是毒邪均含有邪毒，而一般邪气并不一定含有邪毒。对毒邪与邪毒做出明确界定，有利于指导临床实践。

毒 邪

毒邪一词，中医古典文献中未见明确记载，但毒、邪分别叙述者比比皆是。如《素问·生气通天论》云："虽有大风苛毒，弗之能害。"《素问·刺法论》云："五疫之至，皆相染易，无问大小，病状相似，不施救疗，如何可得不相移易者？岐伯曰：不相染者，正气存内，邪不可干。避其毒气，天牝从来，复得其往，气出于脑，即不邪干。"《黄帝内经》中有关病因方面的论述，言及某气者，多指某种邪气。如《素问·痹论》云："风寒湿三气杂至，合而为痹也。其风气胜者为行痹，寒气胜者为痛痹，湿气胜者为著痹也。"这里所说的"三气"，即指 3 种邪气："风气""寒气""湿气"，分别指风邪、寒邪、湿邪。由此而论，《素问·刺法论》所说"毒气"，也可称为毒邪，即致病性质强烈的邪气，非指有毒的气体。《金匮要略心典》云："毒，邪气蕴结不解之谓。"近年来，毒邪一词在中医期刊中大量涌现，但其涵义广狭不一，观点繁多，概括起来主要有下列几种：

1. 指与毒有关的致病因素：不管外感还是内生，都称为毒邪。张蕾等将毒邪归纳为外毒、内毒。谢颖桢等亦指出毒有外侵和内生两种。外毒，即外感毒邪，分为邪化之毒、毒气、虫兽毒、药毒和食毒。郑洪新结合当前污染较为严重的现状，提出"环境毒"之说，认为其亦属外感"毒邪"范畴。内毒，即内生之毒，如瘀毒、痰毒、糖毒、尿毒、粪毒及五志化火所致之郁毒等体内积聚的各种病理产物。

2. 指致病性质强烈的外感邪气：古代医家的两种学说值得重视，即关于邪气亢极和邪气蕴结不解之说。邪气亢极，可以成毒，如火热之邪可成热毒，寒极可成寒毒。邪气长期蕴结不解，可以化而为毒，如湿热之邪长期不解，可成湿热毒。

3. 专指温病的病因：一些学者则将毒邪局限在温病范围内，如谷晓红等认为，毒是温病中引起机体发生各种急性热证的物质，是温病的共同致病因素。吕文亮将毒邪归属为温邪，认为毒是具有传染性并能引起流行、侵袭力强、易引起危重证候和局部特殊体征的致病物质，是达到一定程度的特殊温邪。

4. 将致病微生物称为毒邪：如乙肝病毒、艾滋病病毒、SARS 病毒、幽门螺杆菌（HP）等致病微生物，在现代中医文献中常被称为毒邪。

5. 邪气与病理产物结合的新致病因素：雷燕等认为，邪气与痰浊、瘀血相搏，蕴结不解，产生新的致病物质——毒邪。更有学者明确提出慢性肾衰竭毒邪致病、中风毒邪论、毒邪是络病发展到严重阶段所产生的病理产物、毒邪致热论等新观点，认为在上述疾病中所产生的诸如兴奋性氨基酸、自由基、过氧化脂质、一氧化氮、花生四烯酸、肿瘤坏死因子-α（TNF-α）、白细胞介素-8（IL-8）等细胞因子，皆为毒邪。

6. 毒邪具有病因和病机的双重含义：骆丰等认为，"毒邪"作为中医专业术语，包括了病因和病机双重含义。从病因学看，毒邪是一类对人体有强烈刺激和危害的致病物质，包括六淫化毒、内生之毒、疫毒、虫兽药食毒等，无论来自于外界还是发自于体内，一般具有猛烈性、火热性、传染性、特异性等特征。其治不离解毒排毒，而与其他普通病邪，如六淫、痰瘀之邪等，有质的不同，应予区分。从历代医家对毒邪的认识及其致病表现看，毒邪具体又分风毒、热毒、火毒、寒毒、湿毒、燥毒、阴毒、阳毒等，这表明了其所具有的证候属性。不同的毒邪名称常是通过以外测内、审症求因的方法确定，代表着毒邪致病后的病机，是辨证论治的根据。

邪　毒

邪毒一词，首见于《诸病源候论》。其中记载邪毒致病有 4 种，即遁注候、毒肿候、毒肿入腹候、妊娠死胎候。这里的邪毒主要是指引起毒肿以及难以解释的疑难重症的致病因素。在现代中医文献中，邪毒的概念主要有以下几种：

1. 邪毒有外来、内生之分：曾常春等认为，"邪毒"概念含义较广，包括外来之毒及内生之毒。并认为乙型病毒性肝炎（简称乙肝）的外来之毒是指寒湿留滞、痰浊垢腻湿热化毒、顽痰瘀血之类，此类非本人身之所有，今而有之，久踞体内，为内生之邪毒。故近年有不少医家提出"乙肝病毒"应按中医"邪毒"论治。

2. 邪毒是邪的特殊阶段：卢思俭认为，邪毒多由六淫极盛所化，是邪的特殊阶段，毒与邪性质相同而程度不同。毒之为病，起病多急骤，病势多迅猛，症状多笃重，且痼疾难愈。毒遇正气亢奋，可暂内伏；反之，正气弱则内伏之毒积聚病再发。毒又极易夺伤正气，损伤内脏及筋骨血脉。

3. 邪毒是致癌因素：董廷瑶认为，邪毒作为急性白血病的重要致病因素，已经引起了中医界的广泛关注。急性白血病的发病与温热邪毒有关。缓解期同样存在邪毒损伤正气的病理改变。

4. 邪毒是致敏因子：许德军认为，过敏性紫癜是由于感受湿热邪毒，蕴积脾胃，气滞血瘀，血溢脉外而致。

5. 邪毒是病毒类外邪：孙云认为，外感邪毒是急性病毒性心肌炎的发病原因，热毒内侵是其重要发病环节。并认为，邪毒包括温热邪毒和湿热邪毒两种，以温热邪毒较为常见。"外感邪毒""热毒内侵"与现代医学将病毒感染作为本病发病原因的认识基本相符。

6. 邪毒是皮肤病的成因：欧阳恒认为，皮肤外科疾病一般多与"邪毒"有关，有的单独致病，有的多兼几种因素综合致病，故"祛邪解毒"贯穿在多种治疗方法中，古代的"八法"实际上就是给致病的"邪毒"找出路的一种具体措施。

7. 邪毒是致热因子：张永生等认为，任何发热患者体内必有毒，即外感邪毒与内生之毒。

辨　析

综上所述，邪毒与毒邪的概念几乎相同，很难区分。多数学者认为邪毒与毒邪都有外感和内伤两大类，都把毒物、毒品、虫兽毒、六淫所化之毒、疠气等称之为外感邪毒或外感毒邪，把体内的病理产物或代谢产物中对机体有毒害作用者称之为内生邪毒或内生毒邪。王海亭等认为，邪毒与毒邪有所区别。例如毒蛇与蛇毒，不能把毒蛇称之为蛇毒，也不能把蛇毒称之为毒蛇。而在现代中医文献中有的人对同一类病因称之为毒邪，有的人则称之为邪毒，这使人迷惑不解。这种模糊不清、模棱两可的概念，往往成为中医"不科学"的口实。因此，对邪毒与毒邪的概念作比较明确的界定是很有必要的。

1. 毒邪的界定：是毒邪研究中不可回避而又难以解决的理论问题，王忠等对此进行了初步的探讨，认为"毒邪与非毒邪是一个矛盾的两个方面，两者需相比较而确定，相互作用共存于一个多维时空的矛盾体内，随着矛盾体在多维时空中的变化，毒邪与非毒邪将根据在不同的时间、不同的部位，针对不同的个体而存在不同的确定性，即此时之毒非彼时之毒，此时有毒非彼时有毒，甲脏之毒并非乙脏之毒，某人之毒可能他人非毒，此处之非毒而他处却为毒。概而言之，毒邪之界定存在时间、部位、个体等多方面的相对性"。该观点为"毒邪"界定提供了一个整体的、动态的框架，有一定指导意义。王海亭等认为毒邪可界定为：广泛存在于自然界、侵入人体后对机体有毒害作用的外感邪气。这首先强调了毒邪的外感性，排除了内生毒邪之说。因为内生之毒属于病理产物，虽然内生之毒同样毒害机体，也可称为致病因素，但是没有必要再加一个邪字，直呼其为"内生之毒"或"内毒"即可。其次指出了毒邪是外感邪气的一部分，是对机体产生毒害作用的外感病邪。那么毒邪与一般外感邪气怎样区别呢？这就要看该外感邪气对人体是否具有明显的毒害作用。例如，六淫中凡是能够引起局部乃至全身红肿、斑、疹、痘、痧、化脓、溃疡等使形体组织器官损伤者，能够引起生风、动血、厥脱、神智异常等全身严重病变乃至危及生命者，能够引起痈、疽、疔、疖等外科疮疡者，皆为毒邪。引起瘟疫的各种各样的疠气均属毒邪。这样界定符合多数学者将毒邪归属温邪、将各种传染病的致病微生物称为毒邪的观点。

2. 毒物、毒品、虫兽毒等不宜混称毒邪：毒物、毒品、虫兽毒等已有明确的界定，它们主要引起全身性中毒病变，治疗方法就是解毒、排毒，不需要祛邪，因此不宜把这类致病因素也混称为毒邪。当然，并非所有中毒性疾病都不需要祛邪，例如由腐败食物引起的食物中毒，因为腐败食物中包含大量毒邪或邪毒在内，所以在治疗时应祛邪解毒、排毒并用。其他诸如环境毒、药毒、放射毒，均有明确界定，与毒邪或邪毒当为并列关系而不是隶属关系。

3. 邪毒的界定：邪毒应当界定为邪气所含有的毒素或邪气在致病过程中所产生的毒素。这就是说，凡是毒邪均含有邪毒，而一般邪气并不一定含有邪毒。疾病之初未见邪毒者，随着疾病的发展，邪气作用于机体，引起脏腑、组织、器官的损害，也会产生一些毒素。这些"邪化之毒"，当然可以称之为邪毒。

4. 毒邪与邪毒的关系：毒邪是引起多种毒症性外感疾病（诸如丹毒、烂喉痧、大头瘟、梅毒、癌肿、疮疡、破伤风、狂犬病、艾滋病等）的直接病因。而邪毒则是染病后对机体产生毒害作用的罪魁祸首。只要有毒邪侵入人体，就必然会有邪毒产生并毒害机体。在疾病过程中，毒邪与邪毒往往同时存在。这类疾病不像毒蛇咬伤那样只是毒素（蛇毒）进入人体而毒蛇并不会进入人体。当然有些虫兽咬伤，进入机体的不是毒素而是毒邪，如狂犬咬伤。这也是造成毒邪与邪毒混称的主要原因。

5. 区别毒邪与邪毒的意义：将毒邪与邪毒区别开，不仅仅是理论问题，更重要的是指导临床治疗疾病。在毒邪所致的外感疾病初期，邪在卫表，以毒邪亢盛为主要矛盾，治疗当以解表祛邪为主兼以解毒。这方面《温病条辨》中的银翘散就是最好的例证。在毒邪所致的外感疾病的中期，毒邪与邪毒并重，尤其是气营、气血两燔者，治疗当以清气凉营（血）与解毒并用。及时应用大剂清瘟败毒饮、化斑汤等方，可取得良好效果。而在疾病后期，毒邪已经基本上消除正气已虚，余毒仍存。余毒乃滞留在体内的邪毒，而非毒邪。此时治疗当以扶正为主兼以解毒。

毒邪与邪毒是两个既有区别又密切相关的病因概念。毒邪是广泛存在于自然界、侵入人体后对机体有毒害作用的外感邪气，是引起多种毒症性外感疾病的直接病因。邪毒是邪气（毒邪）所含有的毒素或邪气在致病过程中所产生的毒素，是染病后对机体产生毒害作用的罪魁祸首。凡是毒邪均含有邪毒，而一般邪气并不一定含有邪毒。在疾病过程中，毒邪与邪毒往往是同时存在的。在治疗毒邪所致的外感疾病时，初期邪在卫表，治疗当以解表祛邪为主兼以解毒；中期毒邪与邪毒并重，治疗当以清气凉营（血）与解毒并用；后期正气已虚，余毒仍存，治疗当以扶正为主兼以解毒。毒物、毒品、虫兽毒已有明确的界定，不宜把这类致病因素也混称为毒邪。环境污染既有毒物污染又有毒邪污染，应区别对待。至于内毒，其中与外感毒邪有直接关系者，可称之为邪毒。因代谢障碍、病理产物积聚所诱发的体内毒理产物，诸如糖毒、尿毒、粪毒、脂毒之类，不宜混称为邪毒或毒邪。

12   毒邪的特性

20 世纪 90 年代，以王永炎院士为首的老一辈专家将具有清热解毒、化痰通络、醒神开窍作用的清开灵注射液应用于缺血性中风急危重症的救治，一定程度上提高了临床疗效。现代研究发现，脑缺血发生后出现的兴奋性氨基酸的神经毒、毒性氧自由基、酸中毒、花生四烯酸等一系列级联反应，最终导致神经细胞的凋亡，而清开灵注射液在不同环节、不同程度上阻抑了上述具有"毒"性效应的级联反应因子，这就促使我们对中风病病因病理深入思考。1997 年王永炎在"关于提高脑血管疾病疗效难点的思考"一文中，明确提出了毒邪的概念"毒，何谓也，我们认为主要是邪气亢盛，败坏形体即转化为毒。毒系脏腑功能和气血运行失常使体内的生理或病理产物不能及时排出，蕴积体内过多而生成"，并提出"中风后，可产生瘀毒、热毒、痰毒等，毒邪可破坏形体，损伤脑络，包括浮络、孙络与缠络"的"毒损脑络"的中医中风病病因病机。近 10 年来关于中医毒邪的研究引起了学术界的广泛关注，不断有"毒损心络""毒损肺络""毒损肝络""瘀毒损络""浊毒损络""毒损肾络"等报道。结合文献研究，学者张允岭等就近 20 年对中风病的临床实践，阐述了对中医毒邪特性的认识。

兼夹性

毒由邪生，凡邪气亢盛、败坏形体谓之毒。毒邪往往不单独致病，具有很强的依附性，常与其他邪气相夹侵害人体。如在外常依附于六淫、食物、药物、虫兽等，正如吴鞠通《温病条辨》中的"诸温挟毒""毒附湿而为灾"之谓；在内往往依附于体内病理产物的痰湿、瘀血、积滞、火热、水邪等，而形成痰毒、火毒、瘀毒、粪毒、溺毒、水毒等各种毒邪，这些内毒一旦形成就成为更剧烈的致病因素，加剧了病变进一步的进展恶化。邪毒致病的临床特点为既有兼夹病邪的特点，又具有毒的特征，且毒依邪势，邪仗毒威，更加重了对人体的危害。因此临床上辨毒证时应进一步明确其兼夹病邪，以澄其源。

酷烈性

酷烈之性是指毒邪亢盛致病力强，极易损伤人体的正气，败坏形体，对人体造成严重危害的特点。可以认为"毒"能造成机体强烈的损伤。毒邪蕴结无论体质强弱，均可迅速传变，临床容易出现疮疡、动血、生风、扰乱神明、脱证等，常见高热、红肿疮疡、神昏谵语、抽搐、出血、喘促、大汗出、尿闭等症状，绝大多数病症属于急危重症，病死率高。《诸病源候论》云："诸恶疮皆由风湿毒所生也。"陈平伯《外感温病篇》云："风温证，身大热，口大渴，目赤唇肿，气粗烦躁，舌绛齿板，痰咳，甚则神昏谵语，下利黄水者，风温热毒，深入阳明营分，最为危候……间有生者。"薛生白《湿热病篇》云："湿热证，上下失血或汗血，毒邪深入营分，走窜欲泄，宜大剂犀角……金银花等味。"

暴戾性

暴戾性是指毒邪致病，具有发病急骤，来势凶猛，变化迅速，甚至变化于顷刻之间，变证、坏证较多的特点，即"变由毒出"之谓。如中风病"毒损脑络"会出现起病急骤，病情变化多端，甚至会猝死。如 SARS "毒损肺络"会出现病情严重，瘀、湿、毒相搏，病情恶化进展极其迅速等特点。

秽浊性

毒邪具有秽浊之性与其成因密切相关，因外毒邪除在反常的气候条件下形成外，还容易在污秽、湿浊、肮脏、腐败的环境中产生，吴鞠通《温病条辨》云："温毒者，秽浊也。"秽浊之性还表现在临床上会出现秽浊的分泌物或排泄物，如风热"挟毒，则下黄赤汁及脓血"。再如临床上湿毒浸淫肌肤也可见淫水淋漓、分泌物臭秽。湿为阴邪，重浊难解，秽浊之毒也表现为所致疾病缠绵难愈，容易慢性化，病程较长，病情顽固，难以治愈，如慢性乙型肝炎、慢性丙型肝炎、红斑狼疮等。

从化性

毒邪的从化性是指毒具有以体质学说为根据发生变化的性质。毒之为病所产生的病变类型与体质密切相关，体质盛实者，其病多实证、热证、阳证；体质虚弱者，多虚证、寒证、阴证。至于毒在体内的转化，取决于体质。如冬伤于寒，寒毒藏于肌肤，至春发为温病者，其体质多为阴虚者，若阳虚体质大概就不是这种转归了。章虚谷云："外邪伤人必随人身之气而变……故人身阳气旺，即随火化而归阳明，阳气虚，即随湿化而归太阴也。"说明了湿热之邪在体内是化火成毒、还是随湿而化的决定因素是阳气的盛衰。从临床看，病毒性心肌炎不仅有热毒型还有心阳虚型。外科疮疡亦是如此，有红肿热痛的阳疮，也有肿形软漫、不易酿脓、腐溃后白色灰暗难生的阴疮。说明毒邪是致病之因，而体质、身体的机能状态却是决定发病与否的根本。同时也说明邪毒伤人，由于体质不同，可以产生不同的病理转归。邪毒不尽属火热，而有寒热之分。

损络性

络脉网络在组织器官之上，是人体运行全身气血、联络脏腑形体官窍、沟通上下内外的通道，有气络和血络之分，气络是卫气的载体，血络是营气的载体，正常生理状态当是充盈满溢、出入自由、温煦濡养、排除废物，是机体最重要的运毒、排毒管道，是机体发挥整体排毒最重要的功能结构载体。如果多种原因导致络脉功能失调即病络生，则常使体内的生理或病理产物不能及时排出体外，蕴积体内过多而生毒邪。毒邪形成于络，更善窜络脉，更滞气浊血，进而伤及脏腑即络病成，成为引发疾病的重要原因。同时也可因诸邪蕴积，酿化生毒，损伤络脉，败坏脏腑，使病情突变或进展恶化，从而更加难治难愈。

多发性

多发性指毒邪致病的病变广泛性，一指毒邪致病，临床表现多样，可累及多部位、多脏腑，如系统性红斑狼疮中的"热毒""瘀毒"致病，可导致心、肾、脾等多脏器实质损害；二指毒邪可兼夹其他病邪，侵犯不同的脏腑、经络，导致多种疾病的发生。如毒夹湿热，侵犯肝胆，可引起急黄；毒夹痰瘀，留着机体，日渐增大，可形成癌肿；留着骨节，日久关节变形，妨于活动，则形成尪痹等。

正损性

正指人体的正气，包括气、血、阴、阳、脏腑、经络、气血等。由于毒邪可败坏形体，极易耗伤正气，形成正气越来越虚，邪气越来越强盛，正虚邪实，病机复杂，病情危重、顽固等，因此在临床上要时刻顾护正气，采取扶正祛邪以解毒。

13　毒邪致病的中医症状

　　毒邪致病是近年来临床研究的热点，临床可有"瘀毒""痰毒""热毒""伏毒""脂毒"等概念，其涉及的疾病也十分广泛，如肺系疾病、心血管疾病、肾病、皮肤病、消化系统疾病、癌症、内分泌疾病等。学者董坤等从毒邪的形成及其致病特点方面，探讨临床常见疾病毒邪致病的中医临床症状，以期有助于临床毒邪的诊断与治疗。

何谓之毒

　　1. 毒的概念：《说文解字》中"毒，厚也，害人之草"中的"草"应指药草，因此此处之"毒"是药物，或是药物的药性，即药物的毒性、药性峻烈之意。《墨子·尚同》云："百姓皆以水火、毒药相亏害。"张景岳在《类经·十四卷·五脏病气法时》中提出"凡可辟邪安正者，均可称为毒药"。可见，在中医古籍中，"毒"即可为药，药亦可为"毒"。而何为毒、何为药？《素问·至真要大论》云："有毒无毒，所治为主。"平素亦可听闻"是药三分毒"，可见药与毒并无明确的界限，皆以其对于机体的作用为准，即可使机体康健者为药，坏其形骸者为毒。而《黄帝内经》对于"毒"的阐述不仅仅限于"药"更是引申到疾病的病因、病机、治法方面。如《素问·生气通天论》云"虽有大风苛毒，弗之能害"，《素问·五常政大论》中云"寒热燥湿，不同其化也。故少阳在泉，寒毒不生……阳明在泉，湿毒不生……太阳在泉，热毒不生……厥阴在泉，清毒不生……少阴在泉，寒毒不生……太阴在泉，燥毒不生"；"毒，邪气蕴结不解之谓"。王冰在《素问·五常政大论》中提到"夫毒者，皆五行暴烈之气所为也"。现存的第一部论述病因病机证候学专书《诸病源候论》中也有与"毒"相关的条文，涉及"疫毒""风毒""寒毒""热毒""湿毒""药毒""水毒""食毒""毒气""蛊毒""酒毒""虫毒"等多种毒邪。文中所提到的"大风苛毒""寒毒""湿毒""热毒""清毒""燥毒""寒毒"等是指病因，"邪气蕴结不解""不生""暴烈之气"则提示毒邪并不是单独存在的，亦由外感六淫邪气侵袭机体后演化形成的病理产物，即因外邪过盛转化为毒或六淫之邪，邪蕴日久化毒，也就是说不仅仅有外毒，亦有邪气留体内或饮食、七情内伤或素体虚弱，脏腑功能失调形成的内毒，故而"毒"既可从外而感，亦可从内而生，二者又可相兼共存。

　　2. 现代医家对毒的研究：随着医学的发展，现代医家对于毒也提出了新的认识，如王永炎提出了"毒损脑络"的学术思想，指出"毒邪"在中风、痴呆等脑血管疾病发病机制中的重要性，之后又提出"毒损脉络"，在"毒损脑络"的基础上，又有医者提出"毒损胃络""毒损肾络"等学术观点。陈可冀院士创新性提出心血管血栓性疾病"瘀毒"病因学说和"瘀毒致变"引发急性心血管事件的假说。李佃贵教授提出"浊毒学说"，在消渴病的治疗方面取得显著疗效。周仲瑛以"伏邪"和"毒者，邪气蕴结不解之谓"为基础，提出"伏毒"论，强调了内生之毒致病的广泛性和伏而后发的特点。后又有医者提出"糖毒""脂毒"的观点。结合现在环境的严重污染，郑洪新教授提出"环境毒"的学术观点。现代医学所涉及的肝炎病毒、柯萨奇病毒、艾滋病病毒等皆属于"毒"的范畴。

毒邪的致病特点

　　"毒"即为邪盛转化或邪气日久、蕴结不解之产物，故凡毒者，各有其独特的临床表现，如"浊毒"

可有头身困重、呕呃表现；"热毒"可有口干、身热、烦躁甚则谵语、发斑等表现。然既已为毒，则无论原为何邪，必有其共同的致病特点。对于毒邪的致病特点，各医家的分析有很多，但认识基本一致：①毒邪峻猛，起病急骤。毒，邪之盛极，则致病峻猛，发病急骤，症状重。②毒邪致病广泛，变化迅速。毒邪引起的症状较广泛，病情变化块，如急性心肌梗死患者虽以严重胸痛为主，同时也可有肩背部疼痛，甚至引起下颌部、上腹部疼痛，发病短时间内即可出现大汗出，以及恶心、呕吐、上腹胀痛等胃肠道症状等。③毒性趋热，耗阴伤正，内伤脏腑。毒为邪蕴日久不解所化，因此，感受火热毒邪、疫毒之邪或是外感其他外邪郁久化热可伴高热、汗出、口干渴、大便秘结等症状。毒热之性耗阴伤正，内伤脏腑气血，影响脏腑功能，伤于心者，可见心悸、神昏；伤于脾者，可见腹部胀痛；伤于肝者，可有痉厥；伤于肺者，可见喘、咳之症等。④兼夹他邪，病情缠绵难愈。毒即由他邪盛极所化，蕴久而生，致病当兼有原邪之特点，且毒邪入络入血，损其脏腑，机体脏腑功能失调，气血津液失司，易成瘀成痰，故毒邪为病常有夹虚夹痰的特点，如心肌梗死患者常伴有高血压、血脂异常、血糖异常。毒邪为病，多因邪蕴日久，兼夹他邪，病情复杂，治疗困难，缠绵难愈。

毒邪致病临床常见症状

现代医学对于梅毒、艾滋病病毒、肝炎病毒、卡萨奇病毒等病毒可用实验室检查明确诊断，进而治疗。然而中医"毒"的范围更广泛，其诊断并不能完全依靠现代医学的检查手段，更多的是依靠临床症状及疾病的起病、变化特点予以诊断、治疗。那么毒邪引起的疾病都具有哪些临床症状呢？

1. 毒与心血管疾病：心为"君主之官"，藏神、主血脉。心藏神，主机体精神、意识、思维活动。主血脉，使血液于脉管运行，又可细分为主血和主脉，主血，则推动血液运行；主脉，则心与脉相连，形成封闭的循环系统。故心、脉、血三者密切相连，形成机体的血液循环系统。因而当毒邪袭心，则血液循环系统出现障碍，血于脉内运行不畅，则一有机体失养，二可形成瘀血。不通则痛、不荣则痛，固可见严重胸痛症状，心失所养可出现明显心悸气短、怔忡。心神失养，则可见眩晕、心烦、心神不宁、失眠多梦、神昏谵语等症状。陈可冀团队研究认为，冠心病稳定期"瘀毒"的临床表现包括胸骨后疼痛、头痛、耳鸣、平素咽痛、脉涩或结代。后其团队在冠心病稳定期因毒致病的诊断标准中的主要诊断指标为中、重度心绞痛，严重口苦，老舌，舌青或紫，剥苔，舌下脉络紫红或绛紫。

2. 毒与肺部疾病：肺为华盖，相傅之官，主治节、朝百脉。肺主气司呼吸，又通调水道，助心行血。故，毒袭于肺，则肺朝百脉，主气、司呼吸功能失常，可出现明显呼吸系统症状，如明显喘促气急，张口抬肩，严重咳嗽等。肺络受损，助心行血、通调水道失司，血行不畅则成瘀，津液瘀滞则为痰，水液不行则有水肿。有医者认为，肺间质纤维化毒损肺络可有胸闷憋气、呼吸不畅、咳嗽等症状；小儿大叶肺炎急性期主要以肺热邪毒为主，可见壮热烦躁，咳嗽气急，咳吐黄痰或白黏痰，口干而渴，咽红肿痛，舌质偏红或淡，苔薄黄或白。

3. 毒与消化系统疾病：脾为后天之本，气血生化之源，能统血，其气主升。胃受纳、腐熟水谷，其气主降。肝主疏泄，主藏血，主升发，喜条达，为刚脏。胆贮藏、排泄胆汁，主决断，中正之官。故毒袭于脾胃，则生化乏源，统血失司，腐熟失调，气机升降失司，可出现严重的胃脘部、腹部胀痛，纳食减少，恶心、呕吐，呃逆，排便异常（便秘、腹泻）和出血症状（便血、吐血、衄血）等。邪袭于肝胆，疏泄失司，气机失调，血行不畅，决断失常，可见情志抑郁，急躁易怒，眩晕，胁肋部、少腹部疼痛，口苦，肢体震颤抽搐，黄疸等。脾胃肝胆之间又相互影响，相互为用，肝疏泄有度，方可助脾胃腐熟水谷，化生精微；反之，脾胃生理功能正常，肝胆得以濡养才可调畅气机。有医者认为，浊毒致慢性萎缩性胃炎癌前病变常见临床表现为疼痛、胀满、痞闷、心烦、便秘、泄泻、舌暗红，舌苔多黄腻，亦可见黄厚腻苔、薄黄腻苔、舌苔发黑。有研究显示，溃疡性结肠炎毒邪致病临床可见腹泻、黏液脓血便、腹痛等。研究显示，慢性胃炎浊毒量化诊断标准中涉及的临床表现为胃脘胀满、食少纳呆、口干、口苦、舌暗红、苔黄腻、脉滑等。有医者认为，胃溃疡活动期胃热毒证主症为胃脘灼痛、泛酸、急躁易怒。现代医家认为肝性黄疸急性期因毒致病常见表现为骤然发黄或黄疸骤然加重，可有出血、臌胀。张朝曦等提出气虚毒蕴是慢性乙肝的主要病因，可见肝区痛、面色晦暗、口干苦、多梦、舌暗、苔腻等。

4. 毒与泌尿系统疾病：肾为先天之本，封藏之本，主藏精，主水，主纳气，司二便。与膀胱相表里，司小便。毒袭肾、膀胱，则肾藏精，纳气功能失常，可有严重腰部疼痛，突然耳鸣、耳聋，遗精表现。纳气失常，可见呼多吸少、喘症等。肾主水，一则促进、调节机体水液的代谢，二则参与水液的输布与排泄。膀胱参与尿液的贮存与排泄。二者相表里，当受毒邪侵害，则机体水液代谢、输布与排泄失常，则突然出现水肿，或水肿突然加重，短时间内可出现全身水肿，小便异常，如小便失禁、小便不通等。钟建等认为慢性肾衰竭"浊毒致病"除不同程度小便异常外，还可见呕恶厌食等浊毒阻滞中焦症状。

5. 毒与免疫系统疾病：风湿、类风湿性关节炎是免疫系统常见疾病，属于中医学"痹证"范畴。《医学心悟》云"热毒气从脏腑出，攻于手足，手足锨热赤肿疼痛"；"着人久不治者，令人骨节磋跌，此是风之毒害者也"；"三阴本亏，恶邪袭于经络"。毒邪侵袭经络、四肢关节后，气肌不利，血行不畅，经脉结滞，临床可见经脉拘挛、肢体关节疼痛、屈伸不利、关节红肿、关节发热。有学者认为，类风湿关节炎患者关节肿胀疼痛、屈伸不利、发热、伴有口渴等表现是由热毒蕴于肢体筋脉关节所致，后期口干、皮肤干燥、便干为燥毒过盛伤阴，骨质疏松、关节变形为毒伤脏腑的虚毒证表现。

6. 毒与内分泌疾病：糖尿病为内分泌科常见病，属于中医学"消渴"范畴，其主要病机以阴虚为本，燥热为标，气阴两虚，阴阳俱损，其病损脏腑主要为肺、胃、肾，其中以肾为主。气损则血行欠司，则有血瘀，燥热为盛，灼津液以成瘀血、痰浊。机体阴虚，故患者可有明显的口舌干燥、多饮、大便干结、眼睛干涩表现。燥热内盛，扰于心神，可有烦躁、头晕痛、神昏谵语等表现。毒邪伤正，临床可有虚证表现，如气短、懒言、多尿、舌胖有齿痕、形体消瘦、乏力等。黄世敬等认为"火毒"贯穿糖尿病始终，火毒趋热伤津液，耗气，可见口渴喜饮、咽干舌燥、小便短赤、大便秘结、气短乏力、形体消瘦等津伤和气血亏虚症状；火毒上炎，则有口舌红肿、生疮、糜烂症状；火毒生风动血，可见高热、惊厥及出血症状；火毒扰神，可见烦躁、神昏等神经病症；火毒可致疮痈，临床可见以红肿热痛为表现的疔、疮等皮肤症状。吴深涛认为，浊毒是糖尿病病机要素，其临床表现主要包括口干苦黏腻、乏力、头身困重、大便不爽，舌暗红、苔黄腻或燥，或伴皮肤及外阴瘙痒、疔疮肿痛、潮热等。

7. 毒与皮肤疾病：皮肤疾病提及毒者，首先想到"丹毒"，其发病急骤，病情进展迅速，临床有明显的红肿热痛表现，可伴有发热，严重时病变处可有紫斑、化脓甚至皮肤坏死等表现。正如《诸病源候论》中提到"丹者，人身忽然掀赤，如丹涂之状……皆风热恶毒所为，重者则痛不可堪，久乃坏烂"。近年来，关于"毒"的论述亦见于其他皮肤疾病，如干燥综合征、银屑病等。毒邪袭于肌肤，气机不畅，气血失和，肌肤失养，故临床可见皮肤干痒以及伤津症状；脉道失润艰涩，又有气机不畅，则可有血瘀表现；毒性趋热，或瘀久化热，则有皮肤红肿、成脓等表现。

综上所述，毒邪致病发病急、病势重、病情复杂，临床涉及广泛。毒见于心血管疾病，可有严重胸痛、心悸、怔忡、眩晕、心烦、心神不宁、失眠多梦、神昏谵语、舌青或紫、黄腻苔、舌下脉络紫红或绛紫等症状；见于呼吸疾病，则有喘促气急、张口抬肩、严重咳嗽、咳痰、水肿等表现；见于消化疾病，则有胃脘部、腹部胀痛，急躁易怒，排便异常等表现；见于泌尿系统，则有排尿异常、水肿等表现；见于免疫系统，可有疼痛、活动不利表现；见于糖尿病，可有口舌干燥、大便干结、燥热烦躁等表现；见于皮肤病，可有局部皮肤红肿热痛，严重时病变处可有紫斑、化脓甚至皮肤坏死表现。临床治疗毒邪致病以解毒为主，结合实际，因证制宜，如夹瘀、夹痰、夹虚可结合活血祛瘀、理气化痰、补虚等方法。

14　毒邪致病的证候特征

　　毒的含义在中医学中非常广泛，而将毒邪作为一种致病因素，论述最多。自《黄帝内经》以来，对毒邪在发病中的作用有不少认识。尤其至近代温病学，关于毒邪致病已较为系统的予以阐述。现代医家在丰富的临床实践中，通过辨病与辨证相结合的治疗，深刻体会到毒邪，尤其是内生之毒，是导致内伤杂病顽恶难治的关键。因此，学者谢颖桢等认为，充分认识毒邪、了解毒邪致病特点及证候特征，有助于深入研究疑难病症的发生发展规律，并对提高疗效、改善预后具有重要意义。

毒与毒邪

　　1. 毒的原义："毒"字，在许慎《说文解字》中释为"害人之草，往往而生"，引申为厚也，恶也，害也。据《辞源》所载，毒的本义有三：恶也、害也，痛也、苦也及物之能害人者皆曰毒。可见，古人将苦恶有害之物称毒。

　　2. 毒邪：在中医学中，"毒"字的应用及含义非常广泛。有指药性曰有毒，无毒；有指病症如丹毒，委中毒。而将毒作为一种致病因素则是最为主要的，亦是论述最早最多的。《素问·生气通天论》云"大风苛毒，弗之能害"。《素问·刺法论》又有"五疫之至，皆相染易……正气存内，邪不可干，避其毒气"的记载。可见《黄帝内经》毒邪的概念，是根据其本义，指代有强烈致病作用，对人体毒害深的邪气，是有别于六淫的特殊病因。至《诸病源候论》中有关蛊毒、药毒、饮食中毒及蛇兽毒和杂毒病诸候的记载，不仅丰富了致病毒邪的内涵，同时使有关病因学理论进一步发展。近代温病学中，温热疫毒致病的理论已占据主导地位。

　　3. 毒邪的来源：

　　（1）外受毒邪：从前述《黄帝内经》之"大风苛毒"，"五疫之毒"至《诸病源候论》之中的蛊毒、药毒、虫兽毒等，以及近代温病下的温毒、疫毒致病的论述中不难看出，其所谓毒邪，是从外界直接感受的，为外来毒邪。而外受毒邪除直接感受者外，尚有外受内化而生毒的。如《诸病源候论·毒疮候》有"此由风气相搏，变成热毒"的记载，温病学中亦有六淫过甚可转化成毒及外邪内侵蕴久成毒的思想。虽然同为外受，但此之毒已不仅是单纯病因学的概念，而是更多地包含了一定病理学过程的范畴。同时具备外受内生的双重含义。邪化为毒常常是由于感受邪气过于亢盛或邪气蕴积互结相搏所致。

　　（2）内生毒邪：内生之毒是由于机体阴阳失和，气血运行不畅及脏腑功能失调导致机体生理代谢产物不能及时排出或病理产物蕴积体内而化生。强烈的情志刺激或长期七情内伤，饮食不节及劳逸失度可为内毒产生的诱因。内毒常发生于内伤杂病的基础上，多由诸邪蓄积，胶结壅滞而致。既是慢性疾病之果，又是加重原疾并产生病情变化的原因。对某些潜伏隐袭疾病而言，毒邪作祟更是导致疾病暴发，凸显的直接原因。现代医家通过临床实践发现内毒与络脉病患密切相关，并认为毒邪瘀阻络脉正是此类病患病位深、病情重、病势缠绵难解的机缘所在。

毒邪致病特点

　　毒邪致病，由于来源、产生条件、兼夹诸邪以及从化不同，或是毒力大小、损害部位不同，临床表现可多种多样。外感毒邪常具有一定的传染性，而内生毒邪一般则无。但不论外感内生，毒邪致病均具备许多共同的且主要的临床特征。因为同为毒邪必有内在的、共同的病理基础。

1. 发病及演变特点：起病急骤、重笃、善变，此为毒邪致病共有的发病及演变特点。毒性暴戾猛烈，毒邪致病常迅速起病，来势凶猛，极易内攻脏腑，病情危重，变化多端。温病中外受毒邪，体质弱者触之即病，体质强壮者感受疫疠毒邪亦常难于幸免。且毒邪袭人，传变迅速，多不循经内传。常常于起病时已是气营同损，或迅即内陷营阴，逆传心包，病势急重。内毒作祟，常使久病，疑难杂症猝然加重，病至极期，不断恶化，痉厥、动风、出血、神昏、关格等变证丛生。若及时救治，或可渐趋平稳，蓄势再发，或余毒未尽，遗患无穷。

2. 蕴结壅滞，入血入络：蕴结壅滞既是除直接感受者外，外受内化或内生之毒产生的内在基础、条件，又是毒邪作用于机体、导致机体出现各种病理变化的直接动因。血分，络脉常既为毒邪必侵及之所，与痰瘀湿诸邪胶结之所，又是毒邪进一步化生并为害之处。毒入血络，病位深在，更是毒邪鸱张，入内易攻脏腑，外趋体表易致痈疽疮疡，为患暴戾，缠绵难愈的病理关键。

外受毒邪，多深入营血分，耗损营阴致络伤血瘀，毒瘀血络，络气闭阻，气机壅滞，升降出入失司，不但动血耗血见出血及斑疹，黄疸诸症，更甚者如神昏，谵语痉厥亦可出现。因此，毒瘀胶结被认为是温病，常见如流行性脑脊髓膜炎（简称流脑）、流行性乙型脑炎（简称乙脑）、流行性出血热、急性重型肝炎等病的主要病机。此外，外受毒邪常与他邪兼夹为患。邪毒外侵，造成气血津液耗伤，脏腑受损的同时，常产生痰饮、瘀血、积滞等病理产物，邪毒与病理产物相搏壅滞为患，可使三焦气机不畅，诸邪蕴积壅滞，络瘀更甚，邪毒胶结愈甚，并致风火痰热诸证的出现。

其中，痰热腑实内结不仅是上述外感毒邪所致急危重病常见症，而且也是内生毒邪为患的危急重症如中风、肺性及肝性脑病、急性胰腺炎等病中的主要证候。吴又可在《瘟疫论》提及"邪毒最重，复瘀到胃，急投大承气汤"，"内壅一通，则毒邪亦从而外解"；王永炎院士强调中风急性期腑实不通者首当通腑泄热解毒，及时采用以大黄为主的星蒌承气汤治疗。并认为腑气不通，浊毒内生上扰蒙窍，可致病情加重变化。近年来越来越多的医家学者认识到通腑在危重症患者预后改善中的作用。中西医结合抢救治疗的研究发现，大黄等药对各种原因导致全身炎症反应和多器官功能障碍综合征的胃肠蠕动减弱或消失，肠道内细菌和毒素排泄障碍，胃肠道黏膜糜烂水肿，屏障功能破坏，肠道细菌和毒素入血导致的肠源性内毒素血症有极为关键的防治作用。此或可为蕴结壅滞进一步化生毒邪，入血入络，导致疾病恶性循环的一种具体例证。

毒邪内壅，气机郁滞，血行不畅，血瘀日久，可致局部血脉阻滞，毒瘀互结，还可成积成聚，或成脓成疮疡，正所谓邪不结不成毒。《华佗中脏经·论痈疽疮肿第四十一》云"夫痈疽疮肿之作者，皆五脏六腑蓄毒不流，非独营卫壅塞而发"。又《外科启玄》云"大凡疮疡，皆由于五脏不和，六腑壅滞，则令经脉不通，而所生焉"。近年来许多学者通过临床观察，许多疑难杂症包括癌症是由于环境因素如大气污染，化肥，农药污染及饮食不节等毒邪及情志失和等气郁化火生毒，蓄积凝聚而成。毒邪入络，气血凝滞以成瘕。

3. 虚虚实实，顽恶深伏：毒邪致病直接外受，毒性轻浅、伤害机体不重者，可驱毒邪外出，病可向愈。直接外受毒邪毒力强烈如疫疠毒邪骤然起病者，或外受内化，内生渐起骤然加重者，常会对气血阴阳及脏腑造成极大损害。由此并可进一步增加内毒的化生，痰浊瘀血等代谢产物的堆积。后者与毒的胶结瘀滞血络，一方面可使邪毒顽恶难解、病邪深伏、病势缠绵；同时又可加重对正气的损伤，形成恶性循环。毒邪蕴积，毒入血络，毒瘀阻络，正是毒邪致病顽恶深伏的原因。

毒证特征

1. 毒性火热，毒性秽浊：毒邪致病常具火热的特征。如温热病大多以发热甚者高热，烦渴，烦躁，红肿，溲赤灼痛，舌红或绛，苔黄或燥，脉数为主要表现。内毒为患虽有从化不同，但邪气胶着蕴结久郁化火化毒，临床也每以舌质红，暗红或绛，心烦口苦等为主症。毒邪致病还常具备秽浊特征。一方面可为火热灼津炼液成痰化浊所致，另一方面又可由湿浊痰瘀积聚生毒而致。临床以神情呆滞，昏蒙，面色秽浊如蒙油垢，口气秽浊热臭，目赤眵多，口中黏腻，黏液增多，大便黏滞臭秽，或毒害部位易腐烂成脓等为主要见症。

2. 动血生风，败坏形体：毒邪均可伤络动血，迫血妄行，临床可见各种血证，如斑疹、吐血、衄血、尿血、便血。毒热灼津燔血，熏灼肝经生风，或风夹痰瘀闭阻脉络可致痉厥、头痛剧烈、抽搐及中风诸证。毒邪壅滞，熏蒸血脉肌肉，内攻脏腑可致肠痈，肺痈，外趋体表可致痈疽疮疡。毒邪瘀滞脑络，伤络脉消脑髓，可致呆痴癫狂。

3. 扰神闭窍，升降失调：毒邪致病，内攻脏腑，每以神机失用，清窍蒙蔽为重危之证。温病之逆传心包、热毒攻心；急黄之直灼伤心脑；臌胀、肺胀极期，热毒、浊毒内陷心包，均以神昏躁扰，谵语为主要见证，可见扰心神脑窍为毒证特征之一。此外，闭窍之窍尚指五官七窍。暴盲，暴聋，失音常为风火热毒所致。溲赤、小便癃闭、腑实便秘亦常为热毒、浊毒壅滞，气机升降失调之果。后者可进一步使毒邪，浊邪积聚上攻蒙塞心神脑窍，更致毒邪鸱张，恶性循环。

总之，毒邪是为害人体的较强烈的致病因素。外感及内生毒邪在临床致病方面有起病急骤，病势急重，变化多端的特点论；诸邪相结蕴积成毒，毒与邪结壅滞瘀阻络脉，机体气机升降失调、开合失司既是毒邪致病为害深重的内在动因，也是毒邪致病最核心的临床特征。久病入络，内生毒邪和毒邪壅滞血络是危重急症病势转化的契机。认识上述毒邪致病特点及主要证候特征有助于临床急危病的抢救和疑难杂症的辨证治疗。

15　毒邪致病与毒药治病

　　毒，在中医学中主要指能致病的有害毒物，而许多药物亦有毒，治疗常须解毒、消毒。现在对"毒"的使用较为杂乱，学者朱文锋认为应当界定"毒"的概念，明确各种毒邪所致毒病的特异性，寻找针对毒邪的治法方药。

中医学毒的含义

　　《说文解字》释"毒"为"厚也"。《辞源》"毒"的涵意指：①恶也，害也；②痛也，苦也；③物之能害人者皆曰毒。在中医学中，"毒"主要指有害的毒物，凡是对人体有严重损害、使人痛苦的因素，就可以认为是毒的作用。

　　1. 毒邪致病："毒"作为有毒的物质，是重要的致病因素，常称毒邪、时毒、苛毒、毒气等。毒能致病，因而常将毒直呼为病毒。许多具有传染性的疾病多属毒邪所致，其邪称为疫毒，其病常以毒命名，如蛊毒、梅毒、瘟毒、温毒发斑、疫毒痢等；蚊虫叮咬、虫兽伤害，如毒蛇咬伤、蜈蚣毒、蜘蛛毒等，系有毒之物侵入机体而发病；某些毒物可随饮食而侵入人体，如河豚中毒、食蟹中毒、食蕈类中毒、钩吻中毒、饮酒中毒、盐卤中毒等；《医宗金鉴·外科心法要诀·痈疽总论》云："痈疽原是火毒生。"故皮肤疮疡类疾病亦常以毒命名，如疔毒、丹毒、脏毒、锐毒、委中毒、耳风毒、耳根毒、眼胞菌毒、手（掌）心毒、面发毒、阴阳毒、肩毒、天蛇毒、无名肿毒等。此外，化疗毒、化学毒、放射毒、煤气中毒、水毒等均属有毒物质侵害为病。

　　2. 药物之毒：药物之毒即药毒。狭义的药毒，通常指药性强烈，服后容易出现毒副作用甚至致人死亡的药物中的有毒成分。据药物毒性的强弱，可有无毒、有毒、大毒、小毒、常毒之分。药物毒性大者，如轻粉、砒霜、水银、天南星、藤黄、狼毒、蟾蜍等，可直称"毒药"。由误服、过用有毒药物引起的中毒疾病，则直接以该药命名，如杏仁中毒、半夏中毒、巴豆中毒、芫花中毒、藜芦中毒、商陆中毒、白果中毒、马钱子中毒、乌头中毒、大戟中毒等。

　　广义的药毒，在古代泛指药物的性能，如《周礼·天官》"掌医之政令，聚毒药以供药事"，而不一定是指药物中的有毒物质，如干姜偏热、紫苏子降气及常山截疟可致呕吐。这些药虽不含有毒物质，但毕竟气有所偏，若久用多用，则可使脏气偏颇。《儒门事亲》云："凡药皆毒也，非止大毒、小毒谓之毒，虽甘草、人参，不可不谓之毒，久服必有偏胜。"因此，俗有"凡药三分毒"之说。

　　3. 治法解毒：《素问·脏气法时论》有"毒药攻邪"之谓。因毒而致病，治疗自当解毒、消毒、清毒、败毒、拔毒、托毒、祛毒、散毒、除毒、排毒、杀毒、伐毒。有些药物具有解毒、杀毒等功能，如《神农本草经·卷二》云"兰草，辛、味平，主利水道，杀蛊毒，辟不祥"。某些因毒邪所致的疾病，甚至要使用毒性大的药物进行治疗，即所谓"以毒攻毒"的原理。人体对药毒的耐受程度有不胜毒、胜毒之别，故《素问·五常政大论》有"能毒者以厚药，不胜毒者以薄药"之说，并根据病情的轻重、药物毒性的大小和人体能否胜毒等情况，提出"病有新久，方有大小，有毒无毒，固宜常制矣。大毒治病，十去其六，常毒治病，十去其七，小毒治病，十去其八，无毒治病，十去其九"的用药原则。

　　4. "毒"的其他概念：《灵枢·官能》所云"爪苦手毒，为事善伤者，可使按积抑痹""手毒者，可使试按龟，置龟于器下而按其上，五十日而死矣"是言手指凶狠有力的人可当按摩医师。另外，将刚制成的膏药放置阴凉地方，或浸泡在井水或凉水内，若干时日后再用，以除去膏药内火毒的炮制方法，称为"去火毒"。

毒邪的杂乱泛化

中医学中毒的名称多而杂乱。知其致病严重而未知其为何种具体有害物质者，可谓之毒，如余师愚所谓"以热疫乃无形之毒"（《疫病篇·论治疫》），"内有伏毒"（《疫疹一得》）。《玉机微义》认为"疬"是由于"嗜欲饮食积毒之所致"。《医宗金鉴》所说遗毒，本指先天性梅毒病，现在则有人将癫痫、遗传性疾病等称为遗（胎）毒，将引发恶性肿瘤的重要因素称为癌毒；又有将情志失调积久成病者，认为是毒自内生、郁毒、蕴毒等；《外科证治全生集》提出痈疽乃"气血凝滞而发毒"。清代徐延祚《医医琐言》更有"万病唯一毒"之论，日本吉益东洞亦谓"无毒，虽逢大寒大暑而不病"（《古医书言》），而倡"万病一毒"说，日本人并提出了糖毒、脂毒、蛋白毒、酸毒等概念。国人现在又有脓毒、痰毒、瘀毒、浊毒、膏毒、六淫毒、乳毒等毒名。

现在"毒"字的使用较泛，任意名毒，几乎无处不毒。西医所说的病毒性疾病，中医自然又称之为毒，病毒、细菌、霉菌、螺旋体、过敏源等生物性因子，均属外源性毒；非典型肺炎、急性肾小球肾炎、急性感染性神经根神经炎、支气管哮喘、血管性痴呆、冠心病、肝硬化、慢性肾衰竭、中风、原发性癫痫等病，认为其发病有久蕴邪毒、邪毒伏留、蓄毒自生、邪毒未清、毒自内生、邪毒潜伏的病因病机。西医所说的许多有害物质属内源性毒，如内毒素引起的发热反应、弥漫性血管内凝血、毒血症和休克；动脉血栓形成致病的组织变性坏死、血管活性物质过度释放、炎症因子浸润、氧自由基爆发、超氧化物释放、钙离子超载、巨噬细胞和单核细胞激活、细胞凋亡、兴奋性氨基酸神经毒堆积；糖尿病胰岛素抵抗产生糖、脂毒性；乙酰胆碱、一氧化氮、肿瘤坏死因子、细胞表面黏附分子等在中西医理论沟通时，套以中名，统统谓之"毒"。

毒概念的界定与分类

"毒"的概念在中医药学中应用十分广泛，"毒"字比比皆是。由于受历史条件的限制，历代中医文献对"毒"的涵义并不十分明确，在分析认识毒的病因学特点、毒的病理机制、毒的证候表现等方面，似无系统的论述。

1. 界定"毒"的概念："毒"主要是指对人体有严重损害、使人痛苦的致病因素。"毒"的致病一般具有三大特点：①重，即发病急骤，来势凶猛，变化多端，病情险恶，常有发热、扰神、动血、动风、剧烈吐泻等病候；②传，即许多毒邪致病具有传染性，多数烈性传染病都是毒邪致病；③特，即毒邪为病有很强的特异性，呈"一毒一病"的特点，此毒只导致此病而不会变成彼病，同一毒邪为病的表现与传变规律基本相同。

2. "毒"的分类、命名：中医学可根据致病因素"毒"的来源分为外毒（《伤寒心法要诀·卷二》）和内毒（《本草新编·卷之五》）两大类。外毒致病，包括疫毒、药毒、虫兽毒、饮食毒等所导致的疾病，每种病之毒邪各不相同。

所谓"内毒"，实际是疾病中的病理产物，如所谓浊毒、痰毒、湿毒、火毒、热毒、膏毒等，其命名实际是根据证候所做的病性判断。

西医学对毒的分类过细，不仅每种疾病的毒各异，并且一病尚有若干种毒，如病毒性肝炎就有甲、乙、丙、丁等之分，禽流感有 H5N1、H5 亚型等的不同。中医一方面可据毒邪所致疾病的特异性而命其毒名，如麻疹为麻毒、疟疾为疟毒、蛊虫病为蛊毒、癌病为癌毒、痢疾为痢毒、白喉为喉毒、艾滋病为艾滋病病毒，以及蝮蛇毒、杏仁毒等，或根据病变的主要证候特点而对毒做粗略的分类，如风毒、火热毒、湿毒等。

毒是否为证素的辨析

"证"是对疾病中机体整体反应状态的概括。火热、痰饮、血瘀、阳虚、气虚等，在辨证中称为辨证要素（简称"证素"），证素是根据临床证候而对病变本质所作的诊断。毒邪致病必然会引起机体的整体反应，从而表现出一定的证候，因而对各种毒病也应当进行辨证。辨证所作的证名诊断，可有风寒湿毒证、肌肤热毒证、毒壅气分证、毒伤络脉证、阴分余毒证、痰毒蕴肺证、脑络瘀毒证、肠道脓毒证等。

辨证所说的痰毒、火毒、瘀毒等一般属"内毒"，如同痰、湿、瘀血等一样，是继发性病因，即病理产物，辨证中称为病性。由于辨证所说火毒、风毒、寒毒、湿毒等与火、风、寒、湿等在概念、证候上无本质区别，只是症状较为严重而已，如所谓"热毒"或"火毒"，实际就是指壮热、神昏、斑疹紫黑、舌绛或起芒刺、苔黑焦燥等病情严重的证候，而这些证候仍然是实热证或血热证的表现。这样，证名中的"毒"字，只是反映"厚也"（《说文解字》许慎释）的本意，即病情严重的意思，临床却没有"毒"的特征性表现。因此，不离笼统的将"毒"作为辨证要素。

在形成证名诊断时，为了说明病情的严重，或为了构成4个字的证名术语，有时加一"毒"字，如火毒闭神证、肺卫热毒证等，毒字在这里如同壅、袭、蕴、阻、束、盛、亏等字一样，既具有病机的含义，也相当于病理性的连接词，但并非辨病性所确定的独立证素。

治疗中具有败毒、解毒之类作用的方药，如黄连解毒汤、清瘟败毒饮及其所用的黄连、黄芩、黄柏、连翘、牡丹皮、知母、石膏等，其药理作用仍为清热泻火等，并无特殊解毒之意。至于雄黄杀毒、水银治疥，以及板蓝根、僵蚕、马勃、贯众等几味药物，似乎为对"毒"具有特异性的治疗专药，其实，这个"毒"仍然是针对"病"之毒而言，并不是治疗"毒"证的特殊药。

对毒研究的思考

1. 对毒病类疾病的研究："毒病"为一大类疾病，应注意发掘以往对毒病类疾病的认识，并发现新的毒病类疾病。实际上，隋代巢元方《诸病源候论》中所载毒病类疾病就将近70种，宋代宋慈《洗冤集录》载有服毒、中蛊毒、酒毒、金石药毒、砒霜毒、野葛毒、金蚕蛊毒、中药毒、菌蕈毒、胡蔓草（断肠草）中毒等病，明代陈司成已有梅毒专著《霉疮秘录》问世，清代郑肖岩的《鼠疫约编》、王士雄的《霍乱论》、李纪方的《白喉全生集》、谢玉琼的《麻科活人全书》、邵登瀛的《温毒病论》、海阳竹林人的《解毒编》等，都是对不同毒病进行诊疗的专著，这给我们研究毒病类疾病提供了良好的基础。

对每种毒病的逐一研究，主要应认识各种毒邪致病的特异性，甲毒必然形成甲病而不能成为乙病，乙毒只能导致乙病而不能形成甲病；认识每种毒邪致病的病机和演变规律，如"急""重""传""特""热"等不同特点；确定每种毒病的诊断依据，包括该病的特异性毒邪和特征性临床表现；寻找针对特异性毒邪致病的治法方药，甲毒、乙毒所致甲病、乙病，需要分别用治疗甲病、乙病的专方专药才能获得好的效果。吴又可《温疫论》云"能知一物制一气，一病只须一药之到而自已，不烦君臣佐使品味加减之劳矣"，《三因极一病证方论·中蛊证治》云"解毒丸，治误食毒草，并百物毒"。发挥中医药的优势作用，如研制成板蓝根制剂、治某毒病的方药等。

2. 对毒病的辨证论治研究："毒"是致病原因，应注重辨证论治。虽然"毒"不宜作为辨证中的独立"证素"，但各种毒邪的致病特点、各种毒病所表现的证候，则有火、热、风、寒、湿、燥、痰、瘀、脓等证素特征，这些就是机体的整体反应状态，因此，在辨病论治的同时，还应注意对其辨证治疗。

3. 对药物毒性毒理的研究：药物的有毒无毒具有相对性，用之合理则"有故无殒"，有毒可变无毒；用之不得法，如药不对证、药过病所、个体特异等，无毒也可变为有毒。药物具有既能治病，又能致病的两重性。为治病救人，权衡利弊，即使有毒，必要时亦当合理利用其毒性而用之，如蜂毒疗法，用山慈菇、喜树、马钱子抗恶性肿瘤等。

　　药物治病的机制正是利用药物性味之偏，以祛除病邪，救治人体脏气阴阳之偏，即"以偏治偏"，故《素问·汤液醪醴论》云："当今之世，必齐毒药攻其中。"如果不辨证用药、配伍失度、服药过量、药物变质等，则即使没有毒性的药物，也会便成"毒"，使人产生"药毒"。如"关木通事件"、小柴胡汤和鱼腥草注射液的严重不良反应等，现在都将其视为药物的毒副作用。

　　使用毒性药物既要保证疗效，又要减轻药毒对人体产生的危害。因而，规定药物的使用原则，正确认识某些药物的毒性反应或不良反应、中毒剂量，按照中药炮制规范而依法炮制，了解中药配伍禁忌及"七情和合"等十分必要。药物的有毒成分为非有效成分者，自当设法去之；有毒成分为有效成分者，当合理善用。《本经·序例》云："若有毒宜制。"就是对某些有毒药物可以通过炮制加工、监制配伍、变易剂型、调整药量、改变服法等而减轻毒性、制其毒性，以避免、消除其毒副作用。以某单一成分是否有毒来判定药材和含这种药材的中药复方的安全性、有效性，是不客观的。

16　毒邪病因学说

学者赵昌林认为毒邪是中医病因中独立的致病因素，毒邪可分为生物性毒邪，物理化学性毒邪和内源性毒邪三大类。其发病特点是毒邪致病具有一定的传染性，毒邪可以与六淫相互夹杂而致病，感染人体后发病迅速，也可潜伏后发病。毒邪致病有顽固性迁延难愈和广泛内损性的特点。

中医病因学起源于《黄帝内经》，《素问·顺气一日分为四时》云："夫百病之始生者，必起于燥湿、寒暑、风雨、阴阳、喜怒、饮食、居处，气合而有形，得藏而有名，余知其然也。"这表明中医认为疾病的发生，不仅仅局限于六淫、情志、饮食，阴阳居处等也是疾病的病因。《素问·至真要大论》云："夫百病之生也，皆生于风寒暑湿燥火，以之化之变也。"说明疾病的发生是六淫所致的病机变化，六淫可以化生各种病机，从而导致不同的疾病。张仲景在病因分类，特别是病因与外因相对性的认识以及六淫产生条件的具体化等方面，比《黄帝内经》有了很大的充实，推动了病因学的发展。南宋医家陈无择将繁多的致病因素归结为3类，即外因六淫，内因七情，余者属于不内外因。强调指出"医事之要，无出三因"；若"不知其因，施治错谬"，必须"断其所因为病源，然后配合诸证，随因施治"。明代吴又可在《温疫论》中说"夫温疫之为病，非风、非寒、非暑、非湿，乃天地间别有一种异气所感"，明确地指出疫气是中医病因学中的重要内容。

中医的致病因素主要包括六淫、疫气、饮食、七情、劳倦、外伤、先天因素以及瘀血、痰饮等病理因素。随着社会的发展和经济科技的进步，疾病的病因也在不断地发生改变，新的疾病不断出现，毒邪学说是中医病因学中的重要组成部分。

毒的含义

毒邪是指生物因素或物理化学因素以及内源性代谢产物作用于机体，使机体出现病理变化，脏腑功能失调，阴阳气血功能紊乱，导致疾病的发生发展，这些致病因素称之为毒邪。

在古代文献中，六淫包括了毒邪的部分内容，在一定程度上具有传染性，并将疫病的病因包括在六淫之内。六淫太过，达到一定程度，对机体所造成的损伤，变成为毒。《素问·五常政大论》王冰云："夫毒者，皆五行标盛暴烈之气所为也。"尤在泾言"毒，邪气郁结不解之谓"。《素问·生气通天论》云："春伤于风，邪气流连，乃为洞泄；夏伤于暑，秋为痎疟；秋伤于湿，上逆为咳，发为痿厥；冬伤于寒，春必温病。四时之气，更伤五脏。"《诸病源候论·温病发斑候》云"冬时天时温暖，人感乖戾之气，未即发病，至春又被积寒所折，毒气不得发泄，至夏遇温热，温毒始发于肌肤，斑烂隐疹，如锦文也"，这段论述也表明了疫气也是毒邪。

毒邪是独立致病因素

赵昌林认为毒邪是中医病因学中独立的致病因素，随着社会经济的发展，毒邪作为一种致病因素显得越来越重要，毒邪应当从六淫、疫气、饮食中分离出来。

中医学中的外因主要包括六淫和疠气、虫伤。六淫用以解释伤寒、温病和内伤杂病的发病机制。疠气是一类具有强烈传染性的外邪，吴又可《温疫论》云"夫温疫之为病，非风、非寒、非暑、非湿，乃天地间别有一种异气所感"，但是气候的变化不一定致疫病。六淫和疠气并不能够解释所有的中医外感发病机制,如慢性无症状型乙型肝炎,中医学认为是湿热疫毒侵袭肝脏所致的一种慢性传染病,湿热疫毒入侵,引起肝胆脾肾功能障碍,导致阴阳亏损,气血失调的一系列病理变化,但是运用清热解毒利湿的方法治疗往往不能收到预期的效果,所以应当是一种另外的致病因素即毒邪所致。毒邪是和六淫、疠气相并列的发病因素,也是中医发病学中的主要致病因素。

现已知致癌物质包括黄曲霉毒素、石棉、紫外线、电离辐射等,这些致癌物质是广泛存在于自然界中的毒物,对癌症的发生起着重要的作用,不属于六淫的范围,也不具有六淫的特点,而应属于中医病因学中的毒邪。现已明确人类免疫缺乏病毒和人类疱疹病毒可以引起白血病、淋巴瘤,肝炎病毒可以导致肝癌,幽门螺杆菌与胃癌和胃淋巴瘤的发生有关,这些病毒作用于脏腑骨髓,在某些方面具有六淫的特点,如具有一定的季节性、地区性,具有一定的致病途径,比较固定的病变部位,但是与六淫有着本质的区别。这些病毒不因气候的变化而变化,而其所致的疾病也没有一定的传变次第,六淫是始于皮毛肌肤,渐至脏腑经络。而这些病毒侵入机体后则潜伏下来,经过长时间不断地作用于机体,而导致癌症的发生,所以这些病毒也属于毒邪。

毒邪的分类

毒邪分为3类:生物性毒邪、物理化学性毒邪和内源性毒邪。生物性毒邪是指各种微生物(如细菌、病毒等)作用于机体,所致疾病的病理特点与六淫疫气所致疾病不同,这些致病因素称之为生物性毒邪。物理化学性毒邪是指广泛存在与自然界的各种物质,这些物质对人体起着严重的损害作用,如紫外线、黄曲霉毒素、农药、各种药物、放射性元素、各种毒气等称之为物理化学性毒邪。在疾病的发生发展过程中,所产生的病理产物热毒、痰液、瘀血、寒毒、肿块等亦是致病因素,称为内源性毒邪。

食物中毒应归于生物性毒邪。《诸病源候论》云:"诸生肉及熟肉,内器中密闭头,其气壅积不泄,则为郁肉,有毒,不幸而食之,乃杀人;其轻者,亦吐利,烦乱不安等。"《金匮要略》云:"六畜自死,皆疫死,则有毒,不可食之。"

毒邪的发病特点

毒邪具有无色无味的特点。当气候的变化超出了正常的适应度时,不但使六淫和疠气成为致病因素,而且还滋生毒邪致病。毒邪也可因地理环境的变化而产生,如腐烂的物质可以产生各种各样的毒气,当人体接触到毒邪时,可以出现各种不同的临床症状如窒息、头晕、心悸、咳嗽等。

毒邪具有触之无形的特点。腐烂的食物也可以产生毒邪,人们食入这些食物会出现腹痛腹泻和胃痛等临床表现。同时感染生物毒邪的患者也会成为新的致病源,可以通过一定的途径如输血、性接触等感染给其他人。

1. 部分毒邪致病具有一定的传染性:生物性毒邪致病具有一定的传染性,可以在人与人之间传播,其发病具有相似的症状和相同的发病时间和发病季节,也就是说具有某些传染病的特征。某些生物毒邪可以使易感人群出现相同的症状,这些人群不一定具有正气虚弱的表现。但是生物性毒邪的种类很多,部分具有传染性,其他部分则不具有传染性。

毒邪的传染性与疫病的传染性有明显的差别。疫病的传染性很强,可以通过空气、食物、大小便、接触日常生活物品等途径传播,其发病急、症状重。如《瘟疫论》云:"此气之来,无论老少强弱,触之者即病。"《诸病源候论》也云:"人感乖戾之气而生病,则病气转相染易,乃至灭门,延及外人。"《素问·刺法论》云:"五疫之至,皆相染易,无问大小,病状相似。"而毒邪的传染力较弱,可以通过日常生活而接触发病,其发病的时间较慢,发病的症状较轻,毒邪致病其发病的症状具有一定程度的差异。毒邪和疫病的传染力的大小是因为疫病的传染性强,毒邪的传染性弱,同时与人体正气的强弱有很大的关系。

2. 毒邪致病可以与六淫相互夹杂而致病：六淫之间可以相互夹杂而致病，如风寒、风热、寒湿、湿热等，而毒邪也可以与六淫之间相互夹杂而致病。

毒邪致病具有一定程度的特异性，可以出现毒风、毒热、毒湿等，虽然热寒湿等病邪超过一定的程度而达到特别严重时，会具有某种程度的毒性，但是毒邪和六淫相互夹杂而致病时会使病情加重，症状多变，如毒邪夹湿邪侵入人体的肝脏时，会使病情较重，迁延难愈。

3. 毒邪感染后可以发病迅速或潜伏一段时间而发病：毒邪致病的发病因人的体质因素而决定，如果机体对毒邪特别敏感或者机体的正气较弱，则感染毒邪后迅速发病，也可因毒邪的致病能力特别强，感染人体后而迅速发病。部分毒邪致病具有骤发性的特点，即起病急骤，传变迅速，或直中脏腑，病情进行性加重，如当人体感染各种毒气或者化学性药物时，则见起病迅速，症状较重，迅速传遍五脏。

毒邪侵入人体也可以潜伏下来，当人体的抵抗能力下降或者因为其他因素诱发而发病，也可以因为正气较强，使毒邪不发病。如在肺癌的发生过程中，肺癌发生的风险随吸烟持续的时间和每日吸烟的数量的增加而升高，一旦不再吸烟，患肺癌的风险就会降低。

毒邪致病的证候特点

1. 毒邪致病初期症状不典型：毒邪致病初期可以不出现典型的临床症状，也可无明显的阴阳寒热虚实表现。人体感染毒邪后，因毒邪的种类和人体正气的强弱不同，机体可处于亚健康状态和疾病的前驱状态。亚健康状态和疾病的前驱状态是两种介于健康与疾病之间的状态，亚健康状态处在健康与疾病状态之间刚偏离于健康，具有可逆性，疾病前驱状态是向疾病状态发展的前奏。毒邪存在于体内，就是破坏机体的健康状态，向着疾病的方向发展。如毒邪侵入肝脏后，会使肝脏的生理功能受到影响，但可以不出现临床症状，仅是在临床体检的时候发现肝功能的某些指标不正常，当合并有其他疾病或者劳累过度时才会出现黄疸胁痛等临床表现。毒邪致病也可无明显的阴阳属性，在侵入机体不出现症状的阶段，机体的阴阳寒热虚实是处于平衡状态，如无症状性乙肝的患者并不表现为阴阳寒热虚实的偏盛偏衰，而使机体处于正常的阴阳协调状态。毒邪侵入机体后耗伤机体的正气，损伤五脏六腑，是一个缓慢的病理过程，何时表现为寒热阴阳的偏盛偏衰主要取决于机体的正气和体质的阴阳属性。《医宗金鉴》云："盖以人之形有厚薄，气有盛衰，脏有寒热，所受之邪，每从其人之脏气而化，故生病各异也。是以或从虚化，或从实化，或从寒化，或从热化"。

2. 毒邪致病可现瘀、痰等病理产物：毒邪致病的过程中可以出现瘀血、肿块、痰液等病理产物。在肿瘤的发生过程中，各种毒邪物质如黄曲霉毒素、砷、联苯胺、氯乙烯等，以及微生物毒邪相互作用于机体，使机体的正气亏虚，脏腑的功能受到损伤，久之则导致瘀血，出现肿块，而瘀血、肿块作为内源性毒邪必然会加重机体的损伤，使病情恶化，出现脏腑气血津液衰竭的危重证候。因毒邪的种类不同，不同的毒邪可以作用于不同的脏腑，其病位有特定性。如长期受到紫外线的照射，其特定的部位是皮肤，可以使皮肤出现癌症。石棉存在于自然界中并被广泛地应用，当长期大量接触到这种物质时，有20％的人患肺癌，而其他部位的肿瘤则罕见，这说明不同的毒邪有其特定的作用部位。

3. 毒邪致病具有顽固迁延难愈的特点：感受毒邪后具有病情顽固，易于反复；常规辨证，难以奏效；病期沉长，病位深痼等证候特点。毒邪内伏，营卫失和，气血亏虚，脏腑败伤，其病多深重难愈，后遗变证峰起，治疗难度较大。毒邪侵入机体后，常常潜伏于脏腑，与脏腑交织在一起，缓慢地损伤脏腑的阴阳气血，所以用一般的治疗方法并不能够收到明显的治疗效果。

4. 毒邪致病具有广泛内损性的特点：毒邪致病早期作用于特定的脏腑，表现为某一脏或者某一腑的损伤；而疾病发展到一定的阶段，由于脏或腑的功能受到影响，以及气血津液的耗伤，必然影响到其他脏腑的功能，出现广泛内损性的特点。如长期吸烟的人群，早期仅仅表现为肺的宣降功能失常，随着病情的发展而导致胃的功能受到影响，进一步发展必然影响气血的运行，从而使脉管不利，出现心悸、胸痹等疾病。

17　环境毒邪新说

当今，环境污染已经成为影响地球人类健康的重要致病因素。这是无可争辩的共识。而现在通行的中医药各类教科书中，在论及病因学说时，尚未将环境污染病因列入，不能不说是一个遗憾。学者郑洪新为此为作了补充，提出了中医学病因新说——"环境毒邪"。

环境毒邪的基本概念

环境毒邪是由于环境污染所产生，进而毒害人体的一类外感病邪，亦可称为环境病邪，或环境污染毒邪，或环境污染病邪。环境污染包括大气污染、水污染、海洋污染、噪声污染、生物污染、辐射污染等。环境毒邪属于外感邪气，由外而入，或从皮毛，或从口鼻，或从官窍，侵入人体。环境毒邪与六淫、疠气等外感病邪不同：第一，环境污染之毒邪主要以有毒成分如毒气、毒物等，或毒害人体的因素如噪声、射线等，影响人体健康，导致疾病发生。第二，环境毒邪由外而入伤害人体，一般很少引起外感疾病，相反，多直接伤及脏腑，影响精气血津液代谢，引起内伤疾病。第三，环境毒邪多由于人为因素而造成，常常是伴随现代工业生产日益发达而产生的副产物，废气、废水、废渣等无所顾忌的排放遗弃；现代农业的日益发达而产生的副作用，化肥、农药等无所顾忌的投放施加；现代交通的日益发达而产生的副效应，道路不断拓宽延长，绿地、森林越来越少，海陆空运输工具不断增加；现代生活的日益发达而产生的负面影响，电视、电话、冰箱、空调、微波炉等名目繁多的家电，大理石、雕梁画栋的豪华装修，移动通讯、掌中电脑等的需求，人们的精神文明和物质文明得到了极大丰富，同时人们的健康也受到了极大的伤害。

环境毒邪的形成

人们生存的外环境应该是大自然所赋予的空气清新、水质优良、寒温适度、燥湿适宜、没有公害的环境。尽管大自然有时也会发脾气，出现某些异常现象，甚至伤及人体和其他生物，但是大自然毕竟给人类和众多生物创造了一个有利于生息繁衍的环境。然而，最近几十年，由于现代工业、农业、其他产业等的发展，犹如一把双刃剑，在创造了社会巨大财富的同时，也导致了环境的严重污染。

环境污染是产生环境毒邪的肇源，环境污染所致环境毒邪的产生主要是人为因素造成的。

1. 大气污染毒邪：正常的大气中主要含对植物生长有好处的氮气（占78%），人体、动物需要的氧气（占21%），还含有少量的二氧化碳（0.03%）和其他气体。当本来不属于大气成分的气体或物质，如硫化物、氮氧化物、粉尘、有机物等进入大气之后，大气污染就发生了。大气污染源有工厂排放废气、汽车尾气、农垦烧荒、森林失火、炊烟（包括路边烧烤）、尘土（包括建筑工地）等。

2. 水污染毒邪：生物体一切生命活动的重要反应都是在水环境中进行的，洁净的水是人类赖以生存必需的物质，人离开水就不能生存，而水的污染则严重地损害了人类的健康。当肮脏、有害的物质进入洁净的水中，就会形成水污染。水的污染源主要有未经处理而直接排放的工业废水，未经处理的生活污水，大量使用化肥、农药、除草剂的农田污水，堆放在河边的工业废弃物和生物垃圾，矿山污水等，水土流失也可造成水污染。

3. 海洋污染毒邪：海洋占地球表面积的70%，地球上的全部海洋是一个巨大的生态系统。海洋还有其他功能：调节气候（吸收二氧化碳），蒸发水分有利降雨，提供能源（潮汐能可以利用来发电）。海洋主要给人类提供的物产有：海洋食品（鱼、虾、海带等）、海盐、矿物资源（如铀、银、金、铜等）。海洋污染导致海洋吸收二氧化碳能力降低，加速温室效应；使海洋生物中毒、死亡或发生畸形，改变整个海洋的生态平衡。引起海洋污染的原因主要有油船泄漏，倾倒工业废料和生活垃圾，生活污水直接排进海洋。

4. 噪声污染毒邪： 由声源作无规则和非周期性震动而产生，声音失于和谐，嘈杂刺耳，或妨碍人们生活工作，不应有而有的声音，称为噪声。对声音的识别能力因生物的种类而异。人耳能听到的最小声强为 $10\sim12$ W/m^2，能忍受的最大声强约为 1 W/m^2。噪声污染多发生在城市，交通噪声占据着很大比重，工业噪声、建筑施工噪声、营业性噪声、排风机和空调机等的噪声亦很常见。

5. 生物污染毒邪： 地球上生物圈中所有的生物，即动物、植物、微生物，它们所拥有的基因和生存环境与人类有很多相似之处；同时动物、植物、微生物又为人类赖以生存所必需。许多野生动植物、微生物是珍贵的药材，常用来治疗疾病。然而生物污染也会影响人体健康。生物污染可分为四类：一是真菌，它是造成过敏性疾病的最主要原因；二是来自植物的花粉；三是由人体、动物、土壤和植物碎屑携带的细菌和病毒；四是尘螨以及猫、狗和鸟类身上脱落的毛发、皮屑。

6. 辐射污染毒邪： 人体的各种功能活动都可以电磁力的方式提供能量。但是电磁辐射过强，可以导致人体功能活动的紊乱。近代，在人们生活的空间里，仅人为的电磁能量平均每年就以 7%～14% 的速度增长，人类生活将难以避免电磁污染的笼罩。

有人将产品电磁辐射产生的污染形象地比喻为"隐形杀手"。早在 1975 年就曾有专家学者预言：21 世纪电磁环境恶化已成定局。电磁兼容中的电磁辐射（EMI）曾造成导航系统、医疗信息系统、工业过程控制和信息传输系统等的失控，干扰消费者的广播、电视收听，甚至直接对人体造成危害等。例如，带有人工心脏起搏器的患者不能携带手机、电话等。

环境毒邪的性质和致病特点

1. 环境毒邪具有毒性，易毒害人体导致中毒： 环境毒邪所包括的毒气、毒物等皆可毒害人体，造成人体的明显或不明显的中毒证候或中毒症状。例如，工业区向空气中排放的大量废气，农业生产使用农药所释放的有毒气体，海洋污染使海洋食品中聚积毒素，生活中的天然气中毒、沼气中毒，食物药物中残留化肥、农药等，都可以导致急性或慢性中毒，轻则引起不同的症状，如头晕头痛，恶心呕吐，腹痛腹泻等，甚则导致神昏，乃至死亡。

2. 环境毒邪具有外感性： 环境毒邪属于外感邪气，由环境污染而生，或从皮毛，或从口鼻，或从官窍，侵入人体。例如，工业废气、有毒气体、生物污染等从口鼻而入，污染的海洋食品、残留化肥、农药等的食物药物从口而入，农药、辐射、生物污染从皮毛而入，噪声从耳窍而入等，侵入人体，产生毒害作用。

3. 环境毒邪致病，或暴戾强烈，或久积邪伏： 环境污染而成的环境毒邪毒害人体，依据环境污染的空间、发病时间、毒邪性质等有所不同。可能表现为致病暴戾强烈，感邪即发，来势凶猛，传变迅速，病情危笃。例如，局部的空气污染，小范围的水污染，食入近海污染的鱼类或化肥、农药残留过多的蔬菜水果，生物污染所致的过敏反应等，可见突然发病，神志混乱，呼吸急促，呕吐腹泻，甚至亡阴、亡阳等症状。也可能致病过程很长，毒邪久蕴，邪伏于里，积以时日，渐进而发。几乎环境污染的所有病因，都可以缓慢地作用于人体，在人们不知不觉中呈渐进性病理改变，经过一定的时间，或在诱因作用下发病。

4. 环境毒邪可影响气血津液代谢： 人体气血津液代谢与自然环境有密切关系，即所谓"天人相应"。当自然环境发生变化时，人体气血津液代谢就会受到影响。大气污染作用于人体，人体气血也会受到不同程度的污染；人们饮用被污染的水，津液就会含有污染的成分；食用被污染的海洋生物、食物、药物，不仅会引起多种胃肠道疾病，甚至中毒，也会将污染的成分吸收，导致气血津液代谢失调；噪声可以对人体血液循环系统等，产生不良影响；生物污染可致气机失调和血的失常，表现为气滞气逆、气闭气脱、血虚血瘀等病变；过量的电磁波辐射伤及人体气血，表现为头痛头晕、疲倦无力、失眠多梦、记忆力减退、血压升高或下降、妇女月经周期紊乱以及视力下降等。

5. 环境毒邪可损伤脏腑，导致脏腑功能失常： 肺主气，司呼吸，故大气污染毒邪多首先犯肺，导致肺的治节失常，进而伤及五脏；肺为水之上源，脾主运化水液，肾为水脏而主水，肝疏泄气机而协助水液代谢，三焦为水液运行之道路，故水污染毒邪多毒害脾、肺、肾、肝、三焦，遍及全身；肺外合皮毛而主表，脾胃运化水谷而主里，故海洋污染毒邪导致温室效应会使肺卫防御能力改变，海洋生物污染会直接毒害脾胃；肾开窍于耳，心寄窍于耳，故噪声污染入耳可以损伤心肾，对人体听觉器官、中枢神经系统、人体血管系统等，产生不良影响，损害人体健康。五脏六腑的功能皆可体现于电生理活动，故辐射污染毒邪可伤及五脏六腑，导致生物电现象的异常，例如，已知过量电磁波辐射对人体的心脏、眼球等都可造成很大的危害。

6. 环境毒邪损伤生殖功能，导致先天异常： 环境毒邪作用于人体，可以损伤肾精，表现为生殖功能障碍，或者导致先天异常，这是其他致病因素很少具有的性质和致病特点。随着环境的污染与破坏，目前世界上的生物物种正在以每日几十种的速度消失。这是地球资源的巨大损失，因为物种一旦消失，就永不再生。消失的物种不仅会使人类失去一种自然资源，还会通过食物链引起其他物种的消失。环境污染越来越严重，最终将会祸及人类的生存和繁衍。

人类为保护环境正在做出种种不懈的努力，包括治理大气污染，清洁水源，禁止向海洋倾倒工业废料和生活垃圾污水，注意生物污染，限制噪声、辐射污染，等等。环境毒邪应当以预防为先，防患于未然。但是，环境毒邪所造成的毒害，我们必须加以重视，研究防治办法。中医药学界对毒邪的认识可以追溯到 2000 多年前，历代医籍药典中都有关于"毒"的记载。而环境污染是最近几十年的事，本文所谓"环境毒邪"之毒，中医药的古书中无从可考，现代文献也少有议论。再者，理论必须证之于临床，临床已有排毒、解毒、祛毒的治毒原则，可施以汗、吐、下、消、清等治毒方法。今后对环境毒邪所致毒害，如何辨病论治、辨证论治、对症治疗，还需要进行临床观察研究，总结归纳，探索规律，从而对防治环境污染所造成的危害做出中医药学应有的贡献。

18　论毒邪-雾霾-霾毒

随着经济的发展，城镇化的不断推进，近年来国内空气质量不断下降，雾霾天气频频出现，日益严重，尤其是京津冀地区。据专家评估，目前中国有将近25％的国土面积受到雾霾的严重影响，持续长时间的雾霾天气让约6亿人的生活、生产及身体健康受到极大威胁，其中雾霾对人们生命健康的影响备受关注。随着雾霾天气的出现及持续，心肺疾病的发病率、死亡率及就诊率显著增加，尤其是在呼吸科门诊中，哮喘、慢性阻塞性肺疾病、气管炎、肺源性心脏病（简称肺心病）的就诊人数明显增加，患者常出现胸闷、气短、憋喘、咳嗽、发热等不适。学者刘娜等从中医"毒邪"角度对当今雾霾天气进行了分析，并提出了"霾毒"概念的新见解，以期为临床预防和治疗雾霾相关性疾病提供理论基础。

毒邪与雾霾的关系

1. 雾霾的含义：雾霾是一种特殊的天气污染现象，是雾和霾的混合物，但二者有一定的区别。"雾"是由悬浮在近地面空气中的大量微小冰晶或水滴所组成，是水汽凝结的产物。空气中的灰尘、硝酸、硫酸以及有机碳氢化合物等粒子组成气溶胶系统从而给人类造成视觉障碍即为"霾"，又称"灰霾""烟霞"。雾霾多在秋冬季节出现，主要成分为氮氧化物、二氧化硫和可吸入颗粒物。PM2.5，即环境空气中空气动力学当量直径≤2.5 μm的颗粒物，被认为是雾霾的"元凶"。

2. 毒邪的内涵：东汉许慎在《说文解字》中认为"毒"的本意为"害人之草"，是指对农作物生长有害的繁茂杂草，而不是现在所说的有毒之草。《辞源》将"毒"视为广义的病因，认为"物之能害人者皆曰毒"。除此以外，"毒"在古代还被赋予多种含义，如罪恶、祸患、祸害、苦、苦痛等。古代医学典籍中未明确提出"毒邪"这个概念，常称为戾气、疠气、疫气、异气、杂气、非时之气等，如《瘟疫论》有"疫气者亦杂气中之一，但有甚于他气，故为病颇重，因名之疠气"的记载，但不乏关于"毒"的论述。早在《五十二病方》就有关于箭毒治疗方药的记载，《黄帝内经》主要记载了药物之毒和病因之毒，首创"热毒""寒毒""湿毒""燥毒""清毒"和"大风苛毒"之病名，如《素问·生气通天论》云"虽有大风苛毒，弗之能害"，汉代张仲景根据证候之阴阳属性，在《金匮要略》中提出毒邪分为阴毒和阳毒两类之见解，《诸病源候论》首次将毒邪进行系统分类，并将各种毒邪致病的证候和病因病机加以论述。历代医家对毒邪理论不断完善和发展，为后世从毒邪论治疾病奠定理论基础。

中医学中的"毒"主要包括以下几方面的内容：①发病之因，即毒邪，指一切对机体有害的致病因素。古典医籍中的寒毒、瘀毒、热毒、大风苛毒等皆属毒邪范畴，如《伤寒论·伤寒例》中有载"寒毒藏于肌肤，至春变为温病，至夏变为暑病"。②药物或药物属性，《神农本草经》依据药物有毒和无毒将各类药物分为上、中、下三品，《素问·五常政大论》亦有"方有大小，有毒无毒，固宜常制矣"之论，金代张从正在《儒门事亲》中将药物致病称为"药邪""药毒"，以上所论之"毒"皆指药物的毒性个；"毒"亦指可以治疗疾病的药物，如《素问·异法方宜论》中云"其病在于内，其治宜毒药"，又如《类经·疾病类·五脏病气法时》云"药以治病，因毒为能，所谓毒者，以气味之有偏也"。③病症名，多见于外科疾病，如阴阳毒、委中毒、丹毒、疮毒等。④治法，如解毒、拔毒、攻毒等。

3. 霾毒的提出：《金匮要略心典》云"毒，邪气蕴结不解之谓"。《古书医言》亦云"邪气者，毒也"。"毒邪"这一概念最早于20世纪80年代末由刘更生教授提出，其认为毒邪是专指病因之毒而言，包括所有对机体产生毒害作用的物质。根据毒邪入侵机体的途径，张蕾等当代医家将毒邪分为外毒和内毒。外毒是指由体外入侵从而导致机体发病的一类病邪，如邪化之毒、邪蕴之毒、药毒、水毒、气毒、漆毒、虫兽毒、食毒等。从当今环境污染日益严重的现状出发，姜良铎等先后提出"环境毒"或"环境毒邪"的概念，并将其归属于外毒的范畴，如大气污染、水污染、海洋污染、噪声污染、辐射污染等皆可作为外来之毒邪损伤机体。冯学功亦指出，除传统所述之毒外，空气污染、噪声、化肥农药及电磁污染等亦属于外毒。

随着环境污染的日益加重，空气质量亦不断下降，近年来雾霾天气有增无减，可对人体和交通产生不同程度的危害。雾霾可危害人体健康，结合中医学毒邪理论可知，雾霾亦属毒邪，其主要经口鼻入侵人体，是空气污染的结果，故又属于外毒——环境毒（大气污染之毒）的范畴。雾霾的主要有害成分是霾，霾中对人体健康有害的主要是直径＜10 μm 的气溶胶粒子，包括矿物颗粒物、海盐、硫酸盐、硝酸盐、有机气溶胶粒子、燃料和汽车废气等，会对人们的身心健康造成严重威胁，此处暂且将雾霾之毒简称为"霾毒"。

霾毒的发病与致病特点

1. 霾毒的发病：《素问遗篇·刺法论》云"正气存内，邪不可干"，《素问·评热病论》亦云"邪之所凑，其气必虚"，可见机体正气充盛与否和疾病的发生发展密切相关。《灵枢·口问》认为"故邪之所在，皆为不足"。在中医学基础理论中，正气和邪气是疾病发生过程中的基本矛盾，正气不足在发病中占据主导地位。霾毒是一种外邪，在雾霾天里机体是否发病，取决于正气的盛衰和霾毒的强弱。当雾霾来袭之时，如果机体正气旺盛，气血津液充足，肺卫能够正常发挥御邪作用，霾毒难以入侵，正胜邪退，故霾毒虽强却不易发病；若正气虚弱，肺卫失司，霾毒之邪则易乘虚而入，毒势凶猛，邪胜正虚，脏腑机能失调，从而导致雾霾相关性疾病的发生。正如《医宗金鉴·痘疹心法要诀·痘型顺逆》所云"气胜毒，则毒为气驭，其毒解矣，故顺也；毒胜气，则气为毒蚀，其气竭矣，故逆也"。较青壮年而言，儿童和老年人正气相对不足，是霾毒的易感人群，在雾霾天更易发病，发病程度亦较重。故雾霾天到医院就诊的患者以中老人和儿童居多，且以呼吸道和心血管系统症状居多，轻则有轻微咳嗽、鼻咽干等不适，重则危及生命，尤其是合并有心肺基础疾病患者，预后不佳。

2. 霾毒的致病特点：《肘后方》中有"毒有差别，致病各异"的论述，是说毒邪致病复杂多变，各有特点，同样霾毒致病亦有其不同之处。根据大量临床经验，霾毒致病特点主要有：

（1）具有相兼性：霾毒往往与燥邪、湿邪相兼为病，其致病在急性期的症状表现往往与所兼夹之邪的性质相关，故雾霾患者症状中燥性较明显，表现为干咳、咽干、鼻痒、痰中带血等。

（2）易侵袭内脏：《朱氏集验方》载"已毒即归于脏"，敖海清等认为毒邪多易侵袭内脏。《疡科心得集》认为"外证虽有一定之形，而毒气之流行亦无定位。故毒入心则昏迷，入于肝则痉厥，入于脾则腹疼胀，入于肺则喘嗽，入于肾则目暗手足冷"。刘敏等认为雾霾为致病邪气，易于侵袭肺脏。霾毒虽属外邪，由外而入侵人体，但其不同于六淫致病，一般不会引发外感疾病，而是易袭内脏，以心肺二脏居多，导致脏腑功能失调，精气血津液失常，不能维持机体正常运行，患者常出现咳嗽、气短、胸闷、胸痛、心慌等症状。

（3）致病范围广：雾霾弥漫于空中，笼罩大地，包裹人之全身，其致病具有广泛性。临床霾毒致病可累及多脏腑、多部位，孙志豪等指出，雾霾中的PM2.5可对人体呼吸系统、心血管系统、免疫系统、血液系统以及生殖系统等均产生不同程度的毒性作用。

（4）有易感人群：霾毒致病有相对较明确的易感人群，老人和儿童抵抗力较差，往往容易感邪而发病，尤其是长期患有喘咳和心脏疾病的老年人，雾霾常令其旧疾复发，如果及时治疗则可令病情渐趋稳定，反之则极易威胁生命。

从六淫邪气论霾毒

1. 霾毒之燥性：《素问·五常政大论》云"夫毒者，皆五行标盛暴烈之气所为也"。是说邪气盛极皆可成为毒邪。《素问·六元正纪大论》载"金郁之发……大凉乃举，草树浮烟，燥气以行，霿雾数起"。燥为秋天之主气，燥邪伤人，多从口鼻而入，首犯肺卫。雾霾多发于秋冬季节，其致病具有燥邪特征，与秋之燥气同气相求，致病力更强。张沁园等提出秋冬季节雾霾导致肺系疾病的原因是燥浊合邪夹毒。刘建秋等认为雾霾兼有燥、浊、毒的特点，是导致呼吸道疾病的原因。雾霾含有多种有毒物质，其致病具有一定毒性，此处雾霾之燥应为燥毒。《素问·阴阳应象大论》云"燥胜则干"，燥毒性干涩，易伤津液，故雾霾天里人们常出现各种干燥、涩滞的症状，如咽干口渴、口鼻干燥、干咳、毛发不荣、皮肤干涩甚至皲裂、脱屑、大便干结等；燥毒易伤肺，肺为娇脏，喜润而恶燥，雾霾之燥从口鼻而入，易伤肺津，令肺失宣发肃降，表现为咳、痰、喘，若燥伤肺络，则患者会有鼻黏膜出血或痰中带血丝等表现。

2. 霾毒之湿性：早在中国古代就有关于霾的认识，《毛诗故训传》云"霾，雨土也"。叶天士认为"湿者，天地间阴阳蒸润之气也。所感之由，或由雾露之侵，或因阴雨所客"。张景岳云"湿之为病，有出于天气者，雨雾之属是也，多伤人脏气；有出于地气者，泥水之属是也，多伤人皮肉筋脉"。《时病论·秋伤于湿大法》亦云"冒湿之病，得之于早晨雾露，云瘴山岚，或天阴淫雨，晴后湿蒸"。不仅古代诸多医家认为雾露为湿邪，现代许多医学者也将雾霾归为湿邪，且程丑夫等认为雾霾的病邪特征为湿毒。雾是在水汽充足、微风及大气层稳定，相对湿度达到100%时，由空气中的水汽凝结而成，故从六气来讲雾为湿气。雾中的相对湿度是饱和的，霾在发生时相对湿度不大，但当水汽凝结加剧、空气湿度增大时，霾就会转化为雾，且雾霾是雾和霾的混合物，相对湿度介于80%～90%，故雾霾属六淫湿邪之外湿。湿为重浊有质之邪，易阻遏气机，故雾霾袭人，易阻遏脏腑气机，令气机升降失常，如雾霾之邪阻于胸膈，肺气宣发肃降失常，则患者常见胸膈满闷、咳喘不利等不适。雾霾虽属湿邪，但与传统湿邪不完全等同。湿为阴邪，人体下部亦属阴，同气相求，故湿邪伤人，多侵及人体下部，正如《素问·太阴阳明》中所云"故伤于风者，上先受之；伤于湿者，下先受之"。

肺为娇脏，在窍为鼻，是五脏六腑之华盖，雾霾之邪从口鼻而入，首先犯肺，故雾霾来袭，人们多见呼吸道症状，这与湿邪首先犯下不同，且雾霾中含有大量有毒物质，故称雾霾为湿毒较妥当。当前中国雾霾天气日益增多，而雾霾兼有毒性和湿性，其中有害物质浓度较大，危害更大，如果人们长期暴露其中，形体必败。

从肺脏生理特点析霾毒损害机体的病因病机

雾霾致病早在古代就有相关记载，如《史记·平津侯主父列传》云："君不幸罹霜露之病，何恙不已，遒上书归侯，乞骸骨，是章朕之不德也。"霾毒中对人体有害的主要成分是PM2.5，近些年国内外诸多学者研究发现，空气PM2.5污染与人类总死亡率以及呼吸系统和心血管系统疾病的发病率、死亡率等有较大关系。毒理学研究表明，PM2.5中严重威胁人体健康的不是细颗粒本身，而是其表面吸附的大量有害物质，有毒有机物（如多环芳香烃和硝基多环芳香族化合物）和重金属元素是PM2.5毒性的主要来源，这些物质不仅对呼吸道和心血管有损害，同时亦可引起人体出现免疫、生殖及血液系统疾病，且人体的发病率和死亡率与PM2.5浓度成正比。

1. 霾毒致肺病：

（1）肺内症状：研究显示，人类鼻子可阻挡空气中>10 μm的颗粒物，呼吸道可阻挡5～10 μm的颗粒物，然而雾霾中<2.5 μm的颗粒物很容易进入支气管和肺部，甚至直达肺泡，诱发气管炎，加重慢阻肺、哮喘、间质性肺炎等呼吸道疾病。尤其是沉积于呼吸道和肺泡中的亚微米粒子，会引起呼吸道

炎症，日久还可诱发肺癌。肺为华盖，与外界相通，具有保护内脏的作用，肺主气而司呼吸，"天气通于肺"，在窍为鼻，喉为肺之门户。雾霾为外来之邪气，经口鼻入侵人体，故霾毒袭人，首先犯肺。然肺叶娇嫩，不耐外邪侵袭，故在雾霾天肺脏极易受损，气机失常，出现咳、痰、喘、胸闷、鼻塞、流涕等呼吸道症状。临床中，雾霾天到呼吸科就诊的人数尤其多。

（2）伤皮肤：据临床观察，雾霾天里过敏性皮肤病的就诊患者大大增加，雾霾中含有螨虫、尘埃以及各种有害物质，极易附着在皮肤上，堵塞毛孔，引发各种皮肤问题，尤其是过敏体质的患者，更易发病。《素问·痿论》云"肺主身之皮毛"。肺在体合皮，其华在毛。雾霾中含有毒性的细小颗粒通过呼吸作用进入肺部，损伤肺脏，肺脏气机失常，不能输送津液以滋养皮毛，皮肤失濡可见枯槁不泽；同时肺失宣发，不能宣散卫气于皮毛，皮毛抵御外邪作用减弱，毒霾入侵时邪胜正负，容易引发和诱发多种皮肤疾患，正如《灵枢·经脉》所云"手太阴气绝则皮毛焦……津液去皮节者，则爪枯毛折，毛折者气先死"。

（3）损情志：肾上腺素和甲状腺素是唤起细胞工作的"激素"，终日身陷雾霾之中，人体会分泌较多松果体素，令机体肾上腺素和甲状腺素分泌减少，细胞因而不活跃，人们极易感到身体疲惫，出现焦虑、抑郁等不良情绪。从中医学来讲，肺主悲忧，肺脏气血津液为悲忧产生的物质基础。清代季楚重云："所谓郁者，清气不升，浊气不降也。然清浊升降，皆出肺气，使太阴失治节之令，不惟生气不升，收气亦不降，上下不交而郁成矣。"是说肺失宣发为郁证产生的原因。毒霾伤人，首先犯肺，肺脏失于宣肃，气机郁滞，情志不舒，对悲、忧等不良情志的适应和调节能力下降，从而导致情志疾病的产生，故而大多数人在雾霾天里会出现焦虑、情绪低落、抑郁和胸闷等不适。

2. 霾毒致全身疾病： 雾霾中的硫酸盐、硝酸盐、矿物颗粒物和汽车尾气等有害细颗粒物，可以通过呼吸作用和血液循环而到达全身组织器官，在人体中不断积累，对多种内脏器官有致癌、致畸和致突变作用。肺朝百脉，全身血液经过百脉流经于肺，体内外的清浊之气通过呼吸作用进行交换，含有清气的血液经肺的宣发肃降输送至全身。心主血脉，肺气具有助心行血的功能。阴沉的雾霾天可直接损伤肺气，扰乱肺脏气机，肺气虚弱或壅塞不畅，则不能助心行血，进而导致心血运行不畅，甚至血脉瘀滞，患者常出现胸闷、心悸、唇青舌紫等血瘀之象。故而，气压低、空气含氧量下降的雾霾天容易诱发高血压、心绞痛、心肌梗死、脑溢血、心力衰竭等心血管疾病。《素问·灵兰秘典论》云："肺者，相傅之官，治节出焉。"肺主治节，具有治理调节全身之气、血、水的作用。霾毒伤肺，肺脏朝百脉、主治节机能失常，雾霾中的有害物质可通过呼吸作用和血液循环到达全身，进而引发全身疾病，波及多系统、多脏腑。

19　血证——识辨毒邪致病的着眼点

　　毒邪侵犯人体有何主要特征，有何主症反映，其与六淫及其他邪气如何进行鉴别，此是临床和理论上需要探索和明确的问题。从历代有关毒邪致病的资料及近现代有关专家的论述看，毒邪与血证关系密切，毒邪侵犯人体的主要着眼点是血证问题，其中包括几层含义：第一，即毒邪易入血；第二，毒邪易从血证反映其征；第三，治毒邪重在治血，包括调血理血等。即有表之血，又有半、里之血分问题，反映情况各有不同，学者章新亮就此作了探析。

毒邪易入血之依据

　　1. 毒邪易入络：络有表络，半、里络之分，经络为血脉之通道，有运载气血，连系脏腑等作用，全身无处不有。毒邪易入络，危害人体，疾病入里传变之重，亦为邪毒入里之意，而毒邪入络，分为入表之络，则病伤卫，入半、里之络则伤气、营、血，病重不易剔除，入络说明毒邪即易逆行，入络即易出斑疹，或密集一处，或布散全身，或斑疹同时出现，或呈团块，或伴有肿痛、痘疹、疱疹等。

　　2. 毒邪易逆传：包括逆传再逆传，反复伤人体正气，病逐渐加重，如逆传心包，叶天士早已在温病学说中精辟论述过。可见温病极重期，也是温热化毒逆传心包的表现。逆传包括心包经，及中、下逆传，中传脾胃及大小肠，下传肝肾经，伤及脏腑的血证表现，包括生克、乘侮、累传等情况，不循常道而逆变，可分为在表之逆传，半里之逆传，分初、中、后期，及轻、中、重之逆传阶段等，此均是毒邪随经络逆传变化的特点。

　　3. 毒邪传变快：传变快，入络入血，逆传也快，毒邪一般不耐留，留之毒邪也易走串，为乖戾之气，毒邪易入里，侵及脏腑，故有传变快之特征，除非是向好的方面发展，为顺传，或稽留于表之邪毒为病邪之微，或有伏毒在里，浅出于表，或有用药情况等，或有毒邪稽留积聚之变。

　　4. 毒邪易聚结：结为聚积之结，也是血证表现的一个方面。分为大聚结和小聚结，先为大聚结，继而为小聚结，或先从大后为小，或先从小聚结，后为大聚结，结而久为癥瘕积聚，或癌结之变，像斑疹、出血、肿块、脓腐等情况，均为易入血之征，如吴鞠通在其《温病条辨·上焦辨篇》第十八条云"温毒咽喉肿病，耳前后肿，颊肿，面正赤，或喉不痛，但外肿，甚则耳聋"。多半是大聚结引起小聚结，大聚结为大围之邪毒，包括板闭、阻滞等情况，是为邪毒干血的表现，先伤肺卫，后入侵胃（脾），心、肝、肾之血分。

　　血是中医论述人体功能活动的物质基础，从阴阳划分，气为阳，血为阴，腑为阳，脏为阴，一般病重之谓入脏，作为病的极重期，气为血帅，血为气母，气可行血、固血、动血，气亦可制血，气可阻血，毒邪伤血往往破气入血，或入气中之血，表卫之血，营血之血，血分之血，在划分上与温病应有不同之处。

毒邪血证表现的一般特点

　　1. 以红赤色为主：主红赤为血之主色表现，因血为赤色，包括青、紫、黑、变均可为血色之变。毒邪有致人体组织增生、亢进、破损、依附等特点，有出血、衄血、吐血、血斑、斑疹、疱疹，包括气阻湿热毒邪阻滞血之水痘、糜烂、肿、脓、疮疡、癥块等多种血证反应，可分为向愈的血证反应，和病进的血证反应等情况。

2. 以心脏为主：包括其他脏所涉牵，毒邪初伤肺，而逆传犯心包或其他脏腑。因心主血脉，心主神志，外感毒邪逆传犯心包，伴高热，狂躁，吐血，衄血，神昏谵语，或高热神志昏蒙，元气损伤等重证之变，逆传其他脏腑如肝，肝主藏血，肝又主经脉，常易至癥瘕积聚瘀块为事；脾主统血，喜燥恶湿，一般痘疹之毒或有溃烂，或痈脓结块与肺脾胃有密切关系，毒邪逆传病位最终是心脏，甚则下及肝肾，亡阴亡阳。如吴鞠通在《温病条辨·痘证急论》中云："毒流心肝二经，或数月或半年后，烦躁而死，不可救药者。"肺传胃（脾），为子盗母气，肺传肝为乘，肺传肾为母传子，肺传心为反克，不循顺生克制化之道，一般而言，毒邪上行，逆行入里为重，顺传下走，下泄外出为顺，即上行为逆，下走为顺，走腑为顺，走脏为逆重。就外感而言肺脏应为毒邪首犯之脏，因肺与大肠相表里，邪多易传胃肠，脾与胃相表里，胃伤及脾，为腑传脏，以此类推，肺主表司卫，受邪肺脏为首当其充，有传腑传脏之不同途径。

3. 出疹特点：一般以红色，形状、大小、根表几个方面为主辨，根深为重，浅浮为轻，急出伴表证一般是病证向好的预兆，入侵卫之表出疹，亦有毒邪在卫演化的过程，不会即刻出疹；也有毒邪但犯表的情况，有的是毒邪同时入侵表里出疹，或者出现其他血证反应，分为里邪之出与外邪之入而发为斑疹。由外邪而致表出斑疹，一般为风热毒邪袭卫之血分，有轻重之分；对于斑疹，是发散祛邪，或是凉血滋阴，或是清热泻火毒，或是温阳祛寒解毒等均是临床需细辨的问题。在这方面如前贤温疫学家余霖及余师寓《疫疹一得》等在辨斑疹方面，早有详细的描述，又如《诸病源候论·伤寒斑疮候》云"热毒乘虚出于皮肤，所以发斑疮隐疹如锦文，重者喉口身体皆成疮也"。

4. 出斑特点：斑与疹常会同时出现，也有但出斑或疹者，由里证而出斑，形如紫云斑，桃花斑、锦纹斑等均是对斑疹的外在疹形之描述。斑块也有根深与浮浅之表现，有红、青、紫、黑色之分，斑疹一般均以里毒邪外出为多，如吴又可云："此邪外传，由如表而出，或自斑消，或从汗解。斑则有斑疹，桃花斑，紫云斑等，汗则有自汗，盗汗，战汗之异。"临床也有以表邪入里，表里同病而出斑疹者，如过敏性紫癜，有以下肢出斑疹，也有相伴卫表之证状，如有咽喉红肿，咳嗽、流涕、发热，尿检隐血，有蛋白、红、白细胞，药用逆流挽舟之法解表凉透，清热泻火，或凉血解表，往往可以扭转病势，此病有明显的血证反应，属表里毒邪，先伤表后伤里，里再出表，毒邪袭于足少阴肾，厥阴肝及膀胱经上干手太阴肺及手少阴心经、足阳明胃，此对于表散一法也切不可忽视。

5. 出痘特点：痘疹也常相兼，关于痘也有多种类型，如吴鞠通在《温病条辨》中所论痘之特点云"盖痘之放肥，灌浆，结痂。"如水痘，小者为疹，大者为痘，痘者有浆与无浆，着与不着根，浆色白黄，赤，黑，青紫之分。温病学家吴鞠通在其《温病条辨·痘证总论》中云"痘发内由肝肾，外由血络，有紫白之分。紫闷者，枭毒把持太过，法宜清凉败毒"。其论述痘证之辨，有详细描述，如痘疹，俗名水痘者，其毒性区域传染，伴发热，咳嗽，流涕，面及全身，头部及其他部位出痘，有灌浆者如绿豆大小，以风湿热毒邪为主，一般予解表卫兼清里热毒邪，药如荆芥、薄荷、野菊花、蒲公英、黄芩、苍术、土茯苓、地肤子、板蓝根、牡丹皮等之类药治之。又如麻疹，有初中后期，初期宜辛凉发散，或辛温发散兼凉血解毒，中后期予养阴清热扶正等，若纯为痘毒痤疮，无表证，但局部烘热瘙痒，以面部及全身痘疹色赤，无灌浆，也因毒邪引起，应清热凉血解毒，病位主要在肺与阳明胃经，即表、半、里同病。

斑、痘、疹均为瘟疫学家鉴别于其他病的重要着眼点，作为六感时毒，出斑痘疹的情况亦为常见，除此而外，结块成癥瘕，腐糜，脓肿痈，血热，血燥，血寒之变等均为毒邪易入血的表现。

毒邪易入血的变化过程和特点

分清顺传外出血证表现与逆传血证表现，针对相应脏腑，有血证表现的部位不同，从六感毒邪及杂毒邪入血分也有初之表，后入半、里之情况；也有直接入里，或表、半、里相合为病，均与肺、心、胃

（脾）、肝、肾、大、小肠、三焦膀胱之一二发生关系，入表之血症状隐蔽，多伴有如咽喉红肿，疱疹性喉炎，或局部有寒、热、燥、湿、阴、阳之辨，临床上未有血证明确表现，以外感毒邪表证而言，可见口唇舌赤，咳嗽带血丝，或有发热、烦躁，或心烦易怒，口渴或口唇糜烂，或有咳嗽气急，少痰，或咳痰不易出，咽喉红肿，大便秘结，或尿赤热等，包括疱疹性咽炎，脉洪滑偏数，或细濡均属外感血证表现之范畴，在辨证基础上需配用血分药治之，效即佳。六感杂时毒邪伤卫表多闭闷肺卫，毒邪透而不易出，若但表不里，邪毒稽留于表，正气足以抗邪，病则易向愈，若正气虚，治疗失误，毒邪易入里，或上、中、下传，及逆变等。但表不里，吴又可指出里之邪现于表，出现斑疹，"其证头痛，身痛，发热而复凛凛，内无腹满腹胀等证，谷食不绝，不烦渴"。毒邪从斑消，从汗解两种向愈表现，其论表证仅以头身痛，发热而复凛凛为主症，与温病、伤寒表证有相似之处，识辨毒邪，只有从斑、痘、疹加以鉴别，也包括咽喉及诸窍，正如温疫学家雷少逸在其《时病论》中所云"然有因温毒而发斑，发疹，发颐，喉肿等，不可不知"。或神志、面及皮肤，口舌等的血证反映。

若论里之毒邪，此里应属外感之里，以外感毒邪为主，或合里，或由表直接入里，毒邪入里而再出表，顺势而外出出现汗、斑、疹，但里不表出现血证表现，直接入里，或里病证传变，为病重之反映。除了出血，高热，神昏谵语，烦躁等逆传心包为危重期。若里之半，即少阳，阳明包括大、小肠、三焦膀胱，出现斑疹反映，部位各有不同，一毒一病，或一病一毒，在半、里之气分表现，也有高热，神昏谵语，大便秘结，或便血，还包括其他重证反映，如尿赤热，涩痛，血尿，尿隐血阳性，妇女之血块，腹痛，宫颈糜烂等上下合感，腹痛烧心，嘈杂，懊憹，呕吐作秽，咽喉肿痛，咳嗽，包括胃病 HP（＋）或其他浊毒之邪，表里合感，若里之里则病犯肝肾，或少阴厥阴合病，出现血证反映，均是病重表现。毒邪犯表之半，先予和解，升散与清里相合，药如自制柴藿芩蒲汤，药如柴胡、薄荷、川芎、黄芩、蒲公英、薏苡仁、滑石、通草，发散表卫兼清气分之里，初散表邪也是防毒邪逆传的重要途径。出疹，出痘，重者发于四肢，再重者发于面部，清气不升，浊气不降，蒙闭心窍，显示毒邪上犯之势，内传之势，随着个人体质不同和某一毒邪性质不同，出现不同的病证。

毒邪血分的一般用药特点

如属侵表之邪毒，入卫气之血分，既有表证，又见机体，某部位红肿，疼痛，或斑疹，痘疹，衄血等，应在解表药中配用牡丹皮、赤芍、莪术、红花、水牛角、羚羊角之类药，以凉血解毒化瘀；入气中之血，除了清气分邪毒之外，兼加解毒药，药如生石膏、大黄、黄芩、黄连、栀子、蒲公英、板蓝根、大青叶、土茯苓等之类药，也不排除适用以上凉血解毒化瘀药，若属温热化毒，入营血之血，用清营汤或犀角帝黄汤之类药，先开心窍，祛痰浊邪毒，凉血化瘀，阻断毒邪再逆传。以血证判断毒邪入侵之基本特点，不是说见血证就用血药，如属湿热蕴结化毒，则应以清解，清利湿热，毒邪自消，血证之状自解。

总之，毒邪犯人，从表入里，或直接入里，或内外合邪，根据现近临床诊治情况看，毒邪犯人之血证表现，均以咽喉痛，红肿多伴有疱疹，或干咳气逆，咳而少痰，或肿痛，伴发热，恶风寒，毒邪易合感，大致分为：①上、中、下合感；②上中合感；③上下合感；④上引下合感；⑤下引上合感；⑥上引中合感；⑦中引上下合感等，包括现代检测之有关血证特征，应属毒邪易入血分范畴，临床均宜细辨之。

20   毒邪理论和治疗方法

中医毒邪学说源远流长，肇始于《黄帝内经》，至汉代仲景金匮有阴阳毒脉证辨治，后历朝历代均有发展，近代中医更拓宽了毒邪学说的范畴。毒在中医古籍中有 3 种含义，其一指病因，如《素问·生气通天论》中云"虽有大风苛毒，弗之能害"，如热毒、风毒、湿毒、火毒、瘴毒、蛇毒。是对致病原因的一种统括，是一种模糊、含蓄而又博大精深的思维概念。《素问·五常政大论》云"少阳在泉，寒毒不生，阳明在泉，湿毒不生……太阳在泉，热毒不生……太阴在泉，燥毒不生"，《素问刺法论》云"避其毒气"。其二是指药物的毒性，偏性，峻烈之性，如《素问·五常政大论》云"大毒治病，十去其六，常毒治病十去其七，能毒者，以厚药；不胜毒者，以薄药"，《淮南子·修务训》有神农氏"尝百草之滋味，一日而遇七十毒"的记载，《周礼·天官·医师》云"聚毒药以共医事"，《素问·脏气法时论》云"毒药攻邪，五谷为养，五果为助"。其三是指病名，如"丹毒、脏毒、无名肿毒、胎毒、梅毒、疔毒、食物中毒等"。可见"毒"含义的多样性和应用的广泛性，然而应用最多的是病因学概念。学者王玉玺等系统论述了与发病有关的毒邪理论和治疗原则。

毒邪的特征与分类

1. 毒邪的概念：临证中凡邪气亢极或邪气蕴结不解，都可视为毒。如王冰注《素问·五常政大论》中云"夫毒者，皆五行标盛暴烈之气所为也"。刘完素将邪热偏盛称之为毒，其云"凡世俗所谓阴毒诸证，以素问造化验之，皆阳热亢极之证"（《伤寒直格·主疗》）。清代喻嘉言认为，病久不解，可蕴结成毒，"太阳温证，病久不解，结成阳毒，少阴温证，病久不解，结成阴毒"（《尚论·驳正序例论春温大意并辨叔和血变之妄》）。喻嘉言在论毒之成因时说"外因者，天行不正之时毒也，起居传染之秽毒也。内因者，醇酒厚味之热毒也，郁怒横决之火毒也"（《寓意草·辨黄鸿悬生痈疽之症并治验》）。尤在泾明确地说"毒，邪气蕴结不解之谓"（《金匮要略心典》）。毒邪，在病因学中是对一类疾病致病原因的一种统括，源于传统中国文化的思维模式既模糊含蓄而又博大、精深，是审证求因的抽象概念，一般是指比较强烈的致病因素或是病状凶险危重，或病性顽恶，病情重笃，深伏胶着缠绵，对机体损伤或危害严重的致病因素，既不同于六淫之邪，而又来源于六淫，并依附于六淫而致病。凡是对机体有严重伤害、影响机体正常代谢的不利因素，造成机体阴阳失衡，无论是来自外界还是体内，都称之为毒。

2. 毒邪的特征：毒之为患，是比六淫病邪损害更强的致病因素，在临床上具有如下特征。

（1）暴戾性：毒邪致病来势凶猛，发病急骤，症状剧烈，呈进行性加重，传变迅速，变化多端，发展极快，易陷营血、内攻脏腑，险象环生，极易死亡，如结缔组织病、疫毒、蛇毒、药毒、食物中毒等。

（2）顽固性：毒邪致病，病情顽固，反复发作，治疗难度大，病期迁延漫长，缠绵难愈，如结缔组织病。

（3）多发性：指毒邪致病的广泛性，毒邪致病可累及多系统、多器官、多脏腑，临床表现多种多样，症状复杂。

（4）兼夹性：又称依附性，毒邪极少单独致病，外来毒邪多依附六淫之邪，内生毒邪常依附痰浊、瘀血、积滞、水湿等病理产物。此时"毒"的临床表现保留了原邪气的致病特点。

（5）火热性：继发性毒邪多从火化，正邪相搏，化火生热，或六淫之邪，郁久不解变生热毒。如急性期高热持续不降，高热过后多有低热缠绵等兼火、兼热之特征。

（6）传染性：有些毒邪致病具有强烈的传染性或流行性，如疫毒（麻疹、霍乱、禽流感、流脑、流感病毒、非典型肺炎、梅毒、艾滋病）、瘟疫等，《素问·刺法论》云："五疫之至，皆相染易，无问大小，病状相似。"

3. 毒邪的分类：按毒邪的来源可分为外源性毒邪和内源性毒邪，前者又称原发性毒邪或病因性毒邪，大多由外而入；后者又称继发性毒邪或病理性毒邪，大多由内而生。

（1）外源性毒邪：指从外界感受的毒邪，与内源性毒邪相对而言，多为感受六淫之邪毒或疫疠之气，为外毒所因。

1）六淫毒邪：毒邪多指从外感受之毒。人体感受六淫之邪，邪气亢极，蕴结不解，蓄积于内，或人体感受自然界四时不正之时毒。中医早有"邪盛谓之毒"和"积久成毒"之说，黄星垣有"毒寓于邪，毒随邪入，热由毒生，变由毒起"的理论，邪之过盛便生毒邪，如风毒、寒毒、热毒、湿毒、火毒、燥毒等。六淫毒邪可单独中人，亦可兼杂致病，因此在某些疾病中不能将毒邪与六淫截然分开。

2）疫疠毒邪：具有强烈的传染性和流行性，不仅来势急骤，且传播迅速，广泛蔓延，其传染途径可通过口鼻经呼吸空气飞沫传染，也可从饮食经消化道传染，也可从肌表膜接触传染，如麻疹、霍乱、伤寒、痄腮、水痘、风疹，还可见痢疾（中毒性细菌性痢疾）、流脑、梅毒、淋病、艾滋病等。

3）食毒：进食腐败变质，或被致病微生物污染的不洁食物，或有毒的动植物，如毒蕈、河豚、疫禽、疫畜等。

4）药毒：指有毒的中西药物或对某些人致敏的药物，如植物药雷公藤、黄药子、洋金花（曼陀罗）、马钱子、苦杏仁、苍耳子；动物药的斑蝥、红娘子、蟾酥；矿物药的砒石（砷）、轻粉、水银、雄黄、铅丹等；气类如芥子气。

5）虫兽毒：如蚊虫、黄蜂、蝎子、蜈蚣、毒蛇、疯犬、毒蜘蛛等叮咬皆可中毒。

6）酒毒：属湿热毒范畴，乙醇过量对神经系统和肝脏都有较强的毒性，劣质酒中的甲醇亦可造成乙醇中毒。

7）胎毒：五欲之火，隐于细胞遂结为胎毒，传给胎儿，如胎敛（婴儿湿疹）、先天性梅毒等。

外毒这种致病因子是随外邪入侵这一先决条件而来的，不仅包含现代医学中的各种致病微生物如细菌、病毒、支原体、衣原体、原虫、螺旋体等病原微生物的内外毒素，也包括我们生活环境中的各种气候、温度、湿度、风速、日照（紫外线）、气压，及声、光、电、辐射（电磁波、超声波）、大气污染、农药、化肥的污染、化学合成药品的毒副作用，食品添加剂（如三聚氰胺）、防腐剂的毒性作用。

（2）内源性毒邪：是由内而生，多系脏腑经络失和，气血运化升降失司酝酿而生。是人体在病理状态下化生的有害物质。当外邪作用于人体，指六淫之邪转化或五志过极、七情内伤、饮食失节造成脏腑功能失调，气血运行失常，体内的生理、病理产物不能及时排出，郁滞、蕴结、蓄积日久，所产生的一类有害物质，即毒邪内生，此为内源性毒邪。

1）七情化毒：《素问·举痛论》云"怒则气上，喜则气缓，悲则气消，恐则气下，惊则气乱，思则气结"，"怒伤肝，喜伤心，悲伤肺，思伤脾，恐伤肾"，七情太过，久而不解，常致气机逆乱，脏腑功能失调，损伤归属之脏。"气有余便是火"，火自内生，火过盛便生毒；气不足便有寒，寒过盛便化毒；气不畅便成郁，郁至甚便酿毒。根据患者体质差异，七情过极，有从寒化毒，有从火化毒之别，如素体阳虚阴盛则从寒化毒，素体阳盛阴虚则从火化毒，并非全由情志属性所定，七情化毒，以心肝火盛为主，故以火毒为多，许多红斑炎症性皮肤病都和火毒关系密切。

2）痰毒：指痰浊郁而化毒。痰由水液运化失司内停，凝聚而成，水湿蓄积和痰浊的产生密不可分，凡六淫、七情、饮食、劳倦所致的脏腑功能失调，气血运行失常，均可影响津液的代谢、输布，而成痰浊蓄积。或脾虚生湿，湿邪内阻，气机不畅，久而酿痰；或火热灼津，受热煎熬而成热痰，受寒凝聚而成寒痰。痰结日久，酿成痰毒，痰毒致病，疑难复杂，变化多端，在体内可流窜上下，阻塞经络，痰毒内伏可发生痰核，停聚在体表可形成肿块、肿毒、囊肿、癌瘤等，如瘿瘤、瘰疬、乳核、息肉、囊肿、脂瘤等痰邪致病。临床上除咳痰外，尚有头重、昏蒙、眩晕、胸脘痞闷、恶心纳呆、呕吐痰涎等症状，若痰浊日久为毒，蒙蔽心神，可见神志不清、沉默痴呆、喃喃自语。

3）瘀毒：血行失畅瘀滞，久而化毒，则为瘀毒。瘀久化热，热盛肉腐，酿脓成疮。瘀血从热化毒，常可引发疔、疖、痈、疽等炎症性外科病；瘀血阻滞经络可引发各种内外科疾病［外伤跌扑堕坠，恶血留内或血热妄行血不循经，引起各种出血（吐、咯、呕、衄），血色紫暗或挟有血块，离经之血是为瘀血，可引发紫癜等出血性疾病］。瘀毒可见局部疼痛固定不移，或痛如针刺，夜间加重，舌质暗、脉细涩。若瘀久不消，肌肤失养则面色黧黑，口唇紫暗，肌肤甲错，或体内肿块、癥瘕积聚、质硬、日久不化、固定不移、夜间痛甚。常用大黄䗪虫丸、鳖甲煎丸、桃仁红花煎等进行治疗。如瘀血从寒化毒，可与痰毒、气滞相合而为阴疽、肿瘤等疾病。

4）食毒：脾胃运化功能障碍，脾虚胃弱，饮食停滞不化，而生浊酿毒。症见脘腹胀满，疼痛拒按，嗳腐吞酸，厌食，腹痛欲泻，泻后痛减，粪便臭如败卵或便秘，舌苔厚腻，脉滑，食积日久化火成毒，中焦气机不畅，手热或胸腹灼热。诸如痛风、消渴、肥胖、血脂过高、动脉硬化等症。此外尚有水毒、粪毒、尿毒、酒毒等。

上述内生之毒邪既是病理产物，又是致病因素，既能加重原有的病情，又能产生新的病症。外来毒邪和内生毒邪有时在致病过程中互为因果，相互影响，相互促进，同气相招。内外相引，外毒入侵可造成脏腑功能失常，气血运行障碍，由此可产生病理性代谢产物内毒。内毒生成之后，耗伤正气，正气虚衰，卫外失固，又易招致外毒。二者互为依存，共同致病，使病情更加凶险顽恶。

内生之毒则包括组织细胞功能障碍，机体一系列病理生理、生化过程的产物，如毒性氧自由基、兴奋性神经毒、过敏介质、炎症介质、钙离子超载、新陈代谢毒素，如慢性肾炎尿毒症之肌酐、尿素氮，痛风之血尿酸，毒性甲亢之甲状腺素，糖尿病之酮体，肿瘤的致癌因子等。

（3）其他分类法：按毒邪的性质、阴阳属性，可分为阴毒、阳毒，按六淫属性可分为寒毒、热毒、风毒、湿毒、温毒。寒邪成毒者称寒毒，风邪成毒者称为风毒，温邪成毒者称温毒，热邪成毒者称热毒，湿邪成毒者称湿毒。

阴毒、阳毒有多种含义：一是指毒邪的性质，一是指毒邪的部位，还指患者的体质。尤在泾云："毒，邪气蕴结不解之谓，阳毒非必极热，阴毒非必极寒，邪在阳者，为阳毒，邪在阴者，为阴毒。"陈修园云："仲师所论阴阳毒，言天地之疠气中人之阴气阳气，非阴寒极、阳热极之谓。"阴毒、阳毒与人体虚实变化有关，庞安常云："凡人禀气各有盛衰，宿病各有寒热，因伤寒蒸起宿疾，更不在感异气而变者，令素有寒者，多变阳虚阴盛之疾，或变阴毒也。素有热者，多变阳盛阴虚之疾或变阳毒也。"《金匮要略·阴阳毒》云："病属于阳则为阳毒，病属于阴则为阴毒。"《东医宝鉴》云："伤寒三阴病深必变为阴毒，伤寒三阳病深必变为阳毒。"

4. 毒邪概念的发展：

（1）外毒：随着近代科学的发展，化学工业、药物合成的大量增加，有许多有毒的气体大量排放。如工业向空气中排放的大量废气、汽车尾气、农药、化肥释放的有毒气体、建筑或装修材料释放的含有甲醛（福尔马林）的气味、含汞、氰化物等气体对人体不同程度的伤害。化学药品的毒副作用；工业废水排放对水源的污染；噪声、通信、电话、电脑、电视的电磁波、超高频率对人体的干扰都属于外毒。动物肉、禽、蛋、鱼、食品的生长素、催肥剂，食物中的防腐剂、添加剂，牛奶中的三聚氰胺等。

（2）内毒：随着现代免疫医学的发展，人们对病因病理学认识的不断加深，人体在病理过程中的代谢产物亦成为内毒。人体正常生理情况下有一套完善的动态免疫排毒系统，人体感受的外来毒邪或生理代谢过程中产生的毒邪，都会通过这一系统排出或解毒，而不能使人致病，其中脏腑组织器官本身的功能完善和彼此间的功能相互协调，是产生内生之毒、排出内存之外毒的物质基础之一。所以免疫排毒系统的功能状态，决定内生之毒是否毒存体内，而留存体内"毒"的数量和性质决定了是否发病。从免疫学角度，免疫功能失调是造成内生之毒的主因，由于遗传因素、环境因素之间复杂的相互作用，改变了某些基因的表达和调控，造成细胞免疫和体液免疫的严重失衡，破坏了正常的免疫耐受机制，引起了T

辅助淋巴细胞（Th）和 B 淋巴细胞的过度激活，同时下调机制缺陷，从而产生了大量的自身抗原、抗体和免疫复合物，致病性自身抗体和免疫复合物沉积在组织中，造成结缔组织的破坏，引起免疫病理损伤，从而引发以系统性红斑狼疮为代表的结缔组织病。除了自身抗体，细胞凋亡产物尤其是核小体也直接参与了系统性红斑狼疮的免疫损伤，细胞凋亡是核小体产生的唯一途径，当机体免疫清除能力下降（吞噬细胞功能、自然杀伤细胞功能低下），细胞凋亡控制基因的缺陷和突变，没能使自身反应 T、B 淋巴细胞全部克隆删除（凋亡），余下一些自身反应性细胞，于是产生了针对自身组织的自身抗体，由此激发了自身免疫反应。总之自身抗体的产生是系统性红斑狼疮等结缔组织疾病发病的重要环节，自身抗体与抗原结合形成的免疫复合物，由于免疫功能障碍，而不能被有效清除，最终导致免疫复合物性肾炎、关节炎、浆膜炎、血管炎及皮疹的发生，而且自身抗体可针对靶细胞表面抗原决定簇而引起溶血性贫血、血小板减少及中枢神经系统损害，有时还加上补体的溶胞作用，会在体内某处积累到一定数量后便引起炎症反应。所以根据"毒"邪致病的特点，可对人体直接或间接造成组织器官的损害。变性的自身抗原（包括细胞凋亡产物、核小体），各种致病性自身抗体，这些高度活化的淋巴细胞和大量抗体，免疫球蛋白（IgG、IgM、IgA、IgE 等）和抗原抗体复合物，还有能引起局部炎症和溶胞作用的补体，以及最初的启动细胞因子，如白介素、肿瘤坏死因子等，是造成免疫炎症、全身系统组织损害及持久不愈的主要原因。这些病理产物都视为内生之毒。

所以上述病机的"解毒""排毒""攻毒"等治疗方法，就是针对上述的内生之"毒"，或是恢复其下调机制，或增强清除毒邪的能力，恢复机体排毒系统的功能状态，增强吞噬细胞的功能，调节细胞因子和炎症介质，从而调节免疫功能，恢复自身免疫耐受性或抑制亢进的体液免疫功能。增强低下的细胞免疫功能，及非特异免疫功能会起到十分有利的作用。常用药物有漏芦、乌蛇、凌霄花、商陆根、秦艽、青风藤、鬼箭羽、紫草、雷公藤、青蒿、白薇等。

毒邪的治疗

针对毒邪的治疗，方法有消除毒邪、减少毒邪的产生、促进毒邪的排除、减少毒邪的毒力、扶正祛邪、增强人体的抗病能力等，因此出现了攻毒、排毒、解毒和托毒等不同的治法。首先是分清原发性毒邪（外来毒邪）还是继发性毒邪（内生毒邪），前者治当因势利导，给毒邪以出路，用解毒或排毒的方法杀灭或抑制毒邪，后者除解毒外，还要配合化痰、祛瘀、消积、补虚（托毒）等方法进行治疗。

其次应分清毒邪的来源，包括六淫毒邪、食毒、药毒、虫兽毒、疫疠毒邪等，前者指六淫兼夹毒邪，或毒邪明显有六淫（风、寒、暑、湿、燥、火）属性的表现，治疗时应祛除原始病因，即采用解毒与疏风、解毒与散寒、解毒与燥湿、解毒与清热泻火、解毒与润燥并用；如果是食毒多有相应的解毒药，如甘草、泽泻能解毒草中毒，紫苏叶可解生姜鱼蟹之毒，葛花解酒毒，雄黄善解蛇毒，硫黄解疥虫毒，蜈蚣解百虫毒。无论中药西药，都有其特殊针对性的解毒药，如甘草、生姜、蜂蜜、黑豆解草乌、附子毒等。

此外分析正邪的主次，毒邪的多寡，正气的盛衰，以决定解毒药的轻重。①毒邪多，证候重，邪盛正不虚时，用排毒解毒重剂，证轻毒邪少，邪势不盛，亦不可用轻剂而用中剂。②发展迅速，进行性加剧，要用重剂，反之，发展缓慢，邪势不盛用中剂。③毒邪深入，反复不愈，治以重剂，反之施以中剂。

当正邪虚实夹杂时，需用兼顾性解毒法进行：①毒盛正气不足（禀赋不足，久病体虚，毒证初期，正气稍损）采用解毒为主，扶正次之的解毒兼顾扶正法。②毒证明显，虚象显露，则解毒扶正并举。③正气大虚，邪气留连，应以扶正为主，佐以解毒的托毒法，用扶正配合拔毒，且不可用汗、吐、下法。④正气未虚，气血充足，毒邪壅盛，病热危重，病性单纯，毒邪显著，用单纯性解毒法专一急攻，直捣毒邪之所在，或以毒攻毒。如疔伴随走黄、疽毒内陷、蛇咬伤、误服农药等。

由此看来，毒邪的治则可根据毒邪致病特点的兼夹性（又称依附性），治疗应遵循"欲解其毒，先去其邪"的原则。对于这种复合性毒邪的治疗，首先要把与其依附的六淫诸邪和痰、瘀、积与毒邪分开，也就是先治六淫之邪或痰、瘀等内邪，然后或同时据其邪气性质与部位，或清，或下，或攻，或解而驱逐之。所以驱毒之法需与祛风、除湿、清热、泻火、润燥、散寒、凉血、化瘀、消痰诸法同用。俾六淫或痰瘀诸邪已解，毒必势孤，而无立足之地，此为"分而治之"的分消驱毒之法。即"治毒先祛邪，邪去毒自化"之法。

1. 排毒法：用于实证毒邪。本法系指开泄腠理（汗法），宣通气血（吐法），通导大便（下法），疏利小便（利尿法）等方法，顺应病势向表、向外，顺应脏腑气机升降的功能，因势利导，促使毒邪经由与外界相通的皮肤汗腺、呼吸的口鼻、大肠、尿道等器官通道向外排泄。吴又可云"诸窍乃人身之户牖，邪之自窍而入，未有不自窍而出"，主张导引诸邪，从门户而出。吴鞠通亦指出"逐邪者随其所而宣泄之，就其近而引导之"，主张给邪以出路。排毒法适用于疾病早期，邪毒初入，病位比较表浅，病变较局限，病证较单纯，正气未衰，人尚有充足的抗病能力，吴又可在《温疫论》中云"大凡邪贵乎早逐，乘人气血未乱，肌肉未消，津液未耗，患者不致危殆，投剂不致掣肘，愈后亦易平复，欲为万全之策者，不过知邪之所在，早拔去病根为要耳"。具体：

（1）发汗排毒：是通过开泄腠理，发汗透毒外出的排毒方法，使壅阻于皮肤血脉之间的毒邪，随汗而散，《素问·五常政大论》云"汗之则疮已"，《外科启玄》云"言疮之邪自外而入，脉必浮数而实，在表故当汗之，邪从汗出，毒自消散"，本法主要用于外感毒邪侵袭体表所引起的各种表证，临床上当分辨风热、风寒，治法亦有辛凉和辛温之别。

1）辛温发汗排毒：适用于风寒毒邪客于肌表所致的恶寒发热、头痛身痛、无汗、脉浮紧的风寒表实证。代表方如麻黄汤、桂麻各半汤、荆防败毒散，保安汤等，常用药如麻黄、荆芥、防风、柴胡，常用于外感风寒症荨麻疹的风寒束表型，以及毒虫咬伤，肾衰竭的"溺毒"。

2）辛凉透表排毒：适用于风热毒邪侵袭肺卫所致的发热无汗（或有汗不畅）、头痛、口渴、咽痛、咳嗽，舌尖红、苔薄黄，脉浮数的风热表实证，代表方如银翘散、桑菊饮、柴葛解肌汤，常用药物如金银花、桑叶、连翘、菊花、薄荷、牛蒡子、葛根、升麻等，多用于流感、扁桃腺炎、单纯性风疹、荨麻疹的风热型，疫病如猩红热、麻疹初起，通过发汗排毒，可以透发疹毒。

（2）通里排毒：是应用泻下的药物，使蓄积在脏腑、壅聚体内的毒邪（毒蕴胃肠）通过大便排出的一种方法。由于积毒的性质病位不同，通下排毒又可分为以下两法。

1）通腑泄热排毒：使用苦寒攻下大便的药物，荡涤在里（胃肠）的火热积毒，临证中可见大便秘结，脘腹痞满，潮热，谵语，或热结旁流，苔黄燥，甚则焦黑起刺，脉沉实。外科可见患部焮红高肿，疼痛剧烈；皮肤病可见皮损焮红灼热。代表方剂如大承气汤、大陷胸汤。常用药物如大黄、芒硝、厚朴、枳实。临床上常见肠梗阻、急性胆囊炎、胰腺炎、阑尾炎以及毒蛇咬伤等疾病。

2）逐水排毒：应用逐水泻下药物，对水饮毒邪（盘踞）潴留体内的水肿，积水或水热互结于胸胁，腹坚胀大、尿少、脉沉实有力的胸腔积液、腹水等攻逐水毒。代表方如十枣汤、舟车丸，常用药物如大戟、芫花、甘遂、商陆、大黄等。临床上常见于腹膜炎、胸膜炎、肝硬化腹水等病，通下药物可以增加肠道分泌液，扩大肠道容积，促进肠道蠕动功能，降低肠壁毛细血管通透性，改善肠道血液循环，具有抗菌、消炎的作用，并能反射性的诱导其他部位炎症的消除，从而达到疏通脏腑、排泄内蕴热毒之功用。

（3）利尿排毒：应用渗利药物，使蕴结于三焦、膀胱的热毒，通过利尿的方法排出体外。常用于毒邪伤肾，气化不利，水道不行，泛滥而肿；或水肿日久，气机壅塞，湿浊不化，水毒潴留；或心经火毒移热于小肠，下注膀胱使膀胱积热；或三焦之湿热毒邪注入膀胱，小便短赤。代表方剂有五苓散、猪苓汤、五皮饮、八正散等。常用药包括车前子、滑石、木通、淡竹叶、茯苓、泽泻、猪苓、桑白皮、姜皮、大腹皮、萹蓄、瞿麦等。利尿排毒也不仅仅是通过气化（寒湿结滞）实现利尿，而且通过泻心导热利尿（湿热蕴结），凉血清热利尿，及健脾燥湿，宣降肺气等法配合进行治疗。

（4）涌吐排毒：是应用药物催吐或人工探吐，使毒物由口而吐出的排毒方法，此即《内经》所说

"其高者，因而越之"之义。临床上凡痰涎、宿食、酒积、热毒、瘀血，食物或药物中毒等实邪留滞人体上部者皆可应用本法。如误食毒物、药物，时间短，中毒不深，毒物尚在胃中未排空时，急用吐法或洗胃，就近排出毒物，是最简捷有效的治疗方法。代表方剂如瓜蒂散、莱菔散等，王仲阳滚痰丸治痰滞胸脘；稀涎散可涌风痰；此外喉风、喉闭、白喉痉挛、喉梗阻等均可应用，常用药物有瓜蒂、藜芦、常山、大盐、白矾、胆矾等。

（5）表里双解排毒：此法为解表发汗药物与通里攻下药物联合应用于表里俱实之毒邪症，使毒邪内外分消的一种排毒方法。由于太阳经和皮毛疾病很容易影响肾与膀胱的气化功能，外邪可通过经络（循经）传入本腑，还可表里相传直接入里。另外六经传变，太阳传阳明，三焦传变，卫分传气分，外科表（实）证也能或很易出现热结便秘，形成表里俱实之证，因而治则上须表里双解，此时常用如下 3 种方法。

1）解表通便排毒：常用神授卫生汤治疗外科痈疽发背。用于疮疡初期，表证偏重者及一切丹、瘤、恶毒诸症，药用防风、羌活、白芷、金银花、连翘疏风散寒，泄热解表；大黄泄热排毒通里。还可用内疏黄连汤治疗痈疽阳毒，有寒热、头身痛之表证，火热发狂及二便秘结等里证，表里俱实，而里实热证偏重的外科毒热证，临床选连翘、薄荷清热解表；栀子、黄连、黄芩、大黄泻热通便，表里双解。或用方凉膈饮治疗心火上盛，中焦燥实之口疮唇裂，痘疮黑陷等证。本方虽治表证，但以攻下热结排毒为主，药用连翘、薄荷、竹叶清热解表，芒硝、大黄峻下通便排毒。

2）解表利尿排毒：采用除湿胃苓汤中的防风、苍术祛风燥湿解表；五苓散化气利水，治风寒、水湿在肌表，循经入膀胱，气化不行，小便不利，而皮肤滋水糜烂等证；又恐寒湿蕴久化热，用栀子、滑石清热除湿；又虑湿土困脾，配以平胃散健脾燥湿，以加强膀胱气化功能，此方既治太阳经之表证，又治太阳本腑-膀胱湿滞之证，亦为表里双解之法。或用大连翘饮中的防风、牛蒡子、连翘、蝉蜕、荆芥、柴胡等清热解表；滑石、木通、车前子等渗利排毒，再配以凉血解毒之品，可用于治疗新生儿赤游丹毒，或身体红斑、肿胀、身热烦燥等，本方疏风解表，利尿排毒，共济表里双解之作用。

3）解表通便利尿排毒：方用防风通圣散，荆芥、防风、麻黄、连翘疏风、发汗、散寒清热解表，滑石、栀子清热利尿，大黄、芒硝泻热通便，本方解表与通利二便相结合，三条通道同时开放，使邪毒内外分消，排出体外。

2. 解毒法：毒邪较重时应坚持辨证施治的原则，依据兼夹或依附的外源性六淫毒邪，内生的痰瘀毒邪，分别用解毒法施治。

（1）清热解毒：以清热解毒的寒凉药物，使内蕴的热毒得以清解的治疗方法。临床常见壮热、面赤、心烦，或神昏谵语，或满口赤烂、口臭、便秘、溲赤，舌质红，苔黄糙，脉滑数或弦疾。临床常见各种感染性、炎症性疾病。代表方有五味消毒饮、黄连解毒汤、解毒清热汤等。常用药物如金银花、蒲公英、紫花地丁、野菊花、鱼腥草、白花蛇舌草、半枝莲、半边莲、白头翁、重楼、贯众、石膏、寒水石、黄芩、黄连、黄柏、栀子、天竺黄、人中白、人中黄、牛黄、羚羊角、犀角等。

现代实验研究表明，大部分清热解毒药物对细菌、病毒等病原微生物都有一定抑制和杀灭作用；对细菌内、外毒素有减毒、解毒的作用，并可拮抗或中和在热毒病程中产生的各种有害物质的毒性，能从多方面提高机体的免疫功能，如提高白细胞数，增加白细胞活力，抑制渗出和水肿的发展等。某些清热解毒药还具有解热镇静、升压、强心、止血、保护和修复机体组织器官等作用，并对交感神经、肾上腺系统有一定的调节作用。

（2）泻火解毒：以泻火攻下的药物，直折火毒的治疗方法。适用于疮疡热毒重证（极期），温热病或疫病中、极期，症见高热不退，烦乱燥狂，斑疹密集，便秘溲赤，吐血、衄血（肌衄）。头面红肿，口糜咽痛。如中医的疔毒走黄（脓毒败血症）。代表方如大承气汤、黄连解毒汤、白虎汤、重剂白头翁汤。药用大黄、芒硝、龙胆、黄连、栀子、芦荟、青黛、石膏等。

（3）清营解毒：以清凉透泄药物来清透营分热毒的治疗方法。症见身热夜甚，心中烦扰，时有谵语，斑疹隐隐，舌质红绛等。多见于红斑发疹性皮肤病，如多形红斑、猩红热、药疹、紫癜等。代表方为清营汤，药用犀角、水牛角、生地黄、黄连等清营解毒药，及金银花、连翘、淡竹叶等清热宣透解毒药。热入营分，耗灼营阴而致阴伤，可佐以生地黄、麦冬、玄参等滋阴药。若热邪已入营，而气分热仍盛（壮热、口渴、烦躁、神志不清、时有谵语）、斑疹隐隐、舌红绛、苔黄燥者，属热毒气营两燔证，可用加减玉女煎以清气营热毒。

（4）凉血解毒：主要以凉血解毒、活血散血之品，清解血分热毒，热毒入血、动血的治疗方法。症见烦热燥扰，甚则狂乱谵妄，斑疹密布，吐血、便血，舌质红绛或紫绛。如系统性红斑狼疮、皮肌炎的急性发作期、过敏性紫癜、红皮病性银屑病等。代表方剂如犀角地黄汤、解毒凉血汤。常用药物有生地黄、牡丹皮、水牛角、紫草、茜草等。还要注意活血散血（化瘀），如应用丹参、赤芍等。如毒邪入血，但气分毒热仍盛的热毒气血两燔证，表现为壮热烦渴，面红目赤，昏谵，斑疹密布或出血，舌红绛或深绛，苔黄燥，可用清温败毒饮、凉血五花汤、凉血五根汤等方剂进行治疗。

（5）利湿解毒：以性味苦寒，或苦温燥湿，或淡渗、利水的药物，祛除湿毒的治疗方法。适用于湿毒疮疡性疾病，如大疱性皮肤病（天疱疮、类天疱疮、药疹）、渗出性皮肤病如湿疹以及结缔组织病（白塞氏病）、湿毒性皮肤病（急性女阴溃疡、接触性皮炎、急性自身过敏性皮炎、下肢溃疡合并感染等）。症见浮肿，尿少或尿频、急、痛或身黄、目黄、尿黄，或腹胀尿少或疮疡久治不愈，湿毒蕴于肌肤，小腿足踝部皮肤可见水疱、潮湿、糜烂、渗液，破后黄水淋漓，结痂，肌肤瘙痒，舌质或淡或红，苔或黄或白，苔腻（薄腻或厚腻），脉濡或缓滑。代表方剂有土茯苓饮、萆薢渗湿汤、祛风除湿汤、茵陈五苓散、八正散、除湿解毒汤、茵陈鲜皮解毒汤（茵陈、黄连、大黄、连翘、土茯苓、虎杖、贯众、白鲜皮、栀子、柴胡、秦艽、鸡内金、生麦芽、生姜、大枣，用于湿热毒外袭发黄）、湿毒消肿汤（苍术、重楼、白茅根、土茯苓、蒲公英、苦参、茯苓皮、金银花、地肤子、生姜皮，用于湿毒伤肾或湿疹瘙痒）、土槐饮等。常用药物：土茯苓、地肤子、薏苡仁、车前子、冬瓜皮、瞿麦、萹蓄、茵陈、猪苓、萆薢、茯苓、泽泻、商陆、苍术、枯矾、苦参、白鲜皮、秦艽。

湿邪常与热邪兼夹而成为湿热毒证，此时应选用苦寒清热燥湿之品，清利湿热解毒。①中焦湿热蕴毒，症见脘痞呕恶，发热汗出、热不解，口苦、口干，身目发黄，小便短赤，苔黄腻，脉濡数，治宜清热燥湿解毒，方用甘露消毒丹，药用茵陈、连翘、厚朴、黄芩、黄连、滑石等。②湿热下注，蓄于膀胱，症见身热，尿频涩痛，淋漓不畅，小腹胀满，口干，舌红，苔黄腻，脉数，治宜清利湿热解毒。代表方剂为八正散，药用萹蓄、瞿麦、栀子、金钱草、土茯苓、虎杖等。现代实验研究证明，利湿祛毒药物对多种病毒、致病菌、真菌和钩端螺旋体有抑制作用，并有驱除寄生虫和抗细菌吸附的作用；能增强机体的免疫功能，对特异和非特异免疫都有一定的促进作用；通过调整胃肠功能，消化液的分泌，肠道吸收和护肝利胆等作用，达到调整消化系统功能，解热、消炎、镇静等临床功效。

（6）祛风解毒：以祛风解毒药物，清除体内外风毒的解毒方法。依风热伤络，风寒束表及风寒蕴肤而引起的皮肤瘙痒，可用清热解毒、祛风散寒解毒、祛风除湿解毒 3 种疗法进行治疗，但因"痒自风来，止痒必疏风""风为百病之长"、风为诸邪之向导，风邪常兼夹热、湿、寒诸邪致病，诸邪亦多依附风邪进入人体，因此祛风解毒多用于病程的早期。外风证见发热、恶风、自汗出，皮肤病常见皮肤风团、瘙痒、时隐时现，发无定处，此起彼伏，风邪致病常发于人体上部，具有升发、向上、向外的特点，如头皮白、白癜风、隐疹、痒风、摄领疮、风毒肿、大头风、白屑风等瘙痒性皮肤病。风热证常用药有薄荷、牛蒡子、蝉蜕、僵蚕、桑叶、菊花、葛根、升麻，代表方如疏风清热饮、荆防方。风寒证常用药有荆芥、防风、细辛、紫苏、辛夷、徐长卿、葱白，代表方如止痒永安汤、麻黄方。风湿证常用药有羌活、独活、香薷、藿香、白芷、藁本、苍耳子、威灵仙、秦艽、豨莶草、蚕沙、五加皮，代表方如祛风燥湿汤、疏风除湿汤等。

（7）散寒解毒：用温热性解毒药物，驱除在里寒毒的解毒方法。症见腹痛骤起，呕吐，下利清谷（泄泻）或胸痛彻背，背痛彻心，或恶寒无汗（阴寒凝滞），四肢厥冷，口和便溏，舌淡苔白，脉多沉紧或沉缓。如寒痹、冻疮、脱疽、硬皮病、雷诺氏病等。治宜寒者热之，代表方剂如乌头汤、四逆汤、乌头赤石脂汤、桂枝附子汤、保安汤、麻黄附子细辛汤等。常用药物有附子、川乌、草乌、吴茱萸、干姜、肉桂、花椒、细辛、马钱子、桂枝等。凡寒毒直中脏腑、经络筋脉，或病久积寒，伏于脏腑经络而引起的里寒证，或阴疽流注，或寒痹，鹤膝风，或遇冷逢寒加重的皮肤病。皆可用此法进行治疗。

（8）升阳解毒：用温补升阳的药物，对于素体阳虚，或久用、误用清热药物损伤阳气，或生活在严寒阴冷潮湿环境的患者，采用散寒、温阳、燥湿等法祛除阴毒。阴毒之病证见面色晦暗，神疲乏力，纳呆口淡，呕吐酸水或肢冷恶寒，舌淡苔白，脉沉细弦等；或见胸闷气短，心动悸，四肢不温，面色㿠白或周身浮肿，汗出淋漓，肌肤湿冷，舌淡或胖，脉沉细或结代等；或阴证疮疡，不红不热，肿形平塌，疼痛不甚，不易酿脓腐溃，溃后脓出稀薄，肉色灰暗，新肉难生而成窦道漏管；或肠痈溃后，兼有便溏，溲频，肢冷自汗，少气懒言，踡卧嗜睡，舌淡苔薄，脉沉细等阳虚、虚不胜毒之疮疡患者。因寒凝经脉，气血虚寒，寒毒留而不去所致。此时应振奋阳气，鼓邪外出，甘温补中气，养血驱寒，排脓生肌。

上述诸证皆宜温补，升阳解毒。代表方剂如阳和汤、吴茱萸汤、桂枝甘草汤、附子汤、托里消毒汤、薏苡附子败酱散等。皮肤病后期，病程日久不愈，见有皮损暗红或灰褐色，增厚浸润，表面粗糙，覆盖少许糠秕状鳞屑，伴有畏寒肢冷，便溏，口和，舌淡苔白或微腻，脉沉细可用除湿防风汤加减。

（9）润燥解毒：以滋润药物来治疗燥毒的一种治疗方法。燥邪有内外之分，外燥为六淫之一，是指外感燥邪而伤肺耗精；内燥指血枯、精夺而脏腑精液亏耗。燥毒多表现肌肤甲错，皮肤干燥、角化、肥厚、粗糙、鳞屑，甚则皲裂，时有瘙痒，毛发焦枯、失润，爪甲不泽，眼、口鼻等处干涩不适，兼有口干、咽干、唇燥，大便干结，舌红少津，脉沉细。常见于神经性皮炎、老年性皮肤瘙痒症、干燥综合征、皮肤淀粉样变、鱼鳞病、毛发红糠疹、银屑病静止期、干性脂溢性皮炎、单纯糠疹、掌跖角化症等疾病过程中。治宜外燥轻宣，内燥滋阴，在气者益气，在血者养血，在阴者滋阴，在阳者助阳，配合补肾水、柔肝阴、济胃津、除肠燥、泻心火等法进行治疗。常用药有地黄、天冬、麦冬、沙参、玉竹、石斛、当归、阿胶、山药、玄参、花粉、枸杞子等。代表方剂如滋燥养营汤、养血润肤饮、当归饮子、一贯煎等。

（10）化痰解毒：是通过化痰、祛痰药来排出体内（肺系或经脉内）痰毒的治疗方法。痰毒致病，疑难复杂，变化多端，常见内科疾病的痰热蕴肺，如肺痈；痰火蕴毒、扰乱心神而见癫狂、痫证；风痰毒壅阻于脑窍，可见中风昏迷，口㖞眼斜；痰毒阻于关节则见关节肿痛；痰毒阻于经络可作核不散；结聚肿痛如瘿瘤、乳核、下肢瓜藤缠、脂膜炎、皮肤脂瘤等；痰毒瘀血凝聚，可以形成癌瘤。治疗当以化痰解毒，热痰常用瓜蒌、贝母、天竺黄加清热解毒的鱼腥草、黄芩、石膏、冬瓜子等，如千金苇茎汤；痰火常用礞石、大黄、黄连、牛黄、栀子、胆南星、黄芩、石菖蒲等，如礞石滚痰丸；中风者常用生南星、生川乌、生白附子、僵蚕等，如三生饮；痰毒凝聚成肿毒、癌瘤、瘰疬等，常用海藻、昆布、法半夏、陈皮、夏枯草、贝母、黄药子、莪术等，如五海瘿瘤丸，达到化痰解毒的作用。

（11）通瘀解毒：是运用活血破血的药物，祛除瘀毒的一种治疗方法。因热毒（或湿热毒）致血瘀者，称为"瘀毒"。属热毒瘀者多见结缔组织病、传染病、感染性疾病，须清热解毒药加活血散血药来进行治疗，如犀角地黄汤、桃核承气汤、大黄牡丹皮汤、清宣瘀热汤等，常用药有生地黄、牡丹皮、赤芍、紫草、桃仁、大黄等。属湿热毒瘀者常见肝胆疾病，应用清解、泄化湿热瘀毒的药，如化肝解毒汤，常用平地木、垂盆草、虎杖、半枝莲、丹参、泽兰、益母草、红花、炮穿山甲、皂角刺、水蛭、郁金等药物进行治疗。瘀血蓄血日久化毒，可见发热日久、肌肤甲错、形体消瘦、两目黯黑、妇女经闭，常用抵当汤、血府逐瘀汤等方剂，药用大黄、蛴螬、蜣螂、桃仁、赤芍、川芎、当归、胡黄连等。瘀毒阻于上部，方用通窍活血汤；阻于咽喉用会厌逐瘀汤；瘀毒蓄积膀胱，尿血、涩痛者，用桃核承气汤加琥珀、冬葵子、瞿麦；瘀毒所致疮疡用银花解毒汤、仙方活命饮等。

3. 托毒法：是应用扶助正气，补阴补阳，补气补血之药物，提高机体的抗毒能力，匡扶正气，减轻毒邪对人体的损害，扶正达邪的一种治疗方法。本证常见素体先天不足，后天失养；或因病致虚，如毒邪火热，必伤气阴；或寒毒凝滞，必伤阳气；或正气虚弱，无力抗邪。症见面色晦暗或白，神疲乏力少气；或畏寒，踡卧，嗜睡，懒言，四肢不温，动则自汗，便溏溲频，纳呆口淡，舌淡苔白，脉沉细；

或疮疡不红不热，肿形平塌，不易酿脓腐溃，溃后脓出稀薄，肉色灰暗，新肉难生，或缠绵不愈，形成漏管窦道等。虚者补之，气虚者益气，血虚者补血，阳虚者温阳，阴虚者滋阴。气血两虚者用十全大补汤、托里消毒散；气阴两虚者用生脉饮；温阳扶正用神功内托散；滋阴养血用内托黄芪汤；升阳解毒用阳和汤等。常用药物如黄芪、人参、党参、太子参、当归、白芍、白术、附子、肉桂、何首乌、阿胶、桂枝、女贞子、墨旱莲、皂角刺、桔梗、白芷等。

　　毒邪理论已有数千年的历史，只是没得到应有的重视和发展，先贤早在临床上用于治疗疑难顽症，并取得了显著的疗效，我们在临床中自觉或不自觉的也在应用，却没有把"毒"邪升华为理论进行深入研究。近年来随着科技的发展，人类环境的变化，许多过去不为人知的新病种的出现，如结缔组织病、自身免疫性疾病等，用毒邪理论指导临床治疗，取得了良好的效果。从病因病机上重视毒邪致病，治疗上重视解毒祛邪，这不仅是发扬中医病因学说中的传统理论，而且是随着临床和科研的逐步深入，这一理论对疑难顽症的治疗意义必将更加彰显出来。

21　毒邪学说的形成和发展

　　毒邪学说是中医学中阐述病因病机的一种重要理论学术观点。其含义有两类，一类是毒邪，又称毒气，是指对人体有明显损害的致病性病邪，包括外来毒邪和内生毒邪两种。另一类是邪毒，又称毒力，是指毒邪中所含的一种致病性毒性物质，或非毒邪（常邪）侵入人体后，在疾病的发展过程中逐渐转化或产生出的一种致病性毒性物质。一般将前者称为原发性邪毒，后者称为继发性邪毒。可见，毒邪与邪毒的含义，有着明显的区别。毒邪多指致病的病因，邪毒多指引发疾病的病机病理。毒邪学说就是这种既阐述毒邪的病因又阐述邪毒侵犯人体引起病理变化的一种学术观点。故中医常将毒邪与邪毒两者相提并论。

　　学者杨仓良等认为毒邪学说是中医解说病因病机十分重要的学术观点，是符合客观实际的，理论完善而全面的。其对指导伤寒温病研究及对现代医学病原微生物研究产生了积极的影响，并为中医攻毒疗法的开展提供了理论依据。

　　中医古籍将毒邪描述为病因病机者首推《黄帝内经》，其将毒邪称为一类剧烈的致病因素，如《素问·生气通天论》云"虽有大风苛毒，弗之能害"，"苛"即细小之品，此即无论大小之毒均能造成危害。《素问·刺法论》云："余闻五疫之至，皆相染易，无问大小，病状相似，不施救疗，如何可得不相移易者？"岐伯云："不相染者，正气存内，邪不可干，避其毒气。"这里的"毒气"是指具有强烈传染性的致病性物质。《灵枢·寒热》云："寒热瘰疬在于颈腋者，皆何气使生？岐伯曰：此皆鼠瘘寒热之毒气也，留于脉而不去者也。"又将能引起鼠瘘寒热等危重疾病的病因归为毒气。以上诸种毒气是有别于六淫之邪的致病因素。此外，《黄帝内经》还认为六淫之邪可引起百病，六淫还可化为六毒，有"夫百病之生也，皆生于风寒暑湿燥火"的论述。同时指出，"少阳在泉，寒毒不生……阳明在泉，湿毒不生……太阳在泉，热毒不生……厥阴在泉，清毒不生……少阴在泉，寒毒不生……太阴在泉，燥毒不生"。明确指出了风寒暑湿燥火之邪过度偏亢亦能引起寒毒、热毒、湿毒、清毒、燥毒等诸毒证。这些理论观点的提出对毒邪学说产生了深远的影响。

　　成书于东汉末年的《金匮要略》则将毒邪所致疾病分为阳毒和阴毒两种，并指出该证的证候及治疗方法为"阳毒之为病，面赤斑斑如锦纹，咽喉痛，吐脓血，五日可治，七日不可治，升麻鳖甲汤主之。阴毒之为病，面目青，身痛如被杖，咽喉痛，五日可治，七日不可治，升麻鳖甲汤去雄黄、蜀椒主之"。此外，张仲景十分重视饮食卫生对人体的影响，尤其是各种动物因误食毒品，或感受疫毒等原因而死亡，或死因不明，或某些动物的某些内脏会含有毒素，误食会导致人体中毒或死亡，这些主要涉及食物中毒、虫兽伤中毒和秽浊之气中毒的内容对后世影响颇大。其记载的对各种中毒的急救方法有涌吐法、通下法、中和解毒法、利尿解毒法、特效药物解毒法等，在临床上十分全面而实用。其还特别强调服用解毒方时"不可热饮，诸毒病得热更甚，宜冷饮之"，这些观点和经验在临床上有较高的实用价值。

　　东汉华佗所著《中藏经》，在毒邪学说及使用毒药方面比张仲景更胜一筹。他提出了毒邪这一名词，认为五疔是由毒邪所致；还提出蓄毒的观点，认为"蓄其毒邪，浸渍脏腑，久不摅散，始变为疔"。这种关于毒邪积聚，蓄积不流可引起诸毒证的看法是对中医病机学说的又一大贡献。此外，他还提出了邪毒的概念，云："人病脚气与气脚有异者，即邪毒从内而注入脚者，名曰脚气。风寒暑湿邪毒之气，从外而入于脚膝者，名气脚也。"认为这种致病邪毒既可从内产生，也可从外来的毒邪中转化而来。其还认识到性病亦是一种毒证，是由传染而来。他独立结毒科专论梅毒、秽疮风毒等，是我国性传播疾病的最早发现者。该书还列举了风毒、热毒、湿毒、火毒、风湿热毒、湿热之毒、痰毒、阴毒、痈毒、疮毒、毒疮、蛊毒、结毒、蛇毒、药毒、酒毒、箭毒以及热毒痢、伤寒阳毒、无名肿毒、蓄蛊毒等诸毒症的证候及治疗方法，使毒邪学说基本形成了理法方药的理论体系，为中医毒邪学说的形成和发展奠定了良好的基础。其还提出了临床若治法不当，也能引起毒邪的产生，认为"当灸而不灸，则使人冷气重凝，阴毒内聚……不当灸而灸，则使人重伤经络，内蓄炎毒，反害中和，致于不可救"。开创了医源性疾病从毒找因的先河。

晋代王叔和则首次提出毒邪从外来后还可内伏，如《伤寒论》云："冬伤于寒，春必病温……冬令严寒……中而即病者，名曰伤寒，不即病，寒毒藏于肌肤，至春变为温病，至夏变为暑病。""冬温未即病……至夏得热，其春寒解，冬温毒始发出肌中，斑烂隐疹如锦纹。"此外，王叔和还十分赞同张仲景的阴阳毒学说。其在《脉经》云："阳毒为病……有伤寒一二日便成阳毒。或服药吐下后变成阳毒，升麻汤主之。""阴毒为病……毒瓦斯攻心……或伤寒初病一二日，便结成阴毒。或服药六七日以上至十日，变成阴毒，甘草汤主之。"明确提出阴阳毒既可从伤寒转化而来，也可由于用药不当，或汗下过度转化而来。同时他还认为狐惑病也是由毒邪所致有"狐惑为病……其毒蚀于上部，则声喝，其毒蚀于下部者，则咽干"的论述。

东晋葛洪《肘后备急方》记载了溪毒、沙虱毒、犬毒、熊虎爪牙伤毒、狐溺毒、食毒、瘴气疫疠温毒7种毒证和解毒方药。更为重要的是本书首次记载了狂犬病、尸瘵（肺结核病）、虏疮（天花）、黄虏病（急性黄疸性肝炎）、瘰疬病（颈淋巴结核）、恶脉病（急性淋巴管炎）、㿄疽（干、湿性坏疽）、乳痈（急性乳腺炎）等烈性传染病及外科感染性疾病的证候及方药。东晋的《刘涓子鬼遗方》则收录天疽锐毒、大头温抱头火丹毒、眼胞菌毒、手发背手心毒、肠风脏毒、蝼蛄串肘痈肘后毒、痘毒、委中毒、鱼口便毒、杨梅疮结毒、胎火胎毒、气毒、火痰毒、肛门痈脏头毒14种毒证的证候及治疗方法，使毒证的种类达40余种之多。

隋代巢元方《诸病源候论》对毒邪在病因病机中的重要作用亦进行了十分精辟的阐述。他认为伤寒诸病、时气诸病、结胸、热病、温病、疟病、黄病、眼病、蛊风、脚气病、脚气痹弱候等多由毒气或热毒、湿毒、湿热毒、寒毒等毒邪所引起。此外，作为细菌性肠道传染病，巢氏早已认识到其与热毒、湿毒等毒邪有关。认为"血痢者，热毒折于血，入大肠故也"，蛊注痢候"此由岁时寒暑不调，则有湿毒之气伤人。随经脉血气，渐至于脏腑。大肠虚者，毒气乘之，毒气挟热与血相搏，则成血痢也。毒气侵蚀于脏腑，如病蛊注之家，痢血杂脓，瘀黑有片如杂肝，与血杂下是也"。值得强调的是该书将蛊毒病、兽毒病、丹毒病、杂毒病、蛇毒病五门作了72论专篇进行论述，重点介绍了外科、毒虫野兽及药物、食物等特殊毒邪证候。另外，巢氏还认为许多妇科、儿科病亦与毒邪有关。巢氏对毒邪的病因病机的阐述堪称历史之最。

唐代孙思邈《千金要方》在总结前人理论及经验的基础上，对毒邪学说亦有一定发挥。他首次列出脏腑温病阴阳毒，如治肝腑脏温病阴阳毒、治脾腑脏温病阴阳毒、治心腑脏温病阴阳毒、治肺腑脏温病阴阳毒、治肾腑脏温病、热毒内伤方等方面介绍了五脏感受毒邪引起毒证的治疗方药，很有临床使用价值。本书还专列诊溪毒证，首次介绍了血吸虫病等水中传染病的症候及治疗方药，记载了五石毒、药毒、食毒、蛊毒、鼠毒、蜂毒、蚍蜉毒、蛇毒等毒证的证候及治疗方药，丰富了毒邪学说的内涵，至今仍有临床价值。

唐代王焘《外台秘要》很赞同张仲景、王叔和的"伏毒学说"，提出"天行瘟疫是毒病之气"；"疮斑紫黯，弥岁方灭，此恶毒之气也"；"其伤于四时之气，皆能为病。以伤寒为病者，以其最盛杀厉之气也。中而即病者，名曰伤寒；不即病，寒毒藏于肌肤，至春变为温病，至夏变为暑病"。在治疗上提出"夫得病四日，毒在胸膈，故宜取吐，有得病二三日便心胸烦满，此为毒瓦斯已入，或有五六日以上，毒瓦斯犹在上焦者，其人有痰实故也，所以复宜取吐也"。并记载了热毒、温毒、风毒、丹毒、丁毒、丹疹毒、恶毒疮、蛊毒、溪毒、药毒、虫毒及伤寒百合病、伤寒狐惑病、毒肿瘰疬、天行热毒、山瘴疟、历节风、脚气等近50种与邪毒有关的病症，为毒邪学说的形成增添了丰富的内容。

北宋韩祗和《伤寒微旨论》对王叔和的"寒毒藏于肌肤，至春变为温病"的"伏毒学说"亦作了发挥。提出"至小寒之后，立春以前，寒毒杀厉之气大行时，中于人，则传在脏腑，其内伏之阳，被寒毒所折，深浃于骨髓之间，应时不得宣畅。所感寒气浅者，至春之时，伏阳早得发泄，则其病轻，名曰温病。感寒气重者……即病证多变，名曰热病"。揭示了温热的本质，这对于指导临床立法用药具有重要的意义。

宋代庞安时《伤寒总病论》亦十分赞成王叔和的"伏毒学说"，并有所发挥。认为"其不实时成病，则寒毒藏于肌肤之间……因春温气而变，名曰温病也。因夏暑气而变，名曰热病也。因八节虚风而变，名曰中风也。因暑湿而变，名曰湿病也。因气运风热相搏而变，名曰风温也"。他还认为"假令素有寒者，多变阳虚阴盛之疾，或变阴毒也；素有热者，多变阳盛阴虚之疾，或变阳毒也"。对毒邪致病的病因病机做了明确的分类，强调一切外感温病热病的共同病因是"毒"。

宋代陈言《三因极一病证方论》对中医病因学做出了较大贡献，他提出"医事之要，无出三因"，创立了著名的"内因，外因，不内外因"的"三因"论，特别重视毒在发病中的重要因素，将虎狼毒虫归为不内外因，如提出中暑为暑毒所致，酒疸是酒毒所致，斑疮是藏内毒攻所致，瘰疬是外伤风寒燥湿，饮食百毒所致，丹毒之病是由心实热，消渴是由"阳毒伤寒，倍重燥盛而渴甚者，有中暑伏热，累取不瘥而渴者，有瘴毒气染，寒热而渴者，得非外因"，"坏伤寒"皆由"汗下不止，毒在心包间所致也"，"伤寒发斑者……盖热毒入胃深也"，"湿毒也能发斑"，他还认为许多妇科病也是毒邪所致，如"治乳妇气脉壅塞，乳汁不行，及经络凝滞，乳内胀痛，留蓄邪毒，或作痈肿"，对毒邪学说的创立奠定了良好的基础。

金代张子和著有《儒门事亲》和《心镜别集》。他论病首重邪气，主张治病以祛邪为先，善用汗、吐、下三法治疗急、难、重症，将发汗剂分成强者用败毒散等，弱者用逼毒散等，对风寒湿痹，小儿惊风等疾病以发汗法祛风排毒，尤其是用砭刺发汗为后世临床之典范。对肠中一切有痰核主张用吐法以吐为快，迅找病根，反对养痈为患；对暴病卒痛邪实，用峻下法，认为药性有毒之急方可以夺病之大势也。对疑难病症，尤其是湿邪、积聚等病，主张用攻下法。他还明确指出"药邪"一词，认为药本身产生或者运用不当也可造成疾病，提出"凡药有毒也，非止大毒、小毒谓之毒，虽甘草、苦参，不可不谓之毒，久服必有偏胜"。还认为药物中毒、误服药物、炮制不当、误用燥热、滥用补法等均可对人体造成危害。说明张氏十分重视药源性疾病对人体的危害，认为药也可以成为致病因素，将其归为邪毒的范畴。

金代刘完素的《素问玄机原病式》亦十分重视药毒对人体的危害，认为"岂知巴豆热毒，耗损肾水阳气"；"伤寒误用巴豆热毒下之，而热势转甚"；"银粉亦能伤牙齿者，谓毒瓦斯感于肠胃，而精神气血水谷不能胜其毒，故毒瓦斯循经上行……则为害也"；"切不可用银粉、巴豆性热大毒丸药"。元朝朱丹溪提倡相火论，治病以杂病为著。他在治疗气结、痰积、瘀血等邪结于内心之腹痛时，大胆运用吐法以攻邪，邪去则病随之亦安。其论疮疡痈疽有"气血本虚，而火之毒，气结之毒壅，乘虚而发为痈疽，故治法当补气血，泻火散气"。论漏疮有"先须服补药生气血，用参、术、芎、归为主，大剂服之"。论疮疡诸疾提出要内外兼治，并以托毒法进行治疗，用内托复煎散；当患者体实，因酒毒湿热内壅而发疽，尚未有里证，治用大黄酒清热祛湿兼通络，又用人参姜炒补助正气兼以发表，服药后得汗，湿热之毒从表而散，疾病遂愈。论小儿痘疹提倡解毒、和中、安表之法，认为"痘疹所发，由里出表，盖毒根于里，因而治要解毒、和中、安表"，主张"但温凉之剂兼而济之，解毒、和中、安表而已"；"痘疹分气虚、血虚，用补，气虚者人参、白术加解毒药；血虚者，四物汤加解毒药"。论痔有"痔者皆因脏腑本虚，外伤风湿，内蕴热毒，醉饱交接，多欲自戕，以致气血下坠，结聚肛门，宿滞不散，而冲突为痔也"。论漏有"大抵外伤血气，内窜七情，与夫饮食乖常，染触蠹动含灵之毒，未有不变为瘘疮"。论疸有"黄疸乃脾胃经有热所致，当究其所因，分利为先，解毒次之"。论小便不禁有"小便不禁者，属热属虚。热者，五苓散加解毒；虚者，五苓加四物"。这些从毒论治的观点对临床有重要的指导意义。

中医在明代以前临床不分科，自明朝薛己开始逐渐分科较细，统称 13 科。薛己在 6 科方面均有建树，撰有《外科枢要》《内科摘要》《妇科撮要》《口齿类要》《疮疡机要》《正体类要》，对毒邪学说有一定贡献。他在《口齿类要》中将喉痹分为阳毒、阴毒，阳毒属火，阴毒属阴湿。在《外科枢要》中对疮疡 59 证的病因病机多以毒邪立论。在《疬疡机要》中引用了张子和的汗法，认为"毒蕴结于脏，非荡涤其内则不能痊"；"若毒在外者，非砭刺遍身患处及两臂腿腕、两手足指缝各出血，其毒则必不能散"。"若表里俱受毒者，非外砭内泄，其毒决不能退"，共记载了治毒的方剂 112 首。在《正体类要》中主要介绍骨伤科，如扑伤、坠伤、金伤、破伤风、烫火伤，或引起的并发症，并将以上诸证统归为火毒证，介绍方药 60 首和 64 种病证的医案，对后世外科学启发较大。

明代王肯堂对痘疹的诊治独具心得，其在《肯堂医论》中指出"痘疹始于胎毒，继感瘟疫外邪，引动伏毒，势若燎原，危险万分，互相传染，为害闾阎"；"发热轻则毒瓦斯轻，故报痘亦轻；发热重则毒瓦斯重，故报痘亦重。轻者不必言治，重者宜先解表，凉血解毒次之"。对疮疡的诊治他还创立了相火论，提倡阳有余阴不足论，在学术上有一定的创见。提出了预防痘疹的方法为"故凡值天时不正，乡邑痘疮盛发，或遇冬温阳气暴泄，至春夏之时，疮必大行，宜预以凉血降火之药治之，则多者可少，少者可无，亦或有此理"。并介绍了代天宣化丸、制人中黄法、消毒丹等预防的方剂，在临床上有较高的实用价值。

明代陈实功《外科正宗》不但对中医外科学的发展做出了积极贡献，还对毒邪学说在外科的应用上做出了卓有成效的尝试。首先陈氏对外科 127 种证多以毒立论。认为痈、疽、发背、瘰、脏毒、结毒、臀痈、时毒、龙须毒、天蛇毒、合谷毒、眼泡菌毒、小儿遗毒烂斑、阴毒、中砒毒、汗毒等毒证皆与毒邪有关。此外，其三因受病学说亦很受后世所推崇，他认为外科疾病不外乎内因、外因及不内外因。内因多为七情刺激、膏粱厚味及房劳；外因多为表实里虚，毒多难出，或六淫体虚，寒毒入骨髓，湿痰流毒；不内外因多为饥饱劳役，喜怒忧思。在辨证上陈氏除从六淫辨"风热湿毒、风寒湿毒"外，多以脏腑毒进行辨证。如脾家积毒、心经火毒、心肝肾脾经湿热毒、毒流于脾肺，并从经络角度进行辨证。此外，还特别注重以"毒之阳明""毒之浅深"来辨别疾病的轻重，判断预后的吉凶。可见陈氏从毒邪角度对外科学的发展奠定了良好的基础。

明代张景岳《景岳全书》对毒邪学说亦有不少发挥和创新。张氏认为许多疾病都与毒邪有关，如伤寒、瘟疫、时毒、痃疟、阴毒、痘疔、痘痈、走马牙疳、下疳疮、便毒、痘疮等，治疗若"毒不尽出，则变证莫测"，"痘之留伏毒不尽出者，证有不同，当辨治之"。认为天亦杀人，地亦杀人，指出相火其毒甚烈。张氏还记载煤毒对人的危害及预防方法，认为发斑证、风寒诸病、斑疹、疮毒、大头瘟者等都是毒邪所致。此外，张氏对暑毒记载最祥，有"广南每以暑毒为患者……起居饮食少失节度，则为暑毒所中，道途之间，多有冒暑"。还对麻风病进行了论述，如"疠风，即大风也……其上体先见或多者，毒在上也；下体先见或多见者，毒在下也……凡眉毛先落者，毒在肺；面发紫泡者，毒在肝；脚底先痛或穿者，毒在肾；遍身如癣者，毒在脾；目先损者，毒在心"。这些观点和经验丰富了毒邪学说的内涵。

明代吴又可《瘟疫论》不但对中医温病学的发展起了极大的推动作用，还大胆突破外感传统的四时六淫说，提出了"杂气"学说的病因理论，将瘟疫的疫气归于毒气范畴。认为"可知杂气即四时不正之气，瘟气，即天地之疬气，合言之皆毒气，今感疫气者，乃天地之毒气"。明确指出杂气、瘟气、疫气，皆为毒气，并认为这种疫毒是有流行性和传染性的。传染的途径是邪自口鼻而入，较之传统认为外感病悉由皮毛而入是一个很大的认识进步。此外，在病因上，吴氏还认为许多外科毒证是由杂气所致。"如疔疮、发背、痈疽、肿毒、气毒流注、流火、丹毒……亦杂气之所为耳。"并将杂气之毒与毒蛇猛兽及草木星辰最毒的种类相提并论。认为这种杂气所致的病理因素是邪毒所致。"是知燥结不致损人，邪毒之为殒命也。""邪毒渐张，内侵于腑，外淫于经，营卫受伤，诸证渐显，然后可得而治之。""邪毒在胃，熏腾于上，而生黑苔。"认为这种杂气的毒力大小是不相同的。"其年疫气盛行，所患者重，最能传染，即童辈皆知其为疫，至于微疫，似觉无有，盖毒气所钟有厚薄也。"他还认识到杂气并不是疫病的专指病因，在内外科疾病中如疔疮、发背、痈疽、流注、流火、丹毒、痘疹、吐泻、疟痢等许多病也是杂气引起的；认为杂气是一种肉眼看不到的微小致病源。凡此构成的"杂气说"，在当时的传染病病因学中，占有重要的地位，某些观点与描述，与现代病原微生物学的研究结果相类似，对现代医学的病因学做出较大贡献的同时，对中医后世瘟病学的研究也有重要意义。

清代余霖《疫疹一得》提出了著名的暑燥疫，力主火毒致疫说，认为瘟疫乃感四时不正疠气为病，疠气是无形之毒，"疫既曰毒，其为火也明矣。""热毒未入于胃而下之，热乘虚入胃，故发斑；热毒已入于胃，不即下之，热不得泄，亦发斑"，"其发愈迟，其毒愈重"，"毒既入胃，势必亦敷布于十二经，残害百骸。"用药上力求选择对戾气、火毒的特效药物，特别强调重用石膏。不但对瘟疫学说的充实和发挥有一定的影响和贡献，对毒邪学说的形成和发展也有积极的影响和促进作用。

清初喻昌《医门法律》云："诊病不问其始，忧患饮食之失节，起居之过度，或伤于毒，不先言此，卒持寸口，何病能中。"把毒因作为医师的首要辨证程序之一。他提出"但能破积愈疾，解急脱死，则为良方。非必要以先毒为是。后毒乃非。有毒为是，无毒为非。必量病轻重大小而制之者也"；"下品烈毒之药治病，十去其六即止药；中品药毒次于下品治病，十去其七即止药；上品药毒，毒之小者，病去其八即止药；上下中品，悉为无毒平药，病去其九即当止药，此常制也"。其在毒药的使用原则上，对《黄帝内经》的相关论述有了更好地诠释和发挥。

清代王洪绪《外科全生集》一改疮疡皆热之论，主"毒即是寒"之论，提出解寒而毒自化，非麻黄不能开其腠理，非肉桂炮姜不能解其寒冷，认为流注开泉痈孔毒根等皆为阴毒之证，并介绍了移毒法、移山过海散、赶毒散等治疗方法，有较高的使用价值。

清代杨璿《伤寒瘟疫条辨》全面继承了吴又可的瘟疫学说并有所发挥，如在论述杂气时，更阐明了空气和水的污染是导致瘟疫流行的重要环节。认为瘟疫发则邪气充斥奔返，上行极而下，下行极而上，即脉闭体厥，从无阴证，皆毒火也。提出以升降散为代表的清热解毒治疫方15首。治疗上主张早期以清热解毒为主；毒邪在里，下不嫌早，又苦寒攻下，清热解毒早举，其增损双解散，解毒承气汤等重者泻之六方，无不如此配伍。若疫毒内结分，用泻火解毒、凉血散瘀，兼以扶正固脱之大复苏饮。若温病蓄血较甚，见吐血、衄血者，皆属热毒内郁，经络火盛，用大清凉散或犀角地黄汤合泻心汤，谵语大便黑者，以解毒承气汤加夜明砂、桃仁、穿山甲、牡丹皮治之；蓄血阳明发狂者，则用黄连解毒。

清代高秉钧《疡科心得集》对中医疡科近100种病症做了全面阐述，在病名诊断上有近60个病症用了毒的名称，并认为皆与毒或毒瓦斯等有关。指出外证的毒邪形如毒瓦斯之状流于全身，不但可入五脏，还可入六腑。有"外证虽有一定之形，而毒瓦斯之流行亦无定位，故毒入于心则昏迷，入于肝则痉厥，入于脾则腹疼胀，入于肺则喘嗽，入于肾则目暗手足冷，入于六腑，亦皆各有变象，并证多端，七恶叠见"的论述。

清代王士雄十分认同余霖《疫疹一得》的学术观点，提出"疫证皆属热毒，不过有微甚之分耳"。他在《温热经纬》中收编《疫疹一得》的内容，并改写为《疫病篇》，还撰写了《霍乱论》。认为霍乱有时疫和非时疫两种。

清代曹炳章点校《喉舌备要秘旨》则记载了咽喉46证，所提出的毒攻咽喉五脏论述对后世影响较大。他认为口舌生疮为风热劳郁之毒，喉内左边先进，肝经发来之毒风热，喉内右边先起；肺经发来之风热毒，中上下舌根；心经发来之风热毒，发来色黄者；脾经家发来湿毒，满喉黑色；肾经发来之毒，并对悬蜞证、合架证、瘰疬证、斗抵证、掩头证、驴嘴证、鱼口证、鹅口疮，皆由五脏进行分而治之，很有理论特点。特别是该书所创制的鸦片烟饮对解鸦片毒有一定作用，所列的急救解毒良方对洋烟、轻粉、毒痢等毒证皆有帮助。

清代张锡纯《医学衷中参西录》从中西医学角度对毒邪学说进行论述。首次提出"毒菌"一词，是西医理论对毒邪的最新解释。如论恶核病（鼠疫）有"又考鼠疫之毒菌为杆形，两端空而中实"，"言肺鼠疫毒侵脏腑，由口鼻传入，而腺鼠疫止言其有毒，恶核病猝然而起，有毒，若不治，入腹内杀人。皆由冬受温风，至春夏有暴寒相搏，气结成此毒也"。论霍乱有"霍乱之证……因空气中有时含有此毒，而地面秽浊之处，又酿有毒气与之混合，随呼吸之气入肺……毒即乘虚内侵，盘踞胃肠……其毒可由肠胃入心"。论痢疾有"痢久郁热生毒，肠中腐烂，时时切痛，后重，所下多似烂炙，且有腐败之臭"。论肺病（肺结核）有"西人谓肺病系杆形之毒菌传染，故治肺病以消除毒菌为要务"。认为因感染结核分枝杆菌后，有一种物质，生交换产物与崩坏产物，又因酿脓菌及各种细菌的侵入，起混合续发性传染，气管与空气的分泌物因而分解，产生腐败性及毒素性物质。可见张氏已从形态学及毒素代谢产物角度认识传染病及毒证的本质。在治疗上明确提出了以毒攻毒、化毒、补正胜毒的治疗大法，为攻毒疗法提供了理论依据。

中医毒邪学说在几千年的发展与形成历程中，经过众多医家不断探索、实践与总结，现今虽然已经基本形成，但仍不全面和成熟。对其不断深入的研究，将促使中医病因病机学基本理论更加完善和成熟。不但可以促进攻毒疗法的形成与发展，还对中医伤寒、温病及外科学的发展有积极的作用，对脏腑学说及内伤杂病的临床研究也有积极的影响，尤其在指导临床各科及疑难杂病的研究和治疗方面，将有不可估量的作用。

22 　毒邪学说及其临床应用

　　"毒"之提出，源于《黄帝内经》，历代有所发展。其内容涉及临床各个学科，应用十分广泛。随着医学的发展，其内涵进一步拓宽、丰富与提升。不少学者提出新的见解，强调毒及其解毒治法在致病及治疗上的重要作用。实践表明，解毒治法不仅适用于感染性疾病，对代谢性疾病、心血管疾病、自身免疫性疾病、肿瘤等临床各科疑难病症也显示了良好的效果与科研价值。有关毒之学说及清热解毒治法日益受到人们的关注，成为研究的热点。

毒邪学说是中医学的重要内涵

　　"毒"在中医学中含义广泛，应用极广，临床各科都频繁提及。追溯其发展，可谓源远流长。在古代医籍中很早就有关于"毒"的记述。《素问》中提出了"寒毒""热毒""湿毒""燥毒""大风苛毒"等概念。汉代《金匮要略》中有"阴毒""阳毒"之病名。唐代医学文献中有"时气瘟毒"之记载。金元四大家中刘河间的"火热论"、张从正的"攻邪论"为毒学说奠定了理论基础。温病学派更是将"毒"作为病因加以深化。如吴又可提出了"杂气论"，将"毒"涵盖了外因六淫之邪及其他的一些特殊致病因子。喻昌在《寓意草》中指出"内因者，醇酒厚味之热毒，郁怒横逆之火毒也"，明确把"毒"作为疾病的内因来认识。在病机上，毒邪致病，伤及脏腑，导致气血逆乱，脏腑功能失调，遂致变症丛生。在治疗上，解毒是其根本大法，并根据病因、病机、证候的不同，灵活采取多治法的联合应用，如清热解毒、活血解毒、祛瘀解毒、凉血解毒、祛湿解毒、益气解毒，等等。方药上选用苦寒、咸寒等寒凉性质具有清热解毒的中草药及其方剂。学者罗国钧认为，从病因、病机、证治、方药来看，已经形成一套完整的理、法、方、药理论体系，成为中医学的重要内涵之一。

毒的概念和致病特点

　　1. 毒在中医学的含义：概括起来有五方面，一是指病因，如热毒、风毒、疫毒、瘴毒等外邪。二是指病名、病证，如丹毒、毒痢、脏毒、中毒等。三是指病理因素或疾病产物或包含病因、病理及临床特征的一种病理概念。四是指药物的偏性，药物之所以能治病，在于利用其偏性来祛除病邪，协调脏腑功能，纠正阴阳失调，这种偏性就名为毒。张景岳在《类经》中指出，"药以治病，因毒为能。所谓毒者，以气味之有偏也"。如黄芩、黄连偏寒以治热性病证；附子、干姜偏热，以疗寒性病证；紫苏子、莱菔子沉降入里，适于气势上逆之证；柴胡、升麻升提走表，用于病势下陷之证。五是指药物的毒性或副作用，这在明清以来及现代中药学中多即指此。根据药物的毒性或副作用的有无及大小，称为有毒、无毒、小毒和大毒。毒有外毒与内毒之分。外毒包含两种形式，即六淫之邪，邪盛化火，转化为毒，称邪化为毒；或毒邪内侵，邪留不去，蕴久成毒，称邪蕴为毒。内毒是指内生之毒，系由脏腑功能失常，气血运行障碍，机体生理或病理产物不能及时排出，蕴积体内，以致邪气亢盛而成内毒。内毒耗伤气血，损伤正气，又易感染外毒。两者互为因果，既是疾病之因，又是疾病之果，互相作用，产生一系列病理变化，又可衍生新的病证。

　　随着医学研究的深入和发展，对毒也赋予新的认识和理解。各种致病微生物可归属于中医的外毒。人体代谢所产生的有毒物质，如自由基、过敏介质、微生物毒素、代谢毒素、微小血栓、凝血及纤溶产物、炎性介质、致癌因子、自身衰老及死亡细胞等都可看成是毒，而这些内生毒邪直接影响着疾病的变化和转归。

2. 毒的致病特点：

（1）发病较急：毒邪致病，来势迅猛，发病急骤，常呈骤发性。如陈平伯《外感温病篇》云："风温毒邪，始得之，便身热口渴，目赤咽痛，卧起不安，手足厥冷，泄泻，脉伏者，热毒内壅，络气阻遏。"可见发病之急速。

（2）病情较重：初起即见里热壅盛之证，呈现病情之峻烈性。如陈平伯《外感温病篇》云："风温热毒，深入阳明营分，最为危候……间有生者。"说明起病即病情重笃。

（3）热象较盛：毒邪侵入机体，正邪交争，迅即化燥化火，劫伤阴液，热象骤生，表现一派火热之象。局部可出现红、肿、热、痛、斑、疹等，甚则出现谵语、神昏、惊厥等。

（4）传染流行：毒与疫密切相关。《素问·刺法论》云："五疫之极，皆相染易，无问大小，病状相似。"余师愚在《疫病篇》中云："疫既曰毒，其为火者明矣。"故凡具有热毒显盛之病，多有传染性和流行性。

（5）病变复杂，传变迅速：毒火郁内，最易传化，如毒火壅肺，可致高热，气促，咳嗽，胸痛；毒火干胃，胃气上逆可致呕吐；毒火扰心，可致坐卧不安，心烦不宁，心悸怔忡；毒火郁结肠道，可致烦躁，谵语，动风惊厥。病情复杂，传化迅速，变证丛生，容易出现许多并发症。

3. 毒与热的关系：《金匮要略心典》指出"毒，邪气蕴结不解之谓"。雷丰在《时病论》中也认为"温热成毒，毒邪即火也"。历代医家多认为温、热（火）、毒只是程度轻重有所不同。热之浅者谓之温，温盛则成热，热极则成毒，形成毒中有热，毒必含热，故在中医学中常常热毒相称，治疗时常用清热解毒之法。

毒的病机特点

毒不仅是许多疾病的病因，也是某些疾病的基本病机。如以酒精性肝病为例。酒精对肝脏的损伤，可称为酒毒。酒毒既可对肝脏组织造成直接损伤，也可引起脾胃失和肠道菌群失调产生内毒素，导致内毒素对肝组织的间接损伤。从中医而言，酒毒内伤，肝气郁结，血行不畅，气血瘀滞，络脉空虚失养，津凝痰结，日久可成症瘕。现代医学研究表明，酒精经肝脏的代谢，会产生乙醛、乙酸、丙二醛等，这些毒邪可直接损伤肝细胞，影响脂肪代谢，使脂肪沉积于肝细胞而成脂肪肝。若长期酗酒，内毒素积聚增加，损伤肝窦内皮细胞，引发多种炎性介质，化学因子、自由基等升高，又加重肝脏损伤，从而使肝的疏泄、藏血功能受损，以致气血津液、水谷精微输布失常，形成气血瘀滞、津凝痰结的后果。显而易见，毒伤络脉，也即毒损肝络是酒精性肝病的基本病机。

在疾病的发病演变过程中，毒起到了至关重要的作用。毒可致气血不畅而成瘀，瘀久又可蕴而化毒，若正虚邪盛（如气虚、阴虚、阳虚、气滞、寒凝、痰阻）亦可从化为毒。两者互为因果。就冠心病而言，血瘀是冠心病的基础病理变化，瘀久可化热蕴而为毒，形成瘀毒内蕴，一旦诱因引动，即可瘀毒搏结，痹阻心脉，出现心绞痛、心肌梗死，甚至猝死。结合病因的不同，毒损络脉，毒瘀互结或毒痰瘀互结是引发许多病证的主要共同病机。

毒邪学说的临床应用

毒在病因病机中有其重要作用，特别是随着人们认识的不断深化，大大扩展了其应用范围，成为临床应用和研究的热点。在治疗上突破传统观念，提出从毒施治的新思维，强调解毒是治疗的重要治则之一，并在清热解毒的基础上，依据病因、病机、证候、体质的不同，与其他治法联合应用，衍化为两种或两种以上治法结合的多种治法，如活血解毒、化痰解毒、养阴解毒、益气解毒、清热凉血解毒、养阴解毒活血、益气养阴解毒、通腑泄热凉血解毒等，常能取得单一治法不能达到的良好效果。一般说，清热解毒是最常用最基本的治法，适用于临床各科。

清热解毒治法及方药主要适用于感染性疾病。对细菌、病毒、螺旋体等多种病原微生物所引起的传染性及感染性疾病，如流行性感冒、脑炎、脑膜炎、肺炎、急性阑尾炎、败血症等，应用清热解毒治法及方药均能获得良好效果，这已经千百年的实践所证实。

1. 冠心病：冠状动脉粥样硬化性心脏病（简称冠心病）是临床上的常见病。动脉粥样硬化稳定斑块向不稳定斑块转化，与发生冠心病心绞痛、心肌梗死甚至猝死等密切相关。过去对动脉粥样硬化的认识多基于脂质浸润学说、血栓形成学说和损伤反应学说。但近年医学研究发现动脉粥样硬化的发生、发展具有炎症病理的基本形式：变性、渗出和增生。随着炎症细胞和炎症介质及其他炎症物质的检出，动脉粥样硬化不再认为是单纯动脉壁脂质堆积的疾病。1999 年 ROSS 明确提出"动脉粥样硬化是一种炎性疾病"，并得到世界的普遍公认。这种新认识也为中医学对冠心病的认识和治疗理念转变带来新的契机。

中医对冠心病的传统认识是胸阳不振，近几十年认识上得到了提高。认为冠心病属于本虚标实证。气、血、阴、阳亏虚是其本，气滞、血瘀、痰阻、寒凝是其标，而血瘀贯穿于冠心病发生、发展的全过程，是最主要的病机，而活血祛瘀是其基本治法。然而现在了解到动脉粥样硬化的发生发展即伴有炎症反应的存在，因而配合清热解毒中药干预动脉粥样硬化成为中医防治本病的重要靶点。

基于病机的特点，近年来有学者提出从毒施治，或从热毒施治，或从痰瘀毒施治，提出"活血解毒—抑制 AS 炎症反应—稳定斑块"的设想，强调活血解毒是治疗的重要法则。活血药如赤芍、丹参、川芎、三七、桃仁、酒大黄等具有一定稳定斑块的作用，其机制可能与调节脂质代谢和抗炎有关。清热解毒药如金银花、蒲公英、连翘、虎杖对平滑肌细胞生长及增殖有抑制作用。其他如《金匮要略》泻心汤（大黄、黄连、黄芩）、复方苓草合剂（豨莶草、黄连、半枝莲）、解毒软脉方（玄参、连翘、生牡蛎等）都有明显的抗动脉粥样硬化作用。其机制是通过调节脂质代谢、抗脂质过氧化、抑制平滑肌细胞增殖、抑制血小板聚集、保护血管内皮功能和抑制炎症细胞浸润等某些方面而发挥作用的。显然把活血药和解毒药组合是最佳选择。罗国钧在 50 多年的实践中深有这样的体会，治疗冠心病时往往在丹参、川芎、当归等活血药中加用栀子、黄连、连翘心等解毒之品效果十分显著。

2. 糖尿病：糖尿病发病率日渐升高，成为世界关注的公共卫生问题。中医学传统认为，糖尿病的病机是阴虚为本，燥热为标，益气养阴是治疗的根本大法。临床观察表明，传统治疗对改善临床症状确有一定优势，但对降低血糖等客观指标并不十分满意，这不能不引起人们的思考。

现代医学认为，糖尿病的发病与慢性炎症引起的损害和氧化应激自由基的损害有关，而且这些"内毒"贯穿于糖尿病发生、发展的全过程。另一方面，糖尿病患者常出现的口臭、便秘、皮肤瘙痒、易生痈疽等，也类似于中医"毒"的表现，显然毒在糖尿病的病机中起着重要作用，因而清热解毒治法是符合临床证治规律的。其实早在唐代孙思邈就创立了黄连丸治疗消渴病的记载，历代方书中用黄连治疗糖尿病者颇不乏见，而且备受推崇。临床实践表明，应用黄连、黄柏、黄芩等清热解毒类中药，确有降血糖效果。实验也证实黄连等有降血糖、调血脂、抗炎症、抗自由基损伤、保护胰岛细胞的胰岛素分泌功能和改善胰岛素抵抗等作用。黄连解毒汤可以改善线粒体功能及能量代谢，增强线粒体抗氧化能力，对胰岛素抵抗大鼠肝脏线粒体损伤有明显保护作用。故有学者提出"糖尿病从毒论治"的观点是有一定依据的。有人在临床中常用黄连、黄柏等清热解毒药甚至用黄连素片（胶囊）治疗，亦获得较好的疗效。成人隐匿性自身免疫性糖尿病（LADA）是由 T 淋巴细胞介导的自身免疫性疾病，属于 1 型糖尿病。徐筱玮等以益气养阴，清热解毒，活血化瘀之法，组成糖胰康方（红参、黄芪、麦冬、知母、黄连、栀子、虎杖、红花、牡丹皮）与胰岛素联用，随机将 74 例分为两组，结果治疗组优于对照组（单纯胰岛素组），表明糖胰康方有改善 LADA 患者的胰岛 β 细胞功能的作用，其机制与调节细胞免疫，纠正 Th1/Th2 亚群失衡有关。

糖尿病肾病是糖尿病的常见并发症，有学者认为系毒损肾络所致。毒损肾络是糖尿病肾病的主要病机，并贯穿于糖尿病肾病的始终。临床应用解毒通络保肾散（榛花、金银花、黄连、丹参、大黄等）治疗糖尿病肾病 114 例，取得了 78.07％的较好疗效。实验也显示，该药具有明显保护肾功能的作用。无疑，中医毒邪学说使我们对糖尿病的认识更加深化，丰富和拓展了新的治疗思路，这将会进一步提高治疗效果。

3. 多器官功能障碍综合征：多器官功能障碍综合征（MODS）属急危重病，病死率高，是重症监护病房患者死亡的主因。目前在治疗方面进展不大，应用中医药特别是清热解毒法及方药防治多器官功能障碍综合征取得了一定进展。

多器官功能障碍综合征发病的确切机制尚不清楚，但全身炎症反应在发病中起着重要作用。如感染等因素作用于机体，激活炎症细胞产生炎症介质如肿瘤坏死因子、一氧化氮（NO）、过氧化物酶等，另外胃肠道细菌和内毒素移位也起一定作用。这些病理因子都属于中医学的内毒，毒邪内蕴而致出现一派毒热证候。据统计 225 例 MODS 患者，其证候 100％属于实热证，兼有血瘀证者 60.4％，伴腑气不通者 58.2％，具有厥脱证者 23.1％。治疗以清热解毒法为主，依据证候的不同，分别加用活血化瘀、通里攻下、扶正固本法取得较为明显的临床效果。

应用清热解毒法及方药在防治 MODS 方面近年来也取得了明显进展。临床和实验研究表明，连翘具有明显的抵抗内毒素的作用，显著抑制细菌内毒素诱发的炎症因子。锦红汤（生大黄、蒲公英、红藤）能抑制急性胆源性感染的过度炎症反应，在大鼠实验中也证明能明显降低 C 反应蛋白和 NO，有调节机体炎症反应的作用。对 42 例外科手术后并发 MODS 患者观察，抗炎灵（败酱草、白头翁、丹参、厚朴、大黄等）可促进胃肠激素的分泌及胃肠运动的恢复，减轻肠道细菌移位，这可能是取得疗效的重要机制之一。大黄是危重病最常用的中药之一，具有促进胃肠蠕动，保护肠道黏膜，促进内毒素排出，减少细菌及毒素移位及抗炎、抑菌作用，并可改善微循环，增加缺血脏器血流量，促使脏器功能恢复。罗国钧在治疗肝性脑病时，大黄为必用之品，能起到通腑泄热，凉血解毒，促使尽快苏醒的作用。其他如金银花、蒲公英、黄芩、败酱草、紫花地丁、板蓝根、大青叶等都具有直接的抗内毒素等多方面作用。

23 毒损络脉相关病机和诠释

近年来，在致力于重大疑难复杂性疾病的研究中，关于毒的研究逐渐形成为研究的热点。从中风论毒，到毒损脑络的提出，以及嗣后提出的毒损心络、毒损肾络、毒损肝络、毒损肺络等，都印证了毒在中医发病学中的重要地位。在展开的毒的研究中，如何分析和评价毒的由生及其为害机制，是研究的焦点之一。学者常富业等就毒的形成及其毒损络脉相关病机，从文献的角度作了历史勾勒，以为深入探讨毒损络脉的概念及其由生机制提供理论依据。

气血凝滞是毒邪形成并导致疾病的基本条件

《周慎斋遗书·外科杂证》指出"凡毒，血气不足而成；气血凝滞，毒之所由发也"。说明气血不足、虚气留滞是毒形成的基本原因。盖血气充盛，络脉通畅，脏腑功能协调，机体的代谢功能完整，络脉运毒排毒功能正常，则气血调和，流畅和匀，邪气无以由生，倘邪气虽生亦无以留，毒也不会产生或留滞。"至虚之处便是留邪之地"，正是因为气血不足，络脉空虚，才为毒邪的产生、停留和弥漫播散进而贻害机体脏腑提供了可能。毒邪一旦产生，必然会毒害脏腑组织器官，损伤正气，引起气血难以顺行，气血郁滞不畅。气血郁滞不畅与毒邪的停留是辩证的统一，二者交互为害，最终形成毒邪壅滞、气血不通的局面，导致疾病的发生和病情的加重。

暑气归心与暑毒攻心

《金匮翼·卷二》明确提出了暑气归心与暑毒攻心，云"暑毒失血者，脉大气喘，多汗烦渴，盖心主血，而暑气喜归心也。此病多于酒客，及阴虚之人有之"；"《局方》枇杷叶散治暑毒攻心，呕吐鲜血"。强调了暑毒害人，最易归心攻心，壅遏心脉，损伤心络，伤气耗气，耗血动血，出现大汗烦渴、吐血等急症。何以暑毒最易归心攻心？盖暑毒之邪，在病性上也属于阳邪火邪范畴，按五行邪气与脏腑相应，火邪应心，因而暑毒最易归心攻心。同时，心为君主之官，内寓君火，暑毒其性甚于火，体受暑毒，两火相引，势必暑热之毒直犯君位。从临床来说，不仅暑毒归心攻心，其他邪气一旦成毒，以其酷烈之性，也易攻心，损害心脉，直犯心神，形成临床险症。如《阴证略例·活人阴脉例》云："治伤寒时气，初得病一二日便结成阴毒，或服药后六七日以上至十日变成阴毒，身重背强，腹中绞痛，咽喉不利，毒气攻心，心下坚强，气短不得息，呕逆，唇青面黑，四肢厥冷，其脉沉细而疾。"文中所指出的阴毒，虽不是火热之毒，不具火热之性，但因其毒性酷烈，也易归心攻心，显示出毒的基本病机特性之一。需要强调的是，由于心主血脉，通经达络，因而，毒邪归心攻心的实质为毒损心络，加之心藏神，见之于临床，毒邪归心攻心的具体表现以神志改变最为突出。

毒浸渗

《阴证略例·论下血如豚肝》首次提出了"毒浸渗"一词，云："下血如豚肝者，饮冷太极，脾胃过寒，肺气又寒，心包凝泣，其毒浸渗入于胃中，亦注肠下，所以便血如豚肝，非若热极妄行下血而为鲜色也。"说明寒极蕴毒之后，气机壅遏，血液不通，络脉玄府郁滞，毒邪壅滞不通，必向四旁浸渗外达而弥漫，使病变范围扩大，病情加重。暗示了毒邪由壅滞到浸渗，是肇基于毒的疾病发展的基本病机。由此也提示临床，扭断病情的发展必须从防治毒浸渗入手，及时采取解毒药物最为关键。

毒 郁

《周慎斋遗书·卷十》率先提出了"毒郁"一词，云："惟补阳中之阴，随证施治，莫偏于寒，莫偏于热，则元气足，易起易发；若元气衰则毒郁于表，表热而火土涸，真阴绝而不救矣。"从字面上讲，毒郁乃毒邪郁滞之义。从发病学的观点来说，毒郁乃毒邪郁滞气血，为毒损的具体形式之一。毒者，害也。毒之所以为毒，就是因为毒的害脏伤腑、损气伤血的特性，直接郁遏气机血脉，引起气血不通，脏腑功能失常，引发各种疾病。正因为"毒郁"，才为临床上最为常用的解毒法提供了理论依据。因此，重视毒的郁滞特性，重视毒的郁滞病机，及时施行开郁解毒的方法，成为治毒的关键。

应当指出，从临床来看，毒郁之病因病机强调的乃毒之于气。《痧胀玉衡·卷之中》云："原其痧毒之始入于气分，令人喘嗽吐痰发热声哑，盖火毒伤肺，肺为娇脏，若不知治变成百日紧劳，轻者数年难愈，卒至危亡。"《痧胀玉衡·卷之上》云："痧者，天地间之厉气也。入于气分，则毒中于气而作肿作胀。"说明毒郁的临床征象，为气分病变，以肿胀为主。据此识别毒郁，有助于临床干预。

毒 瘀

机体是气血运行的产物，疾病则有气病与血病之别，毒之为病亦不例外。毒入血分者，从理论上讲，不仅导致血液的形质发生改变，更重要的是引起血液运行失畅。血液运行失常，或出血，或涩滞血液而为瘀。血液瘀滞，毒结其中，形成毒瘀，妨碍血液的正常运行，贻害无穷，变生诸证。所谓"入于血分，则毒中于血而为蓄、为瘀"（《痧胀玉衡·玉衡要语·痧有实而无虚辨》），"痧毒冲心，入于血分瘀滞故尔"（《痧胀玉衡·此下细述发蒙论所不知·痧症类伤寒》）。"痧毒之始入于血分，重者兆变在即，轻者岁月延捱。若乃毒瘀胃口，必须去尽而愈。毒瘀肝经，损坏内溃，吐血数发，势极多危。毒瘀心包络，更加凶险，不待时日。毒瘀肾经，腰脊疼痛，嗽痰咯血，日甚一日，不可得痊"（《痧胀玉衡·痧变劳瘵》）。

毒 聚

"毒聚"一词，首见于《周慎斋遗书·邪犬》，指出"犬感阳毒之气而邪，人身心为阳，被伤则惊气入心，心逆传于肝，肝逆传于肾。肾与膀胱为表里，心与小肠为表里，膀胱接连小肠而属太阳，故膀胱为毒之道路。毒聚道路则成形，最恶之候也"。从文中看出，毒聚并非吉兆，乃毒邪传远播散的征象。何谓毒聚？字面的意思，就是毒邪聚集、壅聚。毒邪聚集一处，毒的致病能力大大加强，必然为病情加重的标志。需要强调的是，毒邪聚集与毒邪扩散都不是吉兆，都标示着加重。前者反映了气血的损害程度，由于气血虚弱，所谓"至虚之处才是留邪之地"，亦即毒邪以虚而停留、而聚集；后者反映了毒邪致病的严重性和发展趋势。

毒必从虚脏而出

毒一旦形成之后，毒邪的转归令人注目。《慎柔五书·卷五》云："且服此剂而无汗，必气未全旺，遍身经络尚未通故耳，恐此后必发毒，因五脏之邪未透，毒必内攻一经而出。况此平素郁劳甚，毒必从虚脏而出，未几，果少阳经发一毒，痛甚。"说明毒的转归，具有"至虚之处便是留毒之地""毒发虚处"的特点。毒作为一种致病邪气，应当具有邪气的一般特点，即损伤正气，与正气势不两立。既然如此，则正气非薄弱之处，由于正气的抵御作用，毒无法停留聚滞，而是朝向正虚之处。

就脏腑来说，脏气充盛，虽毒亦不能害脏，唯有脏气虚弱，不足以抗毒、抵毒和排毒，才为毒发、毒散、毒壅、毒聚进而毒损提供了可能。由于络脉是气血运行的基本通路，毒邪在沿着络脉的运播过程中，也必然遵守着毒从虚处而出的规律，在络脉的薄弱之处毒发、毒滞，毒滞之处，便是毒害、毒损之地。因而，毒从虚脏而出，毒发虚处的理论，对于临床上识别毒邪为害的相关病机，具有重要的意义。

气虚不能运毒

机体在正常情况下，阴平阳秘，气血匀调和合，毒邪不生或生而无害。具体来说，此有赖于机体正常完善的排毒系统。正气不虚，排毒功能正常，则毒邪不生。否则，毒生毒害，后患无穷。正如《慎柔五书·卷五》云："肚饱者，脾胃弱不能输运毒气也。"说明脾胃虚弱，脾气健运化物，在机体的排毒作用中占有重要的地位。临床上动辄解毒唯用苦寒，不识运毒选用补气，此实乃不得治毒要领也。

毒阻络脉与毒损脏腑

经络不仅是运送气血养营脏腑的通道，同时也是运毒排毒的重要通路。因而，毒邪产生或侵袭机体后，必然凭借经络远播而肆虐。毒在经络播散运行的过程中，以其毒邪的异质贼害作用，必然损害络脉。由于络脉有气络与血络之分，毒伤气络，必然产生毒郁之害，毒损血络，必然产生毒瘀之殆。络脉气郁血瘀出现，导致气血受伤，络脉失常，不能及时为脏腑提供正常的气血和排除有害之毒，则势必毒郁脏腑和毒瘀脏腑，形成脏气脏血受损，脏腑功能受伤，形成临床征象。此如《痧胀玉衡·卷之上》云"盖缘痧毒气壅血阻于经络间，故脉有伏而不现尔，若以针刺之，血流而气亦泄，毒始无所壅阻，而脉乃复其常尔"；"至于痧而昏迷不醒，仅是痧气冲心，尤有可解，若为痧毒所攻，则毒血一冲，势必攻坏脏腑，未有少延者矣。故痧胀昏迷不醒者，须防立死。其毒血与食积、痰、气必结聚心腹胸膈之间，而经络不转，气血不运，虽欲放而血不流，欲刮而痧不显，此所以救之者，又必急用药以治之也"。

络脉作为排毒的重要路径，毒邪为害的广泛性是与络脉分布的广泛性密切相关的。从创新病因与发病学的角度提出的毒损络脉之假说，其准确概念的恰当厘定，虽尚待探讨中，但从文献的毒邪致病的相关病机之历史勾勒来看，毒损络脉的基本内涵当以毒浸渗、毒郁、毒瘀、毒聚、毒必从虚脏而出、气虚不能运毒、毒阻络脉与毒损脏腑等为基本内容。

24　攻毒疗法的形成和发展

　　攻毒疗法又称以毒攻毒疗法或毒攻疗法，是以毒邪学说为理论依据，根据中药毒性愈大疗效愈好的特点，利用有毒中药的毒性祛散或解除、遏制或攻击毒邪从而达到治疗目的的一种治疗方法。由于其疗效显著，方法独特，很受历代医家的青睐和推崇。又因使用不慎可引起毒副作用的发生，甚至可危及患者生命，故而成为一种很受争议的疗法。事实上，我国使用毒药或攻毒疗法治病的历史悠久，民间早已用本法治疗疾病，并逐渐形成一种"以毒攻毒"的俗语，古医籍中也有着大量的医案和医话，更有一些医家在使用毒药或攻毒疗法方面积累了丰富的临床经验，因而形成了一些经典良方和经典案例，为总结这一独特疗法，学者杨仓良等对其形成与发展进行了探讨，以助提高临床治病效果。

萌　芽

　　《诗经》是我国最早对药用动植物及毒药描述的诗集。首次描述动植物 338 种，药用植物近百种。其中有毒药物 8 种，如卷耳，为祛风除湿的有毒中药苍耳，药用全草，果为苍耳子。"采采卷耳，不盈顷筐。嗟我怀人，寘彼周行。"此外，还有乌头、苦参、吴茱萸、益母草、艾叶、蟋蟀等。《山海经》收录了能杀动物和人的有毒中药 8 种。如莽草、酰鱼、师鱼、桂竹、芨、葶苎、无条、礜。并记载 2 种解毒药，即耳鼠、焉酸，"耳鼠……又可以御百毒"，"其名曰焉酸，可以为（治）毒。"此时期还有"若药弗瞑眩，厥疾不瘳"（《尚书·说命》）的论说，孟之释云"若药之攻人，人服之不以瞑眩愦乱则其疾以不愈也"。西汉《淮南子》载有"天雄乌喙，药之凶毒也，良医以活人"的论述，天雄、乌喙是乌头属植物。这表明当时的人们已经认识到其毒性之大，但高明的医师则用其毒性治病救人。此大概就是中医"以毒攻毒"治病原理的雏形。

　　《五十二病方》最早收录了毒症及有毒中药为主的药方。马王堆汉墓出土的《五十二病方》，是我国迄今发现最早的医书，书中有"毒乌喙"（即乌头箭伤中毒症）的专病名称和用毒堇（即紫堇）、雄黄、礜、雷矢（雷丸）、乌喙（乌头）、芫华（芫花）、半夏、白附（白附子）、藜芦、蜀椒、水银等百余种有毒中药治病的记载。《周礼·天官》最早建立了医事制度，并首次提出"毒攻"治病。该书是中国古代最早关于政治经济制度的一部著作，提出"医师掌医之政令，聚毒药以供医事……疡医掌肿疡、溃疡、金疡、折疡之祝，药、劀、杀之齐。凡疗疡，以五毒攻之。以五气养之，以五药疗之，以五味节之"。其"以五毒攻之"，主要强调对外科疮疡疾病要用五种毒药予攻性治疗。俞跗及扁鹊是最早善于使用毒药的名医。据司马迁《史记·扁鹊仓公列传》载，扁鹊用"案扤毒熨"的方法抢救虢太子取得了成功。同时还记载上古时期的名医俞跗利用"毒酒"麻醉患者后进行手术以治病，此大概就是我国医学家用毒药治病的最早案例。

立　论

　　《黄帝内经》首次提出了毒药的使用原则。《素问·汤液醪醴论》明确提出"当今之世，必齐毒药攻其中，镵石、针艾治其外也"；《素问·脏气法时论》有"毒药攻邪，五谷为养，五果为助，五畜为益，五菜为充，气味合而服之，以补精益气"。还提出了用毒药治病的基本原则"能毒者以厚药，不胜毒者以薄药，此之谓也"；"大毒治病，十去其六；常毒治病，十去其七；小毒治病，十去其八；无毒治病，十去其九。谷肉果菜，食养尽之。无使过之，伤其正也"（《素问·五常政大论》）。认为毒药的毒性是有大小的，使用时要适度，并要中病即止。

《神农本草经》最早记载了毒药治病的适应证、炮制及使用原则。明确指出了"疗寒以热药，疗热以寒药，饮食不消以吐下药，鬼疰、蛊毒以毒药，痈肿疮瘤以疮药，风湿以风湿药，各随其所宜"等各药的适应证，并提出了"若用毒药疗病，先起如黍粟，病去即止，不去倍之，不去十之，取去为度……若有毒宜制，可用相畏相杀者"的炮制原则。明确指出凡是与毒证及怪病有关的疾病皆要用毒药，并用逐渐增加剂量的方法，有毒中药使用时要进行炮制，以降低其毒性。这些精辟的论述一直为后世所采用，并影响着攻毒疗法的使用和发展。

东汉华佗是善于使用攻毒疗法的著名医家。是我国最先创造性使用中药麻醉剂为患者做手术或开颅或刮骨或洗肠的医家，其秘方麻沸散主要成分羊踯躅、茉莉花根皆属有毒中药，据现代药理研究证实二药皆有麻醉、止痛及催眠的作用，可见将麻沸散作为麻醉剂是有一定科学道理的。此外，华佗还提出了临床若治法不当，也能引起毒邪的产生："当灸不灸，则使人冷气重凝，阴毒内聚……不当灸而灸，则使人重伤经络，内蓄炎毒，反害中和，致于不可救。"

《中藏经》明确提出了"毒邪"及"邪毒"的名词，为毒邪学说奠定了良好的基础。根据诸多毒症的病因病机，提出了相应的以毒药为主的口服或外用方剂，在其介绍的几千余首方剂中，使用有毒中药近百种，且善于使用生品如生川乌、生草乌、生附子、生半夏等。

东汉张仲景创制了不少以有毒中药为主的名方，为攻毒疗法的建立奠定了良好的基础。《伤寒杂病论》中不但有不少以有毒中药为君的名方，还将毒邪所致疾病分为阳毒、阴毒2种。提出阳毒用升麻鳖甲汤主之，阴毒用升麻鳖甲汤去雄黄、蜀椒主之。并特别注意到食物中毒、虫兽伤中毒和秽浊之气中毒对人体的损害，专列用涌吐法、通下法（用大黄、朴硝、橘皮以攻下解毒）中和解毒法（用甘草、大豆、地浆水、韭汁、蓝汁、黄柏、马鞭草之类）利尿解毒法（如冬瓜汁等）特效药物解毒法（如杏仁解犬肉毒、芦根解河豚毒、紫苏解蟹毒等）对急性中毒进行救治，为后世临床提出了有效的治疗途径和方药。此外，还特别强调服用解毒方时"不可热饮、诸毒病得热更甚，宜冷饮之"，这些观点和经验在临床中很有实用价值。

晋代王叔和《脉经》进一步继承了治疗阴阳毒的方法。其十分赞同张仲景的阴阳毒学说并创制了有名的方剂，"阳毒之为病……有伤寒一、二日便成阳毒，或服药、吐下后成阳毒，升麻汤主之"；"阴毒之为病……毒气攻心，或伤寒初病一二日便结成阴毒，或服药六七日上至十日变成阴毒，甘草汤主之"（《脉经·卷八》）。认为阴阳毒既可从伤寒转化而来，也可由于用药不当，或汗下过度转化而来。东晋葛洪从传染、外伤、急救等角度补充和发展了攻毒疗法。其所著《肘后备急方》是我国第一部临床急救手册，记载了溪毒、沙虱毒、犬毒、熊虎爪牙伤毒、狐溺毒、食毒、瘴气疫疠温毒7种毒症及解毒方药，更为重要的是本书还首次记载了狂犬病、尸瘵、疬疮、黄疬病、瘰疬病、恶脉病、瘭疽、乳痈等烈性传染病及外科感染性疾病的证候及治毒方药。东晋刘涓子弥补了葛洪对攻毒疗法的不足。其《刘涓子鬼遗方》记载了天疽锐毒、大头温抱头火丹毒、眼胞菌毒、手发背手心毒、肠风脏毒、蝼蛄串肘痈肘后毒、痘毒、委中毒、鱼口便毒、杨梅疮结毒、胎火胎毒、气毒、火痰毒、肛门痈脏头毒14种毒症的证候及治疗方法。

创新发展

唐代孙思邈对"攻毒疗法"进行了创新和发展。其《千金方》在总结前人经验的基础上对毒邪学说及攻毒疗法亦有一定发挥。创制了诸多药方如天行热毒攻手足方、风毒方、风毒脚弱痹方、毒肿瘰疬方、热毒痢方、热毒血痢方、蛊毒方、丹毒方、丹疹毒肿方以及治肾腑脏温病……身面如刺，腰中欲折……热毒内伤方以及治伤寒的阳毒汤；治伤寒初病一二日，便结成阴毒，或服药六七日的阴毒汤，诸热毒方；赤肿热疼痛欲脱方；热毒赤肿及眼赤痛生障翳方；犀角汤、逐风毒石膏汤方、大八风汤、裴公八毒膏、野葛膏、大鳖甲汤、防风汤、竹沥汤、麻黄汤、独活汤方等 20 多首攻毒方剂，许多方剂至今仍有实际意义。另外，孙思邈还注意到了水中的毒虫对人体的危害，专列疹溪毒方及 3 种射工虫毒方 10 首和治江南毒气恶核射工暴肿生疮五香散方，治水毒方、沙风毒方等 10 余首，对后世启发很大；同时，还注意到当时流行的服石风对人体的危害，列专章介绍解五石毒方 35 首，解食毒方 39 首，解蛊毒经验方 20 首，毒方 12 首，解百药毒方 12 首，说明当时孙思邈亦注意到了食物中毒及药物中毒对人体的危害。

唐代王焘《外台秘要》作为一部大型的综合性方书，汇集了秦汉、两晋、南北朝及隋唐时期 70 名医家的医方、医术、医事、医籍，记载了大量的攻毒方剂。书中记载了近 50 种与邪毒有关病症的治疗方剂 370 余首，其中阳毒汤、阴毒汤、逆毒汤、八毒大黄丸、七物升麻汤、大风汤、五香汤、五香连翘汤、续命汤、蜥蜴丸、紫雪散、仙人炼绛雪等名方备受后世推崇。

宋代许叔微创制了不少攻毒方法并提出针灸可以治疗毒症。其所著《普济本草方》记载治肝肾风毒热气上冲眼痛用菊花散；治疮毒肾经热右耳听事不真用地黄汤；治缠喉风及急喉痹，或然倒仆，失音不语，或牙关紧急，不省人事用雄黄解毒丸解毒；治肠风泄血痔漏脏毒用蒜连丸；治肠风脏毒，用槐花散；治一切恶毒，用太一神精丹；此外，还记载足三里可治蛊毒癖。陈言"三因"论将"毒因"概括于其内并强调了解毒、消毒及攻毒法。其在《三因极一病证方论》中论述暑毒、蕴毒、壅毒、蛊毒等毒症时指出"夫暑，在人脏为心，故暑喜归心。中之，使人噎闷，昏不知人"，用"茯苓白术汤，治冒暑毒，加以着暑湿"；"续与解暑毒药，如白虎、竹叶石膏汤"，又用"消毒丸治中暑烦渴、眩晕、寒热"，并认为"积热者，脏腑燥也。多因精血既衰，三焦烦壅，复饵丹石酒炙之属，致肠胃蕴毒，阳既炽盛，阴不能制，大便秘涩，小便赤淋，口苦咽干"，指出"夫中蛊毒者，令人心腹绞痛，如有物啮，吐下血皆如烂肉，若不即治，食入五脏即死……治之亦有方，丹砂丸"。创制了解毒丸、清暑丸、兼金散、龙石散、丹砂丸、矾灰散、如神散等攻毒、解毒的方剂。

金代张子和将攻毒法概括在汗、吐、下法之中。其所著《儒门事亲》，论病首重邪气，主张治病以祛邪为先，善用汗、吐、下三法治疗急、难、重症；将发汗剂分成强者用败毒散等，弱者用逼毒散等，对风寒湿痹、小儿惊风等疾病以发汗法祛风排毒。尤其是用砭刺发汗为后世开创了先河。对凡肠中一切有痰核主张用吐法以吐为快，迅找病根，反对养痈为患；对暴病卒痛邪实，用峻下法，认为药性有毒之急方可以夺病之大势也，对疑难病症，尤其是湿邪、积聚等病，主张用攻下法。更为重要的是张子和在古今"药邪致病"众说纷纷中明确指出"药毒"，认为药本身产生或者运用不当也可造成疾病，这种"药毒"除可导致疾病外，还可因误服药物、炮制不当、误用燥热、滥用补法等均对人体造成危害，正所谓"凡药皆有毒也，非止大毒、小毒谓之毒，虽甘草、苦参，不可不谓之毒，久服必有偏胜，气增而久，夭之由也"（《儒门事亲·推原补法利害非轻说十七》）。

元代朱丹溪提出对疮痈之毒采用托毒之法。其在《丹溪心法》中论：对疮痈诸疾的治疗，主张内外兼治，而尤以调整脏腑，使毒外发之内托法为之；论痘疹指出痘疹之毒根于里而透于表，痘疹所发，由里出表，因而治宜解毒、和中、安表。指出"痘疹症状，虽与伤寒相似，而痘疹治法，实与伤寒不同。伤寒所传，从表入里，痘疹所发，从里出表，盖毒根于里，若下之则内气一虚，毒不能出，而返入焉；由是土不胜水，黑陷者有之。毒发于表，若汗之则荣卫一虚，重令开泄，转增疮烂，由是风邪乘间变证者有之"。

形成体系

明代薛己在内外妇儿口腔骨伤科等各方面强调了攻毒、消毒及砭刺法。中医在明代以前临床不分科，自薛己始逐渐分科较细，统称 13 科。薛己在 6 科方面均有建树，撰有《外科枢要》《内科摘要》《妇科撮要》《口齿类要》《疮疡机要》《正体类要》，对毒邪学说和攻毒疗法有一定贡献。在《口齿类要》中将喉痹分为阳毒、阴毒，阳毒属火，用阳毒诸方汗之，或用仲景桔梗汤治之；阴毒属阴湿，用法可汗之或半夏桂枝甘草汤治之，并介绍杨梅疮毒合并喉痛用萆薢汤，四物汤加萆薢、黄芪而治愈。在《外科枢要》中对疮疡59证的病因病机多以毒邪论述外，还记载了用如托里消毒散、清热消毒散、黄连消毒散等150个方剂治疗外科疮疡之证，还介绍了用砭法治疗丹毒疔疮、红丝走散、死血痈、喉肿乳蛾、穿牙毒等证，很有现实意义。在《疠疡机要》中引用了张子和的汗法，认为治疗"毒蕴结于脏，非荡涤其内则不能痊"；"若毒在外者，非砭刺遍身患处及两臂腿腕、两手足指缝各出血，其毒则必不能散"；"若表里俱受毒者，非外砭内泄，其毒决不能退"。共记载了治毒的方剂112方。在《正体类要》中主要介绍骨伤科，如仆伤、坠伤、金伤、破伤风、烫火伤，或引起的并发症，并将以上诸证统归为火毒证，介绍方药60首和64种病证的医案，对后世外科学启发较大。

明代李时珍十分重视药毒，列诸毒专章记载了77种中药中毒证候，并记载了100多种解蛊毒的有毒中药。其著作《本草纲目》在主治卷中列诸毒专章，记载石毒（如砒石毒、硇砂毒、硫黄毒、雄黄毒、石英毒、生金毒、生银毒、钟乳毒、礜石毒、丹砂毒、轻粉毒、石炭毒、锡毒、铜毒、铁毒、土坑毒气）；草、木毒（钩吻毒、射罔毒、乌头、附子、天雄毒、蒙汗毒、鼠莽毒、羊踯躅毒、狼毒毒、防葵毒、莨菪毒、山芋毒、苦瓠毒、大戟毒、甘遂毒、芫花毒、仙茅毒、藜芦毒、瓜蒂毒、半夏毒、南星毒、桔梗毒、巴豆毒、桂毒、漆毒、桐油毒）；果、菜毒（蜀椒毒、面毒、烧酒毒、豆粉毒、莴苣毒、水芹毒、水莨菪毒、野芋毒、野菌毒）；虫、鱼毒（河豚毒、黄鲿鱼毒、鳝鱼毒、蟹毒、鳖毒、马刀毒、虾毒、斑蝥、芫青毒、地胆毒、樗鸡毒、蠡虫毒、蓝蛇头毒、水虫毒）；禽、兽毒（诸鸟肉毒、雉毒、鸡子毒、鸩毒、六畜肉毒、牛肉毒、独肝牛毒、马肝毒、猪肉毒、狗毒、猪肝毒、肉脯毒）以及解蛊毒的中药160多种，对有毒中药及攻毒疗法的研究和发展做出了较大贡献。

明代陈实功对攻毒疗法在外科学应用方面进行了全面总结和发挥。其著作《外科正宗》汇集唐明时期外科大成，对外科127种证候多以"毒邪"立论，在治疗上主张以攻毒泄毒为第一要务，临床上将外科疮疡痈疽分为阴阳和半阴半阳之证，且以"表里、寒热、虚实、邪正、新久"治之，毒在皮肤，用汗法解散皮肤之毒；毒在骨髓，用泄法通利大小二便以泻胃中之毒；毒在内者，以补托生肌或托里消毒法，且要掌握治疗时机，如疮之初起，以升发为主，宜托里以速其脓，忌用内消攻伐之法；溃脓之后，宜用托药不可用内消；邪毒在里，急用寒凉攻剂，内热者，宜加消毒之剂，便秘燥者必须通利相宜。全书创制和记载治疗外科疾病方剂400余首，有许多方剂如荆防败毒散、黄连解毒汤、托里消毒散、阴毒内消散、阳毒内消散、蟾蜍丸、紫金膏、神妙拔毒方、太乙膏拔毒方等为后世医家所青睐。

另外，陈氏在重视内治强调外治的同时对灸法也有独到的研究，认为"艾火拔引郁毒透通疮窍，使内毒有路而外发，诚为疮科首节第一法也"。主张"凡疮初起，惟除项之以上，余皆并用艾火"。并记载箍毒、拔毒、束毒、破毒、吸毒、托毒、灸毒以及汗法、火针法、神灯照法等10余种治毒证之法，其中隔蒜灸、火针、用药箍毒、拔毒及神灯照法现仍在使用，为攻毒疗法的发展做出了较大贡献。

明代张景岳对攻毒疗法在各科中的应用进行了全面总结，从而使攻毒疗法的理论趋于完善。其著作《景岳全书》对毒邪学说及攻毒疗法都有较大发挥，尤其是他总结及创制的诸多攻毒方剂及方法对后世影响颇大。如在治疗上根据瘟疫的特点和毒邪的程度分期进行治疗：瘟疫初起，而头痛身热，先宜正柴胡饮或败毒散；若瘟疫头身红赤，宜用瘟疫热毒法；若暑日时行瘟疫，表里俱热者，宜羌活升麻汤；若瘟疫热毒上浮，用普济消毒饮；凡火盛虚烦干渴宜用绿豆饮，或雪梨膏。提倡治疗时毒要用解毒之法：若时毒咽喉肿痛，用葛根牛蒡汤；若时毒表里俱热，用紫葛煎；若毒在阳明，用柴葛解肌汤；若时毒三阳，用栀子仁汤；若时毒遍行，用普济消毒饮；若时毒血热烦躁，用犀角散；若时毒风热之势头面，用犀角地黄汤；若时毒内外俱热，用防风通圣散；若时毒毒肿作痛，用五利大黄汤；若时毒虽盛，宜参托里散。并提倡内外兼治："如头痛有表证者，宜先服人参败毒散一二剂，雄黄解毒散洗患处。用消毒与托里药相兼服之，或毒少轻者，可假药力。若热毒中隔，内外不通，后用托里消毒散解之。"特别提出"若恶毒蕴结于脏腑，非荡涤其内则不能痊。若毒在外者，非砭刺遍身患处及两臂腿腕，两手足指缝出血，其毒必不能散。若表里俱受毒，非外砭内泄，其毒块不能退。治疗脑疽，毒甚也，用除湿消毒，隔蒜灸之，更用解毒药"（《景岳全书·四十七卷》）。

他还提出用放血及隔蒜灸之法治疗疠风；治疗瘟疫六七日不解，以砭针刺曲池，出恶血……使邪毒随恶而出，亦最捷之法（《景岳全书·杂证谟·瘟疫》）。张景岳还特设搜毒煎解痘疹热毒炽盛，紫黑干枯，烦热便结纯阳等证；透邪煎治麻疹初热未解之时；用连翘归尾煎，治一切无名肿毒，丹毒流注等证；用当归蒺藜煎治痈疽疮疹气血不足，邪毒不化；用消痈散治痈疽诸毒；用百草煎治百般痈毒诸疮；用螵蛸散治湿热破烂，毒水淋漓等疮。《景岳全书·古方八阵》还记载了 160 种解毒、消毒、追毒并治各种毒证的方剂；以及巴豆、附子、乌头、钩吻、半夏、砒石、藜芦、雄黄、斑蝥等有毒中药中毒的解救方法。另又设蛊毒专章及验蛊毒之法、灸蛊毒法、治蛊毒之法、隔蒜灸法、蜞针法（蚂蟥）如神仙载法、砭法等 10 余种排毒法，为攻毒疗法增加了十分丰富的内容。

专科专用

明代陈司成对专病（梅毒）用专攻（攻毒）进行了详细的阐述和记载。其所著《霉疮秘录》为史上专论梅毒之首本，认为梅毒流行是感染霉疮毒气所致。在治疗原则上强调"治此症者，不外乎攻补，攻则毒气去，补则正气强"，并须标本兼治，不可偏施，以攻邪补元为主。在治疗方法上提出"大都治此证者，不外化毒一法"，"金鼎砒有大毒……以毒攻邪也，凡疮毒年深月久……非金鼎砒他药，不能收功"，并创以砷剂、生生乳及雄黄、牛黄、大黄、朱砂为基础的药物化毒十干丸，即化毒甲子丸、化毒乙子丸、化毒丙子丸……化毒癸子丸 10 方及牛黄化毒丸，佐以其他扶正解毒等中药治疗因毒气损害五脏六腑造成的毒害，很有创建。在属证治疗上以败毒为主，指出"若疔毒虽有三十六种之别，其害则一，宜以败毒为主"，还有拔毒清热、清热解毒、清火解毒、清利解毒、清凉解毒等治疗原则，使用了萆薢化毒汤、黄连泻心汤、牛蒡解肌汤、犀角地黄汤、紫雪、至宝等方药。从而丰富和发展了毒邪理论及攻毒疗法在疡科中的应用。

清代喻昌进一步诠释和发挥了《黄帝内经》毒药的使用原则。其在《医门法律》告诫后学："诊病不问其始，忧患饮食之失节，起居之过度，或伤于毒，不先言此，卒持寸口，何病能中。"把毒因作为医师的首要辨证程序之一。提出"但能破积愈疾，解急脱死，则为良方。非必以先毒为是，后毒乃非。有毒为是，无毒为非。必量病轻重大小而制之者也"；"下品烈毒之药治病，十去其六即止药；中品药毒次于下品治病，十去其七即止药；上品药毒，毒之小者，病去其八即止药；上下中品，悉有无毒平药，病去其在九即当止药，此常制也"（《医门法律·一申治病不知约药之律》），在毒药的使用原则上对《黄帝内经》有了更好地诠释和发挥。

清代杨栗山特别强调清热解毒法在伤寒瘟疫中的应用。其所著《伤寒瘟疫条辨》全面继承了吴又可的瘟疫学说并有所发挥，如在论述"杂气"时，阐明了空气和水的污染是导致瘟疫流行的重要环节。认为瘟疫发则邪气充斥奔返，皆毒火也。订出以升降散为代表的清热解毒治疫方 15 首。治疗上主张早期即以清热解毒为主；毒邪在里，解毒承气汤等；若疫毒内结分，用大复苏饮；若温病蓄血较甚，用大清凉散或犀角地黄汤合泻心汤；谵语大便黑者，以解毒承气汤加夜明砂、桃仁、穿山甲、牡丹皮；蓄血阳明发狂者，用黄连解其毒，有一定临床价值。

清代余霖强调败毒法在伤寒瘟疫中的应用。其著作《疫疹一得》书中力主火毒疫之说。认为"瘟即曰毒，其为火也明矣"，"疫乃无形之毒"，"毒火盘踞于内"，在治疗上创用清瘟败毒饮，重用石膏，以清胃火；根据火热毒邪的大小以及侵犯部位不同，列清瘟败毒 52 证，选石膏、知母大清阳明气分热毒。现代临床证实，清瘟败毒饮对乙型脑炎、脑脊髓膜炎、流行性出血热等急性传染病及热毒斑疹，效果较为显著，对近年来流行的埃博拉出血热、登革热、寨卡病毒的防治有很好的借鉴指导作用。

清代高秉钧强调败毒法在外科疗毒中的应用。其对攻毒疗法颇多建树，在所著《疡科心得集》中提出毒攻五脏云："毒入心则昏迷，入于肝则痉厥，入于脾则疼胀，入于肺则咳嗽，入于肾则目暗手足冷。"根据湿火湿热毒邪客于人体上、中、下的不同而分别论治，客于上部用牛蒡解肌汤，客于中焦者用黄连泻心汤或温胆汤，侵于下部者用萆薢化毒汤。认为疔毒虽有 36 种之别，其害则一，宜以败毒为主，常用银花解毒汤，为后世所借鉴。

清代王洪绪提出"寒毒"之说，介绍了解寒毒法及移毒法、赶毒法在外科中的应用。其在《外科全生集》一改前人疮疡皆热之论，主"毒"即是"寒"之论，提出解寒而毒自化，非麻黄不能开其腠理，非肉桂炮姜不能解其寒冷，认为流注开泉痛孔毒根等皆为阴毒之证，并介绍了移毒法、移山过海散、赶毒散等治疗方法和方剂，丰富了外科学的治疗。

清代唐黉提出用灸法治疗毒症。所著《外科选要》指出"痈为阳，属六腑，毒腾于外，易治之证也；疽者，沮也，为阴，属五脏，毒攻于内，难治之证也"。所提出的对痈肿疼痛之证灸法，即对疮疡等证7日前用神灯照；10日之间，必用扎针，10日之后，合用披针品字样，当元顶寸许，点开三孔。或时毒瘀血壅盛，用细瓷器击碎，取其锋芒者一块，以箸一簪头，令毒血遏刺皆出毒。还记载用乌金膏、豆豉饼作饼子、神效桑枝灸、神效葱熨法、神仙隔蒜灸法治一切痈疽肿毒，很有临床价值。

清代邓苑在眼科主张使用攻毒法。其著作《一草亭目科全书》眼科专著中，从毒邪角度立论立方，记载了密蒙花散、蝉花散、《济生》桑白皮散、洗肝散、洗心散、清毒拔翳汤、紫龙丹、菊连汤8种药方对眼科疾病进行治疗。还对小儿痘毒眼提出了一些治疗方法，对后世眼科临床有一定影响。

清代《喉舌备要秘旨》在喉科倡用攻毒之法，并介绍了解鸦片毒的经验。其记载了咽喉46证及毒攻咽喉五脏论，认为口舌生疮为风热劳郁之毒，喉内左边先起，肝经发来之毒风热；喉内右边先起肺经发来之风热毒；中上下舌根心经发来之风热毒；发来色黄者脾经家发来湿毒；满喉黑色肾经发来之毒；对悬蜩证、合架证、瘰病证、斗抵证、掩头证、驴嘴证、鱼口证、鹅口疮等证提出皆由五脏进行分而治之，特别是该书所创制的鸦片烟饮对解鸦片毒有一定作用，所列的急救解毒良方对洋烟、轻粉、毒痢等毒证皆有帮助。

中西汇通

清末张锡纯汇通了攻毒疗法，从而使之走向中西医结合之路。其著作《医学衷中参西录》开创了中西汇通之路，对中医的"以毒攻毒"理解较为透彻，并开创了中西药并用，或使用西医解释药理的先河。其指出"西人对紧要传染之证皆以扑灭毒菌为务，然其扑灭之法，惟知以毒攻毒，而不知用化毒之药，使毒菌暗消于无形止于补正以胜毒，尤非西人所能知也。所谓以毒攻毒者，上所录之西药是也。遇身体壮实者，服之幸可救愈。若其身体本弱，化源又至极点，有奄奄欲脱之势，非补正以胜毒，与化毒之药并用不可"。

此外，张锡纯亦善用以毒攻毒之法治病，创治疗霍乱证的急救回生丹、卫生防疫宝丹；治痢疾的解毒化生丹、天水涤肠汤；治花柳毒淋证的毒淋汤、消毒二仙丹、朱砂骨拜波丸；治疗瘟疫及阳毒发斑的青盂汤。用水蛭为主的理冲丸治妇女经闭不行。用朱砂、清半夏为主的加味磁朱治痫风。用童便送朱砂治霍乱吐泻……至危之候入心以解毒，又引以童便使毒气从尿道泻出。对研究和发展攻毒疗法做出了较大贡献。

攻毒疗法萌芽于《诗经》及《山海经》，肇始于《周礼》《淮南子》《五十二病方》，创建于《黄帝内经》及《神农本草经》，历经俞跗、扁鹊、华佗、张仲景、王叔和、葛洪、刘涓子、孙思邈、许叔微、陈言、张子和、朱丹溪等医家的探索及实践，在明代薛己、张景岳、陈实功、李时珍等伟大医学家的总结下，趋于完善和形成，经明代陈司成及清代喻昌、杨栗山、余霖、高秉钧、王洪旭、唐黉、邓苑等诸多医家的不断补充及完善，经清末张锡纯中西医汇通，使这个中医攻毒疗法理法方药学术体系基本形成。攻毒疗法承启了毒邪学说的"理"，自成"法""方""药"体系，从而使毒邪学说形成了完整的学术体系，使之成为中医学重要的组成部分。随着现代医学的发展尤其是病原微生物学及传染病学理论的引入，我们相信其会在中西医结合治疗疾病尤其是疑难病方面产生积极而不可估量的影响。

25 毒-管道-脏腑理论的构建

学者周仙仕等从"毒"的含义进行探讨，并就"气"与"毒"的关系进行辨证思考，在人体的生理状态（"气-管道-脏腑"理论）基础上进一步提出人体病理状态（"毒-管道-脏腑"理论），临证时应分别从调理脏腑（以权求平、补虚为本、体用兼调）、通调管道（因势利导、截断扭转、人工管道、调理三焦）、抵御邪毒（避毒、防毒，解毒、化毒、攻毒、排毒，清除伏毒）来诊疗疾病，可提高临床疗效。

中医学认为"毒"主要表现为以下几个方面：①泛指药物或药物的毒性、偏性和峻烈之性。②指病证。③指治法。④指发病之因。⑤指病理代谢产物。姜良铎教授更是明确指出：凡是对机体有不利影响的因素，无论这种因素来源于外界还是体内均统称为毒。主要包括：①机体产生的各种病理代谢产物。②原本生理物质含量的改变。③原本生理物质位置的改变。毒还有内毒和外毒之分，外毒有六淫毒、疫疠毒、食毒、药毒、虫兽毒、外伤毒、环境毒等，内伤毒主要有情志毒、代谢产物毒（如水湿痰饮、瘀血、气滞毒）、伏毒等。

生理到病理——"气-管道-脏腑"与"毒-管道-脏腑"

人体正常的生理状态是"气-管道-脏腑"，而此状态的维持却需要一定的条件，即气、管道、脏腑三者之间必须维持互相平衡。实际上，气、管道、脏腑三者总是处于动态变化的，其平衡在机体内是有一定限度的，即通常所说的机体自我修复能力。一旦超过机体的自我修复能力或者该平衡被打破，人体就由生理状态转变为病理状态。

姜教授概括毒的概念不外乎是生理物质含量或位置的改变，或者各种病理物质的产生。从"气"的角度上来认识毒，只不过是生理之气的数量或位置发生改变或者其性质发生紊乱，使原来生理之气转变为病理之气，由于之前我们规定"气"为生理之气，故在此处引用一个与"气"相对的概念——"毒"作为生理之气的对立面——病理邪气的概括。故气病即毒生也。因此我们把体内这些病理之气统称为"毒"，当然这仅仅只是内毒的范畴，同理我们也把外界性质、数量、位置发生改变的清气称为外毒，内毒和外毒共同构成毒的整个含义范畴。而人体发生疾病，不外乎外来病理之气（外毒）入侵或者内生病理之气（内毒）作祟，干扰机体的脏腑功能，此时机体由原来的生理状态下的"气-管道-脏腑"转变成病理状态下的"毒-管道-脏腑"状态。

毒-管道-脏腑的发病机制

"毒-管道-脏腑"是机体发病时的病理状态，也是机体发病的根本原因。毒、管道、脏腑三者紧密相连，任何一者的病变都可引起另二者的病变。毒是致病的病因及病理代谢产物，代表邪气。脏腑是正气强弱的代表。管道是邪正交争的场所，是毒邪来去的通路，亦是脏腑物质和能量等供给的通道。三者之间关系极为复杂，互为影响，往往兼见同病。

1. 脏腑病机：一方面，脏腑功能低下，外毒容易通过管道入侵体内脏腑，干扰脏腑功能。所谓"风雨寒热，不得虚，邪不能独伤人"。另一方面，若脏腑功能极为低下，内生病理产物也容易滋生，形成内毒。所谓"正虚之处便是邪留之所"。另外脏腑功能过强，必然导致其对所胜的脏腑克伐太过，使所胜脏腑形成功能低下的病机，所谓"一胜则一负也"。同时脏腑功能失调，其对管道的调节亦乏力，也会导致管道病变的产生。

2. 管道病机：若体内管道通调，则机体血气充盛，脉络通畅，脏腑和调，毒不易生。若体内管道不通，一方面管道作为水谷输布的通道，脏腑得不到物质和能量供应，必然会影响其功能；另一方面，管道作为体内的邪气出入通道，若其闭塞，不仅会使邪气不易驱出，导致闭门留寇，而且体内的代谢产物亦难以排除，亦会导致内毒积聚。

3. 邪毒病机：若体外毒邪过强、过厉，往往直趋脏腑，如瘟疫、肺痨等病邪长驱直入直接干扰脏腑功能，或体内环境异常（如菌群失调、菌群异位），或体内环境变化太快，如出汗过多、泄泻过快、呕吐过急等，均易形成内毒，最终影响相应脏腑功能，导致病变的产生。外毒可引动内毒，如外感风寒引动哮喘患者体内的伏饮；内毒亦可招致外毒，如阳虚者容易感受寒邪。此外，不论是外毒还是内毒，都可以壅塞管道，干扰气机，或者破坏管道，影响管道功能，使管道的病变加剧。

毒-管道-脏腑理论与临床实践

1. 调理脏腑是核心：所谓"正气存内，邪不可干"，调理脏腑，恢复正气，是治疗的核心。

（1）以权求平：病疾者，以其气偏也，药物者，用其偏性也。以偏纠偏，治病之道也。调理脏腑功能，恢复阴平阳秘的状态才是治病的王道。"寒者热之，热者寒之，虚则补之，实者泻之"；"形不足者，温之以气；精不足者，补之以味"；只有"谨守病机，各司其属，有者求之，无者求之"，求其病机，明其病性，以权求平，恢复平衡方是治疗正法。脏腑平和，方能管道通调，气机调畅，才能实现阴平阳秘的状态，故以权求平是调理脏腑的关键。黄元卿认为，中气并非仅是脾胃之气，脾胃虽位居中焦，然中气左旋方为脾土，中气右转方为胃土，"己土上行，阴升而化阳，阳升于左则为肝，生于上则为心。戊土下行，阳降而化阴，阴降于右则为肺，降于下则为肾。肝属木而心属火，肺属金而肾属水，是人之五行也。五行之中，各有阴阳，阴生五脏，阳生六腑……肝为乙木，胆为甲。"中气泛指五脏六腑之气，调理中气即是调理五脏六腑，即通过以权求平达到阴平阳秘的状态。

（2）补虚为本：毒之所侵，病体往往伴有脏腑虚损的内伤基础，邪毒蔓延，也往往影响脏腑功能，干扰脏腑气化，阻滞管道气机，破坏管道功能，从而影响对脏腑的物质和能量供给，均易导致脏腑虚损。且在毒邪的治疗中，也极易耗损正气，因此无论在毒邪致病的哪个阶段，都往往存在着脏腑虚损的病机。脏腑虚损往往会产生"虚邪"，如《素问·上古天真论》之王冰所注云："邪乘虚入，是谓虚邪。"王震总结"虚邪"的特点为：①与节令所应方位相反的邪气；②在人体正气恰逢虚时，即人体处于对此反节令气候的不适应状态时伤人，这就是以"虚"命"邪"的理由。所以我们一定要注重补益脏腑虚损，使机体不至于感受"虚邪"而发病，即使发病，由于体内正气充足，也很容易驱邪外出。

（3）体用兼调：所谓的"体"即是指内在的深微的基础，而所谓的"用"即指外在的显发表现。在中医学中，脏腑之形是其体，脏腑之气是其用，脏腑之体藏于内，而脏腑之气用于外，脏腑是体和用的统一体，而体用相生，体用一源，因此我们治疗时既要考虑补脏腑之体，也须调脏腑之用。如逍遥散中用柴胡疏肝解郁以补肝主疏泄之用，又以当归、白芍养血敛阴以补藏血之肝体。四君子汤用白术健脾燥湿以补脾主运化之用，又加人参大补脾气以补藏气之脾体等。历代许多著名医家都重视应用体用学说，如张景岳五阴煎系列治方就是辨别五脏体、用，并根据肾、心、肝、肺、脾五脏生理功能及病变特点的不同，分别在补阴中予以生精、安神、补血、益气、助化之治而形成的治疗五脏阴虚病证的有效方。

2. 通调管道是根本："若五藏元真通畅，人即安和"，管道的通调是健康的前提，若管道壅遏，通调乏力，则百病生，正所谓"通则不病，病则不通"。临床常用以下方法通调管道：

（1）因势利导：所谓因势利导是指根据疾病的趋势来治疗疾病。如《素问·阴阳应象大论》云："病之始起也，可刺而已；其盛，可待衰而已。故因其轻而扬之，因其重而减之，因其衰而彰之……其高者，因而越之；其下者，引而竭之；中满者，泻之于内；其有邪者，渍形以为汗；其在皮者，汗而发之；其彪悍者，按而收之；其实者，散而泻之。"根据疾病的病程、病性、病位等采取适宜的治疗方法，顺其外出之势，逆其内陷之势，达到治疗的目的。

（2）截断扭转：截断扭转疗法是由名医姜春华提出的。主要思想是：及时早期治疗，快速控制疾病，掌握辨证规律，采取果断措施，直捣病巢，迅速祛除病原，杜绝疾病传变。必要时可以先证而治，掌握主动，使疾病在早期痊愈。此法应用于管道理论中主要是指尽早疏调管道，补益正气，祛除余邪，先安未受邪之地。如清营汤病机为热邪内传营分，但未至血分。而处方既用金银花、连翘、黄连、淡竹叶等清心除烦，使营热透出气分管道而解，又加用丹参清热凉血、活血散瘀，防止热与血结而蔓延波及血分管道。

（3）人工管道：正常生理管道在抵御病气，排出毒邪中发挥着不可替代的作用。但如果毒邪过峻过猛，毒力深重，猝然闭阻重要生理管道，如呼吸道、脉道、食管、肠道等，会闭阻气机，严重干扰脏腑生理功能，此时以及时开通管道为要，如气管内插管、血管介入、中药灌肠等，如生理管道功能退化甚至丧失，则宜建立人工管道来代偿生理管道的部分功能，如冠状动脉旁路移植术、气管内插管、人工肛门等，此法在急危重症领域应用较广。

（4）调理三焦：三焦既是六腑之一，亦是体内管道系统的枢纽。临床许多疑难杂症常可通过调理三焦取效。主要机制为：一是调脏腑，因其本身就是六腑之一，且又沟通五脏六腑；二是调管道，在全身所有管道中三焦形质最大，功能最全，沟通脏器最多，是体内特殊的管道；三是调毒邪，三焦得畅，不仅内生毒邪不易产生，而且管道的抗邪功能亦得以增强，使外毒不易入侵。因此调理三焦是干预"毒-管道-脏腑"致病机制的重要措施。

3. 抵御邪毒是关键：

（1）避毒、防毒：所谓"虚邪贼风，避之有时"，机体的抗毒能力是有限的。六淫毒、疫疠毒、食毒、药毒、虫兽毒、外伤毒、环境毒等外毒皆极易耗损正气，诱发苛疾，因此关键要做到避毒、防毒。七情毒、水湿痰饮毒、瘀血毒、气滞毒、房室毒等内毒也易损伤正气，因此也应做到"喜怒有常，食饮有节，起居有常，不妄作劳"，方能形神安和，性命可保。

（2）解毒、化毒：机体本身具有一定的抗毒修复能力，机体的抗毒系统主要包括脏腑、管道等。若脏腑、管道功能异常，则是毒邪产生的基础，脏腑、管道功能的恢复，又是抵御毒邪，解毒、化毒的关键。因此通调管道、调理脏腑功能，可以促进机体抗毒能力的恢复，达到解毒、化毒的目的。

（3）攻毒、排毒：若毒邪毒势深重、病位深入，则应在通调管道、调理脏腑的基础上加用攻毒、排毒的药物。毒邪致病具有暴烈性、顽固性、多发性、内损性、传染性、危重性等特点，迅速控制毒邪，防止其对机体的进一步戕害是治疗关键。分别针对其病性（寒者热之、热者寒之）、病位（综合运用汗、吐、下三法）、病期（祛邪、扶正、祛邪扶正兼施）等角度加以辨证处方用药，以攻毒、排毒，达到控制毒邪蔓延，病情进展的目的。

（4）清除伏毒：有些毒邪还具有伏藏于内，遇感时发的特点。这些毒邪往往深入脏腑，胶着迁延，留恋不去。治疗颇为困难，又极易转成慢性，正气稍弱之时，又反复发作出现急性发作。所谓"炉烟虽熄，灰中有火"是也。如肺系疾病哮喘、慢性支气管炎、慢性阻塞性肺疾病都具有此特点，治疗上一方面要预防外邪，防止外邪引动内邪而发，另一方面要增强体质，调理脏腑功能，清除伏毒，以消灭复发的根源。

"毒-管道-脏腑"理论的构建有利于我们更好地认识人的生理状态（气-管道-脏腑），及病理状态（毒-管道-脏腑），有利于更好地认识疾病的发生机制（脏腑病机、管道病机、邪毒病机），有利于更好地临床实践（调理脏腑、通调管道、抵御邪毒）。因此本理论的构建具有较高的理论价值和实践价值。

26 毒邪学说现代研究

毒邪学说萌芽于秦汉时期，形成于晋隋唐宋时期，明清时期得到快速发展，在现代发展达到高潮。有关内毒、毒邪的文献呈逐年递增的趋势，学者屈静等将其分为概念、致病特点、相关疾病、临床表现作了阐述。

毒邪概念

1. 明确区分内毒与外毒：传统涉及毒邪虽有医家指出毒可自内而生的观点，但未得广泛认可，占主要地位的仍是外感毒邪学说，对内毒论述少。毒邪分内、外，内毒理论的发展和完善在现代达到高峰。《中医大辞典》内毒条下载"内毒，指内发的热毒。表现为痈疮、发斑或吐血、衄血，神志不清，舌绛，苔焦甚或起芒刺，脉浮大而数或六脉沉细而数等"。谢颖桢指出毒有外侵和内生2种。从而对毒分内外的概念愈加明晰，得到公认。并有学者指出外来毒邪和内生毒邪在致病时互为因果，相互影响，相互促进。外毒侵入人体，可造成脏腑功能失常，气血运行障碍，由此而产生内毒。内毒生成之后，耗伤正气，正气虚衰，又可招致外毒。二者往往互为依存，共同伤害人体，使病情更为凶险、顽恶。

2. 涵义与范畴：张杰等指出毒邪的含义主要包括5方面，即泛指药物或药物属性；指病名；指病因；指治法；指虚词。王海亭等指出毒邪内涵可以有以下5种解释：指致病性质强烈的外感邪气；专指温病的病因；将致病微生物称为毒邪；邪气与体内病理产物结合所产生的新致病因素，毒邪具有病因和病机的双重含义。两位医家观点涵盖了多数医家对毒邪含义及范畴的认识，而文献讨论毒邪多就其作为病因的概念而言。

（1）毒邪涵义：古代医家对毒、毒邪未明确界定，如有医家将毒邪局限在温病范围内，等同于疫疠之邪，而有的医家认为无邪不有毒，毒邪为无形之邪，内涵很广。各家对毒的研究均有局限性，未有共识。当代亦有许多医家提出各种观点。张蕾等明确指出毒邪是一类致病猛烈，能引起机体功能严重失调，而产生剧烈反应和特殊症状的致病因素。只有引起机体严重的阴阳气血失调、具备一定特点和特殊症状的邪才能称之为"毒邪"。张杰等亦认为外感病时，邪气亢盛病情危重时才可称毒；内伤病时，湿邪和瘀血长期蕴结淤积到一定程度，引起机体脏器功能严重损伤或衰竭，出现全身中毒症状时才称为毒邪。

（2）毒邪范畴：毛德文结合肝衰竭疾病，认为在我国外毒主要指病毒性肝炎，内毒是因外毒入侵导致机体脏腑功能紊乱、气血阴阳失调所产生的对机体有特殊而强烈损伤作用的病理产物。郑洪新结合当前污染较为严重的现状，提出"环境毒"之说，认为其亦属"毒邪"范畴。黄世敬指出毒邪有外来之毒，包括疫之为毒，邪之甚为毒，有毒物质。张蕾等指出毒性物质引起中毒，常见有药毒、食物毒、动物毒、金刃毒等。而马红珍认为对肾脏有损害的中西药皆属药毒。

毒从来源分为内外，外感之毒包括疫疠为毒，六淫化毒，有毒物质；内生之毒因邪甚而化或邪蕴而生，继发其他邪气而成。故外感有风毒、火毒、寒毒、食毒，内生有痰毒、瘀毒等之分。毒从产生可分原发、继发，疫毒及毒物为原发，六淫毒及内生毒均自其他邪气继发。毒亦有无形、有形之别，有形之毒指毒物，无形之毒伤有形之人，发为疾病。

（3）内毒生物学基础：随着现代医学的发展，对微观领域的研究不断深入，发现多种疾病的分子水平致病物质如毒性氧自由基、炎性介质等在疾病发生发展中有重要作用。这位中医毒邪的研究与西医结合提供了切合点。多位学者指出内生之毒的生物学基础包括组织细胞功能障碍，机体一系列病理生理生化过程的产物，如氧自由基、兴奋性神经毒，炎性介质、钙离子超载、微小血栓、血脂、突变细胞、自身衰老及死亡细胞、新陈代谢毒素、致癌因子等。

毒邪致病特点

关于毒邪致病特征的分析颇多。向楠等指出毒邪致病的主要特征，一是易产生变证，毒是变证之因，变由毒生。二是病情缠绵，邪气蕴郁化毒，蓄积不解，迁延时久，故致病情顽固而缠绵反复。三是易伤气血，毒邪致病，远比其他致病因素对气血的伤害大。杜治锋等认为毒邪致病一是骤发猛烈善变；二是胶结壅滞、毒瘀火结；三是虚实夹杂，日久入络，顽固缠绵。吴国伟认为毒的特殊致病特性，包括暴发性、剧烈性、危重性、传染性、难治性、顽固性等。吴子辉指出毒一旦形成，具有依附性、酷烈性、从化性、秽浊性特点。李运伦认为各种毒邪致病，均有一定的特点，但也有明显的共性，即骤发性、广泛性、酷烈性、从化性、火热性、善变性、趋向性、趋本性、兼夹性和顽固性。苏凤哲认为毒邪致病，急剧暴戾，内攻脏腑；毒邪性恶，火热秽浊；毒邪肆虐，易损伤脏腑。张杰等指出毒邪致病具有暴戾性、顽固性、多发性、内损性、依附性特点，其证候特征凶险、怪异、繁杂、难治。

由上可见，诸位医家对毒邪致病表现特征的认识基本一致，认为其发病猛烈，病情变化迅速，伤脏腑损气血，久之入络，多依附或兼加其他邪气，胶结顽固。

毒邪所致病证

1. 消化系统：刘震等认为慢性乙型肝炎、肝硬化的致病因素是湿热疫毒之邪侵袭人体。人体正气不足，毒邪留滞，日久亦可化湿、化热、化瘀，毒热湿瘀损伤肝络为病，损阳耗阴，正气渐衰，变证丛生。高月求等亦认为毒邪致病贯穿慢性乙型肝炎始终。华海清认为慢性乙型肝炎的病因与湿热疫毒密切相关，湿热毒邪是乙肝发生的始动因素，脾运不健是乙肝发生发展的内在基础，病机特点为正虚邪恋，本虚标实，致病势缠绵。毛德文提出肝衰竭毒邪病因学说，认为毒邪是肝衰竭的病因，毒为致病之因，贯穿于疾病的始终，瘀、痰为病变之本。孟捷认为药物性肝病是由于患者素体或禀赋不足，药毒之邪入肝之络脉致肝络受损肝脉不畅，日久气滞、血瘀、津凝相互影响，积久蕴毒，损伤肝络。药物性肝病的治疗应以解毒通络为法。

2. 呼吸系统：乐鸣指出严重急性呼吸综合征患者出现毒邪闭阻于体内的一系列症状，毒邪不能排出体外，机体必深受其害，中医能用辛凉清解、清热解毒、芳香化湿等多种方法祛除毒邪。

3. 肾病及免疫系统：吴国伟等指出毒邪是肾病的主要致病因素。急性肾炎或慢性肾炎急性发作多因风毒所致，湿毒、瘀毒是慢性肾炎迁延难愈的重要因素。杜治锋等认为肾间质纤维化病位在肾，主要病机为痰浊瘀毒郁滞于肾络，与脾、肺、肝、心关系密切。本病病性为本虚标实、虚实夹杂，毒邪贯穿于肾间质纤维化疾病的整个病理过程，并是本病迁延不愈，变证丛生的主要因素。刘维认为痹证的病因、病机、临床表现均与毒邪相关，并结合自己的临床实践，指出从毒痹论治疗效肯定。王瑞科等指出活动期强直性脊柱炎病机为湿热毒邪痹阻经络，流注骨节。何淼泉等指出毒瘀互结是风湿病中毒邪致病的病理关键，毒可致瘀，瘀血生毒，毒瘀胶结，临床应解毒祛瘀法结合辨证论治治疗风湿病取得良好疗效。王玉玺以毒立论治疗红斑狼疮，正虚为本，邪毒为标。治疗上应用虫类药物，多具毒性，取其有毒之偏，以达到以毒攻毒之效。刘学伟等认为艾滋病病因应当是疫毒病邪，毒邪自精窍、皮肤而入，伏于三焦膜原或伏于营分血络，内合于营。

4. 内分泌疾病：吕崇山等认识毒邪致病贯穿代谢综合征（MS）发病的始终而成为重要的病机，MS发病的毒邪主要有痰毒、瘀毒和热毒，常形成痰、瘀、热毒相互交结的病理状态，机体的慢性低度炎症状态及其诱发的胰岛素抵抗，糖毒性、脂毒性就成了毒邪致病的物质基础。李怡等指出糖尿病因毒而生，内生之"糖毒"常在长期七情内伤、饮食不节、劳逸失调及年老或久病体衰的基础上形成，既是糖尿病之因，又是糖尿病之果，还是加重糖尿病及其慢性合并症以及发生兼证、变证的根源。向楠等指出肝火郁遏、肾阴亏虚是甲状腺功能亢进发病的始动因素；火郁、痰凝、血瘀是甲状腺功能亢进症（简称甲亢）的共同病理基础，并构成毒邪产生的病理基础；痰瘀毒交阻是甲亢病机的核心。

5. 心脑血管、神经系统疾病： 于俊生等提出动脉粥样硬化与痰浊、瘀血、毒邪密切相关。要根据动脉粥样硬化不同病理阶段所表现的痰浊、瘀血、毒邪的轻重不同，正确地选法用方。张艳等亦认为动脉粥样硬化与毒邪致病关系密切，并且与气虚、血瘀、痰浊相关。尚晓玲指出多发性硬化亦是在肾精不足，髓海失充基础上，因毒邪外侵启动发病环节，而毒邪循络入督及脑致脑损髓伤，致本病顽缠难愈。黄涛等指出慢性炎性脱髓鞘性多神经病病因为肾阳不足督络虚滞，毒邪损伤督络。

6. 肿瘤类疾病： 张明指出肿瘤是在毒邪因素的长期作用下所导致的这一类邪气偏盛，阴阳失去平衡的严重疾病。李晓丽等认为毒结、血瘀、寒凝与肿瘤转移密切相关，并贯穿肿瘤形成及转移的整个过程，由此提出了毒结、血瘀、寒凝是肿瘤转移形成的关键因素。

7. 其他： 韩宁等指出全身炎症反应综合征（SIRS）证候学和临床研究发现具有鲜明的"热毒"色彩，毒邪是发病及其演变过程中最重要的致病因素，也是病机变化的根本所在。陶澜等提出运动性疲劳是正衰毒损的必然结果。随着运动强度的增加，诸邪丛生，各种毒邪大量停留，滞于血脉、经络，碍于脑窍、心神等，引起运动性中枢疲劳。因而在正气不足的基础上，毒邪也是急性运动性疲劳的基本病机，积毒和积损是过度训练的基本病机。

随着对毒邪致病的深入认识，从毒损角度辨治疾病的论述逐步增多，进一步完善了毒邪理论体系。毒既是病理产物，又是致病因素，毒邪损伤具病因、病机双重含义，是联系二者的动态过程。

临床表现

对毒的特征性临床表现论述较少。周岁锋认为毒邪的临床表现，其一为有形之毒，主要是躁屎、食滞、痰饮及瘀血等；其二为无形之毒，主要是风、寒、暑、湿、燥、火等。《黄帝内经》中提到"风胜则动，热胜则肿，燥胜则干，寒胜则浮，湿胜则濡泄"，这些均为无形之毒化生阴阳偏胜的临床症状。向楠等针对甲状腺功能亢进症，提出如何界定甲亢之毒与非毒，即痰与痰毒、瘀与瘀毒、火热与热毒。认为瘀血证表现为甲状腺结节、肿块，局部不适或压迫感，质韧，甚则疼痛，舌质暗，脉弦涩；病程日久，气滞导致血瘀，瘀血与顽痰瘤结，使颈前肿块"坚硬不可移"，形成瘀毒石瘿之候，症见甲状腺肿块，延及颈部各处，绵绵不愈，疼痛或剧痛，形体消瘦，皮肤枯槁，精神萎靡，脉沉细。痰是由水液内停凝聚而成的病理产物，临床可引起颈部瘿肿，质软，伴胸闷气憋、胸脘痞闷、纳呆食少、口黏无味、恶心欲吐、肢体困倦，舌质淡、苔白而腻，脉弦滑；若痰浊日久为毒，痰湿毒邪停聚，则颈部瘿肿不消，兼夹瘀血，则瘿肿质韧，伴有结节肿块，质硬不移。张蕾认为从症状上来看，毒是当邪气入侵脏腑、反应特别剧烈，或导致谵语、惊厥、昏迷等神志损害，或引起局部红、肿、热、痛、斑、疹、溃烂等症状。并以具体临床表现鉴别邪热犯肺与热毒壅肺，心火炽盛与心经热毒，邪结肠腑与毒滞肠腑，热郁胆腑与毒炽胆腑，肝火内炽与肝经火毒，瘀证与瘀毒，痰证与痰毒，食积与食积化毒。邹忆怀结合中风病认为，突然波动、持续加重和病情的复发，是"毒损脑络"的体现过程，在疾病状态下局灶症状的弥散化，是其可能的症状特征。

就毒邪概念和特点而言，现今各种相似或不同的观点，使传统毒邪在成因、属性、致病特点等方面得以丰富和发展，逐渐变的系统和明确。内生毒邪具有猛烈性、继发性、顽固性等特点，多产生于疾病发展，恶化加重的阶段。结合现代医学，毒邪具备生物学基础，但微观的病理产物绝不等同于中医的内生毒邪。这一点无论从中医学理论认识，和临床治疗实践都应予明确。

27 毒邪和辨毒论治

学者邱丙庆在对"辨毒论治"进行较系统归纳和论述的基础上，提出"毒邪"之治，应遵循"急则治标"，采取以"祛邪为主，扶正为辅"的治则；"攻"毒之法以解毒、排毒法为主；并为临床有效应用"以毒攻毒法"提供了新思路。

随着现代中医学对临床疑难杂病研究的进行，"毒邪"已成为中医病因学的一部分。通过对"毒邪"在重症和疑难杂病中的发病机制及特点认识的深入，全面系统地把握中医辨毒论治，愈加显示出其重要的临床指导意义。

辨毒论治的基本概念

中医学的特色和优势在于辨证论治。辨证即辨病因、病位、病性、病势，而论治则是在辨别证候的基础上因证立法、随法选方、据法施治。辨证与论治是疾病诊疗过程中不可分割的两部分，"辨证是论治的前提和依据，而论治则是辨证的延续，也是对辨证正确与否的检验"。临证中，毒邪有寒热之分，毒邪病症亦有阴阳之别，而且毒邪致病易于侵及多个脏腑，传变迅速、易于恶化、入经入络、伤阴伤阳，病势险恶、病情复杂、病性顽固。因此，毒邪致病更需要及时准确地辨证论治。可以说，辨毒论治是理、法、方、药理论体系在临床毒证中的具体应用。

辨毒论治是指医师通过望、闻、问、切四诊合参，运用中医学理论辨析有关毒邪所致病症的资料，最终确立毒邪病症的证候以及治则治法的思维过程。在辨毒论治的过程中涉及毒邪致病的辨证要点、治疗原则和治疗方法。

辨毒要点

1. 首辨"毒"之外感和内伤：邪甚则为毒，邪分内外，故临床对毒的辨证论治应首辨外感和内伤。常见外感毒邪（即原发性毒邪）包括自然界的六邪之毒〔风毒、寒毒、暑毒、湿毒、燥毒、热（火）毒〕，简称"六毒"，还包括疫疠之毒、虫兽等。而内伤毒邪（即继发性毒邪）包括痰毒、瘀毒、浊毒、药毒、食毒、粪毒、尿毒等。如为外感毒邪，则应祛毒祛邪为主，时或兼扶正。内伤毒邪则根据毒的种类予以相应解毒，如祛痰解毒、化瘀解毒、泻积解毒等，时或兼扶正。

2. 再辨"毒"之寒热阴阳：早在《金匮要略》中就有阳毒和阴毒的论述，即毒分阴阳。临床将毒分阴阳，是以便分清邪之寒热。热毒以清热解毒为主，寒毒则以散寒、升阳解毒为主。如湿毒为患，理当分清寒热，进而选择温化寒湿解毒或清热化湿解毒治疗。

3. 三辨"毒"之病因依附：毒邪致病常依附于邪气，邪弱而毒减，邪少而毒易解，因此只有辨别"毒"之病因依附，才能有效地指导临床。辨"毒"之病因依附即辨别毒邪和邪毒两个不同的概念。毒邪是从病因学的角度讲，无论内生外侵，都对机体造成毒害作用的烈性邪气，是诸多毒邪病证的直接诱发因素。而邪毒则是从病理学的角度讲，在原发性毒邪侵袭机体的基础上在体内产生一些病理性的毒质，并对机体造成新的毒害作用，继发新的疾病。如瘀毒内伤毒中，若为热性瘀毒，应在清热的基础上化瘀解毒，故治疗当以清络化瘀解毒；若为寒性瘀毒，亦应在散寒的基础上化瘀解毒。

治疗原则

中医学的治疗特点是治病求本，并强调"扶正"。但毒邪为病，具有起病急骤、病情危重、病程顽固，而且变证迅速，时或具有依附性和传染性。因此，针对"毒邪"所致毒证或毒病的治疗，应遵循"急则治标"的治则，采取以"祛邪为主，扶正为辅"的治则。"祛邪"之"邪"有两层含义，既指毒邪，又指毒之依附。针对一些邪毒病证，"祛邪"不仅是指解除毒邪，使邪有出路，还指在解除毒邪的基础上祛其依附。但又因正、邪相关，邪盛而正气不虚，则尽可祛除毒邪；若正虚则不可一味地祛除毒邪，为防止再度伤正，应以"扶正"为先，扶正的同时可以适当用药以控制毒邪在机体内的扩散；至于虚实夹杂者，则当祛毒、祛邪、扶正并举。

治疗方法

毒邪为病，理应根据毒邪的性质，以及毒邪与正气的胜负关系来确定相应的治疗原则和治疗方法。只有把握解毒要领，才能做到准确的辨毒论治。临床解毒方法越来越丰富，但以"以毒攻毒"为首选，并作为基本治疗方法。

1. "以毒攻毒法"内涵及原理："以毒攻毒法"是中医学中一种独特的治疗方法，从词义角度理解，它有广义和狭义之分。就广义而言，它主要是针对"毒"的病机施治，或针对暴烈、传染、秽浊、迁延、重笃之疾施治。狭义上特指利用猛烈药物之"毒"治疗伴有"毒症"表现的猛烈病症。现代对"以毒攻毒法"的研究认识以狭义居多，但理解其广义有助于全面认识、理解和应用"以毒攻毒法"。

"以毒攻毒法"在治疗上运用了"同气相求"的机制。《冯氏锦囊秘录》释："有迹无形之病，仍取有迹无形之药，气类相从，投之可入。"即中医的毒药可以攻毒是因为药物与正气同气，从其类以除也。除此之外，以毒攻毒还蕴含着"有故无殒"的思想。即身体有病，只要明确病因，药证相宜，即使患者正处在妊娠期、胎产期，也可用药（包括毒药）治之。正如《程杏轩医案》云："用之当不当，不必问其毒不毒。苟用之不当，即无毒亦转为大毒，用之得当，即有毒亦化为毒。"

总之，"以毒攻毒法"的应用宗旨就是在"有故无殒"的思想基础上，通过"同气相求"的机制纠正人体阴阳平衡，从而达到以偏纠偏的目的。其临床主要应用于恶性肿瘤、艾滋病、皮肤病、疮疡科病以及一些疑难杂病等的治疗。

2. 以毒攻毒之"攻"法："攻毒"之"攻"，本意为"治"。之所以用"攻"字，是予以形容治法的峻猛。除特指攻下、泻下等治法外，还可泛指其他一些特殊治疗手段。总结医家经验，攻毒之法可概括为解毒、排毒两类。

（1）解毒法："解"是指分解、化解、消除或者中和，故解毒是指分解、消除、中和毒，可以通过应用药物直接祛除毒邪，也可通过去其依附，使毒分解、化解；还可以通过其他方式中和毒邪，如清热解毒、散寒解毒、利湿解毒、祛风解毒、润燥解毒、清营解毒等。邱美和曾提出，毒邪或毒证的治疗不仅局限于清热解毒。性属阴、属寒，属实者，宜辛温散寒、升阳解毒；性属阴、属寒，属虚者，则宜甘温补益、升阳解毒。且毒由邪甚所致，毒邪性恶、厚、多，故以"解"立法。而且临床治疗过程中解毒法的应用最为广泛，八法中和、消、清则为最常见的解毒法，分别适用于不同毒邪病症的不同阶段。

（2）排毒法：排毒则是依据毒邪在体内存积部位的不同，采取开泄腠理、疏利小便、通泄大便等手段，通过汗液、大小便等方式（亦即八法中的汗法、吐法、下法），因势利导就近引出，促使排毒。姜良铎曾提出，毒能在体内存积是因为"管道"不通及欠通所致，因此，"通畅管道"为基本治则治法。临床常见的几种排毒法有发汗排毒、通便排毒、利尿排毒、涌吐排毒等，其排毒机制则是根据邪正盛衰情况，通过调理或补益人体气血阴阳、脏腑等，增强或恢复机体排毒系统的功能。如慢性肾衰竭的治疗应以攻下毒邪为急务。方中用肉桂等药物意在温复肾阳，使毒下泄膀胱，由尿导出；并合用大黄，通腑泄浊，使浊毒随大便而解，从而避免浊毒凌心犯肺等危重证候的发生。

　　在毒证临床治疗过程中，还应根据具体情况而论，时则解毒、时则排毒、时则解毒排毒并举。王秀莲也曾提出解毒和排毒理应密切配合，解毒就是去其依附，使毒分解；而排毒则依据毒在体内存积的部位不同，就近引出，使邪有出路。临床中还会用到其他解毒方法，如宣毒法，"宣"是指宣发、宣泄或宣通宣散，故宣毒是指宣发肌表之毒邪，或宣泄体内蕴结不解之毒邪或宣通宣散因"管道"不通或欠通导致的内积毒邪。如辛凉透毒、辛温透毒、解郁宣毒、宣散痰毒、宣散瘀毒等治法。再如拔毒法，此法主要用于正虚，必须扶正为主，佐以拔毒以控制毒邪在体内的发展。但无论是宣毒还是拔毒，其实质皆系解毒、排毒中的一种。在临床不管通过什么方式祛除"毒"因，只有在辨别毒邪与正气胜负关系的基础上做好审证求因，才能做到准确的辨毒施治，最终达到治愈毒邪病症的目的。

28　内毒与外毒

近年来有关"毒邪"的病因学理论和临床研究颇多，故出现"无病不毒""无治不解毒""百病毒为首"等泛化的趋势。古代文献有关中医学"毒"的概念、含义较多，加之古今医家对中医学之"毒"的概念缺乏系统整理，近现代医家在临床医学发展中不断赋予新义，给"毒"的理解应用带来困难。因此，学者朱爱松等认为，有必要对古代文献有关"毒"的理论进行梳理，对病因学"毒"的概念进行全面解析。

来源于体外之毒

1. 六淫邪盛化毒：《素问·五常政大论》云"夫毒者，皆五行标盛暴烈之气所为也"。六淫之邪过盛可化为风毒、寒毒、暑毒、湿毒、燥毒、火（热）毒。当气候发生异常变化，如"至而不至"，"至而不及"，"至而太过"，就会产生与之相应的反常之气。若此时人体正气不足，正不胜邪，六气化为六淫，重者酿为毒。如寒毒、湿毒、热毒、清毒、燥毒等名词见于《素问》。文中提出了"寒毒""湿毒""热毒""清毒""燥毒"等名词，系指病因而言，由外邪所演化而来。毒并非是独立的一种致病因素，而是由邪气演变的产物。

2. 具有传染性之毒：传染性病因是六淫之外的一类特殊病因，在中医典籍中被称为"疠气""疫毒"等。《说文解字》载："疫，民皆病疾也。"疠气、疫毒是一类具有强烈传染性的致病因素，触人即病，毒性猛烈，变化多端。即可散在发生，也可形成瘟疫流行，且具有一定的特异性和选择性。如霍乱多侵犯胃肠，白喉多侵犯肺系咽喉等。《素问·刺法论》云："余闻五疫之至，皆相染易，无问大小，病状相似，不施救疗，如何可得不相移易者？"岐伯云："不相染者，正气存内，邪不可干，避其毒气。"这是把"毒"作为传染性致病因素的最早记载。《素问·生气通天论》中称之为"苛毒"，其致病力强、来势凶猛、变化多端，多具有传染性和流行性。具有传染性的毒包括疫毒、疠毒、时气化毒、苛毒、风热时毒、瘟毒、瘴毒等。

3. 其他：中医学将一些虫、兽所伤致病因素也称为毒。各种虫类、兽类动物所含的毒性物质，一般通过咬伤或侵入机体而致病。如蛊毒、蛇毒、虫兽毒等。按照"三因"致病划分，虫兽毒归为不内外因，其不仅是咬伤的物理刺激，更重要的是感受其所含的毒性物质。另有食物毒、酒毒、金刃毒、药毒等。随着经济社会的发展，气候变暖、环境污染、各种辐射波等均构成新的毒，称为环境毒。包括气毒、水毒、食毒、土毒、声毒、漆毒等同属此范畴。

来源于体内之毒

内毒是指机体在正常代谢或代谢失常过程中产生的一类毒性物质，因其未能及时、有效清除而停留于体内，进而对机体造成损害。具有既是病理产物，又是新的致病因素，既能加重原有病情，又能产生新病证的双重特点。

1. 七情不遂，五志过极化毒：七情不遂或五志过于突然、持久，超过人体正常调节范畴时就会产生肝郁、肝亢、脾虚、心火亢盛、肾脏受损等证候，产生气郁、气滞、气逆、血瘀、痰浊、火热等邪，诸邪相互影响，日积月累，郁蓄转化为瘀毒、痰毒、火毒、风毒、郁毒，从而致病。如《中藏经》中所述"五疔者，皆由喜怒忧思，蓄其毒邪，浸渍脏腑，久不虑散，始变为疔"。

2. 饮食不节，脾胃功能受损生毒： 长期的饮食不节，脾胃功能受损，运化失权，脾阳不升，浊阴不降，酿生痰浊、湿热、粪尿，不易及时化解、排出，产生痰毒、热（火）毒、便毒、风毒。

3. 劳逸失度，脏腑功能失常化毒： 长期的劳逸失度，气血津液运行失调，脏腑功能失常、使机体内的生理产物或病理产物不能及时排出，产生气虚、气滞、火热、血瘀、痰浊等，蓄久积成瘀毒、痰毒、火毒、风毒、寒毒、尿毒、浊毒等。

4. 先天因素，蕴积成毒： 先天禀赋不足，久病失养或年老体衰，脏腑功能减退，气机壅滞，痰瘀内生，蕴积日久而化毒。如《诸病源候论》中提到的"漆毒"，则是因体质关系而成毒。

5. 代谢产物化毒： 是指那些本为人体正常所需生理物质，由于代谢障碍，其数量超出生理需求，转化为致病因素而形成毒，如糖毒、脂毒等。糖尿病其发生的原因虽与遗传因素密切相关，但环境因素则是主要诱因。环境因素包括不良饮食习惯，高营养、高热量摄入过盛（外来之毒），再加之长期不良的生活习惯引起的肥胖、精神紧张，以及年龄增长等因素均可使机体的各个脏器功能下降，清除内生之毒和防御外来之毒的能力下降，进而引起胰岛素的分泌减少或胰岛素抵抗，导致葡萄糖代谢障碍，使本为人体正常所需生理物质超出了其生理需求量，成为内生之毒——"糖毒"。

6. 生理物质化毒： 是指本为生理物质，由于改变存在的部位而成毒致病，如胃酸、胆汁等流入其他脏器内而化毒。李德新主编《中医基础理论》认为，"所谓病因，就是指引起疾病的原因"；张登本主编《中医基础理论》认为，"凡能导致疾病发生的原因，既是病因，又称致病因素"。目前众多"毒"研究中，将"毒"以病因而论者倍受瞩目，通过对中医病因之"毒"的系统研究，给"毒"一个严谨的概念，并准确界定病因"毒"的内涵，并从中揭示其背后所隐含的深刻道理，得到规律性的东西，这是本文的目的、出发点、意义与价值所在。

29　内毒与解毒

毒，会意，从中，像草之初生。"毒"其本义为毒草滋生，现在即指毒物，泛指对机体有不利影响的物质。毒物的作用在于祸害，并给人们带来痛苦。中医学中的"毒"含义甚广，如药物有有毒、无毒之分，病因有"大风苛毒"及"避其毒气"之说，病证有如热毒、寒毒之谓。"毒"作为病因的概念，较之其他范畴有着更为重要的意义，因为这不仅使人们对病因的致病性更为重视，而且对解毒的含义更加宽泛化。人在生命的过程中，不断地面临外毒的侵害及内生毒物的产生，机体自身的解毒功能则使毒害作用消除或减少到最低状态。倘若机体的功能衰退或紊乱，导致其解毒功能下降，则表现为毒物对人体的毒害作用。就作用于人体的毒物而言，有外、内之分，外毒广泛地存在于自然界，自外而来，侵犯人体而致病，外毒包括外感毒（六淫毒、疠气毒）、药物毒、食物毒、酒精毒、虫兽毒等，有人概括为气毒、水毒、食毒、土毒、声毒等并称为"环境毒"。外毒易被人们所认知，故临床所论毒之为害者以外毒为多。内毒因其隐匿于体内而难以查识，因此易被人们所忽略，然其危害性却是不容忽视的。学者徐中环等从内毒的产生及其危害等方面加以畅发，以期对中医内毒有一个较清楚的认识，并对解毒的内涵有更深一层的理解。

内毒的种类

内毒是指机体在代谢过程中或代谢失常所产生的，未能及时、有效地清除并停留于体内，对机体造成损害的一类毒性物质，其中包括痰湿毒、瘀血毒、败血毒、滞气毒、败精毒、火热毒、燥屎毒、尿毒等方面。其形成的机制多因机体自身物质代谢失常所致。凡津液不行停为痰湿者即为痰湿毒。人体津液的正常输布和排泄，全赖气的升降出入运动正常，若气虚或气机不畅，则津液代谢失常，水饮停积，聚湿生痰成毒。瘀血毒则由血行不畅或离经之血停于体内而成，其本质是"血行失度"。血液运行有赖于血液的充盈，脉道的完整和通利，心气及宗气的充足及气机的调畅，血液寒温的适度等，因此当血液不足或脉道破损或脉道不通，心气虚或宗气不足，气机郁滞，血热或血寒，均可形成瘀血，积久蕴毒。由于骨髓、脏腑功能障碍形成的非正常之血，其质地腐败者为败血毒。人体之气贵在流通，气行不畅而产生滞气。由于气是无形而动的，因此滞气的部位较难确定，但其毒害作用却是广泛的，切不可忽视。另外，男女生殖之精排泄不畅，郁滞于生殖道中，化腐变质而成败精毒；机体阳气功能亢奋而使机体火热有余而成火热毒；六腑传化失职，糟粕不能外传而结于肠内而成燥屎毒。尿毒则由脏腑功能紊乱或衰退，气化不利，排尿障碍而成。

内毒种类繁多，其形成机理各有不同，但常相互影响。痰湿毒、瘀血毒、败血毒、败精毒、燥屎毒、尿毒常因其对气机的影响而相互影响或转化，并可相兼为患，郁久也可形成火热毒；滞气毒常是导致诸毒形成的中间环节。

机体对内毒的清除作用

机体对内毒具有清除的作用，这种作用可从两方面来认识。其一，机体内毒的形成，其实质在于体内物质在代谢的过程中产生或运行不畅停留所致。而人体在正常生理情况下有一动态的、立体的、完善的排毒系统，这排毒系统主要由脏腑、排毒管道及气血组成，其中尤以脏腑功能为主。也即是说，若机体脏腑能发挥其正常的生理功能，就能有效地排泄内毒或杜绝内毒的形成。如机体脏腑功能协调，大肠能正常地传化糟粕，则无燥屎毒在体内停留；肾及膀胱能正常地蒸腾气化水液，尿毒也无从内生内留。同理，脏腑功能正常及协调，则气血津液的运动及运行正常，则无滞气毒、痰湿毒及瘀血毒的形成。其二，当体内有少量痰湿毒、瘀血毒、败血毒、滞气毒、败精毒、火热毒等毒形成时，机体自身通过共同的协作作用，将其毒性作用降低或消除。如瘀血毒的排除，有赖于心肝二脏为主的脏腑作用，这是因为心气具有推动血行的作用，肝调畅气机以助血行；体内正常的水液代谢是肺、脾、肾、肝、三焦等多脏腑共同的功能活动的结果，因此，诸脏腑共同的作用是清除痰湿毒的关键，如肺清肃呼吸道的作用，即是体内脏腑清除内毒的最好例证。换言之，假若肺无清肃作用或肺失清肃，则会形成痰浊阻滞于呼吸道，在体内形成痰湿毒。而滞气毒的消除，又总依赖于肝、肺、脾胃功能的协调，这是因为在气机的调节方面，总是以肝气之疏泄、肺气之宣降、脾胃枢机升降协调为基础。其他如败精毒之形成，多由肝失疏泄，精窍阻闭所致。因此，肝主疏泄功能正常不仅能防止败精毒的形成，而且可能促进其排泄。机体所蕴之火毒，则由脏腑阴阳失调所致，因此脏腑阴阳之间的协调，是防止及泄除火热之毒的根本。

内毒对机体的毒害作用

1. 既可慢性中毒又可致急性中毒： 内毒实质上是体内代谢物质不能排除及病理产物的停积，对机体的损害多表现为一种慢性损害而使机体处于慢性中毒状态。由于其对机体的影响是一种长期持久的影响，又具有隐匿的特点，因此在其损害的初期，常常因临床表现的缺乏或不明显而易被人忽略，一旦出现临床症状，其机体的损害就已较严重了。因此，防止内毒在体内的停积是杜绝其危害的关键。内毒固然以慢性中毒为多见，但若积贮日久也可呈现暴发之势。如火毒可致机体形成疮疡，或导致出血等病症；痰湿毒、瘀血毒、败血毒、尿毒等可弥散全身而使诸脏器发生严重堵塞或损害，从而使机体急性中毒，呈现出机能突然、严重紊乱或致衰败状态。

2. 多致脏器功能障碍或衰退： 内毒多为有形的病理产物，往往又通过阻滞气机而使脏器的功能发生障碍而呈现出多种病症。如痰湿毒阻滞肺气，使肺气宣降失常而为咳、为喘；痰湿阻脾则脾失健运，表现为纳少、便溏或腹泻；痰湿阻于胃则为呕；痰湿还可随气流布于全身，发为眩晕、心悸怔忡、肿满挛癖、癃闭痞膈等，日久必致脏腑组织功能障碍乃至衰退。又如瘀血可阻于心、肝、肺、胃、肾、大肠、膀胱诸脏腑，而使相关脏腑功能障碍，日久也必致衰退。败血毒可致多脏腑功能衰败。另外如败精者，可阻滞生殖道而影响生殖能力，常成为不孕症的直接原因。其他如火毒，可长期灼津伤阴，导致脏腑功能失调；燥屎之毒常因其毒气升腾而致人头晕，气机逆乱而影响肺胃功能。尿毒可郁于肌表，发为皮肤病变。总之，内毒为害甚广，可造成多组织及脏器的损害，现代医学之红斑性狼疮、系统性硬化病等皮肤之顽疾，均为内毒所致。另外，类风湿病、肝硬化、高血压、冠心病、肿瘤、高血脂、肥胖等，也皆内毒所为。

3. 伤精耗气致人衰老： 体内内毒的存在，是直接引起人体衰老的原因。由于内毒常常导致机体脏器功能衰退，因此，内毒在脏腑组织中沉积，必然导致脏腑组织功能减退而表现为体能、精神、代谢等的衰减而呈现老化之态，表现为头发变白，皮肤发皱，脊柱弯曲，身高下降、体重减轻，以及体力活动与精神活动能力的低下（基础率下降），各脏腑生理功能及生殖功能下降等衰老的特征。另外，内毒多为污秽之物，故内毒积于体内则表现为面垢或面现瘀斑等外部形征的变化。

4. 易致胀满、疼痛： 内毒中绝大部分是体内有形病理产物的停积，因此内毒积于体内，最易导致机体气机阻滞而发为胀满之症，气血不和则发为疼痛之症。如痰湿毒、瘀血毒、败血毒、滞气毒、败精毒、燥屎毒等均可表现有胀满、疼痛之症；火热毒灼伤脉络，气血壅滞，发为疮疡疼痛。

5. 致人情志及意识的改变： 内毒郁积体内导致气机郁滞或气机逆乱，导致气血不和，常使人的情志发生较大的变化，表现为烦闷郁怒或暴怒，而这些情绪的改变，又往往成为新的病变的基础而形成恶性循环。内毒浊邪还可上扰迷蒙清窍，每致神昏谵语之症。

6. 病情缠绵难愈：内毒中之痰湿毒、气滞毒、瘀血毒不仅互结互病，积久蕴毒，毒损络脉，败坏形体，而且日久延虚，虚气留滞、血瘀津凝等常常相互影响，继而又常加重病情，变生诸病，形成恶性循环，并由此而导致络病经久难愈，渐成痼疾。

内毒的治疗原则及方法

毒之为病，当以解毒，但人们对于解毒的认识，往往多局限在火热为患方面，因此无论其毒为内生或外感，均重清热解毒，而对机体其他内毒为病者，则少言或不言解毒。事实上，"毒"是一个广泛的概念，邪盛谓之毒。内毒虽由体内本身有用之物转化而成，但一旦形成即具有不可逆转的特点，所以根本不可能通过化解其毒性而为人体继续为用，因此解毒之法以祛邪为要，给毒邪以出路，以促使机体恢复生理平衡，即所谓邪去则正安。由于内毒对机体的危害甚大，不仅可损伤脏腑，败坏形体，结滞络脉，导致人体生理功能的改变，造成病势缠绵或变证多端，而且还会导致人体心理状态的改变，故对于内毒，仍重在解毒。大凡能消除产生内毒的原因或内毒者，即可认为是解毒，这也是治疗内毒的根本原则。由于形成内毒的原因及种类不同，因此解毒的方法及内容就各不相同。如气虚而致痰湿毒，补气化湿以解毒；而气滞所致痰湿毒，行气化痰以解毒；瘀血毒则在于涤除瘀邪，疏通络道，其因血寒者，温通血脉；因气虚而成者，益气活血；因气滞所致者，行气活血；滞气毒解毒必在行气，败精毒则视其形成而可采用益气或行气之法，使败精消散，从而即达到解毒的目的。积于体内之燥屎毒，尤以通利大便为要务。

但是，由于内毒对机体气机的阻遏作用，因此，气滞既是病机之中间环节，更是变生多种内毒的核心所在，所以，解毒之法总以疏利气机为本。正如张景岳所言"病之生也，不离气乎，而医之治病也，亦不离气乎"（《景岳全书》）。即虚则补之以复机体气之升降之机，实则泻之祛邪以畅达气机。如治痰湿毒，则不能单纯化解痰湿，而"善治痰者，不治痰而治气，气顺则一身津液亦随气而顺矣"（《证治要诀》）。

内毒是机体在其代谢过程中不断产生的，而机体自身却存在着解毒或排毒的能力，因此，只有当体内内毒物质的产生或存在超过了机体的解排能力，才会形成内毒而对机体造成重大损害。因此，解毒不仅仅是针对清除体内停积的某一种物质而言，还涉及维护机体自身解毒排毒能力的问题。换言之，只有增强体质，提高机体脏腑的功能，才能从根本上有利于内毒的清除。如能使"脾气充盛，自能健运，内因之湿何由生，外来之湿何自成，痰即不能为患矣"（《杂病源流犀烛》）。

综上所述，内毒是一个广泛的病因学的概念，其本质即为邪盛，对内毒的形成及危害性的认识，有助于我们更有效地防止内毒的产生及清除内毒，以维护机体的健康状态。解毒不再是一个狭义的概念，其外延及内涵是极其丰富的。

30　内毒辨

　　毒作为病邪古籍早有记载，其内涵虽因时代而变，但总体上仍重外毒而轻内毒。张元素云"运气不济，古今异轨，古方新病不相能也"。于毒邪亦是如此，尤以当今内毒为患之势渐甚。但传统毒理已难应临床研究所需，且今于内毒之理亦尚多歧义，故学者吴深涛认为，厘清内毒之义以合理界定其内涵，对于建立和完善当今内毒之学极为必要。

内毒之渊源

　　何为毒？《广雅》云："毒，犹恶也……害也。"为医所用肇始于《黄帝内经》，以示病害之意，后世渐拓其义至涵盖病因病机、病名病证、病理因素、药性治法等，尤以示病性之骤烈重笃。如《金匮要略心典》云："毒，邪气蕴结不解之谓。"而首提"毒邪"之概念及言内毒之因者当始于《中藏经》，详述于巢氏《诸病源候论》。纵观古今医家论外毒者众，尤随温病学之发展其内涵亦相对明晰。外毒又分为外感之毒和内侵之毒，前者如寒毒、温毒、疫毒等，后者如急性药物、食物中毒等，感毒途径主要是从口鼻、皮肤入侵。至于内毒之理，则古今少进，其成因病性虽亦有各家之说，仍尚欠明晰，不仅其概念有待明确，还需赋其新内涵以充实完善其病机理论体系，方能科学运用以提高临床疗效。

　　1. 内毒概念之辨：对于内毒之概念，近现代医家所论虽表述不尽相同但涵义趋同。即认为内毒是由体内脏腑气血功能异常的病理代谢产物蕴积而生，强调其为能引起机体强烈损害而现重笃证候和特殊体征的因素。其内涵实乃外毒"标盛暴烈""毒邪即火"和"邪盛谓毒"学之滥觞，且"脏腑气血功能紊乱"之论过于笼统，难以与湿、痰、瘀等邪气之病理机制相区别。而湿毒、痰毒、瘀毒等邪盛之毒虽属内毒的一部分，但均为附于他邪所生或相兼之毒，而非本原之毒邪。然愈来愈多之临床与基础研究提示：本原之内毒作为一独立的病毒应是客观存在的，就如同外感之病毒，这种本生之内毒应具有其独特的生成变化规律，是与痰、湿、瘀等病邪并列的一种邪气。

　　因此，吴深涛认为内毒为内外伤致脏腑气血运化失常而蕴积内生之邪气，是以机体升清降浊失司为主要病机而酿生之具有浊秽痌痼特性，并具有因果双重性的致病因素。而且内毒包括了本原之毒和附生之毒。

　　2. 内毒之分类：内毒依其毒源可分内生之毒和外侵内伏之毒两类。内生之毒多责之于脏腑气血损害特别是升清降浊失常等，又包括本原之毒和附生之毒。本原之内毒多由浊（精）瘀酿毒；附生之内毒则附于痰、瘀等原邪气而病甚蕴毒。外侵内伏之毒是指如食物、水、环境污染等之毒素经口鼻、肌肤入侵体内，内伏渐蓄而成毒邪，或毒素入侵与体内邪气合而为患。此类毒虽从外侵但其渐缓内伏，并不断蓄积由量变到质变而成毒邪。而今，本原之内毒发病愈多渐甚，此亦决定了内毒为病并非皆暴烈之证，其渐缓痌痼之性尤当关注。

　　3. 毒邪与邪毒之辨：亦即本原之毒与他邪附生之毒之别。两者于内毒中尤多互见，常混而不清，但究其根源仍有所别。毒邪是因毒而邪，其邪气的本原即以毒性为主，如疫毒、漆毒等外毒和内生的浊秽毒等。

　　而邪毒一词，始见于《诸病源候论》。今之内涵渐广，指其他邪气在一定的条件下（如邪气暴盛或蕴积日久）附生或兼化之毒性。自然界之大多数邪气都有可能成为毒性附生之原邪，如无论是六气中的寒、火所化的寒毒、火毒等，还是内生的各种邪气如痰毒、瘀毒等，其毒性都是附于寒、火、痰、瘀等原邪气而生，故称之为邪毒。

无论是本原之毒还是附生之毒，就毒性而论，两者可谓源异而归同。

当今内毒成因之释

喻嘉言云毒之"内因者，醇酒厚味之热毒也，郁怒横决之火毒也"（《寓意草·辨黄鸿悬生痈疽之症并治验》）。观今医家之论大体从之，可总结为邪盛（蕴热）成毒，即附于他邪而继发成毒或毒物由外内侵为患，然此仅为内毒的一部分。而今之本原所生内毒日渐为患，其成因更具时代特征，且有其独特生成之基础、途径及发生发展规律。例如，古虽有"数食甘美而多肥也"，但今人尤甚之。

一是饮食普遍高热量，常滞脾而失升清降浊，谷不化生精微反蓄蕴血分而淤生浊邪，秽腐酿毒。如《诸病源候论》所云之"正谷不化反浊秽为毒"。又今食饮之毒日渐，如从谷物蔬菜种植中过施之化肥、农药，到食品中过多的添加剂，而瘦肉精、三聚氰胺、地沟油等浊秽更易内伏酿毒。《诸病源候论·注病诸候》云"毒者，鬼毒之气，因饮食入人腹内……连滞停久，故谓之毒注"。

二是生活方式，当今之人多好逸恶劳，气之升降出入失常而壅滞于内，则易淤浊腐秽酿毒，再加之环境之毒内侵直伤脏腑脉络而变证丛生。

可见，本原之内毒的成因与痰毒、瘀毒、湿毒等邪毒有其附生之邪气有所不同。因痰、瘀等作为内源性的病理产物，只有当其为病尤甚或久积之时才可能蕴生毒性而成邪毒，故其成因仍循痰或瘀等原邪气的病理变化机制。本原之内毒则具有其独特的成毒基原——瘀浊。浊源于谷，正化则为生气之浊，如"浊气归心，淫精于脉"而养正气；异化则淤生浊秽酿毒，即浊性易"腐秽生毒"，从而决定了其自身特有之发病规律。且当今食居尤易瘀浊酿毒，概之为脏腑失和酿内毒，成毒基原浊居多。故浊瘀酿毒是本原之内毒生成的主要途径，徐延祚《医医琐言》有谓"精郁则为毒"。但若再穷其根本，则当主责脾虚，脾不散精，精腐成毒。

当今内毒之病性和临床特征

1. 内毒病性之辨：汇古今内毒病性之论，包括骤发性、重笃性、广泛性、火热性、秽浊性、从化性、顽固性及不传染性等，实为对毒性之大体归纳，但偏于突出毒之邪盛和火热从化性方面，而其内、外毒性之别仍不甚清晰。如《中医大辞典》内毒条下载"内毒，指内发的热毒。表现为痈疮、发斑或吐血、衄血，神志不清，舌绛，苔焦甚或起芒刺，脉浮大而数或六脉沉细而数等"。其义仍未离温热疫毒的火热暴戾之性。其他诸如痰毒、湿毒、瘀毒等亦是对痰、湿、瘀等邪气为患严重程度之表示。

然而，当今内生之毒则愈多地呈现渐伏于内、缓酿成毒的发病特点，而不止于邪盛、暴烈之性；表现亦非皆病毒急性感染之病状，而是多见缓发疴痼之病性；内毒亦非皆从火化，而是"邪在阳者为阳毒，邪在阴者为阴毒"（《金匮要略心典·百合狐惑阴阳毒病脉证治》）。即内毒之性亦常因人之体质或所兼之邪性而从化等，临床可见或热或寒或寒热错杂等证候。而且内毒的病理过程多先淤蓄血分，后深伏脏腑，导致滞腐气血、损蚀脏腑之变。其传变过程则多由内及外而非由外而内，故临证常见内毒由脏腑而出循经络攻于手足。其转归多为浊化毒解则向愈，浊毒弥漫者病甚，闭窍关格者或死。

毒邪又常易与痰、湿、瘀等邪气相兼为患，则其为病更加广泛、病机更为复杂、病势更为缠绵难愈，需要中医辨证与现代医学辨病之思维方式相结合来揭示其病变病机的内在规律。

2. 内毒的临床特征：清代徐延祚《医医琐言》认为毒邪表现具有复杂多变性，其云"毒之所在病必生焉。其发也，或自外而触冒，或自内而感动，病之已成，千状万态，不可端倪"。毒邪为患虽寒热从化不同，然其毒性则一，伤人也甚，可谓外毒多骤笃，内毒多疴痼。

观古今论毒邪之临床表现可谓外多内寡，即便论内毒亦多从邪甚、从火热而论，如热盛、神昏谵语、惊厥抽搐、出血、尿闭等。而论痰毒、湿毒、瘀毒等内生邪毒之候，则多兼痰、湿、瘀等原邪气之特点，故综各家之见可概为面色秽垢、肤多暗褐斑、目赤眵多、口唇紫暗、肌肤甲错、呕吐下利、口气浊臭、呆顿昏蒙，脘闷纳呆、大便黏滞、舌苔浊腻，或伴积聚、瘰疬、瘿瘤、阴疽等症。其虽在一定程度上反应了毒邪的证候特征，但毒邪之候常因患者体质从化或所兼之邪性不同而异，尚需细致而大量的临床与实验深入研究其证候规律。例如，有学者通过证候学研究将糖尿病浊毒内蕴的证候总结为口干、多饮、视矇、肢麻、肢痛、身体困重、便秘、苔腻、脉濡、同型半胱氨酸和尿白蛋白排泄率增多等。此亦提示了本原之内毒因其自身的病理机制而临床上常现其独特之证候特点，可将其概括为浊之秽滞与毒之损蚀的痼痼之性。

吴深涛曾提出当今内毒之生多由浊酿毒，是极具现代特色的中医病理变化，与农药、化学中毒等急性中毒的暴烈、急危不同，其内伏成毒渐缓，其表现则如吴鞠通所谓"温毒者，秽浊也"（《温病条辨》），甚则以腐蚀为特征，而病性则呈痼痼之性。从表现上可分为狭义、可见和广义、不可见之毒。前者如叶氏《温热论》"舌上白苔黏腻，吐出浊厚涎沫，口必甜味也"、《丹溪心法·赤白浊六十四》"胃中浊气，下流为赤白浊"等"浊秽"之征，以及《诸病源候论·夏日沸烂疮候》"热毒乘虚出于皮肤，所以发斑疮隐疹如锦文，重者，喉口身体皆成疮也"等顽固的红肿疼痛、暗褐红斑、疖节、溃腐、舌紫暗红等内毒外损之据。后者如《格致余论·生气通天论病因章句辨》"浊气熏蒸，清道不通，沉重而不爽利，似乎有物以蒙冒之"等"害清"和滞蚀之象。

内毒为患既有前述"浊秽"之征、内毒外损之据以及"害清"和滞蚀之象，然其更多则表现出病损之广、病变之深等痼痼之性。类似当今的糖尿病、严重高脂血症、痛风等代谢性疾病，各种结缔组织病等自身免疫性疾病，以及肾衰竭等顽固重症的病理特点。此类疾病既有各自的病理特征，又具浊毒的共性特征。毒邪初起亦可无症状或不典型，病进则渐显毒损之现象，并随侵蚀深入和损害的脏腑之不同而表现各异。

内毒之辨治

古之治毒方药功效卓著者众，然其治偏重外毒，且不离"火烈之极尽是毒"之经义，致其用药偏于苦寒。与外毒由外而内、易先伤卫表不同，内毒是由内而外、易先伤脏腑脉络，故宜从脏腑经络辨证论治。且内毒之病多疑难杂证，病性多寒热错杂、虚实相兼，临证治之尤当突破火热即毒之囿。宜"审症求因"，首辨阴阳，次辨脏腑，急则解其毒，缓则清其源，虚则扶正以断其毒源。

《医宗金鉴·痘疹心法要诀·痘型顺逆》云："气胜毒，则毒为气驱，其毒解矣，故顺也；毒胜气，则气为毒蚀，其气竭矣，故逆也。"证以毒邪为主症，必以治毒为先，内毒已成，治当因势利导，解毒排毒，利其毒消之径以予邪以出路，法取苦寒或辛温解毒、通腑泄浊等法。

今贤治慢性肾衰竭之尿毒症，以清热解毒泄浊之三黄泻心汤加减，或以温阳泄浊之大黄附子汤加减，促使浊毒排泄等，均为祛毒泄浊为主。正气尚强而毒邪实盛，则当以毒攻毒，先憾其毒根，后以变法图之。如《外科正宗》中之名方"蟾酥丸"，药用轻粉、雄黄、蟾酥等剧毒之品，即古人以毒治毒之法用。毒去其半，正气亦损，则当扶正祛毒以清毒之源，免余毒未尽，遗患无穷。

内毒深伏脏腑脉络则痼痼难解，清其毒源是谓治其根本。如因痰、湿、瘀等附生之毒甚，治当祛毒所附之邪气；如痰毒为患，当祛痰化痰；湿毒为患，当利水燥湿；瘀毒为患，当活血化瘀。此亦清其毒源也。

本原之毒为患，临证尤宜治毒之未成，或阻其成毒之径。如化浊以截其酿毒，亦谓断其毒源，即治未病也；毒减正衰，当扶正为主兼以祛毒，扶正即生生之气。人体与生俱有自我调控的免疫排毒系统，此类"生生之气"充足则纵有毒邪亦弗能为害，而若此气虚弱则无力祛毒，徒祛其毒邪仍胶痼难解，治当"生生之气"以祛毒和修复毒损。"正气存内，邪不可干，避其毒气"，故扶正既可排解其毒，亦能断其毒源，久病正虚无力祛除浊毒者则更当重扶其生生之气。

现代疾病谱复杂多变，疑难病不断涌现，解毒方法愈来愈多地被运用于非感染性疾病，并以其良效而广为关注。但毒邪为患之理念在不断强化的同时,传统毒邪理论难应现代临床和研究之需的矛盾亦愈加突出,主要体现在传统毒邪内涵界定尚不确切、理论缺乏系统化等方面。例如,内、外毒定义及分类未细化,内涵界定尚不确切,特别是内毒学发展薄弱,无法应对现代内毒相关疾病(如代谢疾病和自身免疫性疾病等)不断增多之现实的冲击。因此,需要拓展传统毒理之内涵,特别是突破毒邪致病暴烈骤变、热盛、笃重等思维模式。既重视毒邪邪盛之急危证候的研究,更要关注其痼痼渐缓之候的研究;既重视痰毒、瘀毒等邪毒之发生发展规律的研究,还要重视本原之毒邪的生成机制及其与现代医学某些疾病的特殊关系。

在研究方法上,还要有机地与现代毒理学相关研究进展相结合。内毒生变过程从现代医学之角度而言,包括因机体组织细胞等功能障碍而引发机体一系列病理、生理、生化过程和产物及其后续的病理效应,如触发炎症反应和氧化应激的大量的细胞毒性因子(包括 NO 等自由基)、高血糖的血糖和血脂毒性,通过抗体依赖细胞介导的细胞毒作用(ADCC)及其介导补体依赖的细胞毒作用,以及各种免疫复合物等具有毒损特性的现代病理学因素及其引发的某些疾病。而赋予中医内毒学新的内涵,则能使中医内毒学体系更加完善而有效地指导解决临床实际问题。

例如,在糖尿病脂毒性机制的研究中发现,作为脂毒性过程的上游信号,过氧化物酶体增殖物活化受体协同刺激因子-1α(PGC-1α)通过影响肝脏糖脂代谢关键酶(DGAT2)的表达,调节 TG 代谢和脂肪酸氧化等,与胰岛素抵抗(IR)密切相关。而扶正化浊方对其异常表达具有调节作用,从而抑制或减轻下游的毒性反应,体现了生生之气以未毒先防之功。

对于已成之毒,临床与实验研究均证实化浊解毒方可明显降低糖尿病从 TG、游离脂肪酸(FFA)到瘦素(leptin)水平的升高,从而降低血糖、血脂的毒性作用。对毒减气损、虚实夹杂者,将化浊解毒与益气养阴方辨证兼施,不仅可降低血糖、血脂的毒性,同时可改善体质、增加体力,具有升高脂联素(adiponectin)、增加胰岛素敏感性等保护作用。正邪、虚实兼顾之效昭然。

吴深涛认为,内毒学对现代临床的应用是具有一定适应范围的,尤其是与代谢性疾病和自身免疫性等疾病具有良好的结合窗,而非泛泛之万病皆毒。清代徐延祚《医医琐言》“毒之所在病必生焉”等论毒之理可谓精辟,实促毒学之发展。然其“万病唯一毒”之诸病皆毒观则难免偏颇,其于今仍不失影响,或导致将毒邪泛化而失其本原。因而,合理界定内毒之内涵,是建立和完善内毒学、避免内毒概念的泛化和窄化之关键。

总之,由重外毒向重内毒之推移演进,乃中医毒学之发展与完善之过程。就像中医毒病理论在 SARS 的防治中大放异彩,内毒学的研究将为中医学与时俱进,以应现代疾病谱之不断变化,特别是为深入研究现代疑难病症的发病规律并提高临床疗效再添利器。

31 内毒论

内毒不只是附生于火、痰、湿、瘀等邪气之毒，更是独立而客观存在的邪气。内毒据其毒源不同可分为附生之毒和本原之毒，从病性上分为阴毒和阳毒，其生成与其他邪气一样，为基础物质在特定条件和环境作用下形成。因此，内毒不仅是病因学概念，也是客观存在的病理产物，并演变为中医学认识疾病的一种思维方式。本源之毒是当今内毒之疾病谱由急危重症转向慢性病证之基础，其病机演变具有由浊致毒、由内而外、循气-血-脉络传变之规律，故其病变当以气、血、脉络辨证为基础结合脏腑辨证施治。内毒蓄损已逐渐成为现代病证的核心病机之一，因而学者吴深涛认为，深入研究以界定其科学内涵，并探索建立系统的内毒之辨证论治体系具有重要学术价值和临床意义。

目前对内毒的认识从病因而论多为毒由邪生（从化），究其实质不外乎邪盛为毒、积久蕴毒，即毒为邪之渐；而对于毒邪之内涵特别是内毒的病因病机、证候特征及传变规律等则仍欠明晰，未能形成系统的内毒理论和辨治体系。究其原因，与长期以来认为外毒客观且易辨识、而内毒多隐匿而抽象，以及成毒之从化性等观点不无关系。暴烈沉疴固然为毒性特点，但内毒与痰、火、湿、瘀等邪气相同，亦可引发各种慢性病证。内毒作为独立邪气，虽从实物性上具有其存在的相对性，但就其客观性而言是绝对存在的，是融抽象与实物为一体并具有其自身特异性的病机及传变规律。

内毒是毒邪内涵之延伸

"内毒"一词最早见于《伤寒杂病论·平脉法第二》，张仲景虽开毒分内外之先河，然其意尚限于隐疹类外现之毒，而内毒之内涵的延伸与丰富则经历了漫长的历史过程。

1. 毒之演变：毒之记载始于先秦，《广雅》云"毒，犹恶也……害也"。为医所用肇始于《黄帝内经》，以示病害之意。《黄帝内经》虽从药性至病因、邪性等扩展了毒的概念，但其内涵未离外毒和毒即邪之泛义。至《诸病源候论》始从病因病机对毒予以较系统的论述，提出了"中诸物毒，随其性质而解"的排毒、解毒观，可谓奠定了内毒理论之基石。而《中藏经》提出的"蓄其毒邪，浸渍脏腑"之"毒邪"论则已寓内毒观，孙思邈在《千金要方》中首创清热解毒法，并有黄连丸、黄连解毒汤等方问世。这些虽促进毒邪内涵向狭义之毒和内毒的转变，然而大多医家仍坚持"夫痈疽疮肿之所作也"的认识。内毒之定义尚无确切共识，然其实质研究一直在不断地深化并演变为中医学认识疾病的一种思维方式。

2. 由重外毒向重内毒的演变：古代医家多从外毒立论，创新内毒之说始于现代医家之探索，20 世纪 80 年代初，由安宫牛黄丸研发的清开灵注射液以其清热解毒、化痰通络之功效治疗病毒性肝炎及缺血、出血性中风等疾病，实为探索创新现代内毒之大胆实践。与古代多疫毒、瘴气等外感之毒不同，现代许多疾病如内分泌代谢性、神经免疫性等疾病的病理机制中多显示出内毒素及各种毒性因子的作用，以痰、火、瘀等传统中医病机理论认识此问题难免有所局限。当今许多学者从毒损心络、脑络、肝络、肾络等多靶点挖掘内毒与现代病症之间的关系，以寻求疑难病防治的突破口并取得进展，说明内毒观的兴起与疾病的时代特征及疾病谱的变化密切相关。内毒是因人体内外伤致脏腑气血运化失常而蕴积的内生之邪气，机体升清降浊失司为主要病机而酿生浊秽腐蚀特性，并具有因果双重性的致病因素。内毒包括了本原之毒和附生之毒，上述诸多因素及相关研究都提示了内毒蓄损是当代病症核心机制之一。

3. "本源之毒"是内毒深化的突破口：周慎斋认为，"气血凝滞，毒之所由发也"。今人所论内毒多指从化于痰、湿、瘀、火等邪气的邪毒，应称其为附生之毒，而所言"邪盛为毒"为"病暴烈沉疴"则使内毒往往成了他邪之急危重变的代名词，其临床应用及研究亦多集中于毒损之"久病入络"或邪毒弥漫等病证的中末阶段。但是中医内毒之变是否就只限于急重症领域或如毒损络脉阶段？答案显然是否定的。诸多解毒之法方药可以提高慢性病症疗效的临床和科研之事实亦说明内毒不只是附生于痰、火、瘀等其他邪气的甚盛之毒，还客观存着与诸邪气并列生变，为病渐缓又具有其特异性病理规律的"本源之毒"。

正如瘀基于血、痰基于水，本源之毒亦有其自身的成毒基原——瘀浊。徐延祚《医医琐言》云："精郁则为毒，毒之所在病必生焉。"因浊源于谷，正常化生则如"浊气归心，淫精于脉"而养正气；异常化生则生浊瘀内，而浊易腐秽生毒之特性决定了其"由浊致毒"的病机规律。吴深涛概括为脏腑失和而酿内毒，成毒基原浊为主。穷其根源，外则当今食居尤易涩气瘀浊，内则主责脾虚气不散精。研究亦发现，当全身网状内皮系统和免疫系统功能障碍或下降时，会影响肠道对内毒素的清除能力，以至影响肝功能，造成肠道吸收的内毒素直接进入体循环，也可致胃肠道黏膜功能障碍，使大量内毒素进入血液，与中医浊邪根源于脾胃升清降浊失司，继而由浊酿毒的病理过程类似。本原之毒和附生之毒两者源异而归同，其毒性与部分痰、瘀等邪气盛甚或久积阶段产生的毒性（如内毒素等）具有交叉或重合性，且本原之毒亦可与痰、火、瘀等邪气互生相兼为患，此亦是施以解毒之法都能取效的共同病理基础。

内毒病因的演变

现代工业化所引发的环境因素和生活方式的变化，不仅与内毒蓄损密切相关，更是赋予内毒成因和发展的时代特性。

1. 饮食所伤：《慎柔五书》云"肚饱者，脾胃弱不能输运毒气也"。膏粱厚味之害古已有之，然今人饮食普遍热量过剩，而各种食物之毒则是时代发展特别是工业化发展为人类带来的"副产品"，且今人尤甚于二者兼而受之，导致脾胃纳化失常，壅涩气机，中焦失其升清降浊，谷气不化精微反生浊瘀，壅涩血脉继而腐秽酿毒。

2. 情志失调：今人困扰于情志不遂远甚古人，加之劳逸失度而"气涩血浊"者多。情志不遂，肝失条达，气失疏泄，横逆伤脾，脾运失司，气失升降不化精微而生浊瘀，由浊酿毒；或肝气不舒，郁久化热，而肝主藏血，火郁不发亦可蕴血灼阴化毒。

3. 环境之毒：最与古之异者，属当今大气污染之毒、水污染之毒、电离辐射之毒、各种化学之毒，经口鼻皮肤而入体内，正气弱者排毒不及，则蓄积脏腑蕴毒。如已有研究发现，糖尿病患者血液中多种持久性有机污染物含量高于非糖尿病患者2～7倍。这种食物、环境之毒日渐内蓄或外毒内伏与他邪相合，最易浸渍蚀损脏腑经络百骸。

4. 积邪药毒：他邪久病日渐，病深内积，气涩血浊，甚而蓄蕴毒性，即病深不解为毒。加之今人常养生不当或滥施药物，持久蓄积血分而生毒性，亦即"气增而久，夭之由也"。

内毒病机传变规律

内毒的演变规律与外毒的由外而内相反，是由内而外，其生成并非身中另有成毒之器或排毒通道，而是与其他邪气一样，为基础物质在特定的条件（如体质等）和环境作用下产生或形成的，"皆五脏六腑蓄毒不流则生矣，非独因荣卫壅塞而发也"（《中藏经·论痈疽疮肿第四十一》）。本源之毒的病机发展是由浊致毒、由内而外的序贯过程，其病变多由脏及末，耗损气血，内蚀脏腑，外溢肌肤、流注肢节，可归纳为气机壅涩-浊瘀邪生-蓄蕴血分-酿毒内损，其传变则循气-血-脉络之演变规律，故临证当分气分期-血分期-脉络期，并结合脏腑辨证论治。内毒蓄损脏腑与损脉络之分是相对的，因脉络者无器不有，内毒源于脏腑代谢失常，蓄浊或邪积酿毒内损，而气血耗伤则又促"蓄其毒邪，浸渍脏腑"，不断损蚀脏腑脉络，故而病久至毒蚀脉络者多病势较甚或痼痫难解。

1. 气分为病：瘀以脏腑功能失调为主，以气机失和为始，生浊瘀邪为其渐。此期主要是本源之毒形成的初级阶段，核心为气涩浊瘀，为许多疾病的未病和初始期，虽无毒的特异外在表现，但已浊瘀内蓄成邪如糖尿病前期血糖始渐升高、高尿酸血症期尿酸升高、血脂始升等。

2. 血分为病：是浊邪蓄蕴血分，由浊酿毒，浊毒内蕴阶段。因其毒已成，有形、无形毒害已渐，无形如糖尿病的糖、脂毒性阶段、动脉粥样硬化，有形如痛风局部红肿热痛阶段、系统性红斑狼疮之皮损等。若毒损气血或痹阻血络新血不生，则血虚成劳损如再生障碍性贫血等。

3. 脉络为病：叶天士云"久病入络"，毒病至此，正如张景岳所云"血脉在中，气络在外"，脉大络小，毒损多由脉及络，包括了大、小血管及神经系统等。脉络作为人体网络信息系统及气血流通代谢的微通路结构而无所不及，一旦毒损则犯心、脑、肾络等诸多不同部位，加之体质及兼杂邪气各异而引发各种病证并表现出复杂沉疴之性，如毒甚弥漫上下脉络的弥散性血管内凝血（DIC）、损脑络之中风、损肾络之尿毒症等重证；渐蓄浸损则如动脉硬化狭窄闭塞、糖尿病坏疽、痛风的腐蚀骨节（骨穿凿样变）、痛风肾、神经变性坏死之多发性硬化等痼疾。

体质与病因病机条件的不同又决定了内毒的阴阳属性，其蕴酿而生的特点决定了阳毒为多，然病至终端变生阴毒亦不罕见，前贤多有论述。

内毒特征表现

近人论内毒言病机多，谈表现少，而论特异性症状者更少，对原病邪与从化之毒区别不清，且多限于火、痰、瘀等原邪气表现，或偏于强调毒之抽象性、无形性。然而无论是无形还是有形之毒，既然是独立而客观存在的邪气，内毒必然有其特异性表现，尚待深入研究和总结，通过长期临床实践和研究分析将其归纳为以下5点。

1. 外损肌肤：内毒蓄蕴的过程表现可能与痰、瘀等本原邪气类同，一旦蕴酿成毒则易表现循脉络由内而外的毒溢之象，如张仲景所谓"阳毒之为病，面赤斑斑如锦纹"及痤痱、痈疽、疖肿、瘙痒等。尤其是脾主肌肉，当"其热挟毒蕴积于胃，毒气熏发于肌肉，状如蚊蚤所啮，赤斑起，周匝遍体"（《诸病源候论·患斑毒病候》），现类似糖尿病皮肤瘙痒和胫前褐斑、痛风局部红肿热痛、红斑狼疮蝴蝶斑、白塞病口腔黏膜溃疡等皮损症状。

2. 内蚀脏腑：内毒腐蚀脏腑脉络，其表现为有形或无形之毒，尤以无形为多。有形者如"其毒浸渗入于胃中，亦注肠下，所以便血如豚肝"（《阴证略例·论下血如豚肝》）；蚀腐肺则咳吐浊唾涎沫或脓血；蚀腐膀胱或肾则尿液混浊、伴有脓球或尿血等；舌苔多黄腐或焦黑或滑。无形者诸如肾衰竭、脑出血、心肌梗死等致病变的复杂痼疾之象。

3. 易攻手足：内毒之传变是由内而外、由脏及末，故发则多从手足出是内毒病变特征之一，《诸病源候论》云"热毒气从脏腑出，攻于手足，手足则灼热、赤、肿、痛也"。常见于痛风之结节、历节、鹤膝风、鼓槌风、糖尿病之足坏疽、多发性硬化之肢痿等病症。

4. 病险势甚：《慎斋遗书》云"毒聚道路则成形，最恶之候也"。内毒与其他诸邪相生兼杂、助纣为虐，易致病损难复而现险恶势甚的特点。如《重订广温热论》所载"溺毒入血，血毒上脑之候，头痛而晕，视物朦胧，耳鸣耳聋，恶心呕吐，呼吸带有溺臭，间或猝发癫痫状，甚或神昏痉厥"。可出现毒漫上下清窍之象，以及中风、真心痛等诸多危急重症。

5. 元气衰败：正虚之所，便是毒留之处，《慎斋遗书》云"凡毒，血气不足而成"，若调理不慎则"真元虚耗，形体尪羸，恶气内攻，最难调护"（《外科精义》）。毒蓄而不流必耗散气血，脏真元气大衰则又不能容其毒，毒、虚互为因果成恶性循环，故其人多面色晦暗无华，瘦弱无神，脉道无力，气日以衰。

内毒辨治思维

　　五脏六腑、经络百骸无处不生毒，亦无处不排毒，治当因势利导。孙思邈对四时脏腑阴阳毒提出"凡除热解毒，无过苦酢之物"，首创清热解毒之理法方药。清代喻嘉言曰"邪即入，则以逐秽为第一义"，可为浊始内毒辨治之用，健脾化浊理气以断毒之源；毒成则以化浊解毒、疏通气血为要，使其既能藉便、溺、汗、吐等排毒之径而出，亦能化浊解毒于内或益元气以适应性平衡。系统论治当以气-血-脉络为主线，结合脏腑辨证，并据毒性、部位及兼邪不同而圆机活法，毒势衰减则适时以扶其生生之气，修复毒损为要。

　　1. 气分期：

　　（1）气滞郁毒：胸胁闷痛，头痛头昏，口苦便秘，目赤耳鸣，或烦热抑郁，面暗或痤斑迭生，舌暗红，脉弦或沉。治以疏肝理气解毒，方药以丹栀逍遥散化裁。

　　（2）脾虚浊瘀：乏力神困，脘闷气短，纳呆便溏，或肢节楚痛，口舌生疮，灰暗难愈，舌淡胖嫩，苔白浊或现白涎线，脉沉细濡。治以健脾益气、芳化浊毒，方药以七味白术散合加减正气散化裁。

　　（3）浊热瘀结：脘闷腹胀，身热倦怠，四肢困重，尿赤便滞，口黏牙宣，或咽痛颐肿，舌红，苔黄厚腻，脉滑数。治以清化透达解毒，方药以甘露消毒丹或普济消毒饮化裁。

　　2. 血分期：

　　（1）浊毒内蕴：口苦烦热，胁腹满痛，身重头蒙，呕恶便结，或心痛肢麻，褐斑疔肿，舌紫暗、苔厚腻或黄，脉弦或滑。治以化浊解毒活血，方药以化浊解毒饮或解毒活血汤化裁。

　　（2）血虚伏毒：肤色少华，干燥痒甚，心悸失眠，目糊肢麻，或经少腹痛，斑疹隐隐，或疮疥风癣，舌淡苔白，脉沉细而弱。治以养血解毒，方药以当归饮子化裁。

　　（3）阴虚毒蕴：五心烦热，口燥咽干，筋骨痿软，潮热盗汗，面赤骨蒸，或躁扰不安，斑疹暗红，舌红绛、苔燥或焦黑，脉细数。治以养阴清热解毒，方药以知柏地黄汤合清营汤化裁，可酌用土茯苓、白花蛇舌草、蒲公英、败酱草等清热解毒又不伤阴血之品。

　　3. 毒损脉络期：

　　（1）阳毒损络：烦热口渴，肢节痛烦，局部红肿热痛，或患肢皮肤红斑，或溃烂，舌红、苔黄腻，脉滑数。治以清热解毒、化瘀止痛，方药以上下通用痛风方或四妙勇安汤化裁。

　　（2）阴毒损络：恶寒踡卧，唇青面暗，四肢瘵冷或痛，或腹痛下利，或阴疽不肿或漫肿木硬，舌青紫暗，苔白滑或黑焦燥，脉沉细或微。治以祛寒解毒，方药以阳和汤或四逆汤化裁。

　　（3）正虚毒留：倦怠乏力，筋骨痿软，眩晕耳鸣，或肉脱难履，患处漫肿，疮疡不愈，舌红或紫暗斑、少苔，脉沉细数。治以扶元托毒，方药以虎潜丸合内托生肌散化裁。

　　（4）毒盛正衰：身热躁烦，头痛呕逆，神惫嗜睡，或神昏谵语，发斑出血，或痰涎壅盛，痉厥抽搐，舌降唇焦，脉沉细数。治以泄毒救逆开窍，方药以清瘟败毒饮或紫雪丹等化裁。

　　4. 临证化裁：内毒兼杂顽恶机制及时常为病于无形的特点，决定其防治需辨病辨证相结合、传统与现代手段相协调，临证除需辨识毒损脏腑脉络等部位与所兼邪气不同而施治之，内毒之治还需注意防毒扩散、内陷及因补而滞等，如辛散和散结之品或有使蕴结之毒邪因元气虚陷得以弥散之嫌，临证当慎之。

内毒研究与临床实践

　　内毒不只是病因学概念，亦是客观存在的病理产物，其病变是因果循环动态的复杂过程，其性质与现代医学内毒素和毒性因子的病理机制及致病特征有高度相通性。研究表明，在脂代谢异常、血流动力学异常、遗传及物理化学等损伤刺激下，人体多种炎症因子、免疫机制及相关细胞因子网络，交叉作用于血管壁形成慢性炎症，启动并贯穿了动脉粥样硬化的全过程。因这些毒性因子能迅速活化不同组织器官的细胞，导致机体代谢、激素水平和神经内分泌的改变，进而造成细胞功能的异常和不同器官的进行性衰竭，从而导致其损害部位和病理的复杂性，如毒损心、脑、肾络等不同病变，其实质是内毒（毒性因子）与生生之气（保护因子）之间的关系失衡。研究表明，中药对内毒素具有清除、抗其诱发的细胞因子或炎性因子等作用，随着相关研究的深入，研究将取得更多的证据，特别在内分泌代谢性疾病、神经免疫性疾病等领域或显示出其明显的优势。

本原之毒由浊瘀到酿毒的不同阶段是否具有特异性的病理机制？临床发现，健脾化浊法治疗 2 型糖尿病合并血脂异常的临床疗效以早期者为佳；而动物实验研究亦显示，君药佩兰具有调血糖、血脂的作用。进一步研究表明，提高 2 型糖尿病合并脂代谢紊乱大鼠肝脏中肌醇必需酶 1（IRE1a）的表达从而减轻了内质网应激程度是佩兰疗效的机制之一。

成毒阶段，如在糖尿病血糖、血脂毒性机制的研究中发现，作为脂毒性因子上游信号的过氧化物酶体增殖物活化受体协同刺激因子1α（PGC-1α）、过氧化物酶体增殖物激活受体（PPARγ）mRNA 及相关蛋白的低表达，影响肝脏糖脂代谢关键酶（DGAT2）的过表达，使组织甘油三酯合成增多并产生过量游离脂肪酸，胰岛素抵抗以及激活氧化应激过程，与中医学"由浊致毒""浊腐酿毒"的病理机制相类似。化浊解毒方含药血清能显著提高 PGC-1α 在胰岛素抵抗伴脂代谢紊乱状态的低表达，不仅能抑制 DGAT2 的高表达，同时又提高 PPARγ 的表达，从而增加葡萄糖消耗，降低甘油三酯和游离脂肪酸，改善胰岛素抵抗，与化浊解毒扶正法方治疗血糖、血脂毒性的临床疗效果相吻合，从一定程度上阐释了"由浊致毒"观的科学性与实用性，以及在该理论指导下总结出的化浊解毒方药之实效性。

综上所述，内毒蓄损不仅导致疾病谱的变化，更因其为许多现代慢性病症的核心病机而引起学界关注，如毒损络脉已成研究热点，但是邪盛、积久成毒及从化于他邪之观点使其理论与应用仍难免有局限性。中医学"本源之毒"观点的提出，利于内毒作为独立性邪气的研究，因其从逻辑性上自然有其初始、形成和发展的因果序贯过程，可以针对其不同阶段的病机特点进行研究，就可能在由浊致毒的较早期阶段及时防治，而不至于只在毒损络脉或内毒弥漫等阶段干预。从实践性上，针对糖尿病、痛风、血脂异常、甲状腺功能亢进症、系统性红斑狼疮等病症的早中期化浊解毒治疗常能取得较其他方法更好的疗效。

"本源之毒"观点赋予中医学内毒以新内涵，"气-血-脉络"辩证思维方式有助于中医内毒学论治体系的完善与临床推广应用。近时诸多相关研究，特别是毒损络脉的深入研究使中医药解毒疗效机制进入更加微观的层面，从而推动了内毒学说的发展，但应强调的是，毒损络脉并非所有病变的必经阶段，"久病入络"亦非皆因毒损，正如临床上有直接因痰、瘀、火等邪气而至危殆者，更有非解毒之他法救逆回生者。内毒作为一种邪气，引发的一定是与毒之病理特异性密切相关的病症，虽然毒亦可促生痰湿瘀邪或与之兼化，但因此将活血化瘀或清热利湿诸法用药都冠之以解毒，则失"万病皆毒"之泛，有关内毒学术研究应避免理念上的"泛毒化"，方能使之理论得以更科学的发展。

32　内毒伤络和发病学说

　　传统的病因学理论认为"三因"学说，即内因、外因、不内外因是导致疾病发生的根本原因，较长时期以来，病因学理论一直没有形成重大突破。随着自然和社会环境变化及疾病谱改变，传统的病因学理论对临床上众多的难治病、复杂性重大疾病的原因解释能力不足，从而直接影响临床疗效的提高。

　　无论中医或西医，对病因的认识离不开对疾病的发生发展过程的分析和把握。深入研究发现，现代临床难治病、复杂性重大疾病大多是多因素的、复杂的、内伤性致病过程，既往在因于风、因于火、因于痰、因于瘀等的认识基础上，采用中医单一或多因的辨证论治，取得了一定的疗效，但进一步的疗效提高实在艰难且临床可重复性差。促使现代中医学家总结以往的临床经验，重新审视其发病过程，故学者张允岭等提出了"内毒损伤络脉"的病因与发病学说。

内毒致病易损伤络脉

　　毒邪作为致病因素的记载起始于《黄帝内经》时代，总结古今认识，我们认为毒是有害于机体的、引起机体功能破坏、丧失和/或败坏形质、导致病情恶化加重或呈沉疴状态并难以干预的一类特殊的致病因素。但以往毒邪作为致病因素多用于阐释瘟病发热以及疮疡疔疖的发生原因，即重视外毒的致病作用。内毒是指脏腑功能紊乱，气血运行失调，使体内的生理产物堆积或病理产物蕴积不解，损害脏腑组织而生之毒，可见内毒源于内生诸邪，无论痰、瘀、风、火炽盛或诸邪蕴化累积，一旦酿化成毒，它仍可体现原有病邪的致病特点，但其致病作用都比原病邪有过之而无不及，它既是风、火、痰、瘀等诸邪不同组合的复合形式（如痰毒、瘀毒、火毒、风毒等），更是诸邪蕴化，病邪性质由量变到质变的转化节点。

　　当今生命科学对生物毒的认识也有变化和发展，认为毒的来源主要有 3 个方面：一是机体在代谢过程中产生的各种代谢废物，由于其在生命过程中无时无刻不在产生，因而它是体内毒素的主要来源，也是危害人体健康的重要原因。二是指人体正常所需的生理物质，由于代谢障碍，超出其生理需要量，也可能转化为致病物质形成毒。三是指本为生理性物质，由于改变了它所存在的部位而成毒。如代谢综合征复杂机制中的脂肪分解、酯化为甘油三酯，在胰岛素敏感脏器异位沉积产生的血脂毒性作用；心力衰竭中在血液循环和心肌组织中过高的去甲肾上腺素对心肌细胞的毒性作用；动脉粥样硬化中炎性因子对血管壁的炎性毒性效应等。其相同的作用结果是导致靶向器官、组织细胞发生不可逆损害。可见这里所说毒就其形成过程和毒性效应与内毒致病具有相似或相同的认识。

　　络脉包涵经络之络与脉络之络，经络之络是对经脉支横旁出的分支部分的统称，脉络多指血脉的分支部分。络脉网络在组织器官之上，正常生理状态当是充盈满溢，出入自由，起到温煦濡养的功能，同时将代谢废物排除，具有功能与结构密不可分的特征。

　　络脉有常有变，常则通，变则病，病则必有"病络"生，"病络"生则疾病成。由此可见病络是络脉的病理过程、病机环节，也是病证产生的重要原因。内生毒邪，可导致脏腑、器官、组织、营卫、气血等众多损害，但其突出特性为善窜络脉，或从热化或从寒化，既损耗气血，又腐蚀络脉，成为病络形成的关键环节和疾病产生的根源。究其原因络脉既是人体运行全身气血、联络脏腑形体官窍、沟通上下内外的通道，也是机体最重要的运毒、排毒管道，是机体发挥整体排毒最重要的功能结构载体。因此，内生毒邪形成之后，必先滞气浊血进而导致络脉损害功能障碍，成为引发疾病的重要原因，同时也可因诸邪蕴积，酿化生毒，损伤络脉，败坏脏腑，使病情突变或进展恶化，从而更加难治难愈。这里将《内经》中论及的毒与络脉结合，不仅指出了致病因素的性质、特点和损伤部位，更重要的是阐述了毒邪入络，损伤络脉，引发和加重疾病的规律，因此给经典的病因与发病学理论赋予了新的意义。

内毒损伤络脉是临床共性发病原因

内毒损伤络脉是现代临床难治病、复杂性重大疾病具有共性发病和进展加重的原因，当代中医学家在长期临床实践基础上，提出内毒损伤络脉的病因与发病学观点，随着理念的更新和研究的深入正在逐步达成共识。20世纪80年代以来，从传统的安宫牛黄丸发展而来的清开灵注射液Ⅰ号方，重在清热解毒、化痰通络，从治疗病毒性肝炎、上呼吸道感染着手，取得较好疗效，在此基础上，我们针对缺血性中风急性期原有常规治法难以更好取效的状况，采用了静脉滴注大剂量清开灵注射液以清热解毒、化痰通络，随后又扩大应用于出血性中风急性期治疗，大量的临床实践证明，解毒通络在急重型出血性、缺血性中风抢救和治疗上取得疗效，进一步验证内毒损伤络脉的存在和在发病中的作用。近年来的深入研究发现，急性中风后常有内生瘀毒、热毒、痰毒互结，毒邪损伤脑络，破坏脑髓，这些毒性病理产物，继发成为重要的致病因素，累积蕴化日久，不仅参与了脑神经元损伤链的病理过程，而且是中风病病情险恶、难以治愈的关键病因，内生毒邪的作用后果还可造成脑组织及功能的进一步损害，导致智能下降乃至痴呆发生，事实证明在治疗与用药方面针对病因以解毒通络为法，及时清除及抑制这些有毒物质的产生，可以提高疗效和改善预后。此后陆续的研究报告有内生热毒、湿毒、瘀毒、痰毒等导致毒损肾络、毒损肝络、毒损胃络、毒损肺络、毒损心络等等，由此而产生的疾病有慢性肾衰竭、病毒性肝炎、肝纤维化、慢性萎缩性胃炎、阻塞性肺气肿、病毒性心肌炎、冠心病、心肌梗死、肿瘤、艾滋病、动脉粥样硬化、帕金森病、活动性类风湿关节炎、干燥综合征、系统性红斑狼疮，等等，从多视角、多系统证实了内毒伤损络脉是临床众多难治病、复杂性重大疾病具有共性发病和进展加重的原因。可见内毒损伤络脉是从长期的临床实践经验中归纳总结而来的现代病因与发病学观点，是现代临床难治病、复杂性重大疾病具有共性发病和进展加重的原因，遵循审因论治、因脉证治的原则，它可直接、有效地指导临床防治，提高疗效，因此揭示其科学内涵是病因与发病学理论乃至治疗学理论可持续发展的迫切需要，深入研究有望在病因学理论和疗效上取得进展与突破。

内毒损伤络脉是病因病机复杂的动态过程

内毒损伤络脉是病因联系病机的动态过程，也是疾病发生与转变的重要原因，其形成涉及多种致病因素的相互作用，多个病机环节的演变转化。而风、火、痰、瘀等内生病邪不仅导致病络发生，而且存在于病络机制的各个阶段，不断推动络中气机郁滞、血行不畅、络脉失养、津凝痰结等病机环节的转化。然而无论络脉中邪积或邪盛，一旦酿生成毒，即可损伤络脉，进而败坏脏腑组织，可见内毒损伤络脉是病络机制的关键环节，在这一动态过程中的不同界面仍然可以体现出原有致病因素的特性，但其程度上有层次和量级的差别。内毒损伤络脉不但标示着毒邪的性质、邪入途径和部位、机体的状态、疾病的轻重变化等，还体现着机体内相关物质基础由此而发生的动态变化，其物质基础涵盖了血管活性物质调控异常、血管内皮和平滑肌细胞损伤，细胞因子及信号传导通路调控异常等细胞、亚细胞结构、活性蛋白、基因多个层面组成的信息网络的异常变化，从而形成一个动态的、多维的、开放的复杂系统。显而易见在这一前提下，注定很难用一个单元的特异指标来解释它。

因此将整体论指导下的内毒损伤络脉病因与发病学说同现代生命科学技术相结合，阐述其科学内涵成为研究的必由之路。通过随机的临床试验和前瞻性的动物实验，取得大量数据，并利用现代计算机和信息学的理论方法和实验条件，对海量数据、信息进行"系统集成"，分析认识动态过程中的不同表现，从而较为准确地把握内毒损伤络脉的具体状态，指导临床治疗。这也必将成为中医与西医，传统与现代研究的契合点、切入点。传统的病因学理论是在长期临床医疗实践中归纳总结并反复验证提炼出来的，认为六淫邪气所触，五脏情志所伤，饮食劳倦、跌扑金刃以及虫兽所伤是导致疾病发生的主要原因。内毒损伤络脉病因与发病学说与传统的三因学说有所不同，它既是内生诸邪，蕴化生毒，损伤络脉，引发疾病的始动原因，也是由此而败坏脏腑使疾病恶化加重的继发原因。它阐释了现代临床难治病、复杂性重大疾病发生发展或恶化加重的全过程，按审症求因、证因脉治原则，内毒损伤络脉必然还与病机、辨证、诊断、治疗紧密联系。因此深入研究将会使内毒损伤络脉的病因与发病学说从规范确立、现代诠释、理论表达到指导临床应用，形成更加完善、准确和实用的科学体系，丰富和发展传统的病因与发病学理论。

33　毒病治疗经验

毒邪学说始于秦汉时期，形成于晋隋唐宋时代，明清时期得到快速发展，在当代发展达到高潮。国医大师张学文教授融汇古今，结合临床，发展了毒邪学说。学者刘绪银等从毒邪学说的学术渊源、毒的分类、毒邪致病特点、毒证治疗4个方面阐述了张教授治疗毒病的经验。

学术渊源

《说文解字》云："毒，厚也，害人之草。"毒本指毒草，后引申为有害之物。《广雅·释诂》云"毒，犹恶也"；《广雅·沃韵》云"毒，害也"。《黄帝内经》有"寒毒""热毒""湿毒""燥毒"和防治疾病要"避毒气""去毒"之说。《神农本草经》记载了许多具有解毒作用的药物。《中藏经》中记载毒可因于外感、内伤七情、饮食劳逸，积久而成，"五疔者，皆由喜怒忧思，冲寒冒热，恣饮醇酒，多嗜甘肥……蓄其毒邪，浸渍脏腑，久不虑散，始变为疔"。

晋代葛洪在《肘后救卒方》中认为温病、疮疡及动物咬伤、食物所伤、物所害的疾病是感受"毒病之气""卒中诸毒"所致，将毒分为"阴毒""阳毒""温毒""伤寒毒气""丹火恶毒""药毒""饮食诸毒""狂犬咬毒""青蛙蝮虺众蛇毒""溪毒""沙虱毒""射工水弩毒""熊虎爪牙所伤毒"等。温病是"某年岁中，有疠气兼挟鬼毒相注"所致，突破了六淫致病和"冬伤于寒，春必温病"之说的束缚，为后世温疫学说、"疠气"学说的形成奠定了基础。葛氏把具体的疾病与相应的毒邪联系在一起，与六淫致病说相比更趋合理，更能为临床治疗提供准确的方向，使治疗更具针对性。

隋代巢元方《诸病源候论》中论述了"风毒""热毒""疫毒""水毒""湿毒""痰毒"等致病的病机及证候，涉及临床各科44种病证，指出排毒、解毒治疗的重要性。唐代王冰注《素问·五常政大论》中认为邪气过盛或蕴结日久即可化成"毒邪"，如痰郁结日久变成痰毒、火热炽盛而成火毒等。唐代孙思邈《千金要方》《千金翼方》对于从毒而治介绍了大量的清热解毒法，张教授将其总结为清热解毒泻火（青葙子丸和三黄散）、清热解毒益气（茵陈汤加人参）、清热解毒养阴（治消渴除肠胃实热方和干地黄汤）、清热解毒辟秽（太乙流金散）、清热解毒凉血（犀角地黄汤）、清热解毒疏风散邪（连翘汤和犀角汤）、清热解毒燥湿（白头翁汤或地榆汤）、清热解毒祛瘀（产后下痢黄散方）、清热解毒芳香化浊（五香连翘汤）、清热解毒开窍安神（牛黄丸）、清热解毒息风（大黄泻热汤）、清热解毒通利（八正散或地肤子汤）12法。宋代杨士瀛在《仁斋直指附遗方论》中认为癌症是毒邪深藏所致，"癌者上高下深，毒根深藏，穿孔透里"。

明清时期，医家认识到温疫是外感疫毒之邪所致。吴又可《温疫论》中提出了"疫者，感天地之疠气"，认为"疠气"是"毒邪之气"，温疫初起，"凡元气胜者毒亦传化"。毒还包括六淫之外的一些特殊致病物质，余霖曰"疫既曰毒，其为火也明矣"；雷少逸《时病论》载"温热成毒，毒邪即火也"；王孟英认为"疫证皆属热毒，不过有微甚之分耳"。徐延祚《医医琐言》认为"万病唯一毒""一毒乘三物""六淫之邪无毒不犯人""精郁则为毒"，把毒邪列为病因之首，认为"毒者无形也，物者，有形也，毒必乘其形，既乘有形，然后其证见矣"，"毒之所在病必生焉。其发也，或自外而触冒，或自内而感动，病之已成，千状万态，不可端倪，然其大本，不外于此"。

毒的分类

毒分外毒和内毒，外毒指自然界存在的毒，内毒指源于体内的毒。

1. 外毒：外毒存在于自然界中，是外感疾病的主要病因，可分为3类。

（1）六淫毒：自然界正常的气候变化称为六气，反常之气称为六淫。气候急剧变化，六淫相杂，天地之气不流，或六淫内伏，蕴结不解，或六淫过盛达到一定程度便转化成毒。王冰注《素问·五常政大论》云"夫毒者，皆五行标盛暴烈之气所为也"；尤在泾指出"毒，邪气蕴结不解之谓"；《重订通俗伤寒论》云"火盛者必有毒"。一般情况下，六淫入侵机体后，内伏蕴结不解，多先从火化而后成毒"。雷少逸《时病论》载"冬令过暖，为感乖戾之气，至春夏之交，更感温热，伏毒自内而出，表里皆热"。《诸病源候论》云"夫岭南青草黄芒瘴，犹如岭北伤寒也。南地暖，故太阴之时，草木不黄落，伏蛰不闭藏，杂毒因暖而生"。

（2）物毒：《辞源》云"物之能害人者皆曰毒"。物毒产生有两个方面的机制，一是物之寒、热、温、凉四性和辛、酸、苦、甜、咸五味过于厚重亢烈则可成毒，所谓"毒，厚也，恶也，害也"。二是变性成毒，物质的产生与变化离不开温度、湿度、日光、气体的流动与气压，即风、寒、暑、湿、燥、火六气的作用，六气壅滞蕴结则导致物质发生性味、结构的改变，或物质存放、保管不当，气不流动而郁结败坏，从而产生毒。《诸病源候论》载"郁肉毒者，谓诸生肉及熟肉内器中密闭头，其气壅积不泄，即为郁肉有毒"；"杂毒因暖而生"。叶霖曰"盖旱潦兵火之余，烈日郁蒸，尸骸之气，与亢胜之气混合，化为厉之毒，散漫于天地之间，沿门阖境，最易沾染"。

（3）特殊毒：特殊毒指自然界客观存在的，但不能用六淫毒、物异毒进行归类的致病毒气、毒物，如古代医家所言的厉气、杂气，现代医学中的细菌、病毒和物理、化学、药物毒性。

2. 内毒：内毒是由于外邪作用于人体后化生的病理产物，或某些代谢产物蕴结所成，内毒产生的机制主要表现在6个方面。

（1）血败为毒：血液通过经脉运行于组织器官，周行而不停，血液壅滞则失其正常之性，败坏生毒。组织器官的代谢产物常渗入血液中，在病理状态下，组织器官产生的病理产物大量进入血液中，亦导致血液败坏，从而化生毒素。

（2）水蓄成毒：水是体内各种津液的总称，与脉并行，既能滋润组织器官，又可带走代谢产物，水道通畅可使有害的产物排出体外，而不致损害机体，所谓"流水不腐"。如果脏腑功能失调，三焦不畅，水道不通，水液蓄积，代谢产物潴留体内，使水液发生变性腐败，即可化生内毒。

（3）粪尿结毒：粪与尿是谷物在体内的终末代谢产物，对人体有害，必须不断地排出体外，如腑道不畅，停滞体内即为粪毒、尿毒。

（4）痰结成毒：痰湿是源于水谷的终末代谢产物，是津液代谢障碍的病理产物，含有多种有害物质，宜排出体外。如果痰不能正常排出，留滞体内，蕴结不解，久之即可成痰毒。《沈氏尊生书》中指出"郁火凝结，久成痰毒"。

（5）膏浊蕴毒：膏源于饮食精微，在正常情况下，饮食精微通过脾胃运化生成维持生理活动的膏。《灵枢》载"五谷之津液，和合而为膏者，内渗于骨空，补益脑髓，而下流于阴股"。《类经》载"膏者泽而大，故……肉淖垂腴""膏者即肥之脂膏，谓如豕肉之红白相间，而有数层者为膏。凝者曰脂，泽者曰膏……是膏肥于脂也。肉为皮肉连实，自与脂膏者有间"。若饮食不节，过食肥甘厚味，脾胃受损，水谷精微不能完全被运化输布，则堆积体内而成浊，浊蕴结不解即可变性成毒。

（6）形败酿毒：组织器官是有形之物，在致病因素作用下，常可发生病理改变，如果病理改变严重，组织器官败坏则可酿生内毒，如组织败坏所生的脓。

外毒和内毒在疾病发生演变过程中密切相关，外毒作用于人体，损害脏腑气血，导致气血败坏、脏腑失调，产生内毒；同时，脏腑失调，浊气不降，内蕴损伤气血，正气不足则外毒乘机内侵致病。

毒邪致病特点

毒邪致病与六淫致病有所不同，主要体现在如下几个方面。

1. 兼夹性：兼夹性指毒邪常与其他邪气相夹侵害人体。外毒常依附于六淫、食物、药物、虫兽等致病，吴鞠通在《温病条辨》中指出"诸温挟毒"，"毒附湿而为灾"。内毒常依附于体内病理产物的痰湿、瘀血、积滞、火热、水邪等，形成痰毒、火毒、瘀毒、粪毒、溺毒、水毒等，内毒一旦形成就成为更剧烈的致病因素，导致病变恶化。邪毒致病既有兼夹病邪的特点，又具有毒的特征，毒依邪势，邪仗毒威，加重对人体的危害。因此，临床上辨毒证时应明确其兼夹病邪，以澄其源。

2. 暴戾猛烈：毒邪致病具有发病急骤、来势凶猛、变化迅速等特点，极易损伤正气，败坏形体，对人体造成严重危害。毒邪外袭，体质弱者触之即病，体质强壮者感受疫疠毒邪亦常难于幸免，且传变迅速，多不循经内传，起病时常气营同损，或迅即内陷营阴，逆传心包，病势急重。内毒作祟，常使久病、疑难杂症猝然加重，病至极期，不断恶化，产生痉厥、动风、出血、神昏、关格等变证。毒邪所致疾病绝大多数属于急危重症，病死率高。《诸病源候论》载"诸恶疮皆由风湿毒所生也"。陈平伯《外感温病篇》云"风温证，身大热，口大渴，目赤唇肿，气粗烦躁，舌绛齿板，痰咳，甚则神昏谵语，下利黄水者，风温热毒，深入阳明营分，最为危候……间有生者"。

3. 从化性：是指毒具有以体质为根据发生变化的性质。毒邪是致病之因，体质、人体的功能状态是决定发病与否的根本。毒之为病所产生的病变类型与体质密切相关，可因体质不同而产生不同的病理转归，体质强壮者多实证、热证、阳证；体质虚弱者多虚证、寒证、阴证。章虚谷云"外邪伤人必随人身之气而变……故人身阳气旺，即随火化而归阳明，阳气虚即随湿化而归太阴也"。

4. 毒性火热：毒之为患虽有从化不同，但邪气胶着蕴结，久郁则化火，大多以高热、烦渴、烦躁、红肿、溲赤灼痛、舌红或绛、苔黄或燥、脉数为主要特征。

5. 易致秽浊：《温病条辨》载"温毒者，秽浊也"。毒邪致病，一方面是毒性火热，常损伤气血津液，败坏形体，产生秽浊的分泌物或排泄物，如风热夹毒则下黄赤汁及脓血，湿毒浸淫肌肤可见淫水淋漓、分泌物臭秽。另一方面毒邪与其成因密切相关，多由湿浊痰瘀积聚生毒，易在污秽、湿浊、肮脏、腐败的环境中产生。临床上，秽浊性常表现为神情呆滞、昏蒙、面色秽浊如蒙油垢、口气秽浊热臭、目赤眵多、口中黏腻、黏液增多、大便黏滞臭秽，或毒害部位易腐烂成脓，或疾病缠绵、顽固难愈。

6. 易损络脉：络脉是沟通上下内外的通道，在正常生理状态下，络脉当充盈满溢、出入自由、温煦濡养、排除废物，这是机体发挥整体排毒最重要的功能结构。络脉常为毒邪侵涉之所，与痰瘀湿诸邪胶结之所，又是毒邪进一步化生并为害之处。如果多种原因导致络脉功能失调，则常使体内的生理或病理产物不能及时排出体外，蕴积体内过多而生毒邪。毒邪善窜络脉，滞气浊血，进而伤及脏腑，成为引发疾病的重要原因。毒邪伤络动血，临床可见各种血证，如斑疹、吐血、衄血、尿血、便血。外受毒邪，多深入营血分，耗损营阴致络伤血瘀，气机壅滞，不但动血耗血见出血及斑疹、黄疸诸症，更甚者见神昏、谵语、痉厥。毒热灼津燔血，熏灼肝经生风，或风夹痰瘀闭阻脉络可致痉厥、头痛剧烈、抽搐及中风诸证。毒邪壅滞，熏蒸血脉肌肉，内攻脏腑可致肠痈、肺痈，外趋肌肤可致痈疽疮疡。毒邪瘀滞脑络，伤络脉消脑髓，则可致呆、痴、癫、狂。

7. 虚实夹杂：毒邪可败坏形体，极易耗伤正气，导致正气越来越虚，邪气越来越强盛，正虚邪实，病机复杂，病情危重顽固。毒邪致病直接外受，毒性轻浅、伤害机体不重者，可驱毒邪外出，病可向愈。

8. 顽恶深伏：毒力强烈常对气血阴阳及脏腑造成极大损害，在气血津液耗伤、脏腑受损的同时，常产生痰饮、瘀血、积滞等病理产物，促使内毒产生，痰浊瘀血等与毒胶结，可使邪毒顽恶难解、病邪深伏、病势缠绵，又加重对正气的损伤，形成恶性循环，导致病情加重恶变。

9. 特异性：外毒致病大多具有一定的特异性，感染的邪毒不同则病变部位、病程经过及临床表现不同。吴又可《瘟疫论》云："当其时，适有某气专入某藏府经络，专发为某病。"

10. 生风扰神致厥脱：毒邪内攻脏腑，以神机失用、动风、清窍蒙蔽、厥脱为重危证。脑为"元神之府"，毒性猛峻暴烈、火热，极易上炎脑髓，损伤元神，或所致之秽浊上壅蒙蔽，导致清窍失灵、神机失用，表现为神昏躁扰、谵语、暴盲、暴聋、失音。肝体阴而用阳，属木而应春令，毒邪内攻，极易损伤脏腑气血，灼伤肝阴，引动肝风，表现为肢体抽搐。毒性猛峻暴烈，极易损伤气机，或导致痰浊、瘀血而壅塞气机，致阴阳不相交接而离决为厥，表现为四肢厥冷。毒邪暴耗气血，气血衰竭则脱，表现为大汗淋漓、息微、脉微欲绝。

毒证的治疗

毒邪与正气抗争是毒病的基本矛盾，治疗毒病应从矛盾的两方面考虑：一是用针对邪毒的药物直接解除之，使正气免遭损伤，包括泄毒、化毒与克毒；二是增强和调节机体自身的抗毒能力以抗毒。

1. 泄毒：即祛毒外泄，又称排毒。吴又可在《瘟疫论》中指出"大凡客邪，贵乎早逐，乘人气血未乱，肌肉未消，津液未耗，患者不至危殆，投剂不至掣肘，愈后亦易平复，欲为万全之策者，不过知邪之所在，早拔去病根为要耳"；"诸窍乃人身之户牖也，邪自窍而入，未有不由窍而出"；"导引其邪从门户而出"。毒病早期，人体尚有充足的抗病能力，此时顺应邪毒火热张扬之性，顺应病势向表向外的趋势，促使邪毒通过外界相通的口鼻、玄府（汗腺）、大肠、尿道等器官排泄。吴鞠通《温病条辨》指出"逐邪者，随其性而宣泄之，就其近而引导之"。临床多采用开泄腠理、宣通气血、通导大便、疏利小便等方法，为毒外泄打开通道，以祛毒于外。

（1）宣表透毒：又称解表法。外感毒病初起，邪毒在表或毒已入里但有外泄之机时，选用辛散宣透之品以疏泄腠理、宣通气血、开通汗腺，使毒由深出浅，通过汗腺透达于外。风热毒邪用银翘散、桑菊饮辛凉解表、宣散透毒；风寒毒邪用荆防败毒散辛温解表、宣散透毒；暑湿毒邪用藿香正气散、新加香薷饮宣泄透毒。

（2）涌吐排毒：又称催吐法。邪毒内入或浊毒内生，停滞胸膈，运用具有催吐作用的药物或机械方法刺激咽部探吐，使毒物通过呕吐而排出。涌吐排毒法常用于误食毒物尚留胃中等病情急迫、必须迅速催吐者，以及喉中痰涎壅盛、呼吸困难，宿食停积胃脘等病证。常用瓜蒂、藜芦、食盐等药，代表方剂如瓜蒂散、盐汤探吐方。临床上依据病情的轻重、体质的强弱可采用不同的药物和方法。瓜蒂散作用较强，且瓜蒂苦寒有毒，适用体质强壮者；盐汤探吐方作用平和，使用方便。本法作用峻猛，对老弱、虚弱、气血不足、孕妇、产后以及各种血证、气喘、肝阳上亢、脾胃虚弱、阴液不足等病证均需慎用。使用本法以吐为度，得吐即止，不可连续使用。对于服药后不吐者，可用压舌板等探吐或多饮开水以助其吐。若服药后呕吐不止，可用生姜汁或冷粥、冷开水止吐，或用其他方法止吐。呕吐之后，胃气受伤，要注意调养胃气，用稀粥自养，忌食不易消化的食物。

（3）通腑泻毒：腑司传导，以通降为顺，又与脏构成表里相合关系，毒邪壅滞脏腑，可通过泄腑排出体外。泄腑有疏导大便、排除胃肠积滞、荡涤实热、攻逐水饮和寒积、祛瘀的作用，适用于毒邪深入胃肠，导致胃肠不畅，浊气内停蕴胃；或毒邪损伤脏腑，导致水饮、痰湿、瘀血等停留体内的里实证。因里实证的病机有热结、寒结、燥结和水结等不同，以及患者体质有虚实的差异，因此，临床运用相应地又分为寒下、温下、润下和逐水等法。下法常与其他治法配合使用，若里实证兼正气不足则用攻补兼施，兼表实证一般用解表攻里法，兼少阳证则用和解攻里法，火热证宜用通里攻下之品攻导里实、祛毒下泄。吴又可《瘟疫论》认为邪毒最重，复瘀到胃，急投大承气汤，内壅一通，则毒邪亦从而外解。通腑泻毒，常用大黄、芒硝、番泻叶等，大黄等药对各种原因导致全身炎症反应和多器官功能障碍综合征的胃肠蠕动减弱或消失，肠道内细菌和毒素排泄障碍，胃肠道黏膜糜烂水肿，屏障功能破坏，肠道细菌和毒素入血导致的肠源性内毒素血症有极为关键的防治作用。

（4）利尿排毒：膀胱属腑，为州都之官，司体内水液排泄，以通降为顺，与肾构成表里相合关系，故可通过利尿使邪毒随小便而出。利尿常用渗利之品，如茯苓、猪苓、泽泻、车前子、木通、淡竹叶等，适用于尿潴留生毒证和毒邪损伤脏腑导致尿浊内停者。温热邪毒蕴于脏腑，心烦口渴、舌赤或溃烂、小便短赤者，用导赤散清心利小便，使热毒下泄。温热邪毒下注膀胱，身热口渴，小便频数热痛，或淋漓不畅，宜利湿泄毒以解热，方如八正散等。温热邪毒每易损伤肾脏、小肠和膀胱，可导致小便减少或不通，秽浊邪毒无从排泄，又可继而引起其他病证，如头胀头痛、神昏谵语等，常通过利尿以排出邪毒，用导赤泻心汤（黄连、黄芪、栀子、知母、西洋参、茯苓、益元散、麦冬、犀角、灯心草）调入犀珀至宝丹治疗。何廉臣曰："溺毒入血，血毒攻心，甚或血毒入脑，其症极危，急宜通闭开窍，利溺逐毒。"吴鞠通则善用安宫牛黄丸、茯苓皮汤治下焦湿毒弥漫，"热蒸头胀、身痛呕逆、小便不通、神识昏迷"之证。

（5）放血排毒：是通过点刺血络穴位放血、刮痧，或再配合拔罐等外治法，疏通经络，使毒素随血外溢而排出体外。放血排毒通常采用三棱针、粗毫针或小尖刀刺破穴位浅表脉络，放出少量血液，具有消肿止痛、祛风止痒、开窍泄热、镇吐止泻、通经活络之功效，适用于实证，但体弱者属禁忌。

2. 化毒：是针对毒之火热、秽浊特性，用寒凉和芳香药物抑制或抵消邪毒的致病作用的治法，又称"消毒"或"败毒"，适宜于热毒未解的各种证候。《黄帝内经》有"热者寒之"的治疗原则。何廉臣《重订全国名医验案类编》云："热非清凉不解，毒非芳香不除。"

（1）清热解毒：本法适用于瘟疫、温毒及多种热毒病证或疮疡疔毒，症见高热烦扰、口燥咽干、便秘尿黄，或吐衄发斑，或红肿热痛，舌红苔黄，脉数有力等。常用黄连、黄芩、黄柏、石膏、金银花、板蓝根、大青叶、连翘、蒲公英等，分寒凉解毒、苦寒解毒、甘寒解毒。寒凉解毒常用黄连、大黄、黄芩、栀子、黄柏，其清热解毒之力最强，故颇受临床医师重视，有人提出苦寒解毒应贯彻温热毒病的治疗始终。对清热解毒法应有正确认识，不能一见发热随即施用，因为发热是正气抗毒的一种防御反应，人体防御系统只有通过与毒抗争，才能祛毒外出而解之。早用大寒之品遏其热势，有碍于毒的排泄，诚如《松峰说疫》所载"未有祛邪之能，而先受寒凉之祸，受寒则表里凝滞，欲求其邪之解也难矣"。临床运用清热解毒法要准确辨证，掌握时机，在毒热炽盛之时恰当施用，不可早用或过用，以免邪毒冰伏不解，不得其利，反遭其害，更不能单纯依靠清热解毒法治疗温病。

（2）化瘀解毒：热毒内遏，损伤血络或热毒煎熬血液，致血行瘀阻，血瘀则热毒壅聚不散，进而化生内毒。内毒壅结愈甚，血脉损伤瘀滞愈重。瘀血与热毒相互搏结，则毒瘀交夹，此时宜透难以解结，通利药不能达病所，清化无济于事，宜用清热解毒药和活血化瘀药配伍，不但能使血瘀得化，且可阻断内毒化生，更利于解毒药物直达病所和邪毒向外排泄。常用黄芩、黄柏、知母、大黄、羊蹄、石膏、地骨皮、青蒿、柴胡、连翘、金银花、贯众、重楼、蒲公英、板蓝根、大青叶、升麻、败酱草等。清热活血解毒法已被实验证明能改善病变部位的微循环，使抗感染药物容易渗透到感染病灶，加强抑菌和减毒作用。此外还能调节机体反应，增强免疫能力，在改善全身及局部血液循环的基础上达到抗感染的目的。有些药物兼有活血化瘀与清热解毒的功效，如雷公藤、昆明山海棠、紫参、白花蛇舌草、红藤、败酱草、落得打等。邪毒侵袭卫气，未损血脉，一般不用化瘀之品，但有些发斑疹的疾病，邪毒最易扰其肌表血络，应于寒凉透散之中佐以化瘀之品以通血络，利于邪毒外泄。何廉臣治疗痘疹初期就提出"宜宣气活血解肌透毒为先"的治疗原则。热毒入里，损伤脉络，煎熬营血，致血行瘀阻，血瘀则热毒积聚不散，毒瘀交结，宜凉血散瘀解毒，常用清热凉血药和清热解毒药配伍，多使用清热兼具活血解毒作用的药物，如赤芍、牡丹皮、黄连、生地黄、玄参、大黄等，代表方如大黄牡丹皮汤、犀角地黄汤。瘀血内生，久积不散，蕴而生毒，毒瘀交结，宜活血解毒、通络散结，常用活血散结兼具解毒作用的药物，如丹参、牡丹皮、赤芍、山慈菇、莪术、蟅虫等。毒陷营血，毒瘀互结，阻滞脉络，伤阴耗血，应以化瘀解毒为主要治法。温热邪毒内陷心包，瘀塞心窍，首推犀珀至宝丹（犀角、羚羊角、广郁金、琥珀、炒穿山甲、连翘心、石菖蒲、蟾酥、飞辰砂、珍珠、玳瑁、血竭、红花、桂枝、牡丹皮），亦可用通窍活血汤调入珠黄散或犀地清络饮。如六脉沉细数、面色青惨、昏愦如迷、四肢逆冷、头痛如劈，宜急刺少商、曲池、委中穴，以泄营分之毒，用活血通络之新加绛覆汤（旋覆花、新绛、桃仁、柏子仁、青葱管、当归须、海螵蛸、延胡索、川楝子、茜草根）和局方来复丹（太阴元精石、舶上硫黄、硝石、橘红、青皮、五灵脂）以通阴络。温病的各种血证，如吐血、衄血、咯血、便血等，多为热毒损络所致，其中必有瘀滞形成，治宜清热凉血止血与化瘀解毒并举，才能扭转毒瘀交结、迫血外溢之势。

（3）化浊解毒：是用芳香之品驱解秽浊之毒的治法，具有祛湿化痰、透络醒脾、开闭通窍等作用，尤多用于暑温、湿温之类温病。毒有秽浊的特性，致病多恶秽、腐肉败血。芳香之品可化浊逐秽，古今解毒方药之中大多具有气味芳香的特点，芳香解毒在温病治疗中发挥着不可低估的作用，特别是在湿温病中，古今名医多以芳香逐秽、化浊解毒作为治疗大法。湿热邪毒秽浊之性颇重，邪毒发于肌表，症见恶寒少汗、身热不扬、午后热甚、头重如裹、舌苔白腻，宜芳香宣化，方如藿朴夏苓汤、三仁汤等。邪毒伏于膜原，则寒热起伏、脘痞腹胀、舌苔白腻如积粉等，宜以芳香开达膜原为法，方如达原饮、雷氏宣透膜原法。邪毒郁遏中焦脾胃，脘痞腹胀、恶心欲吐、大便溏泄，宜燥湿化浊，用雷氏芳香化浊法或王氏连朴饮。浊热并盛，毒气上壅，发热口渴、咽肿溺赤、舌苔黄腻，用甘露消毒丹化浊清热、解毒利咽。温病邪毒不解，酿生痰浊，蒙蔽心包，导致神志昏蒙、时清时昧，甚或谵语，舌苔黄腻，宜避秽化浊、解毒开窍，轻则以苏合香丸或菖蒲郁金汤芳香解毒、豁痰开窍，重则宜至宝丹、安宫牛黄丸。吴鞠通治疗此证善用四香（郁金、梅片、麝香、雄黄），认为"四香以为用，使闭固之邪热温毒深在厥阴之分者，一齐从内透出，而邪秽自消，神明可复也"。

3. 抗毒：是指扶助正气，提高自身解毒能力，以抵御毒的损伤。

（1）益气解毒：气虚则人体脏腑功能、抗病能力低下，毒邪易于内侵；毒损正气，正不胜邪，则病情缠绵，此时宜益气解毒，通过扶助正气，提供自身抗御邪毒的能力，驱毒外出。临床常用益气药和解毒药配伍，如黄芪、人参、白术、党参、半枝莲、白花蛇舌草、半边莲。

（2）养阴解毒：阴者，藏精以起亟，阴精是机体抗毒的物质基础，气阴亏损则抵抗邪毒之力减弱，对解毒药物的适应性降低，故养阴则可以抗御邪毒。养阴解毒常用甘凉、甘润、甘寒养阴生津之品与解毒药配伍，如生地黄、沙参、鳖甲、龟甲、石斛、天花粉、知母、地骨皮、半枝莲、白花蛇舌草、黄芩、黄连等。毒性火热，必伤气阴，尤以伤阴为甚，故治疗温热毒病以保津液、救阴津为要，所谓"存一分阴津，保一分生机"。病在上焦卫分，邪毒渐盛，但阴液未伤或伤之不甚，除素体阴虚者，一般无须扶正滋阴。毒入气分，阴液渐伤，须根据阴伤的程度于其他治法之中佐以养阴之品，加强人体抗毒能力。病入营分时，伤阴逐渐加重，治疗应注意养阴扶正解毒，常用生地黄、玄参、麦冬、芍药等清营养阴。毒入血分，耗血动血，治宜滋阴凉血散血，方如犀角地黄汤。温病后期气阴衰竭之时，单纯用泄毒或化毒很难达到解毒目的，有时甚至造成弊端，必须以养阴或益气之剂扶助正气，增强机体自身的抗毒能力，从而达到扶正与解毒的双重目的。后期阴虚邪恋，余毒深伏阴分，夜热早凉、热退无汗，当以鳖甲、生地黄、知母等滋阴扶正，佐青蒿、淡竹叶等轻透邪毒。若肝肾阴伤，热毒难退，甚或虚风内动，必以咸寒养阴，以冀"壮水之淡，以制阳光"，如大、小定风珠及加减复脉等。

（3）温阳解毒：阳者，卫外而为固，阳气具有护卫机体、防御外邪的作用。阳气虚弱则邪毒难以外出，温壮阳气可以抗御邪毒。温阳解毒法常用辛温散寒或温阳益气药与解毒药配伍，如附子、干姜、细辛、桂枝、半枝莲、半边莲、白花蛇舌草、连翘等，适用于毒邪壅盛损伤阳气或阳气亏虚、毒邪留恋者及寒毒病证。温热毒病中，热毒内闭，瘀塞心窍，阴液消灼，阴阳偏颇，甚至真阴耗竭，阳无依附而脱（内闭外脱），症见汗出如水、肢冷如冰、脉伏难以触知，当用王清任《医林改错》急救回阳汤，以桃仁、红花通气血之道路，人参、白术、附子、生姜、炙甘草回阳救逆，则内闭之热毒易透易解，外脱之阳气易回易固。

4. 克毒　又称以毒攻毒，是指用含有毒性的药物治疗毒病。《黄帝内经》云"毒药攻邪"；《素问》云"病有久新，方有大小，有毒无毒，固宜常制矣。大毒治病，十去其六；常毒治病，十去其七；小毒治病，十去其八；无毒治病，十去其九。谷肉果菜，食养尽之，无使过之，伤其正也。不尽，行复如法"。《神农本草经》中介绍了许多治病的毒药。唐代柳宗元《捕蛇者说》云永州毒蛇"腊之以为饵，可以已大风、挛踠、瘘疠，去死肌，杀三虫"。唐代张鷟《朝野佥载》云"陕西商县有人患麻风病，被家人所逼，搬到山里筑茅屋而离群独居。有乌蛇坠酒罂中，患者不知，饮酒渐瘥，罂底见蛇骨，方知其由也"。宋代周密《云烟过眼录》云"骨咄犀，乃蛇角也。其性至毒，而能解毒，盖以毒攻毒也"。

克毒须在保证用药安全的前提下使用，多用于治疗毒陷邪深的恶疮肿毒、疥癣、瘰疬、瘿瘤、癌肿、癥瘕等病情较重、顽固难愈的疾病，可起到攻坚蚀疮、破瘀散结、消肿除块之效。目前，"以毒攻毒"疗法已成为世界医学界共同关注的方法，被广泛运用于一些毒病、大病、危病、急病、重病、难病、顽固性疾病的治疗中。

泄毒、化毒、抗毒、克毒是解毒法的4个组成部分，既有区别，又有联系，临证时要将四者有机结合起来，当毒邪壅炽、正气未伤或伤之不甚时以泄毒或化毒、克毒为主；正气衰竭时以抗毒为主。

34　毒损肝络假说及其应用

"毒损肝络"假说是学者孟捷最先提出来的。该假说的5个要素：①药毒侵入是直接致病因素；②病变部位在肝之络脉；③脾胃虚弱是发病的内在因素；④毒损肝络是病机关键；⑤解毒通络是重要治则。随后，姚乃礼教授结合古今文献以此论述了慢性乙型病毒性肝炎的病机特点；王亚平认为"痰瘀'伏毒'"为脂肪性肝炎的主要病因，"毒损肝络"广泛存在于脂肪性肝炎的病理损害过程中，解毒化痰通络法能有效改善其病理损害，在脂肪性肝炎的防治中有较高的实用价值；于淼等在中医文献研究、临床实践，并结合现代医学研究进展的基础上提出"毒损肝络"为2型糖尿病、胰岛素抵抗（IR）的病理基础；牛建昭教授等结合现代医学的技术手段和研究成果，深化和发展传统中医"络病学"理论，提出了酒精性肝纤维化的"毒损肝络"病机假说。在以上专家探索的前提下，学者周晓娟等从以下4个方面进一步延伸了"毒损肝络"假说的实际范围和应用价值。

"毒损肝络"相关概念

1. 毒与邪毒："毒"在中医学中主要包括4个方面内容。①泛指药物或药物的毒性、偏性和峻烈之性；②指病证；③指治法；④指发病之因，即对机体产生毒性作用的各种致病因素，即邪毒。肝脏是一个解毒的器官，各种毒素都要经过肝脏的处理，以转化和排泄。从"察同"的角度看，所谓的肝炎病毒、细菌（伤寒、副伤寒等）、寄生虫（血吸虫、疟原虫等）、化学毒物（乙醇、四氯化碳、二甲氨基偶氮苯、二乙基亚硝胺、黄曲霉毒素、内毒素等），都是中医学"邪毒"的范围。不管是外来之邪毒还是内生之邪毒，对肝病的发生均起重要作用，故有医家提出"乙肝病毒"应按中医学"邪毒"论治，如吴又可《温疫论》云"疫邪传里，移热下焦，小便不利……其传为疸，身目如金"。清代沈金鳌指出"天行疫毒，以致发黄者……杀人最速"。周仲瑛教授提出了"伏毒"学说，认为伏毒是指毒邪具有潜藏人体、待时而发的病理特质，感邪之后未即发病，邪气伏藏，遇感而发，且发病迟早不一，一旦发病，既可表现为发病急骤，亦可见迁延难愈。

邪毒有内外之分，但不管是外来之邪毒，还是内生之邪毒，在肝病的发生中均起重要作用，故有医家提出"乙肝病毒"应按中医学"邪毒"论治，《诸病源候论》云"因为热毒所加，故卒然发黄，心满气喘，命在顷刻，故云急黄也"。其发病学特点包括暴戾性、顽固性、多发性、内损性和依附性等；其证候特征为凶险、怪异、繁杂、难治等。

2. 络脉与肝络：络脉是经脉支横别出的分支，《灵枢·脉度》云"经脉为里，支而横者为络"，"络之别者为孙"。络脉又有支络、别络、孙络、浮络之分，从大到小，遍布周身内外五脏六腑，五官九窍。络脉犹如网络，纵横交错，遍布全身，内络脏腑，外联肢节，具有贯通表里上下、环流气血津液、渗灌脏腑组织等生理功能，对于维持人体正常的生命活动具有重要意义。以往的研究成果表明，"络脉"是经络系统的子系统，使气血流注从经脉的线状扩展为面状弥散；既是沟通机体内外、保障脏腑气血灌注的功能性网络，也是协调机体内外环境统一和维持机体内稳态的重要结构。

从西医角度看，肝脏血流供应非常丰富，有门静脉和肝动脉双重血液供应。门静脉是肝脏的功能血管，入肝后不断分出侧支，将富含营养的血液输入肝血窦，肝血窦中的血经与肝细胞充分物质交换后汇入中央静脉，经小叶下静脉入肝静脉；肝动脉是肝脏的营养血管，入肝后反复分支形成小叶间动脉，部分营养肝脏被膜和小叶间组织，部分进入肝血窦。肝细胞以中央静脉为中心向四周放射状排列形成肝板，肝血窦是肝板之间的血流通道，经肝板之间的孔隙相连构成血窦网。门静脉血中富含来自消化道吸收的营养物质，在肝血窦中经交换被肝细胞摄取，其中的毒物和体内内生的毒物经肝脏解毒后随胆汁尿液排出体外。肝血窦的这种结构和功能与中医学所描述的络脉具有相似之处，可以说是肝络的基本构成。

《临证指南医案·积聚》指出"初为气结在经，久则血伤入络"，提出了积聚属络病，其病位为肝络。肝主疏泄，喜条达恶抑郁，调畅气机，肝藏血，储藏血液，肝脏是气血运行的枢纽，而肝络连接内部表里，是运行气血的途径，肝络又是气血汇聚之处，故毒邪致病侵袭人体，易入血分，循经入络，结聚于肝络，久则湿、热、毒、瘀凝滞积聚肝络，造成肝络受损，脏腑气血失调的严重危害。

3. 新感入络与伏气温病：学者刘亚敏探讨了慢性乙型肝炎与"伏气温病"的关系，但是我们通过慢性乙型肝炎的研究表明，它对传统的"伏气温病"至少有以下突破。①在感邪途径方面，首次正式提出"新感入络"（血液传播性的特征）的概念，对"久病入络"有所突破。②在伏邪部位方面，明确提出"毒伏肝络"的观点，对"邪伏少阴血分"有所突破。③在病机理论方面，根据姚乃礼教授的"毒损肝络"假说，提出不同疾病阶段的病因病机特点和演变模式。④在辨证模式方面，初步建立"辨病征"（"表征"和"里征"）、"辨病程""辨病情""辨兼夹"和"辨坏症"（5 个终末期表现）的诊疗设想，以填补中医学"伏气温病"缺乏辨证体系的缺憾。

"毒损肝络"假说的理论延伸

1. "积"是"毒损肝络"不良结局"：在 HBV 相关肝病中，"慢性肝炎-肝硬化-肝癌"三步曲的演变过程已经被临床和流行病学所证实。在中医学里，肝硬化和肝癌都是"积病"的范畴，但从发展的观点看，肝硬化和肝癌应该有进一步的区分，包括病因病机、临床表现和治法方药。

2. 瘀为积之体，虚为积之根，毒为积之因：在"积"的发生发展过程中，毒是启动因子，即外在原因；虚是内在因子，即内在原因；瘀是枢纽因子，即"积"的本体。

3. 无虚不成积，无瘀不成积，无损不成积：在"积"的形成过程中，毒、瘀、虚三位一体，相互影响：络损致虚、络损致瘀；络虚致损、络虚致瘀；络瘀致虚、络瘀致损。"毒损肝络"的基本病理变化为毒瘀作祟、阻滞于肝络，其中络虚是内在因素，毒邪入侵是始动因素，络脉瘀阻为肝病形成的病理基础，而化毒为害则是络病迁延和深化的关键所在，它标志着一种正虚邪实、病势胶着的病理状态。其中，"毒"是启动因子，即"肝络之损"由"邪毒"启动；"肝络之损"导致"肝络之瘀"和"肝络之虚"，引起"肝络之变"（一是癌变，二是坏证之变）。"瘀"是其枢纽因子，是各种慢性肝病的中心环节，也是"肝炎-肝硬化-肝癌"三步曲的关键环节。这可能是由于"毒自络入，深伏为害"，易致"络伤瘀阻"。"气不虚不阻"，"至虚之处，便是留邪之地"，"络虚气聚"。从现代医学看，肝络之虚表现在 3 个方面：一是免疫功能低下，或者是免疫耐受，或者是免疫清除不足，导致乙型肝炎慢性化和病情反复活动；二是肝窦毛细血管化，致使肝窦内皮细胞失窗孔及内皮下基底膜的形成，从而阻碍血流与肝细胞的直接接触，致使肝细胞发生缺血、缺氧、变性坏死，功能障碍（络脉失养）而损伤的持续存在又产生、维持和加重纤维化的发展，甚则形成肝硬化；三是慢性肝病反复发作，影响肝脏和其他系统的病理损伤，导致合成和代谢功能障碍，机体缺乏必要的营养物质。

4. "毒损肝络"病机演变过程：以 HBV 感染为例来分析"毒损肝络"的病机演变过程。

（1）毒伏肝络期：邪毒自血脉侵袭人体，正气强盛则逐邪外出，成为一过性感染；如稚阴稚阳之体，先天禀赋未足，或后天失养，正气亏虚，则形成慢性 HBV 感染，即所谓"邪之所凑，其气必虚"。正虚络脉失养，毒邪侵入肝络，伺机待发，日久营卫失调，气血津液生化不足，肝络益虚，毒邪深伏，正所谓"最虚之处，便是容邪之处"。

（2）毒损肝络期：①正气旺盛，驱毒外出。若邪毒（HBV）侵袭，正气未虚，则正邪交争，肝络受损而致胁痛、黄疸等病症，不久即正气强盛，驱毒外出，症状体征消失，机体康复。②正邪互搏，邪盛正衰。若邪毒壅盛，正气力争，两强相搏，正不胜邪，则邪毒嚣张，内闭心神，外迫血道，瘀阻肝络，脏腑衰竭，则变证丛生。③正虚邪恋，缠绵难愈。导致"毒邪侵入"的原因，往往由于失治误治、饮食不节、劳逸太过、七情所伤、复感外邪等。一方面使急性病变迁延日久，成为慢性；另一方面是打破正气与毒邪的"相对平衡状态"，使伏邪更盛，正气益虚，或外邪触动内毒，引起正邪交争，缠绵难愈。作为正邪交争的战场，正盛欲驱毒外出，邪实则全面顽抗，肝脏络脉累累受损。若正气虽盛，但不足以驱毒邪外出，或治不得法，导致正虚邪恋，均可致毒邪复伏肝络，反复发作，病情缠绵，屡治难效，最终演变成积聚。当然，正邪交争的结果，还往往取决于正气的盛衰，或者最终战胜邪毒，邪去而正安；或者正不胜邪，脏腑衰竭，而变证丛生。

（3）肝络瘀阻期：疾病反复，缠绵失治或毒伏肝络日久，毒损瘀结，壅阻络道，形成典型的肝络瘀阻证。有两种不同的演变过程：一是正邪交争，病情反复发作的显性过程；一是正虚邪恋、缠绵难愈的隐性过程。同时，它也有两种不同的结局，关键取决于正气的盛衰：正盛邪衰，则病情稳定，脏腑功能正常；邪盛正衰，则病情逐渐加重，最终导致变证丛生，难以逆转。

（4）毒瘀阻络（突变生癌）期：毒瘀久聚肝络，可以出现的严重后果是突变生癌，它可发生于"毒损肝络"的不同时期，但常常继发于肝络瘀阻之后，是正邪交争的后果。由于邪盛正衰，毒瘀互结，阻滞肝络，气血不通，日久生变，导致癌症。此时内外之毒，相互引动，一般病情进展较快，最终各种变证相继发生，出现终末期表现。

（5）变证丛生期（毒瘀逆传）：正邪交争和毒瘀互结均可形成本期的病理变化，由于毒瘀逆传到不同脏腑，引起相应的临床表现，如毒瘀移腹、毒瘀移脑、毒瘀移脉、毒瘀移肾和毒瘀移肺等。①瘀血不去，久可致水；②瘀阻脉道，血行脉外；③瘀血阻络，邪毒内发；④瘀血内闭，邪毒封肾；⑤痰瘀交阻，蒙蔽清窍。

"毒损肝络"假说的深入研究

目前已经有类似的初步研究结果，但是还得从以下方面深化。

1. 模型阐述：如"DHBV 致鸭肝络瘀阻证动物模型的研究""WBV 致土拨鼠肝络瘀阻证动物模型的研究"，可以阐述不同的嗜肝病毒导致动物乙型肝炎肝纤维化、肝硬化和肝癌的病理变化，还可用不同方法诱发"毒损肝络"动物，以研究"肝窦毛细血管化""门静脉高压"的形成机制，肝窦内皮细胞损伤在大鼠肝纤维化形成中的作用，细胞增殖与凋亡相关蛋白质在大鼠肝纤维化形成与消减中的动态变化等。

2. 方药反证：采用相应模型研究相关治法对不同阶段、不同证候的干预作用及其机制，如鸭乙型肝炎肝纤维化、CCl_4 致大鼠肝纤维化肝硬化、免疫性肝纤维化、日本血吸虫致兔肝纤维化、黄曲霉毒素致大鼠肝硬化肝癌、二乙基亚硝胺致大鼠肝硬化肝癌、D-氨基半乳糖＋内毒素致大鼠肝衰竭、肝星状细胞周期、凋亡、胶原降解基因表达的影响，剔毒通络法对人肝癌细胞周期、基因表达、端粒酶活性的影响，剔毒通络法对大鼠骨髓干细胞增殖分化的影响。

3. 临床检验：严格遵照循证医学原则，对"扶正化瘀法""剔毒护肝法""软坚通络法""通腑逐瘀法"等进行研究，包括药物筛选、拆方研究等，观察不同治法对"毒损肝络"不同阶段的干预作用。

"毒损肝络"假说的应用价值

在中医学里，一直有"外感宗六经（辨证，含卫气营血、三焦辨证等），杂病宗脏腑（辨证）"的说法。对于外感疾病，它往往有一个发生发展的过程，六经、卫气营血、三焦辨证的特色是在强调病因、病性、病位和病征的同时，更加注重疾病的演变病程；脏腑辨证则是在强调病因、病性、病位和病征的同时，更加关注辨证论治的灵活性，主张证随机变，个体化治疗，因而比较适合于内伤杂病。

　　病毒性肝炎属于外感病的范畴，但目前的辨证模式基本上是采用脏腑辨证体系。例如慢性肝炎，中国中医药学会内科肝胆病专业委员会于 2004 年 5 月在宜昌会议制定的《病毒性肝炎中医辨证标准（修订稿）》，将其分为 5 型，即肝胆湿热、肝郁脾虚、肝肾阴虚、瘀血阻络、脾肾阳虚等。又如肝硬化，中国中西医结合学会消化系统疾病专业委员会于 2003 年修订的《肝硬化临床诊断、中医辨证和疗效评定标准（试行方案）》，将其分为 6 型，即肝气郁结、水湿内阻、湿热内蕴、肝肾阴虚、脾肾阳虚、瘀血阻络证。其弊端非常明显：①例如慢性肝炎，从肝郁脾虚演变为肝胆湿热，又进展为肝肾阴虚，或瘀血阻络，毫无规律性可言，似乎是一些跳来跳去的疾病表象的排列组合，辨证论治是实际上的对症处理。②从肝硬化看，无论肝气郁结、水湿内阻、湿热内蕴、肝肾阴虚或脾肾阳虚任何一个证型，都不能缺少"瘀血阻络"的临床表现，即"肝络瘀阻"是其本质特征，而所谓其他分型实际上是"肝络瘀阻证"的兼夹证，是"主"与"次"的关系，并非肝硬化本身能够区分为截然不同基本证型。③在"西医辨病，中医辨证"的模式下，淡化了中医病机特点和临床规律的研究，就我国最常见的 HBV 感染而言，它显然有"毒伏肝络、毒损肝络、肝络瘀阻、毒瘀结络、毒瘀逆传"（慢性肝炎—肝硬化—肝癌"三步曲"）的演变历程，但是局于简单的脏腑辨证就难以做到。

　　病毒性肝炎长期采取内伤杂病的辨证体系，是因为"西医辨病，中医辨证"的简单化思维所导致的。HBV 感染采用"伏气温病"辨证论治比较妥当，但是古人对于"伏气温病"没有总结出现成的辨证体系。卫气营血和三焦辨证是"新感温病"的辨证体系，六经辨证是"伤寒"的辨证体系，或者说三焦辨证比较符合消化道传染病的证治，卫气营血和六经辨证比较符合呼吸道传染病的证治，而血液传播性疾病则应该寻求"伏气温病"自身的辨证规律。血液传播性疾病的特点是邪毒深伏"少阴血分"，易入难出，故病程缠绵，演变复杂。我们初步总结出以下疾病分期，并提出 HBV "新感入络"的"伏气温病"辨证模式。

　　1. 辨病征：在临床上"表征"（外在资料）虽然是传统中医学的辨证依据，但"表征"反映内在变化的贡献度远远不及"里征"（内在资料）。因为自然辩证法的一个根本观点就是：表象虽然能够反映本质，但是，它可能全面地反映本质，也可能片面地反映本质，甚至可能颠倒地反映本质。在确立诊断的时候，我们以各个"表征"和"里征"的贡献度为依据，制定一个崭新的中西医结合诊疗标准，并进行较为严格的临床验证。例如，胁肋胀痛或刺痛、固定不移，或胁下有症块，推之不移或有触痛，面部晦暗或有蟹爪纹理、朱砂掌、蜘蛛痣、腹壁脉络怒张、衄血或皮下出血，舌质瘀紫、舌下络脉迂曲，脉迟涩或结代等为肝络瘀阻的主要表征，但是它存在明显的局限：①虽有表征，并非瘀血，例如手赤痕和血痣可出现于正常人、嗜酒者、强劳动者、月经或妊娠期妇女，见证者不一定有瘀血。②虽有瘀血，并非阻于肝络，例如胁肋胀痛或刺痛、固定不移，可由外伤所致者，虽有瘀血，不在肝，而在胁下；或因情志不舒，饮食不节，导致气滞血瘀，也不在肝，亦非邪毒所致；或由于风湿或寒凝，胁肋胀痛或刺痛，或游走，或固定不移，常在表皮或在肋间，亦未必在肝络。又如舌质瘀紫、舌下络脉迂曲、脉迟涩或结代，虽然是典型的瘀血证表征，但病位未必在肝，且常常与心系病变的关系更为密切。③虽为肝络瘀阻，并非必然见症，例如手赤痕和血痣，在肝络瘀阻期发生率不高，一般在 10% 左右，而且与病情轻重不完全对等。肝络瘀阻重的患者，手赤痕和血痣并不一定有/或重；手赤痕和血痣有/或重的患者，肝络瘀阻并不一定严重。④虽有肝络瘀阻，并非单一证候，例如腹壁脉络怒张是典型的肝络瘀阻期表征，但由于病情严重，往往兼夹其他证候。

　　提出"里征"这一概念，并认为"里征"比"表征"具有更加确切和更加重要的临床意义。例如肝络瘀阻的"里征"包括：①肝穿刺活组织学检查，以明确肝细胞外基质沉积（异常增生）、肝窦毛细血管化、再生结节/假小叶形成、肝细胞异型增生（LCD）、癌结节形成、肝/门静脉栓塞等。②超声波检查，以明确肝脏切面形态失常、肝脏表面不光整、肝实质回声紊乱、肝内管道系统失常、脾脏肿大、门脉高压、肝静脉变细、肝动静脉短路形成、弥漫性结节型肝癌等。③血清学肝纤维化指标检测，包括单胺氧化酶（MAO）、脯氨酸肽酶（PLD）、Ⅲ型前胶原（PCⅢ）、Ⅳ型胶原（Ⅳ-C）、透明质酸（HA）、层粘连蛋白（LN）等。④胃镜检查，包括食管-胃底静脉曲张、门静脉高压性胃病等。⑤腹腔镜检查，可见肝脏表面有大小不等的结节状改变，表面不规则，经皮肝穿活检对肝硬化的准确率高于经皮肝穿，或对肝细胞癌，腹腔镜检查可见肝脏表面有不规则的肿块、质硬，并可见有否其他脏器及腹腔转移，直视下细针穿刺能够取得病理依据。⑥血清蛋白电泳，慢性肝炎、肝硬化、肝癌均可见到白蛋白降低、γ-球蛋白增高。⑦凝血功能检测，我们曾经探讨了"邪毒致肝络瘀阻"在重型肝炎的发生发展过程中的意义，说明重型肝炎（急黄）的肝络瘀阻是十分严重的，与肝硬化、肝癌（积聚）的表现有一致性。⑧CT 和 MRI 检查，可以诊断早期肝硬化（肝脏大小的变化、各叶大小比例轻度失调，脾脏稍肿大等）、门静脉高压（可出现静脉曲张，脾门附近出现粗大、迂曲的血管影像，肝裂增宽和肝门移位）和肝脏占位性病变。⑨弹性超声技术，可以通过测定肝脏组织的弹性度来判断肝纤维化程度。

2. 辨病程：根据毒伏肝络期、毒损肝络期、肝络瘀阻期、毒瘀阻络（突变生癌）期和变证丛生期等不同疾病阶段的病机和证候特点，以期理法方药的一致性。

3. 辨病情：采取"拿来主义"，对毒损肝络期（慢性肝炎阶段）按照西医轻、中、重的划分，对于肝络瘀阻期（肝硬化阶段）已经有了现成的肝脏储备功能的 Pugh-Child 分级方案，我们即按照 A、B、C 分级来区分病情轻重。

4. 辨兼夹：在各种肝病诊疗中，根据"毒伏肝络""毒损肝络""毒瘀壅阻肝络"和"毒瘀变生坏证"等不同病程（临床分期），若出现"阴液亏少""湿热壅阻""肝郁脾虚""气血亏虚""肝胃不和""血热毒炽""阳虚水泛"和"痰湿凝结"等兼夹证候，则随机而辨，审症求因，在确立主要证候的前提下，进一步分辨次要证候，形成"主证分期""兼证为辅"的肝病辨证论治体系。

5. 辨坏证：即"变证丛生期"（终末期）最主要的 5 个并发症表现。

（1）瘀毒内结，水湿泛滥（毒瘀移腹）：瘀血内阻，阻滞三焦，气机不畅，水道不通，又兼肝血瘀滞，血流不畅，血液渗于脉外而成津，留聚局部，则成水，而成臌胀、水肿等证。正如《血证论》云"瘀血化水，亦发水肿"。《内经》云"血道不通，曰大不休，俯仰不便，趋翔不能，此病荥然有水"。《格致余论·臌胀论》云"清浊相混，隧道阻塞，气化浊血瘀郁而为热，热留为湿，湿热相生，遂成胀满，经曰'臌胀'是也"。如热毒炽盛，深入营血，直犯神明，临床上可见腹痛、发热、厥证等。

（2）瘀阻脉道，血行脉外（毒瘀移脉）：血行脉内，脉道通畅，则无出血之患；瘀血阻滞脉道，血不循经，溢于脉外则见血证。邪毒内侵，肝血瘀滞，瘀血阻滞脉络，复因瘀血内阻，正气受伐，脾气虚弱，邪毒郁久化热，则血不循常道，溢于脉外，而成出血，临床上可见呕血、黑便等。如《明医掌指·黄疸》云"瘀血发黄，则发热，小便自利，大便反黑，脉芤涩是也"。

（3）瘀阻气络，毒发于肺（毒瘀移肺）：邪毒内侵留著，瘀血阻滞，气血运行不畅，则百脉不能朝肺。肺脏气机紊乱，纳气失常，导致发绀、进行性呼吸困难、杵状指（趾）、直立性缺氧、仰卧呼吸等。

（4）瘀血内闭，邪毒封肾（毒瘀移肾）：肾者水脏，主津液，以三焦为通道，气机调畅，水道通利，则肾的气化正常。肝血瘀滞，经隧阻塞，三焦水道不通，气机不畅，气化不行，则成尿闭之症。如《景岳全书》云"凡癃闭之症……则或以败精，或在槁血阻塞水道而不通也"。《续名医类案·小便秘》云"患小便淋沥不通，面青胁胀，诸药不应，此肝经滞而血伤"。

（5）痰瘀交阻，蒙蔽清窍（毒瘀移脑）：痰浊内生，瘀血阻滞，痰瘀胶结，阻蔽清窍，而致阴阳逆乱，神明被蒙，临床可见神昏等症。如《证治汇补·黄病》云"瘀血发黄，喜忘如狂，溺清便黑……瘀热入心发黄"。《伤寒六书》云"凡见眼闭目红，神昏短语，眩冒迷妄，烦躁漱水，惊狂谵语……皆瘀血证也"。《通俗伤寒论》云"热陷包络神昏，非痰迷心窍，即瘀阻心孔"。

35　毒邪理论在病毒性肝炎辨治的应用

中医学的"毒"，乃病因、病机、病证、治则治法、药物及其性偏峻烈者之总称。学者陈超通过经典研读和临床实践，认识到"毒邪"致病及其所出现的病理机制、临床证候在诸多难治性疾病和恶性疾病的诊治中更具有特殊的意义，在此就毒邪理论在病毒性肝炎辨证论治中的应用作了阐述。

毒邪的性质及其致病特点

1. 毒的病邪性质：

（1）邪之甚者为毒：毒的最原始声意是指对人体有害的物质或因素，孔颖达疏《易·噬嗑卦》云"毒者，苦恶之物"。《广雅·释诂二》云"毒，犹恶也"。作为医学专著的《内经》则对"毒"进行了详尽的阐述。如《素问·生气通天论》之"大风苛毒"，王冰注《素问·五常政大论》云"夫毒者，皆五行标盛暴烈之气所为也"。《诸病源候论》指出"一气自成一病""人感乖戾之气而生病，则病气转相染易，乃至灭门"；吴又可对"疫毒"致疸的特性及其防治进行了较为全面的论述；王孟英在《温热经纬》亦云"今感疫气者，乃天地之毒气也"。

（2）邪蕴久者为毒：邪气长时间蓄积于人体内留而不走，同样可以化毒，从而对人体造成严重危害。《金匮要略心典》云"毒，邪气蕴结不解之谓"；《杂病源流犀烛》云"然邪在阳经，久而炽盛则为毒，故有阳毒之病……寒邪直中阴经，久而不解，斯成毒（阴毒）也"。其中有长期、甚至终身带毒者，谓之"伏毒"。伏毒不仅仅可使女性宿主终身携带，还可以通过妊娠、分娩等环节垂直传播至下一代。

（3）邪之加者为毒：《素问·至真要大论》云"夫百病之生也，皆生于风寒暑湿燥火，以之化之变也"。可以说，六淫乃外毒生成之源。"湿毒"与"寒毒""热毒""燥毒"等一并首见于《素问·五常政大论》，为外邪所演化而来并且与五气（外感病邪）相加而为害也。按照天人相应的观点，人之五脏六腑犹如天地之五运六气，天地运化可外生寒湿热燥，人之变化亦能内生寒湿热燥。外感与内生之寒湿热燥均可演变为"寒毒""湿毒""热毒""燥毒"。

2. 毒邪与发病：中医发病学认为，疾病的发生主要取决于正气、病邪及其双方力量的对比。一般六淫之邪感人，如"正气存内"，可以达到"邪不可干"而不发病。而外感毒邪，鲜有不伤人者。如《医宗金鉴》云"气胜毒，则毒为气驭，其毒解矣……毒胜气，则气为毒蚀，其气竭矣"。某种意义上说，毒邪在毒邪导致疾病的发病中起着主导作用。"避其毒气……病安从来？"与此相对，若不能避其毒气，相应的疾病就会发生。刘完素《伤寒直格》云"凡世俗所谓阴毒诸症者，皆阳热亢极之证，但蓄热极深在内，而身表有似阴寒也"。阐述了"邪气偏盛-化毒-导致阴阳偏盛"的病理过程，邪毒亢极还可导致"假寒""假热"征象的出现，说明邪气亢盛过极可以化毒，使人体的脏腑阴阳失衡，最终导致疾病的发生。毒邪致病后，毒与五气（淫）为恶性因果链，互相影响，胶结难解。然而毒邪形成必须有成毒的潜在的、持久的其他致病因素，毒的临床表征，可以表达为原致病邪气数量猛增、致病性质骤变、致病力量骤强的阶段，更易出现极性转化而出现凶、恶、疑难性疾病。在这个阶段中，又可以由于邪气所在部位的不同，而表现为相应靶位的损伤过程，而这个过程，从即刻属性来说，呈现出机体的正气与邪气相互作用后，正邪交争剧烈的某种状态。

毒邪致病，要分两端：一是疫毒致病性强，无特异性免疫功能者，有可能皆相染易。外毒致病，必由外入内，不外由鼻吸入犯肺，由口食入犯脾胃，由皮肤黏膜侵入犯血脉三途。感染的外毒不同，则病变部位、病程经过及临床表现亦不同。内毒致病，多为感受外毒的基础上脏腑功能严重失调，气、血、津液（水）等基本生命物质反而变生为病理产物，蓄积体内，化生"内毒"，乃使已患之病进一步加重；二是毒邪不险，毒力不深，不足以摧毁人体正气，若机体正气尚强，可耐受毒邪而暂时不发病。但正气亦不能像祛除六淫之邪一样祛除彻底，毒邪羁伏于内，成为伏毒。伏毒常与瘀血、痰湿胶结，缠绵难解，甚至"终生携带"。"伏毒"是否发病？何时发病？取决于正气与毒邪的力量对比。大凡看法，毒邪强而正气弱则病发，毒虽弱亦可因宿主自身正气发生改变（如妊娠、劳碌、忧思恼怒、酒食不节、复加外感、使得毒邪失制而发病）。

毒邪与病毒性肝炎的病因病机

1. HBV 感染与感受毒邪：病毒性肝炎"毒邪"之来源有两个方面：其一为外感湿热疫毒（HBV 野生株及其变异株），简称湿毒。同时可因邪毒、体质和环境等因素而变化。邪之热毒偏重，或宿主为阳盛之体，则可化为湿热毒；若邪之湿毒偏重，或宿主为阳虚、痰湿之体，或因用药苦寒过度，则可化生寒湿毒。其二为内生之毒，脾病湿生，毒邪壅滞，气机不畅，或毒损肝体，疏泄失常，气血瘀滞，若瘀久不消，又与湿热疫毒相合，则化为瘀毒；煎熬津液，阻碍气机，津液代谢失常，可化生浊毒。现代医学认为，肝炎病毒（外毒）对肝细胞形成初次打击形成炎症，即临床常见的急性肝炎，部分患者还可因免疫损伤和化学损伤等对肝细胞形成二重打击，主要有以细胞毒性 T 淋巴细胞（CTL）为主介导的免疫损伤学说、炎性介质介导（白三烯等）的肝损伤学说、肝细胞内代谢网络系统紊乱学说等，使得本为人体生理和代谢物质因应激而大量产生、超出了机体自身的清除能力而转化为致病因素，属"内毒"之痰毒、瘀毒等范畴。外毒与内毒相加为患，导致了肝衰竭的发生。

急性乙肝失治误治则迁移至慢性乙肝，多表现为"湿毒"伤土、中焦转输、生化及升降功能失常；气机不畅每使肝郁，终至"土败木贼"，见神疲乏力、食欲不振、胃脘胀满、胁肋胀痛、肝脾轻度肿大及肝功能损伤（酶学异常、胆红素增高等）、乙肝病毒标志阳性、HBV-DNA 高水平复制等。"初为气结在经，久则血伤入络"，毒邪善入血分，阻滞脉络，导致气滞血瘀，形成"瘀毒"，症见胁下积块，固着硬痛、面色晦暗、手掌紫暗（肝掌）、瘀痣赤缕（蜘蛛痣）、舌紫、脉弦细及肝功能慢性损伤（血浆白蛋白、白球比例降低）、凝血功能下降、肝纤维化指标异常，影像学改变等，此时，已由慢性肝炎演变成肝硬化。其中少数重症毒邪入营血、内陷心包，表现为神志昏迷、出血、全身黄染者，属"急黄"或"瘟黄"。毒邪易败血伤阴，损伤正气、内陷脏腑，顽固难愈。且易与痰瘀互结，蕴积体内，迁延日久，可逐渐变生癌毒，进而内毒生成或加重，邪毒胶结更甚，难解难分难愈，出现生命终结或形成终末期肝病。

2. 毒邪所致肝病的特点：

（1）发病急、重多变：毒邪致病除具有凶、急、痼、杂、难等特点外，且病位深而难定。如《疡科心得集》云"外证虽有一定之形，而毒气之流行亦无定位"。在肝病临床上，急性肝炎、慢性乙肝活动等，极易形成慢性重度肝炎，急性（或/和"慢加急"型）、亚急性重型肝炎。病位涉及脾（胃）、肝（胆）、心、脑、三焦等脏腑。其中感受外毒者可见高热、神昏、抽搐、吐血、腹痛、脉数疾（热毒）；或黄疸加深，腹胀、尿少、浮肿等（湿毒）。感受或合并内毒则可见身体羸瘦，肌肤甲错，面色鬐黑，身痛如刺，脉结涩等（瘀毒）；昼寐夜躁，神志昏聩，震颤不安等（痰毒）。

（2）湿毒、瘀毒为慢肝之原：人与自然相参，毒邪、疫疠之毒的滋生、繁殖自然、受六气变化的影响。没有六气，就没有外毒的生成，《素问·至真要大论》云"夫百病之生也，皆生于风寒暑湿燥火，以之化之变也"。临床上，病毒性肝炎最为常见的病因是湿邪、邪毒，且二者常相合为患而为"湿毒"，即湿邪蕴积较深较久、性质险恶、变数更多、危害更大的病邪。同时，毒易与痰、瘀等慢性病理产物相兼为患，形成瘀毒、痰毒、水毒。慢性肝病后肝硬化、原发性肝癌等多与瘀毒有关，若瘀久不消，"新血"不生，则出现面色鬐黑、口唇紫暗、皮肤粗糙状如鳞甲；瘀血阻滞脉络，血液不循常道，溢出脉外，可见各种出血；体内肿块日久不化，质硬，固定不移，夜间痛甚，即癥瘕。肝肾综合征、慢性肝衰竭等多与水毒、浊（湿）毒有关：肝病晚期的水液代谢紊乱，各种代谢产物排出困难，蓄积日久，郁而化（生）毒。

（3）病程迁延难愈：毒邪的致病特点决定了其病程较长，病情反复，迁延难愈。上已述及的邪之加者为"毒"中，以湿毒为最，为湿邪的致病特点所决定。但湿邪虽黏滞、缠绵，除不治者病程再长毕竟有一定的期限，而若化毒或与毒相加成为湿毒，病程可长至终身，如慢性乙肝。邪毒蕴结愈久，一旦发病，病势愈重。慢性乙肝之感染状态时间年岁越久，发病时越易出现急、重、疑难证候，或起病急骤，直伤脏腑，形成重症；或为臌胀（肝硬化失代偿）、癥瘕癌肿（原发性肝癌）。

（4）急则入血，久则入络：外感毒邪所致疾病的辨证，多以叶氏卫气营血辨证法为常用，因其符合温病的一般规律，然亦有毒邪致病的特殊规律，除传染性更强，病情更为凶险外，往往不按"卫之后方言气，营之后方言血"的传变规律，这已成为温热病医家的共识，认为毒-血关系密切，毒邪犯人始终与血有关，是毒邪致病的主要特点之一。温病的各种凶险变证，发展至后期，皆毒邪迫血妄行，导致伤津耗血，在病毒性肝炎中首先表现在黄疸的形成或加深。乃湿热毒邪亢盛，煎熬血分，血气凝结而致黄；急黄则为毒邪直达血分，内陷肝胆，神昏谵语、抽搐动风。病变过程中多见肌衄、瘀斑、呕血、黑便等。

慢性肝病的病位主要在中医的肝脏或和肝脏有关，肝藏血而为多血之脏，正如东垣"血者，皆肝之所主，恶血必归于肝，不问何经之伤，必留胁下"之说；叶天士云"络乃聚血之所"，故多血者多络，多络者多血。"邪之所凑，其气必虚"，正虚络脉失养，毒邪侵入肝络，伺机待发，日久营卫失调，气血津液生化不足，肝络益虚，毒邪深伏。邪毒、瘀血、痰浊、虚（损）之间相互影响，肝络遂成慢性肝病之病所；吴瑭认为"肝主血，络亦主血……肝郁久则血瘀，瘀者必通络"，提出"治肝必治络"的主张。

鉴于毒邪在慢性乙肝发生、发展中的机制，解毒（化解毒邪、祛除毒邪）则为治本之法，根据辨证和个体化治疗原则，陈超总结出化湿解毒、清热解毒、温化寒毒、凉血解毒、化通络毒、化痰解毒、泄浊排毒、扶正解毒等论治八法，祛除毒邪的成因、所合外感淫或内伤五邪及其发生、发展过程中的各种病理产物，使之不与毒相搏，势必孤矣。

36　从毒论治病毒性肝炎经验

病毒性肝炎是由不同肝炎病毒引起的，以肝脏损害为主的传染性疾病。根据临床表现通常分为急性肝炎、慢性肝炎、重型肝炎和淤胆型肝炎。各型病毒性肝炎的病理变化基本相同，以肝细胞变性、坏死、凋亡为主，伴有不同程度的炎细胞浸润、肝细胞再生、纤维组织增生等。根据本病临床表现，归属于"胁痛""黄疸""积聚""胁痛"等范畴。疫毒浸淫是其最重要的致病因素，病理因素主要涉及湿、热、瘀、毒，赵智强教授尤其强调从毒论治，治法上总体离不开祛邪解毒。

毒的含义和分类

《金匮要略心典》云"毒，邪气蕴结不解之谓"。姜良铎认为凡是来源于体内的人体不需要的，乃至于有害健康的物质归于内生之毒范畴。毒，邪甚而致，依附于邪。根据毒的来源可分为外毒、内毒。外毒是指由外而来侵袭机体从而造损害，实际上包含两种主要因素。一是与气流、气压、温度相关的气象因素，如热毒、风毒、温毒、火毒等。二是各种生物性致病因素，包括微生物和寄生虫，如病毒、细菌、原虫等，外毒多从肌肤口鼻而入，气象因素亦可对生物性致病因素产生影响从而引起机体变化。内毒多指内生之毒，多因脏腑功能失调和气血津液运行失常有关，使得代谢产物排出不畅，滞留体内，邪毒郁积日久而成。多因素体虚弱、饮食不节、情志不畅、失治久治有关，如慢性肾脏病后期，各种尿酸、肌酐、尿素氮等毒素难以排出，蓄积日久而成"溺毒"。两者区别在于，内毒既可为病理产物又是继发性病因。

毒的致病特点

毒邪主要的致病特点：具有暴戾性，发病急骤，来势汹涌，甚则危及生命。因其传变迅速，极易攻及多个脏腑、经络等，病情表现不一，故具备多发性。毒易化火伤阴，灼伤脉络，迫血妄行，且好入血分喜津液聚集之地，常常具有夹痰夹瘀化火的特点。邪气久蕴成毒，所致疾病多缠绵难愈，体现其顽固性及难治性。

中医病因病机

病毒性肝炎多与感受外邪、情志、先天禀赋密切相关。感受湿热疫毒，留滞中焦，脾胃运化失职，影响肝胆疏泄发为本病。或因饮食不节、喜食辛辣厚味之品，使得脾胃功能损伤，痰湿中阻，郁而化热，酿生毒邪，熏蒸肝胆，胆腑通降不利；情志怫郁，肝气不舒，气络痹阻，横犯脾胃，脾失健运，加速疾病的发展；平素体虚，或劳累过度耗伤精血，正气不足，复感疫毒，即成本病。也可因失治误治，迁延日久，邪毒留恋，湿热胶固，发展为慢性肝炎。总之，湿热疫毒为该病主要致病因素，外邪侵犯人体是否发病在于正气盛衰，因此正虚为根本原因，脏腑病机以肝脾不调为主，病位在肝胆，涉及心脾肾。病理性质属邪盛正虚。

从毒论治病毒性肝炎的依据

1. 宏观依据：病毒性肝炎整个疾病发病过程都可反映出毒邪的致病特点。如乙型肝炎、丙型肝炎病情顽固，反复发作，难以痊愈，符合毒邪的"顽固性"。按照临床表现分期，急性肝炎可出现畏寒发热、乏力纳差、恶心欲吐，甚则皮肤巩膜黄染等，多因外感湿热疫毒，侵犯中焦，脾胃升降失常，肝胆疏泄失职，胆汁外溢肌肤引起。叶天士《临证指南医案》中提及"初病气结在经，久病血伤入络"，湿毒伏藏体内日久，败血伤阴，瘀血内生，且肝主藏血，调和人体气血，调畅气机，因此慢性肝炎多表现为食欲不振、肝区隐痛、肝掌、颈胸部蜘蛛痣、肝脾肿大等，与毒邪致病多夹痰夹瘀特性相似。毒邪性暴烈，传变迅速，攻击脏腑，所犯脏腑不同，则表现不一，如重症型肝炎临床表现为多脏器损害，毒入于肝脾，黄疸迅速加深，出现严重腹胀、食欲低下等，入于心，可见高热烦渴、神昏谵语等精神症状，入于肾，则见少尿、水肿、氮质血症等。慢性肝炎后期除有肝内并发症如肝硬化、肝癌等，还有肝外并发症，如糖尿病、甲状腺功能亢进、溶血性贫血等，突出毒邪的"内损性"及"难治性"。

2. 微观依据：病毒性肝炎在病理学上表现为肝汇管区淋巴细胞、浆细胞等炎症细胞浸润，引起汇管区扩大，并破坏界板引起界面肝炎。小叶可见肝细胞破坏变性、坏死，三者均可导致肝内胶原过度沉积，肝纤维化形成，随着疾病加重可引起肝小叶结构紊乱、假小叶形成最终发展为肝硬化。病毒性肝炎病情复杂，有免疫复合物、炎症细胞、内毒素等多种因素参与，与毒邪治病的繁杂性、怪异性特点相似。且其中肝细胞肿胀、水样变性、肝小叶坏死、纤维组织增生、间隔形成等，与中医的湿热瘀毒致病表现相似。薛博瑜教授认为重症肝炎患者体内存在的免疫复合物、坏死肝组织，内毒素血症均可导致微循环障碍及免疫功能失调，而肝脏微循环障碍所致的"瘀血阻滞"的病理变化是引起肝衰竭的重要原因。

治则治法与选药

毒邪贯穿疾病整个过程，祛邪解毒为基本治法，关于病毒性肝炎的治疗，分为以下 3 条思路。

1. 解毒法：

（1）清热解毒：急性黄疸型肝炎热毒重症可见身目俱黄，颜色鲜明，发热口渴，口苦口干，小便黄赤，大便秘结，舌红苔黄腻，脉弦数。多因湿热疫毒侵犯，郁积肝胆，胆汁外溢渗入肌肤。此阶段邪实而正气尚足，宜集中药力祛邪，重用清热解毒之剂，以减轻邪毒之势焰，方用黄连解毒汤，常用药物可选黄芩、黄连、栀子、虎杖、板蓝根、垂盆草等。根据现代药理学研究，虎杖、板蓝根等具有明显抗感染抗病毒效果，对消除乙肝病毒复制、促进乙肝病毒标志物转阴有明显疗效。

（2）化湿解毒：肝病日久及脾，脾喜燥恶湿，湿浊内阻中焦，以消化道症状最为突出，如慢性迁延期肝炎常伴有不思饮食、脘腹胀闷、大便不爽等。根据湿邪重浊黏滞的特性，宜芳香化湿、宣畅气机，再配合清热解毒之品，药如藿香、佩兰、砂仁、厚朴等。

（3）凉血解毒：适用于慢性肝炎活动期，湿热瘀毒表现明显或急性重型肝炎热灼营血者。临床表现为烦躁不安，高热口渴，神昏谵语，黄疸加深，鼻衄齿衄等。多因湿热邪毒胶结，深入血分，燔灼营血，上扰清窍所致。毒得热则益炽，宜消除血中热毒，常用药物生地黄、水牛角、玄参、牡丹皮、白茅根、赤芍等。金妙文教授等用凉血解毒法治疗临床重症型肝炎 62 例，病死率 32.26% 明显优于对照组（55%），亦优于当前同类中西药物。

（4）化瘀解毒：慢性肝炎期，肝脾肾三脏气血失和，出现气滞血瘀现象，湿毒与瘀血互结凝聚成癥块，最终可进展成肝硬化，临床可见顽固性胁痛、触之坚硬、面色晦暗、红丝赤缕、舌质紫暗等，治疗上考虑活血化瘀，瘀化则血行，血行则无瘀。用药常选川芎、赤芍、郁金、桃仁、红花等通络和营。同时在活血化瘀基础上配伍软坚化痰之药，可改善肝实质，如鳖甲、贝母、牡蛎。

（5）搜风解毒：叶天士云"久则邪正浑处其间，草木不能见效，当以虫蚁药疏通诸邪"。慢性肝炎或肝硬化患者，多因疾病迁延，邪毒入络，久积成癥，肝失濡养，可见肢体麻木，震颤拘急，药用穿山甲、地龙、全蝎、僵蚕等搜风通络，使毒无所附。研究表明虫类药能调节水电解质及酸碱平衡、防止感染出血、预防肝性脑病及对清除体内免疫复合物积聚有一定作用，而且能改善肝脏微循环，抑制或减轻肝细胞变性、坏死，加速肝损伤的修复与再生，对阻断重肝病情进展能起重要的作用。

2. 排毒法： 毒聚于内欲除之则必先使其外排于体外，且湿性趋下，湿热毒邪易伤及人体下部，因此可通利二便以祛邪外出。

（1）通腑排毒：急性肝炎热重于湿期，纳呆呕吐，胁痛腹满，大便干结。可通腑泄浊，使湿热毒邪从大便排出。常用药物如大黄、芒硝、白头翁等。其中大黄归大肠、脾胃、心、肝经，具有泻下攻积、清热解毒、活血祛瘀功效。重症型肝炎时内毒素郁积肠道，大黄通腑泻下，可使滞留于肠道内的有害物质排出体外。过建春等通过用生大黄结合综合疗法治疗重症病型肝炎 250 例，在对亚急性和慢性重症肝炎在顿挫黄疸、改善症状、减少并发症及提高生存率方面有一定意义。

（2）利湿排毒：所谓"治湿不利小便，非其治也"，可通利小便以解毒，药如金钱草、车前子、滑石、萹蓄等，同时配伍宣肺利气的药物，有杏仁、桔梗等，启水上源，以利下焦。

3. 抗毒法： 根据"久病必虚"的理论，病毒性肝炎后期宜用抗毒法，即为扶助正气的方法，提高机体解毒能力，减轻毒邪对机体的损害程度。

（1）健脾养肝：脾胃为气血生化之源，肝病的预后与脾之健运密切相关。临床所见，湿热久羁，肝阴受劫，慢性肝炎期大多为肝脾不调的证候，如胁肋隐痛、情绪急躁、脘痞纳差、大便不爽等。以逍遥散为主方，功在疏肝养肝、健脾养血。若见食少体乏可加党参、鸡内金、炒谷芽；胁痛反复不止者，加延胡索、郁金升降气机。所谓"见肝之病，知肝传脾，当先实脾"，健脾的目的在于充实脾气，提高机体抵抗力，防治疾病传变。

（2）补益肝肾：肝肾同源，肝阴不足可由肾阴亏虚而来。湿热留恋，津液耗伤，肾阴受损，不能养肝涵木。出现一派肝肾亏虚证候，如视物模糊、五心烦热、头晕目眩、手足麻木等。常用药物可选枸杞子、女贞子、龟甲、鳖甲、生地黄等，有"虚则补其母"之意，使得水旺能养肝生木。现代研究表明，滋阴药有抑制细胞增殖、提高机体免疫力、诱导细胞凋亡、预防恶性肿瘤的发生等作用。

37　论毒邪致慢性乙型病毒性肝炎、肝硬化

慢性乙型病毒性肝炎、肝硬化是危害人类的重大疾病，目前不能根治。学者刘震等从文献入手论述了古今医家对慢性乙型病毒性肝炎、肝硬化毒邪致病的病因病机的认识，指出了慢性乙型病毒性肝炎、肝硬化毒邪致病的特点，为临床治疗本病拓宽思路。慢性乙型病毒性肝炎、肝硬化是危害人类的重大疾病，也是当今临床中常见的疑难病。自古以来中医在诊治黄疸、积证、胁痛、肝著、臌胀等病症中积累了丰富的经验，并对毒邪致本病的病因病机有了一定的认识，而现代医家则进一步发展了毒邪导致慢性乙型病毒性肝炎、肝硬化的理论。

古代文献关于病毒性肝炎、肝硬化"毒邪"致病的论述

慢性乙型病毒性肝炎、肝硬化属中医学"黄疸""胁痛""积聚""臌胀"等范畴。早在《黄帝内经》中对毒邪导致本病即有了一定的认识。《素问·六元正纪大论》云"溽暑湿热相薄，争于左之上，民病黄瘅而为胕肿"。最早提出了暑湿热毒之邪侵袭机体，经过脏腑间的传变发为黄疸的机制。《灵枢·五邪》云"邪在肝，则两胁中痛……恶血在内"。指出久病入络，毒瘀互阻，着而不行，导致胁痛的病机。而《灵枢·五变论》则指出了积聚的产生与邪毒留滞肠胃之间有关。第一部论述病因、病机及证候学专书《诸病源候论》，首次记载"风毒""热毒""疫毒""水毒""湿毒""痰毒"等26个名称，较详细论述各种毒邪病因、病机及证候，涉及临床各科44种病名，为后世毒气学说的形成和发展奠定了基础，也明确指出毒邪是本病的发病机制。①提出黄疸的病因与热毒有关，病位在脾胃。"脾胃有热，谷气郁蒸，因为热毒所加，故猝然发黄"；"若热毒乘心，心下痞满，面赤目黄，狂言恍惚者，此为有实，宜速吐下之"（《伤寒心否候》）；"热毒气在脾胃，与谷气相搏，热蒸在内，不得宣散，先心腹胀满气急，然后身面悉黄，名为内黄"（《内黄候》）；"夫时气病，湿毒气盛，蓄于脾胃，脾胃有热，则新谷郁蒸，不能消化，大小便结涩，故令身面变黄，或如橘柚，或如桃枝色"（《时气变黄候》）。②阐述了膨胀病机是感染"水毒气"所致，膨胀病机为"此有水毒气结聚于内，令腹渐大，动摇有声"。③论述热毒、湿毒可致患病以及吐血的病症，其临床特征与肝硬化并发症极为相似。"毒气结在腹内，谷气衰，毒气盛，三虫动作，食人五脏，多令泄利，下部疮痒……重者肛烂见五脏也"（《时气䘌候》）。"此由诸阳受邪……致使热毒入深，结于五脏，内有瘀积，故吐血"（《伤寒吐血候》）。唐代孙思邈则认识到黄疸具有传染性，提出"时行热病，多必内瘀著黄"的观点。元代朱丹溪提出"疸不用分其五，同是湿热"；"黄疸乃脾胃经有热所致，当究其所因，分利为先，解毒次之"。阐明了黄疸应用解毒的治疗方法。

明清以来，医家积累了丰富的经验，对毒邪致病的认识更加深入。明代吴又可《瘟疫论》指出"疫邪传里……其传为疸，身目如金"，明确疫邪是黄疸的致病因素。张景岳提出"臌胀……其象如鼓，故名臌胀。又或以血气结聚，不可解散，其毒如蛊，亦名蛊胀"，明确了毒是臌胀的致病因素。清代沈金鳌进一步论述了疫疠之邪所致黄疸病情复杂，传变迅速，"天行疫毒，以致发黄者……杀人最速"。唐容川《血证论》中则指出血臌与感染"水毒"关系密切。

现代医家对毒邪致慢性乙型病毒性肝炎、肝硬化的认识

现代医家对慢性乙型病毒性肝炎的湿热疫毒致病的病因已经取得了共识，1990年上海第6届全国

病毒性肝炎会议乙肝防治方案中，中医学方案指出，乙型病毒性肝炎属"疫毒内伏"，已明确乙型病毒性肝炎属伏邪致病。"疫毒内伏"之"疫毒"强调其传染性、流行性；伏则强调乙型病毒性肝炎病情迁延，病情平稳→活动→缓解→再活动→再缓解，即时发时止，症状表现与伏邪相似，从伏邪论治符合疾病本身病症特点。

1. 湿热疫毒的侵袭是慢性乙型病毒性肝炎、肝硬化的始动因素：陈增潭认为乙肝病毒是疫毒之邪，首犯肌肤，入于血分，深藏于肝，肝藏精而不泻，故毒邪难净，疾病难治，并指出本病多表现为湿热，故称为湿热疫毒。提出疫毒之邪易导致气血失调，易损伤正气，必留后患。田玉美认为慢性乙型病毒性肝炎病因首推"湿疫"之邪，症见胸脘痞满，身重困乏，纳呆口黏，恶心呕吐，苔腻等特点。姚九江同样认为慢性乙型病毒性肝炎是湿热毒邪，羁缠脏腑，导致气血失调所致，治疗在辨证基础上用清热解毒之品。张丰强认为慢性乙型病毒性肝炎的基本病机是正虚和毒邪，并指出毒邪犯人可不即刻发病而往往蛰伏待发的观点。浊、毒之邪与慢性乙型病毒性肝炎关系密切，既是病理产物，也是在慢性乙型病毒性肝炎发病中的致病之因。

2. 慢性乙型病毒性肝炎、肝硬化属于伏邪，其性偏热偏湿：从慢性乙型病毒性肝炎临床证候及发病特点分析，本病属于伏邪的范畴。匡萃璋从慢性乙型病毒性肝炎临床症状出发审证求因地推论，"慢性乙型病毒性肝炎"属于伏邪为病的范畴，其伏邪的性质符合何廉臣"凡伏气温热皆是伏火"，有火毒、湿毒两种性质。金实指出，慢性乙型病毒性肝炎因疫毒之邪入侵，蕴伏日久，损伤肝、脾、肾，导致正虚邪实。并提出邪气亢盛，正气起而相争，病情多处于活动期，脘痞纳呆，泛恶欲吐，胁肋胀痛，倦怠乏力，甚则出现黄疸，脉多弦滑有力等。若正气亏虚，无力逐邪，邪亦不盛，多表现为病情相对稳定，久而难复，症状不明显或仅感疲乏等。治疗上主张清热解毒、疏肝解郁、化湿、化瘀、健脾助运、滋养肝肾为主。陈丽萍认为，慢性乙型病毒性肝炎的主要病机是正气不足，疫毒深伏，正虚无力祛邪外出，而致病情迁延不愈，并提出扶正祛邪的治疗大法。

3. "毒、湿、瘀、虚"是慢性乙型肝炎、肝硬化致病关键：慢性乙型病毒性肝炎、肝硬化正邪交争，毒邪潜伏或发作，病情反复，缠绵难愈。周仲瑛认为乙型病毒性肝炎慢性期，症状相对隐伏，病势缠绵，病程较长，药物难以短时奏效，故湿热久酿致毒。"瘀毒"为其病理的主要环节，解毒化瘀为其基本治疗大法。施奠邦认为湿热疫毒是慢性乙型病毒性肝炎的主因，治疗予以清热解毒为法，并指出湿热邪毒长期潜伏体内，应予以扶正之法，日久致瘀，久病入络，则以活血化瘀为治。任继学认为肝硬化属中医学"肝叶硬"的范畴，正虚毒乘虚而入，因正不胜邪，或失治、误治，以致邪毒内潜，损伤气的三维御邪抗毒系统，邪毒深伏，肝体受损；还指出肝受毒害，引发肝之经络、孙络、毛络内外血行不畅，造成水津内结，久而不除，为瘀为毒，肝络被害，发生肝硬化。苏涟教授认为慢性乙型病毒性肝炎病机比较复杂，该病是由于机体感受湿热邪毒，蕴结不解，日久伤及脏腑气血，而引起的失调性变化及衰退性变化，在整个病变过程中湿热、气滞、瘀血成为重要病理因素。赵文霞教授认为在外之因多感受湿热疫毒之邪，伏于肝络，肝体受伐，阴血渐耗，肝体失其柔润而渐衰；在内之因多过食肥甘厚味、情志失调，致肝失疏泄、脾胃虚弱、运化失职而聚湿生痰、气滞血瘀、痰瘀互结于肝。华海清认为湿热毒邪是乙型病毒性肝炎发生发展的始动因素，脾运不健是慢性肝炎发生发展的内在基础，肝络瘀阻是病变发展的重要病理环节，肝肾亏虚是病变发展的必然结果。盛国光指出慢性乙型病毒性肝炎是由于湿热毒邪侵袭所致，病机关键在于毒、痰、瘀，治疗以解毒、化痰、消瘀为法。李筠认为慢性病毒性肝炎的病因病机为湿热疫毒之邪首先伤及人体气分，阻遏气机，伤脾碍胃，以致肝郁脾虚，随着病变的发展逐渐侵入血分，以致气滞血瘀，瘀血阻络，瘀久化热，耗阴损阳。李德龙认为湿热疫毒伤人，日久必损阳耗阴，导致"久病必虚""久病及肾""久病入络"，故临床可见瘀血体征。丁桂清认为湿热毒邪为慢性乙型病毒性肝炎的始发因素，至肝硬化期，湿热毒邪互结不化，羁留难解，难以清除，则成阴虚湿热并存，虚实夹杂，久则气病及血，瘀血阻络。

慢性乙型病毒性肝炎、肝硬化的致病因素是湿热疫毒之邪侵袭人体，人体正气不足，毒邪留滞，日久亦可化湿、化热、化瘀，毒热湿瘀损伤肝络为病，损阳耗阴，正气渐衰，变证丛生。

慢性乙型病毒性肝炎具有较强的传染性，并存在 HBV-DNA 的复制（血液及肝组织中可以查到大量乙型肝炎病毒），具有"五疫之至，皆相染易，无问大小，病状相似"特点，符合中医学疫毒致病具有传染性的特点。慢性病毒性肝炎轻度及中度时，症状表现及肝功能受损不明显；慢性病毒性肝炎及肝硬化时，肝功能受损较重，此时可出现局部及全身症状，如胁痛、全身乏力、黄疸、脘胀、异常出血等，甚至导致重型肝炎，而肝脏组织活检则可见纤维化和炎症坏死等改变，肝大；肝硬化期，肝脏表面不光滑，门静脉增宽，脾大，血清转氨酶增高明显，白蛋白下降，凝血酶原活动度降低，胆碱酯酶下降，甚则出现腹水消化道出血并发症等，这符合毒邪伤人剧烈，易损伤人体脏腑组织，变化多端，表现笃重，易致死亡的特点。

38　从毒论治免疫缺陷病毒合并丙型病毒性肝炎

　　免疫缺陷病毒（HIV）合并丙型肝炎病毒（HCV）肝损伤主要由病毒、药物、毒物、乙醇、免疫及环境等因素导致。外感疫毒、药物毒、情志郁毒长期作用于机体，致湿热郁毒横生，毒邪侵袭致机体气血阴阳失调，毒虚交结，既可由虚致实，也可由实致虚。故 HIV 合并 HCV 肝损伤为本虚标实之证，正虚为本，湿热郁毒为标。治疗时应以解毒补虚为基本治则。

　　艾滋病（AIDS）和慢性丙型病毒性肝炎均为世界性公共卫生问题，由于免疫缺陷病毒与丙型肝炎病毒有着相似的传播途径，其重叠感染存在较高的流行率，已成为 HIV/AIDS 患者发病和死亡的首要原因，二者相互影响，更易诱发肝损伤，促进病毒性肝炎向肝硬化进展，加速终末期肝病的发生，高效抗反转录病毒治疗（HAART）及直接抗病毒药物（DAA）的应用可有效抑制病毒，延长生存时间，提高生活质量，降低肝癌风险，但由于病毒长期慢性的相互作用、药物相互影响、HCV 对免疫重建的不良影响等导致肝损伤发生率较高。现代医学认为，肝损伤主要由病毒、药物、毒物、乙醇、免疫及环境等因素导致肝组织结构和功能发生异常，传统中医药在保护肝细胞、保肝降酶、抗病毒、逆转早期肝纤维化、调节免疫、降低化学药物的不良反应方面已得到认可，肝损伤归属于中医学"疫毒""肝积""黄疸""胁痛""积聚""药毒""酒毒"等范畴，导致 HIV 合并 HCV 肝损伤的原因主要是病毒、药物、酒精、情志等，均可归属于毒的范畴，学者王延丽等认为，当从"毒"论治免疫缺陷病毒合并丙型肝炎病毒肝损伤。

毒与 HIV/HCV 合并肝损伤的相关性

　　《金匮要略心典》中云"毒，邪气蕴结不解之谓"，今人亦有"邪盛谓毒"的观点。中医学认为，出现 HIV 合并 HCV 肝损伤首先是机体感染 HIV、HCV 两种病毒，对肝细胞造成损害，艾滋病合并的各种机会性感染包括巨细胞病毒、EB 病毒、细菌、真菌、卡波西肉瘤等亦可引起。最常见的是药物性肝损伤，包括 HCV 引起的 HAART 药物肝毒性，治疗各种机会性感染所致的肝损伤。长期饮酒及免疫重建亦可引起。无论是 HIV、HCV 两种病毒的单独发展阶段，还是重叠感染的加速进展期，乃至他们的治疗过程中，病毒、药物、酒精及情绪等各种毒素不断损害机体的免疫功能，促使肝损伤的发生。

　　1. 外感疫毒是发病的始动因素：肝损伤的发生中，慢性肝炎是重要一环，机体感染 HCV 后，70%以上的成人因自身无法清除病毒成为慢性持续感染者，而合并 HIV 的感染者由于 HIV 破坏机体的免疫系统，促进 HCV 在肝细胞内复制活跃，导致机体病毒清除率降至 5%～10%，HCV 作为嗜肝病毒，可直营入血，直接作用于肝体诱发肝细胞炎症反应致肝损伤。吴又可《瘟疫论》中有"某气专入某脏专发某病""毒气所钟有厚薄"之说。《素问·刺法论》记载"五疫之至，皆相染易，无问大小，病状相似"。HCV、HIV 及 HIV 合并感染的其他相关病毒均可作为外感疫毒，自精窍、皮肤、血络等不同途径侵入人体，早期伏于三焦膜原营分血络而不发，长期可导致脏腑功能失和，气血阴阳失调，即"邪之所凑，其气必虚"，侵犯脾脏，使脾气虚，脾气虚则四肢不用，五脏不安，脾失健运，气血生化乏源，湿邪内生，湿性黏腻阻滞气机，脾土反侮肝木，使肝失疏泄，气机郁滞，气机升降失常，化湿生热，湿热蕴蒸肝胆，出现口苦、黄疸；气不化津为血，肝藏血失职，则凝成浊，邪郁日久，壅塞肝络，气郁络分而血滞，出现乏力、腹胀、胁痛、黄疸、出血等肝损伤症状。这些外感邪毒均具有湿、热、毒、疠等病邪特征，可作为致病因素阻碍全身气机，导致肝脾功能失调，湿热、痰浊、瘀血病理产物生成，二者相互影响，共同作用于肝络，导致肝损伤的发生。因此，外感疫疠毒邪是导致肝损伤的始动因素，亦是发病的前提条件。

2. 药物致毒时有发生：HIV/HCV 共同感染后的肝损伤多为药物性肝损伤，包括治疗 HIV 及各种机会性感染的药物，临床可有黄疸、转氨酶升高等典型的表现，也可伴有发热或皮疹，病程通常可逆转，亦有严重致肝衰竭而死亡的病例。药物性肝损伤属中医学"药物毒"范畴，张景岳云"毒药者，总括药饵而言，凡能治病皆可称为毒药"；《儒门事亲》云"凡药皆毒也，非止大毒、小毒谓之毒，虽甘草、人参，不可不谓之毒，久服必有偏胜"。提示所有药物在治疗作用同时具有不良的药物毒性，长期应用，加重药物性损伤，而不同个体的差异对药物的耐受性有差别，《灵枢·论痛》云"胃厚色黑、大骨及肥者能胜毒""瘦而薄胃者皆不胜毒"。《类经·脉象类·耐痛耐毒强弱不同》亦云"人有能耐毒者，有不胜毒者"。目前，国内外均主张 HIV 感染者及时发现，尽早治疗，需长期应用抗病毒药物，由于HIV 损坏人体免疫系统，素体虚弱，易合并各种机会性感染，应用的药物种类繁多，药物经口入胃首先损伤脾胃运化功能，使脾失健运，饮食不化，反为水湿，水湿困脾，脾阳受困，或湿久化热，湿热郁蒸肝胆，导致肝脏疏通排泄功能受阻，出现肝损伤；或药邪作为寒湿之邪，通过静脉输注途径经血直伤肝体，肝体阴而用阳，内寄相火，禀赋不耐特异体质，肝气易郁，肝火易炽，气火失调，相火妄动，横逆脾土，致脾失健运生湿，肝气郁滞化热，脾胃气机升降枢纽为湿热所困，气机阻滞，不得升降，四肢百脉失于温养，出现胁痛、倦怠乏力；脾气不得升，胃气不得降，则恶心、呕吐、纳差。

3. 情志郁毒是重要致病因素：在 HIV 合并 HCV 患者肝损伤中，情志因素占据重要地位，除去垂直感染及经输血传播外，目前感染途径多为性接触及吸毒，过程紧张、恐惧，被发现感染后对疾病认识不足及外界压力，紧张、焦虑、抑郁，及对治疗效果、时间的心理期望等，整个过程存在多种复杂心理变化，其中以抑郁障碍最为突出，长期抑郁状态可影响患者免疫功能、激素水平和解毒代谢能力，加重肝损伤。情志不畅易伤及五脏，悲怒气逆则伤肝，《素问·脏气法时论》云"肝病者，两胁下痛引少腹，令人善怒"。《类证治裁》亦云"肝木性升散，不受遏郁，郁则经气逆，为嗳，为胀，为呕吐，为暴怒胁痛，为胸满不食，飧泄，为疝，皆肝气横决也"。肝为刚脏，体阴而用阳，以气为用，性喜调达而恶抑郁，肝主疏泄，疏通、畅达全身气机，促进精、血、津液的运行、输布，外来情志刺激、内生郁闷烦恼不能及时排解，导致肝气郁结或疏泄失常，影响气血津液的运行、输布，造成脏器功能失调，气血逆乱，出现湿热、瘀血、痰浊等病理产物，即"血气不和，百病乃变化而生"，气滞血瘀，出现胁痛；胆汁不循经外泄，则出现黄疸；影响至脾胃运化功能，而见纳差、消瘦、乏力；影响及肺、脾、肾三脏通调水道功能，则水液代谢失常，出现腹大水肿。木郁化火，为吞酸胁痛；火热伤阴，瘀血停滞，血不归经，致出血；热极生风，或肝火旺，肝阳偏亢化风，风阳上扰，出现肢抽、项强、甚则角弓反张、神志昏糊等。《读书随笔》述"凡病之气结、血凝、痰饮……皆因肝气之不能舒畅所致也"，HIV/HCV 患者肝郁脾虚贯穿始终，情志郁毒可加重或直接导致肝损伤的发生。

4. 湿热郁毒是关键的病理因素：酒精性肝病归属于中医学"酒疸""伤酒""酒癖""酒积"范畴，乙醇味苦性辛热，可助湿生热，湿热壅滞，加重肝病的发生，张璐在《张氏医通》中云"嗜酒之人，病腹胀如斗，此得之湿热伤脾。胃虽受谷，脾不输运，故成痞胀"。各种外感疫毒、药物毒、情绪或乙醇，长期作用于机体，使脏腑功能失调，气血阴阳失和，尤其是肝脾两脏，肝失疏泄，脾失健运，致湿热郁毒横生。湿热伤肝，肝失疏泄，气机不利，郁于少阳，肝胆经气失常，导致胁痛、腹胀；《笔花医镜》论"肝之实……其症为左胁痛……呕吐，为呃逆"。湿热困于中焦，郁蒸肝胆，宣发不畅，泛溢肌肤，发为黄疸、胁痛、口苦，"黄家所得，从湿得之"，《素问·刺热》云"肝热病者，小便先黄，腹痛多卧，身热……胁满痛，手足躁，不得安卧"。湿毒极盛，阻遏气机，影响脾胃运化水谷精微，湿热壅滞，使脾气更虚，脾胃气机升降失调，出现腹胀、纳差、嗳气、呕吐、泛酸等症；或因脾虚水湿凝聚而发为水臌。湿热郁毒之邪易入血入络，伤阴耗气，郁热之毒久稽于胃，必耗伤正气，耗竭胃阴，煎灼营血，气滞络瘀，气不布津，血不养经，肝络失养，致倦怠嗜卧、肢体困重、口中黏腻等。因此，在 HIV/HCV合并肝损伤的发生过程中，湿热郁毒既是一种病理产物，又是一种致病因素。

5. 毒虚交结使病情缠绵难愈： 毒邪侵袭必然破坏人体自有的阴阳平衡，导致机体气血阴阳失调，正气存内，邪不可干，机体正气的强弱对肝损伤的发生起决定性作用。《活法机要》云"壮人无积，虚人则有之。脾胃怯弱，气血两衰，四时有感，皆能成积"。《医宗必读》亦云"积之成也，正气不足而后邪居之"。各种外感邪毒通过不同途径侵入人体后，初期因正气不足，毒邪衰弱，正虚邪恋，毒邪蕴藏，伏而不发，但毒邪不断耗伤人体元气，损伤正气，使机体脏腑功能失调，尤其是脾虚，脾失健运，气血阴阳失和，湿热郁毒等病理产物生成，又作为致病因素导致正气更衰，抗邪无力，聚集在五脏六腑之蓄毒喷薄而出，由于正虚与邪毒程度的不同，故肝损伤可出现不同程度的变化。HIV/HCV 肝损伤的发生，是各种毒邪与正气不断相争的结果，正邪相争的结果又决定着病情的发展和预后，毒虚交结，既可由虚致实，也可由实致虚，使病情缠绵难愈，因此，HIV 合并 HCV 的患者可反复发作肝损伤。

治　则

根据现代医家提出的肝损伤发展规律，本病为本虚标实，虚实错杂之证，以正虚为本，湿热郁毒为标。因此，治疗以解毒补虚为基本原则，解毒意在祛除诱因，重在清热化湿、疏肝解郁，健脾益气意在扶正补虚，可辅助机体将体内积毒送出体外，以达到毒祛正生的目的。由于正虚及邪毒程度不同，疾病呈现不同程度的变化，因此治疗以审因辨治与分阶段辨证相结合，依据"急则治其标，缓则治其本"的原则综合治疗。

1. 急则治其标：《诸病源候论》中提到"卒然发黄，心满气喘，命在顷刻"。肝损伤急性发病期，病毒复制较强，药物毒性突出，情绪郁结较重，酒毒长期蓄积，一种或多种毒邪炽盛，病情发展较速，病变进展较快，迅速出现发热、呕吐、黄疸、胁痛、腹胀、水肿等，此时应针对病因之毒用药或者用药性峻猛的药物快速祛邪外出。首先解除毒素刺激，加用抗病毒药物抑制病毒，停用一切可致肝损伤药物，予以戒酒或调节情绪，"黄家所得，从湿得之。一身尽发热而黄，肝热，热在里，当下之"，《证治汇补·胁痛》云"治宜伐肝泻火为要，不可骤用补气之剂……故凡木郁不舒……胀甚惧按者，又当疏散升发以达之，不可过用降气"。此期以抗炎护肝为主，重用清热利湿解毒退黄药，促使毒邪从大小便尽快排出，在促使疾病康复的同时，阻止其向慢性化发展，因此治疗多应用龙胆泻肝汤、茵陈蒿汤等加减。"木郁达之"，情志郁毒所致者应用柴胡疏肝散、逍遥散等加减疏肝解郁、行气导滞；风阳上扰者可清肝泻火或镇肝潜阳，应用镇肝息风汤加减；应用重剂解毒药物同时需佐少量健脾益气药物顾护正气，使邪祛而不伤正。

2. 缓则治其本： 肝损伤的慢性发展期或恢复期，病情发展较慢，进展较缓，此期发热、黄疸、水肿症状表现不明显，多出现乏力、纳差、腹胀、恶心等症状，治疗应缓则治其本，健脾养肝，以扶正固本、调畅气血为主。中医学理论认为，脾为营卫气血生化之源，《灵枢·决气》云"中焦受气取汁，变化而赤，是谓血"，脾胃是后天之本，脾胃气虚，受纳与健运乏力，则饮食减少，脾主肌肉，脾胃气虚，四肢肌肉无所禀受，故四肢乏力；气血生化不足，血不足不荣于面，而见面色萎黄；脾主升清，胃主降浊，清阳不能上升荣养轻窍则头晕乏力，治宜健脾补气，气旺则血生，气血足则能濡养四肢百骸，多应用四君子汤或黄芪汤加减，加用部分疏肝理气药物，使土得木而达。

扶正解毒法在肝损伤中的应用

毒邪致肝损伤理论及扶正解毒的治法，在中医药的动物实验及临床应用方面均有较多的进展。何晶采用中医证候量表的方法，通过对 100 例 HIV 合并 HCV 的患者进行评分，最后统计出湿热中阻、肝郁脾虚等 5 种证候在临床上出现频率较高。刘晓斌等通过动物实验发现，加味小柴胡汤对大剂量的对乙酰氨基酚所诱导的化学性肝损伤有明显的保护作用。魏晓冬等应用龙胆泻肝汤加减治疗肝胆湿热证的药物性肝炎具有显著疗效。樊移山等用化肝煎联合茵陈蒿汤加减治疗抗病毒药物引起的肝损伤时发现，谷丙氨酸酶、天冬氨酸酶及总胆红素、直接胆红素均明显降低。多数医家主张从脾胃论治慢性肝病，多以四君子汤为基础方健脾益气，同时对于兼证辨证论治加减，偏气郁者加柴胡、香附，偏湿邪者，加木香、薏苡仁、豆蔻之类。王莉等对 43 例 HIV/HCV 患者应用扶正抗毒丸/康爱保生丸 12 个月后，发现患者 CD4 细胞计数升高，肝功能改善、恢复。

39　从毒邪认识肝衰竭并发肝肾综合征

　　肝衰竭是指由多种因素引起的严重肝脏损害，导致肝脏本身合成、解毒、排泄和生物转化等功能发生严重障碍或失代偿，临床上出现以凝血机制障碍、黄疸、肝性脑病、脱水等表现的一组症候群。其中，肝肾综合征是肝衰竭晚期患者常见的严重并发症，发病率为 $60\%\sim80\%$，是肝衰竭患者最常见的死亡原因之一。肝肾综合征的症状主要有腹胀大、脉络暴露、颜面、四肢水肿，恶心呕吐，少尿或无尿等。中医学无肝肾综合征这一病名，但结合其病因病机、临床表现等，可将其归属于臌胀、水肿、关格等范畴。目前，中医学治疗肝肾综合征多采用扶助正气、攻补兼施的治疗原则。对于"毒"在肝衰竭并发肝肾综合征中的作用缺乏相关论述及临床研究。学者宗亚力等通过复习中医学相关理论及临床基础，阐述了从毒邪论治肝衰竭并肝肾综合征的病因病机。

中医学对毒的认识

　　"毒"在中医学中的概念非常广泛，从病名、病因、病机、治疗、药物等方面，都与毒有关。如病因之毒，主要包括外来之毒及内生之毒。外来之毒指从外感而得之，即《素问·生气通天论》所论之毒当属于六淫之毒或外毒，"故风者，百病之始也，清静则肉腠闭拒，虽有大风苛毒，弗之能害，此因时之序也"。内生之邪毒，则为脏腑功能紊乱，阴阳气血失调，病理代谢产物蓄积蕴结而生，如《金匮要略心典》中即有"毒，邪气蕴结不解之谓"。另有病气疫毒，致病性强并具有传染性，称之为"疫毒""毒气"，属一类特殊致病毒邪，有别于六淫化毒和内生毒邪。《素问·刺法论》最早提出毒邪致疫论，其特点为"五疫之至，皆相染易，无问大小，症状相似"，巢元方在《诸病源候论·妊娠时气候》论述"非其节而有其气，一气之至，无人不伤，长少虽殊，病皆相似者，多夹于毒"。无论是古代提出的寒毒、热毒、瘀毒、阴阳毒、湿毒等，还是现代提出的糖毒、铜毒、环境毒等，其范围广泛。中医学对毒邪的识别和分辨主要依据其共同的特点及临床表现：①兼夹性，毒邪往往不单独致病，具有很强的依附性，常与其他邪气相夹侵害人体，外来者常依附六淫合邪致病；内生者常附着于痰饮、湿浊、秽浊、瘀血、积滞、水湿、郁积等病理产物。②暴戾性，毒邪亢盛致病力强，多传变迅速，变化多端，极易损伤人体的正气，败坏形体，对人体造成严重危害的特点。③秽浊性，毒邪具有秽浊之性，迁延难愈，伺机反复发作，甚至屡发屡重。④从化性，毒之为病所产生的病变类型与体质密切相关，体质盛实者，其病多实证、热证、阳证，体质虚弱者，多虚证、寒证、阴证，至于毒在体内的转化，取决于体质。⑤损络性，毒邪形成于络，更善窜络脉，更滞气浊血，损伤络脉，进而伤及脏腑。⑥多发性，指毒邪致病，可累及多部位、多脏腑，并兼夹其他病邪，侵犯不同的脏腑、经络，导致多种疾病的发生。⑦正损性，毒邪可败坏形体，极易耗伤正气，致正气越来越虚，邪气越来越强盛，正虚邪实，病机复杂，病情危重、顽固。基于以上所述"毒"的特点，从毒诊治各种疾病在临床中应用广泛，尤其是难治性疾病，如艾滋病、糖尿病、中风、白血病等，都具有一定的疗效。

肝衰竭毒邪致病

　　中医学对肝病病因病机的认识，主要集中在标实和本虚两个方面，标实以湿热、血瘀、痰浊为主；本虚以肝肾不足、肝肾气阴、阴阳两虚等为主。然而肝脏是一个解毒的器官，各种毒素都要经过肝脏的处理，如肝炎病毒、细菌、寄生虫、化学毒物、有毒药物等都是中医学"毒"的范围。肝主疏泄，主藏血，为调节气血的场所和枢纽，肝的生理结构和特性使疫病之毒更易入血，属中医学"疫毒内伏血分"范畴。毒邪又有湿、热两性，热为阳邪，最易伤阴，湿为阴邪，易伤阳气，且阴阳互根，阴损及阳，阳损及阴，导致毒邪易入难出，演变复杂，进展迅速。疫毒属热，且常易与湿、热搏结，合而伤人，故临床常见身目俱黄，色泽鲜明，口渴欲饮或饮而不多，心中懊侬，胸脘满闷，口干而苦，恶心欲呕，大便黏滞、秽臭或先干后溏，舌红、苔黄腻，脉滑或濡。

肝衰竭是一种危急证候，是因急剧而广泛的肝细胞坏死、肝功能严重损害所致的一种临床综合征，临床可出现黄疸迅速加深、出血、腹水、原发性腹膜炎、肝性脑病、肝肾综合征等多种并发症。肝衰竭中医学无此类似病名，最主要的临床特征是高度黄疸，且多伴神志昏蒙，属中医学黄疸的"急黄""瘟黄"及厥证的"肝厥"范畴。肝衰竭其主要病位在肝，由于肝横连于胆，肝病则克伐脾胃，上行于脑及心包，下涉于肾，血脉受损，三焦俱病，从而产生肝衰竭的种种临床表现以及各种严重并发症。中医学古籍文献关于肝衰竭的论述，诸如吴又可《温疫论》"疫邪传里，移热下焦，小便不利……其传为疸，身目如金"和《医宗金鉴》"天行疫疠发黄，名曰瘟黄，死人最暴也，盖是急黄耳"等记载，与肝衰竭表现颇为相近。

古今中医学家从毒论述肝衰竭颇多。肝衰竭的病机为毒邪（主要湿热疫毒）侵犯机体，困乏脾胃，弥漫三焦，熏蒸肝胆，胆汁外泄，发于皮肤及全身，故见目黄、身黄、尿黄。如清代叶天士《临证指南医案》指出"阳黄之作，湿从热化，瘀热在里，胆热液泄，与胃之浊气并存，上不得越，下不得泄，熏蒸抑郁……身目俱黄，溺色为变，黄如橘子色"。毒邪伤及气血，化火化燥，血液被煎熬熏蒸，以至黏稠不畅，停滞经脉。如王清任《论痘非胎毒篇》云："受瘟疫至重，瘟疫在内，烧炼真血，血受烧炼，其血必凝。"刘震将毒邪与络病学理论相结合，提出"毒损肝络"的假说，认为肝衰竭具备"毒邪"致病的共同特征，湿热疫毒猖獗是本病的主要外因，毒损肝络是其基本病机，毒瘀与正虚交织是其病机特点，基于毒损肝络病因病机理论的治疗思路，主张肝衰竭的治疗应注意解毒通络。聂广则进一步提出毒损肝络在肝病的辨证体系中的重构，不仅从病因学阐述"毒"在肝病（包含肝衰竭）中的作用，而且提出相应的"剔毒"的治疗。毛德文则认为，毒邪是肝衰竭的主要病因，提出肝衰竭的治疗原则是解毒、化瘀、祛痰。

从毒论治肝肾综合征

肝肾综合征是严重肝病所引发的，以肾功能不全、内源性血管活性物质异常和动脉循环血流动力学改变为特征的一组临床综合征。主要临床表现为肝性脑病、上消化道及肌肤等全身多处出血，顽固性腹水，全身肿胀明显，少尿或无尿，氮质血症，低血钠与低尿钠。目前对重型肝炎并发肝肾综合征尚缺乏有效的治疗方法，内科综合治疗主要针对其诱发原因、有效循环血容量不足、肾内血循环异常、内毒素血症等进行治疗。内科综合治疗大多仅能在短时间内部分地改善肾功能，为肝移植创造机会，而肝移植因风险高、费用昂贵及供体来源有限，在临床中受到很大程度的限制。

中医学认为，肝肾综合征的病因主要为肝、脾、肾三脏俱虚，气、血、水壅积体内，具体的病因主要在于情志郁结、饮酒过多、感染湿热疫毒及肝病初起失治、误治等。在中医学理论中，肝、肾关系密切，肝属木，肾属水，乙癸同源（即肝肾同源），毒邪损肝，阴血不能疏泄而藏于肾，则肾精失于滋养而亏虚，肝肾同司相火，肝用既损，气损及阴，肝阳不足，相火失于温养，则肾气肾阳亦衰，严重者可致肾气衰败，肾不主水，而生癃闭之变。

肝肾综合征为肝衰竭的严重并发症，即为肝衰竭的变证，因其病变严重，故可称为坏证。《诸病源候论》云"此有水毒气结聚于内，令腹渐大，动摇有声"，与肝肾综合征感染"水毒气"的病机相类似。唐容川在《血证论》中亦指出，臌胀与感染"水毒"关系密切。肝肾综合征的发生与毒邪相关，尤其是感染湿热疫毒，湿热疫毒易致湿热久羁，毒瘀胶着，阻碍气机，一则使阴血亏虚，水道滞涩，流行不畅；二则使气机疏泄不利；三则使三焦水道不利，毒邪无从下泄，壅积体内致癃闭、关格之变证。如《格致余论·膨胀论》云"清浊相混，隧道阻塞，气化浊血瘀郁而为热，热留为湿，湿热相生，遂成胀满"。中焦脾胃失其升清降浊之功能，水湿不得运化，内聚而为水浊；肾主水液，肾精肾气亏损，则气化失常，关门不利，故见患者颜面、四肢水肿，少尿或无尿。如《医门法律》记载"胃为水谷之海，水病莫不本之于胃……然其权尤重于肾。肾者，胃之关也，肾司开阖，肾气从阳则开，阳太盛则关门大开，水直下而为消，肾气从阴则阖，阴太盛则关门常阖，水不通为肿"。聂广等认为，邪毒致瘀导致肝络瘀阻，损及肾脏，三焦水道不通，气机不畅，气化不行，邪毒无从下泄，从而形成肝肾综合征，邪毒为致病起始病因。曾胜等提出，酒毒、湿热疫毒等为肝肾综合征主要病因，其病机主要为脾肾亏虚，肝气郁结，痰浊瘀血互结，导致肝、脾、肾三脏俱损，体内代谢失衡而发病。

40　论环境毒邪对肺系疾病的影响

环境毒邪是在工业化进程、现代社会发展过程中导致疾病发生的一种病因。与传统中医学的六淫、疠气、七情内伤、饮食失宜等病因学说不同，环境毒邪在疾病的发展和演变过程中有着独特的致病特点和演变规律。目前，环境毒邪所致肺系疾病有日趋上升的趋势，而在诸多环境毒邪中以大气污染首当其冲。张洁古言"运气不齐，古今异轨"。面对环境污染致病日益突出的当下，如何正确认识环境毒邪的致病特点已成为中医病因学说亟待解决的问题之一。学者王振兴等对环境毒邪对肺系疾病影响的认识作了梳理总结。

环境毒邪的基本概念和病因学特点

环境毒邪是在工业社会中由于环境污染导致人体发病的一种外感病邪，多经由呼吸道、皮肤、食管侵犯人体而致病。历代文献中"秽气""秽毒""中恶"与之相类似，然而环境毒邪又有其完全不同的病因学特点：一是环境毒邪是由人类生产、生活活动中所产生，病因具有社会性、特异性。环境毒邪是工业文明高度发展与自然生态系统承载能力矛盾的产物，主要由大气污染、水污染、海洋污染、噪声污染、生物污染和辐射污染组成。环境毒邪是人类活动超过环境的自净能力而产生危害人体的致病因素，故其虽为外感病邪，但与六淫、疠气明显不同亦无重叠。环境毒邪发病有明显的地域性、季节性，始终与人类破坏生态环境密切相关。二是环境毒邪在人群中具有普遍易感性。《素问·六微旨大论》云"言天者求之本，言地者求之位，言人者求之气交"。环境是人类赖以生存的物质基础。人与环境的不可分割性决定了个体不可能逃离当下所身处的自然环境和社会环境。个体的生理病理变化与天气、地气变化和运行规律密切相关。人的自然属性决定了生存的物质基础来源于赖以生存的自然环境，而人的社会属性又以自然环境为载体。环境毒邪是在自然社会环境中，依赖于人的社会性特性继而发病。三是环境毒邪既能独立致病又能与六淫相合发病，既能加重病情又能引发痼疾。环境毒邪属于外来毒邪，侵犯人体后引起气血津液流通障碍、脏腑功能失调，从而导致疾病的发生。但环境毒邪更多则与六淫邪气相合侵犯人体，在人体正气不足或适应能力下降时发病。如大气污染毒邪常与风邪、寒邪、湿邪相合在气候变化时侵犯人体而发病。对于本有正气虚衰的慢性疾病患者，每因环境毒邪的侵袭而导致阴阳的偏盛偏衰，使病情加重；而对于留有"夙根"的患者，常因外毒引动伏邪导致痼疾的再次发作，使病情复杂化。

环境毒邪与肺系疾病的关系

《素问·阴阳应象大论》云"天气通于肺"，肺为娇脏，亦为华盖，上连鼻、咽喉、呼吸道，主气司呼吸。肺气宣发肃降有序，呼吸均匀通畅，吐故纳新，布散津精，宣发卫气，实现机体与外界的气体交换、营养毛窍肌腠、调节腠理的开合、布散气血津液等重要生理功能。环境毒邪常与六淫邪气共同侵犯体表，直接或间接刺激机体导致肺气宣降失常、官窍闭塞痉挛。久则正气不足，客邪久留，导致五脏气血阴阳失调，痰浊、水饮、气滞、瘀血、郁毒等病理产物内邪于肺，使肺失清肃进而引发肺系疾病的发生。

环境毒邪能直接导致肺系疾病的发生。国内外多项研究表明，大气污染对呼吸系统有明显的损害，与呼吸系统疾病的发病有着显著的关系。据 2006—2008 年广州某医院统计大气污染与呼吸系统疾病日门诊量的时间序列分析结果表明，呼吸系统疾病日门诊就诊量具有明显的星期效应，呼吸系统疾病就诊量较大月份与各污染物浓度较高的月份趋于一致。环境毒邪常与气象因素交互作用导致或加重肺系疾病。《素问·八正神明论》云"是故天温日明，则人血淖液而卫气浮，故血易泻，气易行；天寒日阴，则人血凝泣而卫气沉"。天人相应学说认为，自然环境和人体内环境的阴阳变化是协调统一的，气象因素的变化对人体的生理病理变化有着密切关系。屈芳认为，不同的气象因素可极大限度地减轻或加重空气污染程度，常见肺系疾病相关的典型气象因素包括气温、湿度、降雨等各类典型的极端天气事件。杨立明等则建立医疗气象指数预报方程，认为肺系疾病的发病具有显著的季节分布特征。

此外，难治性肺系疾病与环境毒邪密切相关。一方面，环境毒邪兼具毒性，久留正气受损，无力抗邪。痰浊、水饮、瘀血、郁气交织为变，形成夙根，加重五脏气血阴阳的失衡。另一方面，环境毒邪内伏，久则肺气虚损，尤易再次感受环境毒邪而使病情加重。正气不足、病理产物内郁成毒、成积成聚，形成难治性肺病，如肺癌、肺纤维化。正如《诸病源候论·积聚病诸候》所云"诸脏受邪，初未能成积聚，留滞不去，乃成积聚"。研究结果提示，富含可吸入颗粒物的空气会增加肺癌的发病风险，尤其是肺腺癌的发病风险。此外，空气污染伴随着各种细胞毒性，包括炎症、DNA 损伤和纤维化，暴露于空气的可吸入颗粒物总伴随着呼吸道纤维化以外的肺实质纤维化反应。

环境毒邪所致肺系疾病的临床特点

1. 感邪立即发病或积渐而发，致病具有隐匿性、长期性和复杂性：尤在泾认为"毒，邪气蕴结不解之谓"。环境毒邪以毒邪命名，根据来源不同，一类环境毒邪暴戾猛烈，感邪发病急骤，来势凶猛，内攻脏腑，传变迅速，闭阻神机，导致神昏谵语；或耗血动血，导致出血、斑疹；或引动肝风，四肢抽搐；或郁闭阳气，肢厥身热。另一类则侵袭机体后则积渐而发，初期临床症状不明显，损伤脏腑之气，扰乱机体气机升降平衡。其后邪毒入营入血，长期邪伏阴分，耗血伤阴、夹瘀夹滞、阻塞肺络。在环境毒邪引动下再次发病，长此以往正气虚耗不足，内毒败血伤阴，外毒与内毒交织为病，使疾病长期化、复杂化。

《灵枢·刺节真邪》认为人"与天地相应，与四时相副，人参天地"。天人相应学说认为，自然、社会的外环境和人体内环境密切相关、相互影响。环境污染不受地区、经济、民族的限制，一旦污染普遍受害且不易消除。故环境毒邪致病亦有同样的特点，一旦染毒，五脏受累，演变复杂，不易祛除。

2. 以皮肤腠理、鼻窍、口咽为传入途径，常导致鼻-咽-呼吸道-肺同病，多为刺激症状：《灵枢·百病始生》云"是故虚邪之中人也，始于皮肤，皮肤缓则腠理开，开则邪从毛发入"。皮肤肌腠位于人身之表，为卫气敷布所在，具有外御邪气的屏障作用。《灵枢·脉度》云"故肺气通于鼻，肺和则鼻能知臭香矣"。肺上联气道、咽喉，开窍于鼻，肺之经脉循喉咙，喉下连呼吸道。肺、呼吸道、咽喉、鼻共同维持人体呼吸升降出入的生理活动。

肺为华盖，亦为娇脏，不耐寒热，其气贯百脉而通他脏，为气机升降之枢纽。风为百病之长，环境毒邪侵犯人体常以风邪为主导，兼杂其他六淫邪气共同致病。环境毒邪其性火热，刺激膜络；风淫与其相合，毒随入里，变化多端。风善行而数变，初起易阻清窍，津气不利，膜络挛急，郁而化热，影响津气升降和肺之清肃。《诸病源候论》云"逢热则痒"，环境毒邪寓于风邪之中，羁留肺系，外不得疏，内不得泄，久则郁而成毒，毒损血络，闭阻肺窍。故环境毒邪致病的临床症状，除一般咳嗽、咯痰、气喘、胸闷外，更为突出的是呼吸道刺激症状，如咽痒、呛咳、咽部不舒、异物感、鼻痒、频繁喷嚏、流泪等。

3. 病机演变围绕着邪实正虚，肺络受损，多脏同病：环境毒邪所致肺病始终与正气不足有关。五脏六腑功能正常，则人体抵御外邪的能力就强，不易感受环境毒邪而发病。若平素脏腑阴阳偏盛偏衰，则易外感环境毒邪而致病。环境毒邪毒性大，易内攻脏腑，伤阴败血，引起气血津液的不足。肺朝百脉，血随气行，周流无停。久病入络，毒损血络，气郁为滞、津凝为痰、血停为瘀。环境毒邪所致病理产物导致脉络瘀阻，毒邪内攻，症状多端。外感环境毒邪入里和久病郁结成毒所致肺络受损，是环境毒邪致病的中心环节。

环境毒邪致病以五脏的病理变化为中心，以五脏出入废、升降息为结局。肺主治节，五脏六腑皆通过络脉贯通营卫气血。心主一身之血脉，心脉上通于肺，肺气辅助心脏调理血气。久病毒邪入络，肺气虚衰，治节失职，无力助心行血。肺病及脾，子盗母气，脾失健运，土不生金，致使肺脾两虚。《难经》云"呼出心与肺，吸入肾与肝"。环境毒邪与痰浊、瘀血、郁气相合，长期导致肺不主气、肾不纳气、肝失疏泄，终致化源枯竭、多脏同病。

4. 治疗应通利肺窍、五脏同治，常法中不应忽视变法：生理上鼻、咽、气道与肺密切相关，病理上亦相互关联。环境毒邪以鼻、咽、呼吸道为传入途径，在肺气失常、不能宣发肃降的病理基础上，常有鼻窍失通、咽喉不利、呼吸道痉挛等症状。疾病日久，肺气虚弱、腠理疏松、卫气不固，肺窍又易感毒邪而发病。故在传统的宣肺止咳、理气化痰、调津散邪基础治法上，不应忽视芳香通窍、解毒利咽、息风解痉、祛风脱敏、通络化瘀等治法的运用。

此外，正虚无力御毒在环境毒邪致病中占有重要地位。治疗上调理先后天之本常事半功倍。肺主一身之气，一方面肺将吸入的清气和脾胃所化生的水谷之气结合起来生成宗气。另一方面，肾为生气之根，生化一身之元气，先天之精封藏有度，则精充气足。肺病久治不愈，肺气虚损，毒损肺络，不能主气，气不化津；肺病及脾，脾家积毒，脾虚不能化生水谷精微，肺失濡养；久病及肾，精气亏乏，邪毒内侵，蛰伏于内，肾不纳气。故临床在祛邪解毒的基础上，采用补土生金、健脾补肾、升发清阳、益气养阴、调和营卫之法，常能缩短病程，防止发病，增强疗效。

5. 改善生态环境，发展人体生态医学为治本之法：《素问·六微旨大论》云"亢则害，承乃制，制则生化"。中医学认为人与自然是一个自组织的稳态系统。五行制约着六气，制约是正常生化的前提，从而维持着生态系统的动态平衡。从目前我国的环境现状来看，自然生态环境早已超出环境的自净能力，成为制约经济发展、影响社会稳定、危害人民身心健康的一个重要因素。《灵枢·岁露论》云"人与天地相参也，与日月相应也"。人居于天地之中，环境毒邪所致自然生态平衡失调必然影响人体生态平衡。中医学从古至今均重视社会因素对人体发病的作用，要求医者"上知天文，下知地理，中知人事"，关注的不应该仅仅是疾病本身，更应注重疾病的预防发生。中医学的本质就是优质的生态医学，故防治环境毒邪也应向"生物-心理-社会医学"模式转变，重视生态环境，加强立法，走可持续发展道路。总之，从环境科学、环境流行病学、生态医学角度，深化社会环境因素对肺系疾病的认识，走人体生态医学道路，对改善环境因素致病、预防环境毒邪有着重要意义。

41　毒邪所致肺系疾病病机

　　毒邪所致肺系疾病的病机可以概括为多个方面，表现主要为咳喘有痰、呼吸不利、红肿热痛等。学者李力等认为，临床治疗毒邪所致肺系疾病不能拘于一证一法，需扩大视野，在复杂的临床症状中去归纳概括病证类型，进而立法选方，因证施治，进而提高临床疗效。

　　毒邪，邪之甚者，泛指中医病因学说中一类致病力强的病邪，可分为外来毒邪和内生毒邪两大类。一般而言，毒邪在病因上具有酷烈性、依附性、地域性和社会性；在发病学上具备骤发性、特异性、传染性、季节性和流行性；在临床特点上具备火热性、秽浊性、广泛性、善变性、内损性；病程上具备顽固性和危重性。

　　肺脏系统由肺叶、肺系、肺窍、肺经以及皮毛、大肠六个部分组成。肺位于上焦，主气，司呼吸，为水之上源，主宣发肃降，主行水，朝百脉，主治节。肺叶娇嫩，不耐诸热邪毒，因上通于鼻窍，外合皮毛，与外界相通，是大气出入的通道，容易受到诸邪的侵犯，故有"娇脏"之称谓。此外，因肺脏质地空虚，内如蜂巢，上连呼吸道，与咽喉相通，是一个幽微难见、以通为用为特点的气液通道系统，故生理上为"清虚之脏"。临床上，毒邪外犯肺卫，毒郁肌表，则营卫失调，津气郁滞，津凝不布；温毒犯肺，则毒壅肺窍，肺失宣降，津气耗伤；毒壅肺叶，蒸灼肺脏，毒郁热壅，酝酿成痈；毒犯肺窍，闭阻玄府，气血瘀结，出入不利；毒邪表里相传，则大肠腑气不通，三焦气机不利，传导失司。毒邪引起肺系疾病的病机主要有以下几个方面。

温毒犯表，营卫郁滞

　　温热毒邪侵犯肌表，闭阻毛窍，导致卫阳郁滞，不能出表，正气奋起抗毒，故见高热或微恶寒，大汗或汗出不畅，全身酸痛。卫阳被遏，肺气失宣，经气不利，故见咳嗽、喘促、头痛。毒邪上攻，不仅导致表卫闭郁，玄府不通，营卫郁滞，还会使气血凝滞，变生湿热，可见头面焮赤肿痛，肌肤红赤、皮疹、痈疽，伴瘙痒、烧灼、疼痛感。毒邪直接耗损津液，故见口渴喜饮。如明代张介宾在《景岳全书·时毒》记载"时毒者，为四时邪毒之气而感之于人也。其候发于鼻面耳项咽喉，赤肿无头，或结极有根，令人憎寒、发热、头痛、肢体甚痛，恍惚不守，咽喉闭塞"。本证以憎寒高热，全身酸痛，咽痛，伴见咳嗽，喘促，烦渴，面部红肿疼痛，皮肤疱疹，瘙痒，舌红苔薄黄，脉浮数为辨证要点。

毒犯肺窍，闭阻玄府

　　毒邪上犯，闭阻肺窍，玄府失畅，毒邪充斥内外，气血津液运行受阻，津凝成痰。其中毒邪上壅咽喉，气血津液凝滞，肺窍闭阻，可见咽喉红肿疼痛，糜烂化脓，呼吸不畅，声嘶气急，甚至失音，咽干口燥。毒邪闭阻鼻窍，可见鼻塞、呼吸不利，鼻部有腥臭异味，呼气秽浊，伴见黄浊涕，或鼻干燥。毒邪闭阻上窍，还会导致气血循行异常，气血壅滞，可见头面红肿，皮肤如丹，或夹水疱、夹斑、夹痘。毒邪郁阻毛窍，营卫不和，或毒邪深入营血分，可见肌肤斑疹、丹痧密布，红晕如斑，赤紫成片。如清代陈耕道在《疫痧草》中云："疫痧者，疫毒直干肺脏，而喉烂气秽。"清代沈望桥在《经验麻科·音哑》中云："被热毒煎熬，热甚生痰，津液胶锢，痰毒填实，肺窍有碍气道，其毒不能尽行于肌表，故音哑。然热毒既已不行，以致肺窍填实，虽有根有主，声音亦不能发越也。"本证以咽喉疼痛，红肿糜烂，咽干口燥，呼吸不利，肌肤斑疹丹痧，舌质红起芒刺，脉数为辨证要点。

温毒犯肺，肺失宣降

温毒犯肺，热毒蒸迫，肺气壅滞，可见咳嗽、喘促剧烈，呼吸不利，鼻塞，胸部烦满，甚至鼻翼煽动，喘促气急难以平卧。毒热犯肺，肺热蕴蒸，迫津外出，则见高热，汗出。毒邪伤津，则烦渴、口渴引饮。肺气不宣，毒热炼津为痰，肺络不和，故见咳痰不爽，胸闷胸痛，亦可见干咳无痰。肺气不宣，则大肠腑气不降，可伴见便秘。如《温病条辨·中焦》在宣白承气汤证所治之中云"喘促不宁，痰涎壅滞，右寸实大，肺气不降者"。《临证指南医案·卷十》云"发疹不透，热毒内陷深藏，上熏肺为喘，下攻肠则利"。本证以咳嗽咯痰，气急喘促，身热汗出，烦渴引饮，胸闷胸痛，痰黏稠色黄，便秘，舌质红苔黄，脉疾数为辨证要点。

痰热相搏，毒壅肺脏

毒邪壅肺，肺失宣降，毒伤气津，炼液为痰，于是可见咳嗽气急，咳吐黄色黏痰，喘促甚。毒邪郁阻肺络，血滞为瘀，痰热与瘀血互结，蕴酿为脓，血败肉腐，肺络损伤，络气不和，脓溃破外泻，于是可见咳吐大量腥臭脓痰，痰呈黄绿色，痰中带血，胸部烦满，胸部疼痛，伴咳喘不能平卧，身热面赤，汗出，口渴喜冷饮等临床症状。毒邪壅滞肺脏，肺气不宣，大肠传导失职，可见便秘。如清代陈士铎在《石室秘录·缚治法》中云"毒结成于肺叶之下，吐痰即痛欲死，手按痛处，亦痛欲死"。本证以咳嗽咯大量腥臭脓痰，痰血相兼，胸部满痛，咳喘，面红身热，舌质红，苔黄腻，脉滑数为辨证要点。

毒损肺络，迫血妄行

各种外毒或内生毒邪，侵犯肺络，损伤络脉，灼伤营阴，可见各种出血，如咯血、吐血、鼻衄、便血、斑疹。毒邪损络，随之入血，随着全身气血周流，迫血妄行，无处不到，可见出血，身热不退，肌肤斑疹；毒热扰心可见心烦躁扰不宁，神志昏蒙，时有谵语，严重者可见昏聩不语，舌謇肢厥。如清代刘奎在《松峰说疫·瘟疫杂症治略》中所云"诸阳受热，当汗不汗，热毒深入于中，其血为火所逼而上逆，随从肺窍出于咽而为吐矣"；"先以斑论，总因邪毒不解，留于血分"。此外，毒损肺络，络气不和，气血津液运行凝滞，生成水饮、痰浊、瘀血等病理产物。如《圣济总录》云"毒热内郁，则变为瘀血"。《医林改错》云"瘟毒在内烧炼其血，血受烧炼，其血必瘀"。瘀血不去，新血不能循于常道，势必加重出血和瘀血。在毒邪的作用下，病情迁延，日久甚至有癌变的可能。如清代冯兆张在《冯氏锦囊秘录·痘疹全集》盘蛇痘一病中指出"此痘毒郁肺络，颈项团绕，形如瘰，乃五不识也。其候痰涎紧并，眼赤恶渴"。本证以各种出血，身热不退，肌肤斑疹，神志异常，舌苔薄，或无苔，脉细数为辨证要点。

肺脏亏虚，毒邪干肺

该病机主要是在肺脏气血阴阳虚损的基础上，外毒或内毒乘虚侵犯肺系，导致肺的生理功能异常，从而引起各种肺系症状。肺气亏虚，肌腠不密，津气失布，容易导致毒邪侵犯，且侵犯后容易深入机体，传变速度快。临床可见平素短气乏力，反复外感，感受毒邪后容易传变，病情较重，并在各种外感症状的基础上伴见短气乏力，神疲自汗，动则加重等症。此外，因温热毒邪上犯太阴，最易伤津耗液，以致肺阴亏虚，故肺阴亏虚在温毒所致肺病的演变和预后中有着重要意义。如清代柳宝诒在《温热逢源·伏温从少阴初发证治》中所云"邪热燎原，最易灼伤阴液，阴液一伤，变证蜂起"。不仅如此，肺脏气血阴阳虚损，其主气、抵御邪气的功能降低，内毒乘虚干肺，肺虚无力祛毒于外，进而影响他脏，导致全身脏腑病变。

此外，多种肺系疾病反复迁延，日久不愈，进行性加重亦与肺脏亏虚，毒邪干肺密切相关。肺病日久，肺气亏虚，气血津液运行失常，生成痰浊瘀血等病理产物，病理产物郁而化毒，毒邪犯肺，导致肺气宣降失司，发为咳喘。毒邪滞留，进一步耗损气血阴阳，加重了肺脏的虚损。肺病日久不愈，由气及血，肺病传心，可导致肺心同病。该种病理变化与慢性支气管炎、慢性阻塞性肺疾病、肺间质纤维化的发病密切相关。肺脏气血阴阳慢性损耗，痰浊、水饮、瘀血等病理产物郁而化毒干肺，导致肺失清肃，亦可导致肺系疾病的发生。本证以各种肺脏虚损证和毒邪犯肺证兼见，舌质淡苔腻，脉沉细或细弱为辨证要点。

综上所述，毒邪侵犯人体，首先病及肺卫，进而影响肺气的宣发和肃降，以及全身津液代谢。毒邪外犯，肺气失宣，毒邪闭窍，病位由表及里，津气病理改变由壅滞到虚损，由气分逐渐波及血分，病理性质以实证为主；毒邪内生，气血津液代谢失调，内毒干肺，肺失宣降，病位由局部到全身，病理改变由津气停滞发展为津气亏损，进而脏腑实质受损，由功能障碍发展为器质病变，病理性质以虚实夹杂为主。

42　从毒论治大气污染所致呼吸系统疾病

　　大气污染对呼吸系统疾病的影响主要表现为急性起病和慢性起病两个方面。其中，急性病主要包括急性气管-支气管炎和哮喘发作；慢性病主要包括慢性阻塞性肺疾病和肺癌。学者李丽娜等根据大气污染物的致病途径、致病特点及肺的生理特性等方面论述大气污染物与中医"毒"邪的联系，从而提出解毒，即化解、转化肺内毒素，使毒分解；排毒，即针对毒的部位，因势利导，给毒邪以出路；御毒，即扶助正气，提高机体抗邪能力，治疗大气污染所致呼吸系统疾病。

　　伴随着工业化和城镇化的快速发展，我国很多城市的环境质量尤其是空气环境质量出现不同程度恶化的趋势。大气污染作为我国主要的环境污染因素之一，其与健康的关系一直是公共卫生和环境科学研究的热点。严重的大气污染事件频繁发生，影响的范围越来越大，对广大人民群众的生活健康、社会进步、经济发展带来巨大的危害，构成严重的威胁。大气污染物高浓度暴露水平，引起不同程度的居民急性死亡、咽痛、咳嗽、呼吸困难等大气污染性疾病，并导致更多的人患上支气管炎、冠心病、肺结核乃至癌症，尤其是 2013 年 1 月至 2013 年 2 月，在我国中东部地区出现的大规模雾霾天气，其持续时间之长、覆盖范围之广、污染程度之高都实属罕见，引起了政府的高度重视和社会的密切关注。在我国，大气颗粒物（PM）、二氧化氮（NO_2）、二氧化硫（SO_2）等是当前城市空气环境质量的主要污染物。大气细颗粒物（PM2.5）是指空气动力学直径≤2.5 μm 的 PM，它的浓度增加与呼吸系统疾病、心血管疾病和免疫功能损伤等密切相关。大气 PM2.5 污染已经成为继高血压、吸烟、不良饮食习惯之后排名第四的健康危险因素。大气污染物通过人体的呼吸运动，直接侵入呼吸道、肺脏，进而对气道和肺脏造成实质性的损伤。正如大气污染物 PM2.5 通过人体呼吸运动，能到达并滞留于肺泡中数周、数月或数年，严重损伤肺泡；氮氧化物也可直接侵入肺泡内巨噬细胞，释放蛋白分解酶，破坏肺泡；SO_2 易溶于水，易被上呼吸道和支气管黏膜的黏液吸收，损伤呼吸器官引发气管炎、支气管炎、哮喘等。现代毒物学认为，凡有少量物质进入机体后，能与机体组织发生某些作用，破坏正常生理功能，引起机体暂时或永久的病理状态，就称该物质为毒物。

　　《素问·宝命全形论》云"人以天地之气生，四时之法成"，即人类的一切活动都要在一定的地域空间进行，离不开自然地理环境。中医经典理论对自然环境与人类健康的关系进行了研究，认识到人与自然和谐相处的重要性。《医说》云"人生气中，如鱼在水。水浊则鱼瘦；气昏则人病"。因此所谓"浊水"可以理解为被污染了的水，故"气昏"可以认为是被污染了的大气，可见古人在大气污染对人体健康方面的影响已有了一定的认识，即大气环境污染对人类健康具有严重危害作用。"肺为娇脏"，与天气相通，严重的大气污染对人体肺系疾病影响最大。

大气污染对呼吸系统的影响

　　呼吸系统是人体重要的生理屏障，与外环境接触最密切。呼吸道是大气污染物的进入门户，肺组织是大气污染物直接作用的靶器官。研究表明，直径＞10 μm 的 PM 几乎无法进入呼吸道；而 5～10 μm 的 PM 通常沉积在上呼吸道，＜5 μm 的 PM 多进入细支气管和肺泡，＜2.5 μm 的 PM 则可深入到细支气管和肺泡，故空气动力学直径的大小直接关系到颗粒物进入肺部的深度，进而关系到对呼吸系统疾病的影响程度。PM 的短期或长期暴露都会危害人体健康，因而将 PM 的健康效应分为急性效应和慢性效应。

1. 急性影响： 即大气污染物的浓度在短期内急剧增加，使周围人群吸入大量污染物而导致的健康损害。流行病学观察认为短期暴露于户外颗粒物可增加上呼吸道疾病的发病率。大气污染对呼吸系统疾病的急性影响主要表现为急性气管-支气管炎和哮喘发作两个方面。随着工业化和城镇化的快速发展，物理、化学性刺激对急性气管-支气管炎的影响越来越严重。同时，空气污染可使哮喘患者原已存在的气道炎症加剧，促使支气管发生痉挛，从而诱发哮喘发作或加重哮喘症状。2013年1月北京市发生雾霾重污染事件，其中采用泊松回归模型评价北京市居民对10～15日高浓度PM2.5暴露的急性健康损害风险，并采用环境价值评估方法计算人群健康损害的经济损失，结果表明，短期高浓度PM2.5污染对人群健康风险较高；约造成早逝201例，呼吸系统疾病住院1056例，内科门诊16881例，急性支气管10132例，哮喘7643例，相关健康经济损失高达4.89亿元，其中早逝与急性支气管炎、哮喘三者占总损失的90％以上。

2. 慢性影响： 即长期暴露于污染环境中，使周围人群吸入大量污染物而导致的健康损害。大气污染对呼吸系统疾病的慢性影响主要表现为慢性阻塞性肺疾病和肺癌两个方面。大气污染物主要经呼吸道、消化道、黏膜、皮肤进入人体，长期刺激作用使这些部位产生炎症，从而增强了人群对外来感染性疾病的易感性。目前我国大部分地区PM2.5污染仍维持在一个较高水平，慢性暴露增加人群患各种呼吸系统疾病，心血管系统疾病和肺癌的风险，而且风险远大于数日到数周短期暴露的急性健康效益。在常见的呼吸系统疾病中，慢性阻塞性肺疾病（COPD）和肺癌是最为常见的两种慢性病，也是危害人类健康的两个重要杀手。COPD在我国成人中的患病率为8.2％，其主要的病理生理改变为慢性呼吸道炎症，继而出现气流受限，肺组织破坏，导致肺气肿。同时，对1100例死于肺癌的患者进行长达26年的队列研究后，结果证明了空气中的PM2.5浓度每增加10 $\mu g/m^3$，肺癌的病死率上升15％～27％。

大气污染与毒邪的相关性

1. 外感之毒： 指由外而来，侵袭机体并造成毒害的一类病邪。由于肺主气，司呼吸，与天气相通，如空气中的二氧化硫、有害粉尘可从口鼻随呼吸而入；肺外合皮毛，外邪侵入以从其合，毒邪可从皮毛玄府而入；同时，《素问·咳论》云"（五脏六腑之咳）此皆聚于胃，关于肺"，可见肺与胃关系密切，且肺与大肠相表里，所以也可通过饮食从口由肠胃而入。这些毒邪皆从外而来，通过呼吸、皮毛、饮食途径，从外而内侵入机体，以气血为载体，无所不及，遏阻气机，败伤血分，肺脏受损，产生不同病理损害，故可将这些毒邪归为外感之毒。《医学三字经·咳嗽》云："肺为脏腑之华盖……只受得本脏之正气，受不得外来之客气。客气干之则呛而咳矣。"在呼吸系统疾病中，咳嗽、哮喘等疾病皆可因外感毒邪而致病。在吸入烟尘、异味气体等情况下，可影响肺气的宣降，肺气上逆则为咳，津液凝聚，痰浊内生而致哮。同时，外来毒邪的致病主要取决于两方面的内容，其一为毒邪的强度，其二为受邪者的体质。比如毒邪侵犯阳偏盛体质之人，则易形成热（火）毒，毒邪壅肺，影响肺的宣降，可出现发热、咳喘痰黄、胸闷烦渴，鼻翼煽动，舌红苔黄，脉浮数或滑数等证。

2. 内生之毒： 即由内而生之毒。在外来毒邪的影响下，导致脏腑功能和气血运行失常使机体内的生理产物或病理产物不能及时排出，蕴积体内而化生。外来毒邪和内生毒邪在致病上互为因果、相互促进。外来毒邪即本文所讲大气污染物，侵入机体后可造成肺的生理功能失调，肺主宣发，为水之上源，通调水道，功能失司，则痰饮内生；肺主肃降，与大肠相表里，肺失肃降则大肠传导不畅，糟粕停滞；肺主治节，朝百脉，助心行血，功能失调，则血液循环不畅，瘀血内停。由此可产生内毒，内毒不仅可以进一步加剧脏腑、气血的失调，而且也为外来毒邪的入侵提供条件，即内毒可进一步损伤正气，使外毒更易侵入。在呼吸系统疾病中，典型的由内毒和外毒相互作用而引起的疾病为COPD和肺癌。

COPD在传统医学中属于"咳喘""肺胀"范畴，而虚、痰、瘀则是病理进程中的关键因素，在外毒作用下产生的痰毒、瘀毒可直接阻滞呼吸道，损伤肺系，并可蒙蔽清窍，阻滞血脉，进而引起昏迷、烦躁、嗜睡等危急症状。肺癌可归属于中医学"肺积""肺岩"等范畴。肺癌以正虚为本，痰毒为标，即肺癌的发生多由于正气虚损，阴阳失衡，毒邪乘虚袭肺，邪滞胸中，肺气郁闭，宣降失司，则气机不利，血行受阻，津液失于输布，即产生内毒，痰毒瘀毒胶结，久而形成肺部肿块。在内毒和外毒相互作用下，使病情变得更加凶险。

3. 异常气候： 大气污染物的大量排放，可对气候造成一定的影响，然而异常的气候条件可造成机体阴阳、气血、脏腑功能失调，从而导致气、血、津液的运行失常，痰饮水湿及瘀血羁留体内，使人出现疾病状态。正如《素问·至真要大论》所云"夫百病之生也，皆生于风寒暑湿燥火，以之化之变也"。即一定程度上说明风、寒、暑、湿、燥、火等异常的气候条件，是疾病发生的重要原因之一。又如《素问·六节脏象论》云"苍天之气，不得无常也。气之不袭是谓非常，非常则变矣""变至则病，所胜则微，所不胜则盛，因而重感于邪，则死矣"。可见，气候异常超过了一定的限度，使人机体不能与之相适应，成为致病邪毒，使人生病，甚至导致人病亡。现代社会，工业化和交通运输等燃烧大量的化石燃料，如煤炭、煤气、石油等向大气排放大量的包括二氧化碳和甲烷在内的温室气体和气溶胶，污染大气，可造成气候的异常。

4. 致病特征： 毒邪致病主要有以下特征。

（1）发病急骤，具有强烈的危害性：在当今严重的大气污染环境下，大量毒邪集聚，可暴发疾病。

（2）多侵袭内脏，败坏形体：毒邪致病易败坏形体，如火毒易生疮疡、痰瘀之毒易生积聚等，使机体从功能到形体不断损伤。现代研究表明，大气污染物中PM2.5对呼吸道及肺组织有严重的炎症损害和氧化损伤，可造成呼吸道，肺脏功能和器质性的改变。

（3）病情迁延，缠绵难愈：由于毒邪侵入人体，导致毒邪内生，毒邪瘀滞，日久损伤正气，正气不足，则无力抗邪，又使机体不断感受毒邪，如此反复发作缠绵难愈。

5. 肺的易感性：《简明中医辞典》云"肺为清虚之体……以其不耐寒热，易于受邪，故称娇脏"。"肺为娇脏"是对肺的生理病理特征的概括，在肺脏疾病的预防和治疗中具有重要的意义。首先，在生理上，肺脏清虚而娇嫩，清轻肃静，不容纤芥，不耐邪气之侵，如《医贯》云"肺为清虚之脏，一切不容，毫毛必咳"，肺处于"高位"即"肺者，五脏六腑之盖也"，为人体五脏六腑之"华盖"，肺开窍于鼻，故大气中有害物质可直接侵袭肺脏，从而导致其生理功能失调，抗病能力下降；其次，肺主卫外，其华在毛，为人体之"藩篱"，能防御外邪的侵袭，而当肺的卫外功能下降即"不耐寒热"时，外来毒邪可乘虚而入侵犯肺脏，正所谓"邪之所凑，其气必虚"。第三，"肺者，气之本，魄之处也"，主宣发肃降，通调水道，"肺者，相傅之官，治节出焉"，与其他脏腑在生理上相互联系，病理上相互影响。因此当其他脏腑发生疾病时，常可累及于肺，以致肺脏功能低下而诱发疾病，正如《素问·咳论》云"五脏六腑皆令人咳，非独肺也"。

从毒论治大气污染所致呼吸系统疾病

中医学十分重视疾病的预防，提出了"治未病""正气存内，邪不可干"等理论。因此，平时注意通过各种锻炼，包括练习中医一些传统功法，例如五禽戏、太极拳等，顺应四时养生，以增强个人体质，提高人体对周围环境的适应能力，增强人体对环境污染的抵抗力，预防和延缓环境污染相关疾病的形成。疾病的治疗：

1. 解毒法： 即是化解、转化肺内毒素，使毒分解。

（1）清热解毒：叶天士《外感温热篇》中提出，"温邪上受、首先犯肺"。肺叶娇嫩，不耐寒热，易被邪侵。同时，毒邪致病，易从火化，且病情缠绵，邪毒瘀积体内，日久易瘀而化热，可出现发热、咳喘痰黄、胸闷烦渴、鼻翼煽动，舌红苔黄，脉浮数或滑数等，同时研究表明，清热解毒法能拮抗外源性毒素、内毒素和解除内源性毒素-氧自由基的功效。故可选用金银花、野菊花、蒲公英、紫花地丁、白花蛇舌草、鱼腥草、黄芩、黄连、黄柏、金荞麦、贯众、板蓝根、大青叶等清热解毒药物；或者麻杏石甘汤，黄连解毒汤等方剂。

（2）化痰解毒：肺主行水，即指肺气能推动和调节全身水液的输布和排泄。《素问·经脉别论》称作"通调水道"。在严重大气污染环境下，毒邪从口鼻、皮肤侵入人体，导致肺气失宣，通调司失，津液失于布散，则聚为痰饮。故在解毒方面可祛湿化痰，使毒少依附。痰湿壅滞体内，日久可化热，所以根据毒邪性质，可清化热痰，可选用贝母、瓜蒌子、前胡、桔梗、海浮石、煅瓦楞等药物；又可温化寒痰，可选用制半夏、胆南星、白芥子、旋覆花、白前等药物。

（3）消瘀解毒：肺朝百脉，助心行血，即指全身的血液都通过百脉流经于肺，经肺的呼吸，进行体内外清浊之气的交换，然后经过肺气宣降作用，将富有清气的血液通过百脉送到全身，辅助心脏推动和调节血液在脉管中运行。毒邪侵入机体，导致肺气虚弱或壅塞，升降出入功能失常，不能推动血液的正常运行，使血行不畅，瘀阻脉络。可选用川芎、延胡索、红花、丹参、牛膝、莪术、三棱等药物活血化瘀，使毒邪分解。

（4）避浊解毒：肺为娇脏，喜润恶燥，易受外邪侵袭。秋冬季节发生的雾霾天气，对人体健康的影响尤为重大。雾霾的本质实属燥浊邪毒范畴，这些浊邪由口鼻而入，可直接侵犯中焦脾胃，燥犯肺，浊犯脾，多数患者在肺系症状出现的同时可出现消化系统症状，如恶心、呕吐、腹泻便溏、舌苔浊腻等。故治疗肺部疾病的同时，可加入广藿香、紫苏梗、佩兰、砂仁、豆蔻等芳香化浊药物，以祛湿化浊解毒。

2. 排毒法：排毒就是针对毒的部位，因势利导，给毒邪以出路。

（1）宣肺排毒：肺在体合皮，其华在毛。《黄帝内经》云"皮毛，肺之合也，人之阳也"。"百病始生也，必先于皮毛"。皮毛有防御外邪、调节津液代谢、调节体温、辅助呼吸的作用。外来毒邪侵犯皮毛，使皮毛不能宣散肺气，呼吸失畅。《黄帝内经》把汗孔称作"玄府"和"气门"，即是说汗孔是排泄汗液之门户，也是随着肺气的宣发和肃降进行体内外气体交换的部位。皮毛受邪，可导致汗液排泄不畅，肺内浊气不能排出体外，瘀积体内，进而导致疾病的生成。此法主要适用于毒邪在表之证，如《类经》所云："所谓汗者，治表证也。"故在治疗疾病时，可酌情添加宣肺发汗的药物，其法有二：寒邪客入宜辛温解表，如麻黄、香薷、桂枝、葱白、细辛等药物；热者宜辛凉解表，可用薄荷、牛蒡子、蝉蜕、桑叶、黄菊花等，使毒邪从汗液排出。

（2）通腑排毒："肺与大肠相表里"，肺气壅塞，失于肃降，气不下行，津液不下达，即可引起腑气不通，肠燥便秘。正如《妇人大全良方·卷八》指出"肺主气，肺气不降，则大肠不能传送"。《疫疹一得·卷四》记载"肺气不能下达，则大肠不得传道之令，而大便亦结矣"。毒邪壅滞体内，不能排出体外，随着大便秘结或不通程度的加重，病程延长，病情加重。因此，在治疗肺系疾病过程中应酌情采用泻火通便、益气通便、养血通便、温阳通便等方法以通腑排毒。具体药物可选用制大黄、火麻仁、黄芪、当归、制何首乌、肉苁蓉、锁阳等药物，使毒邪从大便排出体外。

3. 御毒法：又称"扶正法"，即扶助正气，通过调节人体气血阴阳，从而达到动态平衡，提高机体抗邪能力。主要包括益气、健脾、温阳、补肾、滋阴、养血等法。

（1）益气健脾：李东垣认为"内伤脾胃，百病由生"，即脾胃运化水谷，是元气的物质源泉，而元气是健康之本，脾胃伤则元气衰，元气衰则百病由生。同时，根据五行相生关系，脾属土，万物皆生化于土；肺属金，脾肺具有土金相生母子关系，脾为肺之母，肺主气而脾益气，肺所主之气来源于脾，脾运的强弱决定了肺气的盛衰，肺气不足多与脾气虚弱有关。可运用培土生金的方法，补脾气以养肺气，提高机体对毒邪的抵抗作用，临床可运用黄芪、党参、山药、甘草、白术、茯苓等补气药物。

（2）温阳补肾：中医认为肾为元气，真阴真阳之所在，是生命之根本，脏腑功能之原动力。肾阳是肾功能的主要表现形式，是人体产生热能的发源地，能温煦脏腑，使脏腑发挥其正常的生理功能。同时，在五行中，肺属金，肾属水，肺金与肾水为母子关系，根据"金水相生"的理论，在治疗肺系疾病中，可以加入补肾药物，提高机体对毒邪的抵抗作用。临床可用淫羊藿、巴戟天、补骨脂、菟丝子等药物温阳补肾。

（3）滋阴养血：肺脏净润，喜润恶燥。尤其在秋冬季节，气候干燥，雾霾污染严重，毒邪侵入体内易伤津耗液，损伤肺脏，临床集中表现为口鼻干燥，鼻黏膜出血，干咳，黏痰难咯，甚或痰中带血丝。其次，根据气与血之间的关系，即血为气之母，气的充盛及其功能的发挥离不开血液的濡养，气存于血中，依附于血而不致散失，赖血之运载而运行全身。即"血气不和，百病乃变化而生"，故在治疗肺系疾病时，可选用天冬、麦冬、南沙参、北沙参、丹参、生地黄、大枣等滋阴养血药物。

43 肺毒诠释

毒不单指某些含有"毒性"的物质，偏性不纠长期亦可发展为"毒"。"肺毒"作为"毒"病学说的重要组成部分，系指机体正气不足，邪气入侵，扰乱脏腑功能，津液气血运化不调，日久蕴结不化，产生有毒物质积于肺中，应给予高度重视。因此，学者姜昕等在中医毒邪学说基础理论指导下，从"肺毒"的源流、内涵、分类、病机、致病特点、治疗原则 6 个方面进一步诠释了"肺毒"，以期为肺系疾病及相关脏腑病变的临床诊断及治疗提供理论依据。

毒邪理论作为病因病机学说的一分支，受到社会各界的重视。无论外感之毒还是内伤之毒多具有起病急骤、顽恶难愈、内伤脏腑、耗伤正气、相兼为病、易于反复的特点，轻者出现暂时性症状，严重者甚至可以危及生命。随着社会的发展，环境因素及人们日常生活中的不良习惯，日积月累可以发展成无形或有形之邪，通过不同的途径作用于肺脏，迁延不治抑或失治误治，可由量变转化成质变，形成肺毒。肺主治节，机体的呼吸运动及全身气血津液的运行输布依赖肺气的调节推动作用。人体是一个有机的整体，脏腑组织之间存在着相生和乘侮的传变关系，肺感邪侵不仅可以引发肺系疾病，也可诱发相关脏腑病变。

毒邪源流

古籍文献对"毒"的记载较为丰富，各代医家对"毒"的理解深刻广泛且各有不同。秦汉时期毒邪理论隐现，《说文解字》云"毒，厚也。害人之草"，后人故将其解释成"有毒之物，是滋味苦涩浓郁的野草，生长在野地之中，郁郁苍苍"。春秋战国之后毒邪学说迅速发展，《素问》中曾提及风邪是各种疾病的首发因素，它邪常同风邪一起侵袭肌表，损害机体。风邪善行而数变，当人体阳气充沛清静如常、腠理闭塞时，即使有飓风的侵袭，正气也足以战胜病邪。毒邪理论不断发展，在当今社会处于高潮阶段。

肺毒内涵

从病因与发病角度探讨"毒"的内涵，认为凡是对机体产生不良反应的致病因素皆可称为"毒"，具体可以划分为偏胜之"毒"、时疫之毒、药食毒等。偏胜之"毒"多为广义之毒，不单指某些含有毒性的物质，长期偏性不纠或使用不妥亦可发展为"毒"；而时疫之毒、药食毒则属狭义之毒。肺位于五脏六腑最高点，为金脏，在季为秋，在时为日入，属阳中之阴。肺先行，外合皮毛，外象在鼻，故将肺称为娇脏。肺以调节呼吸、调理气机升降出入、运行全身水液为主要生理功能。肺宣发失司，津液布散失调，气滞痰凝血瘀，内蕴肺中，闭阻肺络。卢绪香等将肺毒定义为：邪盛正虚，肺宣降失司，津液气血运化不调，日久蕴结不化，产生有毒物质积于肺中，发为肺毒。

肺毒分类

以毒的来源为纲，中医学将毒邪划分为外毒与内毒两大类。外感之毒多指源于外部环境，侵袭机体并造成损害的毒邪，如六淫之毒、环境之毒、时疫之毒、药食毒等。内生之毒多因脏腑功能紊乱，气血失调，阴阳不相顺接，体内病理产物蕴结，日久不除久滞成毒，如痰毒、瘀毒、热毒等。

1. 外感之毒：

（1）六淫之毒：多由六淫邪气转化而来。叶天士在长期实践基础上提出"温邪上犯，必先犯肺"的观点。机体感受邪气侵袭时，邪气由外经口鼻二窍入里，遍及机体；邪伤肺卫，肺中阳气内蕴不得宣发，以致肺中内生毒热之邪。风为百病之长，居六淫之首，常与他邪相兼为病，寒、暑、湿、燥、火之邪依附于风邪侵袭机体以致病。阴寒偏盛，阳气制约不及，反而进一步耗伤，阳气的推动温煦功能减弱，气血津液阻塞不通而凝结阻滞；暑邪火热耗气，向上向外升散热气以灼伤津液；湿邪属阴，易损伤阳气，使得津液黏腻阻滞；燥邪收敛干涩，灼伤津液，燥邪犯肺则痰黏难咯；火热之邪炎热趋上，易生风动血，迫使血溢于脉外，积而成瘀；火热之邪煎熬消灼肺津，使得血稠黏滞，血行受阻，阻而成瘀。六淫之毒多由六淫之邪侵袭机体，津气运行不畅，日久不复，邪化为毒，作用于肺脏，则发为肺毒。

（2）环境之毒：是指因环境因素导致机体损伤的一类致病因素。近年来，工业逐渐发展、车辆尾气排放等原因使某些有害物质大量增多，这些物质进入大气中损害大气层，导致空气污染日趋严重。人体反复吸入的有害颗粒进入肺中，蓄积而发或直接引发肺部炎症，损伤肺络，闭阻气机，使得肺宣降失司，津液运化不利，久而凝滞成痰，内蕴肺中，化为肺毒；久则津伤化燥，伤及肺部血管，化瘀成毒。

吸烟亦与肺毒的产生密切相关。《说文解字》中记载"烟，火气也"，烟草酷烈灼热，为火热之品，烧灼肺津，损耗肺气，易凝痰生瘀。肺清虚柔嫩，恶燥喜润，不耐火热之邪内侵。长期吸烟，损伤肺中阴津，津伤化燥，痰黏阻滞；烟草火热灼伤血脉，形成瘀血。痰浊瘀血未能及时排出体外日久积渐为毒。

（3）时疫之毒：时疫乃流行于一时的传染病。《瘟疫论》记载"邪自口鼻而入"，外来疫毒之邪经口鼻入里，迅速传及五脏六腑，损伤机体。脾开窍于口，肺开窍于鼻，脾为肺之母，两脏相互影响，故外来时疫之邪可直接或间接损伤肺脏。疫毒之邪灼伤肺津，阻碍肺气升降出入，影响呼吸，扰神攻心，久而发为肺毒。

（4）药食毒：用药过量、炮制不当、配伍不当等皆可引发药毒。《周礼·天官》记载"医师掌医之政令，聚毒药以供医事"，解释为将所有的药聚集在一起，供医家使用。这就要求医者必须明确各类药物的使用剂量、炮制方法及其不良反应。若药用剂量过大，亦或配伍不当，以致中毒，则引起气血逆乱，阴阳失衡，作用于肺，则引发肺毒。

食毒多由偏性不纠而致。嗜食酒浆、过食油腻肥厚之味，伤脾及胃，脾运不健，水液转化功能异常，久则湿阻中焦；嗜食热燥刺激之味，伤及胃中津液，胃中郁热，胃阴亏虚；过食生冷，伤及中焦阳气，中阳被遏，津液失于温化，水湿内生。脾为肺之母，脾运化功能失常，则影响肺的肃降功能，肺不布津，津阻于肺中，日久发为肺毒。

2. 内生之毒：

（1）痰毒：外感六淫、七情内伤、久病体虚、饮食不节等皆是痰毒形成的直接或间接因素。各类病因均可导致脏腑虚弱，气化无权，津液运行不畅而代谢输布失司，聚积成痰。痰毒的形成又与脾、肺、肾三脏紧密联系。久病体虚，湿邪困脾，脾虚失运，水液凝聚蕴而不化，停而成痰。肺宣降失调，津液输布障碍，水液运行不畅而积聚，出现痰饮、肿胀等症。肾为主水之脏，肾气虚则封藏失职，水液代谢失调；肺生肾，脾生肺，脾肾相互资助，肾虚又可影响脾肺的输化功能，水液代谢不畅而成痰。痰日久不祛，则蕴为痰毒。

（2）瘀毒：因气虚或气滞，而致血行不畅，体内瘀血无法正常及时排出体外，在体内蕴结日久所产生的病理产物，称为瘀毒，亦可化为病理因素进一步耗伤人体气血阴阳。肺主治节，肺气具有调节津液气血输布全身的作用。肺气壅滞或肺气亏虚，则无力推动血行，血脉不通，瘀血则成。肺病多为热病，热邪灼津耗气，瘀血滞于肺络，阻滞气机。瘀久生毒，毒留成瘀，瘀是毒产生的病理基础，毒是瘀的必然转化，两者相互滋生，相互转化。

（3）热毒：为肺毒最常见之毒邪，不仅包括外感火热之邪，各种致病因素或疾病后期，久而不复皆可化火生热成毒。肺五行属金，五时为日入，五季属秋，为娇脏，不耐寒热。六淫皆能化火，灼伤肺脏，邪闭于肺，久蕴内生热毒。痰、瘀等病理产物积于体内，影响津液代谢输布，扰乱脏腑功能，蕴结化热，发为热毒。《医学源流论》中记载"肺太热则火烁金而动血"，故肺热迫血妄行而致瘀，日久又可引发瘀毒。

肺毒病机

1. 正气不足是肺毒产生的基础：肺毒是指肺脏因"毒"而致病。正气不足，邪气留滞，气滞不行，津液停聚不得布散，内生痰浊瘀血，久而痰瘀互结，蕴久生毒。肺脏清虚娇嫩，恶燥喜润，鼻为肺窍。正虚则无力抵御邪气侵袭，邪气从口鼻二窍而入，停于肺中，化火伤阴，化热成毒。

2. 痰瘀是肺毒形成的病理产物：肺失宣降，水液运行不畅，积聚形成痰饮。痰饮为病变化多端，错综复杂，外伤肌肤四肢、腠理百骸，内侵脏腑，流窜全身。痰蒙清窍，心失所养，引发痫、癫、狂等神志异常性疾病。肺病日久，肺气亏虚或壅滞，无力推动血液运行，血脉瘀滞，血行不畅，出现胸闷心悸等症。痰瘀阻于肺络，影响气机升降出入，影响呼吸运动。

致病特点

纵观各学者对毒邪致病特征的总结，肺毒的致病特点可概括为如下几点。

1. 起病隐匿：患者先天禀赋异常，易受邪侵。肺脏虚损，卫外阳气亏虚，而不能固护肌表，邪气侵袭，虽不即刻发病，但逐步积累，达到一定程度蓄积而发，日久转化为毒邪。根据五脏相克相生关系，一脏虚损，必牵连他脏。肺感邪侵，不仅肺系受累，心、脾、肾等脏也相继出现症状，此即邪气质变形成肺毒的过程。

2. 耗伤正气：卫气行于脉外以固卫机体，卫气不足，腠理疏松，邪气从口鼻二窍乘虚而入侵袭机体，伤及脏腑，阴阳不相顺接，导致疾病的发生，耗伤正气，即所谓"邪之所凑，其气必虚"。人体是一个有机整体，脏腑组织不仅在功能上彼此为用，在病理上亦是相互影响的。肺毒为病虽是以肺气亏虚为主要表现，但日久可以出现其他脏腑虚损的表现。

3. 顽恶难愈：毒邪反复发作，顽恶剧烈，病程较长。肺脏损伤，日久不愈，则影响肺脏生理功能，宣发失司，卫表不固，宗气化生失常，脏气衰败。津液运行排泄输布异常，以致痰湿内生，由痰化饮，蕴而不祛，以致全身水肿。肺气壅滞，血行不畅，心脉瘀阻，出现胸闷心悸。总之，肺毒不仅影响气血运行，易形成气滞痰凝血瘀，而且还耗伤正气，使得疾病进行性加重以致恶，亦可出现神志疾病。

4. 病情复杂：痰瘀虽为病理产物，但又可由病理产物进一步发展转化为病理因素损伤机体，日久化为痰毒、瘀毒，致病缠绵难愈，错综复杂。感受外邪、情志刺激、饮食不当皆可导致脏腑功能紊乱，运化失司，气不化津，津液输泄异常，水湿停聚而成痰。气为血之帅，其可以推动血液运行。气机阻滞亦可导致血液阻滞而成瘀；气虚则血液运行缓慢而成瘀；气虚无力，统摄失职，由出血变为瘀血。痰、瘀日久不除，易引起质变形成痰毒、瘀毒，甚则痰瘀互结。

治疗原则

根据肺毒的分类、病机及致病特点，姜昕等将肺毒的治疗原则概括为治气、化痰解毒、化瘀解毒、清热解毒、扶正祛邪5类，根据相应的证型以采用相应的治法。

1. 治气为主：气机阻滞、素体气虚皆可导致体内津血运行缓慢。气行调达则津血运行无阻，说明气的出入升降协调有序是津液代谢输布的基础，是血液灌注全身，运行不息的不竭动力。故气虚则补气，气滞则行气。气行通畅，则脉道通利，痰瘀阻滞凝结之状自除。根据患者虚实情况，气虚者应酌量加以人参、黄芪等以益气健脾；气滞予加以陈皮、玫瑰花等疏肝理气。

2. 化痰解毒："百病皆由痰作祟"，化痰为各种疾病缓急的根本治法。痰液得化，气机顺达，百病皆缓。因根据证型情况，给予法半夏、紫菀、白芥子等温化寒痰药；或给予桔梗、白果、贝母等清热化痰药；抑或紫苏子、马兜铃等润肺平喘止咳化痰药。

3. 化瘀解毒：瘀血得化，血流顺畅，气机调达，脏腑组织得津液的滋润濡养。毒郁日久化热，灼伤阴液，体内津液不足，需要脉中的血液以滋润，应该保证血行通畅，对于瘀血者应使用活血化瘀的方法。故应根据病情酌情配伍丹参、牛膝等活血化瘀药。

4. 清热解毒：毒邪日久蕴结不化，停于体内，久而化热，伤及气血津液，转为热毒之邪。周仲瑛教授提出热毒治疗的关键在于清气凉营。为了防止热邪进一步深入内陷血分，在使用清气药物的同时加入泄热凉营之品，应酌情予以玄参、地骨皮、金银花等清热解毒兼以凉血之药。

5. 扶正祛邪：《素问·刺法论》云"正气存内，邪不可干"，正气充足则可以抵抗外邪入侵。中医强调疾病危重期对其症状进行救治，稳定期则针对病因病机进行辨证论治，若标本同重时，则应治标治本相结合。肺毒为病，毒邪日久耗伤正气，正气不足，邪盛正虚，故应固护正气以抵御外邪。通过补虚的方法扶正，可以提高机体免疫力和抵御外邪能力，正盛则邪去；痰瘀热之邪伤及机体，属于实邪，应采用下、消、清法，减轻病邪对机体的损害，有助于正气的恢复，邪虚则正复。在药方中可配伍甘草以调和诸药峻烈缓急，又可益气祛痰健脾、清热解毒。故肺毒治疗时应扶正祛邪并用，以提高机体抵抗力。

44　慢性肺系疾病毒损肺络理论构建及其治疗

从"毒"的来源划分，可分为外受之毒和内生之毒，外受之毒包含层面很广，指人体从外界感受的一类病邪，包括直接感受的外界毒邪，如《黄帝内经》所云的"大风苛毒""五疫之毒"，《诸病源候论》中的药毒、虫兽毒和近代温病中的温毒、疫毒以及六淫过盛转化为毒或外邪内侵蕴久成毒等；内生之毒是指人体五脏六腑失调，气血运行失常，使体内的生理或病理产物不能及时排出，蓄积体内过多则会化生成为内生之毒。唐光华等认为，根据现代毒理论，不论是外来的对机体具有损害作用的物质还是内生的对机体有损害作用的物质皆可称之为毒。王永炎等认为，邪气亢盛，败坏形体即转化为毒，毒系脏腑功能和气血运行失常使体内的生理或病理产物不能及时排出，蕴积体内过多而生成。学者张永生等认为，慢性肺系疾病如慢性支气管炎、慢性阻塞性肺疾病（COPD）等在外来之毒与内生毒邪多种致病因素的作用下，导致气道产生持续的炎症反应，进一步损伤结构细胞，这个过程中过量释放的多种炎症介质、活性酶、大量氧自由基等正是外邪犯肺所诱生的内生之毒。其并提出了慢性肺系疾病"毒损肺络"理论构建及其治疗思路

肺络理论

中医学认为，人体的络有广义、狭义之分。广义的络包涵"经络"与"脉络"，络是对经脉支横旁出的分支部分的统称，脉络多指血脉的分支部分；狭义的络仅指经络的络脉部分。基于此认识，肺络也有广义、狭义之分。广义的肺络指肺经所有络脉，包括行于表和布于里的别络、浮络和孙络，张志聪云"盖络乃经脉之支别"；狭义的肺络仅指散于肺和肺系之络脉，如肺之大络脉，张景岳云"血脉在中，气络在外"。在生理上肺络运行气血，濡养脏腑，病理上则是外邪入侵的道路和传变的途径。肺主气血运行及滋润濡养本脏，而当邪气犯络或久病入络，均导致络脉瘀滞，瘀血、气滞、痰湿、热毒等诸邪瘀滞于络脉中，阻碍气机升降，气血运行失常，诸病由生。

在以上认识的基础上，肺络还可根据功能化分为气络与血络，肺之气络与现代医学气管、支气管、肺内终末细支气管以下分支的通气换气功能是一致的，这与气络同神经、内分泌、免疫网络具有高度相关性和内在一致性的认识相吻合。肺之血络与现代医学的肺系血管、小血管、微血管网络基本一致，这种作用机制符合肺朝百脉、通调水道的作用特点。肺气络和血络就是肺气血汇集活动之处，而聚散是气血活动的主要形式，生理下聚散可达到动态平衡以维持人体的正常生理功能。由于络脉分支多，络体细小，其气血双向流动，不参与循环，所以络脉具有易郁易滞的特点。《灵枢·终始》云"久病者，邪气入深"。病理状态下慢性肺系疾病如慢性支气管炎、COPD等病症，因烟雾等外来之毒损伤肺络导致病络，形成络病，肺系络病，既可由外受毒邪引起，亦可由内生毒邪所致或加重，皆因毒损肺络、络脉瘀阻之故。正如叶天士《临证指南医案》所云"初病在经，久病入络，以经主气，络主血"。肺系疾病一般遵循"初则在气，久则在血"的规律，聚散表现为病理产物的堆积及正气的耗散过程，病变以气络为主，主要发生在病变初期；癥瘕是邪气聚久入血络而成形，久而成积的病理变化，病变以血络为主，主要发生在病变中后期。总之，肺络痰瘀毒互结、肺络不畅、正气不足是肺系疾病病理状态，毒损肺络则是形成该病理状态的关键环节。结合肺络病变的以上特点，对肺系络病应以"排毒通络"为治疗总则。偏病气络者，见于气滞、痰饮、瘀血初入经络的疾病初期，仅有功能的变化或缺失，较少有形质异常，病位轻浅，主要在于呼吸道的通气换气功能，此时可认为是功能性的可逆阶段，在治疗时当以治气为

主，兼顾及血，治法以宣肺化痰为主，药用僵蚕、荆芥、法半夏、桔梗、薏苡仁、芦根等；偏病血络者，则在功能失常的同时多伴有癥瘕形成，病位深重，主要在于肺内的脉络血络，此时可认为是器质性病变的不可逆阶段，在治疗时当气血并治，以治血为主，兼顾治气，治法以益气活血通络为主，药用桃仁、红花、丹参、川芎等。

基于"毒损肺络"论肺系疾病的中医治疗

肺系疾病多因感受外毒，肺失宣降，气血聚散失常，生痰致瘀，内生之毒持续产生，气血生化障碍，正气受损，易致外邪乘虚犯肺，又促进了内生之毒生成，加重正气损伤，最终形成肺络痰、瘀、毒互结，正气不足的病理状态。一般来说，对于肺系疾病多从肺气改变认识其病机转变，如肺气不宣、肺失肃降、肺气虚乏或肺阴不足，并根据这些病机确立治法治疗肺系疾患，临床疗效良好，但对严重的肺部疾病如 COPD、急性肺损伤、哮喘重症等的治疗效果不佳。解毒通络治法可有效改善这种病理状态，与宣肃肺气的治疗相辅相成，能够显著提高该类疾病的临床疗效。因此，在辨证论治的基础上，针对肺系疾病肺络病理状态及病变特点，采用活血解毒通络、益气扶正法进行干预，有助于开拓新的治疗思路。

根据"毒损肺络"病机假说及现代毒理论，以 COPD 为例，"毒损肺络"是其病机本质。针对毒是肺系疾病发病的关键因素，排毒法是其基本治法，临床可根据热毒、痰毒、瘀毒的不同及正邪的偏重，采用清热排毒、化痰排毒、活血通络解毒、益气排毒法，最终达到毒祛正安之目的。

1. 清热排毒：邪毒损伤正气，影响脏腑气化功能，或情志郁怒，气机不畅，气血津液运行失常，痰瘀郁久化火，在疾病过程中多存在热毒，包括湿热毒、瘀热毒与血分热毒。针对毒损络脉的清热解毒法重在疏解壅滞之火毒，调和营卫之枢机，并兼以养血和络。常用的清热解毒药有连翘、黄芩、漏芦等，连翘具有抗病毒、抗炎和增强免疫功能等药理活性，黄芩清热燥湿、泻火解毒、止血安胎，《医学启源》称其为"治肺中湿热""泄肺中火邪""必用之药"，体外实验也证实，黄芩苷能抑制香烟提取物刺激大鼠肺泡 II 型上皮细胞导致的 NF-κB 的激活。根据火毒损络之轻重常选用解毒凉血散结的栀子、解毒活络养血的丹参、三七以及清心凉营解毒的牛黄等从营血角度解毒；选用扶助正气、托里解毒的黄芪、甘草等从宣发卫气角度解毒，从而畅通营卫之枢机，使毒邪疏解而络脉得以修复。温热病热入血分者，恐耗血动血，须凉血解毒，用水牛角、牡丹皮、生地黄等凉血解毒之品，或黄连解毒汤加减。

2. 化痰排毒：肺为储痰之器，治痰必当治肺。毒邪阻滞肺络，气滞津停，聚而成痰，加之外毒久郁化热，炼液为痰，故治肺系病需重视化痰排毒，主要应用皂角、法半夏、瓜蒌、贝母、石菖蒲等。实验结果表明，法半夏、贝母、石菖蒲有不同程度降低低切变率的全血黏度的作用，明显抑制红细胞的聚集，并能显著增加红细胞的变形能力，故认为其既能化痰亦能祛瘀。中医学理论认为，津血同源，邪阻肺络，气血聚散失常，津液凝聚生痰，血液瘀滞生瘀，痰瘀均为内生之毒，此类化痰药化痰祛瘀之力可除肺络之毒。同时治痰必治气，亦可选用三子养亲汤燥湿化痰，并佐以厚朴、枳壳以行气化痰。

3. 活血排毒：久病必瘀，痰浊瘀血、癥瘕是 COPD 久病入络的基本病理产物，研究表明，COPD 患者血液流变学指标改变明显，主要表现为患者血红蛋白含量增高，血液黏度上升。在临床上，使用活血化瘀解毒法治疗肺系疾病多有效，常用红花、桃仁、赤芍、丹参等；并辅以行气活血的川芎、枳壳、当归等。桃仁具有祛瘀血、抗炎、抗过敏作用，且其所含有的杏仁苷有镇咳作用；丹参的提取物丹参酮具有抗炎和抗内毒素作用，并具有与阿托品相似的 M-胆碱受体阻滞药效果，对解除支气管平滑肌痉挛有一定的作用。

4. 消癥排毒：气道重构可视为微型癥瘕内生的病理表现，故 COPD 的治疗重点在解毒通络、消癥散结。在实验研究及病例观察的基础上，有学者提出使用消癥通络方治疗本病，配方主要由三七、贝母、牡丹皮、水蛭、地龙、土鳖虫等组成。以水蛭、地龙破血逐瘀，此为活血药中的竣烈之品，为破血逐瘀消癥的良药，善搜剔络脉之邪，擅治顽疾。水蛭咸、苦、平，归肝经，咸能走血，苦能泄结，张锡纯认为，水蛭具有迟缓善入的特点，善入则能消癥通络，迟缓则不伤生血；地龙咸、寒，归肝、脾、膀胱经，能通络清热平喘。现代研究表明，水蛭、地龙能够通过降低肺组织中的胶原含量而改善小鼠肺纤维化。

5. 益气排毒： 对于肺络亏虚应采用补益肺气之法，临床常用的补气药为黄芪、白术、太子参等。黄芪乃补气之圣药。现代研究表明，黄芪可改善 COPD 患者肺部炎症情况，对内毒素性肺损伤有明显的保护作用，可减缓气道重构，延缓或阻止 COPD 的发展。临床亦多选用参苏饮加减，配党参、黄芪入解表药中，少助元气，为驱邪之主，使邪气得药一涌而出。对气虚不耐党参、黄芪温补的患者，则用补气不敛邪之对药——仙鹤草、功劳叶，加入宣肺通表、止咳化痰、解毒之品，通透外邪，使呼吸道通利，截断风寒毒邪内陷。

肺络毒、虚、痰、瘀互结是肺系疾病发病的病理状态及重要病理机制，而该病理状态的中心环节是"毒损肺络"。因此，针对这一中心环节，在辨证论治基础上，采用清热化痰解毒、益气消癥通络治法进行干预，方能疏通排毒管道，给毒以出路，使肺络通畅，邪毒外达而解，气血运行，邪祛则正安。

45 论毒-管道-脏腑理论对慢性阻塞性肺疾病的诊治

慢性阻塞性肺疾病（COPD）是一种以进行性持续气流受限为特征的肺部疾病，主要以慢性咳嗽、咳痰、喘息、呼吸困难等症为主要临床表现，属于中医学"咳嗽""喘证""肺胀"等范畴。数十年来，COPD 的西医干预策略并没有大的突破，而中医药治疗 COPD 具有独特的优势与疗效，却一直缺乏科学系统的理论支撑。学者王伟荣等通过对 COPD 发病机制的深入探索和临证经验的系统总结，在此基础上提出了"毒-管道-脏腑"理论，并主要围绕"毒-管道-脏腑"理论的基本含义，"毒-管道-脏腑"理论与 COPD 发病的关系（毒邪引动是重要诱因、管道不畅是重要基础、脏腑失调是根本所在），"毒-管道-脏腑"理论与 COPD 的治疗（防毒解毒是关键、通调管道是核心、调理脏腑是根本）这 3 方面进行了较为详尽的阐述，为辨识 COPD 病机，提高 COPD 临床疗效提供了一定参考。

毒-管道-脏腑理论基本含义

1. 脏腑与管道的含义："毒-管道-脏腑"理论是在姜良铎"毒"与"管道"理论基础上进一步总结提出的。"脏腑"是机体形态功用的主体，"脏腑"通过相互联系与作用形成藏象系统。藏象系统主要包括人体基本结构——五脏、六腑、奇恒之腑等组织器官的生理、病理及其相互关系，以及"脏腑"系统所衍生的基本生命物质——精、气、血、津液的生理、病理及其相互关系和与"脏腑"的关系，以上就是"脏腑"的内涵，同时我们也发现：机体存在着许许多多的"管道"，它们共同构成机体的"管道"系统。这个"管道"系统由体表管道（如五官七窍、腠理毛孔、经络血脉）以及体内管道两部分组成。而体内管道又可以细分为脏腑之外的管道（如息道、谷道、脉道等），以及脏腑之内的管道（如肺泡、肝胆管、心腔、胰管、肾小管等）。脏腑内外的管道互为相通，体表内外的管道亦互为相通，机体通过"管道"系统将五脏六腑、机体与自然构成统一的整体。以上就是"管道"的定义与内涵。

2. 毒的含义：正常生理状态下，五脏六腑通过脏腑气化作用源源不断产生水谷精气，这些精微物质一方面通过体内管道系统输送至全身五脏六腑、四肢百骸等以供给正常生理需求，另一方面机体产生的精气又可通过体表管道不断与外界进行物质和能量的交换，吐故纳新。然而当这些精气发生数量、质量或位置的改变时，这些精气就转变为"毒"的范畴了，"毒"的含义正如姜良铎总结的：凡对机体有不利影响的因素，无论这种因素来源于外界或体内统称为毒，主要包括：机体产生各种病理代谢产物；原本生理物质含量的改变；原本生理物质位置的改变。

3. 毒-管道-脏腑理论及三者间相互作用：事实上"毒""管道""脏腑"三者紧密相连，任何一者的病变都可引起另二者的病变，三者之间的相互作用我们称之为"毒-管道-脏腑"理论。"毒"是致病病因及病理代谢产物，代表邪气；"脏腑"是正气强弱的体现；而"管道"则是邪正交争的场所。三者之间关系极为复杂，一方面若机体"脏腑"功能低下，则外毒容易通过管道入侵体内"脏腑"，干扰"脏腑"功能。同时"脏腑"功能失调，其对"管道"的调节亦乏力，也会导致管道病变的产生。另一方面若体外"毒"邪过强，往往直趋"脏腑"，或机体内环境异常形成内毒，均易损害相应脏腑功能，而不论外毒还是内毒，都可以壅塞管道，干扰管道气机，或者直接破坏"管道"，影响"管道"功能。而"管道"作为水谷输布的通道，"管道"病变则脏腑营养和能量供应受损，必然会影响脏腑功能，另外，"管道"作为体内的邪气出入通道，若其闭塞，将导致闭门留寇，体内病理代谢产物亦难以排除，从而形成内毒积聚。由此可见，"脏腑""管道""毒"三者间往往互为影响，兼见同病，共同作用导致体内各种疾病的发生，以上就是"毒-管道-脏腑"理论的基本内容。

毒-管道-脏腑理论与 COPD 发病

"毒-管道-脏腑"是人体的病理状态，事实是绝大多数疾病可以应用此理论解释，尤其是 COPD，下面就该理论的"脏腑""管道""毒"这 3 个核心因素来论述 COPD 的病机。

1. 毒邪引动是 COPD 发病重要诱因： "毒-管道-脏腑"理论认为，"毒"在三者中居于重要地位，"毒"邪可分为外毒与内毒。毒邪亢盛，容易直接破坏管道或干扰脏腑正常生理功能。同时内毒与外毒本是同类，常相互引召，合而作祟。最新版 COPD 中国指南指出：吸烟、空气污染、职业性粉尘和化学物质、生物燃料烟雾、感染等外毒是 COPD 发病的重要外因，而精神及情志改变造成的内毒是其重要内因。2007 版指南亦指出：肺内炎症细胞（如肺泡巨噬细胞、T 淋巴细胞、中性粒细胞等）的浸润以及有害颗粒或气体的吸入、吸烟及其他危险因素的作用可造成机体多种炎性介质（如白三烯 B_4、IL-8、TNF-α 等）的释放，造成炎症反应，从而导致 COPD 的发生，而这些内炎性介质正是我们所定义的内毒范畴。故外毒可以引动内毒，同时这些炎症介质又可导致机体的免疫或器官损伤，耗损人体正气，从而造成人体对外毒的易感性，因此内毒亦可招引外毒。而 COPD 病位主要在肺，中医学认为"肺为娇脏""肺位最高"，故尤易感邪，内毒与外毒两者之间互相引动，造成恶性循环，导致 COPD 患者病情恶化。由此可见毒邪引动是 COPD 发病的重要诱因。

2. 管道不畅是 COPD 发病重要基础： "管道"在三者中具有重要地位，"管道"是沟通"毒"与"脏腑"的桥梁，"管道"的通调包括管道结构的通畅与管道功能的正常。"管道"的通调是机体健康的前提，若管道通调，则血气充盛，脉络通畅，脏腑和调，毒不易生。一方面管道为体内营养和水分输布的通道，若管道不通，脏腑得不到物质和能量供应，必然会影响其功能。另一方面，管道作为体内邪气出入的通道，若其闭塞，必然导致体内毒邪的积聚。正如姜良铎所言"通则不病，病则不通"。而肺是呼吸主要器官，"肺主气，司呼吸"，通过肺脏的呼吸运动，吸入 O_2，呼出 CO_2，肺沟通并维系人体两大循环体系。人一旦停止呼吸，则意味着生命的终止，所谓"出入废，则神机化灭；升降息，则气立孤危"。COPD 患者大多存在中央气道、外周气道、肺泡实质及肺血管系统等肺脏管道系统的病理性改变，如气道黏液分泌增多、气道壁重塑、气腔狭窄、血管壁增厚、平滑肌增多甚至微血栓的形成等。而 COPD 的现代医学诊断标准亦是以 FEV_1 和 FEV_1/FEV 降低等反映肺管道系统通气功能的指标作为依据，由此不难看出管道的通畅对于肺脏正常生理的意义以及 COPD 患者管道不通的实质。而中医学认为，本病属本虚标实，标实主要为痰浊、水饮、瘀血等，而这些病理产物的生成无非是脏腑功能虚弱，气血津液运行不畅，停滞聚集于管道所致。这些病理产物又都属有形之邪，易困阻气机，会加剧管道的堵塞，又进一步导致其生成增多及排泄障碍，最终造成肺脏管道闭塞，肺脏失用，由此可知管道不畅是 COPD 发病的重要基础。

3. 脏腑失调是 COPD 发病根本所在： "脏腑"在"毒-管道-脏腑"理论中亦居于重要地位。一方面，脏腑功能低下，外毒容易通过管道入侵体内脏腑，干扰脏腑功能，所谓"风雨寒热，不得虚，邪不能独伤人"。另一方面，若脏腑功能极为低下，内源病理产物也容易滋生形成内毒，所谓"正虚之处便是邪留之所"。同时脏腑功能失调，其对管道的调节亦乏力，也会导致管道病变的产生。现代医学发现，某些遗传因素（如 α_1-抗胰蛋白酶缺乏、支气管哮喘、气道高反应性、基因特异性等）会增加 COPD 发病的风险，现代医学针对本病的主要干预策略（如抗生素应用、糖皮质激素吸入等）也会改变患者体质特点，降低患者防御及免疫功能。事实上 COPD 患者大多以阳虚质、气虚质为主，且年龄、性别、体重指数、病情程度等因素也会对患者的预后转归产生影响，提示体质强弱与本病预后转归有一定联系。针对本病的数据挖掘显示，COPD 初起时病位在于肺脏，后逐渐转变为肺脾肾同病及肺脾心同病，晚期则表现为心、肝、脾、肺、肾五脏俱损，而脾脏则是传变的关键所在。现代医家多认为本病属于本虚标实，其中本虚以肺、脾、肾三脏尤甚。而 COPD 在中医学属于"咳""喘"等范畴，古代医家认为"咳""喘"与肺、脾、肾密切相关，如"（咳嗽）皆聚于胃，关于肺也"（《素问·咳论》）；"肺为气之主，肾为气之根，肺主出气，肾主纳气，阴阳相交，呼吸乃和"（《类证制裁》）；"肾为生痰之本，肺为贮痰之器，脾为生痰之源，肺不伤不咳，脾不伤不久咳，肾不伤不咳不喘"（《济生方》）。由此不难看出脏腑失调，尤其是肺脾肾三脏功能受损是 COPD 发病的根本所在。

毒-管道-脏腑理论与 COPD 的治疗

应用"毒-管道-脏腑"理论还可有效地指导 COPD 的治疗，主要可体现在以下 3 点。

1. 防毒解毒是关键：防毒解毒策略在 COPD 的应用具体可分为避毒、防毒，解毒、排毒及清除伏毒 3 个方面。

（1）避毒、防毒：机体的抗毒能力是有限的，当邪毒毒力炽盛，而机体正气又亏虚时，则极易感受外邪并加重病情。本病多由外感引动，尤其是肺功能低下的 COPD 患者更为多见，临床上由于摄生不慎，感受外邪导致 COPD 患者由稳定期转变为急性加重期的例子不胜枚举，因此 COPD 患者首先要调起居，适寒温，以预防外感而加重病情。

（2）解毒、排毒：当 COPD 患者不慎外感，外毒侵入机体时，一方面可采取解毒策略，可根据具体辨证情况选用相应的祛邪解毒方药，如风寒袭肺证可用三拗汤加减，外寒内饮证可用小青龙汤加减，痰热壅肺证可用麻杏石甘汤加减，痰蒙神窍证可用苏合香丸或安宫牛黄丸加减等。当患者热象或痰湿之象明显时，可在辨证的基础上适当配伍鱼腥草、金荞麦、黄连、石膏、栀子或应用抗生素以达清热、燥湿、化痰、解毒之效。另一方面也可采用排毒方法，因机体通过管道与外界相通，故可采用排消的方式将内毒祛出，而痰作为 COPD 患者最主要的病理产物，因此痰液排出显得极其重要，可采用有效咳嗽、药物口服、雾化吸入、胸部叩击、体位引流、机械吸痰等多种排痰手段促其排出。另外由于"肺与大肠相表里"，因此也可采用釜底抽薪之法，使毒邪从大肠分消，防其进一步戕害肺脏及其他脏器。

（3）清除伏毒：COPD 患者往往有数年至数十年的烟雾或有毒气体接触史，故往往肺气受损，痰饮内生。加之患者长期反复咳嗽、咯痰，易致肺络受损，肺泡弹性降低，或膨胀或破裂，瘀血内生，肺系局部解剖及生理结构从而发生改变，痰浊、水饮、瘀血等内毒积聚于患处。这些毒邪往往会深入脏腑成为伏毒，胶着迁延，留恋不去。虽 COPD 缓解期不至发作，但在急性加重期，受外邪的引动或正气虚弱时，则易反复出现急性发作。所谓"炉烟虽熄，灰中有火"是也。治疗上一方面要强调对 COPD 患者的健康宣教，教其积极预防外感；另一方面患者自身也要加强锻炼，增强体质及长期规律服药以调理脏腑功能，清除伏毒，消除复发根源。

2. 通调管道是核心："若五藏元真通畅，人即安和"，管道的通调是健康的前提，所谓"通则不病，病则不通"也，针对 COPD 常用以下方法通调管道。

（1）解痉平喘：由于管道在"毒-管道-脏腑"中居于关键地位，且本病现代病理机制也属于气道狭窄或痉挛引起的不可逆性气流受限性疾病，故舒张肺管尤为重要，临床上常用支气管扩张剂（如 β_2 受体激动药、抗胆碱药、甲基黄嘌呤类等）。其外，糖皮质激素和磷酸二酯酶-4（PDE-4）抑制剂还能抑制呼吸道炎症，减少内毒的产生对呼吸道的破坏，当然，合理选用祛痰药物或祛痰手段对保持 COPD 患者呼吸道的通畅也是极为重要的。

（2）化痰祛瘀：从中医角度而言，COPD 患者无论处在稳定期还是加重期，均以咳嗽、咯痰为主要表现，且患者年龄多较高，病程多较长，故多存在痰浊、水饮、瘀血等病理产物。而这些病理产物往往易影响或破坏管道，故及时清除尤其重要。由于"痰瘀阻肺，气机不利"为 COPD 的基本病机，现代医家多用化痰祛瘀通络法论治 COPD。现代研究发现化痰祛瘀通络法能降低 COPD 急性加重期的炎性介质（IL-8、TNF-α 等）水平，提高 FEV_1、FEV_1/FVC 的水平，有助于改善患者肺功能。

（3）人工管道：当生理管道无法满足机体的生理需求时，则宜建立人工管道来代偿生理管道的部分功能。如 COPD 单纯吸氧无法满足生理需求时，可考虑无创呼吸机辅助通气，当患者意识逐渐变差或出现急性呼吸衰竭难以纠正时，则宜考虑有创机械通气支持。当然，还可根据患者的实际情况选择肺大泡切除术、肺减容术、支气管镜肺减容术等手术切除无用的病理气道，减少无效腔通气，或行肺移植术来替代或重建人体的生理气道。

3. 调理脏腑是根本：

（1）扶正固本：COPD 急性发作期以标实为主要表现，稳定期本虚之象却尤为突出，此时扶正固本尤其重要，具体有益气固表法（可选四君子汤、补肺汤、玉屏风散等）、补肾纳气法（可选金匮肾气丸、附子理中丸、右归丸等）、健脾化痰法（如陈夏六君子、六安煎、健脾化痰丸等）、益气养阴法（如生脉散、参麦注射液、益胃汤等）、益气温阳法（如理中丸、真武汤、温脾饮等）、培土生金法（如参苓白术散、健脾益肺冲剂、针灸足三里等），可根据具体情况选用。

（2）形神兼治：由于本病属于不可逆性疾病，随着患者年龄的增加，脏腑机能的减退，COPD 患者肺功能会逐渐降低，因此部分患者会有消极、孤独、悲痛甚至厌世等不良情绪，尤其是 COPD 患者合并急性呼吸衰竭时，大多需要机械辅助通气治疗，而机械通气带来的不适又容易使患者产生焦躁、恐惧、激惹等情绪，甚至不配合治疗。中医学历来强调"神"的重要性，认为"神"为一身之主宰，主宰全身生命活动，"神御精气""得神者昌，失神者亡"，强调"形神一体""形神兼治"。因此对于本病，须在调理患者体质的同时也调畅患者的情绪，具体可采用言语开导、自我肯定、移情易性、情志相胜等调治策略。

（3）综合调理：除了上述治疗策略之外，现代医学康复措施，如呼吸生理治疗（咳嗽训练、缩唇呼吸等）、肌肉训练（步行、登楼梯、踏车、腹式呼吸锻炼等）、营养支持等也可改善 COPD 患者的活动能力、提高其生活质量。同时中医特色疗法如针刺、灸法、穴位贴敷、穴位按摩、穴位埋线、穴位注射、中药浴足、中药雾化及八段锦、太极拳、气功等养生运动疗法也对本病具有一定疗效。总之，"杂合以治，各得其所宜"，以患者感觉舒适及能长久坚持为原则。

"毒-管道-脏腑"理论对于 COPD 的诊治具有极其重要的指导意义，"毒""管道""脏腑"这三者既是 COPD 发病的基础，也是治疗的关键所在，因此在 COPD 的诊治中，临床医师尤其要注意应用"毒-管道-脏腑"理论，将防毒解毒、通调管道及调理脏腑 3 种治疗策略并施，三管齐下，全面兼顾，整体调节，往往能达到较好的治疗效果。

46　老年慢性阻塞性肺疾病肺虚毒邪损络病机及其治疗

　　慢性阻塞性肺疾病（COPD）是一种常见的以持续性气流受限为特征并可以预防和治疗的疾病。流行病学调查发现，COPD 患病率和死亡率均随年龄增加不断上升，以第 2 次欧洲社区呼吸健康调查（ECRHSⅡ）、鹿特丹研究（The Rotterdam Study）等为代表的一些随访研究证实年龄与 COPD 发病风险呈正相关。2018 年 4 月王辰院士在柳叶刀上发表"中国成人肺部健康研究"的首项成果显示：全国总患病人数为 9990 万人，60 岁以上人群患病率已超过 27%。随着全球人口老龄化，COPD 的发病率与致死率逐年上升，老年性 COPD 已成为医学界面临的重大挑战。目前 COPD 治疗存在局限性，如支气管扩张剂 β_2 受体激动药和抗胆碱药物的使用可增加心血管事件的风险，包括缺血事件和心律失常，而老年的 COPD 患者多合并心血管问题。研究还发现糖皮质激素治疗降低急性加重风险的益处低于预期，仅少数患者从中受益。学者王羽嘉等基于肺衰老及氧化应激机制，聚焦于老年 COPD 患者，系统阐述了老年性 COPD 的发病机制，结合中医毒邪理论、络病理论，探讨其病机演变，提出老年性 COPD 的根本病机为肺络虚损、毒损肺络，病理因素为毒虚共存，提出益气排毒通络法贯穿老年性 COPD 始末，以期为老年性 COPD 提供新的治疗思路，发挥中医药的优势。

西医病机与治疗

　　1. 肺衰老与 COPD：经典流行病学研究表明 COPD 所致的死亡及失能与肺功能随增龄而加速减退有关。同时，随着年龄的增长，增龄性的呼吸系统变化，会使 COPD 发病率增加。同样当 COPD 发生时，也加速了肺脏的衰老进程；COPD 老年患者的肺功能较正常老年人下降更快。COPD 老年患者的肺功能/年龄曲线左移，肺气肿/慢性气流阻塞可能是肺脏加速衰老进程中的表象之一。

　　COPD 患者慢性炎症与衰老存在密切联系。衰老的细胞释放大约 80 种因子构成所谓的衰老相关性分泌表型，其中绝大多数因子都与 COPD 的发病机制相关。COPD 发病过程中，细胞衰老释放的细胞因子促使炎症表型放大，而白细胞介素-1（IL-1）、IL-6、IL-8、肿瘤坏死因子-α（TNF-α）、基质金属蛋白酶 9（MMP-9）等炎性因子的释放，又加速了 COPD 肺衰老。

　　端粒是衰老的生物标志物，端粒长度在细胞水平上代表生物学年龄，较短的端粒提示生物学年龄较大，端粒长度达到临界值，细胞衰老即被启动。COPD 患者外周血单个核细胞的端粒被磨损缩短，而端粒缩短又与肺功能下降有关，并可增加 COPD 的发病风险。在轻度气流受限的 COPD 患者中，疾病早期已有肺细胞端粒功能障碍发生。

　　自噬可能对 COPD 慢性炎症机制发挥了一定作用。衰老细胞中检测到的与自噬相关的基因 ULK1 水平增加及双层膜自噬体小泡，证明了自噬与衰老相关；COPD 患者肺组织超微结构分析显示，自噬小体较正常肺组织丰富，一些自噬标记物在 COPD 各严重分级中均有升高。此外，大量研究证明 Klotho、TBX、SMP30 等与衰老相关的基因及 DNA 修复因子均参与了 COPD 发生发展的病理过程。

　　2. 氧化应激与 COPD：氧化应激指氧化损伤累积造成的分子、细胞和组织水平发生的各种改变，可能是活性氧簇（ROS）和/或抗氧化反应缺失的最终结果，在衰老过程中起关键作用。ROS 的生成以及羰基应激均与慢性疾病及衰老有关。氧化与抗氧化失衡，就会出现氧化应激，使得肺实质细胞凋亡增多导致肺组织破坏，发生气流受限，发展成为 COPD。研究表明 COPD 患者肺、外周血和骨骼肌中存在过多的 ROS 并有线粒体 DNA 的氧化损伤。氧化应激不只是简单的总体平衡，因为存在多种独自调控的硫醇/二硫化物系统。

此外，脂质、蛋白质、DNA 氧化损伤的终产物和总抗氧化能力含量为反映氧化与抗氧化失衡相对直接而可靠的指标。COPD 患者肺及气管肺泡灌洗液（BALF）、呼出气体中脂质过氧化代谢产物明显增加，且和气道阻塞严重程度呈正相关。

3. 从抗氧化角度治疗呼吸系统疾病： 目前抗氧化剂，如抗氧化剂 N-乙酰半胱氨酸作为化痰药物被广泛使用，硫化氢、中华眼镜蛇毒和白藜芦醇可抑制氧化应激，也是肺纤维化的潜在治疗药物。大量研究表明，使用抗氧化剂进行的大量干预试验其结果前后不一致和/或不确定，提供单一的抗氧化剂对衰老相关疾病过程的保护效应微乎其微，故目前抗氧化剂治疗 COPD 仍存在争议。

中医病机与治疗

1. 毒损肺络与老年性 COPD： 中医学认为，毒泛指一切致病邪气，邪盛谓之毒。对机体产生不利影响并导致阴阳失衡的因素，亦称为毒。毒的来源可分为外受和内生，前者为从外界感受的病邪，包括直接感受的六淫之邪和烟雾、粉尘、有毒气体、放射线等各种环境毒邪；后者为脏腑功能和气血运行失常导致体内病理产物不能及时排出，蓄积体内而化生的痰饮、瘀血、癥瘕等。吴以岭院士在《络病学》中指出，毒邪不论外感与内伤，毒壅肺络日久均可化热，热毒壅肺，进一步加重肺络的损伤，如此反复，形成恶性循环，缠绵难愈。毒邪致病具有火热性、依附性、反复性、酷烈性、侵害性、秽浊性的特点，临床表现复杂、致病特点不一。

肺络概念最早见于《黄帝内经集注》："肺之经脉，循鱼际尺泽腋之间，即其间见之络脉，乃肺之络。"肺络布散于肺脏和肺系组织，由肺经横支分出，逐层细分，遍布内外。结合肺的生理学概念，肺络包含了肺循环、各级支气管、肺泡、肺经分布范围的皮肤、黏膜及依附上的其他系统。COPD 的病变部位涉及气管、血管、肺间质，因此 COPD 的病理基础是肺络的损伤，而毒邪对肺络的损伤亦贯穿于老年 COPD 的发生发展。COPD 开始发生时病位在肺，老年性 COPD 患者，肺气本虚，外受烟毒或环境毒，病邪易入难出，内外毒邪反复伤络，络气耗损，络虚不荣，无力祛邪，毒邪滞留，使络脉出现气滞、痰凝，血瘀等络道不畅的状态，而成病络；继而痰瘀胶结，蕴而化毒，毒损肺络，日久毒聚而成形，癥瘕内生，痹阻肺络，败坏形体，形成络病，继而变生诸病，使得肺病缠绵难愈，临床表现为肺脾肾诸脏偏损，痰浊、水饮、瘀血内生，阻于肺络，败坏形质，出现经久难治的咳嗽、咯痰、喘息等症状。其根本病机为肺络虚损，毒损肺络。

老年性 COPD 发生发展与肺衰老密切相关，氧化应激是肺衰老重要病理特征，并参与 COPD 的病理过程。这与"毒损肺络"理论中正气不足、肺络痰瘀毒互结导致老年性 COPD 发生发展理论相似。内外源性氧化剂相当于中医学所论内外之毒，肺部持续暴露其中，加之老年性 COPD 患者肺气本虚，既不能清除内生之毒，亦无力抵抗外来之毒，导致虚毒共存。COPD 患者过氧化代谢产物明显增加，并有线粒体 DNA 的氧化损伤，与毒邪滞留，肺络病损的病机表现相谋和。过氧化代谢产物增加一方面持续损伤肺络，使得肺络受损，主气功能失司，机体与外界气体交换异常，临床可见咳嗽、喘促、胸闷等肺气络病的症状；另一方面氧化损伤致血液和水液代谢异常，生成痰毒、瘀毒，继续损伤肺络，日久形成癥瘕。肺朝百脉，助心行血，痰毒瘀毒，甚则瘕内生，导致络脉痹阻，临床可见心悸、发绀等肺血络病的症状。

老年性 COPD 的病理因素为毒虚共存，根本病机为肺络虚损，毒损肺络。根据这一中心病理环节，故应以益气排毒通络为治疗大法。肺气得益，毒邪消解，络道通畅，则肺的宣发肃降、通调水道功能自可恢复，诸症自可缓解。

2. 益气排毒通络方治疗老年性 COPD： 根据上述理论，临床治疗老年性 COPD 以益气排毒通络法为主要治法，本课题组拟定益气排毒通络方治疗老年性 COPD，临床研究发现益气排毒通络方可以改善 COPD 患者的肺功能和相关指标。方中补气药用生黄芪，既能补气，又能固表，使肺中络气盈满，推动气血津液的运化。临床研究表明，黄芪具有抗氧化作用，可以调节氧化应激与抗氧化应激的失衡，改善老年性 COPD 患者预后；漏芦、连翘、皂角刺可解毒排毒，使毒邪消解；杏仁可降气化痰，使肺气宣发改善肺通气功能；水蛭、地龙等血肉有情之品可直达肺络，通络散结化痰，清除络道之毒邪，使络道通畅。诸药配伍，使得肺气盈满，毒邪消解，络道畅通，恢复肺的宣发肃降、通调水道功能，同时调节其氧化应激及抗氧化应激的失衡，使患者症状得到缓解，通气功能改善，生活质量提高。

　　随着全球老龄化，老年性 COPD 的发病率及致死率逐年上升，所致的经济和社会负担持续增加，现老年性 COPD 已成为医学界面临的重大挑战。结合老年性 COPD 氧化应激机制及中医毒邪理论、络病理论，认为老年性 COPD 的根本病机为肺络虚损，毒损肺络，病理因素为毒虚共存。据此提出，治疗中益气排毒通络法应贯穿老年性 COPD 始末，及时把握病机、缓解病症、减轻病势、防止疾病进一步进展，以期能为老年性 COPD 的临床诊疗提供一些借鉴经验，更好地为中医临床诊疗服务。

47　慢性阻塞性肺疾病毒损肺络病机

慢性阻塞性肺疾病（COPD）病理机制复杂，慢性气道炎性反应和气道重构导致的持续气流受限一直是此病的治疗难点和研究困局。研究证实气道重构这一 COPD 的病理关键，其本质是"微型癥瘕痹阻肺络"。通过益气消癥通络法治疗，能减少了蛋白酶失衡所致的细胞外基质沉积，减轻气道狭窄的程度，部分改善了肺功能。在此基础上针对 COPD 早期小气道阻塞的病理改变进行治疗，可阻断病情的发生发展，提高气道的可逆性。学者吴海斌等据此提出"毒损肺络"的观点，并进行了全面阐述，为深入研究 COPD 的病因病机及治疗提供了理论依据。

毒邪是肺络受损的直接致病因素

传统中医学里"毒"所涉及的概念主要有 5 个方面：其一，在古代"毒"指药物的总称，如张景岳在《类经》中指出"毒药者，总括药饵而言，凡能除病者，皆可称为毒药"。其二，指药物的毒性、气味偏胜之性，如《素问·五常政大论》云"大毒治病，十去其六……小毒治病，十去其八"。其三，指各种致病因素，蛇毒、蜂毒、疫毒、风毒、湿毒、寒毒、热毒、痰毒、浊毒、瘀毒等。其四，指病证，如疔毒、疮毒、丹毒等。其五，指治则，如解毒、拔毒、化毒等。

中医学有"邪盛谓之毒"的观点，现代学者总结了毒的内涵：对机体产生不利影响并导致阴阳失衡的因素，统称为毒。其来源有内外之分。外来之毒，即源于体外对身体有害的物质，如外感风、寒、暑、湿、燥、火等六淫之邪和天地间戾气以及各种环境毒邪（如有害烟雾、粉尘、污水、电离辐射等），其致病途径有五官九窍，腠理毛孔等与外界接触的器官和经络等沟通内外的网络系统。内生之毒，是源于体内的有害物质，是由脏腑功能失调、机体代谢异常、体内排毒系统功能障碍所产生，如浊毒、痰毒、瘀毒、癥瘕等，既是病理产物又是病因，此即尤在泾《金匮要略心典》所云"毒，邪气蕴结不解之谓"。

六淫之邪等外来毒邪，从皮毛、口鼻而入，或直入肺络，或循经入络。引起不同程度的络中气滞、痰饮、瘀血及微型癥瘕的停留，形成内生之毒。毒存络体，削弱了络脉渗灌气血津液、贯通营卫等功能，使络脉处于病络状态，即疾病的前驱状态，可成为疾病发作的始动因素。积久毒盛，损伤络脉，败坏形质，损伤脏腑，造成病势缠绵或变生诸病。治疗应以祛除毒邪为主，给邪以出路，恢复机体阴阳平衡。

肺虚络损是发病的内在因素

络气充盈则络道畅通。内外毒邪反复伤络，肺气耗损，络虚不荣，无力祛邪，毒邪滞留，使络脉出现气滞、痰凝，血瘀等络道不畅的状态，而成病络；继而痰瘀胶结，蕴而化毒，毒损肺络，日久毒聚而成形，癥瘕内生，痹阻肺络，败坏形体，形成络病，继而变生诸病，使得肺系疾病缠绵难愈。"虚"指正气虚损，正不胜邪的病理状态。肺络病发病的根本是精气的虚少，"至虚之处，便是留邪之地"，无虚不成积，络虚则痰瘀、癥瘕内生作祟，阻滞络脉，发为络病。

传统的观点认为，久病肺虚，卫外不固，易感受外邪而致病，故在治疗中使用补气药，会取得一定的疗效。但在临床的实践中，如治疗肺胀、哮病等疾病的过程中，单纯使用补气治疗，效果有限。究其原因，慢性肺系疾病本质是毒损肺络，病位深伏，补气药合用搜剔通络之品方能直达病所，祛毒通络，使邪去正复，络通气充，恢复气血渗灌功能。

肺络是主要的发病部位

肺有经络之分，络有气血之分。肺络可分为肺气络、肺血络、气血络。气络是天气与肺气汇聚之处，血络是机体血液汇聚之处，气血络是机体气血交汇之处。肺之气血聚散活动的主要部位在肺络。肺病根据病变部位分为肺经病与肺络病。临床上相同的病因导致不同的病理归属，缘于疾病有经病、络病之分。如同样的外感六淫邪气导致感冒发病和肺胀发病，前者病位在手太阴肺经和足太阳经，病位表浅，病程短，治疗容易。而后者病位深伏肺络，且随着病情深入，气络、血络、气血络有不同程度受累。病位较深，病程漫长，治疗难度大。

络病始发部位在络，现代医学中 COPD 等慢性肺系病变在肺的病络基础上发病。各种原因可导致络脉的形质改变和功能异常。由外来之毒和内生之毒导致络脉损伤从而形成络病，此即慢性肺病的病理基础。络病始动部位在肺络，气血活动的主要形式是聚散，聚散活动的部位在肺络。毒损肺络，聚大于散，由聚到积，由痕到癥，反复不愈，痹阻肺络，进而导致五脏衰败。慢性肺系疾病并非"久病入络"，而是病始即在络，所以治疗肺络病的核心是：早期治疗，即治未病。

毒损肺络是早期聚散失衡的始动因素

根据中国古代哲学的气——元论，气是构成万物的本原。气聚而成形，散而为气。形和气是物质存在的基本形式，聚散是形和气互相转化的基本运动形式。气生形，形归气，气聚则形生，气散则形亡。聚散处于平衡状态。聚强则成为有形之物为积，散强则发展为亏。喘咳日久，肺络受损，肺气亏虚，肺虚渐甚，进而累及脾肾，导致肺脾肾三脏亏虚。这个过程相当于散强盛时，聚不能与之抗衡，散发展成亏，造成肺络亏虚。同时肺虚不能化津，脾虚不能转输，肾虚不能蒸化，津液输布失常，痰浊内生蕴肺，肺气郁滞，血郁成瘀，痰瘀互结阻络。这个过程为聚强盛时，形成痰瘀，初为痕聚，进而痰瘀胶结，阻于肺络成积，形成肺络癥瘕。

肺主气司呼吸，朝百脉，主治节，为气血会聚之脏。气血聚散是肺的主要活动形式。肺的气血聚散包括宣发肃降，调节气机，输布津液，助心行血。升降出入是肺脏气血活动的表现形式。生理状态下聚散处于平衡，疾病状态下，如 COPD 小气道阻塞时，炎性细胞聚集浸润管腔，上皮细胞增生，黏膜充血水肿，黏液分泌增多，小气道通气受阻，进而导致细胞外基质沉积，平滑肌增生肥大，管壁增厚狭窄，气道重构的病理改变，相当于中医"聚"强盛的状态，毒邪内生，聚成有形之物阻塞肺络，形成肺络癥瘕。而随着内生毒邪如各种细胞因子、炎性介质，黏附分子，蛋白酶的释放，导致肺络受损，即基质的水解，肺泡壁、管壁、毛细血管床等肺实质的破坏，这种损伤相当于"散"的状态强盛，"散而为气"，导致络虚不荣，肺络亏虚。

聚散总处于动态的平衡状态，这是正常生理状态的表现。内外毒邪损伤肺络，毒存体内，导致气道持续的炎性反应，并释放多种炎性介质，活性酶、大量氧自由基等内生之毒，刺激黏液腺分泌增多，进而产生痰毒、瘀毒、癥瘕等毒邪，这相当于聚强盛的状态。所以毒损肺络是聚散失衡的开始。

毒损肺络是基础痹阻肺络是病机

COPD 病变早期，在六淫、环境毒邪等外来之毒的持续作用下，肺络受损，耗伤正气，络气不畅，内生之毒续生，毒损肺络，气血聚散失衡，一方面生痰致瘀，另一方面肺虚络损，反复外感，日久病变由气络波及血络、气血络，痰瘀交阻，积伏络脉，聚痕成癥，痹阻肺络，形成 COPD 气道重构的病理状态，进而变生他病。临床表现为肺脾肾诸脏偏损，痰浊、水饮、瘀血内生，阻于肺络，败坏形质，出现经久难治的咳嗽、咯痰、喘息等症状。COPD病变过程中，正邪交争于肺络，络体细小，易虚易滞，病位深伏，毒邪易入难出，加之痰、瘀、癥瘕等邪毒续生，日久正气耗损，外邪乘虚犯肺，毒邪留滞，阻塞气道，影响肺的宣发肃降、调水道，主治节的功能，形成正虚邪实的恶性循环。

　　总之，毒邪致病是其外因，肺虚络损是其内因，肺络是其病变主要部位，痰瘀毒邪互结，阻于肺络，正气耗损是病理因素。毒损肺络是其病变的基础和本质，癥瘕形成、痹阻肺络是其基本病机。

益气排毒通络是基本治则

　　毒损肺络的过程是内外毒邪耗伤正气，败坏络体的过程。故以益气排毒通络法为主要治则，使深伏络中毒邪排出，肺络通畅，恢复肺络聚散气血的功能。组方选药可采用生黄芪、连翘、漏芦、水蛭、地龙、皂角刺、杏仁等。其中用大量的生黄芪补气，使络气盈满，津液气血归于正化，气足络畅。临床研究证实黄芪不仅可减轻气虚喘促症状，同时改善肺的通气功能。漏芦、连翘、皂角刺排毒解毒，使外毒所致的内生之毒消解，叶天士认为连翘有"升浮宣散之力，流通气血，治十二经血凝气滞"。水蛭活血之中兼可化除顽痰，可清络中伏痰老痰，地龙活血化瘀通畅络道，杏仁降气化痰，改善肺通气功能。诸药配伍，可使痰消毒解，络气通畅，肺络恢复正常的宣降，通调水道和渗灌的功能，阻止病情进一步发展。

48　从毒损肺络论治慢性阻塞性肺疾病

慢性阻塞性肺疾病（COPD）是一种常见的以持续性呼吸道症状和气流受限为特征的疾病。目前，西医的治疗手段虽可缓解气道痉挛，缓解症状、减少急性发作，但存在长期使用激素不良反应多、患者依从性差和不能早期干预等问题。近年来研究发现，中医学在减轻症状，改善肺功能，提高生存质量方面具有优势。学者刘亚倩等对 COPD 的治疗有独特的认识，提出"毒损肺络，气血失和"是本病的根本病机，"毒虚共存"是其病理状态，并提出以"调气和血、托毒通络"为法进行治疗，通过调整肝肺、脾胃、肠腑气机，补益肺脾肾之气，调气以和血，扶正以消痰毒、化瘀毒，通畅肺络，临床取得了良好的效果。

毒、肺络与 COPD 的关系

"毒"字自古有之，《金匮要略心典》云"毒，邪气蕴结不解之谓"，邪盛则为毒。张伟等认为，毒邪具有以下 3 个致病特点。①伏藏性：藏匿体内，外邪诱发，量变导致质变，病情逐渐加重。②正损性：损害广泛，败坏形体，病势深伏，不易祛除。③顽恶性：伤气而体虚，病势缠绵难愈。此外，毒亦是中医病因学的一部分，古义之毒多指外感之毒，由六气太过所化，如《素问·五常政大论》中之湿毒、热毒、寒毒等；亦包括具有传染性的一类邪气，如《僧身药方》中之病毒、《疫疹一得》中之疫毒。传统定义之内毒多指邪盛化毒，如痰毒、瘀毒等。今毒之含义较前有所丰富。邵念方等认为毒是入侵人体并猛烈损害机体、耗伤正气、破坏阴阳平衡的物质。欧林德将毒概括为作用于人体，致使营卫气血发生一系列严重变化，甚则破坏人体生理功能和组织器官的致病物质。崔红生等则将其含义扩展到所有病因，认为：毒即一切对机体有不利影响的因素，不论是外来还是内生的均称为毒。外来之毒除六淫时邪之毒外，还有各种环境毒邪，如香烟烟雾、粉尘、有毒气体、放射线等；内生之毒除传统的痰毒、瘀毒外，亦将因脏腑气血运化失常而蕴生之邪气，机体代谢过程中过度产生的具有浊秽疴痼特性，并具有因果双重性质的致病因素称为毒，如血管内过度停留之糖毒、脂毒。在 COPD 的发生发展过程中，气道持续炎症是促进其发展、恶化的关键环节，而炎症正是在外来和内生毒邪共同作用下产生的，故可认为在 COPD 气道炎症过程中所产生的过量释放的各种炎症介质、活性酶、大量氧自由基等正是外邪犯肺所诱生的内生之毒。

"肺之经脉，循鱼际尺泽腋之间，即其间见之络脉，乃肺之络"（《黄帝内经集注》）。肺络布散于肺脏和肺系组织，由肺经横支分出，逐层细分，遍布内外，结合现代医学中肺之生理，肺络包含了肺循环、各级支气管、肺泡、肺经分布范围的皮肤、黏膜及依附于上的其他系统。COPD 的病变部位涉及气管、血管和肺间质。因此，COPD 病位在于肺络，病理基础是肺络的损伤。COPD 属于中医学"咳嗽、喘证、肺胀"的范畴，临床表现以肺气不能敛降而咳、痰、喘，反复发作迁延不愈为特点，病理改变以长期慢性气道炎症导致的反复气道重构、管壁增厚、管腔狭窄、肺泡壁破坏为特征，完全符合毒邪致病之性。

COPD 的根本病因是毒邪侵袭，属于肺络病的范畴，毒损肺络贯穿 COPD 发生发展的重要病理机制。

毒损肺络正气亏虚是 COPD 的病机本质

肺络是肺脏发挥生理功能的重要载体，其形细小，遍布内外，包括气络和血络。气络有象，主宣发肃静以布散气津；血络有形，渗灌气血内至五脏六腑，外至皮毛肌腠，具有"行血气而营阴阳"的作用。正所谓"温邪上受，首先犯肺"。雾霾、烟雾等外来毒邪从口鼻而入，蕴结不解，积而成毒，首当其冲损伤的即是肺络，如叶天士云"久发之恙，必伤及络"。病入络者，病势必深伏。《素问·调经论》云"气血不和，百病乃变化而生"。肺络受损则络中气血不和，肺之功能受到影响，失于肃降则发咳嗽喘促等症；通调水道功能失司则内生痰饮水湿。《寿世保元·脾胃论》云"气健则升降不失其度，气弱则稽滞"。气不行血则化生瘀血，痰瘀等内生之毒痹阻肺络，痰瘀之毒胶结不解，从毒化热则致络脉破损、气血外溢，导致气虚血瘀、气血两虚等变化。肺络不通又进一步导致内生之毒续生，进一步损伤肺络，使肺络气血失和。外毒袭肺又可导致肺气亏虚，气血运行迟滞则加快痰瘀等内生之毒的产生，肺气久虚，子病及母则导致脾气亏虚；又有素体脾虚，土不生金者，表现以肺脾两虚为主，久病必伤及于肾，导致肺、脾、肾三脏俱虚，进而影响其他脏腑生理功能，导致多脏合病的严重病变。正虚不能托毒外出则虚毒留滞损伤肺络，易招致外来之毒侵袭，加重病情，反之肺络受损又可导致内生之毒续生，痰瘀等各种内生毒邪互相胶结，积聚于肺之络脉，病程日久，肺络由郁到闭，痹阻肺络、肺络破损，形成络病，与王琦教授所言"肺络微型癥瘕"导致肺络损伤形成的气道重构具有高度一致性。

正虚与毒邪共存，互为因果，贯穿 COPD 发生发展始终，则形成毒虚共存的病理状态，气血失衡，毒邪续生则损络之势更盛，则使得病情不断进展，久治难愈，故 COPD 的根本病机在于毒损肺络，正气亏虚。

托毒通络法治疗 COPD 的理论根据

肺络痰瘀毒互结、肺络不畅、正气不足是肺系疾病病理状态，毒损肺络是贯穿 COPD 始终的病理机制，基于 COPD 正虚毒恋的病理状态，治疗上须扶正、祛邪解毒兼顾。故刘亚倩等在研读经典及临床实践基础上根据外科"托法"之理念提出了"托毒通络"的治疗原则，以托毒通络为法，方能使药物直达病所，直中病机。

托法是中医外科特色疗法。《外科正宗》云："托者起也……或疮口不合者，皆气血虚也，以大补佐以活血祛毒之品，或加以芳香行其郁滞。"后世对于托法含义，历来理解不一。尚鹏鑫等认为，补托即益气补火为主，以推动气血运行，行气活血、清热散结，促进炎症的局限，因势利导地推动其邪毒由里及表。杨悦娅认为，托法是用补益气血和透托病邪的药物，扶助正气，托毒外出，以免邪毒内陷。

托法的分类亦是各医家争议之点。应荐等将托法分为透托和补托两法，分别以透脓散、托里消毒散为代表方剂。汤岳龙将其分为托补、托散、托透三法。张达才根据《外科发挥》将托法总结为托脓、祛腐和敛疮 3 个作用，并将其具体运用分为托里调营卫、托里散寒、托里清热、托里养阴等八法。肖秋平等基于《外科正宗》将其分为清托、透托和补托法。清托法将托与消结合，在疮疡初期营养活血止痛、消肿溃坚，清热解毒之品，方选仙方活命饮加减；透托法以益气联合敛疮透脓的药物使毒邪移深居浅，以治疗正虚脓成，不能排毒外出之证，方以透脓散加减；补托法即应用益气活血，托毒外出之物，扶助正气，使正气充足以托毒外出，从而治愈疾病。

虽然托法含义及分类有诸多不统一之处，然其适用之病机不外乎正虚邪实共存，毒邪病势深伏不能自行外出，其治疗亦不外乎于《证治准绳》中"内托之药，补药为主，活血祛邪之药佐之，或以芳香之药行其郁滞，或加温热之药，御其风寒"之法。

根据托法适用的病机范畴，托法应用范围已不局限于外科疮疡、皮肤疾病。冯玉萍等以托法灌肠理论应用于溃疡性结肠炎的治疗。徐建龙以益气托毒法治疗慢性肾炎，取得了良好效果。故刘亚倩等根据托法的应用指征及中医异病同治的治疗原则，以补益/托毒的治疗模式应用于COPD的治疗正是托毒理论在治疗内科疾病方面发展的创新。

通络法取自《叶天士诊治大全》中治奇经之"通因"法，实是流通气血，疏行脉络之法，"奇经之结实者，古人必用苦辛和芳香以通脉络；其虚者，必辛甘温补，佐以流行脉络"。因此，二者当相须为用，临床应用通络法时，一方面要补益气血，使络中气血充盈则能正常发挥濡养功能；另一方面当疏理气机，流通气血，"务在使气血调和，病必痊愈"。当络中痰瘀浊毒阻塞导致络阻不通占主导地位时，又当佐以辛芳走泄通络之药以直通其络，疏达痹阻，即所谓"通则不病，病则不通"，从通论治COPD之理。

托毒通络法的具体应用

毒邪犯肺，从皮毛口鼻而入，毒邪在人体之运行，与气血津液共用同一管道，毒邪致病又易壅塞气血津液。故托毒者，当补益气血，使络中气血充足，流通气血津液，使毒邪跟随气血津液代谢而外出，凡涉及气血津液代谢之途径，皆为托毒外出之道路，如皮毛、口鼻、二便等。临床应用托毒通络法时以补益气血为本，根据脏腑亏虚程度，辅以通络、调整气机之法，给邪以外出之路，使邪去则正安。

1. 益气托毒：《素问·百病始生》云"正气存内，邪不可干"；"邪之所凑，其气必虚"。《诸病源候论·咳逆短气候》云"肺虚为微寒所伤则咳嗽，咳嗽则气还于肺间则肺胀，肺胀则气逆，而肺本虚，气为不足，复为邪所乘，壅否不能宣畅，故咳逆短气也"。故肺气虚是COPD发生发展的重要条件，气虚无力托毒外出，毒邪久积则病情迁延进展，故治当益气以托毒。刘亚倩等临床应用益气托毒法时，仿托里消毒散法，自拟益气托毒基础方，其组成黄芪、当归、金银花、白芷、生甘草。其中生黄芪为补气之圣药，以其为主药，使络气盈满，鼓动血行，气足络畅，益气托毒。现代研究表明，黄芪能够提高红细胞的携氧能力，改善COPD患者组织缺氧和肺部炎症情况，对内毒素性肺损伤有明显的保护作用，可减缓气道重构，延缓或阻止COPD的发展，提升患者的生存质量，改善预后。临床研究发现，其作用机理与黄芪具有抗氧化、改善气道重塑能力有关。金银花"无经不入，为消毒之神品也，未成毒则散，已成毒则消"，既可清络中毒邪，又具透散之力，可透邪外出。药理学研究发现，其提取物能通过抑制中性粒细胞的活化和分化，抑制脂多糖诱导炎症介质和细胞因子生成，改善急性呼吸窘迫综合征大鼠肺组织病理损伤情况，进而发挥抗炎和免疫调节作用，其挥发油及其残渣浸膏还具有抑制多种细菌和抗病毒作用。当归养血活血、宣通血中郁滞以流通气机。白芷芳香透达以领毒外出。甘草清热解毒调和诸药。COPD患者常存在具有局部气道细菌残留、免疫功能紊乱、肺血管重塑损害、血凝异常等，应用托毒法时，选用黄芪、当归为主药以益气托毒，现代研究表明托毒法中补益气血之药物具有调节机体免疫功能、抗凝改善血液流变学、抗菌作用。

肺、脾、肾三脏同司气与津液运行，任何一脏亏虚则无力排毒外出。故补气当以肺、脾、肾为中心，复肺之宣发肃降、脾之运化、肾之气化蒸腾功能，以呼出浊毒、宣卫排毒、祛湿利尿排毒以托毒外出。肺脾气虚者，合用补中益气汤或六君子汤；若见气虚、自汗，易于感冒者，配伍白术、防风，合玉屏风散之意以补肺固表，疏风散邪；脾虚夹湿，大便溏泻、不成形者，予参苓白术散加减；COPD迁延日久，必累及肾，稳定期加黄精、山茱萸等补肾之品，方剂常选理阴煎加减，以大剂量熟地黄填补肾精，使化源不竭；生地黄滋补肾阴，当归养血和血；少量干姜、肉桂等辛热之品以温通阳气、阳生阴长；砂仁、木香等助胃运化，以防滋腻碍胃。气虚及阳，阳虚不能托毒外出者，常以阳和汤加减以发挥补阳温通，托毒外出之效。

2. 养血和营托毒：肺胀日久，由气络伤及血络，津凝成痰，血滞成瘀，终成痰瘀毒邪损伤络脉，络中气血外溢则导致络中阴血亏虚，络脉不充则痰瘀毒邪愈渐深伏，继致络损血虚，邪毒不去。现代研究表明，COPD患者因长期慢性缺氧而处于红细胞代偿性增多，血液黏度增加，血流缓慢的病理状态；加之炎症刺激，凝血系统被激活，具有肺微小动脉血栓形成的病理变化，亦符合肺络瘀血阻滞，新血不生，营血亏虚的病机。故治当养血和营以托毒。临床常选用桃红四物汤加味，方中以熟地黄、当归、白芍入肺之血络，大补络中血虚，补血和血，使络中营血充足。其中当归-川芎药对具有抗炎、抗血小板聚集、保护缺血组织、促进血红蛋白和红细胞生成等扶助正气的作用。当归还具有平喘、解除平滑肌痉挛、改善缺血再灌注的作用。丹参养血活血，兼有凉血之功，可清血分火热之毒，通行血络，使络通毒消。其有效活性成分丹参酮ⅡA可通过抑制 TLR4/Mydd88/NF-κB 通路相关因子的表达，抑制巨噬细胞的炎症反应，降低 TNF-α、IL-1β、IL-6 等炎性因子测表达；还可通过抑制炎性反应细胞的浸润活化、细胞外基质沉积及调控 UPA 及 PAI-1 之间平衡，减轻肺纤维化程度，改善患者的预后。桃仁、红花化瘀以生新，川芎为血中气药，以宣通气血，桔梗、陈皮以宣通气滞，达归于肺，使毒邪虽肺之宣发肃降，跟随气血津液运行之通路以外出。

肺为娇脏，肺喜润恶燥，且病程日久，耗伤正气，导致络脉空虚，气虚则易郁而化火，又易消耗血液及津液，故常顺应肺之生理特性，以疏散风热合养阴生津之品，使络中津液充足，与前行血之品相合，则具有气行则血行，气行则津行，减少痰瘀毒邪产生的优势。药物常选沙参、玄参、麦冬、玉竹、石斛、芦根等，若肺肾阴虚，常加女贞子、墨旱莲、天冬、生地黄等，甚则加入血肉有情之品，如龟甲、鳖甲等。

3. 通络：痰毒、瘀毒是常见的内生之毒，毒邪蕴结不解，痹阻肺络，日久排毒无力，气血失衡，毒邪续生则损络之势更盛，故当针对毒邪之性质清除之，辅以通络之品，使络脉通畅，截断肺络进一步损伤的途径。

（1）调气以通络：《内经·六微旨大论》云"升降出入，无器不有"，"出入废则神机化灭，升降息则气立孤微"，突出了气的升降出入正常对于人体的重要性，故而"百病皆生于气"。痰浊、瘀血是 COPD 发展变化过程中的重要病理因素。朱丹溪云："善治痰者，不治痰而治气。"赵献可在《医贯·血证论》云："阳随乎阴，血随乎气，故治血者必先理气。"故治当先治气，气行则血行，气行则津行，气机通畅方能使气血津液运行正常，不会导致气滞、血瘀、痰饮等病理变化。临床应用调气法时，首先辨气机升降失调之脏腑，从肝肺、脾胃、肠腑入手，采用疏肝健脾升清、降肺通腑和胃之法治之，常选用麻黄、桔梗、紫苏叶等以宣肺通卫；杏仁、紫苏梗、厚朴、枳壳、大黄等降肺通腑和胃；茵陈、柴胡、川楝子以升发、疏发肝气；荷叶、升麻、炒麦芽等升发脾胃清阳。通过恢复脏腑正常气机，不仅可使大便得通，腑气得降，邪毒随肠腑糟粕而出，有助于肺气之肃降；还可因恢复肺之宣发肃降功能，有利于排出浊毒，宣发卫气使邪毒从皮毛而解，从而可达到从多途径托毒外出之效。

（2）消痰毒以通络：痰毒是 COPD 发生发展过程中的重要病理产物。从广义而言，痰毒包括了与其相似的因水液代谢产生的其他毒邪，如湿毒、水饮及其与热胶结之后的毒邪亦属于痰毒范畴，可一并论治。其中湿热毒邪内阻者，最易阻滞气机，以调畅气机为第一要务，以三仁汤为主方，临证可加藿香、佩兰、砂仁、石菖蒲等芳香化湿醒脾之药，车前子、泽泻、茵陈等清热利湿之品；黄芩、黄连等清热燥湿兼厚肠胃之品，生薏苡仁、茯苓等健脾化湿之品以分化湿毒、热毒从小便出。水饮者当以温药和之，方选苓桂术甘汤类方；狭义之痰，常采用化痰法之，如燥湿化痰之法半夏、胆南星；润燥化痰之天花粉、川贝母；清热化痰之竹茹、浙贝母、瓜蒌；降肺化痰之桑白皮、葶苈子、莱菔子等。

（3）化瘀毒以通络：瘀毒者，多用凉血活血、补血活血之法，凉血者如牡丹皮、栀子、赤芍、白茅根等，补血活血者如前之益气托毒法。然瘀毒久积化生干血，则非养血活血、化瘀生新等常法所能开，可采用辛润通络及化瘀消癥通络法，前者药物如桃仁、桂枝、降香等，方选桂枝茯苓丸或旋覆花汤加减；后者如水蛭、地龙、鳖甲、皂角刺等，合前托毒补虚之法，补益加之通调，则可达到"包举形骸，和养脉络"之目的。

综上所述，COPD 的根本病机在于毒损肺络，正气亏虚，正虚邪毒贯穿发病始终，然《医林改错》云"治病之要诀，在于明白气血"。故以托毒通络为法。从气血两个角度入手以托毒，通过益气、养血和营以托毒，调理气机、消痰毒、化瘀毒以通络，攻补结合，以促进气血津液正常运行，减少痰瘀毒邪等内生之毒的产生，防止毒邪留滞为害，荼毒五脏，从而恢复人体阴升阳降、阴阳调和的生理状态，气血调和，精神内守，病安从来。

49　雾霾毒损与特发性肺间质纤维化

特发性肺间质纤维化是以进行性呼吸困难、喘息、气短、干咳为临床表现，以低氧血症、慢性进行性弥漫性肺间质纤维化为特点的肺间质性疾病。病变早期为肺泡损伤肺泡炎继之纤维化修复，最终导致肺结构破坏发生呼吸衰竭而死亡，平均生存3.5年。近年来随着人类生存环境的变化，空气污染雾霾严重，发病率较前较显著增高。雾霾非六淫之邪，属于环境毒中的气毒，为湿燥浊毒经呼吸直达肺部，损伤肺络，可促进肺间质纤维化发病，学者张晓梅等就雾霾毒损肺络与肺间质纤维化发病的关系进行了论述。

雾霾非六淫属于环境毒

"环境毒"是指在环境中对人的健康有危害的物质，包括现在所有的环境污染物。正常时我们所处的周围环境应是空气清新、饮食自然洁净、居处幽静、舒适怡悦，但现代工业生产所形成的各种废物及农业生产中使用的各种农药，造成空气、水、土壤甚至各种农作物、畜产品等的"毒"聚以及生活中产生的各种污浊、秽物等都是"环境毒"产生的重要来源。"环境毒"种类多而不同，有气毒、声毒、食毒等。与六淫不同，"环境毒"由于其来源广而杂，其伤人无论正气虚否，均易感之而耗损人之正气。一般除少数腐蚀性和激惹性毒物在进入体能立即引起损伤外，多数毒物在进入机体后不会立刻引起明显的病变，导致对人体的损害却更隐蔽。"环境毒"的致病隐袭，对人体损伤有累积效应，人体正气不虚也可触染而受病，即只要是"环境毒"就能引起人体阴阳失调、状态失衡、导致疾病的发生。"环境毒"进入体内后，直接消耗正气，降低正气抗邪能力。若正气较强，毒虽伤正而正仍能抗毒，则毒可被排于体外；正不胜毒则致正伤毒留，阴阳失衡。若毒与人体正气交争，正气不亏而毒邪过于强大，导致人体正常状态平衡的破坏则致使气机不畅、血运失调、损及脏腑。

雾霾漂浮于空气中，属于"环境毒"中的气毒，其来源于汽车尾气、工业生产、取暖锅炉燃煤、挥发性有机物经燃烧排放的残留物。雾霾所含的微细颗粒由于其直径≤2.5 μm（简称为PM2.5），含有大量的有毒、有害物质，主要有一氧化氮、二氧化硫、硫酸根粒子、硝酸根粒子、氨粒子以及硅、铁、铅、镍、铬等，由于其直径小，被吸入人体呼吸道后不仅损伤上呼吸道，还会直接进入人肺部，损害肺泡，沉积损伤肺部，甚至进入血液循环。雾霾吸入人体不会立即致病，在浓度较高时会出现鼻咽部不利、咳嗽等局部刺激症状，而日久会损害肺部促进肺纤维化发生等。

雾霾伤人具湿燥浊毒之性

雾霾有雾和霾组成，雾者为细微的水滴或冰晶，悬浮在近地面空气中的气溶胶，霾是指空气中的飘尘、硫酸、硝酸、硅、铁、铅、镍、铬等大量极细微的粒子均匀的浮游在空中，使空气混浊、能见度低下，雾霾为雾和霾的统称。雾霾之雾是极细微粉尘，不同于水雾之雾，不含有较多水汽，因其弥漫散布，惧怕风吹，风能胜湿，风一吹雾霾就会消散，但雾霾仍然具有湿邪流连的特点。霾中的一氧化氮、二氧化硫、硫酸根粒子、硝酸根粒子及硅、铁、铅、镍、铬离子等，为化学物质和重金属为金石之毒，其性重浊为浊毒。处于雾霾环境中，化学物质和重金属的金石之毒损伤人体，可见眼干目涩眼痒、口干鼻燥、咽干咳嗽等一派干燥之象，具有燥邪、热邪的特点。

在中医学传统的致病邪气风寒暑湿燥火六淫中，湿邪和燥邪为对立相反的，燥能胜湿，不可相兼。而雾霾恰恰同时兼有湿燥之特性，因此雾霾为一种新的致病邪气，不属于六淫，属于气毒，具有湿、燥共同的特点。霾含有大量的硫化物、硝酸盐和重金属等有毒物质，还具有金石浊毒之性。雾霾随着人体的呼吸进入呼吸道，损害呼吸道和肺，雾霾致病力隐袭潜伏，长时间吸入才使人发病，会造成肺及机体的损伤，长时间持续暴露于雾霾中，雾霾气毒对人体的损伤危害性增大，发生特发性肺间质纤维化的概率增加。雾霾非六淫之邪，为环境毒的气毒，兼具湿燥浊毒之性，长时间吸入损害人体严重。

雾霾损伤肺络为特发性肺间质纤维化致病之因

人体的生命运动，在于持续不断的吸入清气呼出浊气，人生以气为本，"人受天地之气，以化生性命"。肺主气司呼吸，肺经鼻、气管直接通于天，若空气清新，呼吸顺畅自如；肺为娇脏，若清气不清，吸入雾霾气毒，雾霾湿燥浊毒进入呼吸道和肺后，直接刺激损伤气道和肺。首先刺激鼻咽部，鼻咽不利则咳嗽、干咳、咽干、咽痒、白痰。进一步刺激呼吸道，气道受损，致使呼吸道高度敏感，则气喘、咳嗽、哮鸣，极易发生哮喘。由于雾霾"气毒"为极微细的有毒物质，硫酸盐、硝酸盐和重金属离子为毒素，附着积聚在肺部深处，损伤肺络，阻滞气机，宣发肃降失常，气不流动津液，津液停聚化为痰饮浊邪。肺主治节，肺气能辅佐心脏，治理调节血脉的营运，百脉皆朝会于肺。久吸入雾霾"气毒"，损伤肺气，肺失宣降，治节失常，血瘀内生阻滞肺络，瘀血常与痰湿共同形成痹阻于肺间质的毒邪，由于毒邪闭阻于肺，肺络不通，肺失宣降，失于主气，故喘息咳嗽。若正气较强，毒虽伤正而正仍能抗毒，则毒可被排于体外；气毒可经咳嗽咯痰、小便、汗出时排出体外。因此雾霾"气毒"损伤肺络，为特发性肺间质纤维化致病之因。

特发性肺间质纤维化多发生于老年，这与人体年老衰弱有关，《素问·上古天真论》云："女子……六七三阳脉衰于上……七七任脉虚，太冲脉衰少……男子……六八阳气衰竭于上……七八肝气衰，筋不能动。"老年时人体开始衰老，肌体状态功能下降，心肾、脾胃、肝肺、都在一定程度上虚衰。年老肺气已经虚衰，易于感受外来雾霾浊毒之邪，抵御环境雾霾气毒的能力明显下降，肺纤维化则更易于发生。反复吸入雾霾，瘀痰浊毒痹阻凝结肺络为特发性肺间质纤维化的核心病机。肺位于胸中，主气司呼吸、主宣发肃降、主通调水道、朝百脉主治节，因此肺与气、水、血的输布密切相关。肺主气，气皆统于肺，吸入清气呼出浊气为肺有节律的宣发肃降。肺通调水道，肺为水之上源，水道的通调依赖肺主气、肺主宣发肃降的功能。水与气相互依存，气存于水中，若雾露之溉；水存于气中，则水因气动。故肺气的宣降，促使着水液的代谢，气行则水行，气止则水停，聚则为痰为湿；雾霾"气毒"痹阻于肺，痰湿更易形成，雾霾酸性离子、金属离子与痰湿相互裹胁，则易使痰湿化为浊毒，闭阻凝结肺络加深。

肺朝百脉主治节，心肺同居胸中，肺朝百脉也是通过肺主气与宣发肃降功能完成的。血由营气和津液组成，《素问·经脉别论》云："食气入胃，浊气归心，淫精于脉，脉气流经，经气归于肺，肺朝百脉，输精于皮毛。"心、肺、脉构成了血液循环系统。血的运行依赖肺主气的调节和敷布而致全身，血流行于肺络中，肺络的血行流动依靠肺气的推动。雾霾"气毒"痹阻于肺，肺气受损，肺气不利、宣降失调，肺气不能推动肺络之血行流动，肺络中血行瘀滞则形成瘀血痹阻于肺之脉络。

反复吸入雾霾气毒，人体正气与雾霾"气毒"不断交争于肺，肺气损耗。反复损伤日久使呼吸道抗邪能力下降，正不胜毒则致正伤毒留，雾霾燥湿浊毒损伤肺络、消耗肺气，导致肺失宣降、气不流津，水液化为痰饮浊毒、肺络血行瘀滞，痰瘀浊毒闭阻于肺络，日久肺气亏耗、阳气受损，肺络凝结痹阻；痰瘀浊毒痹阻凝结肺络为特发性肺间质纤维化的关键病机。由于痰瘀浊毒闭阻凝结于肺、肺络不通、肺气郁闭则出现咳嗽、咯痰、气喘逆气、胸闷胸憋、气短气促、呼吸困难等症状，肺间质纤维化病变产生。如果感受雾霾深重邪气积聚难散，则可形成痹阻于肺的癥瘕积聚。

综上，雾霾属于环境毒中的气毒，非六淫之邪，具有湿燥浊毒之特性，雾霾湿燥浊毒经呼吸直达肺部，损伤肺络，毒损肺虚，痰浊瘀血痹阻凝结肺络，肺失宣降，可导致肺间质纤维化发生。

50　从毒邪论治肺间质纤维化

近年来，肺间质纤维化（PF）的发病率有上升趋势，按病因可分为特发性与继发性两大类。特发性原因不明；继发性大致可分为感染性、吸入性、肿瘤性、药物性、放射性、气管及支气管病变演变、结缔组织疾病的肺表现、全身疾病的肺损伤等多种，西医治疗以激素作为首选药物，效果并不理想。中医药治疗已显示出了良好的前景，进一步研究有着十分重要的理论和现实意义。学者荆阳等对肺间质纤维化从毒论治进行了论述。

肺间质纤维化的中医研究与思考

中医学关于肺间质纤维化病名归属既有"肺痿"说，又有"肺痹"说，还有"喘证""痰饮""咳嗽"说。以"肺痿"命名者，源于《金匮要略·肺痿肺痈咳嗽上气病脉证治》，主张以"肺痹"命名者，源于《素问·玉机真藏论》"病入舍于肺，名曰肺痹，发咳上气"及《素问·痹论》"皮痹之为病，应乎肺……气奔喘满"的记载，喘证、咳嗽说则主要依据临床表现命名。本病之发，大多认为或因禀赋不足及饮食劳倦内伤，先有肺肾两虚或肺脾两虚的基础，而复感外邪，宣解不彻，邪气郁肺，或反复感邪，肺气先伤，日久累及脾肾。其病机多认为肺中虚热，气阴两虚，痰热瘀血阻滞肺络，肺失宣肃，肺热叶焦等。治则有益气养阴、活血化瘀、扶正祛邪、软坚散结、宣肺涤痰、清热解毒、宽胸理气。

近年来中医药防治肺间质纤维化取得了一定成就，但目前仍有许多问题尚未解决。从理论方面来看，目前任何一种病机学说均不能阐明肺间质纤维化发生发展的所有过程，此外，肺间质纤维化从发生到产生变证一般需要漫长的过程，早期可无症状，其发生可与禀赋、饮食劳倦内伤、年老体衰等因素无关，而且许多患者肺、脾、肾亏虚和痰滞血瘀的症状也并不明显，这表明还存在一些其他致病因素和发病机制。从临床方面来看，肺间质纤维化治疗效果仍不尽如人意，也不能有效防止变证的发生。因此需对指导临床的肺间质纤维化病机理论进行进一步思考和研究。"毒邪致络病"学说认为，毒邪瘀阻络脉正是络脉病患病位深，病情重，病势缠绵难愈的机缘所在。而"肺朝百脉，主治节"，肺络能运行气血，深入肺脏，联络脏腑，与现代医学肺内的下呼吸道和肺内的毛细血管的功能相似。肺间质纤维化作为络脉病与毒邪密切相关，这可能是对肺间质纤维化理论的新思考。

中医对毒及毒邪致病的认识

1. 毒与毒邪的涵义：毒在中医学中主要包括3个方面，一是泛指药物或药性（偏性、毒性、峻烈之性）；二是指病症；三是指致病因素或病理产物。本文主要讨论病因之毒，即毒邪。《古书医言》云："邪气者，毒也。"王忠等认为毒邪与非毒邪是一个矛盾的两个方面，两者需要相比较而确定，相互作用共存于一个多维时空的矛盾体中，随矛盾体在多维时空中的变化，毒邪与非毒邪将根据在不同的时间、不同的部位，针对不同的个体而存在不同的确定性，即此时之毒非彼时之毒，此时有毒非彼时有毒，甲脏之毒并非乙脏之毒，某人之毒可能他人非毒，此处之非毒而他处却为毒。总之，毒邪之界定存在时间、空间、部位、个体等多方面的相对性。毒邪涉及多种疾病，是决定疾病发生、发展和转归的重要因素。骆丰等人认为从现代医学看，外来毒邪包括病原微生物及其毒素、各种理化因素导致的中毒等，内生毒邪则包括组织细胞功能障碍，机体的病理生理生化过程的产物，如炎性介质、毒性氧自由基、兴奋性神经毒、过敏介质、新陈代谢毒素、钙离子超载、致癌因子等。

2. 毒邪的来源： 外感毒邪，外感毒邪不仅包括直接感受毒邪者，还包括外感内化而生毒的，如《黄帝内经》所述"五疫之毒"及温病中的温毒、疫毒，或一些特殊的毒物，如气毒、药毒、虫兽毒等；亦有六淫过甚转化为毒或外邪内侵蕴久成毒，但此毒已不仅是单纯病因学的概念，而是包括了一定病理学过程的范畴，同时具备外受内生的双重含义。

内生毒邪是因脏腑功能失调，气血阴阳紊乱，机体生理或病理产物不能及时排除，蕴积体内而化生。内生毒邪常在饮食不节，劳逸失调，年老体衰或七情内伤，久病基础上形成诸邪蕴积，胶结壅滞而致。既是慢病之果，又是加重原疾病并产生病情变化的原因，对某些隐伏疾病而言，毒邪更是直接导致疾病暴发的因素，正所谓"无邪不有毒，热从毒化，变从毒化，变从毒起，瘀从毒结"。

3. 毒邪致病特点： ①骤发猛烈善变。起病急，传变迅速，多直中脏腑，病势重笃，不断恶化，变证丛生。②胶结壅滞，毒瘀火结。毒邪常与痰湿火热诸邪胶结，毒邪内壅，气血不畅，气滞血瘀，瘀毒互结，更壅滞气血，邪毒胶结愈甚。尤其毒邪最易于与火邪相兼为病，毒瘀亦能郁而化火灼伤血脉。③虚实夹杂，日久入络，顽固难愈。毒邪内蕴体内，血络不通，毒瘀痰火壅滞，病邪深伏，缠绵难愈；同时火毒耗气伤阴，损伤脏腑，虚实夹杂，顽恶难愈。

毒邪与肺纤维化的相关性

1. 肺间质纤维化病因病机： 是多因素作用的结果。①体质虚弱：先天禀赋不足，久病失养或年老体衰，脏腑功能减退，气机壅滞，痰瘀内生，蕴积日久化毒，痰瘀毒交结于肺络而形成纤维化。②饮食劳逸：嗜食肥甘厚味或嗜酒无度，蕴热化火生痰；或过劳伤脾，脾失运化，痰饮内停，痰浊阻滞，日久化瘀，痰瘀交结；或过逸则气血不畅，痰浊内生，瘀久化毒，痰瘀毒交结于肺络而形成纤维化。③情志失调："思则气结"，思虑过度，则气机郁滞，肺失宣肃，脾失健运，痰浊内生，蕴久化毒，痰瘀毒交结于肺络而形成纤维化。④外邪侵袭：外邪侵入体内，或因先天不足，久病失养，年老体衰，肺气虚无以抗毒，或因失治、误治，病邪未及时清除，稽留于体内蕴久成毒，进而影响脏腑功能，耗气伤津，痰浊瘀血内生，邪毒与痰瘀互结蕴滞于肺而引发纤维化形成。

本病病位在肺，主要病机为痰瘀毒郁滞于肺络，与脾、肾两脏关系密切。中医学已有"呼出心与肺，吸入肾与肝""肺为气之主，肾为气之根""脾为生痰之源，肺为储痰之器""气血相依""痰瘀同源而互化"等论述。本病病性为本虚标实，虚实夹杂。毒邪贯穿了肺间质纤维化疾病的整个病理过程，并是本病迁延不愈，变证丛生的主要因素。毒邪内伏，可导致肺卫不固，营卫失和，气血亏虚，脏腑损伤，由此可进一步加重正衰，增加内毒化生，痰浊瘀血等代谢产物堆积，从而促进纤维化进程。若迁延日久，久病入络，毒瘀夹火损伤络脉，心络空虚而滞涩不通发为真心痛；毒火扰神，心神不宁，惊悸怔忡，日久心阴阳俱损而成心力衰竭；毒瘀蒙蔽清窍，神志昏迷，则病势险恶难愈。

近年来，现代医学对肺间质纤维化的发病机制普遍认为是各种致病因子导致炎性反应，引起肺损伤，进而胶原代谢紊乱，细胞外基质（ECM）沉积而形成。有人认为与遗传易感性，病毒感染，免疫功能异常等有关，各种损伤因素损伤肺泡上皮细胞和毛细血管内皮细胞，引起肺泡巨噬细胞（AM）活化，单核细胞，中性粒细胞，淋巴细胞和嗜酸性粒细胞等炎症细胞浸润，炎症细胞及其释放的细胞因子和炎症递质介导了早期的肺损伤。组织的损伤往往伴有炎症和修复过程，如损伤微小，修复后可恢复正常结构和功能。然而，当损伤较大或反复发生时，频繁的修复，将导致纤维化或瘢痕。肺损伤后过度修复和肺纤维化发生的重要原因是 AM 来源的生长因子。继发性肺纤维化病因多达百余种，有的与药物/治疗相关，如抗肿瘤药（博来霉素、甲氨蝶呤、环磷酰胺等）、心血管药物（胺碘酮、肼苯达嗪等）、某些抗生素（如呋喃妥因、磺胺类药等）、高浓度氧疗以及放射线照射等；有的与肺部感染相关，如SARS、肺结核、卡氏肺孢菌肺炎（PCP）等；有的与职业/环境相关，如无机粉尘（如硅沉着病、石棉尘着病、煤工尘肺等）或有机粉尘（如蔗尘肺、空调器肺等）的接触，或有害气体/烟雾（如敌敌畏、二氧化硫、氮氧化物等）的吸入等。上述包括病原微生物在内的各种物质，均可以包含于中医学"毒邪"的范畴中，由此可印证毒邪与肺间质纤维化的相关性，表明其贯穿了整个病理过程。

2. 临床特征：毒邪致病虽然有一定的致病特点，但因毒邪的来源、滋生条件、病损部位、毒力大小、兼夹他邪以及患者的体质等不同，临床表现也各异。毒邪之为病，必然损伤正气，在初期毒邪作用于局部肺络，只有毒邪达到一定阈值时，便不断瘀积，促使肺络纤维化，此时可无症状或症状轻微；当毒邪不断瘀积，正气严重受损，邪胜正衰时则致变证丛生，尤其在当今社会环境污染加重，病原微生物变异，人饮食肥甘厚味且运动减少，毒邪更易内蕴，胶结他邪，化火成瘀，损伤肺络，正虚络伤，毒瘀更甚，病情危重，缠绵难愈。

肺间质纤维化的治疗方法

毒邪贯穿了肺间质纤维化发生、发展和变化的整个过程，因此肺间质纤维化的治疗应在益气养阴、健脾化湿、祛痰散结、活血化瘀的基础上配合解毒排毒的方法。

1. 解毒法：解毒即是化解、转化毒素，使毒分解。在肺间质纤维化病变中，毒邪多与痰湿、瘀血夹杂，因此，祛除瘀血痰湿可以使毒少依附，避免兼夹为患。化痰解毒药有如胆南星、白附子；除湿解毒有土茯苓、虎杖等；消瘀解毒药有雷公藤、炙蜈蚣、水蛭、穿山甲、紫草；研究证明雷公藤 T4 单体有一定的抗肺纤维化（PF）作用。穿山甲、水蛭等药物较一般活血化瘀药对 PF 的组织病理学改变起更关键的作用。此外，毒邪致病多呈火热证候，清热解毒法亦不可少，清热解毒法能"解外源性之毒——细菌、病毒、内毒素，还能解内源性之毒——氧自由基、炎症介质和组织因子"，可选用金银花、野菊花、蒲公英、鱼腥草、紫花地丁、白花蛇舌草、贯众、土牛膝等药物；但同时，毒邪致病具有从化性，如若与素体阳虚者，亦可化生"寒毒"，可选用白附子、乌梢蛇、全蝎等散寒解毒药物。

2. 排毒法：排毒就是针对毒的部位，因势利导，给毒邪以出路。中医学认为"肺与大肠相表里"，临床研究也发现，证候转归与腑气不通有密切的关系，随着大便秘结或不通程度的加重，病程延长，病情加重，疗效降低。因此，在治疗肺间质纤维化的过程中应酌情采用泻火通便、益气通便、养血通便、温阳通便等方法以通腑排毒。

3. 御毒法：御毒即是扶助正气，调理脏腑阴阳气血，提高机体自身抗毒能力，抵御毒邪损伤。阴阳气血是机体御毒的物质基础和原动力，阴阳气血亏虚，则机体抗毒能力随之减弱。因此，根据病情，在解毒排毒的同时配伍太子参、黄芪、当归、刺五加、玄参、生地黄、阿胶、肉苁蓉等益气温阳、滋阴养血之品是非常重要的。韩镭等发现补气通肺饮（党参、黄芪、当归、白果等）首先可降低大鼠血清和肺组织中 MDA 含量，提高血清 SOD 和 GSH-Px 的活性以及机体对脂质过氧化的应激能力，从而明显减轻大鼠肺泡炎和肺纤维化程度；其次它能使红细胞膜流动性增加，提高运输 O_2 能力，而且它还可减少肺泡隔，减小弥散距离，从而纠正低氧血症；第三，它可降低 C_3 含量，对扩大的免疫反应有一定调理、抑制作用，阻止免疫复合物沉积对基底膜的损伤，从而保护肺组织。刘卫敏等认为当归防治 PF 与其抑制 Fn、Hyp 密切相关。张捷等发现刺五加可明显降低 PF 大鼠 IL-6 水平，从而对细胞因子网络起调节作用，使肺组织中胶原暴露减少，减弱了成纤维细胞增生。朱际平等研究发现温润养血颗粒（人参、蛤蚧、当归、熟地黄、丹参等）可明显降低 PF 大鼠肺泡灌洗中 TNF-α 水平；在初步临床试验中发现，PF 患者服用该药 3～4 周后 PaO_2、SaO_2 较治疗前提高。王海峰以温润养血方（黄芪、太子参、当归、熟地黄、款冬花、麦冬、三七、丹参、紫苏、桂枝、蛤蚧、炙甘草）治疗特发性肺间质纤维化（IPF）患者 20 例，患者的临床症状减轻，肺功能、免疫球蛋白及血液流变学指标均有不同程度改善。

51　从"毒病"析新型冠状病毒肺炎

2019 年 12 月以来，出现多例由 β 属冠状病毒引发的新型冠状病毒肺炎（COVID-19）疫情。建模数据显示可能引起局部暴发。该病传播迅速，致病性强，而且新型冠状病毒不仅可通过飞沫传播、密切接触传播、粪-口传播，还可能通过气溶胶方式传播。目前尚无针对性药物治疗，对于诊治具有一定的困难。中医药从一开始干预此病，并且根据目前临床研究证实中医药对于 COVID-19 的防治具有重大作用。学者罗业浩等通过《新型冠状病毒感染的肺炎治疗方案》（试行第六版）及对相关文献的学习，从"毒病"的角度论述了此病的病因病机和辨证论治思路。

病　因

1. 疫毒为根本：COVID-19 致病原因为"疫毒"，理由有三：其一，COVID-19 已明确属传染病，其临床表现正如《素问·刺法论》所云"五疫之至，皆相染易，无问大小，病状相似"。其二，COVID-19 致病源已清楚明确为 2019 novel corona virus（2019-nCoV）病毒，可归于"戾气""疫气""疠气""杂气"之类，是有别于外感六淫的具有强烈传染性的致病因子。其三，明代吴有性《温疫论》明确指出，"温疫之为病，非风、非寒、非暑、非湿，乃天地间别有一种异气所感"。《备急千金要方》指出"毒病之气"可致"时气瘟疫"。疫毒容易传染，正如何秀山谓"疫必有毒，毒必传染。"由此，从中医学角度，大可不必囿于传统病因学说，可确定 COVID-19 致病之因为"疫毒"。

2. 是否发病与寒湿体质密切相关：本次 COVID-19 乃冬春发病，或从口鼻而入，或自皮肤黏膜接触而入，传染性强，变化迅速，病势凶险，存在普遍易感性。罗业浩等倾向于引发 COVID-19 "疫毒"易感对象为寒湿体质之人，其寒湿体质的形成与天地人三因有关。流行病学报告显示儿童患病较少且症状较轻，中年、老年患者较多且老年患者病死率高。儿童为稚阳之体、生机勃勃，人至老年阳气、气血渐衰多有虚寒之象。此外，乏力是 COVID-19 患者的主要症状之一，且多数 COVID-19 患者伴纳差、腹泻等消化道症状，舌苔多以腻苔为主，为湿气困脾之象，故可谓人体寒而感湿。因此可认为 COVID-19 发病与寒湿体质之人密切相关。

病　机

1. 疫毒贯穿始终，外毒引动内毒：疫毒贯穿 COVID-19 病程始终。何谓毒？正如王永炎院士提出"毒乃邪气亢盛，败坏形体，即转化为毒"。毒邪具有酷烈性、暴戾性、秽浊性、兼夹性、从化性、多发性、正损性等特点，病证方面毒病多为重病、大病、恶病。疫毒或经口鼻而入，或由皮肤黏膜接触而入，此为外毒。本病在外来疫毒进入人体后，潜伏期一般为 1～14 日，多为 3～7 日。患者逐渐出现发热、干咳、乏力、肌肉酸痛、呼吸困难、咽痛、便溏等主要临床症状。其基本病机为外来疫毒引动寒湿浊毒，壅塞肺胸，损伤脾胃，郁而化热，郁久成瘀，导致气机闭阻，升降失常，元气虚衰。即使到了疾病的恢复期，还会出现余毒未尽，正气耗伤，正虚邪恋，导致肺脾气虚及气阴两伤之证。因此，COVID-19 证候辨识、病机转归、辨证论治、处方用药都应牢牢抓住一个"毒"字。周思哲在《瘟疫赘言》中论述"疫皆热毒……肺先病也；继而充斥三焦，或有径入心包者。所云厉气，无非郁热，是以喻西昌所讲瘟、温二字，未尝区别，盖亦有见乎此耳。"其治法推崇"上焦如雾，升逐解毒；中焦如沤，疏逐解毒；下焦如渎，决逐解毒"。总不脱一"毒"字。所以，治疗 COVID-19 无论何期，原则上都应以祛邪解毒为主，应特别注重祛邪解毒方药的使用，邪去则正安，邪去则正复。

2. 诸毒相杂，合而为患： COVID-19 之病，疫毒、寒毒、湿毒、浊毒、热毒、瘀毒等往往交织在一起，病情轻微的患者临床表现多为单纯某一毒邪，较重的患者，诸毒相互错杂，相兼为病，尤其到了疾病中期和后期更是如此。在临床治疗中，罗业浩等认为应强调辨病与辨证相结合，因疫情严重，症状相似，传染性强，变化迅速，病势凶险，故不可拘泥于一人一辨，防止延误最佳治疗时机。

3. 病位主要在肺，与脾胃密切相关： COVID-19 的病位主要在肺，与脾胃密切相关。清代著名医家叶天士在《温热论》中首先指出"温邪上受，首先犯肺"。疫毒最易侵犯肺脏，喻嘉言《医门法律》云"人身之气，禀命于肺，肺主宣发肃降，肺气清肃则周身之气莫不服从而顺行"。明代汪绮石《理虚元鉴》论及肺脏病证特点时指出，"肺气一伤，百病蜂起，风则喘，寒则嗽，湿则痰，火则咳，以清虚之府，纤芥不容，难护易伤故也"。疫毒犯肺，肺失宣降，则出现发热、咳嗽咳痰、呼吸困难、胸闷气喘等肺系症状。

本次 COVID-19 患者大部分伴有纳差、腹泻等消化道症状，表明该病与脾胃密切相关。中医历代医家均十分注重顾护脾胃中气，脾胃为后天之本，两者相依，互为表里，所谓"中气"，即指胃气，也就是中焦脾胃。如《医方考·脾胃证治》云："夫脾胃者，土也。土为万物之母。诸脏腑百骸受气于脾胃，而后能强。"脾气健运，气血化源充足则脏腑得养，机体功能正常。人有胃气则生，无胃气则死，如医圣张仲景在处方用药时经常使用大枣、生姜、甘草、人参等顾护胃气之药，力求阴阳自和而自愈。若中气虚则疫毒容易侵犯入里，脾失运化，湿困中焦，则纳差、乏力、身困、脘腹胀满不适、大便溏、舌苔浊腻等。《素问·三部九候论》云："无问其病，以平为期。"故在治疗上驱邪毒外出的同时一定要注重顾护中气，有中则有和，有和则能平，脾升胃降，中气得复，从而达到"平人者，不病也"的至高境界。

治 法

庞宇舟教授汇通中医、壮医两套理论，融通壮医"毒虚致百病"精义。庞教授认为凡是由毒邪引发或以毒邪为主要病因的疾病均可称为"毒病"。COVID-19 由感染疫毒所致，属于"毒病"范畴。根据庞宇舟教授提出的"从毒求因、以毒论病、辨毒设法、解毒施治"的毒病治疗原则及方药与参考相关治疗方案，可将本病分为以下五型运用解毒法施治。

1. 轻型： 排毒祛湿，宣肺解表。COVID-19 发病初期，疫毒从口鼻而入，侵犯肺卫，正邪相争，表证较为明显，以发热、咳嗽、乏力为主。疫毒触动寒毒、湿毒，寒性收引，湿性黏滞，则周身酸痛、纳差、大便黏腻不爽、舌淡红，苔白厚腐腻或白腻、脉浮缓等。治宜排毒祛湿，宣肺解表。用药以羌活、徐长卿、佩兰、贯众、生姜、苍术、茯苓、藿香、白术、焦三仙、厚朴等排毒祛湿，麻黄、杏仁、葱白、豆豉宣肺解表。若寒湿郁而化热，可选金银花、连翘、芦根、僵蚕、牛蒡子、陈皮、石菖蒲等清热解毒，祛湿散邪。

2. 普通型： 祛毒辟秽，芳香化湿。该型较轻型患者症状严重，疫毒之邪传变迅速，湿邪郁而留毒，毒浊湿邪交织，清气不升，浊阴不降，湿邪困脾，使之运化无权，可见倦怠乏力、胸闷、脘痞，或呕恶、便溏，苔白或白腻、脉濡；或湿邪郁而化热，湿热毒邪伤津耗气，热毒遇湿邪所困，上不得越，下不得泄，则可见发热，或身热不扬，咳嗽痰少，或有黄痰，憋闷气促，腹胀，便秘不畅，舌质暗红，舌体胖，苔黄腻或黄燥，脉滑数或弦滑。治宜祛毒辟秽，芳香化湿。具体用药应当重在化湿祛毒，配合散寒之品，以藿香、佩兰等药取其芳香化浊解毒之功，陈皮、厚朴、薏苡仁等理气健脾燥湿，生麻黄、生姜、苍术、草果、羌活等散寒祛湿。若毒郁化热，还应加清热解毒之品，如生石膏、马鞭草、干芦根、虎杖、茅苍术、青蒿等。

3. 重型： 泻毒宣肺，清营泻热。重型患者，疫毒入里化热，热毒壅盛，可出现热毒迫肺或气营两爛表现。前者喘憋气促、咳嗽痰黄、大便不畅、小便短赤、舌红、苔黄腻、脉滑数后者除有喘憋气促等气分热证，还可见斑疹隐隐甚或谵语神昏、舌质红绛、口干、吐血、衄血、脉细数等营分热证。治宜泻毒宣肺，清营泻热。临床用药以金银花、连翘、穿心莲、黄芩、土黄柏、九里光、生石膏、大黄等清泻热毒、给毒邪以出路，以达开宣肺闭之目的。若热入营分，还应选用水牛角、生地黄、白芍、牡丹皮、玄参、丹参等咸寒甘寒之品凉血解毒，以防邪毒内陷生变。正如 COVID-19 第六版诊疗方案中重型患者的治疗增加了热毒宁注射液、痰热清注射液、醒脑静注射液。

4. 危重型：解毒救逆，回阳固脱。本型患者毒邪深入心包，毒气壅盛郁闭于内、元气衰微脱失于外，可出现神志昏蒙、失神倦卧、呼吸困难、汗多、四肢不温、烦躁不宁、脉浮大无根或脉细微欲绝等内闭外脱之症。治宜解毒救逆、回阳固脱。宜选用苏合香丸或安宫牛黄丸解毒开窍，清热醒神，配合人参、山茱萸等品以及参附注射液、生脉注射液、参麦注射液等回阳益气、固脱救逆。

5. 恢复期：祛毒补虚，清宣扶正。COVID-19 恢复期患者病情渐愈，但此时余毒未尽，正气耗伤，正虚邪恋，容易导致肺脾气虚及气阴两伤之证。前者气短无力、纳差、痞满、便溏不爽、舌质淡、苔白、脉细软后者少气懒言、汗多、干咳少痰、口干、口渴、舌干少津、脉细或无力。治宜祛毒补虚，清宣扶正。用药应注意"疫不重补，毒去正安"，选用淡竹叶、石膏、桑叶、芦根等清透余毒，使疫毒不致羁留，真气缓缓内生。同时，配合人参、麦冬、五味子、白扁豆、白术、山药、砂仁、陈皮、法半夏、甘草等益肺健脾，或沙参、麦冬、石斛、玉竹等养阴生津，促进患者早日康复。

《诸病源候论》云："凡时行者，春时应暖而反大寒，夏时应热而反大凉，秋时应凉而反大热，冬时应寒而反大温，此非其时而有其气。"疫病通常由非时之气引起。此次疫情致病原因为一种区别于非时之气的外来疫毒。由于疫毒强盛，加之寒湿之气久存于体内，则脾胃受损正气虚弱，增加了染病机会，从而导致疫病暴发流行。《临证指南医案》指出"疫疠一症，皆从口鼻而入，直行中道，流布三焦，非比伤寒六经，可表可下"。因此极易侵犯脏腑，病机复杂，病情更重。罗业浩等拟名为"毒病"，从病因、病机、临床表现突出"疫毒"这个核心问题，治疗上全程贯穿"祛邪解毒"这一要务。无独有偶，COVID-19 第六版诊疗方案中对比前几版较为显著的改变是将"清肺排毒汤"收录为临床治疗期通用方。该方上焦升逐，中焦疏逐，下焦决逐，使毒邪直接从脏腑、经络中拔除，整体治则从"排毒"入手，与本文所述解毒法不谋而合，为临床以解毒法治疗该病提供初步研究证据。

52   从毒邪辨治新型冠状病毒肺炎思路

　　新型冠状病毒肺炎（简称新冠肺炎）是一种急性呼吸道传染病，其传染性强，病情凶险，变化迅速，转归不良，这些特点与中医学"疫病"高度一致。学者欧田田等基于对中医疫病的认识，创新性地将温毒、湿毒、痰毒、瘀毒、疫毒与新冠肺炎的发病联系起来，认为新冠肺炎的病机重点是五毒致病，毒虚杂合；五毒各有特点，分别处于疾病不同阶段，疫毒贯穿始终；疫毒易变，病情轻重视体质而论，与患者情志状态密切相关；病位在肺，责之脾肾，重症及心。治疗主张多元辨证，治毒贯穿始终，又要固护正气，同时牢牢抓住"整体合参，三因制宜"的诊治思路。

　　新冠肺炎是由未知新型冠状病毒引发，2020 年 2 月 11 日国际病毒分类委员会正式命名该病毒为严重急性呼吸综合征冠状病毒 2（SARS-CoV-2），WHO 也宣布"COVID-19"为 SARS-CoV-2 感染导致疾病的正式名称。钟南山院士团队研究发现，COVID-19 以发热（87.9%）和咳嗽（67.7%）为最常见的症状，患者住院期间最常见的并发症是肺炎（79.1%），其次是急性呼吸窘迫综合征（ARDS）（3.37%）和休克（1.00%），并且指出 SARS-CoV-2 能够通过人际传播。目前西医仍无特异性的抗病毒药。根据新冠肺炎的临床特点，可归属于中医学"疫病"范畴，其病因病机多与温毒、湿毒、瘀毒、痰毒、疫毒有关。五毒各有特点，既是新冠肺炎的致病因素，又是引起新冠肺炎疾病传变、病情变化的重要病因。发病过程中由毒而热，由毒而湿，由毒而瘀，由毒而脱，由毒而虚，因毒致病，因病致虚，终致毒虚杂合，派生一系列病证。

五毒致病，疫毒贯穿始终

　　所谓温毒，古籍中原有两种含义，即温毒表现的一类疾病和温热毒邪这一致病因素，本文中取病因之义。温毒之邪易发于冬春之交，恰如《六元正纪大论》中所载"己亥之岁，终之气，其病温厉"。新冠肺炎病情最早始于 2019 年 12 月中下旬，其时冬至已过，小寒将至，阳气始生发，加之己亥之冬令气候异常，应寒反暖，其气已温，冬春多风，风挟温毒，侵犯人体，肺卫高居，邪必先伤，是而发热、咳嗽、恶风寒、口微渴，一派肺卫表证。温毒属阳，本具热变迅速的特点，又得风善行数变之助，两阳相劫，更易传变。叶天士《温热论》云："温邪上受，首先犯肺，逆传心包。"因此，新冠肺炎病情传变迅速，易逆传心包，出现神昏谵语等危重之症。

　　所谓湿毒，重浊为湿，黏滞为湿，趋下为湿。在自然界中，湿遇寒凝结则降，晴暖降为雨露，阴寒降为霜雪；而湿遇热蒸腾则上升为气。《温病条辨》云其"最损阳气"，阳气不足则温煦无力，寒必袭之。因此，湿毒之为湿毒，必得寒。新冠肺炎疫情发生之时，武汉地区在 12 月 15 日至 1 月 15 日 30 天内，26 日阴雨，湿毒之壮，可见一斑。冬之末春之始，正是乍暖还寒时，阳气虽始生发，但其势尚弱，湿毒有可乘之机。湿毒自表传里，脾为湿土之脏，胃为水谷之海，同气相求，同声相应，故而侵犯脾胃。湿毒伤脾阳则腹泻；伤胃阳则纳差、恶心欲吐；湿困脾胃，阻遏清阳，气机营运不利，肌肉四肢无以得充，则乏力、肢体困重。除呼吸道症状外，新冠肺炎首发症状尚有消化道症状，是为此因。

　　所谓痰毒，即为脾肺二脏水湿运化输布失调所致。痰毒既为病理产物，又为致病因素。李中梓《医宗必读》云"惟脾土虚弱，清者难升，浊者难降，留中滞膈，淤而成痰"，此为痰毒之自生。有感受温热之邪，其热入里，灼津为痰，炼液成痰；又有感受湿邪，阻塞气机，郁而化燥生火，此为痰毒之他生。痰毒既生，随气而走。痰毒行于肺，则痰火之热壅于肺，其性属阳，驱上善动，则肺气无以降，卫表不得宣，症见高热神烦、气上喘促；痰毒行于脾，则痰毒之气蕴于脾，兼湿兼热，滞着难化，阻遏气机，症见发热少汗，神疲乏力。新冠肺炎患者有汗出不畅、发热不解、口干口腻、周身酸楚、舌红苔白厚、脉滑数者，此为痰毒夹热蕴脾；有高热、咳嗽、胸闷、气促、口渴、舌红苔黄、脉滑数者，此为痰毒夹热壅肺。此时患者病情渐重，若得治不当，病情进展，痰热入里，无从宣泄，可发为神昏、厥逆，甚则气脱诸证。

所谓瘀毒，血行失度是为瘀，邪气蕴结不解是为毒。叶氏早有"邪与气血两凝，结聚络脉"一说以解释瘀毒，因此，瘀毒的产生必有两因素：一为外邪，外邪入里化火，灼伤阴液，血受煎熬，进而停滞成瘀，《重订广温热论》云"清火兼通瘀者，因伏火郁蒸血液，血被煎熬而成瘀"；一为内虚，久病者其气必虚，年老者其阴必虚，小儿者纯阳稚阴必虚，因而本有虚者，气血津液本不足，复受温热之邪，阴津再伤，瘀阻脉络，使邪毒内陷。故瘀者，必有虚，必有邪。而瘀毒之为病，前有本虚者为其开路，后有邪盛者为其鸣锣，气势浩大。新冠肺炎患者有宗气失司责之于肺者，阳气不行责之于肾者，水湿生痰责之于脾者，血脉痹阻责之于心者，复受温、湿、痰之毒，一旦成瘀，内有瘀毒拦路，瘀者必有里热，热入胸膈，肺气郁闭，是而高热，气机不畅，血液不行，是而胸闷、舌紫黯。此类患者多为既往有基础疾病多年者，瘀毒本存，复被外邪引出，两力相加，因而病情较重。

所谓疫毒，四时不正之疠气也。吴又可《温疫论·应补诸症》云："今感疫气者，乃天地之毒气也。"因此，疫毒之为病，非为一人，非为一时，非为一地，具有强烈的传染性与广泛的流行性。戾气之邪经口鼻而入，侵袭膜原，渐见发热，若邪气内犯，继续传变，众人皆有不同，有但表而不里者，有但里而不表者，有表而再表者，有里而再里者，有表里分传者，有表里分传而再传者，有表胜于里者，有里胜于表者，有先表而后里者，有先里而后表者。因为个体间体质及病理因素的差异，戾气之邪多与温毒、湿毒、瘀毒、痰毒夹杂而至，疫毒贯穿疾病的整个病程，因此除了戾气之邪的传变迅速、起病急、病情复杂、病势危重等特点外，还多包括温、湿、瘀、痰等各个阶段特有的临床表现。

因此，当用五毒思维理解新冠肺炎疫情时不难发现两点：①五毒皆为因。有温毒者是有伏温，得时令之助；有湿毒者是有寒湿，得气候之助；有痰毒者是有痰热，得体质与病情传变之助；有瘀毒者是有凝滞，得本虚与邪盛之助；有疫毒者是有疠气，反助其他皆为病。②五毒不单单是新冠疫情的病因，更是病情传变的体现。初感外邪者，先受湿毒，故而有低热者，有呕恶便溏者，此时病情轻微；再得温毒之助入里化热，故而发热，其热较深，两毒初入肺，肺欲行其治气之责，故而咳嗽，此时病情渐进；湿毒既入里，复夹热，便炼液为痰，炼血为瘀，痰瘀互结，反助热势，故而此时热最重，甚有热入心包、热入心神者，出现神昏谵语。而疫毒者，贯穿病情始终，无疫毒，温、湿、痰、瘀致病，均不可能为新冠肺炎疫情。此外，必须认识到邪实与正虚在不同的病程阶段有所偏颇，因此要求在病情演变中把握住毒邪与正虚的动态变化。因此，新冠肺炎的治疗必须以攻毒邪为主，毒邪去则身体安，但兼有年老、久病者，也必须补虚以顾护其根本。更值得一提的是，许多轻症普通型进展为重症或危重症的原因多与正气亏虚、毒邪乘虚内陷有关。故在随证加减时，要把握住病理因素的变化，固护正气也是治疗中必不可少的一步。

多元辨证，治毒为本

1. 温毒上受，表里双解：初期风温疫毒侵袭肺卫，起病急促，初起必有发热、微恶寒、咳嗽等肺卫病证。此时为疫毒时邪犯表，卫表失和，属于初期轻型，治法上当发散解表、调和肺卫，可选择葱豉汤合玉屏风散加减。若见热势不退等一派热象时，可酌情加减运用银翘散或桑菊饮；若出现恶寒无汗，痰白质稀，苔薄白，脉浮紧等风寒郁表之证，可酌情加减运用败毒散或麻黄汤。

肺卫疫毒之邪不解，内传气分，郁于胸膈，可见身热心烦、口渴尿黄、舌红苔黄、脉数等气分病证。治疗上当清热宣肺，可选择麻杏石甘汤加减。若痰多、咳甚、胸闷者，加浙贝母、瓜蒌、郁金等；如咳痰带血或咯铁锈色痰者，加白茅根、仙鹤草、黑栀子等；高热、面赤、痰黄稠难咯者，加蒲公英、金银花、青天葵等。

风温疫毒内陷营阴，致营阴受损、心神失主，表现出身热夜甚，口干而不甚渴，心烦不寐，甚则神昏谵语等一派营热阴伤之象，此时多由营热耗伤津液逐渐发展而成。治疗上当清营泄热、透热转气，可选择清营汤加减。若肺热甚，咳嗽痰稠而黄者，加天花粉、桑叶、鱼腥草等；若咳嗽严重时，可加用黄芩、杏仁；若津伤内燥，口渴便干，可酌情加用枳实、火麻仁等。

风温疫毒传至血分，动血耗血，热邪充斥于内，表现出身热神昏，舌蹇肢厥等一派危重病证，此时多因血分热盛扰乱神明所致，治疗上当以泄热凉血为主，可选择牛角地黄汤加减。若出现热灼肝经，扰乱肝风，引起肝风内动，治疗当加用钩藤、石决明等；若出现吐血、衄血、便血、尿血等迫血妄行的病证，当加用小蓟、大蓟、白茅根、侧柏叶等；若出现持续低热、暮热早凉、五心烦热等一派血分虚热病证，酌情加用赤芍、紫草、玄参等。

2. 湿毒内犯，三焦分治： 新冠肺炎发于冬令季节，从 2019 年 12 月中下旬至 2020 年 1 月中下旬约 30 日里，天气连续以阴雨为主，此时多以寒湿为主，寒湿过盛化为六淫，恰逢时行疢气，寒湿疫毒合而为患。寒湿之邪可责之三焦气化功能失司，治疗上当分治三焦，即宣上、畅中、渗下 3 法。初期病机特点为寒湿疫毒郁阻上焦，表现为恶寒发热、胸闷气喘、痰多色白质稀易咯、舌淡胖苔白腻白滑、脉濡缓。治疗上当以祛湿散寒为主，可选择大羌活汤加减。若出现恶寒较甚，寒重于湿者，可有头身疼痛、恶寒无汗、肢体困重等表现，可加用葛根、白芷、紫苏等；若出现湿重于寒者，可有胸闷脘痞、肢体骨节酸痛、口苦而微渴等表现，可加用槟榔、草果苦温燥湿。

寒湿疫毒由上焦传入中焦，病邪阻肺困脾，邪入中焦多从湿化，表现为面色淡黄、头胀身重、胸闷呕恶、身热不扬、舌苔腻、脉细濡。治疗上当以苦温为主，多选择达原饮加减。若出现肺脾两脏功能失司，当培土生金，可酌情加用参苓白术散；若出现寒湿郁结，久而化热伤阴的表现，可加用三仁汤清热化湿。

寒湿之邪重浊，有自然下行之意，当寒湿在下焦时治疗上当以渗利下焦寒湿为主。吴鞠通所著《温病条辨》中提到治疗湿温当注重通畅下焦，淡渗利湿，可选择五苓散加减。若出现下焦寒湿从里化热，伤及肝肾两脏，可见身热颧红、口燥咽干、神倦肢厥、心中悸动不安、舌绛苔少、脉虚弱等表现，可酌情加入三甲复脉汤；若出现寒湿疫毒郁结膀胱，湿阻大肠，腑气不通的病证，可加用路路通、车前子及承气汤类。

3. 痰瘀互结，当从脏腑辨治： 元代朱丹溪首次在《丹溪心法》中明确提出"痰挟瘀血，遂成窠囊"，极力倡导痰瘀同病，需痰瘀同治才能取效。新冠肺炎病位在肺，牵连诸脏，脾为首。李东垣所著《脾胃论·脾胃盛衰论》中云"百病皆由脾胃衰而生"。肺病的发生与脾胃功能失调密切相关，脾失健运，津液不得运化，聚而成痰，故云"脾为生痰之源，肺为贮痰之器"。初期疫毒实邪内犯于肺，肺主一身之气的功能失司，牵连后天之本，全身水液运化失控，易致阻肺困脾的实证。肺脾两脏关乎气血津液的正常运化，二脏功能虚损，则津液内停而成痰，气血不行而成瘀。加之外感疫毒之邪，久而酿成痰毒、瘀毒。若痰毒、瘀毒互结，瘀阻肺络，则表现为胸闷气促、喉间痰鸣、痰色黄质黏难咯或色白质黏、咽干口渴、汗出、肌肤甲错、面色口唇青紫或暗黑、舌质紫暗有瘀点瘀斑、舌下脉络迂曲。治疗上当以祛痰化瘀、清肺解毒为主，可选用桃红麻杏石甘汤合参苓白术散加减。当痰重于瘀时，可酌情加用葶苈子、桔梗、射干、鱼腥草、桑白皮、浙贝母等；当瘀重于痰时，可酌情加用丹参、皂角刺、瓜蒌等。

《类证治裁》中记载"肺为气之主，肾为气之根，肺主出气，肾主纳气，阴阳相交，呼吸乃和"。从中可以看出，肺肾共同维持正常呼吸，若肺损及肾，可致阴阳失调，气欲厥脱。痰瘀互结，日久可损及肺肾，肺金不足而致肾水不济，终致肺肾阴伤，可表现为咳嗽痰少或痰中带血、腰膝酸软、形体消瘦、口燥咽干、骨蒸潮热、盗汗、颧红、舌红、少苔、脉细数，甚则出现气微不足以息，动则愈甚，呼多吸少，甚则端坐呼吸、面色晦暗、唇甲重度发绀等一派危重证候。故在治疗上当补肺益肾、纳气固脱，可以选用生脉饮合百合固金汤加减。此外，若肺主气司呼吸功能受损，胸中宗气不能生化，这就切断了联结心之搏动和肺之呼吸的纽带，从而进一步产生心悸、口唇发绀、脉结代等心系病证，这也就是病变由肺传心、由气及血的病情转变，并逐渐加重的过程。而在此次疫情演变过程中，疫毒由肺及心，最易致心阳不振、虚脱厥逆，表现为手足厥冷、面色苍白、大汗出、表情淡漠或神昏不语、气短而促、舌质黯淡、脉微欲绝。故在治疗上以回阳救逆为主，选择回阳救急汤加味。若阳气亏虚，气不行血，必有瘀血内生，当酌情加用桃仁、红花等回阳化瘀；若病情急转直下，昏迷惊厥，目不识人，可选用安宫牛黄丸芳香开窍。

整体合参，三因制宜

此次疫情的暴发时间是 2019 年 12 月中下旬，病发于冬令季节，此时寒邪正盛，加之复遇阴雨连绵，湿气自生，故武汉本地多以寒湿疫毒夹杂为主。自发病至今，天气逐渐转暖，此时湿邪又可由寒化热，可表现为寒湿化热为主的湿热证，又可表现为湿聚成痰为主的痰热壅盛证，抑或是表现为入里化热煎熬津液而成一派热盛津亏之象，故治疗须随证变法。

我国南北气候差异较大，此时北方仍处于寒冬季节，病机特点以寒湿疫毒为主；此时南方气候温暖如春，病机特点以温毒上受为主。此次疫情全球各地自然地理环境不同，所处的气候特点不同，从而患者表现出的病证也大有不同。以我国为例，以江苏为主的江南地带，患者以湿热疫毒为主；以北京为主的北方地区，患者以寒疫为主。故北方等地患者在治疗中要注意固护阳气，特别是心肺阳气；南方等地患者在治疗中要注意清热且固护阴液，特别是肝肾之阴。

不同的体质类型，影响着疾病的传变和转归。如同样感受痰热毒邪，素体阴虚火旺者，痰热易化燥伤阴；素体阳虚者，易损伤阳气，病之后期易出现"痰盛阳微"等变化；素体肥胖湿盛者，易致水湿内停，痰湿共同为患。若患者属于痰湿体质，加之外感疫毒，易形成痰毒、湿毒的临床证候；若患者属于血瘀体质，疫毒病邪侵袭，易形成瘀毒的临床证候。针对此次疫情的暴发，不同体质的患者表现出不同程度的病情变化，影响着疾病预后与转归。因此要因人制宜，应在不同体质患者的不同病程阶段制定个体化的治疗方案。此外，个体面对此次疫情的情志状态也非常重要，从中医学角度来讲，情志因素在疾病的发生发展过程中扮演着重要角色。因此主张调整状态，积极的情绪能够提高身体对疾病的免疫反应，有助于疾病的治疗。

明末吴又可根据实践体会，编写了我国医学史上第一部温病学专著——《温疫论》。他在书中创造性提出了温病不同于伤寒的一些独特见解：首创"戾气"病因学说；疫病具有强烈的传染性；在治疗上强调以祛邪为第一要义，提出"客邪贵乎早逐""邪不去则病不愈"。在临床实践中发现，疫病的发生发展与"毒"密切相关，与温毒、湿毒最为密切，又与痰毒、瘀毒相互杂合。在治疗中，既要遵循卫气营血、三焦及脏腑辨证论治的思路，又要抓住"毒"的治疗主线，在不同的时间、不同的地点，针对不同的致病因素随证治之。

53　从毒损肺络论新型冠状病毒肺炎病机及其诊疗

　　基于新型冠状病毒肺炎（简称"新冠肺炎"）的发病及临床表现特点，学者薛艳等认为其病位主要在肺络，核心病机为毒损肺络；治当尽早化湿毒、解热毒、祛瘀毒以通肺络；危重期应芳香开窍通络，注意开闭固脱、化瘀通络；恢复期应通补肺络、清彻余邪；围绕"解毒通络"综合辨证施治，能有效减轻临床症状，避免病情向危重症进展，改善患者预后。

　　新冠肺炎由感染新型冠状病毒（SARS-CoV-2）所致。本病具有强烈的传染性及流行性，属中医学"疫病"范畴，病因乃湿毒疫邪侵袭，病位核心在肺，主在肺络。结合临床特点，我们认为"毒"为新冠肺炎的关键病理因素，"毒损肺络"为其核心病机。

　　络脉包括阴络、阳络，《临证指南医案》云"阴络即脏腑隶下之络"，肺络即属络脉之"阴络"，为多种肺系疾病病变所在，其病变属络病范畴。络病是广泛存在于内伤疑难杂病和外感重症中的病机状态，热毒滞络、络气郁滞、络脉瘀阻、络脉瘀塞、络脉损伤、络虚不荣均为络病的重要病机变化。湿毒疫邪侵袭犯肺，进而化热（湿热、郁热、热毒）、化燥、瘀（毒）闭等。新冠肺炎的关键病理改变涵盖了络病的重要病机变化，也是"毒伤肺络"核心病机的理论基础。临证以解毒通络为核心的治法，对于指导中医药诊治新冠肺炎具有重要意义。

病位系肺络

　　陈云等认为肺络为肺脏功能发挥的基础，与肺内气管、支气管、血管、微血管、淋巴系统及所从属的神经、免疫系统在解剖结构、生理功能、免疫防御功能上存在高度相关性及内在一致性。熊露等认为肺络包括肺血液循环、淋巴循环、气体交换系统及间质免疫系统，系调节气机与气化的重要场所，体现了肺之体、用的主要生理病理变化，表明肺络是肺结构和功能的单位、生理和病理变化的基础。经呼吸道飞沫传播是新冠肺炎主要的传播途径之一。吴以岭认为疫病之气自口鼻而入，侵袭人体，由呼吸道传染者伤及肺络。结合新冠肺炎发病及病变特点，其病位在肺络。

　　症状方面：本病患者无明显鼻塞、流涕等上呼吸道症状，而以发热、咳嗽、喘息、气短为其主要临床特征并贯穿整个病程。肺脏主要功能包括"主气、司呼吸"，咳嗽、喘息气促等表现均为明显的肺脏功能损害征象。正如《灵枢·五阅五使》所云"故肺病者，喘息鼻张"。又新冠肺炎患者尤其以干咳、喘息气促等小气道或肺泡、肺间质病变表现突出，而咳痰症状不显，为肺络损伤的典型表现。

　　影像学方面：新冠肺炎患者早期多呈现多发小斑片影及间质改变，以肺外带明显，进而发展为双肺多发磨玻璃影、浸润影。管汉雄等通过临床观察发现，新冠肺炎早期、进展过程中、重症期以及恢复期影像学均具有肺间质病变的特点。

　　组织病理学方面：对新冠肺炎患者微创病理取样，检查结果显示双侧弥漫性肺泡损伤，伴有细胞纤维黏液样渗出物，并指出与严重急性呼吸综合征（SARS）和中东呼吸综合征（MERS）类似，均可引起肺纤维化；加之本病后期、愈后常遗留肺间质损伤或肺间质纤维化，且肺血液循环、淋巴循环及免疫系统的损伤均在新冠肺炎病情进展以及出现急性呼吸窘迫综合征（ARDS）、脓毒血症、多脏器功能衰竭中具有关键作用，为肺络损伤提供了结构基础。吴银根等指出肺间质纤维化病变部位在于肺络，张立山等认为 SARS 伤在肺络，任培华等认为新冠肺炎病位在膜原、三焦、肺络。

病机系络损

络脉是气血、津液正常输布的枢纽和通路，气血运行通畅、津液输布正常、络道无阻是维持络脉正常功能的前提，反之则损伤络脉，产生一系列病理变化。湿毒郁肺为新冠肺炎的发病关键，湿性黏滞易阻气机，影响肺络气血运行、津液布散，致使肺"主气、司呼吸"，"主行水（宣发、肃降、通调水道）"，"朝百脉、主治节"的功能异常，同时湿毒易困阻脾胃，弥漫三焦，累及全身，出现全身各系统症状，危重症患者可因湿热、瘀毒闭阻肺络，致络虚络闭，肺络功能、形质严重损伤，出现"肺之化源竭"的情况。常富业等认为络脉是"毒邪"最重要的靶向途径之一。毒邪损伤络脉，引起机体的气血流通和渗灌不能而序贯损伤脏腑组织器官，与新冠肺炎之疫毒损伤肺络，影响肺及全身的气血运行、津液的调节输布功能相符，提示"毒损肺络"（并可伤及全身）为新冠肺炎的核心病机。且新冠肺炎病程中具有化毒、化热、瘀闭的表现，湿毒之邪郁而化热，湿、毒、热搏结。"温毒在内，烧灼其血，血受烧炼，其血必凝"，进而直接损伤络脉。"最虚之处，便是容邪之地"（《时病论》）。邪盛正亦不足，络虚亦为新冠肺炎的重要表现。基于此，本病以"毒损肺络"为核心，包含湿毒伤络、热毒滞络、络气郁滞、络脉瘀塞、络虚不荣等多种病机变化。

核心系"毒损肺络"

新冠肺炎为疫病范畴，《疫疹一得》云"疫既曰毒"，《温病正宗》云"疫者，毒之为害也"。毒邪在病因上具有酷烈性、依附性、地域性和社会性；在发病学上具备骤发性、特异性、传染性、季节性和流行性；在临床特点上具备火热性、秽浊性、广泛性、善变性、内损性。其论与新冠肺炎相符。而"无论外毒、内毒，以其善窜络脉之性，腐蚀络脉，损耗气血，都可形成毒损络脉之证"。是故新冠肺炎病变的核心为"毒损肺络"，呈现出从体表—浮络（阳络）—中经脉—脏腑之络（阴络）的致病过程，表现为毒邪循肺经伤及肌表络脉之恶寒，毒邪伤及肺经之发热、乏力，伤及肺之咳嗽、喘息、咯血或痰中带血，病及太阴脾经和阳明大肠经（与肺经相表里）之腹泻、恶心、呕吐等，甚者可见湿、毒、热、瘀之邪痹阻肺络致使厥脱等衰竭之证。《金匮要略心典》载"毒，邪气蕴结不解之谓"，故新冠肺炎之核心病机为湿（疫）毒、（湿）热毒、（痰）瘀毒损伤肺络。

1. 湿（疫）毒伤络：新冠肺炎发病及临床症状均具有湿毒致病的特点，其潜伏期长、患者发热以中、低热为主或为身热不扬或午后发热，舌苔以腻苔最为多见，病程中易传变。患者肺中具有大量痰栓等，均为湿毒损伤肺络所致。

2. 热毒滞络："热"和"毒"在新冠肺炎中表现突出。湿毒疫邪化热，热盛毒生，致使湿、毒、热搏结，进而损伤肺络，症见发热、咳嗽、喘息气促或鼻翼扇动、咯血或痰中带血、舌苔黄、脉数等；若病情进展迅速，可出现毒邪（湿、毒、热）从肺胃之络弥漫周身，甚至转入营、血分而症见高热、神昏、谵语、动风、痉厥。

3. 络气郁滞：湿毒郁于络中，湿性黏滞，易阻气机，影响气血津液运行，致使络脉郁滞；且本病湿毒易迅速化热、化瘀，搏结于肺，致使肺络气血郁滞。又新冠肺炎患者情志异常多见，肝郁伤神亦是新冠肺炎的常见病机，而肺、肝为全身气机升降之枢纽，肝气郁滞可影响肺络气机，加重络气郁滞之变。观本病之咳嗽、胸闷、喘息气促等，皆为肺络郁滞壅塞、肺宣肃失常之症，呼吸衰竭则为肺络郁闭至极所致。

4. 络脉瘀阻：湿毒疫邪犯肺为新冠肺炎的病机关键，湿滞络脉可致络脉瘀阻，且湿毒极易化热、化燥，损伤肺络，影响肺络血行。《金匮要略》指出"热之所过，血为之凝滞"，王清任曰"血受烧炼，其血必凝"，《圣济总录》载"毒热内郁，则变为瘀血"。湿、毒、热、瘀阻于肺络，临床表现为咳逆倚息不得卧、呼吸急促、咳血或痰中带血、胸痛、唇绀、舌暗红或见瘀斑等络脉瘀阻之症。

5. 络虚不荣：络虚不荣包括络中气血阴阳不足、脏腑百骸失其荣养或络脉自身虚而不荣的病机。《素问·刺法论》云"邪之所凑，其气必虚"，《灵枢·百病始生》亦指出"风雨寒热，不得虚，邪不能独伤人"，提示本病起病具有正虚的基础。杨华升等强调"上焦清虚之处，尽为有形之邪阻滞"在新冠肺炎病程中的关键作用，认为肺络为新型冠状病毒为患的清虚之所；加之湿、毒、热邪本易耗伤正气，内外毒邪反复伤络，致肺气阴耗损，加重络虚不荣之机，可见乏力、肢困、喘息气促、干咳等症。

治法系解毒通络

"毒"为新冠肺炎的核心致病因素和病理产物，"毒损肺络"贯穿病变的始终，治疗当遵《吴医汇讲》"治疫之法，总以毒字为提纲"，以解毒通络为核心，守"络以通为用"的原则，尽早祛除络中"毒邪"。

1. 化湿毒以通络：湿毒郁肺为本病的关键病机，化湿毒（热）为治疗的核心，常用的化湿通络方剂如藿朴夏苓汤、三仁汤、达原饮等，常用的芳香化湿、辛以通络的药物如藿香、佩兰、杏仁、桔梗、青皮、陈皮、草果、槟榔、白豆蔻、厚朴、苍术、橘皮等，同时可适当配伍丝瓜络、橘络等通络药引药入肺以疏通湿邪走散通道，所谓"经络通，湿热才有消散的通道"。

"风能胜湿"，祛风湿药物多可辛散通络，加之部分新冠肺炎患者可见风湿郁于肌表之症，故防风、白芷、羌活、独活等在新冠肺炎的治疗中可辨证选用。组方用药时应当注意：①湿毒疫邪易燥化、热化，进而耗伤津液、气阴，不可过用辛散之药；②辨清病位之气分与血分，不可过早投入血分之通络药物。

2. 解热毒以通络：湿毒化热或素体内热旺盛致湿、毒、热搏结为新冠肺炎病机变化的重点，治疗当重视清解热毒。湿浊疫毒易困阻气机，致使热无出路，故解热毒当不忘祛湿毒。肺热壅盛者，当在祛除湿毒的基础上，遵麻杏石甘汤之意，以辛润之石膏类清透肺络热毒。痰热阻结或毒热内盛者，以小陷胸汤加减或千金苇茎汤加减，同时可选用栀子、黄芩、芦根、生薏苡仁、冬瓜子、桑白皮、葶苈子清泄肺热、畅化肺络痰（湿）热。肺热喘息甚者，可予地龙等解热平喘，以虫类药物走窜之性，缓肺络之绌急，通散肺络湿热毒邪。热毒闭肺、三焦热盛者，当予升降散之法。升降散不仅是温病之总方，更是治郁热之总方。方中僵蚕、蝉蜕味辛性平，姜黄味辛、苦，伍以气血同治之大黄，升清降浊，上下通治，除三焦大热。同时僵蚕、蝉蜕以"食血之虫，飞者走络中气分"畅通肺络，使湿热毒散、肺络通。热毒每易凝血成瘀，需警惕湿毒化热入营（血），可提前予以入营血分之祛瘀通络药物（如牡丹皮、丹参、三七、赤芍、川芎、桃仁等）或合解毒活血汤加减以阻断病势。

3. 祛瘀毒以通络：湿毒化热搏结损伤肺络，每易致使瘀毒形成，导致疾病进展。化瘀毒包括于湿、毒、热炽盛之际佐以少量凉血活血药物阻断病势，亦涵盖了湿、毒、热邪深入营血分时合予解毒活血汤、犀角地黄汤等加减，以解毒凉营、活血通络，同时可酌情选用虎杖、玄参、姜黄、大黄、牡丹皮、丹参、川芎、当归、桃仁、红景天等化瘀解毒通络药物。

虎杖为包括《新型冠状病毒肺炎诊疗方案（试行第六版）》等多个新冠肺炎诊疗方案中推荐中成药疏风解毒胶囊的君药，既可祛瘀毒又可祛湿毒、解热毒，肺肠同治，临床疗效肯定。

《神农本草经》载"红景天苦、平，主大热，火疮，身热烦，邪恶气"，现代药理研究发现其有抗病毒作用，且可以改善肺纤维化，可清泄肺中壅闭之毒热，宣畅肺络。

大黄、姜黄气血同治，不仅可通肺络，还可治下以逐邪。

丹参、当归、川芎皆为活血通络之常用配伍，现代医学亦证明其具有抗肺纤维化之作用，可达既病防变、先病而治、截断病势之效。

"搜剔经隧之瘀，莫如虫类"。虫类通络药物在新冠肺炎的治疗中具有重要作用，地龙、蜈蚣、全蝎、水蛭等均可辨证选用。新冠肺炎重型及危重型患者在出现湿、热、瘀毒闭肺扰神或"肺之化源竭"之际，常表现为急性呼吸窘迫综合征，当使用活血化瘀药，以提高临床疗效，其中即包括虫类药物。出现闭证者予芳香通络开闭之安宫牛黄丸、紫雪丹、苏合香丸，脱证者予以生脉散或在四逆加人参汤扶正固脱基础上，以血必净注射液活血化瘀、舒通络脉、溃散毒邪。

4. 通补肺络，清彻余邪： 新冠肺炎恢复期主要表现为乏力、干咳、憋闷等症状，肺部影像仍有散发阴影，中医辨证多为气阴两虚、痰瘀阻络，当采用益气养阴、通络散结法治之。提示新冠肺炎恢复期当通补肺络、清彻余邪。《上海市新型冠状病毒肺炎中医诊疗方案（试行第二版）》明确提出，对于恢复期患者的肺脏纤维化改变可以应用理气化痰、补气填精、化痰通络等方法，在辨证论治的基础上加用中药生地黄、女贞子、黄芪、黄精、桃仁、赤芍、三棱、丹参、橘络等，以减少纤维化病灶，减轻肺功能损伤。

恢复期患者正气未复，不可过用辛散之药，应以轻透为主，可予桔梗、前胡等轻透肺络余邪，生地黄清阴络之热，助耗伤之阴，牡丹皮、丹参轻泻血中伏火。丹参与黄芪配伍乃通补肺络的常用药对，党参配伍丹参亦为通补肺络之要药。党参入手太阴经气分，虽无甘温峻补之功，却有甘平清肺之力；南沙参味甘、性微寒，质轻清，气味俱薄，善入上焦而养肺阴、润肺燥、化痰浊。二者均为通补要药，皆可辨证选用。

特色用药

1. 辛以通络： 本病当根据"络以辛为泄"的原则辨证选用辛味为主的药物，以宣通肺络、开其壅塞。总结全国各地区防治新冠肺炎中医药方案的用药规律，共纳入处方159首，结果显示中医药方案用药以苦、甘、辛为主。为防治新冠肺炎的药物多苦、甘、辛味，且在病程各期均见使用，可证"辛以通络"已在新冠肺炎患者中广泛运用。临床常用的宣通肺络药物如杏仁、藿香、石膏等，辛润通络药物如当归尾、桃仁、牡丹皮、丹参、三七等，辛香通络药物如苍术、草果、石菖蒲等，虫药通络药物如僵蚕、蝉蜕、地龙、全蝎、水蛭等。

2. 重视虫类药物： 虫类药物可搜剔络中邪气。叶天士指出"邪留经络，须以搜剔动药"；"借虫蚁搜剔以攻通邪结"；"凡虫蚁皆攻，无血者走气，有血者走血"。全蝎、蜂房、蜈蚣、地龙、僵蚕、蝉蜕等虫类药以作用于气分为主，而水蛭之类则以血分为主，可见虫类通络药物在本病病程中无论在气在血均可辨证使用，代表方如升降散。对不同版本的中医诊疗方案进行整理、分析，发现升降散的使用频率位列第二，仅次于麻杏石甘汤。升降散由姜黄、大黄、僵蚕、蝉蜕组成，组方正切新冠肺炎病机，为多位专家推荐用方。僵蚕、蝉蜕皆为辛咸的虫类药，借其升举之性，辛以通散肺络疫邪，为气分虫类通络药物之代表，而无论在气在血皆可加减使用；全蝎、蜂房、蜈蚣、地龙、水蛭等虫类通络药物，亦可随病情变化辨证使用。

新冠肺炎可归属于中医学"络病"范畴，其病因关键为湿毒疫邪侵袭，病机核心在于"毒损肺络"，毒邪可困阻脾胃，弥漫三焦，甚者累及全身。围绕解毒通络，以宣化湿毒、清解热毒、祛痰瘀毒、通补肺络为核心的综合辨证论治，可有效用于指导临床遣方用药。

54　补虚排毒解毒论治新型冠状病毒肺炎

中医抗疫在新型冠状病毒肺炎（COVID-19）疫情防控中发挥了重要的作用，也极大地推动了中医学术发展。学者方邦江等记录整理了由纽约中医论坛组织的题为"中医抗疫对中医学理论和实践的发展创新"的学术讨论会上各嘉宾的发言。讨论会上，时任武汉雷神山医院病区主任的方邦江教授根据本次疫情的临床实际情况作了"新冠肺炎全程补虚防治策略的理论基础与临床实践"主题发言，分享了在抗疫一线的实战经验。李灿辉、陈业孟、杨观虎、赵软金、巩昌镇、李永明、苏红和王少白等多位海外中医专家学者从"中医疫病学理论和实践的发展创新"的角度，对 COVID-19 临床治疗中"补虚"与"排毒"的关系，中医疫病学的历史演化与"三药三方"成果，中医诊疗的各家学说，以及应用人工智能对诊疗方案进行优化整合等方面进行了研讨。

COVID-19 全程补虚防治策略的理论基础与临床实践

方邦江教授（时任武汉雷神山医院感染三科五病区主任）：COVID-19 自暴发以来蔓延全球，对人类社会构成了巨大的威胁。在 2020 年元月开始，本人在华中科技大学同济医院、湖北省黄石市传染病医院、武汉雷神山医院进行临床观察研究，根据 COVID-19 的临床特征，结合中医学"疫病"理论和临床实践，率先提出了 COVID-19 "急性虚证"病机理论，倡导"全程补虚"的 COVID-19 中医防治策略。在总结借鉴前人学术经验的基础上，基于 30 余载中医急救临床实践，打破"急则治其标"的传统学术理论，首次提出了"急则亦可治其本"的学术观念，指出"急性虚证"是卒感外感六淫、疫疬或中毒、失血、失液等各种外伤急性的、严重疾病的发病基础，是导致人体正气迅速耗伤的一种病理状态的中医学概念。"急性虚证"有别于"一般虚证"。"一般虚证"是对人体正气虚弱的各种临床表现的病理概况，多由先天不足、后天失养和疾病耗损等多种原因导致的慢性虚证。而"急性虚证"兼具急、危、重的特征，更甚于"一般虚证"。据此建立了"急性虚证"的理论框架，根据有关"急性虚证"的历史文献结合临床实践，制定了"急性虚证"病因病机、治疗原则、代表方药等，阐述了在中医危急重症领域内有关"急性虚证"的理论问题及实践问题，创新了中医药治疗危急重症的理论与实践，并在 COVID-19 救治中得到了有效的应用和发展。

COVID-19 临床一般多表现为发热、乏力、胸闷、脘痞、便溏或腹泻，或伴咽干、咽痛、干咳，舌质紫暗，苔腻等，非常符合吴鞠通《温病条辨·上焦篇》第 43 条"头痛恶寒，身重疼痛，舌白不渴，脉弦细而濡，面色淡黄，胸闷不饥，午后身热，状若阴虚，病难速已，名曰湿温"之论述，COVID-19 属于中医学"疫病"之"湿温"范畴。《素问·刺法论》云"不相染者，正气存内，邪不可干"，明确指出了对于传染病，人体的正气（即现代医学人体免疫力），正气强盛，那么疫毒就难以伤害人体。如果反过来理解，将出现两种情况：其一，如果感染疫患者体的正气就会得到损伤，导致"急性虚证"状况；其二，就是患者本身正气虚弱，疫毒得以侵袭人体而发病。《素问·评热病论》云"邪之所凑，其气必虚"，《素问·通评虚实论》云"邪气盛则实，精气夺则虚"也直接指出了人的正气在抵抗外邪侵犯人体中的重要作用和地位。吴有性在《瘟疫论》指出"本气充满，邪不易入，本气适逢亏欠，呼吸之间外邪因而乘之"，"凡元气胜病为易治，病胜元气为难治"，明确指出了人体正气在疫病发生、发展和转归中的重要作用，并且还指出疫病"正气素胜，又因所受之邪本微，不药自愈之证"，也即人体的正气强盛，正气胜邪，患者自愈的情况，这与 COVID-19 表现不药而愈以及健康病毒携带者情形非常相似。

由此可见，人体正气在疫病发病之初即表现为不足。现代医学对 COVID-19 的研究表明，其既具备 SARS 传染性特点，又具有艾滋病的免疫缺陷致病特点，表现为中医学的正气虚损的情况，这就为制定 COVID-19 "全程补虚" 防治策略提供了中西医理论基础。COVID-19 基本病机系肺胃（脾）同病，疫毒伤正，重者邪毒内陷，变生厥脱之证。整个过程存在不同性质、不同程度的虚损状态。

方邦江拟定 "全程补虚" 治疗原则，分 4 个阶段的治疗方法，如轻症（无肺炎、无症状感染者）——培元扶正、化秽辟浊法；普通型（有肺炎）——培元扶正、表里双解法；危重症——扶元逆转法；恢复期——益气养阴、降气平喘、活血化瘀法等，针对 COVID-19 不同阶段 "全程补虚" 分别选用黄芪、北沙参、西洋参、人参、麦冬、黄精、冬虫夏草等补益中药，取得显著临床疗效。

COVID-19 临床治疗中补虚与排毒的关系

陈业孟博士（美国纽约中医学院院长）：方邦江教授在雷神山医院主持病区工作，根据观察的病例，提出 "全程补虚、全程泻下排毒、全程专药解毒" 的治疗原则，是中医疫病治法的一项突破。《黄帝内经》《难经》均有外感热病记载，《难经·五十八难》云："伤寒有五；有中风、有伤寒、有湿温、有热病、有温病。"张仲景《伤寒论》提出了六经辨证，金元刘河间以及明末吴又可、清代叶天士、吴鞠通等医家发展创立了温病学说，创立了 "卫气营血" 与 "三焦辨证"，所以有 "伤寒宗仲景、热病崇河间" 之说。根据传统中医学理论，外感热病主要分伤寒与温病，其早期均以表证、实证为主，而虚证不多见。此次 COVID-19 疫情以湿毒为主。方教授认为属于 "湿温" 范畴，并提出 "急症虚证" 的概念，其病因乃疫毒挟湿，病机为肺胃（脾）同病、疫毒伤正、正气耗损，以湿毒为主，并有体虚，虚实互见。"湿" "虚" 是此次疫情证候转归的关键，这也是中医界许多专家在这次抗疫中的共识。但温病中的 "湿温"，有关 "虚" 的描述不全，《难经》仅列 "湿温" 之名，未及详述；吴鞠通《温病条辨》有介绍 "湿温"，但属于 9 种温病之一，从 "温" 入手，并简单提及 "寒湿"，以互证湿温；薛生白《湿热病篇》分析湿热（湿温）病从 "湿" 入手，分析其 "不独与伤寒不同，且与温病大异"，"此皆先有内伤，再感客邪"，"所以内伤外感孰多孰少，孰实孰虚又在临证时权衡矣"，但并未明确提出全程补虚。按照以上思路，这次 COVID-19 患者出现虚证是否为 "湿毒疫" 的特点？"湿毒疫" 是否有其特别传变规律？诊疗 "湿毒疫" 当以何种辨证方法比较适宜？能否在先贤确立的以寒、温立论相关辨证体系外构建以 "湿毒" "虚" 为主的中医辨证方法？方教授武汉一线临床经验尤其宝贵，根据其临床所见，将 "虚" 的概念纳入，这对诊治新冠病毒疾病具有重要临床指导意义。"全程补虚" 不仅是疫病治法上的突破，也是对中医外感热病内容的丰富和充实，是中医外感热病理论的新发展，使中医医疗实践尤其是对疫病的治疗更具优势。

杨观虎博士（温州医科大学中美针灸康复联合研究所美方所长）：从中西医结合的角度探讨 COVID-19 治疗中 "补虚" 和 "排毒" 的关系，是值得进一步研究的课题。临床实践观察到，一旦普通型的患者出现白细胞数量的增多和淋巴细胞的减少，各种各样的细胞炎症因子如白介素 IL-6、IL-8、TNF-α 释放突然增加导致 "细胞因子风暴"，容易导致多脏器多系统的损伤及脓毒血症。现代医学通常会考虑使用激素、抗生素抑制炎症反应和继发性的细菌感染。由于激素和抗生素的使用往往引起免疫功能的进一步低下，引发肠道菌群环境紊乱而导致真菌等繁殖异常，从而出现更加严重的问题。如何利用中药配方的多靶点作用优势，减少细胞炎症因子的释放，协助激素、托珠单抗和抗生素治疗效果，减少激素、托珠单抗和抗生素的不良反应，维持肠道内环境和菌群平衡等是中医临床上必须要加以考虑的。人参等补气补虚药的早期介入，有助于稳定免疫系统的功能，有可能防止激素所引起的免疫抑制，但同时必须要综合考虑人参与激素量效的如何配合才能在炎症控制后，安全地减少或撤除激素；大黄之类泻下剂的配合使用要保护正常菌群不受抗生素的伤害，等等，在临床上也值得进一步关注。杨观虎所在研究所曾经做过穴位贴敷法治疗变应性鼻炎的临床观察和动物模型实验，发现用白芥子、细辛、延胡索、白芷研粉加生姜汁或蜂蜜调敷在大椎、风门、肺俞、脾俞等穴位后，可使鼻黏膜肥大细胞数量明显下降，抑制细胞炎症因子 IL-4、IL-5、IL-13 的 mRNA 和蛋白的表达，增加免疫因子 INF-γ 的分泌，从而减少过敏反应。此方法对哮喘患者也有效，因此建议对 COVID-19 患者尝试应用，观察其是否有协同内服中药的治疗、帮助体内减少炎症性细胞因子的释放，从而对普通型发展为重危症起到截断、扭转的作用。

从历史的纵向和"三药三方"成果的横向看中医疫病学的演化

赵软金博士（美国 H. Lee Moffitt 癌症中心科学顾问）：本人赞同方邦江教授对本病主张专病专药，马鞭草和虎杖解疫毒，人参、大黄攻补兼施，贯彻始终。疫病的病因是戾气、疫毒、杂气，非风非寒，非暑非湿，但可兼具六淫之邪的致病特性，且六气皆可化火，火极成毒。除温热、疫"毒"或者"火毒"是治疗疫病的主题外，解毒、排毒和引毒外出是治疗疫病一以贯之的法则。历代治疗疫病的名方都少不了十大帅，即附子、干姜、肉桂、麻黄、桂枝、细辛、石膏、大黄、芒硝和黄连。方邦江教授治疗 COVID-19 在补虚的基础上用了生石膏、黄芩和射干这类辛寒和苦寒药来清解热毒。

从中医学抗疫历史的浩瀚长卷中，可以看到针对治疗不同的疫"毒"所衍生发展的医学理论和著名方剂。医圣张仲景在著《伤寒论》时所面对的疫毒是风寒偏性，传染性强，由肌表入侵，先犯太阳，再阳明，再少阳，即使毒邪伤到少阳，仍可以调节枢机，将邪气转出少阳，通过汗出而解。至于瓜蒂散的吐法、承气汤的泻法，均在于排毒解毒，使疫毒有出路。宋金元时期，刘完素、李东垣等名医辈出，产生大量的清热解毒抗疫名方，如人参败毒散、荆防败毒散、甘露消毒丹、十神汤和普济消毒饮等以清解热毒、疏风透邪，提示当时疫病兼具太过"风"性，风能胜湿，因此采用疏风法利于解毒。明吴又可所面对的疫毒是"邪从口鼻入，聚于募原"，与 COVID-19 最为相像，他创立的达原饮和三消饮在《新型冠状病毒肺炎诊疗方案（试行第七版）》和很多治疗新型冠状病毒的方剂中都可以看到，将邪毒从募原诱导外出，或汗，或斑，或吐，或下，令疫毒外解。清叶天士、薛生白面对的可能是两种疫毒，他们所处的年代共有 34 次大疫。叶天士治疗的疫毒以热毒为主，类似埃博拉病毒，易于"温邪上受，首先犯肺，逆传心包"，而且极易入营动血，建立了卫气营血辨证体系，善于用犀角、生地黄凉血解毒。薛生白则擅长治疗同时期的疫毒以湿热为著者，倡用藿朴夏苓汤和三仁汤，芳香化湿，解除湿毒。吴鞠通创立了三焦辨证体系。特别在上焦篇，强调对于温热病初期有恶风寒者均可以桂枝汤调和营卫，祛邪外出为第一要务。吴鞠通虽为温病大家，对《伤寒论》的研究也非常细腻深入。在桂枝汤方后嘱咐"煎法服法，必如伤寒论原文而后可。不然，不惟失桂枝汤至妙，反生他变，病必不除"。针对温邪袭击上焦，病变进展非常迅速的特性，吴鞠通设计了辛凉平剂银翘散，辛凉轻剂桑菊饮，借用辛凉重剂白虎汤方。还创制了清营汤和化斑汤等一些治疗疫毒的著名方剂。而早于吴鞠通、稍后于叶天士，还有一位大医学家——杨栗山，出生于河南，他是唯一非出生于江南的温病学家，著有《伤寒瘟疫条辨》。他面对的疫毒以湿浊之气为主，认识到湿浊之毒最易遏阻气机，殃及气机的出入和升降，并其深谙《素问·六微旨大论》"出入废则神机化灭，升降息则气立孤危。故非出入，无以生长壮老已；非升降，无以生长化收藏"的玄机，创制了不朽名方升降散。可见，中医学对疫毒的认知是在与不同疫病的抗争中发展、丰富起来的。无论"毒"的性质如何偏颇，都应当聚焦于"毒"，以治"毒"为法。毒在体表太阳经、在上焦，还是在募原，能够用最直接的方法将邪毒化解并逐出体外为第一要务。不同的疫情，其疫毒的性质、疫毒侵袭的部位及其传变途径，都可能是不同的。因此而产生的医学理论和治疗方法必须具有针对性，所以赞同方邦江教授所讲。

巩昌镇博士（美国中医学院院长）：中医疫病学理论在历史长河演化中不断更新。本次疫情，中医的疗效是里程碑式的！但会催生出新的疫病理论吗？歌德说："理论是灰色的，而生命之树常青"。在疫病的治疗上，伤寒论、温病学有相对完整的体系。麻黄汤、桂枝汤、承气汤、柴胡汤、四逆汤、麻黄升麻汤与六经辨证紧密相连。麻黄汤、桂枝汤几乎成了太阳病的代名词。大小柴胡汤与少阳病相关。银翘散、承气族、复脉辈与三焦辨证相连。卫气营血辨证又与辛凉轻、平、重三剂，清营、清宫、清络三法、化痰开窍三宝相连。本次抗疫防疫过程中提及较多的有 6 个方药，被称为"三药三方"：金花清感颗粒、连花清瘟胶囊、血必净注射液、清肺排毒汤、化湿败毒方、宣肺败毒方。

"三药三方"突破了以往疫病学理论体系了吗？金花清感颗粒疏风宣肺，清热解毒，用于外感时邪引起的发热，恶寒轻或不恶寒，咽红咽痛，鼻塞流涕，口渴，咳嗽或咳而有痰等，舌质红，苔薄黄，脉数。连花清瘟胶囊清瘟解毒，宣肺泄热，用于临床上表现出的发热或高热，恶寒，肌肉酸痛，鼻塞流涕，咳嗽，头痛，咽干咽痛，舌偏红，苔黄或黄腻的热毒袭肺证。血必净注射液适用于温热病的化瘀解毒，用于发热、喘促、心悸、烦躁等瘀毒互结证，用于 COVID-19 重型、危重型的全身炎症反应综合征或多脏器功能衰竭。这"三药"是在卫气营血辨证基础上的发挥，它们都具有浓厚的传统组方原则与现代科技结合的时代特征，在实验研究中显示出抗病毒、抗炎和防治毒血症的作用。

由不同经典名方集成化裁而成的"三方"是针对疫区新型冠状病毒疾病临床表现的复杂性而设的。清肺排毒汤作为通用方，兼顾三阳及太阴，用于治疗新型冠状病毒疾病的轻型、普通型、重型甚至危重症患者；化湿败毒方以达原饮为核心，兼顾上、中、下三焦，用于解毒化湿、清热平喘，可缩短核酸转阴时间、平均住院天数，改善临床症状、促进理化检查及肺 CT 好转；宣肺败毒方所用虎杖和马鞭草有抑杀冠状病毒，修复肺部损伤的作用，用于控制和改善新型冠状病毒患者的发热、咳嗽、憋喘、乏力，缩短临床症状消失时间、体温复常时间、阻断轻型和普通型转为重型。

可以看出，"三药三方"各具特色，充分运用六经传变、卫气营血或三焦理论，而且融入了现代医学临床观察体系。而方邦江教授根据本次疫性的临床实践而提出的"全程补虚""全程泻下排毒"的治疗原则，阐释了"补虚"在疫病治疗过程中的重要作用，拓展了人参、大黄、虎杖、马鞭草的使用范围。

中医诊疗方案的各家学说与优化整合

李永明博士（原美国中医药针灸学会会长）：方邦江教授不但分享了在一线抗疫的经验，提出独具特色的学术思想，还对整个中医学术体系有所反思。通常说，疫期是名医名方辈出的时期，现在看来，抗疫还为中医各家学说提供了历史机遇。中国使用中医药或中西医结合的方法治疗 COVID-19 的时间尽管只有几个月，但包括北派、南派、海派等独立学术特色的各家学说形成已经初见端倪。虽然中医界目前对此病已有一定的共识，但各学派对病机的认识和选方用药都有所不同，各有自己的学术主张，而且都报告了比较理想的临床疗效。

有关中医各家学说形成的原因，学术界一直有不同的观点，是由患者、医者还是环境造成的？这次中医全程参与"抗疫"的壮举，为回答这个学术问题提供了一个极好的研究环境。来自全中国各地的中医专家，在同一个城市，甚至有时是在同一个医院，面对的是极为相似的患者人群，治疗同一种疾病，这些中医师又是经过大体上相同的中医高等教育和临床培训，读的也是几乎一样的中医教科书和经典著作。但他们为什么都能在较短的临床实践中，很快地总结经验，提出了各自不同的学说呢？这背后的原因非常值得研究探索。

目前观察到的现象提示，医者的因素是各家学说的形成的最重要原因之一。那么，是医师接受的医学培训、临床经验、思维方式、知识范围、师承学派等的不同，还是有随机因素等其他原因，导致了各家学说的形成？目前尚不能过早下结论。还可以进一步推测，各家学说的形成及某学说是否能被推广，其影响的关键可能还包含一些社会结构性因素。比如，专家的行政职务、学术头衔、拥有资源等因素。尽管现在总结中医治疗 COVID-19 的各家学说为时尚早，但是如果有心的学者在初期就注意收集有关资料，相信在大疫过后，这将成为一个非常好的研究课题。通过对中医"抗疫"中各家学说形成的研究，可能揭示中医学千年承传和不断发展的一些内在规律，为"守正创新"提供理论根据。

李灿辉博士（多伦多大学中医课程主讲）：中医药全程介入，全面参与，不仅为这次疫情的防控做出重要贡献，而且极大促进了中医疫病学自身发展。尽管在抗疫中形成了基于中医经典理法方药的《新型冠状病毒肺炎诊疗方案（试行第七版）》基本共识，但在实战中，无论是"一人一方"的个体化治疗，还是"专方专用"的群体化治疗，都还是受着很多方面因素的影响。病情、环境、实践经验各异等原因，形成了众多各具特色的治疗方案。方邦江教授团队基于COVID-19"全程补虚"的防治策略制定出"参黄颗粒"，对160例COVID-19重症患者进行了多中心随机对照临床观察，其研究设计严谨，观察指标明确，是最接近现代医学临床试验黄金标准的研究之一，可以预期，该项研究结果的发表必将在海内外产生较大的影响。同时，方教授给北美中医界的多场学术讲座，"全程补虚"的防治策略也引起了海外中医很大的共鸣，体现在各自的临床实践中。最近，李灿辉联同多伦多大学、韦仕敦大学、滑铁卢大学等几所大学的流行病学和人工智能专家组成多学科合作研发团队，筹备建立"新冠肺炎中医诊疗"的人工智能服务平台。计划根据中医学理论建立人工智能模型，在这基础上，通过智能化的电子病历在美国、加拿大、欧洲等地收集中医对新型冠状病毒及相关疾病的诊断、治疗方法和治疗效果的数据资料，进行大数据分析和机器深度学习融合，希望能从临床一线收集到各种治疗理念、方法和技术的精华，进行实时、动态的更新，形成不断优化的、更加精准的治疗方案。可以预期，随着方邦江教授"全程补虚"的防治策略的普及，这一理念会逐渐融入中医从业者的临床实践，提高对中医疫病的疗效。

总　结

苏红博士［美国中医药针灸学会（American TCMSociety）会长］、**王少白教授（美国中医药针灸学会常务副会长）**：新冠疫情在世界暴发是百年来人类历史上的一个大事件。中国疫情迅速得以控制，中医药的作用有目共睹，使人们对中医有了一个新的认识，也为海外中医抗疫提供了弥足珍贵的经验。"抗疫"一线的中医精英们的临床救治和科研工作功不可没。他们以中医的基本理论和疫病的病因病机为基础，根据疫区临床实际情况制定出符合COVID-19的理法方药是本次中医"抗疫"成功的关键！方邦江教授作为雷神山医院病区主任、中医急诊与重症专家，以中医为主救治了许多COVID-19患者，所分享的"全程补虚、全程泻下排毒、全程专药解毒"治疗法具有临床指导意义，在美国临床实践中有深刻的体会，受益良多。美国中医药针灸学会正在进行的"中药关爱公益行动（Herb Care US Task）"正是在中医抗疫成功经验的指导下，利用中医药的优势，治疗轻中症的COVID-19患者，取得了满意的效果。其中人参、黄芪、大黄等功不可没。不仅如此，还嘱患者远寒冷伤气、近甘温益正饮食，以顾护正气、免犯体虚。

参与这次学术研讨的李永明、陈业孟、杨观虎、巩昌镇、赵软金和李灿辉等诸位海外精英专家也分别从临床实践、理论探讨、发展方向等方面进行了深入交流，佐证、支持了方邦江教授"全程补虚、全程泻下排毒、全程专药解毒"治疗COVID-19的方法。

55 毒邪所致心系疾病病机

毒邪所致心病病机是指毒邪侵犯心脏系统导致心的生理功能障碍，气血阴阳失调，脏腑形质发生异常的内在机制。学者李力等将毒邪所致心系病机概括为毒气攻心，闭阻机窍；毒入营血，耗血动血；痰瘀互结，毒损心脉（络）；心经火毒，下移小肠以及气阴两虚，温毒扰心几个方面。这对深入研究毒邪致病机制，明确其传变转归规律和辨证论治，有着重要意义。

毒邪，邪之甚者，泛指中医病因学说中一类致病力强的病邪，可分为外来毒邪和内生毒邪两大类。一般而言，毒邪在病因上具有酷烈性、依附性、地域性和社会性；在发病学上具备骤发性、特异性、传染性、季节性和流行性；在临床特点上具备火热性、秽浊性、广泛性、善变性、内损性；病程上具备顽固性和危重性。

心脏系统由心脏、心窍、心包络、血管以及心经、及所下络的小肠6个部分组成。心位于胸腔，为阳脏，主血脉，心阳为血液循环的动力，兴奋精神，使机体生机不息。心主血脉是心最重要的生理功能，一方面水谷精微在心阳的作用下"奉心化赤"，生成血液；另一方面，心气推动和调控着心脏搏动和脉管舒缩，以保证血液在脉管里面正常循行。此外，心主神志，主通明，生理功能以畅通为本，心神亦以清明为要。人体的各种心理活动、精神活动、意识思维、外部神态均受到心的主宰。故毒邪从口鼻而入，或从皮毛而入，由表入里，内传于心，导致毒陷心包或毒扰心神之证；内毒犯心，痹阻心脉，气血壅滞不通，进而毒损心脉；毒邪入血，伤阴动血，迫血妄行，扰动心神；毒邪蒙蔽心包，闭阻心窍，神明出入受阻，神志混乱；毒邪表里相传，小肠升清降浊的生理功能障碍，以致清浊不分，传导失司。毒邪侵犯心系，所致病机主要有以下几个方面。

1. 毒气攻心，闭阻机窍： 此处毒气指代毒邪，毒邪既可从外来，亦可从内生。该病机的产生主要见于以下3种情况：其一，外感温热毒邪，逆传心包，心包受邪。如清代叶桂在《温热论》中开篇所云"温邪上受，首先犯肺，逆传心包"。其二，毒邪外犯，直中心窍，毒陷心包。平素卫外不固，心气不足，心营亏虚，毒邪外攻，正气无力抗毒，以致毒邪长驱直入，虚处毒传。其三，毒邪由表及里，毒气内陷营血，闭阻心窍。毒邪首先犯肺卫，传入气分不解，顺次传入营分，进而毒邪入血，生成诸如痰浊、瘀血等病理产物，阻塞心窍。毒邪外侵，内舍于心，心脉闭阻，心血运行受阻，可见心悸，胸部憋闷不舒服，甚至心前区疼痛不舒。毒邪攻心，心血运行不畅，血停为瘀，津凝为痰，毒壅营血，各种病理产物闭阻心窍，可见心烦不宁，神昏谵语，甚至引动肝风，身热肢厥，四肢抽搐，舌謇不语。毒邪攻心，不仅温热性质毒邪多见，亦可由寒毒所致。寒性凝滞，郁阻心血，易伤阳气，临床可见胸痹心痛，胸闷气短，四肢厥冷。如明代虞抟《医学正传·胃脘痛》所载："有真心痛者，大寒触犯心君。"

由于毒邪性质不同，所致神志异常亦有所差异，临床当结合病位深浅，伴随兼症来进行判断：痰、浊毒闭阻心窍者，以神志昏蒙，时昏时昧，反应迟钝，语言不利为特点；痰毒和热毒交织者，以神志狂乱为特点；暑毒闭阻心窍者，以猝然昏仆，昏不识人为主要临床表现。毒邪攻心，毒亦随之侵犯营血，可见胸部灼热，肌肤斑疹隐隐，咽干口燥，亦可因毒热蒸动营阴，可见咽干反不欲饮。毒邪内闭，可导致全身气血运行障碍，阳气不能布达四肢，出现胸部灼热，四肢厥逆。本证以胸部灼热，心悸胸痛，神志异常，身热肢厥，舌质红绛、苔薄腻，脉细数为辨证要点。

2. 毒入营血，耗血动血：《素问·痿证》云"心主身之血脉"。毒邪深入营血，营热炽盛，毒邪耗伤营血，迫血妄行出现的证候。该病机的产生主要见于以下三种情况：其一，外毒无论顺传、逆传或直中，传入营血，劫耗心营，迫血妄行。其二，伏毒自营血分发出，以致营热炽盛，营血耗伤，迫血妄行。如清代戴天章《重订广温热论·验方妙用》云："温热伏邪，内舍于营，盘踞络中，其血必郁而热，其气亦钝而不灵，凡春夏温病晚发，秋冬伏暑晚发，邪伏深沉者，类多如此。"其三，外科疾病中，痈疽疔疮失于治疗，以致毒邪走黄，毒入血分，内陷心营所致。痈疽疔疮走黄见于痈疽毒盛，火毒内陷时称"火陷"；痈疽化脓，营血已耗，毒邪内陷时称"干陷"；痈疽收口，气血俱虚，毒邪内陷时称"虚陷"。正如清代林佩琴《类证治裁·疔毒论治》所云："若失治走黄，毒气内攻，呕恶神昏，疮必塌陷。"毒邪外侵，内入营血，营热炽盛，热从血脉而透，故身热夜甚，咽干却不欲饮。热入营血，则动血耗血，迫血妄行，可见肌肤斑疹等出血表现。毒邪深入心营，扰动心神，亦会导致神昏谵语等神志症状，甚至引动肝风，筋脉拘急，伴见四肢抽搐，角弓反张等症。本证以身热夜甚，心烦躁扰不宁，肌肤斑疹，疮顶忽然塌陷无脓、肿势迅速扩散，神志异常，舌质绛、苔薄腻，脉（细）数为辨证要点。

3. 痰瘀互结，毒损心脉（络）： 外来毒邪或痰浊瘀血等病理产物郁而化毒，深入营血，耗损心气，导致脉络受损所致的虚实夹杂的证候。该病机的产生主要见于以下两种情况：其一，年老体弱、劳倦过度、七情内伤、饮食不节，感受六淫毒邪等因素导致正衰毒蕴，脏腑功能异常，不仅导致机体的排毒功能障碍，以致生成痰浊瘀血为主的病理产物，日久郁而化毒，导致心系、脉络发生病变。此种情况以内生毒邪为主，当代一些学者认为此病机是缺血性心肌病、高血压、动脉粥样硬化、急性冠脉综合征、急性缺血性脑血管病、中风、糖尿病等心脑血管病变，内分泌疾病的共同致病基础。其二，外毒无论顺传、逆传、直中、伏毒内发、痈疽疔疮走黄等情况，毒邪深入营血，导致血停成瘀，津凝为痰，病理产物壅塞脉络所致。有学者认为该病机是贯穿败血症、脓毒血症始终的病理基础。痰浊瘀血痹阻心脉，脉络不通，不通则痛，于是可见胸闷胸痛，痛有定处，心悸气短。有形毒邪痹阻心脉，血脉拘急，气血逆乱上冲，可见头晕、眩晕、头痛、面赤，严重者可导致症见半身不遂、偏身麻木、口舌㖞斜、言语不利等中风表现。痰瘀互结，血行不畅，于是可见面目黧黑、唇色发暗、肌肤甲错、爪甲青紫、舌下络紫暗等症。此外，由于络脉广泛遍及全身内外，毒邪阻塞心络，邪气易入难出，导致了疾病胶痼难愈的病机特点，这正是许多慢性心脑血管疾病、代谢性疾病病理变化特点：即痰浊瘀血等病理产物一旦郁而化毒，痹阻血脉，病情就会逐渐加重，并波及全身多器官多系统，且常出现脏器功能难以恢复的后遗症。本证以胸闷胸痛，痛有定处，心悸气短，头晕头痛，半身不遂，偏身麻木，舌质暗，舌下络紫暗，脉弦（涩）为辨证要点。

4. 心经火毒，下移小肠：《灵枢·经脉》云"心手少阴之脉，起于心中，出属心系，下膈络小肠"。小肠为心之腑，该病机主要是在心经火毒炽盛的基础上，火毒循经移热于小肠，导致小肠分清别浊的生理功能失常，从而导致心经火毒证与小肠热结证同见，症见心烦口渴，小便涩痛，淋漓频急，尿液混浊、色黄赤，甚至尿血，伴见口舌糜烂、舌红等症状。如《太平圣惠方·治小便出血诸方》用干地黄散方治疗"小便出血，皆因心脏积邪，毒流于小肠"。《医贯·后天要论》亦载"心属南方火，从其类也。小肠为心之府，利心经暑毒，使由小肠出"。本证以心烦口渴，口舌糜烂的基础上出现小便淋漓涩痛，小便混浊、黄赤，甚至尿血，舌尖红，脉数为辨证要点。

5. 气阴两虚，温毒扰心： 该病机主要是在心脏虚损（主要为心气虚、心阴虚、心血虚）的基础上，外来毒邪侵犯心系，导致心的生理功能异常，从而导致各种心系症状。平素心脏气血阴阳虚损，外来毒邪侵犯，虚处毒传，温毒传心，气血顿生逆乱，于是可见发热、心悸、心痛、咽痛、周身疼痛。进而毒邪炽盛，充斥血脉，闭阻玄府，伤及心营，心神不守，出现心悸心痛加重、胸痛胸闷、神昏谵语、高热、呼吸喘促等症状。随着病情发展，毒邪进一步耗损心气心阴，病理产物丛生，阻塞血脉，毒邪滞留，正虚邪留，可见气短乏力、肢体倦怠、心悸喘咳、呼吸不利、胸闷胸痛。气血不和，血不利则为水，还可伴见四肢水肿。有学者认为该病机是病毒性心肌炎的基本证型。本证以发热，心悸胸痛，呼吸不利，舌质淡红，苔腻，脉细数为辨证要点。

毒邪犯心，主要围绕着心、血、脉、神4个方面的病变。毒邪侵犯，毒陷心脉，毒闭心窍，病位由浅及深，心血病理由毒壅心血发展为毒耗心血、迫血妄行，心脉病理由心脉拘急发展为心脉痹阻、毒损心络，心神病理由心神不宁发展为心神闭阻、心神失养。毒邪侵犯心系，不外乎导致心脉病变和心神病变两大方面。毒邪所致心系疾病以毒邪壅滞血脉，心血、心神、心脉郁滞不通为其基本病理，以心悸胸痛、神志异常、血脉病变为主要临床表现。故在临床中，对于毒邪所致心系病证不能拘泥一证一法，需扩大视野，在复杂的临床症状中去归纳概括病证类型，进而立法选方，因证施治，进而提高临床疗效。

56　毒邪理论在心系疾病中的应用

　　学者王小玲等通过对毒邪理论全面诠释，认为毒邪是各种心系疾病的共同病理基础。生活方式乃至医疗手段的进步，使疾病的病因病机也随之改变，从毒邪理论分析心系疾病，能为心系病的治疗提供新的思路。其并以高血压、冠心病、病毒性心肌炎为例，论述了其观点及临床意义。

毒的科学内涵

　　1. 毒的传统认识：毒的本意《说文解字》是指毒草。中医历代古籍中有关毒的论述十分广泛，主要包括以下 4 个方面：一是指病因，如热毒、湿毒等，《素问·生气通天论》云"虽有大风苛毒，弗之能害"即是此意；此外，金代张从正《儒门事亲》将药物致病（即毒副作用）称为"药邪"，又称药毒。二是指病名，如《伤寒论·伤寒例》云"温毒，病之最重者也"，还有中医外科常说的"疮毒""丹毒"均为病名。三是指药物属性，如《神农本草经》所云"药有酸咸甘苦辛五味，又有寒热温凉四气及有毒无毒"，并根据药物毒性强弱分为上品、中品、下品 3 大类。四是指治法，如解毒、攻毒、泄毒等。

　　2. 毒邪的现代理解：随着对毒邪理论认识的深化，毒邪有内外之分被明确提出。所谓外毒，意为来源于体外，可单独害人，亦可杂六淫侵袭的一类致病因素。与此相反，内毒则是脏腑功能减退或障碍，机体代谢减退、紊乱或乖戾失常过程中产生的一些新的致病因素和/或新的病理变化。古代医家倾向于对外来之毒的研究，外袭之毒有邪化为毒及邪蕴为毒两种变化方式，前者常由六淫之邪转化，后者多由外邪内侵，久而不除，蕴积而成。现代医家则多倾向于对内毒的研究，内生之毒顾名思义就是来源于体内，是排毒系统功能发生障碍的标志。内毒的产生多是一种长期的慢性潜变过程，既可以单独产生，亦可夹杂其他内生之邪而现。当内生之邪气累积到一定程度后，便会因众邪蕴积，阴阳状态严重失衡，导致众邪的积-化-酿生毒。有学者认为，内毒的形成主要有：饮食变毒（酒毒、食积化毒、粪毒、糖毒、脂毒等），水液成毒（水毒、湿毒、痰毒、尿毒、浊毒等），诸气生毒（火毒、热毒等），血瘀生毒（瘀毒、出血、瘕瘕等）。

　　近年来，由于现代病理机制研究的深入，传统毒邪的认识得以深化和拓展。氧自由基、兴奋性神经毒、过敏介质、钙离子超载、凝血及纤溶产物、微小血栓、新陈代谢毒素、突变细胞、自身衰老及死亡细胞、致癌因子、炎性介质和血管活性物质的过度释放等，这些均可看成是中医毒邪的范畴，疾病过程中形成的这些"内生毒邪"，直接影响着疾病的病理变化、预后和转归。

毒邪的临床表现

　　《中医大辞典》云："内毒，指内发的热毒。表现为痈疮、发斑或吐血、衄血，神志不清，舌绛，苔焦甚或起芒刺，脉浮大而数或六脉沉细而数等。"毒邪的临床表现复杂多变，各种毒邪致病特点不一，但共同特点表现为以下几个方面。①火热性：燔灼津液，伤津耗气。②反复性：胶着不化，缠绵难愈。③侵害性：败坏形体，易生变证。王永炎强调毒邪在缺血性中风发病中的重要性，提出中风后常有瘀毒、痰毒、热毒互结，破坏形体，损伤脑络。刘英认为乙肝慢性期，症状相对隐伏，病势缠绵，病程较长，"瘀毒"为其主要的病理环节，解毒化瘀为其基本治疗大法。也有学者提出毒邪致病尚具有以下几个方面。①依附性：在外常依附于六淫，在内常依附于痰饮、瘀血、积滞等病理产物，损害机体。②酷烈性：发病急，来势猛，变化快，变证多。③秽浊性：在症状表现上常具有秽浊性。④从化性：以体质学说为根据发生变化，不同的体质类型，产生不同性质的病证，或阳证、实证、热证，或阴证、虚证、寒证。

毒邪的治疗

毒邪治疗应根据毒邪形成的不同病因病机和证候特征辨证施治，如热毒采用泄热解毒之法，浊毒就应芳香化浊，祛湿解毒；如果因为外环境因素所致则需及时脱离有毒环境；此外，还要注重毒邪赖以存在的内环境，如正气不足时可以在解毒的同时扶助正气，阴虚体质则要注重滋阴，提高机体的抗毒能力，减轻毒邪对机体的损害程度；如果合并有阴阳的偏盛偏衰，当根据阴阳偏盛偏衰使用不同的药物。在毒邪的致病过程中出现合并六淫，在解毒的同时可以使用清热、化湿、祛风等治疗。

毒邪理论与心系疾病的相关性

随着科技的发展，生活方式的改变，诊疗技术的进步，目前疾病谱发生了极大的变化，对中医药学认识、治疗疾病提出了挑战。生活水平的提高、饮食结构的改变使人们的体质逐渐向肥胖痰湿转变；现代社会生活节奏的加快使人们长期处于精神紧张、劳逸失度的生活状态；外环境的改变如温室效应、大气污染等逐渐侵害人体。这些生活及环境的改变导致机体代谢失常产生痰饮、血瘀等病理产物，日久可致毒聚体内。

心系疾病作为危害人类健康的常见病之一，其病机、证型也在随之改变。既往冠心病以胸部刺痛、舌紫暗等血瘀证为多见，治疗多以活血化瘀法为主；如今患者多见于心前区闷痛、体胖、苔厚腻等痰瘀互结之证，单纯的活血化瘀之法疗效甚微；此外，介入治疗也给冠心病病机带来了新的变化。原发性高血压属于中医眩晕的范畴，面对日益多见的顽固性高血压，传统的从痰虚瘀论治以及运用平肝潜阳之法已无法应对。此时，需要重新审视这些病机的变化，而从毒邪理论去分析，能为心系疾病的治疗提供新的思路。

从毒论治心系疾病

1. 原发性高血压：原发性高血压具有火热性、从化性、损伤广泛性、兼夹性、病情复杂多变性等特点，热毒证是其重要病理类型，体质是其形成的内在基础，五志过极、饮食失节是其主要促危因素，治疗采用解毒泄热法为主，遣方用药时据证加入连翘、栀子、黄芩、白花蛇舌草、夏枯草、莲子心、玄参、知母、黄柏等药物治疗顽固性高血压，不仅能提高中医药的临床疗效，而且对于西药治疗还有增效作用。此外，有学者也提出浊毒既是原发性高血压发生的始动因素，也是原发性高血压病变过程中多种因素相互作用的结果，指出运用芳香化浊、清热解毒之法清除体内浊毒，方用小柴胡汤和五苓散化裁的柴苓汤，有升有降调理中下二焦，使中焦气机得舒，湿浊从下焦小便而出，临证加入佩兰、石菖蒲、苍术、砂仁等芳香化浊之属，连翘、黄连、栀子、玄参等清热解毒之类，达清热解毒化浊之效。

实验研究也证明运用具有清热解毒功效的清热降压合剂治疗原发性高血压 92 例，总有效率91.30%，优于对照组牛黄降压丸，差异有统计学意义（$P<0.05$）；黄连清降合剂对自发性高血压大鼠（SHR）有明显的降压效应，其机制为降低血浆 ET 和升高血清 NO，并调整二者的平衡、降低血浆Ang Ⅱ。

2. 冠心病：结合现代医学对冠状动脉粥样硬化斑块与炎症、温度、病理生理研究的新进展，有学者认为热毒痹阻心脉是冠心病主要的病机，提出清热解毒法治疗冠心病尤其是急性冠脉综合征。易损斑块的存在是引起急性冠脉综合征的主要病理学基础，阴虚是易损斑块主要的病理因素，是病之本；热毒和瘀血是病情发展和恶化的病理基础，是病之标；热毒贯穿其中，既是病理因素，又是致病因素，是斑块易损和破裂的关键因素。研究表明具有滋阴解毒活血的四妙勇安汤具有较好的降低血脂、拮抗炎症、抑制血栓形成等作用，进而达到稳定动脉粥样硬化易损斑块的目的；离体研究进一步表明四妙勇安汤含药血清在正常培养条件下可以促进 ECV304 细胞的增殖；在炎症损伤刺激下，可抑制内皮细胞白介素-8（IL-8）、肿瘤坏死因子-α（TNF-α）、单核细胞趋化蛋白-1（MCP-1）分泌，起到抑制内皮细胞异常增殖、保护血管内皮细胞的作用。

3. 病毒性心肌炎：病毒性心肌炎是现代医学的病名，国家标准《中医临床诊疗术语》中将其定名为"心瘅"，系指外感温热病邪，或因手术等创伤，温毒之邪乘虚侵入，内舍于心，损伤心之肌肉、内膜，以发热、心悸、胸闷等为主要表现的内脏瘅病。在急性和亚急性期，大量的病毒于心脏组织中复制、繁殖和播散，直接致心肌损伤、坏死；在慢性期，主要表现持续病毒感染即病毒核酸于心肌中低水平持续复制，它可能直接损伤心肌结构和功能，也可能通过持续激活并维持免疫反应而间接致心肌损伤。故治疗以祛邪为原则，解毒护心为其常法，强调祛邪务要彻底，不应过早弃用清热解毒之品，注意诊察有无余毒留恋，彻底清除余毒，以控制病毒反复感染。

历代医著对毒邪进行了深入阐述，随着医学的进步和发展，毒邪被赋予了新的含义。毒邪是各种心系疾病的共同病理基础，治疗应以毒邪形成及存在的不同病因病机证候特征辨证施治，毒邪理论与疾病的病因病机、转归预后有着密切的联系。运用毒邪理论指导心系疾病的治疗，可提高临床疗效。

57　毒邪与冠心病证治

　　冠心病治疗技术进展迅速，但仍有问题尚待解决，对冠心病证治的探索研究成为中医心血管病学领域研究热点。有关毒邪学说在心血管疾病特别是冠心病中的作用应受到行业的高度重视，学者芦瑞霞等就有关毒邪学说的含义及其在指导冠心病临床治疗中的作用进行了论述。

毒的含义及其源流

　　1. "毒"为有害之物：《说文解字》云"毒者，厚也，害人之艸。往往而生，从中，从毒"。"毒"本义为毒草，引申指有毒的物质。清代《康熙字典》中"毒"的含义为"恶也，一曰害也；痛也，苦也，恨也，药名"。

　　2. "毒药"乃有偏性之物且为疗疾所用：《周礼·天官冢宰》云"聚毒药以供医事"，显然"毒"已经不是《说文解字》里的含义了。"毒药"连用，重点在药，因为药物本身有纠偏和矫正的作用，而这种矫正是以偏纠偏，也就是说，在寒、热、温、凉四气或辛、甘、苦、酸、咸五味中存在偏性。当然这种偏性在某些情况下是有毒的，秦汉时期将药物称为"毒药"是非常恰当的称谓，是对毒之含义的扩展；而《素问·五常政大论》提到"大毒治病，十去其六；常毒治病，十去其七；小毒治病，十去其八；无毒治病，十去其九"，既是对药物作用强度分类的一种方式，也是对药物可能发生不良反应的评价方式。

　　3. "毒"为特殊的致病因素：毒作为一种致病因素，早在先秦时期的医学著作中已有记载，如《素问·刺法论》云"不相染者，正气存内，邪不可干，避其毒气，天牝从来复得其往"。晋代王叔和《脉经》中将毒分为"温毒""寒毒"。《诸病源候论》将毒作为特定病因，以某某毒命名，如"风毒""热毒""疫毒""湿毒""痰毒"等共计26种，详细论述了各种与毒有关疾病的病因、病机及证候，涉及临床各科共44种疾病。李东垣创普济消毒饮，治毒邪为病的大头瘟。明代吴又可创新疫毒学说表述瘟疫病的病因，进一步发展了毒邪病因学理论，丰富了对疫病的认识。徐延祚在《医粹精言》中将毒列为病因之首，论述了"万病唯一毒"的观点。

　　4. "毒"与内伤疾病：王永炎院士团队早年提出"瘀毒致病"理论，将毒邪作为病因应用到血管性痴呆和糖尿病脑血管病变中，认为血管性痴呆和糖尿病脑血管病属于络脉病变，而瘀毒作为病因是络病形成的病理基础。陈可冀院士团队曾提出冠心病瘀毒学说、瘀毒客观指征、临床诊断标准与治疗方法，丰富和发展了冠心病病因病机与证治理论。

毒邪的分类及其特性

　　纵观临床各科疾病，从外科的痈疖疮疔到皮肤科的湿毒、白疕、牛皮癣，再到外感瘟疫之毒、各种内伤杂病之毒，种类繁多。根据毒的形成及其临床表现，大致可将毒邪分为外感与内生两大类。

　　1. 外感之毒：外感毒邪，壅滞气血，毒胜肉腐，多见于痈、疖、疮、疔等外科、皮科疾病。除此之外，瘟疫之毒亦因外感而致，多相互染易，其发病与毒邪的强度关系更密切。发病时正邪交争，邪气在很多情况下起决定作用。外感之毒常损伤气血，败坏形体，出现热胜肉腐成脓，或毒邪损伤气血的情况，并很快导致津亏液脱，阴阳离决。

2. 内生之毒：内生之毒与外感之毒不同，它是正气在一定的条件下转化为毒邪而致病，属于正气化毒所致，多见于内伤杂病中，可内生瘀毒、寒毒、热毒等。内生毒邪致病亦具有发展急骤且多变的特性，最终会损伤气血，败坏形体，但不如疮、疖、痈、疔容易发现，具有相当的隐蔽性。

冠心病之毒乃正气从化为毒

在正常情况下，免疫系统是维持机体健康、清除衰老组织细胞、抵御与消灭外来病原微生物的系统，这些系统及其功能与中医学所言的正气并无二致。《金匮要略·脏腑经络先后病脉证》云："夫人禀五常，因风气而生长，风气虽能生万物，亦能害万物，如水能浮舟，亦能覆舟。若五脏元真通畅，人即安和。"免疫系统及其引起的炎症反应在一定的条件下也会成为致病因素，是为正气从化为毒。如动脉粥样硬化病灶中，特别是不稳定病灶内部会反复或持续存在炎症，参与这种炎症的细胞及各类炎症介质、黏附因子与感染性炎症具有一定的相似性，其中炎症介质促进内皮细胞表达黏附因子，黏附因子黏附炎症细胞到炎症局部，而炎症细胞可清除或消灭病理产物，并伴发对正常组织的破坏。这种由非病原微生物存在的持续或反复炎症正是正气从化为毒的表现。

1. 毒是冠心病发生发展的重要病理因素：动脉粥样硬化是冠心病的主要病理基础。动脉粥样硬化是一种慢性炎症性疾病，黏附在内皮细胞表面的单核细胞在单核细胞趋化蛋白1的作用下转移到血管内皮下膜，分化成巨噬细胞，巨噬细胞表达清道夫受体，泡沫化形成泡沫细胞，泡沫细胞蓄积在病变部位，并分泌释放趋化因子、炎性细胞因子等加速动脉粥样硬化的形成。目前认为，参与炎性反应的细胞有巨噬细胞、中性粒细胞、T淋巴细胞、B细胞等，这些细胞通过白细胞介素、肿瘤坏死因子、超敏C反应蛋白、血管紧张素、单核细胞趋化蛋白1、前列腺素等因子发挥作用。参与炎症的物质被认为是中医学所言的"内毒"，炎症对组织器官的破坏作用与中医学毒的致病性具有相似性，在冠心病的发生与发展过程中发挥着重要的作用。

一般来说，冠心病之毒的表现明显不同于痈、疖、疮、疡之毒，根据是否有宏观与微观的临床表现可分为隐毒与显毒。显毒是指以易损斑块为病理基础的冠状动脉事件，是病情演变的主要因素，临床可见于心绞痛或心肌梗死发作等心脏事件，其病理上多为易损斑块，一般伴有发热、白细胞升高等。隐毒的病理表现为动脉粥样硬化病灶或钙化、内皮相对完整，斑块内炎症不明显，临床上表现为稳定型心绞痛，或动脉粥样硬化的初始阶段，有时会有生化指标的变化，如仅有血清C反应蛋白升高，提示在斑块内部可能存在炎症。

2. 毒是冠心病不稳定病灶形成的决定因素：不稳定型心绞痛与冠状动脉粥样硬化内膜损伤、局存在炎症有关，这种病变通常被称为冠状动脉易损斑块，其"易损"的特征主要有薄纤维帽、大脂质核心、活动性炎症、血小板聚集、钙化结节、斑点状钙化、血管正性重构、内膜新生血管、内皮功能异常、裂隙斑块和黄色斑块等。一系列炎症因子参与易损斑块的形成过程，如C反应蛋白、白细胞介素-6、白细胞介素-18、脂蛋白磷脂酶A2、妊娠相关蛋白A。这些炎性物质降解细胞外基质，使斑块的纤维帽变薄，斑块不稳定，导致斑块破裂和继发血栓形成。不稳定型心绞痛及各类心肌梗死以冠状动脉易损斑块为其病理基础，临床特征为骤发性和暴戾性，表现为病情突然加重甚至危及生命。衷敬柏认为，痰瘀化毒是急性心肌梗死的主要病机，痰瘀痹阻心脉，胸阳闭阻不通，痰瘀内阻，蕴热化毒，损伤心气心阳，表现为心气虚或者心阳虚的症状，如心悸、喘促、面红、烦躁等。

3. 冠状动脉介入治疗伴生阴虚热毒：经皮冠状动脉介入治疗（PCI）机械性损伤血管内膜，暴露基底膜，使血小板等促凝物质释放入血，促进血栓形成，同时聚集炎症细胞，介导中性粒细胞黏附，并诱导多种炎症介质的合成和分泌，如血清淀粉样蛋白A、超敏C反应蛋白、丙二醛、白细胞介素-6等，最终造成内膜增生以及冠状动脉支架内再狭窄。宋烨闻对332例冠心病PCI围手术期（72小时）患者的调查结果提示，在PCI前后，气虚作为本证稳定存在，介入治疗可改善血瘀，但加重阴虚、热蕴并产生痰浊。黄真奥调查了215例行PCI术患者术前及术后8小时、24小时、48小时、7日、28日的证候要素，结果显示，本虚标实的病机贯穿于整个围手术期，证候要素主要有气虚、热蕴、痰浊、阴虚、阳虚，术后证候要素有明显的变化，其中气虚、阴虚的检出率下降较慢，热蕴的检出率先升后降，血瘀、寒凝、气滞、阳虚的检出率下降较快。

冠心病之毒的治疗

冠心病以正气虚弱为基础，毒邪伴随疾病始终，故扶正解毒是冠心病的基本治疗原则。但是毒在冠心病的不同阶段、不同临床类型中，其临床表现及病理机制并不相同，因而治疗也有所区别。

1. 辨病施治：

（1）动脉粥样硬化：此阶段无临床症状，因其正气虚弱程度轻，毒邪轻微，不易被发现，也没有临床症状可供诊断，完全依赖于仪器设备检查，因而属于潜虚与隐毒阶段。所谓的潜虚是指正常局限性虚弱，不能达到五脏元真通畅的状态；隐毒则是虽有正气从化为毒，但尚未成"燎原"之势。此阶段治疗宜益气活血为主，兼顾毒邪之因如瘀、痰、气滞与湿浊等，或可延缓病灶进展，常用方为丹参饮合四君子汤。

（2）稳定型心绞痛：在正虚的基础上形成了瘀血与痰，而且痰瘀交阻，黏滞难化，但毒邪不甚，因而病灶能维持稳定。病理上斑块内部是稳定的，炎症反应较为轻微，心绞痛发作情况较稳定，即发作频率大致固定，疼痛的诱因、程度、性质、时限和部位无改变。治疗应以活血化痰为基础，佐以扶正解毒，以两和散为基本方，可加连翘、蒲公英以解毒。

（3）不稳定型心绞痛与急性心肌梗死：五脏元真不畅较甚，正气或从痰，或从瘀，或从寒，或从热化而为毒，并导致气血损伤，形体败坏。在病理上表现为冠状动脉内膜下出血、斑块破裂、糜烂、破损处纤维蛋白与血小板凝集形成血栓、冠状动脉痉挛以及远端小血管栓塞。临床上表现为心绞痛发作加重、频率增快、持续时间延长，甚至出现心肌梗死。治疗当解毒扶正，扶正不化毒，解毒不伤正。不稳定型心绞痛以冠心二号方合四妙勇安汤加减；心肌梗死可用益气活血合剂加减，以黄芪、黄精、玉竹、丹参、川芎、赤芍、瓜蒌、酒大黄为主进行治疗。

（4）冠状动脉介入治疗术后：冠状动脉介入治疗是冠心病治疗最重要的进展，这种治疗措施在快速解决冠状动脉血液供应问题的同时，也会造成内膜损伤，并按照急瘀—化毒—气血两虚的顺序演变。在这个过程中，瘀血阻于血管内膜下，蕴而化热成毒，损坏血管内皮，如果没有及时恰当的治疗措施会发展成血管内的急性闭塞，导致心血管事件的发生。阿司匹林、他汀、氯吡格雷是常用药，其中阿司匹林有抗炎与抗血小板聚集的作用；他汀除降血脂外，亦有抗动脉粥样硬化斑块中炎症的作用。鉴于手术引起的化热成毒及阴虚情况，治疗应分阶段进行，早期益气养阴活血解毒，可用复元活血汤、生脉散加减；中期活血化痰、和血通络，选用黄芪生脉饮加桃红四物及导痰汤化裁；后期扶正补虚、活血通络，可用还少丹、琼玉膏、地黄饮子等方加减。此外，可用膏方康复，发挥其扶正之功，以补心益肾为法进行康复后调理。

2. 辨证施治：

（1）瘀毒：临床表现为胸痛加重，头痛，心悸，口苦，舌质暗红或淡暗、舌下络脉青紫或曲张。治宜活血化瘀解毒，可选用血府逐瘀汤加连翘、蒲公英、三棱等。

（2）寒毒：临床表现为胸骨后疼痛，心悸气短，耳鸣，畏寒，肢凉，腰膝酸软，夜尿频，舌质暗红、苔白，脉迟。治宜宣阳通痹，活血解毒，方选乌头赤石脂丸合冠心二号方加减。

（3）热毒：临床表现为胸闷，胸痛，头晕，口干口苦，舌红、苔黄厚，脉滑数。治法以清热解毒为主，方选丹参饮合五味消毒饮加减，兼有便秘者合用泻心汤。

（4）痰毒：临床表现为胸闷如窒，闷重而痛，甚则痛引肩背，肢体沉重，舌暗红、舌下静脉迂曲、苔白腻或黄腻，脉弦滑。治以化痰散结、活血祛瘀为法，方选黄连温胆汤、小陷胸汤加浙贝母、连翘、夏枯草。

　　"毒"是冠心病的一个重要而复杂的病理因素，有显毒与隐毒之分，属内生之毒。毒是冠心病发生心血管事件的病理生理基础，冠心病之毒主要来源于正气从瘀化毒，其表现有心血管事件及相关的病理生理指标如炎症与免疫相关指标的异常。对于冠心病之毒，治疗的重点在于扶正解毒，具体论治时应辨病辨证相结合。

58 从毒邪论治急性冠脉综合征

现代医学对急性冠脉综合征的病理机制、治疗及预后研究较为清晰透彻，但是在预防方面却缺乏有效的措施，心血管事件的频频发生，突显中医"治未病"思想的重要性。学者胡嘉格等在中医理论的基础上，结合现代医学的研究进展，总结出从"毒"论治急性冠脉综合征的基本治法，为中医药防治急性冠脉综合征临床研究提供了可靠的依据。

毒邪渊源

"毒"在《说文解字》中解释为"害人之草"。古代医家对于毒的认识，可追溯到先秦时期最古老的医书《五十二病方》，书中记载两首治疗箭毒的处方。《内经》将其分为病因之毒和药物之毒，首创毒邪分类概念，并提出毒带有致病性，可导致某些疫病流行。汉代张仲景在《金匮要略》中提及有关"阳毒""阴毒"为病的症状、预后及其治法方药。晋代王叔和所著《伤寒例》基于《黄帝内经》"寒毒"理论提出了"寒毒藏于肌肤，至春变为温病"，首次提出毒亦可成为伏邪。隋代巢元方《诸病源候论》根据毒邪的性质、来源及其临床特点，将其分为蛊毒、药毒、饮食中毒及蛇兽毒和杂毒等，进一步丰富了毒邪内涵。宋金元时期毒邪理论得以长足发展，刘完素倡导"火热论"，则将火热偏盛称之为毒，张从正"攻邪论"奠定邪毒理论，庞安时在王叔和"寒毒"理论指导下认为人的体质与"阴毒""阳毒"密切相关。吴谦《医宗金鉴》云"痈疽原是火毒生"。认为火毒为痈疽致病因素，并提出凡引起发热均可认为是毒邪所致。明清时期温病学兴起，温热疫毒占据主导地位，吴又可《温疫论》中"杂气论"将疫毒概括为自然界里独特的致病物质，喻嘉言认为"内因者，醇酒厚味之热毒，郁怒横逆之火毒也"。明确火热之毒为致病内因，进一步丰富了温病学说的理论。

随着实践的不断深入，现代涌现出大量医家对毒的不同认识，根据毒邪产生的不同原因，将毒的概念不断扩展。于俊生教授认为毒邪表现有热毒、瘀毒、浊毒、溺毒等形式；姜良铎等结合历代医家论述和近现代环境的改变，创造性提出"环境毒"理论；郑洪新教授则在其理论基础上进一步丰富了环境毒的内涵。亦有医家根据毒的侵袭途径将其分为内毒和外毒，在原有内毒的基础上，结合现代人内外环境的变化，认为其有阴毒、阳毒、阴中之阳，阳中之阴的区别。现代各医家针对不同的疾病又相继提出：糖脂代谢紊乱的"脂毒"，肾脏疾病的"浊毒"，恶性肿瘤的"癌毒"，心脑血管疾病的"瘀毒"等进一步丰富了毒邪理论，为中医药"毒"的研究提供理论依据。而古人与现代人总结毒邪有病情传变迅速、变证多端、致病性强、病情危重等特性。

从毒邪论治急性冠脉综合征

急性冠脉综合征是由于冠状动脉粥样硬化斑块破裂，继发形成完全或不完全闭塞性血栓为病理基础的一组常见临床综合征。而在中医学中急性冠脉综合征属"胸痹""真心痛""厥心痛"等范畴，其病因病机主要为寒邪内侵、饮食失调、情志失节，年迈体虚及劳倦失当，并概述其病理变化为本虚标实，虚实夹杂，即与张仲景在《金匮要略·胸痹心痛短气病脉证治》中"阳微阴弦"看法一致，发作时以标实为主，有血瘀、寒凝、痰浊、气滞，结合当代人的特点，则尤以痰浊、血瘀为主。缓解期主要有心、脾、肾所致气血阴阳亏虚，其中以心气虚最为常见。现代人大多喜食肥甘厚味、烟酒炙煿，损伤脾胃，则痰湿内生；情志不畅，起居不节则气血不畅，日久成瘀；痰浊、瘀血两大病理产物相互交结阻于心脉发为胸痹心痛，蓄积日久则变生热毒，即郁而化热，痰瘀热毒损伤心络，导致急性冠脉综合征的发生发展，并具有病情变化迅速、变证多端、致病性强、病情危重等毒邪致病的特点。

传统中医认为毒有内毒和外毒之分，外毒有邪化为毒及邪蕴为毒两种变化方式，前者常常由六淫之邪转化而来，后者大多由外邪内侵，久而不除，蕴积而成。内毒常在长期七情内伤、饮食不节、劳逸失调及年老体衰或久病基础上形成，既是疾病之因，又是疾病之果，还是病情发展变化的病理因素。从现代医学角度讲，大多数学者认为各种致病微生物是中医外毒的一部分，这些微生物形成的"内生毒邪"直接影响着疾病的病理变化、预后和转归。在中医"毒"的概念基础上综合现代医学观点不难发现，动脉硬化炎症反应及在此基础上导致易损斑块破裂合并血栓形成过程中所涉及的血管内皮损伤、组织坏死及炎症介质等病理产物，均与中医毒邪的内毒或外毒密切相关。

为此，有学者在总结前人经验的基础上，通过传统中医文献有关"毒"及"瘀"病因学的认识，结合临床心血管疾病特点，通过临床循证医学研究以及实验研究，创造性提出心血管血栓性疾病"瘀毒致变"病因学说，并证明活血解毒的中药（虎杖提取物、大黄醇提物）可以降血脂稳定斑块，降低炎性因子，延缓心血管疾病发生时间。丁书文等通过整理中医文献，并结合近 10 年的临床病例观察，提出了心系疾病中的"热毒学说"理论。亦有实验证明斑块表面温度升高，并且急性冠脉综合征患者冠状动脉斑块内平均温度明显高于稳定性心绞痛患者 2.15 ℃，创造性地提出炎性反应致病特点与热毒致病特点是一致的，均为红、肿、热、痛。丁俊生等认为毒能生痰、生瘀，在温病过程中，热毒、瘀血、痰饮三者之间不但相互兼夹，而且还往往相互转化，从而形成痰瘀毒同病。结合冠状动脉粥样硬化性心脏病患者动脉硬化斑块脂质代谢紊乱、内皮功能受损，可以归纳总结为痰瘀受阻，久蕴化热成毒，损伤脉络，从而形成痰瘀毒相互交夹的病机。钮瑶等在总结前人经验及现代中医已有的"瘀毒致变""热毒学说"等理论的基础上，提出了"痰瘀化热成毒，腐肉溃皮伤形"病机假说。从内痈论治急性冠脉综合征，在《外科正宗》对于痈在初起、成脓、溃后 3 个时期采用"消、托、补"治法的基础上，结合急性冠脉综合征的病理演变，提出"化瘀祛痰，益气解毒"的治疗原则。黄建平根据症状表现、炎症标志物变化、心电图、血管内超声、血管造影等相关检查，综合判断斑块病理状态，按临床分期辨证论治，可分为 4 期，即斑块稳定期、斑块易损期、斑块破裂或糜烂期、好转恢复期。依据中医象思维理论与毒痈的演变过程以之对应：初起—斑块稳定期及斑块易损期、成脓—斑块破裂或糜烂期，溃后—好转恢复期。

从毒邪治疗急性冠脉综合征

急性冠脉综合征中医病理变化为本虚标实，本虚在气血阴阳中均可体现，而标实则在血瘀、痰浊、气滞中体现，结合瘀毒、痰毒、热毒，可初步认为"化瘀健脾，益气解毒"为急性冠脉综合征基本治疗原则，并根据患者体质、年龄、生活环境、地域等外在因素，在辨证论治基础上，从活血通络解毒、清热活血解毒、健脾通络解毒、益气温阳解毒、益气养阴解毒、祛风通络解毒 6 种方法治疗急性冠脉综合征。

1. 活血通络解毒法：古代文献对"瘀、毒"的论述颇多，但对"瘀毒互结"理论论述少之又少，仅有其作为病因病机及产物的论述。直至明清时期各家学说兴起，瘀毒理论逐渐形成一个丰富系统的理论。王清任在《医林改错》中对"因毒致瘀"进行详细论述，自创解毒活血汤治疗瘟毒等急症，后张锡纯在王清任的基础上创制活络效灵丹为临床广泛应用。陈可冀院士为首的科研团队，提出"瘀毒致变"是引发急性心血管事件的关键，认为毒邪伤脉是引起急性冠脉综合征的始动因素，瘀血痹阻是导致急性冠脉综合征病理进展的重要因素，而活血通络解毒则是此类证型的治疗大法，并对瘀毒的探讨较为深入，临床试验证明在常规西医治疗基础上加入具有活血解毒的中药（大黄、虎杖等）对降低炎性因子超敏 C 反应蛋白（CRP）、改善动脉粥样硬化、血脂及中医证候积分都有明显作用。研究证明黄连、玄参、赤芍等清热解毒中药可降低血清炎症因子水平，抑制缺血心肌环氧合酶-2、细胞间黏附分子-1 蛋白表达，控制内毒素对蛋白质的作用靶点及减少低密度脂蛋白对人脐静脉内皮细胞的损伤。余锋认为急性冠脉综合征基本病机为毒壅血瘀，采用解毒活血汤治疗 80 例急性冠脉综合征患者，并进行动物实验大鼠垂体后叶素造模心肌缺血，临床试验结果显示，解毒活血汤在改善症状、降低血脂及炎性因子等方面均有显著疗效；动物实验结果显示，高剂量解毒活血汤能明显降低实验室指标。邵英强运用加味桃红四物汤治疗该病，结果显示在心绞痛症状、中医证候、心电图改善、降低血脂、控制血压和心率以及降低硝酸甘油的用量等方面均有很好的疗效。

2. 清热活血解毒法：《素问·刺热》云"心热病者……刺手少阴太阳"，提出了心病与热邪有关。《诸病源候论·心悬急懊痛候》云："其痛悬急懊者，是邪迫于阳气，不得宣畅，壅瘀生热，故心如悬而急烦懊痛也。"提出壅瘀生热的病机。《脉因症治》云："心热者，微按之热见于血脉，日中甚。其证烦心、心痛。掌中热而哕。"并提出治法"若热因诸胸痹，则栀连二陈汤、小陷胸汤、川连枳橘汤、加味二陈汤，可以选用也。以上四方，家秘增补，以治热因之痹。"同时近代研究表明，急性冠脉综合征受地域、饮食、季节等因素影响很大，特别是在南方尤其是岭南地区，气候多湿热，热邪较为普遍，即使寒邪入侵，也大多从阳化热。刘永家统计了 382 例南方急性冠脉综合征患者，发现因嗜食肥甘、吸烟饮酒、情志不遂而夹热邪的患者约占 84.19%。何启扬等总结历代医家清热解毒类中药治疗急性冠脉综合征，可以明显降低 CRP 水平，并可以稳定脆性斑块、减少内皮损伤，较好地改善急性冠脉综合征临床症状，减少急性冠脉综合征的发生。王化良教授结合现代人的生活方式和饮食习惯，注重清热解毒是治疗大法，运用此类中药具有消除急性冠脉综合征炎症的特点，药物可选用金银花、连翘、白花蛇舌草配以黄芩、夏枯草、菊花、芦根等清热燥湿类药物。王少英将清热解毒法应用于急性冠脉综合征的治疗，服用大调中汤加野菊花、金银花、连翘、白花蛇舌草等清热解毒药物，从症状、心电图等指标评价疗效，治疗组显效率 76.5%，提示清热解毒法可增加冠状动脉粥样硬化性心脏病的临床疗效。乔志强等观察临床 52 例冠状动脉粥样硬化性心脏病患者，治疗组采用基础治疗加用清热解毒方治疗，结果显示，清热解毒方可以增加抗凝血酶Ⅲ活性及组织型纤溶酶原激活剂 t-PA 活性，降低凝血酶原激活物抑制剂 PAI-1 及纤维蛋白原 FIB 含量，提示清热解毒法可以改善冠状动脉粥样硬化性心脏病患者凝血纤溶系统，从而防治冠状动脉粥样硬化性心脏病。

3. 健脾通络解毒法：对于痰热瘀阻型急性冠脉综合征，临床大多以清热解毒、化痰运脾为基本治则。有学者采用随机对照试验选取 82 例患者，对照组采用常规西医治疗，治疗组在其基础上选用清热解毒、祛痰化瘀、宣痹通脉之解毒通脉胶囊（以黄连温胆汤为基础方），结果显示对心电图 ST-T 改变较为明显。洪永敦等运用随机对照试验方法临床观察 120 例患者，采用西药注射液联合中药汤剂（小陷胸汤加用冠状动脉粥样硬化性心脏病 2 号方），结果清热化痰活血组能明显下调 CRP、白细胞介素-6、肿瘤坏死因子-α 等炎症因子。李艳芳等用温胆汤加减变化观察 63 例患者，治疗组在心电图改善、心绞痛发作次数、硝酸甘油用量等方面明显优于对照组。齐帅等用小陷胸汤加味治疗不稳定型心绞痛痰热瘀阻证，比较对照组，结果显示在改善中医临床证候及血管内皮等方面均有明显的疗效。研究显示此类证型的患者大都以温胆汤、小陷胸汤为基础方，以黄连、法半夏、瓜蒌等中药为君，对改善心绞痛症状、心电图演变及下调炎性因子等方面疗效确切。

4. 益气温阳解毒法：《金匮要略》将胸痹的病机归纳为"阳微阴弦"即"胸阳不振，阴寒凝结"，说明气虚阳微、寒凝血瘀为其主要病机，治当以益气温阳，活血化瘀。张文高教授根据多年经验指出"气阳虚衰"或"遇寒易发"者，自拟益气活血温阳方。肾阳为周身阳气之根本，肾阳亏虚导致心阳无助，心主血脉功能失常，血行不畅，日久成瘀；肾阳亏虚不能温脾助运，脾失健运则聚湿生痰，痰瘀留滞于经脉最终导致急性冠脉综合征的发生。并在此基础上配伍具有抗炎、抗急性冠脉综合征及稳定斑块、有清热解毒作用的中药黄连、大黄、虎杖等，临床均取得良好的效果。刘春妮通过临床研究发现运用益气温阳活血解毒组合中药，对于降低白细胞、CRP 及 D-二聚体的血浆浓度较为明显，从而使血液黏度降低，血管内皮得到保护，冠状动脉粥样斑块得到稳定，局部血栓的形成可受到抑制，从而显示出对不稳定心绞痛的潜在治疗作用。

5. 益气养阴解毒法：《素问·上古天真论》云"丈夫五八，肾气衰，发堕齿槁；女子五七，阳明脉衰，面始焦，发始堕"。由此得知，40岁是中老年人体内阴阳由盛转虚的分水岭，也是易患各种疾病的开始。《灵枢·天年》云："五十岁，肝气始衰，肝叶始薄，胆汁始减，目始不明……五脏皆虚，神气皆去，形骸独居而终矣。"老年人气虚是长期存在的，并且气虚贯穿冠状动脉粥样硬化性心脏病发生发展的整个过程。《素问·阴阳应象大论》中提及"年四十而阴气自半也，起居衰也"。说明人体之阴液随着年龄的增长而逐渐衰少。《格致余论·养老论》云："人生至六十、七十以后，精血俱耗。"认为老年人普遍存在精血亏损的现象，并且也很容易出现阴虚的临床表现。阴虚则五脏失于濡养，心阴不足，心脉失养，心脏功能受限，以致心脏疾病发生。气阴二者相互转化，气久不足导致阴不足，而阴不足亦可导致气不足，若病情经久不愈，终致气阴两虚，气血运行受阻，同时可因虚致实，最终导致血瘀、痰浊等有形之邪，以致心脉痹阻，发为胸痹。因此，气阴两虚亦是中老年患者急性冠脉综合征发作的常见病机，也常常兼夹有痰瘀、毒邪，其治疗应以益气养阴、化痰活血、解毒三者并举。周美慧在常规西医治疗基础上加用益气养阴、清热活血化痰精灵方（黄精、灵芝、绞股蓝、虎杖、漏芦等）治疗该病，结果显示，治疗组能明显改善心绞痛症状、心电图表现及血脂异常。王伟观察益气养阴解毒中药（西洋参、熟地黄、白芍、麦冬、川芎、竹沥、黄连等）对大鼠急性心肌梗死后心室重构的影响，用药治疗后发现治疗组可缩小急性心肌梗死后心肌重构大鼠心肌梗死面积，抑制胶原蛋白合成、分泌和心肌肥厚、心肌纤维化，并初步证实其抗心肌梗死后心室重构的机制与抑制胶原蛋白Ⅰ、Ⅲ的合成与分泌有关。徐伟等亦证明益气养阴活血与解毒活血中药能降低大鼠急性心肌梗死后组织炎症基因的表达，而抑制大鼠急性心肌梗死后的心室重构。

6. 祛风通络解毒法：西医研究表明，斑块的不稳定性是急性冠脉综合征的病理基础。其性质与中医"风"的特性极其类似。风性致病特点：①风性轻扬开泄，易袭阳位。《素问·太阴阳明论》提及"故犯虚邪贼风者，阳受之"；"伤于风者，上先受之"。然心为阳中之阳，风邪侵袭，心必首当其冲。同时其开泄作用易使腠理疏泄开张，使寒、湿、火邪借助风力内犯脏腑，故每每在气候改变、季节更替之时因外邪侵袭，或因情志改变，饮食伤脾致内风形成，风邪侵心，诱发胸痹心痛之病。②风性善行而数变，具有善动不居，易行而无定处的特点，而急性冠脉综合征变化迅速，不同的人首发症状、病变部位、预后治疗均不相同。《素问·脏气法时论》云"心病者胸中痛，胁支满，胁下痛……胁下与腰相引而痛"，指出心痛发作时疼痛部位不固定。《诸病源候论》云"夫心痛……若伤心之支别络而痛者则乍间乍盛，休作有时"，亦表明心痛具有阵发性和反复发作的临床特点。同时急性冠脉综合征患者心电图随着病情阶段，ST-T也存有易变性。③风性主动，风胜则动，这与现代医学斑块不稳定破裂出血进而发生急性冠脉综合征大致相同。④临床研究发现急性冠脉综合征患者发病时间大多在凌晨，这与风的特性又颇有吻合之处。因此，基于以上几点为医者从风论治心血管提供可行性。临床试验数据也进一步证明这一点。刘敏雯等运用心痛得效方（金银花、生甘草、地龙、桑寄生、白芍等）治疗该病，可明显降低炎性因子CRP，改善患者血管内皮功能，纠正内皮细胞相关介质如血清内皮素和一氧化氮浓度，从而起到保护心肌细胞的作用。肖改琴等观察临床60例冠状动脉粥样硬化性心脏病心绞痛患者，采用祛风通络解毒中药（黄芪、丹参、羌活、水蛭、川芎等），可改善患者血清中抗菌肽37水平，提高临床治疗效果。

59　毒邪致慢性心力衰竭

学者袁天慧等根据心血管疾病中"心血管事件链"发病规律的认识，从慢性心力衰竭各个基础疾病与"毒"邪的关系，探讨了慢性心力衰竭病中"毒"邪的存在。通过对"毒"内涵的认识及特点分析，进而研究高血压病与"毒"邪、动脉粥样硬化及冠心病与"毒"邪、糖尿病性心脏病与"毒"邪，以及病毒性心肌炎与"毒"邪的相互关系，为慢性心力衰竭"毒"邪致病假说提供了理论依据，结合"毒"邪致病的特点及慢性心力衰竭发病特点的相似性，认为在慢性心力衰竭中有"毒"邪的存在，补充"毒"邪致病理论内涵，以期对慢性心力衰竭新的中医理论认识，能够指导临床治疗用药，提高临床疗效，改善患者生存质量。

慢性心力衰竭（CHF），简称慢性心衰，系指在有适量静脉血回流的情况下，由于心脏收缩和/或舒张功能障碍，心排血量不足以维持组织代谢需要的一种病理状态，主要表现为肺循环和/或体循环静脉系统瘀血为特征的临床病理生理综合征，心力衰竭是各种心脏病的严重阶段。美国著名心脏病学专家Braunwald教授提出的一个重要的医学概念，即"心血管事件链"，是指高血压、高血脂、高血糖等心血管疾病的高危因素会造成血管内皮损伤，导致粥样硬化斑块形成，进而出现心肌缺血，冠心病心绞痛，然后逐渐发展到心肌梗死、心律失常，最终导致心衰，甚至死亡的这样一个连续的心血管事件过程。心血管疾病发病规律，就像一根链条那样环环相扣，紧密相连，因此，形象地称之为"心血管事件链"。心力衰竭是此链条上的最后环节。

中医学强调人与自然统一，从时间及空间动态把握人的生理变化规律和疾病发生发展过程。然而，在现代自然环境及社会环境中，影响人生命活动的各种因素，如气候、饮食、情志等较古代发生了很大程度上的改变。随着人们生活水平的提高，饮食多以肥甘厚腻之品为主，运动减少及熬夜等生活习惯的不规律，社会压力的增加给人们带来的情志波动，以及自然环境的污染等方面的影响，使许多学者深思，是否在CHF的发生发展中，是简单的外感六淫或者情志损伤，其病机仅是本虚标实，只有血瘀、痰浊、水饮等基本的病理因素，还是存在"毒"邪致病的发病机制。

中医对毒的认识

1. 毒邪的概念：前人在医学方面对"毒"的认识，有广义和狭义之分。历代医家对"毒"邪研究的不断深入，不仅按其来源可以分为"外毒"和"内毒"，按照"毒"邪的性质，将其分为"阴毒""阳毒""寒毒""热毒""湿毒""燥毒"等。这些概念早在《黄帝内经》《伤寒杂病论》《金匮要略》等古籍中就有涉及，并在后来的《诸病源候论》及《伤寒总病论》等著作中得到了补充和完善。近代学者对前人的理论进行归纳，明确提出了"外毒"和"内毒"的界定。"外毒"是指由外而来，侵袭机体并造成损害的一类病邪，主要指邪化为毒或邪蕴为毒，如六淫过甚转化为"毒"邪；除上述外，尚有一些特殊的致病物质亦属"外毒"的范畴，如气毒、水毒、药毒、食毒、虫兽毒、漆毒等。"内毒"是指由内而生之毒，系由脏腑功能和气血运行紊乱，机体内生理和病理产物不能及时排出，蕴积于体内而化生。外邪内侵，久而不除，往往蕴积成毒。如当五志过极，可使火化毒（热毒、火毒）、痰浊郁久而成痰毒、瘀血蕴蓄日久而成瘀毒和湿浊蕴积而成湿毒等。此类病邪或因盛而变，或因积而成，都是在原有病邪的基础上化生，虽保存了原有病邪的特点，但是又不完全同于原有病邪。

现代医学家，通过运用现代科技手段，结合基因组学、蛋白组学、代谢组学及生物转导信号通路等微观领域研究的发展，对疾病发生的病因病机越发清楚，对于"外毒"和"内毒"所涉及的内容，进行了深入的补充、完善和细化，并认为，"外毒"不仅包括外感六淫过盛产生的"毒"和"疫毒"等，还包括药品、毒品及各种污染等化学毒素；噪音、电磁波、超声波及射线等物理毒素；病毒、细菌、支原体和衣原体等生物毒素。"内毒"包括了各种过氧物、免疫复合物和异常细胞因子的产生，以及正常电解质、细胞和体液因子的异常增多，还包括生理物质的易位等。也有学者在此将基础上，按阴阳将其毒性作用分为急性和慢性，或显性和隐性。

2. 毒邪的特点：传统观点中，对"毒"特点的认识多体现在对"外毒"的认识方面，认为其常具有火热、秽浊、致病性强、致病特异性等特点。但实际上，不论"外毒"或者"内毒"均具有上述特点。"毒"邪具有的火热之性，在临床多见发热症状。有时即使没有发热症状，也常有面红、舌红苔黄腻、苔有刺、脉数等偏热象的表现。"外毒"邪入侵脏腑经络后，刺激人体阳气蒸发，使阴阳平衡紊乱，呈现阴虚阳亢状态，阳气与毒相抗争，二阳并则热由内生；对于"内毒"而言，其化生常伴随着有形实邪，耗气伤阴，致使阴虚内热。"毒"邪具有的秽浊之性，在"外毒"多体现于由六气作用动植物尸体及腐烂变质的物质而滋生、繁殖的细菌和病毒；"内毒"主要为病理及代谢产物在邪蕴蒸化下产生。其化生常伴随着有形实邪，耗气伤阴，致使阴虚内热。"外毒"及"内毒"所发之病，大多变化迅速，变证多端，病情危重。"毒"邪致病有特异性，如"外毒"致病在发病途径、病变部位、病理过程、临床表现、发病季节等方面具有明显的特异性，而"内毒"由于其产生的物质基础和化生条件不同，盘踞部位各异，因而致病性亦不可能完全相同，也有其特异性。

现代医学界认为"毒"邪不仅具有上述特性，同时还具有善变性、依附及兼夹性、趋本性、从化性、广泛性、趋内性、顽固性、选择性等特点。从邪气积累，蕴结成"毒"的机制中不难看出，"毒"还具有病因上的非孤立性和阈害性。尽管各医家对"毒"致病特点的认识丰富而多样化，但归结起来，总的特点就是病症缠绵难愈，复杂多变，顽固难治，甚至发病急骤，传变迅速，且易燥化伤阴，败坏机体形质，损伤脏腑结构功能，对人体造成严重危害。

慢性心力衰竭各基础疾病与毒邪的关系

近些年来，许多学者在"毒"邪致病方面进行了大量的探讨，提出了一系列理论，如"毒损脑络""毒损脉络""毒损心络""毒损肝络""毒损肾络""瘀毒"致变等，极大地丰富了"毒"在疾病发生发展过程中的内涵，并在这些理论的指导下进行了临床研究及实验研究，取得了一定的效果。通过对CHF各个基础疾病，如原发性高血压、动脉粥样硬化及冠心病、糖尿病性冠心病、病毒性心肌炎与"毒"邪的关系进行深入的再研究，旨在寻求慢性心衰与"毒"邪关系的理论依据。

1. 原发性高血压与毒邪：原发性高血压属于中医学的"眩晕""头痛""肝阳""肝风"等范畴，传统观点认为，原发性高血压为本虚标实之病，主要病机为肝火上炎、阴虚阳抗、肝风内动、气阴两虚、脾肾阳虚、痰湿中阻、瘀血内阻引起，主要从平肝潜阳、滋水涵木论治。但很多时候起效缓慢，疗效不著。现代诸多医家认为原发性高血压与"热毒""浊毒"及"毒损心络"有密切关系。

（1）热毒：原发性高血压中的"热毒"主要是指其由于体质、饮食失节、五志过极相互综合作用，致使心肝火旺，相激相助，火无所制，导致火热积聚体内，炼液成痰，炼血为瘀。随病情进一步发展，火热、痰瘀胶结难解，久则生毒，浸淫血脉，损及脏腑及脉络，造成多种并发症。尽管初期予以平肝潜阳药，使得血压能够得到控制，但是常出现降压程度不够或者降而复升的情况。此时加入清热药物，则能够提高疗效，并具有明显改善血液黏稠度、降低血浆内皮素水平、血清总胆固醇和甘油三酯等作用。长期患有高血压的患者，由于情志改变，饮食厚味，嗜咸饮酒等常常使患者出现面赤、急躁易怒、口干口苦、心悸、失眠、脉数、舌红苔黄等热象，予以清热药物对症治疗。彭树国等采用黄连解毒汤化裁而来的黄连解毒降压汤治疗取得了一定临床疗效。

（2）浊毒：浊，即不清也，《丹溪心法》中载有"浊主湿热、有痰、有虚"，古人又谓其为害清之邪气。"浊毒"被许多学者认为是原发性高血压产生的基础，其生变过程也是原发性高血压的病变过程，同时又是血压持续居高不下或者反复波动的关键病机。"浊毒"主要源于现代人恣食无度，摄入超过了自身做能够代谢的范围，致使其停滞不化形成"浊毒"。由于高血压患者常伴有肥胖、血脂异常及糖代谢异常，而血脂、血糖均为血中之精微物质，过多可化生为浊，日久化热与之相搏而酝酿成"浊毒"。还有学者认为，在原发性高血压漫长的发病过程中，肝肾受损，肝阴不足，阴不潜阳，或肾水亏损，水不涵木，致肝肾阴阳失调，气机不流贯，气血运行不畅，"营气不畅则生毒"，使"浊毒"内生，败坏血络，络伤则阴阳失衡，脏腑经络气血功能紊乱而发为本病。更有学者认为，其演变过程可分为：浊毒初生、浊毒渐盛、浊毒壅滞 3 个阶段。初期症状不明显，或仅跟紧张、劳累后头痛、眩晕等有关；中期临床症状开始显现；后期"浊毒"深入脉络，损伤心、脑、肾等脏腑，病情缠绵难愈。治疗方面，对于运用平肝息风、滋阴潜阳、重镇降逆等传统方法后，效果不佳者加用解毒泄热法可取得较好疗效。

（3）毒损心络：在原发性高血压中，"毒损心络"病机的主要内涵是痰瘀，毒邪痹阻脉络，致使心络受损。原发性高血压患者常伴有血液黏度增高，血液流动性降低，聚集性增高，这与"痰浊"和"瘀血"等病理产物密切相关。痰瘀互结为患，蕴久而化毒，损伤心络，引起血管内皮微炎症及损伤，加重了高血压的危害。这体现了由痰致瘀的主要病理特征，也说明了由痰浊引发瘀血，互结化毒的演变过程。在对北京市阜外医院高血压科门诊 500 例问卷调查中，痰瘀互结，毒损心络证类在高血压发病中居首位占 44.6%，尤其是在超重及高脂血症人群中发病概率更高。随后，在中国中医科学院中医门诊部收集患者，治疗时以痰瘀同治、解毒通络为大法，依据病因合理遣方用药，可明显提高降压效果，改善患者症状，停、减降压西药用量，改善患者情绪，调节心肝肾及神经系统功能，从微观及宏观两方面调节机体功能状态。另外，长期高血压患者可以引起心脏结构和功能发生改变使"毒损心络"的理论得到了现代医学的支持。崔光豪等运用滋阴潜阳、解毒通络法，综合调整机体脏腑阴阳气血，制定了滋阴潜阳、解毒通络饮，实验研究表明，滋阴潜阳解毒通络饮能抑制血压上升且有一定的降压作用和逆转高血压左心室肥厚的作用。

此外，高血压"毒"的基础物质的研究，认为外来之"毒"，主要包括体质因素、饮食和情志；内在之"毒"，主要是指神经体液因子、氧自由基、血管活性因子，还有高脂血症、胰岛素抵抗（IR）和高胰岛素血症、内皮素-1 及高尿酸血症等。苗东风等认为，不论从西医的遗传学说和人体内外环境各种危险因素相互作用角度看，还是中医学"禀赋"和"内毒"相互作用角度论述，高血压的发病均是在先天遗传基础上，由于机体"内毒"共同导致。这些"内毒"主要是指体内异常增多的神经递质、氧自由基、血管活性因子等，以及其功能活性的异常。这些致病因子的异常增多或者功能的异常，致使机体的平衡被打破引发原发性高血压。

2. 冠心病及动脉粥样硬化与毒邪关系： 冠心病属中医学"胸痹""心痛"等范畴。近二三十年来对其病因病机的认识逐渐趋于统一，认为本病属于本虚标实之证，本虚为气、血、阴、阳亏虚，病位在心、涉及肺、脾、肾，标实为气滞、血瘀、痰浊、寒凝，尤以血瘀被公认为最重要的病因病机之一，贯穿于冠心病发生发展的全过程，临床上以活血化瘀法为主治疗冠心病，明显提高了疗效。在此基础上衍化而成的理气活血法、益气活血法、益气养阴活血法等方法的不断拓展，使临床疗效进一步得到提高。然而，急性心血管事件和冠心病整个病理过程中的炎症介质、内皮损伤、氧化应激、组织坏死等现象并没有得以解释。基于这些改变，现代诸多医家提出了"瘀毒"及"瘀毒"致变、"虚、瘀、毒"互结、"痰瘀热毒"交结及"毒损心络"等理论。

（1）"瘀毒"及"瘀毒"致变：在动脉粥样硬化及其所导致的冠心病中，血瘀是其发展过程的中心环节，是稳定期患者的病理基础。若瘀久化热，酿生毒邪，或从化为毒，可致瘀毒内蕴，蕴毒骤发，则蚀肌伤肉，进而毒瘀搏结，痹阻心脉，而出现不稳定性心绞痛、急性心肌梗死等急性危重症。因此，冠心病危险因素的存在和控制不理想是"瘀毒"病因产生和发展的重要因素，"瘀毒"既是病理产物，又是导致冠心病急性冠脉综合征发生的病因，处于各种危险因素和急性冠脉综合征发生的中间环节，及时采用活血解毒的方法干预"瘀毒"病因，对防治冠心病有积极意义。

现代医学中血小板的黏附、聚集，纤溶系统的抑制导致了血栓的形成，与中医"瘀毒"病机有相通之处。研究显示，心血管事件重要的影响因素中，胸骨后疼痛、头痛、脉涩或结代为血瘀征象，平素经常咽痛和 hs-CRP 增高提示机体有慢性炎症反应。这些症状、体征和实验室指标作为稳定期冠心病患者"瘀毒"临床表征，为早期辨治高危患者提供依据。而在防治中发挥中医"治未病"的优势，对于高危人群应用活血解毒药物进行一级预防，减少发病；在患有冠心病的人群中予以活血解毒药进行二级预防，以达到"既病防变"的效果。在此理论的指导下进行的临床研究显示，对稳定型心绞痛患者和不稳定心绞痛患者加用活血解毒中药，与单纯他汀治疗比较，可进一步降低血清炎症标志物 hs-CRP 水平。实验研究结果显示，采用临床推荐剂量治疗的活血解毒中药有效部位中，虎杖提取物和大黄醇提取物可明显降低 ApoE 基因敲除小鼠血清炎症标志物 hs-CRP 及 sCD40L 水平，其效果优于单纯活血或解毒组。在此基础上，对三七总皂苷、黄连提取物、虎杖提取物、大黄醇提物进行研究，认为三七总皂苷、黄连提取物、虎杖提取物、大黄醇提物在临床推荐剂量上均可通过改善斑块内部成分来稳定易损斑块。其中，兼有活血和解毒作用的中药虎杖提取物、大黄醇提物效果最为显著。

（2）"虚瘀毒"互结：在冠心病中，心是病位之所在，心主血脉，心之为病，血脉之为患。络脉既是沟通内外的通道和气血聚会之所，又是外邪入侵的通路和传变的途径。尽管"瘀毒"阻络是冠心病的常见的病理变化，但在长期的疾病过程中，往往正不胜邪，正虚邪恋，留而化毒，成瘀损络；心气虚弱，使毒瘀互结更甚，这样"虚、瘀、毒"相互交结，形成恶性循环，共同影响着冠心病的发生、发展及转归。胡世云等认为在治疗上应以化瘀解毒为原则，可在化瘀通络、活血解毒的基础上，佐以健脾益气的药物。李霞等在临床运用解毒化瘀Ⅰ号方治胸痹，并与血府逐瘀汤进行对比，结果显示解毒化瘀Ⅰ号方治疗前后心电图提示 ST 好转，解毒化瘀Ⅰ号方治疗冠心病毒热瘀结证疗效确切。

（3）"痰瘀毒"互结："痰、瘀、毒"三者相互促生而引发的同时，强调了本病热毒的产生，其不仅是来源于痰瘀日久化热，更由于吸烟、饮酒、多食肥甘厚味，心理压力大使得其易从热化。这使得其病情更加复杂，缠绵难愈。从现代医学角度来看，此为高凝状态、氧自由基的损伤、高脂血症、微循环障碍及微量元素变化等异常变化，旷日持久，缠绵难愈的病理状态。雷忠义以此理论为指导，提出痰瘀热毒互结证治的辨证要点。范砚超等在此理论指导下，认为治疗应注意发现在病理情况下，中医证型与组织形态学改变之间的内在联系，找出寒热辨证的规律，是提高临床治疗效果的关键。

（4）阴虚毒瘀：易损斑块被认为是引起急性冠脉综合征的主要病理学基础。彭立等认为阴虚是易损斑块主要的病理因素，是病之本；热毒和瘀血是病情发展和恶化的病理基础，是病之标。阴虚则热，日久则热聚成毒，结于局部，造成炎症细胞在斑块内大量浸润，热毒日久又会耗伤阴液，加重阴虚；阴虚则血流不畅，血液稠浊，易于成瘀，热甚伤血，热与血结，亦可致瘀，瘀血日久不散，既可致新血不生，阴液难复，又可酝酿成毒，形成毒痰相结于络脉的顽疾。"热毒"贯穿其中，既是病理因素，又是致病因素，是斑块易损和破裂的关键因素。基于上述易损斑块的阴虚毒瘀理论，活用具有滋阴解毒活血的四妙勇安汤进行了实验研究。结果表明，四妙勇安汤通过拮抗炎症反应、抑制基质降解和脂肪沉积，增加斑块纤维帽厚度和肌动蛋白含量、减少脂质核心、MMP-9 和 NF-κB 的表达促进动脉粥样硬化斑块稳定。

（5）毒损心络：缺血性冠心病"毒损心络"是指毒之害甚矣，至体壮之人，卒中猝死，病势危急；或毒邪渐蕴体内，日久入络，正气渐衰，又胶结他邪，顽恶不化，病邪深伏，瘀毒阻络，火热内蕴，营阴暗耗，病势缠绵，一旦遇气候、饮食、情绪等诱因则骤发，病情险恶。郭艳在此理论指导下，采取解毒通络、祛瘀通络、化痰除湿、清热解毒、利尿通便等治疗，且关键是解毒通便、祛瘀通络的治疗。此外，也有学者通过对文献进行回顾分析整理，认为不论冠心病炎症反应和中医"毒"邪病机，还是解毒法临床疗效及对分子生物学干预，均肯定了解毒法是冠心病的重要治法之一。

3. 糖尿病心脏病与毒邪关系：在对糖尿病心脏病的研究中，也有一些医家提出"毒损心络"及"虚热瘀毒论"。根据现代医学研究指出，心脏组织糖代谢紊乱、脂代谢紊乱、高血压、胰岛素抵抗和高胰岛素血症、血小板功能异常、血液凝固系统变化、纤溶机制的启动、血液流变学改变、糖尿病性大血管病变等不能及时给予干预、截转，而积聚体内，则"毒"变而成。尽管现代中医研究者，在对于糖尿病心脏病病因病机转化过程的认识有一定的差别，但均认为在此过程中有"毒"邪存在，并伴随着气阴的耗伤。有学者认为糖尿病心脏病是由于糖尿病缠绵不愈，糖毒、脂毒等毒邪内生，循络而行，伤阴耗气，阴损及阳，致阴阳气血失调，脏腑亏损，病变波及三焦，脏腑经络，尤以"毒损心络"为病机核心。治疗上，以益气养阴解毒通络为主要治则，并根据"毒"邪多变的致病特点，突出辨治之精髓，达到标本兼治，促进病情的康复。孙新宇等认为，糖尿病性冠心病是糖尿病慢性大血管并发症之一，是由于血瘀、痰凝、湿浊等病理产物蕴结成毒，毒损心络日久所致。虚滞、痰阻、毒损心络为其病机关键。治疗上，以解毒通络法为根本方法，但由于"毒"邪具有致虚、郁、痰、瘀的特点，在重视解毒通络的同时亦重视补虚，活血化瘀祛痰。在此基础上研制了复方益心解毒通络方，能对改善糖尿病性冠心病患者心悸、胸闷、胸痛、口干渴、乏力等症状有明显疗效，并可改善心肌缺血和调整脂代谢。朱明丹等认为，糖尿病性冠心病的基本病机为虚、热、瘀、毒并存，为本虚标实之证，其病理过程为气阴两虚，燥热伤津，血行涩滞，瘀血内阻，日久成毒，损及内脏，从而产生诸多变证。单补虚则诸"毒"难祛，仅逐瘀解毒则体虚不耐，只有两者兼顾，益气养阴以固本，清热解毒，活血祛瘀以治标，才能切中病机。因此，益气养阴，清热解毒，活血祛瘀是消除虚、热、瘀、毒因素的重要治法。三法相互配合，灵活运用，坚固正气，瘀祛毒孤，病遂易解。

4. 病毒性心肌炎与毒邪关系：传统中医学中无"病毒性心肌炎"之病名，古代各家医籍对此病的记载可散见于心悸、怔忡、胸痹、虚劳、温毒、猝死等篇之中。但本病发病率逐年增长，使现代中医学者对其从病因、病机、证型等多方面进行探讨，认为机体本身的先天禀赋薄弱是关键因素，如日久嗜食烟酒及膏粱厚味，日久损伤脾失健运，聚生痰湿；或湿郁化热，耗津成痰，均可内舍于心，使心脉痹阻，形成瘀血气阴两伤、气阴两虚是本病发生的内在因素，此为发病之本。而外感温热邪毒是本病的直接致病因素。纵观病毒性心肌炎的发生发展，毒、瘀、痰、虚互相胶结，相互化生所形成的恶性循环。在治疗上以益气养阴、活血解毒为法，可使急性病毒性心肌炎患者主要的症状、体征、血清心肌酶谱、动态心电图得到改善。何伟等从病毒性心肌炎的致病特点和临床表现入手，认为温热毒邪侵袭是本病的重要致病因素，并贯穿于本病的始终，临床针对"温热毒邪"在发病过程中不同阶段所具有的特点，采用疏风清热、清热解毒、益气养阴等为主的治法，针对性强，体现出中医辨证论治的优势，常取得满意疗效。

慢性心肌炎导致的快速心律失常，其主因是"毒"，"瘀""虚"是次要因素。温热病毒的侵袭，日久不愈，或反复感染病毒，毒与热之邪郁伏在体内不能透达，使脾胃转输水谷精微的功能及肺的肃降、通调水道的功能受影响，致水湿内郁，水湿、热与毒互结，热增脉率，湿扰脉率，形成各种快速心律失常。毒与热久伏体内，耗伤心阴，内热炽盛，炼液为痰。痰热互结郁阻在体内顽固难祛，导致了快速心律失常的顽固难愈。在治疗方面，则应本着急则治标、标本兼治的原则。初期热毒较为突出，病至中、末期和后遗症期，瘀血证逐渐显露，而气阴两虚的本质贯穿于病变的始终，以中后期更为明显。因此，以清热解毒、活血化瘀、益气养阴三大治疗法则为主，辅以安神、行气，并强调个体化辨证施治。

由此可见，在原发性高血压、动脉粥样硬化及冠心病、糖尿病心脏病及病毒性心肌炎等疾病的发生、发展过程中都有"毒"邪的存在。可以推断，当这些疾病逐渐发展到后期，形成CHF阶段时，也都与"毒"邪有着紧密相连的关系，其就是"毒"邪致病内涵的延续。结合CHF患者病程长，病情复杂危重，反复发作难以治愈，和其高病死率，与"毒"邪的顽固性、善变性、依附性及兼夹性、致病性强等特点具有明显的相似性，以此建立CHF"毒"邪致病理论假说。通过对以上基础疾病与"毒"邪的关系，深入挖掘、分析、总结和整理研究，为CHF与"毒"邪理论相关性的假说提供理论支持，并认为值得对两者进行深入的相关性探讨，有望补充"毒"邪致心力衰竭病的中医理论内涵，以期能够指导临床治疗用药，提高临床疗效，改善患者生活质量。

60　毒邪和慢性心力衰竭的相关特点

　　心力衰竭（简称心衰）是由于心脏结构和功能性疾病导致心室充盈和射血能力受损而引起的一组临床综合征，患者常因症状恶化而反复住院。冼绍祥及课题组对慢性心衰进行了长达 30 年的研究，确定了病名为"心衰病"，提出了气虚血瘀水停的总病机，具体分为气阴虚血瘀水停和气阳虚血瘀水停两类。在此基础上，益气活血利水法为心衰病的总治法，研制了分别具有益气养阴活血利水和益气温阳活血利水的两种方药，并开展了一系列的实验和临床研究，证实了益气活血利水法能改善慢性心衰患者心功能和临床症状、提高生活质量，且安全性良好。但是随着对心衰病研究的逐步深入，结合现代医学对慢性心衰发病机制的研究进展，认为心肌纤维化、心肌重塑主要还与一些炎症因子所介导的免疫和炎症反应密切相关。这些理化物质其形态结构和功能异常与中医学"毒"邪特性相关。尤其在原发性高血压病、高脂血症、动脉粥样硬化及冠心病、糖尿病及病毒性心肌炎等疾病的发生、发展过程中均可能有"毒"邪的存在。此病本质为非单一疾病，大多数患者病情复杂，除了心衰还存在引起心衰的基础疾病及各种常见的伴发病和/或合并症，还可伴有其他危险因素等。这表明了该病的多面性，即临床表现的复杂性、病情危重多变和结局的难以预测性。基于以上发病特点，学者袁天慧等认为慢性心衰与"毒"邪具有相关性。

毒邪致病特点

　　随着对"毒"邪致病研究的不断深入，其内涵已从古代对外毒的研究，发展到现代对内毒的研究。外毒多指由外侵入的毒邪，内之邪毒则指由内透发之热毒，主要由脏腑功能紊乱、阴阳气血失调，造成偏盛或郁结不解而生毒。内生之邪气累积到一定程度后，便会因众邪蕴积，阴阳状态严重失衡，导致众邪的积酿生毒。现代病理机制研究发现，心衰发生时患者体内氧自由基、兴奋性神经毒、过敏介质、钙离子超载、凝血及纤溶产物、微小血栓、新陈代谢毒素、突变细胞、自身衰老及死亡细胞、致癌因子、炎性介质和血管活性物质常有过度释放，这些均被认为是中医学"毒"邪的范畴。基于毒邪理论的发展，"毒"邪除了传统认识上具有火热、秽浊、致病性强、致病特异性等特点外，还具有善变性、依附及兼夹性、趋本性、从化性、广泛性、趋内性、顽固性、选择性等特点。同时毒邪还具有病因上的非孤立性和阈害性，非孤立性是指"毒"的形成或者出现往往基于其他病因，或者依附于其他病因；阈害性是指当"毒"达到一定的量或发生质变时便成为害，成为更猛烈的致病邪气时方能显示于临床的一种致病属性，亦即"小毒不为怪，毒大必成败"；"毒微不成害，逾阈便成害"。冯学功等认为，毒证当指"毒"邪作用于机体所产生的一类证候，"毒"邪致病的共性是毒性猛烈、多属火热、病情善变、易攻脏腑、败坏形体等。谢颖桢等认为，"毒"邪是危害人体的较强烈的致病因素，外感及内生"毒"邪在临床致病方面有起病急骤、病势急重、变化多端的特点；诸邪相结蕴积成毒，毒与邪结壅滞瘀阻络脉，机体气机升降失调、开合失司既是"毒"邪致病危害深重的内在动因，也是"毒"邪致病最核心的临床特征。尽管各医家对"毒"邪致病特点的认识丰富多样，但归结起来，总的特点就是"毒"邪致病具有猛烈性，发病急骤，传变迅速，复杂多变，顽固难治，病症缠绵难愈，且易燥化伤阴，败坏机体形质，损伤脏腑结构功能，可对人体造成严重危害。

毒邪致病与慢性心力衰竭发病特点的相关性

慢性心衰系指在有适量静脉血回流的情况下，由于心脏收缩和/或舒张功能障碍，心排血量不足以维持组织代谢需要的一种病理状态，主要表现为以肺循环和/或体循环静脉系统瘀血为特征的临床病理生理综合征，心衰是各种心脏病的严重阶段。慢性心衰患者发病特点与中医"毒"邪密切相关。

1. 多邪合并，顽固不化：慢性心衰患者由于长年疾病致使其体质多以气虚为基础，兼有瘀血、痰浊、水停等病机。机体心脏功能受损，致使泵功能衰竭，无力推动血液在脉道中运行，致使血液循环障碍，形成瘀血；瘀血阻滞可影响津液输布，致使水液停留于脏腑组织间隙，凝聚为痰饮，从而形成痰浊及水饮，瘀、痰、水互结为患，蕴久而化毒。瘀血、痰饮和水湿使脏腑功能失调，瘀血、痰饮和水湿均属有形实邪，其长期聚集体内，不断积累，化生无形之毒邪，致使疾病顽固难治，毒又常依附于瘀血、痰饮及水湿等有形之邪，而形成瘀毒、痰毒、水毒等，此过程中，阴损及阳，阳损及阴，致众邪积酿生毒，使疾病虚实夹杂，繁杂难治。单纯应用活血化瘀、祛痰利水、养阴潜阳等药物治疗慢性心衰常不能收到良好的疗效，给治疗带来了很大的难度。"毒"的顽固不化之特征与慢性心衰发病具有相似性。"毒"邪一般不会单独产生，而是依附于各种邪气的进一步发展而产生的，形成多邪合并之状态。另外，"毒"邪致病的从化性与体质相关，致使相同的"毒"邪在不同体质人的身上的转化也不尽相同，这也充分体现了毒邪的难治性。

2. 病情复杂，牵涉多脏：现代医学研究表明，慢性心衰其本质是由于各种原因导致的心肌重构和心肌纤维化。心主血脉，促进血液运行，濡养脏腑，当其功能受损，血液不能输送到五脏六腑，脏腑失去濡养则功能不能正常运行。心属火，脾属土，心脾乃母子关系，故在慢性心衰的病理演变中，脾与心的关系最为密切。慢性心衰母病及子，致使脾脏功能受损，水谷精微运化失常，不能上输于肺而布散周身，即湿邪内生。脾为湿土，同气相求，停于机体内之水湿，易侵犯脾脏而损伤其结构和功能。心属火，具有统血功能，肾属水为藏精之脏，肾脉上络于心，在正常生理状态下，心阳肾阳相温相助，心阴肾阴相滋相润，从而达到心肾相交、水火既济的协调生理状态，并可以通过心火肾水相互制约、肾精心血相互转化、心神肾精相互依存、元气心血相互为用、君火命火相互资生等功能保证心主血脉、主神明，肾主藏精、主生殖、主水及主纳气等生理功能的正常发挥。若心肾水火之间失去协调既济的平衡关系，则可相互影响，从而导致心病及肾、肾病传心，最终导致心肾俱病，出现各种相应的证候，临床常可见有心肾不交、水气凌心、精血两亏、肾虚血瘀、君相火旺、阴虚火旺、心肾阳虚等证。因此，可以认为，慢性心衰的患者，心衰日久，穷必及肾，肾阳不足，温煦无权，水湿不化，内停于机体内，可损伤脏腑结构。"毒"邪致病多具有趋内和趋本的特点，情志及饮食等因素常会引发慢性心衰各种基础疾病，影响机体生理功能，逐渐形成瘀血、痰浊和水饮等，这些病理因素持续不解，不断蓄积，从量变到质变，化生"毒"邪，直接损害脏腑的本体结构，致使脏腑功能受损。王永炎院士也认为，"毒"的产生与脏腑功能和气血运行失常使机体内的生理产物或病理产物不能及时排出，在体内过多蓄积有关。

3. 易于变化，危及生命：慢性心衰患者病情常易于变化，反复发作，轻者仅感气短、乏力，严重者可出现夜间阵发性呼吸困难，双下肢水肿，心包积液或者胸水等，甚则危及生命。由于实邪耗伤机体气血津液，可出现高热火盛之征象。久病入络，火热交织，愈演愈烈，灼脉伤血，常可见口干咽燥、舌绛紫、脉细数等临床表现。"毒"邪的善变不仅体现在"毒"邪性质的变化，还表现在病势变化。当"毒"邪在体内蕴积，初期无明显表现，但迁延日久，当"毒"邪积累到一定程度即一定的阈值后，可骤然爆发，病势凶猛难挡，变化莫测，极易内攻脏腑，危及生命。外感"毒"邪也可与体内蓄毒里应外合，致使毒素从量变到质变导致机体发病，病情可急转直下，既急骤危重且隐匿，毁形败体已多，时常不自知，难以救治。"毒"邪在慢性心衰过程中起到诱发与促其加重、转化的作用。"毒"邪致病多具有火热性，易伤阴耗气，与慢性心衰患者发展到后期的阴虚火热所引起一些体征具有相似性。

总之，慢性心衰患者的发病特点主要表现在多邪合并，顽固不化；病情复杂，牵涉多脏；易于变化，危及生命等。"毒"邪致病则体现出善变性、依附及兼夹性、趋本性、从化性、广泛性、趋内性、顽固性、选择性等特点。两者在发病特点上具有相似性。

慢性心力衰竭治疗新策略

在治疗上，应依据临床中慢性心衰和"毒"邪致病特点及临床表现的相似性，在原有益气温阳活血利水和益气养阴活血利水基础上，加入具有解毒功效的药物。临床研究证实，采用上述疗法可降低患者中医症状疗效积分、慢性心衰积分；改善心功能分级和生活质量评分及缩短住院天数；减少血管活性药物使用时间；未发现严重不良反应。实验研究亦证明，该疗法可有效改善心功能不全动物的血流动力学状况，延缓心衰的进程，改善心功能，纠正心肌肥大型心衰大鼠血管平滑肌环磷酸腺苷（cAMP）、环磷酸鸟苷（cGMP）含量，上调左心室心肌细胞 Bcl-2 的表达、下调 Bax 的表达，从而抑制心肌细胞的凋亡；降低肾阳虚型心衰模型大鼠的心率、血压、左心室舒张末压（LVEDP），同时有升高＋dp/dtmax 的趋势；降低一氧化氮（NO）、血浆过氧化脂质（LPO）含量，升高超氧化物歧化酶（SOD）含量；降低心肌肥大型心衰模型大鼠的血浆内皮素（ET）含量和升高血浆降钙素基因相关肽（CGRP）的水平，纠正实验性慢性心衰大鼠体内 ET/CGRP 比值的失衡。以上研究为清热解毒药物联合益气活血利水法在临床上防治慢性心衰，改善慢性心衰患者远期预后等方面提供了科学依据。四妙勇安汤加味对气滞血瘀型慢性心衰临床疗效显著，其作用机制与影响血液流变性及血脂各项指标有关。研究证明，益心解毒汤在改善心功能、减缓心室重构等方面药效显著，抑制了 Nox2 和 Nox4 型 NADPH 氧化酶的表达，而抑制 NADPH 氧化酶活性，降低心肌活性氧（ROS）水平可能是其发挥药效的重要机制；抑制 AngⅡ引起的交感神经系统、肾素-血管紧张素系统（RAAS）过度激活，降低 AT1 受体的表达水平，抑制 STAT3 的作用而延缓心肌肥厚的过程，发挥其在心肌肥厚过程中的心肌保护作用；同时抑制血浆基质金属蛋白酶（MMPs）的活性，减缓心肌重构。因此，在这里所体现的解毒的方法不局限于单纯的清热解毒法，同时也包括益气解毒、活血解毒等方法的应用。这些实验研究也从反面间接提示在慢性心衰发病过程中有"毒"邪的存在。"毒"邪是慢性心衰常见的心血管疾病如原发性高血压、冠心病、糖尿病及病毒性心肌炎等疾病的共同病理基础，在治疗中根据"毒"邪形成及所依附实邪的不同所表现出来的证候特征进行辨证论治，能够提前对慢性心衰发生、发展进行预防，提高慢性心衰患者生存质量，减少其急性再发作次数，对疾病的转归有重要意义。

61　从毒邪论治动脉粥样硬化

　　传统病因学理论认为，毒作为致病因素，可用来阐释某些疾病的发生。现代医家在丰富的临床实践中，通过辨病与辨证相结合，认识到毒邪是导致各类杂病顽疾难治的关键因素。动脉粥样硬化（AS）是最常见的心血管系统疾病，其发病因素较多，至今仍未完全阐明。在 AS 发展过程中，常常伴随着诸多病理现象，此过程中过多的氧自由基、炎性递质、凝血及纤溶产物、微小血栓、高血脂和血管活性物质的过度释放及微生物等，都与中医学理论之"外毒入侵，内毒化生"致病特征相符合。目前，中医临床多采用清热解毒法治疗 AS，取得较好疗效。学者苏祥飞等对 AS 发病机制与毒邪致病的关系进行了分析，并回顾清热解毒药治疗 AS 的实验和临床研究文献，为采用清热解毒中药从毒论治 AS 提供理论依据。

中医对毒的认识

　　毒可概括为作用于人体，致使营卫气血发生一系列严重变化，甚至破坏人体正常生理功能和组织器官的致病物质。毒也被认为是一类致病猛烈，能引起机体功能严重失调，而产生剧烈反应和特殊症状的致病因素。根据其来源，分为外毒和内毒。外毒指由外而来，侵袭机体并造成损害的一类病邪；内毒是指由体内化生之毒，是因脏腑功能和气血运行失常，导致机体内的生理产物或病理产物不能及时排出，蕴积体内而化生为毒，如痰毒、粪毒、尿毒、瘀毒、疽毒。现代毒理学认为，无论外界因素或体内因素，凡进入机体后，能与机体组织发生作用，破坏其正常生理功能，引起机体暂时或永久的病理状态，均称为毒。

AS 与毒的关系

　　AS 主要病机为痰瘀毒郁滞于脉络。毒邪内伏，可致营卫失和、气血亏损、脏腑衰败。外来之毒或体内原有内毒作用于机体，造成脏腑功能失调、津液不能正常分布代谢而滞留体内，凝聚而成痰饮；津液受热毒煎熬成痰；毒邪煎熬熏蒸血液，血凝成瘀；毒邪伤络，血溢成瘀；毒邪伤津耗阴，阴伤血滞为瘀；毒壅气机，血脉凝滞；热毒损脏，血行失司。

　　毒邪是导致 AS 迁延不愈，变证丛生的关键因素。痰饮、瘀血因邪气蕴结不解，同时作为津液代谢的病理产物，化为毒害，形成痰毒、瘀毒，且津血同源，痰瘀相关，郁而化热，痰毒、瘀毒、热毒三者相互促生，交结为患，日久不化，酿成浊脂，浸于脉管，进一步增加内毒的化生，痰浊、瘀血等代谢产物的堆积，促进了 AS 斑块的生长。AS 初期，毒邪作用于局部血脉，当毒邪不断瘀积，正气严重受损，邪胜正衰时，则致变证丛生。其变证多来势猛、起病急、病危重，具有酷烈性的特点；患者心理压力增大，多致肝气郁滞、气郁化火；吸烟、饮酒、多食肥甘厚味皆生热毒。因此，AS 患者以烦躁易怒、便秘、舌红苔黄、脉滑数等热象者居多，多伴有痰瘀之象，且病势缠绵难愈。若毒邪损伤心脉，心脉闭阻，可出现心胸猝然大痛，而发为"真心痛"。若毒邪损伤脑络，络脉破损，或络脉拘挛，气血渗灌失常，致脑神失养、神机失守而发为中风。

AS 发病机制与毒邪致病论

　　AS 发病机制有脂质浸润学说、炎性反应学说、血栓形成学说、内皮细胞损伤学说、氧化应激学说等。从现代医学角度看，各类学说分别从不同侧面阐述 AS 致病因素与毒邪的相关性。外来毒邪包括各种病原微生物及其毒素、各种理化因素。而内生之毒则导致细胞功能障碍，使机体产生一系列病理产物，如微生物毒、毒性氧自由基、微小血栓、突变细胞、过敏递质、炎性递质、兴奋性神经毒、酸中毒、凝血及纤溶产物、致癌因子、新陈代谢毒素、钙离子超载、血管活性物质的过度释放、自身衰老及死亡细胞。外来之毒和内生之毒共同作用，影响 AS 的病理变化、预后及转归。

　　1. 脂质浸润学说与毒邪致病论：AS 的发生与脂质代谢失常密切相关，其主要病理变化是动脉壁出现粥样斑块，而胆固醇和胆固醇酯则是构成粥样斑块的主要成分。总胆固醇、甘油三酯和磷脂等与载脂蛋白结合成脂蛋白，血浆中增高的脂蛋白通过内皮细胞直接吞饮、透过内皮细胞间隙、经由内皮细胞的低密度脂蛋白受体、通过受损后通透性增加的内皮细胞等途径侵入动脉壁，堆积在平滑肌细胞间、胶原和弹力纤维上，引起平滑肌细胞增生；脂蛋白又降解而释放出胆固醇、胆固醇酯、甘油三酯和其他脂质，低密度脂蛋白还与动脉壁的蛋白多糖结合产生不溶性沉淀，都能刺激纤维组织增生，诱发粥样斑块的形成。

　　此脂质代谢紊乱过程与中医脂毒的致病理论相近似，《黄帝内经》的膏脂学说为中医脂毒致病理论提供了重要依据。《灵枢·卫气失常》认为"人有肥有膏有肉"，而若脂膏过多则有形体变化。《黄帝内经》称肥胖人为"膏人""脂人"，"膏脂与津液同出一源，是津液之稠浊者，并能化入血中，若摄入过多，利用、排泄失常，则生痰浊"。脾运失司，精微失运，水谷不能正常化生，变生膏脂，脂浊停聚，日久生毒，脂毒壅滞脉络，导致气血津液循行不畅，气机失调进一步化生膏脂，循环往复，脂毒积聚、黏附经久不去，最终化生有形之灶。

　　2. 炎性反应学说与毒邪致病论：RossR 率先提出"AS 是一种炎症性疾病"，指出 AS 在发生发展过程中，从脂质条纹到纤维斑块和粥样斑块，甚至不稳定斑块的生成、破裂和血栓形成过程中始终都有各种炎性细胞及炎性递质参与，是具有慢性炎性反应特征的病理过程。AS 的发生起因于活化的内皮细胞表达黏附分子以吸引炎性细胞，主要为单核细胞，当其移行至内膜下，可转化为巨噬细胞，吸取脂质后，形成泡沫细胞，脂质亦随之移至内膜下并逐步形成斑块。活化的巨噬细胞释放肿瘤坏死因子-α、白细胞介素-6 等细胞因子和生长因子，促进 AS 斑块形成。当炎症与修复失去平衡后，由于炎症而产生的多种基质金属蛋白酶等将促进斑块破裂。

　　炎症学说所提及的各种病因及分泌产生的炎性递质，可归于中医毒邪学说的外毒或内毒范畴。AS 毒邪致病，亦可因毒而成痰成瘀。因毒成痰，一是毒邪侵犯机体，造成脏腑功能失常，津液不能正常输布代谢，滞留体内，凝聚而为痰饮；二是津液受热毒煎熬成痰。毒邪致瘀，主要因为毒邪煎熬熏蒸血液，血凝成瘀；毒邪伤络，血溢成瘀；毒邪伤津耗阴，阴伤血滞为瘀；毒壅气机，血脉凝滞；热毒损脏，血行失司。反之，痰饮、瘀血作为津液代谢的病理产物，其本身亦能化毒为害，形成痰毒、瘀毒，且津血同源，痰瘀相关，毒、痰、瘀三者相互促生，形成恶性循环，以毒为引发关键，以痰、瘀为有形之病灶，与现代医学因炎症而致 AS 病灶相合。中医对 AS 形成的认识，正是"无邪不有毒，热从毒化，变从毒起，瘀从毒结也"。

　　3. 其他发病学说与毒邪致病论：内皮细胞损伤学说认为在各种因素导致内皮细胞损伤后，动脉血管内脂蛋白和糖蛋白在受损的内膜表达增加，促进单核细胞和 T 淋巴细胞黏附，并在内皮细胞间迁移，进入动脉壁内膜。氧化应激学说认为，在病理状态下，机体会产生过多的活性氧，导致内皮细胞损伤、功能失调；同时体内低密度脂蛋白受到氧自由基的攻击，经氧化修饰成氧化型低密度脂蛋白，氧化型低密度脂蛋白经过损伤的内皮细胞进入动脉血管壁。血栓形成学说认为 AS 始于动脉内膜损伤，血小板活化因子增多，血小板黏附后聚集，发生纤维蛋白沉积，形成微血栓。血小板聚集后释放各类活性物质，使内皮细胞进一步损伤，从而导致低密度脂蛋白、纤维蛋白原进入内膜和内膜下。最终结果均引起进入动脉壁膜的单核细胞、T淋巴细胞等转化为巨噬细胞，进一步演变为泡沫细胞；同时分泌的各类活性物质诱使平滑肌细胞增殖与迁移，与泡沫细胞共同参与形成AS斑块，诱发AS。

上述学说中AS发病的影响因素，包括外界因素及同型半胱氨酸、免疫因子、毒素、病毒等因素导致的内皮细胞损伤、氧化应激反应以及机体内血小板聚集和血栓形成等，均参与AS的发生。所提及的致病因素，均可看作"外毒入侵，内毒生化"的结果，与中医的毒邪致病论密切相关。

清热解毒中药在抗AS中的应用

1. 清热解毒中药抗AS的实验研究：清热解毒法是在中医理论指导下，使用具有清解热毒作用的药物而达到清解热毒之邪的方法。现代药理实验表明，清热解毒类中药可通过降血脂、抗炎性反应、抗氧化、消除氧自由基、抑制平滑肌增殖、抑制血小板聚集等作用起到抗AS的作用。葛根、黄连可显著降低AS兔主动脉弓部斑块校正面积与最大斑块厚度，降低AS兔血清总胆固醇、低密度脂蛋白水平；决明子可降低血清甘油三酯水平；葛根、决明子均可升高AS兔超氧化物歧化酶活力，降低血清丙二醛水平；葛根、黄连与决明子可降低AS兔血小板最大聚集率；葛根与黄连具有降低低切变率全血黏度的作用。酒制大黄可降低家兔血清总胆固醇、甘油三酯、低密度脂蛋白及血清一氧化氮含量，升高高密度脂蛋白含量，减弱主动脉组织一氧化氮合成酶的免疫组织化学染色及一氧化氮合成酶mRNA的表达。穿心莲、黄芩、知母、牡丹皮和青蒿可降低APOE基因缺陷AS小鼠超敏反应蛋白，减小脂质中心面积，增加纤维帽厚度，降低斑块面积。

速效心痛滴丸是在速效救心丸的基础上加一味清热解毒中药牡丹皮配制而成，可降低AS家兔血清磷酸肌酸激酶、磷酸肌酸激酶同工酶、乳酸脱氢酶、总胆固醇、甘油三酯、低密度脂蛋白水平，升高血清高密度脂蛋白水平，缩小主动脉斑块面积，降低主动脉内膜厚度和内膜单位面积内泡沫细胞数。四妙勇安汤（金银花、玄参、当归、生甘草）可降低AS家兔血脂和氧化修饰的低密度脂蛋白水平，其作用机制与对氧化应激反应状态的干预有关。丹皮酚可降低AS血清脂质含量，抑制脂质过氧化反应，抑制肿瘤坏死因子-α诱导的单核细胞与血管内皮细胞的黏附及黏附分子的表达，抑制丝裂原活化蛋白激酶（MAPKs）上游的激酶，保护动脉内皮细胞，缩小斑块面积，抑制血管平滑肌细胞的增殖和迁移。牛磺酸可降低主动脉内厚度、内膜/中膜厚度比及巨噬细胞移动抑制因子、白细胞介素-8和肿瘤坏死因子-α水平的表达，发挥对AS模型兔的抗炎作用。蛇床子素能显著降低AS大鼠血清中总胆固醇和低密度脂蛋白含量以及低密度脂蛋白/高密度脂蛋白比值，同时显著降低血清中肿瘤坏死因子-α的含量，降低肝组织中总胆固醇的含量，能改善大鼠早期AS的形态学改变。黄芩苷预处理可明显抑制血小板衍生因子诱导的细胞增殖和迁移活性，减少蛋白增殖细胞核抗原、血管细胞黏附分子-1、细胞间黏附因子、细胞周期蛋白E、细胞周期依赖性蛋白激酶等蛋白的表达。

2. 清热解毒中药抗AS的临床研究：目前，清热解毒中药已成为临床治疗心血管疾病的常用药物。中药复方制剂（黄芩、松针、葛根、赤芍等）降低冠心病患者体内C反应蛋白、血清总胆固醇、低密度脂蛋白的效果明显优于辛伐他汀片组和复方丹参片组，对冠状动脉炎症有良好的疗效。三黄片（大黄、小檗碱、黄芩）可以不同程度降低AS患者总胆固醇、甘油三酯、低密度脂蛋白水平，升高高密度脂蛋白水平，降低动脉硬化指数，降低对血栓形成有影响的纤维蛋白原、D-二聚体水平。四妙勇安汤可降低不稳定心绞痛患者体内C反应蛋白含量，可改善患者心绞痛状况，心电图疗效明显提高。在口服单硝酸异山梨酯的基础上加服清热解毒方（黄连、黄芩、连翘、大黄）对冠心病心绞痛患者进行治疗，可显著调节冠心病心绞痛患者血浆中内皮素及一氧化氮水平，使血浆内皮素水平明显降低，血浆一氧化氮水平明显升高。大调中汤加野菊花、金银花、连翘、白花蛇舌草等清热解毒药物治疗冠心病的疗效明显高于单纯服用大调中汤的对照组。葛根素注射液具有改善心绞痛患者临床症状，降低患者内皮素水平，升高一氧化氮水平的作用。

　　毒邪贯穿了 AS 发生、发展和变化的整个过程，影响机体气血的正常运行，脏腑功能失调，体内津液代谢失常，在体内成"痰"、成"瘀"、成斑块。现代医学认为，机体受到高脂血症、高血压、糖尿病、感染等危险因素的影响，导致脂质、糖类代谢紊乱，出现脂质堆积、氧化、血栓形成、内皮损伤、平滑肌细胞增殖等一系列病理变化，导致 AS 斑块形成。以上两种理论从不同侧面解释了 AS 发生的病因及病理过程皆与毒邪相关。通过对毒邪致病学说与 AS 现代发病学说的研究，在辨证的基础上，以清热解毒法为治则对 AS 进行治疗，可以更好地指导临床实践，提高临床疗效。从最初的 AS 病因病机的理论研究，到认识毒邪致病论的内涵；从清热解毒中药降低血脂含量、保护内皮细胞、抗氧自由基损伤、抗炎性细胞因子等实验研究，到清热解毒法在临床上的广泛实践，都证实了从毒论治对 AS 的作用，为临床治疗 AS 提供了充分的理论和实践依据。

62 从毒损脉络论治动脉粥样硬化易损斑块

　　心脑血管疾病是导致人类死亡的首位原因，70%～80%的急性心脑血管事件是易损斑块破裂基础上血栓形成所导致。根据文献报道，他汀类药物具有一定的稳定易损斑块作用。研究显示阿托伐他汀20 mg与安慰剂对照，平均治疗4～5个月，具有抑制颈动脉易损斑块炎症和减少溃疡面积作用。匹伐他汀治疗颈动脉易损斑块3个月，可以增加纤维帽厚度稳定易损斑块。但是目前这些药物治疗均存在着疗效不显著、疗程长、不良反应较多等问题，稳定易损斑块需要更为安全有效的药物，这对预防心脑血管疾病具有极其重要的意义。中医药稳定易损斑块显示出一定的潜力，有研究显示，通心络胶囊可以剂量依赖性稳定易损斑块。临床研究报道，稳消Ⅲ号方可以稳定颈动脉粥样硬化易损斑块。吴圣贤等及本课题组从1997年开始系统开展了中医药防治动脉粥样硬化（AS）研究，认为AS应属中医学"痰核"范畴，逐渐形成了"脉生痰核"理论，构建了理法方药、分期论治框架。该理论框架将AS分为6期"痰核始生（内中膜增厚期）、痰核已成（稳定斑块期）、痰核坚化（斑块钙化期）、痰核腐化（易损斑块期）、痰核溃破（斑块破裂期）、痰核复生（再狭窄期）"。易损斑块属于痰核腐化（易损斑块期），认为易损斑块属于中医学毒邪败坏形质范畴，提出从"毒损脉络"论治动脉粥样硬化易损斑块的思路，学者王可彬等就此治疗思路，从中医学理论角度进行了阐释。

动脉粥样硬化斑块属"痰核"范畴

　　中医学文献中没有AS的概念，据病因、临床表现、并发症等特征，散见于中医学"偏枯""胸痹""中风""眩晕""头痛""痰证"等病的记载中，现代中医药治疗AS多从瘀、痰、毒、虚论治。朱丹溪云："结核或在项、在颈、在臂、在身皮里膜外，不红不肿不硬不作痛，多是痰注作核不散。"动脉粥样硬化斑块符合痰注作核不散的特点。《丹溪心法附余》云："凡人头面、颈颊、身中有结核，不痛不红，不作脓者，皆痰注也。"明代杨清叟撰《仙传外科集验方》云："人身有痰，润滑一身，犹鱼之有涎。痰居胃中，不动则无病，动则百病生……其常道，则自脘达肺脘而出；其失道，自胃脘而流散冷肌肉皮毛之间。"宿痰失道，结于颈部为"颈生痰核"、结于上臂为"臂生痰核"、结于舌上为"舌生痰核"、结于眼睑为"胞生痰核"、结于乳房为"乳生痰核"、结于阴茎为"茎生痰核"。如果结于血脉，则为"脉生痰核"，即动脉粥样硬化。正如沈金鳌在《杂病源流犀烛》中所云："痰之为物，流动不测，故其为害，上至巅顶，下至涌泉，随气升降，周身内外皆到，五脏六腑俱有。"

易损斑块为"痰核腐化"所致

　　动脉粥样硬化斑块形成之后，有两个发展方向，一是纤维帽变硬变厚，甚至钙化，形成坚硬并稳定的斑块；二是斑块脂质核心加大，纤维帽变薄，炎症反应加剧，甚至出现表面溃疡和裂纹，成为易损斑块。这和中医"痰核"相关疾病的传变规律类似。痰核的发展，有逐渐坚硬而不溃者，如"臂生痰核"，即纤维脂肪瘤；也有痰核逐渐腐化，脓毒内生，逐渐溃破者，如"颈生痰核"，即淋巴结核（瘰疬）。因此，易损斑块为"痰核腐化"所致，是痰核类疾病的传变方向之一。"痰核腐化"的根源，关键在于"毒邪内蕴"，毒邪蕴蒸，败坏形质，逐渐溃破，即易损斑块。

"败坏形质" 是谓毒

毒邪作为致病因素的记载起源于《黄帝内经》时代，总结古今认识，毒是有害于机体的、引起机体功能破坏、丧失和/或败坏形质、导致病情恶化加重的一类特殊的致病因素，多用于阐释温病发热以及疮痈疖肿的发生原因。在中医药学中，毒的含义主要包括以下几类：一是指药物或药性（偏性、毒性、峻烈之性）；二是指病症；三是致病因素。毒作为致病因素，有外毒、内毒之分。外袭之毒有邪化为毒及邪蕴为毒两种变化方式，前者常由六淫之邪转化，后者多由外邪内侵，久而不除，蕴积而成。内生之毒是由于长期七情内伤、饮食不节、劳逸失调、年老体衰或久病导致脏腑功能失调、气血运行失常，使机体内的生理或病理产物不能及时排出体外，蕴积体内过多或过久，败坏形质转化为毒。近代医家对内生之毒多有阐发，如王永炎院士认为邪气亢盛，败坏形体即转化为毒，提出"毒损脑络"学说；陈可冀院士认为"瘀毒从化""瘀毒致变"是稳定性冠心病心绞痛及急性心血管事件发生的内在病机。我们认为"败坏形质"是毒邪的本质特征。易损斑块属于中医学内生毒邪败坏形质范畴，提出从"毒损脉络"论治动脉粥样硬化易损斑块的思路，取得了较好临床疗效。

解毒为治疗大法

欲明治法，当先知病机。传统中医对毒邪致病机制的认识，最常见于外科痈疽、疮疡、痰核等疾病，可归纳为以下4点：一是毒为核心。《中藏经·论痈疽疮肿》中提到"夫痈疽疮肿之所作也，皆五脏六腑蓄毒之不流则生矣。"《外科心法要诀》有"痈疽原是火毒生"的说法，认为"火毒、热毒"最为常见，所以由古至今治疗痈疽、疮疡、痰核溃破等以败坏形质为主要特点的疾病，多以清热解毒为主要治法，有显著临床疗效，解毒法在临床治疗中起到了重要作用。二是兼有痰结。毒邪败坏形质，多兼有痰结，痰结日久，亦可化生毒邪，形成痰毒交结之证。中医以解毒为主治疗痈疽、疮疡、痰核的方剂，多合用化痰散结之药，如仙方活命饮中有穿山甲、皂角刺、贝母化痰散结；四妙勇安汤有玄参化痰散结；消瘰丸玄参、贝母、牡蛎更是清热解毒与化痰散结并举。三是兼有血瘀。毒聚日久，未有不及血者，血瘀日久亦可蕴生毒邪，形成瘀毒互结之证。《重订广温热论》中云"毒火盛而蔽其气瘀其血"。中医以解毒为主治疗痈疽、疮疡、痰核的方剂，大部分合用活血化瘀之药，如仙方活命饮中有当归、乳香、没药活血化瘀；散肿溃坚汤中有当归、赤芍、三棱、莪术活血化瘀；四妙勇安汤金银花、玄参、当归、生甘草更是清热解毒与活血化瘀并举。基于以上认识，我们认为，毒邪败坏形质之证，当以"解毒"为治疗大法，以"化痰散结""活血化瘀"辅助之。四是气血衰败。毒邪久蕴不散，耗伤正气，可出现气血衰败之象，所谓"久病必虚"，《外科全生集》云"脓色清淡者，气血衰也"，盖"脓为气血所化"，生肌长肉有赖于气血充足，才容易敛疮收口，慢性难愈的疮疡，古称"久败疮"，必用大补气血、托里解毒治法方能奏效。

具体到动脉粥样硬化易损斑块，其根本形成机制是毒邪内蕴，与痰瘀互结，败坏形质，痰核腐化所致，与皮肤表面的痈疽、疮疡、痰核虽然病位不同，但病理机制和治疗方法可以互相参考借鉴。所谓"但世以疮形言之，曰外科治以气血言之，即内伤"。是以外科内伤本自同源，但以病机为要务，病机一致，法则相同。因此，解毒为治疗易损斑块的大法，当兼顾化痰散结、活血化瘀，久病气血衰败，又当大补气血，应用于临床，确有其效。

基于"毒损脉络"的易损斑块治疗方药

基于以上易损斑块"毒损脉络"病机的认识，在临床上确立了"解毒"治疗大法。根据临床表现和斑块病理特征，我们把"解毒法"细分为"清热解毒法"和"补气解毒法"两类。毒从热化者，四妙勇安汤为主方；气血衰败者，补气活血汤为主方，应用于临床，取得满意效果。

四妙勇安汤出自清代鲍相璈《验方新编》，由金银花、玄参、当归、生甘草4味药组成。方中重用金银花清热解毒为君；玄参清热解毒，化痰散结为臣；当归活血和营为佐；生甘草解毒，调和诸药为使。四药合用，共奏清热解毒，化痰活血之效，临床应用，确有其效。

补气解毒汤在北宋《太平惠民和剂局方》收录的神效托里散的基础上加减而成，由生黄芪、当归、金银花、生甘草、浙贝母、天花粉、乳香、没药、地龙、白芷、丹参、三七共12味药组成。其中大剂量生黄芪生肌敛疮，健脾胃以充气血之源；金银花、生甘草清热解毒；浙贝母、天花粉化痰散结；当归、丹参、三七、乳香、没药、地龙活血通络，祛瘀生新；白芷燥湿醒脾，排脓消肿。诸药共凑补气解毒，敛疮生肌之功，用之临床，特别是斑块溃疡，疗效显著。

从秦汉时期《伤寒杂病论》六经辨证，到金元四大家的脏腑辨证，再到明清时期的卫气营血辨证，无不反映了中医理论的创新发展，通过理论创新，研发出了能解决当时历史时期的关键医学问题，为当时的医学发展做出了巨大贡献，为当时的人类健康提供了独具特色的方药，也为后来的人们留下了宝贵的财富，更加警醒后人，理论创新的重要性。进入21世纪，慢性非传染性疾病成为人类主要健康问题，时代呼唤中医新的理论创新。

中医"毒邪"相关学术思想和实践经验，由于历代医家和学者的研究与应用，在理论与实践两方面，不断充实与进步，具备了丰富的学术内涵和广泛的应用前景。在中医药文献中，蕴藏着许多历经反复实践卓有成效的解毒类方剂，适用于以败坏形质为特点的毒损证治疗，具有较好临床疗效，是治疗现代"易损斑块"等难治病的有力武器。

63   清热解毒药干预动脉粥样硬化研究

1999 年 Ross 教授系统综述近年文献，在损伤反应学说基础上，明确提出"动脉粥样硬化是一种炎症性疾病"，是血管壁对各种损伤的一种异常反应，具有经典炎症变性、渗出及增生特点。炎症反应贯穿动脉粥样硬化发生、发展整个过程，从脂质条纹到纤维斑块和粥样斑块，乃至不稳定斑块的生成、破裂和血栓形成，均有各种炎症细胞和大量炎症介质参与，是多种致动脉粥样硬化因素引起疾病机制的共同环节或通路，并与急性心脑血管事件发生密切相关。干预动脉粥样硬化炎症反应是中药治疗动脉粥样硬化的有效途径，学者王姗姗对此研究作了系统归纳梳理。

炎症在动脉粥样硬化的作用

1. C 反应蛋白（CRP）：CRP 是机体非特异性炎症反应的敏感标志物之一。有研究表明，CRP 具有直接促炎症效应，与动脉粥样硬化斑块发生发展有关，升高的 CRP 可用于识别急性冠脉综合征、急性脑血管疾病及猝死危险的患者，其作用机制为：CRP 可下调内皮细胞的内皮型一氧化氮合酶转录，减少一氧化氮（NO）释放，增加内皮素分泌；诱导内皮细胞表达单核细胞趋化蛋白-1（MCP-1）及细胞间黏附分子-1（ICAM-1）、血管细胞黏附分子-1（VCAM-1），促进单核细胞黏附；调控巨噬细胞摄取低密度脂蛋白胆固醇，促进泡沫细胞形成；刺激巨噬细胞释放白细胞介素-1（IL-1）、白细胞介素-6（IL-6）及肿瘤坏死因子-α（TNF-α）等炎症因子，促进分泌基质金属蛋白酶（MMPs），增加动脉粥样硬化斑块的不稳定性；通过激活补体系统参与炎症反应。超敏 C 反应蛋白（hs-CRP）采用超敏感检测技术，能准确检测低浓度 CRP，提高试验的灵敏度和准确度，是区分低水平炎症状态的灵敏指标，血清 hs-CRP 水平与动脉粥样硬化密切相关。

2. 白细胞介素家族：

（1）IL-6：是一种急性反应蛋白，由 T 淋巴细胞、单核巨噬细胞、成纤维细胞产生。有学者采用超声技术研究颈动脉粥样硬化不稳定斑块与 IL-6 关系，研究对象为 246 例有过心脑血管事件的稳定期患者，结果发现斑块越不稳定，血浆 IL-6 水平越高，认为 IL-6 水平可在一定程度上反映颈动脉粥样硬化斑块的不稳定性。

（2）IL-8：白璐等研究发现，急性冠脉综合征患者随着病情加重，其血清 IL-8 浓度明显高于稳定性冠心病患者，稳定性冠心病患者血清 IL-8 浓度亦明显高于正常人。因此，认为 IL-8 可以是导致急性冠脉综合征发生的危险因素，IL-8 浓度可以反映动脉粥样硬化斑块的严重程度和稳定性状态，是动脉粥样硬化斑块不稳定的重要标志。

3. 基质金属蛋白酶家族：基质金属蛋白酶（MMPs）是一组可降解细胞外基质成分的重要蛋白酶类，主要来源于巨噬细胞，而金属蛋白酶组织抑制物来源于平滑肌细胞，生理状态下以无活性形式存在。动脉粥样硬化时，斑块内巨噬细胞、血管平滑肌细胞活化，在多种细胞因子共同作用下，MMPs 表达增多，通过消化纤维帽成分破坏斑块结构，加速斑块破裂，是斑块不稳定的重要因素之一。原位杂交和免疫组化检查表明患者动脉粥样硬化斑块 MMP1、MMP3 表达增加。

4. ICAM-1 和可溶性细胞间黏附分子-1（sICAM-1）：ICAM-1 是炎症反应的指标，可介导单核细胞、淋巴细胞、中性粒细胞与血管内皮细胞黏附，促进内皮细胞损伤、血管功能障碍，导致不稳定斑块形成。sICAM-1 是细胞表面 ICAM-1 经蛋白酶裂解后脱落的可溶性细胞外成分，血清 sICAM-1 水平与血管内皮细胞 ICAM-1 水平是平行的，测定血清 sICAM-1 可作为评价内皮细胞上 ICAM-1 的间接指标。冠心病患者高 sICAM-1 浓度与发生急性冠脉事件的危险性增高有关。因此，sICAM-1 可作为动脉粥样硬化不稳定斑块的重要标志。

5. 核因子- κB：核因子- κB（NF-κB）是调节细胞基因转录的关键因子之一。参与动脉粥样硬化病变发生发展的平滑肌细胞、内皮细胞及巨噬细胞内均有 NF-κB 的表达。它可促进 IL-6、IL-8、TNF-α、MCP-1、VCAM-1、ICAM-1 等炎症介质和细胞因子的基因转录，从而在动脉粥样硬化的发生发展及斑块破裂中发挥重要作用，是斑块破裂的标志物。

6. TNF-α：TNF-α 可明显抑制斑块中平滑肌细胞胶原基因的表达，削弱纤维帽，降低斑块的稳定性。研究认为，TNF-α 浓度可能反映动脉粥样硬化斑块的严重程度和稳定性状态，是动脉粥样硬化斑块不稳定的重要标志。

7. 同型半胱氨酸（Hcy）：大量研究表明，血清 Hcy 水平升高与心脑血管疾病、外周血管疾病发生均存在密切关系，是冠心病发病的独立危险因素。Hcy 氧化过程可产生超氧化自由基等细胞毒性物质，可使氧化修饰型低密度脂蛋白胆固醇水平升高，促进泡沫细胞形成，从而使血管内壁增厚、硬化斑块形成，冠状动脉管腔狭窄；高 Hcy 血症引起 NO 合成减少，生物利用度降低，对血管内皮细胞产生损伤；Hcy 可促进血管的收缩、血小板的聚集及多种凝血因子的活性，促进血栓形成。

动脉粥样硬化病因病机与治则

中医学角度分析动脉粥样硬化的病因病机，认为动脉粥样硬化斑块形成是一个长期复杂的过程，由各种原因引起肾气亏虚、脾虚失运，导致痰浊、瘀血阻滞，内生毒邪，侵蚀脉道。故本病为本虚标实，以脾肾亏虚为本，痰瘀毒互结为标。毒为毒邪，可分为两类：一类是外来毒邪，指存在于自然界，从外界侵袭人体的一类毒邪，如病原微生物等，多具有不同程度传染性；另一类是内生毒邪，是指由于脏腑功能失调、气血运行失常，体内生理产物或病理产物不能及时排出，蕴积体内而化生为毒，成为对人体有害的致病物质。内生毒邪的产生与本虚、标实皆有关，但与标实更相关，特别是痰浊、瘀血、浊脂积久而化是内生毒邪的主要成因。从现代医学角度看，体内产生的过氧化脂质、自由基、炎症介质及各种有害的细胞因子均可称为内生毒邪。内生毒邪特点多在疾病过程中产生，一方面为原有疾病的病理产物，另一方面是新的病因，既能加重原有病情，又能产生新的病症。内生毒邪虽无传染性，但由于其致病具有"火热""猛烈""善变"之性，极易随气血运行至全身，内攻脏腑，导致病情恶化。本病重要病机为内生毒邪自内而生，脉络为之攻伐，失其滑利而壅塞不通。在发病过程中，动脉粥样硬化斑块破裂、血管内皮损伤、血小板活化、炎症反应、血栓形成及动脉痉挛等都与毒邪有关，又以炎症反应的各种炎症介质和细胞因子与毒邪最为直接相关。治疗上应重视解毒之法。

解毒既可祛除毒邪这一病理产物，减轻毒邪对人体的直接损害；又可阻止痰浊、瘀血发展成毒邪，促进痰浊、瘀血的清除；还能促进脏腑经络气血功能的恢复，为正气抗邪创造条件，从而起到"邪退正安"与"正胜邪退"的连锁效应。其作用途径是通过拮抗毒邪产生及其损害效应而发挥疗效。解毒治法具体应用到动脉粥样硬化，根据其病程中毒邪的现代研究认识及易从热而化的特点，筛选出具有抗炎、抗病原微生物、抑制血小板聚集、清除多余代谢物质（血脂、血糖）、减轻动脉内皮损伤等作用的清热解毒类中药。研究表明，清热解毒中药治疗冠状动脉粥样硬化是有效的。

清热解毒中药对动脉粥样硬化的干预研究

有研究观察黄连微粉对颈动脉粥样硬化斑块的临床疗效，结果显示黄连组显著改善患者的临床症状；减小颈动脉内膜-中层厚度（IMT），增大内径，抑制斑块发展；提高颈动脉收缩期峰值流速（PSV）、舒张末期流速（EDV），改善颈动脉血流；降低 hs-CRP，抑制炎症反应。黄连组大多数指标疗效与洛伐他汀组相当，部分指标疗效优于洛伐他汀组。研究表明，清热解毒药黄连具有抑制及稳定斑块作用，可用于防治颈动脉粥样硬化斑块及以动脉粥样硬化为病理基础的心脑血管疾病。周明学等观察黄连提取物对 ApoE 基因敲除小鼠动脉粥样硬化易损斑块内周脂素（Perilipn）和过氧化物酶体增殖物激活受体 r（PPAR-r）基因表达的影响，表明黄连提取物可显著减少 ApoE 基因敲除小鼠主动脉粥样斑块破裂次数，有助于稳定易损斑块，其机制可能与促进小鼠 AS 斑块内 PPAR-rmRNA 表达，抑制 PerilipnmRNA 表达有关。刘美霞观察大黄微粉对颈动脉粥样硬化斑块及其稳定性的干预作用，结果显示大黄微粉组显著改善患者的临床症状；减小 IMT，增大内径，抑制斑块发展；提高 PSV、EDV，改善颈动脉血流；调节血脂；降低 hs-CRP、sICAM-1、sVCAM-1，抑制炎症反应；降低 MMP-1 及 MMP-1/TIMP-1，减少细胞外基质降解。大黄微粉组大多数指标疗效与洛伐他汀对照组相当，部分指标疗效优于洛伐他汀对照组；研究表明，清热解毒药大黄具有抑制及稳定斑块作用，其机制可能与抗炎、减少细胞外基质降解、调节血脂等有关。刘龙涛等研究表明，清热解毒中药虎杖提取物虎杖苷能降低颈动脉 IMT 及斑块 Crouse 积分，降低血清 MMP-1 及 MMP-1/TIMP-1 水平，从而起到抗 AS、稳定斑块作用，其疗效与洛伐他汀相当。谭华炳等观察清热解毒中药绞股蓝干预食饵兔动脉粥样硬化过程中对内皮素-1（ET-1）和 CRP 的影响，结果显示绞股蓝组、辛伐他汀组 ET-1、CRP、甘油三酯（TG）、总胆固醇（TC）、低密度脂蛋白胆固醇（LDL-C）水平显著低于高脂模型组。研究表明，绞股蓝对食饵兔 AS 与辛伐他汀有相似的干预作用，干预作用与调节保护内皮细胞、抑制炎症反应、调节血脂代谢有关。舒士敏等观察复方双花颗粒（金银花、黄芩、知母、虎杖、葛根）对冠心病 CRP 及白细胞计数（WBC）影响，研究表明冠心病治疗基础用药配合清热解毒中药能较好地降低 CRP、WBC 水平，从而抑制冠心病慢性炎症发展，稳定粥样斑块，显著降低冠心病患者不良事件发生率。黄衍寿等观察三黄片（大黄、黄芩、黄连）对急性冠脉综合征（ACS）患者症状及炎症性指标的影响。研究表明常规用药基础上配合清热解毒中药能较好地减轻症状，降低 CRP、TNF-α 及 IL-6，研究表明清热解毒方干预 ACS 有效，其作用机制可能与抑制炎症反应有关。盛小刚等观察穿心莲、黄芩、知母、牡丹皮和青蒿对 ApoE 基因缺陷小鼠动脉粥样硬化斑块的影响。以 ApoE 基因缺陷小鼠制作动脉粥样硬化模型，随机分为对照组、穿心莲组、黄芩组、知母组、牡丹皮组、青蒿组及辛伐他汀组，治疗 13 周后测定血脂、hs-CRP，并取主动脉进行病理学观察，测量斑块面积、血管横截面积、脂质中心面积、最小纤维帽厚度、计算校正斑块面积（斑块面积/血管横截面积）及脂质中心面积占斑块面积百分比。结果显示与对照组比较，各清热中药组血脂无明显差异，但 hs-CRP 明显下降；黄芩组、知母组、青蒿组校正斑块面积明显低于对照组，各中药组脂质中心面积明显低于对照组，穿心莲组、黄芩组、青蒿组脂质中心面积在斑块百分比明显低于对照组；各中药组最小纤维帽厚度明显高于对照组。研究表明清热中药可能干预 ApoE 缺陷小鼠动脉粥样硬化斑块的形态结构，稳定斑块，其作用可能与抗炎有关。

综上所述，炎症反应可能是众多危险因素致 AS 的共同通路，提出抗 AS 新的防治策略。以炎症机制的不同环节为靶向，研发新的抗炎药物，用于 AS 性疾病防治。根据中医独特的辨证论治理论，选择清热解毒类中药进行大量的实验及临床研究，结果显示清热解毒类中药通过其抗炎作用而达到抗 AS 的治疗目的。

64　毒邪与慢性萎缩性胃炎

慢性萎缩性胃炎（CAG）是以胃黏膜的固有腺体萎缩、数量减少，黏膜层变薄，伴或不伴有化生为主要病理改变的一种慢性胃炎。因其长期难愈，胃上皮或化生的肠上皮在再生过程中可能出现异型增生，最终可发展为胃癌。近些年，中医对于 CAG 的认识及诊疗取得不断进展，学者李连会等从"毒邪"方面论述了 CAG 的发病及治疗方法。

毒邪概念及特性

"毒邪"的本意是指对人有害的物质或致病因素，现在中医病因学将其范围扩大，认为一切对人体有害的致病因素均可称为"毒邪"。"毒邪"可分为"外毒"和"内毒"，前者来于人体外界，如毒气、虫兽毒、药毒和食毒等；后者来于人体内生，如瘀毒、痰毒、热毒等。毒邪之所以称为毒邪，有其异于常邪的特性：①发病急骤，传变迅速；②证候危重；③多易侵袭内脏；④病程迁延，缠绵难愈；⑤流行性；⑥多发性；⑦兼夹性；⑧秽浊性。

毒邪与 CAG 发病

CAG 发病是外毒与内毒相互胶结，共同作用的结果，最终致胃黏膜的固有腺体萎缩、数量减少，黏膜层变薄，伴或不伴有化生及不典型增生。

1. 外毒：外毒来源于人体外界，作用于人体而发病，结合 CAG 发病过程及现代研究，常见的外毒可分为环境毒邪、药食毒邪、虫毒。

（1）环境毒邪：环境毒邪是由于环境污染所产生，进而毒害人体的一类外感病邪。环境毒邪分多种，与 CAG 相关的主要为污染的大气、水、食物，它们或直接损伤胃黏膜，或长期耗损人体正气，形成 CAG 发病基础。

（2）药食毒邪：长期服用 NSAIDS 类药、激素，误服有毒中药或其他毒药、嗜酒等，直接导致胃黏膜的损伤，成为 CAG 发病的推动因素。

（3）虫毒：主要指幽门螺杆菌（HP）。HP 感染后具有顽固、难以根除的性质，可归入中医学"虫毒"范畴。HP 通过多种机制损伤胃黏膜，造成胃黏膜反复发生炎症，长期作用导致胃黏膜的萎缩。现代医学研究证明幽门螺杆菌的感染是 CAG 发病的主要原因之一，世界卫生组织已将其列为 I 类致癌原。

2. 内毒：内生毒邪由机体产生，既是病理产物，又是重要的致病因素。内毒不去，则彼此促进，形成恶性循环，疾病长久不愈。与 CAG 相关的内毒可分为瘀毒、浊毒、郁毒、热毒、癌毒。

（1）瘀毒：患者饮食劳伤，脾胃气虚，或情志不畅，肝郁气滞，气为血之帅，气不行血而为瘀，瘀久而为毒，瘀不去则新不生，妨碍新血对胃黏膜滋养，致萎缩发生。《素问·痹论》云"病久入深，荣卫之行涩，经络时疏，故不通"，后人又有"久病多瘀""久病入络"之言。临床可见胃脘痛、舌质暗红，有瘀点，脉涩等症，胃镜下可见胃黏膜变薄，红白相间，以白为主，脉络显露迂曲，即为血瘀的病理改变。CAG 患者存在显著的血液高凝状态，从而影响了微循环。

（2）浊毒：痰、湿、浊其源相同，痰湿浊日久则化为浊毒。患者饮食劳倦、忧愁思虑致脾虚，内外湿相合，而生痰涎；胃失和降，胆气上逆，胆汁反流入胃，是为浊邪；有形、无形痰湿浊邪日久化毒。

浊毒内居，一则阻碍气血运行，致胃黏膜失养；二则可结聚成积，致胃黏膜不规则增生隆起；三则直接损伤胃黏膜，致其充血水肿、糜烂。临床常见 CAG 患者大便秘结或黏滞不爽，舌质淡胖，舌苔湿滑或浊腻等湿浊之象，胃镜下可见胃黏膜粗糙，充血水肿，黏液湖混浊，白色肠黏膜增生隆起，胆汁反流。李佃贵等认为浊毒与 CAG 发病有密切关系。

（3）郁毒：即情志之毒的一种，七情超过人的常度，则变成重要的致病因素，成为情志之毒。与 CAG 相关者，多为郁毒，即气机郁滞。平素情绪抑郁者，肝气易横逆脾胃，致正气亏虚，易招致病邪，复加 CAG 病程较长、病情顽固，更使患者肝气不舒，肝气郁结，久而成毒。木旺乘土或土虚木乘，机体气机调节失常，可影响津血的疏布，化火，助湿，致瘀，加重病情。临床可见患者胃脘胀满、嗳气、恶心呕吐、食欲减退等表现。刘启泉等认为气机郁滞是 CAG 的基本病机之一，也是贯穿于整个疾病始终的病机。

（4）热毒：热毒常自内生，瘀毒、浊毒、郁毒日久皆可化热，变生热毒，正如"气有余便是火""五志化火"。热毒长期存在，煎熬津液，耗伤气血，胃失濡养，导致胃黏膜萎缩，又促进痰浊、瘀血的形成、气机的失畅，加重病情；若饮食不节，积滞中焦化热，更助内热，常致 CAG 急性发作，临床可见胃脘灼热、疼痛、烧心、反酸，舌质红，苔黄腻，脉滑数等象，胃镜下可见胃黏膜充血，出血点，糜烂等类似中医"痈疡"之象。尤其是发展至胃癌前病变（不典型增生）阶段，热毒内蕴更是关键环节。

（5）癌毒：是内生伏毒，是一种强烈致病物质。张士舜指出，每个人体内都可能存在癌毒，至于是否发生恶性肿瘤，则与人体之正气，尤其是抗癌力的强弱有着密切关系。"癌毒"伏于体内，平时难见其象，在 CAG 慢性发展中，多种因素长期侵袭，脏腑功能失常，最终触发"癌毒"，出现不典型增生，渐导致胃癌。陈慈煦认为食管癌、胃癌的病因为"癌毒"停积于胃脘食管。癌毒更具有难治性、顽固性、致病危重性特点。

各种毒邪并非单独存在，而是相互影响，相互促进，例如瘀毒、郁毒、浊毒皆可化热，变生热毒，而热毒则煎熬津液，耗损气血，加重瘀毒、浊毒；阴血亏虚，肝失所养，则肝疏泄不利，肝气郁滞，而加重郁毒；虫毒（HP）入侵，又导致湿热之证。各种毒邪最终触发癌毒，导致 CAG 向胃癌发展。

从毒邪论治 CAG

针对 CAG 的"毒邪"病因病机，临床可在补虚扶正的基础上，采取防毒、祛毒的治疗措施。

1. 防毒：主要指预防药食毒邪、虫毒。平素注意饮食调理，适度劳逸，以防正气耗伤；勿吸烟、饮酒，勿长期服用激素、NSAIDS 类药，避免削弱胃黏膜保护屏障；由于虫毒（HP）具有的家族聚集性特征，可采取分餐措施，避免相互传染。

2. 解毒：主要针对虫毒及内生毒邪，采取杀虫解毒，活血解毒，化浊解毒，疏肝理气解毒，清热解毒，抗癌解毒等方法，但由于毒邪常相互胶结，故临床上常相兼应用各种解毒方法，而偏重有所不同。

（1）杀虫解毒：对于 HP 的治疗，临床主要选用西医三联或四联疗法的 HP 根除方案。虽然目前中医无统一方法根治 HP，但已有报道提示某些中药或方剂具有抑制或杀灭 HP 作用，中药如黄连、黄芩、丹参、延胡索、生地黄、牙皂、甘草、陈皮、石斛、白及、吴茱萸、连翘、知母等，方剂如柴平夏泻心汤、加味清幽汤等，可辨证选用。

（2）活血解毒："久病入络""久病多瘀"，活血化瘀药能扩张血管，增加局部血流量，改善微循环，使小血管疏通，抑制血小板，溶解血栓，抗纤维化，用后可阻止胃黏膜腺体萎缩以及促进腺体再生。临床上方剂常选用失笑散合丹参饮、桃红四物汤等，中药选用丹参、赤芍、当归、三棱、莪术、三七、延胡索、桃仁等，并注意理气与活血并用，气行则血畅。

（3）化浊解毒：痰、湿、浊三者其源为一，通过化浊解毒，可使萎缩的腺体及伴发的肠化、不典型增生得以改善。临床可采取芳香化湿、淡渗利湿、苦寒燥湿、下气降浊 4 种方法，结合辨证，选用方剂如平胃散、藿朴夏苓汤等，中药如砂仁、豆蔻、藿香、佩兰、苍术、厚朴、大黄、黄芩、黄连、茯苓、猪苓、泽泻、薏苡仁、陈皮等。

（4）疏肝理气解毒：现代医学认为，抑郁导致自主神经功能紊乱和幽门括约肌舒缩功能障碍，引起胆汁反流和胃肠功能紊乱。临床上疏肝理气可收到良好疗效。临床方剂常选用柴胡疏肝散、枳术散等，中药选用陈皮、柴胡、香附、木香、枳实（壳）、郁金、砂仁等。

（5）清热解毒：CAG 发病中痰浊、瘀血、气郁皆可化热，且 CAG 发作期多表现热象，清热解毒可缓解发作期症状；且 HP 感染多表现为湿热之证，清热解毒中药有抑制或杀灭 HP 的作用。临床上方剂常选用黄连泻心汤，黄连解毒汤等，中药选用黄连、黄芩、蒲公英、紫花地丁、黄柏、大黄、生地榆等。

（6）抗癌解毒：癌毒集凶、顽、痼于一体，病势险恶、病位深伏。CAG 发展至不典型增生，甚至是胃癌阶段，在结合西医内镜介入治疗或手术的基础上，可根据辨证选用具有抗癌解毒作用的中药如白花蛇舌草、半枝莲、山慈菇、制南星、漏芦、炙僵蚕、炙蜈蚣、蜂房、炙蟾皮、炮穿山甲、鸦胆子等，具有一定的疗效。

临床既要注意防毒，又要注意合理配合应用各种解毒方法，如清热解毒与化浊解毒合用，活血解毒与疏肝理气解毒合用等，并注意避免长期服用中药所致的不良反应如苦寒太过败胃，慢性有毒中药中毒等。

CAG 具有病程长，难治愈的特点，其发病过程与毒邪有密切的关系，中医临床辨证采用各种解毒之法、选用相关中药进行治疗，可通过多种作用机制收到较为理想的效果，弥补了西医对 CAG 治疗上的不足之处。

65　毒损胃络与慢性萎缩性胃炎

慢性萎缩性胃炎（CAG）指胃黏膜上皮遭受反复损害导致固有腺体的减少伴或不伴纤维替代、肠腺化生和/或假幽门腺化生的一种慢性胃部疾病。胃癌遵循"正常胃黏膜—浅表性胃炎（CSG）—萎缩性胃炎（CAG）—肠上皮化生（IM）—不典型增生（ATP）—癌（肠型）"的规律。CAG 是胃癌发生的中间环节，及早阻断并逆转 CAG 病变是预防胃癌的有效方法。深入探讨 CAG 的病理机制，探索相应的治疗方法成为提高 CAG 临床疗效、降低胃癌发病率的关键。CAG 属中医胃痞、虚痞、痞满、胃痛、嘈杂等病范畴，病位在胃，与肝、脾密切相关，其基本病机为中焦气机不利，脾胃升降失宜，涉及食滞、痰湿、气滞、血瘀等多方面。当前，CAG 的治疗效果不尽如人意。学者宋滕等在分析胃痞发病机制研究的基础上，结合中医病机理论、现代研究和多年临床经验，提出"毒损胃络"病机说，并从发病、治疗两方面对其意义进行了阐述。

毒损胃络的理论依据

1. 毒与毒邪：毒与中医有着不解之缘，主要表现在以下几个方面。①药物或食物的峻烈之性。②病因，致病因素。③病理产物，如《金匮要略心典》载"毒，邪气蕴结不解之谓"。④病症，如丹毒、疔毒等。⑤治法，如解毒、拔毒等。毒邪学说起源于秦汉时期，形成于晋隋唐宋时期，明清时期得到快速发展，在现代发展达到高峰。毒邪根据来源有内外之分。外感之毒包括疫疠为毒，六淫化毒，有毒物质；内生之毒因邪甚而化或邪蕴而生，继发其他邪气而成。宋代陈无择根据《金匮要略》"千般灾难，不越三条"之意提出的"三因学说"，即把六淫、疫病所感为外因，七情失和所致为内因，饮食劳倦、跌仆金刃、虫兽所伤为不内外因。此三因，或直接侵袭，或通过内生邪气而为害。无论何邪作用于机体，都会引起正邪交争，邪气蕴结，蕴结日久便从化而成毒。随着对毒邪致病的深入认识，从毒损角度辨治疾病的论述逐步增多，进一步完善了毒邪理论体系。毒既是病理产物，又是致病因素，毒邪损伤具病因、病机双重含义，是联系二者的动态过程。

2. 毒邪致病特点：对毒邪致病特征的分析有很多，但诸位医家对毒邪致病表现特点的认识基本一致，主要有以下 3 个方面。①发病猛烈，病情变化迅速：起病急骤，传变较快，变化较多。②多依附或兼加其他邪气，胶结顽固，多与湿热瘀痰等诸邪胶结，毒邪壅塞，气血不畅，气滞血瘀，又与诸毒胶结黏滞，更壅滞气血，形成恶性循环状态，难以治愈。③伤脏腑损气血，久之入络：病情缠绵，邪气蕴郁化毒，蓄积不解，血络不通，迁延时久，败坏形体，病邪深伏，入血入络，虚实夹杂，病势缠绵。

3. 胃络：络脉是从经脉支横别出，逐层细分，纵横交错，遍布全身，广泛分布于脏腑组织间的网络系统。把经脉运行的气血津液输布、弥散、渗灌到脏腑周身，发挥着"行血气而营阴阳"的生理功能，是维持生命活动和保持人体内环境稳定的网络结构。中医学之"脉"在解剖形态上与西医学血管具有同一性，运行血液的脉相当于人体的大血管，从脉依次别出的脉络则相当于中小血管、微血管包括微循环，但气血相关的中医理论特色赋予其更丰富的内涵。在解剖学上，胃壁、贲门、胃底、胃体、幽门之间都存在丰富的血管吻合，因此，在结构上，胃的毛细血管网符合络病学说中脉络的概念。胃的微血管结构特点与胃络相似。

4. "毒损胃络"假说：CAG 是一种临床常见病、多发病，若失治误治，常伴发癌前病变（IM、ATP），甚至发展成胃癌。早在 1987 年世界卫生组织（WHO）就将其定为胃癌癌前疾病。中医学认为，该病多由外感六淫、内伤七情、饮食不节等损伤脾胃；脾胃受伤，则气血生化乏源，胃络失养，且易致食积、湿浊内生，内外合邪，蕴而不解，化热，由气入血而成瘀，更伤胃络。食积、气滞、湿阻、热郁、痰凝、血瘀等蕴结成毒，或毒蕴，或瘀结，或湿聚痰结，湿热痰瘀毒胶结，诸邪蕴结不化，久而入血，损伤胃气，耗阴竭阳，复伤胃络，导致胃络失养而出现萎缩、肠化、异型增生等。胃黏膜相或呈充血、水肿、浸润、出血、糜烂等活动性炎性病变；或颗粒样、结节样增生，病检常示肠化生和不典型增生；或皱襞萎缩，呈龟裂样改变。诸毒（湿毒、浊毒、热毒、瘀毒、痰毒）久蕴，进一步胶结成积，最终发展为胃癌。新生毒邪又可作为新的病因叠伤胃络。痰毒与湿毒互结多致 IM，痰毒与瘀毒互结多继发 ATP，病邪相互胶结，呈现多元化，使病情沉疴难治。纵观以上病机演变，可以看出"毒损胃络"在 CAG 的发生、发展中起重要作用，由此提出"毒损胃络"病机假说。此假说对于 CAG 病因病机实质的认识，病情的演变、预后转归的把握，治疗思路与方法的拓宽和创新以及临床疗效的提高等均有十分重要的意义。针对以上观点，为提高 CAG 疗效，宋腾等认为"毒损胃络"应作为 CAG 新的发病机理，并依此为切入点，进行深入的探讨。

现代中医学应用研究

王永炎提出"毒损脑络"假说，指出了毒邪在缺血性中风发病中的重要性，形成栀子、丹参、黄芪、天麻等配伍的解毒通络方剂指导临床。许华根据气阴两虚、肾失封藏、毒损肾络病机确定的益肾解毒通络法，在早期糖尿病肾病疗效中得到了证实。岳桂华等从风、热、湿探讨了毒与高血压关系，以益气活血解毒为法研制天乐胶囊能有效地控制偏头痛的发作。王亚平认为，痰瘀"伏毒"为脂肪性肝炎的主要病因，"毒损肝络"在脂肪性肝炎的病理损害过程中广泛存在。程超超等指出，浊、毒、瘀是 CAG发生、发展及迁延难愈的关键因素。刘晓辉等临床上运用解毒化浊活血方治疗 CAG 癌前病变 58 例，有一定的逆转胃黏膜萎缩的作用。白海燕等以活血解毒方治疗 CAG 并伴轻、中度肠上皮化生 119 例，有促进黏膜恢复，逆转腺体萎缩、肠上皮化生的作用，使疾病趋向痊愈。

现代医学研究依据

Warren 首次从慢性胃炎患者的胃镜胃黏膜活检标本中分离培养出幽门螺杆菌（HP）以来，受到全球医学界众多学者的高度关注。HP 是全世界范围内高感染率的慢性感染性致病菌，HP 的感染可引起人类发生慢性胃炎、胃和十二指肠溃疡、消化性胃黏膜相关的淋巴样组织淋巴瘤和胃腺癌。HP 感染是慢性活动性胃炎的主要病因，是萎缩性胃炎、肠上皮化生的重要病因和促进因素，WHO 已将 HP 列入胃癌的一类致癌因子。高洪臣等发现，随着胃黏膜组织病变的加重，HP 检出率逐渐升高，其中各型胃癌的检出率最高。蒋琪等认为，HP 持续感染可使得萎缩性胃炎及肠化生持续存在，且明显增加萎缩性胃炎、肠上皮化生的发生率及严重程度，根除 HP 在一定程度上有可能减少或延缓胃癌的发生。江绍伟等通过研究 IL-1B-511 基因多态性对 HP 感染后胃黏膜萎缩、CAG 的影响发现，HP 感染是 20～23 岁年龄段人群胃黏膜萎缩、CAG 的危险因素，且 IL-1B-511T/T 基因型者的危险性更高，加速 CAG 的形成，增加胃癌危险性。王常松等采用 HP 诱导大鼠胃黏膜上皮细胞建立细胞病变模型，HP 诱导胃黏膜上皮细胞导致核因子-κB 表达上调，从虚郁毒瘀立法组方，不同剂量含药血清对病变模型细胞表达上调的核因子-κB 均有不同程度的下调，其中以高剂量含药血清下调作用最显著，而核因子-κB 的高表达与胃炎的严重程度呈正相关，因此，根除 HP 感染是治疗 HP 感染相关性胃炎的重要方法。HP 致病之规律与表现，可归属中医学"湿热毒邪"范畴，现代药理研究证实，蒲公英、黄芩、黄连等清热解毒药具有抑制 HP 的作用。

毒损胃络对 CAG 治疗的指导意义

　　毒损胃络贯穿于 CAG 的发生、发展致癌前病变，甚至胃癌的全过程。尤其在当今社会，环境污染加重、病原微生物变异、过食肥甘且运动减少，毒邪更易内蕴，胶结他邪，损伤胃络，脉道不通，正虚络伤，病情缠绵反复。故治疗上针对毒邪，应给予解毒，或清热毒，或祛湿毒，或化痰毒，或除瘀毒；同时配以通络之法，尤以化痰解毒、祛瘀通络为主，药物可用黄连、黄芩、连翘、蒲公英、浙贝母、薏苡仁、莪术、白花蛇舌草；针对络伤运用调和营卫，养血和络，药物可有当归、赤芍、白芍、丹参；针对正虚采用调补脏腑、阴阳、气血，药物可选党参、黄芪、沙参、黄精。解、通、调相结合，使毒解瘀去络通脉和，营卫通畅，胃络得养，从根本上控制疾病发生发展环节，阻断 CAG 发展，逆转癌前病变，防治胃癌。

66　从毒邪论活动期溃疡性结肠炎发病机制

溃疡性结肠炎（UC）主要是侵及结肠黏膜的慢性非特异性疾病，常始自左半结肠，可向继而长近端乃至全结肠，以连续方式逐渐进展，其症状可见腹泻、黏液脓血便、腹痛、里急后重、发热、消瘦等。其病因尚不十分明确，大多数医家认为是一种自身免疫性疾病，中医学则认为 UC 属"痢疾"或"泄泻"范畴。学者刘端勇等从"毒"论述了活动期溃疡性结肠炎发病机制。

毒的简析

东汉许慎《说文解字》云："毒，厚也。"说明毒乃邪之所"厚"，即程度较深。《素问·五常政大论》王冰注"夫毒者，皆五行标盛暴烈之气所为也"。尤在泾指出"毒，邪气蕴结不解之谓"。由此可见，邪气偏盛猛烈或蕴结日久可化为毒。《伤寒论·伤寒例》曰"阳脉洪数，阴脉实大者，遇湿热，变为温毒"。成无己注解言"阳主表，阴主里，洪数实大皆热也，两热相合，变为温毒"。说明毒有内外之分，内外之邪相应，郁积在一起可生温毒。又在一定程度上指出温热只是一种现象，而毒则是热的程度。可见，毒为邪之渐，邪与毒之间有一定的界限。只有引起机体严重的阴阳气血失调，具备一定特点和特殊症状的邪才能称之为"毒"。如六淫之邪过盛则可为风毒、寒毒、湿毒、暑毒、火毒、燥毒；病理产物蕴积日久则可化为痰毒、瘀毒、食积之毒。从症状而言，当邪气入侵脏腑，或引起局部红肿热痛以及斑、疹、溃烂等症状时方可称之为"毒"。邪气亢盛，败坏形体即转化为"毒"，毒系脏腑功能和气血运行失常，使体内的生理和病理产物不能及时排出，蕴结体内过多而生成。

活动期溃疡性结肠炎的毒邪

基于上述概念，毒既是一种致病因素，又是一种病理产物，起着致病的始动与导致复发加重的双重作用。毒邪性质酷烈顽恶，致病迅猛，进展急速，或病势虽缓但病情深重，顽固难愈。在 UC 中常表现为慢性病程伴有反复发作，可以突然起病，病势重，病程长，或病情暂时缓解而余毒未尽，留伏体内，遇外邪引动或正气虚弱则毒邪复燃，病情复发。与 UC 有关的"毒"不外热毒、湿毒、湿热毒、瘀毒四个方面。正如《景岳全书》云："痢疾之病，多病于夏秋之交……酷热之毒蓄积为痢。"夏秋之暑热之邪，或侵犯皮毛肺卫，从表入里，使脾胃升降失司，或直接损伤脾胃，运化失司，暑热之邪蕴结肠间。夏秋之温燥伤肺，肺脏燥热，下迫大肠，大肠传导失司，都可致"热毒"壅盛，灼伤脉络，肉腐成脓，则便下脓血，里急后重或便下黏滞不畅，兼夹如栗之结粪即可成此病，而"湿毒"之邪为本病的最主要病因。《素问》云："湿胜则濡泄。"因脾恶湿而喜燥，内外湿邪，最易困脾，脾失健运，水谷混杂而下，故发本病。外感寒湿、暑湿之邪客犯脾胃，脾失运化，清浊不分，下为飧泄，久则为痢。或饮食不洁，嗜食辛辣肥甘厚味之品，湿热损伤脾胃；或脾虚生湿，而湿滞日久，或从热化则湿热熏蒸，壅滞肠间，即为"湿热毒邪"，与气血相搏结，使肠道传导失司，肠络受伤，气凝血滞，腐败成疡，化为脓血，而痢下赤白。甚者热重于湿，热毒之邪入血，破血妄行或损伤血络，而便下全血。

从寒化则寒湿邪困阻中阳，大肠失于温煦，运化失常，清浊不分，故可见泻下黏液白冻。而湿性黏浊，致使疾病迁延缠绵难愈。热毒之邪亦可伤津耗液，灼津成瘀；湿毒之邪黏着、寒邪凝滞均易阻气机，气机阻滞，血行不畅而成瘀，即"瘀毒"。壅滞肠中，血败肉腐，内溃成疡。而溃疡成后，更加阻滞气血，致腹部痉挛疼痛，痛处固定不移，舌质紫暗，或有瘀斑、瘀点等症。瘀血不去，新血不生，瘀血愈甚，气血愈虚，病程迁延，缠绵难愈。热毒、湿毒、湿热毒、瘀毒四邪之间相互影响、互为因果，而为此病。

毒为活动期溃疡性结肠炎的发病关键

活动期溃疡性结肠炎，受累的同一肠段弥漫性炎症，呈现几乎均匀一致的黏膜面充血、发红、水肿，血管纹理紊乱、模糊，半月襞增厚，出现大小较一致弥漫分布的细颗粒，组织变脆，有自然出血或接触出血。腔内可见血性分泌物，隐窝脓肿形成，脓性分泌物附着于腺管开口处，如拭之并除去黄色斑点，可见小溃疡。在临床上可见起病急骤，病情较重，发热、腹痛剧烈难拒、腹胀、黏液脓血便或血便，更甚者还可见急性关节炎、强直性脊柱炎、胆囊炎、脂肪肝、肝硬化、皮肤及眼科病变等。其酷烈、来势、损伤程度与"毒"的某些概念，如"痛也，苦也，猛烈；苦恶有害之物；凶狠，酷烈"及"夫毒者，皆五行标盛暴烈之气所为也"的概念相似。活动期的溃疡性结肠炎，首先责之于外因，正如喻嘉言指出"疮疡之起，莫不有因，外因者天时之时毒也"。此毒指不合时令之六淫之邪，暑湿、火热、寒湿之邪过盛，邪盛化毒，毒性酷烈，直中脾胃肠道，或从寒化或从热化。毒又好入阴血，火热毒邪灼络伤营成瘀，湿毒、寒毒之邪入络阻碍气机，气滞血瘀，毒瘀互结，合而为病。故活动期溃疡性结肠炎的患病特点，远不同于外感六淫、饮食不洁及情志不调，其表现可见起病快，病势较重，典型症状突出，体征明显，毒邪甚至入侵其他脏腑，而产生一系列的肠外症状。且毒邪极易耗伤正气，邪势猖獗，非正气所能敌，远远超过机体的抗病能力。毒邪还易深入脏腑，胶着迁延，留恋不去。因此治疗颇为困难，又极易转成慢性；正气稍弱之时，又反复发作出现急性表现，所以我们说"毒"为活动期溃疡性结肠炎的发病关键。

现代医学对溃疡性结肠炎毒的认识

溃疡性结肠炎确切的病因和发病机制至今尚不清楚，目前认为与感染、免疫系统失常、遗传易感性、环境及精神等多种因素密切相关。有学者认为，UC 可能是一系列的外源性物质包括感染因子、消炎药和食物破坏了黏膜屏障所致。这一破坏使得与食物和细菌相关的抗原进入了黏膜下层，导致异常的抗原处理过。UC 炎症表现与细菌性痢疾类似，故认为 UC 与感染有一定关系。作为 UC 的毒邪来源首先考虑的便是细菌。有人总结到，大肠埃希菌、结核分枝杆菌、拟杆菌、温和气单胞菌、坏死梭杆菌、艰难杆菌、戈登分枝杆菌等，均可能导致 UC 的发病。王群英对 10 名已确诊为 UC 患者的结肠黏膜进行细菌培养，采用梯度稀释法行菌群分析发现，酵母菌和小梭菌数较正常人显著增高，其他细菌数差异无显著性。将溃疡性结肠炎分离的细菌用梭杆菌培养基培养的上清液给小鼠保留灌肠 24 小时后出现隐窝脓肿、炎症细胞浸润、血便为特征的结肠溃疡，得出可能梭杆菌是 UC 的一种难以琢磨的病因。但有些研究表明，细菌感染并不是 UC 的始发因素，甚至没有细菌感染，而微血栓的形成可能是 UC 的重要发病机制之一。贺国斌等用抗 CD-61 单抗和 MSB 纤维素染色检测 40 例溃疡性结肠炎，并用 Logistic 回归分析年龄、性别、组织学分级、标本来源和病变范围与微血栓的关系，发现有 16 例患者可检测到微血栓阳性，较正常组比较有显著意义，提示 UC 患者结肠组织中有微血栓形成。

沈冰冰检测了 48 例 UC 患者的血浆凝血酶原时（PT）、部分活化凝血酶原时（APTT）、纤维蛋白原（FIB）、血小板（PLT）。结果表明，UC 患者血液中 IB、PLT 增多，导致血液高凝状态，表现为 PT、APTT 缩短，这可能是 UC 患者易发生血栓栓塞性疾病的原因。肠内大量的免疫原分子刺激正常黏膜的免疫系统，诱发保护性免疫反应，黏膜 IgA 免疫反应明显增强，黏膜及周围血单核细胞自发分泌免疫球蛋白明显增多，受到刺激抗原和遗传因素的不同影响，UC 患者 IgG 以 IgG1、IgG3 为主，而克罗恩病患者以 IgG1、IgG2 为主。在溃疡性结肠炎的发病过程中，细胞因子也广泛地参与了溃疡的形成，与 UC 有关的致炎细胞因子 IL-1、IL-1β、IL-6、IL-8、TNF-α、IL-7、IL-12 和 IFN-γ 等。俞亚琴用和解法方药观察 30 例溃疡性结肠炎患者，并发现随病情加重血清中 TNF-α、IL-8 和 sIL-2R 含量有增高趋势。石欣等对 38 例 UC 患者检测 NK-1R 蛋白水平，以免疫组化方法进行 NK-1R 的组织学定位，发现 UC 黏膜中 NK-1RmRNA 和蛋白都过度表达，NK-1R mRNA 的表达与疾病的严重程度相关，表明 P 物质参与了 UC 的病理生理过程。崔海宏等观察到，UC 患者在急性和慢性期肠上皮细胞核内 NF-κB 表达均明显增加，而这些细胞因子大多由外来因素刺激产生或病理产物，在 UC 的发展过程中直接发生作用而损伤机体。

在 UC 活动期的整个过程中，始终都存在着毒，即使在 UC 缓解期也是毒邪与正气的相持阶段或因毒成虚、毒邪留恋不去的阶段。与活动期 UC 相关的主要"毒"是热毒、湿毒、湿热毒、寒毒、瘀毒。毒邪侵袭肠道，其中热毒伤津灼络破血成瘀，湿毒内蕴亦可化热，热盛又可形成湿热毒，寒湿之毒、湿毒均可阻碍气机，气机不畅而成瘀毒，瘀毒又可化热，或与热毒相合，肉腐以成脓。正如《外科证治全生集》所云："然毒之化必由脓，脓之来必由气血，气血之化必由温。"所以诸毒之间相互影响、互为因果，共同毒害机体，一方面使疾病严重，另一方面使得沉疴难愈。

67 毒邪所致肾系疾病病机

毒邪所致肾系病机是指毒邪侵犯肾脏系统导致肾系生理功能障碍，气血阴阳失调，脏腑形质发生异常的内在机理。学者张秀等将毒邪所致肾系病机概括为毒邪犯肾，毒损肾络，毒侵溺窍，毒邪犯骨以及肾虚毒滞5个方面。

肾脏系由肾脏、膀胱、命门、骨髓、耳窍、所属经络以及男性睾丸、精室，女性胞宫、卵巢等部分组成。肾位于腰脊两侧，生理上主藏精，主水液，主纳气，主生殖，为生命之本原，故称为"先天之本"。毒邪侵犯肾系，所致病机主要有以下几个方面。

1. 毒邪犯肾： 指外来或内生毒邪侵犯肾系所致病机。该病机的产生主要见于以下2种情况：其一，以风毒、时毒为代表的外毒邪侵犯机体，风水相搏，肺气闭郁，三焦气化不利，毒邪传肾，以致肾主司和调节全身水液代谢的生理功能障碍。毒邪壅滞，风水泛滥，临床表现为眼睑浮肿，继而全身、四肢水肿，小便减少、混浊。偏于风热毒邪者，还可见发热，咽喉肿痛，喉核肿大，尿少色黄；偏于风寒毒邪者，伴见畏寒恶风，肢体酸重，咳喘，小便不利。如《圣济总录·肾脏门》所云："肾脏风毒，脚弱少力，脚重疼，痹，脚肿生疮，脚下隐痛，不能蹈地，脚膝筋挛，不能屈伸，腰膝拘急，风毒流注。"外来毒邪毒性鸱张，在由表及肾的过程中，伤津耗液，并生成痰浊、瘀血、水饮等病理产物，病理产物郁而化毒，肾实质受损，可导致上述病变起病急骤、发展迅速、病情危重，以水肿、血尿、小便混浊，尿少或无尿为主要临床表现。有学者认为该病变过程与急进性肾小球肾炎病程相似，在痰浊、瘀血、毒邪的作用下病情可迅速发展为急性肾衰竭。其二，外感风火时毒、湿热秽毒，或平素喜食辛辣醇酒，湿毒内生，下攻外肾，以致阴囊气血凝滞，形成痈肿。临床可见外阴红肿热痛，阴囊坠胀疼痛，有波动感，伴有发热畏寒、咽干口燥、小便短赤、大便干结等临床表现，属于中医学子痈、囊痈的范畴。如巢元方在《诸病源候论·时气病诸候》指出"肾气通于阴，今肾为热邪所伤，毒气下流，故令阴肿"。

2. 毒损肾络： 肾络纵横交错，支横别出，承着载气血运行、濡养肾脏、排除浊物的生理功能，构建了肾脏的微循环系统。毒损肾络是指外来之毒或内生毒邪侵犯肾络，以致肾络受损，毒流肾络所致病机。本证候主要见于以下2种情况：其一，各种因素使毒邪伏藏于肾，在外因引动伏毒的作用下发病，损伤肾络，迫血妄行，泛溢肌肤为紫癜，可见尿血、便血；且因肾失封藏，可以出现小便混浊等临床表现。有学者认为伏毒损害肾络是贯穿于紫癜性肾炎发生发展的整个过程，其致病机制复杂，往往屡治屡发。其二，各种慢性疾病久治不愈，内生病理产物代谢障碍，郁而化毒，进而瘀血阻络，损伤肾络。临床上以肾的气化功能、开阖功能、分清别浊功能障碍与络脉受损症状同见，进而伤阴耗阳，损伤脏腑，加重病理进程。目前临床研究认为在糖尿病肾病的主要病理过程中，如糖尿病累及肾血管，引起肾动脉硬化、毛细血管变窄或阻塞、肾小管-间质性损害，均与毒损肾络的病机密切相关。

3. 毒侵溺窍： 指因通过接触感受淫秽疫毒，毒邪通过溺窍侵犯机体所致的证候。本证是各种性传播疾病所表现的常见证候，代表性疾病如霉疮、疳疮、杨梅疮（梅毒）、花柳毒淋（淋病）、臊疣（尖锐湿疣）、阴部热疮（生殖器疱疹）等。以梅毒为例，淫秽毒邪从溺窍侵犯下焦，毒邪结于阴器和肛门，发为疳疮。随着病情发展，毒邪内犯，可导致全身脏腑受到影响，伤及经脉、骨髓、官窍、脏腑，临床症状变化多端。如《疡医大全·诸疮部》云杨梅疮乃"皆由入房不净，淫火郁结之毒……若淫女媾精，精化欲染者重，流于肝肾，先发下疳，次生鱼口，先从下部见之，渐至遍身，大而且硬，筋骨多疼，小水涩淋，此证最重。因其毒气内入骨髓，外达皮毛"。

4. 毒邪犯骨：毒邪传骨是以致骨骼受损和骨生髓的生理功能障碍所致的证候。该病机的产生主要见于以下 2 种情况：其一，风寒、湿、热等邪气侵犯经脉，影响气血津液运行，形成痰浊瘀血，久则郁而化毒，阻滞筋脉。日久毒邪损伤络脉，侵犯骨骼，可导致关节疼痛，关节肿胀、畸形，甚至骨质破坏。有学者认为类风湿关节炎骨病变所导致的关节肿胀、结节、畸形、骨质破坏与痰毒损害骨骼的特点相吻合。此外，一些淫秽毒邪侵犯机体，亦会传变至骨，导致多种骨质破坏，如三期骨梅毒所致的骨膜炎、骨树胶肿。其二，外来毒邪或内生毒邪侵犯骨髓，导致骨髓正常的生理功能异常。肾藏精，肾精能生髓，精髓能化生血液，故有"血之源头在于肾"之说。不仅如此，肝肾同源，肾精肝血又是相生互滋养，正所谓"母实则子壮，水涵则木荣"。若毒邪侵犯骨髓，肾精亏虚不能生血，导致血虚毒滞之证。有学者认为毒邪侵犯骨髓与白血病的病理进展紧密相连，不仅会导致造血器官功能障碍，引起白细胞异常增生的现象，还会出现骨、关节剧痛难忍的临床表现。亦有学者认为急性白血病以毒邪伏藏骨髓，在诱因作用下引而发作，并认为急性白血病以热毒侵犯骨髓为基本病机，伏毒暗耗精血是疾病复发的关键，临床所见之不同程度的发热和热型是毒热从骨髓向外透发所致。

5. 肾虚毒滞：指在肾气、肾精、肾阴、肾阳虚衰的基础上，毒邪滞留，导致肾主水的功能障碍，水液代谢障碍所形成的虚实夹杂证候。该病机的产生主要见于以下 3 种情况，且该 3 种证候渐次出现于许多慢性肾病的病理过程中，病情渐次加重。其一，外来毒邪侵犯机体，正气被毒邪耗损，各种病理产物滞留于肾所形成的一种虚实夹杂的证候。肺脾肾三脏虚损，肺气亏虚则不能布散津液，脾气亏虚则运化水湿无力，肾阳虚衰则蒸腾气化无力，于是可见尿少、短气乏力、水肿、腰膝酸软、神疲乏力、面色苍白、腹泻便溏、小便无力等临床表现。毒邪滞留，停滞中焦，可见恶心呃逆、纳呆厌食。毒邪壅滞于肾，肾失气化，开阖失司，肾气调节全身水液代谢的生理功能障碍，可见尿少或尿闭、小便浑浊、全身浮肿。该证候多数起病缓慢且隐匿，临床表现呈多样性，常见于慢性肾小球肾炎、慢性肾盂肾炎、部分继发性肾小球疾病等疾病。其二，随着病情的发展，正气衰惫，无力祛毒于外，且因为水液代谢障碍，湿浊、痰瘀等病理产物滞留，损伤肾络。病理阶段由生理功能障碍发展为肾脏实质受损。除了表现为各种水液代谢障碍的临床表现外，还可见以下症状：脾肾虚衰，无力升清降浊，湿浊停留中焦，可见食欲减退、恶心呕吐、短气乏力；浊毒侵犯肾络，迫血妄行，可见鼻衄、牙衄、皮肤瘀斑等出血表现；毒邪入血，扰动心神，可见神昏谵语、神志淡漠、甚至癫狂等神志异常表现。该证候常见于慢性肾衰竭的肾功能不全代偿期和肾功能失代偿期，此时大量肾单位受损使机体代谢产物不能及时排出，水、电解质和酸碱平衡失调。其三，随着病情进一步发展，脾肾阴阳衰惫，气化无力，湿浊、痰瘀、毒邪壅滞三焦，多脏腑共同受累。到该阶段，除了上述症状加重，还可见毒邪壅滞三焦的各种症状。浊毒壅滞中焦，可见呕吐、不思饮食、倦怠乏力；浊瘀毒邪下阻溺窍，可见小便点滴难下，甚至小便不通，完全无尿。此外，浊毒上泛，上凌心肺，可见心悸、喘咳、胸痹；浊毒上蒙清窍，浊阴不降，内入营血，毒陷心包，可见神昏、谵语、嗜睡；毒邪引动肝风，可见头痛眩晕，甚至中风；毒邪迫血妄行或气不摄血，可见吐血、便血等出血症，甚至导致内闭外脱、阴衰阳亡。如戴天章在《重订广温热论·验方妙用》所言"头痛而晕，视力朦胧，耳鸣耳聋，恶心呕吐，呼气带有溺臭，间或猝发癫痫状，甚或神昏痉厥，不省人事，循衣摸床撮空，舌苔起腐，间有黑点。以上溺毒入血，血毒上脑之候"。该证候常见于慢性肾衰竭的尿毒症阶段，此时水、电解质和酸碱平衡紊乱，患者最终多因尿毒症或高血压引起的心力衰竭和脑出血而死亡。

毒邪从表入里，自上而下，侵犯肾系，以致三焦气化不利，肾调节全身水液代谢的功能障碍；进而肾气衰惫，既无力祛毒于外，又因湿浊、痰瘀等病理产物滞留，损伤肾络，病变由气及血；疾病日久，肾阴阳衰惫，气化无力，湿浊、痰瘀、毒邪壅滞三焦，多脏腑共同受累。此外，还可因接触感受淫秽疫毒，毒邪通过溺窍而侵犯机体；毒邪传骨（髓），还可导致骨骼受损和生血功能障碍。概而言之，毒邪犯肾，病变主要涉及气化、主水、藏精 3 个方面的病变。毒邪侵犯，毒壅肾脏和膀胱，病多在气分，初期气化失调，常兼夹湿热，以水液代谢紊乱为病变中心；后期毒邪入血伤络，常兼阴阳虚衰，以虚实错杂为主要病理性质。

　　毒邪所致肾系疾病以毒邪壅肾，气化失调，水液代谢紊乱为其基本病理，以腰膝酸软、小便异常、水肿为主要临床表现。在临床中，对于毒邪所致肾系病证不能拘泥一证一法，需扩大视野，在复杂的临床症状中去归纳概括病证类型，进而立法选方，因证施治，进而提高临床疗效。

68 慢性肾脏病致病毒邪和解毒治疗

慢性肾脏病（CKD）的患病率增高，已经成为人类面临的主要健康问题。因此，CKD 的早期综合防治是目前临床关注的重点。近年来，相关研究显示，"毒损肾络"与多种慢性肾脏病的病理进程密切相关。从毒论治难治性肾脏病，学者张琳等认为，通过祛除毒邪，进而可提高脏腑自身化解毒邪的能力，对于减轻 CKD 病情，改善预后，具有重要意义。

慢性肾脏病的致病毒邪

慢性肾脏病的致病毒邪相当广泛，往往会导致肾病发生发展，迁延不愈，甚至危及生命。临床常见的毒邪主要包括以下几种：

1. 风毒：发病前多有感受外邪病史，或诱发于疮疡、皮疹、紫斑之类，临床可见恶寒发热、咽痛、咳嗽、肤痒斑疹等证，继之出现眼睑及头面水肿，肿势迅速延及全身，并见血尿、蛋白尿、尿量减少、甚或肾功能损害或加重。此多源于机体正气不足，卫气不固，腠理不密，复因风毒内乘，使肺卫郁闭，外不得宣发以散表邪，内不能通调水道以利水湿，以致风水相搏，泛溢于头面肌肤。或风毒浸淫肌肤，阻滞经脉气血，肾络受损，气血津液输布不畅，肾失濡养，封藏失司，蒸腾气化无权，不能分清泌浊，精微物质下注，形成血尿和蛋白尿。风毒致病，临床常见于急性肾小球肾炎，慢性肾小球肾炎急性发作，紫癜性肾炎，等等。

2. 湿（水）毒：以肿势较甚，按之凹陷不易恢复等水液代谢障碍为特点，多伴有消化道症状，临床呈现大量蛋白尿、低蛋白血症。此类患者多属素体脾肾亏虚，脾虚不能运化水液，肾虚不能主水，则水湿毒邪泛滥肌肤，故见肢体浮肿；脾肾亏虚，精微失摄，故见大量蛋白尿；湿毒阻于中焦，脾失健运，气机闭塞，水液停聚，以致脘腹胀满，水停胸腹，饮食呆滞，大便泄泻。湿毒致病常见于各种原因的肾病综合征，特别是长期、大剂量应用激素的患者，易致蕴湿生热，热毒与水湿相合，使病情往往更趋复杂。在慢性肾衰竭阶段，湿浊水毒凌心袭肺，则致心悸、喘促、倚息不能平卧等尿素性心包炎、心包积液、肺水肿等兼症。湿毒内蕴中焦，患者可出现厌食、恶心、呕吐等脾胃功能紊乱，酸中毒，尿素性胃肠炎。

3. 热（火）毒：热毒又称火毒，火热之极谓之毒。临床常见发热、肌肤疮痛、脓疱、瘀斑，或关节肿痛等症，以致原有的蛋白尿、血尿、水肿等肾脏病理表现加重。热毒之邪袭表，肺失宣降，不能通调水道，下输膀胱，以致发热、小便不利、全身浮肿；热毒蕴结于下，易致气化不利，无以分清泌浊，精微随小便而去，形成蛋白尿。皮肤感染，热毒壅聚于肌肤，而为疮疖。热毒灼伤血络或阴虚火旺，虚火灼络则形成皮下瘀斑、衄血、尿血；甚则热毒入营血，则见高热不解、神昏谵语，甚至鼻衄、齿衄、尿血等；内动肝风则抽搐震颤；热毒内闭下焦则少尿、无尿。而热毒既可伤阴，又可耗气，日久可见气阴两虚之证；后期因久病不愈，阴损及阳，致阳气衰微或阴阳两虚。临床规律显示，热毒致病常见于狼疮性肾炎，糖尿病肾病，以及 CKD 的各种感染并发症。其中，高血糖是糖尿病肾病特有的致病因素，被称为"糖毒"。糖毒以火热表现者最为常见与突出，既可引起消谷善饥、口渴多饮、便秘舌糜等内在脏腑热毒表现，又可见肢体麻木，坏疽灼痛等热毒损害外在肌肤表现；是加重糖尿病及其慢性并发症、兼症、变证、坏证的根源。

4. 瘀毒：瘀毒乃瘀积成毒。久病多瘀，或气虚无力推动致瘀，或命门火衰，温煦无权而致瘀，或阴虚火旺灼血为瘀，或湿浊痰阻，气机不畅，郁而成瘀，瘀积成毒。临床以迁延不愈的血尿、蛋白尿、水肿、高血压、或肾功能损害等为主要表现。瘀毒阻于经脉而见手足麻木，面色黎黑晦暗，肌肤甲错，舌紫或有瘀斑瘀点，脉沉涩。瘀毒滞塞脉络，日久致血不循经，而见各种出血。瘀毒伤及肾络而见溺血，色紫有块或有血丝。瘀毒不去，新血不生，不仅可见皮肤瘀斑、出血现象，更可见面萎黄、唇甲睑淡、心悸、头昏目眩、夜寐不安等血虚之症。久病重病，瘀毒不除，肾气虚极，中阳衰败，正气衰竭，浊阴不降，浊邪上泛，肝风内动，而见神倦欲睡、泛恶，甚至口有尿味，预后多不良，每可产生脱变，肾脏持续损害致肾衰竭。瘀毒常见于慢性肾小球肾炎及慢性肾衰竭，瘀毒是导致慢性肾炎发生发展不可忽视的因素。随着肾功能的衰减，血瘀兼症发生率上升。

现代研究，CRF 患者实验室指标常有血液流变学异常、血流缓慢、血脂升高，血液呈现高凝状态，即体现了瘀毒的特点。在病理上健存肾单位血流动力学改变，使肾小球毛细血管微血栓、微血管瘤形成，透明质沉积和间质增生，导致肾小球硬化。慢性肾衰竭（CRF）患者普遍存在着微炎症反应状态，其病理物质是炎症因子，CRF 患者体内高表达的炎症因子导致的肾小球硬化、肾小管间质纤维化，与瘀毒的致病特点相似。

5. 痰毒：痰毒由湿邪痰浊久积而成。临床表现为恶心、呕吐、痰多、胸脘满闷、心悸眩晕、苔腻脉滑等。痰毒停于胃，胃失和降，出现恶心、呕吐；痰毒滞于肺，可见咳喘痰多；痰毒阻于心，心脉不畅，见胸闷心悸；尿毒症期因痰蒙神窍、毒邪攻心而见神志迷蒙、昏迷、昏愦；亦可见继发性癫痫发作。常见于肾病综合征及慢性肾衰竭。现代研究表明，肾脏病患者多存在脂质代谢异常，脂质具有"肾毒性"，主要是 LDL、VLDL、胆固醇、甘油三酯升高，使血液黏滞度升高，循环动力学异常和高血压，促进凝血、血栓形成和炎症反应，加重肾小球损害和硬化，这些病理变化即为痰瘀之毒瘀结之症。此外，由于高血脂在肾小球疾病发生发展中起着重要作用，是慢性肾小球疾病进行性恶化的重要因素之一，被称为"脂毒"。痰瘀相关，痰瘀互结，郁久腐化，久则凝聚成毒，从而形成痰毒瘀毒相互交结的病理局面。

6. 浊毒与溺毒：临床以血肌酐、尿素氮升高伴多系统改变为主要表现，如口臭口糜，恶心呕吐，神昏等。其病因或为感受风毒之邪，使肺失通调，水湿、湿浊蕴结成浊毒；或为脾胃损伤，运化失健，聚湿成浊酿毒；或素体脾肾虚损，不能化气行水，湿浊中阻，化热蓄酿成浊毒。浊毒上泛中焦则恶心呕吐，口臭苔腻；上蒙神窍则神志不清，甚则昏迷震颤。主要见于慢性肾衰竭。尿毒症的发病机制是由许多毒性物质在体内积聚而引起的，这些毒性物质多达 200 余种，是构成尿毒症临床症状的物质基础，这些尿毒症毒素均属于浊毒、溺毒。

7. 食毒与药毒：对肾脏有损害的中西药皆属药毒，中药常见的有含马兜铃酸的植物如马兜铃、广防己、关木通、天仙藤、青木香、杜衡、细辛等。西药如氨基糖苷类、非甾体消炎药、环孢素 A、造影剂、抗肿瘤药物等。这些药物可致急性肾小管坏死、急慢性间质性肾炎、肾小管酸中毒、肾小球肾炎等多种肾脏损害。此外，一切对肾脏有害的饮食物，如被农药或工业废物污染的食品、馊腐变质的饮食物。在出现肾功能减退后，过量摄入蛋白质，动物内脏、海产品等高嘌呤饮食，也会加重肾单位的负荷，造成肾脏损伤，从而变成对机体有害的食毒。

虽然引起肾脏疾病的毒邪种类不一，且各有特点，但在某一种肾脏病变中可见多种毒邪兼夹为患，相互转化及发展。在临床实践中，祛除病因之毒、截断或扭转毒邪的传变，往往贯穿于肾病治疗的整个过程。

中医辨证解毒治疗方法

正常生理状态下，机体自身的解毒功能会发挥巨大的作用来清除毒素。但是随着疾病的不断发展，机体自身解除毒邪的能力逐渐减弱，故需对致病的毒邪采取相应的治疗措施。一般而言，凡能清除产生毒邪的原因或毒邪本身，依靠脏腑的解毒功能化解毒邪，或通过扶助正气以提高脏腑自身的解毒功能，从而达到祛除毒邪的目的，即可认为是解毒。但因毒邪的性质不同，故应辨证解毒。

1. 疏风解毒法：适用于风毒致病。常用疏风药物如紫苏叶、荆芥、防风、藿香、麻黄等。风毒多与热毒相合，宜疏风清热解毒，以金银花、连翘、重楼配防风、蝉蜕、僵蚕疏风散热达表。风水相搏，水肿明显者，宜选用越婢汤加减，加用蝉蜕、防风、独活、浮萍等，借风药之动以化水散邪。陈权等从风毒论治小儿过敏紫癜性肾炎，对比风毒清解汤与单纯西药治疗小儿过敏紫癜性肾炎，结果风毒清解汤疗效明显优于激素、脱敏等西药。其实验研究显示，急性期紫癜性肾炎 T 淋巴细胞转化率 CD3、CD8 均降低，CD4/CD8 比值升高，说明细胞免疫功能低下；经风毒清解汤治疗后，各组比值均有不同程度升高，治疗组升高更为明显，差异有显著性；提示本法具有调节机体免疫，减轻肾脏免疫损伤作用。

2. 利湿化毒法：适用于湿（水）毒致病。轻者芳香化湿，辛开苦降，醒脾化毒。常用方如平胃散、藿朴夏苓汤、半夏泻心汤。水毒壅盛，予以利水消毒，水毒凌心犯肺，出现充血性心衰、肺水肿、心包积液时，以真武汤、己椒苈黄丸、独参汤加减；水停于胸胁，胸腔积液时，以葶苈大枣泻肺汤为主方；水停于腹中，方选实脾饮加减；水毒壅盛，泛滥于周身，疏凿饮子化裁。

3. 清热解毒法：用于热（火）毒致病。黄连解毒汤、白虎汤、五味消毒饮等为常用方剂。依据热毒程度与兼夹病邪，又区分为清热泻火解毒，药如金银花、连翘、蒲公英、石膏、知母、白花蛇舌草等；清热燥湿解毒，药如黄芩、黄连、黄柏、栀子等；清热凉血解毒，药如生地黄、玄参、牡丹皮、赤芍、水牛角、羚羊角等。

4. 活血散毒法：用于瘀毒致病。瘀毒是慢性肾脏病进展的主因，活血化瘀、通经活络，运毒排毒，有利于保护健存的肾单位，延缓肾小球硬化，改善肾血流灌注。常用方如桃红四物汤加减，常用药物如桃仁、红花、川芎、赤芍、川牛膝、泽兰、益母草、丹参、鸡血藤、三棱、莪术、水蛭等。相关研究显示，解毒通络法具有抑制体内 AGE，降低 RAS 活性，干预 Ang、转化生长因子-β（TGF-β）过度形成，促进 ECM 降解，保护肾功能。其中，丹参具有明确的抗氧化性和抗炎症作用，可以通过保护 SOD 的活性和清除氧自由基使内皮细胞不受脂质过氧化损伤，这可能与丹参酮抑制炎症细胞内细胞因子的产生有关。中药大黄及其复方制剂已被大量的临床及实验研究证实，具有清除尿毒症毒素，防治肾小球硬化及肾间质纤维化、改善肾功能的作用。

5. 化痰蠲毒法：适于痰毒致病。化痰蠲毒，以流畅血脉，醒神开窍。痰本乎湿，慢性肾脏病患者多痰湿合病，宜利湿化痰泻浊兼施。治痰重在健脾运湿，温阳化痰，脾健则湿去痰消，阳旺则气充津畅，痰无以生。尿毒症期痰毒蒙蔽神窍，则宜芳香化浊，豁痰醒神，如菖蒲郁金汤、涤痰汤之属。脂毒系痰瘀互结所致，宜采用活血解毒兼有调脂作用的中药治疗。大黄及其提取物对机体脂质代谢具有良好效应，其作用机制在于大黄能改善机体氮质代谢，缓解残余肾"高代谢"状态，延缓残余肾单位病变过程，影响系膜细胞病理改变的发生发展，并具有抗凝及减轻尿蛋白排泄作用。

6. 降浊排毒法：适于浊毒致病。利尿排浊常用方如五苓散、济生肾气丸加减。降逆泄浊方用苏叶黄连汤、吴茱萸汤、温脾汤加减。升清降浊，常用药物如葛根、枳壳、荷叶、大黄、升麻、柴胡、桔梗、川牛膝等。和胃泄浊则以黄连温胆汤加减。临床对 CRF 采用的吸附排毒方法，内服调和气血药物，以利排毒保肾。同时配合灌肠给药，通腑泄浊，因势利导，直接祛除毒邪，排出毒素。从而内外兼治，提高疗效。

7. 扶正益肾法：对于食毒、药毒，治宜防微杜渐，防重于治。避免摄入对肾脏有害的饮食物及应用有肾毒性的药物，以预防为主，防患于未然。已受药毒戕害者，予以扶正益肾，最大限度地减少代谢废物的产生，又要纠正营养物质代谢的失调，延缓 CRF 的进展。中药冬虫夏草可促进肾小管上皮细胞再生，对肾脏有保护作用，可用于药毒致病的防治。总之，毒邪是慢性肾脏病的主要致病因素，通过辨证解毒，祛除毒邪，扶正益肾，增强机体化解毒邪的能力，是提高 CKD 临床疗效的重要途径。

69　从毒邪论治肾病

自 20 世纪 80 年代末"毒邪"概念提出以来，许多学者从病因学角度对"毒"进行了深入探讨，不仅丰富了传统的病因学内容，而且推动了临床治疗学的发展。不少医家把毒邪学说引入肾病领域，认为"毒"在肾病中亦为不可忽视的病理因素，常常会导致肾病发生发展、迁延不愈，甚至危及生命。随着肾病临床实践的发展和现代病理机制研究的深入，以及对传统毒邪认识的深化，进一步认识到毒邪是肾病的主要致病因素，肾病从毒论治，已成为现今医家在肾病病因学及治疗学研究中新的视点与热点。学者吴国伟等根据历代医家阐述，结合现代医学研究成果及临床实践对此作了论述。

毒邪的含义、分类和特性

毒的本意，是指毒草。在古代医药典籍中，毒具有多重含义，或言病邪，或言病证，或言药物，或言治疗等。《黄帝内经》毒邪的概念，根据其本义，指有强烈致病作用、对人体毒害深的邪气，是有别于六淫的特殊病因。《伤寒杂病论》中有阴毒、阳毒为病的记录，《诸病源候论》中有关蛊毒、药毒、饮食中毒及蛇兽毒和杂毒病诸候的记载，不仅丰富了致病毒邪的内涵，同时使有关病因学理论进一步发展。近代温病学中，温热疫毒致病的理论已占据主导地位。现代中医学家对毒邪学说也不断地丰富和阐述，认为"毒"为邪气（包括六淫、七情、痰饮、瘀血等）蓄积不能疏散，郁久顽恶，厚积超过常态而形成。

毒邪有内外之分。外毒由外而来，从《黄帝内经》之"大风苛毒"，"五疫之毒"至《诸病源候论》之中的蛊毒、药毒、虫兽毒等，以及近代温病提出的温毒、疫毒致病的论述中不难看出，其所谓毒邪，是从外界直接感受的，为外来毒邪。内毒是指由内而生之毒，系因脏腑功能和气血运行失常，使机体内的生理产物或病理产物不能及时排出，蕴积体内而化生。如粪毒、尿毒、痰毒、癖毒等。内毒多在疾病过程中产生，既能加重原有病情，又能产生新的病证。内毒之生，多标志着疾病进入危重阶段。《中医大辞典》内毒条下载："内毒，指内发的热毒。表现为痈疽、发斑或吐血、衄血，神志不清，舌绛，苔焦甚或起芒刺，脉浮大而数或六脉沉细而数等。""毒"作为一个独立的病因，有其特殊致病特性，如暴发性、剧烈性、危重性、传染性、难治性、顽固性等。四时之气往往是毒邪产生的先决条件，所以不能把毒邪与六淫截然分开，毒邪也具有类似六淫的属性，故临床上可称为风毒、湿毒、温毒等。

肾病从毒论治的理论依据

1. 毒邪是肾病的主要致病因素：急性肾炎或慢性肾炎急性发作多因风毒所致。风热毒邪塞于咽喉或皮肤疮毒内陷，导致肾炎的复发、迁延不愈。风为阳邪，毒属阴淫，风毒为阳中兼阴邪，善走表而又易于入里，故风毒侵袭不仅局限于卫表，而且易伤脏腑，客营血；既能从阳化火，又能从阴寒化，临床可见风毒在卫表，恶风发热，肢节疼痛，肌肤奇痒；风毒留滞肌肉经脉，气血互阻，酿成疮疡疔疖；毒入血分者见吐血、便血、搜血等；客于肾者，小便不利，肢体水肿或尿血尿浊。

湿毒、瘀毒是慢性肾炎迁延难愈的重要因素。湿毒重浊、黏滞，易损脏腑，腐血肉，生恶疮癌肿。湿毒犯肾，开合失司，可见通身浮肿，二便俱闭。瘀痕毒为多种病邪致病后，影响血分，形成瘀血，久而化为瘀毒，表现为面色黧黑或晦暗，腰痛固定或刺痛，肌肤甲错，皮肤瘙痒等。痰毒由湿邪痰浊久积而成。兼有痰和毒的两种致病特征，临床表现为恶心、呕吐、痰多、胸脘满闷、心悸眩晕、苔腻脉滑等；尿毒症时因痰蒙神窍、毒邪攻心而见神志迷蒙、昏迷、昏聩；亦可见继发性癫痫发作。这些均为痰毒与湿毒、浊毒兼夹为患。在慢性肾病的后期，由于脾肾衰败，湿毒无以排泄而贮留，形成溺毒，表现为头目昏蒙，面色晦滞，呕吐频仍，烦躁不安，二便俱少等。湿毒、瘀毒是在慢性肾病中加速脏腑虚损、阴阳失调的两大因素，常常导致病情的突然恶化，危及生命。因浊毒流布全身，佛郁不解，夺粪而出，是为粪毒。临床常见口臭口糜，大便臭秽，入于脾胃及肠腑，粪毒弥漫，清不升，浊不降，故恶心、呕吐、呃逆；大肠主津，为传送之官，粪毒往往与糟粕及食积、痰饮、瘀血等病邪结聚于大肠，壅塞出入道路，气机郁滞不畅，易致腑气不通，毒聚而热生，热炽津伤，则肠失濡润，以致腹满肠燥便秘，灼伤血络则便血。

药毒对肾脏的损害也是一个值得注意的问题，近年来提出的"马兜铃肾病"应引起临床的警惕。巢元方在《诸病源候论》中云："凡药物云有毒及大毒者，皆能变乱，于人为害，亦能杀人。"现代研究表明，常见的能引起肾功能损害的药物主要有木通、防己、槟榔、雷公藤、土牛膝、草乌、全蝎、蜈蚣、巴豆等。有毒之品，合理使用可以疗疾，若无充分依据和用药经验，须避免盲目使用。

2. 肾病的现代医学发病机制与毒邪相关：现代医学认为，机体免疫炎症贯穿于肾病发病机制整个过程。肾小球肾炎的发生始动因素多以感染（细菌、病毒等）为起点，这种"外毒"因素侵入机体后，由于机体免疫炎症反应，机体在清"外毒"的同时，而把"自我"（肾小球基底膜）组织当作"非我"物质而产生相应的清除效应。清除效应的结果就是免疫损伤的过程，最终则是造成肾脏的免疫性炎症。机体把肾小球基底膜当作"邪毒"目标而攻击，即使在"外毒"因素的消失下，仍继续进行攻击活动。《黄帝内经》云"亢则害"。这种炎症反应已经过度并造成机体的自我损伤，因而可称之为"内生邪毒"。蛋白在机体内供给自己营养及为精微物质，倘若蛋白离开自己应该循行的轨道，"离经之血便为瘀"，这种精微物质就不能称职，而且已为害，即尿中之蛋白对肾组织产生破坏作用。尿蛋白漏出过多，导致肾小球压力增高，迁延日久，使肾小球动脉逐渐硬化而使肾小球萎缩，同时还会加重了肾小管负担，久之则导致肾小管变性萎缩。这种"离经之蛋白"已成为肾脏损害的"邪毒"因素，已经形成了"内生邪毒"，这种免疫性内攻击之"邪毒"与离经之蛋白之"邪毒"互为因果，从而造成机体的恶性循环，使病情缠绵难愈。肾衰竭无论是急性还是慢性，其发病机制也都与外源性毒物或内源性毒物相关、尿毒症时，"内生邪毒"表现更严重些。

3. 肾病的现代医学治疗蕴涵着从毒论治理论：现代医学论证了肾病主要病理环节是免疫炎症反应，所以采用具有抑制机体免疫和炎症作用的激素类和细胞毒类药物两大类，这两类药物都具有较为明显的毒副作用，以细胞毒类药物更为显著。这两类药物的作用机制虽然不尽相同，但都具有抑制机体正常的细胞和体液免疫作用，广泛用于肾病治疗中，特别是对肾病大量蛋白尿上两类药物具有较为显著的临床疗效。这其实就是"从毒论治"的理论之一"以毒攻毒"方法的具体运用，因为只有药物之偏性才能纠正机体之病。这两种药物不仅从中医或西医均认为是"有毒"或"剧毒"之品，而之所以能清除机体的免疫反应而达消除尿蛋白之目的，其机制就是运用"以毒攻毒"之方法。肾衰竭时使用肾必安、开同等药物及优质低蛋白，是抑制内生毒邪。运用麦淀粉、药用炭等药及血液净化，是祛去体内毒邪。这些现代医学治疗无不蕴涵着从毒论治法则。

肾病从毒邪论治的临床运用

1. 针对导致肾病的不同毒邪采用不同的解毒排毒法：根据毒邪性质不同，可采用不同解毒方法。应该注意的是脏腑虚衰是毒邪久留不去的原因之一，故祛邪解毒不忘扶正，在临证时要灵活辨证用药。以风热毒邪为主，治宜祛风清热解毒，方选麻黄连翘赤小豆汤或五味消毒饮，以透毒外出。常用药物有金银花、连翘、牛蒡子、芦根、蒲公英、蝉蜕、桔梗、地肤子等；湿热瘀毒明显者，治宜凉血化瘀、利湿解毒，方选血府逐瘀汤，常用药物有桃仁、红花、乳香、没药、土茯苓、益母草、泽兰、泽泻、琥珀等；溺毒症状突出者，如《重订广温热论》所云"溺毒入血，血毒攻心，甚或血毒上脑，其症极危，急宜通闭开窍，利溺逐毒"，治以通腑泻浊解毒，方选大黄泻浊汤，常用药物有大黄、生牡蛎、蒲公英、槐花等，可配合益气健脾温肾等法，逐毒与扶正并举。痰毒者，化痰蠲毒，以流畅血脉，醒神开窍。痰本乎湿，早中期患者多痰湿合病，常利湿化痰泄浊并举，常用黄连温胆汤加减，法半夏、陈皮、茯苓、竹茹、枳实等；痰毒瘀毒互结于血分，治痰治瘀必然有利于血液畅行，痰化瘀消，则浊毒无所依附，无由攻心犯脑。无虚痰难生，治痰重在健脾运湿，温阳化痰，脾健则湿去痰消，阳旺则气充津畅，痰无以生。尿毒症期痰毒蒙蔽神窍，则宜芳香化浊，豁痰醒神，方选温病三宝或苏合香丸、指迷茯苓丸；汤剂如营蒲郁金汤、涤痰汤之属。粪毒，通腑泄毒，内外兼治。经内服与灌肠给药，以通腑导浊解毒，通过腹泻因势利导，直接祛除毒邪，排出毒素，是重要的排毒管道。以大黄、芒硝、玄明粉等为代表药物。

2. 根据现代中药药理研究采用攻毒药物： 近年中药与免疫功能研究发现，不少清热解毒中药具有清除抗原、抑制抗体、抑制活性免疫细胞产生及抑制过敏介质的释放等作用闭。由此研究而发现的中药雷公藤，其对于肾病具有肯定的疗效，临床有效率达 80％以上；现代药理学研究证明雷公藤具有较强的非特异性抗炎作用与免疫抑制作用，动物试验也表明其对多种肾病模型的病损具有逆转作用；但就雷公藤这味药来讲，中医认为其不仅有大毒闭，而在古代多为外用药，俗称"断肠草"，而现代把雷公藤作为治疗肾病蛋白尿的专药，其实就是"以毒攻毒"疗法的产物。用具有攻毒抗癌之白花蛇舌草、重楼、半枝莲、半边莲等清热解毒类药来消除肾病之蛋白尿，这类清热解毒类药，其清除"内源性之毒"，就是通过抑制炎症介质、细胞因子等多种环节而发挥作用的。

基于临床实践和现代研究，将毒邪引入肾病病因学与治疗学中，不但为中医毒证理论增添了新的内容，而且也为肾病治疗开辟了新的途径。

70 从毒损肾络论乙肝病毒相关性膜性肾炎机制

　　我国是乙型病毒性肝炎高发国家，乙型肝炎病毒感染率高，且常继发肾小球肾炎，称之为乙型肝炎相关性肾小球肾炎（HBV-GN），其病理类型多为不典型膜性肾病，称为乙型肝炎相关性膜性肾小球肾炎（HBV-MN），是常见的继发性膜性肾病，临床主要以血尿、蛋白尿、水肿、HBV 标志物阳性为主要特征，甚至可进展至终末期肾衰竭。西医对 HBV-MN 的病因及发病机制目前尚未完全阐明，缺乏理想治疗措施，因此，进一步深入研究中医药防治 HBV-MN 机制，提高临床疗效，推动中医学术进步，具有重要的理论和现实意义。学者刘芳等在实践的基础上，提出"毒损肾络"是 HBV-MN 的病机关键假说，并验之临床，亦收到了良好的效果。

毒损肾络病机理论依据

　　1. 现代医学认识：HBV 与肾小球肾炎在发病机制上的联系尚未完全明确，是 HBV 感染后一种主要肝外病变，是宿主感染 HBV 后，刺激机体产生抗体，抗原抗体相互结合形成可溶性免疫复合物，沉积在肾小球引起免疫性相关炎症。现已有的研究提示可能有以下几种致病方式：①HBV 抗原-抗体复合物沉积于肾小球引起免疫损伤。②病毒直接感染肾脏细胞。③HBV 感染导致自身免疫致病。④免疫缺陷以及遗传因素。目前最新研究认为 HBV-MN 患者的肾小球和肾小管上皮细胞存在 HBV 基因组及其复制过程中的各种中间产物，提示 HBV 能够在肾脏组织中复制并表达抗原，从而形成原位免疫复合物沉积或直接激活细胞免疫引起损伤。但也有少数学者认为 HBV 抗原可能非特异性地分布于大多数 HBV 携带者的肾脏组织中。研究发现膜性肾病的 MHC 有 HLA-DR2、DR7 或 BW73 高水平表达，同时存在细胞免疫紊乱，推测在慢性 HBV 感染和膜性肾病之间可能存在共同的遗传易感基因。在临床工作中多数研究结论显示原发性膜性肾病患者的肾组织内 HBsAg 阳性率高，膜性肾病肾组织内 HBAg 的阳性率在血清阳性和阴性两组之间的差别有统计学意义，说明 HBV 感染与原发性膜性肾病发病密切相关。曾有多项研究发现肾小球肾炎患者的 HBV 感染率明显高于其他人群，在香港和中东地区肾小球肾炎患者血清 HBsAg 阳性率分别是 33% 和 28%，而同期普通人群血清 HBsAg 阳性率约为 10%。对终末期肾病（ESRD）中尿毒症血透患者做透析前后的肝炎病毒标志物检测观察，血透患者乙型肝炎、丙型肝炎病毒感染率较高。国内学者采用原位杂交方法对 40 例 HBV-MN 患者肾组织进行 HBx、MHBs ImRNA 检测，发现肾小管上皮细胞胞质存在 HBx、MHBs ImRNA 表达，提示 HBV 感染及其基因整合参与 HBV-MN 发病过程。

　　2. 中医学认识：乙型肝炎病毒相关性肾炎依其发病特点、临床过程，病名当隶属中医学"水肿""腰痛""尿血""尿浊""虚损""胁痛""臌胀""瘀证"等范畴。其病因系正气不足，外感湿热疫毒，饮食不洁，劳累过度或情志所伤，从表入里，内阻中焦。脾胃运化失常日久湿热交蒸于肝胆，肝的气血失调，阻碍气机，疏泄失常，日久气病及血，累及其他脏腑，出现胁痛腹胀等症状；肝肾同居于下焦，肝肾同源，精血互生，阴液互用。由于少阳疏机不利，湿热熏蒸日久气机不畅，血行瘀滞，瘀血阻络。精藏于肾，枢泄于肝，精失于疏泄则成水湿；气乏精微不固下泄，故见蛋白尿。刘宏伟等认为本病基本病机为湿热瘀毒蕴结肝肾。湿热疫毒深伏于肝，入血形成瘀毒；湿热瘀毒互结，下注于肾，损伤肾络，络损血溢，肾失封藏，从而导致蛋白尿、血尿等临床症状。樊乐娟认为本病病理特点为毒侵、正虚、气郁、血阻。本病初起湿热蕴结于肝，下及于肾；中期湿热瘀毒互结；后期则渐至木乘脾土和肝病及肾，导致肝、脾、肾三脏功能失调。

毒损肾络病机含义

"毒邪"学说及"络病"理论是当前中医学术界两大研究热点。它最早出现在南征教授主张糖尿病肾病从"毒"论治而创立了"毒损肾络"的病机理论学说的论述中。人们在继承的基础上，采用多种现代科学技术手段和方法，从不同病种、不同角度、不同层次、不同环节出发，力求揭示二者的现代医学内涵和内在联系。尽管结果不尽相同，但均提示"毒邪"和"络损"是多种以往被认为是疑难杂症、怪病的共同发病环节，并有其一定的物质基础。近年来将其应用于包括 HBV-MN 在内的慢性肾脏病的辨证治疗方面，认为乙型肝炎病毒是具有强烈传染性的致病因素，同样属于中医学"毒"的范畴，相当于"疫毒""湿热之毒"。由于络脉是气血运行的基本通道，肾病日久，肾络气血亏虚，气血运行无力，导致 HBV 湿热疫毒乘虚侵及肾络，导致肾络瘀阻、毒瘀互结的病理状态，形成毒滞肾络证。肾虚而毒侵，其毒既是因又是果，损伤肾络，致虚、毒、瘀并存，肾虚络损是疾病的起因。临床上乙肝病毒在肾小球基底膜的原位沉积、足细胞损伤等出现尿浊，尿血，浮肿等临床表现，都可用"毒损肾络"诠释。因此认为，毒损肾络形成的毒滞肾络证是 HBV-MN 的病理关键。

毒损肾络-HBV-MN 发病机制的提出

毒损肾络是 HBV-MN 的病机关键，邪阻肾络，郁久蕴毒，深滞于浮络、孙络、缠络，致肾元亏虚，肾之体用俱病是 HBV-MN 迁延难愈的根本原因。毒、虚并存，正邪交争是 HBV-MN 的基本病理。邪盛谓之毒，机体内的生理或病理产物不能及时排出或化解，蕴积体内，化生毒邪。久病入络，必致络脉阻滞。"毒损肾络"是在传统的中医理论基础上，结合现代中西医最新理论，针对临床治疗中的难点和重点，提出的旨在指导临床，提高 HBV-MN 疗效的新的理论观点。

通过多年临床观察，并复习了近年来大量的国内外文献资料，在中医学"邪之所凑，其气必虚""毒损肾络"的理论的启发下，在探索 HBV-MN 的发病机制时，尝试采用逆向思维的新思路，提出以下观点：HBV-MN 的发病途径存在在膜性肾病的基础上，由于长期感染乙型肝炎病毒，且病毒反复刺激最终形成在膜性肾病基础上的免疫病理损伤（络虚毒侵），这可能是 HBV-MN 的发病机制之一。基于此，在实验中提出采用 HBV（外邪）感染膜性肾病动物（正虚）的实验研究思路，以探讨两者的关系，指导进一步揭示其发病的分子机制。

毒损肾络指导下的治则应用

有学者近年来一直致力于 HBV-MN 的中医药治疗研究。常用肾疏宁（清热解毒利湿、益气活血通络）经验方，3 年来以该方为主加减治疗了 40 例经肾穿刺活检确诊的 HBV-MN 的患者，取得满意疗效。王耀光教授提出分期分型治疗 HBV-MN。分期分阶段论治的原则：早期初感湿热疫毒，热毒浸淫，应清热解毒利湿，同时考虑到湿热疫毒侵袭，易损伤肝肾的络脉，导致肝肾络脉损伤，瘀血阻络，因此，应配合凉血化瘀通络的中药。临床应用茵陈蒿汤合大黄䗪虫丸加减。其临床应用的协定方为柴胡 15 g，炒栀子 15 g，白芍 15 g，牡丹皮 15 g，茵陈 30 g，地龙 20 g，炙水蛭 15 g，龙葵 10 g，熟大黄 15 g，土鳖虫 15 g，羚羊角粉（冲服）0.6 g。中期湿热流连，瘀阻肾络，脾肾气虚，标本兼治，临床应用张景岳巩堤丸合茵陈蒿汤加减。稳定期湿热毒邪已解，脾肾气（阳）亏虚，应用补脾益肾的平补之剂巩堤丸加减治疗。

现代医学研究认为乙型病毒性肝炎及其相关性肾炎的发生、发展、转归与机体免疫反应关系密切，临床研究发现湿热毒邪是贯穿于本病的始终。对 HBsAg 有抑制作用的中药大多为清热解毒或苦寒药，清热解毒、活血化瘀能抑制 HBsAg 的病毒复制，调节机体免疫力。现代药理证实柴胡、黄芩、鸡骨草、茵陈有一定降转氨酶的作用；金银花、连翘、车前子、重楼、白茅根对 HBsAg 有一定抑制作用，有报道清热解毒药对肝炎病毒有抑制或消除作用；健脾利湿药可使减轻肿胀的肝细胞；调理气血药可增强机体免疫功能；活血与利水药物结合可以扩张肾脏血管，增强肾小管排泄功能。

乙型肝炎病毒是具有强烈传染性的致病因素，同样属于中医学"毒"的范畴，在临床治疗 HBV-MN 的实践基础上，结合该病基本病理特点和致病作用特点，提出"毒损肾络"是本病病机关键的理论学说。机体感染毒邪之后，体内的生理或病理产物不能及时排出或化解，蕴积体内，导致肾络瘀阻、毒瘀互结的病理状态，形成毒滞肾络证。毒随邪生，变由毒起，毒寓于邪。毒、虚并存，正邪交争 HBV-MN 的病理关键。并以此病机为依据，确立补肾解毒通络之大法。实践证明，治疗中具有重要的临床指导意义，提高了 HBV-MN 的临床疗效。

71　从毒邪理论调控自噬对 2 型糖尿病的干预

糖尿病（DM）是一种在世界上普遍存在的慢性非传染性疾病。中国 DM 患者人数居世界首位。因此，开展中医药防治 DM 机制研究具有重要意义。现代医学目前研究表明，自噬是细胞对内环境变化的有效反应，是细胞的自我保护机制，在实现细胞的自我净化、自我重构、维持内环境稳态等方面起着不可替代的重要作用。此外，最近的研究发现自噬调节失衡参与 2 型 DM（T2DM）发生发展过程并起着至关重要的作用。T2DM 的发病机制较为复杂，其中两个关键环节是胰岛素抵抗和胰岛 β 细胞衰竭。研究发现自噬作为一种保护机制在细胞稳态平衡中起着重要的调节作用，在 T2DM 的发展进程中，自噬可根据机体所处内环境不同被代偿性激活或被抑制，并且还发现当自噬调节不平衡时，胰岛素抵抗和胰岛 β 细胞衰竭进一步加重。

中医学将 DM 称之为消渴病，"毒邪"为脏腑气血阴阳等功能失衡导致的病理因素，是导致人体疾病发生的"不利因素"，也是进一步加剧机体脏腑、阴阳、经络等功能失衡状态的致病病因，进而引发机体代谢性物质的排泄障碍，引起糖毒、脂毒、浊毒等病理物质的产生，因此"毒邪"理论的这种深层次认识被广泛用来阐释 DM、肥胖、高脂血症等疾病发病的病因和病理变化。"毒邪"是脏腑、气血、阴阳等平衡失衡导致的产物，而自噬是细胞内稳态平衡的重要环节，当自噬调控失衡导致自我净化及自我清除等途径出现障碍，进而引起机体代谢途径的紊乱，引发 DM 等代谢性疾病的发生，这与中医学"毒邪"理论导致 DM 的发生机制有着相似的内涵。因此推测，在消渴病的发病中"毒邪"郁滞与自噬调节失衡引起胰岛素抵抗和胰岛 β 细胞衰竭之间存在密切关联性及理论契合性。学者潘韦韦等从中医毒邪理论阐述了自噬失衡在 T2DM 发展过程中的作用。

毒邪理论渊源

毒原有的本义，乃害人的草。中医学在观察现象过程中对其进行延伸及发展，在"毒"最初基本含义的基础上，逐步延伸到疾病的病因和发病病机，疾病的诊断和治疗等诸多方面。归纳历代文献中"毒"的引申义，可大致将其分为两大类：一类与药相关，一类与邪气相关。历代文献中对"毒"的记载，如汪机云"药，谓草木虫鱼禽兽之类，以能攻病，皆谓之毒"。由普遍的"害人之草"引申到"以能攻病的草木虫鱼禽兽之类"，即药也。《素问·异法方宜论》释"能攻其病，谓之毒药"，即毒也。也就是说，药既为毒，以毒既为药。中医学认为"毒药"具有气味、药性的偏差，使用时应极为谨慎。早在《黄帝内经》中就详细记载了药物毒性、疾病预后及用药规律之间的关系，《素问·五常政大论》记载"大毒治病，十去其六；常毒治病，十去其七；小毒治病，十去其八；无毒治病，十去其九"。正因为如此，药性太过，用之不当，"药"也会转化成"毒"，成为疾病病因。其次，从药物用法用量准确与否分析，如选药不对证，药物用量及用法不当，即使药性平和，亦能伤人，因此"毒药"也可指药物的用法用量不当引起的毒副作用。

随着中医学理论的不断发展，"毒"已超出了单纯药物的范畴，其内涵与外延得到了进一步的丰富和延伸。从病因学角度来看，毒邪是一种具有烈性致病因素的邪气。简言之，毒邪者，乃邪之厚之极，或邪之蕴结不解之所化也。如王冰注《素问·五常政大论》称"夫毒者，皆五行标盛暴烈之气所为也"。《金匮要略心典·百合狐惑阴阳毒病证治》亦称"毒者，邪气蕴畜不解之谓"。故毒邪乃邪气盛极或蕴结不解之所化。毒邪作为一种病因学概念，古今医家分别从不同角度对毒邪的分类做出不同的阐述，如

《素问·五常致大论》记载了"寒毒""热毒""湿毒""清毒""燥毒"等相关论述。张仲景在《金匮要略·百合狐惑阴阳毒病证治》中则从证候之阴阳属性，提出将毒邪分为阳毒和阴毒两大类，从而使后世医家对毒邪的分类、证候、转归、治疗用药等方面颇受启发。

后世医家们结合毒邪发病病因、病机、证候的不同，进一步完善了毒邪理论，将"毒邪"分为内毒、外毒，深化了对"毒邪"发病机制的认识。外毒是指广泛存在于自然界厚重之邪气，这一类病邪发病与人体正气亏虚不能抵制邪气关系密切，正气虚衰不能防御外邪从而可直接入袭人体对机体造成毒害的，该类毒邪被称之为"外毒"，常见以下几种：六淫毒邪、疫疠之毒邪、虫兽毒邪、食物毒邪、环境毒邪。内毒是由机体功能失衡导致邪气由内而生，系因脏腑功能运化失衡和气血阴阳平衡失常，身体中的生理或病理产物不能及时有效地排出体内，并且长时间积累体内形成毒邪。该毒邪可继发新的疾病，对机体造成新的毒害，该类毒邪亦可称之为"内毒"。内毒的发生主要与长期的情志内伤、强烈的情志刺激及饮食不节、劳逸失度有关，由诸邪蓄积、胶着不解进而延伸为"痰毒、瘀毒、郁毒、浊毒、湿毒、燥屎毒、热毒、火毒"等。以上内容均是对"毒"本义的引申。

中医对 T2DM 的认识

中医学将 T2DM 称之为消渴病，认为肝之疏泄功能在本病发病中发挥着重要的作用。激烈的社会竞争、复杂的家庭问题等带来的心理压力，使人们情绪经常处于压抑、烦躁、忧思、焦虑的状态，导致气机运行不畅。长期的情绪压力导致肝失疏泄，气血郁滞；津液凝滞，因此《素问·举痛论》中提到"百病生于气也"，消渴病的发生是由气的升降出入运动与诸脏及经络之间协调关系失衡造成的，肝的疏泄失职，致气机逆乱，影响脏腑功能失衡，导致生理及病理产物运化失常，此为邪毒内生的首要条件。其次，暴饮暴食，运动量减少及劳逸失度、环境污染等因素，进一步导致了肺、脾、肾等多脏器功能的失衡，引起痰湿内停，水湿不化，气滞血瘀等，继而形成痰、湿、浊、瘀等病理产物的不断蓄积，胶着凝聚不化而致"毒邪"。另外从"毒邪"致病特点看，"毒邪"具有依附、顽固、伏藏、黏浊、强烈等多重致病性，其病变较复杂，危害严重，可累及脏腑、经络、气血、阴阳等。在消渴病的发生发展中，毒邪既可耗气伤血、又可损伤阴阳，又可阻遏经络，"毒邪"以气血为载体，以经络为通道，阻滞形成瘀血、痰凝、湿浊等病理因素，影响机体脏腑的气机升降、气血运行及津液的运化，可进一步影响了脏腑、气血、阴阳、经络等功能，进而在早期表现为精微物质的代谢障碍，引起体内糖、脂肪等营养物质的过多堆积，不能清除，继而转化为脂毒、糖毒等的毒性物质继而引发 T2DM，以致后期表现为血络阻滞发展为 DM 并发症。在此"毒"既是致病物质，又是一类病机，既表示了毒邪蕴藏蓄积不解，也能反映疾病在这一阶段的程度。总之，DM 发生与肝的疏泄失常密切相关，"毒邪"是 T2DM 发病的始动因素，贯穿消渴病及并发症的整个过程。

自噬在 T2DM 中的作用

T2DM 的发病主要有两方面机制，即胰岛素抵抗和胰岛 β 细胞衰竭。最近研究发现，自噬机制参与了 T2DM 的整个病理生理过程，在胰岛 β 细胞发挥正常功能方面起着重要的保护作用。自噬是溶酶体依赖性降解途径，其特征在于自噬囊泡的形成。自噬作为一种基本的细胞应激调控机制，在正常条件下，自噬保持在基础水平以维持细胞内稳态。当细胞暴露于氧化应激，内质网应激（ERS），代谢紊乱，缺氧和病毒感染等状态时，自噬作为细胞的防御机制，它可以有效祛除细胞中受损的细胞器、有害或多余的蛋白质等。为了保护细胞免受损害，自噬可以通过溶酶体途径实现细胞再循环和再利用，因此可以说自噬在维持细胞稳态和细胞完整性方面发挥着至关重要的作用。在 T2DM 的发展进程中，机体可根据所处环境的不同，细胞自噬被代偿性激活或被抑制，目前研究发现高糖、高脂、肥胖等因素可引起 ERS，ERS 早期可通过代偿性激活自噬，维持细胞稳态。然而，过多的营养物质（如高糖、高脂）及高胰岛素水平可抑制自噬相关的途径。在 T2DM 小鼠胰岛 β 细胞中发现了许多异常的超微结构，如肿胀的内质网，线粒体和聚集的泛素化蛋白等。自噬调节失衡引起了未折叠蛋白反应基因的表达减少，进而加剧了胰岛 β 细胞的 ERS 程度，导致葡萄糖耐量降低，血清胰岛素水平降低，胰岛 β 细胞凋亡增加，胰岛素传导通路受阻，最终导致胰岛素抵抗及胰岛 β 细胞衰竭。自噬调控失衡参与了 T2DM 的发生发展，而平衡自噬可通过清除胞质内受损的细胞器、未折叠蛋白质，以恢复胰岛 β 细胞的正常结构。以上均表明自噬在维持 β 细胞的结构和功能保护中起重要作用。

总之，在 T2DM 的发展过程中，ERS 与自噬间的相互调节起至关重要的作用。如何通过调控二者间关系，使自噬调控达到平衡，进而有效减轻 ERS、恢复细胞稳态，保护胰岛 β 细胞功能及改善胰岛素抵抗已成为 T2DM 治疗研究的一个新的重要方向。

基于毒邪论自噬

传统医学中毒的基本成分（如痰、湿、浊、瘀、热等）等病理产物的产生及蓄积，从微观上讲与机体的细胞活动是密不可分的，而细胞的代谢活动与细胞的自噬功能是密切相关的，其中 ERS 在自噬调控失衡中起着尤为重要的作用。从机体整体来看，脏腑功能紊乱，气血津液运化失常，致痰、湿、浊、瘀、热等病理产物堆积可视为机体的"宏观之毒"；在组织、细胞层面上高糖、高脂、炎症因子等应激因素可引起细胞器损伤及细胞结构和功能紊乱，如未折叠蛋白蓄积、凋亡因子增多、炎症因子增多等，可视为机体的"微观之毒"。自噬作为机体保护性机制，应通过祛除"微观之毒"而保证机体内环境的平衡，但自噬调控失衡将导致"微观之毒"的不断蓄积，由此可见宏观之毒的物质基础可能是现代医学中细胞的自噬调控失衡过程中所形成的病理产物。而毒损络脉的病理机制，从现代医学自噬角度来解析可能是自噬调控失衡导致的必然结果。因此通过解毒通络法调肝法排除"宏观之毒"，反过来影响自噬失衡状态，进而影响"微观之毒"，这可能是有效预防和治疗 T2DM 胰岛 β 细胞凋亡及胰岛素抵抗的一个新切入点。

解毒通络调肝影响自噬调控

肝主疏泄，不仅调畅气机还可调和全身之脏器、调节全身气血津液输布、调达全身经络的通达，因此运用解毒通络调肝法，可通过调节肝的疏泄功能，进而疏布气血津液，疏通经络，有效排除体内之"毒邪"，使脏腑气血经络功能平衡，达到防治消渴病的目的。其作用机制在组织、细胞层面可能是通过增强自噬，从而降解未折叠蛋白、炎症因子、肿胀的内质网等改善 ERS，恢复细胞内稳态平衡，达到改善胰岛素抵抗及减轻胰岛 β 细胞凋亡，最终发挥防治 T2DM 的作用。在此理论基础上拟定的解毒通络调肝方在临床应用中发现具有降糖、调整脂代谢及减重等方面的临床疗效，并且现代药理研究证实，解毒通络调肝方中黄连、丹参、黄芪、柴胡等中药单体，均具有激活自噬方面的机制。据此，以自噬调控为切入点提出如下假说，解毒通络调肝法可通过增强自噬表达、减轻 ERS、恢复细胞内稳态，减轻胰岛 β 细胞衰竭，改善胰岛素抵抗，发挥防治 T2DM 的作用。

72　从燥热化毒论糖尿病病机

　　糖尿病（DM）是以慢性高血糖为特征的代谢性疾病，长期碳水化合物、脂肪、蛋白质代谢紊乱以及高血糖水平，可引起多系统多器官功能减退，导致多种慢性并发症的发生，如微血管病变（糖尿病肾病、视网膜病变）、大血管病变、神经系统病变、糖尿病足，等等，病情严重可发生糖尿病酮症酸中毒和糖尿病高血糖高渗状态等急性并发症，而治疗糖尿病在西医方面联合多种治疗方案才具有较好的疗效。中医学将糖尿病归属为"消渴"的范畴，早在《黄帝内经》中就有"甘美肥胖，易患消渴"的记载。消渴患者在临床上常常表现为"三多一少"的症状，多饮、多食、多尿，形体消瘦，诸症往往同时并存，根据程度的轻重不同，有上、中、下三消之分。消渴患者素体阴虚，燥热偏胜，以阴虚燥热为基本病机，燥热消灼阴液，日久化生火热、湿热、痰热、瘀热毒邪，诸邪蕴结，毒邪内陷脏腑，加重消渴病情，当久治失治，常变证百出，如水肿、痈疽、眩晕、胸痹、中风、雀目等病证。治疗上多从益气养阴为主，兼有化瘀、化湿等进行论治。近年来，越来越多的医家认为从"毒"论治消渴病具有积极的意义。学者黄晓芳等从"燥热化毒"的角度分析了消渴病病因病机特点。

从毒论病因病机

　　《说文解字》云"毒，厚也，害人之草，往往而生"，古人认为毒从植物中生，只拿对人体有害来说，故把毒解释为"害"，指味厚、有害成分浓度厚的物质高度聚集必成"毒害"。从古至今，无数学者积累了丰富的经验总结，姜良铎教授提出了"毒"的观点——一切对人体有不利影响的因素，无论来源于外界还是源于体内都统称为"毒"。毒邪分为外来之毒和内生之毒，凡是产生于自然界、由外而来的、侵犯人体的对机体有害的物质称为外来之毒，如外感六淫、温疫毒、虫兽毒、饮食毒等；内生之毒是指因人体自身因素所产生的毒，脏腑生理功能平衡失调，体内环境紊乱，从而产生痰饮水湿、瘀血等病理产物，痰湿瘀蕴结体内化生为热毒、湿毒、瘀毒、痰毒等毒邪。外来之毒与内生之毒相因为病，导致临床病症迁延难愈，变证丛生。阴阳学说是中医理论体系的重要组成部分，常常被用来指导疾病的诊断和防治。中医学指出阴阳失调是疾病发生的根本原因，尽管临床上疾病的病理变化复杂多变，但均可以用"阴阳失调"来概括。当所有致病因素作用于机体后，产生一系列病理反应，使脏腑阴阳失去平衡，最后导致疾病的产生。无论致病因素作用于人体后产生怎样的影响变化，都归纳概括为"毒"。近年来，有不少学者提出了"糖毒"的新概念。糖尿病的发生多为内外合毒而致，不良的饮食习惯，长期摄入高糖高脂饮食为外来之毒，形成肥胖、胰岛素抵抗导致胰岛素生物学反应降低，进而影响葡萄糖代谢，超出生理需要量而成为内生之毒——糖毒。雷远洪等认为糖毒具有动态时空性，糖毒与精、气、血、津液混杂不离流动不息，其藏匿部位可达五脏六腑、三焦膜原、经络肌肤及玄府等，难以祛除。张剑等指出糖毒为阳邪，易耗气伤阴，易致痈肿，其病程日久，导致人体气阴两虚，痰湿瘀血内生，糖毒致瘀挟痰，弥漫三焦，则变证丛生。因此，探讨疾病的病因病机，不得不首先从"毒"的角度分析。

燥热化毒——病机关键

　　消渴病病名，始于《黄帝内经》，古籍又有"膈消""消中""脾瘅"等病名。《素问·气厥论》云"心移热于肺，传为膈消"提示心火上蒸于肺，膈上热盛耗伤津液，故称之为"膈消"。《素问·阴阳别论》提出"二阳结谓之消"，指消渴与手足阳明胃经、大肠经两经燥热相结有关，重视脾胃热理论。刘完素《三消论》云"消渴者……燥热郁盛之所成也，此乃五志过极，皆从火化，热盛伤阴致令消渴"。提示情志化火而致消渴。消渴病病因复杂多端，中医学认为先天禀赋不足是引起消渴病的重要内在因素，过食肥甘、情志不畅、劳欲过度等亦均可致消渴。先天禀赋不足，素体阴虚，真阴不足，则相火妄动，上燔肺胃；或过食肥甘醇酒厚味，辛辣香燥，火热内生，消灼胃阴；或长期持续的情志不畅导致气机紊乱，气郁化火，消灼肺胃津液而发为消渴；或房事不节，劳欲过度，肾精亏虚，虚火内生，终致肾虚肺燥胃热，发为消渴。消渴以阴虚燥热为传统病机，阴虚为本，燥热为标，两者互为因果。消渴病变脏腑以肺、胃、肾为主，尤以肾为关键。肺主气宣散津液，肺燥则津液不得敷布而直趋下行，故小便频数量多；胃为水谷之海，主腐熟水谷，脾主运化为胃行其津液，胃火炽盛，脾阴不足，则口渴多饮、多食善饥，脾虚气血生化无源，故形体日渐消瘦；肾主藏精，寓元阴元阳，肾阳虚开阖失司气化不利，故小便浑浊如膏。消渴初期肺胃燥热，耗气伤阴，燥热日久最终形成气阴两虚、阴阳俱虚、五脏虚损的病理基础。气虚阳虚无力行津行血，五脏虚损气血津液代谢障碍，从而产生痰饮水湿、瘀血等病理产物，燥热与痰湿瘀蕴结化生为火热、湿热、痰热、瘀热等毒邪，毒邪内陷脏腑，导致消渴病情加重以及多种慢性并发症的产生，如水肿、痈疽、眩晕、胸痹、中风、雀目等病证。由此可见，"燥热"贯穿整个消渴病发病过程，燥热化毒为消渴病病机关键，燥热化毒分为火热之毒、湿热之毒、痰热之毒、瘀热之毒，诸毒相互为因为果，使疾病更加错综复杂。

1. 火热之毒：火热之毒是指火热病邪蕴结成毒。过食肥甘厚味，偏食火毒性食物，如辛辣温热之品、烧烤油炸之物，则火热内生，消灼胃阴；郁闷恼怒，忧愁思虑，五志过极均可化火，火热内盛，消灼肺胃肾阴液，使燥热更胜，阴虚更虚，导致消渴的发生。消渴的发生、发展与燥热、火热之邪密切相关，消渴早期燥热内盛，燥热郁久化为火热之毒而灼伤阴液，且火热郁结又可裹痰挟瘀而为痰火瘀毒。因此，火热之毒在消渴的发病过程中，既是病理产物，又是新的致病因素。

火热之毒在临床上的致病特点主要有其性炎上、燔灼，临床多以人体上部受损为主，见口舌生疮、目赤肿痛、咽喉肿痛等；易扰心神，轻者焦虑心烦失眠，严重者狂妄不安，甚至神昏；易耗气伤津，临床见乏力少气懒言之症；易生风动血，引起肝风内动之高热、抽搐、角弓反张，以及各种出血证；易致疮痈，临床以疮疡局部溃烂肿痛为特征。消渴早期，火毒蒸于上，灼伤肺津而为上消，此时出现烦渴引饮、口干舌燥，小便量多，舌红，苔薄黄之症；消渴中期，火毒蕴结于中，致胃热炽盛而为中消，故出现消谷善饥，大便秘结，渴欲饮冷，小便数而甜，苔黄，脉滑数有力等症；消渴后期，火毒伏于下，耗损肾阴而为下消，见尿频量多浑浊如脂膏，腰膝酸软，舌红无苔、脉细数或舌淡苔白、脉沉细无力等症。消渴日久，燥热火毒内结，灼伤营阴，脉络瘀阻，蕴毒成脓，则发为痈疽，临床上以清热解毒、散结消肿为治则治之，颇见疗效。由此可见，火热之毒致消渴病变，无其不损，并发症多端，形成消渴复杂证候。

2. 湿热之毒：《素问考注》云"脾喜燥恶湿，肥甘伤脾，而内热熏灼，所以名曰脾瘅"。王冰注曰"瘅，谓湿热也"。提示平素嗜食肥甘致脾虚湿热内生，转为脾瘅。脾的生理功能是主运化、运化水谷、运化水液，只有脾气强健，运化功能正常，才能维持水液在体内的正常代谢，防止湿、痰、饮等病理产物的生成，故有"诸湿肿满，皆属于脾"之说。若脾气虚、脾阳虚，运化无权，则水湿内停为湿浊之毒，湿邪内蕴，从阳化热，酿成湿热之邪，内生湿热之邪与消渴之燥热合邪，聚为湿热之毒，易致消渴病机变化复杂多端。湿热之毒困阻中焦，脾不升清，津液不能上承，水液直趋于下，故口渴多饮、小便味甜而量多；湿热蕴积中焦，脾胃腐熟功能亢盛，故能食而善饥；因此消渴患者常见口渴、多饮、多食、多尿等症状，后期常常发生各种并发症。湿热蕴毒上可灼肺津，中可劫胃液，下可耗肾水，亦可入络灼伤血脉，致瘀血阻滞。因此，湿热之毒致病，临床常见口苦黏腻，多饮，多食，尿多浑浊，伴头身困重，神疲乏力，大便黏腻不爽，舌黯红，苔黄厚腻或燥，脉滑数。湿热毒邪常与其他病邪相兼为恶，导致变证丛生，或毒伤肌肤，见疮疡、湿疹，溃烂流水，瘙麻疼痛；或毒损肾络，见水肿、小便浑浊如膏；或毒损心脉，见心悸、胸闷痛，顽固难愈。

3. 痰热之毒：肺、脾、肾三脏对水液代谢发挥重要作用，其功能失常是痰饮形成的关键。肺为水之上源，肺主宣降，通调水道，布散津液，若肺气不足，津液失宣，则痰饮恋肺，故有"肺为贮痰之器"之说。脾为水之中源，主运化水湿，若脾虚失运，水谷精微则壅滞内停，化湿生痰，故有"脾为生痰之源"之说。肾为水脏，调节体内津液代谢平衡，若肾脏主水功能失常，开阖不利，则水液代谢障碍，湿聚为水，水停为饮，饮凝成痰，痰郁化热，痰热互结化为痰热之毒。消渴早期以阴虚燥热为始，病程日久最终形成气阴两虚、阴阳俱虚，终致肺脾肾三脏功能受损病理基础，肺、脾、肾受损则体内水液代谢障碍，聚湿为痰，蕴久化热，成痰热之毒，化燥伤阴。在《糖尿病中医诊疗标准》中糖尿病之痰热互结证的主要症候为形体肥胖，腹部胀大，胸闷脘痞，口渴喜冷饮，饮水量多，心烦口苦，大便干结，小便色黄频数，舌红胖，苔黄腻，脉弦滑。痰热之毒留滞体内，随气流行，内而脏腑，外而筋骨皮肉，无所不至，或困阻中焦，或毒损脑络，或痹阻心络，临床上可见病证复杂变化多端。痰热蕴毒，毒损脑络，迫血妄行，而致中风昏仆、半身不遂，甚至死亡；痰热之毒，痹阻于心络，不通则痛，可发为胸痹、真心痛等；痰热内扰中焦，脾胃失调，则见吞酸恶心、渴不欲饮，大便秘结等症状。由此可见，痰热之毒是消渴病各种慢性并发症发生发展的重要病理因素。

4. 瘀热之毒：《灵枢·五变》云"皮肤薄而目坚固以深者，长冲直肠，其心刚，刚则多怒，怒则气上逆，胸中蓄积，气血逆流，骺皮充饥，血脉不行，转而为热，热则消肌肤，故为消瘅"，指出气血运行不畅，脉络瘀阻，瘀而化热，热灼肌肤，伤津耗液，而出现一系列消瘅的症状，提示血瘀与消渴的关系密切。清代《血证论》记载"瘀血在里，则口渴，所以然者，血与气不相离，内有瘀血，故气不得通，不能载水上升，是以发渴，名为血渴，瘀血去则不渴也"。这明确提出瘀血与消渴病的关系，提出了因瘀致渴的病机。消渴病久者，必然本元大伤，虚损之象迭现，若气血阴津不足，气虚无力行血，血虚脉道失盈，津伤载血运行不畅，气虚阳微，阴损及阳，阳虚寒凝而成久病入络之血瘀证候，所谓"病久入深，营卫之行涩"。瘀滞即成，则陈者当去而不能去，新者当生而不能生，血愈虚而愈瘀，愈瘀而愈虚，互为因果，交相为患，终致阳气不得敷布，津血不得荣畅，而发消渴之疾，或使已病之消渴愈甚。瘀血积久化热，瘀热乃生。周仲瑛教授提出了"瘀热致消"学说，指出在消渴病的病机机制中"瘀"与"热"不是单独存在的，在消渴病程后期，出现并发症时临床上常常表现为血热证和血瘀证并见。瘀热之毒邪痹阻经脉脏腑，则导致多种并发症的产生。若瘀热之毒阻于经络则见周身刺痛、肢体麻木等症；若瘀热之毒蕴积于下，可见肢端皮肤变黑，逐渐发展为溃疡、坏疽；若瘀热之毒久羁不去，可见肌肤甲错，面部瘀紫，舌暗红或有瘀斑瘀点，苔略黄腻，脉涩或结代略数。

临床运用

综合以上消渴病病因病机特点，临床上常见燥热、火热、湿热、痰热、瘀热毒邪在消渴病的病程发展中相继出现或兼杂致病，相互影响，错综复杂，治疗上以益气滋阴、清热解毒、化痰祛湿、活血祛瘀等治法相结合。施今墨认为阴虚燥热为消渴病根本病机，辨证当以虚实寒热为纲，以虚证、热证为多，实证、寒证较少，尤以虚热之证最为常见，辨证还需辨瘀血、痰浊等病理产物，施老擅长运用对药，最常用黄芪配山药，苍术伍玄参 2 对药味，在立法用药时常数法合用，主次搭配，在治疗消渴热毒内盛证时，以三黄石膏汤为主方，清热解毒为主，佐以玄参、西洋参等益气滋阴。全小林教授临床上主张应用"证-症-病结合"的辨治模式，在中医传统的辨证论治基础之上，以证为基，以症为靶，以病为参，2 型糖尿病患者辨证为脾瘅证属痰热互结时，擅以清热涤痰为法，主方以小陷胸汤治之，黄连清泻中焦之热，法半夏化痰散结，两者合用，辛开苦降，与瓜蒌配伍，共奏清热涤痰之功。现代众多医家将糖尿病肾病归属于"消渴病肾病"范畴，冯兴中教授认为消渴日久，阴虚燥热，伤阴耗气，导致脏腑气血阴阳亏虚，气虚运血无力，气虚运化无力，变生水湿、痰、瘀等病理产物而变为"毒邪"，毒邪攻冲走窜，内可攻陷脏腑，导致消渴肾病的发生发展，针对其病机，临床上擅用糖肾方以健脾固肾、化痰活血解毒，临床疗效显著。有研究发现，益气滋肾活血通络方治疗早中期糖尿病肾病可明显改善 DN 患者的低密度脂蛋白、炎症反应和血流动力学，有效减少尿蛋白，改善肾功能及临床症状。针对糖尿病足热毒血瘀证、湿热蕴结证，有临床研究表明采用清热解毒、活血化瘀中药内服治疗，可降低炎性因子C反应蛋白、肿瘤坏死因子-α水平，加快创面愈合速度，并能显著改善糖尿病足患者临床症状。有临床观察表明，以健脾祛湿化痰降浊方为主要治疗可明显延缓肥胖型糖尿病前期患者进展为糖尿病患者，提示健脾化痰祛湿法对糖尿病发病率有一定影响。

目前，"毒邪"理论已被中医界广泛接受，越来越多学者从"毒"与消渴病因病机关系中有所发现，并指导于临床治疗中。综上经验及研究得之，消渴初期肺胃燥热，耗气伤阴，燥热日久最终形成气阴两虚、阴阳俱虚、五脏虚损的病理基础。气虚阳虚无力行津行血，五脏虚损气血津液代谢障碍，从而产生痰饮水湿、瘀血等病理产物，燥热与痰湿瘀蕴结化生为火热、湿热、痰热、瘀热等毒邪，毒邪内陷脏腑，导致消渴病情加重以及多种慢性并发症的产生，如水肿、痈疽、眩晕、胸痹、中风、雀目等。可见，"燥热"贯穿于整个消渴病全程，燥热化毒为消渴病病机关键，燥热可化生火热之毒、湿热之毒、痰热之毒、瘀热之毒，诸毒蕴结，相互胶结，互为因果，以致变证丛生。火热之毒、湿热之毒、痰热之毒、瘀热之毒既是消渴病及其并发症的致病因素，又是消渴病病程产生的病理产物。面对临床复杂的病机变化，需辨证论治，灵活运用益气滋阴、清热解毒、化痰祛湿、活血祛瘀等各法，方能取得显著疗效。

73 毒损肾络糖尿病肾病的关键

糖尿病肾病属中医学"消渴""消肾""腰痛""水肿""尿浊""关格"等范畴，是由于消渴病即糖尿病迁延不愈而并发。西医对本病的病因及发病机制目前尚未完全阐明。中医学2000多年来积累了丰富的有关糖尿病及其并发症的文献资料和宝贵经验，认为本病与肾虚关系密切。如清代陈士铎《石室秘录》云"消渴之证，虽有上中下之分，其实皆肾水不足也"。隋代巢元方在《诸病源候论》中云"消渴其久病变，或发痈疽，或发水疾"。宋代赵佶在《圣济总录》中云"消渴病久，肾气受伤。肾主水，肾气虚衰，气化失常，开阖不利，能为水肿"。"消肾，小便白浊如凝脂，形体羸弱"。任继学教授认为，糖尿病久者，必然本原大伤，久病入络，络病瘀血，血瘀痰生，热结毒生，毒伤肾络，肾络瘀塞，损伤体用。五脏之伤，穷必及肾，消渴日久，肾气虚衰，不能蒸化水液，水液潴留，故演变成水肿。人们在继承的基础上，采用多种现代科学技术手段和方法，从不同病种、不同角度、不同层次、不同环节出发，力求揭示二者的现代医学内涵和内在关联。尽管结果不尽相同，但均提示毒邪和络损是多种疑难杂症、怪病的共性发病环节，并有一定的物质基础。随着糖尿病肾病发病率的逐年上升，中医药防治糖尿病肾病的学术研究日趋升温，而毒邪学说和络病理论在糖尿病肾病中医病机理论领域的研究中更显活跃。学者南征根据多年来辨治糖尿病肾病的经验，结合实践体会和对古今相关文献的学习，提出"毒损肾络"是糖尿病肾病的病机关键，而从解毒通络入手，能更好地提高糖尿病肾病的临床疗效。

络病说略

络病学说是中医理论体系中的一个重要组成部分。"久病入络"的学术思想始于《黄帝内经》，发展于汉代张仲景的《伤寒杂病论》，集大成于清代叶天士的《临证指南医案》，是千百年来历代医家不断探索和医疗实践的结晶，在慢性病和疑难杂病的防治中具有重要的理论意义和很高的临床实用价值。

1. 络脉生理：

（1）络之组织结构和分布特点：络者，络脉之意。络病学说所涉及的络多指"经络"之络与"脉络"之络。经络之络是指经络的络脉部分，是对经脉支横别出的分支的总称；脉络之络系指血脉的分支部分。脉络之络，在人脏腑之内；经络之络，在人肌肉之间。络脉系统包括十五别络、孙络、浮络、血络等。别络是指从经脉别出的络脉的干线部分，又名大络，共有十五别络，分别为十二经脉和任督两脉各别出一络，加上脾之大络；孙络为络脉中最细小的分支，即张景岳云："络之别者为孙，孙者言其小也，愈小愈多矣，凡人遍体细脉，即皆肤腠之孙络也。"浮络是指浮现于体表的络脉，即《灵枢·经脉》所指"诸脉之浮而常见者"；血络是指浮络显露于皮肤的微细脉络。此外，络脉不仅循行于体表肌肤之间，还潜行于人体深部。正如叶天士云："凡人脏腑之外，必有脉络拘绊，络中乃聚血之地。"以上均是构成络脉系统的重要内容。今人著名中医学家任继学教授总结历代文献提出，络之别者分为孙络、血络，以及血络之络、脉络、小络、阴络、阳络、系络、缠络、志络、浮络，另外还有筋结络、肢络、膜络、皮络、鱼络、皇络、横络、丝络。可见，络脉在循行上沿经布散，纵横交错，形成了一个遍布全身内外的从大到小成树状、网状的如环无端、流注不已的循环系统。这种遍及全身分布的络脉网络系统，弥补了经脉线性分布的不足，是脏腑内外整体性协调联系的重要组织结构。

（2）经与络的关系：《灵枢·脉度》云"经脉为里，之而横者为络，络之别者为孙"。最早提出了脉分经、络、孙。经脉和络脉合称经络。在生理上，络脉有不同于经脉之处。经脉为主干，有路径之意；

络脉为分支，有网络之意。正如《医学入门》云"经者，径也"。经之支脉旁出者为络。《临证指南医案》则进一步指出"凡经脉直行，络脉横行，经气注络，络气注经，是其常度"。

（3）络脉之功能：《灵枢·脉度》云"阳脉荣其脏，阴脉荣其腑……其流溢之气，内溉脏腑，外濡腠理"。《灵枢·痈疽》有"中焦出气如露，上注溪谷而渗孙络……血和则孙络先满，溢乃注于络脉，皆盈乃注于经脉"的论述，均反映了络脉具有满溢灌注、渗布血气于全身的功能。可见，经脉系统之所以起着运行气血、协调全身阴阳的作用，即《灵枢·本藏》所云"经脉者，所以行气血而营阴阳，濡筋骨，利关节者也""内溉脏腑，外濡腠理"功能，实际上主要是通过络脉来实现的。络脉是气血津液输布贯通的枢纽和要道，经脉运行气血依赖于宗气和出身，为气血之道路也。其源内根于肾，乃生命之本也。

2. 络病病因病机：①病因。外邪袭络、六淫外袭、瘟疫之气、内伤七情、痰瘀阻络、病久入络、久痛入络、久瘀入络、饮食起居、跌扑金刃伤络等，皆可成为络病之病因。②病机。易滞易瘀、易入难出、易积成形、络气郁滞、络脉瘀阻、络脉绌急、络脉瘀塞、络急成积、热毒滞络、络脉损伤、络虚不荣为其特点。

络病之名始于《黄帝内经》。《素问·缪刺论》云"今邪客于皮毛，入舍于孙络，留而不去，闭塞不通，不得入于经，流溢大络而生奇病也"。并明确提出"络病，其痛与经脉缪处也"。叶天士将《黄帝内经》中有关"络"的生理认识加以深化，引入到内伤脏腑病变的病理阐释中，明确提出了"久病入络"和"久痛入络"的观点，强调"初为气结在经，久则血伤入络"，揭示了一般内伤脏腑病变由浅入深、由气及血的演变规律，认为络病分虚实，总以络脉阻滞为特点。络病学说认为，络病者，即言病邪久，深入十五别络、孙络、浮络、血络等而发生的病变，是以络脉阻滞为特征的一类疾病。正如叶氏在《临证指南医案》中多次指出"数月久延，气分已入血分"；"百日久恙，血络必伤"；"经几年宿病，病必在络"；"久发、频发之恙，必伤及络，络乃聚血之所，久病病必瘀闭"；"久痛必入络，气血不行"；"络脉瘀痹，不通则痛"；提示络病多属缠绵难愈的慢性病或慢性痛证。有学者将其临床特点概括为"久、瘀（痛）、顽、杂"，并将其基本的病理变化概括为"络脉结滞、络脉空虚、络毒蕴结、络脉损伤"。同时进一步指出络病的实质所在，即"各种病证发展到一定阶段均存在络脉病变，其基本病理变化为虚、瘀、毒交织锢结，阻滞于浮络、孙络、缠络，此即是许多慢性常见病的基础病变和其共同归路，也是多种病证在'入络'阶段异病同治的病理基础"。络脉病变广泛，周身上下、表里内外无处不在。因人身内而脏腑之络，外而皮腠、筋骨、肌肉之络，上而脑髓之络，下而肢节之络，皆可为病。主要分为络脉自病和久病入络两类：前者指起病即在络脉的病证，为原发病；后者指由脏腑、经脉等病日久不愈，波及络脉的病证，为继发病，即传病也。一般多指后者。现代学者任继学认为，络病病机特点为络脉瘀滞，络脉空虚，瘀毒蕴结，络脉损伤。《难经》云"脾有散膏半斤"，其功主裹血、温五脏，络脉循环血液，散膏病久则入络，络者主血，血液受邪扰则循环阻滞为瘀为毒。

消渴毒论

传统认为，消渴病的病机是阴虚为本，燥热为标。近年来，经过不断的临床观察与实践，同时结合古今相关文献，逐渐体会到毒邪与消渴病密切相关，毒邪贯穿消渴病始终，是消渴发病的始动因素，也是其并发症的启动因素，毒邪蕴结为本病的病机关键。

1. 消渴毒邪新识：中医学中毒邪泛指对机体生理功能有不良影响的物质，其涵义具有多样性和应用的广泛性特点。所谓毒，至少应具备以下特征：①能够对机体产生毒害或损害；②损害致病的程度较重；③应与人体相互作用。目前较一致的看法认为，毒邪有内外之分。外毒是指相对于人体来说直接侵袭机体，并造成毒害的一类物质，如细菌、病毒、瘟疫等，一般多具有传染性和流行性；内毒是因脏腑功能和气血运行失常，使机体的生理或病理产物不能及时排出，出现气滞、痰凝、血瘀、湿阻、水停等病理产物，蕴积体内过多，邪盛而化生毒邪，多在疾病过程中产生，既是病理产物，又是新的致病因素。消渴病的发病虽与外毒无明显关系，但与内毒却关系密切。随着对毒的含义认识的不断深入，消渴病中毒邪的概念已被拓宽，它突破了古人之热盛化火成毒学说，形成了包括热盛化火成毒在内的更广义的概念。"毒"虽仍属邪的范畴，但其不仅仅指一种单一的、具体的致病因素，更重要的是它代表着一种非常邪所为的病势胶着、顽固不愈的病因病理概念。其内涵得到了丰富，并充实和完善了消渴病病因病机学说。

纵观古人对消渴病病机的研究，大多遵经旨，从阴虚燥热立论，三消论治，如河间主燥，子和主火，赵养葵及景岳又主肾虚、命门火衰等。随着理论和实践的不断深入，现代越来越多的学者意识到原有消渴病病机学说相对滞后于临床，并突破了三消辨证体系的束缚。如以脏腑为纲，就提出了从脾、从肝、从脾肾论治消渴，等等；以病因病机为纲，提出了从痰、从瘀、从气阴两虚等论治消渴。这些新论的提出均有一定的理论和实践基础，提高了疗效。南征认为，消渴病致病因素具有复杂性、多变性特点，病程中气虚、阴虚、阳虚、湿热、气滞、痰凝、血瘀、毒结等诸方面均可在病变一定阶段同时并存或相继出现，且相互作用，相互影响，互为标本，致使脏腑经络、气血功能失调，变证蜂起。但毒邪是一个共性因素，寓于诸邪之中，若抓住了毒邪这一关键病理环节，可谓抓住了根本。这对提高治疗消渴病及其并发症疗效有重要意义，是消渴病病机理论上的创新，无疑在理论和实践上均具有重要意义。消渴病中"毒"邪概念的引入，并不意味着排斥诸邪，与整体观念和辨证论治相左；相反，防治消渴应辨病、辨证、审因相结合，扶正祛邪，协调气血阴阳间的平衡。只有如此，方有助于进一步提高疗效，为中医治疗消渴病提供新的思路和途径。

2. 立论依据：

（1）辨证求因：三消之表现仅为消渴病诸多症状中的一个方面，若消渴病起病隐匿或经药物治疗一段时间后，病势为药力所挫，则无明显的征象可辨，但一遇饮食起居失宜，则导致病情加重或复发，缠绵不愈。另外只要病程稍长或失治、误治，就会出现诸多变证，如疮疖、痈疽、中风、水肿、呕吐、劳咳、阳痿等，这些症状可单独出现或以不同组合同时或先后出现。病邪深入脏腑经络、表里内外，败坏形体；一部分患者尽管采取了比较系统的治疗，仍呈进行性加重。如此这般皆非常邪所能为，乃超常之邪所致。推而知之，消渴病中必有某种共同的致病因素，而毒邪致病特点与消渴病临床表现颇为相似，故用毒邪来描述是较贴切的。这种源自实践的朴素的、直观的感性认识，直接促使我们在临证中以理性的思维去审视，重新思考消渴病的病机理论。

（2）以药析因：消渴毒论，古医籍未见论述，但有关毒邪致消渴之论散见于相关文献中，多指热毒而言。如《太平圣惠方》云"凡人好食热酒大肉，或服乳石壅滞之药，热毒在内，不得宣通……则令心肺烦热，咽喉干燥，故令渴……而饮水过度也"。《普济方·消渴门·总论》亦有"此由少年服乳石热药，耽嗜酒肉、荤辛热面，炙，荒淫色欲，不能将理，致使……热毒积聚于心肺，腥膻并伤于胃腑……消渴也"的记载。而在消渴后并发症中有关毒邪的论述也仅限于痈疽疮疡。如《圣济总录·消渴门》云"治丹石发，关节毒气不宣，心烦躁热，烦渴不止，饮水旋作小便，久即为痈疽发背，茅根饮方"。《普济方·消渴门》云"皂荚圆煎，治渴利后热毒未解，心神烦热，皮肤瘙痒成疮"。纵观古人论治消渴文献，如《大平圣惠方》《外台秘要》《儒门事亲》等，常用药物有黄连、知母、黄芩、黄柏、苦参、甘草、大黄等解毒败火养阴之品。虽然从毒论治消渴病并非是古医家主流的学术思想，但前贤已自觉或不自觉地体会到毒邪与消渴病的关系，解毒论治消渴思想已初见端倪。

（3）从毒论治的有效佐证：近10年来，今人在临床实践基础上，对毒邪在消渴病中的作用偶有阐发，从不同的角度以解毒论治消渴，取得了较好的疗效。敦教礼立排毒育阴、益气固本之法，自拟解毒降糖饮加减治疗消渴病，疗效满意。周旭生立通窍泄毒法为主，拟定参花丸方，治疗燥热证候明显的糖尿病150例，总有效率为92.7%。栗德林等拟降糖解毒胶囊，治疗2型糖尿病，总有效率为93.33%。陈长青从痰、热、瘀、毒论治2型糖尿病32例，亦取得了较显著的临床效果。南征以益肾解毒通络胶囊治疗消渴肾病220例临床分析，结果总有效率为87.5%，显效率为54.37%。

3. 病机变化：消渴病是一复合病因综合作用的病证。五脏虚弱，禀赋不足是发病的内部条件；而饮食不节，形体肥胖，精神刺激，情志失调，外感六淫，毒邪侵害，过服温燥药物，房劳过度，肾精亏虚是发病的外部条件。内外因相互作用，外因通过内因而起作用。邪之所凑，其气必虚，毒、虚并存，正邪交争是消渴病的基本病理。

（1）病机变化基础：①禀赋不足，胎毒为患。毒邪作为一种致病因子，可从先天获得。如《小儿卫生总微论方·胎中病论》指出"母食毒物，胎有所感，至生下后，毒气发而为病"。《片玉心书》云"男女交靖，情血凝结，毒亦附焉，此胎毒之源也"。这里古人虽未言胎毒与消渴病相关，但与现代医学之糖尿病具有遗传倾向认识是一致的。②机体衰老，毒自内生。消渴患者群中老龄倾向较重，人体衰老，脏腑功能减退，致使机体调节能力差，脾肾亏虚，痰浊、瘀血内生，同时也不能将自身衰老的物质分解排出体外，邪无出路，在体内积蓄，蕴蓄成毒，发为消渴。

（2）致病机制：①可生热，伤阴耗气。毒邪一成，正气即随之抗争，气血阴阳平衡失调，阳气欲驱毒外出，毒从阳化，毒热内生，毒热炽盛，消灼津液，耗伤正气，阴虚气耗，互为因果，病变加重。②能致瘀，瘀毒互结。毒热伤及津液，脉络涩滞，血运不畅；毒热煎熬营血，血脉空虚，血运无力，瘀阻经脉；血瘀互结，直接损伤脉络，阻碍气血运行。③能致郁，郁热夹杂。毒邪壅滞气机，致脏腑气机升降出入失常，而致郁结。郁久化热，郁热挟杂，伤阴耗气，气虚、阴虚、气滞均可致血瘀。④能生痰，痰热胶结。消渴病毒邪多从热化，毒热耗伤津液，津凝为痰，痰阻化热，痰热胶结。

总之，消渴病是在脏腑亏虚的情况下，因毒致病，毒又致虚，虚实夹杂，虚、毒、郁、痰、瘀是消渴病的重要病理特点，可互为因果，恶性循环，变证丛生，乃至阴竭阳亡，而毒在其中起着决定作用，是其关键性的因素。

4. 临床、病机特点：毒邪蕴结体内，大多蛰伏待发，一方面潜滋暗长，伺机而动；另一方面不断蚕食机体，损伤脏腑经络，暗耗气血阴阳，在消渴病中有一定的特点。①在临床表现方面：消渴病症状变化多端，并发症或合并症多，常见如痈疽疮疡等，发病部位内至脏腑，外至经络，几乎无处不在。而毒邪是变证之因，其对人体的损害远比其他致病因素大，故具有致变性、损伤性、秽浊性、流动性等特点。②在治疗方面：病邪蕴蓄化毒，迁延日久，致病顽固而缠绵难愈，因而具有顽固性。如湿热蕴结成毒，则湿毒顽固难以速化，病情迁延不愈。③在与他邪关系方面：消渴病中毒邪多是在原有病邪基础上所化生，仍保留原有病邪的特点，往往依附于体内的病理产物形成痰、湿、瘀、毒等病理产物互结。另外，毒邪虽有攻冲走窜之性，但却好入津血，聚集为害，致痰瘀内生，常夹痰、夹瘀、结聚蕴结于局部。故有依附性、结聚性特点。另外还有难治性特点，血瘀则津液外渗为痰为饮，其邪毒由气街部入络，犯于肾间动气之处，肾络损伤，气血交会失调，毒损肾络，肾之体用皆损，终而络脉空虚，不能御邪，邪毒反复乘虚而入，又成络瘀之变，成为疑难杂证。

毒损肾络是消渴肾病主要病机

由于消渴肾病多是在消渴病迁延，日久不愈的基础上发展起来的，而毒邪又在消渴病发病中具有重要作用。消渴肾病具有络病的典型特点，毒损肾络是消渴肾病的主要病机。

1. 毒损肾络可致消渴肾病：素体肾虚，加之消渴病病变日久，失治或治不得法，痰、湿、瘀、郁、热、毒等各种病邪不能及时化解，一方面可直接损伤经脉，另一方面病久则传化，毒邪籍其攻冲走窜、好入津血之胜，常夹痰、夹瘀、循经入络，波及肾脏，依附、结聚、蕴结于局部，蚕食、损伤肾络，同时又聚集为患，致痰瘀毒等再生，形成恶性循环，影响肾络的气血运行和津液的输布，致使肾之血络瘀结肿胀，肾体受伤，肾用失职。导致肾脏虚损，甚则肾经失藏，开合失职，固摄无能，清浊难分；阴精外泄，邪浊内聚，水湿滞留，酝酿成毒而形成恶性循环。消渴病时毒邪易损肾络是由其生理基础决定的。肾为先天之本，通过十二经络与五脏六腑相连，又受五脏六腑之精而藏之。

2. 消渴肾病时络脉的病变：消渴病以气阴两虚为多，若消渴病迁延不愈，不但脏腑经脉失养，而且诸邪蕴蓄不解而化毒，毒损络脉，致使经脉不和，血脉不活，随着毒损络脉的不同，而有不同的临床表现。若毒损心脉，可出现烦躁不安，胸闷憋气，心悸气短，甚则心痛彻背、背痛彻心；毒损脑络、血不荣筋可见头晕健忘，老年痴呆，半身不遂，口舌㖞斜，甚则络破血溢，引发卒中；毒损肾络可见背腰或肢体酸痛，下肢、颜面浮肿，甚则恶心呕吐、尿少或无尿，性欲减退或阳痿经闭；毒痰阻滞，络脉失养，不通则痛，可见手足麻木刺痛、如蚁行走等。上述诸多络病表现，其病理基础均为毒损络脉、络脉瘀滞，这与现代医学的认识颇为相近。现代医学认为，糖尿病患者各种器官的病变均有共同的病理和生理表现，即血管腔狭窄，引起有关脏器血供障碍。这种管腔狭窄大致是 3 个病理过程的累积效应。①有关糖化血浆蛋白的异常漏出。并引起小血管和大血管的进行性收缩。②所有类型的病变血管都有细胞外基质的增加。许多组织的基底膜增厚，如视网膜毛细血管、神经供血血管；肾小球系膜基质扩张和动脉硬化斑块中胶原增加。③内皮细胞、系膜和动脉平滑肌细胞体积增加和增生。由于现代医学的微血管、微循环在形态和功能上与中医"络脉"相类似，故目前较一致的看法认为中医"络脉"涵盖了微血管和微循环的内容，同时又远远超出了上述范畴。糖尿病肾病是糖尿病全身微血管合并症之一，糖尿病可由不同途径损害肾脏，这些损害可以累积肾脏的所有结构，从肾小球、肾血管直到间质，可以有不同的病理改变，包括肾小球硬化、小动脉性肾硬化以及感染性的肾盂肾炎和肾乳头坏死等。临床上糖尿病具有反复发作、经久难愈、入络入血等特点，完全符合中医毒邪之损伤、致变、走窜、结聚等致病特性。有研究认为，血管内皮的损伤是络病发生的物质基础，而白细胞与血管内皮细胞的黏附作用是内皮受损、血管通透性增高、血栓形成、动脉粥样硬化形成，以及炎症发生的始动因素。糖代谢紊乱所形成的毒性产物——晚期糖基化终末产物（AGES）在 DN 的发病过程中占有十分重要的地位。

　　AGES 形成后可通过多种途径损害肾脏，如与细胞外基质蛋白交联，与肾小球系膜细胞上受体结合，产生多种毒性物质，及在细胞内生成 AGES，其中 DN 特有的糖尿病性肾小球硬化症即肾小球基底膜增厚、系膜基质的增生及蛋白尿的产生，能较好体现毒损肾络的特点。是对络病发生的现代医学内涵的进一步认识。进一步提示毒损肾络是客观存在、具有一定物质基础的。

解毒通络保肾是治疗消渴肾病根本大法

　　消渴肾病符合络病的基本病理特征，关于络病治疗论述散见于历代医籍中。《素问·三部九候论》提出了刺络出血的治络方法，汉代张仲景《金匮要略》首创活血化瘀通络法和虫蚁搜剔通络法，并强调早期治疗的重要性，"适中经络，未流传脏腑即医治之……勿令九窍闭塞"。迄至清代王清任在《医林改错》中将补气与活血通络法相结合，创益气活血通络法，极大发展了络病治法。唐容川则在《血证论》中提出"凡血证，总以祛瘀为要"的学术观点，从血证方面对络病的治疗进行了阐发。叶天士在系统认识络病理论在内伤杂病中的作用基础上，提出了著名的"久病入络"和"久痛入络"的论断，并创立了辛味通络诸法，从而形成了较系统的络病治疗理论。一方面由于邪阻肾之络道，郁久蕴毒，深滞于浮络、孙络、缠络，是消渴肾病病情缠绵、久治不愈的根本原因，而毒损肾络是消渴肾病的主要病机特点，同时也应看到毒损肾络既是一个病理概念，又包含具体的病位内容，而毒邪是矛盾的主要方面所以治疗消渴肾病要针对毒邪这一病因病理因素，始终如一的贯彻解毒、祛毒、化毒基本原则，并应根据毒邪的性质特点，停留部位，兼夹及病势的发展情况和正气祛邪情况，综合考虑，判断，立法组方，标本兼治。主要有通腑排毒清热解毒，祛瘀解毒，芳香化毒，扶正抗毒等不同，但总以祛毒外出，令无壅滞为要，以期毒去正安，毒去正复。另一方面由于病邪入络，络脉阻滞，闭塞不通为络病病机的主要特点，故治络之法，当以通为要。又由于"久病入络"所致消渴肾病，多具有胶着瘤结，缠绵难愈特点，又当遵循宿邪缓攻的原则，补应通补，攻应缓攻，益气养阴、活血化瘀，固护肾脏，并应避免应用有肾毒性的中药，扶正祛邪，协调脏腑经络、阴阳气血之间的平衡。唯有将益气养阴、活血化瘀、解毒通络保肾综合治疗方法作为治疗消渴肾病的根本大法，方能提高中医药治疗消渴肾病的疗效。

　　消渴肾病基本病机特点为本虚标实，本虚为气血阴阳、五脏亏虚，标实多为血瘀、痰凝、湿阻、水停、浊毒内生等。毒邪贯穿消渴肾病的始终，毒邪具有损伤、致变、顽固、秽浊、结聚、依附等多种病理特点，其致病又具有虚、郁、瘀、痰等特点，消渴肾病发病中瘀、痰、湿、水等致病因素可在病变一定阶段同时并存或相继出现，且相互作用，相互影响，互为标本，错综复杂。邪盛谓之毒，机体内的生理或病理产物不能及时排出或化解，蕴积体内，化生毒邪。毒随邪生，变由毒起，毒寓于邪。毒损肾络，肾元亏虚，肾之体用俱病是消渴肾病迁延难愈的根本原因。消渴肾病中抓住毒邪损伤肾络这一致病环节就是抓住了消渴肾病的发病环节，也就是抓住了矛盾的主要方面。正确认识和理解毒损肾络在消渴肾病中的作用，有助于提高疗效，丰富和发展消渴肾病中医病机理论，为中医药治疗 DN 提供新的思路和途径。

74   毒损肾络和糖尿病肾病的病理机制

　　糖尿病肾病是糖尿病典型的微血管病变，主要临床病理特点是尿白蛋白排泄率（UAER）和肾小球滤过率（GER）的改变而先有出现蛋白尿，以后出现水肿、高血压，晚期出现严重肾衰竭。毒邪和络病学说是目前中医学术方面两大研究焦点，是多种慢性疑难病，难治病的共通病理机制，即毒邪致病的广泛性、病位的多层次性，以及作用的多维性特点与络脉分布的网络性、易滞易瘀的病理性特点相似。因此，学者金明柱等毒损络病可导致脏腑功能失常和组织损伤并在糖尿病肾病形成也具有显著的指导意义。糖尿病肾病（DN）是糖尿病最常见的微血管并发症之一，病理变化主要为肾小球肥大，基底膜增厚和系膜区扩张，导致弥漫性或结节性肾小球硬化。

　　古代中医文献虽然无糖尿病肾病的病名，但根据其发病机制、临床表现，当属中医学"虚劳""水肿""关格"的范畴。如宋代《圣济总录·消渴门》云："消渴病久，肾气受伤，肾主水，肾气虚衰，气化无常，开阖不利，水液聚于体内出现水肿。"这与糖尿病肾病的现代认识基本上一致。近年来，随着一些难治病，疑难病对临床困扰的加重，发现除痰与瘀外，毒邪的致病因素普遍存在，并除脏腑与经脉外，也存在于络脉的发病部位。因此，自然地新的学说和治疗手段出现。王永炎院士认为，现代科学研究发现，脑血管疾病多因素的致病机制及中医学单一和多因辨证疗效的不确切和不可靠，促使我们对中风病的病因病理做更加深入的研究，也就自然产生了"毒邪和络病学说"。他认为内生毒邪在中风病络病病机演变中起到了关键性作用，提出了从络脉和毒邪治疗中风病的临床突破点，提高治疗脑血管疾病疗效。毒邪和络病学说是目前中医学术方面两大研究焦点，是多种慢性疑难病，难治病的共通病理机制。

毒邪学说

　　对毒邪的认识，从病因和发病学角度"毒"的含义主要是指对机体产生不良作用的致病因素，且具有较为剧烈、顽固的致病特点。从毒的来源来看，有外毒与内毒之分，外毒指由外而来，侵袭机体并造成伤害的毒邪，其途径以邪盛为毒，邪滞成毒为特点。内毒指由内而生之毒。多因脏腑功能失调和气血运行失常，使机体内的生理或病理产物不能及时排出，蕴积体内而致邪盛化生毒邪，或其他内生之邪日久不除，邪盛久滞转化为毒。故《金匮要略心典》云"毒，邪气蕴结之谓"。如肾病日久，失于蒸化，尿液不能及时排出，蓄于体内而成尿毒。所以内毒多在疾病发展过程中产生，既能加重原有病情，又导致新的病证特点，而且具有自己独特的临床特征，如病情的顽固性，病变部位和致病的广泛性、善变性，损伤正气的致病性，常与其他邪气相互依附性、结聚性的病理特性，并凶险、怪异、复杂难治的证候特点。故内生之毒邪，多标志着病邪致病之力亢进，正气匮乏，疾病进入转为严重阶段且难治。

　　1. 糖尿病肾病的糖毒脂毒的形成机制：糖尿病肾病病位是肾脏，而且是由于消渴病日久不愈基础上发展起来的，故亦有中医学者直接称之为"消渴病肾病"。很多中医学家认为消渴病肾病的发生机制主要是消渴病日久，耗气伤阴，病情迁延，阴损及阳，渐致血脉瘀阻，积聚日久，毒随邪生。因此，毒邪贯穿于消渴病肾病的始终。

　　中医学认为"亢则为害""邪盛谓之毒"，这种"害"蓄积体内而致邪盛化生毒邪的特点。所以有学者将长期持续的高血糖有害作用称为糖毒；血清游离脂肪酸增加称为脂毒。这毒邪可以引起肾小球基底膜增厚和系膜区扩张，进一步出现血管内皮损伤和细胞外基质积聚，从而导致肾小球硬化，出现蛋白尿、肾衰竭。因此，血管内皮损伤和细胞外基质积聚是糖尿病肾病的主要病理改变特点，并认为糖毒、脂毒是相当于现代医学的糖脂代谢紊乱，微循环障碍相互影响，直接或间接作用于肾小球毛细血管，造成血管内皮损伤和细胞外基质积聚的组织结构和功能方面的改变。

2. 糖毒：长期高血糖是引起糖尿病肾病的主要原因，通过不同调节机制，直接或间接导致肾小球微血管结构与功能的损害。直接损害是由于高血糖及其所产生的肾小球的高血流量和高过滤状态，使系膜基质扩张和基底膜增厚，导致肾小球局灶性硬化，同以毛细血管内皮细胞损害，正常的滤过屏障受损，蛋白质滤过增加，导致肾小球功能丧失。间接损害主要在于长期持续高血糖导致上皮细胞胶原合成增加，且而导致基底膜蛋白成分非酶糖基化，从而表现为肾小球基底膜增厚和血管壁的滤过屏障功能受损。

糖尿病的高糖可导致肾小球系膜细胞丝裂原激活蛋白激酶（MAPK）信号转导通路发生改变，进而磷酸化转录因子和其他蛋白激酶等下游分子，调节靶基因表达，促使糖尿病肾病发生发展。高糖（30mM）可以激活体外培养的系膜细胞的 p38MAPK 的活性，并且可以被 p38MAPK 的阻断剂 SB202190 阻断。而一些生长因子，如内皮素（ET-1）、血管紧张素（Ang Ⅱ）和血小板源生长因子（PDGE）则加速 p38MAPK 的活化。因此，糖尿病的高糖可激活 MAPK，促使糖尿病肾病的发生和发展。故 MAPK 又被称为高糖致糖尿病肾病的信号传弟子，是因功能而致结构的损害。

3. 脂毒：Mc Garry 于 2002 年提出了糖尿病的脂毒性假说，脂毒性指血中游离脂肪酸水平增高后，超过脂肪组织的储存能力和各组织对游离脂肪酸的氧化能力，使过多的脂肪酸以甘油三酯的形式在非脂肪组织过滤沉积而造成该组织的损伤。如脂肪在胰岛中的过度沉积可以使胰岛 β 细胞功能障碍，在肝脏、肌肉中过度沉积将造成胰岛素抵抗。

糖尿病不仅是糖代谢异常，而且是脂质代谢异常的糖脂病。脂质代谢紊乱促使肾小球硬化的组织学特点。过氧化物配体增殖物活化受体（PPAR）是一类配体激活的核受体转录因子，能在转录水平上调节多种目标基因表达。尤其 PPARr2 主要在脂肪细胞分化和肾小球系膜细胞分化过程中起关键作用。近年来研究发现，PPARr2 参与糖尿病肾病发展过程，并涉及肾小球血流动力学改变，细胞外基质代谢，细胞增殖和细胞肥大等诸多方面。采用激活 PPARr2 途径进行干预后能明显抑制糖尿病大鼠肾脏肥大和细胞外基质（ECM）的产生。邓悦等研究结果表明，糖尿病模型组实验大鼠 12 周末，肾组织的 PPARr mRNA 高于糖尿病模型组。其机制可能是通过激活 PPARr 途径，调控相关基因表达，改善糖脂代谢，减少细胞外基质的积聚。故认为 PPARr 表达下降是脂毒的亢进表现，ECM 的积聚是脂毒的物质基础表现。总之，糖尿病肾病糖毒性和脂毒性主导参与微循环功能障碍与血管内皮损伤形成和发展，从而导致肾小球基底膜增厚和细胞外基质积聚的病理变化。

络病学说

近年来，随着络病学说的研究逐渐深入的认识，已成为中医理论体系的重要组成部分，并引入临床。络病学说是中医理论体系的独特组成部分，是研究络病发病特点、病理变化、临床表现、辨证论治、治疗原则及治法方药的应用理论。络病的内涵包括疾病发展过程中不同致病因素伤及络脉导致的络脉功能障碍及结构损伤的自身病变，外延包括络脉病变的致病因素及络脉病变引起的继发性脏腑组织病理改变。

1. 络脉的认识：《黄帝内经》首次提出络脉的名称，分布有明确记载，而且对络脉的生理功能和病理特点也有较详细的记述，为络病学说的发展奠定了理论基础。

络者，各种不同的络脉也。络有广义、狭义之分。广义之络，包括"经络"之络与"脉络"之络。经络之络是经络系统的重要组成部分，是对经脉支横旁出的细小分支部分的统称。主要是运行无形的经气的作用，是一种信息和能量；脉络之络是指血脉的分支部分，脉络在《灵枢》又称血络，主要是运行有形的血液的作用，是一种营养。络病学说所指之络为广义之络。因此，构成络脉系统的主要络脉是浮络、孙络、十五别络、五脏六腑之络、气络、血络、阴络、阳络等，而且在形态学表现为一个网络系统，三维结构。在空间层面上有表里内外深浅，纵横交错，相互贯通，无外不到的浅、深、末、网的结构特点。络脉的气血流注以双向流动和满溢贯注且有血气运行缓慢为特点。所以具有渗灌气血、互渗津血，贯通营卫及保证经气环流的生理功能，是内外沟通的桥梁，有是经脉气血病变反应的场所和疾病传变的中心环节。络脉系统在结构分布上有广泛性、多层次性、网络性，在功能上也有多方面的特点，因此决定了其在病理上因生理结构和气血循环特点而易滞易瘀包括气滞、血瘀、津凝、毒结等，易入难出即邪气易入难出，易积成形即痰瘀毒结聚成形的络病特点以及络脉郁滞、络脉空虚、络毒蕴结和络脉损伤4个方面的病理变化。所以王永炎等认为络脉结构的复杂性和功能的多维性，决定了络脉是功能结构载体。只有将二者联系起来，于活生生的机体上，从整体上把握络脉的功能和结构，才有可能认识络脉。

2. 肾络与糖尿病肾病的微循环功能和结构相关性：仝小林等提出将消渴病改称为"糖络病"，其定义为由血糖增高等因素所引起的络脉损伤，而且研究发现络脉的病理改变经历3个阶段：络滞→络瘀→络闭→络损。在糖尿病的过程中全程治络对糖尿病的预防和治疗有重要意义。

肾络是网络于肾中的络脉，肾脏组织结构与功能的有机组成部分，肾藏精、主水等生理功能正常发挥的必要条件。吴以岭在运用络病理论指导血管病变防治研究中，提出"脉络-血管系统病"和"气络-神经-内分泌-免疫（NEI）"网络系统。循行于肾中的络脉也包括运行经气的气络和运行血液的脉络两部分，肾中的气络通过NEI网络各种神经递质、细胞因子、激素等物质进行信息交流从而调控肾藏精、主水等正常生理代谢功能。还肾中的脉络相当于有肾动脉依次分出的肾小球毛细血管，在结构上，这与络脉支横别出，逐层细分，随络脉不断分支，络体细窄迁曲的结构特点有相似之处。如《灵枢·脉度》云"经脉为里，支而横者为络"，又云"当数者为经，其不当数者为络"。同时在功能上，肾中的脉络在运行血液过程中突出表现为津血互换、营养代谢方面，这与络脉贯通营卫，津血互渗的生理功能特点一致。如《素问·气穴论》云"孙络三百六十五穴会……以通荣卫"；《灵枢·经脉》云"饮酒者，卫气先行皮肤，先充络脉，络脉先盛，故卫气已平，营气乃满，而经脉大盛"。

糖尿病肾病是糖尿病引起的慢性微血管并发症，其主要原因是由于糖尿病高血糖长期未得到有效控制，直接或间接导致肾小球微血管结构与功能的损害，符合中医理论"久病入络""久病入肾"的病理特性，当属结构与功能失常表现的肾络病变范畴。肾络为气血津液渗灌场所，因消渴日久，肾之气阴两虚，致肾络虚，形成络气输布运行障碍，升降出入之气机失常的肾络郁滞而导致肾络自身功能失调，即津血输布，互换障碍则津凝为痰，血滞为瘀，肾络郁滞是肾络病变由功能性病变向器质性病变发展的早期阶段。津血同源，痰瘀相关，痰瘀继发性致病因素阻滞肾络引起脉络-血管系统病变，包括血流动力学改变和血液流变学异常引起微循环障碍类似的络脉瘀阻，与血管内皮损伤，血管痉挛类似的络脉绌急，而形成肾络之脉络受损，是由功能性改变发展为器质性病变损害的严重病理阶段。

当肾中的气络病变时导致经气运行及气化失常的功能表现，即由糖尿病肾病血流动力学改变引起肾小球的高滤过，高灌注状态以及肾小球滤过屏障的功能上改变，以致蛋白质通透性增加，从而形成蛋白尿。而肾小球毛细血管由肾络组成，所以肾络郁滞与肾小球滤过屏障损伤具有相关性。是因功能而致结构的损害。当肾中的脉络病变时产生脉络舒缩功能障碍、物质代谢失常、结构损伤，从而影响血液的运行，多伴有典型的微血管突出表现为形质的改变，即DN肾小球基底膜增厚和细胞外基质成分的堆积的形态学改变，因而压迫毛细血管腔，最终导致肾小球硬化。这与肾络病变引起的肾络之脉络受损病理变化一致。而且进一步形成因结构而致功能的损害。

毒损肾络是糖尿病肾病的主要病理机制

毒损络脉是毒损脏腑和其他组织、器官的基本环节，大致相当于各种致病因子所导致的微循环功能障碍、结构受损及其由此所引发的各种靶向损伤的基本病理与发病机制。因此，疑难病、难治病具有共性发病和发展加重的原因。

1. 毒邪与络脉的关系：毒邪致病的广泛性、病位的多层次性、以及作用的多维性特点与络脉分布的网络性、易滞易瘀的病理性特点相似。从络脉的气血来看，有气络和血络之分。如毒损气络则导致经气运行及气化失常的络气郁滞之害，毒伤血络则产生物质代谢失常、结构损伤，从而形成痰瘀伴有组织形态学改变之殆。因此，毒损络病可导致脏腑功能失常和组织损伤。

2. 在糖尿病肾病时毒损肾络的病理物质基础——细胞外基质（ECM）：糖尿病肾病是由微循环功能障碍而引起肾小球系膜区扩张，毛细血管基底膜增厚，从而出现细胞外基质（ECM）导致肾小球硬化病变，成为糖尿病肾病的主要病理改变。所以糖尿病肾病特征性改变以细胞外基质积聚为组织形态学变化，在发病机理上既有存在毒邪，同时也存在络损。细胞外基质分布上广泛存在于细胞之间的动态网状结构与络脉的网络分布和毒邪病变部位的广泛性有一样的结构特点。细胞外基质不仅具有连接，支持和固定组织细胞的作用，也构成各种细胞赖以生存的微环境，维持组织内环境的稳定，参与调节控制细胞的多种生命活动。这与络脉的沟通内外，保障脏腑气血灌注的功能性网络，也是维持和机体内稳态的重要结构，是气血津液输布桥梁和枢纽有相似的物质交换的生理特点。

毒邪和络病的共同致病特点是都能引起结构损伤和功能失常，从而败坏形质且而它们与细胞外基质积聚有很大的相关性。即对细胞外基质成分及其调控机制影响的病理机制是毒损络脉。糖尿病肾病的形成特点是在糖尿病基础上发展而来的，气阴两虚是消渴病传变的始动因素。由气阴两虚并由此而产生痰浊，瘀血等病理产物，消渴日久，久病入络，加之痰瘀蕴积而邪盛化毒，毒邪损伤肾络则可引起肾脏自身功能失调，影响肾络的津血输布、互换的代谢，而致使肾络的脉络之组织损伤，最终形成肾体受伤，肾用失职。

当毒损肾络之气络郁滞直接影响肾主水，藏精的功能；毒损肾络之脉络损伤直接影响肾脏组织改变，而表现为由肾小球高灌注，高滤过状态以及肾脏肥大到开始出现肾小球结构损害，间断出现微量白蛋白尿的糖尿病肾病前期阶段，后随着肾脏损害加重，出现以肾小球系膜扩张及毛细血管基底膜增厚为主特征的细胞外基质积聚，即糖尿病肾病早期阶段，最后发展成为细胞、组织形态学的不可逆转的变化，即络毒蕴结的肾小球硬化，也是糖尿病肾病晚期阶段。总之，糖尿病肾病病理变化的组织形态学基础是肾小球细胞外基质的积聚，其病理中心环节因素是毒损肾络。通过毒邪和络病学说的研究，不仅提高对糖尿病肾病发病机制的认识，且而为糖尿病肾病药物治疗提供新的理论依据。

75 毒损肾络和糖尿病肾病炎症机制的相关性

糖尿病肾病（DN）是糖尿病的主要微血管并发症。DN 属中医学"消渴""水肿""关格"等范畴，是由消渴病日久不愈，伤及肾脏而并发。现代医学普遍认为其发病机制主要是由糖代谢异常、脂代谢紊乱、肾脏血流动力学改变等引起。近年来，相关研究显示"毒损肾络"与 DN 炎症发病机制之间具有一定联系，故学者麻丽娜等认为深入研究毒邪、络病和炎症发病学说之间的联系，对更深入的研究 DN 发病机制和临床药物治疗提供新的思路和依据。

毒与肾络

毒分为"外毒"和"内毒"，外毒指外感之毒，内毒既是机体内的代谢产物不能及时排出，蕴结于体内，日久而化生的有害的病理产物，包括痰湿毒、瘀血毒、糖毒、尿毒、脂毒等。其致病具有依附性、酷烈性、从化性、秽浊性、广泛性、善变性的临床特点。由于内毒多在疾病的发生发展的过程中产生，从而加重原有病情，并导致新的病症。DN 之毒就是属于内毒。

《黄帝内经》中首次提出络脉的名称，络有广义、狭义之分。络脉广义上分为经（气）络和脉（血）络。经络之络是对经脉支横旁出的细小分支部分的统称。主要起到运行无形的经气作用。脉络之络是指血脉的分支部分，脉络在《黄帝内经》中又称血络，主要是运行有形血液。《针灸大成》云"经脉十二，络脉十五，外布一身，为气血之道路也，其源内根于肾，乃生命之源也"。肾为先天之本，通过十二经络与五脏六腑相连，又受五脏六腑之精而藏之。奇经八脉均与肾有关。现在西医学认为肾脏结构中的肾单位是由肾小体和肾小管组成，肾小体内的肾小球是由肾动脉分支形成的一个毛细血管团，肾动脉分支进入肾小体后再逐级细分形成具有许多吻合分支的毛细血管袢。这与络脉在人体中的网状分布、双向流动、渗灌气血津液的特点极其相似。中医理论中肾络互渗互化，血液通过肾络渗出脉外而为津液；津液经肾中肾络渗入脉内与血液化合。津血互换同时，血液中的营养物质通过肾孙络弥散渗灌到肾脏组织，发挥濡润营养的作用，肾络之外的津液回渗到络中的同时带走组织代谢的废物，从而完成营养代谢的功能。这与现在医学阐述的肾脏是重要的代谢器官，肾小球选择性的滤过血中的水分和小分子物质，同时阻止血液中的有形成分和血浆中的大分子滤出的功能特点相似。

毒损肾络与 DN 发病机制

痰、瘀、湿、热蕴结于脉络是毒邪产生的病理基础，元阴元阳受损，五脏六腑失其温煦、滋养，脏腑功能失调是毒邪形成的关键。络病者是病久邪入别络、孙络、浮络等发生的病变，以脉络阻滞为基本特征的疾病。叶天士将《黄帝内经》中有关"络"的生理认识深化到内伤脏腑病变，明确提出了"久病入络"的观点，强调"初为气结在经，久则血伤入络"，揭示了一般脏腑病变由浅入深，由气及血的演变规律，认为络病分虚实，总以络脉阻滞为特点。络脉既是人体运行全身气血、联络脏腑形体官窍、沟通上下内外的通道，也是机体最重要的运毒、排毒管道，是机体发挥整体排毒最重要的功能结构载体。因此，毒邪形成之后，必先阻滞气血进而导致脉络损害功能障碍，同时毒邪蕴结日久损伤脉络，"毒损肾络"致使脏腑败坏，使病情突变或进展恶化。DN 是由消渴病日久，耗气伤阴，病情迁延，阴损及阳，渐致痰、郁、湿、热等病理产物瘀阻血脉，津血交换受阻，废物积聚日久成毒，毒（糖毒、脂毒）

随邪生入络，伏藏不去。病变涉及全身脏腑和经络，故毒邪贯穿 DN 的始终，尤以"毒损肾络"为病机核心。

DN 炎症发病机制

　　DN 的发病机制主要与高血糖、糖基化终末产物的形成、脂代谢紊乱及血流动力学改变有关，近年研究表明 DN 往往与炎症介质的高表达有关。2006 年 Hotmamisligil 首次提出代谢性炎症的概念，指出此炎症不同于传统的以红、肿、热、痛为特点的炎症，而是一种慢性低度、代谢引发的炎症，主要由营养物和代谢过剩所引发。糖代谢紊乱是 DN 炎症发病机制的主要使动因素。目前，已经知道的与 DN 有关的炎症因子有 IL-1、IL-6、IL-18、C 反应蛋白和肿瘤坏死因子- α。诸多的炎症因子中 C 反应蛋白、IL-6 及肿瘤坏死因子- α 为重要，能刺激内皮细胞分泌炎性介质，激活凝血系统，抑制纤溶，增加炎性渗出和中性粒细胞溶酶体酶释放及氧自由基产生，促使炎症的发生与发展。肾小球系膜细胞产生 IL-6，IL-6 又可直接刺激肾小球系膜细胞增殖，细胞外基质的合成，使肾小球滤过膜增厚，导致肾小球硬化，肾小管功能损害，并作用于血管内皮细胞，诱导其表达黏附分子和促凝血因子，黏附炎症细胞，促进血管内血栓形成，增加毛细血管通透性，从而促进 DN 的发生发展。肿瘤坏死因子- α 参与早期 DN 肾血流动力学异常，肿瘤坏死因子- α 不但可刺激肾小球系膜细胞收缩、增生、发炎性介质，也泌能刺激胶原和成纤维细胞产生，最终通过损伤内皮细胞激活内源性凝血和炎症机制。

　　长期高血糖可直接刺激系膜细胞、内皮细胞使其表达单核细胞趋化因子、血浆纤溶酶原激活物抑制因子、细胞间黏附分子- 1、活性氧以及转化生长因子- β1 等物质，同时高血糖还可损伤肾小管上皮细胞，细胞受损后可释放炎症介质，而炎症介质又可趋化白细胞滤出到损伤部位并活化，随着白细胞滤出的增多及固有细胞（包括肾小球血管内皮细胞、肾小管上皮细胞、系膜细胞及其他间质细胞）的损伤，肾脏可产生更多的炎症介质，介导 DN 的发生发展。研究表明，高血糖可刺激近端小管上皮细胞中 IL-6、转化生长因子- β1 的高表达，并且糖尿病患者肾组织活检亦发现肾小管上皮细胞高表达炎症因子，结果说明，在 DN 时肾小管上皮细胞可以通过炎症反应参与 DN 的炎症发病机制。

毒损肾络与 DN 炎症发病机制的相关性

　　研究发现中医学指出机体中的"脉"与西医学中"血管"在解剖形态上具有同一性，于是有研究提出"脉络-血管系统病"概念。中医描述循行于肾的络脉则相当于现在西医解剖中肾小球的微血管。西医学认由于微循环功能障碍而引起肾小球系膜区扩张，毛细血管基底膜增厚，细胞外基质积聚，最终导致肾小球硬化是 DN 的主要病理变化，所以 DN 特征性改变时以细胞外基质积聚为主要的组织形态学变化。而细胞外基质积聚、肾组织内高度表达的单核细胞趋化因子、NF-κB 等细胞因子的病理属性是被认为西医学中的"毒"，这与中医学提到的消渴病时，日久不愈，脏腑功能失调，导致痰、湿、瘀、热等病理产物瘀阻血脉而成的"毒"具有相似性。中医消渴病发展过程中产生的毒，日久瘀阻脉络，毒邪伤及肾络，导致肾脏的生理功能失调，即开合失司，津血精液失摄，从而可出现水肿、蛋白尿等临床表现。现代医学认为，DN 发病的过程中损伤肾小管上皮细胞产生炎症因子，继而加重肾脏病变导致肾小球硬化、肾小管间质纤维化，也出现临床水肿、蛋白尿、血栓等表现。这与中医消渴病的"毒损肾络"病理变化相似。瘀阻血脉实质上就是肾脏血流动力学改变的基本表现，也就是血栓和动脉粥样硬化形成的病理基础。由此进一步说明了"毒损肾络"是 DN 炎症状态的病理基础，并贯穿于 DN 炎症状态的始终。

　　临床治疗 DN 采用中医辨证和西医辨病相结合的方法，通过研究对毒损肾络和炎症机制的相关性，提出了益气养阴、活血化瘀、解毒通络等方法来抑制炎症机制的发生。中医药研究发现解毒通络、活血化瘀疗法具有改善循环、清除毒物的功能，能够抑制血栓和动脉粥样硬化的形成从而达到降血糖、消蛋白、抗血栓的治疗目的。麻丽娜等认为机体元阴元阳受损，脏腑功能失调，导致体内痰湿、瘀血、浊毒内阻，是毒邪形成的关键，消渴病日久，毒邪侵袭肾脏。由此根据"毒损肾络"学说创立研发了益肾解毒通络胶囊，具有益气养阴、解毒通络、活血化瘀的功效。

综上可知，DN 的发病机制比较复杂，研究表明炎症反应贯穿 DN 发生发展的整个过程，通过对 DN 炎症发病机制的进一步研究是有效治疗和预防 DN 的保证。但西医除了控制血糖、血压、血脂外，就是终末期的替代疗法，疗效并不理想，而且费用高昂。近年来，越来越多的临床与基础实验研究证实，中医药在治疗 DN 方面已经取得较好疗效，能从不同程度改善肾脏功能。中药具有独到的优势，用药灵活、标本兼治、不良反应少的特点。

"毒损肾络"学说的提出更是为 DN 的中医治疗提供新的思路。根据"毒损肾络"学说，确立解毒通络，活血化瘀疗法在 DN 临床治疗中具有深远意义。结合 DN 微炎症发病机制在 DN 发生发展中的作用，通过探讨中医"毒损肾络"理论与 DN 微炎症状态发病机制的联系，不但对临床筛选用药提供了新的依据，而且为认识 DN 发病机制及新药的研发拓宽思路，进而大大改善 DN 患者的生存质量。

76　从毒邪论治糖尿病肾病

　　糖尿病肾病（DN）是糖尿病（DM）严重的微血管并发病，也是糖尿病致死致残的主要原因。因糖尿病肾病导致尿毒症死亡者占糖尿病患者的 27%～31%，糖尿病肾病的发生率为 16.8%～23.48%，并且到目前为止尚无有效方法能防止 DN 发生发展和恶化。当前，总体认为 DN 的基本病机为本虚标实，本虚是阴虚日久耗气致气阴两虚，渐致阴阳五脏亏虚，尤肝脾肾亏虚；标实为血瘀、痰凝、湿阻等。许多学者也从脏腑、痰湿、瘀血等不同的侧面进行了论述，学者刘舟等就从毒论治糖尿病肾病作了论述。

毒的定义和分类

　　"毒"本义指毒草，有害人、厚重之性。大凡剧烈的、凶险的、凶狠的，称之为毒。《中医辞海》对毒的定义有 3 类：一类属病因。一类属病症名。还有一类即药性理论中药物的毒性。正是由于中医之毒的复杂性和致病的广泛性，从病机的层次，可以将"毒"的意义概括为 4 条：诸病暴烈，竞相染易，皆属于毒；诸病重笃，伤神损络、败坏形体，皆属于毒；诸邪秽浊，皆属于毒；诸邪迁延，蕴积不解，皆属于毒。结合古医籍的记载和近代医学的发展成果，从病因学的角度来说，可以将毒邪分为 3 类：一是外来毒邪简称外毒，包括六淫之毒和疫病之毒；二是内生之毒简称内毒，系脏腑功能失调和气血运行失常，导致体内的代谢产物不能及时排出或病理产物蓄积体内过多，从而使邪气亢盛，破坏形体而转化为毒；三是药毒。

糖尿病肾病与毒的关系

　　"善言古者必有验于今"。关于"毒"的定义，从古至今，由模糊到清晰，由散在到系统，医家们实际上是尝试从原始可以观察到的一些致病特点出发，由此推论出尚未观察到的一些和"毒"的特性相同或相近的命题，其结果成为中医病因病机理论新的初始命题。于是，可以借助于"毒"这个模型，理解和认识 DN。

　　1. 内生之毒是糖尿病肾病的病机核心： DN 源于糖尿病，普遍认为其病机仍以阴虚为本，燥热为标。由于此类患者素体肾虚，病变日久失治或治不得法，故而使痰、湿、郁、热等各种病邪不能及时化解，郁久化毒，发为 DN。宋增强认为高糖的内环境是产生内毒的温床：高糖缠绵难解，日久不去，一方面导致中焦脾胃运化失权，并与易生痰湿的肥甘厚味内外相合而酿湿生痰；又可因阳气亏虚，水津不化，聚而成痰，加之火热之毒的熬炼而成痰毒。另一方面高糖蕴积不解，损伤气血致气虚推动无力，血行不畅；阴阳失调，阳虚生寒，寒凝血滞；阴虚内热灼炼阴血，血涩难行；情志不畅，气郁不达，血行涩滞等均又可蕴成瘀毒。

　　痰、湿、瘀诸毒既是 DN 病变过程中的病理产物，又是诱发 DN 的病理因素。DN 中的"毒"，代表着一种非常邪所能为的病势胶着、顽固不愈的病因病理概念。毒邪可随经脉、血液入肾，损伤肾络，导致肾脏的生理功能失调，而出现一系列的病理变化。南征认为病邪一方面可直接损伤经脉，另一方面病久则传化，毒邪藉其攻冲走窜、好入津血之胜，循经入络，波及肾脏，依附、结聚于局部，损伤肾络，同时又聚集为患，致痰瘀毒等再生，形成恶性循环，影响肾络的气血运行和津液的输布，致使肾之血络肿胀，肾体受伤，肾用失职。导致肾脏虚损，甚则肾经失藏，开合失职，固摄无能，清浊难分阴精外泄，邪浊内聚，水湿滞留，酝酿成毒而形成恶性循环。综上所述，内生之毒是 DN 的病机核心，并贯穿于 DN 的始终。

2. 内生之毒在糖尿病肾病中的致病特征和临床表现：从前述毒的定义可知，之所以谓之"毒"，是因为它往往会对人产生毒害，且损害致病的程度较重。结合 DN 的疾病特点，内毒在 DN 中具有迁延性、多发性、内损性、依附性、危重性的特征。所谓迁延性，指的是 DN 病情顽固持久，病程漫长，反复起止复发，难以治疗。所谓多发性，指的是毒邪致病可累及多部位、多脏腑，兼夹痰、瘀等病邪，侵犯不同的经络，导致多种变症。所谓内损性，指的是毒邪易损伤脏腑的体和用，并按相互之间的关系，伤及相关脏腑，或由内达外，导致难以恢复的恶性证候。所谓依附性，内生之毒常附着于痰饮、湿浊、秽浊、瘀血、郁积等病理产物，形成痰毒、浊毒、瘀毒等。所谓危重性，指的是通常的治疗方法有时难以奏效，在临床诊治时，需要审证求因，不必一见"毒"字，就试图找到有毒的物质。

随着近年来人们对毒邪理论认识的深化，在解释和分析 DN 时，经常会用"毒"以概括之。它实际反映的是内毒与机体相互作用的整体反应结果，具体而言，其临床表现可以概括为以下 4 种：一者曰热毒，《素问·五政常大论》云："太阳在泉，热毒不生。"常见临床表现如渴欲冷饮、消谷善饥、咽干咽痛、大便秘结、小便黄的基础上，还可以见到疮疡疖肿。具体又可以分为气分热毒证和营血分热毒证。二者曰湿毒，它主要见于肾衰竭期，以长期血肌酐、尿素氮升高伴多系统改变为主要临床表现。《重订广温热论》述"溺毒入血，血毒上脑之候，头痛而晕，视物朦胧，耳鸣耳聋，恶心呕吐，呼吸带有溺毒，间或猝发癫痫状，甚或神昏痉厥，不省人事，循衣撮空，舌苔起腐，间有黑点"。因此常见临床表现如周身困重，大便不爽或溏泻、恶心呕吐、昏迷神志不清等。三者曰痰毒，DN 往往伴有高脂血证，患者血液常常处于高凝、高黏状态，临床常见脾气亏虚、痰湿内停症状，如胸膈满闷、口中黏腻、苔腻脉滑等。四者曰瘀毒，它主要见于肾功能不全期，以迁延不愈的血尿、蛋白尿、水肿、高血压或肾功能损害等为主要临床表现，还可见到舌质紫暗，舌下脉络青紫屈曲，刺痛固定不移，病情严重，反复不愈等。

从毒论治糖尿病肾病的临床意义

从对毒的诠释到通过毒来阐释 DN 的病机，毒已经成为我们认识 DN 的一种理论模型，成为分析 DN 的一种逻辑形式。总而观之，它可以反映人体病源与病位、病症的特点，展示出毒与人体相互作用的整体反应结果。分而论之，它对于系统研究 DN，对 DN 的中医辨证论治、分型治疗都有着重要的指导意义。

1. 减少思维定式，治法与时俱进：长期以来，DN 的病机研究一直滞后于临床。由于 DN 源于 DM，所以不少医家仍然按照传统对 DM 的病机认识，针对阴虚燥热为基本病机进行治疗。而由于时代变迁、生活方式的转变，该类患者往往形体肥胖，伴有脂代谢紊乱，与阴虚燥热之体质大相径庭。而且，这一新生病证虽与 DM 有着因果关系，但却在某一阶段中占据了 DM 的主导地位，这与一般的某一种病在不同阶段的证候的变化不同，DN 是因 DM 发展到一定程度和阶段其病性变化而产生的新的病证，虽与 DM 共存，但有其相对独立的发病机制和演变规律。既包括了病情循着一定的规律性趋势发展的"传"，又包含了病情在某些特殊性条件下所发生的本质性变化的"变"。所以，从毒论治 DN，符合时代要求，根植于临床现状，及时将解毒、排毒法运用其中，跳出了传统思维定式。

2. 提早开展治疗，延缓病情进展：由于受条件的限制，古代医家多采取取象比类的思维方式，运用宏观辨证的方法辨治 DN，因此，微观的辨证相对欠缺。而 DN 的发生、发展有一个从轻微到严重的量变和质变的微观病理阶段。特别是在疾病的早期，往往无症可辨，患者虽然没有明显的夹痰夹瘀的临床证候和表现，但是在此期实际已经夹痰夹瘀。医者和患者都未予重视，随着疾病的进展，患者正气虚衰，脏腑柔弱，情志不遂，复感外邪，导致机体气机逆乱，津液输布失常，阴阳失和，津液乱则为痰，气血乱则生瘀，使痰瘀湿等郁而化毒，导致 DN 患者的病情加重，临床出现口干口渴、心胸烦闷、消谷善饥、小便频量多、水肿、原发性高血压、大量蛋白尿及肾功能减退等临床症状，同时出现面色晦暗、舌质暗淡、脉象细或涩等瘀毒的舌苔脉象。当临床出现这些症状时，患者已经达到中晚期，此时病机已相当复杂，因此，从毒论治 DN，可以从一定程度上克服中医微观辨证的不足，运用生大黄等中药，提早开展治疗，延缓病情进展。

77　从毒邪论治糖尿病肾病研究

糖尿病肾病（DN）是糖尿病（DM）最常见、最严重的血管并发症之一。据报道，糖尿病患者中有25%～40%最终出现糖尿病肾病，其主要临床表现为蛋白尿、水肿、贫血、高血压和肾功能进行性损害。中医学文献中无"糖尿病肾病"病名的记载，但根据其临床表现，将其归为"消渴、虚劳、水肿、关格"等范畴。随着中医现代临床研究的深入，众多医家逐渐认识到DN的发生发展与"毒"有密切的关系，主张从毒论治DN，丰富了中医治疗DN的理论，对DN的治疗具有指导意义。学者杨思慧等就此方面的研究作了归纳梳理。

内生之毒是 DN 发展的主要病因

毒作为一种致病因素，早在《素问·五常政大论》中便有"夫毒者，皆五行标盛暴烈之气所为也"的记载。《金匮要略心典》云"毒，邪气蕴结不解之谓"。毒既可由外而来，亦可由内而生。内生之毒，是因脏腑功能和气血运行失常，使机体的生理或病理产物不能及时排出，出现痰凝、血瘀、湿阻、水停等病理产物蓄积过多，邪盛而化生热毒、浊毒、湿毒等。现代医家认为DN的发展与内生之毒密切相关，一方面DM迁延不愈，致病因素长期存在，至DN阶段，患者脏腑功能受损，气血运行失常，若脾运失司，精微物质输布失常，不能为机体所用，则蓄积体内，而产生糖毒、脂毒。若燥热不解，下耗肾阴，阴不制阳，热邪怫郁结滞则化生热毒；若精微物质内渗血脉，至血浊内生，浊邪胶着黏滞于阴血之中，两者相挟为患则产生浊毒；另一方面，因毒邪具有伤津动血，峻烈顽固等特性，糖毒、脂毒、热毒、浊毒等内生之毒难以速去，稽留体内，则会加重机体脏腑功能的损害，从而形成恶性循环，使DN病情复杂，治疗棘手。

毒邪致病是 DN 的主要病机

内生之毒种类繁多，作用机体变化复杂，不同学者对于内生之毒又各有见解，因此从毒论治DN的病机较为多样，但均与毒邪致病有关，主要有以下几个方面。

1. 毒损肾络：南征等认为DM病变日久，失治或治不得法，痰、湿、郁、热、毒等各种病邪不能及时化解，一方面直接损伤经脉，另一方面病久则传化，毒邪藉其攻冲走窜，耗人津血，常夹痰、夹瘀，循经入络，波及肾脏，依附、结聚于局部，损伤肾络，同时又聚集为患，致痰、瘀、毒等再生，形成恶性循环，影响肾络的气血运行和津液的输布，致使肾之血络肿胀，肾体受伤，肾用失职，出现水肿等临床表现。陆健等认为毒邪为DN致病因素，肾络为DN病变部位。值得注意的是毒损肾络学说的提出使DN的中医病机与现代医学有了契合之处，依秋霞等指出了糖毒、脂毒相当于现代医学中DN的糖代谢紊乱和脂代谢紊乱，肾络的损伤与DN时肾小球病理改变有相似之处。这些都是中医学对DN病机的充实和完善。

2. 浊毒内蕴：张柏林认为DM日久，脾虚湿滞，肾虚血瘀，湿瘀困阻，蕴生浊毒，蓄于体内则见血肌酐、尿素氮明显增高。刘兰英认为浊毒蕴热上灼肺阴，中截胃液，下耗肾水；浊毒与血相搏，壅滞脉道，因而致瘀；浊毒损于肾络，肾体受损，肾用失司，导致肾主水、气化、藏精的功能失调，出现DN。陶兴等认为，浊毒内蕴内伤脏腑涉及于肾。"肾为胃之关"，肾气衰则关门不利，水浊之邪下泄，水谷精微亦不能敛藏而暗耗，因而出现蛋白尿等临床表现。

3. （郁）瘀毒学说： 张玉琴认为气郁、酒郁、食郁均可导致燥热内盛、气阴两虚之"郁毒"，气虚则运血无力而致"瘀"；阴损及阳，阳气虚衰，水液运化失常，从而形成"痰瘀""湿瘀"，化生"瘀毒"。消渴病日久，由郁（瘀）毒产生的痰、湿、热、瘀等毒邪不能及时化解，毒邪损伤肾络，影响肾络的气血运行和津液的输布，便出现 DN 一系列临床表现。据上可知，现代医家根据 DN 的临床表现，从毒入手，提出"毒损肾络、浊毒内蕴、（郁）瘀毒学说"等理论，彼此之间既有相似性，亦有其独特之处。他们均认同 DN 病性为虚实夹杂，毒邪在 DN 的发生发展过程中起着重要作用。不同之处在于"毒损肾络"学说强调因实致虚，病变在"肾络"，治以"解毒活络"为主；"浊毒内蕴"学说强调因虚致实，脾肾亏虚，浊毒内生是关键，治以"补肾健脾化浊毒"；而（郁）瘀毒学说则强调 DN 之毒由"六郁"渐变而来，具有创新性。

扶正祛毒是 DN 治疗大法

现代医家根据上述毒邪致病的主要病机，结合内生之毒的偏重和病者体质，辨证论治，治疗时注重扶正祛毒，取得了丰硕的成果，拓宽了中医治疗 DN 的思路。

1. 益气养阴，活血通络解毒： 唐咸玉等采用温肾健脾，祛毒活血中药复方（黄芪、大黄、丹参、白术、附子、茯苓、白芍、党参、红参、大枣等）治疗早期 DN，发现该方可改善 DN 患者血脂代谢紊乱，降低尿微量白蛋白，显著下调血清 IL-6、TNF 水平。何光向等采用扶正蠲毒汤治疗 40 例 DN，临床发现对 DN 致慢性肾衰竭者有改善内生肌酐清除率，降低血清肌酐和尿素氮的作用。黄净运用扶正通络解毒汤治疗 30 例 DN12 周后，治疗组尿微量白蛋白（UmAlb）、血清 β2 微球蛋白（β2-MG）、超敏 C 反应蛋白（hs-CRP）指数均有所下降（$P<0.05$），提示扶正通络解毒汤治疗早期 DN，可延缓其进展。

2. 补肾健脾，化浊通络解毒： 石春珍等以补肾助阳，健脾益气，利湿化浊，化瘀通络为治法，采用扶正化毒方治疗 48 例 DN 维持性血液透析患者，对照组给予尿毒清颗粒，维持用药 4 个月后发现该方能降低 DN 尿毒症期维持血液透析患者的促凝血因子水平，抑制血小板活性，调节脂代谢，改善微循环，从而改善患者血液高凝状态，防止血栓的形成。薛连峰等应用排毒活血汤方治疗 30 例 DN，并与单纯应用西药治疗的 30 例比较，结果两组有效率比较有统计学意义（$P<0.05$），且治疗组较对照组尿白蛋白排泄率（UAER）、尿 β2 微球蛋白（β2-MG）、24 小时尿蛋白定量、低密度脂蛋白（LDL-C）显著下降（$P<0.05$）。赵伟等临床应用浊毒清颗粒治疗 DN，发现浊毒清颗粒能明显降低 DN 患者尿白蛋白排泄率（UAER）、同型半胱氨酸（HCY），对 DN 有显著疗效。

3. 阴阳双补，养血利尿排毒： 郑仲华等根据Ⅳ期糖尿病肾病病机乃气血阴阳俱虚，瘀浊痰湿内阻，采用复肾排毒汤治疗 100 例Ⅳ期糖尿病肾病患者，结果显示治疗组有效率 96%，对照组有效率 78.26%，治疗组疗效优于对照组（$P<0.05$），且试验结果表明该方可减少尿蛋白，提高 GFR，保护肾功能，延缓肾纤维化进程。

上述临床研究表明，从毒治疗 DN，不仅注重祛毒，更要兼顾扶正。《灵枢·口问》云"故邪之所在，皆为不足"。内生之毒留居体内，猖獗为害的根本原因在于脏腑功能低下，驱邪无力。《灵枢·刺法论》云"正气存内，邪不可干"，治疗 DN 时注重正气的补充，则可收到事半功倍的效果。扶助正气的方式多种多样："气为血之帅""血为气之母"，益气养阴，调补气血即是扶正；脾胃为"后天之本""气血生化之源"，健脾胃助运化即是扶正；肾为"先天之本"，纳"元阴元阳"，调补阴阳即是扶正，同时要给邪以出路，浊毒内盛，化浊以解毒；肾络瘀闭，活血通络以解毒；DN 日久，气血阴阳俱虚，瘀浊痰湿为患，则更应注意利小便以排毒。

从毒论治 DN 的实验研究

现代医学认为由血流动力学改变和高血糖介导的代谢异常是导致 DN 的主要原因。高血糖通过非酶糖基化、激活蛋白激酶 C、多元醇通路和氧化应激的加速、血管活性物质及细胞因子的激活等途径引起组织损伤。大量的实验研究表明，采用益气解毒活络、化浊解毒、益气活血、清热解毒等方药可以多靶点、多途径的抑制血流动力学改变和改善高血糖介导的代谢异常，减轻肾脏病理损害，从而延缓 DN 的进展。这些基础研究论证了从毒论治 DN 的可行性、正确性，为中医治疗 DN 提供了实验证据支持。

杨芳等基于"脾肾气化失常，瘀毒损伤肾络"创立了益气解毒活络方（黄精、黄芪、黄连、虎杖、泽兰、水蛭），实验研究表明其能够降低大鼠血糖及尿微量白蛋白，减轻 DN 大鼠肾小球肥大、系膜细胞增生等病理改变，防治大鼠早期 DN。其机制可能是：①通过调节血流变、血浆血浆纤维蛋白原（fib）前列腺素 E_2（PGE_2）异常。②抑制 Ang II-ERK1/2-CTGF 信号通路。③通过抑制 Bcl-2 相关 X 蛋白（BAX）表达，提高 B 淋巴细胞瘤 - 2 基因（Bcl-2）表达，降低尿微量白蛋白（mAlb），减少肾组织结缔组织生长因子（CTGF）及 IV 型胶原 mRNA（Col IV mRNA）表达。④调节转化生长因子 - β（TGF-β）/Samd7 表达。⑤延缓肾脏病理损害。朱锐等采用具有益气活血、清热解毒功效的积雪排毒汤 1 号进行实验研究，发现该方能够抑制 DN 小鼠肾小球系膜区细胞外基质积聚、减少 24 小时尿蛋白、抑制 DN 小鼠肾小球基底膜的增厚及足突细胞损伤，其机制可能与抑制 DN 小鼠肾皮质中 α 平滑肌肌动蛋白（α-SMA）、纤维连接蛋白（FN）的过度表达，恢复 DN 小鼠肾皮质中 Nephrin、P-cadherin 的表达有关。这些研究均为糖尿病肾病从毒论治提供了强有力的依据。

78　解毒法治疗糖尿病肾病

糖尿病肾病（DN）是糖尿病全身性微血管病变表现之一，临床多以蛋白尿，渐进性肾功能损害，高血压，水肿等为特征，可发展到终末期肾脏病，目前为止尚无有效方法能防止 DN 发生发展和恶化。中医药特色的辨证论治方法在治疗糖尿病肾病方面发挥着独特的作用。学者姬玉等着重从中医之"毒"入手，阐述了解毒法在治疗糖尿病肾病中的作用。

糖尿病肾病的中医认识

中医学中虽并无关于糖尿病肾病的明确病名记载，但其中却有消渴、脾瘅、消肾等的论述。如《素问·奇病论》云"此五气之溢也，名曰脾瘅……故其气上溢，转为消渴"。《灵枢·五变》云"五脏皆柔弱者，善病消瘅"。糖尿病肾病多继发于消渴之症，多属于"下消"范围，《证治准绳·消瘅》便在前人论述的基础上提出消渴的分类，"渴而多饮为上消……渴而便数有膏为下消（肾消）"。近年大多学者通过对糖尿病肾病的深入研究，认为其病位在肾，故又把消渴病日久出现的水肿、淋证、血尿、癃闭、虚劳、胀满、尿浊、关格等统称为消渴病肾病，此病名越来越为更多的人所接受。

毒　邪

1. 中医之毒：狭义上的中医之毒包括糖毒、脂毒、食毒、虫毒等特殊致病因素。广义的中医之毒，指能引起机体功能受损，骤然发生病理变化的因素，既是病因又可为病机。《素问·至真要大论》在"病机十九条"的基础上，提出"诸病暴烈，竟相染易皆属于毒"；"诸病重笃，伤神损络、败坏形体，皆属于毒"；"诸邪秽浊，皆属于毒"；"诸邪迁延蕴积不解皆属于毒"的病机原则；认为日久不愈，酝酿日久之邪气、严重破坏脏腑功能的邪气，或具有传染性的邪气皆可称为"毒"。

2. 糖尿病肾病之毒：2005 年《糖尿病肾病中医诊疗方案》指出"久病入络，浊毒伤肾。消渴病日久，糖毒脂毒，损伤肾络，肾体受损，肾用失司，浊毒内停"。近年医家愈来愈重视从"毒损肾络"的病机出发医治 DN。南征教授指出，DN 的病机主要为毒伤肾络，病邪壅滞络脉，脉络闭塞不通。正确认识毒邪在糖尿病肾病发病过程中的影响，对于糖尿病肾病的治疗有重要意义。

糖尿病肾病之毒大多为内生之毒，乃消渴病迁延日久，耗气伤津致脏腑气阴两虚，肝脾肾三脏虚损为甚，三脏虚损导致气虚无以推动血液运行、脾虚运化失职、肾阳亏虚失于温煦致水液泛滥、运化失司等引起瘀、痰、湿、浊等壅聚，不能及时排出，毒邪攻窜入肾络，同时又聚集为患，从而变生痰、瘀、热等毒，反之又加重肾络的气血津液输布障碍，导致肾之血络受损更甚，肾的功能紊乱，导致湿热痰瘀等毒加重，从而形成恶性循环。DN 之毒代表着一种病势缠绵、顽固不愈的病因病理概念，导致肾脏的生理功能失调，而出现一系列的病理变化。属中医学瘀毒、湿毒、痰毒、浊毒、燥毒等多方面。在 DN 发生发展的过程中，痰毒、瘀毒、热毒、湿毒、浊毒等毒邪对糖尿病肾病发病、发展具有重要影响。

解毒法的应用

"毒"是糖尿病肾病发生发展变化的重要影响因素，可以加重病情进展，使病情更加复杂。解毒是指清除产生内毒的原因或内毒。而影响糖尿病肾病的毒邪较多，临床上应根据不同的毒邪进行辨证论治，可采取清热解毒、祛瘀通络解毒、化湿解毒、通腑泄浊解毒等解毒方法。解毒法旨在以祛毒外出，令无壅滞为要，使患者肾络损伤减轻，恢复正常的气化功能，以达到解毒扶正，改善机体功能，从而减缓患者糖尿病肾病病情进展，提高生活质量。

1. 清热解毒法： 消渴肾病热毒的产生多与糖尿病的病机有密切的关系。糖尿病迁延日久，耗气伤津，损伤脾胃，导致脾虚，脾虚失于运化，水谷精微等物质无以输布，郁而化热，脾气升清上归于肺，肺朝百脉，热随血脉注入肾络，热灼津血，而成血瘀、痰瘀，日久又郁而化热，蕴而成毒，致热毒蕴而加重。消渴病日久，加之现代人吸烟、饮酒、进食膏粱厚味，这些燥热之品入于体内，日久亦可化生热毒。热毒入于肾，使肾中络脉受损，又诱发新的热毒产生，循环往复，使肾络损伤更重，最终导致糖尿病肾病。研究表明炎性因子参与糖尿病肾病的发病，炎症因子在整个病理过程中既是病理产物，又是新的致病因素，可以将炎症纳入热毒这一概念中。清热解毒法是运用性味寒凉的药物治疗热毒的方法，可以降低体内的炎症因子，减缓糖尿病肾病的发生发展。黄连解毒汤是清热解毒法的代表方，研究表明黄连解毒汤具有抗炎、改善胰岛素抵抗的作用，黄连、黄芩、葛根、苦瓜等单味具有清热解毒的中药亦有降低炎症因子、改善糖尿病肾病的作用。以上研究可见，清热解毒法能有效干预炎症因子、改善糖尿病症状，清除热毒，治疗糖尿病肾病效果显著。

2. 祛瘀通络解毒法： 瘀毒损伤肾络贯穿于糖尿病肾病的发生发展过程的始终。消渴日久，耗气伤津，气虚无以推动血液运行，而成血瘀。阴津耗伤，阴虚阳亢，煎耗营阴，而津血相互化生，津液耗损，血化源不足，脉道失于濡润而成瘀；加之消渴肾病久治不愈，患者情志不畅，肝气郁结不疏，气机阻滞，使气滞血瘀。瘀血胶着日久，终成瘀毒，瘀毒不能及时化解，毒邪攻窜入肾络，致肾络瘀阻，引起肾脏微血管病变，肾络瘀毒阻滞，又进一步加重肾脏损害，导致糖尿病肾病临床症状反复发作，难以控制。目前，多项研究及临床观察已经证明化瘀通络药物对糖尿病肾病有明确疗效。

丹参能清除自由基、改善微循环，增加肾脏血流量，提高肾脏肌酐清除率；川芎可抑制血小板聚集，改善肾组织的供血供氧，延缓肾小球硬化的进展；中药血塞通可分解血液纤维蛋白原，减轻血液黏度，活血祛瘀毒，延缓 DN 进展。中药药理实验显示：通络解毒化瘀药物能够改善胰岛素抵抗，可提高机体免疫球蛋白。刘臻等应用具有活血化瘀作用的加味瓜蒌瞿麦汤，瓜蒌瞿麦汤可以通过改善脂代谢、干预脂肪因子以及维持 nephrin 的表达，减轻肾组织及足细胞的损伤，延缓 DN 发展。祛瘀通络解毒法能有效改善血液黏稠状态，延缓糖尿病肾病进展。

3. 祛湿泄浊解毒法： 脾主运化，肾主蒸腾气化，消渴病进一步发展，迁延及脾肾，加之平素饮食不节，多食肥甘厚腻，致脾肾亏虚，脾运化失司，肾失于蒸腾气化，分清别浊功能失调，精微疏于运化，"水反为湿，谷反为滞"，一方面水湿凝聚，积聚而成浊，湿浊邪气重浊黏滞难化，日久成毒，必伤正气，使脾肾阳气更虚，脾失运化，肾失固摄，清浊难分，精微外溢，蛋白及血液渗漏，随尿排出，而出现蛋白尿、血尿等表现；另一方面痰湿壅滞，使有害物质聚积，难以排出，即西医所谓之血尿素氮、血脂等。湿浊之毒败坏五脏，终致气机逆乱，机体失调。张柏林针对糖尿病肾病浊毒留滞这一观念，常以熟大黄、白花蛇舌草配伍以泄浊解毒，给邪出路。王东等针对中期消渴肾病，给予薏苡仁祛湿泄浊毒，现代药理学研究表明薏苡多糖可以抑制肝糖原的分解及肌糖原的酵解，从而降低血糖；用茯苓、泽泻利湿泄浊。陈际连等以生大黄、六月雪、煅牡蛎为主要成分的黄芩解毒泄浊颗粒，针对湿浊治疗糖尿病患者肾功能不全。

解毒法是中医治疗方法中不可缺少的组成部分，毒损肾络在糖尿病肾病的发生发展过程中起着十分重要的作用，热毒、瘀毒、浊毒等作为糖尿病日久所出现的病理产物以及糖尿病肾病的致病因素贯穿疾病的始终。现代药理学研究及临床效果均证明解毒法在糖尿病肾病治疗中有显著的疗效，因此在临床治疗糖尿病肾病时，应重视从毒论治这一重要理论，更加重视热毒、瘀毒、浊毒、湿毒等重要的病理因素，灵活运用解毒法。

79 扶阳解毒法治疗糖尿病肾病经验

陆付耳教授从事中西医结合内分泌与代谢性疾病的临床与实验研究 30 余载，首次提出"糖尿病从毒论治"的假说和"中医治疗糖尿病从强调益气养阴到兼顾解毒扶阳"的观点，对糖尿病及其并发症的防治多有造诣。学者秦鑫等对其"扶阳解毒"法治疗糖尿病肾病的临证经验进行了阐述和总结。

阳虚是主要矛盾，毒邪是关键因素

1. 阳虚是消渴病肾病的主要矛盾：其一，先天不足，肾阳亏虚是消渴病肾病发生发展的内在基础。《灵枢·五变》指出"五脏皆柔弱者，善病消瘅"。所谓"邪之所凑，其气必虚"，先天不足、五脏柔弱则易在各种致病因素下诱发糖尿病。而肾为先天之本，肾阳为一身之元阳，"五脏之阳气非此不能发"。《灵枢·本脏》即指出"肾脆则善病消瘅易伤"。《古今验录》云"肾气不足，虚损消渴，小便数，腰痛"。清代陈士铎《石室秘录》指出"消渴之证，虽有上中下之分，其实皆肾水不足也"。盖因肾气亏虚，封藏固摄失职，精微下注，形成肾消之尿频、尿浊。而脾为后天之本，"脾阳根于肾阳"，如肾阳不足致脾阳失于温煦，则运化失司，升清乏力，统摄无权，加重精微物质的下泄，故消渴病肾病的发生发展与肾阳本虚密切相关。其二，从消渴病肾病的病机演变而言，肾阳虚衰、阴阳两虚是最终转归。消渴病基本病理特点为阴虚燥热，迁延日久，热毒耗气伤阴可致气阴两伤，进而阴损及阳成阴阳俱虚。宋代《圣济总录》云"消渴病久，肾气受伤，肾主水，肾气衰竭，气化失常，开阖不利，能为水肿"。明代戴元礼《证治要诀》云"三消久而小便不臭及作甜气，在尿中滚涌。更有浮在溺面如猪脂，此精不禁真元竭矣"。其三，饮食起居失宜、劳倦过度以致损伤真阳，可引发或加重肾疾。脾为后天之本，脾肾之间相互资生，饮食失节损伤脾胃，脾虚损及肾元，一损俱损；或因劳伤太过，真元暗损，命门火衰，《备急千金要方·消渴》便指出"盛壮之时，不自慎惜，快情纵欲……稍至年长，肾气虚竭"。临床实践中发现，消渴病肾病辨证属气阴亏虚者少而阳气虚衰者多，常见患者腰膝酸软、形寒肢冷、女子宫寒、男子阳痿、舌脉有寒象，治疗上传统的益气养阴法效果也不甚满意。细察之，在消渴病早期便有阳虚病机和阳虚之候；再者阴阳互根互用，消渴病程进展可导致阴损及阳；而且受历代"滋阴清热"主流治法的影响，治疗多用苦寒易致真阳受损，因此临证十分重视消渴病肾病之阳虚病机。

2. 毒邪是消渴病肾病的关键因素：一般认为消渴病肾病病理机制中的"毒"多为内生之"毒"，属于"慢毒""热毒"。致人发消渴之"毒源"有三：一是过食肥甘致胃肠积热为毒；二是七情不畅、气滞血瘀转为热毒；三是外感六淫入里化为热毒。除热毒外，在病机演变过程中，由于脏腑亏损、气血津液代谢失常，催生水湿、痰浊、瘀血等病理产物夹杂为患，而痰湿瘀血与热毒胶结又可化为湿毒、瘀毒。因此，浊毒内蕴、经络脉道凝滞成为消渴病肾病关键的病理环节。对于久病多瘀、久病入络、久病及肾及消渴病毒损肾络，《素问·痹论》云"病久入深，营卫之行涩，经络时疏，故不通"。清代名医叶天士在《临证指南医案》中系统论述了"久病入络"学说，多次提及"初病在经，久病入络，以经主气，络主血"，"初为气结在经，久则血伤入络"，在医家王清任更是发挥到了极致，现代名医吕仁和等也提出了消渴病肾病脉络病变、"微型癥瘕"的假说。因此，肾消痰瘀浊毒病理产物与气血阴阳俱虚、脏腑亏损的病机互为因果，正虚邪愈盛，邪盛正愈虚，形成恶性循环使病情加重。

重视扶阳固本，解毒贯穿始终

1. 重视扶阳固本：温肾扶阳是治疗消渴病肾病的关键环节。究其原因，一则肾气本虚、肾阳不足贯穿消渴病肾病的始终，无论是因禀赋不足，或是久病及肾，还是失治误治、过用寒凉。张仲景在《金匮要略·消渴小便不利淋病脉证并治》云"男子消渴，小便反多，以饮一斗，小便一斗，肾气丸主之"。创立肾气丸治疗消渴为众多医家所推崇。二则未病先防、既病防变。现代人饮食起居贪凉、劳倦过度所致的阳虚体质与糖尿病肾病的发生发展密切相关。此外，消渴病肾病气血阴阳俱衰、脏腑虚损，对外感六淫、内生之毒的防御能力下降。"阳气者，卫外而为固也"；"正气存内，邪不可干"；因此补肾扶阳成为未病先防、已病防变的关键举措。《素问·四气调神大论》便指出"圣人不治已病治未病，不治已乱治未乱"。三则"病痰饮者，当与温药和之"。叶天士《临证指南医案》提出"善治痰者，治其所以生痰之源，则不消痰而痰自无矣"，认为痰之本在肾，摄肾固真乃治痰之本。此外，消渴病肾病中产生的痰湿瘀毒，因肾阳不足可从寒化，故当治以温阳化湿解毒、温阳活血解毒，亦即"寒淫于内，治以甘热，佐以苦辛"治则所言。四则体现了形神并治、形神合一的整体观念。《素问玄机原病式》云"精中生气，气中生神，神能御其形"。张景岳《类经》中指出"无神则形不可活，无形则神无以生"；"精全则气全，气全则神全"。临证将患者当作一个整体，既关注药物对患者疾病的改善，包括患者客观症状体征与实验室检查指标，又重视患病之人精神状况、主观感受，不仅要治病还要治患病之人，调养患者精气神。"阳气者，精则养神"，"阴平阳秘，精神乃治"，故而"扶阳"又多了一种"调神"的寓意。

2. 解毒贯穿始终：提出"糖尿病从毒论治"的观点，倡导在辨证治疗的同时，尤其应注重"毒"对消渴病发生发展的影响，解毒是消渴病贯彻始终的重要治法。消渴病肾病之解毒疗法，以清热解毒为主，但又不局限于此法，但凡能清除体内之毒者，即可认为是解毒。痰湿瘀毒内结为消渴病肾病的关键病机，针对湿毒、痰毒、瘀毒之不同方法亦各异，或祛瘀通络以解毒，或通腑排毒，或芳香泄浊，或扶正抗毒，终令邪去正安。明确提出瘀血与消渴密切相关及祛除瘀毒法治消渴，首载于唐容川《血证论》"瘀血在里则口渴，所以然者，血与气本不相离，内因有瘀血，故气不得通，不能载水温上升，是以发渴，名曰血渴。瘀血去则不渴矣"。1978年祝谌予先生创立糖尿病血瘀学说，使得瘀毒病机和活血化瘀法渐为医家所重视。关于芳香化浊解毒法治疗消渴，早在《素问·奇病论》已提到"此肥美之所发也，此人必数食甘美而多肥也，肥者令人内热，甘者令人中满，故其气上溢、转为消渴。治之以兰，除陈气也"。而"痰瘀并存，痰瘀同治"首推丹溪，率先提出"自气成积，自积成痰，痰夹瘀血，遂成窠囊"，开创了痰瘀致病之说，认为"善治痰者，必先治气，同时也要治血"。临床上采众人之长，通常痰瘀、湿浊、热毒兼理。

临床用药经验

针对糖尿病肾病治疗，主张"解毒有效，常用致偏，苦寒败胃；扶阳解毒，寒温互制，阴阳互济"。选方以交泰丸、胡芦巴丸为基础，同时在药物剂量、组成上灵活化裁，从而使阴阳平调、邪正兼顾。交泰丸源自《韩氏医通》，传统认为，黄连、肉桂配伍一阴一阳，水火既济，交通心肾，用于心肾不交、夜寐不宁等症状。交泰丸交通心肾之法实则平衡阴阳，更可理解为解毒扶阳。根据患者阴阳偏胜偏衰将二者以合适比例灵活配伍后，适用于糖尿病及其并发症不同状态的辨证治疗，而且寒热互制可免药性过激之偏，充分体现了"谨查阴阳所在而调之，以平为期"的思想。黄连治消渴，古有孙思邈创立的黄连丸，今亦为众多医家所推崇。黄连一药，更重视其解毒之功。现代一系列研究基于糖尿病发病机制中的糖脂毒性、炎症因子、氧自由基、内质网应激等，与中医"毒"邪理论的对话环节，证明解毒药黄连及其有效成分小檗碱能保护胰岛 β 细胞，促进胰岛素分泌，改善胰岛素抵抗，降糖调脂减轻慢性炎症和氧化应激。然糖尿病患者长期服清热解毒类苦寒药，易败坏脾胃、损伤阳气，若与肉桂配伍则可寒热互制，由此对交泰丸治疗糖尿病及其合理的配伍比例进行了深入研究，促进了运用且提高了疗效。

胡芦巴丸出自宋代《杨氏家藏方》，由胡芦巴、补骨脂组成，功能强肾壮腰、温固下元，主治肾阳虚证。扶阳解毒乃糖尿病肾病正治之法，胡芦巴丸既能补肾温阳以扶正祛邪，又使黄连等解毒药无过寒伤阳之弊。现代研究表明，胡芦巴、补骨脂治疗糖尿病疗效显著，有调节糖脂代谢、抗氧化应激、抗炎等多重作用，还可以保护糖尿病肾损伤大鼠肾脏结构及功能，显著降低早期糖尿病肾病患者尿蛋白。研究团队不仅证实了胡芦巴丸复方及其单味药对糖尿病肾病的改善作用，且发现胡芦巴丸复方较单味药在保护肾脏、改善氧化应激方面更具优势，为中医理论体系中的"中药配伍"理论提供了一定支持。研究发现补骨脂具有一定肝肾毒性，故常以其他补肾助阳药物代之。

临床上常用的解毒药还有黄柏、桑叶、桑白皮、马齿苋等配合黄连解毒；常用扶阳补肾药还包括淫羊藿、菟丝子、附子、干姜、杜仲、续断、鹿角霜等。《景岳全书》云"善补阳者，必于阴中求阳，则阳得阴助而生化无穷"。在温阳补肾的基础上辅以益阴填精，使事半功倍，常用益气养阴生津药有人参、黄芪、五味子、枸杞子、黄精、葛根、麦冬、石斛、玉米须、桑椹等。化瘀通络除用丹参、桃仁、红花、三七、益母草外，赞同古人"搜剔络邪，须借虫类"的思想，喜用僵蚕、蝉蜕、地龙、全蝎等。正如叶天士所云"虫蚁迅速飞走诸灵，俾飞者升，走者降，血无凝着，气可宣通，搜剔经络之风湿痰瘀莫如虫类"；"借虫蚁血中搜逐，以攻通邪结"。此外，牛膝兼有活血祛瘀、解毒除湿、补肝肾强筋骨的作用，亦为常用。

80   论毒邪和糖尿病周围神经病变

糖尿病周围神经病变（DPN）是糖尿病最常见的慢性并发症之一，其起病隐匿，发病率高，影响范围广。根据其病因病机和临床表现可归属于中医学"消渴""痹证""痿证"等范畴，新命名为"消渴病痹痿"。对于糖尿病周围神经病变的病机长期存在争论，学者张宏等认为"毒"在糖尿病周围神经病变发病过程中起重要作用，气阴不足、毒瘀神络是糖尿病周围神经病变的主要病机。消渴病日久耗伤气阴，气阴不足为体质基础，久病导致气血不活，毒邪瘀阻于神经脉络，尤其是四肢神经脉络，出现肢体麻木、疼痛等表现。现代研究认为，代谢紊乱与微血管损害在糖尿病周围神经病变中起着重要作用，神经营养因子、免疫、遗传因素等与之也密切相关。其中代谢紊乱学说和微血管损害学说与毒瘀非常相近，需要从中医角度进一步辨析。日常人们不平衡的生活饮食习惯，高糖、高盐、高脂饮食，多坐少动以及不良的情绪等都会是"毒"之成因。对于糖尿病周围神经的"毒"，主要概括为糖毒、代谢毒和瘀毒。

糖毒与糖尿病周围神经病变的关系

1. 糖毒内涵：血液中的葡萄糖本为人体正常所需的生理物质。但由于胰岛素相对或绝对缺乏，胰岛素抵抗，导致血糖代谢障碍等，血糖水平超出人体生理需要量，既而转化为致病物质，即糖毒。《素问·奇病论》中云"此人必数食甘美而多肥也，肥者令人内热，甘者令人中满，故其气上溢，转为消渴"。经常吃肥甘的食物，就会使食气汇聚，聚集得太多却不能消导，就会使形体肥胖。可见，糖毒最明显的表现就是形体肥胖、内热、中满。消渴病日久，气阴不足，脏腑虚损，变证百出，形成DPN。

2. 从现代医学角度认识糖毒：现代医学认为，葡萄糖在没有胰岛素存在时可以被动弥散进入神经细胞。一旦葡萄糖进入神经组织后，有2条代谢途径：一条在己糖激酶作用下，转化成6-磷酸葡萄糖；另一条通过多元醇通路转化为山梨醇，之后转化为果糖。高糖环境下，山梨醇大量堆积，造成神经细胞膜结构和功能受损，细胞肿胀、变性和坏死，神经纤维出现脱髓鞘和轴突变性，DPN产生。高糖环境，相当于将人体泡于糖水之中，周围神经同时受累，同时还有很多其他糖毒造成周围神经损害的机制。在体外实验研究中表明，中等程度的血糖升高可以导致大鼠神经外膜细胞内酸中毒并且使恢复时间延长。糖尿病并发症控制试验（DCCT）和英国前瞻性糖尿病研究（UKPDS）试验研究发现：严格控制血糖在预防和延缓糖尿病神经病变的发生和发展上起着重要的作用。故有效地控制血糖是治疗糖尿病周围神经病变的基础和关键。

3. 中医临床对糖毒的治疗：降糖在治疗糖尿病周围神经病变中占有重要地位。中药主要是通过改善胰岛素抵抗的作用来降糖，同时通过干预多元醇代谢紊乱等途径来改善糖毒损伤，常使用黄连、黄芩、仙鹤草、黄芪等中药，疗效比较明显。

代谢毒与糖尿病周围神经病变的关系

1. 代谢毒内涵：代谢毒，指机体代谢失衡导致体内产生的毒废物不能及时排出，蕴积在体内，从而对周围神经造成毒害作用。《素问·奇病论》中记载"有病口甘者……此五气之溢也，名曰脾瘅。夫五味入口，藏于胃，脾为之行其精气，津液在脾，故令人口甘也"。在《灵枢·五变》中亦云"怒则气上逆，胸中蓄积，血气逆留，髋皮充肌，血脉不行，转而为热，热则消肌肤，故为消瘅"。此外，在

《金匮要略》中也记载"毒，邪气蕴结不解之谓也"。五谷化五气，五志亦调五气，五气多或不调，湿热痰火浊毒内生蕴结，即造成所谓的代谢毒。尤其是本来就身体肥胖的人，又多吃膏粱厚味，就会导致脾胃损伤，内热积聚，从而进一步耗伤津液，表现为消渴病；机体受到损伤，导致五脏亏虚，就会出现"肺失输布，脾失健运，肾失封藏"，从而进一步导致津液运行失常，而成为消渴病。如果消渴病久病不愈，就会导致毒邪内生，进而损伤气阴，使阴阳气血失调，进而波及脏腑经络，损伤到周围神经脉络。

2. 从现代医学角度认识代谢毒：现代医学认为，造成糖尿病周围神经病变的代谢毒，主要是由于高糖导致机体代谢紊乱出现的氧化应激反应，周围神经自由基防御减少，多元醇通路激活，肌醇紊乱，非酶促蛋白糖基化，脂肪酸代谢异常及神经炎等，经典的途径有多元醇通路、晚期蛋白糖基化终末产物途径，蛋白激酶 C 途径，氨基己糖途径等，氧化应激途径也更多受到关注和研究。

3. 中医临床对代谢毒的治疗：治疗代谢毒，相关研究报道中药通过对多元醇通路和相关代谢紊乱，对蛋白激酶 C 激活，对晚期糖基化终产物形成的干预起治疗作用。一方面重调气，采用柴胡、枳壳、枳实、白芍、赤芍、郁金等中药疏调气机；另一方面要解毒，采用黄芩、黄连、苦参等中药清热解毒，疗效显著。

瘀毒与糖尿病周围神经病变的关系

1. 瘀毒内涵：瘀毒，是指久病导致气血不活，气滞津亏则血瘀，瘀血入络，就会使神络受损。此外，瘀血亦可化热，使热毒内蕴；亦可化寒，使寒瘀并阻，进一步加重了对周围神经脉络的损害。《黄帝内经》云"病久入深，营卫之行涩，经络失输，故不通"。唐容川《血证论·发渴》认为"瘀血发渴者，以津液之生，其根出于肾水，水与血，交会转运……有瘀血，则气为血阻，不得上升，水津因不能随气上布，但去下焦之瘀，则水津上布，而渴自止"。说明了瘀毒会阻滞脉络，导致消渴病，进而导致消渴病痹痿。而糖毒和代谢毒时间长了，也会向瘀毒方向转化，从而造成对周围神经的毒损。

2. 从现代医学角度认识瘀毒：现代医学认为，糖尿病微血管病变可能是造成糖尿病周围神经病变的重要原因之一。神经血流量异常、缺血的炎症反应等均与瘀毒的产生有关。糖尿病患者微血管病变主要是损伤周围神经，如毛细血管基底膜增厚，血管内皮细胞增生，透明变性，糖蛋白沉积，管腔狭窄等，这些微血管病变易造成周围神经低灌注。研究发现，糖尿病患者有多灶性缺血性近侧神经损害及在腓肠神经有大量关闭的毛细血管。微血管血流动力学改变，血管活性因子合成、释放和敏感性的改变，血液流变学异常，都为瘀毒损伤神经的表现。糖尿病早期，因受累的神经组织内阻力小的动脉平滑肌收缩功能减退而扩张，致神经组织微血管的血流量增加，最终结果使血管胶原增生，促使动脉硬化，最后使血流减慢，导致神经组织缺血缺氧。神经血管的血流可受血管活性因子对血管收缩和舒张功能调节的影响。目前研究最多的血管活性因子为氮氧化物和前列腺素。其生成受抑制，导致血小板呈高凝状态，微血管收缩性增强，从而神经组织缺血。糖尿病患者血液流变学异常导致神经缺血。糖尿病患者血液理化性质改变，血液因高血糖、高血脂、血小板黏附性及聚集性增加等因素而呈现高凝和高黏状态，使神经微血管的血流减慢，致使氧的弥散功能下降，导致神经组织缺血缺氧，神经纤维受损变性。另外，糖尿病时神经外膜与神经周围的血管之间形成广泛的短路，造成分流，也促使神经缺血。

3. 中医临床对瘀毒的治疗：中药治疗瘀毒常灵活运用补气活血、理气活血、养血活血与解毒化瘀通络等方法，可使气血调和，经脉通畅，有利于邪毒外出，使机体恢复正常功能。补气活血可用黄芪、葛根等，理气活血可用郁金、川芎等，养血活血可用丹参、当归、鸡血藤等，解毒化瘀通络可用水蛭、三七等中药。有研究，用化瘀益气养阴法治疗糖尿病周围神经病变，有效率达 90%。

综上可见，"毒瘀神络"病机在糖尿病周围神经病变的发生发展过程中起非常重要的作用。结合中西医相关研究看到，糖毒、代谢毒、瘀毒都从不同角度和机制造成糖尿病周围神经损伤，在糖尿病周围神经病变中扮演重要角色。根据糖毒、代谢毒、瘀毒病机的不同可以制定相应的治疗方案，并总结出合理有效的方药，以提高本病的临床治疗效果。

81 从毒邪论治慢性肾脏病感染并发症

　　曹式丽教授从事中医药治疗肾脏病临床及科研工作几十年，学验俱丰，临证精于辨证，用药思路清晰，对于慢性肾脏病（CKD）感染并发症从毒论治具有独到的经验。

　　CKD的患病率增高，已经成为人类面临的主要健康问题。而感染是CKD患者的严重并发症和引起急性发作的常见诱因，带来了沉重的医疗负担。由于本类患者免疫功能低下，加之肾脏排泄和代谢功能障碍以及内环境紊乱，使机体对感染的应答反应异常，抗生素的临床应用受到种种限制，故这一特殊人群感染的诊治仍然是目前难以解决的问题。因此，预防和治疗慢性肾脏病患者的感染，具有重要意义。近年来，相关研究显示毒邪与多种慢性肾脏病的病理进程密切相关。从毒论治CKD感染并发症，通过祛除毒邪，进而提高脏腑自身化解毒邪的能力，对于减轻CKD病情，改善预后，具有重要意义。导致慢性肾脏疾病各种感染并发症的主要毒邪为风毒、热毒、湿毒及瘀毒，各种毒邪致病的病机及临床常用的针对性治疗方法如下。

风毒致病

　　常见于CKD合并上呼吸道感染，感受风毒之邪后所致急性肾小球肾炎或慢性肾小球肾炎急性发作，其主要临床表现为外感症状，如发热、恶风、咽痒而干，或有咳嗽。突发头面或肢体浮肿，镜下血尿加重或肉眼血尿，蛋白尿，尿量减少，甚或肾功能损害或加重；风毒易化热，而见咽喉肿痛、咳嗽舌红，苔黄，脉数。多源于机体正气不足，卫气不固，腠理不密，复因风寒或风热毒邪或皮肤疮痍之毒等外邪内乘，使肺卫郁闭，外不得宣发以散表邪，内不能通调水道以利水湿。此外风毒留滞肌肉经脉，气血互阻，可酿成疮疡、皮疹、痤疮之类；风毒侵犯肌肤，则见皮肤瘙痒症状。

　　CKD患者肾气不足，毒邪易乘虚而入，导致病情反复。其入侵途径，一是邪毒从皮毛玄府而入，肺合皮毛，少阴肾脉注入肺中，外邪由肺经气血之道侵犯于肾；二是邪毒从气道而入，结于咽喉，少阴肾脉注肺循于咽喉，外邪经咽喉随少阴经脉下犯于肾，伤其封藏之功，精血外泄；邪毒不解，盘踞于肾，损及肾阳温煦脏腑之力，导致五脏六腑气化不足。咽属肾所主，喉为肺之门户。风热毒邪搏结咽喉，可循足少阴之支脉侵犯至肾，故肾病的发生常与咽喉密切相关。少阴肾脉循喉咙，挟舌本，注入肺中。外邪入侵，盘踞上焦肺卫，郁结不散，化生瘀毒。迁延反复，形成咽喉→肺→肾的恶性循环。因此要积极清除病灶，截断毒邪犯肾的途径。

　　风毒致病具有善行而数变的特点，易于化热并侵袭肺经，致风热毒邪蕴结咽喉、侵犯肺经。治宜疏风清肺利咽。基础方玄麦甘桔汤/银翘散加减。常用药金银花、连翘、大青叶、牛蒡子、玄参、麦冬、桔梗、射干、蝉蜕、防风、僵蚕、马勃、虎杖、板蓝根、锦灯笼、薄荷、淡竹叶、生甘草。肺经痰热壅盛加桑白皮、葶苈子、黄芩、栀子、杏仁、贝母。凉血宁络加白茅根、小蓟、生地黄、茜草、甘草。

　　中医学强调，咽喉是外邪入侵犯肾的重要途径。现代医学认为，感染源是引起免疫复合物性肾炎最常见的外源性抗原；扁桃体是周围免疫器官，是许多微生物及其他致病因子的入侵口。临床显示，咽喉部炎症是诱发、加重CKD的重要因素。对反复咽喉干燥，疼痛，咽红，扁桃体肿大，并常因咽部或扁桃体感染而导致病情反复者，清除咽喉病灶，防止其循经伤肾，下病上取，是截断病邪犯肾的重要措施。上焦得清，则下焦得安。其中，牛蒡子、桔梗、蝉蜕为清热利咽要药，不仅具有清热解毒、利咽消肿之功，亦有较强的抗菌作用，能治疗咽部及呼吸道感染，减少由细菌感染引起的肾炎性抗原及抗体的产生，抑制免疫复合物对肾脏的损害，对多种致病菌有抗菌和抗病毒作用。

湿毒致病

湿毒易化热成为湿热毒邪，常见于慢性肾脏病合并胃肠道感染及尿路感染。因湿热之邪最易困阻脾胃，或伤及肾与膀胱。特别是服用激素的患者，湿热蕴脾，胃肠运化失司；或湿热毒邪蕴结，膀胱气化失职，水道不利。每易诱发胃肠道感染及尿路感染，加重肾脏病情。

胃肠黏膜免疫缺陷和免疫调节功能受损是慢性肾脏病合并胃肠道感染的主要发病因素。相关研究证实，肾病的发病、病情反复常与胃肠道感染密切相关；肾病患者血清中常可检测到某些血清型大肠埃希菌和食用抗原的高滴度抗体；饮食中某些蛋白质抗原可能作为肾病的致病原。这些提示，由于胃肠道黏膜屏障功能降低或清除外源性抗原的功能降低，可使更多的外源性抗原进入血循环，是导致或诱发肾脏病的原因之一。脾气与现代医学的免疫调节功能有很大关系，这种胃肠免疫功能的低下，免疫清除的缺陷和免疫调节功能的异常，常责之于中医脾气虚弱，气失所养，饮食不化精微。而且，由于脾主运化，脾虚失健，外易遭致湿热侵袭，内易聚湿成水，故而常兼夹水湿、湿热之邪。因此，对常因饮食不慎或胃肠道感染而导致病情反复，临床表现以湿热为主者，当从清化湿热，健运脾胃，调节胃肠黏膜免疫功能，以达治疗作用。

湿热蕴结中焦，症见脘腹痞满，纳呆呕恶，口干不欲饮，大便溏垢黏滞不爽，舌苔黄腻/厚腻有垢，脉象濡数/滑数，是胃肠道感染的常见类型。清利中焦热湿，药物配伍辛开苦降，芳香化浊。治宜三仁汤、藿香正气散、平胃散、三妙丸加减化裁。药用苍术、厚朴、陈皮、法半夏、藿香、佩兰、黄连、白蔻仁、薏苡仁、黄芩、栀子、茯苓等。

清利湿热更是中医治疗慢性肾脏病合并尿路感染的主法。在尿路感染急性阶段，湿热毒邪壅滞下焦，表现为腰痛，排尿灼热/涩痛不利，小腹重坠，尿液黄赤浑浊，舌红苔腻，脉滑数。治以清热利湿通淋。方药选用八正散、导赤散合小柴胡汤、萆薢分清饮加减；肾阴不足，湿热稽留血络，表现为小便短赤，并可伴见心烦，失眠，舌红少苔，脉细数。治以育肾阴、清湿热并施，猪苓汤为常用之方。组方特点为通补结合，药性补而不滞湿，利而不伤阴。

热毒致病

热毒多与风、湿毒相合侵袭，慢性肾脏病因正气不足，易致热毒侵袭，或湿毒壅滞三焦。主要有疖肿、疔毒、丹毒、痤疮等皮肤感染，常使原有病情加重或复发。热毒之邪袭表，肺失宣降，不能通调水道，下输膀胱，以致发热、小便不利、全身浮肿；热毒蕴结于下，易致气化不利，无以分清泌浊，精微随小便而去，形成蛋白尿、管型尿。湿热毒邪侵犯下焦则见热淋。热毒灼伤血络则形成皮下瘀斑、衄血、尿血；甚则热毒入营血，则见高热不解、神昏谵语；甚至鼻衄、齿衄、尿血等症。内动肝风则抽搐震颤。

热毒壅盛者，表现为皮肤疮疡局部红肿热痛，身热汗出，口渴，便干，舌红苔黄，脉数。重在清热解毒，凉血散血。治宜五味消毒饮合犀角地黄汤加减。药用金银花、连翘、紫花地丁、野菊花、蒲公英、鱼腥草、白花蛇舌草、半枝莲、重楼、黄芩、黄连、黄柏、石膏、知母、白头翁、大黄等。

水湿潴留，湿毒蕴盛所致疮疡肿毒泛溢者，重在解毒化湿。治宜予荆防败毒散加减。药用荆芥、防风、柴胡、前胡、羌活、独活、桔梗、枳壳、半枝莲、白花蛇舌草、生地榆、炒槐花、川芎、赤芍、茜草、土茯苓等。组方以荆芥、防风发表达邪，有逆流挽舟之用；柴胡、前胡疏里透毒，以宣展气机为功；羌活、独活出入表里；桔梗、枳壳升降上下；半枝莲、白花蛇舌草化湿解毒；生地榆、槐花溃邪止血；更用川芎、赤芍、茜草、土茯苓入血逐邪，以祛血中之湿毒。土茯苓为治湿毒要药，归经脾肾，能通经透络，解毒除湿，既能渗利湿浊之邪，又能正化湿浊而使之归清，湿渗浊清毒解，精微固藏。

清热解毒泻火药中之鱼腥草具有抗病毒、抗菌、抗炎、镇痛等作用，能增强白细胞吞噬能力，调节机体免疫力，预防继发感染；所含槲皮素能扩张肾动脉，改善肾脏血液循环，具有较强的利尿作用。黄连、黄柏、大黄具有泻下、抗菌、利尿，改善氨基酸和脂质代谢紊乱，抑制残余肾的高代谢状态，并有双向调节免疫功能。

瘀毒致病

瘀毒是导致慢性肾炎发生发展不可忽视的因素，瘀毒致病常见于尿路感染慢性期，病程缠绵，迁延反复阶段。尿路感染临床发生率很高。当处于慢性衰弱状态时，老年肾脏病的患病率可高达 10％以上（长期卧床时甚至 25％～50％），在住院患者的感染性疾病中，其仅次于呼吸道而居于第二位。从临床角度分析，各种针对性的抗菌药物虽已经普遍采用，而几十年来本病的发生率、复发率和再感染率并未显著降低。以致目前仍然是引起肾衰竭的主要病因之一。本类患者预后的突出特点是病程缠绵，迁延反复，防治难度较大。因此，针对这一类尿路感染，在诊断中分析局部与整体情况，以综合调节脏腑功能；在治疗中研究扶正祛邪的有效方法，力求达到既消除病原微生物，又增强机体防御能力，对提高整体疗效，减少复发，改善预后，至关重要。

尿路感染的慢性期，患者由于局部组织形态学改变及伴随的血流动力学改变，其病理过程已由急性期的充血、水肿、炎细胞浸润为主，发展为以纤维组织增生、肾血流灌注不足、肾功能障碍等一系列病理组织学改变为主。中医学强调"久病入络"。已证实活血化瘀中药具有抗凝、抗炎、减轻肾间质纤维化作用，因而在辨证论治的基础上加用活血化瘀药物，对消除症状，改善血运，减轻或修复组织病理损害，延缓肾衰竭进程等方面普遍具有积极意义。

化瘀药物作用各有侧重，需要在中医理论及组方原则指导下，根据血瘀轻重程度配伍选择。轻者采用活血通络，方用桃红四物汤、血府逐瘀汤、桃核承气汤。常用丹参、当归、赤芍、桃仁、红花、川芎、益母草、泽兰、刘寄奴等，透络逐瘀，治疗肾络瘀滞之证。此类药能改善微循环，抑制血小板聚集，改善毛细血管通透性，防止血栓形成。瘀阻重证，需配合虫类破血逐瘀药，如炮穿山甲、土鳖虫、水蛭、全蝎、地龙等，以加强药力。

活血化瘀法治疗慢性肾脏病已为临床普遍应用。肾络瘀滞，一者诸药被拒，难入肾络发挥疗效；二者瘀浊水液交混，可致疾病缠绵难愈。活血化瘀疗法具有提高免疫力，增强疗效的作用。水蛭具有破血逐瘀消癥的功效，具有抗凝抗血栓形成的作用。新鲜水蛭含有一种蛋白类抗凝血物质水蛭素，并含有多肽类、肝素、抗血栓素，能活化纤溶系统，促进已形成的血栓溶解。水蛭还可分泌一种组胺样物质，扩张毛细血管。水蛭素不但能抑制纤维蛋白原的凝固，也能抑制凝血酶催化的血瘀反应，以及抑制凝血因子Ⅴ、Ⅶ、Ⅷ的活化及凝血酶诱导的血小板活性。上述作用可改善肾脏微循环，降低血液黏度，增加肾脏血运，从而缓解炎症反应对肾组织的损伤。

然而，在慢性肾脏病感染并发症的正虚邪恋阶段，重视整体调节，积极治疗基础疾病，以扶正达邪。调理脾胃法是慢性肾脏病感染并发症扶正治疗的关键。一般而言，补肾非一日之功，难求速效，然脾胃若顾护不当，则败可立现。脾胃主消化饮食和运输水谷精微，为后天之本，气血生化之源。只有脾胃健运，才能将水谷精微输布于五脏六腑，四肢百骸。中焦脾胃不能升清降浊，则变证从生。鉴于慢性肾脏病患者的健康基础，加之感染阶段化学性药物或苦寒通利药物的应用，难免损伤脾胃。故其时的脾胃状态，不仅决定治疗方案能否顺利实施，也直接影响药物的吸收及药效的发挥。脾胃功能盛衰甚至会成为病变进退的枢机。因此，无论扶正还是祛邪，注意调理脾胃几乎是中医临床治疗的"通法"。慢性肾脏病发生感染期间，胃肠道黏膜屏障功能受损，表现为纳差、恶心、呕吐、腹泻等。通过调理脾胃，化浊降逆，缓解呕恶，可保护和增强胃肠道黏膜屏障功能，改善患者消化道症状，增进饮食，提高抗病力，为下一步治疗提供条件。

82　从内毒论治肾性贫血

慢性肾脏病（CKD）近几十年来发病率有上升趋势，成人慢性肾脏病的患病率为8%～10%。各种原因引起的慢性肾疾病随着肾功能的下降，都会出现贫血。贫血可以出现在慢性肾脏病的早期，到了CKD5期贫血则是非常普遍的现象。对非透析CKD患者临床观察研究显示：肾功能的损伤程度越严重，则合并贫血发生的概率越高。现代医学治疗肾性贫血的主流方法有促红细胞生成刺激素治疗、铁剂的应用及输血治疗等，虽行之有效，但医疗费用相对较高，个体差异较大，易产生药物抵抗或发生过敏反应，疗效难以持久。马晓燕教授在对肾性贫血的辨证施治中积累了丰富的临床经验，疗效明显，充分体现了中医药优势，因人施治，在临床辨证施治，屡收良效。

肾性贫血中医病因病机

肾性贫血属于中医学"血证""虚劳"范畴。血的化生有赖于肾精及水谷之精，毒邪戕伐肾脏，肾之阴阳失衡，肾精不足，则血液化生无源，肾气不足，则助脾胃运化无力。久病入络，血虚难复，络失濡养温运，络道滞涩，肾络不荣；气血津液不畅，络血失于渗灌，毒邪凝结脉络，缠绵不去，肾络不通。本病病机可以概括为本虚标实，虚实夹杂，以脾肾两虚，肾络不荣为本，内毒瘀滞，肾络不通为标。

内毒的产生机制

内毒多由脏腑气血损害进而升清降浊失常所致，毒素渐缓内伏，并不断蓄积由量变到质变而成毒邪。内毒包含病因和病机双重概念，既是中医病因学中导致疾病发生对人体造成损害的致病因素，也是疾病发展进程中蕴积体内而化生的病理产物，复而诱导疾病的演变，再次侵害人体，恶性循环。

1. 湿毒的产生机制：《中藏经·论水肿脉症生死候》云"人中百病，难疗者莫过于水也。水者，肾之制也；肾者，人之本也。肾气壮则水还于海，肾气虚则水还于皮"。若肾不统水，水液输布失常，水饮停聚，水湿内停，蕴而成浊。久病迁延不愈，正气日渐虚损，水湿浊邪饮停三焦，气机不畅，气因水壅，水因气闭，清浊难辨，久酿为毒。复而戕伐肾脏，水液清浊难分，清流而浊留，蓄积体内，秽浊积久，浊毒更甚；或聚湿生痰，痰湿内蕴，阻遏气机，水病累血，新血不生。

2. 瘀毒的产生机制：浊毒入里，侵袭血络，邪毒蕴结，酿血为瘀，毒瘀互结，瘀毒阻络；久病迁延，毒邪耗伤正气，气虚推动无力，气血运行不畅，继而酿瘀更甚。正如清代周学海《读医随笔·虚实补泻论》云"叶天士谓久病必治络。其说谓病久气血推行不利，血络之中必有瘀凝，故至病气缠延不去，必疏其络而病气可尽也"。久病酿瘀，瘀阻肾络，因瘀而虚，循环往复，瘀凝阻滞，新血不生。

内毒致肾性贫血的发病机制

毒邪瘀滞，肾络不通为慢性肾脏病中末期的主要病机，导致肾性贫血发生之毒邪多为内生之毒。

1. 热化伤阴，肾络失养：湿浊属六淫之邪，易耗气伤阴，气虚易生湿，阴虚易蕴热。湿邪久留聚为水，水停成饮，气化之机怫郁。"肾气从阳则开""肾气从阴则阖"，肾气耗伤，阴阳失衡，开阖失司。湿浊内蕴，水湿蕴蓄不化，日久化热，内蕴成湿热，湿热久郁，热伤阴液。肾主藏精，主骨生髓，为元气之根，肾中阴精匮乏，肾亏髓空，阴精不足，气血生化乏源。《类经》云"精足则血足"，《张氏医通》亦云"血之源头在乎肾"，故而导致肾性贫血的发生。

2. 寒化伤阳，肾络不畅：《素问·至真要大论》云"湿气大来，土之胜也，寒水受邪，肾病生焉"。久病迁延不愈，正气日渐虚损，肾不统水，水饮停聚，聚而为邪，继而形成水饮邪气。《杂病源流犀烛》云"脾气充盛，自能健运，内因之湿何由生，外来之湿何自成，痰即不能为患矣"。水饮邪气日久寒化伤阳，故而脾肾阳虚。脾之运化有赖于肾阳气化，脾阳虚无以化精生血，脾虚亦能生痰，脾肾阳虚，湿邪愈甚，如此往复，耗伤更甚。络失温运濡养，肾络不荣，血虚难复；同时脾虚统摄功能失司，固血摄血无权，则血易离经而外溢，亦可导致肾性贫血的发生。

3. 瘀毒壅盛，肾络痹阻：浊毒阻滞肾络，日久化瘀，血液渗灌不利，血络不畅，肾络痹阻；正气亏虚，推动无力，血行不畅，气机瘀滞更甚；三焦气化失常，浊毒弥漫，伐伤气血。如此往复，瘀血与邪气凝结脉络，缠绵不去，络血失于渗灌，肾络不通，无以统摄化生气血，故而瘀血不去，新血不生，新血不生，百病丛生，瘀血阻络，血不归经，亦可致出血，故而血虚更甚。

内毒致病的危害性

中医学认为"浊"为害清之邪气，属阴邪，为气血津液停滞所化，包括浊气、瘀血和痰饮水湿等。《素问·五常政大论》王冰注"夫毒者，皆五行标盛暴烈之气所为也"。浊毒致病易损脉络，当浊毒伤及络脉导致络病时，表现出易滞易瘀、易入难出、易积成形的病机特点。《金匮要略心典》云"毒，邪气蕴结不解之谓"。若浊邪积聚，日久不解，浊阴不降，水湿痰瘀等阴邪蕴积体内过多，缠绵阻滞，又可作为病因再次侵害人体，可谓恶性循环，渐成痼疾。可见内生之毒具有渐伏于内，缓酿成毒的发病特点，而不止于邪盛暴烈之性。清代徐延祚《医医琐言》云"毒之所在，病必生焉"。毒邪蕴结，浊邪污秽质重，易胶着壅滞于阴血之中，不通则痛，临床表现可为肢体困重或腰部不适疼痛之症，且气机阻滞、气血不和亦可引起肝郁之情志改变，故而慢性肾脏病中后期患者可有烦闷郁怒之表现。湿浊内停则可见齿痕之舌象，瘀血阻络则为紫暗瘀点之舌象。同时，内生之毒是直接引起人体衰老的原因，内毒在脏腑组织中沉积，必然导致脏腑组织功能减退，影响代谢功能，使人体功能衰减呈现老化之态，可见乏力气短、易于疲劳、早生白发、皮肤粗糙等。因此，浊毒既是对人体脏腑经络及气血阴阳造成严重损害的致病因素，也是指由多种原因导致脏腑功能紊乱，气血运行失常，机体内产生的代谢产物不能及时排出，蕴积体内而化生的病理产物。

辨证论治

本病若发病于慢性肾脏病初期，应予健脾补肾以抗毒，以调理脾胃为根本，此法体现中医"缓则治本"的治疗原则。若发生于慢性肾脏病中后期，应予解毒、排毒、抗毒为主，全方位、多途径祛毒外出。此法体现中医"急则治标，标本兼治"的治疗原则。经多年临床观察，大部分慢性肾脏病患者因未及时治疗，或疾病进展较快，继而肾性贫血在慢性肾脏病中后期发生较为多见。马教授结合中医学理论知识，认为肾性贫血当从毒瘀论治，主张以祛邪解毒兼活血化瘀为主进行治疗。制方遣药方面，遵从《黄帝内经》"去菀陈莝"原则，重在泄浊、祛瘀、通络，继而达到解毒、排毒的目的。同时，佐以健脾补肾，疏肝调气，益肺固卫以扶正，调理脏腑气血阴阳，提高机体自身抗毒能力。

1. 解毒法：水、湿、痰、瘀等毒邪是肾性贫血发生、发展的重要决定因素，故当清利，以消其害。根据辨证结果，组方时应用法半夏、茯苓、苍术、茵陈、藿香、佩兰等化湿之品以祛湿，辅以牡蛎、龙骨等养阴固涩；遵循《血证论》"瘀血不去，新血且无生机，以祛瘀活血之法贯穿治疗始终，使肾络通畅、瘀血去而新血生，选方用药多加入当归、丹参、川芎、三七、小蓟等活血化瘀之品。解毒化瘀应同时进行，方可瘀去毒消。加入黄芩、白花蛇舌草、蒲公英、青风藤等清热解毒之品以解内源之毒，半边莲、水蛭、地龙等药活血化瘀之品以化内源之瘀。毒瘀致病理论，符合现代医学观点。肾衰竭时体内代谢产物蓄积，影响了红细胞的代谢和正常形态，导致红细胞被破坏，患者多伴有不同程度的贫血，贫血程度与肾功能成负相关，而降低尿毒症毒素蓄积可减少对造血系统的抑制，有利于改善贫血，同时可减少感染机会、改善肾功能。现代医学治疗肾性贫血主要以红细胞生成刺激剂为。研究证明，使用红细胞生成刺激剂能显著影响患者的情感幸福，减轻疼痛，改善疲劳症状。

2. 排毒法：排毒法即给邪以出路，不使毒邪留蓄体内。化解毒邪后，尽快使毒瘀排出体外，从而减少对机体的损伤。《素问·汤液醪醴论》中所云"开鬼门，洁净府"，对毒瘀的治疗也可遵循此法。慢性肾脏病患者晚期消化系统屏障功能减弱，毒素潴留于体内，病理代谢产物瘀积。荡涤肠胃，使毒邪排出体外，有利于缓解症状，亦可达到排毒保肾的目的。治疗本病可针对毒邪的不同病位，就近引导，给毒去路，以"排毒"为治。在制方选药方面，常加入枳实、厚朴、大黄等药材，排泄浊毒使其不能耗伤阴血，祛邪不伤阴，调节人体阴阳、气血、脏腑功能，利于浊毒排出体外。

同时，采用中药足浴、药浴疗法达到排毒之功效。通过药浴熏洗产生的温热效应，使组织温度升高，疏松腠理，药物经肌腠渗入体内，调节局部营卫功能，达到抑制有害物质的产生及释放的目的。同时，温热效应亦可加速体内血液流动，舒张血管，调节微循环，有利于排泄深层废物及有害介质，减轻患者中毒反应，改善营养状态，纠正体内气血津液输布障碍，继而达到治疗肾性贫血之目的。

3. 抗毒法：扶助正气，使正气内存，邪不可干，为此法之要领。在内毒致病后期，正虚邪恋，迁延日久，正气无力祛邪，疾病缠绵难愈。通过辨证论治，以黄芪、白术、当归、太子参、何首乌、鳖甲等药，补益气血，气旺则血亦生，行血摄血有权；辅以牡蛎、龙骨等收敛固涩以益气养阴、同时佐以柴胡、白术、茯苓、黄芩、山楂、神曲、麦芽等药协助脾胃升清降浊，制约补益之品滋腻之性，以防清浊难辨。诸药配伍，以达补益气血、调理气机、抗毒消浊之功。

83 从毒邪论治肾间质纤维化

肾间质纤维化（RIF）几乎是各种肾脏病进展到终末期肾衰竭（ESRD）的共同途径。无论是原发性肾小球疾病或是肾血管及小管间质性疾病，肾间质纤维化程度与肾功能的相关性比肾小球硬化与肾功能的相关性更为密切。肾间质纤维化在人类肾脏疾病转规中起主导作用。随着对肾间质纤维化研究的不断深入，现代医学抗肾间质纤维治疗已取得了长足的发展，但其治疗效果尚不理想。中医药的研究和治疗已显示出了良好的前景。学者杜治锋等对肾间质纤维化从毒邪论治进行了论述。

肾间质纤维化的中医研究与思考

传统中医理论中无肾间质纤维化一词，多是依据各种慢性肾脏疾病最终可因久病伤正而导致正虚邪实，浊邪上逆，出现水肿，癃闭，关格等的结局，与现代医学中慢性肾脏疾病最终导致慢性肾功能不全所出现的疾病进程认识颇为一致的观点，而将其归属于"水肿""癃闭""关格"等病症，这都是主要依据临床表现来命名的。也有学者提出将肾间质纤维化归属中医络病及微观辨证之癥积范畴。

近年来中医药防治肾间质纤维化虽然取得了一定成就，然而中医药辨证肾间质纤维化在理论和临床上的发展与提高以及有效药物的开发等，却受到了病机、病证、治法方面认识尚不够一致和确切，特色难以发挥等的限制。主要因素有：①缺乏具有针对性的、符合肾间质纤维化发病学和病理生理学特征的中医理论认识体系；②缺乏对肾间质纤维化病变过程与辨证施治内在联系的深入研究；③肾间质纤维化的证候特点已难以用单一指标表示。目前对肾间质纤维化临床表现的产生机制及其辨证施治的理论依据，在中医学方面仍缺乏较为深刻而适宜的探讨，因而对于肾间质纤维化效方的研制与优化也形成了一些不便。这就需要对指导临床的肾间质纤维化病因、病机理论和治法方药进行进一步的思考和研究。"毒邪致络病"学论认为，毒邪瘀阻络脉正是络脉病患病部位深、病情重、病势缠绵的机缘所在。现代医学研究也证实肾脏主要由数以百万计的肾小球毛细血管网及层层分布、贯穿内外的肾小管、集合管系统组成，它们之间又包括各种间质细胞，纤维蛋白等。而肾络应当是肾脏间质、肾小球、肾小管及血管内皮细胞。肾间质纤维化作为络脉病与毒邪密切相关，这可能是对肾间质纤维化理论的新思考。

中医对毒及毒邪致病的认识

1. 毒与毒邪的涵义：毒的本义，《说文解字》中释为"害人之草，往往而生"，引申为厚也，恶也，害也。毒在中医学中主要包括 4 个方面：①泛指药物或药性；②指病症；③指治法；④指致病因素或病理产物。本文主要讨论病因之毒，即毒邪。毒邪不是一种特定的致病因素，而是泛指对机体有强烈刺激和危害作用的致病邪气。因此，大凡内外致病因素，当其致病性很强对机体危害严重时，便成为"毒邪"。

2. 毒邪的来源：疫之毒，"大风苛毒"及温病中的温毒、疫毒和《诸病源候论》之中蛊毒、药毒、虫兽毒等；亦有六淫过甚转化成毒邪及外邪内侵蕴久成毒，但此毒已不仅是单纯病因学的概念，而是更多地包含了一定病理学过程的范畴。同时具备外受内生的双重含义。内生邪毒，是由于机体阴阳失和，气血运行不畅及脏腑功能失调导致机体生理代谢产物不能及时排出或病理产物蕴积体内而化生。强烈的情志刺激或长期七情内伤，饮食不节及劳逸失度可为内毒产生的诱因。内毒常发生于内伤杂病的基础上，多由诸邪蓄积，胶结滞壅而致，既是慢性疾病之果，又是加重原有疾病并产生病情变化的原因。对某些潜伏隐袭疾病而言，毒邪作祟更是导致疾病暴发，凸显的和加重直接原因。

3. 毒邪致病特点：骤发猛烈善变：起病急，传变快，多直中脏腑，病势重笃，不断变化，变证丛生。毒邪多胶结壅滞，毒瘀火结：毒邪常与痰湿火热诸邪胶结，毒邪内壅，气血不畅，气滞血瘀，瘀毒互结，更壅滞气血，毒邪胶结愈甚。尤其毒邪最易于与火邪相兼为病，毒瘀亦能郁而化火灼伤血脉。毒邪治病亦可虚实夹杂，日久入络，顽固难愈。毒邪内蕴体内，血络不通，毒瘀痰火壅滞，病邪深伏，缠绵难愈；同时火毒耗伤气阴，损伤脏腑，虚实夹杂，顽恶难愈。

毒邪与肾间质纤维化的相关性

1. 肾间质纤维化的病因病机：是多因素作用的结果。①体质虚弱。先天禀性不足，房劳伤肾，久病失养或年老体衰，精血亏虚，脏腑功能减弱，气机壅滞，痰瘀内生，蕴积日久化毒，痰瘀毒交结于肾络而形成间质纤维化。②饮食劳逸。嗜食肥甘厚味或嗜酒无度，蕴热化火生痰；或过劳伤脾，脾失健运，痰饮内停，痰浊阻滞，日久化瘀，痰瘀交结；或过逸气血不畅，痰浊内生，瘀久化毒，痰瘀毒交结于肾络而形成间质纤维化。③情志失调。"思则气结"，思虑过度则伤脾，水津失于转输，则气机郁滞，痰瘀内生，蕴积日久化毒，痰瘀毒交结于肾络而形成间质纤维化。④外邪侵袭。风寒、风热、时行疫毒，侵入体内，或因先天不足，久病失养，年老体衰，或因失治、误治，病邪未及时清除，稽留于体内蕴久成毒，进而影响脏腑功能，耗伤气津，痰浊瘀血内生，邪毒与痰瘀互结蕴滞于肾络而引发间质纤维化形成。本病病位在肾，主要病机为痰浊瘀毒郁滞于肾络，与脾、肺、肝、心关系密切。本病病性为本虚标实，虚实夹杂，毒邪贯穿于肾间质纤维化疾病的整个病理过程，并是本病迁延不愈，变证丛生的主要因素。毒邪内伏，可导致肺卫不固，营卫失和，气血亏虚，脏腑损伤。由此可进一步加重正衰，增加内毒化生，痰浊瘀毒等代谢产物堆积，从而促进纤维化进程。若迁延日久，其毒可随"五脏之道"随处可到，上犯上焦，心肺气机不利，则胸闷，烦躁，甚则气短心悸；犯及中焦脾胃，升清降浊无权，则恶心呕吐，纳呆厌食，便秘或腹胀便溏；上扰清窍则出现烦躁不安，畏光嗜睡，甚或昏迷。久病重病，瘀毒不除，肾气虚极，中阳衰败，正气衰竭，浊阴不降，浊毒上犯，肝风内动而见神倦欲睡，泛恶，甚则口有溺味，预后多不良，每可产生危殆。

近年来，现代医学对肾间质纤维化的发病机制的研究中，发现肾小管间质细胞的活化，类症细胞浸润，血管活性物质导致纤维化细胞因子过度表达等因素，在肾间质纤维化发生和发展过程中，起着重要作用。肾小管-间质病变均伴有单核细胞浸润，间质细胞增多，这些病理性增多的细胞与肾小管上皮细胞可合成和分泌细胞外基质，并使其直接参与肾间质纤维化形成，也可通过释放细胞因子或血管活性物质促进细胞增殖和细胞外基质（ECM）沉积，从而间接参与间质纤维化形成。ECM 在肾间质的过度沉积是引起间质纤维化的主要原因，而造成 ECM 大量沉积的直接原因则是肾间质中 ECM 产生增多和分泌减少。在间质中成纤维细胞、肾小管上皮细胞和血内皮细胞等细胞均能合成和分泌 ECM，其中成纤维细胞是肾间质中产生 ECM 的主要细胞，在肾间质纤维化中发挥着重要作用。从现代医学的角度来看，毒的概念包含了类症细胞浸润、类症介质、细胞因子的产生、补体活化以及代谢物质的潴留等内容。此外，现代医学认为，在肾间质纤维化的过程中，由于一些肾毒性药物如马兜铃、广防己、关木通、青木香、细辛、雷公藤、川乌、草乌、马钱子等，西药的氨基糖苷类，非甾体消炎药，环孢素 A、造影剂，抗肿瘤药物等的使用，或者药物本身即具有的肾脏毒性（如需从肾脏排泄等），都可对肾脏造成不同程度的损害。上述各种物质均可以包含于中医"毒邪"范畴中，由此可印证毒邪与肾间质纤维化的相关性，表明其贯穿了整个病理过程。

2. 临床特征：毒邪致病显然有一定的致病特点，但因毒邪的来源、滋生条件、病损部位、毒力大小是否兼夹他邪以及患者的体质等的不同，临床表现也各异。毒邪之为病，必然损伤正气，在初期毒邪作用于局部肾络，只有毒邪达到一定阈值时，便不断瘀积，促使肾络纤维化，此时可无症状或症状轻微，当毒邪不断瘀积，正气严重受损，邪胜正衰时才致变证丛生。

肾间质纤维化的治疗原则及方法

毒邪贯穿了肾间质纤维化发生、发展和演变的整个过程，而毒之为病，当以解毒为第一要义。由于形成内毒的病因及种类不同，因此解毒的方法及内容就各不相同。具体而言有排毒法、解毒法和抗毒法等之分。

1. 排毒法： 排毒就是针对毒的部位，因势利导，给毒邪以出路，泄毒于外。临床上主要采用泄腠理，利小便，通大便3法。

（1）泄腠理：乃根据"肾主外"之理论，肾与皮肤腠理密切相关。使用本法的目的并不在于发汗，而在于通过微汗，或调和营卫，疏泄腠理，使"毒邪"由深出浅，从皮毛、汗孔排除，使外感之风、寒、湿、热及内蕴之水湿诸邪随之透出，同时还能调畅气机，改善肺卫郁遏不畅之状态，以使肺能"朝百脉，通调水道"。针对不同病因，可采取疏风散寒、解表祛毒、清透解毒、祛风除湿解毒等法。

（2）利小便：本法选用具有疏通利尿作用的药物，使毒邪随小便而排出体外，值得注意的是肾间质纤维化以虚为本，本虚致标实，不可一味分利攻逐，应在培补肾元、健脾益气等补虚治本的基础上予以利尿，否则肾与膀胱之气化不行非但小便难排，反而更伤肾本。

（3）通大便：本法选用具有通下肠腑，消积导滞作用的药物以通腑泄浊，开启脾胃，促使毒邪排出体外，祛邪以安正。此外还可配合中药灌肠以通腑泄浊排毒。

2. 解毒法： 在肾间质纤维化病变过程中，毒邪多与痰湿、瘀血夹杂，因此祛除瘀血痰湿可以使毒少依附，避免兼夹为患。化痰解毒常用牡蛎、海藻、昆布、龙骨等化痰软坚之品，并配合玉米须、丝瓜络通络之药。化湿解毒常用姜半夏、土茯苓、厚朴、苍术、藿香、佩兰。活血化瘀解毒则用丹参、川芎、桃仁、红花、莪术、水蛭等。息风解毒则常用天麻、钩藤、石决明等。此外毒邪致病多呈火热证候，清热解毒法亦不可少，清热解毒法能解外源性之毒——细菌、病毒、内毒素、还能解内源性之毒——氧自由基、炎症介质和组织因子，可选用黄芩、六月雪、鱼腥草、白花蛇舌草等。

3. 抗毒法： 抗毒即是扶助正气，增强体质，调理脏腑的阴阳气血，提高机体脏腑的功能，抵抗毒邪损伤。阴阳气血是机体抗毒能力的物质基础和始动力，阴阳气血亏虚，则机体抗毒能力随之减弱。解毒或排毒能力也会随之降低；而阴阳气血旺盛，机体抗毒能力也会增强，解毒或排毒能力也会提高。因此在肾间质纤维化的治疗中，抗毒法也是不容忽视非常重要的一种治疗方法。

综上所述，毒邪与肾间质纤维化密切相关，其贯穿了肾间质纤维化发生、发展和演变的整个病理过程，因此可以展望，解毒、排毒、抗毒三法的相伍用可能是防治肾间质纤维化的有效途径之一。

84 从"微炎症-毒损肾络"论治慢性肾衰竭

　　学者于敏等以慢性肾衰竭（CRF）"毒损肾络"病机理论与微炎症发病机制的相关性为切入点，结合 CRF 微炎症状态的发生机制及其在 CRF 发生发展中的作用，并通过理解中医学"毒邪"与微炎症的关系及在 CRF 中作用的病机，探讨中医治疗 CRF 从毒邪立论的思路与方法。其认为"毒损肾络"是 CRF 微炎症状态的病理基础，并贯穿 CRF 微炎症状态的始终。炎症因子的作用与中医学的"毒随邪生、变由毒起、毒损肾络"观点相一致。解毒通络、健脾补肾法重在保肾，清除毒素，可抑制炎症因子在 CRF 中的致病作用。

　　慢性肾衰竭是一组由各种慢性肾脏病所导致肾功能损害，不能维持生物体内环境的稳定状态而出现的一系列症状和代谢紊乱的临床综合征。近来诸多研究发现 CRF 患者普遍存在着微炎症反应状态。这种微炎症既有别病原微生物感染，亦不同于全身炎症反应综合征。慢性微炎症反应与肾功能下降程度密切相关。同时微炎症反应亦在 CRF 进展恶化中起着重要作用，是 CRF 患者心血管事件发生率和死亡率居高不下的主要原因。目前已引起国内外肾脏病学者的广泛关注，亦成为研究和预防 CRF 发生、发展及预后的关键。目前对微炎症状态尚缺乏有效的治疗方法，因此加强对 CRF 微炎症状态的中西医发病机制相关性的探讨及治疗方面的研究，对改善 CRF 患者的预后有极其重要的意义。

微炎症状态与 CRF

　　微炎症是指由非病原微生物感染引起，表现为全身循环中炎性蛋白、炎性细胞因子升高，导致患者出现各种并发症的非显性炎症状态，具有持续性和相对隐匿性，其实质就是免疫性炎症。终末期肾病（ESRD）病死率明显高于一般人群，已被越来越多的研究证实微炎症反应状态在其中起重要作用。CRF 患者普遍存在慢性微炎症状态，主要表现为如白细胞介素-1（IL-1）、白细胞介素-6（IL-6）和肿瘤坏死因子-α（TNF-α）等单核细胞衍生的细胞因子水平增高和 C 反应蛋白（CRP）等正性急性时相反应物增多。众多研究表明，微炎症状态与 CRF 患者营养不良、动脉粥样硬化等并发症的发生有极其密切的关系，也是导致 CRF 并发心血管疾病（CVD）的主要因素，微炎症状态已被认为是预示 CRF 预后的可靠指标。

CRF 微炎症状态的发生机制

　　肾脏是兼有排泄和产生细胞因子功能的器官。CRF 时体内代谢紊乱，氧化应激及晚期糖基化终末产物（AGE）增加，导致炎性蛋白及炎性细胞因子产生增加，而肾脏在 AGE 的代谢中起重要的作用。CRF 时肾脏的清除能力明显降低，导致炎症因子在体内潴留，而血液透析及腹膜透析并不能清除这些炎症因子，因此 CRF 患者无论是否已经进行透析治疗，均存在微炎症状态。目前对于 CRF 产生微炎症状态的机制尚未十分清楚，但概括起来主要有以下几点认识。

　　1. 氧化应激反应增强，抗氧化能力降低：氧化应激反应可激活血液中的中性粒细胞和单核细胞，活化补体系统，产生大量的 IL-1、IL-6 及 TNF-α。有学者发现 CRF 患者氧化应激增强的原因与体内某些毒性物质蓄积有关，其中比较明确的有晚期氧化蛋白产物（AOPP），其亦是近年来引起广泛重视的大分子毒素之一。

2. CRP 浓度增高，促进微炎症产生：CRP 是肝脏在炎症刺激产生的多种细胞因子如 IL-6、TNF-α 作用下生成的急性时相蛋白原型，参与局部或全身炎症反应。CRP 在（ESRD）患者体内呈高表达状态，可诱导单核细胞产生炎症因子和组织因子，促进炎症的发生发展。CRP 在多数组织受损、感染和炎症中于 6 小时内迅速升高，是微炎症状态的一项客观、敏感的指标，是机体存在细胞因子激活的标志，故 CRP 升高可作为晚期肾脏疾病患者持续炎症状态的标记。微炎症状态的存在又可加剧贫血、营养不良、动脉粥样硬化性心脑血管并发症。

3. AGE 与微炎症状态：AGE 在糖尿病及尿毒症患者体内蓄积，主要沉积在皮肤、肾脏及血管等组织内，可活化多种炎症细胞因子，激活氧化应激反应，产生氧自由基，加速动脉硬化及肾小球硬化。AGE 潴留与透析相关性淀粉样变、动脉粥样硬化等 CRF 并发症的发生有关。CRF 患者循环 AGE 水平明显增高。

4. 血管紧张素Ⅱ（AngⅡ）产生增加：CRF 时体内 AngⅡ分泌增加，特别在肾脏局部 AngⅡ合成显著增高，AngⅡ本身就是一个致炎症因子和纤维化因子，且可刺激肾小球系膜细胞分泌 IL-6、TNF-α，刺激单核细胞分泌单核细胞趋化蛋白 1（MCP-1）等炎症细胞因子，从而促进微炎症的发展。

5. 脂质代谢异常：CRF 患者 TG、TC、LDL 均有不同程度的升高，尤以 TG、LDL 升高最显著，而 HDL 则降低。脂代谢异常参与了微炎症状态的发生，Lp（a）是近年来颇受关注的一类脂蛋白，是一种类似低密度脂蛋白的脂质，是动脉粥样硬化斑块中重要的脂质成分。近年来有报道认为，Lp（a）对判断是否有炎症有重要意义，是敏感的炎症标志蛋白之一，甚至是比 CRP 更敏感的急性时相蛋白，可能为 CRF 患者微炎症状态的原因之一。

6. 其他因素：CRF 时可能存在的心力衰竭及肠道功能紊乱使肠道毒素弥散入血刺激单核细胞分泌炎症因子；透析的质量及透析膜的不相容性等亦可激活免疫细胞及补体，以及酸中毒等都在 CRF 微炎症的产生中起着一定的作用。

毒损肾络病机与 CRF 微炎症发病机制的相关性

1. 毒的含义："毒邪"在一定意义上是指病因之毒，是决定许多疾病发生、发展和转归的重要因素。根据 CRF 的临床表现，隶属于中医学之"关格"范畴，其主要病机为脾肾衰败，毒瘀内蕴，损伤肾络，为本虚标实之证。毒邪贯穿于 CRF 的始终，既是 CRF 发病的始动因素，也是其病情发展的关键所在。中医学所谓"毒"至少应具备 3 个方面：①能够对机体产生毒害或损害。②具有多样性和应用的广泛性。③邪盛谓之毒，而毒邪包括外毒和内毒。CRF 时的微炎症状态是内毒。内毒是因脏腑功能失调和气血运行失常而导致机体的生理或病理产物不能及时排除，而致痰、瘀、湿、浊、热、水等蕴积体内，化生毒邪，而毒邪既是病理产物，又是新的致病因素，代表着一种非常邪所能为的病势胶着、顽固不愈的病因病理概念。毒邪可随经脉、血液入肾，损伤肾络，导致肾脏的生理功能失调，而出现一系列的病理变化。CRF 时体内各种代谢紊乱（包括水、电解质、酸碱平衡失调）及 CRF 时高表达、分泌增加及蓄积增多的 CRP、AGE、AngⅡ、AOPP、IL-1、IL-6、TNF-α、Lp（a）及 MCP-1 等都可以称之为"毒"。

2. 毒损肾络与 CRF 微炎症状态：络脉是运行气血的通道，既是病邪侵入的通路，也是容邪之所。肾络的调达是全身气机调畅的保证。生理状态下，肾络通畅，则能开能合，能出能入，能收能放，保证了气、血、津、液的正常代谢，从而维持机体的各种生理活动。病理状态下，肾失所主、所统之用，则导致水、湿、浊、瘀、痰、热等邪内生，影响络脉运行气血功能，久则蕴积为毒，入络则难解。毒既是因又可为果，故毒损肾络是 CRF 微炎症状态的病理基础，并贯穿 CRF 微炎症状态的始终。而毒损肾络的病理基础可能是体内高表达的炎症因子所引起的肾内炎症反应。各种肾脏病变进展到 CRF 阶段都有共同的病理特征，即肾小球硬化、系膜基质增多和肾小管间质纤维化。瘀血既是 CRF 病理产物又是标证之一，这一点与 CRF 发生后肾血流量减少、肾小球滤过率下降是一致的。近年来研究发现许多炎症因子与 CRF 微炎症状态关系密切，在诸多的炎症因子中 IL-1、IL-6 及 TNF-α 尤为重要，其能刺激内皮细胞分泌炎性介质，激活凝血系统，抑制纤溶系统，增加炎性渗出和中性粒细胞溶酶体酶释放及氧自由基产生，从而促进炎症的发生与发展。中医学虽无"微炎症状态"的病名，但从微炎症状态的病理物质是炎症因子来看，可归属为中医学"浊毒""瘀血"等范畴。CRF 为本虚标实之证，其本质属于虚证范围，由于脾肾虚损，往往伴有不同程度的湿浊与瘀血停留，也就是有不同程度的炎症因子增高，因此微炎症状态应属于 CRF 的"标证"。研究表明，肾排泄功能与微炎症具有直接相关性，肾功能不良患者肾小球滤过率越低，血浆 IL-6 及水平越高。毒损肾络是指体内高表达的炎症因子导致的肾小球硬化、肾小管间质纤维化。毒损肾络导致 CRF 的发生发展与 CRF 微炎症状态导致 CRF 进展的机制是相一致的。肾脏是炎症介导物的重要靶器官，炎症因子是引起肾内炎症的原因，又是炎症反应随之而生的病理性标志产物，高表达的炎症因子即是毒，炎症因子的作用与中医学的毒随邪生，变由毒起的观点是一致的。毒损肾络亦指 CRF 时体内代谢紊乱，氧化应激及 AGE 增加，导致炎性蛋白及炎性细胞因子产生增加，过度积聚从而介导肾内炎症反应，加速动脉硬化及肾小球硬化，促进 CRF 的进展。动脉粥样硬化是 CRF 患者微炎症状态的重要表现之一，其形成及粥样斑块的不稳定均为炎症活动的结果。其发生的机制可能与纤维蛋白原、Lp（a）及 CRP 直接促进动脉粥样硬化的发生及血栓的形成，以及细胞因子能抑制脂蛋白酯酶的活性引起高甘油三酯血症，从而促进动脉粥样硬化的形成有关。Lp（a）作为一个炎性因子在肾小球硬化中起着重要的作用。许多肾脏疾病肾小球内均有 Lp（a）的沉积，且沉积的程度与肾小球硬化的程度相关。Lp（a）具有损害肾动脉内皮细胞的作用，能影响肾小球的血流动力学，并能增加血管张力。这一机制与中医学所谓瘀血阻滞肾络导致 CRF 的病理变化及病程的进展是一致的。中医学认为瘀血即是 CRF 的病理产物，反过来又作为病因进一步导致脏腑功能失调，病变加重，使病机复杂化，瘀毒对 CRF 症状的产生及病情的不断进展至关重要，随着肾功能的衰减，血瘀兼证发生率亦随之升高。

健脾补肾，解毒通络是抑制 CRF 微炎症状态发病机制有效途径

根据毒邪多变的致病特点，必以健脾补肾（通过健脾补肾可以使机体正气恢复，以清除炎症标志物赖以产生和发展的条件，即减少毒邪产生的环境条件，达到"正气存内，邪不可干"，乃扶正固本之基）、化浊解毒（解毒可抑制炎症因子的致病作用，即使毒易于分解，即伏其所主，应先其所因之法）、活血通络（通络可改善肾内单核细胞和巨噬细胞浸润及促使细胞因子的释放，即疏通气血，使邪有出路，既病防变之道）之法，方可标本兼治，促进疾病的康复。

CRF 的发生是由于各种慢性肾脏病日久不愈，脾肾虚衰，水液、湿浊、痰瘀等毒邪内蕴，化生毒邪，损伤肾络演变而成，为本虚标实之证，故在治疗上应标本兼治，才能收到良好的效果。健脾补肾乃固护正气，正本求源之大法。气血俱伤、肾络瘀阻是 CRF 的病理转机之一；久病入络，久病必瘀，久病必虚，脾肾两虚，络脉失和。络脉是经脉气血调节与营养作用的场所，也是毒邪传变之通道，法《黄帝内经》"祛瘀陈莝"之旨，化瘀通络可以使气血调和，经脉畅通，利于毒邪从营透气而出，因此化瘀通络法是 CRF 的主要治法之一，即通过活血通络法治疗 CRF 可达到抑制 CRF 微炎症状态的目的。痰瘀、湿浊、水邪内蕴化为毒邪，是 CRF 的主要致病因素，当属内毒范畴，内毒是机体代谢中不断产生的病理产物，机体自身解除毒邪的能力随着 CRF 的病情发展而不断下降，毒邪善变，故解毒可防其变。解毒法就是化解转化毒素，使毒邪分解和排出，给毒邪以出路，促使机体恢复生理平衡，邪去则正安。治毒亦应根据毒邪的性质而确定不同的解毒之法，如湿毒则祛湿，浊毒则芳香化毒、通腑排毒，热毒则清热，瘀毒则化瘀通络，痰毒则化痰，水毒则利水，虚毒则扶正等。可见解毒具有广泛的涵义，激活机体自身的解毒能力，使毒邪外出，是解决 CRF 发生发展的关键所在。实验研究已证实解毒通络法具有抑制体内 AGE，降低肾素血管紧张素系统活性，干预 Ang Ⅱ、转化生长因子-β（TGF-β）过度形成，促进细胞外基质降解，保护肾功能的作用。

85　从毒损肾络论治慢性肾衰竭胰岛素抵抗

　　胰岛素抵抗（IR）是指因患者胰岛组织器官对胰岛素的反应敏感性降低、受损或丧失而产生一系列病理变化和临床症状。慢性肾衰竭（CRF）时会出现胰岛素抵抗，且与肾功能损害相平行。据调查，CRF患者中有IR者占47.0%，尿毒症患者中约为80.0%。CRF患者存在IR不仅会加重CRF患者的水、电解质及酸碱平衡紊乱，而且能引起蛋白质和脂肪代谢异常，也是高血压、高凝倾向、动脉粥样硬化及蛋白质营养不良发生发展的主要原因，同时也是促进肾功能恶化的一个重要因素。学者于敏等认为，探讨CRF中医"毒损肾络"病机理论与肾内微炎症及胰岛素抵抗发生机制的相关性，对丰富CRF的治疗思路，改善CRF患者的预后有极其重要的意义。

毒损肾络是 CRF 胰岛素抵抗的病理基础

　　1. 毒的含义：毒邪在一定意义上是指病因之毒，是决定许多疾病发生、发展和转归的重要因素。CRF之毒主要指内生之毒，机体内的生理或病理产物不能及时排除或化解，蕴积体内，化生毒邪，其病势胶着，顽固难除，寓于诸邪之中。痰、湿、浊、瘀、热邪是CRF、IR毒邪形成的物质基础。毒邪具有损伤、致变、顽固、秽浊、结聚、依附、入络等多种病理特性。从毒论治CRF，古代医家亦有论述，如《证治汇补·癃闭》云"既关且格，必小便不通，旦夕之间，陡增呕恶，此因浊邪壅塞三焦，正气不得升降……阴阳闭绝"。《医门法律·关格门》中提出"凡治关格病，不知批郄导窍，但冀止呕利溲，治其标，使穷力竭，无益反损，医之罪也"。实际上，CRF之毒涵盖了水毒、湿毒、脂毒、瘀毒、痰毒等，是疾病过程中气、血、津液运化失常，致浊、瘀、痰、水、湿、热等病理产物不断积聚，凝结而成的具有毒害作用的病理物质，内攻脏腑，外趋皮肉，从而导致CRF、IR的发生发展。

　　2. 肾及毒损肾络与慢性肾衰竭微炎症状态：近年来诸多研究发现，CRF患者普遍存在着微炎症反应状态。且慢性微炎症反应与肾功能下降程度密切相关。CRF隶属于中医学"关格""癃闭"等范畴。其发生是由于各种慢性肾脏病日久不愈，脾肾虚衰，水液、湿浊、痰瘀等邪内蕴，化生毒邪，损伤肾络而成。毒邪既是病理产物，又是新的致病因素。毒邪可随经脉、血液入肾，损伤肾络，导致肾脏的生理功能失调，而出现一系列病理变化。其病机特点是本虚标实。而瘀毒则贯穿于CRF的始终，既是CRF发病的始动因素，也是其病情发展、恶化的关键所在。CRF为本虚标实之证，其本质属于虚证，由于脾肾虚损，往往伴有不同程度的湿浊与瘀血潴留，也就是有不同程度的炎症因子增高。

　　络脉是运行气血的通道，既是病邪侵入的通路，也是容邪之所。各种致病因素伤及络脉最易影响其气血的运行，而失其运行时速和常度。肾络的调达是全身气机调畅的保证。生理状态下，肾络通畅，则能开能合，能出能入，能收能放，保证了气、血、津、液的正常代谢，维护了机体的各种生理活动。病理状态下，肾失所司、所统及枢机之用，则导致水、湿、浊、瘀、痰、热等邪内生，影响络脉运行气血功能，久则蕴积为毒，入络则难解。正如《张聿青医案》所云"邪既入络，易入难出"。毒滞肾络，又可化生浊、瘀、痰、湿、热等邪，阻滞脉络，胶结壅滞，留而不去，又成新毒，形成恶性循环的病理状态。因此，毒损肾络是CRF微炎症状态的病理基础，并贯穿CRF微炎症状态的始终。而毒损肾络的病理基础可能是体内高表达的炎症因子所引起的肾内炎症反应。CRF的根本为脾肾双亏，气血不足。气血衰少必致血行不畅而瘀血内阻，瘀血既是CRF病理产物又是标证之一，这一点与CRF发生后，肾血流量减少，肾小球滤过率下降是一致的。近年来研究发现，许多炎症因子与CRF微炎症状态关系密切，在诸多的炎症因子中白细胞介素-1（IL-1）、白细胞介素-6（IL-6）及肿瘤坏死因子-α（TNF-α）尤为重要，能刺激内皮细胞分泌炎性介质，激活凝血系统，抑制纤溶，增加炎性渗出和中性粒细胞溶酶体酶释放及氧自由基产生，促进单核巨噬细胞释放 IL-1、IL-6、TNF-α 和前列腺素 E$_2$（PGE$_2$）等，促使炎症的发生与发展。研究发现，肾排泄功能与微炎症具有直接相关性，肾功能不全患者肾小球滤过率（GFR）越低，血浆 IL-6 及 C 反应蛋白（CRP）水平越高。在急性反应时相蛋白中 CRP 为主要的急性反应蛋白，它具有反应快、半衰期短、升高幅度大等特点。随炎症变化改变迅速，因此，是理想的炎症反应标志物。

3. CRF 时肾内微炎症反应与胰岛素抵抗： 肾脏与糖代谢关系极为密切，肾脏是仅次于肝脏的糖异生器官，肾脏的正常功能是维持糖代谢的关键之一。CRF 患者往往存在糖代谢异常，其原因是胰岛素分泌不足或胰岛素抵抗。胰岛素抵抗在 CRF 的早期即可存在，它可先于尿毒症症状和体征之前出现，其原因可能是尿毒症毒素所致。CRP 是由肝脏产生的急性时相蛋白，主要由循环 IL-6 水平调节。最近有研究发现，CRP 与体重指数和腰围明显相关，也与其他胰岛素抵抗综合征的参数相关，包括血压、胰岛素、高密度脂蛋白胆固醇、甘油三酯等，CRP 水平与 IL-6 及 TNF-α 也明显相关。研究发现，TNF-α 致胰岛素抵抗作用的第一个证据来自于观察到肥胖动物的脂肪细胞过度表达 TNF-α。在这些动物中，脂组织中 TNF-α 增多，同时循环 TNF-α 水平也升高。关于 TNF-α 致胰岛素抵抗的机制近年来研究较多，可能与以下机制有关：TNF-α 干扰胰岛信号传导；TNF-α 降低过氧化物酶增殖活化受体 γ（PPARγ）mRNA 的表达。PPAR 是核受体，PPAR 激活剂有助于维持内环境中葡萄糖浓度的稳定，并通过增加肝脏脂肪酸的 β 氧化促使脂肪酸进入血液并降解。另外，PPAR 在不同免疫细胞和血管壁细胞中表达，具有抗炎和促凋亡作用。TNF-α 能降低 PPARγ 的 mRNA 的表达，减少 PPARγ 的产生，从而引起胰岛素抵抗；TNF-α 通过 NO 介导的对胰岛素 β 细胞代谢的全面抑制，引起 β 细胞胰岛素抵抗。IL-1、IL-6、白细胞介素-8（IL-8）等均参与机体的炎症反应过程，IL-1 和 IL-6 还是能量代谢平衡的重要调节因子。此外，这两种细胞因子还通过控制凋亡而调节脂肪和肌组织的总量。它们不仅由免疫活性细胞产生，也由脂肪细胞和肌肉细胞产生，而 IL-1 能升高血糖和胰岛素引起 IR。

CRF 毒损肾络病机与胰岛素抵抗发生机制的相关性

慢性炎症反应在 CRF、IR 发生发展中的作用不容忽视，而核因子 κB（NF-κB）、单核细胞趋化蛋白 1（MCP-1）在介导 CRF、IR 炎症的作用尤为学者所关注。NF-κB 是炎症启动、调节的关键核因子，被激活的 NF-κB 可调控各种炎症反应基因转录。MCP-1 是单核/巨噬细胞特异性的趋化因子，在 MCP-1 基因启动子部位上含有 NF-κB 的结合位点。CRF 时存在胰岛素抵抗，最近在对美国非糖尿病肾病 CRF 患者的研究结果进一步证实了这一现象。CRF 时发生 IR 涉及甲状旁腺素水平升高，代谢性酸中毒，肉毒碱不足，肾素-血管紧张素-醛固酮系统活跃，肌肉蛋白丢失等。在普通人群中，胰岛素抵抗可导致糖耐量异常、高血压、高甘油三酯血症、中心性肥胖、微量蛋白尿等临床变化。在非 DN 的 CRF 患者中，常常出现空腹血糖升高，但空腹胰岛素水平大多正常或升高，多伴有高血压、高尿酸血症及脂代谢紊乱等临床表现，如果在非 DN 的 CRF 患者中 IR 与上述表现相关，无疑将丰富 CRF 患者的治疗手段。CRF 时体内血管紧张素 II（Ang II）分泌增加，特别在肾脏局部 Ang II 合成显著增高，Ang II 本身就是一个致炎症因子和纤维化因子，且 Ang II 可刺激肾小球系膜细胞分泌 IL-6、TNF-α，刺激单核细胞分泌单核细胞趋化蛋白-1（MCP-1）等炎症细胞因子，促进微炎症的发生。最近的研究显示，IR 通过与血管紧张素系统（RAS）之间的密切联系，成为参与肾脏疾病进展的一个重要因素。业已证明，Ang II 可以阻断胰岛素信号传导通路，造成胰岛素抵抗。在细胞及亚细胞水平 RAS 系统与胰岛素信号转导之间存在着复杂的信息交通/对话，RAS 与胰岛素共享胰岛素信号转导通路，如代谢综合征-1/-2 酪氨酸的磷酸化，PI3 激酶及 MAP 激酶途径等，但作用不同。RAS 激活抑制胰岛素 PI3 激酶的糖代谢作用；但在 MAP 激酶途径上则与胰岛素协同增强细胞增殖作用，还可促进细胞间基质增加，增加内皮细胞、β 细胞线粒体的氧化应激反应，ROS 产生增加，内皮 NO 减少，增强炎症通路（NF-κB）活性和凝血活性，导致血管内皮细胞紊乱。反之高血糖症及胰岛素均可激活 RAS 系统，提高 ATⅡ 及 ATⅠ 受体的表达，共同促发高血压、AGES 的产生及胰岛素抵抗。AGES 在尿毒症患者体内蓄积，可活化多种炎症细胞因子（如 IL-6、TNF-α 及 IL-1β 等），激活氧化应激反应，产生氧自由基，加速动脉硬化及肾小球硬化。AGE 潴留与透析相关性淀粉样变、动脉粥样硬化等 CRF 并发症的发生有关。AGE 还能促进蛋白质氧化修饰，肾功能减退致体内过度潴留中小分子毒素，以及尿毒症背景下蛋白质的修饰加速和/或被修饰蛋白质的清除障碍，导致微炎症状态进一步加重。CRF 患者代谢性酸中毒亦影响胰岛素的代谢，其机制可能是代谢性酸中毒不仅抑制胰岛素分泌，而且抑制胰岛素与受体的结合及胰岛素受体后作用，导致胰岛素抵抗和糖耐量减低。

此外，CRF 患者血清甘油三酯（TG）、总胆固醇（TC）、低密度脂蛋白胆固醇（LDL-C）均有不同程度的升高，尤以 TG、LDL-C 升高最显著。脂代谢异常参与了微炎症状态的发生。近年来，许多研究表明，IR 与脂代谢异常相关，可能的机制有：脂蛋白脂酶（LPL）活性依赖于胰岛素；IR 时胰岛素活性降低，LPL 活性下降，导致 TG 清除障碍；IR 时组织对糖的利用下降，脂肪动员增加，血糖和脂肪酸浓度增加，刺激肝脏合成和分泌极低密度脂蛋白胆固醇（VLDL-C）和 LDL-C，血中 TG、VLDL-C、LDL-C 的水平升高，由胰岛素介导的 LDL-C 与肝细胞表面 LDL-C 受体的结合力下降，使 LDL 清除下降。越来越多的研究认为，脂肪组织是 IR 产生的始发部位。首先，血中长链游离脂肪酸（FFAs）水平升高使脂质在脂肪细胞内过度沉积，脂肪细胞的体积增大伴有数目增多。增大的脂肪细胞对胰岛素介导的抑制脂解的作用不敏感，脂肪分解增强和脂肪合成减弱，导致循环中 FFAs 水平升高并储存到非脂肪组织，必然引起 IR 和胰岛功能损伤，从而产生并加重脂毒性。此外，脂肪组织是人体内最大的内分泌器官，可分泌多种细胞因子，诸如 FFAs、TNF-α、纤维溶解酶原激活抑制物-1（PAI-1）、MCP-1、IL-6、脂联素、瘦素、抵抗素等，均可影响脂肪细胞胰岛素信号转导，引起或加重 IR。研究证实，血液中异常增高的脂质即是一种痰浊，而高血脂可加速肾小球硬化。中医学认为，痰浊凝聚，注入血脉，损伤肾络是 CRF 高脂血症的关键病机。高血脂对 CRF 患者的肾损害起着关键的作用，参与肾功能衰竭的进展，高脂血症可以导致肾组织损伤或肾组织损伤加重，已经在多种动物模型之中被证实，而降低血脂可以改变肾损伤。

CRF 时体内各种代谢紊乱（包括水、电解质、酸碱平衡失调、脂质代谢失常）及 CRF 时高表达、分泌增加及蓄积增多的如 CRP、IL-1、IL-6、TNF-α、糖基化终末产物（AGE）、AngⅡ、AOPP 及 MCP-1 等都可以称之为毒。毒损肾络是指 CRF 时体内代谢紊乱，氧化应激及 AGE 增加，导致炎性蛋白及炎性细胞因子产生增加，过度积聚从而介导肾内炎症反应，而加速动脉硬化及肾小球硬化，促进 CRF 的进展。毒损肾络导致 CRF 的发生发展与 IR 导致 CRF 进展的机制是相符的。肾脏是炎症介导物的重要靶器官，炎症因子是引起肾内炎症的原因，又是炎症反应随之而生的病理性标志产物，高表达的炎症因子即是毒，炎症因子的作用与中医学的毒随邪生，变由毒起，毒损肾络的观点是一致的。

解毒通络益肾法可抑制 CRF 肾内微炎症状态

针对毒损肾络是 CRF、IR 的病理基础，创立解毒通络益肾法为治疗 CRF、IR 的大法。解毒法就是化解转化毒素，使毒邪分解和排出，给毒邪以出路，促使机体恢复生理平衡，邪去则正安，为伏其所主，先其所因之法。治毒亦应根据毒邪的性质而确定不同的解毒之法，如湿毒则祛湿解毒，浊毒则芳香化毒、通腑排毒，热毒则清热解毒，瘀毒则化瘀通络解毒，痰毒则化痰解毒，水毒则利水解毒，虚毒则扶正解毒等。可见解毒具有广泛的涵义，激活机体自身的解毒能力，使毒邪外出，是解决 CRF 发生发展的关键所在。肾络瘀阻是 CRF 的病理机转之一。络脉是经脉气血调节与营养作用的场所，也是毒邪传变之通道，法《黄帝内经》"去菀陈莝"之旨，化瘀通络可以使气血调和，经脉畅通，利于毒邪，从营透气而出，因此，化瘀通络法是 CRF 的主要治法之一，即通过活血通络法治疗 CRF 可达到抑制 CRF

微炎症状态的目的；通络则畅通气血，使毒有出路，既病防变之道；益肾可减少毒产生的环境条件，改善肾络瘀阻的状况，减少痰浊、湿浊、瘀热等邪毒，为未病先防治本之法，已在临床实践中取得了较好的疗效。实验研究已证实，解毒通络法具有抑制体内 AGE，降低 RAS 活性，干预 AngⅡ、转化生长因子-β（TGF-β）过度形成，促进 ECM 降解，保护肾功能。

综上所述，毒损肾络与肾内微炎症发病机制及胰岛素抵抗高度相关，并促进 CRF 的发展和恶化。研究中医药治疗 CRF 的作用机制，并探讨 CRP、IL-1、IL-6、TNF-α、MCP-1、NF-κB、AGES 等在 CRF、IR 发生、发展中的作用，将其作为 CRF 的治疗靶位筛选中药，可丰富中医药防治 CRF 病机理论学说的内涵，为中医药治疗 CRF 提供新的思路和途径，并有助于提高 CRF 的临床疗效。

86 从毒邪论治慢性肾衰竭常用药对

学者周恩超擅长肾系疾病的诊疗，尤其对慢性肾衰竭（CRF）的中医综合治疗有独到见解，今择其治疗 CRF 常用药对介绍如下。

CRF 是各种慢性肾脏病发展到最后阶段，以肾功能进行性减退，肾衰竭毒素如尿素氮、肌酐、尿酸等潴留，水、电解质、酸碱等内环境失衡，临床可以出现多种症状为特征的一种综合征。本病归属中医学"肾劳""溺毒""癃闭""关格"等范畴，其病机为脾肾虚损衰败，湿、热、浊、瘀、痰、风等"毒"邪内阻的本虚标实证，在中晚期尤其以"毒"表现突出，故本病的治疗强调从毒论治，治法上离不开泄浊解毒。周教授用药，强调辨证，喜用药对，多取其相须相使，协同增效，或相反相成，监制防弊。

紫苏叶与黄连

紫苏叶，性温，味辛，归肺、脾经，功能解表散寒，行气和胃。《本草纲目》云"行气宽中，消痰利肺，和血，温中，止痛，定喘，安胎"。《本草逢原》云"能散血脉之邪"。黄连，性寒，味苦，归心、脾、胃、胆、大肠经，功能清热燥湿、泻火解毒。李时珍云"黄连大苦大寒，用之降火燥湿"。《珍珠囊》云"泻心脏火，一也；去中焦湿热，二也……去风湿，四也"。CRF 肾系受损，湿毒为病，最为广泛，常反复发作，缠绵难愈。紫苏叶辛温而香，入气分兼入血分，气中血药，能解郁结，调气血，温散血中毒邪，和胃降逆，对降低血肌酐和尿素氮有一定作用。黄连苦寒，苦能燥湿，寒可清热，气味俱厚，可升可降。二药合用，紫苏叶温肺胃，黄连清湿热，乃温清并用之法，而以温散湿毒为主，黄连苦寒为反佐，以监制紫苏叶之温，兼散其郁热。现代研究认为，紫苏叶煎剂可剂量依赖性地抑制肾小球膜细胞的增殖，黄连具有抗菌、抗炎、抗内毒素、抗血小板聚集、调节免疫功能等药理作用。临床上对于 CRF 患者见颜面水肿，口干苦，咽红或咽痛，皮肤红肿热痛、瘙痒，尿黄赤或短数，灼热刺痛，尿血，舌红苔腻，脉滑数或濡数者，皆可使用。常用量紫苏叶 20～30 g，黄连 3～5 g。如下焦湿毒热邪明显，则易黄连，黄柏 6～10 g；如上焦湿热或痰热，咳嗽咯黄痰者，则去黄连，加黄芩 10 g、鱼腥草 20 g。

半枝莲与白花蛇舌草

半枝莲，性寒，味辛、苦，归肺、肝、肾经，功能清热解毒、化瘀利尿。《陆川本草》云"解毒消炎，利尿，止血生肌。治腹水……双单乳蛾"。《泉州本草》云"通络，清热解毒，祛风散血，行气利水，破瘀止痛"。白花蛇舌草，性寒，味甘、微苦，归胃、大肠、小肠经，功能清热解毒、利湿通淋。《广西中草药》云"清热解毒，活血利尿"。《泉州本草》云"清热散瘀，消痈解毒"。CRF 常因热毒内蕴或感冒、乳蛾、淋证等诱发，或使疾病反复加剧。热者寒之，热毒者，当以苦寒之品清热解毒，然 CRF 患者病程长，气血多有亏虚，用药不宜峻猛。半枝莲性寒，味辛、苦，白花蛇舌草性寒，味甘、微苦，二药合用，有较强清热解毒作用，而又无伤正之弊。现代药理研究表明，半枝莲具有抗氧化、抗病原微生物、增强免疫功能等作用，白花蛇舌草具有抗炎、抗氧化等作用。对于症见小便黄赤、咽部红肿，舌红苔白干或黄，脉浮数或滑数者，皆可作为热毒论治，使用该药对。常用量半枝莲 30 g，白花蛇舌草 30 g。如咽喉肿痛较甚、发热者，则加金银花 12g、连翘 12g、桔梗 5 g。

土茯苓与六月雪

土茯苓，性平，味甘、淡，归肝、胃经，功能解毒除湿、通利关节。《本草纲目》云"健脾胃，强筋骨，祛风湿，利关节，止泄泻，治拘挛骨痛，恶疮痈肿"。《本草正义》云"土茯苓，利湿去热，能入络，搜剔湿热之蕴毒"。六月雪，性凉，味淡，微辛，归脾、胃经，功能疏风解表、清热利湿、消肿拔毒、舒经活络。《本草拾遗》云"治恶疮瘰疬，蚀息肉，白癜风"。毒邪伤肾，日久不愈，脾肾衰败，气化无权，水液上下出入皆不通利，以致湿浊停留而成浊毒之患。浊毒是 CRF 过程中的必然产物，治疗上多以土茯苓、六月雪相须合用，土茯苓为甘淡之品，淡渗利湿，且有解毒之功，有下降之势，使浊邪之毒下泄，配合六月雪更助浊毒外出。两者合用，能够分清泄浊，淡渗利湿，清热解毒，疏通经络。孟河名家费伯雄云"天下无神奇之法，只有平淡之法，平淡之极，乃为神奇"。两药甘淡和缓，颇合此意。临床上，凡尿素氮、血肌酐升高者，不管有无苔腻、尿浊、口中氨味，皆可作为浊毒论治，使用此药对。常用量土茯苓 30 g，六月雪 20～30 g。

土鳖虫与桃仁

土鳖虫，性寒，味咸，归肝经，功能破血逐瘀、续筋接骨。《本草纲目》云"行产后血积，折伤瘀血，重舌，木舌，小儿腹痛夜啼"。《本草经疏》云"咸能入血，故主心腹血积癥瘕血闭诸证，血和而营卫通畅，寒热自除，经脉调匀"。桃仁，性平，味甘、苦，有小毒，归心、肝、大肠经，功能活血祛瘀、润肠通便、止咳平喘。《珍珠囊》云"治血结、便秘、血燥，通润大便，破蓄血"。《本经逢原》云"桃仁，为血瘀血闭之专药。苦以泄滞血，甘以生新血……亦取散肝经之血结"。CRF 的现代基本病理特点为肾小球硬化，毛细血管袢阻塞，也即血络不通或闭塞，瘀血伴随 CRF 的全过程，其浅深影响 CRF 病情的轻重，并与其他病理因素如水湿、湿浊密切相关，血不利则为水。

CRF 患者心脑血管意外风险显著增高，亦与瘀血之毒密切相关。桃仁长于破血，兼有生血之功；土鳖虫善削坚积，咸而不峻，能行能和。两者合用能深入肾脏、经络，搜剔软坚，祛瘀生新，破血而不伤血，临床观察亦无动血之虞。对于症见面色晦暗，腰部刺痛，肌肤甲错，肢体麻木，舌质紫暗或有瘀点瘀斑，脉涩或细涩者，常用之以活血祛瘀生新。常用量土鳖虫 10 g，桃仁 10 g。对于 CRF，由于常合并高钾血症，一般去桃仁，改以红花 10 g，瘀血明显者，改以水蛭 5～10 g。

牡蛎与大黄

牡蛎，性凉，味咸，归肝、肾经，功能平肝潜阳、重镇安神、敛汗涩精、软坚散结，生用益阴潜阳、软坚散结。《名医别录》云"除老血，涩大小肠，止大小便，疗泄精"。《汤液本草》云"牡蛎，入足少阴，咸为软坚之剂……以大黄引之，能除股间肿……本肾经之药也"。大黄，性寒，味苦，归脾、胃、大肠、肝、心包经，功能泻下攻积、清热泻火、解毒、活血祛瘀，炒炭能止血。《神农本草经》云"主下瘀血，血闭，寒热，破癥瘕积聚，留饮宿食，荡涤肠胃，推陈致新，通利水谷，调中化食，安和五脏"。《景岳全书》云"大黄，欲速者，生用，泡汤便吞；欲缓者，熟用，和药煎服"。肾为先天之本，主骨生髓化血，肾元亏虚衰竭，则无以生髓化血，气虚血瘀，瘀血停留肾络，阻碍新血生成，是为瘀血致血虚，这与现代医学的促红素缺乏影响红细胞生成导致贫血的机制完全吻合。且肾脏萎缩，肾小球硬化，肾小管萎缩，不仅有瘀血阻滞，亦有"痰积"停留。大黄祛肾瘀，通肾络，荡涤肠胃，清除浊毒，不仅对降低血肌酐、尿素氮等毒素有效，且有助于贫血的改善；牡蛎软坚散结，可软化硬化之肾脏，消散其结痰，吸附毒素，并制约大黄泻下之力。二药合用，可消顽痰，散瘀结，泄浊毒，生新血，祛邪而不伤正。临床上对于 CRF 患者，皆可使用，或灌肠，或口服。灌肠常用量生大黄 10～30 g，煅牡蛎

30 g；口服者多用制大黄，从 3～5 g，直至 15～20 g，如通腑之力不显，可暂用生大黄 3～5 g，生牡蛎常用量为 30～40 g，调整剂量，以大便每日 2～3 次、质溏软为度。

黑大豆与晚蚕沙

黑大豆，性平，味甘，归脾、肾两经，功能活血利尿、祛风解毒。《名医别录》云"逐水胀，除胃中热痹，伤中淋露，下瘀血，散五藏结积内寒……主胃中热，去肿除痹，消谷，止腹胀"。《本草纲目》云"治肾病，利水下气，制诸风热，活血"。晚蚕沙，性温，味甘、辛，归肝、脾、胃经，功能祛风除湿、和胃化湿。《名医别录》云"主肠鸣，热中，消渴，风痹，瘾疹"。《本草纲目》云"治头风、风赤眼，其功亦在去风收湿也"。《本草求原》云"原蚕沙，为风湿之专药，凡风湿瘫缓固宜，即血虚不能养经络者，亦宜加入滋补药中"。风为百病之长，风邪客于肾经或肾络，久而不解，蕴蓄久积，酿成风毒。黑大豆，补肾以镇心，长于利水而行血，祛风以止痒；晚蚕沙味辛，能行能散，助肝调达疏泄，活血以行气。两者合用，能祛风解毒，行气和血，利湿化浊。现代研究表明，晚蚕沙提取物可通过调节多种造血调控因子，改善造血功能；黑大豆有雌激素样作用，久服能使皮肤细白，减轻皮肤瘙痒，其乙醇提取物有促成骨细胞增殖的作用。临床上对于头面浮肿，咽喉肿痒，关节疼痛，部位游移不定，皮肤瘙痒，手足抽搐等辨证属于风毒者，均可使用此药对。常用量黑大豆 10～20 g，晚蚕沙 20 g。

茵陈与失笑散

茵陈，性微寒，味辛、苦，归脾、胃、肝、胆经，功能清利湿热。张锡纯云"善清肝胆之热，兼理肝胆之郁"。《中国药典》云"清湿热，退黄疸……湿疮瘙痒"。蒲黄，性凉，味甘，归肝、心经，功能止血化瘀。《神农本草经》云"利小便，止血，消瘀血"。《本草经疏》云"治癥结，五劳七伤，停积瘀血"。五灵脂，性温，味甘，功能活血散瘀、行血止痛。《本草衍义补遗》云"能行血止血"。蒲黄与五灵脂各等分研末而成失笑散，功能活血祛瘀，散结止痛。肝肾同源，北方之水，无实不可泻，泻肝即所以泻肾。CRF 湿热毒邪为病，缠绵难愈，母病及子，常致肝胆湿热，肝气郁结。这与现代医学的肾衰竭常致血脂升高、血浆蛋白偏低颇合。瘀血伴随 CRF 的全过程，血不利则为水，瘀血不行，湿邪难去；湿邪困阻气机，湿热不除，瘀血难消。茵陈可清肝胆湿热，利小便，疏肝郁，又较柴胡之力柔和，身弱不耐升散者用之无妨。失笑散可活血化瘀，通利血脉，又可利水。两药合用，能清利湿热，活血化瘀。现代药理研究表明，茵陈具有保肝利胆，调节脂质代谢等作用。蒲黄具有促进血液循环、降低血脂、防止动脉硬化、增强免疫力等作用。临床若见患者胃纳不佳，恶心欲吐，血脂升高，舌质偏红，舌苔黄腻，可用此药对。但即使无此症状者，亦皆可使用，因湿热瘀毒常伴随 CRF 全程。常用量茵陈 20 g，失笑散 10 g。

CRF 的病机为脾肾虚损衰败，湿、热、浊、瘀、痰、风等"毒"邪内阻的本虚标实证，且诸多邪毒常互结为患，故无论是否有明显的临床表现，用药均当顾及湿、热、浊、瘀、痰、风等诸毒之邪。单药力专，而 CRF 患者多脾肾虚衰，不耐攻伐，使用药对有协同增效，或相反相成，监制防弊的作用。其常用方药之中，通常既有紫苏叶配黄连以解湿毒，又有半枝莲配白花蛇舌草清热毒、土茯苓配六月雪泄浊毒、土鳖虫配桃仁破瘀毒、牡蛎配大黄化痰毒、黑大豆配晚蚕沙祛风毒、茵陈配失笑散通逐湿、热、瘀毒。从毒论治慢性肾衰竭，使用药对治疗的经验临床上行之有效，但在具体使用时，仍需根据患者的具体临床表现，舌苔，脉象等进行辨证，适当予以加减变化。若只知一味套用原方，堆砌药对，则往往疗效欠佳，事倍功半。CRF 的发生发展离不开毒邪，而肾之生理功用正在于藏泄有度、排泄浊毒，肾衰时其泄毒之用减退乃至废用，因此治疗上多从解毒、化毒、排毒的角度立法用药。

87　毒损肾络理论及其临床运用

　　南征教授从事中医内科临床、教学、科研的 40 余年，融古贯今，师古而不泥，创新不离宗，尤其对糖尿病及其并发症的研究与治疗积累了丰富的经验。对糖尿病肾病的治疗，主张从"毒"论治而创立了"毒损肾络"的病机理论学说，制定了解毒通络保肾法治疗消渴肾病（糖尿病肾病）的大法，临床疗效显著。

毒损肾络理论学说的确立

　　1. 对毒邪学说及络病理论的认识："毒邪"学说及"络病"理论是当前中医学术界两大研究热点，人们在继承的基础上，采用多种现代科学技术手段和方法，从不同病种、不同角度、不同层次、不同环节出发，力求揭示二者的现代医学内涵和内在联系。尽管结果不尽相同，但均提示"毒邪"和"络损"是多种以往被认为是疑难杂症、怪病的共同发病环节，并有其一定的物质基础。南教授根据数十年来辨治糖尿病肾病（DN）及慢性肾衰竭（CRF）的经验及古今相关文献的学习，率先提出了"毒损肾络"是 DN 及 CRF 共同的病机关键，而从解毒通络益肾入手，治疗 DN 及 CRF，取得了较为满意的疗效。

　　（1）DN 毒邪新识：中医学中"毒邪"泛指对机体生理功能有不良影响的物质，其涵义具有多样性和应用的广泛性的特点。南教授认为所谓"毒邪"，至少应具备以下 3 个特征：①能够对机体产生毒害或损害；②损害致病的程度较重；③应与人体相互作用。目前较一致的看法认为，毒邪有内外之分。外毒是指相对于人体来说直接侵袭机体，并造成毒害的一类物质，如细菌、病毒、瘟疫等，一般多具有传染性和流行性；内毒是因脏腑功能和气血运行失常，使机体的生理或病理产物不能及时排出，出现气滞、痰凝、血瘀、湿阻、水停等病理产物，蕴积体内过多，邪盛而化生热毒、湿毒、瘀毒、浊毒等毒邪，而毒邪既是病理产物，又是新的致病因素，代表着一种非常邪所能为的病势胶着、顽固不愈的病因病理概念。毒邪可随经脉、血液入肾，损伤肾络，导致肾脏的生理功能失调，而出现一系列的病理变化。在 DN 及 CRF 的治疗中，如能抓住毒邪这一关键病理环节，可谓抓住了疾病的根本。

　　（2）对"络"的认识：络病学说是中医理论体系中的一个重要组成部分。"久病入络"的学术思想始于《黄帝内经》，发展于汉代张仲景《伤寒杂病论》，集大成于清代叶天士《临证指南医案》，是千百年来历代医家不断探索和医疗实践的结晶，特别是在慢性病和疑难杂病的防治中具有重要的理论意义和很高的临床实用价值。

　　络者，络脉之意。络脉在循行上沿经布散，纵横交错，形成了一个遍布全身内外的从大到小成树状、网状的如环无端、流注不已的循环系统。这种遍及全身分布的络脉网络系统，弥补了经脉线性分布的不足，是脏腑内外整体性协调联系的重要组织结构。具有满溢灌注、渗布血气于全身的生理功能。络病学说认为，络病者，即言病邪入久，深入十五别络、孙络、浮络、血络等而发生的病变，是以络脉阻滞为特征的一类疾病。有学者将其临床特点概括为"久、瘀（痛）、顽、杂"，并将其基本病理变化概括为"络脉结滞、络脉空虚、络毒蕴结、络脉损伤"，同时进一步指出络病的实质所在，即"各种病证发展到一定阶段均存在络脉病变，其基本病理变化为虚、瘀、毒交织固结，阻滞于浮络、孙络、缠络，此即是许多慢性常见病的基础病变和共同归路"。

　　2. 毒损肾络是糖尿病肾病的主要病机：由于糖尿病肾病（消渴肾病）多是在糖尿病（消渴病）迁延日久不愈的基础上发展起来的，而毒邪又在糖尿病（DM）发病中具有重要作用，DN 又具有络病的典型特点，因此毒损肾络可谓是 DN 的主要病机，并贯穿于 DN 病程的始终。消渴病时毒邪易损肾络是由其生理基础决定的。肾为先天之本，通过十二经络与五脏六腑相连，又受五脏六腑之精而藏之。喻昌《络脉论》则以脾、胃、奇经八脉为三大络，并为叶天士所宗法。奇经八脉均与肾相关。冲、任、督皆起于胞中，即"一源而三歧"。其上行者，冲任与肾并，督脉属肾。阴跷为肾经之别，阳跷入脑。阴维发于肾经，阳维联系于带脉。带脉根于肾经之别，出属于肾。可见久病伤肾者，无不伤及络脉。

（1）毒损肾络可导致 DN 及慢性肾衰竭（CRF）：素体肾虚，加之消渴病病变日久，失治或治不得法，痰、湿、瘀、郁、热、毒等各种病邪不能及时化解，一方面可直接损伤经脉，另一方面病久则传化，毒邪籍其攻冲走窜、好入津血之胜，常夹痰、夹瘀、循经入络，波及肾脏，依附、结聚、蕴结于局部，蚕食、损伤肾络，同时又聚集为患，致痰瘀毒等再生，形成恶性循环的病理状态，促使 DN 的发生和进展，影响肾络的气血运行和津液的输布，致使肾之血络瘀结肿胀，肾体受伤，肾用失职，导致肾脏虚损，甚则肾经失藏，开合失职，固摄无能，清浊难分，阴精外泄，邪浊内聚，水湿滞留，酝酿成毒，而导致 CRF 的发生，并互为因果而形成恶性循环。

（2）DN 时络脉的病变：DN 是 DM 全身微血管合并症之一，DM 可由不同途径损害肾脏，这些损害可以累积肾脏的所有结构，从肾小球、肾血管直到间质，可以有不同的病理改变。临床上 DN 具有反复发作、经久难愈、入络入血等特点，完全符合中医毒邪之损伤、致变、走窜、结聚等致病特性。此外，糖代谢紊乱所形成的毒性产物——晚期糖基化终末产物（AGEs）在 DN 的发病过程中占有十分重要的地位。AGEs 形成后可通过多种途径损害肾脏，如与细胞外基质蛋白交联，与肾小球系膜细胞上受体结合，产生多种毒性物质，及在细胞内生成 AGEs，其中 DN 特有的 DM 性肾小球硬化症即肾小球基底膜增厚、系膜基质的增生及蛋白尿的产生，能较好体现毒损肾络的特征。是对络病发生的现代医学内涵的进一步认识，也进一步提示毒损肾络是客观存在、具有一定物质基础的。

（3）毒损肾络与慢性肾衰竭微炎症状态的相关性：近年来诸多研究发现 CRF 患者普遍存在着微炎症反应状态，且慢性微炎症反应与肾功能下降程度密切相关。CRF 为本虚标实之证，往往伴有不同程度的湿浊和瘀血潴留，也就是有不同程度的炎症因子增高。肾脏是炎症介导物的重要靶器官，炎症因子是引起肾内炎症的原因，又是炎症反应随之而生的病理性标志产物，毒损肾络是指体内高表达的炎症因子导致的肾小球硬化、肾小管间质纤维化。因此，毒损肾络是 CRF 微炎症状态的病理基础，并贯穿于 CRF 微炎症状态的始终。肾失藏精、主水、统五液是 CRF 的启动因素。体内水分过多导致水肿，可使血浆内毒素水平升高，白介素-6（IL-6）、肿瘤坏死因子-α（TNF-α）浓度也有所升高，导致炎症状态。肾排泄功能与微炎症具有直接相关性，肾功能不良患者肾小球滤过率（GFR）越低，血浆 IL-6 及C 反应蛋白（CRP）水平越高。中医学认为瘀毒对 CRF 症状的产生及病情的不断进展至关重要，随着肾功能的衰减，血瘀兼证发生率上升。而中药丹参具有活血通经、祛瘀止痛等功效。现代研究表明丹参具有明确的抗氧化性和抗炎症作用，可以通过保护超氧化物歧化酶（SOD）的活性和清除氧自由基使内皮细胞不受脂质过氧化损伤，从而可防止动脉粥样硬化的发生，这可能与丹参酮抑制炎症细胞内细胞因子的产生有关。即通过活血通络法治疗 CRF 可达到抑制 CRF 微炎症状态的目的。"湿浊"即"湿毒"，与现代医学所述 CRF 由于机体不能排泄代谢废物即尿毒症毒素（包括尿素、肌酐、胍类、多肽类等）蓄积体内这一观点是相吻合的。而目前广泛应用于治疗 CRF 的具有通腑泻浊、解毒化瘀作用的中药大黄及其复方制剂已被大量的临床及实验研究证实其确切的可清除尿毒症毒素，防治肾小球硬化及肾间质纤维化、改善肾功能的作用。

毒损肾络病机理论的提出丰富了 DN 的治疗方法

毒损肾络是消渴肾病的主要病机特点，同时也应看到毒损肾络既是一个病理概念，又包含具体的病位内容，而毒邪是矛盾的主要方面，并贯穿于 DN 病程的始终。正邪交争是 DN 的基本病理，毒损肾络，肾元亏虚，肾之体用俱病是 DN 迁延难愈的根本原因，DN 中抓住了毒邪损伤肾络这一致病环节，就是抓住了 DN 的发病环节，也就是抓住了矛盾的主要方面，这与以往肾元衰败时出现的"浊毒"伤肾有着本质区别。所以治疗消渴肾病要针对"毒-邪"这一病因病理因素，始终如一的贯彻解毒通络保肾的基本原则，方能提高临床疗效。

1. 解毒通络旨在标本兼顾： 凡能清除产生内毒的原因或内毒者，即可认为是解毒。因形成内毒的原因及种类不同，因此解毒的方法和内容亦有所不同。因气虚致毒者，则益气以解毒；因阴虚致毒者，则养阴以解毒；因瘀致毒者，则祛瘀通络以解毒，尚有通腑排毒，清热解毒，芳香化毒，扶正抗毒等不同，但总以祛毒外出，令无壅滞为要，以期毒去正安，毒去正复。可见解毒具有广泛的涵义，既有针对毒邪本身的治法，也有以调整机体气机功能为作用特点的治法。总之，激活机体的解毒能力，是解决 DN 及 CRF 发生发展的关键所在。气血俱伤，肾络瘀阻是 DN 及 CRF 的病理机转之一。久病入络，久病必瘀，久病必虚，脾肾两虚，络脉失和。法《黄帝内经》"去菀陈莝"之旨，化瘀通络可以使气血调和，经脉畅通，利于毒邪，从营透气而出，化瘀通络法是 DN 及 CRF 的主要治法之一，即通过活血通络法治疗 DN 及 CRF 可达到抑制 DN 及 CRF 微炎症状态的目的。解毒防变，痰瘀、湿浊、水邪内蕴化为毒邪，是 CRF 的主要致病因素，当属内毒范畴，内毒是机体代谢中不断产生的病理产物，机体自身解除毒邪的能力随着 CRF 的病情发展而不断下降，毒邪善变，故解毒可防其变。解毒法就是化解转化毒素，使毒邪分解和排出，给毒邪以出路，促使机体恢复生理平衡，邪去则正安。治毒亦应根据毒邪的性质而确定不同的解毒之法，如湿毒则祛湿解毒、浊毒则芳香化毒、通腑排毒、热毒则清热解毒、瘀毒则化瘀通络解毒、痰毒则化痰解毒、水毒则利水解毒、虚毒则扶正解毒等。可见解毒具有广泛的涵义，激活机体自身的解毒能力，使毒邪外出。

消渴肾病以毒损肾络为病机关键，病邪入络，络脉阻滞，闭塞不通为糖尿病肾病的病机，故治络之法当以通为要。络脉是经脉气血实施调节与营养作用的场所，也是毒邪传变之通路，络病则气血运行失调，营卫失和，而见"脉泣、脉绌急"。即络脉亏虚及瘀滞之象，在毒损肾络的不同阶段，其象各有偏重。通络可使经脉畅通，气血调和，使毒有出路，其意在"标"；毒邪既有出路，"邪去则正安"，新血得以生，机体整体功能得以恢复，其意在"本"。因此，通络是糖尿病肾病的主要治法之一。由于邪阻肾之络道，郁久蕴毒，深滞于浮络、孙络、缠络，是消渴肾病病情缠绵、久治不愈的根本原因，而毒损肾络是消渴肾病的主要病机特点，同时也应看到毒损肾络既是一个病理概念，又包含具体的病位内容，而毒邪是矛盾的主要方面，所以治疗消渴肾病要针对毒邪这一病因病理因素，始终如一的贯彻解毒、祛毒、化毒基本原则，并应根据毒邪的性质特点，停留部位，兼夹及病势的发展情况和正气驱邪情况，综合考虑，判断，立法组方，标本兼治。

2. 保肾意在治本扶正： 补肾即固护正气。肾为先天之本，又为水火之宅，先天禀赋不足，则肾元虚惫，若后天失调，劳伤肾气或房室损精，久病及肾，或药物伤正，毒邪伐正，皆可致肾虚。又肾为一身阴阳之根本，"五脏之阳非此不能发，五脏之阴非此不能滋"。若肾虚不足（包括肾阴虚、肾气阴两虚、肾阳虚、肾阴阳两虚），则百病由是而生。"久病入络"所致消渴肾病，多具有病程较长、缠绵难愈等特点，各种毒邪从气街处入肾络并损伤肾络，肾体虚损劳伤，而其用亦渐衰，病情则日趋恶化。因此保肾乃养护正气，固本求源之大法，意在扶正固本。然保肾当遵循宿邪缓攻的原则，补应通补，攻应缓攻，时时掌握"祛邪不伤正，补虚不碍邪"的原则。益气养阴、活血化瘀，固护肾脏，并应避免应用有肾毒性的中药。益肾（补肾）可调和肾之阴阳，使脏腑经络气血调和，而达到"正气存内，邪不可干"及"阴平阳秘，精神乃治"的目的。

创"益肾通络解毒"系列效方的临床应用

南教授根据中医学理论，博采众长，并结合自己 40 余年的临床经验，潜心研制了中药复方"益肾通络解毒方""解毒通络保肾方""解毒通络保肾胶囊"等系列效方。该系列效方可谓直切糖尿病肾病及其并发症"毒损肾络"之病机关键，并符合解毒、通络、益肾（保肾）的治疗大法。

1. 益肾通络解毒方：该方由西洋参、枸杞子、黄芪、生地黄、益母草、丹参、地龙、大黄、黄连、榛花等组成。既可制成中成药制剂长期服用，又可随症加减易为汤剂。方中黄芪、生地黄、西洋参、枸杞子益气健脾补肾，使阴津得补，正气得复，瘀毒湿浊无以化生，体现治病求本，益肾保肾之法；大黄、黄连、榛花具解毒保肾，祛瘀化湿通络之功；丹参、地龙、益母草活血通络解毒。诸药合用，滋而不腻，补而不滞，解毒而不寒，化瘀通络而不伤正，标本兼治，相辅相成。应用该方治疗消渴肾病水毒证（糖尿病肾病致慢性肾衰竭）毒损肾络患者百余例收到了较好的疗效。该方能明显降低空腹血糖、餐后 2 小时血糖及糖化血红蛋白；调整脂代谢，降低胆固醇及甘油三酯；明显改善肾功能及减少蛋白尿。

2. 解毒通络保肾胶囊：主要由榛花、大黄、黄连、丹参、枸杞子、黄芪、生地黄组成。方中榛花、大黄重在解毒排毒为君药；黄连清热解毒、燥湿祛浊，黄芪益气扶正抗毒，共同增强君药解毒作用为臣药；生地黄、枸杞子养阴生津，滋补肝肾为佐药；丹参活血通络为使药。全方攻补兼施、扶正祛邪，协调脏腑阴阳，使瘀浊祛，元气旺，肾络通，毒解肾安。应用本方治疗糖尿病肾病毒损肾络（湿热瘀毒证）患者 150 例，疗效显著。本研究证实该方可显著降低 DN 患者的微量白蛋白尿及 24 小时尿蛋白的排泄，降低血肌酐、尿素氮，使肾功能得以明显改善，并使部分患者恢复正常，从而延缓 DN 的自然进程。

3. 益肾通络解毒胶囊：该方由枸杞子、生地黄、榛花、金银花、土茯苓、人参、黄芪、丹参、益母草、地龙组成。具有滋补肝肾、益气养阴、解毒通络、活血化瘀的功效，主治消渴肾病之肝肾阴虚兼挟瘀毒证。方中枸杞子、生地黄滋补肝肾为君药；金银花、榛花、土茯苓清热解毒为臣药；丹参、人参、黄芪、益母草益气活血为佐药；地龙通络为使药。临床研究证实，该方对降低血糖，控制蛋白尿，缓解口干、口渴、多食易饥、胸闷胁痛、腰酸不适等方面有较好的疗效。

由此可见，在治疗糖尿病肾病上用药法则始终围绕"毒损肾络"之病机关键，抓住病变的中心环节，进行辨证论治并随症加减。经临床及实验研究观察证实，解毒通络保肾方对改善糖尿病肾病神疲乏力、口干口渴、五心烦热、腰膝酸软、尿浊、水肿等症状有明显疗效并可降低空腹血糖、餐后 2 小时血糖及糖化血红蛋白，调整脂代谢，降低胆固醇及甘油三酯，可显著降低 DN 患者的微量白蛋白尿及 24 小时尿蛋白的排泄，降低血肌酐、尿素氮，明显改善肾功能。

88　从毒损肾络对慢性肾脏病诊疗的研究

随着慢性肾脏病（CKD）患病率的逐年递增，目前已造成严重的医疗负担与社会经济负担，成为全球性健康问题。寻找有效的 CKD 防治途径与诊疗方案已成为专业领域亟待解决的临床现实问题。近年来，随着中医药"毒损肾络"学说的不断完善与延展，该学说已日益为专业领域所接受。学者张琳就基于"毒损肾络"学说探讨 CKD 诊疗的临床及基础研究作了综合，以期梳理当前研究现状，为序贯开展相关研究提供创新思路。

毒损肾络理论

尽管 CKD 病种其发病机制、病变进程不尽相同，但由于免疫反应介导所致凝血异常、炎性因子激活与释放，进而造成肾脏血管内皮损伤，肾小球硬化与肾纤维化，已成为肾脏病专业领域的共识。随着肾脏微血管病理生理研究的深入及相关中医病因病机的阐释深入，为"毒损肾络"概念的认识、延展及理论提供了更为广阔的学术空间。

1. 肾络与肾脏微血管结构的相似性：络脉"三维立体网络系统"学说的提出，为肾络与肾脏微血管结构概念的对接提供了可能——络脉由经脉支横别出，逐层细分，纵横交错，遍布全身，布散于脏腑组织间的网络系统，形成外（体表——浮络、阳络）、中（肌肉之间——经脉）、内（脏腑之络——阴络）的空间分布规律，发挥行气血、营阴阳的生理功能，是维持生命活动和保持人体内外环境稳定的网络结构。西医学认为肾单位是肾结构和功能的基本单位，由肾小体和肾小管组成。肾小体中的毛细血管主要来自于肾动脉的分支，进入肾小体后分为 4～5 初级分支，这与络脉支横别出，逐层细分，随络脉不断分支，络体细窄迂曲的结构特点相似。各初级分支形成许多吻合分支的毛细血管襻，与络病学说所谓末端孙络间缠襻构成循环通路相吻合。故而，可以认为肾脏微血管结构隶属于肾络庞大络脉网络的一部分，是循行于肾脏的经脉分出的网络分支，作为肾脏结构与组织功能的重要组成部分，肾络具有运行气血、输布精微的功能特点的同时，又转运组织代谢废物，通过肾脏的气化作用，转为浊液排出体外。

2. 慢性肾脏病毒邪概念的认识：中医学领域，毒的内涵和外延极为丰富，对机体产生毒性作用的各种致病因素，皆可称之为"毒邪"。毒邪既是造成脏腑经络、气血阴阳严重损害的致病因素，亦是指多种原因导致脏腑功能紊乱、气血运行失常，机体代谢产物所化生的具有缠绵难治特征的病理产物。因此，凡是对机体有严重伤害，影响机体正常代谢的不利因素，造成机体阴阳失衡，无论是来自外界还是来自体内，都称之为"毒"。针对慢性肾脏病，外感六淫、内伤七情、饮食不节、起居无常等因素所致正气亏虚，或毒阻血脉，或气虚血滞，久病入络，均可视为 CKD 之"毒邪"。在 CKD 进程中所产生血瘀、水湿、痰浊等病理产物以及风邪等诱发因素，长期存在，会进一步造成肾脏的病理损伤，而这种病理损伤常导致结构性损伤，而被损伤的结构即是肾络。

毒邪致病特征具有临床差异性

尽管慢性肾脏病病程长、病情复杂，不同阶段病性、病位不同，但其发生发展及演变具有规律性，即皆以脏腑功能失调，正气亏虚，肾络虚损为基础，外感风邪之气入络，痰浊瘀毒互结，脉络气机郁滞。

1. 风伏肾络为病："风为百病之长"，"风邪上受，首先犯肺"，故而风邪致病常以肺系症状为先。同时，兼夹他邪为患，且表虚则卫外不固，腠理疏松，风邪每易乘虚而袭。吴喜利等指出，慢性肾小球疾病迁延反复，每因外感风邪而内外相招，同气相求。疾病常由风邪诱发，内有脏腑功能虚损，内外相因，致气血乖戾，三焦障碍，水谷精微外泄，湿浊水毒内壅，继而形成血瘀、湿热、湿浊之标实；标实又碍气化，以致虚虚实实之证。故而"风伏肾络"乃病位于肾络，病因为风邪内统之寒温、燥毒，随人体阴阳偏盛偏衰而发作成病，具穿透之能，引邪聚毒，伤于肾之膜原，伏于肾络。

2. 湿热为患肾络：湿热为患，亦损肾络。或得于外感，或者食饮不节，水湿不化，郁久化热成毒而致。于表，湿毒外受，或阻碍气化，则气滞痰阻血瘀；或湿毒外受，化热伤络，则迫血妄行。于里，脾肾亏虚，湿毒泛溢，郁久则化热生瘀，形成瘀血、出血之证。

3. 痰浊郁阻肾络：徐进秀等指出痰浊系脏腑气血不和、津液代谢失常之产物，故痰浊本于气血，气血来源于水谷精微化生。故而痰浊郁阻，多以脾肾气虚、脾肾阳虚为主，标实以水湿浊痰，瘀毒互结为病。津血同源，痰瘀相关，痰瘀互结，郁久腐化，久则凝聚成毒，形成痰瘀毒相互交结的病理局面。各种原因所致脏腑失调，水津不布，气血失运，聚成痰浊，痰性重浊黏滞，壅滞脉道，血行迟滞，而成瘀血，痰瘀毒互结，迁延不愈，反复发作，形成恶性循环。

4. 瘀痹肾络为病：牛丽娜等认为，慢性肾脏病久治不愈，多有络病存在，久致肾络损伤，肾脏虚损，肾用失职，气化不利，气血运行不畅，血行迟滞而成瘀，津液输布失司，致肾络痹阻不通，脉络失养、水停成痰，气虚血瘀、痰瘀互结，相互影响，疾病进一步缠绵难愈，具有"久病入络""久病必瘀"之发展过程。

基于毒损肾络的临床证治

近年来，"毒损肾络"学说的临床应用取得了长足的进步，明确了肾络病证的核心特征及用药原则。中医药相关领域亦基于"毒损肾络"学说根据病因、不同阶段的 CKD 疾病制订了针对性中医治疗方案。

1. 肾络病证的核心特征与用药原则：由于肾络病证的核心病机系络脉病变由络气虚滞始动，渐进性由功能性向器质性进展，最终以络脉瘀阻则为结局，而"毒损肾络"的核心表现以疼痛、麻痹、癥积、水肿、出血等为核心。基于肾络的系统性及肾病从络论治的治疗原则，临证当从整体出发，根据周身血瘀脉阻与肾内络瘀的各自特点与相互联系，灵活用药。因此，其临床用药及配伍规律多体现下述特点，即针对风邪、痰浊、血瘀、水湿等病理因素，重视祛邪通络，"去菀陈莝"，多选用辛温通络、辛润通络、辛香通络、虫蚁搜络之品；同时合理扶正理虚、养脏和络，通过调理脏腑气血阴阳，气机升降出入，以助通络，宜选补气通络、辛甘通补、滋润通络等药物。

2. 专病治疗：

（1）慢性肾小球肾炎：余立敏认为毒损肾络与肾虚纠结系慢性肾小球肾炎蛋白尿、血尿迁延的主要原因，提出从"肾虚毒损"治疗慢性肾炎蛋白尿、血尿的观点。强调临床治疗除补肾益肾，尚应注意涤除火热、瘀血和湿浊所化之毒邪。对于毒邪的清除，提出合理使用解毒、攻毒及排毒药的治疗思路。解毒药以清热解毒药为主，如金银花、连翘、板蓝根、蒲公英、紫花地丁、重楼、白花蛇舌草等。攻毒药以祛邪药中之重、猛之品。如清热泻火之黄芩、黄连、栀子、龙胆等；化湿利水之苍术、厚朴、车前子、猪苓等；活血化瘀之桃仁、炮穿山甲、水蛭、土鳖虫、虻虫等。排毒药即如麻黄、大黄、车前子等，使邪有出路，从皮毛、二便而出。

（2）糖尿病肾病：董晗硕总结名中医糖尿病肾病学术经验，指出"毒损肾络"系中医消渴病理论基础结合现代中西医学最新理论，针对临床治疗难点和重点提出的。基本病机为肾元亏虚，毒损肾络，病性本虚标实、气阴亏虚为本；痰湿、浊毒、瘀血等为标实之证。早期表现为气阴两虚，逐渐肾体虚损劳伤，肾用失司，气血俱伤，脉络瘀阻，湿浊瘀血内蕴化毒；毒邪是主要矛盾，贯穿消渴肾病始终。临床常以解毒通络保肾及解毒通络调肝法为主，辨证施治并佐以辛味药治疗。以大黄、黄芪、桑寄生、丹参、红花、泽兰等为常用药物。同时，重视病机变化，强调保肾为主，酌用山茱萸、枸杞子、覆盆子、金樱子、芡实、鹿角胶等滋阴补肾，收敛固涩；白茅根、黄芩、连翘、蒲公英等清解湿热，化浊解毒；水蛭、地龙、僵蚕等虫药以活血祛瘀、解毒通络。

（3）狼疮性肾炎：姜兆荣等认为狼疮性肾炎的基本病机特点为本虚标实，本虚为气血阴阳，五脏亏虚，以肾为根本；标实多为血瘀、痰瘀、湿阻、浊毒内生等，病机核心是毒损肾络。针对狼疮性肾炎的临床特点，应重视肝肾阴虚、肾失封藏、毒损肾络病机，并以此病机为依据，确立补肾解毒通络法。但该治法并非唯一疗法，应结合中医辨证正确认识和理解毒邪在狼疮性肾炎的不同病机变化，随证治之以期提高临床诊疗水平。

（4）乙肝病毒相关性肾炎：刘芳等认为乙肝病毒具有强烈传染性，属于中医学"毒"范畴，相当于"疫毒""湿热之毒"。肾病日久，肾络气血亏虚，气血运行无力，导致乙肝病毒湿热疫毒乘虚侵及肾络，导致肾络瘀阻、毒瘀互结，形成毒滞肾络之证。临床治疗多采取分期分阶段论治，如李甜甜等认为，疾病早期多为初感湿热疫毒，热毒浸淫，治以清热利湿解毒，同时兼顾疫毒易损肝肾，致络脉损伤瘀血内阻，配以凉血化瘀通络，方用茵陈蒿汤合大黄䗪虫丸加减。常用茵陈、青蒿、熟大黄、炒栀子、土鳖虫、水蛭、地龙、羚羊角粉、白芍、桃仁、柴胡、黄芩、牡丹皮等；中期，湿热留恋，瘀阻肾络，脾肾气虚，当标本兼治，补脾益肾，活血化瘀，清热利湿，常用黄芪、丹参、柴胡、炒白术、黄芩、补骨脂、益智、山药、鬼箭羽、熟大黄、山茱萸、白花蛇舌草等；稳定期，湿热毒邪已解，脾肾亏虚，当补脾益肾，常用菟丝子、韭菜子、炒白术、制附子、补骨脂、五味子、党参、鹿角霜、生黄芪、丹参、萹蓄、鬼箭羽等；晚期，失治误治或疾病进展，气血阴阳俱虚，浊毒内扰，肾失气化封藏，脾失运化，治以补益脾肾或阴阳双补，泻浊解毒，临床多用真武汤（脾肾阳虚）或济生肾气丸（阴阳俱虚）合苏叶黄连汤、加熟大黄、枳壳、茯苓、槐花、竹茹、炙枇杷叶等。

（5）慢性肾衰竭及肾移植：于敏等基于"毒损肾络"病机理论，结合慢性肾衰竭微炎症状态的发生机制，理解"毒邪"与微炎症的关系及慢性肾衰竭进程中的作用病机，指出慢性肾衰竭微炎症状态是毒损肾络的病理基础，微炎症状态与"毒随邪生、变由毒起、毒损肾络"观点相一致，治疗当从毒邪立论的思路与方法。张琳等强调对于上述微炎症状态之解毒，凡能消除产生毒邪的原因，依靠脏腑功能化解毒邪，或通过扶助正气提高脏腑自身解毒功能，从而祛除毒邪。临床降逆泄浊可用苏叶黄连汤、吴茱萸汤、温脾汤加减；利尿泄浊常用五苓散、济生肾气丸加减；升清降浊则常用葛根、枳壳、荷叶、大黄、升麻、柴胡、桔梗、川牛膝等；和胃泄浊则以黄连温胆汤加减。同时兼顾脾胃调理，常用方如平胃散、藿朴夏苓汤、半夏泻心汤加减。对于中晚期慢性肾衰竭则遵循：①荡涤肠胃，浊毒外排；②强调腑气通畅，以利气机升降；③积极防止浊毒窜扰，上乱神明；④和调气血，助运气化，以保肾排毒。同时，针对慢性肾衰竭常见并发症肾性贫血，亦提出着眼"毒瘀肾络为病"的中医诊疗观点，认为肾性贫血具有肾络失荣、肾络损伤、肾络瘀阻的特征，临床治法强调补脾益肾，解毒泄浊，气血双调，养血祛瘀诸法合理应用，并酌加血肉有情之品及虫蚁搜剔药物，以精血同补，消补兼施，并搜剔肾络伏邪，清除络中邪毒。而在肾移植临床实践中，则可基于"毒损肾络"学说积极防治药物肾毒性，如王耀献等针对环孢素A肾毒性防治，认为治疗当以通络解毒为法，采用传统中医辨证论治方法，使用复方如参麦、复方丹参合剂等，亦可单味中药如冬虫夏草、人参总皂苷、雷公藤多苷片、丹参酮ⅡA等口服治疗。

毒损肾络相关基础研究

随着"毒损肾络"学说在学术理论、临床实践中所取得的进展为专业领域所认同。相关基础研究在数理分析、机制阐释等多方面亦逐步开展。

1. 信息挖掘分析研究：牛丽娜收集专业学术期刊1990年9月至2013年9月从络论治慢性肾脏病相关中医研究文献398篇，按原发性肾小球肾炎、原发性肾病综合征、IgA肾病、糖尿病肾病、慢性肾衰竭 5 个具体疾病，对符合标准的临床类文献进行分类，建立 Excel 数据库，对从络论治上述 5 种疾病的常用药物进行频数分析。研究结果指出，从络论治原发性肾小球肾炎常用药物依次为茯苓、地龙、丹参、黄芪、川芎、乌梢蛇、车前子、水蛭、泽泻、白术；原发性肾病综合征常用药物依次为麻黄、茯苓、甘草、白术、生姜、川芎、泽泻、羌活、附子、山药；IgA 肾病常用药物依次为山茱萸、黄芪、熟地黄、牡丹皮、泽泻、山药、茯苓、丹参、白花蛇舌草、栀子；糖尿病肾病常用药物依次为茯苓、山茱萸、山药、黄芪、熟地黄、泽泻、牡丹皮、丹参、白术、当归；慢性肾衰竭常用药物依次为大黄、丹参、茯苓、黄芪、山药、泽泻、当归、白术、生地黄、山茱萸。李苹以糖尿病肾病中医药数据库为平台，对 100 例糖尿病肾病患者病例资料进行相关数据系统地收集，利用 SPSS 软件进行数据挖掘，分析糖尿病肾病辨证规律、病因病机规律及临床用药规律。结果提示入选糖尿病肾病病例以脾肾气虚、毒瘀互结型和气阴两虚、毒瘀互结型居多，临床用药以黄芪、女贞子、川牛膝、水蛭、僵蚕、石韦、白茅根、蒲公英等频率较高，多属补气、补阴、活血通络药及清热利湿类中药。

2. 干预作用机制阐释：

（1）抑制肾脏微炎症状态：奚悦证实中药复方三黄糖肾康颗粒可有效改善糖尿病肾病患者临床症状及 24 小时尿微量蛋白排泄，但对肝肾功能无显著性影响。同期基于糖尿病肾病模型大鼠干预的机制阐释研究结果表明，三黄糖肾康颗粒对糖尿病肾病的防治机制可能与抑制 NF-κB 通路、MCP-1 及其受体 CCR2 结合，实现微炎症状态调控具有密切关联。

（2）干预固有细胞病变：孙晓波研究证实，中药复方益糖康可抑制糖尿病肾病大鼠 24 小时尿蛋白排泄，降低血肌酐及尿素氮水平。其作用机制与促进肾小球固有组成部分足细胞重要功能性蛋白 nephrin 的表达，维持肾小球滤过屏障完整性及抑制 VEGF 过度表达，避免固有成分血管内皮细胞成管及血管新生所致的血管异常高通透性有关。

（3）延缓肾脏纤维化进程：张鹏凯证实益肾解毒通络胶囊可改善糖尿病大鼠肾功能，减少 24 小时尿蛋白排泄，延缓肾脏病理改变进程，抑制肾脏肥大与高滤过状态，其作用机制与降低肾组织 CTGF、FN 表达，减轻肾脏细胞外基质过度积聚，进而延缓肾脏纤维化进程。依秋霞亦证实复方益气解毒活络通过抑制 TGF-β1 表达，进而减缓肾小球硬化进程。

（4）调控肾脏微血管新生：观察基于"毒损肾络"针对性复方益气解毒活络方对早期糖尿病肾病模型大鼠干预效应，研究结果表明，益气解毒活络方可有效降低早期糖尿病肾病模型大鼠血糖、糖化血红蛋白、尿微量白蛋白、血清 β2-微球蛋白、尿素氮水平，改善肾脏病理变化，其作用机制与通过调控 VEGF、Ang-2 及 Tie-2 表达，抑制由 VEGF 介导的肾组织微血管新生、促进血管成熟、降低通透性有关。

89　从三焦和毒邪论代谢综合征

　　近年来，随着代谢综合征概念的提出和其发病率的上升，有关代谢综合征的研究逐渐成为医学界的热点和焦点。目前对此病的认识尚未统一，学者张剑等在中医脏腑理论指导下，结合三焦及毒邪的现代研究成果，在 2 型糖尿病伴发代谢综合征患者临床研究的基础上，对代谢综合征的中医病机与证候进行了分析。

三焦功能失调是代谢综合征发病基础

　　三焦为六腑之一，是脏腑之外、躯体之内的整个体腔，包括头面部、胸腹腔、五脏六腑等，按部位可划分为上焦、中焦、下焦三个部分，总称三焦。张景岳《类经脏象类》云"三焦者，确有一腑，盖居脏腑之外，躯壳之内，包罗诸脏，一腔之大腑也"。可见人体五脏六腑之中，惟有三焦最大，无与匹配，故《灵枢·本输》将三焦称之为"孤腑"。

　　三焦是人体气、血、水、食上下运行、内外出入的通路。它可通行原气，使之运达周身，以推动人体的生命活动；能调畅气机，推动血脉运行，以濡润周身；能运行水液，疏通水道，使水液正常代谢；还能受纳、腐熟、敷布水谷精微，以滋养机体。正如《中藏经·论三焦虚实寒热生死逆顺脉症之法》所云"三焦者……总领五脏六腑、营卫经络、内外左右上下之气也；三焦通，则内外左右上下皆通也，其于周灌体，和内调外，荣左养右，导上宣下，莫大于此者也"。三焦的功能亦是相应部位脏腑功能的概括，即上焦主宣发卫气，敷布水谷精微和津液，发挥营养、滋润作用，如雾露之溉，称"上焦如雾"；中焦主消化、吸收、输布水谷精微和津液，化生气血，如酿酒一般，称"中焦如沤"；下焦主泌别清浊，排泄糟粕，如疏通水渎，称"下焦如渎"。它参与了饮食物消化、吸收、输布的全过程，是体内气血津液输布、运行的通道。其功能范围相当广泛，既依赖于其他脏腑，又不为其他脏腑所涵盖，也不是其他脏腑功能的算术加和，而是在其他五脏、五腑功能相互作用的基础上派生出来的新的功能项。现代研究认为，三焦并不是一个单独的实质器官，而是指机体内存在的各种空隙，包括组织间隙、关节间隙、细胞间隙、乃至分子间隙所构成的空间和通道，是机体内物质交换、物质运动发生的一个重要场所，饮食物的消化吸收、水液的代谢、气血津液之间的转化等生命运动皆在此进行，即为"气化"的场所；三焦在功能上类似于现代医学的免疫防御、内分泌调节、物质交换及血液循环等，常与结缔组织疾病、痛症及内分泌疾患密切相关。还有人提出，三焦学说与脂肪组织及其内分泌功能极相似，参与调节糖、脂、能量的代谢。由此可知，三焦是人体新陈代谢的总枢纽与总管道，直接关系着气、血、水、食的正常运行，发挥着"排毒""解毒"的特殊功效。其功能正常，"管道通畅"，则清得升，浊得降，物归正化，"毒邪"难生或难于郁积。若其功能失调，则气、血、水、食代谢紊乱，清浊不分，正常精微物质不能归于正化而为机体所用，反堆集成"毒"，变生出痰浊毒、瘀血毒、火毒、糖毒、脂毒等，毒害机体。

　　代谢综合征是同时具有高胰岛素血症、中心性肥胖、糖代谢障碍、高血压、血脂紊乱等多种代谢障碍的一组证候。在代谢综合征中正常的血糖、血脂、体脂，均"本为人体正常所需的生理物质"，却"由于代谢障碍超出其生理需要量"而"转化为致病物质"形成糖毒、脂毒、火毒、痰浊、瘀血等。无论血糖升高、血脂紊乱还是体脂超量等，都是由于三焦功能障碍，"管道不通"或通而不畅，"如雾"之敷布、"如沤"之腐熟、"如渎"之排泄不能所致。具体分析到代谢综合征的各个组分，如糖尿病，虽然以阴虚、气阴两虚、阴阳两虚为基本病机，但三焦枢机不利，"糖毒"壅塞是其根本病理变化，而且病变部位涉及广泛，早期在肺、脾胃、肾，后期延及心、肝、脑，甚至四肢百骸、五官九窍，因此，古人从三焦出发，按照病变重点划分出上消、中消、下消，起到了提纲挈领的作用；再如血脂异常与肥胖，由于过食肥甘，超出了三焦的运化能力，或三焦敷布转输失调，致使水谷精微不能归于正途被机体利用，反堆积体内，酿成痰浊、脂毒，并且充斥三焦，阻塞"管道"，凝滞气血，危害周身；高血压的基本病机为阴虚阳亢、上实下虚，病位广及心、脑、肾等，由于三焦疏泄不利，气机郁结化火，日久而成"火毒"，终弥漫上焦，攻窜头面，阻滞经络而发病，同时"火毒"灼伤阴液，损耗下焦真水，致毒火益盛。此外糖毒、脂毒、痰浊也可瘀积化火，并可与"火毒"兼夹为患。而上述各种"毒邪"均可损伤脉络，阻滞气血，堵塞"管道"，影响三焦运行，从而引发瘀血之毒。

综上所述，三焦功能失调是"内毒"产生、堆集的根本原因，是代谢综合征的发病基础。而且是否可以这样理解：从现代医学的、微观的角度看，代谢综合征的发病核心为胰岛素抵抗；从中医学宏观的角度看，其核心则为三焦功能障碍。

毒邪是促进代谢综合征不断发展的根本因素

三焦包罗诸脏，功能复杂。由于先天禀赋及六淫、七情、饮食、劳倦、增龄等的影响，可导致三焦某一部位、某一脏腑先病，使某种"排毒解毒"功能障碍，代谢异常，产生出一种或数种"内毒"，此时尚未形成代谢综合征，但已经形成代谢综合征的前驱状态。这种"内毒"既是三焦功能异常的病理产物，同时又作为新的致病因素，不断壅堵"排毒管道"，进一步损害三焦的"排毒解毒"功能，使其他代谢也发生紊乱，从而反复产生、瘀积新的"内毒"，最终导致代谢综合征的形成。即糖毒、脂毒、火毒、痰浊、瘀血等并不一定同时出现，而是随着病情发展逐步增加。这些毒素之间相互影响，相互促进，相互兼夹，互为因果，形成恶性循环，最后可导致胸痹、中风、视瞻昏渺、痈疽、脱疽、关格等变证、坏证。在这一过程中，各种"内生毒邪"始终起到了促进疾病发展，加重病理变化，损耗人体正气、诱发各种急、慢性并发症的不良作用。如糖毒瘀久常化生热毒、火毒，而且易损伤气血，毒害脉络，致血行不畅，蕴成瘀毒，并与易生痰湿的肥甘厚味内外相合而酿湿生痰，形成痰浊、脂毒。诸毒相合，"上行极而下，下行极而上"，上行则近肺攻心，冲脑扰神；下行则灼肝劫肾，伤精动风；入气则耗气伤津，入血则伤络动血，出现诸多变证。既往研究已证明，随着体重的增加、血压的升高、血脂紊乱的加重，代谢综合征发病比率逐步提高，即各种"内毒"的强弱、多寡直接关系着代谢综合征的发生、发展。因此，"毒邪"为害是促进代谢综合征不断加重、发展的根本因素。

毒邪损伤是 2 型糖尿病伴发代谢综合征常见病机

代谢综合征在发病前和发病早期，临床往往无特殊表现，这是因为三焦功能异常产生出的糖毒、脂毒、痰浊、瘀血等各种"内毒"对机体多表现出一种慢性损害，使机体处于慢性中毒状态。内毒对机体是一种长期持久的影响，具有隐匿的特点，因此，在"毒邪"损害的初期，常常因临床表现的缺乏或不明显而易被人忽略，待到临床症状出现时，已是三焦功能明显失调，升降出入显著异常，各种"内毒"纠结弥漫，机体的损害已较严重了。所以探寻代谢综合征的中医病机证候就陷入这样的局面：发病前或发病早期无证可辨，发病后不同患者表现各异，或以糖毒损害为主，或以脂毒壅积为甚，或者不同"内毒"兼夹出现，临床症状纷繁复杂，舌象、脉象交叉多变，似乎毫无规律可循，这也是各种观点不能统一的缘由。为此，我们曾从 2 型糖尿病入手进行临床研究，以寻求 2 型糖尿病伴发代谢综合征的病机证候特点。

2 型糖尿病阴虚燥热、气阴两虚及阴阳两虚 3 个基本证型的变化是脏腑功能逐渐减退，气血阴阳日益不足，气、痰、瘀互结渐甚，证情由标实向本虚、由阴亏向阳损方向发展的过程。既往的研究证实，阴阳两虚型病情更重，虚象更明显，胰岛素分泌降低，胰岛素抵抗亦由高转低，疾病发生了本质的改变。这是因为糖毒乃终身之毒，它蓄积胶结，侵犯脏腑，迁延难解。日久可耗伤阴津，进而阴伤及气，致气阴两虚，长期损害后，最终将出现阴阳两虚诸症。

2型糖尿病病情的加重也伴随着代谢综合征发病的变化。研究发现，不同证型中代谢综合征的发生，以阴阳两虚型为最多，其次为气阴两虚型、阴虚燥热型。这是否提示随着糖毒蓄积日久，脏腑损害日甚，阴损及阳，气虚、阳虚日益突出，三焦"排毒解毒"能力更加减弱，糖毒之外的脂毒、火毒、痰浊、瘀血等"内毒"也不断产生、瘀积，代谢综合征其他组分逐步增加，发病亦随之上升，即"毒邪"耗伤正气，气虚、阳虚为2型糖尿病患者代谢综合征发生、发展的内在依据。毒存体内必然损伤正气，排毒解毒过程中也必然耗伤正气。各种"内毒"互结互病，不仅阻滞气血，堵塞"管道"，而且损伤脏腑，败坏形体，日久延虚。从三焦功能失调，到糖毒瘀积，再到其他"内毒"蕴结，终致代谢综合征的发生发展，这一过程正是由实转虚、"毒"伤正气的过程，而正气亏虚，"排毒"无力，反过来又可因虚致实，各种"内毒"愈发纠结缠绵，形成实愈实、虚愈虚、虚实夹杂之证。因此，"毒邪"损伤气、阳，由实转虚、虚实夹杂是2型糖尿病伴发代谢综合征的常见病机与证候。

90　从毒邪论治代谢综合征

代谢综合征是人体多种代谢成分异常聚集的病理状态，也代表着一系列心血管疾病危险因子的聚集状态，包括导致动脉粥样硬化的血脂紊乱及血压、血糖、致炎性因子和致凝血因子水平升高等。这些异常对临床预后至关重要，与发生 2 型糖尿病、冠心病和其他动脉粥样硬化性血管病变密切相关。中医文献中并无代谢综合记载，但相同或相似的证候却有详尽的描述，如肥胖、口干多饮、多食、头痛、头晕目眩、胸闷、胸痛等症状，可将其归为中医学"肥满""痰饮""消渴""胁痛""头痛""眩晕"等范畴。学者李晓红等认为，"毒邪"在代谢综合征的病机中起着重要作用，从毒论治，每获良效。

毒的概念

"毒"本义指毒草。中医学"毒"之提出，源于《黄帝内经》，历代有所发展，临床各科都频繁提及。从《素问》中提出的"寒毒""热毒""湿毒""燥毒"等概念，到汉代《金匮要略》中的"阴毒""阳毒"之病名，再到唐代医学文献中的"时气瘟毒"之记载，至金元四大家刘河间的"火热论"及张从正的"攻邪论"，为"毒邪"学说奠定了深厚的理论基础。而后温病学派将"毒"作为病因加以深化，如吴又可提出了"杂气论"，将"毒邪"涵盖了外因六淫之邪及其他的一些特殊致病因子，喻昌在《寓意草》中指出"内因者，醇酒厚味之热毒，郁怒横逆之火毒也"，明确把"毒"作为了疾病的内因来认识。概括起来，"毒"在中医药学的含义有 6 方面：一是指较强烈的致病外邪。二是指非时之气，古代医籍中又常把外感毒邪称作毒气。三是指病名、病症。四是指药物的偏性与峻烈之性。五是指药物的毒性或副作用。六是指病理因素或疾病产物蕴结体内而形成的新的内在致病因素，系由脏腑功能失常，气血运行障碍，机体生理或病理产物不能及时排出，蕴积体内，以致邪气亢盛损害脏腑组织而成的内毒。内毒有湿毒、痰毒、火毒、瘀毒、风毒等，其源于内生诸邪，但其致病作用则远强于原病邪，正如《金匮要略心典》所云"毒，邪气蕴结不解之谓"。王永炎院士也指出，邪气亢盛，败坏形体即转化为毒。毒系脏腑功能和气血运行失常使体内的生理或病理产物不能及时排出，蕴积体内过多而成。内生之毒，因脏腑功能失常和气血运行障碍而生，生则进一步阻遏或耗伤气血，损伤脏腑，与脏腑功能和气血运行失常互为因果，相互影响，相互作用，两者皆为疾病之因，又皆是疾病之果，从而产生本虚标实、虚实夹杂的一系列病理变化，并不断衍生出新的变证。

毒邪导致代谢综合征的病因病机

代谢综合征的发生与营养过度、运动缺乏、饮酒吸烟、遗传因素及种族差异有关，受外界环境因素影响较小。从中医学角度而言，本病的致病因素当为因脏腑功能失常，气血运行障碍，而致病理产物蕴积不解的内生之毒，其主要的病因病机如下。

1. 饮食不节，湿毒内生： 长期过食肥甘、嗜食寒凉或饮食失度，则损伤脾胃功能，脾胃受损则运化受纳失常，水谷精微失于运化和输布，聚而为湿。湿性重浊黏腻，阻遏气机，进一步影响脾胃功能。湿浊日久蕴结不解而成毒，从而形成脾胃气虚、湿毒内蕴之证，即如《脾胃论》中云"饮食自倍，则脾胃之气既伤，而元气亦不能充，而诸病之所由生也"。

2. 脏腑积热，火毒伤阴：《脾胃论》云"夫酒者，大热有毒，气味俱阳"，若长期偏嗜醇酒，则阳毒之热大旺，脏腑积热，蕴结不解，发为火毒，伤阴耗气，正如《丹溪心法·消渴》所云"酒面无节，酷嗜炙煿……于是炎火上熏，脏腑生热，燥热炽盛，津液干焦，渴饮水浆而不能自禁"。亦或因长期精神紧张，或忧郁恼怒焦虑，气郁而化火，使肝阴暗耗，肝阳升动，甚者损及肾阴，终致阴不制阳，出现阴虚阳亢之证。

3. 忧思少动，痰毒瘀阻： 肝为刚脏喜条达，主疏泄。若长期情志失调，必然导致气机不畅，三焦气化失常，则气血津液代谢失衡，致痰、湿、瘀等病理产物停留而为患；或因久坐少动，肝气不升，气机不行，脉络不畅，则津停血滞，痰瘀互结，蕴结不解，而发为气滞血瘀，痰毒流注之证。

4. 久病劳倦，瘀毒阻络： 禀赋不足、病症日久或过劳均可耗伤气血，损伤脏腑，导致脾肾气虚，无力推动血脉的运行，使血液瘀滞，脉络受阻，新血不生，加之久病入络，瘀血不化，进而发为脾肾两虚，瘀毒阻络之证。

从毒分型论治代谢综合征

对于毒邪致病，无论是感受外在之毒还是内生之毒，治疗方法均可概括为解毒。而根据机体阴阳气血盛衰与毒邪盛衰的关系，解毒之法可大体分为 3 种。①泄毒法：即机体正气未衰，邪有外泄之机时，予毒邪以出路的解毒法。②化毒法：是指在机体正气未衰之时，利用药物的偏性与峻烈之性抑制或消除毒邪的解毒法。③抗毒法：是指机体正气虚弱，化毒排毒无力之时，通过扶助正气，增强机体自身的抗毒能力，从而达到扶正与解毒的双重目的。

1. 脾胃气虚，湿毒内蕴证： 常见于代谢综合征以腹型肥胖、空腹血糖升高或糖耐量异常，伴或不伴高尿酸血症为主要临床特征者。主症肢体困重，面部垢腻，困倦嗜睡，便溏黏腻，舌苔白腻或黄厚腻，脉濡或弦滑。治以化湿导滞，健脾抗毒。方选藿朴夏苓汤（《医原》）加减。

2. 火毒伤阴，阴虚阳亢证： 常见于代谢综合征以腹型肥胖、原发性高血压伴或不伴腔隙性脑梗死为主要临床特征者。主症头晕头痛，面红目赤，急躁易怒，夜寐不宁，口干口苦，渴欲冷饮，心悸，小便黄赤，大便秘结。舌红少津、舌苔黄、脉弦细数。治以清热化毒，益阴潜阳。方选清营汤（《温病条辨》）合天麻钩藤饮（《杂病证治新义》）加减。

3. 气滞血瘀，痰毒流注证： 常见于代谢综合征以腹型肥胖、血脂紊乱伴脂肪肝、痛风为主要临床特征者。主症胸胁胀满不舒，肢体关节肿胀疼痛，胸闷多痰，不思饮食，头昏痛，舌质紫暗、苔白腻，脉弦滑。治以理气活血，涤痰化毒。方选血府逐瘀汤（《医林改错》）合导痰汤（《寿世保元》）加减。

4. 脾肾两虚，瘀毒阻络证： 常见于代谢综合征病症日久，以腹型肥胖、血脂紊乱、高血糖伴冠心病及其他动脉硬化性疾病为主要临床特征者。主症病症日久，倦怠乏力，腰膝酸软，头痛，胸憋闷痛，面紫唇青，指端麻痹疼痛，颜面、肌肤紫暗，下肢水肿，舌质淡紫，有瘀点或瘀斑，苔白腻，舌下脉络迂曲，脉沉细涩。治以活血通络，固本抗毒。方选补阳还五汤（《医林改错》）合大补元煎（《景岳全书》）加减。

代谢综合征是心血管疾病的高危因素，属于心血管疾病的前期疾病。现代医学对代谢综合征的发病机制尚不十分明确，只能分割性地治疗其组分，如减轻体重、控制血糖血压、调节血脂、抗凝等，缺乏一个整体性的治疗。从中医学角度而言，就临床症状看，代谢综合征患者常出现的口臭、便秘、皮肤瘙痒、易生痈疽等，类似于中医学"毒"的表现，故"毒"在代谢综合征的病机中起着重要作用。根据临床所见，将代谢综合征从"毒"论治，解毒同时调脏腑、和气血，不仅驭繁执简，且每获良效，临床上立法、选方、用药，应根据患者的表现灵活变通。

91　从毒邪论治脂肪肝

　　近些年来随着人民生活水平的提高，脂肪肝这一肝脏代谢性疾病常见之于临床，其中包括酒精性脂肪肝、糖尿病性脂肪肝、肥胖性脂肪肝、药物性脂肪肝及营养失调性脂肪肝。因此，加强其防治，对于提高人们的健康具有重大的现实意义。学者朱振红等认为，毒邪在脂肪肝的发病、进展中起着不容忽视的作用，应加强毒邪对其致病作用的研究。

　　中医学古医籍中并无脂肪肝之病名，但《难经·五十六难》云"肝之积，名曰肥气，在左胁下，如覆杯，有头足"，故可以肝积论之。《难经》同时指出，"肺病传于肝，肝当传脾，脾季夏适王，王者不受邪，肝复欲还肺，肺不肯受，故留结为积"，病在肺肝脾三脏。肝积者，顾名思义，积在肝脏，积者何？积者，阴气之谓，"其始发有常处，其痛不离其部，上下有所终始，左右有所穷处"（《难经·五十五难》）。阴气者，源于何处？受谷者浊，受气者清，食气散"精"于肝之部分。阴气者上行，阳气者下行，上行不畅者，可积之于肝，名之肥气，可积之于心，名之伏梁，可积之于脾，名之痞气，也可积之于肺，名之息贲，或积之于肾，名之贲豚。此文仅述肝积。

中医对毒邪的认识

　　《素问·生气通天论》云"大风苛毒"始把毒作为致病之因。《诸病源候论》云"人有卒然心腹击痛，乃致顿闷……是触鬼邪之毒气"，又云"人有因吉凶坐席饮啖，而有外邪恶毒之气随饮食入于五脏……故谓之食注"。这与现代脂肪肝系疾病相似。古代中医在伤寒、时气、温病、热病、疫疠病诸候中皆把毒作为独立的病因列开。详而论之，可分为毒气、风毒、热毒、寒毒、湿毒等，皆可致病。毒邪又别于六淫外邪，是独立的病因之一，其或单独为病，或与六淫外邪相合为病。

　　毒气者，"乖戾之气""瘴气""毒雾"，乃反常气候而为之。毒气入里，则"心胸烦闷"（《伤寒取吐候》）。风毒者，其病变部位大都在于皮毛、肌肉，故多患丁疮、瘰疬、恶核、风毒肿，"风邪毒气客于睑肤之间，结聚成肿"（《目病诸候·目封塞候》）。热毒者，"热毒气在脾胃，与谷气相搏，热蒸在内，不得宣散，先心腹胀满气急，然后身面悉黄，名为内黄"（《黄疸诸候·内黄候》）。寒毒者，亦可内攻脏腑"寒毒入胃，则腹满，身热，下清"（《伤寒利候》）。湿毒者，岁时寒暑不调乘之。

毒邪与肝积的关系

　　肝者，气机之枢机，调达阴阳气血，亦疏泄饮食精微之通路。肝阴肝阳升降之通畅，影响着精微的散布。古人皆以肝者升，升于左，肺者降，降于右，殊不知肝阴者升，肝阳者降，阴阳升降之调和，精微散肝随之畅达。肝阴者何？肝阴者体，食气之阴浊之所成。肝阳者何？肝阳者用，食气之阳清之所成。肝体阴而用阳，体阴者健，阳用者平，阴阳调和之大成。肝阴之升者，赖五脏六腑之阴升，肝阳之降者，赖五脏六腑之阳降，共奏气机疏泄之畅达。"阴之所生，本在五味"足见饮食水谷精微在阴阳生成方面的重要性，"味过于酸，肝气以津，脾气乃绝"；"味过于咸，大骨气劳，短肌，心气抑"；"味过于甘，心气喘满，色黑，肾气不衡"；"味过于苦，脾气不濡，胃气乃厚"以及"味过于辛，筋脉沮弛，精神乃央"（《素问·生气通天论》）。即是过食某一性味对脏腑所造成的损伤。与之相似，"因而饱食，筋脉横解，肠澼为痔。因而大饮，则气逆"（《素问·生气通天论》）。即是过食之过的典型记述。筋脉者，肝之所属，疏泄之路涩，肝气肝血者易郁而滞之。肝气者不守其卫外之能，肝血者藏精之功失，而现临床阴不胜其阳或阳不胜其阴之状。肝气者，阳也，易从热化；肝血者，阴也，可从其寒，亦可从其热。肝气郁之甚者，可现本脏之症右胁痛，也可乘侮肺而现干咳不止，亦可乘侮脾胃而现食不知味、反胃、腹胀等症。肝气郁之极者，可从热化，也易从热化而现目干涩疼痛、情绪急躁、失眠、两胁胀痛甚或黄疸等气郁化火之象。肝血壅滞之极者，从其寒者，两阴相加，一火不能胜两水，恶之征兆；从其热者，阳加于阴，一水不能胜两火，良之征兆，肝积之由发。肝积者，可聚之气，可积之血，可聚之阳，可积之阴，阳者无形，阴者有形也。气聚之久者，死气也，血积之久者，死血也，此以毒名之。此之毒者，多为热毒，亦可见湿毒、寒毒。

肝积与日常生活作息的关系

当下，人们的生活饮食水平已有明显提高，肥甘厚腻之味不绝于口，汽车成为最主要的代步工具，空调成为最受欢迎的温度调节器。殊不知，这也使脂肪肝这一疾病呈逐年递增趋势。首先就饮食结构而论，古人讲求的四菜一汤真有其道理所在。四菜者，禀肝、心、肺、肾四脏之气味，补其阴气之成，阳气之能。一汤者，固其中土，脾胃是也，阴阳之宗源所在。古人强调四菜，而非强调四肉，即鸡、羊、马、彘，可谓得圣人之传道。今人讲求鸡、鱼、牛、猪肉满席，显其阔气，彰其大智，实则误也。肉者，味之厚者，味厚者为阴，味厚则发热也。多食肉者，伤其形气，何也？壮火为之，发之肝，积之所成。其次就工作生活环境而言，阴平阳秘者为佳。阳秘者，卫外者也；阴平者，藏精于内者也。此为阴阳出入之和谐者也。当下，空调大行于天下，代替了人体这一自我调节功能，而现阳气无须密固于外的现象，阴阳者一体，不密于外者，必扰于内，阳盛则内热，致使阴阳出入之失调。无出入，则无以升降，内之阴阳升降紊乱，殃及肝之生理，肝积所由发。最后就工作性质而言，随着机械化的广泛普及，更多的人从事脑力劳动，汽车这一代步工具大行而为之，人们几乎没有运动的时间。但《黄帝内经》早就提及"四肢皆禀气于胃""久坐者伤肉"，肉者脾之所充，故伤脾者可见胃气呆钝，会波及食之化精之过程，食之厚味所积者，多积之肝。

中医药治疗肝积

王旭高"治肝三十法"盛行者，时事所为也。"肝气、肝风、肝火，三者同出异名，其中侮脾乘胃，冲心犯肺，挟寒挟痰，本虚标实"，王氏理气、通络、柔肝、缓肝、泄肝及抑肝等法皆源自其对肝之生理的准确把握。同理，肝积之发者，或热蕴，或寒蕴，或气滞，或血瘀甚或湿恋为之，久之可成毒，毒者可清、可发、可泄、可散、可解也。

1. 清热毒：临床见之胁肋窜痛、目红颧赤、狂躁不宁、善饥烦渴、呕吐不寐等皆是热毒作乱。热毒宜清，清之则宁。仲景之四逆散虽言少阴病为之，实则厥阴肝气作祟，内之热彰显，此之热不可泻，只可清。故选用柴胡味苦平禀少阳之气，直入肝经，正中直达，顺其春升发散之性，透散邪气，升散清气，提携肝气失陷郁热之毒者，由左而升，携引清气行阳道。芍药、甘草相伍酸甘化阴，以生津血，润滑降泄郁结，宣畅道路，芍药又可入肝目血分"敛津液而护营血，收肝气而泄邪热"（《本经逢源》），更助枳实开达肝脾阴结之热毒，共奏清解气分之热毒之功。小柴胡者，虽言少阳病，亦即厥阴阳木，阴阳一体，厥阴阴木同气而感之。临床之"胸胁苦满""默默不欲饮食""心烦喜呕"等皆是明证。辛味者从木，柴胡用之矣。黄芩者性味取上，清其郁于在上热毒，上者清之，中者平之，下者泄之，其义在此。旭高清肝之羚羊、牡丹皮、黑栀子、淡竹叶、连翘、夏枯草、青皮、贝母等亦取其清热毒之意。

2. 发火毒：热毒之甚者化火，火毒者宜发。肝气不升，究其根本，火热郁闭作乱，"阴精所奉其人寿，阳精所降其人夭"（《素问·五常政大论》）既言谷气者上行，携木气之性而升，木气郁之至极者，化火毒而为之阳精降下，"上焦不行，下脘不通，胃气热，热气熏胸中"，郁之极者火毒现。李东垣之

《脾胃论》即为之元气郁于中下，不走于上，故多用升提失陷之火毒，发之使上行，下之胀满亦解。柴胡、升麻、黄芪、防风、羌活、蔓荆子、川芎等皆是顺肝之升发之性，解其下陷之阴火毒，上下阴阳调之，下之火毒随之消。故以升降散宣泄三焦火热，正如杨栗山所云"僵蚕、蝉蜕升阳中之清阳，姜黄、大黄降阴中之浊阴，一升一降，内外通和，而杂气之流毒顿消矣"。

3. 泄湿毒：肝木之疏泄之机，可疏其阳，亦可疏其阴，可调其气，可调其血，亦可疏泄水谷之湿。脏腑水湿之毒，郁之肝胆者，泄其木气之湿，毒气自散。清代陈士铎《本草秘录》谓茵陈"专治瘅症发黄，非黄症断不可用。果是真黄病，可用之为君"，故茵陈者黄家之专药，阴黄、阳黄，热黄、寒黄，燥黄、湿黄，气黄、血黄，皆可辨而用之。阴黄者，其湿不甚，下身黄而上身不黄，可佐茯苓、泽泻、薏苡仁之类，或加五苓散为佳。阳黄者，其湿不太盛，但黄色如金，上身眼目尽黄，而下身反不黄，可佐之升麻、桔梗、天花粉、麻黄、黄芩类。热黄者，口必大渴，多饮不快者，一身上下俱黄，可佐龙胆、栀子、芍药类。寒黄者，见水则大吐不已，畏寒怕冷，可佐山药、芡实、附子温命门之火。湿黄之病，身浮肿，按之如泥，急可用二丑、甘遂性悍，湿可去大半。燥黄者，胸前皮肉少黄，肺金燥极之假象，佐天冬、玄参、天花粉、白芥子类。血黄者，眼目俱黄，身发热，胸烦闷，加用牡丹皮、牛膝、当归、川芎、大黄血分类药。气黄者，头面黄，饮食知味，但气怯，参入人参、黄芪气旺之药愈之。更有身不黄而手足反黄者，白术、茯苓、陈皮、甘草、枳壳、槟榔伍用即可，水渐利也。

4. 散寒毒：寒则气涩，涩则结，结于肝者，非吴茱萸讵能辟去？世皆谓吴茱萸血药、胃药、肾药，可谓仲景之《伤寒》害人之苦矣。"食谷欲呕，属阳明"（《伤寒论·辨阳明病》）、"少阴病，吐利，手足逆冷，烦躁欲死"（《伤寒论·辨少阴病》）、"干呕，吐涎沫，头痛"（《伤寒论·辨厥阴病》）即是明证。不知吴茱萸气味苦辛温，味辛则升，苦则降，辛能散，苦能坚，"亦升亦降，亦散亦坚，故上不至极上，下不至极下，第为辟肝中之寒邪而已"（《本草思辨录》）。清代周岩既以吴茱萸为肝药，夫"血者藏于肝，温肝自当温血"，因吴茱萸能散血中之气寒，非温血中之血寒。温经汤中以吴茱萸为君，亦非其能行瘀。取其虚积冷结之寒毒作祟使然。气分之寒毒解，瘀血自消，配以桂枝、芍药、牡丹皮其意在此。吴茱萸者，能入肝祛邪，化阴凝为阳和，故可参入黄连、党参、生姜等为使，神矣。

5. 解血毒：肝藏之血不宁则走窜，可谓之血毒，此可分实分虚，实者泻，虚者补。清代唐氏宗海可谓血家病之大宗。止血、消瘀、宁血、补血"四者乃通治血证之大纲"。阴血宜宁，瘀血宜消，肝实者泻，肝虚者补。李时珍谓肝无补法，盖恐木盛侮土，不知肝血虚亦可火扰胃中上犯为血毒之证。肝虚之理自东垣《脾胃论》后，少有知者。实者龙胆、栀子、青皮宁其血，血泛之毒自散。虚者桂枝、甘草、龙骨、牡蛎敛肝阳，滋肝血，血中虚火之毒自解。

92   从毒邪论治酒精性肝病

酒精性肝病（ALD）是长期过量饮酒导致的肝脏疾病，包括酒精性脂肪肝、酒精性肝炎及酒精性肝硬化，随着我国经济水平的提高，ALD 的发病率与死亡率逐渐上升。乙醇已成为继病毒性肝炎后导致肝损害的第二大病因，严重危害人类健康。学者来要良等认为，毒邪在 ALD 的发病、进展中起着不容忽视的作用，应加强毒邪对 ALD 致病作用的研究。

中医对毒邪的认识

毒邪的含义非常广泛，近 10 余年，众多医家对毒邪进行了深入研究，认为毒邪的概念主要包括：①泛指药物或药物的毒性、偏性和峻烈之性，并根据药物有毒无毒分为上品、中品、下品三大类。②指病症，如《伤寒论·伤寒例》指出"温毒，病之最重者也"。③指发病之因，即对机体产生毒性作用的各种致病因素，即邪毒。其中在有关病因的论述中，分为：a. 泛指一切致病邪气，与广义之邪相同。b. 六淫之邪较盛或较久者。c. 脏腑功能紊乱，代谢产物蓄积蕴结而生内毒。d. 特指"疫毒"，古代医家将致病性强并具有传染性的外邪，称之为"疠气""疫毒""毒气"等，与六淫化毒和内生毒邪不同。《素问·刺法论》指出"五疫之至，皆相染易，无问大小，病状相似，不施救疗，如何可得不相移易者？岐伯曰：不相染者，正气存内，邪不可干，避其毒气"。王孟英在《温热经纬·薛生白湿热病》也指出"今感疫气者，乃天地之毒气也"。毒邪致病主要特点为：①兼夹性，毒邪往往与其他邪气相夹侵害人体。②酷烈性，毒邪亢盛致病力强，极易损伤人体。③暴戾性，毒邪发病急，变化迅速。④秽浊性。⑤从化性，指毒具有以体质学说为根据发生变化的性质。⑥损络性。⑦多发性，毒邪致病可涉及多个部位、脏腑导致多种疾病发生。⑧正损性，毒邪可败坏形体，极易耗伤人体气、血、阴、阳、脏腑、经络及气血等。

ALD 毒邪的来源、性质

ALD 是由长期大量饮酒所致，中医很早就认识到酒为湿热邪气，如《万氏家传点点经》指出"酒毒湿热非常，肆意痛饮，脏腑受害，病态不一"。《诸病源候论》指出"酒性有毒，而复大热，饮之过多，故毒热气渗溢经络，浸溢腑脏，而生诸病也"。酒为湿热之邪，大量饮酒，脾胃气虚失于运化，水谷而变生水湿、痰浊、邪热，邪气内存导致肝失疏泄、脾气壅滞，出现肝脾同病或肝胃同病。纵酒无度，病情发展，气血痰湿凝聚于胁下，造成积块。《诸病源候论》指出"夫酒癖者，大饮酒后，渴而引饮无度，酒与饮俱不散，停滞在于胁肋下，结聚成癖，时时而痛，因即呼为酒癖，其状胁下弦急而痛"。丁霞等在 ALD 提出了"毒损肝络"的概念，酒毒可以引起气滞、血瘀、痰（湿）阻、正虚及肝脾失调的病理变化。可以认为该病的病因为感受湿热毒邪。

ALD "毒邪"的来源一为大量饮酒，饮酒导致湿热之气可因体质因素而化热、化寒、化痰、化瘀等，久蕴而成毒；二为湿热损伤肝脾，疏泄失常，气血运行失调变生热、湿、痰、瘀等。

ALD 毒邪致病的特点

1. 毒损肝络： 对于络脉的描述，《灵枢·脉度》指出"经脉为里，支而横者为络"，"络之别者为孙"。络脉又有别络、孙络、浮络之分，遍布全身，内络脏腑，外联肢节，具有贯通表里上下、气血津液流行、渗灌脏腑组织等生理功能。ALD 的病因酒毒和继发的气滞痰湿瘀血之毒作用于肝脏，导致肝脏功能障碍，气血运行失调。牛建昭等提出了酒精性肝纤维化"毒损肝络"病机假说，认为第 1 阶段络脉失养（酒精毒诱发肝微循环障碍），第 2 阶段气血瘀滞（细胞因子异常调控导致窦周纤维化），第 3 阶段津凝痰结（细胞外基质代谢紊乱形成肝纤维化和肝硬化），"毒损肝络"病机的关键病理环节是络脉失养、气血瘀滞和津凝痰结。

2. 毒损正虚： ALD 最终可出现肝硬化，属中医学肝积、酒癖、臌胀范畴。在 ALD 的进程中，初期多以肝脾受损，脾胃气虚失于运化水谷，后天失养使正气受损；中期多为痰湿瘀血无形之邪阻滞气机，气机不畅气血化生不足，导致痰湿瘀血更重，形成恶性循环；后期乃痰湿瘀血阻滞，肝脾肾均亏，脏腑功能失调，加之邪气较前明显加重，造成克伐正气的局面。ALD 乃日积月累而成，病久必耗伤正气。如《张氏医通·积聚》指出"积之成也，正气不足，而后邪气踞之"。肝硬化患者临床症状十分明显，如气短、乏力明显、食欲不振且顽固难愈，均为气虚的表现。故 ALD 的发展过程即机体正气渐损的过程，脾胃气虚贯穿于疾病的各个阶段。

3. 毒邪致瘀： ALD 是由于湿热之邪（饮酒）引起，长期酒精刺激，导致该病慢性迁延不愈，湿热之毒初则影响气机运行，血运不畅，可见口唇色暗、舌暗、肝区不适等表现；久留体内而化热毒，热毒之邪入血煎熬津液，瘀血停留，若逢热毒深入营血，则毒热依附有形之瘀血，则毒瘀搏结难解，脏腑气血败坏，促使病势急剧加重，最终导致酒精性肝硬化。血瘀是 ALD 病理演变的最终结局，并贯穿疾病全过程。临床上，酒精性肝硬化患者多见面晦暗或青黑，舌色暗、舌下静脉增粗延长、胁下痞块等，均为瘀血内阻的确凿证据。

4. 毒邪可夹痰、湿等病邪：《外台秘要》论述消饮丸治疗酒癖时"饮酒停痰水不消，满逆呕吐"，认识到饮酒后酒、痰、水互结形成酒癖，主要表现为满逆、呕吐。《千金翼方》指出"酒癖胸心胀满，肌肉沉重，逆害饮食，小便赤黄。此根本虚劳，风冷冻饮料食冲心，由脾胃客痰所致"。过量饮酒，湿热酒毒伤肝，最易导致肝的气血失调，初则气机运行失调，津液代谢失常，化生痰湿，痰湿属阴性黏腻，不易除，蕴久可化为毒；病久则湿热入络，煎熬血液生瘀。正如朱丹溪所说"血受湿热，久必凝浊"。

5. 毒邪涉及脏腑：《诸病源候论》指出"酒者，水谷之精也，其气剽悍而有大毒，入于胃则酒胀气逆，上逆于胸，内熏于肝胆，故令肝浮胆横，而狂悖变怒，失于常性，故云恶酒也"；"饮酒过多，酒毒渍于肠胃，流溢经络，使血脉充满，令人烦毒昏乱，呕吐无度……是酒热毒气所为"。详细阐述了酒热毒气致病，涉及肠胃、肝胆、伤及脏腑。丁霞等通过证素分析认为酒精性肝纤维化的主要病位证素为肝、脾，与胃、胆、肾、心、脑相关；主要病性证素为血瘀、气滞、内湿、痰、气虚、内火、气郁、毒等。根据临床变化，可将其分为 3 个阶段。初起以气滞、血瘀、内湿、内火为先；中期常以血瘀、气郁、痰为患；酒癖晚期邪盛正衰，病位及肾，表现为肝肾阴虚、脾肾阳虚、阴虚内热等证。

毒邪与内毒素血症关系

ALD 伴有内毒素血症时，肠源性内毒素激活 Kupffer 细胞并大量释放以肿瘤坏死因子-α（TNF-α）为主的细胞因子，是 ALD 发病机制中最重要的中间环节。ALD 最终可导致酒精性肝硬化，伴有内毒素血症，临床症状十分明显，如极度乏力、严重腹胀；本病病情危重，且顽固难愈，临床上容易出现合并症，甚至出血、昏迷等危险的变证。根据其临床症状、病势，酒精性肝硬化符合中医学"毒"邪致病特点：传变快，易伤脏腑，致瘀动血。湿热之毒依附有形之瘀血，则毒瘀搏结难解，脏腑气血败坏，促使病势急剧加重。这种"毒瘀胶着"的局面正是酒精性肝硬化内毒素血症发病的重要机制。正气强弱决定了疾病的转归，正盛则邪退，正虚则邪盛。

针对 ALD 毒邪致病特点的治疗思路

1. 解毒：ALD 由于饮酒所致，故首先要戒酒，减轻酒毒对机体造成的进一步损害。其次 ALD 毒邪乃湿热之毒，可以随机体的体质状况化为热毒、寒毒、痰湿或互相夹杂之邪，根据毒邪性质，采取辨证治疗，针对热毒可以采用清热解毒的蒲公英、紫花地丁等；寒毒可以使用炮附子、桂枝等温阳散寒之品；痰湿治以化痰软坚散结，如牡蛎、穿山甲、鳖甲、王不留行、川贝母等；湿热壅阻治以清热利湿，如茵陈、栀子、大黄、金钱草、蒲公英、虎杖等。同时不忘给毒邪以出路的方法，能达到截断病势的作用。应用通腑攻下法，阻挡毒邪进一步损害肝脏。通腑攻下首选生大黄，也可辨证配伍枳实、厚朴等中药口服或灌肠治疗。通过通腑法可以降低内毒素水平，减轻毒素对肝脏的进一步损害。

2. 补气健脾：《医宗必读》指出"初者，病邪初起，正气尚强，邪气尚浅，则任受攻；中者，受病渐久，邪气较深，正气较弱，任受且攻且补；末者，病魔经久，邪气侵凌，正气消残，则任受补"。在 ALD 的治疗过程中，脾胃气虚贯穿疾病始终，采用大剂量的健脾益气药物有助于正气恢复，扭转病势。同时，在疾病的治疗中经常用到活血、理气、利湿等攻伐之法，由于该病病久而脾胃气虚明显，攻伐之药又易损伤正气，故在治疗时特别强调顾护脾胃之气的重要性。另外，在疾病的过程中还有肝肾阴阳气血不足之时，采用补益药物容易阻碍脾胃运化，故采用补益药物时也要注意补益脾胃之气。

3. 活血通络：毒邪导致 ALD，瘀血阻滞肝络是重要的病理环节。《素问·调经论》指出"病在血，调之络"，可以采用活血化瘀的药物，如当归、川芎、桃仁、红花、赤芍、泽兰、益母草、苏木、刘寄奴等药。同时治疗肝络瘀阻证，当注重使用虫类药物搜邪，如穿山甲、蝉蜕、僵蚕、土鳖虫等，或采用柴胡等引经。

93　非酒精性脂肪性肝炎攻毒扶正法

随着人们生活水平的提高，非酒精性脂肪肝（NAFLD）的发病率逐年增高，已经成为仅次于慢性乙型病毒性肝炎（CHB）的第二大肝病。NAFLD 涉及广泛的肝损伤，非酒精性脂肪性肝炎（NASH）是一个重要的发病环节。NASH 的发病机制尚未完全明确，目前被普遍接受的是 Day 的"二次打击"学说。一旦开始受到"二次打击"发生 NASH，其将可能成为隐源性肝硬化甚至肝细胞癌的重要病因。中医学"毒损肝络"理论指出，外毒、内毒侵袭人体，诸邪最终蕴而成毒，阻滞肝络，导致肝络受损，对肝脏的损害发生质的变化，进而出现 NASH。学者季巍巍等为切中病机治疗 NASH，结合肝脏生理状态，认为应采用攻毒扶正法进行防治。

中医对毒的认识

1. 邪气不解谓之毒：中医学的"毒"，历代医家皆有阐述，上可追溯到隋唐。《黄帝内经》的形成，使"毒"的概念出现很大发展，从单纯的有毒药物，引申到病因、病机、治法、药物性能等诸多方面。《金匮要略》突破了"毒邪外受"的范畴，认识到毒邪也可导致内伤杂病或杂病中亦有毒邪的因素存在。尤在泾"毒，邪气蕴结不解之谓"的论述，对后世医家有很强的理论指导意义。总之，历代医家的不同认识使得毒的概念很广泛，涉及病因学、病机学、药名和中药学等内容。

近年来，毒邪致病理论日益受到重视，"毒"作为病因病机的研究得到了医学界的广泛关注。20 世纪 80 年代，王永炎院士等用清开灵注射液治疗中风急危重症，90 年代又提出"毒损脑络"，对毒邪的研究做出了开拓性的重要贡献。周仲瑛则依据临床经验总结发挥，提出"伏毒"理论。陈志刚等筛选出 1987—2006 年中医学"毒"理论相关文献 929 篇，进行描述性统计分析发现，对毒的研究，随时间推移呈上升趋势，其中，内科疾病研究最多，涉及"毒"的疾病多为复杂难治性疾病。这些研究都对毒邪的现代研究及中医病因病机的充实做出了贡献。

2. 内外之毒致其病：毒邪作为一种致病因素，有外来之毒、内生之毒。外来之毒，如《素问·五常政大论》将六淫分为寒毒、湿毒、热毒、清毒、燥毒，六淫之气化毒才能侵犯人体而为病。疫毒，在《素问·生气通天论》中称之为"苛毒"。除外感因素之外，还有虫兽毒、食物毒、酒毒、金刃毒等。内生之毒常发生于内伤杂病的基础上，多由诸邪蓄积，胶结凝滞而成。情志失调和气血津液失调都会通过慢性病程，引起一系列病理变化。如《医贯·郁病论》所云"气郁而湿滞，湿滞而成热，热郁而成痰，痰滞而血不行，相因为病者也"。毒系脏腑功能和气血运行失常使体内的生理或病理产物不能及时排出，蕴积体内过多而生成。毒邪致病有凶、顽、难、痼、杂的特点，并易与风、火、痰、瘀等相兼致病，而成热毒、火毒、血毒、瘀毒、水毒、痰毒等。外来之毒与内生之毒导致人体脏腑气机的失调，其根源为气血津液出现了一系列异常变化。由于先天、后天因素的综合作用，各种毒邪浸淫流窜经络，导致脏腑气血阴阳功能失调，最终损伤肝络而难愈，临床治疗也印证了毒邪致病的难治性和复杂性。

以毒论治 NASH 理论与实践

1. 以毒论治为其要：中医学无 NASH 病名，但根据其临床表现可以归属于"肝著""胁痛""黄疸""痰证""肥气""积聚"等范畴。临床上辨证分型庞杂，治疗方法众多，常用疏肝理气、健脾消导、化痰祛湿、清热解毒、活血化瘀等治法。随着临床对肝病的认识日渐深入，不少医家对毒损脉络都有发挥。毒损肝络一说得到了很多医家的肯定。

以毒论治与诸医家的分型论治是相通的，有临床实践的必要性。从 NASH 的病机演变过程看，由于病情迁延，无论外邪、内邪，均会逐渐导致气滞、湿邪、痰浊、瘀血等病理产物瘀积于肝，最终均可蕴久而化毒。外毒、内毒共同作用，致脏腑功能紊乱，气机失调，导致一系列病理产物的出现，进而损伤肝络，导致肝脏体阴用阳的生理状态遭到破坏，抗邪能力更弱，如果得不到改善，就会逐渐加重病情。

2. 毒损肝络为其机：现代医学中肝脏是人体重要的解毒器官，诸多内毒、外毒均先由其化解、抵御，因此尤易遭到各种病理因素的伤害。从中医学角度看，由于人体内代谢物日积月累，诸邪最终蕴而成毒，阻滞肝络，导致肝络受损，对肝脏的损害也发生了质的变化，进而出现 NASH。现代临床亦证实，脏腑气化升降功能失调所产生的痰毒、瘀毒等内生"伏毒"，是 NASH 的主要致病因素，"毒"在 NASH 的发病中起到很大作用，所以解决"毒损肝络"这一病机核心，才能从根本上解决问题。

肝病从络论治历史渊远，《金匮要略》即有对肝脏络病的论述。络脉是经脉支横别出的分支，具有渗灌血气、互渗津血的功能，它分布广泛，遍布周身内外，五脏六腑，五官九窍。肝络是络脉的重要组成部分。《黄帝内经》云"人卧则血归于肝"。肝藏血，肝脏血管丰富，所以既具有络脉基本属性，又为人体气血汇聚最盛之处。毒邪致病侵袭人体，易入血分，循经入络，结聚于肝络，久则湿、热、毒、癖凝滞积聚肝络，肝络受损，脏腑气血失调，造成严重的危害。

3. 攻补兼施为其治：对于 NASH 的治疗，中医学独具特色。现代医家以毒论治，常用清热解毒法，疗效显著。徐燎宇主张对 NASH 从毒论治、清解热毒，兼顾气血虚实。龚锡曾治疗肝病善用清法，清除疫毒，化解湿热，治疗肝炎；采用清肝化浊、活血化瘀法治疗 NAFLD，意在化痰、化浊、化湿、化瘀，切中病机，疗效显著。邓雁北在临床中观察用解毒降脂片（虎杖提取物）治疗 NASH，结果显示该药可有效调节血脂，保护肝功能，逆转 NASH，具有良好的疗效和安全性。

现代研究也逐渐证实补法在肝病中效果明显。钱英治疗慢性病毒性肝炎提出"体用同调"的思想，其认为慢性病毒性肝炎的治疗，在祛邪同时，要使肝体得固，肝用得调，病邪得驱，使疾病转归向好。张爱忠等用杞菊制剂（枸杞子、水飞蓟）滋补肝肾，清热利湿，实验发现杞菊制剂有一定抗脂质过氧化作用从而能防治 NASH。李军祥提出治疗 NASH 用益肾调肝方以肝肾同治。方用何首乌、枸杞子、三七等，消中有补，攻补兼施，寒温并投，实验表明该方对脂质代谢相关因子产生了明显的影响。

讨 论

随着毒邪致病理论应用于临床慢性、迁延性疾病的兴起，NASH 病理转归均可用毒损肝络假说所解释。外毒、内毒最终导致肝络受损。在毒损肝络的理论指导下，总结前人经验，季巍巍等认为 NASH 可以攻毒扶正法作为治疗大法，"攻毒"重视清热解毒，"扶正"重视益气养阴。

1. 清热解毒攻其毒：NASH 的病机核心为毒损肝络，针对气滞、痰湿、瘀血进行攻毒治疗已被医家广泛采纳，清热解毒法也为临床中常用方法。一般 NASH 人群中，人体脏腑气机失调，气有余便是火，加之众多病理产物互相演变，持续存在，内环境的火热性质比较明显。在病毒性肝炎合并 NASH 的人群中，由于外感疫毒，而疫毒又每与火热邪气相合侵犯人体；加之肝炎的慢性期，症状相对隐伏，病势缠绵，病程较长，药物难以短时奏效，湿热久酿致毒。可见，火热毒邪是持续存在的。热毒、火毒与其他毒邪会兼夹在一起，共同作祟。

在治疗 NASH 中，可用清热解毒为主要攻逐法，以消除致病因素。清热解毒法并非单一治法，它是指运用寒凉性质的方药，通过泻火、解毒、凉血等作用，以解除热毒的治疗大法，属于中医八法中的"清法"。唐代孙思邈在《千金方》中明确提出除热解毒用苦寒之品。他结合泻火、益气、养阴、凉血、燥湿、祛瘀、通腑息风七法，将清热解毒法广泛应用于各类热性疾病。所以，应遵循清热解毒为基本治疗方法，兼顾攻逐其他毒邪的攻毒法则，以通过清解热毒，改善气滞痰瘀与热毒搏结的状态。

2. 益气养阴扶其正：《金匮要略心典》云"无邪不有毒，热从毒化，变从毒起，癖从毒结也"。毒邪长期作用于人体，必将会导致脏腑功能失调和气血津液代谢失常。NASH 是一个慢性的病理变化过程，从功能的损伤到器质的损害是一个持久的过程。随着病情的延长，热毒耗液，诸毒搏结，津亏血滞，出现正气的耗损，尤其是津液的耗损，进一步加重了病情。所以在清热解毒的同时要注意对肝脏本身的保护，注重体用同调。

季巍巍等认为在 NASH 的治疗中，体用同调仍然是治疗的关键。NASH 病位在肝，在治疗过程中应注意肝脏的生理特点。扶正和祛邪虽属截然不同的两种治法，但"正足邪自去"，二者的关系密不可分。在病理产物搏结，毒损肝络的情况下，解毒的同时应考虑肝脏的生理特点，调理肝脏的气血阴阳；祛邪的同时，不仅要补益肝阴和肝血，还应加强肝阳和肝气的功能。合理做到祛邪扶正兼顾。恢复肝体的功能，重点在于养肝阴。阴液不足可导致血行涩滞，易产生瘀血。恢复肝脏的物质基础，肝体得充，生血有源，则有利于抗邪，这是扶正的重要内容。由于热毒损伤肝络，瘀血停留，脉络瘀阻，瘀血不去，影响新血化生。故遵循"有故无陨，亦无陨矣"的原则，在养阴的同时，兼以攻毒，以活血之法做补血而用，以求瘀血去则新血生，以加强养阴效果。

恢复肝用的功能，重点在于益肝气。NASH 发病的肇始则是肝失疏泄，气机不利。随着病程日久，热毒伤阴耗气，正气亏损严重，所以应以益气为主，同时疏肝理气，使肝脏气机得畅。所以体用同调，最终使肝脏的气血、阴阳得以恢复，加强抗邪力量。NASH 的病程绵长，病机变化复杂，在治疗上一方一法很难奏效。治疗 NASH 应从毒损肝络病机入手，在攻毒扶正大法的指导下，以清热解毒、益气养阴为主要治法，合理选方用药。

94　毒邪致病与肝豆状核变性

　　毒邪是临床上常见的致病之邪，它可造成机体多方面的损害，肝豆状核变性是全身性疾病，涉及多个系统、器官，铜浊毒邪内聚体内是其发病的病理生理学基础，也是从毒论治的依据所在。学者杨文明等认为，毒邪在肝豆状核变性致病中起着十分重要的作用，铜毒内蓄，损伤肝络、脑络以及全身的络脉是肝豆状核变性的病机关键，从毒论治是肝豆状核变性的临床治疗的重要途径。

　　中医学认为毒的概念范畴非常广泛，就病因而言毒的内涵可包括两方面的内容：一方面指六淫之毒和外毒，分为六淫邪毒、疠气疫毒、虫兽毒、药毒和食毒、环境毒邪（环境污染空气、水质及辐射等），从现代医学角度看，各种病原微生物如病毒、细菌、真菌、原虫等均可认为是中医外毒的一部分。另外一方面，毒是新陈代谢所产生的，即内毒。多由脏腑之虚实寒热、起居摄养不慎而生，内毒分为五志过极化火成毒（热毒、火毒）、瘀血蕴蓄日久而成瘀毒、湿浊蕴积而成湿毒，痰浊淤滞而成痰毒，六腑传化失职，糟粕不能外传而结于肠内而成燥屎毒。由组织细胞功能障碍，机体一系列病理生理生化过程的产物，如毒性氧自由基、兴奋性神经毒、过敏介质、炎性介质、钙离子超载、新陈代谢毒素、致癌因子等都是中医学的内毒的部分。

对毒邪的认识

　　1. 毒邪的致病特点：毒邪极少单独致病，外来者，常依附六淫；内生者往往依附于体内的病理产物，如痰浊，瘀血，积滞，湿浊等，形成痰毒，瘀毒，湿毒等，这些内毒又构成新的病因，侵犯肝胆，可引起"急黄"，毒瘀互结形成积聚等。毒邪致病可虚实夹杂，日久入络。毒邪内蕴体内，血络不通，毒瘀痰火壅滞，病邪深伏，缠绵难愈；因此在其损害的初期，常常因临床表现的缺乏或不明显而易被人忽略，一旦出现临床症状，其机体的损害就已较严重。

　　毒邪致病，病情顽固，病程漫长，易于反复，难以治疗，病情缠绵难愈，内毒中之痰湿毒、气滞毒、瘀血毒不仅互结互病，积久蕴郁，损伤络脉，败坏形体，而且日久延虚，虚气留滞、血瘀津凝等相互影响，继而又常加重病情，变生诸疾，形成恶性循环，并由此导致络病经久难愈，渐成痼疾。如风寒湿毒留滞骨节，日久关节变形，妨碍活动，则形成"痹证"等。可累及多部位、多脏腑，常见脏腑、经络、四肢同时病变。

　　2. 毒邪对机体的损害作用：正常情况下机体保持着内部及其内外环境的相对平衡协调，保持正常的生理及心理活动过程，机体就呈现健康状态，即所谓"阴平阳秘"。由于脏腑功能的减退那些本为人体正常所需的生理物质，代谢障碍超出其生理需要量也可转化为致病物质形成毒邪，导致机体内部及其内外环境相互关系的失调，或使脏腑经络的功能失调，或使气血津液的功能紊乱从而产生全身或局部的多种多样的病理变化，从而出现一系列的临床症状和体征，并不同程度的影响机体正常的生活和劳动能力，便发生了疾病。毒邪能导致多种疾病，如瘀毒导致的肝硬化、风寒湿毒留滞经脉所致的风湿病，痰毒瘀血形成的高血压、冠心病、高脂血症、肥胖等。肝豆状核变性则是铜不能进行正常代谢排出体外，铜毒蓄积于体内而致发病。

毒邪与肝豆状核变性

肝豆状核变性（WD），是一种常染色体隐性遗传的铜代谢障碍病，临床表现为进行性加重的锥体外系症状、角膜色素环、肝硬化、精神症状及肾功能损害等。本病发病率为（0.5～3）/10万，在我国较多见。半个世纪前，本病一直是一致命性疾病，直至1951年才有了第一个西药螯合剂二巯基丙醇（巴尔，BAL）问世，1965年John Walshe首次应用D-青霉胺治疗后，本病的预后有了明显改观，但其众多且出现频率较高的副作用，使许多患者难以应用该药进行初始和长期维持治疗。故迄今为止，临床上仍缺乏副反应少、疗效高且能长期维持治疗的理想西药。

中医学认为，先天不足是引起本病的根本原因，情志失调、饮食不节、劳倦内伤等可诱发和加重本病。发病以青少年多见，多起病缓慢，逐渐加重。临床前期或早期多以肝肾不足，气血亏虚为主，而临床期多见湿热蕴结之证，早期多虚，中后期多实，虚中夹实，虚实夹杂，这与一般疾病所表现出的早期多实，中后期多虚的特点明显有别。本病为本虚标实证，铜毒、湿热、瘀血、痰浊内蕴，毒邪为害，而变生诸症。中医藏象学认为肝胆互为表里，胆汁的贮藏和排泄均受肝脏功能状态的影响，如因情志失调，气机失畅，表现为情感高涨、欣快、情绪低落或不稳，可有焦虑、恐惧等，气滞血瘀，铜毒内蕴可导致局部皮肤的色素沉着，气机不畅失于疏泄，胆汁排泄受阻，湿热铜毒内聚，外溢肌肤而发黄，临床上可见黄疸、转氨酶增高等类似黄疸性肝炎或暴发性肝衰竭症状。又如WD发病与脾胃有关，脾主运化，为后天之本，脾胃系统，既是人体气血生化之源，又通过脾升胃降推动肠腑将糟粕之毒排出体外，若饮食不节，内损脾胃，铜毒留而不去，与痰浊互结，痰毒上犯于头，阻碍清阳之运转，堵塞清灵之所，蒙蔽清窍，则清窍不利，可致眩晕昏冒；内扰心神，致神志异常；痰毒阻气机，血行不畅，痰毒与瘀血互结，则成"积聚"，临床表现肝脾肿大、脾功能亢进等，一些患者可进展为肝硬化；毒邪日久不去，留着体内，则可损伤络脉。肝豆状核变性病程漫长，缠绵难愈，"久病入络"必然也是其重要的病理转机。大量的铜浊毒邪蓄积于体内各器官，尤其肝、肾、脑及角膜之络。肝中过多的铜引起肝细胞坏死、门静脉及其周围炎症和纤维化，电镜下见线粒体增大，含铜的溶酶体颗粒增多。病理检查铜沉积在脑部，可引起基底节空洞形成，神经细胞和胶质变性，以豆状核最严重，皮质尤其额叶也可出现类似病变，采用kubeanic acid染色证实近曲小管、肾小囊壁层的上皮细胞内有铜颗粒沉积。铜沉着在角膜后Descemet膜的周围形成棕绿色的色素沉着。由于铜毒蓄积在多器官，临床出现各系统被累及的相应症状。

WD虽在婴儿期肝脏就已有铜的蓄积，并随着年龄增长，铜毒沉积愈来愈重，一般发病多见于青少年，但6岁前罕有肝病症状发生，而50%在15岁前发病，偶有80岁才发病者，初起症状42%为肝病表现，34%为神经系统，10%为精神症状，12%为继发于肝病的内分泌或血液系统症状，1%为肾损害表现，约25%患者同时出现两个以上系统受累表现。WD的主要病理变化集中在肝、脑、肾和角膜等部位，临床神经系统病变主要以基底神经节受铜毒损害为主，表现为震颤，肌张力障碍，舞蹈样运动，运动障碍或步行障碍；铜浊毒邪蓄积肝，引起肝脏损害，临床可有食欲低下、黄疸、腹水、下肢水肿、食管静脉曲张、出血、蜘蛛痣、肝脾大、脾功能亢进、暴发性肝衰竭、肝性脑病等有些患者可进展为肝硬化等。铜浊毒邪蓄积损害肾脏，可表现为蛋白尿、糖尿、血尿、浮肿、低尿酸血症、低血钾和肾小管中毒以及不同程度的肾功能不全。

可见，无论从现代医学，还是传统医学，对肝豆状核变性病因病机的认识都能看出"毒邪"为WD的直接致病因素，铜浊毒邪贯穿于WD发生、发展和变化的整个病变过程，决定着肝豆状核变性的发生、发展及转归，铜浊毒邪是WD独特的发展演变规律的物质基础。湿浊、痰湿、血瘀既是病理产物又是隶属于"毒邪"的致病因素。其虚证，也是因毒致虚。

从毒论治肝豆状核变性

中医学中无肝豆状核变性的病名，但根据本病大多有震颤、扭转痉挛、精神障碍、肝脾大、腹水等多种多样的临床表现，分别将其归属于中医学"肝风""颤证""癫狂""积聚""黄疸"等范畴。本病源于先天，铜毒内聚，直接损及脑髓、肝、肾及全身络脉，这一病因病理机制贯穿于 WD 整个疾病的全过程。病情发展的不同阶段，可因毒邪不同而产生不同的病理产物如风、火、痰、湿、瘀等，出现各种实证的突出临床表现。治疗时应辨明标本缓急轻重，在不伤肝肾的基础上，先祛突出之邪，尽量减少其对正气的损伤，从机体内祛除铜毒，是治疗本病的主要法则。现代医学认为，人体内 95％的铜是由胆汁经大便排泄的，5％经由尿液、汗液、唾液排出。使用解毒通腑、清热利尿的中药，可收到较好的临床疗效。如茵陈、柴胡、金钱草、大黄、半枝莲等可促使铜从胆汁中排泄，增加粪铜和尿铜量，生石膏能抑制铜的吸收，大黄中的主要成分番泻甙甲在肠道中被细菌分解为大黄甙刺激肠壁促进大肠的排空运动，从而可能减少肠道对铜的吸收，黄连含锌量较高，既可在胃肠道内抑制食物中铜离子的吸收，又能促进体内铜离子的排泄。大黄、黄连、生石膏等已在 WD 临床治疗中得到广泛使用。目前在专病专方中应用最多的肝豆汤（片）就是解毒中药在临床应用的较好实证。已证实该方具有较好的临床疗效，根据大多数 WD 患者具有口中臭秽、口苦口腻、便秘、舌质红、苔黄或黄腻、脉弦或弦滑等症，确立其病机为铜毒内聚、湿热内蕴，故以清热解毒、通腑利尿之法，并结合 WD 的病理生理特点，胆道为铜代谢的主要排铜途径，以及锌与铜在体内相互拮抗、平衡作用，选用兼具利胆、含锌量高的中药大黄、黄连、黄芩、半枝莲等组成肝豆汤（片）治疗本病。经过系列的基础和临床研究，证实了它确切的排铜和对临床症状的改善作用。在肝豆状核变性中，解毒只是一个提纲挈领的大法，针对不同病因和病机的转变过程，可演化并综合运用解毒泻热、解毒化痰、解毒祛瘀、解毒通络等具体的治疗方法。临床可配合应用以上诸法，据症加减，使络脉畅通，气血调畅，有利于铜浊毒邪代谢排出体外。

虽然一些学者认为本病的病机与肝风内动有一定的关联，并引《黄帝内经》"诸风掉眩，皆属于肝"为据，结合部分患者临床出现肢体抖动等加以佐证，但进一步研究发现毒邪耗损肝肾之阴，肝肾阴虚，虚风内动是其发病之源。由于毒邪在本病的发病中占有重要地位，故治疗本病应以驱除铜毒为其根本治法，并根据病情变化加以辨证，选择运用解毒利湿，解毒活血，解毒清热、解毒化痰通络等法进行治疗。禁用全蝎、僵蚕、地龙、龟甲、鳖甲、牡蛎、珍珠母等含铜含量极高的中药，否则徒增体内铜毒之邪而引病情加重之无穷之害。

95　论肝豆状核变性为毒邪入络之病

　　肝豆状核变性又称威尔逊病（WD），是常染色体隐性遗传的铜代谢障碍疾病。学者王殿华等从毒邪入络阐述了肝豆状核变性的发病机制，以期充分认识铜浊毒邪入络的性质及致病特点，为临床治疗提供新的治疗思路和方法。

毒邪概念的界定

　　1. 毒的含义：毒的本义是指毒草。在中医学中，毒的含义主要有以下 3 个方面的内容：一指病因。二指病症。三指药物的毒性、偏性和峻烈之性。可见，毒作为一种致病因素，早在《黄帝内经》即有认识，而"毒"作为病因解，应冠之以"毒邪"，以区别毒的其他含义。

　　2. 毒邪的来源：毒邪有外来和内生之分，凡是来源于身体之外的有害于身体健康的有害物质，归之于外来毒邪的范畴，主要有六淫，即风、寒、暑、湿、燥、火、戾气、杂气等，以及现代医学中的病原微生物及其毒素，各种理化因素导致的中毒等。不仅包括直接感受毒邪，还包涵外受邪气内化而生毒者，如《诸病源候论·毒疮候》就有"此由风气相搏，变成热毒"的记载，温病学中亦有六淫过甚可转化为毒及外邪内侵蕴久成毒的观点。内生毒邪来源于体内，它是机体阴阳失和，脏腑功能失调，气血运行不畅导致机体代谢产物不能及时排出或病理产物蕴积体内而化生。肝豆状核变性则是铜不能正常代谢排出体外，蓄积于体内而产生的毒邪。

络病的基本概念

　　络脉是从经脉横支别出，纵横交错，遍布全身，广泛分布于脏腑组织间的网络系统。《灵枢·脉度》云"经脉为里，支而横者为络，络之别出为孙"。明确指出了经脉是主干，络脉是由经脉支别出的分支，络相对经而言，有"网"的含义，纵横交错，网络全身，无处不到。广义络脉包括经络之络和血络之络，即络脉和脉络，经络之络是对经脉之横旁出的分支部，分的统称（可称气络），脉络之络系指血脉分支部分（又称血络）。络脉把经脉运行的气血津液输布、弥漫、渗灌周身脏腑，发挥着"行气血而营阴阳""内灌脏腑，外濡腠理"的生理功能，是维持人体生命活动和人体内环境稳定的网络结构。

　　络脉为血气交汇之处，亦为邪毒易居之所。导致络脉之病的邪毒，有外来之邪和内生之邪，外来之邪有六淫、外伤等；内生之邪主要是由于脏腑功能失常，气血运行障碍，瘀血、痰浊或其他有害之物（毒邪）留滞于络脉，病久邪入脏腑之络，多伤及血分，导致瘀血、痰浊阻滞，故有"久病入络""久病血瘀"之说。病入络脉，络脉损伤，病位较深，病理损害较重，病难以速愈，病变累及多个脏腑，其中许多病种在一定条件下可发展引起死亡或留下后遗症。肝豆状核变性即为内生毒邪导致的络脉病变。

肝豆状核变性是毒邪入络之病

　　肝豆状核变性是常染色体隐性遗传的铜代谢障碍疾病，目前认为本病病因是基因缺陷导致的铜代谢障碍，而铜代谢异常的发病机制主要与铜蓝蛋白的合成和胆道排泄有关。WD 患者铜的吸收和向肝的转运无损害，但负责铜转运的 p 型 ATP 酶在 WD 患者中有缺陷，它继发于 ATP7B 的多种突变之一，多余的铜毒性很强，并且可作为氧化物前体促进自由基和有害的脂质及蛋白氧化物形成。最初多余的铜蓄积在肝中而引起肝细胞损伤，随着肝中铜量的增加，铜被释放入循环并在其他器官中蓄积，继而铜介导的氧化开始损伤到其他器官、系统。铜排出障碍蓄积于体内成为毒邪，初期可引起络毒蕴结，络脉瘀阻，最终导致络脉损伤。

1. 络毒蕴结：毒邪为病，不分内外，常常会变生热象。铜浊毒邪亦不例外，铜浊瘀积脏腑之络，伤气耗血，化毒生热，导致络中热毒蕴结，故产生热毒之象。又铜浊蓄积入络，而"久病在络，气血皆窒"，气行不畅，气机阻隔，亦可产生热象。所以，临床可见四肢抽搐，肌肉僵直，哭闹不休，急躁易怒，甚者狂妄不宁，幻觉妄想，冲动打人或自伤行为，口干苦欲饮，尿黄便秘，舌红赤，脉弦数等。

2. 络脉瘀痹：毒邪入络必然损伤人体的正气，耗气伤阴，气血运行不利，是以血滞成瘀，铜浊毒邪与血瘀交织，壅阻络道，造成络脉瘀痹。肝中过多的铜引起肝细胞坏死、门静脉及其周围炎症和纤维化。三种主要肝病的涉及方式为：慢性活动性肝；肝硬化；暴发性肝衰竭。疾病早期，电镜下可发现特征性的线粒体变化，肝细胞线粒体大小不一，正常位于膜内或膜外的线粒体嵴被分离，嵴内腔隙增大。随着疾病发展，铜蛋白分散于溶酶体可见到电子致密的管周颗粒。肝组织检查酷似自身免疫性疾病或慢性活动性肝，这些患者的肝组织有淋巴细胞、浆细胞组成的单核细胞浸润、点状坏死和纤维化。肝病患者病变细胞比正常细胞大 3～4 倍，肝窦变窄，或阻塞不通，致肝内循环障碍，造成缺血缺氧，从而促使肝细胞的坏死及新生障碍。多发展为肝纤维化和肝硬化，肝硬化一旦发生可为大结节、小结节或混合性，可见纤维化中隔、胆管增生、马洛里透明小体，免疫组化染色见肝细胞内有大量铜盐沉着。

采用 kubeanic acid 染色证实近曲小管、肾小囊壁层的上皮细胞内有铜颗粒沉积。光镜见肾近曲小管上皮变平，刷状缘消失，尔后 TBM 增厚，间质出现早期纤维化伴局限性白细胞浸润，肾小球开始稍有变化，后期可有肾小球硬化和毛细血管丛闭塞。电镜示近曲小管刷状消失、结构紊乱、线粒体变性，嵴的正常结构紊乱伴大量电子致密物沉积，TBM 及 GBM 均增厚。以上肝、肾等组织的病理改变充分显示出是络脉瘀痹。

3. 络脉损伤：络脉损伤临床不一定都会出血，因络脉分气络、血络，气络主要表现为机体功能的异常。大量的铜浊毒邪蓄积于体内各器官，尤其肝、肾、脑及角膜之络。病理检查铜沉积在脑部，可引起基底节空洞形成，神经细胞和胶质变性，以豆状核最严重，皮质尤其额叶也可出现类似病变。大部分本病病理包括变性和空腔形成，特别是以豆状核、苍白球、尾状核、丘脑和脑干为主。光镜：HE 染色，见豆状核的被壳部神经节细胞大部分坏变、脱失，有大量的胶质细胞增生并可见到 Alzheimer 细胞，小血管增生。除豆状核外，脑的其他部位亦有轻重不等的改变。脑桥的蓝斑亦有神经节细胞的脱失，色素减少。铜染色：于角膜后弹力层及基底节区着色弱阳性，而在肝小叶明显阳性。电镜：基底节处特别是豆状核神经元细胞核溶解，细胞膜崩溃消失，除胞质内残存的线粒体和致密颗粒外其他细胞器如：高尔基体、粗面内质网、溶酶体等均消失，轴突增粗、内有凝集物和粗颗粒，髓鞘损伤较重。星形胶质细胞核染色质稀疏，胞质内细胞破坏严重，基质呈空化，胞膜消失、周围呈空化状态，血管内皮细胞肿胀变大。

肾穿病理：电镜示近曲小管及肾小囊上皮细胞变性，细胞内线粒体形态紊乱，见颗粒状电子致密物呈点片状弥漫性分布，近曲小管刷状缘部分消失。毛细血管上皮足突节段性溶合，系膜区可见大块电子致密物沉积，肾小球及肾小管基膜增厚，符合 IgA 肾病的病理改变。上述 WD 患者脑、肾的病理改变无不反映络脉损伤的病理变化。肝豆状核变性是脏腑功能失调，铜代谢排出障碍蓄积体内脏腑之络而致病的一种毒邪，铜浊毒邪蓄积沉积于某脏腑、器官之络，该脏腑、器官即产生相应的铜中毒症状。其病变广泛，症状多端，但病机要点在于铜浊毒邪蓄积络脉为病。

肝豆状核变性的治疗方法

肝豆状核变性病在治疗上应该着重调整脏腑功能，改善气血运行，增强机体代谢排毒机制，勿使铜浊蓄积络脉中毒为患。以疏利排毒通络为要，还应注意结合活血行气之法。

1. 疏肝利胆排毒法： 目前西医认为胆汁排铜障碍可能是肝豆状核变性的基本缺陷。而中医学认为胆汁的分泌与排泄，主要责之于肝，肝之功能正常，气机调畅，疏泄有度，胆道无郁阻之患，胆汁排泄正常。肝豆状核变性因铜浊毒邪蓄积沉于肝之络脉，致肝之疏泄失常，胆汁排泄不畅，铜浊毒邪排出不利，可致四肢震颤，步态不稳等。可治以疏肝利胆排毒法，选柴胡、香附、郁金、金钱草、威灵仙、青皮、陈皮等药组方治疗。方中柴胡、香附、郁金疏肝理气；金钱草利胆降浊排毒；威灵仙、青皮、陈皮等药理实验研究可促进胆汁分泌，松弛胆道括约肌，有利于胆汁排出。

2. 清热泻火解毒法： 铜浊毒邪蓄积入络瘀而化火可出现四肢抽搐，肌肉僵直，哭闹不休，急躁易怒，甚者狂妄不宁，幻觉妄想，冲动打人或自伤行为，口干苦欲饮，便秘尿黄，脉弦有力。可以清热泻火解毒之法治之。可选三黄汤、龙胆泻肝汤加减治疗，药如黄连、黄柏、黄芩、龙胆等。杨任民治疗肝豆状核变性的"肝豆汤"即用了三黄为主药，收到了良好的治疗效果。

3. 通腑利尿排毒法： 铜浊为毒邪，因此治疗的重点在于排毒，祛除毒邪的途径不外二便，肝豆状核变性的发病机制在于血铜降低反而使肠道吸铜增加，铜浊毒邪蓄积沉于肾络，可致肾性糖尿、氨基酸尿、高尿酸血症及肾小管酸中毒，少数患者以血尿、浮肿等泌尿系统为主要表现。因此，通利二便，降浊排毒亦是肝豆状核变性的主要治疗方法。可选槟榔、枳实、大黄、泽泻、茯苓、车前子等组方治疗。

4. 健脾助运，升清降浊排毒法： 西医认为肝豆状核变性乃因肠吸收铜增加，中医学则认为是小肠的泌别清浊失职，而小肠的泌别清浊归属于脾之运化及升清降浊功能。铜随饮食物进入体内进行代谢到排出体外，这一过程应为脾胃摄入与运化水谷的功能表现之一。肝郁及脾，可致脾运失健，升降失常，清浊相混，铜蓄积络脉中毒为患。肝豆状核变性见口角流涎，全身倦怠，恶心呕吐，纳差腹胀等，可用健脾助运，升清降浊法治疗。方选补中益气汤加减，升清药如柴胡、葛根、升麻；降浊药如槟榔、大黄等。

5. 通络活血排毒法： 肝豆状核变性是缓慢发展的疾病，病久铜浊毒邪以血为载体，病邪入深，沉着瘀积于脏腑之络脉（肝络、脑络、肾络等），络脉瘀痹，气血不通，铜浊毒邪更不易排出。所以应重视通络方法的应用，而通络要结合行气活血之法，行气药如陈皮、枳壳、香附等；通络活血药如鸡血藤、川芎类。临床可据症加减配合以上诸法应用，使络脉畅通，气血调畅，有利于铜浊毒邪代谢排出体外。但通络应避免使用贝类、虫类含铜高的药物，如全蝎、蜈蚣等。

96 从毒邪损络论肝豆状核变性发病机制

肝豆状核变性又称威尔逊病，现代医学属常染色体隐性遗传性铜代谢障碍性疾病，临床有肝脾大、腹水、震颤、扭转痉挛、精神障碍等多种表现。中医学将其归属于"黄疸""积聚""颤证""癫狂"等范畴，大致认为先天禀赋不足，后天脾胃运化失常，泌别清浊功能受损，铜浊积聚体内伤及脏腑为其病机。络病理论是中医理论的重要组成部分，从毒损脉络理论出发认识许多疑难疾病成为中医学界的一种新思路。学者王共强等从"毒邪损络"理论分析了肝豆状核变性的发病机制，探索了治疗原则，以进一步提高中医药治疗本病的临床疗效。

络病理论

络病学说首见于《黄帝内经》，清代医家叶天士提出"久病入络"，标志着络病学说已成为中医学重要的病机理论。"病久入深，荣卫之行涩，经络时疏，故不通"；"病在血，调之络"；"疏其血气，令其条达，而致和平"，这些经典名句高度概括了络病的病机与治则。现代医学研究发现，许多难治疾病在病变过程中都不同程度地存在着血瘀络阻的现象，而且病程愈长愈明显。目前络病理论已广泛应用于心脑血管疾病、慢性阻塞性肺疾病、慢性肝炎、糖尿病等慢性疾病的治疗。

肝豆状核变性发病机制

现代医学认为，肝豆状核变性的发病机制是铜长期在体内各脏器沉积（例如在大脑豆状核、肝脏、肾脏及角膜的大量沉积），导致肝脏、脑等器官损害。铜本是人体必需的微量元素之一，在成年正常人体内含量为 $60\sim120$ mg，分布在身体各部分，在肝、脑、心脏及肾内浓度较高。必需微量元素铜转化为致病因素的"铜毒"是有中医理论根据的。中医学认为脏腑功能和气血运行失常，使体内的生理和病理产物不能及时排除，蕴积体内过多，以致邪气亢盛，败坏形体即转化为"毒"。可见肝豆状核变性的"毒"除"铜毒"之外还有各种内生之毒，"铜毒"只是发病的始动之毒。本病毒损络脉发病机制、中医证型、现代医学临床表现演变过程可分为以下4个时期。

1. 毒邪伏络期：肝豆状核变性的邪毒属于内生伏毒。伏毒具有潜藏人体、待时而发的病理特性，感邪之后未即发病，邪气伏藏，遇感而发，且发病迟早不一，一旦发病，既可表现为发病急骤，亦可见迁延难愈。肝脏是机体重要的解毒器官，各种毒素都要经过肝脏转化和排泄。中医学认为肝脏主藏血，主疏泄，为气血调节的枢纽。所以肝脏成为内生伏毒主要潜藏的脏腑。元气充足情况下内生伏毒并不立即引起疾病，随着机体元气的损伤和伏毒的自我积聚到一定程度时，元气已经不能抵抗伏毒，这时伏毒猛然发作，便引起相应的疾病，且病情随毒力的增强而加重。"正气存内，邪不可干""邪之所凑，其气必虚"，这是中医病因学在伏毒致病方面的基本理论。伏毒是在正虚的基础上，复加内外多种诱发因素侵袭而发病。肝豆状核变性毒邪伏络期不定，个体差异极大。大部分患者可由于情绪刺激、外伤或手术等应激因素诱发。其机制是因为肝是人体应激反应的调节中枢。肝主疏泄、调气机，气机调畅则气血津液运行、脏腑功能保持正常，而任何形式的应激首先影响机体气的正常运行。另外肝的疏泄功能对于应激状态下物质能量的合成代谢，满足机体适应性反应需求十分重要。因此各种应激因素导致肝豆状核变性正气耗伤变虚，正不胜邪导致毒损脉络。正虚是伏毒的病理基础，"至虚之处，便是留邪之地"。由于肝脏是伏毒的主要潜藏脏腑，也就成为毒损脉络的首选目标。

2. 毒损肝络期： 内生伏毒常始于微而成于著，是在多类内伤疾病发展过程中，因多种病理因素，如湿、热、痰、瘀等蓄积体内，不得化解，转酿为毒伤害脏腑功能，导致实质性损害。虚实互为因果，形成质变，藏匿深伏，性质多端，且可交错为患，每因多种诱因自内外发而为病。《临证指南医案》中指出，"初为气结在经，久则血伤入络"。肝络为气血汇聚之处，毒伏肝脏，日久入络，其邪毒、瘀血、痰浊之间的影响通过络脉来实现，肝络成为肝豆状核变性的主要病变部位。毒损肝络一旦发病，正邪交争常表现为两种形式：①邪盛正衰，可表现为发病急骤，进行性黄疸的急性肝衰竭表现，多预后不良。②正虚邪恋、病势胶着可见表现一过性黄疸或持续性肝功能异常，迁延难愈，进入肝络瘀阻期。毒损肝络期的中医证候多表现为肝胆湿热、痰湿内阻。

3. 肝络瘀阻期： 肝豆状核变性毒损肝络先是"铜毒"损伤肝络，毒邪致病侵袭人体，易入血分诱发血行瘀滞，产生内毒循经入络，结聚于肝络，久则湿、热、毒、瘀凝滞积聚肝络。肝络行阴阳通营卫功能失常，致津凝为痰、瘀血互结。肝络受损，脏腑气血失调，形成正虚邪实、病势胶着的病理状态。因此络虚是内在因素，"铜毒"只是始动因素，络脉瘀阻是病理基础，而化毒为害则是络病迁延和深化的关键。肝络瘀滞及其化热生湿日久出现肝纤维化的门静脉高压的临床表现。瘀、热、痰、毒等内生之毒阻滞肝络导致本虚标实是此期主要病机特点。肝脏络病的病理基础与毒、虚、瘀、痰、积有关，即湿热邪毒由气累血，因虚致瘀，痰瘀毒互结，蕴久留恋于络中。现代血液流变学研究证实肝病肝纤维化存在血液呈高黏滞状态，机体内存在广泛微循环障碍。

4. 毒邪逆传期： 肝豆状核变性毒损肝络，导致脏腑功能和气血运行失常，使内在的生理或病理产物长期不能及时排出，蕴积体内过多而生成痰湿、血瘀内生之毒。络脉虚损是邪气内侵的条件，络气不足，易导致络中出现血瘀和痰凝等因虚而致实。这些内生之毒逆传其他脏腑可出现脑络、肾络、骨络、胞络等损害症状：①痰瘀久结不散内蕴成毒，若髓海空虚，则血气携毒上袭，毒损脑络；毒损肝络后逆传到毒损脑络时间多在 2～21 年。②疾病迁延，气阴两伤，阴损及阳，渐致血脉瘀阻，邪毒内生，毒损肾络。③邪毒内侵，痰湿凝结，气血不能畅行，骨中络脉不通，筋骨失濡导致毒损骨络。④瘀血内闭，冲任二脉不畅，毒损胞络。此期中医证候多虚实夹杂，可表现为肝风内动、痰火扰心、气滞血瘀等多种形式。在非肝豆状核变性引发肝硬化研究中发现轻微肝性脑病患病率为 30%～84%，且颅脑 MRI 可见大脑基底节区尤其苍白球呈对称性高信号，说明肝豆状核变性毒邪逆传并不只是"铜毒"的独立作用，因此需要重视其他内生之毒的病理机制。

扶正祛毒通络是治疗基本原则

扶正祛毒通络是中医药治疗本病的基本原则，宜根据不同病机分期"毒"的特点论治。毒邪伏络期治疗应以祛毒护正为原则，此期毒主要是"铜毒"，宜扶正与攻毒并施，以减少毒邪损络而发病。毒损肝络期毒不只是"铜毒"，还有湿热等内生之毒，宜扶正与清热利湿并举。肝络瘀阻期、毒邪逆传期有瘀、痰、火等内生之毒，宜化瘀、祛痰等法联用以解毒疏络。

97 从铜浊毒邪论治肝豆状核变性

肝豆状核变性（HLD）又称威尔逊病（WD），是铜代谢障碍导致脑基底节变性和肝功能损害的常染色体隐性遗传病。主要病理改变是肝豆状核变性及肝硬化，临床表现为进行性加重的锥体外系症状、角膜色素环、肝硬化、精神症状及肾功能损害等，在我国是较多见的疑难病症之一。目前现代医学主要是采用祛铜及阻止肠道对铜的吸收与促进排铜的药物，虽说可以改善神经系统体征或使 K-F 环消失，但此类药物毒副作用大，需终生服药，且价格昂贵，限制了临床的广泛应用。中医临床工作者虽然了解到本病是由于铜代谢障碍引起，但对其病性特点认识不足，更没有认识到本病为络脉之病，临床治疗过分强调辨证治疗，缺乏利胆排毒及通络方药的运用，故疗效欠佳。更有甚者，因本病有抽搐、肢体僵硬等肝风内动等症状，误用平肝息风之贝、虫类含铜高的药物治疗，反而使病情加重。因此，学者王殿华等认为，有必要对于本病的病因病机及治法重新加以审视。

中医论治肝豆核变性现状

1. 病因病机：据临床症状，中医学将本病分别归属于"身摇振""强直""颤振""癫狂""黄疸""癥瘕积聚"等范畴。中医学对本病迄今尚未取得完全一致的认识，但其病因病机多认为是肝肾阴虚，铜毒内聚，湿热蕴结，痰瘀阻滞等，病位在肝肾。如杨任民等指出铜毒内聚、肝胆湿热为主要病机。杨文明等总结本病临床前期或早期多以肝肾不足、气血亏虚为主，而临床期多见湿热蕴结之证，早期多虚，中后期多实，虚中夹实，虚实夹杂，这与一般疾病所表现出的早期多实，中后期多虚的特点明显有别。我们认为，本病为常染色体隐性遗传，患者之疾禀受于父母，遗传缺陷明显，说明先天不足，肾中精气素亏。阴不敛阳，虚风内动或肝失条达，情志失畅，或升发太过，津液不布，血运不畅，胆汁不泌，铜毒不泄，以致铜毒、湿热、瘀血、痰浊内蕴上冲，变生诸证。因此本病的主要病位在肝肾。

2. 辨证思路和方法：众多学者对本病仍然坚持以辨证论治为主体的临床研究方向。由于的病因病机认识的侧重不同，在证类划分及治则确立上亦各有发挥。①主张从肝风论治：主张从肝风论治的医家较多。如于鸿钧认为，本病皆因肝肾阴虚，肝失所养，木失条达，虚风内动所致，故主张治宜滋养肝肾、镇肝息风。②主张从火邪论治：杨任民等认为，本病以神经精神症状和肝脏症状为主要临床表现，因铜毒内聚，肝胆湿热内蕴所致，强调从火邪论治，治宜苦泄清热，利胆除湿。③主张治胃热内风：林功铮认为，本病证属胃中有热，肝风内动，宜从清热益阴着手。④主张攻补兼施：曹更生等认为，本病系肝肾阴虚为本，同时出现痰浊内郁阻滞筋脉而致气血运行失畅，经络失和，治宜祛风化痰通络，合以健脾益肾燥湿。所用方药因其辨证思路而定，但均因未抓住本病的真正病因病机所在，给治疗本病造成了很大的局限性。另有学者曾根据本病多表现为肢体颤振、手足蠕动、步履不正、言语含糊等风动症状，并据《黄帝内经》"诸风掉眩，皆属于肝"，认为"肝风内动"是基本的病因病机，如谌宁生认为，"WD的病因病机虽以先天不足、肝阴亏损、肝风内动为主要关键，但风、火、痰、湿作祟，与肝胆、脾胃及心肾功能失调，可互为因果，导致病证复杂多变，亦为本病重要特点"针对此病机认识，采用平肝息风等法，予以平肝息风药如虫类药（僵蚕、蜈蚣、全蝎、地龙）、贝壳类药（龟甲、鳖甲、珍珠母）及软体动物类（牡蛎）治之，据报道也能收效，但临床实不可效法，因此类药物含铜较高，故不宜于本病的治疗。

病因病机理论思考

1. 铜浊蓄积体内变为毒邪为患是其病因： 肝豆核变性究其病因，应参考西医病之诊断来认识此病，该病是常染色体隐性遗传的铜代谢障碍疾病，目前认为，本病病因是基因缺陷导致的铜代谢障碍，而铜代谢异常的发病机制主要与铜蓝蛋白的合成和胆道排泄有关。铜和其他微量元素一样，在饮食中吸收的百分比固定，通过胆汁分泌来调节，日常饮食所摄入的铜为 $1 \sim 2$ mg/d，全身铜总量为 $50 \sim 150$ mg。铜是许多重要代谢酶的组成成分，例如赖氨酰氧化酶、细胞色素 C 氧化酶、过氧化物歧化酶、多巴胺 β 羟化酶等。HLD 患者负责铜转运的 p 型 ATP 酶在 HLD 患者中有缺陷，它继于发 ATP7B 的多种突变之一，多余的铜毒性很强，并且可作为氧化物前体促进自由基和有害的脂及蛋白氧化物形成。蓄积的铜损害肝细胞，引起慢性肝炎。最初多余的铜蓄积在肝中而引起肝细胞损伤，随着肝中铜量的增加，铜被释放进入血液循环并在其他器官中蓄积，继而铜介导的氧化开始损伤到其他器官、系统等，进而产生铜中毒的一系列症状。因此，肝豆核变性的发生是脏腑功能失调，铜代谢排出障碍蓄积体内变成致病的一种毒邪，铜浊毒邪蓄积沉积于某脏腑、组织、器官，该脏腑、组织、器官即产生相应的铜中毒症状。也就是说本病病因是铜浊蓄积变为毒邪为患。

2. 肝胆郁结、铜浊蓄积成毒为发病之本： 铜是人体所必需的微量元素之一，食物中的铜在胃和十二指肠被吸收，正常情况下，吸收的铜主要由肝摄取。铜是许多含铜酶类的必需成分，$30\% \sim 80\%$ 的铜经胆汁排入大肠中，随粪便排出，少量由尿液排出。随着对该病的病因、病理认识的日趋完善及新的疗法和药物的不断发现，本病的疗效明显改善。肝豆状核变性主要是铜代谢障碍，关于病机国内外学者有多种假说，其中对该类患者肝内溶酶体缺陷的认识相对一致，认为胆汁是铜排泄极为重要的途径，肝和胆囊直接参与了铜滞留的病理过程，铜在溶酶体内积聚过多，而从胆汁中排泄不足，导致肝内铜积聚过多，肝损害程度与胆汁排泄量有极为密切的关系，目前肝豆状核变性的真正原因尚未完全明了，但普遍认为，胆汁排铜障碍可能是肝豆状核变性的基本病因。

中医学认为，胆汁的分泌与排泄，主要责之于肝，肝之功能正常，气机调畅，疏泄有度，有利于胆汁生成和排泄，胆道无郁阻之患，胆汁排泄正常。肝豆状核变性初因肝之气机不畅，疏泄不及，胆汁生成和排泄障碍，致使铜浊积瘀于肝；故而又使肝之疏泄失常进一步加重，肝胆郁结，胆汁生成和排泄障碍越加严重，铜浊更加蓄积于体内成为毒邪。加之肝郁及脾，可致脾运失健，升降失常，清浊相混，铜浊在肠道吸收增加，不能随粪便排出，致使铜浊毒邪越加蓄积；又因肝胆郁结，气机不利，气不行血，可致血的运行受到阻滞，铜浊毒邪更加瘀积不能排出，蓄积之甚中毒为患。

3. 毒邪滞络为最终病理机制： 肝豆状核变性在体内铜浊蓄积的过程是，最初多余的铜蓄积在肝中而引起肝细胞损伤，随着肝中铜量的增加，铜被释放入循环并在其他器官中蓄积，继而铜介导的氧化开始损伤到其他器官、系统，包括脑、肾之络。铜排出障碍，蓄积于体内成为毒邪，毒邪滞于络脉而病，铜浊毒邪病久，毒邪以血为载体，病邪入深，沉着瘀积于脏腑之络（肝络、脑络、肾络等）而发病。其络脉之病演变大致过程为：初期可引起毒蕴结，络脉瘀阻，最终导致络脉损伤。肝豆状核变性其病变广泛，症状多端，但病机要点在于铜浊毒邪蓄积络脉为病；病机特点为肝胆郁结、铜浊蓄积，毒邪滞络而发病。

治疗方法探讨

肝豆状核变性是辨证论治还是应该辨病机治疗？应用辨证论治对本病治疗有其局限性，纵观中医药治疗肝豆状核变性文献资料，就其辨证类型来说，有的分为 3 个类型、有的分为 4 个或 5 个类型，大体常见类型为肝肾阴虚型、肝风内动型、湿热内蕴型、火热扰心型等，分别治以滋补肝肾、平肝息风、清热利湿、泻火除痰之法，予以相应方药治疗，虽然各家报道均有一定的疗效，但却不尽人意，疗效比较好者，大多联合应用了西药驱铜药物。由此可见，目前中医应用辨证论治该病有其局限性和不适宜性。辨证论治是中医学特色的集中体现，但辨证论治归根到底还是病机治疗，即所谓"辨证求因""审因论治"，辨证不能求得病因，那就要结合辨病（此病包含西医之病）寻求病因，探明机理，倘若辨证未能求因，或求出的"因"与引起本证的"因"不相符合，那么治疗就不会达到理想的效果，辨证论治实际上变成了对症治疗了。目前中医药分证型治疗肝豆状核变性之所以疗效不高，究其原因乃是临床各证型未能反映出其病因病机所在，肝豆状核变性的真正始发病因是铜浊蓄积中毒为患，临床再多证型亦均是铜浊蓄积中毒所致，铜浊蓄积为毒损伤肝肾阴血可有肝肾阴虚型；损伤脑络可有肝风内动型。治疗上不驱铜排毒，一味滋养肝肾、平肝息风等，则是舍本逐末、徒劳之举，实不可取。

　　由此可见，本病不适宜辨证论治，应该选择病机治疗。病机一词首见于《素问·至真要大论》"审察病机，无失气宜"，并将病机简要归纳为"病机十九条"。张景岳提出"机者，要也，变也，病变所由出也"。表明病机是指由各种致病因素作用于人体引起疾病的发生、发展与变化的机制。肝豆状核变性的病机是肝胆郁结、铜浊蓄积，毒邪滞络致肝豆状核变性而发病，相应治疗大法应为"疏肝利胆，通利二便，活血通络，降浊排毒"，本病病机特点是铜浊蓄积中毒为患，重点在"蓄积"，所以治疗重点对应在"疏利"，疏利肝胆，疏利二便，疏利血脉，疏利可通，通利可下，下者可排，排出则安。诚如《素问·至真要大论》所谓"必伏其所主而先其所因"。强调"毒邪"为患，治疗着眼点放在"排毒"上，疏肝利胆以排毒，通利二便以排毒，活血通络以排毒，均以排毒为要，浊铜毒邪排出，临床症状自然好转。此正是中医学的审因辨机论治。所以治疗本病的思路应该是病机治疗组方，肝豆状核变性始因铜浊毒邪蓄积沉于肝，致肝之疏泄失常，胆汁排泄不畅，铜浊毒邪排出不利，蓄积体内脏腑组织而发病。因此，治疗大法首当疏肝利胆以排毒。药如柴胡、郁金、茵陈、金钱草等。再者铜浊毒邪排出障碍还由于血铜降低反而使肠道吸铜增加，而致铜浊毒邪蓄积留于体内，铜浊即为毒邪，因此，治疗当以排出为要，给其以出路。祛除毒邪的途径不外二便，即通利二便以祛铜排毒，药如大黄、泽泻、茯苓等。其次，铜浊毒邪病久毒邪以血为载体，病邪入深，沉着瘀积于脏腑之络脉，络脉瘀痹，气血不通，铜浊毒邪更不易排出，所以还要重视活血通络，血脉通利，络脉流畅有利于铜浊毒邪排出。可选鸡血藤、川芎、丹参等药组方治疗。

　　基于上述观点，我们选药组方——柴黄肝豆散（专科用药）治疗肝豆状核变性，取得了较好的疗效。柴黄肝豆散由柴胡、木香、青皮、茵陈、金钱草、大黄、泽泻、萆薢、鸡血藤、丹参等药组成。方中柴胡、木香、青皮等疏肝理气，肝之疏泄有常，则胆汁排泄有度；茵陈、金钱草利胆降浊排毒；大黄主于通腑泻浊，泽泻、萆薢长于通利，而萆薢又善于分清泻浊，三药合之通利二便以泻浊排毒；鸡血藤、丹参活血流畅经络以利铜浊毒邪排出。诸药合而用之，药有疏肝利胆，通腑泻浊，活血通络之效，共奏降浊祛铜排毒之用。经多年临床应用，取得明显疗效。现代药理实验证实，萆薢含锌量较高既可在肠道内抑制铜离子的吸收，又促进体内铜离子的排泄。大黄的主要成分番泻苷甲在肠道中被细菌分解为大黄苷，刺激肠壁促进大肠的排空运动，从而可能减少肠道对铜的吸收。茵陈中主要含多种利胆有效成分，如6,7-二甲氧基香豆素、绿原酸、咖啡酸和羟基苯乙酮，能使胆汁分泌增加，胆汁中的固体物、胆酸、胆红素含量也增加。而茵陈中的茵陈新是强利胆成分，茵陈煎剂可降低奥狄括约肌的紧张度。金钱草利尿祛湿，煎剂促进胆汁分泌，加大利胆作用。青皮等可促进胆汁分泌，松弛胆道括约肌，有利于胆汁排出。

　　分析柴黄肝豆散（原方名为疏肝利胆排毒汤，现制成中成药，定名为柴黄肝豆散）治疗肝豆状核变性的临床疗效和观察指标，发现治疗后血清铜、铜蓝蛋白和血清氧化酶均有不同程度的改善，推测机制可能是中药柴黄肝豆散，具有良好的疏肝利胆排毒作用，可有效地促进胆汁分泌排泄，增加排铜作用，不仅可使铜浊毒邪从二便排出体外，还有可能扭转肝豆状核变性患者体内的铜代谢运转机制，使之渐趋于正常。

98　从毒损肠络论治溃疡性结肠炎

溃疡性结肠炎（UC）是一种以大肠黏膜和黏膜下层炎症为特征的慢性非特异性疾病，主要累及直肠和乙状结肠，临床表现为腹泻、黏液脓血便、腹痛等。现代医学对其发病机制尚不明确，一般认为与遗传、免疫、感染和精神因素及饮食、环境因素密切相关。根据临床症状和体征分析，属于中医学"泄泻""肠风""便血""滞下""休息痢"等范畴。从病理演变和病程来看，其与"休息痢"最为接近，与外感六淫、饮食不节、情志失调、脾虚或劳倦失常等有关；脾虚失运是本病的基本病机，总属本虚标实。通过研习络病和脏腑病机相关理论，借鉴古今医家治疗此病的临证经验，学者胡勇等认为，"脾胃虚损，肠络瘀阻，毒损肠络"是 UC 的基本病机，并自拟"益气活血透毒汤"治疗收效良好，现就相关认识和经验阐述如下。

络脉和肠络

络脉是一个由经脉别出、沟通联络全身脏腑、筋骨、肌肉、皮肤的网状系统，具有渗灌气血、互渗津血、贯通营卫的功能，其物质基础包括微动脉、毛细血管、后微静脉、毛细淋巴管等微小血管及其功能调节机构。《灵枢·百病始生》云"阳络伤则血外溢，阴络伤则血内溢"。说明络脉尚有阴阳、表里之分，循行于体表肌腠为阳络，循行于体内脏腑组织为阴络。络脉又可分为气络和血络，气络运行经气，血络运行津血。《叶氏医案存真》云"凡经脉直行，络脉横行，经气注络，络气还经，是其常度"。"凡人脏腑之外，必有脉络拘拌，络中乃聚血之地"。《临证指南医案》云"食物不和，肠络空隙所渗"，首次明确提出了"肠络"概念。《素问·灵兰秘典论》云"大肠者，传导之官，变化出焉"。大肠主传化糟粕，在一定程度上影响水液代谢，故主津与肺相表里，肺气肃降则传导有司，因此大肠之气络与传化功能较为密切，血络与主津功能较为密切。

络脉生理上是气血津液输布贯通的枢纽，病理上则是外邪入侵通道和传变途径。外感六淫、内伤七情、劳倦失常、跌仆外伤等皆可伤及络脉导致络病。络病多表现为瘀阻、亏虚、损伤 3 种形式。脏腑内伤由气累血、因虚致瘀、痰瘀互结、蕴久生毒而发络病，是其发病基础和病变规律，"虚、瘀、毒"是络病的共同病理基础。肠络病变，证由湿热、疫毒、寒湿、食积等邪内蕴，搏结肠中气血，通降传导失司，脂膜与血络受损，血溢络外出现腹泻、腹痛、便血等症状；留而为瘀、壅塞络道、痰瘀互结而易化为有形之积。《灵枢·百病始生》言"肠胃之络伤，则血溢于肠外，肠外有寒，汁沫与血相搏，则并合凝聚不得散而积成矣"。日久则凝聚成毒，邪毒留滞，伤津耗气，动血留瘀，损伤肠腑，变生溃疡诸症。病理学研究发现，活动期 UC 的病理学改变为多种炎性细胞浸润，引起结肠膜充血、水肿、糜烂、溃疡等，炎症导致结肠黏膜的反复损伤—修复过程，常伴随腺体萎缩改变，细胞异常化生，瘢痕组织形成甚至结肠变形缩短、肠腔缩窄，这与络病痰瘀阻络、肠络受损的认识基本一致。

脾胃虚损、肠络瘀阻、毒损肠络是 UC 的基本病机

1. 脾胃虚损是 UC 的发病之本：《温病条辨》云"土为杂气，寄旺于四时，藏垢纳污，无所不受"。脾胃素虚、外感湿邪、悲哀愁思、饮食不节、劳倦过度、久病耗伤等皆可损伤脾胃，使脾失健运，胃失和降，水湿变作，清浊不分，下注大肠，传导失司而致泄痢。《诸病源候论》云"脾胃大肠虚弱，风邪

乘之，则泄痢。虚损不复，遂连滞涉引岁月，则为久病"。邪气稽留不去，脾胃之气虚馁，清阳下陷，脾湿下流，郁遏下焦阳气；阴火暗生，伏于血中，酿为火毒，蕴积于肠，热盛肉腐，肉溃成疡，络破血溢则为血痢。

脾虚日久，气血化源不足，土壅木郁，肝失条达，无以助脾运化，脾虚更甚；土虚木乘，肝脾不和，肠鸣腹痛，大便泄泻。《医方考》云"泻责之脾，痛责之肝；肝则之实，脾则之虚，脾虚肝实，故令痛泻"。脾虚不能散精，上输于肺，母病及子，可见消瘦、纳差脘痞、气短乏力、声低气怯、易感外邪之肺脾两虚证；脾虚则后天失养，又兼久泄伤阳，渐及于肾，寒从中生，火不生土，土无所助，脾肾两虚，水湿不化，走于肠间，可致便泻黏液白冻、脘腹冷痛、身倦乏力等症状。《医宗必读》云"痢之为证，多本脾肾……在脾者病浅，在肾者病深……未有久痢而肾不损者"。脾胃虚损为 UC 发病根本，《金匮要略》云"四季脾旺不受邪"。脾胃的盛衰是决定 UC 病情演变的内在因素，其发病过程中存在"因虚致病"和"因病致虚"两个方面，二者互为因果、相互促进，使虚者益虚、正虚邪恋，结肠黏膜反复受损而致病情迁延。

2. 肠络瘀阻是 UC 的重要病理基础： 在 UC 的发病过程中，肠络瘀阻是重要的病理基础，贯穿于整个病程之中，其形成与虚、郁、寒、热密切相关。脾气虚弱，生化乏源，脾不健运，内生湿浊，乏源则气血亏虚，气虚则推动无力，血行迟缓，津液不布。《医林改错》云"元气既虚，必不能达于血管，血管无力，必停留而瘀"。湿浊内蕴，盘踞肠间阻碍气机，气滞水停，痰瘀相合，肠络瘀滞。肠络空虚，邪气侵袭，客于脉中，络气郁滞，气滞则血瘀，壅滞肠络。如《血证论》所云"气结则血凝"。其中情志不畅、肝气郁结是 UC 的常见诱因。《临证指南医案》云"肝为起病之源"。肝气条达则络气调畅，津血得运，反之肝气郁结则会加重气机紊乱、血运不畅。久病及肾，命门火衰，脾肾阳虚，温煦无权，寒从中生，凝滞收引，肠络拘急，瘀血乃生。湿邪郁久化热，精微失于生化，津亏无以化血，阴血亏虚，血虚则滞；热邪煎熬津液，熏蒸血液，滞涩不利。湿邪或可从阴化寒，寒凝则血瘀。《临证指南医案》云"邪与气血两凝，结聚络脉"。诸邪阻滞络脉，肠络失和，气血瘀滞，脂膜受损，血败肉腐，内溃成疡，倾脂刮膜，下痢赤白。瘀血作为病理产物，一旦形成又成为新的致病因素，导致肠络功能障碍，传导失常，结肠黏膜受损。

3. 毒损肠络是 UC 致病的病机关键： UC 病情迁延，病程较长，发作和缓解交替出现，肠络瘀阻，痰瘀、水湿、热邪蕴结不解，错综交织，化而为毒。《金匮要略心典》云："毒，邪气蕴结不解之谓。"毒邪致病多呈现邪气侵袭机体、病因累积、蕴结化变为毒的病机演变过程。"邪盛谓之毒"，毒邪多依附或夹杂其他邪气，发病隐匿或急骤易损正气，病情顽固，致病广泛，易于反复，侵犯脏腑，产生恶候。在 UC 发病过程中，相关毒邪主要有热、湿、瘀 3 个方面，其产生与脾虚关系密切。脾虚则运化无力，升降乖常，水停湿滞，传导不利，聚于肠间，羁而不去，郁而化热，变生湿热之毒。湿毒阻滞气机，热毒熏灼气血，煎熬津液产生瘀毒，湿热瘀毒为 UC 发病之标。因此本病是在脾虚基础上，感触六淫、疫毒及情志等诱因，脾失健运，胃失和降，湿热、气血搏结于肠络，气滞血瘀而络损，传导失司；湿、热、瘀、虚互结蕴而化毒，毒入血分，兼肠中秽浊致血败肉腐成脓，内溃成疡；湿热瘀毒深伏肠络，致使病情反复，缠绵难愈；毒邪愈炽正气愈虚，氤氲弥漫，传变他脏，变证作矣。综上，在 UC 的发病过程中，"毒损肠络"是虚实夹杂的病机演变过程。虚为正气不足、脾胃虚损；实则为湿热瘀毒结聚，肠络损伤；毒邪蕴积，相干为害，气不布津，血不养络，肠络受损，此乃 UC 发生发展及反复发作的病机关键。

益气活血、通络透毒是 UC 基本治法

鉴于"脾虚络瘀毒损"是 UC 基本病机，根据"络以通为用"的治则，益气活血、通络透毒是 UC 毒损肠络证的基本治法。自拟"益气活血透毒汤"：生黄芪 15 g，炙黄芪 15 g，炒白术 10 g，炒薏苡仁 20 g，木香 5 g，槟榔 10 g，荆芥 10 g，赤芍 10 g，白芍 10 g，皂角刺 20 g，炮甲珠（冲服）5 g，大血

藤 15 g，白芷 10 g，败酱草 20 g，桔梗 5 g，杏仁 5 g，甘草 5 g。因本方具有益气健脾、活血化瘀、通络散结、托里透毒之功效，故名为益气活血透毒汤。方中黄芪甘温，既能益气健脾、升阳举陷，又擅托毒生肌，兼能行血，益气健脾多炙用，托毒生肌多生用，结合本病病机故生炙同用。白术健脾益气，燥湿利水，薏苡仁健脾利湿、清热排脓，三者合用补益肺脾、培土安中而为君药。臣药分为赤芍、大血藤、荆芥、败酱草活血通络、畅气调肝，木香、槟榔、白芷行气导滞、燥湿利水 2 组。其中赤芍性散，苦而微寒，以泻为用，具有清热凉血、祛瘀止痛之力；白芍性敛，酸苦微寒，以补为功，有柔肝止痛、养血敛阴之效。二药合用敛散补泻，共奏清热凉血散瘀、养血柔肝止痛之效；荆芥味辛微温，疏肝通络，活血散瘀，透达络中之伏邪；大血藤、败酱草味苦微寒，清热解毒、化瘀止痛，逐散血中之瘀毒；木香、槟榔、白芷味辛苦温，行气消积止痛，燥湿利水排脓。2 组药物一为行血，二为调气，各有侧重，针对络脉瘀阻的病机特点，意在"行血则便脓自愈，调气则后重自除"。皂角刺、炮甲珠消散通透、软坚溃结。《本草从新》云炮甲珠"善窜，专能行散，通经络，达病所"。取透脓散托毒溃脓，毒随脓泄，腐去新生之意，二者为佐药。桔梗、杏仁、甘草为使药，桔梗开宣，杏仁肃降。《中西汇通医经精义》云"肺气下达，故能传导"，肺气宣肃通调，则大肠传导有司，津液下达，甘草调和诸药，诸药合用共奏益气健脾、活血化瘀、通络散结、托里透毒之效。

本方攻补兼施、寒热并用，临证之际可据病情轻重、脾虚、瘀阻、毒损的主次及体质之差异增损加减。UC 发作期以湿热瘀毒损为主，可去炙黄芪、白术、薏苡仁，入金银花、连翘、黄连、黄柏之属；缓解期以脾虚瘀阻为主，可去败酱草、大血藤、皂角刺，入茯苓、桂枝、干姜、法夏之辈；若痰瘀阻络较重，可重用白芥子以去皮里膜外之痰；肝郁脾虚者合四逆散以透邪解郁、疏肝理脾；久病及肾者合四神丸以温补脾肾、涩肠止泻。

在 UC 的病机演变过程中，呈现出由气及血入络的病势规律，病性为正虚邪实、正虚邪恋，病情复杂多变、缠绵难愈。络病是广泛存在于多种内伤疑难杂证的病理状态，其实质是虚瘀毒互结、痹阻络脉渐成痼疾。在 UC 的发病过程中，脾胃虚损是发病之本，"至虚之处，便是留邪之地"；肠络瘀阻是重要的病理基础，因虚致瘀、瘀阻肠络、损伤结肠黏膜而发病；毒损肠络是致病的病机关键，毒邪蕴积日久为有形之积，产生息肉甚至癌变。《灵枢》云"壮人无积，虚则有之"。脾虚、络瘀、毒损是 UC 病机演变的基本要素，其错综交织各有侧重，从而导致肠络病变"久、瘀、顽、杂"的临床特征。从络病学理论出发，可以较好地阐明 UC 的病因、病性、病势、病位等病机特点，在运用益气活血、通络透毒之法治疗本病之时，需注意病证结合，把握体质差异虚瘀毒的轻重及四诊的局限性，谨守病机，各司所宜，不可胶柱鼓瑟，孟浪从事。

99　从毒损肠络论溃疡性结肠炎肺损伤病理机制

　　溃疡性结肠炎（UC）是大肠黏膜的慢性炎症和溃疡性病变，是炎症性肠病（IBD）的一种。临床表现有持续或反复发作的腹泻、黏液脓血便，伴腹痛、里急后重和不同程度的全身症状，可有关节、皮肤、眼、口及肝、胆等肠外表现。近年来，随着饮食结构、生活习惯的改变，环境的变化，以及医疗诊断技术的不断进步，我国UC的发病率和诊断率逐年增高。1976年，Kraft首次提出了IBD可累及肺脏的观点，近年国外亦有较多IBD肺损害的临床报道，但在我国尚未得到普遍认识。王新月教授通过对UC多年的临床及基础实验研究，结合中医学病机理论，创新性提出UC"毒损肠络"病机，同时在肺与大肠相表里理论指导下，带领团队就UC肺损害进行了大量连续性的研究工作，认为UC肺损伤的病机为湿热瘀毒积久损伤肠络，毒邪上攻损肺，丰富了"肺与大肠相表里"理论内涵，为临床更有效更全面地治疗该病提供了新思路。

UC 肺损伤

　　自1976年Kraft首次提出IBD可累及肺脏的观点后，国外学者对呼吸系统症状与IBD相关性研究报道屡见不鲜。有研究证实IBD患者较普通人更易出现肺部症状。IBD患者合并肺损伤临床多表现为呼吸困难、咳嗽、咳痰或喘息。肺部受累疾病包括气道受损疾病、哮喘、肺实质疾病、肺血管疾病等。本研究团队2009年9月至2011年3月在北京、上海、河南、江苏等地三甲医院进行的多中心大样本流行病学调查发现，58.6％的UC患者会出现胸部症状，气短、咳嗽症状明显；63.3％患者出现肺功能改变，表现为不同程度的气流受限、弥散量下降、残气量比肺总量升高等异常，且常与UC的活动性及病变程度相关，以活动期和轻、中度病患肺功能改变尤为突出。王建云等的临床观察发现UC患者血清内皮素-1（ET-1）水平较对照组显著升高，且与25％肺活量时的最大呼气流（FEF25％）及弥散常数（KCO）呈负相关，提示UC患者肺损害可能与肺小气道阻塞，肺弹性功能减退以及弥散膜受损有关。景珊等用结肠黏膜组织致敏方法和结肠黏膜组织致敏加三硝基苯磺酸－50％乙醇灌肠方法制作两种UC模型，研究发现两组模型大鼠的肺组织病理、肺功能及肺组织分泌型免疫球蛋白A（sIgA）表达均出现异常，体现了UC肠病及肺。

肺与大肠相表里是 UC 肺损伤病机的理论基础

　　肺居于人体上焦，为五脏六腑之华盖，主宣发肃降；大肠传导之官，其生理功能为传化糟粕、主津。"肺与大肠相表里"是中医脏腑表里相合理论的重要组成部分。肺与大肠通过经络的联系，构成了"肺脉络大肠上膈，大肠脉络肺下膈"的脏腑表里两经的络属关系。生理上二者密切相关，如唐宗海《医精经义·脏腑之官》所云"大肠之所以能传导者，以其为肺之腑。肺气下达，故能传导"。肺主治节，是大肠按律传导的条件；肺主宣发，是大肠濡润的基础；肺主肃降，是大肠传导的动力；肺主通调水道，是大肠润燥的枢纽。而肺行宣发肃降之令，也有赖于大肠之启闭。因此，肺与大肠在病理上能够相互影响，肺气受病，波及于肠，如《灵枢集注·卷五》云"大肠为肺之腑，肺居隔上，故水气客于大肠，疾行则鸣，濯濯有声，如以囊裹浆者，水不沾流走于肠间也"。大肠受病亦可累及于肺，如《灵枢·四时气》云"腹中常鸣，气上冲胸，喘不能久立，邪在大肠"。腑气不通，浊气上逆犯肺则肺失宣降，可见咳嗽、咳痰、喘闷等症状。

现代医学对肺肠相关的研究进一步证明了"肺与大肠相表里"理论的现实性。现代医学从胚胎发育角度解释"肺肠同源"，即呼吸道上皮和腺体的实质成分均有原肠的内胚层分化而成，肠与肺、气管具有胚胎发育上的共同起源，为肺肠相关奠定了组织结构基础；从黏膜免疫来看，呼吸道和胃肠道黏膜都是公共黏膜免疫系统的一部分，共同调节人体黏膜的免疫应答；同时，神经-内分泌-免疫网络概念的提出为肠病及肺发病机制提供了生理病理基础，肠道除作为消化器官外，还是一个巨大且复杂的内分泌器官，即"第二大脑"，通过一系列神经递质的介导，调整肠胃运动、呼吸通气及内分泌功能。基于以上论述，UC 肺损伤成为可能。

UC 毒损肠络是肺损伤的病机关键

1. 中医对 UC 的基本认识及治疗现状：根据 UC 腹泻、黏液脓血便、腹痛等临床表现，可从中医历代典籍中"肠澼""滞下""痢疾"等病证中找到相关论述。UC 临床发病以发作期、缓解期交替出现的慢性复发型最为常见，应属中医学痢疾之"休息痢""久痢"范畴。以往认为，痢疾病因与外感时邪、饮食不节有关，其病机为湿热、疫毒、寒湿、食积等内蕴肠腑，与肠中气血相搏结，大肠传导功能失司，通降不利，气血凝滞，肠腑脂膜和血络受损，发为本病。若痢疾失治，迁延日久，或治疗不当，收涩太早，酿成正虚邪恋，则可发展为下痢时发时止，日久难愈的休息痢。休息痢发作期乃因湿热未尽、久病正气虚弱，又感受外邪或饮食不当而诱发，治疗时根据临床症状多用清热化湿、调气行血或温中清肠、调气化滞之治法；缓解期则根据脾气虚、脾阳虚、寒热错杂、瘀血内阻的不同证候，分别采取补中益气、温阳祛寒、寒热并治及活血化瘀等不同方法治疗。

采用传统中医药个体化辨证治疗 UC 虽具有很大优势，然而当前对 UC 的治疗效果仍不尽如人意，缩短病程和减少复发仍是 UC 治疗亟待解决的难题。相当一部分患者缠绵难愈，反复发作，并发症繁杂的现实，使我们不得不对指导临床的 UC 病机理论进行新的思考。近期对 UC 流行病学特点分析亦发现，其病因病机并不完全等同于中医学"休息痢""久痢"，而是表现得更为复杂多样。有感于此，受到中医毒邪学说和络病学说的启发，结合 UC 的发病机制，王新月认为，湿热瘀毒积久损伤肠络是 UC 反复发作，缠绵难愈的病机关键。

2. 毒损肠络与 UC 发病机制：中医学认为，邪与毒之间是有一定界限的，只有引起机体严重的阴阳气血失调，具备一定特点和特殊症状的邪才能称之为"毒"。一般来说，"毒"是指性质险恶、胶结难愈、危害较大的病邪，某些情况下，它是包含病因病机及临床特征的一个病理概念。当脏腑功能和气血运行失常时，机体的生理或病理产物不能及时排出，出现气滞、痰凝、血瘀、湿阻、水停等病理产物，蕴积体内过多过久，邪盛而化生热毒、湿毒、瘀毒、食积之毒等，而毒邪既是病理产物，又是新的致病因素。从症状而言，当邪气入侵脏腑、反应剧烈，或引起局部红、肿、热、痛以及斑、疹、溃烂等症状时方可称之为"毒"。UC 是主要侵犯结肠黏膜的炎性病变，活动性 UC 的肠道病理表现为血管扩张、静脉瘀血、水肿以及大量炎性细胞浸润，肠镜下可见黏膜充血、肿胀、糜烂，黏膜下血管网模糊，溃疡形成，表面覆有黄白苔，可伴有弥漫性出血，肠络炎症及受损明显，属于肠络病范畴。有学者将毒邪致络病的特征概括为"久、瘀（痛）、顽、杂"4 字。UC 发病病情顽缠，正邪胶着，不易速愈，且均有不同程度的气郁、血阻等"络瘀"表现，因病之新久、病络深浅、气血邪气之盛衰的不同，故多虚实互见，寒热并存，临床表现多样，病变复杂，久而败坏脏腑，符合毒邪致络病特征。因此，本病多是在脾胃正气虚弱基础上，在感受外邪、饮食不节及情绪不畅等诸多诱发因素作用下，脾虚失于健运，湿热之邪与气血相搏结，肠道传导失司，气滞血凝，肠络受伤；湿、热、瘀、虚互结，郁而化毒，血败肉腐成脓，内溃成疡；湿热瘀毒病邪未能及时清除，肠道正常功能不能恢复，以使病情反复发作，缠绵难愈；毒邪留恋，正气愈虚，毒邪弥漫，侵及其他脏腑，而产生一系列的肠外症状。"毒损肠络"乃 UC 发生、发展、反复发作及发生肠外表现的病机关键所在。

3. UC 毒损肠络与肺损伤：UC 的发病过程中，与其有关的"毒"主要有热毒、湿毒、瘀毒 3 个方面。其中湿毒之邪为本病的最主要病因，内外湿邪最易困脾，脾失健运，水谷混杂而下，故发本病。湿滞日久，或从热化则湿热熏蒸，壅滞肠间，即为湿热毒邪，与气血相搏结形成瘀毒阻络，使肠道传导失司，肠络受伤，气凝血滞，腐败成疡，化为脓血，湿、热、瘀、虚互结日久，血败肉腐成脓，内溃成疡。这与现代气候环境、社会生活压力、个人不良饮食生活习惯和药物因素等导致的机体正常的免疫功能下降有关。气候转暖，空气、水源污染、辐射及抗生素滥用等，易导致人体热毒；加之现代人心理压力过大，忧思伤脾，脾虚气结，运化失司，津液不得输布，聚而为湿，阻遏气机，血行不畅；或郁怒伤肝，肝失疏泄，肝郁气滞，郁久化火，助生湿热；同时，部分患者嗜食肥甘厚味，缺乏运动，气血运行及代谢缓慢，更易导致湿热痰瘀交阻，日久蕴积体内而生毒。这 3 方面毒邪在肺系疾病的发生、发展过程中也起着十分重要的作用，是肺系疾病的重要致病因素。湿毒阻滞气机、热毒熏蒸气血、气虚无力行血，导致瘀毒产生。湿热瘀毒交阻，上攻于肺，日久势必损伤肺脾之气，影响肺之宣发肃降。UC 之热毒伤肺可见咳嗽，口渴，鼻息灼热，舌红苔黄，脉洪数；痰湿之毒壅肺可见咳嗽咯痰黄稠，胸闷气喘，舌红苔黄腻，脉滑数；久病瘀毒阻肺可见舌质淡暗或有齿痕，舌体可见散在瘀点、瘀斑，脉细弱或涩；湿热瘀毒耗伤肺气，肺气虚弱，则见咳嗽无力，气短而喘，动则尤甚；热伤肺阴可见痰少而黏甚至痰中带血等症。因此，UC 肺损伤的病机为"毒损肠络，毒邪上攻，肺脏虚损"。肺失宣降，津液输布无权，气血运行无力，更加重了肠道气血瘀滞，稍有饮食不慎、情志不遂，则易复发，使得 UC 反复发作，缠绵难愈。本课题组前期临床研究发现，50%～60%的 UC 患者存在肺功能的下降及肺结构的损伤，证候主要表现为肺气不足、肺气郁滞、肺失宣降等。

络脉是一个由经脉别出的沟通、联络全身脏腑、筋骨、肌肉、皮肤的网状系统，具有渗灌血气，互渗津血，贯通营卫，保证经气环流的功能，其物质基础包括微动脉、毛细血管、后微静脉、毛细淋巴管等微小血管及其功能调节机构。国内外较多研究发现，UC 患者普遍存在血液高凝状态。患者血液黏滞性增高，血液灌流量减少，肠黏膜细胞缺血、缺氧而致变性坏死，形成溃疡，血瘀加重肠黏膜的缺血、缺氧，成为本病反复发作及便血的重要机制。与此同时，作为"主气""朝百脉"之肺脏，不仅对血脉运行具有调节作用，对血液流态亦有调节作用。瘀血的产生亦与肺的生理特点及病理变化相关，是肺系疾病的重要致病因素。活化的血小板能够释放多种炎症介质，破坏肺的结构和促进中性粒细胞炎症反应，引发肺部炎性病变的产生，而肺系疾病本身也会促进瘀血的进一步形成和加重。UC 发病过程中各种炎症因子如白细胞介素-6（IL-6）、白细胞介素-8（IL-8）、肿瘤坏死因子-α（TNF-α）等均明显升高，而这些炎症因子已被证实在介导外周气道疾病中具有重要作用，可使肺毛细血管基底膜增宽，产生高凝状态，肺血管量减少，最终导致小气道阻塞性疾病。提示 UC 肺损伤可能同其他疾病的慢性并发症机制一样，与血管内皮及基底膜受损增厚引起微血管病变有关。肺肠微生态学上的菌群对应规律性变化也是 UC"肠病及肺"的机制之一。解剖生理学表明，肠源性内毒素经肺动脉和毛细血管首先至肺，而后才经左心房和动脉灌流至其他脏器，故肺脏受内毒素影响较大。UC 发作时肠黏膜缺血缺氧损伤，黏膜屏障通透性增高，肠腔内的细菌与毒素大量繁殖并吸收入血，可通过肠源性内毒素循导致肺损害。肠黏膜局部的血液循环是黏膜局部防卫能力的重要组成部分。良好的血液循环，是提供丰富的营养和祛除有害代谢物质的重要保证，对黏膜的完整性起重要作用。可以认为，炎性细胞因子、内毒素、氧自由基等是"内生之毒"，UC 患者血液高凝状态及肠黏膜局部缺血缺氧提示了瘀毒的存在，微血管炎及其导致的肠黏膜损伤引起的全身异常免疫反应是 UC"毒损肠络"的生物学基础。

UC 的病因尚未明确，现代医学认为与人体免疫功能减退，细菌、病毒感染，饮食、精神因素有关。本病不只是结肠局部病变，而是一种全身性疾病，与脏腑功能障碍，气血运行不畅，阴阳平衡失调有密切关系。UC 的根本病因病机为"毒损肠络"，UC 之湿热瘀毒上攻于肺，耗伤肺气，宣降失司，出现咳嗽、咯痰、喘息等呼吸系统病症。对与 UC 肺损伤临证时应注意把握以下 3 点：第一，溯本求源。UC"毒损肠络"是病机关键，抓住"毒损肠络"这一主要病机，就抓住了 UC 发展、演变的基本规律，提倡辨证论治的同时注意应用益气活血化瘀、清热化湿解毒、敛疮生肌之治法及药物，积极治疗 UC，达到黏膜快速愈合，防止传变，以减少肠外并发症的发生。第二，不忽视矛盾的次要方面。肺主一身之气，宣发肃降主行水，朝百脉、主治节，与大肠相表里，肺对气血水的调节对 UC 的发生、发展具有重要意义。UC 日久会影响肺的功能，肺损伤对气血水调节失常，会加重 UC 病情，使得 UC 反复发作，缠绵难愈。本病治疗当以补肺益气，从里治表，防止传变，脏腑合治；宣畅肺气，调和气血，行布津液，兼顾脾肾，帮助改善 UC 患者的肺功能，以提高中医治疗 UC 的临床疗效，减少复发。第三，针对"湿热瘀毒"分期论治，活血化瘀贯穿始终。UC 发作期以湿热之毒灼伤血络为主，若单用清热燥湿解毒之品恐难解除。若只知凉血止血，止血太过或寒凉太甚，反易致湿瘀留滞，以致迁延不愈。治疗应清肠化湿解毒、凉血化瘀通络兼顾。正如刘河间所提出的"行血则便脓自愈，调气则后重自除"。慢性迁延期正邪交争，毒邪留恋，正气愈虚。治疗应攻补兼施，补益肺脾之气，清化肠中湿热余毒，佐以活血化瘀，行气逐痰。

100　从毒邪论治神经系统疑难病症

李如奎教授从事中医药工作已逾 40 载，尤以治疗神经系统疑难病症见长。其基于中医传统理论和现代临床实践，提出了神经系统疑难病症应"从毒论治"的学术思想，丰富了中医传统病因学说。

对毒邪的认识

中医学传统文献中"毒"的含义有两种，一是指药物的作用或毒性。二是指"毒邪"。本文所论述之"毒"，则指"毒邪"。然就"毒邪"而言，其含义广泛。凡恶物皆可称毒。外来之毒有大风苛毒、疫毒、湿毒、暑毒，以及虫毒、蛊毒、漆毒、瘴毒等。一般为天时不正之"时毒"，或起居传染之"秽毒"，包括当前空气、水、土环境污染之遗毒。内生之毒有丹毒、疮毒、瘤毒、伏毒、瘀毒等，多因饮食或七情所伤，致脏腑功能失调，正常气血津液输布失常所致。

内生毒邪理论的基本观点

与外感病因六淫相对而言，传统中医认为机体可内生五邪，即内生风、火、湿、燥、寒五邪，未明确提及内生毒邪。而李教授在神经系统疾病临证实践中感悟到某些疾病或由毒邪引起。毒邪致病依其来源不同分为外毒和内毒。外毒者许多已为人知，内毒者又作何理解？生命活动可生内毒，人老气衰排毒乏力即可致病；或因七情内伤、饮食失宜、劳逸失度、自然衰老等致脏腑功能失调，形成瘀血、痰饮等病理产物，可内生毒邪；或因本虚遇外邪六淫、内生五邪或痰饮、瘀血不能化解，反交织互结化生为毒。毒邪致病常为凶险重症，夺人精气，伤人元神，直犯巅顶，散至四末。例如中风、多发性硬化常猝然起病；运动神经元病、帕金森病等病在中枢，四肢失用。李教授在神经系统疾病临证治疗中，尤其重视由脏腑功能失调后形成的瘀、痰、毒等病理产物的毒害作用。其认为在疾病发生、发展过程中产生的瘀血、痰浊日久可以转化为内毒。痰瘀互结，邪气蕴结不解则化毒。风火、风寒、气滞、气虚均可促进痰瘀互结，蕴积化毒，入髓犯脑。急性缺血性中风，历代皆以风、火、痰、瘀、虚立论，而对毒邪致病的系统论述并不多见。清代医家尤在泾指出"毒，邪气蕴结不解之谓"。临床发现有人虽有痰瘀阻滞、阴虚阳亢之象，但并未发生中风，一旦痰瘀互结化毒，则毒邪之至，疾如风雨，猝然伤人，可致昏仆跌倒、半身不遂。卒中的发生，在风、火、痰、瘀、虚之征象下，必有从量变到质变的过程，即痰瘀互结化毒，发为中风。毒邪有发病急骤、来势凶猛、传变迅速、为害深重的发病特点。头为诸阳之会，脑喜清恶浊，最易受毒邪侵犯。毒犯脑络，易致神识昏蒙，元神不安。毒邪缠积，易损正气，临床表现为病程长，恢复慢，常留有程度不同的后遗症。总之，毒邪既是病理产物，又是中风发病的重要致病因素之一。可以说，诸多病因，究其致命一击，不离乎毒，毒之伤人，为祸最烈。

此外，年老气衰，脏腑功能衰退，气血运行不畅，气滞血瘀，影响机体正常代谢，解毒排毒乏力，即可化生内毒。阴虚内热，灼津生痰，痰浊互结，这些病理产物不能及时排出，蕴结于脑，久则凝聚成毒，损伤脑络；腑气不通，浊邪久留，壅阻化毒；现代社会环境污染，废气污水，化肥农药，化工制品，辐射危害，均为外毒，侵入人体，皆可致病。总之，神经系统疾病，无论内伤或外感六淫或毒素致病，毒损元神或毒伤脑络是其基本病机和关键的致病环节。基于这一观点，中医干预治疗，应重视截断毒邪滋生途径以及解毒排毒，祛毒护脑是重要法则。

内生毒邪的现代佐证

近年来，现代医学对中风的病理生理研究取得一些新进展，为中风内生毒邪致病说提供了有力的佐证。脑缺血再灌注时的炎症反应促进了继发性脑损害，是脑再灌注损伤的主要原因之一。大量资料表明，急性脑缺血后，在受损部位有白细胞浸润和炎性细胞因子存在，它们参与了缺血导致的组织损伤过程。如脑缺血后1～3小时，白介素-1β（IL-1β）可以通过刺激内皮细胞表达白细胞黏附分子，包括选择素、整合素、免疫球蛋白家族等，使白细胞黏附于内皮下，既阻碍红细胞通过毛细血管，加重脑缺血，又增加血脑屏障的通透性，引起脑水肿，形成恶性循环。同时，激活的白细胞及其病理产物，如蛋白酶、明胶酶、胶原酶以及大量毒性氧自由基，可直接损伤大脑组织。白细胞内磷脂酶被激活产生的生物活性物质，如白三烯、前列腺素、血小板激活因子等，可引起血管收缩与血小板聚集，加重血栓形成。缺血时神经元大量释放兴奋性氨基酸（EEA）对神经元损伤起关键作用。谷氨酸（Glu）是脑内主要的兴奋性氨基酸。研究发现过量的Glu可诱导微粒体前列腺素E合成酶-1（mPGES-1）和环氧化物酶-2（COX-2）的增加，这些酶能够使缺血性中风损伤恶化。由此可见，缺血过程中炎症前细胞因子及病理产物的释放，对脑是有害的。它们加重了神经元的损害，促发了脑水肿，加重了脑缺血，是导致缺血再灌注损伤的主要原因之一。而干预这些因子的功能，有望减轻再灌注损伤，减小梗死范围。这些观点与痰瘀互结化毒，毒邪内生之说不谋而合，揭示了中风急性期从毒论治的可能性及合理性。通过文献整理发现，脑缺血再灌注损伤的病理过程是一个多环节、多因素、多途径损伤的酶促级联反应，作用机制复杂。减轻或防治脑缺血再灌注损伤的发生，需要联合应用不同机制脑保护药才能取得更好疗效。不少具有扶正解毒功效的中药兼有抗炎、抗氧化、抗细胞凋亡的作用，显示出独特的治疗优势。

临床应用

从毒论治神经系统疑难疾病的学术思想在诸如脑梗死、帕金森病、阿尔茨海默病等诊疗过程中均有体现，并取得了良好的临床效果。随着毒邪论引入中风病因病机学说，中风从毒论治也受到越来越多学者的关注。解毒不是一个狭义的概念，其外延和内涵是极其丰富的，在临证中需根据中风的不同阶段当分别施以合理的解毒法。如急性期以标实为急，治当以清热解毒、通腑解毒、化痰解毒等为主；恢复期、后遗症期多为虚实兼杂，治当以通络解毒、化瘀解毒、调理脏腑气机解毒等为主。以李教授研制的中药中风Ⅰ号方（由知母、栀子、制大黄、泽泻、生蒲黄、胆南星、葶苈子、冰片等组成）为例，其中，制大黄通腑泻毒，釜底抽薪，如将军闯关夺隘，列为君药。辅以知母、栀子清热解毒，泽泻利水泄毒，蒲黄活血祛毒，胆南星、葶苈子豁痰化毒，共为臣佐。冰片辛香走窜，清灵开窍，作为引经之使，引导诸药直达病所。综观全方，既有活血化痰，泻热通腑，可缓解患者临床症状，又处处以化毒排毒为主旨。

101　从毒邪辨治神经感染性疾病和代谢性脑病

　　神经感染性疾病包括病毒、细菌、真菌、寄生虫、螺旋体、立克次体等引起神经感染，在临床上主要表现为脑炎、脑膜炎、脑脓肿、脑肉芽肿及感染性周围神经病等。代谢性脑病是由心、肺、肾、肝、胰及内分泌腺等疾病所致，不同代谢产物如血氨、血糖、电介质、有机酸、氨基酸、尿素等引起全脑功能紊乱的一种临床综合征，在临床上主要表现为肝性脑病、尿毒症性脑病及透析性脑病、有机酸代谢障碍性脑病、电解质紊乱性脑病、可逆性大脑后部白质脑病、线粒体脑病、过氧化物酶体病等。尽管代谢性脑病与脑部各种感染性疾病的西医诊疗方法差异甚大，但是，从中医学的观点看，其共同的病因及病理因素是毒邪。《黄帝内经》将颅内感染称为脑烁，《华佗神方》将发于泥丸宫者命名脑痈；《黄帝内经》对代谢性脑病认识不多，可以参考谵妄、神昏、厥逆等辨治。学者周德生等基于毒邪理论，结合脏腑学说、络病学说、玄府学说探讨代谢性脑病与脑部各种感染性疾病的病因病机特征，并阐述了其辨治体会。

从毒邪理论认识脑病病因病机

　　基于毒邪理论认识毒致脑病病因病机，认为主要是内外之毒，毒损脑络、脑膜、玄府，伤及脑髓；毒邪壅滞，损伤津、血、精、髓等，脑髓失养；由脑府神机受损致全身脏腑功能失调，神机失用。

　　1. 毒邪理论： 根据现代汉语释义，毒泛指在正常生命过程中机体内不存在的物质破坏机体组织结构和生理功能，或原本适应机体生命活动的物质超过了生命机体的需求而对机体形成危害的物质。中医学中毒的含义非常广泛，主要包括病名（阴阳毒、丹毒、脏毒等）、病因（火毒、浊毒、瘀毒等）、药物属性以及治法（解毒、排毒、攻毒等）几个方面。

　　毒邪有内、外之分。外毒主要是指外感六淫之毒，如《素问·五常政大论》中所提到的"寒毒""湿毒""热毒""燥毒""大风苛毒"等。王冰注云"夫毒者，皆五行标盛暴烈之气所为也"。六淫之毒具有六淫的特征，又有别于六淫的特征。六淫之毒较六淫致病能力强，故称为六淫邪盛化毒、邪毒、病毒等等。当然，外毒还包括传染性强的疫毒，如《金匮要略》"阴阳毒"，《医贯》断言为时行疫毒。《寓意草·辨黄鸿轩臂生痈疽之证并治验》提出"外因者，天时不正之时毒也，起居传染之秽毒也；内因者，醇酒厚味之热毒也，郁怒横决之火毒也"。内毒据其毒源不同分为附生之毒和本原之毒，附生之毒附生于火、痰、湿、瘀等，本原之毒由内而生，多因人体正气亏损，脏腑功能失调，气血失和，导致气血逆乱、经络阻滞、水液代谢失常，湿甚蕴结为浊，浊甚蕴结日久酿致内毒。《金匮要略心典·百合狐惑阴阳毒病证治》云"毒，邪气蕴结不解之谓"。浊邪秽浊、黏滞、胶着，如脂毒、糖毒、蛋白毒、微量元素毒、尿酸毒等，在体内蓄积日久可转化为浊毒，毒邪伏藏于人体成为伏毒，人体正气尚可耐受制约毒邪，待正气衰弱之时，遇感而发，损伤机体。浊毒与痰饮、瘀血同为病理产物性病因，三者之间既可相互兼夹，又可互为因果、相互转化。除此之外，药毒或者毒性物质也属于毒邪范畴，为致病因素之一。

　　内外之毒致病时往往互为因果，相互影响。外毒侵袭人体致脏腑功能失调，气血津液运化失职而生内毒；内毒的生成又可耗伤正气，使机体易感外毒，内外之毒往往兼夹致病，共同损害人体。

　　2. 毒致脑病的病因病机： 大脑是一个独立的稳定的生态系统，拥有与众不同的防御体系和独特的废物清除程序。一般情况下，由于血脑屏障的完整性，毒邪不容易侵入颅脑。《素问·刺法论》云"气出于脑，即不邪干"，"神游失守……或有邪干"，只有气血亏虚，形体损伤，经脉闭塞，髓海至阴起呕失常，神窍玄府生化障碍，元神衰弱不聚失其守位，即使毒邪不亢盛，也有可能为邪气所凑。

毒邪在神经感染性疾病及代谢性脑病中的致病特征：①六淫之毒，对脑髓的侵犯程度不一致。《素问·太阴阳明论》云"伤于风者，上先受之"。《素问·奇病论》云"所犯大寒，内至骨髓，髓者以脑为主，脑逆故令头痛"。《素问·至真要大论》云"诸躁狂越，皆属于火"。《经方实验录·大承气汤证》云"毒者，因热而生也"，"有易犯脑者，有不易犯脑者"。容易侵犯神经的病毒现代称之为嗜神经病毒。正气不足，邪毒上犯，毒损脑络；通过"膜络一体"（《释名·释形体》），由脑络侵及脑膜，损伤"太一真元之气"以及"幕络一体之形"（《素问病机气宜保命集·原脉论》）；毒邪侵"溃入血分，与血液合为一体"，"毒在血脉"，菀毒滞着，即"邪气入脏入腑"（《读医随笔·病在肠胃三焦大气流行空虚之部与淫溢滞经脉膜络曲折深隐之部其治不同》），损伤脑髓玄府，热伤神明，发为脑炎、脑脊髓炎、脑膜炎、脑脊髓膜炎等神经感染性疾病，出现神志症状。如果神昏者，"确为至危至急之候"。如急性重症感染后，病程中产生的毒性物质引起脑功能障碍或造成继发性病理改变，发为感染中毒性脑病。②内毒蓄积，上犯巅顶，阻抑清阳，蒙蔽神窍；或者损伤脑府的津、血、精、髓等，影响中枢系统，神机失用而出现神志改变，发为代谢性脑病。当然，代谢性脑病属于危重症，机体气血阴阳失调产生的内毒和外来之毒，共同导致疾病的恶化。疾病不是简单的停留在单脏器、单部位上，病情也不是简单的虚实、寒热，更多的表现为多脏器、多部位及寒热虚实夹杂之象。如肝性脑病病位在脑，病变脏腑主要责之肝、脾、肾，病性有实证、虚证之别。肝性脑病急性期的病机为湿热、痰浊、瘀血、邪毒内蕴，弥漫三焦，上扰清窍，神明逆乱；肝性脑病慢性期则以正虚邪实为主，因阴阳气血衰败，精神竭绝而致神明不用。

基于毒邪辨治的方药特色

在中西医结合实践中，基于毒邪理论辨治神经感染性疾病和代谢性脑病病机特征，中药特异解毒方法非常有限；但是，辨明具体疾病种类的病因、病位、病性、病邪、病势、病程分期，分清邪正虚实，病证结合，多法兼施，随症治之，祛邪即解毒，排毒即解毒，扶正即解毒。

1. 辨证用药同时，注重选择配伍芳香或者苦寒入脑药物：毒致脑病是一个复杂动态变化的过程。辨证应用中药解毒，大致分为4类。

（1）祛邪解毒法：针对毒邪种类性质解毒，热毒者清热解毒，常用药如金银花、连翘、栀子、青黛、龙胆、野菊花、黄连、黄芩、黄柏、白花蛇舌草、半枝莲、贯众、重楼等。风毒者祛风解毒，常用药如荆芥、防风、蔓荆子、藁本、羌活、独活、威灵仙、天麻、钩藤、海风藤、忍冬藤、前胡等。痰毒者豁痰解毒或化痰开窍解毒，常用药如天竺黄、石菖蒲、胆南星、莱菔子、夏枯草、皂角刺、青礞石、全蝎、蜈蚣、僵蚕等。瘀毒者活血化瘀解毒，常用药有苏木、川芎、红花、桃仁、川芎、虎杖、王不留行、鬼箭羽、三棱、莪术、乳香、没药等。气结成毒者理气散结，宣郁解毒，常用药为柴胡、枳壳、香橼、佛手、青皮、槟榔、郁金、香附、川楝子等。

（2）排毒解毒法：包含解表、攻下、利尿3种方法，发汗解表使毒邪随汗解或透毒外出，常用药为麻黄、桂枝、金银花、连翘、薄荷、牛蒡子、蝉蜕、葛根等；攻下法是通过通腑下积的方法而达到祛毒外出的目的，常用药为大黄、芒硝、枳实、厚朴等；利尿法是用淡渗利尿之品如车前子、泽泻、茯苓、萹蓄、通草、滑石使毒随小便而解。

（3）扶正解毒法：机体正气亏虚无力祛毒外出，以益气、养血、滋阴、助阳之品如黄芪、党参、白术、丹参、当归、熟地黄、阿胶、枸杞子、大枣、麦冬、天花粉、石斛、南沙参、肉桂、附子、干姜、细辛等扶助正气，解毒外出。

（4）特异解毒法：如单纯疱疹病毒性脑炎用秦皮、防风，新型隐球菌脑炎用马鞭草、紫丁香，尿毒症脑病用生大黄、积雪草，桥本脑病用枯矾、黄药子，肝性脑病用茵陈、人中黄等等。应用中药特异解毒疗效有限，但根据方证病机，针对毒邪特征用药，方法灵活选择范围大。

六淫之毒，以风毒为主，或兼寒、热、湿邪。内生之毒，以浊毒为主，或兼痰湿、水饮、瘀热。由单毒酿化多毒，诸毒沍结，毒邪侵入颅脑，为入腑入脏之病，往往由气分伤及营血，多虚多实，虚实夹杂，虚实消长随病程变化，治疗上需要辨明标本虚实，扶正祛邪，多法兼施，杂合解毒。针对毒邪的六淫特征或者附生内邪特征辨证用药同时，针对毒邪的自身特征"邪盛暴烈"或"蕴结不解"，必须注重选择配伍芳香或者苦寒入脑药物。

（1）芳香药物解毒：白芷、艾叶、桂枝、石菖蒲、藿香、佩兰、青蒿、草果、苍术等，辛香疏散风毒，或香燥芳化浊毒，宣展脑窍玄府气机。

（2）苦寒药物解毒：连翘、牛蒡子、黄连、栀子、莲子心、山豆根、苦参、虎杖、大黄等，潜降清泻热毒，或苦燥清利湿毒，湿与热分则浊化毒除。

2. 辨病用药方面，注重多法杂合兼施： 神经感染性疾病及代谢性脑病病情复杂，必须注重脑部病位特殊性，多法兼施，杂合用药。同时，代谢性脑病还必须注重原发病的治疗。

（1）醒脑开窍法：神经感染性疾病及代谢性脑病无论有无神志障碍，都需要首先应用醒脑开窍法，选择醒脑静、清开灵、至宝丹、紫雪丹、安宫牛黄丸、苏合香丸、行军散（组成：姜粉、冰片、硼砂、硝石、雄黄、珍珠、牛黄、麝香）、安脑片（组成：人工牛黄、猪胆汁粉、朱砂、冰片、水牛角浓缩粉、珍珠、黄连、黄芩、栀子、雄黄、郁金、石膏、赭石、珍珠母、薄荷脑）、醒脑开窍丹（组成：天麻、牛黄、法半夏、石菖蒲、竹茹、胆南星、瓜蒌、黄连、熊胆、麝香、远志、益智）等，或者复方中配伍疏通玄府醒脑开窍药物，如石菖蒲、冰片、苏合香、麝香、牛黄、天竺黄、人工麝香、人工牛黄、人工天竺黄等透过血脑屏障以发挥其醒脑开窍功效。如脓毒症相关性脑病首先使用醒脑静注射液，因其病位在心脑清窍，由热毒、痰浊、瘀血而致气机逆乱，蒙蔽清窍，或气血虚耗，阴阳衰竭，清窍失荣，与肝、脾、肾关系密切，病性以实邪致病居多。

（2）组合多种亚治法：由于毒邪的兼夹性，病位的广泛性，病情的复杂性，针对疾病发生发展的各个环节，必须组合多种亚治法，杂合以治。研究表明，抗病毒中药药性组合规律为寒温皆用，辛苦兼施；功效类别规律为多法共举，不拘清法；药性功效关联规律为药性为启，功效相承。如单纯疱疹病毒性脑炎为风毒、湿热、痰浊、瘀血、气虚相挟致病。药用野菊花、薄荷、土茯苓、乳香、没药、天麻、白术、炒蒺藜、炒蔓荆子、虎杖、茯苓、全蝎等。

（3）治疗原发病：代谢性脑病是一种危重的并发症，积极治疗原发病与并发症，祛除诱因，才能有效清除代谢性脑病的各种毒素。如尿毒症性脑病为阳虚水泛，浊毒上逆，溺毒入脑，损伤脑络，表现为头晕、嗜睡或胡言乱语、动作迟缓、肢体抽动等神志症状。针对毒症及毒症性脑病同时用药治疗，扶正祛邪与解毒排毒并用，既病防变，急治其标，一者补肾培本、健运脾胃，二者通泻浊毒、痰瘀同治。甚至配合中药灌肠、中药透析等，采用中西医结合治疗方式以提高疗效。药用山茱萸、杜仲、太子参、桂枝、陈皮、苍术、山药、大黄、土茯苓、萆薢、泽兰、通草、玉米须、鬼箭羽、忍冬藤、络石藤等。

102　毒邪理论在救治脑血管急重症中的临床价值

在中医学理论中，"毒"是一种病邪概念，其涵义广泛，包含一切致病的内外因，透过病因病机分析发现毒邪不仅是一种致病因素，也是疾病的主要病机。毒邪学说则是历代医家在长期救治危重病患者临证实践中逐渐形成的理论基础。学者郑圣于等就临床病态生理的认识结合中医文献，阐述了利用中医文献之毒邪理论救治脑血管急重症患者的临床价值，同时总结其在脑血管急重症患者的临床治疗之指导意义。

毒邪为脑血管急重症的主要病因之一

中风、昏迷是脑血管急症的代称，也是严重危害人类生命健康的常见急病。中医学认为本病与毒邪学说相关。正常情况下，机体阴阳气血保持平衡，"正气存内，邪不可干"。任何造成机体阴阳失调的外来因素或者是内在因素都可以称为"毒"。当阴阳失调，气血运行不畅，气滞则血瘀，气不布津，水停为患，则内生痰浊、瘀血留而为患而为害，此为"内生之毒"；机体正气亏虚，则风、寒、暑、湿、燥、火六淫邪气乘虚而入，留而不去，气血搏结，致气滞、湿阻、饮停、瘀血为患。此即"外来之毒"。历代医家对本病有主风、主火、主痰或气血虚弱外受风邪等论述。认为其病不外气血阴阳失调，感受外感邪气或旧病内伤，致痰饮、瘀血。痰饮、瘀血留而不去，致气血津液亏耗更甚，更致机体气血阴阳失调，而致病情纠结难解。现代医学认为，脑血管意外患者，由于中枢神经系统受创后，体内脏腑、自主神经系统、内分泌免疫系统及体液调节失衡，因而引发多脏器功能障碍，尤其是脑血管急重症患者常出现肺部严重感染、呼吸功能障碍、肾脏功能不全、心力衰竭、深静脉血栓、消化道出血、全身脓毒症等。此即中医学所谓"内生之毒"无法排出，"外来之毒"无法防范避免。脑血管危重症及其并发症，病情复杂，表现为多脏器、多部位及寒热夹杂之象。机体气血阴阳失调才是主要病机，由此产生的毒和外来之毒，才是导致疾病恶化的主因。

毒邪理论在脑血管急重症之治疗应用

中风治疗应从整体观念出发，以病理生理机制为依据，结合临床表现，中西医结合全方位治疗。现代医学多采用如下治疗方法。

1. 急性期治疗：①脱水降低颅内压，调控血压；②醒脑开窍，控制损伤级联反应；③活血化瘀，改善微循环；④积极治疗并发症。此与中医学中清热、通腑、息风、涤痰、化瘀、开窍治疗原则相符合。

2. 恢复期治疗：延续急性期中医治疗，配合使用涤痰通络法治疗。

3. 后遗症期治疗：在化痰通络、调理脏腑气血的基础上，随证施用。

（1）清热解毒法：主要适用于内生之毒。分清解气分、营分和血分邪热。气分证是温病中最常见的病理阶段，邪热炽盛，正邪相争剧烈。邪热进入营血阶段，主要表现为阴液耗损和动血，进而出现出血症状。气分证和营分证与脓毒症早期或轻型相吻合。而血分证则是脓毒症合并弥散性血管内凝血（DIC）。气分证主要治法是清解气分无形热邪。毒邪进入营血分证阶段，气血功能紊乱，脏器受损，毒、热、瘀等病理因素共存，此时要通过清营泻热、凉血解毒、滋养阴液、通络散血以清除营血分邪热。在中风病程发展中，急性期以热毒患者居多。热毒犯脑损络是中风发病的主导病机，主要由诸邪积聚、郁久化热、火热酿毒、化风动血、上扰脑府所致。为此，在治疗时，应着重清热解毒，以澄其火源、折其火势，收结其毒源之功。由于情志因素在中风病的发病中影响甚大，内生之火热多源于心肝二脏，故治疗选用清热解毒药物以归属心肝二经者为当。

（2）通腑解毒法：主要指攻下法，是运用泻下、攻逐、润下等药物以导通大便、消除积滞、荡涤实热、攻逐水饮的一种治法，是中风病急性期常用治法之一，适用于热毒炽盛兼痰热腑实之证。急性出血性中风虽是阳热暴亢，肝风内动，风火痰热夹气血冲额顶所致，但在中风的发展过程中，痰火邪热同样也蕴结于中焦，使燥结阻滞，失于升清降浊，进一步影响气血运行。故临床多见窍闭神昏为主，躁动不安，呕吐腹部胀满，大便闭塞等阳明腑实证候。通腑泄热法可泻其燥热瘀血，使腑气得通，亢盛之火下泻，内动之风自熄，气机得畅，气血得和，则颅内压下降，从而减轻脑水肿，保护脑组织，为进一步恢复神经功能的治疗奠定良好的基础。毒邪一旦产生，祛之须有径路，从大便而出是清除热毒最重要的出路之一，药理研究显示通腑泄热之方药有较快减轻脑水肿，降低颅内压的作用；而活血化瘀之方药有促进消除颅内血肿之作用。

（3）化痰解毒法：适用于痰火内扰、瘀血阻络之证，此毒以热毒为多。盖中风病之发生，主要以心、肝、肾三脏阴阳失调所致，多以阴虚为本，阴虚阳亢复又五志过极而化火，火热之极而成热毒。由于中风发病虽急，但病机演变过程颇长，浊邪不化，日久蕴结成毒，故解毒化痰法在中风病的治疗中颇为重要。中风病先兆和急性期，多以热毒和痰热为主，临床常用黄连、黄芩、栀子、生大黄、野菊花、瓜蒌、法半夏、胆南星、陈皮、天竺黄、鲜竹沥等。

（4）醒脑开窍解毒法：适用于风痰、瘀热阻于清窍，内扰心神、痰蒙清窍之证，多见于中风病急性期。主要病机为热毒化风，夹痰上窜，形成痰浊热毒相互搏结而蒙蔽神窍的局面，非一般化痰开窍法所能奏效，必须应用醒脑开窍法，涤痰开窍与清解热毒并治，方可收醒神开窍之功。中风病治疗的关键在于急性期，而急性期最危重的病情则是窍闭神昏，此时最佳治疗方法则是醒脑开窍解毒法。现代研究显示此法有阻断中风病急性期的病理过程；抑制脑水肿的发生发展，促进血肿的吸收；还有促醒、退热、止痉的作用。使用此法时应注意，须随时动态观察病情，审时度势，一旦窍开势缓，病机多发生转变，需及时更换治疗方法。

（5）息风解毒法：适用于风火上扰或肝阳暴涨所致的中风。由于肝风在中风病发病中的重要性和毒邪致病的普遍性，故本法亦甚为常用，甚至可用于中风病治疗的三期病程中。常由于肝阳上亢、生发太过，或郁极化火致成火升阳亢风动之势；热毒夹痰浊瘀血随乖戾之气上扰清窍，贻害五脏六腑、经络脑窍，从而出现神智昏蒙、头痛眩晕、偏瘫失语之症。使用本法常以镇肝息风汤、天麻钩藤饮等方化裁，常用天麻、钩藤、生牡蛎、羚羊角粉、白蒺藜、赭石、石决明、地龙等平肝潜阳息风之品及清热解毒之品。

（6）活血解毒法：适用于痰、风、瘀血阻于经络所致偏瘫，属毒瘀并治之法。主要病因病机是热毒与瘀相互兼夹，相互阻遏，此为中风病发病的重要原因。特别是中风病急性期，当热毒炽盛之时，单一治疗瘀血，邪终不祛，必须互相兼顾，方可除互结之邪，使邪有出路。毒瘀同治之法，于中风病具有重要意义。因为中风病多见于中老年人，动脉粥样硬化是中风病发病的最重要的独立因素，颅内外血管所存在的粥样硬化斑块不仅导致管腔狭窄，使脑血流减少，而且，这些粥样硬化斑块在各种炎性因子的介入下发生破裂，并导致血栓形成，是脑梗死的直接原因，表明老年人不仅脏器虚损，且伴有不同程度的瘀血。而热毒则是使瘀血产生的重要原因，中风一旦发生，必然形成热毒与瘀血相互搏结的局面，故热毒瘀血互阻是中风病病机变化中的常见证候。因此，对中风病毒瘀并存者，必须毒瘀并治，务使热毒清而瘀血消，活血解毒法成为中风病急性期最常用的方法之一，临床以黄连、栀子、黄芩、生大黄等清热解毒之品与三七、川芎、丹参、地龙等活血化瘀之品合用，亦可加用活血破瘀之品，如桃仁、红花、三棱、莪术等。总之，活血解毒法、毒瘀并治，意在清除病理产物，邪以治标。毒瘀得除后，又当调治气血阴阳，治本以善后。药理研究证实，活血化瘀药能抗血小板黏附、聚集、释放反应，降低血液黏度，改善血流变性，促进血液循环，增加心肺血流量，扩张血管，降低肺动脉高压，降低毛细血管通透性，减少炎性因子渗出。有些活血化瘀药对细胞免疫和体液免疫有一定的调节作用。

（7）通络解毒法：适用于中风病风痰瘀血，痹阻络脉的病变。中风恢复期或后遗症期由于痰浊血瘀久郁生热，久病必痰，久痰必碄，久碄必变，表现为络管坚、络道隘，甚至络道塞堵。治疗时必须联合采用通络化瘀之法。一者通关除隘，可助解毒药之气味畅达，二者通络开道，使毒邪有所出路；三者久凝之瘀血，必与热毒搏结，故须化瘀通络与清热解毒两法同施，方可除尽病邪。此通络主要指虫类通络，因虫类通络药性善走窜，上行下达，搜剔络道，俾络道一通，瘀滞一去，热毒必孤，易为解毒之品所除。通络逐瘀之品，常用水蛭、土鳖虫、地龙、蜈蚣、全蝎、僵蚕等，特别是地龙、蜈蚣、全蝎、僵蚕诸品，通络之中尚可息风，而对中风先兆内风旋动之证尤为适用。

（8）扶正法：主要以扶正培本为原则，脑出血后即可出现下丘脑-垂体-肾上腺皮质轴功能紊乱，其影响与脑出血严重程度密切相关，出现内分泌免疫紊乱，形成所谓元气败脱现象。经云"虚则补之"，"损则益之"，扶正法主要是通过滋养、益气活血，标本兼顾来调节下丘脑-垂体-肾上腺皮质轴，改善免疫功能，抑制炎症反应，提升康复质量。

（9）调理脏腑解毒法：中风一病，属本虚标实，上盛下虚之证。从气机角度看，急性期责于气逆，恢复期责于气滞，后遗症期杂以气虚；从毒邪致病角度看则是毒滞脉络。毒滞血脉，每与瘀血相结；毒滞经络，每与痰浊相夹。故调理气机，不仅可以降气逆，行气滞，而有助于瘀祛痰消，脉通络活，使毒无勾结，易解易排。

另外，人体的气血也是排毒系统的重要组成部分，气为排毒之动力，血为运毒、排毒之载体。气行血自行，有助于运毒排毒；血行则气畅，有助于经通络和，瘀祛滞消，排毒有力。同时，从临床所见，稍配伍理气活血之品，不仅鼓舞气血，使气顺血畅焕发生机，而且对尽快改善症状，亦大有裨益。中风病治疗中常需在清热解毒方中配伍调理气机之品，如枳实、香附、青皮、檀香、川芎、柴胡、延胡索等药，随证运用。中风之热毒实生于脏腑而损于脑脉。因为心火暴甚；肝火上炎；水不涵木，肝风内动；腑气不畅，内火上攻等病变，均由脏腑功能失调而致。毒邪一旦产生，或伤于肺，或蒙于心，或肝亢而上窜，或因肝郁而助火，或灼脾津，或损肾阳，或耗肾阴。热毒作为中风病病理因素之一，虽集中表现于脑脉受损，但必使全身各脏腑续发损伤，使病情复杂而难治。治疗时必须调理脏腑，兼顾全身。尤其是中风病恢复期和后遗症期时，此法的应用就显得格外重要。此时，脏腑之气已衰，热毒之邪尚存，治疗中须时时顾护正气，或疏肝健脾，或调肺补心，或滋肾强本，兼以解毒清热，不使毒邪复燃。用药时既澄期源，又节其流，以标本兼顾。临床实践证明，此法应用得当，确实有防止病情加重，预防复发的作用。

总之，脑血管疾病的病理生理机制是多因素、多层次、多靶点的复杂病理过程，与中医学"毒邪"密切相关，有助于理解危重症患者复杂的临床表现。治疗应从整体观念出发，以病理生理机制为依据，结合临床表现，将毒邪理论灵活应用在并发症的防治上；准确应用于中药辨证施治，以提高疗效，降低死亡率，是目前较简捷而有效的治疗方法。

103　清热解毒法在缺血性中风急性期的应用

　　临床统计表明，中风的病死率为 20%～30%，存活的人中绝大部分都留有后遗症，约 3/4 不同程度丧失劳动能力，其中重度致残者约占 40%。目前中医药对缺血性中风的治疗发挥着不可磨灭的作用。学者俞郦等对清热解毒法在缺血性中风急性期的应用作了归纳梳理。

急性缺血性中风的中医发病机制

　　中风的病因病机一般归纳为虚（阴虚）、火（肝火、心火）、风（肝风、内风）、痰（风痰、湿痰）、气（气虚）、血（血瘀）等，这些理论一直指导着临床辨证施治。魏江磊等结合中风病临床实践认为，热毒亦指火毒，以热迫妄行，热极生风，热毒犯脑，热毒攻心为临床特征。影响脏腑多在心、肝，心阴暗耗，肝失条达疏泄，日久心肝火旺。一方面火热炼津为痰，灼血为瘀，痰瘀交阻，相互搏结，另一方面痰瘀郁结而促进火势。痰瘀火热结聚日久成毒，外损筋脉，内燎脏腑，横窜经脉，蒙蔽神窍，从而发生猝然昏仆、半身不遂等症状。现代研究亦表明，痰浊瘀阻是形成高脂血症、血液流变学异常的病理基础。高血脂是动脉粥样硬化、脑血管疾病的主要危险因素，而中风是动脉粥样硬化的最终结果。火热痰瘀，相助相激，相互促进。一方面，火热烁津为痰，煎血为瘀，另一方面，痰瘀内停可郁而化火。此即"血脉不行，转而为热，血受热则煎熬成块"，"湿土生痰，痰生热"。

中风的病因病机假说

　　1. 毒损脑络说：由于中风病情复杂和对病因病机认识上的差异，及中医药治疗立法的多样性与灵活性，中医药对中风的治疗各有特色。"毒损脑络"学说由王永炎院士提出，是指毒邪在中风病致病过程中的重要理论。《丹溪心法附余·中风》云"中风之症，多是老年因怒而成……适因怒动肝火，火无所制，得以上升，心火得助，邪热暴甚，所以僵仆不知人事"。由于脏腑虚损，阴阳失衡，内风从起，风火上扰，鼓荡气血，气逆血乱，上冲于脑，或风火夹内生瘀血、痰浊上犯于脑，交结阻于脑络等，终致营卫失和而壅滞，则毒邪内生。中风发病是由于毒邪损伤脑络，络脉破损，或络脉拘挛瘀闭，气血渗灌失常，致脑神失养、神机失守，形成神昏闭厥、半身不遂的病理状态。

　　2. 中风热毒说：魏江磊教授认为，中风是内科疑难症，具有起病急骤，变化迅速，病情多变，涉及面宽，病机复杂等特点，其发生和演化多与心、肝脏病变有紧密内在联系。先兆和起病初期重在"火"。肝主筋，风木之脏，肝郁化火，风火相煽，气火上冲，清窍不宁而神昏；火灼阴液，筋脉失养而僻；心主神，君火之脏，心火独亢，心神不安，火扰清窍，元神不静。脑为众神之殿，喜静谧而恶动扰，火入肃静之所，元神被焚，众神不安，五脏病变蜂起。中风发生是以热邪为先导，而以毒为主病机，贯穿整个发病的过程，其病变模式是：热—毒—中风。

对毒邪的认识

　　1. 古代医学对毒邪的认识：

　　（1）何为毒邪：中医学的毒邪可分为外毒与内毒，中风的毒邪当属"内毒"。尤在泾在《金匮要略心典》中所云"毒，邪气蕴结不解之谓"。毒是由邪气偏盛急剧变化或蕴积日久而成。其既保留原病邪的某些特点，又有毒自身的特征。《素问·六微旨大论》指出"亢则害，承乃制，制则生化"。脏腑气血若承制失常，则亢盛为害，是为毒邪，损坏形体，生化衰竭。如"气有余，便是火"，"五志化火"是对机体"气机"运行失常导致"火毒"内生的表述。虽然从毒论治中风病的文献记载不多，但从火热论治中风病的记载却并不鲜见。《千金翼方》云"凡中风多由热起"。

（2）毒邪的特性：其一骤发性为起病急骤，传变迅速或直中脏腑，病情进行性加重。其二广泛性为致病区域宽广，常见脏腑、经络、四肢同时病变。其三酷烈性为致病力强，危害严重，变证多见，毒邪常伏气血，耗伤阴液，败坏脏腑，其病情多呈急、危、疑难之象。其四从化性为指毒具有以体质学说为根据发生变化的性质，临床观察发现中风先兆症状出现有性别、年龄特征性变化，如60岁以上人群热极生毒症状明显少于50岁以下人群，符合毒的从化性特点。其五火热性为从毒邪致病的表现看，其证多属火属热，邪变为毒，多从火化。其六兼夹性为中风发生过程中除热毒为主病机外，痰、瘀常兼夹存在。痰浊和瘀血在中风病的发病中具有重要意义。被认为中风病高危因素的高血压、糖尿病、肥胖均是痰瘀为患所致。高血压多由肝经化火生风，脾经聚湿生痰。糖尿病多属阴虚为本，燥热为标。阴虚则少液，燥热则伤津炼液为痰。肥胖与痰浊关系密切，正如《医鉴》云"肥人多中风者，以其气盛于外，而歉于内也"。刘河间云"人肥则腠理致密而多郁滞，气血难以通行，故多卒中"。火邪烁津为痰，痰阻血瘀，可导致火、痰、瘀交阻脑脉，继而形成缺血性中风病。

3. 热毒致中风的病因病机：对照《黄帝内经》病机十九条"诸噤狂越，皆属于火；诸病浮肿，疼痛惊骇，皆属于火；诸逆冲上，皆属于火"。此类火病，竟是与精神、神经疾病有关，无发热而表现神经系统症候群。古代医家充分认识到内生火热在中风发病中的重要性。孙思邈认为"凡中风多由热起"。刘河间认为"中风偏枯者，由心火暴盛"。从临床实践深入认识中风病的发病机制，可发现"无邪不有毒，热由毒化，瘀从毒结，变由毒起。朱丹溪云"五脏各有火，五志激之，其火随起"，即过久或强烈的情志刺激，可导致脏腑功能失常，火热内生，尤以肝火、心火为著。肝火、心火相激相助，加之中风多为年老体衰，肝肾亏虚之人，火无所制，导致火热内炽。火热煎熬熏蒸，炼血为瘀；与血相抟，结而留络为瘀；伤津耗液，阴伤血滞为瘀；损络迫血，血妄离经为瘀。火热也可炼液为痰，津液为之痰聚，形成痰、瘀、热同病。一旦热与痰瘀胶结，阻碍气机而郁结，影响气的正常升降出入。气行则血行，气运则津布，气机郁滞则津血停聚，产生痰浊、瘀血。形成火热—气郁—痰瘀的恶性循环，痰瘀可由火热生，火热可由痰瘀起。正如龚居中在《红炉点雪》中云"火为痰之本，痰为火之标"。王清任云"血得热则煎熬成块"。毒寓于邪。火热、痰瘀胶结，伏于体内，若不能及时不断地清除于体外，日久弥重，蕴积不解，即可成热毒。火热、痰浊、瘀血之间相互促进，共同构成热毒犯脑的病理基础，形成脑络伤的恶性循环状态。

2. 现代医学对于毒邪的认识：

（1）脑血管疾病与感染之间的关系：近年来对脑血管疾病与感染之间关系的研究增多，人们对炎症与中风病之间的关系有了新的认识，提出动脉硬化是一种炎性疾病，动脉粥样硬化是慢性炎症因子的毒性效应等，而热毒致中风病的立论更与现代医学对中风病的炎性细胞因子方面的研究相一致。急性缺血性中风后在受损部位存在毒性氧自由基、兴奋性氨基酸、一氧化氮、细胞因子（肿瘤坏死因子、白介素等）物质过度产生，尤其是白细胞浸润和炎性细胞因子参与了脑组织损伤过程。此外，肿瘤坏死因子-α通过促进白细胞介素释放，激活中性粒细胞，加重了神经元的损害，造成脑组织细胞不可逆损伤的一系列电化学连锁反应（脑缺血级联反应）过程，最终导致脑细胞坏死和细胞凋亡。而炎症标志物超敏C反应蛋白水平已经是预测中风病发病的独立危险因素和评估病情及预后的有效指标。这些观点具体地反映了热毒内生，引起脑络受损难复的生物学基础，与"毒邪致中风"之说不谋而合。

（2）现代医学眼中的"痰"：这里所指的"痰"仅仅指无形之痰，由火热毒邪在中风病发病过程中炼津灼液而成的病理产物。《丹溪心法·论中风》指出"东南之人，多是湿土生痰，痰生热，热生风也"。《素问·通评虚实论》曾明确指出"仆击，偏枯……肥贵人则高粱之疾也"。说明痰在中风的病机发展过程中起着莫大的作用，这与现代医学认为高脂血症是中风发生的高危因素之一是完全吻合的。宋剑南将"痰"在生化上的含义大致归纳为：①血胆固醇、甘油三酯、低密度脂蛋白升高，可以认为是高脂血症痰浊的物质基础。②血糖升高，是糖尿病痰证的本质。③病毒侵害后在体内大量复制的产物（如肝炎病毒等的抗原抗体），可能是一些传染性病毒类疾病的痰。④免疫球蛋白 IgG、IgM，补体成分 C_3、C_4，总补体 CH50 等明显升高，可能是一些免疫性疾病包括炎症如红斑狼疮、类风湿关节炎等的痰。⑤过量的 5-羟色胺、氨、非蛋白氮等可能是癫痫、癔症以及痴呆等神经性疾病的痰。⑥有人提出微量元素是肿瘤、甲状腺肿、大骨节病等痰证的标志物。⑦也有人提出自由基是痰浊。

清热解毒法在临床的应用及研究

宋文婷等对清热解毒法对清热解毒法治疗急性缺血性中风的疗效进行了系统评价，治疗药物包括黄连解毒汤等清热解毒汤药、安宫牛黄丸、清开灵注射液、醒脑静注射液等。共有 39 项临床随机对照研究纳入，治疗患者 3480 人。分析结果显示，清热解毒治法指导下的中药治疗急性缺血性中风与对照组相比，疗效有显著优势，并在改善神经功能评分、调节炎症因子（TNF-α、IL-6）等方面，有显著作用。王嵩等对 50 例 AS 患者进行研究探讨清热解毒法对动脉粥样硬化患者血脂、动脉硬化指数、纤溶指标的影响，得出清热解毒法具有调节血脂紊乱的作用，对纤溶系统无影响。说明其可以有效改善 AS 的危险因素之一——血脂紊乱。

1. 清热解毒药的实验研究：从科研实践看，清热解毒药有增加脑血流，抑制、清除有害物质、自由基，保护神经细胞作用清热解毒药确有增加脑血流。动物实验发现，清热解毒方药本身具有降低血液凝固度，抗血小板聚集，扩张血管，抑制体外血栓形成的作用。李伟华等在用线拴法建立大鼠大脑中动脉缺血再灌注模型，观察牛黄、栀子及二者配伍对缺血再灌注 24 小时和 72 小时两个时段大鼠脑组织 NGF 含量的影响的实验中发现牛黄可显著提高缺血再灌注 24 小时的 NGF 水平，而在 72 小时时段，作用不显著，说明在缺血再灌注的早期，牛黄可迅速促进神经生因子的表达，以抵御再灌注损伤，保护神经组织，但随着再灌注时间的延长这种作用逐渐减弱，至再灌注 72 小时，作用已不显著；栀子则可显著提高两个时段的 NGF 水平，说明栀子具有较为持久的激发 NGF 的神经元保护机制的作用。

2. 清热解毒药的临床应用：如 20 世纪 70 年代，北京中医药大学在安宫牛黄丸的基础上，研制成功了清开灵注射液，将其由丸剂改进为注射剂，采用胆酸和猪去氧胆酸、珍珠母（粉）、水牛角（粉）分别替代了牛黄、犀角和珍珠，保留原方的栀子和黄芩，分别以栀子水提液和黄芩苷人药，并增加了板蓝根、金银花，扩展了适应证范围。提高了药物的利用度，扩大了适应证范围。广泛应用于中风治疗的清开灵注射液，正是对毒损脑络学说最有力的例证。其全方有显著的清热解毒功效，恰恰抓住了"毒"这一病理因素。

在临床得到广泛应用的还有醒脑静注射液，取安宫牛黄丸的郁金、栀子、冰片、麝香，提取有效成分而成等。吴前程将 106 例急性缺血性脑梗死患者随机分为对照组 52 例与治疗组 54 例，均予西医常规治疗，治疗组加用醒脑静注射液；比较两组治疗后神经功能缺损评分，Barthel 指数及血清肿瘤坏死因子-α、白细胞介素-6 的含量变化研究，得到醒脑静注射液能明显改善急性脑梗死患者临床症状，其作用机制可能通过减轻细胞因子介导的炎性反应对脑组织起到保护作用。魏江磊等拟定的清热解毒方药——脑宁康颗粒（野菊花、重楼、丹参等）应用于中风患者，获得了显著疗效。同时周庆运用该方在局灶性脑缺血再灌注的大鼠动物模型上做了进一步的效应观察，发现清热解毒方药能够明显升高血中 SOD、NO 含量，降低血中 MDA、ET、TNF 含量，并均优于阿司匹林，表明清热解毒法具有清除自由基，调节 NO 与 ET 平衡，减少 TNF 的产生、释放，抑制 TNF 诱发的毒性作用，及保护神经细胞功能，稳定神经细胞结构等神经细胞保护作用。此外临床研究表明，银杏叶提取物、三七皂苷、葛根素、灯盏花素、赤芍、当归、地龙、五叶参、毛冬青、水蛭、路路通、丹参、黄芪、绞股蓝、红花等单味中药的有效成分也能从降低全血黏度、改善微循环及代谢、清除氧自由基等不同途径，不同环节对缺血性中风的脑损伤起到一定的保护作用。这些清热解毒活血通络新药的出现，丰富了缺血性中风的急救手段，提高了救治疗效。

辨证论治

中风发病是由于毒邪损伤脑络，络脉破损，或络脉拘挛瘀闭，气血渗灌失常，致脑神失养、神机失守，形成神昏闭厥、半身不遂的病理状态。既然毒损脑络发为中风，那么中风的治疗当以解毒为大法。解毒之法以祛邪为要，给邪以出路，促使机体恢复生理平衡。李森通过对中风病病机的探讨认为：内生热毒乃中风病中风病机转归之关键，热毒犯脑损络为其病理的主导机制，火热痰瘀等病理产物互结，郁闭脑窍是中风的主要病理改变。清热解毒当属防治中风之大法。因此在治疗过程中应须辨证论治。解毒法的具体运用不能脱离辨证论治的法则，紧紧围绕到"清""通"二字。

1. 何为清和通：所谓"清、通"即指清热解毒、活血化痰以达理气通腑，血脉流通，脉络通畅之效。因此二字的所包含的治法是相辅相成的。正如腑气不通可由热伤津液，糟粕干结所致，清热可达通调腑气之功，然给邪以出路，又可消燎原之火。颜氏清脑 2 号方，以熟大黄清腑开窍，石菖蒲、黄连清心开窍，山羊角平肝息风，生蒲黄、法半夏、胆南星、广地龙与黄连配伍，辛开苦降以清化痰瘀，共奏平息肝风，化痰开窍，活血通腑之效，以纠正急性脑损伤，促进缺血性脑梗死患者神经功能的恢复，集中体现了治疗缺血性中风之"脑病宜清"的观点。

毒损脑络微观病机的形成，起源于风火相煽，气血逆乱，夹痰夹瘀，上窜头窍，壅塞胶结于脑络。可以说气血逆乱与毒损脑络是中风发病的两个病机层次。这两个层次的病机既是发病上的因果关系，又是治疗上的协同关系。即平息风火、调理气血、祛痰化瘀，逐步恢复机体整体功能，使气血调和、经脉畅通，可为祛除毒邪、调和营卫、恢复脑络的盈虚自由状态提供一个良好的整体环境。即"火毒""痰瘀""风火"等损脑害络，导致气血逆乱，故临床应用"清热解毒法"常佐以"活血祛瘀""化痰通络""泻下通腑""泻火息风"等法。

（1）清热解毒通腑法：清热解毒是截断息风之首务。毒因热生，风由毒起，治疗之首务自当清热解毒，以截断毒势，平息内风。热毒蕴积体内，伤阴灼津，阻遏三焦气机，清浊升降失序，导致胃气不降，腑气不通，膀胱气化不利，水道不畅，使毒邪不得外排，其势弥重。故治以通腑，既可泻热降火排毒，减轻毒势，又能降浊升清，复气机升降之序，且急下存阴，保护正气，如大黄、瓜蒌等。治以利水，可导热下行，使热毒从小便而出，又利于津血之敷布、运行，如泽泻、滑石等。中风病位在巅脑，气血逆乱于上，通腑利水，祛毒外出，可共达"泄其下，缓其上"之效果。现代大量的临床资料表明，中风急性期意思障碍的患者大多具有大便秘结，腹胀，口臭等阳明腑实证。且中风的发病与便秘呈正相关。治病贵使邪有出路，二便是人体祛毒外出的重要渠道。

（2）清热解毒祛瘀、化痰、通络、息风法：毒具火热之性，寓痰瘀之形。内生之毒常常依附于痰浊、瘀血作祟为害，故治痰治瘀必然有助于清解、消散毒邪。痰本于津，瘀本于血，气行则津布，气行则血行。治痰治瘀，当先调气，气顺一身之津血亦随气而顺，次以活血，"血行风自灭"。如此，调气活血，共奏气顺痰化毒自消，血活瘀祛毒自散之效，药如香附、陈皮、水蛭、川芎等。

中风（缺血性中风）唐宋以前"外风立论"，之后各医家均尊"内风立论"，而瘀象出现于病变全程，故活血应为治疗重要环节，合理运用虫类药疏通络脉是疗效获得之关键。临床常用水蛭、白花蛇、全蝎、土鳖虫、地龙、僵蚕、蝉蜕、蜈蚣等。认为：①中风急性期（7 日内）常有心肝火旺、热毒炽盛，故应选用药性偏凉之虫类药如地龙、全蝎、僵蚕、白花蛇等，慎用蜈蚣。②肢体偏瘫者常选用水蛭、全蝎、土鳖虫。③眼㖞斜常选用全蝎、僵蚕、蝉蜕。④通络强度依次：水蛭、白花蛇、全蝎、蜈蚣、穿山甲、土鳖虫、乌梢蛇、僵蚕、蝉蜕。

缺血性中风属于中医学脑病范畴，其主症猝然昏倒、不省人事属于神志功能的异常，心主神志，故中风与心密切相关。然情志因素在中风病的发病中占有非常重要的地位，"愤怒生肝火"，"焦思生心火"，内生之火热，多源于心肝二脏，所以制方选用清热解毒药物，为归属心、肝二经者最当，如夏枯草、重楼、野菊花等，以达"先其所因""伏其所主"之效。另外，选择治疗脑病的药物时需要考虑血脑屏障的特殊性。若所选药物的有效成分不能透过血脑屏障，则不能直达病所，其药效也就不能充分体现。有些中药，如冰片、麝香等，具有芳香宣透的作用，可以调节血脑屏障，促进药物透过率，是重要的脑病治疗药物。

104 毒损脑络的症状学研究

随着中医病因病机研究的不断深化，毒邪在疾病发病和转化中的作用日益受到重视。在许多重大疾病的研究中，如脑血管疾病、心血管疾病、糖尿病、肾病、肝病和传染性疾病等，毒邪致病的观点被不断提及，而且不断强化。"毒损脑络"作为疾病中存在的病机，是否有其独特的外在表现，是否应该具有直接对应的临床症状，目前难以断言。相对明确的是，如果需要探寻客观的症状特征，就不能直接定义或者理论推断，认定哪些症状就是"毒损脑络"。学者邹忆怀认为，对此的研究工作需要从临床、从疾病变化特征、从中医理论形成的自身规律寻找切入点。

毒损脑络过程中毒邪损害的特点

在多种神经内科疾病的发生发展过程中，存在着表现形式较为相似的病理过程，比如脑血管疾病、血管性痴呆，和越来越多见的多系统萎缩的疾病过程。但每一种具体疾病下的"毒损脑络"过程是否完全相同，目前仍不清楚。"毒损脑络"的症状特征，需要结合疾病状态下的病机，脑血管疾病是一个很好的切入点。以文字意义推断，如果要说明"毒损脑络"，就需要说明"毒"和"脑络"两个概念，才能说明邪（毒）怎样伤了正（脑络）。但从疾病状态下的发病和病机过程看，如果邪已经伤了正，其结果就是一元化的，"毒损脑络"就是一个状态，是一个病机结果。毒邪损害的一个特征是直接损害，直接"败坏形体"，直接产生脏腑、经脉的破坏。这一特点与内伤疾病常见的"内伤诸邪"有明显的不同。比如瘀血，与经脉和脏腑的关系是阻滞、阻断和阻碍，通过阻滞而导致气血运行不畅，而产生病理结果。比如痰浊，与经脉和脏腑的关系，一方面是阻滞，另一方面是蒙蔽，痰浊蒙窍，痰浊迷蒙，诸病丛生。在邪与正的关系中，毒邪的致病特点直接而快捷。毒邪损害的另一个特征是其弥漫性，弥漫上下、弥漫内外和弥漫三焦。其病理过程一旦发生，便迅速扩展，病变累及范围广泛。在脑血管疾病的发病和转化过程中，突然的病情变化或突然的病情加重经常累及心、肾、胃、肺等多脏器功能的继发性损害，很难仅仅以瘀血阻滞脑窍作为病机解释。

从其产生过程分析，继发性是毒邪损害的重要病机特点。在机体正常运转、没有疾病发生的状态，毒邪不存在，但水液运行和血液运行的失稳态可能已经产生。比如脑血管疾病，其发病的始动因素源于脏腑功能失和，气血运行失常，在疾病启动的点上，毒邪不存在。痰浊、瘀血阻滞产生之后，在痰浊、瘀血与脏腑、经脉交互作用的过程中，酝酿、化生毒邪，病情变化、动荡，毒邪成为疾病发展的二级病因，却是更为重要的病机转化因素。

毒损脑络发病机制的中医形态学认识

如果从疾病发生发展的时间过程寻找，"毒损脑络"的位置应该在疾病突然加重或突然波动的时点。对于中风病来说，进行性加重和二级预防过程中突然复发均可以提示"毒损脑络"的形成和发展。不讨论"脑"在中医学脏腑辨证理论体系中的位置，中医学理论显然不仅仅是面对功能，中医学中的脏腑不仅仅具有功能的含义。从这个角度看，"脑"是具有形态学意义的器官。中风是发生在"脑"这一有形态学意义的器官内的病理改变过程。在脏腑功能失调的背景下，遇情志等因素诱发，风夹痰瘀上行，阻滞经脉、脑窍，发为中风。在这一发病过程中，在痰浊瘀血阻滞经脉之后，毒邪产生并在进一步的病理过程中起主导作用，然后出现中风的一系列症状。

从发病过程认识，在导致中风的诸多内、外和诱发因素都已经累积到必然发病的临界点时，中风发病。此时的动因是风，一级病因是痰瘀，病理过程是阻滞脑脉。在疾病过程启动后继发的发病过程中，即开始出现"脑"的形态因缺血而坏死时，正与邪双方的各种因素不断蕴积和激化，整个病理过程出现"涌现"现象，邪盛再盛，从量变到质变，此时毒邪产生，继而"毒损脑络"形成，然后"毒损脑络"主导了在此之后的一系列病理过程。

毒损脑络症状学研究的困惑

反复探讨"毒损脑络"病机在疾病状态下的特点，在疾病状态下的形态学基础和时间位点之后，重要的是依据病机特点推寻症状，依据内在病理过程的内容去寻找外在的表象。但仅仅依据病机推断症状，与中医学从症状推断病机的思路相反，难以把握推断的方向，困难依然存在。在导致疾病的内伤诸邪中，痰浊和瘀血涉及内容有形态有功能，有病机有表象，病机和症状的对应相对比较容易。火热涉及内容更多的是表达功能，由于特性突出，其症状也比较好表达。风善行数变、变化多端，象形的和不确定的因素更为突出，症状表现更为变化多端。"毒"的特点与风有许多相似之处，所以毒的症状学特征同样难以把握。

毒邪致病继发性的特点也成为其症状表现难以界定的主要因素。以痰为例，一方面，在病机发生新的变化时，症状是否同步变化是一个问题，而且"痰"和"毒"的损害对于症状的贡献度是否存在差异又是一个问题。另一方面，毒邪为继发而且是叠加效应，多与原邪并病，痰产生毒，并不是只剩下毒而是痰毒并存，此时的症状是痰的症状还是毒的症状，还是痰加毒的症状，几乎无法界定。从病机推寻症状存在较多的不确定因素，显然不能只遵循"无痰不作眩"的思路，目前的研究积累和研究成熟度，还不足以用这样的方法解决问题。

探寻"毒损脑络"的症状学特征，需要遵循疾病发生发展的规律，遵循中医发病和病机转化特点，进行系统的临床研究，从中发现问题、发掘症状特点。

毒损脑络症状学研究的着眼点

随着"毒损脑络"学说研究的不断丰富，对"毒损脑络"病机本质认识的不断深化，进行症状学探讨的时机逐渐成熟。以探寻的态度在患者的病变过程中去寻找证据，已经可以发现一些蛛丝马迹，发现一些可以表达症状学特征的临床证据。

症状寻找的方向之一是在疾病发展全过程中，病情突然发生变化的时段和节点。选择这一方向的依据，是毒邪伤人直接损害的特性。以脑血管疾病为例，许多基本的病理改变不是在脑血管疾病发生的时间才形成的，比如动脉硬化、血管内皮损害和血液流变学的改变。在脑血管疾病发生之前的很长一段时间，高血压、高血脂和高血糖就已经出现，如果出现急性脑缺血的症状，或者反复发生短暂脑缺血发作，就可以提示"毒损脑络"的出现，患者可能表现出一些有共同特征的临床表现。在脑血管疾病发生之后，病情的渐进加重、病情的波动和患者全身状态的持续恶化，以及脑血管疾病二级预防过程中，脑血管疾病的复发等阶段，均可以体现出毒邪"败坏形体"特点。紧密结合疾病和患者，从起病形势、病变过程和病变特点，可以大致看到"毒损脑络"的表征。

症状寻找的另一方向依然需要结合毒邪损伤的病机特点，即弥漫性的特点。表现在症状层面时，其特点为非局灶性的，比如脑血管疾病高危人群的患者，突然出现周身困倦，患者主诉全身不舒服，也说不清怎么不舒服、哪儿不舒服，总是感觉困倦。没有明显原因的情绪不稳定，情绪低落或亢奋。食欲的变化，头、胸、腹部的闷胀而没有器质性病变。这些问题是新出现的，而且不断波动难以缓解。

弥漫性病机特点的另一方面表现是症状在原有局灶症状的基础上突然扩大、弥散化。如原有头痛的，突然出现偏身或全身的疼痛，原有的第四指和第五指的麻木扩散到整个肢体或同侧肢体甚至全身。突然的面色晦暗、表情淡漠或反应迟钝，舌有瘀斑、瘀点，或突然全舌紫暗。突然出现的弥漫性的临床特征，提示"毒损脑络"的形成，提示病情变化的危险。弥漫性和直接损害的特点相结合，已经可以大致勾勒出"毒损脑络"在症状层面的初级特征。自龚廷贤"万病一毒"说出现以来，毒邪致病的理论更多地围绕外感性疾病，如外感疫疠之气，如外感温毒，用以表达致病外邪的凶险、迅猛和损伤严重。与这一发病和病机理论相关的一系列中医学理论的结构性因素，症状、病机、治法、处方和药物，在历代医家的临床实践中，得到不断丰富和完善。沿着中医学的诊断与治疗思路，可以看到较为完整的理论脉络。

疾病谱在变化，重大疾病的内容也在变化，内伤性疾病成为研究重点。王永炎教授"毒损脑络"的观点源于临床，源于疗效。针对重大复杂性疾病中风的治疗，从安宫牛黄丸到清开灵，到清热解毒药物组分的小复方，完成了从药物到病机，再从病机回到方药的验证过程，病机与疗效得到验证。多层次的基础实验和多角度的临床研究，支持和验证了中风发病与病机过程中"毒损脑络"的存在。

但问题依然存在，回到疾病诊断治疗体系（不论是中医还是西医）的最上端，症状是不能回避的。有诸内必形诸外，作为"毒损脑络"病机的"外象"是什么，应该依据哪些症状推究"毒损脑络"病机的存在，目前不十分明确。作为中医学辨证论治理论体系中主要的结构性因素，症状是不能被忽略的环节。在中风的发病和病机转化过程中，"毒损脑络"存在而且重要。遵循中医学的研究思路，"毒损脑络"证、治、方、药的研究已经取得较大进展，而作为表达病机外在表现的症状学研究，依然存在难度。在中风的发生发展过程中，症状的突然波动、持续加重和病情的复发，是"毒损脑络"的体现过程，在疾病状态下局灶症状的弥散化，是"毒损脑络"可能的症状特征。从疾病、患者层面进行临床研究，依据病机特点去探讨，有可能成为"毒损脑络"症状学研究的较好思路。

105　中风毒邪论

　　中风是多种内外病因不断积累和正衰积损的必然结果。学者常富业等认为，随着致病因素的不断积累，诸邪丛生，久积之邪，必化为毒；各种毒邪大量停留，滞于血脉、经络，碍于脑窍、心神，引起中风的发生。因而，在致病因素积累的基础上，积毒和积损是中风病理演变过程的两个基本病机。

　　"毒"的本义缘指毒草，在医学中，毒的含义非常广泛，主要有3个方面的内容。其一，指病因。如《素问·生气通天论》云"虽有大风苛毒，弗之能害"。其二，指病症。如脏毒、丹毒之属。其三，指药物的毒性。如《素问·五常政大论》云"大毒治病，十去其六，常毒治病，十去其七"。《素问·至真要大论》云："有毒无毒，所治为主。"由以上可以看出，毒作为一种重要病因，早在《黄帝内经》即已有明确认识。现代毒物学认为，凡有少量物质进入机体后，能与机体组织发生某些作用，破坏正常生理功能，引起机体暂时或永久的病理状态，就称该物质为毒物，与中医学"邪盛谓之毒"的观点相似，故又称毒邪，如"邪气者毒也"（《古书医言》）。总之，可以认为，毒是有害于机体的致病因素，这种致病因素无论来源于外界或体内，统称为毒。毒邪有内、外之分，外毒顾名思义来源于体外，以外感六淫为主，六淫之邪侵袭人体，著者邪盛为毒，微者病因积累，日久反复外感，邪积为毒，就中风病来讲，此毒当以邪积之毒为主。无论邪盛为毒或邪积为毒，其致病作用都比原病邪有过之而无不及。如外邪所致的心痹，是由于"脉痹不已，复感于邪，内舍于心"（《素问·痹论》）所致，此时，内舍于心之邪除部分具有原病邪的性质外，更主要的是由于反复外感，病因积累，邪积成毒，形成一种有别于原病邪的更强的致病因素。内生之毒来源于体内，它是正衰积损，脏腑功能减退，体内排毒系统功能发生障碍的标志。其来源主要有3个方面：一是机体在代谢过程中产生的各种代谢废物，由于其在生命过程中无时无刻不在产生，因而它是内生之毒的主要来源，也是机体排毒系统功能紊乱时存留体内危害人体健康的主要因素。二是指那些本为人体正常所需的生理物质，由于代谢障碍，超出其生理需要量，也可能转化为致病物质形成毒。三是指本为生理性物质，由于改变了它所存在的部位，也成为一种毒。可见内毒既是一种生理物质，又是一种病理产物，都是脏腑功能失调的反映，一旦产生便又加剧脏腑功能失调，形成复杂的病证。

　　《金匮要略心典》云"毒，邪气蕴结不解之谓"。说明任何病邪不解，都可成毒。然而，邪与毒有质的不同，邪气偏盛猛烈，或蕴藏蓄积，郁久顽恶才是毒。毒的致病特性除具有依附性、酷烈性、从化性、秽浊性外，尚有以下特性。①骤发性：指毒邪致病具有发病急骤或使原有疾病猝然加重的特点。这是因为"毒者，皆五行标盛暴烈之气所为也"（王冰注《素问·五常政大论》）。②广泛性：包括3层含义，一是指致病的广泛性，任何疾病在其病理演变过程中，都可产生"毒"，故毒是任何疾病发展到一定程度必有的病理因素。如《医医琐言》云"万病唯一毒"。二是指病位的宽广性，指毒邪致病，内侵脏腑、经络、脑髓，外达四肢肌腠，无一疏漏者。换言之，躯壳之内，无一不畏毒者。三是作用的广泛性，指毒邪为病，不同于他邪，既可损气耗血、生风动血，又可损阴伤阳，折本夭末，临床上每见急危疑难病症，气血皆伤，阴阳俱损，当此之时，从毒论治，解毒开窍以治标，往往救命于顷刻之间。纵使是脱证，扶正固脱之余，合理解毒醒神，以复神明之主，亦显得至关重要。③选择性：指毒邪致病，因毒的来源、性质不同，其伤人的部位和程度，亦各有其别。阳毒、火毒、热毒等多侵犯人体的上部，阴毒、寒毒、湿毒等多侵犯人体的下部，瘀毒善阻血脉，痰毒善滞经络等。

中风毒邪论的理论依据

关于从毒论治中风病，历代医家论述甚少。《金匮要略·中风门》载以治疗中风的名方侯氏黑散和风引汤，前方中首味药是菊花，后方中首味药是大黄，不难看出，这两味药都是临床上常用的清热解毒药，两方中尚伍有黄芩、寒水石、滑石、石膏等清热解毒药，可看作是运用清热解毒药治中风病的先声。明代医家张景岳，在其《景岳全书》中记载的绿豆饮（绿豆、盐），以治"夏月卒倒，忽患非风抽搐等证"，方中云"凡热毒劳热，诸火热不能退者"，皆可应用。受此启发，并结合临床经验，探讨从毒论治中风病，每以绿豆饮为辅助疗法，效果满意。

虽然从毒论治中风的文献记载不多，但从火热论治中风的记载却不鲜见。《千金翼方》云"凡中风多由热起"。刘河间对中风的认识提出了著名的"心火暴甚"学说，他认为"暴病暴死，皆属于火"，原因是"暴病暴死，火性疾速故也"。并指出"所以中风瘫痪者……由五志过极，皆为热甚故也"。朱丹溪论中风，主张"湿痰生热"，认为"五脏各有火，五志激之，其火遂起"。既然"火热"之邪在中风病机中占有重要地位，治疗上理应用清热泻火法治疗。然而，纵观古今医案，反思中风临床，治疗效果是不满意的，原因何在？实际上，温、热、火、毒异名同类，温为热之渐，火为热之极，火烈之极尽是毒。火热之邪一旦形成，以其固有的阳热炎上暴烈之性，蔓延四起，燎燃周身，而出现以下病理变化。①气耗排毒障碍：机体的排毒系统功能是与气化分不开的，火热太盛，势必耗气过多，故《素问·阴阳应象大论》有"壮火食气"之说。正气耗损，气化功能减弱，必然影响机体排毒系统正常的排毒功能，造成毒由以聚，毒因以滞，其病机路径是火热之极→壮火食气→正气耗损→排毒系统功能减退→毒邪由生。②灼伤血脉，排毒管道失畅：热邪灼伤全身，血脉当不例外。排毒管道包括五官九窍、腠理毛孔、经络血脉。血脉受损，排毒管道失畅，内生之毒必然为之停留。③火热动血妄行，毒邪随之四溢：火热之邪动血，是指火热之邪侵袭人体，容易引起血液妄行，不循常道。在正常情况下，血液是机体排毒系统发挥排毒功能的重要载体，血液妄行，毒邪必随之妄溢，浸淫留滞而成热毒重证。④火热窜扰，燔灼经络，机体排毒系统失调：机体的排毒系统是复杂的，脏腑组织器官必须依靠经络的沟通联络作用，才能协调一致，发挥正常的排毒功能。火热燔灼经络，经气必为之受扰，信息传输失职，联络功能失常，从而造成排毒障碍。从以上论述可看出，火热之极便是毒，有其内在的理论内涵和依据，而从热毒（火毒）论治中风，是与从火热论治中风有相同理论基础的。正因为火热之极尽是毒，才启示临床，单纯用清热泻火的方法，是不能尽括病机的，必须用重剂解毒法，方能切中病机，以期疗效。

当然，在这里强调火热之极是谓毒，多指中风先兆期。就中风整个病程来讲，并非仅显热毒或火毒，随着病机的变化，在中风病理演变中，寒毒亦会显现。也就是说，中风先兆期和急性期，尤以热毒为多，而在恢复期之后，热毒势减，寒毒显现，且痰毒、瘀毒、湿毒亦往往混杂，从而构成了中风复杂的毒邪病理机转。

中风毒邪论的临床依据

从毒论治中风，不仅有其一定的理论基础为指导，更有其丰富的临床实践为依据。目前中风临床，大多以清开灵、醒脑静注射液为主，运用于中风急性期的治疗，效果显著。其中清开灵注射液主要含有牛黄、水牛角、金银花、栀子、黄芩、板蓝根等药物，醒脑静注射液主要含有牛黄、黄连、栀子、郁金、冰片等药物，皆可谓集清热解毒药之大成，具有明显的清热泻火解毒之功。另外，从中风的临床表现来讲，亦显示浓厚的毒邪色彩。①中风起病急骤，见症多端，变化迅速，这与毒邪致病的骤发性是分不开的。②中风病位在脑，涉及五脏气血，累及血脉经络，这又与毒邪致病的广泛性相似。③中风病理因素涉及虚、火、风、痰、气、血多端，而毒邪致病又具有依附性和从化性的特点，恰恰是这些诸端致病因素，才为毒生、毒聚、毒留、毒滞提供了可能的条件。④中风多出现神志改变，而毒邪的酷烈往往造成"毒邪犯脑"和"毒邪攻心"，毒邪的秽浊性又可造成"秽邪蔽窍""浊邪害清"及"浊邪蒙神"，临床上对于闭证出现的神志改变，多用解毒开窍法救治。正因为如此，可以认为，"毒邪"是中风病理演变过程中极重要的一种致病因素，贯穿于中风的整个病变过程。其他病理因素既是演变毒邪的病因，又可因毒邪的致病特性而产生。二者既有区别，又有联系，必须分清诸邪成毒后的病机关键，才能有的放矢，切中要害。

中风毒邪的产生

毒有外毒与内毒之分，中风当以内毒为主，且先兆期和急性期多因火热之极所致。除外，其他病理因素或可演变成毒，或可助长毒势而成为毒邪的培养基。故毒是中风病变过程中多种病理因素的积一化和必然的转归，也是中风复杂发病机制中最重要的病邪表达。

1. 病因积累，诸邪丛生：中风的发生，多因外感六淫、情志失调、饮食不节、劳倦失度和年老体衰等引起，这些复杂的病因作用于人体，在经过长期的隐性演变过程中，随着病因的不断积累，诸邪丛生。①反复的外邪侵袭，阻遏经络气血，而现气滞血涩或气滞血瘀，气滞和血瘀形成之后，又成为新的致病因素而不断积累，最终形成气滞益甚，血瘀益加的局面。②反复长期的情志失调，相继可出现气滞、血瘀、火热、痰浊等邪，尤其是痰浊、血瘀等邪，生于正衰积损之体，难以自生自灭，相反始动病因不除，生成不断，积累日甚，最终闭塞脉管经络，而致中风的发生，此所谓"中风未有不成痰瘀者也"（《本草新编》）。③长期的饮食失调，通过损脾而滋生湿浊、痰热，此所谓"湿土生痰，痰生热，热生风也"（《丹溪心法》）。④劳倦过度，脏腑功能失常，气血失调，可产生一系列的病理因素风、火、痰、气滞、血瘀等。总之，外邪、饮食、情志、劳倦等既是中风发病的始动病因，呈现一个长期的慢性潜病过程，又是引起发病的重要诱因。病因反复作用，使诸邪丛生，这些新的病理因素产生之后，又成为中风病变过程的主体病因在体内积聚，最终形成复杂的病证。

2. 正衰积损，邪积成毒：那么，在以上多种病因作用下，所产生的一系列诸端病理因素，产生怎样的转归，令人深思。《素问遗篇·刺法论》云"正气存内，邪不可干"，正衰积损，无力驱邪，邪必可干，势必诸邪日益增多、加剧而积甚。正气愈虚，邪积愈甚；反过来，邪积愈甚，又致正气愈虚，所谓"无虚不成积，久积正愈虚"。从而造成多因素交织在一起的中风正衰邪甚体。如此，风、火、热相引，痰、瘀、气相结，久而不去，蕴积不解，必在体内蓄积为毒，故诸邪积聚，日久成毒，是众邪的必然转归，也是正衰积损，无力驱邪排毒的必然趋势。毒邪一旦产生，即成为一种新的病邪而显示毒邪的致病特征，同时又带有原病邪的某些特点。中风过程中常见的毒邪有：①热毒，又称火毒，由火热之邪或以火热之邪为主结聚而成，兼有火热和毒邪的致病特性，以热极生风、热迫血妄、热毒攻心、热毒犯脑为临床特征。因该毒易在阴虚阳亢体质中产生，故中风以热毒为多，尤见于先兆期和急性期。②痰毒，由痰浊久积而成，兼有痰和毒的两种致病特性，以痰蒙神窍，毒邪攻心、阻滞脉络、持续昏蒙、舌苔黄垢而腻为主要特征，多见于中风恢复期。③瘀毒，由瘀血日久蕴结而成，兼有瘀和毒的两种致病特性，以毒滞脉络（血脉、经络、脑络）而现神志改变、病久不愈、疼痛麻木、舌质暗淡出现瘀点瘀斑为临床特征，多见于中风恢复期和后遗症期。④寒毒，多见于阳虚体质、无火热之邪或火热之邪不甚的情况下，由气滞、血瘀、痰凝日久蕴积从化而成，兼有寒和毒的两种致病特性，以寒伤阳气、毒滞脉络为主要特征。因寒凝血瘀，故寒毒每与瘀并见而症状多似，多见于恢复期和后遗症期，尤以后遗症期为主。

中风毒邪的致病特点

毒邪于中风病机演变过程中，一旦形成，即以其固有的 7 大特性，表现出种种见证。①损伤脏腑，以犯脑攻心为主。《朱氏集验方》云"已毒即归于脏"，而脏与腑又相表里，所以损脏伤腑，显而易见。同时，因"脑为元神之腑"，又为"髓之海"，凡五脏精华之血，六腑清阳之气，皆上注于头，故毒邪最易犯脑，而脑也最畏毒邪。再者，心主神志，又主血脉，故毒邪犯脑，每与毒邪攻心并见，形成犯脑攻心之急危重症。症见神志昏迷，或谵妄，或嗜睡，或烦躁不安等。此外，入于肝则眩晕欲仆，痉厥抽搐；入于肺则胸高气粗，咳喘痰鸣；入于脾胃或肠腑则呕吐呃逆，口臭口糜，便秘，吐血便血；入于肾则二便不通或自遗；入于膀胱则溲赤淋沥等。②毒滞血脉经络，简称毒滞脉络。血脉是机体最重要的运毒、排毒管道，而经络是人体运行全身气血、联络脏腑形体官窍、沟通上下内外的通道，是机体发挥整体排毒功能最重要的调节系统。血脉、经络中富含气血，尤其是血液，为机体发挥排毒功能最重要的载体。因此，毒邪形成之后，必先滞气浊血进而导致留滞血脉、经络而成毒滞脉络之证。症见眩晕，肢麻，肢痛，或口舌喎斜，言謇失语，半身不遂等。临床所见，当毒邪始生或毒邪轻浅时，以毒滞脉络的表现为主，少见犯脑攻心重症，症状相对较轻，多可出现眩晕欲仆，肢麻肉，一过性言语不利，或轻度偏瘫，或短暂性晕厥，或视物模糊等，且往往发有定时，时作时止等中风先兆证的临床表现。

106　中风毒邪论和兴奋毒性的研究

中风具有发病率高、死亡率高的特点，严重危害人类健康。几十年来国内外对中风进行大量研究，成果丰硕。但对其治疗均无突破性进展，急性缺血性中风发病率、死亡率及致残率高的状况仍未能根本改变，成为当今世界医学一大难题。国内有的学者提出中风毒邪论，结合现代医学中风的病理生理新成就，认为这是提高中医治疗中风疗效的关键。学者蓝毓营等在分析这方面研究的基础上，结合中医病机理论、兴奋毒性理论的临床和动物实验资料、现代药理学研究成果，对中风毒邪论与兴奋毒性理论的相关性及其实践意义进行了探讨。

中风毒邪论

中风毒邪论认为中风后产生瘀毒、热毒、痰毒等毒邪是破坏形体，损伤脑络的重要病理产物。中风发病是由于毒邪损伤脑络，络脉破损，或络脉拘挛瘀闭，气血渗灌失常，致脑神失养，神机失守，形成神昏闭厥、半身不遂的病理状态。在指导临床应用方面，泄毒是提高中风疗效的关键，解毒通络法是中风治疗的核心环节。在具体治疗方案中，解毒通络法应是泄热解毒、养血和络、调和营卫方法的有机配伍，结合药性理论及临床实践经验，形成栀子、丹参、黄芪、天麻等配伍的解毒通络方剂。因此在辨证与方药方面充分重视毒邪的作用，以解毒为大法，可使中医治疗中风急性期的疗效有一定提高。

中风毒邪论与兴奋毒性研究

近年来现代医学对中风病因、病理的认识有了很大进展，认识到脑缺血再灌流所致的迟发性神经损伤以及缺血神经元的细胞凋亡，其发生机制在于脑缺血再灌流后产生了大量病理产物，如兴奋性氨基酸、氧自由基、花生四烯酸、一氧化氮等。这些病理产物参与并加重了细胞损伤过程，是有毒的物质。这些新认识使得中医治疗中风从毒邪论治具有可能性和合理性。因此一些学者借鉴现代医学的这些成果提出中风毒邪论，其中兴奋毒性学说是中风毒邪论的重要的理论依据。通过研究中风毒邪论与兴奋毒性学说的关系，我们发现两者有相当大的相关性。

1. 在中风病理认识上的相关性：兴奋毒性学说认为，兴奋性氨基酸（EAA）主要包括谷氨酸（Glu）和天冬氨酸（Asp），是中枢神经系统（CNS）中主要的兴奋性神经递质，正常情况下直接参与脑的学习记忆及其他多种功能，在体内维持着一种动态平衡状态。谷氨酸对神经元有很强的兴奋毒性作用。脑血管闭塞引起低氧和低血糖产生能量衰竭，引起离子自稳态丧失，去极化引起神经递质释放，导致兴奋性谷氨酸神经递质系统被激活，通过 NMDA 特异谷氨酸受体离子通道复合物亚型增加钙的内流，从而导致细胞内钙离子浓度超载，升高的钙离子浓度引起复杂的生物化学级联反应，激活 Ca^{2+} 依赖性蛋白酶如蛋白溶解酶，核酸内切酶、磷脂酶、一氧化氮合酶（NOS）等。激活蛋白溶解酶能降解细胞骨架；激活磷脂酶 A2 和环氧合酶产生氧自由基，引起炎症反应和细胞凋亡；激活 NOS 产生过量的一氧化氮（NO），能与超氧阴离子形成过氧亚硝酸根离子和羟自由基，损伤线粒体膜，使线粒体形成漏道，开放线粒体转换孔，致使离子平衡紊乱。大量的 Na^+ 和 Cl^- 进入细胞内，水被动进入胞内引起细胞肿胀，ATP 能量合成终止，诱导细胞坏死和凋亡。因此兴奋性氨基酸的神经毒性作用是其成为损伤脑组织的启动者和执行者，该机制不仅直接导致细胞坏死，同时也可诱导细胞凋亡。从兴奋毒性学说可以看出，兴奋性氨基酸在脑缺血损伤的病理生理机制中占有相当重要的地位，在正常生理情况下，兴奋性氨基酸为大脑皮质和海马等部位主要的内源性兴奋性神经递质，在学习记忆、发育中突触可塑性、神经元生存以及树突的生长方面具有重要作用，在体内维持着一种动态平衡状态。脑缺血发生后，这种动态平衡状态被破坏，兴奋性氨基酸被大量释放从而产生兴奋毒性作用。

中风毒邪论高度重视中风后产生瘀毒、热毒、痰毒等毒邪，认为这些毒邪是损伤脑络的重要病理产物；毒邪的产生，是在疾病状态下的脏腑功能和气血运行失常，使体内的生理或病理产物不能及时排出，蕴积体内过多而生成。中风毒邪论的现代生物学依据基于上述兴奋毒性理论，认为兴奋毒性作用所产生的神经毒性物质如氧自由基、脂质过氧化物、过度堆积的神经递质（如谷氨酸、乙酰胆碱、一氧化氮等），刺激产生如炎症反应加剧、细胞凋亡基因的过度表达等，最终导致神经细胞、血管内皮细胞受损害，微循环遭到破坏，使脑缺血损害进一步加重。这些神经毒性物质可以认为是中医中风毒邪的具体反映，是中风毒邪论毒损络瘀，营卫失和，火毒内生，进而伤络，脑神受损的生物学基础。因此中风毒邪论与兴奋毒性理论在中风病理认识上有一定的相关性。

2. 在指导治疗上的相关性：根据兴奋毒性理论，国内外学者们提出神经保护概念，通过干扰脑缺血级联反应的各个环节、延长神经元存活的药物或措施而达到神经保护作用，研究和开发出大量神经保护剂如兴奋性氨基酸拮抗剂、自由基清除剂、钙离子拮抗药、炎症反应抑制剂等。在大量的实验动物模型中，发现许多药物和措施能够有效地阻断缺血损害的脑缺血级联反应，达到神经保护的作用；在临床试验中也显示有良好的应用前景。

中风毒邪论在指导治疗上力主解毒为治疗原则，以解毒通络为法，形成栀子、丹参、黄芪、天麻等配伍的解毒通络方剂。通过解毒而达到神经保护作用，这就是中风毒邪论与兴奋毒性理论在治疗上的相关性。现代研究发现解毒通络方中单味药研究具有神经保护作用，如黄芪、丹参的现代药理研究证实其具有抗自由基作用，具有降低血液黏度、抗血小板聚集、扩张血管、降低血脂和改善微循环，抑制凋亡等作用。黄芩、栀子配伍对大鼠局灶性脑缺血再灌注模型缺血级联反应的影响为协同增效，或减毒等复杂的现象；可显著提高脑组织超氧化物歧化酶（SOD）活性、降低脑组织 MDA 和血浆 vWF 含量，能改善大鼠神经功能缺损症状。在研究中发现，以栀子、丹参、黄芪、天麻等配伍应用的解毒通络方剂，能有效地阻抑脑缺血导致的神经元溃变、死亡，减轻缺血脑区的功能联系损害，具有良好的神经保护作用，甚至可诱导神经元生长相关蛋白（GAP-43）合成而促进神经突起再生，促进突触结构再建和突触素 P38 等功能蛋白的调节，实现了损伤脑区及关联脑区良好的神经元可塑性变化。

中风毒邪论的实践意义

目前中医对中风病因病机比较一致的认识是，中风是由于脏腑功能失调，正气虚弱，在情志过极，劳倦内伤，饮食不节，用力过度，气候骤变的诱发下，致瘀血阻滞，痰热内生，心火亢盛，肝阳暴亢，风火相煽，气血逆乱，上冲犯脑而致病，病性为本虚标实，上盛下虚。从中风的病机特点来看，属正虚邪实，因此治疗时应标本兼顾，驱邪扶正。中风毒邪论认为中风发病以脏腑虚损为本，痰、瘀、火化成毒邪损络为标，其观点亦属正虚邪实，但似乎过分强调邪气的作用，在治疗上力主祛邪，而忽略扶正的作用。因此，从中风的本质来看，不能忽略正气这方面，注重邪气致病的同时，在治疗上应兼顾扶正固本，这样才是对复杂多变的中风比较恰当的辨证论治方法。

从目前脑缺血损伤的分子机制研究进展方面分析，兴奋毒性机制已广泛被接受，由此产生的抗兴奋毒性治疗作为神经保护治疗的一部分，虽然在动物实验和临床实验方面已做了大量研究，但几乎所有的神经保护剂都面临同一个问题，那就是在动物实验有效，临床试用无效或效果很差，有些甚至因严重的副作用从而限制了临床应用。如临床试验中发现用兴奋性氨基酸受体拮抗剂治疗常伴有多种严重的精神症状，患者无法耐受。中风毒邪论既然借鉴了兴奋毒性理论，那么它所指导的临床实践中会不会遇到此种情况：在动物实验有效，临床应用无效呢？任何中医理论的探讨，最终必须落实到治疗。中风毒邪论与中医传统中风观点相比，虽然有一定的创新，但也必须在临床实践中才能得到检验。目前对这一理论指导的中风治疗的动物实验研究取得令人鼓舞的成果，但在临床应用研究方面比较少。然而从我们所探讨的结果来看，其与兴奋毒性理论具有一定的相关性。这不仅丰富了中风治疗学理论，对当今倡导的中西医结合治疗中风具有一定的临床指导意义，而且为治疗中风提供了广阔的发展空间。

107　中风 "毒损脑络" 和 "毒损络脉" 病机

　　"毒损脑络" 是脑病学科带头人王永炎院士提出的中风及痴呆的病机假说，该假说在后续的大量研究和探讨中被逐步完善和发展，形成了 "毒损络脉" 病因与发病学说。"毒损脑络" 的提出不仅对中医脑病学科的发展具有重要意义，而且对中医学领域多个学科的发展产生了深远的影响。学者张锦等对 "毒损脑络" 病机假说的产生、发展过程及其内涵的诠释和变化进行系统的回顾和总结。

毒损脑络提出的背景

　　1995 年王永炎等在《中风病研究进展述评》一文中提到、由于对中风病机认识上的不同，因此，形成了治法方药的多样化。其中以醒神开窍法、活血化瘀法、通腑泄热法、祛痰通络法以及平肝潜阳法最为常用。可见，当时对中风的病机认识还是以传统的瘀、热和痰为主。近年来，有人提出以清热解毒法、利水通络法治疗中风，可见研究者在寻找治疗中风的新方法，因此亟待提出中风新的病因病机学说。

　　1997 年王永炎在《关于提高脑血管疾病疗效难点的思考》中提出，中风古今在临床治疗上，有主风说，主火说，主瘀说，主痰说等，但中风的发生与发展是多种致病因素相互作用的结果，不同的病程阶段，其证候表现也不相同……现代科学研究发现脑血管疾病多因素的致病机制及中医单一和多因辨证疗效的不确切和不可靠，促使我们对中风的病因病理做更加深入的研究。毒邪和络病的提出，也就自然而然产生了……毒，何谓也，我们认为主要是邪气亢盛，败坏形体即转化为毒。毒系脏腑功能和气血运行失常使体内的生理或病理产物不能及时排出，蓄积体内过多而生成。中风后，可产生瘀毒、热毒、痰毒等，毒邪可破坏形体，损伤脑络，包括浮络、孙络和缠络……在辨证与方药方面考虑到毒邪的作用以解毒为大法，疗效有一定的提高。

毒损脑络的提出

　　2000 年高颖等提出并探讨了 "浊毒损伤脑络"，基本勾勒出 "毒损脑络" 病机假说的主要内容，即浊毒指内生之痰浊瘀血等病理产物，蕴积日久，而转化成对人体脏腑经络造成严重损害的致病因素，属内生之毒，也有痰毒、瘀毒之说。因此，脏腑功能紊乱、阴阳失调、气血津液运行不畅、痰浊瘀血内生是浊毒产生的重要病理基础。其主要致病特点是败坏形体。"毒" 的致病力较强，易损伤脏腑，结滞络脉，耗伤阴精，而使形体受损。"毒" 具有浸润性、蔓延性，根据其侵犯的脏腑经络的不同可出现各种病理变化与临床表现，因而造成了 "毒" 的另一个致病特点是变证多端。此外，因 "毒" 的性质不同，其致病特点有别。浊毒是由痰浊瘀血等病理产物蕴积而成，具有重浊胶黏之性，故其所致疾病往往缠绵难愈，易形成顽病痼疾。"浊毒损伤脑络" 的病机理论认为：年迈之人，脏腑渐虚，髓海渐衰，虚气流滞，水津失布，痰瘀内生互结，郁蒸腐化，浊毒化生，败坏形体，络脉结滞，脑络痹阻，神机失统而发为脑病。

　　同年，宋福印提出 "毒损脑络" 是糖尿病脑病的关键病机，"毒损脑络" 一词首次出现在公开发表的论文中，自此 "毒损脑络" 病机假说引发了一系列相关研究与讨论。

对毒损脑络的研究

1. 毒损脑络的临床研究："毒损脑络"创新病因病机学说是为解决临床实际问题而提出的，因而对"毒"的辨识和解毒的方法成为关键问题。

（1）"毒损脑络"临床表征的研究：常富业等认为毒交织他邪，难孤立存在；成因不同，临床表征不同。临床上辨毒识毒应重点把握毒邪的因成性、依附性和起病形式等几个方面。风毒损络、（火）热毒损络、痰毒损络和瘀毒损络是中风毒损脑络的主要表征形式，而其具体的临床表现亦因其病程阶段的不同而异。邹忆怀等研究发现在中风的发生发展过程中，症状的突然波动、持续加重和疾病的复发，是毒损脑络的体现过程，在疾病状态下局灶症状的弥散化，是毒损脑络可能的症状特征。毒损脑络的临床表征有迹可循，在症状层面，困倦感、头昏沉、反应迟钝、面色晦暗，食欲、睡眠、情绪的变化，舌象和脉象的变化，是需要关注的临床表征。高敏 C 反应蛋白、白介素-6、氧化低密度脂蛋白能反映中风神经功能缺损程度、智能损伤水平，指标之间具有较强的关联性，可作为中风急性期毒损脑络特征性大样本观察的实验室指标。毒损脑络的临床表征不是单纯某些症状或某组实验室指标的变化，而是一组症状、体征及理化指标的联动、组合。张志辰等将缺血性中风患者急性期血压、体温联动变化与中医四诊信息结合进行分析，借助四诊信息组合规律发现证候特点，挖掘部分符合毒损脑络特点的临床表征。

（2）解毒法的探讨：在"毒损脑络"病机假说指导下，中医学在中风的治疗上有了新的方法——解毒通络法。袁拯忠等认为解毒之法以祛邪为要，给邪以出路，促使机体恢复生理平衡，解毒法的具体运用不能脱离辨证论治的法则，解毒法需要和泻热、化痰、活血、通腑、息风等治法联合应用，才可提高中风的治疗效果。尤可等提出了以解毒法为主线的 9 种治疗方法及常用药物。①清热解毒法：清开灵注射液等。②通腑解毒法：大承气汤加减。③息风解毒法：镇肝息风汤、天麻钩藤饮等化裁。④化痰解毒法：常用瓜蒌、法半夏、胆南星、陈皮、天竺黄、鲜竹沥等清热化痰药。⑤开窍解毒法：安宫牛黄丸、醒脑静注射液等。⑥调气解毒法：配伍调理气机之品。⑦活血解毒法：合用活血化瘀之品。⑧调理脏腑解毒法：在中风恢复期和后遗症期，标本兼顾。⑨通络解毒法：酌加化瘀通络的虫类药。同时，中药在中风的治疗上有了新的应用，清开灵注射液、醒脑静注射液等中药制剂在中风急性期治疗中的广泛应用，为中医药治疗中风疗效的提高奠定了基础。

2. 毒损脑络的机制研究：张锦等从能量代谢障碍、酸中毒、自由基损伤等急性脑缺血级联反应的过程及中药对其调节作用入手，探讨"毒损脑络"的理论观点。认为"毒"乃邪之甚，即"毒"是风、火、痰、瘀更为剧烈的形式，毒邪一旦形成，其致病作用较原病邪更甚，以损伤络脉、败坏形体组织为特征。急性脑梗死中"毒"是因缺血、缺氧能量代谢障碍引起的一系列病理过程中产生的大量有害物质，如乳酸堆积、大量自由基释放、钙超载、各种细胞因子过度表达等；"毒"的作用则是酸中毒、脂质过氧化反应、炎症反应等，其后果是引起细胞坏死、组织损伤，即为毒损脑络的最终效应。此过程最大程度上体现了由瘀、痰等致病因素蕴化累积发生质变而成毒。提出治疗当解毒通络，或通络以达解毒，或解毒以达通络，最重要的是阻抑或清除这些有害因素的产生，阻断或干扰缺血级联反应的关键环节以减轻缺血损伤，以提高疗效和改善预后。

3. 毒损脑络的理论探讨：关于"毒"的特性，常富业等认为中风先兆期和急性期，尤以热毒为多，而在恢复期之后，热毒势减，寒毒显现，且痰毒、瘀毒、湿毒往往混杂，从而构成了中风复杂的毒邪病理机转。"毒邪"是中风病理演变过程中极重要的一种致病因素，贯穿于中风的整个病变过程。其他病理因素既是演变毒邪的病因，又可因毒邪的致病特性而产生。二者既有区别，又有联系，必须分清诸邪成毒后的病机关键，才能有的放矢，切中要害。张允岭等认为毒邪具有兼夹性、酷烈性、暴戾性、秽浊性、从化性、损络性、多发性及正损性 8 大特性。

关于"毒损脑络"的内涵，任丽等认为"毒损脑络"是中风原发疾病发展到一定阶段致中风骤然发生这一时段的病理特点，突出了病因病机、病位及发病的特点，标志着原病情突然加重，发生新的疾病。毒邪靶位骤然扩大,病情突然加剧、进展。其内涵包括5个方面:①病因的变化,诸病邪随着时间的延伸蕴积而变成毒。②病机的变化,疾病发展由邪损到毒损阶段。③病位的泛化,毒损脑络,进一步败坏脑络、脑髓和其他脏腑组织器官。④发病的突然,邪一旦蕴积成毒则显现出其骤然发病的特点。⑤病情急剧进展,毒损脑络后表现为复杂多变危重缠绵、难以治愈。

"毒损脑络"理论从更微观层次阐发了中风病机。"毒损脑络"是中风发病、损害严重、难以治愈的关键环节。因此,针对病因解毒以祛除损害因素,针对病位、病势通络以畅通气血的渗灌,从而恢复脑神功能,是中风治疗的核心环节。

4. 毒损脑络病机学说在脑病领域的拓展:"毒损脑络"病机学说不仅在中风病机研究中得到广泛认可和应用,亦拓展了对痴呆等脑病的病机认识,为中医脑病病机理论的发展做出了重要贡献。石玉如等认为诸邪蕴化,浊毒内生,毒损脑络为血管性认知缺损的发病关键。苏芮等认为阿尔茨海默病的重要病理产物β-淀粉样蛋白具有损伤脑髓的特点,属于内生浊毒范畴,浊毒损伤脑髓也是该病发病的重要机制。

从"毒损脑络"到"毒损络脉"

继"毒损脑络"提出之后,"毒损心络""毒损肾络""毒损肝络""毒损肺络"等假说相继被提出,引发了中医界对"毒"与"络"关系的大讨论。2003年王永炎院士发表了《络脉络病与病络》《病络与络病对比研究》重要文献,总结了络脉与络病的研究概况,提出了"病络"的概念和新的络病理论。2006年张允岭等发表《论内毒损伤络脉病因与发病学说的意义》,提出内毒致病易损伤络脉,内毒损伤络脉是现代临床难治病、复杂性重大疾病,具有共性发病和进展加重的特点。刘超等立足于络脉功能障碍与结构损伤,围绕"邪蕴成毒,毒成络损"论述了病气络、病血络的动态病理过程。常富业等发表《毒损络脉诠释》,提出"毒损络脉"学说:毒损络脉是疾病发展到一定阶段,病情骤然发生变化的结点,标示着病情突然加重,诸邪蕴结成毒,毒邪入络、损络,进而引起毒邪扩散蔓延,使毒邪效应骤然增强,毒邪靶位骤然扩大,并序贯引起脏腑组织损伤,形质败坏而使病情突然加剧的一种疾病状态。毒损的重要环节是毒损络脉,即毒邪形成而表现出毒性后,可以损伤多种靶标而具有多种靶向途径,其中络脉是最重要的靶向途径之一。从其病因属性看,该观点强调了邪气在机体中随时间延伸有蕴积成毒即从化致毒的趋势。从病机属性上看,疾病由一般的"邪损"阶段有向"毒损"阶段转化的趋势。从病证属性上看,强调了原病邪所导致的一般证候有向"毒损络脉"之严重证候发展的趋势。"毒损络脉"是临床众多外感新病、内伤久病、慢性迁延性疾病中具有共性的致病因素和发病、加重的原因,"毒损络脉"学说的提出和进一步探讨对推动中医病因学说的发展、提出新的临床干预措施,具有重要的意义。

从"毒损脑络"病机假说的提出到"毒损络脉"病因与发病学说的形成,是中医学病因病机理论继承与创新、不断探讨的过程,从而推动着中医学理论的发展,期待有更多积极思考、勇于创新的中医学者,提出更多源于临床、在继承中创新的新假说。

108   中风急性期毒损脑络临床表征

随着社会发展，人口的老龄化，中风的发病率日益增高，其病情危重凶险、传变迅速、致残率高，严重威胁人民群众的生命健康和生存质量。对于中风的治疗，中西医均难以取得突破性进展。王永炎院士近年提出可以将"毒邪"和"络脉"作为中风病深入研究的切入点。关于中风"毒损脑络"学说的研究广泛展开，然而对其临床特征的研究很少。学者屈静等从理论方面进行了探讨。

毒损脑络有迹可循

"毒损脑络"病机假说的内涵是指，中风发病是由于毒邪损伤脑络，络脉破损，或络脉拘挛瘀闭，气血渗灌失常，导致脑神失养，神机失守，形成神昏闭厥、半身不遂的病理状态。毒之来源，因于脏腑虚损，阴阳失衡，内风丛起，风火上扰，鼓荡气血，气逆血乱，上冲于脑，或风火夹内生瘀血、痰浊上犯于脑，交结阻于脑络等，终致营卫失和而壅滞，则毒邪内生。中医病因学说遵宋代陈无择提出的"三因"学说，六淫邪气外感为外因，五志所伤为内因，饮食劳倦、跌仆损伤为不内外因。此三因有直接损伤机体为害，有通过阻滞脏腑经络气血流通，成痰化瘀，生风动血等间接为害。病邪侵害机体，总会引起正邪交争，邪气蕴结不解，日久化为内毒。内毒是在原有基础上新产生的病理因素，损耗正气。毒邪致病除具原有病邪的基础，亦有其自身特点。而中医疾病的产生，"正气存内，邪不可干"，正气充盛，则邪气不扰，有机体正虚之处，易受邪气侵扰。人体络脉是贯通气血、营卫气化，津血互灌的之所，由于在结构上分支细、分布广，功能上连通气血的特点，具有易虚易滞的病机特性，易受邪气所伤。毒邪可致脏腑、组织、气血等诸多损害，其突出特点是易损伤络脉。络脉既是沟通表里内外、联通脏腑形体的通道，也是人体最重要的排毒通道，是机体排毒重要的功能结构载体。头处至高之位，五脏精华之血，六腑清阳之气，皆上注于头，故网络交错于头窍的络脉最丰，为气血最盛之所。毒损脑络是一个病因联系病机的过程，亦是邪气损伤正气。毒邪致病具有骤发性、猛烈性、秽浊性、弥漫性、顽固性、直接损害性等特点。其具体的临床表现，在不同疾病，不同阶段，有不同症状。对于中风病，发病多有高血压病、糖尿病的基础，素体正气亏虚，阴阳偏盛，或嗜食肥甘，或情志内伤、劳逸失度，致有痰、瘀诸邪蕴结体内，阻滞络脉，遇有诱因，则内风夹诸邪上扰，气血逆乱，上冲犯脑，致脑络闭素体正气亏虚，阴阳偏盛，或嗜食肥甘，或情志内伤、劳逸失度，致有痰、瘀诸邪蕴结体内，阻滞络脉，遇有诱因，则内风夹诸邪上扰，气血逆乱，上冲犯脑，致脑络闭阻，发为卒中。素体痰、瘀、火等邪气内蕴，日久胶固，病情骤变，亢而为毒，其势猛烈。此时毒邪损伤脑络的临床表现在疾病相关症状，即半身不遂、言语蹇涩、口舌㖞斜外，亦非传统认为风、火、痰、瘀、虚的证候特征，而是在此两者之外的一组症状，即"非特异性症状"。

非特异性症状的提出

经过持续的临床观察及理论研究，屈静等将 5 个症状定为重点研究对象，即情绪不稳、表情呆滞或反应迟钝、神疲乏力或少气懒言、嗜睡、头昏沉确定基于以下 3 方面。

1. 临床观察基础：通过长期的临床观察，在原发性高血压高危、急性脑血管患者中，虽然可能存在半身不遂、言语不利，或有咯痰、局部刺痛、舌暗有瘀斑等情况，但主诉表达的是全身不适，整个精神状态、体力状态欠佳，而没有具体的位置，或是情绪不稳定，烦躁，或是食欲降低。所以将情绪不稳、表情呆滞、神疲乏力、嗜睡、头昏沉不爽、突然全舌瘀暗或突然的全身症状、体征变化作为观察重点。

2. 专家调研结果： 本研究是根于"基于临床的内毒损伤络脉创新病因学研究"。课题在古今文献调研基础上，结合专家经验设计《专家问卷》，经 3 次专家论证后发出 110 份，回收率达到 100％，资料来源于天津、河北、山东、山西等，单位涉及大学、研究院所、各级医院。专业分布以中医、西医、中西医结合内科为主，涉及急诊、基础、西医等 10 个专业，专业职称均为副高以上职称，其中正高占 60％，工作年限均 10 年以上，最高达 50 年，10～30 年占 80％，其中硕士、博士占 60％。此次调研就毒邪致病的特性及邪气亢盛而为毒的临床表现而进行。专家问卷调查显示，95.3％认同内毒、毒损脑络作为急性脑梗死病因病机。内毒是由诸邪蕴结，发生质变的特殊致病物质，其标志为邪气亢盛，败坏形体，主要存在于疾病的进展加重阶段。具有兼夹性、骤发性、顽固性、多损性等特性。毒的治则为解毒通络，因势利导排毒，并重视早期扶正等，初步显示内毒在临床上是有症可循的。

3. 中医理论的分析：

（1）脑络、阳气、脑神的关系：脑络是网络交织于头面清窍的络脉，因其处至高之位，经络亦分布广泛，为气血最盛之处，营养脑神，充实脑髓。气血对脑髓的充养、温煦作用，通过经脉的传输，最终由广泛细微的脑络完成气血的渗灌，营卫的气化，从而脑髓得以正常发挥功能。脑络渗灌精血以充实脑髓，是神机运动的物质基础；脑络敷布阳气以温煦脑神，为神机运动的原动力。

《素问·八正神明论》云"血气者，人之神"，说明气血是神产生的物质基础，脑髓必须在气血的濡养之下才能产生"神机"。气是不断运动着的具有很强活力的精微物质，是维持人体生命活动的基本物质。气分阴阳，最关键的是阳气。"阳气者，若天与日……故天运当以日光明"（《素问·生气通天论》）。"天之大宝，只此一丸红日，人之大宝，只此一息真阳"（张景岳《类经图翼·大宝论》）。无不强调阳气是人体生命之本，真阳之于人体如太阳之于自然一样重要。而对阳气的作用，《素问·生气通天论》指出"阳气者，精则养神，柔则养筋"。张志聪解释为"阳气者，水谷之精也，故先养于五脏之神"。阳气，养神则"精"。神的灵通变化，要由阳气的气化内化精微，充养神气才得以精明如常。阳气的流通正常是神机最重要的基础和保障。

神是生命活动的集中体现，神旺则生机正常，健康无病。《灵枢·本藏》云"人之血气精神者，所以奉生而周于性命也"。从功能看，神具有主宰人体精神意识、思维活动的功能。神是生命活动的征象，"根于中者，命曰神机，神去则机息"（《素问·五常政大论》）是对神重要性的经典概括。脑神即脑髓所生之神，《灵枢·经脉》云"人始生，先成精，精成而脑髓生"。人生之始，便形成脑髓，神也藏于脑中。人体的神总统于脑而分藏于五脏，脑神的功能正常与否决定着五脏气血津液的功能能否如常，如《医宗金鉴》指出"脑为元神之府，以统全身"。而外有神明内必有物质基础，脑在脏腑中居首位，通过经络联通全身，一切精神、思维、情感等活动皆受脑神支配。陈无择《三因极一病证方论·头痛》云"头者，诸阳之会，上丹产于泥丸宫，百神所聚"。脑神失常，则五脏之神，气血皆受影响。

神主于脑，分藏于脏腑，以阳气为变化基础。神机变化与自然界阴阳消长变化相一致。昼属阳，阳主动，神营于外，人寤而运动劳作；夜属阴，阴主静，故神归其舍，内藏于五脏，人卧而寐。神机与阳气之升发、旺盛、繁荣、变动等特征相一致，故神是阳气充盛最直接、最集中的体现。而脑神为五脏神之所主，脑神与阳气关系密切，是阳气变动的集中体现。神机寓于气，气以化神，气盛则神旺，气衰则神病，正如《景岳全书·中兴论》中云"气为阳，阳主神也"。阳气与脑神互为体用，它们之间旺盛、变动是一致的。阳气病，则脑神病，而脑神失常，亦有阳气流通、敷布失常而致。脑络是二者联系的纽带，结构上网络交错，分支细微，功能上渗灌气血、宣布阳气。一旦脑络受损，则营卫失和，阳气失于气化，脑神首当受影响，出现神机不利的体现。并且因络脉遍布广泛，所以病位常常非固定一处，而是整体受累。

（2）"由内揣外"进行探讨：中风病发病以正气亏虚为本，在原发性高血压、动脉硬化疾病中，气络、血络在结构、功能方面已长期受损，络脉亏虚为发病之基础，"邪之所凑，其气必虚"。专家认同的毒的骤发性、暴戾性特点在由原发性高血压致脑梗死的过程得以充分体现，平素气血失调而致的邪气随内风旋动，或亢而为毒，毒性爆发、善变，与中风病起病急、变化快相一致。毒邪直接损害性、多损性特点在其损伤脑络，损害机体络脉，导致神机失养、经络不利，出现肢体活动、口舌歪斜、言语不利等症状中可以反映。

毒邪致病具有弥漫性、易损络脉的特点，与络脉分布广泛、无处不及的特点相吻合，表现出全身不适，精神、体力差，情绪变化，情绪不稳，表情呆滞或反应迟钝，神疲乏力或少气懒言，嗜睡，头昏沉不爽均体现出这一特点。这些症状均不表现在具体的位置，亦非具体如咯痰、口苦咽干的症状。

毒邪具直接损害性，络脉气血充盛之所，毒邪伤人，最易伤气耗血，气机不利，元气受损，出现神疲乏力、头昏沉等情况。络脉不能完成阳气气化，阳气不得宣散分布，影响神机，神机不振，表现出反应迟钝或表情呆滞，嗜睡，神失所养，神不得安，表现烦躁、情绪不稳。具体就每个非特异性症状而言。①情绪不稳，烦躁。主要指精神状态，情绪变化，不稳定，或烦躁难安或急而易怒或易悲善忧，自身难以调控。这是神机失调的直接体现之一，在中风病前的基础，如眩晕、消渴、胸痹等疾病，络损神伤的状态已存在，遇有内毒骤袭，损络直接而快捷，阳气逆乱难调，神机失常，直接体现在情绪、情感方面，变动难受脑神控制。②表情呆滞或反应迟钝。主要是精神状态，而非指智能状态的下降，但其出现可能与智能状态有一定相关性。表情少而呆，不愿与他人交流，默默不欲言，精神状态差。这是阳气不振、神机不利的体现。阳气主动而温煦，高士宗《素问直解》云"人身之阳气，如天如日，盖运行通体之阳气若天，旋转经脉之阳气若日也"。脑主人之精神、思维活动，脑络受损，阳气失宣，脑神失养，则精神、思维首而受累，加之中风病多发于老年人，以正虚之本，络脉虚损、阳气不足为基础状态，毒邪损络耗气，影响神机，发病阶段更易出现表情呆滞、反应迟钝的情况。③神疲乏力或少气懒言。主要就体力状态而言，亦有精神状态，神情疲惫。倦怠无力，懒言懒动，是正气亏虚，阳气不振的直接表现。这亦与中风发病根于积损伤正，元气虚耗相关。虽然中风急性期可表现出如便干便难，口气臭秽，高热或鼻鼾痰鸣，头痛如针刺等腑实、风痰瘀血实证，但细观中风毒损脑络的患者，常可同时并存气血耗伤之征象，乏力懒言正是典型表现。阳气是人体生命活动的原动力，阳气不足，无以推动、振奋，不能温养形神，毒邪损络，络为气血运行之所，络伤气耗，络为排毒、运毒之通道，阳损无力推动、流转，则邪毒更加难以排出，致病情复杂，顽固难愈。④嗜睡。是指不分昼夜，神疲困倦，时时欲睡，但睡眠质量差，似睡非睡，呼之即应。《伤寒论》称之为但欲寐。在络脉虚损，正气亏虚，阳气不达的基础上，毒邪直伤人体耗损正气，伤及络脉，气血逆乱，阳气受戕害，虚而郁滞，昼不行于阳而动，夜不归于阴而安。神运失调，神机失调，表现时时欲睡，时时非睡。⑤头昏沉。是指头目不清爽，昏昏沉沉如有箍束。这是毒邪损脑络的很好体现。非瘀滞而致的头面刺痛，类于湿邪所致"首如裹"。头目清利，因于"清阳出上窍"，五脏六腑清阳之气宣达于上，浊阴之气顺走于下，则气机如常，升降出入协调，络脉流通气血、渗灌津液正常运行，则可阴平阳秘。而禀受内生之邪气，尤其毒易直伤络脉，损阳气，脑络网络交织于头窍，浮络、缠络、孙络等微细广泛，络脉中气血难行，阳气不宣，清阳难以顺出上窍，表现出滞而不通，头目不清爽，头昏沉。

毒损脑络临床表征的存在形式

综观中风中医证候的诊断标准，无论风、火无形邪气还是痰、瘀有形邪气致病证候特点的界定，首要在结合疾病基础上，由病邪本身致病特点决定的，损伤脏腑、经络、神明、形体、官窍而出现的相应表现。如风邪主要是据其特性，善行数变，为阳邪，易袭阳位，结合中风病疾病本身，表现有头痛头晕、目珠游动，内风旋动，易袭头面清窍，还有风性变动的特点，表现在肢体上是抽动、拘急。九窍上表现是目珠偏而不瞬或游走。二是表现在疾病的起病特点、病势、变化，内风致中表现起病速达高峰，病情不稳易变。三是体现在舌脉象，风证特点是脉弦，舌体颤抖或歪斜，如火热证特点是舌红苔黄。四是借鉴现代医学的实验室检查，如瘀证的诊断有高黏血症的附加分。但是对证候成立与否的诊断，不是4个方面都要具备才可，而是"或然"的选择，尤其是根据邪气本身致病特点而发生的临床表现。

　　5个非特异性症状就是根据毒邪致病特性结合中风自身特点而提出的。事实上，随着现代医学的不断发展，中西医学的接轨，针对毒邪生物学基础、实验室指标的体现研究颇多。但迄今，还没有某种病理产物，如氧自由基、兴奋性神经毒、钙离子超载、凝血及神经毒等可以直接与毒的生物学基础相对应，亦没有某项实验室指标，甚至某类实验室指标，如反应炎症的指标，体现神经元损害的指标等与毒邪致病相对应。在人体中风复杂背景下，毒邪无形、弥漫、骤发、多损等特点充分得以表现，"有诸内者必行诸外"，故将某个症状或某项指标作为毒邪的对应性表征恐怕难以实现。所以毒损脑络的临床表征不是单纯某些症状或某组实验室指标的变化，而是一组症状、体征及理化指标的联动、组合，上述5个非特异性症状该作为临床观察的重点，予以充分研究，并在症状的变化与理化指标之间寻找规律性，可作为"毒损脑络"临床表征研究的突破口。

109　从毒邪论治缺血性中风的理论和实践

　　缺血性中风具有高发病率、高致残率、高死亡率、高复发率等特点，严重危害人类健康。现代研究显示，毒邪内蕴是其发生发展的重要机制之一，而清热解毒法为主治疗本病取得较为满意的疗效，学者杨春霞从理论与临床实践 2 个方面对缺血性中风从毒邪论治进行了较为系统的阐述。

理论基础

　　1. 毒的概念及古今认识：毒的概念最早见于《说文解字》载"毒，厚也，害人之草"。原义指毒草，在古代毒被广泛地引申运用，或苦痛，或危害，或毒物等。中医古籍对毒有很多记载，如尤在泾《金匮要略心典》载"毒，邪气蕴结不解之谓"。喻嘉言《寓意草·辨黄鸿轩臂生痈疖之证并治验》云"外因者，天时不正之时毒也，起居传染之秽毒也；内因者，醇酒厚味之热毒也，郁怒横决之火毒也"；清代俞根初《重订通俗伤寒论》言"火盛者必有毒"；《外科正宗·脏毒论》云"夫脏毒者，醇酒厚味，勤劳辛苦，蕴毒流注肛门"。毒有外毒、内毒之分，外毒常由六淫之邪转化，或由外邪侵犯人体，积聚体内，长久不除，积而成毒。内毒是指由内而生之毒，由于脏腑功能紊乱，阴阳气血失调，病理代谢产物蓄积过多，不能及时排出而损害形体成为毒。因时代不同，对"毒邪"研究的侧重点亦不同。古代医家由于对外界自然环境不能把握，因此更注重于对外来之毒的研究，《素问·五常政大论》提出寒毒、热毒、湿毒、燥毒、清毒等，认为六淫太过，达到一定程度，对机体所造成一定的损伤，变成为毒。《素问·五常政大论》王冰注"夫毒者，皆五行标盛暴烈之气所为也"。《素问·生气通天论》中有"大风苛毒"；现代医学将外毒的概念加以延伸，来自细菌、病毒、紫外线、农药、放射性元素等对人体有严重损害作用的生物性和物理化学性物质的毒也称外毒。由于现代人的生活更倾向于情志、饮食、劳逸的失调，因此现代医家更注重于对内毒的研究。内毒多在饮食失常、情志不畅、劳逸失度、久病体衰、年老体弱的基础上形成，且形成后又反过来导致情志、饮食、体质的失调，因此，内毒是疾病产生的原因，又是疾病产生的后果，并且此因果互相转化而形成恶性循环，使原有的疾病病情加重或者在原有疾病的基础上产生了新的病证。内毒的来源主要有 3 个方面：①首先是人体的各种代谢废物，因为脏腑功能失去平衡和机体气血紊乱而产生各种病理产物，蕴积体内，成为危害人体健康的主要因素。②超出人体所需的正常生理物质，若承制失常，则亢盛为害，转化为有毒的物质，损害人体。③改变其部位的某些生理物质也成为一种毒。因此，内毒可以是生理物质，也可以是病理产物，它的产生是脏腑功能失调的反映。

　　2. 缺血性中风"毒"的中医研究：

　　（1）中风发病特点与毒邪致病相似：中风起病迅速，变化多端，其发病特点与毒邪致病的特点相似。具体表现如：①毒邪发病可以侵犯五脏六腑，而中风病虽然表现为脑脉受损，但是疾病往往涉及多个脏腑，正如《医林正印·中风》形容其可以"砭肌肉，侵脏腑，贯经络，透筋骨，靡所不至"。②毒邪其性猛烈，致病突然，而中风多起病较急，病情变化快，多数患者没有任何预兆的情况下突然出现头晕、昏倒等症，有形容中风的发生"如矢石之中的，若暴风之疾速"。③毒邪致病最易侵犯心、脑二脏器，出现神志的改变，而中风临床症状多表现为神识昏蒙、心烦易怒、面目红赤、视物昏花等清宫被扰，元神不安症。④毒邪致病后，因其易损人体正气，故病程较长。而中风容易遗留偏瘫，言语不利症，且病情易反复发作，病程长。因此，中风的临床发病表现具有明显的毒邪特点。

（2）中风内毒产生的病因病机：中风患者，发病多有原发性高血压、糖尿病等基础疾病，素体正气亏虚，阴阳偏盛，脏腑功能失调，从而产生各种致病因素。脏腑不同，病理产物有所差异。嗜食肥甘厚味、劳逸失度之人，导致肺脾气虚，水湿停聚，痰浊内生；易于烦劳、郁闷、恼怒之人，导致肝气郁结，肝失调达，气血运行不畅；年老体弱之人，其气渐衰，肾精亏虚，运血无力而产生血瘀。凡此种种，导致痰、瘀、气等病理产物，在体内蓄积，诸邪久聚为毒，阻滞脑络，壅塞脑脉，发为卒中，中风发病后，脑脉受损，气血灌渗失常，进而产生痰、瘀等病理产物。进一步损伤脑脉，如此反复，形成恶性循环，最终形成复杂的病证。由此可见，毒邪既是导致中风发病的急性诱因之一，又是导致病理基础的慢性因素，是中风发病的重要致病因素和最直接的致病环节，贯穿于中风的整个病变过程。

（3）中风毒邪致病的特点：中风的病理因素多涉及风、火、痰、虚、瘀，一旦与毒相蕴结，多种病理因素积聚体内，久而不去，蕴积不解，即成为一种新的病邪，其具有毒邪的发病特点，而且兼有原致病因素的特征。中风在不同的疾病时期，病邪特点亦有所差异。①中风在急性期的毒邪，多为热毒，又称火毒，是以火热之邪为主要治病邪气蕴积而成，兼有火热和毒邪的致病特性，临床表现为神昏、出血、躁动、抽搐等热邪和毒邪侵犯心、脑、肝、血脉等脏器的表现。古代医家对此有类似的描述，孙思邈云"凡中风多由热起"。刘河间言"中风偏枯者，由心火暴盛"。已有临床研究证明，中风急性期患者舌苔脉象多呈热性证型，比例高达70.1%；起病呈热性者占42.50%，发病率明显高于其他类型。②中风在恢复期的毒邪多为痰毒、瘀毒。痰毒，由痰浊久积而成，兼有痰和毒的致病特性，痰浊内蕴，日久则凝聚成毒，痰毒相互蕴结，损及脑络，而发生中风，临床表现以头目眩晕、神昏不识、肢体麻木、言语塞涩、口苦、舌苔黄腻等为主要特征；瘀毒，由瘀血日久蕴结而成，兼有瘀和毒的致病特性，瘀毒阻滞脑络，出现神志改变，阻滞经脉，表现为疼痛麻木、舌质暗淡伴有瘀点瘀斑。

（4）中风病毒邪论的诸家观点：近年来，毒邪致中风正逐渐成为中风病研究新的热点和视点。邹忆怀认为在中风的发病过程中，痰浊、瘀血是1级病因，痰瘀致病后，阻滞脑脉，病久化生毒邪，因此毒邪是中风的2级病因，其重要的病机特点是继发性。常富业等认为中风是多种内外病因不断积累和正衰积损的必然结果。外邪、饮食、情志、劳倦等致病因素不断积累，久积成毒，毒邪阻滞经络，损伤脑脉，而致中风，因此，积毒和积损是中风病理演变过程的基本病机。王永炎院士在毒邪致中风的病机假说基础之上，进而提出"毒损络脉"的重要学说，认为毒邪致病的靶向器官和途径是络脉，当其损害脑络时，导致脑络破损，经络、气血瘀滞不通，脑脉、神机失养，而出现神昏、肢体麻木、言语不利、半身不遂等症状，这些理论研究同时也为清热解毒法治疗中风的提供了重要的理论基础。

临床研究

从毒论治缺血性中风，不仅有一定的理论基础为指导，更有其丰富的临床实践为依据。近代医家逐渐认识到毒邪在缺血性中风中发病机制，因此，解毒法正逐渐成为缺血性中风的重要治法之一。

针对热毒致病的病机特点，有的医家直接应用清热解毒治疗缺血性中风，如以清开灵、醒脑静注射液为主，运用于中风急性期的治疗，效果显著。其中清开灵注射液主要含有牛黄、水牛角、金银花、栀子、黄芩、板蓝根等药物，醒脑静注射液主要含有牛黄、黄连、栀子、郁金、冰片等药物，都具有清热泻火解毒的功效，在急性缺血性中风的治疗中取得了很好临床疗效，为缺血性中风毒邪论提供了有力的临床支持。现代实验研究采用体外胚神经细胞培养技术，研究清热解毒方药血清对正常以及缺氧状态大脑神经细胞的影响，实验结果表明，清热解毒方药具有神经细胞保护作用，能够抑制细胞凋亡的发生，清除自由基，促进神经细胞代谢，保护神经细胞超微结构等。李澎涛等提出清开灵注射液有效组分缺血损伤神经元具有确切的保护作用，能够增强神经元抵御缺氧能力，稳定受损神经元功能，并且可以促进星形胶质细胞产生。张万增等提出醒脑静注射液有效成分较其他神经保护药物更易于通过血脑屏障，从而直接作用于神经细胞而发挥作用，通过抑制缺血再灌注诱导的脑神经细胞凋亡，从而改善脑循环，减轻脑水肿、保护脑细胞、减少中风面积、缩短昏迷时间，达到调节中枢神经系统平衡的作用。鲍益铭在应用西医常规支持疗法的基础上，用黄连解毒汤加味治疗脑血管意外，临床观察结果统计显效率64.4%，总有效率82.2%。林兴栋在中风急性期治疗中选用具有清热解毒活血作用的苦碟子注射液作为治疗组，而具有单纯活血化瘀的血塞通注射液为对照组，通过对比治疗前后两组间临床症状的改善以及相关的实验室指标的变化，总结得出清热解毒活血法在中风急性期较单纯活血化瘀法具有更好的疗效。

　　另有医家认为中风后痰、瘀、热、毒、腑实常相兼为病，可产生瘀毒、热毒、痰毒等，这些毒性病理产物，不仅参与脑神经元损伤链的病理过程，而且是中风病病情险恶难以治愈的关键。它们与毒邪既有区别，又有联系，必须分清诸邪成毒后的病机关键，才能有的放矢，切中要害。故在治疗与用药方面以解毒为大法，治疗应祛瘀解毒、化痰解毒、清热解毒及通腑解毒等法互相配合，辨证应用，痰瘀祛除，腑气得通，则毒得以消失。有学者认为中风病毒邪产生的物质基础是痰，病机是痰毒闭窍阻络，并据此自创解毒护脑法，而临床疗效显著。有学者不仅提出了清热解毒为治疗中风病的大法，并将此法细分为3个方面，即清心疏肝以绝毒源、清热泻火以轻毒势、调气通腑以排毒邪，这对于指导中风病的治疗很有意义。有学者提出痰瘀互结是缺血性中风的重要病理因素，治疗上应痰瘀并治，以化痰祛瘀为法，痰瘀以除，内毒得清。韩景献运用具有益气养阴、化瘀解毒作用通塞脉片治疗缺血性脑血管疾病，在运动、语言功能和近事记忆力、智能方面疗效优于脑安胶囊。毛秉环等自拟益气活血解毒汤治疗缺血性中风，疗效满意，证实了中风病存在虚毒夹杂的病机。王永炎院士等通过临床观察，发现中风病急性期的患者均有其共同的临床表现特征，如大便秘结或不通、口气臭秽、舌红、苔黄厚而腻、脉弦滑而大等症，因此认为痰热腑实为其重要的证候，应以通腑实、化痰热为法，以清除内生之毒，临床验证疗效确切。凌方明等认为通下法可排除毒物，降低过高的颅内压及血压，减轻脑水肿，因此运用具有祛痰化瘀通腑作用的脑毒清颗粒治疗急性脑梗死，从而清除脑内瘀毒、热毒、痰毒和腑毒（肠源性毒素）等"内生毒邪"，疗效满意。

110　毒损脑络和出血性中风的现代生物学基础

　　络病理论是中医理论的重要组成部分，从毒损脑络理论假说出发认识出血性中风（ICH）成为学界的一种新思路，并在学术上对传统中医基础理论发展与创新做出了贡献。从古今文献分析，中医的络脉虽然不能与西医学之血管血液、微循环等同，但两者在内涵上存在相当密切的关系，络病也常常表现为气血津液的运行障碍，所以学者推测络病的西医学概念可能与微循环障碍、微小血管病变等有关。ICH后，神经元损害虽为出血性损害的最终靶点，但微血管破坏受损却是ICH的核心病变和基本动因，其在缺血、炎症、水肿等几大病理生理过程中起关键作用。虽然ICH后"病络"的生物学基础远非如此，但是学者刘敏等认为，由此可以看出，从此处入手，对于加深对络病理论的认识是一个很好的切入点，同时也有可能在ICH的中西医研究之间找到一个交汇点。

络脉是以解剖为基础的结构功能统一体

　　中医理论是古人在中国古代哲学思想的指导下，运用中国古代直观观察的方法，对人体组织器官进行初步解剖学观察和对生命运动的一般规律进行一般本质性研究的基础上，对人体某些现象的一种解释和总结，其重要组成部分即为藏象理论和经络理论。藏象理论是整个中医理论的基石，经络理论则是对藏象理论的补充和升华。经络理论克服了以人体形态为基础的藏象理论从解剖直观中对机体内脏机械、单一的认知与推理的弊端，确立了机体生理病理过程为多脏器、多功能的综合反映的基本观念，可谓是对生命现象更高层次的认识。

　　对于经络实质的探求一直是学界的热点和难点。长期以来，针灸、按摩、针刺麻醉等临床实践的有效性证明了经络的科学性。既然经络的效应是客观存在的，就一定有其现代生物学基础，这是经络实质研究的前提。至今为止，学者对经络实质的研究提出了神经脉管说、经络与神经-体液调节功能相关说、第三平衡系统说、经络与控制论相关说等等各种假说，尽管这些假说都从不同角度反映了经络实质的某一方面，但都还不能对经络实质做出全面的、令人满意的解释。所以，有学者提出，经络不完全归属于某一组织或器官，但经络的确客观地存在于各组织、器官之中。由于组织或器官在细胞构组上的复杂性，经络存在于某一组织或器官是普遍存在的现象。

　　络脉作为经络系统的一部分，其现代生物学基础的研究深度与经络实质的认识水平直接相关。从中医理论的起源上讲，络脉应当与脏腑一样是以解剖为基础而高于直观解剖的结构功能复合体。从既往的几种假说来看，络脉不可能仅仅是神经、血管、淋巴管、结缔组织。虽然在方法论上应当对这种还原分析的方法提出质疑，在长远的研究中避免继续走入既往寻找经络实质的误区，但目前还原分析的方法仍然是一个必经的阶段。我们虽不能明确指出络脉系统的结构载体具体之所在，但从生物学的角度上看，它不应是独立于现代医学生物学解剖结构之外的未知体系，现代医学生物学基础同样也是中医络脉的生物学基础，这支持着我们对络脉、络病及病络的现代生物学基础进行探索。

络脉的现代生物学基础

　　由于络病理论没有发展到与经病理论同等的高度，所以有关经络实质的研究实际上也是侧重于经脉而对络脉有所忽略。即使络脉现代生物学基础的研究与经络实质的认识水平直接相关，但从目前的研究情况来看，两者的研究内容仍存在着相当的差距。经络实质的研究多以十四经脉尤其是十二经脉为主要对象，而络脉的研究更多地是以某一疾病的络病状态为依托进行，也就是说，络脉的现代生物学基础研究与络病的现代病理生理学研究密不可分。因此，学者对于络脉现代生物学基础的认识多从络脉的相关病机进行总结归纳与推理。

1. 络脉与微循环：络脉与微循环的高度相似性是目前学界公认的。《素问·调经论》云"病在血，调之络"，叶天士在《临证指南医案》也强调"经主气，络主血"；"初为气结在经，久则血伤入络"。因为络脉的主要生理功能是运行气血津液，所以络病的发生多以络脉阻滞及相应的气血津液代谢紊乱为主要表现，也无怪乎有学者将发生于经络系统的深入到脏腑机体四肢百骸终末段的疾病都纳入到络病范畴。微循环是指微动脉与微静脉之间微血管中的血液循环，也包括淋巴液和组织液的流动，对维持组织和器官的生理功能起重要的作用。中医经络学说中的孙络，是古循环中的最小结构和功能单位，其运行的气血津液以滋养五脏六腑为目的。从这一点上来讲，络脉和循环体系一样都有自己特定的流注方向和相互联络机制，其生理功能都是保证全身组织的物质交换。所以，无论从理论推导还是临床实践都表明了络脉与微血管、微循环相关，络病与微循环障碍具有极高的相似性。当然，更有学者提出"久病入络"可能就是"毛细血管病变"。

与微循环系统相似的络脉应当属于血络。《黄帝内经》认为营行脉内、卫行脉外，络脉中所行之血液有营气、神气的含义，络脉外所行之卫气更属气之悍者，因而络脉有气和血的双重属性，络脉有气络和血络之分，气络主管运行经气，血络主管运行血液。可以说，血络的涵义大致相当于西医的血液微循环系统，而气络的结构定位则非血液微循环系统。中医络脉的涵义包括了微循环系统而远超过了微循环系统，因为微循环系统仅仅能回答络脉运行有形之血实现津血互换的作用，但对于气络传递信息、调节控制的作用却无法解释，所以与微循环相当的应该是血络。

不过就目前而言，即使仅仅是肯定血络与微循环确实相似，这一点也非常具有现实意义。在肯定了血络与微循环的相似性之后，可以从络病理论来认识众多严重影响现代人健康的冠心病、高血压、脑卒中、痴呆等心脑血管疾病，以及与这些同样棘手的周围血管病、糖尿病等各种疾病。虽然传统的中医理论也能对这些疾病进行辨证论治，但普遍存在对病机的认识过于宏观的不足。从络病理论出发来认识这些疾病，使得对病因病机的认识进入了微观的层次，与现代科学有了一个很好的切入点。由于络脉的病理状态常与瘀、虚、毒、痰等紧密联系在一起，所以以此为切入点，结合络脉病证这些病理变化，选用扶正、通络和解毒的方药进行干预研究，可以在微观层次上对这些疾病的不同病络特点进行干预和调节，来扫除与微血管相关的各种障碍。

2. 气络与神经内分泌免疫功能：如果说血络的现代生物学基础与微循环系统相当这一点为学者所共识，那么关于气络的现代生物学认识就颇有争议了。因为络脉是气血实施调节与营养作用的场所，是脏腑经络四肢百骸信息传递的载体，而血络主管运行有形之血液，气络主管运行无形之经气，所以，相对而言，血络偏于物质性而气络偏于功能性，血络因其物质性而易与现代科学相结合，气络则因其功能性而难于找到相应的现代生物学基础。上文讨论的血络与微循环相当仅仅是阐释了络脉实现津血互换、荣养代谢的作用，对于络脉实现信息传递的作用并不能完全解释。然而，这并不代表就可以忽略此问题，相反，对气络在现代生物学体系内如何实现信息传递进行探索显得十分必要。

因为气络特点在于其功能性，所以要寻找它的现代生物学基础需要以其基本功能为出发点。气络的主要功能在于传递信息和调节控制，在西医学体系中，承担这类作用的基本上是神经内分泌免疫系统。神经系统是人体内占主导地位的调节系统，遍布全身的感受器接受体内外的各种变化，经传入神经传至中枢神经系统，通过中枢的分析综合作用，将信息沿传出神经传至效应器，支配和调节各器官的活动；内分泌系统通过激素、体液起调节作用，内分泌系统与神经系统密切配合，共同调节机体的新陈代谢、生长发育和对环境的适应；免疫系统是人和高等动物中识别自我和危险信号、引发免疫应答、执行免疫效应和最终维持自身稳定的组织系统，在功能上与神经系统和内分泌系统有许多相似之处。神经、内分泌和免疫3大系统相互调节控制形成神经-内分泌-免疫网络系统，来维护机体的稳态，实现机体各种信息的传递。从神经内分泌免疫网络系统功能失调的角度来认识气络是目前不可逾越的一个阶段。

不可否认，气络与神经内分泌免疫网络系统之间存在密切的关联。但是，有争议的是，气络是存在于神经内分泌免疫网络系统中，还是仅仅与其相关，对此我们还不能完全肯定。有学者认为络的实质是存在于中枢神经系统；也有学者认为经络可能是存在于神经系统、内分泌系统、循环系统、免疫系统之外的一个完全独立的系统，它与上述系统既有区别又相互关联，共同实现人体各种生理调节功能，这是一个完全由中国人提出的生理系统；更有学者提出"络脉学说的精髓也不在于循行图，而在于由这些循行图所反映的人体上下特定部位间特定联系的规律"。

出血性中风之"病络"相关环节的现代生物学基础

在正常脑组织中，络脉渗灌气血及传递信息，充分发挥着其血络和气络的作用。ICH 后，血络和气络同时受伤，"病络"贯穿了发病的全过程。血络受伤，出络之血形成有形之瘀，阻塞络脉，营卫气血无以正常敷布；气络受伤，神机发挥失去了赖以存在的基础，脏腑形骸之间信息无以传递。不过，由于目前对气络的认识水平有限，所以，尽管是气络与血络同时受伤，但对 ICH 后"病络"各相关环节的现代生物学基础的探讨还只能以血络为主、以气络为辅。

1. 毒邪伤络与微循环调控：毒邪伤络是从络病理论来认识 ICH 的最重要观点之一。ICH 患者素日积损正衰，肾水亏虚，心肝火旺，痰瘀交阻，化而为毒，毒积于络；发病后，脑络损伤，营卫运行闭阻，壅塞失和化火，饮停瘀阻，加剧毒邪的积聚。急性期时，毒邪峻烈，络脉暴伤，神机顿失；恢复期时，毒减络复，神机恢复，同时络伤毒羁，神伤难复。由此可见，"毒"是从络病理论来认识 ICH 的一个重要概念，对"毒"之现代生物学基础进行探讨也实属必然。

到现在为止，人们对 ICH 病理生理学的认识还远不够深入。从已经掌握的信息来看，ICH 后毒性物质的来源主要有两大途径。其一，血肿组织释放出大量的大分子物质、血管活性物质和细胞毒性物质，如各种蛋白质、细胞膜性成分、内皮素、血管紧张素、花生四烯酸、血红蛋白、自由基、蛋白酶等等，像自由基、蛋白酶就可以直接对细胞膜产生伤害；其二，血肿周围组织存在着明显的白细胞浸润，白细胞与血管内皮细胞发生黏附，可阻塞微血管、降低血流量、损害血脑屏障（BBB），破坏微循环内外环境中众多细胞因子、介质、生长因子、黏附因子及细胞生命活动的基本营养物质所形成的动态平衡，失衡后的这些物质，超过了机体的清除能力，即成为有害的毒性物质。所有这些毒性物质通过各自的途径形成对机体的损伤，一方面损伤血管内皮细胞，破坏 BBB，引起血管收缩舒张功能失衡，导致血管源性水肿和细胞毒性水肿，使微循环灌流障碍，神经元不能得到正常的营养供给而受到损害；另一方面，这些有害物质也会直接造成神经胶质细胞和神经元的严重损害，如血肿溶出物中的血红蛋白降解会产生铁离子并从而释出大量的羟自由基，产生神经毒性作用。神经胶质细胞受损使其分泌神经营养因子的能力下降，而使神经元失去了功能维持所依赖的神经营养因子等物质。所以，毒邪直接或间接地导致了神经元的受损，造成了 ICH 后神伤昏愦的最终后果。可以认为，上述诸方面的变化，具体反映了"毒损脑络"之"毒"的现代生物学基础。

总之，毒邪积聚是 ICH 发病的重要因素，对其现代生物学基础进行探索可加深对络脉的理解及 ICH 后病络的认识。从毒邪的两大作用环节中可以看出，除了直接作用外，毒邪能对组织造成损伤途径主要还在于它对络脉的影响。毒邪伤络之后这种病络的状态可以概括为络脉瘀阻，络脉瘀阻贯穿了 ICH 发病的全过程，也是发病的核心环节。所以，讨论的重心还应回到"病络"上来。

2. 络脉瘀阻与血管调节功能：络血不行、络脉瘀阻是 ICH 后络脉病变的重要病理状态。气血充盈流通、自由渗灌是络脉的固有特征，只有如此，脏腑形骸才能得到充养而发挥正常的作用，但是由于络脉如网如曲、纵横交错、血流缓慢，因而极易发生瘀塞。ICH 发病之前多有无形之络气的郁滞，发病后血管破损，出络之血形成有形之瘀即可直接阻塞络脉，还有毒邪积聚致使络脉无以畅通，这些都造成了营卫气血不能正常渗灌，脑窍失养而神机无以发挥。由此可知，络脉的瘀滞不通是 ICH 病机的核心环节。

以上论点可以从现代临床实践中得到证实。从理论上讲，ICH 后清除血肿术似乎可以减轻其血肿本身的压力及毒性，但实际上手术治疗的效果至今仍不能肯定，这就表明血肿本身可能并不是 ICH 病理生理机制的关键，而血肿周围组织的继发性损伤才应是我们关注的焦点。血肿周围组织的这种继发性损伤有很多方面，包括上述的毒性物质直接和间接的损害、血肿周围组织的混合性水肿以及缺血等。最为关键的是，微血管反应在这些环节中都起着重要作用。第一，在最近比较受关注的血肿周围组织的炎症损伤中，检测出 ICH 患者脑脊液中 ICAM-1 和 VCAM-1 升高，这表明微血管内皮细胞黏附白细胞，助其迁出血管而起动了炎症过程，同时内皮细胞也可产生 TNF-α、IL-1β 等前炎性细胞因子，可诱导白细胞、受损组织细胞释放更多的细胞因子如趋化因子，以促使白细胞向损伤区的聚集，参与神经元的直接损伤。第二，由于内皮细胞在维持血管生长与抑制、收缩与舒张、抗凝与促凝等平衡方面起重要作用，ICH 后，微血管内皮细胞损伤，其分泌舒血管物质（血管内皮舒张因子 EDRF，如 PGI_2 和 NO）与缩血管物质（血管内皮收缩因子 EDCF，如 ET）的平衡被打破，血管舒缩功能紊乱，加速了缺血级联反应的发生。当然，血管内皮细胞和白细胞的黏附亦可嵌塞血管而导致缺血。第三，ICH 后，产生大量的氧自由基，微血管内皮细胞为其重要靶细胞，发生脂质过氧化损伤后 BBB 通透性增加而发生脑水肿。

微血管反应在 ICH 病理生理机制中起着非常关键的作用，这就是我们在文章开头所提出的：神经元损害虽为 ICH 的最终靶点，但微血管破坏受损却是脑出血的核心病变和基本动因。当然，络脉肯定不是依赖于某一特定的单源细胞结构单位，而是多源细胞的动态结构单位，以上的这些作用环节虽然不能完全与 ICH 后络脉瘀阻的现代生物学基础相对应，但是在很大程度上向我们提供了一个研究的切入点。另外，我们也可从这里得出结论，络脉瘀阻不仅仅是血行不畅，更多的则是包含了血管功能的异常。

3. 饮停络阻与血脑屏障：毒损脑络、络脉瘀阻是 ICH 发病的核心环节，以此为核心存在着一系列的病机变化，其中最重要的就是津液凝结为饮邪。因为运行气血是络脉的最根本功能，所以络病多以气血津液代谢障碍为主要表现。气滞则血瘀，血瘀则饮停，ICH 发病后，络脉瘀阻后津凝饮结成为络病机制中新的病理产物。津凝饮结既可以加剧毒邪的积聚，又可以继续阻滞络脉的畅通，所以饮停络阻成为 ICH 病机中不可忽视的一个方面。在现代生物学中，脑水肿在出血后继发性脑损伤中占有重要地位，它与饮停络阻虽不能等同，但也十分相似。

脑水肿是 ICH 后脑损伤的重要病理生理机制，它包括细胞毒性脑水肿和血管源性脑水肿，主要由以下几方面因素所致。第一，出血后微循环障碍可直接引起脑水肿；第二，血管内皮细胞微血管中白细胞与内皮细胞上的黏附分子相互作用，突破 BBB 第一层机械屏障；第三，白细胞和内皮细胞在某些因素刺激下自身可分泌某些毒性物质如 MMP-9，降解 ECM，从而破坏构成 BBB 第二层机械屏障；白细胞还可活化磷脂酶 A_2，氧化分解细胞膜上的花生四烯酸，释放大量的血管活性物质和细胞毒性酶，介导血管收缩和炎症反应，使 BBB 进一步受到损害。所以，脑水肿是伴随着微血管病变的病理过程，这揭示了络病理论中 ICH 后络瘀饮停的现代生物学基础。

从络病理论来认识 ICH 为学者提供了新的视点，西医学对 ICH 病理生理机制的研究使得我们能够对其发病过程中"病络"相关环节的现代生物学基础进行探索。既然中医络脉的生物学基础不应脱离现代医学生物学基础，那么 ICH 后"病络"相关环节的生物学基础也应该与西医学的病理生理机制相一致。毒损脑络、络脉瘀阻、饮停络阻是 ICH 发病的关键病机，在现代生物学中它们涵盖了广泛的含义，涉及了不同的生物学层面。这种对 ICH"病络"的认识带入了微观的层次，与现代科学的结合有了一个很好的切入点，具有十分重要的现实意义。

111 急性脑梗死毒损脑络机制

急性脑梗死属中医学中风范畴，针对其病因病机的认识，唐宋前主"外风"学说，多以"内虚邪中"立论；宋后，以"内风"立论，突出内因的作用，形成了基于风、火、痰、气、血、虚六大主因的辨证体系。当代中医学家们在以往认识的基础上，结合大量临床实践，提出"毒损脑络"病因与发病学说，在一定程度上阐释了急性脑梗死发病、加重恶化、难治难愈的关键原因。学者刘敏等从毒邪、络损等因素和环节，着眼于病气络、病血络，对急性脑梗死发生发展机制进行了阐述，以求充分认识毒损脑络学说的理论意义与临床价值。

毒 邪

在中医病因学领域，毒的涵义甚广，不但有邪之谓，可为邪之统称，亦可为某一具体病邪；还有"亢而太过"等诸多含义。针对毒邪致病业已形成了完备的理、法、方、药体系，为毒损脑络学说的产生奠定了雄厚的理论基础。

毒有外、内之别。所谓外毒多责之疫疠之气、蛇虫金刃等；所谓"内毒"，泛指在正常生命过程中机体内不存在的物质，或原本适应机体生命活动的物质超过了生命机体的需求，引起机体功能破坏，丧失和/或败坏形质，导致病情恶化加重或呈沉疴状态并难以干预的一类特殊的致病因素。内毒之生成多责之风火痰瘀诸邪炽盛不解，或郁久蕴化，它既是上述诸邪不同组合的复合形式（如痰毒、瘀毒、火毒、风毒等），更是诸邪蕴化，病邪性质由量变到质变的转化节点。毒损脑络学说所言之毒即多为此内毒。

内毒为病，易损络脉。络者行气血、溢奇邪。络脉既是人体运行气血，联络脏腑形体官窍，沟通上下内外的通道；也是机体最重要的运毒、排毒管道，是机体排毒最重要的功能结构载体。因此，一旦诸邪炽盛，或郁久成毒，必滞气浊血而损络，导致络脉功能障碍、结构损坏，从而进一步败坏脏腑，形质败坏不可逆转。

络 损

1. 络脉：络脉有广义、狭义之别。广义之络包含经络之络与脉络之络。经络之络是经络系统的重要组成部分，即为经脉支横旁出者；脉络之络系指血脉之分支。狭义之络仅指经络的络脉部分。络募周身，维系脏腑肢节，内蕴络气之机，气动为用，血、精、津、液内应之，施布于上下内外，发挥温养、滋润、排邪之功能。络脉是功能结构的载体，功能与结构密不可分，可以气络、血络概括之。清代周学海明确提出了气络与血络的概念，云"营气者出于脾胃，以濡筋骨、肌肉、皮肤，充满推移于血脉之中而不动者也"；"宗气者，营卫之所合，出于肺，积于气海，行于气脉之中，动而以息往来者也"。此脉即为络，勾画出气络和血络两大系统的雏形。气为帅，血为府，气络主功能，血络主形质，气络与血络相伴而行，保障脏腑气血灌注，维持内稳态，协调机体内外环境相统一。

脑之络脉作为全身络脉的一部分，其生理、病理改变与全身络脉的变化具有相同之处，但又因居处独特的地位而有特殊的病理变化。凡五脏精华之血，六腑清阳之气，皆由经络上注于头，以充实脑髓，营养脑神，因此头窍络脉最为丰盛。唐代孙思邈《千金要方》指出"头者，身之元首，人神之所法，气口精明，三百六十五络皆上归于头"。《素问·八正神明论》云"血气者，人之神"，且脑为元神之府，络脉在运行气血的同时，也必然将神机进行运转传递，因而脑络正常是维系脑髓神机正常状态的基本条件。

络脉作为气血环流的完整体系，当前准确把握其科学内涵与客观表达尚有难度。络脉的现代生物学基础是客观存在的，其功能涉及信息传递、物质运输、代谢调控、免疫等诸多方面，既不能将其结构单单归属于循环、神经，或是组织细胞等某一层面结构实体，亦不能将其功能的实现简单依赖于某一特定的结构单位，需将其定位于多源系统的结构单位协调与统一。着眼于气络与血络来认识络脉，则可从功能和结构上进行整体概括并开展相关生物学基础研究。同时气中有血、血中有气，气络血络紧密关联。由此，气络与血络、结构与功能及其相互关系构建成完整的络脉系统。

2. 病络：络脉有常有变，常则通，变则病，变则必有病络生，病络生而络病成。络脉无处不在、结构复杂，一旦受邪致损，结构破坏，运气行血功能障碍，必然导致疾病的发生。因此在众多临床疾病不同病理过程中，均存有急性、慢性或渐进性的病络形成过程，其表现既有功能障碍亦有结构损坏，存在病气络与病血络机制。

病气络主要表现为2个方面：一为水津不化、痰水为患，《凌临灵方》有"气络不和，肿自足跗而起"及"痰阻其气络，不主宣"等论述；二为神机失用、精神障碍，如《诸病源候论》云"气脉不定，因惊而发作成痫也"；《杂病源流犀烛》曰"气脉凝滞，神魂参错"等。水津代谢异常、精神障碍皆是机体气化异常的病理表现，以功能障碍为主。因此，病气络以络脉功能障碍为主要病变特点。《灵枢》中血络即为脉络，后人虽有发挥，然言之血络，也多认其可视而能见，如《医心方》云"胫中拘急……当检按其病处有赤脉血络"；《本草述钩元》亦指出"人身血络之如织而复有条理"。且血络之病变也常见凝、瘀、出血诸候，如《本草思辨录》中指出"肢体痛偏枯不仁，不过血络凝瘀"。因此，病血络更侧重于有形之脉络形态结构的病理改变。

王永炎院士指出，病络是指络脉因各种原因导致的一种络脉非正常的病理状态和病理过程，介导着各种病理因素与络脉的交互影响，体现为多种病理因素印证组合的时空概念。风火痰瘀等存在于病络机制的各个阶段，不断推动络中气机郁滞、血行不畅、气血失养、津凝痰结等病机环节转化，表现出整体功能下降，脏腑形质受损等病气络、病血络的病理状态。同时络脉是机体最重要的运毒、排毒管道，为机体排毒最重要的功能结构载体。一旦诸邪炽盛、或蕴化成毒，必进一步损伤络脉，表现为组织器官形质败坏，使病情突变或进展恶化，从而更加难治难愈，甚者不可逆转。因此，毒成络损是病络机制的关键环节，也是疾病产生和加重恶化的重要原因。

关于病络的生物学研究，络主血，病络当与微循环障碍、微小血管病变等有关。但络的含义甚为广泛，作为功能结构载体，其功能定位于多源系统参与的、多方面的调控作用，其范围远远超出了微循环所研究的范畴。因此，着眼于病气络、病血络，同时把握机体功能障碍与形态结构的病理改变，紧扣其动态演变过程，才能较为全面把握病络，这对全方位认识疾病、确定病位、判断预后具有重要意义。

毒损脑络

脑居身之元首，主清窍，络脉最丰，气血最盛，易受邪毒侵害。急性脑梗死属中医学中风范畴，本源于正气虚衰，脏腑功能失调，兼受外邪、饮食、情志、劳倦等发病诱因的影响；内生风、火、痰、瘀诸邪，诸邪夹杂相搏，客于络脉，早期运气行血功能异常，出现眩晕、麻木等偏于气络损的表现；若诸邪炽盛、上壅头窍，郁而不解，蕴化成毒，更易胶结损腐脑络，不仅有神伤肢瘫脑气络功能障碍，更有组织败坏脑血络器质损伤，病情迅速恶化，难以逆转，终成残障之候，甚则神机消亡而不治。以清开灵为代表的解毒通络法在急性脑梗死中运用并取得了很好疗效，为毒损脑络学说提供了有力的临床支持。

近年来，西医学界提出了脑梗死缺血级联反应假说，是急性脑梗死难治难愈的关键原因和核心机制。在该病理过程中所产生的氧自由基以及多种炎性因子等及其所发挥毒性效应，与毒损脑络机制中内毒的范畴相吻合；就脑络损而言，则涵纳从整体到局部、从组织器官到相关因子等不同层面的多维的复杂的多系统损伤。结合络脉行气血、溢奇邪特性，可以微循环障碍作为脑络损机制研究的切入点，立足于病脑气络、病脑血络，其中不仅涉及脑微血管管腔改变，血管内皮细胞形态变化等有形之结构病理改变。亦有血液流变学、神经-内分泌、免疫网络、线粒体破坏能量代谢障碍等相关功能异常。

血液流变学异常，载脂、载氧能力障碍等功能改变，是气血环流体系整体功能受损的体现，与早期整体络损病理机制相类似。血液流变性是维持脏器和组织正常血液灌注，正常代谢功能的重要条件。血液流变学异常所导致的高脂血症和高凝血症是心脑血管疾病的主要病因之一；而且血液流变学异常在引发心脑血管疾病的同时，机体所处的病理状态会进一步促进血液流变状态的恶化，形成恶性循环。

在急性脑梗死缺氧应激反应等作用下，神经-内分泌-免疫网络失调，相关因子异常分泌，一方面可直接发挥其毒性效应，加速神经元坏死；另一方面作用于血管内皮细胞，致其水肿、凋亡，血管管腔狭窄，血供异常，加重缺血缺氧。在脑梗死损害过程中，它们既可直接作用于缺血组织局部，参与脑损伤及损伤修复，又可经循环系统运送全身，广泛分布于中枢、外周神经及全身血管系统，发挥其生物活性作用。因此，神经-内分泌-免疫整体调节网络失调，是多靶点病变的病理基础，与病络机制相吻合。线粒体是细胞能量代谢的一种重要细胞器，通过氧化磷酸化为细胞生命活动提供能量。脑是机体代谢最旺盛的器官，而本身几乎没有储备氧及能量的功能，因而对缺血缺氧的耐受性极低。在急性脑梗死损害过程中，线粒体破坏、能量代谢障碍是细胞凋亡的重要因素，体现出络损气血失运之特性。

邪正消长是中医发病学中一个重要的理论观点，毒损脑络，正气抗争，是内毒损络过程中重要环节。脑缺血缺氧在诱发众多毒性效应的同时，也产生了一些内源性神经保护机制抑制损伤。而这种内源性神经保护最好的研究范例是缺血耐受现象。在脑梗死损伤过程中，诸多生物因子被调动，如生长因子、抗凋亡因子、自由基清道夫、钙缓冲等以抵御损伤。因此，对于脑络损机制的研究以血管内皮生长因子（VEGF）及其受体系统为代表的新生血管增生的纳入不可或缺。

毒损脑络标示着毒邪的性质、邪入途径和部位、机体的状态、疾病的轻重变化，体现着机体内相关物质基础由此而发生的动态变化，表现为病因联系病机的动态过程。我们采用线栓法建立大鼠大脑中动脉阻塞缺血再灌注模型，选取缺血 1.5 小时分别再灌注 3、6、12、24、72 小时共 5 个时间点，观察相关指标动态变化，以模拟急性脑梗死病理损害过程。研究发现，各时间点大鼠皮层脑组织 6-酮-前列腺素 F1α（6-Keto-PGF1α）与血栓素 B₂（TXB₂）异常改变，二者比例失调，其中 6-Keto-PGF1α 先呈下降趋势，于 3 小时降至最低，随后上升，并于 24 小时达到高峰；TXB₂ 呈上升趋势，于 24 小时达到高峰；二者比值呈下降趋势，且于 3 小时为最低；VEGF 表达呈上升趋势，于 24 小时达到高峰；血浆纤维蛋白原（FIB）亦明显升高，并于 24 小时达到高峰。除上述微循环功能相关指标异常改变外，病理形态学观察可见各时间点大鼠皮质脑组织均可见不同程度微血管内皮细胞肿胀，血管腔狭窄，神经细胞和血管周围间隙增宽，其中尤以再灌注 24 小时病变最为显著，伴见线粒体肿胀，嵴断裂、溶解，神经元、胶质细胞明显水肿，胞质呈不同程度的空泡样改变，呈现一派毒成络损、形质败坏之象。由上可示，毒损脑络是一动态病理过程，一旦毒邪生成，非但有功能障碍之毒损气络，更有结构破坏之毒损血络，终致形质败坏，不可逆转。

112　脑心同治的毒邪理论

　　"脑心同治"是应目前心脑血管疾病的治疗现状而提出的具有治疗指导价值的学说观点，而"毒邪"理论与络病学说分别是深入研究该理论的两个要点。"毒邪"作为一个传统医学的名词容易被民众所接受，并引起了世人的关注，但是在实际工作中毒邪无论是从理论还是在临床操作中均尚存诸多疑虑，直接影响着理论的有效性及指导意义。对此学者李俊哲等从如何规范和明晰毒邪学说的理论内涵及如何发挥毒邪理论的优势回归临床的两个方面提出了有益的见解。

　　随着社会、经济的发展和物质水平的提高，脑血管疾病和心血管疾病发病率和死亡率在逐年增加。目前，两种疾病均居于我国居民致死疾病病因的前 5 位。由于两者同属循环系统疾病，又有诸多相同的危险因素及相似的发病机制环节，故心脑血管疾病常被视为同一范畴的疾病而被提及。从临床角度而言，寻找到对心脑血管疾病均行之有效的治疗途径或手段对于缓解逐步老龄化的社会压力、节省社会卫生资源与开支无疑具有十分重大的现实意义。而中医强调整体观念，经过近年来不少医家对经典文献的挖掘整理以及结合众多个人见解，逐渐形成了"脑心相关"学说，并出现了两病同论同治的学术发展势头。

毒邪理论是"脑心同治"的两个要点之一

　　提出"脑心同治"观点的实际价值之一，是在于把不同系统的复杂病变在临床中寻找到相同的规律，从而希望能给予相同或相似的干预措施达到异病同治的效果。因此，寻找两者的共同规律十分必要。心脑疾病分举冠心病和脑卒中为例，两者同属慢性血管病变，都经历了由量变发展为质变的过程，具有在长期相对稳定的基础上突发急性事件的共同特点，临床发病特点十分相似。发病过程中涉及了两个关键要素，一是疾病发生发展的基础；二是导致疾病病情突变的病因。

　　正是基于以上认识，多数医家推崇以"络病"和"毒邪"作为深入研究"脑心同治"的切入点，认为是进一步提高其疗效的突破口。其中，络脉即是贯穿病变过程始终的病理基础的实质，其内涵应包含了急性事件发生前危险因素的控制与血管病变本身；而毒邪则是导致急性事件发生的病因，因其临床表现有起病急、病变复杂疑难、病势凶等特点故以"毒"命名之。此两者的合一，即是目前业界研究心脑血管疾病的要点所在。

　　而又由于现代生活与居住环境的污染恶化，饮食结构的失衡，生活方式的改变等原因，一些难治性疾病如心脑血管疾病、癌症、艾滋病等越发常见，中医发病与"毒"有关的疾病不胜枚举，加之"毒"作为一个传统医学的名词很容易被民众所接受并简单理解成废物、垃圾，现今所谓的具有清毒、排毒功能的诸如药品、保健品、美容化妆品等中医药行业衍生物令人目不暇接。所以，毒邪引起了世人极大的关注，但是在实际工作中发现毒邪无论是从理论还是临床操作中均尚存诸多疑虑。其实，关于心脑血管疾病，毒邪理论古已有之，散见于历史文献当中，众多学者早有专文予以论述，但将毒邪作为至关重要的病因，将其视为问题的关键，这种地位的提高却是近年的事情。

　　毒邪之名用来概括心脑血管疾病特点始见于 1997 年，王永炎院士针对脑血管疾病临床治疗中的难点与疑惑，着重谈到必须重视"毒邪"的作用。随后其研究团队逐步提出了瘀毒阻络是中风形成的病理基础，遂有了"毒损脑络"病机假说。

　　无独有偶，基于近年来对冠心病病理生理机制的深入，中医在病因认识方面亦突破了以往"血瘀为主"的观点，陈可冀院士及其研究团队借助国家 973 资助课题，首次针对急性心血管事件提出"瘀毒致变"假说。

关于毒邪理论的思考

从上可以看出，毒邪致病学说是学者们在临床实际中观察并总结出的宝贵经验，是对中医学的理论创新，其整理与挖掘对于进一步提高心脑血管疾病尤其是急性期发病具有非常重要的意义。但毒邪理论仍有很多值得思考与完善的地方。

1. 如何规范和明晰毒邪学说的理论内涵：目前业界虽针对毒邪的病因病机作了不少的详细探讨，但结论仍趋于分散，难以统一。基本能够得到众多学者均认同的观点是毒的广义性质，认为毒应具备凶险、繁杂、难治的特点。但在对毒的具体辨识及认知上，却存在着诸多分歧，李俊哲等通过查阅文献，着重归纳为以下几个方面：①是否主张把"毒"概念泛化，认为"邪"就是"毒"，可以包括所有的致病因素。如姜良铎等把毒定义为一切对机体有不利影响的因素，将毒的涵义扩展到所有病因，认为与广义之邪无别；②现代医学难治病之病因统冠之以"毒"是否合适。如糖尿病称糖毒、癌症称癌毒、代谢综合征称脂毒，文献中此种倾向比比皆是，其名称由来及定义界定尚未明确；③关于毒的治疗采取怎样的手段与办法，或者说解毒、排毒在临床上如何体现。如有学者提出解毒当指祛除蕴结不解或亢盛已极之热邪；也有提出以"打通管道"作为总治则，具体治法是"排毒解毒调补"。又有认为毒邪不仅是清热解毒一法论治，性属阴、寒、虚者应当振奋或扶助阳气以升阳解毒；通过总结以上的异同比较，不难发现关于毒的认知分歧较大。即便是众多国内中医界的知名学者尚且无法一致，命名的随意性较大，换言之连研究对象尚不清楚，却要热衷于研究这个未知物的发病机制，甚至提出解决办法，是很困难的，故而规范毒邪的理论内涵显得尤为重要。

有鉴于此，提出 3 点建议。首先，应当明晰毒邪的概念范畴。从古至今有关毒邪的文献资料中很多，其概念范畴也很广，如何针对相对混沌与笼统的毒邪概念作一系统的整理与规范实有必要。李俊哲等参考诸多医家观点，认为应当抓住 4 种含义，2 种类型。4 种含义：①指病因。如《素问·生气通天论》云"虽有大风苛毒，弗之能害"。②指病理产物及致病因素。《神农本草经》中拔毒、解毒、攻毒、化毒等。清代尤在泾《金匮要略心典》"毒，邪气蕴结不解之谓"，说明毒是由于六淫邪气侵袭人体后不能及时解除而产生的毒物。③指病名。如"丹毒""蛊毒"之类。④指药物或药物的毒性或峻烈之性。如《本草纲目》中记载药性的"有毒""无毒""有小毒"。而本文所说"毒邪理论"主要是作为病因而言，故作病因论应当是研究之重点，其又可分为两种类型。即按毒邪的来源可分为外源性毒邪和内源性毒邪。外感之毒包括疫疠为毒，六淫化毒，气候、环境污染之毒；内生之毒有痰毒、瘀毒，现今所谓癌毒、脂毒等亦可属于此类之分。尽管上述分类仍略显粗糙，但明晰概念范畴的工作是前提，是基础，且十分重要。此工作能为毒邪的理论研究构建框架，会使模糊笼统的研究有迹可循、条理清晰，已有的研究成果更容易归类，能让后来的研究者更容易发现不足而更好地找准切入点，既可避免研究的重复，也能使成果更快地系统体现。

其次，应当把临床表征作为毒邪理论的研究主要方向。由于毒的概念产生于古代，夹杂了文史与哲学范畴的内容，无论是从认识的角度或是临床治疗的反馈而言，主观成分占了相当大的比例，个人切入的角度不同，结论自然见仁见智了，如毒与热、毒与瘀的区别有时仅仅是程度问题，真要严格区分非常困难。所以，研究重点不应以实证研究性质将毒与某物质画等号。毒虽有物质基础，但绝不是单一物质，而应当将研究的主要方向放在物质杂合后综合的反映中。所以，研究重点不应过分从还原论观点及生物学角度进行细化，将研究重点放在总结归纳毒邪为患反映出来的临床表征是毒邪研究的出路之一。能对临床表征做出提前预判，在发病之上游加以识别及预防，就对病变的进程进行有效地截留甚至逆转，必将发挥中医治未病的特色与优势。

再次，需明确与完善毒的病因网络的概念，理清病因网络的各因素间的关系及作用。毒是一个庞大的病因网络，是对诸多病因选取并提炼出的一类有着相似内涵的物质的概括。故工作重点不应是把现代疾病与毒简单机械的整合，并非单纯提出癌毒、脂毒、糖毒等新名称，仅仅为"求新"就将疑难、重大疾病挂上"毒"的招牌，深究起来似无实质性意义。而应当完善毒的病因网络，理清病因网络的各因素间的关系及作用，通过临床实际探讨在不同的疾病中主要因素是哪些，毒邪在不同疾病发生、发展、演变规律如何等，通过异性寻找共性，最终实现构建清晰的网络结构树来阐释毒之谓何、毒之变化与异同，在现阶段显得尤为重要。

2. 如何发挥毒邪理论的优势回归临床： 中医学理论的宝贵在于理法方药是一脉相承的，如果光在理论上原地转圈，所谓创新是没有价值的。毒邪理论亦当如此，它的提出理应对解决临床实际困难起到指导意义，但在实践中不难发现毒邪理论研究与临床的脱节。例如，在现有的中药与方剂书籍中，查找与"毒"发生联系的中药与方剂十分有限，除了零星见于个别有毒的药物，即中医所讲的"以毒攻毒"，如全蝎、蟾酥等，其余则多半集中于清热解毒药物与方剂中。这并不说明毒只有"热毒"，却是恰恰反映了在现阶段，由于对毒的认识尚未形成系统认识，治疗所谓的"毒"，缺乏特异性与针对性，所谓解毒变成了空中楼阁，这是值得深思的。而有言解毒者多不离几个总治法，即"清热解毒""利湿化浊""活血化瘀"，学者们提到的诸如"解毒""排毒"，按其原意全可凭清热、化痰、通腑、祛瘀等治法单独或联合实现，难道所谓之毒换言之就是热、痰、瘀？或是众多病理产物的叠加或综合？它们之间的差别是什么？毒之称谓之优势又在何处？相比之下，后者的治法更为明晰、可操作性更强，那所谓"解毒"等意义有多大值得商榷。

故针对于此，首要任务应当挖掘与毒相关的特异性药物。正如前所言，中医学"毒"理论在指导临床治疗上明显滞后，以致中医特异性解毒方剂、药物的不足，特效解毒药物研究的阙如。由于中医药理法方药有其统一性，故如在前面所言，在充分整理了毒的概念及其延伸理论后，寻找特异性药物就变得有可能。应当注意的是药物的筛选不应当仅仅局限于古籍经典的针对药物带有"解毒"等字眼描述上，而应当通过临床总结，把针对某种疑难疾病有确切疗效的药物归到这一类来。

此外，充分发挥与合理拓展中药归经理论，以增加临床疗效为主要目的将之推广。如以往中医学经典对脑的认识属于奇恒之腑，不属于传统五脏六腑范畴，药物归经历来无归脑的说法，由于中医特殊的理论体系，强调理法方药的一致性，所以在临床上对于辨治脑病时遇到了不少困难。既然明确提到脑心同治，一方面应当充分总结各家经验，另一方面不妨大胆利用现代科学手段求证，努力探讨中药归经入脑学说，甚至挖掘心脑两经同归的药物，与时俱进地将中药归经理论适当加以创新，推动中医的发展还有，寻求络病学说（致病基础）与毒邪理论（致变因素）的联系，总结发病规律。如前所提，"络病"和"毒邪"是脑心同治的两个关键要素，但目前两者研究相对独立，国内对之有效结合的研究十分欠缺，如若要对"脑心同治"进行深入探讨，围绕两者的结合点来研究是极有建设性意义的，二者不应割裂。

目前，络病理论由于起步稍早，也得到国内较多学者的认可与支持，发展势头良好，已经取得不少研究成果，但相对而言，毒邪理论尚欠完善与深入。在临床的实际工作中，不难发现络病到毒变这一量到质的过程，涵盖了"毒邪"之未病—酿病—已病—病重全阶段，只是络病侧重于发病前的部分，故研究毒邪可以利用已有络病良好的研究基础作为铺垫，加快研究的深度与广度，尤其在总结发病规律上有很多值得借鉴的地方，如探讨导致毒变的前期络病基础，探讨毒变与地域、环境、气候、人群特点的相关性等。了解这些，有助于明确毒邪致病的人群的易感性、地域的高选择性、环境气候等干扰作用等问题，重点解决了未发病阶段毒邪好发的诱因及临床转归，利于发挥中医治未病优势特点。

"脑心同治"学说包含了近年来中医学界的智慧结晶，可能成为中医治疗疑难性心脑疾病的一个突破口，应该加以重视及挖掘内涵。

113　从毒邪论阿尔茨海默病病因病机

　　老年性痴呆，是一种神经退行性疾病。临床以痴呆为主要特征，包括不同程度的记忆力、感觉能力、判断、思维能力、运动能力等受损，以及情感反应障碍和性格改变。在我国 65 岁及以上的人口阿尔茨海默病的患病率为 4.8％，阿尔茨海默病已成为继心脏病、肿瘤和中风之后的第四位死亡原因。自发现近 100 多年来国内外学者从生物化学、基因学、神经病理等多个领域开展广泛研究，但病因及发病机制仍不明确。中医本着其整体观念，辨证论治的特点对阿尔茨海默病病因、病机有独特认识，历代医家从肾虚髓减、肝气郁结、气机失常、痰阻、血瘀等探讨阿尔茨海默病的发病机制并提出了相应的治法，虽然取得了一定的治疗效果但缺乏新的突破。近年来现代医学和中医在阿尔茨海默病的防治研究中达成的共识，都认为阿尔茨海默病是多因素导致的多环节功能失调从而使多脏器功能受损，故在临床上表现为顽固、复杂、多发、内损脏腑、多种因素相互依附等。这与"毒邪"致病的特点非常相似。故认为"毒"在阿尔茨海默病的发病中有着极其重要的作用。学者史晓玲就阿尔茨海默病的病因、病机从"毒"的角度进行了论述。

古今文献对毒的认识

　　《说文解字》云"毒，厚也，害人之草"，毒本义指毒草、有害人、厚重之性。可见毒为有害之物的总称。《康熙字典》引申此意疏曰"恶也，一曰害也、痛也、苦也、恨也、药名"。《辞源》解释为"苦恶有害之物、伤害、痛、恨、猛烈、强烈"。中医学对"毒"的认识更加广泛，主要涉及药物或药物的毒性、病因、病证、治法 4 个方面：①指药物或药物的毒性。如《素问·五常政大论》云"能毒者以厚药"。②指病因。如《素问·生气通天论》云"虽有大风苛毒，弗之能害"。③指病症。如阴阳毒、脏毒。④指治法。如解毒、以毒攻毒、排毒。姜良铎认为凡是对机体有不利影响的因素，无论来源于外界或体内统称为毒。这与中医学中的"邪盛谓之毒"的观点相似，故又称"毒邪"。刘更生将毒邪归为外毒、内毒，又将外毒分为邪化之毒、毒气、虫兽毒、药毒和食毒。李运伦亦认为外毒指由外而来，侵袭机体并造成毒害的一类病邪。内毒是指由内而生之毒，系因脏腑功能和气血运行失常，使机体内的生理产物或病理产物不能及时排出，蕴积体内而化生，如痰毒、瘀毒、热毒等。王永炎则认为，邪气亢盛，败坏形体即转化为"毒"。毒系脏腑功能和气血运行失常使体内的生理或病理产物不能及时排出，蕴积体内过多而生成。现代毒物学认为凡进入机体后，能与机体器官、组织和细胞发生某些作用，破坏机体正常生理功能，引起机体暂时或永久的病理状态的物质称为毒物。

阿尔茨海默病因毒而生

　　阿尔茨海默病属中医学"呆病、文痴、郁证"等范畴，该病病因病机，《灵枢·海论》云"髓海不足，则脑转耳鸣，胫酸眩冒，目无所见，懈怠安卧"。认为本病是心脑功能衰退、脑髓不足所致。现代医家在继承前人经验基础上，认为本病是一种全身性疾病，病位在脑，与五脏功能失调密切相关，以本虚标实，虚实夹杂为其基本病机。谢颖祯认为肾精气虚，痰瘀互结，阻滞络脉为痴呆发生的病理基础；痰瘀蕴积，酿生浊毒，败坏脑络脑髓，为痴呆发生发展的主要机制。马寰认为肾毒、瘀血内阻是痴呆发展的基础，痰浊壅滞、化热生风。认为痴呆病情波动的重要原因；浊邪蕴积，酿生浊毒为痴呆病情加重的关键。近来现代医学对阿尔茨海默病的病因病机，认为阿尔茨海默病的发生与 Aβ 沉积导致的一系列神经毒性反应有关。正常情况下一定数量的 Aβ 对人体是有益的，但超过一定数量就会产生神经毒性。这种神经毒性级联反应表现为 Aβ 可以通过氧应激作用，参与炎症免疫作用，破坏离子的平衡等多种机制引发细胞凋亡、坏死。细胞死亡后产生多种细胞因子，如白细胞介素 - 1、肿瘤坏死因子等可进一步激活小角质细胞对神经细胞产生更大的毒性，最终使大量神经细胞凋亡和萎缩引起认知功能下降，进而发生痴呆。这与中医学对内毒的理解是一致的。由此可以推测，阿尔茨海默病的发生与外来之毒的侵袭和机体的遗传易感性及机体清除内外之毒的能力下降有关。人体脏器随着年龄的增加功能下降是一个生理过程。故阿尔茨海默病是在人体脏器功能下降的基础上加之外毒的侵袭，内毒的生成增多，清除不足，使人体的稳态失衡。许多物质超出了其生理需要量而成为内生之毒。现代神经病理生理学、分子生物学、神经生理及神经解剖学证实，在阿尔茨海默病的发生与发展过程中与脑的微循环及神经细胞的内环境变化有关，且与超氧自由基的攻击、兴奋性氨基酸的增加而产生的神经毒性作用密切相关。这里的"神经毒性"与我们所说的"内生之毒"实属一物，其作用后果都是造成了脑组织及功能的损害，产生了智能下降的疾病。

阿尔茨海默病内生之毒的产生及致病机制

阿尔茨海默病内生之毒是在年老体衰的基础上加之长期七情内伤，脏腑气机功能失常，劳逸失调而产生的痰、瘀、热等病理产物。这些病理产物不能及时排除，日久蕴积转为毒邪。或与外感、六邪等外毒相合，内外相引，侵犯脏腑；或使五脏虚衰，气虚血瘀，耗伤精液，败坏形态脉络最终出现虚实错杂、标本互见的阿尔茨海默病诸症。故痰毒、瘀毒、热毒既是阿尔茨海默病之因，又是阿尔茨海默病之果。而且还是病情加重及其慢性合并症以及发生兼证、变证的重要因素。

1. 痰毒的产生及致病机制：痰浊，源于脏腑功能失调，津液代谢失衡的病理产物。一旦形成则迁延难解，日久不去，籍气而行，上逆巅顶，下注阴器，影响经脉血液的周流灌注，脏腑气机的升降出入。痰积体内，则滋生百病。痰浊上行壅塞蒙窍，深匿于心使人神志不清，心神不明，发为呆病。陈士铎《辨证录》说"痰积于胸中，盘踞心外，使神不清而成呆病矣"。

2. 瘀毒的产生及致病机制：中医学素有"久病必瘀"，虚久之瘀，老人多瘀之说。血瘀可由多种因素引起。阿尔茨海默病瘀毒主要与衰老和七情失常有关。①老年患者脏器虚衰，脾胃功能失常，气血生化不足而致气虚，气虚则推动无力，血行不畅；血瘀滞体内成瘀毒。②老年郁怒伤肝，脏腑气化功能失常，气滞而为瘀。此外出现阴阳失调，阳虚生寒，寒凝血滞；阴虚内热，灼炼阴血，血涩难行等均又可蕴成瘀毒。唐容川血证论瘀血中载"瘀血攻心，心痛，头晕，神气昏迷凡心有瘀血亦令健忘"。瘀阻心脑能引起心神不安，健忘痴呆。

3. 热毒的产生及致病机制：人至老年肾虚精亏，肾本寒，虚则热。《素问玄机原病式》云"肾与膀就属水，虚则不能制火"；"盖阴水既衰，则阳火自盛而热"，所以肾虚则热。再者：老年人由于老年体虚、肝肾阴亏、脾阴不足，属"阴"的物质普遍亏少，阴虚则阳亢，阳盛则热。再者：①痰浊形成可阻滞气机，湿邪久郁，不得宣化，在一定条件下可华为火热。②瘀毒为有形之邪，易阻滞气机，郁而化热。热性炎上，故火热之邪上交易侵犯头部，使神明受扰，影响到脑主记忆、思维等功能而发生老年性痴呆。

在阿尔茨海默病发病发展过程中，诸邪并非孤立为患，而是一个互相影响、相互搏结的病理过程。痰毒可致瘀毒。瘀毒也可化为痰毒。痰毒、瘀毒可转化热毒。热、痰、瘀毒常相兼夹，滞留于正气亏虚之处，若脑髓失养，热、痰、瘀等毒邪有机可乘，可壅塞脑窍发为痴呆。

阿尔茨海默病发生发展的重要因素

　　肾虚是阿尔茨海默病发生的病理基础，而痰浊停聚和脉络瘀阻后化毒为害，产生的"内生之毒"则为阿尔茨海默病发生发展的重要因素。肾虚与诸邪相合，互相影响，交互为患，形成虚与痰、瘀、热毒邪恶性循环的有害网络。虚为肾精虚衰，实为毒邪蒙蔽清窍，髓海失养，灵机不运，究其根源仍当责之于肾。而痰、瘀、热等毒邪作为脏腑功能衰退的病理产物，一旦形成，相互搏结，反过来又可阻碍气机，耗伤正气，影响气血的运行，使肾精亏耗，加重正气耗伤。

　　阿尔茨海默病病位在脑，病性总属本虚标实。肾精亏虚为其本；毒侵脑府，蒙蔽清窍为其标。肾虚与痰、瘀、热等毒邪互相影响为其发病的主要病理机制。而邪气的存在则是阿尔茨海默病迁延不愈的重要因素。治疗上，应首当以解毒驱其邪毒为主，辅以补益虚损、填精补髓为原则。解毒的方法根据本病热毒、痰毒、瘀毒，尤以热毒为主蒙蔽清窍的病机特点以清热解毒法为主，兼化痰解毒、活血化瘀解毒。并将上述解毒法治法和滋补肾精法结合贯穿于治疗阿尔茨海默病的始终，如此兼顾标本，方可"邪尽正还，神明复主"，达到提高患者生活质量、改善临床症状的目的。

114　论毒邪和血管性痴呆

　　血管性痴呆（VD）是缺血导致的脑组织缺氧和出血导致的脑损害所引发的一种以认知功能受损为核心症状，主要表现为获得性认知能力受损，记忆功能下降，情感交流障碍，注意力不能集中，定向功能缺失，人格改变，行为举止异常，缺乏激情，社交及生活自理能力低下等。随着人口老龄化不断加剧以及脑血管疾病患病率不断升高，VD患者的数量正日趋增加。目前西医对本病尚无有效治疗方法。近年来，现代医学和中医学在VD的防治研究中已逐步达成共识，认为VD是由数种因素引发多脏器，多环节功能受损，所以，临床中常呈现出多病因、病情顽固、症状复杂多样等多种特点。这与中医学"毒邪"致病的特点非常类似。学者骆殊等从"毒邪"的致病特点与血管性痴呆发生的关系及治疗中的意义作了阐述。

毒邪的概念和致病特点

　　"毒"泛指对机体有不利影响的物质。中医根据来源不同分外源性与内源性，如王冰在《素问·五常政大论》注云"毒者，皆五行标盛暴烈之所为也"。指六淫邪气过甚时可化而为毒。清代尤怡在《金匮要略心典》中曾云"毒，邪气蕴结不解之谓"。说明邪气不及时祛除，蕴结日久则可化生为毒，因而产生了"邪盛谓之毒"的观点。刘更生则指出凡脏腑功能紊乱，阴阳失调，致气血津液运行不畅，使机体不能及时排出内生的生理或病理产物，蕴积于体内而成毒，如寒毒、热毒、火毒、痰毒、湿毒、瘀毒等。王永炎认为，过于亢盛之邪气，既能败坏形体，亦可转化成"毒"。"毒"的致病力强，起病急，病情变化迅猛，易伤脏腑，耗损阴精，损害形体，可致筋肉萎废不用，或脏腑功能受损甚至衰竭，日久入络，胶结顽固。同时，"毒"又具有浸润性和蔓延性，根据侵犯脏腑和经络的不同可导致各种病理变化与临床表现，因而"毒邪"致病变证多端。

毒邪与血管性痴呆

　　多发梗死性痴呆是VD最常见的类型，因而VD的发生与缺血性中风病的发生关系密切，二者在病机方面互有关联和影响。中风病证候学的研究表明，痰瘀互阻在整个中风病的发病过程中贯穿始终，而VD是因中风之后，瘀血痰浊蕴结，日久化而为毒，阻滞脑络，损坏脑髓，致神机废退，逐渐发展而来的。因此，毒邪是导致VD发病重要的病理因素。

　　近年来很多中医学者开始着眼于研究"毒邪"和VD发病的关系。王永炎指出，虚、痰、瘀日久相互蕴结，是导致VD的病理基础，且病久深入脑络，致脑髓败坏，第一次明确提出了"毒邪"和VD发病的关系。张伯礼则认为，VD患者与中风病患者在体质因素上拥有很多相同之处，它们的发病机制同样有类似之处，均系痰瘀胶结，浊毒内生，阻塞脑络，致清窍失养，脑髓败坏，神明不用。任继学提出，VD实为"脑中血海"受损，瘀血内阻脑络，致使内风涌动，统领火热邪毒，毒害脑髓，致神机不用，元神受损。我们在多年研究的基础上认为，痰瘀互结痹阻脑络，脑部络脉日久不畅，必然化生热毒，如是痰、瘀、热毒相互为患，损伤神明之府，导致脑髓消减，引发痴呆。又根据VD起病突然，发病后常呈现出波动性和间断性加重的特点，总结热毒为甚是VD发病急性期或波动期的病机特点，痰瘀化热，毒损脑髓是病理关键，从"急则治标"的治疗原则出发，提出清毒活血化痰是治疗VD急性期或波动期的基本法则。现代研究表明 VD 在急性期或波动期，会有大量代谢产物产生，如氧自由基、一氧化氮、兴奋性氨基酸、多种细胞间黏附分子等，而这些病理性产物与中医"毒"的概念非常类似，这些炎性物质的堆积，以及毒性产物的释放，都会加剧神经细胞的损伤，是导致患者智能障碍的重要因素，此时若进行积极干预，可以很大程度上减轻炎症反应、降低病理性产物对脑组织的损害，使患者的后遗症得到最大程度减轻。

从毒邪论治血管性痴呆

有资料表明，急性脑缺血后星形胶质细胞会分泌产生大量炎性介质，如 IL、氧自由基、TNF-α、炎症趋化因子等，这些介质会介导外周中性粒细胞向血管内皮趋化、黏附、渗透，并向缺血区域的脑组织浸润，它们广泛参与并介导了由缺血导致的脑组织损伤。另一些炎性介质如 IL-1β，可通过刺激内皮细胞，使其大量表达白细胞黏附分子，使得血管内皮下被大量白细胞黏附，毛细血管通透性下降，红细胞难以通过，既加重了脑组织缺血，又破坏了血脑屏障通透性，加重脑水肿，形成恶性循环，同时，激活的白细胞及其病理产物，如蛋白酶、胶原酶以及大量毒性氧自由基，又会对脑组织产生直接损伤。是导致患者智力障碍的重要因素。故清除这些有毒的代谢产物可以大大减轻脑内神经元的损伤。

临床研究报道中已有针对"毒邪"治疗血管性痴呆的研究，如"脉络宁"能清热养阴、活血化瘀，原为治疗血栓闭塞性脉管炎、动脉硬化性闭塞症等，后发现又可治疗脑梗死及后遗症，现今又证实对 VD 也有疗效。吴颢昕等在相关研究中，针对血管性痴呆痰瘀互结化热，酿毒损髓的病机特点，结合临床实践，以清毒活血化痰为治疗大法，以板蓝根、葛根、郁金、凌霄花、薏苡仁等药物组成清毒活血化痰复方，临床治疗 VD 取得了较好疗效。实验中我们发现，清毒活血化痰复方可以通过降低 VD 模型大鼠 ICAM-1、血清毒性氧自由基、NO 的表达，以减轻 VD 模型大鼠脑内炎症损伤，达到消毒的目的和治疗效果，并可改善模型大鼠的学习和记忆功能。该方还能抑制内皮细胞 OGD/R 模型 NF-κB 和 STAT3 表达的作用，减轻 OGD/R 对内皮细胞的损伤，促进内皮细胞 OGD/R 模型的细胞增殖。提示由多发性脑梗死所导致的 VD 动物模型体内有毒物质会显著增多，导致脑血管调节功能下降，这些有毒物质参与了 VD 的发病过程。而清毒活血化痰复方的干预，可以有效抑制这些有毒性物质的产生，减轻其对脑组织的损伤，缩小梗死灶范围，有效减轻由脑血管疾病所后期的智能障碍。

VD 发病过程中所涉及的病理因素较多，病机复杂，但痰瘀互结，化毒损脑是该病发生的关键，因此，要强调清除毒邪在 VD 治疗中的意义，但这并不意味着"毒邪"是 VD 发病的唯一因素，更不能说临床治疗中仅此一法。由于患者自身体质的差异，痰瘀产生时间长短不一，化生的毒邪亦轻重不同。因此，临床中还可以兼杂其他不同证型。

115   论毒-管道-脏腑理论对癫痫的诊治意义

癫痫是一种发作具有突然性、持久性、反复性、难愈性等病理特点的脑部顽疾，临床表现以突发意识丧失，甚则扑倒，不省人事，强直抽搐，口吐痰涎，两目上视或口中怪叫，移时苏醒，一如常人为特征。我国癫痫患病率为 7.0%，这就意味着目前至少有 910 万名癫痫患者。癫痫的防治一直是神经内外科的一大难题。近几十年来，尽管现代医学对癫痫认识和治疗取得一些进展，但其总体治疗效果仍未取得明显突破。而中医药治疗癫痫具有独特优势与疗效，因此越来越多的癫痫患者开始寻求中医药防治策略。

中医学认为癫痫的发病，病理因素总以痰为主，每由风、火触动，致痰瘀内阻，蒙蔽清窍为主而发病。病机以心脑神机失用为本，风、火、痰、瘀为致病之标，目前大部分医家治疗本病多从"风、火、痰、瘀、虚"入手。也有部分专家和学者在继承前人古方和验方的基础上，结合自己的行医经验，提出了一些新的治法治则及处方中药。但目前中医医家对癫痫的认识并不完全统一，治法大都以师承为主，治疗效果并不理想，缺乏系统科学的中医理论指导。而广东省中医院梅广源教授等提出了"毒-管道-脏腑"理论，对临床上多种急危重症的诊治有指导意义。学者黄琴等结合癫痫发病的核心病机和诊治关键以及临床实际，对癫痫"毒-管道-脏腑"理论进行了阐述。

毒-管道-脏腑理论的基本含义

"毒-管道-脏腑"理论是在姜良铎教授"毒""管道"等理论基础上总结而来的深刻的、系统的中医理论。该理论主要认为人体脏腑组织通过体内各种管道发生形态和功能上的联系，同时体内脏腑也可通过体表管道系统与自然界发生物质、能量、信息等结构和功能上的联系，这与中医学的"天人合一"思想相印证，同时也与中医学的整体观相契合。

1. 毒的含义：关于毒的理解，姜良铎教授认为，凡对机体有不利影响，不论是来源于体内还是体外，均称为毒，内毒源自体内，多为先天之因，如胎产之伤，抑或体内脏腑功能受损，继而产生病理代谢产物，直接影响机体脏腑功能；外毒则源于体外，常见有跌扑损伤，六毒侵袭，继发于他病等，这些外毒可侵入肌体形成内毒，变为致病因素干扰脏腑功能，另外，若病程缠绵，内毒不能及时清除，聚积于体内，又可成为致病之因，所以毒邪往往既是致病因素又是病理产物。

2. 管道与脏腑的含义：脏腑是机体最重要的功能单位，五脏、六腑及奇恒之腑均蕴含其中。而管道是指机体的管道系统，它主要包括体表的管道，如五官七窍、腠理毛孔、经络血脉，以及体内的所有管道。体内管道既包括独立于脏腑之外的管道，如息道、谷道、脉道等，亦包括存在于脏腑之内的管道，如肺络、心络、肝络、脾络、肾络等。脏腑内外的管道互为相通，体表同体内的管道亦互为相通，机体整个管道系统构成统一的整体。正常生理状态下，人体脏腑通过管道系统与其他脏腑互相联系，共同完成脏腑气化，源源不断产生精气，精气通过体内管道系统输送至全身，同时机体也通过体表管道不断地同外界进行物质、能量及信息的交换。

3. "毒-管道-脏腑"的形成：人体精气、管道、脏腑这三者紧密联系，使机体形成相对平衡的稳态。脏腑组织经由管道连接，共同维持机体正常功能，并借以管道的启闭，沟通体内脏腑与外界环境，此为人体生理状态，即"精气-管道-脏腑"状态。然而当体内精气不足或过量或异位或遭受外邪侵袭时，则产生了邪毒，从而变为人体病理状态，即"邪毒-管道-脏腑"状态。外毒由管道侵入，与正气相争，若毒邪暴亢或正气虚弱，正气不能祛邪，则毒邪直入脏腑，最终导致机体发病。若管道本身不畅，不通则精气输布受阻，脏腑失养，同时管道不通则毒邪无法排出，毒力集聚，进一步损害脏腑及管道功能，也会加剧病情。可见机体发病与毒邪、管道、脏腑这三者关系密切，任何一种因素的改变，都可能会引起机体稳态的破坏而导致疾病的发生。

毒-管道-脏腑理论对癫痫的发病指导

1. 毒邪引动是癫痫发病重要诱因：癫痫的发病机制较为复杂，中医学认为痫之为病，病理因素总以"痰、瘀"为主，也就是"毒-管道-脏腑"理论中"毒"的范畴。痫之为病，病理因素往往由风、火等外毒引动，痰瘀等内毒继而形成，痰瘀蒙闭清窍而发病。刘茂才教授认为，除了痰邪之外，"瘀"也是重要因素，癫痫发作时，气血瘀滞，反复发作，耗伤气血且痹阻脉络。同时癫痫多为久病，久病则必瘀。现代医学也认为，症状性癫痫常见病因有外伤、脑血管意外、手术干预等瘀血内阻脑窍危险因素。而"痰、瘀"作为本病主要邪毒，毒之所到，病之所起，毒力强弱直接影响癫痫发病形式、病程长短以及疾病预后。结合现代医学对癫痫发病因素的认识，其中遗传性、结构性、代谢性改变为主要内在因素，故基因改变，皮层发育畸形，代谢性疾病为常见内毒；外伤性及感染性为重要外界因素，如出生期及围产期脑损伤、中枢系统神经感染、颅脑损伤等可归为外毒，因此毒邪引动与癫痫发病密切相关。

2. 管道不通、脏腑功能失调是癫痫发病的关键：管道为正邪剧烈交争之场所，而脏腑为机体功用的内在基础。管道一方面为机体精微之气提供输布的通路，故管道通畅则顺，毒邪不易滋生；另外管道也是邪气出入的路径，管道不通则毒邪集聚而为病。传统医学认为痫之发病，主因痰瘀内阻，蒙蔽清窍之重要管道而发病，脑窍蒙蔽，脑为元神之府，神机失用，故出现突然扑倒，昏不知人、口噤、四肢抽搐等表现。癫痫发作形式多样，表现不一，主要取决于脑脏神经元放电部位，当某一部位神经元（脏腑）功能受限时，出现异常放电，经由神经传导通路（重要管道）发生扩散，出现该脑区支配区域功能的失衡。以颞叶癫痫内嗅皮层-海马环路为例，当嗅皮层后的齿状回丧失某些过滤信息功能时，或海马受损伤出现硬化时，整个环路即放大同步化放电，传导至皮质，引起内脏功能、情绪反应及记忆功能的改变，从而出现各式临床发作，其发病形式可认为是经毒（内毒、外毒）诱导，引起正邪交争（神经元异常放电），并通过神经通路（管道系统）介导，从而造成脏腑功能失衡（各种发作形式）。再者，脑脏之自身病变，如局灶皮质发育不良、海马硬化等，造成相应部位神经元发育异常或丢失，使得脑功能异常，出现神经通路（管道）异常传导，而致癫痫发作，另外各种外伤、肿瘤、卒中、感染等外毒或遗传、代谢性等内毒影响也可诱发癫痫发作。由此可见"邪毒-管道-脏腑"之中任何一种因素的改变都可能会导致本病的发生，同时邪毒强弱、管道是否通畅及脏腑功能对癫痫的预后及转归具有重要影响。因此"毒-管道-脏腑"理论与癫痫发病关系密切。

毒-管道-脏腑理论对癫痫的治疗指导

"毒-管道-脏腑"理论不但对癫痫发病具有重要指导意义，同时对本病的治疗也具有重要指导意义。

1. 防毒避毒，积极预防：脏腑机体的抗毒能力有限，故先安未受邪之地很有必要。前已提及，痰瘀之毒邪既是致病因素也是病理产物。传统医学认为痫之为病，多责之于惊恐，而"恐则气下""惊则气乱"，大惊大恐，极易造成气机失调，脾胃升降失司，以致精微不布，痰浊内聚，日久成瘀，一经外邪诱导，痰浊瘀血可随风动，随气逆，随火炎，易蒙蔽清窍，发为痫病，故防毒要点之一即于母孕期避受惊恐，如《素问·奇病论》云"人生而有病癫疾……此得在母腹之中时，其母有所大惊，气上而不下，精气并居，故令子发为癫疾也"。另外还应避免在孕期服用伤胎之药，防止跌扑撞击，以免损及胎儿。再者，对于个体差异的癫痫诱发因素如劳累、睡眠剥夺、食用辛辣刺激之物，都应尽量避免，积极防毒避毒。西医认为癫痫是发生和进展最重要的原因是神经元的死亡，故有学者提出癫痫患者积极合理选用口服抗癫痫药物，具有一定神经元保护作用，另外有实验研究提出脑神经源性营养因子可降低癫痫发作率，由此可见，避毒防毒，是预防本病的前提。

2. 解毒灭毒，通调管道： 对于痫病的治疗，主要从痰和瘀论治，结合兼证，随证选方。痰瘀为毒，发作期当以解毒（化痰祛瘀）为主要治则，因证而异。毒之所聚，往往其气必虚。故在解毒排毒的同时要兼顾调节脏腑功能，同时管道不通也是本病重要发病基础，故通调管道亦不能忽略。具体而言，针对癫痫两大毒——"痰、瘀"：由痰邪作祟者，发作期急则治标，急需豁痰开窍，宜使用辛香走窜的祛痰开窍之品，休止期，应针对生痰之源，调养脾胃，补益肝肾，固护正气才能御毒外侵。瘀邪为害，则主要是针对反复发作患者，日久成瘀，应使用走窜力强的活血虫类药物，以通为用。针对"毒-管道-脏腑"理论的 3 个主要致病因素同时施治，才能达到较好的治疗效果。

而现代医学对本病的治疗，亦离不开本理论的范畴，如针对症状性癫痫的治疗措施中，对有明确颅内结构病变等符合管道不通病机者，如肿瘤继发性癫痫，脑血管意外、中枢系统感染、寄生虫等，常直接开通闭塞管道，恢复脏腑气机和功用，往往有立竿见影之效。再如海马硬化是颞叶癫痫最常见的危险因素，两者之间存在密切联系。有临床研究表明海马硬化多与外来损伤（外毒）有关，如颅内感染、热性惊厥史、围出生期损伤等，这些损伤使海马神经元（脏腑）变性，内嗅皮层-海马环路传导（管道）改变，导致癫痫发作。另一方面，癫痫发作产生的兴奋性氨基酸、热休克蛋白等内源性代谢产物（内毒）也可促进海马变性，癫痫反复发作或持续状态可加剧海马硬化，海马硬化时，神经纤维重组形成兴奋环路又进一步加重癫痫发作，三者互为因果。临床上对于明确诊断为海马硬化，易形成耐药性癫痫，常行切除手术治疗，以减弱环路传导，降低海马兴奋性，达到控制发作的目的；这一解毒灭毒（切除硬化海马），通调管道（减弱病理环路）治疗策略，临床疗效显著。对于治疗期间机体出现的不良反应，采取针对性措施，如服用抗癫痫药物出现的不良反应是由基因改变造成者，应早期选取针对该基因靶点的药物，尽可能减轻抗癫痫药物副作用，同时配合增强免疫力药物及营养脑细胞的药物（调理脏腑）可进一步提高治疗效果，提高患者生活质量。

3. 余毒调治，远期疗效： 癫痫不发时则如常人，因此在其休止期治疗主要以补虚治本为主，兼以祛邪。除调补脏腑，健运脾胃之外，往往要求患者饮食清淡，少食肥甘，减少痰邪滋生；同时保持心情舒畅，避免大惊大恐，怡养情志，避免劳累。现代医学也要求患者须遵医嘱服用抗癫痫药物，禁忌自行减停药物，2 年以上无发作患者在专科医师指导下考虑逐步减停药物，术后 2 年无发作的患者，同样建议 2~3 年逐步减停药物，以提高远期癫痫发作控制疗效。对于外毒（肿瘤、脑卒中、创伤后）继发性癫痫患者，在解毒灭毒之余，还要强调余毒调治，遗留肢体功能缺失者，宜早期行康复锻炼，恢复肢体正常功用；同样地，解化内毒过程中，除按时服用抗癫痫药物外，还应定期监测，关注脑电图状态，早期发现异常，早期进行干预。

4. 整体调理，综合治疗： "毒-管道-脏腑"认为机体是统一整体，毒、管道、脏腑三者间互为影响，一者受累，往往同时波及其余二者，故治疗上当同时兼顾，不得有偏。同时该理论还认为"毒"分内毒和外毒，外毒往往较为明显，病程较短，容易治愈，并不易复发，而内毒为病，往往病程缠绵，难以治愈，并极易复发。随着现代社会生活节奏的加快，人们身心压力的急剧增长，内毒致病逐渐增长。而癫痫作为一种反复发作的慢性疾病，其病程较长，内毒因素众多，严重影响患者身体、心理及生活质量。癫痫患者还常伴有自我认知失衡，生活质量下降及社会功能减退。这就要求医师及家属在患者服用药物之余，关注其情绪及生活状态的变化，对出现的异常表现，及时发现，及时诊断，及时治疗，达到形神兼顾，形神兼治的目的。

在诊治癫痫中，临床应用"毒-管道-脏腑"理论，将防毒解毒、通调管道及调理脏腑三法灵活应用，三管齐下，全面兼顾，整体施治，往往能达到较好的治疗效果。

116　论毒邪和癫痫

中医学谓"毒"之意，有如下几种：首先，指淫邪太过而聚生为毒，也即有"过则为灾"的含义在内，故此临床可谓之"六淫太过当酿毒"；其次，指自然界之湿热疫毒，王冰注解为"夫毒者，皆五行标盛暴烈之气所为也"，此"标盛暴烈之气"当是后世温病学家提出的"疫毒"思想的肇源之处，故当包含疫病在内；第三，指药"毒"。"毒"于机体是一个巨大的侵袭因素，不容小觑，致病具有广泛性、顽固性、内损性，且疫毒尚具有强烈传染性等特点。

王净净教授团队根据长期文献追踪与临床观察认为，癫痫作为中医脑病领域常见的疾病，历代中医学者多认为癫痫属本虚标实，上盛下虚之证，以风、热、痰、瘀、虚为主要病理因素，邪闭脑窍，元神失控是该病发病的关键，然此认识不足以解释与解决临床时遇到的所有癫痫问题，而根据课题组前期的基础实验初步证实"毒邪"是癫痫发病的重要因素之一。故此，根据临床实践与相关文献，特提出"毒邪致痫"说，并在病因病机与转归方面做了初步阐述。

毒邪为患，途径不一，侵蚀于脑

脑为清窍，首则不容分毫外邪，邪犯必有异常；次则"头为诸阳之会"，脉络繁密，祛邪能力最强，外邪难以入脑，入则必伤脑络脑府，甚则有损脑髓。然毒邪为患，失治误治，治不彻底，瘀痰滋生，久滞成毒，或直伤脑络，客于脑府，侵蚀脑髓，扰乱元神，失神抽搐，发为癫痫。

毒邪之成，不外于内外之毒与禀赋胎产之异。外感者或因物理与化学因素之毒物管控不严侵犯人体而为害，或因饮食不洁致使寄生虫侵染人体而为害，或因药物错用误用过用内聚成毒而为害，或因外感诸邪或疫毒而失治误治终成毒害。内酿者痰瘀内阻，血败脑腐，气机不利可酿为毒；风火逆乱灼伤脉络、升降失宜可酿为毒。此外，禀赋不足、脾运不健、湿浊内聚可酿为毒，胎产不当、胞元受损酿为毒，均可伤及于脑。

1. 外感毒邪： 指由外侵入而来，并对机体造成伤害，最终延及于脑的毒邪，大致可以归类为以下几种。

（1）物理与化学因素之毒物：毒物系指某些进入机体后能侵害机体的组织和器官，并在组织和器官内产生化学或物理化学作用，破坏机体正常的生理功能，引起功能障碍、组织损伤，甚至危及生命造成死亡的物质。由于职业因素或者生活起居不慎伴随而致的环境综合污染、化学品管控不严、放射线材料意外流失、重金属物质超标排放、噪声反复刺激等情况，直接对机体产生巨大损害，超过人体最大耐受能力后直接对脑府产生难以逆转的损伤。如人类合成有机磷制剂，汞、铅等重金属蓄积体内或直接大剂量暴露，一氧化碳大剂量吸入，噪声诱发系列疾病等，或因毒物蓄积脑络，或因强毒直接侵袭，而致脑府元神受扰，清窍气机逆乱，代谢失常，瘀痰内生，湿浊停聚，但终因毒邪未净，日后持续损伤，终致元神失控，发为癫痫。

（2）寄生虫毒：外感虫毒，内侵于脑，寄生脑府，蚕食脑络，阻滞气机，破坏脉络，耗损元神，造成脑府气机升降异常，毒邪内积，瘀痰丛生，湿浊不化，长此以往，终致脑络败损，昏癫疼痛。如现代医学中的猪囊虫、血吸虫、弓形虫等是造成本病的主要虫毒，虫卵与虫体在脑府相互胶结繁殖，其毒性产物可导致脑络传导失常，造成元神失控，发为癫痫。

（3）药物聚毒：《儒门事亲·推原补法利害非轻说》云"凡药有毒也。非止大毒、小毒，虽甘草、苦参，不可不谓之毒，久服必有偏性，气增而久，夭之由也"；《景岳全书·类经》亦云"药以治病，因毒为能，所谓毒药，是以气味之有偏也"。故中医治病讲究"中病即止"，天然生长的中药尚且如此，故人工合成的现代药物亦应留心。然因一些疾病的特殊，人类认识水平的局限，可能仍需要长期依靠药物维持控制，这就不可避免产生药物聚积成毒，某些成分可诱发癫痫；另如西药酚噻嗪类与抗惊厥药物所产生的停药综合征，因为长期或过量服用，或是药性过强而直接损伤脑府元神，或为蓄积脑络，侵损脑髓，致元神失控，发为癫痫。

（4）湿热疫毒：临床医家们一致认为湿热疫毒具有强烈传染性，发病凶险急进，病情往往严重难测。湿热疫毒蒙蔽心包，上犯脑府，致神昏高热，痉厥抽搐，虽可因抢救及时而致热退身安，但若失治误治，便可致失神难愈、抽搐时发、终发癫痫，与现代医学中细菌性脑膜炎、脑脓肿、病毒性脑炎的致病表现极为相似。在长期临床工作者中发现，湿热疫毒有明显的致病倾向。同时有医家阐述了毒邪可伏蕴为病，湿热疫毒内伏脑络、深潜伏藏蕴聚胶结，均可引发癫痫。

2. 内生毒邪：更有机体由于藏腑功能失调或气血运行失常，甚者二者兼具，致使人体气化功能受阻，或是病理产物不能及时代谢，蕴结体内而成毒患。

（1）痰瘀内阻：外因诱发，如若外伤颅脑，或因伤重，或因失治误治，致使血瘀阻络，津液停聚脑府，凝结为痰，瘀痰互阻，固为其一；若素为先天气血运行不畅，又夹脾胃健运失常之人，终致血运不畅而多瘀、脾失健运而生痰、瘀阻血脉、痰凝隧道，瘀痰互阻，结聚于脑络，致使脑府脉络不畅，气血循行不利，血败脑腐，败坏生毒，侵入脑络，殃及脑髓，扰乱元神，元神受扰失控，发为癫痫。

（2）风火逆乱：首因藏腑阴阳失调，亦如《中风斠诠·中风总论》中所云"五藏之性肝为暴，肝木横逆则风自生，五志之极皆生火，火焰生腾则风变动，推之而阴虚于下，阳浮于上，则风以虚而暗煽，津伤液耗，营血不生则风以燥为猖狂"。其已经明确指出五志过极生火动风，风火旋动必迫血上涌，灼伤脑络；脉络受损，血溢脉外，不循经络，聚而为瘀；或壅滞脑络，血流不畅而为瘀。又因津血同源，血运不畅，津液代谢受阻而凝聚为痰，瘀痰为患致使气机升降失宜，传导不利，代谢无权，内生诸毒，致使脑络元神失控，发为癫痫。

3. 禀赋胎产：癫痫多见于属"稚阴稚阳"之体的婴幼小儿，乃因其质禀受于父母，且又易受外因影响：或是不足有损，或是交织为患，容易诱发为癫痫。

（1）禀赋不足：多因父母之精有异，或为孕中受损，致使先天之元气不足，元气乃先天生发之气，是充养后天之根本，元气亏虚，必致后天充养欠充，故多见脾运不健，水湿流注不畅，脑府水液潴留，虽流水不腐，但聚则多败，化生内毒，浸润脑络，扰乱元神，发为癫痫。且现代医学研究表明遗传基因突变与缺陷及自身免疫性脑病是导致癫痫发生的重要因素之一。

（2）胎产失当：或因暴力钳扯伤损颅脑而由瘀酿毒，或为体位不正、久产不下而错失真气传转之时致使毒邪内侵，或为胎粪入口肺而随气血运行入脑，致使毒损脑络等种种意外，终致形败脑损，救治及时，尚有生机，差之分毫，易损元神，可发为癫痫而终难痊愈。

外感与内生之毒邪，往往交杂呈现；甚则禀赋与胎产之异，再由外感之邪引动诱发，交错为患，几者之间虽然转归截然不同，然其酿毒为患，损伤脑府，扰乱元神则一也。故此临证之时，虽宜加详究，但切勿拘泥。

毒损脑窍，扰乱元神，转归有异

以上所述毒邪通过各种途径侵入颅脑后，有其自身发病与转归特点，"毒邪致痫"后之病情转归，有别于一般情况，故此简要做一概述。毒邪为祸于脑，或见累积为祸，或见急剧为灾：损于脑府，有碍神志；损于脑络，有碍神机；损于脑髓，有碍神明。诊治及时、据病遣方、对症用药，方可扭转病情，改善预后；失治误治、治不及时，必致毒害加深，病情加重，方药难解。

1. 毒侵脑络，元神失控："毒邪致痫"关键在于邪毒浸淫日久，损伤脑络，单纯气机升降已无力祛毒外出，进而毒邪渐聚，损害脑府，脑府受损，殃及脑络，必致元神受扰，易使神机失用、元神失控，发为癫痫。毒邪一旦犯脑为害，端倪显现，往往难以速除，若正气充盛，辅以对证之方药，方可扼毒少犯、祛毒外出；如见正虚之体，抗毒无权，必致元神失控频发难已，甚则持续瘛疭，直至藏腑衰竭，治之及时，药证合拍，尚有生机。

2. 毒伤于脑，瘀痰阻窍：或因毒邪浸淫日久，耗伤气血，亏损正气，枢机不利，升降失常，积液为痰，上阻清窍；抑或感受毒邪过于强盛，直接伤损颅脑，殃及脑府；均可诱使元神失控频发，而直接伤损于脑，神机失用，最终导致瘀、痰、毒胶结为患，阻窍蒙神，多成呆傻之症，治之难愈，预后不佳。

3. 毒蕴日久，胶着伤髓：毒邪犯脑，首蒙清窍，又扰元神，若因失治误治、治不及时，而致毒损日重，蕴毒日久，首伤脑络，次及脑府，深入脑髓；伤于脑络，津液血气运行受阻致瘀痰丛生，累及脑府，神明蒙蔽，伤及脑髓，精血化生乏源，正气日渐不足，故此毒邪愈加难以祛除，病情更加难以缓解；若蕴毒损络伤脉，聚瘀凝痰，结于脑髓又加禀赋薄弱，胶着难解，确难单纯为汤药可取效者，往往预后亦为严重。

4. 调治得当，毒邪渐轻：痫病日久，若本因毒邪侵损不甚，又加合理调治；或虽毒邪侵损较重，但经积极解毒、止痉等治疗，复又坚持食饮有节、起居有常、充养正气，均能帮助机体积极祛毒外出，毒邪渐轻，正气日复，病可向愈；如此脑府得安，脑络渐畅，脑髓充养，元神渐平，神机渐用，失控渐少，或得控制，或得痊愈。此是毒邪致痫的最佳预后，也是临床工作者所不懈追求的目标。

由于毒邪上犯清空、损伤脑窍，神明蒙蔽，造成风阳内动、气血阻滞、津液停聚，形成或为元神失控、肢体瘛疭，或见失神无应、应答中止，甚或神明蒙蔽、白痴呆傻，终成癫痫病理状态。而毒之来源，虽有内外之别，但为害则一，故此治疗时虽须兼顾各种起病之机因，但终不可视解毒法于不顾：或为益气活血解毒，或为活血化瘀解毒，或为扶正补虚解毒，或为填精补髓解毒，或为化痰燥湿解毒，或为息风止痉解毒，或为清热解毒，或为祛风通络解毒等等。临证之时，必当四诊合参，兼顾"三因"，或选其一，或择二三同参，力求稳定病情，使之向愈。

117   论毒邪可伏蕴为痫

毒邪作为特殊的致病因素，性质与特点有异于一般病邪，在内科杂病中，毒邪可引起多种疾病，而作为脑病中常见的病证——痫病，之所以缠绵难愈，反复发作，与毒邪内伏，蕴郁不解，损脑伤神，引发痫病抽搐关系密切。学者裴林结合毒邪、伏邪与痫病的临床特点，认为"毒邪可伏蕴为痫"，进而提出"治痫祛毒调与化"的治疗思路。

邪毒致痫途径多

痫病病发多样，类型繁多，在痫病发病与病机演变过程中，毒可以作为病邪而内侵，也可因脏腑功能失调，内毒蕴伏，蕴郁成痫。

1. 外邪化毒：外来邪毒多为六淫等邪气太盛，或久蕴积结，酝酿成毒。临床所见痫病患者中枢神经系统感染邪毒、颅脑外伤瘀血化毒、脑囊虫病虫毒内伏、以及药物、重金属中毒等毒邪瘀阻脑络，均属痫病外毒之范畴。外来毒邪侵入人体，毒害脏腑，正不胜毒，毒与气血搏结，血肉腐败，化热蕴毒，毒热内伏，瘀阻脑络，稍有诱因，引发痫病抽搐。

2. 毒由内生："亢则害，承乃制，制则生化"（《素问·六微旨大论》），内生之毒多由于机体阴阳失和，气血失畅，脏腑失调，清浊不分，浊聚不散，痰、瘀等蓄积体内，藏匿深伏，久酿成毒，引发痫病。新生儿窒息、中风后痫病、代谢紊乱引起的痫病等导致的继发性痫病都与痫病内毒有关。而七情所伤、饮酒肥甘、劳逸失度可为痫病产生的诱发因素。痫病始于幼年者，为"在母腹中时，其母有所大惊"，母受惊恐，气血逆乱，搅动胎气，聚而成毒，毒瘀胎儿脑络，出生后易发痫病惊厥，属先天生毒。剧烈或长期的精神刺激，脏腑失调，气血逆乱，气逆化火，或为痰阻，或为瘀血，蕴蓄搏结，酿成毒证，属七情化毒。饮食偏嗜，过食肥甘，脾运失职，津停痰聚，蕴酿成毒，属饮食酿毒。内毒不化，胶结壅滞，蕴伏潜藏，既是痫病促发之因，又是痫病缠绵难愈之根。

毒邪内伏间发病

痫病之所以时发时止，间歇发作，与毒邪作为伏邪潜藏体内，蕴郁难解有关。所谓伏邪，指藏于体内而不立即发病的病邪（《中医大词典》），狭义的伏邪指伏气温病，广义的伏邪指一切伏而不即发的病邪。《灵枢·贼风》"此亦有故邪留而未发，因而志有所恶，及有所慕，血气内乱，两气相搏，其所从来者微，视之不见，听而不闻，故似鬼神"，其"故邪"为后世伏邪理论的渊源。如《伏邪新书》指出"感六淫而不即病，过后方发者，总谓之曰伏邪。已发者而治不得法，病情隐伏，亦谓之曰伏邪。有初感治不得法，正气内伤，邪气内陷，暂时假愈，后仍作者，亦谓之曰伏邪。有已治愈，而未能除尽，遗邪内伏，后又复发，亦谓之曰伏邪"。临床常见痫病间歇发作、哮喘发作有时、胸痹闷痛时发时止，均与邪气伏于体内，再遇诱因而发作有关。

痫病与伏邪发病特点相类似。伏邪理论所述的发病有其基本特点：伏邪藏匿体内，伏而不觉，发时始显；可遇感诱发，发病则迟早不一，缓急有别，因人而异；多以急骤或激烈形式起病，起病即现里证，并有缠绵难愈、反复发作、慢性病程等倾向。而痫病既有脏腑失调，邪毒潜伏，遇因而发；有他病临床治愈，残余邪气潜伏，择时而动；也有先天邪毒遗留，藏伏体内，逾时而抽者。可在工作中、睡眠中突然发作，不发则如常人；可因情志、饮食、劳倦、声、光刺激等诱发；既有失神小发作，也有全身性强直阵挛大发作，更有持续状态急骤危重；反复发作，经年不解，缠绵难愈等特点均与伏邪致病特点相符，但因其属内科杂病，非伏气温病范畴，似可称为"伏气杂病"。其病邪之所以深潜伏藏，常法难攻，与邪气内聚，伏而化毒，毒损脑络，引发痫病有关。

毒伏脑络损脑神

《素问·脉要精微论》指出"头者，精明之府"。脑主藏神明，总统诸神，精神、意识、思维活动及脏腑功能活动、肢体的运动，均受脑神协调与控制。脑络为络脉的一部分，网络交错，气血最盛，以营养脑神，充实脑髓。"血气者，人之神"（《素问·八正神明论》），气血是神志活动的基础，脑络得精血以充养脑髓，得阳气以温煦脑神，使神机运行正常。"脑颅居百体之首，为五官四司所赖，以摄百肢，为运动知觉之德"（《医林改错》），强调脑对肢体运动、知觉的作用。肢体的运动靠肝藏之血以濡养、依脾运精微以充养，赖经脉气血以营养，但其协调制约总统于脑。《杂病广要·癫》有云"凡癫痫……皆由邪气逆阳分，而乱于头中也……其病在头巅"，痫病发作时既可突然倒仆、神志不清，也可见四肢抽搐、或肌肉颤动，肢体动作异常，其病位在脑，病机总属脑神失灵，毒伏脑络，损脑伤神为痫病时发时止的病理基础。

脏腑失调蕴为毒

痫病毒邪内伏，以人体正气虚弱，脏腑失调为前提。"正气存内，邪不可干"；"邪之所凑，其气必虚"。先天禀赋不足，精气亏虚，可胎中遗传，或脏腑失调，病理产物杂合而至。正气不足，机体辨邪能力下降，驱邪能力降低，邪气潜伏不去。石寿棠云"不即病者，其邪内舍于骨髓，外舍于分肉之间，盖气虚不能传送暑邪外出，必待秋凉金气相搏，暑无所藏而后出也"。痫病患者正气素虚，或脾虚生痰，或阴虚阳亢风动，或肾虚精亏、脑髓失养，正不胜邪，邪气潜藏；也有正气不虚，毒邪强盛，正不胜邪，邪气潜藏；或如俞嘉言论伏气温病"而肾主闭藏者，因是认贼作子，贼亦无门可出，弥甚相安，及至春月，地气上升，肝木用事，肝主疏泄，木主风，于是吸引肾邪，勃勃内动"，其正气不虚，但因"认贼作子"，正气容邪，值春季阳气升动，肝木用事，引动毒邪，正邪相争，发为痫病。由于伏毒潜伏位置深在脑络，也是正气祛邪不力、病情缠绵难愈的因素之一。

邪毒内伏可致脏腑功能失调，而脏腑失调可使痰浊败瘀内聚，蕴郁化毒。痫病涉及脏腑主要为脑脾肝心肾肺。脾主运化，若脾失健运，升降失常，清浊不分，湿浊不化，聚湿凝痰，蕴成痰毒，凝聚于肺，风引痰毒上升，则抽搐时口中如作猪羊叫声，喉中痰鸣；肝体阴而用阳，主疏泄，调气机，肝阴不足，阳亢化风，风痰相合，内聚化毒，走窜不定，故所发痫病类型不定，大发作或失神小发作等交替出现；心藏神，主血脉，若血脉瘀阻，瘀血上犯脑络，蕴瘀不解，化腐成毒，则患者抽搐、舌暗，或有瘀斑，缠绵难治。心脾两虚，气血不足，脑髓失养，则恍惚失神，心悸健忘，失眠易惊；肾阳虚而气化失职，水液不化，聚而成毒；肾藏精，精生髓而充于脑，若肾精亏虚，脑失所养，患者多伴有智能障碍，记忆力下降。

风痰火瘀凝聚毒

风、痰、瘀、火作为病因或病理产物可蕴郁不解，杂合胶结，聚而成毒，使疾病反复，缠绵难愈。

1. 风毒内动：风为阳邪，易袭阳位，善动不居，常夹杂其他病邪作用于人体，引发痫病。风从外入者，多见原有痫病患者，外感风寒、风热之邪，邪入于内，引发伏痰浊毒，风痰毒邪上扰，突然晕倒，四肢抽搐；或风热毒盛、高热不退、多见小儿抽搐不止。风从内生者，多为素体阴虚，肝阴不足，或肾精亏虚，肝失所养，阴虚阳亢，亢极生风，风动抽搐。无论内风或外风，多以风引浊毒而上扰，蒙蔽脑窍，走窜经络，引发痫病。因风邪善行而数变，其致痫病多遇止无常，或发作有时。

2. 痰毒互结：历代医家认为痰与痫关系密切，沈金鳌《幼科释谜·痫痉》云"然诸痫证，莫不有痰"，《丹溪心法·痰十三》云"痫病因惊而得，惊则神出舍，舍空则痰生也"，故有"无痰不作痫"之说。致痫之痰细究之，必因痰邪内伏，久蕴不解，化成浊毒而发病，由痰化成之毒称为痰毒。痰毒不仅为致痫之因，亦为痫作之果，而加重病情。痫病痰与风合，风盛可生痰化毒，蒙蔽清阳，加重神昏；痰毒可化热生风，肝木筋急，抽搐频繁。痫证之抽搐，有须臾自解、搐后如常的特点，既因风善行数变，有动有静，还与痰毒时聚时散，蛰伏潜藏有关。

3. 瘀毒阻络：痫病患者经年不愈，久病多瘀、久病入络，如叶天士所述"经年累月，外邪留着，气血皆伤，其化为败瘀凝痰，混处经络"，而"血在上则浊蔽而不明矣"（《血证论》），此处"败""浊"点出了瘀痰败而成浊，浊聚而成毒，凝结脑络，使疾病缠绵难愈的病机演变过程。痰毒留着，阻滞气机，血行不畅而成瘀毒；而瘀毒阻滞，津行障碍，津聚而成痰毒。如是则瘀毒痰结，相兼为患，胶固难化，迁延难治。

4. 火毒内炽：五志过极可化火，郁火酿毒而成痫。情志活动过度，可致五脏功能紊乱，郁而化火酿毒，如肝郁火旺，火盛动风，风毒扰动，痫证发作；肾水亏虚，难制心火，火蒸酿毒，抽搐剧烈；肝火易动风，心火易扰神，动风与扰神所致的症状，与痫病猝然昏倒、抽搐痉挛正相吻合。郁火既成，煎熬津液，血肉腐败而成毒；浊毒既生，复与火结，火毒蕴结脑窍，则痫病难治。

痫病多变类伏毒

痫病病机复杂、症状繁乱，具有毒邪致病与伏气病邪的共性特点。①隐匿：痫病未发则似常人，待邪毒渐盛，或正气亏虚，诱因引动，才突然发病。②暴戾：伏毒久蕴，发作突然，或病势凶猛，暴发危重，出现痫病持续状态，"夫毒者，皆五行标盛暴烈之气所为也"（王冰注《素问·五常政大论》）。③广泛：痫病邪毒致病区域宽广，发作时"口眼相引，手足搐搦，背脊强直，口吐涎沫，声类畜叫"（《古今医鉴》），常见脏腑、四肢同时发病。④杂合：若反复频繁发作，年幼患者可智力减退，甚至成为痴呆；成年患者多情绪不稳，易怒心烦，或焦虑、抑郁。⑤善变：痫病病变迅速，抽搐瘛疭，或腹痛，或有幻觉、行为异常等不同，移时苏醒。⑥趋本：毒邪暴烈，常入于内，毒害脏腑，痫病病位在脑，毒邪蒙蔽清窍，并与心肝脾肾等脏有关，休止期往往需要补益心脾，滋养肝肾。⑦兼夹：毒邪常以气血为载体，壅滞气机，败伤血分，酿液成毒，故伏毒成痫，常夹痰夹瘀。⑧缠绵：毒邪内伏，留而不去，胶着难解，病程绵长，反复发作，深重难愈。

以上诸多邪毒的表现特性，在痫病的特征中有明显的体现，并为痫病从伏毒论治提供了临床依据。

从毒治痫古今有

历代医家在治痫方剂中，自觉或不自觉的应用攻毒、祛毒、化毒、防毒等药物配伍，并取得较好疗效。如《万病回春》金箔镇心丸以朱砂、天竺黄、牛黄、雄黄配珍珠、胆南星、琥珀、麝香治疗痫病。《医宗金鉴》以栀子、黄连、龙胆配柴胡、茯苓、钩藤等的清热镇惊汤。《婴童百问》以五痫丸（朱砂、水银、雄黄、珍珠炼蜜为丸）治食痫。《医学心悟》以连翘、朱砂、生铁落配合天冬、麦冬等的生铁落饮。《小儿卫生总微论方》以黑锡、硫黄、水银、铁粉、金箔、银箔镇惊安神的日应丹。《寿世保元》以栀子、黄连、朱砂配合胆南星、法半夏、陈皮、茯苓、竹沥等的加减导痰汤。当代医家应用当归龙荟胶囊、黄连解毒汤等治疗痫病，以及从全蝎中提取的抗癫痫肽等都是从毒论治的范例。

古今医家治疗痫病，一类是应用了以毒攻毒的含毒性成分的药物，如全蝎、蜈蚣、天南星等；一类是具有解毒清热作用的药物，如黄芩、黄连、大黄、龙胆、芦荟、珍珠等；一类是朱砂、水银、牛黄等重镇攻毒之品；一类是防毒于未然的药物，如为防痰浊化毒而用胆南星、法半夏、陈皮、茯苓、石菖蒲；防瘀毒形成而用当归、三棱、莪术等；以及调脏腑以防浊毒内生的药物。

总以攻毒、解毒、化毒、防毒为主要治疗手段。

伏毒内蕴调与化

在临床治疗中，通过调脏腑以化伏毒，皆因伏毒危害脏腑、损脑伤神，实为痫病病变过程中的要害。临床常见痫病发作频繁，神情呆滞，神疲乏力，食欲欠佳，形体肥胖，舌淡体胖，边有齿痕，苔白，脉滑。治以健脾益气，升清降浊，燥湿化痰，解毒安神，如加减星附六君子汤、涤痰汤（《奇效良方》）以健脾助运绝毒源；症见易感冒、易发热、热则抽搐，平素痰多，喉中不适，神疲气短，自汗出，舌淡苔白，脉细。治宜肃肺降气，芳化邪毒，化痰散邪，补肺固卫，如《婴童百问》化风丹等以肃肺补卫除痰毒；症见心悸心烦，夜卧不安，多梦易醒，神志不宁，短暂失神，或有幻听、幻视、幻觉，或见精神运动性痫病，舌淡红，苔多薄白，脉细。治疗应养心血、补心气，通心脉，或滋心阴，安心神，如《医学衷中参西录》加味磁朱丸、《医学心悟》生铁落饮以宁心开窍定神志；症见情绪不稳，易怒，焦虑、抑郁，发作则四肢抽动剧烈，或瘛疭，舌偏红，苔薄白，脉多弦。治以疏肝平木除风毒，代表方剂如柴胡桂枝汤、柴胡加龙骨牡蛎汤；症见腰酸耳鸣、幻听、智障、善忘，舌淡，脉弱。治疗应补肾生精，或滋肾阴，或温肾阳，如《景岳全书》大补元煎、《扶寿精方》河车大造丸等补肾生精益脑髓。

总之，毒邪作为特殊的病邪或病理产物，可从外入，或由内生，蕴伏体内，损害脏腑，引发疾病。痫病之所以间歇发作、反复发作、缠绵难愈，与毒邪内伏，深潜伏藏有关。痫病的病因、病机及发展演变，与毒邪、伏邪发病特点类似。而五脏失调可生毒，风、痰、火、瘀凝成毒，毒伏脑络，蕴聚胶结，损脑伤神，则昏仆、抽搐，痫病难愈。因而提出调五脏、化浊毒的思路与方法。

118　多发性硬化毒损督络病机

　　多发性硬化（MS）是一种以中枢神经系统炎症性脱髓鞘为主要病理特征的自身免疫性疾病。MS起病症状多样，可表现为视力障碍、四肢无力、共济失调等，主要是因为病变涉及脑室周围白质、视神经、脊髓、脑干和小脑。相关研究表明女性患 MS 的概率明显高于男性，男女比例为 1∶1.8。目前，主流研究表明 MS 的发病与病毒感染、自身免疫反应、遗传和环境因素有密切关系；但由于其发病机制尚不明确，目前尚无安全有效的治疗方法，西医主要采用免疫治疗及对症支持疗法。然而，免疫疗法并不能改变长期复发和病情恶化的进程，并且不良反应明显。近年来，大量临床和基础研究表明，中医在改善症状、延长缓解期、控制复发、减少激素和免疫抑制治疗引起的不良反应方面有良好的效果。中医学无 MS 的对应诊断，但根据其临床症状的不同可以划分为以下几个方面：若以视力障碍为其主要表现者，相当于中医学的视觉昏渺和青盲；若以肢体无力为主要表现则相当于中医学的痿症；如果临床表现为共济失调，则属于中医学震颤的范畴。学者黄敏烨等总结归纳目前各位医家的观点，认为 MS 的主要病机是素体亏虚，毒损督络；并从素体正虚、毒损督络和 MS 病因病机间的关联进行了阐述。

素体正虚

　　《黄帝内经》云"邪之所凑，其气必虚"，若"正气存内"则"邪不可干"，正气不足、外邪入里、邪正相争，是疾病发生的基础。不同医家对 MS 的病因认识也各不相同，有强调脾虚，有强调肾亏，也有主张湿热，还有认为气血不足，但总体而言，认为本病始于肝肾不足者居多。MS 可出现视物不清、肢体无力和共济失调等症状，《素问·五脏生成》云"故人卧血归于肝，肝受血而能视"，且《黄帝内经》云"诸风掉眩，皆属于肝"。肢体震颤、动摇、头晕眩、眼球震颤等症状都可归属于肝阴和肝血虚损。"女子以肝为先天"，叶天士的《临证指南医案》指出女性的生理病理与肝脏有密切关系，肝藏血功能与 MS 的发病有着密切的关系。大约 15％的 MS 患者有 1 个患病亲属，这表明 MS 有一定的家族遗传倾向。目前研究表明，人体主要组织相容性复合物（HLA）、白细胞介素-2 受体 α（IL2Rα）、白细胞介素-7 受体 α（IL7Rα）、C 型凝集素 16A（CLEC16A）、驱动蛋白超家庭成员 1B、21B（KIF1B、21B）、肿瘤坏死因子受体家族（TNERSF）、肿瘤坏死因子（TNF）、髓鞘少突胶质细胞糖蛋白（MOG）等都是 MS 的易感基因。易感基因是一种微效基因，它决定的不是疾病本身而是对疾病的遗传易感性，是否发病取决于多遗传因素的累加效应和与环境的相互作用。《灵枢·决气》云"两神相搏，合而成形，常先身生，是谓精"，肾精乃是先天之本，现代研究认为与遗传相关的疾病多与肾精不足相关。郑绍周认为肾精不足，髓海空虚是 MS 发生的基础，肾精亏虚，精不化气；肾阳亏虚，气血不足，肌肉百骸失于濡养而出现腰膝酸软，畏寒肢冷，肢体无力，甚至瘫痪等。脑为髓之海，肾主骨生髓，"髓海不足，则脑转耳鸣，胫酸，眩冒，目无所见，懈怠安卧"，故肾气充足，髓海得养则脑功能健全，肾气不足则脑髓失养发而为痿病。肝藏血主筋，肾藏精生髓，精血相生，肝肾同源，故 MS 患者多见肝肾俱虚。

毒　邪

　　1. 毒邪的概念：中医学认为的毒，一般包括以下几方面。一是指药物的毒性；二是指病证名；三是指致病因素即病因。现代狭义的"毒"是指与毒邪有关的所有致病因素；根据毒邪的来源又可分为直接从外界感受的外生之毒及机体阴阳失和、气血运行不畅、脏腑功能紊乱，导致生理代谢产物无法及时排出或病理产物积聚在体内而化生的内生毒邪。毒邪致病具有以下几个特点：毒与邪常相兼致病，毒仗邪势，邪依毒威，加速了疾病的进程，加重对人体的危害；毒邪致病暴戾迅猛，来势凶猛，起病迅速，易损伤正气，败坏形体；若毒邪直中脏腑则变化多端，病情危重。

2. 毒邪与 MS：郑绍周认为，毒邪是 MS 发病和复发的主要原因。急性发作期六淫邪毒侵袭机体，上犯于脑，戕害脑髓，气机痹阻，血行不畅，导致脑络功能失调，肢痿不用。若湿热蓄积，三焦气化不利，气不化津，聚津成痰，痰郁化热，痰热互结，痹阻筋脉，筋脉失养而发肢痿。若浊毒内蕴日久则成内生之毒，外邪袭表，与内毒相合诱发，加重病情。且浊毒内蕴是本病迁延不愈，反复发作的主要病因。

一些 MS 患者在发病前有消化道或呼吸道感染史。研究表明，病毒感染在 MS 的临床和病理发展中有主导或协同作用，并且许多病毒可以触发携带易感基因的个体患病；特别是儿童早期病毒感染会增加 MS 的易患性。病毒感染可能是通过激活对中枢神经系统（CNS）选择性炎性攻击的共同通路，触发自身免疫和组织损伤而致 MS；有研究表明外感是导致本病复发和病程迁延不愈的最主要原因。外感邪毒主要包括风、寒、暑、湿、燥、火，合称六淫，而六淫之中当以风邪最为迅猛，《素问·骨空论》有"风者，百病之长也"的论述。《临证指南医案·卷五》中对此做了更为详细的阐述"盖六气之中，惟风能全兼五气……盖因风能鼓荡此五气而伤人，故曰百病之长也"。由此可见，外感邪气以风邪为胜，风邪致病终岁常有，常合它邪侵犯人体不同部位，形成不同证，如形成风寒、风热、风湿、风燥、暑风，这是 MS 症状复杂多变的最主要原因。本病流行病学调查的特点是高纬度地区寒冷地区的发病率高于低纬度地区，提示寒邪在 MS 的发病中也具有相当重要的作用，寒为阴邪易闭阻气机，筋肉失养，故见手足麻木，四肢痿软无力。

MS 症患者往往有久居湿地，涉水，淋雨和外感湿邪的病史。《黄帝内经》云"因于湿，首如裹……大筋软短，小筋弛长，软短为拘，弛长为痿"。湿邪郁久化热，湿热致病，缠绵难愈，日久阻遏气机，阻碍气血运行，血行不畅，而成瘀血，经络痹阻，故临床常见麻木疼痛。湿热郁久化火，痰热滞络或血热搏结成瘀，气血运行不畅，耗气伤津而加重肝肾阴虚，相火挟痰沿督脉上行，损伤督络，则出现自觉灼热、触之反不热、体温正常而有烧灼感。湿热内蕴，而阴寒外束，阳气被遏，不能外达，无力温煦经脉，则出现寒冷感。湿热久羁，化火伤阴，阴亏血少，脉络失于濡养，则易产生瘙痒感；湿热浸淫阻塞脉络，经络不通，则出现四肢不温。湿邪致病常损伤脾阳，脾阳不振，运化无力，水湿内生，肢体乏力，四末不温，胶着于内，形成痰饮，正如朱丹溪《医述》云"人之病痰者，十有八九"。外感湿邪，内蕴日久化痰成浊，化火生毒是本病症状多样、疾病迁延难愈的重要原因。

督　络

1. 督络的概念：《难经·二十八难》有"督脉者，起于下极之俞……入属于脑"的论述，《灵枢·经脉》云"督脉之别，名曰长强，挟膂上项，散头上……别走太阳，入贯膂"。督为奇阳之脉，总督一身之阳，统率全身阳气，即是周身运动。脊髓具有传导大脑信号支配全身肌肉运动的作用，且督脉"夹脊上行"，在功能与循行部位上与脊髓有相同之处。《医学衷中参西录》云"脑为髓海，乃聚髓之处，非生髓之源，究其本源，实由肾中真阴真阳之气，酝酿化合而成，缘督脉上升而灌注于脑"。肾之精气由督脉输注入脑，督脉沿脊柱上行入脑，脑与脊髓紧密关联，因此将脊髓与脑络合称督络。

2. 毒损督络与 MS：吴彦青等认为 MS 的发展趋势正是毒损督络，戕害肾阳及脑髓，败坏形体，病势由轻到重。在本病中督络空虚，外感六淫毒邪直中，与内生湿热之毒相合；毒邪浸淫入络，沿络侵入脏腑、经脉，直中犯里，直达已渐虚之督络。督络虚滞，无力推动气血，瘀毒阻络，气血不得输注、营卫不得贯通，则出现四肢麻木疼痛，下肢痿软无力的症状。偏盛之气侵袭机体可化身为毒，《东医宝鉴·杂病篇二》云"伤寒三阴病深必变为阴毒","伤寒三阳病深必变为阳毒";说明六淫邪盛,侵犯机体,可化生为毒邪而猛烈伤人,在本病中外感六淫之毒相当于病毒感染。致病毒邪除从外界侵入人体,导致脏腑功能紊乱,阴阳气血失调,病理代谢产物蓄积蕴结,脾胃气机失调,湿热火毒内生,过度活跃的 CD4$^+$T 细胞则相当于湿热之毒;两者共同作用戕害肾阳,毒损督络,造成血脑屏障被破坏,血脑屏障的破坏加速了疾病的进程。血脑屏障主要由脑微血管内皮细胞及其基底膜,周细胞和星形胶质细胞足突组成,过度活跃的 CD4$^+$T 细胞直接攻击血脑屏障周围抗原,并上调细胞黏附因子,细胞因子受体和炎症细胞有 IL-2、干扰素 γ(IFN-γ)、TNF-α 等。细胞趋化因子诱导活化的 CD4$^+$T 细胞进入血脑屏障,激活基质金属蛋白酶(MMPs)。MMPs 激活后分解脑微血管内皮细胞外胶原,包括紧密连接蛋白和层粘连蛋白,导致血管通透性增加和血脑屏障通透性增加。活化的 CD4$^+$T 细胞进入血脑屏障后激活抗原呈递细胞(APC)将 B 细胞,自然杀伤细胞(NK)和骨髓细胞带入炎症区,产生细胞因子、细胞趋化因子,激活小胶质细胞和星型胶质细胞,同时毒性 CD8$^+$T 细胞攻击血管和炎性周边髓磷脂蛋白使炎症加重。

解毒通络法与 MS

MS 发展的趋势是毒损督络,戕害肾阳及脑髓,败坏形体,其势由轻到重。毒邪在 MS 疾病的初期仅见于病变的局部,而不是全身系统的紊乱,但毒邪不除,将导致 MS 病情的加重,且缠绵难愈,因此益肾化浊,解毒通络是其重要治则。郑绍周在治疗 MS 时最常使用具有益气补肾、健脾化痰、解毒通络功效的药物,以改善患者的症状。补肾化痰活血,解毒通络对多发性硬化患者生存质量的改善具有重要的作用。

MS 的病因变化多端,但基本病机是本虚标实,主要是因为先天禀赋不足,肝肾亏虚,六淫袭渍、浊毒内侵,毒损督络,终致形体败坏;因此补益肝肾,解毒祛瘀是治疗本病的基本大法。由于其病在督络,"络以通为用"治疗时在补益的基础上兼以通络,络通则毒祛,络通而痛止,络通而痿除。

119 益肾化浊解毒治疗复发-缓解型多发性硬化

多发性硬化（MS）是一种以中枢神经系统白质脱髓鞘为主要病理特点的自身免疫性疾病，临床主要表现为肢体无力、行走不稳，甚者瘫痪，以及肢体麻木、疼痛、腰背部束带感、视物不清等症状。80％的复发-缓解型（R-R）患者多次复发后，神经系统损害逐步加重，形成不可逆转的神经功能损伤。中医药研究从临床实践出发，显示出中医药在防治 MS 方面具有潜在优势。目前，中医药防治 MS 缺乏具有针对性的、符合 MS 病理学和发病学特征的中医理论体系，缺少对疾病发展以及预后规律的认识。因此，学者吴彦青等认为，积极开展寻找新的理论认识体系、研究切入点，对于中医药防治 MS 具有十分重要的意义。

MS 主要病机

"毒损督络，戕害肾阳及脑髓，败坏形体"为该病的主要病机。中医学古籍中并没有多发性硬化的病名记载，根据现代医学对其临床表现的认识，将其归属"视瞻昏渺""青盲""肌痹""喑痱""风懿"等范畴。从 MS 的发病特点来看，本病好发于 20～40 岁的青年女性，病程偏长，以慢性进展型和复发-缓解型多见，首发症状以肢体无力、感觉异常及视力减退最为多见，复发时肢体无力和感觉异常更是常见，故中医辨证归属"痿证"更为恰当。结合临床和影像学资料，MS 与"肾气热，则腰脊不举，骨枯髓减"的"骨痿"最为接近，临床上亦有胫纵不任地、肌肉不仁等表现，但究其本，其病位在脑髓。就该病的病因而言，肾精不足是主要内因，内外湿热毒邪是主要致病因素。杨宁等认为肾中阴阳为机体正气之本，对机体的免疫功能有着重要的调节作用。肾中精气充盛，则髓海得养，程杏轩在《医述》云"脑为髓海……髓本精生，下通督脉，命火温养，则髓益充……精不足者，补之以味，皆上行于脑，以为生化之源"。张锡纯在《医学衷中参西录》云"脑为髓海，乃聚髓之处，非生髓之处，究其本源，实由肾中真阴真阳之气，酝酿化合而成，缘督脉上升而灌注于脑"。二者均说明了肾精化生、填充脑髓的过程，督脉上通于脑，下属于肾。督脉行身后，为诸阳之会，循脊入脑，主阳主气，为阳脉之海，"阳气者，精则养神，柔则养筋"，督阳在推动气血运行、温煦濡养筋脉中具有重要作用。故若先天禀赋不足或五劳七伤损耗脏腑，耗伤肾精，从而导致肾精亏虚，精不化气，气不充督，督脉空虚，肌肉四肢百骸失于温煦濡养，则临床可见形寒肢冷、腰脊肢体酸软无力，甚则出现复发加重的临床表现。精亏督虚，髓海失充则四肢不能自主、动作失其矫健而出现平衡障碍及步态不稳；精亏督虚，不能上充于脑，清窍失养，则头晕耳鸣、视物不清、眼球震颤，或有记忆力减退，甚至痴呆。肾精不足而使卫气化生乏源，失于正常卫外，易感外邪。外来之邪入里化热，煎熬津血，化生痰浊瘀血，导致痰瘀互结；或外来之邪入里阻碍气机，脏腑功能失调，气机升降失常，湿浊内生。湿浊内蕴，化生浊毒，阻碍气血运行，耗气伤津，浊毒损伤督络。同时使肾精上充脑髓之通道受遏，脑髓亦为其所累，失去其"主神明"之功能，从而表现出项强、灼痛、烦闷、口渴、腹泻、抽搐、视物模糊、肢体瘫痪、精神症状或智能障碍等邪蕴化毒、湿热毒邪损伤督络所致的临床症状。此外，毒邪侵袭，潜伏体内，可致脏腑、经络、营卫、气血关系失常，引起阴阳偏盛、偏衰而罹患，变证丛生，引起形质损害，不易干预和扭转，从而缠绵难愈。

MS 除有六淫外邪诱发之外，伏邪和先天禀赋不足或五劳七伤所致的肾精不足亦不容忽略，这就是同为六淫之邪所扰，由于体质之易感性，而独发 MS 的原因，又是同为 MS 发病，而具体病变有复发-

缓解型、原发进展型、继发进展型、进展复发型等临床分型的重要因素。MS 之伏邪既有无形之虚邪，又有内生之病理产物，以及六淫之邪。《伏邪新书》中"感六淫而不即病，不定期后方发者总谓之曰伏邪，已发者而治不得法，病情隐伏，亦谓之曰伏邪"的论述阐发了六淫皆可为伏邪的观点。《伏气解》云"伏气之为病，六淫皆可，岂仅一端"。同时列举了具体伏气病，如"消渴""痿证""疟疾"等。非遗传因素如某些未知因素引起 MS 的发病，尤其在触发疾病方面，伏邪可能起到了相当重要的作用。此外，MS 家族遗传倾向的形成，也不排除社会心理及生活环境上的共同点，因此，伏邪、禀赋体质及生活方式的影响包含了 MS 内因转化的偶然性和必然性。

MS 的易感倾向及证候特征也与体质、外邪、伏邪关系密切。临床上罹患 MS 多为 20～40 岁女性，素体阴血不足，内郁化热，易致湿热所袭；或风寒湿邪郁而化热，且发病之初多有反复外感等前驱症状，发病于感受外邪、五劳七伤之后，说明正气早虚于发病之前，正所谓"邪之所凑，其气必虚"。就 MS 发病病位而言，督络是发病的重要途径。督脉与全身阳经均交会于大椎，又因督脉循行络肾，肾与元阳密切关联，故曰督脉统领一身之阳气。肾藏精，精生髓，精化气，气充督，精足气充督脉充盈，精亏气少督脉空虚。络脉纵横交错，网络全身，内而脏腑，外而周身皮毛，行经气，畅血运，是气血交汇之处，亦是邪气易居之所，又是病邪传导的通路。沿络及督，督脉受损，连及脑络，且肾精上充脑髓之道受遏，髓海亦为其所累，髓海失其"主宰"之能，故五脏六腑功能失调，气血失和，病理损害较重，从而表现出复杂的临床症状；故多发性硬化外而头面、四肢、九窍、肌肤，内而脏腑皆可发病，病理及症候学上亦有与督络相应的特点。加之先天禀赋不足，不能驱邪外出，正邪相搏，病根深伏，病情顽固，久发频发，体现了多发性硬化典型的复发-缓解型反复发作的特征，虚实并见，临床表现多样，病变复杂。此外，体内伏邪乘经络气血亏虚、外邪来袭之际，浊毒伏邪浸淫入络，伏邪复又乘络脉空虚夹新邪而发，此乃 MS 逢外感、内伤、劳倦等，引动伏邪，导致本病复发与缓解交替出现、病程缠绵难愈、病变日渐深入加重的原因。

MS 主要治则治法

1. 益肾：《素问·灵兰秘典》云"肾者，作强之官，伎巧出焉"。文中所论"作"当为动作、作用之意；"强"是指强劲、强壮之意，合称为动作强劲或作用强壮。后世马莳认为本句当为"惟肾为能作强"，故当把作强这一作用作为肾的功能表现来认识。《中医大辞典·基础理论分册》解释本条为"肾气盛则精神健旺，筋骨强劲，动作敏捷"说明肾与肢体动作的强劲有力关系密切，肾精不足是复发-缓解型多发性硬化患者神经功能缺损的内在因素。《素问·上古天真论》云"肾者主水，受五脏六腑之精而藏之"。说明肾为先天之本，肾精是机体生长发育的根本，脊髓、督脉均依赖肾精的充养方能发挥正常的生理功能。先后天之精充盛则脊髓充实，督脉充盛则机体功能旺盛，无疾病之忧；先后天之精不足则脊髓失充，督脉失养，髓减督虚则易致外邪侵袭而引起多发性硬化病之发生。故该病之本在于肾精不足、督络空虚。根据"治病必求于本"的原则，故多发性硬化治疗的根本在于益肾以填精、益髓、助督，填肾精之亏，以充髓海之不足，补督脉之虚，从而使精充髓生，督脉充实，经气运行通畅。刘时觉认为，采用补肾益髓法治疗时用药必需选用温柔之品，温以通阳振颓，兼以滋液生髓，温柔相合、刚柔相济则肾气自复，精髓自生，而必须慎用刚燥，以免劫液；药用熟地黄、枸杞子、杜仲、女贞子、菟丝子、补骨脂、山茱萸、鹿角胶等均为温润补肾药，具有温而不燥、滋而不腻、阴阳双补的特点，也是《黄帝内经》中"精不足者补之以味"和《难经》中"损其肾者益其精"的具体治则应用。此外，若兼顾少阴阳气郁滞，不能达于四肢者，当以开达疏散少阴治法以益肾。故益肾乃补肾和开达疏散少阴，而非单一补肾也。

2. 解毒：多发性硬化之"毒"主要就病因及继发病理产物而言，可略分为外来之毒、内生之毒。外来之毒如雷少逸《时病论》所谓的"毒随邪入"，包括细菌、病毒、各种污染等所引发的损害；内生之毒则为脏腑功能和气血运行失常，使体内的生理和病理产物不能及时排出，蓄积体内，导致邪气亢盛，败坏形体而转化为毒，如机体在新陈代谢过程中产生的废物堆积、停滞所滋生的毒邪以及脏腑功能失调所产生的痰浊、湿热毒邪。解毒之法以祛邪为要，给邪以出路，促使机体恢复生理平衡。袁拯忠等认为，解毒不是一个狭义的概念，其外延和内涵是极其丰富的，解毒只是一个提纲挈领的大法，针对不同病因病机转变过程演化出具体的治疗方法。治疗 MS 要以辨证论治为前提，在发病的不同阶段，根据湿热、痰瘀等病理因素程度的不同，采用相应的泻热解毒、化痰解毒、祛瘀解毒、通络解毒的不同治法。MS 多因毒邪而诱发，故应及时祛除导致 MS 病程演进的病因，防止病情加重，阻止病情发展，从而扭转病势，避免邪毒损伤脏腑。

3. 化浊： 湿热浊邪与 MS 的发病关系密切，是贯穿 MS 发生发展的主要病理因素。先天禀赋不足，易感外来之邪，外来之邪入里化热，煎熬津液，化生痰浊瘀血，痰热瘀互结；或外来之邪入里阻碍气机，脏腑功能失调，气机升降失常，湿浊内生。湿与寒热相合好比油与面合，胶结难去，故湿浊内蕴是多发性硬化反复发作、迁延不愈的重要因素。化浊可以祛除湿浊、痰瘀等有形病理产物的堆积，以减轻三焦气机的阻滞，降低病情的顽固性。郑绍周治疗 MS 时，祛除湿浊常用半边莲、白花蛇舌草、薏苡仁、土茯苓、威灵仙、泽泻、葛根等；化痰多采用温化法，常用法半夏、天竺黄、石菖蒲等；祛瘀多与温阳通络之品相配伍，常用鸡血藤、川芎、益母草、莪术、泽兰、牛膝、桂枝、红花等。另外，化痰祛瘀的同时，适当佐以理气、健脾、通络之品，用此法治疗 MS 取得了较好的疗效。樊永平则认为 MS 肾虚常常与痰瘀并存，肾虚是本，痰瘀是标，尤其是年轻患者，标证表现更加明显，故治疗中祛瘀化痰尤为重要，且贯穿始终，祛瘀以桃红四物汤为主，用量不宜过大，在于渐消缓散；化痰常用天麻钩藤饮、菖蒲郁金汤，化痰中兼顾息风、开窍、明目。

4. 通络： MS 发病过程中，络脉既是受病之所，又是毒邪传导侵入脏腑的途径，络病贯穿于 MS 发病过程的始终，因此，临床治疗 MS 不要忽视络病，适当使用通络之药，以提高疗效。邓铁涛治疗 MS 主张治以祛风、通络、除湿为法，善用豨莶草、威灵仙、木瓜、宽筋藤、丝瓜络、白花蛇舌草、乌梢蛇、僵蚕、全蝎等，既祛风、除湿、宣通经络，又借血肉有情之虫类药搜剔络邪，祛除病根，使浊去凝开，经行络畅，邪除正复。因此，MS 初期痰浊毒邪蕴督络、败坏形体而发病，病程日久，久病入络，经络之气虚滞，络虚不荣，进一步导致瘀血或痰浊阻络，故 MS 外而头面、四肢、肌肤，内而脏腑皆可发病，病理及症候学上亦有与络病相应的特点，其主要临床特征可概括为"久、瘀（痛）、顽、杂" 4 个字。因此，疏通督络是治疗 MS 的主要治则，既有祛其瘀血痰浊之胶结之意，亦有引导诸药通达四肢百骸，可使填精、益髓、补助督络之药更好地发挥疗效。

临床中治疗毒损督络、戕害肾阳及脑髓、败坏形体的病理改变，应以益肾、化浊、解毒、通络为纲，采取分期、辨证治疗。如急性发作期外来邪气入里化生浊毒，浊毒肆虐，耗伤正气，毒邪最易伤脑害髓、败坏形体，脑髓损伤严重，形成脑和脊髓为主的多发病灶，病势凶险，症见多端。此阶段毒邪正盛，若不迅速遏制病情进展，往往会导致髓海严重受损，遗留或加重神经功能障碍。此期以邪实为主，治疗当以解毒化浊为主，兼以益肾通络。急性发作期过后，邪气衰退，正气耗伤，进入缓解期。经过正邪交争，导致正气不足、督脉亏虚、肾阳不足、髓海空虚、络脉瘀滞，出现头晕昏沉、腰膝酸软无力、腰痛如折、胸如束带、肢麻如蚁行感、僵硬不和、肢痛等症状，此期虚实夹杂，治疗当以益肾、化浊、通络为主，兼以解毒。髓海已虚，督脉已伤，肾阳不振，若再感邪气或外邪引动旧邪复燃，内外相激，浊毒随即再生，则疾病转入复发期。毒邪沿络至督，损伤督络，再犯脑髓。在残留部分症状和体征基础上，临床上表现出症状加重或产生新的症状，体现了时间和空间上的多发性，以及发病部位的多样性。通常每发作一次均会逐渐积累使病情加重，不可逆转，导致预后不良，此期虚实错杂，病情复杂，为毒邪痰瘀结聚之重症，治疗当搜剔邪毒痰瘀以解毒化浊，从而松透病根，兼以益肾通络，并随症治之。

讨　论

总之，MS 是多种病因综合复杂作用引起的疾病，先天禀赋不足和五劳七伤所致肾精不足是本病产生的内在基础，同时也是外受内化之湿热毒邪作用于机体，导致机体出现神经功能损伤的必要条件。MS 的发展趋势也正是毒损督络，戕害肾阳及脑髓，败坏形体，其势由轻到重，由局部至全身的渐进性表现，即毒邪在病变的初期仅见于病变的局部或有限的几个靶点，不是整个机体系统的紊乱，但毒邪不除，将导致 MS 局部病变的继续加重，同时导致症状缠绵难愈。

　　为深化对 MS 中医理论体系的认识，吴彦青等提出毒损督络、戕害肾阳及脑髓、败坏形体的病机理论，并拟订了益肾化浊、解毒通络的治疗原则，对益肾化浊、解毒通络法辨治 MS 提出如下理论构架：毒损督络、戕害肾阳及脑髓、败坏形体为 MS 的主要病机和主要病理基础，益肾化浊、解毒通络为 MS 的主要治则治法，即益肾（强调从本论治）、解毒化浊（强调祛除病理因素）、通畅督络（强调矫正病理途径）。矫正 MS 毒损督络、戕害肾阳及脑髓、败坏形体的病理改变，解毒化浊通络治标，益肾以治本，标本兼治。督络为 MS 病变的主要渠道和重要病变环节，督络虚而不充则浊毒易袭，浊毒阻滞督络则督络愈得不到肾精充养。因此在治疗 MS，解毒、化浊、益肾、通络四者互为因果关系，密不可分。

120　论 α-突触核蛋白与帕金森病"毒邪致病"关系

　　学者陆冰心等基于中医毒邪基础理论及当代对帕金森病（PD）的毒邪及热毒致病的理论研究，探讨 α-突触核蛋白（α-syn）与 PD"毒邪致病"的关系。发现 α-syn 的错误折叠、异常聚集与进行性扩散与中医毒邪理论非常相似，α-syn 对多巴胺神经元产生毒性作用，造成细胞凋亡、病情进行性加重、难以治疗，类似于 PD 中医"毒邪"之根深蒂固、顽固难愈，而 α-syn 所诱导的神经炎症病机又与热毒致病相似，且已有较多实验室和临床证据支持上述观点。故而认为"毒邪致病"是 PD 的内在病机，α-syn 与 PD"毒邪致病"中医病机的关系密切，从"毒邪"论治 PD 可为 PD 的防治提供思路。

　　帕金森病是一种中枢神经系统变性疾病，以静止性震颤、肌强直、运动迟缓和姿势平衡障碍等为主要临床表现，晚期还可出现抑郁、焦虑、痴呆等症状。PD 的主要病理特征为黑质致密部多巴胺能神经元变性、丢失，及路易小体（LB）的沉积。α-突触核蛋白是一种分布在中枢神经系统突触前膜的可溶性蛋白质，是 LB 的主要成分。近期研究发现，PD、路易体痴呆和多系统萎缩等神经系统变性疾病的发病机制均与 α-syn 有关，以上几类疾病称为突触核蛋白病。

α-syn 在 PD 中的致病机制

　　α-syn 是由 140 个氨基酸组成的非结构化的单体蛋白质，由 3 种结构构成：氨基酸末端（N 端）、中央非淀粉样区域（NAC）和酸性的羧基末端（C 端）。α-syn 的生理功能与神经可塑性、抗氧化活性、信号传递、调节突触小泡池、调节多巴胺释放与合成等有关。PD 病理过程中，α-syn 单体发生错误折叠，超过了机体的自噬清除能力，继而积聚形成寡聚体、原纤维，最终形成路易小体，其中可溶性寡聚体是产生毒性作用的主要形式。异常聚集的 α-syn 可以通过类似于朊蛋白的机制进行传播，能够作为诱导因子引导更多的 α-syn 发生异常聚集，并通过各种传播途径在细胞间传递。

　　当 α-syn 大量分泌时，过多的 α-syn 从细胞内分泌至细胞外，通过胞吞作用被相邻细胞摄取，诱导其内部 α-syn 的异常聚集。α-syn 的传播方式可能是通过胞吞、胞吐及外泌体途径分泌，其中外泌体介导释放的 α-syn 更容易被其他细胞摄取，产生更强的毒性作用。α-syn 不断聚集，在细胞间传递、蔓延扩散，对神经元细胞产生毒性，导致了 PD 的发生发展。

PD 的中医毒邪致病论

　　1. 中医毒邪基本理论：中医有关毒邪的记载可追溯到《黄帝内经》，如《素问·生气通天论》云"虽有大风苛毒，弗之能害"。《金匮要略心典》云"毒，邪气蕴结之谓不解"；《华氏中藏经》云"蓄其毒邪，浸渍脏腑，久不摅散，始变为疔"。毒邪根据病因可分为外毒和内毒，外毒为来源于外界、对机体有害的一切病邪，如外感六淫。内毒是由于七情六伤等原因，导致脏腑功能紊乱，气血运行失调后而形成。内毒来源于体内，无论痰浊湿邪瘀血、风火炽盛或诸邪，久羁体内、蕴化累积则皆可成毒，如瘀毒、痰毒、浊毒等。毒邪具有顽固性、火热性、复杂性、选择性、隐匿性、从化性、峻烈性、相兼性、流窜性等特点。毒邪起病隐匿，初时不知，具有浸润性、蔓延性的特性，逐渐侵犯脏腑经络，从而使病症复杂多变，病程迁延日久，病情顽固难治。同时，毒邪致病多具有火热之性，常呈现出阴虚阳亢，或阴虚内热之象。临床上某些疑难杂症的发生与进展均与毒邪相关。

2. PD 的毒邪致病论： 传统中医学无 PD 之病名。根据 PD 的临床表现，PD 可归属中医学"颤病""痉病"等范畴。历代医家已经认识到风火痰浊瘀血在 PD 发生中的重要作用。如《黄帝内经》指出"诸风掉眩，皆属于肝"，"诸暴强直，皆属于风……诸痉项强，皆属于湿"，"邪气恶血，固不得住留，住留则伤筋骨节，机关不得屈伸，故病挛也"；李如奎教授认为 PD 的发病在于肝肾气血亏虚，强调风、痰、毒、火、瘀诸邪蓄积为毒，入髓犯脑；马云枝教授提出"毒损脑络、横窜筋脉"是 PD 病情进行性加重的关键环节，认为脾失健运，"湿土生痰，痰生热，热极生风"，痰浊淤积为瘀，久积成毒，攻窜脏腑经络，败坏形体官窍。可见风火痰浊瘀血是 PD 的重要病理因素。而风火、痰浊、瘀血内生是毒邪产生的病理基础，这些病理因素持续不解，蓄积体内，化生为毒，或为热毒，或为风毒，或为痰毒，或为瘀毒。热、风、痰、瘀毒邪互相交阻，长期、反复侵袭人体，损伤脏腑经络，气血运行不畅，筋脉失养，进而毒涌上脑，壅塞脑络，致使脑络受损，最终形成复杂的 PD。PD 总的关键病机在于"毒"，"毒邪"是 PD 发生的致病因素，亦是 PD 病程进展恶化的重要因素。

3. PD 的热毒致病论： PD 之毒虽与多种复杂病因相关，但其中"热毒"具有相当重要的作用。"无邪不有毒，热从毒化，变从毒起，瘀从毒结"，邪变为毒，多从火化，毒邪往往与火热相兼为病，火热性是毒邪常见特性之一。历代医家对 PD 的认识亦与火热之邪相关，如《医学纲目·颤振》云"颤，摇也；振，动也。风火相乘摇动之象……此症多由风热相合"；《张氏医通·颤振》云"盖木盛则生风生火，上冲于头，故头为颤振"；《素问玄机原病式》云"掉，摇也……由风木旺，必是金衰不能制木，而木复生火，风火皆属阳"，"战栗：动摇，火之象也"。本病多为老年发病，如《赤水玄珠》云"此病壮年鲜有，中年以后乃有之，老年尤多。夫老年阴血不足，少水不能制盛火，极为难治"。老年发病则多肝肾阴虚，肝风内动，内生虚火；或脾虚运化失常，痰浊内生，日久而蕴化为火；或情志不舒，五志过极化火。火热窜经入络，蕴蓄不解则成热毒，扰动筋脉，灼伤脑髓，发为 PD。可见"热毒"为 PD 的主要致病因素之一。"热毒"与"痰毒""瘀毒"互为因果关系，"热毒"为阳邪，煎灼阴血成瘀、熬炼液为痰，形成"痰毒""瘀毒"，而体内的痰浊、瘀血等内生之邪胶结蕴积，郁久化热化火，亦可化生为"热毒"。

α-syn 致病机制与 PD 中医毒邪致病论的相似性

1. α-syn 的异常聚集与痰瘀之毒： 王永炎院士提出了毒的产生因脏腑功能紊乱和气血运行失常，导致体内生理或病理的产物不能及时排出，蕴积体内过多而成。可以说，"毒邪"来源于机体不能及时清除或排除的代谢产物，或过多的堆积体内的生理物质。内生之毒可包含机体病理及生理生化过程的产物，如毒性氧自由基、兴奋性神经毒、炎性介质、新陈代谢毒素、蛋白质等。生理条件下的 α-syn 对神经元不造成损害，但异常聚集的 α-syn，可能通过引起线粒体功能障碍、氧化应激、抑制泛素-蛋白酶体的活性、诱导胶质细胞激活神经炎症等发挥毒性作用，对多巴胺神经元造成损害。从中医角度来看，体内水津、气血运行失常，生痰生瘀，积聚成毒，败坏脑髓，导致脑窍功能失调，从而发为 PD。从现代生物学来看，α-syn 超过机体自身清除能力，聚集成变异体，导致神经元损伤及凋亡，进一步导致 PD。作为其病理核心的 α-syn，可以看作是脏腑功能紊乱产生的痰浊瘀血之毒，属于"内生毒邪"范畴。

2. α-syn 诱导神经炎症与热毒病机： 神经炎症是指通过免疫细胞的激活和炎症细胞因子的高水平表达及活性氧的释放，进而引起的脑内炎症反应。神经炎症反应可使黑质-纹状体多巴胺能通路变性，最终导致神经元进行性死亡。有研究发现 PD 患者脑中出现大量的小胶质细胞的激活，脑内的炎症因子如白细胞介素（IL）-1β、IL-6 及肿瘤坏死因子（TNF）-α 的表达水平显著升高，在 PD 动物模型中亦出现激活状态下的小胶质细胞。这些研究均提示了神经炎症反应参与了 PD 的发生发展过程。病理状态下的

α-syn 引起小胶质细胞的氧化应激反应，可能通过调控多巴胺神经元内的特定的信号通路的活性及黑质区域的炎症反应等机制影响多巴胺神经元的存活，促进 PD 的进展。从中医学角度来看，炎性反应多属于"热证"的范畴。"火热"之邪蕴蓄不解，日久成毒，即"热毒"。α-syn、免疫细胞及炎性因子可类属于中医学"热毒"的范畴，损伤脑络，导致 PD 的发病。因此，α-syn 诱导促炎因子介导了 PD 的神经炎症，在一定程度上反映了 PD"热毒"的病机理论。

3. α-syn 进行性加重与毒邪致病特性： α-syn 的错误折叠、聚集、扩散与 PD 密切相关。在 PD 的病程中，α-syn 的病理改变在整个神经轴中传播，与临床进展相一致。α-syn 的病理变化开始于嗅球和肠神经系统，逐渐蔓延至迷走神经的背侧运动核以及胸神经和骶脊髓中的中间外侧核、中枢神经系统。α-syn 导致嗅球、消化道、脊髓的神经以及其他外周神经的病变时，可出现早期的嗅觉障碍、便秘等非运动症状；一旦累及脑内多巴胺能神经元后，则引起运动迟缓、僵硬、震颤和姿势不稳定等运动症状。α-syn 存在于 PD 的全过程，呈现出长期、慢性、潜变的病理变化；而 PD 病情逐渐进展加重，与 PD"毒邪"致病，逐渐累及脏腑经络，病情复杂、顽固难愈的特征具有相似性。

综上所述，异常聚集的 α-syn 类似于中医学的"毒邪"，即"风、火、痰浊、瘀血"等病理产物，郁积而成"毒邪"。其中 α-syn 所致神经炎症类同热毒致病，而 α-syn 的病理学扩散导致 PD 渐进性加重，这种特点与中医学"毒邪"逐渐侵犯、蔓延脏腑经络的特点相似，导致 PD 顽固难愈。

基于毒邪致病探讨 PD 的中医治疗

立足于"毒邪致病"，从"解毒"法治疗 PD，是基于 PD 的病机特点、证候特征而论治。运用"解毒"类中药治疗，可取得较好的临床疗效。在中药复方研究中，较多的临床研究已证实通过清热毒、化痰毒、逐瘀毒、祛浊毒等方法治疗 PD 可取得明显疗效。如王亚丽自拟止颤疏毒汤（龟甲、鹿角胶、白芍、水蛭、僵蚕、土茯苓、葛根、生甘草）治疗 PD 的临床对照研究中，总有效率为 93.3%，全方能化痰散结、活血逐瘀，亦可解毒通浊，使痰、瘀之毒邪尽去，血脉通利；周洁等认为内风、痰浊、瘀血、火热久积成"毒"为 PD 病机，通过滋补肝肾、通络解毒方辨证治疗 PD，可提高临床疗效。在实验研究方面，李泓睿的研究表明，黄连解毒汤能降低 1-甲级-4-苯基-1,2,3,6-四氢吡啶（MPTP）含量，诱导 PD 小鼠脑组织超氧化物歧化酶（SOD）和丙二醛（MDA）水平的升高，产生抗氧化应激作用以保护脑神经；王亚丽等研究疏筋解毒方治疗 PD 的机制，发现该方可抑制 6-羟基多巴胺（6-OHDA）引起的线粒体功能障碍、蛋白异常、内源性损伤因子带来的毒性作用及氧化应激反应等，从而诱导 PD 大鼠黑质热休克蛋白 70 表达上调，减轻神经元损害，起到神经保护作用。

有关中药单体的研究发现，中药提取物具有抗氧化、抗神经细胞凋亡、清除自由基、抑制兴奋毒性损伤等作用，从而保护多巴胺能神经元。如谢利霞等采用黄芩素处理经四环素（DOX）培养的 PC12 细胞，发现黄芩素能通过抑制哺乳动物雷帕霉素靶蛋白（mTRO）通路活性，激活自噬细胞，促进清除过量聚集的 α-syn。黎兴键等研究黄芩素对阻断 α-syn 的传播机制，结果发现黄芩素可减少野生型（WT）和 A53T 突变型 α-syn SN4741 细胞的细胞膜中过度表达的 α-syn 水平，提高与其胞内降解相关的蛋白 LC3B、LAMP2 的水平，减轻其细胞毒性作用。

以上研究均证实了 α-syn 致病机制与 PD"毒邪致病"的关系。PD 为病机复杂的难治病，各医家在用药时运用多种治法，将化痰、逐瘀、活血、通络、解毒、补肾、息风等治法相结合，但均重视"解毒"法，以清除脑内 α-syn 的沉积，使久郁之热毒、痰毒、瘀毒等毒邪尽去，则气血运行通畅，毒邪有路可出。因此，"解毒"法需贯穿于 PD 治疗的全程。毒邪往往兼夹他邪，胶固难治，故应诸邪同治，分消其势，才能使诸邪尽去而毒邪俱清，从而杜绝化毒之源。中医治疗过程中需根据病机特点辨证论治，针对毒邪合并他邪可灵活运用清热化痰、活血化瘀、祛风通络等治法。

从临床特征来看，帕金森病具有进行性加重、顽固难愈的特点；从 α-syn 的致病机制来看，α-syn

错误折叠、异常聚集、蔓延扩散，所产生的神经毒性，亦具有进行性加重、不可逆转的特点。以上特点均类似于中医学"毒邪"的浸润性、蔓延性、选择性、顽固性等特点。已有较多的临床与实验研究证实从"毒"论治 PD 有效。故中医学认为"毒邪致病"是 PD 的内在病机，α-syn 与 PD"毒邪致病"关系密切，从"毒"论治 PD 为防治 PD 提供了思路，具有较好的临床应用前景。

121 从毒邪和神经毒性的关系论治帕金森病

学者王冰等分析神经毒性导致帕金森病发生的机制及中医学对于"毒邪"的认识，外毒与内毒均可导致帕金森病。探讨帕金森病中医学"毒邪"理论与神经毒性的关系，并总结归纳出中西医病因病机的相关性，提出"毒邪"为帕金森病重要的病因，帕金森病从毒论治，治以解毒、祛毒，排毒之法。

帕金森病（PD）又名震颤麻痹，是一种常见的以椎体外系症状为主的中老年神经系统慢性变性疾病。人体脑内有 2 种神经元维持着椎体外系的正常生理功能，即纹状体内所含的多巴胺能神经元（抑制神经元）和胆碱能神经元（兴奋神经元）。此病的主要病理改变为中脑黑质内多巴胺能神经元变性死亡以及在残留的神经元胞质内出现路易小体，纹状体中多巴胺与乙酰胆碱两大递质系统的功能相互拮抗，两者之间的平衡对基底核运动功能起着重要的调节作用。纹状体多巴胺变性死亡，水平显著降低，造成乙酰胆碱系统功能相对亢进，这种失衡使皮质-基底核-丘脑-皮质环路活动紊乱，出现肌张力增高，运动减少，静止性震颤等症状。此病的病因尚未完全明了，但研究表明，有机磷农药、除草剂、杀虫剂暴露、海洛因依赖等"毒邪"均具有多巴胺神经元毒性，可透过血脑屏障后选择性的导致黑质部和纹状体中线粒体功能的障碍，α-突触核蛋白聚集使神经细胞胞质内路易小体聚集，最终导致 PD 的发生。

神经毒性导致 PD 发生的机制

在农业和工业生产中，对于农药、除草剂及杀虫剂以及有色重金属工作者，由于长期低剂量暴露，上述物质经过呼吸道、皮肤和黏膜进入人体，产生神经毒性，通过氧化应激、线粒体紊乱、炎性或免疫反应、钙稳态失衡、兴奋性毒性、细胞凋亡等机制使黑质多巴胺能神经元大量变性、丢失，导致发病。实验研究表明，有机磷农药对多巴胺能神经系统产生影响在大鼠出生后前 14 日最为敏感，因此，推测纹状体多巴胺能通路是农药毒死蜱的作用靶点，大鼠脑发育期暴露于亚剂量毒死蜱能迅速激活黑质小胶质细胞和星形胶质细胞，并诱发黑质多巴胺能神经元迟发进行性损伤。百草枯的结构与公认的神经毒素1-甲基- 4 -苯基-1,2,3,6-四氢吡啶（MPTP）的活性代谢产物 MPP＋极为相似，亦具有与 MPTP 相似的选择性地破坏黑质致密部多巴胺能神经元的作用。铁、锰等为人体必需的微量元素，对于维持人体正常的生理功能起到重要作用。但这些有色金属在脑内的局部积聚或缺失，可能诱发帕金森病的发生。PD 患者早期脑中黑质部铁含量增高，研究发现，铁可以导致线粒体跨膜电位差降低，生成过多的活性氧成分 ROS，产生细胞毒性，诱导细胞凋亡。锰可以维持人体正常的脑功能，但过量的锰在脑中沉积，出现少动、步态缓慢、肌张力增高等 PD 样表现及精神症状。以上"毒邪"均是导致帕金森病发病的主要因素，此外，还有神经系统退化、遗传因素、多因素交互作用等，均可导致 PD 的发生。

毒邪与帕金森病的关系

何为毒？中医学对"毒"有 4 种认识：一指药物及食物的峻烈之性对人体的损害；二指对病症的概括；三指病因或病理产物；四指治法。而在《灵枢·论痛》中"人之胜毒，何以知之？少俞曰：胃厚色黑……皆不胜毒"。指出"正气存内，邪不可干"的机制，也说明了由于人体正气的衰退，毒邪可引发体内的病变。由此可见，毒分为外感之毒与内生之毒两种。外感之毒主要为"六淫"邪气所致，有风毒、寒毒、暑毒、湿毒、火毒、疫毒、瘴毒等非时之毒，可与现代生活中空气、水土、环境污染、传染性疾病相对应。帕金森病的病因中环境因素为研究热点，农药、除草剂、杀虫剂以及有色金属的职业暴露所产生的神经毒性，均为外感之毒，外毒侵入人体，不能及时排出或化解，蕴结于脑，脑络失养而受损。内生之毒主要是邪气亢盛，败坏形体即转化为毒。毒系脏腑功能和气血运行失常使体内的生理或病理产物不能及时排出，蓄积体内过多而生成。王永炎院士认为"毒邪"和"络病"可以作为脑血管疾病深入研究的切入点。此后进一步提出浊毒损伤脑络是脑病的主要病机之一，浊毒指内生之痰浊瘀血等病理产物，蕴积日久，而转化成对人体脏腑经络造成严重损害的致病因素，脑卒中、老年性痴呆、帕金森病等脑病均与浊毒损伤脑络有关。帕金森病在中医学属于"颤证"范畴，为本虚标实之证，外毒及内毒均可导致此病，其病因病机为内伤七情气逆上冲、风阳暴张、化热生风；饮食不节、脾失健运、痰浊内生；肝热化火，痰热生风，劳欲太过、气血亏虚、日久成瘀，瘀血夹风；年老体衰、肾亏精少、致使脏腑功能失调，体内津液输布失调，气机不畅，使痰浊瘀血内生，夹杂为病，"毒"随之而生，"毒邪"互阻络道。帕金森病多发生于中老年人，神经系统老化致使黑质多巴胺能神经元呈退行性变，为其病因之一。中医学认为"脑为髓之海"，年老体衰，髓海不足，致使肾精亏虚，肾虚髓减，神机失养，筋脉肢体失主而致此病，国医大师任继学在治疗脑病方面提出：髓虚贯穿脑病发病的始终，毒损是脑病发生及病情加重的重要因素，髓虚毒损是脑病发病的病机关键。由此可见，年老体衰，机体失养为毒，可导致神经系统退行性病变的发生。

毒邪理论与 PD 神经毒性的关系

痰、瘀、虚均可使体内风动，为导致 PD 的"毒邪"，既是病理产物又为致病因素。"肝主筋，肾主骨生髓"，"脑为元神之府"，"头为诸阳之会"，人体各脏器之间通过经络相互络属，相互联系，经络循行于头，脑络为人体络脉的一部分，毒邪随络脉侵入人体，久病入络，相互影响，相互转化，使各脏腑功能失调，气血津液运行不畅，致脑髓筋脉失养，发为颤证。而在现代医学中，帕金森病的神经毒性为黑质-纹状体多巴胺能神经通路变性丢失，这些神经毒性主要包括：①线粒体复合物 I 活性下降，活性氧（ROS）生成增加，促进自由基产生和氧化应激反应，增加神经元对兴奋性毒性死亡的易感性。②小胶质细胞在中脑黑质中分布最为密集，小胶质细胞激活将损害多巴胺能神经元和释放炎症因子，进而导致帕金森病。③多巴胺自身氧化形成的神经黑色素中含大量的铁离子，细胞内铁离子升高而抗氧化能力降低，这种还原型铁离子可与多巴胺代谢中产生的过氧化氢反应生成高度毒性的羟自由基，进而导致脂质过氧化。④在帕金森病中，谷氨酸可对多巴胺能神经元产生毒性作用，尤其是兴奋性氨基酸 Glu 神经毒性学说。⑤α-突触核蛋白具有"朊病毒样"传递性，其在迷走神经背核和嗅球神经元 Lewy 小体内集聚和形成，能够在新生小鼠和非人类灵长类动物中引起帕金森病样病理过程。还包括钙稳态失衡，细胞凋亡等。所以对于帕金森病的病因病机可以概括为：神经系统老化为中医学中的肝肾气血亏虚（本虚），环境、职业暴露及药物依赖等多因素交互作用所致的 PD 神经毒性可以说是中医学中的内、外毒，即"痰浊、瘀血"等病理产物（标实），这些均与中医学中的"毒邪"相对应，而黑质-纹状体多巴胺能神经通路变性丢失则为脑络受损。因此，王冰等认为"毒邪"为帕金森病重要的病因，帕金森病从毒论治，治以解毒、祛毒、排毒之法。

解毒、祛毒、排毒法治疗帕金森病

帕金森病为本虚标实之证，从毒论治帕金森病应重视截断毒邪滋生途径来防治。中医药治疗帕金森病主要以中药复方，单味药及针灸等方法。中药复方治疗通过辨证论治，主要以培补肝肾、益气养血、健脾化痰、活血祛瘀、息风止颤、清热解毒等法治疗，单味中药的研究中，主要集中在单味药提取物及其有效部位上，从抗氧化应激、清除自由基、抑制细胞凋亡、基因表达调控等方面保护多巴胺能神经元，在补虚的同时以祛邪，从而达到标本兼治，解毒、祛毒、排毒的目的，针灸可使脑络及全身气血通畅，促进毒邪的代谢及排泄，减轻脑髓及筋脉的损伤。魏媛采用滋补肝肾，通络解毒法治疗，可以有效地缓解患者的临床症状，对治疗帕金森病的临床具有非常重要的意义。川芎嗪可以改善 MPTP 诱导的大鼠运动障碍，并可显著防止 MPTP 诱导的多巴胺能神经元损伤，其保护神经元损伤的作用机制为抗凋亡，抗氧化作用。

　　毒邪与帕金森病的关系极为密切，以毒立论，从毒论治，对帕金森病的中医病因病机及治疗提供了新思路、新方法。中医药治疗帕金森病具有很大优势及潜力，且毒副作用小，可以改善临床症状，提高生活质量。

122 从毒损脑络-枢机-筋脉论治帕金森病

帕金森病是常见于中老年人的神经变性疾病，属中医学"颤病"。其基本病机是肝肾阴虚，肝风内动，随病情进展，逐渐演化为肾虚毒损。王亚丽等提出了毒损脑络-枢机-筋脉的思路，指出了帕金森病病情进展的内在病机，并指明可运用疏筋解毒法来治疗肾虚毒损型帕金森病，从而为帕金森病的中医药诊治提供更有力的理论依据。

王教授提出帕金森的病位在脑，其病机以肝肾阴虚为本，肝风内动为标，随病情进展，机体逐渐呈现"肾虚毒损"的病理状态。病位可分为病机之病位及病态之病位，前者在脑，为疾病产生之原因所存；后者在筋脉，为疾病发生之表现所在。而中晚期帕金森患者肝肾亏虚，髓海失充，脑髓空虚，邪毒内生，虚实交杂为患，毒邪渐侵及肢体筋脉，导致头摇肢颤难以自持。其中，邪毒内生，上达脑窍，内损枢机，外袭筋脉，且邪毒内损始终贯穿疾病发展、演变过程，是中晚期帕金森病发展变化的重要环节。

帕金森病与毒邪

1. 中医学对于毒的诠释：《黄帝内经》中最早提出了"毒"的义释。《素问·刺法论》云"五疫之至皆相染易……不相染者，正气存内，邪不可干，避其毒气"。《素问·生气通天论》云"清静则肉腠闭拒，虽有大风苛毒，弗之能害"。提出"疫毒""大风苛毒"，皆指自然界峻烈的致病因素，相似于现代医学的细菌、病毒、原虫及其他致病因素等。而中医学中"毒"之意义更具宽泛性，《素问·五常政大论》云"夫毒者，皆五行标盛暴烈之气"。《金匮要略心典》云"毒，邪气蕴结不解之谓"。可见古代医家对毒的解释分为邪盛成毒与邪蕴成毒。张学文教授提出六淫邪盛化火即可成毒，王永炎院士认为邪气亢盛，败坏形体即转化为毒，均是现代医家对于毒学理论的进一步认知与发展。

"毒"从病因学上可分为外毒与内毒，前者来源于体外，为可兼杂六淫侵袭的一类致病因素，后者是脏腑功能减退或障碍引起机体代谢紊乱或乖戾失常的过程中，产生的一些新的致病因素或病理变化。吴深涛教授在内毒学说的基础上提出了附生之毒与本原之毒理论，附生之毒即经典毒邪理论，认为此类毒邪多指从化于痰、湿、瘀、火等邪气的邪毒；而本原之毒列为与瘀血、痰浊相并列的病理产物，并指出其成毒原于瘀浊，即由浊致毒，且本原之毒亦可与湿、火、痰、瘀相兼为患，致使疾病进一步发展变化。

2. 帕金森病与毒的关系：王亚丽教授指出肾虚髓空，邪毒内损是帕金森病的演变结果，而痰浊内生、瘀血内停是帕金森病进展演化的中间环节，久则痰瘀互结，蕴结成毒，败伤脑髓。由此可见，帕金森病与内毒关系密切。从现代医学的角度分析，内毒的产生来源可分为3类：一是指机体在代谢过程中产生的各种代谢废物，例如小胶质细胞和星形胶质细胞是神经炎症的主要参与者，其异常活化产生多种炎症因子（代谢废物）从而引发神经炎性反应，诱导神经元变性和死亡，导致疾病发生。二是指那些本为人体正常所需的生理物质，由于代谢障碍超出其生理需要量也可转化为致病物质形成毒，研究表明，活性氧（超氧阴离子、羟基自由基和过氧化氢等）在脑组织中的过量产生，导致一系列氧化应激反应，产生帕金森病，且近年研究与帕金森病相关的铁死亡，以铁离子相关蛋白为中心的铁代谢异常，导致患者体内铁离子水平过高，亦是帕金森病的可能发病机制之一。三是指本为生理性物质由于改变了它所应存在的部位，亦成为一种毒，目前此种内毒成因在帕金森病尚未有相关发现，但近年来帕金森病与肠道菌群的相关性研究或可成为突破点之一。

痰、瘀是帕金森病的关键病理因素，蕴结日久，痰为顽痰，瘀成死血，分别转化为痰毒、瘀毒，胶结为患，不仅使肢体颤动加剧，难以向愈，而且可使病情进展而伴生他症，出现神情呆板、表情淡漠、言謇善忘、头晕沉重等表现，痰毒、瘀毒附生于病理因素痰、瘀所在，为附生之毒；而吴深涛教授提出脏腑失和酿内毒，为本原之毒，其病因外责之当今食居易涩气瘀浊，内责之脾虚气不散精，浊气内生，日久则易秽腐生毒。

毒损脑络-枢机-筋脉

1. 毒损脑络："毒损脑络"理论与帕金森病病机变化具有高度契合性，二者同是因虚致痰，因虚致瘀，痰瘀互结，日久腐化成浊毒，损伤脑络，引发脑病。此外，帕金森病患者中脑黑质区的路易小体（α-突触核蛋白的异常聚集）也具有损伤脑髓的特点，属于内生浊毒范畴。毒邪既成，损伤脑络，进而弥漫于络脉，损伤络脉。络脉是沟通上下内外、畅流气血、运毒排毒的通道和载体。常富业等指出，毒损络脉是疾病发展到一定阶段，病情骤然发生变化的结点，也是病情突然加重的转折点，并提出"毒损络脉"的3层内涵：一是邪气成毒化，指出邪气向毒邪的转化是一个蓄积的过程；二是成毒损伤化，指出邪损与毒损的区别除了病情的轻重程度不同外，最重要的区别是毒损多具有形质受损的特点；三是毒损的重要环节是毒损络脉，络脉是毒损最重要的靶向途径之一，是疾病变化的关键点。

毒损脑络是毒损机体的初始环节，浊毒停滞于脑髓，清气不能上达，或上达而无可容之所，同时浊毒侵袭腐蚀脑络，气血灌溉通路受到破坏，则导致神机失用，患者可有头摇肢颤、反应迟钝、健忘淡漠表现；而随浊毒损害的继续深入，络脉进而受损，毒性蓄积至一定程度，则会出现肢体颤动程度陡然加重，同时肢体关节僵硬、沉重，屈伸受阻，活动受限，病情加重难以缓解。从毒损脑络至毒损络脉是病情深入的表现，但二者并不是互相独立的存在，在毒损脑络阶段，已有络脉受损之迹象，随着病情进展，毒邪侵袭重点逐渐发生变化，毒邪扩散蔓延，毒邪靶点扩散增大，从脑络转向了络脉，并当络脉毒性蓄积至极点时，引起病情的骤然恶化，出现一系列症状的加重，但此刻的毒损脑络机制仍持续存在，只是从毒损初期的主要病机转为毒损后期的次要病机。

2. 毒损枢机：《说文》云"枢，户枢也"。意为门的转轴，是便于门窗转动开阖的装置。而中医理论的"枢"，正如《素问·阴阳离合论》所云"三阳之离合也：太阳为开，阳明为阖，少阳为枢……三阴之离合也，太阴为开，厥阴为阖，少阴为枢"。枢为表里阴阳之枢纽，开阖枢即气机升降出入之"门户"。正如王冰所云"开者，所以司动静之机；阖者，所以执禁固之权；枢者，所以主转动之微，由斯殊气之用，故此三变也"。帕金森病与肝、肾、脾三脏密切相关，三脏属三阴。脾属太阴，主运化，主动而用阳，需时刻运化水谷精微以输布全身，以支持机体的正常生命活动；肝属厥阴，主藏血，主静而用阴，肝脏需得肝血濡养，保持肝体柔和，以防止肝阳升发太过；肾属少阴，为一身阴阳之枢纽，其动则生阳，静则生阴，枢机不利，则病由此发。

帕金森病病机以肝肾阴虚为根本，虚者毒邪更易乘之，故毒邪易留滞、损伤肝肾脏器及其经络，足少阴肾经受损，如转枢不利，则阴阳失和，肾精不藏，使肾阴愈虚，髓海愈空，则健忘、痴呆、淡漠等表现愈加严重。足厥阴肝经受损，闭藏失司，不能化生少阳，枢转阳气，厥阴不藏而阳无以制，肝阳亢逆，化风而动，本应以静为用，然现阖开生乱，动象丛生，则头摇肢颤。毒损枢机，致使枢机不利，开阖失司，动静失调，则机体气血阴阳失和，兼夹痰瘀毒邪共犯机体，直接导致帕金森病的发生发展。

3. 毒损筋脉：中医学认为，经脉连属于肢体外周的筋膜（肌腱、韧带）、肌肉体系，具有联络四肢百骸、主司关节运动的作用。《类经》云"十二经脉之外而复有经筋者，何也？盖经脉营行表里，故出入脏腑，以次相传；经筋联缀百骸，故维络周身，各有定位。虽经筋所盛之处，则唯四肢溪谷之间为最，以筋会于节也……此经脉经筋所以异也"。文中更是将经脉与经筋在机体分布上加以区别。刘农虞教授认为筋强调分布联络，具有刚强活力之性，并将与营血相关，具有输送气血、传递信息功能的脉络系统（十二经脉、奇经八脉、十五络脉等）与和卫气相关，具有主管运动、保卫机体作用的筋皮系统（十二经筋、十二皮部等）共同组成"筋脉系统"。

　　肝主筋，因此所谓筋病，如痫病、颤病、痿病之类，或失却柔顺、拘急痉挛或痿软无力等症，多责之于肝。疾病早期，病情轻微，病势尚浅，虽见肝肾亏虚，毒邪未成，然或可见肢体不自主振振而动，则属肝风内动，治以平肝息风，补益肝肾，多可缓解此时期的颤摇症状，甚至某些患者肢体震颤症状可完全消失，达到临床治愈的效果。随病程的延长，病情随之加重，病势逐渐深入，进入疾病的中晚期，此时痰瘀毒邪已逐步形成，流窜于筋脉，此时肢体颤动之原因不仅与肝风内动相关，更是与痰瘀浊毒滞留不去密切相关。痰瘀浊毒相兼为患，留滞筋脉，具有多种特征。一是广泛性：筋脉存在于全身，上至头面，下至膝足，毒邪流注，攻诘全身筋脉，不拘于某处，攻其上，则可见头摇不止，舌体吐弄，攻其下，则双股振振，自觉沉重僵硬；二是滞留性：痰瘀毒邪滞留筋脉，如水中淤泥留积于河道，阻碍气血通行，而致筋脉挛急，而化痰祛瘀之常法难以祛除，常需疏筋脉，解浊毒，且化痰祛瘀兼顾，若不得其法早日除之，则毒邪滞留日久，浸淫愈深，病情愈重，则羁留愈甚，更加难以祛除；三是内趋性：痰瘀浊毒向外浸淫筋脉，向内则损伤脏腑，尤其肾、肝、脾脏，毒损及肾，先天之源受损，不能主骨生髓，则髓海失充，浊气上侵；毒损及肝，肝为刚脏，主升主动，毒邪侵袭易亢逆化风，筋脉挛急；毒损及脾，后天生化之源受损，气血难以化生，清气不能升达于脑，则脑髓失养，筋脉失健。

　　痰瘀浊毒侵及脑络，并逐渐深入络脉，流走全身，枢机不利，开阖无权，肝脾肾三脏受损，导致病情的进一步深入，毒邪可渗透于筋脉，阻断气血精微传输通道，筋失濡养，脉失通畅，筋脉挛急，则肢体颤动不居，病至后期，毒邪愈发深入，肢体颤动症状愈加严重，甚或筋脉长期拘挛不舒，可见颜面部呆板、四肢僵硬、活动迟缓、步态异常等表现，从而导致患者的生活质量严重下降。

疏筋解毒法治疗帕金森病

　　帕金森病基本病机为肝肾阴虚，肝风内动，并随病情进展逐渐产生毒损脑络—枢机—筋脉，常用治法（镇肝息风、清热化痰、填精补髓、补肾助阳等）难以直达病所，缓解症状。王教授经过多年临床实践和总结，提出疏筋解毒法，用于肾虚毒损型帕金森病的治疗，临床疗效甚笃。疏筋在于疏通气血，灌溉全身，荣养筋脉，肢体得舒。治疗上以养肝血、滋肝阴、柔肝体为法疏通、濡养筋脉，临床上多用白芍、僵蚕、生地黄、郁金等柔肝养血，疏筋养筋。解毒之法目亦为疏筋止颤，其重点在于祛痰逐瘀化浊，痰瘀邪毒胶着体内络脉，顽痰死血浊毒留滞经脉，需巧用药物配伍，攻守兼备，补泻共用方可见效。临床上常用丹参、赤芍、川芎等药物活血化瘀，石菖蒲、远志等药物化痰醒脑开窍，并且在使用活血化痰药物的同时，多辅以虫类药物，如全蝎、地龙、水蛭等，可加强祛痰逐瘀之功效，化解痰瘀顽固胶着之性，3 类药物合用，共解痰瘀浊毒。

　　此外，肾阴亏虚为帕金森病的始动因素，肾虚则精亏，精亏则脑髓空，脑髓空、气血凝则邪毒生，邪毒侵则颤不居、变证生，因此，补肾填精应贯穿治疗疾病始终，临床中多应用龟甲、熟地黄、枸杞子、五味子等补肾填精益髓。王教授根据多年临床经验，以疏筋解毒为治则，总结出疏筋解毒方。全方由龟甲、鹿角胶、水蛭、白芍、僵蚕、丹参等药物组成，方中以龟甲、鹿角胶血肉有情之品为君，填精补肾益髓，滋阴息风止颤，水蛭、僵蚕为臣，破血逐瘀、搜剔顽毒、息风止痉，佐以丹参活血、白芍柔肝，诸药配伍，共奏补肾活血、化痰疏毒之效。

　　现代药理表明，龟甲可通过提高 PD 模型大鼠中 BMP4 的表达，从而发挥其调控神经元的功能和营养神经的作用，鹿角胶通过清除氧自由基、抗氧化作用达到脑保护的目的，水蛭、僵蚕均具有抗凝、抗血栓作用，而水蛭对神经元细胞凋亡具有明显的抑制作用，僵蚕则具有抗惊厥、镇静催眠作用，丹参中含有原儿茶醛，可以抵抗 SHSY5Y 细胞的氧化应激作用，显示出潜在的神经保护作用，而芍药苷通过 Bcl-2/Bax 信号通路对谷氨酸诱导的 PC12 细胞凋亡产生神经保护作用。而且组方研究中表明，该组方可通过提高 PD 大鼠中脑 Bcl-2 mRNA 分布及表达，达到脑保护的作用，并且可使 PD 大鼠中脑多巴胺有效浓度升高，从而改善帕金森症状。

　　帕金森病是好发于中老年的慢性神经系统疾病，其病机以肝肾阴虚为本，肝风内动为标，并随病情变化逐渐演变为肾虚髓空，毒邪内损。王教授从毒损脑络、毒损枢机、毒损筋脉 3 个方面阐明痰瘀浊毒从不同层次对机体的损害，并结合现代药理研究，提出运用疏筋解毒方补肾活血、化痰疏毒，为改善中晚期帕金森患者的症状提供可靠有力的理论依据。

123　从毒损脉络论治帕金森病

帕金森病（PD）归属于中医学"颤证""振掉"等范畴，是以运动迟缓、肌强直、静止性震颤、姿势障碍为主要临床表现的常见神经系统退行性疾病。《证治准绳·颤振》云"颤、摇也，振、动也，筋脉约束不住，而莫能任持"。《素问·五常政大论》云"其病摇动"。描述了其以肢体震颤、迟缓为主要症状，多见于 65 岁以上老年人。除常见四大运动症状外，PD 常并发许多非运动症状，如睡眠障碍、认知障碍、精神症状如焦虑、抑郁等，严重影响患者的日常工作及生活。PD 发病机制目前尚未完全阐明，对于 PD 运动系统症状，现代医学临床上多应用多巴胺替代剂、多巴胺受体激动剂等治疗，病初虽能较好控制病情，但当药物"蜜月期"过后，病情往复且常伴随异动症等并发症。对于累及多个系统的非运动症状，现代医学常束手无策，临床治疗收效欠佳。历代中医临床辨治 PD 时，从"风、虚、痰、瘀、火"等各个角度均有论述，学者邱朝阳等从"毒损脉络"角度探讨了 PD 的发病机制，以期为 PD 的治疗提供新思路，更好指导中医临床治疗。

毒损脉络致 PD 理论依据

1. 帕金森病疾病特点：

（1）年老起病：PD 多见于 65 岁以上老年人，患病率约为 1700/10 万，随年龄增长发病率逐渐增加，随病程进展病情不断加重，正如《证治准绳·颤振》中云"此病壮年鲜有，中年已后乃有之，老年尤多"。老年之体，年高体弱，脏腑虚衰，气血生化不足、外邪损伤气血，使得气血亏虚，四肢经筋不得濡润，则表现为运动迟缓、肢体震颤等运动症状。或因年老体衰代谢减慢，各种病理代谢产物瘀积体内，聚集阻塞脉络，脉络瘀阻不通、气血不畅，挛急拘紧发而为病。

（2）波及全身一：除常见 4 大运动症状外，PD 常并发许多非运动症状，如嗅觉异常、睡眠障碍、直立性低血压、感觉异常、便秘及排尿障碍等自主神经功能失调症状，累及消化系统、心血管系统、泌尿系统、自主神经系统等多个系统。PD 主要的病理变化之一是多巴胺神经元内出现嗜酸性包涵体路易小体（LB），路易小体的主要成分是异常聚集的低聚 α-突触核蛋白，低聚体 α-syn 广泛存在于 PD 患者的血清、脑脊液中，低聚体的 α-syn 对多巴胺神经元有明显的毒性作用，引起多巴胺能神经元变性坏死。目前研究表示，疾病进展过程中，α-突触核蛋白在细胞组织间呈"朊粒样播散"，如在出现吞咽困难、便秘症状的 PD 患者的食管、结肠部位发现沉积的路易小体及低聚 α-突触核蛋白，而不存在吞咽困难、便秘症状的患者相应部位未发现沉积的 LB 及 α-突触核蛋白，随病情进展，LB 及 α-突触核蛋白沉积部位渐进广泛，最终累及多个系统，出现多系统症状并发。

2. 毒邪致病理论：《金匮要略心典》云"毒，邪气蕴结不解之谓"。其含义广泛，纠其本质实则为邪气。无论受于外之"风、寒、燥、火"等邪气，还是产于内之"痰、瘀、虚"等邪气，都是指由于脏腑功能失常，过量积聚在机体，不能经五脏六腑代谢排出体外的生理或病理产物，诸邪气盛而蕴结均可为毒。总之，无论是由于肝、脾、肾等脏腑虚弱引起的气血阴阳亏虚，或是由于脏腑功能失调引起的痰饮、湿浊、瘀血等病理产物的出现，或是由于体虚不能抵御外邪感受风、寒、火等六淫邪气而致病，各种邪气在体内聚集不能及时化解，蕴结呈痰毒、瘀毒、火毒等交织夹杂而存，损伤经脉影响正常气血运行，久及络脉均可引起 PD 的各种临床症状。毒邪在体内结聚与异常的 α-突触核蛋白在体内聚集有异曲同工之妙，低聚体的 α-突触核蛋白对多巴胺神经元产生毒性作用并引起神经元的变性坏死，且在体内呈"朊粒样播散",是中医学毒邪引起 PD 发病之现代医学的微观阐述。

3. 络病理论与 PD:《黄帝内经》中最早提及"经络"的概念,其中记载"经脉为里,支而横者为络,络之别者为孙","中焦出气如露,上注溪谷而渗孙脉……溢乃注于络脉,皆盈乃注于经脉",描述了经络的解剖结构、生理功能。络脉以经脉为纪,支而横出呈网状、树枝样分布,其内流通气血精津,具有重要的沟通联络肢窍脏腑的作用,是气血运行功能结构的载体。当病邪侵袭机体时,经络反之成为病邪入侵的途径,病邪可通过经络由表入里,亦可经一脏传入别脏。络脉呈网状弥散样分布的结构基础,决定了其受损起病时,疾病累及范围广、波及全身、病情复杂的特点。叶天士据此提出"久病入络""久痛入络"的络病学说,并使之成为内伤疑难杂病的病机切入点。《难经·二十八难》中载"其脊中生髓,上至于脑,下至尾骶,其两旁附肋骨,每节两向皆有细络一道,内连腹中,与心肺系,五脏通"。书中所述的气络意指从脑髓发出的神经,阐明了大脑和脊髓中枢发出各级神经形成遍布全身的网络神经系统,联络全身肌肤官窍,与呈网状分布的中医络脉系统相吻合。除此之外,《素问·脉要精微论》云"夫脉者,血之府也"。经脉不仅是气聚之处,亦是血聚之所,络脉学说中的血络与现代医学血管微循环系统密切相关。PD 病理变化主要是脑部多巴胺能神经元严重损伤缺失,除此之外亦发现 PD 患者脑部顶叶、额叶处血流速度明显降低,说明 PD 病程中伴有脑部供血的减少。因此,对于难治的中枢神经系统疾病如帕金森、多系统萎缩等应重视从络脉入手,为中医辨证论治累及全身的脑系疑难杂症提供新思路。

毒损脉络致 PD 之病机

毒损脉络是导致 PD 发病的核心病机,PD 病理性质为本虚标实之证。其"虚"主要责之于肝、脾、肾亏虚,引起络脉空虚;"实"责之于气滞、痰湿、瘀血等毒邪阻滞,引起络脉闭阻;虚实交杂,共同致病。"虚"是发病之根本,并决定了 PD 的预后及转归;"实"是发病的条件,是导致疾病迁延不愈的关键因素。虚实之间又可相互影响、相互转化。

1. 脏虚络病,络脉不荣:《素问·评热病论》云"邪之所凑,其气必虚"。"虚"是 PD 发病之根本。PD 发病与肝、脾、肾三脏关系密切,主要责之于肾,涉及肝与脾,脏腑间相互影响,共同为病。

(1)肾虚:肾主水,藏精,为先天之本,其寓元阴元阳,为"作强之官,伎巧出焉"。肾精亏虚,肌肤官窍、四肢百骸失去肾精濡润,脑络失于濡养而使得神疲志消,影响记忆、言语、学习等高级神经功能,发为 PD 认知障碍;元神失于濡润,可影响正常的精神活动,表现为焦虑、抑郁等神志症状;四肢经筋络脉失于滋养,影响肢体正常活动,表现为筋脉挛急、运动迟缓、肢体震颤;肾阳可促进水之蒸腾气化,肾虚气化失职,水液潴留,影响水液正常排泄,临床可致 PD 非运动症状之排尿障碍;肾虚是 PD 发生、发展内在之本,临床治疗 PD 时应立足根本,重视补肾固肾。

(2)脾虚:脾为后天之本,主运化腐熟水谷,为全身之气血化生之源,亦为气机升降转的"枢轴",主升清。PD 患者多为老年之体,年高体弱,脏腑虚衰,若脾虚失于健运,运化水谷化生气血失职,可致气血不足。气血不足,四肢经筋脉络不得濡润,可表现为运动迟缓、肢体震颤等 PD 运动症状;气血不能充养脑络,神机失于濡养则出现 PD 认知障碍等非运动症状,表现为近事善忘、计算力下降等学习记忆能力的减退;肌肤浮络、孙络失养,则肌肤麻木不仁,感觉失常,可出现 PD 之感觉异常;中焦失运,运化水湿、调节津液的作用失职,肠中水液代谢异常,临床可出现 PD 之排便异常,表现为腹泻或便秘。脾虚运化失职、气血亏虚是 PD 久病难愈的关键因素;临床治疗 PD 时除补肾固肾,亦应重视健脾补脾。

(3)肝虚:肝藏血,主筋,主疏泄,调节全身之气血运行。肝为刚脏,体阴而用阳,故肝虚多指肝阴虚、肝血虚。《素问·上古天真论》云"肝气衰则筋不能动",肝虚,血运不足,筋脉失养,则络燥筋枯,筋弱无力,屈伸不利,临床可见运动迟缓、肢体震颤等运动症状;肝疏泄失职,气血运行不畅,可致瘀、致虚,血不利则为水,体内水液聚集,形成痰浊、水饮等病理产物,停于膀胱之络，可引起膀胱州都之官水液出入异常，排尿障碍；聚于经筋络脉，可致筋脉不通，挛缩拘急；聚于脑络，可致神志异常及记忆力减退等。肝疏泄失职、气血不畅是 PD 病情加重的重要原因。除此之外，肝藏血，肾藏精，精血、肝肾同源，精血充足则脉络充养，功能正常，善治 PD 者，切勿忽视肝肾、精血同源之要。

2. 毒损脉络，络脉不通： 叶天士《临证指南医案·痹》云"经年累月，外邪留著，气血皆伤，其化为败瘀凝痰，混处经络"。当机体感受外界邪气如"风、寒、燥、火"等，或是由于脏腑虚损，功能失常，产生"痰、饮、瘀血、气滞"等病理产物，而人体无法清除诸如此类邪气时，其痼结蕴久成毒，终成败瘀凝痰，形成瘀毒、痰毒，败坏形体，损伤脏腑，闭阻经络，疾病始生。

（1）瘀阻脉络：络脉是经脉的分支，以通为用，是血液运行的通道，分布广且相互交织。当正虚恰逢外邪侵袭、饮食不节、情志不调等各种病因作用于机体，损伤脏腑功能，影响气机升降出入，气机阻滞，气滞不能行血则血液运行不畅，血流瘀结停滞形成瘀血，机体不能及时清除瘀血这一病理产物，其在体内瘀积日久可成为瘀毒，随着病情的进展可由经入络，损及络脉，正如叶天士所云"初为气结在经，久则血伤入络"，"久病致瘀"。

（2）痰凝脉络：络脉不仅是血液的运行通道，津液亦行于络脉内外，出入其中，津液的正常运行有赖络脉之输布及营卫之正常运行。若感受湿邪，邪客于络，水湿停聚，络脉凝滞不通，或脾失健运，运化水液功能失调，津液输布失常，水液运化不畅，痰湿内生，痰湿客络可致络脉气滞血瘀，津液失渗，络脉中血液不利则为水，凝聚成痰湿，日久渐成痰毒，蕴结瘀滞不散，其性重浊黏滞，客于络脉，衍生诸症，疾病始发。

瘀毒、痰毒可分别致病也可共同为病，影响 PD 的发生、发展及其预后。当其损及筋络，筋络瘀阻气血不畅，筋脉失养，可出现肢体强直，动作乏力迟缓，姿势障碍等。损伤闭阻脑络，可致 PD 认知障碍，表现为近事遗忘，学习、言语能力下降等；日久更有甚者表现为神志呆滞，不识近亲、举止失常、少言懒动等症状，即发展为 PD 痴呆。侵袭肌肤浮络、孙络，局部营血灌注失常，肌肤失养，则麻木不仁或有异样疼痛感，肌肤感觉失常。侵袭大肠络脉，大肠排泄糟粕功能失职，可出现排便异常。损及膀胱络脉，影响其水液代谢，出现排尿异常。损及中空之血管，可致血管舒缩失度，临床见直立性低血压。

毒损脉络理论指导下的治则

脏腑亏虚、毒损脉络是 PD 的病机关键，故应以扶正补虚，通络解毒为治疗 PD 之基本治则，标本兼顾。究其本，重视补肾、健脾、疏肝；顾其标，应用活血通络、化痰通络及解毒通络类药物。故在上述病机基础上，提出 PD "通补"结合治疗之法，即遵循叶氏"通补最宜"之大法。

1. 扶正固本： 元气亏虚是 PD 发病之本，培补元气是 PD 治疗之重。肾为先天之本，是机体诸生命活动之根本，故 PD 治疗应以补肾为主，临证组方应用熟地黄、肉苁蓉等滋肾益精、补阴养血，如《雷公炮制药性解》云："熟地活血气，封填骨髓滋肾水，补益真阴。"其为壮水之主药；肝藏血，精血同源，肝肾同源，补肾同时亦应养肝，山茱萸归肝、肾二经，同补肝肾精血，如《雷公炮制药性解》载"山茱萸大补精血，故入少阴、厥阴"。肝性刚烈，养肝亦应重视柔肝敛肝，山茱萸亦有此效，《本草经解》云"山萸味酸入肝，益肝血而敛肝气"。脾为后天之本，先天之精血有赖于后天脾胃之不断充养，故组方用药应用白术、山药等健脾补脾之品，黄元御《长沙药解》云"白术味甘……最益脾精，大养胃气"，叶天士《本草经解》载"山药补中，益气力，长肌肉……久服耳目聪明，轻身"。结合《素问·阴阳应象大论》中"治病必求于本"，临证应重视扶正固本。

2. 通络解毒： 基于叶天士之"络以通为用"，以通络解毒为其治标大法，临床审因应用活血通络、化痰通络及解毒通络类药物。久则血伤入络，络病应重视活血化瘀药物的应用，如川牛膝、桃仁、红花之品，《本草经解》载"牛膝气平，味苦酸……能逐气滞血凝也，久服则血脉流通无滞，所以轻身而耐老也"。黄元御《玉揪药解》载"牛膝利水开淋，破血痛经"。血不利则为水，络脉血瘀，津液失渗，凝聚成痰湿，久渐成痰毒，化瘀同时应兼顾化痰通络，加用陈皮、法半夏、枳壳等药物，黄元御《长沙药解》记载陈皮"行滞气而泻郁满，最扫痰涎"。除此之外，当毒邪较盛稽留至深时，可应用具有搜风剔络之虫类药物，如僵蚕、土鳖虫、全蝎、蜈蚣等，但此法耗伤正气，应谨遵适应证同时注意扶正。

124　从毒邪论肌萎缩侧索硬化辨治

　　学者冯广树等根据肌萎缩侧索硬化（ALS）的临床症状，将其归为中医学"痿证"范畴，认为毒邪为 ALS 发病的重要病因。ALS 是一种进展性神经系统变性疾病，以上、下运动神经元受损为特点，患者多在 3～5 年内死于呼吸肌麻痹或肺部感染。ALS 病因病机尚不明确，目前有兴奋性氨基酸毒性、自由基氧化、线粒体障碍等病因假说，治疗主要以对症支持为主，临床疗效并不理想。

毒为 ALS 重要病因

　　ALS 病因不明，患者发病前多无明显自觉症状，呈起病隐匿特点；临床症状繁多，易与他病混淆，但有其临床特点：进行性加重的肌无力、肌肉萎缩、吞咽困难、言语不清等，与"毒"邪致病的隐匿性、广泛性、酷烈性、选择性、从化性等特点极为相似，即"毒"邪致病隐匿，破坏力强，受累部位广泛，症状繁杂但特点突出，且易变生他证。补益气血、健脾祛湿化痰等常规疗法治疗 ALS，临床疗效欠佳，病情呈不可逆、直线下降趋势。

　　毒邪作为病因概念，历代古籍一般将其分为下列 4 种：一是泛指一切致病邪气，对临床无特殊指导意义。二是指"疫毒"，是具有强烈传染性并可引起广泛流行的一类致病因素，ALS 无传染性，不属于此毒。三是指有毒的致病物质，如蛇毒、食物中毒等，目前尚未发现导致 ALS 发病的确切有毒物质。四是指过于亢盛并能使人产生危、急、重证候的各种邪气。对"过于亢盛，使人产生危、急、重证的各种邪气"，现代医家亦有相关阐述，张蕾认为毒邪与一般意义上的邪在程度深浅上有明显不同，只有引起机体严重的阴阳气血失调，具备一定特点和特殊症状的"邪"才能称之为"毒邪"。王永炎院士对毒做了进一步阐述"毒，何谓也，可以认为主要是邪气亢盛，败坏形体即转化为毒。毒系脏腑功能和气血运行失常使体内的生理或病理产物不能及时排出，蕴积体内过多而生成"。ALS 有其特殊症状，即进行性加重的肌无力、肌肉萎缩、吞咽困难、言语不清等，形体败坏特点显著，ALS 致病毒邪隶属于此类。

　　1. ALS 符合毒邪致病隐匿性、选择性特点：临床发现多数 ALS 患者发病，无明显诱因，发病前多体健，出现明显临床症状时，多数处于疾病中晚期，呈起病隐匿特点。毒邪致病，大多发无定时，患者毁形败体已多时常不自知，隐匿起病特点突出。ALS 发病有其年龄特点，有研究指出中国散发性 ALS 男性高发年龄为 55～59 岁，女性为 45～49 岁。中医体质学说提出，50 岁上下的妇女和 55～60 岁的男子进入更年期，因天癸渐竭，精血衰竭，体质也发生显著变化。由此可以看出，在更年期左右，具有气血俱虚体质变化特点的人群，更易罹患此病。毒邪致病，因来源、性质不同，易感人群、伤人部位、程度亦不同，呈现出"一毒一病"特点。从起病方式看，二者均呈起病隐匿特点，ALS 具有典型的临床症状，人群特点突出，与毒邪"一毒一病"的致病特点相吻合。

　　2. ALS 符合毒邪致病的广泛性特点：中医学认为 ALS 病位主要在肝、脾、肾，还涉及肺脏，整体以肝、脾、肾亏虚为本，风、痰、瘀、热等为标。结合 ALS 患者的临床表现，即进行性加重的肌肉无力、肌肉萎缩、吞咽困难、言语不清、呼吸困难，直至呼吸肌麻痹死亡，ALS 受累部位不仅广泛，且部位尤深，已达奇恒之腑——脑、髓。临床补脾益肾、化痰祛瘀等常法治疗 ALS，疗效并不显著，提示 ALS 有其特有的、不为所知的发病及传变途径。目前，该病的病因及发病机制仍不明确，多数认为可能为各种原因引起的神经系统有毒物质堆积，特别是自由基和兴奋性氨基酸的增加，损伤神经细胞而致病。有研究认为西医学中的毒性氧自由基、兴奋性神经毒等，均可看作中医的毒邪。毒邪致病，就病位而言，内侵脏腑、经络、脑髓，外达四肢肌腠，即躯壳之内，无一不畏毒者，致病部位广泛，且毒邪作用广泛，既可损气耗血、生风动血，又可损阴伤阳，折本夭末，致病力强，无论体质强弱，均可迅速传变，对身体的损害多呈不可逆特点，病机极为复杂，常法治疗，难取成效。ALS 与毒邪在受累部位广泛、病机复杂方面高度相似。

3. ALS 符合毒邪致病的酷烈性特点：ALS 患者出现临床症状后，呈持续不可逆、加重趋势，后期多表现为全身瘫痪等形体败坏的严重证候，一般死于发病后的 3～5 年。毒邪亢盛，致病力强，极易损伤人体正气，败坏形体，这种对形体的损毁是不可逆的，与常见的"内伤诸邪"所致的内伤疾病有明显的不同，且临床表现难以用传统的中医病因病机理论解释，临床治疗极为困难。二者在疾病严重程度、预后方面存在相似之处。

ALS 致病毒邪特点

1. ALS 致病毒邪以内生毒邪为主：毒邪一般分为"外毒"与"内生毒邪"两大类，"外毒"为存在于自然界中，从外侵袭人体的一类毒邪，发病急、病势重为其致病特点；内生毒邪，系脏腑功能和气血运行失常，使体内的生理或病理产物不能及时排出，蕴积体内过多，以致邪气亢盛，败坏形体而转化为毒，可分为脏腑生毒、七情化毒和饮食劳倦生毒 3 类，其特点为病变疑难复杂程度高，无传染性。临床有长期接触重金属可致 ALS 发病的报道，如日本学者发现锰矿工人 ALS 发病率较高，并发现脊髓前角细胞等神经组织中锰含量极高，提示 ALS 发病有外受毒邪可能，结合该病多为慢性隐匿起病，为环境毒邪在体内蓄积，继而发病，但此类患者所占比例不高，临床发现 ALS 多为不明原因发病，发病前多无特殊事件发生，患者亦呈职业多样化特点，如教师、工程师、法官、农民、厨师、司机等。临床详问 ALS 患者，部分患者有睡眠障碍病史，多数诉平素脾气急躁易怒，推测患者平素生活习惯、性情等因素影响机体气血运行，导致气血运行失常，脏腑功能受损，体内生理或病理产物不能及时排出体外，进而蓄积转化为毒邪。

2. ALS 致病毒邪侵袭奇恒之腑——脑、髓：传统的脏腑、三焦、卫气营血等辨治方法，临床疗效不佳。ALS 病位在奇恒之腑——脑、髓，此处髓特指脑髓、脊髓。《中西汇通医经精义·全体总论》云"盖内经明言肾藏精，精生髓，细按其道路，则以肾系贯脊，而生脊髓，由脊髓上循入脑，于是而为脑髓"。脑为髓海，由精髓汇集而成，与脊髓相通。《素问·痿论》指出"阳明者，五脏六腑之海，主润宗筋，宗筋主束骨而利机关也。冲脉者，经脉之海也，主渗灌溪谷，与阳明合于宗筋，阴阳总宗筋之会，会于气街，而阳明长，皆属于带脉，而络于督脉。故阳明虚则宗筋纵，带脉不收，故足痿不用也"。提示痿证与冲脉、带脉、督脉关系密切。督脉行脊里，入络于脑，亦络于肾，与脑、髓、肾关系密切，任、督、冲三脉，同起于胞中，相互交通，提示脑、髓等奇恒之腑与奇经八脉关系密切。奇经八脉具有沟通联络十二正经，调节正经气血等作用。古人将十二正经比作"沟渠"，将奇经八脉比作"湖泽"，奇经八脉对正经气血的含蓄和调节是双向性的，既能蓄入也能溢出。奇经八脉与奇恒之腑相应，在脏应肾。奇恒之腑、奇经八脉、十二正经、五脏六腑的关系为：五脏六腑→十二正经→奇经八脉→奇恒之腑，即内在脏腑与外周体表肢节的联系、脏腑与官窍之间的联系、脏腑之间的联系，均与十二经脉沟通作用有关。十二经脉与奇经八脉纵横交错、相互联系。奇经八脉虽然不似十二经脉那样与脏腑有直接属络关系，但它在循行分布过程中与脑、髓、女子胞等奇恒之腑以及肾脏联系密切。ALS 致病毒邪侵害部位最深，即脑、髓，脑、髓受损，可通过五脏六腑表现在体外，肝属木主筋，脾属土主四肢肌肉，肾属水主骨生髓，主纳气，肺主气司呼吸，与 ALS 进行性肌无力、肌肉萎缩、吞咽困难、饮水呛咳、呼吸抑制等临床症状密切相关。西医认为 ALS 的病变范围为脊髓前角细胞、脑神经运动核、皮质椎体细胞、皮质延髓束和皮质脊髓束，就病理而言，ALS 肉眼可见脊髓萎缩变细，光镜下脊髓前角细胞变性脱失，大脑皮质运动区的椎体细胞也发生变性、脱失，与中医脑、髓相吻合。

3. ALS 致病毒邪为"专病专毒"：ALS 临床症状繁杂，易与他病混淆，但又具有其特点：进行性加重的肌肉无力、肌肉萎缩、饮水呛咳、吞咽困难、言语不清等，直至呼吸肌麻痹死亡，病程一般为3～5年。临床难治病，多有毒邪致病理论，毒损肺络可致肺间质纤维化的产生，肺间质纤维化的主要临床表现为呼吸困难、咳嗽、咳痰，甚至咯血等；毒损脑络亦可导致痴呆发生，持续进行性发展的智能衰退为该类毒邪的致病特点；同样为毒邪致病，就临床症状及预后而言，ALS均有其特点，且与其他难治病相较，治疗更为棘手，预后更差，故ALS致病毒邪为"专病专毒"。

ALS 的辨治思路

李如奎教授认为，毒损元神或毒伤脑络是神经系统疑难病症的基本病机和关键的致病环节。周仲瑛教授亦提出"难病多毒"的重要学术思想，指出难治性疾病，特别是一些难治性重症疾病，多与毒邪有关，在审证求机基础上，从毒进行治疗能取得意想不到的效果。结合周教授对毒邪的辨治思路，针对ALS的临床诊治，提出下列思路。

1. 从"奇"论治： 此处"奇"，指奇恒之腑与奇经八脉。ALS病位主要在奇恒之腑——脑、髓，临床可予补益精髓治疗，如补精生髓，补益脏腑生髓等，可着重加用血肉有情之品，如鹿角霜、鹿角胶、肉桂、龟甲、巴戟天、鳖甲、当归等。《类证治裁·痿症》云"脊骨手足痿纵，此督脉及宗筋病，须理督脉兼养宗筋乃效"，又云"冲为血海，隶于阳明，阳明虚则冲脉不荣，而宗筋弛纵，无以束筋骨、利机关。法当调补营血，以实奇经"。提示亦可从奇经八脉角度论治ALS，如通调督脉等，针灸治疗亦是临床比较常用的治疗方法，尤其适用于吞咽困难、言语不清、咽喉部顽痰症状的患者。

2. 补益为主，佐以祛实： 多数ALS患者以肌肉无力为主要表现，渐至呼吸无力，危及生命，同时又可兼见风、痰、瘀、热等证候，呈虚实夹杂特点，但气虚征象尤重，且贯穿病程始终。临床ALS患者，实热证少见，且较体健时多有不耐寒冷特点，使用大剂量补气、补阳药物后，无明显化热征象，阳虚证候明显。提示该类致病毒邪，性属阴毒者居多。在疾病进展过程中，除气虚外，尚可兼见气郁、痰饮、瘀血等证候。临床治疗ALS时，需谨守病机，在补益基础上根据患者症状特点，配合温阳、健脾祛湿化痰、疏肝解郁、活血化瘀等治法，但须注意不可伤及正气，以免加重病情。

3. 治疗难点的思考： 临床治疗ALS，遇到很多棘手、难以解决的问题。

（1）肌肉无力：ALS患者多数以肌肉无力为主要症状，初期可见手指活动不灵活、上肢抬举费力、下肢行走吃力，逐渐发展为上肢抬举不能、下肢行走困难，直至生活不能自理、全身瘫痪，临床使用大剂量补益药物，患者未出现不适或火热证候，但气虚症状改善不佳，减少用量后，患者症状下滑明显。结合患者实际情况，使用补益气血、血肉有情之品等后，患者萎缩的肌肉可见部分恢复，但仍无力。

（2）咽喉部顽痰：ALS患者随着病程的进展，逐渐出现涎唾增多，堵塞咽喉，进而影响呼吸。临床辨证使用健脾祛湿、燥湿化痰、清热化痰等方法，临床疗效并不显著。患者咽喉部顽痰会随着病程进展逐渐加重，进而也会使病情加重。

ALS致病"毒"邪，不完全等同于传统意义上的毒邪，致病力虽强，但没有传染性；病程虽短，但并不像温病传变迅速；病情虽重，自临床症状出现至危急情况仍需一段时日。本病总以气虚为主，可兼见痰湿、气郁、阳虚证候，实热证并不明显，传统意义上的清热解毒、活血、凉血解毒等治法并不完全适用，可试从加用能够通过血脑屏障的引经药入手，如麝香、冰片等。

125　从毒邪论治重症肌无力经验

重症肌无力（MG）是一种神经-肌肉接头传递功能障碍的获得性自身免疫性疾病，临床主要表现为局部或全身骨骼肌无力和易疲劳，活动后症状加重，休息后症状减轻，属于难治性神经免疫病。本病多归属于中医学"痿病"范畴，中医学对痿病的认识历史悠久，积累了较为丰富的理论知识和治疗方法。历代医家或从脾治，或脾肾双补，或肝肾同治，均未脱离五脏正虚，但临证治疗上难以取得较为满意的疗效。况时祥教授致力于神经免疫病、急性脑血管病、老年性痴呆等疾病的中西医结合防治研究。尤其在诊治重症肌无力方面积累了丰富的临床经验，其认为五脏正虚是发病之根，邪毒内生是关键病理环节，采用扶正解毒之法，并取得满意疗效。

毒是重症肌无力的重要病因

重症肌无力多归属于中医学"痿病"范畴，其病因病机复杂，目前认为，本病多为禀赋薄弱，遇感冒、腹泻、劳倦、饮食不节等因素引触而发病，临床病情严重顽固、缠绵难治，常迁延难愈。况教授认为，凡是长期不能痊愈或反复发作的疾病，多由于毒邪在体内郁积日久，影响经络气血功能，腐害脏腑经脉肌肉形质所致。现代医家对本病认识立论颇多，如邓铁涛提出"脾胃虚损，五脏相关"理论；李庚和强调本病以脾肾虚损为主因；尚尔寿认为"诸筋罢极弛缓应责之于肝"，治疗上当重点治肝，兼调诸脏；吴以岭认为，"奇阳亏虚，真元颓废"为重症肌无力发病之本；张静生认为本病系因脾病及肾，肾虚而五脏失养而成。上述诸家之说均未脱离五脏正虚范畴。在长期的临床实践中，况教授认为毒邪与重症肌无力的发病可能存在一定的内在联系，虽然脏腑亏虚是本病发病的关键，但因虚可致毒邪内生，或外邪入里可化毒，不可忽略毒邪在本病发生发展中的作用，故而提出重症肌无力应从"湿毒"论治的观点，在临床上取得了较好的疗效。首先，正虚之体，或感受外邪，或劳倦，或饮食不节，或七情失调，或久居潮湿，均可导致五脏受损，津液不足，气血亏虚，肌肉筋脉失养；五脏亏虚，外邪侵袭，久留不去，则可化生毒邪，成为毒邪产生的首要原因。

其次，五脏亏虚，进一步导致生理性或者病理性产物在体内郁积，日久可化湿毒、痰毒、瘀毒等，这是毒邪产生的主要原因。如脾气亏虚，运化水液功能减退，则水液代谢障碍，多余的水液停滞于局部，日久可化生痰毒或湿毒；肾主水，久病肾虚，则肾阳温化无权，水湿停聚，久聚成毒；脾气亏虚，精血化生不足，肝失充填滋养，久则肝阴虚乏，阴虚而生内热，郁热不解可化生热毒。另外，重症肌无力患者常合并有抑郁、焦虑等。抑郁伤肝，容易化火生毒；心气虚乏，无力鼓动血液在脉管内畅行，血滞而为瘀，瘀血凝滞，日久可化瘀毒，瘀毒进一步损伤心脉；正虚之体，易反复感受外邪，外邪侵袭，首先伤肺，肺脏虚损，宣发肃降失常，水津代谢失调，日久可继生痰毒、湿毒。

第三，长期或大剂量服用皮质类固醇，或耗伤肝阴，阴虚生内热，热郁不解，又可化生热毒；或损伤脾肾阳气，脾肾阳虚不能温运水湿，水湿久聚，又继生痰毒或湿毒。长期或大量服用胆碱酯酶抑制剂可产生药毒，损伤脾胃，出现恶心、呕吐、腹泻腹痛、多汗多涎等症。综上所述，毒邪不仅有五脏亏虚所致者，还包括从外内传者以及药物所致者。毒邪致病病性顽固，深伏胶着缠绵，可内损胸腺、脏腑，外侵肌肉筋脉，导致多数重症肌无力患者经过治疗后，症状虽然暂时缓解，但毒邪潜伏，遇外感、劳累、精神情绪因素等刺激导致病情反复发作或加重；或者部分患者经治疗后已达到临床治愈，但未能彻底祛除发病的始动因素，残余毒邪深伏于体内，在诱因的作用下亦会再次复发。因此，毒邪是诸脏腑受损而继生的病理性产物，也是导致本病病情迁延不愈或复发的重要病因。

因毒致损是重症肌无力的病理特点

目前认为，五脏虚损是重症肌无力的发病之本。《医宗金鉴》云"虚者，阴阳气血营卫精神骨髓津液不足是也，损者，外而皮脉筋骨，内而肺心肝肾消损也"。脏器虚损固然是重症肌无力发病的重要基础，然脏器虚损实因"毒邪"的产生而产生或加重，且毒邪致病损伤广泛，内及五脏六腑、奇恒之腑，外至四肢百骸、肌肉皮毛筋脉。

首先，五脏正虚，湿邪浊毒可直接作用于肺门纵隔胸腺以及淋巴免疫组织，导致胸腺的病理损伤，毒邪搏结日久，可导致胸腺增生甚至肿瘤，正如《医宗必读·积聚》云"积之成也，正气不足，而后邪气踞之"。现代研究表明，80%～90%的重症肌无力患者存在胸腺组织异常，其中65%～75%有胸腺增生，10%～15%伴有胸腺瘤。新近研究发现，MG患者的胸腺处于一种慢性炎症的病理状态，而切除胸腺可使患者症状得到缓解。以上表明，胸腺可能是诱发重症肌无力异常免疫反应的始动部位，而毒邪浸渍，致使胸腺出现慢性炎症改变，或增生，或产生肿瘤，导致胸腺微环境功能紊乱，进而引发机体异常的免疫反应，实为重症肌无力发病的重要基础。

其次，胸腺损伤后内生毒邪，进一步损伤肌肉腠理，导致其功能障碍。现代医学认为，胸腺微环境紊乱，胸腺肌样细胞中乙酰胆碱受体（nAChR）蛋白可致敏T淋巴细胞，T细胞大量分泌细胞因子如IL-2、IFN-nγ、IFN-nβ、IL-4、IL-6等，进而引发机体异常免疫反应，在此基础上，B淋巴细胞被激活并大量分泌高致病性的乙酰胆碱受体抗体（nAChR-Ab）等，nAChR-Ab作用于神经肌肉接头处突触后膜的nAChR，导致其损伤并出现功能障碍，从而产生肌无力症状。近年来除AChR-Ab外，其他抗体如抗骨骼肌特异性酪氨酸激酶（MuSK）抗体、抗低密度脂蛋白受体相关蛋白4（LRP4）抗体、抗乙酰胆碱酯酶（AChE）抗体以及骨骼肌相关抗体等，已在重症肌无力患者的研究中得到证实。这些引发机体异常免疫反应的细胞因子、免疫反应原及高致病性的抗体，可归属于中医学"毒邪"的范畴，是异常免疫反应所继生的产物。它们进一步毒损诸脏，或损伤肌肉腠理（类似现代医学之神经肌肉接头结构），使其功能减退甚至丧失，从而产生肌无力症状。

第三，毒损五脏，五脏虚损。或毒邪内陷，浸淫中焦，进一步损伤脾胃，脾胃虚损，气血失于生化，肌肉腠理失养，或脾不健运，痰湿浊毒继生；或邪毒伤肾，肾气虚损，肾之精血亏乏，不能灌溉营养四肢百骸，致筋骨痿软、肌肉萎缩、身疲乏力，或肾失温化，水湿停聚，酿生痰毒湿毒；或邪毒伤肝，肝气虚损，肝血不足，肝窍、筋脉失养，而加重睑废、复视、斜视及肢体萎软等症；或毒伤心脉，心气虚损，行血无力，心血瘀阻，而出现心悸、气短、胸闷、窒痛等症；毒邪犯肺，肺气虚损，胸中大气下陷，可致呼吸困难、肌无力危象等。由此可见，毒邪内聚，导致五脏虚损，是重症肌无力病情发展、加重甚至恶化的关键要素。

"毒"是导致人体诸组织结构受损的重要因素，毒害胸腺、毒伤肌腠、毒损五脏是重症肌无力的重要病理特点；五脏亏虚，因虚生毒是重症肌无力发病的前提；毒邪浸渍、胸腺受损、异常免疫反应是重症肌无力产生的基础；毒伤肌腠，肌腠失其功用，是重症肌无力罹病的实质；毒损五脏、脏器虚损是重症肌无力发展恶化的关键。只有准确把握本病的发病实质及其病情发展演变的内在规律，才能制定正确的治疗策略，从而获得理想的临床疗效。

扶正解毒是重症肌无力的重要治则

重症肌无力系神经系统较为棘手的疾病，根据上述病机的认识，在治疗中应注意以下几点：首先，五脏正虚为本病发病之本，治疗当以补虚扶正、调和脏腑机能为基础，脏腑功能旺盛则毒邪无源再生，并可阻止毒邪壅聚，正如《张氏医通》云"善治者，当先补虚，使血气壮，积自消也"。临证常补脾益肾养肝兼调和诸脏，多以补中益气汤为基础方辨证加减。其次，针对毒邪壅聚体内，其性顽固，难以祛除，临证常配伍制附子、细辛、马钱子等药效峻猛之品，以期彻底祛除毒邪；针对毒在肌腠者常配以麻黄、葛根等透表排毒，使肌腠之毒从表而解。第三，盖本病乃"因虚致毒，因毒致损，损伤最重"，针对五脏机能损伤至极，临证常配以紫河车、鹿茸、冬虫夏草等血肉有情之品。叶天士云，"夫精血皆有形，以草木无情之物为补益，声色必不相应，桂附刚愎，气质雄烈。精血主脏，脏体属阴，刚则愈劫脂矣……且血肉有情，栽培身内之精血，但王道无近功，多用自有益"，说明相较于"无情"之草木类补益中药，血肉有情之品与有形之精血有"声色相应"之优点，且不似草木之品药效峻烈。另外，针对毒邪隐匿，不易祛除，在本病症状消失后，还要长期坚持治疗，以彻底祛除毒邪，以争取治愈。在具体治疗中，况教授认为"虚、毒、损"为本病发生发展中三个关键要素，因此治疗尤须强调以扶正解毒为基本治则，临床重症肌无力一经诊断，概以扶正解毒为主治疗，针对本病的主要病理要素，直捣病邪巢穴，能起到治病求本的治疗目的。

　　处方用药上，况教授总结多年论治重症肌无力的经验，常常采用汤剂灵活辨证加减，同时配以固定丸剂治疗，针对病情较重或病情迁延反复者则汤剂与丸剂并举，病情轻或病情稳定后则单纯使用丸剂，使患者逐渐摆脱对西药的依赖，促使机体逐步恢复到良好的免疫稳态阶段。况教授根据多年的临床经验，筛选药物组成扶阳解毒丸（黄芪 60 g、鹿茸 8 g、紫河车 10 g、土茯苓 30 g、淫羊藿 30 g、白芥子 20 g、漏芦 15 g）和滋肾解毒丸（生地黄 60 g、石斛 20 g、鹿茸 5 g、紫河车 15 g、土茯苓 30 g、白芥子 20 g、漏芦 15 g）。前方中君用黄芪健脾益气、升阳举陷；以淫羊藿、土茯苓扶阳化湿解毒，两药一补一泻为臣药，扶正而鼓邪外出。后方君用生地黄滋肾养阴，辅以石斛、土茯苓滋补肝肾、化湿解毒。两方均佐以紫河车温肾养精、益气养血，鹿茸温扶肾阳、补益精血，漏芦解毒散结，白芥子化痰散结。上述诸药炼蜜为丸。同时，根据患者具体情况常规配以马钱子、全蝎、蜈蚣等院内制剂，马钱子能攻毒散结，全蝎、蜈蚣具有化痰散结、解毒消癥之功效，能针对本病起到较好的治疗作用。现代药理研究表明，黄芪能增强和调节机体免疫功能，可提高机体抗病能力，抑制 AchR-Ab 的产生，从而减少对神经肌肉接头 AchR 的破坏，又能调节细胞免疫功能，使紊乱的免疫机制恢复平衡；仙灵脾对免疫系统具有双向调节作用；土茯苓可显著抑制细胞免疫而不影响体液免疫，土茯苓水提取物可选择性抑制 T 细胞活性，其主要成分落新妇苷还可选择性抑制活化的 Th1 细胞而不影响 Th2 细胞，所以针对本病病因病机所设的"扶正解毒"治疗方法，就是针对胸腺微环境紊乱后继生之"毒"，或是恢复细胞免疫或体液免疫的调节机制，或增强清除毒邪的能力，恢复机体排毒系统的功能状态，从而调节免疫功能，恢复自身免疫耐受或抑制亢进的体液免疫功能。研究还认为，制马钱子水煎液以及马钱子碱皆有明显抑制肿瘤生长的作用，马钱子总生物碱对炎症具有明显的抑制作用，可明显抑制大鼠肉芽组织增生；白芥子挥发油能够抑制荷瘤小鼠肿瘤的生长，治疗胸腺病理异常，从而起到治"毒"求本的作用。综上所述，扶正解毒可能是提高本病临床治疗效果的关键。

　　重症肌无力患者临床证候错综复杂，病情迁延、反复发作、缠绵难愈，目前已成为神经免疫性疾病世界性的难题。纵观本病，虽然病因病机复杂，抓住五脏虚损、毒邪内生这一病因病机关键，以扶正解毒为基本治则进行辨证施治，传承创新，取得了较好的疗效。

126　论毒邪和再生障碍性贫血

　　毒邪的概念在中医学中源远流长，涉及广泛，与中医病证的病因病机、转归预后有着密切的关系。从秦汉时期开始，医家便对毒邪有了一定的认识，此后历代医著也对毒邪进行了阐述。随着中医临床医学与现代医学的进步和发展，毒邪又被不断地赋予新的含义。学者周永明等根据毒邪的有关理论，在总结前人学说和文献资料的基础上，结合再生障碍性贫血（简称"再障"）与的中医论治，提出了自己的观点和看法。

　　毒的本义是指毒草。《辞源》对毒的解释是：一为恶也，害也；二为痛也，苦也；三为物之能害人者。在古代医家的学术思想以及医籍中，毒被广泛地引申运用，具有多重含义，但不外乎以下4个方面：一是泛指药物或药物的毒性、偏性和峻烈之性。二是指病症。三是指治法。四是指病因，即是作用于机体，产生各种致病因素，损伤机体的客观物质。在以上4种含义中，历代医家最为关注、阐述最多的便是作为病因来理解的毒邪，而毒邪理论也主要是围绕着毒邪作为病因来展开的。

毒邪的分类

　　分类原则一：历代医家往往是根据毒邪的性质以及致病特点进行分类，虽冠以毒名，但其病因病机却不尽相同。如《黄帝内经》中首先提出了"寒毒""热毒""温毒""燥毒""大风苛毒"等概念；《千金要方》载"毒病之气"可致"时气瘟毒"，提出"瘟毒"的概念；《诸病源候论》中列述了"蛊毒""兽毒""蛇毒""水毒""饮酒中毒"等概念。现代医家对毒的分类则更为详尽与系统。如肖森茂等把毒分为9种：风毒、火热毒、疫毒、温毒、寒毒、燥毒、痰毒、湿毒、痰毒；欧林德则把毒分为6种：气毒、水毒、药毒、食物毒、动物毒、金刃毒；周仲瑛教授又专论"伏毒"。可见，"毒"的种类繁多，而且随着中医临床医学及现代医学的进步，以此种方法来分类，其数量还会不断增加。

　　分类原则二：有些医家对毒邪的分类着眼于外毒与内毒。如喻嘉言在《寓意草·辨黄鸿轩臂生痈疽之症并治验》中指出："疮疡之起莫不有因。外因者天行不正之时毒也，起居传染之秽毒也；内因者醇酒厚味之热毒也，郁怒横决之火毒也。"指出内、外之毒可以引起疮疡的发生。近年郑洪新提出的"环境毒"，包括现代工业发展带来的空气污染、有机化肥、农药、噪声等。这些毒邪侵袭人体，造成损伤，属于外毒。何廉臣《重订广温热论》论神昏有"产后结瘀，血毒攻心"；沈金鳌《杂病源流犀烛·大肠病源流》论大肠痈云"因七情饮食，或经行产后癖血留积……其致病之由总因湿毒郁积肠内"。两位医家的论述都指出了内在之毒的存在。而确切的内毒概念是近年才提出的，《中医大辞典》对内毒的释义为"内毒，指内发的热毒，表现为痈疮，发斑，或吐血，衄血，神志不清，舌绛，苔焦或起芒刺，脉浮大而数或六脉沉细而数等"。其实，顾名思义，内毒为在内之毒，与外毒一样，也是多种多样的，可以包括痰湿毒、瘀血毒、败血毒、滞气毒、败精毒、火热毒、燥屎毒、尿毒等，不一而足。所以，内毒不唯指热毒。

毒邪与再生障碍性贫血

　　中医学文献中并无再障之病名，但根据再障的临床表现可将其归属于"虚劳""血证""血虚""虚损"等范畴。中医药治疗再障的研究始于20世纪50年代末，多按气血辨证、脏腑辨证和脏腑阴阳辨证等论治。至今在辨识再障的病因病机时，主要以"虚"为出发点，而从毒邪来论治再障，却少有提及。再障的解毒治疗并不是组方的首要思想，解毒之方药也只是在临证加减时应用，这就忽略了毒邪在再障发病中所起到的重要作用，因为外毒和内毒均与再障的发病有着密切的联系。

1. 外毒与再障的关系： 中医学历来强调正气在发病中的重要作用，然而，有时机体是否发病还取决于感受毒邪的强烈程度。原发性再障一般指发病原因未明，而继发性再障可由物理、化学、药物、病毒等因素所致。对人体造成损害的苯、农药、药物、放射线等有毒、有害物质以及各种病原微生物等可看作是外毒。综合近年来流行病学调查及医学研究成果可以看出，外毒与再障的发生密切相关：①氯霉素与再障的发生有着密切的相关性，发病前1年或半年内服用氯霉素者，发生再障的危险性分别为对照组的6倍和33倍，抗代谢药物甲氨蝶呤、细胞毒抗生素柔红霉素等亦是导致再障的高危药物。②苯及其衍生物（如三硝基甲苯、六氯化苯等）对骨髓具有毒性作用，接触者较未接触者更易发生再障。③肝炎病毒、人类微小病毒B19、EB病毒感染均可导致再障。④放射线可非随机性地诱发骨髓衰竭，具有剂量依赖性，并与组织特异的敏感性有关，致死或亚致死剂量（4.5～10 Gy）的全身照射可发生致死性的急性再障。⑤某些中药及制剂，如雷公藤多苷等亦可诱发再障。以上5种因素，非人体本身俱有，均由外而来。若毒邪较盛，则不论人体正气强弱，进入人体时便可导致再障的发生。外毒是继发性再障的主要原因，而虚弱的体质仅是外毒的内在呼应。诱发再障的外毒一旦进入人体，则毒入骨髓，炼精血为痰，从而产生了大量脂肪髓代替正常的骨髓；毒邪久恋蕴积，引起髓道癖阻，损伤骨髓造血微环境，则无以化生血液。同时，毒之火热、秽浊易于耗气伤阴，导致脏腑功能失调，毒邪留而不去，侵入骨髓，水枯不能胜火，则出现发热；邪毒蟠灼，热入营血，或血中伏火伤络动血，可见出血；毒邪久留，耗损肾精，伤及肾元，肾失主骨生髓功能，髓不生血，精不化血，则为贫血。

随着疾病的延续，脾肾等脏腑之损伤与毒邪相互作用，正气不足，无力御邪，而毒邪久留不去则更加重了脾肾的虚损，几经反复，沉痼难解；因虚感毒，因毒致虚，形成恶性循环，使病情反复发作，缠绵难愈。因此，再障的治疗除了从虚劳论治以外，还必须重视外毒的因素，尤其在因毒致病的继发性再障的辨治中当以外毒为始，解毒、排毒、祛毒应为治疗之要务。即使患者脾肾虚损突出，也宜以解毒与扶正同用，解毒祛邪以解脾肾之困，健脾补肾以助祛毒之力。二者同用，相辅相成，则内忧外患并除，方能获得良好的疗效。

2. 内毒与再障的关系： 内毒不同于外毒，往往难以发现，易被忽略，并且难于描述，这就造成了历代医家对于内毒的见解不尽一致。很多医家结合自己所长对内毒提出了看法，如王永炎院士在论治脑血管疾病时指出，中风为"邪气亢盛，败坏形体即转化为毒，毒系脏腑功能和气血运行失常使体内的生理或病理产物不能及时排出，蕴积体内过多而成"，说明中风可由内生毒邪而致。姜良铎等认为，凡来源于体内而人体不需要乃至有害健康的物质统归于内生之毒的范畴。韩建宏等在论治肿瘤时指出，"肿瘤的内生之毒是肿瘤的发生发展的根本原因之一，也是造成肿瘤浸润转移的根本因素，肿瘤的内毒是由于多种致病因素长期刺激、综合作用而导致生理病理代谢产物不能及时排出体外，蕴积体内而生成的一类特殊毒邪。陈长清运用痰癖热毒与内毒相关病机理论对32例消渴病进行了前瞻性的临床观察，取得了较好的疗效。唐年亚报道，"毒邪随着津液和血液在体内运行，水道血道也是毒道，脏藏精也藏毒。"上述有关内毒的观点以及临床论治充分说明内毒不可忽视，且与脏腑功能、气血津液息息相关，很多疾病可由内毒所致。

原发性再障的发病也与内毒密切相关，相当部分的再障患者虽无明确的有毒有害物质接触或病毒感染等外毒入侵的病史，但起病前多有过度劳累、饥饱不节、思虑过度等诱发因素。这是因为现代人生活节奏较快，体力不时透支，加之饮食不节、起居不当，长年劳伤暗耗，必使五脏六腑的功能损伤。由于脏腑功能的亏损，气血运行的失常，致使机体内的生理或病理产物不能及时排出，蕴积体内而化生内毒。内毒久留不去，造成毒邪在体内蓄积，累积之毒易与本已失调虚损脏腑之气血相搏结，又加重了脏腑的亏损，阻滞气血的运行，久之形成瘀血瘀毒，进一步深入营血；邪毒内陷，灼血阻络，伤精耗髓，遂致精髓枯涸，血生乏源，从而出现邪实正衰、虚实夹杂之证。

　　内毒的形成是一个缓慢渐进的过程，一旦形成，则毒势缠绵，难以在朝夕之间祛除。这就是再障反复发作、难以治愈的重要原因，而内毒作祟在再障的发生发展中起着推波助澜的作用，因此，解毒祛邪便成为治疗再障的重要方法。但是解毒不仅是针对清除体内的某一物质而言，还涉及维护机体自身解毒、排毒能力的问题，所谓"祛邪安正"之意。只有通过解毒祛邪，才能解除毒邪对脏腑的伤害，恢复亏损脏腑的功能，有利于内毒的清除。临证重视毒邪在再障发病中的作用，常在健脾补肾的同时，加用板蓝根、连翘、半枝莲、白花蛇舌草、甘草等解毒之品，获得了良好的临床疗效。

127　解毒法治疗再生障碍性贫血

　　再生障碍性贫血（简称"再障"）是一组由于各种原因引起的骨髓造血组织明显减少、造血功能衰竭而发生的以全血细胞减少为特征的贫血性疾病。中医药在再障的治疗中大都遵循内经"肾藏精，主骨生髓"及"精生血"之论述，从肾论治。另有医家提出毒邪发病学说和解毒生血治疗法等，应用解毒法治疗本病获得较好疗效。学者黄绮丹等对中医药解毒法治疗再障的研究作了梳理归纳。

病因病机

　　毒邪病因学说，不同学者有不同的看法。有单以温热毒邪论者，如梁冰等提出了急性再障的温热毒邪发病学说，认为急性再障是温热毒邪侵及人体，直中髓血，伤阴耗血，致肾精亏虚，气血复无以化生而成。有从内外因论者，如刘大同等认为"再障"病因概有内、外 2 端：一为外感温热毒邪直接侵入（包括生物性、化学性、物理性等因素），二为内生之火进而化毒（包括禀赋、七情、饮食、劳倦等因素）。陈敢创等认为再障病因分为内因、外因两种，外因为感受温热毒邪，内因为七情、饮食、劳倦、禀赋。另有赵新广等认为再障发病的外因，既非一般六淫所为，也非七情郁结为患，更非痰瘀作祟，实乃毒邪所侵扰。药物、化学毒物、物理辐射、病毒等，按中医学来讲其实都是毒邪。对于病机，刘大同等认为热毒施虐，内陷骨髓，髓枯精少，血生乏源乃是"再障"的根本病机。而脾肾损伤、气血亏虚、阴阳失衡则常是热毒施虐的继发病理。刘素平等认为再障多呈正虚邪实状态，正虚多表现脾肾阴阳气血亏虚，邪实多表现热毒炽盛和痰瘀互阻。梁冰等根据再障的演变对再障的病机分期认识，认为急性髓劳是因温热毒邪直伤髓血起病；中期邪衰正虚、温热毒邪之势渐减，髓枯精亏；后期邪去正气复。论述有别，但总体上均认为本虚标实为再障的基本病机。

辨证论治

　　刘大同提出"解毒生血法"治疗再障的观点。梁冰等认为重型再障（SAA）发病急，按急劳髓枯温热加以辨证施治，以滋阴补肾、凉血止血、散热清热为法则。并提出分期论治，认为治疗急性再障当以清邪为先不可过早补益。初期清热解毒、凉血止血，中期清热凉血、滋阴补肾，后期补气养血、填精益髓。刘大同认为，解毒当为再障治疗的第一要务，主张托补并用，方可尽除深入骨髓之毒邪。夏光欣等也认为，再障治疗应以扶正解毒为大法。钟华等认为，该病血虚为本、瘀血热毒为标，治疗当以凉血化瘀、清热补肾法标本兼顾。陈敢创等认为再障辨证分为阴虚、阳虚、阴阳两虚、血瘀、热毒 5 型为宜。再障治疗既要补益气血、补肾、调补阴阳，也要清热解毒、化瘀活血生血。赵新广等提出解毒为标、治肾为本，并参以活血化瘀的治疗再障三大法。各位医家侧重各有不同，有独重凉血解毒者，有主张补托解毒者，有主张补肾兼解毒者，但均根据患者实际情况辨证论治，重视解毒法的应用。

常用方药

　　兹将公开发表的有关解毒方药总结如下。梁冰自拟凉血解毒方主要有羚羊角粉、牡丹皮、生地黄、赤芍、麦冬、板蓝根、黄芩、贯众、苍耳子、三七粉、琥珀、地肤子等。刘大同等解毒补托汤组成黄芪、白花蛇舌草、女贞子各 30 g，虎杖、党参、墨旱莲、连翘各 25 g，当归、丹参各 20 g，柴胡、葛根、陈皮各 15 g。赵新广等补肾活血解毒方药物为熟地黄、山茱萸、枸杞子、红参、黄芪、淫羊藿、鸡血藤、玄参、白花蛇舌草、猪苓、鹿茸、牡丹皮、赤芍等。夏光欣等扶正解毒汤由白花蛇舌草、虎杖、葛根、升麻、水牛角、制马钱子、漏芦、三七、紫草、黄芪、党参、女贞子、墨旱莲、当归、枸杞子、丹参、陈皮组成。吏亦谦等扶正解毒药是猫人参、藤梨根、山慈菇、连翘、淫羊藿、黄芪、五味子、麦冬、女贞子、甘草、大枣、红参。陈敢创等克障生血汤组成为淫羊藿、骨碎补、附子、白术、当归、墨旱莲、紫河车、水蛭、生甘草、徐长卿各 10 g，小叶凤尾草 30 g，黄芪 20 g，党参 15 g。陆嘉惠等健脾补肾解毒方党参 15 g，黄芪 15 g，白术 10 g，山药 15 g，熟地黄 10 g，女贞子 15 g，白花蛇舌草 30 g，板蓝根 15 g，白茅根 15 g，丹参 10 g。陆红英等解毒生血汤药物组成贯众、白花蛇舌草、黄芪、茵陈、鸡血藤、猪苓各 30 g，党参、败酱草各 20 g，生地黄、熟地黄、当归、墨旱莲各 15 g，虎杖、丹参、山楂、紫河车、鹿角胶、补骨脂、黄柏、甘草各 10 g。另刘素平等用清开灵注射液治疗再障。清开灵注射液是《温病条辨》安宫牛黄丸组方为基础的静脉注射剂，其主要成分为牛黄、水牛角、黄芩、金银花、栀子、郁金等。总结以上常用方药，治疗再障常用的解毒中药有羚羊角粉、犀角粉、水牛角、白花蛇舌草、虎杖、贯众、板蓝根、山慈菇、金银花、连翘、蒲公英、黄芩、黄连、黄柏、生地黄、漏芦、制马钱子、小叶凤尾草、徐长卿、藕节、墨旱莲、败酱草、牛黄、柴胡、葛根、升麻、生甘草等。

临床研究

很多医家对于解毒法进行了临床研究，梁冰教授独创凉血解毒法治疗再障 72 例，基本治愈 26 例（36.11%），缓解 21 例（29.17%），缓解治愈率达 65.28%，明显进步 8 例（11.11%），无效 17 例（23.61%）。刘大同等以自拟解毒补托汤治疗 74 例，基本治愈 26 例，缓解 21 例，明显进步 19 例，无效 8 例，治愈缓解率为 63%，总有效率为 89%。夏光欣等运用自拟扶正解毒汤治疗慢性再障 65 例，基本治愈 19 例（29.3%），缓解 22 例（33.8%），明显进步 17 例（26.1%），无效 7 例（10.8%），总有效率达 89.2%。陈敢创等以克障生血汤治疗 32 例，基本治愈 12 例，缓解 10 例，明显进步 8 倒，无效 2 例，治愈缓解率为 68%，总有效率为 94%。钟华等以凉血清热、化瘀解毒、健脾补肾法治疗再障 45 例，基本治愈 17 例，缓解 13 例，明显进步 10 例，无效 6 例，总有效率 88.89%。刘焕勤等用凉血解毒方加环孢素 A 治疗重型再生障碍性贫血-1 型 6 例，基本治愈 2 例，缓解 1 例，明显进步 1 例，有效率为 66.7%。刘素平等用清开灵治疗虚邪实再障患者 40 例，治疗组和对照组有效率分别为 80%、55%，两组比较差异有显著性（$P<0.05$）。赵新广等以补肾活血解毒法治疗再障 34 例，与再障生血片对照组 20 例和单纯补肾组 14 例进行疗效对比研究，结果补肾活血解毒法治疗再障总有效率明显优于另两组（$P<0.05$），且在症状、体征的改善及骨髓象和外周血象改善方面也优于另两组。综合以上研究，不难看出解毒法治疗再障具有较好的临床疗效。

实验研究

众多研究表明，细胞免疫亢进是再障发病的主要原因。再障患者骨髓 T 细胞亚群比例失调；T 细胞早期激活，分泌造血负调控因子增加，促进造血祖细胞凋亡；T 细胞克隆性增生，特异性攻击造血干细胞。免疫异常在轻型再障患者中也十分明显，临床采用免疫抑制剂治疗已取得相当好的疗效。实验研究表明，扶正解毒方药在免疫介导型再障的模型中有降低 Ts 细胞的作用，使 Th/Ts 比值提高，在骨髓细胞学观察中发现有促进骨髓有核细胞增高趋势。造血祖细胞体外培养中，扶正解毒方药组的集落数也略高于模型组。刘大同等以解毒补托汤为基本方略作调配制成片剂定名"血泉"，经药理实验研究证明，本方不仅具有抗菌、抗病毒、抗内毒素的功效，同时具有显著促进造血干细胞生长和调整机体免疫功能的作用。对血泉进行动物体内外造血刺激作用的实验研究，无论是经胃肠道给药还是在体外培养体系中加药都能够刺激造血祖细胞增殖，对骨髓粒系造血祖细胞（CFU-G）和红系造血祖细胞（BFU-E、CFU-E）具有显著的促进增殖作用，增加的情况与用药剂量明显相关，该方法同时可促使小鼠肺组织生更多的造血刺激物质。杨淑莲等体外试验显示，凉血解毒汤可明显抑制 IFN-nγ、sIL-2R 的分泌（$P < 0.05$ 或 $P < 0.01$），而对 TNF-α 无明显影响（$P > 0.05$），提示凉血解毒汤在凉血止血、清热解毒的同时，也可能通过下调 IFN-nγ、sIL-2R 的含量而促进造血功能恢复，起到治疗急性再生障碍性贫血的作用。以上研究表明，解毒类方药能够通过改善免疫异常，促进造血功能，从而起到很好的治疗作用。

解毒法为主配合扶正补托补肾等方法治疗再障取得了较好的临床疗效。实验研究也表明，解毒类中药能够改善免疫异常，促进造血功能。另有研究表明，轻型再障病情由轻转重的过程伴随着热毒程度的加深及免疫异常的加重。轻型再障按肾虚辨证，若病情加重常由阳虚型转为阴虚型，阴虚而热盛，则病情发展至重型再障，辨证分型也转为精亏毒蕴型，阳虚型患者属轻症，发病机制以造血干细胞的内在缺陷为主；毒蕴型属再障之重症，发病机制以免疫功能缺陷为主。再障患者免疫指标的改变阴虚型较阳虚型为重，健脾补肾活血法对阴虚型再障的疗效及免疫功能的改善均不及阳虚型；补肾泻肝方治疗则肾阴虚组的疗效及免疫指标的改善优于肾阳虚组，且疗效与免疫指标的改善相关，补肾活血解毒法疗效优于单独补肾法。由此可见，补肾法适合于病情较轻，免疫异常程度尚轻的阶段；而病情转重、阴虚毒蕴时用清热解毒法对改善症状和调节免疫功能疗效更好。以上研究提示，细胞免疫亢进的程度与病情严重程度及中医辨证中热毒的程度密切相关，清解的方药较补益的方药更能改善免疫异常，并缓解症状。

128　论毒邪和骨髓增生异常综合征

学者曾庆等通过回顾总结相关文献中有关毒邪的理论，结合骨髓增生异常综合征（MDS）的病因病机及中医临床证治特点，阐述了 MDS 的发生与"内毒"和"外毒"的关系，指出毒邪既是 MDS 的重要致病因素又是疾病过程中的病理产物，在 MDS 不同阶段必须权衡毒邪内停之轻重，适时、得当地采用清解邪毒法治疗，可以抑制骨髓异常增生，诱导造血干细胞的分化，促进 MDS 骨髓的正常造血。

毒邪的涵义与分类

1. 毒的释义：在中医学历代古籍中，有关"毒"的释义概括起来主要有 4 个方面：一是泛指药物或药物的毒性、偏性和峻烈之性。二是指病症名。三是指致病因素即病因。四是指治法。

2. 毒邪者，邪之甚也："毒"的 4 种释义中，毒邪作为致病因素即病因的概念为历代医家最为关注。其在中医学古籍中也有不同的涵义，概括起来有以下几种：其一特指"疫毒"，是具有强烈传染性并可引起广泛流行的一类致病因素。如清代医家王孟英在《温热经纬·薛生白湿热病篇》指出"今感疫气者，乃天地之毒气也"。其二泛指一切致病邪气。日本医家吉益认为一切病邪皆可纳入"毒"的范畴，其著《古书医言》中说"邪气者，毒也"。其三是指过于亢盛并能使人体产生危、急、重证候的各种邪气。其四专指有毒的致病物质，如蛇毒、食毒等。

3. 毒分内外，复杂多变：以人体为界，毒邪可分为外毒、内毒两类。外毒是来源于人体之外的自然界产生的有害于人体健康、破坏正常生理功能、导致或促进疾病发生的物质。结合现代医学的认识，外毒可包括化学致病物、物理致病物、生物致病物等。化学致病物主要有药毒、毒品、各种污染、秽毒等；物理致病物主要有跌扑损伤等意外伤害，水、火、雷、电等自然灾害，气候、气温变化，电磁波、超声波、射线辐射对人体的干扰等；生物致病物主要有温病毒邪、疫疬之毒、虫兽毒等。内毒是人体在生命过程中的代谢产物或人体在外邪作用下产生的病理产物积聚郁滞所化生的，并超过自身排泄能力的一类对自身有害的致病物质。内毒包括饮食变毒如酒毒、食积化毒、粪毒、糖毒、脂毒等；水液成毒如水毒、湿毒、痰毒、尿毒、浊毒等；诸气生毒如火毒、热毒等；血瘀生毒如瘀毒、出血、癥瘕等。

毒邪致病的机制

《素问·刺法论》云"正气存内，邪不可干"。《灵枢·百病始生》云"盖无虚，故邪不能独伤人"。此说明疾病的发生与发展，取决于毒邪的强弱、正气的盛衰及两者相互作用的结果。《医宗金鉴·痘疹心法要诀·痘型顺逆》又云"气胜毒，则毒为气驭，其毒解矣，故顺也；毒胜气，则气为毒蚀，其气竭矣，故逆也"。此也阐明了正虚邪实则病进，正盛邪衰则病退，正气战胜邪毒则病愈，邪毒耗竭正气则病逆的疾病发生发展规律。

另外，疾病日久亦可蕴结化毒，进而加速疾病的恶化。《金匮要略心典》云"毒，邪气蕴结不解之谓"。喻嘉言认为"太阳温证，病久不解，结成阳毒，少阴温证，病久不解，结成阴毒"。现代学者也认为，毒邪与一般意义上的"邪"在程度深浅上有明显不同，所导致的病机变化亦存在明显差异。只有引起机体严重的阴阳气血失调、具备一定特点和特殊症状的邪才能称之为"毒邪"，故认为毒邪所含的毒素或在致病过程中产生的毒性病理产物，是疾病发生及其对机体产生毒害作用的罪魁祸首。

毒邪与 MDS

MDS 是在古医籍中无专指的病名，现代中医学将其归属于"虚劳、血证、内伤发热"等范畴。其病因病机现多认为由先天禀赋不足，后天失养，劳倦内伤，正气亏虚复感外邪所致。周永明强调 MDS 的病机特点为"脾肾亏虚为本、瘀毒内停为标、本虚标实为合"，脾肾亏虚则邪气乘虚而入，内伏少阴或太阴，蕴而化热，久而成毒，热毒耗气伤精，使精枯气乏愈烈，则气不行血而血停，精不荣血而血枯，终致血瘀，"瘀血不祛，新血不生"，精血日耗，形成 MDS 虚、毒、瘀的 3 个病理阶段。唐由君亦强调 MDS 虚、毒、瘀共同致病的病因病机，认为本病并非单纯的脾肾亏虚，因有毒邪侵及脾肾，攻注骨髓，影响气血生长，虚实夹杂，从而致病。刘宝文则明确指出 MDS 是一种虚实夹杂的疾病，其中RA、RAS 型的特点为虚多实少，邪气不显，而 RAEB、RAEB-T 型其轻者为正虚邪不盛、毒邪内伏于里，重者及 CMML 为正虚邪实、邪毒由里达表、充斥内外，邪气鸱张。

结合现代医学分析，英法美（FAB）协作组分型的低危型 MDS 如难治性贫血（RA）及难治性贫血伴环状铁粒幼细胞增多（RAS），其骨髓象特点是虽有病态造血，但原始细胞甚少，结合中医病机可以认为低危型 MDS 主要以脾肾亏虚为主，而此阶段毒邪侵袭尚不甚，高危型 MDS 如难治性贫血伴原始细胞增多（RAEB）及转化型难治性贫血伴原始细胞增多（RAEB-T），其骨髓特点为除具有病态造血，还存在大量原始细胞，有较高的白血病转化率，结合中医病机可认为此阶段除本虚之外，毒邪进一步发展，侵及营血，毒入骨髓，煎熬血液，伤精耗气，气虚血瘀，瘀血邪毒互结，甚则转变为急劳（急性白血病）。

根据以上观点和分析可以得出结论，毒邪是 MDS 的重要致病因素，并存在于 MDS 发病过程中的任何一个阶段。毒邪有内毒、外毒之分，而 MDS 的发病与内毒和外毒都有密切的关系。

1. 外毒与 MDS：任何疾病都是患病机体在某种致病邪气作用下所产生的病理反应。根据流行病学调查，有部分 MDS 患者发病前有明显的毒物接触或病毒感染等外毒侵袭病史。目前可以肯定苯、化疗药物尤其是烷化剂和拓扑酶抑制剂、电离辐射与 MDS 的发病有明确的相关性。国内学者通过对 MDS 发病的相关职业和环境因素研究发现，职业性接触苯、居住在高压电传输线 100 m 以内、居所或办公房新装修是 MDS 的发病危险因素。另外，研究也发现一些病毒的感染与 MDS 的发病有一定相关性，如人类疱疹病毒 6（HHV-6）、人细小病毒 B19（HPVB19）等。细胞遗传学研究发现 MDS 患者 5、7、13、17、20 号染色体缺失及性染色体缺失、三倍体及 8 号染色体异常；分子生物学研究发现 MDS 患者ras、fms 及 P53 基因发生突变，这些研究结果均表明基因突变或染色体异常可能是该病发生的重要原因，而引起基因突变，染色体异常使某个恶变的细胞克隆性增生导致 MDS 的发病，即为上述理化因素。药物化学、物理辐射、病毒感染皆为由外而来，侵袭机体并造成毒害的一类物质，属外来之毒，且上述外来毒邪其性刚烈，无论人体正气强弱，进入人体后便易致病。毒入骨髓，蕴而化热，热毒煎熬，髓海瘀阻，毒邪久恋，耗伤肾精，毒邪入络，血液煎熬，毒邪耗气，气虚血瘀，瘀毒交结，气血不畅，阴阳失衡，最终发为 MDS。

2. 内毒与 MDS：另外，有相当部分的 MDS 患者在发病前并没有明确的有毒有害物质接触或病毒感染等外毒入侵的病史，造成这部分 MDS 患者发病的原因则推测与机体内毒的化生有关。内毒不同于外毒的有形可见、有据可依，内毒往往是无形的，较易被忽略。现代中医学者认为，内毒的产生是由于脏腑功能的亏损，气血运行的失常，致使机体内的生理或病理产物不能及时排出，长期蕴积体内化生而成。若饮食不节、起居不当，长期劳伤暗耗，必使五脏六腑的功能损伤，累及气血，连及阴阳，造成气血阴阳失衡，暗生内毒；或是大病久病，影响骨髓从而致使脏腑虚损，内毒久留不去；又或是诱发MDS 的外毒侵袭机体，虽经祛除，但毒盛深入骨髓且久恋蕴积，累积之毒易与本已失调虚损之脏腑气血相搏结，又加重了脏腑的亏损，阻滞了气血的运行，久之形成瘀血、瘀毒，耗伤气血，损伤精髓；若瘀毒进一步深入营血，邪毒内陷，伤及肾阴，元阴不足，相火妄动，还可产生阴火，此毒火为患可进一步导致造血功能紊乱，从而转化为白血病。

正如临床上 MDS 的发生发展是一个缓慢渐进的过程，内毒的形成并非一朝一夕。MDS 病初正盛毒微，邪毒未能嚣张，只暗耗精血，临床以面色萎黄、头晕目眩、神疲乏力、腰酸肢软、脉细无力或兼皮肤瘀斑瘀点色浅、齿鼻衄血等"虚劳"证候为主要表现，此时为正虚邪微，RA、RAS 型主要处于此阶段；随毒邪在骨髓缓增渐进，毒痼瘀深，正气渐衰，疾病恶化，临床以发热反复不解、高热或持续低热、骨痛、口糜咽痛、腹有癥块，或兼皮肤密集出血点、色红或紫暗重叠、齿鼻衄血、便血尿血等"毒瘀"证候为主，此为邪实正微，RAEB、RAEB-T 型主要处于此阶段，当毒瘀化热，则转变为急劳（急性白血病）。

由此认为，MDS 内毒作用导致的正虚邪实病性贯穿于整个疾病的转变与发展过程，治疗上当权衡时机与轻重采用清解邪毒法。MDS 病程中毒势缠绵，留恋不去，致使脏腑组织得不到营养物质的正常濡养温煦，进而加重脏腑虚损的表现，虚损又会加重邪毒形成。这种因虚致毒、又由毒致虚的恶性循环，使 MDS 病情进一步加重，久致正虚无力抗邪，邪毒久留不去，毒入骨髓，耗血生变，新血无以化生，出血更加不止。治疗上单用补虚扶正，则邪毒不去，新血难生，妄用泻火解毒，则易伤正气，当宜清解邪毒、扶正达邪，邪毒既去，新血方生，还可防变。而 MDS 患者正气亏虚，脏腑功能失调，使用清解邪毒药，又当配用扶助正气类药，泻火不伤正，解毒不宜过，一般不要使用过寒伤中之品。如因虚致实，清解邪毒药更宜与健脾补肾药合用，起到标本兼治、相辅相成的作用，使毒去邪退、气生血长。

现代实验研究表明，清解邪毒药具有抑制骨髓异常增生、调整机体免疫功能、诱导分化造血干细胞的生长、促进白血病细胞的凋亡、加速骨髓微循环的新陈代谢等作用，从而有利于 MDS 骨髓的正常造血。目前临床治疗除运用一般解毒药物，以增强或调节机体清除毒邪的能力来祛除"毒"因外，又根据中医学"以毒攻毒"理论，将砷剂运用于治疗 MDS。三氧化二砷是中药砒霜的主要成分，是一种剧毒物质，然而，它对癌症却有显著的疗效，现有的临床研究显示，As_2O_3 可用于治疗急性早幼粒细胞性白血病、慢性粒细胞性白血病、T 细胞淋巴瘤、多发性骨髓瘤等血液肿瘤。临床研究发现，单用砷剂或砷剂联合其他药物治疗 MDS 确有可喜的疗效。因此，由毒邪入手治疗 MDS，应视为 MDS 的重要临床诊疗思路。解毒可以祛邪安正，解除毒邪对脏腑的损害，恢复亏损脏腑的功能，有利于骨髓正常造血功能的恢复。

MDS 是一组造血干细胞获得性克隆性异常，伴病态和无效造血为特征的恶性血液疾病，并有较高的白血病转化率。中医学认为毒邪在 MDS 发病过程中起至关重要作用。邪毒内蕴是脾肾亏虚、脏腑失调的病理反映，毒邪既是 MDS 发病过程中的病理产物，可出现在 MDS 发病过程中的任何一个阶段，同时又可作为一种致病因素加重出血，诱发感染，形成恶性循环，导致该病变症百出，缠绵难愈。故临床治疗 MDS，应从毒邪角度辨证施治，根据病变的不同阶段，权衡脾肾亏损、邪毒内蕴之轻重，在补虚治疗的基本原则下，灵活掌握祛邪解毒的最佳时机，亦可适当运用以毒攻毒之法加强祛邪功效。

129　从毒邪论治急性白血病

急性白血病是一类造血系统的恶性克隆性疾病，系造血干细胞或祖细胞突变引起的造血系统恶性肿瘤。主要表现为骨髓、外周血及其他组织中的异常克隆细胞增殖和分化，并破坏正常造血。临床表现以贫血、出血、感染和器官浸润为主。急性白血病作为常见的血液恶性肿瘤之一，具有较高的发病率和死亡率。急性白血病病情复杂，治疗难度大，预后欠佳。经过多年的基础及临床研究已经证实，中医药可增强化疗药物的敏感性和抗肿瘤效应，调节免疫，增强体质，促进骨髓抑制的恢复，在提高临床缓解率、降低疾病复发、减轻化疗相关毒副反应等方面具有显著优势。学者陈玉等就中医对急性白血病的病名认识、病因病机、治法治则进行了阐述，并总结了临床使用经验。

中医学对毒的认识

1. 毒之内涵："毒"之本义指毒草。《辞源》所载之"毒"亦为"厚也，恶也，害也，痛也，苦也"。邪毒致病始见于《黄帝内经》。《黄帝内经》之邪毒泛指有强烈传染性的毒气。目前中医学中所言之"毒"经后世医家研究后，主要包括：一是泛指药物，或药物的毒性、偏性、峻烈之性；二是指病症；三是指治法；四是指毒邪，即对机体产生毒性作用的种种致病因素。现代毒物学认为，凡能进入机体后并与其组织发生某些作用，并破坏其正常生理功能，引起暂时性或永久性的病理状态的物质称为毒物。

2. 毒之分类：毒邪从来源而论，可分为外毒、内毒。外毒由外而来，包括邪蕴为毒或邪化为毒，是侵袭机体且造成机体损伤的一类病邪。前者指外邪内侵，久而不除，蕴积成毒；后者指六淫过甚转化为毒邪。内毒多在疾病发生发展过程中产生，既为原疾的病理产物，又是新疾的致病因素，既可加重旧疾，又可产生新病。柴天川将毒分为外感之毒、外感内化之毒、内生之毒、虫兽药食毒等。邱丙庆从病因学和病理学的角度出发，将其划分为原发性毒邪、继发性毒邪2类。广泛存在于自然界，由外而来，直接侵袭人体，对机体造成毒害作用的烈性邪气即原发性毒邪。而在原发性毒邪侵袭机体的基础上，在体内产生某种病理性的有毒物质，从而对机体造成新的毒害作用，则是继发性毒邪。并指出毒邪具有暴戾性、危重性、相兼性、传染性、顽固性、从化性，说明其致病凶险、病情危笃、治疗困难，且致病广泛，严重危害人类健康。

综上所述，当代学者认为，毒是隶属于病因和病机学范畴，是有害于机体的、可引起机体功能破坏、丧失和/或败坏形质、导致病情突然加重，或呈沉疴状态，并难以加以干预的一类特殊的致病因素，其无论是渐生或骤至，亦无论源于外界或生于体内，均统称为毒。

3. 毒之特点：传统上毒具有毒性火热、毒性秽浊、致病性强、致病有特异性等特点，而现代认为，毒具有依附性、从化性、广泛性、选择性、易交结为患性重浊胶黏、易滞损脏腑阴阳之气等，还具有浸润性、蔓延性。有研究认为，中医"毒"的主要特性是酷烈性、暴戾性、正损性；正如王永炎院士所云"邪气亢盛、败坏形体"，在一定程度揭示了毒的共性特征。研究发现内毒既可慢性中毒，又可致急性中毒、多致脏器功能障碍或衰退、伤精耗气致人衰老、易致胀满疼痛、致人情志及意识的改变、病情缠绵难愈等特点。陈玉等推崇李佃贵教授所创浊毒学说，认为毒具有以下特点：浊毒黏滞，病程缠绵；滞脾碍胃，阻滞气机；浊为阴邪，浊毒害清等。

中医学对急性白血病的认识

1. 病名：急性白血病属中医学"热劳""温病""血证""癥瘕""积聚""虚劳"等范畴，亦有医家命名为血癌、髓毒、淋毒病。陈玉等结合自身临证经验，推崇浙江省名老中医罗秀素教授将白血病命名为"毒劳"。因"毒"能概括本病病势急，病情重，多有发热；"劳"能提示本病气血亏耗，里虚为本，反复发病；热则伤耗津液，虚则运化无权，继而发"瘀"；故"毒劳"可统领其寒热错杂，虚实并见，表里同病的证候特点，能体现其邪毒内蕴的发病机制，能提示其不良的预后和转归。

2. 病因病机：急性白血病病因目前争议较大。张伟玲等认为，或因热毒，或因瘟毒，或因湿热、痰热窜入营阴，煎熬脏腑气血津液所致。朱文伟等指出，邪毒是血液病的重要致病因素，热毒、疫毒、药毒等侵及骨髓均可致急性白血病。华昭认为因虚致病，先有内伤体虚，而后外邪乘虚；或先有内伏邪毒，渐致正气虚损，正虚毒盛，累及致病。张莉亚等指出，病因乃热毒为本，体虚为标，先天已有之"胎毒"内伏，热毒内着于胎，蕴蓄不散，深伏于胎儿精血骨髓之内，或复感瘟毒，邪毒侵袭，由表入里，致脏腑受邪，骨髓受损，此乃白血病发生的内在基础。史大卓等认为，先有邪毒内伏，耗伤正气，然后由外感、劳累引动伏邪，使正气更虚，邪毒炽盛，攻注骨髓而发病。正虚邪实，耗气伤阴，日久未见平复，营阴内耗，故形体日渐羸弱；血液化生不足，而致阴虚，呈现一派虚损之象。清代名医唐容川认为"大毒"为"大衄"之因，"大衄"之表现与急性白血病出血证候相似。秦丹梅等认为与病毒感染、电离辐射、毒性化学物、遗传因素、基因或蛋白质变异有关。有研究认为，电离辐射、烷化剂、含酚和氢醌成分的食品等及某些病毒是引发急性白血病的致病因素，而这些因素均属于中医病因毒邪的范畴。

急性白血病多起病急，发展迅速，初期表现为壮热、口臭、出血或紫癜等，为热证、实证、阳证，体现了"邪气盛则实"的本质。这也是临床采用以毒攻毒方法治疗急性白血病的理论依据。所以，本病的发生与"毒"相关，或因热毒，或因瘟毒，或因疫毒，或因药毒。若病情恶化，气血阴阳虚甚，终可导致阴阳两竭而死亡，体现"精气夺而虚"为其发展的结果。故而，气阴两虚是急性白血病内在发病基础，气血阴阳虚损、阴竭阳微是最终病理结果。

3. 治疗法则：治疗上，历有泄毒、化毒、清毒、抗毒之分，尤以清热解毒为要。现代研究表明，清热解毒法具有抗感染、抗炎性反应、抗内毒素、抗氧化损伤、抗炎性细胞因子、保护细胞器、维护钙稳态、增强解毒活性之扶正作用等。廊坊市中医医院应用中西医结合治疗急、慢性髓毒40余年，以邪毒内蕴、气阴两虚型为基本证型，以益气养阴、解毒活血为其基本治疗大法，以自拟的参芪杀白汤为基本方药，临床随症加减，效果显著。徐中环等认为，解毒之法以祛邪为要，总以疏利气机为本，给毒邪以出路，以促使机体恢复生理平衡，即所谓邪去则正安。

临床实践中参照李佃贵教授祛毒8法（通腑泄毒、渗湿利毒、达表透毒、健脾除毒、芳香辟毒、祛痰涤毒、清热化毒、攻毒散毒），以及浙江省名老中医罗秀素教授治疗毒劳经验方（白血病抗癌Ⅰ、Ⅱ号方），以"解毒""补虚""化瘀"为根本大法，自拟益气解毒抗白汤治疗急性白血病临床效果显著。

目前急性白血病治疗均以西药化学疗法为主，尽管随着研究的不断深入，化学疗法新药不断研制，化学疗法方案不断创新，支持疗法亦不断推陈出新，加之生物反应调节剂的应用，白血病的治疗效果不断提升，但化学疗法药物毒副作用明显，患者耐受能力差，生存质量不佳，复发率较高，严重损害患者的造血与免疫系统，长期无病生存率较低。虽然骨髓移植可使部分白血病患者获得长期生存，但移植费用昂贵，移植后排异反应多，疗效受多种因素影响，且骨髓供体不足，配型较难，在临床上得不到广泛应用。研究表明，中医药具有良好减毒增效作用，克服多药耐药，提高患者生活质量、延长生存时间，并可减少并发症，防止白血病复发。

130　从毒损髓络论治急性白血病经验

　　急性白血病是起源于造血干/祖细胞的造血系统恶性肿瘤，具有增殖和生存优势的白血病细胞在体内竞争增殖，并抑制正常造血，使患者出现贫血、出血、感染和髓外浸润征象。急性白血病具有起病急，发展迅速，病情凶险，易于复发及预后不良等特点。其症状繁杂多变，属中医学"虚劳""血证""恶核""急劳"范畴。实性病因常为火、热、瘀、痰，虚性病因常见血虚、阴虚、气虚，病机繁复、虚实夹杂，属于疑难病。学者苏鑫等总结急性白血病的病机，认为"毒损髓络"为其关键，为急性白血病的临床辨治提供理论基础。

毒损髓络病因病机基础

　　1. 胎毒内伏：《黄帝内经》指出人的生命"以母为基，以父为楯"。《类经》云"人之生也，合父母之精而有其身"。人体生命强弱与先天禀赋有直接关系，得父母之气血而成形体，若先天禀赋不足，气血不和，不能生长，则神气渐衰而死。孕育胎儿期间，若母体邪气炽盛或毒邪内侵日久，内着于胎，蕴积不散，深伏于胎儿精血骨髓之内酿成胎毒，成为发病隐患。苏鑫曾1周内先后接诊2例白血病婴幼儿，母亲均在妊娠期间有严重饮食偏嗜，或嗜食鱼罐头，或嗜食袋装辣豆干。二者均顺产，但患儿分别于出生后7、11个月罹患幼年型粒单核细胞白血病及急性髓系白血病，考虑可能与其在母胎时受深加工食品所含化学物质侵袭有关。

　　2. 邪毒引触：急性白血病发病基础在于正虚邪实，邪犯骨髓。《素问》强调"正气存内，邪不可干；邪之所凑，其气必虚"。急性白血病乃素体内虚，温毒、瘟毒等邪毒外袭，机体内痰、瘀等实邪耗血动气，消灼营阴，煎熬脏腑精血、损伤骨髓所致。诸毒邪深伏骨髓，虽能灼耗精血，但如人体正气存内，可长时间不致发病。若正气渐衰，邪气渐盛，或外邪引动内伏胎毒则诱发急性白血病，或外邪引动骨髓余毒而发急性白血病。

　　毒邪致病具有4个特性：①毒邪可与六淫相互夹杂而致病。②感染毒邪后或发病迅速或潜伏一段时间而发病。③具有广泛内损性。④迁延难愈。急性白血病发病符合上述特性，大部分患者以出血、发热起病，病势危急。从温热病的传变规律来讲，即以血分有热起病的"逆传"为主，表现为邪实正虚、邪气逆传，起于髓血而传变三焦。邪伏髓络，若正气尚充尚能防护，则病势较缓。若正气已虚、失于监治，邪气渐盛超越了正气的防护能力，邪毒凝聚形成痰瘀阻滞髓络，邪毒发于髓血"逆传"至营分、气分，病情急剧危笃。髓较血分更深，若髓内伏邪深潜，正虚失利则余毒外发，难以根治，即使进行造血干细胞移植，仍有部分患者复发。

　　3. 毒伤本元：本元，指人之元气、根本，肾为先天之本，寓元阴元阳，为生命本元。毒邪败伤气血、损伤脏腑，重者伤及本元。急性白血病常为伏邪与外感邪毒交织，邪毒炽盛耗伤本元，本元既绝则不免于死，所以急性白血病自然病程往往较短。如《温热逢源》所云"与厥阴脉争见者，死期不过三日，其热病内连肾"，章虚谷注释说"此言外感与伏邪互病之证也，与热病篇之两感，同中有异……此则热邪内连肾脏，本元既绝，故死期不过三日也"。

毒损髓络的生理病理基础

1. 生理基础："髓"是奇恒之腑，藏于骨腔内，生于先天之精气，又受后天之精气的滋养，《素问·生气通天论》云"骨髓坚固，气血皆从"，骨腔为精髓化血提供场所及保障。而骨髓与肾关系极为密切，正如《素问·平人气象论》云"肾藏骨髓之气也"。《医贯·内经十二宫》中描述肾是"精所舍也"。肾有贮藏人体先后天之精气的作用，主骨生髓，精髓化生血液主要依赖于肾气。络脉是人体内广泛分布于脏腑组织间的网络系统，其生理功能主要是参与营血的生成与输送、渗灌气血、贯通营卫、沟通表里经脉，具有"满溢渗灌、双向流注"的特点。《灵枢·小针解》云"络脉之渗灌诸节者也"；《灵枢·痈疽》云"血和则孙脉先满溢，乃注于络脉皆盈，乃注于经脉"。脏腑经脉气血旺盛时，满溢于络脉，而当脏腑经脉气血不足时，络脉中的气血能反向渗灌于脏腑经脉。络脉是输送气血通达全身的基础通路，反之若络脉受损，则始作舟楫，载毒流窜周身。

2. 病理基础：毒邪败伤气血，形成痰瘀等实邪，进一步阻滞、损伤髓络，导致发热、血证、虚劳、积聚等。正如《素问·宝命全形论》云"形之疾病，莫知其情，留淫日深，着于骨髓"。毒邪内陷骨髓，或髓枯而无以化生；或髓道瘀滞，新血难以释放、转输以供体用；或耗伤气血，而致气损血亏。毒邪积聚于络脉，络脉损伤，影响其沟通周身、贯通气血的转运功能，络脉载毒游于经络，出入脏腑，致毒伤脏腑，气血亏耗。急性白血病自然病程大致分为3期，初期多以邪实为主，毒邪内伏骨髓，发于血分，逆传至气分，多见血证、壮热、肿核；中期因毒邪未祛而正气亏耗，气血化生艰阻，毒损脉络，遍及周身，症状多见反复发热、五心烦热、倦怠乏力、纳呆痞满、腰膝酸软、身痛骨痛、胁下痞块坚硬胀满；终末期则本元衰败、髓枯血竭，毒邪积聚，面色黧黑枯槁，动则喘甚，神气枯瘁。

毒损髓络的现代生物学基础

目前，对急性白血病病理机制的深入研究，为"毒损髓络"病机理论提供了现代生物学依据。急性白血病是多次打击导致多个基因突变而发生的克隆性疾病，这是内外因素相互作用的结果。其有明确的诱发因素，如放射因素、化学物质、病毒感染和遗传等都是该病的致病因素。机体内在因素也在发病中占有重要地位，主要包括两方面，一是参与毒物代谢的各种酶类反应，包括对毒物进行氧化反应和对毒物进行共价修饰，如细胞色素 P_{450} 及多种同工酶；二是致癌毒物存在时，细胞内各种蛋白对这些毒物及毒物造成的损伤进行反应。不同病因通过不同机制引起正常造血干/祖细胞发生遗传学累积变异，毒性物质蓄积，最终改变细胞生物学行为。

1. 白血病状态下，骨髓微环境促进急性白血病发病：造血主要发生于骨髓，造血干细胞生存在骨髓微环境中，骨髓造血微环境、造血干/祖细胞、白血病细胞构成交互网络，造血干/祖细胞及白血病细胞可竞争性结合骨髓微环境。白血病状态下，白血病细胞修饰微环境，促进自身归巢到骨髓微环境，黏附骨髓，致使骨髓微环境出现缺氧、炎性因子活化、蓄积，正常造血功能受损，阻碍间充质干细胞成骨分化。白血病细胞进而逃离成骨细胞或其他基质细胞，激活诱导的促静止信号通路。从中医角度分析，骨髓可分正邪，正常造血干/祖细胞为正，白血病起始细胞为邪。正邪（正常造血与恶性造血）相争于微环境，双方在频率、数量及功能上的消长决定了白血病患者的起病状态及疾病发展态势。

2. 机体微循环系统参与急性白血病进展：从功能上讲，络脉类似于微循环系统。微循环系统具有维持人体内环境稳态，约束血液流动，调控微血管内外环境中各种细胞因子、介质、黏附因子及营养物质等的作用。急性白血病患者血液常处于高凝状态，毒性物质导致部分区域微循环障碍，破坏了微循环对上述活性物质的调控，造成生理功能损伤。这一定程度上反映了络脉损伤的现代病理生理学机制。现代研究进一步证明，"毒损髓络"不仅是微循环障碍、紊乱及微血管失调，还包括细胞因子网络失衡。以上局部内环境变化是急性白血病进展、浸润、转移的关键。毒邪聚积于络脉既可见局部肿块形成，又有脏腑气血功能失调导致的全身性功能改变。随着病情进展，毒邪愈盛，正气愈败，最终机体衰败耗竭而亡。

毒损髓络的临床实践意义

基于"毒损髓络"病机理论，以扶正、祛邪作为基本原则贯通整个治疗过程，祛除毒性损害因素，固护精血，逆转血源枯涸之危象，恢复骨髓生血功能。治疗白血病可按脏腑虚象以扶正，又可按病邪盛衰以祛邪。扶正固本之法按脏腑、气血、阴阳辨证用药，常选用黄芪、人参、白术、当归、山茱萸、熟地黄、淫羊藿、肉苁蓉、巴戟天、北沙参、石斛等。研究发现，黄芪多糖诱导的树突状细胞肿瘤疫苗在荷瘤小鼠体内可有效发挥抑瘤作用，延长荷瘤小鼠生命。人参皂苷 Rg3 通过抑制内皮细胞形成微管样结构及其侵袭能力来实现抗肿瘤血管生成作用。毒邪性凶猛，非攻击悍利之剂不能推逐之，故应予"以毒攻毒"治法。首先控制癌毒的增长，才能有效保存正气，而药物解毒作用的发挥也有赖于正气的旺盛。以急性白血病常用中药砒霜、青黛、全蝎为例。砒霜主要成分为三氧化二砷，对降低白细胞异常增殖具有特异性作用，目前砷剂已被列入中国急性早幼粒细胞白血病诊疗指南，有效率高达 90%。青黛的主要成分是靛玉红，现代药理研究表明，青黛具有诱导细胞周期阻滞和凋亡，且影响细胞周期和凋亡相关蛋白的表达。全蝎的抗肿瘤作用机制主要包括增强免疫功能和抑制 DNA 合成，诱导肿瘤细胞凋亡，抑制肿瘤新生血管生成，直接杀伤肿瘤细胞等。

目前急性白血病的治疗以打击恶性增殖为目的，采取化学疗法、造血干细胞移植、放射疗法、手术等西医治疗手段，在缩小病灶和控制病情发展上有一定优势；但也会出现骨髓抑制、脏器功能损害、多药耐药等不良反应，直接影响患者生活质量与临床疗效。本课题组开展中医药治疗急性白血病的应用基础与临床研究已有 20 年，从"毒损髓络"病机角度出发，基于复方浙贝颗粒增加一味黄芩提出"浙贝黄芪汤"组方，前期试验证明其在延长患者带病生存时间、减轻不良反应、增强治疗效果、逆转耐药方面具有独特疗效。这不仅体现了中医药治疗急性白血病"减毒增效"的核心思想，也为探索中医药改善白血病状态提供一种临床思路。

毒损髓络是急性白血病发生发展的基本病机，毒邪伏于内，伤及本元，络脉载毒游于周身，使得疾病进展及转变，其根本上是毒邪积聚与人体本元的对立消长。目前，中医学对于恶性肿瘤的治疗有两点突出贡献，分别是"扶正培本"和"带瘤生存"。未来应着眼于以扶正祛邪作为基本治则，逆转血源枯涸之危象，实现患者"带瘤生存"，延长患者生存时间、改善生存质量，发挥中医药特色。

131　从毒邪论治急性移植物抗宿主病

学者吴顺杰运用中医学"毒邪"学说，探析了急性移植物抗宿主病（aGVHD）的中医病因病机、治则治法，提出扶正固本是防止 aGVHD 发作的重要措施，而解毒法是贯穿整个治疗过程的原则，为中医药干预造血干细胞移植后并发症的治疗做出有益的探索。

异基因造血干细胞移植（allo-HSCT）越来越被广泛地运用与于造血系统疾病的治疗，通过植入正常的造血干细胞在体内重建造血及免疫功能，使许多恶性血液患者获得长期生存，甚至治愈。但是移植相关的严重并发症也给患者带来了很大的治疗风险。其中急性移植物抗宿主病，是发生在造血干细胞移植后早期阶段的主要并发症，它严重影响着患者的治疗效果和生存质量，发生率为 50%～80%，病死率则超过 30%，是导致患者死亡的主要原因。aGVHD 的治疗常较困难且效果并不理想，目前临床上主要采用预防性治疗方法，包括应用免疫抑制剂、去除供者移植物中 T 淋巴细胞的策略，这在一定程度上降低了 aGVHD 的发生率或减轻了 aGVHD 的发作程度，但同时也增加了移植后白血病的复发率、继发肿瘤、致死性感染等多种并发症，移植患者的长期生存率并没有明显提高，长期生存率仅有 30% 左右。因此，aGVHD 一旦发生，预后不容乐观，如何控制 aGVHD 的发生，提高移植成功率，是移植界学者关注的焦点。

中医对急性移植物抗宿主病病理过程的诠释

研究认为，aGVHD 的发生是一个主要由异基因抗原特异性的 T 细胞介导的多阶段的病理过程，内在免疫系统的紊乱以及免疫抑制剂的使用造成免疫稳态的改变亦促进 aGVHD 的发生。造血干细胞移植采用大剂量放化疗进行预处理可引起受体内淋巴细胞严重减少，移植后移植物来源的受体抗原反应性 T 细胞及受体内残存的自身反应性 T 细胞的稳态增殖能力大大增强。同时，广泛的组织损伤和炎症风暴可为 T 细胞的稳态增殖提供更多的刺激信号，从而诱发免疫耐受的打破和 GVHD 的发生。客观上讲，aGVHD 发生前，植入的供者 T 细胞在保证受者造血和免疫重建方面发挥积极作用，但在 aGVHD 发生后，供者 T 淋巴细胞被活化、增殖，诱导 CTL 和 NKT 细胞的反应并致敏单核吞噬细胞，分泌 IL-1、TNF-α、IFN-nγ 等多种细胞因子，形成细胞因子的瀑布效应而造成受者组织器官的损害。"邪气亢极化为毒"，此时供者 T 细胞及其分泌的细胞因子已转化为致病之"毒邪"，它致病急骤，来势凶猛，造成受者机体脏腑阴阳的严重失衡，具有峻烈性、顽固性、相兼性等毒邪的证候特点，临床初期患者常常呈现出发热、面赤、纳差、皮肤潮红或斑疹、腹胀腹痛、便血鲜红、黄疸鲜明如橘子色等阳毒证候特点，日久病程迁延，热邪传变入里，则呈现腹胀，腹泻如水样，便血色暗，或黄疸色暗、口淡不渴等阴毒证候特点。因此从整个发病过程来看，aGVHD 发生阶段的中医病理因素为毒邪致病，基本病机为邪毒炽盛。

中医药预防急性移植物抗宿主病的依据和策略

aGVHD 发生要具备 3 个前提条件：①移植物中含有大量的免疫活性细胞；②受体必须表达供体所没有的组织抗原；③受体免疫必须处于极度低下状态，无力发动摧毁供体移植细胞的有关反应；三者缺一不可。这为预防和治疗 aGVHD 提供了理论基础。根据上述条件，临床工作者试图通过 T 细胞清除的方法降低免疫活性细胞的数量，以及努力寻找 HLA 配型全相合的亲缘供者，来降低或者避免 aGHVD 的发生。上述方法确实起到良好的临床效果，但 T 细胞的清除不仅会增加复发的机会，也会导致植入失败等严重并发症的发生。随着独生子女的逐步增多，寻找 HLA 配型全相合的亲缘供者并不是一件容易的事情。这使得临床工作者不得不寻求他法减轻或消除 aGVHD。如果我们运用中医的扶正固本中药着力改变受体免疫低下状态，消除或降低 aGVHD 发生的第 3 个条件，则有望成为防止 aGVHD 发生新的思路，这符合中医"治未病"思想。试想在移植前，大剂量的放射毒及药物毒，损伤受体元气，肾精大虚，阴阳俱损，供者 T 细胞进入体内尚无致病作用，不应视之为病邪，但这种状态仍是 aGVHD 发生的重要前提条件之一，因此通过"治未病"，运用补肾益气、填精益髓的药物，扶阳益阴，扶正固本，改善受体的免疫缺陷状态，消除或降低 aGVHD 发作的条件，这样可望成为防止 aGVHD 发作，保留移植物抗肿瘤（GVM）效应的有效措施之一。在具体治疗上，可选用生地黄、菟丝子、补骨脂、杜仲、淫羊藿、枸杞子、龟甲等滋阴补阳之品，全面扶正，改善受者免疫缺陷状态，以减少 aGVHD 的发生。

中医药治疗急性移植物抗宿主病的策略和方法

从 aGVHD 的整个发病过程来看，其中医病理因素为毒邪致病，基本病机为邪毒炽盛。因此在治疗 aGVHD 的策略和方法上，宜采取的策略：aGVHD 发作早期，治疗以清热解毒为首务，目的是控制病情，直折毒邪之势，防止传变入里；如控制不及时，毒邪入里，转化为阴毒证候，则以温化寒毒为主，攻毒祛邪与温阳扶正并重。针对毒邪致病的不同病位，应配合使用因势利导和促使排毒等方法，就近引导，给毒出路。根据 aGVHD 主要发病部位皮肤、肝脏、肠道的不同，制订具体的策略如下。

1. 皮肤型 aGVHD 的治疗：发病初期，激活的 T 细胞释放多种细胞因子，演变为致病的"毒邪"，化火生毒，攻击皮肤，出现皮肤潮红或斑疹，上熏咽喉而见咽喉肿痛，甚则发热等证候表现，证属毒郁肌表，治拟辛凉解毒，透表达邪，方用宣肺解毒汤，方中升麻、葛根解肌透疹，赤芍、玄参凉血解毒，金银花、连翘加强解表之力，大青叶、生甘草解毒。如失治误治，毒邪入里，转化为阴毒证候，症见皮疹颜色变暗，则以温化寒毒为主，方用温阳宣肺汤，解毒与扶正并用，方中麻黄宣肺祛邪，干姜、附子、细辛温阳扶正，辛散解表，连翘、玄参、淡竹叶、甘草解毒。如转化为肝脏型 aGVHD 或肠道型 aGVHD，则分别参考肝脏型 aGVHD 和肠道型 aGVHD 治疗。

2. 肝脏型 aGVHD 的治疗：发病初期，毒邪熏蒸肝胆，胆汁不循肠道，外溢肌肤，发为黄疸，临床上出现黄疸、纳差，或伴发热等证候为主者，属毒入肝胆，治以凉血解毒，利湿退黄，使毒邪从小便而解，方用犀角散和茵陈蒿汤，方中犀角、黄连、升麻、栀子清热凉营解毒，茵陈、大黄退黄泻热；配以木通、车前草、大腹皮清热利尿，使毒邪从小便而解。如皮肤型 aGVHD 转化而来，则应解毒与扶正并用，否则讨伐过度易耗正气。

3. 肠道 aGVHD 的治疗：发病初期，邪毒夹湿，壅滞肠道，气血不通，中焦气机不利，影响脾胃升清降浊之功能，发为腹胀腹痛、泄泻、呕吐等症，甚者毒伤肠络，血溢脉外而见便如血样等证候表现者，证属毒入肠道，治以凉血解毒，通便泄热。方用白头翁汤合痛泻要方。方中白头翁、秦皮清热凉血，地榆、槐角凉血止血，紫草、生甘草凉血解毒，白术、白芍酸敛止痛，如患者大便秘结，配以大黄或肉苁蓉，通便排毒。如皮肤型 aGVHD 转化而来，则应温阳解毒，配伍附子、干姜之类，以加强温阳扶正之功。

在临床上，以上 3 种类型可先后出现，也可同时并见，治疗上应随证调整。毒邪与正气力量的对比，不仅决定着 aGVHD 是否发生，也决定着 aGVHD 发生后的走向，邪盛则病进，邪衰则疾病向愈合方向发展。因此在治疗过程中应时时顾护正气，调理脏俯气血阴阳，这样有利于消除毒邪，减轻毒邪对机体的损害程度。如"热毒"炽盛者，解毒中配伍养阴药，既减轻热毒对阴分的损伤，也利于"热毒"的消减，"寒毒"盛者，解毒中配伍温阳药，既减轻寒毒对阳气的损伤，也利于"寒毒"的消散。

需要弄清的几个概念

在复习中医学毒邪理论及相关文献的过程中，发现部分概念需要进行区分。

1. 毒有热毒与寒毒之分：切勿见毒即清热解毒。中医毒邪有阴阳之分，故毒邪也分为热毒、温毒及寒毒之分，热毒、温毒属阳毒，寒毒属阴毒、湿毒，临床上必须根据患者情况进行辨证治疗，千万勿见毒即一味使用清热凉血之品。如 aGVHD 患者初期常常表现为热毒炽盛，早期可实施清热解毒之品，如失治误治，邪恋日久，或病情进展，阳气耗竭过多，则可转化为阴毒，此时则应温阳解毒，不宜不加辨证的一味使用凉血解毒之品，治疗上应加以区分。

2. 区别邪毒与湿热之邪：李海燕等为根据 62 例 aGVHD 患者的临床证候特点及舌脉表现，认为aGVHD 常分湿热型及血热阴虚型，前者多见（超过 2/3），这一结论具有一定的启示意义。但湿热型的描述不够确切，混淆了湿热之邪和毒邪的概念。《素问·五常政大论》王冰注"夫毒者，皆五行标盛暴烈之气所为也"，说明邪气亢盛过极可以化毒，与普通病邪在程度、深浅上有明显不同，只有那些起病急、来势凶，引起机体严重的阴阳失调的病邪才能称之为"毒邪"。它具有峻烈性、顽固性、相兼性等共同的证候特征。判断某个疾病的病因或某种证候表现是否毒邪引起，应判断其是否具备了上述"毒邪"的概念内涵及证候学特征。aGVHD 发生后，T 细胞被激活，释放出多种细胞因子，短期内即可造成机体严重损害，其发病特点、过程及结局与毒邪治病的特点极为相似，故应称之为毒邪致病，与一般意义上的热邪、湿热之邪在程度、深浅、预后等方面有明显的不同，需要加以区别。

3. GVHD 分期证治与 aGVHD 治疗策略的关系：移植物抗宿主病临床分期证治，将 GVHD 分为未发作期、发作期和临床缓解期，其中发作期包括急性发作期（aGVHD）和慢性发作期（cGVHD）。在急性发作期，分为热毒炽盛、疫毒蕴肠、脾肾阳虚，湿浊内盛 3 个证型。这是在充分理解和把握aGVHD 中医学病理实质及演变过程中提出的证治观点，而本文则在上述认识的基础上，着眼于aGVHD 这一疾病，重点探析 aGHVD 的发病特点、中医学病理性质，以及中医药预防及治疗 aGVHD 的策略和方法，实为进一步深化了中医对 aGVHD 的认识。

aGVHD 的防治是造血干细胞移植领域凸显的疑难问题，目前治疗手段的效果并不满意，积极探索aGVHD 的中医病理特点及中医药的防治规律，成为移植学者共同关注的焦点。现已发表不少中医药配合造血干细胞移植治疗疑难血液病的临床报道，为中医药的探索提供了有益的经验材料。

132　毒痹论

痹病之所以缠绵难治，除正虚邪侵，经络痹阻之外，关键由于"毒"作祟。学者刘维等追溯从"毒"治痹的源流，从病因、病机、症状、治法、方药等各层面阐述"毒"在痹病发生发展中的作用，并结合个人临床体会，说明解毒法治疗痹病的临床疗效，旨在为痹病治疗拓宽思路。

何谓毒？《说文》云"毒，厚也。害人之草，往往而生。从屮从毒"。引申意为聚集、偏盛，即邪气的聚集、偏亢可成毒邪，危害人体。《素问·五常政大论》王冰注"夫毒者，皆五行标盛暴烈之气所为也"。尤在泾《金匮要略心典》云"毒，邪气蕴结不解之谓"。即论是风、寒、暑、湿、燥、火，抑或瘀血、痰浊，凡能致人生病之属，蓄结难解者皆可谓之"毒"。现代医学以"毒"泛指对机体生理功能有不良影响的物质，有外来之毒和内生之毒：外来之毒如细菌、病毒、各种污染等；内生之毒系机体新陈代谢中产生的废物堆积、停滞所滋生之物。

何谓痹病？《中藏经·论痹》云"痹者闭也，五脏六腑感于邪气，乱于真气，闭而不仁，故曰痹也"。即因正气羸弱，卫外不固，感受风寒湿热等邪气，日久内生痰浊、瘀血、毒热，正邪相搏，纷乱失衡，使经络、肌肤、血脉、筋骨，甚则脏腑的气血痹阻，失于濡养，而出现肢体疼痛、肿胀、酸楚、麻木、重着、变形、僵直及活动受限等证候，甚则累及脏腑的一类疾病。其特点为病势缠绵，迁延难愈。受《素问·痹论》名句"风寒湿三气杂至，合而为痹""所谓痹者，各以其时重感于风寒湿之气"的影响，传统治痹多从风寒湿论。

然基于多年临证中对毒、痹二者之探究，刘维等认为风寒湿等仅为痹病诱因，而随着社会环境与生活方式的改变，痹病反复发作、难以根治，其核心病机应责之于毒。其中包括风毒、湿毒、热毒、寒毒、浊毒、瘀毒、痰毒等交错为患，令病情复杂多变，直至深入骨髓，侵犯脏腑，形于肢节。本文拟从毒论痹，阐述痹病之病因病机、证治方药。

痹病病因从毒论

回溯痹病相关论著，虽"风寒湿为痹病病因"这一经典理论影响甚广，然仍有医家对其病因提出了许多独到的见解，邪毒致痹即其中之一。早在东汉时期，华佗《中藏经·论脚弱状候不同第四十二》便有关于毒邪致痹的描述，"风寒暑湿邪毒之气，从外而入于脚膝，渐传于内，则名脚气也"。所言脚气虽由感受风寒暑湿引起，但渐传于内，人体自身正气不能驱逐的毒邪才是实质的致病因素。

"人生本天亲地，即秉天地之五运六气以生五脏六腑"，正常时风寒暑湿燥火并不会对人体造成损伤。而风寒暑湿如何成毒而致痹？孙思邈《千金方·论风毒状第一》云"论得之所由，凡四时之中，皆不得久立久坐湿冷之地，亦不得因酒醉汗出，脱衣靴袜，当风取凉，皆成脚气"。"凡常之日，忽然暴热，人皆不能忍得者，当于此时必不得顿取于寒以快意也，卒有暴寒复不得受之，皆生病也"，又云"世有勤功力学之士，一心注意于事，久坐行立于湿地，不时动转，冷风来击，入于经络，不觉成病也"。简言之，长期处于湿冷之处，或骤冷骤热，均可致风寒暑湿热蕴结人体成毒致痹。今人常以空调取凉，或暴热下顿取于寒，或久处湿冷环境，风寒湿热渐积体内，形成风毒、湿毒、寒毒、热毒等阻滞经络。故毒为痹病发生之外因。《中藏经·论脚弱状候不同第四十二》最早论及人体因内伤七情而产生邪毒之气，故而为痹，云"夫喜怒忧思寒热邪毒之气，流入肢节，或注于脚膝，其状类诸风、历节、偏枯、痈肿之证"。现代社会竞争激烈，忧郁焦虑纷繁困扰，导致气机郁结，阻滞脉络，瘀毒乃生，此为痹病内因之一。

其次，体内阴阳状态因不良的膳食结构而易，酿生毒邪。《外台秘要·卷第十一》云"酒有热毒""醋咸并伤筋骨"，今人饮食失当，阴阳不平，膏粱厚味等致湿热浊毒内生，亦为痹病发生不可忽视的内因。此外，更有各种环境毒邪，如大气、水源污染、农药、化肥、房屋装修等理化毒素，因其刺激诱发痹病者逐年增多，此亦致痹之重要病因。而临证所见痹病，多因外邪引动内邪，内外因合邪，蕴毒为痹。

痹病病机从毒论

《素问》云"正气存内，邪不可干，邪之所凑，其气必虚"。人体正气不足，营卫失调，风寒湿热毒邪由此乘虚侵袭，合而为痹。正如王焘《外台秘要·卷十三》云"白虎病者，大都是风寒暑湿之毒，因虚所致，将摄失理，受此风邪，经脉结滞，血气不行，蓄于骨节之间"。巢元方《诸病源候论·卷十三》认为此由"风湿毒气与血气相搏，正气与邪气交击"而致。痹病病机乃毒邪壅堵经络而不散，气血津液停滞而不行，化生痰浊瘀阻而不通，故为痹痛。若日久痰浊、瘀浊相互搏结，毒邪蕴结更甚，交错流注全身，导致恶性循环。

毒邪顽劣难驯，或致病迅猛、传变快速，或病势绵延、羁留消灼。故毒邪致痹反复发作，有突然发病，病势重、病程长者；亦有病情阶段性缓解，而余毒未尽，蛰伏体内，伺外邪杂至或正气羸弱则毒邪复炽，陈疴再犯。尤其久病入络之毒，颇难搜剔，为患更甚。如《中藏经·论脚弱状候不同第四十二》所述"从外而入于足，从足而入脏""本从微起，浸成巨候，流入脏腑，伤于四肢、头项、腹背"。毒邪传变可自皮肤至肌肉、血脉、筋骨，久之遍及头项、腹背、四肢；可由表入里，由经络入脏腑，并可在脏腑间传变，即"内舍其合也"。可见毒邪正是痹病如此复杂难愈之病机关键。

痹病临床表现从毒论

痹病主要临床表现为肢体疼痛、肿胀、酸楚、麻木、重着、变形、僵直及活动受限等，甚则累及脏腑。对于疼痛、麻木，《诸病源候论·卷十三》云"风湿毒气与血气相搏，正气与邪气交击，而正气不宣散，故疼痛，邪在肤腠，血气则涩，涩则皮肤厚，搔之如隔衣，不觉知，名为不仁也"。而痹病常见之肿胀，《诸病源候论·诸肿候》释之："肿之生也，皆由风邪寒热毒气，客于经络，使血涩不通，壅结皆成肿也"。《证治汇补·卷之三》亦云"结阳肢肿，大便秘结者，热毒流注也"。而痹病患者常见的发热、斑疹，更与毒难脱干系，正如《诸病源候论·患斑毒病候》所云"斑毒之病，是热气入胃，而胃主肌肉，其热挟毒，蕴积于胃，毒气熏发于肌肉"。各种常见结节，古籍描述为风痰，《痰疠法门》云"风痰者，风湿之毒，伏于经络，先寒后热，结核浮肿"。痹病亦常见眼症，如眼睑红肿，眼生翳等，《诸病源候论·时气毒攻眼候》云"肝开窍于目，肝气虚，热毒乘虚上冲于目，故赤痛，或生翳、赤白膜、肉及疮也"。此为从毒解析痹病之具体临床表现。

若视整体而言，如孙思邈《备急千金要方·风缓》所云"风寒湿毒，与气血相搏，筋骨缓弱，四肢酸疼痒痹"。李用粹《证治汇补·卷之三》云"风流走不定，久则变成风毒，痛入骨髓，不移其处。或痛处肿热，或浑身壮热"。沈金鳌《杂病源流犀烛·诸痹源流》则提出"或由风毒攻注皮肤骨髓之间，痛无定所，午静夜剧，筋脉拘挛，屈伸不得，则必解毒疏坚，宜定痛散。或由痰注百节，痛无一定，久乃变成风毒，沦骨入髓，反致不移其处"。亦可将痹病临床症状从阳毒、阴毒分论，如《诸病源候论·时气阴阳毒候》所云"若病身重腰脊痛，烦闷，面赤斑出，咽喉痛，或下利狂走，此为阳毒。若身重背强，短气呕逆，唇青面黑，四肢逆冷，为阴毒"。痹病蝶疮者，如《金匮要略·百合狐惑阴阳毒病脉证治》论云"阳毒之为病，面赤斑斑如锦纹，咽喉痛、唾脓血""阴毒之为病，面目青，身痛如被杖，咽喉痛"。

　　综上可见，毒之于痹病其临床表现可谓密切相联。痹病初起，风寒湿热或痰浊瘀血阻滞经络关节，症见关节肌肉疼痛、肿胀、重着、酸楚、麻木。日久正气更虚，湿浊瘀血相互搏结，蕴结成毒，浊毒流注筋骨、走窜经脉，深入骨骱，可见筋脉拘挛，血脉滞涩，骨节疼痛。毒邪深重则真骨侵蚀，关节僵硬，屈伸不利，活动受限。毒入血脉，凝结而成痰核、结节、痂疬等，即"脾肺风毒，攻注皮肤，瘙痒，手足生疮，及遍身，发赤黑靥子"。毒易伤正败体，导致身热，骨节蹉跌，血脉受累或毒伤脏腑，故而有"风毒入人五内，短气，心下烦热，手足烦疼，四肢不举，皮肉不仁，口噤不能言""脚弱体痹不仁，毒上入脏，胸中满塞不通，食辄吐失味"等内脏受累之症，更有甚者出现"心下急气喘不停，或自汗数出，或乍寒乍热，其脉促短而数，呕吐不止者皆死"等危重病状。故导致痹病患者躯体残疾、寿命缩短之关键为"毒侵骨髓，毒蚀五脏"。

痹病治疗从毒论

　　从毒治痹之方实非鲜见。《金匮要略》即以升麻鳖甲汤治疗毒蕴血脉之阴阳毒证，其方重用《神农本草经》称"主解百毒"之升麻以透邪解毒，更用鳖甲行血散瘀并引药入阴分以搜毒。《备急千金要方》犀角汤亦属其中典型，以治热毒流入四肢，历节肿痛。后世因此方发蒙解缚而立清热解毒治法，代表方为犀角地黄汤。此外，《备急千金要方·卷七》载大鳖甲汤，"治脚弱风毒，挛痹气上，及伤寒恶风、温毒、山水瘴气、热毒，四肢痹弱"；《备急千金要方·卷八》载大八风汤，"主毒风顽痹曳，手脚不遂，身体偏枯，或毒弱不任，或风入五脏，恍恍惚惚，多语善忘，有时恐怖，或肢节疼痛，头眩烦闷，或腰脊强直，不得俯仰，腹满不食，咳嗽，或始遇病时，猝倒闷绝，即不能语便失喑，半身不遂不仁沉重，皆由体虚，恃少不避风冷所致"，皆倡从毒论治痹病。明清以降，从毒治痹之方益增，如《普济方·卷十五》所载海桐皮散、酸枣仁散、野葛散、槟榔散、薏苡仁散、五加皮散、天麻虎骨散等治肝风毒流注脚膝筋脉疼痛之众方，又如《医方集解》所载治湿热毒流注关节之防己饮、当归拈痛汤，治肠风、脏毒之槐花散等方，均着眼于毒。

　　刘维等从毒论治痹病，临床实践效如桴鼓。经总结分析，采用清热解毒、活血通络法为主组方，对胶原诱导的大鼠模型进行实验观察，并设空白对照组及阳性对照药甲氨蝶呤组，结果证明解毒通络组与空白组比较功效显著，与甲氨蝶呤组相当，能明显降低模型大鼠的关节炎指数、炎症因子、X线评分等各项指标。而较之风寒湿热、痰浊、瘀血，毒更为治疗之难点，其暴戾性、顽固性、多发性、内损性和依附性，令痹病更为繁杂难治。因此，从毒论治痹病常不局限于清热解毒，还包括化湿解毒、疏风解毒、涤痰解毒、清燥解毒等。

　　如治疗痹病痰瘀痹阻证，当以涤痰化瘀之属，而虫类搜剔之品亦不可或缺。如以全蝎、僵蚕"祛风痰，散风毒"；陶弘景言"白芥子御恶气暴风，毒肿流四肢疼痛"，故以白芥子化痰通络、消肿散结；益母草则擅消瘀解毒，如《本草汇言》所云"益母草，行血养血，行血而不伤新血，养血而不滞瘀血……功能行血而解毒也"。若痛风晚期，迁延失治，浊毒痹阻之证，治当以化浊解毒，祛湿通络之土茯苓、山慈菇、萆薢之属，其中土茯苓能泄浊解毒、逐利关节，山慈菇"散坚消结，化痰解毒，其力颇峻"；而萆薢"凡一切风湿秽毒留滞之疾，此药去浊分清，活利血气，并能治之"。而燥痹是由燥邪损伤气血津液而致阴津耗损，日久阴损及气，形成气阴两虚。日久燥盛成毒，或阴虚化热，热蕴成毒，此为证治机要。临床观察376例燥痹患者，结果示阴虚热毒证患者数1/4强。因此燥痹临证论治，若在滋阴润燥之上，更配以清热解毒之法，则往往明效大验。毒亦贯穿系统性红斑狼疮始终，侵犯脏腑官窍，加之体内邪毒壅盛，本病常伴正气不足，因此采用扶正解毒法攻坚克难，此法既可减轻脏器损害，亦可提高生活质量，尚能减少疾病活动频次。

　　统而言之，痹病初起形于经络关节，但病变根本桎于全身，其病理关键在毒。须当抓住毒之主线，明辨虚实寒热，方可控制病情。无论从理论或是临床层面而言，以毒论痹病，都将会丰富和完善痹病学内容。

133　从毒邪论治强直性脊柱炎

　　强直性脊柱炎（AS）又称变形性脊柱炎、萎缩性脊柱炎、韧带萎缩性脊柱炎、竹节性脊柱病等，是一种病因不明的慢性进行性、独立性、全身性疾病。中医学称之龟背风、竹节风、骨痹、尪痹等，属风湿病及痹证范畴。诸多医者从不同的角度对 AS 进行了研究。学者杨仓良以病因病机学说为基础，从"毒邪"角度对风湿病及各种疾病病因病机进行探讨，提出"毒邪致病"的学术观点。经临床不断总结，逐渐形成了以"毒邪致病"为理论基础，以解释疾病病因病机的"七毒辨证法"（即风、寒、湿、热、痕、痰、虚毒）和"攻毒疗法"（即祛、泄、解、制、搜、攻毒）。根据毒邪致病学说的理论，结合 AS 的诊治经验，从毒邪致病角度探讨如下。

毒邪致病含义

　　"毒"在中医学含义较广，在解释病因时多指外犯之邪气，在解释药性时又多指药性的偏盛。本文所指毒邪是指一切致病因素，包括外来之邪和内生的病理产物。中医学解释疾病成因的基本点为"正虚邪实"；并提出"正气存内，邪不可干"，"邪之所凑，其气必虚"，认为"无虚不致病""无邪不致病"，这种"邪气"主要强调风、寒、暑、湿、燥、火（简称六气）太过（简称六淫）对人体的致病作用。中医学这种"六气"应该是指自然界一年四季及 1 日 12 时辰的自然气候现象。正常情况下，这种"气"对人体是有益的，如天气闷热时，适时刮风或下雨（湿）则会使人感到清爽舒适；天气寒冷时，增加火或热即可御寒。说明风或湿或热在一定条件下对人是十分有益的，并不一定会引起疾病，但如在其中夹杂了"毒气"则会对人体造成危害。如春季多风，感冒病毒及流感嗜血杆菌等病菌易繁殖并造成疾病流行；夏季多湿，伤寒、痢疾等病菌易侵入人体引起细菌性痢疾并传染。说明自然界的气候变化在夹杂了病菌的繁殖或传播后方可引起疾病，而这种病菌微观传统中医学统称为毒邪。所以，"六气"只有夹杂了毒才会致病。如风气夹杂毒会引起风毒，湿气夹杂毒会引起湿毒，寒气夹杂毒会引起寒毒，热气夹杂毒可引起热毒。而风、湿、寒、热毒，多为外来之毒；毒邪留恋日久，又会转变为瘀毒或痰毒。同时，体内也会因气滞血瘀或湿聚夹杂毒邪而成痰毒或瘀毒。故痰毒、瘀毒也可从外毒转化，亦可从内生而来。至于虚毒，中医学有"无虚不致病"的观点，认为机体一旦发病，必有"虚"的病理存在，必夹杂了毒邪才会引起疾病。杨仓良提出的虚毒，多指疾病中、晚期。久病毒邪入里影响脏腑及气血功能，会出现气血阴阳及心肝、脾、肺、肾或多或少的偏虚或诸虚，同时又夹杂了不同程度的毒邪，故将此复杂的病症统归为"虚毒"证。这就是毒邪致病，并有风、寒、湿、热、痰、瘀、虚毒之分的基本内涵。

外毒与内毒

　　现代医学研究证明，各种致病微生物，如病毒、细菌、衣原体、立克次体、支原体、螺旋体、真菌等，其致病机制并不完全在于本身，而在其外毒素、内毒素、热源质及其所产生的毒力，这种毒力可认为是中医学外毒的一部分。其他非病原微生物，如环境因素的汽车尾气、液化气、煤气、灰尘中铅、铝、汞等化学性毒素；饮食物残留农药、助长素、防腐剂、添加剂、烟酒等，以及电离辐射、热辐射对人体造成的物理性毒害等，亦可归为外毒的范畴。而高血糖造成的"糖毒"、血脂高所形成的"脂毒"、高尿血酸引起的"酸毒"、AS 患者白细胞抗原（HLA-B27）阳性、红细胞沉降率增快、C 反应蛋白增高、血清肌酸磷酸肌酶、碱性磷酸酶、r球蛋白增高等，类风湿病的类风湿因子（RF）、红斑狼疮的狼疮因子、风湿性关节炎的抗"O"抗体等，以及食物在体内代谢后的废物等，这种由机体内部产生的异物都可归为"内毒"范畴。其所表现或产生的一系列血液生理、病理异常改变，应属毒邪致病及产生毒力的物质基础。临床实践和研究表明，外感之毒易引起传染性、感染性和其他系统的疾病；内生之毒易引起慢性、代谢性、遗传性疾病及大多数疑难病。内、外毒邪在致病过程中常相互影响、互相转化，使病情加重或缠绵难愈。所以毒邪引起的疾病是广泛的，故有"百病一毒"之说。

毒邪致 AS 机制

AS病因病机目前不甚明了，但认为可能与遗传、感染、免疫、内分泌等因素有关。较公认的"分子模拟学说"和"受体学说"，均认为HLA-B27（人白细胞抗原）与AS的发病密切相关；也有提出不同观点，经临床观察发现80%男性有前列腺炎、精囊炎的病史，认为泌尿生殖系统炎症是本病重要的诱发因素，故提出感染学说。肺结核和骶髂关节周围局部感染等诱发因素，也可佐证感染学说。此外，外伤、手术及甲状腺疾病也可导致AS发生，临床实验证实，AS除HLA-B27阳性外，还有红细胞沉降率、C反应蛋白、血清肌酸磷酸肌酶、碱性磷酸酶、r球蛋白、抗果蝇多染色体93D抗体等的异常改变，说明导致AS的发生是多方面的。

从中医学毒邪致病的角度分析，这种"感染"及外伤等可归为外毒，感受风、寒、湿、热等外邪及环境因素亦属外来之毒，而人体白细胞抗原及遗传因素则可归为内生之毒。尤其95%的AS患者存在这种HLA-B27，说明是一种内毒在侵害着人体多个系统。当人体遭受外毒侵犯后，一方面可与内生之毒（HLA-B27等）相互影响，互相结合，侵犯人体；另一方面可促使机体产生免疫应答反应，产生不明之毒侵入经络、关节及脉络，致使气血经络不能正常运行，停留为瘀；津液不能输布而留结成痰，痰瘀毒互结留于经络，经络不通则痛，致僵硬、强直；毒损骨骼则引起关节破坏、强直；毒邪久恋则耗伤气血，损伤人体脏腑，消耗津精，致形体骨瘦如柴、体倦乏力、行走困难等；并影响心、肾、肺等重要脏器。将毒邪侵犯人体后所产生的病理变化概括为：一是风、寒、湿、热等外毒侵犯人体后与内生之毒（HLA-B27等）共同作用于人体，并产生系列生理、病理变化。二是外毒侵入人体进而转变为痰、瘀、虚毒，而产生系列生理病理变化。三是毒邪主要侵犯好发部位，如腰、骶、髋、颈、膝等关节滑膜，引起局部气血运行失常、瘀滞、不通等病理变化，故产生骨质破坏、退化、僵硬等改变。四是如祛毒攻毒不及时，毒邪会入里引起心、肺、肾等脏器的异常改变，从而影响生理功能的发挥而发病。可见，无论从现代医学的致病机制还是中医的病因病机，都能看到"毒邪"的痕迹，毒邪是AS直接致病因素，是AS发生、发展和转归过程中的中轴因素，是其独特发展、演变规律的物质基础。而虚毒证，也是因毒致虚，因虚留毒，风、寒、湿、热、痰、瘀既是病理因素及病理产物，又因有毒且具毒力而成为致病的基本因素。

AS 从毒邪论治的依据

中医学将AS归为痹证范畴，在论述其病因病机时，《诸病源候论》最早将其病因归为"风、寒、湿毒所致"，并认为"正气虚弱"是内在原因，而风、寒、湿、热、毒是其主要的外在因素。《备急千金要方》则认为"夫历节风着人……此是风之毒害者也"，并提出"热毒"流入四肢关节引发痹证的论点。《外台秘要》则另立白虎病之名，"白虎病者，大都是风、寒、暑、湿之毒，因虚所致"。朱丹溪论痹证病因时，认为是"火热毒邪引发痹证"。《杂病源流犀烛·诸痹源流》对风毒致痹的表现描写得相当具体："或由风毒攻注皮肤骨髓之间，痛无定所……久乃变成风毒，沦骨入髓，反致不移其处，则必搜邪祛毒"。可见古人已对"毒邪致病"有了基本认识。

在治疗上《神农本草经》提出"治寒以热药，治热以寒药，饮食不消，以吐下药，鬼注蛊毒，以毒药……各随其所宜"。《素问·六元正纪大论》云"火郁发之"。认为火气郁则通过发散的方法使火热毒邪从汗而解。张仲景创建乌头汤等以毒药为主的方剂治疗痹证，为后世应用毒药开了先河；张从正创汗、吐、下法治病，也是通过祛除毒邪的方法来治疗疾病。近代使用清热解毒法治疗感染性疾病的方法常用且有效，这种解毒法也是对毒邪采用的化解或解除的方法。随着现代对风湿病治疗研究的深入，愈来愈多的学者已发现，凡是有毒的中草药都显示出对风湿病的治疗优势，其毒性愈大，疗效愈强。如雷公藤、马钱子、生川乌、生草乌、洋金花、细辛、附子、天南星、半夏、山海棠、蜈蚣、全蝎、青风藤、蚂蚁、防己、威灵仙、水蛭、土鳖虫等，这些中药均不同程度存在毒性，但比秦艽、防风、羌活、独活、苍术等无毒性中药作用要显著，而这种药理作用机制可能是药物的毒性可抑制毒邪对人体的侵犯，体现了"以毒攻毒"的作用机制。

杨仓良治疗 AS 多将其分为风、寒、湿、热、瘀、痰、虚毒 7 个不同类型，并针对其病因及临床特点，选用 2～4 味有大毒、有中毒或有小毒的祛风、散寒、利湿、清热、祛瘀、化痰、补虚的祛风湿药为君，佐其他辅助药、引经药、解毒药等，治疗 AS 及其他各种风湿病，收效显著，提高了治愈率，缩短了疗程，降低了致残率。

从毒邪论治 AS 的临床意义

将 AS 按照病程分为早、中、晚期，并根据各阶段毒邪轻重的不同，分为风、寒、湿、热、痰、瘀、虚毒 7 个类型，采用祛毒、泄毒、解毒、制毒、搜毒、攻毒的方法，使毒邪或排出体外，或受到遏制和杀灭，以使其丧失致病能力而达到治病目的，已形成基本的理、法、方、药，为从毒邪论治 AS 提供了理论依据和实践基础，把"毒邪"作为 AS 病因病机及临床治疗研究的切入点，从客观和微观角度进行系统探讨和研究其发病的本质和机制，为进一步辨证论治提供客观依据，使含糊笼统复杂的病因病机逐渐明朗化、清晰化及简单化，为审因论治打下良好的基础。临床治疗上，AS 的证候分辨、病机转归、审因论治、处方用药，皆以"毒"字为核心，在祛、泄、解、制、搜、攻毒上下功夫。疾病早期，毒邪盛在表且多为风、寒、湿、热，应以祛泄和疏散为主，侧重祛毒、泄毒和解毒的方法；中期多转化为痰毒、瘀毒，则以遏制和搜剔为要务，侧重制毒和搜毒的方法；晚期则"虚和毒"并存，多入里踞经盘骨，毒聚结于易发部位不易祛散，故首重搜剔祛毒，同时由于虚实并见，有气血阴阳及心、肝、脾、肺、肾的侧重点，及合并风、寒、湿、热、痰、瘀之毒邪孰轻孰重的不同，且毒邪顽固难以遏制和祛除，久消不散，故要顾护正气，扶正补虚，选好侧重点的同时，对搜剔出的毒邪予以攻击和杀灭，要用攻毒使毒邪的毒力减弱并逐渐被消灭的方法祛毒，而达到康复的目的。

134   从毒邪论治风湿病骨和软骨损害

以类风湿关节炎（RA）、骨关节炎（OA）、痛风性关节炎（GA）等为代表的风湿病属于中医学痹证范畴，因其疼痛遍历周身关节，后期身体羸弱、关节骨质破坏，又有尪痹、骨痹、历节、顽痹等名称。主要临床表现为持续性的关节肿胀、疼痛，并有关节软骨破坏及骨侵蚀，若不及时治疗则关节破坏进展迅速。此类疾病病程迁延、致残率高，缺乏特效或根治疗法，因而极大影响了患病人群的生活质量和劳动能力，是造成人类丧失劳动力和致残的主要原因之一。控制临床症状、抑制病情进展、改善生活质量，是此类疾病的治疗目标；而骨质与软骨的修复与保护则是中西医治疗的重难点。刘维教授在研读经典、师从名医的基础上，结合其30年临床实践，系统地提出了"毒痹论"，认为毒损关节、毒侵脏腑是痹病顽固难治、损骨节、伤脏腑的致病关键，进而以解毒通络为主导，从毒论治RA、OA、GA等诸痹，效如桴鼓，体现了中医学异病同治、病证结合的辨治特色。学者张磊等阐述从毒邪论治风湿病骨质与软骨损害的理论依据及其临床应用。

毒与痹证的因、机、证、治密切相关

1. 毒为过亢的邪气，是痹证的重要病因病机因素：《素问·五常政大论》王冰注云"夫毒者，皆五行标盛暴烈之气所为也"。指出"毒"是邪气的聚集、过亢；《说文》云"毒，厚也"。进一步强调了"毒"程度深重之义。张磊等认为，作为痹证的发病因素及病理产物，"毒"贯穿痹证发病的整个过程，邪郁日久、酝酿成毒、毒损关节、毒侵脏腑是痹证顽固难治、损骨节、伤脏腑的致病关键。正气不足而风寒暑湿热等邪气杂至，在体内蕴积而致风毒、寒毒、湿毒、热毒等毒邪，或饮食膏粱厚味致湿热浊毒内生，或思虑忧愁、五志过极致气机久郁，瘀毒阻滞脉络，或跌扑损伤沾染污毒、起居环境毒素刺激等，都是风湿病可能的发病因素；而在风湿病的发展过程中，由于脏腑功能失调和气血运行失常导致体内生理或病理产物不能及时排出体外，蕴积体内，邪气充盛，败坏形体转化成毒，风毒、寒毒、湿毒、热毒、痰毒、浊毒、瘀毒等交错为患，令病情愈加复杂多变，直至深入骨髓、侵犯脏腑。

2. 毒形于外见痛、肿、重、僵等候：肢节疼痛、肿胀、重着、变形、僵直甚至脏腑受累等临床表现，均为毒之外候。初期多见关节肌肉疼痛肿胀、麻木酸楚等，如《备急千金要方·风缓》云"风寒湿毒，与气血相搏，筋骨缓弱，四肢酸疼痒痹"、久痹正虚，毒邪流注经脉，深入骨骱，可见筋脉拘挛、骨节痛甚，毒邪深重则侵蚀真骨，关节僵硬，活动受限，如《杂病源流犀烛·诸痹源流》云"或由风毒攻注皮肤骨髓之间，痛无定所，午静夜剧，筋脉拘挛，屈伸不得，则必解毒疏坚，宜定痛散。或由痰注百节，痛无一定，久乃变成风毒，沦骨入髓，反致不移其处"。毒入血脉，则凝结而成痰核、结节、痛疽等。

3. 从毒治痹：因毒邪致痹具有暴戾性、顽固性、多发性、内损性等特点，病情胶着繁杂难治，故历代医家采用清热解毒、化湿解毒、疏风解毒、涤痰解毒、清燥解毒等法治疗痹证。针对毒蕴经络、流注四肢、深入骨髓、侵犯脏腑等病机，《备急千金要方》中犀角汤清热解毒治疗"热毒流入四肢，历节肿痛"，八风汤疏风解毒治疗毒风顽痹曳、手脚不遂、身体偏枯、毒弱不任、肢节疼痛、腰脊强直、不得俯仰等症，《医方集解》防己饮、当归拈痛汤等化湿解毒众方为从毒治痹的范例，可供后世随证化裁任用。

修复和保护骨与软骨是治疗诸痹的临床要务

　　以 RA、OA 等为首的多种骨与关节疾病是最常见的风湿病，而骨与关节软骨则是此类疾病最常受累的组织。痹证骨破坏呈慢性进展性病理过程，以受累关节局部炎性渗出、滑膜侵袭、骨质破坏、周围骨质减少、关节软骨及软骨下骨的侵蚀为特征，影像学、病理学所见的骨破坏常作为此类疾病的重要诊断（分类）标准。关节软骨破坏也是痹证病理进展的重要一环，而软骨细胞则是关节软骨中唯一的细胞类型。以药物干预骨与软骨损伤的病理进程，是风湿病基础及临床研究的重点方向。国内外学者多从患者或实验动物模型的关节滑膜细胞、软骨细胞、成骨细胞、破骨细胞、巨噬细胞，或非生理状态下的细胞株着手，实施体内、体外干预实验。此类疾病的病因病理、干预机制虽然尚未得到确切、统一的认识，但早期干预骨与软骨破坏已被确定为缓解此类疾病关节症状、减少致残、提高生活质量的重点治疗方向。

　　1. RA：RA 是以侵蚀性、对称性多关节炎为主要表现的全身性自身免疫病。其基本病理改变为滑膜炎、血管炎。关节滑膜的慢性炎症、增生、形成血管翳，侵犯骨与关节软骨，导致关节破坏，造成关节畸形和功能丧失，严重者出现内脏器官损害。增生滑膜组织中的成纤维细胞激活蛋白调控转化生长因子、基质金属蛋白酶、蛋白酶活化受体、单核细胞趋化蛋白、肿瘤坏死因子（TNF-α）、白细胞介素、p53 等上、下游因子表达，通过细胞信号转导等机制使得炎症信号级联放大，造成持续的软骨破坏和骨侵蚀。在机体正气不足、营卫失调的基础上，感受风寒湿热等邪，或饮食情志失调，或久病、产后等多种因素诱发，邪气蕴毒，流注经络，深入骨骱，导致关节畸变，屈伸不利，甚至侵犯脏腑。毒邪痹阻筋脉关节是其基本病机。刘维教授以解毒通络为主法的清痹方治疗本病，由白花蛇舌草、青风藤、防风、乳香、没药、黄芪、生地黄、甘草等中药组成。其中白花蛇舌草清热解毒，利湿消肿；青风藤、防风祛风胜湿；乳香、没药活血止痛，消肿，宗"治风先治血，血行风自灭"之法而用；黄芪、生地黄益气扶正，养阴生津；甘草调和诸药，共奏清热解毒，祛风胜湿，活血化瘀，益气养阴之功效，可使血流通利，关节舒展。临床及实验研究证实，解毒通络立法的清痹方有较好的抗炎、止痛、调节免疫功能，可降低血清炎症因子水平、明显改善 RA 的临床症状、提高 RA 患者生活质量等作用，并对关节炎模型（CIA）大鼠关节骨质，软骨、滑膜组织的病理形态及关节 X 线有较为显著的改善作用，具有明确的骨与关节软骨保护作用。此外，若痰浊瘀毒较盛，当予涤痰散毒、化瘀解毒、虫类搜剔之品。如全蝎、白僵蚕之祛风痰，散风毒；白芥子之"御恶气暴风，毒肿流四肢疼痛"，化痰通络、消肿散结；益母草之消瘀解毒，"行血养血，行血而不伤新血，养血而不滞瘀血……功能行血而解毒也"。

　　2. OA：OA 是以关节软骨的变性、破坏及骨质增生为特征的关节病。在年迈体衰、肝肾亏虚的基础上，因外感六淫、劳欲过度、饮食不节等诱因，引起筋骨关节失养，气血津液运行阻滞，热毒流注于关节，复痹阻经脉，阻碍气血津液输布，故引起关节焮热肿痛，屈伸不利。本病以肝肾亏虚，热毒血瘀为病机核心，涉及骨关节炎是衰老退化的结果，以软骨细胞凋亡、合成、分解代谢失衡，细胞外基质合成减少、蛋白水解增多、静脉瘀血等病理机制。生理情况下，关节软骨细胞凋亡与增殖，以及成骨细胞与破骨细胞等处于动态平衡，使得关节软骨在总体上维持其细胞数量、形态和功能的稳定，保持关节软骨及其基质的胶原代谢水平正常、胶原含量充分，其中胶原蛋白又以Ⅱ型胶原为主。在该病的病理进展过程中，由于关节滑膜液中氧自由基、细胞因子等大量刺激，通过酶解作用、一氧化氮（NO）途径和 Fas 等途径，患者的软骨破坏、软骨细胞凋亡、破骨细胞增殖、基质金属蛋白酶（MMPs）及白细胞介素（IL）-1β、TNF-α 等炎性细胞因子分泌速度加快，而成骨细胞比例、软骨细胞合成代谢遭到抑制，最终导致骨与软骨的炎性侵蚀和代谢紊乱。《诸病源候论》云"热毒气从脏腑出，攻于手足，手足则焮热赤肿疼痛也"。故以补肾活血、解毒通络为主法治疗本病，对证辅以祛风止痛、温经散寒、化痰除湿等法；病势缠绵、正虚邪恋者，则应攻补兼施、扶正祛邪。在治疗过程中，补肾固本与解毒活血法当贯穿始终，正气盛则邪气怯，热毒散则瘀阻祛，血络通则邪气无积滞之所，进而经脉、筋骨恢复濡润，关节得以通利。解毒用药可选解毒消肿、散瘀定痛之徐长卿，解毒通络、化瘀止痛之忍冬藤，清热解毒、活血通络之虎杖、红藤等，取其直接解毒之用；亦多重用活血逐瘀之川牛膝、红花、川芎、土鳖虫等，寄解毒于祛瘀，且兼顾扶正；此外，还可对证佐以威灵仙、桃仁、杜仲等。实验研究表明，脂多糖可通过上调 NF-κB 等途径活化软骨细胞 iNOS 水平以及 IL-1β、TNF-α、MMP-13 等炎性因子水平，对软骨细胞产生炎症诱导作用，而补肾解毒活血法中药复方具有对抗关节软骨细胞炎症模型、抑制兔骨关节炎模型骨破坏的作用，以及较好的抗炎、止痛、调节免疫作用，可降低血清炎症因子水平、降低骨内压、减轻临床症状、改善关节功能。

3. **GA**：GA 是由单钠尿酸盐沉积引起的以急慢性关节炎、痛风石、尿酸性肾结石为临床特征的代谢性风湿病，严重者可致关节畸形，肾尿酸结石，痛风性肾病及肾功能不全等。原发性 GA 是除外其他疾病且由于嘌呤代谢障碍所致，高尿酸血症是其发生的最重要的生化基础和最直接病因，尿酸排泄减少或生成增多导致的过度蓄积，巨噬细胞、中性粒细胞的激活剂 IL-1 等炎性因子的释放，以及尿酸盐结晶、痛风石等可视为毒邪内蕴之病机及其产物。素体湿热偏盛，或脾肾两虚，复因饮食不节，过食肥美，或风寒暑湿等六淫入侵，以致邪气内蕴，湿热毒邪流注肢体关节，痹阻经络，故关节红肿热痛，如《外台秘要》云"如白虎病者，大都是风寒暑湿之毒……痛如虎之咬，故名白虎之病也"。故治疗当以清热解毒、利湿化浊为主法，兼顾健运脾气、补益肾气，可选用白虎加桂枝汤合四妙散等方加减化裁。用药多选清热解毒之金银花、栀子、黄柏，利湿消肿之车前子、萆薢、土茯苓，泄热除湿之秦艽、秦皮，胜湿止痛之威灵仙、羌活等。痛风晚期，迁延失治，治当化浊解毒、祛湿通络，重用土茯苓以泄浊解毒、逐利关节，山慈菇以散坚消结、化痰解毒，萆薢以去浊。

135　从内外双毒论类风湿关节炎病因病机

类风湿关节炎（RA）是以侵蚀性关节炎为主要临床表现的自身免疫性疾病，任何年龄均可发病。现代医学多认为其基本病理表现为滑膜炎、炎症细胞浸润，血管翳形成，并逐渐出现软骨及骨组织的侵蚀和破坏，最终导致关节畸形和功能丧失。目前，RA发病原因、病理机制尚不完全明确，中医治疗RA存在较大优势。学者何烜等从"内外双毒学说"阐述了RA的病因病机，为临床治疗RA提供了有益的借鉴。

双毒学说成因及认识

目前认为痹病病因大多遵循"三因致痹"学说。但RA因其致痹特点，又不同于传统意义上的"痹病"，本病病程长、治疗难度大、致残率高，其病因病机必与普通痹病有所异，如只以"风寒湿邪"三因辨证，治疗效果尚存在很多不足。现代医家在传统认识上加以发挥，论RA的病因病机多认为"正虚为本、外感为标"，多脏器亏虚致邪毒内伏发为此病。但该学说仍存在一定局限性，针对RA病情难治、反复发作仍无明确的总结。何烜等根据多年临床经验，认为RA的病因病机可从"痹病"出发，融入现代医学观念，在传统"三因致痹"理论基础上加以发挥总结，提出"双毒学说"。

唐代王冰在《重广补注黄帝内经素问》中首次提出"毒"的含义："夫毒者，皆五行标盛暴烈之气所为也。"对"毒"的暴烈之性有了比较清晰的认识。清代沈金鳌《杂病源流犀烛》提到"或由风毒攻注皮肤骨髓之间，痛无定所，午静夜剧，筋脉拘挛，屈伸不得……或由痰注百节，痛无一定，久乃变成风毒，沦骨入髓，反致不移其处，则必搜邪去毒"。说明痹证成因与毒密切相关。"双毒学说"即从毒邪致痹理论总结发展而来，双毒学说的核心病因归结于毒，又因其发病时间、性质不同可分为"外感邪毒"和"内生伏毒"致痹。RA是毒邪致病的代表病症之一，正气亏虚是RA发病之本，毒邪入侵是引起RA的先决条件，毒力强弱是导致RA病理改变及转归的重要因素。基于"双毒学说"论RA的发病，一则为外感六淫或其他致病因素，侵袭机体，致体内邪正交争，耗气伤精化生，为"外感邪毒"致痹；二则邪毒久稽、蕴结瘀滞于内、阻滞不通、损伤机体，或反复侵袭、疾病反复发作、重感而伏于内，或外邪引动内毒、经久难愈、内成伏毒而致痹。无论外感与内生，毒邪侵袭人体，痹阻成瘀，郁结于体内，壅塞脏腑经络，为RA发病的主要病理机制。由此，其病机在于邪侵、正虚、瘀阻、毒聚等4个方面。

双毒学说与RA病因病机

1. 外感邪毒："邪"即外感病邪，具体指风、寒、湿、热等邪气；"毒"乃邪之剧者。外感邪毒致痹源于外感六淫，但致痹因素又不同于六淫邪气。六淫外侵，胶结于体内，阻闭经络，深入骨骱，最终化生为邪毒，伤筋蚀骨。《儒门事亲·痹论》中对痹证之成因有具体阐释，"此疾之作……太阴湿土用事之月，或凝水之地，劳力之人，辛苦过度，触冒风雨，寝处浸湿，痹从外入"。隋代巢元方在《诸病源候论》中也认识到了"热毒气从脏腑出，攻于手足，手足热赤肿痛也"，提出了热毒致痹的观点，其病机为风湿热邪由表及里，搏结体内，风邪善行而数变，热邪得风则气愈旺，湿邪重浊黏腻，留注关节，胶着成毒，发为风湿热毒痹；若寒邪偏盛，寒性收引，易累积筋骨，传变入里，郁而成毒，发为风寒湿毒痹。当机体正气虚弱，时逢严冬或暑夏，衣着、起居不慎，或涉水冒雨、久居湿地，邪毒侵入肌肤、经络、筋骨，导致经脉闭阻不通、筋骨滞涩不利、气血运行不畅，促使 RA 发病。

邪毒性质苦恶猛烈，具有暴戾性、顽固性、破坏性等特点，其病情凶险难治，病程繁复怪异，致使疾病迁延难愈，病势反复难解。外感邪毒主要指从外界环境中直接感受的邪毒，从传统医学上认为以六淫邪气为主，结合现代医学，RA 的发病亦与物理、化学、生物、环境等因素密切相关。研究表明，诸多具有清热解毒功效的药物均可直接作用于人体抵抗机体炎症反应，如土茯苓、白花蛇舌草、雷公藤等均为中药免疫抑制剂，又有很好的抗菌消炎作用，现在已常用于 RA 的治疗中，偏于寒湿者亦可加用麻黄、羌活等疏解透邪之品，以增其效。故而为外感邪毒致痹提供了可靠的现代医学理论依据。

2. 内生伏毒："伏毒"首载于王叔和《脉经》，云"热病……伏毒伤肺中脾者死；热病……伏毒伤肝中胆者死；热病……伏毒在肝腑足少阳者死"。伏毒是源于湿痰瘀等致病因素或病理产物盘踞体内，伏而未发，郁于体内，伤及五脏，损及筋脉，伏毒之成，一则湿痰瘀等致病因素或病理产物蓄积而发，二则外界邪毒刺激而发。《临证指南医案》中载"经以风寒湿三气合而为痹，然经年累月，外邪留著，气血皆伤，其化为败瘀凝痰，混处经络"，在文中虽未明确指出"伏毒"这一名词，但经年累月之败瘀凝痰与伏毒之邪密切相关，内生伏毒致痹的思想亦是阐述的淋漓尽致。

伏毒既是 RA 的致病因素，又为 RA 的病理产物。"伏毒"内闭于人体，影响人体的脏腑功能，化为痰浊、瘀血等病理产物，痹阻络脉，致使正气无力推动气血津液，致 RA 病情反复发作或导致病情恶化。另外，正虚是导致邪伏于内的基础，《灵枢·百病始生》云"风雨寒热，不得虚，邪不能独伤人"，患者正气虚损，邪气较轻或正气尚存者，不足以祛邪，毒邪易伏于体内，化为伏毒，待正气更虚或复感邪气时即可发病。病机在于伏毒胶着于体内，痹于关节肌肉，痛处固定不移，表现为肢体关节疼痛剧烈、肿胀明显，伴有晨僵及活动不利等情况。

从现代医学来看，RA 起病大多隐匿，早期可无明显症状，患者多自诉无明显外感或内伤病史。骨质破坏作为 RA 的重要诊断手段，但许多患者在未出现临床症状之前就已经表现出骨质结构的影像学改变，在 RA 起病极早期未出现自觉症状时，即可能表现出骨侵蚀，也为伏毒致痹提供了有力的依据。

双毒学说的现实意义

1. 与现代医学理论有机结合：从现代医学角度来看，风湿病的外来毒邪，包括了所有外界影响因素，如物理因素、化学因素、病原微生物感染等，这些环境因素可干扰人体的免疫功能；而内生之伏毒则主要是指体内各种超量代谢成分，例如，过多的各类自身抗体、循环免疫复合物、血尿酸、血脂、血糖、蛋白分解物等，这些超量的代谢物质日久势引起机体损伤，从而引起机体免疫系统紊乱，此两种因素均可导致 RA 发病。从这一点来说与"双毒学说"不谋而合，将传统的中医理论与现代医学理论进行有机结合，中西合参，意在于取得最好的临床疗效。

在临床具体应用方面，将患者临床症状与下列实验室检查指标结合，可见高滴度类风湿因子和免疫球蛋白 A、免疫球蛋白 G、循环免疫复合物、C 反应蛋白、过氧化脂质、乳过氧化物酶增高，红细胞沉降率增快以及病理上的血管翳形成，关节软骨破坏等变化，亦认为与内外双毒邪气形成密切相关。

2. 新的诊疗思路：中医学中并无 RA 具体命名，在现今 RA 诊疗思路中多从"痹病"进行论治，然 RA 并不等同于传统意义中的痹病，从多医家达成共识其属于痹证中较为复杂难治多变的一种类型，故临床上称之为"尪痹""顽痹"等。然在目前常见的诊疗方案中，RA 的选方仍为四妙散、乌头汤、羌活胜湿汤、独活寄生汤居多。RA 的中医诊疗方案及治疗效果多年来未取得很大突破，很大原因是医者多固守于现有的理论框架，有意无意地忽略或回避具有解毒通痹功效的药物。"双毒学说"与传统意义上的"六淫邪气致病"并不矛盾，本理论仍从邪气致病出发，病情日久后，伏于体内，蕴结成毒，瘀阻脉络。根据毒邪致病暴戾、难愈之性，综合"双毒"及"六淫"理论，在传统治法中加入通络解毒、攻逐祛伏的药物，二者互为帮助、相得益彰。在传统祛风湿药物中加用如重楼、白花蛇舌草、雷公藤等药物进行治疗。

在实际临床运用上，针对"外感邪毒"为重的 RA 患者，治疗上以解毒、祛邪、通络为法，应用"伸灵Ⅰ号"自拟方，该方剂以防己地黄汤为底方，加入土茯苓、蜈蚣、僵蚕、白花蛇舌草、雷公藤等药物，其意在解毒祛邪为先，伍以化痰通络之品，抗邪外出的同时清除患者体内痰浊瘀血等毒邪针对"内生伏毒"为重的 RA 患者，治疗上以解毒、祛伏、补虚为法，应用"伸灵Ⅱ号"自拟方，该方剂以黄芪桂枝五物汤为底方，加入蜂房、忍冬藤、炒白术、绵萆薢、土鳖虫等药物，意在祛邪而不留寇、补虚而不恋邪、祛除体内伏毒，又因伏毒闭于体内日久，耗伤人体正气，酌加扶养正气之品。此遣方用药之法，在传统治法上加以改进创新，实际临床收效显著，故而该理论为 RA 治疗提供新的诊疗思路。

RA 的病因病机较为复杂，目前现代医学认为其发病因素与自身免疫因素引起的炎症反应相关，主导的诊治方案仍以糖皮质激素、抗风湿药物、非甾体抗炎药、生物制剂为主，但现对 RA 的发病因素研究尚不完全明确，西药治疗仍存在不良反应，基本很难根治。此时传统中医药就体现出一定的优势。现主流辨治 RA 仍以痹证辨治为主，存在一定的局限性。对于 RA 的治疗，从"双毒学说"入手，根据 RA 的发病特点，可总结为 RA 患者或外感邪毒，侵袭患者肌肤孔窍而发病；或蕴结于体内，内化生为伏毒，待体内正气虚损而伏发；或外感邪毒与内生伏毒合而为病，侵扰经络，痹阻关节，毒邪胶结而发为 RA。在治疗方法上，从传统中医观念"整体观念"及"辨证论治"出发，在传统诊治方法中加入通络解毒、攻逐祛伏的药物，通络祛邪止痛，缓解患者的临床症状，消除炎症反应，调节患者的免疫功能。"双毒学说"的提出丰富了传统的 RA 的病因病机，为中医药治疗 RA 提供了重要的思路。

136　从毒邪论治类风湿关节炎

类风湿关节炎（RA）是以周围关节对称性滑膜炎为主的自身免疫性、慢性全身性风湿病，在我国的发病率约为 0.33%。临床表现为受累关节疼痛、肿胀、功能下降、病变呈持续、反复发作的过程。现代医学关于本病的研究进展较快，近几年环瓜氨酸肽（CCP）抗体的问世，使 RA 的诊断上了一个新台阶，来氟米特及生物制剂的临床应用使 RA 的治疗效果大大提高。但是 RA 的复发问题，以及西药所带来的毒副作用尚未有效解决。与西药比较，素以整体观念、辨证论治见长的中医药疗法颇具独到之处。由于目前对本病的病因病机认识尚不一致，言风寒、湿热、痰浊、瘀血、正虚者皆有之，所涉脏腑亦有脾、肾及肝，因此，如何驭繁执简，把握关键，实乃治疗效果好坏的要津。学者周红光等认为，无论是六淫诸邪，还是痰浊、瘀血，对本病而言，最终均可归结为毒，从毒论治，兼调脏腑，常获佳效。

毒的概念

1. 毒的含义：毒的本义指毒草。中医学对毒的认识涉及病因、病机、诊断、治疗、处方用药等多方面。现代毒物学认为，凡有少量物质进入机体后，能与机体组织发生某些作用，破坏正常生理功能，引起机体暂时或永久的病理状态，就称该物质为毒物，即认为毒是指有害于人体的外来致病因素。周红光等认为，凡是对机体有不利影响的因素，无论这种因素来源于外界或体内统称为毒，毒是诸多病邪的进一步发展，邪盛生毒，毒必兼邪，正如《素问·五常政大论》王冰所注"夫毒者，皆五行标盛暴烈之气所为也"。

2. 毒的产生：毒邪既可从外感受，也可由内而生。外感之毒多与六淫、疠气为伍，"毒寓于邪""毒随邪入"，致病具有发病急暴，来势凶猛，传变迅速，极易内陷的特点，而使病情危重难治，变化多端。内生之毒是在疾病发展演变过程中，由脏腑功能失调，风、火、痰、瘀等多种病理因素所酿生，其性质多端，如风毒、热毒、火毒、寒毒、湿毒、水毒、痰毒、瘀毒、燥毒等多类，且可兼夹、转化，交错为患，如热毒化火，则为火毒；火热煎熬，与血相搏，则为血毒、瘀毒；瘀毒里结，气化失司，则水毒内生；火动风生，风火相煽，则为害更烈；湿遏热伏，湿热逗留，则病势缠绵；痰瘀互生，胶结同病，则尤为痼结。

3. 毒邪致病的证候特点：毒邪致病具有如下特征。①暴戾性与凶险性：致病暴戾，病势急剧。②难治性与顽固性：常规辨治，难以奏效；病期冗长，病位深痼；病情顽固，易于反复，难以根治。③多发性及繁杂性：指毒邪致病的临床表现多样，可兼夹其他病邪侵犯不同的脏腑、经络，导致多种疾病的发生，既有外周躯干症状，又有内在脏腑病变；病理属性既兼风火，又涉及痰瘀等。④内损性：指毒邪致病易犯内脏，损害脏腑功能，导致难以恢复的恶候。⑤依附性：毒邪极少有单独致病，外来者，常依附六淫；内生者，常附着于痰浊、瘀血、水湿等病理产物。

从毒论治类风湿关节炎的依据

1. 古代文献依据：RA 属中医学"痹证""历节病""白虎病"等范畴，古代文献中很早就有毒邪致痹的论述，《诸病源候论》中记载了脏腑积热、蕴毒致痹的病因病机和证候："热毒气从脏腑出，攻于手足，手足焮热赤肿疼痛也"。在痹病病因中首先提出了"热毒"的概念。孙思邈《千金方》论述历节病时提出"风毒",认为"着人久不治者,令人骨节蹉跌,此是风之毒害者也",并首次提出"热毒流于四肢,历节肿痛"这一病理机制,确立了清热解毒的治疗原则,并以犀角汤施治。《外台秘要》认为"白虎病者,大都是风寒暑湿之毒,因虚所致,将摄失理,受此风邪,经脉结滞,血气不行,蓄于骨节之间,或在四肢"。《医学心悟》谓本病由"三阴本亏,恶邪袭于经络"所致。《杂病源流犀烛》指出,"或由风毒攻注皮肤骨髓之间,痛无定处,午静夜剧,经脉拘挛,屈伸不得,则必解结疏坚"。

2. 临床依据: RA 早期多表现为受累关节肿胀、触之发热、自觉关节僵硬、疼痛、怕冷怕风,具有风寒湿热痹的一些特征,随病情发展,风寒湿热之邪积聚日盛,盛极则化为风毒、寒毒、热毒、湿毒、瘀毒、燥毒、虚毒等。RA 患者常表现为关节肿胀、灼热、疼痛、屈伸不利,或伴有发热、口渴、咽痛,舌质红,脉弦滑或涩数等,主由热毒蕴结,流注筋骨、关节,导致气血壅滞不通而引起,热毒之邪过甚,伤及正气,还会出现神疲乏力,即"壮火食气";病情后期常伴口干、眼干、大便不畅、皮肤干燥的干燥综合征,及形体消瘦,关节肿大,甚则肢体关节变形,乃至废用,是由 RA 反复发作,热、瘀、痰诸邪久留经络,内合脏腑,伤津耗液,"燥毒"过盛,表现出肺胃津伤,肝肾阴虚,津液不布,肢体失于润养;毒邪入里入骨入脏,伤气动血损骨蚀脏,会出现气血、阴阳、五脏的偏虚且兼杂有不同属性的毒邪而出现"虚毒证",表现为病变关节的骨质疏松,骨质破坏,或毒伤脏腑,"内舍于其舍",产生"脉不通,烦则心下鼓,累上气而喘"等 RA 关节外表现。RA 整个病程中反映出毒邪的大多数特性,如 RA 缠绵难愈、反复发作,一般治法难以取效,有毒邪的"顽固性"及"难治性";RA 除侵犯四肢关节肌肉,还出现血管炎、肺纤维化、类风湿结节,腺体破坏而表现发热、瘀斑、咳喘、痰核、口干、眼干等经络、脏腑、四肢、九窍受损的全身症状,表现出毒邪的"多发性"及"繁杂性";RA 常伴心律失常、肺纤维化及肾脏损害,具有毒邪的"内损性";RA 的发病常常依附于风、寒、湿、热六淫之邪及瘀血、痰浊、水湿等病理产物,如毒依风邪引起患者疼痛游走不定,患无定所,毒依寒邪引起患者肌肉关节冷痛且剧烈,毒依湿邪引起患者肢体关节酸痛,肿胀,突出了毒邪的"依附性"。

3. 现代医学研究对毒邪致痹的佐证: 现代医学认为免疫功能紊乱是许多风湿免疫病的致病机制,这种免疫功能紊乱,从中医学角度来看,与毒邪致痹有极为相似之处。如 RA 与免疫复合物对自身抗体形成及产生有着重要作用,这些免疫复合物和自身抗体受外来抗原(如病原微生物等)或一些自身抗原刺激而产生,一旦形成并得不到及时清除,人体就处于异常免疫状态,当再次受到相同抗原刺激时,则疾病复发,这些免疫复合物和自身抗体可以归属于中医学的毒邪范畴。RA 的病因虽不明确,但病原微生物感染作为 RA 发病的始动因素,日益受到重视。现代医学把外源化学物质称为毒物,其中生物产生的有毒物质称为毒素,临床发现,RA 罹患之前多有外感史,其反复发作多与再次外感有关。这些外感多由感冒病毒、链球菌、支原体等引起。这些致病性生物属外源性化学物质的范畴,其致病性除本身所具有毒力外,还在于其所产生的内外毒素。毒素可以通过血脑屏障进入血脉对人体进行损害。有人测定 RA 血清和滑液中 EBV-VCA(衣壳抗原)IgG 抗体的平均滴度和阳性率均高于对照组,提示 EBV 感染可能与 RA 发病有关。

从毒论治类风湿关节炎的治则及方法

1. 病分四期,祛邪解毒: 由于毒邪的侵入及危害贯穿于 RA 发生发展的全过程,在治疗 RA 的临床实践中,祛邪解毒原则应贯穿于始终。病情早期,毒邪轻浅,临床多表现为关节局部肿痛灼热,症状反复,或自觉关节肿痛不热,而口渴心烦,舌苔白或苔黄,脉滑或略数,治疗以祛湿解毒为主,兼祛风、散寒、清热等,常用蠲痹汤加蜂房、金银花、土茯苓等,此时毒邪轻浅,正气尚足或损伤较小,解毒之力不必过猛。活动期多表现为湿热毒证,症见多个关节肿痛、触之发热,关节僵硬明显,红细胞沉降率增快,类风湿因子滴度升高,此时应着力解毒泻毒,顿挫其锋芒,诱导疾病尽快缓解,常用金银花、蒲公英、板蓝根、白花蛇舌草、土茯苓、独活、防己、薏苡仁、黄柏、牡丹皮等。RA 稳定期,在扶正调养的同时,仍要解毒治毒,此时疾病虽处于稳定缓解期,但毒邪仍未消散,只是暂时静敛而已。

治疗应以扶正为主，治毒为次，此时所表现出的正虚，主要是由邪毒耗伤而致，解毒即可安正。周红光等在临床观察到，RA 患者在活动期，病情愈重，邪毒愈猛，而具有免疫功能、属于正气范畴的血红细胞下降愈明显，此时患者疲乏的症状也愈重。待病情趋于稳定，邪毒轻缓之时，血红细胞渐复常，疲乏也自缓解，表明了毒邪伤正之根据，因此，此期扶正应不忘祛毒。RA 晚期多见关节变形，骨节烦痛，僵硬，活动受限，筋脉拘急，腰肢酸软无力，形瘦，舌淡红，苔薄，脉细。此时应视正邪虚实之状，或祛毒辅以扶正，或扶正配以祛毒。扶正宜补益肝肾、强健筋骨为主，多选狗脊、补骨脂、山茱萸、白芍、牛膝，关节畸形、僵直加穿山甲、土鳖虫、胆南星，祛毒选僵蚕、蜂房、蒲公英、半枝莲等。

2. 据毒性质，解毒排毒： 毒与其他病邪的类同之处是其属性亦有寒热之分、湿燥之别，且常可与他邪兼夹为病，故在治法上要"观其脉证，知犯何以逆，随证治之"，根据邪毒的性质而定。瘀毒常用赤芍、牡丹皮、穿山甲、水蛭等化瘀解毒；痰毒常用胆南星、僵蚕、蜂房、夏枯草等化痰解毒；燥毒常用沙参、麦冬、知母、石斛、生地黄等润燥解毒；湿毒常用泽泻、车前子、土茯苓等除湿解毒；风毒常用全蝎、蜈蚣、乌梢蛇等搜风解毒；寒毒常用制川乌、制草乌、制附子、干姜散寒解毒。治疗过程中除解毒外，还要排毒，促使毒邪的排泄，毒去正安，常用因势利导法和促使排毒法。因势利导主要针对毒的不同病位，就近引导，给毒出路，如热毒上蕴于咽部，治拟辛凉解毒，透表达邪之银翘散类；湿毒蕴于下焦膀胱，又当清热解毒化湿通淋，用导赤散、八正散，使湿热毒邪从下而出。促使排毒则根据邪正盛衰情况，调理或补益人体阴阳、气血、脏腑功能等，利于排毒，如针对燥毒，除用凉润之剂，还要注重恢复肺胃、肝肾之阴，使津液复，燥毒除。

3. 擅用虫类，以毒攻毒： RA 反复发作，毒邪久羁，循经入骨，毒侵较深，不易祛散和杀灭，非草木之品所能宣达，必借虫蚁之类搜剔窜透，方能浊去凝开，气通血和，经行络畅。正如前人所谓"风邪深入骨骱，如油入面，非用虫蚁搜剔不克为功"。用于治疗痹证的虫类药主要有全蝎、蜈蚣、地龙、蜂房、僵蚕、蚕沙、全蝎、白花蛇、土鳖虫、炮穿山甲、蛴螬、乌梢蛇、蕲蛇等。虫类药功用同中有异，临床应用需根据虫类药各自的特性，辨证选用。如活血行瘀常用炮穿山甲、土鳖虫；祛风除湿用乌梢蛇、白花蛇。此外，僵蚕之祛风痰，地龙之清络热，蜂房之祛风毒，蚂蚁之温补强壮等，亦为临床所常用。单味药力不足时，可采用两三味药合理配伍，发挥协同效应，力专效宏，其效更佳。如全蝎配蜈蚣，全蝎辛平，归肝经，攻毒散结，通络止痛，具有"穿筋透骨，逐湿除风"之功。蜈蚣辛温，性善走窜，归肝经，息风止痉、解毒散结，二者相须配伍，祛风通络以止痛，解毒散结以消肿，相得益彰，外达经络，内走筋骨，能祛风除湿、散寒祛瘀、化痰止痛，为治疗 RA 的经典药对。虫类药中多种皆有毒，使用时要掌握邪去而不伤正，中病即止，以免产生不良反应。同时由于虫类药富含异体蛋白，过敏体质者和孕妇禁用。虫类药性多燥，在临床应用时应配以生地黄、石斛等养血滋阴之品，以制其偏性而增强疗效。实践证明，虫类药如能应用得当，以毒攻毒，对缓解疼痛、改善关节功能确有裨益。

137　从毒邪论治反应性关节炎

　　毒邪致病学说是中医学病因病机理论中的重要组成部分，其发展历史源远流长，最早可追溯至《黄帝内经》时期，之后历代均有所阐述发展，至近代更是拓宽了毒邪学说之范畴。学者陆乐等就中医学对毒邪致病的认识作了论述，并结合自身经验，阐述了其在反应性关节炎中的临床应用。

毒之渊源

　　毒邪理论最早见于《黄帝内经》，提出了寒毒、热毒、湿毒、燥毒、清毒等名称。王冰在《素问·五常政大论》中进一步阐述曰"夫毒者，皆五行标盛暴烈之气所为也"。《金匮要略心典》云"毒，邪气蕴结不解之谓"。可见毒邪是一类致病原因的统称，其性质较一般之邪更为剧烈，破坏性更强，邪气较盛或蕴结不解时均可谓之。

　　毒邪按其来源可分为两大类，即外感与内生。"天之六气，过与不及，化为六淫，六淫邪盛，则化为毒，如风毒、寒毒、暑毒、湿毒、燥毒、火毒之谓也"。外感之毒大多由六淫进一步发展而成，又有别于六淫。《诸病源候论》云"此由风气相搏，变成热毒"。"此由表实里虚，热气乘虚而入，攻于脾胃，则下黄赤汁，此热毒所为也"。可见，或因邪气亢盛，或因体质虚弱，六淫郁久方而化为毒。其中，又有一类特别的"疫疠之毒"，其致病具有流行性、传染性。《素问·刺法论》最早提出"毒气"致疫的观点。《疫疹一得·疫病》云"瘟即曰毒，其为火也明矣"。何秀山云"疫必有毒，毒必传染"。外感之毒亦指虫兽药食之毒，历代医著多有论述。包括虫兽咬伤、有毒食物、药物、气体及金属等，其性质多端，发病急，传变快，凡影响机体正常代谢，引起严重伤害者，均归为毒邪之范畴。内生之毒则多因先天遗传缺陷，饮食、情志、劳逸失调，脏腑失和，病邪内积而生毒。喻嘉言云"太阳温证，病久不解，结成阳毒，少阴温证，病久不解，结成阴毒"；"内因者，醇酒厚味之热毒也，郁怒横结之火毒也"。机体阴阳失和、气血运行不畅、导致机体病理产物蕴积体内而化生为毒。毒邪比一般病邪所致损害更强，其临床特征也较为鲜明。毒邪发病急骤，来势凶猛，传变极快。受累器官广泛，临床表现多样，症状复杂。一旦致病，病情顽固，反复发作，治疗棘手。

从毒邪理论认识反应性关节炎

　　反应性关节炎的临床特点是不对称性的关节炎，伴或不伴有典型关节外表现，如结膜炎、皮疹等，发病常出现于消化道或泌尿系统感染之后。现代医学认为，本病是继关节以外病灶感染后，出现的关节非化脓性炎症。从出现关节病变这一临床阶段看，本病与其他关节病变类似，属于中医学"痹证"范畴，但从其整个病理过程看，本病又有其独特的病因病机特点。毒邪是本病发生的重要先决条件，且始终贯穿整个病理过程。

　　1. 先天禀赋不足，内生虚毒是反应性关节炎的内因："正气存内，邪不可干"，机体先天正气禀赋充足，阴平阳秘，自然邪不可干。《医学心悟》论及本病时认为病因为"三阴本亏，恶邪袭于经络"。指出先天不足是发病的宿根。《诸病源候论》则记载"热毒气从脏腑出，攻于手足，手足则掀热赤肿疼痛也。人五脏六腑井荥输，皆出于手足者，故此毒从内而出也"。描述了脏腑失和，蕴毒而发的病机。现代遗传学亦认为，免疫遗传因素对该病有很大的影响。该病与 HLA-B27 基因有较强的相关性，对于

HLA 基因与诱发感染的病原体之间的相互作用，目前有几种假说论：①机体与病原体抗原产生交叉免疫，病原体感染后引发了机体的自身免疫反应。②病原体-宿主细胞交叉免疫反应发生了改变，可能是通过特定的 HLA 等位基因改变宿主对关节源性组织的免疫应答反应。可见，遗传因素（先天禀赋）作为内在的虚毒，导致机体阴阳失和，气血运行不畅，是导致发病的内因。

2. 外感毒邪是反应性关节炎的先决条件：通常外感六淫致病，或机体正气奋起抗邪，或服药祛邪，则邪去而正安。反应性关节炎往往先出现消化道或泌尿道的前驱感染，继而发生反复关节肿痛。虽然发生前驱感染时临床症状与普通外感六淫无异，但其病因却不同于六淫，更似毒邪。《外台秘要》描述白虎病"大都是风寒暑湿之毒，因虚所致，将摄失理，受此风邪，经脉结滞，血气不行，蓄于骨节之间，或在四肢"。《备急千金要方》指出"热毒流于四肢，历节肿痛"；"着人久不治者，令人骨节蹉跌，此是风之毒害者也"。说明六淫邪盛，化为毒邪，方致骨节肿痛。这些观点与现代医学对于反应性关节炎的认识也是一致的，前驱感染是发病的起因，目前已经明确的致病菌包括耶尔森菌、沙门菌、志贺菌、弯曲杆菌及衣原体等。病原体与 HLA 基因相互作用，继而引起机体免疫反应异常而致病。总之，外来毒邪侵袭，是导致反应性关节炎发病的先决条件。

3. 痰瘀互结生毒是反应性关节炎的继发改变：风寒湿热之毒邪侵袭机体，致气血津液失运，流注骨节经络，或寒毒凝化为痰，或湿毒停聚为痰，或热毒灼津为痰；血脉运行不畅，停滞为瘀，痰瘀互结，致关节肿大，疼痛剧烈，久而不愈。可见，毒邪入里，脏腑失和，气血失调，痰瘀互结，继发内生毒邪是反应性关节炎的进一步病理过程。现代医学对此病理改变亦有与传统中医学理念相契合的解释。机体在遭受外界感染之后，或与病原体抗体产生交叉免疫，继发自身免疫反应；或因病原体-宿主细胞交叉免疫反应发生了改变，通过特定的 HLA 等位基因改变宿主对关节源性组织的免疫应答反应，从而导致关节肿痛症状反复不愈。先天内有虚毒，复感外来毒邪，继而流注经络，毒邪化为痰浊、瘀血之内生之毒，致关节症状，是反应性关节炎的典型病理过程。

从毒邪理论治疗反应性关节炎之方

毒邪致病贯穿于反应性关节炎的整个病理过程，在防治反应性关节炎的临床实践中，解毒原则亦贯穿始终。因其病理特点既不同于普通六淫致病，又有别于类风湿关节等"痹证"，毒邪所处阶段不同，性质不同，遣方用药亦有其特点，临证需随证遣方，灵活运用。

1. 首辨毒邪：风寒湿热毒邪各有特性，不同的毒邪产生不同的临床表现。风邪为胜，症见肌表畏寒，关节疼痛时轻时重，呈游走性，舌淡苔薄白，脉浮；寒邪偏胜，症见腹冷痛，泄泻，大便不成形，小便冷痛，肢体畏寒，关节疼痛遇寒加重，痛有定处，舌苔白，脉沉。湿邪偏胜，症见腹痛反复，大便腥臭溏薄，泻而不爽，小便淋漓不尽，关节酸痛肿胀，口中黏腻，舌淡胖有齿痕，脉濡；热邪偏胜，症见发热口渴，泻下急迫，肛门灼热，小便短赤，关节红肿热痛，痛不可触，活动不利，舌红，苔黄腻。后期毒邪性质转变，出现痰瘀等病理因素，则症见痹证不愈，关节肿痛麻木，强直变形，舌有瘀斑瘀点，苔腻，脉涩。因此，临证应仔细辨别不同的毒邪致病表现，对症施治。

2. 次辨病期：本病初发之时，风寒湿热之邪乘虚侵入人体，有腹痛、腹泻等消化道症状，或尿急、尿痛、排尿困难等泌尿系统症状，发病急，病程短，以邪实为主，治疗主要为祛表邪。以肢体关节游走性疼痛为特点者，风之毒邪偏胜，可予防风汤、独活寄生汤加减，配合利尿通淋或荡涤肠胃之品。以关节冷痛，部位固定为表现者，寒之毒邪偏胜，宜助阳散寒之同时，宣痹止痛；以肢体关节重著、肌肤麻木为特点者，湿邪偏胜，则应除湿通络，且侧重利湿。后期感染症状消失，关节症状明显，风寒湿热之邪已流注骨节，且毒邪性质有所变化，痰瘀等病理因素掺杂其中，此时宜宣痹止痛，并且针对痰瘀等病理因素施以化痰逐瘀等方药。

3. 三辨正邪偏胜：反应性关节炎发生早期，外界毒邪侵犯，邪毒炽盛，处方重在攻邪，兼以顾护正气。内因为发病之先决条件，"邪之所凑，其气必虚"，顾护正气，需辨明体质之阴阳偏胜。阳虚体质者，外邪易从阴化，处方时需顾护阳气，补脾升阳；阴虚体质，外邪易从阳化，处方时需顾护阴气，避免伤阴。病情发展后期，继发内生之毒，痰瘀互结，久痹不愈，肢体倦怠，肝肾亏虚，腰脊冷痛，舌淡，苔白，脉细，寒热错杂，正虚邪恋，此时祛邪更侧重于针对痰瘀之毒邪，且应避免过于苦寒燥热之品，以免进一步耗伤正气。攻补兼施，寒热并用，宣痹通络的同时，温阳壮气，补益肝肾精血，阴阳壮实，自可祛邪外出。

综上所述，毒邪致病，临证辨其性质，分病期，辨正邪至关重要。以反应性关节炎为例，其病理特点有别于类风湿关节炎之"痹证"。毒邪是参与反应性关节炎发生发展的重要病理因素，虽然临证证型各异，病期特点不同，但治疗上针对毒邪辨证施治是基本法则之一。

138　从毒邪致痹论治活动期骨关节炎经验

骨关节炎是一种以关节软骨的变性、破坏及骨质增生为特征的慢性退行性关节病。60 岁以上人群的患病率为 60%，而在 75 岁以上人群达 80%。本病属中医学"骨痹"范畴，《素问·长刺节论》云"病在骨，骨重不可举，寒气至，骨髓酸痛，名曰骨痹"。本病的形成，乃正虚邪实之变。正虚是肝肾亏虚，致骨失所养，筋骨不坚。邪实是外邪侵袭或毒损经络，致经脉痹阻。金明秀教授从事中医药治疗风湿病的临床工作 40 余年，具有丰富的临床经验，尤其对骨关节炎的中医理论及治疗有独到的见解。现将金教授从"毒邪致痹"角度论治活动期骨关节炎的经验介绍如下。

毒邪致痹

1. 毒邪的形成：毒的含义极为广泛，早在《黄帝内经》已有论述，不仅指六淫之甚，还包括了难以归入其他病因的一些致病因素。毒邪分为外毒、内毒、其他毒邪。外毒是指由外而来侵袭机体并造成毒害的一类病邪，为天时不正之气，其形成与时令、气候、环境有关，从皮毛和口鼻而入感人。如湿毒、风毒多从皮肤侵入，热毒、燥毒、火毒等从口鼻侵入。骨关节炎活动期多以湿毒为主，正如《医学汇略》云"湿之为病最多，人多不觉湿来，但知避风避寒，而不知避湿者，因其害最缓最隐而难觉察也"。说明了湿毒致病具有隐蔽及缠绵难愈性。内毒是指由内而生之毒，系因脏腑功能和气血运行失常，代谢产物未能及时、有效排出并停留于体内，对机体造成损害的一类毒性物质。多因情志内伤、饮食不节、治疗不当，或脏腑功能失调，毒邪郁积而成。具有内伤病邪和病理性产物的特点。如骨关节炎病久不愈邪深，毒邪潜伏机体，瘀血日久则成瘀毒，痰湿日久则成痰毒，入经入络，内毒外毒相合，关节经脉痹阻不通，则出现关节疼痛、肿胀、麻木等症状。其他毒邪是多由起居不慎，或感染秽毒而致。如工业区排放的大量废气可致环境毒，大量饮酒可致酒毒等。

本病之毒主要是指病因及继发病理产物，即机体感受外毒流注于关节而出现关节疼痛症状，最初受累为膝、手关节，其后可累及全身各个关节。

2. 毒邪的致病特点：

（1）毒邪性质暴戾、秽浊：毒邪发病急骤，触之即发，且来势凶猛，传变迅速。临床表现常有秽浊的特点，如湿毒蕴于关节，淫水流溢，导致关节肿胀、有积液。

（2）毒邪深痼，影响脏腑：因毒邪性质暴烈，传变迅速，故极易侵袭脏腑，导致疾病恶化。

（3）毒邪易化热化火，败血伤阴：感受火热毒邪，或寒毒、湿毒郁而化热，临床多见口干、汗出、大便干等阴虚症状。热毒灼伤脉络，迫血妄行，可致紫斑、衄血、咯血等。

（4）毒邪多夹痰夹瘀：毒邪既善入血分，又好入津液聚集之处，使血液瘀滞，津液成痰，故临床多表现为关节疼痛，痛处固定，关节变形，活动受限等。

（5）毒邪致病多病情缠绵，易成遗患：邪气蕴积，迁延日久，郁而化热，故其所致疾病多病情缠绵，治疗困难。如骨关节炎是一种慢性退行性疾病，多病情顽固，终生难愈。

3. 毒邪致痹的病理依据：以往认为骨关节炎是一种退行性疾病，但现在越来越多的研究表明与免疫相关，认为免疫功能紊乱是本病的发病机制，免疫具有清除外来物质（如抗原等）的作用，一旦这些外来物质得不到及时清除，人体就处于异常免疫状态，就会发病。这些抗原抗体复合物和自身产生过度的抗体可以归属于毒邪范畴。

临床应用

1. 活动期，多以清热解毒：由于毒邪的侵入及危害贯穿于本病发生的全过程，在治疗本病过程中，解毒应贯穿于始终。活动期多表现为湿热郁毒证。湿邪黏滞难化，复与热毒胶结、痹阻筋脉、骨节之间，营卫不通，则临床表现为多个关节肿痛，触之有热，关节僵硬，活动受限，舌红，苔薄黄，脉弦数，理化检查上会出现红细胞沉降率增快，C反应蛋白升高等，如孙思邈《千金方》曰"热毒流于四肢，历节肿痛"，此时应着重清热解毒，以消肿为先，不要急于止痛，肿消则痛止，使其诱导疾病尽快缓解，处方上重用清热解毒药物，如连翘、金银花、蒲公英、黄芩、紫花地丁等。此外，本病在活动期，病情愈重，邪毒愈猛，可伤正气，因此，此时解毒应不忘扶正，用药上佐以黄芪、白术、苍术等扶正而不助湿的药物。骨关节炎晚期多见关节变形，腰肢酸软无力，舌淡红，苔薄白，脉细弱，证属正气亏虚，治疗上扶正的同时也应配以解毒祛毒之法。如加地龙、僵蚕、土茯苓等药物来解毒而不伤正气。

2. 根据毒的性质，解毒排毒：毒邪与其他邪气一样，有寒热、燥湿、痰瘀之分，所以在治疗上要本着"治病必求于本"思想，审因论治。根据邪毒的性质不同，有风毒、寒毒、热毒、湿毒、燥毒、痰毒、瘀毒等。风毒有善行而数变等特点，治疗以祛风解毒为主，常用防风、桂枝、蜈蚣、乌梢蛇、羌活、葛根等药物。寒毒有凝滞、收引等特点，治疗以祛寒解毒为主，常用附子、吴茱萸、肉桂、补骨脂、干姜、细辛等药物。热毒有易伤津耗气、生风动血等特点，治疗以清热解毒为主，常用连翘、金银花、蒲公英、黄芩、紫花地丁等药物。湿毒有重浊、黏滞、缠绵难愈等特点，治疗以祛湿解毒为主，常用泽泻、茯苓、萆薢、土茯苓、车前子、大腹皮等药物。燥毒有干涩、易伤津液等特点，治疗以解毒润燥为主，常用黄精、石斛、熟地黄、白芍、知母、山药等药物。痰毒有阻滞经络、致病广泛、变化多端、病程较长等特点，治疗以祛痰解毒为主，常用僵蚕、地龙、白芥子、制白附子、竹茹、法半夏等药物。瘀毒有阻碍气血运行及新血生成、病位固定等特点，治疗以祛瘀解毒为主，常用红花、三棱、莪术、土鳖虫、水蛭、乳香、没药等药物。

3. 根据毒的病位，解毒排毒：治疗过程中除按毒邪的性质解毒外，还要按病位排毒。因势利导，即针对毒所在的病位，就近引导，给毒邪以出路，毒去正安。从三焦论治，上焦宣上，中焦调中，下焦渗下。如毒邪上蕴于上焦肺卫，治以解表散毒，若热毒之邪，常用薄荷、柴胡、石膏等辛凉解毒药物，若寒毒之邪，常用麻黄、桂枝、葛根等辛温解毒药物。毒邪下蕴于下焦膀胱，治以下利排毒，若湿毒之邪，常用泽泻、茯苓、大腹皮等利湿排毒药物，使湿热毒邪从下而出。在排毒过程中，注重邪正盛衰情况，在骨关节炎活动期要以排毒祛邪为主，但不是盲目的排毒祛邪，要根据正邪关系，酌以扶正，如骨关节炎后期多以补肾填精、强筋壮骨为主，常用杜仲、桑寄生、狗脊、淫羊藿、巴戟天等。

4. 多用虫类、有毒药物，以毒攻毒：骨关节炎属于慢性病，易反复发作，毒邪长期留滞关节、肌肉，毒侵较深，不易祛除，非草木之品所能宣达，必借虫类、有毒之品以毒攻毒，搜剔窜透，方能解毒排毒，经络通畅。正如前人所谓"风邪深入骨骱，如油入面，非用虫蚁搜剔不克为功"。用于治疗骨关节炎的虫类药主要有蜈蚣、地龙、僵蚕、土鳖虫、水蛭、乌梢蛇等。虫类药功效同中有异，临床需要按照虫类药各自的特性，辨证选用。如瘀毒明显者，加用土鳖虫、水蛭等破血祛瘀解毒；风毒明显者，加用蜈蚣、乌梢蛇等祛风解毒；热痰明显者，加用地龙清热解毒；痰毒明显者，加用僵蚕祛痰解毒；一味虫类药不能控制病情时，可采用2味虫类药联合使用，发挥协同效应，力专效宏，疗效更佳。如骨关节炎活动期，金教授常用地龙配伍僵蚕，地龙咸、寒，归肝、脾、膀胱经，清热息风、通络；僵蚕咸、辛、平，归肝、肺、胃经，息风止痉、祛风止痛、化痰散结，两药合用具有清热祛风通络以止痛、化痰解毒散结以消肿之功，风热痰毒并治，为治疗活动期骨关节炎的经典药对。

虫类药多数有毒，使用时要注意掌握祛邪而不伤正，中病即止，以免产生不良反应。在临床应用中多用生甘草来解虫类药物的毒性。同时由于虫类药富含多种异种蛋白质，过敏体质者和孕妇禁用，又因虫类药性味燥烈攻钻之力极强，体质虚弱或正气亏虚者也应慎用。若需使用常配以麦冬、生地黄、知母等滋阴养血之品，以制其偏性而增强疗效。而且要注意用药的剂量不宜过大，药味不宜过多。临床实践证明，虫类、有毒药物如能应用得当，以毒攻毒，对减轻关节疼痛、改善关节功能具有很好的临床疗效。

骨关节炎是一种慢性退行性疾病。在疾病的发病、病情进展和预后中，尤其是在活动期，毒邪是主要因素。毒邪由风、寒、湿、热等邪盛极所化。毒邪致病具有迅速、耗伤正气及顽固的特性，从而导致本病呈慢性、反复、难愈等特点。所以解毒排毒是本病活动期的主要治法，并应贯穿于治疗的全过程。

139 解毒通络法治疗老年性骨质疏松症

目前对于骨质疏松症（OP）的治疗多局限于补肾、活血、通络法，然瘀血、肾虚仅是老年 OP 发生发展中的一环。老年 OP 患者脏腑功能虚衰，气血运化功能衰微，气滞、痰凝、血瘀聚于骨中络脉，日久成毒。其根本病性是本虚标实，由五脏亏虚，络脉瘀滞发展而成，最终导致脏虚络病，毒损骨络的病情变化，老年 OP 是一类多脏器间密切相关的复杂疾病。学者霍英洁等认为解毒方可防变，以解毒通络为大法，用土茯苓、栀子、丹参、大黄、黄芪等疏解毒邪；以藤类药宣通络脉，虫类药搜风通络。兼以补肾、健脾、疏肝、活血，方可使骨中络脉得通，经络得养，骨髓得充，达到骨健筋强的目的，这为治疗老年骨质疏松症提供了新思路。

骨质疏松症是由于骨量低下，骨微结构破坏，导致骨脆性增加，骨强度下降，骨折风险升高为特征的全身性骨病。老年 OP 是指年龄大于或等于 70 岁的 OP 患者。中医学将其归为"骨痿""骨痹""骨枯"范畴。"脏虚络病，毒损骨络"是老年 OP 的核心病机，是关键的病理环节，毒邪内蕴，虚实夹杂是 OP 迁延难愈的根本原因。治疗老年 OP 应基于"脏虚络病，毒损骨络"理论，以解毒通络为大法，标本同治。

老年骨质疏松中医病理生理特点

老年 OP 患者元气虚衰，脏腑功能虚损，无力推动血脉运行，气滞、血瘀、痰浊相互作用，交织成毒。病变涉及全身多个脏腑，与五脏六腑，经络气血，筋骨关节，四肢百骸密切相关。络脉作为人体升降出入、气血津液运行的通路，犹如网格布散周身，水谷精微物质需通过其输布滋养全身。刘锐根据经络学说及吴以岭《络病学》提出，散于骨组织周围，向骨骼渗灌气血、贯通营卫的络脉称之为骨络。骨络是骨骼的营养通路，这条通路不仅需要本身畅通无阻外，还需保证气血、津液充足才能使其发挥正常营养骨骼的功能。因此 OP 患者骨中络脉亏虚，具有骨络空虚和骨络瘀滞的特点。

老年骨质疏松病位在络

古代医家认为"络脉者，常则通，变则病，变则必有病络生，病络生则病成"。一旦络脉损伤，病络形成，络脉失于滋润濡养功能，则易产生病变。骨中络脉损伤，骨骼周围微循环障碍，骨细胞代谢紊乱，成骨细胞生成发生障碍，破骨细胞更加活跃，则加重老年 OP 的发生发展。经研究表明，老年 OP 患者，骨小梁组织微观病理形态中，松质骨骨小梁数目减少、厚度变薄等直接影响到骨的微循环，加重了 OP 形成，其病理过程与"毒损骨络"理论相符合。

骨络既是病邪的侵入通道，又是病邪的滞留之所，具有易虚易瘀、易入难出的病理特点。重视络脉致病作用，畅通气血经络，恢复骨络正常生理功能在治疗老年 OP 中具有重要意义。叶进等认为络脉空虚、络脉血瘀、络脉瘀血阻滞贯穿于 OP 发病全过程，是 OP 发生发展的 3 个不同的病理阶段。老年 OP 其病位在络，应从"骨络"论治。

老年骨质疏松"络病"病机特点

1. 脏虚络病，毒邪内蕴，毒损骨络：《医林改错》云"元气既虚，必不能达于血管，血管无气，必停留而瘀"，说明血脉中气血的运行赖于元气的推动，元气为肾精所化，老年患者，天癸竭，肾精不足，血运无力而渐成瘀滞，经脉不畅，络脉不通，不通则痛。气滞、津停、液亏、痰凝、血瘀常常是 OP 致病因素，同时也是病理产物。因虚致瘀，因瘀致虚，虚瘀夹杂，日久交织成毒。骨中络脉位置深在，穿梭于骨骼之间，气、血、津、液易停滞于此，使脉络不通。且"正经之脉隆盛"，方溢于骨络，因此，骨中络脉运行易发生络脉不畅而涩少的情况，邪毒留滞，骨络受损，骨中络脉不通，如此往复，瘀滞更甚，气血更虚，虚实夹杂，故老年性 OP 具有病势缠绵，反复难愈的病理特点。

2. 毒损骨络，脏虚络病，筋骨失养：因外伤、气滞、血瘀等病理因素失治误治，久而成毒，浊毒内停于骨络。一方面，耗气伤阴，气血津液亏虚，水谷精微得不到布散，骨骼失养，加重 OP 的发生发展；另一方面，久病传变，毒邪循经入络，走窜于脏腑，损伤脏腑功能，影响四肢百骸。毒、虚共存，筋脉失于濡养，骨络虚损。

解毒通络法临床应用

骨络作为骨组织气、血、津、精的营养通路，在 OP 的病因与发病中占有重要的地位。任何原因引起的骨络气血空虚或骨中络脉瘀阻不畅，骨骼得不到濡养，均可导致 OP 的发生。老年 OP 是由五脏亏虚，络脉瘀滞发展而成，最终导致脏虚络病，毒损骨络的病情变化，是一类多脏器间密切相关的复杂疾病。其基本病理特点是五脏亏虚，肾虚为本涉及肝脾；是络脉瘀滞，邪气阻滞络脉的运行，导致了脏虚络病，毒损骨络的最基本的病理变化。故对于 OP 治疗应重视骨中络脉通畅，应以"解毒通络"为大法。

解毒通络是治疗老年骨质疏松的根本大法

老年患者，正气虚弱，运行不畅，日久痰凝、血瘀、湿热互结，阻滞脉络而成毒，毒邪内蕴，疏解毒邪功能下降，内蕴而毒邪更盛，以解毒通络为大法，选用土茯苓、栀子、丹参、大黄、黄芪等解毒通络。土茯苓可深入百络，强筋骨，祛风湿；丹参解毒化瘀，破瘀血毒邪；黄芪托毒外出同时扶助正气，祛毒而不伤正。根据毒损络脉的轻重可选用栀子、丹参、三七、牛黄等凉血解毒散结、解毒养血和络、凉营解毒，选用黄芪、甘草等扶助正气、托里解毒，从而畅通营卫之枢机，疏解脉络之毒邪。

通络之品常选用藤类药宣通络脉，虫类药搜风通络。藤类药物生长绵延缠绕，相互交错，犹如络脉走形，取类比象，鸡血藤、忍冬藤、丝瓜络等藤类药物具有很好的通络作用，使络脉气血通畅调达，濡养四肢百骸。虫类药走窜之力显著，可搜剔经络，破血逐瘀，使药物直达病所。常用土鳖虫、全蝎、蜈蚣、地龙等入骨络、祛瘀血、破阴翳。孙晓涛等经过查阅大量文献后认为，虫类药可通过抑制血小板聚集、调节反射机制等机制，产生促进周围血液循环的作用。

解毒通络法的临床应用

治疗 OP 应立足于中医整体，系统治疗，不能局限一方一药。毒邪与络病学说是多发病、慢性病发病的共同环节，久病成毒，久病入络，解毒可以防变。"脉道不利，筋骨肌肉，皆无气以生，故不用焉"，治疗 OP 时应以"解毒通络"为大法分化毒邪，使痰凝、血瘀、湿热消散，络脉通畅，营养精微物质得以输布，方可使骨络得到滋养，骨健筋强。

1. 补肾解毒通络法： 肾为先天之本，肾中所藏之精，主骨生髓。肾精充盈则髓足，得骨髓养而骨强健；肾精匮乏则髓减，失骨髓养而衰惫。老年 OP 患者，肾精衰惫，主骨生髓之力匮乏，骨髓空虚，精血不足。在解毒通络基础上辅以补肾之品，选用杜仲、牛膝、续断、骨碎补、女贞子等，可使骨络通则气血至，髓足则骨强。现代药理研究认为女贞子联合淫羊藿可通过调节骨代谢水平，纠正钙、磷代谢紊乱，发挥治疗 OP 的作用。骨碎补中总黄酮能显著提高大鼠股骨、腰椎骨密度。实验研究证明骨碎补总黄酮治疗 OP 大鼠的效果显著，作用机制可能是通过上调血清中骨钙素水平以及股骨组织中 BMP-2 蛋白可进而促进骨组织的形成。老年 OP 患者，肾阳不足，鼓动血液运行之力匮乏，瘀滞不通，加之肾阳虚，化气生血之力不足，四肢百骸失于濡养，络脉空虚。加用补骨脂、淫羊藿等可以辅助升阳，阳气充足，鼓动血脉运行，消除寒凝毒邪，络脉通畅，毒邪得祛。现代药理研究表明淫羊藿的主要化学成分是黄酮，其包含上百种化学成分，临床上常用来治疗 OP、性功能障碍等疾病。陈克明认为淫羊藿可通过激活 MAPK，BMP/Smad，NO 等信号途径发挥促进骨形成及抑制骨吸收的作用。研究发现补骨脂素可通过激活 BMP 信号通路促进成骨细胞的分化。

2. 健脾解毒通络法： 脾为后天之本，运化水谷精微，肾精的充盈需脾运化的精微物质滋养才能充盛。脾失健运，水谷精微物质不得布散，肾精乏源，气血亏虚，骨骼失养。脾气亏虚，推动气血、津液的运行迟缓，骨络滞涩，脉瘀则血更虚，如此反复，气血不利久而成毒瘀滞，在解毒通经基础上，健脾益气，使气血足，精微布，骨强筋健。临床上常选用白术、茯苓、黄芪等补气健脾。研究认为，黄芪具有抑制破骨细胞、降低骨吸收、促进骨形成的药理作用。张玉辉等通过运用健脾方治疗老年雄性 OP 大鼠模型观察发现，健脾方剂能够有效地促进骨形成和抑制骨吸收，发挥防治 OP 作用。

3. 疏肝解毒通络法： 中医学认为，肝藏血，主筋，主疏泄。肝血亏虚，全身筋脉失于濡养；精血同源，肾精与肝血互根互用，肝血充盛则肾精足，肝肾亏虚，精血乏源，则髓枯筋痿；肝失疏泄，情志失于调达，气机升降失常，气不行则血滞脉络。血虚与络脉瘀滞相互交织影响，使 OP 症状日益加重。在解毒通络的基础上需疏肝理气，滋养肝阴，调畅情志。临床上常选用柴胡、白芍、郁金、姜黄等药疏肝解郁。研究证实，黄芪和白芍联用可维持机体钙、磷代谢平衡，增强免疫功能，有效预防骨质疏松症发生。

4. 活血解毒通络法： 瘀血在 OP 的发生发展中起到重要作用，它既是致病因素，又是病理产物，瘀血不祛则新血不生。瘀血可使脉络不通，气血生化不畅，使脾肾功能更虚，气血生化乏源。因脏虚而致瘀，因瘀血致脏更虚，虚瘀夹杂。临床选用当归、红花、三七、丹参、川芎等活血化瘀药物，使血瘀祛，骨络通。经现代药理学研究表明，丹参可明显改善大鼠骨质骨的变化，提高股骨中钙盐含量。尚德阳等认为瘀血作为 OP 的致病因素，阻碍骨络气血运行是形成 OP 的重要因素之一。

140　从毒邪论治痛风

　　痛风是一种由于嘌呤代谢紊乱所致的风湿病，以高尿酸血症伴痛风性关节炎反复发作，痛风石沉积和关节畸形为主要临床特征，并常累及肾脏引起肾小管等实质性病变和尿酸结石形成，后期常并发肾功能衰竭、动脉硬化、冠心病、脑血管意外等疾病。中医学将本病多归为"痹证"范畴。"审症求因""辨证论治"作为中医学的精髓，很多医家以之为基础，从不同的角度对痛风的病因病机进行了深入的研究和探讨。学者杨仓良则从"毒邪致病"角度立论进行治疗取得了较好的疗效。

毒、毒邪、邪毒的内涵及分类

　　毒、毒邪及邪毒在中医学中是一个应用非常广泛且十分久远的概念，其含义大致如下。

　　1. 什么是毒：毒的本义，缘指毒草，"毒，厚也，害人之草"（《说文解字》）。据《辞源》记载，毒的含义有三：恶也，害也；痛也，苦也；物之能害人者，皆曰毒。可见，古人将有害之物称为毒。而在中医学中"毒"的含义有四：一指发病之因。即指对机体产生毒害作用的各种致病因素。二指病症。一般多指比较凶险的疾病。三指药物或药物的毒性。四指治疗方法和方剂名称。

　　2. 什么是毒邪：中医学最早将毒邪称为毒气，这是有别于"六淫"的一种特殊病因，即疫病之气。如《素问·刺法论》云"余闻五疫之至，皆相染易……不相染者，正气存内，邪不可干，避其毒气"。认为"毒气"可导致人疾病的发生，要加以预防。明代吴有性在《瘟疫论》中也提出"感疫之气者，乃天地之毒气"。可见这里的"毒气"仅指能引起传染病的致病物质。而毒与邪两者联系在一起并指病因者，最早提出者则为汉代华佗，他在《华佗神医秘传》指出"五疔者，皆由蓄其毒邪，浸渍脏腑，久不摅散，始变为疔"，"喜怒忧思寒热毒邪之气，流入肢节；或注于膝脚，其状类诸风历节，偏枯，痈肿症"这里他指出以疔为主的外科疾病皆由毒邪所致，并认为许多疾病也与毒邪有关。

　　3. 什么是邪毒：最早提出"邪毒"之名者，亦为汉代华佗，他在《华佗神医秘传》中说："人病脚气与气脚有异者，即邪毒从内而注入脚者，名曰脚气；风寒暑湿邪毒之气，从外而入于脚膝者，名气脚也"。明代陈司成《霉疮秘录》亦云"霉疮为患，正气不虚，则邪毒不入"。明代张景岳《景岳全书》云"瘟疫六七日不解……乃用筋夹磁锋击刺肘中曲池旁之大络，使邪毒随恶血而出，亦最捷之法……用之最效"。这里又都提出了"邪毒"的概念，说明毒邪与邪毒有一定的区别。"毒邪"是指含有毒的邪气，泛指致病物质；而"邪毒"则指邪气中所含致病的毒性或毒力，毒力有大小和强弱之别，毒力愈大，毒性越强，对人的危害性就越大，可见毒邪为病因性，邪毒为病理性。

　　4. 毒邪分类：虽然有"毒""毒邪""毒气""邪毒"等多种提法，但均可对人产生致病性，所以统称为毒邪为宜。根据中医的理论并结合现代医学的基本观点，可将这种毒邪分为两大类，即外受毒邪及内生毒邪。

　　（1）外受毒邪：凡由外侵入体内且夹有毒的邪气包括六淫及六淫之外的毒邪，均属外受毒邪。此类毒邪除直接感受外，还包括外受内化而生的毒，如七情刺激，郁久生热毒；脏腑功能失调，而内生风毒、寒毒、湿毒、热毒等。一般而言外受毒邪主要为风、寒、湿、热四种毒邪。六淫之其他如火、暑、燥邪，也因火性趋热，火为热之极，热为火之渐，火热同源，火热同性，故火热归一；暑为夏季火热之气所化，故暑为阳邪，其性亦归热，暑多夹湿，也可归湿。燥性干涩，易伤津液，以出现口干、鼻干、咽干、大便干结、小便短少等与热邪损伤相近的证候。故燥邪亦可归热，另外还有药食毒、虫兽毒等，这些毒邪入里也可逐渐转化为风、寒、湿、热4种毒邪，并产生不同的证候，所以各种毒邪都可分为风、寒、湿、热4类。另外，现代医学的病原微生物如细菌、病毒、真菌、寄生虫等也属外受毒邪的范畴。

（2）内生毒邪：内生毒邪是一种在疾病发展过程中，由于机体阴阳失调，气血运行失序，脏腑功能紊乱，使机体生理生化和病理产物不能及时排出体外，蕴积于体内而化生的致病物质。如中医学所谓痰饮、瘀血、水液积聚等；现代医学所谓毒性氧自由基、过敏介质、炎性介质、新陈代谢毒素（如粪毒素、尿毒素等）、致癌因子、抗原抗体复合物、抗体、人类白细胞抗原（HLAB-27）等。另外，从广义上讲，凡超出人体正常生理生化指标的物质均应视为毒邪，如血脂高产生脂毒性，血糖高产生糖毒性，血尿酸高产生酸毒性，蛋白尿产生肾毒性，甚至白细胞、红细胞及血小板增高或血细胞形态异常等均应视为内生毒邪。因为这些生理生化物质如高出正常值即可对人体造成危害并导致疾病的发生，故具有毒性和毒力，可见凡具备有"异常性"和"致病性"两大特性的致病物质均应视为毒邪。

外感毒邪是引起痛风的先决条件

中医学认为痛风患者多在居处潮湿或冒雨涉水，或阴雨连绵，或汗出当风，或长久水中作业，或久用电扇、空调等因素下，在先天禀赋不足及正气虚损、卫外不固之时，风热与毒邪相合，互致为患，或湿热、风湿、寒湿之邪夹毒，毒随邪侵犯人体经络，留着于肢体、筋骨、关节之间，闭阻不通发为本病。《诸病源候论》指出"此由风湿毒气，与血气相搏，正气与邪气交击，而正气不宜散，故疼痛"。《外台秘要》则云"夫风毒之气，皆起于地，地之寒、暑、风、湿，皆作蒸气，足常履之，所以风毒之中人也，必先中脚，久而不瘥，遍及四肢、腹、背、头项也"；《张氏医通》亦云"痛风而痛有常处，其痛上赤肿灼热或浑身壮热，此欲成风毒"。可见风寒湿热毒邪的入侵在本病发生发展过程中，起着决定性作用。

禀赋不足及内生毒邪是痛风的内因

现代医学认为原发性痛风的病因多属遗传性，由先天嘌呤代谢紊乱所致；中医很早就认识到此病当以虚（虚包括先天禀赋不足，也即遗传因素）为本。如《诸病源候论》云"此由血气虚弱，受风寒湿毒气，与血并行于肤腠，邪气盛，正气少，故血气涩，涩则痹，虚则弱，故令痹弱也"。《外台秘要》亦赞同此说"白虎病者，大都是风寒暑湿之毒，因虚所致，将摄失理，受此风邪，经脉结滞，血气不行，蓄于骨节之间，或在四肢，肉色不变，其疾昼静而夜发，发即彻髓酸疼，乍歇，其病如虎之啮"。其认为外受之毒在虚及将摄失理基础上而发病。

此外，中医学还认识到"痛风"是在内生之毒的基础上而发病。如《金匮翼》云"脏腑经络先有蓄热，而复感风寒湿之气客之，热为寒郁，气不得通，久之寒亦化热，则痛痹"。在此，则强调外邪是在内生热邪的基础上而诱发本病。现代中医学家亦认为本病多由内生浊毒所致。如名老中医朱良春认为，"痛风乃浊毒瘀滞使然""此浊毒之邪非受自于外，而生于内""多先有先天禀赋不足，或年迈脏气日衰，若加不节饮食……浊毒随之而生，滞留血中，终则瘀结为患"。蒋熙亦认为"痛风乃浊毒瘀滞所致。浊毒留滞血中，偶逢外邪相合，或嗜酒，恣食肥甘均可诱发"。可见先天遗传因素及后天失养导致虚、痰、瘀、湿毒互致为患，导致了本病的发生。

毒邪所致痛风有"七毒"之分

由于六淫之邪有不同的病理特性，故而会产生不同的临床表现。综上所致，痛风是由风、寒、湿、热、痰、瘀、虚（简称七毒）之邪夹杂了毒邪而引起，故会有证候表现的差异。一般而言，在痛风的早期，多表现为热毒或湿毒或风毒或寒毒偏盛之证。若疼痛剧烈，且局部红肿发热，多为热毒偏盛；疼痛剧烈，且呈冷痛，多为寒毒偏盛；若疼痛不著，且以肿胀为主，多为湿毒偏盛；若疼痛呈游走性，且时发时止明显，多为风毒偏盛；若疼痛反复发作，有皮下结节或关节肿大，日久不愈，多为痰毒偏盛；若疼痛日久，且呈刺痛，固定不移，皮色紫暗，多为瘀毒偏盛；若疼痛反复发作，日久不愈，甚者关节变形，屈伸不利，伴腰膝疼痛，或足跟疼痛，神疲乏力，心悸气短，面色少华，脉沉细，多为气血不足、肝肾亏虚之虚毒型。值得强调的是，痛风之热、湿、风、寒毒偏盛型多见于早期；而痰、瘀毒偏盛型多见于中期；气血不足、肝肾亏虚之虚毒型则多为晚期，由于晚期多为各种因素所致，又多有热、湿、风、寒、痰、瘀毒邪之偏感轻重不同而出现不同的虚毒夹杂型，病因病机各异，证候复杂多变，故治疗难度较大。

痛风祛毒、泄毒、解毒、制毒、搜毒、攻毒治法

1. 对早期热、湿、风、寒毒邪所致之痛风，用解、泄、祛、制之法治之：中医学早有"寒者热之""热者寒之""实者泄之""虚者补之"的治疗原则，对毒邪所致之痛风治疗原则则略有不同；即凡属热毒之邪所致的红、肿、热、痛为主证的热毒型，则用清热解毒之法治之，以山慈菇、重楼、威灵仙等清热、祛风、解毒的有毒中药为君，佐以石膏、知母、生地黄、僵蚕、忍冬藤、桑枝等之属，使热毒去而毒解；凡属湿毒之邪所致的肿胀、重着为主症的湿毒型，则用利湿泄浊毒之法治之，以商陆、汉防己、山慈菇等有毒中药为君，佐以土茯苓、萆薢、薏苡仁、木瓜、天仙藤、丝瓜藤之属，使浊泄去而毒消；凡属风毒之邪所致的以游走性疼痛为主的风毒症，则用细辛、威灵仙、青风藤等之属，佐以海风藤、当归、荆芥、防风等祛风通经活血之品，使邪得到祛散而毒去；凡属寒毒之邪所致的以关节冷痛，得热痛减之为特征的寒毒证，则选用有毒之大辛大热的制川乌、制草乌、附子之属，佐以桂枝、干姜、肉桂之温经散寒药，使毒邪得到发散而毒去。

2. 对中期痰、瘀之毒邪所致痛风，用遏制或搜剔之法治之：由于早期的失治或误治，使痛风之毒邪积聚未去留成结，而成痰毒或瘀毒之证，治疗则应分别对待之。凡久治不愈反而皮下结节久聚不散，而成结节或顽固性肿胀之痰毒证，则用化痰制毒之法，选用制半夏、制南星、白附子之有毒化痰散结之品，佐以白花蛇、蜈蚣、全蝎等有毒动物药及丝瓜络、王不留行、当归等通经活络之品，使痰毒得到遏制，阻结得到宣通而治之；凡久治不愈关节反而刺痛不移，伴局部黯黑黎青，而成瘀毒之证，则须用地龙、水蛭、土鳖虫等有毒化瘀搜剔之品，佐以桃仁、红花、乳香、没药、当归、赤芍、鸡血藤之属，使之瘀血去而毒自解之。

3. 对晚期气血不足、肝肾亏虚之虚毒证，在扶正补虚损的基础上，予攻毒之法治之：由于早、中期的失治或误治，所致毒邪由表入里，由浅入深，踞经盘骨于经络、骨骼之内，同时会耗伤正气营血及损伤脏腑，会因气、血、阴、阳、肝、肾诸虚的同时夹有毒邪的互致为患而出现虚毒夹杂证，治疗应以扶正攻毒为大法，然扶正补虚往往有闭门留寇之虑，攻毒又有克伐正气之弊？且此时毒邪入里入经入脏，植物药多有力不从心之虑，须选具有搜剔、攻毒之峻品如全蝎、蜈蚣、水蛭、土鳖虫、白花蛇、蜂房等有毒动物药，佐以络石藤、杜仲、桑寄生、黄芪、党参等补益之品，在扶正补虚的基础上使搜风攻毒之力更强而达通经活络之效。

值得强调的是，临床对于痛风各型之论治除须遵循上述方法外，还应适用山慈菇、威灵仙 2 药。山慈菇除有清热散毒消肿之效外，其所含主要成分为秋水仙碱，秋水仙碱是治疗急性痛风古老的药物，使用后在取本药散结消肿之效的同时还可起秋水仙碱的药理治疗作用；威灵仙为通行十二经的"痛风要药"，其辛散善走，性温通利。《药品代义》谓"灵仙，性善走而不守，宣通十二经络，主治风、湿、痰壅滞经络中，致成痛风走注，骨节疼痛，或肿，或麻木"。丹溪谓"威灵仙，痛风之要药也，其性好走，通十二经，朝服暮效"。可见其疗效比较显著。对本品毒性的认识目前还不一致，谓无毒、小毒、有毒者皆有之，然毕竟属有毒之毛莨科植物，且含毒性成分白头翁素。故使用时当以有毒之品对待之，用量一般勿超过 15 g 为宜。

141　从毒邪论治运动性疲劳

运动性疲劳属于正虚邪实证，正虚为本，邪实为标。从文献资料来看，多数学者偏向从正虚方面认识本证，主要认为是脾肾气（阳）虚、气血两虚、阴阳两虚、阴阳气血俱虚、肝肾阴虚等，只有少数学者从兼治原则上体现了清热、活血，没有专门从邪实方面论述运动性疲劳。学者陶澜等通过研讨有关文献和对中医毒邪的认识，体会到毒邪在运动性疲劳的发展过程中起重要作用。

运动性疲劳毒邪论的理论依据

中医学理论中没有运动性疲劳的直接论述，一般认为运动性疲劳类似于中医学的"劳倦、虚劳"，多数学者认为消除运动性疲劳应从中医的虚症入手。近年来，中医学"毒邪学说"已在许多疾病中得以应用并取得了一定成果。比如应用于脑血管疾病、慢性肾衰竭、慢性肝病、糖尿病、感染性休克、类风湿关节炎、病毒性肺炎、再生障碍性贫血等。另外《金匮要略·血痹虚劳病》提出"五劳虚极羸瘦，腹满不能饮食，食伤、忧伤、饮伤、房室伤、饥伤、劳伤、经络荣卫气伤，内有干血，肌肤甲错，两目黯黑，缓中补虚，大黄䗪虫丸主之。"貌似虚症，实用泻法的古人用药经验。受此启发，并结合实际单纯应用补剂往往使运动员产生口干舌燥、胸中憋闷、头重脚轻等不良反应，最近有人提出重调而略补，以疏为补、注重肝的治疗原则，又有新资料表明，以"清热养阴、活血利水"法配置清剂应用于人体试验取得了较好的效果。因此，从毒、实邪探讨运动性疲劳有实际应用价值。

1. 火毒与运动性疲劳：中医学认为，温、热、火、毒异名同类，温为热之渐，火为热之极，火烈之极尽是毒。在这里强调火热之极是谓毒，多指运动员激烈运动时，体温升高、面红、口渴、大汗、舌红、脉数等一派火热之盛之象。火热之邪一旦形成，以其固有的阳热炎上暴烈之性，蔓延四起，燎燃周身，而出现以下病理变化：①气耗排毒障碍。机体的排毒系统功能是与气化分不开的，火热太盛，势必耗气过多，故《素问·阴阳应象大论》有"壮火食气"之说。正气耗损，气化功能减弱，必然影响机体排毒系统正常的排毒功能，毒邪由生。②灼伤血脉，排毒管道失畅。排毒管道包括五官九窍、腠理毛孔、经络血脉。热邪灼伤全身，血脉当不例外。血脉受损，排毒管道失畅，内生之毒必然为之停留。③火热动血妄行，毒邪随之四溢。火热之邪动血，是指火热之邪侵袭人体，容易引起血液妄行，不循常道。在正常情况下，血液是机体排毒系统发挥排毒功能的重要载体，血液妄行，毒邪必随之妄溢，浸淫留滞而成热毒重症。④火热窜扰，燔灼经络，机体排毒系统失调。机体的排毒系统是复杂的脏腑组织器官必须依靠经络的沟通联络作用，才能协调一致，发挥正常的排毒功能。火热燔灼经络，经气必为之受扰，信息传输失职，联络功能失常，从而造成排毒障碍。从以上论述可看出，火热之极便是毒，有其内在的理论内涵和依据。正因为火热之极尽是毒，用清热泻火的方法消除疲劳，是不能尽括病机的，必须用重剂解毒法，方能切中病机，以期疗效。当然，就运动性疲劳整个过程来看，并非仅是热毒（火毒）。随着病机的变化，其他毒邪亦会显现。也就是说，运动性疲劳急性期以热毒为多，而在恢复期热毒势减，正衰积损，邪积成毒，痰毒、瘀毒、寒毒等亦往往混杂出现，从而构成了运动性疲劳复杂的毒邪病理变化。

2. 其他毒邪与运动性疲劳：剧烈运动是运动性疲劳的始动因素，劳倦过度，气血不足，正衰积损，邪积成毒。《素问·刺法论》云"正气存内，邪不可干"，正衰积损，无力祛邪，邪必可干，势必诸邪日益增多、加剧而积甚。正气愈虚，邪积愈甚。反过来，邪积愈甚，又致正气愈虚，所谓"无虚不成积，久积正愈虚"。从而造成运动性疲劳正虚邪实的复杂的病理变化。在运动性疲劳的恢复期可能出现的毒邪有：①痰毒。中医学认为劳倦内伤，脾气不足，运化无权，水湿内停，凝聚为痰，故有"脾为生痰之源"之说；或火毒灼津成痰，痰浊久积而成痰毒，兼有痰和毒的两种致病特性，以痰蒙神窍、阻滞脉络、持续昏蒙、舌苔黄垢而腻为主要特征，可见于运动性中枢疲劳及过度训练。②瘀毒。火热动血妄行，不循常道。中医学认为离经之血便是瘀，瘀血日久蕴结而成，兼有瘀和毒的两种致病特性，以毒滞脉络（血脉、经络、脑络）而现神志改变、病久不愈、疼痛麻木、舌质暗淡出现瘀点瘀斑为主要特征，可见于运动性中枢疲劳及过度训练。③寒毒。多见于阳虚体质由血瘀、痰凝日久蕴积从化而成，兼有寒和毒的两种致病特性，以寒伤阳气、畏寒、毒滞脉络为主要特征，也可见于过度训练。

现代医学中与运动性疲劳有关的毒邪

1. 脑乳酸与运动性中枢疲劳：乳酸是糖代谢的中间产物在外周的作用得到了广泛研究。大强度剧烈运动时，外周乳酸显著增高，乳酸堆积被公认是产生外周疲劳的机制之一。大强度运动时，乳酸堆积引起乳酸酸中毒，导致脑细胞损伤，提示脑乳酸含量变化可能与运动性中枢疲劳机制相关。

2. 氨基酸类神经递质与运动性中枢疲劳：脑组织内递质性氨基酸可分为 2 类。一类为抑制性氨基酸递质，包括 γ-氨基丁酸（GABA）和甘氨酸（Gly）等，有对抗兴奋性氨基酸递质的作用；另一类为兴奋性氨基酸递质，包括谷氨酸（Glu）和天冬氨酸（Asp）。在正常生理条件下两者代谢处于平衡。运动性疲劳产生时 Glu 和 GABA 代谢平衡发生紊乱，GABA 升高大于 Glu 使脑内抑制效应占优势，认为 GABA 在脑中堆积是引发中枢疲劳的机制之一。运动性中枢疲劳病位在脑，这与毒邪致病的广泛性相似。毒邪的广泛性包括 3 层含义，一是指致病的广泛性，任何疾病在其病理演变过程中，都可产生"毒"，故毒是任何疾病发展到一定程度必有的病理因素。二是指病位的宽广性，指毒邪致病，内侵脏腑、经络、脑髓，外达四肢肌腠，无一疏漏者。换言之，躯壳之内，无一不畏毒者。三是作用的广泛性，指毒邪为病，不同于他邪，既可损气耗血、生风动血，又可损阴伤阳，折本夭末，每见急危疑难病症，气血皆伤，阴阳俱损。当此之时，从毒论治运动性中枢疲劳，解毒以治标，促进疲劳恢复。纵使是虚脱，扶正固脱之余，合理解毒醒神，以复神明之主，亦显得至关重要。

3. 自由基与运动性疲劳：自由基（FR）又称游离基，系具有奇数电子的原子或分子，指外层轨道含有未配对电子的原子、原子团或特殊状态的分子。现代运动生理学、运动生物化学研究认为运动性疲劳与自由基的生成有关。运动过程中产生的氧自由基及脂质过氧化物质对膜质、膜结构产生严重的损害。运动时随着机体自由基的堆积，导致脂质过氧化反应加强，造成细胞膜结构和功能的改变。当线粒体膜受到攻击时，可降低线粒体的代谢功能，三磷酸腺苷（ATP）供应减少，肌肉功能下降，是力竭性运动疲劳的重要原因。自由基的堆积，也属于中医学毒邪的范畴。

各种毒邪的治疗措施

1. 解毒：热（火）毒等外毒为患，当以清解热毒为主；多种内毒症也可解毒，大凡能消除产生毒邪的原因，依靠脏腑的解毒功能化解毒邪，或通过扶助正气以提高脏腑自身的解毒功能，从而达到祛除毒邪目的。

2. 化毒：内毒为病治宜化毒，即根据不同的邪毒，化解其毒性而恢复脏腑的正常生理功能，通过疏利气机，活血化瘀，健脾利湿，理气化痰，使气血流畅，络道通畅，脾能升清降浊，痰、湿、瘀毒无由生。故化毒可改善脏腑的功能，增强其气化活动，杜绝内毒的产生。

3. 排毒：因机体的排毒功能障碍，内毒壅滞于体内，当以排毒为治，即通过一定的排毒途径，将毒邪排出体外，主要包括利尿排毒、通腑排毒、发汗排毒等治法。

142　从毒邪论治系统性红斑狼疮

毒，邪气蕴结不解之谓。它包括致病性质强烈的外感邪气和蕴结不解的内生邪气等。其特点是致病酷烈顽恶，胶着难愈。"毒"可概括为导致脏腑或组织反复或持续性损伤的病理过程。毒邪与许多疾病（如肝病、肾病、肿瘤、哮喘、风湿免疫病等）的发生、演变、恶化及辨证论治均有密切关系。近年来，对"毒"在疾病发生及发展中的作用及相应的诊治得到广泛重视，并形成一种学说。学者惠乃玲等认为，"毒"同样可以概括系统性红斑狼疮的发生、发展、迁延不愈的整个病理过程，其表现形式有热毒、湿毒、瘀毒、浊毒等。

毒邪的病因病机

中医学认为，毒有内外之分，外毒是指由外而来，侵袭机体并造成毒害的一类物质。在系统性红斑狼疮中，外毒不仅限于外感六淫致病，现代医学的 EB 病毒、微小病毒 B19、药物、青霉素、橡胶产品、染料、杀虫剂、烟草、紫外线等亦在此范畴。内毒其主要来源有三：①机体在代谢过程中产生的各种代谢废物。由于在生命过程中无时无刻不在产生，是毒的主要来源；②本为人体正常所需的生理物质，在代谢障碍时超出其生理需要量时，也可转变为致病物质；③正常的生理性物质，由于所在部位的改变，也具有致病性而成为毒邪。由此可见，内毒的产生和形成与脏腑功能失调密切相关。系统性红斑狼疮中，多种自身抗体的产生与免疫复合物的形成均与我们认为毒邪是导致脏腑或组织反复或持续性损伤的病理过程相似。现代药理研究证实，清热解毒类中药可以显著降低自身抗体的滴度，减少肾脏免疫复合物的沉积，根据"以药测证"的思路可以反证自身抗体与免疫复合物均属毒邪范畴。

毒损络脉是系统性红斑狼疮的主要病机。络脉犹如网络，纵横交错，遍布全身，内络脏腑，外联肢节，具有贯通表里上下、环流气血津液渗灌脏腑组织等生理功能，对于维持人体正常的生命活动具有十分重要的意义。由此可见络脉系统是沟通机体内外、保障脏腑气血灌注的功能性网络，也是协调机体内外环境统一和维持机体内稳态的重要结构。当络脉受邪，毒邪阻络，络道受损时，则影响其输布气血津液濡养四肢百骸、脏腑器官等正常的生理功能，从而酿生诸种疾病。

毒损络脉的病理变化涉及现代医学中血流动力学改变、血管内皮损伤及细胞因子调控失常等诸多方面而造成微循环的障碍。现代研究表明，血管内皮细胞具有屏障及选择性通透功能，其接受血液中各种体液因子刺激，调节血管张力、细胞增殖，维持血液流动。血管内皮细胞参与血流动力学、血管通透性的调节，在血栓形成、脂质沉积、细胞黏附等方面具有重要作用。血浆内皮素-1是由内皮细胞合成和分泌的，当内皮细胞受损时释放入血的血浆内皮素增多，内皮素-1作为反应内皮细胞受损的指标。系统性红斑狼疮患者血浆中内皮素明显升高，引起微循环血管处于异常收缩状态，管袢数目减少，管袢扭曲，血流速度慢，可见不同程度的红细胞聚集、渗出、出血及血微栓等，管袢数目减少，减少了物质交换面积，降低了交换速度，红细胞聚集降低了携带氧气的能力，血液流动缓慢影响了氧气及营养物质的供应与代谢产物的排除，加之血液的渗出，扰乱了内环境的平衡，为疾病的发生创造了条件。

毒邪损络致病表现

1. 热（火）毒伤络： 热毒又称火毒，火热之极谓之毒，热毒有内、外之分，外毒多因六淫之邪外袭入内，郁久不解，变生热毒。外毒多与风、湿毒相合侵袭，内毒多因湿邪化热而成，毒犯机体，损伤络脉，正气奋起抗毒，正邪相搏，化火生热。常致高热烦渴，咽喉痛，面部红斑，皮疹，衄血，尿血；热极肉腐，则发为口腔溃疡，疮疡痈肿；灼伤脑络，则见高热不解，神昏谵语或抽搐。

2. 浊毒阻络：主要见于狼疮性肾炎的患者，其浊毒的产生有三：或为感受寒、热之毒邪，使肺卫失和，肺失通调，水道不利，水湿、湿浊蕴结成浊毒；或为饮食不洁，损伤脾胃，运化失健，聚湿成浊酿毒；或素体脾肾虚损，不能化气行水，升清降浊，水液内停，湿浊中阻，湿浊或化热蓄酿成浊毒。浊毒阻塞胃络则恶心呕吐，口臭苔腻；肺肾络脉受损，水毒排泄不畅则致水肿、少尿或无尿，甚至水气上凌心脉则出现心肺衰竭等危候。

3. 瘀毒阻络：系统性红斑狼疮中瘀毒产生的机制有三：一是热毒煎熬熏蒸，血被煎炼为瘀；二是毒邪伤络，血溢成瘀；三是毒邪伤津耗阴，阴伤血滞为瘀。由于瘀热相搏，可致脉络广泛损伤而表现为多脏器、多个部位的出血，且往往呈进行性加重，瘀热外郁肌肤孙络，则见面部红斑、多形性红斑样皮疹、皮肤瘀斑及皮肤的血管炎等。

从毒论治

近年来，根据毒邪致病理论，从毒论治，运用解毒排毒及以毒攻毒等方法，对感染性与非感染性、急性与慢性、复杂疑难性等多种疾病的临床疗效明显提高。系统性红斑狼疮从"毒"论治的研究也取得了令人瞩目的成就，无论是解毒、排毒治疗，还是以毒攻毒治疗，其中包括现代医学免疫抑制剂的广泛应用，均收到了较好疗效。

针对系统性红斑狼疮毒损络脉的主要病理机制，临床宜从毒、从通论治，然而，脏腑本身的功能完善和彼此之间的功能协调是排除毒素的重要基础之一。本病有病程长，病变广泛，易反复发作，变化多端，缠绵难愈的特点，其病机为湿热毒邪阻络，毒损络脉，脉络痹阻，络道不通。其总的治疗原则为通畅络道，化浊排毒，同时要注意扶助正气。临床用药要因人而异，辨证施治，根据临床症状不同，毒邪性质不同及所属脏腑各异，选择解毒、排毒、以毒攻毒等不同的治法。

解毒，即消除产生毒邪的原因，依靠脏腑的解毒功能化解毒邪，或应用解毒药物，以达到祛除毒邪的目的。对于热毒偏盛者，宜清热解毒；瘀毒偏盛者，宜解毒活血，以此减轻对机体的伤害，促使毒邪排出体外。现代药理研究证明，金银花、连翘、蒲公英、紫花地丁、龙胆、大青叶、青蒿、败酱草、黄柏、地榆等清热解毒药，不仅具有杀菌抑菌或抗病毒作用，且具有减毒、解毒，或抗炎抗渗出作用；穿心莲、白花蛇舌草等清热药不仅有杀菌抑菌作用，且能提高吞噬细胞功能和免疫力；大黄、虎杖、丹参、白头翁、苦参、黄连、地榆对杆菌有较强抑杀作用，而且有中和毒素作用。由此可见，清热解毒方药的作用机制，并非简单的抗菌和解热作用，主要是提高了机体吞噬毒素的能力，减轻和对抗各种毒性反应，改善了毒素导致的生理生化功能的失调，避免了严重的病理改变。陈爱平等运用中药生地黄、熟地黄、白花蛇舌草、青蒿、益母草、牡丹皮、丹参、蛇莓、半枝莲、山茱萸，治疗系统性红斑狼疮，结果显示该药可降低肾小球肾小管标志蛋白（尿微量白蛋白、尿 α1 微球蛋白、视黄醇蛋白），减少尿中蛋白含量，对狼疮性肾炎患者血清黏附分子有明显的抑制作用，从而提示对狼疮性肾炎患者的肾小球、肾小管损伤均有保护与修复作用。诸药结合具有改善细胞免疫和体液免疫状况、抗炎、抗血小板聚集、抗血栓、修复肾小管等功能。

排毒，包括因势利导与促使排毒。因势利导指针对毒的不同病位，就近引导，给毒出路，促使排毒是根据邪正盛衰情况，调理或补益人体阴阳、气血、脏腑功能等，疏通络道，利于排毒或恢复排毒系统的功能。如系统性红斑狼疮慢性肾衰竭至"关格"阶段，复方中伍用肉桂等，旨在温复肾阳，复其蒸化之职，使溺浊之毒能下泄膀胱，从尿而出；合用大黄，通腑泄浊，使溺浊之毒从大便而出，从而避免浊毒凌心犯肺等危候的发生。现代医学的血浆置换、免疫吸附疗法亦是排毒法的直观体现。

以毒攻毒，即采用有毒药物如雷公藤、马钱子、虫类药物取其药力峻猛，专擅攻逐搜剔深伏于脏腑经络间瘀热湿浊毒邪，令其络道通、毒邪除。雷公藤，又名黄藤、断肠草、水莽草、菜虫草，有毒，一般认为其叶、芽、花、果的毒性较其他部位为大。自 1981 年起，同济医科大学法医系法医病理学教研室对雷公藤中毒的病理形态学方面进行了系统的实验研究，并从病理形态学方面首次证明雷公藤具有类似免疫抑制剂的细胞毒作用。许晨等采用雷公藤红素对狼疮鼠进行干预治疗，结果显示：雷公藤红素可显著减少狼疮小鼠的 24 小时尿蛋白量，抑制血清抗 dsDNA 抗体的产生。这可能是由于雷公藤红素直接抑制 B 细胞产生包括抗 dsDNA 抗体在内的多种自身抗体，减少了免疫复合物在肾小球的沉积，维持了肾小球滤过膜的正常通透性，从而使蛋白尿减少，而蛋白尿的减少有助于肾纤维化的防治。

现代医学免疫抑制剂环磷酰胺、甲氨蝶呤的应用符合中医的以毒攻毒原理，通过其抑制 T 和 B 淋巴细胞增殖，抑制淋巴母细胞对抗原刺激的反应，降低血清免疫球蛋白水平，减少抗体产生等而发挥作用。

143　从毒邪论治慢性下肢静脉疾病

　　慢性下肢静脉疾病是因静脉结构或功能异常引起静脉血回流不畅、静脉压力过高导致的，以下肢沉重、疲劳和胀痛，水肿、静脉曲张、皮肤营养改变和静脉性溃疡为主要临床表现的一组综合征。慢性下肢静脉疾病是常见、多发血管疾病，我国患病率为 8.89%。随疾病发展可引发包括血栓性浅静脉炎、下肢深静脉血栓形成、顽固性溃疡及出血等多种严重并发症，严重影响患者的工作和生活，甚至截肢致残或引发致命性肺栓塞。本病属中医学"筋瘤""恶脉""臁疮""青筋腿""青蛇毒""下注疮"等范畴。学者韩书明等通过反复研读中医经典理论结合多年临证思考，从毒论治，提出"毒邪久结筋脉、损及气血津液、病分气水血治"的观点。

毒邪的概念及特性

　　东汉许慎《说文解字》云"毒，厚也，害人之草"，可见毒的本义为毒草。所谓"毒邪"者，即指病气，唐代王冰《素问·五常政大论》注"夫毒者，皆五行标盛暴烈之气所为也"；《中藏经》云"疽疖疮毒之所，皆五脏六腑蓄毒不流"；清代尤在泾《金匮要略心典》云"毒，邪气蕴结不解之谓"。可见，六淫邪气亢盛剧烈者为毒，邪气蕴结日久者亦为毒，即所谓邪盛极谓之毒也。毒邪致病，始见于《黄帝内经》。《素问》有"寒毒""湿毒""热毒""清毒""燥毒""大风苛毒"之说；仲景立阴阳毒之脉证辨治方药；明清温病学家均推崇"温毒""热毒"为病，王孟英更提倡"疫气即毒"，从而逐渐形成"外毒学说"。近代医家对"毒邪论"颇有创新，主张邪盛为毒，倡导毒分内外。内毒即内生之毒，乃脏腑功能和气血津液运行失调，使体内生理或病理产物不能及时排出，积聚郁滞所化生的一类有害物质，临床上以水液或血液运行失常而产生的痰浊、水湿和瘀血等有形之邪蕴积者居多，并有"痰湿毒""瘀血毒""败血毒""滞气毒""败精毒""燥屎毒""尿毒""浊毒""癌毒"等多种内毒之说。

　　"毒"之性，暴烈异常，且毒邪常久伏体内，起病必然急骤，来势凶猛，发展迅速，极易内攻脏腑气血津液、外伤皮肉筋骨脉等五体，且变化多端、久治不愈。毒邪虽分多种，但多具有内在的、共同的病理基础，故毒邪不论外感、内生，或阴毒、阳毒，均具备下列临床特性。其一，顽固性：毒邪致病，病情顽固，易于深伏、病程漫长，日日加重，反复难愈。其二，依附性：毒邪极少单独致病，外来者常依附六淫之邪；内生者常依附痰浊、瘀血、水湿等病理产物。其三，内损性：毒邪致病易犯内脏，损伤皮、肉、筋、骨、脉等五体以及气、血、津液等。其四，复杂性：毒邪致病常病情复杂，变化多端，虚实相间，寒热错杂。

慢性下肢静脉疾病"毒结筋脉"发病机制

　　慢性下肢静脉疾病发病机制复杂，主要由慢性炎症及血流紊乱共同作用导致，其中慢性炎症在其发展过程中起关键作用。本病病程长，表现多样，常急性加重，反复难愈，易损伤皮、肉、筋、骨、脉等五体及气、血、津液，甚或内攻脏腑。本病具有顽固性、内损性和复杂性等毒邪发病的特性，为从毒论治本病提供了理论依据。

　　浅表静脉古称"青筋、筋或筋脉"，可从《灵枢·水胀》云"鼓胀……色苍黄，腹筋起"中得到印证。《灵枢·刺节真邪》云"有所疾前筋，筋屈不得伸，邪气居其间而不反，发为筋溜。有所结，气归之，卫气留之，不得反，津液久留，合而为肠溜，久者数岁乃成，以手按之柔。已有所结，气归之，津液留之，邪气中之，凝结日以易甚，连以聚居，为昔瘤，以手按之坚"。《灵枢·百病始生》云"清湿袭虚，则病起于下"；《金匮要略》云"浊邪居下……湿伤于下"。上述理论详细论述了大隐静脉曲张及其并发症的病因、病理、病程和特征性临床表现，即寒湿之邪侵袭人体下部，邪气久客筋脉不去，初期仅见浅表静脉屈曲，故曰筋溜。若邪气久结筋脉不去，影响卫气津液的运行，气滞津凝，化为湿浊，日久蕴毒为病，症见下肢浅表静脉屈曲扩张如肠管、质柔软、小腿水肿等，故曰肠溜。若筋脉气滞津凝日甚，或因复感外毒引发，营血凝结，瘀血久留不去，日久化为瘀毒，故见下肢浅静脉盘曲扩张、聚集成团、质硬色暗，故曰昔瘤。阐明了本病由寒毒到湿毒再到瘀毒的病因学规律，由气分（卫气留之）到水分（津液久留）再到血分（凝结聚居）的病理学规律及其特征性表现。

仲景论水气病分病发气分、水分、血分，叶天士治疗温热病创建了卫气营血辨证。从毒伤气分、水分、血分入手论治慢性下肢静脉疾病，是基于《黄帝内经》"筋溜、肠溜、昔瘤"和《金匮要略·水气病脉证并治》理论，运用古今有关毒邪发病、气血津液辨证、筋瘤臁疮股肿恶脉等基础理论和临床知识，对本病错综复杂的证候表现及演变规律进行分析归纳，而提出的"毒邪久结筋脉、损及气血津液、病分气水血治"的治疗学观点。

通过大量临床观察发现，慢性下肢静脉疾病病因病机为阳虚不充四肢，寒湿客居筋脉，日久蕴结酿毒，渐伤及气分、水分、血分，化生寒毒、湿毒、热（火）毒、瘀毒而为病。其中寒毒为无形之邪多伤气分，日久不解，深入水分，津留不去，化生痰湿浊毒；或外感湿毒直中水分，痰湿内阻筋脉，久病入络，病损血分，营阴郁滞，瘀毒内生，瘀久生热酿毒；或外感火毒直迫血分。故本病从气分→水分→血分是病位由浅入深、病情由轻至重、预后由好转差的表现。

从气水血分辨证论治慢性下肢静脉疾病

气分病为毒邪影响下肢阳气（卫气）的运行，不能温煦濡养筋脉而引起的一系列证候；水分病为毒邪深入，进一步影响水液运行，损伤皮肉筋骨而引起的一系列证候；血分病为毒邪深入血脉，影响血液运行，或可内伤脏腑（肺栓塞）而引起的一系列证候。治疗需先辨毒邪在气分、水分、血分，再辨病邪属寒毒、火毒、湿毒、热毒、瘀毒。一般气分以寒毒为主，多兼湿毒；水分以湿毒为主，多兼寒毒、热毒；血分以瘀毒为主，多兼湿毒、火毒。临床常见的 3 个证型。

1. 气分病（寒毒凝筋证）：素体阳虚，清阳不实四肢，不能柔泽养筋，寒湿之邪乘虚袭下，寒湿凝筋，蕴结酿毒，卫气归而留之与邪相争，筋屈不伸而为病，多以筋气受累为主，症见青筋盘曲如蚯蚓状，小腿恶寒怕风，酸困憋胀而不痛，久站久坐或劳累后加重；伴形寒肢冷、气短乏力、口淡不渴，小便清长，舌淡暗，或淡胖，苔白，或白腻，脉沉迟，或弦细，或濡缓等。以酸困为主症，辨证要点：①青筋盘曲如蚯蚓状，质软；②久站久坐或劳累后小腿酸沉憋胀下坠而不痛，平卧休息后恢复。多属静脉曲张初期、轻症，或稳定期。以温筋散寒化毒为治疗大法，正如清代王洪绪《外科证治全生集》云"世人但知一概清火以解毒，殊不知毒即是寒，解寒而毒自化"之谓也。治当温筋散寒、化毒益气，常用升麻、熟附子、桂枝、肉桂、小茴香、黄芪、茯苓、杜仲等，或用筋瘤丸、暖肝煎、补中益气汤等加减治疗。

2. 水分病（湿毒浸筋证）：毒邪于气分久结不解，寒气生浊，或气滞津凝，津液久留，病入水分，化生痰湿浊毒；或外感湿毒较重直中水分，湿毒或从寒化损伤筋骨，或从热化败坏皮肉而为病，多以筋津受累为主。症见下肢青筋盘曲如蚯蚓状，小腿明显肿胀，酸困无力，抽搐；或小腿皮肤瘙痒，起小丘疹，色素沉着，皮硬如革，可出现水疱、渗出、糜烂或表浅性溃疡等皮损；或小腿慢性较深的大溃疡，边缘呈扁盆状，渗出较多，肉芽紫红夹腐，不甚痛；或膝、踝关节肿胀疼痛；伴身体困倦乏力，脘闷纳呆，小便不利，大便黏腻不爽；舌淡暗，或暗红，质胖或有齿痕，苔滑或黏腻，色或黄或白，脉沉滑，或沉弦，或沉细。以水肿为主症，辨证要点：①青筋盘曲如蚯蚓状，色紫暗，质软；②小腿水肿明显，以足踝部为重，多午后较重，晨起明显减轻；③小腿或足部肌肉受凉或劳累后抽搐；④可有皮炎、溃疡等皮损，渗出较多，红肿疼痛不甚。此证属静脉曲张重症或伴湿疹性皮炎、郁积性皮炎、慢性湿疹性溃疡、静脉瘀血性溃疡、急性膝踝增生性神经痛等。治以利湿泄浊排毒，《素问·阴阳应象大论》云"其下者，引而竭之"；《素问·汤液醪醴论》云"洁净府"；《金匮要略·水气病脉证并治》云"诸有水者，腰以下肿当利小便"。故治当利湿泄浊，兼清热解毒或温化寒湿、强健筋骨，常用土茯苓、萆薢、防己、薏苡仁、木瓜、泽兰等药物，或用消肿祛斑合剂、萆薢渗湿汤、萆薢化毒汤，或独活寄生汤、阳和汤等加减。

3. 血分病（瘀毒阻筋证）： 气分水分毒邪不解，蕴结日甚，深入血分，营阴郁滞，筋脉瘀阻，瘀毒内生；或火毒、虫毒、外伤染毒，直中血分，毒瘀火结，灼伤血络；或毒伤血脉，营气不从，逆于肉理，血败肉腐筋烂或随脉内攻心肺而为病，多以筋血受累为主。症见曲张静脉处突发条索状物，皮肤发红，触之较硬，扪之发热，按压疼痛明显；或单侧下肢突发性、广泛性粗肿、胀痛，大腿内侧和/或小腿后侧压痛明显；或云片状潮红，灼热；或散发密集细点状紫癜；或小腿溃疡，疼痛剧烈，创面干黑，分泌少；伴发热，口渴不欲饮，大便干，舌暗红或紫暗或红绛，脉弦数或沉细或沉涩。以疼痛为主症，辨证要点：①条索状肿物，红肿灼热疼痛；②或单侧下肢突发性、广泛性粗肿、胀痛；③或皮肤云片状潮红，或皮肤散发密集细点状紫癜；④或小腿溃疡，疼痛剧烈，创面干黑、分泌少。多属下肢静脉曲张伴血栓性浅静脉炎、深静脉血栓形成、丹毒、紫癜性皮炎、皮肤坏死性血管炎等。治以破瘀凉血解毒，即《素问·阴阳应象大论》"血实宜决之"，《素问·汤液醪醴论》"去菀陈莝"之意。活血凉血破瘀、清热泻火解毒常用大黄、地龙、白茅根、牡丹皮、黄柏、蒲公英、天花粉、板蓝根等，或用消肿破瘀合剂、活血凉血合剂、血府逐瘀汤、五味消毒饮等加减。

从"毒侵气血水分"论治慢性下肢静脉疾病，病位在筋，病损在气、在水（津）、在血，故毒分寒毒、火毒、湿毒、热毒、瘀毒，病辨气分、水分、血分。一般气分多寒毒、水分多湿毒、血分多瘀毒热毒。本病非如外感热病之传变迅速，多缓慢发展，间或急变，多气分水分血分三者相间为病，故临床需加辨析。

144　从毒邪论治皮肤病

皮肤病普遍认为，风、湿、热、虫、毒、瘀、虚是主要的致病因素，李元文教授认为，毒邪是其中重要的致病因子。毒邪作为致病因素具有很强的致病性，皮肤是人体的外层，是生命的篱笆，容易受到各种致病因素的侵袭发生各种各样的皮肤病。

毒的原意

东汉许慎《说文解字》载"毒，厚也，害人之草"。三国张揖《广雅》载"毒，犹恶也"。《辞源》中"毒"的释义有三：①恶也，寒也；②痛也，苦也；③物之能害人者皆曰毒。1978年首版的《现代汉语词典》对"毒"的解释扩大到6种：①进入机体后能与有机体起化学变化，破坏体内组织和生理功能的物质；②对思想意识有害的事物；③毒品；④有毒的；⑤用毒物害死；⑥毒辣，猛烈。随着社会的进步，生产力的提高，各个学科的发展，"毒"的概念也逐渐扩大。通过总结我国现存的几部具有代表性的字典、词典，可以对"毒"的解释归纳为以下3点：①"毒"是一类植物，具有名词属性，其作用是损害人体，而后其损害从生理方面扩大到精神方面、生理精神方面（毒品）；②"毒"具有"甚""猛烈"等意思，具有形容词属性，是对程度的描写；③"毒"亦有动词属性，指用"毒"伤害人体的过程。

中医学中的毒

1. 毒与邪："毒"的原意之一是指代一类植物，这类植物是人体受害的原因，同时这类植物也具有使人受到伤害的能力。《黄帝内经》是最早把"毒"作为医学概念提出的典籍，在"毒"原意的基础上，赋予了"毒"更深层次、更多元化的意义。将"毒"引申为病因、致病因子。如《素问·生气通天论》中记载"故风者，百病之始也，清静则肉腠闭拒，虽有大风苛毒，弗之能害，此因时之序也"。又如《素问·刺法论》载"五疫之至，皆相染易……正气存内，邪不可干，避其毒气"。"毒"究竟是何种病因？具有何种致病特点？临床各家亦有诸多论述。王黎等通过分析《黄帝内经》和其他中医典籍的相关论述，认为"人体之毒"的本质是指人体气血阴阳的失衡状态，亦为病因。姜良铎教授从病因病机层面总结出"毒"的概念——凡是对机体有不利影响的因素，无论来源于外界或体内，统称为"毒"。从"毒"的角度来认识病因病机，是根据病因作用于人体后所产生的影响——无论这种病因对整个机体产生怎样的影响，都经高度概括后抽象出一个概念——毒。周仲瑛教授"伏毒"理论指出毒邪具有潜藏于人体、待时而发的病理特质。感邪之后并未立即发病，邪气伏藏，遇感而发，且发病迟早不一，一旦发病，既可以表现为猛烈急骤，亦可以表现为病势缠绵、迁延难愈。伏毒最主要的特点是隐伏。"毒邪"伏而待发，未发之时即受体质、环境等诸多因素影响，且往往发病之时病情复杂。伏毒之"毒"可为风、寒、暑、湿、燥、火任意一端，亦可为痰、为瘀，其毒既可以是外感病因，又可以成为病理产物。

中医学对"邪气"的论述，泛指各种致病因素，简称"邪"。人体是否发病，取决于"正邪斗争"的结果。如将"毒"作为"失衡状态"或者"不利因素"，那么"毒"与"邪"这两个概念则有部分重合，临床上"毒邪"的描述亦不罕见。如果简单地将"毒"和"邪"等同观之，那么周仲瑛教授提出的"伏毒"理论似乎也可以称为"伏邪"理论。分析"伏毒"理论，其重点并不在"毒"上，而是在"伏"

上，强调的是动态的过程。根据上文对"毒"的分析，"毒"亦有"毒害人体的过程"的意义，而"邪"则不具该含义。那么"毒"是否能替代"邪"？"毒"和"邪"这两个概念之间究竟是何种关系呢？《黄帝内经》中对"邪"的描述共441处，其中425处均为"不正"之义，并成为各种致病因素的代称。因此用"邪"指代一切致病因素已是一种习惯的、并且被接受的、被承认的说法。与此相较，"毒"的概念则略显狭窄，因此"邪"包含了"毒"，"毒"是一种病因，也就是"致病之邪"的一种。

2. 邪盛谓之毒：东汉张仲景《金匮要略》指出"千般疢难，不越三条，一者，经络受邪入脏腑，为内所因也；二者，四肢九窍，血脉相传，壅塞不通，为外皮肤所中也；三者，房室、金刃、虫兽所伤。以此详之，病由都尽"。宋代陈无择在《金匮要略》的基础上引申出"三因学说"，即内因、外因和不内外因。"毒"作为病因的一种，究竟何为"毒"呢？有研究者认为"邪盛谓之毒"。"毒"作为病因而言，亦有内外之分。"六气"是自然界6种不同的气候变化，是无害于人体的。然而"六气"异常则变生"六淫"，"淫"为太过，太过则引起疾病，有害于人体。而"六淫"太过则成毒。《素问·五常政大论》载"寒热燥湿，不同其化也。故少阳在泉，寒毒不生，其味辛，其治苦酸，其谷苍丹。阳明在泉，湿毒不生，其味酸，其气湿，其治辛苦甘，其谷丹素。太阳在泉，热毒不生，其味苦，其治淡咸，其谷黔秬。厥阴在泉，清毒不生，其味甘，其治酸苦，其谷苍赤，其气专，其味正。少阴在泉，寒毒不生，其味辛，其治辛苦甘，其谷白丹。太阴在泉，燥毒不生，其味咸，其气热，其治甘咸，其谷黔秬。化淳则咸守，气专则辛化而俱治"。此段论述出现了大量以"毒"为名称的病因，目前临床亦认同"寒毒""湿毒"等是由"邪气"衍生而来，同时比"邪气"所引起的疾病更为复杂，更为难治。可见"毒"作为病因亦可看作是对"毒"的第二种意义的引申，即"甚者为毒"。

"七情"是7种情志变化，是机体的精神状态，也是人体对客观事物的不同反应，正常情况下不会使人致病，而异常的情志刺激，其变化超过了人体正常的生理活动范围，则就会导致疾病发生，成为"内伤七情"。饮食、劳逸亦是如此。七情不遂，五志过极化毒，饮食不节，脾胃功能受损生毒，均是在原有内伤基础上程度加重，由"内伤"质变为"内毒"。"痰饮""瘀血"等病理产物亦为致病内因，甚者则为"痰毒""瘀毒"。现代关于"毒"的理论也十分丰富。浊毒既是一种对人体脏腑经络及气血阴阳均能造成严重损害的致病因素，同时也是由于多种原因导致脏腑功能紊乱、气血运行失常，致使机体内产生的代谢产物不能及时正常排出，蓄积于体内而化生的病理产物。"浊"性黏滞、重浊，易结滞脉络、伤气浊血、阻塞气机。结合上文对"毒"的分析，拆分"浊毒"的概念，可知"浊"是"毒"的定语，是对"毒"特点的描述。

3. 毒邪的标准：根据"毒"的原意，结合对现有病因理论的分析，将"毒"作为一种独立的致病因素，归入内外因中则为"六气-六淫-六毒"，"七情、饮食、劳逸-内伤-内毒"，"痰饮-痰毒"，"瘀血-瘀毒"，等等。众所周知，从六气到六淫，情志、饮食、劳逸到内伤，水液到痰饮等的变化是一个从量变到质变的过程，是以是否引起疾病作为判断标准的。而从六淫到六毒，内伤到内毒，痰饮到痰毒，或者从六气、七情直接变化到毒，亦是一个量变到质变的过程，也就是说"毒"为病更甚。

普通病邪发展到何种程度则成为"毒"，临床各家尚无明确的判断标准。临床上对"毒邪"的判断也是莫衷一是。"六淫""七情""饮食劳逸"等普通病邪致病，无论轻重缓急，痊愈后不遗留器质性损伤；而"毒邪"致病，无论"风毒""热毒"等，治愈后会遗留器质性损伤。以是否存在器质性损伤来区分"普通病邪"与"毒邪"具有以下优势。其一，通过西医学方法评价，有统一的标准和指标，更具客观性。其二，随着医学的发展，评价手段的进步，区分"普通病邪"和"毒邪"的标准也随之变动。

毒邪的分类

在古代文献中毒与邪最早是分而论之，毒与疫密切关联，是对人体损伤最为严重的致病因素。邪一般与气密切关联，如《黄帝内经》中有关病因方面的论述，言及某气者，多指某种邪气。如《素问·痹论》云"风寒湿三气杂至，合而为痹也。其风气胜者为行痹，寒气胜者为痛痹，湿气胜者为著痹也"。

这里所说的"三气"，即指3种邪气。"风气""寒气""湿气"分别指风邪、寒邪、湿邪。随着邪气与正气概念的形成，毒作为一种邪气被称为毒邪。如《金匮要略心典》解释"毒，邪气蕴结不解之谓"。近年来，人们注重了毒邪的致病性，有各种关于毒邪治病的论述。但清晰的毒邪概念还没有完全形成。李教授认为，毒邪大致可分为内毒与外毒2种。外来毒邪和内生毒邪在致病时互为因果，相互影响，相互促进。外毒侵入人体，可造成脏腑功能失常，气血运行障碍，由此而产生内毒。内毒生成之后，耗伤正气，正气虚衰，又可招致外毒。二者往往互为依存，共同伤害人体，使病情更为凶险、顽恶。

内毒即内生之毒，由于人体脏腑功能失调，气血失常，从内而生的病邪不但有内风、内热、内湿，而且可以出现内毒。从其物质属性来说，其来源主要有3个方面：一是机体在代谢过程中产生的各种代谢废物，由于其在生命过程中无时无刻不在产生，因而它是内生之毒的主要来源，也是机体排毒系统功能紊乱时存留体内危害人体健康的主要因素。二是指那些本为人体正常所需的生理物质，由于代谢障碍，超出其生理需要量，也可能转化为致病物质形成毒。三是指本为生理性物质，由于改变了它所存在的部位，也成为一种毒。可见内毒既是一种生理物质，又是一种病理产物，都是脏腑功能失调的反映，一旦产生，便又加剧脏腑功能失调，形成复杂的病证。内毒往往夹杂其他病邪共同致病如夹瘀成瘀毒、夹痰成痰毒、夹热成热毒，夹湿成湿毒，夹燥成燥毒。在皮肤病的发病中很多慢性难治性疾病内生毒邪尤为突出，毒邪夹杂其他邪气共同致病成为复杂病机的主要原因。如银屑病患者常因情绪烦扰，工作家庭压力增大，脏腑功能失调，气血逆乱，出现红斑、鳞屑、瘙痒等症状，发病急骤，泛发全身，中医辨证常为血热证，但此血热凉血治疗不足以解热，凉血解毒治疗常获佳效。究其原因，情绪等使脏腑功能失调，气血营养失常，血热郁而成毒，或热毒互扰，使病情复杂而难愈。某些已有的疾病其代谢产物或病理产物也可以产生大量的毒邪损伤人体产生皮肤疾患。如糖尿病患者可以产生内生性糖毒，出现皮肤的瘙痒、红肿或疖肿疼痛，尿毒症患者内生性尿毒也会引起皮肤瘙痒干燥及色沉等表现。其治疗要解其内毒，而获效。

外毒，即外感毒邪，分为邪化之毒、毒气、虫兽毒、药毒、食毒及漆毒、光毒等。当前环境污染较为严重，尘螨、花粉、可吸入颗粒物等可视为因环境恶化产生的外来毒气或毒邪。这一致病邪气不容小觑。邪化之毒是指致病邪气蕴于体内不能及时排除，进而转化为对人体损伤更加严重的毒邪，常见有风、湿、热转化而来的风毒或风湿热毒，热毒或湿热毒邪。在皮肤病致病中虫邪也是最常见的致病因素，一般的虫咬不会产生严重的问题，但虫邪夹毒邪致病则病情异常严重，如隐翅性皮炎，毒蛇咬伤等甚至于可危及生命。药毒也是皮肤病最常见的致病因素之一，凡药三分毒是指但凡能治病的药物必然有一定的毒性，如严格的无毒则只能是食品。但有些药物有严重的药毒反应，如剥脱性皮炎药疹，大疱性表皮松解性药疹，红皮病性药疹，这些被视为严重的药毒作用于人体出现的剧烈反应，有的甚至于危及生命。食物中某些食物是明确有毒的如有些蘑菇，未经加工的生扁豆、生黄花菜、白果等，但也有原本没有毒的食物由于污染农药等如误食后出现了中毒的症状，也被视为是食物之毒引起。漆毒是古代就有明确记载的，又名漆疮。隋代巢元方《诸病源候论》云"人有禀性畏漆，但见漆便中其毒……亦有性自耐者，终日烧煮，竟不为害也"。此系因人禀性畏漆，感受漆气而发。多发生在身体的暴露部位，所接触的皮肤突然红肿，焮热作痒，起小丘疹或水疱，抓破则糜烂流水。重者可遍及全身，并见形寒、发热、头痛等全身症状。漆毒目前泛指可以引起接触皮炎的物质。光毒可引起日晒伤，引起皮肤的红肿热痛，及脱皮瘙痒。由于环境的恶化，臭氧层黑洞的形成，紫外线对人体的损伤会逐渐加重，皮肤癌、皮肤老化及白癜风等都与光毒有关系。

从毒论治的临床依据

毒邪致病的临床表现复杂多变，各种毒邪致病特点不一，但共同特点表现为以下几点。一是峻烈性：致病力强，传变迅速，危害严重，极易致死，病情多呈急、危之象。二是顽固性：毒邪凝结气血，燔灼津液，胶着不化，缠绵难愈。三是相兼性：毒邪往往相兼为病，如湿热毒、痰湿毒等。对于毒邪所致皮肤病一般有以下特点：首先是发病前常有服药、吃发物、接触某些特殊的物质、暴晒、皮肤感染、虫咬等诱因，患者常有家族性禀赋不耐的体质。其次皮疹的特点是来势暴急，发展迅速，皮疹多形性，广泛对称分布，可伴有严重的全身症状，甚至于危及生命。

毒邪致皮肤病其实存在于皮肤病发生发展的各个环节中，需要临床细辨毒邪特点，及时予以解毒功毒治疗。如银屑病是常见的难治性皮肤病，皮疹特点是红斑和银白色鳞屑，如何辨识患者血热是否夹毒，血瘀是否夹毒，血燥是否夹毒需要认真甄别。患者发病初期始于咽喉肿痛，扁桃体肿大，或有发热口渴，这是风热毒邪从口鼻而入，侵入人体后外发肌肤，皮疹红斑鲜红，搔之出血，或有小的脓丘疹，此乃毒邪所致病，治法当清热凉血解毒。病入中期，皮疹发展停止，皮疹淡红干燥，或有肥厚，鳞屑不厚此乃血燥，但如何甄别是否有毒邪侵入，须从病史看有没有外感咽痛的症状，同时查看咽部是否有充血、滤泡等慢性炎性反应，患者是否有大便干结、急躁易怒、口干口渴等夹毒的症状。血瘀证也同样需要判定是否夹毒。有时候确实没有典型的夹毒症状，但考虑到疾病的全身发病，发病急骤，皮疹广泛，治疗困难，顽固难愈等特点符合毒邪致病的基本特点也需要从毒论治，以增加疗效。

从毒论治的治疗方法

《诸病源候论》是现存的第一部论述病因、病机、证候学专书，书中首次对毒邪进行系统分类，并论述了临床各科 44 种毒邪致病的病因病机及证候。由于历史的原因，大多数病证名称没有被继续推广使用，在治法上仅保留"清热解毒""以毒攻毒"之法。在皮肤病的治疗上，解毒攻毒可以说是广泛应用。

1. 疏风解毒：皮疹可见红色斑丘疹，或有鳞屑，瘙痒，伴有咽干咽痛，口干口渴，舌边尖红，苔薄黄，脉滑小数等，如玫瑰糠疹、银屑病早期、过敏性皮炎、湿疹、荨麻疹等治疗当疏风解毒，方用消风散、银翘解毒汤等加减。常用药物如金银花、连翘、薄荷、板蓝根、牛蒡子、锦灯笼、蝉蜕、柴胡、生石膏、知母、防风等。

2. 清热解毒：皮疹表现为红斑鲜红或焮红，或有脓疱、水疱、血疱、肿胀，或有疖肿疼痛，常伴有身热、口干、口苦、尿赤、便秘，舌红苔黄，脉滑数。常见疾病如丹毒、疖病、疱疹、银屑病、紫癜、血管炎等。治疗当清热解毒，常用方剂如黄连解毒汤，五味消毒饮，泻心汤。常用药物如黄连、黄柏、黄芩、栀子、金银花、连翘、板蓝根、蒲公英、紫花地丁、野菊花等。

3. 除湿解毒：皮疹表现为水肿性红斑，丘疱疹，水疱，糜烂，渗液，皮疹一般广泛，病程较长，瘙痒明显。常伴有口渴不喜饮，小便黄赤，舌红苔黄腻，脉滑数等。常见于湿疹、疱疹、天疱疮、接触性皮炎、足癣感染等。常用方剂为龙胆泻肝汤、萆薢渗湿汤、茵陈蒿汤等。常用药物如龙胆、苦参、白鲜皮、地肤子、黄连、六一散、茵陈、萆薢、木通、淡竹叶等。

4. 凉血解毒：皮疹红斑广泛，或有红肿，或有明显肥厚增生，皮疹不易消退，或有出血，紫癜等损害。伴有口渴喜饮，急躁易怒，大便干结，小便黄赤，舌红或绛，脉滑数。常见于银屑病、过敏性紫癜、药疹等。治疗当凉血解毒。常用方剂为犀角地黄汤、清营汤、普济消毒饮、凉血五根汤等。常用药物为水牛角、生地黄、赤芍、牡丹皮、白茅根、生槐花、土茯苓、白花蛇舌草、半枝莲、大青叶等。

5. 滋阴润燥解毒：皮疹干燥脱屑，瘙痒明显，皮疹经久不消，或肥厚、龟裂，伴有咽干口渴，舌淡红苔少或花剥。见于银屑病静止期，角化湿疹，鱼鳞病等。治疗当滋阴润燥解毒。常用方剂为四物汤，当归饮子丸，二至丸、大补阴丸加减。常用药物如生地黄、玄参、白芍、川芎、何首乌、女贞子、墨旱莲、麦冬、天冬、石斛、天花粉、白花蛇舌草、半枝莲、蛇莓、板蓝根、金银花等。

6. 理气活血解毒：皮疹暗红肥厚，或有色素沉着，或有瘢痕结痂，或有溃疡不愈，或有疼痛。常伴有胸腹胀满，情志不畅，舌淡暗苔白，脉沉涩。如银屑病血瘀证、带状疱疹后遗症、慢性湿疹等。治疗当理气活血解毒。方用柴胡疏肝散、桃红四物汤、血府逐瘀汤、大黄䗪虫丸等加减。常用药物柴胡、白芍、郁金、香附、川芎、桃仁、红花、地龙、徐长卿、熟大黄、姜黄、水蛭、䗪虫、白花蛇舌草、半枝莲、黄连、黄柏等。

7. 益气解毒：皮疹干枯，或干燥脱屑，病程长，伴有气短懒言，大便干结，舌淡苔白。如慢性湿疹、扁平疣、结缔组织病、银屑病、皮肤肿瘤、复发性疱疹等。治疗当益气解毒，方用生脉饮、玉屏风散加减。常用药物人参、党参、太子参、麦冬、五味子、生黄芪、防风、金银花、黄连、白花蛇舌草、半枝莲、马齿苋等。

8. 补肾解毒：皮疹灰暗色素沉着，病程长，伴有腰膝酸软，月经量少，大便干结，舌淡或嫩，脉沉细。如红斑狼疮肾炎、斑秃、黄褐斑等。治疗当补肾解毒，方用肾气丸、二仙汤、二至丸等加减治疗。常用药物如熟地黄、枸杞子、附子、肉桂、山药、山茱萸、女贞子、墨旱莲、仙茅、淫羊藿、巴戟天、杜仲、菟丝子、金樱子、五味子、白花蛇舌草、半枝莲、黄连、黄柏等。

从毒论治的注意事项

　　皮肤病病因复杂，毒邪作为主要的致病因素，需要引起足够的重视。毒邪致病可以贯穿皮肤病发生发展的全过程。急性病可以由毒邪引起，慢性病也可以因毒而生。治疗时，要抓住毒邪致病的特点，仔细询问病史，对于发病峻烈，发展迅速，或有红肿脓疱、溃疡疼痛者，结合舌脉应该考虑从毒论治。毒邪往往与其他邪气合并致病，如热毒、湿毒、瘀毒等，但凡有毒邪者其对人体的损伤一定较为明显，人体组织修复一般较慢，容易出现慢性复发性病变。解毒药的应用，要依据毒邪的特点有所选择，如发生在头面可以选择金银花、野菊花、黄芩等轻扬上行之品。发于阴部、胁肋、耳郭等处，常选用龙胆、苦参、黄芩等清解肝胆毒热。发于下肢可选用黄柏、土茯苓、泽泻等解毒渗湿的药物治疗。对于皮肤增殖，皮肤肿瘤等一般选择白花蛇舌草、半枝莲、半边莲、土茯苓等具有抗增殖，抗肿瘤的解毒药。治疗毒邪致病一般可以解毒，也可以以毒攻毒，如应用全蝎、蜈蚣、蕲蛇、蟾蜍等，但中病即止。防止伤及人体正气。

145　从毒邪论治银屑病经验

银屑病属中医学"白疕"范畴，其病因复杂，机制尚未完全明确，为多因素致病，发病率高，病程迁延反复，严重影响患者的身心健康和生活工作。王玉玺教授等长期从事皮肤病临床工作，经验丰富，不断学习总结，对银屑病的辨证论治有独到的见解，以"毒"立论，从"毒"论治银屑病，收效良好。

病因病机

对银屑病的病因病机，历代医家各有认识，隋唐以前突出外因的致病作用，明清时期则注重内在的病理变化。近代及当代医家多从血分论治，其中血热、血瘀、血虚学说比较成熟，受到广泛认可。血热是发病的主要依据，患者多为素体血热，复因七情内伤，致气机壅滞，郁久化火；饮食失节，致脾胃受伤，郁久化热；或外受风邪，夹杂燥热之邪客于肌肤，使内、外合邪所致。顾伯华认为，本病因营血亏损，生风化燥，肌肤失养而成。风寒风热之邪侵犯肌肤，气机不畅，营血失和，气血阻滞肌肤而成；也有因湿热蕴积，湿热阻滞肌肤而成；病久气血耗伤，血虚风燥，肌肤更失气血之养，而使皮损复发或更加严重。王教授在总结多年临床经验的基础之上，提出"毒"邪是银屑病致病的关键因素，强调"毒"邪在银屑病发生发展中的重要作用，从"毒"论治，辨证施治。

从毒论治银屑病

中医毒邪学说源远流长，历经千年，始于《黄帝内经》，至汉朝张仲景《金匮要略》有阴阳毒病脉证治，历朝历代皆有发展，近当代更将其拓宽，临床应用治疗疑难顽症疗效良好。从"毒"论治银屑病，病因病机上重视毒邪致病，治疗上重视解毒祛邪，遣方用药别具匠心，运用蜈蚣败毒饮等代表方剂辨证施治，收到良好疗效。

1. 对毒邪的认识：凡是对机体有严重的伤害，造成机体阴阳失调的不利因素，都称之为"毒"。中医病因学中"毒"的概念，除了有直接毒性作用的有害物质外，往往把气盛而危害峻烈的病邪也称之为毒，如热毒、火毒、风毒、湿毒、寒毒等。所以"毒"是中医学对一类致病原因的一种概括，毒邪是比六淫病邪损害性更强的致病因素。毒邪致病具有暴戾性、顽固性、多发性、兼夹性（又称依附性）、火热性、传染性等特点。毒邪按其来源可分为两大类，外来毒邪和内生毒邪。外来毒邪多由六淫化生，此外还包括疫疬毒邪、药毒、食毒、虫兽毒、酒毒等。这些外来毒邪构成疾病的原始动因。内生毒邪则由人体内部产生，是人体在病理状态下，体内的生理病理产物不能及时排出，郁积日久，所产生的一类对人体组织和代谢造成伤害的物质，包括痰浊、瘀血、水湿、积滞等；此毒既是病理产物，又是新的致病因素，既能加重病情，又能变生新证。

2. 毒与银屑病的关系：银屑病的发生与"毒"密切相关，"毒"邪是银屑病致病的关键因素，凡素体阳热偏胜，复感六淫之邪，外邪入里，从阳化热；或因情志内伤，气机壅滞，郁久化火，进而化毒，与血气相搏，外发于肌肤，致全身出现红斑；热极生风，胜而化燥，肌肤失养，则于红斑上鳞屑叠起、瘙痒无度；或由肾精亏损，阴寒毒邪外侵，闭塞腠理玄府，阳气不得外达，蕴久化热，寒闭热伏，毒遏肌表，外发皮肤而致病；毒邪不去，新血无养，皮肤失气血之充润，则有血虚血燥，鳞屑迭起；热盛迫血妄行，日久以致血瘀，而成顽疾。总之，不论风毒、湿毒，还是血热毒邪，抑或阴寒毒邪，其致病无一脱离"毒"。

3. 对"毒"邪的治疗：

（1）治"毒"之法：王教授针对毒邪产生的机制，主张治疗上或是消除毒邪，减少毒邪的产生，或是促进毒邪的排除，或是增强人体抗病能力，因此有解毒、排毒和托毒的不同治法。根据毒邪致病兼夹性的特点，其极少单独致病，毒邪与其所依附之六淫、痰浊、瘀血、积滞相交结，使病情更为复杂、顽固，缠绵难愈，故应遵循"欲解其毒，先祛其邪"的原则。针对这种复合性毒邪，治疗上首先要把毒邪与六淫诸邪及痰、瘀、积分开，即先治六淫之邪或痰、瘀等内邪，然后或同时据其邪气性质与部位，清、下、攻，或解而驱逐之。所以驱毒之法需与祛风、除湿、清热、泻火、润燥、散寒、凉血、化瘀、消痰诸法同用。待六淫及痰、瘀、积诸邪已解，则毒必单，其势必孤，而无立足之地，此为"分而治之"的分消驱毒法，毒邪久蕴，毒气深伏，则用化痰解毒、化瘀解毒、化积解毒之法。此所谓"治毒先祛邪，邪去毒自化"。

治"毒"应坚持辨证施治的原则，针对其兼夹的外来六淫毒邪，依附的痰、瘀、积等内生毒邪分别施治。常用治则：①热毒，清热解毒法；②火毒，泻火解毒法；③湿毒，利湿解毒法；④风毒，祛风解毒法；⑤寒毒，散寒解毒法；⑥燥毒，润燥解毒法；⑦血毒，凉血解毒法；⑧痰毒，化痰解毒法；⑨瘀毒，通瘀解毒法等。把"毒"放于首，治病不忘解毒。

（2）解"毒"之药：临床上针对不同之"毒"，据相应治"毒"之法，择相应解"毒"之药予以治疗。①风毒：外风多见于银屑病早期，选用辛味发散药物，属风寒者，常用麻黄、羌活、独活、防风、荆芥、威灵仙等；属风热者，多用柴胡、葛根、升麻、薄荷、菊花等。内风多见于银屑病中、后期，常用息风、搜风的虫类药，如乌梢蛇、白花蛇、蝉蜕、僵蚕、蜂房、全蝎等。②热毒：对外来毒邪，选用金银花、连翘、蒲公英、栀子等；对内生之毒，非银翘之类可解，选用白花蛇舌草、半枝莲、重楼、山豆根、白头翁、青蒿等。③火毒：常用芦荟、大黄、芒硝等。④湿毒：常用土茯苓、菝葜、白英、苍耳子等。⑤寒毒：常用制川乌、制草乌、制附子、细辛、洋金花、桂枝、吴茱萸、花椒、干姜等。⑥燥毒：常用何首乌、当归、生地黄、胡麻仁、麦冬、沙参、玉竹等。⑦血毒：常用紫草、青黛、牛黄、大青叶、水牛角、玄参等。⑧痰毒：常用制胆南星、法半夏、皂角刺、白芥子、黄药子等。⑨瘀毒：常用鬼箭羽、三棱、莪术、炮穿山甲、皂角刺、西红花、刘寄奴等。

（3）治"毒"之方：王教授从"毒"论治银屑病，并根据北方的地域特点，因时、因地、因人制宜，临床上运用蜈蚣败毒饮等代表方剂辨证施治，疗效较好。代表方蜈蚣败毒饮，药物组成蜈蚣 3 g，紫草、土茯苓、鬼箭羽、乌梢蛇各 30 g，甘草 10 g，功效解毒祛瘀，祛风通络，清热凉血，主治寻常型进行期银屑病。方中蜈蚣辛温燥烈，走窜性猛，行表达里，无所不至，解毒、息风止痉、搜风通络；在中药中，具有祛风、解毒双重功用的非蜈蚣莫属，故此方以蜈蚣为君药，取名蜈蚣败毒饮。紫草凉血活血透疹，清解血分热毒；土茯苓祛湿毒，解热毒，兼能健脾胃，祛风湿；鬼箭羽坚阴清热，活血祛瘀毒；上 3 味药祛热、湿、瘀 3 毒，共为臣药。乌梢蛇性走窜，擅祛风通络解毒，助蜈蚣剔除经络之风，为佐药。甘草缓急，解百毒，调和诸药，为使。全方配伍严谨，选药精当，共奏祛风通络、清热凉血、解毒祛瘀之功。

146　银屑病的毒邪现代理论

银屑病又称"牛皮癣"，中医学称之为"白疕"，又有"松皮癣""干癣"等病名，是一种常见的慢性复发性炎症性皮肤病，典型皮损为鳞屑性红斑。银屑病的确切病因尚未清楚，目前认为，银屑病是遗传因素与环境因素等多种因素相互作用的多基因遗传病。外用药疗法、系统用药疗法、中医药疗法、自然疗法等都能在一定程度上控制病情，但是银屑病易反复发作，严重影响患者的生命质量。学者钱冬冬等在临证中，从"毒邪"理论治疗本病，取得较好的临床疗效，同时积累了一定的临床用药经验。

毒邪内涵和分类

1. 简析毒的内涵：中医学"毒"的含义是不断发展和延伸的，主要是有 4 个方面。其一，指药物的毒副作用或药性强烈之意。如《神农本草经》指出"上药一百二十种，为君主养名以应天，无毒"，此处"无毒"可能意为没有毒副作用的药。其二，指病症，如"丹毒""虫毒""疔毒"等。其三，指病理产物，如《形色外诊简摩·伤寒舌苔辨证篇》云"风邪入胃。肺则凝塞，所以一日为风，二日为热，三日为火，热甚之故，热与风邪相搏，凝塞成毒"。其四，指病因，《诸病源候论·伤寒病诸候上》云"伤寒八日，病不解者——毒气未尽，所以病证犹在也"，此处的"毒"即是邪的意思，邪（毒）侵入人体则致病，邪（毒）不出则病不愈。更有古人认为"无邪不有毒，无毒不发病"。

2. 毒的来源和分类：从"毒"的来源，可分为外毒、内毒、其他毒邪。"外毒"为感受天时不正之气而致，有寒毒、热毒、湿毒、风毒、燥毒等；"内毒"因饮食不节、七情内伤、治疗不当而致，有瘀毒、丹毒、瘤毒、疮毒、伏毒等；"其他毒邪"多由起居不慎，或感染秽毒而致，有水毒、虫毒、兽毒、漆毒、霉（梅）毒等。"毒"按范围分，可分为广义之毒、狭义之毒，如"无邪不有毒"的"毒"与疫毒。从"毒"的内涵来分，可分为药性之毒、病症之毒、病理产物之毒及病因、病机之毒。

银屑病毒邪致病理论

1. 银屑病的发病诱因：现代流行病学的调查，有力地证明了银屑病的毒邪病因理论。流行病学调查资料表明，银屑病发病诱因依次为受潮、感染、精神因素、外伤、饮酒、食物、药物和菌苗、内分泌障碍、手术。有报道 I 型银屑病诱因为吸烟、嗜酒、食鱼虾、受潮、精神紧张、接种疫苗；II 型银屑病诱因为嗜酒、食鱼虾、受潮、感染、精神紧张。张驰开展一项包括 4452 例成人银屑病患者研究，结果表明汉族超重和肥胖成人寻常型银屑病的发病率高于正常体重对照组，伴发超重和肥胖的成人银屑病患者的病情比体重正常的成人银屑病患者严重，病情严重程度和体重指数呈正相关。超重和肥胖的成人银屑病患者的皮损更容易累积手、脚、臀部、躯干和四肢。该研究还包括 332 名儿童银屑病患者，其中超重和肥胖患儿寻常银屑病比体重正常患儿的病情严重，而且病情严重程度和体重指数存在相关性。催文成提出随着社会经济的发展，要丰富毒邪的内容，以人体为界，可分为"外毒""内毒"两类。"外毒"包括：①化学致病物（药毒、毒品、各种污染、秽毒等）；②物理致病物（跌扑损伤等意外伤害，水、火、雷、电等自然灾害，气候、气温变化，噪声、电磁波、超声波、射线辐射对人体的干扰等）；③生物致病物（温病毒邪、疫疠之毒、虫兽毒等）。"内毒"包括：①饮食变毒，如酒毒、食积化毒、粪毒、糖毒、脂毒等；②水液成毒，如水毒、湿毒、痰毒、尿毒、浊毒等；③诸气生毒，如火毒、热毒等；

④血瘀生毒，如瘀毒、出血、癥瘕等。从中医的毒邪理论来看，银屑病的高危因素，如感染、受潮、药物、外伤等，属于"外毒"的范畴；饮酒、吸烟、食鱼虾、肥胖等，属于"内毒"的范畴。

2. 对银屑病毒邪致病的研究：现代中医学者通过对银屑病的不断研究和临证实践，提出了银屑病的"毒邪致病"各种理论。刘巧教授提出银屑病的发生主要是各种毒邪侵害人体，毒邪积聚皮肤腠理，而致气血瘀滞，营卫失和，经络阻塞，毒邪久羁，毒气深沉，积久难化而成，使本病顽固难愈。李佃贵教授认为，银屑病患者多因诸多内外因素，造成脏腑功能失调，日久则致气滞、血瘀、湿阻、浊聚、食积、痰结、郁火诸症纷起，而最重要的莫过于浊毒之邪，浊毒之邪伏于营血而发病。李富玉教授则认为银屑病发病是由于热瘀湿毒蕴于血分，燔灼肌肤所致，而其中在银屑病进展期尤以热毒最为明显。王玉兴教授认为血毒、瘀毒壅盛是银屑病的病机关键。初起为感受风、寒、湿、热邪气所致，病邪客于腠理，蕴积不散，郁而化热成毒，阻塞经络，脉道不利，导致毒热与血瘀互结，肌肤气血运行不畅，而成干燥甲错之红斑、丘疹，皮屑叠起。钟以泽认为，银屑病多在正气不足之时，由外邪侵袭引起，好发于春季风温之邪盛行之际，多发于青壮年阳刚之躯，两者相搏于体内，必然化热生毒，热入血分，迫血妄行，则皮损可见红斑，热盛生风，风盛则燥，或病情日久不愈，耗伤气血，肌肤失养，则白屑层起。王玉玺教授提出毒邪是银屑病的致病因素，凡素体阳热偏胜，复感六淫邪气；又因情志内伤，气机壅滞；或因于肾精亏损，阴寒毒邪外侵；还是因寒闭热伏，毒邪遏伏肌肤；均可造成毒邪不去，皮肤无气血之润，血虚血燥，鳞屑迭起；热盛迫血妄行，日久必致血瘀，而成顽疾。总之不管是风毒、湿毒，还是血热毒邪，抑或是阴寒毒邪，其机制所在无不源于一"毒"字。

3. 污染与银屑病毒邪致病理论：银屑病的发病与遗传因素、免疫因素、感染、外伤、内分泌因素、神经精神因素、生活习惯、药物、环境等因素有关。虽然多年来，国内外进行了大量的多方面的研究工作，但是对其真正的发病原因及机制，至今尚未能完全阐明。近十年来本病发病率又有上升趋势，很多学者认为与污染相关，由污染所造成的免疫功能异常、代谢障碍、感染、内分泌变化等皆可诱发本病或使之加重。污染主要包括空气污染、重金属污染、水污染、环境污染、装修污染、光污染、噪声污染、服装污染及放射性污染等。总体认为这些"有害化学物质"可以归属中医学的"毒邪"，在促使银屑病的发病过程中起到非常重要的作用。在银屑病中医毒邪病机中，离不开六淫与七情致病，过之则可转变为致病毒邪，不足则易感毒邪，六淫相搏可凝塞成毒。故银屑病有热毒、瘀毒、湿毒等各种致病毒邪，可导致血热、血瘀、血燥、湿阻、经络不通等各型银屑病。

从毒邪致病探讨银屑病的治疗

现代中医学在临床上运用"解毒"类中药治疗银屑病，往往取得较好的临床疗效。杨素清等整理王玉玺教授从"风毒、热毒、火毒、湿毒、寒毒、燥毒、血毒、痰毒、瘀毒"9个类别区分解毒药，临床上运用蜈蚣败毒饮（主药蜈蚣、紫草、土茯苓、鬼箭羽、乌梢蛇、甘草等）代表方剂辨证施治，疗效较好。李佃贵教授从"浊毒"论治寻常型银屑病，提出治疗毒邪多根据毒之轻重而用药，乃"以毒攻毒"之法。如毒重者可用全蝎、蜈蚣等力猛之药；毒介于轻与重之间者用红景天、半边莲、半枝莲、白花蛇舌草等毒轻者则常用黄连、黄芩、黄柏、大黄、绞股蓝、板蓝根等。从中医的"毒邪"理论出发，钱冬冬等首先按常规辨证论治，把银屑病分为血热型、血瘀型、血虚风燥型、风寒湿痹型、湿毒蕴积型及毒热炽盛型，然后再配以各种解毒药。常用解毒药物包括甘草、土茯苓、黄芩、金银花、白茅根、葱白、大蒜、金钱草、绿豆、萝卜、生姜、白花蛇舌草等，复方制剂有甘豆汤、解毒方、解毒验方、防风甘草汤、六一散、兴国解毒剂等，即在运用传统"八法"的基础上，加入解毒药并增加解毒药的用量，以增强其解毒的作用。如：①血热型，治疗以清法中的清热解毒为主，主要有白茅根、生地黄、紫草、丹参、赤芍、甘草等，重用白茅根与甘草加强凉血解毒功用。②血瘀型，治疗以消法中的行气活血，通经疏络为主，主要有桃仁、红花、当归、三棱、莪术、丹参、白花蛇舌草等，重用白花蛇舌草加强其解毒活血功效。③血虚风燥型，多为银屑病静止期或消退期，治疗以补法中的滋阴养血为主，主要有枸杞子、当归、生地黄、白芍、黄芪、沙参、麦冬、土茯苓等，以枸杞子、土茯苓加强其滋阴养血、润燥解毒功效。④风寒湿痹型，相当于关节型银屑病，多因瘀血内阻，兼感风寒湿邪阻滞经络。治以温法为主，消法为辅，解毒祛风，散寒利湿，活血化瘀，温经通络，药用土茯苓、羌活、独活、制川乌、制草乌、桂枝、桑枝、天仙藤、丹参、桃仁、红花等，方中以土茯苓加强其解毒功效。⑤湿毒蕴积型，相当于脓疱型银屑病，治以清法中的除湿解毒为主，主要有蒲公英、连翘、土茯苓、板蓝根、紫花地丁、金钱草、薏苡仁、猪苓、茵陈，以金钱草、土茯苓加强其解毒除湿功效。⑥毒热炽盛型，相当于红皮病性银屑病，治以清法中的清营凉血为主，凉血解毒，活血除湿，主要有水牛角、牡丹皮、赤芍、白茅根、金银花、土茯苓等，增加金银花、土茯苓、白茅根用量加强其清热解毒除湿功效。

147　毒邪和癌症发病的关系

　　众所周知，毒与癌的关系相当密切，不仅是中医学这样认为，现代医学也同样是这样认为的，因而临床上用解毒法治疗癌症便成为一大重要法则。为了在中医临床实践中，能更好地有的，放矢地运用解毒法治疗癌症，学者柴可群等认为很有必要在毒邪与癌症的发病关系上作深入探讨。

　　我们知道机体产生或感染毒邪的机制是十分复杂的，其对人体产生的危害也是多方面的，或重或轻。癌症的产生是复杂的，是多因素综合作用的结果。但从古今中外的医学家对癌症研究后的认识来看，癌症的形成与毒的关系十分密切。现代医学研究认为，引起癌症的"毒"主要来源于不良的生活习惯，如嗜酒、食用发酵霉变食物、吸烟等；职业因素接触有毒物质；环境污染；医源与生物性的；长期的慢性刺激，特别是合并慢性炎症、过度的紫外线及放射线刺激；内源性因素，如内分泌功能紊乱、免疫功能失调、体内合成致癌物、肠道微生物的各种产物等。这些毒素的作用，使各种类型的干细胞的基因及外基因发生改变而引起癌症，并与癌症的浸润性与远处转移有密切关系。在这里我们着重从中医学角度来探讨毒在癌症发病中的作用。癌是机体在受到极度伤害后所致的恶性病症，而癌症本身对人体的毒害作用也是极其强烈的，故有人将癌称为"癌毒"。癌症的引起，中医学认为是正气不足，邪毒内侵，致气血阴阳失调，五脏六腑经脉筋骨蓄毒所致。从病因角度来讲，有外因：风、寒、暑、湿、燥、火六淫之邪毒与疫疠毒气；有内因：七情郁结、气滞血瘀、痰湿结聚、火热郁结、脏腑失调、气血亏虚等。从病机角度讲，正气亏虚是基础，内外病邪极化为毒，蓄而不化，损伤机体气血津液、脏腑阴阳、筋骨肌肉等，是发为癌症的关键。正如《医宗必读》云"积之成也，正气不足而后邪气踞之"。毒有多种，有风毒、湿毒、热毒、暑毒、燥毒、疫毒、寒毒、痰毒、瘀毒、火毒等，它既是致人各种细胞的基因与外基因改变的因素，也是致癌因素与促癌因素，其引起的癌症性质、种类也是多样的，临床表现也各异。

风毒致癌的特点

　　风为阳邪而兼阴性，为百病之长，善行而数变，其伤人多在上部和体表，且易与他邪兼而为害。《素问·风论》指出"风之伤人也或为寒热，或为热中，或为寒中，或为疠风，或为偏枯，或为风也，其病各异，其名不同，或内至五藏六府"。至其变化则又指出，"风气藏于皮肤之间，内不得通，外不得泄。风者，善行而数变，腠理开则洒然寒，闭则热而闷；其寒也则衰饮食，其热也则消肌肉"。张景岳在《类经》中则进一步指出"风寒客于血脉，久留不去则荣气化热，故皮肤溃；气血不清，败坏为疠"。风邪伤人，久留不去，化为毒，伤人营卫、气血、经脉、脏腑而致癌。风毒客于肌表，则恶风发热，肢节疼痛，头痛如裂，咽喉红肿痛，或肌肤奇痒；郁于气分，则高热口渴，面赤烦躁，干呕气粗，头痛欲劈；客于营分，则斑疹隐隐，烦躁不安；毒入血分，则吐血、衄血、便血、溲血。风毒郁而不解，与痰、热、瘀相搏结，发于表者则皮肤奇痒，或渗出稠水，或溃烂流脓；结于里者，邪毒入脏腑，发为痈疽；阻塞经脉气血，可见眩晕、抽搐、麻木、意识障碍，甚或瘫痪不起。临床上，脑肿瘤、眼癌、唇癌、舌癌、腮腺肿瘤、鼻窦癌、鼻咽癌、喉癌、耳部肿瘤、白血病、皮肤癌等的发病，多与风毒有关。

火热（暑）毒致癌的特点

火、热、暑为阳邪，性多急暴，易伤阴血，及其化毒，则其性更为酷烈。其病之来，或由外感暑热或它邪，郁久化火；或由内伤七情郁结，日久化火，即"五志过极皆化为火"；或阴虚火盛，虚火内炽，而致毒。《医醇剩义》云"外因之病，风为最多；内因之病，火为最烈……其因于风者为风火，因于湿者为湿火，因于痰者为痰火，阳亢者为实火，劳伤者为虚火，血虚者为燥火，遏抑者为郁火，酒色受伤者为邪火，疮疹蕴结者为毒火"。又说火毒"一经激发，则金销水涸，木毁土焦，而百病丛生矣"。

可见火热毒邪之酷烈，也是临床上最为常见之毒。还有一种疫毒，其性尤为猛烈，人感受后，可即发为疫病，也可伏而后发，伤人尤甚，变证丛生，斑疹痧皆现。至于暑毒为患，即有同于火热之毒的一面，又有不同的一面。《伤暑全书》中指出"暑证多歧，中热、中暍、中内、中外，甚至为厥、为风、为癫痫，即发则泄泻、霍乱、干霍乱，积久后发则疟、痢、疮疡，种种病名，约有十余种，皆暑为病……盖盛夏之时，热毒郁蒸，无论动得静得，其初入人也，不识不知；外之流火与内之阳气骤遇而争，阳气不服，先昏愦倦疲；及火与气合，气不能胜，火力渐强，散为外热，烧灼不已，气耗而血枯，故燥渴、痞塞、腹痛诸恶证作焉。此其变化，或乍或久，人莫自觉，医家亦不能辨，至病深而后施治，故难速愈"。火热毒邪不但其性酷烈，致病也极其广泛。如火毒犯心，则壮热口渴，狂躁不安，神志不清，胡言乱语，斑疹显露；火毒犯肝胆，则身热不退，胁下剧痛，恶心呕吐，面目俱黄，甚或吐血、便血等；火毒伤脾，则身热不退，咳嗽气喘，咯痰黄稠，甚或脓血腥臭痰，胸膺疼痛；火毒扰脾胃，则身热不退，脘腹剧痛，呕吐，口中恶息，泄泻或大便秘结，甚或呕血便血；火毒伤肾，则小便短少热赤或痛，尿血，腰腹疼痛等。它如痈疽、急劳等病也常由火热毒邪引起。如《医宗金鉴》指出"痈疽原是火毒生"。《圣济总录》也指出"急劳者……缘禀受不足，忧思气结，荣卫俱虚，心肺壅热，金火相刑，藏气传克，或感受外邪，故烦躁作热，颊赤心忪，头痛盗汗，咳嗽咽干，骨节疼痛，久则肌肤销铄，咯涎唾血者，皆其候也"。七情过极，气郁化火，气结酿毒，也是火热毒邪的一个重要来源。其来一般较渐，其病则多深重，病发则凶烈。如长期郁怒，气火内盛，火毒内生，可致肝癌、乳癌等；忧愁过度，气机郁结，肺阴亏耗，日久则气郁化火，火毒渐生，可肺癌等；思则气结，思虑过度，心脾受损，阴血暗耗，或湿浊内滞，或火盛于内，郁而化毒，阻滞胃络肠腑，可致胃癌、胰癌、肠癌等；如恐惧不断，肾气内虚，水湿内停，或阴亏火旺，湿火交结，化生毒火，可致肾癌、膀胱癌、前列腺癌、卵巢癌、子宫癌等。火热毒邪致癌，有其广泛性和多样性，从中医学角度来看，多种癌症的发病，均有火热毒邪作祟的因素存在。

湿毒致癌的特点

湿为阴邪，且性粘滞重浊，从寒化为寒湿，从热化为湿热。外湿是从外感受，内湿多与脾运失健有关。湿邪化毒或感受湿毒之邪，其致病虽缓但也较暴烈且顽固，尤其是化燥伤阴而成火热毒邪，则伤人更为急暴。然从临床所见，湿邪为病多内外兼感，内湿重者多易感受外湿或湿毒之气，且易致湿毒潜伏，或内外之湿交结，郁久化毒为患。内湿之起，正如《医衡》中所云"如饮酒过伤，汤液停滞，及厚味炙，七情郁积，气化熏蒸，浊液不行，涌溢于中，郁聚则成痰，流散则为湿"。《景岳全书》中云"经曰：因于湿，首如裹。又云：伤于湿者，下先受之。若道路冲风冒雨，或动作辛苦之人，汗湿粘衣，此皆湿从外入者也。如嗜好酒浆生冷，以致泄泻、黄疸、肿胀之类，此湿从内出者也"。可见，湿邪蕴毒，虽为黏腻重浊之邪，其伤人则能内能外，可上可下，致病范围及部位也很广。湿毒害清窍，可致脑癌、鼻咽癌、喉癌，乃至舌癌、唇癌等；其伤人三焦，则可致肺、胃、食管、肝、胰、大肠、膀胱等部位的癌症；湿毒流散至筋骨肌肉经脉间，可致脂肪瘤、恶性淋巴瘤、皮肤癌、骨肿瘤等。归纳起来，湿毒为患的常见临床表现为：湿毒上犯于脑可见头痛如劈，头脑闷重，甚至神志昏糊；湿毒入肠胃可见发热烦躁，腹痛，便血，泄泻，毒痢；湿毒伤肝胆可见突然身目发黄，恶心纳差，或胁痛消瘦；湿毒袭于膀胱与肾可见浮肿，尿闭或尿血；湿毒伤胞宫可见小腹疼痛，黄白赤带，气味秽臭，漏下黯血；湿毒流于筋骨经脉可见筋骨疼痛，骨骼红肿，或为附骨疽；湿痰流注，发为瘰疬、瘿瘤、癥瘕积聚；湿毒泛于肌肤可见疮疡溃破不愈等。

寒毒致癌的特点

　　寒毒为患致癌早在《黄帝内经》中就有论述，《灵枢·寒热》中指出"寒热瘰疬在于颈腋者，皆何气使生？岐伯云：此皆鼠瘘寒热之毒气也，留于脉而不去者也……鼠瘘之本，皆在于藏，其末上出于颈腋之间"。寒毒为病性多暴烈，但其致癌却又多潜伏幽发，正如《灵枢·百病始生》论积之成所云"积之始生，得寒乃生，厥乃成积……厥气生足，生胫寒，胫寒则血脉凝涩，血脉凝涩则寒气上入于肠胃，入于肠胃则䐜胀，胀则肠外之汁沫迫聚不得散，日以成积"。寒为阴邪，其性凝滞收引，寒毒伤人，易着而不去，内则可伤及脏腑气血，外则可伤筋脉肌肤，为病甚广。前人所言之阴毒之证，多为寒毒所致。如《金匮要略·百合狐惑阴阳毒证治》云"阴毒之为病，面目青，身痛如被杖，咽喉痛"。《脉经》云"阴毒为病，身重背强，腹中绞痛，咽喉不利，毒气攻心，心下坚强，短气不得息，呕逆，唇青面黑，四肢厥冷，其脉沉细紧数，身如被打"。寒毒致癌除上述《黄帝内经》所云瘰疬、鼠瘘、积聚外，多表现在中医学的乳岩、石疽、石瘕等方面。《疮疡经验全书》中云"乳岩，此毒阴极阳衰"。《诸病源候论》论石疽时指出"此寒气客于经络，与气血相搏，血涩结而成疽也，其寒毒偏多，则气结聚而皮厚，状如痤疖也，硬如石，故谓石疽也"。《杂病源流犀烛》中指出"积聚癥瘕痃癖，因寒而痰与血食凝结也"。寒毒致癌的病理机制，可存在于多种癌中，只要详细辨证就不难发现，临床上也常用许多大热有毒之品治疗多种癌症，以毒攻毒，常有佳效。这也可佐证寒毒致癌的广泛性。

痰毒致癌的特点

　　痰与湿关系密切，痰既是病理产物，又是致病因素，痰浊不化，阻塞经脉气血，又可与瘀血为患。痰既可与寒合化而成寒痰，又可与热合化而成痰热。痰浊郁久不解，则可化为毒。痰毒可郁结于脏腑、筋骨、经脉、肌肤、清窍，也可流注不定，阻塞气血津液。《锦囊秘录》中云"稠者为痰，稀者为饮，水湿其本也。得火则结为痰，随气升降，在肺则咳，在胃则呕，在头则眩，在心则悸，在背则冷，在胁则胀，其变不可胜穷"。《灵兰要览》则云"故上焦宗气不足，则痰聚胸膈，喉间梗梗，鼻息喘短；中焦荣气不足，则血液为痰，或壅脉道，变动不常；下焦卫气不足，则势不悍疾，液随而滞，四末分肉之间，麻木壅肿"。《外证医案汇编》在论流痰时云"人之津液，灌溉肌肉、经络、筋骨之间，如天地之水，无微不及，遇隙即入，遇壅即归，一有壅滞，阻而不行，经脉涩而不通，卫气归之，不得复反，肌肉、脉络、骨节、骨空等处，蓄则凝结为痰。气渐阻，血渐瘀，流痰成矣。痰阻于皮里膜外，气多肌少处，无血肉化脓，有形可凭，即成痰块、痰胞、痰核、痰疬等；痰凝于肌肉、筋骨、骨空之处，无形可征，有血肉可以成脓，即为流痰、附骨阴痰等"。也有认为痰毒，是外来毒邪与体内痰涎互结，蓄于体内所致，如《史载之方》中有毒涎一说"若今人之患阳毒伤寒，肝心脾肺受其疫毒之气，因其毒涎相积聚在中，候其证，即使人六腑秘热，小便黄涩，面色黯赤，浑身发热，昏昏如醉，狂言妄语，不知人事。如此之候，悉皆是涎，诊其脉气，又却沉伏，重手取之，骨间乃得，此乃疫毒之涎，盈溢心胸，伏其脉气，非脉气之与病相反者也"。痰毒致病，十分广泛，各种癌症均可见其征象，是重要的致癌因素，且其致病或顽固石硬不化，或酷烈走窜。

瘀毒致癌的特点

　　瘀毒既是多种疾病的病理产物，同时也是一种凶厉的致病因素。它既可由毒邪侵入血分直接引起，也可由其他致病因素阻滞气血的运行，先形成瘀血，在瘀血的基础上久而化毒而形成。毒邪入血分，形成的瘀毒，发病多急暴凶险；也可内伏晚发，而为恶证。两种瘀毒都是致癌的重要因素。毒邪入血之瘀毒，正如《广瘟疫论》中所云"时疫传里之后，蓄血最多"。及其变证也不少，高热神昏、吐血、衄血、头身疼痛、斑疹等等不一，正如《伤寒瘟疫条辨》中指出"如头痛眩晕，胸膈胀闷，心腹疼痛，呕哕吐食者；如内烧作渴，上吐下泻，身不发热者；如憎寒壮热，一身骨节酸痛，饮水无度者；如四肢厥冷，身凉如水，而气喷如火，烦躁不宁者；如身热如火，烦渴引饮，头面猝肿，其大如斗者；如咽喉肿痛，痰涎壅盛，滴水不能下咽者；如遍身红肿，发块如瘤者；如斑疹杂出，有似丹毒风疮者；如胸高胁起胀痛，呕如血汁者；如血从口鼻出，或目出，或牙缝出，毛孔出者；如血从大便出，甚如烂瓜肉，屋漏水者；如小便涩淋如血，滴点作疼不可忍者"。这类临床表现在急性白血病及慢性白血病急性发作中是十分常见的。此外内结之瘀毒可结于人体各部，《血证论》中就有详尽的论述"瘀血攻心，心痛头晕，神气昏迷，不省人事……瘀血乘肺，咳逆喘促，鼻起烟煤，口目黑色……瘀血在经络脏腑之间，则周身作痛……瘀血在上焦，或发脱不生，或骨膊胸膈顽硬刺痛，目不了了……瘀血在中焦，则腹痛胁痛，腰脐间刺痛着滞……瘀血在下焦，则季胁少腹胀满刺痛，大便黑色"，而七情郁结所致之瘀毒致病更多，如《医原》中云"又见悲忧思虑过度，郁损心神，心主血，诸脉皆属于心，心气结而诸脉中营气自不能循其常度，将见始也气结，既也血结，结则隧道拘挛，往往腹中有硬块成形之患，肝胆经脉所过部位，有瘰疬成串之患，甚有生乳岩、结核、内痈、附骨、对口、发背等"。《诸病源候论》中也云"血瘀在内，时时体热面黄，瘀久不消，则变成积聚癥瘕也"。瘀毒还常与其他毒邪合而为患，相互影响，危害极大，极难克制。诸多癌症中，如肝癌、胃癌、肺癌、胰腺癌、食管癌、肠癌、乳腺癌等都与瘀毒关系密切。

　　毒与癌关系密切，一旦癌症形成则又可称为癌毒，因癌肿本身也具有毒的特性。癌毒致病暴戾，毒邪深陷，治疗时必须采用攻克清除之法。对不同的毒邪要采用不同的治法与方药加以清除，这样才能使治疗更有针对性。风毒为患，治疗要注意疏风以解毒，根据不同的癌肿性质，可选用不同的风药。火热毒邪为患，则当以清热解毒为主加以治疗，也是目前临床最为常用之法，同样可据病情选择更有针对性的方药。湿毒为患，治疗常在化湿的基础上进行解毒，可据其寒热之性，选择清热解毒或温寒化毒之药。寒毒为患，其病多深伏，病情极为顽固，治疗可尽量选用温化寒毒之药，如生半夏、生南星、马钱子、斑蝥、砒霜等，也可在温热药运用的基础，加用清热解毒散结之品。痰毒为患致癌，解毒之法，当以化痰散结为先，临床上化解痰毒之药可选用山慈菇、蜂房、黄独、白芥子、葶苈子、皂角刺、莱菔子、生半夏、生南星、象贝母、夏枯草等。瘀毒致癌较为常见，化瘀解毒也为临床常用之法，通常多选用土鳖虫、莪术、三棱、大黄、全蝎、蜈蚣、水蛭、炮穿山甲等，也可用活血化瘀药与解毒散结药并用。

　　目前临床治疗，多在辨证施治的基础上，进行解毒抗癌治疗，尤其注重以毒攻毒法的运用。而研究最多的解毒法，当为清热解毒法。目前认为清热解毒药的抗癌机制，主要是通过其较强的抗肿瘤活性来抑制癌细胞的核酸及蛋白质的合成，可直接抑杀癌细胞的生长，同时对荷瘤机体亦有着广泛的调节作用，包括抗炎、抗感染及排毒功能，并且能增强机体免疫功能和调节内分泌功能。有毒性的抗肿瘤药，其抗癌的机制大多在细胞与分子水平上发挥作用，有的药物则可对癌细胞的DNA发挥调节作用，因而能收较好的疗效。

148　温病毒邪理论与恶性肿瘤

　　癌病，就临床表现而言，是以肿块逐渐增大、质地坚硬、表面高低不平、时有疼痛、发热，常伴纳差、消瘦、乏力并进行性加重为主要症状的病症。历代文献中相关病名有噎膈、鼓胀、癥积、石瘕、肠蕈、乳岩、石瘿、骨疽等。而对于温病毒邪，是指可以引起具有温热性质，且局部有肿毒特征的一类温病。就其中"毒邪"而言，分外源性（外感）与内源性（内伤）毒邪，故温病毒邪不仅局限于单独外感；相反，对于恶性肿瘤患者，往往是长期的病理因素影响下，内生毒邪在体内聚集，导致生痰生湿、血瘀，最终形成痰浊、瘀毒等病理产物。学者周润津等结合温病学中温毒理论，认为毒邪为癌病的基本病理因素，具体表现为痰浊、瘀毒留置体内，影响气血津液输布，故形成有形产物；治疗上多以泄浊解毒、化瘀通络、软坚散结为法，清解毒邪法可贯穿恶性肿瘤治疗的全过程。谭芸等将温病"毒邪"的来源概括为邪甚成毒、邪蕴成毒、邪聚成毒。

毒邪来源

　　1. 外感温病毒邪：外感性温病毒邪，如风热、温热、暑热、湿热时毒等，在发病过程中特点各有所偏重。风热时毒，初期表现可见卫分证，症见恶寒发热、头痛、口微渴、脉浮等肺卫表证；温热、暑热时毒，临床见卫分或卫气同病，临床多以壮热不恶寒、汗多、口渴、尿赤、舌红苔黄、脉数为见；湿热时毒则以湿毒偏胜见长，因"湿性重浊""湿性黏滞"，湿邪多以留恋气分为主，可见身热不扬、头身困重、苔腻等；以上病邪若长期留滞不解，是谓"病进"，如温热、暑热气分不解，热毒伤津耗气；湿热时邪不解，蕴郁成毒波及营血，留于胃肠见便下脓血，熏蒸肝胆可见黄疸。疫疠病邪，致病迅速，发病急骤，与温病毒邪相关，故以"疫毒"并称；吴又可在《瘟疫论》中云"感疫气者，乃天地之毒气"。余师愚承其说，指出"疫证者，四时不正之疠气，夫疠气，乃五行之毒"。治疗上以清解热毒为法，重用石膏，在《疫疹一得》中便提出以清瘟败毒饮治疗温毒气血两燔证。结合现代医学，人体若感染乙肝病毒，病情日久，多朝肝炎-肝硬化-肝癌发展；HP 抗体阳性患者人群发生胃癌危险性高于阴性患者；女性感染 HPV 病毒，特别 HPV16/18 型病毒感染患者，易导致宫颈癌；吸烟、吸入雾霾等有害气体增加肺癌概率；上述致病因素均可辨证属外感温病毒邪。

　　2. 内生温病毒邪：如前述，内生毒邪具体多表现为痰浊、瘀毒；缘于人体正气亏虚，驱邪之力不足，致病邪留恋邪正相持，毒邪长期寄居体内，一者消耗人体精微营养；二者进一步生湿生痰，影响气血津液运行，最终形成瘀血，故癌病后期多见正气不足又兼痰瘀互结。杨霖便从"伏邪理论"出发，认为伏邪易夹湿、化饮；伤阳耗阴、噬气血，致体枯极，是恶性肿瘤发生发展过程中的重要因素。对于瘀血形成机制，于俊生归纳为以下 5 个方面：①毒邪壅滞气机，气血津液代谢失常。②毒邪煎熬津液，血炼成瘀。③毒邪耗伤阴津，阴伤血滞成瘀。④毒伤血络，血溢脉外成瘀。⑤热毒损脏，血行失司成瘀。随着现代生活节奏的加快、睡眠作息的颠倒、饮食结构的改变，如嗜烟酒、喜辛辣腌炸，致脾胃受损，从而痰浊内生。

毒邪特点

　　温病毒邪一般都具火热特性，故多以发热为主症，余师愚言"瘟既曰毒，其为火也明矣"。然温毒又有温热与湿热类之别，温热类温病初起多见肺卫表证，继见肺胃气分证，后热入营血、热闭心包、热盛动风动血证，临床表现可见咳血、吐血、衄血、便血、紫癜等，后期损伤阴津，出现肺胃阴伤、肝肾阴虚表现。湿热类温病则又分湿与热的偏重，病变部位多于中焦脾胃为中心。其次，痰瘀毒病邪留于体内，易阻滞经脉，故局部多见肿毒特征，如火热上攻阳明经，症见头面肿毒、大头瘟；毒邪内陷营血，壅滞气血，临床见各种恶性增生，如淋巴瘤、肝癌、肺癌等。

癌症的毒邪可统称为"癌毒"，常常为复合毒邪。因癌病发病部位的不同，故不同脏器发生癌变的致病因素有所侧重，如肺癌、膀胱癌、宫颈癌以痰浊、瘀血多见；脑癌、肝癌以痰浊、瘀血、风毒多见；肠癌、胰癌以气滞、湿热、痰浊多见。

辨证论治

针对不同分类的致病毒邪，其治则治法不同，故对痰浊为甚者以泄浊解毒，热毒为甚者以清热解毒为法，瘀毒肿块为甚者活血消积化癥解毒，正虚毒恋者以扶正祛邪解毒为主，特殊难治型癌病还可采取以毒攻毒，对于多种病理因素互结导致复合型毒邪的治疗，王玉玺提出"分而治之"分消驱毒之法，既先治六淫之邪或痰、瘀等内邪，后或同时据其邪气性质与部位，或清，或下，或攻，或解而驱逐之。周润津等根据恶性肿瘤发展的初、中、末3期的论治展开了论述。

1. 初期（进展期）——热解毒法、以毒攻毒法：此期处于正盛邪亦盛阶段，病邪多留于气分，若正气充足则"邪不可干"，然毒邪不断积累，待正气亏虚，无力制约，则毒邪伤人。此阶段当以清解气分热毒，方药有清瘟败毒散、仙方活命饮、五味消毒饮、白虎汤、加减承气汤等。周仲瑛教授提出的"癌毒"学说，认为"癌毒郁结"日久可衍生痰毒互结证、瘀毒互结证、湿毒互结证、热毒互结证4大证；通过运用夏枯草、山慈菇、白花蛇舌草、土茯苓、僵蚕、蜂房、马钱子等中药达到抗癌解毒作用。有学者则将解毒抗癌类中药分为3类：清热解毒类、攻毒祛邪类、软坚散结类；中药主要有苦参、半边莲、半枝莲、斑蝥、全蝎、水蛭、蜈蚣、猫眼草、硇砂、石见穿、鳖甲等。同时，对于不同部位的癌肿，周岱翰教授又将清热解毒法细分为以下10类：以泻肝解毒法治疗肝胆胰腺癌；启膈解毒法治疗食管癌；和胃解毒法治疗胃癌；理肠解毒法治疗肠癌；通窍解毒法治疗鼻咽癌；清肺解毒法治疗支气管肺癌；固肾解毒法治疗肾癌、膀胱癌、前列腺癌；消癥解毒法治疗乳腺癌、宫颈体癌、卵巢癌；除痰解毒法治疗恶性淋巴瘤。以毒攻毒法则是通过运用药物毒性偏性以纠正邪正关系，通过控制药物剂量及煎煮法使其达到治疗作用，方如十枣汤、化积丸、泽漆汤等；药物如泽漆、蛇莓、朱砂粉、砒霜（AS_2O_3）、水蛭、斑蝥、土鳖虫、蟾酥、全蝎、蜈蚣等。

2. 中期（恶病期）——泄浊解毒法、活血解毒法、破血消癥法：此期当属"病进"阶段，毒邪最为亢盛，所形成的病理产物明显，表现为痰浊、瘀毒，局部表现为肿块形成；甚者毒邪外溢，随经络、气街、四海、三焦、膜原、腠理等通道流注至其他组织，表现为癌细胞转移。于俊生以"痰瘀毒"立论，认为"痰瘀毒结滞，蓄而不化"是癌肿形成根本病机。此期辨证属营血分证，毒邪深入营血分"耗血动血"，若热入心营则兼见神昏，故临床见各种出血、昏迷症，严重者可引发弥散性血管内凝血、多脏器功能障碍综合征；故治则除活血化瘀外，还需"凉血散血"，方如犀角地黄汤、清宫汤、神犀丹、犀地清络饮、桃仁承气汤、抵当汤、加减逐瘀汤等。泄浊解毒选用萆薢、土茯苓、礞石、大黄等；活血解毒选用丹参、赤芍、桃仁、红花、乳香、没药等；破血消癥选用三棱、莪术、炮穿山甲、斑蝥等。通过使用活血化瘀中药来抑制肝星状细胞的增殖和活化，对于肝纤维化的改善和逆转有着重要的意义，从而延缓向肝硬化——肝癌趋势发展。

3. 末期（毒恋期）——益气养阴法、健脾补肾法、滋补肝肾法：《医宗必读·积聚》云"末者，病魔经久，邪气侵凌，正气消残，则任受补"。此期毒邪已去大半，然正气未及时恢复，故患者不耐攻伐，同时遵"养正积自除"原则，治则当扶正祛毒为先。若癌肿患者放疗后形成"放射病"，辨证多属气阴不足，治疗以沙参麦冬汤、增液汤、益胃汤加减，属阴虚邪留者当滋阴透邪，方选青蒿鳖甲散；若湿邪不去留滞脾胃，见纳差、消瘦者，治疗以薛氏竹叶芦根汤、升阳益胃汤加减；若肝肾亏虚，无力鼓邪，见神疲、腰酸者，治疗以六味地黄丸、肾气丸、薯蓣丸加减。通过服用补益药以提高患者免疫力对后期康复护理及生活质量的提高起着重要辅助作用，通过观察健脾补肾方对脾肾亏虚型晚期肿瘤患者营养状况及生活质量的影响，结果表明：观察组在生活质量 KPS 评分及疗效提高率上均高于对照组，在营养风险 NRS-2002 评分低于对照组，认为健脾补肾方对脾肾亏虚型晚期肿瘤患者营养状况及生活质量的提高有积极作用。需要注意的是，此期患者虽不耐攻伐，然毒邪留置体内仍有十之一二，故在补益剂中佐加几味清热解毒之品，以防"炉烟虽熄，灰中有火"，毒邪复发。

现代研究

周仲瑛教授认为"癌毒"实质为机体在内外多种因素作用及脏腑功能失调的条件下产生的能够导致恶性肿瘤发生、发展的病理产物和致病因子。清热解毒药多具有消炎、杀菌、排毒、退热及增强免疫等作用，即通过增强白细胞的吞噬功能；促进 NK 细胞活性，提高脾细胞白介素-2 的生成；抑制炎性渗出或炎性增生；部分中药还具有阻断致癌和反突变作用。对于某些毒性药物，如三氧化二砷注射液能够明显抑制人类胰腺癌细胞株 PC-3 的增殖，诱导其发生凋亡；还可下调 PC-3 细胞 Bcl-2、CD44 基因的表达，上调 Fax、Fax-L、nm23 基因的表达，对缓解胰腺癌患者的癌痛、控制肿瘤热起着积极作用。活血化瘀药则能改善肿瘤患者微循环障碍和血液高黏状态，降低癌细胞种植及转移率；还可抑制 DNA、RNA 蛋白质合成而发挥细胞毒作用。健脾、补肾类中药则能促进淋巴细胞转化，调节细胞因子，促进骨髓造血，抗氧化，抗肿瘤等作用。

温病毒邪在恶性肿瘤病发生发展及转移过程中起到重要作用，辨证毒邪多留滞气营血分，治疗上，若属气分证当清解气分热毒为主，防毒邪进一步传变；若属营血分证则凉血散血、活血解毒为要；若气营两燔或气血同病，当合而治之；疾病后期应扶正祛邪为旨，提高患者免疫力，以延长生存期、提高生活质量。

149 毒邪理论治疗肿瘤源流和辨治要法

从毒邪论治是肿瘤治疗的核心问题之一，学者戴小军等系统梳理了毒邪理论治疗肿瘤的源流：秦汉时期是毒邪学说论治肿瘤的萌芽期，晋隋唐宋时期大致构建了毒邪学说的框架，明清时期进一步认识到外感疫毒这一因素，现代以来多位医家提出"癌毒"这一概念。恶性肿瘤的治疗应在扶正祛邪的总体治疗原则下，特别重视毒邪这一重要病理因素。其根据毒邪在恶性肿瘤发生发展过程中的证素、证候特征、病机规律等，阐述了 10 种抗肿瘤的辨治法则，同时结合现代科学研究成果，逐步完善了从毒邪论治恶性肿瘤的理论体系和框架结构。

"扶正培本"治疗肿瘤已形成学术体系，随着中医药工作者对毒邪致病研究的不断深入，建立毒邪理论体系是中医临床治疗学发展的必然趋势。然而，毒邪学说在肿瘤基础和临床中尚未得到普遍重视和广泛应用，存有较大的研究空间。

毒邪理论治疗肿瘤源流

秦汉时期医家对毒邪已有了解，是毒邪学说论治肿瘤的萌芽期，《说文解字》云"毒，厚也，害人之草，往往而生"。华佗在《华氏中藏经》中首次提出"毒邪"概念，"五疗者，皆由喜怒忧思，冲寒冒热，恣饮醇酒，多嗜甘肥……蓄其毒邪，浸渍脏腑，久不虑散，始变为疗"。何为毒？何为药？《素问·至真要大论》云"有毒无毒，所治为主"。可使机体健康者为药，使坏其形骸者为毒。《素问·生气通天论》云"虽有大风苛毒，弗之能害"。《素问·五常政大论》云"寒热燥湿，不同其化也。故少阳在泉，寒毒不生……阳明在泉，湿毒不生……太阳在泉，热毒不生……厥阴在泉，清毒不生……少阴在泉，寒毒不生……太阴在泉，燥毒不生""毒，邪气蕴结不解之谓"。《黄帝内经》对于"毒"的阐述延伸到疾病的病因、病机、治法方面。

晋隋唐宋时期大致构建了毒邪学说的框架，即毒邪的分类、内涵、病因病机特点。《诸病源候论》首次记载"风毒""痰毒""湿毒""热毒"等，较详细论述"疫毒""寒毒""药毒""水毒""食毒""毒气""蛊毒""酒毒""虫毒"等各类毒邪病因、病机及证候，涉及 44 种病名，其中指出排毒、解毒的重要性，为毒邪学说的发展和丰富奠定了基础。宋代杨士瀛《仁斋直指附遗方论》云"癌者上高下深，毒根深藏，穿孔透里"，指出癌瘤是毒邪深藏所致。

明清时期，毒邪学说进一步认识到外感疫毒这一因素，高秉钧首次提出"毒攻五脏说"。火热与毒邪的关系颇受重视，雷丰云"温热成毒，毒邪即火也"；余霖认为"疫既云毒，其为火也明矣"；王孟英云"疫证皆属热毒，不过有微甚之分耳"。清代徐延祚《医医琐言》为毒邪学说发展做出很大贡献，把毒邪致病列为病因之首，对毒有许多精辟论述。徐延祚提出"一毒乘三物""万病唯一毒""精郁则为毒""六淫之邪无毒不犯人"的观点，无邪不有毒，认为"毒者无形也，物者，有形也，毒必乘其形，既乘有形，然后其证见矣"，邪气夹无形之毒伤人致病，并进一步指出毒可自内而生，可由外而感，所致临床表现多样。"毒之所在病必生焉。其发也，或自外而触冒，或自内而感动，病之已成，千状万态，不可端倪，然其大本，不外于此"。

现代研究，王永炎院士提出了"毒损脑络"。之后又有医家提出"毒损脉络""毒损胃络""毒损肾络"的学术思想，陈可冀院士提出冠心病稳定期因毒致病的辨证诊断量化标准，国医大师李佃贵教授提出"浊毒学说"取得显著疗效。又有医者提出"糖毒""脂毒""环境毒"等。

20 世纪八九十年代以来，钱伯文、孙秉严、凌昌全、周仲瑛、王笑民等多位著名医家提出"癌毒"这一概念，癌毒包括物质与功能两方面特点，癌毒产生的原因是多方面的，包括各种内源性和外源性致癌因素，癌毒具有潜伏性、隐匿性、猛烈性、顽固性、一病一毒、易伤正气、易相兼为病、易流注等特点。有必要深入研究建立癌毒的评价体系，通过动态监测患者中医证候变化，并结合现代检查手段评估患者的肿瘤发展趋势，以此评估癌毒的毒势、毒量、毒力，确立癌毒的诊疗标准，指导治疗立法，辨期辨病辨证治疗；依据肿瘤异质性的特点，不同肿瘤、不同病期，癌毒不同从而具有特异性，研究针对不同类型癌毒的有效中药及调整剂量范围、提取抗癌成分、改进中药制剂工艺；利用现代基础研究方法，探索癌毒的作用机制，进一步完善癌毒理论。

毒邪理论辨治肿瘤要法

基于毒邪理论辨治肿瘤方法颇多，结合不同肿瘤的病理特点，常用扶正祛毒等 10 法。

1. 扶正祛毒：《黄帝内经》云"正气存内，邪不可干"，"邪之所凑，其气必虚"。扶正是扶助正气、固护人体正气的治疗方法，从而调节机体内环境的平衡、提高机体免疫力。扶正不单纯是立足运用补益的方药，而是着眼于平衡调稳人体经络、气血、阴阳、脏腑功能，以及提高机体的抗病能力，因此，"和之""调之""补之""益之"等都属于"扶正"的范畴。恶性肿瘤始于正气虚损或先天禀赋不足，或放射治疗、化学治疗、手术、靶向治疗等治疗手段攻伐太过，伤及正气。若毒邪残留、正虚不能胜邪则更易复发，或转移、复发。临床不同患者、不同病期，本虚、毒邪的程度及内容各不相同，应根据本虚毒盛的强弱选择扶正与祛毒的主次先后，根据本虚毒积的部位和内容选择扶正与祛毒的具体治法，辨证、辨病论治，病证结合。扶正祛毒法不仅是调节机体正邪盛衰的关键，也是调和阴阳、气血的基础。手术创伤使正气更虚，故扶正祛毒治宜以益气养血、健脾和胃祛毒为主，术前扶正祛毒以提高手术耐受性，术后扶正祛毒以促进创伤快速恢复；化疗易致气血两虚、脾胃不和等虚损证候，扶正祛毒治宜以补气养血、健脾和胃祛毒为主，以减毒增效；放疗易耗气伤阴，扶正应以益气养阴生津祛毒为主；在中医巩固治疗阶段，正气渐复但毒邪易复，宜继续扶正祛毒治疗以改善症状，防止病情反复；在带瘤维持治疗阶段，毒邪留体伺机而发，当攘外安内，控制瘤体生长。控制疾病进展对于晚期单纯中医药治肿瘤患者，应以扶正为基础，辨证论治结合祛毒，以冀延长生存时间。许多扶正类药物都有提高机体免疫力、抗肿瘤的作用，如黄芪、人参对 T 细胞亚群及 B 淋巴细胞均有促进增殖的作用，对细胞免疫及体液免疫均有促进或调节作用；白术挥发油对食管癌细胞、小白鼠 S180、艾氏腹水癌及淋巴肉瘤腹水型均有抑制作用。加味黄芪建中汤对脾气虚证肺癌有较好疗效，在改善小鼠脾虚症状同时，可以抑制肿瘤生长。

2. 清热解毒：清热解毒法根据《素问·至真要大论》"治热以寒""热者寒之"之义，选用清解泄毒、泻热降火之品直接祛除病邪，本法主要瞄准热毒而立。热邪袭卫，当清卫解毒；热入气分，当清气解毒；热入营分，当清营解毒；热入血分，当凉血解毒。针对热盛成毒、火毒内生、疫毒感染三大病因，主要治疗热毒下痢、虫蛇咬伤、疮毒、瘟毒发斑、癌肿等疾病，常用方剂有清瘟败毒饮、五味消毒饮、普济消毒饮、黄连解毒汤、泻心汤、栀子金花汤、凉膈散、仙方活命饮、四妙勇安汤。研究证实，五味消毒饮等既能解"外来之毒"，即病毒、细菌，还能解"内生之毒"，即炎性因子和氧自由基。宋代《卫济宝书》云"癌疾初发，却无头绪，是肉热痛"。"炎—癌转化"的质变过程，慢性炎症可通过激活由多种蛋白、基因及炎性介质参与的外源性或内源性信号通路，改变肿瘤细胞生存的微环境等途径参与癌肿发生、发展、侵袭、转移等全部过程，阻断"炎—癌转化"的进程尤为重要。放疗、热射频消融、超声聚焦、放射性粒子植入等治疗后机体往往表现出局部红肿热痛、颈项强直等火邪热毒致病的表现，运用清热解毒法有增效减毒作用。肿瘤常出现并发感染或坏死、溃烂肿瘤相关炎性反应表现，常有局部红肿热痛及尿赤、全身发热、口渴等热性证候，清热解毒法消除相关炎性反应可达控制肿瘤发展之效。重楼、冬凌草、黄连解毒汤等清热解毒之品可通过抑制细胞增殖，调节机体免疫，诱导细胞凋亡、分化及逆转，调控细胞信号通路及传导，抑制肿瘤淋巴管及血管生成和抗多药耐药等途径发挥抗肿瘤作用。

3. 理气排毒： 《正蒙·太和》云"太虚不能无气，气不能不聚而为万物"。气、血、津、液代谢运化失常是引起肿瘤病理产物生成以及宿主微环境改变的重要病理生理过程，"气"是一种至微至精的物质，气是原动力，气的升降正常与否对于气、血、精、津、液之间的转化等机体代谢起着关键性作用。《难经·八难》云"气者，人之根本也"。气是构成人体和生、长、壮、老、已生命活动的最基本物质，人体正常活动有赖于不断发生的升降出入的气化功能。《素问·六微旨大论》云"出入废则神机化灭，升降息则气立孤危，故非出入，则无以生长老已，非升降，则无以生长化收藏。是以升降出入，无器不有"。肺失宣发肃降，则痰浊、瘀血等病理产物易生，毒邪积聚导致肺癌形成；脾胃、肝肾的气机升降失调，则聚湿生痰、痰浊留置、癌毒内生，从而导致乳腺癌的发生；肝脏升发不畅，肝失疏泄，则气滞、血瘀，毒邪排泄不畅导致肝癌形成。气机升降的核心脏腑为脾胃，关键脏腑则是肝肺。肝胆肿瘤症见呕吐、胁满、低热、腹痛等，予小柴胡汤调和肝胆气机、和解半表半里气机，加用穿山甲、鳖甲等药物排毒。半夏泻心汤集中体现了中医消补兼施、寒热并用、升降相因的调和思想，半夏泻心汤含有人参总皂苷、甘草次酸、β-谷甾醇、小檗碱、黄芩苷等多种活性成分，直接治疗消化道肿瘤，并收到满意疗效。肿瘤患者情绪失调普遍存在，七情不畅易致气机升降出入运动失调，经络、气血、脏腑功能障碍，严重影响患者生活质量，运用中医治未病理念畅通全身及局部气机、使毒邪排出，达到整体与局部平衡，未病先防，既病防变。

4. 祛瘀化毒： 《血证论》云"瘀血在经络脏腑之间，则结为癥瘕，瘕者或聚或散，气为血滞，则聚而成形"。肿瘤微环境中结构紊乱的无效血管增生明显，肿瘤患者血液流速减慢，有利于肿瘤细胞向血管壁迁移、黏附于血管壁，同时肿瘤细胞易渗入血液循环，促进了肿瘤转移侵袭。无效血管促使肿瘤组织形成一个缺氧的淤滞微环境，促进了肿瘤细胞的免疫逃逸以及肿瘤增殖和转移。《黄帝内经》指出"血实宜决之""疏其血气，令其调达"。祛瘀化毒中药治疗癌症通过促进血管正常化以及改善血液流变学起到活血通络、止痛消肿的作用，抑制肿瘤细胞的增殖，促进其凋亡，抑制血管、淋巴管生成，提高机体免疫力等。肿瘤患者血瘀证可分为气虚血瘀、气滞血瘀、热毒血瘀、寒凝血瘀等类型，同时杂合正虚邪实的基本病机，因此祛瘀化毒药的选择必须准确辨证，选择符合病症的祛瘀化毒药。对于体质虚弱、抵抗力较差，或者贫血兼有血瘀者，宜益气养血活血化毒药作为首选；对于围手术期以及放疗、化疗中的肿瘤患者，此时邪微正虚或邪去正虚，体内仍有少量的肿瘤细胞，机体免疫力较弱，故此时应予以益气养阴活血化毒；对于刚介入治疗后患者，当避免活血药物使局部介入的肿瘤组织中药物浓度降低，不应当立即运用活血药物；对于病情处于稳定期的肿瘤患者，辨证予以相应祛瘀化毒治疗，预防复发转移；对于姑息治疗或病情进展者，此时处于邪胜正衰或正虚邪盛的状态，辨证后酌情加减祛瘀化毒药物。肺癌、卵巢癌、肠癌患者血瘀兼便秘，可首选桃仁；莪术活血破瘀，对于妇科肿瘤、脑肿瘤疗效较好；土鳖虫对于下焦（卵巢、子宫颈）肿瘤疗效显著；血瘀少阳和阳明头痛者川芎为妙；血瘀四肢麻木疼痛，川芎配桂枝；炙蜈蚣对于有伴骨或脑转移疼痛疗效较好；全蝎、地龙多用于伴有中风偏瘫者。对有出血倾向的白血病、肝癌等患者慎用水蛭、三棱、虻虫等破血逐瘀药。祛瘀化毒当注重品种优选、运用时机、分类配伍、煎服法、剂量、炮制等，安全、合理、高效使用祛瘀化毒药，充分发挥其在抗肿瘤、抗转移及复发上的优势。

5. 化痰散毒： 《灵枢·百病始生》云"津液涩渗，著而不去，而积成矣"；《丹溪心法》云"凡人身上中下有块者，多属痰"。《杂病源流犀烛》指出"痰之为物，流动不测，故其为害，上至巅顶，下至涌泉，随气升降，周身内外皆到，五脏六腑俱有"，生动阐述了痰与肿瘤转移联系的特点。因此，化痰散毒法成为临床辨治肿瘤的一大治法。作为肿瘤周围的微环境部分，"痰浊内生"是"痰毒"形成的重要前奏，痰毒互结形成真正意义上的肿瘤转移相关的微环境。"痰毒"包括了痰的致病特点和毒的致病特点，"痰毒"具有"三性"，即顽固性、流窜性、伤正性。中药化痰散毒具有抗肿瘤、抗炎、降血脂、降血糖等功效，不仅针对肿瘤细胞本身，还对癌症微环境乃至宿主内环境发挥作用。化痰散毒法应根据癌肿的部位、基因表型、临床症状以及药物性味归经和功用，灵活选用。胃癌常用薏苡仁、海藻、山慈菇、猫爪草、僵蚕等；头颈部肿瘤常用胆南星、法半夏、制白附子、全蝎、蜈蚣等；肺癌常用川贝母、桃仁、瓜蒌、鱼腥草、猫爪草、葶苈子、白芥子、生南星、干蟾皮等；乳腺癌常用清半夏、皂角刺、生牡蛎、牡丹皮等；肝癌常用浙贝母、海藻、法半夏、苦参、重楼、土鳖虫等。

6. 祛风摄毒： 风药最早见于《脾胃论》中"阳本根于阴，惟泻阴中之火，味薄风药，升发以生阳气，则阴气不病，阳气生矣"。清代《蠢子医》云"治病须兼风药，治病风药断不可少"。风药味辛质薄，性升浮，功能上有疏散外风或祛除、平息、搜剔内风的作用，一般包括祛风解表药、祛风胜湿药、平肝息风药。临床上当据不同的脏腑特性辨证配伍风药摄毒，脾虚气陷者，柴胡、升麻等，既能提升气机，又能协助脾散津，促进水谷精微运化吸收。李杲云"脾胃不足之证，须用升麻、柴胡苦平，味之薄者，阴中之阳，引脾胃中阳气行于阳道及诸经，生发阴阳之气，以滋春气之和也"，"高巅之上，惟风可到"。脑瘤患者用僵蚕等风药能够引药上行，祛风摄毒可使药力直达病所，同时促进体内内风得散、阳气流通，现代药理学研究中验证僵蚕有效成分白僵菌素对人胶质瘤细胞 SF-268 具有细胞毒性。治疗肝胆疾病时，针对肝喜调达恶郁的特点，可利用风药疏肝解郁安神之功效，常用药物有佛手、郁金、紫苏叶等，《本草备要》云郁金之能"行气，解郁；泄血，破瘀；凉心热，散肝郁"。风药具有导向作用，能引导药物直达病所，发挥"导向"治疗的功效。《丹溪心法》云"头痛须用川芎，如不愈各加引经药，太阳川芎、阳明白芷、少阳柴胡、太阴苍术、少阴细辛、厥阴吴茱萸"；《珍珠囊》提及独活主入少阴肾经；羌活、藁本等主入太阳膀胱经；升麻、葛根等主入阳明胃经；柴胡主入厥阴肝经。祛风摄毒能调节气机，扶助正气，祛除毒邪，平衡气血阴阳。风药"引经报使""善行数变"，发挥风药"行经入络"的功能，能起到有效预防肿瘤、定向清除肿瘤之效，同时风药药性升发透散、量小专精、不良反应小。

7. 泄浊解毒： 《素问·阴阳应象大论》云"清阳出上窍，浊阴出下窍；清阳发腠理，浊阴走五脏；清阳实四肢，浊阴归六腑"。将"浊"和"毒"合而称之浊毒。浊毒既是一种对人体经络、脏腑、气血、阴阳均能行成损害的致病因素，又是多种因素导致的不能排出体外的病理产物。浊毒黏滞、病程缠绵，浊毒碍胃滞脾、阻滞气机，浊毒害清、浊为阴邪，依据浊毒致病特点，当化浊解毒为治则。化浊解毒可使毒除浊化，从而火散痰消、气血畅行，恢复脾胃正常气机调节，化浊解毒之法须随证灵活辨用，或从本原截断浊毒生成，或给邪以出路，阻断浊、痰、湿、热、毒胶结成浊毒之势。恶性肿瘤晚期，癌性腹水、恶性肠梗阻是常见的并发症，特别在消化道肿瘤、妇科肿瘤中，查其病机总有脾运失司、浊阴不降、阻滞气机等方面。吗啡止痛等往往给肿瘤患者带来便秘，不利于浊毒排出，患者大便秘结不通、胃脘胀满闷塞，药用芦荟、槟榔、番泻叶、大黄、枳实、厚朴等，方选大承气汤等通腑泄浊解毒。当浊毒与其他病理因素复合时，泄浊解毒法当与其他治法联合使用，如患者出现身体困重、小便不利、泄泻清稀，药用茯苓、冬瓜子、猪苓、泽泻等甘淡利湿之品，方选五苓散等渗湿利浊解毒；胃脘疼痛，遇寒加剧，身痛、头痛、无汗者，药用羌活、香附、紫苏、生姜、防风等同时可配合雷火灸达表透浊解毒；咳嗽咳痰、胃脘作闷、大便溏或大便不爽、口中黏腻无味者，药用贝母、法半夏、陈皮、瓜蒌、板蓝根等祛痰涤浊解毒；食少纳呆、胃脘喜按喜温、懒言、气短、大便稀溏者，药用茯苓、白术、人参、黄芪、扁豆、山药等健脾除湿以化浊解毒；脘腹痞满、大便黏腻、口干多涎、呕吐泛酸、舌苔白腻者，药用藿香、佩兰、豆蔻、滑石、砂仁、陈皮等气味芳香之品芳香辟浊解毒；恶心欲呕、心烦焦躁、口渴口黏、舌苔浊腻者，药用黄芩、黄柏、黄连、龙胆、栀子等清热化浊解毒。

8. 安邪休毒： "带瘤生存"和与瘤共存的观念已成为肿瘤学界广泛共识，摈弃过度治疗，使手术、放疗、化疗等治疗无法根治的肿瘤患者保持良好的生活质量，促进肿瘤的人性化、个性化、规范化治疗。肿瘤休眠是癌症细胞在机体内持续存在，但肿瘤相对稳定的一种状态。器官、组织中发现的成团存在或单独存在的非血管化病灶为肿瘤休眠状态细胞。多个肿瘤细胞组成的无血管供应细胞团可能处于凋亡和增殖平衡状态。通常肿瘤干细胞具有增殖、分化的潜能，因此被认为是休眠状态的细胞。肿瘤休眠细胞的生物学行为决定于其转移前生境和存在的微环境。肿瘤细胞运动相关蛋白表达的变化和多态性与细胞的遗传背景是内因。肿瘤基质成分淋巴管内皮细胞、血管内皮细胞、肿瘤巨噬细胞、肿瘤浸润淋巴细胞和肿瘤细胞表面的黏附分子、纤维连接蛋白、层黏连蛋白、整合素等共同构成肿瘤细胞的微环境。

各种细胞内外因素和细胞外基质的屏障作用可调节细胞获得侵袭和转移的能力。目前的研究包括细胞休眠、血管休眠、免疫监视等机制。安邪休毒，研究肿瘤细胞进入并保持休眠的机制成为防治肿瘤新策略，在无法根除肿瘤细胞的情况下，可以通过诱导肿瘤休眠防止复发；通过靶定成活机制来诱导残留休眠肿瘤细胞死亡，从而根除肿瘤；通过靶定耐药机制来诱导残留肿瘤休眠细胞死亡，解决耐药后复发问题。十全大补汤影响肺癌细胞从 G_0/G_1 期进入 S 期，有效地将肺癌细胞周期阻滞于 G_1 期，诱导肺癌细胞凋亡。半边旗提取物、黄芪多糖、丹参提取物、厚朴酚的衍生物 H2-P、斑蝥素、鱼藤素、姜黄素等均可诱导肿瘤细胞进入休眠。音乐治疗、中医导引治疗也可缓解抑郁、焦虑、烦躁等负面情绪，利于安邪休毒。

9. 灭虫化毒：《诸病源候论》阐述虫毒致病包括毒虫咬伤、毒虫入体 2 类，共有 18 候。"灭虫化毒"主要针对"虫毒"，多用于外科、皮肤科、肿瘤科疾病，如湿疹、疥癣、虫蛇咬伤、梅毒。真菌、细菌、螨虫、疥虫、滴虫等感染可导致多种皮肤病，蛇床子、雄黄、土荆皮、硫黄、樟脑等称为"灭虫化毒"药。这类药物可洗浴、热敷、研末外用，或做成栓剂、膏剂、油剂、药捻等，直接作用于患处，必要时也可内服。现代医学证实，幽门螺杆菌相关抗原毒素与胃癌密切相关，牛链球菌与结直肠癌相关，肠毒素脆弱拟杆菌可能是与结直肠癌发病直接相关；获得毒力岛的致病性大肠埃希菌定植人体胃肠道并引发疾病，牙龈产黑色素普雷沃菌和二氧化碳嗜纤维菌的计数在口腔癌患者中明显上升，人乳头瘤病毒感染和阴道菌群异常容易导致宫颈细胞癌变，以上种种均为外感虫毒，虫毒感之较易，除之较难。虫毒致病，羁留不去，有着由浅入深、由表及里的传变过程，在其传递的过程中，又因为虫毒性质的差异、机体脏腑功能的强弱和阴阳的盛衰等出现不同的转化，在不同的患者身上表现出或轻或重或有或无的体征、症状。虫毒感染，由于虫毒耐药、病理类型、疾病类型、地理因素、家族史等均对用药方案、疗效预后有明显影响，因此临证中根据每位肿瘤患者辨证、辨病、辨体、制定个体化的方案是目前的临床策略。

10. 以毒攻毒：《景岳全书心集·二十三卷》云"凡积聚之治，如经之云者，亦既尽矣。然欲总其要，不过四法，曰攻、曰消、曰散、曰补，四者而已"。古人治癌多用"以毒攻毒法"。以毒攻毒药物灵活辨病、辨证，关键在于精于药理、把握"度"，遵"衰其大半而止"为原则。许叔微《普济本事方》指出"大抵治积，或以所恶者攻之，以所喜者诱之，则易愈。如硇砂、水银治肉积……水蛭、虻虫治血积……雄黄、腻粉治涎积，礞石、巴豆治食积，各从其类也"。常用的以毒攻毒药物有 3 大类：动物类、植物类及矿物类，动物类药有壁虎、全蝎、蜈蚣、斑蝥、蜣螂、蟾蜍等；植物类药有马钱子、附子、生半夏、鸦胆子、乌头、芫花等；矿物类药有雄黄、砒石、朱砂、轻粉、礞石等。有毒中药复方有蛄蝎丸（蛄蝎、蜈蚣、蜣螂、虻虫、巴豆、地胆等）、木香硇砂煎丸（巴豆、筒子漆、附子、硇砂等）、三圣丸（硫黄、水银、硇砂等）、三棱丸（雄黄、干漆等）、蟾酥丸（蟾酥、雄黄、蜗牛、蜈蚣、血竭、朱砂、胆矾、轻粉、寒水石等）、小金丹（草乌、马钱子等）、六神丸（麝香、牛黄、冰片、珍珠、制蟾酥、明雄黄等）。现在临床常用还有华蟾素注射液、鸦胆子油乳注射液、亚砷酸注射液、喜树碱冻干粉、长春新碱注射液等新型制剂。现在临床上多用以毒攻毒中药治疗，其中包括使用复方斑蝥胶囊、平消胶囊联合放化疗；金龙胶囊配合放化疗治疗肺癌、肝癌等。中药砒霜的主要成分三氧化二砷也被证实可以抑制人多发性骨髓瘤细胞增殖，同时诱导其凋亡，从而发挥抗肿瘤作用。以毒攻毒亦用于外治法，用药部位和方式可多样化，含毒中药的用量可适当增加。

150　　毒药治病之从毒治癌

　　学者钱祥等认为，使用"毒药"治疗癌症晚期患者，对其生存和预后都有非常重要的作用，尤其是伴有转移的患者。灵活地运用中医学理论，客观地认识中药的毒性，熟悉毒性中药品种及所含毒性成分，掌握其用法用量及注意事项，针对不同患者个体化规范化治疗，可预防毒性中药中毒事件的发生。

　　中药中"毒"的含义主要指治病的药物的毒性和偏性，明代张景岳《类经·疾病类·五脏病气法时》云"药以治病，因毒为能，所谓毒者，以气味之有偏也。盖气味之正者，谷食之属是也，所以养人之正气；其味之偏者，药饵之属是也，所以祛人邪气，其为故也。正以人之为病，病在阴阳偏盛，而欲救其偏，则惟气味偏盛者能之，正者不及也"。金代张从正《儒门事亲》又称药物致病（即不良反应）为"药邪"，又称药毒。在本文中所提及的毒药主要指含有一定毒性能引起人体不良反应的药物。《素问·五常政大论》云"大毒治病，十去其六；常毒治病，十去其七；小毒治病，十去其八；无毒治病，十去其九；谷肉果菜，食养尽之，无使过之，伤其正也"。意思是毒性大的药物治病，只能用到病邪去除十分之六，就应停药；用一般毒性的药物，只能用到病邪去除十分之七，就应停药；用毒性小的药物，病邪去除十分之八，就应停药；即便是无毒的药物，也不过用到病邪去除十分之九，就应停药。之后可用食物进行调养，以逐渐康复。用药过度，则徒伤正气。昔有刘禹锡，病愈后以为那是灵丹妙药，不遵医嘱，过量服之，遂生大毒，醒悟而写下《鉴药》，以示教训。然而，对于癌症这样的慢性疾病，毒药治病如何"中病即止"，如何个体化规范化治疗，又如何去评判毒药与人体的相互作用呢？

癌毒论及其指导意义

　　周仲瑛教授认为癌邪为患，必夹毒伤人，"癌毒"是在内外多种致病因素作用下，人体脏腑功能失调产生的一种对人体有明显伤害作用的毒邪，是导致肿瘤发生的一种特异性致病因子。癌毒具有增生性、浸润性、复发性、流注性等特性。历代医家及民间流传许多治疗癌症的方法及药物，大都以攻毒祛邪为目的。周教授认为"肿瘤非常病，用药非常药"。其在治疗肺癌时习用一些抗癌解毒药物，其中有一些并不为目前临床所常用，而对其运用多年，实为其用药精华之所在。其常用抗癌解毒药如冬凌草、肿节风、僵蚕、蜈蚣、蜂房、红豆杉、白花蛇舌草、半枝莲、白毛夏枯草、山慈菇、泽漆、山豆根、龙葵、漏芦、猫爪草等。而经过现代药理学的鉴定，这些药物中不少药物都是存在一定的药物毒性的。由此可见，在癌毒的治疗中，"以毒攻毒"法的合理使用并不会造成患者的毒副反应，相反，对于攻毒祛邪来说，"毒药"的使用是具有必要性的。

　　因为癌毒病情顽固，病期漫长，故大多癌症患者需要长期服药后才能停药，"中病即止"的观点在癌症的治疗中更加考验医师，这取决于医师对疾病的正确认识。如果只是透过影像学的诊断或者肿瘤标志物的判断就认为疾病已经痊愈或者完全缓解，那么很有可能造成疾病的复发。应该跳出传统疾病治疗的惯性思维，用全新的角度和思维去认识癌症，周教授的癌毒论提供了全新的视角。但是，毒药治病并非说是单纯地用大剂量的毒药去攻克癌毒，而是在合理的药物剂量范围内，选择适合某种癌毒的中药去克制癌毒。这是让临床医师走出中药使用的误区，不要过度惧怕毒性，比如一些临床医师在开中药时只开性情温和的药，有点毒性的药尽量回避或用量很少，毒性较大者基本不开，为的是不出事故和纠纷，只图稳妥。

客观认识中药的毒性

中医药有其独特的理论体系和理法方药，中药之作用是包括多种毒性成分在内的多成分协同作用的结果。古人早已对其毒性有深刻认识，并通过严格炮制、配伍等方法进行减毒增效，通过整体观念和辨证论治，因时、因地、因人制宜，制定出配伍严密的方药即可趋利避害，以毒攻毒，从而达到治疗作用，甚至可获得意想不到的良好效果。因此，须从中医学角度来完整审视和阐明中药的毒性。

现代医学之毒理学是用中毒剂量、半数致死量以及最大耐受剂量等指标来评估药物的毒性，但仅适合于某一个化学成分明确的药物，且通常为常量。而中医学理论强调中药之偏性（寒热温凉、四气五味）和证的关系，即有病则病当之，反之无病则体当之。在无病邪存在或本来阴阳平衡的状态下，中药的偏性作用于人体则可能表现为毒性，"承则为治，亢则为害"。

以毒攻毒治癌症的依据

对于癌症应用毒性中药，见于宋代东轩居士《卫济宝书·痈疽五发》云"一曰癌，癌疾初发者却无头绪，只是肉热痛。过一七或二七，忽然紫赤微肿，渐不疼痛，迤逦软熟紫赤色，只是不破。宜下大车螯散取之。然后服排脓、败毒、托里、内补等散。破后用麝香膏贴之。五积丸散，疏风和气"。其中提到应用败毒之剂以治癌疾。其后又曰"痈疽之疾，如山源之水，一夕暴涨，非决其要会，支之大渠，使杀其势，则横潦为灾。猛烈之疾，以猛烈之药，此所谓以毒攻毒也"。"以毒攻毒"非"虫药""毒药"莫属，直接攻毒，直达病所。对热毒、痰毒、瘀毒等，给予清热解毒、化瘀解毒、化痰解毒等治疗。常用八角莲、石上柏、生半夏、天南星、莪术、三棱、水蛭、土鳖虫、穿山甲、全蝎、蜈蚣、干蟾皮、蜂房、乌梢蛇、白花蛇、半枝莲、白花蛇舌草、苦参等。

治癌以毒攻毒，是因为这类有毒药物对癌细胞具有一定的细胞毒作用。实验研究证实，野百合中的野百合碱能通过抑制去氧核糖核酸 DNA 合成而杀死癌细胞；斑蝥及其衍生物可通过多个靶点抑制 Hela 细胞、胆囊癌细胞等癌细胞的代谢，且斑蝥素类制剂已广泛应用于肿瘤治疗中。蓖麻子能促使肝癌细胞大量溶解、坏死，其在杀伤肿瘤细胞的同时，对正常肿瘤细胞也有破坏作用，但经炮制之后毒性减低，并保留其抗肿瘤作用。此外，石蒜的抗肿瘤有效成分为石蒜碱衍生物即石蒜碱内胺盐，其制剂中带正电荷的季胺盐可与有明显的负电荷性的肿瘤细胞表面相结合，而其带负电荷的酚离子基则便于进入带正电荷的肿瘤细胞内部，从而发挥其抗肿瘤作用。在治疗癌症中应用某些有毒中草药是有科学依据的，这些毒性药物经炮制及改性后使用也是安全的。

药物的有效浓度和它的毒性浓度之间是存在一个临界点的，当药物的某种成分达到某种浓度后，即可发挥它的有效作用，而浓度继续累加则会发生毒副反应。临床医师要非常清楚药物会产生的毒副作用，比如黄药子会产生肝脏损害，不仅要谨慎地使用它，并且让患者定期检测肝功能是也十分必要的。哪些药物会产生肝脏损害，哪些药物会产生肾脏损害或者是心脏毒性，都要了熟于心。"大毒治病，十去其六"，攻伐太过则会损伤正气，个体化规范化治疗是我们对毒药治癌提出的新标准。

肠道菌群的作用

同样作为慢性疾病，中医学对于糖尿病已经有了比较丰富的认识，对糖尿病的治疗也有比较健全的理论基础和治疗体系。可喜的是，近年来我国科研人员对 2 型糖尿病的研究又取得了突破性的进展。通过现代科学研究，已经发现 2 型糖尿病患者的肠道菌群与正常人群是存在特异性差异的。仝小林等发现"葛根芩连汤"可通过改变肠道菌群治疗 2 型糖尿病，其主要是通过产生一种具有消炎作用的、可产生丁酸盐的有益菌。研究表明肠道微生物能够调节中药的生物利用度，比如从黄芩中提取的黄芩苷首先被肠菌群水解，在肠道内形成的糖苷配基，其次是吸收和随后形成共轭黄芩苷。把治疗糖尿病的中药分别作用于 2 型糖尿病患者（实验组）的肠道菌群与正常人群（对照组）的菌群之后，通过 UPLC/QTOF-MS 技术检测发现实验组的菌群经过代谢反应，产生了更多抗糖尿病的有效成分，而其中某种成分是对照组所没有的，这从很大程度上解释了中药作用于人体后的某种工作机制。

从以上的实验，可以推断出肠道菌群其实是人体中一个非常重要的生物系统，也是中药作用的一个重要靶点。一方面，肠道菌群将中药前体转变为活性药物方面起着重要作用，这些细菌能够使不能吸收的、无生物效应的中药成分通过代谢变成具有治疗作用新的成分。另一方面，中药能促进对人体有益微生物的生长，抑制有害微生物并不断调节失衡的肠道生态系统。

癌症是多因素所造成的一种全身性疾病，癌毒也会流窜到胃肠道，改变胃肠道的整体环境，癌症患者的肠道菌群相对于健康人群而言也发生了相应的改变。在用毒药治病的过程中，经过肠道菌群的作用，将会产生以下效应：一方面，菌群吸收部分毒药后，通过代谢产生了更多的抗毒成分，攻击癌症的原发灶和转移灶。另一方面，菌群又会产生一些相应的保护成分，减弱这些毒性成分对全身脏器的毒副作用（肠道菌群可以通过食物生成保护性代谢产物，且其具有类似生物降解功能，可以对摄入的毒性物质进行解毒）。这是从一个全新的角度去理解中药的增效解毒功能。此外，中药也会改善癌症患者的肠道菌群系统，产生更多的有益菌，从整体上改善人体的微环境。

151　有毒中药在抗肿瘤中的应用

　　恶性肿瘤的发病率和死亡率均居高不下，大部分肿瘤目前仍以综合治疗为主，中医药也运用于肿瘤综合治疗。在运用中医药进行抗肿瘤等治疗中，往往涉及有毒中药的应用，有毒中药因其毒性而带来一定的限制性。因此，学者陈赐慧认为，探讨有毒中药在肿瘤治疗中的作用具有重要意义。

何为毒药

　　1. 中医学对"毒药"的认识：在先秦时期，如《周礼·天官·冢宰》所云"医师掌医之政令，聚毒药以供医事"。"毒"与"药"这两个字常一并使用，并且"毒药"常被作为药的统称。而《神农本草经》将"有毒""无毒"做了区分，其认为"药有酸、咸、甘、苦、辛五味……及有毒无毒"。其所论述的有毒无毒主要是指药性的强弱与否，药性过于强烈的多被视为毒药。秦汉之后，随着对药物性质的认识逐渐进步，人们普遍认为"毒"就是中药的偏性。如《素问·五常政大论》云"大毒""小毒""常毒""无毒"是指中药偏性的强弱。明代张景岳在《类经》做出了描述"药以治病，因毒为能，所谓毒者，以气味之有偏也……气味之偏者，药饵之属是也，所以去人邪气，其为故也，正以人之为病，病在阴阳偏胜尔。欲救其偏，则惟气味之偏者能之，正者不及也"。

　　魏晋以后，"毒药"的含义发生明显变化，主要指对人体能够产生不良反应的中药。唐代《新修本草》在一些有不良反应的中药项下均附有"大毒""有毒""小毒"等。明代《本草纲目》中甚至专门列出毒草专类来讨论有毒的中药。现代中医药学理论对于毒性的认识主要集中于不良反应上，而将其作为用药安全性的一个评价指标。目前，人们所常说的中药毒性多指中药的不良反应。而药材的毒性与其本身特性（毒性大小、毒性特点等）以及临床使用（如用法与用量、妊娠禁忌、配伍禁忌等）密切相关。

　　2. 我国药典中的有毒中药：2010 年版《中国药典》（一部）中共收载毒性中药 83 种。其中大毒 10 种、有毒 42 种、小毒 31 种。大毒中药包括：川乌、马钱子、马钱子粉、天仙子、巴豆、巴豆霜、红粉、闹羊花、草乌、斑蝥。有毒中药包括：干漆、土荆皮、山豆根、千金子、千金子霜、制川乌、天南星、制天南星、木鳖子、甘遂、仙茅、白附子、白果、半夏、朱砂、华山参、全蝎、芫花、苍耳子、两头尖、附子、苦楝皮、金钱白花蛇、京大戟、制草乌、牵牛子、轻粉、香加皮、洋金花、常山、商陆、硫黄、雄黄、蓖麻子、蜈蚣、罂粟壳、蕲蛇、蟾酥、三棵针、白屈菜、臭灵丹草、狼毒。小毒中药包括：丁公藤、九里香、土鳖虫、川楝子、小叶莲、水蛭、艾叶、北豆根、地枫皮、红大戟、两面针、吴茱萸、苦木、苦杏仁、草乌叶、南鹤虱、鸦胆子、重楼、急性子、蛇床子、猪牙皂、绵马贯众、绵马贯众炭、蒺藜、鹤虱、大皂角、飞扬草、金铁锁、紫萁贯众、榼藤子、翼首草。83 种有毒中药中，未规定明确用量的毒性药材共 7 种，即巴豆、天南星、狼毒、红粉、土荆皮、川乌、草乌，故应作为外用使用；有明确用量者共 76 种。其中每日用量最小为：蟾酥 0.015～0.030 g。而最大用量为：白屈菜 9.0～18.0 g。抗肿瘤常用中药有：斑蝥、北豆根、天南星、半夏、全蝎、蜈蚣、白屈菜、苦杏仁、鸦胆子、急性子、狼毒等。

有毒中药在肿瘤治疗中的应用基础

　　1. 病理基础——癌毒学说：应用中医药进行抗肿瘤治疗，除采用扶正培本治疗之外，还需要加用毒性药物。对于癌毒的论述历代医书多有记载，但均未明确提出癌毒的概念，而统称为毒邪。现代学者提出癌毒的概念，并将癌毒作为肿瘤致病的根本原因，并认为癌毒是肿瘤发生、发展过程中的主要矛盾或矛盾的主要方面。周仲瑛教授认为癌毒属毒邪之一，是一种能够导致肿瘤发生的特殊致病因素，具有浸润、复发、流注等特性，其发病基础大多是在各种致病因素作用下，使人体脏腑功能失调。凌昌全教授则结合中西医学对恶性肿瘤的认识，把癌毒定义为"已经形成和不断新生的癌细胞或以癌细胞为主体形成的积块"。并认为癌毒是恶性肿瘤的核心病机，癌毒可以通过扩散和各种病理因素相结合，从而产生进一步变化。

2. 药理学基础：根据目前对有毒中药的研究，其机制主要是通过对癌细胞的直接抑制杀伤、诱导凋亡、诱导分化及抗血管生成等途径来达到抗肿瘤的目的。

（1）抑制肿瘤细胞生长和增殖：董伟华等用不同浓度蝎毒多肽处理 4 种肿瘤细胞，人早幼粒细胞白血病细胞株 HL-60、人胃癌细胞株 MGC-803、人肝癌细胞株 SMMC-7721 和人低分化鼻咽上皮癌细胞株 CNE-2Z，结果发现不同浓度的蝎毒多肽均有显著的细胞生长抑制作用和细胞毒性。范跃祖等研究了去甲斑蝥素对原发性胆囊癌 GBC-SD 细胞系增殖和凋亡的影响，研究结果表明，浓度为 10 kg/L 时对 GBC-SD 细胞的生长有抑制作用，且呈现剂量效应关系。实验还显示，去甲斑蝥素通过抑制人胆囊癌 GBC-SD 细胞增殖相关基因蛋白 PCNA 和 Ki-67 的表达而抑制人胆囊癌 PCNA 的细胞增殖。

（2）诱导凋亡：徐万海等研究 As_2O_3 对膀胱癌 BIU-87 细胞凋亡的影响，发现随着 As_2O_3 浓度的增加，BIU-87 细胞的增殖率明显降低，10 μmol/L 时，凋亡率最高。何太平等发现斑蝥素对高转移卵巢细胞 HO-8910PM 的 IC50 为 47.99 mol/L 且使 S 期的细胞减少，可见明显的凋亡峰荧光双染出现典型的凋亡形态学特征。

（3）诱导分化：诱导分化是诱导癌细胞向正常细胞逆转的重要方法。如 As_2O_3 可使急性早幼粒细胞白血病基因-维 A 酸受体 α（PML-RARα）融合蛋白显著苏素化，通过重新定位 PML，使 PML 核小体成熟稳定，从而募集蛋白酶的亚基，诱导早幼粒细胞的定向分化。也有研究发现雄黄能促进 HL-60 的分化。雄黄主要通过 As_4S_4 起作用，雄黄可以影响 HL-60 的细胞周期，将其阻滞在 G_1 期，增强四唑氮蓝（NBT）的阳性表达率，并诱导表达髓系分化抗原 CD11b。

（4）抗血管生成：蟾毒配基类化合物（又称蟾毒灵）是从蟾酥中提取的有效成分。建立牛主动脉内皮细胞的三维培养模型，以生成的毛细管样网络结构观察 Bufalin 对血管生成的影响，结果显示，Bufalin 可显著抑制毛细血管的生成，作用剂量为 5 nmol/L；流式细胞术分析血管内皮细胞周期，可见阻滞于 G_2/M 期，因此认为 Bufalin 通过抑制肿瘤血管生成而抗肿瘤。用三氧化二砷（As_2O_3）治疗人食管癌细胞移植小鼠后，发现可以明显抑制其生长和血管形成。

有毒中药的应用

1. 古代文献记载：对于有毒中药的应用文献多有记载，如《黄帝内经》《肘后备急方》等均有所提及。癌症应用解毒药，宋代东轩居士《卫济宝书·痈疽五发》记载"一曰癌，癌疾初发者却无头绪，只是肉热痛……宜下大车螯散取之。然后服排脓、败毒、托里、内补等散。破后用瘾香膏贴之。五积丸散，疏风和气"。其中就有败毒之剂。其后又云"痈疽之疾，如山源之水……猛烈之疾，以猛烈之药，此所谓以毒攻毒也"。在古代肿瘤多属"疡医"范畴，故治法记载外科医书居多。如《外科精要》中的血竭膏由蜂房、黄丹等有毒之品组成，方后注云"血竭膏，取其以毒攻毒也"；陈实功《外科正宗》云"蟾酥丸"使用了轻粉、雄黄、蟾酥等剧毒中药，使用方法也以口服为主，方后注"真有回生之功，乃恶症中至宝丹也"。顾世澄《疡医大全》神化丹，治疗一切无名肿毒，初起服之立消"以毒攻毒，削坚导滞如神"。

2. 名医经验：据"癌毒"理论，周仲瑛教授确立了治疗恶性肿瘤的抗癌解毒大法，强调此法在治疗肿瘤中占据主导地位，并提出"邪不祛，正必伤"认为扶正是防御性姑息疗法，而抗癌祛邪是主动的、积极的治疗措施。因此，将抗癌解毒法贯穿于肿瘤治疗的始终。根据其临床案例分析，抗癌解毒药均为运用最多的药物，其中不乏蜈蚣、天南星、半夏等有毒之品。

刘伟胜教授治疗肿瘤初期以攻邪为主，常以清热解毒、以毒攻毒、活血化瘀、化痰散结为法，中晚期则在扶正的基础上，加用祛邪攻毒之法。刘伟胜用攻毒法时所选择药物依毒邪之性质而定，并擅用半枝莲、白花蛇舌草、猫爪草、全蝎、蜈蚣等。其认为肿瘤癌毒深陷，非攻不克，故以毒攻毒。有毒之品，性峻力猛。而虫药"輙仗蠕动之物，松透病根"（《临证指南医案·积聚》），故认为全蝎、蜈蚣具有攻毒散结之效。根据患者的体质强弱，斟酌药物用量、用法及用药时间，蜈蚣常用量为 2～4 条，全蝎常用 5～12 g。

孙秉严认为癌毒是癌症发生、发展及变化的根本原因。癌症的共同病机为癌毒、瘀血、痰饮、食积等相互结聚。癌毒一旦产生，则迅速生长、恶化，则精血阴液不足，又因为癌毒是导致恶性肿瘤发生的一种特异性致病因素，一般治疗方法很难取效，所以，治疗癌症必须以毒攻毒、泻下、破瘀行气、化痰消积等祛邪为主的治法达到治病效果。常用以毒攻毒药物主要有：斑蝥、蟾酥、白砒石、白降丹、轻粉、红粉、樟丹、硇砂、硫黄、雄黄、绿矾、守宫、蟾蜍、金钱蛇、蜈蚣、全蝎、蜂房、黄药子、龙葵、急性子、半枝莲、白屈菜、山慈菇、天葵子、土贝母、狼毒等。运用毒药时应注意病情轻重及体质情况，注意配伍及服药方法。

李可治疗肿瘤以阴阳为纲，寒热虚实分证，自创攻癌夺命汤，治疗肿瘤初期强调以攻为主，辨寒热虚实，尽快祛除体内毒邪。晚期患者以邪盛正虚为主，故以"扶正邪自退，养正积自消"为治疗宗旨。待正气来复，再予攻下之剂。擅用大剂量毒药及相畏、相反之配伍。如海藻与甘草同用具有攻坚化瘤，磨积消水。木鳖子、生半夏散结。攻毒常以"全蝎 12 只，蜈蚣 4 条，雄黄 1 g"（研粉吞服），临床多有验效。

讨　论

1. 扶正学说研究： 无论是扶正还是解毒扶正培本从理论与临床上均取得一定的成就，解毒法从外治到内治亦取得一定疗效。目前认为，在肿瘤的不同阶段，采用扶正为主或解毒为主治疗。然而，对于肿瘤治疗的根本，是扶正，还是解毒，目前说法不一。有学者认为"养正积自消"，认为正气为人之根本，只要正气旺盛，就能达到消除肿瘤的目的，而忽视了解毒抗癌的治疗，甚则片面用补法为主则会助长邪气。有学者认为"邪祛则正安"，治疗以大剂攻下解毒为主，则肿瘤消退，却使正气衰败，难以恢复，进一步导致肿瘤的复发转移。陈赐慧认为，解毒抗癌祛邪是肿瘤治疗的最终目的，而扶正是祛邪所不可或缺的必要条件。故邪盛应以祛除毒邪为主，而在正气虚弱时以扶正为主。所以，扶正与解毒并非相互对立的矛盾体，而是相辅相成，不可或缺的共存体。

2. 毒性中药应用研究： 毒性中药的处方剂量一般应在《中华人民共和国药典》规定范围内。按卫生部颁布的《医院处方制度》规定，药品超过极量使用时，医师必须签名方可配发。而在临床用药中，经常会出现超出正常剂量几倍甚至数十倍的情况出现。通常说"剂量是中医不传之秘"，然而，当使用毒性药物时，因其具有相当大的不良反应，必须谨慎使用。目前，对于毒性中药的使用，超出规定剂量后，往往根据临床医师的经验来决定用药的剂量。

3. 解毒药物研究： 解毒药物主要有祛邪之功，其不应仅限于中医药疗法，还应包括各种现代的医疗手段，包括手术、放射治疗、化学治疗、射频消融、超声治疗等治疗方法。

152   从毒邪辨治血液肿瘤经验

恶性血液肿瘤多数起病急，变化快，病情重。李达教授据 30 载血液病临证经验，总结其因毒致病、因病致虚的病机特点，认为白血病因温毒致病，属"血癌"范畴，病位在骨髓，病机为精气亏虚，伏邪内陷，邪正交争所致，变化多端，属于难治之证；淋巴瘤属"恶核"范畴，因痰毒致病，病位在三焦，病机本质为脾虚痰积；骨髓瘤属"髓瘤"范畴，因瘀毒致病，病位在骨髓，与肾相关，肾虚血瘀毒蕴为其病机本质。临证从毒辨治，以毒攻毒、和解排毒、解毒生血，共奏扶正祛邪、固本澄源之效。

血液淋巴肿瘤泛指起源于造血干细胞或淋巴结、淋巴组织或淋巴细胞的恶性克隆增殖系类血液疾病。李达将此类疾病总称为癌瘤病症，认为其发病特点乃因毒致病，因病致虚；病机本质为邪毒内蕴；基本治则应从毒论治。

因毒致病，因病致虚

1. 白血病（血癌）——"温毒"致病： 因白血病呈现"血虚、血热、血毒、出血、血积"等"血病"征象，以"血癌"概括；病位在（骨）髓，肾藏精，主骨生髓，精（髓）血同源，髓血相表里；该病属于（伏邪）温病范畴，发病急，进展快，变化多端；病位深，病情重，属于难治之证。《素问·生气通天论》云"冬伤于寒，春必病温"。《金匮真言论》云"夫精者身之本地，故藏于精者，春不病温"。历代大多数医家认为此乃"伏邪温病"理论依据。病机：精气亏虚，伏邪内陷，邪正交争，变化多端；胎毒、温毒、时疫之毒，或风寒邪毒等伏邪，深伏不化，郁而化热，热酿成毒而发温病之疾。温毒致病，耗伤气阴可见精神疲倦、乏力懒言、面色少华、口干咽干、舌红少苔，脉细数或细弱等气阴两虚之证；正虚复感邪毒，可伴发热、出血、水肿、心力衰竭咳喘、中枢浸润等并发症。

本病发病急，变化快，如失治误治，常出现多种变证。如温热毒邪深伏骨髓，灼伤营阴，炼液为痰，痰滞血脉，血行不畅而为瘀，痰凝血瘀，阻于脑脉，而见头痛、呕恶、颈项强直；阻于眼脉出现视瞻昏渺或突眼。邪热炽盛，迫血妄行，发为紫癜，若直冲犯脑，血溢脑脉，出现突然昏仆，不知人事等危急重证。热毒炽盛，炼液成痰，痰阻肺络，宣降失常，故见咳嗽咯痰，邪甚者横逆及心，出现喘息短气，胸闷心悸。

2. 淋巴瘤（恶核）——"痰毒"致病： 淋巴瘤临床呈现痰核瘰疬为主，兼以癥瘕痞块和/或虚劳征象，归属痰核或瘰疬范畴，此之谓恶性痰核，以"恶核"概括；其发病与"痰"毒相关，"脾乃生痰之源""肺乃贮痰之器"，外感邪毒，内生痰湿，痰毒胶结，因"肺气宣降"而遍布三焦，属于黏滞之证。故其病位在三焦；与"脾""痰"相关，具有病位广，变化多端的特点；脾虚痰积乃其病机本质；脾虚辨之气与阳。

痰性黏腻，胶着不去，又"随气升降，无处不到"，故痰毒致病或横窜经络，或留着筋骨，或内陷脏腑，或侵及皮肤，渐积肿核，蔓延播散快，病变范围广。若与瘀血互结，则胶滞难解；若日久不去，痰蕴化毒，则病矣深重。痰凝、瘀血、癌毒同气相求，戕伤阴脏，再加上放化疗大伤元气，耗及阴液，淋巴瘤患者常有消瘦、盗汗、发热、倦怠懒言等气阴不足、阴虚内热之证。此外，痰毒之邪阻滞气机，而六腑又以通降为顺，故痰毒之邪常致六腑的通降功能失常，临床上部分淋巴瘤患者以胃肠道症状为首发表现，经内镜或手术后病理而确诊。脾气虚以面色萎黄、疲倦乏力、食欲不振、头晕眼花、便溏腹泻等中焦不运证为主，脾阳虚是在脾气虚基础上伴脾阳虚损，兼加体寒症状，如腹中冷痛、喜温喜按等。

痰毒的成因有二：一为脾虚，"脾乃后天之本，气血生化之源，脾主运化"，脾在维持人体正常生命活动中起着重要作用，或饮食劳倦，或情志不遂，或感受外邪，皆可影响脾的功能。《素问·厥论》云"脾主为胃行其津液者也"，若脾运化水谷功能失常，则水谷精微不布，气血津液生化乏源，气虚津亏血少，津液运行不畅，聚而成痰。《古今医鉴·痰饮》云"痰乃津液所化，或因风寒湿热之感，或七情饮食所伤，以致气逆液浊，变为痰饮……百病中多有兼痰者"。脾的运化水湿功能失常，则水液失于输布，积聚成痰，故有"脾为生痰之源"之说。此外脾虚水谷不得运化，饮食积滞亦可生湿成痰。二为肝郁，肝属木，主疏泄，喜条达，久病必有郁，患者因反复而持久的情志刺激导致肝气的郁结不疏，从而影响肝的疏泄功能，一则影响了津液的代谢输布，津液停滞则聚湿生痰，二则气郁久而从阳化热，郁而成肝火，煎熬津液成痰。肝胆相表里，肝郁及胆，胆失疏泄致使胆汁淤积而发为黄疸。

3. 骨髓瘤（髓瘤）——"瘀毒"致病：骨髓瘤以"髓瘤"概括，突显病变部位，呈现疾病性质。"邪之所凑，其气必虚"；正气亏虚，感受邪毒，气虚血瘀，邪毒内蕴，瘀血内阻，瘀毒交结，内伏骨髓，髓海瘀阻，精血亏少，则发为本病。

骨髓瘤表现多种多样：或骨痛腰痛，或虚劳血虚，或少尿无尿；或高黏滞血症等，突显瘀毒致病。总结其病位在骨髓，正虚感受邪毒，邪毒内蕴，瘀血内生，进而伤及骨髓而发病。与"肾""瘀毒"相关；病位深，难以治愈；肾虚血瘀毒蕴为其病机本质。肾虚辨之阴与阳。

肾为先天之本，《素问·六节脏象论》云"肾者主蛰，封藏之本，精之处也"。肾藏精，精化气，通过三焦，布散全身；肾乃一身阴阳之根本，肾之阴阳两虚，易从寒化、热化，肾阳偏虚，温化失司，寒邪内生，留注骨髓；肾阴不足，阴虚内热，热灼津液，炼液成痰，蕴结骨髓。因而产生寒毒、痰毒，深伏骨髓，难于化解，日久则髓海凝滞，聚而成瘀；除正虚之外，寒毒、痰毒、瘀血等邪毒内浸骨髓而发病，乃正虚邪实之证，瘀毒为主。依据《黄帝内经》之"肾主骨，生髓"，"骨者，髓之腑"医理，本病肾、髓、骨之间，呈现以下相关性变化：其一，肾虚髓亏，骨失所养，且瘀血内阻，"不通则痛"，故常发为骨痛。其二，肾虚髓空，骨质不坚，易发生骨蚀、骨折，如《灵枢·刺节真邪》载"虚邪之入于身也深……内伤骨为骨蚀"；其三，"肾藏精，精血同源"，肾虚造血之源枯竭，精血亏虚，气血不足，易见虚劳血虚之贫血象。故本病肾虚为本，感受邪毒，邪毒内蕴，入髓伤精耗血，髓枯失养骨痛，毒蕴伤及骨髓，暗耗精血，进而加重肾虚，形成因虚致病，因病致虚的恶性循环。

从毒论治

依据疾病毒邪特征分而论治。"大毒治病，十去其七"即止，否则邪毒内蕴，伤及气血，毒损肝肾；并发感染，毒热蔓延，损伤肺脏；邪毒攻心，心肌损害；正虚而邪盛。临证中总以解毒为主，兼以扶正，切忌一味攻伐。

1. 白血病从伏邪温毒论治：温化寒毒之砒霜、雄黄等；三尖杉、红豆杉（紫杉醇）与乌骨藤等杉类、藤类药味解毒抗癌攻邪，以期删毒、搜毒、涤毒而获效。高白细胞瘀滞者或肿瘤负荷重者，常选猫爪草、山豆根、重楼、冬凌草、白花蛇舌草、半枝莲等清热解毒抗癌之品；邪毒炽盛为主，出现高热、衄血、骨痛、尿黄、便干、舌红、苔黄、脉洪大或弦数等症者，选青黛、石膏、升麻、玄参、黄连、黄芩、栀子、水牛角、大青叶等清瘟解毒之品；痰核瘰疬为主，出现颌下、颈部、腋下、鼠蹊部之痰核瘰疬等症，加夏枯草、浙贝母、白花蛇舌草以化痰消瘰散结；伴肝脾淋巴结肿大，以癥瘕积聚为主，胁下痞块、坚硬疼痛，舌质淡青或暗淡，脉细涩等表现，加四物汤、三棱、莪术活血化瘀，猫爪草、鳖甲、生牡蛎软坚散结。诸证均需兼顾益气养阴而扶正祛邪，配伍黄芪、太子参、女贞子、天冬药味施治。

2. 淋巴瘤之从痰毒论治：淋巴瘤为脾虚痰毒病机本质，此痰之初，无明显寒热的表现，选用涤痰解毒散结之品，诸如胆南星、浙贝母、法半夏、山慈菇、黄药子、夏枯草、斑蝥等；辅以软坚散结穿山甲、牡蛎、鳖甲、瓜蒌、蜂房、玄参、莪术、皂角刺、肿节风等。脾虚生湿，湿浊进而困脾，互为因果，治疗辅以祛湿药味，如薏苡仁、厚朴、土茯苓、猪苓等；兼顾健脾益气而扶正解毒：配伍诸如黄芪、党参、白术、茯苓等药味施治。若遇寒痰者则温化，常选附子、肉桂、鹿角片、炮姜、麻黄、白芥子、生南星、生半夏、皂角刺等；燥痰宜于润化，常以养阴润燥药合化痰药并用，如生地黄、玄参、麦冬、白芍、川贝母、北沙参、地骨皮等。邪毒炽盛者加雄黄、全蝎、黄药子、牛黄等有毒之品，以毒攻毒，对控制病势、清解余毒，防止扩散大有裨益。此类药物多攻邪力峻，有伤正之嫌，常用剂量在 5～20 g，最多不过 30 g。对于放疗及化疗后气阴亏损或手术后元气大伤甚者，不宜悉数尽下，否则正气衰急，病入窘境。黄芩、莪术、山慈菇、雄黄等苦寒败胃，胃气不足者，需调理脾胃为先，后图攻邪之效。由于本病毒蕴痰凝，邪陷阴分，病及五脏，加之久病入络，故中后期常出现肿块坚硬、固定不移、疼痛拒按、癥瘕积聚、即溃难敛等瘀血之象，乃毒瘀凝滞，难以化消，此时应破血逐瘀，攻坚散结方可有效，常用炮穿山甲、牡蛎、鳖甲、僵蚕、全蝎、蜈蚣、木鳖子、水蛭、蜂房、玄参、三棱、莪术、瓜蒌、皂角刺、肿节风等。

肝脾乃整个人体气机的枢纽，肝郁脾虚，土虚木乘。朱丹溪云"善治痰者，不治痰而治气，气顺则一身之津液亦随气而顺矣"。肝脾功能健旺则气机顺畅，郁解结散，痰滞自消。柴胡、黄芩、枳壳、枳实、白术、白芍、陈皮、香附、佛手等疏肝健脾，调畅气机，化痰散结；如有中枢神经系统的受累，出现头痛、肢体活动不利者，加天麻、全蝎、钩藤搜风通络祛邪，平肝潜阳。

3. 骨髓瘤之从瘀毒论治： 骨髓瘤以祛瘀解毒为基本治法，选用石菖蒲开髓窍，辨证加味姜黄、莪术、水蛭、丹参、郁金等；辅以活血通络药味：乳香、没药、蜈蚣、全蝎、土鳖虫等；兼顾益肾固精以扶正解毒：配伍诸如补骨脂、菟丝子、牛膝、骨碎补、女贞子、枸杞子等药味施治。

进展期以正虚邪侵，毒蕴血瘀为甚，常现骨痛、骨蚀，甚而骨折等骨病证候，治疗上多侧重解毒活血通络，如通络止痛之全蝎、蜈蚣等虫类中药，对瘀血阻络引起的骨痛疗效良好；李教授喜用祛风除湿、散寒解毒之藤类药物如忍冬藤、首乌藤、清风藤、雷公藤等，此类药物具有较好的免疫调节作用。对于骨蚀骨折者，骨碎补、续断、补骨脂等益骨之品必不可少。平台期患者，临床以肾虚为主，邪毒不甚，若表现为腰背冷痛，四肢不温，面色萎黄，头晕乏力，下肢浮肿，心悸失眠，舌质淡，苔白，脉细滑者，偏于肾阳不足者施以温补肾阳，多选用熟附子、肉桂、巴戟天、杜仲、细辛等药物；下肢浮肿者加用山药、法半夏、五味子、干姜温肾利水；若虚烦不眠，舌红少苔，脉细数者，偏于肾阴亏虚施以益肾活血饮加天冬、首乌藤、太子参、生地黄等，合交泰丸（肉桂、黄连）交通心肾，安心助眠，交泰丸可口服，亦可姜汁调外敷双涌泉引火归元安神。

《医宗金鉴》提示：扶正乃祛邪一法，且固本乃指脾肾本虚，脾虚生湿，湿聚而生痰，脾虚气血生化乏源；肾主骨生髓藏精，先天之精有赖后天水谷精微充养，骨性病变可归脾肾两虚所导致。治疗上当扶正祛邪，时时顾护正气。临证李教授认为骨髓瘤当以固本澄源为主要治疗大法，固本药物常选黄芪、三七、西洋参、冬虫夏草、红景天；祛邪药物包括：莪术、猫爪草、黄芩、夏枯草；兼证：腰腿痛加杜仲、天麻、全蝎通络止痛。

4. 移植并发症从外来邪毒论治： 李达认为，骨髓移植患者外来的 T 淋巴细胞激活后，变为致病的"邪毒"，此时患者处于正虚邪实、虚实夹杂状态。从中医学"五行"的角度认识，"邪毒"伤肾起始，肾精亏虚，元气大伤，不能鼓舞五脏之正气，可以逐渐累及肝、心、脾、肺等五脏，功能衰退，病邪丛生，表现为发热、腹泻、皮疹、溃疡、黄疸、腹痛等。临床按以下分层治疗。第一阶段：预处理乃"以毒攻毒"的"攻法"过程，在疗"疾"攻伐体内癌毒同时，重创骨髓。患者经历癌毒及药毒双重打击，正气大虚，气血津液匮乏，临证分别施以益气养阴、滋阴清热、调和肝脾、健脾益肺等法扶助正气，待正气得复。第二阶段："大毒治病，十去七八"，未清之余邪，待正气恢复后，排毒祛邪，避免毒邪损害皮肤、肠道、肝脏等，予以清热解毒、清温排毒、通腑泻毒等法施治，有助于消减、控制病症并进而缓解病情。

大毒治病，以毒攻毒

李达临证善用亚砷酸、复方黄黛片、青黛等药物治疗难治复发血液肿瘤，常获良效。大毒治病主要指中药砷剂的应用，含砷的中药有砒霜、雄黄等，含砷的中成药有复方黄黛片、安脑片、六神丸、牛黄解毒片等，其有效成分乃 As_2O_3、As_2S_2、As_4S_4 等。砒霜外用，不宜口服；雄黄内服，严限剂量。古代文献对含砷药物的记载之砒霜：其功效用法最早在北宋开宝年间《开宝详定本草》中就有记载，《本草纲目》云"砒乃大热大毒之药，而砒霜之毒尤烈"。雄黄：《圣济总录》用黑龙丸（含雄黄、雌黄）治"诸恶疮肿等病"；《集玄方》以雄黄、白矾外用治"腹胁痞块"；《神农本草经》言雄黄"主寒热、鼠瘘，恶疮。疽痔，死肌，杀百虫毒肿"。砷制剂在临床应用较多，例如广东省中医院梁冰教授用安脑片、六神丸等含砷剂中成药治疗血液肿瘤；上海中医药大学吴翰香选用雄黄治疗急慢性白血病；北京西苑医院周霭祥青黄散治疗白血病；人民解放军第 210 医院研制的复方黄黛片治疗急性早幼粒细胞白血病；北京西苑医院研制青黄散治疗慢性粒系白血病、骨髓增生异常综合征；20 世纪 70 年代起中国应用 As_2O_3 治疗急性早幼粒细胞白血病，后逐步应用到难治复发淋巴瘤、骨髓瘤的治疗。李达应用解毒抗癌中药、亚砷酸联合地西他滨治疗中高危的骨髓增生异常综合征，获得不错疗效。

和解排毒，解毒生血

癌瘤病证常呈现邪实正虚或正气未复、余毒未清态势，常见有气阴两虚，邪毒内蕴、肾虚血瘀、脾虚痰积等证型，扶正祛邪乃总的治疗原则。部分患者可三五年或长期无病生存，临床基本治愈；但大多数患者较长时期处于微小残留病状态；相当部分患者处于带病生存，带瘤生存状态。邪毒实难消除，正气不易康复；促使正气恢复一定程度而足以抵御邪毒损伤机体，有望改善患者正虚证候以提高生活质量；抵御、消减邪毒进而减缓甚至阻滞癌瘤的浸润及进行性增殖。

李达秉承国医大师方和谦"和法"学术思想，"爕调阴阳，以平为期"的生理观；正气为本，扶正以祛邪的治疗观；善用和法，提出"和为扶正，解为散邪"之观点，以期"和以扶正、解以祛邪"。将和法扩展到脏腑之间、上下之间、气血之间、阴阳之间病证；凡"邪气侵袭，正气不足，邪正交错"等状态，均可运用"和解法"来辨治。以期调和"正、邪"趋于"亚平衡"而延长生存，提高患者生活质量。

汉代张仲景用桂枝汤治疗外感热病含"和营卫""和表里"之意，金元医家成无己首提"和解"法诠释小柴胡汤治疗少阳半表半里证，明代医家程钟龄系统提出汗、吐、下、和、温、清、消、补八法，和法成其常用之一。"和法"广义涵盖调和脏腑、调和气血、调和阴阳、调和寒热、调和营卫、表里双解等，狭义包含和解少阳、开达膜原、分消走泄、和解三焦之意，不论广义还是狭义，和法调理促进阴阳、气血、脏腑等调和，逐渐形成"和血"辨治雏形奠定基础。

李达临证中不断总结、创新，因时因人因地治宜，探索并实践"和法"方药辨治血液病，以达"血和"之效而促进血液病的康复，逐渐形成岭南"和血"辨治体系治疗恶性血液疾病。临证中，血液肿瘤在益气养阴、解毒抗癌，益肾活血与健脾涤痰等基础上，辅以和解之柴胡类方药：柴胡、黄芩、法半夏、青蒿，及桂芍类方药：桂枝、白芍等，以期"正邪平和"，不致"疾病进展"之境界。

扶正以祛邪

《灵枢·百病始生》云"必因虚邪之风，与其身形，两虚相得，乃客其形"；《灵枢·口问》云"故邪之所在，皆为不足"；恶性血液病的发生均以正虚为本，邪客其形所致。不论白血病，还是淋巴瘤、骨髓瘤，均系正虚邪实病证，切忌一味攻毒，正虚邪愈盛，正气恢复方可祛邪外出。《素问·评热病论》

云"邪之所凑，其气必虚"；《素问遗篇·刺法论》云"正气存内，邪不可干"。白血病常见气（血）阴两虚证型，扶助正气施以诸如黄芪、太子参、女贞子、天冬、补骨脂等药味加减；淋巴瘤常见脾虚基本证型，扶正施以黄芪、党参、白术、茯苓等药味；骨髓瘤常见肾虚基本证型，扶正施以补骨脂、菟丝子、牛膝、骨碎补、女贞子、枸杞子等药味。

综上所述，血液淋巴肿瘤病机本质多为正虚毒蕴，兼夹或温毒，或痰毒，或瘀毒等，临证中解毒抗癌，时时顾护正气，扶正祛邪，运用和血法，和解排毒，解毒生血，促进阴阳平衡，以期正邪平和，进而延长生存期，提高生活质量。

153　扶正解毒法干预肿瘤炎性微环境机制研究

恶性肿瘤是世界上病死率较高的一类疾病，近年来炎性微环境成为肿瘤研究的热点，针对肿瘤的中医药治疗也受到高度重视。学者李容容等从中医药角度出发，综合分析扶正解毒法对肿瘤炎性微环境作用机制的研究进展，为未来肿瘤的临床治疗提供新的思路。

癌症已经成为当今社会严重影响患者身心健康和生活质量，甚至危及患者生命的重大疾病。从全球范围看，癌症是影响人类病死率的重要因素之一，且其发病率呈逐年上升趋势。随着现代医学技术的发展，炎性微环境在肿瘤形成、发展及转移中的作用越来越受到研究者们的青睐。近年来中医药对肿瘤治疗的显著疗效也受到研究者们的密切关注，越来越多的相关研究也表明，具有"扶正解毒"作用的中药复方或单药可以通过干预肿瘤炎性微环境中的炎症通路和炎性因子，从而抑制肿瘤发生与发展。现对扶正解毒法干预肿瘤炎性微环境作用机制的研究进展做出了梳理综合。

肿瘤炎性微环境与肿瘤的关系

肿瘤炎性微环境中包含的中性粒细胞、巨噬细胞和髓源性抑制细胞（MDSC）及其分泌的细胞因子、趋化因子和生长因子等，共同影响着肿瘤的进展与转移。其中氧代谢产物、蛋白酶、肿瘤相关细胞因子、炎性因子等炎症介质，能够引起细胞基因的突变，诱导炎症反应发生。炎症反应中产生的炎性因子如白介素（IL-1）及肿瘤坏死因子（TNF-α）等，又可以促使 NF-κB 及 STAT3 炎症通路活化，对细胞基因造成损伤，诱导基因突变，最终导致肿瘤的形成。同时，NF-κB 及 STAT3 的活化又可增加炎性因子的产生，维持肿瘤炎性微环境，形成"炎症-肿瘤"的恶性循环。

1. 炎症通路：

（1）转录核因子-κB（NF-κB）及转录激活因子 3（STAT3）：目前研究证实，肿瘤炎性微环境与肿瘤形成密切相关，而炎症相关信号通路的激活在微环境形成中起关键性作用。NF-κB 是 1986 年从 B 淋巴细胞的细胞核提取物中找到的转录因子，它是真核细胞转录因子 Rel 家族成员之一，广泛存在于各种哺乳动物细胞中。STAT3 是一种原癌基因，存在于多种恶性肿瘤中。研究表示，NF-κB 和 STAT3 的共激活能够促进肿瘤细胞的增殖、加速细胞凋亡、血管新生和免疫逃逸等，在肿瘤炎性微环境形成中起着中流砥柱的作用。

（2）炎症通路干预肿瘤的发生发展的机制：炎症的长期刺激能够导致基因的稳定性改变，促进肿瘤形成。有研究表明，活化的 NF-κB 可以使胞苷脱氨酶（AID）表达，促使 p53、myc 等细胞基因突变。此外，共济失调毛细血管扩张突变基（ATM）和 NF-κB 必要调节子（NEMO）可协同作用，激活 NF-κB 信号通路，使 NF-κB 从细胞质转移到细胞核。进入细胞核的 NF-κB 可上调抗细胞凋亡因子的表达，从而保护细胞免受凋亡。因此在慢性炎症过程中，NF-κB 通路的激活对肿瘤形成影响重大。

当 STAT3 被激活后，可结合特定的 DNA 片段，诱导促增殖和抗凋亡相关基因的转录，上调缺氧诱导因子-1（HIF-1）和血管内皮生长因子（VEGF）的表达，生成肿瘤血管，益于肿瘤进展。研究证实，从基因入手，抑制 STAT3 的表达，可促进肿瘤细胞凋亡。

2. 炎性相关因子：

（1）炎性因子的来源：肿瘤炎性微环境中，炎性因子、趋化因子等炎症介质主要是由肿瘤细胞通过自分泌或旁分泌产生的，各种炎症细胞数量及功能上的异常，可引起 DNA 损伤及肿瘤相关基因的异常表达，内环境稳态失衡，形成肿瘤。

（2）炎性因子与肿瘤的发生与发展：炎性因子，不仅可募集炎性细胞到肿瘤部位，扩大炎症范围，还可刺激血管、淋巴管生成，诱导基因突变。由动物实验证实，白细胞介素可诱导肿瘤血管生成，促进肿瘤的转移。而 IL-1 与 TNF-α 协同作用，又能够上调 NF-κB 的活性，加剧炎症反应，加速 IL-6 的分泌。IL-6 分泌增加可致 STAT3 信号通路活化，干扰 p53 等抑癌基因的表达，从而诱导正常细胞向肿瘤细胞转化。另外，在炎性环境中为数较多的是巨噬细胞，在相关细胞因子的刺激下，巨噬细胞更易于分化为 M2 型肿瘤相关巨噬细胞（TAMs），诱导肿瘤细胞产生免疫耐受。STAT3 的活化能够促进巨噬细胞向 M2 型分化，增加 TAMs 的含量，在 STAT3 激活的同时，TAMs 可释放 IL-10 或通过 IL-23 上调调节性 T 细胞（Treg）的表达，从而介导肿瘤免疫逃逸。其他相关研究表明：转化生长因子（TGF）-β 可调控血管内皮细胞生长因子（VEGF）和金属基质蛋白酶（MMP）-2 和 MMP-9 表达，促进血管新生，维持肿瘤的生长和转移。

扶正解毒法干预炎性微环境的中医理论依据

早在中医学古籍《卫济宝书》中，就提到了"癌"这个名词，1264 年，杨士瀛在《仁斋直指附遗方论》中对癌做了较为详细的描述："癌者，上高下深，岩穴之状，颗颗累垂……毒根深藏，穿透孔里，男者多发于腹，女者多发于乳，或颈或肩或臂，外症令人昏迷。"现代中医学多称之为"积"，如"肺积""肝积"等。中医学认为，癌病多为正气亏虚，毒气（有风毒、热毒、痰毒等）内聚，痰、湿、热、瘀、毒互结，久积成块而致。周仲瑛教授提出癌毒具有隐伏、走窜、伤正、多变的特点，致脏腑功能失调，气血运行失常，是导致癌病的关键病因，癌毒的游移不定是肿瘤转移的根本原因。从中医学角度讲，在炎性微环境中，人体的内环境的稳态被打破，体现了"癌毒"耗损正气、迁延难愈、急骤多变的致病特点。中医学从整体出发，辨证论治，认为肿瘤的致病因素可概括为"虚、痰、瘀、毒"，因人体正气亏虚，癌毒侵袭，诸多病理产物相互交融，而致癌病发生。炎性微环境在肿瘤发生发展过程中的作用，与中医学对肿瘤病因病机认识有异曲同工之处，"痰、瘀、毒"等构成的病理环境实际就类似于促进肿瘤细胞增殖、侵袭及转移的炎性微环境。

扶正解毒法干预炎症通路和炎性因子

肿瘤炎性微环境中的炎症通路、炎性因子等，就像"癌毒"病机中的"痰、瘀、毒"，促进肿瘤形成，肿瘤的局部环境又促进这些病理产物的产生，如此恶性循环。临床研究证实，运用扶正解毒法可以干预肿瘤炎性微环境的炎症通路和炎性因子，达到抑制肿瘤发展与转移的目的。朱昱翎等的研究结果显示："健脾通络解毒方"可以通过抑制 NF-κB 蛋白表达，并同时影响 Bcl-2/Bal 的表达，从而调控细胞凋亡，影响胃癌前病变（PLGC）的发生发展进程。

1. 扶正解毒法干预炎性通路：

（1）影响核转录因子 NF-κB 的功能：现代研究表明，扶正解毒法可以通过干预核转录因子（NF-κB）控制肿瘤的进展。吴勉华消癌解毒方可抑制 NF-κB 通路的持续活化，促进肿瘤细胞凋亡。张伟英等体内研究结果表明，雷公藤甲素可下调 Bcl-2、VEGF 等多种核转录因子（NF-κB）的下游靶基因的表达，诱导鼻咽癌 CNE-2 细胞抗血管生成，促进其凋亡。李军等研究发现苦参碱可阻止 NF-κB 信号通路的激活，影响子宫内膜癌的进展。韦星等的研究结果显示，白花蛇舌草注射液可以降低抗凋亡相关蛋白如 Bcl-2 和转录因子 NF-κB 的表达，促使肿瘤细胞凋亡。

（2）抑制转录激活因子 3（STAT3）信号通路：STAT3 的活化可上调血管内皮生长因子（VEGF）、B 细胞淋巴瘤/白血病-2 基因（Bcl-2）、原癌基因（c-Myc）等的表达，调控肿瘤的发生与发展。石文静等研究表明：消癌解毒方抑制 IL-6/STAT3 信号通路的同时，增加 Caspase-3 的活性，使

CT26 荷瘤小鼠瘤组织发生凋亡。孙阳等的研究证实：鳖甲煎丸可以抑制 STAT3 信号通路，诱导 H_{22} 细胞凋亡。董静等研究发现，RGP 熟地黄多糖，可抑制 STAT3 活化，促使肿瘤细胞凋亡。

2. 扶正解毒法干预炎症因子：

（1）下调 M2 型巨噬细胞的表达：巨噬细胞是机体免疫系统的重要组员之一，可分为 M1 型经典活化的巨噬细胞和 M2 型替代性活化的巨噬细胞。M1 型巨噬细胞可分泌促炎因子和趋化因子参与炎症和免疫反应。而 M2 型巨噬细胞则分泌抑制性细胞因子，下调免疫应答，促进组织修复和促进肿瘤转移。贾程辉等发现扶正解毒方联合 5-FU 可促使巨噬细胞由 M2 型向 M1 型转化，减少血清中肿瘤相关细胞因子 IL-4、IL-10、IL-13 及 TGF-β1 的表达，改变局部微环境，进而控制胃癌的进展。张恩欣等的研究显示：益气除痰方可以下调 M2 型肿瘤相关巨噬细胞的表达，增强机体免疫功能，抑制肿瘤的转移。另有研究发现：肺瘤平膏可以有效抑制 TAMs 所致炎性环境下小鼠 A549 肺癌细胞的增殖和侵袭转移能力。

（2）抑制 VEGF 的表达：肿瘤转移的关键步骤是新生血管的形成，当血管生成促进因子表达高于血管抑制因子时，可诱导肿瘤血管形成。张芙蓉研究认为，枸杞多糖可以下调 VEGF 等血管内皮生长因子的表达，抑制血管新生。另有文献报道，槲皮素和姜黄素也可通过影响血管生长因子如 VEGF、COX-2 等的表达，抑制肿瘤的生长。近年来还发现青蒿琥酯可下调促血管生成素-2 的表达，抑制血管生成，遏制肿瘤的进展。

（3）抑制肿瘤坏死因子（TNF-α）的生成：近年来大量研究证实，TNF-α 长期表达，可刺激其他炎性因子如 IL-6、粒细胞、巨噬细胞集落刺激因子的释放，加剧炎症反应，致使肿瘤恶化。养肺控瘤方能与顺铂协同作用，降低 Lewis 晚期肺癌小鼠血清 IL-2、TNF-α 的表达水平，控制肿瘤进展。化瘀解毒方可能是通过增强机体免疫，减轻胃癌大鼠炎症反应，降低 STAT3、VEGF、TNF-α 等肿瘤相关因子的表达而达到抗癌目的。穆芳等的研究表明：参芪扶正注射液能有效减少 H-CRP、TNF-α 的产生，减弱调节性 T 细胞的免疫抑制作用，抑制肿瘤进展。

（4）下调环氧化酶 COX-2 和 MMP-9 的蛋白水平：研究资料表明 COX-2 可以抑制肿瘤细胞凋亡，促进肿瘤血管的新生等，与肿瘤的侵袭转移有关。MMP-9 是一种明胶酶，能够破坏血管基底膜，为肿瘤的转移作好充分准备。可见下调环氧化酶 COX-2 和 MMP-9 的蛋白水平对抑制肿瘤的发展有着举足轻重的作用。周昕欣发现加味四君子汤（四君子汤加味莪术、浙贝母和半枝莲）能够明显下调鼠源 B16 细胞中 MMP-2 和 MMP-9 蛋白表达，从而抑制肿瘤转移。李佳等的研究显示，肠益煎方（太子参、白术、茯苓、木香、枳实、半枝莲、白花蛇舌草、蜀羊泉、甘草等）能减少大肠癌化疗患者血清 MMP-2 和 MMP-9 的含量，抑制肿瘤进展。黄芩苷可能通过下调 MMP-9 和 COX-2 蛋白的表达，从而抑制人结肠癌 SW480 细胞增殖、侵袭和转移。清肺化积汤配合化疗能够降低 MMP-9 的水平，提高 NSCLC 患者免疫功能，抑制肿瘤进展。

肿瘤炎性微环境与肿瘤之间的恶性循环为肿瘤恶化提供了"催化剂"。因此，在中医辨证的基础上，适当予以扶正解毒以调节脏腑功能，改善肿瘤相关炎性微环境，是中医药治疗恶性肿瘤的重要方向之一。

154　原发性肝癌"三因九毒"说

《中藏经·论痈疽疮肿》云"五脏六腑蓄毒之不流"。《仁斋直指附遗方》云"癌者，上高下深，岩石之状，毒根深藏"。张代钊认为"气血不和、痰湿不化、毒邪为患、脏腑虚损"。朴炳奎认为"正气虚损、邪毒内积"。林洪生认为"正虚为本，气滞、痰浊、水湿、瘀血、癌毒为标"，"邪之凶险者，谓之毒"。"毒变"为致癌之大因，学者王冠英等对肝癌致病因素以"三因九毒"立说。

内因三毒

1. 正虚之引毒："风雨寒热不得虚，邪不能独伤人。猝然逢疾风暴雨而不病者，盖无虚，故邪不能独伤人，此必因虚邪之风，与其身形，两虚相得，乃客其形"（《灵枢·百病始生》）。人生百年，风雨寒暑，阅历百态，有先天强而后天恃强以致弱，有先天弱而后天自强以致强终因"生长壮老已"（《素问·六微旨大论》）之自然规律年迈体衰而生老病死。

因强而虚："不知常，妄作凶"（《道德经》）。体强之人自恃其强，或迫于生计，或碌于事业，不摄养生、不避雨露、不辞辛苦，"以酒为浆，以妄为常，醉以入房，以欲竭其精，以耗散其真，不知持满，不时御神，务快其心，逆于生乐，起居无节，故半百而衰也"（《素问·上古天真论》）。竭伤心神、劳伤筋骨、耗伤精气，"久视伤血，久卧伤气，久坐伤肉，久立伤骨，久行伤筋，是谓五劳所伤"（《素问·宣明五气》）。久之积虚积劳积损、伤气伤形伤神，"精气夺则虚"（《素问·通评虚实论》）以致由强致弱而虚。

因弱而虚："天有寒暑，人有虚实"（《素问·宝命全形论》）或先天禀赋虚弱，或因久病不愈，而正气虚，阴阳失调，营卫气血亏虚，脏腑经络功能衰退，抗邪之力不足，出现一派虚损证候。

因老而虚："女子……五七，阳明脉衰，面始焦，发始堕；六七，三阳脉衰于上，面皆焦，发始白；七七，任脉虚，太冲脉衰少，天癸竭，地道不通……男子……五八，肾气衰，发堕齿槁；六八，阳气衰竭于上，面焦，发鬓颁白；七八，肝气衰，筋不能动；八八，天癸竭，精少，肾藏衰，形体皆极，则齿发去……今五脏皆衰，筋骨解堕，天癸尽矣。故发鬓白，身体重，行步不正"（《素问·上古天真论》）。随着年龄的增长，身体的形态、结构及功能出现一系列退行性衰老变化，此因自然规律之力而虚。

"邪之所凑，其气必虚"（《素问·评热病论》）。诸因导致体质虚弱，免疫力、抵抗力低下，人体识别和消灭外来入侵之细菌、病毒，处理损伤、变性、衰老、死亡的自体细胞，识别和清除体内病毒感染细胞和突变细胞的功能下降。"乘危而行，不速而至"（《素问·五常政大论》）。正邪抗争，正气因虚而退让，外毒乘虚而进犯，内毒趁机而叛生，"虚邪朝夕，内至五脏骨髓，外伤空窍肌肤"（《素问·移精变气论》）。可谓国无利器、弱而招敌，内忧外患，"引"来痰、瘀、寒、湿、风、燥、热、毒积聚流注四肢九窍、肌肤腠理、脏腑经脉而发病，其极者发为癌肿，盘踞肝脉者发为肝癌。故云"引毒"。

2. 情志之心毒：情志者，人之五志六欲七情，包括一切精神、思维、性格、意志、情绪、心理、喜恶、理想等精神活动，价值观、世界观、人生观之统称。中医学认为"形神合一"。

生理：心藏神，在志为喜；肺藏魄，在志为忧；肝藏魂，在志为怒；脾藏意，在志为思；肾藏志，在志为恐。"心为脏腑之主，而总统魂魄，并该意志，故忧动于心则肺应，思动于心则脾应，怒动于心则肝应，恐动于心则肾应，此所以五志唯心所使也"（《类经·疾病类》）。情志心理活动，依靠五脏的功能调节，且统归于"心主神志"的生理功能。

病理："怒则气上，喜则气缓，悲则气消，恐则气下，寒则气收，炅则气泄，惊则气乱，劳则气耗，思则气结"（《素问·举痛论》）"和喜怒而安居处，节阴阳而调刚柔"（《灵枢·本神》）。情志者，亦分阴阳，不过刚柔。"天地之道，刚柔互用，不可偏废，太柔则靡，太刚则折"（《曾国藩·挺经》）。立身社会、家庭、事业、婚姻、社会、工作、人际，焉能事事时时称心如意，焉能无有突发事件，倘若突然强烈或长期持久之外界刺激，使心神整体调节作用和各脏之间协调制约关系遭到破坏，气机升降出入逆乱，"出入废则神机化灭，升降息则气立孤危……器者生化之宇，器散则分之，生化息矣"（《素问·六微旨大论》）。然则肝者将军之官，刚脏也，主疏泄主藏血，喜条达恶抑郁，情志忧郁、焦虑、失望、悲伤，气血运行逆乱，逆行肝疏泄气血之方向，则肝将军之刚性不得条达而生抑郁，抑郁久矣则肝之藏血疏血失调而气滞血瘀，"气为血之帅、血为气之母、气能行津"则津停痰浊凝结，终致气滞血瘀痰凝，破坏机体内在调节系统级内环境之动态平衡，内分泌、免疫功能紊乱，病理形成，百病始生。"心者，五脏六腑之大主也，精神之所舍也"（《灵枢·邪客》）。故云"心毒"。

3. 基因之天毒："生之本，本于阴阳"（《素问·生气通天论》）。人之生老病死，不离阴阳，不离基因。基因与生命诞生："天地合气，命之曰人……人生有形，不离阴阳"（《素问·宝命全形论》）。携带父母遗传基因之精子（天/父/阳）与卵细胞（地/母/阴）结合为受精卵并着床、孕育、分娩而成人之生也。

基因与禀赋体质："人之生也，有刚有柔，有弱有强，有短有长，有阴有阳"（《灵枢·寿夭刚柔》）。先天禀赋，是父母遗传基因和受孕胚胎环境相互作用的最后产物，包含遗传信息和胎传信息，是个体间最本质性的区别，是后天体质（抵抗力、免疫力）强弱决定性因素。

基因突变与肿瘤："成败倚伏生乎动，动而不已则变作矣"（《素问·六微旨大论》）。癌基因（阳）和抑癌基因（阴）是正常细胞内固有之对正常细胞增殖和分化起正、负调节作用的成对基因。"阴胜则阳病，阳胜则阴病"（《素问·阴阳应象大论》）机体受到后天环境之物理、化学、病毒、衰老等因素的长期或强烈作用，或癌基因"活化"而抑制不敌，或抑癌基因发生碱基突变、丢失、染色体分离重组导致抑癌功能丧失或异常而抑制不足，打破阴（抑癌基因）阳（癌基因）平衡，致正常细胞恶性增殖转化。研究发现，C28ZY HFE基因突变致铁代谢异常而诱发高酪氨酸血症、血色病、毛细血管扩张性运动失调、α1-抗胰蛋白酶缺乏等遗传因素都被认为与肝癌的发生有一定关系；黄曲霉毒素在肝脏代谢产物与肝细胞DNA分子上鸟嘌呤碱基在N7位共价结合，干扰DNA正常转录，形成AF-DNA加合物，与宿主细胞的整合可能是肝细胞癌变的协同始动因子和促发因素。"人生于地，悬命于天"（《素问·宝命全形论》）或先"天"不足，或后"天"失养，致使基因突变为患，故云"天毒"。

外因三毒

"贼风数至，虚邪朝夕，内至五脏骨髓，外伤空窍肌肤"（《素问·移精变气论》）。外来致病之邪包括六淫邪气、疫疠之气、人化自然之生物化学物理毒气，其特点是由外而入，或从皮毛，或从口鼻，侵入并损伤机体，或致外感疾病，或致急慢性传染病，或累积发病。

1. 六淫之常毒："寒暑燥湿风火，天之阴阳也"。是自然界6种不同的气候变化，称为"六气"。"夫百病之生也，皆生于风寒暑湿燥火，以之化之变也"（《素问·至真要大论》）。六气发生太过或不及，或非其时而有其气，或骤然急变，或正气不足、邪客日久，则气候变化超出机体免疫抵抗之限度，则正常之六气变而化生六淫邪气。

寒性凝滞收引，客于肝脉，"肝主身之筋膜"（《素问·痿论》），气血凝结涩滞不通，则筋脉拘急、肝胁疼痛、冷厥蜷缩、面青脉弦紧。火/暑性炎上升散，易耗气伤津、扰动心神、生风动血，"肝主语"（《灵枢·九针论》），"肝藏魂"（《灵枢·九针论》），"肝藏魂"（《灵枢·九针论》），"肝藏血"（《素问·调经论》），偏客于肝则出现高热神昏抽搐、狂躁谵语。燥性干涩，易伤津液，"燥胜则干"（《素问·六元正纪大论》），燥邪伤阴，肝体阴而用阳，"在窍为目"（《素问·阴阳应象大论》），"咽为之使"（《素问·奇病论》），伤及肝阴则目昏涩、咽干疼。湿为阴邪，性黏滞则易阻遏脾之运化、肝之疏泄胆汁，"肝合胆"（《灵枢·本输》），杂以寒热则胆汁郁积而发阴黄阳黄，性趋下则湿邪流注下焦，"厥阴脉循阴器而络于肝"（《素问·热论》）则会阴潮湿瘙痒、分泌物异味感。风性主动、轻扬开泄、善行数变、"百病之长"（《素问·风论》），"诸风掉眩，皆属于肝"（《素问·至真要大论》），"肝恶风"（《灵枢·九针论》），风淫杂合寒湿燥火淫以为肝之患。诸此种种，客肝伤肝久矣而引发肝之变。"常"者，六气也；非"常"者，六淫也，故云六淫"常"毒。

2. 肝炎之疫毒：疫之为病，"非风非寒非暑非湿，乃天地间别有一种异气所感"（《温疫论》）或"自天受"（空气传染），或"传染受"（接触传染），既可形成流行之疫，也可出现散发之疫。肝炎疫毒之为病，别于六淫，具有人群传染性、发病潜伏性、病程长期性、治疗顽固性、肝功损伤性、肝癌转变性之六大特点，是原发性肝癌诸多致病因素中的最主要因素。流行病学调查，我国肝癌患者中 HBV 检出率达 90%，HCV 为 10%～20%，部分为 HBV、HCV 混合感染，且有研究显示 HCV、HCV 感染并诱发肝癌的发病率呈逐年上升趋势。

疫毒致病机制："虚邪贼风，避之有时"（《素问·上古天真论》）。"本气适逢亏欠，呼吸之间，外邪因而乘之"（《温疫论》）或疫毒亢盛以致非正气所能制胜，或正气亏欠无力抗邪以致疫毒乘虚攻入，或遭天受，或遭传染受而患之。

疫毒致癌机制：肝炎疫毒寄生日久，"物之生从于化，物之极由乎变，变化之相薄，成败之所由也"（《素问·六微旨大论》）。HBV-DNA 可能通过与生长调控基因相互作用而引起肝细胞炎症、损伤、坏死、纤维化合并肝功严重损害，破坏肝细胞的遗传稳定性，抑制肝细胞的正常凋亡和 DNA 修复，促进肝细胞的恶性异常增殖，HCV-RNA 可能通过其表达产物间接影响肝细胞增殖分化而诱发肝细胞恶变，肝气逆郁横乱，气为之滞而情志郁怒躁狂，血为之壅而肝脉怒张高凝，因气郁血壅致使"恶气不发……则菀槁不荣"而发肝体硬化，因气郁血壅而致使肝体"血脉凝结，坚搏不往来者"（《灵枢·刺节真邪》）而发肝结节形成，极之复极致，癌毒因之变生。此肝炎致癌特殊病机，单而述之，故曰"疫"毒。

3. 环境之癌毒：

（1）外界环境之癌毒：自然癌毒、人为癌毒。自然癌毒包括：①地理分布差异，"地势使然也。东方之域……鱼盐之地，海滨傍水，其民食鱼而嗜咸……鱼者使人热中，盐者胜血，故其民皆黑色疏理，其病皆为痈疡"（《素问·异法方宜论》）。我国肝癌分布，内地低于沿海，西南、西北、华北低于东南、东北。②自然界地质、水质、射线本身所带有的天然致癌元素/致癌性。③寄生虫，研究发现华支睾吸虫机械蠕动或虫体分泌物，刺激肝内胆管上皮增生，最后可能导致胆管细胞癌。国外研究报道血吸虫病与肝癌有一定相关性。"肠中有虫瘕及蛟虫"（《灵枢·厥病》），"虫寒则积聚，守于下管，则肠胃充郭，卫气不营，邪气居之"（《灵枢·上隔》）。虫瘤阻塞胆管，阻滞胆汁正常疏泄，局部气机因之横逆怒张，久之血瘀痰聚、虫毒炽焰而发癌变。

（2）人为环境之癌毒：①地沟油、霉变食物含有大量的黄曲霉毒素、苯并芘等高致癌性物质，其机制是黄曲霉毒素在肝脏的代谢产物可与肝细胞 DNA 上的鸟嘌呤碱基在 N7 位共价结合，干扰 DNA 正常转录并形成 AF-DNA 加合物。②工业废气废水、汽车尾气、城市生活废水带来的空气、水质环境污染。③农药、防腐剂、染色剂、催熟剂及其他毒害化学成分在果蔬及饮食商品中的使用，甚至超标使用。④长期持续接受辐射有一定肝癌风险。"居善地"（《道德经·第八章》），环境致癌物质之强致癌性，其隐而无处不在且无从察觉，其化而变异基因且潜移默化，故曰"癌"毒。

不内外因之三毒

1. 摄生之积毒："养生则寿，殁世不殆"（《素问·灵兰秘典》），"天食人以五气，地食人以五味"（《素问·六节藏象论》）。疾病与否、长寿与否，除先天禀赋和不可抵御的意外因素外，主要取决于后天的调摄养生、强身保健。

五味积毒："阴之所生，本在五味；阴之五宫，伤在五味……味过于酸，肝气以津，脾气乃绝"（《素问·生气通天论》）。酸味归肝，过之则肝气积聚，木壮克土则脾虚失运：①肝气亢盛，则肝火炽盛，造生横逆，调达失度，循经窜变，引胸胁胀满、胁痛隐隐、口苦口干、烦躁易怒、面红面赤、小便黄赤、大便燥结、脉象弦数、舌红苔白或黄腻。②肝乘脾胃，消化失司，气血不充，引纳呆食少、痞满梗塞、厌食油腻、消瘦神疲、面色萎黄、唇甲暗淡、大便溏泻、脉象弦虚细数、舌红苔腻。③肝火犯肺，劫伤肾阴，水道失调，水湿聚集，久郁化热，引咳痰喘憋、腰膝酸软、五心烦热、身目黄染、腹胀如裹、肢肿足重、脉象弦沉并濡、舌紫苔腻滑。另外，"味过于咸，大骨气劳，短肌，心气抑味过于甘，心气喘满，色黑，肾气不衡；味过于苦，脾气不濡，胃气乃厚；味过于辛，筋脉沮弛，精神乃央"。五味失宜，酸苦甘辛咸生克制化失去常度，相乘相侮者彰，肝体受累、肝用受约，其生抑郁，条达气机、通利水道、藏血受血、分泌胆汁、条畅情志诸生理功能壅滞，遂发肝系疾病，其极者，尤兼素肝炎/肝硬化者，发生肝脉积聚癥瘕，肝体硬结岩岩，是为肝癌。

不洁积毒：肝癌高发区，喜食豆腐乳、豆瓣酱之发酵食品，若制作过程方法不当，易生霉变，其产物黄曲霉毒素及代谢产物损伤肝脏，影响肝细胞正常生成以及肝细胞癌变。

烟草积毒：烟草毒害有三。①放射性损伤，烟草从生长环境吸收放射性物质，含有较多的放射性核素。②损伤人体免疫。③尼古丁、吡啶、氨、烟焦油、一氧化碳、芳香类化合物等致癌物质，破坏细胞基因。

酒水积毒："酒者熟谷之液也，其气悍以清"（《灵枢·营卫生会》），"入于胃中则胃胀，气上逆满于胸中，肝浮胆横"（《灵枢·论勇》），有长期酗酒嗜好者易发肝癌。肝脏是酒精分解代谢主要场所，酒精之肝细胞毒性使肝细胞对脂肪酸分解代谢发生障碍，肝内脂肪沉积而造成脂肪肝，久之引发肝纤维化、肝硬化、肝癌。

劳逸房劳：劳逸失度，房劳过度，久之则气血亏虚、气滞血瘀、肝肾不足，肝体肝用失调/不足则肝之防邪功能下降，虚则邪至，盘踞日久而发病。"摄生"者，给养也，摄生不当而蓄毒，日积月累，由微化著，故曰摄生"积"毒。

2. 疾病之变毒："病之变化，不可胜数"（《素问·脉要精微论》）。肝癌是肝胆病之极端病变。肝炎、胆囊炎、胆结石、脂肪肝及其他肝胆慢性病临床表现：多为胁肋胀满隐痛、神疲乏力、面色乌青或郁黄、厌食油腻、口苦口黏、情绪急躁易怒、小便色黄赤、大便或溏或结或色黑。"物极谓之变"（《素问·天元纪大论》）或疏于养生，或消极防治，或治疗失宜，或疾病变化发展之速度力度强烈于养生防治，迁延、失养、失治，则症状加重，肝脏损伤，量"变"久之极致而为肝癌之质"变"，故曰疾病"变"毒。

3. 药物之副毒："病有久新，方有大小，有毒无毒，固宜常制矣"（《素问·五常政大论》）。药以治病，因毒为能。药物者，愈病之毒药，对证则百病可愈，失用则疾病变生。肝者药物分解、代谢、解毒之所，"有故无殒，亦无殒也"（《素问·六元正纪大论》）。有病则病当之，倘辨证辨病失察，则肝以当之，此药物伤肝之中医学理论。

药物肝损害西医机制：①药物对肝脏之损害程度。②身体对药物之反应。

药物伤肝之表现：或胁痛隐隐、恶心纳呆、神疲乏力、黄疸之症状，或肝功能异常之生化改变。

药毒存乎有四：①失察失治，错误处药。②正气本虚，无力化毒。③过度医疗，药毒蓄积。④药物副毒，不可避免。故曰药物之"副"毒。

155　解毒法抗肝癌

毒邪为中医病因学说之一，随着对传统毒邪理论的深化和拓展，毒邪逐渐成为肿瘤病因学与治疗学研究中的新视点与热点，并应用于肝癌病机的认识，使肝癌的中医治法也在不断修正、充实与完善。学者任凤梅等认为，癌毒为肝癌发生发展的重要病理因素，解毒法是治疗肝癌的重要法则。

癌毒概念

癌毒是引起恶性肿瘤的一类特殊的毒邪，它是促使所有恶性肿瘤发生发展、浸润、转移最根本的因素，系由外感六淫、内伤七情、饮食劳倦等各种因素长期作用于机体，导致脏腑功能失调，湿邪痰浊内聚，气血络脉瘀滞，进而化生的一类具有强烈致癌作用的毒邪。癌毒首先是一种病理产物，同时又是肿瘤的直接致病因素，在肿瘤发生发展的不同阶段、在不同体质的患者身上会具有不同的属性表现，故根据临床表现又有伏毒、热毒、痰毒、瘀毒等不同名称。

癌毒为肝癌的重要病理因素

1. 伏毒：汉代华佗《中藏经·论痈疽疮肿第四十一》云"夫痈疡疮肿之所作也，皆五脏六腑蓄毒之不流则生矣，非独营卫壅塞而发者也"，认为肿瘤的发病与脏腑"蓄毒"有关。现代医学认为肝癌起病隐匿，早期缺乏典型症状，发病主要与肝炎病毒、黄曲霉毒素、饮用水污染、藻类毒素及其他化学致癌物质（如乙醇等）有关，其癌变并发展成侵袭性肝癌是一个多因素、多步骤、多基因事件长期累积的过程，是内外因素导致细胞遗传特性的改变。致癌因素长期累积作用于人体导致肝癌发生的过程具有中医学伏邪发病的特点（邪气伏匿，逾时而发），故可将导致肝癌发生的毒邪称为"伏毒"，"伏毒"是导致肝癌发生的重要因素。

2. 热毒：感受温热邪毒或六淫、五志化火或痰瘀郁而化热，郁火、邪热郁结日久则易酿生热毒。热毒内蕴，壅遏不解，耗气伤津，灼烁脏腑，炼液为痰，阻碍气血，致气血郁滞，痰瘀阻塞肝络，日久积结成肿块。正如《仁斋直指附遗方论》所云"癌者上高下深，岩穴之状，颗颗累垂，热毒深藏"。热毒往往与肝癌同时存在，成为肝癌发生发展过程中的重要病理因素，且肝病多致肝失疏泄，郁火内生，导致肝火炽盛、热毒内蕴、肝阴亏虚。临床表现为胁下癥块，局部灼热疼痛，发热烦渴或五心烦热，心烦易怒，口苦咽干，面红目赤，舌红苔黄厚而干，或舌质红绛无苔，脉弦数或细数等。

3. 湿毒：肝癌多有乙肝或丙肝背景，感受湿热疫毒是本病的重要因素，且肝病传脾，脾喜燥而恶湿，外感湿邪或脾虚生湿，加之肥甘烟酒、好逸少劳等不良生活方式突出，必然败坏脾胃，使之运化失权，津液不归正化，脾虚湿滞酿生癌毒。湿毒重浊黏滞，阻遏气机，阻碍气血，气滞湿阻血瘀结于胁下，日久发生癌肿，故湿毒是导致肝癌发生的重要病理因素，临床表现为胁下积块，胁痛肢楚，身重嗜睡，身目俱黄，纳呆厌油，痞满不舒，或脘腹胀痛，按之如囊裹水，小便少，舌暗淡，苔白腻滑，脉弦滑或沉濡等。

4. 痰毒：饮食不节，损伤脾胃，运化失权，聚湿生痰，或外感热毒，灼津炼液为痰，或情志抑郁，肝气郁滞，气结痰凝，痰气互阻，日久成毒。痰毒黏滞，胶着难解，易于结聚，阻碍气血，凝结胁下发生肝癌。《丹溪心法·痰》云"痰之为物，随气升降，无处不到"。痰随气机升降流行，内而脏腑，外至筋骨皮肉，故胁下痰毒日久又会沿经流注，淫溢流窜，无所不至，遍生癌肿，因此痰毒是导致肝癌发生和转移的重要病理因素，临床表现为胁胀痛，胁下肿块，日渐增大，坚硬触痛，表面高低不平（结节），纳呆，消瘦，瘰疬、痰核（淋巴结肿大），舌红苔白腻，脉弦滑等。

5. 瘀毒：《张氏医通》云"人饮食起居，一失其节，皆能使血瘀滞不行也"，外感六淫、内伤七情、饮食劳倦均可致瘀。《景岳全书》云"血气结聚，不可解散，其毒如蛊"，《诸病源候论》言"血瘀在内，时发体热面黄，瘀久不消，则变成积聚癥瘕也"。故瘀血久停则蕴结成毒，同时邪毒亦能致瘀，邪毒附着瘀血则胶结为瘀毒，结于胁下停滞成积发为肝癌。临床表现为胁下癥块，触之坚硬如石，凹凸不平，胁部刺痛，固定不移，昼轻夜重，逐渐加重，面色晦暗，肌肤甲错，咯血便血，颜色紫暗或夹有瘀块，舌紫暗，或夹有瘀斑瘀点，舌下静脉迂曲紫暗暴露，脉细涩或结代等。

解毒是肝癌的重要治法

1. 清热解毒法：肝癌患者特别是中晚期患者，易出现热毒火郁或阴虚火旺之证，治疗时应采用清热解毒法。然而热毒与常见的热邪不同，热毒由热而生，热毒郁可化热（火），二者形成恶性循环。在选用药物时，应选择兼抗癌功效的清热解毒药，如藤梨根、凌霄花、白花蛇舌草、半枝莲、败酱草、金荞麦、干蟾皮、山慈菇、龙葵、半边莲、重楼等。华蟾素注射液是用中华大蟾蜍的全皮加工而成的抗癌制剂，周晓斌应用华蟾素注射液配合一般方案治疗中晚期原发性肝癌，发现其有抑制肿瘤生长、延长生存期、提高和改善生活质量等作用。

2. 祛湿解毒法：肝癌患者多有黄疸、臌胀等脾虚湿胜病证，治疗时要结合祛湿解毒法。气行水亦行，故用药多选具有燥湿健脾、行气消积的中药，如藿香、佩兰、苍术、厚朴、茯苓、猪苓、薏苡仁、泽泻、萆薢、石韦、大戟、芫花、商陆、石打穿、狼毒、汉防己、白术等。同时，治湿应根据"脾虚和湿胜"的主次，权衡轻重运用芳香化湿、淡渗利湿、苦泄燥湿和补虚之品，使湿邪透达，脾运健旺，达到气行湿化毒解肿消的目的。康莱特注射液是用薏苡仁研制成的静脉注射液，有补中益气、健脾利湿、消肿散结之功效，其对原发性肝癌癌灶有一定的缓解作用，能提高机体免疫功能，明显改善乏力、纳差、腹胀、肝区疼痛等症状。

3. 化痰解毒法：对于肝癌尤其中晚期患者的治疗当施以化痰解毒法，用药应选兼具抗癌散结功效的软坚化痰药，如胆南星、白僵蚕、决明子、生半夏、海浮石、海蛤粉、泽漆、皂角刺、山慈菇、全蝎、生牡蛎、白芥子、浙贝母等。痰之所生，是由肺脾肾三脏功能失调所致，本之已虚，痰之已成，停于体内，常为实证，故见证以本虚标实为多，治疗以化痰软坚为主，治在肺脾肾。同时还应根据痰的发生，采用不同的治则，如顽痰宜软之，郁痰宜开之，湿痰宜燥之等，以祛除有形之痰邪，使结毒无所依附而消散。王慧英治疗肝癌注重祛痰浊，综合运用燥湿化痰、健脾利湿、清化痰热等法，用二陈汤合三仁汤加减化裁，延长了患者生存期，使生活质量明显提高。

4. 祛瘀解毒法：瘀血蓄于肝，日久成毒，毒邪阻络，损络又可致血瘀，故祛瘀解毒法通过祛除瘀血，正本清源，从而瘀去毒解。临床常用药物有水红花子、桃仁、生蒲黄、三棱、水蛭、苏木、急性子、九香虫、威灵仙、鸡血藤等。唐容川在《血证论》中指出"瘀血不去，则出血不止，新血不生"。对有出血倾向或有少量咯血者，不可使用破血类化瘀药，而须选用兼有止血作用的化瘀药物，如炒蒲黄、三七、煅花蕊石、茜草根、仙鹤草等。同时，灵活应用化瘀药，可改善患者血液流变学状态，促进肝功能恢复，从而祛瘀生新，气血条畅，达到瘀祛毒解，瘤消结散的目的。康良石教授在肝癌发展的各个阶段注重祛瘀解毒法的应用，使用近代研究对肝癌有抑制作用的活血祛瘀、清热解毒中药黄郁金、龙葵草、白花蛇舌草、半边莲、仙鹤草等，临床常可取得满意疗效。

5. 增效解毒法：在治疗肝癌患者同时，降低放疗对机体的损伤和化疗药物的毒副作用，保护肝脏功能是提高肝癌治疗水平的必由之路。增效解毒法以扶正培本为基本原则，其一可扶助人体正气，增强机体免疫功能，提高机体对放疗、化疗的耐受性，加速机体遭受放射线损伤后的修复，协同放疗、化疗增强抗肿瘤作用；其二可减轻消化道不良反应、保护骨髓功能、减轻有效化疗所致的免疫抑制和骨髓造血功能抑制、防治化疗药物的肝肾损害等。临床上常用西洋参、党参、黄芪、沙参、龟甲、甘草、蜂房等以扶正解毒。临床常用的艾迪注射液由人参、黄芪、刺五加和斑蝥组成，具有扶正祛邪、抗肿瘤和免疫调节作用，研究表明艾迪注射液联合肝动脉化疗栓塞治疗肝癌能够有效地提高近期有效率、免疫功能起到增效作用，同时减轻了肝动脉化疗栓塞治疗不良反应达到减毒效果。

肝癌的发生与病久体虚、外感邪毒、情志久郁、饮食不节等因素有关，然而肝癌之成不论是由于气滞血瘀，或痰凝湿聚，或湿热内蕴，或正气亏虚，其中邪凝毒结、内蕴不解、日久成积为肝癌发病的基础和病理关键。因此，在肝癌的治疗中须具体辨证，针对不同邪毒选用适当的解毒之法，给邪以出路，从而邪祛正安，促进机体生理功能的恢复。同时处理好邪气与正气、局部与全身、功能失调与不足的关系。

156　从毒邪论辐射旁效应损伤的中医病因

辐射旁效应是指受辐射细胞将损伤信号传递给未受辐射细胞，诱导未受辐射细胞出现相同或相似生物学反应的现象，主要包括炎性反应、基因表达异常、染色体畸变、DNA 损伤与修复、细胞增殖与凋亡及癌症形成等。在临床放疗中，辐射旁效应体现为射线对肿瘤周围健康组织的损伤，其防护是辐射生物界及临床放疗领域的重要研究内容。中药因资源丰富、不良反应小、防治结合、整体调治等优点成为目前辐射防护剂的研究热点。因为辐射旁效应是近现代临床放疗中发现的不良反应，目前对辐射旁效应损伤的中医病因、病机研究不够充分，缺乏明确、系统的认识，中医药对其辨证论治缺乏规范。因而，探讨辐射旁效应损伤的中医病因病机，可为其中医辨证治疗奠定理论基础。根据辐射旁效应损伤的病理演变过程，学者张朝宁将其归属于中医学"毒邪致病"的范畴，但因其与传统的毒邪又有区别，既不属于内毒，也不属于外毒，具有其自身独特的致病特点，因而拟将其命名为辐射毒。

对毒邪的认识

1.　"毒"的原义：本意为有害的草。《辞源》云"毒，恶也，害也，痛也，苦也，及物之能害人者皆曰毒"。可见，毒的原义即指苦恶有害之物。

2.　中医学"毒"的涵义：①病因。"毒"即毒邪，泛指一切严重、强烈损伤机体结构和功能，造成机体新陈代谢紊乱，阴阳平衡失调的致病因素，其含义较广，凡是恶物皆可称毒，包括毒物、疫毒等。②药物的偏性。如《神农本草经》记载"药有酸咸甘苦辛五味，又有寒热温凉四气及有毒无毒"，并根据有毒无毒将药物分为上、中、下三品。③病症名称。一般指比较凶险的疾病，如疫毒痢、温毒，热毒症和湿毒症。④治疗方法和方剂名称。如《神农本草经》有"解毒""逐毒气"之论，《周礼·天官》云"凡疗疡，以五毒攻之"，《鉴药》亦云"用毒以攻疹，用和以安神"。因毒邪性质不同，采用不同的解毒之法，而有相应不同的方剂名称，如热毒用清热解毒法，方用黄连解毒汤、五味消毒饮等；湿毒用利湿化浊法，方用甘露消毒丹等。而"毒"在中医学中作为病因的论述是最多的。

辐射旁效应损伤与辐射毒

1.　辐射旁效应损伤与辐射毒的概念：辐射旁效应是一种"非靶"效应，即未受照射的细胞产生了与直接受照射细胞类似的反应。辐射旁效应对机体的危害主要有诱导照射细胞产生氧自由基如活性氧簇（ROS）、一氧化氮（NO）及炎性因子、致癌因子等，通过机体内信号转导系统传递至未受照射细胞，产生损伤反应。临床放疗时射线对肿瘤周围健康组织的损伤，其所产生的一系列病变最终可以导致机体阴阳失衡，气血失调，脏腑功能紊乱，引发迁延难愈的疾病。张朝宁从中医学病因的角度将其命名为辐射毒，"辐射毒"中的辐射说明了其致病因素的特殊性，不同于传统毒邪的独特性，"毒"则说明了辐射是作用于机体后有强烈致病作用，对机体产生严重损害的致病因素。辐射毒是中医学毒邪的一种，其来源于机体之外，但又不同于传统的外毒，故将其归属于不内外毒。

2.　辐射旁效应损伤的特点：从辐射旁效应的定义和生物效应来看，有以下一些特点。①射线照射机体时，是作为一种外来邪气侵袭机体，是一种对机体有强烈致病作用的发病因素。②辐射旁效应损伤不仅是病因学概念，还包括了一定的病理学、分子生物学过程。③辐射旁效应损伤信号具有传递性，从直接受照射细胞传递至未受照射细胞。

3. 辐射毒的致病特点：

（1）猛烈性：猛烈性指辐射毒性质酷烈，致病猛烈。当机体受到超过阈值的各种辐射源照射，感邪即发，病势凶险，传变迅速，病情严重，预后极差。

（2）内损性：内损性指辐射毒邪极易损伤机体免疫和血液系统，耗伤机体气血阴津，损伤机体脏腑功能，使得机体气血失调，阴阳失衡，脏腑功能紊乱，甚至诱变癌症产生。

（3）顽固性：电离辐射损伤机体后，极易耗伤机体气血阴阳，使得机体气血阴阳亏虚，脏腑功能紊乱，痰浊、瘀血等继发性病理产物使机体正气更加虚损，病情交错复杂，缠绵难愈。

（4）传舍性：传舍之名始见于《战国策·魏策四》，文云"管鼻之令翟强与秦事，谓魏王云：'鼻之与强，犹晋人之与楚人也。晋人见楚人之急，带剑而缓之。楚人恶其缓而急之，令鼻之入秦之传舍，舍不足以舍之'"。传舍本来是驿传的附属物，后指吏员出行的主要住宿机构或休息场所，如《释名·释宫室》云"传，传也。人所止息而去，后人复来，转转相传，无常主也"，因而传舍也可以被单称为"传"。《史记·蔺相如传》云："秦王度之，终不可强夺，遂许斋戒五日，舍相如广成传。"《索隐》云"广成是传舍之名"。《说文解字》云："传，遽也。"段玉裁注云："辵部云：'遽，传也。'与此为互训。此二篆之本义也。《周礼》：'行夫掌邦国传遽。'注云：传遽，若今时乘传骑驿而使者也。《玉藻》：'士曰传遽之臣。'注云：'传遽，以车马给使者也。'《左传》《国语》皆云：以'传召伯宗'。注皆云：'传，驿也。'汉有置传、驰传、乘传之不同。按传者，如今之驿马。驿必有舍，故曰传舍。又文书亦谓之传。"非常详细地解释了"传"字的本义。可以看出，在古代传舍是指吏员出行的主要住宿机构或休息场所，亦即供来往行人居住的旅舍。如《汉书·郦食其传》云："沛公至高阳传舍。"颜师古注："传舍者，人所止息，前人已去，后人复来，转相传也。"《黄帝内经》引用传舍描述邪气通过经络系统进行传递，如《灵枢·百病始生》云："虚邪之中人也……留而不去，则传舍于络脉……留而不去，传舍于经……留而不去，传舍于输……留而不去，传舍于伏冲之脉……留而不去，传舍于肠胃……留而不去，传舍于肠胃之外，募原之间。留著于脉，稽留而不去，息而成积。或著孙脉，或著络脉，或著经脉，或著输脉，或著于伏冲之脉，或著于脊筋，或著于肠胃之募原，上连于缓筋。邪气淫溢，不可胜论。"根据《黄帝内经》的观点，结合辐射旁效应的损伤特点，辐射毒也具有传舍性，"传"指辐射毒从直接受照射部位传递至机体其他未受照射部位，"舍"指辐射毒传递至未受照射部位并对其产生损伤。其传舍（传递）的途径是经络系统，辐射毒邪可以经过孙脉、络脉、经脉、输脉、伏冲之脉，进而侵犯脏腑、组织等。

中医药对"辐射毒"传舍的防护

1. 整体观念指导下的"治未病"思想：虽然中医学中无辐射旁效应损伤或辐射毒的相关记载，历代文献更无对辐射毒邪传舍性的防治，但在中医学整体观念和辨证论治精神指导下的"治未病"思想对其防护有指导作用。辐射毒的传舍性本质上讲的是损伤的传递性，疾病的传变性。"治未病"思想即中医学的预防思想，包括"未病先防"和"既病防变"两个方面，未病先防是指疾病未发生之前，先行采取各种预防措施，以避免疾病的发生。正气不足是疾病发生的内在主导因素，邪气是发病的外部重要条件，邪正盛衰决定着疾病的发生、发展过程，因此，未病先防既要防止病邪入侵，又要增强正气、提高抗病能力。既病防变是指在疾病的早期阶段，应力求做到早期诊断、早期治疗，以防止疾病的传变。《素问·玉机真脏论》指出"五脏受气于其所生，传之于其所胜；气舍于其所生，死于其所不胜"。"五脏相通，移皆有次，五脏有病，则多传其所胜"，因此，对于辐射毒，既要防止其侵害机体，如采用铅皮、铅玻璃等进行屏蔽，还要增强机体正气；在辐射毒侵入某一脏后，因其可以影响相关脏腑，防护时要以整体观念为指导，根据五行生克乘侮规律、藏象学说理论、经络相传规律等预先对未受病之脏腑进行防治，先安未受邪之地。

2. 培元固本、扶助正气：中医学中对"毒邪"治疗的方法之一是采用"抗毒"的防治方法，通过补益正气，提高机体抵抗力以抵御毒邪对机体更大的损伤，即扶正以解毒，常用黄芪、人参等补气，当归、熟地黄等滋补阴血。因"辐射毒"是一种具有强烈作用的致病因素，能严重损伤机体的气血阴津，使机体迅速出现气血阴津亏虚之象，故对辐射毒采用抗毒的防治方法，通过"培元固本、扶助正气"以提高机体防御抗邪、调节修复的能力，使得"正气存内，邪不可干"，从而达到防护辐射毒邪对机体更大损伤的作用。

综上所述，辐射毒邪具有致病猛烈暴戾、病情凶险严重、极易损伤机体正气、耗伤阴血的致病特点，使机体气阴两虚，营血不足，津液亏损，阴阳失调。辐射毒病性顽劣，致病复杂难愈，而且具有传舍性，能将损伤从原发部位传递到相邻或远处部位。

辐射旁效应损伤的特点与辐射毒的致病特点极为相似，故辐射旁效应损伤的中医病因为"辐射毒"，辐射毒邪直中脏腑、败坏形体、耗伤机体气血阴津，使机体气血两虚，阴津不足，气虚无力推动血行，瘀血内阻，故辐射旁效应损伤的中医病机以气阴两虚、血虚血瘀为主。对于辐射毒邪，除采用铅板等屏蔽措施之外，遵循中医学治未病的预防思想，先安未受邪之地，通过益气滋阴、养血活血、整体调治以提高机体防御抗邪、调节修复的能力，最终达到"防毒、抗毒"之目的。

157　从毒邪论治艾滋病

　　艾滋病（AIDS）又称获得性免疫缺陷综合征，是由感染人类免疫缺陷病毒（HIV）引起的一种传染病。中医药治疗艾滋病已成为医学界关注的焦点，辨证论治作为中医学的精髓，很多医家在治疗艾滋病的临床实践中对其进行了有益的探索。"毒邪"学说作为近代发展起来的一种新的病因学说，进一步充实了中医的病因病机内容，为中医学的辨证论治开辟了新途径。学者刘学伟等根据毒邪学说，结合艾滋病的诊疗经验，就艾滋病从"毒邪"论治作了探讨。

毒邪学说的内涵

　　中医学所谓的"毒邪"其含义较广，它是一种致病因素，包括对机体产生毒害（或毒性）作用的各种致病物质。传统毒邪是指六淫之甚及六淫之外的一些特殊致病物质，如"风气相搏，变成热毒"及疫疠之毒、蛇毒等。随着现代医家对毒邪认识的深化，毒邪有内外之分已被明确提出。外感邪毒可分为风毒、热（火）毒、寒毒、湿毒、疫毒、药食毒、虫兽毒、秽毒等。同时，外感邪气入里，胶着不去，也会产生相应毒邪，尤其是湿邪有黏腻特性，致病病程长，易于产生如湿热毒、寒湿毒等。而内生邪气主要是在疾病的发展过程中产生，如瘀血、痰饮、水液等，因此，邪气蕴结会导致瘀毒、痰饮毒、水毒等产生，加重病情。

　　从现代医学角度看，各种病原微生物如病毒、细菌、真菌、原虫等均可认为是中医学外毒的一部分。临床实践和研究表明，毒邪涉及诸多感染性疾患和各系统疾病，是决定疾病发生、发展和转归的重要因素。内生之毒则包括组织细胞功能障碍，机体一系列病理生理生化过程的产物，如毒性氧自由基、兴奋性神经毒，过敏介质、炎性介质、钙离子超载、新陈代谢毒素、致癌因子等。内、外毒邪在致病的过程中常相互影响，使患者病情加重。

艾滋病与毒邪致病

　　艾滋病由感染 HIV 引起，HIV 主要侵犯人体的免疫系统而发病，关于 HIV 致病发病导致 $CD4^+$ HTL 丢失的机制，有 2 个主流性学说。第一种学说认为，由于 HIV 感染 $CD4^+$ HTL 而直接杀伤 $CD4^+$ HTL，从而导致 $CD4^+$ HTL 因死亡而丢失，这就是 $CD4^+$ HTL 丢失的"直接论"，也就是 HIV 的直接的细胞致病性起主导作用。但这一理论无法解释外周血中丢失的 $CD4^+$ HTL 细胞的比例远远高于感染的 $CD4^+$ HTL 细胞的比例，也正是这个原因而产生了第二种学说。后者认为，由于免疫系统对 HIV 感染产生异常反应，从而导致包括感染和非感染 $CD4^+$ HTL、$CD8^+$ HTL 等细胞的功能和结构异常，从而导致 $CD4^+$ HTL 因死亡而丢失，这就是 $CD4^+$ HTL 丢失的"间接论"，也就是 HIV 的免疫原性的致病性起主导作用。随着人体免疫功能的丧失，各种机会性感染如病毒、细菌、真菌、原虫及恶性肿瘤接踵而至，使人体的免疫系统及脏腑组织再次遭到破坏，形成一种恶性循环，最终导致多器官功能衰竭而死亡。

　　从中医学角度讲艾滋病病因应当是疫毒病邪，毒邪自精窍、皮肤而入，伏于三焦膜原或伏于营分血络，内合于营。艾滋病早期，邪毒尚轻缓，可无任何临床症状，但当"毒邪"的量过多、毒势过强过猛或解毒、排毒系统功能发生紊乱，排毒途径不畅，气、血、津液运行迟缓，气血不能运行则停留为瘀滞，津液不能输布而留结成痰湿，进而邪毒积聚，耗伤正气，正气日衰，邪毒的致病力增强，出现临床症状和体征，即所谓"毒聚病发"。邪毒损伤人体脏腑功能，消耗人体气血、精微，致形体消瘦、精神萎靡、气短乏力等。人体卫外功能受损，更受邪侵，进一步损伤正气，或加重病情。如邪毒流窜，由病变涉及多个脏器，临床表现错综复杂，如毒势鸱张，邪毒淫溢，弥漫全身，正气大虚，终至病情危殆，难以救治。总之，疫毒之邪感染人体后所产生的病理变化概括为：一致卫气营血病理改变及三焦脏腑功能逆乱，进而产生湿浊、痰湿、血瘀等中间病理产物，二致五脏气血阴阳虚衰、三焦命门元气的耗竭；三致五脏元气虚损，进一步导致各种毒邪侵犯和留恋、内陷。此外，元气虚损，脏腑功能低下，又促进各种中间病理产物的形成。故整个艾滋病发生发展的过程中，始终贯穿着正虚邪实的动态病理变化。可见，无论从现代医学的 HIV 致病机制还是中医的病因病机，都能看出"毒邪"为艾滋病的直接致病因素，决定着艾滋病的发生、发展及转归的全过程，是其独特发展演变规律的物质基础；其虚证，也是因毒致虚，湿浊、痰湿、血瘀既是病理产物又是隶属于"毒邪"的致病因素。

艾滋病发病与毒邪的致病特点

"毒邪"致病同其他病因一样，有其鲜明的特点，即广泛性、从化性、兼夹性、骤发性、火热性、酷烈性、善变性、趋内性、趋本性、顽固性等。大量的临床观察说明，HIV 致病特点与"毒邪"致病的特性有很多相同之处。

1. 广泛性：HIV 在破坏人体免疫系统的同时即引起淋巴组织、中枢神经系统、消化系统、呼吸系统、心血管系统等组织系统的损伤，并随着免疫功能缺陷的加重引起各种机会性感染和恶性肿瘤，导致机体各系统的病变。

2. 从化性：HIV 侵入机体后多有年龄、性别、体质的差异，如有潜伏期的长短，症状的轻重，病变部位的不同及邪从寒化和热化之别。

3. 兼夹性：艾滋病并发各种机会性感染和恶性肿瘤为其一大特征，也是最主要的死亡原因。

4. 骤发性：如艾滋病在急性感染期正邪交争剧烈迅速出现急性外感症状，在艾滋病期由于免疫功能的丧失，各种机会性感染和恶性肿瘤使病情迅速恶化导致多器官功能衰竭而死亡。

5. 火热性：艾滋病在急性期大部分表现高热症状，持续不降。高热过后多有缠绵的低热症状，在后期出现持续高热而至昏迷死亡。

6. 酷烈性：HIV 致病病情复杂，恶化迅速，难以治愈。

7. 善变性：HIV 致病症见多端，几乎没有特异性症状，并且不同时期有不同的表现，同时 HIV 本身也有多变性，是治疗的最大难点。

8. 趋内性：HIV 在破坏免疫功能的同时引起多脏器的病变，如肾、肺、脾、心、胃肠道等的病变。

9. 趋本性：艾滋病由病毒引起，艾滋病病理过程中有明显病毒感染的特点。

10. 顽固性：HIV 致病，导致气血阴阳亏虚，脏腑功能虚弱，痰瘀内生，邪盛正衰，不易速解，毒邪在体内顽固不化，可致病情复杂多变，迁延难愈。

艾滋病从毒邪论治的实践依据

《素问·六元正纪大论》云"火郁发之"，认为火气郁则应该发散，使热邪外越，毒热之邪从汗出而解。其他诸如：用清热解毒法直接清除毒邪；用扶正排毒法在排毒的同时辅助正气以祛邪外出，都可用来祛除侵入体内的毒邪，即《素问·至真要大论》所云"客者除之……结者散之，留者攻之"。随着现代临床治疗的发展，解毒方法越来越丰富，如有散毒、通毒、下毒等方法。姜良铎等认为，毒存体内的过程，都是在"管道不通"或"管道欠通"的状态下实现的，故以"打通管道"作为总的治疗原则，临床具体治法是"排毒解毒调补"。近年来根据毒邪致病理论，从毒论治，运用解毒排毒方法，提高了感染性与非感染性疾病的临床疗效。如对感染性疾病，清热解毒法和药物对许多细菌和病毒感染有明显作用。

国内外专家学者对上千种中草药进行了抗艾滋病药效的研究，从中已发现近百种具有解毒功效的中药可抑制、拮抗 HIV 活性。如甘草中的甘草甜素（GL）已被公认对 HIV 有抑制作用，大量实验证实，它在被 HIV 感染的培养细胞中可抑制病毒的抗原表达及巨细胞形成，其作用可能与阻碍 HIV 与细胞的结合有关。英国西方医学研究所、美国加州大学以及香港中文大学中药研究中心分别筛选出穿心莲、夏枯草、紫花地丁、白头翁、黄连、板蓝根、鱼腥草、虎杖、金银花、紫草、七叶莲、蟛蜞菊、牛蒡子等十余种具有清热解毒作用的中药，认为对 HIV 有抑制生长作用，有的已进行化学分离和药理追踪工作，发现穿心莲的黄酮、紫花地丁和夏枯草的含硫多糖具有抗 HIV 病毒的成分。

中医药治疗艾滋病的临床研究也取得了可喜的成果。河南中医学院彭勃教授主持研究的扶正排毒片，主要由清热解毒扶正的中药组成，在坦桑尼亚及河南局部地区艾滋病患者的救治中显示出了很好的疗效。根据在坦桑尼亚治疗艾滋病的经验基础上组成的扶正祛邪方——中研 1 号，由抑制艾滋病病毒的紫花地丁和增强免疫的黄芪等 8 味中药组成。临床治疗艾滋病病毒感染者 52 例，其中 AIDS 24 例，获总有效率 51.92%。实验研究表明，该方能降低外周血单核细胞的病毒滴度，抑制艾滋病病毒及逆转录酶活性，结果优于 AZT 对照组。李泽琳等用祛毒增宁胶囊治疗艾滋病患者 1000 例，对其中 60 例患者进行了系统的临床观察。结果发现，AIDS 患者服中药后症状有较好的改善，绝大多数患者可以继续进行日常工作，CD4 细胞数显著上升。共检查了 10 例患者病毒载量的变化，3 例患者的病毒载量明显下降（0.931～2.696 对数），4 例稳定，二者占 7/10。

依毒邪论治的意义

艾滋病的治疗，用解毒法祛除毒邪已有基本的理、法、方、药，这为从"毒邪"论治艾滋病提供了理论和实践基础。把"毒邪"作为艾滋病研究的切入点，从宏观和微观的角度系统探讨其致病的本质和机理，进一步研究辨证论治的客观量化指标，建立系统、客观的辨证论治体系，临床治疗上，艾滋病证候辨识、病机转归、辨证论治、处方用药都应牢牢抓住一个"毒"字。在急性感染期，患者的症状呈进行性加剧，证属"毒邪盛"为主，急则"祛毒邪"为先，集中力量选择清除本病毒邪的方药，同时可依据患者的体质情况适当予以扶正之品。对无症状期所表现的虚证，予以扶正排毒之药，既能扶助正气又可驱邪外出。艾滋病期，证属"毒邪久笃、毒盛正虚、痰瘀内生"，应辨"毒"中"虚""瘀"及"痰"的性质，以排毒扶正与祛瘀化痰法分而治之。随着病情的进展出现"毒聚正衰"之候，虽以虚为主，但毒邪亦盛，故治疗上当予补中寓通，通中寓补，通补兼施，不可峻补、猛攻，当以扶正而不碍邪，祛邪而不伤正为原则。

158　基于毒邪艾滋病中医病因病机研究

艾滋病是感染人类免疫缺陷病毒（HIV）引起的一种传染性疾病，其发病机制为 HIV 病毒直接攻击机体免疫系统，大量破坏 $CD4^+T$ 淋巴细胞，造成免疫功能逐渐丧失，容易感染各种疾病，甚至可发生恶性肿瘤，病死率较高，严重影响患者的生存质量。

艾滋病的传播途径主要有 3 种，即性传播、血液传播和母婴垂直传播。据不完全统计，截至 2015 年，我国艾滋病的患者人数已超过 200 万，并且 HIV 的感染人数仍在增加，处于明显升高的趋势，但目前临床尚无有效的根治方法。近年来，中医治疗艾滋病表现出显著的优越性，且积累了丰富的临床经验。因此，学者刘学伟等就艾滋病中病因病机研究进展进行了阐述。

病因病机

病因病机是中医学正确认知疾病的基础，也是辨证论治的重要内容，包括两部分，即病因和病机。

1. 病因：病因是能够破坏机体相对平衡状态而引起疾病发生的原因，又称病邪。中医学对病因的认识过程称为辨证求因，即以各种病证的临床表现为依据来推求病因，从而为治疗用药提供依据。《金匮要略》指出"千般灾难、不越三条"。将病因按其传变概括为 3 个途径。《三因极一病症方论》中对病因的释义更为明确，在前人病因分类的基础上提出了"三因学说"，即外因、内因和不内外因，其中外因指六淫，内因指七情，不内外因包括金刃外伤、饮食、劳累。

2. 病机：病机是疾病发生、发展、变化及其结局的机制，包括两方面，即邪正盛衰和阴阳失调。通常运用阴阳五行、经络、气血津液、藏象、病因和发病等基础理论，探讨和阐述疾病发生、发展、变化和结局的机制及其基本规律。有研究显示：疾病的发生与正气和邪气两个方面有一定的关系，即"正气存内，邪不可干"；"邪之所凑，其气必虚"。同时说明任何疾病的发生均是在一定的条件下正邪相争的结果，在正邪相争的过程中始终存在着正、邪之间的力量对比和消长盛衰变化，直接影响疾病的发展和转归。

艾滋病中医病因病机

历来医家认为机体得病不外乎正虚邪实，疾病的发生发展亦取决于邪正盛衰、阴阳失调等因素。阴阳平衡则机体无病，阴阳失调则机体得病。邪为各类致病因素，因邪伤正，正邪交争造成邪正盛衰变化。因此，艾滋病的发生发展是由内外因共同导致。

1. 毒邪学说：据相关文献资料指出，关于毒的认识中医学中最早见于《黄帝内经》，《素问·生气通天论》提出"虽有大风苛毒，弗之能害"。《素问·刺法论》云"五疫之至，皆相染易……不相染者，正气存内，邪不可干"。以上均表明了毒邪的概念，即毒邪是一种能够引起五疫的邪气。因此，西医学者均承认毒的致病性是一种邪气聚集的致病物质，并在此基础上进行深入研究。近年来，越来越多的学者认识到毒邪是可能导致艾滋病的直接因素，在其发生发展的过程中起着重要作用，同时也认为毒邪是艾滋病发展演变规律的物质基础。因此，从中医角度认识艾滋病的病因病机，可以从艾毒、疫毒、秽毒 3 个方面进行概括。

（1）艾毒：谢世平等研究指出，艾毒并不是将西医的艾滋病病毒缩写而来的，而是在辨证求医的基础上结合中医传统研究方法和临床实际提出的，艾毒之艾取自艾滋病病名，艾毒之毒包括疫之为毒、邪之为毒、邪结化毒、致病特点与毒邪相符等内涵。张雪等通过检索大量文献资料和调查分析后指出，艾滋病的基本病因是艾毒，其基本病机是艾毒伤元。张淼等经过大样本临床流行病学调查、病例回顾分析，提出"艾毒伤元"假说，规范了艾滋病的基本病机，即艾毒进入机体后主要攻击元气，正邪相争，逐渐消耗，最终导致元气耗竭，这对艾滋病中医的辨证施治具有指导性作用。

（2）疫毒：李建成研究认为，艾滋病具有病情复杂、病程长、传染性强、诊治困难、死亡率高等特点，与《素问·刺法论》中的"五疫之至，皆相染易，无问大小，病状相似"相符合。王义国等研究指出，疫毒是艾滋病的病因，病机是"疫毒侵袭，正邪相争"，从艾滋病的发生发展过程看，其本质是正邪相争的过程中疫毒侵入机体，正气与疫毒相持，疫毒深伏、遇因而发，病情迁延造成气血消耗、脏腑损伤，导致预后较差。

（3）秽毒：徐立然等通过对艾滋病患者进行临床观察，发现艾滋病是由于不内外因所致的一种疾病，其病毒性质属于湿浊秽毒。同时该研究指出艾滋病的基本病机是邪正盛衰和阴阳失调。邢玉瑞研究认为，HIV 的传播途径主要是一些高危行为，如共用注射器或针头、不洁性交、吸毒等，具有秽浊之特性，故艾滋病的病因是秽毒，基本病机是浊毒伤元。

2. 伏邪学说：HIV 感染后要经过较长的潜伏期才能发展为艾滋病，潜伏时间长短不一。王玉贤等研究发现，中医学对于艾滋病并没有明确的记载，根据其分期特点，即急性感染期、无症状期和艾滋病期，将艾滋病归属为中医学"伏气温病"范畴。同时提出运用伏疫的观点作为认识艾滋病中医病因病机的理论基础，结果表明：艾滋病中医病因病机是"疠、郁、瘀、虚"的演变，其过程为疠气入血而伏于营血，疠气长期处于稳定状态，外邪入侵致疠气外发。许前磊等研究也指出，中医学伏邪理论早在《黄帝内经》中已有相关论述，历代医家不断的完善和发展伏邪理论，为从伏邪论治艾滋病提供了理论指导。艾滋病病毒具有湿毒之性的致病之邪，符合中医学"湿毒淫邪，伏气伤元"的理论。艾滋病毒邪潜伏于机体，元气不断耗伤，造成体内脏腑气血阴阳进行性损伤，导致瘀血、痰饮等各种病理性产物的形成，最终使脏腑衰竭而死亡。

3. 湿温学说：张海燕等报告显示，湿温是因受到湿热之邪而引起的疾病，湿热之邪为阴阳合邪，湿热相合，蕴结体内，脏腑经络运行受阻，迁延不愈。研究以湿热角度为出发点，对艾滋病进行辨证论治，发现艾滋病病程长、病情复杂的特性符合温病学中的湿温理论，艾滋病的病程进展过程也符合湿邪为患的特点。因此，总结上述研究文献资料，发现艾滋病是由一种湿热性质的疫疠之气导致的病邪，其病邪特点和临床表现均符合湿温学说。

4. 正虚学说：

（1）脾、气虚：陈莉华等研究中，将国医大师李振华多年来形成的学术思想和治疗经验归纳为脾本虚证，无实证，胃多实证；脾虚是气虚，甚者阳虚，脾无阴虚而胃有阴虚。同时指出，艾滋病与脾虚具有密切的关系，约有一半的艾滋病患者存在脾虚证或气虚证，故艾滋病应从脾、气虚进行辨证论治。李建智等研究认为，机体受到 HIV 侵袭后，首先受到破坏、损伤的部位是脾脏。这样一来，一方面造成气血生化无源，五脏气血阴阳俱损；另一方面湿邪内生，且卫气不固，易遭到外邪侵袭，诸邪夹杂而发病，表明脾虚是艾滋病的重要病机之一。王莉等通过对 243 例注射吸毒者艾滋病进行观察，以探讨艾滋病证候特点及其演变规律，指出艾滋病的病位主要在脾脏，以虚为主、虚实夹杂为特点，演变呈现"气郁、气虚→气阴虚损→脏腑阴阳亏虚"的过程。

（2）阴虚假说：吴志洪等研究认为，阴虚与艾滋病的发生有关，机体感染 HIV 后，病程迁延，容易伤津、耗气，造成阴虚；同时阴虚者极易发生感染，气血损耗增加，导致阴虚程度加重，形成恶性循环。该研究中对大量相关文献进行查阅，发现阴虚与 $CD4^+T$ 淋巴细胞的下降存在一定的关系。由此说明，阴虚是艾滋病发生的根本病机。

（3）肾精亏虚：肾精是指所藏先天之精和后天之精的总称，其中先天之精禀受于父母，为先天之本。马晨铭等研究指出，肾精能调节脏腑之精，供其活动需要；能生髓、养骨、补脑，并参与血液的生成，提高机体的抗体能力。肾精不足，百邪入侵，五脏易衰。同时指出《杂病源流犀烛》中所云"虚者，气血之虚；损者，脏腑之损"。依据艾滋病临床主要表现得出以下结论，艾滋病是由于恣情纵欲，致肾精亏耗；或吸毒成瘾，致气血损伤、阴阳失衡；或先天不足，禀赋虚弱等，均使正气不足，即正虚则邪毒通过精窍、皮肤入侵，伏于血络，内伏于营分而成为本病发病之源。

5. 其他学说：

（1）肝失疏泄：肝主疏泄的功能正常是保证机体气血调和的首要条件，脏腑经络、四肢百骸、形体官窍等生理活动才能稳定有序的进行。邱荃等认为，当机体感染 HIV，肝主疏泄的功能将受到影响，肝失疏泄会导致气血津液运行输布的障碍，产生痰饮和瘀血，痰饮和瘀血是艾滋病发展的中心环节，也是艾滋病恶化的关键节点；导致脾胃气机升降的失常，会导致 HIV 感染者出现消化不良、肠鸣、腹泻等症状；导致肾失封藏，肝肾亏虚使得元气虚损，精气散失，会加速艾滋病病程的进展；导致 HIV 感染者出现肝气郁结，引发包括抑郁、焦虑、恐惧、悲伤、愤怒等情志方面的失调，影响患者的正常生活和药物治疗效果，导致胆汁分泌的异常，进而影响肝脏排毒的功能。尤其使用 HARRT 疗法治疗艾滋病时产生的药物毒副作用，因无法代谢而堆积在肝脏，进而对机体引起一系列的损害。

（2）肺失宣降：当感染 HIV 后，机体的免疫能力下降，出现各种机会性感染，其首发为肺部感染，占机会性感染的 50% 以上，是艾滋病死亡的首要原因。艾滋病肺部感染的主要症状为咳嗽、气喘、咯痰，为肺失宣降、肺气上逆的表现。宋夕元等认为，HIV 侵犯机体会导致脾胃枢机不利、卫外功能失固、肾水难以归元，故而产生痰饮。肺为贮痰之器，痰饮的产生阻碍了肺气的宣降，故而引发艾滋病肺部感染。杨超华等认为艾滋病的基本病机是气虚和疫毒，气虚导致痰饮，疫毒发生血瘀，痰饮和血瘀相兼、互结、交杂则为"痰胶血瘀"，痰瘀贮于肺中日久而影响肺气的宣发和肃降，由此导致艾滋病肺部感染。邱荃等认为 HIV 伤脾会导致"胃气"不足，在五行属母病及子，肺主宣降而行水，肺失宣降而停痰留饮，会导致咳、喘、痰的产生。

（3）心身失调：目前，社会对艾滋病的普遍不理解，再加之疾病的传染途径较为隐秘，且全世界范围内缺乏有效的治疗手段，HIV 感染者大多承受着严重的心理压力，心身失调可导致艾滋病的病机发生变化。詹振吉等认为，HIV 感染者所受的情志刺激会影响脏腑气机的功能，如《景岳全书》云"怒伤于肝者，其脉促而气上冲；惊伤于胆者，其气乱而脉动掣；过于喜者伤心，故脉散而气缓；过于思者伤于脾，故脉短而气结；忧伤于肺兮，脉必涩而气沉；怒伤于肾兮，脉当沉而气怯；若脉促而人气消，因悲伤而系掣"。七情内伤，首伤气机，气乱神败，进而脏腑失调，则病难愈，故治疗艾滋病的同时当条畅情志。邱荃等认为，如果能在心理方面给 HIV 感染者带来帮助，不仅能使 HIV 感染者树立治疗艾滋病的信心，更能对艾滋病常规治疗起到事半功倍的效果。

159 从毒邪论白塞病病因病机

白塞病以反复发作性口腔、生殖器溃疡，眼炎和皮肤损害为特征，属中医学"狐惑"范畴。一般认为，本病的病因病机与毒邪有关。如巢元方《诸病源候论》指出，本病"皆湿毒所为也"；吴谦《医宗金鉴》认为"每因伤寒病后余毒与淫之为害也"；近代岳美中言"狐惑病是温毒热性病治疗不得法，邪毒无从发泄而自寻出路的转变重症"。学者考希良从毒邪角度对其病因病机进行了论述。

毒的产生

1. 饮食不节，湿热毒生：脾主升清，胃主降浊。脾胃功能正常，化生的精、气、血、津液足够，则脏腑、经络、四肢百骸以至筋骨皮毛等都能得到充分营养，进行正常生理功能。若暴饮暴食，失于调度，或素日偏嗜膏粱厚味、辛辣肥甘、醇酒滋腻之品，饮食非但不能化生气血，反而会滞脾碍胃，影响脾胃的功能。《素问·痹论》言"饮食自倍，肠胃乃伤"。脾胃受损，清阳不升，浊阴不降，水谷精微不能布散，阻滞中焦，酿生湿浊，为内毒生成提供条件，成为生毒之源。

本病多见于中青年。就男子而言，正是"二八"至"四八"之间。《素问·上古天真论》云"丈夫……二八，肾气盛，天癸至……四八，筋骨隆盛，肌肉满壮"。此时正值肾气充盛，人生壮年，机体阳气亢盛，"气有余便是火"；其时又是男子事业兴旺发达，如日中天之时，应酬频频，醇酒滋腻、辛辣肥甘之品不离于口，觥筹交错之声不绝于耳。脾胃屡屡受损，湿浊潴留，从阳化热，酿生毒邪。至于女子，"二七而天癸至，任脉通，太冲脉盛，月事以时下，故有子……四七，筋骨坚，发长极"，此时正处于经孕产乳之时，皆以血为用，易耗伤气血。《灵枢·五音五味》云"妇人之生，有余于气，不足于血，以其数脱血也"。气有余便是火，阴血不足，易生内热，湿邪从之化热，致毒邪内生。

2. 情志失调，热毒内生：情志是人体对客观事物和现象所作出的不同反应，人体的情志活动与脏腑气血有密切关系。《素问·阴阳应象大论》云"人有五脏化五气，以生喜怒悲忧恐"。可见，情志活动物质基础是五脏的精、气、血。一般情况下情志变化不使人发病，只有突然、强烈或长期持久的情志刺激超过人体本身生理活动的调节范围，引起脏腑气血功能紊乱，才会导致疾病发生。现代社会生活节奏加快，来自家庭、社会各个方面的压力不断增大，都会使人们出现七情过极之象，伤及脏腑气血，导致气机郁阻，郁久化热，即"五志过极，皆从火化""气有余便是火"，从而导致热毒内生，如《临证指南医案》华岫云按曰"郁则气滞，气滞久必化热"。

毒的发展

1. 脏腑失调，毒邪滞蕴：所谓"物之能害人者皆谓之毒"，毒可以指病因、病症、药物之偏性、毒物等。而此处是指内生邪气（湿邪、热邪）蓄积猛烈、酝酿顽恶所形成对机体造成强烈损伤的致病物质。饮食不节而致湿热毒生，情志失调而致热毒内生，若脏腑功能协调，或可毒去正安，使机体处于相对无毒的平衡状态；若素体阴阳失调，或五志过极，七情内伤而致心、肝、脾、肾等脏腑功能失常，不能清毒源，排滞毒，使毒邪滞蕴，伺机待发。可见，脏腑失调，毒邪内蕴是本病发病基础。

2. 外邪引动，毒邪攻注：毒邪内伏，若无触动，仅暗耗气血，为害不彰，或如常人。若外感湿热毒邪，或因内伏毒邪伤及正气，正气不足，卫外不固，更易感邪。邪气侵袭，或倍食辛辣肥甘厚腻之品，或失治误治，滥用温热之药，甚或激素等刚阳之物，使湿热内蕴毒邪鼎沸，无从发泄而自寻出路。火性炎上，循经络上攻于咽喉、口舌；湿性趋下，则下注于外阴；或流注于关节，或浸淫于肌肉皮肤。

3. 血脉失和，湿瘀毒结：脉为血之府，脉管是一个相对密闭的管道系统。血液在脉管中运行不息，流布全身，环周不休，以营养人体周身内外上下。故血液正常循环有赖于脉管系统完整与通畅。血得寒则凝，得温则行，火毒侵犯血脉，轻则可扩张血脉加速血行，甚则灼伤脉络，迫血妄行，血溢脉外形成瘀血；或湿热毒邪耗气伤阴，阻滞气机，运血无力，血液黏稠，血行瘀滞。湿热瘀毒相合，使毒邪愈猛烈顽恶，攻注肌肤，则红斑结节；甚至侵及脑脉，而生偏枯之重疾。

4. 毒邪日久，耗气伤阴：湿性黏腻，毒邪缠绵，日久不去，势必耗伤气血津液。若素体阴虚，或亡血失精，或房劳无度，阴精本亏，再加毒邪攻伐，使阴精亏甚，正气削残，余毒未绝，而致病势缠绵，长年不愈，可有乏力、五心烦热、舌红、少苔、脉细数等气阴亏虚之象。正气不足，卫外不固，更易复感外邪，邪气外袭，正气未能及时抗邪外出，邪气稽留，引动余邪，内外相合，邪毒涌动；或因饮食不当，多食辛辣肥甘；或骤然情志过极，而致脏腑功能损伤更甚，毒邪内生，与余毒蓄加，毒邪复燃，而致病情反复。

总之，本病病因病机为脏腑功能失调，毒邪（湿毒、火毒）内生，毒瘀相融，蓄积猛烈、酝酿顽恶，使毒邪鼎沸，循经上攻下注，导致诸症发生。

毒的表现

1. 临床症状：

（1）溃烂：本病以口舌咽、外阴反复溃烂疼痛及目赤为主要表现。毒邪内伏，遇外邪引动，自寻出路，湿热瘀毒攻逐流注；或沿心、肝、脾经上攻，则口舌咽喉溃烂、肿痛、目赤、畏光流泪；湿性趋下，或沿肝经下注，则外阴溃烂、女子白带黄稠。

（2）关节皮肤受侵：毒邪发作，外浸肌肤，不得发泄，滞而为害，可见皮肤红斑结节；伤及肌肤之血络，可致皮肤溃烂、红斑缠绵不已；流注于关节，毒邪痹阻经络，则关节肿胀灼热；湿邪趋下，多见于下肢关节及皮肤受损。

（3）久病攻及脏腑：毒邪日久，由经络而及脏腑，攻及肺脏则咳嗽、咯血；困于脾胃则"不欲饮食，恶闻食臭"；扰及心神则"默默不欲眠，目不得闭，卧起不安"，甚至肢体偏废、神昏、谵语。

2. 理化指标：本病发作时可有周围血白细胞升高，红细胞沉降率增快，C 反应蛋白增高，α_2 球蛋白和 γ 球蛋白增高，IgA、IgG 增高，冷球蛋白溶解时间延长；血清中可有抗人口腔黏膜细胞抗体及循环复合物存在，血清补体升高及淋巴细胞亚群比例失调，$CD4^+/CD8^+$ 比值倒置，$CD45RA^+$ 细胞缺乏等。从一系列体液细胞免疫系统的指标异常中，可窥毒邪存在和活动之一斑。

内毒是本病发病重要因素，在整个发病过程中起重要作用。以毒邪为主线，经历了毒邪内伏→毒邪鼎沸→正虚毒恋 3 个阶段。初期由于饮食不节，或情志失调，反复导致脏腑功能紊乱，内生湿热浊邪，湿热日久，酿生毒邪，毒邪内蕴，伏而待发，此时多因正气尚充，毒邪尚弱，无力发作，患者如常人，或毒邪偶发，稍有不适，旋复即愈；后因旧习如故，脏腑功能紊乱更甚，内蕴之毒不断蓄积，其势渐彰，暗耗气血，正气渐亏；如遇外邪引动，或正气骤减，必致毒邪鼎沸，泛滥成灾；毒邪无从发泄，自寻出路，循经络上攻下注，而致口舌外阴溃疡，关节疼痛；毒邪伤及血脉，瘀血内生，毒瘀互结其势更猛，轻则红斑结节，重则毒攻脑脉，而致偏枯瘫痪。后期则正气削残，无力祛邪外出，毒邪亦衰其大半，处于正气亏虚，毒邪留恋之中，故病势趋缓，反复发作，缠绵难愈。

160 从毒邪论治白塞病

白塞病（BD）或称为白塞综合征，是一种以复发性口腔溃疡、生殖器溃疡、皮肤和眼部病变为主，且关节、心血管、胃肠道、神经系统、肺肾等脏器亦可受累的慢性全身性疾病。学者杨仓良经多年临床研究发现，本病的发生与中医学"毒邪"有关，其临床表现应属于中医学"毒证"的范畴。治疗须采用以毒攻毒的方法治疗，方能取得明显的疗效。

外感毒邪是 BD 发病的基本病因

中医学虽然没有 BD 的病名，但根据其临床表现似与张仲景提出的狐惑病十分相近："狐惑之为病，状如伤寒，默默欲眠，目不得闭，卧起不安，蚀于喉为惑，蚀于阴为狐。"《金匮要略》明确描述了发冷发热"状如伤寒"的全身症状以及眼、喉、阴三部分同时发病的症状。对本病之病因病机，晋代葛洪指出"此皆由湿毒气所为也"（《诸病源候论》）。此后，孙思邈亦赞同此说，"毒食于上者，则声喝也，毒食于下部者，则干咽也，此由湿毒气所为"（《千金方·伤寒》），徐彬在《金匮要略论注》亦附和此说，"狐惑大抵皆湿热毒所为之病"。中医学的毒邪作祟说亦逐渐被现代医学的感染学说所证实，如认为本病的发生与 1 型单纯疱疹病毒（HSV）、EB 病毒、巨细胞病毒及链球菌等感染有关。研究者在患者血清中分离出抗链球菌抗体，在口腔中发现了链球菌。除了链球菌外，其他细菌如大肠埃希菌、金黄色葡萄球菌等也可能通过激活淋巴细胞而发病。研究者还从患者细胞核及生殖器溃疡的活检标本中发现了HSV。有学者则发现我国的 BD 患者发病与结核杆菌感染密切相关。细菌、病毒的感染可能通过分子模拟触发针对内源性热休克蛋白抗原表位，触发特异性 T 细胞增殖反应，产生多种相应的自身抗体进行自身免疫攻击，从而在 BD 的免疫发病机制中发挥重要作用。既然已发现 BD 的发生与细菌、病毒有关，那么细菌所产生的外毒素、内毒素的直接毒性损害和病毒本身的毒性损伤均是不可避免的，从此角度可以认为，中医学的毒邪学说与现代医学的微生物感染毒素学说是基本一致的。

BD 属中医学毒证

BD 不仅由毒邪所致，其临床表现亦具有"毒证"的特征。如徐彬在《金匮要略论注》云"毒盛在上侵蚀于喉为惑，谓热淫，故惑乱之气生也，毒偏在下侵蚀于阴为狐，谓柔害而幽隐如狐性之阴也"。尤怡在《金匮要略心典》亦云"疮家因为狐惑病者，有因为阴阳毒者，要之亦是湿热蕴毒之病"。都强调无论毒在喉或在阴，或在目，都属湿热蕴毒之病。现代有学者认为，毒证在临床上有暴发性、剧烈性、危重性、传染性、难治性、顽固性 6 项临床特征；而 BD 急性活动期多起病急剧，除口腔、生殖器溃疡，多可累及神经系统及心、肺、肠系统，甚者引起昏迷乃至危及生命，符合暴发性、剧烈性和危害性特征；而反复发作，缠绵难愈，符合难治性和顽固性特征。此外，其毒邪内陷易攻于心包引起昏迷；攻于肺引起咳嗽、胸痛、呼吸困难；攻于脾胃引起腹痛、腹泻、便血；攻于心则引起心肌梗死、胸闷、心绞痛，符合传变迅速，易于恶化的病变特征，其口舌生疮、发热、灼热疼痛、眼红目赤、烦躁等符合兼火兼热的病变特征，其病变部位多有皮肤结节，舌质紫暗，侵犯肝经（头痛、头晕、精神异常）、入肾（多尿、蛋白尿）等均符合毒证入经入络、伤阴伤阳的病变特征。以上诸多"毒证"特征本病均不同程度存在，可见本病当属"毒证"的范畴。

BD 的毒候分型

机体在先天禀赋不足基础上，若外感湿邪，或暴饮暴食，过食肥甘厚味，脾失健运，湿邪内蕴，湿聚夹毒而成湿毒痹阻证；症见口腔或外阴蚀烂溃疡，伴胸闷纳呆，大便不爽，舌苔厚腻，脉濡。若外感热邪，或过食辛辣厚味，热邪内蕴，或情志不遂，久失疏泄，郁久化热，或素体阴虚火旺，或房事不节，扰动相火，聚热夹毒而成热毒痹阻证；症见口腔或外阴溃疡，灼热疼痛，或下肢红斑结节，心烦口干，妇女带下黄稠，小便短赤，舌苔黄腻，脉弦数。若机体卫外不固，或汗后当风，或夜卧受风，或热郁生风，引动肝风，夹毒而成风毒痹阻证；症见口腔或外阴蚀烂溃疡，此起彼伏，斑疹时隐时现，起伏无时，部位不定，诸症反复发作；或见毒邪入肝经，症见四肢抽搐，癫痫频作，颈项僵硬，甚至昏迷，舌淡苔薄白，脉浮。若卫外不固感受寒邪，或贪凉饮冷，积聚冷寒，或久病伤阳，阳虚阴盛，而成寒毒痹阻证；症见口腔或外阴溃疡，色淡白，面色苍白虚浮，腰膝酸软，形寒肢冷，腰以下为甚，舌质淡、苔薄，脉弦紧或细缓无力。若毒邪久恋，湿浊内盛，聚而不散成痰夹毒而成痰毒痹阻证；症见口腔或外阴溃疡日久不愈，反复发作，下肢皮肤结节较硬，固定不散，伴咳嗽多痰，舌体胖、苔厚腻，脉滑。若毒邪久恋，伤及气血，气血运行不畅，日久成瘀夹毒，而成瘀毒痹阻证；症见口腔或外阴溃疡，颜色紫暗，刺痛隐隐，皮疹紫暗有触痛，舌质暗边有瘀斑，脉涩。或病程迁延日久，气血暗耗，脏腑气血津液渐伤，毒邪久恋内侵，引起虚毒痹阻证；若素体阴虚或久病伤阴，会导致虚毒痹阻证的肝肾阴虚型，症见五心烦热，妇女月经不调，口干，舌质红、少苔，脉细数；若素体阳虚，或久病伤阳夹寒毒，会导致虚毒痹阻证的脾肾阳虚型，症见畏寒肢冷，尿频，夜尿多，面色苍白，舌质淡、苔薄，脉虚或细，缓而无力。除此之外，临床还有诸毒邪的兼夹证，如湿热毒痹证、痰瘀毒痹证、寒瘀毒痹证等，临证当细辨之。

攻毒疗法治疗 BD

综上所述，BD 是一种典型的毒邪所致的毒邪痹阻证。无论从毒邪的病因性治疗，还是针对毒邪痹阻证的辨证论治，均离不开"毒"字，所以，攻毒当为本病治疗的基本大法。攻毒疗法是根据中药的有毒成分即有效成分，毒性愈大疗效愈好，有毒中药的毒性可以遏制或解除"毒素"毒性损伤的这一基本原理而订制的中医治疗方法，实践证明疗效显著，并对 BD 亦有确切的疗效。杨仓良临床多以自拟四黄解毒汤治疗 BD，收效颇佳。处方：人工牛黄、黄连、黄芩、黄柏、金银花、天花粉、玄参、苦参、紫草、甘草。加减：风毒痹阻证选加能息风止痉且有攻毒作用的蜈蚣、全蝎；湿毒痹阻证选加利湿泄毒的丁公藤、青风藤；热毒痹阻证选加清热通便、凉血解毒、逐瘀通络的大黄和清热解毒、消肿止痛、善治疮疡肿痛的要药重楼；寒毒痹阻证选加散寒止痛、杀虫止痒的花椒和散寒止痛、善治口疮的吴茱萸；瘀毒痹阻证选加祛风活络、散瘀止痛、解毒消肿的两面针和祛风除湿、散瘀止痛、解毒消肿的祖师麻；痰毒痹阻证选加清热解毒、化痰散结、通络杀虫的了哥王和善清热息风通络、平喘的地龙；对晚期伤阴伤阳引起的虚毒痹阻证之肝肾阴虚型常选加能滋阴泻火、祛风散瘀止痛的竹根七和补肝肾、祛风壮筋骨的何首乌；对虚毒痹阻证之脾肾阳虚型，则选加祛风攻毒、杀虫止痛，善治疮疡肿毒的露蜂房和祛风湿、益气力的黑蚂蚁。除此之外，临床亦常配合外用药以增强内服药的疗效，常选有毒之治疮解毒要药二黄（即雄黄、硫黄）对阴肛溃疡烧烟熏之，多能收内外兼攻之奇效。

161　内外双毒与鼻炎-鼻窦炎

鼻炎-鼻窦炎类似于中医学的"鼻渊""脑漏""脑渗""脑崩""脑泻"等，但不完全等同。它是以鼻流浊涕、量多不止为主要特征的鼻病。临床上常伴有头痛、鼻塞、嗅觉减退等症状，是鼻科的常见病、多发病之一。国内外的研究表明，鼻炎-鼻窦炎的发病率呈逐年上升趋势，国内有关报道其发病率在 12%～14%。历代医家根据传统中医理论对该病的病因病机进行了阐述，西医学者们也从现代医学的角度对鼻炎-鼻窦炎的形成机制作了不同的解释。张勤修教授等在继承其中医精髓的基础上，结合多年现代医学的临床实践和研究，从中西医结合的角度对该病的发病机制进行了总结，其认为"内外双毒互结"在鼻炎-鼻窦炎的形成中具有重要的意义。

从中医学理论理解内外双毒

中医学认为，鼻为清窍，贵通恶滞，喜清恶浊，一旦清窍闭塞则易致鼻病。如《医学入门·鼻》云"鼻窍乃清气出入之道"。《医林绳墨·鼻》云"鼻者肺之清窍也，鼻喜清而恶浊，盖浊气走于下，清气升于上，然清浊不分则窍隙有所闭焉，为痈、为痔、为衄、为涕，诸症之所由也"。因此鼻窍以通为用，鼻又为多气多血之窍，鼻窦与鼻腔都必须保持清气流畅，多气多血鼻窍才清利通畅。鼻窍的通畅包含解剖与生理学两方面的因素。鼻窍必须保持解剖通畅，否则清气不能出入。同时鼻窍还必须保持生理学的通畅，包括气血的通畅。鼻窍通畅则其生理功能才能正常。所以不管是何种邪气，一旦造成鼻窍的闭塞则易致鼻病。正如郭兆刚所言，鼻渊"始于邪，成于热，酿脓涕，久致虚，兼痰瘀"，病变的中心环节是病邪伏于窦腔深处，灼腐化脓。而导致鼻窍闭塞之邪不外乎外侵之邪和内生之邪，将之归为"内外双毒"。

鼻渊有虚、实之分，实证多因外邪（风、火、热、寒外邪）入侵诱发，称为"外毒"。外毒入侵，入里化热，灼津为痰，血停为瘀，郁于胆经或阻于脾胃，称为"内毒"。内外双毒循经上犯鼻窍，鼻窍不通，双毒相互搏结，化腐成脓，而发为鼻渊；虚证多因久病失养或饮食不节，导致肺、脾脏气虚损，气血津液运行失常，津停为饮、为痰，血停为瘀，此为"内毒"。内毒滞留鼻窍，鼻窍不通，浊邪不能清除而致鼻渊的发生。加之内毒久羁，气血津液不能正常运化则卫外不足，更增加了外毒入侵的机会，这样内外双毒相互搏结以致病情缠绵难愈。由此可见不管虚证还是实证均有内毒外毒的影响，一旦双毒留滞鼻窍，影响了其解剖通畅和气血的通畅，鼻窍之窍隙闭塞，正常生理功能都会受到影响而形成鼻渊。

鼻渊分为急性和慢性。《中医耳鼻咽喉口腔科学》认为，急性鼻渊多由外感风热或感寒化热、邪热内蕴等所致；这是外毒导致内毒生成的表现。如果外毒入侵，邪正交争，鼻窍之玄府失于开阖而闭塞，气、血、津、液沟通内外之通道闭锁，而致内毒形成，痰浊、水湿、血瘀内停、壅滞于鼻窍，黏膜肿胀，窦窍受阻，且郁而化热，熏灼黏膜，煎熬津液，化腐为脓，集聚日久，或正气托毒，或满而外溢，表现为脓液量多或不多，质稠，色多为黄，偶可见色白者，此为急性鼻渊。《中医耳鼻咽喉科临床手册》认为慢性鼻窦炎是由"邪热蕴肺，稽留不去"，"湿热稽留，痹阻鼻窦脉络"，"邪毒滞留，瘀阻鼻窦血"，"肺脾气虚，邪滞窦窍"，"肝肾阴虚，虚火灼蚀"所致。若本身体质虚弱，脏腑功能失调，则局部气血津液运行不畅，郁而为毒，此为内毒。内毒导致双窍闭塞，黏膜失养，失于固摄，无力抗邪，易致外毒入侵，双毒留滞，相互搏结，病程迁延，则为慢性鼻渊。所以不管是急性还是慢性总不离邪，既有外感之邪又有内生之邪，即内外双毒。在疾病的发展过程中，两者相互为因，形成恶性循环，难解难分。内外之毒相互搏结，留滞鼻窍，发为鼻渊。

从现代医学探讨内外双毒

现代医学认为鼻腔鼻窦解剖结构特别是窦口鼻道复合体结构异常导致鼻腔鼻窦引流不畅，影响鼻腔鼻窦黏膜的结构与代谢功能，窦腔内乏氧，NO浓度升高。此时若出现身体抵抗力下降，则细菌、病毒、真菌等得以定植入侵。诱导局部化学炎症因子等产生，从而导致单核细胞、嗜酸细胞、肥大细胞等炎性细胞聚集，产生化脓性炎症等一系列反应。这是目前比较公认的鼻窦炎发病机制。将细菌病毒等外界致病物质称之为"外毒"，而由之诱导的机体炎症因子、炎症细胞等称之为"内毒"。由于各种原因，外毒入侵后，多形核白细胞和淋巴细胞等浸润，从而产生相应的各种炎症因子（内毒），发生各种炎症反应。各种坏死物和新生物停聚于鼻腔和鼻窦，堵塞窦口，或者长期刺激鼻内黏膜，形成息肉，或者破坏黏膜和骨质，造成各种并发症。

目前在鼻窦炎发病机制的研究中，国内外学者注意到了变态反应与鼻窦炎发生有密切的关系。慢性鼻源性上颌窦炎患者平均窦口直径仅为 0.89 mm，远低于正常值（平均 2.51 mm）。而鼻变态反应所引起的鼻黏膜肿胀与 OMC 阻塞密切相关。IgE 介导的高变应性在 CS 患者中常见。我们将各种变态反应细胞及介质称之为"内毒"。这种鼻部的变态反应使鼻部黏膜血管扩张、充血，造成 OMC 解剖结构异常。鼻窦黏膜纤毛的活动受到重要影响，鼻窦内分泌物难以自行排出，这种 OMC 的阻塞和引流障碍增加了外界细菌病毒感染的机会。有变应性素质的人对细菌性感染可有更强烈的炎症反应。所以从现代医学变态反应的角度认为"内毒"增加了"外毒"感染的机会。

由此可见，从现代医学的角度同样可以用内外双毒理论来解释鼻炎-鼻窦炎的发生发展。

第二篇　基于浊毒之病症

162 浊毒概念

20 世纪 80 年代末，朱良春在论痛风的病因病机时提出，痛风乃浊毒瘀滞，其名为风而实非风，症似风而本非风，主张用降泄浊毒法治疗。除此之外，浊毒概念基本限于慢性肾衰竭的范围。进入 21 世纪后，随着社会生活与疾病谱的变化，浊毒的研究逐渐成为中医学术研究的热点之一。截至 2016 年 12 月底，以"浊毒"为主题词在中国知网上可检索到论文已达 1900 余篇，其中国家自然科学基金资助论文 57 篇，国家重点基础研究发展计划（"973"计划）资助论文 11 篇，国家科技攻关论文 12 篇，国家科技支撑计划资助论文 11 篇，由此可见研究人数之多、层级之高。但关于浊毒的概念，至今仍缺乏一个科学而清晰的界定，不同医家表述不同，即使同一学术团队内部的表述也不尽一致。学者邢玉瑞等通过对现代有关浊毒理论研究的系统梳理，分析浊毒概念定义与表述存在的问题，在明晰浊邪、毒邪、浊毒概念关系的基础上，提出现代学者所言浊毒是指具有秽浊、黏滞、胶着特性的毒邪，是其属概念毒邪划分的结果，结合现代医学的认识，其外延可包括脂毒、糖毒、蛋白毒、微量元素毒、尿酸毒等。浊邪在体内蓄积日久可转化为浊毒，浊毒与痰饮、瘀血同为病理产物性病因，三者之间既可相互兼夹，又可互为因果、相互转化。

浊毒概念认识的现状

由于中医学理论概念多为日常生活语言，常具有多义性、模糊性等特点，加之对作为病因概念之"浊""毒"含义认识的差异性，导致对作为现代中医病因病机学新概念的浊毒的界定无法形成认识上的统一，主要表现在以下 4 个方面。

1. 复合病因与单一病因：对于浊毒的认识与界定，大多数学者视其为"浊"与"毒"的复合病因，如许筱颖等认为，浊与毒因性质类同而极易相生互助为虐，故而浊毒并称。浊毒既是一种对人体脏腑经络及气血阴阳均造成严重损害的致病因素，同时也是由多种原因导致脏腑功能紊乱、气血运行失常，机体内产生的代谢产物不能及时排出、蕴积体内而化生的病理产物。张纵认为，在浊毒致病过程中不仅有浊和毒的共同参与，而且浊和毒之间胶结和合，有内在的因果关系，成为一个综合的致病因素。也就是说，同一患者即使有浊和毒两种病理因素同时存在，但若浊和毒不相关联，浊自浊、毒自毒者，亦不能称为浊毒。上述认识虽表述不尽相同，但都认为浊毒为浊邪与毒邪交织为害，是一种复合病因。

常富业等认为，玄府郁滞，气液不通，水津停积，水聚为浊，浊蕴成毒，最终形成浊毒。孟宪鑫认为，浊毒是指具有污浊特性的物质在体内蕴积日久，造成形质受损，脏腑组织器官功能或结构失常的毒物，形成浊毒的过程为湿→浊→痰→热→毒。上述对浊毒的认识，犹如热毒、湿毒、风毒等六淫邪气伤人过甚而为毒一样，均视浊毒为单一病因，而非浊、毒之组合。

2. 内生病因与内生外感病因：浊毒既是致病因素，也是病理产物，可谓是众多学者的共识。关于浊毒的产生，大多数学者认为浊毒犹如瘀血一样，是一种病理产物形成的病因，因而属于内生病因。高颖等认为，浊毒指内生之痰浊、瘀血等病理产物蕴积日久，而转化为对人体脏腑经络可造成严重损害的致病因素，属内生之毒。吴深涛认为，浊毒虽属于病邪的范畴，但并非仅是一个具体和单一的致病因素，还指在疾病过程中诸致病因素相互作用的病理产物。浊毒系多种原因所致的脏腑功能和气血运行失常，使机体内产生的生理或病理产物不能及时代谢排出，蕴积体内而化生的，且对人体脏腑经络及气血阴阳能造成严重损害的致病要素，明确指出浊毒属于"内毒"范畴。但也有学者认为浊毒与外感有关，如曹东义等认为，浊毒是自然生理物质发生"浊化""毒化"而形成的，指因自然物质发生变化，引起人体内部的疾病，也可以是人体脏腑功能失调产生的病理产物，这种或者是外来，或者是内生的物质，具备了浊与毒的特性，就是浊毒。刘启泉等也认为，浊与毒互为一体，胶结致病，成为一个综合的致病因素。浊毒可由外而中，亦可因其他病理产物而化生，如此则浊毒又有外感、内生之分，但其临床辨证又无法加以区分。

3. 狭义浊毒与广义浊毒： 从逻辑学角度而言，浊毒当属于毒邪的一种，无所谓广义、狭义之分。但李佃贵等提出浊毒有广义、狭义之分。广义的浊毒泛指体内一切秽浊之邪，凡风、寒、暑、湿、燥、火久聚不散，体内痰、瘀、水、血、气久郁不解，均可化浊，浊聚成毒，而成浊毒。狭义浊毒指具体的浊毒病邪，包括：①湿浊之邪郁而化热所成。②湿热、瘀血、痰浊同时并存的一种状态，包括了现代医学研究的多种肾毒性物质，也包括脂代谢异常的脂质肾毒性。③机体代谢失常，水谷不化精微，反生壅滞之气内瘀血分而酿生的具有毒害作用的病理物质。④饮食精微蓄积脉道不能及时输送排出而转化成的有害物质。⑤伏邪。⑥瘀浊之邪，即体内代谢毒素不能正常排泄而积蓄所成。这里浊毒广义、狭义的划分明显有悖逻辑，如所谓"体内痰、瘀、水、血、气久郁不解"，本已涵盖了所论狭义浊毒之②、③、④、⑥，据此则无从区分浊毒之广义与狭义。将伏邪归入狭义浊毒则更是错上加错，因为伏邪指一切伏而不即发病的邪气，既包括外感六淫而潜藏机体的邪气，还包括机体内生的痰浊、水饮、瘀血、积液、蛔虫等积累聚集而潜藏机体的邪气，以及因先天遗传和疾病转化而伏藏在体内的邪气等，可见浊毒致病可以具有伏邪致病的特点，但伏邪所涉及的范围远非浊毒所能概括，况且是狭义浊毒。

4. 表述的逻辑矛盾： 由于对浊邪、毒邪、浊毒概念的内涵及其关系认识不清，故在有关浊毒的理论的表述中，逻辑矛盾可谓比比皆是。如王正品等有关浊毒致病论与现代中医病因学的论述，一方面认为浊毒可为外邪，亦可为内邪。作为外邪，由表侵入；作为内邪，由内而生。另一方面又认为浊毒病因的致病途径为浊毒病邪作用于人体，循人体络脉体系由表入里、由局部至全身，无疑自相矛盾。李佃贵等论浊与毒的区别时提出浊有虚实之分，大抵以年力犹盛，气血未伤，或以过食肥甘，或以湿热盛行而致的浊为实；以形羸气弱，或以多病、劳倦而致的浊为虚。徐伟超等论浊毒的病理属性有正虚实邪，但其后又言浊毒属邪实，而在中医邪正虚实观中，"实"本来就是针对邪气而言，并非浊毒为"实"。以上均将浊邪或浊毒所致病证的特性视为病因本身的特性，可见其表述存在明显的逻辑错误。

浊毒概念的定义

要对浊毒概念准确定义，首先必须理清与浊毒相关概念之间的关系，其中主要是与浊邪、毒邪的关系。

1. 浊邪的定义： 对于"浊邪"至今中医学界并没有公认的定义，综合目前研究大致可分为两类：一类认为浊邪包括水湿、痰饮、瘀血等病理产物。如唐雪梅认为，浊邪是指内生之水湿、痰饮、瘀血等病理产物，在体内蕴积日久，阻滞气机，转化而成的对人体脏腑经络造成损害的致病因素，主要包括湿浊、痰浊、瘀浊，三者均具有重浊腻滞之性。赵进喜等认为，浊邪包括痰浊、湿浊、浊毒、秽浊，实际上应该是指一类具有胶结、黏滞、重浊、稠厚、浑秽特性的内生病理产物或致病因素；并研究了湿与浊的差异，认为湿有内外之分，浊主要从内化生，湿轻浊重，积湿成浊，较之邪更加稠厚浓重、胶结秽浊，湿相对易化而浊尤其难除。该研究将浊毒也归于浊邪的范围，明显违反了概念划分的基本原则。郭明冬等认为浊邪包括浊气、瘀血和痰饮、水湿等；张大明认为体内某类物质（如代谢废物、病理产物等）多余堆积即为浊邪，均明显混淆了浊邪与痰饮、水湿、瘀血等的关系，犯了定义过宽的错误。此外，将浊邪分为脂浊、痰浊、湿浊、溺浊、秽浊、毒浊等，虽符合逻辑要求，但将引起痛风的病因称为毒浊，引起尿毒症、肾病综合征的病因称为溺浊，则与一般认为的都为浊毒的命名不一致。另一类则认为浊邪是有别于痰饮、水湿、瘀血等的独立病因。如朱文浩等明确指出，浊邪是一类有别于痰饮、水湿、瘀血和结石的致病因素的统称，包括过剩的水谷精微（如高血糖、高血脂）和水谷精微代谢后产生的糟粕（如尿酸、肌酐、尿素氮、丙酮、乙酰乙酸、γ-氨基丁酸、二氧化碳等）。痰饮水湿是人体内津液代谢失常所形成的病理产物，浊邪是人体内水谷精微代谢失常所形成的病理产物。樊新荣等通过对内生浊邪本质的探讨认为，浊邪不同于膏、脂、痰、饮、湿、毒、瘀，其本质是因脏腑功能异常，糖、脂、蛋白质等精微物质化生不成熟，而成为半成品复合物或中间代谢产物，没有活性，不能参与正常的物质合成和分解代谢，既不能直接被转化为能量代谢，又不能合成为有活性的蛋白质执行功能，如果不能被机体的自噬溶酶体或泛素蛋白酶体降解成葡萄糖、脂肪酸、氨基酸等基础营养物质重新被利用，就会积聚体内。何伟认为，浊邪泛指各种有形及无形的生理物质，丧失正常生理功能，悖于正常运行之机，或病理产物不能及时排出体外而蓄积体内，呈现混浊、黏滞、胶着状态及性质的一类致病因素或病理产物。李海燕等并未对浊邪给予明确的定义，但从外延的角度认为，浊邪包含脂浊、膏浊、血浊、痰浊、湿浊、瘀浊、浊毒、秽浊（湿热熏蒸、污秽之气，或山岚瘴气）、溺浊、精浊等；并讨论了浊邪与痰饮、湿邪的关系，认为浊邪与痰、饮、湿同源互衍，浊为痰之初、痰为浊之渐，浊为湿之极、湿为浊之渐，在病程中均具有胶着黏滞的特点，常在特定的条件下相伴而生、互助为患，互为继发病变的致病因素及病理产物。但上述观点将浊毒、溺浊、精浊列入浊邪范畴，明显违反了概念划分的有关规则，因为浊毒当为毒邪的种概念，而溺浊、精浊是临床病症之一，不属于病邪的范畴。

综上所述，浊邪有外感、内生之分，外感浊邪即自然界湿热熏蒸、污秽之气，或山岚瘴气，污染环境之废物、废液、废气；内生浊邪当指人体水谷精微代谢紊乱所产生的具有秽浊、黏滞、胶着特性的病理产物，包括正常精微物质的过度积聚和化生异常的病理性物质。

2. 浊毒的定义： 关于浊邪、浊毒、湿热邪毒之间的区别，赵进喜等认为浊毒与单纯浊邪相比更易耗伤气血、败坏脏腑。浊毒与普通湿热邪毒相比，前者多为内生，更为胶塞黏滞，病势更为缠绵难愈，更容易阻滞气机，蒙蔽清窍，败坏脏腑；后者虽亦可以内生，但更多则为夏秋之季湿邪与热相合，外感而成病，或裹挟疫毒之气，暴发流行，可致高热动风、动血之变。

明确了浊邪、毒邪等概念的基本内涵及其区别，有助于进一步理清浊毒概念的内涵与外延。从浊邪与浊毒概念的关系而言，一般认为，浊邪常处于疾病的前期阶段，其在脉道蓄积过多，不能及时有效地减少和排除，浊邪则转化为浊毒。从浊毒与毒邪的关系而言，二者属于逻辑学上概念的种属关系，毒邪是浊毒的属概念，浊毒则是毒邪的种概念。那么根据逻辑学属加种差的定义方法，现代学者所言浊毒似可定义为具有秽浊、黏滞、胶着特性的毒邪。从传统中医理论来看，浊毒与痰饮、瘀血同为病理产物性病因，三者之间既可相互兼夹，又可互为因果、相互转化。同时毒邪概念可以划分为外感毒邪与内生毒邪，内生毒邪又可划分为瘀毒、浊毒、湿毒等，如此浊毒概念已经是其属概念毒邪不断划分的最终结果，似乎不可再分。但结合现代医学的认识，糖、脂质、蛋白质、微量元素等精微物质不能正常转输布散，不能被机体有效地利用而滞留蓄积于血液而为糖浊、脂浊、蛋白浊、微量元素浊，故浊毒概念的外延就包括了脂毒、糖毒、蛋白毒、微量元素毒、尿酸毒等。

综上所述，浊毒是指具有秽浊、黏滞、胶着特性的毒邪，是其属概念毒邪划分的结果，其外延结合现代医学的认识，可包括脂毒、糖毒、蛋白毒、微量元素毒、尿酸毒等。浊邪在体内蓄积日久可转化为浊毒，浊毒与痰饮、瘀血同为病理产物性病因，三者之间既可相互兼夹，又可互为因果、相互转化。

163　浊毒创新病因病机

在中医学体系不断创新完善和中医医疗质量不断提高的新形势下，"浊毒"作为一种新的病因病机概念而被提出，并得到国内外众多专家和学者的肯定与认同，是中医学术体系中的重要组成部分，是中医重大学术理论创新。浊毒学说是第 3 届国医大师李佃贵教授，总结 50 余年临床经验，结合现代生活饮食结构的改变，工作压力的加大，大气环境的变化等现代因素特点，逐渐概括而来的。它不单是名词的组合，更是千百年来从事中医药学研究的历代医家不断总结、不断创新、不断发展的结果。近年来，学者徐伟超等及团队围绕浊毒学说开展了各项基础与临床研究，使理论不断完善，使疗效不断提高。

浊毒的概念

中医学认为，清与浊是一组对应概念，如《素问·阴阳应象大论》云"清阳出上窍，浊阴出下窍；清阳发腠理，浊阴走五脏；清阳实四肢，浊阴归六腑"薛。由此可见，《黄帝内经》对"浊"的认识，包括"生理浊"和"病理浊"。"生理浊"有：①水谷精微的浓浊部分。②排泄的污浊之物，包括呼出的废气和排出的矢气。"病理浊"包括：①湿重之邪。如《金匮要略·脏腑经络先后病脉证》中云"清邪居上，浊邪居下"。②小便混浊之症，即便浊。如《时方妙用》云"浊者，小水不清也"。③精浊之症。如《证治准绳》"浊病在精道"等。④湿温之邪。《温热论》记载"湿与温合，蒸郁而蒙蔽于上，清窍为之壅塞，浊邪害清也"。⑤瘀血。如《血证论》"血在上则浊蔽而不明矣"。而在《中医基础理论》中，未提及"浊邪"一词，只是在讨论湿邪时指出，"湿性重浊"，"浊，秽浊不清"。先贤医家对于"浊"和"毒"均为单独记载，从未将两字作为一个整体进行论述。而"浊毒"合而称之，并对其进行深入系统的研究，却是中医学的一个创新。

浊毒学说作为一门新兴的中医学理论，以天人合一、辨证论治的中医整体思维方式来探究当代生态环境及人类自身饮食、情志和生活方式的改变对人体健康的影响，有其深刻的内涵和广泛的外延。浊毒既是一种对人体脏腑、经络、气血、阴阳均能造成严重损害的致病因素，又是多种原因造成的不能排出体外的病理产物。

浊毒产生的原因

浊毒之邪，既可以从外邪入侵，由表及里。也可以作为内生之邪，由内而生。浊毒病邪作用于人体，循人体络脉体系由表入里，由局部至全身。浊毒之邪猖獗，发病急重，或病情加重；浊毒之邪滞留不去，疾病迁延不愈；浊毒之邪被战胜克制，则疾病好转，机体得以康复。

1. 外感淫疠毒邪：浊毒可由外而入，或从皮毛，或从口鼻，侵入机体，对人体脏腑、经络、气血、阴阳均能造成严重损害。浊毒之邪侵入体内途径有三：一是通过呼吸由口鼻进入体内，侵及上焦，进而影响到中焦、下焦。正如《医原·湿气论》所云"湿之化气，多从上受，邪自口鼻吸入，故先传天气，次及地气"。二是通过肌肉皮肤渗透进入人体，先客于肌表关节，次阻经络，最终深入脏腑。清代张璐说"湿气积久，留滞关节"，《素问·调经论》云"风雨之伤人也，先客于皮肤，传入于孙脉，孙脉满则传入于络脉，络脉满则输入于大经脉"，又云"寒湿之中人，皮肤不收，肌肉坚紧。荣血泣，卫气去，故曰虚"。三是湿邪中伤脾胃。《六因条辨·卷下》云"夫湿乃重浊之邪，其伤人也最广……殆伤则伤其表，表者，乃阳明之表，肌肉也；中则中其内，内者，乃太阴之内，脾阴也，湿土也。故伤则肢节必痛，中则脘腹必闷"。

2. 饮食失节：《素问·藏气法时论篇》指出"五谷为养，五果为助，五畜为益，五菜为充，气味合而服之，以补精益气"。这就倡导我们以植物性食物为主，动物性食物为辅，并配合蔬菜、水果，以保证气血旺、阴阳和。然而，随着人们生活水平的不断提高，现有的食物摄入早已超出脾胃运化功能，则湿聚食积，化为痰饮，蕴郁日久，化为浊毒之邪。而出现"肥者令人内热，甘者令人中满""多食浓厚，则痰湿俱生"的病理现象。

3. 情志不畅：喜、怒、忧、思、悲、恐、惊"七情"本是人对外在环境各种刺激所产生的正常的生理反应。但当外来的刺激突然、强烈、持久时，而出现人体气血运行失常，津液水湿不化，痰浊瘀血内停，浊毒由此而生。故《证治准绳》云"七情内伤，郁而生痰"。《素问·举痛论》云"百病生于气也"，气不通畅，则毒邪内生。如气盛生毒，因气有余便是火，火热之极即为毒，即"郁生浊毒"。

浊毒的致病特点

浊毒致病归纳起来则有以下共同的特点。

1. 浊毒黏滞，病程缠绵：所谓黏滞是指浊毒致病具有黏腻停滞的特性。这种特性主要表现在两方面：一是症状的黏滞性。即浊病症状多黏滞而不爽，如大便黏腻不爽，小便涩滞不畅，以及分泌物黏浊和舌苔黏腻等。二是病程的缠绵性。因浊性黏滞，蕴蒸不化，胶着难解，故起病缓慢隐袭，病程较长，往往反复发作或缠绵难愈。如湿温，它是一种由湿浊热邪所引起的外感热病。由于浊毒性质的特异性，在疾病的传变过程中，表现出起病缓、传变慢、病程长、难速愈的明显特征。其他如湿疹、着痹等，亦因其浊而不易速愈。

2. 滞脾碍胃，阻滞气机：浊为阴邪，最易困阻脾阳，阻塞气机，中焦脾胃是人体气机升降运动的枢纽，脾不升清，胃不降浊，则气机升降失常。若湿邪阻中，脾胃受病，气机升降之枢纽失灵，人体之气机升降，权衡在于中气。脾为浊困，湿浊内聚，使脾胃纳运失职，升降失常。脾阳不振，湿浊停聚而胸闷脘痞、纳谷不香、不思饮食、肢体困重、呕恶泄泻等，以及分泌物和排泄物如泪、涕、痰、带下、二便等秽浊不清，舌苔白腻润滑而液多，脉沉濡而软，或沉缓而迟。

3. 浊为阴邪，浊毒害清：浊为阴邪，易阻气机，损伤阳气，"湿胜则阳微"，由湿浊之邪郁遏使阳气不伸者，当用化气利湿通利小便的方法，使气机通畅，水道通调，则浊毒可从小便而去，湿浊去则阳气自通。浊毒为阴邪郁久化热生毒，兼具湿热毒性，此时多见湿热结聚，毒性昭彰之特点。故此说，浊毒为阴邪、阳邪相并，正如湿与热相并，如油入面，而浊毒为湿热之甚，阴阳更难分离，驱散消解更加困难。

根据浊毒致病特点，化浊解毒为其治疗原则。浊毒致病具有难治性、顽固性的特点，若徒解其毒则浊难祛，徒化其浊则毒愈甚。因此分离浊毒，孤立邪势，是治疗的关键。叶天士治疗湿热所采用的"或透风于热外，或渗湿于热下，不与热相搏，势必孤矣"。治疗法则，深得论治之精髓，对于浊毒的治疗亦颇适用。化浊解毒可使浊化毒除，从而气行血畅，痰消火散，恢复脾胃正常气机，而化浊解毒之法可随证灵活辨用，或给邪以出路，或从根本截断浊毒生成，阻断湿、浊、痰、热、毒胶结成浊毒之势。

浊毒的治疗

1. 化浊解毒给邪以出路：

（1）通腑泄浊解毒——从大便而出：六腑以通为用，以降为和，浊毒内停日久，可致腑气不通，邪滞壅盛，《金匮要略》中就指出"谷气不消，胃中苦浊"可通过通腑泄浊将浊毒排出体外。本法运用通泻药物荡涤六腑浊气，保持腑气通畅，使浊毒之邪从下而走。临床用于胃脘胀满闷塞，大便秘结不通等症。药用槟榔、大黄、厚朴、枳实、芦荟等；常用方剂为大承气汤等。

（2）渗湿利浊解毒——从小便而去：湿浊同源，湿久凝浊，久则浊毒内蕴。《丹溪心法·赤白浊》指出"胃中浊气下流，为赤白浊……胃中浊气下流，渗入膀胱"。可见浊毒之邪可下注膀胱，自古便有"要长生，小便清"的医语，只有小便通利，人体水液代谢正常，才可以使浊毒从小便排出；也有利于稀释血液，预防血浊。本法常以甘淡利湿之品，使浊毒之邪从小便排出。临床用于小便不利，身体困重，泄泻清稀等。常用药物为茯苓、猪苓、泽泻、冬瓜子、薏苡仁等。常用方剂为五苓散等。

（3）达表透浊解毒——从汗液而排：浊毒蕴结肌表，汗出可以疏通腠理、宣通肺卫，促进浊毒通过汗液透达于体外，从而排出浊毒。本法属中医学汗法范畴，达表透浊解毒以汗出邪去为目的，中病即止，不可过汗。如发汗太过易损伤津液，甚则大汗不止，导致虚脱。此外可配合使用蒸浴、针灸等疗法达到出汗目的，张从正《儒门事亲·汗下吐三法该尽治病诠》云"灸、蒸、薰、渫、洗、熨、烙、针刺、砭射、导引、按摩，凡解表者皆汗法也"。临床常用于胃脘疼痛，遇寒加剧，头痛，身痛，无汗等症，药用香附、紫苏、羌活、生姜、防风等。

2. 截断浊毒的生成：

（1）健脾除湿解毒：湿为浊毒之源，脾虚运化失职，湿邪内生，湿凝成浊，日久蕴热，热极成毒，呈浊毒内蕴之势，脾健则湿不内生，正气存内，外湿则不可干，而脾胃为后天正气之本，故健脾除湿为化浊解毒的治本之法。临床常用于胃脘喜按喜温，食少纳呆，气短，懒言，大便稀溏等症，药用人参、茯苓、黄芪、白术、扁豆、山药、薏苡仁等。

（2）芳香辟浊解毒：脾胃失司，湿浊之邪阻于中焦，日久化生浊毒，单纯祛湿难获良效，需以芳香辟浊类药物"解郁散结，除陈腐，濯垢腻"。本法以气味芳香之品，醒脾运脾、化浊辟秽，临床用于脘腹痞满、呕吐泛酸、大便黏腻、口干多涎、舌苔白腻等症。常用药物为藿香、山奈、佩兰、滑石、砂仁、豆蔻、陈皮等。

（3）祛痰涤浊解毒：痰郁而不解，蕴积成热，热壅血瘀，热极则生毒，形成浊毒内壅之势，本法以可从发病之来源，祛痰涤浊解毒，临床用于胃脘堵闷，咳嗽咳痰，口中黏腻无味，大便溏或大便不爽等症，常用药物为陈皮、瓜蒌、法半夏、板蓝根、贝母等。

（4）清热化浊解毒：浊毒蕴结，缠绵难愈，故化浊解毒的最后关键在于清热化浊解毒。本法可从源头遏制浊毒的产生和传变。临床用于舌苔浊腻、心烦焦躁、口渴口黏、恶心欲呕等证。常用药物为黄连、黄柏、黄芩、栀子、龙胆等。

（5）攻毒散浊解毒：毒陷邪深，非攻不克，需以毒攻毒，活血通络，故常用有毒之品，借其性峻力猛以攻邪。但应用此法需注意，有毒性的药物多性峻力猛，故以毒攻毒，应适可而止，衰其大半而矣，要根据患者的体质状况和耐攻承受能力，把握用量、用法及用药时间，方能收到预期的效果。常用的药物有斑蝥、全蝎、水蛭、蜈蚣、䗪虫、壁虎等。

中医学理论创新是中医药学科发展的灵魂和核心，与时俱进的学术理论创新是中医药学保持蓬勃生机的内在动力。李佃贵教授在多年的临床辨证论治中，根据现代人饮食习惯、气候及疾病谱的变化，结合中医药的整体、系统、辨证、恒动的理论特色，逐渐确立了浊毒学说。

164　浊毒致病与现代中医病因学

　　中国古代医家提出了浊和毒的致病概念，现代中医学家将浊毒的概念进行了初步的整理、归类，并且用于临床疾病的诊断治疗，取得了重要的进展。在此基础上，利用浊毒致病论中浊为阴邪，毒为阳邪的基本致病概念，将浊毒致病论与传统中医病因学和现代病因学相结合论述了浊毒致病论的新含义，学者王正品等认为，浊毒致病论可以成为现代中医病因学的基础理论，对临床诊治疾病和发展现代化中医中药有重要的指导作用。

中医病因学在传统中医学中的地位和现状

　　中医学经历了数千年的临床实践，已经形成了一个较为完整的理论体系，特别是在临床诊断和治疗中，对疾病具有独特的认识论和方法学特点，成为人类传统医学中的瑰宝。临床医学的目的是诊治疾病，诊治疾病的前提是明确发病的致病因素、病理特征及其演变过程。所以中医学对疾病病因、病理的认识一直被视为中医学发展的重要部分。《诸病源候论》是我国古代最早以内科为主兼及各科疾病病因和证候的专著，总结了隋代以前的医学成就，对临床各科病因和病证进行了搜集、整理，对各种疾病的病因、病理、证候有不少精辟的论述，对后世医学影响较大。《外台秘要》《太平圣惠方》等医著在病因、病理分析方面，大多依据此书。传统医学经典著作如《黄帝内经》《伤寒论》《金匮要略》《温病条辨》等无一不将疾病的病因病理学作为重点论述内容之一。然而当代中医学对疾病病因的认识仍然停滞在现代医学出现之前的基础上，特别是一些依赖现代仪器和检测手段做出诊断的疾病，例如西医对原发性高血压的确诊主要依赖血压计的检测而明确诊断，一旦原发性高血压被确立，临床医师即可确定患者的表现症状之中哪些与原发性高血压有直接的联系，哪些是间接关系。现今的中医临床医师对患者出现头晕目眩、失眠出汗等为主的症状时，首先也得依赖于血压的测定来确立或排除原发性高血压，然后再选择治疗方案。所以在临床的诊断程序上，中、西医基本上用了同一程序。但是中医对原发性高血压的理论认识并没有得到合理的统一，用证候辨证的方法学很难对原发性证候和继发性证候的内在规律和相互关系做出明确的判断和认识，给临床诊治带来缺空和误区。

　　现代医学的发展，使其对各种感染性、营养不良性、先天性、遗传性等因素导致的机体各个系统的大部分疾病的病因都有了比较明确的认识，对不同的致病因素所导致的病理变化特点和规律也已经有了较为系统的定论，对特定的病理变化与临床表现的内在联系也有了较为完善的了解，所以西医临床医学的诊治方法和手段趋向统一和完善。发展现代中医病因学就是为了将几千年来中医学对疾病病因认识的理论和方法与现代医学对疾病的认识进行整合和统一，使中医病因学的知识得到完善、深入和更新，以便更好地指导中医临床医学对患者的诊治处理。

浊毒致病论的形成

　　许筱颖和郭霞珍在《浊毒致病理论初探》一文中对浊毒的文献综述和总结归纳，认为"浊者，不清也"，《丹溪心法》中载有"浊主湿热、有痰、有虚"，古人又谓其为害清之邪气。"浊"最初包括两层含义：浊气、浊阴。浊气相对于清气而言，指呼出的废气和排出的矢气等。浊阴则指体内消化、代谢的产物，如二便等。至汉代许多医家认为浊邪即湿邪。《金匮要略脏腑经络先后病脉证》云"清邪居上，浊邪居下"。后来又有浊症之说，分为便浊与精浊，取其重浊黏腻之意。毒在古代中医学中有多种含义，常见的有以下 4 种：①指非时之气。戾气、杂气、异气、山岚瘴气等峻烈易传染之外感邪气，称为毒邪或毒气。②指药物或药物的峻烈之性。③指病证，如疮毒、痈毒、湿毒、暑毒、阴毒、痰毒、温毒等。④指一些特殊的致病因素，如漆毒、水毒、沥青毒等。

上述文献显示了古代医家对浊和毒的描述更多地是利用浊和毒在中文文字上的含义，来记述当时无法用医学术语表达的病因或疾病证候。同时文献对浊毒的记载显得零散，缺乏对浊毒的基本定义和系统论述。然而从这些描述中不难了解历代医家对浊和毒基本性质的认识。

1. 浊毒的性质：浊与湿同类，有内外之分，外者指自然界的秽浊之气，内者为人体异生之病理产物。湿轻浊重，积湿成浊，湿易祛而浊难除。毒亦有内外之别，外毒系指外感之毒，如"疫毒""温毒"等，内毒系由脏腑功能紊乱、气血阴阳失调等诸内因而生的毒邪。

2. 浊与毒的相互关系：浊与毒因性质类同而极易相生互助为虐，故而浊毒并称。因此，浊毒既是一种对人体脏腑经络及气血阴阳均能造成严重损害的致病因素，同时也是指由多种原因导致脏腑功能紊乱、气血运行失常，机体内产生的代谢产物不能及时排出、蕴积体内而化生的病理产物。

3. 浊邪的诊断和治法：浊邪的诊断可通过舌苔、脉象和排泄物 3 个方面。①舌苔黄或白或黄白相间，苔质腻，或薄或厚。②脉有滑象，或弦滑或细滑或弦细滑。③大便黏腻，臭秽不爽，小便浅黄或深黄或浓茶样，汗液垢浊有味。只要具备以上其中两个方面，便可诊为浊邪。

治疗浊邪，途径亦有三：①淡渗利湿法。如茯苓、猪苓、泽泻等，此类药除具祛浊之功效外，尚可健脾助运，保护后天，并防止苦寒伤胃。②苦寒燥湿。如黄芩、黄连、黄柏、大黄、龙胆等，此类药既可燥湿，又能存阴，防止胃阴大伤。③芳香化浊法。如砂仁、白豆蔻、藿香、佩兰等，芳香温化之品能悦脾醒脾，内消湿浊。

4. 毒邪的诊断和治法：主要通过以下方面。①舌质：舌质或红或红绛或紫，此为毒邪深伏血络之象。②脉有数象：治疗毒邪多根据毒之轻重而用药。如毒轻者则常用黄连、黄芩、黄柏、大黄、绞股蓝、板蓝根、连翘、金银花等，毒重者可用黄药子、狼毒等力猛之药；毒介于轻与重之间者用红景天、半边莲、半枝莲、白花蛇舌草、败酱草等。可见现代医家已经将浊毒致病论的理论基点、诊断标准和治疗方法的基本框架发展成形，取得了重要的进展。

为了更加深入和广泛地研究发展浊毒致病论，国家中医药管理局以河北省中医院为基地，联合其他中医研究单位，聘请国内外的医学专家参与，成立了"国家浊毒证重点研究室"。研究室的研究人员通过对现代病因学的系统研究，同时也分析了传统中医病因学的不足之处，再回到浊毒致病论的定义和概念上，认为起初形成的浊毒致病论存在如下不足：①定义范围狭窄，难以涵盖各种疾病发病因素和致病过程的全部内容，难以将浊毒致病论发展成为现代中医学致病论的基础理论。②浊毒致病论所拟定的基础定义、临床表现、诊断标准和治疗方法不能从本质上反映疾病的发生、发展和转归的内在规律，难以和现代病因学的认识协调一致。③现有的浊毒致病论难以从经典中医学致病论中的湿、热、火、痰、瘀等致病因素的性质、病机和病理中分化出来，成为独立的新型致病理论。

浊毒致病概论

1. 浊毒致病论的基本定义：浊属阴邪，即浊邪；毒为阳邪，即毒邪。浊阴为不清之意，有形体可见，而毒阳无形体可依。邪为致病之意。浊和毒互为一体，胶结致病，成为致病因素不可分割的两个方面。

2. 浊毒病因的来源：浊毒可为外邪，亦可为内邪。作为外邪，由表侵入；作为内邪，由内而生。

3. 浊毒病因的作用性质：浊毒作为致病因素，可为致病的主要原因，亦可为致病诱因。

4. 浊毒病因的致病途径：浊毒病邪作用于人体，循人体络脉体系由表入里，由局部至全身。

5. 浊毒病因致病的病理变化特征：浊毒病邪胶结作用于人体，导致人体细胞、组织和器官的浊化，即致病过程；浊化的结果导致细胞、组织和器官的浊变，即形态结构的改变，包括现代病理学中的肥大、增生、萎缩、化生和癌变，以及炎症、变性、凋亡和坏死等变化。浊变的结果是毒害细胞、组织和器官，使之代谢和功能失常，乃至功能衰竭。

6. 浊毒病因与疾病发生、发展和转归的关系：浊毒病邪入侵机体，克正气而致病；浊毒之邪猖獗，发病急重，或病情加重；浊毒之邪滞留不去，疾病迁延不愈；浊毒之邪得以被战胜，疾病好转，机体得以康复。因此，浊毒病邪有轻、中、重相对量化的划分。

浊毒致病论与传统中医病因学的关系

1. 浊毒病邪与外感六淫的统一关系：六淫致病因素包括风、寒、暑、湿、燥、火，每一种致病因素的致病均有明确的临床特征、证候和表现，临床治疗也有明确的方药。浊毒病邪与六淫致病因素统一成为风浊毒、寒浊毒、暑浊毒、湿浊毒、燥浊毒和火浊毒，以致不失去传统中医学对六淫致病因素诊治上的积累。同时浊毒邪将引入现代病因学的基本概念，揭示各种疾病的发生、发展和转归的基本病理变化特征和过程。

2. 浊毒病邪与其他中医致病因素的统一关系：借鉴六淫与浊毒病邪的统一方法，依次为疫疠浊毒、七情浊毒、食浊毒、痰浊毒和瘀浊毒等。在这些新型的病因概念中，传统中医病因学中的致病因素保持传统的原意，浊毒将引进现代病因学的定义，以致形成新型病因学的基本概念。

3. 浊毒致病论与痰瘀学说的关系：传统中医病因学认为，疾病过程中形成的病理产物，又能够成为致病因素，主要包括痰饮、瘀血和结石等。痰和瘀是两种不同的物质和致病因素，痰即痰饮，是机体水液代谢障碍所形成的病理产物，稠者为痰，稀者为饮，两者同出一源。瘀即血瘀，是指血液运行障碍、停滞所形成的病理产物，属于继发性致病因素，包括离经之血积存体内，或血行不畅，阻滞于经脉及脏腑内的血液。近代医家发展了痰瘀相关理论，涉及临床许多学科的多种疾病，尤其是对疑难病的治疗，具有重要的指导意义。认为痰瘀合邪，相互兼夹，致使疾病疑难复杂、迁延难愈。痰饮瘀血均属"浊邪"，分别称为痰浊和瘀浊。痰浊和瘀浊的病理特性是黏滞凝涩。痰浊黏滞，对机体的病理损害是影响气血津液的流通，它可以黏着凝聚于人体任何脏腑组织器官的一切空隙窍道，造成特异性损伤，但多为无形之痰，临床特征隐晦难测，往往被人们所忽略，致使疾病隐匿渐进，积年累月，则病程迁延。瘀浊指血瘀可外滞形体，内凝脏腑，形成脏腑经络阻滞性病理损害。痰浊和瘀浊滞经滞络，阻碍气机运行，形成瘀血、痰凝、气滞的病理改变，致使疾病根深蒂固，酿成难治的疾病。

痰浊和瘀浊皆可生化毒邪，即痰毒和瘀毒，毒邪再生痰浊和瘀浊，形成恶性循环，致使疾病迁延恶化。在具体疾病的病因学和病理学剖析中，浊毒致病论的引入，将具体致病因素及其病理变化和疾病的中医证候相结合形成新型的中医病因学和病理学的基础特征。

4. 浊毒致病论与传统中医学的病机和辨证原则：浊毒致病论在传统中医学中的病机原则、辨证原则不变。但是，浊毒概念的引入除了继承传统中医学对疾病的认识论和方法论之外，浊毒致病论的内容将引进现代医学的基本概念，揭示各种疾病的发生、发展和转归的基本病理变化特征和过程，为现代中医中药的发展奠定理论基础。

5. 浊毒致病论在中医治疗中的可能地位：传统中医治疗学中，是根据患者的具体病情，选择治标或治本，或标本兼治等措施。但是原则上强调治病求本。浊毒致病论的主要任务是揭示导致不同疾病发生、发展和转归的主要病因，在治疗上针对浊毒病邪施治，与中医治病求本的原则相吻合，而且更加切实和直接。

6. 浊毒致病论在中医预防疾病中的可能地位：中医强调未病先防，既病防变的原则。正如上述，浊毒致病论是展示疾病致病的主要因素和疾病发展的内在规律，与现代病因学接轨，深入了解浊毒病邪的致病规律，将传统中医学的预防原则和现代预防医学的具体措施结合为一个整体，对预防疾病的发生和阻止疾病的发展有重要的指导作用。

　　浊毒致病论的发展任务是不断地将现代病因学的现有体系和新发现与传统中医病因学进行整合，以弥补传统中医病因学中的不足，同时继承传统中医病因学的精髓，最终形成较为系统的现代中医病因学。现代中医病因学的特点应该是：①具有明确现代病因学致病因素和致病特点，用现代诊断方法可以得出明确的或较为明确的诊断结果。②秉承传统中医病因学的认识论和方法论，对同一种致病因素，在不同个体、不同时节、不同的疾病阶段所表现的证候或症候群进行辨证，对疾病的诊断和治疗个体化。

165　浊毒理论的临床意义

　　浊与毒是中医理论之中的基本概念，浊是生理物质发生"浊化"而形成的病理机制；毒是对人体健康有害因素的总称，可以是有害的药物，也可以是有害的六淫邪气。浊与毒可以分别存在，在很多场合下却是混杂一起，难于分别。无论外感与内伤，也无论内、外、妇、儿各科的慢性疾病，都广泛地存在着浊毒的病因病机问题。因此，学者曹东义等认为，深入研究浊毒理论，探索其理论渊源和临床指导意义，是一项重要的研究课题。

　　在中医典籍《黄帝内经》里，清浊是经常被使用的词语，几乎与寒热、气血、阴阳一样属于基本概念，是含义十分丰富的"元概念"。但是，过去并未引起人们足够的重视。毒与有害是相近的词语，因此，六气太过，伤害人体，就被称为寒毒、温毒、热毒、湿毒；药物使用不当，伤害了人体，就是毒药。浊毒可以分别代表疾病过程的病因病机，它们为害的广泛性、严重性，在以往的中医研究里，没有给予足够的重视。

　　1. 用清浊表示生理物质的稀稠：《黄帝内经》云"浊气出于胃"，"浊气归心"，认为十二经脉有清浊不同的属性，是因为其中的血之清浊不一样。生理状态下，清者为营，浊者为卫。《黄帝内经》作者认为，血液的清浊是可以通过实验检验的，并不是理论推测。《灵枢·经水》云"八尺之士，皮肉在此，外可度量切循而得之，其死可解剖而视之"。人体内藏的坚脆，六腑的大小，储存多少水谷，以及"脉之长短，血之清浊，气之多少"，甚至十二经之中，各条经脉血与气的比例，孰多孰少，"皆有大数"，都是可以通过一定手段检测获得。文中提到的"血之清浊"，是《黄帝内经》作者经常使用的学术语言。

　　《素问·五脏别论》云六腑"受五藏浊气，名曰传化之府"。六腑里的"水谷浊物"就像泥沙俱下的江河一样混浊不清，与五脏储存精微物质明显不同。

　　2. 用清浊说明体液的阴阳升降：《素问·阴阳应象大论》认为"寒气生浊，热气生清"。清气在下，不能上升，就会出现泄泻；浊气在上，不能下降，就会出现胀满。这是因为"阳升阴降"受阻而出现的病证。因为正常的情况下，"清阳为天，浊阴为地"，人体与之相应，也应该"清阳出上窍，浊阴出下窍；清阳发腠理，浊阴走五脏；清阳实四肢，浊阴归六腑"。这里把清浊与阴阳相联系，说明生理代谢时"升降出入"的原理。

　　《灵枢·阴阳清浊》论述气的清浊，云"浊而清者，上出于咽，清而浊者，则下行。清浊相干，命曰乱气"。其中"浊而清"与"清而浊"，指的是清与浊之间的转化，与阴阳之间的转化一样，清浊也可以互化，"浊中有清，清中有浊"，二者是变动不居的。

　　《素问·阴阳应象大论》多处云"清阳""浊阴"，而《灵枢·阴阳清浊》却云"阴清而阳浊"，二者似乎矛盾，其实不然。前者的清浊，是根据精微物质的稀稠、升降而定的，所以云"清阳浊阴"；后者是按照精微物质的运动状态划分的，"阴静阳躁"，因此云"阴清而阳浊"。只是运用的标准不一样，形成不同的概念。

　　3. 用清浊说明病因病证的寒热：清浊的本意是从水的清澈程度来的，由清淡、清净的基本含义，还引申出清冷、清虚、清静、清贫等含义，由混浊也可以引申出浑厚，浊流滚滚象征着力量无穷。

　　《灵枢·百病始生》云"夫百病之始生也，皆于风雨寒暑，清湿喜怒，喜怒不节则伤脏，风雨则伤上，清湿则伤下。三部之气所伤异类"。文中的"清湿"，就是指寒冷潮湿。

　　《素问·至真要大论》云"诸转反戾，水液浑浊，皆属于热；诸病水液，澄澈清冷，皆属于寒"。这段"病机十九条"中，关于清稀的体液属寒性，浊稠的体液属于热性的论述，一直指导着中医临床辨证。

《素问·气厥论》云"鼻渊者，浊涕不下止也"。此处的"浊涕"，代表热性鼻涕。

《黄帝内经》云"腰痛，足清，头痛"。足清就是脚凉。真心痛、厥气病，都有"手足清"的证候，指的都是手脚凉。肾虚时出现清厥，也是寒凉之意。血枯的患者"出清液，先唾血，四支清，目眩，时时前后血"。出清液，就是吐清水；四肢清，则是四肢凉。

4. 用清浊说明病机：清浊是人体内液体的一个属性，在病理状态下就可以表示病机逆乱的原因。《灵枢·五乱》云人在患病的时候，只要"清浊不相干，如是则顺之而治"。清升而浊降，各顺其道，这样的病证就容易治疗。如果出现清气在阴（下），浊气在阳（上），"清浊相干，乱于胸中"，患者就会出现严重的胸闷。由于"清浊相干"的病证，可以发生于许多部位，如心、肺、胃肠、四肢和头颅，因此由"清浊相干"产生的病证是广泛存在的。

《素问·风论》云"疠者，有荣气热胕，其气不清，故使其鼻柱坏而色败，皮肤疡溃"。文中把"气不清"当作麻风病的重要原因。《黄帝内经》认为，清气停留在下部，就会出现腹泻；浊气停留在上部，不能下降，就会出现胀满的病证。人在患病的时候，"胃气不清"，就不能输送精微物质。"浊溜于肠胃"时，就会病生于肠胃，又称"浊气在中"。

5. 清浊不同治疗有别：《黄帝内经》认为，针刺治疗一定要注意气血清浊的体质差异，也要分清因病而致的病理性清浊。《灵枢·阴阳清浊》云"清者其气滑，浊者其气涩，此气之常也。故刺阴者，深而留之；刺阳者，浅而疾之；清浊相干者，以数调之也"。《灵枢·九针十二原》提出"浊气在中，清气在下"的时候，"针陷脉则邪气出，针中脉则浊气出，针太深则邪气反沉、病益"。所以必须掌握好针刺的尺度。

平素体壮的人，患病后容易已出现"重则气涩血浊，刺此者，深而留之，多益其数；劲则气滑血清，刺此者，浅而疾之"。为什么会形成这种情况呢？岐伯解释云"血清气浊，疾泻之则气竭焉"；"血浊气涩，疾泻之则经可通也"。说明气血清浊不同，针刺的补泻手法也不相同。针刺治疗时，有的患者"血少黑而浊"，有的"血出清而半为汁"。需要医师认真观察，才能治疗无误。有瘀滞的患者，应该"两泻其血脉，浊气乃避"。其中的"浊气"，就是"滞气"。《灵枢·经筋》云"伤于热则纵挺不收，治在行水清阴气"，清阴气，就是清阴部的热气。后世把"清法"列为八法之一，清肺止咳、清头明目、清肝泻火、清心安神、清热解毒、清热利湿等等，临床运用很常见。

6. 清浊概念的其他用法：《黄帝内经》云"关节清利"，是指关节灵活；要求医师诊病的时候，应该"必清必净"，其中的"清"是指心情平和。《素问·刺法论》云医师针灸之前要"清静斋戒"，是指清心寡欲；《素问·五运行大论》说肺配西方，"其德为清"，是用"清"来概括肺的功能特点；《素问·五常政大论》云"肝其畏清"，就是指肝木受肺金的制约；《灵枢·通天》云"少阴之人，其状清然窃然"，《灵枢·阴阳二十五人》云金形之人"身清廉"，其中的"清"，指的是"清瘦"的样子；《灵枢·阴阳应象大论》云诊脉时"审清浊而知部分"；《灵枢·五色》的"明堂润泽以清"，其中的"清"，都是指肤色的浅淡。

浊毒学说虽然是最近才提出来的一个概念，但是它有着深厚的理论渊源，也有着广泛的病因病机基础，在指导临床医疗方面具有普遍的意义。

7. 浊毒涉及广泛的病因病机问题：在中医学的传统理论里，浊与毒往往是分开论述的。一般说来，清浊是《黄帝内经》最基本的"元概念"，是划分生理物质和病理机制、病症特点的基本元素。比如人的气体、体液、血液都有清浊之分，致病的邪气也有清浊之别，病症特点也可以划分为不同的清浊程度。因此，清浊与寒热、虚实一样，是一个被高频度运用的基本概念。

毒与害有相近的含义，利害是一对可以互相转化的概念。天地万物，莫不为害，莫不为利。六气太过成为六淫，六淫为害就可以概括为毒。因此，《素问·五常政大论》之中就有寒毒、湿毒、热毒、风毒、燥毒的名称。当然，风寒湿热燥邪，也可以内生，成为内生之毒。六气皆能化火，六气也皆能毒，就看这六气对于人体是有利的还是有害的。七情是人体情志正常外露的时候，就是有益无害的七情，如果一种情志成为致病的因素，也应该称为毒物。

七情可以化火，七情也可以化毒。药与毒也是相对而言的，对身体有利，能够帮助人体战胜疾病，维护健康的东西，就是药；假如运用不当，药物伤害了身体，成为不利健康的物质，即使是大补的人参甘草也是毒。

8. 浊毒概括了病因的危害性：毒属于危害人体健康的因素，具有很广泛的含义，而且它的性质也是与风寒燥湿火热有着相似性，只是在程度上更加严重。毒可以是外来的毒，也可以是内生的毒。

浊也是危害人体健康的因素，同样具有广泛的临床意义。正常情况下，气体的出入，水液的流动，血液或者营卫气血的升降出入，都具有一定的常态，如果在内外致病因素的影响下，这些生理物质发生"浊化"，就变成了病理物质。因此说，"气机不畅易生浊"。气不行就成浊气，水不运就是浊湿，血不畅就变成浊血，呕吐之物，咳吐痰液，滞涩之尿，瘀浊之血，不畅之便，郁滞之气，皆为"浊化"而产生的病理物质。生命在于运动，维持生命的基本物质更需要运动，而且是按照生理需要而升降出入，不得过快，也不得过慢；不能太多，也不能太少。否则就是病态，这些病态的物质，有很多就属于浊毒的范畴。

毒与浊可以单独存在，在很多情况下是混杂在一起，难于分割的，不能单独看待，只好浊毒并称。

9. 浊毒概括了病机的广泛性：浊毒存在于人体内部的时候，阻滞气机，影响气血升降，妨碍水液代谢，不利于水谷精微的传化与吸收，这样的病理机制可以发生在人体的很多部位，可以说从上到下，从里到外，都存在着浊毒停着的可能。

浊毒停于头部，影响气机升降，可以出现大头瘟等传染病症，除了发热、口渴、脉洪大等全身症状之外，还会出现头痛、呕吐、眼目肿胀、耳肿、口疮、鼻塞、喉肿、咽痛等证候。内伤杂病的浊毒上涌头部，则可以出现突然昏厥、痰声漉漉、双目失明、暴聋失音等证候。

浊毒见于胸部，则既影响肺气出入升降，也妨碍心血的输布运行。可见胸闷气短、咳嗽喘息、痰涎涌盛、心慌心悸、心痛彻背、神志异常等。

浊毒见于胃脘，影响胃之受纳，也影响脾之运化。因此可以见到恶心呕吐、脘腹胀满、心下疼痛、饮食难进、痞块积聚等证候。

浊毒停于两胁，就会出现胁痛胀满，癥瘕集聚、口苦目眩等证候。

浊毒停于下焦，就会出现小腹胀满、痞块硬肿、尿闭便坚、神志如狂、妇女月经适来适断，带下秽浊，便泻不畅、男女不育、下肢浮肿等证候。

10. 浊毒具有广泛的临床指导意义：浊毒理论有着深厚的历史渊源，浊毒作为病因病理机制，广泛地存在于各类疾病的过程之中，是治疗各科疾病的一个重要因素，因此，浊毒理论具有广泛的临床指导意义，不仅有利于辨证之后的正确诊断，更有利于提高临床各科的疗效，开发解毒化浊的各类有效药物。

166　浊毒中医证候

　　近年来，围绕浊毒证开展了各项基础与临床研究，使理论不断完善，使疗效不断提高。学者徐伟超等将浊毒证的相关内容主要是其证候作了有见解的论述。浊毒既是一种对人体脏腑经络及气血阴阳均能造成严重损害的致病因素，同时也是指多种原因导致脏腑功能紊乱、气血运行失常，机体内产生的代谢产物不能及时正常排出蕴积体内而化生的病理产物。浊毒证是指以浊毒为病因使机体处于浊毒状态从而产生特有临床表现的一组或几组症候群。

　　浊毒与湿热有何区别？徐伟超等认为浊毒与湿热均为体内津液代谢障碍所形成的病理产物之一二者既有联系，又有区别。所谓联系，是指源同质异，因湿与浊同类，积湿成浊，均属于阴邪，故有"湿为浊之渐，浊为湿之极"之说。正因为如此，造成了浊毒与湿热在病机和临床表现上基本是一致的，唯在程度上有所差别。其区别在于，一是浊轻为湿，湿重为浊。二是湿热致病较浊毒致病轻浅，易于治疗；浊毒较湿热重深，易转化难除。

　　传统中医学认为脾胃病多由外感六淫、内伤七情、饮食劳倦等病因导致寒热、痰湿、气血阴阳失调等病机。经过大量的临床观察，认为浊毒是脾胃病的主要病机之一，化浊解毒法是治疗本病的有效方法。因此提出和创立了"浊毒学说"，认为浊毒为病理产物之一，同时又为致病因素，与脾胃病关系甚为密切。湿浊之邪致病，有内外之分，外感湿浊由外受湿邪所引起，内生湿浊由脾胃功能减退或失调，不能正常运化以致湿浊从中生。内外湿浊之邪相互关联，外感湿浊困脾，必致脾失健运，胃失和降；内生湿浊停滞，又常易招致外感湿浊侵袭。胃属阳土，胃病易于化热化火，即阳道实；或初为湿盛，湿盛则浊聚，久郁化热，湿浊化热蕴毒，故毒由温热转化而来，亦可由湿浊演变而生，即热为毒之渐，毒为热之极，毒寓于热，热由毒生，变由毒起。因此，认为浊毒是脾胃病的主要病机之一，并以此为理论依据，制定了以"化浊""解毒"为主治疗脾胃病的一整套严谨的治则、治法。

浊毒证的一般临床表现

　　1. 颜面五官：浊毒蕴结，郁蒸体内，上蒸于头面，而见面色粗黄，晦浊。若浊毒为热蒸而外溢于皮肤则见皮肤油腻，浊毒上犯清窍而见咽部红肿，浊毒上犯清窍而见眼胞红肿湿烂、目眵增多，鼻头红肿溃烂、鼻涕多，耳屎多，咳吐黏稠之涎沫。

　　2. 舌质舌苔：患者以黄腻苔多见，但因感浊毒的轻重不同而有所差别。浊毒轻者舌红，苔腻、薄腻、厚腻，或黄或白或黄白相间；浊毒重者舌质紫红、红绛，苔黄腻，或中根部黄腻。因感邪脏腑不同苔位亦异，如浊毒中阻者，苔中部黄腻；浊毒阻于肝胆者，苔两侧黄腻。苔色、苔质根据病情的新久而变，初感浊毒、津液未伤时见黄滑腻苔；浊毒日久伤津时则为黄燥苔。

　　3. 脉象特征：浊毒证患者滑数脉常见，尤以右关脉滑数突出。临床以滑数、弦滑、弦细滑、细滑多见。病程短，浊毒盛者，可见弦滑或弦滑数脉。病程长、阴虚有浊毒者，可见细滑脉、沉细滑脉。但患者出现沉细脉时多为浊毒阻滞络瘀，而不应仅仅认为是虚或虚寒脉，如《金匮要略方论》中云"太阳病，关节疼痛而烦，脉沉而细者，此名湿痹"，又云"诸积大法，脉来细而附骨者，乃积也"。以上说明细脉主湿浊主积而不主虚的明证。

　　4. 排泄物、分泌物：浊毒内蕴，可见大便黏腻不爽，臭秽难闻，小便或浅黄或深黄或浓茶样，汗液垢浊有味。

浊毒证候分型

1. 浊重毒轻：诊断浊邪主要通过 3 个方面。①舌苔：舌苔色泽或黄或白或黄白相间，苔质或薄或薄腻或厚腻，此为浊邪熏蒸所致。②脉象：脉有滑象，或弦滑或细滑或弦细滑。③排泄物、分泌物：可见大便黏腻不爽，小便或浅黄或深黄或浓茶样，汗液垢浊有味。以上舌苔、脉象为浊邪内伏必具之征。临床上浊邪为重，毒邪为轻，从而出现浊重毒轻的证候。

2. 毒重浊轻：诊断毒邪主要通过 2 个方面。①舌质：舌质或红，或红绛，或紫，此毒邪深伏血络之象。②脉象：脉有数象。临床上毒邪为重，浊邪为轻，出现毒重浊轻的证候。

3. 浊毒并重：浊毒并重，程度相当，相兼为病，两者相合则因毒借浊质，浊夹毒性，多直伤脏腑经络。患者常有颜面粗黄、晦浊，口干苦黏腻，乏力和头身困重，大便黏腻不爽或干燥，小便不清，舌质红、紫红、红绛、暗红，舌苔腻、薄腻、黄腻、黄厚腻，脉弦滑、弦细滑、弦滑数、滑数、弦细滑数等。

脏腑辨证

1. 浊毒在胃：饮食内伤，情志不舒，胃之通降失职，浊邪内停；日久脾失健运，水湿不化，湿浊中阻，郁而不解，蕴积成热，热壅血瘀成毒。浊毒之邪影响气机升降，气机阻滞，则胃脘疼痛，脘腹胀满，嗳气；胃失和降，脾失健运则纳呆。浊毒壅盛积滞中焦，胆气上逆，故烧心反酸，口干口苦；浊毒困脾，脾胃受损，肠道功能失司，清浊不分则泄泻。浊毒日久，津伤液耗，肠失濡润，则大便秘结，小便短赤。浊毒犯胃，致胃气痞塞，升降失调，则恶心呕吐。肝藏魂，心藏神，毒热之邪内扰神魂则心神不宁，魂不守舍，而见心烦易怒。脾失健运，化源乏力，脏腑功能减退，故见气短懒言，周身乏力。浊毒蕴结，郁蒸体内，上蒸于头面，则面色晦浊。浊毒中阻则见舌红苔黄腻，脉滑数。

2. 浊毒在肝：感受湿热之邪或脾失健运，积湿化浊，郁久蕴热成毒，浊毒内伏肝络，肝气郁滞，则胁肋胀满疼痛，情志抑郁。肝气不条达，影响气机升降则善太息或嗳气则舒，遇烦恼郁怒则痛作或痛甚；肝气受损，浊毒痰火内盛，不得宣泄而熏蒸，蒙闭脑神则头痛眩晕。浊毒内蕴，夹胆气上逆则口干、口苦。浊毒内蕴助肝阳上亢则急躁易怒，失眠多梦。浊毒日久入络，波及背部，阻遏经络则出现背痛，沉紧不适；邪毒热盛灼津则小便短赤，大便秘结；女子以肝为用，浊毒阻碍气机，气血失和，冲任失调则妇女见乳房胀痛，月经不调，痛经；舌红紫或红绛，苔黄腻或黄燥，脉弦滑数均为浊毒中阻内伏于肝之象。

3. 浊毒在肺：外伤湿热之邪，久郁不化则发为浊毒，浊毒蕴肺，肺气失司则发为咳嗽；浊邪壅滞则痰多质稠，毒邪害清则咳痰色黄，甚则咯吐脓血腥臭痰；肺气不降，浊毒阻肺则胸闷气喘；浊毒瘀滞以致肺不布津，并导致肠道津液缺乏，故心烦口渴，大便秘结，小便短赤，甚则壮热口渴烦躁不安；风热浊毒犯肺，热壅肺气，故骤起发热，热盛伤津则壮热口渴。舌红苔黄腻，脉弦滑数则为浊毒内蕴脏腑之象。

4. 浊毒在心：浊毒之邪盘踞于心，胸阳失展则胸闷心痛，久而导致心之功能下降，血亏气虚，故心悸怔忡；浊毒蕴结，内扰心神，则心烦失眠，面红目赤；邪陷心包则意识模糊或狂躁谵语；毒蕴日久则心火旺盛故口舌生疮；外感毒邪或浊毒内蕴里热蒸腾上炎则发热，面红目赤，呼吸气粗；浊毒内阻，清阳不升，浊气上泛，气血不畅则面色晦暗；热移小肠则小便短赤。火热津伤则大便秘结。舌红苔黄腻，脉弦数则为浊毒在心之象。

5. 浊毒在肾：外感湿热之邪久而加重化为浊毒，或久居湿地等感受寒湿之邪蕴积日久化为浊毒，浊毒入肾，导致肾之经络受邪而气血壅滞，故腰膝酸软，少腹胀满疼痛；浊毒影响肾之主水功能可出现水肿；肾与膀胱相表里，浊毒害肾必连及膀胱，膀胱功能失司，则出现尿频、尿急、尿痛等症；浊毒之邪灼伤肾与膀胱之脉络，则出现血尿、血淋等症；浊毒郁久影响肾主生殖之功则发为女子不孕、男子不育等症；舌红苔黄腻或薄黄，脉弦滑或数为浊毒内蕴脏腑之象。

6. 浊毒在脑：浊毒作为一种病理产物，可以上蒙清窍，或者阻碍气血上行，脑窍失养，产生头痛眩晕，脑之玄府通利失和则滞气停津，积水成浊，浊蕴为毒，浊毒泛淫玄府，碍神害脑，变生中风诸症可出现舌歪语謇，半身不遂，甚则昏迷肢强；脑为元神之府，浊毒郁脑影响脑的功能则记忆力下降；毒淫脑髓，浊气上扰，内伤神明，蒙蔽清窍，气血逆乱轻则精神异常，或思维障碍，或烦躁谵妄，重则脑髓受损，神志昏蒙、不省人事、循衣摸床；浊毒蒙蔽清窍，扰乱神明则口吐白沫，四肢抽搐；情志不遂、生湿化痰、痰浊郁而化热久酿浊毒，浊毒上扰清窍，逆扰神明则面赤身热，躁扰不宁；浊毒阻滞脑络，脑失所养则言行呆傻；若神明失用，经久不愈，则发为睁眼若视、貌似清醒的植物状态；舌红苔黄脉弦数是为浊毒内蕴脏腑之象。

7. 浊毒在皮、脉、筋、骨：外感风热或脾胃内热蕴生浊毒，蕴于皮肤则皮肤晦暗如烟熏，甚则皮肤斑疹；浊毒壅滞皮肤则皮肤起群集小疱，灼热刺痒，肝脾湿热，助浊毒之邪循经蕴肤，则瘙痒，红肿灼痛，浊毒阻滞气血运行，肤失濡养则皮肤脱屑、粗糙；如若浊毒之邪深陷皮肤之络，可发为肌肤麻木不仁，不知痛痒；浊毒蕴于筋骨，损伤脉络，筋骨失养，则出现关节灼热肿胀疼痛，屈伸不利；浊为湿之甚，浊性重着，故会出现身体重着，肢倦神疲；浊毒泛于肌表，营卫失和，可表现为发热恶风，口渴烦闷；热扰心神则心烦易怒，失眠多梦，心悸怔忡；舌红、苔黄腻、脉弦滑数为浊毒侵袭筋脉皮骨之象。

167　浊毒与疑难病症

随着社会的发展，现代医家逐渐认识到浊毒致病的广泛性，涉及糖尿病、冠心病、老年性痴呆、痛风、慢性肾衰竭、慢性萎缩性胃炎等多种难治性疾病，学者徐伟超等通过对浊毒的系统论述，为临床治疗疑难杂症提供有力的支持。

浊毒概念、产生、特点、诊断、治疗概述

1. 浊毒的概念：浊者，混而不清也，《汉书》云其"邪秽浊溷之气"。古人又谓其为害清之邪气。《丹溪心法》中载有"浊主湿热、有痰、有虚"。"浊"最初包括两层含义：浊气、浊阴。浊气相对于清气而言，指呼出的废气和排出的矢气等。浊阴则指体内消化、代谢的产物，如二便等。至汉朝，许多医家认为浊邪即湿邪。《金匮要略·脏腑经络先后病脉证》云"清邪居上，浊邪居下"。后来，又有浊症之说，分为便浊与精浊，取其重浊黏腻之意。

现代医家认为浊与湿同类可分内外，外者指自然界的秽浊之气；内者指人体异生之病理产物。毒邪则是对机体有危害作用的致病因素的总称，其危害性较一般的邪气严重。毒亦有内外之别，外毒系指外感之毒，如"疫毒""温毒"等，内毒系痰浊瘀血等病理产物，蕴积日久，而转化对人体脏腑经络造成严重损害的致病因素。

浊毒虽属于病邪的范畴，但并非仅是一个具体和单一的致病因素，还指在疾病过程中诸致病因素相互作用的病理产物，涵盖了从生理到病理、从病因到病性变化的复杂过程。系多种原因所致的脏腑功能和气血运行失常，使机体内产生的生理或病理产物不能及时代谢排出，蕴积体内而化生的，又对人体脏腑经络及气血阴阳都能造成严重损害的致病要素。

2. 浊毒的产生：浊毒多由先天禀赋不足，饮食劳倦，七情所伤，脏腑虚弱所致，《黄帝内经》中所谓"五气之溢"和"津液在脾"系指多种原因导致脾弱而不能散精，升清降浊失司，水谷精微壅滞而化生的血浊内瘀，而浊邪本为害清之邪气，加之其黏滞之性与毒相类，黏滞于血分瘀败腐化必酿毒而生——浊毒。

3. 浊毒特点：浊有浊质，毒有毒性。浊质黏腻导致浊邪为病，多易瘀滞血脉，阻塞气机，缠绵耗气，胶着不去而易酿毒性；而毒邪伤人，其主要致病特点是败坏形体，其性烈善变，常易化热耗伤阴精，壅塞气血。两者相合则伤人更甚，败坏形体，损害脏腑气血。且因毒借浊质，浊夹毒性，胶着壅滞。若是浊毒日久不清，毒与瘀痰湿互结，入络或深伏于内，浸润蔓延则再劫耗脏腑气血经络，导致虚实夹杂而顽固难愈，甚或转为坏病而变证多端。

4. 浊毒的诊断：浊、毒性质不同。浊属阴邪，毒为阳邪，然两者关系甚密，常胶结致病。而临床上，两者当辨孰轻孰重，分而治之，使浊毒分离。徒清热解毒则浊邪不去，单化浊利湿则毒邪不除。诊断浊邪通过舌苔、脉象和排泄物3个方面：①舌苔色泽或黄或白或黄白相间，苔质腻，或薄或厚。②脉有滑象，或弦滑或细滑或弦细滑，以上舌苔、脉象为浊邪内伏必具之征。③大便黏腻，臭秽不爽，小便或浅黄或深黄或浓茶样，汗液垢浊有味。只要具备以上其中两方面，便可诊为浊邪。诊断毒邪主要通过两个方面：①舌质或红或红绛或紫，此为毒邪深伏血络之象；②脉数。

5. 浊毒的治疗：治疗浊邪途径有三。①芳香化浊，砂仁、豆蔻、藿香、佩兰之属，芳香温化之品能悦脾醒脾助运，使湿浊内消，浊为阴邪，"非温不化"，此法乃浊邪图本之治，常选用三仁汤、藿朴夏

苓汤化裁。②淡渗利湿，茯苓、猪苓、泽泻、薏苡仁之属，兼能健脾助运，保护后天，并防苦寒败胃，常选用五苓散、六一散等。③苦寒燥湿，黄芩、黄连、黄柏、大黄之属，苦寒能燥湿，能泻火解毒，能存阴，常选用黄连解毒汤、半夏泻心汤，注意不可过量，以防碍胃滞脾。治疗毒邪多根据毒之轻重而用药。如毒轻者则常用黄连、黄芩、黄柏、大黄、绞股蓝、板蓝根、连翘、金银花等，毒重者可用黄药子、狼毒等力猛之药；毒介于轻与重之间者用红景天、半边莲、半枝莲、白花蛇舌草、败酱草等。

浊毒与疑难病症

临床发现，浊毒与许多难治性疾病密切相关。尤其运用诸法不效或收效甚微者，从浊毒论治常可取得较好疗效。

吴深涛等认为患者血浊内蕴进而酿致毒性是形成糖尿病的病理基础，而浊毒也是糖尿病多种变证的核心所在。相对于正气不足的糖尿病之基本矛盾，浊毒是糖尿病病机中的主要矛盾，糖尿病胰岛素抵抗及其相关的病机发展是由血浊致毒的过程，因此化浊解毒能够通过解除长期高血糖所致的葡萄糖毒性对于包括胰岛β细胞在内的多种人体组织器官的毒性损害。

吉春玲认为糖尿病以阴虚为本，燥热为标，日久则阴损及阳而见气阴两虚，脾肾亏乏。水液代谢障碍，久成浊毒内蕴。加之久病入络，气虚血瘀；浊毒、瘀血相搏结，痹阻脉络，损伤肾络，导致肾功能失调，从而形成糖尿病肾病。因此糖尿病肾病以肾元亏虚为本，瘀血、浊毒内蕴为标。肾元阴不足，封藏失司，肾之体用俱损加之瘀血、浊毒损肾络，为本病的病机关键。自拟了以补肾活血、祛毒降浊为主要功效的处方，立法以填补肾元（阴）以固本，活血通络以达其用，降浊祛毒祛其标实为原则。处方中熟地黄入肾经，滋补肾元（阴）、山茱萸滋养肝阴，以其肝肾同源，故两者为君，共治糖尿病肾病肾元（阴）亏虚之本；地龙、全蝎活血化瘀通达络脉，酒大黄苦寒下行，降浊祛毒兼顾活血，三药合用，使血络畅通，浊毒祛除，恢复肾之体用。研究结果证实，补肾活血、祛毒降浊方能改善糖尿病肾病患者脂质代谢、降低血黏度及血肌酐、尿素氮含量，从而达到改善肾功能的作用。

李佃贵认为"浊邪"在肝硬化的发展中，不仅是病理产物，还是致病原因。"湿为浊之渐，浊为湿之极"，肝硬化由正气虚衰，浊毒内侵所致，其中浊邪在整个致病过程中占有重要地位。浊为阴邪，滞下而阻碍清阳之气的活动。故而"化浊"实为治疗肝硬化之大法，临证常用之药物有藿香、佩兰、厚朴、砂仁、豆蔻、草果等。

蔡春江提出慢性乙肝属伏邪致病，伏邪为"浊""毒"之邪，病位在肝体，邪伏部位为血分。浊、毒之邪与慢性乙肝关系密切，既是病理产物，更重要的是在慢性乙肝发病中作为致病之因。可以这样认为，湿浊同类，湿轻浊重，积湿成浊，浊较湿不易祛除。

于俊生认为脾肾两虚、少阳不利、湿阻血瘀、浊毒留蓄是慢性肾衰竭营养不良的主要病机，具有健脾补肾、和解泄浊功效的补肾排毒合剂，对肾衰竭具有明显缓解厌食、乏力，提高机体血浆清蛋白的作用。

于俊生等还指出，除湿浊蕴毒以外，痰浊、瘀浊均可化毒为害。痰，秽浊之物；瘀，污秽之血。痰湿、瘀血是津血代谢的病理产物，而津血同源，痰瘀相关。痰饮、湿浊、瘀血等彼此相互影响，层层相因，裹结日久化毒为害，且一旦痰瘀毒交夹形成，更增加了疾病的顽缠性、疑难危重性，由此，从"痰（湿）瘀毒相关"来认识"浊毒"，更有意义。

刘毅认为实邪中的浊毒、瘀血既是慢性肾衰竭的病理产物，又是阻滞气机、导致病情恶化和脏腑衰败的重要病理因素。针对"浊毒"以化为主以半夏泻心、黄连温胆、小半夏加茯苓、小承气四方同用以芳香化浊、辛开苦降；或以藿香正气丸醒脾开胃。待胃浊化、脾湿醒、纳食渐增之际再改用补肾健脾法。针对"溺毒"以排为主，开鬼门、洁净府。针对"瘀毒"以行散为主常以血府逐瘀汤化裁。对于慢性肾衰竭合并出血的，除采取止血措施外，重用化瘀止血，常以王清任的五个逐瘀汤化裁，可收到较好效果。

黄纲等认为，嗜食膏粱厚味，脏腑运化功能渐衰，浊毒不能及时清泄，瘀滞于脏腑、经络、关节而成，是痛风性关节炎的病因病机，属本虚标实之证，脾失健运，肾不气化为病之本，浊毒留滞，瘀阻关节为病之标。治疗应健脾益肾，清泄湿浊治其本，活血化瘀，通络止痛治其标。

张瑞彬认为或先天禀赋不足，或年迈脏气衰弱，或不节饮食，沉湎醇酒，恣啖膏粱，致脏腑功能失调，脾失健运，升清降浊无权；肾乏气化，分清别浊失司。清气不升，郁而化热；浊阴不降，蕴而酿毒，浊毒随之而生。浊毒滞留血中，不得泄利，愈滞愈甚，瘀结为患，发为痛风，治疗上，恪守泄浊化瘀之大法，临床上，常以土茯苓、薏苡仁、泽兰、泽泻、当归、桃仁、红花等为基础方，取降泄浊毒与活血化瘀药物为主配伍，可促进浊毒之泄化，解除瘀结之机转，推陈致新，增强疗效。

姜良铎教授认为痛风病属于中医学的"白虎历节"，以关节肿大变形以至僵硬不得屈伸为特点，其发病主要因于以下几点：或禀赋不足，或调摄不慎，嗜欲无节，过食膏粱厚味，导致脾胃功能紊乱，积湿生热生毒，滞留血中，不得泄利。初期未甚，可不发病，然积渐日久，愈滞愈甚，或偶逢外邪，气血闭阻，突发骨节剧痛，或痰瘀胶结，渍浸关节以致僵肿畸形，或有湿浊蕴热，流注下焦，可见石淋、尿血；浊毒久稽，中焦失司，下焦失化，上焦失宣而成关格。凡此种种，皆浊毒瘀滞为殃，故治疗上当以排泄浊毒，打通人体的排毒管道为法。

李佃贵等认为慢性萎缩性胃炎以津液阴血耗伤为本，浊毒内壅、气滞络阻、胃失和降为标，浊毒为此病经久不愈之关键。浊毒既为慢性萎缩性胃炎发生的病理产物，又成为慢性萎缩性胃炎发展的病理中介。临床上对本病的治疗以解毒化浊、通降和络、滋阴养血整体调节为原则，方用田基黄、薏苡仁、绞股蓝、枳实、白术、百合、川芎、当归、白芍。方中田基黄、薏苡仁解毒化湿浊；红景天、绞股蓝益气调脾胃、白术行气消胀助胃气下降；百合、当归、白芍滋阴养血和络。诸药配伍，既能理脾和胃、升清降浊，助脾胃运化，又能化湿浊、解热毒、养阴血、和胃络，使胃腑通降、脾运复常、湿浊能消、毒瘀能除，达到治疗目的。

高颖认为痰浊瘀血等病理产物蕴积于脑，则成为脑病的重要发病因素。王永炎院士提出了"浊毒损伤脑络"的病机理论，认为年迈之人，脏腑渐虚，髓海渐衰，虚气流滞，水津失布，痰瘀内生互结，郁蒸腐化，浊毒化生，败坏形体，络脉结滞，脑络痹阻，神机失统而发为脑病。即提出浊毒损伤脑络是脑病的主要病机之一。

刘轲等认为正虚血瘀、浊毒内蕴是老年缺血性脑卒中的重要病理机制。

唐启盛脏腑功能虚衰气血津液输布失常→体内生理或病理产物排出功能低下→浊气堆积蓄积体内→化生浊毒败坏形体→损伤脑络→窍络升降不利→神机失统→痴呆。

刘存志等在临证中发现因浊毒诸邪蕴积脑窍，损伤脑髓，伤及脏腑经络，元神被扰，神明失司，从而使痴呆的临床表现进一步复杂化，出现神志昏蒙、烦躁不宁、不识事物、不辨亲疏、面色秽浊、口气臭秽等证候。

浦斌红认为腑气不畅、浊毒不泄是老年性痴呆发病机制之一，通腑泄浊法是其治疗方法临证可选用大黄、芒硝、番泻叶等。年高体衰、血压较高者可选用决明子等，剂量应视老年性痴呆之病情及体力而定。体质较差，病情轻者，宜小量而行；体质较好，病情重者，可量稍大些。由于老年性痴呆是伴随衰老而来的脑退行性改变，其病情错综复杂，非仅单一腑气不畅、浊毒不泄而致，而是虚实夹杂，表现为虚、瘀、痰、腑中浊物内留等共存之局面。因此治疗必须复方多法补肾益精、阴中求阳法是基本治法，通腑泄浊、健脾益气、交通心肾、涤痰开窍、活血通络法等为辅助治法。

168　浊毒化与化浊毒

　　随着国家对于中医药投入力度的加大，很多中医研究项目得到国家支持，"浊毒证研究"就是在这样的背景下，被列为重点支持项目，学者曹东义等认为，其研究过程也与其他科研课题一样，必须明确很多基本的科学问题。

浊毒研究面对科学拷问

　　所有的科学研究，必须有明确的科学问题，然后用正确的研究方法去分析、研究，得出期望得到的结论，以有利于社会进步和科技事业的发展。

　　浊毒证研究首先必须回答，其研究的对象是一个新的物质，还是一个新的学术理论，或者二者兼而有之。假如"浊毒"是一个新的物质，这个物质是什么？它与传统中医所说的"毒""浊"是何关系？在中医的经典著作《素问·五常政大论》以及其他篇章里，就有关于风毒、寒毒、湿毒、热毒、火毒、疫毒的说法，"寒热燥湿，不同其化也。故少阳在泉，寒毒不生，其味辛，其治苦酸，其谷苍丹。阳明在泉，湿毒不生，其味酸，其气湿，其治辛苦甘，其谷丹素。太阳在泉，热毒不生，其味苦，其治淡咸，其谷黅秬。厥阴在泉，清毒不生，其味甘，其治酸苦，其谷苍赤，其气专，其味正。少阴在泉，寒毒不生，其味辛，其治辛苦甘，其谷白丹。太阴在泉，燥毒不生，其味咸，其气热，其治甘咸，其谷黅秬。化淳则咸守，气专则辛化而俱知"。那么，"浊毒"是一种新毒吗？中医学认为，毒就是对人体的伤害因素，六气太过变为六淫，六淫引起人体发病，六淫就是"毒"；人吃的药物、食物，如果药不对证，或者食物变质，造成了对人体的伤害，这个过程就是"毒化过程"，这种所谓的药，或者食物就是"毒"。

　　清浊是《黄帝内经》的基本概念，来源于古人对于水的认识。水有清浊，人与自然相应，其体内的精微物质气血也有清浊。而且，清浊不是一成不变的，而是不断互相转化的。人体内有许多生理物质，本来是清洁而流动的，如果由于内在、外在的各种原因，失去了其本来的特性，变成混浊、浓稠的物质，这就是"浊化过程"，浊化了的物质成了引起人体发病的因素，它就是"浊邪"。因此，"浊毒"既是致病因素，也是病理产物。

　　由此可见，"浊毒"并不是在风毒、寒毒、湿毒、热毒、火毒、疫毒之外，另有一种"毒"，也不是在湿浊、血浊、气浊之外，还有一个新的"浊"。"浊毒"是一个事物的两个方面，也可以说是一个物质所包含的2个元素。我们认为，浊毒是中医学的一个新概念，它是指一类物质同时具有浊与毒的双重性质，就好像一个事物的两个属性，或者是一个硬币的两面。按照浊毒在中医学之中的地位，它既关系到中医的病因学说，也涉及病机理论，因此浊毒既是致病因素，也是病理产物。

　　以往关于病因、病机的论述，总是把病因与病机分别看待，好像一个是外在的致病因素，一个是机体内部发生变化的机制，是两类不同的学术概念。但是，人体是一个极为复杂的有机整体，从单细胞进化开始，到形成复杂的有机体，是一个连续的过程，是一个不断积累的连续变化，就好像鸡生蛋，蛋又生鸡，鸡再生蛋，蛋再生鸡的无穷无尽的连续积累过程。人体发病的过程也是这样不断变化的，任何疾病的形成都不是单纯致病因素作用的结果，即使是外伤、外来邪气所形成的疾病，也一定是人体抗病过程一起参与，才能形成病变。如果没有人体的参与，外来的伤害就不会形成伤口，人就立刻毙命；没有正气对抗邪气，也就不会有发热、炎症。因此，在中医学里，既有自然界的六气养育人体，也会因为风、寒、暑、湿、燥、火太过变成致病因素，也就是"六淫"致病学说，也有脏腑功能失调，内生风寒热湿燥火之"内生六淫"的说法。所谓"内六淫"就是代谢产物过剩，是堆积的病理产物。

浊毒也是这样的概念，它是指自然物质发生变化，引起了人体内部的疾病，也可以是人体脏腑功能失调产生了病理产物，这种或者是外来，或者是内生的物质，具备了浊与毒的特性，就是浊毒。

浊毒是一个牵涉面很广的病理概念，也是一个"古已有之"物质，张仲景的时代，叶天士的时代，都应该是有浊毒存在的，只是他们没有用这样的思想看问题，因此就没有提出这样的观念来。故浊毒理论的创立是中医学在新时代的理论创新。所以主张浊毒学说，也不是要刻意地标新立异，而是因为浊毒是一个客观存在，它在临床上有着广泛的指导意义，是深化中医学术研究所必须面对的基本问题。即使是我们不这样提出问题，将来也会有未来的探索者会这样提出问题。

自然物质的"浊毒化"

天地所生之物，莫不为利，莫不为害。利和害也是相对而存在的，不是绝对的、一成不变的，这就是中医学独特的辩证唯物世界观。

风、寒、暑、湿、燥、火是自然界普遍存在的物质，是人体赖以生存的基本条件，中医学称其为"六气"。酸、苦、甘、辛、咸五味，也是大地万物呈现的滋味，他们能够滋养人体的五脏，中医学称其为"五味"。六气和五味是人体一刻也不能脱离的生存条件。因此，《素问·宝命全形论》云："人以天地之气生，四时之法成。"人体必须借助于天地自然物质的滋养，才能够生存和保持生命力，即使是飞上太空，在宇宙飞船里也要模拟地球环境，一刻也不能停止呼吸。

天广地大，不可度量。天地所生万物，虽然纷然复杂，都是依靠进食各种营养而生存的。这万物的营养虽然不能一一列举，但是都可以用颜色和滋味来概括。"草生五色，五色之变，不可胜视；草生五味，五味之美不可胜极，嗜欲不同，各有所通"。五色代表了万物的颜色，五味代表了万物的滋味。天气经常变化，一年之中的差距可以用四季来形容，但是每日的气候也是不一样的，即使是四季如春，其早晨与夜晚，中午与半夜也是不同的。并且鲍鱼之市，灵兰之室，其气不同。同一个空间，鱼翔浅底，鹰击长空，都会改变环境的构成；一个人抽烟，很多人受害；同一团大气，你呼我吸，彼此公用。《易经》云："天无私覆，地无私载，日月无私照。"万物都处在地球环境的家园里。《素问·六节脏象论》云："天食人以五气，地食人以五味。"天地对人的关爱，就是通过五气和五味体现出来的。《素问·六节脏象论》云："五气入鼻，藏于心肺，上使五色修明，音声能彰；五味入口，藏于肠胃，味有所藏，以养五气，气和而生，津液相成，神乃自生。"

天地对人的关爱不是无条件的，而是以服从天地四时变化为规则的。《素问·四气调神大论》云："夫四时阴阳者，万物之根本也。所以圣人春夏养阳，秋冬养阴，以从其根；故与万物沉浮于生长之门，逆其根则伐其本，坏其真矣。故阴阳四时者，万物之终始也，生死之本也；逆之则灾害生，从之则苛疾不起，是谓得道。道者圣人行之，愚者佩之。从阴阳则生，逆之则死；从之则治，逆之则乱。反顺为逆，是谓内格。"顺从自然界天地之气的变化，是人体养生最根本的法则，违反了就要受惩罚。只有顺应天地阴阳，才能保持健康，避免疾病。但是，人体不是金刚不烂之身，总有养生不慎，起居不谨的时候，这个时候就容易出现疾病。故《素问·生气通天论》对于违背四时之气而生病的现象，进行了概括，总结出来一些规律性的认识："因于露风，乃生寒热。是以春伤于风，邪气流连，乃为洞泄。夏伤于暑，秋为痎疟。秋伤于湿，上逆而咳，发为痿厥。冬伤于寒，春必温病。四时之气，更伤五脏。阴之所生，本在五味；阴之五宫，伤在五味。"自然气候的变化，超过了人体适应能力的界限，就会引起人体发病。当然，人体的适应能力有大小，有的人冒酷暑，战严寒，经风雨，不但不病，反而经过锻炼身体越来越硬朗。

冬天里，寒气逼人，躲在屋子里还有人嫌太冷，但是有的人却砸开冰窟窿，跳进刺骨的水里冬泳，他没有得病，其他做冰雕的、滑雪的人，也没有得病，所以人体是否发病，不是由自然界的气温决定的。只要不发病，再冷的气候，也是正常的寒气，属于六气之一。当然，在酷热的天气里，也不是人人都中暑，故六气与六淫之间的界限，不是靠物理指标加以区别的，而是以其对人体的影响来确定的。也就是说，无论多高的气温，多寒冷的风气，只要不引起人体发病，就是六气之一，而不属于六淫。这就是说，六气与六淫的划分，是以其对于人体影响的结果来推定的，是一个相对概念，属于价值判断，不是一个物理量。

人体是否发病，主要取决于人体的正气强弱。"正气存内，邪不可干"，"邪之所凑，其气必虚"，这是很多人的常识，是中医药贡献给人民大众的养生智慧。《灵枢·百病始生》云"风雨寒热不得虚，邪不能独伤人。猝然逢疾风暴雨而不病者，盖无虚，故邪不能独伤人。此必因虚邪之风，与其身形，两虚相得，乃客其形。两实相逢，众人肉坚。其中于虚邪，也因于天时，与其身形，参以虚实，大病乃成。气有定舍，因处为名"。人体是否发病，不是一点论，更不是外因决定论，而是内外因互相作用的结果。元代著名医学家王安道在《医经溯洄集》中云："夫风暑湿寒者，天地之四气也，其伤于人，人岂能于未发病之前，预知其客于何经络、何脏腑、何部分而成何病乎？及其既发病，然后可以诊候，始知其客于某经络、某脏腑、某部分，成某病耳！"也就是说，判断人体是否因为外感邪气而发病，以及感受了什么邪气发的病，都必须从患者表现的证候去推测，叫做"审症求因"。在相同的环境里，有的人受了寒邪，有的人受了湿气，更多的人什么邪气也没有感受到。由此可见，受不受邪气，受什么样的邪气，完全要靠人体的不适表现来推测，而不能硬性规定，不是某种仪器可以代替患者的感受，不是一检测就可以测量出来的，这就是中医学的特点。这样相对地规定六气与六淫的界限，并不是中医学的缺陷，不是不规范，而是完全尊重人体的主体地位，是以人为本的体现，也是中医学的特色所在。刘完素强调六气皆能化火，气有余就是火，是为了推行他的寒凉主张，为清热解毒治疗法则奠立理论依据。

自然物质的"浊毒化"学说，为中医学在临床上解毒化浊的治疗措施创立了理论根据。我们认为，"六气太过即成毒，气机不畅易生浊"，作为致病因素和病理产物的"浊毒"，其造成的危害是十分广泛的。

中医"化浊毒"治疗

中医学术博大精深，概括起来无非是"怎样看"和"怎样做"；中医特色虽然很多，总的说来无非是其"认识论"和"实践论"与西医相比有所不同。我们提出自然物质可以"浊毒化"，这只是认识论。只停留在能够认识浊毒上，是远远不够的，也不是医师的责任所允许的。医师的责任，就是在阐明浊毒化之后，能够做到"化浊毒"。也就说，无论患者和身体的浊毒在什么部位，无论浊毒存在了多久，都应该通过医师的治疗，把这些浊毒化掉，或者逐渐化掉，把浊毒转化了走，使患者恢复健康，这才是一个合格的医师，或者是一个好医师。可以说，医师的责任不仅是阐明"浊毒化"，更重要的是通过治疗而"化浊毒"。

中医学临床治病的过程之中，经常使用"清热解毒""利湿化浊""活血化瘀"的治疗方法，以此治愈了大量的患者。我们不禁要问：体内的"热毒"经过"清热解毒"之后，"湿浊"经过"利湿化浊"之后，"瘀血"经过"活血化瘀"之后，它们变成了什么？变化之后的物质到哪里去了？在人体脏腑功能的参与下，热已清，毒已解，热病就可以痊愈；"水湿""痰浊"之气，经过"活化"，流动起来，就变成了生理上有用的体液物质，浊稠就转化为清洁；血活起来，瘀滞的血液变为流动鲜血，血液也就重新有了活力，再一次参与到人体的代谢之中。由此可见，"浊毒化"是在人体正气不足，功能下降的时候，物质在人体内部发生的变化；"化浊毒"是中医经过辨证论治，促使病理产物在人体内部重新被利用的过程，是一个"完全环保"的智能化过程。

趋利避害，化毒为药，变废为宝，是中医学独特的智慧之所在。由此看来，"浊毒研究"不仅是必要的，而且是发展中医学术、彰显中医特色的一个重要方法。中医学见微知著，常能防患于未然，"治未病"的思想要求我们时刻提醒人们，自然物质可以发生"浊毒化"。自然物质发生了"浊毒化"并不可怕，只要经过正确的治疗"化浊毒"，就可以把浊毒化了的物质重新活化起来。这就是要辩证地看待利与害、邪与正及其相互转化关系的理论基础，它深刻地体现着中医学的智慧。

　　人们知道了"浊毒"是由自然物质和生理物质转化而来，就会注意养生保健，防微杜渐，慎起居，节饮食，不妄作劳，正气不虚，常保健康。人们了解了中医治疗可以"化浊毒"，就可以按照中医学的理论、方法，把自己体内的浊毒转化为正常物质。阐明自然物质浊毒化，做好中医化浊毒，就是浊毒研究的关键之所在。

169　浊毒理论与《内经》清浊概念

浊毒研究是中医学理论创新的一项科学研究，它必须符合中医学基本理论，正如国医大师邓铁涛先生所说，只有"根基牢固，才能千年不倒"。那么，浊毒理论在中医学经典著作里的依据是什么呢？浊毒理论首先是借用了《黄帝内经》关于清浊的认识。在中医的元典《黄帝内经》里，清浊是经常被使用的词语，几乎与寒热、气血、阴阳一样属于基本概念，是含义十分丰富的"元概念"。但是，过去并未引起人们足够的重视。因而学者曹东义等为此作了全面的梳理和颇有见解的阐述。

用清浊表示生理物质的稀稠

清浊的概念，起源于古人对于水的认识，再由这种"本义"不断引申，产生了一系列新的含义。《尚书》云"天一生水"，是说地上的水来源于天上的云，因此说，山有多高，水就有多高。"水曰润下"，云雨落到地上、山上，就形成了千万条河流。千条河流汇大海，证明了水的特性，就是喜欢到低洼的地方去。正是因为大地上千万条奔腾不息的河流，整个地球充满了生机，循环往复，永不止歇。人体也是这样，水湿总是喜欢聚在人体的下部，湿浊从下部排出体外也是一种正常状态。如果这个排泄的过程发生障碍，或者瘀滞，或者停止，就会形成浊毒，引起人体发病。

尽管都是河流，古人却根据河水的性状，辨别出来哪一个属于清，哪一个应该称做浊，这只是相对的概念，没有绝对的理化标准。因此，就有了浊河与清河的不同称谓。屈原云："沧浪之水清兮，可以濯我缨；沧浪之水浊兮，可以濯我足。"假如是同一盆水，清的时候洗头，浊的时候洗脚，也就体现出了一定的爱憎态度，是一种价值判断。清水可以净万物，因此代表着洁净，受人爱护、赞扬；浊水不仅不能净物，而且往往迷糊了人们的视线，混淆了黑白。所以司马迁《报任安书》云"下流多谤议"，因为"在山泉清，出山泉浊"。《红楼梦》里的贾宝玉以清浊论男女，他见了女儿就清爽，见了男子就觉得浊臭逼人。

经过不断的引申，客观的清浊也增加了很多主观的含义，这也是文化发展的必然。有的谈话被称为清议，有的语言则被称为污蔑；有的人被称为清官，有的则被说成是贪官污吏。

清澈的河流，多是缓慢而平静的，因此也就含着虚弱的意蕴；混浊的河流，往往激荡而喧嚣，所以能够象征力量的强大。因此，由清淡的基本含义，还引申出清冷、清虚、清静、清贫等含义，由混浊也可以引申出浑厚、厚重，浊流滚滚则象征着力量无穷。

古人关于清浊的概念，早就被引入到中医学的元典《黄帝内经》里，有很丰富的内容。《素问·五脏别论》云六腑"受五藏浊气，名曰传化之府"。六腑里的"水谷浊物"就像泥沙俱下的江河一样混浊不清，与五脏藏精气、储存精微物质明显不同。《黄帝内经》云"浊气出于胃"，胃为六腑之一，主纳五谷、腐熟水谷，然后下输小肠，脾气升清，上归于肺。从胃所出的物质，与五脏所藏的精气相比较而言，应该是浊稠的"初提物"，所以称"浊气出于胃"。从胃中消化过的水谷，由脾转输于肺，肺朝百脉，而百脉皆由心所主，"心主血脉"，所以《黄帝内经》又云"浊气归心"。这个过程《灵枢·决气》描述为"中焦受气取汁，变化而赤，是谓血"。《灵枢·营卫生会》认为，水谷精微注于血脉之中，成为营气的主要来源，因此云："中焦亦并胃中，出上焦之后，此所受气者，泌糟粕，蒸津液，化其精微，上注于肺脉乃化而为血，以奉生身，莫贵于此，故独得行于经隧，命曰营气。"来源于胃中的水谷精微，有清浊不同物质混合其中，清浊不一样的物质有不同的运行道路。生理状态下，清者为营，浊者为卫。

因此,《灵枢·营卫生会》云"人受气于谷,谷入于胃,以传与肺,五脏六腑,皆以受气,其清者为营,浊者为卫,营在脉中,卫在脉外,营周不休,五十度而复大会,阴阳相贯,如环无端,卫气行于阴二十五度,行于阳二十五度,分为昼夜"。也就是说,进入人体的水谷精微从胃出发,由于清浊的不同,初步分为在脉之中的营气,在脉外的卫气,开始围绕人体的血脉、经隧运行不息。

进一步说,在经隧之中运行的营气、气血,由于受不同脏腑功能的影响,就会出现不同的清浊状态,这也就决定了十二经脉有清浊不同的属性。《黄帝内经》作者认为,血液的清浊是可以通过实验检验的,并不是理论推测。《灵枢·经水》云"八尺之士,皮肉在此,外可度量切循而得之,其死可解剖而视之"。人体内脏的坚脆,六腑的大小,储存多少水谷,以及"脉之长短,血之清浊,气之多少",甚至十二经之中,各条经脉血与气的比例,孰多孰少,"皆有大数",都是可以通过一定手段检测获得。文中提到的"血之清浊",是《黄帝内经》作者经常使用的学术语言。

用清浊说明体液的阴阳升降

古人观察自然,发现天气寒冷之后,水就凝结起来,结成薄冰,荀子云:"冰水为之,而寒于水。"《素问·阴阳应象大论》认为"寒气生浊"。经过阳光的照射、温暖,就使冰块融化,或者在饮食加热的时候,水经过加热变成了水蒸气,液体变成气体,这就是"热气生清"的过程。清浊之间的互相变化,在体内也是经常发生的。

在开天辟地的时候,混沌的太极,静而生阴,动而生阳,"故积阳为天,积阴为地"。盘古开天地,也就是见证"天日高一丈,地日厚一丈"的过程。在形成天地之后,正常的格局是"清阳为天,浊阴为地"。天空虽然有的时候阴云密布,但经常是晴空万里,与大地的厚重、万物繁茂相比,就是"清阳为天,浊阴为地"。开天辟地之后,"盘古生其间",人乃天地所生之人。《素问·宝命全形论》云"天复地载,万物悉备,莫贵于人。人以天地之气生,四时之法成"。又云"人生于地,悬命于天;天地合气,命之曰人。人能应四时者,天地为之父母。知万物者,谓之天子"。人生于天地之间,是一个自然生成的过程,而且人体生成之后,也必须依赖于天地阴阳的变化,要靠天地四时之气充养身体,才能维持生命。生命的代谢过程,往往是升清降浊的过程。

人对于天地自然的依赖,不是孤立的现象,而是所有生命的共同特点。所以《素问·阴阳应象大论》云"阴阳者,天地之道也,万物之纲纪,变化之父母,生杀之本始,神明之府也。治病必求于本"。中医学主张人与天地通,是要靠这种思想来构建整个学术体系,它是一个不可或缺的基础支撑。《素问·六节脏象论》云"天食人以五气,地食人以五味。五气入鼻,藏于心肺,上使五色修明,音声能彰;五味入口,藏于肠胃,味有所藏,以养五气。气和而生,津液相成,神乃自生"。假如隔绝了人与天地的联系,也就隔绝了中医学的"地气",使中医学术变成无本之木,无源之水。

中医学基于人与天地四时相通的观点,所以才说肝通于春气,配东方,其色青,其味酸,属木。如果割断了人与天地的联系,中医的脏象学说就无理可讲,变成了毫无根基的浮泛浅论。因此,中医学把"人与天地通"看得非常重要,把这种思想贯彻到诊治活动的整个过程之中。"人与天地通"不仅可以使人体获益,也可能因为人与自然的紧密联系而使人体受制约、受伤害。所以《素问·四气调神大论》云"四时之气,更伤五脏。阴之所生,本在五味;阴之五宫,伤在五味"。中医治疗疾病的药物,其温热寒凉"四气",辛酸甘苦咸"五味",都来源于天地自然之气。人体与自然相应,也应该升清降浊,"清阳出上窍,浊阴出下窍;清阳发腠理,浊阴走五脏;清阳实四肢,浊阴归六腑"。这里把清浊与阴阳相联系,说明清浊是生理代谢"升降出入"的动力之一。人体的清气,如果处在下部,不能通过运动而上升,就会出现泄泻;浊气停留在人体的上部,不能顺利下降,就会出现胀满。这是因为"阳升阴降"受阻而出现的病证。《灵枢·阴阳清浊》论述气的清浊,云"浊而清者,上出于咽,清而浊者,则下行。清浊相干,命曰乱气"。其中"浊而清"与"清而浊",指的是清与浊之间的转化,是"由浊转为清"和"由清转为浊"的过程,清浊不是一成不变的,是一个不断变动的相对状态。浊转清的过程,可以是一个生理过程，是需要能量的运动；也可以是病理过程之中，由热转寒的寒化过程。清转浊的过程，往往是人体正气、能量、功能不足的外在表现，也可以是病理过程之中寒转热的变化。

清浊与阴阳之中还有阴阳一样，清浊之中也可以再划分清浊，"浊中有清，清中有浊"，二者是相对而存在的，是可以互相转化的。《素问·阴阳应象大论》多处云"清阳""浊阴"，而《灵枢·阴阳清浊》却云"阴清而阳浊"，二者似乎矛盾，其实不然。前者的清浊，是根据精微物质的稀稠、升降而定的，所以云"阳清阴浊"；后者是按照精微物质的运动状态划分的，"阴静阳躁"，因此云"阴清而阳浊"，就是指阴静阳动。运用的标准不一样，形成了不同的概念。

用清浊说明病因病证的寒热

清浊的本意是衡量水的清澈程度，经过引申之后，含义更丰富了。《灵枢·百病始生》云："夫百病之始生也，皆于风雨寒暑，清湿喜怒，喜怒不节则伤脏，风雨则伤上，清湿则伤下。三部之气所伤异类。"文中的"清湿"，不是清浊，而是指寒冷潮湿，这就是由水的清澈引申出来寒冷的"引申义"。

我们熟知的病机学说，有很重要的部分出于《素问·至真要大论》，被概括为"病机十九条"，其中说"诸转反戾，水液混浊，皆属于热；诸病水液，澄澈清冷，皆属于寒"。这是对于体液病理属性的划分。一般说来清稀的体液属寒性，浊稠的体液属于热性，比如清稀的鼻涕，属于寒性病证，而浊稠的、脓性鼻涕，多见于热性的病证。泻下清稀的粪便，一般是虚寒性的，而大便秽浊，多属于热性。妇女带下清稀，也多见于虚寒的病证，带下浊稠，往往属于热性病证。这样的清浊与寒热相关的思想，一直指导着中医临床辨证。

《素问·气厥论》云"鼻渊者，浊涕不下止也"。鼻渊病就是鼻涕很多，源源不断地流，好像没有清净的时候，所以称鼻渊。"浊涕不止"正好是鼻渊的特征，此处的"浊涕"，往往代表热性鼻涕。

《素问·五脏生成》云"青脉之至也，长而左右弹，有积气在心下，肢肤，名曰肝痹。得之寒湿，与疝同法，腰痛、足清、头痛"。其中的"足清"就是脚凉。

《素问·至真要大论》云"厥心痛，汗，发呕吐，饮食不入，入而复出，筋骨掉眩、清厥，甚则入脾，食痹而吐。冲阳绝，死不治"。其中的"厥心痛"就是《灵枢·厥病》云的"真心痛，手足清至节，心痛甚，旦发夕死，夕发旦死。心痛不可刺者，中有盛聚，不可取于腧"。厥心痛、真心痛的命名，前者侧重于患者发病时的手足厥逆，后者侧重于心痛的部位，二者都相当于张仲景所说的胸痹，其"清厥""手足清"的证候，都指的是手脚凉。

《灵枢·杂病》云"厥气走喉而不能言，手足清，大便不利，取足少阴"。厥气病是指"阴阳之气不相顺接"的病证，其"手足清"的证候，也是指手脚发凉。

《素问·脏器法时论》云"肾病者，腹大，胫肿，喘咳身重，寝汗出，憎风。虚则胸中痛，大腹、小腹痛，清厥意不乐"。肾病出现虚损之时，在证候上表现为清厥，也是身体发凉、清冷之意。

《素问·腹中论》云"有病胸胁支满者，妨于食，病至则先闻腥臊臭，出清液，先唾血，四支清，目眩，时时前后血"的血枯患者，"出清液"，就是吐清水；"四肢清"，则是四肢凉。

《素问·至真要大论》云"太阴之复，湿度乃举，体重中满，食饮不化，阴气上厥，胸中不便，饮发于中，咳喘有声。大雨时行，鳞见于陆，头顶痛重，而掉瘛尤甚，呕而密默，唾吐清液，甚则入肾窍，泻无度。太溪绝，死不治"。其中所云的"唾吐清液"，是指呕吐、咳吐清稀的黏液。

由此可见，不了解清浊在《黄帝内经》之中的含义，就不能很好地理解原文，也不能充分吸收古人的智慧。

用清浊说明病机

清浊是人体内液体的一个属性，在病理状态下就可以表示病机逆乱的原因。《灵枢·五乱》云"经脉十二者，以应十二月。十二月者，分为四时。四时者，春秋冬夏，其气各异，营卫相随，阴阳已知，清浊不相干，如是则顺之而治"。这是生理状态下，人体气血阴阳，营卫之气正常运行的"理想状态"，营行脉中，卫行脉外，各走其道，清气与浊气互不干扰，人体就健康不病。一旦背离了"清浊不相干"的生理状态，就会产生疾病。所以《灵枢·五乱》又云"清气在阴，浊气在阳，营气顺脉，卫气逆行，清浊相干，乱于胸中，是谓大悗。故气乱于心，则烦心密默，俛首静伏；乱于肺，则俛仰喘喝，接手以呼；乱于肠胃，是为霍乱；乱于臂胫，则为四厥；乱于头，则为厥逆，头重眩仆"。文中所云"清气在阴"，是指清气在人体的下部；"浊气在阳"，是说浊气在人体的上部。在生理的情况下，清气随时上升，不会长时间停留在人体的下部；浊气随时下降，也不会长时间停留在人体的上部。一旦出现了清气停留在下部，浊气在上部的现象，一定是人体的气机运行出现了障碍。

气机运行很重要的内容，就是营卫的循行。"营气顺脉"，是说营气的运行按照经脉交接的顺序，依然有规律地运动着；"卫气逆行"，则说明营卫之间的关系出现了不协调、不配合的状态，这就是人体产生疾病的病机。按说营卫之间，应该相伴而行，如影随形，现在分道扬镳，就容易产生乱气。"清浊相干"，也就是营卫互相干涉、互相影响，这样的病理状态一旦发生，可以形成很多疾病。如果"清浊相干"，影响到心主神明的过程，就会出现心烦不安，或者静默不语，或者蒙头俯卧，一蹶不振的样子。如果"清浊相干"影响到肺的宣发肃降，患者就会呼吸困难，喘促有声，或者扬手掷足，烦躁不安。如果"清浊相干"，影响了胃肠道的消化、吸收过程，就会出现呕吐腹泻，古人称之为挥霍缭乱，病名就称"霍乱"。如果"清浊相干"，影响了头部，精明之府受到这样的气机逆乱干扰，就会出现四肢厥逆，神昏不醒，或者头重脚轻，仆倒在地。

总之，人在患病的时候，只要"清浊不相干，如是则顺之而治"。清升而浊降，各顺其道，这样的病证就容易治疗。如果出现清气在阴（下），浊气在阳（上），"清浊相干"，患者就会出现各种病症。由于"清浊相干"的部位不同，如心、肺、胃肠、四肢和头颅等，可以出现不同的证候。因此可见，由"清浊相干"产生的病证是广泛存在的。《素问·风论》云"疠者，有荣气热胕，其气不清，故使其鼻柱坏而色败，皮肤疡溃。"疠是指严重的病证，结合文中的证候描述，知道此病就是现在说的麻风病。文中把"气不清"当做麻风病的重要原因，可见气不清是本病的病机。《黄帝内经》认为，清气停留在下部，就会出现腹泻；浊气停留在上部，不能下降，就会出现胀满的病证。人在患病的时候，"胃气不清"，就不能输送精微物质。"浊溜于肠胃"时，就会病生于肠胃，又称"浊气在中"。

清浊不同治疗有别

《素问·阴阳应象大论》云，诊断疾病的时候，应该"察色按脉，先别阴阳，审清浊而知部分；视喘息，听音声，而知所苦；观权衡规矩，而知病所主；按尺寸，观浮沉滑涩而知病所生，以治无过，以诊则不失矣"。这里所说的清浊，是指患者表现出来的色泽浅淡与深滞的异常，并由此推断患病的部位。

《黄帝内经》认为，人体的十二经脉，其气血清浊是不相同的，"十二经脉，以应十二经水者，其五色各异，清浊不同，人之血气若一"。人与自然相应，就好像大地上的河流有清有浊一样，十二经气血的清浊也是不一样的，这就直接关系到针刺疗法，也必须与人体气血清浊的情况相一致。也就是说，针刺治疗既要注意气血清浊的生理差异，也要分清因病而致的病理性清浊。《灵枢·阴阳清浊》云"愿闻人气之清浊。岐伯曰：受谷者浊，受气者清。清者注阴，浊者注阳。浊而清者，上出于咽，清而浊者，则下行。清浊相干，命曰乱气。黄帝曰：夫阴清而阳浊，浊者有清，清者有浊，清浊别之奈何？岐伯曰：气之大别，清者上注于肺，浊者下走于胃。胃之清气，上出于口；肺之浊气，下注于经，内积于海。黄帝曰：诸阳皆浊，何阳浊甚乎？岐伯曰：手太阳独受阳之浊，手太阴独受阴之清；其清者上走空窍，其浊者下行诸经。诸阴皆清，足太阴独受其浊"。在人体的脏腑分工方面，六腑传化物，所以其气浊；五脏藏精气，所以其气清。

"清者其气滑，浊者其气涩，此气之常也。故刺阴者，深而留之；刺阳者，浅而疾之；清浊相干者，以数调之也"。血液清的人，其血脉流动就畅快，出现病症也比较轻浅，治疗就容易奏效，针刺相对轻浅。血浊之人，其气血流动缓慢，涩滞不畅，气滞血瘀，出现病症之后，难以速愈，针刺治疗就必须使用重手法，破瘀行气，活血化瘀。根据患者不同的体质，气血清浊的不同，可以决定针刺的深浅。《灵枢·顺逆肥瘦》云"年质壮大，血气充盈，肤革坚固，因加以邪，刺此者，深而留之，此肥人也。广肩腋项，肉薄厚皮而黑色，唇临临然，其血黑以浊，其气涩以迟。其为人也，贪于取与，刺此者，深而留之，多益其数也"。也就是说，面容灰暗，属于瘀血体质者，针刺治疗一是要深刺，二是要留针的时间加长，三是针刺的部位、穴位要增多。

　　一般说来，针刺穴位的多少，针刺手法的轻重，都有一定的"常数"，这是针对大多数人而确定的。"黄帝曰：刺常人奈何？岐伯曰：视其白黑，各为调之，其端正敦厚者，其血气和调，刺此者，无失常数也"。"常数"的确定，也就是治疗要有标准、要有规范，不是随心所欲的"以意为之"。体质健壮的人得病之后，其治疗尽管与一般人不同，也要根据具体病情的轻重，气血的清浊滑涩，选择不同的针刺方法。"刺壮士真骨，坚肉缓节，监监然，此人重则气涩血浊，刺此者，深而留之，多益其数；劲则气滑血清，刺此者，浅而疾之"。相对而言，"瘦人者，皮薄色少，肉廉廉然，薄唇轻言，其血清气滑，易脱于气，易损于血，刺此者，浅而疾之"。皮薄肉少，血清气滑的人，如果进行针刺，就必须用浅刺的方法，快进针，快出针，以免伤及气血。这种针刺治疗的方法，也适合于婴幼儿的治疗。"婴儿者，其肉脆，血少气弱，刺此者，以毫刺，浅刺而疾发针，日再可也"。对于婴幼儿不仅要浅刺，快进快出，而且首先要用很细的毫针治疗。由此可见《黄帝内经》作者，绝不是为了追求"标准化"，而千篇一律地"强刺激、重手法"，而是因人而异，辨证施针。

　　针刺治疗疾病，就好像大禹治水那样，因势利导疏通血脉。黄帝与岐伯在研究针法时，就用了"临深决水"和"循掘决冲"的比喻。"黄帝曰：临深决水，奈何？岐伯曰：血清气浊，疾泻之则气竭焉。黄帝曰：循掘决冲，奈何？岐伯曰：血浊气涩，疾泻之，则经可通也"。由此可见，气血的清浊，是针刺治疗的重要根据，也是药物治疗、辨证论治的基础。后世药物治疗逐渐丰富，针刺治疗退居次要地位，但其治疗的原则并没有改变。《灵枢·九针十二原》提出"浊气在中，清气在下"的时候，"针陷脉则邪气出，针中脉则浊气出，针太深则邪气反沉、病益"。所以必须掌握好针刺的尺度。针刺治疗的过程之中，有的患者"血少黑而浊"，有的"血出清而半为汁"。需要医师认真观察，才能治疗无误。有瘀滞的患者，应该"两泻其血脉，浊气乃避。"其中的"浊气"，就是"滞气"。《灵枢·经筋》云"伤于热则纵挺不收，治在行水清阴气"。清阴气，就是清阴部的热气。后世把"清法"列为中医治疗的常用"八法"之一，清肺止咳、清头明目、清肝泻火、清心安神、清热解毒、清热利湿等等，临床运用很常见。

　　浊毒理论就是建立在《黄帝内经》关于清浊的有关认识之上的，是与中医学传统理论一脉相承的，有着广泛的临床指导意义。

170　从浊毒论治环境污染相关疾病

环境污染是现代人类健康最大的威胁，也是现代医学的重大挑战。有关环境污染的中医学内涵、致病机制等，在古医籍中无明确记载。环境污染物可影响青少年的发育，且对男性生殖系统有严重危害。通过研究环境污染物对男性生殖功能的影响，将其归入中医学"浊毒"范畴，从而系统地揭示了环境污染的中医病因、病机内涵，并指导临床治疗，学者吴骏等从"浊毒"论治环境污染相关疾病的理论作了梳理。

浊与毒的定义

中医学认为，气是组成世界的最基本元素，根据性质可分为清与浊，清者上升为天，浊者下降为地。《素问·六微旨大论》云"言人者求之气交"。人禀受天地之气，而为万物之长。《素问·阴阳应象大论》云"清阳出上窍，浊阴出下窍；清阳发腠理，浊阴走五脏；清阳实四肢，浊阴归六腑"。因此，广义的浊为天地间浓稠厚重之气；狭义的浊可以指饮食精华的浓稠部分，也可以指人体排出的代谢废物等。何为毒？《说文解字》云"毒，厚也，害人之草"。《辞源》载毒的本义有：恶也、害也、痛也、苦也及物之能害人者皆曰毒。日本医家吉益氏认为"邪气者，毒也"。从广义上来说，万病一毒，凡是作用于人体而产生不良反应的物质或病邪都可称为毒。近代中医研究发现，毒邪致病具有发病猛烈、变化迅速的特点，可内攻脏腑，耗损气血，久之入络，间夹它邪，胶结顽固；并且其生物学基础为脏腑组织细胞功能障碍，其机制与氧化应激、神经毒素、炎症反应、细胞凋亡等有关，可称为狭义之毒。

环境污染物从来源上属"浊"

环境污染物追溯其源头多来自于地球矿藏石油、金属之类，经不同的加工方式，或由空气、水源及食物等被人体摄入、蓄积，从而产生一系列病理改变，其本质乃地之浊气。《素问·经脉别论》记载"食气入胃，浊气归心，淫精于脉"。环境是人类赖以生存的物质基础，环境污染物随着人体气机的升降出入进入人体，被皮肤、肺、脾、胃等吸收入血，再由心通过经脉输布全身，通过其自身的阴阳五行属性直接或间接地发挥毒性作用。环境污染物种类繁多，已知对人体有危害的有重金属、农药、塑化剂等。这些物质都属于中医学"浊"之范畴，故致病特点具有共同特性。

环境污染物从病机上属"浊毒"

1. 浊为阴邪，其性重浊，易阻气血： 环境污染物源于地气，其性质属阴，其性重浊，结滞脉络，影响脏腑气机的升降，阻碍气血的运行，影响脏腑经络的功能而致病。如浊聚集在下焦，阻滞肝经气血运行，气血不用，宗筋失养，可导致男性勃起功能障碍。浊阻塞经络，可致痰、致瘀，痰、瘀、浊互结，又可加重经络气血之瘀塞，其证也易被痰、瘀等证所掩盖。但浊与痰、瘀有本质的区别。痰为体内水液代谢失常所形成的病理产物，瘀为体内血液停滞所形成的病理产物。由此可见，痰、瘀都是由体内正常物质（津液、血液等）运行代谢异常后产生的病理产物。而浊则是不能被人体所代谢利用的废物，所以与湿、痰、瘀有本质的区别。

2. 浊为废物，耗伤正气，生长乏源：《素问·六节脏象论》云"天食人以五气，地食人以五味。五气入鼻，藏于心肺，上使五色修明，音声能彰。五味入口，藏于肠胃，味有所藏，以养五气，气和而生，津液相成，神乃自生"。天地之气，进入人体后，经过脏腑的气化作用，转化为机体各部所需之生命物质，即五脏六腑之精气。一方面，机体摄取、消耗自然物质，提供生命活动的基础；另一方面，机体排出生命活动中所产生的废物。环境污染物是浊，不是水谷精微，其进入人体后跟随人体气的运动流注全身，需要人体正气的推动，其性重浊，犹如水银之于水，故容易耗伤人体的正气；并且浊不能够提供生命活动所需物质，摄入过多的浊将影响精微物质的摄取、输布，即影响脾之分清泌浊功能，导致生长乏源。有证据显示环境污染物可影响儿童青春期的生长发育。同时，一些抗氧化药物可缓解环境污染物的毒性作用。

3. 浊重化毒，阴阳转化，浊毒错杂：环境污染物门类万千，品类不一，我们较难接触到具有强烈毒性的环境污染物，但低毒性的环境污染物却充斥在人们的生活环境中，且由于环境污染物可在人体内长时间蓄积，具有协同作用，对人类健康产生持续强烈的毒性。浊致病，与肺、脾、肝、肾四脏密切相关，浊经口、鼻等进入血脉，随着气机升降流注全身，并根据其阴阳五行属性，流注特定脏腑，影响该脏功能，导致该脏疾病；但由于浊性重浊，且肾承载五脏之精气，故浊最终易聚于下焦，损伤肝、肾。病变早期，浊较少，此阶段往往临床症状隐匿不显；病变中期，浊渐盛，外至皮肉筋骨，内至经络脏腑，浊、痰、瘀互结可阻碍气血的运行，气血生化不足，导致气机逆乱，脏腑受损，功能失常；病变后期，浊重化毒，阴阳转化，以毒为主，并深入脉络，集结于肾，正气亏损，毒邪炽盛，浊毒错杂，阴阳兼夹，最终使病情变得复杂而缠绵难愈。

从"浊毒"论治相关疾病

对于环境污染物所致疾病，应首重生活之调适，对于浊毒，应首先截断浊毒生长之源，离开暴露环境或截断暴露的途径。如果疏忽了患者的饮食起居、工作环境等，只注重中药治疗，无异于饮鸩止渴，非大医所为。其次在辨证论治的基础上应加化痰活血导浊之品，以促进气机的通畅，利于浊毒的排出，达到治病求本的目的。

脾主运化，分清泌浊，脾健则湿、痰、浊可化，气机调畅，诸症自消，可配合以下药物治疗环境污染相关疾病。①芳香化浊之品。本类药物辛香温燥，正合脾的生理特性，能促进脾胃运化，消除湿浊。②涤痰化浊之品。浊毒为患，每多夹痰，由于痰性流连黏结，积着胶固，痞塞不通，只有荡涤才能祛除。③清热解毒之品。浊毒内阻，阻滞气机，气郁化火，热极又生毒，或者以疏肝利胆通腑之法解毒，肝主疏泄，六腑以通为用，以降为和，浊毒内蕴，日久壅结肠胃，可致腑气不通，浊毒滞留。根据《素问·至真要大论》"留者攻之"的治疗原则，应以疏肝通腑泄浊之法解毒，通畅腑气、泻下通便，使浊毒排出。常用药物有：淡渗利湿之品，如茯苓、猪苓、泽泻、薏苡仁；苦寒燥湿之品，如黄芩、黄连、黄柏、大黄；芳香化浊之品，如砂仁、苍术、川贝母、藿香；化瘀解毒之品，如丹参、红花、当归、川芎、赤芍；疏肝理气之品，如柴胡、木香、香附等。临床上宜根据病位、归经选择使用。另外，根据气机升降出入的特点，因势利导，使浊气排出体外，从而达到化浊解毒的功效，使机体重新回归到正常的生理状态。

环境污染是近代工业发展后伴之出现的一种致病因素，其致病特点、靶点等复杂不一，是现代医学研究的热点。古代中医虽未认识到环境污染，但通过长久对人与环境关系的探索，早已完善了中医理论体系。浊毒理论从来源、病因、病机等方面系统地阐述了环境污染物的发病机制，并指导中医临床遣方用药。

171　浊毒理论的应用和发展

　　学者李佃贵教授从事中医临床工作 50 余年，其创新提出的"中医浊毒理论"指导治疗临床多种疑难杂症，疗效显著。近年来随着我国现代化进程的不断加速，人们所承受的社会压力、生活方式、饮食习惯均在发生着巨大的变化，一些现代病也应运而生，严重威胁着人们的健康。基于临床实践经验，结合现代医学的认识与研究成果，李教授提出"浊毒"这一中医病因病机学说。"浊毒"是致病因素，能够损害人体脏腑经络气血阴阳；同时"浊毒"也是病理产物，是由代谢产物在体内蕴积而生。浊毒致病非常广泛，可见于多种内伤疑难疾病以及外感重症。浊毒理论体系主要研究"浊毒"的产生、发展、演变以及诊断治疗，其根植于经典理论和临床实践，丰富和扩展了中医学对多种疑难疾病的认识，提高了临床疗效，具有独特的创新学术价值。

浊毒理论的源流与内涵

　　理论创新并非无源之水、无本之木，是在继承的基础上进一步发展的。近代以来，随着生态环境的不断变化以及人们生活方式的改变，人类的疾病谱也随之产生巨大变化。浊毒理论的形成正是遵循了这一规律，经历了各个时代众多医家的不同认识，不断探索、发展直至完善的过程。具体来说，浊毒理论萌芽于先秦，雏形于汉唐，形成于明清，完善于当代。作为中医学术语，在《黄帝内经》时期甚至之前就存在关于"浊"与"毒"各自的相关记载，而将二者合称为"浊毒"并对其进行深入系统研究的则是我们团队的独特创新。浊毒理论是以天人合一的中医整体思维方式来探究当代生态环境和人体自身饮食、情志及生活方式的改变对人体健康的影响，已成为了具有其深刻内涵和广泛外延的新兴中医理论。

　　浊毒有内、外之分，内浊毒即人之浊毒，外浊毒包括天、地之浊毒。《说文解字》云"浊者，清之反也"。《灵枢·阴阳清浊》云"受气者清"。古时人口较少，以农耕文明为主，天气清净，污浊邪气较少，因而有"受气者清"的说法；而当今之世与古代截然不同，工业化进程的加快导致环境污染日益严重，空气中的有害物质大量积累，这些物质超出我们机体的自清能力就会致病，即为"天之浊毒"。地之浊毒主要指受到污染的食物和水源。人之浊毒即人体内生之浊毒，如《格致余论·涩脉论》云"或因忧郁，或因厚味，或因无汗，或因补剂，气腾血沸，清化为浊"，由此可知情志不遂、饮食不节、滥用温补、汗出不畅、精微瘀积均可使"清化为浊"，而成浊毒。浊毒互结于人体，引起细胞、组织、器官等的浊化，影响其代谢进而导致形态结构的改变，使其机能失常乃至衰竭，这包括现代病理学中的变性、炎症、肥大、化生以及凋亡或坏死等。

　　浊毒理论丰富和发展了中医病因学，目前针对"浊毒"提出的芳香化浊解毒等共 21 种治法，为临床许多重大疑难疾病的诊疗开辟了新思路，尤其是在治疗慢性萎缩性胃炎及溃疡性结肠炎等癌前病变方面疗效显著，打破了癌前病变不能逆转的理论束缚。

浊毒理论与慢性萎缩性胃炎

　　慢性萎缩性胃炎伴肠上皮化生归属于中医学"痞满""胃脘痛"等范畴。在总结前人经验和自己多年临床实践的基础上，认为浊毒之邪壅滞中焦是本病的病机关键，是胃黏膜多步骤癌变的主要环节。慢性萎缩性胃炎的病因主要是饮食内伤、肝胃不和、浊邪内停，日久则引起脾失健运、水湿不化，湿浊中阻、郁而不解进而蕴积成热，热壅血瘀而成毒，形成浊毒内壅之势。其病机有标本之分，其中浊毒内壅、气滞络阻、胃失和降为标，津液阴血耗伤为本，而浊毒为害乃病机关键之所在。毒邪的诊断要点：一是舌质红或红绛或紫、脉数，是毒邪深伏血络之征；二是胃镜下可见黏膜充血、糜烂、变薄、干燥、透见红色血管纹。在治疗方面主要采用淡渗利湿法，可运用如茯苓、猪苓、泽泻等药物，在祛浊的同时可健脾助运，顾护后天；苦寒燥湿法，可运用如大黄、龙胆、黄芩、黄柏、黄连等药物，燥湿而存阴；芳香化浊法，可运用如砂仁、豆蔻、藿香、佩兰等药物，有健脾和胃之功，兼具内消湿浊之效。治疗毒邪之时应根据毒之轻重酌情用药，如毒轻，可以选择绞股蓝、连翘、金银花、板蓝根等药物，黄连解毒汤、五味消毒饮等是常用方剂；如毒重，可以酌情使用黄药子等力量猛烈之药；而毒介于轻重之间，红景天、半边莲、半枝莲、白花蛇舌草、败酱草等是推荐药物，其对慢性萎缩性胃炎伴肠上皮化生、不典型增生、防治癌变的治疗具有显著效果。临床观察结果表明，以浊毒理论为指导思想来组方的增生消胶囊，能够明显改善慢性萎缩性胃炎患者的腺体萎缩、肠上皮化生和不典型增生。

浊毒理论与溃疡性结肠炎

溃疡性结肠炎是一种与自身免疫有关的肠道疾病，病程长，迁延难愈，并与结肠癌的发生密切相关。浊毒与该病的发生发展关系密切，浊毒既是致病因素，又是病理产物。溃疡性结肠炎多由于脾胃虚弱，湿浊内生，加之饮食不节、情志失调，导致湿浊内蕴，阻滞气机，气机不畅；气郁日久化热、化毒，浊毒互结于肠道，阻滞肠道气机而致腹痛，湿浊下注而致泄泻，浊毒内蕴肠道致肠道肉腐化脓而见痢下赤白黏液。因此，化浊解毒应贯穿治疗始终。

溃疡性结肠炎发病分为发作期和缓解期，在临床中将其辨证分为四型，具体为脾虚气滞型，治以健脾行气、化浊解毒；浊毒内蕴型，治以化浊解毒、清热利湿；浊毒阻络型，治以化浊解毒、活血化瘀；浊毒伤阴型，治以化浊解毒滋阴。在处方用药的同时配合耳穴贴压、灌肠等多种疗法，数法并用，随症加减，可效如桴鼓。

浊毒理论在疫病及脾胃病治疗中的应用

本次新型冠状病毒肺炎疫情发生后，河北省在制定中医防治方案时，专家组成员也一致认为本病属于"浊毒疫"，以化浊解毒贯穿治疗始终，即初期宜芳香化浊解毒，中期宜通腑泄浊解毒，危重期宜开窍固脱、辟秽化浊解毒，恢复期宜养阴益气兼清余毒，体现了浊毒理论对中医疫病防治的重要指导意义。

"浊毒"既是病理产物，又为致病因素，且与脾胃病密切相关。湿浊之邪致病有内外之分，外感湿浊由外受湿邪引起，内生湿浊由脾胃功能失常所致。内外湿邪交织，外湿困脾，致脾失健运，胃失和降；内湿停滞，又常使外感湿浊侵袭。胃属阳土，胃病易于化热化火；或初为湿盛，湿盛则浊聚，郁久化热，故毒由湿热转化而来，亦可由湿浊演变而生，即热为毒之渐，毒为热之极，毒寓于热，热由毒生，变由毒起。因此，浊毒是脾胃病的主要病机之一，并以此为理论依据，制定以化浊解毒为主治疗脾胃病的治则治法。

浊毒理论目前已广泛应用于慢性胃炎、溃疡性结肠炎、慢性肝炎、肝纤维化、肝硬化、糖尿病、恶性肿瘤等近百种疾病的诊疗，且取得了显著疗效，其应用价值已逐步得到体现。浊毒理论确为中医病因学和治疗学提供并拓展了可以借鉴的思路与方法，但其体系仍需要进一步完善，进行更大规模的临床协作研究，使之日臻完备，更好地指导临床工作。

从浊毒理论谈中医学创新与发展

　　从《黄帝内经》开始，中医学发展到今天，在尊重继承先人所取得的辉煌成果的同时，也要主动借鉴、吸纳当今世界的一切先进科技成果，才能不断创新发展。中西医学的相互融合、相互补充是中医伟大复兴的重要一步，中西医学的协同创新应注重以下几点："中医研究"与"研究中医"相结合，中医科学化与科学中医化相结合，辨证论治与消除病因相结合，调动疗法与对抗疗法相结合，治患者与治病相结合，治未病与治已病相结合，形象思维与逻辑思维相结合，健康医学与疾病医学相结合，生命科学思维与物质科学思维相结合，个体与共性相结合，宏观辨证与微观辨证相融合。浊毒理论正是将中医学的传统理论与当代社会以及人本身的改变有机整合，用辩证的思维来认识现在的疾病，既不是用现代医学去验证中医，也不是在西医体系的基础上进行构建。

　　浊毒理论的思维是对中医学理论的深入研究，是中医与时俱进的体现，是在继承基础上的创新。

172　浊毒理论临床应用现状

　　浊毒理论始基于慢性萎缩性胃炎的治疗，丰富和发展于脾胃病的论治，其后这一学说为诸多疾病治疗提供了全新的思路。学者杨万胜等将浊毒理论在临床中的应用现状作了综合梳理。

浊毒与糖尿病

　　吴深涛认为，糖尿病与浊毒密切相关，浊毒是糖尿病病机的启变要素，是糖尿病慢性并发症的核心病机。浊毒的产生是气机不调，水谷代谢失常，水谷不化精微而反生壅滞之气，内瘀血分而酿生具有毒害作用的病理物质。①血浊内蕴是糖尿病高血糖之启始要素。血浊在糖尿病之始就作为启动因子，促发了血糖增高和形成持续高血糖状态及而后损害脏腑气血的病机变化，成为糖尿病发展变化的病理基础和由浊酿致毒性之病机转变的重要环节。②由浊致毒是糖尿病病机转变之要素。浊邪为害清之邪气，黏滞于血分瘀败腐化必酿毒性而成浊毒，浊毒为患，不仅具有浊邪胶着壅滞之特点，亦因毒邪性烈善变，可直伤脏腑，如浊毒蕴热上可灼肺津，中可劫胃液，下可耗肾水；亦可扰人血络，壅腐气血；或毒瘀火结，灼伤血脉。由此可见，由浊酿毒，浊毒侵害，两者生变相合，构成了糖尿病虚实夹杂、顽固难愈的病理变化过程。③浊毒兼杂顽恶是糖尿病产生并发症之核心所在，脏腑因浊毒损伤后，易再生浊毒进一步耗灼气血津液，加重气血津液之生成、输布、代谢紊乱，形成恶性的循环演变。又因浊毒积甚可酿生火毒，常与其他病邪相兼为恶（如与瘀血相兼则变瘀毒，与痰相混则生痰毒等），并随毒损脏腑脉络之部位不同而并发症丛生，如临床上可能损伤肌肤、毒损肾络，或热毒犯脑、毒损心脉，或毒害目络、毒侵经脉四末，从而变生多种复杂病证，且病情多缠绵难愈而转为"坏病"。可见浊毒也是糖尿病病机转变尤其是各种并发症发生发展的重要因素。因此，浊毒贯穿于糖尿病病机之始终，甚至在糖尿病发展过程中的某些阶段作为病变之本而主导着病机的变化。糖尿病患者体内葡萄糖、糖化血红蛋白、甘油三酯、C反应蛋白、同型半胱氨酸、血黏度及尿蛋白等这些高表达的病理产物对糖尿病及其慢性并发症的发生发展起着重要作用，这些病理产物及特点均与浊毒完全相符，可归属于"浊毒"范畴，是可以用现代医学手段检测、量化的，可作为糖尿病浊毒内蕴的量化指标，这些指标可作为临床上解毒化浊药物防治糖尿病的客观依据。赵伟等结合现代医学研究，将上述高表达病理产物作为糖尿病浊毒内蕴的参考指标，用于防治糖尿病解毒化浊药物指导，在治疗上酌情使用解毒化浊之品。

浊毒与慢性肾衰竭

　　陶兴等认为，对慢性肾衰竭病机的认识，主要集中在本虚与标实两方面，标实可归纳为浊毒之邪，基本病机为浊毒内蕴，在正常状态下的机体具有及时和有效排泄体内毒性物质和解毒的功能，若机体的解毒排毒能力下降，则浊毒易停滞于内，亦即浊毒之酝酿。浊毒黏腻、性烈暴戾，决定了病程缠绵迁延，在邪正相争中往往占有较大的优势，成为病情演变进展的决定性力量。表现为面色晦浊、舌苔浊腻，浊毒侵犯上焦则胸闷、烦躁，甚则气短、心悸；侵犯中焦则恶心、呕吐，纳呆厌食、便秘或腹胀便溏；浊毒壅滞下焦则尿少或尿闭，全身水肿，或小便清长，夜尿频多；上犯于脑，则烦躁不安，或嗜睡，甚或见惊厥抽搐；若浊毒化热，入营动血，则见神昏谵语，甚则鼻衄、齿衄、尿血、便血等；浊毒外溢肌肤则见皮肤瘙痒、皮屑等。治法及方药：①以化为主，常用黄连温胆汤、小半夏加茯苓汤、平胃散等加减。②以排为主，包括开鬼门及洁净府，前者常用麻黄连翘赤小豆汤加减；后者常用五苓散、真武汤等加减，并用含有大黄的中药煎剂灌肠。③以行散为主，常用行气活血剂，如血府逐瘀汤、大黄䗪虫丸等加减。④以解毒为主，常用清热解毒剂，如黄连解毒汤与大黄、蒲公英、土茯苓、白花蛇舌草、山慈菇等。张再康等认为，脾肾气虚为慢性肾衰竭的主要病机，气虚致瘀，气虚、血瘀和浊毒可贯穿慢性肾衰竭始终，在气虚血瘀基础上，浊毒也成为本病发展中的重要病机之一。因此，"气虚、血瘀、浊毒"的主要病机成为较普遍的证候特点，故益气活血蠲毒法为治疗慢性肾衰竭的根本大法。史伟教授治疗慢性肾衰竭，认为基本病机是肾元衰竭为本，浊毒潴留为标。总的治疗原则是扶正祛邪，以便从根本上祛除或改善因虚衍生的病理废物，使慢性肾衰竭患者在一定程度上达到肾阴肾阳相对平衡而达到祛邪外出之目的。治疗时注重在调补脾肾的基础上灵活运用泄浊解毒之法，使邪有出路，以防浊瘀蕴毒。临床常用泄浊解毒法有：①通腑解毒法，善于在辨证方中加入大黄。②化湿泄浊法，常选小半夏加茯苓汤以温阳化湿，或选用三妙丸以清热泄浊。③利水泄浊法，常用五皮饮、五苓散加减以利水渗湿。④和络泄浊法，常用桃红四物汤、血府逐瘀汤等加减。⑤祛风泄浊法，常用天麻钩藤饮加减，如皮肤瘙痒则常用地肤子、白鲜皮、土茯苓、六月雪等祛风泄浊。

浊毒与原发性高血压

郭晓辰等阐明了浊毒既是原发性高血压发生的始动因素，也是原发性高血压变过程中多种因素相互作用的结果，浊毒不降，壅塞清窍是原发性高血压中医病机之关键，认为浊毒生变乃原发性高血压之重要病机。临床上原发性高血压患者舌苔大多白腻或黄腻，特别是老年患者尤为多见，并非纯阴虚"少苔"，提示本病多有脾胃运化功能失常，这是浊毒内生的重要原因。主要表现为头痛头胀，口干苦黏腻，疲倦乏力，头身困重，或伴急躁易怒，或伴目赤耳鸣，心悸动，尿短赤，大便不爽，舌红绛，苔白腻或黄腻，脉弦数，血压多居高不下。治疗应芳香化浊，清热解毒，临床中常以柴苓汤为基础方，再据证加入佩兰、石菖蒲、苍术及砂仁等芳香化浊之属，连翘、黄连、栀子及玄参等清热解毒之类，协同前方以达到清热化浊解毒之目的。

浊毒与痴呆

马云枝教授论治血管性痴呆（VD），提出"痴呆病位在脑，病本在肾，精亏浊毒为患"的观点，提出"毒损脑络"是 VD 发病的主要环节。临证以"开窍解毒"为先导，统领"补肾""填髓""化瘀""通络"诸法，临床常将其分为平台期、波动期、下滑期。平台期，以痰瘀阻窍、肝肾精亏为常见证型，治宜补肾祛痰，通络解毒。波动期，以风痰瘀阻、痰火扰心为常见证型，治宜化痰清热解毒。下滑期，以浊毒壅盛为主要证型，治宜化瘀利水，降浊解毒。刘明芳等提出老年性痴呆基本病机为虚、痰、瘀、浊毒，认为病机不离虚实两端，虚为脾肾两虚，实为痰浊、瘀血、毒邪蒙蔽清窍。脾肾两虚为本，浊、瘀、毒为标，指出肾虚是老年性痴呆的根本原因，脾胃功能失调是导致肾虚的重要机制。老年性痴呆主要与脏腑功能失调、气血运行失常有关，继而因虚致瘀、因虚生痰、痰瘀互结日久化毒，痰浊、瘀血、毒邪既是脏气虚衰的结果，又是主要的致病因素。虚与瘀、浊、毒相互影响，交互为患，形成恶性循环而损伤脑络，是老年性痴呆的发病根源。常富业等认为玄府郁滞，气液昧之，气液不通，"超微循环"受阻，气机郁结，津停为痰，血滞为瘀。众邪蕴结，蕴久淀浊成毒，浊毒阻脑，神机运转受阻是痴呆发病的基本病机。基于这种认识，结合王永炎院士治疗痴呆经验，创制了以开通玄府、流通气液、泄浊解毒立法的醒脑散（药物附子、川芎、泽泻、栀子、白花蛇舌草、蔓荆子、夏枯草、决明子、石菖蒲、远志等），用于老年性痴呆的治疗，并与石杉碱甲胶囊治疗对照，观察患者智力状态量表（MMSE）、日常生活能力量表（ADL）及长谷川痴呆量表（HDS）的积分变化，比较两组疗效。结果治疗组总有效率 88.1%，对照组总有效率 91.4%，两组比较差异无统计学意义（$P>0.05$），疗效相当。两组治疗后

MMSE、HDS 积分均较本组治疗前显著增加（$P<0.05$），ADL 积分显著降低（$P<0.05$），但组间比较差异无统计学意义（$P>0.05$）。表明醒脑散对老年性痴呆的治疗具有可靠效果。

浊毒与痛风

孙素平认为，痛风当责之湿热浊毒，多由素体阳盛，脾肾功能失调，复因饮食不节，嗜酒肥甘，或劳倦过度，情志过极，脾失健运，肝失疏泄，聚湿生痰，血滞为瘀，久蕴不解，酿生浊毒。湿热浊毒外则流注经络骨节，致肢体疼痛，甚则痰瘀浊毒附骨，出现痛风结节；内则流注脏腑，加重脾运失司，升降失常，穷则及肾，脾肾阳虚，浊毒内蕴，发为石淋、关格。治疗上以临床分期辨证治疗，即急性发作期、慢性缓解期、间歇期 3 个阶段。①急性发作期多由热毒炽盛，瘀滞血脉，闭阻经络关节所致。治疗以解毒、排毒为关键。治宜清热解毒，利湿通络。方用五味消毒饮合四妙散加减。②慢性缓解期热毒之邪虽解，但湿热之邪仍缠绵。治宜清热利湿。方选萆薢分清饮加减。③间歇期病机以脾虚湿困为主，兼肝肾亏虚，瘀血、湿浊闭阻经络。

治疗上以防止痛风急性发作、纠正高尿酸血症、预防尿酸盐沉积造成关节破坏及肾脏损害为主要目标。治宜健脾除湿，通腑泄浊，补益肝肾。常用药物党参、白术、薏苡仁、土茯苓、熟大黄、萆薢、猪苓、泽泻、车前子、滑石、牛膝、地龙、苍术等。张月美在对照组西药基础上加服四金四妙散（药物金银花、金钱草、海金沙、金莲花、黄柏、苍术、薏苡仁、牛膝）。结果治疗组总有效率 92%，对照组总有效率 70%。两组总有效率比较差异有统计学意义（$P<0.05$），治疗组疗效优于对照组。

浊毒与银屑病

李佃贵教授认为，银屑病多因正气不足，饮食不节，情志内伤，外感湿热之邪等诸多因素伤及脾胃，浊毒之邪伏于营血而发病。正气不足，阴阳失调是银屑病的发病基础，浊、毒则是致病因素。银屑病治疗的总原则是化浊解毒，清热凉血，扶正祛邪。正常状态下的机体具有及时和有效排泄体内毒性物质和解毒之功能，若机体的解毒、排毒能力下降，则浊毒易停滞于内，亦即浊毒之蕴酿，其中必有其正气内虚之基础，决定了银屑病虚实夹杂的病机特点。临证可将化浊解毒与扶正兼顾，以增强脏腑功能，提高其化浊解毒能力。肝脾同调是求本之治，脾胃为后天之本，气血生化之源，脾胃功能的好坏直接关系银屑病患者的预后。

浊毒与慢性前列腺炎

曾庆琪认为，湿热浊毒瘀滞精室是慢性前列腺炎的主要病机，体质虚弱是病变基础，感染充血是重要因素。刘满君等以浊毒为本，以祛浊毒、复正气为基本治疗法则。认为慢性前列腺炎以湿邪不化，聚积成毒，浊毒下注为基本病机，浊毒是慢性前列腺炎病机的主要环节，核心为瘀浊阻滞，邪毒内生，故浊毒为本。治疗时以祛瘀利浊、解毒化浊、扶助正气、通补调理为大法。

实践证明，浊毒理论指导临床疾病的辨证治疗确能收到较好的疗效，故从病因、发病、病机、转化、诊断、治疗、预后等各个方面深入认识浊毒致病规律和治疗规律，可以为疾病的治疗提供新的病因学支持，一定程度上推动浊毒理论的发展。

173　从人体微生态学诠释浊毒理论

通过阐述浊毒理论及人体微生态学的发展概况，学者赵雯红等提出了中医学浊毒理论与微生态学共同的核心理念，由此对浊毒理论提出了新的解析，即"浊毒-微生态"理论，并在此理论基础上探索口腔、胃微生态与幽门螺杆菌相互作用机制的研究模式。从人体微生态学方面诠释浊毒理论，既是对现有浊毒理论及微生态学的有益补充和扩展，也是将现代微生物生态学与中医学理论相结合的一个初步尝试。

浊毒理论是中医学理论体系的独特组成部分，近几十年来，随着自然环境和生活方式的巨大转变，浊毒理论研究逐渐受到当代医家的重视。研究浊毒致病机制以及处于浊毒状态时人体的病机变化，对于探讨疾病发生、发展和演变规律，进行辨证论治、确定正确的治疗原则及治法方药有重要理论意义和实践价值。

概　述

"浊"字本义为"水清不干净"。"毒"字最早是以篆文出现，即"一种含有危害生命成分的野草"。随着时代的发展和人类对自然、人体认识的逐渐深入，"浊""毒"的概念日趋明确和具体。近现代学者总结历代医家对其在生理病理、病因病机、理法方药等方面的各种论述，认为浊毒理论对于临床多个系统疾病，尤其是对脾胃病辨证论治具有重要的指导意义，并在反复的临床实践中形成了独特的理论体系。浊毒理论是建立在中医学传统理论基础之上，并结合现代疾病的发生发展特点，提出的具有普遍指导意义的理论构想。

微生物生态学作为一门边缘学科，由 Volker Rusch 在 20 世纪 70 年代第一次正式提出，后定义为：研究正常微生物群与宿主相互关系的生命科学分支，是微观层次的生态学，即细胞或分子水平的生态学。因此，人体微生态学就是研究微生物群与其作为宿主的人体相互关系的学科。相关研究显示，人体中存在的正常微生物从种类上来看高达百万种，从数量上来看多达数百万亿个，它们代谢后所产生的各种酶超过一个正常人的肝脏所产生的酶的总和，一个完整的生命体应包括宿主本身和其定居者的正常微生物属的总和。正常菌群与人体也已形成彼此依存、互为利益、相互协调、相互制约的统一体，体现了人体与自身的微生物生态内环境之间的动态平衡，两者若平衡则人体处于健康状态，反之则致病。研究表明，人体微生态与机体多种疾病如感染、代谢类疾病、肿瘤、神经及精神类疾病、心血管疾病、慢性肾脏病等都密切相关。

近年来多位学者认识到，始终以整体论和系统论为特点的微生物生态学，其核心的基本理论、学术观点和中医学理论有异曲同工之处。我国微生物生态学科的创始人魏曦院士指出："中医的四诊八纲是以整体为出发点来探讨人体平衡和失衡之间的转化关系，通过对失衡的人群使用中药调整来使机体恢复到平衡状态"，"生态学可能是打开中医学奥秘的关键点"。中医学理论以"整体观""功能观"和"恒动观"的朴素哲学提出了具有中医传统特色的微生态学架构，其中以《黄帝内经》为其典型代表。我们认为，浊毒理论的发展与突破，正是《黄帝内经》中具有中医学特色的微生态理论的具体体现。鉴于浊毒理论目前在中医内科辨证论治体系中的普遍指导作用，该理论与人体微生态学的有机结合，可能成为现代医学与中医学理论体系相互沟通的桥梁。一方面，契合"人类宏基因组计划"精神理念，可为现代微生物学系统研究提供宏观的方法学指导，开拓研究思路，加强各学科研究的彼此联系；另一方面，又可从现代医学角度阐释中医学理论内涵，成为继承与发展中医学理论的突破口，可望为科学理解中医学理论精髓、指导临床应用提供新的思维模式和研究方法。

中医学理论体系与人体微生态学的一致性

中医学理论体系是以整体观、恒动观为基础，强调机体各系统之间的协调平衡，所以有"天人相应""阴平阳密，精神乃治""气血冲和，万病不生"等说法，这与人体微生态学中提出的人体与环境相互统一的观点趋于一致。

1. 整体观、恒动观、五行学说契合人体微生态共生系统理念：中医学的理论核心是整体观，中医重视整体生存环境的和谐与生物之间的共存，"万物并育而不相害，道并行而不相悖"（《礼记·中庸》）。中医学理论强调天人合一，认为生命体处于生态环境中，并不是孤立存在的，人存在于自然界，作为一个特殊复杂的微生态系统存在，而且是与环境高度统一的整体。"天气下降……地气上升……升降相因，而变作矣……非出入，则无以生、长、壮、老、已"（《素问·六微旨大论》），说明了环境与生物是动态变化发展的，而且蕴含着物质交换、出入平衡的思维内涵。五行学说是在整体观基础之上对世间万物及人体自身属性及其内在规律的阐释，即"天地之间，六合之内，不离于五，人亦应之"（《灵枢·阴阳二十五人》）。中医学用五行理论来说明人体内部及人和自然界的普遍联系，认为人体是"五行小系统"，人与外界环境之间则是"五行大系统"，虽有其历史局限性，但充分体现了中医学"取类比象""见微知著"的朴素唯物主义方法论，是辨证论治的理论基础。

人体微生态共生系统指的是人体与其正常微生物群共生所形成的特殊的生理系统，共生系统在整体上对人体的发生、发展和消亡自始至终起着统一的、整体的作用，包括局部微生物群落屏障膜的稳定、机体正常代谢的调节、免疫系统的分化成熟等。宏观世界的客观事物如水、空气、周围的微生物及动植物都会对人类的正常活动造成影响，并且在微生物生态中宿主也会对微生物群落造成影响，因此，人体内环境也在不断适应环境变化。微生物群落的功能之一是"三流运转"即能量流、物质流及基因流的运转，即正常微生物群内部与其宿主（人）保持着能量交换和运转的关系，通过降解与合成进行物质交换，并有着广泛的基因交流，如耐药因子、产毒因子、菌毛等都可在正常微生物之间，通过基因的传递进行交换，这正是中医学"升降相因而变作矣"的具体体现。这些微群落相对恒定，在遗传性、基因融合水平与其宿主（人体）共生共存，可认为是各个"五行"小系统与大系统的和谐统一。

2. 正邪理论具有微生态调整思想：中医学注重机体预防疾病发生的内在因素，即正气主导机体防御疾病侵袭的正向作用。与正气相对的是邪气，邪气是造成身体和器官损伤的主要因素，只有在正邪平衡的状态下，人体内环境才可形成稳态，六气即风、寒、暑、湿、燥、火，本是自然界的正常气候现象，只有导致疾病发生时，才称之为外邪或六淫。淫者，过也，超过了人体所能承受的范围或程度，即是人体内外环境处于紊乱的状态，故"风、雨、寒、热，不得虚，邪不能独伤人……其中于虚邪也，因于天时，与其身形，参以虚实，大病乃成"（《灵枢·百病始生》）；"虚邪贼风，避之有时"（《素问·上古天真论》）。邪气致病，且机体内环境的阴阳失调，卫气失固，为邪气致病创造了内部条件，即"风气虽能生万物，亦能害万物……若五脏元真通畅，人即安和，客气邪风，中人多死，千般疢难，不越三条"（《金匮要略》）。治疗上要"无代化，无违时，必养必和，待其来复"（《素问·五常政大论》），是以顺应自然，扶助正气，调和阴阳为法，不可一味祛邪而伤正。

现代医学研究发现，正常菌群对宿主的机体健康和各脏器功能正常发挥都是有利的，但是如果菌群过度生长或移位，就会给机体造成不同程度的损伤，因此，宿主会与微生物协同维持微生态的平衡。正常微生物群中存在的拮抗与互助是微群落的重要自稳机制，而且生物拮抗还可以防止外袭菌的入侵，且正常微生物的存在可使宿主产生广泛的免疫屏障作用和一定程度的免疫刺激作用，人体经微生物—宿主—受体或抗原—宿主—受体来调节免疫因子的表达，从而控制菌群结构。如果因内外环境因素发生某种变化导致自稳机制被打破，且超出自身调节范围必然导致多种相关疾病的发生，因此，调节菌群失调成为传统抗菌抑菌疗法的有力补充，甚至是某些疾病治疗的关键措施，即适量补充益生菌，恢复其正常生理功能而起到防病治病的作用，这正是中医学扶正祛邪思想的具体体现。

总之，中医学对疾病的防治原则与微生态学理论在逻辑内核层面高度吻合，并且可以在具体方法方面做到"知行合一"，从而促进中医药微生态学这一新兴学科建立和发展。正因为中医药学的研究靶点是建立在微生态致病原理之上的，并从机体的复杂性方面着手进行研究，所以这足以说明中医药微生态学具有广阔的发展前景，同时也开辟了传统中医药学科新的研究领域。

浊毒理论的发展与现状

首先《黄帝内经》分别描述了"浊""毒"的属性、致病特点及临床意义，如"清阳为天，浊阴为地"；"浊气在上，则生䐜胀"。认为"浊"属阴，具有趋下、沉重、稠厚的特性，与脾胃功能关系密切，如发生变化，多导致脾胃气机逆乱，功能失调；而"毒"为"毒药"，即治疗方法之一的药物疗法，又指暴烈的致病之"毒"。此可谓浊毒理论派生的早期理论渊源。《金匮要略》云"清邪居上，浊邪居下"。此后，历代医家便有了"浊症"之说，其中浊之本义，取的是重浊黏腻之意。同时古代医家亦常将人身体外周环境中对人体有害物质认为"浊"，即为"害清之邪气"。如果这些致病因素在身体内长时间累积则会导致人体出现一系列反应，也就是现代医学所说的疾病发生的过程，故尤在泾云："毒，邪气蕴结不解之谓"（《金匮要略心典》）。元代著名医学家朱丹溪认为，"浊主湿热、有痰、有虚"，表明"浊"是对清"有破坏作用的物质，故云"害清之邪气"。朱丹溪在《丹溪心法》中提出"胃中浊气下流为赤白浊"，"赤浊属血，白浊属气"，对"浊"的性质进行了进一步的说明。

对于浊邪的致病机理，从古至今已有诸多医家进行了深入研究，其中最具有代表性的是清代医家叶天士提出的"浊邪害清"（《外感温热篇》），即身体内的湿寒之气和体内所产生的热邪之气相撞，气流向上游走，从而带来一系列的疾病反应，如头晕恶心、耳聋等症。目前大多医家认为，湿和浊属于同种类型，但有如下几点相异之处。首先，湿浊有内外之分，内者为人体病态异生之病理产物，以湿为主，兼夹有浊；外指的是遍布于环境中的污浊之气，以浊为主，兼夹有湿。其次，虽然湿浊同质，但是湿浊两种物质有轻重之别，通常来说，湿轻而浊重，湿积久则易成浊；从治疗难度上讲，湿轻而易祛，而浊重则难彻底清除。

同时中医学所称的毒，与浊一样，亦有内毒与外毒之分。外毒是指在人体所处的环境之中业已存在的病毒或细菌等微生物，而这种外感之毒对人体能构成一定程度的危害。内毒是指人体内环境和免疫功能发生紊乱，体内各个系统之间的平衡被打破，造成气血、阴阳失调，脏腑功能紊乱，从而产生一系列致病因子的病理状态。有学者指出，如果身体内的邪浊之物久久没有祛除，则会随着时间的延长愈加剧烈，就会转变为毒而存在于身体之内导致疾病的发生，此即"邪盛谓之毒"。其中"邪浊之物"具体是指人体内生之痰、浊、瘀、血等病理性产物，长时间在体内存在会发生质变，演变为能对人体造成严重损害的致病因子，亦可谓之"痰毒""瘀毒"。因此，内生之痰、浊、瘀、血是内生之浊毒产生的重要病理基础。中医学浊毒理论认为，浊与毒性质类同，并有相趋相聚之势，因此常"浊""毒"并称。基于此，浊毒有着两方面的性质和特点，一方面，浊毒是一种能破坏正常人体脏腑气血阴阳的致病因素；另一方面，又是指由人体内外环境紊乱导致的脏腑功能失调、气血运行失常，机体内代谢产物不能及时排出、蕴积体内而化生的病理产物。

现有的对中医学浊毒理论的阐述只强调了"浊"与"毒"的病理特性，往往"浊"与"毒"并称，"浊"与"毒"同源，这样虽然突出了"浊""毒"的因果属性和致病属性，但是却忽略了"浊"的环境属性，即"浊"是人体微生态内环境中一个重要的组成部分，以及"毒"的聚集属性和环境共生属性，忽略了作为整体的人体机体内生微生态环境中，"浊""毒"的生态调节功能和从属关系。而我们认为，"浊"本身就是人体微生态内环境稳态失衡的表现，正是在微环境失衡的情况下，导致了"毒"的产生。

"浊、毒"本义解析与微生态角度下的理论延伸

1. "浊"的本义与延伸："浊"，形声，繁体字从水，蜀声。"蜀"本义为"蚕"，"水"与"蜀"联合可认为指包含细小活物的水。《说文解字》云：浊为"水不清也"。《水经注》中有"浊水，上承云阳县东大黑泉"及"南昌有浊水"之说。《诗·邶风》中有"泾以渭浊"及"浊谓之毕"的描述。可见"浊"本义主要是各种杂质（包括各种微生物）的水。《黄帝内经》中"浊"有 60 处之多，其中《素问》含 13 处，余为《灵枢》所载，并有《灵枢·阴阳清浊》一章专门论述。《黄帝内经》中以"浊气""清浊"居多，兼以"血浊""浊涕"称之。由此可见，《黄帝内经》中"浊"已经由水之浊扩展为与清相对应的广义的浊，如浊气、气浊、血浊、浊涕等。无论是描述脏腑的正常生理功能，还是病理产物的性质，主要是突出其趋下、稠厚的特点，并且指出"清浊相干，名曰乱气"（《灵枢·阴阳清浊》），为后世浊邪的提出奠定了基础。

继《金匮要略》"浊邪"后逐渐出现"浊症""浊病"等，使对浊邪致病的认识趋于成熟，如《温热论》云"湿与温合，蒸郁而蒙蔽于上，清窍为之壅塞，浊邪害清也"。可理解为"浊"是一类致病邪气，多是湿热之邪夹杂，且表现为清窍受蒙的一系列症状。浊毒理论在此基础上衍生而来。

2. "浊"与人体内在微生态环境的关系：从中医学角度研究人体的方法是将人与宇宙合为一体，与天地合为一体，人作为宇宙中的一个部分，从宇宙中来，回归到宇宙中去。如"天地之间，六合之内，其气九州、九窍、五脏十二节，皆通乎天气"（《素问·生气通天论》）；"夫人生于地，悬命于天，天地合气，命之曰人"。因此，人体内在微生态环境是自然生态环境的具体体现。

从"浊"本义及其延伸不难看出，"浊"一是指重浊稠厚涩滞的生理、病理状态，如"寒极生热，热极生寒，寒气生浊，热气生清"（《素问·阴阳应象大论》）；"诸转反戾，水液浑浊，皆属于热"（《素问·至真要大论》）；"鼻渊者，浊涕不下止也"（《素问·气厥论》），类似于与感染相关的炎性状态。二是特指"水谷之气"，如"其精气上注于肺，浊溜于肠胃"（《灵枢·小针解》）；"血之清浊，气之滑涩"（《灵枢·根结》）。可见"浊"与人体正常寄生菌所占比例最高的消化系统功能密切相关。可认为"浊"是以人体内微生态群落的形式存在如浊气、血浊、浊涕等，关系着人体内微生态环境的变化与失衡，所以"浊邪在上"就会出现"胀"的症状。又云"清浊相干，乱于胸中，是谓大悗……乱于肠胃，则为霍乱"（《灵枢·五乱》）。可理解为是因为微生态菌落在数量、性质或寄居地等方面发生了变化而导致人体出现了以胃肠道表现为主的多系统损害，这与现代医学研究认为人体微生态与消化系统、呼吸系统、心血管系统及神经精神系统等疾病的发生密切相关。

3. "毒"的本义与延伸：《说文解字》云"毒，厚也。害人之草，往往而生"。毒，是高度集聚的意思。厚，相对于生命体，指味厚、有害成分浓度厚，"害"集中。毒如果理解为"聚"，则任何物质高度聚集则必成"毒害"。于智敏认为，"毒"有两层含义，一是指对人体有危害的物质，如孔颖达疏云"毒者，苦恶之物"；《周易·噬嗑卦》云"六三，噬腊肉，遇毒"；这里的毒实际上是指在服食腊肉过程中出现的中毒症状。二是指作用峻烈的物质，古代医家通常认为是药物。《淮南子·修务训》云"古者，民茹草饮水，采树木之实，食蠃蚌之肉，时多疾病毒伤之害"。其中"毒"是指人民受到草、木、虫、鱼、禽、兽之类的侵害。虽是普通的花鱼草木，但是也在一定程度上导致人类生病，即为毒药。"神农尝百草之滋味、水泉之甘苦，令民知所避就，一日而遇七十毒"，此处"毒"是指对人体有一定伤害作用的药物，即毒药。

《黄帝内经》中"毒"有 46 处，其中《素问》含 36 处，余为《灵枢》所载。《黄帝内经》中多以"毒药"并称居多，与此含义类似的还有"大毒""常毒""小毒""有毒""无毒"之称谓。《黄帝内经》中"毒"还有另一种含义，如"大风苛毒""疮疡留毒""伤于毒""虫毒"等，可释为致病因素或致病因子。如《素问·五常政大论》论述了"寒毒""湿毒""热毒""清毒""燥毒"的概念，王冰注"毒者，皆五行标盛暴烈之所也"，即指六淫之气过甚可转化为毒。《金匮要略》亦有"阴阳毒"的描述，此

处"毒"指疫气，是相传易感的致病性更强的邪气。"毒"即是各种治病因素达到的一种高能状态，要"避其有时"，更需强有力的治疗手段"以毒攻毒"。

4. "浊毒-微生态"理论：

（1）"浊毒-微生态"理论的构建及内涵："浊"与毒"并称时，"毒"取致病因素或致病因子之意。"浊"为人体微生态环境稳态发生失衡时的表现，与"清"相对，"清"代表的是人体微生态内环境的稳定状态，而"浊"代表的是人体微生态内环境的失衡状态。如"浊溜于肠胃，言寒温不适，饮食不节，而病生于肠胃，故命曰浊气在中也"（《灵枢·小针解》）；"阳气蓄积，久留而不泻者，其血黑以浊，故不能射"（《灵枢·血络论》）。正如前文所述，"毒"本义为"聚"，"厚也"，任何物质高度聚集必成"毒害"。张成岗提出，人体与微生物的关系是相互依赖共生并存的关系，人体为菌群提供充足的营养物质，满足菌群增殖和生长的需要，反过来菌群的生理功能维系着人体的健康。如果人体和菌群能够保持足够的平衡，人则表现出健康的状态，也就是中医学所提到的"清"；反之"变由丛生"，可理解为在人体微生态内环境由"清"转"浊"的过程中，人体内的相关微生物群落也因共生的内环境的变化而发生相应的改变，这种改变由量变到质变，即正常的人体微生态组成群落高度聚集或相对制约机制遭到严重破坏而成"毒"的病理状态。

（2）"浊毒-微生态"理论的临床意义："浊"之成因不外乎外感内伤、饮食劳倦，正气受损，邪气入里，缠绵不解，胶结难化所致，表现为脏腑气机紊乱、功能失调的"毒"聚之势，久之气血阴阳失衡，进一步伤及脏腑，可夹痰夹瘀，甚至变生癥瘕积聚。其致病特点为病邪剧烈，直中脏腑，久聚成毒，缠绵难愈，预后不良，类似于《伤寒论》的"直中"，即病邪不经太阳初期及三阳阶段，直接进入三阴经的发病方式。一般指病情较重，结合人体微生态失衡多导致严重感染、代谢性疾病、脏器衰竭及癌症等，故可为中医学解释一些慢性病、疑难病的病因病机提供新的思路和方法。

基于"浊毒-微生态"理论的内涵及病理演变，其临床表现可谓复杂多变，正如《灵枢·五乱》所云"清浊相干，乱于胸中，是谓大悗。故气乱于心，则烦心密嘿，俯首静伏；乱于肺，则俛仰喘喝，接手以呼；乱于肠胃，是为霍乱；乱于臂胫，则为四厥；乱于头，则为厥逆，头重眩仆"；可归纳为起病较重，壅塞清窍，脏腑气机逆乱，气血运行受阻，病理产物浑浊稠厚，易致变证；以脾胃病论，多见头重头晕，恶心纳差，呕吐浊痰，腹胀腹满，身体困倦，大便或干或溏等症，可理解为"呕吐""胃痛""痞满"等寒湿或湿热交阻之重证。由于"浊气出于胃，走唇舌而为味"（《灵枢·邪气脏腑病形》），故舌象的变化是"浊毒-微生态"理论最客观的临床依据。以往研究亦证实，舌苔的变化与口腔、胃肠道微生态失衡相关。我们可以此为切入点讨论浊毒，证实人体消化系统微生态的变化，进而研究微环境-内环境-外环境的各个系统的整体变化规律及内在联系。

从微生态角度对"浊毒"进行辨证论治，如前所述，人体微生态是中医学整体观、正邪理论等的具体体现，故临证时应重视自然环境、气候因素、社会心理因素等对于相关疾病的影响，不只是从内环境认识疾病的性质，更要把人体放在大环境中进行系统把握，辨别"清浊"，明确正邪的相互关系，因势利导，才能真正实现扶正祛邪。

5. 基于"浊毒-微生态"理论的口腔、胃微生态-幽门螺杆菌相互作用机制研究模式：根据"浊毒-微生态"理论，人类口腔微生态系统、胃肠道微生态系统虽是各自独立的人体微生物群落，但也是互相联系、互相依存、互相影响的。与其他种群的微生态系统相同，口腔-胃在人体内形成了微生物共生的生态微环境。在作为宿主的人体健康的情况下，口腔及胃部的正常菌群可以共同抵抗外界细菌在此定植，并且还可以刺激宿主的免疫系统，对宿主的免疫调节有积极作用，而人体则为微生物提供了赖以生存的环境和生长增殖所需的营养物质，所以微生物和人之间是相互依赖的关系，这些口腔黏膜和胃黏膜中存在的正常微生物处于动态平衡的状态。如果人体出现了异常，那么口腔以及胃部的微生物不仅会导致机体出现内源性感染，而且还可能为外源性病原微生物的入侵提供有利的时机，而宿主摄入的营养物质是否正常和本身的免疫力情况，也会对人体口腔和胃部微生物造成较大影响，从而破坏微生态内环境的平衡。

如上所述，在口腔-胃的整个微生态系统中，舌苔是反映整体微生态平衡的非常灵敏的指标之一。

中医学认为，舌苔是胃气消化水谷继而蒸化承于舌面所形成，可以有效反映出脾胃的生理病理性变化，是脾胃功能变化的窗口，辨舌苔在脾胃病辨证中具有非常重要的价值。舌苔的组成成分主要是丝状乳头分化的角化树及填充其间的脱落细胞、唾液、细菌、食物碎屑、白细胞等。人体处于健康状态时，舌象表现为浅薄的白色舌苔，舌苔的微生态处于动态平衡，也就是阴阳平衡。如果机体受到各类病理因素的影响，脏腑机能随之改变，舌苔的微生态平衡被打破，使舌苔出现微生物种类和数量异常，此时就会表现出苔色、苔质的变化，并同时出现各类疾病的临床表现。由此可见，舌苔出现的病理性变化是因为口腔的微生态环境发生了变化所导致，而口腔微生态变化受诸多体内外环境因素影响。

幽门螺杆菌的发现对胃相关疾病的认识具有划时代的意义。近年来研究显示，幽门螺杆菌感染可降低食管癌发生率，提示幽门螺杆菌与上消化道疾病的联系可能更为复杂，故有必要从人体微生态学的角度，以共生生理为线索进行口腔-胃微生态与幽门螺杆菌关系的研究，但鉴于目前研究手段所限，尚未能得出理想的实验结论。中医学认为，幽门螺杆菌属"浊毒"范畴，故以"浊毒-微生态"理论为指导，以舌象、胃镜影像为切入点进行相关研究，无疑为寻找新的研究思维模式提供了可靠途径，并试图以此建立口腔、胃微生态-幽门螺杆菌相互作用机制研究模式，进而为拓展以中医学的宏观微生态思维方法研究人体内环境局部微生态思路提供有益的探索。

"浊毒-微生态"理论是对现有浊毒理论及现代微生态学的有益补充和扩展，也是将现代微生物生态学与传统中医学理论相结合的一个初步尝试。利用现代科学技术构建中医药微生物生态学理论体系，进一步认识和研究传统中医学所包涵的微生态学原理，并充分应用蛋白质组学、代谢组学等先进技术手段进行论证，丰富和扩展中医药事业在微生物领域的研究，为中医药微生物生态学的建立和发展及其应用于临床奠定坚实的理论基础。

174　构建浊毒理论体系框架

　　理论创新是中医学蓬勃发展的灵魂，在发掘、继承、发展、创新中医学理论的过程中，不断地梳理、整合、构建、完善中医学知识体系的关联及其所形成的多维、多层级结构，是中医学理论薪火传承的必由之路。中医学理论体系是在对临床实践的经验加以总结和概括后，形成自身结构和具体内容，使中医学理论结构化、立体化、动态化。其中经验要素、理论要素及结构要素是构成中医学理论体系的三大要素。构建中医学理论体系就是要将中医学理论的内在结构更加全面、深刻、系统地呈现出来，并在此基础上进一步拓展，不断丰富、完善、创新原有科学知识，进一步深化理论，提升理论的应用价值。

　　学者孙建慧等立足于现代中医学病因、病机、证候学研究热点，在继承中医学有关浊毒认识的基础上，通过大量基础与临床研究，提出浊毒理论。在此基础上，对构建中医学浊毒理论体系的思路与方法进行了探讨，明确浊毒理论的内涵、丰富浊毒理论的外延，使之能切实有效地指导中医临床与科研工作。

构建浊毒理论体系的学术价值

　　浊毒理论是国医大师在继承先贤学说基础上创新的中医学理论，是研究和阐述浊毒的生成、病理变化、发病特点、演变规律、诊断及治疗方法的学术思想。随着生态环境的变化及生活方式、疾病谱的改变，作为创新的病因、病机理论，浊毒理论指导了临床多学科、多病种的诊疗。自浊毒理论提出以来，经过多年的临床与科研探索，关于浊毒的研究虽然取得了一定的成果，但其理论探讨与临床研究仍需要进一步规范化、系统化。基于此，规范浊毒理论表述，纠正浊毒理论歧义，进一步揭示浊毒理论内涵，使浊毒理论外延更加丰富，是中医浊毒理论发展的需要，是中医药临床研究的需要，也是中医药学理论体系充实提高的需要。

构建浊毒理论体系的研究思路

　　构建中医学浊毒理论体系的思路应以整体观念为主导，应始终围绕辩证思维。具体包含：通过系统梳理古今文献的相关记载，归纳整理临床验案，结合本团队前期研究基础，明确中医学浊毒的概念，揭示浊毒形成原因，阐述浊毒致病机制，归纳浊毒临床表征、辨证分型、治则治法与临证方药，总结出从"浊毒"论治疾病的证治规律，从而形成完善的"浊毒"病因、病机、证候学说，深化浊毒理论，扩大浊毒理论的临床应用范围，突显浊毒理论对实践的指导价值。同时以临床及动物实验研究为延伸点，将理论知识、临床实践、实验研究相互结合，实现三者良性互动，逐步构建出表述规范、概念明确、逻辑严密、结构合理、层次清晰的中医学浊毒理论体系框架。

构建浊毒理论体系的初步实践

　　1. 规范浊毒的概念：概念是理论构建的基本要素，理论体系构建的前提是要明确由概念组成的系统化的理性知识。因此，严谨规范浊毒的表述，正确诠释浊毒的概念，可为构建浊毒理论体系框架并进一步开展浊毒理论的现代化研究奠定基石。

　　"浊"与"毒"的概念始于《黄帝内经》，其中记载"浊"有60处之多，描述"毒"有46处之多。历代医籍中又见诸多记载，但均分而论之，未将"浊""毒"合并表述。自浊毒概念提出以来，不乏医家对其进行研究探讨，但目前尚未形成统一的认识标准。如邢玉瑞认为，浊毒属于毒邪的一种，是具有秽浊、黏滞、胶着特性的毒邪。占永立等认为，浊毒中以浊为主，浊邪蕴久化毒，出现浊和毒的双重致病特征时，称为"浊毒"。我们认为，作为中医学术语，浊毒有广义和狭义之分，广义的浊毒泛指一切对人体有害的不洁物质；狭义的浊毒则指由于湿浊、谷浊久蕴化热而成的可对脏腑经络气血造成严重损害的黏腻秽浊之物，是浊毒理论现阶段研究的重点。浊有浊质，毒有毒性，二者属相互独立又相互作用的单元。浊具有胶结、黏滞、重浊、浑秽的特性，然水湿遇毒发生浊化，浊化之邪较湿更稠厚浓重、胶结秽浊、难以祛除。毒具有燔灼、剧烈、迅猛、易入血络、伤津耗气的特性。毒与浊常兼夹为害，稽留体内，共同致病，影响脏腑、经络功能，造成气血、阴阳失衡。因此，浊毒既是一种对人体脏腑、经络、气血、阴阳均能造成严重损害的致病因素，又是多种原因造成的不能排出体外的病理产物。浊毒既是在疾病发生、发展、演变过程中的病因、病机学概念，也可以是在致病因素作用下表现出的一类症候群，即浊毒证。

　　2. 整合浊毒的病因、病机：病因、病机是疾病动态演变过程中不可分割的两部分，此处的"因"有两层指代，一为原因，即将浊毒视为一种致病因素，既可由表侵入，又能由里而生；二为导致浊毒的原因，涵盖了浊毒以及在其基础上形成的与浊毒相关的病理产物。浊毒作为复合的病因、病机，其致病过程即机制演变贯穿于整个动态过程中，表现为易耗气伤血、壅结脉络，易阻碍气机、胶滞难祛，易积成形、败坏脏腑，及迁延性、难治性、顽固性、内损性的特征。本团队前期研究中，从现代医学视角探讨浊毒的致病机制，认为浊毒病邪胶结作用于人体，是通过"浊化—浊变—毒害"的病理演变，最终导致细胞、组织和器官代谢机能失常，乃至衰竭，其中包括现代病理学中的炎症、增生、萎缩、化生和癌变等变化。浊毒病邪常侵犯消化系统，是慢性萎缩性胃炎、消化性溃疡、溃疡性结肠炎、肝硬化、胰腺炎等疾病重要的致病因素。如在慢性萎缩性胃炎中，先有肝郁气滞，横犯中土，克脾伐胃，中土既虚，水湿停聚，继而积湿成浊，浊郁化热，热蕴成毒，浊毒之邪深伏胃络血分，最终形成慢性萎缩性胃炎繁杂难解的病理改变。将现代微生物学与浊毒理论相结合来看，"浊"是疾病状态下在人体内以微生态群的形式存在，与人体内微生态环境的变化密切相关，而"毒"则是致病因素达到的一种高度聚集或相对制约机制遭到破坏而成的病理状态。当人体微生态内环境失衡，即表现为"浊"，从而进一步产生"毒"。此外，浊毒还可侵及全身多系统，如呼吸系统、心脑血管系统、风湿免疫系统等，其致病常导致机体内部失调，发生脏腑组织器官等功能、代谢、形态结构上的变化。浊毒作为病理产物，在疾病发展、演变过程中亦有重要作用，如在慢性、难治性疾病病变过程中脏腑功能紊乱，气血运行失常后可产生浊毒，进一步损伤原发病灶，耗损气血，破坏形体。将浊毒作为该领域深入研究的切入点之一，在辨证、遣方用药方面考虑到浊毒的作用，对于提高临床疗效有一定的作用。

　　3. 梳理浊毒的主症、兼次症：以浊毒为病因病机使机体产生特有临床表现的一组或几组症候群称为浊毒证候，包括主症、兼次症及舌脉等。在前期研究基础上，进一步建立、健全浊毒证诊断标准，逐步在全国范围内形成高度共识，是完善浊毒理论体系的重要举措。根据历代医家对"浊""毒"的记载，结合我们对浊毒的认识，将浊毒证概括为以下几种。浊毒主症：①疾病所在系统、器官等病位的主要症状；②大便黏腻不爽，臭秽难闻，小便或浅黄或深黄或浓茶样改变，汗液秽浊有味。浊毒兼次症：颜面色黄、晦浊、粗糙、褐斑、痤疮，头重如裹，皮肤油腻，眼睑红肿糜烂，鼻头红肿溃烂，咽部红肿，咯吐黏稠涎沫，口苦，口中黏腻，渴而不欲饮，肌表湿疹等。舌脉：舌质或红或红绛或紫，苔色或黄或白或黄白相间；脉或弦滑或细滑或弦细滑。因浊毒侵犯部位、疾病性质、疾病所处阶段、患者体质及既有的干预措施不同，浊毒证候有浊重毒轻、毒重浊轻、浊毒并重之别，临证之际，当详细审之。

　　4. 开展浊毒类证研究：因患者体质、疾病所处阶段等不同，同为浊毒侵袭，证候表现亦有差异，这种以浊毒为核心证，在兼夹证候方面表现不同的一类症候群称为浊毒类证。如痰湿质患者，因浊毒发病，其证候通常表现为痰结浊毒证；血瘀体质者，则常表现为血瘀浊毒证。如溃疡性结肠炎以发作、缓解相交合为发病特点，发作期以浊毒内盛为主，缓解期浊毒势减，以正虚为要，表现为气虚浊毒证、阴虚浊毒证、血虚浊毒证等。以"浊毒"为主线，依据具体辨证之不同，开展浊毒类证的研究，是对浊毒证分层次、分阶段的细化探讨，是对浊毒证维度的拓展与补充，以期掌握不同疾病、疾病不同阶段的浊毒证候演变规律。目前我们所概括的浊毒类证包括气滞浊毒证、痰结浊毒证、血瘀浊毒证、气虚浊毒证、阴虚浊毒证、血虚浊毒证等，并归纳总结其临床表现、治则方药。

5. 拓展浊毒证治思路： 根据浊毒致病特点，将浊毒理论应用在分析疾病诊治规律的决策过程中，化浊解毒为其基本治疗原则。化浊解毒法可使浊化毒除，从而气行血畅，痰消火散，积除郁解，恢复五脏生理特性。临证化浊解毒法当随证灵活运用，或给邪以出路，予以通腑泄浊解毒使浊毒从大便而出，渗湿利浊解毒可使浊毒从小便而去，达表透浊解毒则使浊毒从汗液而排。或从根本截断浊毒生成，予以健脾除湿解毒、芳香辟浊解毒、祛痰涤浊解毒、清热化浊解毒、攻毒散浊解毒等，阻断湿、浊、热、毒胶结成浊毒之势。临床上常用的药物包括辛开苦降类、淡渗利湿类、芳香化浊类、虫类、矿石介类等。但不可拘泥一法一方，应根据浊毒病邪轻重深浅，病程新久，在气在血，分层次用药，辨证施治。

6. 扩展疾病应用范畴： 浊毒理论在治疗消化系统疾病方面已进行了深入的研究，尤其是治疗慢性胃炎、肠上皮化生、异型增生、溃疡性结肠炎等疾病已取得了较满意的临床效果，并初步探讨了以浊毒立论的化浊解毒方药的作用机制。如通过观察化浊解毒方慢性萎缩性胃炎浊毒内蕴证患者血清胃蛋白酶原、促胃液素17水平的影响，验证其组方的有效性及可能的作用机制；以浊毒理论为指导，创制兰茵凤扬化浊解毒方，观察该方对溃疡性结肠炎患者肠镜像的影响。但仍要进一步深化浊毒理论在消化系统疾病中的研究，包括运用浊毒病因病机学、证候学、诊断治疗学指导消化系统各类疾病的证候辨析以及疾病的治疗，并进一步探讨其作用机制。

除此之外，还要拓展浊毒理论在其他与浊毒密切相关疾病中的运用，如慢性肾脏病、冠状动脉粥样硬化性心脏病、慢性阻塞性肺疾病、糖尿病等。目前已有学者在所处领域进行初步尝试，如提出浊毒是慢性肾功能衰竭的主要病机，以浊毒蕴血、脉络阻滞为病机探讨原发性高血压的致病机制。可见浊毒理论的研究和应用已呈现范围逐渐扩大、辐射效应逐渐增强的趋势，充实完善浊毒理论体系，可更好地发挥该理论对多学科、多病种临床、科研的指导作用。

7. 建立浊毒证候模型： 动物模型是从理论基础探讨到临床研究的桥梁，设计符合中医浊毒病因病机、更切合浊毒病证的实验动物模型制备方法，建立动物模型的评价体系，可为研究浊毒证的本质、浊毒致病机制、化浊解毒方药干预机制，以及评价从浊毒论治多种疾病的有效性提供科学论证方法。前期研究中，对于浊毒证候模型的制备主要从饮食、气候等方面进行干预，缺乏统一规范的标准，一定程度上降低了浊毒研究成果的聚集性，因此，建立和规范浊毒证候模型，开展浊毒证候实证性的研究十分必要。基于临床研究的客观需要，在浊毒证候模型基础上，将浊毒证候与疾病相关联，建立病证结合的新模型体系，实现病证相合、宏微相参，推进临床实验研究，以提高诊疗的针对性、精确性和高效性。

8. 推进浊毒实验研究： 在浊毒证候动物模型基础上，关于浊毒在人体内的具体指代、损害路径、化浊解毒方药的干预调节机制，方药组成的药效、药性及中药活性成分的研究等，还需运用现代科学技术语言阐释。如充分应用分子生物学、免疫学、基因检测技术、蛋白质组学、代谢组学等高新技术手段开展系列实验研究，深度剖析浊毒致病机制，为浊毒体系的构建提供更加科学、客观的工具。梳理以浊毒立论的有效方药，全面、系统、科学、确切地总结出其固有的临床疗效，对浊毒理论蕴含的理、法、方、药进行系列研究，逐步形成具有鲜明特色的中医浊毒诊疗方案，指导临床工作。对于有效方药的总结，要从简单的疗效总结转向纵横分析，提取有效的相对固定的方药，逐步开展以病证规范化为基础多中心、随机、对照、双盲临床研究，并进行系统评价，以验证其有效性、安全性，定位其疗效机制及适用范围。

构建浊毒理论体系的展望

　　近年来，对浊毒理论的运用逐步从消化系统疾病扩展到心脑血管、呼吸、代谢系统等多领域中，这无疑为浊毒理论体系的构建提供了更为广阔的平台。后续要积极建立多学科、多病种的浊毒重点专科、重点学科、重点实验室，提供更高水准、更广辐射面的医、教、研平台。基于广阔、先进、优越的平台，将工作重心由疗效总结引向机制研究，在浊毒证动物模型、病证结合的动物模型基础上，建立浊毒类证及浊毒类证与疾病结合的动物模型，为深层次机制研究提供实施手段。

　　任何一个理论体系的建立都需要经历从萌芽、发展、丰富到逐步完善的过程，浊毒理论亦是如此。当代中医药事业发展应保持现代化走向，要创新性地提出有价值的中医学理论，并构建系统、客观、科学的理论体系，不仅是对浊毒理论的升华，也是顺应当代医学发展潮流的实质性举措。我们应继续以浊毒理论为指导，进行深入、持久的基础与临床研究，使浊毒理论更好地指导临床与科研，为人类健康和疾病防治做出更大的贡献。

175　浊毒病症和用药规律

　　浊毒是人体水谷精微代谢紊乱（水谷精微过度积聚和化生异常）所产生的病理产物，对人体脏腑经络及气血阴阳均能造成损害。浊毒相合，浊夹毒性，毒借浊质，致病表现更为凶险怪异、繁杂难治、变证多端，甚至转为坏病。浊毒是当今中医界的研究热点，已被视为多种慢性难治性疾病的重要致病因素。但关于浊毒的辨证施治虽多见于某些疾病研究，却仍缺乏统一的辨证施治要点。学者王亚等基于数据挖掘手段，系统整理了中国知网、万方、维普数据库中浊毒辨证施治相关文献，并对文献中浊毒相关疾病、浊毒证基本症状及其用药进行归纳总结。

资料与方法

　　1. 数据收集：数据库：中国知网数据库（CNKI）、万方数据库、维普数据库；检索时间：建库至2017年10月23日；文献类型：期刊；检索方式：主题（CNKI、万方数据库），关键词（维普数据库）；检索词：浊毒；检索文献时间跨度：无限制。检索到的文献记录以 Refworks 的格式导出，导出的文献记录中包含的信息有作者、研究机构、题名、发表年份、关键词、摘要、期刊、卷次和起止页码。在导出的文献记录中另外补充了"疾病名称""症状""用药"信息。

　　2. 文献纳排标准：文献纳入标准：①含有浊毒证病症及其用药的文献。②仅含有浊毒证病症的文献。③仅含有浊毒证用药的文献。文献排除标准：①综述性文献。②浊毒概念不明确或浊、毒分而论之的文献。③浊毒证采用方药之外的治疗手段（如针灸）且不含有浊毒证病症的文献。④浊毒用药规律研究或临床经验用药总结的文献。根据以上标准，经人工分析1466篇文献的内容，剔除文献863篇，共计纳入研究文献603篇。

　　3. 数据规范：由于文献的发表机构存在名称更迭，名称又有全称和简称之别；疾病名称更是存在现代疾病名称与中医病名混用；中西疾病症状描述更是混杂多样；同一种中药的名称记载混乱，因此对文献中的研究单位名称、浊毒相关疾病名称、浊毒症状及浊毒用药给予进一步规范。

　　（1）研究单位规范化：研究机构名称更改者，统一规范为当前的机构名称；研究机构用简称者规范为全名称；研究机构仅保留一级单位。

　　（2）浊毒相关疾病名称规范：浊毒相关疾病从题目和关键词项目中提取。若1篇文献中出现多个病名，则从文献原文中提取浊毒相关的疾病名称。有明确西医病名者规范为西医病名，如消渴规范为糖尿病。规范后的疾病名称，按照西医内科学的疾病分类进行归纳。未能明确西医病名者则保留中医病名，如口臭等。

　　（3）浊毒症状规范：根据《中医诊断学》进行浊毒症状名称规范。①按相同症状处理：去掉表示部位、频度的词，如周身水肿、下肢水肿、眼睑水肿等规范为水肿，嗳气频频、时常嗳气等规范为嗳气。②拆分为不同症状者：脘腹胀满拆分为胃胀、腹胀；苔黄厚腻拆分为苔黄腻、苔厚腻、苔黄厚。症状规范后剔除同条文献中重复的症状。

　　（4）药物名称规范：根据《中药学》进行药物名称规范。①按不同药物处理：炮制后性味功效明显改变或习惯用法分开的药物分计，如生地黄和熟地黄；来源于同一植物不同部位的药物分计，如赤茯苓、白茯苓，天花粉、瓜蒌等。②按相同药物处理：山茱萸、山萸肉统称为山茱萸。③其他：对取末者，如黄连末等按生药黄连处理；对标明产地者，如川大黄等按规范药名大黄处理。

4. 分析方法：本研究的数据整理及分析均使用 Python 编程语言完成。首先使用 Python 进行研究机构、疾病名称、症状及药物的使用频次分析，并基于频次进行关联分析，探讨研究机构与疾病种类之间的关系及两味中药的配伍规律。

方药统计分析结果

1. 浊毒证相关文献研究机构及所研究疾病种类分析：统计发现，参与浊毒辨证施治相关研究的机构共有 416 家，其中河北省中医院、河北医科大学、北京中医药大学东直门医院、天津中医药大学和天津中医药大学第一附属医院的发文量均在 20 篇以上，是浊毒辨证施治的主要研究阵地。通过研究机构与疾病名称关联分析可知，天津中医药大学及天津中医药大学第一附属医院对肾脏疾病、糖尿病及其并发症多从浊毒论治；北京中医药大学东直门医院常从浊毒论治糖尿病肾脏病、慢性肾脏病及慢性肾衰竭；河北医科大学及河北省中医院从浊毒论治慢性胃炎（特别是慢性萎缩性胃炎）及溃疡性结肠炎等消化系统疾病。

2. 浊毒证相关疾病分析：统计结果显示，浊毒相关疾病达 144 种，总出现次数达 853 次，其中泌尿系统疾病 249 次，代谢性疾病 232 次，消化系统疾病 256 次。其中泌尿系统疾病以肾衰竭（198 次）和慢性肾脏病（41 次）为主；代谢性疾病以糖尿病及其并发症、合并症（153 次）和高尿酸血症痛风及其并发症（71 次）为主；消化系统疾病以胃炎（109 次）为主。

3. 浊毒证基本症状分析：统计结果显示浊毒证症状繁多，高达 371 种，总出现频次达 5573 次。对纳入频数大于 50 的浊毒基本症状进行分析，浊毒的高频症状如纳呆、恶心、呕吐、胃痛、胃胀、腹胀等与脾胃系病密切相关；口干是消渴及其并发症的常见症状；水肿、口中异味（口中尿味）、尿少等与肾系病关系密切；多伴面色多晦暗、小便多黄赤、大便干燥或黏腻且伴排便不爽，舌象以红或暗红为著，苔多见黄腻或厚腻或黄厚，脉象以弦滑、滑数为主。

4. 浊毒用药规律研究：研究中共涉及药物 425 味，药物总使用频次 9345 次。使用频次≥100 的药物，其中大黄的使用频次最高，其次为黄连（表 2 - 1）。对 422 味中药按功效进行归类并进行统计，出现频率最高的是清热药（其中清热解毒和清热利湿药物使用频率较高）和补虚药（其中补气和补血药物使用频率较高），分别是 1993 次（21.63%）、1621 次（17.60%）。

表 2 - 1　　　　　　　　　　　　　　治疗浊毒高频药物（频次≥100）

药物	次数	频率/%	药物	次数	频率/%	药物	次数	频率/%
大黄	346	3.70	黄芩	164	1.75	砂仁	141	1.51
黄连	269	2.88	甘草	161	1.72	蒲公英	139	1.49
茯苓	265	2.84	薏苡仁	156	1.67	茵陈	137	1.47
当归	226	2.42	泽泻	153	1.64	白花蛇舌草	129	1.38
丹参	223	2.39	白芍	148	1.58	陈皮	128	1.37
黄芪	211	2.26	川芎	147	1.57	土茯苓	120	1.28
白术	191	2.04	藿香	143	1.53	苍术	103	1.10
法半夏	178	1.90	佩兰	142	1.52			

此外，利水渗湿药、活血化瘀药、化湿药、理气药的使用频率亦较高。常用药对（药对总出现频次为 59028 次）研究显示，最常用的两味药配伍为大黄＋黄芪，其次为白术＋茯苓，丹参＋大黄，大黄＋茯苓（表 2 - 2）。

表 2-2　　　　　　　　　　　　治疗浊毒高频药对（频次≥90）

药对	频次/次	支持度/%	提升度
大黄＋黄芪	135	0.23	2.74
白术＋茯苓	132	0.22	3.86
丹参＋大黄	122	0.21	2.34
大黄＋茯苓	114	0.19	1.84
川芎＋当归	108	0.18	4.81
大黄＋当归	106	0.18	2.01
法半夏＋茯苓	105	0.18	3.29
黄芩＋黄连	107	0.18	3.59
茯苓＋黄连	104	0.18	2.16
佩兰＋藿香	100	0.17	7.29
佩兰＋黄连	96	0.16	3.72
当归＋黄芪	96	0.16	2.98
丹参＋黄芪	94	0.16	2.96
法半夏＋黄连	94	0.16	2.90
法半夏＋大黄	91	0.15	2.19
茵陈＋黄连	91	0.15	3.65
大黄＋黄连	91	0.15	1.45
当归＋茯苓	90	0.15	2.22

分析与讨论

通过浊毒相关疾病及基本症状分析，可以看出浊毒致病范围之广，涉及部位之多，充分体现出浊毒病邪随气机升降无处不到，内达脏腑经络，外至四肢肌腠，游溢全身，形成多种疾病的致病特点。浊毒高频症状中，小便多黄赤，大便干燥或大便黏腻伴排便不爽，舌象以红或暗红为著，苔多见黄腻或厚腻或黄厚，脉象以弦滑、滑数为主，反映出浊毒症状虽然繁杂，但二便、舌脉仍是辨识浊毒证的重要内容。此外，研究也印证了浊毒致病常与痰瘀相夹的重要特点。大便黏腻伴排便不爽，苔黄腻或厚腻，脉滑反映出浊毒为病常与痰湿相夹；而舌有瘀点瘀斑（44 次），舌紫暗（38 次）等高频症状提示浊毒致病亦常与血瘀相兼。

从浊毒用药规律分析可见大黄以绝对性优势居于用药频次首位，说明大黄是治疗浊毒中的一味专药。浊毒用药虽种类繁多，但按功效来分多集中于清热药（清热解毒药、清热利湿药为主）、补益药（补气药、补血药为主）、利水渗湿药、活血化瘀药、芳香化湿药和理气药，体现出浊毒治疗不拘泥于一法一方，随证灵活。

给邪以出路，使浊毒从大便而出、从小便而去、从汗液而解。大黄通腑泄浊解毒，引邪从大便排出，临床运用以大便秘结为使用依据；茯苓、泽泻、薏苡仁、萆薢等渗湿利浊解毒，引邪从小便排出，临床运用以肢体水肿、小便不利或尿少、身体困重为使用依据；麻黄、桂枝、紫苏叶、荆芥等发表透浊解毒，引邪从汗液排出，临床运用以皮肤瘙痒、尿少伴有血尿素氮、血肌酐升高为使用依据。

截断浊毒生成，阻断湿、浊、痰、瘀、热、毒胶结成浊毒之势。茯苓、黄芪、白术等健脾益气除湿，为化浊解毒的治本之法，且大黄常与之配伍，攻补兼施，使攻邪而不伤正；佩兰、藿香等芳香化浊除湿，用于湿浊内阻、脾为湿困，临证多见脘腹痞满，口甘多涎，舌苔腻；浊毒为患，每多夹痰，法半夏、竹茹、瓜蒌等配伍大黄，祛痰消浊解毒，临证多见胃脘堵闷，痰多，口中黏腻无味，大便黏腻伴排便不爽；此外，浊毒为虐，亦多夹瘀，丹参、川芎等活血化瘀之品配伍大黄活血通络散浊，运用全蝎、地龙等虫类药以搜剔宣通经络，临床运用以体内肿块形成、固定不移、痛有定处、舌质暗或有瘀点为使用依据。黄连、黄芩、蒲公英、茵陈等配伍大黄，清热化浊解毒以解浊、毒胶着之势，临床运用以心烦、头身困重、口渴口黏、恶心欲呕、食欲不振、舌红、苔黄浊厚腻为使用依据。

　　值得注意的是，除二便、舌脉，浊毒其他症状频数统计的多少与浊毒主要研究机构研究的疾病直接相关。对浊毒研究机构进行分析，结果显示浊毒研究以河北省中医院、河北医科大学、北京中医药大学东直门医院、天津中医药大学第一附属医院、天津中医药大学为代表，贡献了较多文献，分别集中于慢性萎缩性胃炎、糖尿病及其并发症、肾病的浊毒论治。而浊毒证高频症状，如纳呆、恶心呕吐、胃痛、脘腹胀满、口干、水肿、口中异味（口中尿味）、尿少等也与以上疾病相对应。

　　综上可知，浊毒致病广泛，多集中于慢性肾衰竭，糖尿病、高尿酸血症及其并发症、慢性胃炎；浊毒证舌脉以舌红或暗红、苔黄腻甚或垢腻、脉滑数或弦滑为主；治疗浊毒用药多样、灵活，通利二便、发汗给浊毒以出路，蠲除痰湿、瘀血以截断浊毒生成，清热解毒化浊以解浊毒胶结之势。

176　从浊毒论治肝性脑病

常占杰教授在肝性脑病治疗中以浊毒内蕴为辨证中心，强调急则治其标的治病理念。认为该病病位属大肠，涉及肝、脑；浊毒内蕴为主要病理因素；故而治疗中以涤肠泻毒为法，注重通下，同时不忘顾护正气，为肝性脑病患者的中医临证治疗提供了参考及新的辨证思路。

肝性脑病（HE）是由严重肝病或门-体分流引起的，以代谢紊乱为基础、轻重程度不同的神经精神异常综合征。其临床表现轻者可仅有轻微的智力减退，或无明显临床症状，严重者出现意识障碍、行为失常和昏迷；其发病机制以氨中毒学说为主，除外还包括炎症反应损伤、γ-氨基丁酸/苯二氮复合受体假说等，治疗焦点集中于清除肠道毒素、减少肠道吸收。

涤肠泻毒法立论依据

1. 腑气畅则脏气安：肝肠相通论源于《灵枢·根结》云"太阳为开，阳明为阖，少阳为枢……太阴为开，厥阴为阖，少阴为枢"。《董氏奇穴》记载"肝与大肠相通，由六经开阖枢理论推衍而来，实乃脏腑气化相通"，提出肝肠相通论类比气机开阖机制，《医学入门》指出"肝与大肠相通，肝病宜疏通大肠"。大肠居腹中，通上导下，参与调节全身脏腑气机升降出入。肝与大肠的金土二重属性紧密相连，大肠之土性依赖肝之疏泄运行以排泄浊气，金性主降，魄门开启以传导排泄肝之浊气、肠之浊物；同时，金性收敛，以防疏泄太过而伤肝气。肝疏泄如常，则大肠传导之职如常，浊物排泄顺畅；大肠司开阖降浊如常，肝之疏泄如常。反之，肝失疏泄，气机阻滞，浊气不降，则大肠传导失司，表现为便秘或腹泻；若大肠魄门启闭失司，腑气不通，通降不及，则肝气升发不及，阻碍气机升散，浊气上逆，影响肝气疏泄，清阳不升，浊阴不降，三焦气机逆乱，上犯脑窍，神明失灵，表现为神昏、肝风等。

2. 浊气降则神自清：脑为元神之府，大肠以通为用，藏而不泄。《灵枢·五癃津液》云"五谷之津液，和合而为膏者，内渗于骨空，补益脑髓"。脑窍需津液以濡养，大肠主津，故津液系联系二者之桥梁。大肠为腑，汇集糟粕，浊气出，精汁集，脏腑得以濡养，气机畅通，神明乃居。同时，大肠吸收糟粕中精微物质及水分，精微物质以润养肠道，有助于糟粕燥化为粪便；水分防止粪便干燥，保证其顺利排出肠道，保护肠黏膜。若肠道功能失司，糟粕未能及时排出体外，淤积于内，蕴而化毒，腑气不通，浊气无从所出，上逆犯脑，元神受扰，神明难安。《素问·灵兰秘典论》云"大肠者，传道之官，变化出焉"。"道"亦可谐音"导"，即有排泄、传导之意。饮食物通过胃的腐熟及脾的运化转化为糟粕，经小肠泌别清浊后进入大肠，最终以粪便形式排出体外。脏腑学说将大肠归为六腑，视为消化器官，排泄五脏六腑代谢过程中产生的浊物。在各种致病因素作用下，脾失运化可生痰生湿，肝失疏泄可化热化瘀，脏腑功能失调、气血运行失司致使体内产生的生理或病理产物不能及时排出体外，蕴积于肠道，可化为瘀毒、浊毒、热毒等，毒邪上逆，损伤脑络。张锡纯云"大便不通，是以胃气不下降，而肝火之上升，冲气之上冲，又多因胃气不降而增剧。是治此证者，当以通其大便为要务，迨服药至大便自然通顺时，则病愈过半矣"。《灵枢·平人绝谷》指出"胃满则肠虚，肠满则胃虚，更虚更满，故气得上下，五脏安定，血脉和利，精神乃居"。《类证治裁》记载"凡上升之气，皆由肝出"，浊毒之邪有所出，肝气疏泄顺畅，清阳得以上升供养神明，浊阴得以沉降濡养大肠，三焦气机归顺，故而脏腑气机正常输布，浊有所出则神明自清，与涤肠泻毒之原理相通。

从浊毒内蕴论肝性脑病发病机制

根据肝性脑病的临床表现及特征，中医学可归类于"神昏""昏愦""肝著""郁冒"等范畴。肝性脑病的病理变化总属于痰浊、湿热、瘀毒积于大肠，浊毒内蕴而扰乱神明，病虽源起于下实，但上实已然形成，加之肝木横克脾土，肝失疏泄，脾失健运，气机失调，故总以涤肠泻毒为主，使机体得以浊有所出，清有所升，气机宣畅。《金匮要略》记载"见肝之病，知肝传脾，当先实脾"。肝之疏泄主要体现于协助脾胃气机升降，清阳上升以助脾之运化功能，浊阴下降以助胃之腐熟与大肠之传导，腑气通降亦可促进气机寓升于降。大肠主津，吸收食物残渣剩余津液，可经脾气传输运至周身以濡养脏腑，亦可濡养自身。肝疏泄失职，乘脾犯胃，致脾胃升降运化失司，生痰生湿，气机阻滞，腑气不通，则三焦气机逆乱，气血津液输布不畅；胃失和降，浊毒上逆，扰乱神明，则神志昏蒙。若大肠津液亏虚，肠道无以濡养，可致大便干燥，秘闭不通。血为气之母，血能养气，血足则气旺，血失则气散，血不足则无以濡养气，气不足则无以推动大肠，肝性脑病患者有因上消化道出血诱发者，此类患者宜以暂禁饮食及卧床静休为主，此时肠道蠕动减缓，加之禁饮食，机体在缺水状态下亦会从粪便中汲取水分，使粪便愈加干燥，引起便秘，且时间较长，如若通便不及时，粪便集结肠内，使得肠道内细菌繁殖，转变为产氨及内毒素聚集的最佳场所，便秘会增加肠道对内毒素的吸收，从而损伤肝细胞，加重肝性脑病，此与"门脉系统管腔内无瓣膜，肠道感染容易逆行入肝"相通，故为肝性脑病的主要诱发因素之一。

临床治则

本病属本虚标实，在腑气不通的基础上发生痰浊、湿热、瘀毒集结肠道所致，宜上证下治，该治法可通过清除肠毒而达到邪去正安、开窍醒神的目的。基于以上病机的认识，常教授自拟益木脑液，药物组成：生大黄30 g，蒲公英30 g，石菖蒲30 g，芒硝20 g，乌梅30 g，煅牡蛎20 g，煎成药液400 mL，取200 mL，保留灌肠。生大黄性苦寒，与芒硝相合可通腑泄热，寓釜底抽薪之意，直取阳明，使清阳上升，浊阴下降，而神明清灵，或邪气得以出，以绝下闭上塞、内陷心包、瘀滞阻窍之患，达到通腑醒脑开窍的目的；蒲公英清热解毒；石菖蒲芳香走窜，开窍醒神，宁神益智，对脑起到保护作用，其性温，以防诸药过于苦寒而伤正；乌梅性平，归肝、脾、肺、大肠经，有敛肺生津之功，《汤药本草》云"主下气，除热烦满，安心调中"。其味酸，可促进肠蠕动，抑制肠道菌群，保护肠黏膜，同时可酸化肠道，减少血氨的吸收，与煅牡蛎同用可收敛固涩，使通中有收，防止泄下过多而损伤正气。诸药合用，寒且温，通且收，浊有所出；腑气通，气机宣，神明安宁。

肝性脑病多为终末期肝病常见并发症，虽瘀毒积于肠道以致腑气不通，但其本多虚，不可单用涤肠药物以通腑，耗伤正气，故而可于涤肠通下药物之基础上加以益气升阳、行气开窍药。运用"涤肠泻毒"法，通下窍以利上窍，气机通畅则神自清，宣畅气机，有利于清气上升，神明归位，但涤肠通下之品，不可多给，剂量得当，则通而不过，因而所获良效颇多。

177　从浊毒论吸烟引发慢性阻塞性肺疾病病机治法

慢性阻塞性肺疾病（COPD）是一种常见的、可以预防和治疗的疾病，以持续呼吸症状和气流受限为特征，通常是由于明显暴露于有毒颗粒或气体引起的呼吸道和/或肺泡异常所导致。2018 年中国成人肺部健康研究（CPHS）对 10 个省市 50991 名人群调查显示 20 岁及以上成人的 COPD 患病率为 8.6%，40 岁以上高达 13.7%。中医学将 COPD 归属于"肺张""喘病""咳嗽"的范畴，主要临床表现为咳嗽、咳痰、呼吸困难等。众所周知，吸烟是 COPD 最常见危险因素。据 WHO 调查显示，COPD 患者中 80%～90% 是由吸烟所引起，吸烟 COPD 患者的病死率比不吸烟的 COPD 患者高出 10 倍之多。吸入二手烟的成人比没有吸烟或没有吸二手烟的人患 COPD 的概率高 10%～43%。诸多研究已表明，吸烟是 COPD 发生、发展最重要的危险因素。与现代医学相比，传统的中医中药可通过影响炎症因子，纠正氧化/抗氧化失衡，延缓气道重塑，调节免疫功能等方面对 COPD 发生发展的多靶点、多途径进行调节，在延缓 COPD 病情进展、提高患者生存质量等方面显示出一定的优势。然而在中医学理论中，对吸烟等有害气体进入人体是如何作用并最终导致 COPD 的发生尚论甚少，学者潘禹硕等从浊毒理论探讨了吸烟引发 COPD 的病机及治法。

浊毒的概念

历代医家大多对"浊"与"毒"作为单一概念分别论述，"浊"最初指水谷精微中稠厚部分和排泄的污浊之物。如《素问·阴阳应象大论》中云"清阳出上窍，浊阴出下窍；清阳发腠理，浊阴走五脏；清阳实四肢，浊阴归六腑"。后引申为具有秽浊黏腻之性的邪气，与湿同类。如《金匮要略·脏腑经络先后病脉证》中云"清邪居上，浊邪居下"。"毒"最初用于指具有毒性的草本植物，后引申出病名、病因、病机、药性等含义。在病因学中，"毒"是指能够对人体产生毒性作用的各种致病物质。李佃贵将"浊"和"毒"整合为统一概念，首创"浊毒"理论，将其应用于慢性胃炎的治疗当中。"浊毒"作为一种新的病因病机概念被提出，得到国内外众多专家和学者的肯定、认同与研究。然而目前不同医家对浊毒的认识有所不同。如李佃贵等认为广义的浊毒泛指体内一切秽浊之邪，机体外感六淫邪气结聚不散，体内津、气、血、液久郁不解，均可化浊，浊聚成毒，而成浊毒。邢玉瑞则以概念逻辑为基础，提出浊毒是指具有秽浊、黏滞、胶着特性的毒邪。我们认为，在吸烟引发 COPD 的致病过程中，被人体吸入的烟草燃烧产生的烟气，是一种兼具燥热之性的浊毒之邪。

浊毒的成因与致病特点

1. 浊毒的成因：机体内浊毒产生的原因可归为两类。

（1）浊毒作为外来之邪，从外部环境侵袭人体，如通过呼吸进入人体的各种有害气体、颗粒，以及经饮食进入人体的各种化学、物理致病物等。

（2）浊毒作为内生之邪，因机体代谢失常所生，如肺既主气而司呼吸，又主行水而朝百脉，若肺脏代谢失常，则气郁、津停、血瘀，日久结聚不散则化生浊毒。

2. 浊毒的致病特点：

（1）浊毒黏滞，病程缠绵："黏"，即黏腻；"滞"，即停滞。这种特性主要表现在两个方面。其一，指分泌物和排泄物的浑秽黏滞，如 COPD 的患者常咳吐白浊黏痰；其二，是指病程迁延难愈，因浊毒之邪其浊性黏滞，难以祛除，常胶着难解，如 COPD 起病缓慢隐蔽，病程较长，往往反复发作且缠绵难愈。

（2）浊毒浸渗，浊化体窍：浊毒之邪附着于脏器组织，缓慢浸渗破坏，可导致人体细胞、组织和器官浊化，使细胞、组织和器官的形态结构发生改变，包括现代病理学中的化生、肥大、变性、凋亡等变化。如 COPD 患者的气道受烟草浊毒的侵袭，其上皮细胞发生杯状化生，变为产生黏液的杯状细胞。

（3）浊毒重浊，阻滞气机："清邪居上，浊邪居下"，浊为阴邪，易伤阳气，阻滞气机，导致脏腑、经络之阳气不得布散，影响体内清阳之气上升，出现沉重趋下的特征。临床表现为头重昏蒙，四肢沉重，乏力倦怠，关节酸痛，纳呆呕恶。如 COPD 患者后期出现包括呼吸肌在内的骨骼肌功能障碍及代谢综合征等并发症常出现以上症状。

（4）浊毒峻烈，走窜力猛：毒邪入侵，迅速且直接损害人体，周流全身，败坏脏腑，对全身各个脏腑组织器官均能造成严重的形质损害，如《疡科心得集·疡证总论》中云："外症虽有一定之形，而毒气之流行，亦无定位，故毒攻于心则昏迷，入于肝则痉厥，入于脾则腹痛胀，入于肺则喘嗽，入于肾则目暗，手足冷，入于六腑亦皆各有变症。"多见于 COPD 患者吸烟初期，烟气经呼吸道而入，留于肺内，弥漫缠绵，散于全身，上于脑窍。其性燥烈而灼伤肺脏，故吸烟患者初期常出现干口咽燥少痰。烟气随清气迅速上入巅顶脑中，毒性麻痹脑窍，故顿觉爽快而致成瘾。

基于浊毒理论述烟草

《景岳全书·隰草部》中记载烟草为"味辛气温，性微热，升也，阳也……此物性属纯阳，善行善散"。概括了烟草的性味功能，后世医家对此多无异议。烟草经过燃烧所产生的烟雾，其属性较为复杂，应分为"体""用"两端来看待。烟雾在"用"裹挟火气，辛温燥烈为毒，进入人体损害直接迅速；在"体"则湿重黏腻为浊，进入人体损害积重缓迟。烟草经过燃烧后的烟雾通过滤过设备留下的黑色焦油，便为烟草之"体"，其可长期黏着于肺脏而损害较缓；而烟雾进入人体，熏灼肺脏及其他脏腑，上入巅顶麻痹脑窍，为"烟草之用"，作用峻烈迅速。现代研究表明，烟草燃烧造成的烟气成分繁多，目前已在烟草烟气中发现了超过 7000 种化学成分，其中包括完全燃烧产物如 CO_2 和 H_2O，以及不完全燃烧产物如 CO、炭粒等。卷烟燃烧烟气中的有害物质大致可分为 13 类，有代表性的如焦油、尼古丁、一氧化碳、芳香胺等。这些有害物质按浊毒理论的思维方法即可归纳为浊毒之邪，其浊邪的致病特点可由其空气动力学直径所体现，其中粗颗粒物（$D < 10.0\ \mu m$，PM10）通常沉积于上呼吸道，细颗粒物（$D < 2.5\ \mu m$，PM2.5）则能进入肺部，附着于小气道及肺泡组织中，而超细颗粒物（$D < 1.0\ \mu m$，PM1）能够渗透通过毛细血管进入血液，停留于全身各处。其毒邪的致病特点可由有害物质的各种毒理作用所体现，如尼古丁引起血管内皮细胞功能紊乱、导致内皮细胞的凋亡、炎症、增殖，以及其作用于大脑中尼古丁乙酰胆碱受体，增加神经递质传递的量，激活奖赏中枢-中脑边缘多巴胺系统，而导致烟草成瘾。

吸烟引发 COPD 的病机

烟草燃烧产生的烟气作为浊毒之邪经口鼻进入肺之气络，肺之气络即涵盖了现代医学中气管、支气管等通气换气管道。其中半径较大的浊毒附着于气络之上，半径较小的浊毒则易通过肺之气络而沉积于肺之血络，肺之血络即涵盖了现代医学中肺内微循环系统，更为细小的浊毒随气血循环周流全身。浊毒之邪附着于肺之气络脉上，因其毒邪的致病特点导致气络结构被破坏，这一过程与现代医学中多个路径相类似，包括烟雾颗粒激活支气管、肺泡腔内的巨噬细胞及肺组织内的中性粒细胞、淋巴细胞释放过多的弹性蛋白酶引起肺实质的破坏，以及直接产生氧化物如超氧阴离子（$O_2^-\cdot$）、羟根（OH）、一氧化氮（NO）等，直接作用并破坏许多生化大分子如蛋白质、脂质和核酸，而导致细胞的功能障碍或死亡。浊毒长期在肺之气络中附着，因其浊邪的致病特点导致气络结构浊化，逐渐引起肺络分泌物增多、管腔阻塞、硬化、形变。这一过程包括了现代医学中肺泡结缔组织纤维发生重塑所导致的肺组织纤维硬度、弹性、生物力学特性显著下降，以及气道黏液腺增生、杯状细胞增生、气道平滑肌肥大、支气管黏膜上皮细胞的纤毛发生粘连、倒伏、脱失等。

由于烟草浊毒对肺之气络结构的浸渗浊化，使肺之气络功能失常，肺主气、行水功能失司，导致患者出现咳喘痰多、呼吸不畅。浊毒之邪沉积于肺之血络中，因其毒邪的致病特点导致血络结构被破坏，这一过程包括尼古丁等烟气中有害成分引起肺血管内皮细胞的凋亡、炎症的过程。浊毒长期在肺之血络中附着，因其浊邪的致病特点逐渐导致血络瘀阻、血络浊化，这一过程包括现代医学中肺血管收缩、肺动脉平滑肌细胞异常增生肥大、微血栓形成，以致血管壁增厚，管腔狭窄、栓塞等肺血管重构的过程。肺之血络的浊化，使肺朝百脉，助心行血的功能受损。血液通行受阻，瘀血内生，甚则损及心脉，心生大病，这一过程包括肺动脉压升高，右心负荷过重，导致右心室肥厚及肺源性心脏病。从整体来说，烟草浊毒进入肺中，其燥热毒邪之"用"首先出现，灼伤肺络，煎灼肺津，故 COPD 患者在吸烟初期常自觉咽干口燥，咳痰不爽；烟草浊毒在肺中逐渐蓄积，其湿重黏腻之"体"日趋显现，阻滞气机，蒙蔽清阳，使得水停成痰，血留为瘀，痰瘀与浊毒胶着搏结，故 COPD 患者吸烟中后期出现胸闷气喘，咳吐白黏痰，病程缠绵，胶着难愈。

吸烟引发 COPD 的治疗原则

化浊解毒是本病的基本治疗原则。烟草浊毒因其在体为浊，在用为毒的两面性、特殊性，故不可单清燥解毒，亦不可徒祛湿化浊。应根据患者所处的病情阶段，酌情选择解毒与化浊的用药权重。因此浊毒同治，体用兼顾，分期用药是治疗由烟草浊毒所致 COPD 的关键。

1. 初期——清燥透浊解毒：疾病初期，烟草浊毒主要体现其燥热之用，湿浊之性并不明显。烟雾颗粒在气道内停积较少，浸渗较浅。而烟雾颗粒裹挟火气，熏灼肺络，导致肺津不足。患者表现为干咳，少痰，口干，或有五心烦热，故在本期应以清燥毒、润肺阴为主，兼以透浊。清热可选用鱼腥草、黄芩、栀子、龙胆等；滋肺阴可选用麦冬、沙参、阿胶等；因本期浊毒停积肺络时日尚浅，可选用清透宣肺之法从气络之表透散浊毒，常用药物为金银花、杏仁、紫苏叶、淡竹叶等。

2. 中期——芳香化浊解毒：本病中期，烟草浊毒的体用皆显，燥热与湿浊并见。烟雾颗粒在呼吸道内逐渐蓄积，浸渗正常组织，患者表现为咳嗽，咳白痰或黄痰，质黏难咳；浊毒阻滞气机，蒙蔽清阳，患者亦常出现食欲差，晨起欲呕等症状。烟草浊毒在气道内浸渗已有时日，与肺络胶结难解，难以用清透宣肺之法祛除，需用芳香化浊之法，辟浊涤垢，徐徐化之，正如《本草便读》中言芳香类药物可"解郁散结，除陈腐，濯垢腻"，常可选用藿香、薄荷、佩兰、砂仁、紫蔻仁等。

3. 后期——祛湿化浊解毒：本病后期，烟草浊毒主要体现其湿浊之体，燥热之性已不明显。浊毒在肺络内长期沉积浸渗，导致肺络浊化，逐渐引起肺络分泌物增多，管腔阻塞、硬化、形变。肺失宣降、不主行水，使得患者出现咳喘痰多、呼吸困难，故选用祛湿化浊解毒之法。具体而言，可分为两个方面，其一，为燥湿健脾化浊。脾主运化，为人体水液、精微物质的代谢枢纽，脾在生理上即对浊毒有一定的运化消解的作用，故选用健运脾胃的药物可助脾运化机体内浊毒，常用药物有白术、党参、山药、白扁豆、薏苡仁等。其二，为利湿通腑化浊。肺脏代谢的水湿痰浊，要通过渗入膀胱而排出体外，只有小便通畅，才能给浊毒以出路。而且本病至后期，浊毒壅滞肺脏，肺主行水功能受损，患者常出现肢体水肿、小便不利、身体困重等症状，常用药物为茯苓、泽泻、猪苓、白茅根等。

4. 末期——化瘀散浊解毒：本病末期，浊毒固涩难解，浊化全身脏腑官窍，机体代谢失司，三焦气化不利。津停成痰，血留为瘀，酿生新毒初浊，甚则化生癌肿癥瘕。患者常出现喘促气短甚则张口抬肩、痰多不易咯出、口唇发绀、舌紫暗苔浊腻、脉弦涩等症状体征。痰瘀与浊毒互结，为本期的病机。化瘀可选用地龙、当归、川芎、三棱、莪术等；若浊毒深陷，非攻不克，亦可酌情选用全蝎、水蛭、土鳖虫等有毒之品，借其性峻力猛以攻邪，使浊毒散转流动，排出体外；化痰可选用法半夏、桔梗、白芥子、瓜蒌等。

因吸烟所引发的慢性阻塞性肺疾病，其病机初期以燥毒犯肺为主，日久毒邪内积化浊，故患者吸烟初期表现感受燥热病邪之象，而中后期逐渐出现咳痰气喘而表现为感受湿浊痰饮之象。烟草燃烧所产生的烟气，其性味可分为体用两端，其在"用"为燥热毒邪，进入肺脏损害直接迅速；在"体"为湿重浊邪，进入肺脏损害积重缓迟。在治疗上，根据浊毒的致病特点，化浊解毒为其总体治疗原则。在病程初期，可选用清燥透浊解毒之法以清润透表祛邪；病程中后期，浊邪之象尽显，应选用芳香化浊解毒法及祛湿化浊解毒；病程终末期，痰瘀与浊毒互结，则需选用化瘀散浊解毒法。

178　从浊毒论治脾胃病

李佃贵教授从事中医临床、教学、科研 50 余年，首创"浊毒"理论，在治疗慢性萎缩性胃炎伴肠上皮化生和/或异型增生等胃癌前病变方面，有独特的认识，并取得了显著的疗效。学者赵润元等对李教授从浊毒立论治疗脾胃病用药特点有所体悟，现总结如下，以供同仁参考。

浊毒概述

浊和毒作为中医的基本术语，远可追溯至《黄帝内经》时代甚至更早，但是将浊毒合而称之，并对其进行深入系统的研究，却是 20 世纪后期我国著名中医学家李佃贵教授的一个创新。浊毒理论作为一门新兴的中医学理论，以天人合一的中医学整体思维方式来探究当代生态环境及人体自身饮食、情志和生活方式的改变对人体健康的影响，有其深刻的内涵和广泛的外延。浊毒有外浊毒和内浊毒之分，而外浊毒又可分为天之浊毒和地之浊毒，内浊毒即人之浊毒。《说文解字》云：浊者，清之反也。《金匮要略心典》云"毒，邪气蕴结不解之谓"，所以广义的浊毒泛指一切对人体有害的不洁物质。《灵枢·阴阳清浊》云"受气者清"，古之天气清净，少有污浊邪气，故曰受气者清；当今之世，随着环境污染的日益加重，大气中存在着大量不洁之有害物质，当这些物质超出了机体的自清能力时而致病，即为"天之浊毒"；地之浊毒即受污染的食物和水源，人之浊毒即人体内生之浊毒，《格致余论·涩脉论》云"或因忧郁，或因厚味，或因无汗，或因补剂，气腾血沸，清化为浊"。而近代名医祝谌予提出了"气虚浊留"，可见情志不遂、饮食不节、滥用温补、汗出不畅、精微瘀积均可使"清化为浊"，而为浊毒。

从浊毒论治脾胃病

古代医家对脾胃病病因病机的认识是一个逐步完善的过程，对病因的认识多以《内经》所论为本，不外乎情志失调、外邪侵袭、劳倦内伤、饮食不节、他脏传变等，而对病机的认识各有不同，不外乎正虚（脾阴、阳虚、胃阴、阳虚、脾气、胃气虚）、邪实（气郁、血瘀、痰湿、湿热）或虚实夹杂 3 个方面。总结李教授诊治来自全国各地包括海外的 10000 份脾胃病病历，认为脾胃病的病因由高到低依次为情志不畅、饮食不节、浊毒内蕴、外邪侵袭、劳逸失度、禀赋不足、他脏累及七大病因。而浊毒不但是致病因素，也是病理产物，浊毒之邪壅滞中焦是本病的病机关键，是胃黏膜多步骤癌变的主要环节。"天之浊毒""地之浊毒"自口鼻而入人体，部分直接入胃，伤及胃腑，脾胃互为表里，胃病及脾，一者受损后水谷运化失常，湿浊内生，郁而化湿热，湿热日久成毒，为湿浊毒；二者地之浊毒损脾胃，气血生化之源浊化，宗气、营卫之气源头浊毒化，血浊毒化亦不可避免。浊毒之邪阻于中焦，诸病蜂起。湿浊毒为病，其病理变化多为湿阻、毒蕴、气滞、血瘀、气虚，故其治疗多为祛湿、解毒、行气、活血、益气；而血浊毒病理变化多为血浊、毒蕴、血瘀、阴伤、留结，相应治疗多以化浊、解毒、活血、养阴、散结为主。而正如唐容川在《血证论》所云"病水者，未尝不病血也"，所以湿浊毒和血浊毒常同时存在。

用药思想

1. 芳香苦寒水煮肉：浊毒既是脾胃病的致病因素，又是其病理产物，因此化浊解毒是脾胃病治疗的关键因素。李教授治疗脾胃病的最显著的特点即是芳香、苦寒与虫类药合用。尤其是治疗慢性萎缩性胃炎伴肠上皮化生和/或不典型增生等胃癌前病变和胃癌等恶性肿瘤更是明显。李教授戏称"芳香苦寒水煮肉"，芳香以化浊，苦寒以解毒。而以虫类入药，一可取其能扶正培元固本；二可活血祛瘀化积；三可以毒攻毒散结。三类药物同用，力专而效宏，不仅对于脾胃病，而且对于临床多种疾病，只要是辨证为浊毒内蕴者，皆可取得满意疗效。

2. 不喜补脾喜健脾：中医学中，脾不仅具有承载、受物的功能，还具有化物、输布水谷精微的功能，故说其既有坤静之德，又有乾健之运。正如朱丹溪《格致余论》所云"脾具坤静之德，而有乾健之运，故能使心肺之阳降，肾肝之阴升，而成天地之交泰，是为无病之人"。李教授赞赏近代医家江育仁的"欲健脾者，旨在运脾；欲使脾健，则不在补而贵在运也"之学术观点，认为"脾少真虚，多为湿困"，故临床上不喜用纯滋补之品，恐滋腻碍脾、中焦壅滞胀满，反助病邪。而喜用健脾运脾之药。

3. 以通为用善通下：六腑以通为用，以降为先天，中焦脾胃为人体气机升降之枢纽，《素问·刺禁论》云"肝生于左，肺藏于右，心部于表，肾治于里，脾为之使，胃为之市"，脾胃病究其根本，多为中焦气机升降失司，痰湿浊毒瘀血蕴结于内所致，所以脾胃病的治疗，离不开行气药的运用。行气之药，性味多辛苦温而芳香。辛能行散，苦能疏泄，香能走窜，温能通行。浊毒之邪，其性黏滞，容易阻遏气机，使气机升降失常，因此浊毒的祛除，离不开气血运行的通畅，故行气之药在脾胃病的治疗中意义重大，一可活血通络，使瘀血得消；二可化湿消痰；三可通便而泻浊解毒；四可消积消肿；五可解郁安神；六可佐君臣之药使其补而不腻。攻下法是"通因通用"的重要体现，《素问·阴阳应象大论》云"其下者，引而竭之，中满者，泻之于内"，为下法奠定了理论基础。张子和更是师古创新，将下法推而广之，提出"催生下乳、磨积逐水、破经泄气，凡下行者皆下法也"。并认为下法的机制为"下者，推陈致新也"。其实攻下的根本目的在于推陈致新，使机体达到新的平衡状态。当然，对于通法的认识并不拘泥于单纯的"下法"，凡能调达气机者皆可为"通"。正如高士宗曰"通之之法，各有不同。调气以和血，调血以和气，通也；上逆者使之下行，中结者使之旁达，亦通也；虚者助之使通，寒者温之使通，无非通之之法也"。

4. 寒因寒用化浊毒：临床上许多脾胃病患者多有畏寒症状，尤其是胃脘部，每每以热水袋热敷，然而遍用姜桂附子不能缓解者，观其舌象，舌质多暗红，舌苔多黄腻，脉象多弦滑，这是浊毒蕴于中焦，阳气不能覆布，而出现的真热假寒之象，并以暖气管道为例，浊毒即管道中之污垢，非锅炉不烧，而是污垢积塞，管道不通所致。当以反治之法，用芳香苦寒之药化浊解毒，佐以虫类之药走窜通络，常常效如桴鼓。但用此法，临床必需谨察病机，详辨证候。

5. 宏观与微观相结合：在临床实践中，李教授既反对一味照搬西医西药，也反对置现代医学于罔闻的所谓"纯中医"。很重视一些现代医疗仪器在临床中的诊疗作用，他认为，现在科学是当今人类共有的结晶，中医应该主动借鉴吸纳，为我所用，作为四诊的延伸。比如对慢性萎缩性胃炎、肠上皮化生和不典型增生的诊断，除了传统的望闻问切，还必须依赖于电子胃镜和病理诊断，只有这样，宏观与微观相结合，才能更好地对临床疾病进行诊疗。以慢性萎缩性胃炎为例，在辨证论治的基础上，还要结合患者的内镜下表现酌情用药，如胃镜下表现为黏膜糜烂，有新鲜出血点加白及、仙鹤草、三七粉；伴胆汁反流加厚朴、枳实、虎杖；轻、中度肠上皮化生、不典型增生者用白英、半枝莲、半边莲；重度肠上皮化生或不完全型大肠上皮化生和重度不典型增生或疑为癌变者，药用三棱、皂角刺、王不留行，甚或用全蝎、蜈蚣、虻虫、炮穿山甲等虫类药攻毒散结，防癌抗癌；胃黏膜灰白、血管网透见、黏膜变薄、固有腺体减少，可加白芍、当归、川芎。真性无酸者，可加麦冬、乌梅、五味子、石斛等。幽门螺杆菌阳性予苦参、蒲公英、黄连抑菌；胃肠钡餐造影胃张力低下，蠕动缓慢，加槟榔、枳实、厚朴、炒莱菔子等。

常用对药

1. 藿香、佩兰合用芳香化浊：《本草正义》云藿香"清芳微温，善理中州湿浊痰涎，为醒脾快胃、振动清阳之妙品"，佩兰味辛，性平，也能宣化湿浊。二药相伍，香而不烈、温而不燥，醒脾快胃，可谓极品。

2. 茵陈、黄连合用燥湿解毒：茵陈苦辛，微寒，归脾、胃、肝、胆经。临床多用于利胆退黄，但临床上常常用于多种脾胃病证属浊毒内蕴者，与黄连相须为用，黄连苦寒，清热燥湿，泻火解毒，长于清胃肠之湿热，《本草经疏》云"黄连禀天地清寒之气以生，故气味苦寒而无毒。味厚于气，味苦而厚，阴也……涤除肠、胃、脾三家之湿热也"。一般茵陈多用 15～30 g，黄连多用 10～15 g，从胃镜观察来看，对于内镜下见黏膜充血、红肿、糜烂、溃疡等，二者合用可使损伤的胃黏膜逐渐得到修复。

3. 全蝎、蜈蚣合用解毒通络：全蝎味辛平有毒，功善息风镇痉，通络止痛，攻毒散结，其攻毒散结之功效为历代医家所公认，张锡纯《医学衷中参西录》云"蝎子……专善解毒"。蜈蚣味辛性温，有毒，息风镇痉、攻毒散结、通络止痛。张锡纯《医学衷中参西录》云其"走窜之力最速，内而脏腑，外而经络，凡气血凝聚之处皆能开之。性有微毒，而转善解毒，凡一切疮疡诸毒皆能消之"。张锡纯谓"治噎膈者，蜈蚣当为急需之品矣"。经过多年临床也验证，两药相须为用，对消化系统的肿瘤及癌前病变具有很好的治疗作用。

4. 白术、苍术合用健脾化浊：正如张志聪《本草崇原》云"凡欲补脾，则用白术；凡欲运脾，则用苍术；欲补运相兼，则相兼而用"。对于大便溏泻者，临床多用炒白术，取其健脾燥湿止泻之用，而对于大便干燥者，则用生白术，取其健脾通便之用。

5. 砂仁、紫豆蔻合用醒脾和胃：砂仁辛温，归脾、胃经，专主中焦，《本草备要》云其"辛温香窜，和胃醒脾，快气调中，通行积滞"。紫豆蔻味辛，性温，芳香气清，归肺、脾、胃经，偏行上、中二焦之气滞。二药配伍，芳香化浊、宣通气机、醒脾和中，可有效缓解脾胃病胃胀、胃痛、纳呆等症状。

6. 生山楂、海藻合用泄浊通便：脾胃病的临床症状可归结为痛、胀、痞、嗳、烧、酸、（纳）呆、不寐、泻、秘、冷十一大症。其中秘即便秘，是临床常见之症。治疗便秘，临床或攻下，如大黄、巴豆之类；或润下，如柏子仁、火麻仁之类；或行气，如厚朴、槟榔之类；或补气，如黄芪、白术之类，皆为常规之法。顽固性便秘，李教授喜生山楂海藻合用，生山楂活血化浊降脂，海藻可软坚、消痰、利水、退肿，《本草便读》云"海藻，咸寒润下之品，软坚行水，是其本功"。虽曰润下，但关于海藻通便的论述不多，临床应用，每获良效，尤其是体形肥胖，舌质暗红之人，既可泄浊通便，又可活血降脂，可谓一举多得。

179　化浊解毒法治疗慢性萎缩性胃炎用药聚类分析

　　慢性萎缩性胃炎（CAG）是慢性胃炎的一种，以胃黏膜上皮固有腺体减少，伴或不伴纤维增生、肠腺和/或假幽门腺化生为特征。CAG 在中医学中属"胃痛""痞满"等范畴，因其有部分癌变倾向，故为临床常见病和难治病种之一。近年来，"浊毒"理论作为新的病因病机学说，日益成为 CAG 中医药论治的特色和亮点，认为"浊毒"既是一种对人体造成严重损害的致病因素，又是气血失常、脏腑功能紊乱导致的代谢废物瘀积而生的病理产物。CAG 等慢性胃病的治疗应以化浊解毒为根本大法。学者王彦刚等根据浊毒的致病特点，综合多年临证实践，在 CAG 的论治中首创"六位一体"的化浊解毒综合性治疗网络，临床疗效显著。

　　聚类分析是按"物以类聚"的原则将数据库中的记录划分为一系列有意义的子集，通过距离的远近和相似程度判断个体是否有聚集现象。因其能在缺乏先验知识的情况下，较为客观地对数据进行自动分类，在中医药领域可广泛用于疾病证型和临床用药规律的挖掘和提炼。通过聚类分析的方法对"六位一体"化浊解毒综合性治疗 CAG 的用药经验进行分析总结，将有助于为 CAG 的临床中医治疗提供参考并丰富和发展中医学理论"浊毒"的内涵。

资料和方法

　　1. 资料：2013 - 11/2014 - 04 来河北省中医院脾胃病二科就诊的 CAG 辨为浊毒内蕴证患者的门诊治验病历处方。

　　2. 方法：西医诊断标准：参照全国慢性胃炎研讨会共识意见制订的标准；中医诊断标准：即 CAG 浊毒证诊断标准，参照《中药新药临床研究指导原则》CAG 的中医证候诊断标准分为脾胃湿热证（主症胃脘胀满、疼痛、口苦、恶心呕吐、舌质红、苔黄腻，次症胃脘灼热、口臭、尿黄、胸闷、脉滑数）；胃络瘀阻证（主症胃脘胀满、刺痛、痛有定处、痛处拒按、舌质暗红或有瘀点、瘀斑，次症黑便、面色暗滞、脉弦涩）。具备以上 2 证主症 2 症状和次症 2 症状即为浊毒内蕴证。排除标准：不符合 CAG 西医诊断标准的；不符合 CAG 浊毒内蕴证诊断标准的；不是治疗 CAG 的病例处方；运用西药或中成药治疗 CAG 的处方。疗效判定标准：参照《中药新药治疗慢性萎缩性胃炎的临床研究指导原则》中规定的标准，全部选取治疗后显效的处方

　　3. 统计学处理：将显效处方中涉及的中药全部输入电脑，建立方药基本数据库，输入时进行专人核对确保药物信息无误。运用 SPSS 18.0 统计软件按出现频次由高到低排序，将频次在 30 以上的药物（高频）筛选出来建立聚类分析数据库，某味药物在某条方剂中出现，记为"2"，不出现，记为"1"，而后进行聚类分析。

结　　果

　　1. 方药种类及总频次：本研究共收集临床治疗 CAG 浊毒内蕴证门诊处方 252 条，涉及 186 种药物，总用药 6141 频次。

2. 高频药物筛选：经频数分析，出现频次在 30 以上的中药共有 53 味，由多到少依次为：黄芩、法半夏、黄连、茵陈、柴胡、香附、青皮、莱菔子、竹茹、鸡内金、绞股蓝、紫苏梗、甘草、苦参、半枝莲、白花蛇舌草、板蓝根、半边莲、鸡骨草、厚朴、枳实、延胡索、浙贝母、瓜蒌、郁金、石菖蒲、白芷、金钱草、败酱草、海螵蛸、石膏、薏苡仁、莲子心、瓦楞子、蒲公英、远志、佛手、砂仁、藿香、生地黄、麦芽、百合、牡蛎、木香、佩兰、白芍、山楂、香橼、神曲、龙胆、川芎、当归、姜黄。

3. 聚类方提取：由聚类分析得出，治疗 CAG 的七大聚类方为：①薏苡仁、败酱草；②石菖蒲、郁金、金钱草；③延胡索、白芷；④厚朴、枳实、莱菔子、瓜蒌；⑤鸡内金；⑥紫苏梗、青皮、香附、法半夏、竹茹、柴胡、甘草；⑦白花蛇舌草、半枝莲、半边莲、板蓝根、鸡骨草、苦参、绞股蓝、黄连、黄芩、茵陈。

讨　论

第一类：败酱草、薏苡仁。薏苡仁味甘、淡，性凉，归脾、胃、肺经，其主要功效为消肿利水，健脾渗湿，清热排脓，除痹痛。《本草纲目》称其为"阳明药"，能"健脾益胃"。败酱草味辛、苦，性微寒，归胃、大肠、肝经，主要作用为清热解毒，排脓消痈，祛瘀止痛。《本草正义》赞其"有陈腐气，故以败酱得名。能清热泄结，利水消肿，破瘀排脓。惟宜于实热之体"。不难发现，二者均有清热、消痈、排脓的作用，由此可以窥探出在治疗 CAG 临证时重用薏苡仁与败酱草相合，体现了"浊毒日久必成痈"的趋势，而从痈论治亦成为近年来 CAG 论治的特色之一。"浊毒"日久，中州已成累卵之势，运化之职尽失，肉腐血败，痈肿乃生。这里的"痈"是"胃痈"。"痈"是感染毒邪，气血壅塞不通而导致的化脓性疾病，而 CAG 患者胃肠黏膜的溃疡、感染、糜烂、出血等征象恰恰契合痈的病理本质，正如李玉奇所说"血肉腐坏，胃腑萎缩，使脾难以同功，因而胃气日趋衰败"。且"胃痈"确有其词，他首见于《圣济总录》，定义为"痈疽之发于胃脘部者"。《灵枢·脉度》也云"六腑不合则留为痈"。《杂病源流犀烛》也有用薏苡仁汤、清胃散等治疗胃脘痈的记载。因此，在 CAG 的论治中使用薏苡仁与败酱草的组合，可以大大加强清热解毒、消痈排脓之功。

第二类：石菖蒲、郁金、金钱草。石菖蒲，味辛、苦，性温，归心、胃经，擅长醒神开窍，和胃化湿，安神强志。《本草从新》概括其可"去湿除风，逐痰消积，开胃宽中"。郁金，味辛、苦，性寒，归肝、胆、心经，具有止痛活血，解郁行气，凉血清心，利胆退黄的作用。《本草汇言》赞其"性清扬，能散郁滞，顺逆气……气血火痰郁遏不行者最验"。金钱草味甘、咸，性微寒，归肝、胆、肾、膀胱经，功专利湿、利尿、解毒消肿。可以这样认为，以石菖蒲、郁金和金钱草合用，体现了在对 CAG 临证时应注重从湿论治。正所谓"气行则津行，气滞则湿阻"，郁金虽无法直接荡涤湿热，但却能疏肝理气，气顺则湿浊自除，郁金与石菖蒲、金钱草搭配，寒温并用，一个祛湿、一个化湿、一个利湿，既除脾胃之湿，又除肝胆之湿，使体内湿邪尽除，浊邪无处藏身，更不用说化热成毒了，三药搭配的妙处还可以理解为郁金疏肝，金钱草清肝。疏肝可防气滞湿困，脾土不振；清肝可防木克脾土，肝热犯胃，体现出注重"知肝传脾"的传变特点，2 药可共助石菖蒲化湿和胃之功。再有，郁金解郁效佳，可防因胃病导致的情志之变，又因其可活血祛瘀止痛，故与其他聚类方互相作用，互相促进；而金钱草利胆力强，临床上治疗 CAG 伴胆汁反流的效果也很好。

第三类：延胡索、白芷。延胡索味辛、苦，性温，归脾、心、肝经，具有活血、行气、止痛的功效。《本草纲目》赞其为"活血化气，第一品药也"。白芷味辛，性温，归胃、大肠、肺经，主要功效为散寒解表，止痛祛风，通鼻窍，燥湿止带，排脓消肿。两药相合，体现出了临证用药时应注意从瘀论治。延胡索与白芷的配伍，也有"祛瘀生新"的作用。延胡索活血化瘀的作用自不必说，而白芷具有止痛与消肿，敛疮与生肌的双重调节作用。CAG 患者多有胃黏膜或肠黏膜的破损、溃疡、糜烂的情况，白芷既能消除局部炎症，又能促进溃疡愈合，还可调节腺体的分泌，对于延胡索与白芷配伍，一个祛瘀，一个生新，相得益彰，共同恢复脾胃功能。此外，白芷善除阳明湿邪与消痈排脓的功能也与第一和第二聚类方相呼应。

第四类：厚朴、枳实、莱菔子、瓜蒌。厚朴味苦、辛，性温，归脾、胃、肺、大肠经，功用为燥湿消痰，除满下气。《药性论》称其可"主宿食不消，除痰饮，去结水，破宿血，消化水谷，止痛。大温胃气，呕吐酸水"。枳实味苦、辛、酸，性温，主归脾、胃、大肠经，擅长除痞、破气、消积、化痰。关于枳实，张洁古云"可治心下痞及宿食不消，并用枳实、黄连也"。《珍珠囊》称其可"去胃中湿热"。临床上枳实与厚朴配伍后温凉并行，行气之力大增。瓜蒌味甘，性微苦、寒，归胃、肺、大肠经，主要作用是化痰清热，宽胸散结，通便润肠。《本草纲目》称其可"涤痰结，利咽喉，止消渴，利胃肠痈肿疮毒"，在仲景经方中加入瓜蒌，可奏润肝利胆，通降肠胃之功。莱菔子味辛、甘，性平，归脾、胃、肺经，具有消食除胀，化痰降气的功用。以上4味药的组合，体现出了在治疗CAG时应注重从滞论治。这里主要针对的是肠胃的气滞，厚朴、枳实、莱菔子和瓜蒌，一个下气，一个破气，一个行气，一个清气一个下气以除满，破气以消积，行气以通滞，清气以化痰。诸药相合，共同顺畅脾胃气机，以恢复胃腑"以通为用、以降为和"的生理特点，正所谓"善治痰者，不治痰而治气，气顺则一身之津液亦随之而顺矣"（《证治准绳》）。此外，瓜蒌还可治疗脾虚导致的清阳不升，胸阳不振，他具有的清热散结消肿之功还与第一聚类方相呼应。瓜蒌与枳实相配，颇有《医方考》中清气化痰丸的神韵，化痰与泻火、降气药同用，有清降痰火之功；祛湿运脾与肃将肺气药合用，可达到肺脾同治的效果。

第五类：鸡内金。本聚类方中仅有鸡内金一味药，体现出了在治疗时从（食）积论治的思想。鸡内金味甘，性平，归脾、胃、小肠、膀胱经，是传统的消食药。张锡纯在《医学衷中参西录》中对鸡内金的功用做了详细的描述："鸡内金，鸡之脾胃也。中有瓷石、铜、铁皆能消化，其善化瘀积可知……若再与白术等分并用，为消化瘀积之要药，更为健补脾胃之妙品……无论脏腑何处有积，鸡内金皆能消之"。由此可见此药消食力量的强大。

第六类：甘草、紫苏梗、青皮、香附、法半夏、竹茹、柴胡。本类方亦体现出了治疗脾胃病临证时从滞论治的原则，这里主要指的是肝胆的气滞。本组合大多选用的是疏肝理气、清热化痰之品，有点柴胡疏肝散合温胆汤的影子。肝胆疏泄升发，可帮助脾胃升降运化，即木可疏土；脾胃运化正常，可帮助肝胆之气疏泄，即土畅木疏。肝胆不和则容易气郁生热，脾胃不和则易聚湿生痰，痰热互结，久之浊毒乃生，故本类方体现出了"治脾化痰贵在疏肝"的思想，重视肝在脾胃疾病治疗中的重要作用。

第七类：白花蛇舌草、半枝莲、半边莲、板蓝根、鸡骨草、苦参、绞股蓝、黄芩、黄连、茵陈。在本类方中，白花蛇舌草、半枝莲、半边莲、板蓝根和鸡骨草为清热解毒药；黄芩、黄连、苦参为清热燥湿药；绞股蓝在中药学中虽归为补气药，但也可清热解毒，广泛用于肿瘤而有热毒之证；茵陈虽为利湿退黄药，也具解毒疗疮之功。因此，本类组合均为清热药或具有清热功能的药物，集中体现出了在对待CAG时应重点从毒论治。特别是半枝莲、半边莲和白花蛇舌草3味药，为以浊毒论治CAG重症的必用搭配，也是解毒抗癌的经典组合。半枝莲味辛、苦，性寒，归肺、肝、肾经。功用为清热解毒、止血散瘀、消肿利尿。有学者通过体外实验发现半枝莲的抗肿瘤活性极高，对JTJ-26瘤细胞体外抑制率达100%；罗开云以半枝莲、白花蛇舌草为主配合其他中药治疗慢性胃炎，总治愈率为89.7%。半边莲味辛，性平，归心、小肠、肺经，擅于解毒清热，消肿利水。《陆川本草》谓其"解毒消炎，利尿，止血生肌，治腹水，小儿惊风，双单乳蛾，漆疮，外伤出血，皮肤疥癣，蛇蜂蝎伤。"粟君等发现半边莲生物碱对胃癌BG-38细胞的抑制率最高可达85.6%。白花蛇舌草味微苦、甘，性寒，归胃、大肠、小肠经，作用为解毒清热，利湿通淋。《广西中药志》称其"治小儿疳积，毒蛇咬伤，癌肿"；《泉州本草》概括为"清热散瘀，消痈解毒，治痈疽疮疡，瘰病"。陆霞等以白花蛇舌草30～60 g为主治疗CAG癌前病变86例，总有效率为85.88%。3味药均为清热解毒的重剂，临证配伍可以治疗各种癌症，且有确切疗效，对胃肠肿瘤效果尤佳。半枝莲还长于散瘀止痛，半边莲长于利水消肿，白花蛇舌草长于利湿通淋，CAG已被公认为是胃的癌前病变或癌前状态，白花蛇舌草、半枝莲、半边莲、绞股蓝等药对肿瘤均有很强的抑制作用，且对肠上皮化生、异型增生、不典型增生都有特殊疗效。此外，虽均为化浊解毒要药，但仍各有侧重。白花蛇舌草和半边莲又兼有祛湿之功，板蓝根还有利咽之长，茵陈可退黄，绞股蓝亦可补气、化痰，而利咽、补气、化痰、退黄都对脾胃升清降浊的生理功能起到辅助作用。值得注意的是，上述10味药性味多为苦寒，虽力雄势强，但对消化功能欠佳的患者，临证时可视不同情况酌情挑选使用，以防大队苦寒药有败胃之虞。

第八类：其他。在此类方分析中剩余的药物均归为一类，是治疗CAG时随症加减的常用药。

总之，在对上述多个类方进行深入讨论后，我们得出"浊毒"的形成，多责之为湿、瘀、滞、积、毒、痈等病邪的混杂交结，而化浊解毒的方法论实质就是构建祛湿、散瘀、通滞、化积、解毒、消痈"六位一体"的综合性治疗网络，诸法之间相互影响，相互促进，缺一不可。病之初起，脾胃功能尚健，运化功能尚充之时，应以祛湿、通滞、化积药物为主打，截断浊、毒生成之源。若病势沉重，诸症蜂起之时，切莫惊慌失措，应在此前治疗基础上以重用散瘀、解毒、消痈之品为要务，调遣力雄势强之品直中病所，以免坏症丛生。"六位一体"综合性治疗网络的提出，是运用化浊解毒法治疗CAG的最新理论成果，极大地丰富和发展了"浊毒"的内涵，为CAG的论治提供了独特的思路，开辟了广阔的前景，为该病的规范化、系统化治疗提供了有益的借鉴和帮助。

180　慢性萎缩性胃炎浊毒内蕴证用药规律

慢性萎缩性胃炎（CAG）多伴有肠上皮化生及不典型增生，被视为胃癌的癌前期病变，其继而发展为胃癌的概率颇高，且当前西医尚缺乏特效治疗。中医立足于辨证论治，对该病进行循证组方用药治疗，已取得满意成效。"浊毒理论"是新近提出的一个重要病因学说，浊毒致病论已成为现代中医病因学的基础理论，这一学说为临床上许多重大疑难疾病提供和开辟了新的治疗途径。依据多年临床经验，李佃贵教授以浊毒理论为指导，辨证论治，拟定化浊解毒方治疗 CAG，已取得显著疗效。

方证相应指方剂的功效和组成方剂的药物及其配伍关系与其相对应的"证"之间具有高度的一致性。历经众多医家的丰富与发展，方证相应理论已成为中医学临床研究的重要内容，临床疾病的治疗，方证相应是取效的关键。近现代以来，方证相应理论成为中医理论与临床研究尤为重要的发展方向，特别是围绕方证相应关系的研究已经取得相当大的进展。因此，学者周盼盼等运用数据挖掘和统计分析方法，通过对临床病例回顾性的总结、归纳和分析，研究化浊解毒方药治疗 CAG 的用药规律，以从此角度来探寻化浊解毒方与浊毒内蕴证稳定的方证相应关系，使其更加清晰、客观、准确，以更好地指导临床遣方用药。

一般资料

1. 病例来源： 200 例病例均为 2012 年 1 月至 2013 年 12 月于河北省中医院脾胃病科门诊就诊的患者，使用专科病历档案袋建立患者完整门诊病历，详细记录患者的姓名、性别、年龄、电子胃镜及病理结果、临床症状及用药的变化，以便资料的保留。本研究入选的 200 例患者中，年龄最小为 27 岁，最大为 75 岁，平均年龄为（55.14±10.35）岁，其中男性 87 例，女性 113 例，男女性别比为 1∶1.3。

2. 诊断标准： 符合《中国慢性胃炎共识意见》（中华医学会消化病学分会）慢性萎缩性胃炎诊断标准；参考《慢性胃炎中西医结合诊疗共识意见》（中国中西医结合学会消化系统疾病专业委员会）中医证型分类：①脾胃湿热证，主症为胃脘胀满、胀痛、口苦、恶心呕吐、舌质红、苔黄腻；次症为胃脘灼热、口臭、尿黄、胸闷、脉滑数。②胃络瘀阻证，主症为胃脘胀满，刺痛，痛处拒按，痛有定处，舌质暗红或有瘀点、瘀斑；次症为黑便、面色暗滞、脉弦涩。具备以上 2 证主症 2 症状和次症 2 症状即可诊断为浊毒内蕴证。根据临床证候表现，浊毒内蕴证患者可出现脾胃湿热偏重者兼有胃络瘀阻证（具备脾胃湿热证主症 2 项和次症 1 项，或主症第 1 项加次症 2 项；兼有胃络瘀阻证主证 1 项或次证 2 项），与胃络瘀阻偏重者兼有脾胃湿热证（具备胃络瘀阻证主症 2 项和次症 1 项，或主症第 1 项加次症 2 项；兼有脾胃湿热证主证 1 项或次证 2 项）。

3. 纳入标准： ①符合 CAG 诊断标准及中医证候诊断标准。②年龄在 18～75 岁。③病历资料完整，包括患者的一般资料、电子胃镜、病理检查结果及其他辅助检查、临床诊断、症状表现、辨证分型、舌苔、脉象、中药处方等。

4. 病例排除标准： ①合并消化道溃疡、胃黏膜有重度异型增生，或伴有病理诊断疑有恶变者。②合并较严重的心、脑、肝、肾和造血系统等原发性疾病以及精神病患者。③妊娠或准备妊娠、哺乳期的妇女。④过敏体质和多种药物过敏者。⑤未按照规定服药，或中断治疗，无法判断疗效者。

5. 数据整理与处理：

（1）整理病历资料，建立原始数据基本资料数据库：为 CAG 患者建立专科病历，保留完整的病历资料，于保存的专科病历档案中回顾性提取符合本研究要求的 CAG 患者的病历资料，根据病案中的一般资料、临床诊断、临床表现、舌脉、辨证分型、电子胃镜及病理结果、中药处方，编制 Excel 表格，建立 CAG 病例基本资料数据库进行数据分析。

（2）对中药名称进行规范统一：从原始数据中提取 CAG 患者治疗所用中药处方，对中药药名表述进行规范统一，例如内金→鸡内金，土元→土鳖虫，夜交藤→首乌藤，生地→生地黄，公英→蒲公英等。

（3）对临床症状表述进行规范统一：将表述内容相近者统一为同一名称，例如将胃脘胀满、胃脘堵闷、胃脘痞闷、胃脘胀堵等→胃脘胀满；将胃脘隐痛、胃脘刺痛、胃脘空痛等→胃脘疼痛；将口干、口干不欲饮、口燥咽干等→口干；将乏力、双下肢酸软无力、倦怠、疲乏无力、易疲劳、全身无力、疲倦无力等→乏力；将食欲不振、不欲食、纳少、胃纳欠佳、饮食减少、纳食不香等→纳呆；将怕冷、手脚凉、全身怕冷、四肢发凉、畏寒怕风、喜温怕冷等→畏寒等。

其他描述词语，例如有时、经常、持续、偶作、晨起、午后、夜间、空腹、饱食后、缓解、改善、明显减轻等均视为有此症状。

6. 数据挖掘方法：

（1）频次统计：应用统计软件 SPSS 13.0 进行数据统计分析。频次统计的主要内容：化浊解毒方加减的药物使用频次、使用药物分类情况、临床症状表现出现的频次，各药物使用频次占样本量的百分比、药物分类占总数的百分比、症状表现占样本量的百分比。将各类频次按降序排列，以了解其大致趋势。

（2）黄金分割法：使用黄金分割比例来确定一定范围内的试验点，可以最快地接近最佳状态。这个方法在优选法中称 0.168 法。本研究采用黄金分割法来分析 CAG 浊毒内蕴证与化浊解毒方方证关系，即分别以 61.8％、38.2％作为分割点。将百分比在 61.8％以上（含 61.8％）的药物作为治疗 CAG 浊毒内蕴证的核心药物。将百分比在 38.2％～61.8％的药物作为 CAG 浊毒内蕴证治疗的常用参照药物。

（3）关联规则：关联规则分析指的是从大量的数据中找到项集之间有意义的关联抑或相关关系、因果结构以及项集的频繁模式。如若 2 个或多个变量以某个固定组合形式频繁出现，就可认为这个固定取值的组合表示了一种关联规则。描述关联规则有 2 个重要指标：支持度和置信度。置信度在本研究中是关注的重点。如果同时满足最小支持度和最小置信度则称关联双方为强关联规则。依据黄金分割法，本研究中关联规则分析设最小支持度为 38.2％，最小置信度为 61.8％，符合条件的方证之间具有强关联性。关联规则分析以统计软件 SAS 的数据库知识发现系统 Enter-prise Miner 为平台进行统计分析。

结　果

1. 药物使用情况：对所有数据进行统计，共得到药物 153 味，共计 5306 频次。使用频次在 50 次以上的药物共有 42 味，其中，位列前 15 位的中药使用频次均在 100 次以上。根据"黄金分割法"的原则，使用频率在 61.8％以上（含 61.8％）的药物共有 15 种，分别为黄连、茵陈、黄芩、炒莱菔子、香附、鸡内金、紫苏、清半夏、白花蛇舌草、半枝莲、半边莲、苦参、板蓝根、绞股蓝、鸡骨草，作为治疗 CAG 浊毒内蕴证的核心药物；使用频率在 38.2％～61.8％的药物共有 15 种，分别为厚朴、砂仁、枳实、当归、白芍、川芎、竹茹、茯苓、紫蔻仁、延胡索、百合、乌药、白术、柴胡、三七，作为 CAG 浊毒内蕴证治疗的常用参照药物。

（1）脾胃湿热偏重兼瘀血者用药频次及频率：脾胃湿热偏重兼瘀血者共 122 例，根据黄金分割法的原则，用药使用频率在 61.8％以上（含 61.8％）的药物共有 18 种，分别为黄连、茵陈、黄芩、炒莱菔子、香附、鸡内金、紫苏、清半夏、白花蛇舌草、半枝莲、半边莲、苦参、板蓝根、绞股蓝、鸡骨草、厚朴、砂仁、枳实，作为治疗 CAG 浊毒内蕴证脾胃湿热偏重者的核心药物；使用频率在 38.2％～61.8％的药物共有 12 种，分别为当归、白芍、竹茹、茯苓、紫蔻仁、延胡索、百合、乌药、白术、柴胡、川芎、三七粉，作为其治疗的常用参照药物。

（2）胃络瘀阻偏重兼湿热者用药频次及频率：胃络瘀阻偏重兼湿热者共 78 例，根据黄金分割法的原则，使用频率在 61.8％以上（含 61.8％）的药物共有 10 种，分别为黄连、茵陈、黄芩、炒莱菔子、香附、鸡内金、紫苏、清半夏、川芎、全蝎，作为治疗 CAG 浊毒内蕴证胃络瘀阻偏重者的核心药物；使用频率在 38.2％～61.8％的药物共有 23 种，分别为白花蛇舌草、半枝莲、半边莲、苦参、板蓝根、绞股蓝、鸡骨草、当归、厚朴、白芍、砂仁、枳实、竹茹、茯苓、紫蔻仁、延胡索、百合、乌药、白术、柴胡、三七、生牡蛎、柴胡，作为其治疗的常用参照药物。

2. 临床表现分布：根据黄金分割法的原则，出现频率在 61.8％以上（含 61.8％）的临床表现共 3 种，分别为胃脘胀满、胃脘疼痛、嗳气，作为 CAG 浊毒内蕴证的核心症状；出现频率在 38.2％～61.8％的临床表现共 7 种，分别为烧心、反酸、口干、口苦、便秘、纳呆、寐差，作为 CAG 浊毒内蕴证的常见症状表现；其他还包括大便稀、咽部不适、后背疼、恶心、胃脘嘈杂等。

3. 药物与症状关联规则分析：支持度为关联双方在所有病例中同时出现的概率，置信度为前者出现时，后者亦会出现的概率，表示关联规则的正确性，置信度越高，则表明二者的关联性越强。若满足置信度（＞61.8％）则说明二者存在相关性。为了探讨化浊解毒方与 CAG 浊毒内蕴证的方证关系，故对其药症之间进行关联规则分析，最小支持度设为 38.2％，最小置信度设为 61.8％。由结果可知：烧心→黄连、反酸→黄连、口干→黄连、便秘→黄连、便秘→炒莱菔子，置信度均在 90％以上；22 条关联的置信度均超过 80％；约 81％以上的关联，其置信度均超过 61.8％；其余大部关联均高于 38.2％。即出现相应症状时，应用相关联药物的概率较高，疗效较好。因在关联规则分析中置信度是表明事物与事物之间关系的核心标准，由此可见，CAG 浊毒内蕴证主要症状胃脘胀满、胃脘疼痛、嗳气、烧心、反酸、口干等和核心药物黄连、茵陈、黄芩、炒莱菔子、香附、鸡内金、紫苏、清半夏、白花蛇舌草、半枝莲、半边莲、苦参、板蓝根、绞股蓝等均具有关联性。

讨　　论

各种原因所致脾胃功能失常，水湿内蕴，湿滞日久化而为浊，湿浊积滞久而为热，郁热内生，蕴热入血而为浊毒；反之浊毒内蕴日久，浊以毒为用，毒以浊为体，胶着难愈，日久互相搏结，浊毒作为病理产物又继发加重致病，损伤胃腑，导致胃黏膜萎缩、充血、水肿、肠化、异型增生等共性病理环节形成。因此，浊毒内蕴为 CAG 的核心病机，也是慢性浅表性胃炎进一步向 CAG、肠上皮化生、异型增生发展演变的关键因素，其贯穿于本病的始终。故以浊毒立论，制定化浊解毒为治疗原则，贯穿辨证论治的始终。

CAG 发病机制多为脾胃运化失常，日久化生湿热，蕴热入血而为浊毒，热毒伤阴，而见口干口苦，湿阻中焦，而见胃脘胀满疼痛，浊毒壅盛，上扰清窍，而见寐差等症。而黄连、黄芩、茵陈、白花蛇舌草等药味苦性寒，能清热利湿、化浊解毒，故诸症对应单味药黄连的置信度最高，对应黄芩、茵陈、白花蛇舌草的置信度亦较高，均超过 61.8％。浊毒阻滞气机，中焦气行不畅，而见胃脘胀满，不通则痛，胃气上逆，而见嗳气、烧心反酸。而香附、炒莱菔子等归脾经可理气调中，进而痰消湿化，同时加强化浊解毒之功，故与胃脘胀满、胃脘疼痛、嗳气、烧心等相对应的置信度较高均超过 61.8％。可见，CAG 浊毒内蕴证主要症状和核心药物间具有关联性，即说明 CAG 浊毒内蕴证与化浊解毒方存在方证相应关系。

本研究通过关联规则分析，筛选核心药物，组成化浊解毒基本方。药用茵陈、黄连、黄芩等以清热化浊解毒，为君药；白花蛇舌草、半枝莲、半边莲、鸡骨草、苦参、全蝎、蜈蚣化浊燥湿、以毒攻毒、活血通络，为臣药；清半夏、枳实、厚朴等行气宽中、祛痰涤浊解毒，青皮、香附、紫苏等以疏肝理气，达表透浊解毒，藿香、砂仁以芳香辟秽化浊解毒，川芎、当归、延胡索、三七粉活血化瘀通络共为佐药；炒莱菔子为使药，健脾理气消胀，诸药共用，可使浊化毒除，气血通行，痰消火散，积除郁解，恢复脾升胃降之特性。《素问·厥论》云"脾主为胃行其津液者也"，脾气升，则水谷之精微才能得以输布；胃气降，则胃得水谷精微之濡养，使得黏膜腺体的萎缩、肠化、异型增生才得以恢复。根据病证，合理配伍，临床辨证灵活应用。因此，治疗上应立足病机针对上述症状行以化浊解毒法治疗。本研究以统计数据证实了 CAG 浊毒内蕴证与化浊解毒方之间的方证相应规律，体现了 CAG 的核心病机为浊毒内蕴，化浊解毒法为与之相对应的治疗大法。

181　从浊毒论治慢性肾脏病

　　慢性肾脏病（CKD）是指由各种原因引起的肾脏结构或功能损害，临床症状复杂，可最终进展至终末期肾病（ESRD），预后较差。本病缠绵难愈、深重难治，属中医学"水肿""血尿""虚劳""关格"等范畴。近年来"浊毒"在 CKD 发生发展过程中起到的重要作用受到广泛关注，临床应用化浊或降浊法治疗可获较好疗效。学者王宇阳等从浊毒的概念、性质、病机、临床表现和治法等方面，阐述了其在 CKD 中的作用。

浊毒的概念

　　"浊者，不清也"，最初指水谷精微中稠厚部分和排泄的污浊之物。《金匮要略·脏腑经络先后病脉证》云"清邪居上，浊邪居下"。提出浊为邪气，与湿同类，后又有赤白浊、精浊、便浊、浊病之说，取其秽浊黏腻之性。毒者，最初用于指毒草，后引申出病因、病名、治法、药性等多种含义。《金匮要略心典》载"毒，邪气蕴结不解之谓"，从病因学角度指出毒为邪气，毒邪有内生和外来之分，都能对机体形质产生严重损害。李佃贵首创"浊毒"理论。现代学者在继承、创新的基础上提出"浊毒"整体概念，在多学科的应用中进行了深入论述。浊毒是指具有秽浊、黏滞、胶着特性的毒邪。CKD 浊毒致病中"以浊为主，应重在祛浊"。CKD 本虚标实，脾肾衰败，致浊邪壅滞三焦，蕴久化毒，浊毒胶结相合，出现浊和毒的双重致病特征时，称为"浊毒"。可见"毒"是由"浊"邪盛极，或蕴结不解日久所成，"毒"的形成与"浊"密切相关。

浊毒性质和致病特征

　　1. 浊毒性质：浊邪是指一类具有浑秽、稠厚、黏滞、胶结特性的内生病理产物或致病因素。浊与湿同类，积湿成浊，湿轻浊重，湿有内外之分，而浊多自内生。毒邪是对人体有严重损害、作用猛烈的一种病邪，具有峻猛、顽固、蕴结、偏盛、严重等性质。毒邪本有内外之别，在 CKD 中乃浊邪久蕴"毒化"而成，故为内生。浊与毒二者性质相类，胶结互助。浊邪郁滞，蕴久化毒，毒邪产生后又进一步加重脏腑虚损，致湿浊内生，如此循环往复，难解难分，治疗颇为棘手。

　　2. 浊毒致病特征：

　　（1）浑秽性：浊毒致病，有秽浊黏滞的特征，表现为分泌物和排泄物的浑秽不清。浊毒伤于上可见面色晦浊，口中黏腻，舌苔厚腻；伤于中者见大便溏垢，黏滞不爽；伤于下则小便混浊；浊毒浸淫于外可见皮肤瘙痒，易生恶疮。

　　（2）重浊性："清邪居上，浊邪居下"，浊为阴邪，易损伤阳气，阻滞气机，影响体内清阳之气上升，使脏腑、经络的阳气不得布散，出现沉重趋下的特征。临床表现为头重昏蒙，四肢沉重，乏力倦怠，关节酸痛，纳呆呕恶。

　　（3）火热性：浊毒胶滞日久，易郁而化热，产生火热的临床表现。《丹溪心法》云"浊主湿热"，浊为阴邪，蕴久化热，浊与热合，交蒸难解。而毒本属阳邪，伤人多从火化，浊毒相合，胶固凝滞，气机郁阻而化热化火，火热燔灼气血，能够引起各类出血。尿血为其最常见的临床症状，此外，还有高热、烦躁、面赤、疮疡等表现。

（4）广泛性：浊毒重浊黏滞，胶固难解，深伏于内，可壅滞经络，耗伤气血，败坏脏腑，对全身各个脏腑组织器官均能造成严重的形质损害。《疡科心得集·疡证总论》云"外症虽有一定之形，而毒气之流行，亦无定位，故毒攻于心则昏迷，入于肝则痉厥，入于脾则腹痛胀，入于肺则喘嗽，入于肾则目暗，手足冷，入于六腑亦皆各有变症"。浊邪"毒化"可直伤脏腑，致变证丛生，累及胃肠道、心血管、血液系统、皮肤、神经系统、呼吸系统、内分泌系统等多系统、多器官、多部位，临床症状复杂。多见于 CKD 的 3～5 期，肾功能进行性减退，代谢产物在体内堆积，"浊毒"壅滞于内，败坏脏腑，变化多端，致病广泛。

（5）危重性：毒性峻烈，致病常险象环生，病情危重，容易诱发各种变证、危证，直接危及患者生命。CKD 以浊为主，浊邪壅滞脏腑经络，蕴结不解，酿久成毒，浊邪的"毒化"，是正衰无力抗邪的反映，是疾病发展到危重、难以逆转阶段的重要标志。浊毒证多见于 CKD 的 3～5 期，此时肾功能持续进行性减退，肾小球硬化，肾小管纤维化，最终进展至 ESRD，只能依赖透析或肾脏移植维持治疗。同时，心血管疾病发病率和病死率在 CKD 患者中均明显升高。此外，CKD 还易伴发急性肾损伤，病情危重。

（6）顽固性：浊毒胶结黏滞，一旦产生，可戕伐正气，对人体脏腑经络和气血阴阳造成严重损害，使脏腑功能失调，津液代谢紊乱，又可再生浊毒。故而浊毒致病，有病期冗长、缠绵难愈、迁延日久的特征。CKD 多起病隐匿，病程绵长，在各种病因诱导下可反复发作，具有浊毒胶结黏腻、顽固难化的特征。

CKD 与浊毒

1. CKD 浊毒证病因病机：CKD 属本虚标实之患，基本病机为脾肾衰败，浊毒内蕴。CKD 起病隐匿，或因七情不调，或因饮食不节，嗜食滋补厚腻或有毒之品，或因年高体虚，或先天不足，致脾肾衰败，脾虚湿浊内生，肾虚火不暖土，致浊毒内盛，壅滞三焦，损伤脏腑，发为本病。浊毒的产生原因主要有：①因二便不通，水湿不得外泄，酝酿日久形成浊毒。②久病脾肾衰败，脾虚则清阳不能上升，水湿不化成浊；肾虚则升降开阖失常，精微不摄而漏出，水浊不泄而潴留，浊阴郁滞，在体内蕴结日久，而成浊毒。浊毒形成之后，进一步加重了脏腑功能紊乱和气血阴阳失调，形成恶性循环。

2. CKD 浊毒证的临床表现：浊毒壅盛，三焦水道不通，气化不行，可侵犯心肺、脾胃、肝肾等脏。浊毒既是脏腑功能衰败产生的病理产物也是内生病因，可促进病情进一步发展，诱发 CKD 多种并发症。《景岳全书·癃闭》云"水道不通则上侵脾胃而为胀，外侵肌肉而为肿，泛及中焦则为呕，再及上焦则为喘，数日不通，则夺迫难堪，必致危殆"。浊毒侵犯五脏，首犯中焦，使脾胃升降失司，出现恶心呕吐，口臭苔腻；浊毒上犯，凌心射肺，可见胸闷心悸，喘咳气逆；浊毒下犯，肾失开阖，致水肿，尿少；浊毒外泄肌肤，致皮肤瘙痒；日久入络，肾络瘀阻，络瘀外溢发为鼻衄，齿衄；浊毒久蕴不得外解，上蒙清窍或化热内陷心包，出现神志昏蒙，抽搐惊厥，是为心阳欲脱、阴阳离决之危候。

3. CKD 浊毒证的治疗：浊是阴邪，易伤阳，浊不去，阳不复，故《证治准绳》提出"治主当缓，治客当急"的治疗原则，以祛邪为务，重在排浊解毒，根据浊邪所在部位"因势利导"，祛邪外出。

（1）发表透浊法："开鬼门"，即通过发汗的方法使内蕴秽浊毒邪从肌肤透散。汗液是体内水湿代谢的出路之一，发汗可疏通腠理，宣发肺气，畅达气血，使体内蓄积的代谢产物随汗液排出。代表方药如麻黄连翘赤小豆汤，方中麻黄、生姜、杏仁辛温宣散走表，使浊毒从皮毛而解，连翘、赤小豆、桑白皮味苦燥湿走里，清热解毒，利水消肿，使浊毒从内而化，可谓外疏内利，药专而力宏。

（2）芳香化浊法：芳香之品，辛香温燥，可调畅气机，燥湿化浊，和中降逆，用于 CKD 湿浊中阻而见恶心呕吐，甚则食入即吐者。代表方如黄连温胆汤、藿朴夏苓汤、藿香正气散、苏橘汤、芩连平胃散、甘露消毒丹等。浊毒之邪偏于上焦用藿香、佩兰、白蔻仁、紫苏；偏于中焦用法半夏、陈皮、苍术、厚朴。若浊毒化热，当加黄连、黄芩、土茯苓清热燥湿。其中法半夏是芳香化浊之要药，若浊轻，呕吐尚可者宜制用；倘若浊已重，呕吐频频者，急宜生用，当先煎并配伍生姜去其毒。法半夏、陈皮、生姜辛温，强于燥湿化痰消浊，枳实、竹茹辛寒，擅于和胃降逆止呕，寒温并用，辛温香燥，畅达气机，共奏芳香化浊、降逆止呕之功。

（3）渗湿利浊法：淡能渗湿，用甘淡的药物利水渗湿，使湿浊之邪从小便排泄，适用于湿浊偏于下焦，症见小便不利、水肿者。《沈氏尊生书》云"湿在下，宜利小便，犹欲地干，必开水沟也"。代表方剂如五苓散、真武汤，方中茯苓、猪苓、泽泻淡渗利湿、通利小便，有利水而不伤阴之功；白术、附子健脾祛湿、助肾气化、绝生浊之源；桂枝、生姜温化水饮。诸药同用，共滋膀胱气化，使浊毒从小便而出。

（4）通腑泄浊法："洁净府"，使浊毒从大便而出，如《丹溪心法》云"盖大便动，则小便自通矣"，代表方剂如大承气汤、大黄甘草汤、升降散、大黄附子汤。其中大黄乃通腑泄浊之要药，《神农本草经》谓其"破癥瘕积聚，留饮宿食，荡涤肠胃，推陈致新，通利水谷，调中化食，安和五脏"。现代药理学研究证实，大黄能缓解 CKD 残余肾的高代谢状态，促进氮质重新利用和排泄，抑制肾间质纤维化与肾小管萎缩，还能够通过调整肠道菌群促进内毒素排泄，从而发挥肾脏保护作用。用大黄后大便次数以每日 2 次或 3 次为妥，通润为度，不可出现大泻，以免损伤正气。

（5）辛开苦降法：辛开苦降是寒热平调、宣通气机、化浊解毒的方法，适用于 CKD 因湿浊化热，热毒与湿浊交蒸，难解难分，以寒热错杂为主要表现者。治以辛温散寒和苦寒清热药同用，代表方剂如半夏泻心汤、黄连汤、三仁汤。苦能驱热除湿，辛能开气宣浊，方中法半夏、干姜、桂枝辛温散浊开宣气机，黄连、黄芩苦寒下气降泄火热，辛以散之，苦以降之，使升降和调，浊毒自散。

CKD 以浊为重心，浊邪久蕴化毒。毒邪性烈善变，多见于 CKD 的 3～5 期，此时体内代谢产物蓄积，"糖毒""脂毒""尿酸毒""尿毒素"等多种毒邪郁滞于内，直伤脏腑，使病情缠绵顽固，深重难治，变证丛生。同时毒邪的出现提示着疾病加重，进入病情危急、难以逆转的阶段。由此可见，浊毒与 CKD 的发生、发展、预后等多个方面有着密不可分的联系。治疗当因势利导，给邪出路，使邪去而正安。临证还应结合本病脾肾衰败之本，重视顾养正气，扶正以助祛邪，提高临床疗效。

182　慢性肾脏病治疗泄浊解毒八法

　　孙伟教授从事肾脏病临床工作 30 多年，在治疗慢性肾脏病方面积累了丰富经验。慢性肾脏病（CKD）患者因为体内毒素水平高，水液代谢及内分泌功能紊乱，可见明显的标实之象，此时在益肾清利活血的基础上，如何泄浊解毒尤为关键。孙教授对此擅用泄浊解毒八法以祛邪，取满意疗效。

渗湿解毒法

　　慢性肾脏病脾失健运，肾失气化，而致水湿停聚，甚至湿瘀互结，久之易酿成浊毒。而"膀胱者，州都之官，津液藏焉，气化则能出矣。"故常取利水渗湿之法以畅通下焦，使浊毒有出路。常用茯苓皮、玉米须等淡渗利湿之品，使水湿浊毒自从小便而去。茯苓皮是茯苓的干燥外皮，归肺、脾、肾经，甘淡渗利，利水消肿，兼可健脾。《本草纲目》云其"主治水肿肤胀，开水道，开腠理"。其善行皮肤水湿以渗湿解毒，兼可健脾，属利水扶正之品。玉米须甘淡，性平，归膀胱、肝、胆经。《四川中药志》书中谓其"清血热，利小便。治黄疸，风热，出疹，吐血及红崩"，故其可利尿消肿，清肝利胆，兼有和络之效。慢性肾脏病乃本虚标实之证，其正气已损，不可一味攻逐水饮以驱毒外出，仍需扶正补虚，否则浊毒未去，先伤肾本。

化瘀解毒法

　　慢性肾脏病病久，一则湿浊毒邪入络，浊毒阻遏脉络而瘀；二则正气亏虚，气虚血瘀；三则水湿泛滥，如《血证论》有"病水者未尝不病血"之论，认为水道不利，致血运不畅而瘀。CKD 5 期患者，肾实质缺血、肾间质纤维化以及肾动脉硬化均与瘀血相关，临床表现以面色黧黑、肌肤甲错、舌质紫暗、苔有瘀点瘀斑等症为主。故处方用药常加行气活血化瘀之品，如郁金、川芎、炒当归等。郁金味辛、苦，性寒，归肝、胆、心经，主活血止痛，行气解郁，清心凉血，利胆退黄，《本草备要》云其"行气，解郁，泄血，破瘀"。川芎辛、温，归肝、胆经，功主行气开郁，祛风燥湿，活血止痛。《日华子本草》云其"治一切风，一切气，一切劳损，一切血，补五劳，壮筋骨，调众脉，破癥结宿血，养新血，长肉，鼻洪，吐血及溺血，痔瘘，脑痈发背，瘰疬瘿赘，疮疖，及排脓消瘀血"。炒当归味甘、辛、苦，性温，归肝、心、脾经，主补血活血，调经止痛。《日华子本草》云其"治一切风，一切血，补一切劳，破恶血，养新血及主癥癖"。郁金、川芎活血行气以解浊毒，再添补血活血之炒当归，取其祛瘀生新之意，对慢性肾病的贫血有一定改善。

发汗解毒法

　　肺肾金水相生，为母子之脏，《灵枢经》云"肾足少阴之脉……其直者，从肾上贯肝膈，入肺中，循喉咙，挟舌本"。慢性肾脏病患者，肾气本虚，肺脏亏损，肺失宣肃，腠理不开，邪郁于内。遵从《素问·汤液醪醴论》中"开鬼门"之法，佐以发汗之桂枝、防风，并嘱患者适当运动，使之微微汗出，使诸邪由皮毛、腠理排出，以达发汗解毒之功。喻嘉言云"凡脏腑经络之气，皆肺气所宣"。可通过开宣肺气以调理全身气机，进而气机条达，血运通畅，可添化瘀解毒之力。《本经疏证》云"桂枝其用之道有六，曰通阳，曰和营，曰利水，曰行瘀，曰下气，曰补中"。可见桂枝其用有四，一则解表调营以发汗解毒，二则通阳化阴，助膀胱气化以渗湿，三则下气利水行瘀以降湿浊瘀毒，四则补中以治本扶正。防风味辛、甘，性微温，《本草纲目》云其"三十六般风，去上焦风邪，头目滞气，经络留湿，一身骨节痛。除风去湿仙药"。其既可走表以发汗解毒，又可祛风渗湿止痛。慢性肾脏病患者脏腑虚弱，故予汗法时用药不可过于宣散，切忌峻汗，谨防伤正，还可稍以配伍滋阴药物，使津液得充，汗出有源。

升清降浊法

肾病患者病程进展至后期，水湿浊毒之邪困遏中焦，影响脾胃升降。脾以升为和，胃以降为顺。若脾胃清阳不升、浊阴不降，则症见头重眩晕，脘腹痞满，恶心呕吐，食少纳呆，倦怠，便溏，舌苔厚腻，脉濡滑。一味补益升提易致胃气不降；一味行气降逆易致脾气不升。此时可取升清降浊之法，药用醋柴胡、葛根、制苍术、大腹皮等。醋制柴胡一药多用，功主和解表里，疏肝解郁，升阳举陷，退热截疟，且擅解毒、行水、散瘀。葛根升脾阳以止泻，兼有解毒之功，如《神农本草经》所云"葛根味甘平，主消渴，身大热，呕吐，诸痹，起阴气，解诸毒"。《玉楸药解》云"苍术，燥土利水，泄饮消痰，行瘀，开郁，去漏，化癖，除癥，理吞酸去腐，辟山川瘴疠，回筋骨之痿软，清溲溺之混浊"。可见苍术既可燥湿健脾，又可化浊行瘀。大腹皮，实为槟榔的干燥果皮，其味辛，性微温，可行气宽中，行水消肿。《本经逢原》云"腹皮性轻浮，散无形之滞气。故痞满膨胀，水气浮肿，脚气壅逆者宜之"。水湿浊毒之邪得苍术所化，可稍去其黏滞之性，再得大腹皮之下气行水之力，则浊降正安。

清化解毒法

慢性肾脏病持续进展，其湿热浊毒之邪壅遏三焦，气机不利，久之成瘀，正如朱丹溪所言"湿热熏蒸而为瘀"。故常以积雪草、白花蛇舌草、河白草等清化湿热之毒，进而疏通气机以增散瘀解毒之力。据《神农本草经》记载"积雪草主大热，恶疮，痈疽，浸淫，赤熛，皮肤赤，身热"；在《陆川本草》里也有描述，"积雪草，解毒，泻火，利小便，可治热性病，头痛，身热，口渴，小便黄赤"。可见积雪草不仅清化湿热之邪以解毒，更具利湿消肿之功。白花蛇舌草味甘、苦，性寒，功可清热解毒、利湿。现代研究发现其具有增强免疫、抗肿瘤、抗衰老等作用，而慢性肾脏病多数本虚标实，白花蛇舌草既可清化解毒，又可扶正固本。河白草味酸、苦，性平，主清热解毒，利水消肿，活血，既可祛三焦湿热浊毒之邪，又兼顾化瘀，使气机得顺。

祛湿解毒法

慢性肾脏病后期湿浊内蕴，临床上多用通腑泄下药以祛湿解毒，如大黄、厚朴等，但其过于攻伐，久用易伤正气，故用石韦、土茯苓之品，因其泄浊解毒却不伤正。石韦味甘、苦，微寒，《名医别录》云"石韦，止烦下气，通膀胱满，补五劳，安五脏，去恶风，益精气"。其可利水渗湿以泄下焦之浊毒，兼可益精固本。土茯苓味甘、淡，性平，功主解毒，除湿，通利关节。《本草正义》云其"利湿去热，能入络，搜剔湿热之蕴毒。其解水银、轻粉毒者，彼以升提收毒上行，而此以渗利下导为务，故专治杨梅毒疮，深入百络，关节疼痛，甚至腐烂，又毒火上行，咽喉痛溃，一切恶症"；《本草纲目》云其"土茯苓能健脾胃，去风湿，脾胃健则营卫从，风湿去则筋骨利"。土茯苓既可健运脾胃，又可泄浊解毒，补泄兼顾，为治湿浊要药。

通腑解毒法

　　慢性肾脏病其湿热浊毒壅遏于脏腑不能排出，久之则血脉不和，气机不顺，进而加重湿热浊毒的瘀积。而六腑以通为用，以降为顺，通腑之法可使体内积聚的湿热浊毒以大便的方式排出体外，从而达到解毒的作用。常用制大黄、槟榔等以通腑解毒，使患者正常排便（可略不成形），中病即止，切勿伤正。《神农本草经》云"大黄味苦、性寒，主下瘀血，下闭，寒热，破癥瘕积聚，留饮宿食，荡涤肠胃，推陈致新，通利水谷道，调中化食，安和五脏"。大黄苦寒泄下之力过甚，易伤脾胃，正所谓"有胃气则生，无胃气则死"，故予制用，以缓其通下之力，又可增其活血之功。槟榔味苦、辛，性温，可驱虫，消积，下气，行水。且其善行胃肠之气，如《本经逢原》云"槟榔性沉重，泄有形之积滞"。慢性肾脏病患者通导大便，则浊毒有所出路，进而可延缓肾病进展。

辛开苦降法

　　慢性肾脏病的发生不外乎内外因也，内因为主，外因为诱。内因实则本虚，是指肺、脾、肾功能失调及气、血、阴、阳的亏虚，其本在于肾气的不足。慢性肾脏病的诱因很多，有外感、情志、水湿、湿热、瘀血、浊毒等，但湿与瘀则贯穿疾病的始终。湿热内蕴，肾失封藏，则精微下泄，尿中出现蛋白；湿热灼伤肾络，肾络失和，则血不归经，出现血尿；而久病必瘀，肾络瘀阻又会导致其他脏腑的功能紊乱。总之，慢性肾脏病总属本虚标实之证，脏腑功能紊乱，气血津液输布、运化失司，进而水湿、湿热、瘀血、浊毒相互交阻于体内，因虚致实或因实致虚，虚实夹杂，互为因果，病情缠绵难愈。

　　慢性肾脏病湿热之邪贯穿始终，病久或入络化瘀，或酿生浊毒。湿为阴邪，热属阳邪，而"热得湿而愈炽，湿得热而愈横，湿热两分，其病轻而缓；湿热交合，其病重而速"。湿、热之邪性质不同，但易胶结难解，进而推动病情进展。肾病湿热之邪为患，单用清热之法则易于助湿，单用祛湿之法又易增热，故如何分消湿热，使湿去热清才是重点。《素问·至真要大论》云"湿淫所胜，平以苦热，佐以酸辛，以苦燥之，以淡泄之。湿上甚而热，治以苦温，佐以甘辛"。《临证指南医案》提出"苦能驱热除湿，辛能开气宣浊"。故对于湿热之邪，常以苦寒之黄连、辛热之干姜相配，取其"一苦一辛，一升一降"之意以分消湿热之毒。且慢性肾脏病后期水湿瘀浊互结成毒，肾络不和，而"辛开苦降"之法，辛可理气行血散瘀，苦可下气降泄火热，辛苦合用则气机得顺，升降得宜，兼有化瘀解毒之意。慢性肾脏病缠绵难愈，病程较久，取利水渗湿之法以畅通下焦，化瘀之法以通脉祛邪，发汗之法使诸邪由皮毛、腠理排出，升清降浊之法祛除中焦之水湿浊毒，清化解毒之法以祛除湿热浊毒之邪，祛湿解毒之法既可祛邪又不伤正，通腑解毒之法使体内积聚的湿热浊毒以大便的方式排出体外，辛开苦降之法使胶结之湿热之邪得去。故而"泄浊解毒"之法可清除湿热、瘀血、浊毒等病理因素，所谓"邪去正安"，再配以"健脾益肾"之法则可共奏扶正祛邪之功。

183　从肾虚浊伏论慢性肾衰竭病机

慢性肾衰竭其诊断依据为典型的慢性肾脏病和累及肾脏的系统性疾病史，较典型的多种代谢障碍和毒性代谢产物蓄积所产生的各种系统症状为主的临床表现，肾功能检查异常。目前西医对于慢性肾衰竭常常采取对症治疗或替代治疗，未能从根本上解决患者所需。中医防治慢性肾衰竭已经起到了一定的治疗效果。慢性肾衰病的发生发展起因皆因虚引起，肾虚为主因，"水、湿、痰、瘀、毒"等病理产物皆属于浊的范畴，学者周海波等认为，将肾虚浊伏作为慢性肾衰竭的病机能为治疗慢性肾衰竭提供一定的思路。

中医对慢性肾衰竭病机的认识

在古代医籍书中，并无"慢性肾衰竭"病名记载。依据其临床症状及发病特点归为"水肿""肾风""肾劳""关格""癃闭""溺毒"等范畴。《素问·水热穴论》云"肺为喘呼，肾为水肿，肺为逆不得卧，分为相输，俱受者水气之所留也"。肾病引起水肿可影响肺的呼吸而出现呼吸困难。《素问·奇病论》云"有病庞然如有水状，切其脉大紧，身无痛者，行不瘦，不能食，食少……病生在肾，名为肾风"。这与慢性肾衰竭引起全身及胃肠黏膜水肿导致不能食相似。《诸病源候论·虚劳病诸候》云"肾劳者，背难以俯仰，小便不利"，这与慢性肾衰竭后期出现肾性骨病、尿量较少症状相似。《灵枢·脉度》云"阴气太盛，则阳气不能荣也，故曰关；阳气太盛，则阴气弗能荣，故曰格，阴阳俱盛，不能相荣，故曰关格，不得尽期而死也"，慢性肾衰竭发展后期往往阴阳格据，病情危重。《伤寒论·平脉法》云"关则不得小便，格则吐逆"。这与慢性肾衰竭引起的少尿、无尿及毒素较高刺激胃肠道出现呕出症状相似。《类证治裁·闭癃遗溺》云"闭者小便不通，癃者小便不利"。癃闭是对慢性肾衰竭尿量的评估。《景岳全书》指出"小水不通是为癃闭，此最危急症也"。出现癃闭反应疾病的危重。《素问》王冰注"肾劳也，肾气不足…故恶风而振寒"。《重订广温热论·验方妙用·开透法》云"溺毒入血，血毒上脑之候，头痛而晕，视物朦胧，耳鸣耳聋，恶心呕吐，呼吸带有溺臭，间或猝发癫痫状，甚或神昏痉厥，不省人事，循衣撮空，舌苔起腐，间有黑点"。这与慢性肾衰竭发展后期引起尿毒症性脑病症状相似。

现代医家对慢性肾衰竭的认识

目前中医界对慢性肾衰竭病机认识大致相同，但各有侧重。张大宁教授认为慢性肾衰竭的病机为"肾虚血瘀为本，湿毒内蕴为标"。皮持衡教授认为慢性肾衰竭为本虚标实之证，病机为"虚、湿、瘀、毒"。邹燕勤教授认为慢性肾衰竭病机肾元衰竭为发病之本，水毒潴留为发病之标，属因虚致实的本虚标实证。慢性肾衰竭早、中期最常见的本虚标实证候是脾肾气虚，瘀浊内蕴证候。刘旭生教授将慢性肾衰竭的病因病机归纳为因虚致实，由实转虚，虚为根本，实则为标。虚以脏腑亏虚（脾肾亏虚为主）为本，实以水湿热瘀毒等外邪为标。吴康衡教授认为慢性肾衰竭为本病虚实夹杂，治疗重视"痰、瘀、积"。郑丽英认为慢性肾衰竭的病机关键为脾肾虚损，浊毒潴留，为本虚标实之病，本虚责之于脾肾，标实主要归结为湿浊、瘀血、毒邪。脾肾虚损为本病的基本病机。曹恩泽认为肾病发展至慢性肾衰竭阶段，其本虚以脾肾亏虚为主，标实以湿浊、热毒、瘀血为主，其中瘀血阻络贯穿慢性肾脏病始终。高继宁教授认为慢性肾衰竭为本虚标实之证，本虚以脾肾为主，标实为湿浊、水饮、瘀血。林启展教授其认为慢性肾衰竭病情较长，病机复杂，脾肾亏虚是贯穿慢性肾衰竭病程的主要病机。王孟庸教授认为，本病病机多属脾肾（阳）气虚，同时瘀血、浊毒、水湿交阻，形成正虚邪实的本虚标实证。郭登洲教授认为慢性肾衰竭病机为本虚标实，虚实夹杂，本在脾肾两虚，标在内生水湿、浊毒、瘀血、败精及溺毒。综上所述及结合临床，慢性肾衰竭的病机为肾虚浊伏。

肾虚浊伏的慢性肾衰竭病机

　　虚是慢性肾衰竭的始因，水、湿、浊、痰、瘀、热、毒是在虚的基础上产生的病理产物。慢性肾衰竭的本虚根本在于肾元之虚损。肾气亏虚，精微不固，致精微物质流失，导致正气更虚。肾为精血之海，肾元亏虚，致精血不生，出现肾性贫血、肾性骨病。《华佗·中藏经》云"肾气壮则水还于海，肾气虚则水散于皮。又三焦壅塞，荣卫闭格，血气不从，虚实交变，水随气流，故为水病"。肾为水脏，主津液，若肾气亏乏，气化无力，致水液停聚，出现水肿，水聚成浊。肾与膀胱互相表里，肾气不化，蒸腾无力，膀胱失约，小便不利，出现少尿甚至无尿，使人体正常代谢产物如肌酐、尿素氮、酸性物质等无法排出，形成湿浊，内蓄于血，久而发为本病。肾为先天之本，脾为后天之本，肾虚必致脾虚，最终导致脾肾亏虚，加快慢性肾衰竭的进展。

　　"浊"有生理之浊和病理之浊，病理之浊称为浊邪。浊邪指人体水谷精微物质代谢异常形成的具有污秽、胶黏有形的病理产物。目前浊邪分为血浊、浊毒、食浊、瘀浊、脉浊、心浊、痰浊、湿浊、尿酸浊、脂浊、膏浊，浊毒、水浊等诸多相关概念。慢性肾衰竭生成水、湿、浊、痰、瘀、毒病理产物皆属于浊邪的范畴，这些浊最终化为毒，生成湿毒、瘀毒、热毒、痰毒、浊毒，加重肾脏负担，导致肾脏损害。慢性肾衰竭的"浊毒"的形成经历了水→湿→浊→痰、瘀→热→毒的过程。浊邪蓄积人体，内停不解，耗伤正气，加重肾虚，虚实互为因果，最终发为尿毒症。

从肾虚浊伏治疗慢性肾衰竭

　　慢性肾衰竭临床表现病情错综复杂，病势缠绵，证候多端，累积机体的气血阴阳，其证属于"本虚标实"，本虚以肾虚为主，脾虚次之。标实以水、湿、浊、痰、瘀、毒等浊邪、浊毒内伏肾络及机体，本虚标实互为因果，形成恶性循环，加重病情恶化。浊邪贯穿慢性肾衰竭发生发展始终，其治疗当重视脾肾，顾护先后天，同时注重化浊祛邪。

　　1. 补益脾肾： 慢性肾衰竭的发生发展与脾肾亏虚密切相关。《医宗必读》云"夫人之虚，不属于气，即属于血，五脏六腑，莫能外焉。而独举脾肾者，水为万物之源，土为万物之母，二脏安和，一身皆治，百疾不生"。卓琳等通过调查慢性肾脏病3～5期的证候分布规律发现慢性肾脏病主要证型以脾肾气虚多见。肾为一身阴阳之根本，若肾阴肾阳亏虚，必将影响脏腑功能，水谷精微代谢异常，产生浊邪；故此在临床中补肾常用六味地黄丸加减，六味地黄汤为滋阴补肾的名方，常在此方基础上加用党参、黄芪之品，一助其培补肾气、二助其益气生阳。现代研究发现黄芪具有改善血流动力学，改善炎症，延缓肾间质纤维化，改善营养不良、贫血等症状，延缓慢性肾衰竭的进展。若阳虚明显则常加淫羊藿、巴戟天之品，温润补肾。浊为阴邪，非阳不化，常用温和之药，少用附子、肉桂温燥伤阴之品。慢性肾衰竭各期，竭患者脏腑虚损失调，特别脾肾存在不同程度的虚损，或脾气虚弱为主，或肾气虚弱为主，其益气健脾又难顾肾阴耗伤；益肾养阴，又虑浊邪内停，二法不宜用于一方，此时可以补益与健脾交替服用，养阴与温阳共奏。若脾肾俱虚常在六味地黄汤基础上加参苓白术散或补中益气汤。外浊治脾，内浊治肾，脾肾和，则浊邪化生无源。

　　2. 消散浊邪： 浊邪因脏腑功能失调，津液代谢障碍产生，在调补脏腑时，勿忘消散浊邪。慢性肾衰竭以湿浊、瘀浊、痰浊、浊毒、尿浊等浊邪为主。在慢性肾脏病1～2期湿浊、瘀浊为主，此时浊毒并不甚，主要以化瘀利湿治之。慢性肾脏病3～4期湿浊、痰浊加重，痰浊、浊毒迅生，成为主要病机，这时期以化浊消痰、利湿解毒为主。慢性肾脏病 5 期浊毒弥漫三焦，以通腑泄浊、解毒活血消、消散浊邪为主。在治疗慢性肾衰竭化浊之法需贯穿治疗始终。若水浊、湿浊较重，可采用五苓散、三仁汤。李外姣发现加减三仁汤能显著改善慢性肾衰竭患者临床症状、延缓肾功能进展，且无明显不良反应。若瘀浊较重，可用桃红四物汤，汪培国等发现加味桃红四物汤加减治疗慢性肾衰竭，能有效保护其残存肾功能，抗肾脏纤维化；若痰浊较重，可用温胆汤加减，何小泉发现加减温胆汤延缓早中期慢性肾衰竭进展，改善患者的生化指标，能够明显提高患者病情治疗的有效率。若浊毒较重，大黄之品通腑泄浊，清除肠道毒素。现代医学发现大黄及其活性成分改善残余肾的高代谢状态、调节机体氮质代谢、抑制系膜细胞异常增殖、抑制肾间质纤维化与肾小管萎缩、改善脂质代谢异常等作用，还存在可逆性肾毒性，延缓慢性肾脏病的进展。

　　3. 缓而不峻：慢性肾衰竭毕竟以虚为本，多见脏腑功能亏虚、虚损乃至肾衰竭。振复脏腑的功能，应遵守"治本当缓，治标当急"的治疗原则。不仅要祛除病邪，更要顾护正气。在治疗过程中既不能一味补益，也不可单纯攻伐，一味补益恐闭门留寇，浊邪潜留，单纯攻伐又使脏气耗损，每每需要攻补共奏，标本兼顾。由于慢性肾衰竭病机错综复杂，往往需要内外结合治疗，这样更能充分清除体内浊邪。临床中可以采用口服，静脉给药结合中药灌肠，改善患者症状，提高治疗效果，延缓慢性肾脏病进展。

184 从浊毒论治慢性肾衰竭

慢性肾衰竭（CRF）是肾单位严重受损的一种综合性疾病，可以导致电解质紊乱、酸碱和内分泌功能失衡。慢性肾衰竭是许多慢性肾脏疾病的最终结果，是肾脏疾病中常见的多发性综合征。西医治疗包括病因治疗、对症支持和血液净化，但不能有效地促进肾功能的恢复和降低死亡率。中西医结合的早期干预是治疗慢性肾衰竭的一种新思路和新方法。在中医学文献中，慢性肾衰竭常归属于"水肿""肾风""虚证"和"癃闭"。学者姚硕硕等以"浊毒理论"为基础分析慢性肾衰竭的病因病机，以提高本病治疗效果及其改善预后。

传统中医学认为，慢性肾衰竭的基本病机为"本虚标实"，"本虚"以肾虚为根本，脾虚为主要表现，涉及心肝肺三脏，"标实"为血瘀、湿浊、痰湿等有形实邪交互错杂，相互为病。慢性肾衰竭的基本病机为"正虚邪实"，从古代的医籍阐述和现代的研究来分析，总的治疗原则应是扶正祛邪，即从根本上消除或改善因正气亏虚所产生的病理产物，使慢性肾衰竭患者的肾阴和肾阳在一定程度上达到相对平衡，以有利于清除邪气。但是对于虚实之间的主次关系及如何根据它们之间的关系进行中医辨证治疗，各医家观点有所不同。"用补药必兼泻邪，邪去则补药得也。一辟一关，此乃玄妙"，近年来，随着对本病认识的不断加深，在慢性肾脏病演变为慢性肾衰竭的过程中，李佃贵教授抛开了以往的分型，从"浊毒"论治慢性肾衰竭更为简单、直接。

浊毒理论的论述

"浊毒"既是一种对人体脏腑经络及气血阴阳均造成严重损害的致病因素，同时也是蕴积于体内的病理产物。从而导致脏腑功能失调，气血运行紊乱。"浊毒"既是一种对人体脏腑经络及气血阴阳均造成严重损害的致病因素，同时也是蕴积于体内的病理产物。从而导致脏腑功能失调，气血运行紊乱。曹东义认为浊毒借鉴了《黄帝内经》清浊的描述，《素问·阴阳清浊》云"浊而清者，上出于咽，清而浊者，则下行"。《丹溪心法·赤白浊》指出"胃中浊气，下流为赤白浊"。清代石寿堂《医原·湿气论》云"湿为浊邪，以浊归浊，故传里者居多"。"浊毒致病"的临床机变多属正虚邪实。浊毒既有"湿邪"的特性，还兼有"毒"的特点，一旦迁延日久，必将变证丛生，造成脏腑的进一步损害。疾病发展过程中，邪壅经络，气机不畅，邪不得散，血不得行，津不得布，津血停留，化生痰浊瘀血，日久痰浊、瘀浊相互搏结，反复日久，耗伤脏腑气血津液，从而造成浊毒内壅、气滞络阻、脾不升清、胃失和降、阴血耗伤、气虚血郁等诸多证机变化。

浊毒之邪重在"浊"，浊邪久蕴凝聚成毒。浊与毒的性质相似，"浊"迁延不愈，易生变端；"毒"结滞脉络，损害气血，且两者常常互生互助致病。在多年的临床经验中，李教授总结出"浊毒"致病的病理特点多为正虚邪实，即脏腑气血虚弱，其中以脾肾两虚为主。邪实乃湿浊毒邪壅阻，困遏脾肾，致清气不升，浊气不降，最终成阴阳离决之势。浊毒证是指以浊毒为病因，慢性肾衰竭由于发病原因复杂，病程绵长，极易发展为浊毒瘀塞于内，故临床治疗时需以"浊毒"论治。慢性肾衰竭早中期处于浊毒内蕴壅盛的阶段，人体的气血阴阳受损较浅，尚有能力与之抗衡。因此，在此阶段采用化浊解毒中药汤剂以起到延缓慢性肾功能进展，缓解症状，保护残肾功能的作用。

中医学对慢性肾衰竭的理解

中医学经典多将本病归属于"水肿""关格""肾劳""肾风""虚劳""癃闭"等范畴。《景岳全书》云"小水不通为癃闭，此最危最急症也……数日不通，则奔迫难堪，必致危殆"。肾为水脏，肾阳虚衰，化气行水能力降低，水液不化而瘀阻于三焦，出现癃闭。"溺毒"作为病名最早见于清代何廉臣的《重订广温热论》，其言"气滞血瘀，脉络瘀阻，不通则痛，以至溺毒"。肾泌别清浊作用减弱，浊毒内蕴，湿热中阻，阻碍气机而致溺毒。

传统认为，慢性肾衰竭的基本病机为"本虚标实"，近年来，浊毒理论在慢性肾衰竭的应用逐渐受到了临床工作者的重视。慢性肾衰竭是各种慢性肾病不断发展的结果，病程长，病情重，易消耗正气是其特点。与此同时由于气、血、阴、阳及五脏俱虚，久之累及其他脏腑，气血阴阳不足，气机升降失司，水湿、痰浊之邪不得下注，久则酿生浊毒，损及五脏，导致水湿泛溢，瘀血内停，浊毒内蕴，因虚致实，一派虚实夹杂之象。浊毒之邪壅塞脏腑，弥漫三焦，阻滞气机，浊邪不得下泄，清浊相干，毒邪不得外排，正毒相争，可生风动血，蒙神蔽窍，戕伐五脏，从而产生肾衰竭的种种临床表现。患者常常表现为面色晦暗，皮肤蜡黄，舌苔黄腻。若浊毒上侵至心肺，卫外不固，易导致反复感受外邪，"精气夺则虚"病情日重；甚则浊毒之邪侵犯心包，扰乱神明，出现神昏谵语；若浊毒侵犯脾胃，脾失健运，胃失和降，浊毒之邪蓄积于脾胃，则恶心、嘈杂、呕吐、纳差、便秘或腹胀便溏；若浊毒壅滞于肾，肾失开阖泌浊之能，则见尿浊，肾失气化之功，则全身浮肿，夜尿频多；若浊与湿合，化热动血，则见鼻衄、齿衄、尿血、便血等。此外，慢性肾衰竭还兼有三焦气化障碍，脏腑功能紊乱，气血津液生化不足，津液输布不利，导致机体产生的代谢产物不能及时排出，最终蕴积体内而形成关键病理产物——浊毒。重视"少阳主枢"的生理功能，肺、脾、肾三脏功能受损，水液代谢障碍，从而引起慢性肾脏病迁延不愈，以至进入终末期肾病阶段。疏通三焦，调畅气机，使邪有出路，气机得以输转，脏腑功能得以恢复。

总之，浊毒致病的临床表现多样，病情轻重不一。中医的优势在于辨证论治，而论治的基础在于辨证，证候研究在中医临床研究中具有重要地位。只有对慢性肾衰竭的证候有深刻的把握，才能在治疗上取得良好疗效。久病入络，活血化瘀大法应贯穿治疗的始终，可以降肌酐，增加肾脏血流量，改善肾功能。

浊毒理论在治疗慢性肾衰竭的运用

1. 温补脾肾：《医宗必读·虚劳》云"而独举脾肾者，水为万物之源，土为万物之母，二脏安和，一身皆治，百疾不生"。脾喜燥而恶湿，浊为阴邪，其性重浊，易损伤阳气，阻滞气机流动，浊毒之邪内蕴日久，阳气被遏，脾阳不足，肾阳衰微而导致一身阳气具虚。肾气衰惫，脏腑受累，功能失调，气机停滞，症见畏寒肢冷，纳呆，便溏，舌质淡胖，苔白，脉濡缓。故临床以黄芪为君，配伍熟地黄、菟丝子、枸杞子、杜仲、巴戟天等温阳补肾，党参、山药健脾对症处理。

2. 化湿泄浊：章虚谷《伤寒本旨论》云"湿土之气同类相召，故是湿热之邪始虽外受，终归脾胃"。由于本病病证拖延日久、失治误治，导致机体正气亏虚，卫外不固，外感风邪、湿邪等六淫之邪，或遭受疫毒、虫毒、药毒等，外邪均入里化热，化生湿热、热毒。湿性重着，阻滞气机、阻遏血行，多致气滞、血瘀之证；热毒易耗气伤阴，出现气阴两虚之证；脾肾功能衰败，湿聚成浊，蕴久成毒，浊毒由内而生。肾气虚弱，气不化津，清从浊化，痰湿内聚；肾阴不足，虚火内生，灼津耗液，而成痰浊；肾阳不足，既不能蒸化津液为水气，又不能温煦脾阳，清阳不升，浊阴不降，痰湿浊毒内生。外邪内侵，加之气血运行不畅，则湿浊、瘀血等病理产物愈发易于内生。气虚阴亏血滞，无力推动，湿浊排出不畅，浸淫三焦，损伤脾肾，则又加重脏腑的虚损。若饮食摄生不慎，劳倦过度，则脾肾受损；失血亡液，体内阴虚更甚，虚损进一步加重。由此可见，血瘀浊毒是慢性肾衰竭发病的关键病机，总属本虚标实，可因虚致实，亦可因实致虚。

慢性肾衰竭患者普遍存在微炎症反应状态，且慢性微炎症反应与肾功能下降程度密切相关。李教授发现慢性肾衰竭患者在各中医证型中都有微炎症状态的参与，但不同证候的微炎症状态表现不同，其中尤以湿浊、湿热证为主。大量研究表明，运用化浊解毒的中药配合中药保留灌肠祛瘀祛浊，使浊毒排出体外，可明显延缓慢性肾衰竭的进展，提高患者生活质量，避免或延缓血液净化。祛邪则安正以便从根本上祛除或改善因虚衍生的病理产物，故以炒白术、清半夏、薏苡仁、积雪草、金雀根等联合治疗，使其发挥利湿泄浊的功效。

3. 活血化瘀：《金匮要略》云"血不利则为水"；唐容川《血证论》云"瘀血化水，亦发水肿"。肾气衰惫，累及脏腑，气机瘀滞，三焦气化失常，浊毒弥漫，伐伤气血。浊毒内蕴必然阻断气血化生，久必入络，浊毒瘀于脉络，阻滞经脉，气血津液运行不畅，瘀血、痰湿、浊毒互相凝结，层层相因，缠绵难去，从而导致新血不生、耗伤津液、壅腐气血增加了疾病的顽固性、缠绵性、多变性、危重性。因此以瘀血论治，成为治疗本病的重要方法。故方中以当归为君，加用川芎、丹参、赤芍等并辅以地龙、水蛭、全蝎、僵蚕等虫类药入肝经血分，破瘀血而不伤新血乃其气腐与瘀血相感召，消瘀而无开破。浊毒滞留是慢性肾衰竭的主要病机，选用化湿解毒中药中熟地黄补血养阴，现代药理研究有增强机体免疫力的功能，黄芪益气，苍术燥湿健脾，现代研究可以提高肠系膜活性，增强吸收营养功能，王不留行活血通络，上几味共奏健脾益气，化湿解毒之功效。在延缓甚至阻断慢性肾衰竭的发生、进展方面取得了较好的疗效。

将浊毒理论应用于慢性肾衰竭的治疗，不仅能有效改善患者的临床症状，提高患者的生存质量，而且可明显减少临床尿蛋白，从而减轻尿蛋白对肾小管的损伤及炎症介质的激发，进而减轻肾间质的纤维化，一定程度上延缓了慢性肾衰竭的进展，疗效确切，值得临床应用。

185　浊毒理论在慢性肾衰竭中的应用研究

学者钟建等通过对慢性肾衰竭（CRF）"浊毒理论"的病机认识及其生物学基础进行了全面论述，详细阐述了中医学"浊毒"理论在慢性肾衰竭中的应用，提示从"浊毒致病"理论切入，更能直接地指导慢性肾衰竭的中医临床治疗及基础研究，从而明显延缓病情的进展，改善患者预后。

慢性肾衰竭根据其少尿、无尿、水肿、恶心、呕吐等临床表现及演变经过，在古代中医文献中常将其归属于"癃闭""关格""溺毒"等范畴。目前认为，"正虚邪实"是慢性肾衰竭的基本病机，但具体是以虚为主还是以实为主，它们之间关系如何，怎样辨证施治，各医家的观点则有所不同。近年来随着对本病认识的不断深入，不少学者发现，在慢性肾脏病演变为慢性肾衰竭的过程中，抛开既往分型，从"浊毒致病"辨治 CRF 更为简单、直接。CRF 是多种慢性肾脏疾病持续进展的结果，病程长，病情重，缠绵难愈，易耗伤正气，在气血阴阳俱虚、五脏衰竭的同时，各种因素造成水湿浊阴内聚、瘀血内停、因虚致实、实更伤正、虚实夹杂之态。此外，CRF 还兼有三焦气化障碍，脏腑功能紊乱，气血津液生化不足，津液输布不利，气血运行失常，导致机体产生的代谢产物不能及时排出，最终蕴积体内而形成关键病理产物——浊毒。

浊毒既是一种对人体脏腑经络及气血阴阳均能造成严重损害的致病因素，同时也是指由多种原因导致脏腑功能紊乱、气血运行失常，机体所产生的代谢产物不能及时排出，蕴积体内而化生的病理产物。"浊毒致病"的临床机变多属正虚邪实。由于慢性肾衰竭病变过程中，邪壅经络，气机不畅，邪不得散，血不得行，津不得布，津血停留，化生痰浊瘀血，日久痰浊、瘀浊相互搏结，反复日久，耗伤脏腑气血津液，从而造成浊毒内壅、气滞络阻、脾不升清、胃失和降、阴血耗伤、气虚血郁等诸多证机变化。浊毒黏腻、性烈暴戾，决定了病程缠绵迁延，而在与正气的邪正相争中，往往有时会占有较大优势，从而成为 CRF 病情演变进展的决定性力量。

慢性肾衰竭浊毒致病理论的生物学基础

1. 浊毒致病与肾性贫血：肾衰竭时体内代谢产物蓄积，影响了红细胞的代谢和正常形态，导致红细胞被破坏，患者多伴有不同程度的贫血，贫血程度与肾功能成负相关，而降低尿毒症毒素蓄积可减少对造血系统的抑制、有利于改善贫血，同时可减少感染机会、改善肾功能。中医认为肾气衰惫，脏腑受累，功能失调，气机停滞，三焦气化失常，浊毒弥漫，伐伤气血，浊毒内蕴必碍气血生化，浊毒阻滞络中，气血不行，络血不能正常渗灌，血络不通，气血津液流行障碍，瘀血与邪气凝结脉络，缠绵不去，从而新血不生，百病丛生，而致贫血。

2. 浊毒致病与微炎症状态：谢恺庆等近年来研究发现，CRF 患者普遍存在微炎症反应状态，且慢性微炎症反应与肾功能下降程度密切相关。微炎症状态是指机体在微生物、内毒素、各种化学物质、补体、免疫复合物等的刺激下，以单核巨噬细胞系统激活 C 反应蛋白、白细胞介素（IL-1、IL-6）和肿瘤坏死因子（TNF-α）等为主的促炎性细胞因子释放为中心的，缓慢发生和持续存在的轻微炎性反应。微炎症反应是单核/巨噬细胞系统持续活化的后果。目前对"微炎症"的产生原因尚存在争议，但大量研究显示，CRF 患者血浆中 CRP、IL-6、TNF-α 和补体水平虽然都在正常范围内，但是均明显高于肾功能正常的对照组，可见 CRF 是一种慢性持续性炎症反应过程，患者体内持续存在以炎症因子在正常范围内相对升高为特征的"慢性炎症状态"。

CRF 时肾脏的清除能力明显降低，使炎症因子在体内潴留而增高。朱辟疆等选择 69 例非透析 CRF 衰竭微炎症状态患者作为研究对象，发现 CRF 患者各中医证型均存在微炎症状态，但不同证型微炎症状态程度有一定差异，其中夹湿浊或夹湿热证者微炎症状态程度最明显。就目前的研究进展来看，微炎症状态可加速 CRF 进程，而各种治疗方法和手段并不能完全清除微炎症状态的各种炎症因子。因此早期发现并进行干预性治疗，对改善 CRF 预后极为重要。

从中医角度分析，微炎症状态中的炎症因子可归属为"浊毒"。大量研究提示，运用化瘀泻浊的中医药治法能够明显延缓 CRF 的进展，提高患者的生活质量，延缓疾病进展，避免或延迟血液净化，这可能部分与改善 CRF 患者微炎症状态有关。

3. 浊毒致病与脂质代谢紊乱：Moorhead 早在 1982 年就提出了"脂质肾毒性"，指出慢性进行性肾损伤时，常伴随脂代谢异常，脂质不仅在介导肾小球损伤中起重要作用，而且在小管间质损伤中亦起作用。脂代谢紊乱是以高甘油三酯血症为主，而血浆甘油三酯水平一般正常。VLDL-C 和中等密度脂蛋白（IDL）升高，高密度脂蛋白（HDL）降低且由 HDL-3 转化为 HDL-2 的成熟程度下降，LDL-C 水平多正常，或仅在终末期肾病阶段轻度升高。HDL 本身是一种重要的抗氧化物质，能够保护内皮细胞免受细胞因子的损伤，在慢性肾脏疾病中，脂质代谢紊乱是导致炎症反应进一步扩大的重要因素。

高脂血症在中医学被认为是一种微观"血浊"，其产生与水、湿、痰、瘀、虚、实等病理因素有关。于俊生等认为痰饮、湿浊、瘀血等彼此相互影响，层层相因，裹结日久化毒为害，且一旦痰瘀毒交夹形成，更增加了疾病的顽缠性、疑难危重性。李玉明等通过研究发现，运用大黄通腑降浊，能降低患者血甘油三酯、胆固醇。现代临床研究也表明在益肾健脾的基础上运用化浊排毒之法，能更有效的帮助 CRF 患者改善脂代谢的紊乱。这也从侧面证明了浊毒致病理论对临床的可验证性。

4. 浊毒致病与免疫系统紊乱：CRF 的脂代谢紊乱可引起前列腺素合成紊乱，肾小球滤过率下降，加重肾小球内凝血，并且还可能影响免疫功能，造成肾小球粥样硬化系膜细胞增生等，使肾脏损害进一步加剧。王正品等提出浊毒作为 CRF 致病的主要原因，主要表现在浊毒病邪胶结作用于人体，导致人体细胞、组织和器官的浊化，浊化的是结果导致细胞、组织和器官的浊变，即形态结构的改变，包括现代病理学中的肥大、增生、萎缩、化生和癌变，以及免疫系统紊乱所导致的各种炎症、变性、凋亡和坏死等变化。最终的结果是毒害细胞、组织和器官，使之代谢和功能失常，乃至脏器功能衰竭。

浊毒理论在慢性肾衰竭治疗中的运用

针对慢性肾衰竭本虚标实的临床特点，中医学者们一直在研究、探索治疗 CRF 的有效方药。无论是按阴阳辨证、虚实辨证、脏腑辨证，还是根据肾功能及尿量辨证，或根据病情轻重病邪盛衰辨证，或是基本方剂临证加减，治疗本病总的原则是"扶正祛邪、祛浊化湿"。如对慢性肾衰竭浊毒阻滞中焦、清浊相干而见呕恶厌食甚则食入即吐等，治当调理中焦、和胃降气、祛湿化浊，待胃浊化、脾湿醒、纳食渐增之际再合用补肾健脾法，常用黄连温胆汤、小半夏加茯苓汤、平胃散等加减。浊毒内蕴、阻滞络中，常用当归、川芎、桃仁、红花、丹参、益母草、赤芍、大黄等，在延缓乃至阻断慢性肾衰竭的发生、发展方面收到很好的疗效。浊毒内停、弥漫三焦、蕴结肠胃致腑气不通者，常以中药保留灌肠以通腑泄浊、开启脾胃，促使浊毒排出体外，祛邪则安正，常用含有大黄的中药煎剂灌肠，以便从根本上祛除或改善因虚衍生的病理废物，使慢性肾衰竭患者在一定程度上达到肾阴肾阳相对平衡而祛邪外出的目的。

186　浊毒和外泌体关联对尿毒症心肌病的影响

　　尿毒症是慢性肾衰竭的终末期，可导致人体多脏器的并发症，尿毒症心肌病是其导致的并发症之一。目前对于尿毒症心肌病的西医治疗没有特效药物，多以对症治疗为主，而中医药具有多途径、多层次、多靶点的治疗特点。现代研究发现，尿毒症导致尿毒症心肌病的病因可能与外泌体的异常表达相关，以现代医学知识阐释中医理论的科学内涵是实现其现代化的途径之一，外泌体作为脏腑相关的物质基础，成为两者之间信息沟通的媒介。将外泌体引入中医证候机制的研究中，以微观辨证的思维作为桥梁，探索外泌体在证候发生过程中的变化，将有助于实现中医证候微观辨证的现代生物机制研究，因此，学者肖媛等提出"浊毒"是尿毒症心肌病中外泌体异常表达的主要病因病机，外泌体可能是诱发尿毒症心肌病的物质基础，临床上"益肾泄浊解毒"的治疗方法是治疗尿毒症心肌病的一种重要的思路。

外泌体与尿毒症心肌病

　　1. 外泌体概念及作用机制：外泌体是一种由细胞分泌到胞外的膜性囊泡，含有来源于细胞内的蛋白质、核苷酸、脂质等生物分子，外泌体可通过"内吞—融合—胞吐"途径来实现分泌。首先细胞质膜向内突出形成小囊泡，可包容细胞内的部分细胞质，从而形成有单层膜包被的腔内多囊泡胞内体，也可融合细胞内多种内容物，然后与细胞质膜融合，释放出腔内大量小囊泡，以胞吐形式分泌到细胞外微环境中以发挥其生物学效应。对于外泌体的作用机制，最早认为其功能类似于细胞的清道夫，可将细胞内代谢后过剩的物质及细胞废物运输至细胞外，以调控细胞的正常生长发育。随着研究的深入，发现外泌体还具有作为沟通细胞与细胞之间的媒介作用，能够介导生物信息的传递，实现其信息载体的作用。另外外泌体还具有源细胞的生物特性，因其携带了源细胞遗传信息分子；外泌体也具有靶向性；并且具有调控机体生理与病理的生物功能，因此可将其作为诊断疾病的一种生物学工具。

　　2. 外泌体对尿毒症心肌病的可能影响机制：心血管疾病是慢性肾脏病的最常见的并发症之一，是终末期肾病患者的主要死亡原因，而尿毒症心肌病是慢性肾脏病——心血管疾病中最常见的一种，尿毒症引起心脏结构的改变主要有左心室的肥大、心肌细胞的纤维化及心肌细胞的丢失等，当心肌的压力与负荷过重，进一步加重肾脏的损害，两脏器功能与结构改变的恶性循环，将加速慢性肾脏病的进展。而尿毒症导致心肌细胞损害的物质基础是目前研究的靶点。既往有研究发现心钠素主要分布在心房组织，其专一性的结合位点显著分布在肾上腺、肾脏和心血管系统，从而猜测心钠素是心肾两脏相关的物质基础。但是有学者指出此类物质功能较为单一，不能完全代替一个脏器的功能，尿毒症导致心肌损害的因素是多方面的，故心钠素作为单一的分子判定为心肾两者的物质基础具有一定的局限性。崔学军等提出要具备作为两脏的物质基础的必要条件要符合唯一性、专一性与可验证性。其唯一性指其分泌的源细胞必须唯一；专一性指作用靶点的专一，其由源细胞分泌以后可靶向于相应器官。另外需具备可验证性，指对该物质基础的调控可对其相关疾病的治疗产生影响，也就是必须具备具有强大的生理病理调节功能，称为生物功能性。而细胞分泌的外泌体囊泡内携带着分泌细胞的功能蛋白、脂质、核苷酸等生物分子，可将携带的遗传信息传递至靶细胞，并且能够通过蛋白质、RNA、脂质等调控靶细胞的生物功能。在病理状态下，外泌体仍可能包含细胞病态相关的物质信息，并将其传递至靶细胞，致使靶细胞受损。在尿毒症机体内，细胞分泌的外泌体可能携带尿毒症相关病态分子进而作用于心肌细胞，引起心肌细胞的损害，因此我们科学提出外泌体可能是尿毒症心肌病的物质基础。

浊毒理论

1. 浊毒概念及致病机制："浊毒"一词的提出是基于中医学对"浊邪"与"毒邪"理论的认识，"浊毒"理论的出现是后世医家对"浊"与"毒"特性的概括。对于"浊"的认识，早在《素问·阴阳应象大论》里记载"清阳出上窍，浊阴出下窍；清阳发腠理，浊阴走五脏；清阳实四肢，浊阴归六腑"。由此可知浊可解释为机体产生的汗、液、二便等代谢产物，在生理功能上可认为浊是水谷精微中较稠浊浓厚的部分。在《金匮要略》里张仲景提出"清邪居上，浊邪居下"的观点。此提出的"浊邪"大多医家认为是湿邪，因湿为阴邪，其性趋下重浊，故认为湿与浊性质是相同的，但浊与湿虽性质相同，但两者又有区别。两者同源质异，湿为浊之渐，浊为湿之极，浊轻为湿，湿重为浊，浊邪较湿深重，且易转化难治。"毒邪"范围在中医学中认识较广：一则指药物的毒性、偏性；二则指外伤感染性疾病；三则是指病因而言。《素问·五常政大论》所云"夫毒者，皆五行标盛暴烈之气所为也"。指出毒邪是因邪气过盛而化。《金匮要略心典·百合狐惑阴阳毒病脉证治》云"毒，邪气蕴结不解之谓"。又指出毒邪乃是由于邪气在体内滞留蕴结而成。由此后世医家总结"浊邪"与"毒邪"特性提出"浊毒"是指由多种原因导致脏腑功能紊乱，气血运行失常，机体内产生的代谢产物不能及时排出，蕴积体内而化生的病理产物，同时也是指一种对人体脏腑经络及气血阴阳均能造成严重损害的致病因素。"浊毒"致病机制主要有其能阻滞气机，损伤脏腑气血；浊毒致病易缠绵难愈，病情重、疗程长；浊毒致病范围广泛、涉及病位繁多；浊毒常与湿热、痰瘀等相互兼夹转化。

2. 基于浊毒病机对尿毒症心肌病的防治：在中医学古籍中，并无"尿毒症心肌病"病名一说。据其相关临床表现及发病特点可归属于中医学"心悸怔忡""胸痹""关格""水气""水肿"等范畴。黄春林等根据中医学"浊毒"理论，认为"浊毒""瘀血""气虚"是尿毒症心肌病中医的主要的病因病机，外邪袭扰、饮食不节、劳累过度、情志失调等皆可诱发尿毒症心肌病，但浊毒为尿毒症心肌病病因病机之关键，久病迁延不愈，心肾虚损加重，鼓动无力，水湿浊毒内蕴、水湿交阻，既可水气凌心，又能弥漫三焦，导致脏腑功能、阴阳、气血进一步失调，并以此为源衍生诸多变化，形成痰湿浊毒各种标实之证。尿毒症毒素的潴留相当于中医学"浊毒内蕴"，肾主开合，主持水液代谢，浊毒滞留于肾络，损伤肾之气化功能，小便不泄而致溺毒内留，充斥三焦，浊毒上犯心肺，则见心悸、喘咳、胸胁支满等症，心主血脉，浊毒壅滞血脉，血脉不利，则瘀血阻滞，毒损心络，则发为心肾同病，故心肾同病的致病之源在于"浊毒"之害，瘀血贯穿疾病始终，气血虚弱乃是发病之根本，浊毒、瘀血既是正虚的病理产物，一旦形成又可作为致病因素进一步耗伤正气，三者互为因果，使病情缠绵、迁延难愈。由此尿毒症心肌病所发，慢性肾衰竭乃其根本，浊毒留滞不解，肾之功能失调，通过脏腑病机传变相关之联系，累及于心，终致心肾同病，故邪浊解毒、活血祛瘀、补肾益心，此为尿毒症心肌病治疗之法。

浊毒与外泌体的关联

在疾病与证候发生之时，机体的相应系统总是伴随着发生微观物质的改变，同时机体细胞分泌的外泌体结构及功能也会发生相应的改变，将外泌体作为脏腑间的物质基础引入到中医的微观辨证中来，可为中医的微观辨证提供客观的依据。慢性肾衰竭以"浊毒"为害，浊毒留滞不解必犯五脏，浊毒上犯于心，心肾两脏功能便发生相应变化，浊毒可通过心肾经络之道，或借气血运行布流之势，由肾及心，这种肾脏虚损，累及于心的变化，其中可能有微观物质的改变，而中医又视浊毒、瘀血、痰湿为致病的病理产物，脏腑功能结构的损害，必由病理产物蓄积而致，其中浊毒、痰瘀等与外泌体的功能变化是极相似的，因外泌体功能特性之一就是携带源细胞的致病基因，使靶细胞致病，因此浊毒因肾衰竭之病而致，浊毒上犯于心也符合外泌体调控病理改变的生物学特性，肾脏感病，发生相关病理改变，激动病理状态下的外泌体，借经络之道，或助气血运行之势，上达于心，使心发生相应病理改变，其中的微观物质改变可能为外泌体这一物质，故外泌体可为心肾两脏互相联系的物质基础，浊毒等病理产物乃是外泌体携带的信息媒介。

"浊毒——外泌体" 对尿毒症心肌病的影响

浊毒是尿毒症心肌病的中医病机之关键，外泌体可能是尿毒症心肌病的物质基础，且肖媛等认为外泌体异常变化是由于浊毒作为信息媒介，在外泌体内异常调控而致，因此三者之间可能存在某种内在关联。在相关的研究中发现 5/6 肾切除尿毒症心肌病模型大鼠循环外泌体 miRNA30a 出现异常可能是诱发尿毒症心肌病的重要原因，既往的临床研究结果表明益肾泄浊解毒法可明显降低 CKD 患者血清肌酐、尿素氮，提高患者内生肌酐清除率水平，同时可改善尿毒症患者心脏彩超 LVEF、EF 斜率，可见益肾泄浊解毒法有助于改善尿毒症心肌病，但是具体机制尚不明确。因此认为益肾泄浊解毒法可能是干预尿毒症循环外泌体中 miRNA30a 的转运，浊毒这一病理产物的减少有助于减少对外泌体的异常调控，进而影响尿毒症心肌病。此益肾泄浊解毒之法是根于浊毒病机而设，因此病始于肾衰竭而起，由浊毒滞留上犯而损，故当以治肾为本，兼则治心，泄浊解毒贯穿始终。

肖媛等从微观辨证出发，借助于现代医学研究，以中医浊毒理论为切入点，探讨了现代医学的微观产物外泌体与中医浊毒的关联对尿毒症心肌病的影响变化，旨在以病证结合的思维作为媒介，引入外泌体到中医证候机制的研究中，为中医证候的客观化及微观辨证提供依据，为中医的诊断与标准化提供新的思路，使中医治疗尿毒症心肌病有证可循。

187　从浊毒论动脉粥样硬化病机和治疗

　　动脉粥样硬化是心脑血管疾病、周围血管疾病等重要发病机制，对人体健康有较大的影响以及危害。目前对动脉粥样硬化常以预防治疗和介入等治疗为主，复发率高，不易被患者接受。动脉粥样硬化致病具有广泛性、难治性、易损伤相应脏器，这与浊毒的致病特点极为相似，故学者胡芳等认为动脉粥样硬化的病机为浊毒伏脉，并抓住浊毒特性探析了动脉粥样硬化的发病，为中医治疗动脉粥样硬化提供了新思路。

　　动脉粥样硬化（AS）是心血管疾病共同的病理改变，其病理特征表现为动脉血管壁脂类物质堆积，逐渐形成斑块，导致动脉管腔狭窄甚至堵塞，影响局部甚至全身组织血供不足而出现一系列临床症状。随着生活水平的提高、人口老龄化、社会压力等因素使动脉粥样硬化发病率逐年上升，而动脉粥样硬化患者常常并发心脏病、脑血管疾病、周围血管疾病等病症，对人类健康造成极大危害。虽然现代医学对动脉粥样硬化已经深入研究，但其发病机制仍未明确。主流学说认为其发病机制以一系列炎性反应为主。对于治疗主要采用调脂稳定板块为主，但治疗效果不佳。中医学认为动脉粥样硬化形成与浊毒的存在密切相关，从浊毒着手对治疗动脉粥样硬化有着重要意义。

浊毒认识

　　"浊毒"指机体水谷精微物质代谢异常形成的具有污秽、胶黏有形的病理产物。"浊毒"的形成过程为水→湿→浊→痰→热→毒。浊与湿同根而异体，湿为浊之轻，浊为湿之渐。"浊毒"具有湿的致病点特，且过之而无不及。主要表现为四大特点：①易阻遏气机，耗伤脏腑气血。②致病具有弥性。③致病缠绵难愈性。④多夹痰、瘀。浊毒为重浊之邪，其性黏稠，流动缓慢，胶着不化，影响气机升降；易于气血博结，留滞脏腑经络，耗灼津液，致脏腑衰败。浊毒因精微代谢异常而生，以气血为载体，游益全身，内达脏腑，外络肌腠，若隐若现。浊易炼津痰，阻滞气机，气滞致瘀，浊、痰、瘀皆为阴邪，易相互交错。《素问·经脉别论》云"饮入于胃，游溢精气，上输于脾，脾气散精，上归于肺，通调入道，下输膀胱，水精四布，五经并行"。可见浊毒产生于与肺、脾、肾相关，脾最为密切。浊毒既为脏腑功能异常化生形成的病理产物，又化生为致病因素，加重脏腑亏虚。

浊毒与动脉粥样硬化的病因病机

　　在中医学古籍中虽无关于动脉粥样硬化病名或病症的记载，但依据发病的部位不同，可发为"胸痹""眩晕""脱疽"以及"中风"等病症，其病位在脉，与肺、肾、脾、心、肝等脏腑密切相关。对于动脉粥样硬化的病因病机各位医家众说纷纭。其病因主要外感六淫、饮食不节、情志失调、久病多病、年老体衰及禀赋不足。六淫内侵，蕴于肌肤，阻遏卫表，宣降失司，通调水道失职，水液不下注，水液内聚，上泛于肺，加重病情。水湿同体，湿聚浊，浊酿成毒。饮食不节、情志失调，使脾胃受损，脾失健运，运化无权，水液输布失常，水湿内停不行，蕴结成浊。浊毒阻滞中焦，枢机不力升降失和，致清气不升，浊阴不降，浊毒上泛出现"眩晕"等症状；年老体衰、久病多病、禀赋不足等均使肾气亏虚，肾阳不充，命门火衰，下焦气化无力，肾失开阖，泌浊失常，水滞湿凝，湿聚反热，生成浊毒。肺、脾、肾等脏腑失常不仅引起水液代谢失常，浊毒内生，还导致气机失畅。气为生命活动之力，气虚则浊邪运行无力，气滞则浊毒运行涩滞。气虚、气滞等均可影响浊毒在脉络中的运行，浊凝为痰，浊滞为瘀，痰瘀阻滞脉络，胶着脉管，结聚成块，聚而不散，导致脉络瘀阻，故动脉粥样硬化主要病机为浊毒伏脉。浊毒因阻塞部位不同发为不同疾病。若浊毒阻塞心脉，则发为胸痹；若浊毒阻塞脑络，轻则发为眩晕，重则发为中风；若浊毒阻塞四肢血脉，尤其使下肢，易发脱疽。浊毒随气血流动，遍及全身，故动脉粥样硬化波及全身血管。

动脉粥样硬化形成及致病特点与浊毒的关系

现代医学认为动脉粥样硬化发生与血脂异常、高血压、糖尿病、肥胖、高尿酸、糖耐量异常相关，属于代谢异常综合征。从病理方面研究发现，动脉壁内皮损伤及脂质的沉积在动脉粥样硬化发生机制中起关键作用。血管内皮细胞受高血压、糖尿病、高尿酸等因素刺激发生损伤后，体内产生的过氧化脂质、自由基、炎性介质及各种有害的细胞因子激活，使内皮细胞暴露和炎性细胞迁移，不仅使血管内皮损伤，脂质不断沉积于动脉内膜，还促进血小板激活，血小板黏附、聚集，血栓形成，动脉痉挛，血管内壁增厚、硬化斑块形成，导致动脉管腔狭窄甚至闭塞，使相应的器官组织细胞缺血缺氧，甚至坏死。从西医角度认为动脉粥样硬化形成过程为各种因素—内皮细胞损害—炎性细胞迁移—脂质沉积、血小板黏附及聚集—血管增厚、狭窄甚至闭塞，这与中医浊毒伏脉形成动脉粥样硬化过程极为形似，病邪气侵入人体—水谷精微代谢异常—浊毒内生—久积血府—脉管微积形成。炎性细胞的激活类似中医浊毒内生的过程。动脉粥样硬化可发生于全身血管，引起个别器官甚至整个循环系统功能紊乱，可见致病范围广有这与浊毒致病弥漫性特点类同。动脉粥样硬化易使血管狭窄，影响血液循环，导致动脉供应相应脏腑缺血缺氧，这与浊毒黏滞，阻滞气机，影响气血运行，损害脏腑病理特点相仿。动脉粥样硬化形成后用西药治疗往往致使稳定斑块，且病程较长这与浊毒致病缠绵难愈的特点相同。

浊毒在动脉粥样硬化治疗中的运用

"正气存内，邪不可干"；"邪之所凑，其气必虚"；任何疾病的产生与正气不足密切相关。动脉粥样硬化发生的始因乃正虚，而浊毒为动脉粥样硬化形成的物质基础。浊毒内藏，导致多种病理产物蓄积，病机交织繁杂，治疗不能拘泥于一法一方，应随证灵活选用，从多方面，多环节进行干预，才能适其所需。既要截断浊毒来源，又要给邪出路，浊毒消散，病方能除。

1. 扶正截断浊毒来源：体内水湿之邪产生，总归肺脾肾功能失调。湿为浊毒之源，那么从脏腑论治浊毒，主要从肺脾肾着手。因脾主运化，为气机升降之枢纽，脾健则湿浊不生，气机畅达，脾胃健运，所谓"水来土掩"，故常常健脾胃以化浊毒健运脾胃，使脾气升而胃气降，小肠可分清浊，清气经脾上达，浊阴自肠下降，经二便排出。故我们提出"未病和脾，已病理脾，善后益脾"。临床重最常选用健脾益气之参苓白术散加减；黄芪具有补气健脾，补血生津之功效。张志鑫等发现黄芪甲苷可以通过调控 PI3K/Akt/mTOR 信号通路，抑制炎症反应，改善脂质代谢从而抑制动脉粥样硬化斑块的形成。白术具有补气健脾、燥湿利水等功效。唐琪晶等发现白术精提物可以降低大鼠体内 TC、TG、LDL-C、AI 水平，同时能升高 HDL-C 水平，且 HDL-C 与白术剂量呈正相关，减少胆固醇在外周组织的聚集，防止动脉粥样硬化形成。肺气宣利，则水道通调，肾气充足，开阖有度，升化津液以滋五脏，浊毒化生无源。冬虫夏草具有归肺肾经，具有补益肺肾，止咳化痰平喘等功效。冬虫夏草提取物可延长低密度脂蛋白氧化过程的滞留时相，对低密度脂蛋白氧化有抑制性保护作用，调节血脂代谢，具有抗动脉粥样硬化的作用。

2. 化浊解毒兼除痰瘀：浊毒虽由脏腑功能异常产生的代谢产物，也是致病因素，浊毒的存在又会加重脏腑功能失常，故在截断浊毒来源的同时也应当促进浊毒排除，因势利导，给邪出路。《素问·汤液醪醴论》提出"开鬼门""洁净府""去菀陈莝"的治水 3 个基本原则。水湿同体，湿浊同源，湿凝成浊。故"浊毒行上焦当行宣，浊毒停中焦需以运，浊毒位下焦当以利、泄"。动脉粥样硬化因发病的不同位置采用不同治疗法则。浊毒行于上焦当以宣，桔梗具有宣肺利咽，祛痰排脓的功效，吴敬涛等发现桔梗总皂苷使血液胆固醇更有利于向脏细胞内的运输，减少了游离胆固醇的合成；增强了肝脏 CYP7A1 基因表达，进一步增强胆固醇向胆汁酸的转化且增加了粪便中的胆汁酸的排出等，有效地降低了脂质氧化的概率，减少了对心血管等的损伤，起到对动脉壁等的保护作用。浊毒停于中焦当以运，茯苓具有利湿渗湿、健脾，宁心安神的作用，茯苓皮乙醇提取液中的三萜类物质对高脂血症模型小鼠具有显著的降脂作用和抗氧化能力，能明显降低小鼠血清中的 TC 水平、LDL-C 水平和 TG 水平，升高 HDL-C 水平，降低动脉粥样硬化指数（AI），升高 SOD 水平和降低 MDA 水平。浊毒停于下焦当以利、泄。大黄具有泻下攻积、清热解毒等功效。大黄素可以通过抗脂质而对大鼠动脉粥样硬化起到防治作用。浊毒易夹杂痰瘀，故动脉粥样硬化治疗每每动脉粥样硬化需加化痰、活血之药。法半夏具有燥湿化痰、降逆止呕，消痞散结等功效，法半夏水提液能够通过刺激血管修复因子的分泌和血管的再内皮化并抑制血管新生内膜的增生，从而在大鼠颈动脉损伤血管修复中发挥作用。川芎具有活血行气止痛之功效，川芎的抗 AS 可以通过抑制炎症反应、抑制动脉壁 VCAM-1 的表达，减少单核巨噬细胞在动脉壁的黏附与聚集，从而抑制动脉粥样硬化的发生。动脉粥样硬化形成非一朝一夕，往往病程较长，久病入络，而且本病形成的病机位浊毒伏脉，常常需加通络药，地龙具有清热息风，通络，平喘，利尿的作用。地龙有效成分能够改善糖尿病肾脏疾病患者的血脂异常，并具有清除氧自由基的能力，保护内皮，减少过氧化脂质的作用。

胡芳等依据浊毒致病特点及动脉粥样硬化发病特征相结合，进一步认识了动脉粥样硬化的形成机制，浊毒理论的提出，是对动脉粥样硬化病因、病机理论的重大创新，是中医学对动脉粥样硬化新认识，浊毒既为人体病理产物，又是化生为致病因素，在指导中医治疗动脉粥样硬化新思路、新方法，对提高动脉粥样硬化治疗具有特殊的学术价值和临床指导意义。

188　从浊毒论治原发性高血压

根据原发性高血压的临床症状，大致可归入中医学头痛、眩晕等范畴。原发性高血压的病因病机多从肝阳上亢、肝火上炎、肝肾阴虚等立论，强调本虚标实者居多，临床常从平肝潜阳、滋水涵木论治，但很多时候起效缓慢，疗效不著。学者郭晓辰等详审证候病机，深究理法方药，把握标本缓急，综合分析，认为原发性高血压中医病机之关键在于浊毒不降，壅塞清窍，并探索以芳香化浊、清热解毒之法进行针对性辨治，临床体会到此法方药能够有效地改善原发性高血压患者的临床症状，使异常波动的血压得到控制而保持稳定或有所降低。

浊毒生变原发性高血压之重要病机

浊，即不清也。《丹溪心法》中载有"浊主湿热、有痰、有虚"，古人又谓其为害清之邪气。毒，最初指毒草，《金匮要略心典》中载"毒，邪气蕴结不解之谓"，今人亦有邪盛即谓毒的观点。我们认为，浊毒是原发性高血压产生的基础，又是血压持续居高不下或反复波动的病机关键要素，人体内浊毒的生变过程实际上导致了原发性高血压的病变过程。

1. 从环境及社会变迁探析原发性高血压浊毒的物质基础：原发性高血压病因迄今不明，目前认为，其属于多种致病因素共同作用所致的生活习惯病，其中不良饮食习惯是原发性高血压发病的重要因素之一。原发性高血压患者多喜食肥甘及咸食，嗜饮酒。研究表明，饮酒是促进血压升高的独立危险因素，长期饮酒可以使交感神经系统活性增强，肾素-血管紧张素-醛固酮系统激活。流行病学资料证实，原发性高血压的发病率与体内盐的摄入呈线性相关。饮食物本属水谷，是人体维持生命活动不可缺少的营养物质，一旦人们对其恣食无度，超过了自身所能代谢利用的范围，则成为停滞不化的体内浊毒。

如今由于生活水平的提高，导致了饮食结构的变化，无论是数食甘美还是嗜酒无节，都会损伤脾胃运化功能而病湿热。湿热积于中焦日久，进而影响脾胃气机升降，酿生浊毒之邪。当今社会吸烟者在人群中占有较高比例，吸烟可使大量的尼古丁及烟碱进入体内，这两种物质都有明显的缩血管作用，能引起血压增高。在吸烟环境中的被动吸烟者，也同样会受到尼古丁和烟碱这两种"毒邪"的危害，而且其受害程度要大于主动吸烟者。此外，随着社会的迅速发展，更有周边生存环境之毒邪合而为害，如现代之大气污染、农药、化肥对食品的污染、化学药品的毒副作用、噪声、电磁波、超声波等超高频率对人体的干扰等，均可说是外来之毒，可直接作用于人体，造成对脏腑气血或精神的损害或影响，而现今原发性高血压的发病率显著上升与这些因素是密切相关的。

2. 从中医学及现代医学探析原发性高血压浊毒的生变：现代研究证实，大约50%以上的原发性高血压患者有胰岛素抵抗，在临床中多见原发性高血压往往与肥胖、血脂异常及糖代谢异常等并存，称为代谢综合征。血糖、血脂及胰岛素本为血中之精微物质，其代谢失常则瘀积于血分，成为内生之浊滞之邪，而日久浊易化热，与之相搏进而酿生浊毒。

从中医学理论探之，无论是外界浊邪入里，湿浊困脾，还是饮食不节，浊邪内生，或是火热郁内，伏于血分为毒，或浊邪内蕴，郁热为毒，都与脾失运化，元气不充，脾不升清，胃失和降密切相关。脾胃升降受限日久，气机不得通畅，浊毒积滞体内不得消散，阻碍气血津液的正常运行输布，津血停滞，可进一步使浊毒加重，成为恶性循环。临床上原发性高血压患者的舌苔大多为白腻或黄腻，特别是老年患者尤为多见，并非纯阴虚的"少苔"，从而提示本病患者多有脾胃运化功能失常，这是浊毒内生的重要原因。

情志舒畅，气血调和，才可保持人体血压正常。长期不良的情志因素刺激，可致肝之疏泄与藏血功能失常，耗伤肝肾之阴，使肝体失养，不能制约肝阳。肝疏泄太过，导致肝阳上亢，肝气上逆，甚至肝风内动，或肝疏泄不及而致情志不舒，气郁化火，均可令血压升高。刘河间《素问玄机原病式·火类》云"五志过极，皆为热甚"。热为火之渐，火为热之极，热极生风，机体阳气功能亢奋致使机体火热有余而成火热毒，此属实火、"内毒"。现代医学也认为，原发性高血压是一种心身疾病，与高级神经活动障碍及自主神经中枢兴奋性增高有关，反复的精神刺激，如过度紧张、焦虑、愤怒以及情绪的压抑，可使大脑皮质兴奋与抑制过程失调，最终造成儿茶酚胺类物质增多，外周血管阻力升高和血压上升，导致原发性高血压。此增多的儿茶酚胺类物质，可看作"内毒"的物质基础之一。此外，肝为泄浊毒之重要器官，十二经脉循行，始于手太阴肺，终于足厥阴肝。肺输清血至百脉，至肝则为"受脏腑经脉浊气毒气改变之血"。此血中之浊毒对人体有害无益，须祛除于体外，而这一祛浊毒过程是在肝内进行的。如李东垣在《医学发明》中说"血者，皆肝之所主，恶血必归于肝，不问何经之伤，必留于胁下，皆肝主血故也"。人身之血营周不休，至卧则血归于肝，其浊气借肝以外泄。现代生理学亦认为，肝脏是人体的主要解毒器官。当肝的生理功能正常时，即使体内产生一些浊毒，也可经由肝而得到及时清除，但是一旦出现肝失疏泄或肝阳上亢等病理变化，则可影响到肝的泄浊解毒功能，为浊毒在体内的停积不消提供可能。

原发性高血压的常见并发症之一是肾损害，"五脏之伤，穷必及肾"。浊毒潜伏下注于肾，损伤肾络，可使肾不固藏，精微泄漏而出现蛋白尿。另一方面，浊毒犯肾造成肾气虚衰，开阖失司，膀胱气化无权，浊液潴留，或推动无力，令大肠传导失司，均导致邪无出路，浊毒可重新吸收入血，进一步损伤精气，败坏形体，形成恶性循环，出现诸多变证，如高血压日久可出现肾功能损害甚至肾衰竭。

以上诸多因素决定了如今原发性高血压多因浊毒为患，病位在血脉，与肝、脾、肾关系密切。浊毒在原发性高血压初期症状不显时就已存在，既可以是原发性高血压发病的始动机制，也是原发性高血压病程进展中多种因素相互作用的结果，并主导着病机的变化，贯穿疾病的全程。

3. 浊毒在原发性高血压中的演变规律： 具体而言，可分为以下 3 期。①病变早期：浊毒初生，以浊为主，此阶段往往临床症状隐匿不显，或因"浊邪害清"，壅塞清窍而仅表现为紧张、劳累后的头痛、眩晕等。②病变中期：浊毒渐盛，浊积日久亦可化毒，此阶段往往临床表现浊毒症状开始显现或明显。③病变后期：浊毒壅滞，以毒为主，并深入脉络，因毒损脏腑之不同而造成心、脑、肾等靶器官的损害，病情多复杂而缠绵难愈。浊毒之邪长期停留体内，易酿痰、成瘀，所以本病后期常兼痰瘀为患。

从浊毒论治是原发性高血压的关键环节

原发性高血压早期阶段虽以浊邪为主，但浊易生毒，且由于本病早期常无症状，患者发现患病时常已到病变中后期，因此，临床多见浊毒两者相助为虐。浊为阴邪，毒为阳邪，一旦浊毒互结，浊以毒为用，毒以浊为体，则如油入面，胶着难愈。"治病必求于本"，既然本于浊毒之邪，则治疗原发性高血压应注重适时应用芳香化浊、清热解毒法并随证变通，从浊毒论治，清除浊毒以改善患者证候，逆转病势，此乃治疗原发性高血压的关键环节。

1. 芳香化浊，清热解毒是治疗原发性高血压的有效方法： 原发性高血压患者在求助中医前多已服用西药治疗，但血压仍居高不下或其他伴随症状未得到显著好转，病情较为顽固。很多时候若仅用镇肝息风汤、半夏白术天麻汤等传统治疗本病的方剂，伴随症状或许可得到改善，而血压控制效果不佳。虽然中医治疗原发性高血压不单纯是降血压而是综合性的调节，但是不能回避降血压这一现实的问题，因为高血压状态的缓解是解决其他相关问题的基础。在临床诊治原发性高血压的过程中体会到，此时若在原方中加入芳香化浊、清热解毒之品，则常能令血压下降、得到控制，这说明浊毒为患是高血压状态持续的关键因素。即使对于以气虚或阴虚表现为主者，辨治时在益气、养阴方中酌加芳香化浊、清热解毒之品，往往疗效较前也有增进，进一步说明浊毒亦可耗伤气阴，造成或加重本病气虚、阴虚的变化。

　　另从"治未病"角度而言，无论以邪盛还是正虚为主，久病都可酿毒。因此，即使尚无明显或典型浊毒证候表现者，也可早一步使用芳香化浊、清热解毒法以截断扭转病势。

　　2. 原发性高血压浊毒为患的临床表现及治疗方药：本病浊毒为患的患者主要表现为头痛头胀，口干苦黏腻，疲倦乏力，头身困重，或伴急躁易怒，或伴目赤耳鸣，心悸动，尿短赤，大便不爽，舌红绛、苔白腻或黄腻，脉弦数，血压多居高不下，法当化浊解毒，临证中我们常以柴苓汤为基础方，再加入若干芳香化浊、清热解毒之品。柴苓汤虽不是典型化浊解毒之方，但其所包含的小柴胡汤和五苓散一升一降，分别针对中下二焦予以调理，对本病治疗亦有意义。小柴胡汤为和解少阳代表方，用于此处调理中焦。少阳为枢，中焦亦为枢，从人体之上下内外的枢纽入手，使壅滞的气机得以疏利而恢复正常运转，则它处之邪亦易随之而除。浊为湿之渐，毒为火热之极，内生浊毒大多以湿热为始，逐渐演变而成，亦具有如湿热一样"易结难分，致病缠绵难愈"的特点。故在治疗时参以治湿热之大法——分解湿热，令湿去则热孤。使用五苓散针对下焦，"渗湿于热下"，引湿浊之邪从小便而去，不但可以增进清热解毒药物的疗效，而且还有"利尿降压"的作用。再据证加入佩兰、石菖蒲、苍术、砂仁等芳香化浊之属，连翘、黄连、栀子、玄参等清热解毒之类，协同前方以达到清热化浊解毒之目的。

　　临证可根据兼证的不同予以加味：如伴便秘者，据病机的不同，或大黄攻下，或火麻仁、郁李仁润下；痰浊之象明显者，加陈皮、法半夏、瓜蒌、浙贝母；瘀滞之象明显者，加红花、泽兰、川芎、丹参；气滞明显，加延胡索、川楝子、郁金、枳壳；阴血虚明显，加女贞子、墨旱莲、黄精、沙参、当归、白芍、何首乌；伴脾虚者，加党参、黄芪、山药；伴肾虚者，加杜仲、续断、山茱萸、牛膝等。

　　尽管很多清热解毒药物在药理上有降压之效，但中药治疗原发性高血压的优势在于"辨证论治"，而不是大量降压中药的简单堆砌。在临床上，从浊毒论治原发性高血压，或在原有辨证论治基础上酌加芳香化浊、清热解毒之品，确实收到了比不用"浊毒"思路辨治更好的效果。如使反复波动的血压趋于稳定，减轻降压西药的不良反应，或在保持血压平稳的前提下提高西药的降压作用从而减少西药使用的种类和用量等。

189　论浊毒在轻度认知障碍中的作用和治疗

　　轻度认知障碍（MCI）被广泛认为是患有轻微记忆功能和认知功能损害，但未对生活及社会活动产生很大影响，并且发病机制无法由已知医学及神经精神疾病解释的疾病，是一种介于正常认知老化向轻度痴呆过渡的临床认知状态。MCI症状较轻，有记忆力及认知功能减退、注意力及空间定向能力减退等，是阿尔茨海默病发病与进展的初期阶段和重要环节，早期干预更具有实际意义。目前老龄化已经成为不可逆转的世界性趋势，MCI作为普遍发病的老年性疾病越来越受到人们和医学界的重视。MCI在中医学上并没有确切的病名，根据其病位和临床症状，可以归结为中医学"善忘""呆病"等范畴。"浊毒"在MCI的发病中发挥着重要作用。老年人年老体衰，脾肾阳气不足，温化能力减弱，湿浊内生，在体内郁久化热生毒。"浊"与"毒"互相胶结，上犯清窍，损伤脑络，使得神机失用，从而出现认知功能下降。所以对于"浊毒"引起的MCI，应用温化通利之法，使得"浊毒"去有出路，定能收到很好的疗效。学者周艳玲等从"浊毒"在MCI发病中的作用及治疗为中心点进行了阐述，以为临床对于本病的治疗提供参考。

对浊毒的认识

　　1. 浊的含义：《老子》云"浑兮其若浊"，其"浊"与"清"相对，乃混浊、不净之意。在医学上，早在《黄帝内经》中就有对"浊"的论述。如《素问·阴阳应象大论》云"寒气生浊，热气生清，清气在下，则生飧泄；浊气在上，则生䐜胀，此阴阳反作，病之逆从也"。此"浊"指的是人体排出的秽浊之物，也可以指脾胃吸收运化的水谷精微。张景岳注"寒气凝滞，故生浊阴；热气升散，故生清阳"。此"浊"可指水湿之邪的凝聚之态。总而言之：①"浊"指水谷精微中稠厚的部分；②"浊"指水湿凝聚的致病因素，具有秽浊黏腻胶着之性。

　　2. 毒的含义：《说文》中对于"毒"的解释是"毒，厚也，害人之草，往往而生"。此处之"毒"具有厚重，害人之性。《黄帝内经》云"正气存内，邪不可干，避其毒气"。《温病》中也有"温毒""湿毒""疫痢之毒"之称。此二者中的"毒"指的是令人发病的致病因素。《伤寒瘟疫条辨》中云"温病得之天地之杂气……杂气者，非风非寒非暑非湿非火，天地间另为一种，偶荒旱潦疵疠烟瘴之毒气也"。此中之"毒"指具有传染性质的杂气。《金匮要略心典》中有"毒，邪气蕴结不解之谓"的论述，认为"毒"是瘀血、痰浊在人体内蕴结日久而形成的病理产物，同时也可作为使人发病的致病因素，从而损伤气血，败坏形体。《周礼·天官冢宰》云"医师掌医之政令，聚毒药以供医事"。这里的"毒"指的是治病的草药。总而言之：①"毒"是致病因素，素有五毒致病之说，有温毒、湿毒、痰毒、瘀毒和疫毒。②"毒"是一种具有传染性质的杂气，具有温热性质显著、易化火酿毒，充斥奔迫，致病多凶险等特点。③"毒"是药物或是药物的峻烈之性。④"毒"是病症，有阴阳毒、脏毒、胎毒和丹毒之说，是一种可以单独命名的疾病。

　　3. 浊毒的含义：中医学古籍中大多都将"浊"与"毒"两个词分开而论，国医大师李佃贵教授通过多年临床经验的积累，将"浊"与"毒"并称，提出了"浊毒"理论，是中医学界的一大创新。老年人脾胃运化和气机升降功能偏弱，体内脾虚生湿又复感湿气，阳气不能生发，则酿湿为"浊"。"浊邪"则具有湿邪的病理性质，重浊黏滞，易阻遏气机，损伤阳气，并且缠绵难愈，在体内久郁而不化，郁久化热则生"毒"。而"毒"蕴结体内，导致脏腑经络功能失常，阻碍气血津液运行，进一步促使"浊"

的生成。由此可见，"浊"与"毒"相互胶结，互助为虐，共同作用于机体，损伤人体脏腑功能。由此看出，"浊毒"成了老年患者发病过程中较为重要的致病因素。

通过临床观察，"浊毒"致病易入血入络，耗伤气血；重浊黏滞，易阻遏阳气；易长期堆积于机体内，损伤脏腑功能。病程迁延，缠绵难愈。"浊毒"作为一种隐匿的致病因素，可以留滞于身体的各个部位，容易阻遏阳气，致使人体气机不通，经络受阻，但由于起病隐匿，临床症状也不明显，不容易被人发现，常导致疾病积年累月日渐深重，使得病程更加迁延难愈，变证丛生。"浊毒"既是一种损害人体经络、脏腑的致病因素，又是一种人体自身产生的病理产物。"浊邪"久蕴生"毒"，"浊毒"胶结致使脏腑空虚，脏腑功能失职又使得"浊毒"内生，如此循环往复，治疗颇为棘手。外感六淫，饮食情志内伤均可以成为"浊毒"产生的原因。

浊毒在 MCI 发病的作用

MCI 患者是患阿尔茨海默病的高危人群，患者的生活质量受到影响。如果不很好的对 MCI 加以控制和延缓，就会加快患者患阿尔茨海默病的速度。中医认为 MCI 是神机失用所导致的一种神志异常的脑功能减退性疾病，以智力低下，善忘为主要临床表现，影响患者的生活和社交能力。本病病位在脑，与心、肝、脾、肾功能失调密切相关。其病机有很多种，早在《景岳全书·杂证谟》就认为浊毒、气滞、血瘀均可为 MCI 发病的病因。"浊毒"在 MCI 的发病中起到主导作用。《医学心悟》云"肾主智，肾虚则智不足"，老年人天癸渐竭，气血虚弱，肾阳虚衰，脾肾温化功能减弱，外感湿邪或脾虚生湿化"浊"，不得温化，郁久化热则生"毒"。"浊毒"胶结体内，上泛清窍。孙思邈的《备急千金要方》云"头者，身之元首，气血精明，三百六十五络，皆上归于头，头者，诸阳之会也"。说明头是清净之府，邪不可犯。而"浊毒"侵入人体，蕴结脑络，扰乱清净之府的气血运行，脑失所养，致使人体神机失用，认知功能下降。同时气滞，血瘀与"浊毒"的生成也有着密切的联系。老年人阳气虚弱，推动功能减弱，导致气血运行迟缓或瘀积。气不行则气滞，气滞则将湿邪停滞于机体内，久则化为"浊"。血停滞则瘀血，瘀血在体内郁久化热生"毒"，"浊"与"毒"相互胶结，上泛脑窍，蕴结脑络，使得认知功能下降。同时"浊毒"停滞在人体之中，使得脏腑功能下降，筋脉不通，随之产生气滞血瘀。气滞血瘀也可各自阻滞脑部气血运行，损伤人体认知能力。三者常常互为因果，相互兼夹，影响患者的认知和记忆功能。

有学者认为 MCI 的发病机制与"浊凝闭阻清窍，瘀毒损伤脑络"有关，化浊解毒活血通络法能够通过抑制 Caspase-3 的阳性表达、增加紧密连接蛋白（ZO-1）和 occludin 的表达、调节血脑屏障通透性、降低 PKCδ、PKCθ 的表达、上调 PKCε 的表达、促进脑缺血再灌注损伤大鼠模型血管内皮生长因子（VEGF）表达来缓解 MCI 症状，对脑神经具有保护作用。王永炎院士认为，脏腑功能气血运行失常，体内虚火痰瘀不能及时排出，相互胶结，则浊毒内生，诸邪内阻，上扰清窍，这种病机也丰富了"浊毒"学说。各种病理因素久存于体内，郁而生浊，损伤脑髓，致使神机被扰，发而为病。这也就更加证实了"浊毒"在 MCI 发病中的特殊作用。针对 MCI 本虚标实的病机，秉承中医辨证论治的原则，虚者补之，实者泻之。对于 MCI 即可使用通泻之法，实邪宜通，从而达到良好的治疗效果。

现代医学对于 MCI 的发病的研究也逐渐深入。例如有研究证实，MCI 患者体内胆固醇堆积，胆固醇调节基因变异使得胆固醇代谢障碍，导致雌激素保护神经作用减弱，从而损伤患者脑神经，使认知功能下降。脂代谢异常就可导致认知功能降低。胆固醇和甘油三酯对于人体来说就可以看作中医上的内生"浊毒"，它们的病理性堆积和代谢障碍，同"浊毒"蕴结于体内的机制是相通的，从而损伤形体，阻滞经络，上泛脑窍，最终导致认知功能下降。除此之外，血同型半胱氨酸（HCY）是一种反应血管内皮损伤的氨基酸，有研究显示老年 MCI 患者血 HCY 水平升高，说明血管内皮损伤程度较重，高 HCY 血症增加了神经元损害及凋亡，HCY 氧化后，产生大量的过氧化氢物质，致使神经元氧化损伤，最终发展成为 MCI。这与中医学上"浊毒"等致病因素损伤经络形体的致病机制别无二致。同时还有研究证实，体内胆碱酯酶（AchE）在体内的堆积提示 MCI 患者存在胆碱能神经功能降低，导致脑神经的退行性病变。有研究证实，MCI 患者体内高敏 C 反应蛋白（hs-CRP）水平较正常者高，表明 hs-CRP 作为一种炎症反应因子，参与脑神经的损害，导致认知功能下降。hs-CRP 就可成为中医中的"毒"。炎症因子易产生热，而热与"毒"同类，热乃"毒"之渐，"毒"乃热之极，热与"毒"常兼夹为害，并可以互相转化。这些发病的危险因素与"浊毒"都有着共通之处。所以"浊毒"可以泛指疾病发生发展过程中，任何使机体不能正常运转的致病物质。

从浊毒论治 MCI

中医自古以来的治疗体系体现辨证论治的原则。"浊毒"既可以作为 MCI 发病的致病因素，也可以作为病理产物，因此在治疗本病的过程中，恰当地运用通利之法，疏通"浊毒"，会提高本病的疗效。"通"为常，不通则病，狭义上的"通"指通利二便，疏通瘀滞；广义上的"通"则可以是疏通脏腑经络，通畅气血津液。"浊毒之邪"壅塞于体内，致使清气不能上荣于脑，脑窍闭塞，神机失用。疏通"浊毒"对于 MCI 的治疗起到很大的作用。通过"通"来扶正祛邪，协调阴阳。祛除"浊毒"，除了直接化浊解毒，也可以通过调畅气机、通利三焦、活血化瘀间接化浊解毒，杜绝"浊毒"生成的根源。

1. 直接化浊解毒法："浊毒"源于水湿，脾胃是运化水湿的关键脏腑，脾胃虚弱则运化功能减弱，就会内生水湿，水湿胶结化为"浊"，浊邪在体内郁久化热则生"毒"。而 MCI 则是"浊毒"上泛脑窍，致使神机失用，使得认知功能下降的一种疾病。要想祛除"浊毒"，必得"化浊"与"解毒"并进，方能收到良好的治疗效果。有学者通过随机对照试验证实化浊通络法对于"浊毒"导致的 MCI 具有很好的缓解作用。治疗组较对照组的各种官方评分标准都有很大降低，定向、回忆及语言组织能力有很大提升，说明化浊通络汤疗效显著。既化浊解毒通络，又能间接杜绝"浊毒"的产生。也有研究示，化浊解毒活血通络法能够有效提升患者认知、语言及定向能力，并且副作用小，安全性高。菖蒲郁金汤就是运用化浊解毒活血通络法的一个例子。

化浊解毒法也可体现在中药复方中。通过现代药理学研究，石菖蒲-川芎可以通过多靶点，多通路的作用机制对认知障碍的发生发展起到很好的防治作用。石菖蒲具有促进海马体神经元生长、神经元突触发育及其连接，修复受损神经元并延长其存活时间的作用。石菖蒲作为重要具有化浊解毒的功效。这也是从不同程度通过化浊解毒法来减缓认知障碍的进程的例子。由此看出，把化浊解毒作为治疗 MCI 的突破点，效果显著。

2. 间接化浊解毒法：气滞、血瘀、三焦气化不利等因素与"浊毒"互相胶结，互为因果。给"浊毒"以出路，不仅可以通过直接化浊解毒，还可以通过别的方法间接给"浊毒"以出路，例如调畅气机、通利三焦、活血化瘀等就属于间接化浊解毒。

（1）调畅气机法：五脏气机不通，则"浊毒"内生。气机不畅，甚至阻滞不通者，则发为气滞。当气的运动出现异常变化时，升降出入则失去协调，气机久而不运，与痰瘀相互交结，郁生"浊毒"。而"浊毒"在体内郁久不去，又可阻碍气机运行。如此循环往复，形成恶性循环。所以通过调畅气机，使"五脏元真通畅"，则"浊毒"自灭。在脏腑气机中，脾升胃降为气机升降的枢纽。郭春晖等首次提出肠-脑轴，胃肠功能主要属脾，而脾藏营，营舍意，脑为"髓海"，为"元神之府"，清窍之所在，主意识思维活动。通过调节胃肠功能，从而梳理脾胃气机，对大脑的认知、定向、记忆和思维能力具有很大帮助。肝升肺降协调也可共同梳理全身气机。肝为刚脏主疏泄，升发调达，肺主肃降，一升一降，相辅相成。《素问．调经论》中提出，"血并于下，气并于上，乱则善忘"。气机逆乱，则精血不能上荣头面，则发病。通过梳理五脏气机，气机通畅，则"浊毒"去有出路。除此之外，针灸治疗也可起到疏通气机的作用。毫针泻法可以疏通经气，疏泄病邪，给"浊毒"以出路。有研究表明，针刺相关井穴对于改善老年认知功能减退具有很好疗效。例如针刺"涌泉""中冲"，作为足少阴肾经及手厥阴心包经的井穴，可以起到激发脏腑经气，梳理脏腑经络功能，能够用于治疗远端头面部疾病及神志病等疾病。艾灸也可以疏通脏腑气机，气机通畅，"浊毒"则无以化生，对于治疗 MCI 有很大作用。有学者证实，艾灸百会、命门和关元，能起到很好的行气活血，温通经脉，消瘀散结的功效。可以减轻 MCI 的症状。百会位于巅顶，命门是督脉的腧穴，而巅顶为诸阳之会，督脉可以调节全身阳经脉气，所以称之为"阳脉之海"。关元为任脉的腧穴，任脉可以调节全身阴脉经气，故称为"阴脉之海"。阴阳相交，循环相应，共同调节十二经脉的气血运行，起到协调阴阳的作用。所以治疗认知障碍不能忘记顺气。

（2）通利三焦法：三焦可以通行元气，总司气化，还可疏通水道，运行水液。三焦具有调和脏腑营卫，沟通上下内外的强大功能。三焦不利，则气化失司，水液凝聚成痰，久郁则生"浊毒"。所以通过疏利三焦，使气机通畅，则"浊毒"去之有通路，则病自愈。李英杰认为温胆汤具有调和三焦的功效，此方理气化痰，和胃利胆，但治在手少阳三焦，而不在足少阳胆。全方不寒不燥，疏利胆胃并通利三焦，三焦通利则气化行，则"浊毒"去有出路，认知功能可显著提高。"浊毒"易蒙蔽清窍，治当以急，开窍宜用芳香走窜之品，如苏合香丸，安宫牛黄丸，再可导浊泄浊，使"浊毒"随二便而去。有学者研究证实，"三焦针法"对脑神经退行性病变具有特异性的疗效。MCI 发病涉及上焦心肺、中焦脾胃、下焦肝肾三焦的脏腑，任何一个脏腑的气机升降失常，都会影响整体三焦的气化功能，气血运行不畅，"浊毒"内生上泛脑窍，则发病。三焦针法选取膻中、血海、中脘、气海和足三里为主要腧穴，通过通行三焦元气，从而延缓 MCI 向老年痴呆进展并改善老年患者的认知功能和记忆力。综上不难看出，不管是用药物还是针灸方法，三焦得以通利，则"浊毒"无以生，反自化。

（3）活血化瘀法：老年人常有气虚，气不足则无力推动血的运行，则导致血行停滞，即生血瘀。清代王清任《医林改错》云"凡有瘀血皆令人善忘"。瘀血在体内停滞不去，化热生"毒"。"瘀毒"与体内"浊邪"胶结为"浊毒"，阻滞经络，上泛脑窍，使得神机失用，从而出现认知障碍。在辨证治疗"浊毒"的基础上灵活应用活血化瘀之品，常常可以取得很好的疗效。王晓宁等通过研究发现活血解毒中药复方（何首乌、人参、川芎、黄连、石菖蒲）可以有效抑制老龄大鼠脑组织 PS-1 和 Tau 蛋白的过度表达，减少 β 淀粉样蛋白的沉积，保护大鼠脑组织海马体形态的完整性，从而改善老年大鼠的空间记忆能力和认知能力。《血证论》云"凡失血家猝得健忘者，每有瘀血，血府逐瘀汤加菖蒲、郁金，或朱砂安神丸加桃仁、牡丹皮、郁金、远志"。石菖蒲利湿化浊，合郁金行气活血，共奏活血化浊解毒之功。补阳还五汤作为活血化瘀法的方剂，最早出现在王清任的《医林改错》中，具有补气活血的功效，方中黄芪补气为君，臣以当归补血活血，瘀血化则"浊毒"无以生。有研究显示，补阳还五汤还具有抗缺血功能，抑制神经细胞凋亡。所以通过活血解毒治疗认知功能下降可以收到良好效果。

190　从浊毒论治帕金森病

梁健芬教授从事中医、中西医结合治疗脑病临床及教学科研工作 30 余载，积累了丰富的治疗经验，辨证周详细致，用药灵活巧妙，临床疗效显著。梁教授认为帕金森病防治关键在于早期，防治要点在于整体，"补虚调肝肾"应贯彻始终，"化浊解毒"为祛邪重点。

肝肾虚损浊毒内蕴为帕金森病辨证之机要

帕金森病是众多的脑变性疾病之一，也是中老年人常见的、多发的运动障碍性疾病常归属于中医学"颤振""震颤""振掉""痉病""肝风"等范畴。中医学对本病病机的认识，主要聚集在本虚与标实两方面，本虚以肝肾不足、髓海精亏、气血两虚、阳气虚衰等为主，而标实以痰浊、瘀血、火热、内风等为要。梁教授经过多年临床实践和研究，认为标实之邪多归结为浊毒之邪。缘由各种原因导致肝肾等脏腑功能低下或衰退，木不疏土，水谷不化精微反成湿浊之邪，气化无权，三焦决渎失职则水湿停聚为痰，或气机不畅，壅滞之气逆留血分便淤而成血浊，元气亏虚，运血无力瘀滞成为瘀浊之邪，水湿痰浊之邪与血浊瘀郁之邪交织互结化生为浊毒，《金匮要略心典》云"毒，邪气蕴结不解之谓"。痰浊瘀血蕴积日久形成浊毒，属内生之毒。浊毒既有痰湿、瘀血的特性，还有"毒邪"的属性，要是停蓄留滞为患，可致变证丛生。浊毒是指源于多种原因引起脏腑功能失调、气血运行异常，机体内代谢产生的废物未能及时正常地排出体外，在体内积聚而化生的病理产物，同时也指一种能对人体脏腑、经络、气血、阴阳均产生严重损伤的致病因素。

帕金森病浊毒的病机特点

在正常生理情况下的机体存在着一套完整、及时有效的运毒排毒系统，若运毒排毒系统功能紊乱，导致体内有毒物质排泄及解毒能力减退，则化生浊毒易滞留于体内。但浊毒之蕴酿，必然存在正气亏损之基础，正如《黄帝内经》中云"邪之所凑，其气必虚"。帕金森病以正虚为本，肝肾亏虚正是帕金森病发生、持续及浊毒化生的关键，而浊毒亦是造成帕金森病加剧、恶化的主要病理因素，因而肝肾虚损、浊毒内蕴为帕金森病的基本病机，乃至在疾病的某个进程，浊毒或许为病情演变之根本来主宰疾病的变化，作为决定疾病进展的主导力量。

浊毒具有胶着黏滞的性质，故其致病特点缠绵难断、迁延不愈，加之毒邪易变，又有进展迅速的特性，并随其留滞损害的脏腑经络部位不同而变证百出，如《中藏经》中所述"疽痈疮毒之所，皆五脏六腑蓄毒不流"。浊毒蕴热，于上焦灼肺津，在中热劫胃液，位下消耗肾水，亦可入里干扰血分，壅塞腐败气血，或浊毒瘀火蕴结，烧灼毁伤血脉；或随气上扰清窍，蒙蔽扰乱神明。浊毒蕴结不散，更兼肝肾正气不足，髓海乏源空虚，血气携毒上袭，潜居积久，败坏脑髓形体，如痰凝血瘀进一步化生浊毒，使本已功能衰弱脏腑更加虚损，形成恶性循环，则致脑病恶化成为痼疾、胶固难愈。

帕金森病浊毒的临床表现

帕金森病浊毒壅滞脏腑，阻遏气机升降，清阳不得上升，浊邪不得下泄，清浊相干，久酿成毒，损伤髓海，戕伐五脏，从而出现帕金森病的种种临床表现。患者常面色晦暗混浊、舌质暗苔浊腻。如浊毒蕴结于脑，日久入络，气血精微难以上输充养脑髓，髓海空虚，神机失养，筋脉肢体失主，则见头摇肢颤、语言謇涩、耳鸣不寐、头晕健忘、智力减退，甚则痴呆、性格人格的改变。浊毒滞留经脉，阻碍气血运行，肢体筋脉失养，则出现拘急强直、动作笨拙、姿势不稳，甚则肢体关节疼痛、麻木，或阻滞气道，气行逆乱，涡旋乱窜而成风，筋脉随风而动，则见肢体震颤抖动。浊毒侵犯心肺，气机不利，宗气运转无力，结于胸中，则出现胸闷、心烦，甚则气短、心悸。若浊毒郁滞肝络，肝失所养，疏泄不及，气机郁结，则见情绪低落，或焦躁易怒，甚则发为抑郁焦虑、狂躁不安。浊毒停滞中焦，损伤脾胃，升清降浊失司，则出现纳呆恶心、呕吐痰涎、腹胀便溏。浊毒壅滞肠道，脘腹气机不畅，大肠传导失司，则见大便艰涩难出、积粪若羊矢，甚则肠道梗阻。浊毒阻滞下焦，肾气化失常，膀胱开合失度，则出现小便清长，夜尿频数。浊毒外斥腠理，浸淫肌肤，则见皮肤瘙痒，色素沉着，甚则发为皮炎等。帕金森病浊毒致病主要以运动症状为主，而所致非运动症状表现多样，且病情轻重不一。

帕金森病浊毒的治法方药

　　帕金森病病性属本虚标实、虚实夹杂之证，治疗上当观邪之重轻、正之虚实，分辨病位之深浅，以指导临床辨证施治，对症下药。当疾病以邪实为主时，此时得把握住病机特性，治疗则以祛邪为首务，重在化浊解毒。梁教授强调邪去正自安，疾病自向愈，《儒门事亲》云"先论攻其邪，邪去而元气自复也"。祛除病邪方法是多种多样的，《素问·阴阳应象大论》云"因其轻而扬之，因其重而减之，其高者因而越之，其下者引而竭之，中满者泻之于内，其有邪者，渍形以为汗，其在皮者，汗而发之，其实者泻之"。帕金森病浊毒致病重在化浊解毒，主要运用清法、消法、下法来祛邪，病邪祛除则正气自安。且在病情平稳阶段，依然采用化浊解毒法为主，同时结合调补肾肝、化痰祛瘀法，使散中有收，散不伤正，标本兼顾，攻补兼施，方能达到改善症状、延缓病程进展的目的。

　　1. 化浊和胃解毒法： 帕金森病浊毒之邪深伏脑络经脉，气机升降失常，清浊相干，浊阴留滞脑窍，乱于肠胃。治疗上以化浊解毒为要务，并注意攻邪需顾护胃气，应酌加和胃之品，《临证指南医案》中云"有胃气则生，无胃气则死，此百病之大纲也"。同时治浊毒先通利气机，气机和顺，清浊自别，顽痰瘀血有内行外消之机，浊毒自解则神机得复，颤证可除。在临床上，浊毒相干为害可贯穿于帕金森病的全过程，化浊与解毒需同时进行，如徒化浊则毒愈厉，徒解毒则浊不化，浊毒同化方可达到病除之目的。芳香者，具有化湿和胃、化浊辟秽之谓；苦寒者，为善于解毒逐秽、泻下降浊之品；芳香苦寒合用化浊解毒、理气和胃，恰对病机。芳香化浊类药常选用藿香、佩兰、厚朴、苍术、佛手、檀香、沉香、安息香、丁香等；清热解毒药常多用板蓝根、金银花、黄连、黄芩、连翘、栀子、大黄等，毒甚可选用全蝎、蜈蚣之品；常酌加顾护胃气药包括芳香和胃药如砂仁、豆蔻、陈皮、佛手花、厚朴、扁豆花等与益胃护津药如甘草、粳米等。

　　2. 化痰活血清毒法： 本法对帕金森病尤其合并痴呆早期患者至关重要，如能在此期运用本法治之，可有效地稳定帕金森病病情，同时有使其痴呆并发症逆转康复之效。肝肾亏损是帕金森病发病之根本，而在此基础上内生痰浊、瘀血交夹互结，久聚化热化毒，损伤脑窍，害及泥丸（中脑），久之脑髓消减，致元神受损，灵机皆失而伴发痴呆。"毒"是造成帕金森病产生变证的主要因素，治当化而解之。在治疗帕金森病特别是合并痴呆早期患者，注重运用化痰活血清毒药，并应用虫类药，以其飞升走窜之性，入脑络经脉隐曲之处，搜剔攻毒，化痰消瘀，以清除胶着粘固之浊毒。化痰开窍药常选用白僵蚕、石菖蒲、天南星、法半夏、牛黄、生牡蛎、远志等；活血祛瘀药多选用全蝎、水蛭、蜈蚣、丹参、郁金、川芎、赤芍等；清热解毒药如黄连、板蓝根、积雪草、土茯苓、大黄、葛根、水牛角、甘草等。

　　3. 通腑化浊开窍法： 通腑化浊开窍法是中医脑病学独具特色的治疗方法。脏腑之浊自魄门出，大肠传导不仅排泄糟粕，更重要的是疏调五脏六腑气机，是故通腑开窍，脑肠同治，上下配合，使清者升，浊者降，全身气机调畅，邪热迅速消退。帕金森病，浊毒为患，不仅损伤脑髓，亦可直中肠腑，致糟粕内停，腑气受阻，脏浊之邪出路受堵，上冲巅顶，加重脑窍败坏。治宜通腑泄浊，泻下糟粕，腑气得畅，使阻滞胃肠之浊毒、脏邪得以清除，浊邪不再上扰神窍，加予解毒开窍，使神机恢复。帕金森病患者病情波动期或症状突发加重期，以邪实大壅大塞标实为主，浊毒胶着，肆虐为患，毒害脑窍，加之内生之毒既为致病因素，又为病理产物，故可相化形成恶性循环，导致本病病情波动、进行性恶化。化浊解毒法，势单力薄，叶不障目，缓不济急，故需合用通腑泄浊法，通降阳明胃腑，使气机升降出入复归有序，上病下取，痰瘀火毒之邪顺势而下，从魄门而出，以减轻在上之浊邪，化浊解毒之品方可化除脑窍之浊毒，头摇肢颤等症亦随之解除。通腑泄浊法通过汤剂口服、保留灌肠、静脉给药等途径达到治疗目的方法，上述途径可单独使用，也可2条或数条途径合用，然运用本法也需重视顾护胃气，保护津液。汤剂可选用大承气汤、调胃承气汤、大柴胡汤等，常用药为大黄、芒硝、番泻叶、芦荟、火麻仁、郁李仁、虎杖等，其中大黄为通腑泄浊法的代表药物。《本草新编》中描述"大黄性甚速，走而不守，善荡涤积滞，调中化食，通利水谷，推陈致新，导瘀血，滚痰涎，破症结，散坚聚，止疼痛，败痈疽热毒，消肿胀，俱各如神"。其所述大黄的功效与帕金森病浊毒致病的中医治疗原则不谋而合。现代药理研究发现，常用攻下类药物如大黄、芒硝等具有明显地抑制血清内毒素、降低炎性细胞因子、解热、抗感染、抗炎、提高免疫力的作用，对脑、肺等重要脏器具有明显的保护作用。在临证中注重通下法，该法除了有泄浊减毒之功外，还有疏通血脉、调达气血之效，有浊邪毒气存在者，通下即为清，以清为补，祛邪即扶正之理。正如《儒门事亲》中所述"陈莝去而肠胃洁，癥瘕尽而荣卫昌，不补之中，有真补存焉"，"使上下无碍，气血宣通，并无壅滞"。此种祛邪即扶正、邪去则正安的学术思想，对中医临床治病防病有重要的现实指导意义。

4. 化浊益肾息风法：帕金森病浊毒壅滞脏腑，弥漫三焦，久羁耗伤真阴，加重肾精亏损，肾水不能滋养肝木，筋脉失濡，木燥而生风，风盛而动则震颤不已，或肾精不足，髓海失充，元神失养，机窍失灵，神不导气，震颤不得自控。治当以化浊益肾、解毒息风为法。帕金森病中期患者，浊毒正盛，肝肾受损亦重，邪实与正虚相当，治宜攻补兼施，祛邪与扶正并重。常用药有熟地黄、制何首乌、肉苁蓉、山茱萸、龟甲、苍术、石菖蒲、赤芍、丹参、白僵蚕、制南星、全蝎、蝉蜕、黄连、黄芩、板蓝根、栀子等。

191 从浊毒论肠道微生物群和认知障碍

认知障碍泛指各种原因导致的不同程度的认知功能损害，其程度包括从轻度认知障碍到痴呆的整个过程，文献中涉及痴呆时包括认知障碍。许多疾病可引起认知障碍，包括神经退行性疾病如阿尔茨海默病（AD）、帕金森病，以及脑血管疾病等，其中 AD 占绝大多数。该病以记忆等认知功能进行性恶化为特征，随着病程进展可干扰患者的日常功能，影响生活质量，导致残疾甚至死亡。给家庭、社会造成沉重负担。因此有必要研究其病理发展的复杂机制，寻找可能为该病提供潜在治疗方案的新途径。

人体微生态研究是国际热点，微生态的失衡将导致多种疾病发生、发展。肠道微生态是人体微生态系统中最为主要、最为复杂的部分。肠道微生态由肠道微生物群及其所寄居的环境共同构成，肠道微生物群是其核心部分。肠道微生物的改变与认知功能之间存在明显的相关性，近期研究发现肠道微生物群在痴呆的发病机制中起着至关重要的作用。学者张帅等基于肠道微生物群与认知障碍的发病关系，从中医学"清浊相干"角度，探讨了肠道微生物群紊乱引发认知障碍的病理机制及其防治策略。

肠道微生物群紊乱是影响认知障碍的重要病理基础

肠道微生物群和大脑之间的联系是最近十几年才被发现并逐渐被研究的，二者以"微生物-肠-脑"轴为生物学基础，通过涉及神经、免疫和神经内分泌通路等多种途径进行沟通互动，协调多种细胞信号通路和一系列代谢过程。肠道微生物能在生理和病理状态下，通过免疫、内分泌、迷走神经等途径参与脑-肠轴的活动，影响大脑的功能和行为。

肠道微生物群紊乱，主要为特定菌种的减少和致病菌种的出现，导致肠上皮屏障和血脑屏障破坏，通透性增加，短链脂肪酸、抗炎因子等有益物质生成减少，产生有害代谢物质、促炎因子等并被输送到大脑，肠道和大脑免疫被激活，肠神经元和神经胶质细胞失调，使海马区、大脑皮质等区域发生神经炎症反应、神经元与神经胶质细胞死亡，从而导致痴呆的发生。分析证明，肠道微生物群的组成特别是拟杆菌属与痴呆有着独立的关联，而且这些关联性强于传统的痴呆生物标志物。在人类肠道微生物群中，厚壁菌门与拟杆菌门和变形菌门组成了其大多数；一项尽量排除了肥胖、饮食等干扰因素的队列研究的结果表明，与健康对照组比较，AD（包括遗忘型轻度认知障碍阶段与 AD 阶段）患者的粪便微生物组成发生了改变，其特征是产生短链脂肪酸的厚壁菌门减少，而促进炎症的变形菌门增多，并与 AD 的认知损伤严重程度有关。有研究显示，与常规饲养条件相比，在无菌条件下饲养的转基因 AD 小鼠其大脑中淀粉样蛋白沉积更少，这表明肠道微生物群影响淀粉样病变的发展。脑源性神经营养因子（BDNF）是一种具有促进人类认知和神经系统发育作用的蛋白质，研究发现肠道菌群紊乱会导致 BDNF 的减少，从而引发中枢神经系统功能失调，诱发认知功能障碍乃至 AD 的发生。

肠道微生物群可能通过影响或调节痴呆的危险因素，促使痴呆的发生。大量研究发现肠道微生物失调与糖尿病、胰岛素抵抗等疾病的病理密切相关，而糖尿病、胰岛素抵抗是痴呆的重要危险因素。最近多项研究表明，胃肠道微生物群通过诱发代谢性疾病和低度炎症而与痴呆发病直接相关。肠道微生物群通过调节线粒体功能，在启动氧化应激反应中，起着至关重要的作用，而氧化应激是导致认知能力下降的重要因素。此外，越来越多的证据表明，人类肠道微生物群在血管性认知障碍中起着潜在的作用。肠道微生物与动脉粥样硬化的发展密切相关，动脉粥样硬化是血管性认知障碍的主要危险因素。

从"清浊相干"探讨肠道微生物群紊乱引发认知障碍的病机本质

《灵枢·阴阳清浊》云"清浊相干，命曰乱气"。"清浊相干"即指清浊升降紊乱的病理状态。气机升降为人体生命活动的基本形式，清浊升降则是气机活动中的最主要内容，是生命活动的中心内容，而脾胃为清浊升降的枢机。肠道微生态是脾胃功能的体现，脾胃"清升浊降"代表肠道微生态内环境的稳定状态，脾胃"清浊相干"、内生浊邪则代表其失衡状态。

1. 发病基础： 代谢转化异常，清不正化，浊气在中脾胃为人体气机升降之枢，精气生化之源，脾胃生理功能的特点在于升清降浊，升清降浊是重要的生命代谢过程。病理上，由于饮食、情志、劳逸、体质等原因，使脾胃功能异常，或因于虚或因于实，引起清浊代谢失常，即水谷精微得不到正常有效转化、气血津液代谢失常，导致精微物质异化，各种代谢产物不能有效布散、通降，积于体内不能排除，而酿生浊邪，使人体处于浊化状态，则机能紊乱，有益因素逐渐减少，有害因素不断增多。这里"浊"是一个宽泛的概念，《黄帝内经》中"浊"就已经由水之浊扩展为与清相对应的广义的浊，但无论是描述生理物质，还是病理产物，都是突出其稠厚、黏腻等性质特点。从广义上讲，浊邪泛指具有秽浊黏滞性质的一类致病因素或病理产物，有外感、内生之分。内生浊邪产生于脾胃，《灵枢·小针解》云"浊溜于肠胃，浊气在中"。

胃为阳土，喜润恶燥，主受纳腐熟水谷主降；脾为阴土，喜燥恶湿，主运化水谷精微主升。生理上的特性决定脾胃发病的特殊性。胃气不降，水谷中阻，则每从阳化；脾气不升，运化不及，则最易湿阻，从而导致湿热内滞，湿热往往是脾胃发病的主要矛盾。脾胃气机升降失常，津血运行不畅，日久则津凝为痰、血滞为瘀，而痰瘀互结、同源互衍。因此胃肠道中浊邪以湿热为基础，夹痰夹瘀，痰瘀互结；或兼见食积、腑实等。各种因素动态变化，相互影响、交叉，既是病理产物，又是致病因素，超出机体自我调节能力则发为疾病。浊邪致病可随着脏腑经络、气血津液等的活动而布散全身，有选择性的蓄积于某些部位。

2. 中心环节： 升降分布失常，清气不升，浊邪上犯。中医学理论认为脑为髓海、元神之府，认知活动归属于脑。《难经·三十四难》最早提出了"脾藏智"的思想，验之临床，小儿智力障碍、健忘、呆病等从脾论治均会收到令人满意的疗效。说明认知功能的发挥是以脾胃化生的精微为物质基础的，脑与归属于中医脾胃系统的胃肠道关系紧密，如《灵枢·五癃津液别》云"五谷之津液，和合而为膏者，内渗入于骨空，补益脑髓"，《灵枢·平人绝谷》云"神者，水谷之精气也"。《素问·玉机真脏论》云"脾不及则令人九窍不通"，《素问·通评虚实论》云"头痛耳鸣、九窍不利，肠胃之所生也"，说明脾胃肠功能紊乱，则导致九窍功能异常，九窍中除下二窍外，上七窍都在头部，头为精明之府，表明脾胃失常是导致脑窍功能障碍的重要机制。脾胃升降不用、"清浊相干"，导致清气不升而脑失所养，浊邪不降而上犯于脑，是肠道微生态紊乱引发认知障碍的主要病理环节。一方面，脾不散精、清气不升，水谷精微不足或输布失常而无以上充，则"上气不足，脑为之不满"（《灵枢·口问》），导致脑髓失养，脑神失用；另一方面，浊邪不降而上犯，则蒙蔽、阻塞脑窍，损害脑髓，扰乱脑神，脑之体用俱病，故令人认知障碍。

3. 必然转归： 病久发展变化，由浊转毒，伤正损络。《金匮要略心典》云"毒，邪气蕴结不解之谓"，提示邪气不去，蕴久可化生为毒。随着病程的逐渐发展，浊邪久蕴不解，痰湿、瘀血等各种病理因素胶结，则转化成浊毒，进而败坏脑髓，损伤脉络，影响脑神。久病正气逐渐被耗伤，浊与毒相趋相聚，日久深入络脉，并且更加损伤正气，促使病邪根深蒂固，病程迁延，病情不愈、变化多端。

基于"清浊相干"与肠道微生物群紊乱论治认知障碍

1. "调整脾胃肠，升清降浊毒"防治认知障碍的重要方法： 肠道微环境紊乱，脾胃"清浊相干"，清气不升、浊邪上犯，是认知障碍的重要发病基础与致病环节；浊邪日久化毒而败坏脑髓、损害脑神，是认知障碍不断加重的重要因素和病理转归。因此中医药防治认知障碍的辨治核心不离脾胃。

　　健脾助运，通降胃肠，扭转枢机，可结合疏肝理气、宣降肺气、温肾助阳等，恢复脾胃升清降浊的协调平衡状态，使气血和畅，阴阳平和，脑有所养，杜绝浊邪的产生，此为治本之法。如《本草通玄》云"土旺则清气善升，而精微上奉，浊气善降，而糟粕下输"。同时，要排除病邪，以阻断病情演变，减少病邪对脑的损害。浊邪往往为一类病邪相互夹杂，治疗既要相互兼顾，又要有所侧重，关键之处在于给邪以出路，胃肠以通为用，以降为顺，是病邪向体外排出的重要通道，因此应采取通降胃肠、以通为补的治法，兼顾芳香辟秽、疏利小便等方法，蠲除痰湿、瘀血等浊邪以截断浊毒的生成，清热化浊解毒以解除浊毒胶着之势，此为治标的关键。如此浊邪、浊毒得以排解，脾之精气得以提振，胃肠道与脑功能得以恢复，则认知障碍可以得到有效缓解或解除。

　　2. 肠道微生物群及其代谢产物可能是防治认知障碍的新靶点：肠道微生物群对认知功能的调节是一个很有前景的研究领域，能够为痴呆的防治提供新策略。肠道微生物群的比例与功能，及其产生的代谢产物等，正逐渐成为防治认知障碍等神经退行性疾病的潜在新靶点。中医药具有多途径、多环节、多靶点的防治优势，以改变机体内环境为作用特点。从中医药角度探讨肠道微生物群与认知障碍的发病关系，有助于以肠道微生物群及其代谢产物等为靶点，促进针对认知障碍患者的中医药治疗尝试。目前已有许多临床及动物实验研究表明，中药、中药复方、针灸等中医药疗法，具有调节肠道微生物群的作用，能促进肠道微生物群的自我恢复，维持正常的肠道微生态平衡。

　　张帅等推测中医药可通过调整肠道微生物生存的肠道微生态环境，和干预或直接参与肠道微生物代谢活动等方式，改变或恢复健康的肠道微生物群组成与动态平衡，促进有益微生物的生长与功能发挥，及有益微生物代谢物，尤其对认知障碍具有保护作用的微生物代谢物的生成；抑制病原菌的大量繁殖，减少或清除不良代谢物，从而保护神经元与胶质细胞，维护中枢神经系统功能，促进认知功能的恢复。此外，受肠道微生物代谢影响的"微生物-肠-脑"轴通相关介质，如短链脂肪酸、血清素等，也可能是中医药干预的重要靶点。

192　从浊毒论治高效抗逆转录病毒疗法相关代谢综合征

高效抗逆转录病毒疗法（HAART）的广泛使用极大地降低了艾滋病的发病率和病死率，改变了艾滋病的疾病进程，在艾滋病治疗方面具有里程碑的意义。但 HAART 相关代谢综合征的发生呈增加趋势。因此，代谢综合征的早期治疗对于提高 HAART 的临床疗效，改善预后，防止并发症的发生有着重要意义。代谢综合征属中医学"消渴""痰浊""湿阻"等范畴，因其发病机制的特殊性及病理变化的复杂性越来越受到医学界的关注。学者赵玉敏等从"浊毒"与 HAART 治疗后代谢综合征的相关性出发，对两者病理过程中的内在关系进行了探讨，以期为化浊解毒法治疗 HAART 相关代谢综合征提供理论与实践依据。

HAART 相关代谢综合征

代谢综合征是指人体内多种代谢物质异常聚集的病理状态，是以中心性肥胖、高血糖、高血压、高脂血症为主的一组严重影响机体健康的临床症候群。国外文献报道，HAART 治疗后艾滋病患者代谢综合征发生率为 14%～25%。国内相关研究发现，艾滋病患者随着 HAART 治疗的推广应用，代谢综合征比例增加到 38.1%。脂肪分布异常是代谢综合征的部分表现，主要临床特征是发生于面部、四肢和臀部的周围脂肪丢失（脂肪萎缩），伴向心性肥胖，脂肪沉积于腹部、胸部和背部等。临床观察发现，服用含有胸苷类似物的核苷类逆转录酶抑制剂（如齐多夫定或司他夫定）可出现面部、四肢及臀部等部位的脂肪丢失，而服用蛋白酶抑制剂或非核苷类反转录酶抑制剂则会在腹部、上背部、乳房及皮下组织等部位引起脂肪沉积。进一步观察发现，不同组合的抗病毒药物引起脂肪沉积的可能性相似，更换药物并不能使脂肪沉积的程度有所改变。在进行抗病毒治疗超过 1 年后，出现至少 1 项代谢异常指标的发生率约 50%。血脂异常在接受抗病毒治疗的艾滋病患者中极为常见。国外研究结果显示，HAART 治疗后高脂血症的发生率约 47%，国内报道为 5%～26%。研究还表明，除阿扎那韦外，所有蛋白酶抑制剂及司他夫定、依非韦伦和奈韦拉平等在开始治疗后的数周至数月后均可导致血脂升高。蛋白酶抑制剂会引起血清总胆固醇、甘油三酯及低密度脂蛋白升高，而非核苷类药物中依非韦伦可引起轻度高胆固醇血症。对血糖的影响方面，3%～5% 的艾滋病患者在服用含胸苷类似物的核苷类逆转录酶抑制剂，及某些蛋白酶抑制剂数周至数月后，会出现胰岛素耐受或糖尿病。临床表现为多食易饥、烦渴多饮、多尿、疲乏及血糖升高等。

对 HAART 治疗后的血压观测研究表明，HAART 中的蛋白酶抑制剂会导致收缩压和舒张压的升高。鉴于 HAART 为终身用药，抗病毒药物引起的代谢异常进一步增加了艾滋病患者患心血管疾病的风险。因此，运用 HAART 治疗的艾滋病患者应成为防治代谢综合征的重点对象，尽早采取干预措施。

浊毒学说的内涵

所谓毒邪其含义较广，它作为一种致病因素，包括对机体产生毒害作用的各种致病物质。根据毒邪不同来源可分为外感之毒、内生之毒、虫兽药食毒、药物或药物的峻烈之性、特殊致病因素等。而药物的不良反应为其中的一方面,《神农本草经》云"药有酸咸甘苦辛五味,又有寒热温凉四气及有毒无毒"。《素问·脏气法时论》云"毒药攻邪,五谷为养,五果为助"。《素问·五常政大论》指出"方有大小,有毒无毒,固宜常制矣。大毒治病,十去其六"。此时的毒,即指药物或药物的毒性、偏性和峻烈之性。

浊,指与清相对而言,《素问·阴阳应象大论》云"清阳出上窍,浊阴出下窍;清阳发腠理,浊阴走五脏;清阳实四肢,浊阴归六腑"。浊对于人体来说可以作为正常的代谢产物存在,也可以作为病理产物存在,如异常增高的血脂、血糖、尿酸等物质。一旦浊作为病理产物成为致病因素,将影响人体的正常生理功能。

根据中医浊毒学说,浊毒既是一种对人体脏腑经络及气血阴阳均能造成严重损害的致病因素,同时也是脏腑功能紊乱、气血运行失常化生的病理产物。浊邪既成,则易结滞脉络,阻塞气机,缠绵耗气,胶着不去而酿生毒性。而毒邪性烈善变,容易损害卫气营血。两者相合则浊以毒为用,毒以浊为依,毒借浊质,浊夹毒性,直伤脏腑。浊毒的主要致病特点:①既是致病因素,又是病理产物。②既易伤阳气,又易耗阴津。③既重浊黏腻,又易阻滞气机。④既致病广泛,又症状多端。⑤既病势缠绵,又病程漫长。⑥既先损脾胃,累及他脏,又易损元气。导致机体疾病种类多变,表现复杂,常为疑难之症。

从浊毒学说认识 HAART 相关代谢综合征

现代中医学对"药毒"的认识,借鉴了西医部分毒理学的观点,即"药毒"是药物对机体所产生的严重不良影响及损害,是用以反映药物安全性的一种性能。"药毒"会造成脏腑组织损伤,引起功能障碍,使机体发生病理变化,甚至死亡。中医学认为血糖、血脂属于精微物质范畴,脾胃有受纳食物、消化和运输水谷,化出五味营养以养全身和统摄血液等功能,为后天之本,为气血化生之源。五脏六腑功能有赖于脾胃功能的健全,是人体维持生命活动和生理功能的重要保障。

HAART 相关代谢综合征的外因主要为药物损伤,HAART 药物作为一种特殊的"药毒"在体内蓄积,侵犯机体,阻碍气机,损伤脾胃,"脾胃虚弱,不能克消水浆,故有痰饮也"。脾失健运而不能升清,胃失和降而不能降浊,一则水谷不化精微而气血生化乏源,元气无充而渐衰。二则水谷不化精微而变生痰饮、湿浊,化生浊毒而形成浊毒内壅之势。浊毒既成,胶结作用于人体,导致人体细胞、组织、血液和器官的浊化。浊化的结果导致细胞、组织、器官及循环系统的改变,如阻滞壅塞脉道,引起血脂升高;积滞化热,热毒内蕴,化燥耗津,导致血糖异常升高;浊邪中阻,气机不利,肝失疏泄,脾胃升降失司,水津不布,导致水湿、痰饮、食积不化;脾胃损伤,脏腑功能失调,六腑传化失职,久之损伤经络,瘀血阻滞,水谷精微运化失职更甚,瘀久则出现脂肪代谢异常等代谢综合征的临床表现。

可见,HAART 所致代谢综合征是以脾气虚弱为本,浊毒内壅,痰瘀互结为标,而药毒久羁,导致浊毒内生,阻滞脉道,日久则痰瘀互结,损伤脏腑功能,气血运行障碍,出现机体代谢紊乱。从临床表现看,有学者用聚类分析方法对 HAART 治疗后药物不良反应症状进行统计分析,结果表明胸闷、气促、头痛头晕、腰膝无力、食欲不振、腹胀、不寐、大便异常、舌苔黄腻或厚腻、脉滑或濡数为普遍症状,符合浊毒致病特点及临床表现,均为正虚浊毒蕴结之证。

从浊毒论治的临床意义

临床发现,浊毒与许多 HAART 不良反应性疾病密切相关。因此,浊毒可作为该病深入研究的切入点之一,清除 HAART 导致的病理产物——浊毒,以化浊解毒法为 HAART 治疗后代谢综合征图本之治,有可能取得其他治法不能达到的良好效果。在治疗方面,结合 HAART 治疗后代谢综合征的病证特点,赵玉敏等提出从浊毒论治的辨治观点,拟在传统中医治疗基础上,结合从毒施治的思维,强调化浊解毒法治疗本病。针对结滞经络、阻碍气血津液运行的无形浊毒邪气,徒化浊则浊不去,徒解毒则毒不除，须以白术、茯苓、泽泻等淡渗利湿之品，健脾助运；木香、砂仁、豆蔻、藿香、佩兰、茵陈等芳香化湿之品，醒脾健运。祛浊、化浊，浊去方使毒孤，注重清除体内之浊毒。浊化毒除可使肝疏如常，脾运复健，胃复和降，可达气行血畅，积除郁解，痰消火散，恢复脾升胃降之生理功能，进一步消除浊毒酿生之土壤。化浊解毒既能清除病理产物，阻断发病过程，又能避免病理产物作为新的病因，引发他病，从而改善机体免疫功能，提高 HAART 治疗效果。此即"五脏者皆禀气于胃，胃者五脏之本也"。

总之，HAART 相关代谢综合征的病机变化是阶段性、连续性的，其形成与中医学由浊致毒，浊毒日久不清，伏于机体，导致变证丛生的病机转变过程之间存在明显的相关性，也是运用化浊解毒疗法的病理基础。浊毒理论作为中医学理论体系中的独特组成部分，拓展运用于艾滋病及其相关治疗领域对于临床治疗 HAART 引起的代谢异常具有重要的意义。

193　基于肠道微生态论代谢综合征浊毒病机

代谢综合征（MS）是以高胰岛素血症和胰岛素抵抗（IR）为基础的集内脏性肥胖、糖耐量异常、高甘油三酯血症和高血压于一身的临床综合征。最新流行病学调查发现，我国代谢综合征发病率为18.4%。MS本身并不是一种单一的疾病，而是一种风险增加的病理状态，常表现为多种代谢异常协同出现，互为因果，共同促发心脑血管急危重症的发生。从中医"浊毒"病机入手，以"浊瘀血分—由浊转毒—毒损脉络"为主线，为代谢综合征的发生、发展、演变和干预提供了有利的借鉴，但多数学者对于"浊毒"内涵的认知，仍处于相对抽象的层面，虽晓与"脾胃"相关，但二者究竟存在什么具象的内在桥梁尚无明确界定。随着近年肠道微生物组学研究的深入开展，肠道菌群与代谢综合征的病理关联日渐清晰，而肠道本属"脾胃"，故学者王彬等以"肠道菌群"为切入点，重新梳理了代谢综合征与中医学之生理"脾胃"和病理"浊毒"的关系，以期为代谢性疾病的干预提供新的视角。

浊毒理论的提出

代谢紊乱实际是人们长期不良生活方式的一种烙印，深刻体现在微观病生理和宏观症候群等多个层面，西医学对于血糖、血脂、血压指标的改善具有确切的疗效，但对于整体生物内环境的调整仍力所不及，这给中医药在代谢综合征的干预方面提供了有利的契机。"浊毒"理论是目前临床中医学家广为接受的病机理论，古代文献无"浊毒"之统一病名，"浊"与"毒"常分而论之。《灵枢·逆顺肥瘦》云"此肥人也……广肩腋，项肉薄……其血黑以浊，其气涩以迟"。认为肥人因脉道中的食谷精微蓄积过量，稠厚弥漫故聚而为浊，戕害血脉。"毒"为体内偏盛之气，如《金匮要略心典》所云"毒者，邪气蕴结不解之谓"。近现代医家总结前人经验及疾病自身特点，在传统痰、瘀、湿等病邪致病的基础上单列出"浊毒"观点，认为"浊毒"是具有污浊特性的物质在体内蕴积日久，造成形质受损，脏腑组织功能或结构失常的毒物。吴深涛教授在基于多年临床实践和科研工作的基础上，丰富和发展了"浊毒"理论，认为浊毒是多种原因所致脏腑功能和气血运行失常，气机升降失司，机体病理产物蕴积不解并充斥周身、酿毒损形的一种综合状态，属于"内毒"范畴，着重强调"由浊转毒"在疾病病机转变中的关键作用，"转"意味着疾病由量变到质变、从生理之浊到病理之毒的过渡，使其更具有阶段性特征，对"浊毒"理论的认识更加系统和完善。

"浊毒"在西医学中可以理解为机体代谢异常所引起的一系列慢性微炎症激活的状态，如糖尿病、冠心病等，在血糖、血脂升高的基础上，常伴有血清炎症介质的上调。"浊毒"形成和发展过程中，中焦脾胃发挥着至关重要的作用。脾胃腐熟运化囊括了机体能量代谢稳态与失衡的全过程，或随食随化，皆成气血，以养百骸；或食不尽化，痰浊内聚，壅滞气机。临床和基础研究结果发现，以调理脾胃升降为立方基础的化浊解毒中药可明显改善机体代谢紊乱，具有很好的降糖、调脂、改善胰岛素抵抗的作用。

"脾胃-浊毒"与"肠菌-MS"的内在关联

自古中医重道轻器，侧重于形而上的理论层面的沟通与联系，而对于形而下的具象靶位研究较少，使得许多观点和假说仅局限于抽象而不能被具体化和通俗化。借鉴西医学研究成果，发现中医脾胃与肠道菌群的功能有着诸多相同之处，脾主运化，又为谏议之官，以调免疫；而解剖学之肠道则是机体碳水化合物吸收利用和免疫稳态调节的约束者。脾主运化功能正常，小肠分清别浊，水谷精微皆成有功之气血，不生过剩之痰浊，此时肠道菌群多处于平衡状态，有序、有节地进行营养物质的吸收和利用，减少胆固醇等脂类物质的吸收。而当机体摄入过多"肥美"，能量过剩损伤脾胃，小肠分清别浊异常，则会造成肠道菌群紊乱，益生菌减少，外籍菌增多。一方面，产生各种有害代谢产物并加速其入血（生"浊"），另一方面，导致肠黏膜屏障功能受损，肠道菌群易位，肠源性 LPS/TLR4 炎症通路活化（变"毒"），引起和加重肌肉、脂肪组织的胰岛素抵抗，进而成为 MS 的病理基础。

因此，肠道微生态虽部位在肠，功能却属脾胃。随着肠道微生态与代谢-炎症相关性疾病关联的不断发掘，肠道菌群已成为胰岛素抵抗、糖脂代谢异常的新兴干预靶标，该机制的出现，更加深了"脾胃"与"浊毒"之间的内在关联，肠道微生态有可能成为生理"脾胃"与病理"浊毒"关系的内在桥梁，并有望为从"脾胃-浊毒"论治代谢性疾病提供新的诠释。

代谢综合征浊毒致病病机演变规律

1. 早期阶段——浊瘀血分（代谢紊乱阶段）： 脾胃为后天之本，气血生化之源，《素问·经脉别论》云"食气入胃，散精于肝，淫气于筋"。人体正常生理活动依赖脾胃之升降、肝气之条达，水谷方能化生精微，为机体所用。脾失运化，肝失疏泄，升清降浊失司，则精微不化，蓄积体内，久而成浊，内瘀血分。此阶段主要病机特点为饮食失节、脾失健运，与代谢综合征早期能量过剩、糖脂代谢紊乱等现代病因相吻合。高脂饮食可改变肠道微生态结构，造成肠道菌群失调，肠道革兰氏阴性菌比例增加。

临床见 MS 患者多始于肥胖，早期临床症状不典型，或仅有轻度乏力、便秘或大便黏腻不爽等消化道症状，理化检查提示血糖、血脂轻度升高、胰岛素抵抗，或脂肪肝、高血压前期等。此时机体尚处于代偿阶段，如能及时调整生活方式，改善脾胃及肠道功能，并运用健脾益气、升清降浊中药，能在一定程度上逆转疾病走势。研究表明，化浊解毒中药可通过抑制脂代谢异常伴 IR 大鼠肝脏 DGAT2 mRNA 表达，从而改善脂代谢异常、减轻胰岛素抵抗。另外，有研究也证实中药复方葛根芩连汤可调整 KK-Ay 小鼠糖脂代谢，进而改善胰岛素抵抗，其作用机制可能与调节肠道菌群及降低 LPS、IL-6、TNF-α 等炎症因子有关。

2. 中期阶段——由浊转毒（炎症激活阶段）： 此阶段为疾病的持续进展阶段，如单纯代谢紊乱不能及时纠正，机体失去部分代偿能力，疾病进展，则进入"正邪交争"较剧烈阶段。浊瘀血分，日久酿毒，复与浊合，形成浊毒内蕴之势。浊性黏滞，易固结脉络，阻碍气机，缠绵耗气；毒邪性烈善变，易化热伤阴，壅腐气血。现代普遍认为包括糖尿病在内的代谢性疾病均存在慢性低度炎症的活化，并且2003年在美国洛杉矶召开的胰岛素抵抗综合征大会上就已提出 MS 存在血管内皮功能损伤，其循环中 C 反应蛋白、黏附分子 PAI-1、白介素等炎症因子表达显著增加。基础研究也表明高脂饮食能抑制小肠黏膜 Claudin4、Occludin 蛋白的表达，从而造成肠黏膜屏障功能损伤，过量分泌的 LPS 通过受损的肠黏膜吸收入血，引起全身慢性微炎症反应，从而导致胰岛素抵抗及肥胖的发生。此阶段患者临床常表现为倦怠乏力加重，口臭，便秘及舌红苔黄厚腻等明显的湿热蕴脾证，同时理化指标可伴随炎症因子如 CRP、TNF-α 等的升高。

3. 末期阶段——毒损脉络（多脏器损伤阶段）： 此阶段为疾病终末期。长期高脂、高糖，导致炎症、氧化应激激活，引起广泛的血管损伤，形成弥漫性或局限性动脉粥样硬化，脂肪性肝炎等。此皆因浊毒积聚体内日久不祛，又与痰浊、瘀血搏结，深伏络脉，毒势日聚，耗伤脏腑经络气血所致。《临证指南医案·诸痛》云"积伤入络，气血皆瘀，则流行失司"。浊毒瘀积日久，毒损脏腑经络，若夹毒之血归藏于肝，损及肝络，则成"肝癖""痞满"；闭阻心脉气血，则成"胸痹"；流窜于肢体经络，则成"痛疽"等。西医学认为肠道菌群失调，肠道屏障功能受损，内毒素可经门静脉系统随血周流全身，激活肝内炎症通路，则造成脂肪性肝炎、肝硬化等；损伤血管脉络系统，则造成广泛的动脉粥样硬化，成为临床心脑血管疾病恶化的基石，病情凶险。研究表明，中药提取物槲皮黄酮可通过调节肠道菌群失衡及相关的肠-肝轴异常活化而达到逆转非酒精性脂肪肝的作用，而中药复方葛根芩连汤亦被证实可明显降低血糖水平、调节肠道菌群失调和改善糖尿病患者症状，且效果不劣于对照药二甲双胍，提示该方可能是通过调节肠道菌群达到干预糖尿病的目的。可见，肠道菌群极有可能是生物利用度低的中药复方及单体干预代谢性疾病的新靶标。

肠道菌群基因组被称为"人体第二基因组"，与健康和疾病密切相关。有观点认为，肠道菌群的相对稳定和相对可塑是宿主体质可分、体病相关、体质可调的重要微观基础，这为许多疾病尤其是代谢性疾病的发病机制和干预策略提供了全新的视角。生活方式的调整、相关药物的干预极有可能是通过平衡肠内微生态环境，达到阴平阳秘，邪无所生的目的。

194 从浊毒论非酒精性脂肪性肝病

随着肥胖及其代谢综合征全球化流行的趋势，非酒精性脂肪性肝病（NAFLD）已成为一种常见的慢性肝病，它是一种无过量饮酒史，但其病理学改变类似酒精性脂肪性肝病（AFLD），并以血清游离脂肪酸（FFA）显著升高、肝细胞脂肪变性和肝脂质贮积为主要特征的临床病理综合征。NAFLD 的疾病谱包括单纯性脂肪肝、脂肪性肝炎（NASH）、脂肪性肝纤维化和脂肪性肝硬化 4 个从轻到重的病理阶段，多呈慢性、渐进性、隐匿性发病并逐渐加重。NAFLD 现已成为危害人类健康的三大肝病之一，并与失代偿期肝硬化、肝衰竭、原发性肝癌的发生密切相关。目前认为其发病机制主要是由于肝脏脂质超过正常负荷，引起肝组织受损，血清谷丙转氨酶（ALT）活性增强，总胆固醇（TC）和甘油三酯（TG）含量显著增加，血与肝脏游离脂肪酸（FFA）含量明显增高，肝脏脂变面积明显增多，发生脂肪性肝病。

中医学认为 NAFLD 多属"肥气""癥积""痰浊"范畴，其发生发展是由于长期嗜食肥甘厚味、久卧久坐、体丰痰盈，或七情内伤、调摄失当，或因不慎感受湿热疫毒，使脾失运化，肝失疏泄，以致水谷不能化为精微，聚而为湿为痰，化为湿浊脂毒，阻于肝络，客于肝脏而形成本病。杨少军教授通过对医家医案的分析，认为 NAFLD 发病机制与中医"浊毒致病"学说具有理论一致性。本病成因不外乎内、外因两个方面：在外则由于高热量、高脂肪、高糖类食物摄入过多，致使脂质在体内不断堆积，即传统中医所谓的过食肥甘厚腻，引起机体痰浊内生；在内则是因肝脏代谢分泌功能紊乱，血液中的血脂、脂蛋白、葡萄糖得不到有效分解，停留在血液及肝脏，发生内源性高脂血症。因此，现代医学所探讨的肝脏、胰腺等代谢功能紊乱，进而引起人体脂质代谢结构失调，与中医学中的"脾虚生痰湿""痰湿壅积则生浊毒"理论相吻合。

浊毒之经义

历代医家对"浊"的认识可谓大同小异，《黄帝内经》是最早解释并记载关于"浊"的中医书籍，如《素问·阴阳应象大论》中云"清阳发腠理，浊阴走五脏"，《素问·经脉别论》云"食气入胃，浊气归心，淫精于脉"，《素问·阴阳应象大论》云"清阳出上窍，浊阴出下窍；清阳发腠理，浊阴走五脏；清阳实四肢，浊阴归六腑"。详细阐述了浊对人体在生理病理方面的影响，浊，即浊气、浊阴，一是指饮入食物中的精微成分，二是指排泄产物中污浊的物质，污浊之气排泄不畅停留体内，使五脏功能失调，产生疾病。汉代张仲景的《金匮要略·脏腑经络先后病脉证》中指出"清邪居上，浊邪居下"。明确地表明了浊为治病之邪气，其性类似湿邪，属阴致病亦趋下。朱丹溪的《丹溪心法》中记载"浊主湿热、有痰、有虚"，亦是从浊的性质上对其进行阐述。温病学家叶天士《温热论》云"湿与温合，蒸郁而蒙蔽于上，清窍为之壅塞，浊邪害清也"。说明湿浊互根互化，同为致病之邪气。现代中医学虽未对"浊邪"一词给出具体的解释，但在讨论湿邪的性质时，提到"湿性重浊"，说明湿浊互为一体；近些年，中医学者对"浊"邪致病，其就是因湿邪侵袭而分泌和排泄一种秽浊不清的物质。总之，浊邪侵袭人体产生疾病大致因两个方面造成：一是湿邪侵袭机体，阳气无力鼓动外出，病邪入里，困阻中焦，脾胃升清降浊失常，浊邪内生；二是内邪犯脾，脾失健运，升清无力，湿邪内生，缠绵成浊，其致病多伤及脾胃，病位多在中焦。李佃贵等认为，浊毒致病会使人产生一种秽浊不清的感觉，并通过对患者的颜面、舌象、皮肤、五官九窍的观察及了解大小便的情况，来确定浊邪的性质、所在的部位、病因病机和致病特点等，认为浊邪即是"秽浊之气"。

《说文解字》解释"毒"是损害人体较重的一类植物。《辞源》对毒的性质给予了明确的描述"毒，为苦恶有害之物，并有强烈、猛烈之意"。说明毒邪伤人迅猛而强烈，印证了人们对毒的普遍理解。古代中医对毒有着系统的认识，无论是在病名、病因、治疗、药物等方面对毒都有不同程度的论述。早在《素问·生气通天论》云"虽有大风苛毒，弗之能害"，《素问·刺法论》云"五疫之至，皆相染易……不相染者，避其毒气"。说明毒是一种因外界病邪侵袭人体的一种物质，其病变快而迅猛，是导致人体功能紊乱的一个原因。《金匮要略心典》云"毒者，邪气蕴结不解之谓"，分析了毒邪形成的原因，邪气侵袭，停留在体内，蕴结成毒。《温病条辨》云"温毒咽痛喉肿，耳前耳后肿，颊肿……普济消毒饮去柴胡、升麻主之"。论述了毒邪侵袭体表，引起相应的病理变化，并说明了中医药对毒邪的防治。目前，现代中医学家认为毒邪伤人，一是由于外感六淫侵袭，病邪停留体内，郁而化热化火，最终成毒；二是因脾虚湿盛，湿性缠绵，难以清除，久积成浊，浊易生热，热蕴结体内成毒。毒邪之形成多因火热积聚机体，其成因与火热毒邪有着密切之关系。

"浊""毒"性质不同，两者的形成，有着密切的关系，同时两者易相互兼夹为病，同时侵袭人体，"浊""毒"之演变规律多因脾虚湿盛，湿易生浊，浊性黏滞，郁久化热，热伤津耗液，热邪藏于血脉蕴成为毒。总之，浊毒日久不解，潜伏于体内，易阻碍人体经络，经络不通，脏腑功能紊乱，气血阴阳失衡，以致机体内所产生的代谢产物排泄失常，蕴积体内而化生的病理产物。其耗伤人体脏腑经络之气血，在临床多呈现虚实夹杂之证，病程缠绵难愈，变化多端。

NAFLD 与浊毒的关系

NAFLD 的病位在肝，主要以肝脏组织受损、肝细胞脂肪变性、肝脏脂质沉积为主要特征的病理表现。但中医所述之肝，不仅是一个解剖概念，更重要的是一个功能活动的系统。肝脏的生理特性主疏泄，藏血，肝体阴而用阳等。在正常生理状态下，肝的理气、疏泄、调达等为肝脏及身体提供能量物质，而肝脏气机畅通，致使三焦气化，水液道路调通，水液得以宣泄，痰浊不易在体内停留；肝气疏泄通畅，体内血液运行、收藏适度，瘀血不易产生，瘀血得以排泄；体内肝气疏泄适度，脾胃得以运化腐蚀水谷，脾升胃降，气机通畅，毒邪等可通过汗液、二便排出，使肝体洁净，浊毒不易侵犯肝脏，肝体不易发生 NAFLD。而在病理情况下，当浊毒侵犯了肝脏时，气滞、痰凝、血瘀等病理因素导致肝体受损，肝体受损，则肝失调达、升发、疏泄等，导致全身气机血行不畅，气滞、痰凝、血瘀进一步加重肝脏受损，进而发展为浊毒之邪交织于肝体，加重了对肝脏的损伤，而肝体的进一步损伤，又加重了肝用的失调，造成了恶性循环，进而导致 NAFLD 的发生。

肝主藏血，《灵枢·决气》云"中焦受气取汁，变化而赤，是为血"。解释血是由脾胃运化水谷精微变化而成的红色物质，是构成人体维持人体生命的精微物质之一。临床中多数非酒精性脂肪性肝病患者在早期无任何症状和体征，部分患者在定期体检时被诊断为脂肪肝和高脂血症。无症状的患者辨证施治看似较为困难，但通过仔细观察患者的形态，详细询问患者的生活状况，则会发现多数患者喜爱高热量、高脂肪饮食，平素缺乏体育运动、身体过于肥胖等症状，都可为辨证施治提供依据。有医家将血液中血脂的升高和肝脏脂肪的沉积都归属于"浊毒"的范畴，其机制源于血中的精微物质不能通过正常代谢排出体外，致使在肝脏贮积，形成脂肪肝。因此，脂肪肝患者体内血液中的浊毒与肝脏脂肪的堆积存在着莫大的相关性。中医把血液之中存在的多余精微物质归属于实邪，其病理成因主要以水饮、痰湿、瘀血、痰瘀、脂毒为主，李佃贵等将这类侵袭机体的标实之邪归结为浊毒之邪，并分析浊毒致病的原因。通过中医学对 NAFLD 的发病原因和现代医学对其发病机制的结合，可将 NAFLD 的浊毒分为全身整体浊毒和肝脏局部浊毒。全身整体浊毒类似于现代医学通过患者血液的检查，发现其中 FFA、TG、TC 等变化，它们是浊毒发生病变的物质基础，其变化水平越高，表明浊毒侵袭机体越严重。肝主藏血，当全身血液在肝脏聚集时，浊毒亦停留在肝脏，日积月累造成肝体受损，肝体受损必然会引起其相关酶的变化，如谷草转氨酶（AST）、谷丙转氨酶（ALT）、γ-谷氨酰转移酶（GGT）、碱性磷酸酶（ALP）等，肝脏功能代谢的失常可以认为是浊毒侵袭血液造成的后果，其本身也是广义的浊毒之一。

脂肪在肝脏的沉积称之局部浊毒，其侵袭肝脏造成肝器质性和功能性病变。局部浊毒与全身浊毒互根互生、互用互进，加重浊毒对机体的损害，相互之间成恶性循环。当血液中的精微物质开始发生脂肪变时，肝体已开始出现细微的病理变化，只因肝脏本身具有强大的代谢功能，其临床症状尚未发生，该阶段被认为是 NAFLD 的初期环节，即非酒精性单纯性脂肪肝，本阶段的肝脏尚未产生炎症反应，表现肝功的酶学也无明显变化，随着浊毒的血液在肝脏停留，肝脏本体的损伤也随之而来，其相关的指标也有明显的突变，随之而来的临床表现也就凸显出来。

浊与毒性质类同，互根互用，相互交感，相互潜藏，故而浊毒并称。后期肝脏浊毒污秽质重，缠绵于血液与肝体之中，以致病情反复顽固难以根治。NAFLD 浊毒不单单是一种对肝脏造成严重损害的病理物质，同时也可引起机体其他脏器功能代谢紊乱，导致气血运行失常，最终使整个机体受到病变的一种病理产物。浊毒之特性胶着黏滞，其侵袭机体，产生疾病，其病程往往变化多端，缠绵难愈。肝脏藏血，体阴而用阳，浊毒损伤，导致其阴血消耗，气机失调，阴血气机失常，机体易再生浊毒，久而久之，形成恶性循环。为此对 NAFLD 患者应早期诊断，早期治疗，注意防范，以免转化为肝纤维化及肝硬化，严重者发生癌变。

中医学认为肝主藏血、体阴用阳之脏，肝脏生理功能的正常发挥必须依赖阴血之滋养、气机之条达，方可气血的通畅。肝阴与肝阳相互协调，肝脏生理功能得以正常发挥。体阴而用阳是肝的生理特点之一，因此各种病因损害肝脏，必然使肝疏泄失职，气血不畅，郁滞化热，热消津液，肝血受伤；"肝为起病之源，胃为传病之所"，肝病日久，侵犯中焦，中焦受阻，人体气血紊乱，最终人体之新陈代谢机能发生障碍。非酒精性脂肪性肝病的主要病因病机多为饮食不节、嗜食膏粱、情志不舒、劳逸失度、它病迁延、体质因素等。其病变部位在肝，并与脾、肾、胃等脏腑有密切关系。对于其发病机制，多数古代医家认为存在肝脾不调，湿热或痰浊或瘀血郁结，最终形成邪气郁结，痹阻肝脏脉络而发为本病。除痰、湿、瘀这些病理因素外，少数医家也倡导肾精亏虚，水不涵木或气血亏虚而肝络失养等学说。

中医药治疗

目前中医学者以化浊解毒法组方对 NAFLD 在临床和实验研究方面都有相关报道。杨少军等以山慈菇为君药组方慈菇消脂丸，随机选取 255 例患者，分为治疗组 155 例和对照组 100 例。治疗组给予慈菇消脂丸，对照组给予复方蛋氨酸胆碱片，治疗共 16 周，通过对治疗前后血脂、血黏度、肝功能及肝纤维化指标结果的比较，慈菇消脂丸治疗组总有效率为 95.48%，对照组总有效率为 74.0%（$P<0.01$）。路长岭以健脾化湿、清热化浊、活血通络立法，选取自拟疏肝化浊汤治疗非酒精性脂肪肝 68 例，基本方柴胡、白芍、生白术、茯苓、郁金、丹参、泽泻、生山楂、生大黄、甘草。疗程 12 周。结果临床痊愈 9 例，显效 41 例，有效 14 例，无效 4 例，总有效率为 94.1%。肝脏 B 超恢复正常 36 例，减轻 21 例，无效 11 例，总有效率 83.8%。成意伟等以清脂复肝汤治疗非酒精性脂肪肝 60 例，方用柴胡、郁金、水蛭、姜黄、法半夏、三棱、虎杖、白术、茵陈、茯苓、垂盆草、山楂、瓜蒌。1 个月为 1 个疗程，治疗 3 个疗程，结果显效 38 例（63.3%），有效 16 例（26.7%），无效 6 例（10.0%），总有效率 90%。吴其恺等以自拟山楂贝母汤治疗脂肪肝 40 例，基本方山楂、贝母、泽泻、瓜蒌皮、茵陈、虎杖。对照组 34 例口服多烯康胶丸。治疗 3 个月后，治疗前后症状、体征及 B 超、TC、TG、HDL-C、LDL-C、ALT、AST、GGT 比较，治疗组显著优于对照组（$P<0.05$）。朱平生等以健脾祛痰化积立法组方，以脂消胶囊治疗非酒精性脂肪肝 50 例，方用茯苓、生白术、白芥子、青皮、山楂、泽泻，对照组 50 例口服多烯康胶丸，治疗 3 个月后，治疗组总有效率为 94%，对照组总有效率为 74%，表明治疗组临床疗效优于对照组，治疗前后比较，肝功能、血脂各项指标，治疗组显著优于对照组（$P<0.05$）。

上述医家临床治疗 NAFLD 时，均以解毒化浊法组方，方中药物以清肝消脂、健脾祛湿为主，分清

NAFLD 浊毒的轻重浅深、标本缓急、所在脏腑经络气血，兼顾疏肝理气、活血化瘀，有湿热者加以清热利湿。中医药对本病应抓住浊毒致病之关键，兼顾治静以动，气血相通，方能提纲挈领，事半功倍，从根本上治疗 NAFLD，体现中医药之优势。

　　NAFLD 是临床上的常见病、多发病，现代医学至今未找到防治 NAFLD 的有效途径，临床治疗仍以解决患者的主要症状为主，尚未探寻出解决该病的根本方法。中医药在治疗 NAFLD 方面呈现出一定的优势，以化浊、解毒为基础，兼顾调治患者肥胖、血脂、血糖等的异常症状，凸显出中医药整体治疗观。从浊毒论治 NAFLD，是中医药治疗 NAFLD 的新思路、新方法，应用临床颇有疗效。

195 基于肠道菌群论解毒化浊改善糖尿病胰岛素抵抗

2 型糖尿病（T2DM）呈流行性趋势，新近中国糖尿病流行病学研究数据表明，糖尿病患病率已达 10.9%，糖尿病前期人群更是高达 35.7%。T2DM 是一种与遗传、环境等多因素密切相关的疾病，胰岛素抵抗（IR）是 T2DM 发病的中心环节和关键病理生理学基础，这一观点很早以前就已被提出，至今仍被普遍认同，但胰岛素抵抗的机制仍未彻底阐明。目前认为 T2DM 是一种慢性、持续性、低水平的代谢炎症性疾病，肠道菌群所触发的炎性反应过程中释放的炎性因子可通过增加胰岛素抵抗，促进 T2DM 的发生发展，纠正肠道菌群失调，改善其代谢性炎症状态，有可能成为治疗 IR 及 T2DM 的新靶点。

2 型糖尿病属于中医学"消渴"范畴，"浊毒"是中医学的一种致病因素，在古医籍中早有记载，但相关内容散在于浊邪和毒邪之中，一直未能形成系统理论，直到近期由于越来越多的学者开始关注这一领域并逐渐形成了浊毒理论服务于临床。浊毒是一种对人体脏腑经络、气血阴阳均能造成严重损害的致病因素，也是机体脏腑功能紊乱、气血运行失常产生的不能及时排出体外而蓄积体内的病理产物。浊毒之病理特性兼"浊、毒"两者之长，其致病更加广泛、凶险、怪异、繁杂、缠绵难愈、变证多端，甚至转为坏病，目前发现多种慢性难治性疾病均与浊毒有关。胰岛素抵抗是 2 型糖尿病发生发展的中心环节，胰岛素抵抗导致 2 型糖尿病慢性并发症的多发性、繁杂性、迁延性、反复性及难治性等病理特点与浊毒致病的病理特点完全相符。

目前，浊毒与 2 型糖尿病胰岛素抵抗的关系引起了研究者的极大关注，文献研究表明，浊毒与 T2DM 发生发展关系密切，解毒化浊法治疗 T2DM 及其并发症有效。学者韩琪臻等通过分析肠道菌群与 T2DM，浊毒与 T2DM 及解毒化浊法调整肠道菌群的相关古今文献，对解毒化浊法通过改变肠道菌群的方法治疗 2 型糖尿病胰岛素抵抗做了评介，进一步阐述了解毒化浊法治疗糖尿病及胰岛素抵抗的病因病机。

肠道菌群与 2 型糖尿病胰岛素抵抗

胰岛素抵抗是指胰岛素作用的靶器官对胰岛素作用的敏感性下降，即正常剂量的胰岛素产生低于正常生物学效应的一种状态，是 T2DM 发病的中心环节和病理生理学基础，但目前胰岛素抵抗的机制依然无法明确。肠道菌群是在机体消化道内数量与种类较多的微生物，正常情况下，肠道中的细菌与细菌、细菌与宿主之间存在相互制约、相互依赖、共同进化的"和谐"关系。目前认为，肠道菌群与 2 型糖尿病胰岛素抵抗密切相关，肠道菌群失调，会影响宿主的糖脂代谢，改变宿主的肠壁通透性，增加循环内毒素诱发慢性轻度炎症，促使胰岛素抵抗的发生。

研究发现，2 型糖尿病患者肠道菌群数量的增加量，与 2 型糖尿病患者的血糖升高水平存在明显的相关性。由于肠道菌群能够分解体内生成的毒害物质、抑制机体生成炎性细胞和激发机体的免疫应答，而形成天然屏障，从而减轻胰岛素抵抗及 2 型糖尿病的发生。在诸多肠道菌群中，属拟杆菌的数量与 2 型糖尿病胰岛素抵抗最为相关，并且拟杆菌的数量与血糖值关系密切。有学者通过动物实验研究发现，将肥胖小鼠的肠道菌群移植到无菌小鼠体内，被移植过菌群的小鼠与消瘦小鼠相比，其体脂含量显著增加，并产生胰岛素抵抗。而双歧杆菌能够改善胰岛素分泌，调节血糖稳态。肠道内乳酸杆菌能够影响血糖的变化，血糖值在低水平时，其数量呈增长趋势。厚壁菌门，在机体的能量代谢中起着至关重要的作用。近期研究发现，厚壁菌门可以促进机体肠道更好地吸收热量，与肥胖型糖尿病的发生、发展密切相关，T2DM 患者较正常人肠道中的厚壁菌门数量升高。变形菌门可破坏肠道的屏障功能，与胰岛素抵抗发生发展密切相关，有研究发现，在 T2DM 患者中存在革兰氏阴性 β-变形杆菌数目较正常人增多的现象，而 β-变形杆菌的水平变化与血糖水平相关。研究发现，二甲双胍可通过改善肠道菌群，抑制代谢性炎症反应，从而改善胰岛素抵抗。这可能是二甲双胍改善胰岛素抵抗、治疗 2 型糖尿病的新机制。因此，调节肠道菌群，调控肠道免疫可作为治疗糖尿病的新靶点。

浊毒与 2 型糖尿病胰岛素抵抗

浊毒与胰岛素抵抗及 2 型糖尿病的关系在中医学理论体系中早有阐述，可归纳为病因病机和治疗两个方面。病因病机方面，《素问·通评虚实论》云"消瘅……肥贵人则膏粱之疾也"。《素问·奇病论》云"此人必数食甘美而多肥也，肥者令人内热，甘者令人中满，故其气上溢，转为消渴"。《灵枢·五变》云"余闻百病之始期，必生于风雨寒，外循毫毛而入腠理……或为消瘅"。《诸病源候论·消渴病诸候》云"内消病者……由少服五石，石热结于肾内也，热之所作"。刘河间《三消论》云"此乃五志过极，皆从火化，热盛伤阴，致令消渴"。唐容川《血证论》云"瘀血在里则口渴……内有瘀血，故气不得通，不能载水津上升，是以发渴，名曰血渴"。这些理论较为系统地描述了消渴的发病机制：外感邪毒、药石化热、情志化火以及内生痰湿、瘀血等均可导致脏腑功能受损，气血津液代谢失常而致消渴，根据浊毒理论，痰湿、水饮、瘀血等病理产物聚集日久均可化生浊毒，因此，消渴的发生与浊毒密切相关，浊毒可致消渴，而消渴又可产生浊毒，两者互为因果，形成恶性循环，致病缠绵难愈。治疗方面，《素问·奇病论》云"此人必数食甘美而多肥也……转为消渴，治之以兰，除陈气也"。该论述已明确主张运用芳香化浊之佩兰治疗糖尿病。张仲景治疗糖尿病所创的白虎加人参汤已寓清热解毒之意，孙思邈在《千金方》中应用泻火解毒之黄连丸治疗糖尿病。在对治疗糖尿病的古方进行总结时发现，《糖尿病良方 1500 首》载辨证分型方 461 首，其中含解毒药方 443 首，占 96.1%。而现代研究进一步证实解毒化浊法能够明显提高胰岛素敏感性，改善胰岛素抵抗。因此，浊毒与胰岛素抵抗密切相关，胰岛素抵抗的实质是浊阴为患，从浊毒论治是改善胰岛素抵抗的重要法则，解毒化浊法是改善胰岛素抵抗、治疗 2 型糖尿病的有效方法。

浊毒与肠道菌群

目前有关浊毒与肠道菌群的研究报道较少，肠道菌群是近代西医学研究成果，而在中医药的研究发展中，发现中医"脾胃功能"与肠道菌群有很多类似之处，生理功能上皆具有免疫调节的功能，而在病理解剖上，肠道对机体碳水化合物吸收利用和免疫稳态调节与脾胃主运化功能雷同，"大肠小肠皆属于胃"小肠泌清别浊功能异常，则会造成肠道菌群紊乱，益生菌减少，外籍菌增多。一方面产生各种有害代谢产物并加速其入血（生"浊"），另一方面导致肠黏膜屏障功能受损，肠道菌群易位，肠源性 LPS/TLR4 炎症通路活化（变"毒"），引起和加重肌肉、脂肪组织的胰岛素抵抗，成为 T2DM 胰岛素抵抗的病理基础。而具有解毒化浊功效的黄连解毒汤、葛根芩连汤对肠道菌群有显著调节作用。上述研究表明浊毒与肠道菌群有关，解毒化浊法对肠道菌群有调节作用。

解毒化浊法调节肠道菌群改善 2 型糖尿病胰岛素抵抗

解毒化浊法对 2 型糖尿病胰岛素抵抗治疗有效，但机制未明。研究发现，解毒化浊法可通过抑制代谢性炎症反应，进而改善胰岛素抵抗，如具有解毒化浊功效的清热解毒方能通过调控 TNF-α、IL-6 等炎症因子的水平，从而改善 T2DM 患者胰岛素抵抗，黄连解毒汤可下调胰岛素抵抗模型大鼠 IL-6 的水平，减少 TNF-α 的过度表达，降低炎症反应，从而改善胰岛素抵抗；且黄连解毒汤、葛根芩连汤可通过调整肠道菌群，降低体内炎症因子水平，进而改善胰岛素抵抗。这些研究表明，解毒化浊法可通过调整肠道菌群，抑制代谢性炎症，从而改善胰岛素抵抗，这可能是解毒化浊法改善 2 型糖尿病胰岛素抵抗的机制所在。

196　论糖尿病"脾不散精-浊毒内蕴"病机

糖尿病病因病机复杂，不良生活方式在发病中所起的重要作用已成为国内外学者的共识。而生活方式就人类而言常因地域、人种的不同而异，同时也随着时代的变迁而发生着很大的变化，体现了张元素"运气不济，古今异轨，古方新病不相能也"之论。糖尿病的中医病因病机理念一直为阴虚燥热观所主导，但随时代的发展此种认识难免有局限性。学者吴深涛等基于传统理论和现代人类生活方式的变化，针对本病病机之时代特征，结合临床与实验研究，总结出从"脾不散精"到"由浊致毒"继而"浊毒内蕴"的病机观，临床使用化浊解毒疗法治疗糖尿病取得良好疗效。

脾不散精与糖尿病浊毒内蕴

张锡纯《医学衷中参西录》提及消渴一证，云"至谓其证起于中焦，是诚有理，因中焦膵病，而累及于脾也。盖膵为脾之副脏……逮至膵病累及于脾，致脾气不能散精达肺则津液少，不能通调水道则小便无节，是以渴而多饮多溲也"，已言及脾不散精与消渴病之关系，然其义失之于泛。脾不散精是糖耐量低减阶段的主要病理基础，是糖尿病前期病变、中医称之为"脾瘅"的启变要素，当以健脾化浊法干预。随着研究的深入，发现脾不散精所致的浊邪内蕴血分是消渴病浊毒内蕴的病变基础。

1. 脾不散精为糖尿病由浊致毒之基础：脾为后天之本，气血生化之源。《素问·经脉别论》云"饮入于胃，游溢精气，上输于脾，脾气散精"，其中"脾气散精"是指脾在胃主受纳腐熟的基础上，通过运化完成人体对饮食的消化和吸收过程，将其中的营养成分（精微之浊）输送至全身，或"散精于肝，淫气于筋"，或"浊气归心，淫精于脉"。可见只有"脾气散精"，才能"中焦受气取汁"，变成气血精微（包括血糖等）之浊，布散至五脏九窍，四肢百骸，而达"行气于府，府精神明"。相反脾不散精，一方面导致"脾病不能为胃行其津液，四肢不得禀水谷气……筋骨肌肉，皆无气以生"（《素问·太阴阳明论》）等气血虚损。另一方面从能量代谢而言，水谷入体，若不能正化精微之浊而为体所用，则必瘀浊于内而生壅滞之变，正如《灵枢·小针解》所云"浊气在中，言水谷皆入于胃，其精气上注于肺……饮食不节，而病生于肠胃，故命曰浊气在中也"。脾不散精，是糖尿病形成的重要病理基础，其主要病理产物为"浊邪"。其化生正如《素问·奇病论》论脾瘅成因所云"夫五味入口，藏于胃，脾为之行其精气，津液在脾，故令人口甘也；此肥美之所发也，此人必数食甘美而多肥也，肥者令人内热，甘者令人中满，故其气上溢，转为消渴"。此"上溢"之气和"在脾"之津液文中虽未详言，然皆非食谷之精微而是浊邪之气无疑，叶天士释为"乃湿热气聚与谷气相搏，土有余也"（《温热论》）。主因脾不散精，升清降浊失司，导致水谷不能运化精微反壅滞相干而生浊邪，为糖尿病前阶段的主要病理产物。其成因常由人体先天或后天不足加之饮食失节，过食肥甘厚味，或常劳欲过度，或情志不调，五志过极，肝失疏泄，气机郁滞，导致直接或间接损伤脾胃，升降失调，运化失司，脾不散精，继而"气涩血浊"而发消渴病，与糖尿病高热量饮食、精神压力大及缺乏运动等不良生活方式的现代成因一致。

2. 临床实践与基础研究：中医学的脾涵盖了现代医学之胰腺，在形态与功能方面二者关系密切。如《难经·四十二难》云脾"扁广三寸，长五寸，有散膏半斤，主裹血"，张锡纯在《医学衷中参西录》中提及"散膏"，云"膵，脾之副脏，在中医书中，名为'散膏'，即扁鹊《难经》所谓脾有散膏半斤也，膵尾衔接于脾门……故与脾有密切之关系"。可见胰脏在中医学称"膵"，在结构上是与脾连在一起的，为其副脏。而且从中医脾虚证的表现和诸多相关研究来分析亦可发现，脾虚症状包括了胰腺分泌淀粉酶、糜蛋白酶功能低下等现代医学中胰腺的相关病理表现，特别是胰岛素可调节碳水化合物、蛋白质、脂肪的代谢和贮存；促进肌肉、脂肪组织对葡萄糖的主动转运和利用，为机体提供主要的热量等，与脾气散精可谓异曲同工。当糖尿病患者发生胰岛素抵抗（IR）或分泌低下时，上述生物效用降低或丧失，血糖蓄积升高，引发一系列病理变化，其前期病变特别是糖脂代谢的异常则与中医学"脾不散精"、不运化精微反而壅滞内瘀而生浊邪具有高度类似的病理机制。

《黄帝内经》对于消渴之浊邪提出"治之以兰，除其陈气"，叶天士深谙其旨，总结出对"舌上白苔黏腻，吐出浊厚涎沫，口必甜味也"之脾瘅证，治疗"当用省头草芳香辛散以逐之则退"（《温热论》）。经多年的临床观察和实践，针对其"脾不散精"而生瘀浊的核心病理特征，总结出糖尿病前期使用健脾化浊之基本疗法和七味白术散为主的基本方，早期干预糖尿病的发生发展具有良好疗效并阐释了其相应的作用机制。

（1）脾不散精与脂代谢紊乱相关：2型糖尿病患者血脂异常检出率可达63.8%，而高甘油三酯（TG）血症是损害人体胰岛功能和使糖耐量恶化的重要因素。佩兰合七味白术散不仅能降低血糖、血脂等指标，而且能显著改善临床症状。健脾化浊治疗2型糖尿病合并血脂异常的临床疗效以早期者为佳，相应的基础研究表明，提高2型糖尿病合并脂代谢紊乱大鼠肝脏中肌醇必需酶1（IRE1a）的表达从而减轻内质网应激程度是佩兰治疗作用机制之一；佩兰可以改善由链脲佐菌素诱导的2型糖病大鼠脂代谢紊乱，其机制与佩兰下调大鼠肝脏中甘油二酯酰基转移酶2（DGAT2）基因与蛋白表达有关。以上研究提示，浊邪可能在血脂异常、糖尿病高糖高脂阶段发挥基础病理作用。

（2）脾不散精化生浊毒与胰岛素功能障碍相关：研究发现，健脾升清之效方加味钱氏白术散不仅可改善2型糖尿病大鼠多饮、消瘦等症状，还能降低2型糖尿病大鼠空腹血糖，改善其糖耐量，降低胰岛素抵抗指数。研究证实，其改善2型糖尿病大鼠胰岛素抵抗作用机制与增加肝脏组织糖原含量有关，并显示本方可显著增加人肝癌细胞株（HepG2IR）细胞葡萄糖消耗量和糖原含量，作用机制与其增加HepG2IR细胞肝脏糖原含量与提高肝脏蛋白激酶（AKT）及糖原合成酶激酶-3β（GSK-3β）丝氨酸位点磷酸化水平有关。葡萄糖转运体（GLUT）是转运葡萄糖重要载体，尤其是GLUT-4的作用与脾气散精作用相近，而化浊解毒方能明显提高IR大鼠骨骼肌组织中GLUT-4、胰岛素受体1（IRS-1）及其丝氨酸/苏氨酸、酪氨酸残基磷酸化水平，从而提高胰岛素（INS）的生物效能。进一步研究表明，化浊解毒方的降血糖作用还可能与其升高糖尿病模型大鼠空腹及餐后肠促胰岛素（GLP-1）、INS浓度相关，主要通过肠促胰岛素整体调节胃肠功能改善糖脂代谢，其降糖机制可能与"胃-肠-胰岛轴"不谋而合。从不同角度提示了脾不散精或散精之力的减弱，不能运化精微反壅滞相干而生瘀浊之邪在糖尿病病变过程中的重要机制，一定程度上阐明了从脾论治消渴病之理论基础。

由浊致毒是脾不散精的病理过程和结果

1. "由浊致毒"理论与现代成因的相关性： 如果脾不散精所引发的机体不良之代谢状态进一步发展，将导致浊瘀于血分，则易生血浊等病理产物，进而由浊致毒而变成糖尿病，或浊毒内蕴伤及经络脏腑而变生多种糖尿病并发症。

（1）由浊致毒，浊邪之质性使然：邪自生成至变化必有其物质基础，正如瘀基于血、湿基于水，而为毒则如《诸病源候论》所云"正谷不化反浊秽为毒"，示其源基于"浊"，脏腑失和酿内毒，成毒基原浊为主。浊源于谷，脾运正化则使"浊气归心，淫精于脉"而养正气；精不散而异化则生浊瘀于内，而浊质腻秽易"腐秽生毒"之特性决定了其"由浊致毒"的病机规律。消渴病尤为典型，其病因之"数食甘美"，引发脾瘅之瘀浊壅滞，蕴酿致毒，继致浊毒内蕴之消渴病。壮火食气则消谷善肌，不化精微则无力消瘦，浊毒内蕴更伤脏损络而生复杂之变，如脾虚所致的浊毒瘀结，也是产生IR或增加拮抗INS散素分泌的症结等等。

（2）现代成因：论消渴病古今成因之异，当属环境之巨大差异，工业化令当今大气污染之毒，水污染之毒，电离辐射之毒、各种化学之毒，加之现代人高热量饮食、少运动的不良生活方式以及各种食品中充斥的添加剂、反式脂肪酸等，经口鼻、皮肤而入体内，正气弱者排解不及，则蓄积脏腑日渐蕴毒，共同对人体产生毒性损害，并赋予许多慢性疾病的病因病理学以时代特征。研究发现，糖尿病患者血液中多种持久性有机污染物含量高于非糖尿患者 2～7 倍。这种食物、环境之毒，与古时膏粱厚味之饮食失调的病理机制不同的是其毒日渐内蓄或内伏与他邪杂合为病。

浊毒内蕴则最易浸渍蚀损脏腑经络百骸，此亦是糖尿病患者常见顽固的局部红肿疼痛、浊唾尿混、面垢褐斑、疖节、肌肤溃腐等毒损表现之内因所在，且易与他邪相兼为患。如与瘀、痰、湿相兼则变瘀毒、痰毒等，常随其损伤脏腑脉络之部位不同而并发症丛生，如浊毒瘀损肾络，使肾失固藏，精微泄漏，或肾损积甚则致关格；若浊毒壅滞血脉，则毒损心脉；或热毒犯脑或毒害目络、肌肤等。机体在一些病理过程中产生、释放细胞毒性因子和氧化应激，易对体器细胞（如血管内皮等）造成损害。糖尿病时体内会产生大量的毒性因子，如肿瘤坏死因子（TNF-α）、白细胞介素-6（IL-6）、炎症急性时相蛋白（CRP）等炎症因子，还有脂代谢紊乱及脂联素、瘦素等脂肪因子代谢失衡对组织细胞造成损伤和 IR，即糖毒性和脂毒性，其造成的脏腑器官组织广泛性损害与中医之浊毒的病变机制高度契合。

2. 临床实践与基础研究：从糖尿病当今之脾不散精，由浊致毒的核心病机出发，创化浊解毒之法辨治糖尿病，后经长期大量的临床与实验研究，在不断提高其疗效的同时，以糖尿病糖、脂毒性为突破口对其由浊致毒的病理机制及化浊解毒方的干预作用进行了深入研究。

（1）化浊解毒——中医治疗糖尿病新思路：以解毒法治疗消渴病滥觞于孙思邈《备急千金要方》中的黄连丸等方法。早期的临床观察发现，化浊解毒法方能明显降低 2 型糖尿病患者空腹血糖、INS 和糖化血红蛋白水平，INS 敏感指数亦较治疗前改善。说明葡萄糖毒性作用加重 2 型糖尿病胰岛细胞分泌缺陷和 IR，经化浊解毒法治疗后有利于胰岛 β 细胞恢复分泌功能和改善 IR，从而有效地减轻糖毒性。后续研究表明，糖毒清颗粒（化浊解毒饮）既可改善糖尿病患者脂代谢紊乱的症状、体征，又可显著降低其血糖、血脂及游离脂肪酸（FFA）水平，初步证实了该药具有改善患者症状、降血糖、调血脂和减轻脂毒性的作用。新化浊解毒方则同时具有显著的减轻肥胖（体重、腰围、BMI）之功效，具有血糖、血脂、肥胖同调的效果。上述临床研究印证了"浊毒内蕴"论点的合理性及化浊解毒法、方之有效性，在此基础上又通过系列基础研究对其作用机制进行了系统而深入的阐释。

（2）浊毒内蕴与脂肪因子的相关性及化浊解毒干预：脂代谢异常是糖尿病最重要的病理变化之一，如过量脂肪酸在肝细胞内的蓄积可加重 IR，是糖尿病脂毒性及各种并发症的主要机制。脂毒性的病理过程与中医的浊毒蓄损关系尤为密切。如临床上高脂血症患者血液不清，甚者呈乳糜状，与中医浊瘀致"气涩血浊"之病理和《汤本求真》中所称之"污秽之血"之征象非常类似，其易"腐秽生毒"和"害清"之性，及浸渍蚀损脏腑经络百骸而致病变，与糖尿病脂毒性及其所致并发症的形成过程和作用可谓源同而名异。浊毒与脂毒性相关性的基础研究表明，化浊解毒方可降低脂质代谢异常-IR 动物模型空腹血糖、空腹胰岛素，改善胰岛素敏感系数（ISI），降低 TG、胆固醇（TC）、FFA，改善大鼠模型的脂代谢紊乱状态。其机制研究发现，DGAT2 作为控制 TG 代谢的中心环节，其过度表达使组织 TG 合成增多并产生过量 FFA，加重机体脂肪沉积、IR 以及激活氧化应激过程，与"由浊致毒""浊腐酿毒""浊毒间杂顽恶"的"浊毒"理论相通。DGAT2 的表达调控了脂肪因子脂联素和瘦素的基因表达和 TG 在肝脏组织的沉积，在脂质代谢异常-IR 的病变过程中可能发挥了启动子的作用。化浊解毒方可下调模型鼠的 DGAT2、瘦素 mRNA 水平，上调脂联素 mRNA 水平，影响 TG 合成和 TG 在肝脏组织的异位沉积，还能通过调节脂肪因子的作用，减轻 IR，改善糖、脂代谢。

以脂肪因子在脂毒性过程中的信号传导关联为突破口，进一步深入的研究发现，过氧化物酶体增殖物活化受体 γ 协同刺激因子 1α（PGC-1α）、过氧化酶增殖体激活受体 γ（PPARγmRNA）及相关蛋白的低表达产生过量的 FFA；以"PGC-1α-DGAT2、PPARγ"相关性调控机制为切入点，通过建立以软脂酸诱导的 HepG2 细胞 IR 伴脂代谢异常模型，探讨三者间的表达情况，并观察化浊解毒含药血清对其表达的影响。结果发现，糖毒清含药血清能明显增加 HepG2 细胞的葡萄糖消耗量，降低细胞内 TG

含量，能显著下调 HepG2 细胞的 DGAT 2 mRNA 和相关蛋白的表达，显著上调 PGC-1α、PPARγmRNA 及相关蛋白的表达水平。提示化浊解毒方的作用机制之一可能是通过提高 PGC-1α 在 IR 伴脂代谢紊乱状态的低表达，不仅能抑制 DGAT2 的高表达，同时又提高 PPARγ 的表达，从而增加葡萄糖消耗，降低 TG 和 FFA，改善 IR。化浊解毒方对于 2 型糖尿病的治疗与其对 PGC1-α、PPARγ、DGAT2 mRNA 及蛋白表达水平的调控有关，从分子生物学的层面上提示，由浊致毒与脂毒性过程中存在共同的病理基础。

（3）浊毒内蕴与炎症因子相关性及化浊解毒干预：针对前述各种炎症因子的毒性作用，化浊解毒法可以改善 IR 大鼠血清及骨骼肌组织局部的炎症反应，能明显降低血清 IL-6 水平和组织中 TNF-α 的相对含量。以上两点较之噻唑烷二酮类药物（TZDs）效果更加明显。同时化浊解毒方中药可以抑制 IR 大鼠骨骼肌组织中核因子-κB 激酶抑制剂（IKK）蛋白的磷酸化及其磷酸化产物（p-IKK），体现在该方既可减少组织中磷酸化产物的含量也可降低磷酸化和非磷酸化的比例，化浊解毒可直接干预磷酸化过程，与调控炎症反应共同限制了磷酸化的发生，从而能有效地控制因炎症因子所引起的毒性损害。

采用代谢组学分析手段对化浊解毒方改善 2 型糖尿病大鼠的糖脂代谢进行研究，发现化浊解毒方对改善 2 型糖尿病大鼠肝脏 IR 的机制可能与肝脏内代谢产物如胆汁酸、磷脂以及视晶酸的含量变化相关，其对于胆汁酸、磷脂与视晶酸含量的调节可有效抑制肝细胞凋亡，增加了胰岛素通路信号转导，减少了肝脏内氧化应激，从而改善了大鼠肝脏的 IR 效应。体现了化浊解毒法还具有多靶点、多环节的综合作用机制。

197 糖尿病"浊毒致消"理论和应用

糖尿病（DM）是一种慢性进行性全身损害性疾病，发病原因至今尚不清楚。随着生活水平的提高，饮食结构的改变和人均寿命的延长，其患病率有逐年上升之趋势，其严重的并发症给人类造成很大的威胁。近年来研究显示，"浊毒内停"与 DM 的发生有着密切的关系，已引起当代医家的高度重视。因此，学者许成群等认为，探讨浊毒导致糖尿病的机制和化浊解毒法治疗糖尿病的思路有着重要的临床意义。

糖尿病"浊毒致消"的理论内涵

在中医理论中，"浊"指混浊，与清相对。《金匮要略·脏腑经络先后病脉证》云"清邪居上，浊邪居下"。《丹溪心法》云"浊主湿热、有痰、有虚"。生理之"浊"指行于脉中具有濡养作用的稠厚部分，如"浊阴归六腑"。病理之"浊"，有内外之分，外者乃自然界秽浊之气，内者为人体变生之病理产物如湿浊、痰浊、瘀浊等，其性黏滞不爽，易阻塞气机，结滞脉络，致病缠绵难愈。总之，古人认为"浊"为害清之邪。《说文解字》云"毒，厚也，害人之草"。《金匮要略心典》云"毒，邪气蕴结不解之谓"。毒有内外之分，外毒指外来侵袭机体并造成损害的一类病邪，内毒系内生之毒，主要指脏腑功能紊乱、气血运行失调致使机体内生的病理产物不能及时排出，蕴积化生而成。浊与毒因其性质同类而极易相生互助为虐，多"浊毒"并称。"浊毒"是指对人体脏腑经络及气血阴阳均能造成严重损害的致病因素，同时也指由多种原因导致脏腑功能紊乱，气血运行失常，使机体内生代谢产物不能及时排出，蕴积而化生的病理产物。DM 属中医学"消瘅""消渴"等范畴。《素问·奇病论》云"此人必数食甘美而多肥也，肥者令人内热，甘者令人中满，故其气上溢，转为消渴"。肯定了"数食甘美→内热中满→上溢→消渴"的转化过程。饮食精微的正常利用称为"清气布散"，若食物精微过量积存则能造成对机体产生损害的多余产物——"浊毒"。"浊毒"不仅是 DM 产生的启变要素，更是 DM 慢性并发症的核心病机。由于浊邪其性黏滞，一旦产生，不易祛除。近年来研究显示，"浊毒"与胰岛素抵抗（IR）及其导致的糖、脂代谢紊乱有一定的相关性。胰岛素是人体胰岛 β 细胞分泌的正常生理激素，当过食肥甘，浊脂蕴积，生热化毒损害胰岛 β 细胞时功能时，即产生 IR。有学者曾复制 IR 模型，通过检测相关指标，进行聚类分析，认为与中医痰浊、瘀血、内毒证有关；在 IR 的病理过程中，痰瘀互阻证可作为 IR 的独立证型或兼证存在。由于浊毒内停导致 IR 的产生，其蕴积不解又符合"毒"的特点，浊毒互结可致消渴，而消渴在病程中又可以产生浊毒，两者互为因果，形成恶性循环，导致 DM 缠绵难愈，脏腑损伤，变证峰起。此外，自然界之病毒感染、化学药物滥用、以及农药对食物的污染等都与目前 DM 发病率升高密切相关。因此认为，"浊毒内蕴"是产生 IR 的病理基础，是导致 DM 络脉损伤的关键环节，是DM 并发症形成和加重的重要危险因素。

糖尿病"浊毒致消"的证候研究

"浊毒致消"早期并无典型的消渴症状，患者多见形体肥胖、嗜卧少动、倦怠乏力、头目不爽、舌体偏胖、质暗、舌苔浊腻等，追问其饮食习惯多喜食肥甘厚味，或有烟酒嗜好，且不喜运动，其中舌苔变化尤为重要。叶天士在《温热论》中云"舌上白苔黏腻，吐出浊厚涎沫，口必甜味也，为脾瘅病。乃湿热气聚与谷气相博，土气余也，盈满则上泛"。典型患者有"三多一少"等症。吴深涛总结"浊毒致消"证候特点分为3个阶段。①隐匿阶段：以壅滞之气瘀生血浊为主要病理变化，或见尿浊多沫，或尿液黏浊，或伴有口干多饮等症状。②显现阶段：此阶段病理变化为浊毒内蕴或化热，多伴有伤阴之候，临床常见口干苦黏腻、乏力、头身困重、大便不爽或干燥、舌暗红苔黄腻或燥、血糖多居高不下等，同时或伴有皮肤及外阴瘙痒，或伴疔疮肿痛，或伴潮热。③变异阶段：浊毒所致高血糖的毒性作用是引发DM多种并发症的重要因素，随浊毒所伤脏腑经络的不同而变证各异。如浊毒损伤肌肤则瘙痒难忍或疔疮肿痛；毒损肾络则精微外泄，出现蛋白尿，甚至变生关格；毒损心脉则发胸痹、心悸；毒损目络则见眼底出血甚或失明；毒侵四肢则麻木、疼痛等。赵伟等研究认为，在"浊毒致消"的过程中，患者体内血糖、糖化血红蛋白（HbA1c）、甘油三酯（TG）、C反应蛋白、同型半胱氨酸、血液黏度、尿蛋白等物质明显升高，其中同型半胱氨酸、尿蛋白排泄率随着病程进展而逐渐增加；导致了DM及其慢性并发症的多发性、繁杂性、迁延性、反复性及难治性，可作为DM浊毒内停的量化指标。因此，DM浊毒内蕴的一个显著特点是浊毒的产生与病程有明显的正相关关系，为临床诊治提供了辨证依据。

化浊解毒法治疗糖尿病的临床实践

在古医籍中，论述化浊法治疗消渴最早为《素问·奇病论》，云"转为消渴，治之以兰，除陈气也"。张仲景所创白虎加人参汤治疗消渴实际上已寓有清热解毒之意；孙思邈《千金要方》用黄连丸治疗消渴，开泻火解毒治疗消渴之先河。王如沾等检索《糖尿病良方1500首》，发现DM通用方344首，其中含有解毒药方323首，占93.9%；辨证分型方461首，含解毒药方443首，占961%。可见解毒法治疗DM早已有之。目前临床常用的苍术、佩兰、藿香、黄芩、黄连、大黄等化浊解毒药均有不同程度地降低血糖作用。吕靖中在《黄帝内经》"除陈气"的思想指导下，运用自拟祛湿复胰汤（苍术、藿香、佩兰、石菖蒲、黄连、丹参等）治疗肥胖型消渴病，取得了较为满意的疗效。黄淑玲等用消瘅汤（桃仁、丹参、大黄、牡丹皮、玄参、川贝母、莱菔子）化痰祛瘀解毒，治疗糖耐量减低患者32例，对照组常规治疗30例，结果治疗组总有效率为87.5%，对照组为43.3%；提示该方能明显增加胰岛素敏感性，可逆转糖耐量减低。孙鑫和仝小林指出，DM痰浊毒物蕴积体内阻碍中焦气机升降，病在脾胃，升降失常、清浊相干是其病机，以升清降浊为治疗大法，灵活运用泻心汤类方，再配以行气、活血、通络、化痰、祛湿之品，以截断病势发展，防患于未然。对于早、中期火热内盛者黄连用量宜大，一般30~45 g，若血糖极高，甚至出现酮症者用量可达60~120 g，意在泻火解毒。王晖等用降浊合剂（黄芪、苍术、生薏苡仁、绞股蓝等）治疗气虚浊型2型DM患者66例，结果降浊合剂能有效降低游离脂肪酸（FFA）水平，提高胰岛素敏感指数（ISI），改善患者IR状态，明显改善肥胖气虚痰浊型2型DM患者临床症状。朱妍等观察清热降浊方（黄连、苦瓜片、知母、酸枣仁、干姜等）对2型DM合并代谢紊乱综合征胰岛β细胞功能的影响，结果清热降浊方对2型DM合并代谢综合征患者各项指标HbA1c、空腹血糖（FBG）、餐后2小时血糖（P2BG）、总胆固醇（TC）、TG、高密度脂蛋白胆固醇（HDL-C）、低密度脂蛋白胆固醇（LDL-C）、体重、体重指数（BMI）、腰围及IR指数（HOMA2-IR）、胰岛素敏感指数（HOMA2-S）的影响与二甲双胍相当，但对胰岛β细胞功能的改善不明显。吴深涛等运用化浊解毒饮（黄连、苍术、玄参、蚕沙、丹参、生地黄等）治疗慢性高血糖DM患者32例，结果证明化浊解毒饮具有减轻葡萄糖毒性、改善IR的作用。吴卫明观察清化浊毒方（黄连、黄芪、苍术、玄参、蚕沙、丹参、生地黄等）对热盛浊毒型2型DM患者32例进行观察，结果显示该法对减轻热盛浊毒型2型DM高血糖的毒性作用及改善患者IR较为显著。

糖尿病是一组以血中葡萄糖水平增高为特征的代谢性疾病，其基本病理变化为IR和胰岛β细胞功能减退。近年来临床研究显示，"浊毒致消"在DM的发病中起到了非常重要的作用。《素问·通评虚实论》指出"消瘅……肥贵人则膏粱之疾也"。认为肥胖是导致DM的主要原因。今人饮食结构改变，长期嗜食肥甘，醇酒厚味，以致脾失运化，湿浊内生，加之外感邪毒或激素滥用或食物污染等致使"浊毒"内生，郁滞化热，伤津化燥，发为消渴。"浊毒致消"的机制实质上是"浊毒"导致胰岛 β 细胞发生炎症、变性、凋亡和坏死等病理变化，胰岛功能进行性减退，糖脂代谢紊乱，血管损害进行性加重等，从而诱发或加重糖尿病血管并发症。

体内过多的葡萄糖、胰岛素、TG 和 HbA1c、C 反应蛋白、同型半胱氨酸等物质的升高可作为"浊毒致消"的诊断依据。"浊毒致消"病机的提出，丰富了 DM 的现代病机理论，开拓了 DM 的治疗思路，提高了临床疗效，具有很强的实用价值。

198　从浊毒论治糖尿病

　　中医学认为，消渴的主要病因为禀赋不足、劳欲过度、情志不畅、饮食失节及毒邪入侵等，而与消渴发病相关的燥热、痰饮、瘀血等病理因素，部分医家将其统称为浊毒。学者杜悦凤等通过查阅文献、结合临床，发现浊毒在糖尿病的发病中占据重要位置。

浊毒概念

　　浊，在中医学理论中有两层含义，其一指生理上的浊气。《中医名词词典》里云，浊气指饮食精华的浓稠部分，也指人体呼出之浊气和排出的矢气等，如《素问·阴阳应象大论》云"清阳出上窍，浊阴出下窍；清阳发腠理，浊阴走五脏；清阳实四肢，浊阴归六腑"。此处说明了浊清相对，水谷精微的浓稠部分内走于体内脏腑等组织器官。又如《素问·经脉别论》中记载"食气入胃，浊气归心，淫精于脉"。这里的浊气系指饮食精华的浓稠部分，它运行到心，由心再通过经脉把养分送到身体各部。其二，指病理上的浊气。凡气血痰瘀水结聚不解，久蕴体内，均易化为浊邪。浊的性质属阴，其性黏滞，易阻滞气机，结滞脉络。《黄帝内经》云"清气在下，则生飧泄；浊气在上，则生𦜝胀"，《金匮要略·脏腑经络先后病脉证》云"清邪居上，浊邪居下"，体现了浊邪的病理特性。汉代医家多认为，浊邪即湿邪。而剖析湿与浊的特性可见，湿轻浊重，积湿成浊，湿易祛而浊难除，两者轻重程度不同但性质却相同。分析浊邪的产生原因，一是外感湿邪，阻于中焦，内生湿邪，困阻脾土，脾失健运，气机失调，脾不升清，胃不降浊，日久浊毒乃生；二是嗜食肥甘，情志不畅，脾失运化，内生湿邪，日久成浊。

　　对毒的认识，《说文解字》中云毒为滋味厚涩苦烈的野草，野地里到处生长。《新华字典》里云，毒是有害的性质或有害的东西，故毒与伤害、暴烈有关。中医对毒的认识也无非是暴烈之气、剧烈致病因素或邪气之类，如《金匮要略》中的阴阳毒与机体感受性质暴烈之疫毒有关，临床上以面部发红斑或发青、咽喉肿痛为主症；又如狐惑病是因湿热虫毒蕴结所致，以毒邪侵蚀咽喉、前后二阴发为溃疡为特征。可见毒性暴烈，为剧烈的致病因素。而毒虽乃邪气从化而成，但并非所有邪气或疾病的任何阶段都可从化为毒，毒并不独立存在，而是当致病邪气峻猛酷烈或于体内长期滞留时才可变化为毒。

　　关于浊与毒的关系需细细琢磨，浊、毒均为邪气而又有交叉。浊邪的致病性质轻浅且性质属阴，其若与热邪搏结日久，可导致血败肉腐成毒。相对浊而言，毒的内容更加广泛。例如本身为阴虚内热体质，加之脾胃升降运化功能失司，内生湿浊，日久湿热交结而成湿热毒，若累及肝胆，可形成黄疸、肝炎；再如，若肝失疏泄，气逆犯胃，脾胃互为表里，脾运不畅，津停水阻，气滞血瘀，日久变生瘀毒；或如高血糖、高血脂，即现代医家所说的糖毒、脂毒。所以特定条件下，浊可转化为毒。但更多情况下，毒的范围更广，程度更剧烈。

浊毒与糖尿病的关系

　　导致浊毒产生的原因有以下几个方面：一是饮食不节，嗜食肥甘，或饮酒无度，致湿热内生，伤及脾胃，脾失运化，津液失布，湿热内聚化浊生热毒，日久乃生消渴。二是劳欲过度，相火妄动，肾水耗伤，不能上济于心肺脾胃，致上焦虚火燔炽，灼伤阴津，出现口干口渴；中焦胃热内生，则消谷善饥；下焦肾精耗损，固摄失司，日久出现尿糖、尿蛋白等，这些病理产物可认为是浊毒。三是情志失节，肝失疏泄，肝木乘土，脾气受损，中气虚弱，清阳不升，精微物质失于输布，可日渐消瘦，脾不散精上输于肺，肺津失布，故可见口渴。四是先天禀赋不足，五脏功能虚弱，后天脾胃不得先天滋养，生化乏源，运化失职，精微不化，糟粕难泄，内停瘀阻，病理物质堆积，乃生浊毒，浊毒蕴结，消渴乃成。若分阶段而言，消渴与浊毒的因果联系依然密不可分。

1. 阴虚热盛，浊毒初成期：糖尿病初期，因饮食、劳欲、情志等因素阻遏气机，脾胃运化不利，津液失布，湿热内聚化浊生热毒，或上焦虚火燔炽，灼伤阴津而口干渴，中焦胃热内生而消谷善饥，下焦肾失固摄而小便膏浊，或脾不散精上输于肺，肺津失布而口渴等，湿热内阻或热伤阴液，精微不化，糟粕难除，内郁化热瘀阻，交结难排而成毒，此为浊毒初成，病机为阴虚热盛。《灵枢·五变》中亦有"怒则气上逆，胸中蓄积，血气逆留，臗皮充肌，血脉不行，转而为热，热则消肌肤，故为消瘅"。《素问·举痛论》云"热气留于小肠，肠中痛，瘅热焦渴"。《儒门事亲》云"夫消渴者，多变聋、盲、疮、癣、痤、痱之类，皆肠胃燥热怫郁，水液不能浸润于周身故也"。其脾胃阴虚热盛所得之盲、疮、癣、痤、痱类皆为浊毒蕴结之物，皆因脾虚毒积、湿热蕴毒而致。脾虚不运，精微难化，糟粕难排，交结瘀阻，浊毒蕴脾，终成消渴，该病理机制在糖尿病形成中占有主导地位。临床上糖尿病患者常出现身体乏力、血供障碍、血黏度高、手足瘀斑瘀点等症状均与脾虚毒蕴相关。

2. 气阴两伤，浊毒内陷期：《儒门事亲》云"脾痹而渴者，多者，止是三焦燥热怫郁，而气衰也明矣。岂可以燥热毒药，助其强阳，以伐衰阴乎？"此为糖尿病中期，脾虚浊毒蕴结不解，热盛伤阴，气随阴衰，气阴两伤。临床常见口干苦黏腻、气少懒言、困倦乏力、自汗盗汗、五心烦热、大便不爽或干燥、舌红少津、脉弦细或细数无力、血糖多居高不下等症状。此阶段气阴两伤是由阴虚热盛引起的，脾虚则湿热内生，热为病理之壮火，壮火食气，热盛耗阴。阴损更助浊毒内壅、血脉结滞，瘀浊的病理产物难排，且瘀阻气机，脾胃升降不利，则中焦郁而生内热，肺脾肾功能更加受限，浊毒更深。现代社会中 2 型糖尿病患者"三多一少"症状和阴虚燥热现象并不明显，但内热伤阴耗气、浊毒更深的机制却可通过暗红少津或绛、苔黄腻的舌象体现出来。其实临床上糖尿病患者的病情并不严格局限于某一阶段，往往是阴虚热盛与气阴两虚乃至阳虚兼夹为患，而此阶段是以气阴两虚为突出表现，故在治疗时也应重视这一特点。

3. 阴阳互损，浊毒蕴结期：糖尿病后期，浊毒壅滞日久，继燥热伤津耗气后致阴损及阳，阳虚则血脉凝滞不畅，瘀阻脉络，导致毒瘀血结，血败肉腐，终致阳虚或阴阳俱虚。此阶段肺肝脾肾功能均已严重受损，肺津失布，肝失疏泄，脾失运化，肾失固摄，所以出现口干、口甜、尿甜混浊更甚，多余之水谷糟粕堆积，血脉不通，浊毒蕴结更甚，故由糖尿病引发的各种血管病变也不在少数，《备急千金要方》云"消渴之人，必于大骨节间发痈疽而卒，所以戒之在大痈也，当预备痈药以防之"。《黄帝素问宣明论方》云消渴一证可"变为雀目或内障、痈疽、疮疡"。此痈疡之所生，为消渴病甚，浊毒热壅，血败肉腐，聚而成痈。所以浊毒既是糖尿病的病因，也是糖尿病过程中产生的病理产物，其贯穿糖尿病整个病程发展的始终。浊毒可以引发糖尿病，糖尿病也可以产生浊毒，二者互为因果。抓住了浊毒这一根本，便抓住了糖尿病辨证的关键。

从浊毒论治糖尿病

古人早有对糖尿病治疗的相关论述，解毒类药历来备受重视。如《素问·奇病论》云"治之以兰，除陈气也"。此为用芳香化浊之法祛除陈浊之气，意在用陈皮、藿香、佩兰等燥湿健脾、芳香化浊之药调脾胃祛浊毒。张仲景运用白虎加人参汤治疗消渴，亦有清热解毒之意在其中。又《千金方》用黄连丸开泻火解毒法治疗消渴之先例。

基于对浊毒致消渴的机制分析，可知浊毒导致的糖尿病病程可分为初、中、末 3 个阶段，分别为阴虚热盛期、气阴两虚期和阴阳俱损期。所以在治疗上理应按这个规律分别治疗，但因病情发展往往各个阶段分界并不明显，病情交互错杂，所以应从整体出发，抓主症，辨证论治。对于消渴初期，阴虚热盛,热毒初成,多以清热解毒法治之。如《儒门事亲》中云"消之证不同,归之火则一也"。可见其对火毒致消是持肯定态度的。王越总结吕仁和经验,在对糖尿病分期辨证论治的基础上很重视清热解毒治疗,常用黄芩、黄连、大黄、沙参、连翘、桃仁、杏仁等。糖尿病气阴两虚阶段,热势已衰,气阴俱损,在清浊毒的同时要顾互气阴,可用熟地黄、生地黄、黄芩、黄连、黄柏、杜仲等以达滋补肝肾、清热解毒降糖之效。对于糖尿病日久,气血亏虚,气虚无力推动血行则瘀血内停,或阴虚内热,热灼营阴,血行不畅,而成瘀浊,抑或阴损及阳,阳虚鼓动气血无力,则致血停瘀阻,均因浊毒蕴结深重,气血衰败,阴阳俱损,临床常会有肢体麻木或疼痛,唇甲色暗,肌肤甲错,舌质暗,脉涩等瘀浊蕴结表现,所以化浊解毒当为第一要务。郭小舟等总结林兰治疗糖尿病经验,认为治疗糖尿病后期应采用活血化瘀法,如血府逐瘀汤、身痛逐瘀汤、失笑散等,常用赤芍、丹参、桃仁、牛膝、红花、三棱、鬼箭羽等药。因此,无论糖尿病发展到哪一期,都是机体与浊毒相互搏结的结果,临床当辨标本虚实,若气虚为本,瘀热为标,当补虚泄热化瘀;若气阴虚与浊瘀并重,则当二者兼顾;若气虚不著,浊毒深入,当先攻浊毒,兼予补益。只有气阴得固、痰浊得清、血瘀得化、浊毒得解,才能真正达到治疗效果,所以临床应对化浊解毒法予以高度重视。

浊毒与糖尿病的发病密切相关,由于饮食、劳欲、情志、禀赋等因素使得脾失运化、肾精不固、肝失疏泄、肺津失布,而以各脏损脾为本,精微与糟粕代谢障碍而热瘀浊乃生,变化为浊毒,浊毒内蕴,消渴乃成,浊毒贯穿糖尿病整个病程发展始终。

199 从浊毒困脾论治早期糖尿病

2 型糖尿病是以多饮、多食、多尿及消瘦为临床特征的代谢性疾病，属中医学"消渴"范畴。自清代《临证指南医案·三消》中提出消渴的病机为"阴虚燥热"以来，今人亦将 2 型糖尿病的基本病机定义为阴虚燥热。现代医学中 2 型糖尿病的诊断是以实验室检查空腹血糖≥7.0 mmol/L，餐后 2 小时血糖≥11.1 mmol/L 作为诊断标准。而早期 2 型糖尿病患者多起病隐匿，发病初期往往无典型的"三多一少"症状，仅血糖升高，既无燥热的表现，亦无阴虚的外候。因此，越来越多的医家认为"阴虚燥热"学说与早期 2 型糖尿病患者的临床表现并不完全相符，"阴虚燥热"学说既不能解释无症状糖尿病，也不能完全指导早期 2 型糖尿病的临床治疗，已不适用于庞大的 2 型糖尿病患者群体。近年来，脾与糖尿病的关系越来越受到重视，从脾论治糖尿病也取得了较好的成效。由于物质生活水平的提高、工作环境的改善等导致高摄入、低能耗，机体能量过剩，早期 2 型糖尿病虽症状不明显，但血糖已升高，内蕴为浊毒之邪，学者彭良岳等从浊毒困脾角度探讨论治早期 2 型糖尿病的发生发展，以期为中医药治疗 2 型糖尿病提供新的思路。

病理基础

早期 2 型糖尿病的病理基础为浊毒，浊毒可困遏脾气转运，致水谷精微等运化不利，血糖、血脂等因而升高，从而导致早期 2 型糖尿病的发生。

1. 浊毒之认识：浊者，不清也。浊源于谷食不能正常化精，在体内蓄积而成。毒者，邪气蕴结不解之谓。毒邪致病常保留原有邪气的特点，又具备暴烈的性质，即所谓"邪盛谓之毒"。浊属阴，血亦属阴，浊邪容易沉积于血分之内，在脉道蓄积过多，日久淤败腐化壅滞于血分必酿毒性，转化为浊毒。早期 2 型糖尿病之浊毒的本质是水谷不化精微，体内代谢失常的血糖、血脂过多蕴积，内壅血分所酿生的具有毒害作用的病理物质，谓之浊毒，与现代医学所提的"糖毒性""脂毒性"异名而同质。浊毒致病兼有浊、毒二者之长，常胶结难解、致病广泛、变幻多端、缠绵难愈。

2. 早期 2 型糖尿病之脾虚失健：自古至今，不乏从脾论治 2 型糖尿病的论著，其病机主要责之于脾失健运。脾失健运的原因有运行无力和运行不利。阳主动，气行津，运行无力主要与脾阳不足相关。运行不利主要为脾气被困，不能发挥正常的运化功能所致。近代有不少医家从脾运行无力即脾虚论治 2 型糖尿病，然而从"脾虚"论治早期 2 型糖尿病的观点亦具有一定的局限性。患者初诊时往往伴有形体肥胖、舌苔厚腻、倦怠等脾失健运之证象，虽邪气内盛，但脾气未虚，仅受邪气所困，致运化失常，不能输送精微，如能及时祛除邪气，便可恢复脾运化水饮谷食功能，病情可缓解甚至逆转为正常状态，如徐云生教授使用健脾化痰法治疗早期 2 型糖尿病，可诱导出现代医学所谓"2 型糖尿病的蜜月期"，使患者在脱离降糖药物的情况下仍能维持血糖的正常水平。王桂娟等回顾性分析 16 例中药联合二甲双胍治疗初诊断 2 型糖尿病患者，治疗 6 个月后，血糖、C 肽等指标恢复正常范围。由此可见，中西医结合治疗早期 2 型糖尿病亦有利于胰岛功能的恢复。

早期 2 型糖尿病诱导出蜜月期的机制可能为通过降血糖、降血脂等方式的干预，使胰岛 β 细胞功能得到一定的恢复，从中可以启示，异常升高之血糖、血脂属于中医困脾之浊毒，早期 2 型糖尿病的病机为浊毒困脾、脾运不利，若能使困脾之浊毒得去，有望使脾恢复正常的运化功能，脾气健运则血糖归于正常。

3. 早期 2 型糖尿病之浊毒困脾： 早期 2 型糖尿病浊毒病因多样，如饮食不节，嗜食肥甘厚味，超出脾的运化能力，运化失职致湿浊内生，蕴郁日久而酿生浊毒。情志失调，长期恼怒惊恐忧思过度肝失疏泄，横逆犯脾，脾亦失升降乖戾，气血运行失常，津液、精微不得正化，湿浊内停，浊毒由此内生。禀赋不足，体型肥胖之人多湿，湿浊日久则酿生浊毒。可见，浊毒的病因可由数食甘美、情志失调以及禀赋不足所致，与早期 2 型糖尿病患者高能量摄入、精神压力过大和遗传因素等现代并因相一致。

浊毒困脾是启始因素

浊毒既是代谢产物，也是致病因素，浊毒由浊蕴久而来，而脾喜燥恶湿，故浊毒致病首先困脾，浊毒困脾，阻滞中焦气机，脾运化不利，津、液、气、血输布障碍，从而形成早期 2 型糖尿病。浊毒困脾可以通过启动胰岛素抵抗途径导致早期 2 型糖尿病的发生，胰岛素抵抗是 2 型糖尿病的重要发病机制之一，是指各种原因导致的靶组织对胰岛素敏感性降低的一种状态，贯穿于 2 型糖尿病的发生发展，在 2 型糖尿病的前期就已存在。早期 2 型糖尿病除了血糖升高外，还常表现为高脂血症，升高的脂肪酸和甘油三酯通过损伤胰岛 β 细胞分泌胰岛素功能、诱导胰岛 β 细胞凋亡、干扰胰岛素信号传导通路等途径诱发胰岛素抵抗。高脂血症可归属于中医学 "浊毒" 范畴，血脂亦来源于水谷精微，如《灵枢集释》云 "中焦之气，蒸津液化，其精微溢于外则皮肉膏肥，余于内则膏脂丰满"，此膏即血脂。谷食代谢异常，得不到正常的运化输布，痰、湿、浊、脂等堆积体内，血脂因而升高，壅积体内，酿生浊毒，壅于血分，气血经络运行受阻，阻碍胰岛素传导途径及其通路，从而引起胰岛素抵抗。韦少玲等认为血浊内蕴进而酿生毒性与胰岛素抵抗的发展密切相关，同时也是形成糖尿病的病理基础。早期 2 型糖尿病患者虽 "三多一少" 症状不典型，但浊毒已成，蕴积于血分，形成困脾之病机，启动 2 型糖尿病的进程。如浊毒不解，进而化热，上灼心肺则口干多饮；困遏中焦则多食易饥；下劫肾水，肾开阖失司，精微直祛膀胱，则尿甘、小便量多，由此形成 2 型糖尿病诸症。

浊毒伤及脏腑经络是产生变证的根源

早期 2 型糖尿病虽症状不明显，而血糖已悄然升高，内蕴为浊毒之邪，除困脾外常常累及脏腑经络而变生他症。脏腑因浊毒损伤后，则易再生浊毒，进一步损伤经络，耗灼气血津液，加重气血津液之生成输布障碍，败坏形体，变生多种复杂病证，且病情多缠绵难愈而转 "坏病"。

1. 浊毒困脾与糖尿病周围神经病变： 糖尿病周围神经病变是糖尿病最常见的慢性并发症之一，主要表现为神经性疼痛（烧灼感、电刺感、刺痛、射痛等），尤以双下肢末梢麻木及感觉异常为突出表现，现代医学认为该病发病机制主要与高血糖相关，其高血糖状态即为浊毒内蕴，脾主四肢，脾为浊毒所困。一者四肢阳气运行受阻，不通则痛；二者脾不能散精于双下肢，下肢末梢不荣则痛，故见肢体末梢麻木不仁，呈蚁行感，多伴疲倦乏力、气短懒言等脾气不运等表现。王东军等认为浊毒相干是糖尿病周围神经病变的致病关键，其浊毒可由脾虚生湿而来，浊毒内蕴，阻碍阳气运行，加之阳虚寒凝，不通则痛。王珏等用基于浊毒理论的化浊解毒中药治疗糖尿病周围神经病变可明显改善神经传导功能，也提示了糖尿病周围神经病变的发生发展与浊毒密切相关。

2. 浊毒困脾与糖尿病肾病： 糖尿病肾病是糖尿病最主要的微血管病变之一，其病理机制为在长期高血糖高血脂状态下，肾小球系膜区无细胞性增宽或结节性病变，在终末期糖尿病肾病患者常以水肿、小便量少为主要表现。2 型糖尿病患者在诊断时即可伴有糖尿病肾病，陈烁等认为糖尿病肾病早期为饮食水谷不得正化进而酿生浊毒，随 "脉气" 周流，伤肾中脉络所致，正与现代医学的高糖高血脂状态下损伤微小血管的病理相一致。在糖尿病肾病早期，常无水肿、小便量少等症状，而以小便夹泡沫为伴随症状，此为浊毒困脾所致，脾失其固摄，精微物质直趋膀胱则遂溺外泄，肾为先天之本，脾为后天之本，浊毒困脾不解，后天病及先天，浊毒伤及肾中脉络，肾之封藏失职，进一步加重精微外泄，故可见小便夹有泡沫或尿有甜味。

3. 浊毒困脾与其他并发症：浊毒困脾不解，随血液无处不达，如郁于肌肤，肺气不宣，则可见皮肤瘙痒；《兰室秘藏》云"夫五脏六腑之精气，皆禀受于脾上贯于目"，脾运化转输精微不利，眼目不能得精气之濡养，可见视物模糊，进而发展为糖尿病视网膜病变；浊毒日久不去，必成瘀血内阻之势，浊毒与瘀血胶结，常见趺阳脉搏动减弱、舌下络脉瘀张、肌肤甲错等瘀血内阻之象。

治当化浊解毒

浊毒为病理产物，治法上当以因势利导为原则，毒为浊之久蕴不解，浊化则毒解，故化浊解毒为早期 2 型糖尿病的治疗大法。化浊解毒法当随证灵活运用，以芳香化浊解毒为主，根据不同的症状辅以健脾、除湿、清热等法，常需识此，勿令误也。

1. 芳香化浊解毒：早在《素问·奇病论》就已提到用芳香化浊之品治疗消渴，如"转为消渴，治之以兰，除陈气也"。浊为精微的不归正化，化浊法有转化之意，可将异常的浊气转化为机体可利用的精微濡润五脏六腑，化浊药物有藿香、佩兰、陈皮、苍术、砂仁、香薷等，此类药物辛散能行，可以畅中焦之气机，气行则浊化，常用于口干不欲饮、口中黏腻、泛酸、舌苔白腻等症。康学东等运用浊毒理论自拟化浊颗粒（枳壳、山楂、丹参、鸡内金、黄连、黄柏）联合降血糖西药治疗痰湿困脾型 2 型糖尿病合并非酒精性脂肪肝（痰湿困脾型）效果明显优于单纯西药治疗（$P<0.05$）。基础实验也证实，化浊解毒方对糖尿病模型大鼠确实能起到很好的降血糖作用，其机制可能与改善胰高血糖素样肽-1 水平相关。

2. 除湿化浊解毒：湿来源于水液代谢异常，浊来源于谷物代谢异常，二者虽来源不同，但湿久会凝浊，二者同属于性黏滞之病理产物，不可截然划分，无湿则浊不独生，故化浊之法可少佐除湿之品，如茯苓、猪苓、扁豆、山药、薏苡仁等，常用于身体困重、大便质溏或不爽等症。

3. 健脾化浊解毒：早期 2 型糖尿病虽正气未虚，但通过健运脾气的方法可使脾的运化能力增强则浊毒易去。土爱暖而喜芳香，浊属阴邪，得阳则化，脾气健运则精微布散得以濡养周身。治疗上可运用苍术、白术、黄芪、党参等补脾益气药物，现代药理研究发现，黄芪、党参等具有改善胰岛素抵抗、增加胰岛素敏感性等药理作用。唐奇志等用姚氏芪薏四君子汤（黄芪、薏苡仁、党参、白术、茯苓、甘草）治疗 2 型糖尿病，对比二甲双胍组有较好的降血糖作用，其机制可能为通过降低甘油三酯、总胆固醇、脂联素、瘦素等途径改善胰岛素抵抗，从而达到降低血糖的作用。

4. 清热化浊解毒：浊毒蕴结，缠绵难愈，容易化热，早期 2 型糖尿病患者浊毒化热者并不少见，常表现为口干多饮、舌淡红，苔黄腻，故宜清热化浊解毒，常用药物有黄连、黄柏、栀子、黄芩等。涂春联等单用黄连解毒汤（黄芩、黄柏、黄连、栀子）治疗肥胖 2 型糖尿病，对比单用二甲双胍组疗效显著且不良反应少。临床研究也表明，清热解毒方（丹参、黄连、麦冬、黄芩、西洋参、大黄、玄参、生地黄、金银花）可通过降低白细胞介素-6（IL-6）、肿瘤坏死因子（TNF-α）等炎症因子的水平延缓糖尿病的进展。

2 型糖尿病为慢性起病过程，起于微而见于著，其微在于血糖悄然升高，其著在于"三多一少"症状逐渐明显，从浊毒困脾论治早期 2 型糖尿病，丰富了 2 型糖尿病的现代病机理论。

200 从玄府-浊毒-络脉论糖尿病及其微血管并发症

玄府与络脉理论皆起源于《黄帝内经》，经后世医家不断补充完善，现已成为阐述人体微观结构的基本理论，并且在中医病因学与病机学中占据重要地位。"糖毒"是近年来根据糖尿病难以治愈、病情进行性加重、药物干预难以阻断其进展，逐渐累及多脏器、多系统的发病特点，结合中医病因学中毒邪致病之说所提出的糖尿病的主要致病因素。糖毒属于中医学"滞浊"范畴，其长期滞留血中，易与他邪相合，最终可酿成浊毒，从而使糖尿病病情胶着黏滞、缠绵难愈。学者魏凯善等从"玄府-浊毒-络脉"理论角度阐述了糖尿病及其微血管并发症的病理演变，认为糖尿病病程中糖毒的产生与玄府开阖失司密切相关，且由糖毒变生的浊毒损伤脉络是糖尿病微血管并发症的共同病机。由此提出"玄府失司—浊毒内生—络脉损伤"的糖尿病及其微血管并发症病机演变规律，以期从中医学微观结构层面深入认识糖尿病及微血管并发症提供理论依据。

"玄府-浊毒-络脉"理论

1. 玄府幽微难寻，为气液运行之腠道门户：玄府一词最初见于《黄帝内经》。如《素问·水热穴论》云"所谓玄府者，汗空也"。取汗孔之意。其后金代刘元素在《素问玄机原病式》中对《黄帝内经》玄府之意继承并赋予更加深邃的内涵，认为"皮肤之汗孔者，谓泄气液之孔窍也……一名玄府者，谓玄微府。然玄府者，无物不有，人之脏腑、皮毛、肌肉、筋膜、骨髓、爪牙，至于世之万物，尽皆有之，乃气出入升降之道路门户也"，由此形成的"玄微府说"成为中医学理论的一大创新。现今医家高健生等将刘河间的"玄微府论"归纳总结指出，玄府作为可进行升降出入的生命体气液运行的腠道门户，有形态和功能可理解。其形态表现在玄冥幽微，无处不在。作为气机运行的道路门户，同样也是津液运行、血气渗灌和神机运转的基本道路。其功能表现在玄府的开阖通利保持着人体营卫的流行、气血的灌注、津液的布散和神机的运转。

2. 络脉交错成网、灌渗气血，为气液运行之通道：络脉首见于《黄帝内经》。如《灵枢·脉度》云"经脉为里，支而横者为络，络之别者为孙"；"当数者为经，其不当数者为络"。表明络脉在结构上由经脉支横别出，大小不一，脏腑官窍、四肢百骸、机体内外无处不有。《医门法律·络病论》云"十二经生十二络，十二络生一百八十系络，系络生一百八十缠络，缠络生三万四千孙络。自内而生出者，愈多则愈少，亦以络脉缠绊之也"，则指出不同级别的络脉纵横交错，从大到小，呈树枝、网状广泛分布于脏腑组织之间，形成了一个遍布全身的网络系统，弥补了经脉分布的不足。《灵枢·痈疽》云"血和则孙脉先溢满，乃注于络脉"。《灵枢·邪客》云"营气者，泌其津液，注之于脉"。表明络脉在功能上表现为灌渗气血，为气液神机运行之通道。由此可知，络脉是从经脉支横别出、逐层细分、纵横交错，广泛分布于脏腑组织间的网络系统，是维持生命活动和保持人体内环境稳定的网络结构。

3. 玄府与络脉共同构成人体微观结构，维系周身气血津液的通行：玄府与络脉结构中皆可通行精血、津液，但是二者没有层次关系，其结构特点又有所不同，玄府体现出"门户"的特性，络脉则表现出"通路"的特点。玄府所具备的至微至小的孔门、孔隙结构，彼此相接，自成系统，构成了相对连贯的微小通道，从而使气血津液及神机有序运转。而络脉是从脉道主干发出的、纵横交错的网状系统，不仅使气血津液有序通行，还可以将脉道主干的气血津液不断地渗灌注于全身，从而发挥营阴阳、濡脏腑、润筋骨、利关节的作用。玄府与络脉均广泛分布于脏腑官窍、四肢百骸、机体内外，作为人体最微小的结构单位，二者共同完成人体微观结构的组成，维系着周身气血津液的有序循行。

4. 玄府开阖失司，水谷精微聚而成浊毒，日久损伤络脉：现代中医学认为，血糖、脂肪和蛋白质等皆为机体所需之水谷精微，代谢之常则"变化而赤是为血"，若失常异化则清浊混淆而瘀生浊毒。从人体水谷精微循行的微观结构分析，精微物质需经玄府这道气液运行"门户"的有序循行，玄府的开阖功能失司，血糖、脂肪、蛋白质等水谷精微物质则通行不利，滞于玄府"门户"之外，积滞后由清变浊，日久酿毒。而积累的糖毒、脂毒等"滞浊"之邪又会相互胶着，久之变生浊毒。精微物质因通行不利而变生浊毒，反过来又会加重玄府开阖功能的失司，形成恶性循环，从而表现出胶着黏滞、缠绵难愈的特性。络脉既是人体运行全身气血、联络脏腑形体官窍、沟通上下内外的微观通道，也是机体最重要的运毒、排毒管道。玄府失司后，精微物质所变生的浊毒随新生的水谷精微通过络脉网状系统周流全身，留滞络脉，可致浊毒损络之证，此即叶天士所云"久病入络"。

糖尿病诱发因素均可导致玄府开阖失司

糖尿病属于中医学"消渴"范畴。对于消渴病的诱发因素，古代医学典籍中有诸多记载。如《素问·奇病论》云"夫五味入口……此肥美之所发也，此人必数食甘美而多肥也，肥者令人内热，甘者令人中满，故其气上溢，转为消渴"。《灵枢·五变》云"夫柔弱者，必有刚强，刚强多怒，柔者易伤也……故为消瘅"。《灵枢·本脏》云"脾脆则善病消瘅易伤"。《临证指南医案》云"心境愁郁，内火自燃，乃消症大病"等。综而论之，消渴病的诱发因素可分为饮食不节、情志失调、禀赋不足或房劳过度等。

玄府为气液及神机通行的腠道门户，其在开阖通利精微物质的过程中，同样受气液神机的滋润濡养。禀赋不足或房劳过度，肾中先天之精及元气亏虚，人体在生长壮老的过程中，玄府缺少先天之精及元阳的濡润温养，日久可影响其开阖通利的功能，导致玄府开阖失司。饮食自倍或嗜食肥甘之味，由水谷化生的精微物质多于生理状态下玄府所能通行的常量，玄府累于开阖通利，日久则影响其功能，而致玄府开阖不利。情志与气机息息相关，如《素问·举痛论》云"怒则气上，喜则气缓，悲则气消，恐则气下，思则气结"。玄府为气升降出入之通道门户，情志失调，影响人体气的有序循行，气机逆乱，扰及玄府开阖之性，日久可致玄府开阖功能失司。

脾玄府功能失司、精微化毒是糖尿病的始发环节

1. 脾玄府的开阖通利是精微物质正常敷布的前提：《素问·经脉别论》云"饮入于胃，游溢精气，上输于脾。脾气散精，上归于肺，通调水道，下输膀胱。水精四布，五经并行"。指出水谷精微的布散主要赖于脾，脾的散精功能正常是精微物质敷布全身的重要保障。"然玄府者，无物不有"，脾玄府是脾脏最微小的结构单位和功能单位，结构上是精微物质通行必须经过的"门户腠道"，功能上其开阖通利又是脾散精功能正常运转的前提。人体在生理状态时，一方面脾脏在其升清作用下使精微物质通过脾玄府上输于肺，再经肺玄府将精微物质进行宣发和肃降，使津液输布全身而灌溉脏腑、形体和官窍。另一方面，脾脏可直接通过脾玄府将精微物质向四周布散至全身，灌溉四旁。正如《素问·太阴阳明论》所云"脾主为胃行其津液"。

2. 脾玄府开阖功能失司，精微敷布不利，酿生成毒而发为糖尿病：糖尿病形成的病理基础为糖毒，所谓糖毒即水谷精微中属于葡萄糖的成分过剩内蕴成浊，酿生毒性而成。玄府开阖通利功能正常时，葡萄糖及脂肪等水谷精微有序地流经玄府门户，继而周流全身以行滋养、濡润之功，为机体的生命活动提供能量。长期饮食不节或情志失调，可影响脾玄府开阖通利的性能，脾玄府开阖失司，糖脂等精微物质

不能有序的敷布周身且积而成浊，日久酿成糖毒发为糖尿病。糖毒随气机升降，至于上则表现为"病有口甘者"，下输膀胱随尿液排出则表现为"尿中带甜者"。

糖毒伤及诸脏、浊毒内生是糖尿病加重的关键

五脏六腑皆有玄府，且脏腑之气随玄府开阖，因而玄府之开阖在生理情况下顺应五脏的"性情"，并具有五脏的部分特性。脾玄府开阖功能受损，精微物质不能布散全身，堆积而成的糖毒即是病理产物又是致病因素。根据气之圆运动观，糖毒随气机循行，右至于肺影响肺玄府开阖，继而可致肺宣发、肃降功能失调，循行于肺的津液郁而化热变为热毒耗伤阴液，阴液不能上承于口则口干多饮。糖毒随气机左至于与肝，致肝玄府开阖失司，肝疏泄功能受损，气机郁结而致属于精微物质中的脂质堆积，化生脂毒。糖毒随气机上行于心，伤及心玄府，心玄府开阖失司继而影响心主血脉功能，而致血行不利，日久阻而成瘀毒。糖毒随气机下降于肾，影响肾玄府开阖，肾蒸腾水液之功受扰生湿成毒。

糖毒伤及诸脏后不仅可化生热毒、瘀毒、痰毒等，且易与之相合加重糖尿病病情。毒为阳邪，诸毒相合则耗伤阴液，使燥热内生；燥易耗气伤津，加重阴液耗损，继而气阴两伤；日久阴伤及阳，终致阴阳两虚。糖毒与诸毒合而成浊毒，浊毒胶着黏滞、缠绵难愈，且致病广泛，凶险怪异，使糖尿病难以治愈，病情进行性加重，继而累及多脏器多系统。

浊毒损络是糖尿病微血管并发症共同病机

糖尿病发展至后期必然伴发微血管病变，表现为糖尿病视网膜病变、糖尿病肾病、糖尿病神经病变等。络脉其形如网络分布广泛、上下内外无所不在的结构特点与微循环网状结构类似，而其灌渗气血、通行精微物质而濡养周身的功能特性又与毛细血管的生理特性类似。糖毒与其他内生毒邪相合而成的浊毒随着新生的气血津液在络脉中周流，其毒性猛烈，浊性增其留滞作用，日久必然损伤络脉。浊毒为实邪，滞留脏腑及周身络脉阻而成瘀，耗劫气血，从而使糖尿病后期表现出虚实夹杂之证。又因浊毒致病的广泛性特点，其损害不同部位之络脉则出现糖尿病后期诸多微血管并发症。

近年来玄府、络脉理论被广泛应用于临床疾病的指导治疗中，在糖尿病及其微血管并发症的应用中亦有广阔前景。然而糖尿病的发生发展是一个动态演变的过程，单从玄府或络脉理论探究其病理机制未免单一。从"玄府-浊毒-络脉"理论探究糖尿病的发病过程，动态分析"玄府失司—浊毒内生—络脉损伤"的糖尿病及其微血管并发症的病机演变规律，可以从中医微观结构层面更加深入地认识糖尿病及其微血管并发症。

201　从浊毒论糖尿病肾病

糖尿病肾病是糖尿病微血管并发症之一，是糖尿病最常见、最严重的并发症，其危害性大，致残致死率高。目前资料表明，糖尿病肾病是成人慢性肾衰竭病因中最重要的单一因素。学者于晓辉等就浊毒理论对糖尿病肾病的认识作了梳理。

浊毒的概念

吴深涛认为，浊毒系多种原因所致的脏腑功能和气血运行失常，使机体内产生的生理或病理产物不能及时代谢排出，蕴积体内而化生的，又对人体脏腑经络及气血阴阳都能造成严重损害的致病要素。李佃贵认为浊毒之邪泛指体内一切秽浊之邪，凡风寒暑湿燥火久聚不散，体内痰瘀水血气久郁不解，均可化浊，浊聚成毒而成浊毒，浊毒之邪，留居体内变生多病。周静等提出浊毒虽属于病邪范畴，但并非仅是一个具体和单一的致病因素，还指在疾病过程中诸致病因素相互作用的病理产物，涵盖了从生理到病理、从病因到病性变化的复杂过程。

中医学对糖尿病肾病的认识

浊毒致病多病情较重，治疗较难，病程较长，可侵及上、中、下三焦，中焦最为常见，其中又以脾胃最多见，舌苔多黄腻，脉象多滑数。糖尿病肾病的临床表现多归于中医学的消渴、水肿、尿浊、肾劳、关格等范畴。病因包括先天禀赋不足、五脏虚弱、内伤外感、情志失调、饮食失节、劳欲过度和久病等因素。病机为本虚标实、虚实夹杂，本虚指阴阳、气血、肺脾肾之虚，标实指湿、浊、瘀等病理产物。临床可见小便多而浊，或小便如膏，或小便数，或小便反作甜气，或夜间多尿，形容憔悴，或面色黧黑，耳轮焦，唇口干焦，骨节酸疼，两腿渐细，腿足无力，或腰膝冷，口渴饮水无度，或渴饮水不多，大便干或溏，舌质暗淡，或暗红，苔白，或白腻，脉沉细无力，或沉缓，或沉弦无力，或弦细无力以及伴有各种症状。

现代医学对糖尿病肾病的认识

现代医学认为糖尿病肾病是糖尿病并发症之一，理化检查时可见到微量白蛋白尿，或有临床蛋白尿，肾功能改变等表现。有学者认为是糖尿病状态下存在肾组织局部糖代谢活跃，高血糖使肾组织细胞膜上的胰岛素受体数目和亲和力增加，由此导致肾组织糖原储存和葡萄糖利用增加，中间产物明显增加之后，通过非酶糖基化、多元醇通路的激活、二酰基甘油-蛋白激酶C途径激活、己糖胺通路代谢异常四条途径损害肾脏。

从浊毒论糖尿病肾病的病因病机及治疗大法

1. 浊毒内蕴：吴深涛提出浊毒为糖尿病病机的启变因素。根据浊毒的演变过程将糖尿病分为脾不散精、血浊内生、由浊致毒、浊毒内蕴和浊毒兼杂顽痰瘀血5个过程。张柏林认为糖尿病日久，脾虚湿滞，肾虚血瘀，湿瘀困阻，蕴生浊毒，蓄于体内则见血肌酐、尿素氮明显增高。针对糖尿病肾病晚期"浊毒留滞"这一关键病机，其常以熟大黄、白花蛇舌草相伍以泄浊解毒，给邪出路。郑柳涛等认为糖尿病肾病晚期，正虚邪实贯穿始终，"虚、瘀、浊、毒"相互兼夹，弥漫三焦，以致虚实并见，寒热错杂，缠绵难愈，形成"浊毒、溺毒、瘀毒"之顽症。牟新等研究发现糖尿病肾病到了中晚期，患者普遍存在浊毒内停、气血损伤的病机，肾脏的"脏真之气"严重受损，单纯补肾填精已难达治疗目的，应重视益气养血、和胃泄浊解毒治法，泄浊毒、护胃气可保肾元，通过调后天来达到补先天的目的。彭万年提出脾肾亏虚、水湿浊毒瘀是糖尿病肾病发生的根源。认为本病多因脾肾俱损，久则阳衰，浊毒瘀阻，内生之湿浊痰瘀胶结化毒滞于肾络，诸证可见。待糖尿病肾病发展为肾衰竭的尿毒症期时已是阴损及阳、气血阴阳俱损、水湿浊毒泛滥之时。其以温补脾肾、化瘀行水为重要治法，选用真武汤加味治疗本病。

　　赵伟认为糖尿病的发病与外感邪毒、痰湿、水饮、瘀血等病理产物的代谢失常密切相关，这些病理产物能化生浊毒，因此，糖尿病的发生与浊毒密切相关，浊毒可致糖尿病，而糖尿病又可产生浊毒，两者互为因果，形成恶性循环，致病缠绵难愈，变证蜂起，其可能是导致糖尿病及其慢性并发症发生和发展的重要原因。陶兴等认为，浊毒内蕴内伤脏腑涉及于肾。"肾为胃之关"，肾气衰则关门不利，水浊之邪气下泄，而水谷精微亦无能敛藏而暗耗，则糖尿病肾病会出现蛋白尿等表现。檀金川等根据浊毒理论提出了解毒降浊法治疗早期慢性肾衰竭，认为慢性肾衰竭早期乃浊毒胶结之初，浊毒尚未凝结顽固或凝结尚浅，此期采用解毒与降浊分而攻之并扶正固本以治疗本病，如泄浊排毒中药灌肠以治疗慢性肾功能衰竭，临床常获良效。糖尿病肾病肾衰竭期也可宗此法。黄文政认为糖尿病肾病属虚实夹杂，以气阴亏虚为本，瘀血、浊毒为标。陈以平等认为本病病机主要是阴津亏耗，肾阴不足，日久气阴两伤，阴损及阳，阴阳两虚，脾肾两亏，精微外泄而水湿停滞，肾体劳伤，浊毒内停，脉络瘀阻，发为瘀浊内蕴、水湿泛滥之证。吕仁和教授认为糖尿病肾病（消渴病肾病）的发展主要是糖尿病治不得法，阴津持续耗伤，肝肾阴虚，阴伤不止，同时耗气，而形成气阴两虚，久则阴损及阳，阴阳两虚，病情继续发展，肾体劳衰，肾用失司，气血俱伤，血脉瘀阻，浊毒内留，诸症四起，最终肾元衰败，五脏受损，升降失常，三焦阻滞，水湿浊毒泛滥而成气机逆乱之关格。

　　2. 毒损肾络：南征教授提出新的观点即糖尿病日久不愈，布散脂膏失常，三焦气化受阻，脂膏堆积，痰浊、湿热、瘀滞互结成毒，毒邪从气街处而入，经咽喉损伤肾络，肾之体用皆损，肾间动气大伤，气血逆乱成糖尿病肾病。其毒邪盘踞伏于膜原，营卫不灵，药石所不及，致其发也。故得出治疗糖尿病肾病的新路径——调散膏，达膜原。周晖等得出糖尿病肾病发病早期，病在肝肾，气阴两虚，络脉瘀滞，络瘀生毒，因毒致损，导致肾体受伤，肾用失司，而出现水肿，尿液混浊有沫（蛋白尿）。其以滋补肝肾、益气养阴、解毒通络为治疗大法。许华认为毒邪易深滞于肾络之浮络、孙络，毒邪致病具有虚、郁、痰、瘀等特点，影响肾脏的气血运行及津液的输布，致使肾之血络瘀阻，甚则肾经失藏，开合失职，固摄无能，清浊难分，阴精外泄，最终肾之体用俱病。

　　3. 两者的比较：浊毒内蕴学说和毒损肾络学说均可解释糖尿病肾病的病机变化，前者的虚实变化偏重于由虚致实，后者偏重于由实致虚又致邪实内阻。两者均属虚实夹杂之症，但患者的临床表现仍以邪实为主，如大量蛋白尿、水肿、恶心呕吐、头晕目眩等痰浊水湿瘀血内阻之征象。

相关性研究

　　1. 量化指标：赵伟等认为，糖尿病患者体内产生的多种病理产物究其性质可归属浊毒范畴，如葡萄糖、糖化血红蛋白、甘油三酯、C反应蛋白、同型半胱氨酸、血黏度、尿蛋白等。其研究得出，同型半胱氨酸、尿白蛋白排泄率可作为糖尿病肾病患者浊毒内蕴的量化指标，可作为临床上运用解毒化浊之品防治糖尿病肾病之参考。

　　2. 糖毒性和脂毒性研究：吴深涛提出糖毒性和脂毒性的形成及实质，与中医学由浊致毒的病理基础，和浊毒日久不清与痰热湿瘀互结入络或深伏于内则变证丛生的病机转变过程之间存在明显的相关性。脂毒性的损害研究表明，在糖尿病脂代谢紊乱状态下，肾小球内脂质沉积促进了系膜细胞增生，脂质沉积在肾小管上则近端小管上皮细胞重吸收功能减低，导致白蛋白尿的形成和肾脏损害。糖尿病肾病可能会表现为肾病综合征，其中高胆固醇血症应属浊毒内蕴，脂毒性较重则病情较重，在较短期进入肾功能不全。

3. 细胞因子研究：李光善认为糖尿病肾病非酶糖基化终末产物（AGEs），肾组织细胞因子、细胞外基质之间的关系与痰、瘀、毒之间相互化生、相互胶结有相似之处。朴春丽认为毒可以囊括瘀、痰、湿、浊，是指糖尿病肾病时各种代谢紊乱，细胞外基质成分（ECM）积聚，肾组织内高表达的单核细胞趋化蛋白- 1（MCP-1）、核因子- κB（NF-κB）等细胞因子，毒损肾络是高度概括了的糖尿病肾病的病理机制。各种炎症因子即为毒，毒损肾络是指体内高表达的炎症因子导致的肾小球硬化、肾小管间质纤维化。

上述研究为从浊毒论糖尿病肾病提供了新思路，现代医家主要观点分为"浊毒内蕴"和"毒损肾络"，两者均属虚实夹杂之症。糖尿病肾病病变的关键脏腑是脾肾，脾虚不能运化水湿，湿聚成浊，由浊致毒，浊毒为患，侵及肾脏，肾失封藏，精微泄露，致尿检出现蛋白尿。脾虚失于运化水湿，肾虚失于化气行水，加之久病瘀血阻络，血不利则为水，而出现水肿。肾虚开合失司致清浊不分，浊毒内阻，胃失通降，浊毒上泛，则可见关格之症。故应用泄浊解毒活血通络法常获良效。另外细胞因子在肾组织中的高表达可成为实验研究的重点，为现代指标和浊毒理论的相关性提供依据。西医药在治疗糖尿病肾病方面并无针对性强的措施，临床患者常很快需要透析。运用浊毒理论分析糖尿病肾病病情，应用健脾补肾泄浊排毒法治疗本病开辟了新思路，发挥了中医优势。

202　论浊毒和血脂异常

　　学者黄世敬等通过文献分析，结合临床实践，总结浊毒的形成与演变贯穿于血脂异常始终。浊乃津液不归正化而有痰饮水湿之异，毒有外来之毒与内生之毒之别。浊毒黏滞，易阻滞气机，痰瘀互结；浊毒流注，致病广泛，变化多端；浊毒伤正，易损肝脾；浊毒秽浊，易蒙蔽清窍；浊毒易从化，兼夹他邪。

　　血脂异常通常称为高脂血症，以血浆中胆固醇和/或甘油三酯升高为特征，实际上也包括低高密度脂蛋白胆固醇血症在内的各种血脂异常。血脂虽仅占全身脂类的极小部分，但因其与动脉粥样硬化的发生、发展有密切关系，故备受关注。据调查我国成人中血总胆固醇（TC）或甘油三酯（TG）升高者占10％～20％，甚至儿童中也有近10％者血脂升高，而且血脂异常的发生率还有逐渐上升的趋势，这与国民的生活水平明显提高、饮食习惯发生改变等原因有密切关系。

　　血脂属中医学"膏脂"范畴，血脂异常在中医学中散见于"痰饮""痰浊""痰证""眩晕""消渴""肥人""瘀血"等病证的记载中，目前临床上通过验血以明确诊断。膏脂作为人体的重要组成成分和营养物质之一，如《灵枢·卫气失常》云"人有脂，有膏，有肉"。《灵枢·五癃津液别》云"五谷之津液和合而为膏者，内渗于骨空，补益脑髓，而下流于阴股"。如脏气衰弱或过量摄入，则膏脂郁积于血中而为痰湿浊毒，最易损络伤脉。血脂异常的基本病机为脾虚肝郁，湿毒蕴结。浊毒的形成和转化贯穿于血脂异常始终，因此，防治浊毒的形成和发展，即可有效防治血脂异常。

血脂异常之浊毒概念

　　血脂异常之浊毒为痰湿脂浊瘀血等病理性因素的总称。痰湿是由于津液代谢失常、停滞结聚而成的病理产物，清稀者为湿，稠厚者为痰，郁滞成瘀化毒，共同构成血脂异常的浊毒。痰分有形和无形。有形之痰，视之可见，如咯吐之痰、瘰肿、瘰疬诸痰结、积块结节、无名肿大、肥胖等；无形之痰，惟见其证，如窍闭、失神多痰，顽病、难病多痰，疼痛责之痰，怪病多痰。痰之为病，随气流行，脏腑经络，巅顶四末，全身上下，无处不到。故《杂病源流犀烛》云"痰之为物，流动不测，故其为害，上至巅顶，下至涌泉，随气升降，周身内外皆到，五脏六腑俱有"。毒是对人体有害的物质，包括对机体产生损伤作用的各种致病因素的总称，有外受之毒，亦有因脏腑功能紊乱，代谢产物蓄积蕴结所致内生之毒。毒之为病，具有兼夹他邪；致病力强，极易损伤人体；发病急骤，变化迅速；秽浊多变，症见多端；损络伤正，变证多样等特点。因此血脂异常因血脂代谢紊乱，形成痰湿脂浊等内生邪气，则称为内生浊毒。

　　血脂异常浊毒多因患者行为方式、自然、社会等因素作用下，脏腑功能减退，气血津液代谢失常，停滞郁结酿毒而成，它既是病理产物，又流注经脉，损络伤正，成为新的致病因素。血脂即"膏脂"，是人体的生理组成成分之一，属津液范畴，并可与津液其他的成分相互转化，津从浊化为膏，凝则为脂。一旦膏脂在体内的转输排泄发生异常则成为病理性的脂浊痰湿，脂浊注入血脉，积蓄停留即可引发血脂异常。《景岳全书·痰饮》云"痰涎皆本气血，若化失其正，则脏腑病、津液败而血气即成痰涎"。在血脂异常浊毒的形成过程中，与气血、水湿痰饮等密切相关，或兼夹而言，或言其因、或言其性，因此血脂异常浊毒多有不同的论述。所以言浊毒者，因其为秽浊之邪。若因阳气式微、脾虚湿盛，化痰酿毒而成，则浊毒属于阴毒，与湿毒、痰毒有关；因血中脂质代谢失常，属于血毒，又有称脂毒；因慢性饮酒而成者，称酒毒，亦属血毒；浊毒伤肾，水饮停聚者转化为水毒；浊毒致血瘀络损，则转化为瘀毒。总之血脂异常之浊毒属阴毒，与膏脂痰湿瘀血相互作用，相互影响，或兼夹或转化。

此外，血脂异常由于血清总胆固醇（TC）、甘油三酯（TG）和低密度脂蛋白胆固醇（LDL）升高，高密度脂蛋白胆固醇（HDL）降低，因此，TC、TG、LDL升高作为血脂异常"浊毒"的主要客观指标。血脂异常和脂肪肝，由于代谢紊乱，一些生化指标如血糖、转氨酶、血尿酸等升高，还有下丘脑-垂体-靶腺轴功能异常以及自由基生成增多，脂质过氧化物（LPO）、丙二醛（MDA）水平升高，细胞超氧化物歧化酶（SOD）活性降低，而炎症介质如肿瘤坏死因子-α（TNF-α）、白细胞介素-6（IL-6）等细胞因子水平增高，增加浊毒的致损性，因此这些指标亦可作为高脂血症浊毒的辅助指标。

血脂异常浊毒形成的原因

生活方式、自然、社会等因素，皆可直接或间接地导致肺、脾、肾三脏功能失调，形成痰湿浊毒。脾失健运，水湿停留；肝失疏泄，气血郁滞；肾阳不足，开阖不利，水湿不化；肺失宣降，水津不能敷布等，均可形成血脂异常之浊毒。浊毒形成后可随气流行，外而筋骨，内而脏腑，周身内外，四肢百骸，无所不至，影响了机体脏腑的气机升降和气血运行，从而发生诸多病变。

1. 生活方式：①饮食不当。尤其是饮食结构不合理，过食肥甘厚味（高热量、高蛋白、高脂肪），损伤脾胃，易于酿湿成痰；饮食上摄入过多，壅塞气机，化生痰湿浊毒。②过度饮酒。适量饮酒有通达血脉之功；酒为湿热之物，饮酒过度，易伤脾胃，助湿生热，化生浊毒。酒毒最易损伤肝脾，浊毒结于胁下，是脂肪肝形成的最常见原因。《诸病源候论》指出，"夫酒癖者，大饮酒后，渴而引饮无度，酒与饮俱不散，停滞在于胁肋下，结聚成癖，时时而痛，因即呼为酒癖，其状胁下弦急而痛"。③劳逸失调。体力活动减少，脾胃气伤，日久气机不畅，变生脂浊，积久化为浊毒。④冷热违和。外感风寒暑湿燥火等邪气，邪气盛实而化毒生变，或由表及里，日久蕴毒。如制冷设备的过度使用，腠理闭塞，汗不外排而蓄积成痰湿；食用冰冻寒冷食物过多，伤及脾阳，湿浊内生；阳气受阻，血行不畅、气机郁滞，引起津液等营养物质代谢失调，出现津液内停，产生浊毒。

2. 社会心理：激烈的社会竞争，如升学、就业、医疗、养老等问题带来的心理压力，使情绪经常处于压抑、忧愁、思虑、焦虑的状态中，气机运行不畅，或肝郁脾虚，脂浊难排，而化生浊毒。

3. 自然环境：人类生存环境，如温室效应、日久耗津、伤液，易于凝结成浊毒；又如环境污染，对人体造成直接或间接危害，外毒侵入人体，使得机体功能失调，日久则与内毒胶结，酿成浊毒。

4. 其他因素：由疾病的失治、误治，常导致病情迁延不愈，久病伤及肝胆脾胃，疏泄失职，渐生脂浊；还有药物的不良反应，导致机体某些脏器特别是肝肾受损，耗伤正气，无力布液化湿，聚生痰湿浊毒；亦有滥用滋腻补品，酿生浊毒。年老体衰、久病房劳，肾精亏损，气化无力，津液代谢失常，脂质转化利用减少，积于脉中，酿生浊毒，随血运行，无处不到。

总之，血脂异常浊毒虽病位在血液，其形成主要与脾、肝、肾等脏关系密切。脾为后天之本，气血生化之源。脾失健运，水谷等肥甘之物无以化生为气血精微，酿生痰湿浊毒。肝主疏泄，调达气机，若肝失疏泄，气机的运行失常，气血津液郁滞而为痰湿；胆郁不畅，则清净无能，脂浊难化；肝郁脾虚，则脾胃升降失常，而运化停滞，清浊难分，变生浊毒。肾为先天之本，内寄元阴元阳，肾失温煦，津液代谢失常，则脂浊不化；阴虚火旺，灼津浊化，则膏脂滞留，积为痰毒。

脏腑功能失调，气血津液转输排泄异常形成的痰湿浊毒注入血脉而为血脂异常。血脂异常浊毒黏滞、沉着，易阻塞脉道，致气机不利，使血行不畅，脂浊渗于脉膜，可致动脉粥样硬化；沉积于血府，可致血压升高、中风；痹阻心脉，不通则痛，可致胸痹心痛。因此，血瘀与浊毒互为因果，其结果加重病情，引起诸多并发症。因此，浊毒既可以是血脂异常发病的始动机制，也是病程进展中多种因素相互作用的结果，并主导着病机的变化，贯穿疾病的全程。

血脂异常浊毒的特征

1. 浊毒黏滞，易阻滞气机，痰瘀互结：浊毒可随脏腑气机升降，流动周身，外而皮肉筋骨，内而经络脏腑，阻碍气血运行，导致气机逆乱，脏腑受损，功能失常。同时气血运行失常，也会加重浊毒产生。痰湿与瘀血乃一源二物，易于胶结凝固，形成瘀血痰毒。肝藏血，主疏泄，浊毒最易伤肝，临床上脂肪肝是血脂异常最常出现的病症，日久毒损肝络，可发展为脂肪性肝炎、脂肪性肝纤维化、脂肪性肝硬化，并易发肿瘤。

2. 浊毒流注，致病广泛，变化多端：浊毒流注血脉、经络、脏腑，全身无处不在。在机体内停留部位不一，可时伏时作，可兼夹各种不同邪气而见症状多样。血脉是其流注的主要通路，脂浊痰毒渗于脉膜，则易致血管病变，特别是动脉硬化是其最主要的并发症。沉积于血府，可致血压升高、中风；痹阻心脉，不通则痛，可致胸痹心痛。现代研究证明，血脂异常是动脉粥样硬化的物质基础和主要因素，是冠心病、高血压等疾病的高危因素。

3. 浊毒伤正，易损肝脾：初期多以脾胃气虚失于运化水谷，后天失养使正气受损；中期多为痰湿瘀血阻滞气机，气血化生不足，导致浊毒瘀血更重，形成恶性循环；后期乃瘀血痰毒阻滞，肝脾肾均亏，脏腑功能失调，加之邪气较前明显加重，造成克伐正气的局面。

4. 浊毒秽浊，易蒙蔽清窍：脑为髓之海，主神明。浊毒上犯于头，阻碍清阳之运转，堵塞清灵之所，则清窍不利，可致眩晕昏冒。中风、脑供血不足等是其主要并发症。

5. 浊毒易从化，兼夹他邪：若阳气不足，或阴寒内盛，浊毒从阴化寒，形成寒痰阴毒；若阴虚火旺，或阳盛积热，浊毒从阳化热，形成痰热火毒。此外，浊毒易与其他病邪胶结，兼夹为病。

血脂异常浊毒的防治原则

1. 调摄生活，防浊毒之生：①节食少酒。调整饮食结构，多食果蔬，忌过食肥甘厚味，辛辣炙煿，饥饱适度，戒烟酒。②劳逸结合。加强体力活动，强身健体，改善生活方式、忌久卧久坐、忌贪凉饮冷。③顺应自然。关注健康，顺应四时，适寒暑，避邪毒。④畅达情志。调整心态、理顺社会、家庭与个人关系。

2. 调节脏腑，杜浊毒之变：①健脾和胃，化浊祛毒。湿邪困脾，浊毒内生，治以健脾利湿，降浊解毒以调脂，方用胃苓汤加减，药如党参、白术、藿香、佩兰、木香、砂仁等；痰浊阻遏，脂毒内蕴，治以健脾化痰，解毒降脂，温胆汤加减，药用法半夏、茯苓、陈皮、山楂、竹茹、薏苡仁等；胃热腑实，浊毒壅滞，治以通腑泄热排毒，方用大承气汤加减，药如大黄、虎杖、瓜蒌等。②疏肝理气，化痰解毒。肝郁气滞，痰毒阻络，治疗以疏肝理气，化痰解毒，通络活血以降脂，方用血府逐瘀汤加减，药用柴胡、白芍、枳壳、郁金、川芎、水蛭、丹参、蒲黄等；肝郁化火，浊毒内蕴，治以清肝泻火，解毒调脂，方用龙胆泻肝汤加减；药用龙胆、黄芩、栀子、牡丹皮、泽泻、决明子、茵陈、虎杖、姜黄、栀子、大黄、金钱草、蒲公英、郁金等。血脂异常之浊毒，须借肝之疏泄以解。西医学亦认为，肝脏是重要解毒器官，肝生理功能异常时，可影响到泄浊解毒功能，故治疗上可适当加入理气药物以提高疗效。③益肾固本，祛浊排毒。脾肾阳虚，治以健脾补肾，排毒降脂，方用肾气丸加减，药用何首乌、女贞子、菟丝子、淫羊藿、杜仲、白术、肉苁蓉等；肝肾阴虚，治以滋阴养肝，解毒降脂，方用一贯煎合杞菊地黄丸加减，药用天麻、石决明、牡蛎、生地黄、枸杞子、黄精、杜仲、桑寄生、牛膝、山药、麦冬、沙参、山茱萸、龟甲等。

总之，虽然化浊解毒是治疗血脂异常的基本法则，但由于血脂异常浊毒之形成原因复杂，病程较长，病机上常虚实夹杂，临床上应具体问题具体分析，在辨证论治基础上，可加以下几类化浊解毒药：①淡渗利湿排毒之品，如茯苓、猪苓、泽泻、薏苡仁。②苦寒燥湿解毒之品，如黄芩、黄连、黄柏、大黄。③芳香化浊祛毒之品，如砂仁、苍术、贝母、佩兰。④通络化瘀解毒之品，如丹参、红花、当归、川芎、赤芍。⑤疏肝理气化浊之品，如柴胡、木香、砂仁、紫苏叶等。

　　浊毒的形成和变化贯穿于血脂异常全程。有效防止浊毒的形成是阻断血脂异常发病的重要环节。合理饮食，避免肥甘厚味；生活有节，畅达情志，是防止浊毒形成的有效方法。浊毒之于人体，与脾肝肾关系密切。脾虚湿盛、浊毒阻遏，当健利湿，化浊排毒；肝郁气滞，浊毒瘀阻，疏肝理气，活血解毒；肾虚湿阻，浊毒内生，当补肾培本，化浊排毒。但浊毒有从化兼夹之别，又当随证治之。浊毒之于血脂异常虽受到较多重视和临床验证，但由于中医学"浊毒"概念的广泛性，以及与湿毒、痰毒、脂毒、瘀毒混称或相互兼夹，因此采用病证结合思路，中西互参，对血脂异常浊毒进行了阐述，以期为进一步的深入研究和疾病的防治提供参考。

203　从精郁视角论溃疡性结肠炎的浊毒病机

　　溃疡性结肠炎（UC）是一种主要累及直肠、结肠黏膜和黏膜下层的慢性非特异性炎性肠病，临床表现为持续或反复发作的腹痛、腹泻、黏液脓血便、里急后重，可伴食欲不振、乏力等症状。根据 UC 黏液脓血便的典型表现及反复发作、迁延难愈的特点，归属于传统医学"久痢"范畴。现代医学对 UC 的发病机制尚未完全阐明，认为与遗传、环境、免疫因素密切相关。学者郝彦伟等从"精郁则为毒"理论探析了 UC 的发病机制，以进一步诠释浊毒致 UC 的科学内涵。

精郁则为毒的内涵

　　关于精郁的论述，最早起源于《吕氏春秋》，云"流水不腐，户枢不蠹，动也。形气亦然，形不动则精不流，精不流则气郁"。精，主要是水谷之精，包括气、血、津液等精微物质；郁，戴元礼谓"郁者，结聚而不得发越也。当升者不得升，当降者不得降"。水谷精微物质蓄积体内，不得正常输布转运，化为浊邪，谓之精郁。朱丹溪在《丹溪心法》中云"凡郁皆在中焦"，并认为"人生诸病，多生于郁"，由此提出六郁学说，其本质就是精微转输障碍导致的气、血、痰、火、湿、食郁积体内。日本古方伤寒大家吉益东洞在精郁基础上提出万病唯一毒之说，清代徐延祚《医医琐言》云"精郁则为毒"，揭示出精郁化毒的演变趋势。现代医家在此基础上不断发展，如李佃贵教授首倡浊毒论，将精微物质化生异常的病理产物称为"湿浊毒"和"谷浊毒"，吴深涛教授则认为脾不散精，郁而生浊，蓄于血分易酿生毒邪，提出了由精（浊）酿毒的浊毒病机观。

精郁内生与脾肺肝肾密切相关

　　1. 精郁与脾：脾居中焦，主升清，运化水谷，化生精微以奉周身。《素问·经脉别论》云"饮入于胃，游溢精气，上输于脾，脾气散精，上归于肺"，脾胃是腐熟运化水谷的最大器官，主持着人体水谷精微的化生输布，是人体精气的枢纽。脾气升则精微得以输布转化，胃气降则水谷、糟粕得以下行排泄，共同完成对食物的腐熟运化，精微输布。若脾运失职，清气不升，影响胃之和降，升清降浊失司，水精不得四布，而致水谷之精郁积脾胃，下注肠道。刘完素在《黄帝素问宣明论方·泄痢总论》中指出"夫痢者，五脏之积浊而不散，或厌冷食，或冒寒暑失饥，不能宣发……郁而成痢"。今人"数食甘美而多肥"，饮食普遍高脂肪、高热量，超出了脾胃运化功能，谷不化精微反生浊邪，津停痰聚，郁结不化。UC 发病以脾虚为本，本病多在脾胃正气虚弱的基础上，饮食不节（洁），或劳倦过度，或好逸恶劳，脾虚运化无力，升降乖戾，水谷壅滞于内，精郁化浊，内生瘀浊。王幼立等认为脾虚"不及游溢"是 UC 发生的主要原因，脾虚不能"游溢"精气，导致水谷精微堆积，化毒损伤肠中脂膜，故健脾益气、解毒生肌是治疗 UC 的最佳法则。

　　2. 精郁与肺：肺居上焦，主治节，司宣降。《素问·经脉别论》云"浊气归心，淫精于脉，脉气流经，经气归于肺"。肺的宣发肃降作用，将脾气转输至肺的水液和水谷精微向上输布于心，向下输送至其他脏腑以濡润之。肺气充足，宣发肃降功能正常，则水谷精微与津液输布正常。若外邪袭肺，肺失宣肃，或肺气虚弱，失于治节，影响水谷精微和津液的转输和布散，导致精气郁积肺脏。《素问·四气调神大论》云"逆之则伤肺，冬为飧泄"。肺与大肠相表里，气机升降是肺与大肠的内在功能动力，也是肺与大肠相表里的功能基础。大肠传导水谷、糟粕的功能，需要借助肺气的肃降。《中西汇通·医经精义》有云"肺气下达，故能传导"。外感风、寒、湿、热邪气，侵袭肺脏，或久病伤肺，肺失宣肃，影响津液输布，精郁内生；肺失肃降，影响大肠传导之功，则进一步加重精郁，导致气血凝滞。闫昕等发现 UC 患者多合并有肺功能损害，这是由于无法正常输布的精微物质停留、沉积于肺脏肺络，导致肺功能下降及肺结构的损伤。精郁的产生与肺气宣降失司密切相关，王行宽在治疗 UC 时注重宣肺调肠，行气活血，认为理大便，必须调肺气。

3. 精郁与肝： 肝居下焦，主疏泄，助脾运化。《血证论》云"食气入胃，全赖肝木之气以疏泄而水谷乃化"。肝之疏泄功能正常是脾胃健运的先决条件，肝的疏泄失职直接影响脾胃的正常运化和气机的畅达。《素问·至真要论》云"厥阴之胜……肠鸣飧泄，少腹痛"。陈士铎《辨证录》云"人在夏秋之间，腹痛作泻，变为痢疾，宛如鱼冻，久则红白相间，此是肝克脾土也"。若肝失疏泄，木郁不达，横逆犯脾，脾土壅滞，则生精郁。今人受扰于情志不遂远甚古人，现代社会生活节奏快，工作压力大，肝郁伤脾，忧思气结，脾运失职，气失升降，津液运行不循其道，反生郁滞。情志因素是 UC 发病和复发的重要病因，情志变化导致肝失疏泄，或横逆犯脾，影响气血津液的正常循行；临床观察显示四君子汤合痛泻要方加减对 UC 肝郁脾虚型有良好疗效，其实质就是通过健脾疏肝以恢复津液的正常转化。

4. 精郁与肾： 肾居下焦，主脏腑气化，司二便。肾为"五脏阴阳之本"，脾阳根于肾阳，脾之化生精微须借助肾阳的推动，肾阳助脾胃腐熟运化。肾失温煦，命门火衰，气化无权，则水液代谢异常；肾阳不能温养脾阳，火不暖土则精微不化，津液输布受阻，反生郁滞。大肠居于前，肾脏居于后，大肠的传导功能有赖于肾的气化作用，若肾阳不足，大肠失于温煦而见痢下白色黏冻。明代李中梓《医宗必读》云"痢之为证，多本脾肾，脾主仓廪，土为万物之母，肾主蛰藏，水为万物之元，二脏皆根本之地也"。UC 发病后期脾虚及肾，阴损及阳，肾阳亏虚，失于温化，无力推动精微输布，寒湿积滞久遏肠中。实验研究表明血清肿瘤坏死因子-α，白介素-1β 等炎症因子在 UC 大鼠肠道中的表达明显增加，采用温肾健脾的附子理中汤灌肠可有效修复 UC 大鼠肠道黏膜，促进精微输布转化，减少炎症性渗出。

综上言之，精郁的产生与脾肺肝肾密切相关，而肠腑是津液输布与糟粕排泄的通道，脾失健运，肺失宣肃，肝失疏泄，肾失气化，皆可导致水谷精微和津液转化输布异常，津液运行不循其道，与肠中秽浊蕴结，而生瘀浊。

精郁致毒与 UC

1. 由精（浊）酿毒是 UC 致病的基础：《诸病源候论》云"正谷不化反浊秽为毒"。《广雅》云"毒，犹恶也……害也"。由于饮食肥甘厚味，脾胃升清降浊失司，谷不化精微，蓄瘀血分而生浊滞，浊邪内蕴化热，腐化酿毒。另一方面，少运动的不良生活方式，过大的社会压力，环境污染等导致气之升降出入失常，津液输布代谢失司，壅滞于内，气涩血浊，由浊致毒。正如瘀基于血，痰基于水，内毒之基原在瘀浊。精源于谷，正常化生则"脾气散精"充养正气，异常化生则生浊邪，瘀浊蕴结，厚积化毒，故精郁化浊酿毒。徐延祚《医医锁言》云"精郁则为毒"。与 UC 相关的毒主要是浊毒、热毒和瘀毒，且相互影响。毒邪侵袭肠道，其中浊毒之邪黏腻重浊，易阻滞气机，与气血胶结，日久化生瘀毒，热毒伤津灼络亦可成瘀毒，瘀毒化热，或合热毒，又可生成浊毒，形成恶性循环。

UC 的发生、发展符合由浊致毒的病机演变，UC 早期由于脏腑功能失调，水谷精微不能正常化生，气涩血瘀，精郁成浊；随着疾病发展，瘀浊内蕴化热，耗气伤阴，化生浊毒，化腐成脓，肠膜受损而发病。本病以脾、肺、肝、肾脏腑功能失调为本，浊、热、瘀毒为标，由精（浊）酿毒是 UC 致病的基础。

2. 浊毒与气血水相搏是 UC 致病的途径： UC 病位在大肠，大肠主津，是气血津液流走之通道，其传化糟粕的功能亦赖水谷精微的濡养。今浊毒已成，饮食水谷不得正常化生，大肠失于濡养，传导功能失司，气滞血凝津停于肠腑，导致肠腑壅滞。大肠在生理上主传化糟粕，吸纳精微，主津输津，若糟粕不行，精微不化，津液不输，浊毒与气血水阻于肠道，肠膜血络受损，出现黏膜水肿、糜烂、充血，则见腹痛、里急后重，黏液脓血便。《续医断》云"毒者无形，物者有形。毒必乘有形……然后其证见矣"。浊毒因精郁而成，随着饮食水谷的不断摄入，浊毒随气血水下注肠道，与肠中秽浊相合致血败肉腐化脓，内溃成疡，形成 UC。故曰"毒乘有形而见证"。

3. 浊毒入络是 UC 反复难愈的关键：络是结构和功能的载体，络不仅是生理功能正常发挥的基本结构，也是病理、病机发展的关键。喻嘉言在《医门法律》云"营气自内所生诸病，为血为气，为痰饮，为积聚。种种有形，势不能出于络外"。络作为气血津液等营养精微物质运行的枢纽，同时也是病邪、废物出入的通道。若气血津液运行功能紊乱，影响肠络之生理功能，其病理产物蓄积络中，日久蕴热酿毒，损伤肠络之生理结构；肠道络脉受损，气血津液无法正常输布运行，瘀阻局部，进一步加剧络脉损伤。故浊毒久留肠腑，势必使肠络功能生变，进而败坏其形体，肠络受损，浊毒入络，邪毒不得外达，气血凝滞，瘀阻肠络，又加重了肠络的损伤，循环往复，日久导致 UC 迁延反复难愈。

对于 UC 之毒的产生，古今医家多责之于湿热化毒，郝彦伟等以燮理"精郁"为切入点，阐释浊毒致 UC 的科学内涵，认为精郁与 UC 发病密切相关，精郁化浊酿毒是导致 UC 发病的基础，精郁贯穿疾病整个过程。运用精郁致毒理论指导治疗 UC，一方面要注重解精郁，调理气机升降，恢复精微与津液的正常输布转化，临证尤宜治毒之未成，或阻断成毒之径。另一方面要注重化浊毒，消托并行，托毒外出。运用化浊解毒法治疗 UC，发作期注重解浊毒，缓解期则益脾肾，临床疗效显著。

204　从浊毒论治溃疡性结肠炎

溃疡性结肠炎（UC）是一种病因不明的慢性非特异性肠道炎性病变，病变主要影响结直肠黏膜和黏膜下层，以慢性持续性炎症和溃疡形成为主要特征，临床以发作、缓解和复发交替为发病特点。由于病程迁延，常反复发作，严重影响患者的生存质量，被世界卫生组织列为现代难治病之一。中医药复方的多层次、多环节、多靶点的整体调理和个体化用药在治疗 UC 上有较好的疗效。学者李博林等认为，UC 的病程分为发作期和缓解期，常以湿热、气滞、痰浊、热毒、瘀血、脾虚、肾虚等证型相兼为患，因分期不同而各有侧重。而浊毒内蕴，壅滞肠间则是 UC 化腐成脓，破膜为疡的启动因子，也是本病缠绵难愈的关键因素。浊毒相干为害贯穿于 UC 的全过程，是 UC 发生、发展、演变的基础病机，在此病机的基础上，由于发病阶段的不同、患者体质的不同及所处环境的不同必然产生不同的证病机。因此，基于浊毒内蕴，分期分阶段病证结合辨证论治 UC 对提高临床疗效将有所裨益。

浊毒概念与特征

"浊"与"毒"在《黄帝内经》中已有论述。《素问·阴阳应象大论》云"故清阳出上窍，浊阴出下窍；清阳发腠理，浊阴走五脏；清阳实四肢，浊阴归六腑"。明确指出浊既属水谷精微又指排泄的污浊之物。张仲景提出了浊邪的性质，为水湿之邪，与湿类同，"清邪居上，浊邪居下"（《金匮要略·脏腑经络先后病脉证》）。叶天士则认为"湿与温合……清窍为之壅塞，浊邪害清也"。现代中医学认为，浊即秽浊，多指分泌物秽浊不清而言。《黄帝内经》认为偏盛之气为毒，如寒毒、热毒、大风苛毒等。《金匮要略心典》云"毒者，邪气蕴结不解之谓"。即"毒"是脏腑功能失和，气血津液运化失常，致使湿、浊、痰、瘀等病理产物聚集，以致邪气亢盛，败坏脏腑形体皆可称为毒。

浊与湿同类。湿为浊之轻，浊为湿之甚，湿轻而浊重，湿聚而成浊。故浊既是致病因素又是病理产物，并具有胶结、重浊、稠厚、黏滞、浑秽的特性。毒与热同类。热为毒之渐，毒为热之极。浊为阴邪易伤阳气，其性黏滞易阻气机，化热酿毒。毒为阳邪易耗气伤阴，损伤津血，易蒸水为湿，化湿成浊，与浊邪相兼为害。浊毒搏结，留滞肠间，初则阻滞气机，加重湿阻，酿生新的浊毒，与肠中糟粕积滞互结；日久蕴热酿毒阻络，损伤脂膜血络，化腐成脓，破膜为脓血夹糟粕而下；精微不得充养人体，反为脓血下注，必耗伤气血日久及肾。最终形成湿浊瘀毒相互胶结、脾肾两虚的病理局面。是故浊毒致病易耗气伤血、入血入络，易阻碍气机、胶滞难解，易积成形、败坏脏腑；且有迁延性、难治性、顽固性、内损性的特点。

浊毒是溃疡性结肠炎的基础病机

溃疡性结肠炎的发生发展是多因素、多阶段综合复杂的过程，然而无论是在发作期还是缓解期，均以肠黏膜慢性持续性炎症和/或溃疡形成为特征，而浊毒正是溃疡形成和慢性炎症持续存在的启动因子和关键因素，因此浊毒是贯穿溃疡性结肠炎全过程的病因病机。浊毒病邪稽留大肠，导致细胞和组织浊化，即病理损害过程，包括炎症细胞、中性粒细胞及嗜酸性粒细胞浸润；浊化导致细胞和组织的浊变，即形态结构的改变，包括隐窝脓肿、上皮增生、糜烂、溃疡及肉芽组织增生等。浊毒内蕴日久必然热盛酿毒，热盛则肉腐，热毒炽盛则可灼伤脂膜血络，化为脓血，夹糟粕积滞与精微之物而下利；加之浊毒壅滞肠腑，大肠传导失司，故下利难止。下利日久，精微耗伤不得化生气血，而累及于肾，则可见正虚邪盛之象；如邪势已去，而正气难复，则可见正虚邪恋之证。

　　本病病位在大肠，与脾胃关系密切，初病多实，久病多虚或虚实夹杂。病机为脾胃失和，运化失职，水湿内停，阻滞气机，郁而化浊，久而成毒，浊毒久伏，蕴结肠腑，损伤脂膜血络，则成脓血。病理上呈现浊、痰、瘀、毒互结为害。总结该病的病理变化主要是浊毒之邪壅滞肠间，与气血相搏，脂膜和血络受损，腐败化脓。起病初期或急性期多为实证，常因湿浊、热毒、痰瘀蕴结大肠，气机失调血络受损，而见腹痛、腹泻、里急后重、舌苔垢腻等症；后期或缓解期多兼虚，常常脾肾不足，下元亏虚，运化无力，以致湿浊、瘀毒不祛，病邪留恋，症见倦怠乏力、面色萎黄、纳食不化等，或见腹泻反复发作、滑泻不禁等。故"浊毒相干为害"贯穿于整个病程，即是本病的启动因子又是该病缠绵难愈的关键因素。

基于浊毒辨证论治溃疡性结肠炎

　　1. 基本治法及方药：徐灵胎《医学全集·兰台轨范序》云"欲治其病，必先识病之名，能识病之名而后求其病之所由生，原其所由生，又当辨其生之因各不同，而病状所由异，然后考其治之法，一病必有一方，一方必有主药"。说明不同的疾病由于其基本病因不同，必有相应的主方主药。针对溃疡性结肠炎浊毒相干为害这一病机，采用的基本治法为化浊解毒。因浊毒致病有顽固性、难治性的特点，故治疗需防"徒解其毒则浊难祛，徒化其浊则毒愈甚"，将化浊与解毒有机结合，分离浊毒，孤立邪势。基本处方为佩兰，茵陈，泽泻，苍术，凤尾草，飞扬草，胡黄连，地榆，石榴皮，儿茶，佛手。主方药味固定，然药物剂量则随分期不同，证病机不同而各异。在化浊解毒主方的基础上，依据发作期和缓解期不同，将浊毒类证分为7种证型进行辨证治疗。

　　2. 发作期浊毒类证辨治：溃疡性结肠炎发作期主要表现为腹痛、腹泻，便下黏液脓血，里急后重，或伴发热口干，小便短赤，舌质红，苔黄腻或黄燥，脉滑数或弦滑。肠镜表现：黏膜血管纹理模糊、紊乱，黏膜充血、水肿、出血及脓性分泌物附着；病变明显处可见弥漫性多发糜烂或溃疡。黏膜病理学检测可见固有膜内弥漫性、慢性炎症细胞、中性粒细胞，嗜酸性粒细胞浸润；隐窝有急性炎症细胞浸润，黏膜表层糜烂、溃疡形成。

　　（1）湿热浊毒：腹痛腹泻，里急后重，便下黏液脓血，肛门灼热，小便短赤，口干口苦，舌红苔黄腻，脉滑数。可将主方与芍药汤合用，酌加秦皮、白头翁、败酱草等。

　　（2）热结浊毒：腹痛明显，便下鲜紫脓血，量多次频，里急后重较剧，发热口渴，烦躁不安，舌红苔黄燥，脉滑数。可将主方与白头翁汤合用，酌加黄芩、大黄、木香、槟榔、金银花等。此证型发病多急骤，病程演变凶险。若见暴痢致脱者，应急服独参汤，加参麦注射液以益气固脱。

　　（3）气郁浊毒：腹痛即泻，泻后痛减，常因情志因素诱发大便次数增多，大便稀溏夹有黏液或脓血，脘腹胀闷，胁肋胀痛，嗳气频作，舌质红，苔黄腻或白腻，脉弦。可将主方与痛泻要方合用，酌加柴胡、香橼、枳壳、香附、预知子等，若气郁较重者合用柴胡疏肝散。

　　（4）寒湿浊毒：腹痛拘急，下利稀薄，夹赤白黏冻，里急后重，口淡乏味，舌质红或淡红，苔薄黄，脉弦。可在主方基础上酌加炮姜、肉桂、藿香、白术、木香、砂仁、厚朴等，或与藿香正气散合用。

　　3. 缓解期浊毒类证辨治：溃疡性结肠炎缓解期主要表现为腹痛绵绵，大便稀溏或利下不止，虽有粘液脓血但量较少，里急后重不明显，舌质淡，脉细弱。肠镜表现黏膜颗粒样变，黏膜桥出现，肠黏膜褶皱变浅或结肠袋消失，偶见黏膜糜烂。黏膜病理学检测可见慢性炎症细胞减少，隐窝大小、形态不规则，腺上皮与黏膜肌层间隙增大，潘氏细胞化生。

　　（1）气虚浊毒：腹部隐痛，腹泻便溏，夹有不消化食物，黏液脓血便，白多赤少，或为白冻，食少纳差，倦怠乏力，舌质淡红，边有齿痕，苔白腻，脉细弱。可将主方与补中益气汤合用，酌加砂仁、薏苡仁、茯苓、白扁豆、莲子、山药等。

（2）阳虚浊毒：腹部隐痛，缠绵不已，喜温喜按，久泻不止，利下赤白清稀，或伴完谷不化，甚至滑脱不禁，形寒肢冷，腰膝酸软，舌淡或淡胖，苔薄白或白润，脉沉细而弱。可将主方与真人养脏汤合用酌加肉豆蔻、补骨脂、五味子、乌梅等。

（3）阴虚浊毒：腹部隐隐灼痛，久泻不止，便下脓血，或为鲜血，口燥咽干，五心烦热，舌红绛少津，苔少或花剥，脉细弱。可将主方与黄连阿胶汤合用，酌加沙参、石斛、白芍、女贞子、墨旱莲等。

4. 随症加减：中医治病讲求病、证、症三者紧密结合，在以浊毒为病因病机的基础上，将其细化为7种证病机，与此同时我们归纳对症用药，以求在病证结合的基础上，能够针对症状细化用药。腹痛明显则，加延胡索、徐长卿；便血明显者，加槐花、槐角；脓血明显者，加红藤、败酱草、白头翁；大便黏液明显者，加益智、薏苡仁、砂仁、山药；气虚下陷者，加荷叶、升麻、葛根；发热者，加金银花、荆芥、柴胡；饮食积滞者，加山楂、神曲、枳壳；里急后重者，加木香、槟榔、大黄；烦热者，加青蒿、白薇、地骨皮；久泻不止者，加诃子肉、莲子、肉豆蔻。

5. 灌肠治疗，直达病所：溃疡性结肠炎的病因病机乃浊毒内蕴、壅滞肠间，故应用化浊解毒之中药灌肠，药物通过肠壁吸收进入血液循环，能够起到药专力宏，直达病所之效。尤其对于病变局限、病位靠近直肠或远端结肠的患者，灌肠能够较快缓解症状，抑杀致病菌，起到抗炎、保护黏膜、抑制免疫反应、调整机体内环境等作用，进而改善局部病理变化。临床常用苦参、黄柏、白头翁、地榆、儿茶，再依据症状酌加他药，如大便次数多者加五倍子；出血多者加白及；湿热重者加大黄、秦皮等。浊毒是溃疡性结肠炎的病因病机，浊毒内蕴、壅滞肠间是本病溃疡形成和慢性炎症持续存在的启动因子和关键因素，因此化浊解毒法是治疗溃疡性结肠炎的关键环节。

205 从浊毒-微生态理论治疗溃疡性结肠炎

溃疡性结肠炎（UC）是一种原因不明的反复发作的结肠和直肠慢性非特异性炎性和溃疡性疾病，与克罗恩病同属于肠道炎症性疾病（IBD），临床表现多样，病程迁延难愈，容易复发，并伴有精神症状，被世界卫生组织（WHO）列为疑难病。朱西杰教授根据多年临床经验，认为浊毒内蕴-微生态失衡在 UC 的发病过程中发挥着重要作用，并以解毒排毒、活血通络、敛疮生肌立法，运用创新专利自拟复方蜥蜴散，利用宁夏密点麻蜥的再生修复作用结合中药多靶点干预治疗 UC，取得了良好的效果。

胃肠道浊毒-微生态理论认识

1. 浊毒的概念及特征：中国古代医家提出了"浊"和"毒"的致病概念。早在《黄帝内经》中就有关于"浊""毒"的记载。《素问·阴阳应象大论》云"故清阳出上窍，浊阴出下窍；清阳发腠理，浊阴走五脏；清阳实四肢，浊阴归六腑"。指出"浊"既为水谷精微，又指体内消化、排泄的污浊之物，如二便等。《金匮要略·脏腑经络先后病脉证并治》云"清邪居上，浊邪居下"。《丹溪心法》云"浊主湿热，有痰、有虚"；《温热论》云"湿与温合，蒸郁而蒙蔽于上，清窍为之壅塞，浊邪害清也"。认为浊邪为湿邪，为害清之邪气。"浊"一是外感湿邪，阻于中焦，湿邪困脾，浊邪内生；二是肝气不舒，木旺克土，脾失健运，湿邪内生，日久成浊。《素问·五常政大论》云"夫毒者，皆五行标盛暴烈之气所为也"；《金匮要略心典》云"毒，邪气蕴结不解之谓"。认为偏盛之气为毒，或邪气蕴结日久可化为毒。"毒"有外毒、内毒之分，以人体为界，凡源于机体之外、有损身体健康的邪气，为"外来之毒"，如外感六淫，即风、寒、暑、湿、燥、火及戾气、杂气、虫毒等；机体在代谢过程中产生的各种垃圾，以及因脏腑功能失调使正常所需的生理物质转化为致病物质，为"内生之毒"，如气血津液运化失常导致瘀血、痰浊、水湿，瘀血蕴蓄日久而成瘀毒，痰浊郁久而成痰毒，湿浊内蕴而成湿毒，五志过极化火成热毒、火毒等。故毒邪种类繁多，致病临床表现复杂。浊性黏滞，易结滞脉络，阻碍气机，缠绵耗气；毒邪性烈善变，易化热伤阴耗精，二者常胶结致病，互助为患，故而并称"浊毒"。浊毒学说认为肝郁气滞，木旺克土，脾虚湿盛，继而积湿成浊，浊郁化热，热蕴成毒，而成浊毒。董志等认为，脾气虚弱，饮食精微积于脉道成浊，在浊邪基础上，痰和瘀血结为浊毒。常富业等认为，玄府郁滞，气液不通，水津停积为浊，浊蕴成毒，最终形成浊毒。

2. 肠道微生态的概念及特征：肠道微生态系统主要由肠道菌群构成，包括与机体共生的生理性菌群、潜在的条件致病菌群及侵入性病原菌群。肠道微生态系统功能多样。生理状态下的肠道菌群可以增加血浆及肠黏膜中的免疫球蛋白水平，对肠道黏膜免疫系统有一定的调控作用；可促进消化道的吸收代谢，同时具有抑制病原菌过度繁殖、调节肠道上皮细胞增生凋亡等作用，以稳定肠道内环境。此外，肠道菌群还有一些产气菌，能促进机体排气，保证肠道通畅。肠道菌群间的平衡可有效抑制腐败菌滋生，改善肠道环境，并有助于维持肠内稳态。当肠道微生态失去平衡，肠道菌群紊乱，肠黏膜屏障破坏，肠黏膜重吸收毒素，则可导致肠道炎症的发生。由此可见，肠道微生态系统以直接和间接 2 种方式抵御致病菌的侵袭，直接方式为启动调节肠道黏膜免疫功能，与致病菌竞争消耗营养物质，抑制致病菌增殖；间接方式为加强肠道的屏障作用，抑制毒素在肠道内易位。

3. 浊毒-微生态与 IBD 的关系：浊毒既是机体脏腑经络、气血阴阳失常，代谢产物不能排泄而蕴积化生的病理产物，又是造成机体严重损害的致病因素。浊毒壅盛，则发病急骤；日久不解，则耗劫脏腑经络气血；浊毒入体，损害脏腑经络及气血阴阳，致人体细胞、组织和器官浊化（包括现代病理学中的肥大、增生、萎缩、化生和癌变，以及炎症、变性、凋亡和坏死等变化），即致病过程。浊变的结果是毒害细胞、组织和器官，使之代谢和功能失常，乃至衰竭。《灵枢·小针解》云"浊留于肠胃，言寒温不适，饮食不节，而病生于肠胃，故命曰浊气在中也"。清代汪文绮《杂症会心录》云"邪毒入胃脘之上焦，则浮越于肌表，而恶寒发热；邪毒中胃脘之下焦，而走入大小肠，则剥脂膏之脓血，而后重里急"。总结认为，饮食不节（洁）、情志失调、先天不足、后天失养复加感受外邪，邪气客于肠道，脾胃功能受损，久而内生湿热、积滞、邪毒，并与肠道气血相搏，大肠传导失司，粪便积聚，化为浊毒，胶结日久，肠道脂膜血络受损，血败肉腐成脓，内溃成疡。这一发病过程与肠道微生态系统失衡致 IBD 的病理过程具有相通之处。

人体是一个有机整体，即肠道微生物群与宿主和环境是相互依赖、相互作用的关系，若这种平衡关系被打破，各种内、外源性毒素汇集到肠道，肠道菌群紊乱，粪便排出异常，肠黏膜屏障破坏，肠黏膜对肠内有毒物质的重吸收增加，则导致 IBD 的发生。研究表明，IBD 患者炎症最严重的部位往往亦为肠道菌群定植数量最多的部位，炎症程度多与细菌脂多糖（LPS）内毒素活性强度有关。而失衡的肠道菌群主要表现为有益菌减少，致病菌增加。如活动性 UC 患者肠黏膜中有益的菌株如双歧杆菌和乳酸杆菌缺失，而大肠杆菌、变形梭杆菌、拟杆菌在黏膜中含量增加。随着宏基因组学、16SrRNA 测序分析等技术的应用发展，发现 IBD 的易感性基因与细菌的识别和加工相关，这与肠道菌群在 IBD 发病机制中的作用一致。研究表明，肠黏膜屏障完整性和功能受损，导致革兰氏阳性共生菌发生易位，并招募单核巨噬细胞迁移至结肠，导致结肠炎的发生。

肠道失于通降，浊毒稽留于肠道，损伤肠道脂膜，致使肠道菌群繁殖于受损的肠道黏膜，毒素堆积，肠道菌群失调，稳态失常，毒素重吸收，即浊毒内蕴-肠道微生态失衡是导致 IBD 发生的主要原因，病理表现为细胞和组织浸润，出现隐窝脓肿、上皮增生、糜烂、溃疡及肉芽组织增生。浊毒是触发 IBD 的关键，而肠道微生态失衡则是发病过程中的始动因子。现已明确，IBD 患者存在肠道微生态改变，改善紊乱的肠道微生态对 IBD 的维持缓解、预防复发等均有一定疗效。

基于浊毒-微生态理论治疗 UC 的思路

中医学认为，UC 属下痢、久痢、泄泻、肠澼、休息痢等范畴。其病因一般分为外因和内因，脾胃虚弱、内伤七情、饮食不节、劳倦所伤为内因，外感六淫、疫毒邪气为外因。基于浊毒-微生态理论认为，UC 病位在大肠，与脾胃、肝密切相关；发病机制为脾胃气机斡旋失司，肝失调达，气机不畅，升清降浊功能失常，导致饮食水谷积滞肠道，郁而化浊，久而成毒，浊毒久伏，肠道黏膜络脉瘀阻，日久成疡。在浊毒稽留于肠道过程中，肠道菌群失去平衡，作用于受损的黏膜，表现为菌群比例失调、定位易位，循环往复，致使病情缠绵难愈。因疾病过程中产生的瘀血、痰饮、湿热、热邪等病理因素不同，常相互搏结，临床常表现出不同的症状特点，如浊毒与瘀血搏结，则发为瘀毒；浊毒与痰饮搏结，则发为痰毒；浊毒与湿邪搏结，则发为湿毒；浊毒与热邪搏结，则发为热毒；浊毒与湿热搏结，则发为湿热毒；病理上常呈现出湿、热、痰、瘀交阻，虚实夹杂之候。

基于以上 UC 病因病机的认识，朱教授以解毒排毒、活血通络、敛疮生肌立法，以平衡肠道菌群、调节肠道微生态为治疗目的，并根据 UC 的发病特点，分期治疗。急则治其标，法宜通降，病程初期或急性期常表现为腹痛、腹泻，黏液脓血便，肛门灼热，里急后重，舌苔厚腻等实证，此为湿热痰瘀之邪蕴结大肠所致；法以通降止痛，"通则不痛"，以缓解患者急性期症状。缓则治其本，贵在修复，后期或缓解期则表现出腹泻便溏，有黏液或少量脓血，或伴完谷不化、五更泻，或干便带赤白黏冻，大便溏泻或夹脓血黏冻，倦怠乏力，面色萎黄等虚证或虚实夹杂之证，此为日久损伤脾肾，下元亏损，运化失常，使浊毒稽留与气血胶结所致；治当扶正祛邪，"缓缓图之"，以修复受损的肠道络脉，恢复肠道菌群平衡，整个过程中，扶正不忘祛邪，以防闭门留寇。

运用浊毒-微生态理论治疗 UC 的方药

徐灵胎《兰台轨范》云"欲治其病，必先识病之名，能识病之名而后求其病之所由生，知其所由生，又当辨其生之因各不同，而病状所由异，然后考其治之法，一病必有一方，一方必有主药"。朱教授根据临床经验自拟复方蜥蜴散为主方治疗 UC，以宁夏密点麻蜥为主药，基本药物组成：宁夏密点麻蜥 3 g，法半夏 10 g，石菖蒲 15 g，赭石 10 g，薤白 10 g，半枝莲 30 g，乌药 10 g，橘核 10 g，焦乌梅 10 g，秦皮 10 g，焦槟榔 10 g，瓜蒌 10 g，川楝子 5 g，枳实 10 g，厚朴 10 g。方以宁夏密点麻蜥清热解毒，散结祛瘀，敛疮生肌。密点麻蜥为蜥蜴科、麻蜥属的爬行动物，生活于沙漠中，遇敌常常断尾逃生，且不久即能生出新尾，其修复再生能力强，故其入药可对胃肠道黏膜产生很好的修复再生作用，用于治疗胃肠道黏膜病变每获良效。现代药理研究表明，蜥蜴有抗肿瘤、修复、免疫调节、解毒的作用，能增强机体免疫力，且对胃肠道有亲和力和靶向作用，能够促进受损组织的修复和再生。配赭石、枳实、厚朴通降胃气；焦槟榔、乌药行气止痛；单以行气之药难以使药达病所，故又加瓜蒌薤白半夏汤，以行气解郁，通阳散结，祛痰宽胸，且可助宁夏密点麻蜥解毒通络，调达气机，平衡阴阳，达胸、胃肠同治之效。法半夏、石菖蒲、川楝子、橘核理气健脾，利湿化痰；半枝莲清热解毒，化瘀利尿；秦皮清热燥湿，收敛止痢；焦乌梅涩肠生津，止泻止痛。根据病情缓急，临床在此基础方上加减变化。

1. 急则治其标，法宜通降：中焦为脾胃所主，是气机升降的枢纽，若中焦阻滞，上下之气不通，则每多变生他病。如《素问·阴阳应象大论》云"清气在下，则生飧泄；浊气在上，则生䐜胀"。所以，胃肠道疾病宜通降，通即疏其壅塞，降即承胃腑下降之性，导引各种郁滞下降，使邪有出路。痢之初起，责之在肝、脾、肺。肝气既郁，肺气亦不清肃，湿滞在脾，为内有湿邪而作痢。临床中，UC 的最初表现可有许多形式，其中血性腹泻是最常见的早期症状，可伴有腹痛、便血、体质量减轻、里急后重、呕吐等。小肠主受盛化物，泌别清浊；大肠为传导之官，主传化糟粕；小肠主液，大肠主津，其受损后，糟粕邪气滞留，津液反泄泻于外，损伤脾阳，故见腹痛、腹泻、便血等症。肠镜表现为黏膜血管纹理模糊、紊乱，黏膜充血、水肿、出血及脓性分泌物附着，病变明显处可见弥漫性多发糜烂或溃疡；黏膜病理学检测可见固有膜内弥漫性慢性炎症细胞、中性粒细胞、嗜酸性粒细胞浸润，隐窝有急性炎症细胞浸润。此时虽见泄泻，亦禁补禁止，以防邪毒留恋，应以解毒通络祛邪为基本治疗原则。伤于气者则痢白，症见腹痛，里急后重，痢下赤白黏冻，痢白者当清肺气，药用复方蜥蜴散加金银花、菊花、连翘、白芍、杏仁、桔梗、栀子（炒黑）、木香、牛蒡子、甘草以清热宣肺，解毒排毒；如利小便加桑白皮、地骨皮、滑石以利水；有表证发寒热者，加葛根以解表退热，升阳止泻。伤于血者则痢赤，症见壮热，腹痛剧烈，里急后重，痢下鲜紫脓血。痢赤者，当清热凉血。药用复方蜥蜴散加白虎汤去粳米加杏仁、白芍、黄芩以清热凉血，解毒通络，顾护津液。另外，肝主一身之气调达，肝气郁滞，脾土亦为肝木所克，在复方蜥蜴散基础方上加逍遥散，以调达肝脾。

2. 缓则治其本，贵在修复：《临证指南医案》云"痢久必伤肾阴，八脉不固，肠腻自滑而下，但执健脾无用，病不在中，纳谷运迟，下焦坎阳亦衰"。《温病条辨·久痢》云"老年久痢，脾阳受伤，食滑便溏，肾阳亦衰"。久痢之机内虚为本，运化失健，正虚邪恋，虚实夹杂。临证治疗亦在辨证基础上，扶正祛邪与解毒排毒并用。药用复方蜥蜴散加黄芪、山药、白术、珍珠、海螵蛸、白及、石斛、鹿角霜、炒藕节、焦山楂、三七、地榆、仙鹤草、茜草等。以黄芪补气健脾，托毒生肌；山药、白术健脾利湿，益气养阴以扶正祛邪；石斛益胃生津，养阴清热；鹿角霜、仙鹤草温肾助阳，收敛止血，止痢补虚；珍珠解毒安神；地榆、海螵蛸、白及清热解毒，除湿敛疮，消肿生肌；又以焦山楂、焦乌梅、炒藕节行气散瘀，止痢涩肠；三七、茜草活血凉血，祛瘀生新。诸药合用，消补兼施，标本兼治，既可扶正祛邪，解毒排毒，敛疮生肌，又可活血行气，改善肠黏膜溃疡面局部血液循环，增加局部营养，促进溃疡愈合。此时患者久病胃弱，以汤剂荡涤欲速而不达，肠道亦不受汤药荡涤，故用糊剂、散剂缓缓图之。以上诸药皆为末，以藕粉冲调为糊状服用，每日 2 次、饭后 2 小时服用，服药后禁食、禁水 2 小时，连服 3 个月，以护膜愈疮。

　　肠道作为开放式腔道，其内部定植有大量的微生物，是人体微生态学的重要组成部分。现代微生物与免疫相关研究表明，肠道微生态的失衡导致菌群失调及易位，是各种急慢性肠道疾病发生的关键因素。中医学认为，浊毒蕴肠，损伤肠络是 UC 病机的关键。朱教授根据多年临床经验及相关实验研究，着眼于浊毒内蕴-微生态失衡理论，以平衡肠道菌群、调节肠道微生态为目的治疗肠道疾病；将中医学理论与现代科学技术有机结合，结合中药多靶点治疗的特点，研制出新的肠道微生态制剂复方蜥蜴散，以清除肠道浊毒，调节紊乱的肠道菌群，从而维持肠道稳态，为临床治疗 UC 提供了良好的治疗思路。

206　从浊毒论治慢性溃疡性结肠炎

　　慢性溃疡性结肠炎（CUC）是一种原因不明的炎症性疾病，主要是侵及结肠黏膜，常始自左半结肠，可向结肠近端乃至全结肠以连续方式逐渐进展。本病病程漫长，常反复发作，缠绵难愈，且近年来发病率呈明显逐年增高趋势。目前，西医对于 CUC 的治疗仍以对症治疗为主，总体疗效不理想，而中医药在治疗本病方面独具特色，逐渐受到广大医家的重视。学者娄莹莹等从浊毒论治 CUC 取得了很好的临床疗效。

中医浊毒论

　　在古代文献中，浊、毒均是单独论述，而我们认为，浊、毒是一个事物的两个方面，或说是一个物质所包含的 2 个元素，两者互相关联，密不可分，故可将浊毒并称。浊毒有广义、狭义之分。广义的浊毒是机体内产生的一切不能及时正常排出体外的病理产物；狭义的浊毒乃湿热之甚。浊毒的产生，或情志不节，肝木克脾土，或饮食不节，损伤脾胃，或先天禀赋不足，素体脾胃虚弱，或外感六淫，脾失健运，水湿内生，湿盛浊凝，继而痰聚，郁而不解，积久成热，血瘀热壅，极而生毒，浊毒内蕴形成。因此，浊毒具有如下致病特点：①易伤阴耗气，入血入络。②易阻碍气机，胶滞难解。③易积成形，败坏脏腑。此为 CUC 从浊毒论治的理论基础。

从浊毒论 CUC

　　1. 病因病机：中医学并无 CUC 的名称，但根据患者典型表现为腹痛、腹泻、黏液脓血便、里急后重等症状，可归属于中医学肠澼、泄泻、痢疾、肠风、便血范畴。传统观点认为，本病病位在肠，与肝、脾、肾密切相关，脾虚湿盛、肝郁脾虚、热毒内蕴、瘀血阻络、三焦不通、水气互结、脾肾亏虚等均可为其病机。在既往理论的基础上，我们提出了 CUC 浊毒致病论，认为浊毒内蕴既是一种病理产物，也是一种致病因素。因情志不畅、饮食不节、先天禀赋不足所致脾胃虚弱，或外感六淫，均可导致脾失健运，水湿内生。湿盛则浊凝，浊凝则为痰，湿浊痰郁久则化热，热极则生毒，浊毒壅盛于肠腑，进而脾胃气机升降失调，气机阻滞，不通则痛，故见腹痛；湿浊下注于大肠，影响传导功能，清浊不分，而致泄泻；浊毒伤及气血，损伤脉络，血败肉腐，可见黏液脓血。本病病位在于脾胃与大、小肠，而与肝肾关系密切，起源于脾虚，为本虚标实之证，以浊、瘀、毒为标，多虚实并见，日久可伤阴耗液，阴损及阳，形成危急重症。

　　2. CUC 浊毒证：浊毒证即是指浊毒侵犯机体而出现一系列浊毒内蕴的病证。CUC 发作期主要病机为浊毒壅盛，缓解期为邪（浊毒）正（正气）相持或正虚邪恋，从典型症状、舌象、脉象、颜面五官、排泄物及分泌物等对 CUC 浊毒证进行辨识。典型症状：慢性复发性腹痛，腹泻，黏液脓血便，里急后重。舌象：舌质红，或暗红，或紫红；苔黄腻最为常见。根据浊毒程度，或薄黄腻，或黄，厚腻，或舌苔发黑。脉象：临床以滑数、弦滑、弦细滑最为多见。颜面五官：面色粗糙蜡黄，晦浊光泽，皮肤油腻，咽部红肿。排泄物及分泌物：大便黏腻难解，或味臭难闻；小便黄，随着浊毒的轻重可有深浅之别；汗液垢浊有味；咳吐黏稠之涎沫、涕浊等。同时从微观方面寻找到了 CUC 浊毒证的证据。CUC 属于肠黏膜病变，内镜下表现主要有黏膜充血、水肿、糜烂、溃疡或附有脓血性分泌物；黏膜粗糙呈细颗粒状，血管模糊，质脆易出血，慢性病变可见假息肉、结肠袋消失等。而这些表现均与浊毒密切相关，浊毒之邪损膜伤络则见多发性糜烂、溃疡、假性息肉病、隐窝脓肿等；浊毒有碍气血，濡养失常，可见黏膜呈颗粒状或结节状改变。

3. 从浊毒治 CUC：

（1）化浊解毒：化浊解毒是治疗 CUC 的基本大法，浊化毒解，正气来复，肠平为安。由于浊毒内蕴贯穿疾病的始终，所以我们通过给邪出路以化解浊毒。①通腑泄浊从大便而排：六腑以通为用，以降为和，浊毒内停日久，可致腑气不通，邪滞壅盛，可通过通腑泄浊将浊毒从大便排出体外。②渗湿利浊从小便而排：湿浊同源，湿久凝浊，久则浊毒内蕴，浊毒之邪可下注膀胱，只有小便通利，机体水液代谢正常，才可以使浊毒从小便排出，同时也有利于稀释血液，预防血浊。③达表透浊从汗液而排：浊毒蕴结肌表，肺卫失和，腠理失固，可通过汗法将体内浊毒排出体外。

另外，还可通过截断浊毒的生成来化浊解毒。①健脾祛湿解毒：湿为浊毒之源，脾虚运化失职，湿邪内生，湿凝成浊，日久蕴热，热极成毒，呈浊毒内蕴之势，脾健则不受邪，故可通过健脾祛湿解毒截断本源。②芳香辟浊解毒："脾主升清，胃主降浊"，浊毒内蕴中、下焦，单纯祛湿难获良效，可配以芳香辟浊类药物解郁散结，除陈腐，濯垢腻。③清热化浊解毒：化浊解毒的关键在于清热化浊解毒，本可从发病的来源上遏制浊毒的产生和传变。④祛痰涤浊解毒：痰性黏着，胶固难解，需荡而涤之，使化浊清毒解。⑤攻毒散浊解毒：采用有毒之品，以毒攻毒，重在借其峻烈之性，使浊散毒消，但应用此法应适可而止，不可猛攻猛伐，伤及人体正气。CUC 浊毒证的表现千差万别，十分复杂，化浊解毒大法可穿疾病的始终，应辨证论治，明辨虚实，灵活应用。

（2）分期分型论治：根据 UCU 的临床表现，可分为发作期、缓解期，每个时期的证型也不尽相同。CUC 发作期初起为浊毒蕴积大肠的浊毒内蕴证，随病程延长，气血凝滞于肠络之间，血瘀肠道，形成浊毒血瘀。急则治其标，故发作期当以祛邪治标为先。CUC 缓解期多以脾、肾两虚为主，浊毒日久，伤阴耗气，脾虚的基础上损伤肾阴，严重时可造成阴阳两虚重证。缓解期的治疗遵循缓则治其本的原则，因此重在固本补虚，防止余邪留恋。

1）CUC 发作期：

A. 浊毒内蕴：临床表现便下脓血，里急后重，腹痛腹胀，口干口苦，小便黄，舌红，苔黄腻或厚腻，脉滑数。本型多因湿热中阻，浊毒内蕴大肠，致肠道血败肉腐。治以化浊解毒，清肠利湿。常用药物及功效，白头翁、白花蛇舌草、败酱草、半枝莲清热解毒；黄连、黄柏、大黄、秦皮苦寒燥湿化浊。便脓血黏液者，加地榆、槐花凉血止血；出血多者，加三七粉、白及、血余炭、云南白药化瘀止血。

B. 浊毒血瘀：临床表现腹部胀痛或刺痛，疼痛部位固定，脓血便，色暗红或色黑或紫暗，或可触及腹内包块，舌紫暗或有瘀点、瘀斑，苔黄，脉弦细。本型多因浊毒内蕴，血凝滞于肠络之间所致。治以活血化瘀通络。常用药物及功效，白头翁、茵陈、蒲公英、黄连、秦皮、白蔻仁化浊解毒；当归、大血藤、赤芍、红花、三七等活血化瘀通络。兼食滞者，加槟榔、山楂、鸡内金消食导滞；兼有血热、大便黯红色较多者，加大黄炭、牡丹皮凉血止血。

2）CUC 缓解期：

A. 肝脾不调：临床表现腹痛即泻，泻后痛减，遇怒易发，胸胁胀满，舌苔白腻，脉弦。治以疏肝健脾。常用药物及功效，方选痛泻要方为主。两胁胀痛明显者，加延胡索、姜黄、郁金疏肝止痛；情志郁结不思饮食者，加香橼、佛手疏肝醒胃。

B. 脾胃虚弱：临床表现腹痛隐隐，脘腹痞满，不思饮食，面色萎黄，神疲乏力，大便溏薄，黏液白多赤少，舌淡胖有齿痕，苔薄白，脉细弱。治以益气健脾。常用药物及功效，以四君子汤合参苓白术散加减。脾气下陷重者，加黄芪、升麻补气升提；心慌气短失眠者，加炒酸枣仁、煅龙骨养心安神；面色无华、乏力眩晕明显者，加阿胶、当归、山药补养气血；夹食滞见嗳气呕恶者，加莱菔子、山楂、鸡内金消食导滞。

C. 浊毒伤阴：临床表现腹痛隐隐或胀满，饥不欲食，口干，五心烦热，大便干结，舌红少津，苔少或花剥，脉弦细或细。本型多因浊毒内蕴日久，伤阴耗液所致。治以化浊解毒，滋养阴液。常用药物及功效，黄连、黄芩、砂仁、白蔻仁化浊解毒；沙参、麦冬、五味子、山茱萸、乌梅、玄参、黄精等滋阴补肾。

D. 脾肾俱虚：临床表现腹痛腹胀，喜温喜按，久泻久痢，痢下赤白，甚则滑脱不禁，食少纳差，伴有腰膝酸冷，四肢不温，舌淡胖或有齿痕，苔薄白，脉沉弱。治以健脾补肾，温阳化湿。常用药物及功效，方选真人养脏汤、四神丸等健脾温肾固涩之方。滑脱不禁者，加诃子、石榴皮等收敛止泄；下腹隐痛者，加吴茱萸、香附缓急止痛；久泻不止兼见脱肛者，加生黄芪、升麻升阳益气固脱。

4. 宏观辨证与微观辨病相结合：我们不仅从宏观上对 CUC 进行深入的了解，形成了系统的理法方药体系。同时，还从电子结肠镜征象及肠黏膜组织病理中寻找辨证规律，宏观辨证与微观辨病相结合治疗。对于 CUC 患者镜下表现充血、水肿明显者，重用白头翁、秦皮、黄连、半边莲、当归、赤芍等；病变处弥漫性糜烂，或可见多发溃疡者，加用蒲公英、地榆、苦参、白及、仙鹤草、虎杖等；脓性分泌物较多者，加用薏苡仁、茯苓、白术、秦皮、黄柏、扁豆等；病变处见陈旧性出血点、出血斑者，可酌加三七、白及、云南白药、仙鹤草等；若镜下见假性息肉者，当重用活血化瘀药物，如三棱、莪术、水蛭等；伴有异型增生者，加半枝莲、半边莲、白花蛇舌草、三棱、莪术、石见穿、全蝎、蜈蚣、藤梨根等。

5. 内外兼治：内治药物可到达全身，而外治药物则直达病所，故临床内外兼治往往可使疗效倍增。CUC 患者结肠镜下表现为黏膜充血水肿、糜烂、溃疡，黏膜血管脆弱易破裂等病理改变，同时其病变95％位于直肠及结肠下段，因此灌肠给药是 CUC 外治的首选疗法，通过灌肠可使药物直接作用于病变部位，局部血药浓度增高，从而更直接有效的发挥药物功效。我们根据 CUC 以脾虚为本，浊毒、瘀血为标的病机，创立了以化浊解毒、健脾活血为主的中药灌肠液，主要药物包括白头翁、蒲公英、秦皮、地榆、当归、生薏苡仁、土茯苓、五倍子、儿茶、三七粉等。

207　从浊毒论治克罗恩病

克罗恩病（CD）是一种原因不明、好发于青壮年的胃肠道慢性炎性肉芽肿性疾病。临床上以腹痛、腹泻、腹部包块和瘘管形成以及肠梗阻为特点，可伴有发热、贫血、营养障碍及关节、眼、皮肤、口腔黏膜、肝脏等肠外损害等表现。多数患者常反复发作，迁延不愈。因临床与病理学上的许多相似性，CD 和溃疡性结肠炎（UC）常被统称为炎症性肠病（IBD）。各国学者对 CD 致病因素进行了大量研究工作，目前认为其与感染、遗传因素及免疫因素等有关，近 10 年报道其患病率呈增多趋势。西医治疗 CD 尚无有效手段，即使是进行手术，仍有 40% 左右的复发率。由此中医药从整体系统入手，多层次、多靶点及个性化的治疗优势就突显出来，并已为人们广泛认识。CD 属中医学肠澼、泄泻、腹痛、休息痢、便血及肠痈等范畴。通过总结前人理论、经验，结合现代环境因素、人们生活方式、饮食结构的变化导致疾病模式、疾病谱的改变，而发现浊毒是许多慢性疾病的主要病因病机之一，由此而提出浊毒致病学说，创立了浊毒理论。学者王瑞等在临床上以浊毒理论为依据，应用化浊解毒法治疗慢性萎缩性胃炎、溃疡性结肠炎取得满意疗效后，尝试用此法治疗 CD，临床效果明显。

浊毒由来

1. 浊：浊释义较多。在《辞海》中释义有三：混浊，与清相对；混乱，星名。《汉书·卷七十七》云"邪秽浊混之气上感于天，是以灾变数见。"取肮脏、不干净之意。《吕氏春秋·振乱》云："当今之世浊甚矣。"意为混乱之意等。总结前人解释，大体浊可以理解为浑浊、肮脏及混乱之义。中医学文献中清浊是来源于《内经》的基本概念。其涉及阴阳、邪正、虚实、气血、津液、营卫、精气、舌及脉等多个方面。浊又有内、外之分，外来之浊，指自然界的秽浊之气，古代有人称其为害清之邪气；内生之浊，为人体之病理产物，具有黏滞、重浊的特性。浊所涉及的概念有浊气、浊阴、浊邪、湿浊、痰浊、浊毒、秽浊及浊瘀等。浊在中医学中是一个复杂的概念，就病证而言主要是赤白浊、尿浊及精浊。而就病因、病理产物而言，应该是痰浊、湿浊、浊毒、瘀浊及秽浊等。而其本质上应该是指一类具有胶结、黏滞、重浊、稠厚及浑秽特性的致病因素或内生病理产物。

2. 毒：毒，从中，像之初生。毒在古代被引申为毒物、毒害等。现代泛指给生物机体带来不利影响的物质。中医学中毒含义甚广。药就是毒，药气太盛也是毒，六淫太过也会演变成毒。毒作为病因又有内、外之分，外毒广泛存在于自然界，侵犯人体而致病，概括为气、毒、水、土及声毒等；内毒因其隐匿于体内而易被人们忽略，它是指机体在代谢过程中代谢失常所产生的，未能及时、有效清除并停留于体内的并对机体造成损害的一类有害物质，包括痰湿、滞气、瘀血、败血、败精、燥屎及尿毒等，这些毒常相互转化并可相兼为患。

3. 浊毒：古代文献少有浊与毒并称，浊与湿同源，湿乃浊之源，浊乃湿之甚，二者常兼夹为害且可相互转化。毒与热同源，热乃毒之渐，毒乃热之极，二者也常兼夹为害且相互转化。《素问·五常政大论》云"夫毒者，皆五行标盛暴烈之气所为也"。《金匮要略心典》云"毒，邪气蕴结不解之谓"。由此可知，邪盛或蕴结日久皆可化为毒。浊毒当为浊邪蕴结不解化热，日久成毒。既有浊质又有毒性，两者相合而毒借浊质，浊夹毒性，胶着壅滞而直伤脏腑、经络。与单纯浊邪、湿热邪毒相比更为胶塞黏滞、阻滞气机及败坏脏腑。可见，浊毒并非单一致病因素，还指在疾病过程中各种因素。故浊毒既是致病因素，又是病理产物。

浊毒成因及致病特点

1. 浊毒成因： 浊产生有多方面原因。《格致余论》中载"或因忧郁，或因厚味，或因无汗，或因补剂，气腾血沸，清化为浊"。说明不论是因情志、饮食及劳倦失宜导致肝气不疏、脾失健运，或妄用膏粱厚味、滋腻补品导致脾胃气机升降失司，还是因汗液、二便不通致浊阴无以出路，最终都会使湿邪内生，日久成浊。另外，还可因先天不足、久病脏腑虚弱及外感湿邪，由表入里，阻于中焦，湿邪困脾，浊邪内生等。毒之成因亦多由体虚外感疫毒、温毒等，入血分而为毒；或由宿食内积、劳逸无度、气血逆乱及脏腑失和等久酿为毒。毒的形成与浊关系密切，积湿成浊，久郁化热，热蕴成毒。"六气太过即成毒，气机不畅易生浊"，在人体气虚，正气不足以抗击邪气时，自然物质在人体内部发生的变化称浊毒化。浊毒属于病邪的范畴，作为致病因素和病理产物造成的危害是十分广泛的。

2. 浊毒致病特点： 浊毒致病常兼夹为害。浊性黏滞、毒邪性烈善变，两者兼夹，易夹痰夹瘀，阻塞气机，缠绵耗气；入血入络，胶滞难解，易化热耗伤阴精，蒸腐气血。可侵犯上、中、下三焦，但以中焦脾胃最易受累。若浊毒日久不解，毒火痰湿互结入络或深伏于内，积久蕴毒，毒损络脉，败坏形体。继而又日久更虚，虚气留滞，加重病情，变生诸病。浊毒气盛，客必胜主，注于肠间可以导致IBD，伏于血中可形成糖尿病，阻于胃络、关节可以形成慢性萎缩性胃炎（CAG）、痛风关节炎，另外腑气不通，浊毒不泄是老年性痴呆病机之一。这就决定了浊毒致病虚实夹杂、缠绵难愈及变化多端的临床表现特点。

浊毒致 CD 病因病机及临床特点

1. 病因病机： CD 病因目前认为与感染、遗传、精神及免疫因素等有关，但确切发病原因仍不清楚。病机假设为感染、饮食、环境及精神因素等作用于易感人群，引起机体的自身免疫反应作用于肠上皮所致。中医学认为，CD 的发生与感受外邪，情志、饮食所伤，湿热内蕴或脏腑亏虚等有关。肠胃为市，无所不受，四者皆可使脾胃损伤，胃失和降，脾亦不运，气机不畅，日久不解可累及他脏，出现气滞、血瘀、食积、浊聚、湿阻、痰结及郁火诸症。在 CD 发病中，我们认为脾胃本虚、浊毒内蕴肠腑是其病机的关键。《黄帝内经》中所谓"五气之溢""津液在脾"系指多种原因导致脾弱，脾虚则脾胃运化失健，小肠分清别浊功能失司，大肠传导失常，水谷精微壅滞，日久化生浊毒。浊毒滞于脾胃，积于肠腑，与气血胶结为患，脂膜血络受损致肿胀、溃烂而成本病。阻滞肠道气机而致腹痛；湿热下注而致泄泻；浊毒内蕴而致肛痈、肠瘘等；病久渐成"积聚"；预后欠佳，即"五脏之病，穷必归肾"也。由此可见浊毒在 CD 发病过程中是一种病理产物，更重要的是它作为一种致病因素在 CD 的发生、发展中起着关键作用。

2. 临床特点： CD 主要是浊毒侵犯人体，而浊毒蕴结于肠腑表现为脂膜血络受损而出现腹痛、腹泻、腹块、屡管形成和肠梗阻，肠外可伴有发热、贫血、营养障碍以及关节、皮肤、眼、口腔黏膜、肝脏等损害。而 CD 之肠镜及显微病理所见也可体现这一致病特点而表现为：①早期呈鹅口疮样溃疡，随后增大，形成匐行性和裂隙性溃疡，可深达黏膜下层或深至肌层，将黏膜分割成鹅卵石样外观。②肠壁各层炎症，伴充血、水肿、淋巴组织及纤维组织增生。③非干酪坏死性肉芽肿。④肠壁全层病变致肠管狭窄可发生梗阻。⑤溃疡穿孔可致局部脓肿，或穿透其他肠段、器官及腹壁等形成内痿或外痿。⑥肠壁浆膜纤维素渗出可引起肠粘连。CD 患者舌质多红或紫暗，舌苔黄或白，苔薄或厚或剥脱、质腻，脉多弦滑或滑数，大便质多水样、糊样或带黏液脓血。

化浊解毒治疗 CD

化浊毒是中医经过辨证论治，促使病理产物在人体内部重新被利用的过程，是一个"完全环保"的智能化过程。化浊解毒法治疗 CD 是基于以上认识。根据 CD 临床特点以化浊解毒法治疗贯穿始终，临证化裁。基本方药为藿香、佩兰、白头翁、秦皮、黄连、黄芩、木香、当归、白芍、蒲公英、薏苡仁等。方中藿香、佩兰芳香化浊，升清降浊；白头翁、秦皮、蒲公英苦寒，入血分，以达清热解毒、凉血止痢之功；黄连、黄芩味苦性寒燥湿清热，厚肠胃而止泄泻；当归、白芍、木香调气和血养血，以致"行血则便脓自愈，调气则后重自除"；薏苡仁健脾化湿燥湿；甘草调和诸药，加强解毒化浊，调气和血消痈之功。CD 大多起病隐匿、缓慢，从发病至确诊往往需数月至数年，病程常呈慢性，活动期与缓解期交替进行且长短不等，有终生复发倾向。少数起病急，可表现急腹症。CD 临床表现个体差异较大，与病变部位、病期以及并发症有关。CD 始发者正气仍盛，正盛邪轻。治疗则应采取以化浊解毒为主或大攻兼小补，或先攻而后补的原则。此时祛邪即扶正，误用补益反而会出现姑息养奸之弊；久病邪盛正伤，正邪相争，症见虚实夹杂，将解毒化浊与扶正兼施，以增强脏腑功能，而提高化浊解毒能力。CD 反复发作者，机体气血、阴液耗伤严重，正虚已成为 CD 的主要矛盾，不扶正则无以祛邪，故治疗应以补益为主，大补兼小攻，或先补而后攻，以益气、养阴为主，不忘浊毒存在，在患者正气有所恢复后，应辅以攻邪解毒抗炎药物。对于回结肠型 CD 还可以辅以中药灌肠法。

208　从浊毒论治肠易激综合征

肠易激综合征（IBS）是一种以腹痛或腹部不适伴排便习惯改变为特征的功能性肠病，该病缺乏可解释症状的形态学改变和生化异常，其分为腹泻型（IBS-D）、便秘型（IBS-C）、混合型（IBS-M）和不定型（IBS-U）。IBS 是不伴有器质性改变的功能性肠病，其发病多与饮食不节和情志失调有关。中医学认为肠易激综合征的发生、发展、演变与浊毒关系密切。浊毒致病具有耗伤气血、阻滞气机、伤灼津液的特点，最终导致气血运行不畅，形成瘀滞，影响脏腑功能。学者白亚楠等认为，从浊毒论治肠易激综合征，对临床具有重要的指导意义。

从浊毒论治肠易激综合征的病因病机

西医对其病因及发病机制尚不清楚。中医学认为，肠易激综合征大致可以归属于"泄泻""便秘""腹痛"等范畴。关于泄泻，《难经·五十七难》云"泄凡有五，其名不同。有胃泻，有脾泄，有大肠泄，有小肠泄，有大瘕泄，名曰后重"。此病病位在肠，其发病与饮食不节关系密切。正如《景岳全书·泄泻》所云"若饮食失节，起居不时，以致脾胃受伤，则水反为湿，谷反为滞，精华之气不能输化，乃致合污而泻痢作矣"。关于便秘，中医学认为其发病多与嗜食膏粱厚味之品，火热内生，伤津耗液，肠络受损，运化失司，故出现大便干结难解。正如《兰室秘藏·大便结燥门》云"若饥饱失节，劳役过度，损伤胃气，及食辛热厚味之物，而助火邪，伏于血中，耗散真阴，津液亏少，故大便燥结"。脾胃处于三焦之中焦，起到承上启下的枢纽作用，脾胃运化有常对整个人体的气血运行、脏腑运作起着关键性作用，气血津液运行通畅则浊毒之邪自化，正如《素问·经脉别论》云"饮入于胃，游溢精气，上输于脾，脾气散精，上归于肺，通调水道，下输膀胱，水精四布，五经并行，合于四时五脏阴阳，揆度以为常也"。浊毒理论认为，浊毒泛指体内外的一切具有致病能力的秽浊之邪，体内浊毒不外瘀血、凝痰、湿热。体外浊毒包括风、寒、暑、湿、燥、火等六淫邪气。"浊"性黏滞、重浊，易结滞脉络、伤气浊血、阻塞气机，导致疾病缠绵难愈；"毒"性暴戾、顽固、多发、内损、染易，易耗气伤阴，损伤脏腑功能，其致病表现为凶险怪异、繁杂难治。气能行血，血能载气，故气机不畅会导致气血运行不通，则致瘀血形成。火为阳邪，其性炎上，火易耗气伤津，炼液为痰。而痰浊和瘀血可以互生，在人体内相互搏结，正如《诸病源候论》所云"诸疾者，此由血脉壅塞，饮水结聚而不消散，故成痰也"。由此可见，瘀血可以阻滞津液的正常输布，形成宿痰。《医学正传》云"津液稠粘，为痰为饮，积久渗入脉中，血为之浊"。这表明，顽痰经久不愈，渗入脉中，也可以形成瘀血。本病病位在肠，与肝、脾、肾等脏腑关系密切，病机特点为肝、脾、肾等脏腑功能失常，气血精津液生成运化输布障碍，加之外感时邪疫毒，体内顽痰、瘀血相互为病，浊毒内生，诱发此病。

1. 外感时邪，内生浊毒：自然界中的风、寒、暑、湿、燥、火六淫邪气作为致病因素无时无刻不围绕在我们身边，疾病的产生也与六淫邪气有着密切的关系。正如《素问·至真要大论》所云"夫百病之生也，皆生于风寒暑湿燥火，以之化之变也"。外感毒邪侵袭人体，随血入络，"血能行气，亦能载气"，故伤血的同时也会耗伤气阴，影响脏腑功能，肝失疏泄，脾失健运，胃失受纳，肾失气化，水液代谢紊乱失调，脏器功能的减退致使浊毒积聚体内，形成 IBS。

2. 饮食不节，浊生毒聚：随着人们生活水平的提高，现代人过食肥甘厚味之品，导致膏粱积聚体内，蕴生湿热，脾胃湿热在体内经久不化，导致脾虚湿盛，胃失所主，脾胃运化失司，湿热向下传导至肠道，湿热毒邪结聚于肠，形成 IBS，湿热毒邪缠绵日久不愈，导致肠络受损，瘀血形成，瘀血与湿热之邪共同作为致病因素，使湿热瘀血停滞于肠道，加重本病。正如《素问·奇病论》云"肥者令人内热，甘者令人中满"，说明肥甘之品易导致人体内生湿热，影响脾胃功能。又如《素问·生气通天论》云"高粱之变，足生大丁"，嗜食膏粱厚味辛辣之品，易酿湿成痰，痰浊中阻影响脾胃功能，瘀血内结，瘀血与痰油交互，损伤肠络，最终导致胃肠受损，胃失和降，肠失泌别清浊，诱发本病。

3. 肝郁气滞，脾胃受损：情志因素直接影响着脾胃功能的正常与否，胃肠道是人类最大的"情绪器官"，人的消化功能会随着情绪波动而出现"情绪化"的反应。肝气调达，则气血运行通畅，各个脏腑功能运化合理有序。情志不遂，肝失疏泄，胆汁排泄异常，影响脾脏正常运化输布水谷精微和胃受纳腐熟水谷。糟粕之物不得正常排出体外，积聚体内日久成浊毒，浊瘀之邪阻于中焦，影响气机，造成胃肠功能紊乱，形成 IBS。正如《景岳全书·饮食门·论治》云"怒气伤肝，则肝木之气必侵脾土，而胃气受伤，致妨饮食"。这说明肝气不疏会影响正常的脾胃功能，脾胃失职，水湿不化，糟粕之物向下传导集聚于肠道，肠道脂膜血络受损，加重此病。

4. 劳逸失调，毒邪聚积：随着现代人民生活水平的提高，人们日常劳动的逐渐减少，导致肝、脾、肾等脏腑功能的衰退，从而影响气血的正常运行，体内秽浊之物不能及时排出体外，积聚体内，日久成毒，正如王孟英《湿热经纬》云"过逸则脾滞，脾气困滞而少健运，则饮停湿聚矣"。饮停湿聚，痰浊内生，阻滞气血运行，浊毒随之内生。中医认为，久坐久卧，过于安逸，少于劳作，劳逸失衡，也会影响胃肠功能的正常运行，是本病发生的重要因素之一。

化浊解毒方治疗肠易激综合征

目前西医对于 IBS 的病因及发病机制尚未完全阐明，尚无特效治疗方法。只是通过应用促进胃肠动力药、止痛止泻药来暂时缓解患者症状，但并不能根除此病，且临床疗效欠佳，副作用大。浊毒学理论认为，外感邪气、饮食不慎、情志不遂、劳役失调均会导致体内秽浊之气的生成，体内的浊瘀之邪（痰浊、水湿、瘀血）胶质难解，日久伤及肝、脾、胃、胆、肠道等脏腑，使胃肠失于职守，出现腹痛，便秘，泄泻等症状，诱发 IBS。故中医治疗本病从其病因病机入手，以祛湿化痰，活血化瘀为治疗大法，清除体内浊毒，从而治愈本病。

化浊解毒方以浊毒理论为根据，自拟化浊解毒方（陈皮、防风、白芍、藿香、砂仁、茯苓、白术、柴胡、川芎、枳壳、香附、紫苏叶、荔枝核、预知子、郁金）。方中柴胡、川芎、枳壳、香附疏肝行气、活血止痛为君药，气血通则浊毒自化；藿香、砂仁、茯苓、白术化湿和中，并助君药健脾行气为臣药，气行湿化则浊瘀之邪随之消散；荔枝核、预知子、陈皮、紫苏叶为佐药，其中荔枝核、预知子疏肝理气、活血止痛，佐君药共奏理气化浊之功，陈皮、紫苏叶归脾经，行气宽中健脾，佐君药调中畅达枢机，化膏浊；《医学源流论·伤风难治论》中云"肺为娇脏，寒热皆所不宜。太寒则邪气凝而不出，太热则火烁金而动血，太润则生痰饮，太燥则耗精液，太泄则汗出而阳虚，太涩则气闭而郁结"。说明肺为娇脏，外感六淫邪气极易从肺脏入侵人体，形成风邪束表，浊毒内蕴之证，防风归肺、脾、肝经，故方中特加防风祛风解表、胜湿止痛，化体内膏浊。根据不同的病机和证型，结合临床，辨证施治，调肝理脾，气畅血行，毒无所依，浊毒自去。临床也常用连翘、地榆、牡丹皮、玄参、栀子、黄芩、板蓝根等清热凉血之品，清除体内毒邪。并根据体内浊、毒邪气偏胜不同，而有所侧重不同。浊重毒轻则化浊为主，解毒为辅；毒重浊轻则解毒为主，化浊为辅；浊邪与毒邪并重则解毒化浊并重。然而诸药配合，重在化浊，使毒随浊去，以达解毒化浊之功效。

毒邪致病理论，是中医学特有的、重要的病因病机理论之一。IBS 症状复杂，同一个患者既可以出现腹泻症状，也可以出现便秘症状，这样给临床诊断带来极大困难。白亚楠等从浊毒理论入手，以祛湿化痰，活血化瘀为治疗大法并自拟化浊解毒方治疗本病，临床疗效令人满意，为中医药治疗 IBS 拓宽了思路，提供了宝贵的临床经验。

209 从浊毒论治肠易激综合征经验

肠易激综合征（IBS）是以腹部不适及排便习惯改变为主要特征的慢性或反复发作的胃肠道功能性疾病，一般无器质性改变。据流行病学调查，目前，IBS 全球患病率为 11.2％，我国的发病率为 10％～15％，且近年来有增高的趋势。其发病机制可能与胃肠运动功能紊乱、内脏感觉异常、脑-肠轴活动异常及神经内分泌、精神心理因素、微生物群的改变等因素相关。精神心理因素和饮食因素被认为与 IBS 的发病密切相关，随着生活方式改变及生活、工作压力影响，IBS 发病率不断升高。目前西医对于本病发病机制尚不清楚，临床治疗也缺乏特异的治疗手段，治疗效果差强人意。杨倩教授善于治疗功能性胃肠疾病，其对 IBS 谨查病机、审证求因，以浊毒理论为基础，结合自己的临床经验，从疏肝健脾、化解浊毒角度辨证论治，采用自拟疏肝理脾化浊汤，标本兼顾，效如桴鼓。现将其经验介绍如下。

肠易激综合征病因病机

中医学无"肠易激综合征"病名记载，根据其症状表现，应隶属中医学"泄泻""便秘""腹痛""肠积"等范畴。该病的发生与情志不疏或饮食不节密切相关，肝郁脾虚为病之本，浊毒内蕴为病之标，其发病部位在大肠，涉及脾胃、肝胆、肺肾等多个脏腑，治宜疏肝健脾、化解浊毒。

1. 肝郁脾虚为 IBS 病之本：《素问·举痛论》云"百病皆生于气"；《丹溪心法·六郁》亦云"气血冲和，万病不生，一有怫郁，诸病生焉，故人身之病，多生于郁"。故气机运转正常是脏腑功能正常的基础，气机失常为诸病之本。中焦脾胃为人体气机升降之枢纽，龙虎回环主全身气机，这两者对气机运转意义重大。细察本病后发现，饮食不节、外邪犯胃可导致脾胃虚弱，脾气无力生发，中焦气机失常；五志不节，情志不舒，肝气郁滞，影响全身气机的运行。这两者是 IBS 发生的主要病因病机。肝郁与脾虚又可相互影响，肝气郁结则气失所主，脾失健运而致脾土壅滞，气机壅滞。气机壅滞则肠道运化失司，出现腹部不适伴排便异常等症状。正如《景岳全书》中云"凡遇怒气便作泄泻者，必先以怒时夹食，致伤脾胃。故但有所犯，即随触而发，此肝脾二脏之病也。盖以肝木克土，脾气受伤而然"。肝为刚脏，体阴用阳，肝脏有赖于脾生化气血以滋养才能刚柔相济，即所谓"脾土营木"。若脾本虚，肝木不涵，肝气横逆易克伐脾土，脾失健运，则大肠既不能得脾气运化滋养，又不得肝气之疏泄畅达，致使传导失司，糟粕内蕴，留而不去，久而酿生浊瘀。而浊毒互结于肠，胶着难愈，气机不畅，血不得行，津不得布，化生瘀血痰浊，日久痰血瘀浊相互搏结，损伤肠络，最终导致胃肠受损，以致腹痛、便秘、泄泻等症状，从而诱发此病，缠绵难愈。现代人由于工作、生活压力的增大，极易因长期焦虑、烦躁、抑郁而造成肝气郁滞，而过食寒凉或情志所伤又极易损脾，此二者相互影响，共同构成 IBS 病因。《临证指南医案》指出，"肝病必犯土，是侮其所胜也，克脾则腹胀，便或溏或不爽"。据张北华等在中医药治疗肠易激综合征的专家经验挖掘与分析中发现，肝郁、脾虚为各型 IBS 最基本的证候要素。徐义勇等认为疏肝理气、润肠通便治疗可明显的改善 IBS 症状，并可降低异常升高的胃肠激素。

2. 浊毒内蕴为 IBS 病之标："浊"最早指浊气、浊阴，历代医家多有论述，《灵枢·血络论》云"阳气蓄积，久留而不泻者，其血黑以浊"，即"血浊"。《金匮要略》云"清邪居上，浊邪居下"，即浊邪。《杂病源流犀烛》云"浊病之原，大抵由精败而腐者居半"，即浊病。"毒"最初指毒草，"毒者，害人也"。后又指非时之气。戾气、山岚瘴气等峻烈易传染之外感邪气，称为毒邪。如《素问·生气通天论》云"虽有大风苛毒，弗之能害"。"毒"还可以指药物的峻烈之性，如《素问·五常政大论》云"大毒治病，十去其六，常毒治病，十去其七"。浊与毒因性质类同而极易相生互助为虐，故而浊毒并称。浊毒，兼具"浊"和"毒"特性，既是机体不能及时排出代谢废物而蕴积产生的病理产物，也是能严重影响人体脏腑经络气血阴阳的致病因素。诸医家均认为浊毒亦分虚实。肝郁脾虚，气机壅滞，水停为饮，湿气内生，湿久则浊聚，浊聚则为痰，蕴积成热，热壅血瘀，热则生毒；又肠道运化失司，糟粕内结，清气不升，浊气瘀滞。故本病之标表现为浊毒内生。

自拟疏肝理脾化浊汤

杨倩以浊毒学说立论，认为IBS的发病机制可用肝气不舒，郁滞困脾，脾失健运，湿浊内蕴，久而化毒，胶滞于肠络来概括。所谓"陈莝去则肠胃洁，癥瘕尽而营卫昌"，据此研究出疏肝理脾化浊方，以疏肝理脾、化浊解毒为治疗大法，标本兼顾治疗该病，取得了显著临床效果。

1. 疏肝理脾化浊方临证加减：杨倩将浊毒理论与自身临床心悟相结合，自拟疏肝理脾化浊汤：柴胡10 g，白芍10 g，川芎10 g，枳壳12 g，香附10 g，白术10 g，苍术12 g，藿香20 g，佩兰15 g，砂仁（后下）10 g，黄连5 g，茵陈15 g，蒲公英10 g，荔枝核10 g，预知子10 g，炙甘草5 g。在此方基础上结合患者兼证不同等加减：大便秘结者，加麻子仁、枳实等润肠通便、行滞通闭；大便溏泄、黏滞不爽者，重用茯苓，加仙鹤草、薏苡仁等清热祛湿、健脾补虚；若口干、心烦、肛门灼热等，加栀子、石膏、知母等清热滋阴、宁心补津；若伴有腰膝酸软，头晕目眩者，加酒山茱萸、黄精等滋肾填精、补气养血。杨教授主张"一病一方"，辨证要精细，用药需灵活，不可固守验方而一成不变。

2. 疏肝理脾化浊汤方药析：

（1）行气疏肝化浊：《素问·至真要大论》云"木郁达之"。肝气郁结宜舒，临床上杨倩善用柴胡疏肝散，多以辛行、温通的疏肝之品，畅通全身气机。柴胡主升散，《本草经解》云其"心腹肠胃中，凡有结气，皆能散之也"；白芍味酸、苦，性微寒，归肝脾经，《本草求真》云其"有敛阴益营之力……白则能于土中泄木"。肝体阴而用阳，柴胡辛散疏肝气，白芍酸苦敛肝阴，二药配伍，一疏一散，一阴一阳，使得肝脏刚柔相济，气血兼顾。佐以枳壳、香附、川芎行气止痛，荔枝核、预知子、陈皮理气解郁，化痰散结，共奏调达肝气之功。

IBS为肝气不疏而困脾，中焦气机升降失司，痰湿浊毒蕴结于内，肠络失养所致。疏肝理气之品性味辛、苦、香，辛可行散，苦可降泄，香性走窜，故不仅可治其本，亦可缓其标。理气之品可化湿消痰，脾胃为气血生化之源，亦为痰湿浊毒生成之源，庞安常云"善治痰者，不治痰而治气，气顺则一身津液随气而顺矣"。此外，浊毒之邪，其性黏滞胶结，易阻遏气机，使气机升降失司，因此浊毒的祛除需要气机升降出入恢复正常，气血调和通畅。浊毒内蕴胃肠，大肠传导失司，或秘，或泻，或痛，《伤寒来苏集》云"诸病皆生于气，秽物之不去，由于气之不顺，故攻积之剂必以行气药主之"，行气药可下气通腑，泄浊解毒，浊毒去而诸症自除。

（2）理脾健运化浊：《素问·经脉别论》云"饮入于胃，游溢精气，上输以脾，脾气散精，上归于肺"，脾气健运，则清阳得升，浊阴得降，水饮得化，机体得养。脾气亏虚，清气不得升，浊气不得降。杨教授认为"脾少真虚，多为湿困"，在IBS的治疗中，强调理脾、运脾而达到健脾之效，临床多用白术、苍术并举意欲健。张志聪在《本草崇原》中云"凡欲补脾，则用白术；凡欲运脾，则用苍术；欲补运相兼，则相兼而用"，此处正取此意；喜重用茯苓利水湿、实大便而止泻，且茯苓、白术相伍，利水渗湿而不伤正，健脾益气而不留邪；并喜用砂仁，芳香醒脾，主专中焦，宣通气机，化浊和中，正如《本草备要》云"辛温相窜，和胃醒脾，快气调中，通行结滞"。脾居中央以灌四旁，脾气运健则转化精微、运化水液功能正常，方可恢复气机的升、降、出、入，使湿浊浊毒无以化生。在临床上也同时注意以"消"为补的重要性。积滞日久，可由五行之气形成有形之邪，气血壅滞，郁于体内。可消积导滞，荡涤胃肠，可投以黄连、枳壳等以清湿热、导积滞，临证加减，灵活用药。

（3）芳香辟浊解毒：浊毒既是IBS的致病因素，又是其病理产物，因此通过芳香辟浊法来解郁散结，除陈腐，濯垢腻，临床多用藿香、佩兰、紫苏叶等。藿香味辛，性微温，归脾、胃、肺经，为芳化湿浊之要药，《本草正义》云其"清芳微温，善理中焦湿浊痰涎，为醒脾快胃、振动清阳之妙品"；佩兰性平，亦芳香化湿，《本草经疏》云"开胃除恶，清肺消痰，散郁结"；二药相配，香而不烈，温而不燥，为化浊之良品。紫苏子辛温，亦为芳香之品，《药品化义》云"苏子主降，味辛气香主散，降而且散"。至于辟秽解毒，则选用茵陈蒿、蒲公英以清热泻火解毒，清胃肠之湿热，解体内之浊毒之邪。

210 从浊毒论治下肢静脉性溃疡

下肢静脉疾病是常见的周围血管疾病，其中下肢静脉性溃疡是下肢静脉功能不全最难治和最严重的并发症，12%～14%的下肢静脉功能不全患者存在静脉性溃疡。现代医学认为，下肢静脉性溃疡的主因病理环节为下肢静脉高压和慢性炎症。静脉高压影响静脉向心回流。血液含氧量减低、持续的静脉高压引起毛细血管透壁压增高、毛细血管受损伤、血液成分外渗增加、局部循环障碍，导致代谢产物堆积、组织营养不良、水肿和皮肤营养改变，造成慢性迁延不愈的炎症反应，最终溃疡形成。下肢静脉性溃疡属中医学"臁疮""恶脉"等范畴，多从水湿、血瘀论治。在临床中发现，以祛湿为主的治法临床疗效并不满意。浊邪理论是现代中医学提出的一种创新理论，适应了现代疾病的治疗，丰富了中医学的病因理论，对多种现代疾病的防治具有指导意义。在下肢静脉性溃疡的辨治过程中，从中西结合汇通的观点出发，发现西医所谓的静脉高血和慢性炎症与中医的浊毒理论相通。学者张建强等结合下肢静脉功能不全的临床-病因-解剖-病理生理分期，详辨其发病、发展过程，认为虚、瘀、浊、毒是该病的主要病机，以补气、活血、利湿、排浊、解毒为法创立中药内服方剂，外用中药换药，取得了较好的临床疗效，为临床治疗下肢静脉性溃疡提供了新思路和新方法。

浊与毒的概念

在中医学理论体系中，浊是与清相对的概念，主要是指液体的内容浓厚和形态不清、混浊。如《篇海类编·地理》云："浊，不清也。"《释名·释言语》云："浊，渎也，汁滓演渎也。"《老子》云："浑兮其若浊。"在医学上，《素问·阴阳应象大论》云："清阳出上窍，浊阴出下窍；清阳发腠理，浊阴走五脏；清阳实四肢，浊阴归六腑。"这里浊是指生理的水谷精微的浓厚部分及消化代谢产物如汗、液、二便等污浊之物。浊既有生理的浊也有病理的浊，既有致病因素的浊，也有病理产物的浊。如汉代张仲景在《金匮要略·脏腑经络先后病脉证》云"清邪居上，浊邪居下"。这里作为一个致病因素明确提出浊邪的概念。叶天士《温热论》指出"湿与温合，蒸郁而蒙蔽于上，清窍为之壅塞，浊邪害清也"。《中医大辞典》也认为"（浊）多指湿浊之邪"。但浊邪作为一种病理生理模型，并非特指湿浊。浊邪蓄积脉道，浊毒与痰瘀等复合物沉积于机体各组织器官导致的有着共同的生理病理基础的疾病，均属浊邪范畴。

随着社会的发展，人的生活方式、自然环境以及社会环境都发生了很大的变化。环境污染、雾霾天气、高脂高糖饮食、体力活动减少、工作压力增大等等导致人体浊性物质过剩，蓄积脉管，血液的浓、稠、黏、聚状态，进一步演化生成血瘀、痰饮、浊毒。换言之，血流动力学的异常、血液中蕴积有害的代谢产物以及循行异常等，皆可称之为血浊。当超过了自身的净化能力，则形成各种疾病。血是构成人体和维持人体生命活动的最基本物质之一，它循脉而行，内至脏腑，外达皮肉筋骨，周流全身，发挥运载营养和滋润器官的作用。"血浊"在很多疾病发生中有非常重要的意义，与下肢静脉疾病的发生发展密切相关。

毒是一类性质浓厚、高度聚集对人体能造成危害，甚至危及生命的物质。将"浊、毒"作为一个整体来论述，浊性污秽，混浊稠厚；毒性陈腐，质变有害。二者性质类同，极易相生互助，相夹为虐，合为一体，故"浊毒"并称，浊毒相合，往往难以分开。浊乃浊质，毒有毒性，是一个事物的两个方面，分别形容病邪的形态和致病特点。浊为阴邪，毒为阳邪。因此，认为浊毒具有以下致病特点：①易阻滞气机，耗伤气血。②浊重性沉积，易停留阻滞脉道，毒邪暴烈，易蚀伤皮肉筋脉骨。③缠绵难愈，病多反复。正是因为这些特点，使得浊毒理论成为诸多慢性病、疑难杂病的发病原因、治疗难点，如慢性胃炎、冠状动脉粥样硬化性心脏病、糖尿病、痛风病、溃疡性结肠炎等。事实上，"浊毒"与下肢静脉性溃疡的发病、发展、病理转变密切相关。

下肢静脉性溃疡的病因病机

结合下肢静脉功能不全的 CEAP 分期，对下肢静脉性溃疡的病理过程解析：

1. 气虚湿陷：相当于 CEAP 分类法的 C0～C3 期，早期多无明确的视、触体征，或伴有以下体征。①毛细血管扩张，持久性扩张的真皮内毛细血管，红色多见，呈线状或丝或网状。②网蔓状静脉扩张，冠状静脉扩张，持久性扩张的真皮内毛细血管，呈紫色，通常呈扭曲状、成片分布，往往是慢性下肢静脉功能不全进行性发展的临床表现，且与溃疡多发部位一致。③浅静脉曲张，是皮下浅静脉持久性扩张的表现，直立位时尤为明显，并呈迂曲状。④凹陷性水肿，见于踝周、胫前。中医学认为湿浊之邪有内生者、有外感者或两者兼有。内伤者以脾胃虚弱，不能运化饮食水饮为多。水谷精微不运则聚而成湿、成浊，流窜经络。湿浊属阴、性下沉故多聚于下焦、下肢，多见久站、久坐等不良生活工作习惯或长期从事体力劳动，下肢负担过重者；外感者多因居住潮湿环境或水中劳作或夏月贪凉浸水等所致。然邪正相争，总以正气不足为本，湿邪聚积为标。患者多感觉易疲劳、腿酸腿沉，此时正气已虚，帅血无力，血不利则化为水，故多见下肢水肿，朝轻暮重。这个阶段水湿已成，且湿为阴邪，易阻滞气机，气滞则血瘀，故多见迂曲怒张的毛细血管及扩张的浅静脉，此时气虚水湿、浊势尚浅。

2. 浊瘀蕴结：相当于 CEAP 分类法的 C4、C5 期，表现有以下几点。①色素沉着，表现为早期的皮肤改变为浅黑色色素沉着，常发生于踝周，逐渐向小腿或足部扩展。②湿疹，表现为红斑、水疱、渗出或鳞屑状红斑，常发生于曲张静脉周围及小腿足靴区，又称瘀积性皮炎。③脂质硬化症，表现为患肢皮肤局限性硬化，可伴有瘢痕、挛缩，涉及皮肤、皮下组织，甚至筋膜，若伴有急性皮下组织炎，可伴有发热及淋巴管炎征象。④白色萎缩，表现为小腿和踝部出现紫癜、坏死，愈后留有象牙白色萎缩斑，周围由扩大的毛细血管或深褐色色素沉着环绕的皮肤损害。气为血之帅，气具有行血、固摄、托举的作用。湿浊的危害加上脾胃运化无力长期无法改变，导致气虚水湿不断加重。气不行血而致血液运行缓慢；气不固摄致血溢脉外、静脉纵懈；气不托举则血不朝肺、水湿不能上承而下沉。随着水湿聚积的不断增多，湿久成浊，湿浊又作为新的致病因素影响机体的气化功能。湿浊浸淫血脉导致血浊、血瘀，故见局部肤色发黑；湿浊聚满外溢，故见局部湿疹、水疱；血瘀日久可见局部硬结。此阶段病机为气虚、湿浊、血浊、血瘀相互为害的恶性循环，湿浊、血瘀蕴结不解，炎症反复，症状不断加重。

3. 浊毒害脉，腐肉蚀筋：相当于 CEAP 分类法的 C6 期，除伴有 C4 所列的皮肤改变外，继则皮肉糜烂，滋水淋漓，形成溃疡。溃疡边缘坚实削直，或是内陷，呈圆形、椭圆形、斜形。溃疡面可见暗红色陈旧性肉芽组织，其上覆盖着污灰色腐物及发臭的脓液，不易收口。由于湿浊、血瘀蕴结日久，浊性黏腻，阻滞气机，留恋难去，郁久化热成毒，毒性剧烈，灼伤脉络，腐肉蚀筋，甚难治愈，且愈后易复发，少数则可能癌变，多数患者伴有神疲体倦，面色失华等脾胃气血虚弱症状。

从虚、浊、瘀、毒论治下肢静脉性溃疡

西医认为，静脉血液的正常回流主要靠心肺负压泵、肌泵、静脉泵共同作用的结果，而下肢静脉性溃疡的发病是三泵功能异常导致静脉高压后所形成的炎症级联反应。下肢静脉郁积、逆流引起皮肤、血管、淋巴、软组织等炎变甚至溃疡等各种临床表现的症候群，皆是由于炎性介质的侵入或炎症反应变化所致。炎变之标为热毒、湿浊、血瘀，而炎变之本乃是中气脾胃气虚。诚如清代大医黄元御所言"戊己升降，全凭中气，中气一败，则己土不升而清阳下陷，戊土不降而浊气上逆"。中医补中调脾胃可以改

善心肺功能，活血化瘀、泻浊解毒可以改善静脉血流动力学，减轻炎症反应，故可促进三泵功能恢复，与西医病理机制相吻合。

综合以上分析，张建强等认为下肢静脉性溃疡的发生是脾肺气虚，湿浊血瘀，浊毒致损递进发展的过程。脾肺气虚是始动因素，湿浊血瘀是疾病过程中的病理产物，浊毒瘀滞胶结不解是化腐致损、迁延不愈的主要病理机制。只要抓住虚、瘀、浊、毒这 4 个主要病理环节，应用健脾补肺、活血化瘀、泻浊解毒法内服中药，同时结合外用拔毒膏，可取得满意效果。根据溃疡的病程、炎症反应的轻重，灵活运用补虚、化瘀、泻浊、解毒之法，各有侧重。如溃疡病程短、红肿疼痛、渗出较多、炎症明显者，以泻浊解毒为主，兼以活血、略加补气之品；如病程较长、疼痛不甚、疮面硬肿、暗红、渗出不多者，以补虚活血为主，兼以泻浊。在选方用药方面，不用大辛、大热、大苦、大寒之品，多用温和之药，以健脾补肺、升补宗气作为补虚的基础。补虚主要选用炙黄芪、人参、白术等补益脾肺之气；活血选用益母草、泽兰、水蛭、当归、川芎等，兼有利水之用。泻浊解毒法是在补虚、活血的基础上，通过二便、出汗、放血等使毒排出。常用大黄、芒硝、生何首乌、决明子等通大便之药物；土茯苓、泽泻、茯苓、猪苓、薏苡仁、萆薢、滑石等利小便药物；藿香、紫苏、佩兰、陈皮、苍术、法半夏、石菖蒲等芳香化浊之品；苍术、羌活、独活、麻黄、桂枝、细辛等发汗之物；热毒重者加金银花、连翘、紫花地丁、黄芩等。

211　从浊毒论治脓毒症

　　脓毒症是严重危害人类健康的急危重症之一。其发病率不断上升，全球每年约新增数百万脓毒症患者，其中超过 25% 的人会因此死亡。目前现代医学对脓毒症的发病机制认识尚未完全明确，治疗上存在一定瓶颈。而本病属于中医的优势病种，中医药治疗措施疗效确切。学者朱海等通过理论溯源及临床实践发现，脓毒症的发生与"浊毒"关系密切。"浊毒"是脓毒症发生及病情演变的关键，而从"浊毒"论治脓毒症具有较好临床疗效。

浊毒含义及特点

　　1. 浊之义："浊"与"清"含义相对，即秽浊之意，"浊者，不清也"。"浊"也指有形之物，"寒气生浊，热气生清"（《素问·阴阳应象大论》）中"浊"即为"有形"之意。"浊"也指代"饮食、糟粕、体内代谢废物等"，如"食气入胃，浊气归心"（《素问·素问经脉别论》）；"清阳实四支，浊阴归六腑"（《素问·阴阳应象大论》）；"浊"还含有"秽浊"之意，如"清气在下，则生飧泄；浊气在上，则生䐜胀"（《素问·阴阳应象大论》），由此可见"浊"是因机体脏腑功能失调，气血津液循行异常，停留阻滞于组织器官中具致病性的有形病理产物的总称。人体最常见的"浊"邪有痰浊、瘀浊、湿浊、饮浊、溺浊、膏浊等，这些病理产物大多为有形之物，易困阻气机，因此可再次成为致病诱因，因此"浊"邪具有一定的毒性及致病性，但"浊"侧重于描述病邪的形质。

　　2. 毒之义："毒"是中医学理论体系中含义较多的一个概念，众多医家虽有不同的观点看法，但归结起来不过以下 5 种。①具强烈致病性的病理因素，如"寒毒""热毒""火毒""温毒"等。②非时之气，疫疠之邪，如"大风苛毒""风毒""疫毒"等。③感染性病症，如"疮毒""疽毒""痈毒""疔毒"等。④具强烈偏性或峻猛之性的药物，如"大毒治病……常毒治病……小毒治病"等。⑤邪气亢盛，"毒，邪气蕴结不解之谓"（《金匮要略心典》）。对这几种"毒"的含义加以汇总可知，"毒"是指药物或病邪的偏性、毒性或峻烈之性，因此"毒"更侧重于指病邪的强烈致病性。

　　3. 浊毒含义及特点："浊"与"毒"相合后，就形成了"浊毒"。而在实际临证中，"浊"与"毒"往往难以分开，"浊"有浊质，"毒"有毒性，两者分别描述病邪的形态特质及致病特点，故分别对应病邪的体和用，而"体用一源，体用互根"，故"浊毒"往往既具有"浊质"，又有"毒性"。"浊"为阴体，"毒"为阳性，"毒"常为致病先导，"浊"则后随恶化病情，"毒"常诱发"浊体"产生，"浊"又极易酿生"毒性"，故"毒""浊"常胶结为病，难分难舍，浊毒蕴结，弥漫三焦。因此"浊毒"往往具有以下致病特点。①易阻气机，易耗气血。②致病广泛，弥漫三焦。③缠绵难愈，病情危笃。④常兼痰瘀，合而致病。正因"浊毒"这些致病特点，才使它成为目前许多疑难杂症如糖尿病、慢性萎缩性胃炎、慢性肾衰竭、溃疡性结肠炎、代谢综合征、冠心病、艾滋病等疾病的发病诱因和治疗关键所在，事实上"浊毒"也与脓毒症的病机及转归密切相关。

浊毒与脓毒症的病机

　　1. 毒是脓毒症发病的重要诱因：脓毒症是由感染诱发的全身炎症反应综合征（SIRS），确定或可疑的感染病灶是诊断脓毒症的必备条件。而感染多由细菌、真菌、病毒等外来致病微生物引起，属于中医学"外毒"范畴。这些"外毒"毒力峻猛，传变迅速，它们迅速侵入机体，诱导机体免疫应答产生各种毒性物质（如炎症细胞、促炎因子、抗炎因子、信号转导分子等）（即"内毒"），这些内源性代谢产物蓄积，可急剧加重和恶化脓毒症病情，从而使机体各脏器功能严重紊乱，脏器功能紊乱又会导致各种内源性代谢产物的大量蓄积。由此可见，脓毒症由外毒引动，进一步戕害脏腑功能导致内毒的产生，内毒又会进一步加剧脓毒症病情的恶化。

2. 毒浊是严重脓毒症的主要表现：脓毒症虽由"毒"诱发，却以五脏功能紊乱所表现的五脏"毒浊"症为主要表现。严重脓毒症与温病五死证的病机及表现具有惊人的相似之处。如"肺化源绝"之呼吸窘迫、鼻翼扇动、口唇紫青、咯粉红色血水、面色青黑、PCO_2增高等肺系浊毒症；"心神内闭"之咯吐浊涎、神昏谵语、大汗淋漓、四肢厥冷、脉微欲绝、心肌酶增高等心系浊毒症；"阳明大实"之大腹胀满、烦躁不宁、大便燥结、热结旁流等脾系浊毒症；"黄极而诸窍闭"之身目发黄、大量腹水、面色青灰、肢体瘀斑、胆红素及转氨酶大量升高等肝系浊毒症；"热灼津涸"之肌肤干燥、少尿或无尿、神志萎靡、水液潴留、肌酐及尿素大量升高等肾系浊毒症。由此可见，五脏功能受损，体内大量"毒浊"蓄积是严重脓毒症的主要表现。

3. 浊与毒互相作用是脓毒症演变的关键：在脓毒症的发病中，"浊"与"毒"并不是互相孤立的，而是互相作用，互为影响的，两者共同作用导致脓毒症的发生与演变。事实上机体存在大络、孙络、系络、缠络等各级络脉系统，在生理状态下络脉系统互相联系，呈网状广泛分布于机体各组织结构，沟通联系整个机体。具有贯通营卫、循行经气、渗灌气血等重要生理功能。当脓毒症发生时，"毒"邪迅速侵入机体络脉系统，不仅直接损害脏腑形质，而且"毒"多挟热，"毒"热煎灼津液而成瘀"浊"，瘀"浊"困阻脏腑气机，转变为内"毒"，内"毒"会使脏腑功能进一步恶化，又会导致瘀"浊"的产生，如此形成恶性循环，病情不断恶化，同时"毒"邪可由表浅阳络迅速侵入病位较深的阴络，"浊毒"盘踞，导致病情缠绵难愈，在外"毒"的作用下极易复发。而毛细血管渗漏综合征也是脓毒症常见并发症，其发病机制是在炎症介质（"毒"）及血管壁损伤（瘀"浊"）作用下，氧自由基、内毒素等毒性物质聚集（毒"浊"），血管通透性增高，血管内水分外渗导致胸腹腔积液、脏器水肿（痰"浊"，水"浊"，饮"浊"、湿"浊"等形成），有效循环血量减少，机体组织和器官缺血、缺氧（"毒"），进一步加剧脓毒症病情的恶化。由此可见"浊"与"毒"互相作用是脓毒症演变的关键。

浊毒与脓毒症的治疗

由于"浊毒"与脓毒症的发生及演变关系密切，因此要从"浊毒"入手论治脓毒症，有以下治法。

1. 避毒防毒："毒"邪是脓毒症发生的重要诱因，因此体虚之人尤其要避免感受外邪，同时也应加强锻炼增强自身体质，这样才能从源头上阻止脓毒症的发生，所谓"风雨寒热，不得虚，邪不能独伤人……盖无虚。故邪不能独伤人，此必因虚邪之风，与其身形，两虚相得，乃客其形"（《灵枢·百病始生》），而脓毒症渐愈或已瘥患者也应积极避免外感以加重病情，所谓"炉烟虽熄，灰中有火也"，脓毒症患者体内存留的伏邪也是我们不能忽视的。

2. 解毒排毒：当"毒"邪侵入体内时，早期解毒排毒，截断毒邪深入，预防毒变生浊，防止毒浊互结显得尤为必要。而毒多挟其他病邪，其中又以热邪最为常见，毒热合病，变证万千，此时急需清热解毒，初期可应用银翘散，热盛可选白虎加人参汤，热极最宜清瘟败毒饮，同时可配伍适宜的抗生素应用。若属寒毒之邪为病，则宜参考伤寒六经辨治经旨，邪犯太阳宜桂枝汤及麻黄汤，邪郁少阳宜小柴胡汤，邪传阳明宜白虎及承气类，邪入太阴、厥阴、少阴则分别施以理中类、吴茱萸类方及四逆类方。若兼杂其他六淫之邪也宜根据实际情况辨证施治，总之以解毒排毒，防毒深入及毒与浊结为要。

3. 祛瘀化浊：由于脓毒症的核心病机是"毒浊互结"，其中又以瘀浊互结最为关键，因此防止"毒瘀互结"极其重要，所以宜在脓毒症初期应用活血化瘀之品以防"血与毒结"。初期热盛瘀不显时可应用牡丹皮、生地黄、赤芍、丹参等活血祛瘀之品，或选用血必净、川芎嗪、复方丹参片等中成药；热瘀并重则可应用紫草、桃仁、红花、白头翁等味凉血解毒；正欲衰脱时则宜在扶正固脱基础上加以大剂量的当归、鳖甲、生地黄、龟甲等养血活血之品。由于水浊、饮浊及湿浊等也是脓毒症常见的致病浊邪，"血不利则为水"，因此可在活血祛瘀的同时，伍用利水祛瘀之品，如牛膝、泽兰、益母草、王不留行等。总之以祛瘀浊，化湿浊，利水浊；防"毒浊互结""瘀水互结"为要。

4. 通腑泻浊： 腑气不通是脓毒症的重要证型，现代医学早已认识到肠道不仅可以诱发 SIRS，它还是 ARDS 和 MODS 发病的始动因素。肠道含有大量的浊邪（便浊），也蕴含大量的细菌（"毒"库），它是体内最容易，也是最大的"毒浊互结"的器官。因此在脓毒症发病过程中极易出现腑气不通，大便秘结。"六腑以通为用"，因此在脓毒症的治疗中，维护肠道的通降功能极其重要。但针对脓毒症的通腑泻浊法也应讲求一定策略，应逐步渐进，如轻度胃肠功能障碍时可仅施以足三里、大肠俞等穴位的针灸治疗；中度胃肠功能障碍则可应用升降散、小承气汤/调胃承气汤等通腑泻下汤剂口服治疗；当出现严重肠功能障碍或肠衰竭时则宜采用大承气汤类灌肠或中药汤剂内服、针灸治疗及承气汤类灌肠治疗等几种通腑手段联合应用的集束化调肠方案，总之以腑气通调，浊毒排出为要。

5. 扶正化浊： 以上介绍的仅仅只是祛邪解毒及祛邪化浊的方法，事实上扶正也可解毒，也可化浊。急性虚证作为脓毒症的重要证型，已逐渐引起人们的重视，事实上"急性虚证"属于中医学的"虚毒"范畴，而扶正固本可补虚祛毒，改善脓毒症患者的预后，此为扶正解毒也。脓毒症患者常有咳嗽、痰多、气促、心悸、腹胀、纳呆、腹泻、黄疸、肢肿、小便不利等症，事实上这些均是脾失健运表现，脾主运化水谷及津液，脾失健运则水聚为湿，津聚为痰，痰随气动，上犯于上焦心肺则可见咳嗽、气促、痰多、心悸等症，蕴阻于中焦脾胃则见腹胀、纳呆、腹泻等症，凌于下焦肝肾则发为黄疸、肢肿、小便不利等症。故上述症状均为脾失健运，痰浊、水浊、湿浊、饮浊等浊邪泛滥的表现，而通过健运脾胃，水湿得化，浊邪得清，则上述诸症自除。由此可见扶正不但可以解毒，还能化浊。

212　从浊毒论治肛窦炎

　　肛窦炎病程较长，反复发作，缠绵难愈。中医学认为该病属"脏毒"范畴，然而，"脏毒"理论无法完全解释肛窦炎发生、发展的全过程。学者郭虹君等在临证中发现，运用"浊毒"理论，能较好地解释肛窦炎的发生和发展，而基于此理论确立的治法方药，具有显著的临床疗效。肛窦炎又称肛隐窝炎，是发生于肛门瓣、肛窦部的慢性或急性炎症，以肛门部潮湿、瘙痒、疼痛、肛门坠胀及排便不尽感为主要特点，部分患者排便时亦可见黏液脓血。肛窦炎早期临床症状并不严重，因此非常容易被患者和主治医师忽视，从而导致本病反复发作，迁延日久，最终演变成慢性炎症性疾病。近年来，由于人们不良的饮食、生活习惯，以及抗生素的滥用，致使胃肠道菌群失调，肠黏膜屏障受损，整体微生态失衡，导致本病的发病率逐年上升。此外，肛窦部的反复炎症可形成潜在感染病灶，成为许多肛肠科疾病的诱发原因。据统计，约80%肛周疾病（如肛周脓肿、肛瘘、肛乳头肥大等）的发生，与肛窦炎密切相关。因此，肛窦炎的早期诊断、治疗，对改善患者的生活质量，降低肛肠科疾病的发病率，具有十分重要的临床价值。临床上，西医以口服抗生素、西药灌肠、各种膏剂涂抹外用、肛窦切除等治疗手段为主，副作用大，复发率高，临床效果欠佳。

古代医家对肛窦炎的认识

　　肛窦炎属于中医学"脏毒"范畴。关于中医学"脏毒"的概念，《疮疡经验全书》记载"脏毒者，其大肠尽处是脏头，一曰肛门，又曰屎孔内是也。毒者，其势凶也"。可见，这里的"脏"指的是脏头，也就是大肠末端的肛门，"毒"强调发病急骤，因此脏毒与肛肠科疾病关系最为密切。《灵枢·百病始生》有"卒然多食饮则肠满，起居不节，用力过度，则络脉伤……阴络伤则血内溢，血内溢则后血"的记载，算是对脏毒病因、发病的最早认识。对于脏毒的临床表现，古代医家亦有较多论述。如《三因极一病证方论》云"肠风脏毒，自属滞下门。脏毒，即是脏中积毒"。这里的"滞下"既可指痢疾，亦可指毒邪积聚于魄门，停滞不下，导致的肛门坠胀、排便不尽感。现代医学证明，肛管中存在丰富的神经纤维组织，包括有髓鞘和无髓鞘神经纤维组织及神经节，这些结构共同组成肛管的附属感觉器官，因此肛窦部的反复炎症刺激极易造成患者的排便不尽、坠胀及异物感。《医学入门》云"自内伤得者，云脏毒……毒者，病邪蕴久，色浊后重疼坠"。毒邪久蕴大肠魄门，使气血不通，不通则痛，因此脏毒致病可使患者出现肛门部的疼痛不适感。肛窦炎患者的疼痛多因炎症刺激导致，疼痛严重者多存在肛管表层下炎症的扩散。而排便（尤其是粪便质硬）可进一步刺激或者损伤肛窦，加重疼痛。此外，肛窦部的反复炎症可刺激肛门外括约肌，造成括约肌的反射性痉挛，使疼痛进一步加剧。此外，古代医家对脏毒所引起的其他肛肠疾病亦有论述。如《外科正宗》云"夫脏毒者，醇酒厚味，勤劳辛苦，蕴毒流注肛门结成肿块"。《血证论》云"脏毒者，肛门肿硬，疼痛流血，与痔漏相似"。脏毒邪气积聚肛门，郁久不化，可致血败肉腐成脓，发为肛痈；日久溃破，余毒未清，血行不畅，反复发作，则成肛漏病。现代医学证实，肛窦炎反复发作可诱发肛周脓肿、肛瘘等疾病。同时，脏毒致病亦可使患者出现便血，这里需要与"肠风"相鉴别。《疡科心得集·辨肠风脏毒论》云"夫大肠之下血也，一曰肠风，一曰脏毒。肠风者，邪气外入，随感随见，所以色清而鲜；脏毒者，蕴积毒久而始见，所以色浊而黯"。《医学入门》云"便血须先分内外，自外感得者，曰肠风，随感随见，所以色鲜，多在粪前，自大肠气分来也；自内伤得者，曰脏毒，积久乃来，所以色黯，多在粪后，自小肠血分来也"。由此可见，肠风之下血多为鲜血，便血不混，类似于现代医学的内痔、肛裂出血；而脏毒之下血多为黯浊之血，即脓血与大便混杂，类似于现代医学中肛窦炎所引起的溃疡性结肠炎。

古代医家在此基础上，进一步总结"脏毒"的病因病机，认为其发病多因平素食饮不节，过食醇酒肥甘、煎炒厚味之品，而致内生湿热浊邪，下注魄门，病邪蕴结，日久成毒。如《外科全生集》云"脏毒者，纯酒厚味，勤奋辛苦，蕴毒流注肛门"。或因外感六淫邪气侵袭人体，损伤脾胃，后天失于运化，气血运行失常，而致湿浊内生，郁久化热，湿热浊邪胶结于魄门，日久而成脏毒，如《疡科心得集·辨肠风脏毒论》云"脏毒者，蕴积毒久而始见，所以色浊而黯。经云：阴络伤，则血内溢而便血。人惟醉饱房劳，坐卧风湿，生冷停寒，酒面积热，使阴络受伤，脾胃虚损，外邪得而乘之，以致营血失道，渗入大肠而下，久则元气愈陷，湿热愈深，而变为脏毒矣"。总体上，历代医家认为脏毒多因湿热浊邪下注魄门，日久酿生毒邪所致，医家王旭高参考历代文献，将脏毒的病因病机总结为"皆湿热而成"。

基于脏毒理论的浊毒致病学说

在应用李佃贵教授"浊毒"理论的基础上，通过研究古代医家有关"脏毒"的论述，结合临床观察和实验研究，提出了肛窦炎"浊毒"致病理论。关于"浊"的概念，早在《内经》中就有论述，如《素问·阴阳应象大论》云"清阳出上窍，浊阴出下窍；清阳发腠理，浊阴走五脏；清阳实四肢，浊阴归六腑"。认为"浊"既指排泄的秽浊之物又指水谷精微。《金匮要略·脏腑经络先后病脉证》云"清邪居上，浊邪居下"。张仲景结合《黄帝内经》理论，进一步阐释浊邪性质，认为浊多由水湿之邪发展而来，与湿同类。医家叶天士则明确提出，"湿与温合……清窍为之壅塞，浊邪害清也"，这与脏毒"皆湿热而成"的观点不谋而合。关于"毒"的概念，《黄帝内经》提出邪气偏盛为毒的观点，如热毒、寒毒、大风苛毒等。脏毒理论亦指出，"脏毒者，其大肠尽处是脏头……毒者，其势凶也"。另一方面，《金匮要略心典》云"毒，邪气蕴结不解之谓"。认为痰湿、瘀血等病理性产物蕴结日久，损伤脏腑形体，败坏气血，而成为"毒"。这与脏毒理论中"毒者，病邪蕴久"的观点十分相似。浊毒既是各种原因所造成的病理产物，又是能对人体气血阴阳、脏腑经络造成损害的致病因素。同时，浊毒致病具有以下3个特点：①易阻滞气血运行，损伤脏腑经络。②致病范围较广，涉及人体各个部位。浊毒邪气可随人体气机升降而流行全身，外达四肢肌腠，内至经络脏腑，隐伏难查，一旦显露则诸症皆现。③由于浊毒性质黏腻，蕴蒸不化，胶着难解，日久必搏结气血，损伤经络脏腑，导致病程冗长，疾病反复发作，缠绵难愈，治疗十分困难。基于此理论，我们认为，浊毒之邪下注魄门，与肠中糟粕相合，胶结于局部而发病，具有黏滞、胶结、稠厚、浑秽、重浊的特点。现代研究证明，由于肛窦特殊的"漏斗形"解剖结构，导致局部容易积存粪便，进而引起感染而发病。浊毒蕴结日久，与气血相搏而致气滞血瘀，损伤气血而使血败肉腐，由此导致肠络脂膜损伤。总之，浊毒邪气蕴结肛门，一方面损伤脏器，败坏气血；另一方面，又可阻滞气血运行，影响大肠传导，酿生湿浊，形成新的浊毒之邪。由此，造成本病反复发作，迁延难愈。

肛窦炎从浊毒论治

历代医家治疗脏毒多以口服药物为主，以清热化湿、泻火解毒为治疗大法。《证治要诀》云"治宜清化湿热，初起用调胃承气汤加当归，次用芍药柏皮丸、黄连解毒丸。久不愈者，用防风黄芩丸"。《医学入门》云"治宜清热解毒，选用槐花散、脏连丸、黄连解毒汤、清胃散、防风黄芩丸等方"。《沈氏尊生书》云"脏毒……治法大约与肠痈相仿，而主药必以忍冬藤、麦冬为主，并多加地榆、蒲黄；庶乎有瘳"。对于脏毒以下血为主者，医家多用槐花、枳壳、荆芥之类。如《景岳全书》中用槐花散治疗脏毒下血，具体为炒槐花、青皮、熟地黄、荆芥、当归、升麻、白术、川芎，做散剂服用。亦有医家提出脏毒寒热辨证的治疗思路，如《丹溪心法·肠风脏毒》云"治法大要，先当解散肠胃风邪，热则用败毒散，冷者用不换金正气散，加川芎、当归，后随其冷热而治之"。对于脏毒之魄门坠胀者，其治疗思路多与痢疾类似，以和血调气为主，正如《素问病机气宜保命集》所云"调气则后重自除"。《医学入门》有"毒者，病邪蕴久，色浊后重疼坠，四物汤加木香、槟榔，或四味香连丸"的论述，亦是从理气、调气的角度治疗脏毒。

通过参考古代医家治疗"脏毒"的基本思路，结合肛窦炎的"浊毒"发病特点，我们认为肛窦炎的基本病机为"浊毒蕴结，阻滞魄门"，进而总结出"利湿化浊，清热解毒，调气和血"的治疗大法，自拟化浊解毒汤，处方为黄芩 12 g，黄连 12 g，黄柏 12 g，泽泻 12 g，茯苓 15 g，薏苡仁 30 g，金银花 15 g，蒲公英 15 g，紫花地丁 15 g，当归 12 g，延胡索 10 g，木香 5 g，枳壳 10 g。方中黄芩、黄连、黄柏清热化湿，泻火解毒，现代药理研究证实，3 味中药具有广谱抗菌作用，对大肠埃希菌、志贺菌属等具有较强的抑制作用；泽泻、茯苓、薏苡仁利湿化浊，清热排脓；金银花、蒲公英、紫花地丁取五味消毒饮之意，3 药合用，共奏清热解毒、消肿止痛之效；当归、延胡索、木香、枳壳合用，调气和血，即所谓"行血则便脓自愈，调气则后重自除"，气血调和，以利浊毒消散。该方治疗肛窦炎 74 例，其中显效 43 例，有效 26 例，无效 5 例，总有效率达 93.24%。

根据浊毒理论，结合临床观察与实验研究，我们又进一步总结出"浊聚-浊化-浊变"的理论来解释肛窦炎的发生、发展。早期浊毒之邪下注，与糟粕相合而结聚于魄门，气血受阻而不得畅达，因此患者可出现肛门部坠胀不适、疼痛及瘙痒，指诊肛窦轻微触痛，肛镜下可见肛窦轻微发红，此即"浊毒结聚（浊聚）"的过程。若患者猝然过食肥甘醇酒、辛辣厚味之品，或劳累过度，损伤正气，可致浊毒邪气骤然亢盛，壅聚于魄门，此为"浊聚"之甚，即临床中的肛窦炎急性发作期，患者可出现肛门部明显下坠感，疼痛剧烈，多为烧灼或针刺样；指诊肛窦触痛明显；肛镜下可见肛窦充血水肿。

此外，患者亦可见肛门脓样分泌物，此为浊毒壅聚魄门，泛溢而出所致。浊毒邪气蕴结魄门日久，可导致局部组织、细胞发生"浊化"，造成肛窦部明显的形态结构改变，如肛窦暗红凹陷、肛乳头纤维瘤，指诊可触及明显硬结，病理可见中性粒细胞、炎症细胞及嗜酸性粒细胞大量浸润。"浊化"所造成的局部形态结构损害，是导致肛窦炎病程缠绵、反复发作的重要原因。"浊化"进一步发展，不断损伤肠络脂膜，可使浊毒与气血相互搏结，致使血败肉腐而发生"浊变"，诱发肛周脓肿、肛瘘等其他肛肠疾病。因此，依据浊毒理论认识、分析肛窦炎的病因病机，以及确立相应的治法方药，对肛窦炎的临床治疗具有十分重要的意义。

213　从浊毒阻络-络网失约析肿瘤病机动态演变

　　恶性肿瘤之形成是正气与痰浊、湿浊、瘀浊、浊毒之间双向的、动态的、错综复杂的相互关联、相互作用的结果。对其发生、浸润、转移之中医病理机制认识诸医家有从正虚邪实、脏腑功能失调、痰湿瘀毒互结角度阐释者，亦有从气机升降紊乱、三焦气化不利、痰毒流注等论治者，虽有一定道理，然缺乏内在联系性，不足以解释其动态演变过程。学者朱光海等将其演变机制归为"机体受邪—气机失调—浊毒阻络—络网失约"，即"一个条件，三个环节"四步渐变过程。

肿瘤形成之重要条件——机体受邪

　　1. 表邪不解，入里生积：病邪或感于外、或生于内，是肿瘤形成的重要条件。《灵枢·五变》云"百疾之始期也，必生于风雨寒暑，循毫毛而入腠理，或复还，或留止，或为风肿汗出，或为消瘅……或为留痹，或为积聚……人之善病肠中积聚者……皮肤薄而不泽，肉不坚而淖泽，如此则肠胃恶，恶则邪气留止，积聚乃伤"；《素问·至真要大论》云"百病之生也，皆生于风寒暑湿燥火，以之化之变也"。《黄帝内经》初步建立了恶性肿瘤乃表邪不解，入里生积的理论体系。风、寒、暑、燥、火六气本是自然万物生长、繁茂、衰老、死亡过程之所需，然六气过盛便成六淫之邪。或问曰：邪气为何能入里，入里为何生积焉？答曰：正虚邪盛也，邪气性质使然也。盖因邪气侵袭人体之初，正气尚未受损，可祛邪于外，则邪不能深入，人不病；若是邪气太盛，又逢正气亏虚于内，邪盛正衰，则邪气必从表皮循经络而入，深入脏腑，不断积累，量变引起质变，最终寒邪则凝滞、收引筋脉；暑燥之邪则好气伤津、练津为痰；湿邪则黏滞缠绵、阻塞气机；火邪则迫血妄行、瘀从内生；风邪则可兼它邪，善行数变，扰乱气机，气血不通，聚而成积也。或又问曰：正气何如而虚焉？答曰：禀赋年龄、食饮不节、起居不慎、邪气耗伤皆可致正气匮乏也。周仲瑛教授认为外邪侵袭、正气亏虚，酿生癌毒是肿瘤形成之关键。

　　2. 情志不调，内生郁积：肿瘤形成是内外诸多因素共同作用的结果，病邪不仅可由表而感，亦可从内而生。内生者多是由情志不遂、气机紊乱、脏腑代谢失常所致，不良情绪是恶性肿瘤形成的内在基础。《灵枢·百病始生》云"喜怒不节则伤藏"；《素问·举痛论》亦云"百病生于气也，怒则气上，喜则气缓，悲则气消，恐则气下……惊则气乱……思则气结"。情志活动是人体精神状态的一种体现，能够影响机体的生理病理状态，情志不调超过人所能承受的范围则阴阳不和、脏腑失调、气机不畅而发病。研究表明，焦虑、抑郁情绪与恶性肿瘤共病现状是普遍存在的，且抑郁患者易患恶性肿瘤，恶性肿瘤患者亦高发抑郁。或又问曰：情志不调，何以生积？答云：气机不畅，机体代谢失司也。盖因情志最易影响气机，轻者气之升降出入运动失调，重者或"恐则气下"，或"惊则气乱"，或"气闭塞而不行"，气一乱则营、血、津、液、阴、阳等精微随之而乱，代谢失度、运行失畅，痰、湿、瘀、毒诸邪遂生于内也。当今社会，快节奏、高压力的生活方式，使人们长期处于精神高度紧张、超负荷工作状态之中，极易让人产生焦虑、恐惧、悲观、失望、抑郁等不良情绪，这是疾病谱发生变化的重要原因之一，亦是肿瘤形成的内在基础。

肿瘤形成之关键环节——脏腑气机升降失调

　　1. 人以气为本，积从气运失常生：古代朴素唯物论认为气是物质的，是构成宇宙万物包括人体在内的最基本物质。如"人以天地之气生……天地合气，命之曰人""人有五脏化五气""百病生于气也"；同时又指出，气是运动变化的，因此气不仅有物质性，而且是运动发展的。气的运动变化称之为"气机"，"机"有"枢机""生机""机能""转机""发展之机"诸意，是维持人体生命活动的具有系统性、联系性、条理性、综合性的生理功能，包括人体诸气各自的功能和相互间运行不息的出入转化与升降循环等活动，气是推动人体精微物质之间相互转化之原动力，亦是促进糟粕腐浊排泄的原动力，气之升降出入运动不利，不仅精微难化，糟粕难排，日久便生积矣。刘瑞等认为气机升降失调是肿瘤病理产物、肿瘤微环境、肿瘤微环境信号转导失常的关键，气机升降失调致精、血、津液代谢失常，进而湿、痰、瘀、毒等病理产物产生是肿瘤形成的基本原因；何伟认为三焦气化失职与肿瘤发生发展、浸润、转移密切相关，《素问·六微旨大论》云"出入废则神机化灭，升降息则气立孤危。故非出入，则无以生长壮老已；非升降，则无以生长化收藏"。可见，气机失调是导致疾病发生的关键环节，严重者可威胁生命。

　　2. 五脏气争，浊毒聚生：人体化生正气、排泄浊气需要脏腑之间的协同作用。五脏之中，肝主疏泄，促进胆汁外排以助消化，其位居于右侧膈下，其气自左侧循经脉上升；肺主宣肃，通调水道惠泽百脉以维系人体气血阴阳之平衡，其位居膈上，其气循经自右而降，肝气升则肺气自降，肺气降则肝气自升，一升一降，构成一圆运动，为人体诸气升降出入运动之引擎；若肝气失于调达，则胆汁瘀积，食物难以消化吸收，肺失宣肃，则清气不生，浊气不排。脾胃盘踞中焦，纳化水谷精微、升清降浊，为气升降出入运动之枢纽，黄元御言"脾为己土……主升；胃为戊土……主降；升降之权，则在阴阳之交，是谓中气……中气旺则胃降而善纳，脾升而善磨，水谷腐熟，精气滋生，所以无病；脾升则肾肝亦升，故水木不郁；胃降则心肺亦降，故金火不滞；火降则水不下寒，水升则火不上热；平人下温而上清者，以中气之善运也；中气衰则升降窒，肾水下寒而精病，心火上炎而神病，肝木左郁而血病，肺金右滞而气病"。脾升胃降反作，水谷精微不化，则体内水湿、痰浊、瘀血等聚生。心主血脉，维持血液循行于周身；肾主藏精，调节人体生长、发育、生殖、衰老过程，心火下潜于肾以助肾阳使肾水不寒，肾水上济于心以资心阴而使心火不抗，心肾相交，水火既济，肾水升心火降，一升一降又为气机升降之根，共同促进水液代谢。心肾、脾胃、肝肺在维系气机正常运行之中发挥重要作用，若五脏气机失调则营、血、津、液、精、水谷精微之间转化受到限制，致痰浊、湿浊、瘀浊、浊毒等病理产物滋生，它们之间交织联络，建立起复杂的相互作用网络，一方面，积聚于人体经络、脏腑之中，形成"微小病灶"，促进异己细胞表型恶性发展；另一方面，"微小病灶"进一步发展，又会阻滞脏腑经络，气机不畅，升降失司，出入失常，致正气匮乏，促使免疫逃逸，形成恶性循环，故朱光海等认为，有一分气机郁滞，便有一分浊毒形成。

　　3. 气机紊乱，正气乏源：肿瘤作为一种慢性消耗性疾病，正气亏虚是其形成的关键，如《素问·刺法论》云"正气存内，邪不可干"；《素问·评热病论》又云"邪之所凑，其气必虚"；《灵枢·百病始生》则云"邪不能独伤人，此必因虚邪之风，与其身形，两虚相得，乃客其形"；李中梓《医宗必读·积聚》云"积之所成也，正气不足，而后邪气踞之"。可见正气亏虚是邪气由表入里生积的内在基础，而人体正气化生依赖于五脏气机通达调畅，若气机升降出入有度，营、血、津、液等各循其道，则正气化生有源，邪气不能为害；反之若气机升降出入紊乱则正气化生不足，不能发挥免疫监视和杀灭异己细胞的作用，则痰、湿、瘀、毒等浊邪形成"微小病灶"。

肿瘤形成之中心环节——浊毒阻络

　　恶性肿瘤作为一种慢性疾病，其形成并非朝夕之事，是由量变到质变、由微观到宏观、由整体到局部、局部到整体的过程，是正虚与痰浊、湿浊、瘀浊、浊毒诸邪之间双向的、动态的、错综复杂的相互作用网络，这个网络的每个元素都可促进恶性转化，支持肿瘤生长和侵袭，其中浊毒之邪又是其恶性病变的核心基团，最易停聚于络。

　　经络理论认为，"络"细小如微，遍布全身，无所不至，是具有延续性、贯通性、交汇性的，错综复杂的，状如网络的细微络脉系统，即"络网"是也，是卫气营血、水谷精微物质交换、流通、渗透、灌注于全身脏器的一个重要场所。李岩等指出"络"是人体生理的重要物质基础及疾病在体内的传变中心环节，其载体是深入于细胞、亚细胞单位、蛋白质、基因等功能实体。"络网"细微状如网络的生理特点决定了部分物质如肿瘤炎症细胞、肿瘤趋化因子、痰浊、湿浊、瘀浊、浊毒等易瘀滞"络网"的病理特征。痰浊、湿浊、瘀浊等始聚于"络网"，相当于肿瘤尚未恶变之前，此时若早发现，早治疗，不足以形成恶性病变；若日久"络网"之邪不除，则气血不通、局部组织缺血坏死、肉腐化脓，最终酿生浊毒之邪。或问曰：痰浊、湿浊、瘀浊与浊毒何异焉？答曰：致病性质及强弱不同也。徐伟超等认为浊毒既是一种对人体脏腑经络及气血阴阳均能造成严重损害的致病因素，同时也是指多种原因导致脏腑功能紊乱、气血运行失常，机体内产生的代谢产物不能及时正常排出，蕴积体内而化生的病理产物。浊毒以强致病性、易兼他邪、缠绵难愈为特点，是肿瘤恶性转变的核心基团，浊毒闭阻"络网"，是恶变形成的中心环节，正如《灵枢·天年》云："血气虚，脉不通，真邪相攻，乱而相引，故中寿而尽也。"

肿瘤进展之最终环节——络网失约

随着恶性肿瘤发生发展，不仅会向局部组织浸润还会向远处转移，诸医家对其机制认识不尽相同，王文萍等提出"痰毒流注"假说；李忠等主张"耗散病机假说"；王志学将肿瘤转移责之于"风善行而数变"；徐力将其传舍途径归纳为：孙脉—络脉—经脉—输脉—伏充之脉—脏腑、组织（胃肠、募原）。经络系统是肿瘤浸润和转移的重要途径，《素问·皮部论》云"百病之始生也，必先于皮毛，邪中之则腠理开，开则入客于络脉，留而不去，传入于经，留而不去，传入于府，廪于肠胃……邪客于皮则腠理开，开则邪入客于络脉，络脉满则注于经脉，经脉满则入舍于府藏也"；《素问·缪刺论》又云"邪之客于形也，必先舍于皮毛，留而不去入舍于孙脉，留而不去入舍于络脉，留而不去入舍于经脉，内连五藏，散于肠胃……五藏乃伤……邪客于皮毛，入舍于孙络，留而不去，闭塞不通，不得入于经，流溢于大络，而生奇病也"。朱光海等认为，络网失约是肿瘤转移的最终环节，或又问云：络网何以失约焉？转移途径何如？答云：浊毒与络气使然也。当浊毒之邪较轻，络阻范围较为局限时，络气尚能固摄络网，故络网能约束癌细胞，癌细胞多不转移或向邻近脏器浸润，或欲作播散之势，尚未向远处转移；当浊毒之邪盛极、络气耗尽，则络气失摄、络网失约，此时络网便失去对癌细胞的约束之力，癌细胞便会随着经络系统向远处转移，故而，络网失约是癌细胞向周围组织浸润、远处转移之关键。至于其传舍途径，当根据络之阴阳属性及肿瘤发生所在部位加以区别，络有阴阳之分，在体表者为阳络，在体内脏腑者为阴络，《血证论》中"阴络者，谓躯壳之内，脏腑、油膜之脉络；阳络者，谓躯壳之外，肌肉、皮肤之脉络"所言是也。根据肿瘤发生部位不同，其转移途径如下。在体表者途径为：①阳络—阳络，即肿瘤向体表周围浸润和体表远端转移。②阳络—经脉—阴络，即肿瘤由体表向体内脏腑、骨髓转移。若肿瘤生于脏腑、骨髓者，其转移途径又可分为：①阴络—阴络，即局部浸润转移；②阴络—经脉—阴络，即脏腑、骨髓之间的远端转移；③阴络—经脉—阳络，即肿瘤由脏腑向体表转移。

恶性肿瘤防治要点

1. 养生防瘤，防大于治：基于上述认识，提出养生防瘤理念，扶正为要，未病先防。前贤有云"善治者治皮毛，其次治肌肤，其次治筋脉，其次治六府，其次治五藏。治五藏者，半死半生也"；"病已成而后药之……不亦晚乎"，对恶性肿瘤之治疗，医者必须充分发挥中医治未病理念，从源头上杜绝其进展，做到防微杜渐，见微知著，指导患者养生之道，从生活习惯、饮食习惯等细节做起。人与天地相参，同禀造化之气生，自然万物及其变化均会对人体疾病和健康造成影响，因此要注意以下几点。①"起居有常"：根据四时变化，春夏之季要夜卧早起，秋季早卧早起，冬季要早卧晚起，保证充足睡眠，同时还应避风寒、暑湿。②"食饮有节"：注意饮食调摄，五谷为养，荤素搭配，营养均衡，春夏之季少食寒凉之品以防伤阳，秋冬之季少食辛燥之品以防伤阴。③"不妄作劳"：工作应劳逸结合，适度锻炼，勤习太极、八段锦、易筋经等健身气功以增强体魄，提高机体免疫力，抵御外邪，不遗形体有衰。

2. 疏情调志，莫令五脏气机郁闭：在充满竞争的当今社会，面对压力与竞争。①要学会自我调节，适当减压，心要静，保持心情愉悦，情志舒畅；身要动，如练习琴、棋、书、画，陶冶情操、转移注意力，保持精、气、神充沛，以防邪从内生。②对于情怀失畅者，医者要"婉言以开导之、庄言以振惊之、危言以悚惧之"，莫令气机郁闭。③若是肿瘤已成，则患者更为惶恐，医者应用专业性、安慰性、鼓励性言语提供疾病相关信息，使之对疾病有全面客观认识，正确面对疾病，鼓励其树立战胜病魔的勇气和必胜的信心，从而摆脱恐惧、悲观等不良情绪。④医者运用药物可从顺应肝肺升降特性、重视脾胃升降之轴、心肾同调等方面着手以疏涤五脏气机、调气治积。朱丹溪《丹溪心法·痰》云"善治痰者，不治痰而治气，气顺，则一身之津液亦随气而顺矣"；国医大师张震先生亦云"欲求临床疗效的提高，无忘对患者气机之疏调"，盖气机调达可化湿痰、祛毒瘀、散邪实、补内虚，故治疗肿瘤病当遵循：扶正勿忘调气，攻邪勿忘调气，疏调脏腑气机疗法应始终贯穿于肿瘤治疗全程。

3. 解毒通络，标本兼顾：肿瘤晚期，酿生浊毒，其治则以解毒为要，或清热解毒、或化瘀解毒、或除湿解毒等，毒解则痰湿可化、瘀浊可除、正气可复。此外，人体之气血贵通而贱滞，凡气不达之所，便是邪毒滋生之地，故适当运用"通法"可取良效，所谓"五脏元真通畅，人即安和"也。然通之太过又有促进癌细胞转移之虞，固"通法"之用有讲究，当遵叶氏缓通为妙，运用虫类等血肉有情之品，一者取其走窜通络之意；二者取其以形补形之意，通中有补，寓通于补，即缓通是也。特别指出，对肿瘤治疗应根据疾病所处阶段，辨证论治，分期治癌，或扶正，或解毒，或通络，全在辨证辨病辨期下施治方能稳妥，不可拘泥一法一方。

214　从浊毒论治顽固性痤疮经验

　　顽固性痤疮是常见的一种毛囊、皮脂腺慢性炎症，好发于面部、上胸和背部等皮脂腺发达的部位。此病的临床表现主要为局部皮肤红肿、有脓头、炎性丘疹及大小不等的硬结状或囊肿样皮损，多个皮肤毛囊可同时受累，硬结囊肿多呈暗红色或紫红色，病情缓解时其囊肿变小而不消失，病变在原位反复发作，迁延难愈。此病多首发于青春期，据统计，青春期人群中约有 80％会出现痤疮，近年来随着生活节奏的加快和饮食习惯的改变，新发或者继发顽固性痤疮的人数逐年增多。本病属中医学"痤""疮疖""面疱"等范畴。李佃贵教授认为顽固性痤疮患者多处于一种"浊毒化"状态，常运用化浊解毒法治疗顽固性痤疮，临床疗效显著。

从浊毒认识顽固性痤疮

　　痤疮之病古即有之，《素问·生气通天论》云："汗出见湿，乃生痤……劳汗当风，寒薄为皶，郁乃痤。"历代医家多认为痤疮的病因病机是由于素体阳热偏盛或阴虚，加之外邪侵袭或者过食肥甘厚腻辛辣之品，肺胃热积，循经上炎，壅于胸面所致。李教授则认为顽固性痤疮的病邪更加深入，其主要致病因素当为浊毒。浊毒理论为李佃贵教授首创，其认为浊毒既是一种对人体脏腑经络及气血阴阳均能造成严重损害的致病因素，也是多种原因导致脏腑功能紊乱，气血运行失常，机体内产生的代谢产物不能及时排出，蕴积体内而化生的病理产物，浊毒之邪蕴生于脏腑，有实而无形，以气血为载体，随气之升降可流于经络皮肤。《外科启玄》云："凡疮疡，皆由于五脏不和，六腑壅滞，则令经脉不通而生焉。"本病虽病变部位在皮肤，但发病与多脏腑密切相关，病位主要在肺、脾、肝三脏，与肾、胃、大肠密切相关。"毒乃热生，变由毒起"，顽固性痤疮毒之形成，为火热之极，风热之邪袭肺，或因嗜食辛辣，胃肠积热，导致营血日渐偏热，血热外壅成毒，郁积皮肤而痛肿。《丹溪心法》中载有"浊主湿热、有痰"，顽固性痤疮浊之形成，为湿热、痰瘀之邪日久所化生。偏食肥甘厚腻之品或因情志不畅导致中焦气机阻滞，脾失运化，水液内停则易生痰化湿，湿久蕴热，湿热化浊；若肝失疏泄，则痰邪阻络，败入血分而夹瘀，《丹溪心法》云"痰加瘀血，遂成窠囊"，故痰瘀互结成浊，发为顽固性痤疮。因此，肺脾肝三脏功能失调，导致血热内盛、气机阻滞，产生湿热、痰瘀等病理产物，积滞日久而为浊毒，浊毒作为新的致病因素，阻滞经络气血运行，郁蒸肌肤而见脓肿、囊肿、结节，形成顽固性痤疮。浊毒致病有病程漫长，疾病缠绵反复的特点，故可见顽固性痤疮病情反复发作，迁延难愈。

辨证论治善用药对

　　化浊的基础在于行气，气行则浊邪自除；解毒的基础在于除热，热散则毒邪自清。故李教授自拟化浊解毒基本方，方用陈皮、枳实、柴胡、黄芩、黄连、清半夏、竹茹化浊解毒。其中陈皮性温归脾经，使脾气升浮，枳实性寒归胃经，使胃气沉降，柴胡归肝经，使肝气条达，3 药同用行气泄浊，使脾升、胃降、肝气条达，浊邪易于宣散消解。其中黄芩、黄连、清半夏、竹茹皆入肺胃经，四药同用清热解毒，使肺胃之毒易于凉解消散，清半夏与竹茹同用亦可化痰降逆泄浊。在此方的基础上再根据顽固性痤疮的特点、部位、舌象、脉象来辨病性、病位归经和具体分型来加减用药。医者用药，如将之用兵，在临床用药中讲究配伍，辨证论治，善用对药，疗效显著。

1. 肺经风热，血毒热盛证： 肺主宣发，在体合皮，风热袭肺，肺气不得宣发，腠理气机被郁而发为皮丘疹，日久热入营血分而成毒。症多见皮丘疹、脓肿鲜红热痛，皮损部位以鼻周、背部多见，可见脓疮，伴口干咽燥，舌质红，苔微黄，脉浮数。下列两组药对一组长于祛风透表泄浊，一组长于清热凉血解毒，分别善于治疗面部和背部痤疮，但症重时常一起使用。

（1）防风配苦参：防风味辛，性微温，归肺、脾经，有祛风解表，胜湿止痛之效。《药类法象》载防风"治风通用。泻肺实，散头目中滞气，除上焦邪"。苦参味苦，性寒，善清热祛风止痒杀虫。防风性微温味辛主透表泻浊，能使郁滞在皮肤深处的毒邪散发出来，而苦参性寒味苦主凉解火毒，两药同用又能祛风卫表，保护皮肤，尤善于治疗上焦面部痤疮。常用剂量为防风 10 g，苦参 10 g。

（2）金银花配紫花地丁：金银花味甘，性寒，归肺、胃经，主要功能为疏散风热，解毒凉血。《景岳全书》载其"善于化毒，故治痈疽肿毒疮诸毒，诚为要药"。紫花地丁味苦、辛，性寒，《本草纲目》载其主"一切痈疽发背，疔疮，瘰疬，无名肿毒，恶疮"，两药合用清热凉血解毒、消肿散结，既能外清卫分风热之邪，又能内散血分火热之毒。现代药理研究表明两药均有皮肤抗菌消炎的作用，尤善于治疗背发痤疮。常用剂量为金银花 15～30 g，紫花地丁 30 g。

2. 湿热中阻，浊毒内蕴证： 过食油腻或辛辣之品，脾失健运，水湿不化，日久蕴生湿热，湿之甚化浊，热之甚则成毒，浊毒胶着，头面身体皆可生疮。症多见皮丘疹、囊肿色红，皮损部以额部、口周为多，皮脂分泌较多，伴见脓疮。同时可见口苦口干，纳呆腹胀，小便溲赤或大便秘结，舌质红，苔黄厚腻，脉象滑数。下列两组药对均可利湿泄浊解毒，但一组偏于治疗湿重者，一组偏于治疗热重者。

（1）茵陈配厚朴：茵陈味苦，性寒，归脾、胃、肝、胆经，主要功能为清热利湿，退黄疸。用量一般为 10～15 g，但在此利湿化浊剂量可重用到 30 g，《圣济总录》载其可治风瘙瘾疹，皮肤肿痒。厚朴味苦、辛，性温，归脾、胃、大肠经，能燥湿，又下气除胀满。厚朴在此去性存用，去其温性，取其燥湿行气泄浊之功。茵陈与厚朴伍用既能散无形湿满又能去有形实满。二者配伍共凑利湿泄浊解毒之功，尤适宜顽固性痤疮兼有脘腹胀满，舌苔黄腻的患者。常用剂量为茵陈 15～30 g，厚朴 10 g。

（2）石膏配薏苡仁：石膏味辛、甘，性大寒，归肺、胃经。善清气分实热、肺胃实火而除烦渴。薏苡仁味甘，性微寒，归脾、胃、肺经，主要功能为健脾利湿，清热排脓。近来研究发现薏苡仁中含有丰富的蛋白质分解酶素，能使皮肤角质软化，祛除痘印，皮肤光滑。石膏性大寒清中焦热毒，薏苡仁清热利湿泄浊又能健运脾气，脾气健运则湿不内生，热不得聚，浊毒自消，同时还可防止石膏太过寒凉伤脾胃之本。尤适宜顽固性痤疮兼有口干口苦，小便溲赤或大便秘结，舌质红的患者。常用剂量为石膏 15～30 g，薏苡仁 30 g。

3. 痰瘀互结，浊毒阻络证： 痤疮经久不愈，脾失运化，凝聚为痰，肝失疏泄，阻滞气血，痰瘀互结，酿生浊毒。症多见皮疹色红或紫红，皮损部位多见于两颊及下颌部，伴有囊肿、结节、瘢痕等不同程度的皮肤损害，瘙痒和疼痛交替出现，严重者呈橘皮脸。舌质暗红或边有瘀点，苔薄白或黄，脉细涩。治疗既要化痰涤浊又须宣瘀祛浊，列两组药对虽各有侧重，但常一起使用，随症轻重加减用量。

（1）海藻配昆布：海藻味咸，性寒，归肝、胃、肾经。《药性论》云"利水道，去面肿，去恶疮鼠瘘"。昆布味咸，性寒，归肝、胃、肾经。对于结节久聚不散、囊肿巨大的痤疮，只有用味咸性寒之昆布，方能攻破积聚。根据现代药理研究昆布具有抗菌抗炎作用，直接或间接地对微生物起到抑制作用，从而对痤疮中皮脂腺囊肿的继发感染具有抑制作用。2 药均有化痰软坚散结，利水消肿的作用。此 2 药同用散结解毒，可使顽固性痤疮变软易消。古代医家还常将 2 药捣碎敷在皮肤上治疗痤疮瘰疬。常用剂量为海藻 12～15 g，昆布 12～15 g。

（2）赤芍配青黛：赤芍味辛、苦，性微寒，归肝经，有活血散瘀，凉血消痈之效，《滇南本草》云其"行血，破瘀，散血块，止腹痛，退血热，攻痈疮，治疥癞"。青黛味咸，性寒，归肝经，主要功能为凉血消斑，清热解毒。青黛和赤芍均归肝经，性皆寒，青黛善于凉血，赤芍长于活血，两药同用可泻肝经之火，行血中瘀滞而活血解毒，尤适用于由于长期情志不畅引起的顽固性痤疮。常用剂量为青黛 5～10 g，赤芍 15～30 g。

巧用皮类药以皮治皮

取类比象是中医学整体观念的一部分，指将事物的性质和作用相类比，而得出不同类事物的共同属性。"以皮治皮"理论是取类比象思维应用于临床的典型体现，《侣仙堂类辨》提到"如五气分走五脏，五味逆治五行，皮以治皮，节以治骨，核以治丸……各从其类也"。常用皮类药为桑白皮、地骨皮、牡丹皮、白鲜皮。其中桑白皮味甘、辛，性寒，长于入肺经气分，泻肺中实火，兼能利水消肿。地骨皮性味甘、微苦，性寒，长于入肺经血分，降肺中伏火，兼能益肾除虚热。桑白皮和地骨皮两药合用虚实两清，气血两清，既无苦燥伤阴又无甘润滋腻之弊。牡丹皮味辛、苦，性寒，既能活血散瘀消痈，又能凉血止血除蒸，长于泻血中伏火，入阴分而清虚热，有凉血不留瘀，活血不妄行，清中有透之效。白鲜皮味苦，性寒，主要功能为祛湿，利关节，对治疗湿热郁滞所致的痤疮有奇效，现代研究也表明其对多种皮肤真菌有不同程度的抑制作用。且以上各药均有止痒作用，能减轻患者痛痒感，减少抓挠而减轻皮损的再次损害。以上诸皮类药合用，以皮达皮，共凑清热凉血，解毒止痒之效。常用剂量为桑白皮 15 g，地骨皮 15 g，牡丹皮 15 g，白鲜皮 15 g。

本病的发生与饮食、情志、生活起居等因素密切相关，在运用药物治疗的同时，亦向患者仔细交待饮食、情志等方面的注意事项，常嘱患者少食或禁食辛辣油腻食品，多食蔬菜及水果，保持心情愉悦，保证充足睡眠，对所出皮疹忌挤捏，以免造成继发感染脓肿。

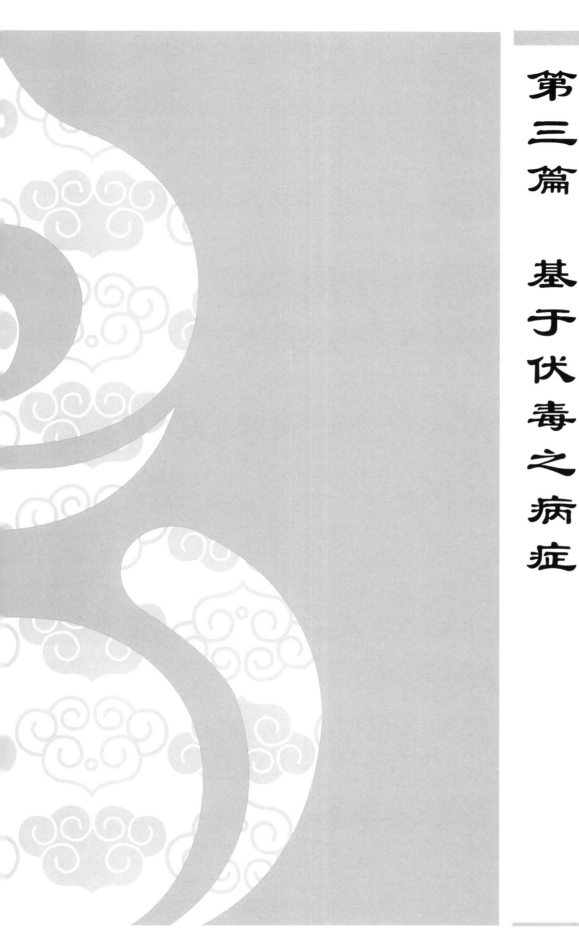

第三篇 基于伏毒之病症

215　伏毒新识

"毒"是中医病因学说中一个特定的词义，意指病邪的亢盛，病情的深重，病势的多变，既可因多种病邪蕴酿形成，也可为特异性的致病因子伤人为病，表现为一毒一病，传统多用于温热病范围，现今已进一步广泛应用于多种疑难急症。但如何界定毒与非毒，从外感的毒延伸到内生的毒，从感而即发的毒到伏而后发的毒，从伏气温病延伸到内生伏邪，对指导临床实践，深入发展中医学理论，均有极为重要的学术价值。学者周仲瑛在临床实践中体会到，伏而后发的毒与中医学传统的"伏邪"学说密切相关，并且认为不应单纯把"伏邪"囿于温热病范围，它在内伤杂病中有更重要的实用意义，内生伏毒，潜藏人体，待时而发者尤为多见。故倡"伏毒"专论。

伏毒的基本概念

"伏毒"是指内外多种致病的邪毒潜藏人体某个部位，具有伏而不觉，发时始显的病理特性，表现毒性猛烈，病情危重，或迁延反复难祛的临床特点。其发病多为伏藏的邪毒遇感诱发，如外感新邪，饮食劳倦，情志刺激，胎产伤正等。发病迟早不一，缓急有别，且可因病、因人而异。

"伏毒"一词，究其原委，伏者，匿藏也，所谓'伏邪'指藏于体内而不立即发病的病邪"（《中医大辞典》）。源于王叔和"寒毒藏于肌肤，至春变为温病，至夏变为暑病"。明代汪石山则正式提出温病有新感与伏气两类。认为伏气温病为感受外邪，伏藏体内，过时而发，由里外达。毒的概念出自《素问·生气通天论》"苛毒"说，意指毒气严重剧烈的病邪，故一般解释为邪盛谓之毒，如尤在泾说"毒，邪气蕴结不解之谓"。周仲瑛认为伏邪既有外受，亦可内生，不能囿于伏气温病一端，而毒之为病亦有外受、内生之别，不应理解为仅指外毒，目前有人借用现代医学理论而倡"内毒"论，但对内生"伏毒"的立论则源于中医学理论的"伏邪"与"苛毒"说，且可涵盖现代医学的"内毒"论。临床所见，许多急难病症每多具有"伏毒"的病理特点，据此理论采用相应的治疗原则，确能有助于提高疗效，拓宽思路，显示"伏毒"的学术价值。

伏毒的成因

"伏毒"的病因虽然复杂，然概而言之，不外内外两端，既可由外而感，亦能从内而生，或两者相因为病。外感"伏毒"与通称之伏气温病类同。一是由六淫蕴酿而成；一是感受天地间的一种戾气，表现为一气一病，有其特异性。而六淫亦可夹时行之戾气伤人，且其为病更凶。当其侵犯人体后，由于人体正气难以立即产生对应性抵抗，"伏毒"亦尚难损正发病，正邪尚能对峙相安共处，但邪毒深伏于内，必然损伤脏腑，暗耗正气，邪盛正怯，或复加新感引触，则"伏毒"乘势从里外发而为病。而潜藏时间的长短可随病而异。

内生"伏毒"常始于微而成于著，是在多类内伤疾病发展过程中，因多种病理因素，如湿、热、痰、瘀等蓄积体内，不得化解，转酿为毒，伤害脏腑功能，导致实质性损害，虚实互为因果，形成质变，藏匿深伏，性质多端，且可交错为患，每因多种诱因自内外发而为病。

内外二毒不仅能单独致病，且能内外相引，因果错杂为患。如外感伏毒类疾病，在其病理演变中，可以酿生热毒、湿毒、火毒、瘀毒、痰毒、水毒等多类性质的内毒。内生伏毒类疾病，在其未发之前，多有正气不能达邪外出的潜在病理特点，若再感外毒，则可乘势外发，病理性质多端，病势更为复杂多变。

伏毒的病理基础

"正气存内，邪不可干"，"邪之所凑，其气必虚"。这是中医发病学的基本观点，而在"伏毒"致病方面尤为重要。即无论外毒、内毒，正虚是邪伏的基础。由此可知，"伏毒"为病总以人体正气先虚、脏腑阴阳失调为前提。如先天禀赋薄弱，胎中遗传，精气亏耗，卫外不固，或因机体具有某一方面的自身缺陷，感受相关特异性外毒，潜藏深伏，遇感诱发，涉及中医学所称之"胎毒"类疾病，如天花、麻疹及乙肝垂直传播等；而自身禀赋的缺陷，脏腑功能失调，更与内毒的形成和致病密切相关，如系统性红斑狼疮的营血伏毒、支气管哮喘的宿根；伏痰、类风湿的风寒湿热痰瘀酿毒，均可由某些诱因而触发，且可随着病情的进展，从功能失调至损及脏腑实质。

总之，"伏毒"是在正虚的基础上，复加内外多种致病因子的侵袭而酿成。外有六淫、秽浊、疫疠等邪，内有"五气"及痰瘀之滞，以及一毒一病，一毒多病之异，故其病理因素多端，病证性质不一。概言之，有风、寒、火（热）、燥、湿、痰、水、瘀（血）等多类，且可兼夹、转化，如热毒化火，则为火毒；火热煎灼，与血相搏，则为血毒、瘀毒；瘀毒里结，气化失司，则水毒内生；火动风生，风火相煽，则为害更甚；湿遏热伏，湿热稽留，则病势缠绵；痰瘀互生，胶结同病，则尤为痼结。

伏毒的脏腑病位

"伏毒"发病的基本特点就是由里外发。具体而言，涉及的脏腑病位，非常广泛，邪伏有深有浅，有轻有重，虽然辨证体系不一，分类方法多端，但只要根据临床表现，审症求机（因），综合应用，自能指导辨证定位。

从六经辨证而言，有发于少阳、阳明、少阴、厥阴等经的不同；从卫气营血辨证而言，轻者发自卫、气，重者发自营、血，且以血分为主；从三焦辨证而言，又有上中下三焦之别，且以肝肾为重点，因肝肾精气亏虚，是"伏毒"内陷潜藏的重要内因。至于俞根初所指的邪伏募原，其病位类同于少阳的半表半里，当亦属伏气温病之类，为湿热秽浊杂感伤人，且可有达表、入里之传变。

从上可知，"伏毒"的所在病位有其广泛性，病及脏腑经络气血，甚至还包括鲜为人知的脑腑、骨髓之毒。故章虚谷用"至虚之处便是容邪之处"来解释伏气温病。而且不同的"伏毒"其致病脏腑还有其特异性，如乙肝病毒的嗜肝性，对肝脏的侵袭损害就有它的特性。

伏毒的病性特点

由于"伏毒"有伏而不觉和发时始显的双重特性，因此它既有隐伏缠绵暗耗等属阴的一面，又有暴戾杂合多变等属阳的一面，而阴阳两类特性又常交叉并见，这种阴阳交错的病性，决定了"伏毒"的难治性。

1. 隐伏：无论外受、内生之毒，只要是伏而不发，待时再动，都属处于隐蔽状态，此时正气虽无力发挥对抗性祛邪反应，邪毒亦尚难伤正致病。若积久正气渐衰，伏毒渐盛，或复加其他诱因引触，则"伏毒"自里外发而为病。"伏毒"伏藏时间的长短与是否发病，既与"伏毒"不同类别的特性有关，还与人体自身的抗邪能力，正邪之间的强弱有关，如乙肝病毒携带者，有的可以突发，有的可以积久生变，有的可以长期相安共处。感染艾滋病病毒后，通常不会立即发病，可能在感染 6 个月后，甚至长达10 年之久才有症状发生，而一旦发病则病重多变。至于现今所说的潜伏期，主要着眼于不同病原体的性质，并不是强调邪正抗争的结果，故应另作别论。

2. 缠绵：由于"伏毒"病位广泛，病性多端，正邪混处，胶着难解，毒留难净，潜于脏腑经隧，深入骨髓血脉，故既迁延难愈，又常伺机反复发作，甚至屡发屡重。如慢性肝炎、系统性红斑狼疮、类风湿性关节炎，以及伏气温病中的湿热类温病等。

3. 暗耗："伏毒"虽然隐匿潜藏，但非静止不动，它有一个氤氲、弥漫到鸱张的过程，随着时间的久延，必然损伤脏腑精气，暗耗气血津液，脏腑体用皆伤，以致正虚毒郁，每受诱因而触发。

4. 暴戾："伏毒"久羁，可因毒盛正怯，或正邪激烈抗争，而致急性暴发，病势凶猛，病情乖戾无常，难拘一格，毒盛必致正气溃败，正胜则毒伏于里，处于相对稳定状态，待机再动，表现为作止无常，甚至突变。

5. 杂合：由于"伏毒"不仅有外受、内生之别，其病位有它的广泛性，病理因素有它的多样性，不同病性的毒有它的因果关联性，因而其主病脏腑不一，病理传变无常，往往阴阳交错，虚实夹杂，多脏并病，证候表现难以定格。

6. 多变："伏毒"为病，虽然总以由里外发为基本病理特点，但其具体传变，可以有六经、三焦、卫气营血的不同表现，涉及脏腑病位各异，还有一毒一病的特异性，病情有发作与隐伏的交替性，邪正消长多变，发时不仅以从里出表为主，同时还可见表里分传，"伏毒"内陷之变。总之，"伏毒"所具病性特点，可以为我们明确界定毒与非毒的界限，并提示"伏毒"类疾病的难治性。外受伏毒其发病暴戾，病势多变；内生伏毒则屡治屡发，正虚毒恋。

伏毒的辨治要领

通过对"伏毒"的理论探析，显示了它在中医发病学方面的特殊意义，临床涉及外感、内伤多类疾病，特别是对急难病症的辨治更有其实用价值。约而言之，其辨证原则有五：一辨毒的外受、内生；二辨毒的阴阳属性，及其相关病理因素；三辨所在病位及其病理传变；四辨毒的特异性或普遍性，是一毒一病（如乙型肝炎病毒），还是一毒多病，如热毒、瘀毒；五辨邪正的标本缓急及其动态变化。治疗应以祛毒护正、化解透托为原则。其具体治法当参照温病的卫气营血、三焦，伤寒的六经，内科的脏腑气血津液辨治。现仅针对"伏毒"病位特点，择其要者述之。

凡邪毒阻于半表半里，湿热郁蒸，枢机不和，寒热往来，或高或低，起伏不定者，治以和解清透，方如小柴胡汤、蒿芩清胆汤；若邪伏募原，湿热、秽浊杂感伤人，憎寒壮热，头痛身疼，苔如积粉，治以疏利宣达，方如柴胡达原饮；若湿热内郁，表里俱热，头痛，呕秽，胸膈胀闷，心腹疼痛，口渴，身疼，烦躁不宁者，治以升散透泄，方如升降散；若热毒里结，气血两燔，大热，渴饮，烦躁，谵妄，昏狂，或发斑吐衄，舌绛唇焦者，治以清热泻火、凉血解毒，方如清瘟败毒饮。临床可衡量气、营、血的偏重及其兼症而配药；若寒毒内陷，深伏少阴，阳不外达，难从热化，小腹疼痛，恶寒，面青肢厥，舌淡脉伏者，又当助阳破阴，方如四逆汤；若兼表实者，麻黄附子细辛汤；若正虚毒恋，无力抗邪，病虽隐而不发，但迁延日久，易生他变，故扶正托毒尤为重要，扶正多以益气、养阴为主，如党参、黄芪、生地黄、麦冬等，托毒则需视"伏毒"的不同性质而采用相应治法方药。

周仲瑛以"伏邪"学说及"毒者邪气蕴蓄不解之谓"为依据，提出"伏毒"论。认为"伏毒"既涵盖外感之毒，现今所指的某些感染性疾病，如非典型肺炎、乙肝、巨细胞病毒感染等，更强调内生"伏毒"的广泛性，它涉及免疫性疾病、结缔组织病、肿瘤及某些遗传性疾病。且总以伏而后发为其特点。正虚是"伏毒"的病理基础，从而阐发了中医学有关先天禀赋及遗传因素在发病学方面的重要意义，这对理论的深化和创新，拓宽临床辨证思路，提高诊疗水平，将会有所裨益。

216　从内生伏毒论内疫病机和治法

伏毒概念始于国医大师周仲瑛所倡伏毒论，后经学者们的阐发，逐渐形成伏毒学说。内生伏毒是伏毒学说的重要创新内容。内疫是学者韩尽斌依据温病学领域杂气病因学说提出的病机假说。在研读伏毒学说相关文献中，其发现内生伏毒与内疫病机多有相通之处。

内生伏毒

按周仲瑛教授撰《伏毒新识》，伏毒是潜藏于人体某个部位的内外多种致病的邪毒，具有伏而不觉，发时始显的病理特性，表现毒性猛烈，病情危重，或迁延反复难祛的临床特点。伏毒病因分内外两端，既可由外而感，亦可从内而生，或两者相因为病，从内而生者为内生伏毒，即内毒。内毒的形成与自身禀赋的缺陷，脏腑功能失调密切相关，为病总以正气先虚，脏腑阴阳失调为前提，如系统性红斑狼疮有营血伏毒、支气管哮喘有宿根痰毒等，均为感触诱因而发，且随病情的迁延而进展，从而导致脏腑功能失调乃至实质损伤。总之，内毒是在多类内伤疾病发展过程，因各种病理因素，如湿、热、痰、瘀等蓄积体内，不得化解，转酿而成。

内毒是人体自身产生的伏毒，致病具有伏毒特性，包括隐伏、缠绵、暗耗、暴戾、杂合、多变等，涉及病位广泛，可及脏腑经络气血，甚则及于脑腑、骨髓，不同内毒对致病部位有特异的选择性。内毒有伏而不觉和发时始显的双重特性，既有隐伏、缠绵、暗耗等属阴的一面，又有暴戾、杂合、多变等属阳的一面，这种阴阳交错的病性，往往导致正虚毒恋，屡治屡发。内毒辨证原则有五：一辨毒的外受、内生，与外感伏毒相鉴别。二辨毒的阴阳属性，及其相关病理因素。三辨所在病位及其病理传变。四辨毒的特异性或普遍性，是一毒一病，还是一毒多病，如热毒、瘀毒。五辨邪正的标本缓急及其动态变化。

虽然周教授强调临证需要对内生伏毒和外感伏毒进行区分，但没有为内生伏毒的治疗提出针对性的方药，而以伏毒概言。伏毒治疗应以祛毒护正、化解透托为原则，具体治法当参照卫气营血、三焦、六经、气血津液综合论治。据病位简要言之，如邪毒阻于半表半里，枢机不和，寒热往来，治以和解清透，方如小柴胡汤、蒿芩清胆汤。若邪伏募原，治以疏利宣达，方如柴胡达原饮。湿热内郁，表里俱热，治以升散透泄，方如升降散。热毒里结，气血两燔，治以清热泻火、凉血解毒，方如清瘟败毒饮。如寒毒内陷，深伏少阴，阳不外达，又当助阳破阴，方如四逆汤，兼表实者，麻黄附子细辛汤。若正虚毒恋，无力抗邪，则扶正托毒，扶正多以益气、养阴为主，如党参、黄芪、生地黄、麦冬等，托毒则视伏毒的不同性质而采用相应的治法方药。

人体杂气与内生伏毒

杂气的概念始自第一部温病学专著《温疫论》，是温病学领域最重要病因学说之一。《温疫论》作者吴有性认为，杂气为许多致病因素的统称，有别于其他六气，"非风、非寒、非暑、非湿"，"乃天地间别有一种异气"，"无形、无象、无声、无臭"，"其来无时，其着无方"，可导致众人生病，"其气各异，故谓之杂气"，其中致病力特别强的又称疫气、疠气或戾气。杂气不仅是导致传染病流行的病因，也是导致诸多内、外科疾病，诸如疔疮、丹毒、发背、痈疽、流注、流火、痘疹、吐泻、疟、痢等的病因。

杂气虽不可见，但并非不可知。从病可知杂气的存在，必"各随其气而为诸病"，"有是气则有是病"。不同的杂气引起不同的疾病，疾病有多种，杂气亦有多种，"为病种种，是知气之不一也"。杂气对致病物种和致病部位均具有选择性，同时具有毒厉、传染流行等特点。

根据中医天人合一哲学观，天地有杂气，人体也应有杂气。正常情况下，天地间的杂气受正气制约，而一旦正气制约杂气的能力有所不及，杂气就可能脱离正气的控制导致疫病流行；正常人体杂气受人体正气制约，如果因人体正气亏虚，失于对杂气的制约，杂气则变逆为疫，量增势长，在体内导致疾病，韩尽斌将此类病通称为内疫。在语言习惯里，疫病有内疫和外疫的分别。内疫指的是发生在某一地理或行政区域内的疫病，相应的，发生在此区域外的疫病被称为外疫。取象比类，将人体比作一个区域，人体为内，天地则为外；如果将由天地间杂气所导致，并能在天地间流行的疫病称为外疫，那么，由人体自身杂气导致，不能在天地间流行的疫病就应被称为内疫。内疫既可以作为人体自身杂气所致疾病的统称，也可以作为病机概念，用于解释疾病的发生机制。现代医学中的恶性肿瘤和自身免疫病的发生均可以用内疫病机解释。由于外疫和内疫俱为杂气所致，外疫的致病特征能够反映在内疫之中。以恶性肿瘤为例，发病往往起于特定部位或器官组织，显示杂气致病的选择性；多在短期内致人死亡，显示毒厉性；能够发生浸润或转移，显示播散流行性。

杂气致病与伏毒一样既可因于外感，又可缘于内伤，由内而发者方称内疫。伏毒致病具有一毒一病、脏腑特异性、暴戾、杂合、多变等特征，与杂气致病表现一气一病、选择性和毒厉性等特性暗合。尤在泾言"毒者，邪气蕴蓄不解之谓"。内生伏毒的背后必然有蕴结不解的邪气作为物质基础，其归于多种邪气的杂合蕴结，而韩尽斌则认为内毒是由人体杂气失于制约所导致的。在健康人体，杂气受正气制约，当正气亏虚失去对杂气的制约能力，杂气叛离正气，变逆为疫，亢而为害，则产生内毒。内疫与内毒的辩证关系是，内生疫气为本，内生伏毒为标，而内疫的发生和内毒致病形成了病机的复合，并以正气亏虚为前提，这既符合吴有性提出的杂气病因学说，也符合伏毒学说。

内疫病机与治法

内疫是基于杂气病因学提出的病机假说，其基本内容是：人体和自然界一样存在杂气。正常情况下，天地间的杂气被正气制约，不能导致疾病的流行；在健康者，人体自身杂气受正气制约，既为正气所用，又为正气所养，是正气的组成部分；一旦由于任何致病因素的影响，或由于慢性疾病的长期迁延，人体正气受到损伤，不能制约杂气，杂气则脱离正气，变逆作疫，导致人体罹患内疫之疾。

《素问·评热病论》云"邪之所凑，其气必虚"，一方面指示正气亏虚是人体患病的前因，另一方面也指示病邪能损伤正气，造成正虚的后果。原本归属于正气的杂气，之所以变逆作疫，其直接原因是由于人体自身的亏虚，失去了对杂气的控制能力和正常的供养，导致杂气脱离正气，反而为敌。这提示，无论疾病的始发因素如何，正气亏虚是内疫的直接病因。变逆作疫的杂气源于正气，内疫的治疗亦当以促使脱离正气的杂气，重新回归正气为原则，称促邪归正，宜扶正与攻毒并施。采用毒性药物攻毒，一则清除体内变逆的杂气，二则毒性药物与变逆杂气毒毒相克，压制其向正气一方转化；采用补益药物扶正，一则增强正气制约杂气的能力，二则由于疫气的正气属性，补益药物与杂气同气相求，诱导变逆杂气向正气一方转化；扶正攻毒，"恩威并施"，形成促使变逆杂气向正气一方转化的合力。

内疫与内生伏毒是两个复合的病机，促邪归正仅为其治疗大法，对伏毒的辩证原则和治法方药可用于内疫的治疗，以利于迅速消除体内伏毒，恢复正气对杂气的制约能力。另外，吴有性在杂气论中提出"以物制气"的思想，认为"一物制一气"，治疗疫病需要使用特效药物。虽然面对诸多疑难病症至今仍无多少特效药可用，但这提示辨病用药对内生疫病的治疗具有重要意义。

内生伏毒是伏毒学说的重要创新内容，阐发了中医有关先天禀赋及遗传因素在发病学领域的重要意义，为在新的医学环境下如何继承和发展中医学提供了宝贵的启示。

217 从伏毒论慢性肝炎病因病机

慢性肝炎具有发病率高、病程长、后期易发生肝硬化和肝癌、预后差的特点。西医治疗包括抗病毒、抗炎、抗氧化、抗纤维化等对症支持治疗。中医学将独特的辨证论治、整体观念思维运用在慢性肝炎防治中起到较好的治疗效果。慢性肝炎处于长期伏毒，即湿（浊、痰）、瘀、热、毒潜藏的状态，学者刘磊等认为，利用伏毒学说能更全面认识慢性肝炎的病因病机，从而为慢性肝炎的防治提供新思路。

伏毒新识渊源

中医的毒有广义和狭义之分，广义的毒是各种致病邪气及病理产物，是外毒与内毒的共称。《素问·生气通天论》云"春伤于风，夏必飧泄"；"春不藏精，冬必温病"。可见伏毒产生不仅与外邪侵入伏而不发有关，也与正气亏虚，无力抗邪，邪毒内伏，日久发病相关。《瘟疫论》云"凡邪所客，有行邪，有伏邪"，表明伏毒种类繁多。说明伏毒产生与外感伏而不发，治疗不当等因素相关。夫天地之气，万物之源也；伏邪之气，疾病之源也，伏毒是疾病发生发展的根源。《时病论》云"温毒者，由于冬受乖戾之气，至春夏之交，更感温热，伏毒自内而发"，伏毒发病与再遇同种性质毒邪相关。《中医大辞典》云"所谓伏邪者，指藏于体内而不立即发病的病邪"。伏毒是指内外各种致病毒邪侵入人体，潜藏于脏腑经络形体官窍。染伏邪时，多数症状表现不明显，但伏毒日久，毒性久积，一旦发作往往病情较为危重，慢性乙型病毒性肝炎的发病特点与伏毒蓄发极为相似。

慢性肝炎危险因素与伏毒致病的关系

慢性肝炎的发生与感染、遗传、免疫、酗酒及化学药物等因素相关。自身免疫引起的肝炎及母婴垂直引起的遗传性肝炎与先天禀赋薄弱，遗传胎中相关。《订补名医指掌·虚损》云"小儿之劳，得于母胎"。而感染性肝炎（寄生虫、细菌、病毒等肝炎），长期嗜酒引起的酒精性肝炎，化学毒物、药物引起的肝炎主要感受后天伏毒。早期慢性肝炎症状轻微甚至无症状，往往发现时已有明显肝损害，甚至肝硬化，这与伏毒伏而不觉和发时始显的特性相似。慢性肝炎的进展存在这许多危险因素，如嗜酒、高脂血症、药物存在，使肝脏负荷加重，致使脂毒、酒毒、药毒潜藏于里，使侵袭力增加；低蛋白血症、营养不良等这些因素消耗了人体正气，使得保护能力下降；这些危险因素的存在似于伏毒氤氲、暗耗的过程。慢性肝炎又会引起消化道疾病等，这与伏毒杂合性相似。现代医学发现慢性肝炎处于微炎症状态。慢性肝炎发生与细胞因子、生长因子、炎症因子释放相关，由于这些因子过多或过少的释放使成纤维细胞的增多及胶原、纤维连接蛋白、层粘连蛋白等细胞外基质的沉积导致肝纤维化，最终使肝脏的组织结构破坏和功能衰退。这些细胞因子、生长因子、炎症因子也属于伏毒的范畴。而肝窦毛细血管硬化，肝纤维化似于伏毒羁留日久蕴结成微型癥积的过程。慢性肝炎反复炎症反应、氧化反应，屡发屡中，这与伏毒致缠绵难愈相似，可见伏毒贯穿慢性肝炎病理发展的整个过程。

慢性肝炎病理机制与伏毒的关系

在中医学古籍书中，并无"慢性肝炎"病名的记载。但根据该病发展过程中的临床表现及发病特点，可将其归属于"胁痛""积聚""黄疸""疫毒"和"肝瘟"等范畴。近年来，许多医家提出肝纤维化理论，进一步加深了对慢性肝炎病机的认识。刘磊等认为慢性肝炎伏毒的主要病理产物以"湿（浊、痰）、瘀、热、毒"为主，然"虚、湿（浊、痰）、瘀、热、毒"是在虚的基础上产生的病理产物。各种病理产物相互影响，互相夹杂。《灵枢·五邪》云"邪在肝，则两胁中痛……恶血在内"。慢性肝炎病位在肝，肝为刚脏，主疏泄，若肝气疏泄功能失常，气机郁结，则会阻碍津液的输布代谢，进而在体内形成水湿痰饮等病理产物，严重者出现腹水的病症。湿邪内阻，蕴久生热，化为湿热，湿热熏蒸，出现黄疸等病症。湿（浊、痰）、热阻滞于肝脏，化变伏毒，导致气滞血瘀，加重病情。《临证指南医案·胁痛》云"久病在络，气血皆窒"，气血瘀毒交阻于肝脏，气滞血停，瘀血阻滞，血脉不畅，反之又影响气机运行，致血瘀气滞。《张氏医通·杂门》指出"有瘀血发黄，大便必黑，腹胁有块或胀，脉沉或弦"。湿（浊、痰）、瘀、热、毒等，蓄积体内，不得化解，化变为湿毒、瘀毒、热毒、痰毒、浊毒，伤害肝脏，导致肝脏损害。"湿（浊、痰）、瘀、热、毒"既是病理产物又是致病因素，也属于伏毒范畴。其并不是单独致病，往往是相互夹杂，相互影响，潜伏肝脉，导致肝络微癥这与伏毒杂合、多变、蕴结性相似。

运用伏毒新识治疗慢性肝炎的思路

多种原因可导致肝炎的产生，迁延成为慢性肝炎。就乙型病毒性肝炎而言，乙型肝炎病毒（HBV）具有嗜肝性，多于人体免疫力低下、减退时侵入人体，进入肝脏，进而进入肝细胞质，在核心颗粒内反转录为 HBV 负链，再合成正链，形成双环化，使其难以从肝脏驱逐。病毒久藏于肝脏，阻碍肝脏气机运行，导致气机郁滞不畅，津液无法正常输布，聚而成湿，郁久化热，湿热交阻，从而产生湿（浊、痰）、瘀、热、毒等病理产物，故其治疗以益气活血、解毒除湿、攻补兼施为原则。

1. 以益气活血为主：慢性肝炎可由感染性肝炎（寄生虫、病毒等肝炎），长期嗜酒引起的酒精性肝炎，化学毒物、药物引起的肝炎由多种病因导致，久病不愈，迁延发展而至。无论外感、内伤邪气侵犯机体，邪气停留，伏于脏腑组织必致其"虚"，"久病多虚"，因虚致实，实中夹虚，使得人体内环境发生改变，产生其他的病理产物，生产新的邪毒。多种邪毒交织，待正虚不足以抵抗邪气，随即发病。李晓良等研究表明，虚证的 HBeAg 阳性率及 HBsAg、HBeAg 和抗 HBc-IgM 三者同时阳性者其百分率明显高于实证（$P<0.01$），说明虚证患者 HBV 复制活跃。慢性肝炎属于慢性疾病，久病必伤正，正虚是慢性肝炎的发生关键因素，也是伏毒产生的基础因素，治疗需要以益气扶正为主。然而慢性肝炎病位在肝胆，久病多虚，因虚致实，气机郁结，则血行障碍，久之形成瘀血。故扶正同时兼顾行气活血、理气活血是治疗瘀血内阻和痰饮水湿内停的常法。如丹参具有活血调经、祛瘀止痛的功效，现代药理研究发现丹参具有改善局部微循环，促进血液加速流动，抗氧自由基，稳定肝细胞膜，促进肝细胞再生以及抗肝纤维化作用，延缓慢性肝炎的进展。

2. 以解毒除湿为主：慢性肝炎的病机复杂，导致治疗较难。其致病常常累及多脏器，导致多脏腑虚损，脏腑见相互影响，互相制约，治疗较难故及全面，而且"湿（浊、痰）、瘀、毒"等病理产物皆可伤正，互为因果。除湿难，慢性肝炎的湿来源于肝脾功能失调导致，为内生之湿，正虚、血瘀、内毒均导致湿邪从内而蕴。伏毒潜伏人体，久病导致肝气郁滞，气机升降异常，脾胃功能减弱，引起中焦转运输布功能障碍，则形成"湿毒"犯脾胃之证。毒邪内泛于肝胆，致使肝气郁滞，出现胁肋胀痛、反酸、嗳气、谷丙转氨酶（ALT）、谷草转氨酶（AST）升高、肝炎病毒标志阳性等一系列症状与指征。随着脏腑功能的衰退，肝脏排毒功能逐渐下降，加之湿浊、血瘀久积内蕴，又加重脏腑损伤，使得慢性肝炎伏毒的难以去除。随着现在居民生活水平的不断提高，各种肥甘厚味不绝于口，湿热也易从内而生，内外相合。故可采用解毒除湿之法治疗。如垂盆草甘淡微寒，清热利湿退黄，解毒保肝降酶；有黄疸者可配合加用茵陈、溪黄草苦寒之药以解毒利湿退黄、凉血散瘀。现代药理发现垂盆草通过抑制肝纤维化进程，减轻脂肪堆积，抑制炎症和凋亡起到肝保护作用。同时垂盆草激活 Sirt1-AMPK-LXR 信号通路显著抑制二甲基亚硝胺诱导肝纤维化和活化的肝星状细胞。其次垂盆草还具有抑制炎性渗出、减少细胞损伤的作用。垂盆草中提取的三萜和黄酮类等有效成分具有明显抗氧化作用，从而延缓慢性肝炎的进展。

3. 攻补兼施去伏毒：肝脏自身具有较强的代偿功能，临床上多数慢性肝炎患者就诊时病情已拖延日久，出现明显的肝功能损害。久病证候多夹杂，伏毒内藏，正气暗耗，五脏六腑失其濡养，多种病理产物互相影响，错综复杂，治疗上往往比较棘手。慢性肝炎毕竟以虚为本，在治疗过程中若一味扶正恐使伏毒潜藏，单纯攻邪又会使正气耗伤，所以经常要正邪兼顾，攻补兼施，标本同治。故在临床中常常需从辩证的角度着手，依据慢性肝炎伏毒的性质，多角度、多途径、多靶点进行干预，运用通散结合、补消共用之法。久病多虚、久病多瘀、久病入络，采用益气解毒方法。

218 从伏毒论治放射性肺损伤

放射性肺损伤是肿瘤患者胸部放疗后常见的并发症，影响患者肺功能状况并降低生活质量，甚至危及生命。目前临床上单纯用糖皮质激素治疗效果欠佳，不良反应较多，不宜大剂量、长时间用药，严重者可致死亡。而中医药安全、经济，治疗放射性肺损伤有一定疗效。放射性肺损伤的中医病机主要为热毒内伏于体内，其关键治法应采用扶正透毒法。扶正透毒法源自国医大师周仲瑛教授"伏毒"学说理论。学者侯天将等从"伏毒"学说理论阐述了中医对放射性肺损伤的治法。

伏毒学说

"毒"是指中医学传统理论中性质多样、程度深重的病邪，既可因外感传变蕴酿而成，亦可内生，若久伏于内，称为"伏毒"。刘吉人《伏邪新书》云"感六淫而即发病者，轻者谓之伤，重者谓之中。感六淫而不即病，过后方发者，总谓之曰伏邪，已发者而治不得法，病情隐伏，亦谓之曰伏邪。有初感治不得法，正气内伤，邪气内陷，暂时假愈，后仍作者，亦谓之曰伏邪。有已治愈，而未能除尽病根，遗邪内伏，后又复发，亦谓之曰伏邪"。后世医家如叶天士、王孟英、雷少逸、俞根初等都对伏邪的理论有所发挥。雷少逸《时病论》云"温毒者，由于冬令过暖，人感疫疠之气，至春夏之交，更感温热，伏毒自内而出，表里皆热"。在面对诸类疑难杂证时，国医大师周仲瑛教授不断探索，应用中医整体观念与辨证论治的优势，在长期的临床实践中，逐渐形成了以"伏毒"学说为中心的诊治思路以及复法大方的治疗思路。

伏毒概念、病因、病机

周仲瑛将"伏毒"的定义诠释为"内外多种致病的邪毒潜藏人体某个部位，具有伏而不觉，发时始显的病理特性，表现为毒性猛烈，病情危重，或迁延反复难祛的临床特点，其发病多为伏藏的邪毒遇感诱发。"伏毒的病因复杂，不外内外两端，既可由外而感，亦能从内而生，或两者相因为病。外感"伏毒"与伏气温病类同：一是六淫蕴酿而成；一是感受天地间的一种疠气，表现为一气一病，有其特异性。当六淫以及疠气侵袭人体后，由于人体正气不足，难以抵抗外邪，伏毒损正发病，正邪尚能对峙相安共处。但邪毒深伏于内，必然损伤脏腑，暗耗正气，邪盛正怯，或复加新感引触，则伏毒乘势从里外发而为病。而潜藏时间的长短可随病而异。内生伏毒常始于微而成于著，是在多种内伤疾病发展过程中，因多种病理因素，如湿、热、痰、瘀等蓄积体内，不能及时化解，转酿为毒，影响脏腑功能，导致实质性器官损伤，虚实相互作用，藏匿深伏，性质多端，且可交错为患，每因多种诱因自内向外发病。内外二毒不仅能单独致病，且能内外相引，因果错杂为患。如外感伏毒类疾病，在其病理演变中，亦可酿生热毒、湿毒、火毒、瘀毒、痰毒等多类性质的内毒。内生伏毒类疾病，在其未发之前多有正气不能达邪外出的潜在病理特点，若再感外毒，则可乘势外发，病理性质多样，病势更加复杂多变。

放射性肺损伤的中医治法

放射性肺损伤是胸部肿瘤放射治疗（简称放疗）的常见并发症，临床上主要有 2 种表现形式，早期急性放射性肺炎和后期放射性纤维化。早期急性放射性肺炎的发生时间一般在放疗开始后 1 个月以后，持续 3 个月，主要表现为低热、咳嗽、咳痰、胸痛等非特异性症状。放射性肺纤维化常发生于放疗后的 3～6 个月，轻者无临床症状，重者表现为胸闷、气短、呼吸困难，活动后加重。初起隐伏、缠绵、暗耗，伏而不觉，急性期暴戾、杂合、多变，发时始显。放射性肺损伤的主要机制是热毒直中肺络，伏于体内，逐渐耗伤人体气阴，导致气血阴阳紊乱，与痰、瘀、湿、热等病理因素蓄积。中医注重整体调节，祛邪与扶正并用，在防治放射性肺损伤的同时可以增加放疗效果，改善免疫功能，保护造血系统，改善患者生存质量。中医治疗本病应遵循"急则治其标，缓则治其本"的原则，临证时无论是治标、治本还是标本兼治，应根据不同类型辨证施治。放射性肺损伤，其外因是放射线之毒，内因是正气不足，瘀血内结，热（火）毒犯肺、气阴（津）两亏、痰瘀互结为放射性肺损伤的常见中医证型，其公认的病机为热毒（火）、肺燥、阴虚、气虚、津亏、血瘀、痰阻。放射性肺损伤热毒致病，早期属热伤肺络证，晚期属瘀阻肺络证的证候特点和演变规律，患者多表现为气阴两虚，临床多以清热解毒、养阴清肺、健脾和胃、益气活血化瘀为主要治则。放射线属热毒之邪，易伤阴耗气。初犯人体，熏灼肺阴，肺络失濡，热毒炽盛，治疗多予清热解毒，滋阴降火。由于肺脏虚弱，易感外邪，加之反复射线照射，阴伤气耗，气阴两亏，肺失清润，虚燥之邪内生，伤津耗液，肺失濡养，治疗多予益气养阴，润肺化燥。脾为后天之本，肺金之母，受纳五谷，吸收水谷精微之气，化生气血以濡养全身。肺主呼吸，脾主运化，脾化生的水谷精微也为肺的生理活动提供了必要的营养。脾气虚损常致肺气不足，脾失健运，水湿停滞，多影响肺的宣发肃降，治疗多予健脾益气，培土生金。肺脏遭受放射线照射损害，宣降失常，日久肺气受损，肺虚日久，子盗母气，致脾虚失其健运，水谷不化精微，脾气虚衰酿生痰浊，痰浊壅于肺，肺虚愈甚。病久深入，气虚血瘀，痰瘀交阻，津血失布，肺失濡润，治疗多以化痰通络、活血化瘀为治法。

基于伏毒学说探究放射性肺损伤治疗关键

肿瘤患者经过一系列的抗癌治疗，加之心理压力以致抵御外邪的能力下降，突感放疗射线之热毒侵袭，正气不足以抗邪外出。中医学理论认为，放射线损伤当属热毒致病。因放射线具有穿透性而直接损伤肺脏血络，导致热伤肺络，不同于其他热邪"卫气营血"的传变规律，而是射线热毒潜藏隐伏，而长期、多次接受照射，反复遭受"热毒侵袭"，日久致热毒与病理产物湿、痰、瘀内伏，伏藏体内，伺机而发，符合伏毒的病机要点。因伏毒学说理论强调伏而不觉和发时始显的双重特性，此与放射性肺损伤发病的临床特征相契合。放射性肺损伤当属中医学伏毒类病证。中西医所言之肺并非同一概念，但就本病病因病机和临床特征而言，其初起隐伏、缠绵、暗耗，伏而不觉，急性期暴戾、杂合、多变，发时始显等均符合伏毒的病理特点，故可从伏毒病证论治放射性肺损伤。

国医大师周仲瑛教授善治疑难杂症，尤其对"伏毒"所致复杂病证心得颇多，对于难治性的"伏毒"以祛毒护正、化解透托为原则，伏毒病证的治法在解毒、化毒、攻毒、扶正基础上更强调透伏毒外达。放射性肺损伤属气伤阴亏，热毒与痰、湿、瘀蓄积体内，形成伏毒，热毒是其要点，故治应透热毒外出，正如《黄帝内经》所云"火郁发之"。故扶正透毒是中医防治放射性肺损伤这类伏毒病证的关键治法，而"升降散"正蕴此义。升降散是体现火郁发之的温病名方，深受历代医家所推崇。杨栗山在《伤寒瘟疫条辨》收录此方，认为其是治疗温病的总方，"温病总计十五方，而升降散，其总方也，轻重皆可酌用"。本方药仅 4 味，其中僵蚕、蝉蜕祛风解痉、散风热、宣肺气，宣阳中之清阳；大黄、姜黄荡积行瘀、清邪热、解温毒，降阴中之浊阴。又加黄酒为引，蜂蜜为导，两两相伍，一升一降，可使升阴降，内外通和，而温病表里三焦之热全清。现代医家对升降散进行临证加减论治 RILI 已有报道，在降低 RILI 发生率，减轻肺损害，缓解症状，改善生存质量等方面疗效显著，同时可通过调控一些细胞因子释放而减轻炎症反应。而国医大师李士懋教授则在升降散基础上创新创立了新加升降散治疗各种郁热病，主张对凡有郁热者，不论外感内伤、内外妇儿各科皆可用之。新加升降散由僵蚕、蝉蜕、姜黄、大黄、淡豆豉、栀子、连翘、薄荷组成，功能透热解郁、活血散结、益气养血，清、滋、透中又升清降浊，为本方组方特色。方以僵蚕为君，升清散火，祛风除湿，清热解郁，蝉蜕为臣，升浮宣透，可清热解表，宣毒透达，2 药皆升而不霸，无助热化燥、逼汗伤阴之弊。僵蚕、蝉蜕皆升浮宣透，故可透达肺部郁热伏毒。姜黄善行气活血解郁。大黄苦寒降泄，清热泻火，凉血解毒，通腑逐瘀，擅降浊阴，推陈致新。肺与大肠相表里，可以起到釜底抽薪的作用，使郁热伏毒从大便而解。加栀子豉汤，增其宣泄伏邪热毒之力；加连翘者，解毒散结，升浮宣散，透热外达；加薄荷，取其辛凉宣散，辛以解郁，疏风热而外达。新加升降散的用药体现了透毒的治法，这种治法来源于"火郁发之"的思想。火郁发之是治疗各种郁热伏毒病证的治则，对于放射性肺损伤而言，使伏火热毒由里及外而达，恢复肺的宣发肃降功能，火郁发之恰能切中肯綮。而伏毒类病证透毒不忘扶正，所以治疗放射性肺损伤要应用新加升降散加益气养阴等扶正的药物会增强疗效。

219 从伏毒论治结缔组织相关间质性肺疾病

结缔组织相关间质性肺疾病（CTD-ILD）是指患者在自身免疫性疾病基础上，并发有肺部间质性病变。结缔组织病（CTD）主要表现为血管和结缔组织的慢性炎症，可引起全身各器官损害。由于肺含有丰富的胶原、血管等结缔组织并具有免疫调节、代谢、内分泌等功能，因而常成为CTD所累及的靶器官。CTD-ILD的发病率较高。2017年国外一项荟萃分析提示，近1/3的间质性肺疾病（ILD）与结缔组织病相关。患者病情复杂、进展速度快，而西医的治疗手段有限。由于CTD-ILD伏而不觉、发时始显的病理特性以及病情危重、迁延难愈的临床特性符合中医学"伏毒"致病的特点，因此，学者渠源等提出从伏毒学说的角度论治CTD-ILD。

伏毒学说源起及研究

所谓"伏"，匿藏也；所谓"毒"，《金匮要略心典》云"毒，邪气蕴结不解之谓"，指邪气亢盛。由于邪气亢而称毒，故"伏毒"最早可溯源至《黄帝内经》，如《灵枢·贼风》云"夫子言贼风邪气之伤人也，令人病焉，今有其不离屏蔽，不出室穴之中，卒然病者，非不离贼风邪气，其故何也？岐伯云：此皆尝有所伤于湿气，藏于血脉之中，分肉之间，久留而不去……其开而遇风寒……与故邪相袭，则为寒痹"。其中"故邪"即原文"藏于血脉之中、分肉之间"的"湿气"，可以看作是伏邪学说的渊源。而正式提出"伏毒"名称的是王叔和《脉经》，云"热病……伏毒伤肺中脾者死；热病……伏毒伤肝中胆者死；热病……伏毒在肝腑足少阳者死"。这是寒毒藏于体内发为热病的描述。由此可见，伏毒致病即邪气蕴积体内，伏藏不发，正气亏虚，遇诱触发，伤人致病。周仲瑛对伏毒学说进行了系统阐述，认为"伏毒"是指邪毒藏匿体内，伏而不觉，发时始显；正虚是伏毒产生的病理基础，正虚则邪侵，邪气聚而成毒，毒愈深正愈虚；伏毒病位具有广泛性，常侵犯多个脏腑。CTD-ILD初时伏而不发、发时病情严重、症状反复、迁延难愈的发病特点与"伏毒"的病性特点极为相似。

伏毒与 CTD-ILD 的相关性

1. 病因：CTD-ILD在中医学里没有明确病证名称，结合古人经验及现代临床，我们认为将CTD-ILD归为"肺痹"范畴更为合适。肺痹属痹证中五脏痹的一种，最早见于《素问·痹论》，云"五脏皆有所合，病久而不去者，内舍于其合也……皮痹不已，复感于邪，内舍于肺"；又云"凡痹之客五脏者，肺痹者烦满喘而呕……淫气喘息，痹聚在肺"。以上内容提示了肺痹的病因病机及临床表现，痹证日久，邪毒内舍于脏，肺脏气血流动旺盛，且肺合皮毛，痹证侵袭肺脏而成肺痹，临床可见咳喘上气、烦满等症。痹证病因主要有两个方面：一是外感，外感风寒湿热之邪，患者久居潮湿或寒冷之地，贪冷宿风，外邪注于肌腠经络，正气充则邪气伏而不发，暗耗正气，正气虚则遇诱发病，邪气闭阻气血为痹。这与伏毒学说中外毒特点相似，外感伏毒，由六淫侵袭人体酝酿而成，正气足以抵抗时，正邪相安共处，但伏毒损耗脏腑、暗耗正气，久之邪盛正怯，复加新感引触，伏毒趁势从内向外，发而为病。二是内伤，内伤多由劳逸不当，精气亏损；或久病体虚，气虚无法推动血行，久而留瘀；或恣食肥甘厚腻，湿热痰浊内生。正虚加之湿热痰瘀闭阻经络，发而为痹。这与伏毒学说内毒的特点相符，毒邪常始于微而成于著，在内伤疾病过程中，病理产物如湿热痰瘀不得化解，蓄积体内而为毒，藏匿深伏，暗耗正气，遇时而发。

2. 病机：CTD-ILD 的发生是一种由内皮和上皮细胞损伤、炎症反应及成纤维细胞增殖等多种病理改变共同导致的病理过程。目前认为，CTD-ILD 的发病与细胞因子介导的细胞与细胞之间的相互作用密切相关，如转化生长因子（TGF-β）、肿瘤坏死因子（TNF-α）、内皮素 1（NF-1）等物质的释放，造成肺泡炎症，炎症细胞因子又促进纤维细胞增生，促进细胞外基质的合成，加速肺纤维化的发展。TGF-β、TNF-α、NF-1 等物质相当于中医学中的"伏毒"。从中医观点来看，本病多属本虚标实，正气虚弱是病理基础，这与伏毒学说中伏毒致病总以人体正气虚、脏腑阴阳失调为前提是一致的，如《济生方·痹》所云"皆因体虚，腠理空疏，受风寒湿气而成痹也"。还有观点认为，肺痹的形成与肾气是否充足相关，如《素问·四时刺逆从论》云"少阴有余，病皮痹、隐疹，不足，病肺痹"，也就是说肾气足，则邪气只能侵犯肌表而病皮痹，若肾气不足，邪气则会内传于肺而形成肺痹。在正虚的基础上复感毒邪，内毒和外毒共同作用于人体，产生湿、热、痰、瘀等病理产物，日久蓄积则形成痰毒、瘀毒，伏毒潜藏肺络，阻滞肺络正常运行，肺络运行不畅而又生痰、瘀，反过来更影响其正常运行，久之则伏毒更深。伏毒既是病理产物，又是致病因素。伏毒匿藏于人体并非一成不变，其暗耗人体正气，正气无法抵抗时，伏毒被外邪引触，则由内向外发而为病，患者表现为呼吸困难进行性加重，咳嗽或有黏痰。肺痹的中医病机可以总结为人体正气亏虚，风、寒、湿、热、痰、瘀等邪气滞留，久而成毒，伏毒侵蚀肺脏，导致肺络痹阻、气血闭塞，肺叶失于濡养，甚或痿弱不用。

3. 证候特点：

（1）隐伏：CTD-ILD 患者发病之初可无症状，或由胸部 CT 异常的影像学表现发现此病，这是由于人体正气尚充，足以与邪气抵抗，邪气难以伤正致病，留于体内不发，这种发病特点与伏毒"隐伏"的病性特点极为相似，当正气与伏毒可以相抗衡时，伏毒处于隐蔽状态，伏于体内，待时而发。

（2）缠绵：CTD-ILD 患者病程较长，迁延难愈，病情反复，当体内正气偏盛可以压制邪气时，症状轻，患者处于缓解期；当人体正气不足而邪气盛则发病，患者呈现急性发作期。患者常发作期和缓解期交替出现，这与伏毒"缠绵"的病性特点相一致，伏毒病位广泛，潜于脏腑经髓，故病情反复难愈，常伺机发作，甚则屡发屡重。

（3）暗耗：CTD-ILD 患者即使处于缓解期，身体状况仍每况愈下，逐渐出现乏力、少气懒言等症状，呼吸困难进行性加重，这是由于邪气潜藏体内，消耗体内正气，甚可伤及脏腑，这与伏毒"暗耗"的病性特点相同，虽隐匿潜藏，但并非静止不动，毒邪在人体内氤氲扩张，暗耗脏腑精气，损伤气血津液，以致正气愈加虚弱，正愈虚则伏毒更易受诱因触发，伴随着发病次数的增多，患者肺脏体用皆伤。

（4）暴戾：CTD-ILD 患者发病时呼吸困难，难以耐受活动，或伴有关节肿胀疼痛、眼干、口干等结缔组织症状，每次发病都会导致肺功能的部分丧失或无法逆转的肺纤维化，甚至导致呼吸衰竭，这与伏毒"暴戾"的病性特点有相似之处，若伏毒长久蕴结于人体，毒盛正怯，正邪激烈交争后突然暴发，病势极其凶猛，病情乖戾难解，作止无常，给患者身体带来极大损伤。

（5）杂合：CTD-ILD 患者可同时发现结缔组织的症状和肺部症状，结缔组织表现为关节肿痛、皮肤粗糙色沉、口眼干燥等；肺部则表现为呼吸困难进行性加重、咳嗽，或伴有黏痰，病情复杂，这与伏毒"杂合"的病性特点十分相符。由于伏毒侵犯多个脏腑，袭及经络，故伏毒致病病位广泛，致病的病理因素各不相同，表现出的证候也杂乱不一。

（6）多变：CTD-ILD 患者的症状并非一成不变，临床上有的患者以 CTD 为首发症状，而另一些患者则以 ILD 为首发症状。由于邪气侵袭的脏腑经络不同，致病因素也有差异，导致该病的病性及发病特点变化多端，这与伏毒"多变"的病性特点相似，虽整体发病是由内向外，但由于病因及病位的不同，导致伏毒致病变化多端。

总体来说，CTD-ILD 的证候特点与"伏毒学说"里所提到伏毒的病性特点极为相似。

基于伏毒学说治疗 CTD-ILD

CTD-ILD 病机较复杂，故治疗较难。CTD-ILD 总由正气亏虚，外邪侵袭人体，正气无法将其驱除，在体内久积成毒，伏于人体，暗耗正气，致正愈虚而毒愈盛，故而发病。基于伏毒学说与 CTD-ILD 的病机及证候特点，CTD-ILD 的治法应为扶正益气托毒、化痰通络解毒。

1. 扶正益气治疗 CTD-ILD：正虚是 CTD-ILD 发生的关键因素，也是伏毒产生的病理基础。人体正虚，易感外邪，正所谓"正气存内，邪不可干"；"邪之所凑，其气必虚"。因腠理不固，外邪进入人体，正气不足以驱邪外出，伏藏体内，与内伤邪气联合共同侵犯人体，外感、内伤之邪于体内聚积则成毒，毒伏于脏腑组织而致正愈虚，因虚致实，虚实夹杂，患者病情愈加恶化，症状加重。扶正益气是治疗 CTD-ILD 的关键。CTD-ILD 主要病位在肺，涉及脾、肾及全身筋脉、关节及肌肉，正如《理虚元鉴》云"治虚有三本，肺、脾、肾是也，肺为五脏之天，脾为百骸之母，肾为生命之根，治肺、治脾、治肾，治虚之道毕矣"。故扶正益气需顾护三脏，补益肺气的同时健运脾气、顾护肾元。

首先，补益肺气。《难经》中提出了肺虚的治疗原则，云"损其肺者，益其气"。由于肺气之特殊性，肺气的补益主要体现在两方面，一为增强卫外之气；二为维持肺气正常宣发及肃降。肺主一身之气，肺主皮毛，肺气的强弱直接关系到人体卫气，人体卫气强则抵御邪气作用更强，可使患者免受外邪引触发病，降低发病频率，避免病情屡发屡重的情况发生。肺气的强弱还体现在宣发肃降有序，肺脏能正常地纳入清气，呼出浊气，肺气充盛，宣发肃降有序，肺脏功能得以正常运行，则患者呼吸困难症状减轻，病情稳定。从现代医学角度来讲，固护卫气可以增强患者机体抵抗力，减少 CTD-ILD 急性发作的次数，从而延缓肺功能恶化的进程。补益肺气，维持肺脏正常呼吸功能，可以增强机体全身各组织间的气体交换，缓解患者的呼吸困难，提高血氧饱和度，不致肺功能呈进行性下降，而造成患者的生存质量差，生存时间短。研究表明黄芪能够使网状内皮系统吞噬功能增强，使白细胞数量增加，巨噬细胞吞噬功能上升，提升机体免疫功能。桔梗、白前等药对可以维持肺脏正常之宣发肃降，降低患者因肺失宣降、肺气上逆致咳的发生概率，且桔梗水提液镇咳、祛痰疗效显著，白前醇提物及醚提物具有镇咳和祛痰作用。

其次，健运脾气。伏毒藏于体内暗耗正气，脾气强健，水谷精微得以吸收，则正气充而形体盛，正盛则邪弱，减少发病。脾合肌肉，主四肢，脾为气血生化之源，人体的肌肉组织、四肢都要依赖气血的濡养，从而肌肉丰满、四肢有力、身体健壮。并且补益脾气还可培土生金，间接地增强肺气。CTD-ILD 患者结缔组织症状常发生在四肢，如干燥综合征、多发性肌炎/皮肌炎等，故健运脾气、强健四肢肌肉就显得尤为重要。常选用四君子汤等来益气健脾，研究证实，四君子汤对改善脾虚证效果颇佳；加味四君子汤可有效补益脾气。

最后，顾护肾元。《类证治裁·喘证》云"肺为气之主，肾为气之根，肺主出气，肾主纳气"。若肾不纳气，则动则气喘，或可见呼吸困难呈进行性加重，临证可选用五味子、山茱萸、蛤蚧等纳气归肾。

2. 化痰通络治疗 CTD-ILD：CTD-ILD 是由免疫介导的、以结缔组织慢性炎症、免疫复合物沉积为基本病理的肺慢性间质性病变，这种结缔组织的慢性炎症及免疫复合物的沉积均属于中医学"毒"的范畴。宋绍亮认为，邪毒内伏是造成痹证不易根治、反复发作的根本原因。基于此，在临床治疗 CTD-ILD 可使用解毒之法，切中病机、扼住病势，因势利导地解毒，为邪气找到出路，方可正本清源。CTD-ILD 的毒主要包括痰毒和瘀毒两个大方面，据此提出活血化瘀、祛痰解毒的中医治法。

（1）活血化瘀：《临证指南医案》云"大凡经主气，络主血，久病血瘀"，认为久病多瘀。而 CTD-ILD 是一种难治性的慢性疾病，病程日久，迁延难愈，患者久病则会出现口唇发绀、面色晦暗、舌下络脉迂曲等瘀血的典型表现。肺朝百脉，百脉与肺脏在生理及病理上可以相互影响，肺脏疾病可随着气血流动至全身经脉，波及全身结缔组织，而全身疾病亦可以随着气血回归于肺脏，引起肺脏的病变，故痹病之经络瘀滞会随着气血流转回到肺脏，引起肺瘀。因此，瘀血与肺脏关系极为密切，在 CTD-ILD 的治法中，活血化瘀显得尤为重要，正如唐容川所言"一切不治之症，终以不善祛瘀之故"。祛瘀的同时需要注意，CTD-ILD 患者正气虚损，故治疗时应注意化瘀而不伤正。在临床上可以使用川芎、丹参、桃仁、红花等药活血化瘀，亦可以酌情使用虫类药物如蜈蚣、全蝎、地龙等入络剔邪，活血通瘀。现代药理研究发现，虫类药具有草木药物不具备的抗凝血及抗纤溶活性成分，能明显减轻血黏度和血小板聚集倾向。

（2）祛痰解毒：一方面，肺脏自病，则炼液为痰。外感六淫之邪侵袭肺脏，如风寒犯肺，寒性凝滞，气不布津则津液凝聚为痰；燥邪犯肺，津液耗伤，炼液为痰。另一方面，他脏失调，气阻湿聚而成痰，"脾为生痰之源，肺为贮痰之器"，脾主运化，若患者嗜食肥甘厚味之品，则导致热盛痰壅；若脾虚湿困，水谷不能化为精微上输养肺，则聚生痰浊，且肺脉连胃，痰浊可上扰于肺。肺脏自病、脾脏失调均生痰湿，痰湿久积不去则为痰毒，痰毒病性黏滞，不仅易阻气机，而且痰瘀互结还可导致病势缠绵、变化多端。

综上所述，化痰通络在 CTD-ILD 患者的治疗中必不可少。治痰先理气，气顺痰则消，气机的正常运行是津液正常运化的根本，《丹溪心法》云"善治痰者，不治痰先治气，气顺则一身之津液亦随气而顺矣"，陈皮、橘红有理气通络化痰之效。另外，由于脾脏与痰液的产生密切相关，温阳健脾也是祛痰化湿非常重要的手段，临床可用麸炒白术、苍术、豆蔻等健脾化痰。

220 "Wnt/β-catenin −伏毒−微型癥积−肾纤维化" 相关性假说

肾纤维化是各种慢性肾脏疾病进展过程中产生的共同病理变化。许多研究表明 Wnt/β-catenin 信号通路与肾纤维化的发生发展密切相关，可将 Wnt/β-catenin 信号通路作为抗肾纤维化的靶点。Wnt/β-catenin 与中医的伏毒学说极为相似，肾纤维病理观也与中医肾微型癥积形成貌同，它们之间可能存在关联。学者沈金峰等从 Wnt/β-catenin 信号通路与肾纤维化的关系、肾纤维化 Wnt/β-catenin 信号通路与伏毒关系、肾纤维化伏毒致微型癥积形成、肾纤维化及中西医病理形成过程及关系及中医药从"湿、瘀、毒"的伏毒干预 Wnt/β-catenin 信号通路延缓肾纤维化进展等方面论述了 "Wnt/β-catenin −伏毒−微型癥积−肾纤维化"相关性。

肾纤维化是各类慢性肾脏疾病进展到终末期肾衰竭的共同通路。其发生发展与多种细胞因子及信号转导通路有关。其中 Wnt/β−连环蛋白（Wnt/β-catenin）信号通路便是近年来新发现的一条介导肾纤维化方面有重要作用的信号通路，Wnt/β-catenin 信号通路的异常表达在肾间质纤维化的发生发展发挥重要作用。抗肾纤维化的治疗一直是延缓慢性肾脏病进展的主要干预靶点，对于 Wnt/β-catenin 信号转导通路在 RIF 发生发展中的作用机制的深入研究，可为抗肾纤维化的治疗提供新的突破口和干预靶点。西医通过干预 Wnt/β-catenin 信号通路可延缓肾纤维化进展，可预防并发症发生，但研发药物较为少见，且治疗手段较为单一。中医药在抗肾纤维化取得了一定进展，积累了丰富的经验，但对于中医药通过干预 Wnt/β-catenin 信号通路延缓肾纤维化尚缺乏系统的理论探讨，随着伏毒学说的推广，对肾纤维化进一步深入探讨中医理论通过干预 Wnt/β-catenin 信号通路延缓肾纤维化进展尤为重要。

Wnt/β-catenin 信号通路参与肾纤维化的发生发展

Wnt/β-catenin 信号转导通路因其启动蛋白 Wnt 而得名，其中 Wnt/β-catenin 信号转导通路属于经典的信号转导通路。但近几年发现 Wnt/β-catenin 信号通路激活不仅在肿瘤发生，在肾脏疾病如肾脏肿瘤、多囊肾、IgA 肾病等肾系疾病中也被活化，并且与肾纤维化的发生发展密切相关。创伤、感染、炎症、血循环障碍以及免疫反应等多种致病因素刺激肾脏，使其固有细胞受损，释放细胞因子和炎性介质，促进肾脏固有细胞转化成肌成纤维细胞，即上皮间充质转化（EMT）。EMT 是肾纤维化形成的关键环节，而 Wnt/β-catenin 信号通路是目前研究细胞 EMT 调控机制中三条主要通路之一。异常的 Wnt/β-catenin 通路导致肾小球系膜细胞增殖或肾纤维化，从而影响慢性肾脏病的发生发展。Wnt/β-catenin 途径还可通过对基质金属蛋白酶 MMP7 表达的调节参与肾小管间质纤维化进程。Wnt/β-catenin 信号转导通路并不是独立存在并调控肾纤维化，它与多种因子及其他通路存在相互作用。Wnt 通路与肾纤维化的重要调节通路转化生长因子−β1（TGF-β1）存在交互通话彼此作用。既然肾纤维化的发生发展受 Wnt/β-catenin 信号通路及介导的相关因子影响，那么通过干预 Wnt/β-catenin 信号通路，有可能成为延缓肾纤维化进展的一个新靶点。

肾纤维化 Wnt/β-catenin 信号通路与伏毒关系

现代医家认为肾纤维化处于微炎症状态，而 Wnt/β-catenin 信号通路介导炎症进展，促进成纤维细胞增殖和细胞外基质的堆积，导致肾小管萎缩、间质纤维化和肾小球硬化，而这种微炎症状态似于中医伏毒。伏毒是指内外各种致病毒邪侵入人体，潜藏在脏腑经络形体官窍，一般症状不明显，但伏毒日久，毒性久积，一旦发作往往病情较为危重。肾纤维化伏毒主要指"湿""瘀"和"毒"。在肾纤维化的进展过程"湿""瘀"和"毒"并不是单方面作用，往往是三者的相互转化和夹杂。伏毒内蕴耗伤正气，机体气血亏虚，气化无力，长此以往，人体中一些废物（如肌酐、尿素氮等）不能及时有效地从体内排除，使得"湿、毒"等有害毒邪蓄积，当肌酐、尿素氮等物质蓄积于血中，产生毒素堆积，毒邪常始于微，渐成著，酿生血毒；久病入络，久病生瘀，瘀血不化，久而化为瘀毒，瘀中含毒，毒中蕴瘀，瘀毒交织；瘀毒、湿毒伏于肾脏，肾络受损，脏气更虚，加速肾纤维化进展。疾病过程中机体始终处于阴阳失衡、正虚邪实的状态，伏毒内积，暗含正气不足，免疫力低下，易受六淫诱发。湿（浊、痰）、瘀、毒伏于肾络，一般无明显症状，在外感六淫、内伤七情、饮食不节、起居无常、情志失调及禀赋不足等病因诱发下，触动伏毒，毒损肾脉，致使肾纤维化。

肾纤维化伏毒致微型癥积形成

沈金峰等认为肾纤维化是由伏毒"湿（浊、痰）、瘀、毒"主要病理产物产生，然湿（浊、痰）、瘀、毒是在虚的基础上产生的病理产物。虚是发病之始因，《杂病源流犀烛·积聚癥瘕痃癖痞源流》云"壮盛之人，必无积聚。必其人正气不足，邪气留着，而后患此"。气血乃人体生命的物质基础，既然肾纤维化虚为本，那必然影响气血，《医宗必读》云："夫人之虚，不属气者，即属血。"因于虚而致瘀，气虚血行不畅而致瘀，阳虚血中不温而致瘀，阴虚、血虚致血液枯竭，津不载血而致瘀。瘀血是微型癥积形成的关键，《血证论·瘀血》云"瘀血在经络脏腑间，则结为癥瘕"。肾纤维化病位在肾，肾为水脏，主津液，若肾气亏乏，气化无力，致水液停聚；《血证论》云"其血既病则亦累及水"，又云"血不利则为水"，津血同源，瘀血阻滞，血脉不畅，必将影响水液运行，致水液停聚，水湿同体；《活血化瘀专辑》云"病水者，亦未尝不病血也"。水病累及血，血病累及水，交织为病；湿浊久积，炼津聚痰，痰易致血瘀，导致痰瘀。《养老论》云"爽口作疾，厚味措毒"。饮食不节，偏嗜肥甘厚味，酸甜过度，糖、脂、酸蓄积，脂毒、糖毒、酸毒使血液呈现"浓、黏、凝、聚"的病理状态，加重血瘀。毒伴随肾纤维化进展的各个阶段，此毒不同于外毒，它是因正气不足以致体内病邪、病理产物无法排出而产。水液代谢受阻，肌酐、尿素氮等湿毒蓄积，加之脂毒、糖毒、酸毒蓄积，加重肾脏负担，湿浊、痰瘀、毒邪病理产物互相交织，错综复杂，渐之瘀痰毒浊停留，聚而成形，久而成积，肾络癥积，甚至肾络闭塞，最终肾之阴阳衰败，病情凶险。

肾纤维化和中西医病理形成过程及关系

从现代病理观察发现，肾纤维化是由 Wnt/β-catenin 信号通路激活后致使各种因子及血管活性物质作用于肌成纤维细胞，使其过度增值，胶原基质表达过多，肾小球毛细血管损伤，血流量减少，肾小球缺血缺氧，基质细胞增生，系膜增厚，细胞外基质沉积，肾小球毛细血管硬化，微循环出现障碍及肾小管萎缩、坏死、扩张，肾脏萎缩，肾实质变硬，肾表面凹凸不平。这与中医的癥积（结块）不谋而合，只是肾纤维化癥积需要借助光镜才能发现，故称为微型癥积。肾纤维化微型癥积的形成与长期潜伏于体内的伏毒（湿、瘀、毒）密切相关。因肾血流量丰富，病邪易侵入肾络，伏毒潜留肾络，久积耗正生瘀。瘀血产生归其本源乃气推行无力或气不运行，气虚血瘀，气滞血瘀。肾主水，肾络受损必将影响其水液代谢，津液不化，日久炼津成痰，痰易阻滞气机，影响气血运行，久聚瘀毒生成，聚而不散，微型癥积形成。从中医角度认为肾纤维化形成是伏毒人体—久积肾络—湿瘀毒交织搏结—肾络瘀阻—微型癥积形成，这与西医因 Wnt/β-catenin 信号通路激活—ETM—细胞外基质增多—微循环持续受损—肾纤维化形成的病理过程极其相似。虽然中医借助现代医学技术进一步加强对肾纤维化的认识，但中医的治病仍以整体观念及辨证论治为原则，其肾纤维化微型癥积主要病机仍以"虚、湿、瘀、毒"为主。

从伏毒病理干预 Wnt/β-catenin 信号通路延缓肾纤维化进展

"正气存内，邪不可干"；"邪之所凑，其气必虚"。正气亏虚，是肾纤维化发生的基础。而肾纤维化发生发展与伏毒潜藏也与正气亏虚密切相关。伏毒具有蛰伏、缠绵、暗耗和难治的特点。伏毒暗耗精血，需采用益气托毒之法，排除体内伏毒。邓文超等发现具有益气的黄芪可以减轻肾间质病理损伤，下调 Wnt4、β-catenin 及 TGF-β1 在肾间质中的表达，提示黄芪可能通过下调 Wnt4、β-catenin 及 TGF-β1 在肾间质中的表达，延缓 DN 大鼠肾间质纤维化的进程，而发挥肾脏保护作用。陈烨等认为具有补益肝肾山茱萸可能是通过抑制 Wnt4 及 β-catenin 信号通路的激活，从而延缓肾纤维化。瘀血贯穿于肾纤维化始终，治疗当不离活血化瘀。王曼等发现丹酚酸 B 可能通过介导 Wnt/β-catenin 通路的关键组分，来调控 Wnt/β-catenin 信号通路，从而抑制 UUO 所致的小鼠肾间质纤维化。肾纤维化常因脾肾亏虚，三焦气化不利，湿浊内停，蕴酿成毒，浊毒内积耗伤正气，正气越虚，毒邪更盛。张涛等发现大黄酸能下调 Wnt/β-catenin 蛋白表达，改善糖尿病肾病的症状，延缓肾纤维化进展。肾纤维化进展并非虚、瘀、湿、毒一种病理因素引起，而是多种病理因素交织作用。中医复方可从多途径干预肾纤维化进展。付旭等发现具有益气活血黄芪丹参颗粒药对（1∶1）配伍对可以干预 UUO 大鼠肾组织中 Wnt4、β-catenin 的表达，从而影响肾纤维化过程。任克军等清肾颗粒可以改善 UUO 模型大鼠肾功能，抑制 Wnt/β-catenin 信号通路的活化，从而延缓 UUO 模型大鼠 RIF。罗婷等发现清化固肾排毒颗粒可以通过抑制 Wnt1、β-catenin 的表达，改善肾纤维化的发生发展，起到保护肾脏的作用。我们认为肾纤维化"伏毒"和 Wnt/β-catenin 信号通路之间可能存在一定的相关性：Wnt/β-catenin 信号通路的活化激活炎症介质，导致促炎/抗炎因子失衡，有害物质产生致使肾纤维化发生；与机体阴阳失衡、正气亏虚，致"伏毒"（湿、瘀、毒）积蓄，渐而形成微型癥积极为相似。

在中医学伏毒理论的指导下，提出"Wnt/β-catenin 信号通路-伏毒-微型癥积-肾纤维化"相关性假说，从新的视角阐述肾纤维化伏毒致病学说的分子生物学机制，若这一假说能够得到实验与临床的验证，可为中药抗肾纤维化的提供可靠的理论依据，进一步完善中医肾脏学理论。

221 从"Wnt/β-catenin-伏毒"论肾纤维化病因病机

肾纤维化是各种不同病因的肾性疾病发展致终末期肾衰竭的共同病理表现。大量实验表明 Wnt/β-catenin 信号通路参与肾纤维化的发生发展，通过抑制 Wnt/β-atenin 信号通路活化可延缓肾纤维化进程。学者沈金峰等认为，Wnt/β-catenin 信号通路和相关蛋白突变及异常介导肾纤维化发生过程与伏毒病理过程有着相似之处，而它介导炎症状态也与中医内生伏毒"湿（浊、痰）、瘀、毒"类同，肾纤维现代病理观也同中医伏毒所致的微型癥积相似。故从 Wnt/β-catenin 信号通路与肾纤维化的关系、肾纤维化病因病机与伏毒关系、肾纤维化中西医病理观、中医药延缓肾纤维化进展机制方面来探讨肾纤维化的病因病机。

肾纤维化发生发展与多种细胞因子及信号转导通路有关。其中 Wnt/β-连环蛋白（Wnt/β-catenin）信号通路便是近年来新发现的一条介导肾纤维化方面有重要作用的信号通路，Wnt/β-catenin 信号通路的突变及异常表达在肾纤维化的发生发展中充当重要的角色。延缓肾纤维化进展一直是治疗慢性肾脏病进展的重要途径。通过干预 Wnt/β-catenin 信号转导通路的活化可能成为延缓肾纤维化的进展的突破点。现代医学通过干预 Wnt/β-catenin 信号通路可抑制肾纤维化进程，但研发药物较为少。中医药在改善肾纤维化进展取得了一定疗效，但对于中医药通过干预 Wnt/β-catenin 信号通路抗肾纤维化进展尚缺乏系统的理论认识，随着伏毒理论的推广，对肾纤维化的病因病机及用药进一步加深。

Wnt/β-catenin 信号通路与肾纤维化的关系

Wnt/β-catenin 信号转导通路因果蝇 wingless 而得名。正常情况机体肾脏 Wnt 信号是沉默的。当β-catenin 在细胞核内蓄积时，激活 Wnt 信号通路，启动靶基因转录，导致细胞增生、侵袭和转移。B-catenin 是 Wnt/β-catenin 信号通路关键的信号转导分子，是该信号通路激活的标志。各种致病因素刺激肾脏，使其固有细胞损伤，释放相应介质，导致肾脏固有细胞转化成肌成纤维细即上皮间充质转化（EMT）。EMT 是肾纤维化形成的关键环节，而 Wnt/β-catenin 信号通路是目前研究细胞 EMT 调控机制中 3 条主要通路之一。在单侧输尿管结扎大鼠肾脏纤维化模型中发现多种 Wnt 信号通路及靶基因蛋白 Wnt、FZD、DKK、Twist、β-catenin、c-myc、LEF、纤维连接蛋白、基质金属蛋白酶-7（MMP-7）均不同程度的升高。Wnt/β-catenin 途径还可通过对基质金属蛋白酶 MMP7 表达的调节参与肾小管间质纤维化进程。研究发现 Wnt4 可以诱导培养的成纤维细胞 β-catenin 进入细胞核内，促使 UUO 大鼠肾间质纤维化的形成。Wnt/β-catenin 信号转导通路并不是独立存在并调控肾纤维化，它还与 TGF-β1 通路、PI3K/Akt 通路和 ILK 之间存在相互作用。当 Wnt/β-catenin 信号转导通路相关蛋白表达增多，促使肾纤维化发生发展。我们可以通过抑制 Wnt/β-catenin 信号通路活化，而延缓肾纤维化进展。Wnt/β-catenin 信号通路由沉默致活化这与中医的伏毒致病相似。

肾纤维化病因病机与伏毒关系

伏毒是指感受外邪，伏而不发及内生毒邪潜藏于脏腑经络形体官窍，蓄积日久而发病。Wnt/

β-catenin 信号通路编码和分泌肾脏许多因子并参与肾组织细胞生长。若它的突变及异常将导致多囊肾、肾癌、糖尿病肾病、IgA 肾病等引起肾脏的缺血性损伤，导致慢性肾衰竭。这种突变及异常之肾系疾病往往病程时间较长，那么这与中医学的伏毒的病变过程相当，伏久发病。肾纤维化的发生发展还受细胞因子和炎性介质影响，而 Wnt/β-catenin 信号通路同时介导细胞因子及炎症介质释放，使肾纤维化处于一种微炎症状态，肾纤维化这种微炎症状态也似于中医伏毒"虚、湿（浊、痰）、瘀、毒"蓄积的过程。"湿（浊、痰）、瘀、毒"既是病理产物也是致病因素。湿（浊、痰）、瘀、毒与属于内生伏毒。内生伏毒产生与正气不足有关，但它们的存在又促使正气耗伤，致使正气更虚，邪毒更胜，日久体内中湿毒（如代谢废物肌酐、尿素氮等）不能及时从体内排除，使得"湿、毒"等有害毒邪蓄积。内生伏毒往往始于微而成于著。若正邪尚能抗伏毒，则邪正相安共处，伏毒潜留；伏毒内积，不得化解，酿郁成毒，消耗正气，损伤肾脏功能，导致伏毒出路受阻。因虚生毒，毒邪伤正，虚毒互为因果，量变生质，久病入肾，久病致瘀，伏毒藏匿肾络，肾络瘀血不化，化为瘀毒，瘀中蕴毒，毒中含瘀，瘀毒相织；瘀毒、湿毒伏于肾脏，肾络受损，脏气更虚，加速肾纤维化进展。上述乃内生伏毒致病。伏毒不仅有内生，亦有外感。肾纤维化的发生不仅与内生伏毒相关还与外感伏毒相关。Wnt/β-catenin 信号途径在免疫、应激发挥重要作用，细菌、病毒、真菌侵犯人体，不仅发生局部感染，还诱发免疫器官及组织释放炎症介质，炎症介质激活 Wnt/β-catenin 信号通路进而促进在肾纤维化的进展。内、外 2 毒不仅可以单独致病，而且还能相互引动。湿（浊、痰）、瘀、毒伏于肾络，久伏致积，湿（浊、痰）、瘀、毒积于肾络，肾络微型癥积形成。

肾纤维化中西医病理观

依据现代病理观察，发现肾纤维化是由 Wnt/β-catenin 信号通路激活后致使诱导成纤维细胞特异蛋白、Ⅰ型胶原、FN 的表达，肌成纤维细胞增生、细胞外基质沉积，肾小管上皮细胞坏死，肾小球足细胞及系膜细胞的凋亡，肾小球滤过功能，肾小球滤过率下降，肾血流量降低，肾组织处于缺血缺氧状态，肾小球毛细血管受损，甚至血管硬化，肾微循环障碍，加重肾小管变性坏死，肾小球节段性硬化，肾实质硬化，久而肾脏萎缩，肾表面凹凸不平。这种通过肾组织病理学检查而显现出来的肾纤维化病理观与中医的癥积形成相似。但是这种癥积发生部位在肾，且需要依托于现代医学技术才能观察到，故称为肾微型癥积。

《医宗必读·积聚》云："积之成也，正气不足而后邪气踞之。"《血证论·瘀血》云："瘀血在经络脏腑间，则结为癥瘕。"《杂病源流犀烛》云："为痰，为食，为血……遂结成形而有块。"肾纤维化伏毒因肾脏功能紊乱所产生的病理产物及异常范围的生理物质，这些物质进一步造成肾脏的损伤，主要包括水湿、瘀血浊毒。湿（浊、痰）、瘀、毒伏毒久积肾络，聚而不散，微型癥积形成。从中医学角度认为肾纤维化形成是伏毒侵入人体—潜藏肾络—湿瘀毒蕴积肾络—肾络瘀阻—微型癥积形成，肾纤维化因 Wnt/β-catenin 信号通路突变及异常—微炎症状态—ETM—细胞外基质增多—肾纤维化形成的病理过程极其相似。虽然中医借助现代医学技术进一步加强对肾纤维化的认识，但我们认为肾纤维化微型癥积病机因正气亏虚致湿、瘀、毒伏毒停留为主。

中医药延缓肾纤维化进展机制

目前许多研究将 Wnt/β-catenin 信号转导通路中信号分子作为抗肾脏纤维化的治疗靶点。通过检文献发现许多中医药可以通过抑制 Wnt/β-catenin 信号通路的激活而达到减缓肾纤维化的进展。那么中医药是否能通过作用于内外的伏毒延缓肾纤维化进展呢？如果是，那么以后可以将伏毒理论运用于肾纤维化的治疗中，减少中医药盲目进行动物研究，直接运用于临床。如此我们应着重抓住肾纤维化微型癥积之伏毒进行施治。从"虚、湿、瘀、毒"四大方面进行辨治。那么应强调四者之中"虚"是伏毒的始动因素，湿、瘀是伏毒构成肾微型癥积的病理基础，而毒是肾纤维化中病机错杂的重要方面。

1. 扶正治虚： "正气存内，邪不可干"；"邪之所凑，其气必虚"。正气不足是肾纤维化发生的始因。故提高正气尤为重要。黄芪具有补气健脾、升阳举陷，益卫固表、利水消肿托毒生肌等功效。邓文超等发现具黄芪可以减轻肾间质病理损伤，抑制 Wnt4、β-catenin 及 TGF-β1 在肾间质中的表达，减缓 DN 大鼠肾间质纤维化的进展，起到肾脏保护作用。山茱萸具有补益肝肾、收敛固摄的作用。陈烨等认为山茱萸可能是通过抑制 Wnt4 及 β-catenin 信号通路的激活，从而延缓肾纤维化。

2. 消散伏毒： 肾纤维化发生因脾肾不足，运蒸无力，湿浊停留，酿蕴致毒，浊毒内积消耗正气，正气越虚，毒邪越盛。肾纤维化的病理过程必伴水湿。大黄具有泻下攻积、清热泻火、破痰实、通脏腑、降湿浊等功效。张涛等发现大黄酸能抑制 Wnt/β-catenin 蛋白表达，改善糖尿病肾病的症状，延缓肾纤维化进展。雷公藤具有祛风湿、通络止痛的作用。石格等发现低剂量雷公藤甲素能明显抑制 Wnt3α/β-catenin 信号通路活性而改善足细胞 EMT。肾纤维化微型癥积的产生与瘀血伏于肾络密切相关。那么肾纤维化治疗当不离活血化瘀。丹参具有活血调经、祛瘀止痛、凉血除烦安神等功效。王曼等发现丹酚酸 B 可能通过介导 Wnt/β-catenin 通路从而抑制 UUO 所致的小鼠肾间质纤维化。白璐等发现化瘀通络中药抑制 Wnt/β-catenin 通路高表达的作用从而保护糖尿病肾病大鼠肾脏足细胞、减少蛋白尿排泄。向玉琼等发现去甲斑螯素可以通过抑制 Wnt/β-catenin 信号通路发挥抗肾间质纤维化作用。

3. 补消兼顾： 肾纤维化进展并非一种伏毒致病，往往是多种毒邪相互共同作用。"虚、湿、瘀、毒"交错，治疗当正邪相顾。付旭等发现具有益气活血黄芪丹参颗粒药对（1：1）配伍对可以干预 UUO 大鼠肾组织中 Wnt4、β-catenin 的表达，从而影响肾纤维化过程。任克军等清肾颗粒可以改善 UUO 模型大鼠肾功能，抑制 Wnt/β-catenin 信号通路的活化，从而延缓 UUO 模型大鼠 RIF。罗婷等发现清化固肾排毒颗粒可以通过抑制 Wnt1、β-catenin 的表达，改善肾纤维化的发生发展，起到保护肾脏的作用。吴小燕等发现清化固肾排毒颗粒能有效改善肾间质纤维化模型大鼠肾纤维化程度，其可能通过下调 Wnt4、TGF-β1 改善肾功能，从而达到改善肾纤维化的作用。

肾纤维化"伏毒"和 Wnt/β-catenin 信号通路之间可能存在一定的相关性。Wnt/β-catenin 信号通路的突变及异常以及介导炎症发生致使上皮间充质转化导致肾纤维化发生；它们介导的肾纤维化与中医伏毒病理观相类似。"伏毒"（湿、瘀、毒等）积蓄，渐致微型癥积形成导致肾纤维化。中医药从伏毒（湿、瘀、毒）进行干预已起到延缓肾纤维化进展的作用，利用现代分子学技术观察发现这些中医药也能通过抑制 Wnt/β-catenin 信号通路表达而延缓肾纤维化。从而猜测中医的伏毒与 Wnt/β-catenin 信号通路存在一定的联系。而 Wnt/β-catenin 信号通路介导的肾纤维化病理形成也与中医微型癥积相关，肾微型癥积形成的病理基础与伏毒（湿、瘀、毒）密切相关。

222　"细胞自噬–伏毒–肾间质纤维化"相关性假说

　　细胞自噬是广泛存在于真核生物中以实现对生物体细胞基础水平代谢的调控，是细胞内的清道夫，也是细胞质量调控的重要途径。细胞自噬依赖于胞内溶酶体达到降解细胞器及蛋白质等的生物学过程，是一种程序化的降解过程。细胞自噬包括巨自噬、微自噬及分子伴侣介导的自噬。细胞自噬最具代表的即为巨自噬，其是通过胞内内质网单层膜凹陷形成分割膜，包裹相关需降解底物形成自噬体，进而与溶酶体结合形成自噬溶酶体，然后由溶酶体内相关酶降解其包裹的底物，从而修复或清除异常及损伤的分子、细胞，以满足细胞代谢、更新及维持细胞稳态。近年发现细胞自噬在肾脏多种疾病中扮演重要角色，包括肾间质纤维化（RIF）、足细胞病、糖尿病肾病等。学者黄伟等基于中医学"伏毒"在 RIF 中致病机制的研究，探讨了细胞自噬、"伏毒"及 RIF 之间的科学假说，并借助于现代医学阐述了伏毒致 RIF 的病机。

细胞自噬与 RIF 之间的关系

　　RIF 是慢性肾功能不全进展至终末期肾病的共同通路，其中肾脏组织的氧化应激、炎性细胞浸润、成纤维细胞活化与激活、小管上皮细胞向间充质细胞的转分化、细胞外基质的过度沉积及相关细胞因子过度激活、小管的退化萎缩都能够介导 RIF 的发生发展。细胞自噬参与上述 RIF 形成的诸多环节，从而减缓诸多因素向肾纤维化的进展。细胞自噬有调控胞内自稳的作用，基础水平的自噬几乎存在于所有细胞中，病理状态下为维持机体稳态，可激活细胞自噬，发挥超生理的细胞自噬功能。

　　1. 细胞自噬对 RIF 进程中相关因素的影响：在 RIF 的相关细胞因子中，转化生长因子- β1（TGF-β1）是公认的促纤维化因子，在四环素过表达 TGF-β1 的转基因小鼠的肾小管上皮细胞中发现了自噬的诱导。TGF-β 可增加自噬相关基因 mRNA 表达，来诱导细胞自噬体的聚集，同时 TGF-β 也能够通过 PI3K/Akt 通路来激活 mTOR 通路，所以 TGF-β 具有同时激活和抑制细胞自噬的作用。另外研究表明细胞自噬可在氧化应激过程中起到缓冲细胞损伤，以达到保护细胞组织的作用；细胞自噬在肾脏急性和慢性损伤中都有保护作用，在 RIF 过程中，炎性因子及炎性介质可介导其发生，细胞自噬能够减轻炎性反应，避免炎性细胞的浸润，细胞自噬控制炎症状态可能是其在肾小管中作为抗原呈递细胞，加速免疫细胞对自体抗原的识别，减少炎性细胞因子的浸润，减轻炎症状态对 RIF 的诱导。研究发现，在经典的 RIF 动物模型（单侧输尿管梗阻模型）中，随着细胞外基质的过度沉积，肾小管细胞的凋亡和坏死在增加，自噬功能表达也在增强。在细胞外基质的沉积过程中，与Ⅰ、Ⅲ型胶原蛋白的过表达相关，从而加重 RIF，细胞自噬作为一种自动消化的程序，可将细胞内过度产生的物质向溶酶体转移，故细胞自噬可减缓肾小管的退化和降解细胞内过多的纤维胶原的沉积，以实现其循环再利用。

　　2. 细胞自噬在参与 RIF 进程中的双向作用：RIF 的发生发展与其相关的细胞因子的过度活化激活密切相关。细胞自噬作为生物体实现细胞自我更新的高度进化保守机制，其对生物体的调控机制是复杂多变的，涉及许多信号通路并调控着许多细胞因子，以上诸多参与 RIF 的细胞因子都可介导细胞自噬，相对于基础水平的细胞自噬功能，这种在持续存在的病理细胞因子刺激下，超水平细胞自噬功能在保护细胞的同时也在加速细胞的凋亡，因此也不可避免地伴随 RIF 的发生。虽然细胞自噬在 RIF 进展中扮演着重要角色，但在诸多病理因素持续存在下，RIF 仍在不可避免地持续进展。原因可能在于细胞自噬在清除损伤细胞分子实现能量转化的同时也伴随着细胞凋亡的程序进程。因此细胞自噬的存在在 RIF

中扮演着双刃剑的角色，在 RIF 早期具有肾脏保护作用，而在晚期过度的自噬将会加重肾脏的损害。

细胞自噬与伏毒理论

"伏毒"是指潜藏于人体，具有伏于内则隐匿不发，触于外则病情反复的病理特性，可表现为急骤起病，又可迁延缠绵难愈，"伏毒"立论源于中医理论"伏邪"与"苛毒"学说两者的兼合，《中医大辞典》云"伏者，匿藏也，所谓'伏邪'指藏于体内而不立即发病的病邪"。明代医家汪石山指出伏气温病由感外邪而始，伏藏体内，初触不显，过时而发，且由里达外，概括了"伏邪"致病特点。而"毒"出自于《素问·生气通天论》"苛毒"一说，尤在泾云"毒，邪气蕴结不解之谓"，故一般释为邪盛谓之毒，伏毒虽病因错综，但概言不外内、外两端，可由外感引触，或由内生之变，或内外兼夹。伏毒为患可由痰、热、湿、瘀之间的相互蓄积与兼夹，机体伤于"伏毒"与脏腑气血阴阳失调相关，正气先虚，虚则邪触，虚实夹杂。《黄帝内经》云"正气存内，邪不可干"，"邪之所凑，其气必虚"，这一发病特点概括于伏毒致病总由正气先虚，实邪紧至，细胞自噬作为调控机体稳态的一种机制，可对机体的正虚邪实做出自我调节，以期达到机体阴阳平衡的状态，细胞自噬清除受损细胞，利用代谢废物实现能量的转化与中医"精化气"的过程极相似，细胞自噬可实现对痰湿、瘀热、浊毒等中医病理产物的清除，是中医气化功能，化痰祛瘀、清热泄浊的微观体现。病理状态下，细胞自噬恰与"伏毒"之间有紧密联系，细胞自噬是在正虚情况下对机体的一种自我反馈，"伏毒"发于正虚邪盛之际，其伏而不觉是细胞自噬对于"伏毒"的调控，此期正气未衰；发时始显是正气渐耗，细胞自噬功能失司、阴阳失衡，细胞自噬难于控摄"伏毒"，故表现为邪盛正虚之象。

RIF -伏毒形成的理论基础

"伏毒"兼具蛰伏、缠绵、暗耗、难治等致病特点，正虚是其发病的病理基础，且由邪实中的湿、痰、瘀、毒之间的相互转化进一步加重病情，"伏毒"初感伏而不发，深伏潜匿，可入脏腑、达经络、遍漫三焦，居所不定，若有若无，待正气虚弱，复触外邪，则病情笃重，又"伏毒"处于正邪混处，常因湿、痰、瘀、毒之邪胶着缠绵，使"伏毒"充斥机体内外，愈变愈深，其不发之时虽潜隐无形，但并非伏而不动，可暗耗五脏，累及六腑，使气血津液枯耗，三焦、经络功能失司，又因"伏毒"藏于无形，广泛缠绵，故难论治。对于 RIF 的中医论治，黄伟等推崇 RIF 致病总不离虚、湿、瘀、毒，虚是其发病之始端，标实以湿浊、痰瘀、毒邪为主，且虚、湿、瘀、毒总在病理条件下相互兼夹与转化。RIF 初起本虚，外邪侵感，阻滞气机，水湿不化，痰浊丛生，或留肾络，或阻致瘀，渐之正气更虚，脾肾两亏，痰湿瘀热互结，浊毒蕴生，损于肾络，即成肾络微型癥积，久病痰瘀湿毒渐甚，毒瘀难去，暗耗气血津液，阴损及阳，肾络闭塞，故致肾之阴阳两败。伏毒致病从氤氲、弥漫到鸱张之势，与 RIF 发展极为相似，可视肾络微型癥积之成是伏毒在肾络的一种体现，随着 RIF 的进展，"伏毒"之象渐显，或因外感引触，或由内生而发，"伏毒"难去，肾络渐损，病情笃重。

细胞自噬、伏毒与 RIF 之间可能关联

现代医学认为，细胞自噬功能在 RIF 的表达中失控，虽可保护肾脏，但又不能避免 RIF 的发生，可与 RIF 发生发展过程中的氧化应激、炎性细胞浸润、致纤因子活化、细胞外基质沉积等致病因素相关，导致细胞自噬功能由基础水平到超水平的转化，代偿过度，细胞凋亡加重，因此机体内的毒素、细胞因子、炎性因子及受损的亚细胞器等有害病理产物潴留破坏了细胞自噬调控机体稳态的作用。RIF 致病之宿根"伏毒"产生的痰湿瘀毒正是细胞自噬功能失调下所致的衰老细胞成分、折叠错乱的蛋白质片段、受损的亚细胞器及细胞因子等在微观层面的体现，RIF 机体脾肾气虚，自由基失调损伤，可加重细

胞衰老凋亡，且机体免疫功能下降，能量代谢失衡，从而加重疾病的易感性，机体正气虚弱，细胞自噬所体现的气化功能失调不能有效清除机体内胶着久留的痰湿、瘀热、浊毒等致病产物，使得机体总是处于正虚邪实、阴阳失衡的状态，极易因"伏毒"引动而发，形成 RIF 临床上缠绵难愈的特点。细胞自噬、"伏毒"与 RIF 之间密切联系，细胞自噬调控失调，不能有效调控致 RIF 进程的各种细胞因子，使得"伏毒"中痰湿瘀毒等病理产物不能得到清除，久留胶着，互害互化，渐损肾络，致肾络微型癥积（RIF）损于肾脏，终致肾脏衰败。故细胞自噬功能正常，方能控摄"伏毒"，减少致 RIF 的各种细胞因子的表达，延缓 RIF 的进展，护于肾脏，益于机体。

223　从伏毒论治慢性冠状动脉综合征

2019 年 8 月，欧洲心脏病学会（ESC）颁布的《2019 年 ESC 慢性冠状动脉综合征诊断和管理指南》（下称《2019 CCS 指南》）首次使用了"慢性冠状动脉综合征"这一新概念，将冠状动脉疾病（CAD）分为急性冠状动脉综合征（ACS）和慢性冠状动脉综合征（CCS）两大类。CCS 的概念涵盖了稳定型心绞痛、缺血性心肌病、隐匿性冠心病和变异型心绞痛等情况。这一新概念强调了 CAD 的"稳定"是相对的、暂时的，能更准确地反映出其动态变化的生理病理特点和临床转归，提示治疗时应重视疾病的全过程。CCS 长期处于发展变化中，由于心血管风险的增加，随时有可能发生急性冠状动脉事件。这与"伏毒"潜藏人体、待时而发、发时病情危重、迁延反复、耗损机体的致病特点相吻合。因此，学者修一萍等提出以"伏毒学说"为基础治疗 CCS。

伏毒学说历史沿革

毒，邪气蕴结不解之谓。言"毒"为邪气蕴藏纠结，至亢盛难解的病理状态，因此"伏毒"与"伏邪学说"关系密切。伏邪概念的出现可追溯至《素问·生气通天论》"冬伤于寒，春必病温"之言。张仲景对其作出补充："伏气之病，以意候之……旧有伏气，当须脉之"。后世医家对"伏邪学说"多有论述，使其日益丰满。而"伏毒"一词，首提于王叔和《脉经》中对寒毒藏于体内发为温病、热病的论述，其云"热病……伏毒伤肺中脾者死……伏毒伤肝中胆者死……伏毒在肝腑足少阳者死"。后清末医家雷丰撰《时病论》云"温毒者，由于冬令过暖，人感乖戾之气，至春夏之交，更感温热，伏毒自内而出，表里皆热"。由各家之言可见，"毒"比之原有邪气，其特性一脉相承，但变化更复杂，程度更深重，所谓"伏毒"，即诸邪纠集沉积，日久不解，病邪深伏，渐化为毒。伏毒中伤人体具有潜伏难察、损耗正气、遇感诱发、毒性猛烈、病势缠绵、顽恶难解的特点。国医大师周仲瑛教授首倡"伏毒"专论，认为伏毒具有伏而不觉，发时始显的病理特性和毒性猛烈、病情危重、缠绵反复的临床特点，人体正气虚弱、脏腑阴阳失调是邪毒伏藏的基础，外感、内生、内外交错皆可成毒，正虚与毒深相辅相成，伏毒发病多由里外发，病位可涉及多个脏腑，病性复杂多样。CCS 是慢性的不断进展的疾病，它可能长期无明显症状，也可能因为急性冠脉事件的发生迅速转变为 ACS，伏而不觉，发时迅猛，这与"伏毒"的病理特性和临床特点不谋而合。

伏毒与 CCS 的相关性

CCS 在中医学中尚无明确病名，据其临床特点可归属于中医学胸痹、心痛、心痹范畴。《素问·痹论》云"五脏皆有所合……脉痹不已，复感于邪，内舍于心"，胸痹心痛属于痹病中的五脏痹。胸痹心痛是以胸痛胸闷，甚者痛彻胸背，气短憋闷不能平卧为主症的心系疾病，对其症状的描述最早可见于《黄帝内经》。《素问·脏气法时论》中指出"心病者，胸中痛，胁支满，胁下痛，膺背肩胛间痛，两臂内痛"，《素问·痹论》云"心痹者，脉不通，烦则心下鼓暴上气而喘，嗌干善噫，厥气上则恐"，继而张仲景描述了"胸痹之病，喘息咳唾，胸背痛，短气，寸口脉沉而迟，关上小紧数"等临床表现，与 CCS 患者出现的心绞痛、呼吸困难、心烦气躁等症状相合。

1. 病因："伏毒"无外乎内、外两方面作用而成，一为从外而感，二为由内而生，三可内外相因致病。胸痹心痛的病因亦可按此分类：一为从外而感，多因感受风寒湿热之邪，如居住、工作环境不宜，潮湿炎热或严寒冻伤等，外感邪毒侵袭肌肤腠理，壅滞脉络，痹阻气血，久之损伤心脉，累及脏腑，耗伤正气。外毒内侵，毒邪与正气交争，正盛则藏而不发，邪盛或遇诱因则外发为病。正如 CCS 患者遇到季节更替、气温骤降、冬季严寒等情况常症状突发或加重。二为由内而生，多因饮食失调，如过食肥甘或嗜烟酒，情志失节，劳倦内伤，年迈或久病体虚，损伤肝脾肾等脏腑功能，产生寒凝、血瘀、气滞、痰浊等病理产物积蓄体内，酿为内毒，导致胸阳不展，心脉失畅，发为胸痹。正如 CCS 患者常因不健康的生活方式导致心血管危险因素控制不佳，使疾病风险增加。三可内外相因致病，外毒、内毒相互借势，外毒内侵引动、加生内毒，内毒存积借外毒之势发作，交错致病，使胸痹病性复杂、病势多变。正如 CCS 患者病情的"稳定"是相对的、暂时的，随时会因为危险因素的改变而发生变化。

2. 病机：张仲景在《金匮要略·胸痹心痛短气病脉证并治》中云"阳微阴弦，即胸痹而痛，所以然者，责其极虚也"，将胸痹心痛的病机概括为"阳微阴弦"。王肯堂认为胸痹心痛为本虚标实，虚实夹杂之证，病位在心，涉及多个脏腑。正如《医宗金鉴》中"凡阴实之邪，皆得以上乘阳虚之胸，所以胸痹心痛也。"修一萍等认为胸痹心痛之病机"阳微阴弦"可理解为患者素体正虚，胸阳不振，邪毒乘虚侵袭，阻滞心脉，气血不行，痹阻胸阳，酿成胸痹。此病为本虚标实之证，本虚是邪伏的前提，加之内毒、外毒交互作用，形成标实，出现寒凝、血瘀、气滞、痰浊等病理变化，且虚实夹杂为病，各种病理产物的积蓄更伤人体正气，使脏腑失调，重则损伤脏腑实质，此时若遇外邪，则更易引动伏毒由里外发，患者表现为心胸不舒、胸痛胸闷、短气憋喘、视物模糊等症状发作或加重。"伏毒学说"指出伏毒为病基于正虚，加之内外多种致病因素作用而成，所涉脏腑病位广泛，这与胸痹心痛的病机极为相似。立足现代医学，CCS 发病机制为长期高脂血症导致胆固醇和氧化修饰低密度脂蛋白（Ox-LDL）等损伤动脉内皮，血小板趁机形成附壁血栓黏附于内膜上，巨噬细胞与血小板释放多种因子如血小板源性生长因子、内皮细胞生长因子、成纤维细胞生长因子和转化生长因子等，使动脉壁平滑肌细胞增生促使动脉粥样硬化形成。以"伏毒学说"论之：长期高脂血症是由于人体正气已虚，脏腑失职所致，其后出现的一系列病理生理改变即等同于"伏毒"潜藏内陷。

3. 病理基础："伏毒"既是致病因素，又是病理基础。"伏毒"种类繁多，可相兼为病，也可互相转化，病证性质驳杂，胸痹心痛的病理基础同样有这种特点。古今医者对此多有论述，早在《素问·调经论》中有云"寒气积于胸中……则血凝泣，凝则脉不通"，说明寒毒凝聚胸中，胸阳败退，心脉失于温煦，痹阻不通。王新东认为与 CCS 有关的伏毒主要有脂毒、糖毒、痰毒、瘀毒、热毒 5 种，脂毒始动，糖脂痰瘀互结，滞于脉络，阻碍气血运行，热毒可夹杂其中，又可炼液为痰、炼血为瘀，五毒交错杂，使邪毒深伏，顽恶难解。2019 年一项 Meta 分析指出"瘀、热、毒"是 CCS 的重要病理基础，瘀热蕴久化生为毒，毒损心络，灼伤心营，痹阻心脉，胸痹乃成。周仲瑛、张镜人、邓铁涛 3 位国医大师认为"痰、瘀"是胸痹心痛不可忽视的两个病理因素，痰浊痹损胸阳，血瘀耗伤心气，痰瘀互结，二者紧密相关，临床上应同病同治。1999 年 Ross 提出动脉粥样硬化是一种炎症性疾病。CCS 符合由于病毒、免疫复合物、机械损伤、Ox-LDL 等危险因素的蓄积损伤血管内皮细胞和平滑肌细胞而产生慢性炎症增生性反应的病理机制。同时 CCS 还是一种免疫系统疾病，大量研究表明患者常出现体液免疫功能亢进，可表现为血清 C 反应蛋白（CRP）、免疫球蛋白 G（IgG）、免疫球蛋白 A（IgA）、补体 C3、补体 C4、肿瘤坏死因子（TNF）、白细胞介素-6（IL-6）和白细胞介素-8（IL-8）水平增高。刘亚东等通过对 132 例冠心病患者进行血管内超声和冠状动脉造影检查分析，指出脂蛋白相关磷脂酶（Lp-PL）A2、同型半胱氨酸（Hcy）和 D-二聚体（D-D）是 CCS 的独立危险因素。上述 Ox-LDL、CRP、IgG、IgA、TNF、IL-6、IL-8、LP-PLA2、Hcy、D-D 等危险因子可与"伏毒学说"的病理基础"伏毒"同等看待。

4. 病势特性："伏毒学说"指出伏毒致病具有伏而不觉和发时始显的双重特点，导致其病性阴阳错，加大了伏毒的辨治难度。CCS 的病势特性同样具备这种特点。

（1）阴的特性："伏毒"属阴的病性特点，使其伏而不觉，渐损机体，迁延难去，愈发愈重，包括隐伏、缠绵、暗耗3方面。一者隐伏，CCS患者病程早期常表现为无明显症状，或仅在劳累、情绪激动等情况下症状偶显且持续时间短暂，往往易被忽视，患者自觉与常人无异。此时患者并非真的体健如常，而是外感、内生之毒处于隐蔽状态，正邪相争，正气虽不能祛毒外出，邪毒亦不能伤人致病，两者势均力敌，处于动态平衡状态。CCS相对稳定状态的长短，既与患者病理基础的性质、强弱有关，又与人体正气强弱密不可分。这一病势特性与伏毒"隐伏"的病性特点不谋而合，正气尚足，伏毒潜藏人体，伺机而动，待时而发。二者缠绵，CCS是一种慢性疾病，病程长，病势迁延反复。重视危险因素的控制，养成积极健康的生活习惯，保持心情愉快可鼓舞人体正气，抑邪难发，使患者处于相对舒适的缓解期，但若邪毒胜正或遇外邪引动，患者症状可迅速发作。如此病势循环往复，与伏毒"缠绵"的病性特点相似。伏毒病位深沉，脏腑经血受累，毒留难去，反复欲发，迁延日重。三者暗耗，CCS患者即使长期无症状或症状稳定于生活无碍，但机体仍时刻与病邪做斗争，日久必脏腑渐损，耗气伤阴，使患者整体状态每况愈下，进一步加重其心胸不舒、气短憋闷、自汗、体力不济等症状。这与伏毒"暗耗"的病性特点相合，伏毒匿藏体内，伺机扩张壮大，深伏血脉骨髓，日益侵蚀脏腑精气，耗伤营血，正不胜邪，遇诱易发，甚者愈发愈重，心脏体用皆伤，心功能进行性衰退。

（2）阳的特性："伏毒"属阳的病性特点，使其发病突然，症情急重，毒性繁杂，传变多样，包括暴戾、杂合、多变3方面。一者暴戾，CCS患者可由于冠状动脉粥样硬化斑块破裂或侵蚀，继发血栓致使血管狭窄或堵塞，心肌缺血缺氧，发作的典型症状为严重的心绞痛，伴有恶心、大汗淋漓、面色苍白、呼吸困难、出现濒死感甚至晕厥等症状，起病急骤，痛苦难耐，可致心肌永久性损伤。CCS患者发生急性冠脉事件前往往无明显征兆，这种特性与伏毒"暴戾"的病性特点相一致，伏毒稽留日久，正邪对抗激烈，一旦爆发，病情急变，难以预测，毒盛则正衰，正盛则毒继伏，作止不定，突变难防。二者杂合，CCS的病理因素种类繁多，并发症不胜枚举，可合并肺、肾、脑、消化、内分泌等多脏器系统病变，往往多脏并病，临床表现因人而异。从中医学角度来说，CCS的病理基础有血瘀、痰浊、寒凝、热毒、气滞等多种因素，过程中常彼此夹杂、转化，如痰瘀互结、气滞血瘀、寒凝气滞、寒凝血瘀等。CCS病位在心，涉及肺、脾、肝、肾等多个脏腑，病程进展中常见肺失宣降、脾失健运、肝失疏泄、肾阴亏虚、肾阳虚衰等改变。这符合伏毒"杂合"的病性特点，伏毒病位广泛，毒邪性质多样，病理转变无常，证候各异。三者多变，CCS中医病因病机为本虚标实，以心之气血阴阳虚衰为本，以血瘀、痰浊、毒邪为标。由于患者本虚的性质程度及毒邪的特点属性各不相同，本病传变走向多变。病势发展可由实转虚，如血瘀、痰浊、毒邪踞于心胸，阻滞血行，痹阻心阳，耗伤心气，病延日久，损耗愈重，虚衰渐显；也可因虚致实，心之气血阴阳虚衰，导致机体出现血行无力、阴津不足、温煦不及、卫外失司等情况，酿生或加重毒邪。伏毒"多变"的病性特点与此相似，其发病以由里及外为主，同时存在表里分传，毒之内陷，具体传变呈现多样性。

基于伏毒学说治疗 CCS

因CCS与"伏毒"致病在病因、病机、病理基础、病势特性等方面多有相似之处，临床可以"伏毒学说"为切入角度辨治CCS。CCS主要病机特点为本虚标实，虚实夹杂。本虚即人体正气虚弱，脏腑失司，此为毒邪伏积的前提，所谓"正气存内，邪不可干"，故扶正补虚为治疗本病的关键一步；邪实为CCS发生发展的病理基础，毒邪的不断积蓄和相兼转化，推动患者病情进展，正如"邪之所凑，其气必虚"，故祛毒化实不可忽视。因此，CCS的治疗大法为扶正补虚，祛毒化实。

1. 扶正补虚：

（1）补益心之亏虚：CCS病位在心，气血阴阳充盛是心生理活动正常的前提，心阳心气可温煦推动、畅通血行，心阴心血则滋养濡润血脉心神。心之亏虚若治疗不及，虚耗日重，则伏毒内生，且卫外无力，外毒易袭，内外相合而发病。补益心之亏虚当从气血阴阳着手，临床上需根据其具体变化，酌情用药。孙思邈《千金要方》云"阳气日衰，损与日增，心力减退也"，提示了心阳心气是推动心脏履行职能的重要力量，阳气虚衰，振奋不力，温煦不及，卫外失司，则心失其职，功能减退，进而影响全身，气血、水液循环不畅，痰、瘀等毒邪累积，患者常伴随心慌胸闷、四肢厥冷、短气乏力、神倦懒言、畏寒、自汗等症状。治法如《素问·调经论》所言"血气者，喜温而恶寒，寒则泣不能流，温则消而去之"，常采用干姜、人参、桂枝、黄芪、附子、薤白等药物补阳助气，温通血脉。丛贺东的研究显示，瓜蒌薤白桂枝汤辅以针刺心俞、膈俞、膻中 3 穴可共奏温阳益气之效，对治疗心阳不振型 CCS 具有借鉴意义。

心阴内涵甚广，阴精、营血、津液皆属于此，心血也是心阴的一部分。由《杂病源流犀烛》"心血少则神不定，寐不安，百病集作"及《证治汇补》"有阴气内虚，虚火妄动，心悸体瘦，五心烦热，面赤唇燥，左脉微弱，或虚大无力者是也"之言，可知心之阴血亏虚，神脉失养，阳失阴制，虚火内生且阴虚易生内热，火热煎熬心神，患者常表现出心烦不寐、易惊健忘、面无血色、口干盗汗、手足心热等症状。临证常以《校注妇人良方》天王补心丹加减滋阴养血。临床试验表明，天王补心丹加减治疗 CCS 具有改善心功能，调节脂代谢，抑制炎症因子水平的现代药理作用。

心之亏虚，临床变化多样，部分患者可见心痛隐隐，气短心慌，动则甚之，并伴有神倦乏力，面色少华，汗出等症状，此为气阴两虚的表现，可选用益气温阳之人参、黄芪、五味子、肉桂及养阴生津之麦冬、玉竹等药物共治。

（2）健脾、补肾、调肝："心为五脏六腑之大主"，其病变牵涉全身多脏腑，临床需考虑有无他脏之虚，必要时兼顾同治。CCS 治疗中兼顾他脏尤以健脾、补肾、调肝为重。健脾之虚，当益气养血。脾之生理功能与心休戚相关，脾主运化，为后天气血生化之源，兼主统血，心其充在血脉，脾胃功能正常，保证心血有源，统摄健全；李杲言"脾经络于心"，且脾胃与心比邻而居，互相影响，脾胃失司可直接牵连心脏；中焦脾土为气机升降之枢纽，脾虚无力则清阳不升，浊阴不降，心之气血阴阳皆受其扰。孙思邈言"心劳病者，补脾以益之"，明确提出健脾治疗心系疾病，临床常以归脾汤、补中益气汤化裁。研究显示，归脾汤益气养血治疗 CCS 可缓解不适症状，改善异常心电图，与西药配合使用可提高心绞痛疗效。研究证明以党参、白术、茯苓、清半夏、瓜蒌等药物健脾益气可有效降低 CCS 患者的血清 Hcy 水平，并可能干预中枢神经系统、肠神经系统调控的神经-内分泌-免疫网络。

补肾之虚，当滋肾阴、补肾阳。心肾相关历代医家多有论述，早在《素问·脏气法时论》中即云"肾病者……虚则胸中痛"，《备急千金要方》云"夫心者，火也，肾者，水也，水火相济"，及至明清，各家所言众多，张景岳云"心本乎肾"，陈士铎云"心得命门而神明有主"，沈金鳌云"肾水足而心火融"。肾为先天之本，元阴、元阳寄藏其中，为心阴心阳之本源；心，火也，肾，水也，心肾相交，水火既济，保证心之体用不伤；心、肾同属少阴经，以经络相通相应，补肾可治心。临床常以生地黄、玄参、天冬、麦冬等滋肾阴，以附子、熟地黄、淫羊藿、山茱萸等补肾阳。从现代医学角度，有学者提出心肾功能紧密相连，二者在维持血液、电解质、酸碱平衡，以及促红细胞生成素的合成和维生素 D 的激活等方面存在复杂的双向作用。李双喜等指出患者的尿蛋白水平与心血管病变相关，CCS 患者应积极防治蛋白尿。

调肝之虚，当柔肝、疏肝。肝主藏血，为血海，有贮藏血液和调节血量的功能，肝血对心的作用体现在"肝血既耗则木中之血不能润心"（《辨证录·不寐门》）及"肝藏血，心行之"（王冰注《素问》），因此肝血充足是心有所养有所行的物质基础。肝血不足，常以白芍、沙参、生地黄、酸枣仁等柔肝养肝。肝主疏泄，作用于机体主要表现在调理气机，疏畅血行和调节精神情志。心主血脉，肝疏泄有时，则心血循环畅通不致郁遏，如《读医随笔》所云"肝气舒，心气畅，血流通"。"心主神明""肝主谋虑"表明心肝对精神情志活动均有重要作用。肝失疏泄，则肝气不舒，郁结于内，心受其扰，情志不遂，这类患者除心脏症状外，还常伴有心烦、焦虑、抑郁、失眠等精神情志异常。肝失疏泄，治以柴胡、枳壳、香附、郁金等疏肝解郁。随着生物-心理-社会医学模式发展，双心医学逐渐广为人知，分析显示，治疗冠心病双心疾病，疏肝理气为基本治法，常用药物为柴胡。修一萍等认为心血管症状合并负性情绪的 CCS 患者可归于双心疾病范畴。

综上所述，以扶正补虚治疗 CCS，当从气血阴阳补益心之亏虚，并兼顾他脏，治以健脾、补肾、调肝。

2. 祛毒化实：

（1）瘀毒与活血化瘀：所谓瘀，《说文解字》释"瘀，积血也"，《灵枢·百病始生》云"凝血蕴里而不散，津液涩渗，著而不去而积成矣"，可知人体正气本虚、外感邪气、情志失节等导致血液循环异常，血溢脉外或壅积于脉络、脏腑，丧失生理功能者，为瘀血。《继志堂医案》云"胸痹……有瘀血交阻膈间"，指出瘀血为胸痹心痛的重要病理基础。心脉为气血运行之通道，瘀血滞涩，凝积日久，瘀渐成毒，阻闭经脉，瘀毒内伏，继损脏腑，更伤正气，并伺机由里外发，伤人致病，患者表现为心胸绞痛、刺痛，痛处固定，肢体麻木，多部位静脉曲张，舌紫暗，有瘀点瘀斑，舌下络脉迂曲，脉弦涩或结代等症状。立足现代医学技术，CCS 患者在影像学检查中常表现为血流阻滞、血管狭窄甚至闭塞，理化指标常显示血小板聚集性及血液流变性异常，提示血循环瘀滞，内有瘀毒。瘀毒内伏当治以活血化瘀，多用丹参、赤芍、桃仁、红花、当归、川芎等药物，常以血府逐瘀汤、桃红四物汤等方剂化裁。研究证实，以桃红四物汤与银杏达莫联合治疗，可控制和降低 CCS 患者血小板活化因子及血清炎性因子水平，纠正血液流变性，提高银杏达莫改善心肌功能的作用，促进患者病情好转。研究显示地奥心血康可通过调控 toll 样受体 4（TLR4）/髓样分化因子 88（MyD88）/核因子-κB（NF-κB）信号转导，稳定斑块，改善炎症反应和主动脉病变，抑制 CCS 患者动脉粥样硬化进程。地奥心血康是薯蓣科植物黄山药、穿龙薯蓣根茎中提取的纯中药制剂，有效成分为甾体总皂苷，其有活血化瘀止痛之效。刘玥等研究提出，活血化瘀解毒可预防 CCS 患者因"瘀毒致变"发生的急性冠状动脉事件，并以临床试验证明由黄芪、丹参、川芎等药物组成的清心解瘀方可有效降低 CCS 患者再发心血管意外的概率。

（2）痰毒与化痰泻浊：《说文解字》云"痹，湿病也"，心痹的发生发展与湿邪聚积密切相关。湿邪重着，壅积不化，代谢有碍，聚而生痰，《杂病源流犀烛》云"痰之为物，流动不测……五脏六腑俱有"，心脏亦不能避免痰毒侵扰。心为阳脏，尤在泾言"阳痹之处，必有痰浊阻其间耳"，故心痹之湿邪多以痰毒的形式存在。此外，部分 CCS 患者正虚涉脾，脾为生痰之源，脾虚湿困，水液不运，痰毒壅积更甚。加之"多食浓厚则痰湿俱生"（《医方论》）、居所潮湿外邪袭内等因素内外相合，使痰毒愈积，深伏于里，顽恶难化，患者常表现为胸闷显著，咳吐痰涎，食少便溏，体多肥胖，头重肢沉，动则乏力，多见胖大舌、齿痕舌，苔腻脉滑。现代医学上，痰毒与 CCS 患者血脂及脂蛋白水平异常存在相关性，具体表现在血甘油三酯（TG）、总胆固醇（TC）、低密度脂蛋白胆固醇（LDL-C）、载脂蛋白 A1（APO-A1）等水平升高。从祛毒论治 CCS，不可忽视痰毒，治以化痰泻浊，常用瓜蒌、石菖蒲、法半夏、黄芩、竹茹等药物，多以瓜蒌薤白半夏汤、涤痰汤等方剂化裁。陈铭泰等认为，相比单用化学药物，联合瓜蒌薤白半夏汤加减治疗 CCS 在缓解心绞痛、改善心电图、降低低密度脂蛋白水平方面更有优势。

（3）痰瘀互结与祛瘀化痰：伏毒既可单一致病，又可兼杂转化，相携致病，瘀毒、痰毒在 CCS 病程进展中同样表现出这种特点。首先，瘀可致痰，途径有三：其一，瘀毒内伏，脉络不通，津液运行不畅，停滞化湿成痰，如《诸病源候论》云"血脉壅塞，饮水结聚而不消散，故能痰也"。其二，瘀毒阻滞气机，气滞水停，津液无力输布周身，湿聚化痰，如《医宗粹言》载"先因伤血，血逆则气滞，气滞则生痰"。其三，瘀毒蓄积日久，瘀而化热，热盛灼伤津液，炼液为痰，如《血证论》之言"所以有痰，皆血分之火，所结而成"。再者，从痰化瘀，途径有二：其一，痰毒凝滞，气机受阻，气为血之帅，气滞则血瘀，如《回春录》中云"痰饮者……饮蟠而气阻，气既阻痹，血亦愆其行度，积以为瘀"；其二，痰毒性浊黏稠，流注经脉脏腑，与血相融，使血液稠厚，血行愈缓，渐化为瘀，如明代虞抟所言"津液稠黏，为痰为饮，积久渗入脉中，血为之浊"。临床上，痰瘀互结型 CCS 生化指标多出现血脂、凝血功能异常及炎性因子高表达，症状以肢体困重、口中黏腻、舌紫暗或有瘀斑、舌下络脉青紫为主。瘀毒、痰毒并见的 CCS 患者祛毒治疗时，需二者兼顾，祛瘀化痰。实验表明，瓜蒌薤白半夏汤与血府逐瘀汤合用对冠心病痰瘀互结型小型猪心肌细胞凋亡具有明显保护作用，应用时可根据痰瘀偏重合理化裁。丹蒌片、冠心苏合丸、麝香通心滴丸是目前常用的祛瘀化痰类中成药，这类药物可抑制动脉粥样斑块形成、保护心肌组织及主动脉，在缓解心绞痛症状、改善血流变、降低血脂等方面效果显著。

综上所述，以祛毒化实治疗 CCS，应重视瘀毒、痰毒蓄积人体产生的病理变化，治以活血化瘀、化痰泻浊，并警惕痰瘀互结，视其偏重，善用祛瘀化痰之法。

224　从伏毒论冠心病病因病机

冠心病是临床中常见危及人体健康的一种疾病。目前认为冠心病的发生是在多种致病因素的作用下使冠状动脉内皮细胞损伤，血脂、血栓沉积于血管壁导致冠状动脉硬化、狭窄，甚至堵塞，进而引起冠状动脉供应心脏的血液减少，导致心肌缺血、缺氧的心脏疾病。随着社会发展、生态环境恶化、生活方式改变、人口老龄化、生活水平的提高等因素，使得冠心病相关危险因素急剧增加，因此对于冠心病的综合防治意义重大。目前现代医学采用一级预防、二级预防减少冠心病的发生率及采用介入、外科手术治疗冠心病，但复发的概率较大。随着伏毒学说的推广，中医对冠心病的病因病机的认识更为充分。学者胡芳等的研究进一步将伏毒学说运用在冠心病防治中，在指导其临床和研究有着重要意义，为临床防治冠心病提供新思路。

伏毒学说

1. 伏毒学说来源：中医学的毒有广义和侠义之分。广义的毒是各种致病邪气及病理产物，是外毒与内毒的共称。对于伏毒的认识早在《素问·生气通天论》已提出"冬伤于寒，春必温病"。《素问·热病论》云"凡病伤寒而成温者，先夏至日为病温，后夏至日为病暑"。《金匮要略心典》云"毒，邪气蕴结不解之谓"。《时病论》云"温毒者，由于冬令过暖，人感乖戾之气，至春夏之交，更感温热，伏毒自内而出，表里皆热"。《瘟疫论》云"凡邪所客，有行邪，有伏邪"。《伏邪新书》云"感六淫而即发病者，轻者谓之伤，重者谓之中。感六淫而不即病，过后方发者，总谓之曰伏邪"。《羊毛瘟论》云"夫天地之气，万物之源也；伏邪之气，疾病之源也"。《中医大辞典》记载"所谓伏邪者，指藏于体内而不立即发病的病邪"。可见"伏毒"是指各种致病邪气侵入机体，潜藏在体内某个部位，在无诱因时，通常不会出现症状或症状比较轻，但发作时具有较明显症状。若伏毒日久，毒性久积，一旦发作往往病情较为危重。

2. 伏毒特点：中医学将影响机体脏腑组织正常生理功能的物质称为"毒"。王燕昌《王氏医存》云"匿诸病，六淫、诸郁、饮食、瘀血、结痰、积气、蓄水、诸虫皆有之"。虽然导致伏毒产生的病因很多，然亦不离内、外毒。外生之毒是指六淫邪毒内侵机体，郁积体内，久酿生毒；内生之毒是因脏腑功能失调，气血阴阳失衡而致气滞、血瘀、湿阻、水停、痰凝、火热、浊毒等病理产物蓄积于机体，相互交织，阻滞经络，久积成毒，这些病理产物既是疾病过程中产生，但又成为新的致病因素，不仅加重原有疾病，又能产生新的病症。伏毒内蕴脏腑，血络不畅，加之与湿热瘀血胶着，使得邪毒深伏血络，病程缠绵难愈，湿、瘀郁而化火，火毒耗伤气血，灼伤津液，导致虚实夹杂，恶性循环。若伏毒骤发恶变，病势急迫，变化多端，病情严重。外生和内生之伏毒其致病上具有"隐匿性、缠绵性、突发性、易变性、损害性"的病性特点。伏毒的存在好似于现代医学所说的炎症，而冠心病正是处于一种慢性炎症状态。

冠心病与伏毒的关系

冠心病的发生与遗传、免疫、感染、吸烟、肥胖等因素相关。由于这些因素的存在导致冠状动脉内膜损伤，促炎-抗炎平衡失衡，炎症系统被激活，而诱发炎症反应，释放促炎因子如炎性因子超敏C反应蛋白、IL-1、IL-6、IL-23、TNF-α 等，同时启动体内保护性抗炎系统促进抗炎因子释放激活单核细胞吞噬反应，激活平滑肌细胞（VSMV）的增殖并促进迁移，诱导血管、血浆细胞间黏附分子及选择素 E$_2$ 的高表达，血小板黏附、聚集，血栓形成，微循环障碍，使得动脉内膜增厚，脂质沉积于血管内膜下形成粥样斑块，血管直径缩小，进而供应心肌血流量减少，导致心肌缺血，氧化代谢受限，心肌内产生过多的酸性物质，刺激心脏内的神经，而产生疼痛等症状。中医中的伏毒与西医的炎症有着相似之处。对于遗传性高血压、高血脂形成的冠心病与先天不足有着密切的联系，这乃感受先天之伏毒。感染、吸烟、肥胖等这些危险因素的后天因素，可归属于后天之伏毒。若先、后天危险因素长期潜伏于人体体内，使血管"垃圾"堆积，影响气血运行，血行不畅可导致心脉瘀阻，冠脉管腔狭窄甚至闭涩。"正气存内，邪不可干"。可见冠心病的产生是在正气不足条件下，伏毒亢进而发病。内、外因素与先、后病因结合，使得脂类、糖类物质堆积于体内，蓄积日久而伏为脂毒、糖毒，潜藏心络，遇其诱因，触动伏毒，导致毒损心络，心络受损，血行不利而致血瘀。血不利则为水，必将影响其水液代谢，津液不化，日久炼津成痰，痰易阻滞气机，反过来又影响气血运行，久聚瘀毒，聚而不散，心脉瘀阻，不通则痛，不通又致不荣，发为冠心病。从中医角度认为冠心病的形成是伏毒侵入心络—久积心脉致心脉瘀阻—心脉癥积—心脉狭窄，这与西医因炎症因子—导致血小板黏附、聚集—微循环持续受损—冠状动脉粥样硬化形成极其相似。

冠心病伏毒的病理产物

心主血脉为心主血和主脉两个方面，可见冠心病的病位在心在脉在血。故心、脉、血的异常都有可能发生冠心病。脉为血之府，若冠心病危险因素的存在，常常导致血液成分异常，可生成脂毒、糖毒、浊毒、痰毒、瘀毒、热毒，使血液呈现"浓、黏、凝、聚"的病理状态。早期脂、糖、痰、浊、瘀、热毒等伏毒伏于血、脉而不发，在外感六淫、内伤七情、饮食不节、起居无常、情志失调及禀赋不足等病因诱发下，触动伏毒，毒损心脉，发于胸痹心痛。伏毒的产生与脏腑功能失调密切相关。若阳气亏虚，心脉受损，心气不足，无力推动血行，则血运迟滞而致瘀血内积心脉而发生疼痛。《素问·痹论》云"脉者，血之府也，涩则心痛"；君火不旺，心火不能下济肾水，肾气化失司，水气内停，心火不温脾土则脾阳虚衰，运化失常，水液旁流，君火不明，阳气不足则阴寒内盛，寒气射肺，肺失宣发肃降，通调水道不利，不能下输于膀胱则水液内停，湿聚成痰，导致痰浊内积心脉，痰瘀互结。若瘀久化热、酿生毒邪，可致瘀毒内蕴，瘀中含毒，毒中蕴瘀，瘀毒交织，痰瘀交错，损伤心脉，脉中气滞、血瘀、痰浊均为有形实邪，阻碍气机，郁久化火，热毒伤及心络营阴，不通或不荣则痛，发为胸痹心痛病。

在饮食不节、情志失调及禀赋不足等病因作用下，浊（脂、糖）、痰、瘀、热等毒内生，聚而成形，久而成积，导致心络微癥，血管狭窄，脉道不通，进而心脉不荣，发为胸痹。伏毒主要病理为〔虚、浊、痰、瘀、热（火）五大方面〕久积心脉，致脉络损伤。其中"虚"是伏毒产生的始动因素，浊、痰、瘀是伏毒病理基础，而瘀始终是伏毒存在冠心病的重要前提，热（火）是伏毒酝酿恶化的结果。

冠心病为本虚标实之证，本虚为心气血阴阳亏虚；标实以热毒、痰浊、瘀血为主。体内"伏毒"潜藏，遇到诱因，可突然发病，伏毒侵袭心脉，痰浊、血瘀引动，堵塞心脉，轻则胸闷，甚者内扰神明，阴阳亡失，发为心肌梗死等危重症。

冠心病伏毒的治疗

目前西医对冠心病的干预研究已深入至分子水平，但可用药物较少。中医采用辨证论治及整体观念的思维，运用攻补并用的方法，在治疗冠心病起到积极作用。

1. 以补去伏毒：疾病的发生发展与邪气及人体的正气密切相关。无论外感、内伤邪气侵犯机体，都需经历邪正斗争的过程，正盛则邪祛。正邪交争难分，邪气停留，伏于脏腑组织必致其"虚"，久病多虚，因虚致实，实中夹虚，使得人体内环境发生改变，产生其他的病理产物，生成新的毒邪。多种伏毒交织，待正虚不足以抵抗邪气，随即发病。既然虚是疾病产生的源头，那么扶正必不可少。所以在治疗方面，以补益为关键。补益以益气为要。既助气运行，又助气化生。气是生命活动的原动力，心主血脉，心气足不仅可助血运，又能鼓毒邪外出、防外邪入侵，如黄芪具有益气健脾、升阳举陷、利水消肿、敛疮生肌等功效。有研究表明黄芪多糖能够通过干预 p38MAFK 信号通道，从而影响其转录因子ATF-2 的基因转录，调节心脏微血管内皮细胞内黏附分子 ICAM-1、E-selectin 的表达，从而抑制白细胞与内皮细胞的黏附，抑制血管内皮的炎性反应，改善心肌缺血，而且黄芪还能影响血压、降低血液黏稠度及改善异常的血液流变学指标。故补益在冠心病的治疗中不可忽视。因虚致实，浊、痰、瘀、热（火）产生与正虚密切相关，病理产物又加重气、血耗伤，损伤正气，浊（脂、糖）、痰、瘀、热停留，损伤心络。通过益气，增强人体的功能活动，扶助人体正气，进而解除、清除、排出体内的伏毒，达到治疗的目的，改善患者的生活质量。

2. 以攻去伏毒：体内既藏有伏毒，当需解除体内毒邪。解毒就是使进入或停留在人体的邪气排出体外，要想祛邪，则应采用因势利导之法，首当给邪气找出路。既然冠心病的毒围绕着浊（脂、糖）、痰、瘀、热几方面，那么可以采用中医整体观念、辨证论治的思维，在疾病的不同阶段运用不同的药物通过不同途径排除或消除体内伏毒。有学者提出百病皆瘀，又有久病多瘀，故在冠心病的治疗需采取活血化瘀。活血化瘀法可贯穿冠心病始终，不仅正气未损可以使用活血化瘀，即使在正气亏虚时也应适当运用活血化瘀药。丹参活血化瘀止痛的作用，有研究表明丹参酮ⅡA 能降低不稳定心绞痛患者炎症因子水平，发挥其稳定斑块、抗动脉粥样硬化、控制急性冠脉综合征的发生发展的作用。《医学心悟》云"其血既病则亦累及于水"，心主血脉，津血同源，若心藏功能受损，必将影响水液代谢，水液代谢失衡，水湿相通，湿邪则得以生。久病多痰湿，湿邪久积，聚而成浊，炼津成痰；湿易阻滞气机，郁血成瘀；若湿邪日久不去，易从湿化热，湿邪黏滞，缠绵难愈。可采用化湿祛浊等方药，如苓桂术甘汤，具有温阳化饮，利水消肿的功效。现代研究苓桂术甘汤具有抗炎效应，可明显降低 IL-1、IL-6、TNF-α，改善炎症因子水平，抑制炎症进展，减轻炎性损伤，减轻内皮细胞损伤，防治冠脉血管重构和脂质沉积，减少冠心病发生。聚湿成痰浊，痰浊易阻气机，痰瘀互结，可用枳实薤白桂枝汤合桂枝茯苓丸宽胸化痰活血，现代研究其能效降低患者 ET、TXB N0、IL-6、TNF-α，升高 NO，减小 CD62p、CD63，在改善内皮损伤、炎症反应及血小板活化，治疗冠心病方面有着积极的作用。若火毒较甚，可用活血清热解毒等，减轻炎症反应，改善冠心病症状。李东垣云"内伤脾胃，百病内生"，若过食肥甘厚味，饥饱失常，脾胃损伤导致膏脂、糖毒内生，浸淫血脉，浊脂、糖毒沉积血府，致脉络闭阻，可用一些降血脂药如何首乌、泽泻、郁金、生山楂、芹菜根、草决明或降血糖药如黄芪、白术、山药、知母、枸杞子等，改善血液高凝状态。血得热则行速，进一步增加脉管的损伤，可用夏枯草、菊花、钩藤，不仅可清热泻火，还可降血压。

3. 攻补兼施去伏毒：久病多兼证，伏毒内藏，多种病机互为因果，交织繁杂，形成恶性循环。冠心病毕竟以虚为本，在治疗过程中既难以一味扶正，又不可单纯攻邪，一味扶正恐留邪，单纯攻邪难免伤正，需正邪兼顾，攻补兼施。可依据冠心病伏毒的性质，多方面、多环节、多靶点进行干预，才能适其所需，消散并用、攻补共奏。久病致虚、久病致瘀、久病致痰浊，可用通脉泄浊汤（黄芪、红花、桃仁、川芎、当归）其具有益气活血，化瘀止痛功效，现代研究发现通脉化浊汤可以使炎症因子水平得到有效改善，抑制血小板聚集、强心、改善血液流变性。并结合多种途径治疗，依据病情、病程、患者的体质等方面来决定用药，除去体内伏毒。

依据中医辨证及利用现代医学观察冠心病的病理变化，并结合伏毒学说，进一步认识了冠心病的形成机制，拓宽了中医心脏病学理论，而且也为中医防治冠心病提供了新思路和方法。

225　冠心病伏毒损脉病机和应用

冠心病是因冠状动脉固定性（动脉粥样硬化斑块或血栓）或动力性（血管痉挛）病变导致血管管腔狭窄甚至闭塞而引起心肌缺血缺氧或坏死的一种现代医学范畴的心脏病，归属于中医学"胸痹（心痛）""真心痛"范畴。随着冠心病基础研究和临床诊治手段的迅速发展，现代中医学者尝试在传统中医理论指导下，结合现代医学和药理学的研究成果来深入认识冠心病的病因病机，形成了一些新的病因的认识和病机假说，由此导致了中医药诊治冠心病医疗模式和思路的发展，提高了临床疗效和研究水平。冠心病的发病与人群生活方式、自然和社会环境密切相关，现代社会人类生活方式、环境和疾病谱较古代有很大改变，有必要对其病机证治重新深入认识和梳理，指导临床诊疗。学者黄伟等在分析当前冠心病的病因、发病机制基础上，结合中医病机理论、冠心病的临床特征和实践资料，提出冠心病"伏毒损脉"病机。

伏毒损脉病机

1. 伏毒的内涵与外延：中医学对"毒"有多重认识：一指药物对人体有害；二是对某些病症的概括；三指致病因素或病理产物。"伏毒"之名始见于《时病论》，"温毒者，由于冬令过暖，人感乖戾之气，至春夏之交，更感温热，伏毒自内而出，表里皆热"。传统多用于温热病范围，而现代被运用到内伤杂病的辨治之中。国医大师周仲瑛赋予"伏毒"新的内涵，认为是指内外多种致病的邪毒潜藏人体某个部位，具有伏而不觉、发时始显的病理特性，表现毒性猛烈，病情危重，或迁延反复难祛的临床特点；其发病多为伏藏的邪毒遇感诱发，发病迟早不一，缓急有别，且可因病、因人而异。"伏毒"有伏而不觉和发时始显的双重特性，因此它既有隐伏缠绵暗耗等属阴的一面，又有暴戾杂合多变等属阳的一面，这种阴阳交错、正邪混处、胶着难解、毒留难净的病性，决定了"伏毒"的难治性。

伏毒的这种致病特点与冠心病不发时如常人、发时症重的特点颇为暗合。黄伟等认为冠心病伏毒学说所指"伏毒"类似于西医学的"危险因素"的概念，即是在饮食、体质、社会心理等因素失调的基础上，复加内外多种致病因子的侵袭而酿成的一种致病因子。内生"伏毒"多始于微而成于著，是在内伤疾病发展过程中，因多种病理因素，如湿、热、痰、瘀等蓄积体内，不得化解，转酿为毒，伤害脏腑功能，导致实质性损害。往往虚实互为因果，藏匿深伏，且可交错为患，每因多种诱因发而为病。伏毒具有"隐匿、缠绵、暗耗、暴戾、杂合、多变"的病性特点，与冠心病相关的伏毒主要有以下 5 种。

（1）脂毒：脂毒的概念源于中医学膏脂理论。膏脂与津液同出一源，乃水谷精微所化，津液之稠浊者，并能化入血中。若饮食不节，肥甘厚味摄入过多，水谷精微代谢利用失常，津液稠而成膏脂，膏脂日久可蕴而成脂毒，脂毒随津血游弋周身，滞于脉络，阻碍气机，气血运行有碍，凝聚可复生膏脂，又可聚而成痰瘀，新生的膏脂、痰瘀与致病的膏脂再次胶着黏滞，复生新的毒邪，再次损心脉，循环往复，终致冠心病发生。脂毒是冠心病的始动因素，脂毒的这种特性符合伏毒的病性特点，属于伏毒的一种。

（2）糖毒：糖本身是人体不可或缺的营养物质之一，亦由水谷精微所化。糖毒的产生归因于先天脾胃不足或过食肥甘厚味损伤脾胃，水谷精微利用异常，聚而为毒。糖毒与脂毒、痰湿乃一源三歧，皆因三焦气化不利，"排毒管道"壅塞而成，均有害于机体，引起机体功能破坏、败坏形质，导致病情突然加重或呈沉疴状态并难以干预，是隶属于病因和病机范畴的一种致病因素。糖毒是形成糖尿病的病理基础，也是糖尿病多种变证的核心所在。糖毒为阳邪，其性火热，可灼伤心脉，更易伤津耗气。糖毒致病缠绵，长久浸淫血脉，可暗耗心阴，耗伤心气，损伤脉道，瘀血内生，最终心体受损，心用失常，糖毒、瘀毒交杂而心脉瘀阻。

《金匮要略》云："热之所过，血为之凝滞。"因为糖毒灼燔，损伤阴液，如周学海所云："血如象舟，津如象水，水津充沛，舟始能行，若津液为火所灼竭，则血液为之瘀滞。"再者糖毒消耗，气为之亏乏，如王清任所云"元气既虚，必不能达于血管，血管无气，必停留而瘀"。因此糖毒迁延不去，所致气阴两伤，是瘀血产生的内在基础，最终使糖脂痰瘀互结，阻塞心脉，发为冠心病。糖毒所致糖尿病热势深重、缠绵难愈、变证多端，这些特点符合"伏毒"的病性特点，也属于伏毒的一种。

（3）痰毒：痰毒的产生多相伴于脂毒、糖毒。如前所述，痰毒亦因饮食不节，水液代谢失常，聚而为痰，久蕴体内，而成毒邪、伏邪致病。痰邪致病亦有病势缠绵、变证多端的特点，符合"伏毒"的病性特点。

（4）瘀毒：瘀血在冠心病的发生发展过程中起关键作用，瘀血阻滞贯穿于冠心病的整个病变过程，它既是脏腑功能失调的病理产物，又可作为致病因素，影响冠心病的发展变化与转归，使病情更加缠绵难愈而丛生变证，这种特点符合"伏毒"的病性特点。在冠心病的病程中随着内毒的化生，以瘀血为主的代谢产物不断堆积，血瘀与毒胶结瘀滞脉络，一方面可使邪毒顽恶难解，病邪深伏、病势缠绵；另一方面又可加重对气阴的耗伤，形成恶性循环，最终导致本病顽恶深伏。

（5）热毒：郁热日久常可化毒，毒邪内伏又常蕴热。脂毒、糖毒、痰毒、瘀毒皆可演化为或兼夹热毒；热毒久可耗阴，而致阴虚内热。热毒久蕴体内，气血津液紊乱，进一步炼液为痰、炼血为瘀，火热痰瘀损伤、痹阻心脉而成心痛。可见，"毒因热生""变由毒起"，热毒是糖、脂、痰、瘀由量变到质变的结果，冠心病则为热毒犯心损脉所致。从临床来看，冠心病尤其是急性心肌梗死常见发热、苔黄口秽、便干难解、烦躁心悸等热毒证候。

2. 冠心病相关伏毒的病因学分析：伏毒的产生与现代社会人的饮食结构和生活环境密切相关。人禀天地之气生，四时之法成，天人相应，当今内外环境包括自然环境、社会环境、生活环境都发生了巨大变化，人群的体质也发生了变化，肥胖者增多，痰湿、阳盛体质增多，六高（高体重、高血压、高血糖、高血脂、高血黏、高负荷）一低（免疫力低下）的人增多，体内脂毒、糖毒、痰毒、瘀毒蓄积蕴结，易变生热毒为患。

（1）饮食因素：随着社会经济的发展，人群的饮食谱有了重大改变，现代社会的饮食结构偏于高糖、高脂、高热量、高盐，其后果就是导致脾胃损伤，水谷津液精微代谢失常，《医方论》云"多食辛辣则火生……多食浓厚则痰湿俱生"，如前所述可酿生脂、糖、痰、瘀，久而成为伏毒，暗损脏腑，伺机发病。另外，嗜食烟酒，《本草纲目》云酒"生痰生火，烧酒纯阳，毒物也"，《医门棒喝》云烟酒，"烟为辛热之魁，酒为湿热之最"，均可化火生热，酿生伏毒。

（2）体质因素：现代人的体质特点都与以往有了很大不同：实证多、虚证少，热证多、寒证少，痰、瘀证增多，从而影响到病变的从化，这些变化也显著地影响到冠心病的发生发展。另外，缺乏运动，形体肥胖，血液往往处于"黏、浓、凝、聚"状态而形成痰浊血瘀体质，加之年老体衰，脏腑功能衰退，易酿生伏毒。

（3）社会心理因素：生活节奏的加快，竞争的加剧，使人精神紧张，肝心火旺。七情过急，喜怒无常，情志不畅，肝失调达，克犯脾土，易酿生痰脂血瘀。

（4）六淫外邪与气候因素：多湿、多雨、多寒的季节、地理环境易滋生痰浊。全球气候逐渐变暖，天人相应，温热之邪外袭，可影响气血津液，引动内热，酿生伏毒。急性心肌梗死的发病以高温、高湿、低气压的夏季最多，与外热引动内伏热毒有关。

3. 冠心病伏毒损脉的病机认识：中医学"脉"为独立的实体脏腑——奇恒之腑，既是经脉系统中运行血液的网络结构，又是心（肺）-血-脉循环系统的血行通道，功能特点为运行血液至全身发挥渗灌气血、濡养代谢、津血互换作用。现代中医冠心病的证治理论体系不应单纯局限于传统胸痹心痛，应在传统中医学对胸痹心痛的认识的基础上结合西医动脉粥样硬化的理论形成新的理论与实践体系，来指导临床诊治。现代医学揭示冠心病的病理基础是血脂、血糖、血压异常以及吸烟等危险因素导致冠状动脉血管内皮损伤，脂质成分沉积于血管内膜下形成粥样斑块，导致内膜增厚、硬化、血管口径变窄，影响心肌的血供，导致心肌氧供和氧需间的失衡，而发生心绞痛的症状。其中，如果斑块不稳定（"脂帽薄、脂核大"），突发斑块表面破裂，血液中血小板等成分聚集黏附聚集到血管壁，突然完全或部分堵塞血管则引起急性心肌梗死。伏毒久蕴体内，不仅可损伤脉管，而且可造成脉内血液呈现"浓、黏、凝、聚"的病理状态。"浓"，即红细胞压积、总胆固醇和低密度脂蛋白胆固醇、甘油三酯较常人明显增加；"黏"，即全血黏度、血浆黏度增加；"凝"，即血液凝固性增加，纤维蛋白原增加，纤溶活性降低，血浆复钙时间缩短；"聚"，即红细胞及血小板在血浆中电泳速度减慢，血小板聚集性增加。古代医家由于历史的局限性无法认识到其内在发病机制，现代对冠心病的论治应结合其内在病理特点综合考虑。

黄伟等认为冠心病其病位在于"心"和"血、脉"，伏毒是致病之根，是冠心病始动因素，是主要的致病因素，包含脂毒、糖毒、痰毒、瘀毒、热毒5种主要的致病因子；其基本病机是伏毒损伤心脉，脉络功能失调，血瘀、痰浊蕴结，心脉瘀阻，心失所养，不通则痛，不荣则痛，发为胸闷胸痛的心绞痛症状。"伏毒"内潜体内，遇诱因引动可突发变证，起病急骤，毒损心脉，痰浊、血瘀随毒引动，堵塞心脉，甚者扰动心神、伤阴亡阳，发为心肌梗死等危重症。伏毒日久，又可耗伤心之气血阴阳，而导致诸多变证。

冠心病从伏毒论治

1. 以分期为依据：早期：患者经冠状动脉造影或其他现代医学手段证实存在冠心病，平时间断发作胸闷、胸痛症状，当根据中医四诊信息结合现代医学血糖、血脂、血压等理化检查，辨证与祛毒结合论治，其治疗目的在于祛除伏毒、修复心脉，预防伏毒致变。中期：短期内反复发作胸闷痛症状或接受支架、球囊扩张或搭桥手术后，多属西医不稳定型心绞痛，进展到此期多为伏毒内潜长久，耗伤心之气血阴阳，现代医学介入、手术的手段虽能使心脉畅通，但难以修复受损心肌，此期重点在于祛伏毒、养心肌，论治以解毒而不伤正为准，兼顾五脏柔弱侧重不同，或益心，或健脾，或滋肾，达到"扶正祛邪，邪去正安"为要。晚期：多合并有心力衰竭等心肌损伤，甚则亡阴亡阳，此期重点在于扶正，兼以祛毒。虚损诸证渐显、渐重，但虚火、燥热、痰毒、瘀火毒、湿毒等伏毒交织兼见，损及全身各组织器官，治则仍遵伏毒必清，气阴须补，脏腑要护。清解伏毒辨治准确，既是祛邪，也是扶正，因伏毒不清则火热难去，气阴难保，损伤难复，变证丛生。

2. 以毒邪性质为切入点：根据现代医学血糖、血脂的检查水平和中医四诊信息，辨清脂、糖、痰、瘀、热毒的偏盛与兼夹并结合分期论治。糖毒多具火热特性，治法当以清热泻火解毒为首，药用金银花、连翘、蒲公英、野菊花、黄芩、黄连、生石膏、栀子等。脂毒内蕴，治当健脾益肾、祛痰消脂，药用神曲、陈皮、山楂、茯苓、生何首乌、草决明、冬瓜皮等。若痰、热与湿结，湿热毒邪内蕴，法以清热利湿、燥湿、化湿、芳香透湿，药用黄芩、黄柏、龙胆、苦参、淡竹叶、车前子、薏苡仁、茯苓、藿香、佩兰等。若痰、热与瘀结，湿痰瘀热内阻，当兼以清热活血解毒，牡丹皮、赤芍、败酱草、红藤、蒲公英等。在论治过程中可结合中药药理学研究成果加用有针对性的降血脂、降血糖、降血压中药。

3. 祛毒之法：通腑泄浊：心肌梗死患者多有大便秘结、口气臭秽、舌苔黄腻或厚腻等症状和体征，可结合化浊通腑，药用大黄、枳实、厚朴等使浊毒从大便排出。健脾除湿、芳香辟毒：脾失健运则湿毒内生，可用猪苓、茯苓、苍术、白术、泽泻、白蔻仁等健脾除湿并配合藿香、佩兰、砂仁等芳香辟浊类药物以"散郁结，除陈腐，濯垢腻"。祛痰涤浊：湿聚成痰，痰性黏腻胶着，并可化热而成热痰之毒，可用瓜蒌、法半夏、黄芩、郁金、石菖蒲等荡涤祛痰。清热解毒：热毒已成，可用生石膏、黄芩、黄连、黄柏、栀子、金银花、连翘、蒲公英等清热解毒。活血化瘀：瘀毒互结，可用丹参、川芎、桃仁、红花、五灵脂、乳香、没药、鸡血藤等活血祛瘀通络。攻毒散浊：伏毒久蕴，胶固难解，可以毒攻毒，活血通络。根据轻重分层选药，轻者用半枝莲、白花舌草、王不留行等，重者可选用僵蚕、全蝎、蜈蚣、炮穿山甲、土鳖虫之属。扶正托毒：伏毒久蕴体内可耗气伤阴损阳，当辅以益气、养阴、温阳、救逆等。

以上治疗法则，总以清宣、清降、清热、清解、清泻、清利、清通（通脉、通络、通瘀、通腑）、清润、清养、清补等法为要。辨"伏毒"所表现的病邪侧重不同，灵活地运用这些治疗法则兼而治之，改善症状，减少并发症。

伏毒损脉的临床意义

中医辨证是一个繁复多变的思维过程，在这一过程中，变量因素的多变导致辨证结果的变化，医者往往难于掌握与统一，限制了其应用。伏毒损脉是一种综合的病理生理状态的概括，强调辨病与辨证治疗相结合，即组方用药既有针对该病病因的拮抗治疗，又有切合辨证对相应功能状态的调整治疗。冠心病中西医结合论治的理论虽已形成体系，但从早期提出芳香温通、活血化瘀、宣痹通阳、益气养阴的辨证论治方法，到后来临床实践中广泛应用的活血化瘀（代表药物丹参、三七系列制剂）及芳香温通治疗理论（代表药物为速效救心丸、麝香保心丸），无论哪一类理论、疗法在整体把握上都存在欠缺，活血化瘀疗法侧重于血液流变学的改善，而芳香温通治疗侧重于血管壁的作用和保护，不能全面完整的概括冠心病的病机。伏毒损脉将冠心病病因"毒"（糖毒、脂毒、痰毒、瘀毒、热毒）和病位"血、脉"两个方面进行了概括，可以更好地指导临床找准切入点辨治，即照顾到整体调控，又兼顾了个体化辨治。临床可根据不同毒性的偏盛（糖、脂、痰、瘀、热）选用针对性的中药辨证干预，根据血管壁的病理改变（软斑块、硬斑块、内皮损伤、促血管新生冠脉侧支循环建立）选用中药辨证干预，也可根据血液理化性质的病理改变（血小板激活、血黏度增高、血栓形成、炎症介质的释放等）选用中药辨证干预。不论是稳定型心绞痛、不稳定型心绞痛还是急性心肌梗死，或是球囊扩张、支架植入等介入术前、术后，均可以根据以上3点快速找准切入点，有针对性的辨证施治。

226　从血气伏毒构建冠心病中西医融合证治范式

目前冠心病的防治重心已从治疗向预防和防治结合前移，如何突破中西医学之间的壁垒，建立以患者获益为核心，融合中医学的自然观、整体观、未病观与现代医学的科学观、靶标观、疾病观的特色诊疗体系是探索的方向。中医学的优势在于生理状态对抗外环境维持其稳态向病态的转化及病态早期的逆转，而西医学的优势在于病态的纠治。可见，以患者获益为核心思想的中、西医诊疗体系的融通协同，可使患者的临床获益达到最大化。学者王新东等提出基于伏毒致病论的中西医融合冠心病证治体系的构想。

理论融合：心脉病血气失和、伏毒损脉、痰瘀作核病机理论

1. 血气失调与膏脂运化失常是致病基础：血中脂质为水谷精微的重要组成部分。嗜食肥甘厚味损伤脾胃或情志无常肝木乘脾，脾的运化功能失常，水谷精微转化和利用障碍，多余的脂质变生"脂浊"，积存在血脉之中，成为可致病的伏毒"脂毒"。脂和痰一源双歧，脂浊变生同时多伴痰浊，血中痰脂稽留日久阻碍气血运行则变生血瘀，痰瘀互结可作核，痹阻脉道，进一步阻遏气血，日久则心脉病成矣。中医学的这种对饮食、情志失调的病因认识与西医学冠心病是一种生活和行为方式不良性疾病的认识，表述不同而意思相近，因此可以融合。

2. 血气失和是始动因素，伏毒损伤脉道不利为最终致病因素：

（1）伏邪与危险因素：《灵枢·贼风》中岐伯回答黄帝问为什么有人没有遭遇邪风侵袭而突然生病时谓"此皆尝有所伤于湿气，藏于血脉之中，分肉之间，久留而不去"。邪气"藏于血脉之中"，构成了发病的内因，而这种伏邪的潜在变化是极其微妙的，是不易察觉的，即"其所从来者微，视之不见，听而不闻"。后因外邪感触，或情志变化突然发病，即"卒然喜怒不节，饮食不适，寒温不时"，导致血气内乱，两气相搏而发病。其所说的伏邪隐于血脉，产生的患者觉察不到的微妙变化，与现代医学的血脂异常、动脉粥样硬化等病理改变非常相似。西医学认为动脉粥样硬化是多种危险因素如高血压、糖尿病、血脂异常共同作用的结果，这与中医学的伏邪学说词不同而意相近，因此可以融合。

（2）伏邪隐于血脉酿生伏毒：中医学所谓的毒包含以下几个含义。①泛指药物或药物的毒性和峻烈之性。②指病症。③指治法。④指发病之因。⑤指病理代谢产物，如瘀、痰、水湿、气滞毒等，毒不外乎是生理物质含量或位置的改变，或者各种病理物质的产生。气为百病之长，血为百病之始。心脉病的致病因素痰浊、瘀血、气滞、热毒、寒凝皆是脏腑气血失和的结果，它们既是脏腑功能失调的产物，又是继发新的病变的病理因素。

脂、糖、痰、湿皆为脾胃运化所生，其轻清者化为脂糖，其重浊者化为痰湿。脾胃运化失常所生的致病因素并不是脂、糖、痰、湿本身，而是由其蕴聚血脉之中化为脂浊、糖浊、痰浊、湿浊最终酝酿成脂毒、糖毒、痰毒、湿毒为害。血中增高的糖脂质成分亦可看作血中之痰浊，痰浊阻碍气机，血行亦受阻，久则瘀血内生。如《景岳全书·痰饮》云"痰涎本皆血气，若化失其正，则脏腑病，津液败，而血气即成痰涎"。痰浊、血瘀交互为患，痰瘀作茧作核，痰借血体，血借痰凝，壅塞脉道，而成心脉病，此即《太平惠民和剂局方》所谓"胸痹疼痛痰逆于胸心隔不利"。冠心病是糖尿病、血脂异常等多种代谢性疾病的并发疾病，从代谢的角度认识中西也可融合协同。

瘀血与气滞互为因果贯穿于心脉病的整个病变过程。随着内毒的化生，血瘀与毒胶结瘀滞脉络，一

方面可使邪毒顽恶难解，病邪深伏，病势缠绵；另一方面又可加重对气的阻滞和耗伤，形成恶性循环，最终导致本病顽恶深伏。

寒邪是导致血脉凝涩的重要原因。导致心脉病的寒多为内寒，而外寒多为引动之邪。内寒因胸中阳气不振，多责之于心，与脾肾关系密切。脾肾阳气虚衰，则温煦失职，虚寒内生，加之外寒引动，内外和邪，脉受寒则挛缩，血受寒则凝涩，导致心脉不利，正如《诸病源候论·胸痹候》所云"寒气客于五脏六腑，因虚而发，上冲胸间，则胸痹"。热毒的形成，一可因平素情志失调、心肝火旺；二可因气血痰湿壅遏日久而生；三可因伏毒内伏日久耗气伤阴，气虚阴虚而热。热，一可迫血妄行，进一步加重血气逆乱；二可灼伤血脉，其损伤脉络、腐肉伤皮的这种特性与冠心病血管内皮损伤、不稳定斑块纤维帽破裂有着取类比象之似。

3. 风邪为诱发因素：风邪是心痛发病的重要诱因。如《诸病源候论·心痛病诸候》云"心痛者，风冷邪气乘于心也"；《杂病源流犀烛·心痛》云"心痛引背多属风冷"；《太平惠民和剂局方·治卒心痛诸方》云"夫卒心痛者，由脏腑虚弱，风邪冷热之气，客于手少阴之络"。风为百病之长，其性兼五邪，可挟毒客心发病。风善行数变，突发突止，符合心脉病时发时止的阵发性和反复发作的特点。临床在辨证基础上加入秦艽、羌活、防风等风药治疗心绞痛疗效显著，也从侧面印证了风邪与冠心病的相关性。风的另一种形式内风的形成，多因情志内伤，暴怒伤肝，体内阳气亢逆变动而生风，挟毒犯心，诱发心痛发作。

4. 痰瘀作核（脉核），脉核阻络，心脉不利甚或闭阻为临床终点：动脉粥样硬化斑块外观表现为凸起于血管腔的色黄白、质韧或硬的赘生物，对人体的这类物状形态中医学多以"核"来描述。如《丹溪心法》所云"结核或在项、在颈、在臂、在身皮里膜外，不红不肿不硬不作痛，多是痰注作核不散"。又如痰注作核于眼睑为"胞生痰核"、于颈部为"颈生痰核"等。因此，以脂核为核心的动脉斑块可以认为是痰注作核于脉管。究其病机，伏毒胶结于脉道，随着痰瘀病理产物的堆积，在脉管中逐渐形成有形的脉核，使得脉道狭窄，气血无法正常流通，心失气血濡养，而出现胸闷胸痛。风邪引动痰瘀或脉核卒然破裂或脱落时，导致血脉突然闭阻，则致真心痛。

治法融合：护脉—通脉—养脉分期论治

1. 血压血糖血脂异常、脉核渐作阶段侧重护脉：本阶段多是血气失调、膏脂运化失常的轻浅阶段，胸闷、胸痛偶发，当辨证与祛毒结合论治，其治疗目的在于祛除伏毒、修复心脉，预防伏毒致变。①活血：此阶段，瘀血渐积、血气渐阻，可用三七、丹参、川芎、红花、红景天等活血祛瘀之品，畅通血气，通利血脉，以防瘀而致毒成变。②化痰：湿聚成痰，可用瓜蒌、法半夏、陈皮、枳实、郁金、石菖蒲等祛湿化痰、理气顺脉。③促进糖脂运化：在辨证同时可结合现代中药药理学的研究结果，合理应用促进糖脂代谢的药味，如红曲、葛根、生地黄、天花粉等。④清热：实热者可予黄连、栀子、虎杖、鬼箭羽等清热解毒；气虚而热者，可合用黄芪、当归等甘温除热；肝火旺者可予夏枯草等清肝泻火。⑤理气：气虚者，可予黄芪、党参、白术等补气以助活血，健脾以助化痰；气滞者可予枳实、木香、香附、麝香等行气。⑥温通：阳虚阴寒内盛者可予附子、桂枝、薤白等温通心脉。

2. 心脉狭窄堵塞严重阶段侧重通脉：短期内反复发作较为严重的胸闷痛，为脉核已成、壅塞心脉的加重阶段或心脉闭阻的危重阶段，多属西医不稳定型心绞痛甚或心肌梗死，进展到此期多为伏毒内潜长久，痰瘀热毒胶结致变，心脉阻塞严重，气血流通不畅，需加强通脉之力。但仅靠中药"调理"往往是不够的，常需结合西医学介入术甚至搭桥术来"修理"。①逐瘀涤痰通脉：此时需以破血、涤痰强效之法逐瘀通脉，可选用莪术、三棱、血竭、桃仁、大黄等。②虫药通脉：伏毒久蕴，胶固难解，可借助虫类药的穿透之力，破核通脉。可选用水蛭、僵蚕、全蝎、蜈蚣、炮穿山甲、土鳖虫之属。③介入通脉：球囊支架介入术或搭桥可认为是一种通脉法。若痰瘀毒邪峻猛，毒力深重，猝然闭阻心脉，血流中断，心无濡养，心阳心阴暴脱，此时以及时开通心脉为要，球囊扩张支架植入之法在此时有着无可比拟的优势。

3. 介入术后的阶段侧重养脉养心：患者接受血管介入或旁路移植手术后，通过治疗虽使心脉畅通，解决了固定狭窄阻塞的问题，然一则体内伏毒仍稽留未除；二则疏通心脉手术皆耗伤心之气血阴阳；三则伏毒不祛仍可继续损伤心脉导致支架术后的再狭窄；四则心肌虽恢复血气的濡养，前期耗损的阴阳仍未恢复。故此期重点在于祛伏毒、护心脉、养心肌、防再狭、防重构，论治以祛瘀化痰、健脾益心、平肝理气、养阴温阳等祛毒而不伤正为要，兼顾五脏虚实侧重不同，或益心，或健脾，或滋肾，或养肝，围绕心肝脾肾，调理脏腑，恢复阴平阳秘、血气调和的状态，则伏毒自散。

随着疾病诊治观念、健康观念和医学模式的转变，医学发展的趋势更加注重预防与治疗的统一，更加注重系统化治疗和个体化治疗的协调，防治观念从以疾病为中心向以患者为中心转变，这种趋势促使我们从更高的层面、更开阔的视野去探索中西医结合医学的新范式。将中医学针对整体内环境血管稳态的"治理"观与西医针对心血管的局部靶标的"修理"观融合协同的冠心病中西医融合诊治体系的构建，即传承中医学精髓，又将中西两个医学体系交叉融合，是探索"中国医学""中国模式"这一当代医学新范式的有效尝试。

227 "细胞自噬–细胞因子–伏毒–溃疡性结肠炎"相关性假说

早在 1962 年，Ashford 等就已经提出在细胞中存在"自食"，De Duve 将这一现象命名为"自噬"。细胞自噬是广泛存在于真核细胞的一种生理现象，是将异常蛋白以及细胞器运送到溶酶体降解的过程，其主要生理功能是提供能量、维持细胞稳态及促进异常细胞凋亡。研究证实巨噬细胞的自噬状态可以影响其功能，巨噬细胞通过自噬与溶酶体结合，消除和降解受损、衰老和变性的细胞以及异常蛋白与核酸等生物大分子，这种机能为实现细胞内资源的再循环和再利用提供了可能。新近研究证实细胞自噬缺陷与多种自身免疫性和炎症性疾病存在密切联系：细胞自噬与炎症细胞因子之间存在相互作用，在维持肠道内环境稳态方面发挥着重要作用，其功能障碍是慢性肠道炎症发病的主要危险因素之一。国内外关于细胞自噬与炎症性肠病的研究尚处于起步阶段，学者张北平等探讨了细胞自噬、炎症因子与溃疡性结肠炎（UC）之间的相关性，以及近年来关于 UC 与伏毒致病机制的关系，提出"细胞自噬–细胞因子–伏毒– UC"相关性假说，以现代医学成果探讨伏毒致 UC 的病机，为 UC 的防治提供了新思路。

细胞自噬可能抑制 UC 的活动

溶酶体对异常蛋白及细胞器的吞噬降解，同时清除炎症介质和细胞因子，从而成为调节炎症反应的重要途径，是机体一种重要的防御和保护机制。随着分子生物学的发展，自噬的分子机制研究取得了重大进展。UC 发病机制与遗传、免疫、感染等因素相关，其中免疫调节与 UC 关系密切，而巨噬细胞的功能在免疫调节中充当重要角色。在免疫网络中巨噬细胞既是免疫效应细胞，又是免疫调节细胞，是天然性免疫和获得性免疫的桥梁，体内各种因素通过调控巨噬细胞功能状态发挥免疫调节作用。巨噬细胞对 UC 免疫调节的作用体现在：对炎性物质的吞噬和消化作用；参与固有免疫和适应性免疫的应答；诱导和分化炎症巨噬细胞、活化巨噬细胞等，进而分泌多种促炎或抑炎细胞因子。学者发现自噬基因 Atg16L1 缺陷的巨噬细胞经内毒素刺激后可产生更多的前炎细胞因子（IL-1β、IL-18），因此，自噬状态关系到巨噬细胞的功能，间接影响 UC 的发生发展。

研究证实 UC 患者结肠黏膜组织中 M2 型巨噬细胞呈慢性增加状态。UC 发病过程中，巨噬细胞与多种细胞因子的分泌、迁移和活性密切相关。UC 患者结肠黏膜组织中巨噬细胞促进肠黏膜的损伤，而巨噬细胞被激活后产生的多种细胞因子和血管活性物质又能促进和加重组织炎症的反应。研究证实溃结 2 号方明显降低 UC 大鼠结肠黏膜组织中巨噬细胞 CD68 的表达，调节巨噬细胞活性，促进溃疡创面的修复。UC 的发病机制是一个多因素多环节共同作用的过程，而巨噬细胞对 UC 的作用是其发病机制的一个重要环节。

1. 细胞因子可能调节 UC 的发生发展：研究发现结肠炎患者 M1 型巨噬细胞增加、M2 型巨噬细胞减少，M1/M2 型巨噬细胞亚群失衡影响各种细胞因子 mRNA 的表达水平，包括 IL-1β、IL-6、IL-10、IL-12β、TNF-α 等，在维持结肠促炎/抗炎平衡这一过程中起关键作用。巨噬细胞分泌多种细胞因子，如 IL-1、IL-6、IL-8、TNF-α、IFN-nγ 以及细胞黏附分子 ICAM-1、VCAM-1、P -选择素、E -选择素、NF-κB、CD40L-CD40 等，是维持肠道免疫和炎症平衡的中枢环节，在 UC 中发挥着不可或缺的作用。巨噬细胞自噬可能通过相关细胞因子影响 UC 的发病。

2. 细胞自噬与细胞因子的相互作用： 巨噬细胞对维持 UC 免疫机制中细胞因子的平衡至关重要，相关报道已证实 IFN-nγ、TNF-α、IL-1、IL-2、IL-6、TGF 可以诱导细胞自噬，而 IL-4、IL-10 和 IL-13 则抑制细胞自噬。此外，自噬本身也可以调节细胞因子（IL-1、TNF-α、IL-18 与 IFN-nγ）的表达和分泌。因此明确细胞自噬、细胞因子在机体炎症反应、免疫协调应答过程中的作用机制，是为临床治疗 UC 提供新途径的理论基础。

（1）促炎因子 IL-1 能活化中性粒细胞和巨噬细胞，促进释放炎性介质加重炎症反应。研究发现细胞自噬可以通过非常规分泌途径诱导 IL-1β 胞外传递，而 IL-1β 在炎症初期阶段又刺激其他的细胞因子和炎症介质产生，如 IL-6、IL-8 和 TNF-α，并和这些细胞因子及炎症介质相互作用。Joosten 发现自噬基因 Atg16L1 缺陷的小鼠巨噬细胞产生较高水平的 IL-1β。IL-6 主要是对中性粒细胞和巨噬细胞产生趋化作用从而上调免疫反应。IL-8 作为 UC 发病过程中的一个炎症因子，已得到很多相关的研究证实。研究发现 IL-27 诱导 IFN-nγ、TNF-α 和 IL-18 的过表达，促炎因子 IFN-nα 和 IL-1 下调 Mcl-1 的表达；抑炎因子 IL-4 和 IL-13 抑制 IFN-nγ 激活 STAT-6 和 mTOR 而诱导自噬。IL-27 通过阻断 JAK/PI3K/Akt/mTOR 级联反应抑制 IFN-nγ 诱导巨噬细胞自噬。TNF-α 介导肠道黏膜损伤，体外 IgG 免疫刺激活肠道 CD14 巨噬细胞，诱导 UC 患者促炎因子 TNF、IL-1β 的过表达。

（2）抑炎因子 IL-4 能抑制 IL-1、IL-6、IL-8、TNF-α 和 PGE2 等因子的产生，具有下调活化的单核巨噬细胞分泌氧自由基的能力，还能诱导分泌 IL-1α，升高 IL-1α/IL-1β 的比值。IL-4 及 IL-10 能抑制 NO 和 iNOS 的表达，而 NO 和 iNOS 能协助巨噬细胞在免疫系统中对抗病原体，可以作为衡量 UC 严重程度的一个指标。IL-10 是一种典型的免疫抑制和抗炎因子，研究发现 UC 患者巨噬细胞 IL-12、IL-23 的分泌显著升高，但是随着时间的推移 L-10 的分泌也随之升高，从而控制炎症。IL-13 在 UC 中是一个重要的效应细胞因子，通过影响结肠上皮细胞紧密连接的程度、细胞凋亡和再生的速度影响肠上皮的屏障功能，抑制单核巨噬细胞分泌 NO 和前炎症细胞因子的产生达到抑炎的目的。转化生长因子 TGF-β 具有显著的免疫调节作用，可以抑制胃肠道炎症反应。有报道称 TGF-β 参与诱导 UC 的发生和维持 UC 缓解期。其他免疫抑制因子，巨噬细胞移动抑制因子（MIF）是一种多功能的细胞因子，血液中 MIF 主要来自脑垂体和单核巨噬细胞，研究已证实 IL-1β 和 TNF-α 所诱导的 MIF 参与诱导细胞自噬；实验性 UC 大鼠巨噬细胞 MIF 活性增加，与 UC 严重程度相关；黄芩苷同时下调 MIF、巨噬细胞的数量、巨噬细胞趋化因子（MCP-1，CCL2）和巨噬细胞炎症蛋白（MIP-3α，CCL20）的表达，其下调作用与美沙拉嗪等效。

3. 细胞自噬可能通过多条调控通路发挥抗炎作用： 自噬的形成和调节极其复杂，除了受相关基因的严格调控，精确的信号调控通路也至关重要，如 mTOR、Beclin-1、P53、AMPK 等信号通路都与之相关，尤其是 Akt/mTOR 信号通路起到关键的调节作用。Akt/mTOR 被认为是蛋白质合成的主要信号调节通路，PI3K 是 Akt/mTOR 信号通路的上游分子，可以分为两种类型，Ⅰ型 PI3K 活化时通过激活 Akt/mTOR 信号通路，负性调节自噬；Ⅲ型 PI3K 活化时激活 Beclin-1，启动自噬进程，但激活Ⅰ型 PI3K 从而触发 mTOR 通路是必不可少的环节。mTOR 是影响细胞自噬启动的关键调节因子，其活化后抑制自噬发生。

杜涛等研究证实选择性抑制 PI3K/Akt/mTOR 信号通路能够诱导巨噬细胞自噬抑制炎症反应。研究发现经典自噬抑制药物 hVps34 可协同脂多糖通过干扰 PI3K/Akt/mTOR 通路调控巨噬细胞自噬，但可能存在其他通路的协同作用。Muzes 等认为细胞自噬与多条信号转导途径密切相关，是连接天然免疫和适应性免疫的桥梁，不仅参与调节细胞的发育、分化、生存和衰老，也从根本上影响炎症通路。研究发现小鼠巨噬细胞系 RAW264.7 细胞自噬与多种信号通路的激活相关，包括丝裂原活化蛋白激酶（MAPK），刺激骨髓分化因子 88（MyD88），磷脂酰肌醇 3-激酶（PI3K）和 Rac1。葫芦素ⅡA 增强脂多糖刺激巨噬细胞 RAW264.7 的自噬功能，并以剂量依赖的方式抑制 TNF-α 对 NF-κB 通路的激活，从而发挥抗炎作用。Colleran 等证实自噬小体 IκBα 的降解在 TNF-α 诱导 NF-κB 持续活化中起重要作用，并发现 NF-κB 通路与自噬之间存在相互作用，在一定的条件下可以抑制细胞自噬功能。

中医药可能通过调节细胞自噬对疾病起效

1. 细胞自噬与中药单体研究：近年来有关中药对细胞自噬调控的研究主要集中在中药单体对肿瘤方面的研究。一系列研究发现苦参碱与氟尿嘧啶联合应用能够上调肝癌 SMMC-7721 细胞自噬基因 Atg5 和 Beclin-1 的表达，增强其化疗敏感性；厚朴酚主要通过细胞自噬途径而非凋亡途径诱导 HepG-2 肺癌细胞的死亡；紫杉醇抗胃癌作用与其诱导胃癌 SGC-7901 及 BGC-2823 细胞自噬有关；姜黄素在体内和体外通过抑制 Akt/mTOR/p70S6 途径，引起人恶性神经胶质瘤 U87-MG 和 U373-MG 细胞的自噬性死亡；甘草和甘草查尔酮 A 通过下调 Bcl-2 和抑制 mTOR 活性引起前列腺癌细胞 LNCaP 自噬体的形成。何爱明等研究证实以清热健脾活血为治则的中药复方溃结灵可能通过下调 IL-8、NO、ICAM-1 水平进而提高中性粒细胞（PMN）凋亡率治疗 UC。王永强等研究证实溃结 2 号方明显降低 UC 大鼠结肠黏膜组织中巨噬细胞 CD68 的表达，调节巨噬细胞活性进而促进溃疡创面的修复。

2. 细胞自噬可能是中医气化功能的微观体现：有学者认为细胞自噬是对机体正虚邪实作出的一种自我调节方式，与中医"精化气"维持机体生命活动，自我清除内生实邪以维持阴阳平衡的机制相一致，与中医的气虚、痰浊、瘀血关系密切，是中医气化功能、化痰祛瘀的微观体现；自噬是气虚情况下的代偿方式，将细胞内错误折叠的蛋白及受损亚细胞器进行"自我消化"，补充能量供细胞的正常生命活动需要，促使阴阳自和。现代医学认为痰浊、瘀血是病理性生化物质在体内的堆积，需要通过自噬加以降解，并为细胞提供一定的能量和合成底物，是中医气化功能的微观体现。自噬不足导致破损或衰老细胞器、错误合成或折叠错误的蛋白质或蛋白质片段、受损的亚细胞器的过多沉积是中医痰瘀在细胞微观层面上的体现；而补气、宣畅气化可以增强细胞自噬不足状态下的自噬功能，增强对胞体内过多积聚的异常蛋白、受损的亚细胞器等"自我消化"的"精化气"功能，是中医化痰祛瘀作用的微观机制。

3. 细胞自噬、中医伏毒与 UC 可能存在某种内在关联：我们认为 UC 的宿根在于"伏毒"，毒邪伏于体内则隐而不发，诱于外则病情反复。所谓伏毒主要是"湿""热"和"瘀"3 方面及其在不同的情况下三者的相互兼夹和转化。伏毒久蕴暗耗气血，机体正气亏虚，气化功能受损不能及时有效地清解体内沉积的"湿、热、瘀毒"等有害物质，疾病过程中机体始终处于阴阳失衡、正虚邪实的状态，极易受外界因素的影响，屡发屡重，缠绵难愈，形成了临床上蛰伏、缠绵、暗耗和难治的特点。现代医学研究认为 UC 细胞自噬功能受损、结肠炎黏膜组织内异常蛋白、受损的亚细胞器、炎症介质、微血栓、细胞因子等有害物质过多沉淀，直接或间接地影响 UC 的发生发展，因此我们认为 UC 伏毒与细胞自噬之间存在某种内在关联，可以阐述为 UC 的伏毒是机体正气亏虚的状态下自噬功能受损，黏膜组织内过多沉积的异常蛋白、受损的亚细胞器、炎症介质、微血栓、细胞因子等有害物质自我消化的"气化"功能不足。

UC"伏毒"和细胞自噬之间可能存在一定的内在关联：病变黏膜组织内过多沉积的异常蛋白、炎症介质、促炎/抗炎因子等有害物质或是 UC"伏毒"的微观表现；细胞自噬功能正常是机体阴阳平衡、正气充实情况下气化功能正常的表现；而自噬功能受损是机体阴阳失衡、正虚邪实的情况下机体气化功能异常，不能有效清解体内伏毒的表现。

228　从伏毒论结直肠腺瘤复发

结直肠腺瘤（CRA）为起源于结直肠黏膜腺上皮的良性肿瘤，因与大肠癌的发生关系密切，被认为是一种结直肠癌前病变，属于常见的消化道息肉。结直肠腺瘤发病率高，首选治疗方法为内镜下切除，但切除后复发率高。结直肠腺瘤防复发需综合治疗，目前西药的化学药物预防存在副作用大或疗效不确定等问题。中医药或中西医结合治疗结直肠腺瘤，具有能有效缓解临床症状，降低复发率，提高患者生活质量的优势。罗云坚教授长期从事结直肠腺瘤的临床防治研究，提出结直肠腺瘤的"伏毒"病机理论，认为脾虚湿瘀是结直肠腺瘤发生及复发的关键。正气虚损为发病根本，湿、瘀、热等毒邪久伏于体内，肠络受损，终成腺瘤。防治结直肠腺瘤的根本在于扶正祛毒，治法采用健脾化湿、解毒消瘤、理气化瘀等。

伏毒理论基础

中医学领域中的"毒"一般由多种病邪积累体内而成，毒邪致病提示病邪盛、病情重、病势复杂。毒邪久伏于体内，则成"伏毒"。"伏毒"理论由"伏邪"发展而来，相关论述最早见于《素问·生气通天论》。其含义正如《金匮要略心典》所云"毒，邪气蕴结不解之谓"。一邪未解复又感邪，邪气蕴结于体内，则积而成毒。国医大师周仲瑛教授认为"伏但不觉，发时始显"最能体现"伏毒"的特点，"伏毒"与感染性疾病、免疫性疾病、结缔组织病以及肿瘤等疾病关系密切。

"伏毒"的形成可分内外因。外因之毒表现为人体正气虚，无法抵抗外感六淫戾气，外邪侵袭但未能发病，暗蕴体内，与正气相互博弈，达到暂时的和平共处，日久正气损，邪毒盛，或又复感新邪，触而蓄发。内因毒邪源于内伤疾病发展过程中的各种病理产物，这些病理产物无法化解，在体内积酿成毒，损伤脏腑，进而又可转化为新的致病因素。病机方面，伏毒袭于人体，继而发病，离不开正邪交争，正气虚弱乃致病前提条件。伏毒致病特点为邪毒留恋，虚实夹杂。

伏毒致病学说与结直肠腺瘤复发

1. 结直肠腺瘤复发的危险因素与伏毒致病的关系：结直肠腺瘤复发与饮酒、高脂饮食等生活习惯，以及代谢综合征、肝胆疾病、胃十二指肠息肉、幽门螺杆菌（HP）感染等密切相关。研究表明，糖耐量异常以及胰岛素抵抗状态可通过胰岛素样生长因子 1（IGF-1）/胰岛素样生长因子结合蛋白（IGFBPs）轴、炎症反应的蛋白激酶（C）通路等参与结直肠上皮细胞的新陈代谢过程，诱发腺瘤。高脂饮食可影响胆汁分泌与肠道中次级胆汁酸的吸收过程，从而导致腺瘤的形成。另有文献指出，脂肪酸通过触发级联炎症反应，激活相关转录因子表达，从而促进腺瘤复发。糖耐量异常、胰岛素抵抗状态、高脂饮食等危险因素大多可升高促炎症因子如肿瘤坏死因子-α（TNF-α）、白细胞介素（IL-6、IL-10）的水平，促进肿瘤血管生成，减缓肿瘤细胞的凋亡，诱导腺瘤、腺癌再次形成。可见结直肠腺瘤复发与代谢免疫功能紊乱相关。中医学认为，以上危险因素潜伏于内则形成"后天伏毒"。《灵枢·水胀》云"寒气客于肠外，卫气相搏，气不得荣，因有所系，癖而内著，恶乃起，息肉乃生"。毒藏于内，腺瘤得生。当人体正气虚弱，脂毒、糖毒等伏于体内，乘虚发为腺瘤，反复难愈。

2. 结直肠腺瘤复发病理机制与伏毒的关系：结直肠腺瘤可归属中医学"肠覃""内科瘤病""肠癖"

等范畴。古今医家对其病因病机见解不一，但多认为其病机以脾虚为主，因湿热、痰浊、瘀血等病理产物积聚体内而成。现代医家则认为结直肠腺瘤属于癌前病变的一种，其发生及复发与多种炎症通路相关。结直肠腺瘤伏毒的病机特点为本虚标实、虚实夹杂。本虚是脾气虚弱，标实是湿热、寒湿、湿浊及由此而引起的瘀浊、瘀血内停，日久成湿毒、瘀毒、热毒，遇邪而发，形成大肠腺瘤性息肉，缠绵难愈。既往调查研究发现大肠腺瘤性息肉常见的体质类型为痰湿质、湿热质、血瘀质，占发患者数的74.0%。脾虚湿热对大肠腺瘤性息肉形成起到关键作用，湿邪黏滞，合并热毒，致肠道气血不畅，血瘀内停，加重脾虚，虚实夹杂，病情反复，故腺瘤性息肉易于复发。脾虚基础上的病理产物湿毒、瘀毒、热毒相互影响、夹杂，毒伏体内，遇邪再发。《医宗必读》提出"夫人之虚，不属气者，即属血"。脾气虚则无力推动血液运行，血行不畅致血瘀，瘀阻肠络成瘀毒。脾弱无以运化水液，聚中焦成湿毒，津血同源，瘀则水停，相互交织。湿瘀蕴而化热，久成热毒。《素问·生气通天论》云"膏粱之变，足生大疗"。饮食肥甘厚味，糖、脂积聚，肠道微循环受阻，菌群失调，炎症因子、氧化酶等物质积蓄，酿生湿毒、热毒，久病入络，病变黏膜血管生成活跃，化为瘀毒，伏毒不解，遇邪触发，加速腺瘤再发。

由以上分析可知，结直肠腺瘤复发的机制如下：高血脂、高血糖、低纤维摄入等各种危险因素（外感内伤邪气）引起胆汁酸等积聚，引发炎症因子产生（积聚而成毒邪），进而对上皮细胞产生毒性作用，致使肠黏膜增生，渐成腺瘤（伏而后发），虽经内镜下治疗，但各种诱因触发伏毒可使腺瘤再发（毒邪未解，反复发作）。结合结直肠腺瘤起病隐匿、易癌变、复发率高等发病特点及其病情变化特点，可知结直肠腺瘤的病理机制与中医的伏毒致病学说的特点相吻合。

从伏毒致病学说预防结直肠腺瘤复发

罗教授提出了结直肠腺瘤发病及复发的"伏毒"病机理论。认为"邪之所凑，其气必虚"，结直肠腺瘤复发率高，好发于脾虚之人，湿、瘀、热为重要病理因素，脾胃虚弱、湿浊内生，酿生湿热，瘀血内停，诱发结直肠腺瘤。伏毒不去，遇诱因毒邪易再发，缠绵难愈。防治复发需健脾益气，兼以化湿、活血化瘀、解毒消瘤。自拟调肠消瘤方，该方主要由党参、白术、白花蛇舌草、三七、炙甘草等组成，标本兼治，疗效显著。

1. 以健脾益气为根本：结直肠腺瘤的复发离不开正气虚弱，正气虚弱多表现为脾虚。古语云：脾胃得健则气血化生。临床常用黄芪、党参、白术、茯苓、炙甘草补脾胃之气、升举阳气。黄芪味甘，微温，健脾益气，升脾之清气，若久病气虚甚者，黄芪量可增至45～60 g。治疗腺瘤性息肉时黄芪常与清热解毒药合用，可调寒热，兼补泻，平中焦。叶天士《本草经解》云"黄芪禀地和平之土味，入足太阴脾经……肠癖为痔，肠者，手阳明也，太阴脾为阳明行津液者也，甘温益脾，脾健运，则肠癖行而痔愈也"。黄芪入脾经主肉，健脾，有益于肠道津液运行。党参性味平甘，健脾益气，体虚甚者宜用，其能助中州而润四隅。白术甘温除湿，能升能降，可调理脾胃气机。《本草备要》云"苦燥湿……脾苦湿，急食苦以燥之。甘补脾，温和中。在血补血，在气补气"。可见白术为脾家之要药，补脾助运化的同时，又能化伏毒之湿，与活血药合用可化伏毒之瘀。

2. 辨证多为湿热瘀阻型、脾虚湿瘀型：对于伏毒的辨治除需以扶助正气为基础外，还应辨毒邪的主次。根据毒邪性质是以湿、热、瘀为主，或是以其他兼夹类型为主，辨证论治，祛除毒邪。临床上发现结直肠腺瘤复发患者多可辨证为湿热瘀阻型、脾虚湿瘀型。湿热瘀阻型患者表现为大便秘结或次数增多排便不爽，时有腹痛如针刺；可用清热利湿药。苦寒易伤中焦，故不能单用一派苦寒药物以解毒，应多选用化湿浊兼顾健脾之品，如薏苡仁、法半夏等。湿热明显者可酌加黄连、黄芩等苦寒清热，并配白术、茯苓等健运脾胃药。脾虚湿瘀型以神疲乏力、纳呆便溏为主，舌苔白腻，可用苦温燥湿配以健脾之法，芳香化湿醒脾。脾虚湿浊盛而泄泻者，可酌加炒黄连、葛根祛湿敛肠。叶天士认为"初病在气，久病在血"。结直肠腺瘤属于慢性疾病，日久病邪深入，血络受邪，气血同病，故临床多用三棱、莪术、川芎、郁金活血化瘀；胃肠疾病多见肝郁气滞者，可气血同调，以柴胡、白芍等疏肝气理脾气，血瘀明显可易白芍为赤芍；若气滞腹痛者，加木香、延胡索以行气止痛。湿热瘀阻型可选用丹参、牡丹皮、赤芍等凉血化瘀药。

3. 扶正祛毒不忘消肠瘤： 结直肠腺瘤因长期肠道炎症而致黏膜上皮细胞增生，此乃因毒邪伏于肠壁而成。临床上当以解毒消瘤的药物治疗，可用白花蛇舌草、半边莲、半枝莲、苦参等清热解毒，选用乌梅以腐蚀恶疮胬肉，选用牡蛎以软坚消瘤。现代药理学表明，白花蛇舌草、黄芩具有抗肿瘤活性成分，可调节机体免疫功能、抑制肿瘤血管生成、促进癌细胞凋亡。半枝莲、苦参等均可通过 Wnt/β-catenin、PI3K/Akt 等信号通路的级联反应，下调血管生成因子的表达，抑制癌细胞增殖。解毒消瘤中药逐渐被证实在药理学方面具有明确的抗瘤消炎作用，以及低毒天然的特性。临床上运用解毒消瘤中药治疗结直肠腺瘤，可防止其再发，达到解毒消瘤功效。

随着现代人们生活方式的改变，饮食高脂、高糖化，环境有害物质增多，人口老龄化等危险因素随之增加，结直肠腺瘤发生率亦因之呈上升趋势。结直肠腺瘤复发率、癌变率高，西医治疗未取得满意的疗效，且易伴随各种不良反应，故寻找一种疗效显著、毒副作用少的防治结直肠腺瘤的方式已成为研究热点。基于"伏毒致病"理论，采用自拟调肠消瘤方加减治疗结直肠腺瘤，可降低其复发率，为"伏毒"学说的发展与应用拓展了新方向，并为预防结直肠腺瘤复发提供新思路。

229　伏毒与糖尿病性难愈溃疡

　　糖尿病性溃疡发病率高，难以愈合，威胁患者的肢体及生命健康，是临床中亟待解决的难题。"正虚伏毒"是中医学传统的发病理论，"伏毒"导致糖尿病性溃疡难愈，晚期糖基化终末产物（AGEs）沉积及引发的多种病理改变是其可能的发病机制；祛腐生肌法是中医外科的经典治则，能够清除伏毒以促进糖尿病性溃疡愈合。学者李大勇等基于中医"伏毒"理论探讨了糖尿病性难愈溃疡的机制，为中医传统发病学说——"伏毒"理论增加了新的内涵，亦为祛腐生肌中药治疗糖尿病性溃疡机制的研究带来了新的思路。

　　糖尿病性溃疡是外科临床中的常见病、多发病，具有病因复杂、病程长、难以愈合、愈后又极易复发、可能发生癌变等特点，属于中医学"溃疡"或"脱疽"范畴。目前，糖尿病性溃疡是一个世界性难题，迫切需要对该病的研究做出新的突破。

糖尿病性难愈溃疡的发病机制

　　目前该研究主要集中在以下几个方面：①糖代谢紊乱及晚期糖基化终末产物（AGEs）增多；②微血管改变；③基质金属蛋白酶、表皮生长因子受体等多种活性物质在糖尿病患者致伤前后的基因表达异常；④表皮细胞增殖障碍；⑤血清尿酸、脯氨酸肽酶等血清代谢物的异常。其中 AGEs 沉积引发的多种病理过程无疑在本病的发病学中具有重要的研究价值，亦有学者用糖尿病足患者皮肤中 AGEs 水平作为新的标志物判断足部溃疡的预后。

AGEs 沉积与糖尿病性溃疡的发生

　　AGEs 是体内一些还原糖如葡萄糖、果糖等与游离氨基发生非酶糖基化反应形成的终末产物。正常人体亦有 AGEs 生成，但该反应进行得非常缓慢。受体途径是 AGEs 形成后产生病理学作用的主要途径，晚期糖基化终产物受体（RAGE）是最具代表性的 AGEs 特异性受体，AGEs 与 RAGE 结合后可影响多种细胞因子及生长因子的释放，从而引起持续的细胞损伤和功能紊乱。

　　AGEs 与糖尿病性溃疡难愈密切相关，AGEs 在皮肤过量沉积后，通过其直接作用或间接受体途径等机制引起组织和细胞功能紊乱，改变皮肤的微环境，在糖尿病患者主要表现在皮肤溃疡持续恶化、难以愈合。此时即使高血糖得以纠正，AGEs 水平也不会随之下降，相反这些产物继续以不同的速度长期甚至终身积蓄在糖尿病患者的局部组织之中，成为高血糖"代谢记忆"效应的主要物质基础，不仅是长期影响糖尿病血管病变治疗效果的关键因素，亦极有可能是糖尿病并发症的主要发生原因。本课题组近期的研究发现，糖尿病足组织标本中 RAGE 和 NF-κB 的 mRNA 和蛋白质表达明显增强，提示了 AGEs-RAGE 介导的氧化应激及炎性反应是糖尿病足发病中的重要病理过程。如能有效抑制 AGEs 的合成、阻断 AGEs 的作用环节，抑或清除微环境中沉积的 AGEs，则有助于糖尿病性溃疡的愈合。

伏毒理论与糖尿病性难愈溃疡

　　"毒"是中医病因学中一个特定的词义，指病邪的亢盛、病情的深重、病势的多变，既可因多种病邪蕴酿形成，又可作为特异性的致病因子伤人为病。伏毒是指内外多种致病的邪毒潜藏人体某个部位，既可外受，亦可内生，可伤害脏腑功能，导致实质性损害。

　　"伏毒"常在疾病发展过程中因湿、热、痰、瘀等多种病理因素蓄积体内，不得化解，藏匿深伏，在病理演变中，可以酿生热毒、湿毒、火毒、瘀毒、痰毒、水毒、脂毒等多类性质的内毒，性质多端，交错为患，若再感外毒，则可乘势外发，病势更为复杂多变。糖尿病性溃疡多见于长期血糖控制不良的患者，由于糖尿病的"代谢记忆效应"，AGEs 在皮肤局部长期过量沉积，进而引发了影响创面愈合的系列病理过程，导致皮肤或肢端出现溃烂、脓腐不尽等"毒盛"的证候，毒邪内盛、耗伤津液、气阴两虚、阴阳俱损是其常见的病机演化规律；"伏毒"为病是以人体正气先虚、脏腑阴阳失调为前提，在正虚的基础上，复加内外多类致病因子的侵袭，相互兼夹、彼此转化，病位有深有浅，有轻有重，常可累及经络气血，甚至脏腑骨髓——显示出糖尿病性难愈溃疡与伏毒"伏而不觉，遇感诱发，发时始显"的病理特性不谋而合。由此不难推测：糖尿病性溃疡局部沉积的 AGEs 及其介导的多种病理过程有可能是毒邪内伏、创面难愈的重要病理基础。

信号转导通路与创面愈合

　　在创面形成及愈合过程中，Wnt 信号通路和 Notch 信号通路是两个重要信号通道，在某种始动因素的作用下，多种信号转导被激活，贯穿于创面愈合的始终。与糖尿病性溃疡发生有着密切关系的 AGEs 沉积能否作为始动因素引发 Wnt、Notch 信号转导失衡导致创面难愈，值得深入研究。如能明确其中相互作用的关系，将有助于阐明糖尿病性溃疡创面伏毒的病理基础，为中医"伏毒"理论增添新的内涵，也将为糖尿病性难愈溃疡的治疗提供明确的作用靶点。

创面血管化与糖尿病性难愈溃疡

　　创面血管化是在细胞、细胞外基质和 VEGF、FGF 等生长因子的综合调控下，由血管内皮细胞通过迁移、增殖形成。创面愈合后期的肉芽形成及组织重塑均需要微血管的营养供给，血管化的失败往往造成愈合延迟，形成难愈性溃疡。在糖尿病性溃疡发病机制中，血管形成障碍、神经功能受损、局部感染这 3 种因素已被广泛接受，尤其是 AGEs 参与的微血管形成障碍，被认为是糖尿病性溃疡难愈的主要因素。有感染倾向的较大创面（如免疫抑制或糖尿病创面）将通过增进血管化获得益处，因为新生血管为创面床提供氧、免疫球蛋白和白细胞，迅速血管化能够有效抵御创面感染。

　　在创面血管化的过程中，Wnt 和 Notch 等诸多与发育相关的信号通路互相作用，共同调控内皮细胞的行为。Wnt 促进内皮细胞增殖，Notch 抑制内皮细胞增殖；Wnt3a 能显著促进内皮细胞迁移，激活 Notch 能抑制内皮细胞的迁移行为。Wnt 和 Notch 通路协同调控新生血管的生长和退化，在血管重塑、肉芽组织生长、创面愈合的过程中发挥重要作用。可以推测，糖尿病性溃疡 AGEs 沉积引发了Wnt、Notch 信号转导失衡，进一步影响内皮细胞的多种功能导致糖尿病创面血管化障碍，是糖尿病性溃疡伏毒、创面难愈的重要机制。清除伏毒，即清除创面微环境中的 AGEs，调节 Wnt、Notch 信号通路平衡，有可能恢复内皮细胞功能，增进创面血管化，促进糖尿病性溃疡的愈合。

　　祛腐生肌传统外用中药与糖尿病性难愈溃疡祛腐生肌是中医外科学中经典的治疗原则，在古代中医祛腐生肌法已经成为治疗各种难愈性创面的主要治疗大法之一。祛腐生肌的概念包含了两个基本内涵，一是"祛腐"，二是"生肌"，前者是后者的前提和手段，后者是前者的目的和结果。"腐"指坏死及失活组织，对于糖尿病性溃疡来说，创面沉积的 AGEs 及其相关的多种病理产物均属"腐"的范畴，亦属局部"伏毒"；"肌"是含有大量新生血管的新生肉芽组织。因此，通过祛腐药物清除伏毒是糖尿病性溃疡能够顺利愈合的前提和保障。糖尿病足感染往往深及肌腱，以肌腱变性坏死最多见，并继发感染。临床治疗中变性坏死肌腱很难脱落，病程较长。祛腐生肌中药结合蚕食清创，使腐败组织加速液化清除，减少毒邪旁窜、侵骨及内陷的发生，加速伤口的愈合。《备急千金要方》详细记述了祛腐生肌治疗疮疡的理论与方法，虽然临床效果较好，但先敷肉膏散祛腐、后敷生肌散生肌的操作过程有些繁琐，集祛腐与生肌作用于一体的传统外用中药的研究无疑具有光明的前景。

　　"祛腐生肌"是在长期临床实践过程中总结出来的经验，有很多作用机制值得深入研究。针对糖尿病足及糖尿病性难愈溃疡，基于"伏毒"引发的 AGEs 沉积、Wnt 和 Notch 信号转导平衡失调、创面血管化障碍可以作为研究的切入点，通过血液及组织标本的研究明确"伏毒"的病理基础，进一步研究祛腐生肌传统中药清除伏毒、促进创面愈合的多靶点作用机制。

230 从伏毒论糖尿病代谢记忆效应的中医机制

现代医学的众多大型前瞻性研究均显示，糖尿病患者若长期处于高血糖状态，在后期血糖控制相似情况之下，靶细胞仍可"记忆"早期血糖环境，即使降低血糖水平，仍然易患糖尿病相关并发症。故医家认为高血糖"代谢记忆"效应不仅是长期影响糖尿病血管病变治疗效果的关键因素，亦极有可能是糖尿病并发症的主要发生原因，但目前现代医学对其机制尚未完全了解。

学者李俊贤等认为这与中医学"伏毒"内外多种致病因子潜藏人体某个或多个部位，伏而不觉，发时始显的病理特性相符；亦与其毒性猛烈，病情危重，或迁延反复的临床特点相近；更与其遇感诱发，迟早不一，缓急有别，因病因人而异的发病特点相一致。故从中医学"伏毒"理论的角度，针对性地探究引发糖尿病高血糖"代谢记忆"效应的中医机制，以特异性纠正该记忆，为中医药深入认识和有效防治糖尿病及其并发症提供了重要的理论支持。

伏毒理论的内涵

1. 伏毒的理论渊源："伏毒"由王叔和"寒毒藏于肌肤，至春变为温病，至夏变为暑病"的阐述引出。《中医大辞典》云"伏者，匿藏也，所谓'伏邪'指藏于体内而不立即发病的病邪"。《金匮要略心典》云"毒，邪气蕴结不解之谓"。究其原委，明代汪石山正式提出温病有新感与伏气两类，其中伏气温病为感受外邪，伏藏体内，待时而发，由里外达。"伏毒"源于中医学理论的"伏邪"与"毒"说，认为"伏毒"乃"邪伏成毒"，其病因不外内外两端，既可从外而感，亦能由内而生，或两者相因为病。机体感受外邪，伏藏体内；或机体羸弱生邪，伏于体内；或相因为病。致邪气蕴结不解，"邪伏成毒"，由里而外，待时而发。具体而言，外感"伏毒"或由六淫蕴酿；或因感受戾气。当其侵犯人体后，由于人体正气难以立即抵抗，"伏毒"亦难损其正，正邪对峙、共处，使邪毒深伏于内，脏腑损伤，正气暗耗，邪盛正怯；或复加新感引触，则"伏毒"乘势从里外发而为病。而其潜藏时间可因病因人而异。内生"伏毒"常在多类内伤疾病发展过程中，因湿、热、痰、瘀等多种病理因素蓄积体内，不得化解，藏匿深伏，在病理演变中，可以酿生热毒、湿毒、火毒、瘀毒、痰毒、水毒、糖毒、脂毒等多类性质的内毒。性质多端，交错为患，若再感外毒，则可乘势外发，病势更为复杂多变，妨害脏腑功能，导致脏腑器质性损害。

总之，"正气存内，邪不可干"，"邪之所凑，其气必虚"。即无论外毒、内毒，正虚是毒伏的基础。"伏毒"为病总以人体正气先虚、脏腑阴阳失调为前提。"伏毒"在正虚的基础上，复加内外多类致病因子的侵袭，相互兼夹、彼此转化，其病理因素多端，病证性质不一。病位有深有浅，有轻有重，病及脏腑经络气血，甚至还包括脑腑、骨髓之毒。

2. 伏毒的病性特点：由于"伏毒"有伏而不觉、发时始显的双重特性，故其既有隐伏、缠绵等属阴的一面，又有酷烈、杂合等属阳的一面，阴阳交错、屡治屡发、正虚毒恋的病性，决定了"伏毒"类疾病的难治性。

（1）隐匿：正气虽无力对抗性祛邪，然邪毒亦尚难伤正致病，故"伏毒"伏而不发，待时而动，状态隐蔽；若积久正气渐衰，伏毒渐盛，或复加其他诱因引触，则"伏毒"自里外发而为病。"伏毒"伏藏时间的长短、是否发病，既与"伏毒"不同类别致病因子的特性有关，还与人体自身的抗邪能力及正邪强弱有关。

（2）缠绵：由于"伏毒"病位广泛，病性多变，正邪混处，胶着难解，毒留难净，潜藏于脏腑经隧，深入骨髓血脉，故既迁延难愈，又常伺机反复发作，甚至屡次发病，呈进行性加重。随着时间的久延，必然暗耗气血津液，损伤脏腑精气，以致正虚毒郁，每感诱因而触发。

（3）酷烈：酷烈之性是指伏毒亢盛致病力强，极易损伤人体的正气，败坏形体，对人体造成严重危害的特点。"伏毒"久羁，或因毒盛正怯，正邪激烈抗争，而急性暴发，病势凶猛，病情乖戾无常，正气溃败；或因正胜则毒伏于里，待机再动，表现为休作无常，甚至突变，造成机体强烈的损伤。

（4）杂合：由于"伏毒"病位的广泛性，病理因素的多样性，不同性质的毒之间的因果关联性，导致其主病脏腑不一，病理传变无常，阴阳交错，虚实夹杂，多脏并病，证候表现难以定格。

伏毒的致消因子

1. 热毒致消：《素问·阴阳别论》云"二阳结，谓之消"。《金匮要略·消渴小便不利淋病脉证并治》云"趺阳脉数，胃中有热，即消谷引食，大便必坚，小便即数"；"趺阳脉浮而数，浮即为气，数即消谷而大坚，气盛则溲数，溲数即坚，坚数相搏，即为消渴"。《丹溪手镜·消渴》云"盖火甚于上为膈膜之消……火甚于中为肠胃之消……火甚于下为肾消"。张子和确立了火热为消渴的起因及传变规律，认为"夫一身之心火，甚于上，为膈膜之消；甚于中，则为肠胃之消；甚于下，则为膏液之消；甚于外，为肌肉之消。上甚而不已，则消及于肺；中甚而不已，则消及于脾；下甚而不已，则消及于肝肾；外甚而不已，则消及于筋胃。四脏皆消尽，则心始自焚而死矣"，明确提出"三消当从火断"。刘河间在《三消论》中更是精辟指出"如此三消者，其燥热一也，但有微甚耳"。

胃乃阳明之腑，胃热炽盛，则消谷善饥，热盛伤阴化燥，火热为消渴的起因，并按照一定的传变规律，五脏灼伤，发为消渴。这从一个侧面反映了热毒致消的理论基础，尤其是"三消当从火断"的理论渊源。然而消之形成，尚与情志、脂蕴有密切关系，大量临床病例证明，抑郁寡欢，肝郁日久化火；忧思伤脾，脾不散精，脂质堆积，日久郁而化火。出现 2 型糖尿病者糖、脂、水等代谢紊乱，持续损伤脏器，引发相关糖尿病及其并发症。

2. 湿毒致消：《素问·五常政大论》首见"湿毒"一词，"阳明在泉，湿毒不生，其味酸，其气湿"。湿邪蕴积日久，其性险恶、危害更大，故湿毒乃湿邪之甚。叶香岩在《外感温热篇》中强调"在阳旺之躯，胃湿恒多；在阴盛之体，脾湿亦不少，然其化热则一"。《温病条辨》云"寒湿固有，热湿尤多"。嗜食肥甘厚味，痰湿滋生，壅滞脉道，血行不畅；脏腑功能衰退，气血水湿停聚体内，留滞于脏腑经络，阻遏气机，升降失常，则经络运行不畅。血虚脉道不充，气亏推动无力，渐致气滞血癖。湿从热化，而致湿热毒邪蕴结，胶结壅滞，进一步深入，日久则入血入络，出现瘀血征象。

湿毒内侵，伏着脏腑，随经脉散于全身，变证百出，可见血液、体液、分泌等异常。困阻清阳，见头昏头重；阻碍心阳，则胸闷，背冷；阻于中焦，则见脘痞，或呕或泻。阻遏阳气，不达四末，可致四逆；不达腹部，则腹中发冷；不达阴部，则男子阳痿，女子宫寒不孕。湿毒留滞经络关节，则关节疼痛重着、肌肤不仁等；留注皮肤肌肉，则发雍肿、疮疡。湿毒浸淫，化热成瘀，正虚邪恋，状态胶着，病程日久缠绵，病情危笃，上述证候群，正体现了湿毒引发的糖尿病心脏病变、血管病变、神经病变、生殖系统病变及感染等相关并发症给机体造成的慢性、持续性损伤。

3. 痰毒致消：《太平圣惠方》首次提出"痰毒"，"夫痰毒者，由肺脏壅热，过饮水浆，积聚在于胸膈，冷热之气相搏，结实不消，故令目眩头旋，心腹痞满，长欲呕吐，不思饮食，皆由痰毒壅致"。外感六淫，内伤七情，饮食不节，劳倦内伤，起居失常以及水湿瘀血，导致肺失宣降，水津不布；脾失健运，水湿停留；肾阳不足，水湿不化。水液超出生理需要量，凝聚成痰。痰形成后可随气流行，影响了机体脏腑的气机升降和气血运行，机体在代谢过程中产生的各种代谢产物排出困难，蓄积日久，郁而化毒则为痰毒。或由于素体气机郁滞或阳气衰微，致肺脾肾功能失调，不能正常运化津液，使体液停留积聚逐渐而成，久而不消，过则成毒，并以"痰毒"名之。

　　临床上，痰毒是病理产物，同时也是致病因子，"痰毒"是糖尿病患者水毒、湿毒、浊毒、脂毒、尿毒为患的综合表现。痰毒这些"伏毒"类型，相互影响、互为因果、恶性循环，共同形成病理产物，日久互结，沉积于血管壁，致使管壁增厚，管腔狭窄，导致糖尿病及其并发症进行性发展、加重。

　　4. 瘀毒致消："瘀毒"具有缓积骤发的特点，病情危重。东晋时期张湛所撰《养生要集》（原书已佚，部分内容见于日本学者丹波康赖撰《医心方》云"百病横生……触其禁忌成瘀毒，缓者积而成，急者交患暴至"。《验方新编》云"毒瘀肝经，损坏内溃，吐血数发，势极多危。毒瘀心包络，更加凶险，不待时日"。

　　"瘀毒"不单指某个具体单一的致病因素，而是代表了诸多致病因素作用的一种病因与病理概念。如《证治准绳·杂病·蓄血篇》中指出"百病由污血者多"，《临证指南医案》云"血流之中，必有瘀滞，故致病情缠绵不去""内结成瘀"。因血脉瘀滞不畅，瘀久不消，全身持久得不到气血濡养，夜间痛甚，血液不循常道，溢出脉外，出现面色黧黑、口唇紫暗、皮肤粗糙状，则成瘀毒，其本质是"血行失度"。糖尿病血瘀证是在阳气亏虚的基础上逐渐发展而来，气阴两虚所导致。气虚推动无力而致"气虚浊留"，脾气虚则化血不足，可致血虚而瘀；统摄无权，可致血溢脉外而瘀。燥热耗伤津液及伤肾阴，津伤则血稠，血稠则不活，不活则瘀滞；阴虚燥热可灼液成痰，灼血成瘀。引发糖尿病脂代谢紊乱，胰岛素抵抗，造成糖尿病肾病、糖尿病视网膜病变、糖尿病微血管、大血管和神经病变等慢性并发症。

　　5. 糖毒致消：《外台秘要·消渴消中门》云"渴而饮水多，小便数，无脂似麸片甜者，皆是消渴病也。'消渴者，原其发动'。此则肾虚所致。每发即小便至甜"。消渴为病，古人已认识到其典型的临床特点为小便有甜味，体内含糖量过多，自小便排出。现代医学更是明确将血糖超过一定范围作为糖尿病的诊断标准。两者均肯定"糖毒"在糖尿病发生、发展过程的重要作用。当前，随着糖尿病发病率的增高，"糖毒"作为一个新兴概念逐渐得到重视。糖分本身是人体不可或缺的三大营养物质之一，聚集过多而成糖毒。结合临床，2型糖尿病患者，或先天不足，素体痰湿；或后天失养，过食甘美味肥之品；或劳倦损伤，机体功能渐弱。致酿生脂毒，损伤脾胃，纳运失职，积滞不化；湿困中焦，脾失散精，精微物质代谢异常，糖毒内生。疾病初期以热毒壅盛为主而致血糖异常增高，中期则渐现气阴两虚，后期阴阳俱损。而在整个疾病发展过程中，"糖毒"贯穿全程，随着疾病进程，脾运异常逐渐加重，湿浊阻滞气机，郁而化热，日久则阴津易伤，糖毒日趋加重。

　　由于邪毒本身毒力不足，或机体正气尚强，邪毒内伏于人体，暂时不发病。新感，或在机体正气下降时，伏毒引动，发为消渴。伏毒致消，既可有湿邪的黏腻、重浊，困阻脏腑；火邪的燔灼、炎上，生风动血；燥邪的伤津、劫液，干燥固涩；也可有风邪致病时的多动、流窜，开泄动摇；寒邪的凝滞、收引，耗伤阳气。且每次发病，致病因子可千差万别，侵袭的脏腑亦不尽相同，临床病症与严重程度相去甚远。一般认为，糖尿病病理机制中的"毒"，多为内生之"毒"，属于"慢毒"。其隐匿、缠绵、杂合、累积地存在于糖尿病整个病程的代谢环境中，病位有深有浅，病情有轻有重，在渐变中，持续地损伤机体组织器官，最终造成多脏腑、多器官的病变。临床中，热毒、湿毒、痰毒、瘀毒、糖毒等既是病理产物，又是致病因子，彼此胶结，缠绵难解，病程较长，迁延数十年不愈；反复发病，既可数年发作一次，也可经常出现各种症状，且症状时轻时重。这些特性使得糖尿病患者"终生带毒""带毒生存"。

231 从伏毒论治慢性肾脏病

慢性肾脏病是全球比较棘手的疾病，西医采取降血压、降血糖、降尿酸等治疗原发性疾病为主，虽然取得一定效果和作用，但患者仍然避免不了透析治疗。随着中医药在慢性肾脏病的治疗中逐渐推广，如尿毒清、肾衰宁等中成药已被大量运用，对慢性肾脏病的中医病机认识也越来越重要。学者李清萍将慢性肾脏病致病因素、危险因素及其这些因素产生的病理产物归属于"伏毒"范畴，并从伏毒学说、慢性肾脏病病因病机与伏毒的关系进行了论述。

伏毒学说

1. 伏毒的来源：中医古籍早有伏邪记载，《素问·生气通天论》云"冬伤于寒，春必温病"，说明伏邪具有不立即发病的特点。《素问·热病论》记载"凡病伤寒而成温者，先夏至日为病温，后夏至日为病暑"，伏邪具有感受相应邪气而发病的特点。《金匮要略心典》云"毒，邪气蕴结不解之谓"，阐明邪气蕴结不解可化变成毒。《伏邪新书》云"感六淫而不即病，过后方发者，总谓之曰伏邪。已发者而治不得法，病情隐伏，亦谓之曰伏邪。有初感治不得法，正气内伤，邪气内陷，暂时假愈，后仍复作者，亦谓之伏邪。有已治愈，而未能尽除病根，遗邪内伏，后又复发，亦谓之伏邪"。指出伏邪产生为感邪后邪气停留或者是治疗不当等因素引起。《羊毛瘟疫新论》云"夫天地之气，万物之源也；伏邪之气，疾病之源也"。伏邪是所有疾病的始因。《中医大辞典》记载"所谓伏邪者，指藏于体内而不立即发病的病邪"。国医大师周仲瑛认为，伏毒是潜藏人体、待时而发病理特性的毒邪。

2. 伏毒的特性："伏毒"是指潜藏于人体内的致病邪气及病理产物，可由内外病因所致。外感伏毒以六淫内犯，淫邪不出，内蕴成毒。内生伏毒以五脏六腑失和、气血阴阳失调导致湿浊、痰瘀、热毒等病理产物产生，湿浊、痰瘀、热毒等内积于体内，潜伏于脏腑经络，暗耗气血。伏毒潜留早期处于正气无力抗邪，邪毒难伤其正的状态，症状尚不明显，病情具有一定隐匿性。伏毒内停脏腑暗耗精血，加重正气亏虚，导致伏毒缠绵难愈。湿浊、痰瘀、热毒等病理产物往往相互杂合，内附血脉，蕴结成形，形成微型癥积。伏毒内蓄，遇到诱因病情变化迅速，严重可危及生命。伏毒隐蔽、缠绵、暗耗、相兼、蕴结、多变，广泛的致病特点与慢性肾脏病的发病及并发症极为相似。

慢性肾脏病病因与伏毒关系

多种因素均可导致慢性肾脏病的发生，如代谢性因素、高血压、感染、血栓性因素、肿瘤、自身免疫性因素、遗传性和先天性因素。先天性肾动脉狭窄、1 型糖尿病、多囊肾、遗传性肾炎、狼疮性肾病引起的慢性肾脏病与遗传因素密切相关，实乃先天禀赋薄弱而遗传胎中。而代谢性因素（如高尿酸性肾病）、高血压肾病、血栓性肾病、多发性骨髓瘤性肾病等所致的慢性肾脏病，以感受后天伏毒所致。早期慢性肾脏病症状轻微甚至无症状，往往发现时已是终末期肾衰竭，这与伏毒伏而不觉和发时始显的特性相似。慢性肾脏病的进展存在着许多危险因素，如吸烟、饮酒、三高等，危险因素的存在导致伏毒的致病力加强；慢性肾脏病患者长期处于营养不良，导致人体正气亏乏、防邪屏障不固、伏毒易侵犯人体，这些危险因素的存在似于伏毒氤氲、暗耗的过程。高血压、高尿酸导致肾损害，而肾损害又会引起肾性高血压、高尿酸等，这与伏毒杂合性相似。慢性肾脏病不仅有外邪致病还有内伤致病，内外交织导致慢性肾脏病病情复杂。研究表明，慢性肾脏病普遍处于一种微炎症状态，微炎症持续损害肾小球、肾小管，最终使肾脏组织结构破坏和功能衰退。微炎症似于中医的伏毒，伏而不显现。微炎症状态不仅损害肾脏，还可导致全身其他部位损害，这似于伏毒致病广泛的特点。慢性肾脏病反复发作，屡发屡中，这与伏毒致病缠绵难愈的特点相合，可见伏毒贯穿慢性肾脏病病理发展的整个过程。

慢性肾脏病病机与伏毒的关系

目前许多医家对慢性肾脏病的病机有着不同的认识。郭登洲认为，慢性肾脏病病机为本虚标实，本在脾肾两虚，标在水湿、浊毒、瘀血、败精及溺毒。皮持衡认为，慢性肾脏病病机为虚、湿、瘀、毒。杨霓芝认为，慢性肾脏病病机为本虚标实，脾虚肾虚为本，水湿血瘀为标。宋渊杰认为，慢性肾脏病的病机为瘀热。我们结合各家学说及临床认为，慢性肾脏病的病机为伏毒内蕴，伏毒包括湿浊、痰瘀、热毒，虚是慢性肾脏病的始因，也是伏毒产生的主要因素。慢性肾脏病病位在脾肾，肾为水脏主津液，若肾气亏乏、气化无力致水液停聚；慢性肾脏病发生发展或多或少伴发水肿，《黄帝内经》病机十九条记载"诸湿肿满，皆属于脾"。脾虚则失健运，水液运化无力，导致水湿内停于机体，犯于四肢可见水肿。水湿内蕴，炼津成浊，导致湿浊蕴结、湿浊蕴蓄不解酿为湿热。浊耗津成痰，导致痰浊化生，痰浊性黏滞易阻气机，气不行则血不畅，导致瘀血内生。瘀血阻滞，血脉失畅，加重气滞，气行则水行，气滞则水滞，恶性循环导致湿浊、痰瘀交织为病。肾与膀胱相表里，肾失气化及蒸腾，使小便失利，人体正常代谢产物无法排出。代谢产物属于生理物质，过多积于人体则产生毒害作用。代谢产物以湿毒为主，湿浊、痰瘀内伏机体久而化变为毒邪，邪伏肾脏，毒损肾脏。湿浊、痰瘀、热毒并不是单独致病，往往是相互夹杂、相互影响，潜伏肾络久而导致肾衰竭。

慢性肾脏病从伏毒角度治疗

慢性肾衰病处于伏毒潜留状态，伏毒的隐匿性、缠绵性、暗耗性、杂合性、蕴结性、多变性使得慢性肾脏病治疗具有难治性。慢性肾脏病多病程较长，涉及多个脏腑，脏腑亏虚较为明显，故补益以恢复脏腑功能具有一定的难度，这也是伏毒潜藏的主要因素。伏毒不仅是病理产物也是致病因素，又加重脏腑虚损，互为因果导致恶性循环。

1. 扶正祛毒："正气存内，邪不可干"。伏毒的产生本质是正虚亏虚。扶正以恢复脏腑气血健运，使伏毒化生无源。有研究表明，慢性肾脏病 3～5 期的证候以脾肾气虚为主。慢性肾脏病的正虚以脾肾二脏亏虚为主。而古籍也记载脾肾安则疾病不生。若肾脏亏虚，蒸气失常，易致小便不利，重则癃闭。肾失固摄，精微外泄，加重脏腑亏虚。肾为一身阴阳之根本，肾阴肾阳匮乏则全身脏腑功能皆失调，伏毒病理产物则随处可生。脾主运化，化精微、运水气，若脾脏亏损，不仅出现贫血、营养不良，还导致水液及代谢产物不得外出而出现水肿及毒素蓄积，故扶正当扶脾肾二脏。脾肾和、正气足则伏毒无从化变，临床常用山药、黄芪、山茱萸补益脾肾，以保护肾功能。《本草纲目》记载山药具有"益肾气，健脾胃"，现代研究发现，山药多糖可以调节血糖、改善脂代谢，促进微循环和增加肾供血量，降低脂质在肾实质和肾间质的沉积以及微血栓的形成进而改善肾功能，延缓慢性肾脏病的进展。而使用山药往往加补气之品，黄芪和山药配伍微粉对糖尿病大鼠治疗后，明显降低血糖和血清尿素氮、肌酐水平，减少尿微量白蛋白的排泄，肾脏病理学得到改善，延缓肾脏病的进展。现代研究发现，黄芪能够降低肌酐清除率，减少 24 小时尿蛋白定量，增加血红蛋白和血清白蛋白含量，改善 CKD 患者贫血、营养不良等症状。山茱萸有补肾固涩的作用，研究发现山茱萸提取物可以通过抑制氧化应激，减轻肾脏病理学改变，保护肾组织。

2. 祛邪除毒：祛邪的目的是除去内外伏毒，使潜伏脏腑的伏毒祛除，恢复脏腑功能。慢性肾脏病以湿浊、痰瘀、热毒等伏毒产物蓄积为主。在治疗上需采用利湿消浊、活血化痰、清热解毒之法。在慢性肾脏病 1～2 期主要以活血化瘀为主，此时湿浊、热毒并不甚。慢性肾脏病 3～4 期湿浊、痰瘀逐渐成为主要病机，这时期以除湿化浊、消痰散瘀为主。慢性肾脏病 5 期邪毒炽盛，湿浊、痰瘀、热毒交织，以泄浊通腑、清热解毒、活血消癥为主。1～5 期皆有不同程度的瘀血存在，治疗当全程活血化瘀。慢性肾脏病以活血、和血为主，慎用破血之品，易损肾络而致出血。临床中慢性肾脏病常用的活血药有丹参、泽兰、牛膝、三七、赤芍、白芍。现代研究发现，丹酚的多种成分可以延缓肾纤维化进展。研究表明，泽兰降低炎症水平从而减轻肾损害。牛膝多糖能通过下调 TGF-β1 的水平从而保护肾脏。身为水脏，慢性肾脏病常伴湿浊为患。《类经》云："上焦不治，则水泛高原；中焦不治，则水留中脘；下焦不治，则水乱二便。"故祛湿当以部位选药。若在上焦选淡竹叶、杏仁、桔梗之品，现代研究发现，淡竹叶提取物对糖尿病引起的肾病具有保护作用。若湿浊阻滞中焦常选用茯苓、白术、陈皮、法半夏、草果等。现代研究发现，茯苓多糖能改善大鼠的肾间质纤维化。若湿聚下焦常选用车前子、薏苡仁、玉米须等，现代研究认为，薏苡仁油具有抗肾间质纤维化的作用。若湿邪化热，常常加白花舌蛇草、积雪草、六月雪。积雪草在降尿蛋白、降尿酸、尿素、血肌酐有明显的效果，还能延缓肾纤维化进展。湿浊、痰瘀、热毒等蓄积，采用通服泄浊解毒之法。大黄具有通服泄浊的作用，研究发现大黄可从多方面抑制肾间质纤维化，延缓慢性肾脏病进展。

3. 多途径治疗：慢性肾脏病涉及气、血、阴、阳虚衰及湿浊、痰瘀、热毒等伏毒病理产物蓄积、交织，是导致慢性肾脏病缠绵难控的焦点。在针对性的治疗时，既不能采用单一的补益，也不可单一的祛毒，要注重补虚及驱毒结合。由于慢性肾脏病病情错综复杂，处方用药时往往 1 组处方难以面面俱到。为提高疗效，要交替治疗，即 2 组方隔日或隔周给患者服下，这样更能充分地祛除体内伏毒。临床中也可以采用多种途径并行，如口服、静脉给药、保留灌肠并结合针灸治疗、穴位贴敷等内外结合，提高治疗效果，延缓慢性肾脏病进展。

通过对伏毒致病特点的梳理及与慢性肾脏病发病特点项对比，不难发现慢性肾脏病病因病机与伏毒的特性及致病特点有极其相似之处。从伏毒的角度让我们对慢性肾脏病病因病机有着更深刻的认识。从伏毒的概念可以认识到伏毒不是单一的致病因素或病理产物，它是多种致病因素或病理产物的总称。伏毒的产生以正虚为根本，故治疗当不忘补益，在补益的同时防毒邪流寇、正邪兼顾、多途径给药是祛除慢性肾脏病伏毒内蕴的重要方式。

232　从伏毒论治过敏性紫癜性肾炎

过敏性紫癜性肾炎是指过敏性紫癜累及肾脏，引起肾脏损害的一种疾病，其临床表现除了有皮肤紫癜、关节疼痛、腹痛、便血等以外，主要为血尿和蛋白尿，是过敏性紫癜较严重的并发症。本病多见于儿童，亦可见于成人，多于冬春季节发病。现代医学研究认为，过敏性紫癜性肾炎的发病机制非常复杂，并非单一因素，而是与个体遗传特征、环境因素和免疫反应异常等有关，常以感染、药物、食物、特殊接触为诱因，从而引发自身异常免疫反应，抗原抗体复合物反复沉积在肾小球，导致肾脏的损伤，该病常反复发作，缠绵难愈，治疗较为棘手。属于中医学"紫癜""斑疹""尿血"的范畴。学者唐宽裕等阐述了从"伏毒"论治过敏性紫癜性肾炎之理。

伏毒概念和成因

国医大师周仲瑛首倡"伏毒"。他认为伏毒是指内外多种致病的邪毒潜藏人体某个部位，具有伏而不觉，发时始显的病理特性，表现毒性猛烈、病情危重，或迁延反复难祛的临床特点。其发病多为伏藏的邪毒遇感诱发，如外感新邪、饮食劳倦、情志刺激、胎产伤正等。

伏毒即伏藏的邪毒，涉及伏邪和毒两个概念。首先，要弄清伏邪的含义，必须先明确邪正的基本概念。所谓正，即指维持人体正常生命活动的东西，如元气、营气、卫气等。所谓邪，指危害人体正常生命活动的东西，主要指外感六淫如风、寒、暑、湿、燥、火和内生的滞气、瘀血、痰湿等。由于先天禀赋不足，后天贼邪难免，人体内或多或少会有邪气的存在，但却不一定能打破人体阴阳平衡而引起疾病，这样便只是潜伏在体内，即称为伏邪。清代刘吉人《伏邪新书·伏邪病明解》云"感六淫而即发病者，轻者谓之伤，重者谓之中。感六淫而不即病，过后方发者，总谓之曰伏邪。已发者而治不得法，病情隐伏，亦谓之曰伏邪。有初感治不得法，正气内伤，邪气内陷，暂时假愈，后仍复作者，亦谓之曰伏邪。有已发治愈，而未能除尽病根，遗邪内伏，后又复发，亦谓之曰伏邪"。伏邪不仅有外感所致者，而且还包括内伤杂病所致伏邪：如经过治疗的内伤疾病，病情得到控制，但邪气未除，病邪潜伏，可引发他病。或者虽然经过治疗达到了临床治愈，但未能彻底祛除发病原因，致使残余邪气潜伏下来，遇诱因则反复发作。关于毒，早在《素问·生气通天论》就指出"清静则肉腠闭拒，虽有大风苛毒，弗之能害"。"苛毒"指急重的致病毒邪。清代尤在泾在《金匮要略心典》中则云"毒，邪气蕴蓄不解之谓"。赵智强指出毒似是对致病程度太甚时的一种概括，是审证求因得出的抽象概念，本身不具有实体性。由此可以认为，伏邪久蕴于人体即成"伏毒"。中医发病学认为"正气存内，邪不可干"；"邪之所凑，其气必虚"。所以，正虚是伏毒的基础。"伏毒"的成因不外乎内外两端，既可从外而感，亦能从内而生。外感"伏毒"可由外感六淫蕴酿而成，或直接感受疫气藏于体内。内生"伏毒"常始于微而成于著，是在内伤疾病发展过程中，因多种病理因素，如湿、热、痰、瘀等蓄积体内，不得化解，转酿为毒，伤害脏腑功能，导致实质性损害，虚实互为因果，形成质变，藏匿深伏，每因多种诱因自内外发而为病。内外二毒可互为因果，外毒进入人体，造成脏腑功能失常，气血运行障碍，由此可产生内毒，内毒生成之后，耗伤正气，正气虚衰，又可招致外毒。

过敏性紫癜性肾炎与伏毒的相关性

　　过敏性紫癜性肾炎患者具有特殊的过敏体质，过敏体质是在禀赋遗传基础上形成的一种特异体质，在外界因子的作用下，生理功能和自我调适力低下，反应性增强，其敏感倾向表现为对不同变应原的亲和性和反应性呈现个体体质的差异性和家族聚集的倾向性。从中医的角度看，"过敏"的根本原因在于机体正气亏虚，不耐邪扰。例如食物过敏反应，是人体对食物抗原产生的超敏反应。众人食某物无反应，过敏者食之则发病，发病是由机体特殊"亢盛"的体质所造成。在这样的体质基础之上，患者在病发之前已经反复受到诸如六淫邪气、辛辣饮食、不良情绪等刺激因素的伤害，从而导致脏腑功能失调，气血运行失常，久则酿生邪毒，隐伏体内。

　　过敏性紫癜性肾炎的发生是因为禀赋不足之体，邪毒内伏，又或饮食辛辣燥热，或感受风热之邪，或为七情所伤，从而引动"伏毒"，新邪与伏毒相合侵犯人体，正邪交争，外郁肌腠，内闭营血，毒热壅盛，迫血妄行，泛溢肌肤为紫癜，损及肠胃则腹痛、便血，内伤肾络，肾失封藏，则出现血尿及蛋白尿。说明本病的根本病机为邪毒内伏血分，反映了"伏毒"发病"由里外发"及致病"暴戾""杂合"的基本特点。毒邪具有依附性，在紫癜性肾炎患者的病程中伏毒往往因热和瘀两种病理因素而存在。本病初期，或外感之邪化火成毒，或血分伏热被外感六淫之邪扰动，致热毒壅盛，迫血妄行，灼伤脉络，出现紫癜、尿血等证候，可见热毒在紫癜性肾炎的发生和发展过程中起重要作用。另外，《血证论》云"凡物有根者，逢时必发，失血何根？瘀血即其根也。故凡复发者，其中多伏瘀血"。该病以出血为先，出血即有瘀血存在，瘀血又加重出血，且瘀血阻滞经脉，"瘀血不去新血不生"，瘀热互结，毒邪内生，影响气化的正常进行，使病机更加复杂。

　　"伏毒"贯穿于紫癜性肾炎发生发展的整个过程，其致病机制颇为复杂，病性具有"隐伏、缠绵、暴戾、杂合"的特点，往往屡治屡发，正虚毒恋。这也是过敏性紫癜性肾炎患者久治难愈，每易复发的原因所在。

加味升降散治疗过敏性紫癜性肾炎

　　伏毒致病的复杂性决定了它的难治性，所以治疗上当以祛毒护正，化解透托为原则，而升降散正蕴此意。升降散来自明代的医学著作《伤暑全书》，清代陈良佐改变其剂量、服法，定名为陪赈散，同时期的温病学家杨栗山取而用之，易名为升降散。该方原为散剂，由僵蚕、蝉蜕、姜黄、大黄、米酒、蜂蜜共6味组成，后世以酒性辛烈，易动火生风，而蜂蜜味甘，易致痞满，不利湿热分散，故现今临床应用，多数去此2味，以其余4味入药煎汤。

　　基于对过敏性紫癜性肾炎"伏毒"病机理论的认识，结合该病的临床特点，于俊生教授以升降散加女贞子、墨旱莲、紫草、茜草4味药物组成加味升降散，方中僵蚕味辛苦气薄，性轻浮，故能祛风除湿，清热解郁；蝉蜕气寒味甘咸，为清虚之品，能祛风湿，散风热，清解热毒；姜黄辛苦性温，行气散郁；大黄味苦性寒，泻热毒，行瘀血，通利二便。四药相合，共奏升清降浊，调理气机，宣畅郁热，涤邪解毒之功。女贞子配墨旱莲，滋补肾阴凉血止血；紫草配茜草，凉血活血解毒消斑，诸药合用，配伍严谨，解毒祛邪与扶正并举，"谨守病机"，从根本上治疗过敏性紫癜性肾炎。

　　在临床上按发病过程将过敏性紫癜性肾炎分为急性期和迁延期，从而根据各期不同的临床表现进行分期辨证论治。《血证论》云"凡系离经之血，与荣养周身之血，已睽绝而不合，此血在身，不能加于好血，而反阻新血生机，故凡血证，总以去瘀为要"。所以，活血化瘀之法当应用于紫癜性肾炎治疗的始终。急性期的病机特点为风热火毒夹瘀，症见紫癜色红或红紫，出没迅速，皮肤疹痒或起风团，身热面赤，咽喉肿痛，口渴，小便鲜红，大便干燥，舌红或红绛，苔薄黄，脉数。治宜清解伏毒，兼祛风清热凉血化瘀，在加味升降散的基础上，风热偏盛者，可加用金银花、连翘、防风、薄荷等疏风清热之品；热毒壅盛者，可加用大黄、黄连、黄芩、玄参等苦寒折热之品；此期祛瘀当用清热化瘀之品，比如牡丹皮、赤芍等。迁延期的病机特点为气阴两虚夹瘀，症见皮疹色暗红或消失留有黑斑，伴神疲倦怠，心悸气短，劳累后加重，尿中出现蛋白，舌淡红、苔薄白或少苔，脉虚细。治宜清解伏毒，兼益气养阴活血祛瘀，方用加味升降散加减，偏气虚者，益气常用太子参、黄芪、白术等；偏阴虚者，养阴常用生地黄、熟地黄、麦冬、五味子等，此期活血化瘀药物可用当归、丹参、鸡血藤等养血活血祛瘀。

233 从伏毒新识论慢性肾衰竭病因病机

慢性肾衰竭已经成为一个全球性公共健康问题。在全球范围内慢性肾脏病（CKD）的发病率和患病率迅速上升，全球 CKD 总患病率约为 10.8%，按此推算，中国患病人数大约 1.195 亿。慢性肾衰竭发生和发展与许多危险因素相关。除了性别、年龄、种族因素外，遗传、免疫、感染、吸烟及继发性疾病如糖尿病、高血压、高尿酸等危险因素与慢性肾衰竭发生和发展息息相关。西医对于慢性肾衰竭常采取对症治疗或替代治疗，未能从根本上解决患者所需。中医将独特的辨证论治、整体观念的思维运用在慢性肾衰竭的防治中起到较好治疗效果。学者沈金峰等认为 CKD 长期停留在体内的毒素及危险因素与中医伏毒有着相似之处，将伏毒新识应用在慢性肾衰竭的防治是一种新的提升。

伏毒新识渊源

中医学的毒有广义和狭义之分，广义的毒是各种致病邪气及病理产物，是外毒与内毒的共称。《素问·生气通天论》云"春伤于风，夏必飨泄"，"春不藏精，冬必温病"。可见伏毒产生不仅与外邪侵入伏而不发有关，也与正气亏虚，无力抗邪，邪毒内伏，日久发病相关。《瘟疫论》云"凡邪所客，有行邪，有伏邪"，说明伏毒种类繁多。《伏邪新书》云"感六淫而不即病，过后方发者总谓之曰伏邪，已发者而治不得法，病情隐伏，亦谓之曰伏邪；有初感治不得法，正气内伤，邪气内陷，暂时假愈，后仍复作者亦谓之伏邪；有已发治愈，而未能尽除病根，遗邪内伏后又复发亦谓之伏邪"。说明伏毒产生与外感伏而不发，治疗不当等因素相关。《瘟症羊毛论》云"夫天地之气，万物之源也；伏邪之气，疾病之源也"，伏毒是疾病产生的根源。《时病论》云"温毒者，由于冬受乖戾之气，至春夏之交，更感温热，伏毒自内而发"，伏毒发病与季节相关。《中医大辞典》载"所谓伏邪者，指藏于体内而不立即发病的病邪"。伏毒是指内外各种致病毒邪侵入人体，潜藏在脏腑经络形体官窍，一般症状不明显，但伏毒日久，毒性久积，一旦发作往往病情较为危重，慢性肾衰竭的发病特点与伏毒蓄发极为相似。

慢性肾衰竭危险因素与伏毒致病的关系

慢性肾衰竭的发生与遗传、免疫、感染，吸烟及继发性疾病如糖尿病、原发性高血压、高尿酸血症等因素相关。由于这些危险因素不仅使肾单位滤过增加、代谢增多，而诱发一系列细胞因子、生长因子、炎性介质的释放，导致肾小球系膜细胞和基质增多，肾小管耗氧量增加和氧自由基增加，间质细胞增殖失调及细胞间质代谢失衡，最终正常肾单位丢失、大量成纤维细胞及肌成纤维细胞增生、细胞外基质产生和堆积而导致肾小球硬化、肾小管间质纤维化等，进而使肾脏的组织结构破坏、功能减退、甚至丧失。多囊肾病、遗传肾炎导致的慢性肾衰竭与遗传因素息息相关，《订补名医指掌·虚损》云"小儿之劳，得于母胎"，此乃禀受于父母伏毒。感染、吸烟及继发性因素如高血糖、高血压、高尿酸等与人们饮食、体质、生活习惯等后天因素相关。若这些危险因素长期潜伏于人体内，将增加肾脏负担，最终导致肾脏功能受损。而这些危险因素类似于中医后天伏毒的范畴，"正气存内，邪不可干"，"邪之所凑，其气必虚"。可见慢性肾衰竭的产生正气不足是基础，加之毒邪侵袭力增加而发病。先天不足加上后天失调，使得脂类、糖类、酸性物质在体内蓄积，量多成毒，致使脂毒、糖毒、酸毒潜藏于里，使侵袭力增加，保护能力下降，正邪交织，难分胜负，潜藏肾脏，若遇其诱因如感染，触发伏毒，伏毒涌动或正虚不足以抵抗，发为慢性肾衰竭。

慢性肾衰竭病理机制与伏毒的关系

在中医学古籍书中，并无"慢性肾衰竭"病名或病症的记载。据其发展过程中的临床表现及发病特点，可将其归属于"关格""虚劳""水肿""溺毒""尿血"等范畴。近几年来，许多医家提出慢性肾衰竭肾纤维化微型癥积理论，进一步加深对慢性肾衰竭病机的认识。现代医家认为慢性肾衰竭处于微炎症状态，而这种微炎症状态似于中医伏毒。沈金峰等认为慢性肾衰竭伏毒的主要病理产物以"湿（浊、痰）、瘀、毒"为主，然湿（浊、痰）、瘀、毒是在虚的基础上产生的病理产物。各种病理产物相互影响，互相夹杂。《医宗必读》提出"夫人之虚，不属气者，即属血"。因于虚而致瘀，气虚血行不畅而致瘀，阳虚血中不温而致瘀，阴虚、血虚致血液枯竭，津不载血而致瘀。慢性肾衰竭病位在肾，肾为水脏，主津液，若肾气亏乏，气化无力，致水液停聚；《血证论》云"其血既病则亦累及水"，"血不利则为水"，津血同源，瘀血阻滞，血脉不畅，必将影响水液运行，致水液停聚；《活血化瘀专辑》云"病水者，亦未尝不病血也"。水病累及血，血病累及水，交织为病；水湿同体，湿浊久积，炼津聚痰，痰易致血瘀，导致痰瘀。《养老论》云"爽口作疾，厚味措毒"。饮食不节，偏嗜肥甘厚味，酸甜过度，糖、脂、酸蓄积，脂毒、糖毒、酸毒使血液呈现"浓、黏、凝、聚"的病理状态，加重血瘀、痰浊。水液代谢受阻，肌酐、尿素氮等物质蓄积于血中，毒邪常始于微，渐成著，量变生质变，酿生湿毒；久病入络，久病生瘀，瘀血不化，久而化为瘀毒，瘀中含毒，毒中蕴瘀，瘀毒交织；瘀毒、湿毒伏于肾脏，肾络受损，脏气更虚，加速慢性肾衰竭进展。可见湿（浊、痰）、瘀、毒伏于肾络，一般无明显症状，在外感六淫、内伤七情、饮食不节、起居无常、情志失调及禀赋不足等病因诱发下，触动伏毒，毒损肾脉，发于慢性肾衰竭。

运用伏毒新识治疗慢性肾衰竭的思路

慢性肾衰竭的病机较为复杂，导致治疗较难。补益难：慢性肾衰竭常累及多脏器，导致多脏腑虚损，脏腑见相互影响，互相制约，治疗较难故及全面，而且"湿（浊、痰）、瘀、毒"等病理产物皆可伤正，互为因果。除湿难：慢性肾衰竭的湿来源于肺、脾、肾三脏功能失调导致，为内生之湿，正虚、血瘀、内毒均导致湿邪从内而蕴。化瘀难：瘀的产生主要是脏器虚损，五脏之虚，皆能致瘀，而且其他病理产物也能致瘀。随着脏腑功能的衰退，肾脏排毒功能逐渐下降，加之湿浊、血瘀久积内蕴，又加重脏腑损伤，使得慢性肾衰竭伏毒难以去除。

1. 以益气为主：慢性肾衰竭常由多种肾病久病不愈，迁延发展而至。无论外感、内伤邪气侵犯机体，邪气停留，伏于脏腑组织必致其"虚"，"久病多虚"，因虚致实，实中夹虚，使得人体内环境发生改变，产生其他的病理产物，生成新的毒邪。多种伏毒交织，待正虚不足以抵抗邪气，随即发病。慢性肾衰竭属于慢性疾病，久病必伤正，正虚是慢性肾衰竭发生的关键因素，也是伏毒产生的基础因素，治疗需以扶正为主，然慢性肾衰竭病位在肾，与脾密切相关。顾护肾元同时，健运脾气。肾藏精，精化气，气乃生命动力之源，故以益气为主，一助气化，二助气行，三助正气，提高免疫力，去伏毒。《医宗必读》云"夫人之虚，不属于气，即属于血，五脏六腑，莫能外焉。而独举脾肾者，水为万物之源，土为万物之母，二脏安和，一身皆治，百疾不生"。肾为先天之本，生命之根，肾气为脏腑之气中最重要的气，脾为后天之本，气血生化之源，脾肾不足导致肾性贫血、低蛋白血症，故益气以益脾肾之气。脾肾气足，收摄有度，即可防止尿蛋白等精微流失，还能防外邪入侵、助蒸腾气化，促进尿素氮、肌酐等毒邪排出。如具有补益作用的黄芪，现代研究发现黄芪不仅能够降低肌酐清除率，减少24小时尿蛋白定量，而且能提高血红蛋白和血清白蛋白水平，并改善CKD患者贫血、营养不良等症状，在动物实验中发现黄芪可影响转化生长因子-$\beta1$（TGF-$\beta1$）及抑制Smad7蛋白的表达，促使肝细胞因子及其受体 c-met 的表达，影响肾小管上皮细胞转分化，减少 NF-κB、MCP-1 表达，延缓肾纤维化，进而延缓慢性肾衰竭的进展。

2. 以托毒为主： 体内既藏有伏毒，当需解除体内毒邪。托，有撑托之意，指藏于脏腑里的伏毒被托起失去潜伏能力，而被除去。托毒并非意味着只采取升提，而是使进入或伏藏于体内的伏毒排出体外，应采用因势利导之法。慢性肾衰竭的伏毒围绕着虚、湿（浊、痰）、瘀、毒浊几大方面，在益气的基础上，除去夹杂湿（浊、痰）、瘀、毒病理产物。有百病皆瘀之说，又有久病多瘀之谈，故在慢性肾衰竭的治疗方面需采取活血化瘀之法。活血化瘀法可贯穿慢性肾衰竭的始终，但是慢性肾衰竭毕竟以正气亏虚为主，故应注意活血不伤正。以通瘀、散瘀为主，如丹参有活血调经、化瘀止痛之功效，现代发现其具有改善血流动力学、促进血液循环、抗氧自由基、抑制血小板聚集、扩张肾血管、提高肾小球滤过率、延缓慢性肾衰竭的作用。动物实验发现丹酚提取物能促进 BMP-7、Smad6、p-Smad1/5/8 蛋白表达，降低 p-Smad2/3 蛋白表达，调控 BMP-7/Smads/TGF-β1 信号通路，阻断 TGF-β1 信号向细胞核内转导的通路，延缓肾纤维化。慎用破血逐瘀，因其易伤肾脉，使血溢于脉外。若肾脏功能受损，也必将影响水液代谢，津血同源，血病及水病，水液代谢失衡，湿邪则得以生。久病多痰湿，湿邪久积，聚而成浊，炼津成痰；湿易阻滞气机，郁血成瘀；若湿邪日久不去，易从湿化热，湿邪黏滞，缠绵难愈。弥漫三焦，蕴酿成毒。可采用活血通腑泄浊治疗。如大黄具有泻下攻积、利湿解毒、活血散瘀的功效。现代医学发现大黄及其活性成分可通过促进含氮质代谢、调节免疫功能、改善脂质代谢及清除自由基、保护残余肾脏、延缓慢性肾衰竭的进展。

3. 攻补兼施去伏毒： 久病证候多夹杂，伏毒内藏，多种病理产物互相影响，错综复杂，病机相兼，往往治疗比较棘手。慢性肾衰竭毕竟以虚为本，在治疗过程中既不能一味扶正，也不能单纯攻邪，一味扶正恐使伏毒潜藏，单纯攻邪又使正气耗伤，常需正邪兼顾，攻补兼施，标本同治。临床中常需从辩证的角度着手，依据慢性肾衰竭伏毒的性质，多角度、多途径、多靶点进行干预，运用通散结合、补消共奏。

久病多虚、久病多瘀、久病入络，采用益气托毒，如清化固肾排毒颗粒能降低患者肌酐、尿素氮，动物实验发现清化固肾排毒颗粒能改善大鼠肾组织的病理损害，并能抑制 Wnt1、Wnt4、β-catenin、TGF-β1 的表达，抗肾纤维化的进展，延缓慢性肾衰竭发展。

依据中医辨证学、利用现代医学观察慢性肾衰竭的病理机制，并结合伏毒新识，进一步认识了慢性肾衰竭伏毒形成机制，拓宽了中医肾脏病学理论，而且也为中医防治 CKD 提供了新思路和方法。伏毒新识作为慢性肾衰竭新型理论，在指导其临床和研究方面有着重要意义。

234　从伏毒论治缓解期类风湿关节炎

类风湿关节炎（RA）是一种病因未明的、以炎性滑膜炎为主要表现的系统性疾病，具有慢性、进行性、侵袭性、易复发性、致残性等特征，属中医学痹病范畴。由于本病病理机制尚未明确，无法根治，故临床治疗以缓解病情、维持低疾病活动度为目的。目前国际指南中评估 RA 活动期和缓解期的常用指标为 DAS28 评分，即通过评估人体 28 个关节的压痛数、肿胀数以及患者对关节功能的总体评价，结合 C 反应蛋白（CRP）值、红细胞沉降率（ESR），代入 DAS28 计算公式，得分＜2.6 则为 RA 缓解期。RA 缓解期患者疾病并未治愈，仍需长期维持治疗。学者陈广峰等认为伏毒是导致 RA 复发的潜在病理因素，并结合伏毒理论对 RA 缓解期的病因病机、治法治则进行了阐释，为 RA 的临床治疗和实验研究提供了理论支持。

伏毒与 RA 缓解期的关系

1. 伏毒：伏毒是指潜藏于人体深处的由内外多种致病邪气合成的一种邪毒，具有伏而不觉、发时始显的病理特性，其毒性猛烈，具有致病危重、迁延反复的特点。伏毒易由诱因（如外感新邪、饮食劳倦、情志刺激、胎产伤正等）引发，发病或早或晚，或急或缓，且可因人、因时、因病而异。西晋王叔和《脉经》中有关于伏毒的论述，"热病……伏毒伤肺中脾者死；热病……伏毒伤肝中胆者死；热病……伏毒在肝腑足少阳者死"。说明伏毒之"毒"为邪之甚者，致病危重。清代刘吉人《伏邪新书》对伏毒病因进行了阐释，"感六淫而不即病，不定期后方发者，总谓之曰伏邪；已发者而治不得法，病情隐伏，亦谓之曰伏邪"。指出伏毒的产生与外感六淫、治不得法有关。人体感受六淫邪气后，邪气在人体内或郁化，或从化，从而形成湿热瘀毒等，饮食不当或劳倦过度等亦会酿生瘀血、痰湿等内生邪气，内外之邪互相滋生，胶着难解为患。若治疗不当，内外之邪未被彻底清除就会深藏体内，形成伏毒。另一方面，伏毒的产生与正虚相关，"正气存内，邪不可干"是中医发病学的基本观点，先天禀赋不足，肝肾亏虚，气血不足，形成了伏毒致病的正虚基础，正气亏虚则易于感受邪气，体内存在的邪气也不容易被祛除，内虚与外邪叠加，形成伏毒。

《灵枢·贼风》云"今有其不离屏蔽，不出室穴之中，卒然病者，非不离贼风邪气，其故何也？岐伯曰：此皆尝有所伤于湿气，藏于血脉之中，分肉之间，久留而不去……卒然喜怒不节，饮食不适，寒温不时，腠理闭而不通。其开而遇风寒，则血气凝结，与故邪相袭，则为寒痹"。说明深藏于体内的伏毒遇内外邪气引动，阻滞经脉，凝滞气血，则发为痹。伏毒有隐伏、缠绵、暗耗、暴戾、杂合、多变等特点，与 RA 缓解期慢性、进行性、侵袭性、易复发性和致残性的病理特点相吻合，故伏毒理论对 RA 缓解期的临床辨治具有指导作用。

2. 伏毒是 RA 缓解期的重要病理因素：一般认为 RA 活动期的基本病机为湿热毒邪痹阻经络、筋脉、骨节，而在 RA 缓解期，患者体内的大部分致病邪气（湿热、热毒、瘀血）已经清除，故热、毒、瘀等证候表现已不明显，若不能乘胜追击，将致病邪气彻底清除，就会有少部分湿热瘀毒深藏体内，形成伏毒之根。RA 缓解期伏毒形成的原因：

（1）脾虚夹湿，胃气衰弱，伏毒乃生：湿邪是导致病情反复的重要病理因素，亦是化生伏毒之关键，脾虚夹湿是 RA 缓解期伏毒产生的重要病机。由于 RA 活动期多以湿热为患，湿性缠绵难以根除，同时湿邪困脾，脾运无力又化生湿邪，两者互为因果，使湿邪留恋为患；且 RA 活动期中医多治以清热解郁、化瘀解毒、通络止痛，临床多用苦寒之品，西医常用免疫抑制剂、非甾体抗炎药甚至激素治疗，易损伤脾胃。RA 患者本以内湿为患，若平素饮食不节，嗜食肥甘，脾胃运化不及，水谷不化，则更易变生痰湿。脾虚与湿邪相兼为患，日久则化生伏毒，留恋筋骨，胶着难化，伏藏于内，每遇外感风寒湿邪引动，或郁久化为湿热，则如死灰复燃，诸症复现。

（2）肝失疏泄，情志为患，伏毒倍生：RA 病程缠绵漫长，发作时严重影响患者日常活动及学习工作等，即使进入缓解期，病情反复及治疗花费等亦会对患者心理产生巨大影响。患者往往表现为焦虑、抑郁、情绪不稳等，有文献报道 RA 患者的焦虑发生率为 49.37%，抑郁发生率为 55.23%。情志不畅则肝气不舒，肝疏泄失职，气血津液运行不利，日久则气滞血瘀，湿滞痰凝，痰气互阻，郁久为热。滞气、痰湿、瘀血、郁热四者杂合交织则伏毒倍生。

（3）劳逸失宜，肝肾不足，伏毒深遏：过度劳累则耗伤气血，气血亏虚、运行无力则血脉瘀滞，瘀血内生，血脉筋骨失于濡养，不荣则痛，瘀血日久不化则变为伏毒。RA 病位在筋骨，筋骨为肝肾所主。过度劳累易耗伤肝肾阴精，肝肾亏虚，不能涵养筋骨，筋骨失养，骨骼不坚，筋脉不柔，加之患者多先天禀赋不足，进入缓解期以后伏毒深藏筋骨深部，侵蚀骨骼筋脉，日久则表现为关节变形。

（4）本虚未复，气血亏虚，毒邪无以为化：本虚为 RA 缓解期的主要病机，尤以气血亏虚为要。气血亏虚则残留之邪难以祛除，成为伏毒化生的基础，伏毒又会暗耗气血加重气血亏虚，两者相互影响，相互为患，最终使伏毒无以为化，深伏于体内。

RA 缓解期的治疗

1. 扶正为本，补气化毒：RA 缓解期湿热瘀毒已消大半，邪实表现不再明显，治疗当补气养血、补益肝肾。脾胃为后天之本，气血生化之源，脾胃功能运化正常则气血充足，同时痰湿之邪无从化生，既可消除已生之伏毒，又可避免伏毒再生聚集为患。RA 病程漫长缠绵，易于反复，需长期坚持药物治疗，而药物起效也有赖于脾胃的转输。因此，治疗应注意避免过用寒凉药物而损伤脾胃，清解伏毒应以甘寒之品为主。补益肝肾也应注意避免滋腻太过，组方可适当配合健脾和胃之品，以增强脾胃运化之功。RA 缓解期补气药宜首选黄芪，黄芪一可培补内、外之邪耗伤之正气，亦有助于残留伏毒邪气的排出；二可实卫敛汗，补气固表，防止外感之邪引动伏毒，致病情复发；三可祛湿利尿，化解伏毒。一药多用，功兼多职。现代研究发现，黄芪的主要活性成分黄芪多糖具有增强人体免疫功能、调节大鼠炎症因子分泌及关节滑膜细胞凋亡的作用。闫小萍以补肾祛寒法治疗尪痹，拟补肾祛寒治尪汤疗效显著。方中熟地黄填精补血、滋养阴精，制附子补肾阳、祛寒邪、温阳化气，续断、补骨脂补肾壮筋，4 药共为君药；骨碎补化瘀祛骨风，淫羊藿补肾阳、祛肾风，二者共为臣药；佐以防风、麻黄散湿浊，牛膝补肾强筋骨，引药入肝肾；全方充分体现了"温肾扶阳，培阴生阳"之妙用。现代免疫学研究表明，在 RA 的临床治疗中，补虚扶正方药具有广泛调节免疫的作用，可使正复邪去，五脏安和。

2. 清解伏毒：由于伏毒具有伏而不觉、发时始显的病理特性，所藏部位较深，不易彻底祛除，因此 RA 缓解期仍需坚持清解伏毒，选药要精，药味宜少。RA 之伏毒多由急性期湿热毒瘀之邪所化，其中又以湿热为本，故清解伏毒当用清热解毒利湿之品。临床实践表明，雷公藤、肿节风均有良好的清热解毒利湿功效，治疗 RA 疗效确切。因此，对于无特殊禁忌的 RA 患者可选用雷公藤治疗，雷公藤具有祛风除湿、活血通络、消肿止痛、清热解毒之功效，现代药理研究证实该药有抗感染、抗炎镇痛、抑制异常免疫、调节细胞凋亡/增殖和血管内皮细胞活性等多种功能。对于应用雷公藤有禁忌的患者可使用肿节风，肿节风具有良好的清热解毒、消肿散结、活血止痛、祛风除湿功效，临床多用于各种感染、风湿类疾病和肿瘤，现代药理研究发现其具有较好的杀菌消炎、免疫调节、抗肿瘤等作用。与雷公藤相比，肿节风的毒副作用更小，应用剂量一般为 30 g，有研究表明小剂量肿节风可以使免疫状态亢进，大剂量应用则可以起到抑制免疫的作用。除雷公藤、肿节风外，也可以配合其他清热解毒药物。长期间断服药可避免伏毒聚集再生，但应注意把握药物剂量，避免过用苦寒之品损伤脾胃。因缓解期患者往往难以坚持长期服用中药汤剂，可改汤剂为丸剂以缓图之，既可达到治疗目标，又能提高患者依从性，减轻其经济负担。

3. 调养结合： 由于伏毒的产生受到劳逸、情绪等多方面的影响，因此，进入缓解期后，合理的调养可以有效减少伏毒的产生，进而避免病情复发。对 RA 缓解期患者的养生指导可以参照慢病管理模式。慢病管理即对患者进行疾病宣教、用药指导、饮食指导、运动指导、情绪调节等，以实现患者五脏调和、阴平阳秘，使伏毒无从化生。有研究表明慢病管理模式可以有效提高患者对疾病的认知及治疗满意度，并能提高患者生存质量评分。

235　从伏毒论病证结合干预肿瘤转移复发

　　恶性肿瘤的治疗难点在于即便早期手术切除，仍然存在一定的复发转移风险，而肿瘤一旦复发转移，则意味着极高的死亡率。现代医学强调在手术治疗后，对高风险患者进行放疗、化疗等辅助治疗，完成数月的辅助治疗，患者即进入随访观察阶段，目前尚无其他理想方法有效防治复发转移。恶性肿瘤手术后，机体淋巴和血液系统仍然存在着肿瘤亚临床病灶，在适当环境和免疫机制异常状况下，可发生肿瘤着床和生长，与中医伏邪学说所述的"邪气伏藏，待时而动"十分相似。因此，学者刘立华等认为，从"伏毒"立论，病证结合干预恶性肿瘤，或可作为中医药抗肿瘤转移复发的切入点。

伏邪及伏毒理论朔源

　　伏邪之说最早源于《黄帝内经》，《素问·生气通天论》云："春伤于风，邪气流连，乃为洞泄；夏伤于暑，秋为疟；秋伤于湿，上逆而咳，发为痿厥；冬伤于寒，春必病温。"文中论述四时风、寒、暑、湿之邪可潜伏于体内，不即刻发病，反于季后随时气之所变而发病，奠定了伏邪致病理论的基础。《伤寒论·平脉法》最早明确提出伏气病这一概念："伏气之病，以意候之，今月之内欲有伏气。假令旧有伏气，当须脉之"。至晋代王叔和在《伤寒论·伤寒例》中云"冬令严寒……中而即病者，名为伤寒；不即病者，寒毒藏于肌肤，至春变为温病，至夏变为暑病"，首次提出伏邪所处为肌肤，但主要是以外感之邪论其之所。

　　后世医家逐渐尝试将这一学说用于其他疾病病因的阐释，如明代吴又可《温疫论》将伏邪致病理论用于温病，指出"凡邪所客……先伏而后行者，所谓瘟疫之邪，伏于膜原，如鸟栖巢，如兽藏穴"。其后则多在伏邪所处和伏邪外发的途径进行论述，如清喻嘉言云"冬伤于寒，伏在肌肉；冬不藏精，伏在骨髓；冬不藏精复冬伤于寒，则内外受邪"。柳宝诒《温热逢源》指出"必从经气之虚处而出"。何廉臣则认为，凡伏气温病，皆是伏火。

　　现代医家则扩展了这一学说，认为不应把"伏邪"单纯囿于温热病范围，在内伤杂病中亦有重要意义，指出"伏毒"是指内外多种致病邪毒潜藏人体，具有伏而不觉，发时始显的病理特性，表现毒性猛烈、病情危重或迁延反复难祛的临床特点，认为"伏毒"既涵盖外感之毒，现今所指的某些感染性疾病，如非典型肺炎、乙型病毒性肝炎、巨细胞病毒感染等，更强调内生"伏毒"的广泛性，涉及免疫性疾病、结缔组织病、肿瘤及某些遗传性疾病。

伏毒认识和病证结合抗肿瘤复发转移

　　绝大多数肿瘤患者接受过手术、化学治疗及放射治疗等现代医学治疗后会表现出与原发疾病无关的临床症状和体征，从而影响中医的临床辨证施治。此时，临床往往需辨患者在这一特定时段所表现出的"证"进行治疗，从远期治疗来看，如何针对肿瘤辨"病"治疗则颇具难度，尤其是癌肿被手术切除之后，患者身体机能逐渐恢复，某些患者甚至出现"无证可辨"的状态，但这并不表示患者不具备复发的风险。此时，需据中医"伏毒"认识，对患者进行干预，可将病证有机结合，针对患者正虚邪实的不同进行针对性治疗。

　　"伏"是隐藏、潜伏之意；"毒"是指随着机体外界环境变化所产生的致病因素。肿瘤前期的病变细胞或手术后残留癌细胞可能为"伏毒"的一种客观存在。恶性肿瘤的发生发展机制复杂，有多种因素参与，在这些因素中有部分属于"伏毒"的范畴，但如果把"伏毒"简单等同于体内癌细胞，则是对癌毒片面理解，缩小了"伏毒"这一概念的含义，限制了其临床指导价值。因此，刘立华等认为肿瘤患者体内的"伏毒"，既包含癌基因、微小癌转移，也包括刺激肿瘤复发与转移的细胞因子等。

中医学认为"有诸内必形诸外"，凡是体内的疾病，必然在体表（外）有形迹可寻。在特定的生理功能、病理变化、心理状态和外界环境影响等多方面因素作用下，证候在宏观上表现为特定的症状、体征的有机结合，是临床现象的概括和总结。然而，肿瘤是一种特殊的恶性疾病，临床表现有时并不能完全代表其内在的病理本质，这对传统中医辨证治疗提出了挑战。肿瘤疾病的外在表现，往往与其荷瘤细胞的多寡及机体免疫系统的反应相关。在肿瘤发生的初期，机体荷瘤细胞数较少，免疫反应存在逃逸机制，其外在体征及症状往往不明显；当瘤负荷达到一定程度之后，便会产生相关的症状和体征，如肿块、疼痛、乏力、癌性发热等；如果肿瘤得到切除，瘤负荷迅速减少，此时与肿瘤相关的症状又可能消失。这种病理过程，可用"伏毒"理论去解释。有研究对218例术后结直肠癌患者调查显示，恶性肿瘤国际临床分期越晚的患者，其气滞、湿热、瘀血等实证表现越明显，提示"伏毒"与体内瘤负荷相关。

辨证论治虽是中医治疗的特色，但对癌病的本质缺乏理论和临床证据的支撑，病证结合可以利用现代医学肿瘤疾病的病理、分子机制，结合中医辨证论治，进行个体化治疗，使得疾病共性规律与患病个性特征有机结合，从多个方面认知疾病，明确肿瘤各个阶段的主要矛盾，确立相对应的诊疗方案，有助于提高临床疗效。

宏观微观结合辨伏毒性质

肿瘤病机概而言之不外"虚、毒、痰、瘀"四端，四者之间常相互夹杂、相兼为患。"伏毒"并非一个单一的概念，应是痰湿、瘀血、热毒的胶结状态。肿瘤的产生往往与血液高黏状态有关，中医学认为此为痰、瘀状态，这种微环境更易于肿瘤附着与转移。从临床表现看，出现复发与转移的癌症患者大多见有不同程度的痰瘀互结表现，如肿块、疼痛、出血、舌有瘀斑或舌质紫暗，舌下静脉曲张，脉涩或结代等瘀阻表现；舌苔厚腻或浊，脉弦滑等痰浊表现。伏毒常与瘀血、痰湿胶结，反复发病，缠绵难解。伏毒不能独自发病，尚需风、火、燥、寒等邪气的引发与鼓动，因此其发病既可有风邪致病时的多动、流窜，开泄动摇；火邪的燔灼、炎上，生风动血；寒邪的凝滞、收引，耗伤阳气；也可有湿邪的黏腻、重浊，困阻脏腑；燥邪的伤津、劫液，干燥固涩。

近年来，肿瘤相关基因和血清学指标与肿瘤中医辨证相关性研究显示，不同辨证分型其内在的病理及血清学变化亦不相同，提示"伏毒"的存在有其物质基础。赵静等对300例肺癌患者的血清肿瘤标志物和临床辨证分型相关性研究发现，痰湿阻滞型以鳞状上皮细胞癌抗原、细胞角蛋白19片段抗原21-1升高较为显著，阴虚内热型以癌胚抗原升高较为显著，气血瘀阻型以神经元特异性烯醇化酶和胃泌素前体释放肽升高较为显著。童凤军等对300例肺癌患者的血清肿瘤标志物和临床辨证分型相关性研究发现，痰湿阻滞型以鳞状研究54例肺癌患者的中医证型与表皮生长因子受体的表达差异，发现表皮生长因子受体在正常肺组织中不表达，而在痰湿蕴肺型、气滞血瘀型、阴虚热毒型、气阴两虚型中依次增加，痰湿蕴肺型的表皮生长因子受体表达阳性率35.29%，气阴两虚型的表皮生长因子受体表达阳性率77.78%，与正常黏膜（表达阳性率0）比较，差异有统计学意义（$P<0.05$）。

扶正清化伏毒

"正气存内，邪不可干"，正气和伏毒之间的此消彼长决定了肿瘤的发生发展过程，手术及术后放化疗是祛邪，然而邪虽去正气却难复，伏毒并未祛除殆尽。待正气虚损至一定程度，伏毒则发而致病，导致肿瘤复发转移。因此，正气是否充沛成为伏毒进退的主要因素。临床也发现，肿瘤的转移与复发往往与患者术后的免疫状态相关，肿瘤患者之所以容易复发是因为其体内存在免疫逃逸机制。

正常情况下，肿瘤细胞会被机体免疫系统清除，但在肿瘤微环境下，免疫细胞丧失了对癌细胞的监督与清理，则使其有了潜伏的机会。因此，对于手术后残留肿瘤细胞（"伏毒"）的治疗，重要的是提高机体内环境防御能力，使其不致复发转移。陈卓等观察黄芪、党参及其组方对荷视网膜母细胞瘤小鼠 $CD4^+CD25^+Foxp3^+$ 调节性 T 细胞（$CD4^+CD25^+Foxp3^+$ Treg）表达及血清细胞因子水平的影响发现，对照组小鼠 $CD4^+CD25^+Foxp3^+$ Treg 表达随荷瘤天数的增加呈上升趋势，而中药治疗则使其呈下调趋势，且可下调白细胞介素-10 水平。中药复方可通过抑制肿瘤微环境中的血管生成，促进 Treg 凋亡，使 Treg 数目减少、T 细胞和 NK 细胞的作用恢复，逆转肿瘤免疫逃逸对机体免疫的抑制作用，从而起到控制肿瘤的作用。

搜剔藏伏经络伏毒

伏毒之所以缠绵难愈，不仅因其与痰、瘀胶结，也在于其"久病入络"。伏毒具有随气血流窜的特性，脉络之末为气血循行至缓之处，伏毒循流至此往往易于寻找藏身之处。一旦患者体内存在易于其着床生长的微环境，伏毒便潜伏于此。近年来，肿瘤微环境与肿瘤干细胞的研究逐渐成为热点，微环境和肿瘤干细胞的特性解释了"肿瘤遗传异质性""转移前生境""失巢凋亡抗性""肿瘤休眠""多药耐药"等问题，也为"伏毒"藏于络的理论提供了物质基础的诠释。在临床治疗中，可在扶正祛邪的基础上，配伍入络药，如活血化瘀之王不留行、莪术等；也可配伍入络搜刮的虫类药，如蜈蚣、全蝎、土鳖虫等。中医临床善以虫类药物治疗癥瘕，近年来，虫类药的抗肿瘤作用机制研究也愈发受到重视。邹玺等采用四甲基偶氮唑盐（MTT）法测定土鳖虫水提物和醇提物对人胃低分化腺癌 BGC-823 细胞增殖的抑制作用，结果显示其醇提物能显著抑制人胃低分化腺癌 BGC-823 细胞增殖，药物作用 48 小时时抑制率最高，并有较好的剂量依赖关系。

总之，现代肿瘤学已经进入分子靶向治疗的领域，通过单个基因的检测与针对性治疗，将肿瘤患者进行群组划分，且在敏感人群中取得了较佳的疗效，使现代医学肿瘤个体化治疗获得了显著进展。这种个体化治疗与中医的辨证治疗相一致，为中西医病证结合干预肿瘤提供了新的依据与切入点，同时也给病证结合治疗肿瘤带来了新的挑战。从传统中医学"伏毒"理论认识入手，采用病证结合诊疗模式，将中医证候要素本质研究和微观辨证研究引入到肿瘤领域，将辨证论治与辨病论治有机结合在一起，有望在肿瘤治疗领域开创一片新天地。

236　基于伏毒扶正祛毒法防治恶性肿瘤转移

　　恶性肿瘤的远端转移是导致患者死亡的主要因素，近年来癌症发病率亦呈逐年上升趋势，防治肿瘤的转移、复发成为癌控研究领域的重大问题。在国内外临床实践与基础研究的论证下，显示中医药在防治肿瘤过程中具有一定优势，包括减轻症状，调节肿瘤微环境，提高机体免疫功能，减轻放疗及化疗毒副反应等方面，能够明显改善患者生存质量。由于恶性肿瘤在中医临床以正虚毒结证为常见证型，扶正祛毒法成为相应的主要治则，学者张玉人等基于肿瘤干细胞特性，结合伏毒学说对扶正祛毒法防治肿瘤转移进行了中医理论彻阐述。

伏毒学说起源及理论基础

　　"毒"是指中医学传统理论中性质多样、程度深重的病邪，既可因外感传变蕴酿而成，亦可内生，若久伏于内，称为"伏毒"，早期由伏气温病中的"温热伏邪"概念引申而来，可应用于许多临床疑难杂症作为理论支持。此概念初见于《黄帝内经》，《素问·生气通天论》首先提出"苛毒"之辞，意为急重的毒邪，亦引申为深重剧烈的各种病邪；《素问·五常政大论》中提出"寒毒""湿毒""热毒""燥毒"，无论外邪而感，抑或内生而伤，均可演变为"毒"。清代医家叶天士于《温热论》中指出"热毒"概念以及相应热毒极炽之舌象；吴鞠通在《温病条辨》中提出"温毒""枭毒"，意为诸温夹毒，秽浊太甚者，并以"伏暑"为例，显示"伏邪"具有深伏于内，过时而发，外实中虚的特性。

　　周仲瑛教授将"伏毒"的定义诠释为"内外多种致病的邪毒潜藏人体某个部位，具有伏而不觉，发时始显的病理特性，表现毒性猛烈，病情危重，或迁延反复难祛的临床特点，其发病多为伏藏的邪毒遇感诱发"。其成因主要由于七情内伤或外感六淫疠气侵犯机体后正气尚充，病邪未即时爆发而隐匿结弊成毒，日久邪毒逐渐深伏于内，或发生性质改变，或病位传变，待迁延日久毒邪蚕食正气，损伤脏腑，正邪失去平衡，邪盛正衰或逢诱因引动"伏毒"而发病。由于恶性肿瘤临床中含有起病隐匿，病情重，易转移，预后差，生存期短等特点，具有伏而发病，病情深重和病势易变的"伏毒"特征，故将中医伏毒学说与恶性肿瘤的病理特性相结合进行理论阐释，并进一步探究恶性肿瘤的发病根源。

肿瘤干细胞与伏毒学说的理论关联

　　1. 肿瘤干细胞的特性与来源：肿瘤干细胞（CSCs）又称肿瘤初始细胞（TICs），系一群极少量的异质性干细胞样细胞，具有显著的自我更新及分化能力，且较普通肿瘤细胞表现出更强的成瘤、侵袭及迁移能力，可形成肿瘤病灶或通过种植及淋巴、血液迁移等形成转移灶，被认为是肿瘤生成及促使转移、复发的病理启动因素之一。CSCs 的来源尚不明确，一种理论认为肿瘤干细胞可能由正常干细胞突变而来，使肿瘤细胞具有自我更新及分化能力；另一种理论认为肿瘤干细胞可能源于上皮—间质转化过程。此外，肿瘤干细胞可通过肿瘤微环境中细胞因子诱导侵袭迁移水平提高，抑制机体免疫调控，经抗凋亡通路促使肿瘤细胞获得抗凋亡能力，实现免疫逃逸，从而发挥促肿瘤转移作用。

　　2. 伏毒学说从中医角度阐释肿瘤干细胞：研究显示，$10^2 \sim 10^3$ 个极小数量级的肿瘤干细胞便可在实验鼠体内成瘤，并形成转移灶，由于肿瘤干细胞这些自我更新、分化增殖及成瘤能力，被认为是恶性肿瘤形成的重要起始因素。在肿瘤相关微环境及免疫抑制的作用下，肿瘤干细胞分化出的肿瘤细胞迅速生长增殖，规避免疫监视促进肿瘤生长，并可能经上皮—间质转化等途径获得远端迁移，产生新的病灶引发转移，因此肿瘤干细胞可谓与恶性肿瘤的转移存在重要关联。

内伤、外感之邪在机体内受到素体体质、正气盛衰等整体内环境影响，所中脏腑组织必有其"虚"，在正邪暂时平衡的条件下，邪气深伏于内并可能随着局部内环境变化逐渐改变病邪性质，累积之下邪渐成"毒"，待正虚不抗之时随即发病，且来势汹汹，病情深重。"伏毒"学说与肿瘤干细胞的致病特点具有共同之处，均见隐匿伏藏，受内环境影响，病性病位易变，暗耗正气，待日久机体正不抗邪而发病，且病势深重、病程迁延不愈等特性。尽管"伏毒"学说可从中医角度阐释多种疑难杂症的发病机制，而基于肿瘤干细胞理论的恶性肿瘤病因亦符合"伏毒"假说理论范畴，可依理论治，结合临床辨证，探索相应有效的治则治法。

正虚毒结是恶性肿瘤基本病机及常见证型

1. 正虚毒结是恶性肿瘤的基本病机：恶性肿瘤在中医学中包含于"积""癥""瘤""岩"等病理范畴，张景岳《景岳全书·积聚》中指出"不得虚，邪不能独伤人"，又因"虚邪之中人，留而不去……留着于脉，稽留不去，息而成积"，并称"积者，积垒之谓，由渐而成"；《外源医案》提出"正气虚则成岩"；叶天士亦称积证为"虚中挟滞"，均提示了肿瘤形成与人体正虚的重要关联。"积""岩"等病因可由外感、内伤化为伏毒滞结而成，杨士瀛在《仁斋直指方论·发癌方论》中首次以"癌"命名恶性肿瘤，并阐释其病性、病机为"癌者，上高下深，岩穴之状，颗颗累垂……毒根深藏，穿孔透里"；薛立斋也指出"乳岩，盖其形似岩穴而最毒也"；张景岳《妇人规·乳岩》中阐述乳腺癌发病机制为"乳岩属肝脾二脏郁怒，气血亏损，初起小核结于乳内……若积久渐大，巉岩色赤出水，内溃深洞为难疗"。因此不同病位、不同病性所蕴结的伏毒之邪引发的恶性肿瘤，在临床中基本病机为正虚毒结，亦为常见证型。

2. 正虚毒结是恶性肿瘤的常见证型：临床中患者常表现出邪盛正虚表现，多见面色无华、神疲乏力、气短、自汗盗汗、贫血、口干、畏寒、腰膝酸软、水肿、腹胀、出血、睡眠障碍、食欲不振等，可伴有瘤体坚硬不移或伴破溃、肿瘤压迫性疼痛、胸腹水、咳喘、梗阻、血瘀、肿瘤相关炎症、肢端麻木等，有些临床症状正虚与邪实皆可导致。

西医学对癌症及其治疗中所具有普遍性的正虚表现，部分概括为几种相应症状、体征或症状群术语，包括癌症相关性乏力（CRF），骨髓抑制，感冒样综合征等，亦说明正虚毒结为恶性肿瘤的常见证型。

基于正虚毒结证防治肿瘤转移的治则

1. 攻补兼施：著名医家张景岳在针对癥积的扶正治法中指出，"养正之法，当察阴阳上下，病之久新及邪正强弱之势"。尽管瘀血停滞而元气耗伤者不可一味攻邪，久病衰弱而瘤体坚硬不移者，亦不可一味攻邪，都应当顾其根本，扶助正气，调和气血营卫，在扶正基础上再行祛邪，方无颠覆之害，即所谓的"养正辟邪而积自除"。薛立斋在对乳岩治法的论述中称，乳岩为七情所伤，肝经血气枯槁之证，宜补气血，解郁结，若仅用克伐之剂以复伤血气，则一无可保。《医学心悟·积聚》中亦指出"若积聚日久，邪盛正虚，须以补泻相兼为用"。《仁斋直指方论·发癌方论》中提出由于癌症"诸发蕴毒"，故其治法宜"宣其毒"即祛毒，并加以"益肾""养中"，即扶正。《临证指南医案》论述"积聚内起，经年病久，正气已怯，必疏补两施，缓攻为宜"，均说明恶性肿瘤的治疗，宜攻补兼施。

一般认为，恶性肿瘤属实邪，需泻实以祛邪，祛邪之法以攻为主，包括清热解毒、消癥散结、破血逐瘀等，不仅疾病本身损伤正气，祛邪法亦容易伤正，其中也包括手术、放射治疗、化学治疗等常用西医学治法，而恶性肿瘤病性多属正虚夹实，治疗确宜攻补兼施，扶正与攻邪并用，具体治法须依辨证论治。

2. 扶正祛毒： 扶正与祛邪为中医治疗恶性肿瘤过程中各个阶段的基本治疗原则，而针对常见临床证型正虚毒结证，宜运用扶正祛毒法作为主要治则，不同个体的不同治疗阶段须依据辨证进一步制定具体治法。扶正，即扶助正气，是补益人体阴阳气血之不足，或补益某一脏之虚损的治法，亦为调节机体抗病能力，增强体质的过程，就八纲辨证而言包括补气、补血、补阴、补阳；就脏腑辨证而言，常见补益肝肾、健脾和胃等方法。祛邪，是以泻实之法祛除病邪，以达邪去正安的目的，包括清热解毒，消癥散结，化痰软坚，破血逐瘀等方法。

恶性肿瘤一方面毒邪炽盛，侵蚀机体元阳正气，正气不足，更不能鼓邪外出，而导致病情进展，甚至促使肿瘤转移；另一方面手术、放疗、化疗等基本治疗手段可显著损伤正气，降低人体免疫功能，出现一系列治疗毒副反应，不但患者生活质量下降，还可能影响远期疗效。因此扶正是攻邪的必要条件，而攻邪的最终目的是邪去正复。因此扶正祛毒法是基于正虚毒结证防治肿瘤转移的主要治则。

肿瘤干细胞具有的自我更新、分化增殖、侵袭迁移、抗凋亡及耐药等生物学特性以及极强的成瘤能力，使其在恶性肿瘤的生成与转移中具有不容忽视的重要作用。中医药对于干预肿瘤干细胞及其相关微环境具有一定优势，中医学理论认为，人体是一个有机整体，尽管恶性肿瘤属局部病变，但与全身免疫功能、素体体质、脏腑组织间相互作用等密切相关，且肿瘤具有易远端转移的特点，故恶性肿瘤可谓一种全身性疾病，因此改善机体内环境是治疗肿瘤的重要辅助环节。中医理论主张辨病与辨证相结合，治标与治本相结合，分阶段个体化治疗，辨证论治，一方面积极抑制肿瘤生长，缓解各种临床症状，减轻手术及放化疗毒副作用，减毒增效；另一方面改善肿瘤相关微环境，消除炎症，提高机体免疫功能，力求从整体和根源上防治恶性肿瘤转移。

237　从伏毒入络论中晚期肺癌病因病机

　　虽然近年来肺癌治疗手段有很大进步，如质子/重离子放疗技术、细胞生物免疫疗法，尤其基因靶向药物研发及应用，有效延长中晚期肺癌患者无进展生存期，取得阶段性成果，但整体疗效仍不理想。中医药治疗中晚期肺癌具有一定优势，但尚未得到最大程度发挥，其根本原因是缺乏核心病因病机理论支撑。通过综合中晚期肺癌的病理演变机制、临床表现、病因病机理论等，学者何伟等提出伏毒是肺癌主要病因，而伏毒入络是中晚期肺癌的核心病机，希冀以此丰富肺癌中医辨治方法，完善辨治理论体系，最大限度提高中晚期肺癌患者的生存质量。

伏毒概念、特征及临床应用

　　伏毒是由伏邪及毒邪组成的复合病因概念，伏毒概念应定义为具有隐伏、缠绵、暗耗、暴戾、杂合、多变等特点的一类毒邪。历史上，伏毒概念首先被应用于外感温病病机阐述，如晋代王叔和序《伤寒论》云"寒毒藏于肌肤，至春变为温病，至夏变为暑病"，指出寒毒伏邪所致温病。清代雷少逸《时病论》云"温毒者，由于冬令过暖，人感疫戾之气，至春夏之交，更感温热，伏毒自内而出，表里皆热"，已明确提出"伏毒"一词，认为温热毒邪冬伏夏发可致温病。近现代以来，伏毒被用于多种疑难杂症病因病机阐发，如伏毒积蓄是白血病复发的根本原因，脏腑积热、内蕴伏毒是活动期强直性脊柱炎的主要病因等。周仲瑛教授系统总结了伏毒的病因分类、病机要点、致病特点及辨治方法，并提出伏毒学说，认为伏毒具有隐伏、缠绵、暗耗、暴戾、杂合、多变等特点，因具备阴阳邪气特性，交错混处，胶着难解，毒留难净，决定了伏毒的难治性，以升清阳、降浊阴之升降散化裁治疗伏毒类病证，具拔寨截营之效。在肿瘤病因病机理论领域，伏毒参与多种肿瘤的发病及演变过程，如六淫伏毒是乳腺癌发生的主要外因、正虚伏毒为肺癌发病的核心病机、肿瘤干细胞病理特性符合伏毒特点等，这些认识为中医药辨治肿瘤病证取得疗效突破提供了创见性理论指导。

肺癌伏毒病因特性

　　现代医学尚未完全阐明肺癌的发病原因及病理机制，已知的因素有吸烟、电离辐射、空气污染、石棉、氡、镍、砷等致癌物质，也与慢性肺部疾病、基因遗传易感性等有关。中医学认为，正虚毒侵为肺癌发病的主要病机，其中伏毒为主要病因，伏毒与正气的邪正消长变化贯穿病变发展全过程，决定疾病预后转归的方向。

　　1. 伏毒的隐匿性：首先是发病过程上具有隐袭起病特点。外感或内生之伏毒潜匿日久，蕴积成形已著，值机体正气内虚，暴戾之性尽显，虽外部症状体征始现，实则病至深重，已属肺癌中晚期阶段。其次，症状表现上具有隐匿性。肿瘤患者多以咳嗽为首发症状，特异性不明显，而且部分肿瘤是由原肺部慢性疾病演化而来，长期慢性咳嗽也容易忽视疾病性质改变。另外，不明原因的消瘦常于咳嗽等症状前出现，而轻度消瘦往往不易发现。

　　2. 伏毒的暴戾性：伏毒积蓄日久，邪毒日盛，暴戾日显。现代医学认为，恶性肿瘤细胞具有无限增长繁殖、破坏周围组织结构、脱离转移增殖等生物学特性，极具侵袭性、破坏性、凶险性，尤其是中晚期肺癌，5 年生存率低于 18％。

3. 六淫的相兼性：伏毒侵袭致病随着病变发展、病程演变，常数种伏毒相兼为患，并发生伏毒数量及性质变化，如烟毒可与痰毒、瘀毒、火毒、浊毒等相兼杂，或烟、痰、瘀相兼，或烟、瘀、浊并患，或全部兼而有之。而由瘀毒至浊毒，则是血液性质产生本质变化的结果。

4. 风邪的善变性：中晚期肺癌，伏毒极盛，正气虚极，脏腑衰微，伏毒侵袭或走窜至其他脏腑组织，可表现为继发脏腑病变特点，呈现病机及症状的多变性。

5. 伏毒的暗耗性：燥毒、火毒、热毒等隐匿于体内日久，暗耗消灼气血、津液、精微、肌肉、膏脂等营养物质，逐渐出现消瘦、贫血、乏力、枯槁等类似虚劳病证表现。

肺癌伏毒主要类型

肺癌伏毒主要包括烟毒、燥毒、火毒、痰毒、瘀毒、浊毒、风毒等，在肺癌发病、演变、转归过程中，占据主导地位的伏毒种类差异明显，如发病以烟毒最为主要，演变以痰毒、瘀毒为关键，转归以风毒为枢机，随着机体免疫力低下，肺部感染易于频繁发生，以及脏腑功能衰竭，代谢产生毒素蓄积，导致外感及内生毒邪不断化生，加之治疗毒副损害的持续作用，机体正气逐渐衰减，往往呈现多种伏毒相兼为患的复杂多变病机。

1. 烟毒：吸烟是肺癌主要危险因素。在肺癌死亡环境因素中，绝大多数可归因于吸烟。现代中医学认为，烟毒浸淫是肺癌高发的主要原因之一。烟毒具辛燥之性，最易克伐肺金清润之体，若正气不足，烟毒侵肺日久，直损肺络，耗气伤阴，炼津为痰，烁血为瘀，碍气为滞，痰气瘀毒胶结，蕴积成结而发病。

2. 燥毒：燥毒可由外感或内生所致，经久不愈，损伤阴血、津液、膏脂、精髓等，引起肺脏发生变性、坏死、异变、增生等改变，滞留演变为肺癌，表现为咳嗽、消瘦、枯槁、皮肤干燥、五心烦热、口渴、大便秘结等阴虚燥热证。其中，咳嗽是肺癌最常见的首发症状，大部分表现为阵发性刺激性呛咳，多无痰，或仅有少量黏痰，符合中医学燥邪致病特点。

3. 火毒：火毒为阳邪，其性最为燔灼炽焰，火毒伏匿于肺，易致肺金有形之体腐蚀溃烂而出血，产生变性、坏死、增生等恶性异变，渐积生长为癌瘤。

4. 痰毒：痰毒是诱导肺癌病变的重要因素，其产生与痰浊内生、异化关系密切，因肺有宿疾，宣降失常，水道不通，痰浊内生，瘀积化毒，或痰浊与火毒、燥毒、瘀毒等相合而类化。具有顽固性、流窜性、消耗性，形成了肿瘤转移相关微环境，促进了恶性肿瘤的转移进程。

5. 瘀毒：瘀毒多由各种伏毒瘀滞而产生，伏毒入肺，损伤肺气，阻滞气机，肺失治节，百脉失和，血脉瘀滞，毒瘀互结，渐成癌肿；也可由肺病日久，肺络血瘀，瘀从毒化所致。从瘀毒论治肺热血瘀型肺癌，可提高患者生活质量，延长生存时间。

6. 浊毒：浊毒既是严重损害人体脏腑经络、气血津液的致病因素，又是机体内产生的各种代谢产物不能及时排出、蕴积体内而化生的病理产物。李佃贵等指出，浊毒深伏血分，败坏形体，甚至发展成为癌症。浊毒胶着壅滞于肺，循经入络，易入难出，耗伤络气，络气郁滞，气化不利，津凝为痰，血滞为瘀，浊毒痰瘀蕴积成结而发为肺癌。

7. 风毒：风毒多见中晚期肺癌脑转移患者。肺癌病变穷极，累及肾元，金不生水，肾阴暗耗，水不涵木，肝阳化风，反侮肺金，肝风挟肺之痰、瘀、火等伏毒，循肺络通达头面，直袭脑窍，径入脑髓，发为脑转移，产生头痛、颈项强直、角弓反张、肢体震颤等风邪为患表现，临床以平肝息风法治疗，能有效改善肺癌脑转移患者症状表现，提高生活质量。

中晚期肺癌伏毒入络病机理论构建

1. 以"肺朝百脉"为结构及功能基础：《素问·经脉别论》云"肺朝百脉，输精于皮毛，毛脉合精",指出肺通过经络的沟通连接作用,在心气激发推动下,宣发肃降周身气机,使气血精微通过百脉布散至周身上下内外,又通过百脉将机体代谢产生的浊气汇聚于肺,并排出体外。因此,肺脏与经络构成了密闭的网状通道结构,发挥其敷布及代谢气血津精的生理功能。其现代医学生物学实质与毛细血管内皮、基底膜、肺泡Ⅰ型细胞、薄层结缔组织等肺泡隔内形成密集的毛细血管网络,构成肺泡的气血屏障有关,而肺癌伏毒可通过肺朝百脉的生理结构,借助气血运行通道功能,实现癌毒入络播散转移。

2. 以络病学说为病机演变理论基础: 鉴于伏毒是肺癌的主要病因,而肺癌进展至中晚期,往往是久病失治或疗效不显著的结果,常发生肿瘤的局部侵袭及远端转移,多伴随不同程度的癌性疼痛,符合叶天士"久病入络"及"久痛入络"络病理论。①久病入络:《临证指南医案》云"初病在经,久病入络,以经主气,络主血",奠定了络病学说的理论基础。肺癌毒邪伏匿日久,伏毒由经脉入络脉,由气入血,呈现由轻浅至深重的递进传变过程,符合叶天士"久病入络"理论。②久痛入络:叶天士在久病入络基础上,又提出"病久痛久则入血络"的络病理论。疼痛是肿瘤患者最常见的并发症之一,络脉气滞血瘀、营血亏虚是其主要病因。流行病学调查显示,75%~90%转移性和晚期肿瘤患者可发生不同程度疼痛。频繁而严重的癌性疼痛,不仅引起血脉拘急,络脉气滞血瘀,还可导致营卫周流循行障碍,络脉失于营养卫煦,产生"不通则痛"及"不荣则痛",使疼痛发作频率增高,程度加剧,为恶性因果循环过程。

肿瘤为新生血管依赖性疾病,其生长、侵袭与转移高度依赖新生血管形成,阻断新生血管形成可促使肿瘤组织休眠或退化,因此,新生血管形成是肿瘤络脉病变的主要病理机制。在中晚期肿瘤进展期,肿瘤通过分泌多种细胞因子、毒素,刺激新生血管形成,导致代谢紊乱,免疫功能下降,表现出典型的毒邪致病特征;而以络脉病变能概括癌毒传舍、耗散病机、痰毒流注、转移前环境、内风等恶性肿瘤转移假说,采用通络治疗可有效减少转移的发生,抑制血管内皮分裂和迁移,干扰血管内皮细胞分化,防止形成新生血管吻合支,阻断血管生成正向调控因子或受体,抑制释放血管生成调控因子。

中晚期肺癌伏毒入络病机演变特征

1. 由经脉入络脉: 吴以岭在提出络病学说时指出,络脉是维持生命活动和保持人体内环境稳定的网络结构,具有细化分层及空间分布规律,按一定时速与常度,运行输布经脉的气血津液。络脉承接并延续经脉结构,增加体内外分布的广度及深度;同时,络脉也完善并加强经脉功能,促进脏腑联系的紧密及协调。因此,伏毒潜积于肺,至肺癌中晚期,正虚毒盛,可循肺脏经脉转入肺脏阴络,发生深层次传变。

2. 由气络入血络: 络脉分为经络之络及脉络之络。经络之络运行经气,称为气络;脉络之络运行血液,称为血络。气络调节与控制人体内部脏腑组织与外界环境的生命活动,涵盖了神经体液调节功能,而血络相当于血管,主要指中小动脉和微循环。络脉相当于人体自稳调节的微生态系统,肿瘤形成由致病因素破坏络脉的微生态系统功能开始,肺癌伏毒首先影响气络运行经气的功能,经气不利,气血津液输布失常,脏腑经络失养而功能失调,正气亏虚,机体免疫力异常。继而伏毒瘀积,气络经气郁阻日甚,血行迟滞,津液停留,渐致血瘀痰气瘀交阻,结聚成有形之癥瘕积块。

3. 由血络入髓络: 髓深藏于骨内,由肾精所化,亦有赖精血滋养。血络延伸至骨髓而为髓络,精血通过髓络渗透、布达、润养于髓。若络气虚滞,伏毒流窜转移,由血络入髓络,形成继发肿瘤病灶。如转入脑髓,发生"真头痛""头风""厥逆""癫痫"等,因脑为髓海,真元所聚,元神之府,受邪则神志不清,病情危急;若转入椎骨、肋骨、骨盆等,蚀骨伤髓,产生剧烈难忍疼痛、高钙血症、病理性骨折、脊髓神经压迫等表现。

中医药疗法大多用于中晚期肺癌,主要具有提高机体免疫力、改善临床症状、减少放化疗不良反应、抑制或延缓肿瘤细胞转移等作用。随着技术的发展,现代医学从基因、分子、蛋白、代谢物等微观水平不断揭示肺癌发生、发展、演变、转移等机制,这对促进中医肿瘤学病因病机理论发展有一定借鉴作用。

238 肺癌正虚伏毒病机的生物学基础

肺癌是我国发病率与死亡率均居首位的恶性肿瘤，患者的 5 年生存率仅在 4%～17%。中医药疗法治疗肺癌受到临床越来越多的关注，其中以中医肿瘤学科创始人之一、国医大师刘嘉湘提出的"扶正治癌"理论影响最广。以该理论为指导的中药复方益肺抗瘤饮（金复康口服液）用于治疗非小细胞肺癌，生存期显著高于单纯化疗组，不仅可以延长患者的生存期及提高生活质量，并且能够改善外周免疫功能。学者田建辉等从理论、临床与基础实验角度整理了"扶正治癌"经验，在此基础上，从免疫编辑、免疫逃逸、免疫衰老等免疫调控角度论述了肺癌"正虚"的现代生物学基础，丰富了中医肿瘤学的内涵。

正虚伏毒观的提出

首先，"正虚伏毒"观点的提出旨在解决肿瘤的复发转移难题。随着疾病早期诊断技术的进步和人们健康保健意识的增强，实施肺癌根治术的患者比例逐年增加。对该群体患者的有效干预是改善肺癌总体预后的关键，但目前对该群体患者的病理规律认知有限，进而导致治疗方案的针对性不强及临床疗效不佳。从中医学角度讲，这些患者由于肿瘤负荷的去除而处于无明显临床症状的状态，属于传统中医学"无证可辨"的范畴。而从现代肿瘤学角度来看，患者不存在影像学可见的病灶，化学治疗、放射治疗、靶向以及其他治疗方案也缺乏特定针对的"靶点"，而且目前参考原发肿瘤特征制定的治疗策略均难以取得理想疗效，其核心是对该群体患者发病规律认识的不足。因此，在中医理论的指导下，将现代肿瘤学和免疫学最新研究发现的免疫衰老、慢性炎症、循环肿瘤细胞和预防肺癌转移联系起来，提出肺癌病机"正虚伏毒"观点。"正虚"主要指机体增龄性的免疫衰老及免疫监视功能下降，引起全身抗癌能力下降，失去制约毒邪的功能；而"伏毒"是指在高危人群或术后患者机体内发生及出现的突变细胞、肿瘤干细胞和循环肿瘤细胞等。"伏毒"是否引起发病的关键取决于机体正气的强弱，故治疗上宜以"扶正气"为先；针对"伏毒"的治疗则以清热解毒、以毒攻毒为主，或透毒外出，但总以蠲除为目的，即"扶正蠲毒"。对高危人群以预防为主，早期术后患者要重视以"伏毒"为病机关键、以蠲毒为基本治则，标本兼治，以本为主，进而预防恶性肿瘤的术后复发及转移。

恶性肿瘤的发病率居高不下，对高危人群积极干预，对术后患者预防转移是改善总体生存的关键。"正虚伏毒"观点的提出积极融合了现代肿瘤学对循环肿瘤细胞、休眠的肿瘤细胞、肿瘤干细胞以及免疫研究的最新成果，可从恶性肿瘤的发病前、发病过程、病后复发、术后评估、预估生存等角度，指导临床更好地开展疾病预防、治疗、康复及患者生活质量改善等工作。"正虚伏毒"观点强调对高危人群的"伏毒"状态进行积极干预以预防发病，对于术后患者要及时采取有效的治疗措施以预防复发或转移；而对于癌前病变或术后正虚患者要坚持扶正，适时祛邪。

正气亏虚是肿瘤发生的根本原因

《素问·上古天真论》云："夫上古圣人之教下也，皆谓之虚邪贼风，避之有时，恬惔虚无，真气从之，精神内守，病安从来。"恶性肿瘤的发生必然存在机体的内在原因，如生理性的衰退导致体内痰湿瘀毒阻滞（代谢产物堆积及诱发肿瘤的因素逐步累积等），当所有的致病因素导致正邪的博弈失衡时，恶性肿瘤就伺机而发。赵益业认为健康人已存在生理性肾虚，同时具有生理性血瘀，而机体的衰老与生理性肾虚血瘀有着极密切的关系，最终促使慢性疾病的发生，包括恶性肿瘤。张卫华等研究发现，60岁以上肺癌患者中虚证及虚实夹杂证明显高于30～40岁组及50～59岁组，提示随着肺癌患者年龄的增长，虚证的比例升高。可见，机体衰老导致的虚证是恶性肿瘤发生的关键因素。中医学历来重视年龄在肿瘤发病中的意义，年龄越大则癌的发病率越高。如明代申斗垣《外科启玄·论癌发》云"癌发四十岁以上，血亏气衰，厚味过多所生，十全一二"。明代赵养葵《医贯》认为噎嗝"惟男子高年者有之"。而现代流行病学调查发现，肺癌发病高峰的年龄段在40岁以后。《素问》云男子"五八，肾气衰，发堕齿槁"，女子"五七，阳明脉衰，面始焦，发始堕"，提示40岁左右，机体后天之本阳明脾胃和先天之本肾开始衰败。在机体功能由盛转衰的关键节点进行积极干预，通过延缓机体由盛转衰发生的时间，可望起到延年却病的效果。而积极将中医"治未病"思想应用于指导肺癌高危人群的体质改善、增强其免疫监视功能，做到未老先养、既老防病，则有助于大大降低肺癌的发病率。

　　刘嘉湘教授认为癌瘤乃因虚而致病，因病而致虚，邪毒内侵只是肿瘤形成的一个重要因素，肿块是全身性疾病的一个局部表现，正气虚损才是癌症发生发展的根本原因和病机演变的关键，从而为扶正治癌学术思想的形成奠定了基础。郁仁存认为内虚才是肿瘤发生发展的关键因素。潘明继也认同正气亏虚是癌症发病基础的观点。孙桂芝则提出肿瘤"人本"和"病本"二元发病学说。周仲瑛认为肺癌病机以气阴两虚为主。何任认为正虚为肿瘤发病的基础，治疗应不断扶正。目前扶正法治疗恶性肿瘤已经成为业界共识，但正虚的本质究竟是什么、如何进行精准的干预，仍是目前亟须解决的问题。

中医正虚的现代生物学认识

　　中医学对于疾病的认识，不囿于"患病"之人，而是将人与自然界作为一个整体，进行辨证辨治。中医学认为正虚是疾病发生的最重要内因，起着主导作用。从中医学角度分析，正虚不外乎气、血、阴、阳亏虚。气血运行全身，《医林改错》云"治病之要诀，在明气血"。故临证首要要明确正虚之在气、在血。随着现代医学的进展及中医科学研究的深入，学界对于气血的物质基础进行了深入探讨，认为其与免疫学有着密切的关系。

　　1. 免疫衰老与正虚：衰老是机体的自然进程，机体功能随之减退，即出现中医的"正虚"。研究表明，免疫功能的异常是包括恶性肿瘤在内多种疾病的病理基础，而伴随机体衰老同时会出现免疫衰老，尤其是中枢免疫器官胸腺的萎缩是免疫衰老的直接因素。流行病学资料表明，40岁以后进入肺癌发病高峰，而此时机体重要的中枢免疫器官胸腺已萎缩达三分之二，调节效应免疫细胞分化成熟的能力大大下降。中医学认为机体在这个年龄段的特点为气阴两虚、脾肾不足。《素问·阴阳应象大论》云"年四十而阴气自半，起居衰也"。提示随着年龄的增加而出现气（阳）虚、阴（血）虚，研究也发现肺癌患者以气阴两虚证居多。《素问·上古天真论》认为40岁左右，先天肾气和后天脾胃之气开始衰败，出现脾肾两虚的病理特征。这种认识与肺癌高发年龄段具有惊人的一致性，印证了随着机体的衰老（正虚），肿瘤的发病率逐渐升高，而衰老基础上导致的"正虚"是肺癌发生的关键。

　　研究发现，正常人群随着年龄增加出现典型的免疫衰老现象，表现在T淋巴细胞亚群的百分比在不同年龄组之间随年龄增大而发生变化，尤其是50岁以上组的T淋巴细胞水平显著下降。随着年龄的增加，初始T淋巴细胞减少，记忆T淋巴细胞增多，而且T淋巴细胞表面的共刺激分子CD28表达下降。表明免疫衰老在机体衰老过程中是一种自然的生理过程，机体的免疫衰老与伴随机体衰老的"正虚"具有密切的关系，即免疫衰老是中医"正虚"的现代生物学基础之一。沈自尹等研究发现，中医补肾方药可通过调控T淋巴细胞凋亡而延缓免疫衰老，进一步揭示了肾虚是衰老的本质，而中药可以有效延缓这一进程。课题组研究发现，具有益气养阴、补肾解毒功效的复方金复康可以延缓免疫衰老、预防小鼠肺癌移植瘤的发生，证明扶正中药可以通过干预免疫衰老进而防治肿瘤。总之，中医学认为"正虚"是恶性肿瘤发病的关键内因，免疫衰老是中医"正虚"的现代生物学内涵之一。

2. 免疫编辑与正虚： 现代医学认为免疫系统在肿瘤的发生发展中起着关键作用。癌症"免疫编辑"理论提出"3E"观点，即免疫系统在癌症发生中存在免疫清除、免疫平衡及免疫逃逸3个阶段。中医学认为疾病的发生与正邪相搏的结局密切相关，也包括3个过程，即正胜邪退、正邪相持、正虚邪盛，正气的强弱对于疾病的发生、发展及转归起着主导作用。前期研究发现，中药复方肺积方可以有效下调具有免疫抑制作用的调节性T淋巴细胞表达，而T淋巴细胞功能下降是微环境和内环境免疫逃逸的重要途径。提示扶正方药可以有效干预肺癌细胞免疫逃逸的过程，即中医的"正虚"与免疫逃逸存在一定的关系。

刘嘉湘教授研究发现，肺癌阴虚组、气虚组、气阴两虚组患者的免疫细胞水平明显低于正常人，表明免疫细胞的水平低下与中医之气阴不足具有内在联系。临床研究发现，益气养阴解毒方可以显著提高气阴两虚型肺癌患者的CD3$^+$细胞水平，并且下调可溶性白细胞介素-2受体，抑制肿瘤血管生成，揭示出中医"正虚"的基本内涵可能与免疫监视功能下降相关。中医学认为，肺癌是全身属虚、局部属实的疾病。研究发现，非小细胞肺癌患者组外周血中的髓源性抑制细胞比例显著高于正常组，提示中医"正虚"的生物学基础之一为髓源性抑制细胞对外周免疫及肿瘤微环境的免疫抑制作用。

总之，中医学认为正气在疾病发病过程中起着关键作用，目前肿瘤免疫治疗的显著疗效可为此提供佐证。免疫编辑对中医"正虚"的内涵给予了一定的阐释，但这是两种过程之间的对应，仍需要进一步深入研究。

3. 神经-内分泌-免疫网络功能紊乱与正虚： 目前，乳腺癌和前列腺癌是除肺癌之外机体最易发生的肿瘤，而它们均与内分泌失调密切相关。在人体内环境稳态的维持中，神经-内分泌-免疫网络是主要的调节系统。内分泌系统与免疫系统的功能存在互相调节的关系，而恶性肿瘤的发生与免疫监视功能的下降密切相关。屈海鸥等对134例乳腺癌患者雄激素受体的表达情况进行分析，发现雄激素受体表达与组织学分级、雌激素受体、孕激素受体、CerBb-2等标志物关系密切，进而认为雄激素受体可以作为乳腺癌的临床分期参考指标。据此可以推测，随着年龄的增加，人体内分泌系统功能出现紊乱，而内分泌功能紊乱可进一步导致人体免疫系统功能失常，引发免疫逃逸，最终导致恶性肿瘤的发生。神经-内分泌-免疫网络调节轴的失调，一定程度与中医的"正虚"存在相似性，二者均是从整体状态发生的生理性或病理性变化，最终导致疾病的爆发。

近年来，恶性肿瘤的中西医认识和诊疗策略逐渐趋同，从而为中西医融合发展提供了良好的契机。目前中医肿瘤学术界普遍认可正虚在肿瘤发生发展中的重要作用。正气亏虚是中医基础理论体系中一个非常重要的概念，就其本质开展科学研究对中医学的发展具有重要意义。现代科技发展助推的现代肿瘤学、免疫学、生物学等研究成果为中医药的现代化发展提供了科学基础。我们从免疫衰老、免疫编辑的角度阐释了中医肺癌"正虚"病机的现代生物学内涵，不仅为中医药疗法治疗肿瘤提供了科学依据，也为进一步的研究提供了新的思路。从免疫学角度而言，肺癌的"正虚"主要表现在整体免疫与局部免疫的功能不足，包括免疫逃逸及免疫衰老等，涉及的具体生物学基础可能包含免疫器官、免疫细胞以及细胞因子，临床研究亦证实了部分补益类中药可以通过延缓免疫衰老而发挥防治肺癌的作用。因此，从免疫学角度认识中医肺癌的"正虚"，揭示其生物学基础，有助于中医药的精准干预，进而有利于进一步提高临床疗效。

目前，免疫疗法用于治疗诸多癌种均取得了巨大进展，包括乳腺癌、肺癌、黑色素瘤等，尤其是最近程序性死亡受体-1及其配体（PD-1/PD-L1）在非小细胞肺癌治疗中取得了积极进展，表明干预免疫微环境可有效用于肿瘤的治疗。另外，血管内皮生长因子抑制剂类药物已经开始在临床应用，进一步说明免疫检查点阻滞剂在肿瘤微环境的调控中可发挥重要作用。但是肿瘤作为一种局部属实、全身属虚的疾病，仅仅干预肿瘤微环境则其治疗效果有限，而调整全身之"正虚"不失为一种有效的干预策略。中医药以其多途径、多靶点的特点在整体调控中可以充分发挥其优势，故明确"正虚"之所在，进而精准干预，将会给患者带来巨大获益。

239　从伏毒论治肺癌

肺癌是起源于支气管黏膜和腺体的恶性肿瘤，多隐匿起病使得早期诊断不足而错过根治性治疗时机，预后差、病死率高。治疗上主要根据病理类型、肿瘤分期以及患者自身情况的不同来确定相应的治疗方案，主要包括手术、放疗、化疗及靶向药物治疗等，近年来肺癌患者生存率有所提高，但仍未达到满意的临床疗效。中医学将肺癌归为"息贲""肺积"等范畴，病因病机多认为是正气内虚，阴阳失调，感受邪毒，脏腑受损，导致气滞、血瘀、痰浊、热毒等相互搏结，日久而为"癥瘕""积聚"。治疗多以扶正祛邪为大法，调阴阳、固本元以扶正，攻毒、祛痰、化瘀以祛邪。基于中医学理论指导下的辨证论治在控制肺癌患者病情进展、减少复发、提高患者生活质量及生存率、减轻放化疗毒副作用等方面具有一定优势，学者李芊芊等从"伏毒"角度认识肺癌，以期为指导治疗提供新思路。

伏毒理论溯源

伏毒的概念源自于"伏邪"与"毒"。伏邪是指感后不立即致病，邪伏于体内，适时而后发的病邪。伏邪由外而生者，如《素问·生气通天论》所云"夏伤于暑，秋为痎疟""冬伤于寒，春必温病"，为外感六淫邪气或戾气后暂不发病，邪气内伏。因感邪较轻或正气处于敛藏内收的阶段，正邪难以交争，邪气得以伏藏。伏邪生于内者，如《伏邪新书》所谓"已发者，治不得法，病情隐伏，谓之曰伏邪……有已治愈，而未能除尽病根，遗邪内伏，后又复发，亦谓之曰伏邪"。毒的概念出自《素问·生气通天论》"清净则肉腠毕拒，虽有大风苛毒弗之能害"。苛毒即毒邪，意指峻厉剧烈的病邪，毒邪内伏则为"伏毒"。尤在泾言"毒，邪气蕴结不解之谓"，故亦可理解为邪气久蕴于人体不解而形成"伏毒"。国医大师周仲瑛首倡"伏毒"专论，认为其在内伤杂病，尤其是疑难病症的治疗中有重要的指导意义。周教授认为伏毒是指内外多种致病的邪毒潜藏于人体，具有"伏而不觉、发时始显"的病理特性，发作时表现出毒性猛烈、病情深重、病势复杂多变、迁延反复难去的临床特点。

伏毒的成因无外乎外感、内生两端。外感"伏毒"侵入人体后，正气尚存而毒邪暂不得鸱张发病，正气不足不能驱邪外出，使邪毒得以深伏内藏。内伤"伏毒"则是多种病证在病机演变过程中出现脏腑亏虚、阴阳失调，进而产生火、热、寒等内生邪气及各种病理产物如痰饮、瘀血等有形实邪，郁积不化，日久酝酿而成热毒、火毒、瘀毒、痰毒等，皆属伏毒。"邪之所凑，其气必虚"，正虚为一切"邪毒"暗藏之基础。外毒侵袭，内毒酿生，正虚无力驱之外出或与之抗衡，正邪暂时相安导致"伏毒"内藏。"伏毒"可在体内借气血津液之滋养蓄积能量，同时暗暗耗损正气，使津亏血弱，脏腑渐亏。一旦毒盛成鸱张之势或遇邪引触则突然发病，病势极为凶险，毒邪乘胜追击，正气溃败而无力反抗。如若正气渐强，则伏毒继续暗伏不动，蓄势待发。

伏毒与肺癌

1. 发病机制：肺癌的病因可分为外因、内因，来自自然环境的致癌因素为外因，各种有利于外界致癌因素发挥作用的体内因素为内因。致癌因素就好比"毒邪"，毒邪伏藏于内及"伏毒"暴戾发病可以看作是原癌基因的激活与抑癌基因的失活，从而导致细胞癌变、恶性肿瘤发生的过程。利于外界致癌因素发挥作用的体内因素则包括内生伏毒和正虚。现代医学对肺癌病因病机的认识尚未完全明确，但通常认为与以下因素有关：吸烟、职业致癌因子、空气污染、电离辐射、遗传与基因及其他诱发因素（如美国癌症协会将结核列为肺癌的发病因素之一）。物理、化学、生物性致癌因子即可看作某种毒邪外侵，潜伏于内而成的"外生伏毒"，而结核病患者发生肺癌则像是在结核病（中医学称之为"肺痨"）发展过程中逐渐形成了"内生伏毒"。吸烟作为肺癌病死率进行性增加的首要原因，可对全身各脏腑、系统产生危害。清代医家顾松园认为"烟为辛热之魁，极能伤阴"，热邪久稽而成热毒；烟草中的有害物质对血糖、血脂、心血管系统及血流动力学产生的影响可看作"烟毒"内伏日久而形成"糖毒""脂毒""痰毒""瘀毒"，积留于肺及其他各处，酿生"伏毒"。中医学认为肺癌是痰浊、瘀血等病理产物聚积于肺，日久不散形成"癥瘕""积聚"。肺为娇脏，不耐寒热，外来邪毒（六淫、烟毒、工业废气、放射性物质等）易伤肺，"邪积胸中，阻塞气道，气不得通，为痰为食为血，皆邪正相搏，邪即胜，正不得治之遂结成形而成块"，此为"伏毒"生于外。肺为脾之子、肾之母、在制为肝，五脏失调均可影响于肺。情志失调、饮食不节、素有旧疾、脏腑亏虚、久病伤正等原因导致气血运行津液失常，产生气滞、瘀血、痰浊、热毒等壅滞于肺，胶结成块，此为"伏毒"生于内。

2. 临床特点：肺癌起病隐匿，早期多无明显症状，病情发展到一定程度时才出现干咳、痰血、咯血、胸痛、气促、发热等症，临床表现缺乏特异性，影像学检查病灶易被遗漏，或因患者素有呼吸系统疾病而对咳嗽、咳痰、胸痛等症状缺乏重视而导致漏诊、误诊。肺癌早期发展过程十分缓慢，可长期处于稳定不变状态，有患者从发现病灶到病灶增大可达数年之久，直至迅速恶化才出现典型症状。部分肺癌患者确诊时已是晚期，病情迅速恶化，很快出现肺外胸内扩展及胸外转移，进而出现全身各脏器、多系统功能衰竭。病情复杂危重，病势凶险。

肺癌临床特点正体现了"伏毒"伏时不觉、发时始显的特性，其整个病程的证候表现与伏毒致病的"隐伏、缠绵、暗耗、暴戾、杂合、多变"等特点相吻合。肺癌易复发的特点与伏毒的缠绵之性具有一致性，正气稍强时，正邪可暂时相安共处，伏毒潜藏于脏腑经络、骨髓血脉，暗伏不动，看似病愈，其实不然。此时伏毒并非静止不动，而是暗蓄能量、暗耗正气，导致气血津液渐亏、脏腑体用渐伤，伏毒渐胜而正气渐衰，遇其他诱因引触（如感染或原有基础病加重）则发病。肺癌晚期病情的迅速恶化，出现扩散和多系统转移，体现伏毒的暴戾、杂合、多变之性。伏毒猖獗乖戾，可迅速传变至六经、三焦、卫气营血、五脏六腑，使一身正气溃不成军，阴阳交错，虚实夹杂，多脏俱病，证候难辨，治疗困难。

3. 肺癌之伏毒：肺癌之伏毒以热毒、痰毒、瘀毒为主。《任斋直指附遗方论》中云"癌者上高下深，岩穴之状，颗颗累锤，热毒深藏"。六淫、戾气、七情、内伤皆可化火，痰饮、瘀血皆可郁而化热，肺癌发病之初多是一派热象。中医学认为电离辐射之类属于热毒，肺癌患者接受的放射治疗也可看作热毒内伏，放射线在杀伤癌细胞的同时也对人体造成伤害，即为伏毒暗耗正气。热毒贯穿于肺癌发生发展的始终，热毒稽留内伏最能伤津耗气，因此在肺癌的不同分期中气阴虚始终占首要地位。有研究表明肺癌患者出现干咳、口干、盗汗、舌红、苔少津、脉细弱等症状频数居前，提示阴虚是肺癌的主证。

朱丹溪有云"凡人身上中下有块者多是痰""癌瘤者，非阴阳正气所结肿，乃五脏瘀血浊气痰滞而成"。李华认为肺癌发展至中晚期，癌细胞侵及胸膜，形成渗出性胸腔积液，可归属于"悬饮"的范畴。王少墨提出肺癌患者多有痰多、苔厚、苔腻等症状，提示痰证是肺癌的常见证候。肺主通调水道，肺气郁闭，宣降失司，津液失布则集聚成痰；脾肾亏虚则津液不得温运、蒸化停聚为痰；津液为热毒所灼亦可成痰。痰结日久，酿生痰毒，痰毒内伏，而成肺积。痰凝聚于某处而形成圆滑包块，与肺癌最初发病细胞异常增殖后形成肿块并进行性增大的特点相似；痰毒发病时则表现为随气升降、流传全身，与肺癌引起复杂的病情变化，局部扩散或转移相似。

《诸病源候论》云："血瘀在内，时发热而面黄，瘀久不消，则变成积聚、癥瘕也。"邪伏藏于血分可形成瘀毒，或其他毒邪伏藏耗气伤血、影响血脉运行亦可成瘀。刘永惠等研究发现，肺癌患者中血小板黏附功能亢进、聚集功能上调与肺癌从发病到转移过程呈正相关。赵红在研究中发现在肺癌发病过程中，与血液循环相关的检测指标会发生异常，如外周循环障碍、血液流变学的改变及抗凝血机制的减弱等，都与血瘀证形成密切相关，提示肺癌患者瘀证贯穿于疾病的整个病理过程。瘀可导致出血，如癌组织侵犯支气管黏膜或临近血管而引起的咯血；瘀可导致疼痛，肺癌中、晚期常出现局部压迫、骨转移则引起相应部位疼痛；瘀毒潜伏则阻滞气血运行，影响新血生成，久则机体失于濡养，脏腑不得血养则逐渐气虚精亏，出现毛发不荣、肌肤甲错等临床特征，与肺癌晚期形荣枯槁、正气亏虚的状态相似。肺癌的发生可看作是以热毒、痰毒、瘀毒为主的"伏毒"内藏致病的过程。

治疗思路

1. 肺癌的辨治思路：患者在肺癌早期无典型临床表现，难以诊断；而经历了西医学综合治疗的患者会表现出一些与原发疾病无关的症状和体征；晚期患者则因病情迅速恶化，虚实夹杂、多脏并病，临床表现复杂多样，证候难以确定。虽说"有诸内必形诸外"，但肺癌的临床表现却常常不能完全代表其内在的病理本质，这给单纯依靠辨证来施治带来困难。对于那些不能确诊的肺癌早期的"无症状"患者，以及接受了手术及放射治疗、化学治疗等治疗后处于恢复期的身体各方面功能趋于常态的患者，甚至可能出现完全无证可辨的状态，但这并不代表患者真的体健无病或没有复发的风险。那些原癌基因、癌基因、微小病灶、刺激肿瘤复发与转移的细胞因子等都真实存在着，一时悄无声息，随时可能揭竿而起。临床应首先辨明肺癌这个"病"，明确病理类型，对整体治疗有一个方案。肺癌患者在不同时期，生理病理状态均不相同，应当分期论治。基于"伏毒"理论对肺癌的认识，恰可为肺癌整个病程的辨病、分期、辨证论治提供新思路，发挥中医药治疗的优势。

2. 伏毒的论治：对于伏毒的辨治应遵循"避其锐气，击其惰归""当治其未成"之原则。早期伏毒深藏隐匿、正气尚未大伤，治疗当以攻邪为主。一辨伏毒来源是外受还是内生，尽早截断外生伏毒的入侵，防止"伏邪"不解形成内生伏毒，以此作为肺癌的早期预防。二辨伏毒性质是以热毒、痰毒、瘀毒还是其他类型为主，应辨证采用清热解毒、活血祛瘀、化痰软坚之法，祛除痰、瘀、热毒等毒邪。在结合药理选择具有抗肿瘤作用的中药时也应遵循与证型相符之原则，如痰毒盛者用薏苡仁、胆南星、法半夏等化痰抗癌，热毒盛者用白花蛇舌草、山慈菇等清热解毒抗癌，瘀毒盛者用三七、莪术等化瘀抗癌。病邪郁久皆能化火，热毒痰瘀胶结难缠，最能耗气伤阴，治疗上应视具体情况配合益气养阴之品，如太子参、黄芪、南沙参、北沙参、天冬、麦冬。

伏毒不同于一般伏邪，应适当加大攻伐力度，伏毒氤氲潜藏之时要积极攻邪，防止其进一步弥漫扩散。但也不可急于求成，不能用药过于峻烈以期毕其功于一役。大肆攻伐，徒伤正气，会导致伏毒之势陡然鸱张、暴戾发病，导致肿瘤迅速进展、恶化。中晚期伏毒胜极之时，正气虚极、脏腑衰败，此时攻之不耐，补之不受，治疗上应考虑"避其锐气"，治疗目的不是彻底消灭癌细胞而是减轻患者痛苦，力求延长其生命，考虑"带瘤生存""治癌留人"，扶正补虚为主，益气养阴、补肾固精。扶正不可太过滋腻，应辅以祛邪，解毒、活血、化瘀之法。中医治疗学强调"治未病"，对于伏毒的治疗应攻毒于毒未鸱张蚁聚之时，扶正于正未溃散衰败之际。伏毒潜藏伴随着正气的逐渐暗耗，早期或处于稳定期的患者可能一时没有明显的正虚表现，但也要重视扶正，益气养血调补阴阳。"亡羊补牢"尚为时不晚，等到晚期正气已溃散，覆水难收，宜深思之。伏毒之所以缠绵难治是因为其深伏隐匿之特性，随气血流窜寻找藏身之处，有"久病入络"之意。在治疗中应搜剔藏伏于络的"伏毒"，适当配伍搜刮经络的虫类药，如全蝎、蜈蚣、土鳖虫等。

国医大师周仲瑛根据"伏邪"学说及"毒者邪气蕴蓄不解之谓"为依据，提出"伏毒"具有伏时不觉和发时始显的双重特性，既有隐伏、缠绵、暗耗等属阴的一面，又有暴戾、杂合、多变等属阳的一面，阴阳交叉并见，缠绵交错，难以治愈。肺癌的发生、发展、变化及结局都可通过"伏毒"学说加以阐释，"伏毒"学说可为肺癌的预防及治疗提供理论指导。临床上应重视肺癌发生发展过程中邪正势力的对比，来调整"攻邪""扶正"的主次和力度，攻邪于伏毒未盛之时，扶正于正气未溃之际。分别在肺癌早期、稳定期、恢复期、综合治疗期，根据患者具体情况，采取不同的治疗方案，并在"伏毒"辨治要领的基础上进行辨证论治，最大的发挥中医药在肺癌治疗中的作用。

240　从伏毒论治小细胞肺癌经验

肺癌是全球发病率和死亡率最高的恶性肿瘤之一，约占癌症总诊断率的 13%，其中小细胞肺癌（SCLC）占肺癌总数的 15%～20%。目前现代医学治疗本病的手段主要有手术、放疗、化疗、靶向治疗和免疫治疗等，但由于小细胞肺癌早期的诊断率低、易转移等特点，致使本病治疗效果不甚理想，其 5 年生存率低于 7%。多项临床研究表明，中医药治疗能够延缓患者出现复发转移的时间，缓解化疗产生的副反应，对延长患者寿命、提高患者生活质量具有重要意义。目前小细胞肺癌的中医药治疗尚无广泛的临床专家共识和指南。霍介格教授诊治恶性肿瘤的经验丰富，学者孙焱等从"伏毒"这一中医经典理论出发，结合霍教授临床经验，对小细胞肺癌的中医病因病机提出新的认识，为小细胞肺癌的临床治疗提供新的思路和方法。

伏毒渊薮

1. 伏毒致病特点和变化规律： 伏者，匿藏也；毒，属于中医病因学说范畴，包括六淫之甚和其他一些特定致病物质，如虫兽毒、酒毒等。"伏毒"是指藏匿于人体的致病邪毒。国医大师周仲瑛将"伏毒"定义为"潜藏于人体某个部位，伏而不觉，发时始显的内外多种致病的邪毒，其毒性猛烈，所致疾病或病情危重，或迁延反复难祛"。伏毒分为外感及内生两类。外感伏毒分为两个方面，一为外感六淫累积，聚而酿毒，一为感受戾气化毒伤人，二者亦可合而为病，伏于人体，待时而发内生伏毒是由于情志饮食失调，湿、热、痰、瘀等病理因素蓄积体内，日久成毒。内生伏毒更具广泛性，它涉及免疫性疾病、结缔组织病、肿瘤及某些遗传性疾病等多系统疾病。

2. 伏毒与伏邪： "伏毒"一词源于温病学说中的"伏邪"理论。清代医家刘吉人对"伏邪"做出了如下定义："感六淫而不即病，过后方发者，总谓之曰伏邪"。晚清医家雷少逸在《时病论》中诠释"伏毒"："温毒者，由于冬令过暖，人感疫戾之气，至春夏之交，更感温热，伏毒自内而出，表里皆热"。由此可见，在温病学说中，伏邪指感而后发的温热邪毒，而伏毒为感而后发的疫戾之邪，故伏毒是伏邪学说中的一部分。

现代中医理论的伏邪不仅仅局限于温病学说，而是指藏伏于体内而不立即发病的所有病邪，它既可由感染外邪引起，又可由邪气内生而成。"毒者，邪气不解之谓"，所以毒是指较为严重剧烈的病邪。伏毒与伏邪相比，病情更重，病势缠绵，其病机复杂，往往虚实夹杂，难以速祛。

3. 伏毒与癌毒： 周仲瑛教授结合西医学对肿瘤的认识，提出肿瘤病的关键致病因素为"癌毒"。癌毒是可致恶性肿瘤发生的一类毒邪，其致病具有特异性，而恶性肿瘤的发生发展过程中也必然存在癌毒。癌毒有毒性猛烈、顽固难祛的特点，与伏毒具有相似性，但伏毒泛指潜藏人体、待时而发且深重难愈的所有毒邪，它可包含隐伏之癌毒，又不囿于癌毒。外感六淫与特异致病的戾气伏于人体可谓伏毒，此外内伤病中的多种病理因素蓄积日久亦可属伏毒范畴。

伏毒蕴肺是 SCLC 发病核心病机

SCLC 早期常无明显症状，其恶性程度较高，肿瘤细胞倍增时间短，极易出现复发和转移，故大多数 SCLC 在诊断时已处于广泛期，只有 5% 的患者被发现时表现为孤立性肺结节。与其他恶性肿瘤相比，本病起病隐匿、进展迅速的特点更为突出，与"伏毒"在致病特点上更具一致性。此外，本病毒气深重，易与痰湿、瘀血相合为病，反复发作，缠绵难解，与"伏毒"发病亦相契合。

1. 伏毒常与湿、热、痰、瘀胶结： 小细胞肺癌发生发展的关键病因在于久伏之"癌毒"，发病基础为正气内虚，致病因素涉及湿、热、痰、瘀。患者肺气不足，正气虚于内，久伏之"癌毒"趁势侵袭于肺，耗损阴液；肺失输布，则生痰湿；痰阻则气不行，致气滞血瘀，湿、热、痰、瘀等有形之邪内伏，"癌毒"侵袭之时便与之胶结同病，发为"肺积"。在肿瘤的发生过程中，外感除了感受六淫，更有接触外源性致癌物，如苯并芘、亚硝胺、电离辐射等。外感之毒深伏人体，待正气亏虚之时，可与六淫合而为病。如外感湿邪，毒与湿合则表现为湿毒；湿聚生痰则生痰毒；伏毒与外感火热之邪相合则表现为热毒；外感寒湿，困于经脉，血行不顺，伏毒与内生之瘀血合病则表现为瘀毒。另一方面，七情过极，喜、怒、忧、思、悲、恐、惊均可影响人体气机升降，致津液、血液运行失常，内生湿、热、痰、瘀之弊，郁久生毒，蓄伏体内，积久酿癌。

2. 伏毒复萌是 SCLC 复发关键因素： SCLC 病情进展快，即便通过放化疗病灶暂时得以控制，但很快又复发，其复发与毒气深浅、正气强弱相关。当伏毒未盛、正气充足时，伏毒难以损正，正气亦难将伏毒彻底驱赶，此时邪毒伏藏体内，与正气对峙。随着伏毒逐渐累积，且不断暗耗正气，直至毒盛正怯，伏毒复萌，则 SCLC 复发。多项研究显示，恶性肿瘤之复发与肿瘤干细胞、肿瘤休眠细胞有关。肿瘤干细胞具有极强的成瘤及迁徙能力，被认为是肿瘤复发的引发因素之一；肿瘤休眠细胞是处于休眠状态、可待时分化增殖的肿瘤细胞。二者均有藏匿、易变、伤正的特点，与中医之"伏毒"不谋而合，其数量和致病力与毒气深浅密切相关。因此，从中医病因的角度，"伏毒"在 SCLC 的复发转移中占重要地位，正气虚损、伏毒复萌二者互为因果，致本病复发。

3. "脏虚络损，伏毒流注"是 SCLC 发生转移的关键病机： 《临证指南医案》云"至虚之处，便是容邪之处。"当人体正气亏虚时，深伏于体内的毒邪就会侵袭人体正气相对薄弱的脏腑。肺虚则伏毒留驻肺脏，损伤肺络，痰留瘀阻，则生肺内转移，症见咳嗽、咳痰、咯血等；脾虚则伏毒侵袭脾胃，脾胃运化失职，气血生化乏源，肌肉失养，则见形瘦肌削，四肢不用；肾虚一方面则髓空，髓海失养，伏毒趁势上袭，则易转移到脑部，另一方面，肾虚则不能主骨，骨失所养，则伏毒犯骨，发生骨转移。

4. 伏毒耗损、正虚毒恋是晚期 SCLC 的主要特点： 晚期 SCLC 的病机特点表现在正虚与毒伏两个方面。一方面，放化疗等攻伐正气，伏毒暗耗正气，均致正气内亏；另一方面，晚期 SCLC 患者经多种手段治疗后，伏毒已损大半，余毒留恋。晚期 SCLC 的正虚以脾肾亏虚、气阴两虚为主，伏毒以癌毒、痰毒、瘀毒为主，常表现为正气内虚较著，而邪毒内蕴之象不显，故扶正是晚期 SCLC 主要治法，并辅以祛毒，方能扶正而不助邪。

辨治经验

1. 毒伏正虚，因期制宜： 在 SCLC 的治疗中，结合伏毒的特点，霍教授提出根据患者所处化疗周期的不同而辨证施治。化疗前患者伏毒深重，正气未受攻伐，伏毒与其他实邪客于人体，病机属正盛邪实，故祛邪与解毒相伍为此期治疗要点。祛邪之法，因人而异，根据患者湿、热、痰、瘀之不同，可采用化痰、清热、逐瘀、散结、攻毒等治法。化疗期间患者伏毒部分清除，正气受损，病机为正虚邪实，治疗当祛邪与扶正并举，扶正可根据患者对化疗、放疗的副反应及体质的不同而变化，如出现胃肠道反应而恶心、呕吐者治以健脾和胃，骨髓抑制者治以滋阴养血，老年患者肾气易亏则以补益肝肾等。化疗后患者伏毒大部分清除，正气虚损，余毒潜藏，此时病机以正虚为主，治宜补益正气，配以解毒祛邪之品，以防伏毒复发。

2. 抗癌祛毒，贯穿始终： 伏毒是 SCLC 的关键病机，癌毒侵袭是导致其发生发展、复发转移的直接原因。因此，在 SCLC 的治疗全程中都应坚持抗癌祛毒，处方用药时常用白花蛇舌草、夏枯草、泽漆、山慈菇等。现代药理研究表明，多种中药均具有抗肿瘤活性，如白花蛇舌草、山慈菇等。同时，抗癌祛毒需要根据湿、热、痰、瘀之偏盛选方用药。热毒偏盛者，宜选用蜀羊泉、半枝莲、龙葵、白花蛇舌草、夏枯草、肿节风等清热解毒；痰湿毒聚则宜选用山慈菇、僵蚕、猫爪草、白附子、天南星、泽漆等化痰散结；瘀毒内结者当破血消癥，可加用三棱、莪术等。此外，霍教授还擅用以毒攻毒法治疗肿瘤，如全蝎、蜈蚣、斑蝥、红豆杉等。中医学认为虫类药物多具有攻毒散结、通络止痛之效，现代研究亦表明虫类药不仅具有抗肿瘤作用，还可以与放疗化疗配合起到减毒增效的作用。

3. 伏毒所伤，益气养阴：肺主一身之气，当肺脏被伏毒侵袭时，气也随之损耗，导致肺虚失布，则全身脏腑失去津液的润养，而致阴液亏虚。所以，肺脏不足的虚证，必表现为气虚、阴虚，临床以两者并存多见。另一方面，放疗、化疗损伤人体阳气和阴血，SCLC 患者放疗、化疗后正气亏虚，其表现往往为气阴两伤。因此，霍教授在治疗 SCLC 时多以益气养阴为法，用药如女贞子、北沙参、南沙参、五味子、太子参、麦冬、黄芪、黄精、墨旱莲等。

4. 顾护脾胃，以平为期：在 SCLC 的发生过程中，伏毒常侵袭脾胃，致患者纳食欠佳，乏力消瘦；在 SCLC 的治疗中，脾胃功能亦常受损，如化学治疗药物有损伤脾胃的副反应，一些抗癌中药药性峻烈致脾胃不适，补益药又易滋腻碍胃，故拟方之时应注意兼顾脾胃，佐以健脾助运之品，用药如炒麦芽、炒谷芽、党参、焦山楂、白术、神曲、白扁豆等。伏毒致病，缠绵难解，不易速去，宜缓图之，故选方不宜攻伐太过，以防正气受损，亦不可补益太过，导致邪气滋长，治宜以和为要，平调阴阳。

伏毒系具有藏匿、峻烈特点的致病毒邪，与早期难发现、易复发转移的 SCLC 相契合。故治疗 SCLC 从伏毒入手，重视祛毒药物的使用。用伏毒理论指导 SCLC 的临床治疗，不仅在于抗癌解毒，更要关注伏毒在疾病发展中的作用。在 SCLC 的发生发展过程中，伏毒缠绵而伤正，故在疾病的不同阶段，应结合患者病情，酌情联合益气扶正之品，扶正而不留邪，才能既病防传，延缓甚至阻止 SCLC 的复发转移。

241　伏毒-痰瘀-正虚理论在乳腺癌前病变的应用

　　乳腺癌是全球范围女性最常见的恶性肿瘤，与欧美国家相比，中国乳腺癌患者发病呈现出日益年轻化的趋势。目前对乳腺癌治疗效果总体仍不理想，所以早诊早治，是目前提高乳腺癌存活率的有效措施。乳腺癌的早期诊断主要依赖于对乳腺癌前期变化进行跟踪随访。因此，对乳腺癌癌前病变的干预越来越受到乳腺肿瘤界的关注。《素问·四气调神大论》指出"圣人不治已病治未病，不治已乱治未乱"。乳腺癌癌前病变属于中医学"乳癖"范畴，多认为与肝郁痰凝，毒瘀互结有关，如《外科活人定本》云"此症生于正乳之上，乃厥阴、阳明经之所属……何谓之癖，硬而不痛，如顽核之类，过久则成毒"。谭新华教授临证经验认为乳腺癌癌前病变在于正气亏虚，伏毒内蕴，毒痰瘀互结于乳络，邪正相搏，毒邪渐炽，正气渐虚。因此，乳腺癌癌前病变可从"伏毒—痰瘀—正虚"三方面运用"治未病"思想进行防治。学者谭慧红等对此作了阐述。

基于"伏毒—痰瘀—正虚"认识乳腺癌前病变的病因病机

　　1. 伏毒内蕴是乳腺癌癌前病变的主要病因："伏毒"之名始见于《时病论》"温毒者，由于冬令过暖，人感乖戾之气，至春夏之交，更感温热，伏毒自内而出，表里皆热"。伏是指感受邪气之后，病邪在机体内潜伏一段时间，或在诱因的作用下，适时而发。毒泛指各种致病因素，《金匮要略心典》云"毒，邪气蕴结不解之谓"。它的产生不离外受、内生两端，或两者相因为病。既可因外感六淫、环境毒等邪毒，也可因脏腑功能失调内生之痰凝、瘀血等病理产物蓄积于机体不解而酿毒，若久伏于内，称为"伏毒"。国医大师周仲瑛认为内外多种致病的邪毒潜藏人体，具有隐伏、缠绵、暗耗、暴戾、杂合、多变等病理特性，常因遇感而诱发，发作时具有毒性猛烈，病情危重，或迁延反复难祛等临床特点。大多数学者认为乳腺癌癌前病变是乳腺组织历经正常→单纯性增生→不典型增生（轻、中、重）→原位癌→浸润癌的谱带式、渐进性演变过程。中医学认为本病是由于素体情志不遂，或精神刺激，导致肝疏泄功能失常，气滞则痰凝，气滞则血瘀，痰瘀互结于乳络而形成乳房肿块；或因肾阴亏虚，水不涵木，肝体失于濡养，肝失冲和畅达之性，不能发挥正常的疏泄功能，亦可滋生痰饮、瘀血等病理产物。有形之病理产物在人体内久稽不解化毒，复加外感邪毒、七情内伤、饮食失宜、起居失常等内外诱因长期反复刺激，待正气亏虚（正邪相对平衡时，邪气暂深伏于内），抗邪无力，毒邪渐炽，伏毒从内而出，日久则出现癌的质变。

　　2. 毒痰瘀互结是乳腺癌癌前病变的重要病机：乳腺癌癌前病变的病机为本虚标实，标实乃伏毒、痰浊、瘀血相互杂合胶结。王燕昌《王氏医存》云"伏匿诸病，六淫、诸郁、饮食、瘀血、结痰、积气、蓄水、诸虫皆有之"。伏毒、痰浊、瘀血三者之间有着密切地关系。毒能诱生痰浊、瘀血；痰可致瘀，瘀可致痰；痰浊、瘀血久留不去也可化毒，导致毒痰瘀互结互生互化，胶着为患。《诸病源候论·石痈》云"有于下乳者，其经虚，风寒之气客之，则血涩结……无大热，但结核如石"。六淫之邪过盛酿毒乘虚袭人，凝聚于乳络，阻塞经脉，导致气血津液运行不畅，痰浊、瘀血内生。《诸病源候论·蛊毒病诸候》云"故毒热气渗溢经络，浸溢腑脏，而生诸病也"。随着环境污染（水、土壤、空气及农产品污染等）的加剧，人体感受环境毒的概率明显增加，以及随着人们生活方式的改变，由原来的以素食清淡为主转变为现在的荤辛肥甘厚味为主，易导致糖毒、脂毒等伏毒内蕴。毒内伏于体内，易导致脏腑气机升降失常，津液不能正常输布代谢，津聚为痰，顽痰日久酿生痰毒；伏毒蕴于体内，气机不畅，气不行血，血停致瘀，瘀久则化生瘀毒。同时，痰浊乃有形之邪，阻滞气机，血行受阻，而成瘀血；"血不利则为水"，瘀血易致体内水液停聚而为痰为饮。痰瘀同源，蕴郁不解，郁久腐化，凝聚成毒。因此，乳腺癌癌前病变是由于外邪化毒与内生之毒深伏，因毒致痰瘀，痰瘀又生毒，毒痰瘀互结导致本病的发生、发展。

3. 正气亏虚是乳腺癌癌前病变的病理基础：《素问·刺法论》云"正气存内，邪不可干"。《诸病源候论·时气阴阳毒候》云"此谓阴阳二气偏虚，则受于毒"。正气是决定人体发病的关键因素。伏毒作为一种特异性致病因子，是本病发病的重要条件。伏毒、痰浊、瘀血三者既是致病因素，又是病理产物。因先天脏腑亏虚（禀赋不足）或后天失于调养造成人体正气内虚，外感邪毒、情志失调、饮食不节与劳逸失度等导致脏腑经络的机能失常，精气血津液的代谢运行失常，导致乳络（至虚之处）痰饮、瘀血等病理产物的产生，痰瘀胶瑟不解，郁久化毒，使乳腺组织从单纯性增生向癌前病变甚至朝癌的方向转变。"邪之凶险者谓之毒"。伏毒的病性特点之一就是暗耗性；伏毒一旦产生，便黯然侵蚀脏腑精气，耗伤人体形气与津血，进一步加重正气亏虚；正气不足又内生毒邪，形成虚→毒、痰、瘀→虚的恶性循环。现代医学也认为乳腺癌癌前病变大都处于不稳定状态，在某些因素持续作用下才能转化为癌。从中医学角度来说，也正是人体正气亏虚，伏毒内蕴，毒痰瘀互结，邪正相搏，毒邪渐炽，正气渐虚，日久生变则成癌。因此，尽早对乳腺癌癌前病变积极地干预，可以有效地降低乳腺癌的发生率。

"治未病"在乳腺癌癌前病变中的应用

"治未病"思想是一种先进和超前的预防思维与理念。经过历代医家不断发展与完善，逐步形成"未病先防、既病防变、瘥后防复"的理论体系。如"良医者，常治无病之病，故无病圣人者，常治无患之患，故无患也"，体现"未病先防"的治未病思想；"务在先安未受邪之地"，体现"既病防变"的治未病思想；"患者脉已解，而日暮微烦，以病新瘥，人强与谷，脾胃气尚弱，不能消谷，故令微烦，损谷则愈"，体现"瘥后防复"的治未病思想。所以，运用"治未病"思想防治乳腺癌癌前病变同样具有临床实践意义。

1. 未病先防，着眼于养生防毒：《丹溪心法·不治已病治未病》云"与其救疗于有疾之后，不若摄养于无疾之先"。未病先防意在未病之前，采取各种预防措施，防止疾病的发生。伏毒的产生与外感、内生密切相关，所以防毒之道，养生为要。这就必须从增强人体正气和防止病邪侵害两方面入手。第一，做到顺应四时阴阳变化消长规律，起居有常，动静合宜，遵循"春夏养阳，秋冬养阴，以从其根"。第二，"嗜欲不能劳其目，淫邪不能惑其心"，做到修身养性，增强自身的心理调摄能力。第三，三餐进食规律，五味搭配合适，食性寒温适宜，克服偏嗜某味与某性。如曹庭栋《老老恒言·慎药》所云"以方药治已病，不若以起居饮食调摄于未病"。第四，《三国志·华佗传》云"人体欲得劳动，但不当使极尔，动摇则谷气则消，血脉流通，病不得生"。形体锻炼能使筋肉筋骨强健，促进脏腑经络气血运行以增强体质，延年益寿。如此等等，实现"正气存在，邪不可干"。

2. 既病防变，着眼于祛邪解毒：《伤寒论》云"太阳病……若欲作再经者，针足阳明，使经不传则愈"。既然防变，指疾病发生的初始阶段，做到早期发现、早期诊断、早期治疗，防止疾病发展或变生他疾。也就是说通过现代医学仪器检查发现乳腺可疑结节，经过空心针穿刺或肿块切除，确诊为乳腺癌癌前病变，尽早采取相应治疗措施以防止癌变。根据年龄、月经史、哺乳史、肿瘤大小、组织学类型、家族史与遗传基因检测等进行罹患乳腺癌的风险评估，制定出个体化的治疗方案，如手术、放疗及内分泌治疗等。而中医治疗思路则着眼于祛邪解毒。可采取清热泻火解毒、化痰散结解毒、活血消癥解毒等法，希冀减缓或廓清伏毒对正气的耗竭，为正气的来复赢得时机。同时，切不可一味祛邪解毒，亦需顾其根本，当佐以扶正，正邪兼顾，以免祛邪解毒太过使正气愈加虚损，愈加无力鼓邪外出，导致病情进展。如《医学心悟·积聚》明言"若积聚日久，邪盛正虚，须以补泻相兼为用"。

3. 瘥后防发，着眼于补虚缓攻：《素问·热论》中"发病已愈时有所遗者，何也？岐伯曰：若此者，皆病已衰，而热有所藏……视其虚实调其逆从，可使必已矣"。瘥后防复，是指在疾病初愈或疾病的缓解阶段，余邪未尽，正气未复，此时应积极调养，扶助正气，以免余邪复燃，正气更虚，引起复发或诱生他疾。正所谓"恐炉烟虽熄，灰中有火"。现代医学治疗乳腺癌癌前病变强调手术、放疗、内分泌等综合模式，手术虽可摘除乳腺瘤块，瘤毒已去，在祛毒的同时也不可避免地失血失液，伤形耗气，损伤正气；本病虽经综合治疗后，"大毒治病十去其六"，依然存在余毒未清的情况。正气大虚，无力靖除余毒，有滋生正虚毒恋之虞，此时需着眼于补虚缓攻。如《临证指南医案》所云："积聚内起……经年病久，正气已怯……必疏补两施，盖缓攻为宜。"补虚之法当以强益先天之肾元和补益后天之脾胃为主，以绝毒、痰、瘀化生之源。待正气渐复，参入解毒之品以缓攻，收到扶正即解毒，解毒不伤正之效。同时借助现代检查仪器定期复查，更加准确地监测瘥后有无复发。

242　从伏毒论防治放射治疗和化学治疗后骨髓抑制

恶性肿瘤患者在放射治疗、化学治疗后极易发生骨髓抑制，临床表现为不同程度的感染、贫血以及出血，以感染最常见，主要原因在于患者骨髓中的造血前体细胞活性下降，与以白细胞减少为主的外周全血细胞数量下降有关。骨髓抑制是患者在放射治疗、化学治疗期间病情恶化及影响抗癌效果的主要原因，防治骨髓抑制是恶性肿瘤放射治疗、化学治疗成功的关键。中医学认为骨髓抑制属于"血劳"范畴，其病因病机总体来说分外感和外伤两方面。放射治疗作为一种辐射毒，从皮毛而入；化学治疗作为一种药毒，从胃而入。《素问·缪刺论》有"夫邪之客于形也，必先舍于皮毛"之言，阐述了邪气传递的次序，此乃辐射毒进入人体的路径。《素问·经脉别论》有"饮入于胃，游溢精气，上归于脾"之言，阐述了饮食入胃后的去处，此乃药毒之路径。

放射治疗、化学治疗作为毒邪，侵犯机体，如若机体正气亏虚，未能及时祛邪外出，使毒邪积于体内，伏而未发，或伏而小发，日久或化寒或化热或成瘀，进而影响脏腑功能，尤其是脾肾生血的功能，导致骨髓抑制，故"伏毒"与"脾肾亏虚"是骨髓抑制病因的体用。学者黄冬榕等从伏毒理论出发，结合脾肾功能，阐述了伏毒与脾肾在骨髓抑制的发病及治疗中所起的作用。

从伏毒论放射治疗、化学治疗后骨髓抑制的病因病机

1. 外因：

（1）放射治疗、化学治疗属中医学"毒"的范畴：古籍文献中涉及"毒"的概念很多，一般从药性、病因、病机、病理产物以及治疗等角度进行阐释。早在《黄帝内经》时期，"毒"的概念就已被提出，《金匮要略》有"阴阳毒"的病名。现代也有许多学者致力于中医学"毒"的理论及临床研究，有学者认为"毒"与"邪"的概念是一样的，姜良铎将一切对机体不利的因素都定义为毒；但是吕文亮提出反对意见，认为毒只是邪的一部分。有学者对"毒"进行分类，从来源上，分为外毒和内毒，从内涵上，分为病因层次的毒和病证层次的毒。更有学者根据《黄帝内经》"病机十九条"的行文规则，提出"诸病暴烈，竞相染易，皆属于毒"，"诸病重笃，伤神损络，败坏形体，皆属于毒"等理论。放射治疗、化学治疗后的骨髓抑制可导致患者病情加重甚至死亡，故可将放射治疗、化学治疗视为"毒"。化学治疗药物多称为"药毒"，而辐射是六气之属，为火热之气，常则养人，过则为淫，常将辐射视为"火热毒"或"电离毒"。

（2）"毒邪"是骨髓抑制的外因：《素问·五常政大论》云"大毒治病，十去其六；常毒治病，十去其七；小毒治病，十去其八……无使之过，伤其正也"。《黄帝内经》将能治病的药物分为大毒、常毒、小毒、无毒 4 类。针对肿瘤的特殊性，即易耐药、易转移及易复发，临床往往采用大剂量、高毒性放化疗手段治疗肿瘤患者。放射治疗、化学治疗是"毒"，且为"大毒"，此大毒侵入人体，首犯血络，损害脾、肾两脏生血功能，导致患者极易发生骨髓抑制。

2. 内因：

（1）伏毒的形成：伏邪最早在《素问·生气通天论》中记载"冬伤于寒，春必温病"。伏邪因感于外，暂不发病，邪气内伏，适时而后发；或治疗不当，祛邪外出不力导致残余病气伏于体内，适时重感

而后发。清代《时病论》提及"伏毒",后周仲瑛教授将此升华为专论,认为"伏毒"以伏而不觉,发时始显为特点,正虚是毒伏的基础。有学者认为伏毒即伏藏的毒,包括伏邪与毒,伏邪指邪气在人体深处潜藏的一种状态,毒指邪之甚者。中医学认为恶性肿瘤的发生,究其原因,多因正气内虚,感受邪毒,情志不遂,饮食所伤,或素有旧疾等因素,使脏腑功能失调,阴阳变化失衡,气血津液运行失常,产生的气滞、痰凝、血瘀、湿浊、热毒等病理变化,蕴结于五脏六腑形体官窍,相互搏结日久而成的一类恶性疾病。《素问·评热病论》云"邪之所凑,其气必虚"。机体患恶性肿瘤,本就体虚,具备毒伏的基础。加之放化疗此种大毒突袭机体,正气虚弱不足以及时将毒邪祛除,毒邪残留于体内。多次放化疗后,毒邪久积成伏毒。

（2）脾肾亏虚促生血障碍:阴阳理论揭示世间万物皆由阴阳构成,血如是。《灵枢·经脉》云"人始生,先成精,精成而脑髓生,骨为干,脉为营……血气乃行"。先有精后有血,精为血之前物,血的物质基础是精,精为先天之精。《灵枢·邪客》云"营气者,泌其津液,注之于脉,化以为血"。说明营也是血的组分。《灵枢·营卫生会》云"人受气于谷,谷入于胃,以传与肺,五脏六腑皆以受气。其清者为营,浊者为卫"。《灵枢·本神》说明"脾藏营""肾藏精",故血由脾营和肾精组成。《灵枢·决气》云"中焦受气,取汁,变化而赤,是谓血"。中焦是指脾胃。《张隶青医案》指出"脾胃之腐,尤赖肾中一点真阳蒸变"。中焦之受气,是指"肾中之真阳"。《血证论》云"不得命门之火以生土,则土寒而不化……不能升达津液,以奉心化血"。此处明言变化而赤是指心之化。故血是由中焦脾胃在肾中真阳的作用下,取其清津,上奉心化赤而成。在血的化生过程中,脾营为阴,肾精为阳。而肾精含先天之精和后天之精。《张氏医通·诸血门》云"血之与气,异名同类,虽有阴阳清浊之分,总由水谷精微所化。其始也混然一区,未分清浊,得脾气之鼓运,如雾上蒸于肺而为气;气不耗,归精于肾而为精;精不泄,归精于肝而化清血"。肾之后天之精来自于脾胃之气,后天之精可以经过脾的运化及统血的功能,上奉心化赤为血;也可以暂藏于肝中,化为清血,待需要之时再化为真血。

尽管各医家对放射治疗、化学治疗后骨髓抑制的理论分析持有不同观点,但也都认为其与脾、肾两虚有关。相关临床数据显示:骨髓抑制病位在人体脾者占80%、认为病位在人体肾者占70%、病位在人体脾肾者占90%。脾肾两脏是人体生血机制的关键,故脾肾亏虚会导致生血障碍。

3. 内外因杂合致骨髓抑制:针对化学治疗后骨髓抑制的影响因素,经综合分析发现大剂量、高毒性的化学治疗、患者白细胞基数水平低、身体免疫功能低下和肿瘤骨转移都是骨髓抑制发生的相关因素。依中医学理论来看,素体脾肾亏虚之人,机体处于血虚的状态,血不荣养五脏六腑,机体免疫力低下,外来邪毒容易侵犯机体。又因伏毒留于机体,日久或化寒或化热或成瘀,进一步损伤机体的气血津液,影响脾肾的功能,形成恶性循环。可见,放射治疗、化学治疗后骨髓抑制的产生是由内外两因相互作用引起,素体本就脾肾亏虚,加之"大毒"进一步损伤脾肾,影响了机体的"血络"系统。

从伏毒论放射治疗、化学治疗后骨髓抑制的防治

1. 未病先防重视脾肾:《素问·四气调神大论》云"夫病已成而后药之,乱已成而后治之,譬犹渴而穿井,斗而铸锥,不亦晚乎"。故治病在于防病。肾为先天之本,肾主精,精生血;脾为后天之本,为气血生化之源,营化赤为血。脾肾两脏对髓络系统生血化血至关重要,故在放射治疗、化学治疗前及期间,固护好脾肾是预防骨髓抑制的关键。首先,要辨脾肾亏虚程度。有相关研究表示,出现骨转移患者在放射治疗、化学治疗后骨髓抑制出现的较严重。肾主骨,肿瘤细胞会侵袭至骨,说明肾的功能已受损。《素问·上古天真论》中有"女子,五七,阳明脉衰"和"男子,五八,肾气衰"之论,随着年龄的增长,脾肾的功能减弱,老年人可能无法耐受放射治疗、化学治疗。对脾肾亏虚的人放射治疗、化学治疗需要提前培土滋水。有研究表明,提前使用十全大补汤比与化学治疗同时使用更能有效防止骨髓抑制的发生。此外,放射治疗、化学治疗需要择时而行,因与肿瘤相关的现代时间医学研究结果证明,部分肿瘤细胞具有生物节律。放射治疗、化学治疗会引动坎水之阳,此阳只能归此位,引动导致不断耗

竭，则无生机。就一岁而言，此阳最为涵养之时节是冬季，就一日而言，此阳在夜晚因收藏而得到温养，故在冬季和夜晚进行放射治疗、化学治疗可能比其他时间放射治疗、化学治疗更容易引起骨髓抑制。

2. 病后防变祛伏毒：伏毒日久会因机体阴阳偏盛而化热化寒或成瘀。基于"伏毒"病机，在治疗骨髓抑制病发时，要以祛伏毒为主。首辨伏毒之阴阳，素体阳偏盛或阴偏虚，伏毒日久易化热，以清热解毒或滋阴清热之法祛伏毒；素体阴偏盛，伏毒日久易化寒，以温阳散寒之法祛伏毒；素体阳虚，伏毒日久易成瘀，以活血化瘀之法祛伏毒。故补肾解毒方、益气温阳方治疗恶性肿瘤患者化学治疗后骨髓抑制，均是在此辨证基础之上的运用。次辨虚实之主次与多少，骨髓抑制病情来势汹汹，邪过于盛，虽有体虚之内因，若尚耐攻伐，此时应先祛邪后扶正，先运用祛伏毒中药进行治疗，后要运用补气扶阳滋阴养血等药物扶正，或者扶正祛邪并用；养正消积胶囊和扶正解毒饮在治疗骨髓抑制上的运用正是基于此辨证。若不耐攻伐，则应扶正祛邪兼用或先扶正后祛邪，秉着"扶正不留邪，祛邪不伤正"的原则；健脾补肾膏的运用正是这个原则的体现。后辨伏毒之深浅。伏毒因其扎根之深浅不同，所要运用的药物的剂量及治法应有所不同。对于伏毒之深者，切不可追求速祛伏毒，应缓消，以求不伤正气；对于伏毒之浅者，万不可留根，应速拔其根，以求减少伏毒对正气的损耗。

3. 愈后防复培元固本：大病初愈，患者多处于五脏皆虚，气血津液衰少，阴阳皆亏的状态。此时让阴阳自和，恢复脏腑气血功能尤为重要。首先，要有所禁。《伤寒杂病论》第 12 条桂枝汤证有"禁生冷、黏滑、肉面、五辛、酒酪、恶臭等物"之禁。这不仅仅是桂枝汤证的禁忌，是大部分疾病的禁忌，尤其是大病初愈，体虚之人，更应该恪守此禁忌。然后，要培元固本。李可认为"脾胃一伤，百药难施，命门一衰，诸病丛生"，中医学有"万病不治，求于脾肾"。脾肾两脏是机体抵御病邪的第一道屏障，大病初愈，培元固本对预防复发至关重要。再者，顺应四季恢复阴阳平衡。《素问·宝命全形论》云："人以天地之气生，四时之法成。"《素问·四气调神大论》有养生长化收藏之道，有"春夏养阳，秋冬养阴"之理。唐容川对血证愈后防复的论述中提出"时复"的概念，提倡顺四季，调理脏腑病机。

辐射毒与药毒，邪性猛烈，侵袭人体，直损气血，易致脾肾亏虚；脾肾亏虚，先后天之阳均匮乏则无力驱邪外出，邪留机体，日久成"伏毒"，毒伏体内，逐渐耗损气血，进一步损伤人体脏腑，尤其是折损脾肾的功能。肾生髓，髓生血，脾化生水谷精微滋养髓络。脾肾功能受损，则影响髓络的正常生血功能，而致骨髓抑制之病。临床治疗时要重视未病先防，防毒邪之伏，扶正气，御毒邪。其次要根据伏毒在体内所化之属性而辨证论治。病愈后尚要巩固疗效，培元固本，方能取得较好的疗效。

243 从毒邪伏络论治艾滋病

艾滋病作为一种血液传播性疾病，具有毒邪深伏"络脉"的特点，易入难出，故艾滋病疾病特点病程缠绵，演变复杂。在 2004 年《中医药治疗艾滋病临床技术方案》中，其辨证论治具有一定的局限性，忽视了疾病的发展过程，缺乏对于该病发生发展的自身规律性的认识总结。艾滋病从发病特点、易感人群、病程特点、临床表现等均有"毒邪伏络"的特点，有必要从"毒邪伏络"的理论解释艾滋病的发病和症状，并由此提出"剔毒通络"可作为艾滋病的主要治法之一。学者宗亚力等对从"毒邪伏络"论治艾滋病的理论基础及其可行性进行了阐述。

从毒邪伏络论治艾滋病的理论基础

1. 络病学理论逐渐创新发展：《黄帝内经》最早提出络脉概念，并对络脉的循行、分布及诊络法、病络及治络法有详细的记载，为络病理论奠定了基础。汉代张仲景进一步发展了络病理论，在《伤寒杂病论》中，论述了部分络脉病证及与络脉有关病证的病机、诊法和方药，将经络学说与临床实践相结合，建立了较为完整的理法方药辨治体系，络病证治思想也在其中有所体现。清代叶天士通过丰富的临床实践，在《临证指南医案》提出"久病入络"说与"久痛入络"说及其治疗的理、法、方、药，形成完整的理论体系。他强调"初为气结在经，久则血伤入络"，将络病学说初成体系。张锡纯络病学学术思想源于《黄帝内经》，秉承诸家学说，辩证地吸纳了各家要义，其络病学思想，在诸如阴虚劳热、肢体疼痛痿废、温病、中风、妇科疾病等治疗中得到了广泛运用，且辩证地发展了王清任益气活血法和叶天士辛凉通络法，活络效灵丹为其治疗络病的基本方，进一步完善了络病学理论。

现代医学研究进一步推动了络病学理论的发展。王永炎等在实验研究的基础上提出，络脉是功能结构的载体，瘀毒阻络是络病形成的病理基础，指出络脉系统是维持机体内稳态的功能性网络，络病是以络脉阻滞为特征的一类疾病，邪入络脉标志着疾病的发展和深化，其基本病理变化是虚滞、瘀阻、毒损络脉。吴以岭认为，络病是广泛存在于内伤疑难杂病和外感重症中的病机状态。其承担的国家中医药管理局基础攻关课题"络病理论及其应用研究"，就络病学说的理论框架提出了"三维立体网络系统"，指出"久病入络""久痛入络""久瘀入络"的络病发病特点，提出络病"易滞易瘀""易入难出""易积成形"的病机特点，指出络病八大基本病理变化：络气郁滞、络脉瘀阻、络脉绌急、络脉瘀塞、络息成积、热毒滞络、络虚不荣、络脉损伤，促进了对络病发病及病理演变过程的认识，指出络病与血瘀证是在内涵及外延上都不尽相同的两个病机概念，络病研究是不同于血瘀证的新的学术研究领域，首次形成系统的络病理论。

2. 伏毒理论广泛临床应用："毒"意指病邪的亢盛、病情的深重、病势的多变，包括外来之毒及内生之毒。外来之毒指从外感而得之，即"夫毒者，皆五行标盛暴烈之气所为也"（《素问·五常政大论·王冰注》）；内生之邪毒，则为脏腑功能失调的病理产物。如《灵枢·贼风》云"此皆尝有所伤于湿气，藏于血脉之中，分肉之间，久留而不去；若有所堕坠，恶血在内而不去"。早在《黄帝内经》已有关于伏邪的记载。如《素问·生气通天论》云"冬伤于寒，春必病温"。张仲景对《内经》伏邪理论加以补充。《伤寒论·平脉法》云"伏气之病，以意候之，今月之内欲有伏气。假令旧有伏气，当须脉之"。为伏邪病因病机学说奠定基础。后世医家如王肯堂、吴又可等均有相关论述，使伏邪学说日臻完善。周仲瑛认为，"伏毒"是指内外多种致病的邪毒潜藏人体某个部位，具有伏而不觉，发时始显的病理特性，表现毒性猛烈，病情危重，或迁延反复难祛的临床特点。

"伏毒"为病总以人体正气先虚、脏腑阴阳失调为前提。在正虚的基础上，复加内外多种致病因子的侵袭而酿成。外有六淫、秽浊、疫疠等邪，内有"五气"及痰瘀之滞，以及一毒一病、一毒多病之异，故其病理因素多端，病证性质不一。概言之，有风、寒、火（热）、燥、湿、痰、水、瘀（血）等多类，且可兼夹、转化。周仲瑛总结概括"伏毒""伏邪"包括以下病性特点。①隐伏：伏而不发，待时再动。②缠绵：迁延难愈，伺机反复发作，甚至屡发屡重。③暗耗：暗耗气血津液，脏腑体用皆伤，以致正虚毒郁。④暴戾：急性暴发，病势凶猛，病情乖戾无常。⑤杂合：阴阳交错，虚实夹杂，多脏并病。⑥多变：邪正消长多变，传变复杂多变。根据以上病性特点，一些反复发作的感染性疾病、部分传染性疾病、免疫缺陷性疾病，都在伏邪理论的指导下收到了一定的疗效。任继学分别从"外感伏邪""杂病伏邪"讨论了从"伏邪"论治非典型肺炎、急性肾小球肾炎、支气管哮喘、风湿性心脏病、肝硬化、中风等。周小军等通过综合分析 Epstein-Barr（EB）病毒感染者的发病病因、证候特征及免疫功能特点，提出"EB 病毒乃中医伏邪致病"的观点。刘亚敏等从发病特点、易感人群、临床症状及并发症等方面论述了"伏邪温病"理论与慢性乙肝发病机制的关系，并由此提出"补肾清毒法"可作为慢性乙肝的主要治法之一。张明雪等应用量表学的方法，发现伏邪的证候因素在初期和极期较高，说明"伏邪致病"是艾滋病的主要证候因素。王亚平认为，痰瘀"伏毒"为脂肪性肝炎的主要病因，"毒损肝络"广泛存在于脂肪性肝炎的病理损害过程中，剔毒化痰通络法能有效改善其病理损害，在脂肪性肝炎的防治中具有较高的实用价值。

从毒邪伏络论治难治性疾病取得进展

毒与络病关系密切。《针灸大成》云"经脉十二，络脉十五，外布一身，为气血之道路也。其源内根于肾，乃生命之本也"。经络为气血出入之途径，也是毒邪传变之通道，络脉通畅，能升能降，能开能合，能出能入，能收能放，气血、水谷精微、津液、营卫等各种精微物质输布于全身内外，以维护机体的各种生理功能。毒致络病主要有两种形式，即络脉阻滞和络虚不荣。络脉阻滞虽然有瘀血表现，但却并不等同于血瘀证，诸毒如痰浊、伏邪及络体自身损伤均可使络脉阻滞，非瘀血一种病因。络虚不荣因虚所使，络脉亏虚，则气机不流贯，不能御邪，邪毒必乘虚内侵。"毒邪伏络"虽有寒、热、虚、实的区别，但其共同病机是脉络中的血气或津液痹阻不通。因此，"剔毒通络"是治疗"毒邪伏络"病证的总原则。具体来说，又有"剔毒祛邪通络"及"剔毒扶正通络"两大类。"剔毒祛邪通络"主要用于络实证，由于邪痹络阻是其主要矛盾，因此应在祛邪的基础上通其络。"剔毒扶正通络"主要用于络虚之证，因为络虚证脉络之中又夹瘀凝，所以应在补益的基础上，兼以通络，即叶天士所谓"大凡络虚，通补最宜"及"当与通补入络"之义。姚乃礼根据慢性乙型病毒性肝炎的致病特征，首次提出慢性乙肝的"毒损肝络"假说，认为慢性乙肝的病机关键是毒损肝络，湿、热、瘀、毒互结，肝络壅阻，正气耗伤，脏腑受损，形体败坏则病情发展，变证丛生，预后不良。孟捷认为，药毒之邪侵入肝之络脉致肝络受损，肝脉不畅，日久气滞、血瘀、津凝相互影响，积久蕴毒，损伤肝络，主张药物性肝病的治疗应以剔毒通络为法。南征等提出，毒损肾络在消渴病发病机制中起重要作用，治疗上据其"毒损肾络"的病机特点，宜剔毒通络，补肾固本，并结合病期而辨治，尽早应用，防微杜渐，真正做到"已病防变"和"未病先防"。韩学杰等提出"毒损心络"的新观点，"毒损心络"的理论主要应用于原发性高血压、缺血性心脏病、糖尿病心肌病等中医心病，认为毒邪易与火热痰瘀胶结，壅滞气血，损伤心络，络虚毒伏，发为心病，主张益气养阴剔毒通络法为治疗大法。

"毒邪伏络"学说的应用在临床上屡见不鲜，许多难治性疾病的发生、发展、转归都与伏邪、伏毒有密切关系，尤其是在传染病的发生发展中显得十分突出。如《羊毛瘟疫新论》云："夫天地之气，万物之源也，伏邪之气，疾病之源也。"从某种意义上说，中医"毒邪"其实质是病原微生物的感染，而艾滋病即属于"毒邪"中的一种。艾滋病入侵人体后，主要感染 $CD4^+$ T 淋巴细胞，但从中医角度而言，疫毒潜伏的具体部位或所属脏腑系统、层次等存在众多争论。赵树珍认为，艾滋病内因为邪伏营血，正虚则疫毒通过精窍或皮肤侵入，伏于血络，内舍于营，累及脏腑而发病。蒋心悦认为，艾滋病属湿热之邪，寄留在人体的三焦，既能达表又能入里，阻遏全身气机的升降出入，影响三焦气化，使脏腑经络失于营养。王小平等认为，由于"膜原者，外通肌肉，内近胃府，即三焦之门户"，艾滋病疫毒自外而入，潜伏膜原，每因正气虚弱而发病。对于艾滋病的辨证亦包括脏腑辨证、病因辨证、气血津液辨证、三焦辨证以及综合辨证等，而目前对于艾滋病的"毒邪伏络"以及相关辨证的探讨尚未见报道。根据艾滋病的发病过程和临床特征，其具有中医"伏毒""伏邪"的特点，且具有"毒邪伏络"的部分特点，属于难治性疾病，可尝试从"毒邪伏络"论治艾滋病。

从毒邪伏络论治艾滋病具有可行性

艾滋病由感染人免疫缺陷病毒而引起，导致被感染者免疫功能部分或完全丧失，CD4 细胞数量减少、功能降低，继而发生多系统、多器官、多病原体的复合感染（机会性感染）和肿瘤等，临床表现形式多种多样。根据艾滋病的发病过程和临床特征，应属于中医学"疫病""伏气瘟病""虚劳""五劳损伤"等范畴，但本病既不是单一的"疫毒瘟病"，也非单纯虚证，而是一种正邪相争、虚实错杂的本虚标实证。有学者认为，本病发生由于病毒之邪乘虚而入，伏于血络、内舍于营而引起一系列温热病的症状，其病情重，当温热邪毒从里透发，则易引起斑疹、血衄及便血、尿血等出血症状，甚则出现热毒炽盛、热甚动风的表现，因此又可归属于"伏气温病"范畴。从"毒邪伏络"的理论解释艾滋病的发病和症状更为合理，并由此提出"剔毒通络"可作为艾滋病的主要治法之一。

1. 发病特点： 艾滋病患者感染 HIV 后，在长达 8～10 年时间内，患者可无明显的特异性表现，而最终出现症状是因病毒破坏了人体的免疫系统，最终导致患者出现免疫力衰竭。从整个疾病的发病过程来分析，HIV 类似中医伏邪特性，有毒邪内伏于内的特点。

2. 易感人群： 中医学理论认为，毒邪伏络的发作与正气的强弱、感邪的轻重以及正邪的斗争有关。正如《黄帝内经》所谓"冬不藏精，春必病温""夫精者，身之本也，故藏于精者，春不病温"。婴幼儿因其正气虚弱是获得 HIV 感染的最危险时期，而接触艾滋病的成年人能够通过其免疫系统自发清除病毒。"正气存内，邪不可干"，尽管一些人可能出现症状，但他们大多数可以不出现并发症。这也符合毒邪伏络的特点。

3. 临床症状： 艾滋病的临床症状主要有发热、咳嗽咳痰、腹泻、神疲乏力、纳呆食少、呕恶、消瘦、口糜、黏膜溃疡、淋巴结肿大、卡波西肉瘤等。艾滋病的临床症状都可由"毒""瘀""虚"概括和解释。"毒"在"毒邪伏络"的过程中，"毒"是启动因子，即"络脉受损"由"毒邪"启动；"络脉受损"导致"络脉血瘀"和"络脉空虚"，引起"络脉病变"；"瘀"在"毒邪伏络"过程中，"瘀"是其枢纽因子，是艾滋病发展的中心环节，也是艾滋病恶化的关键环节。这可能是由于"毒自络入，深伏为害"，易致"络伤瘀阻"。"虚"为"气不虚不阻"，"至虚之处，便是留邪之地"，"络虚气聚"。艾滋病临床症状的出现，其发病脏腑传变或先后顺序多以肺气亏虚为首发，继而出现脾气亏虚，终致肾气不足元气衰败、亡阴亡阳之证候。

4. 病程特点： HIV 入侵人体，急性期可出现外感症状，然后在漫长的无症状期中，病毒逐渐损伤人体正气，致使正气亏虚，复易感外邪和受饮食不节等因素，从而产生诸如发热、腹泻、易感冒等症状和病证，其病程特点符合中医毒邪伏络的一些特性。毒邪入侵人体后，存在着邪正交争的一种必然趋势，其发病有一定的时间积累性，其未表现出临床症状多因正气尚且亏虚或为虚损达到质变的过程；邪气入侵人体后因病邪本身或和患者复受外邪、饮食劳倦或外伤等病邪积损致虚，产生的由量变至质变过程的飞跃，是人体毒邪伏络致虚发病的过程。

244　从伏毒滞络论人乳头瘤病毒感染

　　宫颈癌是全球第四大最常被诊断的肿瘤，也是导致女性癌症死亡的第四大原因，严重影响着女性的生命健康。致癌性人乳头瘤病毒（HPV）的持续感染已被证明是约 95% 的侵袭性宫颈癌的必要病因。目前针对 HPV 感染的治疗方式主要有物理疗法、增强免疫力和手术治疗等。中医药作为治疗 HPV 感染的重要组成部分，有着独特的优势。中医学中并没有"HPV 感染"这一病名，根据患者临床表现有异常的黄色带下、月经紊乱，可归属于"带下病""崩漏""阴疮"等范畴。临床发现，HPV 感染致病往往具有病相对隐匿、潜伏时间长、反复缠绵难愈等特点，与伏毒滞络而发病有许多相近之处。学者李红燕等从"伏毒滞络"理论出发阐述了两者之间的联系，希冀在宫颈疾病的诊断和防治中提供一条新的思路。

伏毒滞络的理论溯源

　　伏毒滞络即是毒邪伏于子门络道，络脉气血瘀滞，进而变症丛生引发 HPV 感染的一种发病机制。

　　1. 伏邪概述：伏邪是指病邪潜伏于体内不立即发病，引起或者尚未引起疾病的一种病理状态，具有病情较重、届时而作和缠绵难愈发病特征，往往影响诸多疾病的产生、发展和预后。《黄帝内经》载"秋伤于湿，冬生咳嗽"，说明如若秋天感受湿邪，到冬天就出现逾期而发的咳嗽，这是关于伏邪致病记载的最早雏形，可见《黄帝内经》是伏邪学说的理论基础。后经历代医家补充，如《难经》提及"手三阳之脉，受风寒，伏留而不去者，则名厥头痛"，说明伏寒是导致头痛的发病基础。医圣张仲景则用"晚发"来描述上述情况。明末时，吴又可经过治疗瘟疫，又总结出"邪伏膜原"的疫病发病特点，解释了膜原是伏邪在体内的伏留部位。发展至清代时，有医家提出伏邪温病的概念，至此伏邪的理论体系日趋完善。综上所述，伏邪是肇始于《黄帝内经》，成型于《伤寒杂病论》，经过历代医家的临床实践、补充与发展，昌盛于清代，并且得到长足的发展。

　　2. "毒"的诠释："毒"，《说文解字》解释曰"毒，厚也，害人之草"。中医学对于毒的理解主要包括 3 方面：首先指的是药物的偏性和毒性，如《黄帝内经》云"毒药攻邪，五谷为养"，形象地描述因药物毒性损伤人体后的治疗办法。其次是指丹毒、阴阳毒及脏毒等病名，如《金匮要略》记载"阳之为病，面赤斑斑如锦文……阴之为病，面色青"。再次是指某些致病因素或由于机体阴阳失和、脏腑功能及气血紊乱蕴生的内生毒邪。HPV 感染应属于第 3 种，是机体感受 HPV 入侵和攻击而成。在临床上，HPV 感染之"毒"邪往往有如下特点：①易从火化，因中医学之"毒"邪最易与火邪相兼为患，故易从火化，呈现出热盛的特点，临床上往往表现为宫颈口的水肿、糜烂或有黄臭带下。②善于从化，即是 HPV 感染可因体质的不同，致发病情况特异的性质。③兼夹痰瘀，"毒"主要以气血为载体，无处不至，阻塞脉络，壅涩气血，蕴结生痰，痰瘀毒胶结，匿伏深处，滋生缠绵难愈的顽恶痼疾。

从伏毒滞络论 HPV 感染的机制

　　根据伏邪学说和"毒"的相关解说，对于现代医学中出现的潜伏性感染、感染携带者及具备"毒"的特性的疾病可以用"伏毒"来进行解释。研究发现感染高危型 HPV，一般需要经过 10 年左右才会发展成为宫颈癌。在病因病机、发病与感染特点等方面有很多相近之处，从伏毒滞络理论出发，更能解释

HPV 感染的发病情况。

《未刻本叶氏医案》云"伏邪者，乘虚伏于里也"，疾病是在正气虚弱的基础上发生，正气强盛，则能抵御病邪侵入，邪气日久无法藏匿，难于潜伏。正气不足，防御病邪能力下降，卫气卫外功能失权，病邪就会伺机藏伏于身体之异处，甚至还会出现伏留的病邪与药力相避，则用药治疗罔效。若机体出现脏腑功能失调，"毒"邪内生，伏邪和内生之毒相混，胶结互患，化为伏毒。叶天士有"久病入络"之训诫，病邪日久，伏毒便会滞留于络脉的络体之中。络脉具有络体细窄、支横别出、易进难出和易虚易瘀的结构特点，滞留在络脉中的伏毒堵塞脉体，血气瘀滞，渐生痰浊，痰瘀日久，郁而蕴生为热毒，痰瘀毒三者胶结，在某些因素（免疫力下降）的诱导下，引动伏于络脉的伏毒，引发 HPV 感染。可见 HPV 感染的发生过程是在正气不足、卫气失权、气血瘀滞、痰瘀毒胶结下发生的，其中伏毒滞络是病机演化过程中的关键。

从伏毒滞络析 HPV 感染特点

1. 伏毒隐匿，渐损正气，过期而发：在宫颈癌发生之前有很长一段时间为癌前病变，有研究发现，妇女在一生大约有 80% 的概率会感染 HPV。大部分是一过性的感染，可通过机体的免疫力将之清除。HPV（伏毒）潜伏于体内，没有达到发病的阈点时，便可相安于不觉，出现"人毒共生"的状态。伏毒蕴结于体内，对机体经络脏腑的影响过程是循序渐进的，时而不易被人所察觉，因此伏毒的致病特点是起病就具有较强的隐匿性，且暗损人之正气，暗耗人之气血，暗伤人之津微，引起局部微观病理发生改变，损伤脏腑功能。这种损伤的最终结果是伏毒成为机体内留下的宿根，成为以后逾期而发的祸根。

2. 病邪潜伏，蓄作有时，其尚有迹：一般认为，伏毒潜伏，未发之时，人无所苦，正如《瘟疫论》记载"盖瘟疫之来……伏而未来发者不知不觉"。伏毒总是损及脏腑之体，伤其脏腑之用，久伏的伏毒蓄作有时，等待机会，借机发作。究其原因，一方面伏毒邪气的一般呈现由弱到强趋势；另一方面伏毒日久，经络脏腑已然损伤，消耗人体气血津液。邪伏异处，在人之气血津液的荣养下日趋渐强，然则脏腑日渐衰败，这是伏毒的病理基础。伏毒的蓄积和气血津液的暗伤并非一日之功，在病程进展中是渐进和缓进的过程，恰如《瘦吟医赘》所载"盖伏气虽隐于无形……气尚有迹"，故即使是隐匿的伏毒，表现在人未觉之时，也有迹可寻。HPV 感染早期，在中医"治未病"思想的指导下未病先防，对于无临床症状或亚临床感染人群，进行宫颈脱落细胞 HPV DNA 检测，根据结果进一步指导 HPV 感染的早期预防，阻断其继续戕害攻伐正气。

3. 深重难疗，病情缠绵，久治不愈：大部分 HPV 感染的机体可以自行清除，然若是机体免疫力不足，清除能力减弱，便为 HPV 的潜伏提供基础条件，HPV 潜伏体内，藏于异处。伏邪是藏匿于阴脉之中的病邪，病位较深，不易透解。加之如前所述 HPV 乃伤阴败腑之邪，无时不在耗损人体的正气，造成该病一旦感染，滞络的伏毒就变得病情缠绵，久治不愈，病程较长，正如叶天士在《临证指南医案》载"邪伏于里……淹缠岁月"。

从伏毒滞络析 HPV 感染的治疗

HPV 感染的发病机理是正气不足、伏毒滞络，故临证遣方用药应该谨遵邪正兼顾、解毒通络、透邪外出的治疗总纲。邪正兼顾即是把握邪正之间孰重孰轻，解毒通络、透邪外出是使络脉通畅和伏毒透解，同时兼顾痰瘀，达到防治 HPV 感染的目的。

1. 养正固本，靶药为导，专击病所：正气亏虚之处，HPV 伏于此，故应欲祛邪必先施补。如任青玲教授通过以扶正法为主，兼以调理脏腑气血偏衰作为治疗 HPV 感染的基本思路，可以很好去除邪病邪，临床效果显著。经过临床研究发现，以扶正为基础的治疗可以改善 HPV 感染患者的临床症状和 HPV 载量。养正应多施健脾和胃，养肺滋肾，补气和血之治法，根据 HPV 感染过程出现的临床证候要素施以黄芪建中汤、四君子汤、四物汤、当归补血汤、六味地黄丸等方剂加减化裁论治，使正气充足，倚重协调正气和病邪之间斗争，避免伏毒（HPV）潜伏于机体而致病，达到未病先防和欲病救萌的目的，从而遏制 HPV 感染。如若 HPV 在正气虚弱情况下伏留在异处，在体内发展为缠绵难愈的宿根，此时必须以专药为导靶直达病所，疏利病邪，如达原饮中的槟榔、厚朴及草果，以及《得配本草》所载的羌活、常山、草豆蔻之类，切断感染。

2. 逐瘀除痰，顺势利导，畅通出路： HPV 与内生之痰、瘀、毒互结，形成怪痰，胶着黏腻，堵塞经络，气血运行不畅，瘀血既生，瘀血又反过来滋生痰浊，相持为患，痰瘀形成愈生愈烈的恶性循环，故祛除痰瘀成为治疗 HPV 感染的关键。祛痰方药治应以二陈汤、治痰茯苓丸、温胆汤等方药为宜，化瘀方药治以血府逐瘀汤、桃核承气汤、佛手散等为妙。败瘀凝痰消解之后，顺势利导之法便显得尤为重要，如《类经》云"顺之为用，最是医家肯綮"，应顺应经络气血运行的通道，把握时机，畅通出路，因势利导，将伏毒祛除，以保其全。再者《素问》云"出入废则神机化灭，升降息则气立孤危险"，说明升降出入是气的基本形式，欲防畅通出路，放邪外出，首先得保证气机正常，方能防御病邪潜伏，导邪外出。喻嘉言曰"上焦如雾，升而逐之……中焦如沤，疏而逐之……下焦如渎，决而逐之"。此处的升之，疏之和决之即是给邪以出路，畅通病邪的外出之路，使郁伏于里的病邪，得以透达于外而自解。

3. 搜剔缓攻，解毒通络，祛邪外出：《临证指南医案》云"邪与气血混为一所，汗、吐、下无能分其邪"，叶天士又言"经年累月，外邪留着……混出经络"，故对于伏毒（HPV）滞留在络脉中，发为络病，治疗固然困难，汗吐下不能分其邪，扶正祛邪也无能为力，不是一般攻补之法所能治疗，此时只考虑攻邪，就会出现攻坚过急，药先入胃，徒致后天气乏，只治其标，未治其本，徒伤正气，结果会致伏毒日渐痼结，伏毒日深，病情渐重。对此，李红燕等总结出搜疏补共施，宜缓宜曲的攻邪策略。然而伏毒滞络，非一般的扶正攻邪之品所能胜任，可宗仲景鳖甲煎丸制方之蕴奥，选用虫类药物专药，以搜剔络脉中滞留的伏毒，兼以调补，祛除络体之伏毒，恰如《医原》云"若不知络病宜缓通治法，或妄用攻补，必犯癥瘕为蛊之戒"。伏毒（HPV）具有顽、难、痼等特征，易与痰瘀为患，一并伏留在络脉，久蓄化生顽毒，此时更宜解毒通络为常。以蜈蚣、莪术、白茅根、生地黄、紫草等解毒兼以疏通瘀滞；用以山慈菇、白附子、薤白等解毒化痰；施以蒲公英、败酱草、土茯苓、贯众来清热解毒通络。如此，使伏毒得解，络脉疏通，便可祛邪以外出。

245   从伏毒论治视神经脊髓炎谱系病

视神经脊髓炎（NMO）又称 Devic 病，是中枢神经系统的自身免疫性炎性脱髓鞘疾病，主要累及视神经和脊髓，其临床特征为视神经与脊髓同时或相继受累，常与免疫性疾病并见。NMO 曾被认为是多发性硬化（MS）的一种亚型，随着研究的深入，在 NMO 患者血清中发现了 NMO 特异性抗体，即水通道蛋白4（AQP4）抗体，使其成为独立于 MS 的疾病。2010 年欧洲神经病学联盟将临床受累局限，不完全符合 NMO 诊断，但潜在发病机制与 NMO 相近的相关疾病定义为视神经脊髓炎谱系疾病（NMOSD）。西方人以 MS 为主，而东方人则以 NMOSD 为主，其复发率和致残率均高，并常导致失明与四肢瘫痪，是青壮年致残的重要原因之一。西医常规治疗并不能防止该病复发或延缓疾病进程，而经过长期临床实践，NMOSD 近年来已成为中医优势病种之一，中医药可以改善 NMOSD 患者症状、调节免疫功能、减少发作及修复神经功能，弥补了现代医学在治疗方面的不足。

"伏毒"是指内外多种致病的邪毒潜藏人体某个部位，具有伏而不觉，发时始显的病理特征，其致病范围广泛，包括了外感及内伤，多属急难病症。NMOSD 是一种急难重症，呈反复发作，本病精亏为本，邪伏体内，外因引动伏邪，产生虚实之变，引起发作，其发病具有"伏而不觉，发时始显"的特点，可用"伏毒"来阐述其中医病机。学者陆韵薇等就周仲瑛教授"伏毒"学说对 NMOSD 的临证治疗思路进行了阐述。

何谓伏毒

"伏毒"理论是以"伏邪"及"苛毒"为依据而提出的。伏邪是指藏伏于体内而不立即发病的病邪，"伏邪"理论是清代以前医家意会，但未经归纳的理论。《五十二病方》所载"产时居湿地久"致"婴儿索痉"，最早描述了伏邪引发的临床症状。"伏邪"思想最早见于《黄帝内经》，如《素问·生气通天论》云"是以春伤于风，邪气流连，乃为洞泄……冬伤于寒，春必病温"，认为当季感外邪，邪伏体内，后而发病。《灵枢·贼风》云"有故邪留而未发"，认为"伏邪"是人体感受邪气伏于血脉、分肉中，处于未发之态。"伏邪"在古代文献中多以伏气、伏火、伏热、伏寒、伏温、伏痰、伏阴、伏阳等字样出现，直到明末吴又可《温疫论》中首次提出了"邪伏膜原"之说，并形成了针对"伏邪"的诊疗方案。清代"伏邪"研究逐渐深入和趋向成熟，如刘吉人《伏邪新书》中提出了"伏邪"治法，兼顾扶正祛邪，并将"伏邪"的概念扩大到六淫伏邪。王燕昌《王氏医存》云"伏匿诸病，六淫、诸郁、饮食、瘀血、结痰、积气、蓄水、诸虫皆有之"。指出了"伏邪"的致病因素。伏邪理论作为病因学的重要内容，广泛用于解释多种疾病的病机，对这些疾病的中医诊疗发展有重大的意义。

苛毒指急重的毒邪，出自《素问·生气通天论》，云"清净则肉腠闭拒，虽有大风苛毒，弗之能害"。《金匮要略心典》云"毒，邪气蕴结不解之谓"。王永炎院士认为，"毒"是脏腑功能异常、气血运行失调导致体内的生理、病理产物不能及时排出，蕴积体内过多而生成，所以说，毒邪具有急重、蕴积的特点。

"伏毒"理论便是"伏邪"与"苛毒"两个理论结合衍变而来，"伏毒"是指内外多种致病的邪毒藏伏于人体某个部位，邪毒遇感诱发而导致发病，诱因可有外感、饮食、情志、胎产等，其表现毒性猛烈，病情急重，或迁延反复难愈，是由里外发，具有伏而不觉、发时始显的特点。其病性既有隐伏、缠绵、暗耗属阴的一面，又有暴戾、杂合、多变属阳的一面，且所谓"邪之所凑，其气必虚"，"伏毒"为病总以人体正气不足，脏腑气血亏损为前提，正虚则是"伏毒"的基础，虚实错杂、阴阳交错，从而导致"伏毒"致病复杂而难治。

伏毒理论与 NMOSD

1. 从"伏毒"理论看 NMOSD 的发病机制：近年来 NMOSD 患者血清中发现了 AQP4 抗体，使其作为一种与 MS 相区分的自身免疫性疾病。AQP4 是中枢神经系统主要的水通道，对中枢神经系统液体稳态发挥重要作用，这种双向通道在星状细胞足高度表达。AQP4 抗体与星形胶质细胞突触表面 AQP4 相结合，结合体激活补体系统，使血脑屏障破坏，星形胶质细胞受损，继发脱髓鞘病变，B 细胞亚群、T 细胞亚群、补体以及各类细胞因子等在此致病过程中发挥着重要作用。AQP4 抗体主要诱导星形胶质细胞损伤，同时，AQP4-IgG 与星形胶质细胞 AQP4 结合后激活的可溶性补体蛋白导致补体膜攻击复合物（MAC）沉积在邻近的少突胶质细胞及神经元细胞上，造成疾病早期的少突胶质细胞损伤及神经元损伤，引起脱髓鞘及神经功能损害。

临床上有许多 AQP4-IgG 阴性的病例，这些患者大多表现为髓鞘少突胶质细胞糖蛋白（MOG）抗体阳性，而血清抗 MOG 阳性患者脑脊液髓鞘碱性蛋白水平显著升高，未能检测出胶质纤维酸性蛋白，故推测此类患者有严重的脱髓鞘但没有明显星形胶质细胞损伤。但有研究表明，MOG-IgG 主要作用于少突胶质细胞，但在补体存在的情况下，MOG-IgG 也能诱导星形细胞损伤。樊永平认为，NMOSD 的中医病机可归纳为先天肾精亏虚，后天脾胃失养，肝阴亏损，加之血瘀、痰湿、热蕴而成，病位在脑与脊髓，涉及脏腑为肝、脾、肾，属本虚标实。从"伏毒"理论来看，AQP4 抗体及 MOG 抗体即为"毒"，引起血瘀、痰湿、热蕴等标实证，而体内固有免疫细胞、淋巴细胞、补体及各类细胞因子共同参与了其过程，本质是人体免疫功能的紊乱即人体正气亏损，肝、脾、肾之不足，为本虚证。所谓"正气存内，邪不可干"，"邪之所凑，其气必虚"，阴阳二气偏虚则受于毒，正气的亏损即人体免疫系统的紊乱是本病的发病基础，毒邪趁机伏于人体，伺机为病。所以说，因人体脏腑亏虚、精气不足，"伏毒"便得以潜伏于人体之中，蕴蓄不解，每受诱因而触发，引起 NMOSD 发作，损耗气血津液，戕害脏腑功能。

2. 从"伏毒"理论看 NMOSD 的临床特点：NMOSD 的中医病名主要以其临床症状命名。以视力下降、视野缺损、视物变色为主要症状，称之为"暴盲""青盲""视瞻昏渺"；以运动障碍、无力、肌肉萎缩为主症，称为"痿证"；以肌肉关节疼痛为主，称为"痹证"等。虽然本病首发时运动障碍、视力下降、感觉异常多见，但复发则以肢体无力最为普遍，故以"痿证"作为其中医病名较为恰当。

NMOSD 中，"伏毒"潜伏日久，因毒盛正虚，病势凶猛，病情无常，且病理传变没有特定规律，往往虚实夹杂，阴阳交错，且证候表现多样。NMOSD 发作期多症情较重，最具特征性的是视神经炎、急性脊髓炎、极后区综合征及其他类型的脑病，且临床表现多种多样。在确诊后的 5 年内，超过半数的 NMOSD 患者单眼或双眼失明，或需要移动辅助，约 1/3 的患者死亡。其治疗困难，病情急重，症情复杂，这正反映了"伏毒"暴戾与杂合的特点。

NMOSD 患者有复发-缓解性病程，第一次和第二次发病之间的平均时间多小于 1 年。在缓解期"伏毒"隐藏于人体中，逐渐壮大，损伤脏腑精气，暗耗气血津液，每受诱因而触发，使疾病进入急性发作期，造成脏腑功能的巨大损伤，病情发作与潜隐交替，邪正消长多变，这体现了"伏毒"暗耗及多变的特点。

总的来说，NMOSD 患者精亏为本，毒伏体内，外因引动伏毒，造成阴阳虚实之变，引起发作，其发病"伏而不觉，发时始显"，治疗困难，屡治屡发，正虚毒恋，且发病暴戾、症情多样，往往造成严重的神经功能障碍，甚至危及患者生命。

伏毒理论指导下 NMOSD 的中医诊疗

　　NMOSD 引发的功能性障碍严重程度与每次复发有关，所以避免延长缓解期、减少复发、提高生活质量是治疗目的。目前对于 NMOSD 的西医治疗主要以糖皮质激素、非特异性免疫抑制剂、血浆置换为主，目前也有单克隆抗体药物如那他珠单抗、利妥昔单抗等，但还没有广泛用于临床。目前对于 NMOSD 西医治疗仅能改善发作时症状，治疗效果欠佳，并不能防止复发、延缓进展，且副作用多，经济负担重。

　　"伏毒"深伏隐匿，随气血走窜，因而缠绵难治。根据"伏毒"理论，NMOSD 中的"毒"属内生之毒，其毒具有特异性，其病位在于脊髓与脑，涉及肝、脾、肾三脏，所以对于 NMOSD 的诊治，应首辨毒的病理性质，再辨邪正之缓急及其动态变化，其治疗原则为祛毒护正、化解透托。NMOSD 的毒属阴毒，尤怡《金匮要略心典》云："阳毒非必极热，阴毒非必极寒。邪在阳者为阳毒，在阴者为阴毒。"阴指的是病位深入在里，并不是指其寒热，阴毒的病理性质可为寒证、热证及寒热错杂证。症状伴有面红发热、皮肤枯燥、心烦口渴、咽干、小便短少色黄、大便秘结、舌红苔黄、脉细数，为毒属热者，主要治以清热解毒、润养经脉，方可选用清燥救肺汤，热毒较重者加黄连、栀子、大青叶、鬼箭羽、漏芦、鬼针草、青黛等；热毒病久出现眩晕、耳鸣、五心烦热、腰膝酸软、遗精早泄、月经不调、腿胫大肉渐脱、舌红少苔、脉沉细数，说明毒伤及肝肾之阴，治以补益肝肾、滋阴清热，方选虎潜丸加减。对于毒属寒者，多为久病损阳而致阴阳两亏，出现怕冷、乏力、小便清长、舌淡、脉沉细无力，治以温补脾肾、散寒解毒，可选用补骨脂、吴茱萸、干姜、附子、细辛等。寒热错杂需辨其寒热关系再选方用药。阴毒多成瘀入络，本病存在肝、脾、肾的亏损，且病程较长，久病多痰瘀，其毒多夹杂血瘀与痰湿。临床若患者出现肢体麻木、舌质紫暗有瘀点，说明血瘀较重，兼以补气活血，可加用补阳还五汤；若患者胸痞呕恶，身体重浊，说明内有痰湿，可治以化痰祛湿，加用苍术、黄柏、竹茹、石菖蒲等。

　　作为复发-缓解性疾病，辨邪正缓急及其动态变化在 NMOSD 的治疗中尤为重要。急性期体内"伏毒"鸱张亢及，正不能制邪，而致发病，根据急治其标的原则，此期的首要任务是祛毒清邪为主，辅以扶正，根据毒邪不同的病理性质及兼证选方用药，主要治以祛毒通络、散瘀化湿，兼以补益肝肾。若此期患者毒邪亢盛，正气大败，阴阳暴脱，应首先顾护正气，大补阴阳，待正气恢复方可攻毒。配合激素冲击治疗时，可配伍玄参、麦冬等滋阴降火的中药以缓解激素造成的阴虚阳亢。缓解期毒伏藏于脏腑经络中，蛰伏氤氲，静待肆虐，此期根据"缓则治本"的原则，以顾护正气为主，同时需散毒搜络。要注意此期虽要注重治其本虚，但体内毒邪内伏，同样要注重搜毒，趁其蛰伏"击其惰归"，谨防补而留邪，且毒隐藏较深，一般需配伍搜刮经络的虫类药，如全蝎、蜈蚣等。对于 NMOSD 缓解期的治疗尤为重要，一方面补益本虚，提高机体御邪能力，另一方面搜络攻毒，趁其蛰伏修养之际加以打击，可以滞缓正渐虚毒渐亢的动态变化过程，减少疾病的复发，延缓疾病进展，从而保护神经脏腑功能。

　　"伏毒"理论可广泛用于多种疑难急重症，并指导其临床治疗。NMOSD 发病符合"伏毒"致病的特点，且其"毒"具有特定性，屡治屡发。应用"伏毒"学说指导 NMOSD 的中医治疗，首需辨毒的病理性质，再辨邪正缓急及其动态变化，而把握正与邪的动态变化并施以合适的治法是中医治疗NMOSD 的要点，其中对其缓解期即毒伏之时的有效辨治是延缓疾病发展的关键。

246　从伏毒论治变应性鼻炎

变应性鼻炎又称过敏性鼻炎，属中医学"鼻鼽"范畴，临床上以鼻痒、鼻塞、喷嚏、流涕为四大主症。近年来，变应性鼻炎的患病率逐年升高。现代医学研究认为，变应性鼻炎发病并非单一因素，而是与个体遗传特征、环境因素和免疫因素等有关，常反复发作，缠绵难愈。本病在一定程度上，与"伏毒"蛰伏、缠绵、杂合、多变及难治性的致病特点有相似之处。学者张青青等从"伏毒"角度对变应性鼻炎进行了论述，以期为治疗变应性鼻炎提供新的理论支持。

伏毒理论

伏毒是指内外多种致病的邪毒，如湿毒、瘀毒等，潜藏于人体某个部位，其具有伏而不觉、发时始显的病理特性。伏毒即伏藏的邪毒，包括伏邪与毒。所谓伏邪，是指藏于体内而不立即发病的病邪，是邪气在人体内潜藏的一种状态。清代刘吉人《伏邪新书·伏邪病明解》总结为"感六淫而不即病，过后方发者，总谓之曰伏邪；已发者而治不得法，病情隐伏，亦谓之曰伏邪；有初感治不得法，正气内伤，邪气内陷，暂时假愈，后仍作者，亦谓之曰伏邪；有已治愈，而未能除尽病根，遗邪内伏，后又复发，亦谓之曰伏邪"，指出当时不发、过后发病者，或当时已发、已治，而未完全治愈者，都会产生伏邪。故伏邪致病具有隐伏、缠绵、难愈等特点。毒者，邪之甚也。其作为一种病邪范畴，本身并不具有实体性，更多的是对疾病致病程度太深的一种概括，故其形成原因也不是单一的、具体的，而是多种致病因素相互作用的结果。且清代尤怡《金匮要略心典·百合狐惑阴阳毒病证治》"毒，邪气蕴结不解之谓，阳毒非必极热，阴毒非必极寒，邪在阳者为阳毒，邪在阴者为阴毒"，提出了邪气郁久成毒的观点。

变应性鼻炎与伏毒相关性

1. 病因病机：伏毒的产生不外内外两端，既可从外而感，又能由内而生。"外感伏毒"由风、寒、暑、湿等外感六淫酝酿而成。如风为春之主气，春季人体易受风毒影响，风为百病之长，善行而数变，其性主动，易伤肝脏。在经络循行上，肝经"循喉咙之后，上入颃颡"，与鼻窍相通。肝脏受损，一方面可直接影响鼻的生理功能，致鼻窍失司，进而诱发变应性鼻炎；另一方面肝失疏泄，致气机不畅，经络气血运行障碍，鼻窍失于濡养，可出现鼻塞、鼻干或流涕等症状。寒为冬之主气，冬季人体易受寒毒影响，寒为阴邪，易伤阳气，因肺主一身之表，司腠理之开阖，故寒毒伤人首先犯肺。鼻为肺之门户，若肺脏受损，则见鼻塞、流清涕等变应性鼻炎之症。《灵枢·五变》云"百疾之始期也，必生于风雨寒暑，循毫毛而入腠理，或复还，或留止"。说明风、雨、寒、暑等各种邪毒侵犯人体之时，一般不会立即发病，其伏藏体内形成伏毒，而后致病。风毒、寒毒等初侵人体之时，人体正气尚足，正胜邪负，邪毒并未立即发病，留藏机体，形成伏毒，逐渐损伤肝、肺等五脏六腑之功能，使机体出现鼻塞、流涕等症状。

"内生伏毒"是饮食失调、情志失常等引起的湿、热、痰、瘀等病理产物积聚人体，无法化解而久酿成毒，损伤机体脏腑功能，破坏人体阴阳平衡，在外感新邪的刺激下发而为病。如人体久食肥甘厚腻或辛辣燥热之品，易出现湿热病变。湿热不易排出，留于人体，成湿热毒邪伏藏，一步步损耗机体内部机能。湿毒善伏，常浸淫于太阴，遏伏于阳明、少阳之间，堵塞经脉，致鼻鼽、头痛和腹肿，《素问·

脉解》云"所谓客孙脉则头痛鼻衄腹肿者，阳明并于上，上者，则其孙络太阴也，故头痛鼻衄腹肿也"。且湿毒黏腻，具有依附性，不易清除，致鼻衄亦缠绵反复。《嵩厓尊生·上身部》提到"鼻衄流清涕，经年累月不止是也。亦分寒热。胃家郁火伤肺"。饮食不调致脾胃损伤，胃火旺盛，火之极而为毒，火毒留滞人体，煎灼津液，使鼻窍失于濡养，出现鼻干、鼻痒等症状。同时，《医旨绪余·鼻衄》明确指出"鼻衄一症，今人甚多，考诸古方，鲜有言其病因者……愚人所谓肠胃痰火积热者，即病因也"。聚积在人体胃肠间的痰、热等病理产物无法外排，久滞于里，过极成毒，致鼻衄发生。

外感伏毒和内生伏毒不仅能单独致病，亦可相兼为病，二者常互为因果。如外感伏毒侵犯人体，能够造成五脏六腑功能的损伤，在病理演化过程中，可酿生瘀毒、痰毒、水毒等内毒进一步损伤机体。一方面，内毒伤鼻，致鼻部生理功能障碍，出现一系列鼻部症状；另一方面，肺、脾、肾等脏腑虚弱，皆能导致变应性鼻炎发生。内生伏毒隐伏于体，易耗损人体正气，正气不足，则机体抵御外毒的能力降低，更易受外毒所扰，外毒从口鼻而入，会出现鼻塞、鼻干、流涕、咽痒等症。另外，内生伏毒所致疾病在未发之前，常有正气不能达邪外出的特点，此时若新感外毒，则易引发内毒，致疾病暴发。变应性鼻炎的发生多因禀赋不足，邪毒内伏，又外感风、寒、湿等毒邪，引动体内伏毒，外毒与内毒相合侵犯人体，正邪相争，损及鼻窍，出现鼻痒、喷嚏、鼻黏膜苍白肿胀等。

2. 致病特点：伏毒临床致病具有蛰伏、缠绵、暗耗和难治的特点。而变应性鼻炎因个体本身的过敏体质及后天的季节、气候、环境等因素，使疾病具有应季而发、过季即缓的特点，呈季节性发作或常年性发作，缠绵难愈。变应性鼻炎的发作过程既突出了伏之潜藏特性，体现疾病从无症状期到发作期的进程，又反映了毒之强弱作用，表现疾病发作期病情轻重缓急的症状。

（1）潜伏时间：伏毒致病往往毒邪伏而不发，潜于脏腑，具有一定的蛰伏期，其时间长短取决于人体本身的抗邪能力及病邪侵犯的程度，《医学纲目·肺大肠部》所云"岁金不及，民病衄嚏"；"少阴司天，客胜则衄嚏"。变应性鼻炎发作具有明显的季节性，依据其症状持续时间可分为间歇期和持续期。临床上，间歇性变应性鼻炎的每周发病时间<4天，或持续时间<4周；持续性变应性鼻炎每周发病时间≥4天，或持续时间≥4周。持续性变应性鼻炎发病频率比间歇性的相对较高。因此，一般情况下，在间歇期，变应性鼻炎"伏毒"潜伏人体的时间相对较长，而持续期，其"伏毒"潜伏人体的时间相对较短。常年性和季节性变应性鼻炎发作频繁，前者四季皆可发病，后者常春秋两季多发，疾病从无症状期到发作期持续时间相对较短，故伏毒潜伏人体的时间一般也较短，且前者伏毒潜伏期较后者更短。

（2）毒性强弱：伏毒伤人之初，人体正气尚足，邪气尚不能胜正，伏毒无力伤正为病。变应性鼻炎初期，伏毒毒性尚弱，患者各种症状尚不剧烈，鼻部稍稍作痒、鼻干及偶有喷嚏等。当新邪触动伏毒发病，因毒盛正虚，经络阻滞严重，脏腑体用皆伤，气血津液耗损，可致鼻塞、鼻涕、喷嚏频发等。因伏毒致病有隐伏、缠绵、凶猛、暴戾、杂合、多变等特点，一般伏毒所致变应性鼻炎的症状比普通病邪所致疾病病情稍重，多数变应性鼻炎患者病情顽固、缠绵难愈、反复发作，且毒邪可久伏体内，传变至三焦及卫气营血等，进一步引起机体暂时性嗅觉减退和干咳，甚者出现胸闷和憋气，以及伴发哮喘等。资料显示，13%～38%变应性鼻炎患者伴有哮喘，70%以上的哮喘患者有鼻部症状。毒伏日久，毒性渐强，使鼻部生理功能严重障碍，可致鼻窦炎和中耳炎。因本病顽固反复，有些患者可致性情日渐暴躁，心情烦闷不舒。

治则治法

1. 扶正：基于伏毒致病有一定潜伏期的观点及中医"治未病"的学术思想，对于变应性鼻炎的治疗，可通过尽量避免接触变应原和加强体育锻炼增强身体素质等，以达到"未病先防"目的。"至虚之处乃是容邪之所"，正虚既是伏毒产生的根本，又是伏毒致病的必要条件，故历代医家认为肾虚、脾虚、肺虚、气虚、阳虚是变应性鼻炎发病的根本原因。"虚者补之"，因此，扶助正气，补益肺脾肾、气阳双补是治疗"伏毒"类变应性鼻炎及预防复发的有效措施。补中益气汤、参苓白术散、金匮肾气丸3方能达到益肺健脾补肾之功，补助正气，是治疗变应性鼻炎的补益代表方。

2. 祛毒：针对伏毒在变应性鼻炎发病过程中的重要作用，祛毒或解毒是治疗此类疾病的关键步骤。郑鸿祥主张运用清热解毒之普济消毒饮治疗外感邪毒引起的变应性鼻炎。普济消毒饮出自《东垣试效方·杂方门》，《医方集解》释云"此手太阴、少阴、足少阳、阳明药也。芩连苦寒，泻心肺之热为君；玄参苦寒，橘红苦辛，甘草甘寒，泻火补气为臣；连翘、薄荷、鼠黏辛苦而平，板蓝根甘寒，马勃、僵蚕苦平，散肿消毒定喘为佐；升麻、柴胡苦平，行少阳、阳明二经之阳气不得伸；桔梗辛温为舟楫，不令下行，为载也"。《医方论》评价"此方清热解毒、祛病疫之气，最为精当"，清热解毒之品与疏散风热之药相配伍，有清解疫毒之力。变应性鼻炎是风热毒邪上壅所致，治应清热解毒、疏风散邪为主，临床用普济消毒饮加减治疗可取得较好疗效。

近些年，随着空气污染加重，诱发或加重变应性鼻炎的趋势益加明显，这些污染物亦是导致伏毒产生的致病因子。基于"伏毒"学说，将祛毒扶正作为防治变应性鼻炎的基本原则，为预防和治疗变应性鼻炎提供了新的研究思路。

第四篇 基于瘀毒之病症

247 瘀毒概念

瘀毒属于中医学"内毒"的范畴，由"瘀"和"毒"两个基本要素组成。"瘀、毒"关系复杂，相互化生，互为因果。瘀毒日久，变生他病，迁延难愈，甚者百病丛生，遍及全身，涉及各个系统。学者钟霞等从瘀毒的概念、形成、致病特点、辨证治疗等方面对瘀毒进行全方位阐释。

瘀之概念的内涵与外延

"瘀"有广义和狭义之分。狭义的"瘀血"，专指血液循行不畅所致的蓄血、积血、死血、恶血等；广义的"瘀血"既包含了狭义的"瘀血"，同时也包括六淫、七情等致病因素导致血液循行失所以及性质、成分改变。关于"瘀"的形成，清代李用粹《证治汇补·血证》云"喜怒不节，起居不时，饮食自倍，营血乱行，内停则蓄血，外溢则渗血"。瘀血分有形与无形。孟云辉等认为有形之瘀血可通过四诊得出，且具有特定的临床症状和体征，无形之瘀血并无临床症状或体征，需由现代检测手段及活血化瘀方"以方测证"加以证实。

瘀毒的概念及源流

历代医家对瘀毒的理解尚未形成统一认识。历代关于瘀毒的文献记载较少，瘀毒之名并未明确提出。病因学范畴的瘀毒最早可追溯至东晋张湛撰写的《养生要集》及日本丹波康赖的《医心方》。书中讲述瘀毒有缓积急发的特点，即"触其禁忌成瘀毒，缓者积而成，急者交患暴至"。《儒门事亲》中有关于杖疮治疗"痛经散三四钱，下神佑丸百余丸……大泻数行……瘀毒约一二斗"的记载。陈实功在《外科正宗》中也提及过瘀毒："项疽十余日……披针左右二边并项之中各开一窍……放出内积瘀毒脓血不止碗许"。清代顾靖远云"冬瓜仁散瘀毒"《顾松医镜》），郭士遂云"天蚕……佐山甲，可破瘀毒"《痧胀玉衡》）。吴谦《外科心法要诀》中记载"若溃而不腐，心肉不生，疼痛不止者，用之助阳气，散瘀毒，生肌肉"，清代鲍相璈《验方新编》中记述痧胀的治疗可用"散瘀毒，引火下行"的方法。清代张璐《本经逢源》与《张氏医通》中也均谈及过"瘀毒"。

现代医家对瘀毒定义多从病程、病位、病因、病性等方面进行定义。李圣耀等认为瘀毒含义有二：一是指瘀、毒共存时，"毒"成为对病情凶险、胶着难愈一类病邪的概括，是包含病因及临床表现在内的一个病理概念；二是指瘀血蕴结成毒，此时瘀毒成为一种带有"瘀"象的内毒。张振千从瘀毒论治疑难重症角度出发，认为瘀毒是疾病病位深、病程长、病情重的体现。孟云辉等指出，瘀毒并非单一、具体的致病因素，而是病因或病理相结合的一种概念，是多种致病因素相互作用的结果，并认为瘀毒为有形之邪，积缓积聚而形成。付志昊等认为，"毒"是一种不同于六淫的特殊病因，其致病作用强烈，同时瘀毒既为病理产物，也是发病因素。张大伟等也认为，瘀毒既是致病因素，又是疾病发展的病理基础。

瘀与毒的关系

"瘀""毒"关系密切，二者互为因果。由瘀到毒再到瘀毒是一个量变到质变的过程。瘀为常，毒为变，瘀为毒形成的基础，毒是瘀的发展和转归。瘀久化毒，久毒致瘀，最终瘀毒缠绵，迁延致病。

瘀能致毒。郗瑞席等从脏腑气血角度总结瘀久生毒的病理机制。认为六淫外邪、七情内伤伤肝，恣食肥甘厚腻损及脾胃，肝脾损伤，气机紊乱，气血不和，日久津血凝滞，阻滞络脉，蕴生内毒。

毒可致瘀。《圣济总录》中记载"毒热内壅，则变生为瘀血"。何廉臣在《重订广温热论》中也云"毒火盛而蔽其气瘀其血"。白海龙指出，气郁、脾虚、肝火旺盛以及阴血亏虚是形成瘀毒的主要病理因素，脏腑功能失调是瘀毒生成之本，气血津液运行不畅是瘀毒最重要的病理基础。于峻生等认为毒邪致瘀主要有五大机制：一是热毒煎熬津血致瘀。二是毒损脉络、血溢脉外致瘀。三是毒邪耗伤阴津、阴伤血滞致瘀。四是毒邪壅滞气机、血脉凝滞致瘀。五是热毒损伤脏腑、血行失司致瘀。

瘀毒的致病特点

历代文献认为瘀毒致病有以下特点：①发病急骤。"毒"性暴烈，郁伏体内，必然起病急骤，来势迅猛，发展迅速。②病情危重。《验方新编》明确指出瘀毒致病"毒瘀肝经……势极多危""毒瘀心包络，更加凶险"的特点。③病位广泛。瘀毒可侵及脏腑、气血、经络，变证丛生。清代郭志邃《痧胀玉衡》载"毒瘀肝经，损坏内溃……毒瘀肾经，腰脊疼痛"。④病势缠绵。"瘀、毒"互为因果，瘀血内停，壅遏气机，郁而化火化毒。毒可致瘀，清代王清任在《医林改错》中提到"蕴毒在内，烧炼其血，血受烧炼，其血必凝"。此外，瘀毒多兼夹湿热，病势缠绵，蕴伏难除。瘀毒日久，多耗气伤阴，形成恶性循环。⑤易与他邪相兼为患。瘀毒致病，外感者常依附六淫邪气，内生者多兼夹瘀血、痰浊、积滞、水湿等病理产物。⑥致病多从火化。中医学认为，"毒"与"火""热"密不可分。清代喻嘉言在《生民切要》中云瘀毒化火："毒壅于内，瘀血在里不能发越，遂至火毒内攻"。

瘀毒在内科疾病中的表现及辨治

瘀毒致病广泛，常涉及多个系统。近年来，瘀毒理论在恶性肿瘤的研究中有较多探索和应用，在其他内科系统疾病中亦有相关涉及。从瘀毒角度辨治心、脑、肺、消化系统、内分泌疾病，目前多采用活血化瘀、清热解毒的方法。

1. 心病： 近年来瘀毒理论在心血管疾病研究中取得一定进展。陈可冀等提出，冠心病瘀毒病机有"瘀"的共性，也有"毒"邪致病骤发、善变、酷烈等特殊性。瘀毒致变是导致斑块不稳、急性心血管事件发生的关键病理机制，热毒是动脉粥样硬化的重要危险因素。徐浩等提出活血解毒是稳定期冠心病瘀毒内蕴高危患者的基本大法。在瘀毒致变基础上，冠心病稳定期瘀毒的临床表征主要是平素胸骨后疼痛、咽痛、脉涩或结代。刘龙涛等认为心血管血栓性疾病瘀毒证主要表现为：骤发性剧痛、发热、皮肤发斑溃疡或坏疽、出血、便秘、腹胀满、烦躁或狂躁。付达等从瘀毒理论角度研究冠状动脉支架内再狭窄，发现支架植入初期与急性冠脉综合征都存在血栓、炎症两大病理基础。指出"瘀毒蕴结"是导致支架内再狭窄的重要病机，提出支架植入术后应及早采用祛瘀解毒法降低再狭窄的发生率。邵章祥认为，瘀毒损伤心络是高血压发病的关键，强调治疗原发性高血压应从复元祛毒舒络入手。

2. 脑病： 有学者认为"肝热毒瘀论"是引发眩晕、头痛、耳鸣甚至中风、震颤等脑系病证的重要病理观，也是临床辨治疑难脑系疾病以及急危重症的核心所在。瘀毒是缺血性中风的重要病因。王永炎等提出瘀毒致风的临床表现为瘀毒中伤脑络，气血受损，脑髓失去濡养，神机运动失去物质基础，出现突然昏倒、不省人事、善忘或痴呆等神志异常的表现；瘀毒阻于经络，出现肌肤失养或肌筋抽搐的表现，如肌肤麻木不仁、肢体偏枯不遂等；瘀毒闭阻清窍，出现头晕、头痛，神昏呆钝，口眼㖞斜、舌僵语謇甚至失语等；瘀毒热壅心经，出现狂躁、多动等临床表现。仲爱芹等指出瘀毒的存在是缺血性中风病发病、损害严重以及难以治愈的关键环节，瘀毒致风是其病机核心，提出化瘀解毒法是治疗缺血性中风的重要方法。

3. 肺病：张文江等从瘀毒论治慢性阻塞性肺疾病（COPD），发现 COPD 患者多具有瘀、毒或瘀毒互结的临床表征。瘀毒致病，机体气血失调、阴阳失衡，肺为水之上源，肺病则痰饮内生，明代李中梓《医宗必读·痰饮》云"脾为生痰之源，肺为贮痰之器"。"咳出清黄涕，其状若脓，大如弹丸"（《素问·评热病论》）或"时出浊唾脓血，久久吐脓如米粥"（《金匮要略·肺痿咳嗽上气病》）是对瘀毒蕴痰的最佳写照。《素问·咳论》中也云"五脏六腑皆令人咳"，五脏六腑之"毒"侵袭肺经，也可引起咳逆等症。治疗上强调活血解毒兼顾扶正，在此基础上提出了益气活血、排痰通腑、活血祛瘀、通便排毒、祛痰排毒等治疗方法。陈玉龙等也从"毒"立论，指出烦躁、嗜睡、昏迷等危急症状是 COPD 中毒邪致病的主要特征，治疗上清热解毒、化瘀排痰是其首选。刘华为擅长从瘀毒辨治肺癌，痰、湿、瘀、毒互结于肺，肺失宣降是其主要病机，常用古方千金苇茎汤随症加减，辨证治疗。

4. 消化系统疾病：明代董宿辑录的《方贤续补·奇效良方》中云"若毒瘀所聚为黑色……其大小便秘"。瘀毒在脾胃病中的主要表现为便秘或便血。明代张昶在《小儿诸证补遗》中云"热毒瘀积，肠中下血"。清代杨时泰也在《本草述钩元》中谈到"热毒瘀血……在大便为肠风"。瘀毒迫及大肠经，煎熬肠道津液，导致大便干结，燥屎难下甚者夹带瘀血。周仲瑛认为"湿热瘀毒蕴结"是慢性肝炎形成的关键，慢性肝炎的治疗应以清化瘀毒法为主。史亚飞等指出，血瘀夹毒是中晚期慢性萎缩性胃炎病机之核心，多采用活血化瘀法。陈长春也认为慢性胃病应从瘀毒论治，脾胃气虚为本，瘀毒互结为标。治宜健脾益气，佐以解毒化瘀，常用香砂六君子汤配合祛瘀解毒之品加减成方。

5. 内分泌系统疾病：瘀血阻滞可见口渴。清代唐宗海在《血证论·瘀血》中提到"瘀血在里则口渴……内有瘀血，故气不通，不能载水津上升，是以渴"。瘀血阻络也可见肢体麻木、肌肤甲错、舌紫暗等表现。冯兴中从"气虚生毒"角度出发论治糖尿病，指出糖尿病瘀毒呈现出毒瘀胶着难祛、反复瘀阻脉络、易攻陷他脏的特点。毒损脑络，脉络受阻并发中风；毒痹胸阳，胸阳不振、气血瘀滞引发心痛；毒蕴肾络，肾失封藏、水失代谢导致关格水肿；毒损肌肤还可引起风毒瘙痒等。生生等指出瘀毒损伤肾络贯穿糖尿病肾病的始终，强调应重视瘀毒这一致病因素，提出益气养阴、活血化瘀、益肾解毒的治疗原则。邓屹琪指出气阴两虚、瘀毒阻络为糖尿病合并中风的基本病机，提出以益气养阴、活血通络，解毒活血为代表的重要治则。冯辉等也认为痰凝、瘀血、浊毒是糖尿病肾病发病的重要因素，治疗上主张从痰、瘀、毒三者致病规律入手辨证施治。

瘀毒在疾病发病中的作用逐渐受到重视。祛瘀解毒法在临床中的应用渐趋广泛。近年来诸多中医学科也陆续制定了与中医证候诊断相对应的量化标准，如能在今后研究中结合现代手段对瘀毒的本质进行研究，必能丰富中医基础理论的相关内容。

248　慢性阻塞性肺疾病并发肺动脉高压瘀毒病机

肺动脉高压（PH）是一组由异源性疾病和不同发病机制引起的以肺血管阻力进行性升高为特征的临床病理生理综合征。PH 是慢性阻塞性肺疾病（COPD）最常见的并发症，肺动脉压力多为轻到中度升高，既往研究认为，各种原因引起的缺氧造成 PH 及肺动脉重塑，故将 COPD 继发 PH 称为缺氧性PH，但长期以来却未能找到防治 COPD 继发 PH 的有效方法。学者张琼等认为，COPD 继发 PH 的中医发病机制为"瘀化毒，毒致瘀，互为因果，交结凝滞"，而解毒祛瘀中药已证实有很好的抗炎作用，其并就中医药通过干预炎症反应治疗 PH 的作用及其机制作了探讨。

COPD 并发 PH 的西医发病机制

近年来细胞生物学的发展促进了炎症与 PH 发病机制的相关研究。研究发现，在 COPD 早期尚未出现缺氧的轻中度 COPD 就已出现肺动脉结构异常和功能改变，提示缺氧并非 COPD 并发 PH 的始发因素。Tuder 等首次在 PH 患者的丛状病损动脉壁周围检测出 T、B 淋巴细胞，巨噬细胞等炎症细胞浸润，开启了对 PH 与免疫炎症反应相关性研究之门。张建全等对慢性支气管炎和肺气肿大鼠肺组织炎症和肺血管重构进行研究发现，肌化动胞气道浸润程度呈正相关，与血氧分压（PaO_2）没有相关性，表明肺部炎症浸润及炎症破坏是肺动脉重塑和肺血流动力学改变的主要因素之一，可能为其主要始动环节。实验中还发现，肺小动脉管壁及周围有炎性细胞浸润，管壁充血水肿，管腔见炎细胞附壁，证实慢性炎症在 COPD 早期肺血管重构中起到重要作用。总之，肺部炎症浸润及炎症破坏是肺动脉重塑和肺血流动力学改变的主要因素之一，可能为关键环节，目前这一发病机制已成为国内外科研、临床研究领域关注的焦点，而及时的抗感染治疗可能是阻止和逆转 COPD 继发 PH 及肺血管重塑的有效措施和早期防治 COPD 的重要策略。

COPD 并发 PH 的中医发病机制

1. 毒邪与瘀血的致病理论：《说文解字》中"毒"的本意是指毒草。《本草纲目·诸毒》提出"毒"包括金石、草木、果菜、虫鱼、禽兽；《黄帝内经》首次提出了寒毒、热毒、湿毒、清毒、燥毒、大风苛毒的概念。纵观历代对"毒"的认识，可见中医学中"毒"的含义非常广泛，并有外毒与内毒之分，外毒即外感毒邪，是指由外界入侵体内的各种毒邪，如风、寒、湿、燥、热等；内毒是指某些由内而生的毒，如先天禀赋不足、后天失养或者因疾病导致脏腑功能失调产生的病理变化，又成为致病毒邪作用于人体。瘀血是由于血运不畅而阻滞于脉道，或血液不循常道而溢于脉外，停聚于局部而形成的病理产物，张仲景在《黄帝内经》理论的基础上，立"瘀血"病名。瘀血的形成主要有以下 3 个方面：一是气虚或气滞不能推动血行，血寒则血液凝滞，血热灼伤津液致血液黏稠等因素导致血液运行不畅而致血瘀；二是各种外伤导致出血，气虚不能固摄或血热迫血妄行，以致血溢脉外，停积于体内，成为瘀血；三是污秽之血。

明清至民国时代，形成了比较系统的"瘀""毒"病因理论体系。王清任首次对因毒致瘀进行了阐述。《医林改错》云"温毒在内烧炼其血，血受烧炼，其血必凝"。鲍相璈《验方新编》对"毒瘀"的致病特点进行了论述，如"毒瘀肝经，损坏内溃，吐血数发，势极多危。毒瘀心包络，更加凶险，不待时日"。近50年来，随着"血瘀证与活血化瘀理论"以及近年"毒邪学说"研究的不断深入，"瘀毒致病"理论不断受到重视，解毒活血治则在恶性肿瘤、病毒性肝炎、心血管疾病以及免疫性疾病的治疗过程中得到应用。

从现代医学角度，各种致病微生物均可认为是中医外毒的一部分。而PH患者血清中多种炎性介质如白细胞介素-1（IL-1）、白细胞介素-6（IL-6）、肿瘤坏死因子-α（TNF-α）、C反应蛋白（CRP）、可溶性细胞黏附因子1（ICAM-1）、可溶性血管细胞黏附分子1（VCAM-1）、基质金属蛋白酶9等的异常升高与肺动脉重塑及PH有密切关系，这些炎性介质均可视为中医内毒，是在PH发生发展中形成的"内生毒邪"。故认为"毒-瘀"是COPD继发PH的主要病因和关键病理机转。

2. "毒-瘀"是COPD并发PH的病机基础：COPD的基本病机是外邪侵袭，日久肺脾肾三脏亏虚，痰浊、瘀血阻于肺络。现代研究已证实，慢性炎症中的各种炎性介质是外邪侵袭人体后产生的内生毒素，故在PH的整个发病环节中，内毒起到了至关重要的作用，它既是由瘀血（可兼有其他诸邪）日久不化转变所导致的"果"，更是蚀肌肺络、引发PH的关键之"因"。而毒的存在并不一定就会引发PH，"瘀毒致变"是一个由量变到质变的过程，瘀毒内蕴达到一定程度是发生质变的基础，正所谓"变从毒起，瘀从毒结"。在瘀毒转化过程中，痰、湿、浊、寒、热等日久不去，正衰邪盛，或瘀久化热、酝酿而生之"毒"，毒邪亦可蕴久成瘀，互为因果。"瘀"主要是血瘀，是贯穿于PH发展过程的中心环节，也是稳定期患者的基础病理状态。若瘀久化热、酿生毒邪，或从化为毒，可致瘀毒内蕴，如迁延日久、失治误治，则正消邪长，一旦外因引动，蕴毒骤发，则蚀肌伤肉，进而毒瘀搏结、肺脉痹阻，导致肺血管阻力进行性增加并伴有不可逆的血管构型重塑，这是PH的主要病因和关键病理机转。因此，瘀可化毒，毒可致瘀，互为因果，交结凝滞，在PH发生发展过程中，瘀与毒相互搏结而形成的瘀毒是一种常见的病理变化，是PH形成的主要病因和关键病理机转。

COPD 并发 PH 的中医治疗思路

1. 活血化瘀中药抗炎作用的研究：肺部炎症是PH的主要始动环节，瘀毒是PH重要的病因病机，目前多项研究已经证实，解毒祛瘀中药具有很好的抗炎作用，能够减轻急性肺损伤的肺水肿，提高动脉PaO_2，减少肺部中性粒细胞浸润。如红花具有活血通经、散瘀止痛的功效，红花黄色素（SY）是红花的主要有效部位，具有明显的抗炎作用。研究表明，SY可以调节一氧化氮水平、清除自由基、保护细胞膜，还可降低冠心病患者血浆中CRP、TNF-α、IL-6的水平。实验研究显示，丹参酮ⅡA、丹参酮Ⅰ和丹参总酮能明显抑制炎性细胞增殖，隐丹参酮、丹参酮ⅡA和丹参总酮对TNF-α有明显抑制作用，丹参酮ⅡA、隐丹参酮和姜黄素对IL-1β有明显抑制作用，说明活血化瘀类中药可以通过改善内毒素致炎过程中的炎症因子变化，以及巨噬细胞的过度活化，从而达到抗炎作用。三七是经典的活血化瘀中药，能够对抗5-羟色胺、缓激肽、组织胺等所致毛细血管通透性增强，并能够通过抑制炎症组织释放前列腺素等发挥抗炎作用。经络舒胶囊由丹参、三七、水飞蓟组成，有行滞通脉、活络止痛之功，对棉球肉芽肿的形成有明显的抑制作用，表明其对慢性炎症反应有抑制作用。综上所述，活血化瘀药物具有较好的抗炎作用。

2. 清热解毒中药抗炎作用的研究：范文昌等观察到，具有清热解毒作用的6种中药（山芝麻、水杨梅、青天葵、火炭母、岗梅根、三角草）均能明显抑制小鼠耳郭肿胀及小鼠毛细血管通透性增高，广东土牛膝、蛇鳞草、金盏银盘能明显抑制二甲苯致小鼠耳郭肿胀，三丫苦、救必应对醋酸所致小鼠腹腔毛细血管通透性增高具有显著的抑制作用，证实清热解毒中药对渗出性炎症有抗炎作用。小儿退热解毒颗粒（由金银花、连翘、黄芩、石膏、板蓝根、牡丹皮、柴胡、玄参等组成）具有清热解毒、泻火退热等作用，实验研究证实，小儿退热解毒颗粒对10%蛋清所致大鼠足跖肿胀有较好的抑制作用，证明其有显著的抗炎作用。以上研究证实，清热解毒药物具有良好的抗炎作用。

3. 清热解毒、活血化瘀是COPD并发PH的有效治则：尽管现代医学已经认识到炎症反应在PH的发病过程中具有重要意义，但目前尚缺乏理想的干预措施，有关抗炎性细胞因子作为抑制肺血管重塑新的干预靶向受到普遍关注。瘀与毒相互搏结而形成的瘀毒是一种常见的病理变化，是 COPD 并发 PH 的主要病因和关键病理机转。杨旭辉等研究证实，由水牛角、生地黄、牡丹皮、川芎、赤芍、莪术、连翘组成的具有清热解毒、凉血活血功效的中药复方，明显减轻了蛋清所致的大鼠足趾肿胀，同时显著抑制醋酸所致的小鼠腹腔毛细血管通透性增高，证明其有良好的抗炎作用。栀子有解热抗炎等药理作用，灯盏花具有活血祛瘀、通络止痛、改善微循环及降低血液黏度等作用，杨鸿等研究显示，清热解毒注射液（由栀子、灯盏花的有效成分研制而成的复方中药）能显著抑制大鼠急性炎症反应，可明显降低发热动物的体温，具有显著的解热抗炎作用。潘华新等利用细菌脂多糖建立炎症细胞模型，发现小檗碱、黄芩苷、大黄素、丹参酮ⅡA、三七总皂苷等清热或活血类中药有效成分均可抑制 THP-1 巨噬细胞受到炎症刺激后 IL-1β 和/或 TNF-α 的释放，同时某些清热、活血中药有效成分既可抑制巨噬细胞泡沫化，又能抑制其分泌炎症细胞因子。由此可以推断，清热解毒、活血化瘀配伍中药具有明显的抗炎作用，而解毒祛瘀法可能为 COPD 并发 PH 的有效治则。

　　现代研究表明，炎症可能为 COPD 并发的主要始动环节。"毒-瘀"在其发病过程中有重要的作用，瘀毒可相互影响，合而为病，既是 PH 发病过程中的病理变化，又是 PH 的病因病机，在 PH 的发生、发展中发挥重要的作用。目前研究已经证实，解毒祛瘀中药具有明显的抗炎作用，基于上述研究结果，说明具有抗炎作用的解毒祛瘀中药可能成为中医药干预 COPD 并发 PH 的有效途径。

249 从瘀毒论慢性阻塞性肺疾病并发肺动脉高压

学者丛晓东等以慢性阻塞性肺疾病（COPD）合并肺动脉高压（PH）的现代病理生理为切入点进行分析，追溯"毒瘀"的源流及目前的研究现状，认为毒瘀理论与 COPD 合并 PH 有较强的相关性，其中毒邪侵犯机体是导致 COPD 发病的重要因素；毒邪日久，煎熬津血，发为血瘀，瘀久可再生内毒，两者互为因果，相互交阻，最终导致 COPD 合并 PH；基于其毒瘀相互搏结的特点，解毒祛瘀法是治疗该病的关键方法。

近年来，慢性阻塞性肺疾病的病死率不断攀升。肺动脉高压是 COPD 患者的重要并发症，COPD 合并 PH 作为独立的危险因素可增加患者的死亡率。流行病学结果表明，重度 COPD 患者伴发 PH 高达 90%，其中大多数为轻到中度 PH，而 COPD 并发重度 PH 的患者占 1.1%。炎症是 COPD 发病的核心环节及始动环节，也是其走向肺源性心脏病（简称肺心病）的关键因素之一。中医学对 COPD 合并 PH 的认识多从虚、瘀、痰为出发点，认为因毒致瘀，因瘀化毒，治疗上则以解毒祛瘀为其根本。

毒瘀与 COPD 合并 PH 的关系

1. 毒邪与 COPD 合并 PH：毒邪，泛指中医学中一类致病力强的病邪。《素问·五常政大论》云"夫毒者，皆五行标盛暴烈之气所为也"。尤在泾的《金匮要略心典》云"毒，邪气蕴结不解之谓"。由此可见，邪气亢盛或蕴结日久，无论外感或内伤均可化毒，即所谓"外毒""内毒"。

吸烟及环境污染的长期暴露是导致 COPD 发病的重要因素，即所谓外来毒邪，其长期存在的气道内慢性炎症符合内毒致病缠绵难愈、腐肌伤肉的特点；各种致病菌的感染是 COPD 急性加重的主要因素，也是其加速发展至肺心病的重要原因，这与炎症因子的大量释放有关，其临床表现具有外毒致病起病急骤、传变迅速、证候危重的特点。COPD 晚期合并 PH，其血管内炎症反应与气道内类似，最终引起肺循环压力增高，导致右心衰竭，这种炎症反应的变化表现为早期气道内侵犯，即毒邪外侵人体，后期血管内炎症刺激血管收缩，即内毒瘀久生变。

丛晓东等认为"毒邪"与 COPD 合并 PH 的炎症反应过程存在相关性，即是始动因素，也是病理过程，无论吸烟或环境污染、抑或各种致病菌，凡是由外源性因素侵害肺部，均可认为是中医学中外毒一部分，进而导致机体气道内炎症的发生，可骤而害人，表现为炎症因子的大量释放，引起 COPD 急性加重，亦可缓而聚积，产生慢性气道内及血管内炎症，发为内毒，逐渐生变，导致肺心病的发生。

2. 瘀与 COPD 合并 PH："瘀血"这一名称由东汉张仲景在《金匮要略》中首次提出，并以活血化瘀法治疗各科疾病，开后世瘀血证治之先河。宋代陈无择认为，"发汗不彻，吐衄不尽"则"血蓄在内"，出现"面黄、唇白、大便黑，甚则狂闷"等症，此"皆血瘀所致"，由此可见瘀血既可是病理产物，也可反之成为致病因素。《医林改错》云"久病入络为瘀"。揭示了慢病、久病，病久必瘀的理论。瘀血常是在长期内伤杂病的基础上，由于各种病理因素刺激，引起脏腑气血功能失调，血行不畅，以致脉络瘀阻。气滞、气虚、痰浊内停或寒邪、火热入血，均可形成瘀血阻肺，其致病特点包括肺系病症咳、痰、喘，以及瘀血征象之咳喘久而难愈，舌紫暗、脉涩等。

瘀是 COPD 合并 PH 的病理产物，久之可反而致病成为病理因素，甚则生变为毒。长期缺氧、慢性炎症刺激是其形成的主要原因；血管内炎症导致肺血管收缩、阻力增加，血液黏稠度升高、血容量代偿性增加，符合久病必瘀、血液运行停滞、脉络受阻的特点。

毒瘀在 COPD 合并 PH 中的演变

1. 毒与瘀的关系：毒和瘀的关系可由以下两点论述。①毒可致瘀：《圣济总录》云"毒热内壅，则变生为瘀血"、毒邪煎熬熏蒸津血，血脉凝滞是导致血瘀形成的重要因素。②瘀可化毒：瘀血留于脏腑局部，脉络凝滞不通，脏腑代谢失常，日久生为内毒。毒瘀之间互为因果，毒为因，瘀为果；久之，瘀可反之为因，毒为其果。毒是成瘀的基础和条件，毒邪耗血炼液，形成瘀血，瘀血凝滞，闭塞不通，化生内毒，毒瘀相合，相互交结，病情危急。

2. 毒瘀与肺脏的关系：毒瘀与肺脏的关系可总结以下几点。①肺为华盖，易受外毒之侵袭，发病急迫。②肺主一身之气，气不通，则血行不畅，凝滞为瘀，日久生为内毒。③肺主宣发、肃降，与大肠相表里，可呼出浊气，肃清体内糟粕，如宣降失常，则毒邪无以外排，留于体内，致久病难愈。④肺通调水道，外可调节汗液及尿液的排泄，内可输布津液至各个脏腑，功能失司，水津无以四布，化为内毒。⑤肺朝百脉，可助心行血，功能失常则血脉瘀滞，毒瘀内生。毒邪损伤肺络，闭阻于内，气血不通，内生瘀血，瘀久则化生内毒，毒瘀相互搏结致肺失宣肃，治节失司，百脉凝结，疾病危重难愈。

3. 毒瘀与 COPD 合并 PH 的相关性探讨：毒瘀一词可追溯于东晋张湛之《养生要集》，其书云"百病横生……触其禁忌成瘀毒，缓者积而成，急者交患暴至"。古文献对毒瘀的记载缺少与肺系疾病关系的相关性探讨，而近年对毒与瘀的关系探讨初露端倪。

烟草和其他如生物燃料等产生的有害颗粒吸入肺内可引起肺部炎症，此过程为外毒侵犯人体，产生慢性炎症反应可引起肺实质的破坏，此炎症过程为毒邪缓积于体内，久而化瘀，出现肺血管的损害，化生内毒，引起更多的炎症因子释放，加重肺血管的收缩，红细胞代偿性增多、红细胞压积增高，从而使血液黏稠度增加，当血液黏度增加时，血流阻力随之增高，血流缓慢，瘀血阻滞，循环阻力加大，更使肺动脉压升高，以致右心衰竭。

因毒致瘀是 COPD 逐渐合并 PH 的重要环节；瘀可化毒是导致该病缠绵难愈、不断加重的重要因素，最终两者相互搏结，互为因果，变化丛生；毒瘀致病，是由量变到质变的过程，并贯穿疾病发展始终。

解毒祛瘀法治疗 COPD 合并 PH

COPD 合并 PH 的患者炎症贯穿疾病始终，且往往已到疾病晚期，毒瘀凝滞，血脉不通，难以祛除，单用解毒或活血法难以达到很好的疗效。故丛晓东等认为，将解毒与祛瘀两法并用是治疗该病的关键，抗炎作用是其起效的关键。

王清任《医林改错》认为"瘟毒自口鼻入气管，自气管达于血管，将气血凝结"，并创立解毒活血汤，以治疗瘟毒吐泻转筋。方中将清热解毒药及活血化瘀药物并用，可谓创解毒祛瘀疗法之先河。COPD 合并 PH 患者的发病特点为每于外毒侵犯，病情则反复加重，日久又内毒丛生，毒邪始终贯穿其整个发病过程，亦为其根本。故在治疗过程中，解毒祛邪是其要务，在选方用药时加入金银花、虎杖解毒之品；或清，或利，或散，或化，以达到祛毒外出的目的。但单纯运用解毒疗法往往疗效不佳，因其毒邪日久，已入血分，毒与血结，凝滞交结，形成毒瘀，难以祛除。如单以活血，则血虽行，但毒未去，久之可再生瘀血，病势缠绵。治疗上血行瘀祛则毒邪方动，与瘀相离，解毒才可成功，故在解毒的同时应用活血祛瘀之品，如丹参、红花等，可使血脉通达，毒邪有途可出，疾病可愈。

炎症对 COPD 相关 PH 及其血液高凝状态形成有重要作用，抗炎是治疗的重要环节，活血化瘀法具有很好的抗炎作用；而以金银花、连翘、板蓝根为代表的清热解毒药物也具有显著抗炎效果。有研究显示，祛瘀解毒中药可明显改善 COPD 稳定期患者咳嗽、咯痰、胸闷痛等症状。故活血祛瘀的同时解毒祛邪，是治疗 COPD 合并 PH 毒瘀相搏的关键，解毒祛瘀法可针对 COPD 合并 PH 起到很好的抗炎作用从而发挥疗效。

COPD 合并 PH 是一种炎症性疾病，炎症与中医学理论中毒的对应性，无论是在基础研究中，解毒药物对炎症因子的降低；还是在临床研究中，解毒疗法对 COPD 的疗效，都可以证实这一点。COPD 发展至 PH 阶段与炎症密不可分，长期慢性缺氧，气道及血管内慢性炎症，引起血液流变学的改变，形成相关的血瘀证，因毒致瘀，因瘀化毒，是其重要的病机演变。

近年来，尽管诸多研究表明炎症在 COPD 合并 PH 发病中有重要的意义，但仍缺少有效干预措施。丛晓东等在临床研究中发现，解毒祛瘀治疗 COPD 合并 PH 具有一定价值意义，单独解毒或活血化瘀不能有效延缓 COPD 合并 PH 的发展。其并认为，毒瘀在其发病过程中起着重要的作用，两者相互作用，合而为病，既是因又是果；而基于毒瘀理论，解毒祛瘀可能成为中医药干预 COPD 合并 PH 的有效途径之一。

250　从瘀毒论治慢性阻塞性肺疾病

慢性阻塞性肺疾病（COPD）是一种常见的，可以预防和治疗的呼吸道疾病。其以气流受限为特征，气流受限不完全可逆，呈进行性发展。COPD 发病率高，目前没有任何方法可根治，而中医学在治疗 COPD 方面有一定的优势。学者张文江等阐述了从瘀毒论治 COPD 的体会。

COPD 病因病机

COPD 的形成不外乎内、外二因。肺气虚是本病发病的首要条件之一，正如巢元方所云"肺本虚，气为不足，虚为邪乘，壅痞不能宣畅，故咳逆，短气也"；"肺主于气，邪乘于肺则肺胀，胀则肺管不利，不利则气道涩"。外毒（环境污染，粉尘，吸烟，感染等）入侵是发病的重要因素，肺为娇脏，亦宣亦降，若肺气为外邪所壅塞，肺失宣降，则见咳嗽、咯痰等症。另外七情、饮食皆可致病，影响脏腑和气血，产生病理产物（内毒和瘀血），伤及肺络，致使肺气宣降功能失常而致病。《证治要诀·咳嗽》云"七情饥饱，内有所伤，则邪气上逆；肺为气之出道，故五脏之邪上蒸于肺而为咳，此自内而发也"。《丹溪心法》云"肺胀而嗽，或左或右，不得眠，此痰夹瘀，血碍气而病"，对其病因病机作了精辟的论述。概而言之，本病病机为肺脾肾虚、瘀毒阻于肺络，主要病理因素为瘀血与毒邪，两者相互影响，兼见致病，是本病发生及发展的重要环节。

COPD 瘀、毒形成过程及其致病特点

1. 瘀：《医学真传·气血》云"人之一身，皆气血之所循行，气非血不和，血非气不运"。明确指出了气血的相互关系。气血失调在血瘀形成中主要表现为气虚血瘀、气滞血瘀、阳虚血凝。"气为血之帅，气行则血行"，肺朝百脉，主治节。COPD 患者以肺虚为本，肺气亏虚，无力助血运行，则见血瘀滞，造成气虚血瘀；肺气若为外邪所壅塞，亦可导致心脉运行不畅，甚而血脉瘀滞；若子病及母，则脾气亏虚，导致气血生成减少，可进一步加重血瘀。血得温则行，得寒则凝，若发展到肾阳亏虚，则见阳气不能温煦血脉之瘀血。若患者平素情志不舒，肝的疏泄功能失调，肝气郁结，亦可见气滞血瘀。中医学有"久病耗气""久病血瘀"之说，COPD 患者病程较长，且反复发作，久则病邪入络，影响血液的运行，导致瘀血的形成。正如叶天士所说"初病在气，久病从瘀"。

2. 毒：COPD 发病过程中的毒可外来亦可内生。由于肺主气，司呼吸，毒可从口鼻随呼吸而入，如空气污染、吸烟、有害粉尘等；肺与胃关系密切，咳喘"聚于胃而关于肺"，且肺与大肠相表里，因此毒亦可从口由肠胃而入，如鱼蟹、药物之毒等，此皆为外毒。毒也可由内而生，各种原因导致机体阴阳失调、气血津液运行失常，产生瘀血、水饮、痰浊等，日久皆可化毒；此外六淫、疫疠之气侵入人体后也可生毒邪，肺与此密切相关。肺主治节，助心行血，肺的功能失调，可导致血液循环不畅，瘀血内停；肺通调水道，为水之上源，功能失司，痰饮内生；肺与大肠相表里，肺失宣降则大肠传导不畅，糟粕残渣停滞；"脾为生痰之源，肺为贮痰之器"，所贮之痰难免日久生毒。如此种种，肺之受毒广矣。《素问·咳论》云"五脏六腑皆令人咳"，因此五脏六腑所感之毒皆可循经入肺，此之谓也。

3. 瘀毒交错，加重病情：瘀、毒两者互为因果，相互影响。"瘀、毒"作为病因，皆具有兼夹性和依附性，它们既是疾病的病理产物，又是致病的病因。毒邪致瘀原因可归纳为 5 个方面：①毒邪煎熬血

液，血凝成瘀。②毒邪伤络，血溢成瘀。③毒邪伤津耗阴，阴伤血滞为瘀。④毒壅气机，血脉凝滞。⑤热毒损脏，血行失司。另一方面，瘀血阻滞脉络，血行缓滞或不循常道，溢出脉外，瘀久不消，组织变性坏死，则蕴化成毒。由此可知，瘀、毒在疾病发生发展过程中可相互从化，互为因果，形成恶性循环。其中"瘀"为有形之灶，"毒"为病情转变和恶化的关键，预示病情"凶险多变"。综合瘀、毒相合致病在 COPD 的临床表现，主要有久咳气短、神疲乏力、胸痛咯血、唇甲青紫、厥脱、昏迷、舌紫绛而暗有瘀斑或紫黑、舌苔厚腻或垢腻、脉涩或结代或无脉等；其次可见面色黧黑、肌肤甲错、狂躁善忘、青筋暴涨等。从相关文献资料中归纳瘀、毒致病的临床表现，审症析因，也可发现 COPD 患者大多有瘀、毒致病的临床症状，且二者常交互存在，即瘀中有毒，毒中有瘀。

COPD 瘀毒治则与方药

COPD 病理过程中有瘀、有毒的致病特征，且瘀、毒在其中起重要作用，故应谨守病机，治病求本，从瘀毒论治。有瘀祛瘀，有毒当解毒排毒。祛瘀的治则及方药有很多，常用的有益气活血法、行气活血法、温阳活血法等，用活血祛瘀方药以助化痰止咳平喘，古今皆有之，如苏子降气汤、金水六君煎、代抵当丸、芎归六君子汤、菖蒲郁金汤等，均为治疗 COPD 的有效方剂。在中药典籍中亦载有不少解毒方剂，如《痘科辨要》引汪氏方——解毒饮、《霉疮证治》卷下之解毒饮、《三因》卷十之解毒丸等。若 COPD 患者有 CO_2 潴留，甚则蒙蔽清窍时，还可以应用呼吸机为其排毒；此外，排痰通腑也是排毒的重要方法，《素问·评热病论》云"咳出清黄涕，其状若脓，大如弹丸，从口中若鼻中出，不出则伤肺，伤肺则死"。在治疗 COPD 过程中，祛痰排毒亦是一种直接而有效的方法，临床上可以借用治肺痈方加味桔梗汤、千金苇茎汤等。因肺与大肠相表里，因此通便排毒也是保肺解毒的重要治疗方法，如可用三黄解毒汤，以釜底抽薪，祛毒之根。

在 COPD 的病因病机及临床表现中，存在毒和瘀的特征，且它们互为因果，相互转化影响。在 COPD 患者气道有内生之毒续生，毒物不仅损伤正气，败坏形体，而且致瘀；正气不足，不仅易再次感邪和导致毒邪留滞肺络，加重病理损害，而且不能及时有效清除内生之毒，这样形成恶性循环，使病情不断加重。因此，在 COPD 治疗时不仅要重视活血解毒，还应注意扶正。扶正应为治疗 COPD 之大法，亦是活血解毒所必须。总之，从瘀毒论治 COPD 是必要的，但临床运用时宜辨证施治，辨明疾病轻重缓急及证候虚实，同时重视扶正祛邪原则在治疗瘀毒中的作用，不可单用一方一法，方能使瘀祛气舒，毒消病安。

251　从瘀毒论治间质性肺疾病

中医治疗间质性肺疾病有着独特的优势，"瘀、毒"为患不仅是本病形成的重要原因，也是疾病发展过程中的病理产物，伴随疾病的发生、发展及预后。学者王灿等从"瘀、毒"为切入点，对间质性肺疾病的病因、病机以及不同阶段的治疗方法作了论述。

间质性肺疾病是一类以弥漫性肺实质、肺泡炎症变化和间质纤维化为病理基本病变，临床以活动性呼吸困难、X线胸片弥漫性浸润阴影、限制性通气障碍、弥散功能降低和低氧血症为主要表现的不同种类疾病群构成的临床-病理实体的总称。由于其病机的复杂性与病因的多样性，现代医学在临床上对其缺少明确有效的治疗手段，且在中医学中又缺少其对应的疾病名称。现多有学者根据其临床表现将其归为"肺痿"及"肺痹"的范畴，通过临床表现，发现本病与"瘀、毒"有着密切联系，从"瘀、毒"的中医理论为出发点，临床上加以辨证论治，常获得较好的疗效。

间质性肺疾病病因与瘀、毒关系密切

间质性肺疾病的病因可分为内外两方面。在内因上《辨证录》云"肺痿之成于气虚尽人不知也……肺气受伤而风寒湿之邪遂填塞肺窍而成痿矣"。肺气虚则气、血、津液输布不畅，滞而为瘀。外因中以毒邪最为显著，《素问》中提到"夫毒者，皆五行标盛暴烈之气为也"。常把由外而来侵袭机体并造成毒害的一类病邪称为外毒邪，不同的毒邪其侵入人体的途径也不一样，其形成常与时令、气候、环境有关，但从皮毛和口鼻而入伤人。如湿毒、风毒多从皮肤侵入，热毒、燥毒、火毒多从口鼻侵入。除此以外，有一些其他的特殊致病因，可以归于外毒的范畴，常包括各类气毒、水毒、食毒、药毒、漆毒、虫兽毒等。这类环境毒邪伤人，无论正气是否亏虚，感之均损伤正气。

间质性肺疾病病机与瘀、毒关系密切

间质性肺疾病的病机中"瘀、毒"致病占主要地位。瘀又可以分为"血瘀"和"痰瘀"。肺"朝百脉"，主气聚血，使全身气血得以输布，循环往复。在《重广补注黄帝内经素问》曾记载"言脉气流运，乃为大经，经气归宗，上朝于脉，肺为华盖，位复居高，治节由之，故受百脉之朝会也。由此故肺朝百脉，然乃布化精气，输于皮毛矣"。故王冰认为肺主治节，百脉朝于肺。肺病则肺朝百脉不利，气机郁滞血脉不畅，故而瘀血则成。肺脉瘀痹，则百脉受阻，不能输注于皮毛，由此可见肺对于血运的意义十分重要。间质性肺疾病作为一种慢性疾病，常起病隐晦，又延绵不断，追其宿根常与"痰瘀"有关，痰凝气道，气机不畅，则患者可见胸痛、胸闷憋气、气短等症。

史大卓等认为"瘀邪"是病发有形的顽灶，而"毒邪"是病情转化、恶化的关键。尤在泾在《金匮要略心典》中云"毒，邪气蕴结不解之谓"。根据致病因素的不同毒邪可分为外毒与内毒内毒"是指因气血运行不畅，脏腑生理功能改变，以致机体内产生的生理、病理产物未能排出体外，瘀积于体内而变。间质性肺疾病之初，可因外感外界的有毒气体，而致肺失宣降，肺络闭塞，后随着病情进展，五脏失调、津液停聚、气血瘀滞、疏通不利，痰瘀阻于肺络，气机调畅不达，外邪引动内毒遂发为本病；或因年老体衰，正气不足，脏腑衰弱，疲瘀之毒易于集聚，后因外邪引动内毒发为本病。

从瘀毒解析间质性肺疾病的临床表现

1. 瘀邪致病特点与临床表现： 临床症状上，瘀邪致病的间质性肺疾病的表现以劳力性呼吸困难最为常见，且常伴有咳嗽、乏力、气短，其体征主要为浅快呼吸，双下肺具有明显的爆裂音。从血瘀、痰瘀分开来看，其中痰瘀属阴邪，易袭阴络，故起病隐袭，早期多表现不明显，待病症显露时，多已迁延沉疴。其中痰瘀病邪入络，循络趋里入深的特点，正符合间质性肺疾病渐进性加重的表现。另一方面痰瘀致病多端、症状繁多，表现不一，内至脏腑，外达肌表，时发为结缔组织病变，病位广泛、病症繁多。血瘀致病的间质性肺疾病常以易疲劳感，唇、指发绀及杵状指趾)，指尖肌肤甲错，目、鼻、口咽干燥的表现为特点，故间质性肺疾病临床常与结缔组织疾病相关，常见技工手、干燥症、皮肌炎等患者。

2. 毒邪致病特点与临床表现： 毒邪致病有其特有的特点，其一，是毒邪会产生病理产物致病缠绵不断，也需要有形之灶，而瘀血、痰凝、肿块就是很好的病理产物，而这些病理产物作为内毒性的物质，会进一步促使病情的发展，同时也让病因变得复杂起来，不利于诊治。其二，是毒邪具有顽固性，牵连不断的特点，感受毒邪后具有病情顽固，易于反复；常规辨证，难以奏效；病势缠绵，发病时间较长，病位深沉等表现特点。其三，是机体易受毒邪损害，肺毒其恶劣之性是指肺毒不仅伤及肺的功能，还会造成人体形质上的病变。轻者表现为纤毛形态和运动的改变甚至部分纤毛的脱落，更严重的会表现为充血、水肿、纤维蛋白的渗出、胶原含量的增加以及瘢痕形成，严重者主要以肺气肿、肺气囊、纤维增殖灶和纤维化为表现，终会因肺脏正常的生理结构的改变而出现脏腑虚损的征象。

化瘀解毒法贯穿间质性肺疾病始终

"瘀、毒"不仅是病因，而且贯穿间质性肺病的始终，虽同为"瘀、毒"致病，但在不同的阶段也会表现出不同的证候。疾病初期，多因本虚而外感于毒邪，见咳嗽咳声重浊，痰稀色白或痰黄黏稠难出，喘息胸满、喘促气急等症，咽痒鼻塞，甚则鼻翼扇动，因痰阻气道、瘀而化热，证属痰瘀阻肺。随着疾病的进展，肺泡炎症反应逐步演变为慢性，肺泡结构破坏且逐渐严重而不可逆转，随后成纤维细胞活化并伴有组织纤维增生，胶原组织断裂，肺泡膈破坏，形成囊性变化。由痰入血，由血入络，在这一时期，患者常见气短、憋喘、咳嗽、神疲乏力，还多见周身皮肤硬化、肤色暗褐、指端青紫、口唇发绀，证属血瘀阻肺，血瘀日久而化为窠囊。在间质性肺疾病的终末期，肺泡结构完全损害，代之以弥漫性无功能的囊性变化。患者呼吸困难严重，动则气喘，杵状指，可出现肺动脉高压和右心室肥厚，常死于呼吸衰竭或/和心力衰竭。临床表现上多见于气短、乏力、畏寒、自汗、盗汗且日常活动受限等症状。中医认为，由于久病，患者肺气虚衰，《素问·玉机真藏论》云"五藏相通，移皆有次；五藏有病，则各传其所胜"。肺虚及肾，母病及子，肾者气之根也，与肺同司气体之出纳，肾气虚不能纳摄，气浮于上，以至虚喘动甚。根据临床症状分析，不仅中医证型可以反映"瘀、毒"在间质性肺疾病的不同阶段，高分辨率CT对于"瘀、毒"的不同阶段鉴别也有一定的参考意义。其中有临床观察表明气虚痰瘀证以网格状、磨玻璃影、支气管血管间增厚为主要表现，而气虚血瘀证以网格状、磨玻璃影、气管血管间增厚为主要表现外，多见蜂窝状影、囊泡状影的影像学表现。刘贵颖认为，弥漫性肺间质性病变初期以磨玻璃影为表现为主，病理上主要是炎性渗出性改变，在此阶段，患者主要表现为痰热、痰瘀的证候表现，网格影为表现的患者，病程较长，临床证候表现上仍以痰热、痰瘀占大多数，不同的是在此阶段有瘀血表现的患者明显增多，占到所纳入患者总数的 56.3%。高分辨率CT也进一步佐证了"瘀、毒"贯穿于间质性肺疾病的始终，且随着病程的延长，而表现不同程度上的加重，遂化瘀解毒作为治疗大法应贯穿始终，初期以化痰行气为主，中期以活血解毒为主，终期以滋阴解毒为主。

化瘀解毒法在间质性肺疾病上的运用

元代朱丹溪对于痰瘀兼夹在疾病发展过程中有较深的认识，在《丹溪心法》中云"痰挟瘀血，遂成窠囊"，指出了"窠囊之瘀"的病机在于瘀毒互结。每当瘀邪、毒邪交织时，多伤及脏腑，若血逸于脉道，机体器官得不到濡养，脏腑功能障碍。一方面阴伤血滞，凝而为瘀，另一方面，气滞血行不畅而为瘀，化聚为毒。根据其病机，治疗上常以行气解毒、活血解毒、滋阴解毒 3 种方法为主。

行气解毒法是中医药治疗本病的重要治法，治疗上可配疏肝行气药，如郁金、柴胡、香附等以助血运。气行则血不滞，血运通畅则痰瘀不结，毒邪不生，若兼夹热毒较甚者，可用鱼腥草、猫爪草等。痰毒重者，则以化痰解毒为主，用药以法半夏、陈皮、浙贝母、茯苓、桑白皮清热化痰、解毒等。血瘀致毒为主者，可用蜈蚣、全蝎等虫类药物，舒经活络以促血运，还可加莪术、延胡索、桃仁、红花、丹参等活血化瘀类药物。

活血解毒法在中医治疗间质性肺疾病中也能取得较好的效果，年老体虚，脏腑功能衰退，久病入络，病理产物以瘀血为主，因此血瘀是间质性肺疾病的主要病理环节。治法则以活血化瘀兼以泻肺利水为主。临床用药上除以活血化瘀类药物外，常配以葶苈子泻肺利水。诸药配伍，共奏活血化瘀，泻肺利水的功效。水液输布通畅，不聚而为痰则气血畅通，经血不滞，故用泻肺利水类药物，且葶苈子又有促进气管表面的纤毛运动，兼利祛痰。

滋阴解毒法对于久病至络，伤及脏腑，耗伤阴液的患者常收到不错的疗效，肝肾阴虚，阴阳失调，气血失和。瘀毒为因常致血液黏稠，血行不畅，化而为瘀；瘀血内阻，津液停聚，痰浊内生，气机受阻，故郁而化火；痰瘀火热，蕴积不除则毒邪乃生，损伤肺络。滋阴解毒在用药上常以地黄黄、枸杞子，首滋肝肾之阴，黄芪、葛根、川芎、水蛭、地龙、山楂益气生津、活血通络，清热解毒方面以黄芩、金银花、蒲公英为主，诸药合用，兼具滋阴、行气活血、解毒功效。

"瘀、毒"在间质性肺病中广泛存在，且与间质性肺病的关系紧密，既是致病之因，也是疾病之结果，贯穿着疾病发生的全程，无论是在早期的感邪，还是慢性进展期以及终末期，"瘀、毒"都占有重要的地位。在临床治疗中，应尤其注意化瘀解毒类药物的应用，且应根据分期阶段的不同，而应用不同证型的药物以求效佳。

252 从瘀毒论治心系疾病

"瘀毒"是近年研究的热点、重点，由瘀毒引发的疾病涉及内科、外科、妇科等多系统。学者邹林蓁等通过对历代文献的总结、整理、分析，探讨瘀毒概念，总结瘀毒的产生机制，致病特征及特点，为临床辨治瘀毒提供了借鉴。

瘀毒的概念

1. 瘀毒的概念和源流："瘀毒"最早见于东晋张湛所撰《养生要集》，书中指出了瘀毒缓积骤发的特征，之后在北宋丹波康赖《医心方》调食中又提到"百病横生，年命横夭，多由饮食……触其禁忌成瘀毒，缓者积而成，急者交患暴至，饮酒啖枣，令人昏闷，此其验也"。指出饮食失节可形成瘀毒，对人体造成伤害；张从正在《儒门事亲》中提到瘀毒，"与脓血、涎沫齐下"，此处瘀毒为有形病理产物。陈实功在《外科正宗》中记载了脑疽瘀毒，"放出内积瘀毒脓血不止碗许"，此处瘀毒也为有形之邪。

清代对"瘀毒"的病因、病机认识有了发展。清代郭士遂《痧胀玉衡》云"天蚕能治血分之痰，佐山甲透经络，以破瘀毒"。张璐在《本经逢原》下血篇述草药捣汁外敷治疗恶犬咬伤，"服后小便当有瘀毒泄出"。吴谦《痘疹心法要诀》述血瘀毒炽可发痘疹，其形如浮萍，非急攻不可，治宜凉血解毒，说明当时医家已经意识到瘀毒不完全是有形之邪。顾靖远《顾松园医镜》中述大黄牡丹汤加减方中冬瓜仁"散瘀毒，治肠痈"，认识到肠痈未成脓时，下出瘀热毒血可消肿；鲍相璈《验方新编》记载"土三"方可"散瘀毒，引火下行"，还可引瘀火头痛之火下行，而该篇中的"土六"方，虽未直言"瘀毒"二字，但提出毒、瘀互结可致半身不遂痧，药用丹参、山楂、皂角刺等，可"散毒消瘀"，解痧症之痛麻。

近代，"瘀毒"理论逐渐成形。认为瘀毒是脏腑功能紊乱、气血运行失常，导致机体内产生的瘀血不能及时正常排出、蓄积体内化生的病理产物，也是一种对人体脏腑经络、气血阴阳造成严重损害的致病因素。"瘀毒"在瘀的基础上化生而来，保留了瘀的基本特征，其性质凶险、胶结顽固、危害较大。陈可冀院士通过"血瘀证与活血化瘀治疗的研究"，提出了"冠心病瘀毒理论"，认为"瘀毒致变"是"胸痹""真心痛"的特殊类型，"瘀毒"是瘀血或瘀血兼其他诸邪日久不去化生的结果，是在血瘀证病机基础上延伸的毒邪为害的表现。刘龙涛等认为，在血瘀证基础上，毒气奔心，热毒、疫毒之邪侵入血分或心脉，瘀毒之邪共同伤筋腐肉，发为溃疡，丰富了"冠心病瘀毒理论"中对冠心病易损斑块的客观辨证。徐浩认为冠心病"瘀毒"发病凶险危急，一旦骤发必然蚀肌伤肉，痹阻血脉，此时冠状动脉闭塞、心肌坏死，再行解毒之法，实际意义不大，故提出及早识别"瘀毒内蕴"、具有"潜毒"趋势的患者，明确了"瘀毒"运用在中医学未病先防、既病防变的意义。谢海洲认为痰湿瘀毒积聚是癌病的病机之一，并提出瘀毒积聚的原因多为外感邪毒、七情郁结，饮食起居失节；麻瑞亭所著《医林五十年》中提出，瘀毒病位可在大肠，发为痢疾；李小清在《女科宝鉴》中也提出，瘀毒互结可作为宫颈癌的发病病机。

2. 瘀和毒的关系：瘀是病理基础，毒是必然转归，两者相互促进，相互影响。陈可冀认为，心系疾病中瘀是共同的病理基础。瘀久化热、酿生毒邪、或从化为毒，或因疾病缠绵不愈，失治误治，均可致瘀毒内蕴，随着疾病迁延，正气虚耗、病邪滋长，一遇外因引动、蕴毒骤发，则蚀肌伤肉，最终毒瘀共见、血瘀更盛、痹阻心脉，导致病情突变，出现不稳定性心绞痛、急性心肌梗死、心源性猝死等急危重症。也有学者认为瘀和毒的关系，是由毒邪先侵犯机体，导致气血津液运行不畅，阻于脉络形成瘀血；或毒邪直接损伤脉络，血脉受损，血溢脉外，离经妄行或血行不畅，亦可形成瘀血。史大卓等认为，在瘀毒从化的过程中，瘀、毒两者是相互促生的。一方面，瘀血阻滞脉络，血行缓滞，或不循常道溢出脉外，瘀久不散，蕴化成毒，导致机体组织、器官变性坏死；另一方面，毒邪损伤脉络，伤阴耗气、壅遏气机，又可导致血脉瘀滞。

瘀毒形成，有两个机制。一由脏腑功能失调，或素体阴虚阳旺，气火偏亢。当今生活条件、社会环境、自然环境都发生了巨大的变化，气候转暖，社会安定，物质富足，饮食肥甘厚腻、嗜食烟酒辛辣，同时环境污染，生活节奏快，工作、学习压力大，欲念丛生，心神不定，相火妄动，这些因素都可在体内蕴结化火成毒，损伤心络；安逸少劳，贪图享乐、缺乏运动、饮食不节，脾胃受损，则痰浊停聚，壅滞气机，血脉不畅。二由五志过极，气郁化火，《程兴轩医案》云"或情怀不释，因怒而动血者有之……凡血离宫便成块，未可见血之有块，即认为瘀"。即认为因怒而瘀。三由痰湿寒凝食积血瘀，日久结聚，邪郁化热酿生毒邪，或从化为毒。四由内伤杂病，气失平调，火失潜藏，致火热毒邪内生，脏腑生热，热乘于血，血热内壅，则搏血为瘀，如迁延日久、失治误治，则正消邪长，一旦外因引动、蕴毒骤发，则蚀肌伤肉，进而毒瘀搏结、痹阻心脉、损坏血络。

瘀和毒相互作用，易致急危重症。《温热逢源》云"因病而有蓄血，温热之邪与之纠结，热附血而愈觉缠绵，血得热则愈形凝固"。即是内有瘀血的情况下，温热毒邪更易与之纠结。瘀为有形之灶，毒为病情恶变关键，瘀为常，毒为变，瘀毒互生互结，坏血损脉，腐肌伤肉，变生诸多病理生理变化。瘀毒从化演变的过程中，还常常合并其他疾病而耗气伤阴，气虚则运血无力，阴虚则血脉失养，加重血脉瘀阻，甚至"瘀毒致变"，发生急危重症。

瘀毒的致病特点

瘀毒具有起病急骤、传变迅速、病变复杂、病势酷烈、凶险多变、顽固难愈等特点。

1. 起病急骤，传变迅速：毒邪内蕴体内，与瘀血、痰饮之阴邪胶结，可使病邪深伏，入血入络，初起不易察觉；一旦久伏之邪化热，热可入营血，亦可逆传心包，"火热受邪，心病生焉"《素问·至真要大论》，火热之邪伤人，最易入心，火性上炎，故起病急骤，且多有动血之变，热邪耗伤心气心血，损伤脉络，心神被扰，故瘀毒发病常骤发，病势急，虚实夹杂，传变迅速，严重者伤人性命。

2. 病变复杂、病势酷烈：瘀毒的形成，并非由瘀单独化生，痰浊、积滞、水饮等物亦可日久瘀结，酿化为毒，瘀毒致病在急性期的酷烈性和慢性期的复杂性，一定程度上是由这些兼挟从化的病理产物的性质决定的。同时，兼夹他邪的瘀毒，可侵犯不同的脏腑、经络，导致多种疾病的发生。内伤中多夹痰夹瘀，故瘀毒致病，病情常复杂多变，变生诸证，病势多夹他邪而酷烈暴戾。

3. 凶险危重：心为君主之官，心系疾病的后期，瘀毒与痰、湿等诸邪互结互长，邪猖于内而正无以存，内损脏腑，外蚀肌肉。血脉瘀阻可引起肺肃降失常，肺气不宣，心肺气虚，严重是可见元气虚脱、阴阳离绝之危候；心又与肾水火相济，瘀毒阻络，心阳被遏，则肾阳亦微，肾失摄纳，则见水气凌心，心阳更虚，咳喘、憋闷、心悸更甚，后期毒壅心神，瘀阻血络，可致神昏而窍闭。

4. 顽固难愈：久患心病，气血阴阳均不足。瘀血凝滞，毒损脉络，致使气血不足，阴阳失调，津液失布。心气虚而渐致心阳亦虚，心气心阳俱虚则鼓动血液无力，血流迟缓或瘀滞又形成瘀血。瘀血形成后更伤心气心阳，使之更虚，病情进而反复难愈；毒邪直接攻心，邪害心阳，心阳更虚，病情愈加严重。

从瘀毒论治心系疾病

1. 治则治法：心为阳脏主通明，心脉当以通畅为本，瘀毒内蕴，病情凶险，治当活血解毒。对于兼夹痰、浊、湿、寒诸邪，从化为毒者，邪盛为化毒之因，治疗当在活血解毒基础上，加强祛痰、化浊、利湿、散寒等祛邪治法，有助于毒化。而对于本虚标实者，需注重扶正固本，正盛自可托毒外出，不解毒而毒自祛。

2. 临床应用：

（1）病毒性心肌炎：叶天士在《外感温热论》中指出"温邪上受，首先犯肺，逆传心包"，在温热病中，以心肺病变为中心者，毒、瘀、痰相互交夹为害者尤为常见。如病毒性心肌炎，具有起病急骤、传变迅速、病情危笃的发病特点，由于温毒损伤心脉，导致心脏传导受损，出现心律失常，病久温毒耗气伤阴，热毒瘀血伤络，心脉失养，临床症见胸闷、憋气、乏力等。

瘀热邪毒损伤心脉的病毒性心肌炎，治疗上可以活血解毒、益气滋阴为主，顾护心气，赵秀莉认为，该病病机以气阴两虚为本，热毒血瘀为标，故提倡清热解毒、益气养阴、活血化瘀，药用贯众、虎杖、黄连、苦参等，能分别在急性期和迁延期起到清热解毒、抗病毒、抗心律失常等作用。褚秋萍认为，病毒性心肌炎是由于正气虚弱之时感受时邪毒气，诸邪结聚，瘀毒互结，因此，治疗应活血化瘀、养心解毒，对感触时邪发病的急性期患者可以补阳还五汤及失笑散加减使用。李小妮认为，瘀毒互生互结，损脉蚀肌，因此无论在该病急性期还是迁延期，都应予活血化瘀药贯穿始终，在祛邪方面，常以清热解毒为治法。金妙文等认为，病毒性心肌炎初期表现以热毒为主，病至末期，瘀证显露，治则在益气养阴、清热解毒基础上，予川芎、三七等活血通络。李裕蕃认为瘀毒阻滞络脉为该病病机，治疗可予三七、丹参通利血脉，淡竹叶、灯心草清邪热、利小便，使邪热从小便解。丁书文认为，感触温热时毒是该病重要病因，若温毒与瘀邪胶结，则应在养阴解毒的同时活血化瘀，以祛毒之所依。小儿病毒性心肌炎的中后期，病机常夹瘀毒，李燕宁认为总治则当化瘀通毒、清热解毒。由此看来，活血解毒法是临床治疗心肌炎瘀毒病机的常法，其中解毒又以清热解毒为主，毒有出路，则邪去神清，气血阴阳调和，心脉得养，有利于患者康复。

（2）原发性高血压：心主血脉，脉络属心。心络、脑络、肾络、肝络输布气血，对维持人体血压的正常起着非常重要的作用。原发性高血压初期多因心肝火旺，肝阳上亢，冲逆巅顶，上蒙清窍发为眩晕、头痛，但后期可因血压居高不下而造成多种并发症及脏器损害，病变复杂，牵涉多处，体现了毒邪的致病特点。这是由于该病发展过程中，风、火、痰、瘀、虚证可夹杂出现，由于初期将息失宜，心肝阳盛，心火、肝火相激相助，火无所制，导致火热积聚体内，炼液为痰，炼血为瘀。火热痰瘀胶结难解，久则生毒，浸淫血脉，损及脉络，又进而病久入络，正虚络伤，瘀毒更甚，渐至痼结难解，顽恶难愈，瘀毒壅遏血脉则伤心络，上犯于脑则伤脑络，下注于肾则伤肾络。

韩正石等认为，在原发性高血压初起期，瘀毒壅盛可伴肾阳虚证出现，因此该病在从肾论治的同时，应化瘀、解毒。若原发性高血压病久，病久正虚，络脉气血不足，痰瘀浊毒入络，继而阻络、损络，伤及络脉汇集之处，临床变证丛生。因此，沉绍功提出"疏通络脉，透达络毒"之法，药用水蛭、莱菔子等化瘀通络，瘀祛则毒无所依。韦章进认为痰瘀蕴蓄，亦可在原发性高血压后期从化为毒。治宜化痰活血、清热解毒。王浩中等认为，瘀邪可伏于脉络，蕴久化毒，瘀毒伏邪随气升降，败坏形气，逆乱气血，故治当化瘀解毒，以祛伏邪。邵章祥认为原发性高血压病于瘀毒损络，治则当化痰行瘀、解毒舒络。由此可见，瘀毒壅遏血络是原发性高血压的重要病机，治则当活血化瘀、解毒通络，瘀祛则气机无阻，气血流畅；毒解则脏腑清净，脉道滑利、经络畅通。

（3）心律失常：《素问·至真要大论》提出"诸病惊骇皆属于火"，痰火扰心使神无所舍，心神不安，故可发为心悸怔忡。《血证论》谓痰水之壅，由瘀血使然。血脉壅塞，水饮停聚，痰火蕴伏体内日久亦可成毒，痰性凝滞，瘀阻气机，心气被阻则脉气不相顺接，故见脉律不调，《杂病源流犀烛》中所云"热生痰，痰流毒，痰毒灌注经络"，瘀痰毒邪胶结脉络，伏于体内，一遇诱因，痰瘀夹毒，上犯心神，络气阻遏，心络不宁。临床可联想到心律失常的突发性、严重性，恶性心律失常甚则戕人性命，这又符合了毒邪致病的特点。在治疗上，万启南认为，可予黄连、蒲公英、黄柏、栀子等凉血活血、清热解毒。

丁书文主张"清火化痰解毒"，化痰以行气血、通经脉，清热以宁心神，解毒则为祛邪之胶着，邪去正安，脉气通畅，心安神明，心悸诸症随之亦消，药用苦参消痰火，常山开痰结，黄连、青蒿清热泻火除烦，紫石英、莲子心、酸枣仁镇心宁神。

（4）冠心病：心主血脉，心脉瘀阻是冠心病发病的基础，瘀血阻滞日久可蕴化生毒，热毒亦可损伤脉络，积聚成结、伤阴致瘀。瘀毒互结则是导致冠心病恶化甚至死亡的病机关键。早期瘀毒内蕴的易损患者，不常具备"毒"的典型表现，临床上难以察觉，此时可称之为"潜毒"。随着冠心病的日久不愈，心气亏虚、气化不力，津液运化失常，导致水饮内停，水停而血瘀加重，血瘀则心气更虚。水饮、瘀血等病理产物均属阴邪，阴邪易伤阳气，长期必然心阳受损。在冠心病瘀毒从化的过程中，或因瘀久而化为热毒，或夹杂痰、湿、寒、浊，邪久难去而化变为寒毒；毒与瘀互结，或从阴化水，导致水饮停聚，阻滞心气心阳，亦可从阳化热，灼损真阴，最终阴阳离绝，厥脱互见。现代医学认为，凝血及纤溶物质、炎性介质、微小血栓和血管活性物质的过度释放，均可归属于"毒"的范畴，直接影响了冠心病预后和转归，毒邪煎熬血液，伤津耗阴，血凝成瘀，或毒邪壅塞气机，凝滞心脉，血凝成瘀，抑或热毒伤络，血溢脉外为瘀。急性冠脉综合征的病理生理研究显示，易损斑块破裂所致心绞痛具有病情急、变化快的临床特点，其产生的炎症反应的表现类似于中医的红、肿、热、痛、溃疡、出血等，是热毒的辨证依据，这都具备瘀毒致病的性质。治疗上，可在活血化瘀的基础上配伍黄连、虎杖、酒大黄等解毒中药。

在冠心病瘀毒从化的过程中，活血解毒治疗大法重点应用于未发生急性心血管事件的患者，即冠心病稳定期、"瘀毒内蕴"的高危患者，活血解毒的虎杖、酒大黄可作为主要药物，四妙勇安汤、黄连解毒汤等方亦可起到"未病先防"的作用，四妙勇安汤育阴清热、活血解毒，故能在冠心病治疗中升清降浊，畅行气血。胡世方认为，冠心病瘀毒日久而阻络者，化瘀解毒为其基本治则。王新东认为，血气失和、伏毒损脉可日久化瘀酿毒、胶滞脉络，治当通脉祛毒。在瘀毒峻猛、猝然闭阻心脉时，球囊支架介入术及搭桥术能及时开通心脉，运行气血，精气血津运行不竭，心得濡养，而不至心之阴阳暴脱。心为火脏，其性恶热，《圣济总录》云其"受病则易生热"，因此，清热法是治疗冠心病的常法，陈黎明认为，瘀毒易从阴虚起，故治当滋阴清热、活血解毒。对于瘀毒内壅而热损心营者，治应活血通络、清营解毒；丁书文指出，可以清热解毒之品合血府逐瘀汤，活血化瘀、条达肝气；又考虑到瘀毒日久，易耗气伤阴，故在活血解毒大法基础上可予生脉散类，补气养阴，清补兼施，起到"邪退正安""正胜邪退"的作用。

（4）心力衰竭：心力衰竭是多种心系疾病的重要转归，临床表现为喘息不得卧，胸闷心悸，心力衰竭患者多因劳累、感染，或药毒、酒毒等邪毒侵心，耗伤心气心阴，进而折伤心阳。心气既虚，心阴不足，不能濡养心体，若又有瘀血停滞体内，日久不去，胶结为患，致脏腑气血阴阳失调，可变化为"瘀毒"；又或平素饮食不节，嗜食膏粱厚味，缺乏运动锻炼，生痰生湿，痰湿壅阻，血脉瘀阻，体内脂、糖、痰浊、瘀血等内生之毒胶结蕴集，终致阴极阳竭，阴阳俱损，众毒积酿，顽固不化，牵涉多脏。慢性心力衰竭患者病程长、病情复杂危重、反复发作、难治愈，与瘀毒的顽固性、多发性、酷烈性等特点具有明显的相似性。

治疗上，活血祛瘀法贯穿始终，祛毒防变是关键。瘀毒致变，应遵循《素问·五常政大论》的"经络以通，血气以从，复其不足……必养其和，待其来复"的认识来防治瘀毒对心系疾病的影响，调养身心，补益心气，化瘀解毒，及时防治。在治疗时机上，如尚未瘀久化毒，过用苦寒解毒之品，可能凝滞气机、损伤胃气或引邪深入；如已具有化毒趋势，应在此时酌用解毒之品，以求未毒先清，未毒先化，可选用清透解毒药物，如金银花、连翘、野菊花等，防止瘀毒致变又不致遏邪伤正；当蕴毒已成，当及时应用清热解毒药，如黄连、穿心莲、大黄、虎杖、贯众。潜毒而未发的患者在临床上属于高危人群，及早辨识瘀毒内蕴的患者，及时采用活血化瘀药与清热解毒药，可以起到"既病防变"作用，降低心系疾病凶厄转归。

253 从瘀毒和血脂异常病症的关系论慢性疾病转归

20世纪90年代以来，现代医学已进入"强化降脂"时代并取得显著的临床获益，随着对血脂异常状态危险因素的深入了解和积极控制，相关慢性疾病的防控取得了令人鼓舞的进展，并将医疗的重心转变为提高一级与二级预防水平。治未病的调体调常均为治证不治病，这种发展思路会带来治疗相应疾病防治效果的进步和理论方法学的改变，如伏邪学说、圆运动学说、络病学说等。赵为民教授基于治疗血脂异常及相关疾病的临床经验，从治未病角度研究慢性疾病病因病机、演变规律，对于早期识别和治疗血脂异常及慢性疾病稳定期高危患者，规范治疗方案，从个体化治疗向治未病群体化服务的转变，具有积极作用。

瘀毒理论源流与现代微观阐述

1. 瘀毒的理论溯源：

（1）瘀："瘀"为血脉瘀滞不畅。《黄帝内经》先后曾以"血凝泣""恶血""脉不通"及"血脉凝泣"等方式记载血瘀。瘀血专论的首次出现为东汉时期张仲景在《金匮要略·惊悸吐衄下血胸满瘀血病脉证治》。失笑散为当时活血化瘀的代表方。巢元方《诸病源候论》提到瘀血证的病因病机。《证治准绳·杂病·蓄血篇》中指出"百病由污血者多"阐述瘀血致病广泛，多种慢性疾病与瘀血相关。《医林改错》云"久病入络为瘀"，《临证指南医案》也有"血流之中，必有瘀滞，故致病情缠绵不去""内结成瘀"以及"久病在络，气血皆窒"等论述。《景岳全书》详细论述了血瘀证的用药。晚清时期为化瘀理论成熟期，王清任创制以活血为主的方剂，治法分为补气消瘀和活血逐瘀；唐容川《血证论》提出"止血，消瘀，宁血，补血"四法。

（2）毒："毒"泛指对机体有不利影响的物质。《说文解字》云："毒，厚也。"厚有程度重之意，表示病邪深伏。《黄帝内经》提出了毒邪的分类。晋代王叔和《伤寒例》云"寒毒藏于肌肤，至春变为温病"，后世发展为伏寒化温说。庞安时著《伤寒总病论》，认为患者的体质与"阴毒"或"阳毒"的发病密切相关，并对犀角地黄汤治疗"内热瘀血"的疗效给予了肯定。"邪盛谓之毒"，认为毒存体内，可损伤脏腑，败坏形体，造成病势缠绵或变证多端；其治以祛邪为要，排毒解毒，祛邪外出，促使机体恢复生理平衡，邪去则正安。刘河间、张从正治疗疾病都以解毒攻邪著称。刘河间在《黄帝内经》病机十九条的启示下，从理论上揭示了火热致病的病变机制。张从正倡导"攻邪"治法，提出"先论攻其邪，邪去而元气自复"的新观点，为后世"热毒"相关疾病的解毒祛邪治疗提供了理论依据。吴又可《温疫论》还提出了"杂气说"，使毒邪的含义进一步明确，即毒不仅指六淫之甚，还包括六淫之外的一些特殊致病因素。清代尤在泾《金匮要略心典》云"毒，邪气蕴结不解之谓"。邪气蕴结日久可化为毒。现代医家倾向对因脏腑功能和气血运行失常而致内生之毒的研究。

（3）瘀毒：明清时代之前仅见少量将"瘀毒""毒瘀"作为病因和病理产物的记载。东晋时期张湛《养生要集》云"百病横生……触其禁忌成瘀毒，缓者积而成，急者交患暴至"，此处讲瘀毒缓积骤发的特性。《千金方》云"犀角地黄汤，治伤寒及温病，应发汗而不汗之，内有蓄血者"，运用犀角地黄汤祛瘀毒。《圣济总录》中有"毒热内壅，则变生为瘀血"论述了毒与瘀血的关系。直至明清与民国时代，才形成了比较系统的"瘀毒"病因理论体系，王清任对因毒致瘀进行了阐述，《医林改错》立解毒活血汤祛瘀毒。何廉臣在《重订广温热论》中云"毒火盛而蔽其气瘀其血"。明代董宿辑录《奇效良方》提出疮疹治法为活血解毒。孟继孔《幼幼集》云"内毒太盛，疮必稠密，急宜投以解毒活血、消导清凉之剂，并以活血解毒汤治疗痘后余毒"。《医学衷中参西录》记载了张锡纯用解毒活血汤治疗鼠疫的病案。鲍相璈《验方新编》对毒瘀的致病特点进行了论述，如毒瘀肝经，损坏内溃，吐血数发，势极多危；毒瘀心包络，更加凶险，不待时日。瘀血内停，阻滞气机，久则蕴而化热，热从火化，酿生内毒，瘀毒交织，互为因果，正如清朝柳宝诒《温热逢源》中云"因病而有蓄血，温热之邪与之纠结，热附血而愈觉缠绵，血得热则愈形凝固"。清代陈士铎喜用大量贯众、连翘解毒祛瘀解毒疗心痛。

2. 瘀毒的现代微观阐述：

（1）瘀："瘀"作为基本证候要素，近年来与炎症、血流动力学、血小板功能、微循环等的相关性的研究，更深研究了其本质，确立了客观化诊断标准体系。同时，各种致病因子所造成的全身或局部组织器官的缺血、缺氧，或血循环障碍以及血液流变性和黏滞性异常而导致各组织器官水肿、炎症渗出、血栓形成、组织变性、结缔组织增生等一系列的病理变化，都可以概括为"瘀"的病理实质。其中血液流变学异常、高凝状态、炎症反应、血管内皮损伤、血脂代谢异常是研究最早并取得广泛认可的领域，基因组学、蛋白组学、代谢组学是随着系统生物学的发展近几年掘起的研究热点，成果也颇为丰富。

（2）毒："毒"，包括"瘀毒""浊毒""脂毒"及"癌毒"等，即氧自由基、兴奋性神经毒、酸中毒、微生物毒、过敏介质、钙离子超载、凝血及纤溶产物、微小血栓、新陈代谢毒素、突变细胞、自身衰老及死亡细胞、致癌因子、炎性介质和血管活性物质的过度释放等。张京春认为炎症反应与毒热是相通的，与因毒致病学说相关。炎性介质，如血清白介素-6（IL-6）它的致炎作用与酪氨酸蛋白激酶（JAK）-信号转导因子和转录活化因子（STAT）信号通路，肿瘤坏死因子（TNF-α）触发和"级联放大"而诱导过度炎症反应的关键促炎因子，引发血管内皮损伤；干扰素（IFNs）参与并介导的多种炎症、发热反应；诱导细胞凋亡、抑制肿瘤血管生成及肿瘤细胞生长从而导致肿瘤组织缺血性坏死，促进动脉粥样硬化病变的进展等病理生理学过程；它们所介导的发热及炎症反应多见于各类炎性感染、心脑血管、免疫系统疾病及恶性肿瘤等。

瘀毒与血脂异常相关病症的关系

1. 血脂异常病名溯源：中医学中无血脂异常的病名，根据血脂异常疾病的临床表现及特点，中医学类似病症常以"膏""脂"并称，或以"膏"概"脂"，可见于肥胖、痰浊、胸痹、虚证、眩晕、中风等病证。从人体生理角度，《灵枢·五癃津液别》云"五谷之津液和合而为膏者，内渗于骨空，补益脑髓，而下流于阴股"。描述了血中膏脂是人体的重要组成部分，来源于五谷精微，营运全身以濡养五脏百骸，对人体具有濡润、补益、充养的作用，但若脂质摄入过多，或脂膏的化生、转输、排泄等发生异常，则体内脂膏过盛，则使津血稠厚，易生壅塞滞留之患。也正如张志聪《黄帝内经灵枢集注》云"中焦之气，蒸津液化，其精微溢于外则皮肉膏肥，余于内则膏脂丰满"。

2. 血脂异常及其相关疾病病因病机：对于血脂异常的认识多从病因病机开始，《医学心悟》中指出"凡人嗜食肥甘，或醇酒奶酪，内湿从内受湿生痰，痰生热"，说明了膏脂来源于饮食不当，喜好肥甘、奶类等，可致湿痰热瘀结于血脉中。《灵枢血络论》云"阳气蓄积，久留而不泻者，其血黑以浊，故不能射"。膏脂过度，阳气蓄积，则致瘀浊，此论述与血脂异常导致高黏血症的现象一致。《素问·通评虚实论》云"凡治消瘅，仆击，偏枯痿厥，气满发逆，甘肥贵人，则膏粱之疾也"，膏粱之疾为甘肥贵人，即与肥胖有关，更说明了血脂与心脑血管疾病相关。

膏脂病机为本虚标实，根本为脏腑功能失调，标多以湿浊、血瘀，"久病必有瘀"，瘀血与膏脂积滞，"毒者，邪气蕴结不解之谓"，血行不畅，瘀久化毒，瘀毒互结内于血脉，西医理论支持为血液黏稠性和血浆聚集性增高、血浆的流动降低，损伤血管内皮细胞，导致动脉粥样硬化，发展为心脑血管意外等。清朝叶其蓁在《女科指掌》中就有脂塞不孕之说，认为膏脂过度之人，其胞脉脂质过多导致胞脉闭塞，胞宫摄精不行而不孕，与西医多囊卵巢综合征病因胰岛素抵抗所致相符。"瘀毒"为血脂异常及相关疾病的共同病机转归。

瘀毒对慢性疾病转归的影响

1. 动脉粥样硬化易损斑块及心系疾病： 陈可冀等认为中医学瘀毒病因病机和临证特点与易损斑块炎性反应及血栓形成的病因学认识有相似性，导致斑块不稳定的炎性因子、细胞因子均可归属于中医学之毒的范畴。瘀毒是易损斑块的中医病机。张金生认为易损斑块病位在血脉，痰瘀互结，久则形成"痰夹瘀血，遂成窠囊"的斑块，闭久则生热酿毒，继而"毒从瘀结，热从毒化，变从毒起"，加之"毒邪最易腐筋伤脉"，痰瘀互结，变从毒起是易损斑块病理演变的主线。介入心脏病学和心血管病理专家回顾性地把引起冠状动脉闭塞和死亡的斑块称为"罪犯"斑块，但根据易损斑块病理特征及病理变化过程将其归于中医学"痰瘀""血瘀"的范畴，一旦引发疾病，起病急骤、病情变化多端、一些心肌组织坏死、进展迅速、易于恶化等特点，当然有异于一般的血瘀证，而应考虑其兼挟因毒致病的特点。张伯礼认为，冠心病多痰瘀互生，酿生浊毒，易热化伤阴，用药勿过于温热；且浊为阴邪，质重黏腻，遇寒易凝聚难解，慎防用药过于寒凉，宜施芳化，佐以清解。卿立金认为清热解毒活血法抑制易损斑块的机制可能通过抑制而非完全阻断动脉斑块内 CD40/CD40L 系统，打断系统与炎症因子之间的恶性循环，稳定易损斑块。魏运湘以四妙勇安汤加味治疗失去溶栓机会或无溶栓指征的患者。得出结论四妙勇安汤加味可能通过提高缺血心肌组织 SOD 活性、降低 MDA 含量对缺血心肌的继发性损伤起到一定程度的保护作用。

2. 慢性阻塞性肺疾病及肺系难治病： 王琦等用"肺络微型癥瘕"理论阐释 COPD 气道重构的机制。COPD 耗伤肺气，津凝成痰，血滞成瘀，痰瘀互相胶结，积聚于肺之络脉，形成微型癥瘕痹阻肺络的过程。治疗则在补虚荣络的基础上软坚散结、消癥通络，配合辛味走窜之品，搜剔经络的虫类药物，诸法合用方能收效。国医大师朱良春认为，肺系难治病痰瘀毒阻络是表象，正气不足、肺络亏虚是根本，是各种肺系病变发展的结局，也是恶性循环的中间病理环节，在辨别气血阴阳亏虚的不同、扶正通络基础上，运用痰瘀毒阻络、扶正通络理论治疗。

3. 慢性肾炎、肾损害等泌尿系统疾病： 衷敬柏教授认为高血压早期肾损伤的病机是瘀毒伤络、肾气不固，初期尤以"瘀、毒"为著。以补肾活血解毒汤为基础方，行化瘀解毒之力，取得良好的疗效。吕洪元教授通过大量临床实践，提出和实施病、症、证、征辨治体系，认为糖尿病肾病的肾损害病因病机为本虚标实，瘀毒内停肾络，运用中药运脾滋肾、化瘀通络为法组成"糖肾通络方"联合治疗；且对慢性肾炎提出基本病机为热毒成瘀，湿热蕴阻肾络，迫精血外溢致肾精阴血损耗，立滋肾解毒，化瘀利湿基本法则，定金氏肾炎汤基础方，指导临床，知守知变，疗效显著。张晓岚通过高血压肾损害的临床症状与病机总结得出瘀毒上犯清窍而见眩晕；壅滞下焦，尿频、肢肿；蕴结脏腑，脾肾亏虚，而见蛋白尿。亦可从瘀毒的偏重论治，早中期，以"瘀"为主，表现为肾虚痰阻血瘀的症状；后期，以"毒"为主，治疗以虫药祛顽毒瘀滞，颇多神效。

4. 慢性胃炎及胃癌前病变、溃疡性结肠炎等消化系统疾病： 国医大师李玉奇认为，慢性萎缩性胃炎为"寒热交错诱发的瘤瘕"应"以痈论治"，其理论核心是用"清热解毒"的方法治疗胃炎，常用大剂的苦寒清热化瘀的药物，取得良好的疗效。惠建萍提出感染幽门螺杆菌之后，气滞血凝，瘀毒交阻，损伤胃络，是胃癌或癌前病变的关键病因。临床以有解毒化瘀作用的金果胃康胶囊治疗，结论为祛瘀解毒法可改善气滞血凝、瘀毒交阻，有效逆转癌前病变。史亚飞等临床观察以健脾化瘀解毒法组方胃炎1号、胃痞消等可有效防治脾虚证胃癌前病变，抑制胃黏膜萎缩，抑制胃黏膜炎性病变和萎缩，逆转肠上皮化生，增强机体免疫功能等。溃疡性结肠炎进入缓解期后，炎症反应和微循环障碍程度减轻瘀毒持续存在，这可能正是复发的关键病理机制。实验用解毒化瘀方灌肠得出结论能够有效地抗复发。结论复方与奥沙拉秦能够更加有效地抗复发，持续给药的疗效已接近正常。

5. 缺血性中风、血管性痴呆等脑血管疾病：张军平系统梳理中风病因是瘀毒的理论，瘀毒一直贯穿在中风急性发病与后遗症期持续为害，瘀毒与中风患者的状态有相关性，化瘀解毒法是缺血性中风的重要治则治法。瘀毒是血管性痴呆早期的主要病因，采用细胞离体实验，使用祛瘀毒方药干预细胞后观察，得出结论祛瘀毒方药对受损大鼠脑为血管内皮有保护作用。

6. 代谢及内分泌疾病：多囊卵巢综合征的"脂塞不孕"是内分泌和妇科研究的重点，肖承悰教授认为机体脾肾两虚，造成运化无力，精微之物无法梳布全身，长时间化热伤津，呈现出阴虚内火瘀毒表象，所独创的"七子益肾理冲汤"广泛应用于临床多囊卵巢综合征胰岛素抵抗患者。潘敏求教授认为乳腺癌内分泌治疗后类更年期综合征患者阴阳失和，多属肝肾亏虚、瘀毒内结之证，故提出"调和阴阳"的总治则及"疏肝补肾、化瘀解毒"的治法。

在以上多种慢性疾病发生、发展过程中，随着邪正的轻重盛衰而发生相应的证候变化，随之诊断和治疗也发生了变化。所以，研究慢病证候的演变规律是中医慢病管理方法研究中最为关键、核心的问题。我们通过寻找哪种证候的演变更容易引起慢性疾病的转移和发展，其结果为"瘀毒"的动态表征提供依据。

瘀毒理论指导慢病防治新思路

中医证候是患者个体、疾病以及社会、心理等综合因素相互作用、相互影响的外在表征，对于构建基于整体观、系统论的慢病管理体系具有重要意义。不论何种病因，慢性疾病迁延日久亦多瘀毒，即病久瘀血发展到一定程度会内生毒邪，或邪极生毒，或虚极生毒，提出以瘀毒理论指导慢病防治的新思路。一是以辨病或者辨证为基础，而着眼于疾病的整个过程病理或证候演变，将横断面的研究和纵向的动态的分析相结合，把临床症状与病机的发展变化相结合，确立"瘀毒"与慢病的关联；二是"瘀毒"可引起局部组织器官的代谢变化、微观环境的变化，进行对"瘀毒"如何作用于药物效应靶点或者通路、如何影响的机体对药物敏感性及影响疗效方面的研究；三是以祛瘀解毒为治则，研发针对"瘀毒"的专方专药，在防治慢病时运用，以提高疗效，或者在辨证论治的基础上佐用，缩短治疗周期；四是针对各种慢性疾病，找出"瘀毒"存在的"时空节点"，即在缓解期或致急性事件时"瘀毒"作用强弱、作用时间及作用位置，抓住此"节点"，治以祛瘀解毒，及时控制进展，防止传变；五是将医疗模式从个体化治疗转为群体化服务，找到关键因子定义慢性疾病，达到精确的处置。

而现今社会个体化治疗向治未病群体化服务的需求不断深入，为充实、丰富治未病理论提供了良好机遇。血脂异常患者的中医症状不明显，甚至无证可辨，但同时中医证候及疗效判定标准采用的是固定证候分型后的证候积分，缺乏对证候在疾病诊治过程中变化的考虑。通过总结对其无中医治疗的证候变化规律，确定化瘀解毒治则治法，在运用自拟解毒通脉汤时，发现治疗血脂异常及不稳定斑块、冠心病均得到良好效果。现假设病久而致"瘀毒"是血脂异常的病理现象，亦可能是多种慢性疾病的共性病因病机存在；"瘀毒"的存在也说明了其病位之深，其病势之缠绵，病程久，病情重，查阅文献发现很多医家对于疑难杂症、危重症均从瘀毒论治，立瘀毒理论，能为中医辨证论治方法学的异病同治提供理论基础。

254　瘀毒从化-心脑血管血栓性疾病病因病机

传统中医病因学，不仅用直接观察病因的方法来认识病因，更重要的是根据中医学传统理论从疾病临床表征推绎病因，从而为临床辨证施治提供依据。如《灵枢·本藏》云"视其外应，以知其内脏，则知所病矣"。病因作用于人体，致机体产生病理变化，临床必出现相应的症状和体征（证候）。临床证候是果，由机体病变产生；病因是病机变化的原因。病因、病机和证候三者之间有必然联系。病因不同，所致疾病的证候表现亦不同，通过分析症状、体征，即可辨识疾病的原因。在传统中医临床发展过程中，病因认识学的每次发展，都会带来治疗方法学的改变和相应疾病治疗效果的提高，如温病学、疫病论及现代血瘀理论的认识等。随着现代医学的迅速发展，基因、蛋白、生物信号转导通路等在疾病过程中的作用逐渐被认识和发现，现代中医病因学的研究也逐渐向微观深入——尝试在传统中医理论指导下认识疾病的病理生理变化，形成和发展了一些疾病病因的认识，由此导致了现代一些疾病传统治疗模式的改变，提高了临床疗效和研究水平。这在心脑血管血栓性疾病病因学的认识方面表现得尤为突出。

中医病因学发展促进了心脑血管疾病疗效的提高

对于冠心病（胸痹、心痛）和中风等心脑血管血栓性疾病病因的认识，从古到今经历了一个逐渐发展和深入的过程。如对冠心病（胸痹、心痛）病因病机的认识，20世纪60～70年代以前，多遵循《金匮要略》上焦阳虚，阴寒闭阻，采用宣痹通阳或芳香温通方药治疗。此后，以陈可冀院士为代表的中医、中西医结合专家根据传统中医关于血瘀致病特点的认识和冠心病的病理生理改变，倡导活血化瘀为主治疗冠心病，创制冠心Ⅱ号等系列活血化瘀方药用于临床。同时围绕冠心病血瘀致病的微观病理生理改变和临床特点，制定冠心病血瘀证病证结合诊治规范，提高了冠心病的中医治疗效果，促进了心脑血管血栓性疾病治疗方法学的创新。有关中风病病因的认识，唐宋以前，多以外风立论，强调"正虚邪中"，主张用"风引汤"和"大秦艽汤"治疗；其后，逐渐认识到中风为"内风"所致，提倡采用平肝息风或补肝肾息风方药治疗；清代王清任则强调半身元气亏虚，血脉瘀滞不利，并创制补阳还五汤进行治疗、20世纪70～80年代以后，以王永炎院士为代表的中医专家，根据中风病急性期患者神志不清、昏迷、大便干结等临床症状及组织坏死、水肿、过氧化脂质积聚等病理改变，提出毒损脑络的病理概念，认为病因为"风、火、痰、毒、瘀"互结，并创制清开灵、醒脑静等方药用于临床治疗，提高了临床疗效。可见，中医病因学的研究深入、发展和创新，是中医临床防治疾病疗效提高的基础。

心脑血管血栓性疾病不仅为"血脉瘀阻"，还有"毒损血脉"

心脑血管血栓性疾病多是在动脉粥样硬化（AS）基础上形成血栓，造成动脉管腔狭窄或阻塞，影响组织供血。AS基础上的血栓形成与炎症密切相关，两者相互促进，互为因果：一方面，炎症因子释放可以诱发血小板黏附聚集和血栓形成；另一方面，血栓形成也是炎症激活的主要因素。以往认为血小板主要参与凝血止血和血栓形成，新近则发现血小板本身也是一个炎症细胞，血小板的活化可介导炎症细胞趋化、黏附和浸润，致组织损伤。心脑血管血栓性疾病发病过程中的血小板活化、黏附、聚集和血栓形成，传统中医药学多将其病因病机归于"血脉瘀阻"，在此认识指导下，形成了理气活血、益气活血和温阳活血等系列治法和有效方药；但组织坏死、过氧化应激损伤、炎症反应等病理改变，远非单一"血瘀"病因所能概括。学者史大卓等认为，结合传统中医学有关"毒"邪病因的认识和心脑血管血栓性疾病发病的临床特点，应当存在"毒"邪致病或"瘀、毒"从化联合致病的病因病机。

高度敏感性 C 反应蛋白（hs-CRP）是目前检测炎症反应的一个代表性生物标记物，2003 年 1 月美国心脏协会和疾病控制中心推荐 hs-CRP 为心血管疾病二级临床检测指标（证据 B 级）。炎性反应在血栓性疾病尤其是在心脑血管血栓性疾病的发病过程中具有重要地位。心脑血管血栓性疾病血液致病因素包括低密度脂蛋白、血糖、同型半胱氨酸及病原微生物刺激等，上述病理因素作用于血管内膜使血管内皮发生结构和功能改变，继而脂质沉积、血小板活化聚集和血栓形成，诱导大量炎性因子产生，促进炎性细胞活化，造成血管内膜发生慢性修复性炎症反应；而炎症又是诱发 AS 斑块不稳定和斑块破裂的一个主要原因。斑块破裂，激发血栓形成，堵塞动脉管腔，可导致急性冠状动脉综合征、脑梗死及周围动脉血栓栓塞等严重临床心脑血管疾病事件的发生。

针对心脑血管血栓性疾病，现代医学采用抗血小板、静脉溶栓、动脉溶栓、经皮动脉介入和冠状动脉旁路移植术等方法治疗，虽多数能达到开通堵塞及狭窄血管和恢复缺血区域血流的目的，但目前仍存在许多无法真正解决而又必须面对的问题：①上述方法仍是心脑血管事件发生后的补救措施，即使治疗及时，罪犯血管的堵塞已不同程度地损伤了机体组织。②目前介入治疗方法针对的是较大的主干血管，无法真正解决"组织无复流"和"缓慢复流"现象。③动脉血栓形成致组织变性坏死、炎症细胞浸润、氧自由基爆发和细胞凋亡等连锁病理反应，皆可严重影响相关脏器的功能和临床预后。可见，炎症反应、氧化应激和组织变性损伤是动脉血栓性疾病的必然结果，贯穿整个病理过程的始终。

心脑血管血栓性疾病发病的临床特点和血栓闭塞引发的组织损伤坏死、炎症瀑布反应、氧化脂质沉积和细胞凋亡等病理损害，与中医"毒"邪致病起病急骤、传变迅速、直中脏腑和腐肌伤肉等特点多有相似之处。因此，将"瘀、毒"两种病因结合，可更全面地诠释心脑血管血栓性疾病的中医病因病机，更有利于指导心脑血管栓塞性疾病的中医治疗。一些小样本临床观察表明，清热解毒方药在防治不稳定性心绞痛和脑卒中方面具有一定临床疗效。采用不同活血化瘀中药配伍干预 ApoE 基因缺陷小鼠 AS 不稳定斑块形成，证明活血解毒中药消减和稳定 AS 斑块的作用优于单纯的活血化瘀中药，以效析因，从实验角度也证实了"瘀毒"病因兼夹在动脉血栓性疾病发病中的作用。

瘀毒在心脑血管血栓性疾病过程中的互结从化

"瘀、毒"作为病因，皆具有兼夹性和依附性，它们既可是疾病的病理产物，也可是致病的病因。毒邪致瘀原因可归纳为以下几个方面：①毒邪煎熬血液，血凝成瘀。②毒邪伤络，血溢成瘀。③毒邪伤津耗阴，阴伤血滞为瘀。④毒壅气机，血脉凝滞。⑤热毒损脏，血行失司。另一方面，瘀血阻滞脉络，血行缓滞或不循常道，溢出脉外，瘀久不消，组织器官变性坏死，则蕴化成毒。由此可知，"瘀、毒"在疾病发生发展过程中可相互从化，互为因果，形成恶性循环。其中，"瘀"为有形之灶，"毒"为病情转变和恶化的关键。如冠心病稳定性心绞痛，基本病理改变是 AS 造成冠状动脉固定性狭窄，其心绞痛发生的诱因、疼痛性质、部位和缓解方式在相当一段时间维持不变；冠状动脉内一旦由稳定性 AS 斑块（固定性狭窄）转变为不稳定斑块，继发血栓形成，则病情发生急剧变化，心绞痛程度加重，持续时间延长，甚至出现心肌梗死、猝死等严重心脏事件，病情转为"凶险多变"。综合"瘀、毒"互结致病在心血管血栓性疾病的临床表现，主要有疼痛剧烈、固定性刺痛、出血、厥脱、昏迷，舌紫绛而暗有瘀斑或紫黑、舌苔厚腻或垢腻，脉涩、结代或无脉等；其次可见面色黧黑、肌肤甲错、唇萎甲紫、狂躁善忘、口气臭秽、青筋暴涨等。从相关文献资料中归纳"瘀、毒"致病的临床表征，审症析因，也可发现心脑血管血栓性疾病大多有"瘀、毒"致病的临床症状，且二者常交互存在，"瘀"中有"毒"，"毒"中有"瘀"。

　　注重"瘀、毒"病因在心脑血管血栓性疾病致病过程中的互结、从化，在传统中医病因学理论指导下认识心脑血管血栓性疾病的病理生理改变，采用现代流行病学和信息生物学方法，总结归纳中医宏观临床表征变化和微观病理生理变化的相关性和演变规律，从"毒、瘀"互结从化角度研究总结心脑血管血栓性疾病新的治法和方药，进而按照现代循证医学要求客观评价不同活血解毒配伍中药的临床疗效，反证"瘀、毒"在心脑血管血栓性疾病发病中的作用，对丰富中医心脑血管血栓性疾病病因病机理论，进而提高临床疗效，是非常有益的工作。

255　瘀毒致心血管血栓性疾病临床表征

　　血栓性疾病包括动脉血栓性疾病、静脉血栓性疾病和微血管血栓性疾病，几乎涉及临床各科，不仅发病率高，而且死亡率与致残率亦高。近年来大量流行病学和临床研究发现，感染和炎症为血栓性疾病发病的重要危险因素。传统中医学认为，微生物感染、内毒素损伤及炎症反应等多与"毒邪"密切相关。通过长期临床观察发现，许多血栓性疾病（如急性心肌梗死、急性脑梗死、外周动脉血栓性疾病、不稳定性心绞痛等）的发病或恶化阶段，多表现为发病急骤、病情危重、局部剧烈疼痛，同时伴发热、烦躁、大便秘结、舌质紫红或绛、舌苔垢腻或黄燥、脉沉弦有力等一派实邪壅盛、内蕴化热化毒的征象，具有此类证候患者的理化检查常伴有炎症因子（如超敏 C 反应蛋白、肿瘤坏死因子等）、坏死组织标记物（如心肌酶等）升高及凝血和纤溶系统的激活，与现代中医对"毒邪"致病特点（损伤性、破坏性）的认识颇为一致，而与普通血瘀证患者血液流变学、血小板功能异常等改变有诸多不同。临床辨证施治心血管血栓性疾病也发现，在活血化瘀治法的基础上，合理配伍清热解毒或活血解毒药，多可提高疗效。鉴于此，在传统中医文献研究的基础上，病证结合，科学总结和归纳心血管血栓性疾病的临床表征，并参照现代流行病学方法加以规范，对于提高中医药防治心血管血栓性疾病的疗效，具有重要意义。学者刘龙涛等将其常见临床表征作了归纳。

骤发性剧痛

　　疼痛是中医学"瘀血"致病最常见的临床表征之一。在心血管血栓性疾病中，"瘀毒"所致疼痛，具有发作突然、疼痛剧烈、部位不固定且持续时间长的特点。其发生机制多由瘀血蕴阻日久，酿热化毒，或热毒直中血分，煎熬血液而致瘀毒互结，"不通则痛"。如明代张觉人编《外科十三方》云"大凡恶毒瘀血成，不曾发散致痛疼"。急性冠脉综合征特别是心肌梗死发作时，多伴有较为剧烈的胸痛，并放射至咽、肩、上肢、背或上腹部，性质可为压迫感、紧缩感或窒息感，常规扩张冠状动脉治疗难以获效，病情极为危重。正如《灵枢·厥病》云"真心痛，手足青至节，心痛甚，旦发夕死，夕发旦死"。其他外周动脉血栓性疾病如血栓闭塞性脉管炎、动脉硬化性闭塞症病情恶化以及较大栓子引起的急性肺栓塞等多以骤发剧烈疼痛作为最常见的临床表现，与传统中医学"瘀血"疼痛所表现出的固定性刺痛、昼轻夜重、痛势缠绵的特点亦有不同之处。因此，在心血管血栓性疾病临床辨证过程中，可考虑将骤发性剧痛作为"瘀毒"证候的临床表征之一。

发　热

　　传统中医学认为，发热原因可分为外感、内伤两类。外感发热，因感受六淫之邪及疫疠之气引起；内伤发热则由于气、血、水等郁结壅遏化热或阴阳失衡，阳气外浮所致。血栓性疾病"瘀毒"证候患者常可伴有不同程度的发热，其机制多为正气亏虚，热毒、疫毒直中血分，煎熬津血成瘀，瘀毒互结引起；或瘀血阻滞脏腑经络日久，酿生内毒，逼迫心营，而致体温升高。正如《疫疹一得》云"热即毒火也，毒火蕴于血中"，《血证论》亦云"瘀血在经络脏腑之间，必见骨蒸劳热"。急性肺动脉栓塞、急性心肌梗死患者起病后可出现体温升高，常在 38 ℃左右，持续约 1 周，与坏死组织的吸收有关，伴白细胞计数升高。外周血管血栓性疾病晚期合并严重感染时，多伴高热、神昏等全身中毒症状，亦为瘀毒炽盛之危候。正如喻昌撰《生民切要》所云"毒壅于内，瘀血在里不能发越，遂至火毒内攻"。因此，发热亦可作为血栓性疾病"瘀毒"证候的常见临床表征。

皮肤发斑

血栓性疾病"瘀毒"证候有时可出现皮肤紫红斑，为圆形或椭圆形斑片，或互相连接成片，不高出皮面，颜色紫红，与"瘀血"证候所常表现的青紫斑明显不同。瘀毒发斑之病机多由于血瘀酿毒，瘀毒伤络，致血不循经，溢于肤下而发。外周动脉血栓性疾病如血栓闭塞性脉管炎、动脉硬化性闭塞症等均可因肢体动脉严重缺血，致局部瘀血性改变而发生皮肤发绀。急性下肢动脉栓塞、心血管血栓性疾病出现右心衰竭亦可在不同部位出现紫斑或发绀，病情较为严重。清代张璐《张氏医通·身痛》认为"若遍身如啮而色紫者，瘀毒壅滞，最危之兆"，指出"瘀毒"致病可出现皮肤紫斑，而且病情危重。清代吴坤安《伤寒指掌·杨梅瘟》亦云"遍身紫块，忽然发出，此症毒瘀血分"，认为皮肤突然出现紫斑多为"瘀毒"侵入血分的临床表征。可见，血栓性疾病"瘀毒"致病所引起的发斑具有发作突然、颜色紫红、部位不固定、病情危重的特点，临床应引起广泛重视。

溃疡或坏疽

溃疡是指皮肤或黏膜表面组织的局限性缺损、溃烂，其表面常覆盖有脓液、坏死组织或痂皮，可由感染、外伤等所致，其大小、形态、深浅、发展过程等也不一致。坏疽具有的特征性黑色，是皮肤与皮下肌肉及骨骼已经坏死的一个迹象。溃疡或坏疽是外周血管血栓性疾病如血栓闭塞性脉管炎或闭塞性动脉硬化症发展至晚期最为严重的临床表现之一；10%～15%肺栓塞患者可由于栓塞后血流减少而致肺组织坏死，原有心肺疾病者更易发生。另外，冠状动脉易损斑块在血流冲击、炎细胞浸润、交感神经兴奋等因素作用下，亦可引起斑块表面的糜烂、溃烂或破裂，继发斑块出血和血栓形成，导致急性冠脉综合征。分析其病机多为瘀血阻滞脉络，郁久化热，热极成毒，或热毒、疫毒之邪侵入血分或心脉，瘀毒之邪共同伤筋腐肉，发为溃疡或坏疽，即所谓"热盛则肿，毒盛则烂"。正如《洞天奥旨·疮疡开住论》云："烂肤坏肉一发而不住者，皆毒气奔心之变也。"因此，溃疡与坏疽不仅是外周血管血栓性疾病"瘀毒"致病的常见表征，对于冠心病易损斑块的辨证客观化以及治则治法研究亦有切实的指导价值。

出　血

出血是指血不循经，溢于脉外，外出于肌肤口鼻诸窍的症状，包括呕血、咯血、衄血、便血等。张昶《小儿诸证补遗》云"热毒瘀积，肠中下血"，杨时泰《本草述钩元》云"热毒瘀血，在小便为淋痛，在大便为肠风"。"瘀毒"所致出血预示病情极为严重，其病机常为血脉瘀阻，蕴久化毒或毒邪直中血脉，瘀毒互结，导致脉络损伤或血液妄行，引起血液溢出脉外。正如清代郭志邃《痧胀玉衡》云"毒瘀肝经，损坏内溃，吐血数发，势极多危；毒瘀肾经，腰脊疼痛，嗽痰咯血"。门静脉系统血栓形成因常累及肠系膜上静脉与肠系膜上动脉，引起急性小肠出血性坏死，患者在出现上腹部剧烈疼痛的同时，常伴有血便与血性腹水。肺梗死患者常伴有较重的咳嗽与咯血，提示栓子栓塞后导致的肺血管破裂。另外，冠状动脉粥样硬化易损斑块破裂引起的出血亦为急性冠脉综合征最主要的发病机制。因此，"瘀毒"所致出血具有发病急骤、部位广泛、病情危重的特点，临证时应注意与其他内外因素所引起的出血进行鉴别。

便　　秘

血栓性疾病患者出现"瘀毒"证候时，亦可表现为大便干燥，秘结难排，非常容易诱发其他变证而加重病情。其机制多因瘀毒结于胃肠，伤津耗液而成，若治疗不及时，"瘀毒"之邪可侵犯他脏，变证丛生。急性心肌梗死患者常伴有自主神经调节功能紊乱，且需绝对卧床，导致肠蠕动频率降低，肠道中的水分相对减少，出现大便秘结，影响病情的恢复甚至可以诱发心肌再梗死。临床研究发现，缺血性中风急性期的证候转归与大便秘结有密切的关系，且随着大便不通程度的加重，导致病程延长、病情加重、疗效降低。《医学入门·痈疽总论》云"便秘因热毒入脏，呕哕心逆，发热肿硬秘结，固宜通之"，《奇效良方》云"若毒瘀血聚则黑色……其大小便秘"，认为便秘的发生与"瘀毒"侵袭密切相关。

腹胀满

上腹胀满为血栓性疾病"瘀毒"证候的常见表征之一，往往症状较明显，多伴有腹痛、便秘、烦躁等症状，常规治疗方法难以取效。其病机多为瘀毒相搏，横犯中焦，枢机不利，中焦气机逆乱或升降失常所致。下壁心肌梗死患者发病早期常伴有频繁恶心、上腹胀满的症状，为迷走神经受坏死心肌刺激和心排血量降低组织灌注不足等有关；脑血管血栓性疾病中的椎-基底动脉系统短暂脑缺血发作、脑梗死（椎-基底动脉闭塞）常伴有恶心、呕吐，若缺血影响迷走神经，亦可出现上腹胀满等消化系统症状。外周动脉血栓栓塞性疾病患者（如内脏血栓闭塞性脉管炎）若影响消化道动脉供血，亦能出现腹胀、腹痛、恶心呕吐等症状。正如《金匮要略》云"患者腹不满，其人言我满，为有瘀血"；《奇效良方》云"若毒瘀血聚则黑色……其大小便秘、腹胀满"；清代钱敏捷《医方絜度》指出"杉木汤"主治"湿毒瘀血，脘腹痞硬欲死"，对"瘀毒"所致"腹胀满"的临床表现和治疗等方面进行了论述。

烦躁或狂躁

烦躁是指心中烦热不安，手足躁扰不宁；狂躁是指神志失常，狂乱无知，喧扰不宁而言。血栓性疾病"瘀毒"致病极易影响及心，引起心主神志的功能异常，多表现为烦躁或狂躁。其病机多因气滞血瘀，瘀阻不化，酿生热毒，毒携瘀血上扰心神或蒙蔽清窍而致烦躁或狂躁，甚则昏迷。心血管血栓性疾病出现左心功能不全时心脏排血量减少以及呼吸困难，若脑缺血缺氧严重，则常伴有嗜睡、烦躁、神智错乱等精神神经症状；另外，急性心肌梗死出现心源性休克时，亦可表现为血压下降、烦躁不安等症状。如《诸病源候论·伤寒心痞候》云"若热毒气乘心，心下痞满，面赤目黄，狂言恍惚者，此为有实，宜速吐下之"，《伤寒直格》云"小便自利，如狂者，瘀血证也"，《伤寒总病论·阳毒证》云"阳毒……其病腰背痛，烦闷不安，狂言欲走……宜葛根龙胆汤"，日本丹波元简著《伤寒论辑义》云"甚则发躁狂忘，亦有哑不能言者，皆由败毒瘀心，毒涎聚于脾所致"，以上文献对"瘀毒"致病所致精神症状进行了较为详细的论述。

舌　　脉

血栓性疾病瘀毒证候舌质多为紫红或红绛少津，伴瘀点瘀斑，舌苔黄腻而干或为黑苔，如清代沈金鳌《杂病源流犀烛》云"舌全黑刺，鼻黑煤，此邪毒瘀胃也"。脉象以沉紧、弦数或伴结代为主，如清代李延昰《脉诀汇辨》云"数紧者，因毒气盘郁而搏击也"。

"有诸内者，必形于外"，围绕疾病证候的相关表征进行辨证治疗是中医临床诊治过程中不可缺少的一个环节。血栓性疾病"瘀毒"证候的临床症状可涉及疼痛、溃疡或坏疽、出血、便秘、腹胀满、烦躁或狂躁等方面；体征可包括发热、皮肤发斑、舌质紫红或红绛，伴瘀点瘀斑，舌苔黄腻而燥或为黑苔，脉象沉紧、弦数等。由于患者血栓性疾病的类型和疾病发展阶段不同，以上临床表征未必同时出现，但抓住疾病证候的主要表征审证求因，将有助于提高心血管血栓性疾病"瘀毒"证候辨证的准确性并指导临床用药。

256　瘀毒和周围血管疾病病机

　　周围血管疾病是一类血瘀证疾病，尚德俊教授根据中医学血瘀证和异病同治的理论，以证带病，研究各种不同疾病的证治规律，发现其发病原因和病理变化虽然有所不同，但都可以出现血瘀共性——瘀血、缺血、瘀斑、肿胀、粥样斑块、血栓形成、血管狭窄或闭塞，引起肢体血液循环障碍和微循环障碍，甚至发生溃疡或坏疽，因此，提出了周围血管疾病的"血瘀证"理论。陈柏楠教授在总结、传承尚教授"血瘀证"理论的过程中，发现大部分周围血管疾病包括闭塞性动脉硬化症、血栓闭塞性动脉炎、下肢深静脉血栓形成、糖尿病肢体动脉闭塞症、大动脉炎等都有病程长、病情顽固、难治、易反复的特点，这些特点往往是因血瘀蕴久导致，因此进一步提出血瘀日久，蕴生瘀毒的论点。"瘀毒"属于内生毒邪的一种，是在血瘀病机基础上延伸的周围血管疾病病机之一。

内毒的认识

　　"毒"作为一种致病因素，在古代医籍中早有论述，中医学把可以致病的因素称为"邪"，主要为六淫，包括风、寒、暑、湿、燥、火，如果在病程中某种邪气过盛而危害峻猛，中医学就称之为毒邪，《黄帝内经》中提出了"寒毒""热毒""湿毒""燥毒"及"大风苛毒"等概念。汉代张仲景《金匮要略》有"阴毒""阳毒"之病名。唐代王冰注《素问·五常政大论》时云"夫毒者，皆五行标盛暴烈之气所为也"。这说明邪气过盛可化成"毒邪"，清代尤在泾《金匮要略心典》云"毒，邪气蕴结不解之谓"，说明毒邪亦可以由于六淫邪气侵袭人体后不能及时解除，蕴结日久而产生。纵观传统中医论毒之思想，长于外毒，短于内毒，占主要地位的是外感毒邪学说，外来之毒是指存在于自然界，从外侵袭人体的一类毒邪，如六淫之邪、疠气、食物毒、虫兽毒等。汉代华佗在《华氏中藏经》中指出"五疔者，皆由喜怒忧思，冲寒冒热，恣饮醇酒，多嗜甘肥……蓄其毒邪，浸渍脏腑，久不虑散，始变为疔"，指出毒邪产生，可因于外感，可因于内伤七情、饮食劳逸。现代中医医家对内生毒邪研究日盛，内毒常发生于内伤杂病的基础上，由于脏腑功能失调，气血运行紊乱导致机体内的生理产物和病理产物不能及时排出，蕴积体内，以致邪气亢盛，诸邪积聚，交结凝滞而成内毒，如所谓瘀毒、热毒、痰毒、湿毒、浊毒、粪毒等。毒邪致病有其独特的特性，搜集现代中医学者总结的毒邪致病的多种特性。①骤发性：起病急骤，传变迅速。②传染性：是指某些外感毒邪致病具有强烈的传染性或流行性，可引起大面积流行。③广泛性：毒邪致病，脏腑、经络、四肢皆可累及。④酷烈性：致病力强，危害严重，病情多呈急、危、重症。⑤从化性：毒邪往往根据个体体质不同而表现各异。⑥火热性：毒邪致病，证多属火、属热，邪盛为毒，多从火化。⑦善变性：毒邪致病，变化多端，具有多变的临床症状。⑧趋内性：毒邪峻烈，常入里毒害脏腑，导致病变恶化。⑨趋本性：毒由邪生，保留原病邪的某些特点。⑩兼夹性：毒邪常以气血为载体，无所不及，阻遏气机，伤阴耗血，酿液成痰，毒邪为病，常有夹痰、夹瘀之特点。⑪顽固性：毒邪蓄里，气血亏虚，脏腑败伤，其病多深重难愈。其中骤发性、传染性、广泛性、从化性更多的是体现外感毒邪的特性，而趋内性、趋本性、顽固性更多是体现内生毒邪之特性，而酷烈性、火热性、善变性、兼夹性为外感、内生毒邪均有之特性。

瘀毒的源流

在古代文献中，"瘀毒"可最早追溯到东晋时期张湛所撰的《养生要集》："百病横生……触其禁忌成瘀毒，缓者积而成，急者交患暴至。"金代张从正《儒门事亲》中治疗杖疮云"余以通经散三四钱下神佑丸百余丸，相并而下，间有呕出者，大半已下膈矣！良久，大泻数行，秽不可近，脓血、涎沫、瘀毒约一二斗"。明代薛己《正体类要》中治疗杖疮云"疗痂不结，伤肉不溃，死血自散，肿痛自消，若概行罨贴，则酝酿瘀毒矣"。明代陈实功《外科正宗》云"一男人项疽十余日……随用披针左右二边并项之中各开一窍，内有脓腐处剪割寸许顽肉，放出内积瘀毒脓血不止碗许"。清代郭士遂《痧胀玉衡》云"天蚕，能治血分之痰，佐山甲透经络，以破瘀毒。用须炒末"。清代顾靖远《顾松园医镜》中引《金匮要略》大黄牡丹皮汤治疗腹痛，认为"冬瓜仁散瘀毒，治肠痈"。清代张璐《本经逢原》和清代黄宫绣《本草求真》中治疗犬伤恶毒"以斑蝥七枚。去翅足炙黄。用蟾蜍捣汁服之。疮口于无风处嗍去恶血，小便洗净，发炙敷之，服后小盒饭有瘀毒泄出"。清代张璐《张氏医通》中婴儿门身痛中认为"若遍身如啮而色紫者，瘀毒壅滞，最危之兆"。清代吴谦《外科心法要诀》中"凡痈疽初起肿痛，重若负石，坚而不溃者，桑柴烘之，能解毒止痛，消肿散瘀，毒水一出，即能内消。若溃而不腐，新肉不生，疼痛不止者，用之助阳气，散瘀毒，生肌肉，移深居浅，实有奇验。由上可见中医古代文献对"瘀毒"的记载并不多，而且并没有形成系统的病因病机说。

现代中医研究对瘀毒的认识

在冠心病的研究中，陈可冀院士领导的团队认为冠心病"瘀毒"病机既有冠心病"瘀"的共性，也具有"毒邪"骤发性、善变性、酷烈性等特点，毒邪侵犯机体，引起气血运行不畅，形成瘀血；毒邪直接损伤血脉，而致出血或血行不畅，亦可形成瘀血。血脉瘀阻，脏腑功能失常，日久内生为毒。因此毒可致瘀，瘀可生毒，日久而形成瘀毒之证，并在此病机理论基础上，提出心血管血栓性疾病瘀毒致病的临床表征：骤发性剧痛、发热、皮肤发斑、溃疡或坏疽、出血、便秘、腹胀痛等。在络病的研究中，王永炎院士领导的团队认为脏腑内伤，由气及血，因虚致瘀或伤络致瘀，络因瘀阻，痰瘀互结，并阻络道，蕴久化毒，而虚滞、瘀阻、毒损络脉则是络脉阻滞中的基本病理变化。在中风病机的研究中，提出"毒损脑络"的理论，其中毒主要由痰、火、瘀互结化生，其中瘀毒占有主要的作用。在中风病的急性期中，瘀血阻络是其主因，瘀毒使得局部脑络阻滞，神机失养，而致失用，随之衍生痰、火、风毒，加剧病情。邵章祥在治疗原发性高血压时认为瘀毒损络是原发性高血压的主要病机，瘀毒的化生是由于病邪克伐正气，络脉气血亏虚，血行不畅，津凝血涩，导致痰瘀互结，于是痰瘀浊毒，胶结难解，日久变为瘀毒，瘀毒继而壅遏血络，损伤络脉而致病情难愈。研究认为慢性阻塞性肺疾病的发病，存在毒邪致病和"瘀、毒"从化互结致病的病机。潘华峰等在研究慢性萎缩性胃炎时认为本病的病机是脾虚为本，瘀毒为标，二者互为因果，相互影响。在恶性肿瘤的中医现代病机研究中，瘀毒病机占有重要地位，瘀与癌毒往往相伴而生，瘀与癌毒之间具有同源互生的关系，形成癌毒的环境条件同样也是形成血瘀的环境条件。在治疗急性发作性膝关节骨性关节炎时，肝肾亏虚、筋骨失养为本，而湿热瘀毒闭阻经络为标，并以清热祛湿、化瘀解毒治其标。随着现代中医学者在各种疾病的诊治过程中对于"瘀毒"的理解和阐述，逐步形成了"瘀毒"在病因、病机方面的理论基础：即各种因素导致血行不畅或血脉受损，出现瘀血阻滞，脏腑经络功能不能正常代谢，日久可内生瘀毒。毒邪侵犯机体，导致气血津液运行不畅，阻于脉络，可形成瘀血；或毒邪直接损伤脉络，血脉受损而血行不畅，亦可形成瘀血。因此，瘀可生毒，毒可致瘀，久而形成瘀毒互结之证，瘀毒既是疾病的致病因素，又是疾病发展的病理基础。

周围血管疾病瘀毒病机

1. 血瘀日久，蕴生瘀毒，瘀毒日久，变生他毒：周围血管疾病的瘀毒病机是在血瘀病机的基础上发展起来的，其核心内容是"血瘀日久，蕴生瘀毒，瘀毒日久，变生他毒"。周围血管疾病的发病可由于七情内伤，劳伤气血，感受外邪，或手术创伤等原因引起，出现肢体经络血行不畅，瘀血阻滞，导致各种血瘀证候的出现，随着疾病的进展，血瘀日久，脏腑功能失调，不能将其排出或消散，蕴积体内，生成瘀毒。瘀毒积聚留著，阻滞气机，影响津液输布，聚为痰浊、水湿，而痰湿为阴浊之邪，湿性趋下，重浊黏滞，因此多发于下肢。湿浊留滞、痰凝不散形成湿毒、痰毒，从而导致湿、痰、瘀诸毒同生的恶性循环。《血证论》云"须知痰水之壅，有瘀血使然，然使无瘀血，则痰气自有消溶之地"。在疾病的后期，痰瘀同生，相互搏结，气血运行受阻，日久不解，郁而生热化火，《灵枢·痈疽》则云"营卫稽留于经脉之中，则血泣而不行，不行则卫气从之而不通，壅遏不得行，故热"。这说明痰浊、瘀血均可生热、火热、痰瘀胶结，伏于体内，若不能及时清除于体外，日久弥重，蕴积不解，即可成热毒，热毒既生，可炼津成痰，煎血为瘀，正如缪仲淳所云"内热弥甚，煎熬津液，凝结成痰"。王清任亦云"血受热则煎熬成块"。最终出现湿、热、痰、瘀诸毒互结的病症。

2. 瘀可生毒，毒可致瘀，他毒可祛，瘀毒难消：瘀毒在周围血管疾病毒邪致病病机中占主要地位。瘀毒是湿毒、热毒、痰毒化生的基础，瘀毒多挟湿、热、痰毒发病，临床上患者湿、热、痰、瘀诸毒互结，毒邪羁留，亦可致瘀：①毒邪可以直接损伤经脉，脉络受损致出血或血行不畅，形成瘀血。②毒邪壅遏，气机阻滞，致血脉凝滞。③毒邪克伐正气，气血亏虚，血行不畅，血涩为瘀。而血瘀蕴久，变生瘀毒，周而复始，互因互果。久而入络、病情缠绵难愈。基于瘀可生毒、毒可致瘀的特点，临床上常用解毒祛瘀之法，包括清解热毒、清利湿毒、化散痰毒、祛除瘀毒。湿、热、痰毒多为瘀毒所挟之毒，其毒尚轻浅故所挟之毒可祛；而瘀毒为本源之毒，其毒多深重，故其毒难消。所以周围血管疾病在后期常有余毒未清之症，此余毒既有瘀毒难消之义，亦有瘀毒不去致湿、热、痰毒羁留之义。

周围血管疾病瘀毒临床表现

在周围血管疾病的进展期或者后期，其血瘀证的症状加重或病久难瘥，其临床表现出现"内生毒邪"的致病特性，此期的临床表现为以下几点。①肢体疼痛：血瘀期表现为肢体胀痛、静息痛；瘀毒期表现为持续性、固定性、剧烈疼痛。②肢端发绀：血瘀期表现为皮肤瘀斑、瘀点，肢端发绀；瘀毒期表现为肢端发绀明显，呈青紫色或青灰色，按之不褪色，上述体现出瘀毒趋本性（血瘀）和酷烈性的特点，此期血瘀证候明显加重，病情进展，呈急、危、疑难之象，此期血瘀之症顽固难退。③肢体青筋肿胀：血瘀期表现为青筋怒张、迂曲，肢体肿胀，按之凹陷，休息可恢复；瘀毒期表现为青筋隆起成团，呈瘤样变，皮色紫暗、红肿，青筋或周围可扪及硬结块，肢体肿胀难以消退，皮肤厚韧，按之不凹陷，或按之凹陷，指起即复。④肢体结节、红斑：血栓性浅静脉炎、血管炎等疾病在血瘀期出现红肿硬结或红斑；瘀毒期表现为硬结疼痛不消，局部皮肤红肿硬韧，甚至溃破。上述表现体现出瘀毒火热性、兼夹性、善变性的特点，此期瘀毒日久，火热内生，夹痰夹湿，变生他证，病情反复难治。⑤肢体营养障碍：肢体动脉闭塞性疾病在血瘀期出现皮肤干燥、脱屑，汗毛脱落，指（趾）甲干瘪，肌肉萎缩；瘀毒期表现为肌肤甲错、指（趾）甲干厚、脆硬、变形，肌肉板硬、弹性消失，触痛明显。下肢静脉瘀血性疾病血瘀期表现为色素沉着、皮肤干燥、脱屑、光薄；瘀毒期表现为皮肤甲错，纤维性硬化。⑥溃疡与坏疽：血瘀期的表现为溃疡和坏疽比较局限，溃疡较易愈合，坏疽多呈干性。瘀毒期溃疡长期不愈合，溃疡周围呈火山口样，创面肉芽老化、触痛明显，坏疽多呈湿性或干湿混合性，坏死周围红肿、紫暗，疼痛重。上述表现体现出瘀毒趋内性和顽固性的特点，此期毒邪内侵，脏腑亏损，其所主皮肤、毛发、爪甲、肌肉败坏其形，其病多深重难治。⑦舌苔与脉象：血瘀期舌质表现为红绛、暗红，瘀毒期表现为紫暗、青紫，伴有瘀点、瘀斑。血瘀期舌苔表现为白或黄苔，瘀毒期表现为黄厚苔或黄燥苔。血瘀期脉象为弦涩、沉涩、沉迟，瘀毒期表现为弦数、弦细涩。上述表现体现瘀毒兼夹性和趋内性的特点，舌质、舌苔、脉象均表现为毒邪入里，兼夹湿热之邪，克伐正气，耗伤阴液，病情缠绵难愈。

257　瘀毒和肾性高血压的关系

在各类肾脏疾病中，高血压是其常见的并发症之一。研究发现，各种原因导致的功能肾单位丧失均可引起高血压并可以使之持续存在，而高血压所致的血流动力学紊乱又会进一步加重肾脏损害。因此，如何控制好肾性高血压，最大限度保护肾脏，延缓肾功能恶化，引起了临床医师的极大关注。肾性高血压属于中医学"眩晕""水肿""尿浊""关格"等范畴。其发病与肺、脾、肝、肾诸脏的功能失调关系密切。历代医家从本虚论治者偏多，现代医家多重视湿热、湿浊、瘀血等的研究。张振忠依据多年的临床经验提出"瘀毒伤肾"是肾性高血压的主要病机，从发病及治疗角度对其进行了阐述。

瘀毒是肾性高血压主要病理环节

1. 瘀毒的涵义：《说文解字》云"瘀，积血也"。中医学认为，它既是疾病过程中的病理产物，又成为某些疾病的致病因素。毒"的原意，《说文解字》中释为"害人之草，往往而生"。引申为厚也，害也。在中医学中主要包括以下几类：一是指药物或药性（偏性、毒性、峻烈之性）；二是指病症，如丹毒等；三是致病因素或病理产物。高血压均具备"瘀"与"毒"二者的特点。故称之为"瘀毒之邪"，它不单指某个单一、具体的致病因素，而且包含了诸多致病因素相互作用的结果，代表一种病因与病理概念。

2. 瘀毒的来源：外感湿热之邪，唐代孙思邈首创风、热、痰致眩的观点，认为"热"是眩晕的主要病机。金代刘完素也主张从火立论。今有刘普希等提出了湿热蕴结，上犯伤肺，中侵伤脾，下注伤肾，进而耗气伤阴的观点。认为湿热邪毒贯穿肾病始终，是肾脏疾病发生发展及恶化的主要因素，已逐渐被临床所接受。内生毒邪，是由于机体在各种致病因素作用下，肾脏功能失调，气血运行紊乱，导致体内的生理、病理产物不能合理分布，及时排出，蕴结体内过多，以致邪气亢盛，败坏形体而化生。内毒在长期七情内伤、饮食不节、劳逸失调及年老体衰或旧病的基础上形成，诸邪蓄积，胶结壅滞所致。它既是疾病之因，又是疾病之果，还是加重原发疾病并产生病情变化的原因。

3. 瘀毒的致病特点：兼夹性，"瘀毒"常与痰湿、火热诸邪胶结，毒邪内壅、气血不畅、气滞血瘀，又与毒邪交结，毒瘀互结，使毒邪更加深入血络，更为壅滞气血。复杂性，"瘀毒"内蕴体内，血络不通，与痰火胶结，使病邪深伏，入血入络，缠绵难愈；同时火毒耗气伤血、灼烧津液损伤内脏。虚虚实实、迁延难愈。

4. 瘀毒的病理指标：近期研究认为，西医学中的毒性氧自由基、兴奋性神经毒、酸中毒、微生物毒素、炎性介质等，均可看作"瘀毒"之源。

瘀毒伤肾是肾性高血压重要病机

肾为水脏，水液代谢之枢纽，故肾脏病与水湿关系密切。外感热邪与湿邪相合，或饮食劳倦伤及脾胃，水湿泛滥，水湿不去，酿毒生热，毒邪内蕴，气血不畅，气滞血瘀而成瘀毒之证。瘀毒上犯清窍则见眩晕；壅滞下焦，肾失气化则尿少肢肿；毒积日渐，毒火交织，灼伤血络，故见尿血；瘀毒蕴结，脾肾亏损，封藏失职，脾不固精，肾不敛精，故见蛋白尿；迁延日久，导致脏腑、气血、经络之间关系失调，阴阳气血偏盛偏衰，由毒致虚，由虚致毒瘀更甚，日久肾阳肾阴俱损，而成尿毒症。

现代中医学应用研究

陈可冀将血瘀证从现代医学的概念上分为血瘀证Ⅰ型（血瘀证高流变性型）和Ⅱ型（血瘀证低流变性型），尿毒症属Ⅱ型。叶任高强调肾性高血压往往存在肾血流量减慢，肾脏缺血，而且瘀血内阻；应用活血化瘀药改善血黏度，调整微循环是很必要的。王永炎强调毒邪在缺血性中风发病中的重要性，提出了"毒损脑络"假说。李运纶认为湿热证是高血压的重要病理类型。邓泽明等对"内生毒邪"的本质进行了深入探讨，提出"造成脂质过氧化损伤的氧自由基恰是内源性热毒的一种"。杜艳芝等通过动物实验研究发现，清热解毒可通过减少内皮素的合成与释放，起到保护肾脏内皮细胞的作用。韩梅采用血清药理学方法研究说明活血化瘀药物既可降压又可有效抑制高血压大鼠血管平滑肌细胞增殖。李鸣真认为清热解毒法能"解外援性之毒——细菌、病毒、内毒素，还能解内源性之毒——氧自由基、炎症介质和组织因子"。黄炎明发现高血压阴虚阳亢型的红细胞刚性指数增高，说明其红细胞变型能力较差。王崇衍等发现高血压血瘀症患者凝血纤溶系统功能紊乱。罗伟等研究发现葛根素治疗高血压，可使明显增高的 ET 水平很快恢复正常，表明它具有抑制 ET 分泌，调节 TXA_2-PGI_2 平衡的作用。

现代医学提供的实践依据

大量文献都支持感染与各种临床综合征有内在联系的观点。研究认为炎症介导动脉粥样硬化的发生发展，高血压作为动脉粥样硬化的主要危险因素，也有促炎的作用。雷燕等认为血管内皮细胞的黏附作用是内皮受损及炎症发生的始动因素。吴旭斌认为血压的增高，激活机体炎症因素，使血浆炎症介质升高，从而引起肾小球肾小管缺血，导致其功能损害，产生蛋白尿。近年的研究已证实，肾小球内"三高"（高压、高灌注及高滤过）能加速残存肾单位的肾小球硬化，所以降低球内"三高"即能有效延缓肾脏损害进展。研究表明，控制血压有助于延缓肾功下降速率，根据时间平均血压值与 ESDR 进展速率的关系，应根据基础肾实质疾病，分别控制血压于恰当的水平。

解毒祛瘀法是肾性高血压主要治则

在急性肾小球疾病中，高血压约占 90%。临床常表现为起病急，常伴浮肿及尿检异常，并伴有外感发热及皮肤急性感染等。治疗当以解毒清热、化湿利水为主，方用四妙散合益母草、黄连、黄芩、栀子、连翘、白花蛇舌草等药，咽痛者加射干、马勃；尿频尿急者加瞿麦、萹蓄；腰痛者加川牛膝、丹参；尿血者加大、小蓟、鲜白茅根；尿少者加泽泻、车前草。慢性肾小球疾病中高血压也很常见。临床常见水肿、蛋白尿、血尿。多因病情迁延日久，由实转虚，出现本虚标实，虚实并见的复杂局面。治疗以清热利湿，化气行水为主，方用柴苓汤加减；水肿甚而无正气虚者用五苓散，正气受损而夹瘀者可用当归拈痛汤加减。及至终末期肾衰竭，患者高血压发病率可高达 70%~80%。临床上出现多系统改变，可谓变证百出。此皆因毒瘀伤肾，水火之源受损，必及阴阳。偏阴虚者可见水肿不甚，腰膝酸软，潮热盗汗，手足心热，舌红少苔，脉细数。治疗以滋阴渗湿为主，方用六味地黄汤合二至丸加减。偏阳虚者症见下肢浮肿，畏寒肢冷，手足不温，面色少华，小便清长，舌淡或胖嫩，脉沉细。治以温阳利水，方用真武汤或济生肾气丸加减。此类患者，均有瘀血内阻之象，临床可伴有贫血，血尿等出血倾向，实验室检查提示血液黏度升高，治疗中多以解毒通便、祛瘀通络之品（如大黄、蒲公英、丹参、龙骨、牡蛎、六月雪等），煎汁保留灌肠以排除体内毒素，内外合治，提高疗效。另外还可以在内服药物基础上选用吴茱萸研粉加醋及温开水调为糊状，外敷双涌泉穴或神阙穴，每晚更换 1 次；亦可用王不留行耳穴粘于降压沟、肝、肾、皮质下、内分泌、神门等穴，隔天 1 次，左右耳交替使用。另外，在上述各种类型的肾性高血压中，均用活血化瘀药物（如红花、川芎、益母草等）改善血液黏度，调整微循环，从而改善肾脏缺血状态，达到保护肾功能的目的。

总之，中医治疗肾性高血压的处方原则是：中医辨证与西医辨病用药有机地结合；传统中药理论与现代中药研究成果相互结合；而解毒祛瘀法应当视为本病的主要治则，贯穿始终。

258　冠心病瘀毒理论和血小板-血栓-炎症网络

急性冠脉综合征的病理机制是冠状动脉内不稳定斑块的破裂，继发血小板的异常活化，继而于冠状动脉内形成血栓，导致冠状动脉部分或完全阻塞，最终发生心肌缺血或心肌梗死等事件。活化的血小板通过释放和表达多种生物活性物质参与血栓形成和炎症反应，从而介导冠心病的发生和发展。近年来，中医学对于冠心病病因病机的研究日渐深入，认为"因瘀致毒，瘀毒互结"贯穿于疾病的整个过程，是病情转变和恶化的关键，因此活血化瘀法和解毒法并用成为治疗本病新的切入点。其中"瘀"为常，"毒"为变，由常生变，这与血小板负责生理性止血到异常活化，从而导致病理性血栓形成和炎症反应相似。通过对相关文献的回顾与总结，学者张莹等发现瘀毒理论指导下的冠心病的病因病机与血小板-血栓-炎症网络密切相关，在此就近几年的研究作了梳理，以期明确活血解毒法治疗冠心病的指标体系。

瘀与血栓

中医学认为，瘀泛指由于气虚或气滞、痰浊、食滞、瘟疫、暑热、寒湿、情志刺激等因素导致血液流行不畅，或积于脉内，或溢于脉外，或形成血栓，以及性质、成分发生改变的物质。现代医学认为，冠状动脉血栓主要是在动脉粥样硬化的基础上，斑块破溃、内皮细胞受损导致的血小板黏附、聚集而形成，以白色血栓为主。因此，抗血小板药物，如阿司匹林和氯吡格雷，在冠心病的治疗和二级预防中发挥极其重要的作用。与此同时，多种活血化瘀中药也已经从不同角度被证明具有抗血小板的作用。因此，从现代医学的角度出发，瘀的病理实质已经涵盖了血小板活化异常的科学内涵。

1. β-TG 和 PF4：β-血小板球蛋白（β-TG）和血小板第 4 因子（PF4）是血小板 α 颗粒中特有的蛋白。当体内血小板被异常激活，释放反应亢进时，两者在血浆中的浓度均会升高，因此，β-TG 和 PF4 是血小板活化的重要指标。临床研究发现，急性心肌梗死和不稳定型心绞痛患者血浆 β-TG 和 PF4 水平明显高于健康人，且急性心肌梗死患者的 β-TG 水平高于不稳定型心绞痛患者。早在 20 世纪 80 年代初，由丹参、川芎、红花、赤芍等药物组成的活血 II 号注射液被证明能降低老年冠心病患者血浆 β-TG 水平。一项针对冠心病心绞痛患者的自身对照单盲试验表明，丹参粉针能降低患者血浆 β-TG 水平，心电图改善率达 31.2%。另一项临床随机对照试验发现，冠心病患者在常规西药治疗的基础上予加用葛根素葡萄糖注射液，能有效改善其临床症状并降低血浆 β-TG 水平。

2. P-选择素：活化的血小板表面表达 P-选择素，后者与单核细胞及中性粒细胞上相应受体 PSGL-1 相互作用，使血小板聚集在这些细胞周围，从而增加这些细胞与内皮细胞的黏附，形成血栓。研究发现，冠心病患者 P-选择素水平与冠状动脉病变数量和病变程度均成正相关，对冠心病患者 P-选择素水平进行监测，能客观评价患者对抗血小板药物的反应。具有活血化瘀作用的中药制剂通心络胶囊和银丹心脑通软胶囊在改善不稳定型心绞痛患者临床症状的同时，能有效降低血浆 P-选择素水平，起到辅助治疗的作用。

3. 11-DH-TXB$_2$：血浆 11-脱氢-血栓素 B$_2$（11-DH-TXB$_2$）是由 TXB$_2$ 在体内形成的半衰期长的酶代谢产物，只在体内血小板活化后产生而不在体外形成，无生物活性，不诱导或拮抗血小板聚集，是反映体内血小板活化的理想指标之一，其水平高低能在一定程度上反映冠心病患者病情的严重程度，对抗血小板药物和剂量的选择具有指导意义。一项持续 2 年的随机双盲对照试验显示，葛根素能降低阿司匹林抵抗的冠心病患者 11-DH-TXB$_2$ 水平，有效改善血小板的高反应性，达到较好的血小板抑制水平。

毒与炎症

　　毒在中医学中含义极广，广义的毒既涵盖病因、病名，又可以指药物的偏性。在病因病机学说中，毒主要指病理因素或疾病产物或包含病因、病理及临床特征的一种病理概念。在冠心病的发病演变过程中，毒可致气血不畅而成瘀，瘀久又可蕴而化毒。现代研究证实，冠心病演变的多个环节，包括动脉粥样硬化形成，斑块破裂，血管内皮损伤等，都与炎症反应密切相关。活化的血小板通过调节它表面黏附及免疫受体的表达，调节多种产物——包括能够介导白细胞间相互作用、加速它们募集的介质和细胞因子的释放，参与炎症反应。阿司匹林和氯吡格雷除了具有抗血小板的作用外，也被证实能通过抗炎发挥心血管保护作用。流行病学和基础研究数据日益表明，活化的血小板参与炎症反应，被形象地称为炎症的煽动者。随着这种认识的深入，在活血的基础上佐以解毒中药，已成为中医临床治疗冠心病的共识。

　　1. hs-CRP：CRP 主要是肝细胞在受到细胞因子刺激时产生的五聚体，另外血管内皮细胞、血管平滑肌细胞、单核细胞及动脉斑块亦可以产生。在感染、组织损伤和急性炎症发生时，CRP 很容易被检测出来。Hs-CRP 则是采用了超敏感技术，能准确检测低浓度的 CRP。现代研究发现，CRP 与补体系统过度激活、血管内皮炎症反应的加强、炎症因子的招募、激活及血栓形成密切相关。临床研究发现不稳定性心绞痛患者血清 hs-CRP 水平明显高于稳定性心绞痛患者，而采用活血类中成药冠心丹参滴丸联合解毒中成药穿心莲片，可以进一步降低不稳定性心绞痛患者的 CRP 水平，提示了活血解毒中药良好的抗炎作用，为毒与炎症反应的相关性提供了支撑。

　　2. sCD40L：sCD40L 是肿瘤坏死因子超基因家族中的一员，健康人群主要表达于 T、B 淋巴细胞和血小板，循环中仅检测到少量 sCD40L，当血小板异常活化，机体出现免疫系统参与的慢性炎症反应后，循环中 sCD40L 明显增加。sCD40L 通过与相应受体 CD40 结合，可诱导内皮细胞、巨噬细胞等释放更多细胞因子，如 IL-6、IL-8 等，放大炎症反应。临床研究发现，急性心肌梗死和不稳定型心绞痛患者血清 sCD40L 水平显著高于稳定型心绞痛患者和健康人提示其可能与急性冠脉综合征的发生有关，是动脉粥样硬化和斑块不稳定的标志。余蓉等采用自拟活血解毒汤治疗急性冠脉综合征患者，治疗后血清 sCD40L 水平明显下降。

　　3. IL-1β：静止的血小板内含有编码 IL-1β 前体的 mRNA（Pre-mRNA）。血小板活化后诱导 IL-1β 前体蛋白快速持续的合成，部分成熟的 IL-1β 以微囊泡的形式脱落，作用于内皮细胞合成趋化因子，吸引白细胞向炎症区域游走，激发炎症反应。研究证实，急性冠脉综合征患者 IL-1β 水平显著高于正常对照组和稳定型冠心病组。采用黄连解毒汤治疗不稳定型心绞痛患者，治疗后颈总动脉粥样硬化斑块减小，血清炎性因子，包括 IL-1β 有所降低。

　　4. MMPs 血小板：血小板活化后释放血小板源生长因子增加，而后者是基质金属蛋白酶（MMPs）分泌的刺激因子，可使 MMPs 水平升高。MMPs 与白细胞和内皮细胞的相互作用，参与的炎症反应被认为是导致动脉粥样硬化斑块不稳定的重要因素。有研究证实，MMPs 的水平与冠心病患者冠状动脉的狭窄程度及斑块的稳定性呈正相关。魏陵博等采用解毒通络合剂治疗冠心病 PCI 术后患者，与安慰剂组比较，血清 MMP-9 水平显著下降。另外两项类似的研究发现，解毒活血中药能降低急性冠脉综合征 PCI 术后患者血清 MMP-7 水平，缓解术后炎症反应的发生。

　　5. 趋化因子：趋化因子是一组具有趋化作用的细胞因子，能吸引免疫细胞到免疫应答局部，参与免疫调节和免疫病理反应。由活化的血小板产生的趋化因子如 IL-8、RANTES、MCP-1 等已经被证实与冠心病紧密相关。临床研究中采用解毒活血法（金银花、玄参、当归、甘草）治疗急性冠脉综合征 PCI 术后患者，30 天后解毒活血组较常规治疗组有效率明显提高，且患者血清 IL-8 水平下降。

瘀毒致变与临床转归

　　基于以上认识，可以看出血小板血栓相关因子于冠心病稳定期就表现出异样，而血小板炎症相关因子多与不稳定性心绞痛和急性心肌梗死等急性心血管事件相关。这可能与稳定期时血瘀是患者基本的病理状态，而一旦血瘀日久，瘀而化热，便会酿生毒邪，从而导致因瘀致毒，瘀毒内结，在此基础上，一旦外因引动，则易发生急性心血管事件。对于以上血小板-血栓-炎症网络中的相关因子，由于其对活血和/或解毒中药反应敏感，且便于检测，可以作为冠心病患者"瘀毒内结"的微观表征。

　　因瘀致毒，瘀毒互结，反映了瘀和毒之间错综复杂的关系，毒可致气血不畅而成瘀，瘀久又可蕴而化毒，正如炎症和血栓，炎症引起局部血栓形成，血栓形成又放大炎症反应，血小板及其活化产物在其中起着关键性作用。活血解毒中药在冠心病治疗中的广泛应用及其药理效应，反证了这一病因病机的正确性，以及此类中药在血小板-血检-炎症网络中的作用靶点，这些靶点可以作为构建活血解毒法治疗冠心病指标体系的基础。

259 冠心病瘀毒理论和临床实践

冠心病隶属于中医学"胸痹""心痛"范畴,既往认为血瘀证贯穿于冠心病发生发展的始终,为冠心病最主要的病因病机,并提出"活血化瘀"为其治疗的基本法则,继而衍生出益气活血、理气活血、温阳活血、化浊活血等诸多治法,中医药辨证论治配合冠心病二级预防用药显著改善了心血管患者症状,提高了生活质量,并降低了心血管事件的发生率。尽管冠心病治疗手段的逐步优化及活血化瘀理念的贯彻实施,仍有部分患者出现急性心血管事件,陈可冀院士根据其临床表现及动脉粥样硬化病理生理学机制,结合传统医学对毒邪的认识,提出急性心血管事件的发生存在毒邪致病或瘀、毒从化互结致病的病因病机,通过系统研究建立了冠心病稳定期因毒致病的辨证诊断量化标准,发展和创新了冠心病急性心血管事件发生的病因病机理论,为中医治疗学的发展及其临床疗效的提高奠定了基础。学者白瑞娜等从冠心病瘀毒理论的渊源、发展创新、现代病理生理学、活血解毒治则及其应用方面系统论述了冠心病瘀毒理论,并提出其理论的创新呈现螺旋式发展,随着医学进步、病理生理学的进一步研究,冠心病瘀毒理论亦会被更好地诠释并应用于临床。

冠心病瘀毒理论渊源及其发展创新

1. 冠心病血瘀理论:《说文解字》云"瘀,积血也"。《说文解字·段注》云"血积于中之病也"。反映血液运行不畅、停滞、留着、瘀积于脉道,造成病理产物蓄积,与现代动脉粥样硬化性血管疾病形成过程中血液微循环障碍、血液高黏滞状态、血小板活化、血栓形成等病理改变相关,且活血化瘀方药可减轻内皮损伤、抑制平滑肌细胞增殖、抗血小板聚集、抑制炎症反应等发挥抗动脉粥样硬化作用,临床研究进一步提示其可改善冠脉循环、心肌供血、改善预后等。临床以辨证论治为基本原则,"有是证,用是药",提高临床遣方用药的针对性。血瘀证为贯穿冠心病诊疗的基本原则,但究其病机为本虚标实,如《素问·举痛论》云"经脉流行不止,环周不休,寒气入经而稽迟,泣而不行,客于脉外则血少,客于脉中则气不通,故猝然而痛"。《金匮要略·胸痹心痛短气》指出"夫脉当取太过不及,阳微阴弦,即胸痹心痛"。提示瘀血形成因寒所致,考虑因寒治瘀,以温阳散寒活血为基本法则。《证治准绳·心痛胃脘痛》云"有病久气血虚损,及素作羸之人患心痛者,皆虚痛也"。《医林改错》亦云"元气既虚,必不能达于血管,血管无气,必停留而瘀"。考虑因气虚,无力推动血脉运行,亦可致气虚血瘀形成胸痹心痛病,治以益气活血。《灵枢·百病始生》云"凝血蕴里而不散,津液涩渗,著而不去而积成矣";《儒门事亲》中指出"夫膏粱之人,起居闲逸,奉养过度,酒食所伤,以致中脘留饮,胀满,痞膈,酢心"。过食肥甘易伤脾胃,助湿生痰,血脉不畅,痰瘀互结,而致胸痹心痛,《金匮要略·胸痹心痛短气病脉证治》首创瓜蒌薤白半夏汤,成为治疗胸痹基本方。《血证论》云"血者,阴之质也,随气运行,气盛则血充,气衰则血竭,气着则血滞,气升则血腾",考虑气滞则痰、瘀、水等病理产物瘀滞,以理气活血为基本法则。此外,心阴血亏虚亦可导致少阴心体受损,心阳不振;阳盛心火偏旺,亦可发胸痹心痛病。总之,活血化瘀为其治疗基本法则,同时需根据其虚(气、血、阴、阳)、实(痰浊、热邪)等辨证加减。

2. 因瘀致毒:血脉艰涩,瘀滞日久,则为"败血""污血",邪为之甚,蕴久生热酿毒,"毒邪最易腐筋伤脉",这与易损斑块溃烂、糜烂,炎症细胞浸润、出血等系列病理改变有相似之处,瘀毒影响冠心病病情的稳定性,一旦外邪引动,蕴毒骤发,则导致瘀毒痹阻心脉,病情突变继而出现急性心血管事件；且瘀血阻滞日久可蕴化成毒，毒邪损及脉络，耗伤阴津，阻遏气机，亦可导致瘀血阻滞脉络，因此，瘀毒可互为因果，互生互结，导致一系列病变。人禀天地之气生，四时之法成，天人相应，外界环境的变化亦影响了人群体质，现代人急躁易怒，多致肝气郁滞、气郁化火，兼以吸烟、饮酒致热毒内生，正如《本草纲目》云酒"生痰生火，烧酒纯阳，毒物也"，《医门棒喝》云烟酒"烟为辛热之魁，酒为湿热之最"，《滇南本草·野烟》认为野烟"辛温，有大毒"，长期饮酒吸烟易于助阳生热，酿生伏毒；阴虚内热，灼伤心阴，致使血脉运行不畅兼心火偏盛，形成热毒；嗜食肥甘厚味使脾胃运化失司，痰湿内生，郁久化热，患者体内糖脂代谢紊乱，形成痰浊瘀血内停，脏腑功能失调，有学者以"脂毒、糖毒、痰毒、瘀毒"来阐释冠心病病因病机，病位归属于血脉，毒邪蓄积蕴结，易变生热毒为患形成瘀毒内结。毒邪顽恶难解、病邪深伏、病势缠绵，同时又可加重对正气的损伤，形成恶性循环。急性心血管事件的发病特点与"毒"邪致病的起病急骤、病势酷烈、凶险多变、顽固难愈等特点多有相似之处，冠心病"因瘀化毒，瘀毒致变"的假说正是基于此而提出，认为活血化瘀、清热解毒可作为急性心血管事件的基本治则，为冠心病病因病机学说刻下了时代烙印，促进了中医药诊治冠心病医疗模式和思路的发展。此外，随着冠状动脉介入的进展，介入后人群成为冠心病患者群一个较大组成部分，气阴两虚、痰瘀蕴毒被认为是介入术后的主要病机，与跌扑损伤的病机转化具有相似性，当采取分阶段康复治疗的策略，早期以清热解毒、益气养阴为主，中期当活血化痰、和血通络，后期宜扶正补虚、活血通络。因此，在冠脉事件急性期及介入初期及时采用活血解毒的方法干预"瘀毒"病因对防治冠心病有积极意义。

3. 冠心病瘀毒表现及机制：冠心病血瘀证的典型临床表现为心绞痛痛有定处、舌下静脉曲张、舌质紫暗或有瘀斑、瘀点、脉涩或结代等，而随着病情发展，瘀血蕴结日久，病理性代谢产物增加，凝聚蕴化为毒，毒邪壅塞气机，耗阴伤络，则进一步加重心血瘀阻，形成恶性循环，冠心病"瘀毒"病机既有冠心病"瘀"的共性，也存在起病急骤、传变迅速等"毒"的特点，出现心绞痛剧烈、疼痛持续时间长、舌质紫绛或舌苔垢腻、脉弦滑或弦紧而数等，病情"凶险多变"，而平素经常咽痛和超敏C反应蛋白增高则提示机体有慢性炎症反应，是"毒"的表征之一，可考虑作为稳定期冠心病患者"瘀毒"临床表征，为早期辨治冠心病高危患者提供依据；而陈可冀课题组通过对1503例冠心病稳定期患者的前瞻性队列研究归纳冠心病因毒致病的辨证诊断量化标准，提示中、重度心绞痛，口苦，老舌，舌青或青紫，剥苔，舌下络脉紫红或绛紫，归纳为冠心病稳定期患者因"毒"致病的主要指标，超敏C反应蛋白、纤维蛋白原及P选择素短期内显著升高等作为次要指标。动脉粥样硬化易损斑块为斑块破裂、血栓闭塞引发的组织损伤坏死、炎症瀑布反应、氧化脂质沉积、细胞凋亡等病理改变，与"毒邪"酷烈、秽浊、易坏血损脉、腐肌伤肉等致病特点较为吻合，也与病情的轻重密切相关，认为组织损伤坏死、炎症因子异常表达、细胞凋亡等均是冠心病"毒邪"的现代病理生理学机制。

活血解毒治则及其应用

瘀久化热蕴而成毒是热毒的主要存在方式之一，但并非局限于此，寒、痰、湿、浊等兼夹之邪日久不去，亦可从化为毒。根据前期研究结果，早期识别瘀毒内蕴即伏毒人群、冠脉事件急性期及冠状动脉介入早期人群，根据其病因病机选择温阳活血解毒、祛痰活血解毒、理气活血解毒等基本治则。针对冠心病瘀毒患者，采取活血解毒治疗热毒内结者，药用大黄、虎杖、黄连、当归等；痰浊壅郁日久，应活血化痰解毒，药用大黄、藿香、法半夏、贯众、瓜蒌等祖；气滞郁而化火，可疏肝理气、活血解毒，药用枳壳、川芎等。既往小样本临床研究证实活血解毒方药可有效防治不稳定性心绞痛，实验研究亦证实活血解毒中药具有较好的抗炎、保护血管内皮、减轻细胞凋亡坏死、稳定斑块的作用。

1. 祛痰活血解毒：脾胃为诸病之源，然现代人嗜食肥甘厚腻，致使脾失健运痰浊内生血脉运行失畅，出现痰瘀互结、毒邪内生。因此，冠心病的防治亦应注重健脾祛痰，斡旋中州，心脾同治诊治冠心病或可获得良效。健脾化痰之品可祛痰化湿，亦可发挥抗炎解毒之功效。法半夏作为祛痰类药物的代表药物，在小鼠哮喘模型中可显著减弱气道炎症反应和黏液分泌；茯苓酒精提取物可通过抑制核因子-κB信号通路减少炎症因子白介素-1β、肿瘤坏死因子-α的表达；藿香在多种啮齿类动物模型中显示具有良好的抗疼痛及抗炎作用。

2. 温阳活血解毒："夫脉当取太过不及，阳微阴弦，即胸痹心痛"。阐发了心阳虚、阴邪上乘，致心脉闭阻而发为胸痹心痛的观点。而寒邪亦是导致冠心病加重的主要诱因之一，日久不去可从化为毒，温阳散寒作为冠心病的主要治法之一。附子作为回阳救逆第一品，其提取物 Rg-Ⅱ型多糖可通过核因子-κB信号通路减弱脂多糖诱导的炎症反应，减少白介素-6、白介素-1β、肿瘤坏死因子-α和诱导型一氧化氮合酶的产生，从而发挥血管保护性作用；具有益气温阳、理气解郁功效的四逆汤被广泛应用于心力衰竭和心肌梗死，体内实验表明四逆汤可显著减低心肌梗死大鼠血浆超敏C反应蛋白、白介素-6、白介素-1β、肿瘤坏死因子-α水平并增加血管一氧化氮的生成，从而抑制血管炎症反应，四逆汤中并没有传统意义上解毒功效的中药，但药理学研究提示其具有抗炎作用。

3. 理气活血解毒：《杂病源流犀烛·心病源流》云"总之七情之由作心痛，七情失调可致气血耗逆，心脉失畅，痹阻不通而发心痛"。因此，调畅中焦气机，复其升降，心气自然和而顺降。血液在血管中运行亦全赖于气之推动，气机郁滞不能推动血液运行，瘀阻不通痹阻心脉即可发为胸痹，且气滞日久致气血津液运行失畅诸多病理产物（痰、饮、水、湿、浊、瘀）聚集，以致其蕴而成毒，诱发急性事件。因此，冠心病治疗中或许应同时注重以下两点：①理气以保证人体精微物质的正常代谢；②活血化瘀、化痰除湿等以祛除病理产物。病理产物的蓄积可致使毒邪内蕴，因此，理气活血以促使病理产物的排出或亦可发挥解毒之功效。枳壳作为理气药物，可破气化痰，调畅中焦气机，其主要有效成分之一柚皮苷可通过 Nox4/NF-κB 和 PI3K/Akt 信号通路发挥抑制炎症反应和抗氧化应激的功效，从而发挥血管内皮保护作用，气行则血行，津液代谢等得以复常以发挥解毒之功效；芍药苷提取自经典活血化瘀中药赤芍、白芍的根部，可通过抑制 HMGB1-RAGE/TLR2/TLR4-NF-κB 信号通路来发挥抗溶血卵磷脂诱导的静脉血管内皮细胞炎症反应，亦可发挥中医所讲解毒作用。

瘀毒是冠脉事件急性期及介入术后早期的基本病机，正如"无邪不有毒，热从毒化，变从毒起，瘀从毒结"所讲，毒邪致变，瘀毒内结，疾病过程中瘀、毒相互交织共同影响冠心病的发展、转归。冠心病瘀毒理论的提出是中医病因病机学理论的创新及发展，紧扣现代社会冠心病患者的病理生理特性，符合临床实际需求，活血解毒治则亦为急性心血管事件中医药防治提供了充分的理论支持。从冠心病瘀毒病机阐明气滞、血瘀、痰浊等瘀滞日久，均可化热生毒，腐肉伤肌，出现急性心血管事件，并顺应冠心病病理特点，紧扣其临床表现，采用具有活血解毒功效的药物、方剂治疗可降低炎症因子表达、保护血管内皮、抗血小板聚集、并改善心绞痛症状、改善预后，具有较为充分的基础研究及循证医学证据。

活血解毒治法在临床中广泛运用，并将理论创新与基础研究相结合共同服务于临床工作，从基础探索、治疗角度、临床研究等方面为理论创新的临床应用提供了证据支持，亦为后期新思路、新治则的提出展示了可靠的研究思路。除外传统意义上的活血解毒中药，具有活血化痰、理气温阳等功效的药物亦具备减轻炎症反应之功效，考虑冠心病的病理机制为动脉粥样硬化过程中病态血管细胞及凋亡细胞碎片病理性堆积为其血管病变的基本特征，无论活血、化痰、解毒、理气、温阳均可达到去除病理产物之功效，与现代医学的促进其病态细胞及碎片清除或减轻相关炎症因子分泌具备相似之处，因此，运用活血解毒治则治疗疾病过程中宜应结合患者标本虚实、兼夹症状，合理配伍，方可获效。

260 冠心病危险因素和瘀毒的关系

　　冠心病危险因素是指与冠心病发生独立相关的环境暴露、生活方式、个人行为、遗传等因素，包括可改变的因素和不可改变的因素，如年龄、性别、种族和家族遗传史等属于不可改变的危险因素；个人行为、饮食习惯、生物学因素等是可改变的危险因素。WHO 在 2002 年减少危险促进健康生活的报告中验证了 5 个对慢性非传染性疾病的重要危险因素：血压、胆固醇、吸烟、饮酒和超重，这些均是心血管疾病重要的危险因素。综合控制危险因素已经成为冠心病防治的最基本措施。

　　近年有学者根据现代医学研究进展，结合中医学有关瘀毒致病的病因病机学说，提出了冠心病"瘀毒"致病理论并进行了一些相关研究，张京春等提出了"毒、瘀致易损斑块"的假说。胡世云等提出冠心病的中医病机是本虚标实，气虚为本，瘀毒为标，化瘀解毒应为治疗冠心病的基本原则。学者陈浩等认为，冠心病危险因素的存在和控制不理想是"瘀毒"病因产生和发展的重要因素，"瘀毒"既是病理产物，又是导致冠心病急性冠脉综合征（ACS）发生的病因，处于各种危险因素和 ACS 发生的中间环节，及时采用活血解毒的方法干预"瘀毒"病因对防治冠心病有积极意义。

原发性高血压

　　血压升高是冠心病发病的独立危险因素。大量研究表明，血压升高可导致血管壁结构的改变，引发并加速动脉粥样硬化过程，又是致冠心病、脑卒中的主要危险因素。美国的多危险因素干预试验（MRFIT）结果表明随着血压增加，冠心病、脑卒中及全因死亡的相对危险显著增加。原发性高血压属于中医学的眩晕、头痛等范畴。《素问·至真要大论》云"诸风掉眩，皆属于肝"。沈绍功提出"痰瘀互结，毒损心络"为原发性高血压发生和发展的重要病因病机，祛痰化瘀，解毒通腑法应为其主要治疗方法。原发性高血压的证候演变，大致经历两个阶段：初起以肝肾阴虚为主，表现为肝阳或肝风；继则痰瘀浊毒入络、阻络、损络，加重病情，变证丛生。

血脂异常

　　血清总胆固醇（TC）水平的升高与动脉粥样硬化特别是冠心病的发生明显相关。美国的弗明翰心脏研究发现，TC 水平与冠心病的发生呈强大的正相关关系。低密度脂蛋白胆固醇（LDL-C）是 TC 最主要的组成成分，其与冠心病事件有更强的正相关。以往医家辨证"血脂异常"大多以痰浊血瘀、脏腑虚损为要点，在解释运化失职、停湿生痰多责之于脾虚；亦有医家提出"脾实论"，李东垣在《脾胃论·脾胃盛衰论》中对"脾实"有这样的论述，"脾胃俱旺，则能食而肥……或少食而肥，虽肥而四肢不举，盖脾实而邪盛也。"由于生活水平的提高及饮食结构的变化，饮食中摄取的热量过剩，肥胖者增多，痰湿、阳盛体质增多，血脂异常患者多嗜食肥甘厚味，皮肤油脂分泌旺盛，辨证以痰浊和痰热实证较多见。潘祥宾等提出脾实为血脂异常的主要发病机制：脾实则脾胃的腐熟水谷及运化升清功能亢进，运化精微过盛过浊，壅塞脉道，聚而为痰，甚则阻碍气机运行，形成气滞血瘀；痰瘀互结，久则凝聚成毒，从而形成痰瘀毒相互交结，使病情缠绵反复难愈。

吸　烟

前瞻性流行病学研究和临床病例对照试验均证明吸烟是冠心病的主要危险因素之一。弗明翰研究证实，男性吸烟者冠心病猝死的相对危险较不吸烟者高 10 倍，女性高 4.5 倍。吸烟与其他危险因素同时存在时，其致病作用可以叠加。烟草为辛热秽浊之物，易于生热助湿。《滇南本草·野烟》认为野烟"辛温，有大毒"。《本草汇言》云其"味苦辛，气热，有毒"。《景岳全书·本草正》强调烟为纯阳之物，阳盛多躁多火之人最不宜用。可见烟为辛热之品，长期吸之易于助阳生热。内皮功能损伤是吸烟致病的机制之一，而内皮功能障碍是血瘀证的重要表现之一，衷敬柏等研究表明吸烟与无明显器质性心脏病证据者的血瘀证发生有关。因此，吸烟易导致"瘀毒"形成。

超重和/或肥胖

在西方人群中进行的前瞻性流行病学研究表明，冠心病的危险在体质量中度增加和超重时即已开始增加，超重还可增加脑卒中的危险，向心性肥胖者进一步增加了心血管疾病发生的危险。肥胖症的病因与"湿、痰、虚"有关。申屠瑾对 800 例单纯性肥胖症患者进行了中医辨证分型分析，结果表明单纯性肥胖症患者以脾虚痰湿、胃热湿阻两型最多。脾虚致运化失健，水湿津液停滞，聚而成痰，痰阻脉络，气血运行不畅，致气滞血瘀；湿热阻于中焦则津液运行失常，热邪灼津成痰成瘀；痰瘀互结，酿而生毒，阻脉损络而百症由生。

高血糖和/或糖尿病

在糖尿病患者中进行的大规模前瞻性队列随访研究表明，高血糖的程度与冠心病和其他动脉粥样硬化性疾病危险有关。英国前瞻性糖尿病研究（UKPDS）研究结果表明：在 2 型糖尿病患者中，发生糖尿病并发症的危险与先前的高血糖呈强正相关。可见，良好的血糖控制对于 2 型糖尿病患者预防心血管病非常重要。糖尿病属于中医学消渴病范畴，历代医家多宗《素问·阴阳别论篇第七》之"二阳结谓之消"的观点，认为消渴病是胃肠积热、消灼津液所致，病机以阴虚为本，燥热为标；分上、中、下三消论治。薛洁等对 70 余篇相关文献和 323 例住院病历进行研究，表明糖尿病常见的证型为气阴两虚、阴虚热盛、阴阳两虚、气滞血瘀等证型，其中以气阴两虚最为常见。气虚则无力行舟，阴虚则无水行舟，必生血瘀诸证，血行失畅瘀久生毒，瘀毒内伏，可致营卫失和，气血亏损，脏腑败伤，由此又可进一步增加内毒的化生，痰浊瘀血等代谢产物的堆积。痰浊瘀血与毒邪瘀滞血络，使病势缠绵难愈。

以上 5 种为最常见的危险因素，亦为导致"瘀毒"病邪形成的因素，当多种危险因素并存时，更易形成"瘀毒"病邪。"瘀毒"初起在血在脉，久则入络，病位在心脑肾，亦可影响全身。瘀血与毒邪胶结瘀滞血络，一方面可使邪毒顽恶难解、病邪深伏、病势缠绵；同时又可加重对正气的损伤，形成恶性循环。

现代医学认为易损斑块破裂、血栓形成、炎性反应贯穿了 ACS 发生发展的全过程，血小板的黏附、聚集，纤溶系统的抑制导致了血栓的形成，与中医"瘀毒"病机有相通之处。因此，ACS 是在各种危险因素的共同作用下，逐渐形成"瘀毒"病邪，"瘀毒"病邪导致了易损斑块的形成和发展，在各种促发因素作用下导致易损斑块破裂，从而导致 ACS 的发生。"瘀毒"在其中既是病理产物，又是导致 ACS 发生的病因病机，对疾病的发生发展起着关键作用；既能加重原有病情，又能产生新的病证。生活方式的改变及规范的循证用药是冠心病最基本的防治措施。对"瘀毒"病因的防治，应发挥中医"治未病"的优势，在一级预防中对多种危险因素并存的高危患者，在辨证论治的同时合理应用活血解毒药物，进一步提高临床疗效，减少发病。在 ACS 发病之后、病情稳定后的二级预防中同时给予活血解毒方药治疗，以达到"既病防变"的效果。及时识别不稳定的病变、易于发病的患者，及时发现从未发病到发病、从稳定性向不稳定性病变发展的患者，是采取预防措施的关键。借助现代医学的理化检查方法，在动态过程中观察疾病的演变，及时识别与"瘀毒"病因相关的中医证候、临床表征及理化检查，更好地做好冠心病的中西医结合防治工作。

261　冠心病瘀毒病机

学者徐嘉欣等认为，毒邪内伏、搏血成瘀、瘀毒互结的致病特点与急性冠脉综合征易损斑块的破裂、引发血栓形成的发病特点相似，并且提出潜毒内伏，早期识别潜毒患者，提前采取干预措施，把防治冠心病关口策略前移。冠心病是一种发病率、致死率、致残率均高的心血管疾病。急性冠脉综合征是冠心病的一种类型，发病迅速，病情危重，严重威胁人类生命健康。

冠心病现代研究

冠心病主要的发病机制主要是炎症学说和脂质浸润学说。脂质浸润学说为脂质沉积在血管内膜形成斑块，斑块增大导致管腔的狭窄和心肌缺血，最终导致急性心血管事件出现。炎症学说则与易损斑块破裂、血栓形成有关。目前研究显示，在急性冠状动脉事件发生过程中，血管内皮功能受损起着重要作用，血管内皮功能受损导致血管活性物质代谢失调、促进冠脉血栓形成，加上某些诱因，促使血栓形成，则引发急性心肌缺血。

冠心病病机的中医传统认识

冠心病属于中医的胸痹、心痛。胸痹心痛指的是以胸部闷痛、甚则胸痛彻背、背痛彻心、持续不得缓解、喘息不得卧为主症的一种病症。《灵枢·厥病》云："真心痛，手足青至节，心痛甚，旦发夕死，夕发旦死。"《金匮要略·胸痹心痛短气病脉证治》云"阳微阴弦，即胸痹而痛，所以然者，责其极虚故也。今阳虚知其在上焦，所以胸痹、心痛者，以其阴弦故也"，提出胸痹心痛病机为阳微阴弦，治疗以通阳宣痹为法，创制瓜蒌薤白半夏汤等十首方剂。王肯堂在《证治准绳》提出治疗死血心痛用失笑散。王清任则认为血瘀致病，以血府逐瘀汤治疗胸痹心痛，经久不衰。胸痹心痛病发病多为寒邪内侵，胸阳痹结；或恣食肥甘厚腻，脾胃损伤，痰湿上犯胸阳；或五志过极，气机不利，心脉痹阻；或劳倦体虚，气血阴阳失调，心脉失养有关，均可引致心脉痹阻。传统医学认为胸痹心痛病位在心，涉及肝脾肾等内脏，病性本虚标实，以气虚、阴伤、阳衰为本，以瘀血、寒凝、痰浊、气滞为实，发作期以标实为主，多为痰瘀互结；缓解期则以气血阴阳亏虚为主，多见于心气虚。

冠心病中医病机的现代研究

1. 血瘀及瘀毒病机：陈可冀院士认为冠心病基本病机为血脉瘀滞，血瘀贯穿冠心病始终，并且从宏观辨证和微观病理出发，丰富和发展血瘀理论，创制的冠心Ⅱ号方广泛应用于临床。随着研究的深入，其还提出急性冠脉综合征"瘀毒致变"理论。目前广泛认为炎症学说是冠心病发生发展的机制，主要是炎症因子作用于血管内皮细胞，产生一系列炎症反应。而急性冠脉综合征的病理生理表现为易损斑块的破裂，导致血栓形成、心肌坏死，与毒邪病势急骤、病情凶险的特点类似。血脉痹阻，心络受损，发为胸痹心痛，日久迁延不治，则瘀久化热，酿生毒邪，毒瘀互结，痹阻心脉，猝发真心痛。因此活血解毒为治疗冠心病的主要法则，对于成毒趋势者，拟法清透解毒，使用金银花、连翘、野菊花等药，而蕴毒已成，则施以清热解毒药物，如黄连、穿心莲、大黄、虎杖等。

2. 痰瘀病机： 国医大师邓铁涛认为岭南土卑地薄，气候潮湿，人们大多嗜食肥甘厚腻，忧思伤脾，体虚劳倦，导致脾胃虚弱，运化失司，痰浊内蕴，痰阻血瘀，痹阻胸阳，因此冠心病多以气虚痰浊型多见，提出冠心病"心脾相关""痰瘀相关"理论。由于心脾经脉相通，乃母子关系，祸福相依，且脾为气血生化之源，心主血脉，故心脾关系密切。脾胃虚弱，气血生化无源，脉道不通，或痰湿内生，心脉痹阻，均可导致痰瘀互结，痹阻胸阳，发而胸痹。痰瘀在冠心病的发生发展中既是致病因素，也是病理产物，两者互为因果，其中痰浊贯穿其中，先痰后瘀，因痰致瘀。因此治疗应当以益气健脾祛痰为主，脾虚则痰聚，脾运则痰祛，健运脾胃，化湿除痰，调脾护心，创制益气除痰汤祛痰通阳。

3. 络脉瘀阻病机： 络脉为气血运行通道，叶天士谓"经主气，络主血，初为气结在经，久则血伤入络"。提出"久病入络，久痛入络"理论体系。当外邪内侵，七情不调，脾虚痰生，久病体虚，金刀损伤，均可导致络脉受损，气血运行不利，络脉瘀阻。《诸病源候论》云"其久心痛者，是心之支别络脉，为风邪冷气所乘痛也"。认为胸痹心痛病位在心之别络，脉络空虚，不荣则痛，或脉络瘀滞，络脉绌急，不通则痛。吴以岭院士针对心绞痛血瘀阻络的特点：络气虚滞、脉络绌急、脉络瘀阻，提出"脉络-血管系统病"，形成系统的络病理论，认为"络以通为用"，治疗宜"益气活血、通络止痛"，善于运用全蝎、蜈蚣、水蛭、地龙等虫类药搜剔通络，并研发通心络胶囊。现代研究发现，通心络胶囊具有改善心肌缺血、保护血管内皮功能、恢复血液流变学等三重保护作用。

4. 毒邪病机： 《素问·刺热》云"心热病者，先不乐，数日乃热，热争则卒心痛"。王清任在《医林改错》云"血热则煎熬成块"。吴伟教授认为随着气候环境改变、现代人工作生活压力增加、嗜肥甘厚腻之品，人们日久内生热毒。《素问·五常政大论》云"夫毒者，皆五行暴烈之气所为也"。故邪盛谓之毒，毒认为是对机体有害的物质。毒可分为外来之毒、内生之毒和疫毒。外来之毒指的是外感六淫邪气产生的湿毒、热毒。内生之毒则包括病理产物蕴久化生的痰毒、瘀毒。疫毒则是具有强烈传染性的疫疠之气。温、热、毒只是程度不同之称，温者较热轻，毒则较热者重。在临床上，热毒相依相存，故常以热毒相称。外感六邪，或内伤情志，或生活饮食不节，导致化生火热，火热日久可酿成为热毒，进而灼伤血络，损伤营阴，炼血为瘀。早在清代，陈士铎则提倡应用大剂量贯众治疗剧烈心绞痛患者，均取得良效。吴辉等研究发现，C反应蛋白、肿瘤坏死因子-α等炎症因子参与了动脉粥样硬化的形成，而高剂量黄连解毒汤可以通过拮抗肺炎衣原体感染引发的炎症反应而发挥抗动脉粥样硬化作用。

5. 络风内动病机： 基于络病理论，王显等提出络风内动理论。急性冠脉综合征发病急骤，临床表现多变，与风邪致病的善行而数变、乍间乍盛、休作有时特点相类似。《素问·痹论篇》云"心痹者，脉不通"。认为冠心病不稳定斑块内的病理性新生血管归属于"络脉"，当不稳定斑块破裂、出血，形成血栓，则属于生风动风。素体内生痰浊血瘀，痰瘀互结，化热生风，或久病入络，脉络空虚，血虚生风，导致风邪客于心之络脉，络风内动，心络瘀阻，促发急性冠脉综合征。"治风先治血，血行风自灭"，治疗应以祛风活血通络为主。《太平圣惠方》记载"治恶疰心痛，闷绝欲死，鬼督邮一两、安息香一两做丸"。鬼督邮即徐长卿，具有祛风通络、活血止痛的功效。现代药理研究发现，徐长卿可以改善冠状动脉血流、抗炎、调脂。王显教授团队创制了以徐长卿为主药的络衡滴丸，治疗心绞痛总有效率为93%，远高于其他两个治疗组，而且血清C反应蛋白、白细胞介素-6、肿瘤坏死因子-α、单核细胞趋化蛋白-1等炎症介质水平也显著降低，表明不仅能抗心绞痛，还能起到抗炎作用。

毒与瘀

1. 毒的认识： 毒原指毒草，现毒主要指的是：一为药物或药物的偏性；二为病症；三为致病因素或病理产物；四为治则治法。尤在泾《金匮要略心典》云"毒，邪气蕴结不解之谓"。因此邪气亢盛或邪气蕴结日久，均可成毒。毒可分为外毒和内毒，外毒主要是外邪致病，蕴久成毒，包括气毒、水毒、食毒、土毒、声毒；内毒则是机体内部脏腑功能和气血运行失调产生的生理产物或病理产物，日久蕴积化毒，主要有火热毒、糖毒、脂毒、痰浊毒、瘀血毒等。国医大师张学文认为对机体有严重损害的皆是毒，发病迅猛、病情危急的疾病皆是毒病。

由于现代人生活方式改变，生活节奏加快，心理压力增大，恣食肥甘厚腻，易化热化火，蕴结成毒，毒损心脉，为冠心病发病的病理基础。温热毒邪致患者体，郁而化火，耗伤阴液，熬血成瘀，毒瘀互结，痹阻经脉。王清任在《医林改错》指出"血热则煎熬成块"；"温热之毒，外不得由皮肤而出，内必攻脏腑，脏腑受毒火煎熬，遂变生各脏逆证"。《素问·刺热》云"心热病者，先不乐，数日乃热，热争则卒心痛"。毒邪致病起病急骤、病势凶险，与急性冠脉综合征发病急、变化快有相通之处；毒邪最易腐筋伤脉，与易损斑块出血、溃烂的病理特征有相似之点。易损斑块具有纤维帽薄、脂质核大的特点，其中富含炎症细胞和细胞因子，炎症细胞浸润、炎症介质水平增高引起的炎症反应，是导致易损斑块破裂、出血的原因，与毒邪致病特点类似。毒邪与易损斑块密切相关，炎症反应产生的各种细胞因子、炎症介质及黏附因子等统归属于内毒的范畴。

研究发现急性冠脉综合征患者超敏 C 反应蛋白、Scd40L、IL-1β、MMPs 血小板、趋化因子等炎症因子的水平显著增加，提示急性冠脉综合征与炎症反应密切相关。白弘等发现具有清热解毒功用的中药可抗急性冠脉综合征的炎症因子。王阶认为易损斑块的形成，与气滞痰浊血瘀蕴结成毒、毒损心络有关，因此稳定斑块当以解毒祛邪。有研究发现选用清热解毒的药物治疗易损斑块，具有抗炎、抑制免疫损伤等作用。

2. 瘀的认识：瘀血首见于东汉张仲景的《金匮要略》。"瘀，积血也"，瘀既是病理产物，又是致病因素。瘀血有 3 种含义：瘀滞于内之血，离经之血，污秽之血。《医林改错》云"久病入络为瘀"。瘀血致病多有缠绵难愈的特征。《素问·举痛论》提及"血气稽留不得行，故宿昔而积成矣"。气为血之帅，血为气之母，气行则血行，瘀血日久亦损伤气机。急性冠脉综合征中，易损斑块破裂，血小板的黏附、活化和聚集抑制纤溶系统，形成急性血栓，应当属于中医学血瘀证的范畴。血栓为白色血栓，现代医学应用抗血小板聚集药物治疗冠心病，而活血化瘀中药也被证明通过降低 β-TG、PF4、P-选择素、11-DH-TXB$_2$ 水平发挥抗血小板聚集作用。

3. 毒与瘀的关系：《圣济总录》云"毒热内壅，则变生为瘀血"。毒可致瘀，有学者总结毒邪致瘀的机制：一是毒邪煎熬，血炼为瘀；二是毒邪伤络，血溢成瘀；三是毒邪伤津，阴伤为瘀；四是毒壅气机，血脉凝滞；五是毒热损脏，血滞成瘀。瘀也可化毒，瘀血停滞脉络，日久亦可内生为毒。毒瘀互结，胶结缠绵，在冠心病发病中关系错综复杂。在急性冠脉综合征中，易损斑块是毒，是因，血栓形成是瘀，是果，故认为因毒致瘀，先毒后瘀，以毒为主。

瘀毒病机

1. 病因病机：瘀毒病机认为血瘀贯穿冠心病的发生发展，即稳定期，当日久血瘀酿生毒邪，毒瘀互结，痹阻心脉，则从稳定期向急性期转化。稳定期与血小板激活、血栓形成有关，急性期与炎症反应、氧化应激等病理现象相关。

瘀毒病机则认为急性心血管事件发生特征，与毒邪致病的发病急骤、传变迅速、病势凶险、胶结难愈相似。故易损斑块为毒，易损斑块的形成与炎症相关，炎症介质可归属于毒邪的内毒，血小板聚集和血栓形成与血瘀痹阻心脉，提出先毒后瘀似乎更符合急性冠脉综合征的病理特点，突出毒邪在易损斑块的形成中起着重要的作用。

外邪致病，或饮食不节，或五志过极，或体虚劳倦，或自身体质因素，外邪化热，蕴久为毒，毒邪壅滞气血，损伤心络，则成胸痹，即冠心病稳定期；毒乘于血，搏血成瘀，毒瘀互结，痹阻心脉，蚀伤心肌，发为胸痹心痛、胸痹真心痛，引发急性心血管事件。故毒邪贯穿于冠心病的发生发展中，外邪引动，毒瘀互结，痹阻心脉，甚至阴竭阳脱，变证丛生。

2. 潜毒内伏：由于岭南地区土卑地薄，气候湿暖，五志过极，饮食不节，酿生毒邪，毒邪乘于血，则搏血为瘀，外邪引动，则蕴毒内发，进而毒瘀互结，痹阻心脉，即"变从毒起，瘀从毒结"。疾病早期，毒结于内，人体无明显症状，临床上难以觉察，则称之为潜毒，又称伏毒。《时病论》云"温毒者，由于冬令过暖，人感乖戾之气，至春夏之交，更感温热，伏毒自内而出，表里皆热"。伏毒包括脂毒、糖毒、痰毒、热度、瘀毒等，具有伏而不觉、发而始显的特性，一旦发病，致病猛烈，病情危重，缠绵难愈。徐浩认为待冠状动脉闭塞、心肌坏死之刻，再行解毒之法实非良策。由于早期冠心病患者无明显毒邪症状，故强调"潜毒"概念，认为疾病早期潜毒内伏，形成易损斑块，通过检测炎症指标如超敏 C 反应蛋白、肿瘤坏死因子-α 等，能早期识别高危患者，干预易损斑块的形成，采取解毒措施，则可欲病救萌。内伏毒邪的患者，即未发生急性心血管事件、处于稳定期的心血管疾病患者，进行早期识别，尽早使用解毒药物或汤剂，起到"未病先防"的作用。

3. 治法方药：《黄帝内经》载有"血实宜决之""热者寒之"的治则。在治疗中，要明因求本，总以解毒活血为法，主以解毒祛邪，辅以活血祛瘀，若兼夹痰、湿、浊、寒等邪，可在解毒活血的基础上兼以祛痰、利湿、化浊、散寒之法，可使血脉通达，邪有出路。在疾病早期，潜毒内伏时，可选用清透解毒药物如金银花、连翘等；毒邪已蕴，则选用清热解毒之品如黄连、穿心莲；最后因毒致瘀，毒瘀互结之时，即可使用解毒兼以活血之药，如虎杖、大黄等。毒邪具有火热的特点，容易煎熬阴血，血液黏稠，血瘀内生，解毒往往具有寒凉之性，运用清热解毒药物治疗潜毒患者，不仅能解毒，还能清热凉血，防治血瘀形成，从而阻断毒瘀互结的发生。四妙勇安汤对家兔进行干预研究，发现可以通过降低 C 反应蛋白等炎症因子表达，增加斑块纤维帽厚度，减少斑块内脂质含量，使易损斑块趋于稳定。有研究运用活血解毒中药干预 ApoE 基因缺陷小鼠的易损斑块，发现其稳定易损斑块。

急性冠脉综合征为易损斑块的破裂，血小板聚集形成血栓，导致心血瘀阻，若此时再行活血化瘀之法，实非上策。上工不治已乱治未乱，不治已病治未病，把防治关口前移，针对易损斑块的形成，早期治疗毒邪，把因毒致瘀、毒瘀致病这一心血管事件链打断，从源头上治疗急性冠脉综合征，进行冠心病一级预防，能减少急性心血管事件发生。

动脉粥样硬化（AS）为炎症因子作用于血管内皮细胞，引发炎性反应，容易形成易损斑块，易损斑块破裂，形成急性血栓，促使急性事件发生。这与中医学潜毒内伏，蕴毒而成，搏血成瘀，瘀毒互结，痹阻心脉，蚀脉损肌相类似。动脉粥样斑块可分为稳定斑块和不稳定斑块（易损斑块），易损斑块的破裂和血栓形成是导致急性心血管事件发生的成因，易损斑块具有脂质大、纤维帽薄等特点，与炎症反应密切相关。现药物、介入手术的更新和开展，有效治疗急性冠脉综合征，大大减少死亡率，改善患者预后。但居高不下的发病率，使冠心病仍然令人闻风丧胆，如何减少急性冠脉综合征的发生是问题的关键。因此把防治战略前移，是目前亟待解决的问题。通过识别早期潜毒内伏患者，提前运用清热解毒药物，发挥抗炎、稳定易损斑块的作用，干预易损斑块的形成，是未来防治急性冠脉综合征的新方向。

262 基于瘀毒病机解毒活血法治疗冠心病

随着我国生活水平的提高，冠心病的发病率和死亡率也逐年升高。冠状动脉血管管壁斑块的形成及破裂是其发生和发展的病理基础，而炎症反应贯穿病变全程，为冠心病从"瘀毒"论治提供了理论基础。冠心病属中医学"胸痹""心痛""真心痛"等范畴，中医药在其预防、治疗、减少并发症等方面有独特优势。近年来在中医学"瘀毒"理论指导下的解毒活血法疗效确切，相关研究不断深入，学者于宗良等对此方面的内容作了综合梳理。

瘀毒理论渊源

中医学古籍文献对于"瘀血、毒邪"的记载相对较多，但仅作为单独的致病原因或病理产物。《说文解字》云"瘀"为"积血也"，即血行不畅、积而凝滞的病理状态。《黄帝内经》中"恶血""血凝泣"等多种称谓与"瘀血"致病相关。《金匮要略》立"瘀血"病名，采用大黄䗪虫丸治疗"虚劳干血"。清代王清任首创通窍活血汤、血府逐瘀汤与少腹逐瘀汤治疗上、中、下三焦瘀血，形成瘀血体系。唐容川提出"止血、消瘀、宁血、补血"四法，提倡"化瘀不伤正气"等。《说文解字》云"毒"为"厚也，害人之草"。最初的含义指对人体有害的物质，后为诸病邪侵袭人体，作用暴烈的过程概括。毒邪最早起于《黄帝内经》，"不相染者，正气存内，邪不可干，避其毒气"主要指疫疠之气或六淫亢盛所化之毒。以"毒"命名疾病首见于《金匮要略》。《诸病源候论》提出毒邪与六淫的不同。明清时期形成了比较系统的外毒病因理论体系，提出六淫之外的特殊致病物质，并认识到毒可由内产生，如喻昌谈到疮疡的内因时认为"内因者，醇酒原味之热毒"等。

古代文献关于"瘀、毒"共同致病的记述，最早可追溯至东晋《养生要集》，云"触其禁忌成瘀毒，缓者积而成，急者交患暴至"。"瘀、毒"并见多在外科及疫病范畴。瘟毒常夹湿热，郁于皮肤肌腠之间，相互熏蒸血凝成瘀，因此，瘀毒互结，常采用凉血解毒之法。清代王清任提出的"温毒在内烧炼其血，血受烧炼，其血必凝"一定程度上体现了"毒邪致瘀"思想。陈士铎提出真心痛也可由火毒所致，在化瘀方中应用大队清热解毒药治疗心痛较剧之证，体现了"毒、瘀"病邪与冠心病证治的关系。总体而言，古代文献中对"瘀毒"仅有零星记载，尚未形成系统理论。

冠心病瘀毒病机

历代医家对冠心病所属的"胸痹""心痛"病机研究逐步深入、趋近成熟。汉代张仲景提出"阳微阴弦"的病机，采用瓜蒌、薤白等药物温阳散结治疗胸痹。隋代巢元方提出"寒气客于五脏六腑，因虚而发，上冲胸间，则胸痹"，引入寒邪侵袭而发的概念。清代王清任对血瘀致病提出血府逐瘀汤活血化瘀的治疗大法，由此冠心病主要病机被认为是瘀血阻滞于心脉的本虚标实证。现代对动脉粥样硬化（AS）的研究中发现，炎症反应参与了血管内皮损伤、斑块形成过程，是不稳定斑块破裂的始动因素，在冠心病的形成与发展、稳定型心绞痛向急性冠脉综合征（ACS）转化的过程中有至关重要的影响。

在上述研究基础上，陈可冀院士及其团队提出急性心血管事件"瘀毒致变"的理论，认为在动脉硬化斑块基础上，炎症反应导致易损斑块破裂及血栓形成，属中医学"瘀毒互结"的范畴，强调"因瘀致毒、毒损血脉"在胸痹心痛发展演变中的作用。"瘀"为常，瘀久化毒，"毒"为变，因毒致变，二者相互搏结，可概括描述冠心病稳定期及进展至不稳定期的中医基本病理过程。血瘀是冠心病形成过程的基础和中心环节，久病多瘀，瘀常有形，与粥样硬化斑块导致的冠状动脉狭窄密切相关，是稳定期患者的主要病理变化。内毒则多为瘀血日久凝蕴而成，虽常无形但多致病暴烈，猝然发病，胸痛剧烈不可缓解，与不稳定斑块破裂、血栓形成继发急性心肌梗死颇为相似，是引发恶性心血管事件的关键，也是稳定期冠心病向不稳定心绞痛转归的核心病机。临床及基础研究中常以血小板聚集、凝血纤溶系统等指标评价动脉粥样斑块的"瘀"，以炎性因子及炎症反应评价发病过程中"毒"的病机，二者通过 P-选择素、C 反应蛋白等形成交叉联系、相互促进，与"瘀毒互结"病机颇具相似性。

解毒活血法与冠心病证治

1. 临床研究："瘀毒"理论在前人"瘀血阻滞"病机上引入了导致病情变化的"毒"的概念，在临床实践中具有重要意义，以冠心病"瘀毒"病机指导，临床采用益气养阴活血解毒法、清热活血解毒、益肾活血解毒等联合常规药物治疗稳定型心绞痛、ACS 等常获良效。因此，解毒活血中药对于冠心病疗效及预后的客观评价相关临床试验和探讨其作用机制的基础研究日益增多，为解毒活血法在冠心病诊疗中的应用提供了科学依据。

（1）稳定型心绞痛及术后心绞痛：稳定型心绞痛是冠心病稳定期的临床表现和分型，"血瘀"形成是其主要病理变化，"毒"相对不明显。有学者采用益气活血解毒汤治疗气虚血瘀型心绞痛，结果显示益气活血解毒汤联合西药组患者生活质量各项评分均高于对照组，治疗后 C 反应蛋白水平低于对照组，提示益气活血解毒汤治疗可以减轻炎症反应。在缓解术后心绞痛方面，96 例经皮冠状动脉介入术（PCI）术后心绞痛患者应用益气活血解毒汤，结果显示中药组心绞痛发作次数及持续时间均低于对照组。宋强等研究发现中药组可以降低血清超敏 C 反应蛋白、白介素-6 和肿瘤坏死因子-α 等炎性因子水平，延长凝血酶原时间。临床采用活血解毒等方法延缓稳定型心绞痛病情进展、缓解临床表现，在一定程度上体现了"既病防变"的预防思想及解毒活血法治疗冠心病的优势。

（2）不稳定型心绞痛：不稳定型心绞痛是冠心病稳定期向不稳定期转变的重要标志，常与"因瘀致毒、毒损血脉"的粥样硬化斑块破裂、血栓形成、心肌缺血加重密切相关。王飞宇纳入 88 例老年不稳定型心绞痛患者，对照组接受常规西药治疗，治疗组接受益肾活血解毒汤联合常规西药治疗，治疗 2 个月，结果显示两组一氧化氮、6-酮-前列环素和血栓素 B₂ 上升，而内皮素-1、白介素-18 与和肽素水平均降低，且治疗组上升或下降幅度大于对照组，差异有统计学意义，提示益肾活血解毒汤可提高不稳定型心绞痛患者疗效，改善血管内皮功能，缓解炎症反应。另有学者研究发现中药组血浆内皮素-1、血管性血友病因子均降低，一氧化氮升高。由此可见，活血解毒法能有效改善血管内皮功能，对抗"毒"损血脉的炎性反应，缓解患者症状。

（3）急性心肌梗死：急性心肌梗死以其高发病率、高致死率及严重并发症成为心血管疾病首先考虑的危急重症，已形成标准的急诊诊疗流程，再灌注及药物治疗是其核心环节。刘静等纳入急性心肌梗死患者 89 例，予温阳解毒活血方联合常规西药治疗，对比西雅图心绞痛量表评分，结果显示中药组治疗满意程度、心绞痛稳定状态均优于西药组，白介素-35 及脑利尿钠肽改善程度高于西药组。有学者采用急诊冠状动脉支架植入术治疗急性心肌梗死患者，加用益气通阳活血解毒法治疗，结果显示联合中药组改善程度明显优于常规组，心血管不良事件发生率明显低于常规组。刘晓波等采用解毒活血汤联合经皮冠状动脉介入治疗手术，治疗后患者心律失常、心力衰竭、心绞痛并发症发生率明显降低。由此可见，在常规再灌注及药物治疗上联合使用解毒活血中药可以有效提高急性心肌梗死患者治疗效果，减轻或消除术后并发症的发生，有利于保护和维持心脏功能。

（4）糖尿病合并冠心病：糖尿病是冠心病形成的独立危险因素，同时糖尿病患者肥胖、高血压、血脂异常发生率明显高于一般群体，因此，糖尿病累及大血管病变常与冠心病并行。杨志宏采用益气养阴活血解毒汤对 120 例糖尿病合并冠心病患者进行治疗，结果中药联合常规西药组的血糖水平、胰岛素分泌水平及心脏功能改善优于单纯常规药物组。鲍英杰通过对照试验认为糖尿病冠心病 ACS 患者在常规治疗基础上佐以活血解毒降血糖方，可有效降低心肌损伤程度，改善患者心功能，同时可明显抑制机体炎性因子过度释放。孙健通过临床试验证实益气养阴活血解毒汤组糖化血红蛋白、高同型半胱氨酸、C 反应蛋白均优于单纯西药组。大量临床试验均提示解毒活血法在糖尿病合并冠心病中的治疗优势，不仅可以保护内皮细胞、改善心肌功能，同时可以辅助降低糖尿病相关指标。

2. 基础研究："瘀毒"理论指导下的冠心病诊疗实践表明，解毒活血中药配伍可以延缓 AS 进程，缓解冠心病患者症状，降低并发症发生率。其作用机制可能与抑制炎症反应、调节血脂、稳定易损斑块、抑制血小板活化及抗凝等有关。

（1）保护血管内皮，抑制炎症反应：炎症反应贯穿 AS 斑块形成的整个过程，内皮损伤是 AS 的始动环节，而炎性细胞浸润、不稳定斑块的破裂是 ACS 的核心。调节 T 细胞作为重要的 T 细胞亚群可调节 T 细胞介导的固有免疫及适应性免疫应答，在 AS 的发生发展中发挥着关键性作用。研究显示养阴活血解毒方不但增加了调节 T 细胞比例，促进了白介素-10 和转化生长因子-β 抗炎细胞因子的生成，而且减少了白介素-6 和白介素-12 等促炎细胞因子的分泌，对改善 AS 紊乱的免疫炎症环境起到了积极作用。采用益气解毒活血法指导下的化纤胶囊对脓毒症大鼠灌胃治疗，其炎性标记物髓样细胞触发受体-1 mRNA 表达降低，有效改善大鼠免疫功能，限制了炎症反应的扩大。解毒活血中药通过调控机体免疫功能，限制炎症的发生，稳定易损斑块，与中医学理论"解毒"具有相同意义，在实验层面印证了"瘀毒"理论的正确性。

（2）调节血脂，稳定易损斑块：内膜中脂质沉积被认为是 AS 病变的早期表现，调脂治疗是治疗 AS 的基础，而 AS 患者易损斑块破裂可导致急性心脑血管事件产生。基质金属蛋白酶一族具有降解细胞外基质功能的酶类，能够破坏组织屏障，与 AS 斑块不稳定密切相关。采用益肾活血解毒汤对 AS 模型大鼠灌胃治疗，其甘油三酯、总胆固醇、低密度脂蛋白、基质金属蛋白酶-2 水平明显降低，基质金属蛋白酶抑制因子-2 明显升高。同时，有研究显示益肾活血解毒汤能够抑制 AS 大鼠血清中黏附分子的表达，并调节脂质代谢，降低脂质水平。基因组低甲基化状态与斑块不稳定有密切联系，有研究显示活血解毒中药可显著改善 ApoE（-/-）小鼠 AS 模型 DNA 甲基化水平，从而可能对 AS 起到一定防治作用。以上实验均表明活血解毒中药延缓 AS 的进程可能与调节血脂水平、降低其在血管局部的沉积及稳定斑块有关。

（3）抑制血小板活化：血小板活化是 ACS 发作时血栓形成的启动环节，同时血液的高凝状态、血栓形成相关因素导致的凝血/纤溶系统的变化是冠心病的重要发病机制之一。研究表明活血解毒成分配伍升高血浆环磷酸腺苷水平，降低血小板反应指数和血浆 P-选择素，针对血小板活化指标和凝血状态指标的观察，活血解毒具有较好的抗血小板活化的作用，在改善急性心肌梗死大鼠的高凝状态同时，能够改善继发性的纤溶亢进。

263 基于瘀毒病机活血解毒药在冠心病应用的机制

瘀毒理论是近年来中医对冠心病发病病机的新探索，基于此理论的活血解毒类中药成为研究的热点。通过大量的临床循证医学研究以及深入的实验研究，促进了中医学冠心病病因病机理论的发展和创新。学者姚方方等针对此类中药治疗冠心病的作用机制作了综合梳理，为临床治疗方法的选择提供了依据。

瘀毒理论及活血解毒法

内皮损伤反应学说、脂质浸润学说是目前西医对冠心病发病机制的主要概括，然而中医学对冠心病整个病理过程中的炎症介质、内皮损伤、氧化应激、组织坏死等现象并没有相应解释。基于此，近年来以陈可冀院士为代表的学术界提出了"冠心病瘀毒理论"，认为"瘀毒致变"是"胸痹""真心痛"的特殊类型。其发病机制为瘀久化热、酿生毒邪，或从化为毒，可致瘀毒内蕴，如迁延日久、失治误治，则正消邪长，一旦外因引动、蕴毒骤发，则蚀肌伤肉，最终毒瘀共见、血瘀更盛、痹阻心脉，导致病情突变，出现不稳定性心绞痛、急性心肌梗死（AMI）、心源性猝死等急危重症。

"瘀毒"既是病理产物，又是导致冠心病发生的病因，处于心血管事件发生的中间环节，及时采用活血解毒的方法干预"瘀毒"，对防治冠心病有积极意义。通过大量的临床及基础研究证实活血解毒中药具有抑制炎症、调节血脂、稳定易损斑块、保护内皮、延缓内膜增生等功效。

活血解毒药在冠心病应用的机制研究

1. 抑制炎性因子：炎症因子属于中医学"内生之毒"的范畴，清热解毒类中药具有清热、泻火、凉血、解毒等作用，通过抑制炎性因子的释放、减少中性粒细胞、抑制黏附因子的表达等起到"消炎"的作用，炎性细胞因子直接或间接参与动脉粥样硬化（AS）炎症过程。有学者总结活血解毒中药可明显降低冠心病患者血清 IL-6、CRP、TNF-α 等炎症因子，张京春等提出使用虎杖提取物与芎芍胶囊配伍高剂量能够显著降低高脂饲料喂养的 ApoE（$-/-$）小鼠血清 hs-CRP 水平。同时还观察发现解毒活血中药配伍可降低 ApoE（$-/-$）基因缺陷小鼠主动脉 NF-κB 和基质金属蛋白酶 MMP-9 表达，且优于单纯解毒和活血组。汪雨静等认为解毒活血中药能够显著降低 ACS 患者介入术后的 IL-8、ICAM-1 和 HSP60 在炎症发展过程中的表达水平。解毒活血中药的运用可以降低 ICAM-1 和 P-选择素在血管内皮细胞上的表达从而减轻血管炎症反应。通过一系列实验数据和斑块稳定性的病理分析，得出一定剂量的温阳活血解毒中药能够降低血中 MMP-1、IL-1、IL-8、TNF-α、HIF1-α 等炎症因子的浓度水平，并提高斑块的稳定性。宫丽鸿等对急性冠脉综合征患者 PCI 术后常规治疗基础上加用四妙勇安汤，治疗组活血解毒中药能降低血清 HSP60 及 MMP-7 表达水平，抑制 PCI 术后炎性反应。

2. 保护血管内皮功能：郭来等通过建立动脉粥样硬化内皮细胞损伤模型，发现具有清热解毒活血作用的复方荭草合剂（豨莶草、黄连、半枝莲）可能是通过调节该酶 NOS 释放而起到抗动脉粥样硬化内皮细胞损伤的作用。彭哲等运用活血解毒方给予兔颈总动脉 PTCA 术后内皮损伤模型，显示能明显增加 NOS 的含量，并降低血管性血友病因子 vWF 的水平。邓奕辉等观察滋阴活血解毒中药（熟地黄、黄芪、枸杞子、山茱萸、黄连、丹参、川芎、水蛭、石菖蒲）对葡萄糖胰岛素、氧化低密度脂蛋白诱导损伤的血管内皮细胞有保护作用，其机制可能是通过促进内皮细胞的纤溶功能，进而抑制与炎症反应相关的细胞黏附过程。血管内皮损伤在动脉粥样硬化发病机制中起重要作用。刘冼宜等认为活血解毒类中药均具有双向免疫调节作用，可抑制血管内膜增生及炎症反应，保护血管内膜，中药治疗组血浆 VEGF、ET-1、AngⅡ 和 CECs 的水平和数量较对照组下降。金潇等研究结果表明益气活血解毒组药物能够降低 HUVEC 与单核细胞的黏附率、升高代表细胞活性的 OD 值，下调细胞间黏附分子-1、血管细胞黏附分子-1 和 NF-BP65 的蛋白及 mRNA 表达水平，减轻 ox-LDL 对细胞的损伤。缪宇等对人脐静脉内皮细胞损伤模型使用芎芍胶囊联用黄连胶囊的含药血清作为干预药物，结果显示，单纯活血药物血清和活血解毒药物血清虽然均可改善 ox-LDL 诱导的 HUVEC 活力下降和早期凋亡增加。但两者差异并无统计学意义，提示早期细胞凋亡可能不是中药解毒作用的敏感指标。常宏等检测益气活血解毒方可抑制大鼠颈动脉早期血管重构新生内膜生成，可能与降低 CRP、TGF-β 的含量有关。

3. 调脂、稳定易损斑块：大量研究表明，斑块的稳定性对于防止斑块破裂及急性冠脉事件至关重要，临床多将脂质成分与纤维肌性成分共同作为衡量斑块的"易损指数"。陆付耳等给 2 型糖尿病大鼠黄连解毒汤灌服后，降糖的同时明显降低血清中 TC、TG、LDL-C、载脂蛋白 B 水平，提升高密度脂蛋白、载脂蛋白 A 水平，表明黄连解毒汤具有降脂和促进脂质代谢的双重作用。葛岚等观察活血解毒汤（连翘、黄芩、牡丹皮、丹参、水蛭、人参）喂服动脉粥样硬化家兔，显示活血解毒组相关指标明显低于模型组，表明该类中药可降低血清中 TC、TG、LDL-C 水平，提升 HDL 水平，对肿瘤坏死因子（TNF）、白介素-6、C 反应蛋白也有明显降低作用。周明学等分析虎杖提取物、大黄醇提物、黄连提取物均可增加纤维帽与斑块表层比值，说明活血解毒组在修复纤维帽能力方面优于单纯活血组或解毒组；在减少斑块埋藏纤维帽数目方面，虎杖提取物的作用表现得最为突出，其次为黄连提取物。白细胞分化抗原 CD40 及其配体可激活在动脉粥样硬化斑块中的关键性细胞成分：如黏附分子、细胞因子、质金属蛋白酶（MMPs）、组织因子等的产生，导致斑块的不稳定和破裂。余蓉等近年的解毒活血疗法可使 ACS 患者血清 sCD40L 水平明显降低，对斑块免疫炎症反应有类似他汀类药物的抗炎作用。陈广进等研究发现温阳活血解毒方可通过减少斑块内泡沫细胞，增加斑块内平滑肌和胶原成分，降低斑块内新生血管的表达以稳定小鼠动脉粥样硬化易损斑块，与药物浓度呈正相关性。此外，有报道温阳活血解毒组方可改善组织缺血、缺氧情况，下调 VEGFR-2 表达，抑制血管内皮生长因子表达，维持血管生成因子与抑制因子平衡，从而减少斑块内血管新生，达到稳定斑块作用，与药物浓度呈正相关性。

4. 其他作用途径：半胱氨酸天冬氨酸蛋白酶被认为是细胞凋亡过程中关键的通路。其最重要的成员 caspase-3 在细胞凋亡过程中处于核心地位，周玉平等研究发现有丹参、三七、苦参、黄连、酸枣仁等组成的方药能明显抑制心肌 caspase-3 的表达，可能是其抑制细胞凋亡的一途径。丹参注射液具有清除氧自由基、保护线粒体的作用，还可通过上调 Bcl-2 基因表达，下调 Bax 基因表达，抑制心肌细胞凋亡。樊宏伟等研究金银花中有机酸类化合物具有抗 ADP 诱导的血小板聚集作用，对咖啡酸、异绿原酸类成分具有明显抗损伤作用，且有剂量依赖性。马晓娟等报道大鼠急性心肌梗死模型，活血解毒较活血组，心肌梗死面积、CK-MB、cTnI、内皮素-1、vWF、TM 明显降低。赵明镜等将兔颈总颈动脉 PTCA 形成再狭窄模型，研究发现益气活血解毒方（黄芪、丹参、金银花、牡丹皮、半枝莲）可通过减少增生内膜中胶原的堆积、降低血脂和血清转化生长因子 TGF 的含量，防治 PTCA 后再狭窄。运用球囊原位扩张颈动脉和喂饲高脂饲料致 PTCA 术后再狭窄模型，给予含解毒活血益气组方，观察药物血清对 VSMC 增殖、总 SOD 活力和 MDA 含量的影响，发现该放可抑制 VSMC 增殖、对抗脂质过氧化损伤等机制干预 PTCA 术后再狭窄。还能降低 CRP 水平、ICAM-1 和 MCP-1 表达、保护血管内皮功能。康群甫、周明学研究显示血府逐瘀胶囊、四季三黄胶囊二者联合用药均明显降低血清整体 DNA 甲基化水平与 DNMTs 水平，升高 PGI$_2$/TXA$_2$ 比值与降低血清 DNA 甲基化水平、DNMTs 水平的作用明显优于单独使用活血或解毒类中药。

CD36 介导血小板与胶原结合，可诱导血小板聚集和分泌；CD40/CD40L 作为促进血栓形成的信号转导系统，扩大炎性反应，导致内皮细胞损害。刘伟等通过动物实验显示益肾活血解毒汤通过抑制 CD40/CD40L 信号通路及 CD36 蛋白，调节血脂、保护血管内皮及降低炎性反应等多角度抗 AS。

5. 改善临床症状，提高患者的生活质量：以活血药物为基础方，加用解毒类中药，可改善冠心病患者的临床症状评分。胡海华等探讨活血解毒汤联合常规药物治疗 AMI 患者临床疗效观察（乳酸脱氢酶、ST-T、肌钙蛋白水平、射血分数及每搏量、CK-MB 恢复正常时间、胸痛缓解时间及不良反应）均较常规治疗组显著，具有统计学意义。郭明等基于西医常规治疗，加用活血解毒中药（丹参、穿心莲等）治疗 UA 患者 1 个月，结果活血解毒中药较单纯应用活血中药进一步降低血浆中的 CRP 水平及其 TNF-α、IL-6、SCD40L、TM 等炎症因子水平；同时可改善患者的心绞痛积分、中医症状积分。血瘀贯穿于冠心病的始终，大量临床研究解毒活血药物较单独活血化瘀药有更好疗效，这与"瘀、毒"相互转化的理论不谋而合。

瘀毒理论是中医对胸痹病因病机及治则的深入探讨，是结合现代医学的新发现、提出假说、验证假说的结果。通过大量的临床及实验研究证实，活血解毒中药具有抑制炎症反应、保护血管内皮、抗动脉粥样硬化等作用，为病证结合冠心病的中医防治提供了新方法。

264　温阳活血解毒法治疗冠心病

冠心病属中医学"胸痹""心痛"等范畴，《金匮要略》云"阳微阴弦即胸痹而痛，所以然者，责其极虚也"。上焦阳虚，阴寒内盛，上乘阳位，痹阻心脉。此阐明冠心病本虚标实病机特点，而历代医家治疗该病多从寒邪、痰瘀、毒邪三者着手，或以温阳活血为主，或以解毒化瘀为主，或许存在偏颇，尚需进一步完善。学者洪永敦等结合冠心病中医证候的分布规律、病机和病理本质、临床研究、现代分子生物学对冠心病中医治法的认识，提出"温阳活血解毒"法治疗冠心病。

寒邪、痰瘀及毒邪是冠心病的三大主要病理因素

《黄帝内经》云"经脉流行不止，环周不休，寒气入经而稽迟，泣而不行，客于脉外则血少，客于脉中则气不通，故猝然而痛"。此所论疼痛关键病机为血脉痹阻。若论及冠心病的发病机要则为心脉痹阻。现有中医证候研究结果表明，寒邪、痰瘀、毒邪三者与冠心病的发病过程有密切关系。在整个疾病的过程或者在疾病的发生发展中，寒邪、痰瘀及毒邪三者并非独立出现，常相互交织，相互转换。寒凝、痰瘀互结，或外邪内侵，脏腑功能失常，火热、积火日久，则为热毒，热毒损伤心络，亦致瘀炼痰，加重痰瘀，恶性循环。清热解毒活血中药抗炎及稳定易损斑块的作用研究则揭示了痰瘀与热毒的关系，瘀为"常"，毒为"变"，因瘀化毒、因毒致变是导致斑块不稳定、进而发生急性心血管事件的关键所在。阳虚寒凝致瘀，痰瘀交结，内蕴日久化热成毒，热毒煎熬津液成痰化瘀，三者以或主或次的角色并存，相互交错，相互影响，痹阻心脉，贯穿于整个疾病的过程。所以，心脉之痹阻者，必责之于寒邪、痰瘀、毒邪三者。

温阳活血法是治疗冠心病的基本方法

寒邪致病，或阳虚内寒，或外来寒邪内侵，其收引血脉，凝滞气血，血脉痹阻，心脉失濡而发。内寒与外寒可以单独致病，更常见的是相互影响，相兼为患。寒冷是冠心病发病的诱因，在低气温发生致命性冠心病事件比非致命性冠心病事件较多，其主要病理生理过程是冠状动脉痉挛及血液流变学的改变。痰瘀互结在冠心病发病中的地位毋庸置疑。痰和瘀既是病理产物也是致病因素。在某种状态下相互为患，或因瘀致痰，或因痰致瘀，痰瘀互结，痹阻心脉。大样本的流行病学研究显示，痰瘀是冠心病致病的主要证候要素。吴辉等对116例住院冠心病患者的中医证候和中医病因以及发病诱因进行了调查分析，认为冠心病的主要病理本质是痰、瘀或痰瘀互结。基础研究也表明痰瘀同治可以改善实验性动脉粥样硬化家兔的血液流变学、抑制脂质过氧化反应和保护血管内皮细胞。在冠心病发病过程中，寒邪与痰瘀两个病理因素多数情况下相互并存。有研究表明，阳虚、痰瘀两个证候要素在冠心病的发病早期和发作期频次逐渐增高，至缓解期和恢复期呈总体均衡下降，但始终贯穿疾病的整个病程，该研究并指出发作期主要证型为心阳不振证、寒凝心脉证、瘀血阳微证。刘德桓等人的回顾性分析结果也表明无论劳累性心绞痛，还是自发性心绞痛都以正虚为本，寒凝、痰瘀为标，寒凝与痰瘀相互交结。

冠心病总的病机特点是本虚标实，其本质是脏腑功能低下所致，心气虚，心阳不振则气血流行不畅而致心脉瘀阻，更因膏粱厚味，饮食不适，劳逸不当，加之"七情"所伤，寒邪稽留经络，引致气滞血瘀，不通则痛。故治疗中，温阳之法常寓有活血，活血必当以温阳为基础。古往今来，温阳活血法都被

看作治疗冠心病的基本方法。《黄帝内经》云"血得寒则涩不能流，温则消而去之"，温阳活血则寒气可去、血脉可通。温阳目的不仅仅在于驱寒，更在于疏通血脉。《金匮要略》云"胸痹之病，喘息咳唾，胸背痛，短气，寸口脉沉而迟，关上小紧数，瓜蒌薤白白酒汤主之"。方中薤白辛温通阳，驱寒止痛，白酒辛温能通能升能散，3药合用以通络为主，共奏止痛宣痹之效。结合冠心病本虚标实的病性，温阳法多与活血、豁痰联合，达到化寒、通痹等作用。临床上以温阳活血立法的临床研究，其疗效确切。从所用方药中可见，温阳、温通与活血药合用，共奏温阳升阳、宣痹止痛，活血化瘀、通养血脉的功效，特别在改善心绞痛症状方面有明显的优势。温阳活血法对冠心病患者的血脂、血流变学有明显的改善作用，具有抗血小板膜糖蛋白GPⅡb/Ⅲa的作用，能够降低血小板聚集力，亦有扩张冠状动脉，改善冠脉循环等作用。

毒邪学说与冠心病

近年来，冠心病的热毒学说越来越受到学者的关注。中医学的毒邪可分为内毒和外毒。内毒系脏腑功能和气血运行失常使机体内的生理和病理产物不能及时排出，蓄积体内而成。痰浊、瘀血蕴久化热、酿生毒邪，或从化为毒，可致瘀毒内蕴，如迁延日久、失治误治，则正消邪长，一旦外因引动，蕴毒骤发，则蚀肌伤肉，毒瘀搏结，痹阻心脉导致病情突变，出现不稳定心绞痛、急性心肌梗死，甚至心源性猝死等心血管危急重症。外毒则是指外感邪毒，如病毒、细菌感染等。不稳定斑块炎症与温度相关性研究、外邪侵袭致动脉粥样硬化动物模型的建立、清热解毒药的干预研究，都在一定程度上验证了这一学说。作者开展了冠心病中医证候与炎症因子关系的临床研究，结果显示痰热血瘀和气虚血瘀为临床上冠心病的常见证候，血瘀、痰热证是最常见的基本证候。炎症相关因子C反应蛋白（CRP）、白细胞介素-6（IL-6）、肿瘤坏死因子（TNF-α）等炎症指标，不论是急性冠脉综合征（ACS，包括不稳定型心绞痛和急性心肌梗死）组还是非ACS组血瘀证、痰热证均较其他组显著升高，且ACS组升高更为明显。另一研究发现冠心病中医痰热证候与体内炎症活动有密切关系，且痰热证组患者中ACS占多数，明显多于非痰热证患者。这些研究都表明冠心病病理基础动脉粥样硬化炎症反应与毒邪具有相关性，炎症与毒邪是疾病宏观和微观的统一，是外在表现和内在机理的统一。而作者在其后的清热化痰活血法为主的综合疗法治疗冠心病不稳定型心绞痛的研究中，发现此法有比较肯定的治疗效果，并能减轻其炎症反应，可适度地降低不稳定型心绞痛近期心血管事件的发生率。在积极的现代医学规范治疗基础上，加用清热活血中药治疗能够有效抑制患者的炎症反应，降低血液黏度，改善血液高凝状态，从而可能起到保护血管内皮，稳定冠状动脉粥样斑块，并抑制局部血栓形成，显示其对不稳定型心绞痛的潜在治疗作用。清热解毒法治疗急性冠脉综合征疗效与其下调各项炎症因子，抑制患者体内炎症反应有关。吴圣贤研究表明，解毒软脉方能降低血清总胆固醇、甘油三酯、低密度脂蛋白和动脉硬化指数；温海涛等研究表明，蚤休总皂苷可通过使动脉内皮细胞合成及释放ET-1减少，而起到保护动脉内皮细胞的作用。刘彦珠推测清热解毒中药能抑制血管平滑肌细胞（SMC）生长、贴壁和增殖。周明学等研究认为活血解毒中药酒大黄对斑块的作用，其机制可能与减少斑块内TNF-α的表达有关。虎杖提取物、三七总皂苷、黄连提取物均能通过减少斑块内集落刺激因子（GM-CSF）的蛋白表达来干预易损斑块，认为GM-CSF可能为活血、解毒中药有效部位通过抗炎来干预易损斑块的共同作用靶点。

因此，解毒药可抑制炎症介质的合成和释放，调整血脂，拮抗内皮素，抑制平滑肌细胞增殖和抑制血小板聚集等，从而对抗炎症和组织损害，达到稳定易损斑块，达到治疗冠心病的目的。所以无论冠心病炎症反应和中医毒邪病机的关系，还是解毒法临床疗效及分子生物学机制，都肯定了解毒法是冠心病的重要治法之一。

温阳活血解毒法与冠心病

　　纵观历代医家治疗该病，多从寒邪、痰瘀、毒邪三者着手，或以温阳活血立法，或以解毒化瘀为主，而温阳与解毒二者却较少并存于一方之中。结合冠心病中医证候的分布规律、病机和病理本质、临床研究、现代分子生物学对冠心病中医治法的认识，提出了温阳活血解毒法。第一，从作者临床上观察所得，寒邪、痰瘀、毒邪 3 种病理因素常夹杂而至，而单以温阳活血则未能顾及毒邪，而活血解毒则缺乏温振阳气之功，若合温阳活血，解毒化瘀，以温阳、活血、解毒三者立法，则寒气可去，痰瘀可消，毒邪可解。以此为法，在病因病机及病理因素的角度亦都符合中医辨证论治的思想。使用寒温并用法治疗 ACS 患者，寒为清热解毒和清热活血，温乃温振心阳，寒温并用、标本兼顾。遵循"寒温并用、阴阳互调"的原则，遣方用药，以达阴阳平秘，邪祛正安，提高临床疗效的目的。近两年来我们已在临床上运用温阳活血解毒法治疗冠心病急性心肌梗死患者做了有益的尝试，并通过与活血解毒法对比，取得更为满意的临床效果。第二，现代常用活血通脉中成药，有以温阳、活血、解毒立法组方者，亦是寒温并用，通补相兼，治疗冠心病收效甚好。麝香保心丸是寒温并用、以温为主，通补兼施、以补为辅，强调的是温通。其以苏合香丸为底方，成分中的麝香和苏合香两香叠加具有温通开窍的功效。该方经人参提取物补温，肉桂温阳补气，牛黄清热解毒，蟾酥强心，冰片开窍。现代临床研究证实麝香保心丸对冠心病有较好的疗效。活心丹、舒心丸等药均以人参、熟附子补气温阳，牛黄、珍珠等清热解毒，麝香、冰片、蟾酥等开窍，红花活血祛瘀，共凑温阳活血解毒之功。心灵丸亦以人参补气温阳，麝香、蟾酥等开窍，牛黄、犀角、熊胆、珍珠等清热解毒，三七活血祛瘀，达到温阳活血解毒止痛的功效。第三，清热解毒之品多苦寒，久用重用有苦寒伤阳之弊。而活血化瘀中药多辛温，有耗气化燥之弊，临床运用上述两类药物，多遵循中病即止或配伍其他药物的原则。而温阳解毒活血法，清热活血的同时，兼顾其本虚，以温振阳气，这样达到标本同治，攻伐之余不忘固其本虚。在药物的配伍方面更具合理性。

265   从瘀毒郁互结论冠心病伴焦虑、抑郁病机

  冠状动脉粥样硬化性心脏病（简称冠心病）是危害人类健康的器质性心血管疾病之一，而焦虑、抑郁障碍是临床常见的主要心理疾病。流行病学调查显示，心血管疾病患者伴有抑郁症发病率为19.8%，伴焦虑症发病率为16.7%，伴抑郁和/或焦虑发病率为22.8%，而心血管科医师对抑郁症、焦虑症的诊断率和治疗率均不足4%。随着医学模式由传统生物-社会模式向生物-心理-社会模式的转变，双心医学，即心理心脏学或行为心脏学越来越受到关注。焦虑是冠心病负相关的心理因素，抑郁会增加冠心病患者发生心肌梗死的风险，而焦虑、抑郁经常同时发生。冠心病在中医学中属于"胸痹""心痛""心痹"等范畴，焦虑、抑郁属于中医学"情志致病""郁证"范畴。中医学一直强调"形神同调"，重视情志致病在发病中的重要作用。目前冠心病瘀毒致病理论逐渐完善，认为"瘀毒"是瘀血或瘀血兼其他诸邪日久不去化生的结果，是在血瘀证病机基础上延伸毒邪为害的结果，但未重视"情志致病"及"郁"在"瘀毒"致病形成中的作用。针对"气滞血瘀"和"气郁化火生毒"的郁证病机，学者李成等认为，瘀毒郁互结是冠心病伴焦虑、抑郁的核心病机，活血解毒开郁法是该病患者的主要治法。

瘀毒郁内涵及与冠心病的关系

  1. 瘀与冠心病："瘀"字首见于《楚辞》，是"血行失度，血脉不畅或不通"之意；《说文解字》解释为"积血也"，特指瘀血形成之病理产物。《素问·痹论》云"心痹者，脉不通"，明确指出瘀血阻脉为心痹的病机。正常情况下，血循行于脉中，受气的调节，若"血气不和，百病乃变化而生"（《素问·调经论》），正如清代林佩琴《类证治裁·血症总论》云"气和则血循经，气逆则血越络"，气机逆乱，血失统摄，奔逸脉外而成瘀血。冠心病与血瘀证密切相关。心主血脉，若血脉瘀滞，心血运行不畅，不通则痛，出现胸痛、胸闷、心悸、气短等症。心开窍于舌，冠心病患者舌多紫暗或有瘀斑，舌底脉络迂曲、紫暗，且紫暗的颜色越深反映出心脉瘀滞的程度越重。此类患者脉象多涩或兼见结、代，亦提示血脉运行不畅的病机。针对血脉瘀阻的病机，清代王清任创立的血府逐瘀汤等活血化瘀方剂至今仍指导着临床。陈可冀院士及其团队对冠心病血瘀证进行了深入研究，创立了冠心病血瘀证的证素研究，并完善了理气活血、益气活血、益气养阴活血、化浊活血等治法，其核心观点为血瘀证存在于冠心病发生发展的全过程。研究显示，现代医学的血栓致病指标如β-血小板球蛋白（β-TG）、血小板第4因子（PF4）、P-选择素等常与中医学的"瘀"相联系。

  2. 毒与冠心病："毒"具有多种概念。从内涵上讲，"毒"最初指药物的偏性或峻猛程度，后指剧烈的致病因素。从性质上看，邪之盛为毒，如《古书医言》云"邪盛谓之毒"。此外，《说文解字》云"毒，厚也，害人之草"，故毒也有"厚""积"的意思。还指疫疠之邪气，如《温热经纬》云"今感疫气者，乃天地之毒气也"。从部位而论，有内毒、外毒之别，冠心病发病多为内毒所致。从病机而言，毒邪致病既有病势急骤、变化迅猛、预后凶险、缠绵难愈、蚀肌损肉等特点，也有隐伏暗耗、杂合多变的"伏毒"特点。心五行属火，毒邪最易与火相兼为病，且毒更能郁而化火。内生毒邪的形成，包括蕴久成毒和从化为毒，前者主要指机体脏腑功能紊乱、气血运行失调产生的病理产物不能及时排出，日久蕴积成毒，包括火热毒、糖毒、脂毒、痰浊毒、瘀血毒等；而后者指的是痰、湿、浊、寒等兼夹之邪日久不去，可从化为毒。

  在冠心病的稳定期毒邪多以"潜毒"的形式存在，一旦正邪消长，外邪引动，则发生从量到质的变

化。在冠心病的急性发作期，患者因情志或劳力等诱因，有时甚至无明显诱因，胸闷、胸痛骤然发作，伴有腰背冷汗、濒死感等汗脱亡阳之危候，起病急、变化快、预后凶险，严重时"朝发夕死、夕发旦死"，这与现代医学讨论的"斑块破裂""炎症瀑布反应""氧化脂质沉积"和"细胞凋亡"的过程相似。中重度心绞痛、口苦及老舌、青舌、剥苔等常作为毒邪的临床表征。

3. 郁与冠心病："郁"最早见于《黄帝内经》，《素问·六元正纪大论》提出了"土郁、金郁、水郁、木郁、火郁"的概念，主要与外部邪气有关。后世医家对"郁"多有发挥，朱丹溪将郁分为气、湿、热、痰、血、食郁，即"六郁"，张景岳有"怒郁、思郁、忧郁"之分，孙一奎又有"心郁、肝郁、脾郁、肺郁、肾郁"之别。"郁"有广义和狭义之分，广义的郁指的是滞而不通之意，如"郁者，结聚而不得发越也"（《金匮钩玄·六郁》），凡饮食、情志、劳逸等因素所致的气血、脏腑功能郁滞不畅，即为广义之郁；狭义的郁指的是情志之郁，主要表现为心情抑郁、情绪不宁、胁肋胀痛、易怒善哭、时欲太息、咽喉梗阻等。无论广义之郁或狭义之郁，若郁久则皆可化火，如朱丹溪认为"气属阳，妄动则为火"（《金匮钩玄·气属阳动作火论》），"凡气有余皆属火"（金匮钩玄·火），刘完素亦提出"六郁皆从火化"（《素问玄机原病式·六气为病》）。

郁与冠心病发病密切相关。从广义之郁来讲，气和则血调，"气滞则血滞，气逆则血逆"（《医述·血证》），"气血冲和，万病不生，一有怫郁，诸病生焉"（《丹溪心法·六郁》），若气血失调，运行迟滞，可使心气、心血不畅而发为胸痹。此外，《临证指南医案·积聚》亦有"初则气结在经，久则血伤入络"的论述，指出气结日久引起血络受损，影响心之血脉而致病。从狭义之郁来讲，情志致病多责之肝气疏泄失职，故情志抑郁多从肝论治，且心、肝关系密切，第一，心主血脉，肝主藏血，两者共同调节血液运行，若肝之疏泄失职，引起气滞血瘀，血脉瘀阻可致胸痹，如《明医杂著·处方药品多少论》云"肝气通则心气和，肝气滞则心气乏"；第二，心藏神、主神志，肝舍魂、调情志，《景岳全书·杂志谟·郁证》云"若至情志之郁，则总由乎心，此因郁而病也"，指出情志之郁与心关系密切；第三，木生火，肝为心之母，且有经络相连，如《灵枢·经别》云"足少阴之证，绕髀入毛际，合于厥阴，别者入季胁之间，循胸里属胆散之肝，上贯心"。

瘀毒郁互结是冠心病伴焦虑、抑郁的核心病机

1. 瘀与毒：瘀可致毒，毒亦可致瘀，瘀毒相互胶结，是冠心病瘀毒理论的共识。《医林改错·积块》云"血受寒则凝结成块，血受热则煎熬成块"，提示若血受寒、热之邪均可致瘀血。寒邪入里化热或热邪煎熬血液，可致瘀热生毒；若情志郁怒伤肝，气机不畅，肝郁日久可化热生毒；若恣食肥甘厚味，损脾伤胃，生痰留饮，壅塞脉道成瘀，或气血生化乏源，气亏血少，脉络空虚血滞成瘀，瘀血既成，蕴积不解日久化热生毒。现代研究者将肢体动脉支架内再狭窄的病机阐释为"血瘀日久，蕴生毒，瘀毒日久，变生它毒"，即瘀久生毒。

毒亦可致瘀，毒邪损肌蚀肉，壅塞脉道，血行不利，而致瘀血。毒邪致瘀的病机可分为以下5个方面：①毒邪熏蒸，血热煎熬为瘀。②毒损络脉，血溢脉外而成瘀。③毒邪伤津耗阴，阴伤血滞为瘀。④毒壅气机，气阻脉道而为瘀。⑤热毒损脏，血行失司为瘀。瘀毒致病是一个量变到质变的过程，瘀毒内蕴，蕴结日久或外因引动，蕴毒骤发，蚀肌伤肉，毒瘀搏结，痹阻脉络，瘀毒互为因果，相互转变，胶结凝滞。

2. 郁与瘀：郁可致瘀，瘀亦可致郁。从狭义上讲，气滞可致血瘀。情志抑郁，肝气不舒，气滞则血运停滞而为瘀，气郁化火亦可致瘀。《金匮钩玄·火》云"凡气有余便是火"，气的运行受阻，郁积于局部而"有余"，可由温变热，热而化火，火热可迫血妄行而成瘀，亦可直接灼伤脉络而成瘀，亦可火热伤阴、津伤血滞成瘀，《临证指南医案·积聚》云"初为气结在经，久则血伤入络"即为此意。

从广义上讲，"郁"本身即有"抑而不通"之意，同"瘀"之"不通"有相似之处。血瘀亦可致郁，《灵枢·终始》云"血脉闭塞，气无所行"，《素问·玉机真藏论》亦有"脉道不通，气不往来"的论述，

血瘀瘀滞已成，必然影响气之运行，加重气郁，从而郁瘀互结，病情缠绵，日久化火生毒。

3. 郁与毒：宋代庞安时《伤寒总病论·天行温病论》云"天行之病，大则流毒天下，次则一方，次则一乡，次则偏着一家，悉由气运郁发"。气即六气，运即五运，六气中的某气郁积太过，成为毒性较强的疠气，强调了六气郁积生毒的病机。《素问玄机原病式·六气为病》载"六气皆从火化"，指出风、寒、暑、湿、燥、火在病理变化过程中都能化热生火。《本草集要·随证治气药论》云"郁则生火，凡气郁皆属火"，提示情志抑郁日久亦有化火的病机转化，如肝郁气滞日久可出现烦躁易怒、口苦、便秘、头痛、眩晕等化火征象。

"凡气有余便是火"，热为火之渐、火为热之极、毒为火之聚，气郁化火、火郁生毒是一个连续过程，其根源在于气郁，且受气的影响，如《温疫论·服寒剂反热》云"气为火之舟楫"，火赖气运，气升火亦升，气行火亦行，气血火热胶着，终致火热内蕴成毒。毒邪既成可加重郁的程度，一方面毒邪壅遏气血，加重气滞血瘀，另一方面毒邪蚀肌伤肉，气血逆乱，亦影响气血失调而致郁，终致郁毒互结，郁深毒亦深，毒重郁亦重的后果。

4. 瘀、毒、郁互结致病：冠心病伴焦虑、抑郁患者在发病过程中，瘀、毒、郁互结，相互影响，相互促进。血脉瘀滞是冠心病的主要特征，瘀存在于冠心病发生发展的全过程；血脉瘀滞可影响气机运行，加重气郁，间接导致气郁化火；血脉瘀滞日久可蕴热生毒。焦虑、抑郁属于中医学"郁证"范畴，情志致病在冠心病的发生、发展中起到关键性诱因作用。焦虑、抑郁患者容易发生冠心病，冠心病形成后也易加重焦虑、抑郁症状，此即张景岳所谓之"郁久而生病"和"病久而生郁"（《景岳全书·郁证》）。气机郁滞可直接影响血脉运行，形成血瘀，气郁日久可化火生毒。毒邪的形成原因众多，是一个量变到质变的过程，在冠心病的稳定期，毒邪以"潜毒"的形式存在，或煎熬熏蒸，或耗气伤津，影响气机血运，加重郁和瘀；在冠心病急性加重期，由于情志（郁）等诱因，蕴毒骤发，腐肌伤肉，病情凶险，预后不良。在此过程中，毒损络脉，热毒损脏，促进瘀血形成，毒壅气机，加重气郁，瘀、毒、郁三者相互夹杂，相互促进，最终导致冠心病和焦虑、抑郁的发生发展。

活血解毒开郁是冠心病伴焦虑、抑郁主要治法

瘀、毒、郁互结是冠心病伴焦虑、抑郁患者的重要病机，尤其"郁"在其中起到重要作用。针对瘀毒郁互结的病机，治疗当采用活血解毒开郁同治的治则，并根据瘀、毒、郁的不同程度随症加减。瘀重者，主要表现为胸骨后疼痛，夜间加重，头痛，面色晦暗，口唇青紫，舌有瘀斑或瘀点，舌底脉络迂紫，脉涩或结、代等，治疗当重用活血化瘀之品，配合清热凉血及行气解郁。毒重者，主要表现为中重度心绞痛，重度口苦，咽痛，烦躁，老舌或青舌，剥苔，舌下脉络紫红或绛紫，治疗当重用清热解毒之品，配合破血逐瘀及养血生津。郁重者，主要表现为胸闷胸痛，胁肋胀满，遇情志不遂则病情加重，伴有口苦、咽干、失眠、焦虑善叹息，脉弦，治疗当重用疏肝解郁之品，配合活血行气及清热散火。

调查显示，冠心病患者容易伴发焦虑、抑郁情绪障碍，并且焦虑和抑郁情绪障碍能诱发和加重冠心病的发作。焦虑、抑郁虽属于不同情志障碍，但与肝郁关系密切。研究显示，冠心病合并抑郁症后肝郁的比例增加，气滞血瘀、气郁化火在冠心病合并焦虑状态的比例较高。郁作为重要致病因素越来越受到学者重视。瘀毒理论是阐释冠心病的新兴学说，强调血瘀致病和瘀久生毒或从化为毒是冠心病发病中的重要病机，并提出冠心病稳定期"潜毒"致病假说。将"郁"致病与瘀毒理论结合起来，体现了中医学"形神统一"的整体观思想，也与当前双心医学的理念契合。

266　从瘀毒论冠状动脉支架内再狭窄

　　冠状动脉粥样硬化性心脏病（CHD）是全球关注的公共卫生问题，虽然近 20 年来 CHD 的发病率和病死率有下降趋势，但仍处于较高水平。全球每年约超过 200 万冠心病患者需要进行经皮冠状动脉介入治疗（PCI），PCI 已成为不稳定冠状动脉疾病最主要的血运重建策略。支架内再狭窄（ISR）是 PCI 尚未攻克的难题之一，虽然药物洗脱支架、涂层支架的应用在一定程度上减少了 ISR 的出现，但迄今 ISR 的发生率仍为 10%～20%。目前中医学者多认为 ISR 主要病机为正虚、瘀血、痰浊等，学者付达等在观察、归纳此类患者的中医四诊资料并辨证施治取得理想疗效的基础上，提出"瘀毒"在冠状动脉支架内再狭窄发生过程有着重要作用，冠状动脉支架植入术后早期应用祛瘀解毒法治疗可降低支架内再狭窄的发生率。

支架内再狭窄与瘀毒

　　1. 支架内再狭窄：ISR 分为临床 ISR 及冠状动脉造影 ISR。临床 ISR 是指患者临床症状的复发及靶血管缺血的再次发生；冠状动脉造影 ISR 是指 PCI 后复查冠状动脉造影显示靶血管内径再次狭窄达到或超过 50%，可以伴或不伴临床症状。ISR 可分为单纯支架内再狭窄和病变内再狭窄，病变内再狭窄除包括支架节段外，还包括支架近端和远端 5 mm 内的狭窄。现代医学认为 ISR 是机体对损伤的全身生物学反应在局部血管的表现，研究证实发生再狭窄的两个主要过程是动脉血管重构和新生内膜增生。经皮冠状动脉球囊成型术（PTCA）病变内再狭窄的机制主要是血管的负性重构，部分是新生内膜的增生，而 ISR 主要是血管平滑肌细胞增殖的结果，研究发现炎症细胞尤其是巨噬细胞在再狭窄的各个阶段均可观察到，故炎症反应是促使平滑肌细胞增殖的重要因素。目前 ISR 的发病机制尚未完全明了，多认为 ISR 是一个复杂的病理生理过程，与多重因素相关。发生 ISR 的危险因素包括吸烟、年龄、糖尿病、血脂异常和高血压等，并与原血管病变部位、长度和大小呈正相关。病变的某些解剖特点也被证实与再狭窄相关。另与支架植入操作过程有关的可能因素有：支架释放膨胀不全、贴壁不良、支架折断、涂层药物失效。此外，支架类型、支架长度、支架截面积等因素也是 ISR 的强预测因素。目前对 ISR 的应对措施主要有以下几方面：强化药物治疗、再次支架植入、单纯球囊扩张术、切割球囊、冠状动脉斑块旋磨术、支架内放疗等，相关研究认为上述治疗均非最佳治疗策略。

　　2. 瘀毒：古代文献对"瘀毒"的记载较少，没有形成系统的病因病机学说，"瘀""毒"多单独论述研究。"瘀"既是疾病的病理产物，又是引起疾病的致病因素，可分为有形之瘀和无形之瘀，有形之瘀通过中医四诊即可发现，多指瘀血、血瘀、组织变性、积聚成块等。无形之瘀无明显临床症状及体征，需借助检查手段及运用化瘀法治疗有效来证实，多指因痰饮、气滞、食积等因素导致的气血运行不畅。"瘀"致病广泛、缠绵难愈，多以疼痛为主要的临床表现，现代医学对"瘀"的研究多集中在动脉硬化、血小板黏附聚集、血栓形成及血液纤溶系统抑制等方面。有关于"毒"，《说文解字》云"毒，厚也，害人之草，往往而生"。狭义之"毒"多指药物的偏性及具体的病证，广义之"毒"指致病因素或病理产物，其泛指对机体不利的物质，既可由感受外来之邪所致，又可为脏腑阴阳失调而内生。《金匮要略心典》云"毒，邪气蕴结不解之谓"。故"毒"多为邪气蕴结日久化生，且性属阳邪，毒邪致病偏盛猛烈，现代研究认为毒邪与炎性介质及血管活性物质的过度释放、组织损伤坏死等相关，毒邪致病所见红、肿、热、痛均为炎症反应的表现。

"瘀、毒"之间关系复杂，二者可互为因果、相互转化、共同致病，瘀久可化毒，毒邪亦可致瘀，瘀毒交织，病势多缠绵、凶险、危重。"瘀毒"学说近年来被广泛研究并指导临床治疗，在诸多方面，如循环系统、呼吸系统、神经系统、肿瘤等疾病的病因病机中均有重要论述，应用祛瘀解毒法治疗相关疾病亦取得的一定疗效，其中不乏有关冠状动脉粥样硬化性心脏病的报道。郗瑞席等认为"瘀毒"理论与急性冠脉综合征（ACS）有较强的相关性，认为在 ACS 的病因病机中，"瘀"为常，"毒"为变，因瘀化毒，因毒致变是导致冠状动脉斑块不稳定而发生急性心血管事件的主要病变和关键病理机制。孙媛提出血瘀热毒是引发 CHD 的主要机制，ACS 发病过程中，血小板活化、血栓形成与中医"瘀毒"病机有相通之处，"瘀毒"导致了易损斑块的形成，活血解毒法是治疗 CHD 的大法。魏运湘等应用四妙勇安汤治疗"热毒内蕴、络脉瘀滞"型急性心肌梗死取得了满意疗效，并得出四妙勇安汤加味可降低心肌梗死患者的血脂及超敏 C 反应蛋白水平，认为四妙勇安汤有抑制血管炎症反应、稳定斑块的作用。

3. 瘀毒与支架内再狭窄的关系：PTCA、支架植入术均为通过外力干预使狭窄的血管管腔扩张从而达到血运重建的目的，这一过程不可避免地导致血管内皮剥离、弹性纤维层破坏，支架植入早期血小板在支架表面大量聚集，分泌大量的细胞因子促进血栓形成，继而持续的炎症反应刺激平滑肌细胞向损伤部位移行、增殖，发生血管重塑，最终出现再狭窄。潘长江等提出支架内再狭窄的机制有 4 个方面：血管弹性回缩、血栓形成、炎症反应、新生内膜形成，其中初期血小板的过度活化及后期持续的炎症反应是促使新生内膜形成的主要原因，由此伏达等认为支架植入初期与急性冠脉综合征有相似的病变血管病理基础——血栓、炎症，不同在于支架植入初期为"外感"所致，急性冠脉综合征因"内伤"而发。血栓形成表现为血小板聚集、凝血系统激活等相关的"瘀证"，炎症反应表现出的溃疡、出血、红、肿、热、痛则是"毒证"的辨证依据。

在中医学整体观念、辨证论治思想的指导下，不能仅仅局限于支架植入术后这一时段及植入支架的冠状动脉本身情况，应把握整个疾病的发病过程，胸痹病之病机为本虚标实，标实多为"瘀血""痰浊"，"瘀"贯穿疾病的始终，瘀血或痰浊留于局部，日久均可化生为毒，脉络瘀阻，瘀血阻滞，脏腑功能不能正常代谢，日久可内生为毒，瘀毒凝结于内，缓积而骤发。支架植入术早期冠状动脉局部受损，"邪之所凑，其气必虚"，瘀毒爆发，导致冠状动脉炎症反应剧烈、血栓迅速形成，应用强力抗血小板药物以及涂层、洗脱支架后局部的"瘀毒"得以暂时控制，但机体整体仍有明显血瘀、热毒的四诊表现，邪气盛于内进一步损伤正气，导致冠状动脉受损部位恢复缓慢、血管内皮生长异常、血管重塑，故支架植入术早期"瘀毒蕴结"是导致后期支架内再狭窄的重要病机。

应用祛瘀解毒法预防支架内再狭窄

急性心肌梗死患者常见舌质由暗转红，舌苔由白转黄、黄厚、黄燥，腑气不通，大便秘结不下，与温病卫气营血的演变规律相似，急性心肌梗死之"心痛"，应用清热解毒祛瘀法治疗取得的良好疗效。"痛"指气血为毒邪壅塞而瘀滞不通的意思，有内、外痛之分，内痛生于脏腑，外痛生于体表，治疗原则应为早期清热解毒、化瘀降浊，后期攻补兼施。结合前辈经验，辨病与辨证相结合，整体与局部相结合，付达等认为冠状动脉支架植入术后可依据"脉痛"论治，病机为正气亏虚、瘀毒内蕴、损伤脉络，导致心脉瘀阻的反复出现，应用祛瘀解毒法进行治疗可达到清热毒、祛瘀血、化痰浊、消肿散结、脉道自通之目的。在临床工作中应用祛瘀解毒法治疗支架植入术后早期患者，并监测用药前及用药后 2 周、4 周超敏 C 反应蛋白、血脂等检查指标，6 个月后观察支架内再狭窄发生率，结果提示应用祛瘀解毒法治疗的患者在超敏 C 反应蛋白、甘油三酯、胆固醇、低密度脂蛋白等检查指标及支架内再狭窄发生率方面均优于接受常规治疗的患者，印证了冠状动脉支架植入术后早期应用祛瘀解毒法预防支架内再狭窄的可行性，体现了中医学"治未病"学术思想在 CHD 防治中的价值和优势。

267　从瘀毒论肢体动脉支架内再狭窄

　　支架内再狭窄（ISR），指的是动脉支架植入后造影显示血管内径再狭窄≥50%。既往经皮腔内血管成形术（PTA）再狭窄率可达50%，支架植入可降低再狭窄率至20%～30%，新型载药支架虽然可以将再狭窄率降低至10%，但仍然无法解决部分患者支架内反复再狭窄的难题。目前中医学术界普遍认为瘀血、痰浊是冠状动脉ISR的主要病机，而对肢体动脉ISR的病机却没有统一的结论，冠状动脉与肢体动脉虽然同属于动脉系统，但解剖基础不同，因此在ISR的发病机制方面也存在差异，分析外周肢体动脉ISR的特点，陈柏楠教授认为，仅仅用瘀血、痰浊的病理特性无法解释ISR病情进展的迅猛，病变部位的广泛，以及病情的难治、顽固等特性，这些特性与毒邪致病的某些特性相似，因此提出ISR的瘀毒病机假说，瘀毒病机假说是在国医大师尚德俊教授"血瘀"病机理论的基础上发展而来，是血瘀蕴久所致。

瘀毒的古代文献

　　在古代文献中对"瘀毒"的记载目前可检索到的共有10篇，涉及病因、病机及病理产物多个范畴。

　　1. 病因范畴： 东晋时期张湛所撰《养生要集》中云"百病横生……触其禁忌成瘀毒，缓者积而成，急者交患暴至"。此处瘀毒为病因描述，具有缓积骤发的特点，符合毒邪致病的特性。金代张从正《儒门事亲》中治疗杖疮"余以通经散三四钱下神佑丸百余丸……大泻数行，秽不可近，脓血、涎沫、瘀毒约一二斗"。此处瘀毒是导致杖疮的病因之一，应为离经之血蕴久而成，与脓血、涎沫一样为有形之邪。明代陈实功《外科正宗》中"一男人项疽十余日……内有脓腐处剪割寸许顽肉，放出内积瘀毒脓血不止碗许"。此处将瘀毒描述为脑疽的病因之一，与脓血并重。

　　分析文献，古人对于瘀毒作为病因的描述主要见于痈疽疮疡，具有毒性致病的特性，为离经之血蕴久而成，往往与脓血相夹致病。

　　2. 病机范畴： 清代郭士遂《痧胀玉衡》中"天蚕，能治血分之痰……以破瘀毒。用须炒末"。此处瘀毒为病机描述，瘀毒应为血分之痰，痰瘀互结而成。清代顾靖远《顾松园医镜》中分析大黄牡丹皮汤治疗腹痛，认为"冬瓜仁散瘀毒，治肠痈"。此处将瘀毒作为肠痈的病机来论述的。清代张璐《张氏医通》在婴儿门身痛中认为"若遍身如啗而色紫者，瘀毒壅滞，最危之兆"。此处瘀毒为婴儿身痛的最危险的病机，体现毒邪致病的酷烈性。清代吴谦《外科心法要诀》中"凡痈疽初起肿痛，重若负石，坚而不溃者，桑柴烘之……用之助阳气，散瘀毒，生肌肉"。由此处描述可见，瘀毒是痈疽的病机之一，可以桑柴火烘之。

　　分析文献，瘀毒作为病机，既有瘀血的特性，如色紫、肿痛等，亦有毒邪的特性，如病位深、发病急、病情重。

　　3. 病理产物范畴： 明代薛己《正体类要》中治疗杖疮"疗痂不结，伤肉不溃，死血自散，肿痛自消……则酝酿瘀毒矣"。由此处可见，瘀毒为死血酝酿而成的病理产物。清代张璐《本经逢原》和清代黄宫绣《本草求真》中治疗犬伤恶毒"以斑蝥七枚……疮口于无风处嗍去恶血……服后小盒饭有瘀毒泄出"。此处瘀毒是作为犬伤恶毒的病因来描述的，亦是恶毒、恶血发展而成的病理产物。

　　分析文献，瘀毒主要是死血、恶血发展而来，为血瘀日久而成，正如清代尤在泾在《金匮要略心典》中所云"毒，邪气蕴结不解之谓"。

由上述文献可见，古代医家在疾病治疗过程零散的对"瘀毒"进行了描述，其在病因或病机中的作用尚处于萌芽阶段，并没有形成系统的"瘀毒"病因病机学说，但已经开始意识到瘀毒由瘀血而来，为血瘀蕴久而成。

现代中医对瘀毒的认识

现代中医药理论研究首先在心脑血管疾病中对"瘀毒"进行了初步论述。陈可冀院士团队认为冠心病"瘀毒"病机既有"瘀"的特性，也具有"毒邪"骤发、善变、酷烈等特性，毒邪侵犯机体，导致气血不畅，形成瘀血；毒邪损脉，致出血或血行不畅，亦形成瘀血，血脉瘀阻，脏腑功能失调，瘀血不能清除，内生为瘀毒。因此毒可致瘀，瘀可生毒，日久而成瘀毒之证。在络病研究中，王永炎院士团队认为脏腑内伤，或因虚致瘀，或伤络致瘀，痰瘀互结，并阻络脉，郁久生毒，形成瘀毒，进而毒损络脉，这是络脉致病的基本病理变化。在中风病研究中，王永炎院士团队亦提出"毒损脑络"的学说，认为毒主要由痰、火、瘀互结而成，而瘀毒占有主要地位，在中风急性期，瘀血阻络是主要致病因素，血瘀蕴结而成瘀毒，瘀毒使得局部脑络阻滞，随之化生风、火、痰毒，加重病情。邵章祥在治疗原发性高血压时，认为瘀毒损络是其主要病机，瘀毒产生是由于病邪伤及正气，络脉亏虚，血运不行，津凝血滞，致痰瘀互结，痰瘀、浊毒胶结难解，日久化为瘀毒，继而瘀毒阻遏血络，损伤络脉而致病情难愈。

根据现代中医学者对于"瘀毒"具有代表性的理解和阐述，形成了"瘀毒"的概念以及在病因、病机方面的理论基础：瘀毒即为各种因素致病导致血行不畅或血脉受损，而成瘀血，脏腑经络不能正常将其消散或清除，久而可化生瘀毒。而内生毒邪侵犯机体，导致气血运行不畅，津液输布失司，阻于脉络，亦可形成瘀血；或瘀毒直接伤及脉络，血脉受损，致血行不畅，加重瘀血。总之，瘀可生毒，毒可致瘀，终成瘀毒互结之证，瘀毒既是疾病的致病因素，又是疾病发展的病机。

支架内再狭窄中医病机

目前中医学对于支架内再狭窄病机的研究主要集中在冠状动脉的 ISR，形成的病机学说主要为气虚、瘀血、热毒、痰浊。气虚病机认为，冠状动脉支架植入术者多为中老年人，以气虚为本，由于经皮腔内冠状动脉成形术（PTCA）不同程度地损伤了血管正常结构，正常结构及功能的受损即是正气虚，即使清除了心脉中的瘀血、痰浊等病理产物，使心脉畅通，但患者气虚仍然存在，因而术后整体和局部的气虚是重要的病机，气虚则血运无力，脉络失养，瘀血内停，出现本虚标实之证。关于瘀血病机的阐述，陈可冀院士团队认为，经皮冠状动脉介入治疗（PCI）术后再狭窄的病理过程与中医学的"心脉痹阻""心脉不通"有类似之处，其病机为血管内膜损伤导致的瘀血内停，血脉不通，属于血瘀证，活血化瘀可以预防 PCI 术后再狭窄，其团队针对血府逐瘀汤、芎芍胶囊、血管通等活血化瘀药物进行系列研究，证实了瘀血病机的作用。痰浊病机认为，PCI 术后患者多有痰瘀浊邪，而痰瘀为津不归化的病理产物，是因为脏腑功能失调，肾之气化失司，心之离照不力，以致胸阳不振，痰浊内生，痰瘀痹阻心脉而致。吴伟教授认为热毒为冠心病的基本病机之一，诸邪积聚，日久生成热毒，热毒致病，其性峻烈，易演变为危候，顷刻致死。冠心病 PCI 术后病变依然存在，热毒作为 ISR 的基本病机不变。

肢体动脉支架内再狭窄瘀毒病机

当前关于肢体动脉支架内再狭窄的中医药研究主要集中于中药复方、验方的应用，对于病机涉及很少。在诊治周围血管疾病的多年临床实践中，陈柏楠教授形成了自己对"瘀毒"的理解，瘀毒病机是由血瘀病机发展而来，其核心观点是"血瘀日久，蕴生瘀毒，瘀毒日久，变生它毒"。

肢体动脉支架内再狭窄发生在动脉硬化闭塞症、糖尿病足等疾病介入术后，这些疾病由于斑块或血栓导致管腔闭塞，属于血瘀证的范畴，虽然球囊扩张和支架植入使动脉管腔开通，但斑块和血栓只是被挤压到动脉管壁中，并没有清除，因此其基本病机仍是血瘀，而且病症日久，出现气血亏虚，脏腑功能失调，不能将管壁中的瘀血排出、消散，蕴积于体内，化生为瘀毒。瘀毒积聚，阻滞气机，津液输布失常，聚积为痰浊，痰凝不散形成痰毒，随着病情的进展，痰瘀同生，相互搏结，日久不解，郁久化热，火热、痰瘀胶结，伏于体内，不能及时清除，日久弥重，积聚不解，即成热毒，热毒既生，可炼津成痰，煎血为瘀，最终出现热、痰、瘀诸毒互结的病症。陈教授分别从宏观辨证角度和微观辨证角度详细阐述了肢体动脉支架再狭窄的"瘀毒"病机的演变过程。

宏观辨证角度：斑块、血栓被支架挤压到动脉管壁中，相当于宏观的瘀血、痰浊被动的挤压到管壁中，痰瘀阻滞于经脉中，此外支架为外来有形之邪，导致经脉自身气血运行不畅，形成更广泛的瘀血状态，而且患者多为老年人，肝肾亏虚，气血不足，经脉失养，因此经脉代谢功能降低，无法将瘀血痰浊祛除、消散，导致经脉支架植入部位更明显的血瘀症，血瘀日久化生为瘀毒，此瘀毒不同于单纯瘀血，而是痰瘀夹杂，兼有外来有形之邪毒（完全不能被清除），具有病情重、易反复、难治愈的特点；而瘀毒、外来邪毒壅阻于脉络，易化热生火，火热与痰瘀胶结，伏于体内，生成热毒；瘀毒夹热毒伤津耗液，炼液为痰，痰浊积聚留着，形成痰毒。痰毒、瘀毒均为有形之邪，兼夹热毒，具有毒邪骤发、酷烈、火热的特性，在支架植入部位迅速积聚增殖，阻塞管腔，导致支架内再狭窄甚至闭塞。

微观辨证角度：西医学关于支架内再狭窄机制主要包括血管内皮损伤，各种原因所致血栓形成，平滑肌细胞（SMC）增殖、迁移，局部的炎症反应，血管远期负性重构。球囊扩张及支架植入后，对于内皮细胞的机械性损伤甚至剥离，对于中膜平滑肌层及粥样斑块的挤压，都可以理解为血脉受损；内皮损伤后导致血小板活化，引起局部微血栓形成，以及粥样斑块挤压到动脉中膜，可以理解为瘀血阻脉；血管内皮损伤后，中膜的 SMC 被各种炎性因子、生长因子活化，由中膜向内膜迁移，并由收缩表型向合成表型转变，具有了迁移、增殖能力导致内膜增生，可以理解为瘀血、痰浊影响血脉功能正常代谢，引起更广泛的瘀血状态，日久不能清除，即内生瘀毒；内皮损伤以及支架慢性扩张的持续刺激，导致支架后长期的局部炎症反应，可以理解为瘀毒变生热毒；而再狭窄的中后期，增生内膜纤维化，新生粥样斑块形成，外膜的反复炎症导致管腔闭塞以及管壁重构正是痰热瘀毒合而所致。

从宏观及微观辨证角度阐述肢体动脉支架内再狭窄瘀毒病机，从而重视在活血化瘀基础上对于各种毒邪的祛除，为防治再狭窄提供了新的思路，为解毒活血法在临床中的应用提供理论依据。

268　瘀毒与动脉粥样硬化易损斑块

　　斑块破裂前后出现血小板黏附聚集，血栓形成，形成包括心绞痛、急性非 Q 波及急性 Q 心肌梗死在内的这一心血管疾病的急危重症——急性冠脉综合征（ACS），是最为常见的具有代表性的心血管血栓性疾病之一。ACS 作为一种急危重症，在临床观察到患者发病时常见胸痛、发热、口干、便干，舌暗红、苔色黄或褐或黑、苔质腻或干，脉数等血瘀兼夹热毒的征象。现代医学认为炎性反应贯穿于易损斑块形成破裂及血栓出现 ACS 的全过程。考虑到现代医学对于动脉粥样硬化（AS）易损斑块炎性反应及血栓形成的病因学认识与中医学之"毒、瘀"之病因病机和临证特点的相似性，加之临床表征方面的毒瘀特点，似应扩展中医学以"瘀血"为 ACS 的主要病因病机的传统认识，学者张京春等认为，有必要在"瘀毒"致 AS 易损斑块的中医病机、治则理论方面进行创新性探讨。

瘀与易损斑块

　　以往多数中医学者将包括 ACS 在内的冠心病（CHD）归于《黄帝内经》及《金匮要略》等古医籍中"真心痛""厥心痛""胸痹"等范畴。《素问·痹论》云"心痹者，脉不通"。认为 CHD 病机特点为本虚标实，本虚为阴阳气血的亏虚，标实为气滞、血瘀、痰浊、寒凝，亦可交互为患而出现心脉不通，心血瘀阻的病症。一般认为血瘀心脉是 CHD 的主要病机。对于 ACS 的中医病机则缺乏进一步结合临床表征的更新的探讨。

　　AS 是慢性进展性的血管内膜病变，其病位在血脉，传统中医学认为，"久病多瘀"，清代王清任论述"久病入络为瘀"，叶天士亦云"久病入络""久痛入络""大凡经主气，络主血，久病血瘀""凡久病从血治者多"，故中医学将本病归于"瘀血""癥结"范畴。现代医学研究认为 AS 是一种以细胞增殖为主要病变的疾病，内皮损伤和平滑肌细胞（SMC）增殖在 AS 形成过程中起着关键的作用，易损斑块是在 AS 基础上、在某些因素作用下发生裂隙、糜烂、溃疡和破裂，继而使斑块内高度致血栓形成物质暴露于血流中，引起血流中血小板在受损斑块表面黏附、活化和聚集，形成不同类型的血栓，从而出现 ACS。而血小板在受损斑块表面黏附、活化和聚集、纤溶系统的抑制，从而导致的血栓形成是血瘀证的病理基础。因此毋庸置疑，瘀血阻滞心脉不仅是 AS 和 CHD 的基本病机，也是易损斑块及其所致 ACS 的重要病机，都是贯穿于病变全过程的病理基础。引起 ACS 的主要危险因素如吸烟、糖尿病、原发性高血压及脂质代谢失调等在临床上也通常见到明显的血瘀征象。

　　然而，既往在强调血瘀心脉的同时，却忽视了 ACS 作为 CHD 的特殊类型，其具有的起病急骤、病情变化多端、一些心肌组织坏死、进展迅速、易于恶化等特点，当然有异于一般的血瘀证，而应考虑其兼夹因毒致病的特点。近年来 AS 易损斑块的炎症反应学说更是让我们有必要重新审视其临床及病理改变特点，思考其中医学因毒致病的病机认识。

毒与易损斑块

　　毒作为一种致病因素，在古代医籍中早有论述，《黄帝内经》中多处出现对毒的论述，且主要集中于《素问》部分，认为偏盛之气为毒，提出了"寒毒""热毒""湿毒""燥毒"及"大风苛毒"等概念；汉代张仲景《金匮要略》则载有"阴毒""阳毒"之病名；唐代《千金方》载"毒病之气"可致"时气瘟毒";宋代庞安时《伤寒总病论》认为"假令素有寒者,多变阳虚阴盛之疾,或变阴毒也",强调一切外来的共同病因多是"毒","毒"分寒热,外感病宜首重"解毒祛邪";金元四大家之一刘河间的"火热论"及张从正之"攻邪论",则为毒热理论进一步奠定了理论基础;温病学派的创立,更是将毒热的病因学理论加以深化,如吴又可《温疫论》提出了"杂气说",即"毒"不仅指六淫之甚,还包括六淫之外的一些特殊致病物质;雷丰《时病论》中认为"温热成毒,毒邪即火也";喻昌《寓意草》谈到疮疡的内因时认为"内因者,醇酒原味之热毒,郁怒横逆之火毒也";尤在泾《金匮要略心典》云"毒,邪气蕴结不解之谓也",对于毒之作为疾病的外因或内因,均有所评述。

中医学认为血脉艰涩,瘀滞日久,则为"败血""污血",邪为之甚,蕴久生热酿毒,"毒邪最易腐筋伤脉",这与 AS 易损斑块溃烂、糜烂、炎症细胞浸润、出血等系列病理改变有可通约之处。考虑到中医学因毒致病理论与现代医学炎症反应学说存在一定的可通约性或相关性,有必要从因毒致病理论对易损斑块及其所致 ACS 的中医病因病机进行新的探讨。晚近有研究发现存在动脉硬化易损斑块血管较健康血管温度升高,其温度与巨噬细胞数量的增多和纤维帽厚度的减少有关,似对炎症反应与毒热相通理论的一个较为恰当的支持。病证结合、宏观微观结合,AS 过程的一系列慢性炎症变化如淋巴细胞、巨噬细胞等炎症细胞浸润,炎症反应标志物、炎症介质水平增高等当和传统中医学的因毒致病学说相关。

随着对毒的研究日趋深入,认为致病因素作用于机体导致阴阳失衡的过程中,任何对机体不利的外界或体内因素,概可统称为"毒"。因毒致病已不仅限于外感热病,对于心脑血管疾病的研究亦逐渐被重视。毒既有因六淫侵袭入里,蕴积伤及脏腑,此即外袭之毒致病,各种致病微生物均可内涵其中;又有因气血逆乱、脏腑功能紊乱而可致内生之毒。有研究证实清热解毒法不仅对于细菌、病毒和内毒素之外源性毒致病有效,而且对于氧自由基、炎症介质和组织因子之内源性毒,均可能起效。临床上心脑血管疾病大都是内毒和外毒相互作用于人体而致的一系列病理变化,且由内生之毒引发的趋势更为突出。炎症分子在动脉粥样斑块发生、进展、破裂中起重要作用。用抗感染治疗可减少动脉血管粥样硬化的发生及改善 ACS 的预后。目前认为 CHD 可能是一种慢性炎症疾病,炎症刺激可以是感染因素,可以是非感染因素。感染、炎症在一定程度上反映了中医学所谓的毒之病理变化,从而显示出毒与 AS 的相关性。导致斑块不稳定的炎性因子、细胞因子均可归属于中医学之"毒"的范畴。基于中医学有关毒的性质及毒与 AS 易损斑块形成和破裂过程中炎症反应机制的一定的相关性,毒之损害当可能属 AS 易损斑块的重要中医病机之一,但尚需实际临床证效相应研究的进一步确证。

毒之致病特点与易损斑块破裂之 ACS

因毒致病具有广泛性、兼夹性、趋内性、趋本性、骤发性、酷烈性、善变性、从化性、火热性及顽固性等特点。易损斑块的形成及进一步破裂和形成血栓所导致的 ACS 即具有因毒致病的特点。毒淫于心,则耗伤心气,损伤心络,导致心失所养,心络不通,可发为猝痛。ACS 的病变基础是 AS,常可累及全身的大、中动脉,病变范围广;其病理机制为富含脂质的软斑块的破裂及进一步导致血栓的形成,其中富含脂质的软斑块中医学常以痰浊辨治,血栓的形成则与凝血系统的激活及血小板的聚集等相关的血瘀证的表现。所有这些可与毒伤及气血,壅滞气机,败伤血分,又善入津液聚集之处,酿化成浊,而兼夹浊瘀;易损斑块破裂的病位在冠状动脉,具有毒伤脏腑从而导致疾病迅速恶化的趋内特点;炎性细胞的浸润,炎性介质的大量释放,进一步产生的炎症反应是导致易损斑块形成与破裂的原因,与毒热的本性特点相似,现代医学研究证实的 ACS 患者中的炎症因子水平的升高也许可作为毒损心络的客观辨证指标。AS 自身的临床表现可能并不突出,一旦有诱因激发 AS 易损斑块破裂出现 ACS,则尽显其起病急骤、病情危重的骤发性的特点,可见疼痛剧烈,进展迅速,伴有发热、心烦、大便干燥、苔黄、脉数促或不齐等临床症状,需监测生命体征,采取紧急措施对症处理及内科溶栓、冠状动脉介入治疗或外科旁路手术等抢救治疗。本病常可见心力衰竭、心律失常、休克等可危及生命的多种合并症而呈急危、复杂等酷烈善变之象；ACS 在其临床症状的演变过程中常见大便干结，且舌苔变化无论病情逆顺均多见有黄腻苔，恢复期舌质多见红绛、无苔，反映患者夹有毒热瘀浊证型演变之象；ACS 因冠状动脉病变导致的心肌细胞缺血或永久性坏死，从而出现心律失常、心功能不全等并发症，将对患者以后的生活质量造成严重的不良影响，具有治疗难度大的顽固性特点。针对以上改变的稳定斑块的干预措施，当是急需我们进行探寻的。

毒与斑块不稳定的危险因素

毒在涉及斑块不稳定的危险因素的诸多疾病中起着非常重要的作用。糖尿病作为一种代谢性疾病亦是造成冠状动脉粥样硬化患者易损斑块破裂的重要原因之一，常毒瘀交夹为患。糖尿病患者普遍存在胰岛素抵抗问题，可否称为"糖毒"，可以商榷。脂质代谢失调主要原因是患者过食肥甘厚味化生湿浊，可否称为"脂毒"，学者们多有讨论。AS 斑块中富含脂质极易为炎症反应诱导从而出现斑块的破裂，发生 ACS 这一急危重症。原发性高血压是造成 AS 基础上易损斑块破裂最为常见的危险因素。原发性高血压患者往往素体阴虚阳旺，气火偏亢可致火热毒内生，导致 AS 斑块不稳定。

现代医学认为炎性反应贯穿于易损斑块形成、破裂及形成血栓的全过程。根据现代医学有关炎性反应引发 AS 易损斑块破裂进而出现血小板聚集和血栓形成的系列病理演变过程，结合中医学有关瘀毒致病的病因病机学说，提出"毒、瘀致易损斑块"的新观点，对于易损斑块及其作为病理基础的 ACS 这一心血管血栓性疾病的防治将具有积极的意义。本课题组曾选用了国际上公认的不稳定斑块模型 ApoE 基因敲除小鼠，进行了运用解毒活血法稳定动脉粥样硬化易损斑块的探索性研究，从调脂、抑制 NF-κB 和 MMP-9 表达、降低 hs-CRP 和 MCP-1 及 CD40L 炎性因子水平、改善动脉斑块的病理形态学及保护动脉内皮及平滑肌超微结构等方面，初步证实了其在稳定动脉粥样硬化易损斑块的效果。为进一步证实 ACS 这一具有代表性的心血管血栓性疾病的临床表征，并为形成相关疾病的"瘀毒"病因病机的临床诊疗规范，并提供实验性证据。

269　瘀毒理论与急性冠脉综合征

近年来，学术界对急性冠脉综合征（ACS）的研究日渐深入，急性冠脉综合征的病理机制包括炎性细胞的浸润，炎性介质大量释放，其产生的炎症反应可导致富含脂质的软斑块破裂及血栓形成，血栓的形成则表现为与凝血系统的激活及血小板的聚集等相关的血瘀证。而炎症反应的表现类似于中医的热毒、红、肿、热、痛、溃疡、出血等是热毒的辨证依据。ACS病理生理研究显示，易损斑块破裂所致ACS具有病情急、变化快的临床特点，多具备中医学毒邪致病的性质。从中医学角度思考，关于ACS的热毒机制，有学者认为其病机为热毒伤及血络，属实证或本虚标实，其现代生物学内涵与炎症因子损伤血管内皮细胞有关。根据炎症反应的血瘀说和热毒说，有学者根据现代医学有关炎性反应引发易损斑块破裂进而出现血小板聚集和血栓形成的系列病理演变过程，结合中医学有关瘀毒致病的病因病机学说，提出了"毒、瘀致易损斑块"的新观点。在ACS的病因病机中，瘀为"常"，毒为"变"，因瘀化毒、因毒致变是导致斑块不稳定、进而发生急性心血管事件的主要病因和关键病理机制。学者郗瑞席等通过对相关文献进行系统地回顾和总结，反复研究发现"瘀毒"与急性冠脉综合征具有较强的相关性。

瘀毒病因病机说

1. 瘀的病因病机：瘀泛指由于气虚或气滞、痰浊、食滞、瘟疫、暑热、寒湿、情志刺激等因素导致血液流行不畅，或积于脉内，或溢于脉外，或形成血栓，以及性质、成分发生改变的物质。

2. 毒的病因病机："毒"既是某些特殊的致病因素，又是疾病发展中的某些病理变化的产物。毒邪作为一种致病因素，有外毒、内毒之分。外毒不仅包括直接感受毒邪者，还包括外邪内化所生之毒。内毒常发生于内伤杂病的基础上，多在长期七情内伤、饮食不节、劳逸失调及年老体衰或久病基础上形成，由于脏腑功能失调，气血运行紊乱导致机体代谢产物蕴积体内，以致邪气亢盛，败坏形体，诸邪蓄积，交结凝滞而成毒。正如《金匮要略心典》载"毒，邪气蕴结不解之谓也"。

3. 瘀与毒的关系：毒邪侵犯机体，导致气血津液运行不畅，阻于脉络，可形成瘀血；毒邪直接损伤脉络，血脉受损而出血或血行不畅，亦可形成瘀血。脉络瘀阻，瘀血阻滞，脏腑功能不能正常代谢，日久可内生为毒。因而，毒可致瘀，瘀可生毒，久而形成瘀毒互结之证。由此可见，瘀毒之间关系复杂，相互为因果。由于古代文献对"瘀毒"的记载并不多，没有形成系统的病因病机说，而近年来的研究发现，"瘀毒"在诊治疾病中有重要意义，瘀久化毒，毒久致瘀，最终瘀毒共见，无论"瘀"与"毒"何者为因，何者为果，疾病的后期，大多可见瘀毒互结证，并伴随其他虚证。瘀可生毒机制：外邪入侵或情志郁怒伤肝，或恣食肥甘厚味，损伤脾胃，肝伤则气机不畅，脾伤则气血生化无源，气血不和，日久则津凝血滞，痹阻络脉，损伤血络，心主脉，脉络气血凝滞，蕴结日久而生内毒，合为瘀毒，最终于各种原因快速进展而损伤心络。除瘀血内阻生毒外，ACS也可由脏腑内伤外感，气阻水停，化而为痰，痰阻络脉，化而为瘀，痰瘀蕴久化毒。毒可生瘀，热毒炽盛，炼血成瘀是瘀毒形成的主要病机。而ACS毒邪致瘀的机制：一是毒邪煎熬熏蒸，血被邪热煎熬为瘀；二是毒邪伤络，血溢成瘀；三是毒邪伤津耗阴，阴伤血滞为瘀；四是毒壅气机，血脉凝滞；五是热毒损脏，血行失司。

瘀毒研究

1. 活血化瘀与现代医学防止血栓形成：我国学者在 20 世纪七八十年代对活血化瘀疗法的现代研究较多，并用环绕血栓形成的实验研究说明，活血化瘀治法对血栓形成和溶解的许多环节都有影响。分别从活血化瘀药物的抗血小板作用：抑制血小板黏附作用、抑制血小板聚集作用和抑制血小板释放反应、抗凝作用、改善血液流变性作用等方面进行阐述，说明活血化瘀疗法对防治血栓形成有较为明显的作用。

2. 活血化瘀与抗炎：临床实践证明，活血化瘀法对急性单纯性阑尾炎、急性单纯性胆囊炎、急性化脓性扁桃体炎、咽喉炎、腹膜炎、盆腔炎、慢性支气管炎等有效，抗炎是活血化瘀法作用的内容之一。以丹参酮为代表进行实验研究验证，证明可以抑制毛细血管通透性，抗渗出作用。

3. 抗血小板与抗炎：阿司匹林是治疗 ACS 的常规用药，阿司匹林除具有抗血小板聚集作用外，临床研究发现也具有抗炎作用。有研究发现 ACS 患者服用阿司匹林后炎症因子指标中，1 个月及 3 个月后 C 反应蛋白（CRP）均下降，白介素-6（IL-6 水平在 1 个月后下降。而在急性心肌梗死发生后 4 年的治疗中，阿司匹林比华法林能更有效的降低高敏 C 反应蛋白（hs-CRP）与肿瘤坏死因子-α（TNF-α）水平。这些研究在一定程度上反映了阿司匹林抗炎症反应的作用在 ACS 治疗中的积极意义。

氯吡格雷也是临床中治疗 ACS 的常用药，具有抗血小板聚集的作用。在炎症反应过程中，炎症介质起着重要作用，而血小板通过刺激诱发释放某些炎症介质引起炎症反应，因而氯吡格雷的抗血小板聚集作用也可表现出一些抗炎效果。有研究综述了与氯吡格雷相关的临床报道，从而发现氯吡格雷可以降低血清中 CRP、sCD40L、核转录因子-κB（NF-κB）、P-选择素等炎症因子的水平。并且氯吡格雷与依替巴肽合用具有抗炎和阻止 TNF-α、CRP 等炎症因子释放的作用。

4. 活血解毒与不稳定斑块：

（1）基础方面：有学者应用解毒活血方案（川芎、赤芍、虎杖）对载脂蛋白 E 基因敲除 ApoE（-/-）小鼠易损斑块的干预研究，实验结果显示，解毒活血方案能调节其血脂水平，降低部分炎症因子水平，抗动脉粥样硬化斑块形成。有学者用大肠埃希菌内毒素造成高黏高凝、低黏高凝和高凝的家兔热毒血瘀证模型，为一较为典型的毒邪致瘀的动物模型。

（2）临床方面：从瘀毒论治，涉及诸多系统疾病及各系统的不同疾病，并且取得了一定的疗效。例如有学者运用解毒活血法，方选四妙勇安汤加减治疗双下肢不稳定粥样斑块取得了较好的疗效。还有学者认为本虚瘀毒是过敏性紫癜性肾炎的基本病因病机，盖由体虚感染六淫毒邪，热毒煎灼血液成瘀，从而瘀毒共见，并运用解毒活血疗法取得了较为满意的疗效；在呼吸系统疾病方面，有学者认为放射性肺炎一旦发生，其病理演变必向"血瘀"方向发展。同时，酿生热毒，终至成瘀，血瘀又可进一步形成留瘀化热、络瘀化毒之恶性循环，从而发展为"毒瘀互结"之证。毒瘀日久不解，又可致气血逆乱、气血耗伤而变生厥、脱危象；还有学者从瘀毒辨治痤疮，疗效显著；在消化系统疾病方面，有学者认为慢性萎缩性胃炎癌前病变病机为瘀毒，是由久病入络，血瘀不畅；由微及渐，蕴毒内积而来。

瘀毒与急性冠脉综合征

ACS 的病理机制包括炎性细胞的浸润，炎性介质大量释放，其产生的炎症反应可导致富含脂质的软斑块破裂及血栓形成，血栓的形成则表现为与凝血系统的激活及血小板的聚集等相关的血瘀证。而炎症反应的表现类似于中医的热毒、红、肿、热、痛、溃疡、出血等是热毒的辨证依据。ACS 病理生理研究显示，易损斑块破裂所致 ACS 具有病情急、变化快的临床特点，多具备中医学毒邪致病的性质。从中医学角度思考，ACS 的热毒机制，有学者认为其病机为热毒伤及血络，属实证或本虚标实，其现代生物学内涵与炎症因子损伤血管内皮细胞有关。

　　综上对于瘀毒的概念及其病因病机的探讨，及其对急性冠脉综合征特点相关性的认识，认为在ACS 的病因病机中，瘀为"常"，毒为"变"，因瘀化毒、因毒致变是导致斑块不稳定、进而发生急性心血管事件的主要病因和关键病理机制。瘀毒在急性冠脉综合征中可能占有较为重要的地位，探讨二者之间的关系对临床提高诊治水平预防急危重症的发生将具有较为重要的意义。

　　易损斑块破裂所致 ACS 的发生和发展过程及其临床表现，多具备中医学瘀毒致病之诸多特点，为易损斑块的瘀毒互结损伤心络中医病机提供了理论与临床依据。在基础研究中，有学者研究发现冠心病血瘀证不论是 ACS 组还是非 ACS 组白细胞计数及 CRP、IL-6、TNF-α 含量等炎症指标均升高，ACS组升高更为显著，表明冠心病存在炎症反应，中医血瘀证候与炎症因子密切相关。另外实验研究发现血瘀证与 CRP、血清 IL-6、TNF-α、黏附分子等存在密切相关性；活血化瘀法在临床炎症的治疗中发挥着重要的作用；同时炎症反应在血瘀证动物模型中存在一定介导作用；总结认为炎症反应在血瘀证的发生发展中有较为重要的作用，活血化瘀法在各种炎症的治疗中发挥着重要的作用。从现代较为先进的基因角度研究认为，差异基因中 b13、23b 从不同途径导致或参与了脂代谢以及血液高黏、高聚、高凝状态的形成，并通过分泌炎性细胞因子，调控细胞凋亡，参与了内皮损伤和动脉硬化的形成，与冠心病血瘀证的病理改变密切相关。而解毒活血方药能够调节血脂水平，降低部分炎症因子水平，抗动脉粥样硬化斑块形成。有学者运用解毒活血配伍治疗在降低急性炎症标志物 hs-CRP 方面较单纯解毒治疗有明显优势，进一步从实验方面验证瘀毒病因病机的可能性。依照炎症与中医"毒"的相对包涵性以及瘀毒的交叉性，可见瘀毒在基础研究中占有较为重要的地位。

　　而在临床中研究表明，酒大黄活血解毒稳定斑块的作用几乎达到与辛伐他汀稳定斑块相类似的效果，其机制可能与调节脂质代谢和抑制炎症反应有关；运用解毒活血法治疗冠心病热毒瘀结型疗效显著，可明显改善临床症状，并能降低 CRP、假性血友病因子（vWF）水平。

　　ACS 是一种炎症性疾病，这一观点已经被学术界广泛接受，炎症与中医理论中毒的对应性，无论是在基础研究中，解毒药物对炎症因子的降低；还是在临床研究中，解毒疗法对冠心病 ACS 的疗效，都可以证实这一点。ACS 的病理机制包括炎性细胞的浸润，炎性介质大量释放，其产生的炎症反应可导致富含脂质的软斑块破裂及血栓形成，血栓的形成则表现为与凝血系统的激活及血小板的聚集等相关的血瘀证。这种炎症与血栓相互作用恰与毒邪伤及气血，壅滞气机，败伤血分，瘀滞心脉有关。

270　瘀毒致心力衰竭心肌纤维化

心力衰竭（简称心衰）是由多种心血管疾病（心肌病、高血压心脏病、心房纤颤、心肌梗死等）引起的心脏结构和功能变化，即以心室重构为主要结构改变的心脏泵血功能障碍，心衰的真正原因是"神经内分泌系统的激活与心室重塑互为因果的恶性循环"，血流动力学障碍是心衰的结果。心肌纤维化（MF）以心肌细胞损伤为起点，继之心肌细胞的炎症、变性、坏死，导致心肌组织反应性系统的过度激活、基质金属蛋白酶/基质金属蛋白酶组织抑制剂表达失衡、炎性细胞浸润、炎性因子水平异常增高，正常心肌组织中出现细胞外基质过量沉积，胶原浓度和胶原容积分数显著升高，胶原成分比例失调且排列紊乱为主要特征的疾病，主要病理表现为心肌僵硬度增加，心肌收缩力下降，冠状动脉血流储备降低，甚至引起恶性心律失常和猝死。MF 在心衰的发生和发展中起着重要的作用，影响疾病的向愈和向逆，抑制 MF 是治疗心衰的关键环节。

"心血管事件链"指高血压、高血脂、高血糖等心血管高危因素引发血管内皮损伤，逐渐进展为动脉粥样硬化，导致冠心病、心肌梗死、心律失常、心力衰竭，整个过程环环相扣、紧密相连。MF 是多种心血管疾病发展至一定阶段具有的共同病理改变，处于"心血管事件链"中间环节，临床表现为心前区不适、气短、乏力、心慌等症状，其病机主要是气虚血瘀，病理变化符合血瘀证的微观诊断。邪气亢盛，败坏形体转化为"毒"。学者柳金英等提出"瘀血内阻，瘀毒互结，损伤血络"是各种慢性心血管疾病向 MF 转归的共同病理基础，"瘀毒"是心衰 MF 发生发展的重要病理因素，系统阐述了"瘀毒"与 MF 的密切关系。

中医瘀毒理论

"瘀，积血也"，"积"指血液凝积，为血瘀的病理产物。瘀包括瘀血、血瘀及组织的变性、积聚、成块等。瘀血分有形之瘀和无形之瘀，包括积血、留血、恶血、蓄血、干血、死血、败血等血液运行不畅停滞而成的病理产物，更泛指由于痰浊、食滞、瘟疫、暑热、寒湿、情志刺激等因素导致血液流行不畅，或积于脉内，或溢于脉外，或形成血栓，以及性质、成分发生改变者。《素问·五常政大论》王冰注"夫毒者，皆五行标盛暴烈之气所为也"。尤在泾指出"毒，邪气蕴藉不解之谓"。历代医家对"毒"邪研究的不断深入，按来源分为"外毒"和"内毒"，并明确界定了"外毒"和"内毒"。"外毒"指由外而来，侵袭机体并造成损害的一类病邪，主要指邪化为毒或邪蕴为毒；"内毒"指机体在各种致病因素作用下，脏腑功能失调、气血运行失常使体内的病理、生理产物不能合理分解及时排出，体内蕴结过多，以致邪气亢盛、败坏形体而化为毒。邪与毒之间有一定的界限，"毒为邪之渐"，"毒"保存原有病邪的特点，但又不完全等同于原有病邪，引起机体严重的阴阳气血失调，且易燥化伤阴，败坏机体形质，甚至使脏腑结构功能破坏、丧失，败坏形质、导致病情恶化加重，或发病急骤，传变迅速，或缠绵难愈，复杂多变，并顽固难愈，对人体造成严重危害。

邪气亢盛，败坏形体转化为"毒"。瘀毒由多种原因导致脏腑功能紊乱、气血运行失常，或积于脉内，或溢于脉外，或形成血栓等导致血液流行不畅，瘀血内阻，导致机体内产生的代谢产物不能及时排出、诸邪日久蕴积胶着，病邪深伏，损血伤络，终成瘀毒，进一步加重对人体脏腑经络及气血阴阳的严重损害，其既是病理产物，也是致病因素。简单来说，"瘀毒"可理解为诸邪不解，血行失畅，瘀血内生，病邪深伏，瘀久生毒，毒可致瘀，瘀血与毒邪胶结留滞、缠绵难解，形成瘀毒互结之证。瘀血内停是成毒的前提基础和主要条件。"缠绵难愈，血流之中，必有瘀滞"，故疑难危重杂症常从瘀毒论治。如毒瘀与正虚并存是慢性重型肝炎的主要病机。糖尿病肾病是由日久产生瘀毒，瘀毒损伤肾络所致。虚与瘀是肝、肾等器官纤维化的关键病机因素，"湿、毒、虚、瘀"贯穿疾病的始终。冠心病危险因素的长期存在和控制不佳是"瘀毒"产生和发展的重要因素。"瘀之日久，则必发热"，"无邪不有毒，热从毒化，变从毒起，瘀从毒结"，瘀血为有形之邪，瘀血内阻，易阻滞气机，郁久可化热。因此，"瘀毒"可在一定程度上具备红、肿、热、痛、溃疡、出血等热毒特征。如"瘀毒内结"是脓毒症发病过程中机体高凝状态的主要病机，可见血瘀、血热及出血等症状。

现代医学对瘀毒的微观阐述

目前研究支持血瘀证伴有全血黏度、血浆黏度、红细胞压积升高，血小板聚集性增强，红细胞电泳时间延长，体外血栓形成的干湿量及长度增加，纤维蛋白原增高等病理变化。各种组织增生和变性，均属瘀血范围。血瘀证还与血管内皮细胞的损伤、动脉粥样硬化、局部缺血缺氧、血栓形成、微循环障碍、炎症病理过程、免疫功能障碍、结缔组织代谢异常、细胞增殖性病变等病理变化过程有关。刘成海等研究指出，抗脂质过氧化损伤，抑制纤维化组织基质金属蛋白酶 2/9（MMP-2/9）活性，保护组织微环境，下调转化生长因子-β（TGF-β）等促纤维化病理信号转导途径，抑制肌成纤维细胞活化，调节纤维化病理差异表达蛋白质组，包括物质代谢、细胞骨架、氧化应激反应等，是治疗"正虚血瘀"肝肾纤维化的共同机制。贾秋蕾等认为，凝血异常、炎症反应及内皮功能损伤是冠心病血瘀证产生的重要病理生理基础，三者参与了冠心病血瘀证的发生与发展过程。心肌梗死急性期内存在着明显的高凝状态、血栓形成和继发性纤溶亢进，缺血的心肌细胞、炎症细胞、补体成分和急性反应蛋白可发生复杂的相互作用，缺血的心肌细胞可激活补体，而补体激活可导致细胞死亡，血流动力学改变和心肌功能紊乱，促进凝血瀑布激活，对血瘀证的发生起到一定促进作用。王勇等研究指出，血瘀证的形成与发展过程中，氧化应激损伤反应，可启动或加重炎症反应，恶化内皮功能，三者相互作用，互为因果，可能是血瘀证早期的内在机制。西医学中的毒性氧自由基、钙离子超载、炎性介质、血管活性物质过度释放、凝血及纤溶产物、微小血栓、血脂、死亡细胞等均可看作是中医的"毒"邪。急性冠脉综合征慢性炎症变化，如淋巴细胞、巨噬细胞等炎症细胞浸润，炎症反应标志物、炎症介质水平增高等和传统中医学的因毒致病学说相关。岳桂华等认为，神经体液因子、氧自由基、血管活性因子、高血脂、高尿素、高胰岛素血症、内皮素-1 等是原发性高血压内生之"毒"的物质基础。孙媛认为，易损斑块破裂、血栓形成、炎性反应贯穿了急性冠脉综合征全过程，血小板的黏附、聚集，纤溶系统的抑制导致血栓的形成，与"瘀毒"病机有相通之处。金春林等指出，络病理论中的瘀毒概念与皮肤白细胞破碎性血管炎的免疫复合物、细胞毒因子和细胞毒素有相关性。钟建等研究指出，能量代谢通路调控异常血管内皮损伤和再生障碍与中医"毒瘀阻络"肾纤维化存在同样的生物学基础，其病理过程为内皮细胞功能受损，导致细胞与组织缺氧、炎症反应的激发、凝血功能异常及肾毛细血管丢失，从而严重影响肾脏功能。

瘀毒贯穿 MF 发展的始终

1. **"瘀毒互结，损伤血络"是心衰 MF 形成的病理基础**："瘀毒"在多种慢性心血管疾病中起着重要作用。"心主血脉"，心气充沛、血液充盈和脉道通利是血液正常运行的基本条件。各种慢性心血管疾病产生的"痰""瘀""浊""毒"等病理产物在体内停留沉积，病理产物的持续存在，津凝血滞，"瘀毒互结，损伤血络"，蚀肌伤肉，引起心脏结构和功能改变。"瘀血内阻"是各种慢性心血管疾病向 MF 转归的始动环节，而"瘀毒互结，损伤血络"是加重病情发展的共同病理基础。原发性高血压多由情志郁怒，或恣食肥甘，郁遏气机，致津凝血滞，化浊生毒，日久蕴结为瘀毒，伤及心络、脑络、肾络，血瘀证在原发性高血压病变过程中存在并影响其发生发展，已成为原发性高血压重要的病理机制之一。血瘀可能是导致冠状动脉粥样硬化斑块形成，并最终出现冠状动脉狭窄的病理基础，动脉粥样硬化的病程中以瘀血为主的代谢产物不断堆积，化生内毒，血瘀与毒邪胶结，瘀滞血络，导致本病顽恶深伏，最终出现变证，如急性冠脉综合征，虚、瘀、毒相互交结，共同影响着冠心病的发生、发展及转归。糖尿病心肌病存在着血瘀则血脉不通，心血瘀阻，瘀久化浊致毒，虚实兼见、瘀毒互现的病理变化。病毒性心肌炎的外观瘀血征象不明显，但瘀血存在于本病发展的各个时期。瘀毒为害，是一个由量变到质变的慢性渐进性过程，并非初期即可彰显，一旦有可寻察之外证，则往往病属晚期。从西医角度分析，慢性心血管疾病危险因素持续不解，刺激炎症细胞因子、炎症递质、血管活性递质、补体成分等释放，"撞击"损伤血管内皮细胞、心肌细胞，加速细胞坏死、凋亡，启动氧化应激损伤反应，进一步加重炎症反应，恶化血管内皮功能，导致血管外、血管壁和血管内的微循环障，阻碍血流与心肌细胞的直接接触，致使心肌细胞发生缺血、缺氧、变性坏死，介导了早期的心脏结构损伤。组织的损伤往往伴有炎症和修复过程，如损伤微小，修复后可恢复正常结构和功能，然而，"瘀毒"既成，病理产物不断蕴结，损伤持续存在或损伤较大，频繁的修复刺激成纤维细胞增殖并分泌过量胶原导致瘢痕修复或 MF，维持和加重心脏功能障碍，致使病情进展、突变或恶化。

2. 瘀毒既成，百证丛化是心衰 MF 进展的关键因素：瘀毒内阻，必然引致脏腑功能、气机升降、水液代谢的严重失调，以致不断产生痰、湿、浊、瘀等病理产物，有害物质和多种病理产物不能及时排除而蕴积体内，互结互病，积久蕴毒，随着患者体质发生热化或者寒化，互为影响，致使疾病寒热错杂、虚实并见、难以治疗，即所谓"瘀毒既成，百证丛化"。如高血压心衰多瘀毒、热毒并存；冠心病心衰可有瘀毒、痰毒、热毒胶结；风湿性心脏病心衰兼见瘀毒、热毒、湿毒；心肌病心衰常见瘀毒、痰毒。总之，瘀毒可生痰、化水、蕴热，相互搏结，生毒损心伤脉，是心衰 MF 进展的关键因素。瘀毒既成，百证丛化是心衰标本病机的重要组成部分，也是心衰突发骤变、错综复杂、缠绵难愈的关键环节。

3. 正气亏虚，变生诸病是心衰 MF 的重要转归环节：瘀毒已成，损心伤脉，害人形质。"瘀毒"裹挟痰、湿、浊、瘀等邪，瘀毒阻络伤脉而耗伤气血，营血难生而脏气失养，心主血脉功能严重失司，加重气血运行的异常，正气愈虚，病程迁延，缠绵难愈，形成恶性循环。心衰中晚期的正气亏虚正是由于"瘀毒"不断蕴结，伤心损络，破坏心脏结构和功能所致。一方面，正气亏虚，御邪无力，则易受外邪侵袭，导致心衰反复急性发作或加重。另一方面，脏腑功能尚未完全恢复，气血阴阳亏虚，正虚无力鼓邪外出，原有的各种致病因子未完全消除，水饮、痰、瘀等病理产物渗注脉中，不得输转，积累蕴结为各种"毒邪"，"毒邪"内陷于心，损心伤脉，形成对心脏的"二次打击"，加深心衰程度，众毒积酿，顽固不化，终致阴阳俱虚，阴极阳竭，由一脏连及五脏俱损，终至亡阴亡阳、阴阳离决等急、危、重证。整体来看，该过程符合随着 MF 的持续进展，心脏失去正常的生理结构，循环内分泌和心脏组织自分泌、旁分泌等神经内分泌系统的持续激活，不仅使水、钠潴留，加剧血流动力学异常，更使冠状动脉血流储备降低，加剧心肌细胞功能障碍、坏死、凋亡，心肌细胞不能启动正常修复机制，而以胶原组织替代，导致心脏重塑和功能恶化加剧，最终进展为不可逆性心衰。

4. 活血解毒治则与其他治则协同增效治疗 MF：导致和加重 MF 的病理因素很多，但瘀毒在 MF 中的致病作用具有重要的地位。心衰 MF 总属邪盛伤正，正虚邪盛，祛邪即寓顾正之意。心衰 MF 以气血阴阳虚损为本，瘀毒、痰毒、热毒、水毒、湿毒、湿热毒等病理因素间相呈现，其实质很大程度上是"瘀毒"蕴积不祛转化而来。瘀毒既是 MF 的病理产物，又是致病因素，贯穿于疾病的整个过程，故瘀毒为标中之根本，与气血阴阳虚损互为因果。活血解毒中药在改善血瘀状态方面较单纯活血中药显示了一定的优势，尤其在凝血状态、炎症反应方面具有更好、更全面的疗效。具有益气养阴、活血解毒作用的降糖舒心方能降低内质网应激标志性分子。糖调节蛋白 78（GRP78）和 C/EBP 同源蛋白（CHOP）mRNA 及其功能蛋白的表达，抑制 CHOP 凋亡通路，减少心肌细胞凋亡，减轻 MF，逆转心脏重构。益气养阴活血解毒中药可缩小急性心肌梗死后心肌重构大鼠心肌梗死面积，抑制胶原蛋白合成、分泌，以及抑制心肌肥厚、MF。益气活血解毒方功在益气活血，清热解毒，能降低心肌梗死大鼠心肌梗死面积，减少胶原容积分数，抑制 TGF-β、MMP-2、MMP-9 表达，防治 MF，改善心肌梗死大鼠心功能，延缓心室重构，其综合效应明显优于卡托普利。临床研究显示，常规西药治疗基础上，采用化瘀解毒法遣方用药治疗糖尿病心肌病能更好地提高临床疗效，改善患者的心功能。综上，"瘀毒"是MF 的重要病机特点，活血解毒法在治疗中发挥着独特的作用，可以与益气温阳、祛湿化浊等治则协同增效，并应贯穿 MF 治疗始终。

在临床辨证论治过程中，根据不同原发疾病诱导的 MF 病理改变再结合对该疾病的宏观辨证，坚持活血祛瘀解毒与补益脏腑、血脉虚损、顾护正气、调和功能紊乱状态相结合，体现"病证结合"的治疗理念。如高血压 MF 多以肝肾阴虚为本，痰瘀互阻为标，常治以补益肝肾、平肝潜阳、化痰祛瘀解毒。病毒性心肌炎慢性期 MF 阶段病机为热毒残留，气阴亏虚、瘀血阻络，故治以清热解毒、益气养阴、活血通络。冠心病心脉瘀阻证 MF，治以活血化瘀、清热解毒。瘀毒为害，初期虽未彰显，有可寻察之外证时往往病属晚期。未病先防是中医重要的防治原则，对于 MF 而言，因其持续的发展过程和不良结局，在辨病和辨证的基础上，提前干预和及时治疗，做到未病先防、既病防变显得尤为重要。

271 瘀毒致变和急性心血管事件假说的临床意义

根据传统中医理论对"瘀""毒"的认识，结合动脉粥样硬化、冠心病理念更新和临床实践体会，学者徐浩等提出了"瘀毒致变"引发急性心血管事件的假说，探讨了其病因病机、演变规律、发病特点、临床表征、治法方药及配伍特点、干预时机，对于降低急性心血管事件的发生，提高中西医结合防治心血管血栓性疾病的临床疗效具有重要意义。

20世纪90年代以来，随着对动脉粥样硬化（AS）危险因素的深入了解和积极控制，冠心病的一级预防取得了令人鼓舞的进展。然而，急性心血管事件的一级预防仍缺乏确切有效的措施，全球每年约1900万人突发急性心血管事件。这不得不迫使我们在现有认识的基础上，对心血管疾病的中西医结合病因病机进行更为深入的分析和思考。在传统中医药学发展的历程中，病因认识学上的每一次发展和创新，都会带来治疗方法学的改变和相应疾病防治效果的进步，如温病学、疫病论及现代血瘀理论的认识等，便是实例。而现代医学日新月异的发展和中医药学研究的不断深入，无疑都为这种创新病因学说的提出提供了良好的发展机遇。

中医学对冠心病的理解——血瘀机制有待深化

20世纪60年代以前，中医药临床治疗冠心病最常应用的是宣痹通阳法，但疗效并不十分理想。随着研究的逐渐深入，近二三十年来对冠心病病因病机的认识逐渐趋于统一，认为本病属于本虚标实之证，本虚为气、血、阴、阳亏虚，病位在心、涉及肺、脾、肾，标实为气滞、血瘀、痰浊、寒凝，而尤以血瘀被公认为最重要的病因病机之一，贯穿于冠心病发生发展的全过程，临床上以活血化瘀法为主治疗冠心病，明显提高了疗效，在此基础上衍化而成的理气活血法、益气活血法、益气养阴活血法、化浊活血法等，使活血化瘀治疗方法得到不断拓展，临床疗效进一步得到提高。然而，急性心血管事件的高发率和严重危害性却提醒不可以满足现状，裹足不前。从现代病理生理学实验研究基础来理解，血瘀及活血化瘀机制虽涉及血小板聚集、活化、血液黏度、凝血活性、血栓形成等诸多方面，但却不能很好地解释冠心病病理过程中的炎症介质、内皮损伤、氧化应激、组织坏死等现象；更为重要的是，血瘀同样作为该病主要病因病机，为什么有的冠心病患者长期病情稳定，而有的患者却发生了急性心血管事件、甚至猝死，其原因何在？由此可见，对冠心病发生发展过程的演变规律和病因病机显然需待进一步深化，急性心血管事件中医药防治水平的进一步提高，有待于对血瘀证及活血化瘀认识的进一步深化。

动脉粥样硬化、冠心病观念革新引发的思考

AS发病机制过去主要围绕3种学说：脂质浸润学说、血栓形成学说和损伤反应学说。近年来研究发现，AS具有慢性炎症病理的基本表现形式：变性、渗出和增生。随着炎症细胞和炎症介质的不断检出，AS通常已不再被认为是单纯的动脉壁脂质堆积的疾病，而是进展性炎症反应，无论在AS的启动、病变之进展、还是血栓性并发症形成中，炎症始终起着中心作用。在人体的AS病变斑块中，亦发现肺炎衣原体、巨细胞病毒、疱疹病毒、幽门螺杆菌等病原体存在的证据。1999年，Ross在其损伤反应学说的基础上，明确提出"AS是一种炎症性疾病"，这已是大多数专家的共识。

冠心病是冠状动脉粥样硬化性心脏病的简称，既往多强调AS病变所造成管腔的狭窄程度，把治疗

重点放在及早发现血管的严重狭窄并给予介入治疗。然而，越来越多的研究表明，硬化的斑块由原来的稳定状态进入一种不稳定状态，在这种不稳定斑块（又称易损斑块）破裂的基础上合并血栓形成是造成急性心血管事件最重要的病理基础。易损斑块除具有脂质中心大、纤维帽薄、平滑肌细胞和胶原含量少等的特点外，炎性细胞和炎症介质水平亦较高，并且可能是引发斑块破裂的重要因素之一。

动脉粥样硬化及冠心病观念革新为中医药学创新病因学说的提出带来了治疗理念更新的契机。传统认为脂质沉积造成 AS 管腔狭窄是冠心病稳定期的主要病理改变，与中医学有关"瘀血""血脉不通"的认识有相似之处。但急性心血管事件发生的病理基础多为易损斑块破裂合并血栓形成，而炎症反应与 AS 斑块不稳定及斑块破裂密切相关，AS 病变内或病变外的炎症均可加速或触发急性心血管事件的发生，这显然似又非独"瘀血"认识所可以完满解释。那么，在"瘀血"认识基础上是否应该有新的、进一步的中医学病因病机认识？其机制又是什么？与既往的"瘀血"认识有何联系？这些理解与本病临床表征、特点以及微观生物学基础又有何相关性，需要进一步分析。

毒的传统认识与现代理解

毒的本意是指毒草，在中医学中，其含义主要包括以下几类：一是指药物或药性（偏性、毒性、峻烈之性）；二是指病症，如丹毒等；三是致病因素或病理产物。它不单指某个致病因素，而且包含了诸多致病因素相互作用的结果，代表病因与病理相结合的一种概念。毒有外毒、内毒之分，外袭之毒有邪化为毒及邪蕴为毒两种变化方式，前者常由六淫之邪转化，后者多由外邪内侵，久而不除，蕴积而成。古代医家倾向于对外来之毒的研究，认为毒乃邪之深者，如清代尤在泾认为"毒乃邪气蕴结不解之谓"。或认为毒乃邪之甚者，如唐代王冰认为毒邪乃"标行暴戾之气"。现代医家则多倾向于对内毒的研究，多认为内毒是指由内而生之毒，系因脏腑功能和气血运行失常，使机体内的生理产物或病理产物不能及时排出，蕴积体内过多，以致邪气亢盛，败坏形体而转化为毒。内毒常在长期七情内伤、饮食不节、劳逸失调及年老体衰或久病基础上形成，它既是疾病之因，又是疾病之果，还是病情发展变化的病理因素；既能加重原有病情，又能产生新的病证。

从现代医学角度讲，多数学者认为各种致病微生物可认为是中医外毒的一部分，而氧自由基、兴奋性神经毒、酸中毒、微生物毒、过敏介质、钙离子超载、凝血及纤溶产物、微小血栓、新陈代谢毒素、突变细胞、自身衰老及死亡细胞、致癌因子、炎性介质和血管活性物质的过度释放等，均可看成是中医的毒邪，这些疾病过程中形成的"内生毒邪"，直接影响着疾病的病理变化、预后和转归。在中医学"毒"的概念基础上综合现代医学观点不难发现，AS 炎症反应及在此基础上导致易损斑块破裂合并血栓形成过程中所涉及的血管内皮损伤、组织坏死及炎症介质等病理产物，均与中医毒邪学说的内毒或外毒密切相关。那么，作为 AS 和冠心病发病过程中心环节的"瘀"与"毒"是否相关呢？

活血解毒中药"抗炎、稳定斑块"的类效应与启示

活血化瘀方药已成为中医药治疗冠心病最主要的方法，解毒方药也早已有类似应用的记载。如清代名医陈士铎治疗心痛时，每用大剂量贯众以清火解毒收效。解毒方六神丸也具有较好的强心止痛作用。现代学者还有采用四妙勇安汤、黄连解毒汤治疗冠心病心绞痛获效的。我们在复制 ApoE 基因缺陷小鼠 AS 模型基础上，从病理形态学、细胞成分、胶原、炎症介质等方面，观察和血（丹参、赤芍）、活血（川芎、三七）及破血中药（桃仁、酒大黄）稳定斑块的效果及作用机制。结果表明，不同活血药可作用于 AS 的不同环节，包括降脂、影响胶原代谢、干预炎症反应、影响血管活性因子等，其稳定斑块作用亦有所差别，以破血药酒大黄稳定斑块综合作用最佳，几乎达到辛伐他汀类似的效果，三七次之。并观察到几组中药的降血脂作用与稳定斑块效果并不平行。由于酒大黄兼有清热解毒功效，现代研究注意到其具有抗炎作用，与近年来"AS 是一种炎性病变"的认识不谋而合，提示活血解毒药可能具有潜在

的"抗炎、稳定斑块"作用，因此我们提出"活血解毒—抑制 AS 炎症反应—稳定斑块"的设想，进一步观察常用活血解毒中药稳定斑块的作用，并与单纯活血、解毒中药比较，研究结果显示，兼具活血解毒作用的大黄醇提物、虎杖提取物均具有较好的作用，优于单纯活血、解毒中药（三七总皂苷和黄连提取物），提示活血解毒中药"抗炎、稳定斑块"可能是一种类效应。随后进行的临床小样本研究初步结果表明，在他汀类降脂药基础上加用活血解毒中药可进一步降低冠心病患者升高的炎症因子水平，而加用单纯活血药效果却不明显，也反证了"瘀""毒"在冠心病发生发展中有内在的关联性，为"瘀毒"致病理论提供了依据。

冠心病"毒、瘀毒"致病目前认识的局限性

近年来，"毒""瘀毒"致病理论在心血管疾病中取得一定进展，如结合"AS 为炎症性疾病"的新认识，有学者提出从"毒"或"痰瘀毒"论治 AS，并认为毒邪特性（广泛性、从化性、兼夹性、骤发性、酷烈性、火热性、趋内性、善变性、趋本性、顽固性）与 AS 的致病特点非常契合，但作为 AS 发生、发展过程中不同阶段和不同疾病，其中医病因病机有何区别？有何演变规律？是否所有 AS 患者都要并用"解毒"方药？还有学者探讨了"热毒学说"在心系疾病中的构建与应用，从病因病机、临床表现、治法及应用等方面进行了阐述，理论较为系统，有助于提高临床医师对"热毒"在心系疾病中作用的重视程度，如能结合目前公认之"瘀"，探讨二者在冠心病发生、发展及病情变化过程中的地位、相互作用及因果关联，同时兼顾"热"以外的病理因素（如浊毒、痰毒、寒毒等），显然更有针对性，也会更加完善。再有从"痰瘀蕴毒""热毒"论治急性心肌梗死、急性冠脉综合征的报道，可以说理论联系实际，证治相应，但此时由于已有冠状动脉闭塞、心肌坏死，临床"毒"象已很明显，这种"解毒"治疗在目前再灌注治疗大行其道、病死率明显下降的时代，其实际应用价值如何？如能突出中医学"治未病"特色和优势，结合"瘀""毒"发展规律和临床表征，探索高危患者的早期识别和干预时机，对于防治急性心血管事件无疑具有更为重要的现实意义。

瘀毒致变与急性心血管事件——假说的提出

基于以上认识，针对急性心血管事件的严重危害性和发病特点，我们紧密结合临床实践，明确提出心血管血栓性疾病"瘀毒"病因学说和"瘀毒致变"病理机转，以期创新中医治法，明确干预时机，为急性心血管事件的早期识别和防治水平的提高提供新的思路。

1. 假说内容：血瘀是贯穿于冠心病发展过程的中心环节，也是稳定期患者的基础病理状态。若瘀久化热、酿生毒邪，或从化为毒，可致瘀毒内蕴，如迁延日久、失治误治，则正消邪长，一旦外因引动、蕴毒骤发，则蚀肌伤肉，进而毒瘀搏结、痹阻心脉，导致病情突变，出现不稳定性心绞痛、急性心肌梗死、心源性猝死等急危重症，这是稳定期冠心病发生急性心血管事件的主要病因和关键病理机转。

2. 病因病机及演变规律：在整个发病环节中，内毒起到了至关重要的作用，它既是由瘀血（可兼有其他诸邪）日久不化转变所导致的"果"，更是蚀肌伤肉、引发急性心血管事件的关键之"因"。在瘀毒转化过程中，瘀久化热、酝酿而生之"热毒"为毒的主要存在方式之一，但并非仅限于此，痰、湿、浊、寒等兼夹之邪日久不去，正衰邪盛，亦可从化为毒。应当指出的是，毒的存在并不一定就会引发急性心血管事件，"瘀毒致变"是一个由量变到质变的过程，瘀毒内蕴达到一定程度是发生质变的基础；同时，外因引动也是不可忽视的触发因素，甚至少数情况下可成为主导因素，使"瘀毒致变"缺乏一个量变渐进的过程。在此基础上，蕴毒骤发、蚀肌伤肉、毒瘀搏结、痹阻心脉是最终病理环节，即所谓"变从毒起，瘀从毒结"。瘀可化毒、毒可致瘀，互为因果，交结凝滞，内外引动，相互促进，形成恶性循环，最终坏血伤脉，变证丛生。

3. 发病特点及临床表征：同其他疾病中"毒"邪致病特点一样，冠心病"瘀毒"也具有起病急骤、

传变迅速、病变复杂、病势酷烈、凶险多变、顽固难愈等特点。但从临床实际来看，在"瘀毒致变"引发急性心血管事件之前的量变过程中，传统"毒"的临床表征如疮疡红肿热痛，舌质红绛、苔焦或起芒刺，舌苔垢腻等在冠心病患者中并不多见，故可称之为"潜毒"，这和现代医学的"易损患者"相类似，也是早期辨识"瘀毒内蕴"高危患者的难点。现代医学对 AS、冠心病的观念革新给我们带来了新的启示。美国著名心脏病专家 Libby 在 *Scientific American* 杂志上形象地把 AS 炎症反应称为"内火"，我们是否也可以将 AS 易损斑块联想为"脉痈"呢？值得庆幸的是，热敏成像拓展了我们的视野，让我们看到了冠状动脉内壁"红色"的易损斑块和"蓝色"的稳定斑块，也为"瘀毒内蕴"提供了最好的注解。从目前研究结果看，血液中多种炎症血栓相关因子可能是较为切合实际（既与急性心血管事件发生相关，又便于检测、适于对患者的筛查）的"瘀毒内蕴"微观表征，如超敏 C 反应蛋白（hsCRP）、肿瘤坏死因子-α（TNF-α）、单核细胞趋化蛋白-1（MCP-1）、血栓调节蛋白（TM）、血栓前体蛋白（TpP）、氧化型低密度脂蛋白（ox-LDL）、基质金属蛋白酶-1/9（MMP-1/9）、CD40 配体（CD40L）等，但哪种因子或其组合更为敏感、特异，还有待于进一步研究。

4. 治法方药及配伍特点、干预时机：针对以上病因病机，我们认为活血解毒为冠心病稳定期"瘀毒内蕴"高危患者的治疗大法，结合我们前期研究工作，兼有活血解毒作用的虎杖、酒大黄可作为主要药物；亦可采用活血化瘀药与清热解毒药（如黄连、栀子、金银花等）配伍，或应用兼具清热、凉血、活血作用的生地黄、牡丹皮、玄参、赤芍等，四妙勇安汤、黄连解毒汤为代表方。对于兼夹痰、湿、浊、寒诸邪，从化为毒者，邪盛为化毒之因，治疗当在活血化瘀基础上，加强祛痰、利湿、化浊、散寒等祛邪之力，邪祛亦有助于毒化。而对于本虚标实者，尚需注重扶正固本，正盛自可托毒外出，不解毒而毒自祛矣。需要说明的是，基于"瘀毒致变"假说所立活血解毒治疗大法，其干预靶人群的重点绝不是已发生急性心血管事件的患者，而是在冠心病稳定期的"瘀毒内蕴"高危患者，这也正是中医"未病先防""既病防变"的优势所在。

瘀毒致变假说的临床意义

既往临床多注重对已发生心血管事件患者的治疗，造成卫生资源的极大浪费。中医学认为"上工不治已病治未病"，如果对整个人群进行广泛干预（一级预防），或从"瘀毒致变"理论假说入手，将心血管病防治重点放在"防急性血栓事件"上（二级预防），无疑将进一步降低全人口心血管病死率，取得更大的社会效益。当然，后者更具有目前现实的可操作性。尽管现代医学已进入"强化降脂"时代并取得显著的临床获益，但急性心血管事件的高发率和严重危害性仍是面临巨大的挑战。根据传统中医对"瘀""毒"的认识，结合现代医学 AS、冠心病理念的更新，我们建立了心血管血栓性疾病"瘀毒"病因学说，提出"瘀毒致变"引发急性心血管事件的关键病理机转，探讨了其病因病机、演变规律、发病特点、临床表征、治法方药及配伍特点、干预时机。同时，为验证这一病因学说，我们已开展基于临床流行病学的大样本、前瞻性研究，计划结合随访急性心血管事件发生情况对稳定期冠心病患者个人史、体质特点、症状、体征、证候、理化检查指标等进行多因素分析，同时比较分析发生事件与未发生事件患者血清蛋白质组学差异，其结果无疑将为探索早期识别冠心病稳定期"瘀毒内蕴"高危患者较为敏感、特异血清学指标，构建其临床表征和辨证规范提供重要依据。

272 从瘀毒论治病毒性心肌炎

学者钟霞等认为，瘀毒持续发展是病毒性心肌炎迁延、恶化的重要环节。从瘀毒角度探讨病毒性心肌炎的病因病机，指出邪毒侵心和瘀阻心脉是其基本病机。治则为活血解毒、益气养阴，能降低临床恶性心血管事件的发生。病毒性心肌炎（VMC）是由病毒感染引起的局限性或弥漫性心肌炎症，临床较为常见。近年来，现代医学对 VMC 发病机制研究有了较大突破，但临床治疗尚无特异有效方法，仍以常规抗病毒治疗为主。中医贵在辨证论治，调整机体气血阴阳虚实状态。VMC 系本虚标实之病，本虚为心气阴两虚，标实为热毒夹瘀。故可采用活血解毒、益气养阴的治疗法则，标本兼治，多有良效。瘀毒属中医学内毒范畴。瘀毒是病因或病理相结合的一种概念，是多种致病因素互相作用的结局。瘀毒既为病理产物，也是发病因素，二者相互滋生，互为因果，瘀为毒的形成基础，毒是瘀的发展、转归。瘀久化毒，瘀久化热则可酿生毒邪。久毒致瘀，"毒热内壅，则变生为瘀血"（《圣济总录》）。最终瘀毒缠绵，迁延致病。

VMC 病因病机

邪毒侵心和瘀阻心脉是 VMC 的基本病机。《素问·痹证》载"脉痹不已，复感于邪，内舍于心"。外感邪毒是 VMC 致病的主因，以热毒为最。中医学认为 VMC 是外感温热毒邪侵舍于心、损伤心络、瘀血痹阻心脉的结果。周亚滨等指出，人体正气不足、温毒乘虚侵袭于心，逆乱心之气血阴阳，瘀血、痰浊等郁积化热化毒是 VMC 的主要病因病机。在 VMC 的发病过程中，瘀血纵贯全程。王清任《医林改错》中云"温毒在内烧炼其血，血受烧炼，其血必凝。是毒邪伤络，血溢成瘀热毒内壅，络气阻遏"。温毒入里，化生热毒，热灼心包，耗伤心气、心阴。心气不足，无力推动气血，气血循行不畅，凝滞血络致瘀；心液不足，血脉失于濡养，加之热毒煎熬血络，致使心血留滞脉管，形成瘀血。瘀积化热，酝酿成毒，瘀、毒缠绵，蕴结而成瘀毒。病情迁延或失治误治，蕴毒骤发，或伤气血，或损阴阳，久之瘀毒闭阻心脉。另外瘀毒也会加深气阴两虚的程度，如此形成恶性循环，缠绵难愈。

VMC 获益机制

活血化瘀法是心血管临床中的基本治疗方法，VMC 急性期或慢性期活血化瘀中药应贯穿始终。临床研究表明，活血化瘀法有调节心肌代谢、保护心肌的作用，在改善组织缺血、缺氧、水肿、微循环以及减轻炎症反应方面获益明显，对于抑制 VMC 心肌间质胶原纤维化有积极作用。同时在抗凝、改善机体代谢、改善毛细血管通透性、增强机体免疫方面也有相应的临床证据支持，有利于防止 VMC 瘀血的形成。清热解毒法不仅具有抗菌、抗病毒功效，还能抑制致炎因子的过度分泌，抑制炎症介质的合成与释放，从而减轻病毒对心肌的损害，在促进炎症消退、愈合受损心肌细胞以及改善心肌功能方面有良好的获益。

益气养阴法 VMC 获益机制：①降低心肌肌钙蛋白（cTnI）表达，改善心肌损伤。②减少穿孔素（PFP）表达，抑制细胞毒作用。③调节心肌肌凝蛋白重链 α-MHC 表达水平，增强心肌收缩力。④抑制抗心肌线粒体腺苷酸转移酶（ANT）抗体表达，防止自身免疫损害。⑤修复宿主细胞超微结构，降低毒性损害。为益气养阴法治疗 VMC 提供现代科学依据。

现代中药药理研究表明，金银花、连翘、虎杖等清热解毒中药有清除郁积外邪、抗炎抗病毒、修复心肌损伤的功效。连翘偏入心经，散血中郁火而护心，与黄连、栀子合用，可收清心解毒之效。黄芪、人参、甘草等补气药益心气、通心脉，能够增强机体免疫功能，加强抗病毒作用，适用于 VMC 急性期实证。研究指出，黄芪能够抑制 CVB3 病毒从而起到保护心肌的作用，太子参兼具改善心功能、增强免疫之效。五味子擅补心阴，可抑制过多氧自由基的生成。当归、桃仁、红花等活血化瘀药在改善血液循环、抑制心肌炎症、促进心肌细胞再生与修复以及防止心肌纤维化等方面也有明显的效果。近年来复方中药的药理研究也取得了长足发展，在 VMC 治疗方面获益显著。清心饮有抑制细胞免疫因子表达、减轻心肌炎症的功效；生脉饮在保护心肌细胞免受过氧化损伤，促进心肌细胞修复以及增强心肌收缩功能方面获益。

活血解毒，益气养阴法治疗 VMC

瘀毒贯穿 VMC 病理发展全程，近年来活血解毒、益气养阴法在 VMC 临床治疗中得到广泛应用。李滨运用解毒益心汤治疗 60 例 VMC 患者，观察临床疗效，总有效率达 83.3%，在改善中医证候疗效、临床症状、异常心电图方面，试验组明显优于对照组（$P<0.05$）。那坤等观察益气养阴活血解毒法加常规西药治疗急性 VMC 的临床疗效，改善临床疗效及动态心电图早搏方面总有效率分别为 86.67%、87.50%，同时在改善患者主要临床症状和血清心肌酶指标方面也有较好效果。黄青松等运用益气活血解毒法治疗 30 例 VMC 效果明显，结果得出生脉注射液、丹川注射液、穿琥宁注射液合剂有保护心肌、增强免疫力、抗病毒、改善微循环的功效，对 VMC 治疗效果显著。研究证实，生脉注射液通过提高机体内源性糖皮质激素水平而激活人体免疫功能。徐忠明等拟益心解毒活血通脉方治疗小儿 VMC70 例，结果显示治疗组在临床症状、体征及心电图指标方面均有明显的改善效果，治疗后肌酸激酶同工酶（CKMB）明显降低，总有效率及痊愈率分别达 91.5%、48.6%。高辉等在益气解毒活血法基础上运用四妙勇安汤加减治疗 40 例急性 VMC，临床效果显著（$P<0.05$）。方中当归、丹参活血祛瘀，改善心肌供血，保护心肌细胞；金银花清热解毒，有抗病毒功效；黄芪益气固本，增强机体免疫；玄参改善瘀毒损伤下的阴津不足。才向军自拟黄芪解毒汤（金银花、苦参、黄芪、丹参、连翘、赤芍、玄参、连翘、川芎），以活血解毒、益气养阴法治疗 VMC 患者 60 例，总有效率为 93.33%。

VMC 属中医学心悸、胸痹、温毒、时行毒范畴，《中医临床诊疗术语疾病部分》将其命名为心瘅。心瘅初起，出现发热、咳嗽、咽痛、苔黄、脉浮数等热毒表现，中后期热毒内陷，瘀毒形成，出现胸闷太息、躁急不安、舌红少苔、脉细促等气阴两伤症状。目前多数认为，瘀血和心脉瘀阻为贯穿 VMC 病程的关键，尤以中后期表现最为突出。活血解毒、益气养阴法是目前中医药治疗 VMC 的有效方法。"急则治其标，缓则治其本"，故 VMC 初期应以清热解毒、活血化瘀为主，即毒在心，常以解毒兼活血治疗。温毒灼伤心阴、耗损心气为 VMC 发展中后期的主要结局，遂 VMC 中后期宜辅之益气养阴法调治。气阴两虚是 VMC 的重要病机，益气养阴是治疗 VMC 的基本大法，早用、重用益气养阴法显得尤为重要。而益气养阴也要用之有度，用之太过反助邪伤及阴血，临床应在辨清气血虚实的基础上，斟酌选用药物。

273 动脉粥样硬化瘀毒病因病机

近年来，动脉粥样硬化（AS）炎症学说得到普遍的认可，同时也促进了中西医结合防治冠心病理论实践的发展，随着中医理论研究的不断深入，瘀毒致病理论得到广大中医及中西医结合研究者的重视。近年来有学者提出了动脉粥样硬化中医瘀毒致病理论并进行了一些相关研究，学者陈浩等对此进行了综合梳理。

理论研究

张京春等根据现代医学易损斑块破裂进而出现血小板聚集和血栓形成的系列病理演变过程，提出了"毒、瘀致易损斑块"的新观点。周明学等分析了易损斑块病理生理过程和毒邪致病特点，提出中医毒邪致病理论，尤其是脂毒、瘀毒致病理论与易损斑块的形成及进展有共通之处。于俊生等探讨了痰饮、瘀血、毒邪三者之间的关系，认为毒能生痰、生瘀，痰饮、瘀血蕴久亦可化毒，从而形成痰瘀毒交夹的病理状况。治疗方面，既要毒痰瘀三者并治，又需寻因求本，抓主要矛盾。在外感热病，因毒致痰瘀夹杂者，则解毒为主，佐以祛瘀化痰；在内伤杂病，痰瘀蕴久化毒者，则活血化痰为主，辅以解毒。徐浩等根据传统中医理论对"瘀、毒"的认识，结合动脉粥样硬化、冠心病理念更新和临床实践体会，提出"瘀毒致变"引发急性心血管事件的假说，指出应通过开展基于临床流行病学的大样本、前瞻性研究，构建冠心病稳定期"瘀毒内蕴"高危患者的临床表征和辨证标准，在辨证治疗基础上，及早给予活血解毒干预，可望进一步降低急性心血管事件的发生，提高中医药及中西医结合防治心血管血栓性疾病的临床疗效。

实验研究

1. 调节血脂： 陆付耳等给 2 型糖尿病大鼠黄连解毒汤灌服后，在显示降血糖作用的同时，明显降低血清中总胆固醇（TC）、甘油三酯（TG）、低密度脂蛋白（LDL）、载脂蛋白 B（apoB）水平，提升高密度脂蛋白（HDL）、载脂蛋白 AI（apoAI）水平，表明黄连解毒汤具有降脂和促进脂质代谢的双重作用。葛岚等观察益气活血解毒汤（连翘、黄芩、牡丹皮、丹参、水蛭、人参）实验性动脉粥样硬化家兔，可明显降低血清中 TC、TG、LDL 水平，提升 HDL 水平，对肿瘤坏死因子-α（TNF-α）、白介素-6（IL-6）、C 反应蛋白（CRP）有明显降低作用。吴圣贤等报道 17 例颈动脉粥样硬化斑块患者服用解毒软脉方 3 个月后，TC、TG、LDL 均显著降低，动脉斑块面积减小，颈动脉后壁内-中膜厚度显著减小。

2. 抗脂质过氧化： 动脉血管平滑肌细胞（VSMC）内过氧化脂质（LPO）含量增加，超氧化物歧化酶（SOD）活性减弱，与 AS 的发生有着重要关系。丙二醛（MDA）是氧自由基氧化细胞膜上磷脂形成的过氧化脂质的稳定存在形式，SOD 则是清除超氧阴离子自由基的一种重要抗氧化酶。吴智春等研究表明，金匮泻心汤可增强 AS 动物血清 SOD 活力，降低 MDA 水平，发挥抗 AS 的作用。程向缨等研究虎杖总蒽醌粗提物对 Cu^{2+} 诱导 LDL 氧化的抑制作用，发现虎杖总蒽醌使氧化动力曲线迟滞相延长，峰值降低，抑制过氧化脂质生成并有浓度依赖性。

3. 抑制血小板聚集： 血小板聚集和血栓形成不仅在 AS 的发生发展中起重要作用，也是引起临床心血管事件的一个重要因素。李晓丹从中药赤芍提取的活性成分梧丙酯具有抗血小板聚集、抗炎、抗自由基、扩张血管和改变血液流变、改善微循环等作用。对心脑血管疾病具有较好的治疗作用。樊宏伟等研究金银花中有机酸类化合物具有抗 ADP 诱导的血小板聚集作用，对 H_2O_2 损伤咖啡酸和异绿原酸类成分均具有明显抗损伤作用，且有剂量依赖性。

4. 对经皮血管腔内成形术（PTCA）后再狭窄的研究：赵明镜等通过电刺激兔颈总动脉加高脂饲料 8 周后，行颈动脉 PCA 形成再狭窄模型，研究发现益气活血解毒方（黄芪、丹参、金银花、牡丹皮、半枝莲）可通过减少增生内膜中胶原的堆积、降低血脂和血清转化生长因子（TGF-β）的含量，防治 PTCA 后再狭窄。赵明镜等比较益气活血解毒方和血府逐瘀胶囊对实验性动脉粥样硬化再狭窄家兔细胞外基质的作用特点，能显著减少内膜增生，尤其是降低血管局部胶原含量的作用最显著。而血府逐瘀胶囊可明显降低 TGF-β 的含量。彭哲等运用球囊原位扩张颈动脉和喂饲高脂饲料致 PTA 术后再狭窄模型，给予含解毒活血益气组方和阳性对照药的饲料治疗，获取模型动物和给药动物血清；观察药物血清对 VSMC 增殖、总 SOD 活力和 MDA 含量的影响。结果表明解毒活血益气方可通过抑制 VSMC 增殖、对抗脂质过氧化损伤等机制，干预 PTCA 术后再狭窄。

5. 保护血管内皮功能：血管内皮细胞可以产生一些血管活性物质，如一氧化氮（NO）、内皮素（ET）等，通过这些因子的协同作用，令血管舒缩处于局部的平衡状态。郭来等采用高脂饲料加免疫损伤的方法，制作动脉粥样硬化内皮细胞损伤模型，用原位杂交法观察具有清热燥湿、解毒通络作用的复方苤草合剂（豨莶草、黄连、半枝莲）对内皮细胞 NOS 基因表达的影响，复方苤草合剂对内皮细胞损伤有一定的改善，对内皮细胞一氧化氮合酶（NOS）基因表达有一定的促进作用，可能是通过调节该酶、NO 释放而起抗动脉粥样硬化内皮细胞损伤的作用。邓弈辉等观察滋阴活血解毒中药（熟地黄、黄芪、枸杞子、山茱萸、黄连、丹参、川芎、水蛭、石菖蒲）对葡萄糖（GIu）、胰岛素（Ins）、氧化低密度脂蛋白（ox-LDL）诱导的人脐静脉内皮细胞损伤的干预作用及其保护机制，结果表明对 GIu、Ins、ox-LDL 诱导损伤的血管内皮细胞有保护作用，而这一作用可能是通过促进内皮细胞的纤溶功能、抑制与炎症反应相关的细胞黏附过程等途径实现的。彭哲等运用球囊原位扩张、拉伤致兔颈总动脉 PT-CA 术后内皮损伤模型，给予活血解毒益气方和对照药物灌服，结果表明活血解毒益气方能显著增加 NO、NOS 的含量，并能显著降低血管性血友病因子（vWF）的水平，推断活血解毒益气法组方可能是通过增加 NO、NOS 的含量，降低 vWF 的表达等机制，改善因 PTCA 术所致的血管内皮功能失调，干预 PTCA 术后急性血栓形成和再狭窄。

6. 稳定易损斑块，抑制炎症：文川等用 ApoE 基因缺陷小鼠复制动脉粥样硬化模型，从病理形态学、细胞成分、胶原、炎症介质等方面，观察丹参、赤芍、川芎、三七、桃仁、酒大黄、芎芍胶囊稳定斑块的效果及作用机制。结果表明，不同活血药可作用于 AS 不同环节，降血脂作用与稳定斑块效果并不平行。张京春等观察解毒活血中药配伍对 ApoE 基因缺陷小鼠主动脉核因子-κB（NF-κB）和基质金属蛋白酶-9（MMP-9）表达水平的调控作用，结果表明解毒活血配伍可降低 ApoE 基因缺陷小鼠主动脉 NF-κB 和 MMP-9 表达。且优于单纯解毒和活血组。周明学等观察活血（三七总皂苷）、解毒（黄连提取物）、活血解毒中药有效部位（虎杖提取物、大黄醇提物）对 ApoE 基因敲除小鼠血脂和主动脉粥样斑块炎症反应的影响，结果表明活血、解毒及活血解毒中药有效部位三七总皂苷、黄连提取物、虎杖提取物、大黄醇提物均可通过改善斑块内部成分来稳定易损斑块，其中兼有活血和解毒作用的中药虎杖提取物、大黄醇提物效果最为显著。其机制可能与调节脂质代谢和抑制炎症反应有关。

临床研究

赵玉霞等利用高频超声技术观察 58 例 AS 患者斑块组织学构成，根据斑块不同病变类型分为脂质型斑块、纤维脂质型斑块、钙化型斑块、溃疡型斑块四组，均给予祛瘀消斑胶囊（组成为生水蛭、生山楂、大黄、海藻、莪术）治疗 8 个月，结果显示祛瘀消斑胶囊能在一定程度上改变斑块的组织学构成，而减少急性心脑血管疾病的发生率。卢笑辉等用随机对照研究方法，观察黄连解毒胶囊治疗不稳定型心绞痛（UA）热毒血瘀证的疗效和对相关指标的影响。结果显示常规西医治疗合用黄连解毒胶囊治疗UA，可明显改善 UA 的临床症状，改善血液流变学，降低血浆内皮素 - 1（ET-1）、血栓素 B_2（TXB_2）、高敏 C 反应蛋白（hs-CRP）、细胞黏附分子 - 1（ICAM-1）、内皮细胞黏附分子 - 1（VCAM-1）水平，同时提高 NO、6 - 酮 - 前列腺素（6-keto-PGFIα）水平。提示其作用机制可能与黄连解毒胶囊抑制炎症反应，保护血管内皮，改善血液流动性的功能有关。魏陵博等观察 100 例 UA 患者，随机分为通心络胶囊组和解毒通络合剂组，观察两组治疗后心绞痛、心电图（ECG）、中医症状疗效及硝酸甘油停减率等。结果显示解毒通络合剂在心绞痛疗效（有效率 92%）、ECG 疗效（有效率 64%）、中医症状总疗效（有效率 90%）、硝酸甘油停减率（88%）方面明显优于通心络组。耿立梅等将 147 例冠心病心绞痛患者随机分为解毒活血方（金银花、玄参、当归、川牛膝、川芎、丹参等）组和复方丹参片组，结果显示总有效率两组比较有统计学意义（$P < 0.01$）。治疗后治疗组 vWF、CRP 均明显降低（$P < 0.05$），运用解毒活血法治疗冠心病热毒瘀结型疗效显著，可明显改善临床症状，并能降低 CRP、vWF 水平。

274　从瘀毒论治缺血性中风

　　缺血性中风具有高发病率、高致残率、高病死率、高复发率的特性，严重威胁人类健康。如何防治缺血性中风已经成为医学研究的难点和热点问题。西医学认为超早期溶栓治疗是治疗的关键，但随着溶栓却带来了更严重的再灌注损伤。这不得不迫使我们在传统中医理论认识的基础上，对缺血性中风的中医病因病机进行更为深入的分析和思考。在中医学发展的每一个阶段，都伴随着病因认识上的发展和创新，都会带来治疗方法学的改变和相应疾病防治效果的进步，如温病学、疫病理论、血瘀理论等。学者仲爱芹等根据传统中医理论，结合临床实践，在现代中医、中西医结合研究发展和研究实践不断深入的基础上，提出从瘀毒论治缺血性中风。

瘀毒致风理论源流

　　缺血性中风属中医学"中风"范畴，其病因病机学说的形成和发展是一个在前人的基础上不断深入和完善的过程。但从《黄帝内经》开始，后世医家均特别强调瘀血在本病发病中的重要地位，认为瘀血既是病理产物，又是致病因素，瘀血阻滞，经脉不和，络脉失养，挛急刚劲，则生内风。瘀血导致风气内动的最早记载见于《素问·调经论》"血之与气并走于上，则为大厥，厥则暴死，气复反则生，不反则死"。此后，历代医家对此不断丰富和发展，如张仲景立中风病瘀血、干血之分型，创当归芍药散、桃核承气汤等经典方剂；宋代《太平惠民和剂局方》所载的专治中风手足不用的小活络丹，是从瘀论治中风的典型方剂。明代《医学纲目》认为"中风皆因脉道不利，气血闭塞也"。现代，以陈可冀院士为代表的广大中医、中西医结合医家对缺血性中风病血瘀理论及活血化瘀法的认识已趋于统一，认为瘀血是本病发生的最主要病因，临床上以活血化瘀法治疗，疗效显著。

　　1997年王永炎院士在总结古今中医中风病因病机学说，并结合西医学对脑缺血后脑损伤的一系列病理及生化改变，提出"现代科学研究发现脑血管疾病多因素的致病机制及中医学一病多因辨证疗效不确切和不可靠，促使我们对中风病的病因病理作更加深入的研究。毒邪和络病的提出也就自然而然的产生了"。随后，"毒损脑络"学说应运而生，认为本病的发生是由于毒邪损伤脑络，络脉破损，或络脉拘挛瘀闭，气血渗灌失常，致脑神失养，神机失守，形成神昏闭厥、半身不遂的病理状态。

　　然而古代文献关于"瘀毒致风"的论述较少，明清至民国时代才逐渐出现有关将"瘀毒"作为中风病病因和病理产物的论述。近年来，在不断总结临床经验的基础上，随着对中医理论研究的不断深入和现代医学研究的不断发展，形成了"瘀毒致风"的理论，认为瘀毒是造成本病发生的主要元凶，贯穿疾病发生发展的全过程，瘀毒损伤脑络，络损神伤为缺血性中风急性期的起始因素，络虚邪滞，瘀毒不能及时排出体外，留滞为患，又成为一种病理因素进一步加剧原有病情，形成恶性循环，使神伤难复，为恢复期的核心环节。且日益得到了广大中医、中西医结合研究者的重视。常富业等认为中风后常有瘀毒损伤脑络，破坏脑髓，成为重要的致病因素，蕴化日久不仅参与了脑神经元损伤链的病理过程，而且是中风病病情险恶、难以治愈的关键病因。

瘀毒致风病机特点

　　在缺血性中风的发病过程中，瘀毒既是致病之因也是病理产物。首先瘀血本身就是内毒的一种，瘀血形成以后，导致新血不生，而且引发一系列病理变化。一方面，瘀血阻滞脉络，局部和/或全身血流不畅或受阻，气血津液不循常道，溢出脉外，形成脑水肿，损伤脑髓，致脑髓失养、失用；另一方面，气血津液运行缓慢，瘀久不消，郁而化热生火，酿生毒邪，或从化为毒，可致瘀毒内蕴，直接出现气机升降逆乱，毒瘀搏结，痹阻脑络，直接产生风的症状，或外因引动致蕴毒骤发，蚀肌伤肉，压迫脑髓，阻塞脑窍，导致病情突变，出现神昏、厥脱等急危重症，这是急性脑血管事件的主要病因和关键病理机转。其次瘀毒可以煎熬血液，使血凝成瘀加重；瘀毒可以伤络，使血溢成瘀加重；瘀毒可以伤津耗阴，使阴伤血滞为瘀加重；瘀毒可以损脏，使血行失司成瘀加重；瘀毒可以壅塞气机，使血脉凝滞为瘀加重。因此，在缺血性脑中风的发生、发展过程中，瘀毒既是致病之因，又是致病之果，还是病情发展变化的病理因素；二者相互从化，互为因果，形成恶性循环，既能加重原有病情，又能产生新的病证。

因此，在缺血性脑中风发生、发展的整个发病环节中，瘀毒作为致病因素，既是由瘀血日久不化转变为毒所导致的"果"，更是引发缺血性中风发作的关键之"因"。瘀毒搏结，相互交结凝滞，使脑之络脉瘀塞，脑络末端供血、供气、津血互换、营养代谢障碍，内外引动发为中风。其中，瘀毒阻络是发病的基础，瘀毒持续为害是本病迁延和深化的关键。因为急性期过后，瘀毒虽渐消，但脑络仍然受损、受阻，瘀毒仍然积聚、泛滥，脑髓继续受损，患者出现半身不遂、口眼㖞斜等后遗症。瘀毒致风是缺血性中风的病理机转，包含着对缺血性脑中风病邪、病势、病位等内容的概括。

瘀毒致风发病特点

瘀毒犯脑较之入犯他脏，影响大、损伤重、范围广、后遗症重、死亡率及致残率高，此外还具备如下独特之处。

1. 以内生为主：概括古代医药典籍，归纳"毒"的含义主要包括 3 方面：药物或药性、病症、病因。病因之毒又分外来之毒和内生之毒。外来之毒即外袭之毒，分邪化为毒和邪蕴为毒。前者指六淫之气转化，后者指外邪内侵，久而不除，蕴积而成。内生之毒是由于长期七情内伤、饮食不节、劳逸失调、年老体衰或久病导致脏腑功能失调、气血运行失常，使机体内的生理或病理产物不能及时排出体外，蕴积体内过多或过久，致邪气亢盛，败坏形体转化为毒。

缺血性中风病的发生是内生瘀毒致中的过程，即因瘀致毒，瘀毒内蕴阻络达到一定程度即发生；发病后气血逆乱，清阳不升，浊阴不降，中焦壅塞，重者出现三焦闭滞，这些均致内毒不得泄，留滞为患，形成恶性循环，使瘀毒之邪鸱张，危害机体。

2. 损伤脑络、败坏形体：缺血性中风病位在脑之络脉，脑络是络脉的一部分，为气血最盛之处，是神机运动的物质基础，神志活动依赖于络脉的存在并发挥作用。气血通过脑络对脑髓起到温煦、充灌、濡养的作用。所以一旦瘀毒滞留于脑络，则脑络受损、脑髓失养，败坏形体，出现不同程度的神志及肢体功能障碍。《朱氏集验方》云"已毒即归于脏"，缺血性中风病的瘀毒除损伤脑络外，同时侵犯其他多个脏腑，如瘀毒入于心则致昏迷，入于肠腑则致大便干结。

3. 具有时空性：神机失用的程度随瘀毒毒力的强弱有时空性。瘀血炽盛或蕴化累积，一旦酿化成瘀毒合邪，它仍可体现原有病邪的致病特点，但其致病作用比原有病邪有过之而无不及，更易引发脑络受损，神机失用。且在发病的初期和恢复期，神经功能受损程度随瘀毒毒力作用的强弱、作用时间长短、作用位置的不同而有差别。

4. 具有兼夹性：因为现代人生活方式、气候环境、饮食结构、体质等较前人有所不同，故瘀毒中常兼夹脂毒、糖毒、痰毒等。诸多毒邪相互促进，循环往复，使瘀毒更加胶结不去。如瘀血极易与热合，形成瘀热证；津血同源，痰瘀相关，故瘀血又极易与痰结，相兼为病，蒙蔽心神则发为神昏，停于经脉则肢体废用，阻于舌体则言謇或不语。

瘀毒致风临床表现

从相关文献归纳及临床实际来看，在缺血性中风患者发病之前的量变过程中，瘀毒的临床特征如舌紫绛而暗、有瘀斑或紫黑，苔厚腻或垢腻等并不多见，这也成为早期辨识"瘀毒内蕴"高危患者的难点。在缺血性中风患者发病后，除主症（突然昏倒、不省人事、口眼㖞斜、舌强语謇或失语、肢体偏枯不遂）外，会出现狂躁善忘，口气臭秽，舌紫绛而暗、有瘀斑或紫黑，苔厚腻或垢腻，脉涩或结代等瘀毒阻络的临床特征，可见于本病各期，且伴发热、水肿。瘀毒阻于清窍，清窍失养或闭塞可见头晕头痛、神昏或神情呆钝、口眼㖞斜、舌强语謇或失语。瘀毒阻于脑络、经脉，经脉肌肤失养可见肢体偏枯不遂、肌肤不仁、手足麻木肿胀等。瘀血积聚成毒，其性火热，所以说发热的出现与瘀血所致的毒性物质直接作用有关，是瘀毒的标志，现代医学研究认为，由于红细胞的溶解吸收，部分患者可出现吸收热；缺血区白细胞积聚，也引起一些致热物质的释放导致发热。"血不利则为水"，颅内瘀血阻滞直接压迫脑髓至一定程度则壅塞脑窍，致脑组织水肿，出现头痛、呕吐、神昏甚至厥脱等症。瘀毒缠绵亦可逐渐出现痴呆。

化瘀解毒法治疗缺血性中风

既然瘀毒的存在，是导致缺血性中风病发病、损害严重、难以治愈的关键环节，"瘀毒致风"是本病病机核心，那么治疗当以化瘀解毒为第一要旨。化瘀即活血化瘀，是解毒的基础；解毒即给毒邪以出路，且解毒有利于化瘀。在发病之前，针对原发病邪-瘀血的形成采用活血化瘀法进行干预，可以减轻或抑制瘀毒的生成；在发病之后，尽早使用具有瘀毒并治功能的药物，则可抑制瘀毒的进一步损害，使蕴积于体内的瘀毒合邪能及时排除。瘀毒得除后，又当调治气血阴阳，治本以善后，利于减轻后遗症状。

临床上，常用毛冬青、虎杖、败酱草、牡丹皮、赤芍、益母草等具有活血化瘀、清热解毒作用的中药；复方常以连翘、红藤、生大黄等清热解毒之品与三七、丹参、地龙等化瘀通络之品，或三棱、莪术等破瘀之品配伍组成。具体用药上，阳闭者可灌服安宫牛黄丸、至宝丹、紫雪丹等成药，阴闭者可灌服苏合香丸、紫金锭、通关散等解毒开窍，脱证神昏者以参附注射液、参麦注射液等扶正托毒醒神，并据邪之不同配伍相应的祛邪药煎服。如此，缺血性中风从瘀毒论治则有章可循，有方有药，切实可行。灵活运用化瘀解毒法治疗，可以祛除血瘀阻络所形成的瘀毒，从而正本清源，给邪以出路，瘀祛毒解，毒去脑络通，络通则气血畅，新血得生，气血得灌，脑髓得养，脑神得复，且络通有利于排毒解毒，故而脑络、脑髓、脏腑组织器官不会进一步受损，且能得到气血滋养，疾病向愈，减轻后遗症状。所以说化瘀解毒法是提高缺血性中风临床疗效的重要方法。

随着人们生活环境的改变以及对中风病理生理的深入研究，中风的理论研究不仅仅局限于传统的"风、火、痰、瘀、虚"，瘀毒致风学说也是缺血性中风的重要病机学说，是在对缺血性中风病机总结与分析基础上的创新，为缺血性中风病的防治提供了新的思路和借鉴，推动了中医药研究的不断深入和临床疗效的提高。

275　化瘀解毒法在中风的运用

　　脑血管疾病又称"中风"，是一种发病率高、病死率高及致残率高的疾病，且发病年龄呈越来越年轻化的趋势，已成为国际医学界研究的重点病种。目前西医认为脑血管疾病的病理生理主要涉及脑组织微循环障碍级联反应导致的组织损伤，包括自由基损伤、钙超载、兴奋性氨基酸（EAA）神经毒性、炎症细胞因子的表达、凋亡基因的表达等。中医学对其病机认识多责之"风、火、痰、瘀、虚"等多个方面。近年来，"瘀血"与"毒邪"作为中风的重要病因在理论上得到进一步阐发，在临床上也得到了进一步重视，产生了瘀毒致风学说，奠定了化瘀解毒法治疗中风的理论和临床应用基础。为中风的中医诊治增添了新的内容。学者赵越等论述了近几年来"瘀毒学说"的理论基础、演变历程，结合缺血性和出血性中风病阐述其病因病机及化瘀解毒法在中风病中的应用价值。

瘀与中风

　　中医学认为，瘀血既是病理产物，又是致病因素，如瘀血阻滞，经脉不和，络脉失养，挛急刚劲，则生内风。如火热亢盛，迫血妄行，血不循经而成"离经之血"，此乃热盛生风，若热盛耗伤阴津，炼血成瘀，阻滞脉络，筋脉失养，风气内动。而肝阳化风、热极生风、阴虚生风、血虚生风的共同病机均是气血逆乱，瘀阻脉络，风气内动。瘀血是其发病及病情进展的核心，贯穿于中风的整个过程。在中风先兆期，瘀血阻滞，脉络受累可见肢体麻木，语言謇涩；瘀阻脑络，髓海失充可见眩晕、健忘、舌暗或有瘀斑、瘀点、脉涩等。中风急性期，因气血逆乱，挟风、火、痰诸邪，瘀血阻闭经脉，致半身不遂，舌强语謇，肢体麻木等，如瘀血久留经脉，郁闭不通，迁延不愈而遗留半身不遂，舌强语謇或舌痿等后遗症。因此，无论是缺血性中风还是出血性中风，瘀血均是其发病的病机关键。缺血性中风，多由血瘀脉中而成。出血性中风多因血瘀脉外而然，这与中医学认为"离经之血便为瘀"十分吻合，正如清代唐容川《血证论·瘀血》所云"然既是离经之血，虽清血、鲜血，亦是瘀血"。现代研究认为，缺血性中风的基本病理为脑动脉粥样硬化，由此而成血管管腔狭窄或闭塞，血栓形成，造成血管支配区脑组织缺血、缺氧、坏死而致。出血性中风发病也与脑动脉粥样硬化等密切相关。在脑动脉硬化病理演变的基础上，血管破裂，血溢脉外，流入脑实质内形成血肿水肿，压迫正常脑组织而出现相应的神经功能缺损。

毒与中风

　　"毒"泛指对机体有不利影响的物质。有关中风的发病原因，在唐宋以前多以外风立论。其致病的风邪实质上就是一种毒邪。尤在泾《金匮要略心典》指出"毒，邪气蕴结不解之谓"，说明邪气不去，蕴久则可化生为毒，因而产生了"邪盛为之毒"的观点。《素问·风论》云"风之伤人也，或为寒热，或为热中，或为偏枯，或为风也，其病各异，其名不同"。《素问·生气通天论》云"有伤于筋，纵，其若不容，使人偏枯"。认为中风是由于风毒之邪侵袭人体，引起气血逆乱所致。后世至唐宋以前的医家，在《黄帝内经》外风学说的基础上有所发展，汉代张仲景《金匮要略·中风历节病脉证并治》云"寸口脉浮而紧，紧则为寒，浮则为虚，正气引邪，㖞僻不遂"。发挥了《黄帝内经》外风学说，认为中风系由络脉空虚，风邪乘虚入中。隋代巢元方所著《诸病源候论·风病诸候上》云"脾胃既弱，水谷之精，润养不周，致血气偏虚，而为风邪所侵，故半身不遂也"；唐代孙思邈认为"风邪客于肌肤，虚痒成风疹瘙痒，邪客半身入深，真气去则偏枯，风邪入脏，寒气客于中不能发，则痦症喉痹舌缓"。宋代严用和《济生方·中风论治》云"荣卫失度，腠理空疏，邪气乘虚而入，及其感也，为半身不遂"。治疗上多以祛风通络为主，或兼以扶正，采用小续命汤及其类方。近几年来，有关毒邪与中风相关性研究得到进一步重视，毒致中风的理论得到进一步发掘和升华，并将毒邪分为外毒之邪和内毒之邪。

　　王永炎院士总结历代中风的观点结合其临床经验和实验研究，指出中风病位在脑，为脑的络脉受损所致，而毒邪是造成中风的主要元凶，创制"毒损脑络"学说，推动了中风学术研究的快速发展。毒邪理论引入中风病因学与治疗学后，为中风研究开辟了新途径。如一些研究认为出血性中风其病位在脑络，病机关键为脑络受损，神机失养。毒损脑络，络损神伤为出血性中风急性期的起始因素，络虚邪滞、神伤难复为出血性中风恢复期的核心环节。解毒通络法是出血性中风治疗的基本大法。在缺血性中风脑缺血级联反应中，产生大量的自由基和代谢物质，超过了机体自身对这些物质的清除能力，即成为有害的毒性物质，损伤血管内皮细胞，导致相关脑区微血管灌流障碍和微循环瘀滞，而微循环是维持机体内环境稳态的重要环节，精密协调着微血管内外环境中众多的细胞因子、介质、生长因子、黏附因子及细胞生命活动的基本营养物质等。毒性物质导致的相关脑区微循环瘀滞破坏了其对上述活性物质的协调，造成神经元损伤等。这是中风产生内生毒邪的重要病理生理基础。

瘀毒是中风病机关键

　　1. 内生毒邪：内生毒是中风病发病的始动因素，瘀毒交阻，是中风病机的核心。瘀血毒邪可产生血液循环障碍，导致脑络瘀阻，引发中风。出血性中风病发后，瘀血、痰、热壅滞于脑，蕴积壅盛而生瘀毒、痰毒、热毒，血瘀痰生、热结毒生，脑络瘀阻、损伤脑之神机，瘀毒作祟，阻滞于络脉这一认识，不仅符合中医理论，更符合脑出血形成脑水肿的现代医学观点。持续高血压能使 $60\sim200~\mu m$ 的脂质穿通动脉内膜破损，使血浆内的脂质易于通过破损处进入内膜下，导致玻璃样物质沉着，使动脉壁坏死和破裂。一旦血压升高，脂蛋白与生长因子贯穿血管壁的转运能力大大增强，这些物质尤其是氧化型LDL容易在管壁沉积，加速管壁增生及动脉粥样硬化损害的形成，血流缓慢，瘀毒内生。这和中医痰浊黏滞于血脉之内，留而不去，凝聚成毒为瘀理论有不谋而合之处。

　　2. 瘀血与他邪结合：如痰、湿、热、风、寒、火等成毒，痰浊瘀血蕴积日久，属内生之毒，也有瘀毒痰之说。因此，脏腑功能紊乱，阴阳失调，气血津液运行不畅，痰浊瘀血内生是浊毒产生的重要病理基础。痰浊、瘀血、火热、毒邪之间并不是孤立存在的。津血同源，痰瘀相关，痰热互结，郁久腐化，久则凝聚成毒，在病程不同时期，各有偏盛，且相互之间相互转化，互相影响。痰、湿、热、风、寒、火等均可导致血液运动障碍，或血阻脑脉之中而成缺血性中风，或血溢脑脉之外而成出血性中风，而瘀血形成之后，极易于他邪相合，共同致病。如瘀血极易热合，形成瘀热证；瘀血又极易与痰结，形成痰瘀交阻证；蒙蔽心神则发为神昏，停于经脉则肢体废用，阻于舌体则言謇或不语。脑出血之痰瘀火毒，其病理表现为高凝状态、血管内皮损伤，氧自由基损伤，局部循环障碍，凝血酶及血管活性物质的作用，离子分布的改变，等等，这些病理变化旷持日久，缠绵难愈，也正是中风病症状重，病情急，后遗症多端的原因。

　　3. 瘀和毒结合致病：瘀毒阻于脑络，可使机体的脏腑、经络功能失司，气血津液紊乱，甚至原神败脱，危症四起。引发中风的诸病理因素相互促进循环往复致瘀毒胶结不去。造成脏腑功能紊乱，气血运行失调，使体内的生理产物堆积或病理产物蕴积不解，损害脏腑。内毒源于内生诸邪，无论痰瘀风火炽盛或诸邪蕴化累积，一旦酿化成毒，它仍可体现原有病邪的致病特点，但其致病作用都比原病邪有过之而无不及，它既是风火痰瘀等诸邪不同组合的复合形式（如痰毒、瘀毒、火毒、风毒等），更是诸邪蕴化，病邪性质由量变到质变的转化节点。而瘀毒合邪，更可引发脑络受损，气血逆乱，变生中风之证。

化瘀解毒在中风治疗的价值

化瘀解毒可以祛除血瘀阻络或络破血溢所形成的瘀毒，从而正本清源，瘀去毒解。临床上，无论缺血性中风还是出血性中风，无论中风的急性期还是恢复期，运用祛瘀解毒均取能得较好的疗效。灵活应用活血化瘀药，可以改善中风血液流变学的"浓、黏、凝、聚"状态、减轻脑水肿，降颅压，促进神经功能的恢复，从而瘀祛毒解，新血得生。故此，化瘀是解毒的基础，解毒有利于祛瘀。韩振翔等认为缺血性中风是以热邪为先导，以毒为主要病机，热极生风、火盛内毒是中风发生、演变的重要病理基础，总结出经验方"醒神解毒方"用于治疗热毒血瘀型缺血性中风。有研究认为高血压脑出血损伤后的病因病机为瘀毒所致，在临床实践中，自制通瘀解毒口服液以化瘀解毒、祛除痰浊，取得显著效果。

目前，化瘀解毒中药复方在基础和临床研究中较多，如张志民等以自拟水蛭消栓汤（水蛭、石菖蒲、白僵蚕、红花、川芎、丹参、赤芍、白芍、牛膝、当归、鸡血藤、黄芪、甘草）口服与清开灵注射液静脉滴注相结合，治疗急性缺血性中风 66 例；以维脑路通针加入低分子右旋糖酐注射液静脉滴注治疗 34 例为对照组，结果治疗组痊愈率为 39.4%，有效率为 97%；对照组痊愈率为 29.4%，有效率为 79.4%，治疗组痊愈率、有效率均明显优于对照组（$P<0.05$）；青发基在西医常规治疗基础上加用加味黄连解毒汤治疗急性脑梗死 48 例，并和西医常规治疗 44 例作对照，取得较好疗效。治疗组基本治愈率为 35.4%，显效率为 81.2%；对照组基本治愈率为 13.6%，显效率为 52.3%，2 组基本治愈率比较有显著差异（$P<0.05$），2 组显效率比较有非常显著差异（$P<0.01$），治疗组疗效优于对照组；治疗前 2 组间神经功能缺损评分值无统计学差异，治疗后 2 组神经功能缺损评分均下降，治疗组治疗前后比较有非常显著差异（$P<0.01$），对照组治疗前后比较有显著差异（$P<0.05$）；2 组治疗后神经功能缺损评分比较有显著差异（$P<0.05$），表明 2 组均能改善脑梗死患者神经功能缺损，但以治疗组为优。

随着人们生活外环境的改变以及对中风病理生理的深入研究，中风的理论研究不仅仅局限于传统的"风、火、痰、虚、瘀"，瘀毒致风学说也成为中风重要的病机学说。中风位在脑络，无论是缺血性或是出血性，瘀血的形成只是血瘀阻塞脑络或络破血溢成瘀的不同，血瘀日久成毒，瘀毒闭窍阻络是中风的主要病机。瘀毒致风学说进一步突显瘀毒在中风发生发展中的作用，丰富了中风病机理论，推动了中风中医药研究不断深入和临床疗效的提高，为中风防治提供了新的思路和借鉴。

276　基于络病理论从瘀毒论血脂异常

血脂异常是指各种原因引起的血浆总胆固醇、甘油三酯、低密度脂蛋白升高和/或高密度脂蛋白降低为特征的一种代谢性疾病。血脂异常不仅是临床上的多发病，同样也是心脑血管疾病发生发展的重要危险因素。西药治疗血脂异常对人体均会产生不同程度的副作用，而中医药治疗血脂异常的独特优势日渐突显，探究血脂异常的中医诊疗思路极具临床价值。中医古籍没有血脂异常这一病名的记载，临床上多将其归属于"瘀毒""痰浊""膏浊"等范畴。学者高美等基于"络病理论"，从瘀毒的角度进一步阐述了血脂异常的发病机制及治法。

络病理论的溯源

"络脉"这一概念首见于《黄帝内经》，《灵枢·脉度》云："经脉为里，支而横者，为络，络之别者为孙。"《灵枢·经脉》云"诸脉之浮而常见者，皆络脉也"，认为络脉为体表可见之脉；并将络脉分为阳络和阴络，《灵枢·百病始生》云："阳络伤则血外溢，血外溢则衄血；阴络伤则血内溢，血内溢则后血。"《素问·调经论》提出外感病之于络脉的传变方式："风雨之伤人也，先客于皮肤，传入于孙脉，孙脉满则传入于络脉，络脉满则传入于经脉"。汉末时期，张仲景在《金匮要略·脏腑经络先后病脉证》中提出了疾病发生的3个主要因素，其中一点为"经络受邪，入脏腑，为内所因也"，并认为"适中经络，未流传脏腑，即医治之"，即病在络脉之时就应及时的医治，如此才能免于传入脏腑加重病情。至明清时期，络病理论的发展到达了新的高度，叶天士认为"经主气，络主血"，并提出了"久病入络""久痛入络"的观点，认为"络以通为用"，"大凡络虚，通补最宜"，并善于运用辛香润燥之品，来达到化瘀通络之效。吴鞠通认为"初病在络"，指出病邪之于络脉的传变途径即"气络（阳络）—气经—血络（阴络）"，治疗上多以"通、补"结合为主。

络——聚血之所也

《素问·气穴论》云："孙络三百六十五穴会，亦以应一岁，以溢奇邪，以通荣卫……见而泻之。"认为络脉通于营血、卫气，营卫不和可以针刺络脉治疗。《灵枢集注》释："盖大络之血气，外出于皮肤，而与孙络相遇，是以脉外之卫，脉内之荣，相交通于孙络皮肤之间，是孙络外通于皮肤，内连于经脉，以通营卫者。"络脉位于皮肉之间位置表浅，在内络脉与十二经之络相连通于营血，在外络脉与皮肤腠理相连通于皮毛，故曰针刺络脉可调和营卫。《灵枢·痈疽论》则进一步指出"肠胃受谷……中焦出气如露，上注溪谷，而渗孙脉……血和则孙脉先满溢，乃注于络脉，络脉皆盈，乃注于经脉"。水谷精微进入人体后经心的化赤功能变化为血，血液的灌注过程在于孙脉-络脉-经脉，而血在脉中的正常运行需要满足血液充盈、脉管通利、心气充沛，且这三点缺一不可，故络脉通畅是血运行常态中的必要条件。《素问·调经论》更是提出"病在脉，调之血，病在血，调之络"的观点。叶天士同样指出，"经主气，络主血，久发频发之恙，必伤及络，络乃聚血之所，久病必瘀闭"，认为络脉是血液运行的管道，久病致瘀，瘀血则致络脉损伤。

对瘀毒的认识

"瘀"字最早见于《楚辞》云"形销砾而瘀伤";《说文解字》云"瘀,积血也"。瘀包括血瘀、瘀血,二者可以互为因果,前者指血液运行迟缓不畅,是一种病理状态;而瘀血不仅是病理产物也是继发病因,血瘀可致瘀血,且瘀血阻于脉络又可加重血瘀。现瘀血多指血液循环和微循环障碍导致血栓形成、血液流变性异常等。聂璐等研究发现血脂异常患者的血液黏度、血液流变学指标发生了改变。

中医学将毒分为外来之毒、内生之毒,外毒一般以六淫、疠气为主;内毒系机体脏腑功能失调、气血津液运行失常而产生的病理产物。二者相互影响外毒降低脏腑功能产生内毒,内毒损伤机体易致外毒侵袭。现认为只要对人体有害的任何物质均为毒。目前研究表明血脂异常可以引起机体的炎症反应产生炎性反应因子,并改变机体的氧化应激反应升高自由基含量,中医将这些物质称为毒,它们的存在可加重血脂异常。《金匮要略心典》中尤在泾指出,"毒,邪气蕴结不解之谓"。从侧面可以解释因瘀致毒的发生机制,瘀血积聚络脉中,蕴结日久则化毒,毒邪进一步影响脏腑、气血的功能进而加重瘀血,诚如王清任云"温毒在内烧炼其血,血受烧炼,其血必凝"。

从络病论血脂异常病机

1. 瘀血阻络:正因络脉为聚血之所、人体血液循环的通道,营血在络脉中运行,生命不息则营血运行不止。而营血在脉管中有序运行需诸多条件,气血阴阳虚、脏腑功能失调均会导致血行异常,正如《医林改错》云"元气既虚,必不能达于血管,血管无力,必停留而瘀";《医学衷中参西录》云"因气血虚者,其经络多瘀滞",可以认为络脉中最易发生的病理状态即血瘀,瘀血作为病理产物随之而生,二者作为病因及病理产物在络脉中循环不止,故瘀血的形成是血脂异常的早期病机。《类经》云"络之别者为孙,孙者言其小也,愈小愈多矣,凡人遍体细脉,即皆肌腠之孙络也"。正因为络脉结构复杂、脉管细小,所以具有易瘀易滞的特点,络脉作为血液运行的场所,瘀血存在于络脉中必然会减慢血液的运行速度,甚至堵塞络脉。

2. 毒伤络脉:络脉除参与血液循环外,也具有排泄代谢废物的作用。如若瘀血不能及时被清除,瘀久化热,瘀热焦灼,血液浓缩,瘀血又生,此时络脉中的代谢废物开始堆积,且"邪盛谓之毒",这时就会产生新的病理产物——毒。西医认为瘀血可以引起机体的氧化应激反应、产生炎症因子,而中医将机体产生的这些异常物质称为"毒"。毒邪的致病特点具有依附性、繁杂性、凶险性、顽固性、易伤脏腑、易腐败血肉等,毒邪的产生使络脉管腔受之于瘀毒的双重损伤,故瘀毒的相互作用将成为血脂异常进一步发展的推动器。

现代研究同样发现伴随血脂异常的加重,可以使血管中某些物质聚集于血管内皮上,引起内皮细胞的重塑、炎症反应等应激状态,这些物质可以沉积在动脉管腔内壁,使脉管弹性、厚薄、管腔直径改变,这也是动脉粥样硬化疾病产生的主要原因。正如叶天士所云"邪与气血两凝,结聚络脉",同样印证了瘀毒阻滞络脉、损伤络脉的结局。

3. 络脉虚损:《灵枢·经脉》云"脉道以通,血气乃行",然瘀毒阻滞络脉,必致络脉气血运行受阻,络脉中气血灌注不足则无以充养脉管,致络脉空虚,加之瘀毒的存在必加重络脉损伤。其一,络脉属"浮而常见之脉",其位置在于表里营卫之间,正是外感邪毒易侵袭之地,然络脉虚损亦可为外感邪气侵入机体提供便捷。其二,"至虚之处,便是留邪之处",络脉虚损之时,邪毒易于滞留络脉,因毒邪具有依附性、繁杂性,易兼夹六淫、痰浊,故可与其他邪气共同作用于络脉,进一步损伤脉体,从而加重血脂异常。并且在现今这个信息化时代,上班族大多久坐室内、电子化设备办公、快餐饮食,中医学认为"久坐伤肉"且脾主肉,则久坐伤脾;"久视伤血"血虚则机体血脉不充;因脾为气血生化之源,

"饮食不洁伤脾"可致气血的生成不足，继而络脉失养、脉体虚损，故而邪气侵袭，生瘀毒而阻络脉，发为血脂异常。这也是为什么血脂异常的发患者群渐趋年轻化的原因。

从瘀毒论血脂异常治法

依据"络病理论"从瘀毒的角度出发认为血脂异常的病机为瘀血阻络、毒伤络脉、络脉虚损，故治疗血脂异常时，除要把握络脉的生理特点"络以通为用"，运用通络法外，也要结合瘀毒的致病特点，因此血脂异常的治疗应以活血化瘀、解毒通络为法。

1. 化瘀通络：瘀血作为血脂异常的继发病因及病理产物，贯穿于该病的发生发展全过程；而络脉具有易入难出、易瘀易滞、易积成形的特点；且叶天士提出瘀血"久瘀入络"的致病特点；故临床上治疗血脂异常时要注重活血化瘀通络。《素问·调经论》中同样认为瘀血阻络的重要治则为通络，提出了"病在血，调之络"的观点。《血证论》也指出"凡血证，总以祛瘀为要"，《灵枢·经脉》云"经脉者，所以能决死生，处百病，调虚实，不可不通"。指出络脉作为机体的一部分，处于"决生死"这样的至尊之位，络脉自身脉管的通利在此过程中是不可或缺的，所以治疗血脂异常之时，要保证络脉畅通。《素问·至真要大论》亦云"谨守病机，各司其属……疏其血气，令其调达，而致和平，此之谓也"。中医认为"和合"是人体的最佳状态，这时人或体健或自愈，调节和合状态的要点在于明了病机，瘀血阻络是血脂异常的最初病理改变，故化瘀通络是治疗血脂异常的首要任务。"疏其血气"使络脉畅通，气血运行无阻，保证气血充足则脏腑经络得以濡养并正常发挥其功能。

中医运用活血化瘀通络的方剂治疗血脂异常，可以改善机体血脂代谢及血液流变学。闫捷等应用血府逐瘀汤治疗血脂异常患者，3个月后患者甘油三酯（TG）、总胆固醇（TC）等血脂指标、血液流变学指标均较治疗前有所降低（$P<0.05$）。有研究显示补阳还五汤可以改善小鼠的血脂代谢水平，增强其免疫应答机制。赵艳明等发现桃核承气汤可以升高脂质代谢紊乱大鼠的高密度脂蛋白（HDL），而降低 TG、TC 和低密度脂蛋白（LDL）。另有研究表明具有活血逐瘀通络功效的抵挡汤除可降低血脂外，尚可改善小鼠血管内皮细胞的功能。西医治疗血脂异常时常规使用他汀类、贝特类，其降脂作用也比较可观，而相关研究证明他汀类、贝特类药物降脂的同时也可以减少血栓的形成，这说明西药在治疗血脂异常的过程中同样也起到了活血化瘀的作用。

2. 解毒通络：毒邪不仅是瘀血日久的病理产物，且可以促进瘀血的进一步加重，致瘀毒内闭，故化瘀解毒之法须同步进行；而毒邪具有繁杂性、凶险性、顽固性等特点，因此毒邪的产生在血脂异常的病情进展及转归方面很重要；结合"络以通为用"的原则，认为解毒祛邪通络在治疗血脂异常时意义重大。《素问·至真要大论》云"谨守病机，各司其属，有者求之，无者求之，盛者责之，虚者责之"。健康平和的人体内不会存在毒邪的聚积，毒邪的产生对机体来说本就是多余之物，可以引起机体的排异反应，古今医家在对毒邪的探索历程中研习出：温化寒毒、以毒攻毒、解毒、祛毒、逐毒、托毒等治毒之法，故解毒祛邪应是治疗毒邪的首选途径。

血脂异常会引起血流动力学、血液流变学等改变，使血液处于高凝状态，易形成动脉粥样硬化、血栓，而引发心脑血管疾病。刘龙涛等认为"因瘀致毒"是冠状动脉粥样硬化性心脏病发病的主要病机，运用活血解毒法治疗冠心病可以不同程度降低血清炎症因子从而改善瘀血状态。安佰海等认为瘀毒互结上扰清窍、损伤脑络是中风先兆或中风的病机，并指出解毒祛瘀通络法是中风先兆的主要治则。研究显示益气活血解毒方（黄芪、黄连、黄芩、栀子、川芎、延胡索等）可以改善 PCI 术后心绞痛患者的血脂代谢及炎症反应。欧阳学等应用黄连解毒汤（黄连、黄柏、黄芩、栀子）治疗血脂异常患者，结果显示黄连解毒汤的降脂水平相当于西药辛伐他汀。临床上应用四妙解毒制剂联合常规西药治疗冠心病非 ST 段抬高心肌梗死足疗程后，发现治疗组总有效率高于对照组（$P<0.05$），说明在治疗血脂异常时，如有毒邪存在就应注意运用化瘀解毒通络之法，进而避免心脑血管疾病的发生及加重。

血脂异常是一种血液脂质代谢异常的疾病，其引起的心脑血管疾病常可危及生命。络脉作为血液运行的通道，其管腔狭窄且位于表里营卫之间，外邪易于侵袭络脉，致使血液运行失常，血运不畅则瘀血随之而生，瘀血聚于络脉，日久因瘀致毒。毒邪具有繁杂性、凶险性、顽固性等特点，可以腐蚀血肉、灼伤脏腑；瘀毒不仅是血脂异常的病理产物，也是致病因素，二者相互胶结加重血脂异常、加速其病理改变，共同参与血脂异常发生发展的全过程，对该病的转归意义重大。因此基于"络病理论"及瘀毒的致病特点认为血脂异常病机为瘀血阻络、毒伤络脉、络脉虚损；在中医"络以通为用""久瘀入络""盛者责之"等思想的指导下，血脂异常的防治当注重活血化瘀、祛毒通络法的应用。

277 基于 Sirt1 论糖尿病脑病瘀毒阻络病机治法

糖尿病进一步发展，可影响脑髓清窍，发为脑病。消渴日久，内热炽盛，伤津耗气，气虚则导致气推动血液功能失常，心气不足，则无力推动血液运行，久而血液运行不畅，瘀血困于脑，阻滞脑络，脑失所养，遂发为脑病。所以"毒损脑络"是糖尿病脑病（DE）的关键病机。解毒、化瘀、益气、通络中药可以通过调节沉默信息调节蛋白（Sirt1）的表达，抑制活性氧簇（ROS）的生成，进而改善糖尿病脑病的症状。阴阳气血对脏腑组织的温煦及濡养都是通过经络实现，而各种因素导致瘀毒在体内堆积可严重影响经络通畅。解毒、化瘀、益气、通络中药可使瘀毒有出路，不再壅塞脑络，令气血和调，机体脏腑组织的功能恢复，使神有所养。因此，在糖尿病脑病的治疗过程中，学者孙大伟等认为应重视中医"瘀毒阻络"病机，并兼顾他症，以图标本兼治。

糖尿病是由于胰岛素分泌缺陷或其生物作用受损而引起的以高血糖为特征的代谢性疾病，其发病率呈现"爆炸式"增长，引起人们警惕的是糖尿病导致的诸多并发症为患者致残、致死的主要原因。糖尿病脑病是糖尿病的主要并发症之一，并以认知功能障碍、神经退行性改变及神经生理和结构异常为主要特点，临床常表现为判断力、学习力以及理解力出现不同程度下降，严重者可导致痴呆、精神性疾病，甚至丧失生活自理能力。虽然现代医学对 DE 的研究已经非常深入，但其发病机制仍未明确，目前认为主要与以下几方面有关：活性氧簇（ROS）的大量堆积，持续高血糖刺激下诱导的海马神经元损伤，海马和皮质胆碱活性降低触发的内隐、外显记忆缺失，神经生长因子（NGF）、脑源性神经营养因子（BDNF）、神经营养因子-3（NF-3）等物质的缺乏以及 C 肽水平下降。DE 的发病机制极为复杂，多种因素参与其中，然而，有学者发现氧化应激才是导致 DE 的病理基础，被广泛关注。生理条件下，ROS的产生和机体抗氧化系统之间处于动态平衡关系，任何打破这种平衡的因素都会引起代谢性紊乱及相关的认知功能损害。动物实验显示糖尿病大鼠脑内的超氧化物歧化酶（SOD）、过氧化氢酶以及抗氧化酶活性明显下降，使糖尿病大鼠的大脑更易受到氧自由基的攻击而产生病变。在糖尿病相关痴呆患者中亦发现，机体抗氧化水平明显降低，氧化损伤程度有所增高。之所以会出现这种现象是因为糖尿病患者糖类、脂质代谢紊乱，使脑组织神经元内 ROS 生成增多而消除减少，超过了脑部神经元抗氧化防御阈值，导致过量 ROS 蓄积，促进氧化应激发生。ROS 可直接氧化损伤 DNA、蛋白质、线粒体等，破坏能量代谢平衡，使神经元损伤甚至凋亡。研究结果证实，ROS 不但可以诱导 Aβ、Tau 蛋白和线粒体功能紊乱，而且还能通过改变紧密连接处蛋白质的表达及诱导血管重构进而增加血脑屏障的通透性，导致糖尿病患者认知功能障碍。因此，如何有效清除 ROS 成为临床工作者的一个难题。

研究显示沉默信息调节蛋白（Sirt1）在抑制 ROS 的生成方面发挥着关键作用，促进该蛋白的表达有望成为治疗 DE 的有效途径之一。作为沉默信息调节蛋白家族的重要成员，Sirt1 具有对抗氧化应激、调节新陈代谢、延缓衰老等作用，是细胞内信号转导网络的关键节点。Sirt1 被激活后可通过穿梭机制调节底物叉头框蛋白 O1（FoxO1）及 Ras 相关蛋白 7（Rab7），进而发挥拮抗氧化应激、修复 DNA 损伤的效应。尽管有关 DE 的研究进展飞快，与此同时西医针对以上的病机研发了一些药物，但现有的药物由于不良反应较多、起效慢等缺点，疗效并不理想。近年来研究表明具有解毒、化瘀、益气、通络作用的中药对 DE 治疗效果显著，且具有多靶点、双向调节及不良反应小等特点，其作用机制可能与调节Sirt1 蛋白有关。章时杰等以 db/db 小鼠（2 型糖尿病小鼠）为研究对象，探索了小檗碱对 DE 的保护作用，结果显示小檗碱可以促进 Sirt1 表达，并显著提高了小鼠的学习记忆能力，这表明 Sirt1 是小檗碱防治糖尿病脑病的一个重要的作用靶点。李林忆等探索了具有益气作用的中药复方糖耐康（主要成分为人参、夏枯草、番石榴叶、女贞子、三白草）治疗 db/db 小鼠胰岛素抵抗的作用机制，发现糖耐康可显著改善小鼠的胰岛素抵抗、降低血糖，其作用机制可能与上调 Sirt1 表达有关。

以上研究虽然证实了中药是通过调节 Sirt1 发挥改善糖代谢、缓解认知障碍的作用来治疗 DE，然而其深层的中医机制尚未明确。糖尿病脑病主要以神志异常、呆傻愚笨、智能低下、善忘等临床症状为主要表现。结合症状，中医学将其归属于"痴呆"范畴。早在《圣济总录》中便有"消渴日久，健忘怔忡"等认知损害的症状记载。陈士铎在《辨证奇闻》立有"呆"门，对痴呆病证描述较为详细，更提出神明不清的发病机制，并立有洗心汤、转呆丹等方药，对后世影响深远。中医学认为，人的认知功能与脑有关。如李时珍提出"脑为元神之府"。而汪昂《本草备要》辛夷条更有"人之记性，皆在脑中"的记载，故本病病位在脑。糖尿病脑病来源于消渴，消渴病进一步发展，可影响脑髓清窍，发为脑病。消渴日久，内热炽盛，伤津耗气，气虚则导致气推动血液功能失常，正如《医学正传·气血》所云"血非气不运"。心气不足，则无力推动血液运行，久而血液运行不畅，瘀血困于脑，阻滞脑络，脑失所养，遂发为脑病。此外，消渴病患者多嗜食肥甘厚腻，损伤脾胃，致脾不升清，浊毒不降，瘀毒互结，集聚脑络，蒙蔽清窍，亦可促发脑病。王永炎院士提出了"毒损脑络"是 DE 的关键病机。故 DE 中医病机为瘀毒内阻，蒙蔽脑窍，因此从瘀毒入手，采用解毒、化瘀、益气、通络治疗大法防治糖尿病脑病，临证多疗效显著。正如孟继孔《幼幼集》所云"内毒太盛，疮必稠密，急宜投以解毒活血、消导清凉之剂"。现代医学研究亦表明具有解毒、通络作用的三黄解毒通络汤（方药组成黄连、黄芩、茯苓、枳实、土茯苓、丹参等）可显著降低湿热困脾型 2 型糖尿病患者的血糖、血脂。刁恩军亦证实了益气、化瘀法可有效改善 2 型糖尿病患者的糖化血红蛋白水平、甘油三酯水平。

综上所述，中草药调节 Sirt1 表达与中医解毒、化瘀、益气、通络治疗大法具有异曲同工之妙，两者具有一定联系。孙大伟等认为，中草药通过调节 Sirt1 表达、抑制 ROS 来治疗 DE，这种西医微观现象可以用中医的瘀毒理论解释。瘀毒为中医学的重要概念，作为体内的重要病理产物，经常用来阐述疾病的发生与发展，并指导临床治疗。虽然古代文献中相关瘀毒理论论述较少，然而这一概念的提出却对后世颇具启发。《金匮要略》根据证候的属性将毒邪分为阳毒和阴毒，这对中医理论的发展影响深远。《黄帝内经》则提出寒毒、热毒、湿毒等概念，进一步丰富了中医理论。《医林改错》云"温毒在内烧炼其血，血受烧炼，其血必凝"。揭示了"瘀"和"毒"的内在联系。现代医学认为瘀毒为邪气亢盛，败坏形体转化为内生之毒，或生理物质易位形成代谢废物蓄积。随着中医理论研究的不断深入和现代医学的发展，瘀毒致病论日益得到广大中医及中西医结合研究者的重视。中医毒邪致病理论，尤其瘀毒致病理论与血瘀证的形成及进展的关系颇为密切。研究显示在中华小型猪制备血瘀证模型中，ROS 过度生成促进了血瘀证的形成。而体内大量 ROS 的堆积对细胞有多重毒害作用，这符合中医瘀毒的定义，所以在该项研究中可以认为，是瘀毒导致了血瘀证的形成，这为"瘀毒阻络"的糖尿病脑病病机及解毒、化瘀、通络治疗大法的科学性进一步提供了有力支持。

此外，补气法治疗 DE 也与中医药调节 Sirt1、对抗氧化应激有关。线粒体是 ATP 产生的主要场所，亦是 ROS 攻击的重要器官。当 ROS 在组织内大量堆积后，可迅速作用于 mPTP，诱导其过度开放，从而引起线粒体肿胀，最终导致线粒体破裂，ATP 生成急剧减少，细胞发生凋亡、坏死。现代学者认为可将 ATP 归属于中医学理论中"气"的范畴。中医学认为气是构成人体和维持生命活动的基本物质，主要源于先天之精气、自然界清气和后天之水谷精气。气的生成有赖于脏腑的综合运用，其中与肺、脾胃、肾等关系尤为密切。肺为生气之主，肾为生气之根，脾胃为生气之源。气以升降出入为基本运动形式，具有温煦、推动、固摄、防御、气化的作用。《素问·通评虚实论》云"精气夺则虚"。明确地指出气虚是导致各种正常生理机能下降的重要原因。研究显示采用中医补气大法可以提升细胞 ATP 的含量。王志旺等研究黄芪与红芪超滤物对血瘀性脑缺血大鼠脑组织代谢水平的影响，结果发现具有益气作用的黄芪与红芪超滤物可显著提高模型大鼠脑组织中 ATP 的含量，改善脑组织代谢。欧阳玉林等探索了黄芪注射液对糖尿病肾病大鼠肾脏线粒体呼吸及能量代谢的影响，结果表明具有益气作用的黄芪注射液能够通过改善糖尿病肾病大鼠肾脏线粒体呼吸功能促进 ATP 生成，改善能量代谢。马琰岩等在总结既往学术文献及研究结果时发现，具有补气作用的中药多含有多糖成分，其在分解成单糖后能够为能量代谢提供充足的底物，这可能是党参、黄芪等补气中药和相关复方制剂促进 ATP 生成的作用机制之一，这一发现为中药治疗能量代谢紊乱相关疾病的机制研究提供一个新的研究思路。以上表明补气法治疗 DE 与中草药调节 Sirt1 表达，对抗氧化应激，从而促进 ATP 生成密切相关。

瘀毒阻塞脑络，致脑髓失养是导致 DE 的主要病机，合理运用中医药，能有效对该病机有的放矢，去瘀生新，濡养脑髓，从根本上改善认知障碍，发挥神经保护作用。阴阳气血对脏腑组织的温煦及濡养都是通过经络实现，而各种因素导致瘀毒在体内堆积可严重影响经络通畅，解毒、化瘀、益气、通络中药可使瘀毒有出路，不再壅塞脑络，令气血和调，机体脏腑组织的功能恢复，使神有所养。

278　瘀毒损络理论在消渴目病的运用

消渴目病相当于现代医学中的糖尿病视网膜病变（DR）。DR是糖尿病常见的微血管病变，可导致疾病晚期不可逆转的失明。流行病学研究发现，患病30年以上的糖尿病患者超过80%都会发生视网膜病变，致盲率达普通人群的25倍，是中老年人最常见的致盲原因。DR是一种具有特异性改变的眼底病变，其基本病理变化包括：毛细血管周细胞的丧失、基底膜增厚及微血管瘤的形成、内皮细胞增殖和新生血管形成。中医学研究认为，"瘀毒损络"在DR发病机制中起到了关键作用，解毒化瘀之品除了能明显改善患者的眼部症状外，还可不同程度地改善眼底微循环、降低黄斑视网膜厚度、降低炎症因子的水平。学者李方怡等总结了"瘀毒损络"理论在消渴目病中的运用，为临床运用解毒化瘀法治疗消渴目病提供了理论依据。

中医对消渴目病的认识

在中医学古代文献中并没有DR的相关病名，仅有对消渴病引起视觉障碍的零星记载。金代医家刘完素在《黄帝素问宣明论方》中云"消渴……又如周身热燥怫郁，故变为雀目，或内障"。《儒门事亲》中记载"夫消渴者，多变聋盲疮癣痤痱之类"。清代黄庭镜在《目经大战》中云"病消渴，目无所睹"。根据其临床表现，可将本病归属于中医学的"视瞻昏渺""云雾移睛""莹星满目""暴盲"以及"血灌瞳神"等内障病范畴，亦有称之为"消渴目病"。在病因和发病机制方面，《黄帝素问宣明论方》云"目得血而能视……眼通五脏，气贯五轮，外应肝候……火炎上行，故攻目，目昏渗涩疼痛"。刘完素在此提出治疗眼疾不能只着眼于局部，要联系全身脏腑功能，并论述消渴可"变为雀目内障"。因此，在探讨消渴目病病因病机的同时，要注重整体观念，重视人体本身的统一性。古代医家认为，消渴目病为消渴病的并发症，其基本病机是因消渴久病，肝肾阴虚，精血亏虚，不能濡养目睛；或阴虚内热，虚火上炎，热灼伤络，而致视物不清。戴元礼在《秘传证治要诀》中云"三消日久，精血即亏，或目无所见"。王肯堂《证治准绳》中也有同样叙述"三消久之，精气虚亏则目无所见"。二者皆认为，"三消"所致的"目无所见"与精血亏损相关。目前为止，尚无对本病病因病机的统一认识。有代表性的观点认为，气阴两虚是消渴目病的基本病机，气阴两虚，燥热亢盛，阳气渐衰，阴损及阳，阴阳两虚是消渴目病证候进展的演变规律。因虚致瘀、因虚致郁、血瘀肝郁是消渴目病发生过程的重要兼证。

近年来，中医学对消渴目病的探究不断深入。现代医家们在精血亏虚的基础上，逐渐意识到"虚"和"瘀"之间联系的重要性，认为消渴病患者因饮食不节、情志失调、劳欲过度、素体虚弱等因素而引起肝肾阴虚、阴虚内热、热灼络伤，或因虚成瘀、脉络瘀阻，最终导致目失所养，多以补益肝肾、活血化瘀为基本治疗原则。

毒与消渴目病的关系

"毒"是对人体产生不利影响的因素。毒邪来源有二：一者为外来之毒，由六淫之邪气所化生，入里化热为毒；二者为内生之毒，由内而生，因脏腑功能失调、气血运行紊乱，使机体所产生的生理或病理代谢产物未能及时排出，蕴积日久而转化成毒，包括糖毒、浊毒、热毒等。毒邪致病病程迁延、变证多端、缠绵难愈。许多学者逐渐意识到"毒"在消渴目病发生发展中的重要作用。

1. 糖毒： 是由于先天不足或后天失养而致脏腑功能失常，水谷精微化生过剩，聚集于体内而成，是消渴病致病物质和致病因素。糖毒是其因，也是其果。糖毒可衍生出火、湿、燥、痰、郁、瘀诸邪的致病特征，从而加重消渴病及其慢性并发症的发生发展。《素问·奇病论》云"此人必数食甘美而多肥也，肥者令人内热，甘者令人中满，故其气上溢，转为消渴"。喜食肥甘厚味者，食气汇聚，而致脾胃损伤，糖毒积聚，内热而生，耗伤津液，可见消渴病证。《灵枢·五变》云"五脏皆柔弱者，善病消瘅"，机体受损，糖毒浸淫脏腑，心气耗伤、肺失宣降、脾失健运、肾气虚耗、肝气郁结，而成消渴。糖毒日久，内耗心血、肾精，损伤气阴，心血不足，无以滋养目络；肾精亏耗，无以上荣目窍；气阴亏损，气血阴阳失调，神膏无以所养，故见视物昏花、视力减退甚或失明等症，最终导致消渴目病。

2. 浊毒： 泛指体内一切秽浊之毒邪，系因先天不足、饮食不节、劳逸过度、七情内伤所致的脏腑气血功能失常，使体内的生理或病理产物不能及时排出，蓄于体内而化生，为可对人体脏腑、经络、气血、阴阳造成严重损害的致病要素。《素问·通评虚实论》有云"凡治消瘅……肥贵人则膏粱之疾也"。过食厚味，水谷代谢失常，甚或脾胃失健，气机不调，病理产物聚集于体内化而为"浊"。"浊"有浊质，浊质黏腻，壅塞血脉，阻滞气机，酿生成"毒"；毒性多烈，易败形体，直伤脏腑，浸淫气血经络。毒兼浊性，浊中挟毒，缠绵难愈，故有学者认为，浊毒是贯穿消渴病病变始终的启变要素，认为浊毒壅滞可能是消渴病慢性并发症多发性、繁杂性、迁延性、反复性及难治性的关键所在。消渴病者，浊毒而生，消渴日久，浊毒不解，深伏经络气血，蔓延目睛，损伤脉络；或影响津液输布，水饮内停，聚于目络，影响目睛功能，故而导致消渴目病。

3. 热毒： 是消渴病发生发展的基本病因和重要的病理基础，与消渴病及其并发症的形成密切相关。不少古籍均有所提及，如孙思邈的《备急千金要方》云"凡积久饮酒，未有不成消渴……遂使三焦猛热，五脏干燥"。元代朱震亨在《丹溪心法》云"酒面无节，酷嗜炙煿……于是炎火上熏，脏腑生热，燥炽盛津液干，焦渴饮水浆"。清代喻嘉言则认为，饮酒过度，嗜食咸恣炙煿即是"热毒"。刘河间在《三消论》中云"消渴者……耗乱精神，过违其度，而燥热热郁盛之所成也"。《三消论》亦云"聋盲疮痈痤痱之类，皆肠胃燥热怫郁，水液不能浸润于周身故也"。认为嗜食肥甘、饮酒过度、情志失调、五志过极所致脏腑生热，热毒内盛，耗伤阴津而致消渴，且消渴诸症也与热毒留滞有关。热毒炽盛，灼伤津液，运行不畅，留滞目脉，无以所养，目珠干涩；热入血分，迫血妄行，损伤血络，血溢脉外，致眼底血斑，导致消渴目病的产生。

瘀与消渴目病的关系

消渴病初起为本虚标实，以阴虚为本，以燥热为标。随着病程发展，两者相互影响。燥热内盛，耗伤阴津，而致阴虚；水不克火，阴阳失调，阴虚血热。初病在气，久病在血，气阴两虚，久则瘀血阻络，精微无以上布，目络失养；瘀血化热，耗阴伤津，燥热愈盛，气阴愈虚，周而复始。故瘀血为消渴目病的重要病机，既为因，亦为果。《灵枢·大惑论》云："五脏六腑之精气，皆上注于目而为之精。"《灵枢·脉度》亦云："肝气通于目，肝和则目能辨五色矣。"瘀血阻络，五脏六腑之精难以濡养目络，可见视物模糊、难辨五色。瘀久化热，血热妄行，亦致溢血，可见"血灌瞳神"（玻璃体出血），甚或眼底出血；久则血液黏稠，失循常道，形成新生血管，眼底检查可见微血管瘤、出血斑、视网膜内新生血管、玻璃体积血等。日久瘀血运行不畅，痰浊必生，痰瘀互结，直损目络，可致纤维增生、牵拉性视网膜脱离等病变，甚见"暴盲"。

毒与瘀在消渴目病中的相互作用

糖毒耗损气血，血溢成瘀。《医学真传》云："气为血之帅，血为气之母。"气虚无以推动血液正常运行，血液在脉道运行涩滞，渐聚血瘀。糖毒耗损气血，浸淫五脏，以心气虚和脾气虚为见。《素问·

痿论》云"心主身之血脉",心气足则血脉流利,心气虚则推动无力,血液缓迟成瘀,凝于目络,出现视物黑影遮挡。清代医家沈明宗云"五脏六腑之血,全赖脾气统摄"。脾气虚则气不摄血,血不循经,血溢脉外,或新生血管,积聚成瘀,可见目络如珠(微血管瘤)、点片状血斑。

浊毒痰气壅滞,浊郁成瘀。《丹溪心法》云"气血冲和,万病不生。一有怫郁,诸病生焉"。浊毒怫郁体内,壅滞血脉,阻碍血之循行,血与痰浊互结而成瘀;瘀血亦可阻碍水谷津液运行,瘀久则痰浊难化,是以浊瘀为病,停于目络,可见视网膜水肿及渗出、纤维增生等症。

热毒煎熬血液,血凝成瘀。热毒可灼营伤阴,与血相结瘀滞不行,或使血液稠浓、黏腻,积蓄成瘀;另有火热之邪直伤脉道,迫血妄行,溢于脉络,而后成瘀。热灼成瘀,瘀可化热,瘀热相搏,胶结为患。无形之热毒以有形之瘀血为依附,使邪热稽留不退,瘀血久踞不散,二者相搏,致目络破裂,出血量多、色红,见玻璃体出血、积血,甚至视网膜脱离等症。

消渴目病的治疗

"毒"与"瘀"既是消渴病的病理产物,又是导致消渴目病的病理因素,两者贯穿始终。因此,李方怡等认为"瘀毒损络"是为消渴目病的关键病机,解毒化瘀是治疗本病的基本治法。解毒通络,使水谷精微得以运化,津液输布恢复正常,五脏六腑、四肢百骸受其濡养,从而改善消渴目病诸症。针对毒之成因、毒之特性,在解毒通络的同时,结合益气、养阴、化痰、清热等法治病求本、扶正祛邪。健脾益气使脾气强健,气血化生源源不息;养阴生津使阴精充足,肝肾之精源源不绝,目得精血濡养而能视。祛除痰浊、清热解毒,使营阴充足不黏稠、血行流利不成瘀,恢复玄府的正常生理状态,从而避免眼底病变,达到既病防变的治疗目的。活血化瘀法应贯穿本病的治疗始终,在治疗眼底病变时,要遵循活血不妄行、止血不留瘀的原则。注意活血不投以峻烈之品,防失其常度,血溢目脉为患;止血不投以寒凉止血之品,防寒凝瘀毒,胶着阻滞目络为患,宜采用止血祛瘀、养血活血之品。

消渴目病的发病与毒瘀损络密切相关,传承"治未病"的中医核心思想,以清热解毒、活血化瘀为治疗基本大法,自拟制剂通脉糖眼明胶囊,方用黄芪、生地黄相使清虚热、益气阴、解热毒;三七活血止血;枸杞子、青葙子、女贞子3药合用清肝明目治其标,在消渴目病的防治过程中颇有成效,能够达到早期预防、延缓进程、改善预后之效。亦有学者遵循益气养阴、化痰祛瘀、解毒通络为组方原则,以糖视清方为基础,配合益气养阴化痰之品治疗消渴目病,方用黄芪、黄精益气养阴;枸杞子明目;三七活血;昆布化痰;金银花清热解毒。再以丹参、蒲黄、绞股蓝、白菊花、黄芩大队解毒化瘀之品,共奏清热解毒、化瘀通络之功。其临床疗效显著,能有效延缓消渴目病的发生发展。

"瘀毒损络"是中医消渴病慢性迁延过程中进一步发展,形成消渴目病、消渴痹病等慢性并发症的重要病因之一。消渴日久,脏腑耗损,气阴两虚,精微化生过剩,津液输布失常,阴阳消长失衡,内生糖毒、浊毒、热毒之"毒"于内,"毒"淫机体,夹糖毒耗损气血,夹浊毒黏滞缠绵,夹热毒灼营伤阴,致使血行不畅,"瘀"从"毒"化,共损目络,而成消渴目病。故在临证治疗消渴目病的过程中,应当重视在辨证论治的基础上运用解毒化瘀之法,有较好的临床效果。

279　活血解毒法治疗糖尿病冠心病

冠心病是糖尿病的主要并发症。研究表明，与非糖尿病相比，糖尿病冠心病患者冠状动脉病变严重，治疗矛盾多、困难大，且由于临床表现不典型，以致容易造成诊断延迟，对心肌造成不可逆的损害，至今还没有满意的防治措施。因此，学者符显昭等认为，科学探索糖尿病冠心病的防治策略引起广泛关注。中医学理论认为糖尿病冠心病属于消渴病并心病范畴，气阴两虚兼夹燥热是其主要病机，气虚致瘀，阴虚致内热，热瘀内蕴可化毒，因此"气阴两虚、瘀毒内蕴"是糖尿病冠心病的主要病机。"滋阴益气、活血解毒"疗法是防治糖尿病冠心病的一种有效治疗策略。

随着社会经济的快速发展和工业化进程的加快，人类面临非传染性疾病的威胁日益增加，糖尿病、糖尿病前期状态的糖耐量受损（IGT）和空腹血糖受损（IFG）患病率急剧上升，且呈明显年轻化。据国际糖尿病联盟统计目前糖尿病患者数量已达 2.85 亿，按目前的增长速度，2030 年全球糖尿病患者数量将达 5 亿。由于中国是世界上人口最多的发展中国家，庞大的人口基数使我国背负着巨大的糖尿病负担，年龄调整的中国居民糖尿病患病率为 9.7%，而糖尿病前期（IGT、IFG）的患病率高达 15.5%。冠心病是糖尿病常见的并发症，与非糖尿病患者相比，糖尿病冠心病患者发病年龄早、病情严重复杂、进展快且症状不典型，预后差。有关其预防和诊治的研究一直为广大临床医师所关注。气阴两虚、瘀毒内蕴是糖尿病冠心病发病的重要因素。在糖尿病冠心患者群中给予"滋阴益血活血解毒"疗法的干预，与西医实现优势互补，多途径干预糖尿病冠心病，将可望延缓和降低糖尿病致死率。

糖尿病冠心病的临床特点

冠心病是糖尿病的常见并发症，糖尿病冠心病临床表现、治疗与预后与非糖尿病患者不尽相同，糖尿病患者冠心病的患病率、死亡率较非糖尿病人群高 2～4 倍。糖尿病冠心病发病年龄早、冠状动脉呈多支病变、广泛，心肌梗死发生率高；临床表现非特异性，无痛性心肌缺血发生率高，因此缺乏特征性胸痛，病程长、年龄较大的患者更多见，并常同时合并有小血管病变、心肌病变，因此，与非糖尿病患者比较，即使冠状动脉病变程度相似或更轻，合并糖尿病的冠心病患者也更容易表现为症状性心力衰竭。另外，糖尿病冠心病多支、弥漫的冠状动脉病变易导致心电综合向量相互抵消使心电图诊断阳性率低；而且存在糖尿病的情况下，钠钾泵及钙泵活性异常，心肌细胞复极时跨膜电压变化小，复极波相互抵消易导致心电图变化不明显。因此糖尿病冠心病的临床表现、心电图及冠状动脉造影之间没有良好的依从关系，使诊治延误，错过介入治疗或溶栓治疗的时间窗，造成心肌不可逆性损害。

糖尿病冠心病的发病机制

1999 年，Ross 在其损伤反应学说的基础上，明确指出"动脉粥样硬化症（AS）是一种炎症反应"，在 AS 的形成、进展及血栓性并发症形成中，炎症始终起重要作用。2003 年 10 月全球 50 多位著名的心血管病学专家在 Circulation 杂志共同提出"从易损斑块到易损患者"的新概念。易损患者是基于易损斑块、易损血液、易损心肌，从整体上定义一个人发生急性心血管事件的可能性。糖尿病及糖尿病前期状态（IFG、IGT）都存在诸多的心血管危险因素，属于"易损患者"群体。高血糖、高血脂、氧化应激等多种病理机制诱发非感染性炎症反应，是导致糖尿病冠心病冠状动脉粥样斑块发生发展的主要原因。

1. 高血糖导致氧化应激增强： 2001 年 Brownlee 在 Nature 杂志发表文章，提出了糖尿病并发症的统一机制学说，指出高血糖引起线粒体中超氧阴离子生成过多，引发组织细胞中发生氧化应激增强，是导致糖尿病的各种并发症产生的主要原因。在糖尿病或高血糖状态下，糖氧化产物和脂质氧化产物均增加，这些产物一方面直接导致血管内皮功能紊乱，加速泡沫细胞形成，另一方面导致氧化应激损伤，引起炎症反应，因而，慢性炎症反应和胰岛素抵抗共同组成糖尿病和冠心病的发病机制共同土壤学。氧化应激反应与胰岛素抵抗相互加强，导致炎症反应增强，因此，糖尿病合并有胰岛素抵抗的各种危险因素后便有乘积效应，形成恶性循环，加速了动脉粥样硬化的发生发展，以致形成不稳定型粥样斑块，诱发急性冠脉综合征。

2. 代谢紊乱促进动脉硬化发展： 糖尿病及糖尿病前期状态的 IFG 和 IGT 患者，一方面，由于胰岛素抵抗的作用使脂蛋白脂酶的作用受损，极低密度脂蛋白（VLDL）的清除率下降；另一方面，高胰岛素血症又促进肝脏合成 VLDL，从而使血脂水平呈现甘油三酯（TG）和低密度脂蛋白（LDL）增高，而高密度脂蛋白（HDL）则降低。长期的高血糖状态使蛋白质发生糖基化，并使氧化应激过程加剧。由于糖基化的 LDL 载脂蛋白被 LDL 受体识别能力下降，使 LDL 容易被自由基攻击而发生氧化，另外糖基化的 HDL 对胆固醇的转运能力降低；因此，糖基化终末产物（AGEs）的形成促进炎症反应的发生，还能够与胶原及其他结构蛋白产生交联反应，使动脉管壁顺应性降低。因此，高血糖—代谢紊乱—氧化应激—炎症反应是促进动脉粥样硬化的发生和发展的链条反应。

从瘀毒机理认识疾病的发生发展

1. "毒"理论的形成和发展： 基于冠状动脉粥样硬化是一种慢性炎症性病变的认识，炎症反应在 AS 发生、发展及造成斑块不稳定引发急性心血管事件中扮演重要角色，而炎性反应与热毒的本性特点相似，提示清热解毒药物可能通过抗炎起到潜在的稳定斑块作用。其实，早在 2000 多年前，古代医家对毒邪致病就有相关的论述，《素问·五常政大论》认为毒邪的产生皆为标盛暴烈之气蕴结体内，人体正气虚，不能胜邪，演化为毒，并把毒邪分为寒毒、湿毒、热毒、清毒、燥毒。东汉张仲景在《金匮要略》将寒毒、湿毒、燥毒称为阴毒，将热毒、清毒称为阳毒。宋代陈无择《三因极-病证方论》提出"三因致病"学说，即外因、内因和不内不外因，六淫邪气所触为外因，五脏情志所伤为内因，饮食劳倦、房事、跌扑金刃以及虫兽所伤为不内不外因，无论何邪于机体，都会引起正邪交争，三因既可单独致病，又可相兼为病，邪气蕴结日久便从化而成毒。清代医家尤在泾在《金匮要略心典》云"毒，邪气蕴结不解之谓"。清代另一名医陈士铎在《医学全书·辨证玉函·心痛》创"泻火神丹"，以清热解毒疗法，使用大剂量栀子和贯众治疗心痛取得成效。因此，从以上古代医家的论述可以得出"邪气郁久可化热致毒，治疗之法可用清热解毒疗法"。

2. "瘀"理论的形成和发展： 中医学最早经典著作《黄帝内经》中对血瘀证形成病因，归纳为以下几点。①寒凝血瘀：如《素问·八正神明论》中记载"天寒日阴，则人血凝泣而卫气沉"。②病久入深血瘀：如《素问·痹论》中记载"病久入深，荣卫之行涩，经络时疏，故不通，皮肤不营，故不仁"。③损伤血瘀：如《素问·刺腰痛》中记载"得之举重伤腰，衡络绝，恶血归之"。④大怒瘀血：如《素问·生气通天论》中记载"大怒则形气绝，而血菀于上，使人薄厥"。以上说明气血运行失调，是"脉泣、脉绌急"即络脉亏虚及瘀滞形成的主要原因。

综上所述，"瘀毒"的成因及相互关系可概括为久病入络致虚而成瘀，瘀久邪盛可致毒，毒可随邪而生，变由毒起，毒寓于邪。

糖尿病冠心病发生发展中的瘀与毒

引起糖尿病（消渴）的病因主要有如下几个方面：①先天禀赋不足是引起消渴病的重要内在因素，如《灵枢·五变》云"五脏皆柔弱者，善病消瘅"。②饮食不节，损伤脾胃，如《素问·奇病论》云"此肥美之所发也，此人必数食甘美而多肥也，肥者令人内热，甘者令人中满，故其气上溢，转为消渴"。说明饮食不节，致使脾胃运化失司，内蕴积热，消谷耗液，发为消渴。③情志失调，郁久化火，燥热内生，如《临证指南医案·三消》云"心境愁郁，内火自燃，乃消症大病"。④劳欲过度，肾精亏损，虚火内生，如《外台秘要·消渴消中》云"房劳过度，致令肾气虚耗，下焦生热，热则肾燥，肾燥则渴"。从以古代医家的论述可以看出，消渴的基本病机是气阴两虚，病之初期以阴伤为主，迁延日久，阴伤及气，燥热为主要兼夹之邪，常贯穿于消渴病发病的始终。气阴两虚兼夹燥热迁延不愈而化瘀，一方面脏腑经脉失养，另一方面诸邪蕴蓄不解而化毒，毒损各处络脉，变证丛生，即逐渐出现各种糖尿病并发症。因此，糖尿病冠心病实质上是在以消渴病阴虚为本，燥热为标，两者互为因果，久治不愈，阴愈虚则燥热愈盛，燥热愈盛则阴愈虚，致使气阴两虚。气虚无力推动血液运行，则气虚血瘀；内热耗伤津液，津亏热结，致血脉瘀滞成瘀毒，因此，"气阴两虚，瘀毒内蕴"是糖尿病冠心病的基本病机。

从滋阴益气活血解毒论治糖尿病冠心病

2000多年前，《素问·痹病》云"心痹者，脉不通，烦则心下鼓，暴上气而喘，嗌干，善噫"，首次论述了心脉痹阻是胸痹的发病机制，成为后世治疗心绞痛的重要指导思想。张仲景在《金匮要略·胸痹心痛短气病脉证治》将胸痹病机概括为"阳微阴弦"，并根据邪正盛衰制定了瓜蒌薤白白酒汤等9首治疗胸痹的方剂，成为古今治疗胸痹的名方，开胸痹心痛辨证论治先河。清代医家王清任，在前人气血学说基础上创活血逐瘀法，在《医林改错》"气血合脉说"和"痹证有瘀血说"等章节对气血相关理论有独到的见解，以血府逐瘀汤治疗"胸中血府血瘀证"，开活血逐瘀法治疗胸痹之先河。后世医家在此基础上不断完善和补充，提出很多防治思路和方法，但多停留在寒凝或血瘀而致病，故治法多主张以温通或活血为主。

通过对古代文献"瘀毒"理论的整理发掘，糖尿病冠心病的病机不但存在"虚、瘀"，同时还伴随着"毒"，因此单纯从活血、益气、豁痰、扶阳和益阴入手，确立糖尿病冠心病治法是不够的，应该同时引入解毒治法。其实，糖尿病状态下高血糖、高血脂、氧化应激等多种病理机制诱发非感染性炎症反应是导致糖尿病冠心病冠状动脉粥样斑块发生发展的主要原因，因此抑制炎症反应是防治糖尿病冠心病的重要途径，而"解毒"疗法是实现这种途径重要方法。

由于形成内毒的原因及种类不同，解毒的方法和内容也有所不同，如益气以解毒、养阴以解毒、祛瘀通络以解毒，另外还有通腑排毒、清热解毒、芳香化毒、扶正抗毒等。可见解毒的涵义广泛，不但指清除内毒，更要着重产生内毒的原因治疗。既针对毒邪本身进行了治疗，更以调整提高机体排毒功能为作用特点，以期毒去正安，毒去正复。糖尿病冠心病属消渴并心病范畴，本病初起阴虚燥热，津血不足，脉道不濡，血行涩滞而致瘀；久病气虚，气为血帅，气虚推动无力，血液运行不畅致瘀。因此，"虚、毒、瘀"贯穿本病始终。因此，糖尿病冠心病冠状动脉易损斑块的发生发展的基本病理是毒、虚并存，正邪（毒）交争，把握毒邪致病的环节，也就抓住了矛盾的主要方面，抓住了糖尿病冠心病病机转化的关键。确立"滋阴益气活血解毒"疗法，通过固护人体正气，清除毒邪，乃治疗糖尿病冠心病的正本求源之大法。因此，从解毒、滋阴、活血中药相配伍的治疗方案干预冠状动脉粥样硬化斑块的发生发展是治疗思路的继承与创新。

滋阴益气活血解毒法在糖尿病冠心病的应用分析

　　与非糖尿病相比，糖尿病可使并存的冠心病恶化、预后差、生存率低，而在此高危亚群患者中最充分的"稳定斑块"防治糖尿病冠心病治疗可望达到最大的相对益处。20 世纪 90 年代以来，随着对冠心病危险因素的深入了解和积极控制，普通人群中冠心病的一级预防取得令人鼓舞的进展。然而，与非糖尿病相比，糖尿病人群中冠心病的患病率及死亡率却日益增加，这与糖尿病患者动脉粥样硬化病变严重而弥漫、冠状动脉内皮功能障碍、心脏功能储备降低等有关。尽管，国内外建立了指导临床实践的冠心病诊疗指南，但其疗效仍存在个体差异，特别是合并糖尿病的患者。再灌注疗法给患者带来很大的希望，但再灌注疗法侧重于冠状动脉局部病变的干预，术后易诱发斑块不稳定和激活凝血系统的。因此再灌注治疗也出现了不少新的问题亟待解决，这不得不迫使我们在现有认识的基础上，对糖尿病合并冠心病的中医病因病机进行更为深入的分析和思考。中医学所载思路与方法是历代医家不断总结提炼出的精华，其经验是极其珍贵的，正确认识和理解中医学之"瘀毒"与糖尿病冠心病的密切关系，在"瘀毒"理论指导下，结合中医辨证，在糖尿病冠心患者群中给予"滋阴益血活血解毒"疗法的干预，是把传统中医学理论与现代医学对糖尿病冠心病易损斑块发病机制的新认识结合起来的理论升华，因此是多环节、多途径、多靶点整体调节和干预冠状动脉易损斑块的发生发展，是最充分的稳定斑块疗法并可望在防治糖尿病冠心病过程中达到最大的相对益处。

280 慢性肾脏病瘀毒病机

慢性肾脏病（CKD）是以原发性或继发性肾脏损伤为特征（如蛋白尿、血尿、管型尿，影像学或病理学异常，肾小球滤过率下降）的一类疾病，水肿和小便异常是其主症，属中医学肾风、水肿、淋证、癃闭、关格等范畴，其病情反复，缠绵难愈。毒和瘀在 CKD 的进展中起着重要作用，肾风、水肿、淋证起病多源于"毒"，日久致"瘀"，癃闭、关格多为久病致"瘀"，"瘀"久生毒，毒、瘀相互影响，相互作用。毒为起因，瘀为结果，毒可致瘀，瘀久化毒，两者交互错杂，终致脾肾亏虚，浊毒内蕴，瘀血阻络。因此，解毒活血法是 CKD 治疗大法，临床应用效果显著。学者王筝等对 CKD 瘀毒相关病机作了较详细的阐述。

CKD 毒和瘀产生的病机

1. 毒产生的病机：毒可从外而来，也可自内而生，外感之毒主要为外邪上攻咽喉，或循经下侵及肾；或误用、过用有毒药物，致药毒伤肾。而内毒的形成与肺、脾、肾、三焦等调节水液代谢功能失职有关。肺为水之上源，肾为水之下源，脾为治水之枢，若肺失通调，脾失转输，肾失开阖，三焦气化失司，水液代谢异常，停聚于内，酿成浊毒。CKD 的病理因素以内生之毒为主，且贯穿于肾脏病整个进程。

（1）肺失通调：《灵枢·营卫生会》云"上焦如雾，中焦如沤，下焦如渎"，指出上焦的肺卫有宣发布散水谷精微的作用，如同雾露灌溉全身脏腑经络。《医方集解》直接提出"肺为水之上源"，说明肺可通调水道，肺通调水道之职通过肺宣发肃降实现。《素问·经脉别论》云"饮入于胃，游溢精气，上输于脾。脾气散精，上归于肺，通调水道，下输膀胱。水精四布，五经并行，合于四时五脏阴阳，揆度以为常也"，指出饮食水谷经脾胃运化腐熟，精微可上传到肺，肺气宣发肃降，布散精微于全身体表，灌注五脏经脉。若风寒或风热之邪袭表，肺失宣降，不能通调水道，风水相搏，水湿停聚，蕴久成毒，故临床 CKD 常因感受外邪，出现恶寒、发热、咽喉红肿热痛而致水肿、蛋白尿、血尿等症状复发或加重。

（2）脾失转输：脾位于中焦，主运化水湿。在水液代谢过程中，既可把水液上传于肺，又可把水液下传于肾，起到中间枢纽作用。《医宗必读》云"一有此身，必资谷气，谷入于胃，洒陈于六腑而气至，和调于五脏而血生，而人资以为生者也，故曰后天之本在脾"，脾主升清，脾胃健运，则气血充沛。若脾失健运，气血化生乏源，正气亏虚易招外邪。或脾失统摄，不能藏精泄浊，终致脾肾亏虚，气机升降出入失司，气血津液运行不畅，浊毒内蕴。若饮食劳倦、久病体虚伤脾，脾不能转输水液，水液停聚，故临床上 CKD 患者易出现疲倦乏力、纳呆少食、身肿便溏等脾失健运症状。

（3）肾失开阖：肾居下焦，《素问·逆调论》云"肾者水脏，主津液"，说明肾具有主持调解水液代谢功能。一方面，在肾阳温煦蒸腾气化的作用下，可使津液输布全身，使肺、脾、膀胱各司其在水液代谢中的职责；另一方面，各个脏腑组织代谢的水液通过三焦水道汇聚于肾，肾的气化分清泌浊，清者通过三焦水道再次积聚于肺，由肺的宣发肃降布达于周身，而浊者下传膀胱，变为尿液，排出体外。《素问·金匮真言论》云"夫精者，身之本也"。肾藏精，收敛精气，温煦濡养五脏六腑，肾气旺盛，则气血调达，经调子嗣。《景岳全书》云"五脏之伤，穷必及肾"，如因劳倦过度、久病不复等病久及肾，肾开阖失司，溺便浊邪不得排泄，停蓄体内，酿为浊毒。浊毒内蕴，不仅在下焦，日久可泛溢三焦，故

CKD 患者在病程晚期易出现水肿、少尿等症状，浊毒泛溢中焦则呕恶，再迫于上焦则出现心悸、喘咳等危重症状。

2. 瘀产生的病机：瘀血作为 CKD 的主要病理因素，其形成是多方面因素共同作用的结果。

（1）久病生瘀：CKD 起病隐匿，进展缓慢，病程绵长。若反复发作，经久不愈，初病或在气，久必及血分，深入血脉而致脉络瘀滞，出现肾络瘀阻，正如《临证指南医案》云"初病在气，久病入络"。

（2）因虚致瘀：CKD 多为本虚标实之证，正虚以脾肾亏虚为主。脾虚失于统摄，肾虚失于固摄，精微下泄，故 CKD 患者尿中可出现蛋白，正如《素问·通评虚实论》所云"邪气盛则实，精气夺则虚"。脾肾亏虚无力推动血行，或久病命火偏亢，灼伤阴血而黏滞成瘀，或肾阳衰惫失于温煦，使血液凝滞于脏腑经脉，久而形成血瘀。

（3）湿浊浊毒致瘀：CKD 多为肺、脾、肾三脏相干之病，酿成湿邪，其性黏滞，易阻气机，影响脏腑气化，使气血运行不畅。湿从寒化则伤阳，血脉失于温煦而致瘀，如《素问·调经论》所云"血气者，喜温而恶寒，寒则泣不能流，温则消而去之"；湿从热化则耗阴，血脉失于濡润亦能致瘀。湿浊毒邪不循常道排出体外，日积月累，耗伤气血，气虚无力推动，血虚脉道失濡而成瘀血。浊毒久郁化热，煎熬阴血亦可成瘀，形成热毒、瘀血交互之势。

（4）水病及血致瘀：血水同源，相依为用，互相影响。张仲景在《金匮要略·水气病脉证并治》中就有"经为血，血不利则为水，名曰血分"的记载，对瘀血与水肿的关系进行了论述。《素问·汤液醪醴论》云"平治于权衡，去菀陈莝……开鬼门，洁净府"，其中"去菀陈莝"指祛除郁积日久的瘀血，成为中医活血化瘀治水法的源头。唐容川在《血证论》进一步指出"瘀血流注，亦发肿胀者，乃血变成水之证"，"血结亦病水"，为后世运用活血化瘀药物治疗肾性水肿奠定了理论基础。在各种 CKD 发病过程中，由于肺、脾、肾等脏腑功能失调，水道滞塞，形成水肿。水湿潴留，阻滞气机，使营运涩滞，血行不畅，形成瘀血。

（5）药毒致瘀：药毒壅积于肾，耗伤气阴，壅滞血脉，久之损伤脾肾。肾为水脏，主司二便；脾主运化，升清降浊。脾肾失职，可致精微不固，下注膀胱；药毒留滞膀胱，久之开阖失司，尿浊停聚，日久酿生浊毒。浊毒可阻滞血液运行而致血瘀。瘀血阻滞，经脉不利又阻滞气机，影响津液输布，水血互结，加重浊毒，即《血证论》云"失血家，其血既病，则亦累及于水"。毒可致瘀，瘀久化毒，终成相互交结之势。

3. 瘀毒相关在 CKD 中的作用：CKD 由于饮食劳倦、久病体虚等原因使脏腑功能受损，肺失通调，脾失转输，肾失开阖，三焦决渎失司，津液敷布和排泄障碍，水湿停聚，酿生浊毒，阻滞气机而成血瘀，正如《血证论》云"病水者亦未尝不病血"。瘀血阻滞，脉道不利亦可致水液运行不畅，瘀水互结，浊毒更甚。可见，水蕴成毒，使血行滞涩而致瘀，瘀血内停也可影响津液敷布而使毒更甚。毒可致瘀，瘀久化毒，毒附于瘀则难以清解透达，瘀附于毒则难以气血疏通，形成毒瘀互结，使 CKD 久延不愈。可见，毒和瘀为 CKD 重要病机，在 CKD 进展过程中，应重视毒和瘀的作用，祛邪针对毒瘀，扶正兼治毒瘀，予解毒活血法。

现代医学对 CKD 毒和瘀的认识

在 CKD 中炎性反应是起病和疾病进展的重要机制。在各种原因导致的肾脏损伤中，大部分存在血流动力学异常，肾组织缺血、缺氧，在肾损伤局部出现大量炎症细胞浸润，如巨噬细胞、淋巴细胞、单核细胞等，同时伴有炎症介质的大量分泌，如核转录因子-κB（NF-κB）、肿瘤坏死因子-α（TNF-α）、白细胞介素-1（IL-1）、单核细胞趋化蛋白-1（MCP-1）等，加重局部炎性反应。持续而过度的炎性反应不仅诱导肾脏固有细胞损伤，导致正常结构的破坏和功能损害，还可导致肾间质中成纤维细胞分泌大量胶原成分在肾间质沉积，参与间质纤维化的形成，最终发展为终末期肾病。CKD 普遍存在慢性微炎症状态，这种微炎症状态属于中医学"毒"的范畴。

CKD 多会出现血液高凝状态及脂质代谢紊乱，如肾病综合征患者，由于大量蛋白从尿中丢失形成低白蛋白血症，一方面，由于血容量减少使血液浓缩，血小板聚集；另一方面，纤溶酶原和抗凝因子随尿丢失，而肝脏合成凝血因子和脂蛋白增加，使血液呈现高凝状态，这种血液高凝状态是血瘀证的重要病理基础之一，极易形成血栓，加重肾脏损伤。而所有的 CKD 发展到最终的病理表现是肾间质纤维化（TIF），以细胞外基（ECM）沉积为特点，以及转化生长因子 - β（TGF-β）、结缔组织生长因子（CTGF）等致纤维化细胞因子的过度表达，属于肾内"微型癥瘕"，可归属于中医学"血瘀痰阻"范畴。

现代医学的慢性微炎症状态，包括炎症细胞的浸润及炎症介质、细胞因子的产生，均可归属于中医学浊毒致病范畴。而 ECM 如胶原成分（Ⅰ、Ⅱ、Ⅲ、Ⅳ型）在肾脏的过度沉积、细胞增殖、肾小球毛细血管袢狭窄或闭锁、局灶性或节段性肾小球硬化等均是瘀的表现，从病理学角度证实血瘀的存在，都在"内结为血瘀"的内涵中。有报道指出，TIF 是各种 CKD 发展到后期共同病理改变，而炎性损伤是 TIF 的主要因素，且贯穿 CKD 始终，故抑制炎性损伤对延缓肾小管间质纤维化的进展有重要意义。可见，以炎性损伤为特征的"毒"为起因，以 TIF 为表现的"瘀"为结果，两者相互作用，相互影响 CKD 的发生、发展及预后。因此，抑制炎性损伤对预防和治疗 CKD 至关重要。

CKD 瘀毒相关病机的临床意义

在 CKD 的进展过程中，毒和瘀起着重要作用。久病及肾，正气亏虚，易招致外邪；或有毒物质侵袭肾脏，分清泌浊失司；或水湿潴留，不得泄越，浊毒内蕴，肾与膀胱气化失司，出现水肿、小便不利，腹部胀满彭隆；浊毒蕴久，弥漫三焦，或上干于胃见纳呆、呕恶、口中秽味；或外溢肌肤则见皮肤瘙痒。而 CKD 病程长，迁延不愈，反复发作，正如叶天士云"久病致瘀"，"久病入络"。CKD 患者多伴有面色黧黑或面色无华，肌肤甲错，舌暗或有瘀点、瘀斑，脉细涩或弦细，均是瘀血表现。针对毒瘀相关病机，采用解毒活血法，选用金银花、黄芩、地龙、僵蚕、丹参、大黄等药物。其中黄芩、金银花、丹参清热解毒，疏风散邪，凉血活血，使毒邪由深出浅；大黄清透凉解，泄下瘀热，使邪毒从大便而解；选用虫类药地龙、僵蚕取其性走窜，灵动迅捷，"搜剔络中混处之邪"，推陈致新，追拔沉混气血之邪。临床证实，早期适量应用解毒活血药物可减少外感发生，并减少尿蛋白；晚期在补益脾肾基础上配合解毒活血中药，除可促进毒素排泄、减轻临床症状外，还可很好地保护残余肾功能，即便进入透析阶段，配合中药治疗也可保护残余肾功能，明显提高生活质量。既往研究还证实，健脾泄浊解毒中药柴苓汤可抑制 TGF-β、CTGF 表达，减少肾小管上皮细胞表型转化，从而减轻环孢素 A（CsA）诱导的肾纤维化病变，改善肾功能，这是其拮抗 CsA 慢性肾毒性的重要作用机制。鉴于中药多成分、多靶点、多途径的优势，采用解毒活血法，可对抗 CKD 肾络瘀阻、瘀毒互结状态，为临床治疗提供新思路。

281 益气生血化瘀解毒和现代肿瘤免疫的关系

学者张宏方等以中医"气血关系"为理论基础，从"益气-生血""活血-助气"到"正气-免疫系统"的同一性为出发点，认为"益气生血，化瘀解毒"贯穿着免疫防御、免疫稳定和免疫监视等免疫学功能的思想，也包括了免疫系统的理论体系，如人体中枢外周免疫器官、各种免疫细胞与免疫分子的思想内涵。通过对"益气生血，化瘀解毒"方药的研究资料分析，发现这类方药对肿瘤免疫功能具有调节或增强作用，更加说明了"益气生血，化瘀解毒"理论与现代肿瘤免疫关系密切。为丰富和发扬中医"益气生血，化瘀解毒"理论，提供了方法学借鉴和科学依据。

大量中医临床与现代实验研究表明，正气虚，瘀血久，着积或留，易成癥瘕积聚，黏而不散成肿块，阻滞脏腑经络、耗伤气血阴阳而发展为癌瘤。正气虚贯穿肿瘤的发生、发展以及治疗与愈后的全过程。这恰与机体免疫功能低下是发生肿瘤的缘由高度一致，此观点与中医的"正气不足，而后邪气踞之"，"至虚之处，乃容邪气之所"，"无虚不成瘤"的观点相一致。已有研究发现，复方中药可通过"益气生血，化瘀解毒"等方面调节机体免疫功能，从而达到抑制肿瘤的作用。虚久瘀积易成瘤与免疫功能低下关系密切相关，长期机体免疫抑制或低下，肿瘤发生的概率增高，同时，肿瘤增殖期间患者的免疫功能被抑制，二者也互为因果。那么，怎样提升荷瘤体的免疫功能，最大限度激活机体的抗肿瘤免疫理论机制的探讨，已成为现代中西医结合肿瘤免疫研究的重要探索的课题之一。

肿瘤免疫调节与中医病机

近年来，随着对肿瘤免疫的研究不断深入，发现肿瘤免疫治疗优势明显，不良反应低，已成为最具有潜力的手段之一。尤其是PD-1抗体对恶性黑素瘤治疗的突破得以肯定后，人们对肿瘤的免疫调节治疗观念发生了重大转变，国内外学者针对中医药调节免疫功能做了大量的探索，取得了重要进展，中医药对肿瘤免疫低下恶病质的防治观念及研究方法发生了几个显著的转变：从抑制杀灭肿瘤及抗瘤转移，到带瘤生存与功能完整性保护；从抑制肿瘤血管生长及炎症免疫反应，到注重免疫内分泌调节；从切除肿瘤病理损伤因素，到调动内源性免疫自愈保护机制；从肿瘤微环境免疫细胞抑制途径的研究，到肿瘤微环境免疫抑制细胞（TAMs）重塑表型、阻断TAMs的招募、清除TAMs、诱导其凋亡及相关信号通路的研究，从而拓展了中医药的研究途径与方法，起到防治癌症及肿瘤微环境病变的作用，并有可能寻找出潜在的治疗靶点，相关的信号通路也逐渐明晰。

恶性肿瘤体周围免疫细胞及肿瘤微环境中巨噬与T细胞等免疫力低下，其中医病机是本虚标实之证。正气亏虚贯穿癌病的发展始终，或因正虚感邪（机体的免疫防御功能下降），或因正虚生邪（机体的免疫监视作用下降）而致病。正气亏虚为癌毒起病、发展的必要条件，癌毒内结为肿瘤发生的重要病机和物质基础。肿瘤归属中医学"癥瘕、积聚、瘤、岩、恶疮、癌毒"等范畴。正如周仲瑛教授认为"正虚"是恶性肿瘤发生及存在的基础，"癌毒"是其难治的根本，癌毒不除，正气无论强弱，肿瘤难以消除，易于传变，病势凶险。早在20世纪70年代末期，郁仁存教授的"内虚学说"认为内在因素就是正气不足；在肿瘤转移方面，张健等提出"传舍理论"认为传指癌毒的传播、扩散，舍有居留之意；"痰毒流注"学说认为肿瘤转移是痰毒之邪流注经络所致。中医的虚损病与现代的免疫防御尤其是肿瘤微环境免疫细胞抑制密切相关，也印证了贾程辉所谓"正气虚损，气阴两伤，癌毒传变"是其发病关键之说，为临床运用益气解毒化瘀法治疗恶性肿瘤奠定了理论及实验基础。恶性肿瘤发病的病机关键在于气虚瘀毒，气虚为本，瘀毒为标，气虚在先，瘀毒在后，"益气生血，化瘀解毒"法是治疗恶性肿瘤的根本法则。

益气生血与免疫系统的关联性

免疫器官、免疫细胞、免疫分子为一整体的有机保护系统，其在维护机体内环境稳定、清除外来抗原与体内癌变细胞、发挥免疫调节等方面起到非常重要的作用。而人体的"气血"包涵了无形之气与有形之血，"气血"除了支撑人体生命活动外，其也是人体组成的基本物质，正如《素问·保命全形论》云"天地合气，命之曰人"。中医学的正气有两类，一是先天的元气即肾气，肾的精气与骨髓产生免疫细胞类似；一是后天的中气即脾气与血细胞生成有关。血是有形的，血液或免疫器官中含有大量的免疫细胞与免疫分子，因此，可以认为免疫器官、免疫细胞、免疫分子是由肾的精气、脾气化生而成，传统的免疫概念包含在中医学的"正气"中，"正气"则囊括了"气血"（卫气、营血）"津液""精"等一系列对人体具有正向调节作用的物质。

现代研究表明"气血"为正气的重要组成部分，免疫器官中富含着大量的血液，参与免疫的多种细胞与免疫分子如巨噬细胞，抗原提呈细胞等也存在于血液中，多种免疫分子，如抗体、补体等与血液也密不可分。这符合中医学"血能载气"的内涵，血可为气的载体，正气跟随血液流行全身，达到抗邪的目的。《黄帝内经》亦认为，"卫者，水谷之悍气也"具有抵御外来病邪入侵的功能，与免疫学中的固有免疫相类似，"营气者，泌其津液，注之于脉，化以为血"指出营气为化生血液的重要物质。由此可见"免疫细胞、血细胞及免疫分子"也属于"正气"所讨论的范畴；而气血之间的互相转化关系则包括了"免疫细胞、血细胞及免疫分子"的生化和再生关系。

益气生血，化瘀解毒与免疫功能的关联性

中医学的"益气生血"包涵了现代诸多免疫细胞、免疫器官、免疫分子，免疫系统是执行免疫功能的物质基础。气为血之帅，益气是促进血液生成的重要前提。历代中医学文献中阐述了气与人体的关系，认为"人以天地之气生，四时之法成"；"气聚则形成，气散则形亡"；"正气存内，邪不可干"；"邪之所凑，其气必虚"涵盖了机体的免疫防御功能。"气能行血""气能行津"等"气"对体内精微物质的推动代谢作用，则"益气生血"可使正气旺；"化瘀解毒"中，化瘀可打通瘀阻的血液，解毒可阻止邪气伤正，因此防止了体内病理产物（痰、湿、瘀）生成，这与免疫系统清除突变或畸变的恶性细胞相似，即病邪与机体正气相搏后，正气胜，则邪气退，疾病趋于好转；若邪胜正衰，则疾病趋于恶化，也就是说"益气生血，化瘀解毒"可以辅助其他抗肿瘤疗法增效减毒，提高患者免疫功能，改善患者生存质量，延长肿瘤患者生存期。这就包涵了现代免疫稳定与监视功能。说明了"正气"理论涵盖了机体免疫防御、稳定、监视功能整体系统的稳态平衡。因此可以得出"益气生血，化瘀解毒"与免疫防御、稳定、监视功能息息相关，通过"益气生血，化瘀解毒"的治则方法可以调节机体免疫防御、稳定、监视功能的稳态平衡。

益气生血，化瘀解毒与现代肿瘤免疫融合统一性

针对上述（肿瘤）免疫力低下病变的预防治疗，中医药已有数千年的理论及临床应用经验，中医学的"益气"可直接扶助正气；"解毒"能减少邪气对正气的耗伤；"化瘀活血"能够祛除局部瘀血阻滞，消除积聚或癥瘕，恢复病灶的血液循环，使瘀血去，新血生，化生正气。"益气解毒化瘀"能增加机体的"正气"，"正气"盛则机体的"免疫力"强。观察扶正解毒方治疗肿瘤，发现其能提高 M1 型巨噬细胞的表达，并明显抑制 M2 型巨噬细胞的表达，而影响肿瘤的转移复发，取得了良好效果。

1. 中医的正气与免疫三大功能相似： 中医学"益气-生血""活血-助气"可以促进免疫细胞新生，"正气"概括了机体免疫系统的正常功能，那么"邪气"就是各种机体内外环境中致病因素的总称。现代肿瘤防治疾病的临床资料和实验研究均证实中医学"益气-生血""活血-助气"可增强人体的"正气"，也就是说"益气-生血""活血-助气"可以促进免疫细胞新生。现代研究早已证实人体的所有免疫细胞（淋巴细胞、巨噬细胞和白细胞）等均来源于骨髓多能干细胞，结合中医学的"正气（即肾主骨生髓）"理论，肾气足可生成旺盛的免疫细胞，脾气足使血旺气盛，即"益气-生血""活血-助气"法能提升人体"正气"，从而增强人的各种细胞免疫力。脾主运化、统血，其为"气血生化之源"，正如《金匮要略》云"四季脾旺不受邪"，说明脾对邪气的抵御能力。临床上应用"益气-生血""活血-助气"法可刺激骨髓产生免疫细胞与血细胞，使机体免疫力增强。按中医学理论的"益气"使正气旺；"解毒"使邪气不易耗伤正气；"活血化瘀"能够祛除局部瘀血阻滞，消除积聚或癥瘕，恢复病灶的血液循环，使瘀血去，新血生，化生正气。因此中医学的"益气解毒化瘀"能提升机体的"正气"，而"正气"旺，则机体的"免疫力"强，就此可以推测具有"益气-生血""活血-助气"等作用的中药具有促免疫细胞与血细胞生成并保持其功能完整的作用。已有文献通过研究气血虚与现代免疫学的关系，证实中医学"气血"协调与免疫的正常运作有着密切关系，指明了使用"益气解毒化瘀"等作用的中药调整气血的异常状态能达到"益气-生血（免疫细胞）""活血-助气"等治疗目的。从中医学"正气"系统到"免疫细胞"系统之间的相互印证，也验证了"正气-免疫系统"的同一性。这些理论的确立，为临床治疗免疫力低下病变（如肿瘤）指明了研究方向及理论根据。

2. 免疫屏障与中医固卫密切相关： "益气-强卫"以保护免疫功能屏障，卫气具有御外抗邪之功能，类似于免疫防御功能，其分布于人体的皮毛，构成了人体的防御之气，人体之皮毛与西医人体和外界相通的腔道黏膜免疫理论非常相似。中医学认为肺主气开合于皮毛，皮毛为一身之表，是机体的固有免疫屏障，可抵御外邪，而卫气靠肺气宣发，肺气宣发通畅则卫气充盈，肌表固卫御邪能力强，外邪不易感受机体；反之，机体因外邪乘虚而入致疾病产生。《难经》云"卫气自足少阴而入肾，由肾入心，由心入肺，由肺入脾，由脾入肾而周"。"卫"即人体的防卫，其具有温肌肤，肥腠理，司开阖的作用，我们常常想到的是各种免疫分子、免疫细胞（如白细胞的吞噬）、皮肤黏膜的屏障等。这与免疫系统发挥的作用一致。已有文献证实免疫屏障与中医卫气强弱密切相关，那么这就符合"益气-强卫"可保护免疫功能屏障理论，可防御癌毒等外邪的侵袭，亦为肿瘤的中西医治疗提供理论参考依据。

282　肿瘤瘀毒病机诠释

"瘀毒"理论最早可追溯到东晋时期。《医心方》转引东晋时期张湛所撰《养生要集》云"百病横生……触其禁忌成瘀毒，缓者积而成，急者交患暴至"。记载了瘀毒之名，还描述了瘀毒所成之后的表现，如病势凶险、可成积块等。至金代张从正在《儒门事亲》中云"良久，大泻数行，秽不可近，脓血、涎沫、瘀毒约一二斗"。张氏将"瘀毒"与"脓血""涎沫"一并，视为有形之物。而自近代以来，"瘀毒"理论不断扩展创新，已广泛地应用于冠心病、肾脏疾病以及肿瘤等疾病的治疗。但在各类疾病中，"瘀毒"的内涵并不相同，学者姜涛等就肿瘤中的"瘀毒"病因病机作了阐释。

肿瘤瘀毒病因病机

肿瘤的中医病因病机一直被众多医家所探讨，大部分学者及医家承认肿瘤以虚为本，但对其标实则意见不一，有以气机立论，有以痰浊立论，有以湿聚立论。自国医大师周仲瑛提出"癌毒"说以来，"毒"作为肿瘤的重要病机要素，越来越受到学术界的关注。在此基础上，张光霁教授进行了大量的理论与实践研究，创新性地提出"久病必瘀，因瘀致毒，因毒致变，瘀毒互结为肿瘤的共性病机"的瘀毒理论。

瘀毒之"瘀"

1."瘀毒"之瘀的含义：关于"瘀"的定义，现行中医教材往往以瘀血论之，定义为体内血液停积而形成的病理产物，属继发性病因之一，具体则包括体内瘀积的离经之血，以及因血液运行不畅，停滞于经脉或脏腑组织内的血液。在古代文献中，"瘀"也多为此义，如《说文解字》中云"瘀，积血也"。除了狭义的瘀血之外，在《康熙字典》中，"'瘀'同'淤'，为滞塞、不流通之意"。因此，"瘀"的定义除了狭义瘀血之外，还包括其他病理性产物淤积、阻滞的状态。如《伤寒论》云"伤寒瘀热在里"，故肿瘤之瘀，泛指体内物质运行缓慢甚则停滞的状态，既包括瘀血，也包括瘀痰、瘀浊等，它们的关系体现为，瘀血作为主要表现形式，其他因素既可单独成瘀，也可以继发导致瘀血的形成，两者互为因果。

2."瘀毒"之瘀的成因：关于瘀的形成，不外乎正虚和邪实两大因素，正虚是瘀形成的根本原因，邪实是瘀形成的促进因素。具体而言，正虚指以正气亏虚为主的机体虚损状态，邪实既包括六淫、七情、饮食，也包括由它们导致的痰、湿、浊等病理性产物。在正常生理状态下，人体内的气血津液等物质的运行赖于气的推动作用。当正气亏虚，推动乏力或固摄无权时，气血津液则会运行失常。对血液而言，表现为血行缓慢，甚则阻滞不通，出现瘀血；对津液来说，可成痰、成饮、成湿，日久则致痰瘀、湿瘀、浊瘀。除了正虚之外，包括外感之邪和内生之邪在内的邪实也是导致瘀形成的关键因素。如寒性收引，《素问·离合真邪论》云"寒则血凝泣"。故寒可导致液体运行迟缓，出现血、水、痰等瘀而不通。火热之邪，善于煎熬，《金匮要略》云"热之所过，血为之凝滞"。故热可使血、水、湿等质稠性粘，运行不畅。又如情志异常或七情内伤，《灵枢·百病始生》云"若内伤于忧怒，则凝血蕴生，津液涩渗，而积皆成"。这些因素均可损伤气机运动，导致瘀的形成。

瘀毒之"毒"

1. "瘀毒"之毒的定义：毒邪，抑或是"癌毒"，简称"毒"。对于癌毒，众多学者也进行了不同的阐释。国医大师周仲瑛认为，癌毒是在多种内外因素作用下，人体脏腑功能失调，继而产生的一种对人体有明显伤害性的病邪，是导致肿瘤发生的一种特异性致病因子。有学者认为，"毒"是引起人体脏腑组织恶性异常增生的特异因子。凌昌全则认为，"毒"是已经形成和不断新生的癌细胞，或以癌细胞为主体形成的积块。现行《中医基础理论》教材将肿瘤之"毒"归于内生之毒的范畴，认为毒邪是在脏腑功能失调基础上，郁积而生，具有病理产物性病因性质。"毒"的定义繁多，界限模糊不清，但之所以称为"毒"，实则是依据其致病特点。"毒"具有隐匿性、凶顽性、流窜性、损正性、猛烈性、善行数变性、穿透性、潜伏性、易夹杂性等多种特性，正是这些特性使其与他邪不同，故被称之为"毒"。姜涛等认为，毒是多种因素作用下，在人体脏腑功能失调基础上产生的，具有强烈致病性，可以严重损害机体结构和功能，容易导致疾病发生恶化的致病因素。

2. "瘀毒"之毒的成因：关于"毒"的成因也是众多学者的一个争论点。程海波等认为癌毒是在脏腑功能失调、气血郁滞的基础上，受内外多种因素诱发而成。杨帆等认为，癌毒为邪气所化，它的形成与体内"蓄毒"和外邪侵袭有关。另有学者认为，癌毒是在致病因素长期作用下，病理产物积聚，日久质变而生。依据临床观察，姜涛等更赞同此说，即瘀久蕴毒。在传统中医理论中，已有瘀久蕴毒的描述，如《金匮要略心典》云"毒，邪气蕴结不解之谓"。邪气瘀久不消，易于生变，如肝郁日久化火、湿邪日久化热，故瘀久则蕴毒。除此之外，现代理论研究也衍生了诸多瘀久蕴毒的理论，如冠心病中的"瘀久化热则可酿生毒邪"、溃疡性结肠炎中的"湿热蕴久酿生毒邪"等。故"癌毒"，是由瘀久而蕴生，其发生有两个因素，一为邪气已致瘀，瘀盘踞人体；二为病程迁延日久，瘀久而蕴毒。

瘀毒的现代医学诠释

瘀表现为体内物质运行缓慢，甚则停滞的状态，在现代医学中也得到了印证。有研究发现，大约50%肿瘤患者和90%肿瘤转移患者呈现出不同程度的凝血功能异常。肿瘤细胞通过分泌组织因子、多种促凝物质来激活凝血系统，抑制纤溶系统，导致血液出现高凝状态。血液高凝状态有利于肿瘤细胞的黏附和肿瘤血栓网状结构的形成，可保护肿瘤细胞免受机械性损伤和其他细胞的杀伤。除血液之外，目前还发现了大量其他物质淤积、停滞的证据。如在肿瘤微环境中广泛存在乳酸、糖、脂肪酸等机体代谢产物的堆积。20世纪20年代首次发现无论在有氧或缺氧条件下，肿瘤细胞总是将大量的葡萄糖代谢为乳酸，目前这一结果在诸多肿瘤中已被证实。乳酸的堆积与肿瘤侵袭、转移、血管生成和免疫逃逸等相关。肿瘤细胞中还有大量脂肪酸堆积，能够促进肿瘤的发生、发展和转移。除此之外，肿瘤细胞间质中还富集大量细胞黏附因子，可使肿瘤细胞之间，以及肿瘤细胞与细胞外基质之间发生黏附，对于肿瘤转移具有十分重要的意义。这些独特的生物学现象均与"瘀"类似，也是肿瘤发生的重要因素。

毒邪为瘀久而蕴生，对于微观辨证来说，体内物质堆积导致的微环境组分改变均可理解为广义的癌毒群体。如乳酸淤积可导致酸性微环境，产生大量的 H^+，并促进囊泡型 H^+-ATP 酶、钠氢交换蛋白、碳酸氢盐转运蛋白、氢离子乳酸共转运蛋白的表达；血液淤积会导致微环境缺氧，产生碳酸酐酶9、血管内皮生长因子、血小板源性生长因子-β 等；脂肪酸的淤积会诱导大量的活性氧簇、一氧化氮合酶等炎性介质的产生，这些物质的淤积还会进一步影响免疫微环境，导致自然杀伤细胞、巨噬细胞、树突状细胞等免疫细胞的功能改变。这些由体内物质淤积导致的微环境组分改变会极大地促进肿瘤进展，与毒极其相似，亦是瘀久化毒的佐证。

基于瘀毒理论的治疗策略

　　瘀毒的产生是肿瘤发生进展的关键因素，故瘀毒理论所衍生的治则治法是肿瘤治疗的核心治法之一。姜涛等认为，在运用瘀毒理论治疗时尤要注意兼顾以下几个方面。其一，匡扶正气，求本溯源。正气的亏虚是"瘀"形成的本质原因，因此在治疗时尤其应关注补正气、调气机，以恢复体内物质的正常运行，达到治病求本的目的。其二，探寻邪实，不忘瘀血。诸多邪实可以导致瘀的形成，因此在常规化瘀之时，尤要考虑瘀所成的原因，佐以相应祛邪之药；同时还应注意，瘀血作为瘀的最重要表现形式，多呈夹杂之势，因此应以活血化瘀为基本治法，辅以其他化瘀之法。其三，瘀毒同治，通达机变。诸邪致瘀，瘀久蕴毒，瘀毒互结是肿瘤常见的发展与转归，因此在治疗时要注意瘀毒的轻重缓急。瘀轻且毒微者，应以匡正为主，佐以祛瘀解毒；瘀重而毒尚轻者，应以祛瘀为主，少以解毒之品，瘀去则毒减；瘀重而毒已甚者，应祛瘀与解毒并重，可大量运用解毒之品，防止因毒生变，加重病情。

　　目前肿瘤"瘀毒"理论已经越来越得到学者和医家的认可，基于瘀毒理论也已经进行了大量动物、临床实验，并取得初步的成果。基于传统中医理论及现代分子生物学知识，在梳理前人理论基础之上，探寻瘀毒的本质和内涵，解释瘀毒的含义和成因，并针对该理论提出相应的治疗策略。尺寸可取，对瘀毒理论进行的研究和探索，将有利于丰富中医药抗肿瘤理论，也为挖掘肿瘤治疗的创新治法提供新的思路。

283　以瘀毒致病理论辨治肝癌

早期肝癌症状不显著，大多数患者无明显不适，所以早期诊治率较低，临床确诊时大多是中晚期，极大地限制临床治疗方式，导致患者生存期较短，整体预后较差。蔡小平教授通过多年临床体会，应用经方辨治肝癌方面取得较好疗效。他认为肝癌发病与肝功能失常有着密切联系，从肝脏的生理特性进行辨证论治，临床收效甚佳。

首辨瘀毒阴阳

痰瘀互结既是肝癌的主要病理表现，又是导致正气内虚的致病因素。关于肝癌的病因病机，诸多医家都有论述。周仲瑛教授认为，癌毒是导致癌症发生发展的关键，癌毒既可直接外来亦可由脏腑功能失调而内生。肝为刚脏，将军之官，癌毒阻滞，病变乖戾，诱生痰浊、湿浊、热毒等多种病理因素，并耗气伤阴。因此，治疗癌症应以"抗癌解毒"为基本大法。中医认为癌瘤的病机是"毒发五脏"（内脏病变在局部的反映）、"毒根深茂藏"（病灶由里及表，隐蔽而广泛）。蔡教授在瘀毒致病理论中提出，瘀毒需分阴阳毒，感悟起源于《金匮要略·百合狐惑阴阳毒脉证并治》中记载"阳毒之为病，面赤斑斑如锦纹，咽喉痛，唾脓血。五日可治，七日不可治。升麻鳖甲汤主之。阴毒之为病，面目青，身痛如被杖，咽喉痛。五日可治，七日不可治。升麻鳖甲汤去雄黄、蜀椒主之"。根据证候的属性把毒邪分为阳毒和阴毒，并辨证方药。另外一处记载在《伤寒杂病论》，"凡人禀气各有盛衰。假令素有寒者，多变阴毒也。素有热者，多变阳毒也"。明确指出人体发病与患者的体质与"阴毒""阳毒"的发病密切相关。瘀毒为病，具有如下几点特征：①多为中晚期，病情重、死亡率高。②临床特征明显体表或体内凹凸不平，质地坚硬如石。③疼痛特点呈刺痛居多。④肿瘤引起无明原因不规则低热，午后或夜间明显。⑤舌质紫暗、有瘀斑、舌底静脉迂曲增宽。⑥脉涩弦。

依据"瘀毒内结"理论，以化瘀解毒、软坚散结法，自拟解毒散结方（全蝎、壁虎、三七、半枝莲、炒鸡内金、木香、炮穿山甲、火硝），方中以全蝎、壁虎解毒散结为君药；三七、炮穿山甲、火硝活血化痰，软坚散结；佐以半枝莲解毒抗癌，炒鸡内金，消食，顾护胃气；使以木香理气和胃止痛，以上药物共同发挥解毒散结、扶正抗癌之效。临床根据患者的不同症状，可进行适当加减用药。若出现皮肤黄染明显者，加栀子、茵陈、龙胆；咳黏痰者，加川贝母、蛤蜊粉；胃胀，消化不良者，加鸡内金、炒麦芽；若出现大便黏臭、稀溏，加白头翁、蒲公英；伴骨转移者，加补骨脂、桑寄生；口干、乏力明显者，加天花粉、黄芪、太子参；热象明显者，加石上柏、黄芩；舌质暗，加川芎、当归。

注重疏肝健脾

肝主疏泄，其气升发，如《医学衷中参西录》中云"人之元气，萌芽于肝"，充分表现肝脏主升提的重要性。各脏腑气化功能正常也与肝主疏泄功能息息相关，一旦肝气疏泄失职，则水液代谢失常导致水湿、痰饮产生，日久变生肝积。《医旨绪余》中云"肝拂逆不遂则生郁"，再次表明肝脏喜条达恶抑郁，肝气郁遏，疏泄不及，均易导致肝气郁结。郁结日久，积于肝部，形成肝积。《金匮要略》云"见肝之病，知肝传脾，当先实脾"。肝主疏，脾主运，肝失疏泄往往会影响脾的运化水谷和输布精微功能，导致水湿内停，聚而生痰日久出现气滞血瘀，结聚成块。在肝癌出现肝气郁滞证，邪气及脾脏时，应疏肝健脾，培本扶正，充分调动机体阴阳的平衡，激发机体自身抗肿瘤内在机制，将疾病消灭于萌芽阶段，起到治未病的效果，达到扶正而不留邪，邪去正气恢复的目的。疏泄肝气不适合太过，防止过用伤肝药物，多予白芍、柴胡等舒肝柔肝之品，多选逍遥散加减；若出现黄疸鲜明，湿热内蕴证，以茵陈蒿汤加减；舌红，少苔等肝肾阴虚证，则予一贯煎加减。根据多年临床经验，蔡教授总结出治疗肝癌的健脾和胃方（沙参、炒白术、川楝子、醋鳖甲、龟甲、半枝莲、白芍、生牡蛎、甘草、麦冬、生地黄），方中沙参为君药，主血积，臣药之白术健脾和胃，川楝子疏肝理气，鳖甲、龟甲、生牡蛎、半枝莲共为佐药，疏肝行气、软坚散结；麦冬、生地黄以滋阴健脾，共为使药。本方疏肝健脾，攻补兼施，体现治肝兼顾健脾的原则。

活血不能破血

《诸病源候论》云"癥者，由寒温失节，饮食不消，聚结在内，染渐生长块段，盘牢不移动。若积引岁月，腹转大，遂致死"。认为饮食不节、外感淫邪，可使人体正气亏损，气血运行失司，气滞血瘀，日久形成癥积，最终内生癌毒，集结于肝而成肝积。对于血瘀明显的肝癌患者建议选用活血化瘀的药物，如丹参、郁金、归尾。肝癌患者存在瘀血和凝血功能差的矛盾，蔡教授经常将手术、放疗、化疗比作祛邪毒的手段，而部分患者未能耐受放疗、化疗，常致耗气伤血、气滞血瘀，中药应给予适当的活血药，如当归、大黄等。治疗肝积忌动血、破血。因肝为藏血之脏，邪毒引起的肝癌，在祛邪毒过程中，宜活血，不宜破血，防止引起出血。蔡教授在临床采用如三棱、穿山甲、皂角刺等，不但可以软坚散结还可以止痛，但要把握时机，不能滥用，中病即止，否则虽能一时之效，但往往引起不良的预后。已有出血征象时，不宜用三七、三棱及莪术，慎用虫类药物。

补肝兼顾肾精

肝肾同源又称乙癸同源。"肝肾同源"理论源于《黄帝内经》。含义有三：①肝藏血，肾藏精，精血同生，故肝阴和肾阴相互滋养，肝肾相生。②肝和肾均内藏相火，相火源于命门，又称乙癸同源。③肝和肾虚实密切相关，相互制约，治疗上多兼顾二脏。《医宗必读》也赞同"乙癸同源，肾肝同治"的理论观点，"补肾即所以补肝"，蔡教授结合自己的临床经验，认为原发性肝癌是本虚标实的疾病，患者由于饮食不洁、情志失调、起居无常、感染邪毒等病因，加之脾胃虚弱，导致气滞血瘀、热毒日久不消，耗损肝阴，肾水枯竭，最终肝肾阴亏。临证施治时，应辨虚实，适时攻补，常以滋育肝肾、健脾益气以扶正补虚。同时应按肝癌早中晚期，辨清时机，施以理气解郁、化痰散结、活血化瘀、清热解毒等祛邪之法，方选左归丸加减，可在临床中收到不俗疗效。

284 瘀毒传舍的大肠癌转移病机

大肠癌转移是目前危害大肠癌患者生命，影响临床治疗效果的直接因素。中医药在防治大肠癌转移方面有一定的优势，然而由于受到病证、治法机制尚不明确的限制，有关治疗方法和药物的开发处在瓶颈状态。构成瓶颈的主要因素有：①缺乏具有针对性的，符合大肠癌转移特点的中医理论认识体系。②缺少对大肠癌病与证的内在联系的深入研究。③大肠癌的证候特点难以用单一指标表示，对大肠癌不同辨证分型及转移机制缺乏适宜的解释途径。这些不仅制约了大肠癌转移有关理论的发展，而且对其方药的研制与优化也形成了上游的阻碍。因此，寻找新的理论认识体系、研究切入点，已成为当务之急。为深化对大肠癌转移机制的研究，根据黄乃健教授的学术思想与临床经验，综合大肠癌中医药研究进展及相关工作基础，学者贾小强等提出大肠癌转移"瘀毒传舍"病机思路，并初步提出如下理论构架：毒滞络脉，络脉内环境失稳，络脉失养，络道恣行，瘀毒循恣行之络道传舍脏腑是大肠癌发生浸润转移的核心病机和主要病理基础；通畅络脉，截毒防变（早期干预）是防治大肠癌转移的主要治则治法。

瘀毒传舍为大肠癌转移的主要病机

大肠癌的发生发展是在致癌因素的作用下，大肠黏膜局部发生癌变，继而由浅入深，由表及里，由局部向其他组织、脏器扩散的过程。从中医学的认知角度来看待这一过程，其中有以下几个关键点：①引起大肠癌发生的病邪为"毒"，大肠癌具有发展快、消耗重、传变多、易致命等特点，那么导致大肠癌发生的病邪应归属于"毒"的范畴。②大肠癌发生的起始部位为肠黏膜，那么意味着大肠癌是从络脉受病开始的。③局部形成易发生出血的癌性结节是大肠癌早期主要的症状和体征，因此血瘀态的存在是大肠癌一开始就具有的。④大肠癌的转移总是符合先循一定途径播散（传），再在靶器官上停留生长（舍）的规律。正是根据以上关键点，贾小强等提出大肠癌转移"瘀毒传舍"的理论。

1. 毒滞络脉，瘀毒互结是大肠癌转移的基础：毒在中医学中主要指以下几类。①病因及继发病理产物，泛指对机体生理功能有不良影响的物质。②药性或毒药。③病症，如丹毒等。中医学中有"邪盛谓之毒"的观点，认为毒存体内，可损伤脏腑，败坏形体，结滞络脉，从而造成病势缠绵或变证多端。恶性肿瘤区别于其他一般疾病的根本点在于其具有独特的致病因素——癌毒。癌毒是导致恶性肿瘤发生和发展的根本病因之一，既不同于一般的六淫邪气，亦不同于一般的内生五邪及痰、瘀诸邪，是一种各种致病因素长期刺激，综合作用而产生的一类特殊毒邪。

概括起来癌毒有以下几个特点。①蓄毒不流：早在《中藏经》中就指出"癌瘤等之所作也，皆五脏六腑蓄毒不流则生矣，非独因荣卫壅塞而发者也"。"蓄"有日积月累之意，癌毒致生病变，是一个渐生渐变的过程，癌肿是癌毒长期作用的结果。"不流"有留着不去之意。也就是说癌毒具有长期作用于局部，壅滞不去的特点。②与瘀同源，互为因果：毒之所成，既与脏腑功能失调、病理产物长期在局部壅滞不去有关，还与瘀互为因果。瘀从毒结，变从毒起。一方面，毒可生瘀，如《圣济总录》中有"毒热内壅，则变生为瘀血"的论述，清代王清任还进一步分析指出"蕴毒在内，烧炼其血，血受炼烧，其血必凝"。另一方面，瘀也可化毒，瘀血留于局部，日久可化生为毒，故有"瘀毒"之说。在大肠癌的发生、发展过程中，癌毒和血瘀是相伴而生的，毒瘀互结，胶着凝抟，是导致癌瘤盘根错节，难以愈除的主要原因。大肠癌一旦形成，癌毒又进一步加重了气滞、血瘀等病理改变，形成恶性循环。血瘀状态还为癌毒的扩散和转移提供了适宜的土壤和环境。③其性深伏，为病缠绵：癌毒为阴毒，其性深伏，为病缠绵。《仁斋直指附遗方》中指出"癌者,上高下深,岩穴之状,颗粒累垂,毒根深藏"。这既是中晚期癌症的局部表现,也提出了"毒根深藏"是癌毒为病的重要特点。有学者认为,这"深藏"的毒根,就是存在于肿块内生长迅速的功能性血管。正是这些异常增生的血管,为肿瘤提供了丰富的营养来源,使其能够快速增殖和向周围浸润转移。④由内而生:癌毒是一类特殊的毒邪,由内而生是其重要特点之一。在正虚的基础上,多种致病因素相互作用,机体阴阳失调,脏腑经络气血功能障碍,导致病理产物聚集,日久则发生恶变,产生癌毒,变生肿瘤。癌毒既是病理产物,又是大肠癌发生的直接致病因素。⑤易耗正气:癌毒不同于一般的致病邪气,易化热化火,耗散正气,大肠癌发生发展的过程,是正邪交争,正气逐渐地不断被耗散的过程。由于癌毒毒性较猛烈,为病多有发展快速,病情凶险等特点。⑥标实本虚:癌毒为实邪,致病则形成肿块占位,但其发病的基础为正气虚,且随着病情发展,正气被进一步耗散,更愈加虚损,故大肠癌临床多表现为本虚而标实。⑦易于扩散:癌毒具有淫溢流窜,扩散转移的特性。癌毒形成大肠癌的早期阶段,即有四处播散的趋势,随着病情进展,正气愈加虚损,癌毒扩散转移趋势愈盛。

总之,引发大肠癌发病的病邪是特殊之毒——癌毒,在人体正气虚的条件下,作用于大肠黏膜而发病,癌毒具有强侵袭性、快进展性、重消耗性、易传变性、高致命性等特性,上述特性中最主要的是消耗性和传变性。

2. 瘀的涵义及特点:中医学对"瘀"的认识有 3 种含义,即瘀、瘀血、血瘀。"瘀"的范围最广,"血瘀"其次,"瘀血"较窄。一般"瘀血"系指"静止之血";"血瘀"则除上述静止之血外,还包括一切与心脏、血管、血液功能异常造成血流缓慢的血液循环障碍的各种病变;"瘀"包括瘀血、血瘀及组织的变性、积聚、成块等,含义最广。瘀血的概念有广义、狭义之分,狭义的瘀血是指积血、留血、恶血、蓄血、干血、死血、败血,血液运行不畅而停滞。广义的瘀血包括了狭义的瘀血,更泛指由于痰浊、食滞、瘟疫、暑热、寒湿、情志刺激等因素导致血液流行不畅,或积于脉内,或溢于脉外,或形成血栓,以及性质、成分发生改变者。因瘀血而出现的一系列临床症候群称为血瘀证。"瘀"的成因很多,诸如气虚、气滞、湿阻、寒凝、外伤等都可促成血瘀的形成。血瘀的临床表现十分错综复杂,王清任在《医林改错》中归纳出 50 多种血瘀证的病证表现。

3. 瘀与癌毒相伴而生:瘀与癌毒之间具有同源互生的关系,形成癌毒的环境条件,同样也是促成血瘀形成的环境条件,在血瘀的状态下,癌毒更易形成,癌毒与血瘀等邪气共同作用癌瘤更易发生,癌毒和癌瘤的存在又可进一步加重血瘀的发展和变化。清代高秉均在《疡科心得集》中指出"癌瘤者,非阴阳正气所能结肿块,乃五脏血瘀、浊气、痰滞而成"。王清任在《医林改错》中指出"肚腹结块,必有形之血凝聚"。其实,早在《黄帝内经》中就有类似的论断,《灵枢·百病始生》中指出,气行不利,"凝血蕴里而不散,津液涩渗,著而不去,积皆成也"。由此可见,癌肿的形成与血瘀证关系甚为密切。现代研究表明,血瘀状态有助于促成肿瘤的发生发展,而肿瘤的存在,以及针对肿瘤的化疗、放疗等治疗措施,又会加剧血瘀的发展,以致形成一个恶性循环。

大肠癌始终存在两种病理状态——一个是由于络脉受损,血行不畅而形成的血瘀,再一个是引发大肠发生的致病邪气癌毒。大肠癌的许多临床表现都与血瘀有关,如肿块:大肠癌肿块多具质硬、有根、凸凹不平、推之不移等特点,这些都符合瘀血凝聚而成的特点。便血:便血是大肠癌早期就会出现的常见症状,常以血色晦暗、夹有凝血块为特点。疼痛:瘀阻脉络,不通则痛,疼痛是血瘀证的常见表现。发热:明代缪希雍讨论癌瘤发热的机制,认为"血凝"则发热,病为痼疾,属"瘀血发热"。王肯堂在《证治准绳》中也分析说,此类"发热类似伤寒",但兼证很多,而"晚发阵热"是其特点。以往医家多认为,血瘀是肿瘤中晚期的表现。事实上,在肿瘤酝生的阶段血瘀就已存在,随着肿瘤的进展,血瘀也随之加重,当肿瘤得到遏制,甚至有所好转时,血瘀的指征也会有所改善。因此,瘀与癌毒是形影不离的双胞胎,相伴而生,进退同步。

4. 病络是大肠癌发生发展变化的病机关键:病络是络脉的病理过程,病机环节,病证产生的根源。络脉常有变,常则通,变则病,病则必有"病络"产生,"病络"生则"络病"成。病络表现为络脉虚或络脉瘀均有前因后果，论因可由火郁、内风、浊毒、痰浊等内外病邪；论果涉及脏腑阴阳气血津液。病络表达的是具体的非正常的状态。概言之，病络概念的外延是络脉某种具体的非正常的状态，而内涵是以证候表达为核心的联系病因病机的多维界面的动态时空因素，直接提供干预的依据。大肠癌发生、发展、变化的过程是病络的过程。癌毒作为一种致病邪气，并非只要存在就一定会导致癌症发生，在具备癌毒的前提下，还需更为复杂的整体和局部的内环境变化，才能促成癌症的发生。整体而言，指的是人体的气血阴阳的盛衰，局部则与络脉息息相关。癌毒之所以能够在大肠的某一个局部黏膜形成病灶，首先和其局部的络脉有关，络脉空虚是局部受邪的前提。络脉是经络系统的分支，包括十五别络、孙络、浮络和血络等内容，又有阴络、阳络、脏络、腑络及系络和缠络等称谓，它犹如网络，纵横交错，遍布全身内络脏腑，外联肢节，具有贯通表里上下、环流气血津液、渗灌脏腑组织等生理功能，对于维持人体正常的生命活动具有十分重要的意义。因而我们认为络脉系统是沟通机体内外、保障脏腑气血灌注的功能性网络，也是协调机体内外环境统一和维持机体内稳态的重要结构。络脉是气血会聚之处，其生理功能不外聚、流、通、化，即可以贯通营卫、环流经气、渗透气血、互化津血，是内外沟通的桥梁。络脉有阴阳之别，"阴络者，谓躯体之内，脏腑、油膜之脉络"，"阳络者，谓躯壳之外，肌肉、皮肤之脉络"（《血证论》）。

由经脉分出布散于脏腑的阴络，是所在区域脏腑功能的有机组成部分。络病的病理机制为瘀、虚、痰、毒。络是内外之邪侵袭的通路与途径，邪气犯络，导致络中气机瘀滞、血行不畅、络脉失养、津凝痰结、络毒蕴结等病理变化。络病是疾病传变的中心环节，是异病同治的病理生理学基础。大肠的生理特点可概括为传导之官，变化出焉，以通为用，上合于肺；大肠为病常见的病机变化可概括为气机阻滞，经络不畅，湿浊壅阻，虚陷不固；大肠癌的特点可概括为由浅入深，早期损络，癥瘕结聚，传舍他脏。

大肠癌的发生发展与络脉为病密切相关。当大肠局部出现络脉空虚，癌毒等邪气乘虚犯于大肠阴络，影响大肠气机运行，气机不畅，毒滞络脉，导致大肠络气郁滞，络脉功能失调，瘀血浊气壅塞脉络，日久则大肠化生癥积。《灵枢·百病始生》中云"其著孙络之脉而成积者，其积往来上下，臂手孙络之居也，浮而缓，不能句积而止之，故往来移行肠胃之间"。《类经》注云"盖积在大肠小肠之络，皆属手经"。大肠癌的起病是由癌毒犯于大肠，络脉受损开始的，这一判断还可从大肠癌的症状体征中找到依据。

大肠癌的最早出现的症状是便血，最早出现的局部体征是大肠黏膜肿块（或结节），便血和肿块伴随大肠癌的始终。便血和肿块的形成均与络脉受损有关。便血——"阴络伤则血内溢，血溢则后血"（《灵枢·百病始生》）。肿块——"肠胃之络伤，则血溢于肠外，肠外有寒，汁沫与血相搏，则并合凝聚不得散而积成矣"（《灵枢·百病始生》）。

由于大肠癌属络脉病变，而络脉病变的实质是虚、瘀、毒互结，痹阻络脉，导致络病经久难愈、渐成痼疾。因此可以认为大肠癌的发生、发展是一个病络的过程。络脉是气血汇聚之处，故无论络病的原因和结果都与气血郁滞有关，血瘀不仅可造成络脉空虚，招致癌毒侵袭，而且血瘀为癌毒在局部滞留，变生癌肿创造了必需的环境条件。

瘀毒循恣行之络道传舍是大肠癌转移重要机制

大肠癌转移有其具体的物质与功能的传播途径，"络道恣行"是在络病学的基础上提出的与大肠癌转移传播途径相关的概念。络道恣行是指癌肿所在部位的络脉在瘀毒的作用下，脉道增生无制，亢变为害所呈现的多种形质变化，以及导致这种变化的络脉内环境生克制化功能紊乱的状态。盖邪气侵袭，正邪交争，络脉环境失稳，生克制化的正常功能受到破坏，从而络道亢而为变，增生无制，"胜则亢，亢则害"。同时，内蕴邪毒阻迫，也可导致络道恣行，增生亢变。

"传舍"一词出自于《黄帝内经》，《灵枢·百病始生》云"虚邪之中人也，留而不去，则传舍于络脉，留而不去，传舍于输，留而不去，传舍于伏冲之脉，留而不去，传舍于胃肠，传舍于胃肠之外，募原之间。留着于脉，稽留而不去，息而成积"。传舍即是古人对肿瘤（积）转移的早期认识。传有播散、走散之意，病变由一处到达另一处；舍有停留，驻扎之意，指病变经过游走而定居。传舍与流注是两种含义相近病理特性，但所指不同。传舍指积（肿瘤）的转移，流注指痈疽的转移。流注的发生与瘀、毒关系密切，说明瘀毒具有流注和传舍的特性。因此，提出大肠癌转移的瘀毒传舍理论。

大肠癌原发病灶形成后，大肠络气渐衰，自稳功能下降，气帅血行的功能失常，脉络无序增生，络道恣行，一方面助邪为虐，瘀毒互结，促进癌瘤快速生长；另一方面瘀毒循恣行之络道传舍其他脏腑。

化瘀通络截毒防变为防治大肠癌转移主要治则

大肠癌转移的病机关键是瘀毒传舍，脉络不畅。癌毒是大肠癌转移的前提，瘀阻脉络是大肠癌转移的病理基础，正是在瘀阻脉络的条件下，络脉亢变，络道恣行，进而瘀毒循亢变恣行的络道发生转移。转移一旦形成，治疗难度将大幅增加，甚至无力回天，因此防治大肠癌转移的关键在于防。在治疗大肠癌总则——"扶正祛邪"的前提下，提出"截毒防变抗转移"的新思路。清代赵学敏最早在《串雅》中提出"截法"，指出"截者，绝也，使其病截然而止"。截法的要旨在于，根据疾病传变规律，有针对性的去除病态链演进的动因，药先于病，"先证而治"，在治疗中防微杜渐，阻止病邪瘤结入里传变，截断邪毒进一步发展变化的途径。也就是说在下一个病理结局未发生前，设法解除能够形成此病理结局的主因，或设法使这一主因难以出现，从而达到阻止下一个病理结局发生的目的。瘀毒阻络正是大肠癌转移传变的重要动因（或主因），瘀毒阻络则迫使络脉发生亢变，络道恣行，瘀毒则循恣行之络道传舍于其他脏腑。如能在络道发生亢变、恣行之前，针对络脉不畅进行有效的干预，就能达到截毒防变的目的。正是基于上述理论和经验，贾小强等提出化瘀通络，截毒防变的防治大肠癌转移治则和思路，并拟定出具有化瘀解毒，通络截毒功效的化瘀截毒方。这一治则的提出对于大肠癌，尤其是早中期大肠癌具有重要的意义。

285　从瘀毒辨治银屑病经验

　　银屑病是皮肤科常见的慢性、复发性、难治性病种，临床以红斑、丘疹伴鳞屑和不同程度瘙痒为主要表现，在我国发病率约为 0.47%，并呈逐年上升趋势。其不仅影响患者皮肤健康，还增加罹患肥胖、糖尿病、心血管疾病等的风险，并引发焦虑情绪，甚至导致部分患者出现自杀倾向。西医治疗多使用免疫抑制剂、维 A 酸、生物制剂等，存在价格昂贵、疗效不稳定、患者耐受性差等问题。中医学将银屑病归为"白疕"范畴，近现代医家在中医药治疗银屑病方面积累了丰富的经验。张作舟教授结合临床观察及大量实践，提出以"瘀毒"论治银屑病。

吐故纳新论瘀毒热结之病机

　　古代文献对银屑病病因病机早有描述，《诸病源候论·疮病诸候》中记载"风湿邪气，客于腠理，复值寒湿，与血气相搏，则血气痞涩，发此疾"，从外感风、湿二邪立论。当代医家则提倡从血论治，以血分有热为主，同时脏腑、阴阳、邪气的病理变化使疾病过程趋于复杂。张教授在继承赵炳南、朱仁康等名老中医经验基础上，结合自身临证体会，提出银屑病进行期的核心病机一为毒热、一为瘀滞，瘀毒胶结，相互为患，或生血燥，或致血虚。《金匮要略心典·百合狐惑阴阳毒病证治》云"毒，邪气蕴结不解之谓"。起病之初，风、寒、湿、热邪气侵犯肌表，客于腠理，蕴积生热，热聚化毒，毒为热盛，故临床多见银屑病患者于上呼吸道感染后出现皮损，初起可见颜色鲜红，逐渐蔓延成片。吴又可在《温疫论·蓄血》中指出"邪热久羁，无由以泄，血为热搏，留于经络，败为紫血"，毒热稽留气分，失于疏泄，波及营血，可伤血动血，搏血为瘀，气血运行不畅，故见皮疹色红且质地坚硬，若瘀滞加剧，则皮疹融合形成坚韧肥厚红斑。瘀而化热，更助毒盛，瘀毒交织，病势迁延，终成顽疾。现代医学认为，银屑病进行期出现的红斑、点状出血是因血管通透性增加、血管异常扩张增生、血管周围淋巴细胞浸润等微血管病变所致，而血管内 T 细胞亚群及相关细胞因子的异常表达可导致机体系统性炎症反应，银屑病病位在血分的病理基础可能与二者密切相关。同期亦可见皮损上覆银白色鳞屑，患者肌肤干燥甲错，这是由于瘀毒聚集于肌肤，灼血炼液，营血亏耗，日久皮肤失养，内生风燥之象。此外，若瘀毒阻塞日久，气血不通，不通则痛，波及关节，可见关节肿胀疼痛，甚则变形，形成关节病型银屑病；若毒热充斥体肤，燔营灼血，一身尽红，形成红皮病型银屑病；若滥用药物，或妄用大辛大热之品，助毒热更盛，肉腐成脓，形成脓疱型银屑病。

谨守病机立解毒活血治法

　　叶天士《温热论》云："入血就恐耗血动血，直须凉血散血。"基于以上瘀毒热结病机，张教授提出"清热解毒、活血化瘀"（解毒活血法）的银屑病治法。有研究认为，在银屑病进行期应慎用活血化瘀类药物，以防毒邪走散，致使病情加重。但基于大量临床实践及对核心病机的认识，提倡解毒活血法应贯穿银屑病治疗始终：进行期以毒热炽盛为主要病机，在常规施用清热解毒药物基础上，适当加用活血化瘀类药物；静止期瘀滞加剧，则需加大活血化瘀力度，当皮损肥厚坚韧时可酌情使用破血行气类药物。银屑病的丘疹与湿疹皮炎临床表现有所不同，湿疹皮炎的丘疹多为丘疱疹，抓后有渗出，治疗上以清热利湿为宜，而银屑病皮疹以增生为主要表现，质地坚硬，治疗上应选用活血化瘀药物以助散结消肿，后期的肥厚斑块为丘疹融合形成，其治疗亦同丘疹一脉相承。

综上所述，治疗本病应从毒、从瘀论治，解毒不忘活血，活血以解毒为先。临证时若单用清热凉血解毒药物治疗，则易致寒凝血脉，似冰伏经络血脉，毒邪藏匿毛窍腠理而不散；若单用大剂量活血化瘀之品，则血脉张扬，毒邪乘势四散，遍布周身，反助病势。而二者配合使用，因势利导，给邪以出路，则毒清瘀散，气血和合而诸症悉愈。

一方一病创解毒活血汤

张作舟认为，不同种类的皮肤疾病都有其相对稳定、典型的病理改变，因此在临床施治时强调"一方治一病"，遂拟定解毒活血汤为银屑病治疗基本方，药物组成为蒲公英 15 g，白花蛇舌草 20 g，白英 20 g，蛇莓 20 g，三棱 10 g，莪术 10 g，半枝莲 10 g，龙葵 10 g，甘草 10 g。方中蒲公英、白英、蛇莓、半枝莲、白花蛇舌草、龙葵清热解毒，其中蒲公英、白花蛇舌草、龙葵还可使毒热从小便而解；三棱、莪术性温，破血祛瘀、行气止痛，既可助清热解毒之品通行经脉，搜剔经络肌腠藏匿之邪，同时其温性又可防止大队苦寒清热之品伤胃；甘草亦具清热解毒之力，又能调和诸药，全方共奏解毒活血消斑之效。此外，张教授十分重视现代中药药理学研究成果在疾病治疗中的运用，考虑到银屑病的病理特点之一是表皮角质形成细胞的过度增生，因此在选择清热解毒药物时结合中药性味与药理作用，应用诸如白花蛇舌草、白英、蛇莓等具有抑制细胞增殖作用的药物治疗银屑病。

同时，在解毒活血汤的基础上，亦需辨证化裁。皮损鲜红者为气营有热，加白茅根、生石膏、土茯苓；鳞屑黏滞有少许渗出、舌苔黄腻者为湿热之象，加龙胆、泽泻、车前子；皮损干燥呈斑块状者属阴虚，加用生地黄、沙参；皮损暗红是血瘀之象，加当归、丹参、桃仁、红花；皮损浸润明显者加夏枯草、连翘、玄参；伴有咽痛者加用锦灯笼、射干、麦冬；伴有关节疼痛肿胀者加伸筋草、秦艽，疼痛日久加独活寄生汤；脓疱型加大清热解毒之品剂量，并加金银花、连翘、紫花地丁；红皮病型予羚羊角粉冲服，并加生石膏、芦根、白茅根；疾病日久、舌体胖大者多伴有气阴两虚，加党参、黄芪、生地黄、玄参。此外，在运用解毒活血法治疗时，部分银屑病患者临床使用虫类药物之后红斑迅速蔓延扩大，以致红皮病发生。因虫类药性善走窜，药力峻猛，热毒循经入血，迅速蔓延全身，毒热炽盛，燔营灼血，则一身尽红，故临床治疗银屑病，尤其是进行期时，应避免使用虫类药或小剂量谨慎使用。

圆机活法祛邪不忘扶正固本

张作舟受陈实功《外科正宗·痈疽门》中"脾胃为要"学术思想影响颇深，"脾胃者，脾为仓廪之官，胃为水谷之海……至于周身气血，遍体脉络、四肢百骸、五脏六腑，皆以此生养"，因此他在临床施治时尤其注重对脾胃的顾护。一方面，皮肤疾患其症虽形于外，但其内与脏腑经脉通连，是脏腑经脉疾患的外在表现。正常情况下，脾主健运，肺卫得以宣发，以发挥充身、熏肤、泽毛的作用。当脾失健运，肺卫失宣，气血不荣，则出现皮肤干枯、脱屑等肌肤失养症状。另一方面，银屑病的治疗过程中常用的清热解毒、活血化瘀类药物，过用易伤脾胃，且今人起居无常，嗜好肥甘厚味、辛辣刺激等物，脾胃易伤，故治疗中切不可一味攻邪而伤正，即使一时邪盛，也要注意祛邪而不伤正，中病即止。因此，常在用药 2～3 周时，在解毒活血之外加用苍术、白术、茯苓等益气健脾类药物调理中焦，灵活应用，莫不奏效。

银屑病稳定期或消退期，常以鳞屑叠起、层层搔落，皮损淡暗不红，肌肤干燥甲错等血虚、血燥等表现为主要特征，缠绵难愈。其形成一方面由于瘀血内停，脉络瘀滞，血行不畅，阻滞气机，阴液不能正常敷布，肌肤枯燥失养；另一方面则是毒热为患，耗伤营阴，营血亏虚，血虚蕴热，则肌肤失濡、生风生燥。此时往往在解毒活血的基础上，配合一些养阴润燥类药物如生地黄、北沙参、麻仁等，顾护阴液，提升疗效。银屑病的脱屑与湿疹皮炎的渗出、疮疡的脓液均不同。湿疹皮炎的渗出是湿热排出体外表现，不能收敛；疮疖的脓液是毒热，不能内陷；而银屑病的皮屑是皮肤血肉化生，受水谷精微所养，大量脱落耗伤气血阴津，脱屑愈多，津液损伤愈甚。因此，应适时滋阴养血，不忘扶助正气，与活血化瘀药物合用以养血活血、益阴润肤，肌肤得以濡养、脉络通调，则脱屑得以改善。

内外同治改革外用中药剂型

张作舟提倡改革外用药物的剂型，提高银屑病中医药外治疗效。他认为传统剂型如油膏剂有不易吸收、易污染衣物等不足，不能满足临床需求，提倡医者施用外用制剂时，应考虑疾病不同时期特点及患者依从性，主张使用霜剂代替传统油膏剂。在银屑病的进行期，皮损以红、热为主，有时还伴有渗出，此时应以水包油的乳剂为最佳，其透气性良好，且可加入黄柏、青黛等清热敛湿凉血之品，直接作用于皮损，提高疗效，此时若以油膏涂敷皮肤，在肌肤表面形成一层不透气的薄膜，则有使热邪、渗液不易排出，反使皮损恶化；在银屑病静止期和消退期，鳞屑层层脱落，甚至皮损干燥皲裂，此时若使用油膏，虽然能够滋润皮肤，但透气性不足，且易污染衣物，而油包水霜剂保湿润肤作用强，渗透性佳，透气性好，有助于恢复皮肤屏障，且避免衣物污染，患者涂后感觉舒适，依从性好。此外在油包水基质中加入青黛等凉血清热之品，以及硫黄、水杨酸等薄肤之品，根据皮损轻重程度调整用药剂量，往往收到事半功倍的效果。

286　从瘀毒伤络论顺铂致药物性耳聋

　　顺铂（DDP）是目前临床常用的最有效的广谱抗肿瘤药之一，对肿瘤的放疗亦有增敏作用，但其存在不可避免的药物毒副反应。血管纹、毛细胞、螺旋神经节是顺铂损害耳蜗的 3 个主要靶目标，顺铂的耳毒性可造成耳蜗的不可逆损伤，造成药物性耳聋，因此其临床应用受到很大限制。药物性耳聋属于西医范畴，据中医学文献记载当属"毒聋"范畴，即外邪（药毒）入里损伤耳窍之听觉功能。顺铂致药物性耳聋与中医"瘀毒伤络"的病机相吻合。学者冷辉等以"瘀毒伤络"病机观为指导，以"行气解毒、活血化瘀"为治则，以"络"为契合点初探"毒聋"，为有效防治"毒聋"提供了理论基础与诊疗依据。

瘀毒伤络与毒聋

　　1. "脉络""络脉"均为"络"：正常的听觉功能依赖于精气由经络上达耳窍，因此精气和经络两要素缺一不可。"毒聋"发病迅速，而精气虚损是慢性过程，故而"毒聋"发病关键在于双耳经络受损使耳窍失养，在西医学角度则表现为细胞凋亡。顺铂致药物性耳聋以"瘀毒伤络"为病机关键，此处的"络"有"脉络"与"络脉"两层内涵。耳为宗脉之所聚，十二经脉与耳均有直接联系，经脉循行于耳者有手足少阳、太阳、阳明、手厥阴经脉，络脉入耳者有手足少阴、太阴、阳明、足厥阴、足少阳经脉。《素问·阴阳应家大论》云"肾主耳……在窍为耳"，《灵枢·五阅五使》云"耳者，肾之官也"，可知肾与耳的关系非常密切。《医学心悟》云"足厥阴肝足少阳胆经，皆络于耳"。从五行学说来看，肝为肾之子，肝肾精血同源，肝与耳的关系亦十分紧密。再者，根据"心寄窍于耳"的理论，心主火，肾主水，心肾相交，耳与心也有关联，心包能替心受邪，"毒聋"之邪首先易侵犯心包经。

　　综上所述，"毒聋"与肝、胆、心包经联系最为密切。西医解剖学与中医之"络"具有相似性。《医门法律》提出"络脉论"，络脉包括大络、支络、细络、孙络、毛脉、络脉缠绊等。络脉有气络与血络之别，气络属狭义呼吸之气的微细通道，类似《黄帝内经》中的"息道"，血络类似于血液循环及微循环，同时涵盖淋巴循环和毛细淋巴管的概念，可见"毒聋"伤的是"血络"。毛细胞的作用是把声信号转为电信号传导至中枢而产生听觉，毛细胞的生存有赖于血管纹的功能，血管纹为特殊的复层上皮组织，内部含有毛细血管，顺铂可使血管纹细胞凋亡，血管纹恰属于中医学"血络"范畴。根据西医解剖学血管纹的供血：基底动脉→小脑前下动脉→内听动脉→（进入内听道）→耳蜗动脉→（进入窝轴）→螺旋动脉→外辐射小动脉→（螺旋管间隔板）→供应血管纹的血管弓和毛细血管，与中医学"络"的概念有异曲同工之妙。

　　2. "瘀滞""血瘀"皆为"瘀"："瘀毒"伤"络"指的是脉络、络脉。脉络或络脉受到"毒邪"侵袭阻碍络之气机，气血津液的运行依赖于气机的运行，气机运行不畅则形成"瘀滞"，气的瘀滞形成气郁，津液的瘀滞形成痰，血的瘀滞形成血瘀。邪客络脉，络脉结滞，气郁、血滞、痰凝均为"瘀"，"瘀阻"是络病的根本病机，又有"络主血"之说，可见络病与血病有着非常密切的关系。经脉以通为要，"瘀"是中医病理产物性病因，可瘀阻于经脉，使血液失于畅行，耳窍失于濡养则听觉功能失常。西医学的微循环障碍、微小血管病变、毛细血管病变均与络病相关，这与中医之"血瘀""瘀滞"于络颇为相似。"有气则生，无气则死"，诸"瘀滞"使气血受阻，受阻过度则气散，"气聚则形成，气散则形亡"（《医门法律》），在现代医学则表现为细胞的凋亡，与顺铂致药物性耳聋的机制相一致。

　　3. "内毒""外毒"皆为"药毒"：《伤寒杂病论》云"毒，邪气蕴结不解之谓也"。毒邪是指凡对机体有不利影响的因素，可分为来源于外界的毒如药毒、疫气、食毒等，统称为"外毒"；来源于体内的毒如痰、瘀等统称为"内毒"。西医的毒性氧自由基、钙离子超载、凝血及纤溶产物、微小血栓、自身衰老及死亡细胞等均可属于中医学"内毒"范畴。中西医对"外毒"的理解颇为相似，如从顺铂进入体内导致药物性耳聋来看，顺铂即为"外毒"。顺铂致药毒性耳聋的原因有致细胞内氧自由基活动增加、抗氧化酶类活性丧失、内耳细胞凋亡、分裂素激活的蛋白激酶等，以上原因均属"内毒"范畴。可见，顺铂的耳毒性符合中医学"药毒"之理论，且此处药毒包含"内毒""外毒"两方面。

4. "毒""瘀"循环往复："瘀、毒"是顺铂致药物性耳聋的病因，前者有"瘀滞""瘀血"两层含义，后者有"内毒""外毒"两层含义，以上因素相互作用伤"络"致"毒聋"，此即"毒""瘀"循环往复。"毒"为"瘀"之始："络"因"毒"的侵袭而气机阻滞，造成气血津液的"瘀滞"。因"瘀"致"瘀"：气、血、津、液的"瘀滞"均能直接或间接导致"瘀"的形成，如血的瘀滞形成血瘀；气能载血，气的瘀滞使血液难以运行，血液停滞日久则成瘀；津、液的瘀滞形成痰、痰阻经络、血脉不得畅通，血行不利则血滞成瘀。"毒"可化"瘀"：因"毒"致"瘀"的观点在医籍中论述颇丰，如"无邪不有毒，热从毒化，变从毒起，瘀从毒结也"。王清任言"温毒在内烧炼其血，血受烧炼，其血必凝"；《重订广温热论》云"毒火盛而蔽其气瘀其血"。"瘀"而生"毒"：瘀留局部，日久化毒；瘀血阻滞脉络，脏腑失司，日久内生为毒。

综上可概括为由毒致瘀、由瘀致瘀、由瘀致毒、如环无端、由微及渐形成恶性循环，为顺铂致药物性耳聋的根本病因所在。

基于"毒聋"病机定"行气解毒、化瘀通络"治则

"瘀毒"为病因，"伤络"为病机，故治则当依此确立。"络"作为气血运行的通道，气血流行通畅无滞是维系人体正常生命活动的基础，经络以通为用，故需"通络"；"毒"为"瘀"之始，只有"解毒"才能从根本上去除病因；"瘀"因"毒"而致，故"化瘀"不容忽视；"毒瘀"排出体外依赖于气的推动作用，故要"行气"。纵观上法，确立"行气解毒、化瘀通络"的治则，协同作用治疗顺铂致药物性耳聋。

川芎嗪为治疗"毒聋"之要药

"毒聋"病机为"瘀毒伤络"，治则为"行气解毒，化瘀通络"。川芎归肝、胆、心包经，又是少阳经引经药，针对"瘀毒"所伤之"络"。川芎是"血中之气药"，具有活血化瘀、行气解郁的作用，正对"瘀毒"病因。叶天士认为，"理气逐血，总之未能讲究络病工夫"，《黄帝内经》云"辛甘发散为阳"，即利用辛味药物的宣通行散作用来疏通痹阻不通的络脉，提出"络以辛为泄"理论。中医学认为顺铂致药物性耳聋属"瘀毒伤络"，川芎味辛性温正合此意。故根据性味归经及功效，选择川芎作为治疗顺铂致药物性耳聋的主药。

川芎嗪是川芎中分离提纯出来的一种生物碱单体，其化学结构为四甲基吡嗪（TMP），是川芎的主要活性物质，具有扩张外周血管、清除自由基、抗氧化、增加器官血流量、抗血栓形成等作用，并且被证实为钙离子通道阻滞药。大量实验研究表明，川芎嗪对顺铂所致耳毒性有较好的防护作用。有学者对川芎嗪干预顺铂致药物性耳聋的机制进行研究，主要得出以下结论：通过抑制细胞凋亡拮抗顺铂的耳蜗毒性；通过抑制 Fas、FasL 和 caspase-8mRNA 及蛋白的表达水平实现其抗凋亡作用；通过阻断或抑制细胞凋亡起始阶段的外部途径达到干预作用；通过清除自由基，减轻自由基对耳蜗内生物膜的脂质过氧化损伤，使耳蜗内细胞膜以及细胞内线粒体膜和溶酶体膜免遭破坏，使毛细胞和螺旋神经节代谢功能和形态基本正常；通过改善血管纹的微循环状况，减轻顺铂对血管纹的损伤使得听神经正常活动所需的内耳内环境保持相对恒定；通过抑制信号通路 MAPK-JNK-cJun 活化对抗毛细胞和螺旋神经节的凋亡，从而保护耳蜗听毛细胞的形态及功能；通过减少应用顺铂后耳蜗内 iNOS 的表达，减轻顺铂的耳毒性。

287　从瘀毒论治白塞病

2003 年白塞病诊治指南（草案）中将其定义为一种全身性、慢性、血管炎症疾病，主要临床表现为复发性口腔溃疡、生殖器溃疡、眼炎及皮肤损害，也可累及血管、神经系统、消化道、关节、肺、肾、附睾等器官，大部分患者预后良好，眼、中枢神经及血管受累者预后不佳。从中医学的角度来看，很多医家认为白塞病与狐惑病相似，《金匮要略·百合狐惑阴阳毒病脉证治》云"狐惑之为病，状如伤寒，默默欲眠，目不得闭，卧起不安。蚀于喉为惑，蚀于阴为狐，不欲饮食，恶闻食臭，其面目乍赤、乍黑、乍白。蚀于上部则声嗄，甘草泻心汤主之"。第一次提出了"狐惑病"的概念，并对狐惑病的临床表现、发病特点、狐与惑的区别以及治疗方药等均作了概括性的论述。依据中医学理论，总结白塞病形成的主要因素，以及临床上所表现的证候特点、病变发展的规律，学者杨星哲等认为，瘀毒胶结是白塞病的病机关键。也正因为此，"解化通"三字为治疗白塞病要法。

毒瘀胶结为白塞病的病机关键

白塞病的主要病理变化为毒瘀胶结。毒为湿郁结而生。湿之形成责之于湿从外袭或脾虚生湿或气化不利内生痰湿，内外相合，湿注经脉骨节。湿为阴邪，与寒热诸邪相合，从阳化热或郁而化热，湿热内生，胶结日久不解，郁结为毒，湿热毒邪交织于一体，痹阻经络，着于筋脉。若湿热毒邪蕴结不解，势必伤及正气。所谓正气，是指各脏腑组织的机能活动及其抗病能力。《黄帝内经》云"正气存内，邪不可干……邪之所凑，其气必虚"。正气虚损，更易招致外邪而成虚实夹杂之患，使邪盛正虚而成难解之势。湿热蕴结，湿热不除，与气血相搏，阻碍气化生机，导致湿浊、热郁瘀滞脉络则成瘀，如明代医家赵献可所言"湿热久停，蒸腐气血而成瘀浊"。热毒必伤阴耗气，气虚行血无力则血液瘀滞，加之湿邪阻于血络，气血运行不畅，则更容易导致瘀血之证。病程缠绵日久，耗损肝肾之阴，常可导致心烦、口渴、舌红、脉细数等阴虚内热的见症，阴虚内热与气血互结则成瘀。病久阴损及阳，出现脾肾阳虚证，阳气不足则阴寒内盛，寒凝而引起血瘀。湿热毒瘀相互蕴结，相互影响。

1. 血液和微血管的异常是白塞病重要病理因素，这些变化与瘀血证候一致： 虽然《金匮要略》记载狐惑病的临床症状，以目赤、咽喉及前后二阴的腐蚀症状为特征，没有明显的瘀血见症。然而根据临床观察，白塞病患者常能见到口腔和生殖器部位溃疡或皮肤红斑色暗，舌暗或有瘀斑，苔薄，脉涩等瘀血的征象。现代研究结果表明，瘀血证主要表现为微循环和血液流变学的异常变化。少数因内脏受损死亡，20％的患者出现内脏器官受累。常见的有 3 型，血管型：有大、中型动脉，静脉受累者；神经型：有中枢或周围神经受累者；胃肠型：有胃肠道溃疡、出血、穿孔等。白塞病的病理改变主要以血管病变为主，病损处大多血管内有玻璃样血栓，血管周围有类纤维素沉积，容易造成管腔狭窄。可见，血液和微血管的异常变化确是白塞病发病的重要病理因素，而这些变化和中医学所认为的瘀血证候是一致的。狐惑病在病情的发生、发展过程中湿热、湿阻、阴虚和气虚、阳虚等均能造成血瘀的病理变化。具体而言，第一，湿热致瘀。白塞病患者在急性期多表现为湿热蕴结，湿热不除，与气血相搏，阻碍气化生机，使湿浊、热郁瘀滞脉络则成瘀。如明代医家赵献可所言"湿热久停，蒸腐气血而成瘀浊"。第二，气虚湿阻致瘀。气行则血行，气虚行血无力则血液瘀滞，加之湿邪阻于血络，气血运行不畅则更容易导致瘀血之证。第三，阴虚致瘀。白塞病缠绵日久，耗损肝肾之阴，常可导致心烦、口渴、舌红、脉细数等阴虚内热的见症，阴虚内热与气血互结则成瘀。第四，气虚阳虚致瘀。白塞病日久常可导致阳气的不足，而出现脾肾阳虚证。阳气不足则阴寒内盛，寒凝而引起瘀血。从白塞病的发病过程而言，瘀血既是"湿""热""毒"邪内侵后的产物，本身也是进一步的致病因素，瘀血产生以后必然会导致脏腑功能的失调，进而影响疾病的发展，瘀血的存在可能是白塞病日久难愈、反复发作的重要原因。

2. 脏腑失调，毒瘀内生，上攻下注，导致诸症发生：狐惑病是温毒热性病治疗不得法，邪毒无从发泄而自寻出路的转变重症。巢元方在《诸病源候论》中，也指出本病"皆湿毒所为也"。吴谦《医宗金鉴》认为"每因伤寒病后余毒与淫之为害也"。饮食不节，湿热毒生。脾主升清，胃主降浊。脾胃功能正常，化生的精、气、血、津液足够，则脏腑、经络、四肢百骸以及筋骨皮毛等都能得到充分营养，进行正常生理功能。若暴饮暴食，失于调度，或素日偏嗜膏粱厚味、辛辣肥甘、醇酒滋腻之品，饮食非但不能化生气血，反而会滞脾碍胃，影响脾胃的功能。《素问·痹论》云"饮食自倍，肠胃乃伤"。脾胃受损，清阳不升，浊阴不降，水谷精微不能布散，阻滞中焦，酿生湿浊。为内毒生成提供条件，成为生毒之源。人体的情志活动与脏腑气血有密切关系。《素问·阴阳应象大论》云"人有五脏化五气，以生喜怒悲忧恐"。可见情志活动的物质基础是五脏的精气血。突然、强烈或长期持久的情志刺激如果超过人体本身生理活动的调节范围，会引起脏腑气血功能紊乱，导致疾病发生。随着现代社会生活节奏的加快，来自家庭、生活、社会各个方面的压力不断增大，往往会使人们出现七情过极之象，伤及脏腑气血，导致气机郁阻，郁久化热即所谓"五志过极，皆从火化""气有余便是火"，从而导致热毒内生。如《临证指南医案》华岫云按云"郁则气滞，气滞久必化热"。白塞病不仅由毒邪所致，其临床表现亦具有"毒证"的特征。如徐彬《金匮要略论注》云"毒盛在上侵蚀于喉为惑，谓热淫故惑乱之气生也，毒偏在下侵蚀于阴为狐，谓柔害而幽隐如狐性之阴也"。尤在泾《金匮要略心典》亦云"疮家因为狐惑病者，有因为阴阳毒者，要之亦是湿热蕴毒之病"。这里都强调无论毒在喉或在阴，或在目，都属湿热蕴毒之病。

现代有人认为"毒证在临床上有暴发性、剧烈性、危重性、传染性、难治性、顽固性"等临床特征，而白塞病急性活动期多起病急剧，除口腔、生殖器溃疡，多可累及神经系统及心肺肠系统，甚者引起昏迷乃至危及生命，符合暴发性、剧烈性和危害性特征；而反复发作，缠绵难愈，符合难治性和顽固性特征。此外，其毒邪内陷易攻于心包引起昏迷；于肺引起咳嗽、胸痛、呼吸困难；攻于脾胃引起腹痛、腹泻、便血；攻于心则引起心肌梗死、胸闷、心绞痛，符合传变迅速，易于恶化的病变特征，其口舌生疮、发热、灼热疼痛、眼红目赤、烦躁等符合兼火兼热的病变特征，其病变部位多有皮肤结节，舌质紫暗的夹瘀夹痰证，侵犯肝经（头痛、头晕、精神异常）入肾（多尿、蛋白尿）等均符合毒证入经入络伤阴伤阳的病变特征。以上多条"毒证"特征本病均不同程度存在，可见本病当属"毒证"的范畴。白塞病的证候当有热毒、湿毒、风毒、寒毒、痰毒、瘀毒和虚毒之分。机体在先天禀赋不足基础上，若外感湿邪，或暴饮暴食，过食肥甘厚味，脾失健运，湿邪内蕴，湿聚夹毒而成"湿毒痹阻证"，症见口腔或外阴蚀烂溃疡，伴胸闷纳呆，大便不爽，舌苔厚腻，脉濡。若外感热邪或过食辛辣厚味，热邪内蕴，或情志不遂，久失疏泄，郁久化热，或素体阴虚火旺，或房事不节，扰动相火，聚热夹毒而成"热毒痹阻证"，症见口腔或外阴溃疡，灼热疼痛，或下肢红斑结节，心烦口干，妇女带下黄稠，小便短赤，舌苔黄腻脉弦数等。湿热胶结，阻滞经脉气血，则瘀血内生或加重，瘀血又进一步阻遏气机，使气机不畅，气不化津反而成湿，或气机不畅，郁而化热。终至湿热毒瘀胶结不解，深入经络，攻于脏腑，气血逆乱，邪循经脉流注，以致上下俱见蚀烂溃疡。综上所述，瘀毒相互胶结，循经上攻致口腔溃疡，目赤肿痛，下注于二阴则出现外阴溃疡。

由此可见，瘀毒为本病的病机关键，且贯穿于疾病全过程。

解化补法治疗白塞病

针对本病的病机特点，钟源芳等认为，白塞病"病程缠绵，并不是单纯易治的疾病，常常需要多种方法综合辨证治疗"，应以"标本兼治，攻补兼施"为治疗原则，以解毒、化瘀、补气为治疗大法，概括为"解""化""补"3字。并根据病期的不同，侧重点有所不同。急性发作期以解毒、化瘀为主，辅以补气，祛邪不伤正。慢性缓解期以补气为主，解毒化瘀为辅，扶正不留邪。

1. 解-清热解毒：解毒常与清热相伴。单纯使用清解，常因湿热毒邪蕴伏于里，邪无出路而逼迫营血分导致各种危急变证。清热解毒为邪毒提供了一条有效的排出途径，以消除致病之源，阻断病情发展，解除热毒对机体潜在的或已经产生的损害。而除湿解毒之品，既能克制湿毒，又可截断其向热毒转化的病势。湿邪易与热邪黏滞胶结，湿去则热易清。若只清热则湿不退，只祛湿则热愈炽，只有湿热两清，分消其势，才能湿去热清，从而杜绝生瘀、化毒之源；又除湿热耗气伤阴之弊，邪去正自安。

2. 化-活血化瘀：活血化瘀法作为治疗本病的重要治法之一，已在临床治疗中得到较广泛的运用，如采用解毒化瘀法具有一定治疗作用，能提高中医药治疗白塞病的疗效。白塞病瘀血常与其他病理因素兼夹为患，临床可出现湿热夹瘀、阴虚血瘀、气虚湿阻兼血瘀和气虚阳虚兼瘀等证。在临床治疗上，须在辨证的基础上采用清热利湿化瘀、养阴活血、益气除湿化瘀和益气温阳化瘀等不同的治法。临床常用甘草泻心汤、六味地黄丸、补中益气汤、金匮肾气丸等方剂配伍活血化瘀的药物来治疗。

在用药时应当注意的是，由于病程长短、病情轻重等不同，血瘀的程度也有轻重的不同，临床治疗时要在辨明瘀血程度轻重的同时，有选择性地运用三棱、莪术、桃仁、红花、丹参、当归、赤芍、川芎、蒲黄、制大黄等活血化瘀之品。有报道认为，治疗本病水蛭为必用之品，生用吞服，效果极佳。由于白塞病瘀血证可见于疾病的全过程，因此活血化瘀法可贯穿治疗的全过程，即使瘀血症状不明显，也应防患于未然，疏其气血，令其调达。从临床和实验研究来看，活血化瘀药物在改善微循环、血液流变学、调节免疫等方面具有明显的作用，有利于白塞病的治疗。如活血化瘀之品可以防止微血管内血栓的形成，降低血管通透性，使淋巴液渗出减少，组织液回流通畅，从而改善细胞代谢；活血化瘀药还能扩张外周血管，抑制血小板聚集，降低血浆纤维蛋白原浓度，减少血液黏度，解除血液浓、黏、凝、聚的状态，改变血液流变性。活血化瘀药物亦能增强巨噬细胞的吞噬能力，提高机体特异性免疫力。临床治疗白塞病时，若在辨证论治的基础上，根据不同的情况选用不同的活血化瘀治法，消除与瘀血并存的其他病理因素，则可以提高和维持疗效，减少疾病的反复发作。

3. 补-补脾益气：在白塞病的发生发展过程中，瘀毒为脾胃病变的病理产物，同时脾气旺盛，既有利瘀毒等病邪的消除，也可杜绝瘀毒等病理因素的产生。结合现代医学认为白塞病是一种自身免疫性疾病，免疫系统调节异常是白塞病发病的因素之一，现代药理研究亦证实补脾益气类方药能调整机体的免疫功能，使其恢复正常，从而消除了白塞病内在的发病因素，所以补脾益气为本病不可或缺的治法。

第五篇 基于癌毒之病症

288 癌毒辨识

近代医家结合现代科技对恶性肿瘤的认识，发展和完善了"癌毒"理论。归纳中医界学者对"癌毒"认识，学者安国辉等从以下几点进行了总结阐述：癌毒为内生邪气，在机体脏腑功能失调的基础上，内外因素均可诱生；癌毒是恶性肿瘤的特异性病因；癌毒同时作为病理产物，与瘀血痰浊相搏结；癌毒的致病特点，可概括为"劫掠精微，耗伤正气，阻滞气机，凶险难愈，传舍为患"；对于癌毒的治疗，多主张辨证与辨病相结合的治疗模式，抗癌解毒为基本大法。

中医学对恶性肿瘤的认识古已有之，对于肿瘤的记述，可见于癥瘕、积聚、噎膈、反胃、伏梁、息贲等病症。《黄帝内经》中对肿瘤症状、病因病机、治疗的记载十分丰富。在《灵枢·刺节真邪》有"肠瘤""昔瘤"的记载，并分析"昔瘤"的病因病机主要是由于"已有所结，气归之，津液留之，邪气中之，凝结日以易甚，连以聚居"所致。《灵枢·百病始生》云"积之所生，得寒乃生"，认为肿瘤多因寒邪所致。对肿瘤的危害性也有深刻的认识，《素问·玉机真藏论》描述的"大骨枯槁，大肉陷下，胸中气满，喘息不便，内痛引肩项，身热脱肉破䐃"，类似晚期肺癌的症状。《金匮要略》记载的"胃反"，表现为"朝食暮吐，暮食朝吐，宿谷不化"，类似胃癌发生幽门梗阻的症状，并指出"脉紧而涩，其病难治"。宋代《圣济总录》云"瘤之为义，留滞而不去也，气血流行不失其常，则形体和平，无或余赘，及郁结壅塞，则乘虚投隙，瘤所以生"。《仁斋直指附遗方论·发癌方论》记载"癌者上高下深，岩穴之状，颗颗累垂……毒根深藏，穿孔透里"，深刻认识到癌的凶险性及危害性。

但是，恶性肿瘤的发生、发展、转归及预后有其特殊的规律，不同于一般外感疾病及内科杂病，用传统的病理观点，诸如气滞、血瘀、痰浊等，难以全面反映恶性肿瘤的特殊规律。现代医家结合现代科技对恶性肿瘤的认识，发展和完善了"癌毒"理论，对于肿瘤的发生发展机制有了新的认识，临床疗效得以不断提高。

癌毒的概念

中医学认为，肿瘤赘生于人体，坚硬如石，形状不规则的称为岩（癌）。由于致病因素的作用，导致机体阴阳失调，脏腑功能障碍，经络阻塞，气血运行失常，气滞血瘀，痰凝邪毒等互相交结而造成肿瘤的发生。

中医学的"毒邪"学说内涵是很广泛的，任何造成机体阴阳失调的外来因素或者是内在因素都可以称为毒。对于毒邪的致病特点，有"邪之凶险者谓之毒"的认识。《金匮要略心典》云"毒，邪气蕴结不解之谓"，是对"毒邪"特性的高度概括。姜良铎认为，凡是对机体有不利影响的因素，无论这种因素来源于外界或体内统称为毒。朴炳奎认为，肿瘤的强侵袭性、快进展性，重消耗性、易转移性和高致命性充分体现了"毒"的特性。李忠等认为，癌毒不同于一般的六淫邪气，也不同于一般的内生五邪，而是由各种致病因素长期刺激，综合作用而产生的一类特殊毒邪，癌毒特性中最主要的两个方面即耗散正气与扩散趋势。凌昌全把"癌毒"定义为"已经形成和不断新生的癌细胞，或以癌细胞为主体形成的积块"。认为癌毒属于有形之邪，其多少和盛衰可以定量描述，即可以用单位体积内的癌细胞数量或癌细胞在身体局部形成肿块的大小来直接描述，也可以通过确能反映其多少和盛衰的某些生化指标，如甲胎蛋白、癌胚抗原等间接描述。

由于借助了现代科技，癌毒成为中医学各种"毒"中概念最明确，定义最准确的一种"毒"。

癌毒为内生邪气

张士舜指出，癌毒为内生病邪，并非外邪，癌毒是人体自身的正常细胞在特定条件下由某些诱因诱发而成的。这些诱因包括：外界因素如外感六淫、环境污染、电离辐射等；内部因素如内伤情志、年高体衰、脏腑功能紊乱，以及饮食因素如饮食不节、污染的食物等。这些因素作用于人体，均可诱发癌毒的生成。《灵枢·九针论》云"四时八风之客于经脉之中，为瘤病者"；《灵枢·百病始生》云"积之所生，得寒乃生，厥乃成积也"；均说明外感邪气作用人体，可诱发肿瘤。"外因通过内因而起作用"，虽然处于相同的生存环境，但仅有一部分人会发生"癌毒"，因为只有在机体脏腑功能失调的基础上，内外多种因素作用，才有可能发生癌毒。

周仲瑛认为癌毒可以由六淫邪气过甚转化而成；或外邪内侵酝久而成；或由于脏腑功能紊乱气血运行失常，造成机体生理或病理产物不能及时排出体外化生而成。孙桂芝认为疫疬之气、六淫、七情均可蕴而化生癌毒，多种病因杂至，最终导致机体代谢紊乱，痰瘀毒聚，导致肿瘤发生。程海波等认为癌毒是在正虚的基础上，多种致病因素如外感六淫邪毒、内伤七情、饮食劳倦，相互作用，机体阴阳失调，脏腑经络气血功能障碍，导致病理产物聚结，日久产生癌毒。张士舜认为，老年或久病肾虚，肾气对人体生长发育的调节平衡机制紊乱，对于癌毒的发生是有重要意义的。临床上，恶性肿瘤多见于年老久病、机体脏腑功能紊乱之人。由于肾为先天之本，主藏精，主生长、发育，人体的生长、发育、衰老均由肾气的盛衰所决定，而恶性肿瘤相对正常机体是一种异常的生长，故肾气之盛衰与癌毒的发生有密切关系。

癌毒是恶性肿瘤的特异性病因

《中藏经》云"夫痈疽疮肿之所作也，皆五脏六腑蓄毒不流则生矣，非独因荣卫壅塞而发者也"，指出只有"毒邪"这一特殊致病因素的参与，才能发生肿瘤。孙秉严云"癌毒是体内的致癌物"，只有当体内有了癌毒，再加上六淫、七情、劳伤或其他因素的诱发，机体才可能发生癌症。周仲瑛认为，癌毒是机体在内外多种因素作用下、在脏腑功能失调的基础上产生的能够导致恶性肿瘤发生、发展的特异性病理产物和致病因子。孙桂芝强调癌毒这一特殊病邪在肿瘤发病中的重要地位，认为癌毒是导致肿瘤发生的重要病因，在毒邪侵袭的条件下，即使体质壮实，正气充盛，也可能致癌。

癌毒侵袭为恶性肿瘤发生的根本，癌毒一旦蕴育而成，即推动本病的发生、发展，贯穿疾病始终。癌毒可侵袭机体不同部位，导致多种癌症的发生。周仲瑛认为恶性肿瘤的病理过程，"总由癌毒留著某处为先"。陈慈煦认为食管癌、胃癌的病因为"癌毒"停积于胃脘食管，治疗上要抗癌解毒，以消弱邪势。陈锐深认为肝癌的病因主要是外邪入侵，邪聚毒结，脏腑虚损，气血不和，导致气滞血瘀、痰气凝聚，日久而成癌毒。张士舜指出，每个人体内都可能存在癌毒，至于是否发生恶性肿瘤，则与人体之正气，尤其是抗癌力的强弱有着密切关系。正常机体存在抗癌力，抗癌力从本质上来说属于正气的一部分，抗癌力对于癌毒有制约和抑制作用，可以抑制癌毒不至于发生恶性肿瘤，抗癌力的强弱是肿瘤是否发生的决定因素；当抗癌力下降，不能抑制癌毒时就会发生恶性肿瘤，抗癌力减弱是各种恶性肿瘤发生的内在条件。

癌毒也是病理产物

癌毒既是致病因素，又是病理产物。癌毒的产生基于机体的脏腑功能紊乱，经络气血流行不畅，癌毒一旦生成，具有善于增殖结块的特点，必然阻碍经络通道，影响气血津液运行，导致和加重气滞血瘀、痰浊湿阻，癌毒与瘀血痰浊相互搏结，造成恶性循环。周仲瑛认为，癌毒是恶性肿瘤的重要致病素，又可作为一个病理产物，进一步使病邪深重不解。癌毒与痰瘀搏结，形成肿块，附于机体，形成癌体。舒鹏等认为，痰与癌毒有密切关系，痰可视为癌毒之前期病变，亦可为癌毒之病理产物；血流滞缓增加了癌毒增殖结块的概率，肿瘤形成后，又进一步加重气滞血瘀。

癌毒的致病特点

癌毒的致病特点，综合多数学者观点，可概括为"劫掠精微，耗伤正气，阻滞气机，凶险难愈，传舍为患"。癌毒一旦形成，阻滞体内，病变乖戾，掠夺人体气血津液以自养，大量耗伤人体正气，并导致脏腑、经络功能失调，诱生痰浊、瘀血、热毒、湿浊等多种病理因素，耗伤气阴。黄学武等总结"癌毒"的致病特点为经久潜伏、黏附胶结、猛烈伤正、顽固难愈。认为"癌毒猖獗乖戾，耗气伤血，损伤正气，具有增生性、浸润性、瘤注性、顽固性、难治性、易伤正气等特性"。癌毒可以阻碍经络气机运行，导致津液留结为痰，血液停留为瘀，与痰瘀搏结形成肿块，发生癌痛，瘤体一旦形成，则狂夺精微以自养，耗伤正气。

"传舍"是内经对于肿瘤转移的认识，《灵枢·百病始生》云"是故虚邪之中人也，始于皮肤……留而不去，则传舍于络脉……留而不去，传舍于经"。癌毒具有在体内侵袭和转移的特性，近可以向邻近组织扩散转移，远可以通过经络传播转移到其他脏腑，这种"传舍"只限于患者本人，而不会传舍给他人。传舍性是癌毒的特性之一，传舍是导致癌症患者治疗失败和死亡的重要原因之一。

治疗原则

对于恶性肿瘤的治疗，众多学者主张辨病与辨证相结合。朴炳奎认为，应遵循辨证施治的原则，并结合现代中医药的认识和肿瘤病的具体实际，辨证、辨病相结合。余桂清云"辨病是以现代医学各种诊断方法而明确诊断，只有把辨证与辨病密切结合起来，才可了解病情，掌握疾病的变化，辨证才有客观的依据，有利于治疗"。余桂清等认为"只有病症合参，这样既可以针对不同肿瘤（不同病位、病期和病理类型等）选择抗癌措施，又可以辨证论治，增强机体抗病能力，以提高疗效"。张代钊指出治疗肿瘤"必须辨证与辨病相结合，在辨证的基础上加用抗癌解毒治疗"。孙秉严曾指出"肿瘤是机体在致病因素作用下所产生的气、血、痰、食积等病理产物相互交结而成的，但在实际上如按照一般的气滞、血瘀、痰凝、食积等来治疗，效果是不好的……同是活血化瘀、行气消积对于肿瘤病几乎是无效的"，并充分认识到"癌毒"有别于中医学上其他的毒，如火毒、热毒，恶性程度大，在治疗上，强调以清除毒邪为先。刘伟胜认为"单纯采用中医辨证的处方抗癌抑瘤的功效欠佳，对远期疗效仍不够理想，还需与辨病相结合，辨证与辨病相结合，则对指导治疗用药更有实际意义"；对肿瘤的治疗主张在扶正培本的基础上用药性剧烈的毒剧之品以毒攻毒。

周仲瑛主张，重视"癌毒"的理念应该贯穿于恶性肿瘤治疗的始终，并且要辨病与辨证相结合而提高疗效。其指出"解毒"治疗应该贯彻整个治疗过程，对于肿瘤的治疗，主张抗癌解毒为基本大法。张士舜主张，治疗恶性肿瘤除辨证论治之外，还要不断吸收现代科技的最新成果，依据肿瘤的病理类型及转移部位等选择用药。且认为治疗恶性肿瘤的"解癌毒"药物与一般的"解热毒，解火毒"药物在内涵和实质上是不同的，解一般的毒邪的药物，对于癌毒的疗效是不好的，应参照日益清晰的中药抗癌谱，选用有针对性的中药，疗效才能提高。

289　癌毒本质

恶性肿瘤是严重影响人类生命健康的慢性疾病，在世界范围内高发。中医药近些年在参与肿瘤的综合治疗中积累了一定的经验，其理论和疗效优势也在实践中逐步彰显。"癌毒"理论是近年来中医学者基于肿瘤自身生物学特征所提出的重要学术观点，为指导肿瘤临床指明了方向。但癌毒的本质是什么？如何辨识它？又该如何论治？学者徐人杰等对此作了较为系统的论述。

癌毒辨识

恶性肿瘤的临床特征为起病隐匿、进展快、预后差，虽然近年来其发病有年轻化的趋势，但主要还是多见于中老年人或先天禀赋不足者（部分肿瘤与遗传等因素密切相关），且具有较明显的地域性和家族聚集倾向。临床除部分血液系统肿瘤外，多可通过切诊或现代影像学技术探及瘤块。肿瘤一般生长迅速，易于发生浸润、播散或转移，随疾病进展出现疼痛、出血、发热等症状，后期因肿瘤消耗更见消瘦、乏力、纳差等正气亏虚表现，甚至出现恶病质后在短期内死亡。正是基于以上临床特点，中医专家根据传统理论推断恶性肿瘤的病因当具有强烈的毒性，并形象地提出了"癌毒"这一针对恶性肿瘤发生学的新概念。更有学者借助现代医学理论将癌毒描述为"已经形成和不断新生的癌细胞或以癌细胞为主体形成的积块"，为肿瘤的中西医结合诊疗提供了思路。

1. 癌毒概念：临床工作中发现，癌毒之渐，多无形可循、无症可辨；待其已成，或累累高起如岩，或溃烂流溢脓水，甚或走窜流注如瘤，其形有兼痰、夹瘀、裹水、夹湿之分，其性有寒热之别，病程中各种病理又多相互裹挟，寒热属性也不断发生变化，症状上也是疼痛、发热、出血等随部位而各异，若仅按照中医学传统四诊辨识，着实难以切中肯綮，明其因机。徐人杰等认为，癌毒作为一个中西医结合的创新概念，必须从中西医两个方面加以理解并互参。现代医学认为，恶性肿瘤（"癌"）本质上是一种基因疾病，其发生主要源于基因的突变，是机体内的基因错配与修复、癌细胞产生与免疫清除等自稳机制失衡的结果，借助中医理论来看，这类似于机体脏腑阴阳的失衡，本质为体内"气"（功能）的平衡失调。在中医学中，"毒"作为一种病因概念，尤其自明清学派兴起后广受重视，其本质上强调致病的峻烈性、特异性、复杂性、流窜性、难治性等特征，这与现代恶性肿瘤的致病特点高度吻合。两者互参，癌毒当为机体阴阳失衡所产生的一种"异气"，其类似于吴又可在《温疫论》中所论的"杂气"，既"非风、非寒、非暑、非湿"，"无形、无象、无声、无臭"，发病隐匿，致病严重，又具有"一气一毒"，"一气自成一病"，传变转归不同等特点，故因"其气各异，故谓之杂气"。但是，吴又可所谓"杂气"，更多特指引发温病的外感性致病因素，从肿瘤发生学来看，癌毒更像一种内源性的致病因子，它是在机体内外致病因素的长期共同作用下，导致机体脏腑功能失衡的结果。其疾病初起发病隐匿，更像一种"伏邪"，却暗耗脏腑气血阴阳，临床只有通过少数特定而敏感的肿瘤标志物可以测知；待其势渐成，就会量增势张，变逆作乱，影响机体脏腑功能，导致气血津液等代谢失常，化生痰湿瘀血等病理产物，此时癌毒与其裹挟，胶结成块，便可有形可征，可手扪而得之，或通过现代影像学检查而见之。

2. 识癌辨毒：随着"癌毒"概念的提出，我们认为当与时俱进，中西医结合，从识癌与辨毒两方面来认识它，以提高临床论治水平。

（1）识癌：基本思路是借鉴西学，执西参中，包括认识病位、明确病理和了解癌基因表达情况等方面。①结合肿瘤所生部位以明其脏腑病位：原发于不同部位的肿瘤，具有明显的自身特点，如肺癌易兼痰，肠癌易夹湿，肝癌多留瘀，即便是发生远处转移，在特征上也多具有原发部位的某些病理特点。在治疗上通过调整相应脏腑的功能，也有助于对肿瘤的控制。②结合肿瘤病理来分析其病性特点：如非小细胞肺癌从组织病理学分为腺癌和鳞状细胞癌两大类，一般而言，结合临床发病表现，鳞状细胞癌其性属阳多火（热），腺癌则性属寒多（痰）湿。③根据基因表达情况辨识其异质性与同质性：罹患同一肿瘤患者的基因表达谱差异是其肿瘤异质性的重要内在基础，而不同肿瘤相同癌/抑癌基因的表达异常又成为其同质性的证据。肿瘤分子靶向治疗近来发展迅速，其用药基础则是基于肿瘤的异常基因表达谱，这种针对某一特定基因或通路的靶向药选用策略，已成为中医"异病同治"的新注脚。

（2）辨毒：基本思路是中西结合，西为中用，包括辨毒力大小、毒性寒热和毒之形质几个方面。①辨毒力大小：既可以借助中医"有诸内必形诸外"的传统理论，从肿瘤生长的速度、发生转移的快慢与多少等来间接判断癌毒毒力的大小，更可借鉴现代检验检测技术，通过肿瘤标志物的动态变化（超过正常值数十、数百倍或短时间内迅速上升等均是癌毒炽盛的表现）、肿瘤的组织病理类型（如肺癌中小细胞肺癌相对而言毒力更强）及分化程度（未分化或低分化较高分化肿瘤毒力强）等来研判其毒力大小，据此决定选择攻毒药物的品种、剂量以及是否联合手术、放疗、化疗等治疗手段。②辨毒性寒热：多数癌毒生长迅速，暴戾无制，当属实属热。但致病因子偏中人体，常因为治疗用药和患者体质等因素发生兼化，或从阳化热，或从阴化寒；或局部属热，整体属寒。因此临床治疗时，必须虑其寒热、顾其虚实而调之。③辨毒之形质：毒为异气，原本无形，待与痰湿瘀血相合，便有形可征。中医临床论治有形无形相合的兼夹邪气，尤重先祛除有形，则无形之邪无所依附可自解，即所谓"皮之不存，毛将焉附"。因此，在肿瘤临床治疗中，必须重视痰、湿、瘀血等有形之邪的辨识与祛除，并针对性地辅以化痰解毒、利湿解毒、散瘀解毒之法。

论治思路

基于上述对"癌毒"理论的认识，其治当中西医有机结合，西学识癌，中医辨毒，中西医并举而论治之。而在中医学的论治中，当重点在"毒"，又不离乎"癌"。

1. 断其根： 肿瘤作为一种"伏邪"，常隐匿深伏，根深蒂固，有时即便通过手术也难将其彻底根除。在临床实践中，许多患者更是丧失了手术的机会，难以获得根治，此时常遵循"坚者削之""留者攻之"的指导思想，用"以毒攻毒"之法治之，使用有毒药物如蟾皮、砒霜、雄黄、天龙、蜈蚣、斑蝥、全蝎等来攻逐癌毒，动摇其根本，促其消散。甚至可将现代医学之放疗、化疗等治癌手段归于"以毒攻毒"大法之中。还有部分患者，即便接受了根治性手术，但体内还有少量残存的癌毒（如术前异常的肿瘤标志物在术后仍然没有恢复到正常水平，术后病理发现切缘侵犯、脉管癌栓或伴神经侵犯等），可以在扶正祛邪、整体辨证的基础上伍用以毒攻毒药，以求铲灭其根本。

对于以毒攻毒药物的选择，临床可根据癌毒的程度、性质与表现而灵活选用。如根据癌毒轻重将其分为"瘤毒（无法切除的肿块）""余毒（肿瘤切除后机体内尚残存少量肿瘤细胞）"两个层次，前者用蟾皮、斑蝥、砒霜等大毒之药攻伐；后者使用小毒药物如生半夏、生南星、蜂房等搜剔清除，使祛邪而不致伤正。对质地坚硬、血供丰富、局部疼痛明显、舌紫脉弦者，选用斑蝥、蜣螂、蜈蚣等活血通络解毒之品；对质地较韧、边缘光滑、伴有肿大淋巴结、胸腔积液、腹水、脉滑者，选用生半夏、泽漆、甘遂等化痰逐水解毒药物；对伴有脘痞呕恶、便黏尿浊、舌苔厚腻者，选用蟾皮、鸦胆子、拳参等利湿解毒药物；对局部灼热、红肿热痛或糜烂出血者，选用蟾蜍、蟑螂、守宫等寒性解毒中药；对畏寒肢冷、疮口紫暗不愈、流败絮脓水者，则选用草乌、硇砂、升药等热性解毒之品。至于病邪兼夹，则发挥中医方药调剂之优势，灵活伍用。

同时，根据中医学"邪正交争"的发病观，正气亏虚是恶性肿瘤发生的主要内在基础，而肿瘤的生长会进一步损耗正气，正不遏邪又反过来助长了肿瘤的发展，所以正虚邪实贯穿于整个肿瘤的疾病过程。反映在治疗上，中医学还可从扶助正气的角度，选用黄芪、当归、女贞子、鹿角等扶正之品配合攻毒之药，以扶正托毒抗癌。

2. 易其性：癌毒既成，便附着机体，害而为病。在此过程中，癌毒既会随患者机体的阴阳属性发生兼化，又可因临床寒温药物的使用而发生转化，表现出或寒或热，或寒热错杂的状态。

一般而言，处于进展期的恶性肿瘤，由于肿瘤细胞的对数增殖，常使患者呈现全身或局部热象；临床体质较壮的年轻患者，发病后邪气容易从阳化热；或体表、头颈部、食管等偏上、偏外的肿瘤，发病后容易化热，出现如低热、口干、舌红苔黄、尿赤便干等热毒内蕴之象。此类患者临床宜高度重视，因为肿瘤常进展较快，即便接受了手术等根治性治疗，术后也常需要辅以一段时间的中西医结合干预，以清除余毒，巩固疗效。对于此类患者，可使用清热解毒之法，伍以半枝莲、白花蛇舌草、石见穿、石打穿、蛇莓等药。同时，兼顾肿瘤部位的不同而选用相应药物，如甲状腺癌多用夏枯草、黄药子，鼻咽肿瘤用玄参、山豆根，肺部肿瘤用金荞麦、冬凌草，食管肿瘤用石见穿、预知子；胃癌用蒲公英、白花蛇舌草；肠癌用藤梨根、蛇莓等。

临床上早期肿瘤虽然属热属实者多见，但随着肿瘤进展，由于热毒耗阴伤气，阴损及阳，或患者叠经手术、放疗、化疗等多种有创治疗，损阳耗阴，故肿瘤晚期阳虚或阴阳两虚的患者也不在少数，表现为畏寒肢冷、小便清长、舌淡而胖、脉沉而弱等，或者体表局部肿瘤破溃，疮口紫暗不愈，或流败絮脓水，此时可选用附子、法半夏、胆南星、蜂房等温阳散寒解毒之品。同时兼顾病情虚实，对于偏实者，可用附子、法半夏，偏虚者则石龙子、蜂房更宜。若寒热虚实错杂，则又当灵活而伍用之。

3. 化其形：癌毒进展，必裹挟痰、湿、瘀血等有形之邪，方能结聚成块；而肿瘤形成后留滞局部，更会阻碍气血津液的正常运行，从而加重痰、湿、瘀血的留滞。肿瘤临床以瘀为主者局部常表现为肿块质地坚硬，形状不规则，血供较丰富，疼痛较明显，全身则有面色晦暗、爪甲青紫、舌下络脉怒张、舌紫或有瘀斑等，临床可选用三棱、莪术等以活血化瘀，消散癌毒。上述药物既可解毒攻癌，还能改善局部循环，逆转肿瘤所致的"高、黏、凝、聚"状态，改善肿瘤局部微环境。临床根据证情的不同，对血瘀伴有血虚者多用当归、丹参等养血活血，络滞疼痛较甚者用刺猬皮、九香虫以通络止痛，有出血倾向者用重楼、三七等活血止血。

"湿"亦为肿瘤患者常见病理因素之一，尤其是消化系统肿瘤、盆腔妇科肿瘤、泌尿系肿瘤等，其肿瘤常多挟湿。盖脾胃为水谷之海，其病则运化失职，水湿内停；女性生殖系统隶属奇经，病后多伴带脉失约，故常下赤带血水；肾主水、膀胱贮存蒸化水液，其病则津化为湿。此类患者常有胸脘痞闷，纳少腹胀，尿少，大便不爽，口秘，苔腻等，此时可主以利湿解毒之法。湿在上则伍以芳化，用藿香、佩兰等辟秽解毒之品；湿滞于中则用苦参、鸦胆子等苦寒燥湿解毒；湿停下焦，则用马鞭草、猫人参等淡渗利湿解毒。

古人很早就提出"百病皆有痰作祟""凡人身上中下有块者，多是痰"，许多表浅肿瘤可扪及肿大的韧性痞块，肺癌、消化道肿瘤、乳腺癌、甲状腺癌等常在疾病早期就会出现沿淋巴道的转移，类似于古代文献记载的"痰核""瘰疬"。还有脑瘤、间质瘤等癌块形态多规则，质地较韧，或者肿瘤过程中并发胸腹水，这些均属痰饮为患。临床并可从胸脘痞闷、泛吐痰涎、苔腻、脉滑等征象中窥得端倪。对此当以化痰逐饮解毒之法治之，化痰药常用法半夏、天南星、浙贝母、牡蛎、海藻、山慈菇、僵蚕等药，饮邪者伍以葶苈子、泽漆、牵牛子、商陆等，痞块明显者再伍以瓦楞子、鳖甲、龟甲、牡蛎等化痰软坚散结。

总之，随着临床对肿瘤认识的不断深入，癌毒在恶性肿瘤病机中的重要性越来越受到重视，并推动着中西医结合肿瘤防治工作向前发展。但同时我们也要看到，不少临床医师简单地以某味中药是否具有抗肿瘤作用的药理来选用药物，摒弃了四气五味、毒性归经等中医药学基本理论，在现实中影响了整体疗效的发挥，所以识癌与辨毒二者不可偏废。同时，由于肿瘤种类多样、病机复杂，上述针对癌毒的3个方面的治法并非完全独立，在临床上常须根据病机灵活联合使用，甚至配合发汗、通腑等方法祛邪外出，方能发挥出更好的效果。

290 癌毒新论

"癌毒"是在内外多种致病因素作用下，人体脏腑功能失调产生的一种对人体有明显伤害作用的毒邪，是导致肿瘤发生的一种特异性致病因子。癌毒属于毒邪中的一种。癌毒与毒邪之间既有共性，又有区别。毒邪致病广泛，可为多种疾病发生的病因，而癌毒仅为恶性肿瘤的特异性病因。作为毒邪中的一种，癌毒具有猛烈性和顽固性，但作为恶性肿瘤的特异性病因，癌毒又有其自身的特点和致病规律，如癌毒具有暴戾性、隐匿性、难治性、多发性、内损性及很强的依附性等特点。癌毒一旦产生，则迅速生长，不断长大，结聚成块，继生痰浊瘀血，耗损人体正气，损伤脏腑功能，并容易走窜流注他脏。

癌毒侵袭能形成癌症的原发灶和转移灶。周仲瑛教授将癌毒的病机概括为"结毒"及"流毒"两种病机特点，"结毒"即形成原发灶，"流毒"即形成转移灶。"结毒"为癌毒长久不去，蓄积体内，耗散气血，并致痰浊、瘀血等有形之邪形成，并与之交结，导致癌症的发生（肿瘤的原发灶）。癌毒形成后，易顺气血经络流注至远处脏腑组织，如上至脑髓，内至骨骼，外至皮肤等形成流毒（肿瘤的转移灶）。

周教授提出了癌毒"随气血运行而走注弥散，在至虚之处而留着滋生，与相关脏腑亲和而成"的精辟理论，此理论包含3层意义。①癌毒"在至虚之处留着滋生"而形成"结毒"。②癌毒"随气血运行而走注弥散"而形成"流毒"。③不管是"结毒"还是"流毒"，皆为癌毒，都必须与"相关脏腑亲和"而成原发癌灶或转移癌灶。这些理论与西医关于癌症的原发灶与转移灶一致，有力地指导了临床辨病与辨证相结合治疗癌症。

癌毒"在至虚之处留着滋生"而形成"结毒"

"至虚之处"亦即正气亏虚之处，癌毒"在至虚之处留着滋生"而形成癌症，此癌毒即结毒，乃癌毒留结，为肿瘤发病之根。

1. 正气亏虚——肿瘤发病的基础：在相同的环境气候下，有的人因毒致癌，有的人则不患，这决定于机体是否阴阳失调、气血逆乱及有无致癌基因。《素问·评热病论》云"邪之所凑，其气必虚"。脏腑亏虚是疾病发生的内在因素，外邪侵袭是疾病发生的外因。《灵枢·百病始生》云"壮人无积，虚人则有之"。《医宗必读》云"积之成者，正气不足，而后邪气踞之"。古代医家们的这些精辟论述表明正气内虚，酿生癌毒，导致脏腑阴阳气血失调，是罹患肿瘤的主要病理基础。肿瘤的发生发展和正气不足密切相关。年老体衰，或生活失于调摄，劳累过度，或久病，耗损人体正气，导致机体气血失调，阴阳失衡，而生癌毒，最终气滞血瘀，津枯痰结，形成肿瘤。且正虚外邪每易乘虚而入，客邪留滞不去，气机不畅，终至血行瘀滞，结而成块，酿生癌毒。正虚是肿瘤发病的基础，且贯穿于肿瘤发生发展的全过程。在癌症发生的初期，虽然患者正虚证候并不明显，但虚候已在其中。如胃癌患者初期虽然未见明显乏力症状，但可能已有厌食、舌淡、脉虚等状。而中晚期患者，呈现出气血阴阳俱虚等"恶病"之征象，如胃癌晚期见贫血、消瘦、神疲乏力等。

正气亏虚也是癌症复发、转移的关键。癌症发生后，一方面，由于癌毒亢盛，正气亦虚，虚不胜邪，癌毒泛滥，导致癌症复发、播散、转移；另一方面，患癌症后，采用手术、放疗、化疗治疗措施，虽然对癌毒有明显遏制、杀伤或清除作用，但多次反复的治疗，对正气损伤亦较大。正气虚损的结果是造成人体免疫功能下降，内环境失衡，抗病能力减弱或缺失，癌毒渐聚，加速了癌症的播散、转移，形成恶性循环。

"最虚之处，便是容邪之所"，故癌毒停留积聚之处，一般为机体虚弱亏损之处。现代医学研究也发现，恶性肿瘤的产生除与细胞突变有关外，还与细胞所处微环境密切有关，这种微环境的异常，可以理解为中医学的虚损。

2. 癌毒留结——肿瘤发病之根：肿瘤的传统致病因素有痰浊、瘀血、热毒等，而这些致病因素同时也是导致其他疾病发生发展的常见因素。恶性肿瘤作为一类特殊疾病，之所以具有自身的发生发展特点及规律，其根本原因在于癌毒。外邪、饮食、情志等因素长期作用于人体，或慢性久病，导致机体脏腑功能失调，气血阴阳紊乱，或痰瘀湿热内生，久之则可酿生癌毒。癌毒产生后，留结停滞于某处，并又反过来阻滞机体气血津液的正常运行，导致痰浊、瘀血湿热等病理因素的产生，癌毒与这些病理因素相互胶结凝滞，附着于某处，形成肿块。

癌毒"随气血运行而走注弥散"而形成"流毒"

转移是恶性肿瘤的一大特点。中医学认为，导致恶性肿瘤转移的根本原因是癌毒的走注流窜之性。当恶性肿瘤生长到一定程度时，癌毒可随着气血经络走注弥散到全身，并在它处停留积滞，继续阻滞经络气血，酿痰生瘀，形成新的肿块病灶。此外，恶性肿瘤的转移途径及部位，还与肿瘤的不同属性有关。现代医学证明，恶性肿瘤可通过血管、淋巴管、邻近器官组织种植等转移，中晚期恶性肿瘤患者常合并淋巴结及其他脏器的转移，这与癌毒的走注流窜性有着极为密切的关系。

中医学认为，人体是一个有机整体，以五脏为中心，配合六腑，联系五体、五官九窍等，并通过经络纵横广泛的分布，贯通内外上下，运行气血津液，以滋养并调节各组织器官的活动。五脏皆有其腑、其窍、其体、其华等，五脏的病变皆可影响其腑、其窍、其体、其华等，故某一脏的癌毒日久可不同程度的影响与之相关的脏腑、四肢百骸、五官九窍等。癌毒产生于局部，随着病情的进展，正气渐亏，不能敌邪，癌毒便流窜经络，侵袭它脏，形成转移癌。以肺癌为例，肺与肝两脏主持人体的气的升降出入，与大肠相表里，在窍为鼻，外合皮毛，肺癌可以转移至肝、肠、皮肤，引起肝癌、肠癌及皮肤癌等，这与西医关于癌症的癌细胞转移一致。癌毒形成后，随气血运行可流注至机体任何部位（流毒），从而导致肿瘤的进一步发展。

癌毒"与相关脏腑亲和"形成不同部位的肿瘤

《黄帝内经》云"邪气居其间"，邪气居留部位不同，则发为不同的肿瘤，如筋瘤、昔筋、肠瘤、肉疽、骨疽等。癌毒致病，其性酷烈，易犯内脏，损害脏腑功能，耗伤正气。不同病理性质的毒可选择性地侵犯不同的脏腑、经络，从而产生不同的疾病。至于某毒邪侵入某脏腑，某经络，专发为某病，这是毒邪与机体所"亲"不同有关。癌毒亦是如此。肝、心、脾、肺、肾等不同脏器发生癌变，形成不同的癌症，如肺癌、肝癌等，这些部位癌症的形成，与其生理特点密切相关。

根据阴阳五行学说及脏腑经络理论，风、寒、暑、湿、燥、火皆有其对应的脏腑，饮食偏嗜、七情内伤对人体五脏六腑的影响各有所侧重。因此，六淫邪毒、饮食偏嗜、七情内伤导致人体脏腑功能损伤形成癌毒，其侧重点亦不同。如肺癌的形成与六淫中的"燥"、五味中的"辛"、七情中的"忧"密切相关。肺为娇脏，喜润而恶燥，燥则津伤；又主呼吸，与大气相通，外合皮毛。燥邪伤人，多从口鼻而入，故最易损伤肺阴。燥伤于肺，失其濡润，则肺气的宣发与肃降功能失调，使肺气壅塞，脉络不畅，气滞血瘀，而生癌毒，久之形成肺癌。其他脏腑亦是如此。不同原因形成的癌毒其与脏腑亲和力亦不同，故而有不同的癌毒"与相关脏腑亲和"而形成不同部位的肿瘤，同时癌毒走注扩散，"流毒"导致肿瘤的播散。

癌毒的两种病机特点"结毒""流毒"对临床治疗亦有很高的价值，在治疗早期癌症时，即应本着中医"既病防变"的理论，防其转移。在癌症的治疗上，我们应多法合用、倡导复法大方。周教授提出

"集数法于一方、熔攻补于一炉的复法大方是针对疑难病症的一种有效的、值得深入研究的治疗方法，能充分发挥中药多途径、多靶点、多环节的综合疗效优势"。强调，应用"复法大方"不是多种治疗方法简单地相加和多种药物的罗列堆砌，而是针对某些病理机制复杂的特殊疾病而采用的一种变法，其具体治法和方药是根据该病病理变化的各个方面有机地组合起来的。复法组方必须在审症求机的基础上，以法统方。

291　癌毒属性

　　"癌毒"是区分恶性肿瘤与良性肿物的关键所在，对于中医肿瘤学具有重要的价值和意义，研究癌毒的属性可使恶性肿瘤的治疗有的放矢。中医学认为，癌变过程与机体阴阳失衡密切相关；从阴阳角度看恶性肿瘤的病因病机变化为元阴元阳失衡所致；从癌毒的表现特征判断其阴阳属性具有两面性。根据癌毒属性这一关键点，学者王圆圆等认为恶性肿瘤治疗上的重点不但要抑制邪毒，更要调理气血阴阳，促使癌毒"改邪归正"，逐渐使机体趋于阴平阳秘的状态。

　　传统中医学理论认为，脏腑正气亏虚是肿瘤发病的基础，外感邪毒与内生痰瘀等病理产物在正虚的基础上相互蕴结，日久成癌。但若要阐释恶性肿瘤的本质特点，应是其独有的疾病特点，是正虚？还是痰瘀？显然这些都很难体现这一疾病特殊的发生发展规律。故将"癌毒"作为认识和治疗恶性肿瘤的主要着眼点，有助于我们更全面地了解此疾病。

癌毒的含义

　　讨论癌毒的阴阳属性，前提在于把握"癌毒"为何物？对癌毒的理解不同及看待角度不同，对其属性会有不同的认识。

　　1. 癌毒的概念：癌毒是某些诱因导致的结果，但这个结果的产生具有不确定性，同时它又是导致恶性肿瘤发生发展的根本原因，它使疾病变得错综复杂。故癌毒既是病理产物又是一种特殊的致病因子。众多医家的临床经验也认为，癌毒的产生，是人体受内外各种因素的影响，在平衡失调的情况下产生的一种强烈的特异性致病因子。凌昌全把癌毒定义为"是在正气亏虚的基础上，内外各种因素共同作用所致的一种强烈的特异性毒邪"，此概念涵盖了癌毒的基本特征。我们认为，癌毒的定义应包含以下几方面内容。①物质性：表现为客观存在的实体肿物或恶性肿瘤细胞。②动力性：即具有不断生长的特点。③破坏性：它在一定条件下产生，也在一定条件下影响着所在环境，即它作为"第二病因"所表现的特点。

　　2. 癌毒的特点：癌毒在不同个体、不同时期表现出的特点不同。在不同个体中，即使是同种肿瘤，其恶性程度也不尽相同。例如与老年人相比，年轻人肿瘤恶性程度往往更高，癌毒更猛烈，肿瘤进展更快且预后更差。即使是同一患者在不同时期也有不同，例如在肿瘤初期，正气尚足，癌毒潜伏于体内，可暂时表现为温和，机体可无明显不适感，到了中晚期随着机体内部失衡越发严重，癌毒不受抑制可表现为峻猛活跃，掠夺人体精微，耗气伤阴，迅速将人体击垮，各种症状也随之出现，甚至严重致死。

　　正如郁仁存教授所言，癌毒是一类特殊毒邪，较其他内生邪气而言，其性更加暴烈顽固、黏滞不化，病变更加深在，易与痰瘀互结，易于耗伤正气，易于流窜他处。这充分体现了"毒"的特点，这些特点不一定出现在疾病的每个时期，但它们均是癌毒的重要特点，是研究的主要着眼点。总的来讲，癌毒具有两方面特点：一方面是潜伏性、隐匿性，其性属阴；另一方面是顽固性、猛烈性，其性属阳。

癌毒的阴阳属性

　　从阴阳角度阐释，人的一切生理、病理现象的产生源于阴阳的变化，而阴阳双方均因对方的存在而存在。癌毒的阴阳属性，应根据病因、病机及其对机体的影响等方面综合考虑。不同原因、不同部位、不同时期产生的癌毒不同，受周围环境影响不同。毒力有强有弱，它的阴阳属性并不是绝对的，应具体问题具体分析，癌毒这一概念不仅具有共同规律性的表现，也均有其独特的个性。

1. 从病因角度看癌毒阴阳属性：由于人体感受邪气不同以及体质有所偏颇，各种内外因属性不尽相同，从外因来讲，如我们每日可能食用到的防腐剂，环境中大气污染物、紫外线、辐射，吸烟时吸进人体的尼古丁、烟焦油，以及种种不经意间接触到化学制剂、细菌、病毒等等，都有可能是导致恶性肿瘤的罪魁祸首，它们的属性不尽相同，从阴阳角度分可有阴毒和阳毒之分；从内因来讲，根据个人体质不同，情志变化各异，导致体内产生各种病理产物，属性也有差异，蕴结久之有可能对机体产生一定影响，甚至导致肿瘤的发生。故从患者自身角度出发，综合考虑外感诱因的阴阳属性及机体内部的阴阳偏颇，癌毒可有阴毒、阳毒之分，即通过患者的临床表现及四诊合参，间接判断癌毒的属性。

如若感受外邪性质属阳，则阳毒入侵体内，受人身之阳相助而成热毒，耗伤阴液，出现热毒炽盛之征象；若感受外邪性质属阴，则可遏制机体之阳气，可见阴寒之征象，郁久还有可能向热毒转化。当癌毒侵犯了人体的手足三阳经或上焦脏腑时，可出现热毒、火毒等症状；当癌毒侵犯人体手足三阴经或下焦脏腑时，可出现湿热或寒湿之证。总之，诱因不同，侵犯部位不同，病变过程不同，最终导致不同性质的疾病。在治疗上则根据四诊合参得来的依据进行辨证论治，若论治准确，则有可能改善疾病进展，抑制癌毒生长。

2. 从病机角度看癌毒阴阳属性：导致恶性肿瘤发生的原因各种各样，诸如以上介绍的化学毒物、空气污染、生物因素、吸烟等外因，还有七情内伤、饮食不节等内因。它们或直接或间接地参与到癌毒的产生中，而癌毒一旦产生，便如脱缰之马，不循常路，难受控制，在体内导致肿物疯长，机体功能衰退。这些因素作用于人体，人体会产生相应的反应，如果影响不深，机体可暂时容忍，若日积月累的持续性刺激，或致病因子毒性较强，对人体影响较大，那么可能在某个适合的时间点，适合的部位，逐渐出现从量到质的变化，即恶性肿瘤的产生，那么这种从量变到质变，致使癌毒化生的过程，如果从阴阳角度去看待，是怎样一个过程呢？

阴阳具有对立制约的特点，阴阳双方在不停地斗争、制约和排斥着并且保持着这种状态的动态平衡，某些诱因导致机体这一层面的阴阳失调，动态平衡遭到了破坏，则标志着疾病的产生。从对立制约角度看待，当"制约"的机能失衡时，阴阳的维系链遭到破坏，元气较弱的机体这种维系关系便不容易维持，而此时尚未到哪一方被消耗或哪一方偏盛的程度。对立制约关系失衡后，天平偏向哪一边有其不确定性（阴阳之间的平衡不稳定），当恰好失去节制之一方为主导功能活动的"阳"时，此时失节之一方渐化为邪气，久之演化为毒，由于具有阳的特性，此失节之邪毒可炼液为痰，灼血成瘀，耗气伤阴，并游走转移，无限制地破坏人体机能。因此，我们认为，癌毒的核心特征是：具有阳的特点，为肿物形成生长的动力所在，也是恶性肿瘤区别于其他良性肿物或结节的关键环节。我们不排除肿瘤可导致人体发热或阳虚畏寒等，但这是癌毒造成的整体阴阳失调的表现，就癌毒本身来讲，还应将它的破坏力视为最主要的矛盾。

一般疾病，即使阴阳失节，也不会演化为毒的变化，即使演化为毒，也是在机体可控范围内，通过机体自身调节和治疗干预即能得到控制，但癌毒非一般之毒，不可用普通的眼光来看待和治疗。恶性肿瘤与良性肿物的共性是都产生肿物，区别在于良性肿物偏于静态，生长较缓慢，除物理性压迫以外，对机体影响不大，而恶性肿瘤则表现为肿物的迅速生长，对机体破坏性极大，它具有生命力、盲目、无秩序地生长，掠夺营养，摧毁人体。人体在正常情况下应与自然相应，符合生、长、化、收、藏的规律，人的"生和长"属于阳，上述癌毒的表现有生长的特质，符合阳的特点，但不是正常人体该有之阳。此处可称之为"邪阳"，此邪阳是从人体激发而来，本是机体正常的一部分，但由于某些诱因条件及人体的应激性，被激发的阳气走上了异常的轨道，演变为邪阳，它疯长的原始动力也非一般之阴阳失调可演变而来。

3. 元气与癌毒阴阳属性的关系：阴阳失调可以有大范围、小范围、深层面及浅层面的失调，表现也不尽相同，人的元阴元阳是人身性命之根本，是造化之原。元气是人体最根本、最重要的气，是人体生命活动的原动力，元气主要由先天之精所化生，流行于全身，推动和调节人体生长发育。元气亏少或元阴元阳失衡，会产生较为严重的病变，是更深层次的阴阳失调，癌毒的生成更符合元阴元阳的对立制约关系失调，元阴控阳制阳的能力减弱，阴不制阳，失节之阳气渐化为邪阳，耗竭人体，肿瘤的生长过程也会渐渐"偷去"人体正常轨道上的元气，致使正常运转的元气渐少，而异常轨道上发展的肿瘤壮大。

癌毒具有邪阳的属性，但"孤阴不生，独阳不长"，任何事物都含有阴与阳两种属性不同的成分。有形之肿物客观存在，其性沉伏，这是阴的属性。它非人体之正常组织，即邪阴。邪阴不与正常之阳气互根互用，致使阳气无法得到正常的滋生和助长，正常的阳气逐渐消散，取而代之的则是"邪阳"，也可看作是机体对阴阳失衡的一种过度代偿，只不过它所激发出的是幼稚、无规则的、具有原始动力的邪阳，失节之邪继续演化为毒，即癌毒。邪阳可炼液为痰，灼血成瘀，阴随阳长，毒物乃成，此皆可为有形之物，邪阴与邪阳在运动中互相感应交合，推动着癌毒的生长和变化。王笑民等认为，癌毒既有隐伏缠绵暗耗等属阴的一面，又有暴戾杂合多变等属阳的一面，而阴阳两类特性又常交叉并见，这种阴阳交错的属性，决定了癌毒的难治性。

运用癌毒的阴阳属性指导治疗

阴阳的自和与平衡是治疗的最终目的，病愈最终还是要靠机体自身的修复能力。促使失节之邪阳消退或改邪归正，毒性减轻，阴随阳消，肿物可得到控制，再通过进一步治疗，如化痰散结、清热化痰、化瘀消癥、温阳散结等治法，将有形之肿物化散，或促其向正常组织发展变化。

当然我们不能忽视癌毒这个"第二病因"导致的后续机体一系列的病机变化，通过察色按脉辨阴阳，或根据不同症状体征选取适宜的辨证方法，或八纲辨证，或三焦辨证，或卫气营血辨证等等，准确地判断患者某一阶段的"证"，也能间接起到控制癌毒的目的。

1. 从机体角度指导治疗： 人体自身有强大的自我修复能力，药物可以助其一臂之力，但病愈实际上还要靠自身，元阴元阳（真阴真阳）及气血则是自我修复能力的本源。人身所到之处均是气血，气属阳，血属阴，万病不离阴阳气血。《素问·调经论》云"人之所有者，血与气耳"。疾病的发生基于阴阳而归结于气血，所以调理气血相当于调理阴阳平衡，使机体恢复并维持动态的阴平阳秘状态。调理气血阴阳主要表现在以下几方面：五脏六腑应顺其性、助其用；通利三焦；疏通经络，微微调节，使机体达到"通"的状态，"补"则有迹可循，补益的物质才能化生精微滋补元阴元阳，否则超出机体承受范围的营养都会变成病理产物，与癌毒相互作用加重疾病。

调理气血阴阳的目的在于：①助机体建立起正常的运转模式，则元气自然来复，逐渐恢复其协调平衡状态的能力和趋势。在气机条畅，气血充足的情况下，阴阳也更加平衡协调，元阴元阳互根互用，相互制约的关系得到修复和巩固，使癌毒邪阳的属性减弱，则毒力减弱。②人体不同部位的气血作用不同，根据脏腑经络等不同的性质，有针对性地对其气血进行调节，它们才能各司其职，减少病理产物的产生，清理体内病理垃圾并及时排出体外，避免或降低内外因素对元阴元阳关系的破坏。

恶性肿瘤的发生是长时间、多因素及复杂空间环境共同作用造成的，但仍有极少一部分肿瘤会自动消失。这说明营造一种使肿瘤细胞逆转的复杂空间环境有可能控制其发展，而中医在这方面具有天然的优势。如已知的许多温阳散寒方药可以不同程度地逆转肿瘤细胞的生物学行为。通过中医辨证施治，对症下药，修复机体正气，使阴阳二气"均平"，在这种良性刺激的环境下，使机体逐渐恢复正常。

2. 从癌毒角度指导治疗： 癌毒的阴阳属性具有两面性，针对其邪阳的属性，第一，应用"抗癌解毒"，运用虫药、毒药、以及具有抗肿瘤作用的清热解毒植物药等直达病所，控制其发展。第二，不要过于打杀，癌细胞是杀不光的，就算杀死一部分，但若余毒尚存，毒力尚强或正处于蓄势待发状态时，依然会死灰复燃，即便切除肉眼所见之肿物也起不到根本作用。若毒力减弱甚至消失，带瘤生存也未尝不可，故治癌当先留人。治愈的过程靠的是机体主动调节而不是被动打压。

　　针对其邪阴的属性，应了解，第一，癌毒会与体内的痰瘀等病理产物胶着，形成积聚，互为因果，恶性循环，故其缠绵难愈。在治疗上可以针对"痰、瘀、湿"等理论相对较为成熟的病理产物作为突破点，如化痰祛瘀除湿等，间接将癌毒逐渐化解，许多临床经验证明这种方法行之有效，现代实验研究结果也表明，某些化痰祛湿药物（猪苓、茯苓等）确有抗肿瘤的成分，从某种角度上也佐证了上述观点。第二，其性沉伏，患者虽经手术、放射治疗、化学治疗等积极治疗，但余毒难以尽除，仍可深居体内，成为伏毒，隐匿潜藏，暗耗正气。对此特性，需使元阳由内而发，温煦转化，使其性趋于浮浅，以散沉伏之阴毒。

　　癌毒是个较为复杂的产物，若把肿瘤治疗的着眼点放在他动（破坏性、猛烈性）的一面上，则可认为癌毒属性为阳；若治疗着眼点放在其静（潜伏性、隐匿性）的一面上，那么癌毒就为阴；若治疗着眼点放在整个机体，那么癌毒属性受环境影响，则会呈现出不同的性质。因此，过分关注于癌毒属性是阴是阳意义不大，但通过思考癌毒的阴阳属性，从而对癌毒这一特殊而重要的概念有一个深入的了解，能从"阴阳"这一最根本的大系统角度了解它的发生、发展和预后，从而更加准确地指导治疗，最终收获好的疗效才是最终目的。

　　有些医家将癌毒看作阴毒，有些看作阳毒，有些将其归为痰、瘀等相对成熟的病理产物，有些将癌毒看作"体内疫毒"等。我们认为均有一定道理，各家流派不同，看待角度各异。但还应先从中医的根基——"辨证"做起，从辨证论治角度讲，中医对癌症的认识也是先从某一个或几个症状开始，如肺癌最早发现时，可能被定义为胸痛或咯血，论治也是根据症状并选取合适的辨证论治体系，如胸痛从脏腑辨证，咯血从卫气营血辨证等，根据舌脉及症状，确定属于什么证型，然后辨证施治，目的是纠正由于癌毒造成的机体病机变化，改善机体自身失衡的环境，也就是癌毒产生和发展的土壤，这种具体问题具体分析的原则更加适宜临床，而针对癌毒本身总结出的属性及其化生的病机变化，可以作为共性理念去指导治疗。

292　癌毒三论

　　肿瘤易损机体，危害甚笃，"癌毒"作为其病因，已成共识，但对"癌毒"的认识仍是各有不同。根据肿瘤发生发展的不同阶段，学者蒋义芳等将癌毒分为癌前癌毒、癌肿癌毒、传舍癌毒3阶段，并分别归纳了其致病特性，以期能更好地揭示肿瘤的病因病机，为中医防治肿瘤提供更为清晰的思路。

　　中医药在对肿瘤预防、诊疗、抗转移等方面发挥着显著优势。古代医家在长期的医疗实践中发现，有些致病因素并非在"三因"之内，不能用"三因"的特点将其概括，所致之疾或病态多变，或病势剧烈，或病情危笃，因而归纳了"毒邪致病"学说。近代中医结合此学说，对肿瘤病因提出了新阐释——"癌毒"。张泽生教授认为，"病理上由于癌毒内留，湿热内伏，瘀血凝滞"。周仲瑛教授在此基础上提出了"癌毒理论"。由此引发了中医肿瘤界对"癌毒"的各家争鸣。

癌毒各家说

　　现代学者从不同方面阐释了"癌毒"的定义，国医大师周仲瑛首先提出"癌毒学说"，其认为"癌毒是在脏腑功能失调、气血郁滞的基础上，受内外多种因素诱导而生成，是导致癌病的一类特异性致病因子"。凌昌全教授把癌毒定义为"已经形成和不断新生的癌细胞或以癌细胞为主体形成的积块"，即可以用单位体积内的癌细胞数量或癌细胞所成肿块的大小来直接描述，也可以通过确能反映其多少和盛衰的某些生化指标。其认为"只有当体内有了癌毒，再加上六淫、七情、劳伤和其他因素的诱发，才会产生恶性肿瘤"，但其强调不一定有正气的亏损，而是"阴阳不和"，即机体脏腑平衡失调才是导致癌毒生成的第一条件。章永红教授认为"癌毒"既是致癌的病因病理因素，又是体内组织癌变后的病理产物——癌细胞本身，其不仅包含无数能够导致正常细胞癌变的致癌有毒因子，亦包括所有不同组织的癌变细胞，其指出"癌毒"包含两大类不同的内容：一类是各种致癌因子，一类是各种癌变细胞。李俊义强调"癌毒"是"伏毒长期持久地蓄积体内致正常细胞多次发生基因突变，最终转变为癌细胞，逃脱免疫监视，形成结块"。王笑民提出，与其他毒邪相比，癌毒具有明显的物质性特征，是一种具有特异性致癌作用的毒邪致病因素。李栋等认为，癌毒是在正虚的基础上，因体内邪盛而生，其与湿浊、痰饮、瘀血等病理因素纠缠胶结、相互滋生，共同致瘤。续海卿指出癌毒是痰浊湿食气血与寒邪相合，内留郁积化毒，正不胜邪，邪盛正虚所致。

癌毒分段论

　　纵观各医家对癌毒的阐述，虽从不同方面阐释癌毒，但终未识得其面目。如周教授认为其为一种特殊的致病因子，所述较为抽象，含糊不清，未将其形象化、具体化；凌教授将其定义为癌细胞或者癌肿块，但肿瘤的发生发展是一个复杂的过程，如果将癌毒局限于癌细胞或癌肿块，太过片面，以偏概全。可见目前，广为称传的"癌毒"，医家们各执一方，究其源流，仍是外延模糊，内涵不清。

　　毒，指生命自主所拒绝的有害物质。肿瘤，其抑制脏腑功能，阻碍机体的正常运转，耗伤气血精津，它的形成发展均是与正常生命体相互竞争的过程，故其病因符合"毒"的概念。总括癌毒，其为导致肿瘤发生、发展及转移的根本病因，贯穿肿瘤始终。故对"癌毒"的认识，应结合肿瘤的发生发展，从而提出了"癌毒分段论"。根据肿瘤发生、繁殖、转移的不同阶段，蒋义芳等将癌毒分为癌前癌毒、癌肿癌毒和传舍癌毒 3 阶段论之。

各阶段癌毒，虽表现形式不一，但本质相同，皆具有共同的致病特性。①致癌性：此为癌毒之所以为"癌毒"的前提条件，癌毒在体内蓄积可致使肿瘤发生。②顽固性：癌毒易凝结气血，胶着不化，缠绵难愈。③峻烈性：致病力强，易败坏脏腑，危害甚重，即使体质强健者，亦遭受此毒。④相兼性：癌毒与各毒邪之间相互滋生，杂合为病，如湿癌毒、痰癌毒、热癌毒等；又如外感癌毒，常依附于六淫，而内生癌毒，则常附着于积滞、痰湿、瘀血等病理产物，使得机体表现出除癌毒外的致病特性。

1. 癌前癌毒——激活：癌前是指在正常细胞到实质肿瘤形成前的时期；癌前癌毒即为所有能改变机体内环境，或使其本有物质肆意增减，或破坏内部正常结构，或产生对机体具有毒害性的新物质，致使原癌基因激活，最终导致肿瘤发生的病邪总称。原癌基因是存在于正常细胞内的 DNA 序列，以正常细胞基因的身份参与正常细胞的增殖、分化和胚胎发育等过程，并起重要调控作用，是细胞正常代谢所必需的。在生理状态下，它们不表达或只是有限制地表达，处于非激活状态，不具有致癌性。但机体受到或长期受到癌前癌毒的作用，可致原癌基因发生一系列异常生物行为，如点突变、基因扩增、染色体异位等，进而过表达、致使其活性突变，或抑癌基因失活，尤其是数种原癌基因同时异常活化时，就会发生细胞的恶变，成为癌基因。这些癌前癌毒包括化学因素、物理因素、生物因素及某些药物等，如长期进食含亚硝胺类食物可导致胃癌，亚硝胺在体内经一系列代谢生成不稳定的 α-羟化衍生物，并自发裂解成醛和相应亚硝基单烷基胺，后者具有亲核性，可与 DNA、RNA 的碱基发生结合而致碱基对突变，引起 DNA、RNA 链大面积损伤等而致癌。在中医病因中，癌前癌毒与外感六淫、戾气、饮食、情志等邪气有交合部分。但癌毒定不同于一般的外来六淫，亦不类于一般的内生五邪及气滞痰瘀等邪，更不同于单纯的风毒、寒毒、火毒、痰毒、瘀毒，而是特指对正常机体能造成突变的暴烈邪气，如外邪还应包括烟气粉尘、汽车尾气、工业废气、油漆毒气、煤焦烟臭等。

其特殊的致病性质：①潜伏性。癌前癌毒侵袭机体，并非急发，伏于体内，有伏毒之象，日久才能化为癌肿癌毒，蓄积成块，甚者形成占位，影响脏腑功能。②穿透性。部分癌前癌毒可直中机体内部，积于脏腑中，逐渐损伤脏腑，导致脏腑实质部分变异，如放射线。

2. 癌肿癌毒——增殖：癌肿是指一定数量的癌细胞及所形成的可见实质肿块的，癌细胞复制增殖，聚集成群、成块，终成肿瘤。因此，当癌肿形成时，则癌肿癌毒滋生。癌肿癌毒是以促进癌细胞快速增殖为功能，致使癌细胞聚合形成肿瘤，即肿瘤原发灶。其又将依附于各邪，杂合为病，从而表现出不同的病性，即毒因邪而异性，邪因毒而猖狂。且癌肿癌毒是在不同刺激下生成的，既属病理产物，又是继发病因。

其特殊的致病性质：速生性。癌肿癌毒迅速堆积，驱使癌细胞发生复制，与正常细胞相似，可一分为二，但癌细胞生长速度相对较快，且恶变程度高。

3. 传舍癌毒——扩散：传舍，出自于《素问·百病始生》"是故邪之中人也，始于皮肤……留而不去，则传舍于络脉"。传，为传播、扩散之义，指癌毒脱离原发部位发生播散；舍，即驻留，指流窜的癌毒停留于适宜的部位，形成转移瘤。经络，广泛分布于全身各处，是脏腑之间沟通的网络系统，是运行气血、联系肢节、贯穿机体上下内外的通道，亦是肿瘤侵袭和转移的途径。癌肿癌毒并不是处于平稳的状态，在正气不断消耗的基础上，各脏腑功能减弱，导致痰、瘀形成，又与癌毒杂合为病，诱发传舍。此时生成传舍癌毒，走窜性强，可随经络流窜于脏腑血脉间，于至虚之处停留生长，日久形成转移瘤。现代医学研究发现，肿瘤微环境是以低 pH、低氧、高压等为特征，有助于不断滋生出血管生长因子、细胞趋化因子、免疫炎症反应以及各种蛋白水解酶等物质，构成了肿瘤组织代谢的生物学环境，促进肿瘤不断新生血管形成，最终导致肿瘤发生侵袭、迁移。因为肿瘤血管在结构和功能上异常，所以肿瘤灌注降低，并且癌细胞变得更加缺乏氧和营养物，故试图通过转移从这种不利的微环境中逃脱。癌肿块为了对抗缺氧和低 pH 环境，分泌多种血管生成因子，促进内皮细胞的增殖和迁移，诱导肿瘤新生血管不断形成，不仅为肿瘤细胞提供足够的养料，更重要的是为其向周围组织侵袭和远处转移创造前提。

实则传舍癌毒肿瘤类似于肿瘤所形成的微环境，促使肿瘤发生转移。肿瘤一旦发生传舍，提示着治疗难度增大、病情预后较差。

其特殊的致病特性：走窜性。癌毒并非停聚一处，当正气不能内固，胜于机体正气时，可化生传舍癌毒，即可随经络血脉移行，于至虚之处肆意生长，由此形成转移，加重机体损伤。这为传舍癌毒的独特性质。

293 癌毒思考

中医学历史悠久，经 2000 多年来的发展，其理论体系枝繁叶茂，现今诸多疾病，包括良、恶性肿瘤的诊治，似乎都能在中医学古籍中找到理论依据。有关肿瘤发病、病机、症状、诊疗，在中医学古籍中有据可查的论述十分丰富，也一直有效地指导着临床治疗。"癌毒"是近年来提出的肿瘤成因新概念。"癌毒"理论的提出是现代中医学者在长期临床辨治肿瘤类疾病的实践中，经长期思考，重新认识和探索的结果，是现代中医学者渴望寻求到能够更贴切阐释和概括肿瘤类疾病的因、机、证、治的中医学术语，也是中西医结合过程中对肿瘤类疾病新认知下的产物，更意味着当代中医肿瘤学术流派的发展。

但"癌毒"理论尚未成熟，同时受传统惯性思维的影响及现有中医、中西医理论的束缚，"癌毒"理论在临床上的运用仍有局限。学者陈尧等经过认真思考，反复推敲，对"癌毒"理论有了新的认识。

从病因学角度阐释癌毒

"癌毒"尚不明确，但客观存在。

1. 癌毒提出的意义和价值： 基于现代中医学术的发展及对一些有据可循的肿瘤病因的探索，中医肿瘤学界急需一个新术语去弥补前人对肿瘤病因认识的局限和不足。所以，在"癌毒"理论描述及内涵上，很大程度也是从肿瘤病因学角度探讨，即概括为"癌毒"是导致肿瘤发生、发展的一种致病因子。不同文献描述虽不同，但大意相似。因此"癌毒"的出现就不可避免地、自然地融合或暗含了现代医学对肿瘤病因的认知。然而部分学者在讨论"癌毒"时往往赋予"癌毒"阴阳寒热属性，或机械地与瘀、痰及毒（原始概念）等糅杂在一起论述，理所当然地把"癌毒"发生发展最终又归咎于虚、瘀、痰等一些相对成熟的病因病机，没有体现出"癌毒"的特点。虽然各种理论有渗透有交集，但是"癌毒"似乎显得若有若无，成了替补。因此，陈尧等认为，应该分割独立开"癌毒"的概念，此时可参考陈无择的三因学说分癌毒为内因癌毒、外因癌毒、不内外因癌毒，如此"癌毒"就可以几乎囊括目前中西医认知的所有的关于肿瘤的发病因素、危险因素。这样就契合了创立"癌毒"概念的初衷，合理地包括了先前和现在的大部分正确的认识。真理不分界限，中医学界也应合理有选择性地接受新认识、新理论。比如内因癌毒，可以包括饮食、情志、年龄、体质、基因缺陷、原癌基因的激活、激素水平紊乱等。外因癌毒，包括外感六淫、各种理化致癌因素、病毒等。不内外因癌毒，包括了其他因素。

2. 癌毒能揭示致癌因素的不确切性和复杂性： 有文献认为，癌毒与相关脏腑亲和，致相关脏腑病变，形成不同部位的肿瘤。旨在说明不同病理性质的毒可选择性地侵犯不同的脏腑、经络，从而产生不同的疾病。这种观点主观性较强。因为虽然中医学没有提及现代医学危险因素、诱癌因素的概念，但是同现代医学一样，目前中医学与现代医学都尚未明确发现有与某一肿瘤一一相对的病因，病因是复杂多样的，有时甚至只作为一种成瘤条件或危险因素。如对于肠覃的认识，《灵枢·水胀》认为是"寒气客于肠外，与卫气相搏，气不得荣，因有所系"。而丹波元珍《灵枢识·水涨篇第五十七·肠覃》认为是"覃，地菌也。肠中垢淬，凝聚生肉，犹湿气蒸郁，生覃于木上，故谓肠覃"。又比如相同的致癌因素（如亚硝胺）可以诱发肝癌、食管癌、肾癌、鼻咽癌等不同肿瘤发生。

综上所述，"癌毒"就能很好地概括致癌因素的不确切性和复杂性，能很好地表达一类尚不明确，但又客观存在的致病因素。

从病机学角度阐释癌毒

肿瘤形成是"癌毒"，现于脏腑的过程。

1. 肿瘤是脏腑病： 无论中医学或是现代医学，对肿瘤类疾病认识都有很强的规律性和相似性，中医学古籍中提及肿瘤相关的疾病有：乳岩、妒乳、肺积、肝积、肾岩、肠蕈、骨疽、反胃、鼻渊、茧唇、喉菌、舌菌、耳蕈、眼胞菌毒等。而现代医学对于肿瘤疾病分类也多以宏观的系统脏器命名，如肺癌、肝癌、乳腺癌、胃癌等。所以不难看出，中医学与现代医学都将肿瘤归结于"脏腑病"，或者说肿瘤以"脏腑病"的形式存在是客观事实。《难经·五十五难》描述积聚（可包括肿物类疾病）"积者五脏所生，聚者六腑所成"。其他经典医著亦有相似描述。

2. 毒现脏腑，终成肿瘤： 现有的认知显示，存在两个客观事实：一是肿瘤属于"脏腑病"。二是"癌毒"能很好地概括致癌因素的不确切性和复杂性，可以作为一个客观的特殊致病因素。所以，由此概括肿瘤病机为癌毒发于五脏的过程。正如《仁斋直指方·发癌方论》认为"癌者，上高下深，岩穴之状，颗颗累垂，毒根深藏"。又如华佗《中藏经》云"夫痈疽疮毒（可描述肿瘤相关疾病）之所作也，皆五脏六腑蓄毒不流则生矣"。

从证（症状）分析癌毒

"癌毒"具有两面性。

1. "癌毒"致病特征的两面性： 首先参考现有文献对于"癌毒"特性的讨论，都比较认可"癌毒"具有潜伏性、隐匿性、长久性、顽固、猛烈、伤正气等特征。都在说明"癌毒"既可以表现出潜匿，亦可以表现为活跃。

2. "癌毒"症状反映两面性特征： "癌毒"的特性往往影响或决定了症状的表现形式，反之症状也体现"癌毒"的性质。如《外科正宗》云"失荣者（恶性淋巴瘤或颈部转移瘤等）……初起微肿，皮色不变，日久渐大，坚硬如石……半载一年，方生阴痛，气血渐衰，形容瘦弱，破烂紫斑，渗流血水，或肿泛如莲"。又如对乳腺癌描述，陈自明《妇人大全良方》云"乳岩初起内结小核……不赤不痛……积之岁月渐大，岩崩破乳熟榴，或内溃深洞"。不难发现，肿瘤类疾病既可以证候轻微，亦可十分严重。随着 2006 年世界卫生组织（WHO）将肿瘤描述为可控性疾病，肿瘤是一种慢性病的概念逐渐被人接受。所以，现代医学也认可肿瘤是个缓和成病的过程（除恶性肿瘤），大多数肿瘤初起临床表现不明显，局部肿物也非短期形成，全身症状早期也不明显，而肿瘤伴随综合征转移症状等也多见于中晚期肿瘤。

所以，结合上述，归根结底说明了"癌毒"具有两面性，同一癌毒不同时期可以表现出温和，亦可以表现为峻猛，因此，"癌毒"特性也导致了肿瘤临床表现的两面性，临床表现可以轻微到没有明显症状，也可以严重到致死。

从治疗角度分析癌毒

"癌毒"理念指导下的治则——"防毒"与"控毒"。

1. 治疗肿瘤不应脱离"癌毒"理念： 由于"癌毒"的不确定性、复杂性、两面性，决定了肿瘤类疾病难诊断、难治疗、愈后较差。"癌毒"确实与其他邪气有交集，亦可有阴阳寒热属性，但是以这种模式去立法治疗，实际治疗中就很容易忽视"癌毒"的存在，理论上貌似想以毒攻毒，但是实际操作中却成了祛痰、化瘀、清热解毒、益气养阴等。

2. "癌毒"理念指导下的治则——"防毒"与"控毒"： 针对"癌毒"立法选方，应该也必须是在"癌毒"理念指导下的新思维、新角度，要摆脱束缚。既然"癌毒"有上述特性（难治、隐匿等），那就决定了治疗"癌毒"应是"防毒"与"控毒"两大法则。

（1）防毒：在防毒理念指导下，治疗选方上就开阔很多，尤其重视治未病理念，强调做好一、二级预防的重要性。中医学很重视和强调治未病，但是在肿瘤论治中还体现不足，尚未形成有价值的理论体系。

（2）控毒：基于癌毒不确定性、复杂性、两面性，就意味着单独的以毒攻毒很难实现控制肿瘤。所以，控毒实际强调了在肿瘤治疗过程中要重视综合治疗，控制病情，同时强调了带瘤生存的可行性和意义。目前，中医药治疗在带瘤生存方面有积极的意义和价值，临床个案报道和大型临床研究都显示出中医药治疗在控毒、带瘤生存、提高患者生存质量方面有不容忽视的疗效，甚至有无可比拟的优势。

294　癌毒病机

随着中医肿瘤理论体系的不断完善和临床实践的深入，"癌毒"作为肿瘤的特殊病机概念被提出，并逐渐得到广泛认同。癌毒病机理论是国医大师周仲瑛教授提出的创新性中医肿瘤病机理论，近年来我们围绕癌毒病机理论开展了深入研究，使其不断趋于完善。学者程海波将癌毒病机理论的核心内容作了阐述。

癌毒的概念

癌毒的概念源自中医的毒邪理论。王冰注《素问·五常政大论》云"夫毒者，皆五行标盛暴烈之气所为也"。可见邪气过盛，即可化毒。《金匮要略心典》云"毒者，邪气蕴蓄不解之谓"，意指邪气长期蓄积于体内留而不走，久而不去，同样可以化毒。

肿瘤与毒邪有关，古今医家皆有类似的论述，如《中藏经》云"夫痈疽疮肿之所作也，皆五脏六腑蓄毒之不流则生矣，非独营卫壅塞而发者也"。认为肿瘤的发生乃是因为"脏腑蓄毒"。张泽生首先提出了"癌毒"的概念，他在论述宫颈癌、阴道癌的病机时说"病理上由于癌毒内留，湿热内伏，瘀血凝滞，这是实的一面"。张成铭在前人认识的基础上提出"癌毒——正虚"致病之说。周仲瑛根据其多年辨治肿瘤的临床实践，首倡"癌毒学说"，认为癌毒是在脏腑功能失调、气血郁滞的基础上，受内外多种因素诱导而生成，是导致癌病的一类特异性致病因子，并阐明了癌毒的内涵、致病特性、基本病理，以及从癌毒辨治肿瘤的临床治则治法等，并已逐渐得到中医界同仁的广泛认同。癌毒是毒邪的一种，其不同于风毒、寒毒、热毒、痰毒、瘀毒、湿毒等一般毒邪，是导致肿瘤发生发展的一种特殊毒邪。周教授认为，癌细胞可能为癌毒的一种有形反应，但癌毒并不能等同于癌细胞或癌细胞形成的积块；致癌物质长期作用于机体可以诱导癌毒内生，但致癌物质本身并不是癌毒。

癌毒的产生

毒邪分为外毒、内毒。外毒主要是指由六淫邪气过盛转化为毒或外邪内侵酿久成毒；内生之毒主要是由于脏腑功能失调，气血运行失常，在内外多种因素作用下体内生毒。关于癌毒的产生目前亦有外客说、内生说。周教授认为，癌毒是导致癌病的一类特异性致病因子，既是致病因素，也是病理产物。癌毒是在脏腑功能失调、气血郁滞的基础上，受内外多种因素诱导而生成。癌毒产生后常依附于风、寒、热（火）、痰、瘀、湿等相关非特异性病理因素杂合而为病，即毒必附邪。毒因邪而异性，邪因毒而鸱张，以痰瘀为依附而成形，耗精血自养而增生，随体质、病邪、病位而从化，表现证类多端，终至邪损正，因病致虚。癌毒与痰瘀互为搏结而凝聚，在至虚之处留着而滋生，与相关脏腑亲和而增长、复发、转移。总之，癌毒的产生是一个漫长渐变的过程，在癌毒产生之前，往往存在着脏腑功能的失调、气血阴阳的逆乱、气郁痰瘀等病理因素的蓄积，导致体内平衡状态被打破，诱导癌毒产生。

癌毒的病理属性

1. 阴阳：阳毒者多显露于表，感而即发，以邪气亢盛为特点；阴毒者多深伏体内，蓄久方显，以邪气蕴蓄不解为特点。根据癌毒的临床致病特点，癌毒致病病势凶猛、邪气亢盛，符合阳毒的特征；但形成肿瘤前又多深伏体内，蕴蓄不解，难以察觉，又符合阴毒的特征，故癌毒的阴阳属性交错难辨。

2. 寒热：癌毒本无寒热之分，与寒热之邪皆可兼夹。就临床实践而言，常用清热解毒法治疗肿瘤，可见癌毒兼夹热邪为多，即使初兼寒邪后亦多从热化。

3. 虚实：癌毒为毒邪的一种，正虚诱导癌毒内生。癌毒侵袭机体耗损气血阴阳，导致正气亏虚，即因实致虚。故癌毒属邪实，癌毒致病属正虚邪实。

癌毒的致病特性与机制

1. 癌毒的致病特性：①隐匿，起病之初，深伏脏腑经隧，潜藏骨髓血脉，隐而难察，一旦显露则已难遏制。②凶顽，病势凶猛，症情乖异，正邪混处，难拘一格。③多变，转移、复发，走注弥散，传变无常。④损正，随着病情的进展，毒恋正虚，损伤脏腑，耗竭气血，因病成损。⑤难消，由于痰瘀郁毒互结，成为有形的实质性肿块，根深蒂固，胶着难解。

2. 癌毒的致病机制：

（1）癌毒留结为肿瘤发病之基：肿瘤病理过程虽复杂，但总由癌毒留著某处为先。癌毒一旦留结，阻碍气机运行，津液不能正常输布则留结为痰，血液不能正常运行则停留为瘀，癌毒与痰、瘀搏结形成肿块，在至虚之处留着而滋生，故癌毒停留一般为机体虚损之处。

（2）癌毒自养为肿瘤生长之源：癌毒一旦形成，阻滞体内，则病变乖戾，狂夺精微以自养，逐渐形成有形之肿块，致使瘤体迅速生长，机体急速衰弱，诸症叠起。同时癌毒损伤脏腑功能，妨碍气血津液的正常运行，气血津液等精微物质不断地被转化成痰瘀等病理产物，促使肿瘤不断生长发展。

（3）癌毒流注为肿瘤转移之因：转移是肿瘤的一大特点，导致肿瘤转移的根本原因是癌毒的流窜走注。当肿瘤生长到一定阶段，癌毒随血脉流窜走注，并在他处停积，继续阻碍气机，酿生痰瘀，癌毒与痰、瘀搏结形成新的肿块，与相关脏腑亲和而转移，故肿瘤转移一般有其特定的脏腑。

（4）癌毒残留为肿瘤复发之根：肿瘤经治疗后，可能症状缓解、肿块缩小，甚至达到临床治愈的效果，但肿瘤又常易复发，这是影响治疗效果的关键问题。肿瘤经有效治疗，癌毒之势可能大减，但很难彻底根除，此时仍有少量癌毒伏藏于体内，若不加巩固，癌毒逐渐萌生，又可致肿瘤复发。

（5）癌毒伤正为肿瘤恶化之本：肿瘤形成后，癌毒耗伤气血阴阳，脏腑失于濡养，正气亏虚，更无力制约癌毒，癌毒愈强，又愈耗伤正气，如此反复，则癌毒与日俱增，机体愈益虚弱，终致毒猖正损、难以恢复之恶境。

癌毒与正虚、气郁、痰瘀的关系

1. 癌毒与正虚的关系：正虚是癌毒形成的先决条件，癌毒是在正虚的基础上受多种因素诱导而生成，正如《医宗必读》所云"积之成者，正气不足，而后邪气踞之"。癌毒内生侵袭人体，耗伤气血阴阳，必然导致正虚。有学者认为，癌毒形成不一定有正虚，殊不知在肿瘤发生初期，虽然有些患者正虚证候并不明显，但其实虚候已在其中。

2. 癌毒与气郁的关系：七情内伤，如在正常生理耐受范围内不会导致癌毒内生，但若突然、强烈和长期承受精神刺激，超过个体生理调节范围，则会引起气血失和、脏腑失调，诱发癌毒而发为肿瘤，如《格致余论》指出"忧怒抑郁，朝夕积累，脾气消阻，肝气积滞，遂成隐核……又名乳岩"。《明医指掌》云"膈病多起于忧郁，忧郁则气结于胸臆而生痰，久则痰结成块"，可见乳岩、噎膈等肿瘤的发生与七情郁毒有关。据此周教授提出癌毒为病，多起于气机郁滞，以致津凝为痰，血结为瘀，诱生癌毒，癌毒与痰瘀搏结形成肿瘤，所谓"病始于无形之气，继成为有形之质"。若能治以理气解郁为基础，"发于机先"，则可起到早期治疗，消灭肿瘤于萌芽状态，达到治其未生、未成的目的。

3. 癌毒与痰瘀的关系：在脏腑功能失调、气血郁滞的基础上，痰、瘀、郁、湿、寒、热（火）等内外多种因素皆可诱生癌毒，但以痰、瘀为主。痰、瘀等病理因素与癌毒的产生密切相关，痰、瘀等病邪亢盛，则诱生癌毒；癌毒必依附于痰、瘀，与痰、瘀搏结而形成肿瘤。同时癌毒内生，阻滞气机，酿生痰、瘀，进一步促进肿瘤生长，癌毒与痰、瘀共同导致肿瘤的发生发展。

从癌毒辨治肿瘤的原则

1. 辨证要点：癌毒是肿瘤发生发展的关键，只要肿瘤形成，体内必然存在癌毒，临床辨证重在辨癌毒的致病特性、病理属性、所在病位、兼夹病邪及邪正消长。基于癌毒病机理论，癌毒为病多起于气机郁滞，以致津凝为痰，血结为瘀，诱生癌毒，癌毒与痰瘀互相搏结形成肿瘤。周教授认为，"痰、瘀、郁、毒"是肿瘤的主要核心病机病证，具有指导肿瘤辨证的普遍意义。另外，为提高防治肿瘤的临床疗效，还应注意辨证与辨病相结合，辨病位与审证定位求机互参。

2. 论治原则：基于癌毒病机理论，结合临床实践，"抗癌祛毒"当贯穿于肿瘤治疗的始终。"抗癌祛毒、扶正祛邪"是肿瘤的基本治疗原则。根据癌毒多与痰瘀搏结，易伤阴耗气，故"解毒攻毒、化痰祛瘀、益气养阴"是肿瘤治疗的常用治法。从癌毒论治肿瘤应注意以抗癌祛毒为治疗核心，化痰消瘀为治疗重点，理气解郁为治疗先导，补虚扶正为治疗根本。

3. 组方遣药：复法大方、多法合用是肿瘤治疗的基本对策。根据癌毒病机理论，肿瘤表现为病因病机的特异性、多种病理因素的复合性，多脏同病、多证交错、虚实夹杂、因果互动，病势复杂多变，因而必须采用复法大方，如综合运用解毒攻毒、化痰祛瘀、益气养阴等方药，才能应对这种复杂的病情，多环节、多途径增效，达到综合治疗的最佳目的。

整体观念、辨证与辨病相结合是肿瘤用药的理论基础。辨证用药与辨病选药（辨病位、辨病理）应有机融为一体。辨证用药有助于缓解主要症状，辨病选药可以加强其针对性及与脏腑的亲和度，其中尤应以辨证求机用药为主导，并根据癌毒兼夹病邪有针对性地选择药物。

抗癌祛毒，包括解毒与攻毒，要因证因人而异。目前临床运用解毒或攻毒类药物治疗肿瘤已成为中医治疗肿瘤的共识，客观反证了癌毒病机理论的实用性。具体来说，解毒当辨清癌毒兼夹病邪，分别采用不同的治法，如清热解毒、化痰解毒、化瘀解毒等；攻毒则应立足于"以毒攻毒"，取毒药以攻邪，对毒药的使用，要了解个体对药物的耐受性、敏感性，也要掌握药物的毒性大小，使之控制在安全用量范围之内。解毒与攻毒药物合用，可能具有协同增效的抗癌祛毒作用。另外，临床使用解毒与攻毒药物治疗肿瘤要时刻注意顾护脾胃，运脾健胃，调畅腑气，确保气血生化有源。

肿瘤治疗重在把握邪正的消长变化。扶正祛邪当有主次轻重，宗《医宗必读·积聚》初、中、末3期分治："初者，病邪初起，正气尚强，邪气尚浅，则任受攻；中者，受病渐久，邪气较深，正气较弱，任受且攻且补；末者，病魔经久，邪气侵凌，正气消残，则任受补"。概言之，肿瘤初期邪不盛，正未虚，当予攻消；中期邪渐盛，正日虚，当消补兼施；末期正虚明显，邪积已深，则当补中寓消，养正除积。特别要把握祛毒与扶正的辩证关系，深刻理解祛毒亦是扶正，扶正在于祛毒。

肿瘤是严重危害人类生命和健康的主要疾病之一。目前认为肿瘤是一种多因素参与、多步骤发展的全身性、系统性疾病，其治疗越来越强调综合治疗、个体化治疗。中医药学整体观念、辨证论治与审证求机、治病求本的优势，在肿瘤治疗中显得越来越重要。

病机是研究疾病发生、发展、变化的机理，病机理论是中医学分析疾病的一个理论假说，具有分析、解决中医临床问题和指导临床实践的作用，它能有效地把中医理论与临床实践融会贯通，是提升中医学术水平和提高治疗效果的基础。从这个意义上说，病机理论是整个中医学理论的灵魂，是中医学继承、发展、创新的突破口。癌毒病机理论是中医肿瘤理论的重大创新，是中医学对肿瘤病机的新认识，也是指导中医肿瘤临床辨治的新思路、新方法，对于丰富完善中医肿瘤理论体系，进一步提高中医药抗肿瘤的临床疗效具有极其重要的意义。

295　基于癌毒论治肿瘤

随着人类疾病谱的变化，恶性肿瘤日益成为人类健康的主要威胁。流行病学数据显示中国癌症的 5 年相对生存率约为 40.50％，和 10 年前相比癌症生存率总体提高约 10 个百分点。然而随着人口老龄化逐渐加剧、工业化和城镇化进程的不断加快，慢性感染、不健康生活方式、环境暴露等癌症危险因素的累积，癌症的治疗仍然面临极大的挑战。中医学以其独特的生命观、整体观在恶性肿瘤的治疗方面彰显出价值。王笑民教授提出"癌毒学说"为恶性肿瘤发病的主要病因病机，基于"癌毒学说"治疗恶性肿瘤，取得了较好的治疗效果。学者高宇等将其理论及应用提出了以下分析和探讨。

基本概念

溯古寻源，中医学古籍中虽无以"癌"命名的疾病，但是诸如"石瘿""乳岩""癥瘕""噎膈"等以主要形态或症状命名的疾病均可归属于"癌"的范畴。宋代杨士瀛在《仁斋直指方·卷二十二·发癌方论》中将"癌"特征性地描述为"癌者，上高下深，岩穴之状，颗颗累垂，毒根深藏，穿孔透里"，即癌为毒邪穿孔透里所致。毒字，在小篆里上面是个"生"即生命，下面是个"毋"即否定、拒绝，即指生命所拒绝的有害物质。中医学对"毒"病因、病机等的认识可追溯到《素问·生气通天论》"故风者，百病之始也，清净则肉腠闭拒，虽有大风苛毒，弗之能害"。通过长期的医疗实践，古代医家观察到有些致病因素难以"三因"加以归纳，进而创立了毒邪致病学说。《金匮要略·百合狐惑阴阳毒脉证并治》中记载"阳毒之为病……升麻鳖甲汤主之。阴毒之为病……升麻鳖甲汤去雄黄蜀椒主之"，开以"毒"命名疾病之先河。老一辈中医肿瘤学研究者在临床实践中提出了癌毒理论，这种理论渐被各大医家接受并进一步发展。演变至今，形成了较为公认的认识：癌毒是在正气亏虚的基础上，内外因素共同作用下所致的一种强烈的特异性毒邪（致病因子）。基于此，王教授通过总结多年的临床经验，认为具有猛烈、善行多变、易侵袭流注、易耗伤正气等特性的癌毒，正是促进肿瘤发生、发展、变化、流注的异常动力，贯穿肿瘤的始终。

病因病机

1. 正气内虚致癌毒：在肿瘤形成过程中，现代医家郁仁存教授提出了内虚学说，其认为内虚是肿瘤发生发展的关键因素。刘嘉湘教授认为"无虚不成瘤"，提出了"正虚致瘤，扶正治癌"。正如《医宗必读》云："积之成，正气不足，而后邪气踞之。"《黄帝内经》云："正气存内，邪不可干。""邪之所凑，其气必虚。"外感六淫、内伤七情、饮食劳倦等各种病因长期作用于机体使脏腑功能失调，正气不足以抵抗毒邪，则形成癌毒。继而癌毒潜伏人体某个部位，伏而不觉，发时始显。癌毒深伏于内，潜伏时间的长短可随病随人而异。正所谓"至虚之处便是客邪之处"，也就是内虚之处，便是癌毒之所。

2. 肾精变异生癌毒：若仅用因虚致癌，并不足以完全解释癌症的发病机制。临床上许多虚劳日久之人并没有发生肿瘤。而癌毒形成后常表现出失控性增生、浸润、转移等临床特点，其增殖能力尤为旺盛，这与机体此时的内虚状态并不完全符合。此外，青少年患癌往往与先天不足密切相关。《素问·六节藏象论》提到"肾者主蛰，封藏之本，精之处也"。肾精是构成人体的基本物质，也是维持人体生长发育及各种活动的动力。当由于各种原因导致肾精耗竭，机体为恢复如之前的状态，强行其所不能行，则肾精变异生癌毒。王教授通过多年临床经验总结出肾精变异的核心思想包括：先天元气只减不增；肾精可能存在先天缺陷；肾精耗竭之时即是生变之时；肾精变异是生癌毒的动力。因此，认为癌毒是在机体正气亏虚的状态下，内外邪气共同作用，肾精变异而成。

3. 痰瘀久滞助癌毒： 癌毒的产生，是一个漫长的过程，在其生成之前，当痰浊或瘀血久积到一定程度，打破机体的平衡状态，就可能为癌毒的生成提供前提条件。正如王清任所云"气无形不能结块，结块者必有形之血也"；朱丹溪亦云"凡人身上中下有块者，多是痰"。且癌毒形成后，阻滞气机、影响血行，导致水道失畅、津液不行、痰瘀互结，痰浊、瘀血等病理产物郁滞生变又成癌毒，癌毒化生后再进一步引起病理产物的产生。如是，癌毒与痰瘀互为因果。这种互相促进、交互为病的共进关系，增加了疾病的顽固性和难治性。

4. 心神生妄促癌毒：《素问·灵兰秘典论》云"心者，君主之官，神明出焉"。心神是人体内一切生命活动的主宰，以修复机体、协调脏腑、恢复生机为本能，其若不明、不静、不坚，则生修复如新、永生不死之妄念。而癌毒的无限生机与心之妄念正相契合。于是，面对癌毒时，心本应主导机体抵御邪气但不作为。长此以往，正常的生命节律被打破，便呈现出因毒致虚、损伤脏腑的状态。同时凡有情志所伤，必先伤心，继则主导机体抗邪能力减弱。正如现代研究显示，心理应激因素可通过神经-内分泌-免疫系统的调节来实现对机体免疫系统的抑制作用，而免疫逃逸正是肿瘤的特征之一；在小鼠实验中，伴有抑郁障碍的小鼠，其脾脏内自然杀伤 T 细胞细胞核和白细胞介素-13 的表达均显著增高。此外，随着疾病的发展，心神失养、正气逐步失于固守，癌毒则循经行于周身，则癌毒扩散，病始危急。

中医治则

癌毒不同于一般的邪气，其性更暴烈顽固、善行多变、易侵袭流注、耗伤正气，所以祛除或控制癌毒不仅是西医也是中医治疗癌症的关键。在肿瘤的治疗过程中，"解毒攻毒排毒"始终贯穿于肿瘤的治疗。结合临床经验，王教授将特异性针对癌毒的治则归纳为清热解毒、以毒攻毒、扶正排毒。正如《医宗必读·积聚》所云"初者，病邪初起，正气尚强，邪气尚浅，则任受攻；中者，受病渐久，邪气较深，正气较弱，任受且攻且补；末者，病魔经久，邪气侵凌，正气消残，则任受补"。癌症初期，邪盛正未衰，治疗原则是祛邪为主，可适当选用有毒之药或/和药性偏性强烈之品，最大限度消灭癌毒，同时注意扶正补虚。手术或放化疗之后，无论是邪去正复还是邪去正衰，都应考虑到癌毒虽大势已去，但并非被彻底消灭，此时可根据辨证分别采取益气、祛痰、化瘀等方法，以达到清除体内剩余的癌毒、减少复发转移的目的。癌症中晚期，病久虚及于肾，治疗以扶正益肾为主，加之久病入络，适当佐以虫类药物搜剔攻毒，消瘀散结，其目的：一是抑制癌毒生长，使其与人体共存；二是为后续进一步抗癌准备条件，从而获得更长的生存期。

方药运用

临床的实际运用中，王教授以癌毒理论为指导，常用具有解毒攻毒之功的药对，配伍扶正补虚、化痰祛瘀之中药，以消解癌毒之力，阻其发展扩散。

1. 清热解毒： 现代研究认为炎症参与了恶性肿瘤发生、发展、侵袭、转移等全过程。而炎症与癌毒的作用类似，既是肿瘤的致病因素，也是病理产物，既导致肿瘤发生，又促进其发展。《素问·阴阳应象大论》云"壮火食气"。壮火则是阳热之气亢盛的病理之火，伤人体正气后以阴虚症状多见，这与临床上多数患者的表现相符合。基于以上学说，王教授认为癌毒其性属阳。因此，许多清热解毒的中药具有较好的抗癌疗效。白花蛇舌草促进肿瘤细胞凋亡、增强机体免疫机能，达到驱邪不伤正之效；半枝莲抗癌解毒的同时，还可利尿消肿，给毒邪以出路，两者配伍广泛用于各种癌种，屡获佳效。值得注意的是，癌毒非一般火热之邪。邪气较盛时，若二者仅用常规剂量，则无法完全控制癌毒增长之速，王教授常通过增加药物剂量，增强组方中的药性偏性，以解癌毒。白英、龙葵、蛇莓组成的龙蛇羊泉汤，能显著抑制膀胱癌的生长，也是治疗各种癌症基本方之一。白英性味甘寒，有清热解毒，息风止痉之功，其对肺癌细胞的体外增殖的抑制作用尤为明显；龙葵性味苦寒，有清热解毒、消肿之功，用于治疗疔疮、疮痈肿毒等；蛇莓性寒味甘、苦，功善清热凉血、解毒消肿，主治热病、痈肿疔疮。常用剂量为白英 30 g、龙葵 30 g、蛇莓 30 g，对肺癌患者应用较多。

2. 以毒攻毒："以毒"之"毒"，特指中药药性有毒，或药性偏剧烈。针对癌毒暴烈顽固的特性，王教授善用药性峻猛、善搜剔攻毒，兼有补益扶正的蜈蚣、全蝎等虫类药。正如吴鞠通所言"以食血之虫，飞者走络中气分，走者走络中血分，可谓无微不入，无坚不破"。临床治疗上常用蜈蚣 3 条，全蝎 5 g，二者相伍，相得益彰，内达脏腑，外连经络，凡气血凝聚之处皆能开之。此外，蜂房、土鳖虫也是常用的攻毒虫类药。蜂房被现代研究证实其提取物有延长小鼠实体瘤组生命及抑制腹水瘤生长的作用，并且存在一定量效关系。土鳖虫治疗肿瘤的作用机制除了直接抑制肿瘤细胞增殖外，还可能是通过其他药理作用，如抗凝血、抗血栓及增强免疫作用等来共同实现。常将蜂房、土鳖虫与藤梨根、北豆根配伍，用于治疗癌毒邪盛者，取其攻毒散结抗癌之功，其常用剂量分别是蜂房 8 g、北豆根 8 g、藤梨根 30 g、木鳖子 20 g。

3. 扶正排毒：毒存体内必然损伤正气，解毒攻毒过程中必然耗伤正气，适当进补，既有利于排毒又有利于排毒系统功能恢复。女贞子、枸杞子、黄芪、党参等扶正补肾的药物常与上述解毒攻毒之品配伍使用。李时珍称"女贞子强肾阴，健腰膝……乃上品无毒妙药，少阴之精英"。枸杞子甘温滋润，是主滋阴补肾之佳品。黄芪、党参固护脾胃中气而运筹中焦，又能防痰浊、瘀血与癌毒胶结。此外，排毒意味着给癌毒以出路，或从皮毛汗孔而出，或从二便而出。黄芩、川贝母、杏仁、荆芥、防风、桔梗清肺解毒兼宣肺化痰；车前子、瞿麦、石韦、泽泻等入膀胱经，以利小便；瓜蒌、柏子仁、熟地黄等调通大便。以上药物均在临床中灵活配伍应用。

恶性肿瘤的临床症状表现与中医学书籍中描述的"石瘿""乳岩""癥瘕"等如出一辙。中医对于恶性肿瘤的治疗有着丰富的临床经验，癌毒学说提供了独特的切入点，根据患者的状态，在辨证施治的基础上，适当清热解毒、以毒攻毒或扶正排毒，可获良效。然而虫类药物大多有毒，且在增加清热解毒药物剂量的过程中，可能会增加患者的肝肾负担。用药期间需注意避免药物毒性事件的发生，密切观察患者各项检验检查的变化，灵活处理好局部与整体的关系，不可忽略了患者对峻猛之药的耐受性。

296　癌毒病机与固本清源

　　癌毒病机理论是南京中医药大学程海波教授在传承国医大师周仲瑛教授"癌毒"学说的基础上，进一步凝练提升、系统完善而创建的中医肿瘤创新理论，现已形成集"学术内涵""演变规律""辨治体系"为一体的完善的病机理论体系。"固本清源"理论是中国中医科学院广安门医院林洪生教授在继承余桂清教授等老一辈专家"扶正固本"学术思想的基础上，结合现代医学及中西医结合治疗肿瘤的研究成果，提出的更加契合现代中医药肿瘤治疗的新理论。癌毒病机理论与固本清源理论均是现代中医肿瘤理论的重大创新，是目前中医肿瘤界中具有代表性的学说，学者王俊壹等深入辨析了癌毒病机理论与固本清源理论的联系与异同，以期进一步推广应用指导临床实践。

对肿瘤病机认识的比较

　　传统中医界对恶性肿瘤病因病机的认识可概括为虚、毒、痰、瘀四端，但很难阐释恶性肿瘤的本质特征。周仲瑛教授根据其临床实践，针对肿瘤的特殊性与难治性，提出癌邪为患，必夹毒伤人，于20世纪90年代率先提出"癌毒"学说，影响深远。目前，"癌毒"作为肿瘤的特殊病机概念已逐渐得到广泛认同。癌毒病机理论则在"癌毒"学说的基础上进一步揭示了癌毒病机的学术内涵，阐明了癌毒的定义、病因、产生、致病特性以及病理属性等内容。对于肿瘤的形成，癌毒病机理论认为癌毒留结为肿瘤发病之根，癌毒一旦留结，阻碍经络气机运行，津液不能正常输布则留结为痰，血液不能正常运行则停留为瘀，癌毒与痰瘀搏结形成肿块。同时指出正虚是癌毒形成的先决条件，癌毒是在正虚的基础上受多种因素诱导而生成。依据上述病理观，癌毒病机理论提出"痰瘀郁毒，正气亏虚"是肿瘤的主要病机。

　　固本清源理论认为肿瘤为病乃禀赋不足、外邪侵袭、七情内伤、饮食劳倦等，导致脏腑阴阳气血失调，正气亏虚，气滞、痰湿、瘀血、热毒等内蕴留滞不去，相互搏结，积久成癌，其病机复杂，变化多端。机体正气不足，脏腑虚弱，致病因素易袭人体，导致气血失调、毒瘀互结而成瘤；癌瘤已成，发展迅速，更伤正气，故正气虚损是肿瘤发生发展的基础，在正虚的基础上，外邪、气滞、痰浊、湿热等积留日久，结聚成毒，癌瘤成形后或气滞血瘀，或痰湿、热毒阻滞经络气血运行形成瘀血。故而提出"虚""毒""瘀"是肿瘤发生发展过程中的主要病理因素，正气亏虚、毒瘀互结是其根本病机。

　　《素问·至真要大论》云"审察病机，无失气宜"，"谨守病机，各司其属"。病机是疾病发生发展变化的机制，是病变本质的反映，准确把握病机是提高中医临床疗效的关键。癌毒病机理论与固本清源理论关于肿瘤基本病机的观点是基本一致的，均认为肿瘤的产生是机体正虚与邪实两个矛盾相作用的结果，病理属性总属本虚标实、虚实夹杂，均支持正气亏虚在肿瘤发病中的基础地位。但在具体病理因素的认识上略有不同，固本清源理论主张"毒""瘀"为主要的病理因素，二者常合而有之或关联存在；癌毒病机理论则强调癌毒是肿瘤发生发展的病机关键，与痰、瘀共同构成基本病理因素，并且重视无形之邪——气郁，在恶性肿瘤形成过程中扮演的重要角色。相对于固本清源理论而言，癌毒病机理论对肿瘤中"毒"的认识更加深入，其将导致肿瘤发生的毒邪单独命名为"癌毒"，赋予"癌毒"明确的概念，将其与一般毒邪、病邪、致癌物质、癌细胞等概念区别，使中医肿瘤毒邪学说得到进一步丰富与发展。

对肿瘤辨证认识的比较

　　癌毒病机理论认为肿瘤辨证要点包括辨正虚、辨气郁、辨癌毒以及辨痰瘀等方面。因癌毒是肿瘤发生发展的关键，只要肿瘤形成，体内必然存在癌毒，故临床辨证重在辨癌毒的致病特性、病理属性、所在病位、兼夹病邪及邪正消长。由于癌毒阻滞在不同部位可表现为不同的肿瘤，肿瘤也因癌肿大小、患者禀赋素质、病程等因素的不同，表现出复杂的临床证候。故肿瘤的病位不同，病机特点亦不同，辨证特点亦有所异，在癌毒病机理论指导下进行辨证的同时，需注意各种肿瘤证候特点的差异。即从癌毒辨治肿瘤需注意辨证与辨病相结合，辨病位与审证定位求机互参。

　　固本清源理论认为中医治疗肿瘤应以辨证准确为前提，具体来说，首先需辨肿瘤根本的病机——正虚邪实，在正虚邪实的病机基础上下一步辨正气如何失调，即人体阴阳气血脏腑经络中哪些不足或失调，邪气实需辨痰湿、气、瘀、热火毒邪气，必辨别其孰在？孰盛？又因肿瘤的特点就是病机复杂，虚实错杂，多脏腑功能失调，几个毒邪混杂等，故须再辨各方面主次先后缓急的关系。除了需辨别肿瘤病邪的性质，还应辨别原发肿瘤不同部位和肿瘤进展情况。只有通过辨别肿瘤病邪的性质、来源、病势，采取有针对性的治疗方法，才能真正达到标本兼治，固本清源，控制肿瘤的效果。

　　辨证论治是中医诊断疾病和治疗疾病的思维方法和基本原则。所谓辨证就是以中医学理论为指导，对四诊收集到的临床资料进行综合分析，辨别为何种证候的思维方法。癌毒病机理论与固本清源理论均认为中医肿瘤诊疗需以辨证论治为核心，以虚实为纲领，辨清病体具体的正虚与邪实，方能执简驭繁，为临床用药提供理论依据。同时二者均强调衷中参西，辨病与辨证相结合，将现代诊疗手段与传统中医四诊合参相结合，运用现代肿瘤辨病诊断知识预测整个过程病理演变，从整体水平辨别肿瘤病位、病性、病势以及邪正关系，准确掌握肿瘤发生、发展的变化规律。略有不同的是，癌毒病机理论在"审证求机"的原则指导下，强调肿瘤临床辨证当首重癌毒病机，辨证要点以癌毒为核心，此为癌毒病机理论对肿瘤辨证的新认识。固本清源理论关于肿瘤辨病的阐发则更加具体化：一是需辨清不同肿瘤的恶性程度和转移特点；二是需辨清患者目前接受的手术、放疗、化疗等各种西医治疗手段的区别，以及应用不同化疗药物所产生的不良反应，为辨病用药提供指导。

对临证治则治法的比较

　　癌毒病机理论基于"痰瘀郁毒，正气亏虚"的肿瘤病机，结合临床实践，提出"抗癌祛毒、扶正祛邪"是肿瘤的基本治疗原则。常用治法包括抗癌祛毒法、化痰散结法、活血化瘀法、理气解郁法、扶正培本法等。具体来说，癌毒始于无形之郁，易与痰瘀搏结而成形，进一步耗气伤阴，因此抗癌祛毒是治疗核心，化痰消瘀为治疗重点，理气解郁为治疗先导，补虚扶正则为治疗根本。首次提出治疗肿瘤组方时须以多法合用、复法大方作为基本对策，整体观念、辨证与辨病相结合是肿瘤用药的理论基础。并注重使用抗癌祛毒法，提出"辨期择法""辨热择法""辨毒择法"3种应用原则。

　　固本清源治疗肿瘤具有狭义和广义两种含义。狭义的固本清源中"固本"即"扶正固本"，就是通过对肿瘤患者阴阳气血的扶助补益与调节而改善肿瘤患者的虚证状态，"清源"即"祛邪清源"，源头上控制肿瘤，祛除"毒""瘀"等病理因素，但不单指常规意义清除癌毒的"清热解毒"，清肠利湿法、软坚散结法、搜风通络法、活血化瘀法等均属其列；广义的固本清源区别于扶正祛邪的传统理论，着重强调在肿瘤治疗中固本与清源非单独应用，两者之间存在着相互依存、相互促进、互根互用的辨证关系。即固本以清源，为清源提供更好的条件，清源则本固，从而帮助人体正气的恢复。

　　概而言之，癌毒病机理论与固本清源理论同根于传统中医理论，在中医学整体观念和辨证论治思想的指导下，均以扶正祛邪为肿瘤基本治则，攻补兼施，以扶正固本法为治疗根本，同时十分重视祛邪抗癌法在肿瘤这一特殊疾病中发挥的不可或缺的地位。癌毒病机理论与固本清源理论一致认为扶正与祛邪在肿瘤治疗中具有深刻的辩证关系，祛邪即是扶正，扶正在于祛邪，需根据肿瘤病程中不同阶段的邪正消长关系，分清扶正与祛邪的主次轻重，处理好不同时期的攻补关系。由于两种理论创建和发展的背景不同，故关于肿瘤中扶正祛邪具体运用的阐释重点略有差异，癌毒病机理论认为癌毒是肿瘤治疗的核心问题，抗癌祛毒应贯穿肿瘤治疗的始终；固本清源理论认为正虚在肿瘤发病发展中占据主导地位，强调固本培元应贯穿肿瘤治疗的始终。应当注意的是，上述区别主要是文字论述上的差异，实际上二者均认为扶正与祛邪应当贯穿各种肿瘤治疗的始终，不同阶段两法虽有主次之分，但无论何时均不可单用其一，这是两种理论在肿瘤"本虚标实"的病机共识指导下产生的治则共识。

　　既往由于癌毒病机理论曾提出"祛毒即是扶正"，"邪不祛，正必伤"，认为抗癌祛邪是积极的、主动的、进攻性的治疗措施；而扶正是防御性姑息疗法，特别对处于肿瘤的初中期患者，虽已伴发气血、津液、阴阳的虚损，过于注重补益，不仅起不到治疗效果，尚有可能助邪，即所谓的"养奸存患"。故其常被误当作单纯强调邪实致病的攻邪派，这是对癌毒病机理论片面、错误、望文生义的认识。癌毒病机理论虽一向以"癌毒"冠名和著称，把"癌毒"视作恶性肿瘤这一特殊疾病发生、发展过程中的主要矛盾或矛盾的主要方面，以"癌毒"为认识和治疗恶性肿瘤的主要着眼点，但并不代表其不重视扶正在肿瘤治疗中的重要地位。实际上癌毒病机理论在阐释癌毒与正虚的关系时，就已经直接提出正虚是癌毒形成的先决条件，癌毒伤正为肿瘤恶化之本，并更正部分学者关于"癌毒形成不一定有正虚"的错误观念，指出在肿瘤发生初期，虽然有些患者正虚证候并不明显，但其实虚候已在其中。并且提出不同的患者正气损伤的侧重面及程度不同，治疗亦应随其正虚的具体情况而定。可见，癌毒病机理论同样把扶正培本法作为重要治则之一，只是批判在肿瘤治疗中过于注重补益为错误之举，其认为单纯补益不但不会"养正积自消"，还会错过治疗的最佳时机，造成姑息养奸之患。由于固本清源理论是对传统"扶正培本"学术体系的传承和拓展，故其对肿瘤"扶正"的阐释则更加深入和完善。其认为"固本"的本质是固护人体正气，提高机体免疫力，调节机体内环境的平衡，它并不单纯是指应用补益的方药，而是着眼于调节人体阴阳、气血、脏腑、经络功能的平衡稳定，以及增强机体的抗病能力，因此"补之""调之""和之""益之"等都属于"扶正"的范畴。

　　癌毒病机理论与固本清源理论均是现代中医肿瘤学术思想的创新，二者既有联系又有区别，在丰富和完善中医肿瘤理论体系中具有各自创新性的贡献。癌毒病机理论是中医肿瘤病机的创新理论，但并不局限于病机研究。其在传统中医专家对肿瘤病机认识多以"正虚"为主的背景下独树一帜，创新性提出"癌毒"概念，系统全面地论述了癌毒病机的中医学术内涵，阐释了癌毒病机演变规律，确立了癌毒病机辨治方法，几经发展，目前已形成了涵盖中医肿瘤病机、辨证、治法方药等多方面的较为完善的癌毒病机理论体系。固本清源理论是中医肿瘤治法的创新理论，由传统"扶正培本"理论发展而来，既丰富了"扶正培本"的科学内涵，凸显"固本"在肿瘤治疗中的重要地位，又是"扶正培本"理论的外延，提示"清源"是肿瘤治疗的重要特点。

　　癌毒病机理论与固本清源理论虽从不同途径探索肿瘤的病因病机、诊治方法，但可谓是殊途同归，二者均深刻认识到肿瘤属于全身属虚、局部属实的疾病，谨守肿瘤"正虚邪实"的病机，明确了中医药在肿瘤治疗中的两个发展方向：一是扶正培本，二是祛毒抗癌，两法有机结合，标本兼治，祛毒不忘扶正，扶正以助祛毒，不可偏废其一。总体而言，两种理论目标方向一致，但又各具特色优势，所谓和而不同，求同存异，共同为中医药防治肿瘤早日取得突破性进展而努力。

297　癌毒病机与炎癌转变

癌毒病机理论是创新性的中医肿瘤病机理论，是中医学对肿瘤病机的新认识，也是指导中医肿瘤临床辨治的新理论、新方法。近年来，非可控性炎症在肿瘤发生、发展中的关键作用得到普遍认可，炎癌转变的机制已成为当前肿瘤基础领域的研究热点之一。为充分发挥癌毒病机理论对肿瘤防治的指导作用，运用癌毒病机理论干预炎癌转变，学者程海波对癌毒病机理论与炎癌转变的关系进行初步探讨。

非可控性炎症

炎症是机体对病原体感染及各种组织损伤等产生的一种防御反应，是最常见又最重要的基本生理病理过程之一。一般情况下，随着致炎因素消失，促炎反应介质与抗炎反应介质达到平衡，炎症消退，这种炎症称为可控性炎症。但在某些特殊情况下，致炎因素持续性、低强度刺激，使炎症反应持续进行，转为慢性炎症，这种持续存在、无法消退的炎症又称非可控性炎症。1863年，德国病理学家发现肿瘤组织中有大量的白细胞浸润，并认为肿瘤经常发生在慢性炎症部位，提出肿瘤起源于慢性炎症这一假说。21世纪初，科学家们研究发现，非可控性炎症参与了肿瘤发生、发展、侵袭、转移等病理过程，非可控性炎症可诱导肿瘤形成，并在肿瘤发病进程和转归中起到重要作用，炎症也被称为肿瘤的第七大生物学特征。

非可控性炎症与肿瘤

流行病学研究表明，一些慢性感染与肿瘤的发生有关，如乙型病毒性肝炎和丙型病毒性肝炎与肝癌、幽门螺杆菌感染与胃癌、EB病毒感染与鼻咽癌、人乳头瘤病毒感染与宫颈癌等；一些非感染性慢性炎症同样可增加肿瘤发生的风险，如反流性食管炎与食管癌、炎性肠道疾病与结肠癌、前列腺炎与前列腺癌等。可见，无论慢性感染还是非感染性的慢性炎症均与肿瘤发生有关。与此相一致的流行病学研究证实，临床长期使用的非甾体抗炎药如阿司匹林可以降低某些肿瘤的发病率并可以延缓部分肿瘤的进展。

非可控性炎症在肿瘤形成的3个阶段（启动、增殖和进展）中均发挥着重要的作用，炎症促进肿瘤的生成和早期增殖，肿瘤也可以引起炎症，影响肿瘤的末期增殖和转移。在肿瘤形成过程中，非可控性炎症通过炎症细胞释放活性氧和活性氮介质促使基因改变，包括原癌基因的活化和抑癌基因的失活，引起基因组不稳定和DNA损伤被认为是诱导肿瘤发生的主要机制。肿瘤形成后，炎症细胞分泌炎性因子促进肿瘤生长，产生有利于肿瘤生长的炎性微环境，刺激肿瘤细胞增殖、转移及肿瘤血管生成。

近年来，科学家们对非可控性炎症恶性转化的调控网络及其分子机制进行深入研究，探讨非可控性炎症向肿瘤恶性转化的分子机制与调控规律，推动了对非可控性炎症向肿瘤转化本质的认识，为在临床转化研究中将炎癌转变的关键节点作为预测和诊断肿瘤的标志或防治肿瘤的药物靶点奠定了基础。最新研究表明，在肿瘤发生发展过程中，炎症细胞释放的炎性因子如白细胞介素-6（IL-6）、白细胞介素-1β（IL-1β）、肿瘤坏死因子-α（TNF-α）等可活化核转录因子-κB（NF-κB）、信号转导和转录激活因子3（STAT3）、哺乳动物雷帕霉素靶蛋白（mTOR）等信号通路，这些信号通路活化后又诱发更多的炎性因子表达，这些信号通路之间相互作用，共同促进肿瘤的发展。NF-κB、STAT3、mTOR等信号通路正是炎癌转变的关键节点，控制了炎症与肿瘤信号通路的中心，在炎癌转变的分子机制中具有重要作用，这些与非可控性炎症相关的信号通路已成为肿瘤预防与治疗的重要靶点之一。

癌毒病机理论

病机是研究疾病发生、发展、变化的机理，病机理论是中医学分析疾病的一个理论假说，具有分析、解决中医临床问题和指导临床实践的作用，有效地把将中医学理论与临床实践融会贯通，是提升中医学术水平和提高治疗效果的基础。从这个意义来讲，病机理论是整个中医学理论的灵魂，病机理论是中医学继承、发展、创新的突破口。近年来，中医药抗肿瘤研究取得了许多进展，但至今中医药防治肿瘤尚未取得重大突破，究其原因关键是指导临床辨治的肿瘤病机理论亟待创新。

本课题组根据周仲瑛教授提出的"癌毒"学说，将癌毒病机从概念、学说，凝练提升、丰富完善，进一步阐明癌毒的概念、产生、病理属性、致病特点、致病机制、辨治要点等，探讨癌毒病机的中医学术内涵和以癌毒为核心的肿瘤发生、发展的病机演变规律，首次系统构建癌毒病机理论体系。癌毒病机理论认为癌毒是在脏腑功能失调、气血郁滞的基础上，受内外多种因素诱导而生成，是导致癌病的一类特异性致病因子。癌毒是肿瘤异于一般疾病的特殊病机，癌毒既是致病因素，也是病理产物。癌毒产生后常依附于风、寒、热（火）、痰、瘀、湿等相关非特异性病理因素杂合而为病，即毒必附邪，毒因邪而异性，邪因毒而鸱张，以痰瘀为依附而成形，耗精血自养而增生，随体质、病邪、病位而从化，表现证类多端，终至邪毒损正，因病致虚，癌毒与痰瘀互为搏结而凝聚，在至虚之处留着而滋生，与相关脏腑亲和而增长、复发、转移。

癌毒与非可控性炎症

癌毒病机理论认为，癌毒是肿瘤发生、发展的病机关键，癌毒既导致肿瘤的发生，也促进肿瘤的发展。现代医学研究认为，非可控性炎症参与了肿瘤发生、发展的全过程，既诱导肿瘤的形成，同时也可以促进肿瘤的侵袭、转移。可见，癌毒与非可控性炎症一样与肿瘤是互为因果、相互促进的关系，均在肿瘤的发生、发展进程中发挥重要作用。中医学理论认为，一般炎症多表现为红、热、肿、痛，主要与风、火（热）、湿等病邪有关。非可控性炎症往往无显著的临床表现，主要与虚、痰、瘀、毒等病理因素相关。在脏腑功能失调、气血郁滞的基础上，癌毒的产生与痰瘀密切相关，痰瘀等病邪亢盛，则诱生癌毒；癌毒必依附于痰瘀，与痰瘀搏结而形成肿瘤。可见，癌毒与非可控性炎症一样均与虚、痰、瘀、毒等病理因素相关。本课题组的研究认为，癌毒与非可控性炎症在肿瘤发生、发展过程中作用相同，中医辨证皆与虚、痰、瘀、毒等病理因素有关。但不能简单地认为癌毒等同于非可控性炎症，但可以说癌毒与非可控性炎症密切相关，非可控性炎症可能是癌毒的现代生物学基础之一。

癌毒病机理论与炎癌转变

癌毒病机理论认为，在脏腑功能失调、气血郁滞的基础上，受内外多种因素诱导而生成癌毒，癌毒必依附于痰瘀，与痰瘀搏结而形成肿瘤，肿瘤生成后，痰瘀等病邪亢盛，必产生癌毒，癌毒进一步导致肿瘤进展、恶化。现代医学认为，在某些特殊情况下，致炎因素持续性低强度刺激，使炎症反应持续进行，这种持续存在、无法消退的非可控性炎症可以诱导肿瘤的形成，肿瘤生成后亦可产生非可控性炎症促进肿瘤侵袭、转移。比较中西医学对肿瘤的发病机制认识，可以发现，癌毒病机理论与炎癌转变机制类似，均认为癌毒或非可控性炎症参与了肿瘤发生发展的全过程，既是肿瘤的致病因素，也是其病理产物，既导致肿瘤发生，也促进肿瘤发展。

根据癌毒病机理论，结合临床实践，"抗癌祛毒、扶正祛邪"是从癌毒论治肿瘤的基本治疗原则，因癌毒多与痰瘀搏结，易伤阴耗气，故清热解毒、以毒攻毒、化痰祛瘀、益气养阴等是肿瘤治疗的常用治法。目前中医临床运用清热解毒法治疗肿瘤已成为中医肿瘤界的共识，客观反证了癌毒病机理论的实用性。非可控性炎症与癌毒一样皆与虚、痰、瘀、毒等病理因素相关。因此，中医药抑制非可控性炎症，干预炎癌转变，亦应遵循"抗癌祛毒、扶正祛邪"的治疗原则，选用清热解毒、以毒攻毒、化痰祛瘀、益气养阴等治法。其中，清热解毒法治疗肿瘤的作用机制尤其值得重视与研究。长期的中医临床实践表明，清热解毒法与抗炎作用有着密切联系和相关性。中医药抗炎常用清热解毒中药，研究发现，清热解毒中药不仅具有直接的抗菌、抗病毒的作用，还能提高机体免疫功能、拮抗内毒素、调节细胞因子和炎性因子分泌，从而发挥抑制炎症的作用。《中国药典》（2010 版）共收载功能与主治为清热解毒的中药有 72 种，经文献检索发现其中 45 种已报道具有抗肿瘤活性。现代药理研究表明，清热解毒中药可以通过直接抑制肿瘤细胞增殖、诱导细胞凋亡、调节和增强机体的免疫力、诱导细胞的分化与逆转、抗突变等作用达到抗肿瘤的目的。但尚缺乏研究证实清热解毒中药可以通过抑制非可控性炎症，干预炎癌转变机制发挥抗肿瘤作用。

近年来，本课题组围绕癌毒病机理论开展了较为深入的研究，在前期研究中通过初步阐明基于癌毒病机理论指导的临床验方——消癌解毒方抗肿瘤的作用机理探讨癌毒病机的科学内涵及其现代生物学基础。研究结果表明，消癌解毒方通过降低转化生长因子-β_1（TGF-β_1）水平，抑制血管内皮生长因子（VEGF）的产生，抑制基质金属蛋白酶-2（MMP-2）活性，干预 TLRs/NF-κB 信号转导通路，抑制转录因子 NF-κB 的异常持续活化等发挥抗肿瘤作用。通过上述研究，发现肿瘤微环境的机制与癌毒病机理论对肿瘤病机的认识较为一致。肿瘤微环境中最主要的是炎性微环境，而炎性微环境又与炎癌转变密切相关，肿瘤炎性微环境与炎癌转变的机制比较符合中医癌毒病机理论对肿瘤发生、发展的病机演变过程的认识。因此程海波认为，癌毒病机理论可以指导中医药通过调节肿瘤炎性微环境、干预炎癌转变机制途径发挥防治肿瘤的作用。在癌毒病机理论指导下，中医药干预炎癌转变可以抑制肿瘤生成而发挥预防肿瘤作用，体现中医学"治未病"的思想；中医药干预炎癌转变也可以抑制肿瘤侵袭、转移从而发挥治疗肿瘤作用，反映中医学"带瘤生存"的理念。

肿瘤是严重危害人类生命和健康的主要疾病之一，现代医学对肿瘤的治疗越来越强调综合治疗、个体化治疗，与中医药抗肿瘤的整体观念、辨证论治及同病异治的原则与思路越来越吻合一致，体现了中医与中西医结合在肿瘤治疗中的地位日益重要。目前，肿瘤的防治仍然是世界范围内医学界需要共同面对的难题。国内外肿瘤研究的最新进展表明，非可控性炎症在肿瘤发生、发展过程中发挥了极其重要的作用，炎癌转变的机制研究已成为肿瘤基础领域研究新的热点与前沿，肿瘤微环境与炎癌转变机制中的炎症细胞、炎性因子和与非可控性炎症相关的信号通路已逐渐成为肿瘤预防和治疗的新靶点，有关炎癌转变的调控网络及其分子机制研究也取得了一定的进展，但有关中医药干预炎癌转变防治肿瘤的临床与基础研究尚处于起步阶段，亟待在这一肿瘤新的研究领域取得突破，癌毒病机理论为中医药开展炎癌转变相关研究提供了新的思路与方法。

298　癌毒病机与分类应用

　　近十多年来，在传承国医大师周仲瑛癌毒学术思想与临床经验的基础上，创建了中医肿瘤癌毒病机理论体系，阐释了癌毒病机演变规律，确立了癌毒病机辨治方法。癌毒常与痰、瘀、热、湿、风、寒等病邪兼夹，毒因邪而异性，邪因毒而鸱张，共同构成肿瘤的复合病机病证。为更好地指导临床实践，学者程海波等按癌毒兼夹的病邪，将其分为痰毒、瘀毒、热毒、湿毒、风毒、寒毒等，并探讨了该分类方法在肿瘤临床辨治中的应用，以期进一步完善癌毒病机理论，提高中医药防治肿瘤的临床疗效。

癌毒与毒邪的关系

　　1. 来源：毒邪作为病因概念，在中医古籍中可指一切致病邪气、特指疫毒、有毒的致病物质以及过于亢盛并能使人体产生危、急、重证候的各种邪气。毒邪有外来与内生之分，外毒指由外而来，侵袭机体并造成毒害的一类病邪；内毒指由内而生之毒，系因脏腑功能与气血运行失常使机体内的生理产物或病理产物不能及时排出体外，蕴积体内而化生。癌毒是在脏腑功能失调、气血郁滞的基础上，受内外多种因素诱导而生成，是导致癌病的一类特异性致病因子。从概念上讲，应当明确癌毒属于毒邪之一，不是独立于毒邪之外的新病邪，但其不同于普通疾病中的一般毒邪，是导致肿瘤发生发展的一种特殊毒邪。癌毒既是致病因素，又是病理产物，且其产生后与痰、瘀、热、湿、风、寒等病理因素兼夹致病，参与肿瘤发生发展的过程。从来源上讲，毒邪有内外之分，可为单一病因，也可为复合病因；癌毒则为内生之毒，其产生为机体正虚基础上多邪积变的结果，但并非几种病邪的简单叠加，而是多种内生病邪蓄积到一定程度后质变而成的新病理产物。

　　2. 性质：毒邪种类繁多，致病广泛，临床证候表现多端，但推究根源，不同毒邪均具有一定内在的、相似的病理基础和致病机制，因而具有共同的性质和致病特征。毒邪的性质和特征可归纳为骤发性、广泛性、酷烈性、从化性、火热性、善变性、趋内性、趋本性、兼夹性、顽固性等。

　　癌毒病机理论提出癌毒在不同肿瘤中具体表现不一，但本质相同，皆具有隐匿性、凶顽性、多变性、损正性、难消性等共同的致病特性。但这些特点在疾病每个时期不一定同时展现。近年来有学者将癌毒按不同时期细分为癌前癌毒、癌肿癌毒、传舍癌毒，提出在癌前阶段癌毒的潜伏性、穿透性明显，癌肿癌毒的速生性明显，传舍癌毒的走窜性明显。由于癌毒导致的病机、病证特殊，与一般意义上的毒邪相比，其具备一定共性的同时又具有鲜明的特性。首先，癌毒是恶性肿瘤发生发展的根本原因，故具有致癌性，这是区别于其他毒邪的重要特性；其次，癌毒属于内生之毒，所以具有内伤病邪和病理性产物的特点，而不具有外毒的显著特征如季节性、地区性、传染性、流行性等，但较一般内生邪气而言，癌毒的猛烈性、顽固性、难消性等与肿瘤相关的特性则更加显著。

癌毒病机的分类

　　毒由邪生，毒必附邪，邪仗毒威，毒依邪势。癌毒具有兼夹性，多不单独致病，其产生后常与痰、瘀、热、湿、风、寒等病理因素兼夹形成复合病邪，共同构成肿瘤的复合病机病证。基于此，根据临床实践将癌毒按主要兼夹病邪进一步分为痰毒、瘀毒、热毒、湿毒、风毒、寒毒等。毒邪之义自古持论不一，可归为"邪盛为毒"与"邪蕴为毒"二说，但癌毒病机理论认为，肿瘤之痰毒、瘀毒、热毒、湿毒、风毒、寒毒等分别为癌毒与痰邪、瘀邪、热邪、湿邪、风邪、寒邪的兼夹，体现了癌毒以及兼夹病邪的双重性质与特点。具体来说，首先，以上五种毒邪均具有癌毒的基本特性，其表现于机体的特异性症状与体征为：局部有形之结，长势迅猛，或软，或硬，或坚硬如岩，留于体内；或附着体表，触之有形，推之不移，呈翻花样或蕈样，易出血等。其次，不论何种病邪与癌毒兼夹，均在一定程度上保留了其原有的致病特性。

不同类别癌毒的具体临床表现：

1. 痰毒： 颈部、缺盆、腋下、腹股沟等局部肿块，或体内肿块，发无定处，生长缓慢，质地偏软，或未见明显肿块，或行手术后，肠鸣漉漉，恶心呕吐，胸闷喘息，咳嗽咳痰，呕吐痰涎，头痛昏蒙，胃脘痞满，舌质淡红，舌体胖大，舌苔腻，脉濡滑。

2. 瘀毒： 局部肿块，或体内查有肿块，长势快，肿块坚硬如石，凹凸不平，痛有定处、刺痛，或未见明显肿块，或行手术后，口唇紫暗，面色晦暗，肌肤甲错，疼痛昼轻夜重，伴有出血，出血色暗或夹有血块，舌质暗，舌上瘀点、瘀斑，脉细弦或涩或细涩。

3. 热毒： 局部或体内肿块，长势快，肿块灼热，触碰易出血，或未见明显肿块，或行手术后，发热，热盛，久稽不退，心烦寐差，出血色红、质稠，口干口苦，小便短赤，大便秘结，舌质红，舌苔黄腻或苔黄少津，脉数或细数或弦细数。

4. 湿毒： 局部或体内肿块，肿块多见于中下焦，或未见明显肿块，或行手术后，身重肢倦，脘痞，纳呆食少，口腻口黏，便下溏烂或黏冻污秽，泛恶欲吐，肢体浮肿，舌质淡红，苔浊腻或白腻，脉滑。

5. 风毒： 局部或体内肿块，病位偏上，或未见明显肿块，或行手术后，头痛，头昏，眩晕，口眼㖞斜，舌强不语，肢体麻木，肢体不遂，手足搐搦，行路不稳。

6. 寒毒： 局部或体内肿块，生长缓慢，有酸胀隐痛之感，平素畏寒喜暖，口淡不渴，手足不温，痰、涎、涕清稀，或有浮肿，下肢为甚，小便清长，大便溏，舌质淡胖，苔白而润，脉沉迟弱。

癌毒病机分类在肿瘤临床中的应用

1. 在辨证论治中的应用： 辨证论治是中医诊断疾病和治疗疾病的基本原则，也是中医治疗肿瘤的优势。癌毒是肿瘤发生发展的关键病机，只要肿瘤形成，体内必然存在癌毒，故癌毒病机理论强调癌毒为肿瘤辨证论治的核心要点。癌毒的临床表现与其兼夹的主要病邪密切相关，在明确恶性肿瘤诊断的基础上，以四诊八纲为主要手段，根据癌毒兼夹的不同病邪特点，进一步分为痰毒证、瘀毒证、热毒证、湿毒证、风毒证、寒毒证 6 种最基本证型。尽管恶性肿瘤病机纷繁复杂，不同类型癌毒常相兼为病，相互胶结，但往往是上述 6 种基本证型的复合，临证时可视患者具体症状和舌脉情况进行辨别归类，视病理因素主次不同进行灵活组合，从而起到执简驭繁的作用。

癌毒病机理论提出抗癌解毒、扶正祛邪是肿瘤的基本治疗原则，其中"抗癌解毒"为从癌毒论治肿瘤的核心，当贯穿肿瘤治疗的始终。抗癌解毒的关键在于根据癌毒的兼夹性进行祛邪解毒，一使邪弱毒减，不能助毒，二使毒无所附，易于祛除。无论何种类型的癌毒其治疗均以抗癌解毒为根本大法，再结合兼夹的具体病邪确立相应治法，如化痰解毒、化瘀解毒、清热解毒、化湿解毒、祛风解毒、散寒解毒等。由于不同类型的癌毒往往相兼与复合，形成多证交错，因而抗癌祛毒必定是多法合用，即遵循癌毒病机理论倡导的肿瘤"复法大方"治疗原则。但不同治法应当主次分明、组合有序，而非简单相加，既不能顾此失彼，又要突出重点，遣药时尽可能做到精选药味，一药多用。

具体来说，痰毒证治以化痰散结、抗癌解毒，常用二陈汤、消瘰丸加减，常用药如山慈菇、制天南星、夏枯草、炙僵蚕、白芥子、葶苈子、猫爪草、泽漆、法半夏、旋覆花、昆布、牡蛎等；瘀毒证治以活血化瘀、抗癌解毒，常用血府逐瘀汤、桃红四物汤加减，常用药如莪术、炮穿山甲、片姜黄、王不留行、凌霄花、水蛭、刺猬皮、蒲黄、桃仁、仙鹤草、薜荔果、鳖甲等；热毒证治以清热凉血、抗癌解毒，常用黄连解毒汤、犀角地黄汤加减，常用药如白花蛇舌草、半枝莲、蜀羊泉、藤梨根、龙葵、石见穿、重楼、青黛、漏芦、山豆根等；湿毒证治以祛湿泄浊、抗癌解毒，常用胃苓散、四妙丸加减，常用药如苦参、茯苓、猪苓、薏苡仁、土茯苓、菝葜、椿根白皮等；风毒证治以平肝息风、抗癌解毒，常用天麻钩藤饮、镇肝息风汤加减，常用药如天麻、潼蒺藜、白蒺藜、石决明、禹白附、蜂房、蛇蜕、地龙、全蝎、蜈蚣、马钱子等；寒毒证治以温阳散寒、抗癌解毒，常用五积散、阳和汤加减，药如炮附子、桂枝、干姜、山茱萸、杜仲、补骨脂、巴戟天、肉苁蓉、肉桂、细辛等。

2. 在辨病治疗中的应用：不同恶性肿瘤的主要病理因素各有偏盛，具体癌毒的类型各有区别，即使涉及同类癌毒，也可根据不同病位有针对性地选择不同的抗癌祛毒药，以取得更好的疗效。根据不同类型癌毒辨治几种临床常见肿瘤的要点简述如下。

（1）脑瘤：脑瘤多为癌毒与风、痰、瘀邪兼夹，形成风痰瘀毒互结的复合病机病证。又因"高巅之上，唯风可到"，故脑瘤首重风毒为患。息风解毒常用天麻、潼蒺藜、白蒺藜、石决明、蜈蚣、僵蚕等；化痰解毒常用白附子、天南星、牡蛎、山慈菇等；祛瘀解毒多用川芎、泽兰、失笑散、土鳖虫等。

（2）肺癌：肺癌多见癌毒与痰、热邪兼夹，形成痰热毒互结的复合病机病证。肺癌化痰解毒常用山慈菇、僵蚕、泽漆、猫爪草、天南星、夏枯草等；清热解毒常用白花蛇舌草、半枝莲、漏芦、龙葵、冬凌草、肿节风等。

（3）肝癌：肝癌主要是癌毒与湿、热、瘀邪兼夹，形成湿热瘀毒互结的复合病机病证。肝癌化湿解毒常用茵陈、虎杖、贯众、垂盆草、金钱草、鸡骨草；清热解毒常用白花蛇舌草、半枝莲、仙鹤草、黄芩、天葵子；祛瘀解毒常用桃仁、丹参、三棱、莪术、失笑散、炮穿山甲、炙鳖甲等。

（4）胃癌：胃癌常见癌毒与痰、瘀、湿、热邪兼夹，形成痰瘀湿热毒互结的复合病机病证。胃癌清热解毒常用白花蛇舌草、半枝莲、蒲公英、黄连、肿节风、薏苡仁、藤梨根、红豆杉；化瘀解毒常用丹参、莪术、蒲黄、水红花子、石打穿、炮穿山甲、土鳖虫、九香虫、五灵脂等；化痰解毒常用制天南星、生半夏、皂角刺、泽漆、威灵仙、山慈菇等；化湿解毒常用薏苡仁、黄芩、蒲公英、藿香、佩兰、砂仁等。

（5）肠癌：肠癌常为癌毒与湿、瘀邪兼夹，形成湿瘀毒互结的复合病机病证。由于湿邪在肠癌的发生发展过程中具有特殊作用，故癌毒致病尤以湿毒为主，治疗尤重祛湿以解毒。临床上祛湿常两法并用，一为化湿泄浊，选用茯苓、猪苓、薏苡仁、苍术、泽泻等；二为清热利湿，选用大黄、黄柏、地榆、红藤、败酱草等。肠癌祛瘀则常用炙刺猬皮、土鳖虫、三棱、莪术等；若素体阳虚，复加损阳之品，则寒从内生，易变生寒毒，温阳常用肉苁蓉、巴戟天、淫羊藿、补骨脂、干姜、桂枝、炮附子等。

（6）乳腺癌：乳腺癌主要由癌毒与痰、瘀、热邪兼夹，形成痰瘀热毒互结的复合病机病证。乳腺癌化痰解毒常用天南星、夏枯草、炙僵蚕、桑白皮、葶苈子、白芥子、法半夏、海藻、昆布等；化瘀解毒常用三棱、莪术、桃仁、红花、王不留行、水蛭、当归、五灵脂等；清热解毒常用天葵子、漏芦、白毛夏枯草、龙葵等。

299 癌毒异变

　　"癌毒"是近年来中医肿瘤学界提出的关于肿瘤形成和发展的新概念。"癌毒"的加重即为肿瘤的发展，临床上很大一部分肿瘤患者在接受多种现代医学治疗手段之后肿瘤仍在发展，"癌毒"仍在加重，学者陈柯羽等认为，其内在原因与中医所言正气虚损以及西医学界肿瘤"异变"密切相关。肿瘤容易"异变"是因为肿瘤细胞存在"异质性"和肿瘤耐药。

　　"癌毒"是近年来中医肿瘤学界关于肿瘤病因病机的新解释。肿瘤的发生是正虚与"癌毒"互相作用的结果，正虚是导致肿瘤产生的病理基础，"癌毒"是导致肿瘤产生的必要条件。"癌毒"就其定义而言指的是在正气亏虚的基础上，内外各种因素共同作用所产生的一种强烈的特异性毒邪（致病因子），具有易伤正气、其性善行、其性沉伏以及易与痰癖凝结的特性。不同于一般的风、寒、暑、湿、燥、火六淫邪气，也不同于瘀血、痰饮等致病因素，癌毒是一种特殊的复杂的致病因素，是一类特殊的毒邪，其性更暴烈，易于耗伤人体正气，对人体内在环境造成恶劣影响；其性顽固，更加凝滞不化，易与痰饮、瘀血等相互胶结，缠绵难愈；其性流窜，易于随经络循环至周围组织甚至其他脏腑造成危害。

　　医学发展日新月异，肿瘤的治疗手段也随之不断增多。除了手术切除，患者还可以根据自身肿瘤的特点选择诸如放疗、化疗、内分泌治疗、靶向治疗等不同的针对性治疗手段，这些肿瘤治疗手段归根结底是为了控制甚至扼杀"癌毒"。然而临床上虽然有些患者经过治疗后体内的"癌毒"减轻了，但有些患者则面临肿瘤迅速扩散、使用抗肿瘤药物治疗无效，即体内"癌毒"加重的局面。

正气虚损与癌毒加重

　　肿瘤患者在手术及放疗、化疗后往往会耗伤气血，导致机体正气亏虚。术后"癌毒"未尽（余毒尚存）是肿瘤复发转移的关键因素。余毒不断耗伤正气，正虚则抗癌御邪能力下降，日久导致"癌毒"复燃，"稽留而不去，息而成积也"。"是故虚邪之中人也，始于皮肤……留而不去，则传舍于络脉……留而不去，传舍于经"（《灵枢·百病始生》）。所以"癌毒"本身具有在人体内转移和侵袭的特性，既可以在某个脏器内部扩散，也可以向病灶周围组织侵袭扩散，甚至可以通过人体内部循环转移至其他脏腑，然而这种"传舍"仅仅限于患者自身体内，不会传舍给他人。

　　"癌毒"的典型特性之一为"传舍性"，这一特性与现代肿瘤学的"转移"特性不谋而合。肿瘤的转移与"癌毒"密切相关，"癌毒"损伤正气导致正气亏虚、御邪无力，从而毒邪侵袭，对周围脏腑和经脉造成损伤，发生转移。肿瘤初起，主要表现形式为"癌毒"向原发病灶周围的侵袭扩散；发展至中期，"癌毒"沿内在循环网络流散，在合适生长之处又会形成新的病灶，从而更加耗伤正气；至晚期，正气御邪能力极弱，"癌毒"传舍趋势更加旺盛，肿瘤患者正气虚弱，内生痰浊瘀血，痰浊瘀血与癌毒互结，通过内在循环网络流散至全身，出现多处转移，最终导致多脏器的衰竭。"邪之所凑，其气必虚"，"癌毒"的传舍性即为四处淫溢，耗伤人体正气，导致正气虚损、无力御邪，"癌毒"的流窜之力更强、转移趋势更加显著，周而复始，形成恶性循环，癌毒愈盛，病情愈重。

　　针对"癌毒"的治疗可能会出现两种结果，一者，"癌毒"控制，甚至消失，正气得复；二者，"癌毒"未能控制，出现"癌毒"流窜——复发转移直至出现肿瘤发展迅速、广泛扩散、无药可医的局面。后者是如何形成的呢？举例说明，1个肺癌患者在根治性手术之后接受了4次辅助化学治疗，此后开始跟踪随访观察，2年以后，发现纵隔淋巴结肿大，怀疑是肿瘤的淋巴结转移，患者接受30次放射治疗，放射治疗总量达 60 GY，肿瘤得到控制。半年后发现肺内数个小结节，怀疑是肺内转移，立即化学治疗，方案与当初术后的辅助治疗相同，但发现疗效不佳，只好改用新的药物组合。肺内病灶在稳定半年之后又有进展，再次应用新的药物组合，疾病在 3 个月之后又有进展。此后，再用化学治疗已不再有任何疗效，肿瘤持续进展、患者每况愈下。此位患者的整个治疗过程中，肿瘤的分子生物学特征在药物作用过程中不断发生改变。第 1 次转移到纵隔的肿瘤，其分子特征与手术当时的细胞分子特征已经存在了区别，如果手术时的特征为 A、辅助化学治疗药物为 B，则此时的细胞特征为 A＋B，如果放射治疗为 C，那么肺内转移病灶的分子特征应该为 A＋B＋C，如果此后应用两次化学治疗方案分别为 D 及 E，则最终对所有治疗都不敏感的肿瘤的细胞特征为 A＋B＋C＋D＋E，也就是说肿瘤细胞对诸多抗肿瘤的治疗药物和放射治疗抗拒，肿瘤的恶性程度和复杂性也就大大超过了原本的状态。这一现象的出现，与我们医者过度治疗是密不可分的。由此我们认为，导致肿瘤复发转移、癌毒加重的原因，除了患者自身正气虚损，难以御邪之外，也有医源性原因——不断治疗后出现了"癌毒"的异变。

癌毒异变与癌毒加重

1.　"癌毒"之异——肿瘤异质性与癌毒加重：异质性是指性质上的多样性或缺乏一致性的不同成分的组合，是生物在自然界的特征之一，其主要表现在抗原性、免疫性、代谢性、组织学、激素受体、生长速度和对化学药物浸润、敏感性和转移等方面的差异。恶性肿瘤细胞的主要特点是基因失去稳定性、细胞周期的失调。这种原癌基因和抑癌基因的对立统一、此消彼长都与中医学的"阴阳理论"有着高度统一，只有这种阴阳维持一定范围内的平衡，"阴不可无阳""阳不可无阴"，"阳根于阴，阴根于阳"，即维持"阴平阳秘"的状态，机体才能维持内在环境的平衡与和谐。一旦这种平衡被打破，便会造成"癌毒"的发生和发展。肿瘤恶性加重源于始发突变、潜伏、促癌和演进多步骤和多基因突变，而肿瘤细胞异质性基础即为多次突变。研究表明，肿瘤组织中非常可能存在具有自我更新能力和多向分化潜能，产生具有异质性分化细胞的细胞群体，所以肿瘤干细胞可能就是肿瘤异质性基础，而医源性刺激则可能是异质性的"启动子"。北京大学人民医院对 48 例 CA199、CP2 和 CA125 标志物进行测定分析后发现，46.4％的患者肿瘤标志物谱在化学治疗期间和/或复发后发生改变，其主要表现是标志物种类或标志物种类数目改变。目前临床上卵巢恶性上皮肿瘤一线首选化学治疗药物为紫杉醇联合卡铂，化学治疗的疗效和反应性因卵巢肿瘤细胞异质性的存在而具有明显的差异：卵巢浆液性癌对紫杉醇联合卡铂的化学治疗反应率达 70％～80％，而该化学治疗方案对黏液性肿瘤的反应率仅为 40％左右，这一肿瘤前后病理类型的改变造成了化学治疗方案选择的困难。目前有专家分析，化学治疗和复发后肿瘤标志物谱发生改变可能与肿瘤存在异质性有关。研究表明，乳腺癌的原发灶及转移灶的雌、孕激素受体表达状态可能存在差异。对 24 例可手术乳腺癌患者术前用三苯氧胺、甲氨蝶呤和米托蒽醌治疗 4 个周期，用针刺方法获取治疗前后的癌组织，以免疫细胞化学法 CIA 测定 FG，发现化学治疗前与化学治疗后的 10 天相比，13 例无变化，1 例雌激素受体（ER）值增加，10 例 ER 值降低（$P＝0.04$）。目前研究认为，ER 值和内分泌治疗的效果密切相关，ER 阳性患者常出现皮肤软组织或骨转移，而 ER 阴性患者则多现内脏转移，预后不佳。同时 ER 阳性者内分泌治疗的有效率可达 50％～60％，而阴性者则仅为 5％～8％，ER、PR 均为阳性者内分泌治疗的有效率可达 70％，受体表达不明的乳腺癌患者，其内分泌治疗的有效率仅为 30％。所以肿瘤的异质性为肿瘤患者"癌毒"的异化及加重（可选治疗手段减少）提供了组织学解释。

2.　"癌毒"之变——肿瘤耐药与癌毒加重：虽然临床上对于恶性肿瘤术后治疗主要以放射治疗、化学治疗为主，但是对于化学治疗药物的耐受造成了很多肿瘤患者出现化学治疗失效、肿瘤进展和"癌毒"加重，多药耐药的现象亦不少见。目前有研究认为，肿瘤组织中某些细胞的基因突变是导致肿瘤耐药的原因之一，这些细胞本身具备了选择优势从而通过耐受化学治疗而顺利存活，最终细胞增殖复发而再次导致肿瘤。关于耐药机制的解释很多，较为多见的是细胞生长修复、基因异质性以及细胞生长异质性。细胞维持固有的稳定与DNA的修复息息相关，在化学治疗药物的作用下，正常细胞的分子可产生DNA损伤，而DNA修复可保证细胞的延续性及基因表达的准确性，并减少肿瘤的发病率。同时增强DNA的修复功能可很快修复化学治疗药物引起的肿瘤细胞DNA损坏，对化学治疗产生抵抗性，给肿瘤化学治疗带来了困难。另外，化学治疗过程中基因可能发生突变，基因异质性使得蛋白和酶表达发生表型改变，影响毒性药物吸收及肿瘤对药物和DNA损害的反应性。细胞功能异质性加之肿瘤细胞生长时间异质性，可使肿瘤细胞在化学治疗中对药物产生抗性的细胞系被选择出来，并替代药物敏感的细胞，产生肿瘤耐药性。近年来研究认为，肿瘤细胞自噬水平升高可导致肿瘤细胞耐药的发生。自噬是细胞通过自噬清除受损的线粒体来逃避死亡，肿瘤细胞的自噬是一种自我保护机制。细胞自噬是广泛存在于真核细胞中的生命现象，它与细胞的正常生长、分化、凋亡以及多种疾病的发生、发展密切相关。细胞自噬对肿瘤的生长具有双重影响，一方面，细胞自噬可以保护正常细胞抑制肿瘤细胞的生长；另一方面，细胞自噬又能促进肿瘤细胞的生长。在肿瘤生长过程中，尤其是当肿瘤内还没有形成足够的血管为其扩增提供营养时，肿瘤细胞可以通过自噬来克服营养缺乏和低氧的环境得以生存。实验显示，SAHA和氯喹共同使用能特异性抑制细胞自噬，从而升高了肿瘤细胞的死亡率，对肿瘤细胞的生长起到抑制作用，肿瘤的多药耐药现象无疑为"癌毒"的加重提供了可能。

内分泌治疗近些年已成为乳腺癌患者得以长期生存的重要手段之一。其中他莫昔芬是目前应用最广泛的乳腺癌内分泌治疗药物，其可通过与体内雌激素竞争性结合ER而抑制肿瘤细胞的生长。但是他莫昔芬治疗乳腺癌的临床疗效因为耐药问题受到了较大影响。王乐等开展转化医学研究发现了导致乳腺癌耐药的新标志物，阐释了相关的信号转导及其调控过程，研究显示，CUEDC2蛋白质能特异性结合ER并导致ER的泛素化降解，CUEDC2呈现低表达的患者通过他莫昔芬治疗能够长期生存，CUEDC2高表达通过促进ER降解导致内分泌治疗出现耐药，证明该蛋白质CUEDC2是一个新的导致乳腺癌对内分泌治疗产生耐药的重要分子。目前在ER阳性乳腺癌患者中仍有约40%对他莫昔芬治疗耐药，因此，CUEDC2的发现对乳腺癌患者内分泌治疗的敏感性预测、预后判断以及克服耐药有重要的临床意义。

另外，肿瘤患者使用靶向药也存在耐药现象，关于其机制有专家认为，多个因素共同作用导致肿瘤患者靶向药耐药。有实验进一步证明，伊马替尼既是ABCG2的底物，也是其抑制剂，这使它更容易被表达ABC转运蛋白的干细胞排出。对于靶向药物的耐药使得临床肿瘤患者可选药物的范围进一步缩小，肿瘤控制不佳，"癌毒"加重。

"癌毒"是中医对于肿瘤患者体内肿瘤毒性和毒力的既抽象又具象的概括。现代医学的发展既为肿瘤患者治疗手段的丰富提供了可能，也为肿瘤患者体内"癌毒"的异变和加重带来了机会。如何认识医源性"癌毒"异变，如何面对医源性"癌毒"加重，如何选用合理的治疗手段避免人为因素导致"癌毒"加重，是现代肿瘤医学界需要思考和应对的问题。

300　癌毒传舍

　　侵袭和转移是恶性肿瘤的主要生物学特征，也是导致肿瘤患者死亡的主要原因。针对恶性肿瘤侵袭和转移的严峻现实，中西医学都在进行着不懈的探索研究。如现代医学研究表明，恶性肿瘤细胞侵袭与转移的机制主要受肿瘤转移基因与肿瘤转移抑制基因、肿瘤血管生成、细胞外基质降解、细胞黏附、肿瘤微环境等因素影响。实践证明，中医药在恶性肿瘤的防治方面具有独特的作用，中医药可通过影响肿瘤转移相关基因的表达、影响肿瘤转移相关信号通路的传导、抑制肿瘤血管生成、影响肿瘤细胞的黏附运动和调节体内免疫微环境等途径发挥抑制肿瘤侵袭和转移的作用。学者张兆洲等通过系统梳理中医药抗癌毒传舍的各家学说，提出了癌毒传舍的中医病机和治疗思路，以期有所裨益于临床抗癌实践。

癌毒传舍的相关概念

　　1. 中医学对癌的认识：中医学早期典籍中虽无以"癌"命名的疾病，但诸如茧唇、舌菌、失荣、石瘿、噎膈、反胃、乳岩、癥瘕、积聚、肠覃、肺积、伏梁、翻花疮等主要以症状和形态命名的疾病都可纳入"癌"的范畴。中医学历代典籍中对癌最为形象的论述，当属宋代杨士瀛所著《仁斋直指方·发癌方论》中所云"癌者，上高下深，岩穴之状，颗颗累垂，毒根深藏，穿孔透里"。此论言简意赅地提出了癌所具有的几个特点：一是形态怪异，二是质地坚硬，三是毒根深藏，四是具有侵袭转移的特性。而现代医学从形态、质地和是否具有侵袭转移特性等方面来鉴别肿瘤的良恶性与此描述高度吻合。

　　2. 中医学对毒的认识：中医学"毒邪"理论源远流长，是构成中医学病因病机理论的有机组分，在中医药防治疾病的过程中发挥着独特作用。《黄帝内经》奠定了中医学对"毒"病因、病机认识的基础，早在《素问·生气通天论》中就云"故风者，百病之始也。清净则肉腠闭拒，虽有大风苛毒，弗之能害"。《金匮要略》开以"毒"命名疾病之先河，如《金匮要略·百合狐惑阴阳毒脉证并治》中云"阳毒之为病，面赤斑斑如锦纹，咽喉痛，唾脓血，升麻鳖甲汤主之。阴毒之为病，面目青，身痛如被杖，咽喉痛，升麻鳖甲汤去雄黄蜀椒主之"。《中藏经》对"毒"理论又有所发展，如首次提出"毒邪"概念、倡导"蓄毒致病"说和提出"金石毒"的危害，该书提出了"夫痈疽疮毒之所作也，皆五脏六腑蓄毒不流则生矣"的观点。《诸病源候论》是我国最早的一部病因、病机学专著，该书不仅对"毒"的病因、病机进行了深刻全面的论述，还阐明了排毒、解毒在治疗中的重要性。如原文所言"伤寒八日候，病不解者……毒气未尽，所以病证犹在也""伤寒病发疮者，皆是热毒所为。其病折而疮愈，而毒气尚未全散"，指出治疗时应"用消毒灭瘢之药以傅之"。《金匮要略心典》云"毒，邪气蕴结不解之谓"。

　　由此可见，毒在中医学中的含义颇为广泛，有学者将其概括为3个方面：一是泛指药物或药物的毒性和偏性等；二是指病证，多见于外科，如丹毒、委中毒等；三是指病因，包括能够对机体产生毒害或毒性作用的各种致病物质。

　　3. 癌毒理论的形成和发展：张泽生在论述宫颈癌、阴道癌的病机时首先提出了"癌毒"的概念——病理上由于癌毒内留，湿热内伏，瘀血凝滞。20世纪80年代以来，随着中医界对肿瘤病因病机研究的不断深入，有关肿瘤病因病机的阐释呈现百家争鸣的繁荣局面。其中影响较大者首推"癌毒学说"。周仲瑛首倡"癌毒学说"，认为癌毒是在脏腑功能失调、气血郁滞的基础上，受内外多种因素诱导而生成，是导致癌病的一类特异性致病因子，具有隐匿、凶顽、多变、损正和难消等致病特点。凌昌全认为，癌毒是已经形成和不断新生的癌细胞或以癌细胞为主体形成的积块。李忠等认为，癌毒不同于一般的六淫邪气、内生五邪和气滞、血瘀、痰凝等，它是各种致病因素的长期刺激和综合作用而产生的一类特殊毒邪。对于癌毒的致病机制，程海波认为主要有癌毒留结为肿瘤发病之基、癌毒自养为肿瘤生长之源、癌毒流注为肿瘤转移之因、癌毒残留为肿瘤复发之根和癌毒伤正为肿瘤恶化之本。

中医学对癌毒传舍病机的研究

中医学有关疾病传舍的最早论述，首见于《灵枢·百病始生》，其云："是故虚邪之中人也，留之不去，传舍于胃肠，留而不去，传舍于肠胃之外，募原之间，留著于脉，稽留而不去，息而成积。或著孙脉，或著络脉，或著输脉，或著于伏冲之脉，或著于膂筋，或著于胃肠之募原，上连于缓筋，邪气淫佚，不可胜论。"该论阐述了疾病由局部向整体转移的过程，强调了正气在疾病传舍中的主导地位，指出了经络循行是疾病的转移通道。张健等从中医传舍理论来探讨肿瘤的转移，认为癌毒的传舍是一个由以下三要素组成的一个连续过程：①"传"指的是癌毒脱离原发部位而发生播散。②"舍"即扩散的癌毒停留于相应的部位，形成转移瘤。③"传舍"形成的转移瘤还可以继续"传舍"。

通过文献复习发现，目前中医界对于癌毒传舍的认识，主要有以下8种学术观点。

1. 耗散病机学说：该学说认为，恶性肿瘤发生发展的过程中始终伴随着机体正气的耗散，"正气的耗散"是恶性肿瘤转移的主要病机。正虚失于固摄，癌毒病灶则更易于发生转移，而病灶本身又耗散正气，继而又加重了正虚的证候。体内平衡失调导致细胞内外阴阳失和，阳气不能内固，促进细胞分化的原动力不足而造成的细胞突变，形成恶性肿瘤转移灶。

2. 痰毒流注病机学说：中医学认为，痰是机体水液代谢障碍的病理产物。《杂病源流犀烛》中云"痰之为物，流动不测，故其为害，上致巅顶，下至涌泉，随气升降，周身内外皆到，五脏六腑具有"。由此可见，痰的这一病机特点与癌毒的传舍具有高度的相似性。该学说认为，恶性肿瘤转移是由于痰毒流注，即痰湿之毒随着气血流动不息，向四处灌注。恶性肿瘤患者正气亏虚，痰湿内生，而善于流窜之痰湿与其余毒融合，其痰毒流注于脏腑经络之中，阻滞气血而致恶性肿瘤转移。

3. 伏毒学说：该学说认为，由于恶性肿瘤在临床中有起病隐匿、易转移、预后差等特点，具有伏而发病，病情深重和病势易变的"伏毒"特征，故将中医伏毒学说与恶性肿瘤及肿瘤干细胞病理特性相结合进行理论阐释。提出了正虚毒结是恶性肿瘤的基本病机及常见证型，扶正祛毒法是基于正虚毒结证防治肿瘤转移的主要治则。

4. 经络转移学说：该学说认为，经络是以十二经脉为主体，网络周身的一个复杂系统。在正常生理情况下，经络具有内外联络、沟通表里、运行气血、输送营养及传导信息等功能。病理情况下，经络系统又是癌毒转移的途径，而且经络关联比较密切的脏腑之间更容易发生转移。

5. 内风学说：该学说将肿瘤转移的特点与中医六淫邪气中"风邪"之特性"善行而数变"相类比后认为，"内风暗旋、肝风内动"是恶性肿瘤机体所固有的一种病理特点，同时也是恶性肿瘤转移的基本条件。进而提出了人体脏腑气血阴阳失调是肿瘤转移的根本原因，气滞、血瘀、痰凝、毒聚是肿瘤转移的基础因素，而"内风暗旋、肝风内动"则为肿瘤转移的条件。提出了在防治恶性肿瘤转移时当在辨证论治的基础上伍以风药，以平息内动之风邪。

陈兆洲等认为，对于癌毒传舍过程中"内风学说"的认识，当从理、法、方、药中的方药层次来进一步验证，如用平肝息风之羚角钩藤汤、镇肝息风汤之类，或滋阴息风之阿胶鸡子黄汤、大定风珠之属进行化裁。

6. 五脏五行生克和气失固摄学说：该学说综合运用五脏五行生克理论、经络气血走向以及气的固摄理论对癌毒传舍进行分析，认为恶性肿瘤始发必居于五脏某一脏系统中，其传变必然遵循五脏（五行）生克善恶规律，从传变的难易程度而言，相生为易，相克为难，故传变先从相生脏来传，再从相恶脏来传。提出五脏生克决定转移脏腑，转移部位与经络气血走向有关，转移是气失固摄的结果。

7. 经络-膜原-腠理通道学说：中医学认为，经络、气街、四海、三焦、膜原、腠理都是人体正常的生理通道，负责气血津液等精微物质的传输和代谢废物的排泄。而在病理状态下，这些通道就会成为癌毒转移的通道。据此，李琦教授等提出了癌毒"通道辨证"的猜想，所谓"通道辨证"指的是在脏腑八纲辨证的基础上，把癌毒的转移通道作为辨证依据，对脏腑八纲辨证进行细化。如脾虚湿盛肠癌患者发生了肝转移，大肠和肝皆在腹气街，属于腹气街内转移，因此可将其辨证为脾虚湿热腹气街证。

8. 瘀血内阻学说： 郁仁存教授认为，瘀血内阻类似于现代医学的血液高凝状态，是恶性肿瘤转移的重要因素。血液高凝状态为游离的癌细胞在小血管中着床，侵入其他组织形成转移创造了条件。相关研究发现，血瘀证与大肠癌远处转移和淋巴结转移间存在明显相关性，其机制可能与 CD44V6、VEGF 蛋白表达增强、p53mRNA 表达量增多有关。目前有相当一部分的研究表明，活血化瘀方药可以通过改善血液流变性和凝固性，降低血液黏度，消除微循环障碍，从而发挥抗肿瘤转移作用。

癌毒传舍之见

基于上述各家论述，陈兆洲在此基础上提出一些关于癌毒传舍的认识，以期就正于同道。

1. 癌毒鸱张，四处流窜： 中医学认为，邪正盛衰贯穿于整个疾病的发生发展过程中，是疾病发生发展过程的一对基本矛盾。当邪盛正衰，癌毒鸱张，正气抗邪无力则癌毒四处流窜。此阶段多见于癌毒或癌毒传舍早期，其病机特点是以邪气盛为主，故治疗之重点当以驱邪为主，如西医学之手术切除、放化疗等手段，中医学之"血实宜决之""坚者削之"和"结者散之"等峻猛之法以顿挫邪气，挽救衰微之正气。

2. 正气亢奋，祛邪流窜： 对于中晚期肿瘤患者，正气虚弱，故扶正祛邪当为其正治。但对于已被癌毒戕伐之正气妄投峻补，不仅有碍脾胃之运化，酿生更多的病理产物，也会使正气猛固，正邪力量发生急剧变化而导致癌毒流窜，反而加剧病情。因此，对于中晚期肿瘤患者扶正法的运用，当缓图其功以冀正气稳固。具体而言，要根据不同的年龄、性别和体质灵活化裁，如老年患者，肝肾亏虚，当以补益肝肾为主。妇女有经、带、胎、产、乳和"女子以血为本，以肝为先天"的生理特点，故扶正当结合调补冲任、养血疏肝等法。《黄帝内经》云"毒药攻邪，五谷为养，五果为助，五畜为益，五菜为充，气味合而服之，以补益精气"。因此，扶正需根据患者体质状况，将药补与食补紧密结合。用药上，当选中正平和之品，药物用量也以适量为宜。

3. 通道阻滞，另寻旁路： 根据《灵枢·百病始生》和经络转移学说的观点，经络系统为癌毒传舍的主要途径之一。但临床实践中发现，很多传舍现象并不能用此学说阐释清楚。对此，陈兆洲等认为，癌毒形成和传舍过程中伴随着血瘀、痰浊和毒聚等有形之病理产物的蓄积导致经络通道的阻滞不畅。而癌毒则另寻出路，或循元气之别使三焦而行，或从腠理膜原而行。这可为癌毒传舍过程中出现的一些特殊情况提供一些研究思路。因此，保持机体经络系统的畅通，对于阻滞癌毒的传舍具有重要意义。有研究发现，多数肿瘤患者有血瘀证的表现，并且血瘀证与肿瘤的转移密切相关。近年研究结果表明，活血化瘀法指导下的活血化瘀中药可抑制癌毒的传舍，其机制可能与改变血流学状态，纠正肿瘤细胞的缺氧微环境，降低肿瘤细胞的侵袭性、抑制肿瘤转移相关黏附分子表达以及抑制肿瘤微血管生成等有关。

4. 同化正气，伪装流窜： 癌毒传舍过程中不仅时刻耗伐正气，而且也在同化正气使其更有利于癌毒的传舍。如现代医学有关外泌体的研究发现，肿瘤细胞在侵袭转移之前会先释放外泌体到达预期转移的组织器官，被特定的细胞摄取后进而改变这些靶细胞的生长状态，营造一个适宜转移瘤生长的微环境。

5. 根据治法，反推病机： 治法是治则的具体表现，中医肿瘤治法是在坚持辨证论治和整体观念的总原则下，在综合治疗、标本缓急、扶正祛邪、三因制宜及治未病等中医治则的指导下展开的具体治疗方法。概言之，中医药在防治癌毒传舍的治法上，有内治法和外治法两大类。外治法包括外用中药及针灸等，外用中药多选用金石矿物类和芳香走窜类药物，制成膏、丹、丸、散等剂型，通过熏、洗、敷、贴、滴、吹、灌肠、离子透入、磁疗及超声透入等给药方式，以化散癌毒，不令壅滞，消瘤溃坚，如信枣散、鸦胆子外用治疗宫颈癌，药烟吸入法治疗鼻咽癌、肺癌等。内治法根据扶正祛邪的治则，可分为扶正祛邪法和祛邪扶正法两大类，常见的扶正祛邪法包括益气健脾、滋阴补血、益气养阴、温肾壮阳、健脾补肾和疏肝理气等，而祛邪扶正法包括了活血化瘀、祛湿化痰、清热解毒、软坚散结、以毒攻毒等治法。根据上述治则所确定的治法，对癌毒传舍的病机进行反推发现，癌毒传舍的病机主要有脏腑虚损、气血津液亏虚，气滞血瘀、经络瘀阻和脏腑功能失调、病理产物蓄积，久而化热酿毒等，而正虚邪实是贯穿癌毒传舍全程的核心病机所在。

6. 扶正祛邪，分期论治：《医宗必读·积聚》云"初者，病邪初起，正气尚强，邪气尚浅，则任受攻；中者，受病渐久，邪气较深，正气较弱，任受且攻且补；末者，病魔经久，邪气侵凌，正气消残，则任受补"。此论对于指导癌毒传舍的肿瘤患者的治疗具有重要意义。如癌毒初期，未发生传舍，当用祛邪之法如手术切除等。如癌毒已发生传舍，当视邪正盛衰情况而施以攻补兼施之法。疾病晚期，癌毒广泛传舍，此时当以扶正补虚为主，但不可以滋腻之品峻补，而宜缓图为计。

7. 以和为贵，以平为期：癌毒传舍的过程，时刻伴随着正虚与邪实之间力量对比。临证治疗时要根据正邪力量对比，运用祛邪扶正或扶正祛邪的治疗原则，缓和邪正之间矛盾斗争的激烈程度，从而达到机体所能承受的正常范围和带瘤生存之根本目的。尤其对于中晚期不能切除的肿瘤，应着眼于治疗病的人，而不应拘泥于人的病。治疗之手段和方法当以和为贵，治疗之目的和追求当以平为期。

301　癌毒研究

目前恶性肿瘤的发病率居高不下，多学科综合治疗理念已成共识，除了手术、放射治疗、化学治疗等治疗外，中医药在肿瘤治疗中的作用日益凸显。20世纪80～90年代，中医界多位医家提出"癌毒"这一概念，认为癌毒是导致恶性肿瘤产生、转移和影响预后的根本。钱伯文以热毒立论，认为肿瘤的形成，或外感热毒，或内生火毒。孙秉严以"毒邪瘀滞"立论，认为癌的发生是先有脏腑阴阳失调，再加六淫、外伤、七情诱发，在体内瘀滞后，又产生一种"毒"，由于毒的日积月累，才引发了癌。此时癌毒理论尚未形成体系。此后，多位医家均提出各自对癌毒的认识，丰富了癌毒理论的内涵，观点不尽相同，形成百家争鸣的局面。学者李琦玮等就目前癌毒理论的研究现状进行了综合梳理。

癌毒相关概念

1. 毒的概念：癌毒与中医"毒"的概念密切相关。《金匮要略心典》云："毒，邪气蕴结不解之谓。"毒在中医学中主要具有3个方面含义：一是泛指药物的毒性和偏性等；二是指病证，多见于外科，如丹毒、委中毒等；三是指病因，包括能够对机体产生毒害或毒性作用的各种致病物质。孙韬等认为，所谓毒邪，专指病因之毒，包括外毒和内毒。外毒包括化学因素、生活环境污染毒素、饮食中的各种毒素等；内毒包括由痰、湿、瘀血等体内产生的病理产物久积于内，郁久所产生之痰湿、湿毒、瘀毒等。

2. 癌毒的概念：由于癌毒致病机制的复杂性，癌毒的概念仍存在争议。章永红等认为，癌邪（癌毒）是各种能引起人体脏腑组织恶性异常增生的特异因子（致癌有毒因子）的总称。癌邪（癌毒）的关键特点是致癌性，与一般的"毒"的概念不能混为一谈。凌昌全认为，癌毒是已经形成和不断新生的癌细胞或以癌细胞为主体形成的积块。李栋等认为，癌毒是肿瘤患者在正虚的基础上，因体内邪盛而生毒。癌毒与痰浊、瘀血、湿浊、热毒等病理因素同时胶结存在、互为因果，亦可兼挟转化、共同为病。李忠等认为，癌毒既不同于一般的六淫邪气，亦不同于一般的内生五邪及气滞、血瘀、痰凝诸邪，而是由于各种致病因素长期刺激，综合作用而产生的一类特殊毒邪。李俊玉认为，癌毒包括了一切外源性致癌因素。周仲瑛认为，癌毒是导致肿瘤发生的一种特异性致病因子，属毒邪之一，是在内外多种因素作用下，人体脏腑功能失调基础上产生的一种对人体有明显伤害性的病邪，具有增生性、浸润性、复发性、流注性等特点。

各位医家基本认同癌毒是独立于痰、瘀、热毒之外的一种毒邪、具有致癌的特异性这一观点，但对癌毒是内生之邪或包括外在致癌因素意见不一。凌昌全提出从物质角度定义癌毒的观点，王笑民认为，导致肿瘤产生和发展的癌毒是一种具有特异性致癌作用的毒邪致病因素，与其他毒邪相比，具有明显的物质性特征。首先，恶性肿瘤具有形质，可压迫神经、血管，破坏正常组织器官的结构并影响其正常功能；其次，肿瘤细胞可分泌生长因子、黏附分子等物质促进肿瘤无规律地迅速生长和转移，进一步消耗人体所需营养物质，瘤体可视为癌毒的毒力储备。借助"微观辨证"方法，癌毒的物质性特点可从基因、细胞组织、肿瘤微环境等层面进行探讨。有学者认为，癌症发生是癌基因（阳）和抑癌基因（阴）不平衡表达的结果，癌基因的过度激活可能是癌毒产生的基因基础。早在20世纪80年代，有研究者注意到许多信号转导在肿瘤发展和伤口愈合时具有相似性。若此假说成立，意味着癌毒可凭借类似于愈伤组织的信号通路增加附近血管的通透性，得到纤维蛋白原，通过一系列信号分子的释放和作用，诱导血管新生，促进上皮及结缔组织增生，而肿瘤炎性微环境可促进这一进程的发展。癌毒具有明确的物质基础，微观证据有力佐证了这一点，所以癌毒的概念应包括物质与功能两方面特点。

癌毒的产生

多数医家认为，癌毒是在外邪侵袭、情志失调、饮食不节、正气亏虚等内外因素的综合作用下产生的，而不同医家观点各有侧重。作为恶性肿瘤的特异性致病因素以及恶性肿瘤产生的先决条件，癌毒与肿瘤的产生原因具有相似性。李俊玉认为，恶性肿瘤的主要病因包括外源性因素（化学致癌物、真菌毒素、致癌病毒等）、内源性因素（遗传等），恶性肿瘤是多因素、多步骤、多基因事件长期累积形成的。郁仁存认为，内虚是肿瘤发生发展的关键因素。其所述内虚是指由于先天禀赋不足，或后天失养引起脏腑虚亏，或由于外感六淫、内伤七情、饮食不节等因素引起气血功能紊乱，脏腑功能失调。凌昌全认为，正气亏虚不是癌毒产生的必要条件，癌毒产生的前提在于"阴阳不和"，即机体脏腑平衡失调才会导致癌毒产生。杨帆等认为，癌毒为邪气所化，它的形成与"蓄毒"和外邪侵袭有关；癌毒的成因可以从阴、阳两方面分析，从阳论为邪气化毒、邪毒互结，从阴析则为结瘀留滞、气血不畅。周仲瑛等认为，癌毒的产生是一个漫长的过程。在癌毒产生之前，就可能存在着脏腑功能的失调、气血阴阳的紊乱，或者有痰、瘀、湿、热等病理因素的蓄积，体内平衡状态被打破或病邪蓄积到一定程度，就有可能酿生癌毒。癌毒产生的原因是多方面的，包括各种外源性致癌因素（如辐射、化学致癌物质、致癌病毒等）和内源性致癌因素（包括癌基因的过度激活、体内正气亏虚、脏腑功能失调、痰浊瘀血等各种病理性产物的蓄积等），以及情志不遂、日久化火等。

癌毒的属性

癌毒具有阴阳属性。目前存在3种观点，一种认为癌毒属阴毒，另外一些学者认为癌毒属阳毒，也有部分学者认为癌毒体阴而用阳。由于癌毒其性深伏，为病缠绵，具有潜伏隐匿的特点，多数医家认为癌毒属阴毒，但黄云胜认为，引起肺癌的癌毒有热毒、痰毒和瘀毒之分，其中尤以热毒为甚；孙有智等根据癌细胞异常增生、癌毒易于扩散及易伤阴精的特点，认为癌毒的病理性质属阳，应归为阳毒。近年来，部分学者从物质和功能两方面考虑，认为癌毒体阴而用阳。如崔雁飞等认为，癌毒既有沉伏缠绵属阴的一面，又有暴戾多变，流窜伤气，属阳的一面，肿瘤阴阳两类属性常同时并见，故提出"肿瘤体阴而性阳"假说。《黄帝内经》云"阴成形，阳化气"。肿瘤既有易伤正气、善行、生长迅速等特性，其性属阳，同时肿瘤体又是有形之邪，瘤体深伏，其根在里，其体属阴。田同德等持相似观点，认为癌肿形态平塌下陷，硬度坚硬如石等与阴寒的病理特征相似，说明积块多是由寒邪导致血液凝滞不畅，日久逐渐形成；另一方面，恶性肿瘤易于侵袭与转移，以及局部炎症的形成常表现出属阳属热的特点，表明肿瘤与热毒亦有极为密切的关系，据此推断癌毒具有体阴而用阳的属性。胡凯文等认为，恶性肿瘤是一种阴阳合体的邪气，具有生命属性。体阴而用阳，与五脏有相似之处，又较正常脏腑旺盛。恶性肿瘤其体有形可征，肿块均具有生长发育趋势，局部温度升高，具有"阳动"的功能。《素问·阴阳应象大论》云"阴阳者，天地之道也，万物之纲纪，变化之父母，生杀之本始，神明之府也"。阴阳是根据特点判别的，具有相对性，如心肺为阳，心为阳中之阳，肺为阳中之阴。

与中医六淫邪气等相比，癌毒具有明显的物质性特征，发病之初多沉伏隐匿，性属阴；同时具有侵袭性、伤正性等特点，夺取人体所需养分，是一种无规则迅猛生长的生命体，有阳的属性。借助PETCT可以看到，恶性肿瘤及瘤体周边糖代谢活跃，具有"热毒"属性，局部辨证治疗时应重视"热毒"这一特点，利用清热解毒的抗癌中药治疗具有确切疗效。

癌毒的特性

1. 潜伏性：癌毒其性潜伏，经久成毒。

2. 隐匿性：癌毒起病早期多无明显症状，患者难以觉察，以致延误诊断治疗。

3. 顽固性：其势顽固，缠绵难愈。癌毒的发生、发展涉及肿瘤细胞和周围微环境的调控失常，是多因素相互作用的结果，虽经手术及放疗、化疗等综合治疗，大部分癌毒常不能够彻底根除，并且不可避免地最终复发和转移，使病情缠绵难愈。癌毒比正常脏器更能抗拒"毒药"的打击往往对各种不同的药物同时产生耐受性，常常造成"以毒攻毒"治疗伤正而不能祛邪，致邪盛正衰。

4. 猛烈性：其性酷烈，易损正气。癌毒一旦形成，肿瘤细胞则会不断增殖，侵犯周围组织和脏器，毒性增强，妨碍人体正常的脏腑功能，正气受损。

5. 易伤正气：癌毒聚而形成活体组织，并在癌积局部营造脉络，掠夺营养，使积块无限增长；同时，癌积损毁周围脏器经脉，阻碍气机，使机体正气虚衰，气机阻滞。

6. 一病一毒：癌毒因肿瘤病理类型的不同，其病机的寒热、峻缓、兼夹等方面也必然具有鲜明的自身特点，甚至相互间差异很大。

7. 易相兼为病：癌毒内蕴，势必影响气、血、津、液的运行，化生痰瘀，痰湿瘀血又为癌毒的增殖、恶变提供了适宜的环境，痰瘀毒相互交结，使癌病缠绵难愈。

8. 易致流注：癌毒流窜走注，善变不居，难以局限，随血脉流窜全身，在全身各部位形成大小不同的癌积，常见犯骨、犯肝、犯脑，而出现转移癌。

癌毒其性潜伏隐匿，早期发现不易，部分患者出现症状就医时已是晚期，而经体检发现癌毒早期征象的患者经治疗往往预后良好，常规体检在肿瘤早诊断、早治疗中具有重要地位。癌毒性质顽固，采用放射治疗、化学治疗等攻击性较强的治疗同时会损伤人体正气，且对于癌毒的打击效果依癌毒的类型而相差甚远，甚至刺激肿瘤的发展，制定治疗方案时需综合考虑患者情况，权衡利弊。癌毒作为一个生命体，易夺取人体养分，疯狂生长、流注他处为患，损伤人体正气，在肿瘤的诊疗中应采取策略性的治疗方案。一方面控制癌毒的发展，另一方面平调阴阳气机，通过扶助人体正气控制癌毒的发展。

基于癌毒理论的治疗原则

凌昌全认为，肿瘤治疗应在辨证论治基础上，顾及"余毒未尽"，在方药中合理配伍，以达到清除体内剩余癌毒，减少复发转移的目的。癌毒是导致恶性肿瘤发生、发展及影响预后的根本，重视癌毒的理念应该贯穿于恶性肿瘤治疗的始终。孙韬等主张分期论治，特别是在疾病初期，正气未衰，癌毒亦盛，应加大力量直接杀毒。"以毒攻毒"非"虫药""毒药"莫属，且不限于中药内服外治，还包括现代医学治疗的手段。杨辉舟等认为，癌毒属于特异性毒邪，可寻找特异性的药物来预防或化解。癌毒属阴毒，应从辛热有毒之品中寻找突破点，结合现代科技监测癌毒动态并及早控制，由于毒、痰、瘀相互胶着，应同时治疗。郁仁存应用"内虚学说"作为理论指导，长期以补气养血、健脾益肾为用药基本原则，注重调整患者的基本状态，以消除"虚则受邪"的影响。同时根据不同的肿瘤特点，选用清热解毒、活血化瘀、软坚散结等大法，达到消除肿瘤余邪，防止肿瘤转移的目的。

肿瘤的发生、发展与转移是机体功能失衡所致，根据中医学平衡观，治疗目的应为调节阴阳，使之归于平衡，其关键在于如何把握攻邪与扶正的关系，通过合理的治疗达到"阴阳自和"的目标。经过多年临床实践，王笑民在肿瘤治疗中坚持分期治疗的原则，根据患者当前病情与所用现代治疗手段的情况，分析癌毒与正气的力量对比，宏观辨证与微观辨证相结合。癌症初期，邪气正盛，患者正气尚无明显虚衰时，采取以毒攻毒的方法打击癌毒，兼顾护正气；癌症中期或手术、放射治疗、化学治疗结束之后，癌毒大势已去，肿瘤在一段时期内未见明显发展征象，须顾及"余毒未尽""毒邪内伏"的存在，根据中医宏观辨证调和脏腑、协调阴阳，兼以微观辨证利用虫类药、清热解毒类中药搜剔体内癌毒，祛邪不伤正，以达到清除体内剩余的癌毒、减少复发转移的目的；病情发展到中晚期或患者同时进行放射治疗、化学治疗等攻击性治疗时，则以扶正为主，酌情配伍抗肿瘤药物抗击癌毒，其目的一是抑制癌毒生长，使其与人体共存，二是为进一步抗癌为主的治疗准备条件，从而获得更长的生存期；而在癌症终极期，邪盛正衰，治疗只能以扶正为主，佐以抗癌解毒，目的是尽可能地减缓癌毒生长扩散的速度，使患者在有限的生存期内获得尽可能好的生活质量。

302　癌毒与益气清毒法

　　"癌毒"是毒邪之一，是促进肿瘤发生发展的特异性致病因子。气虚、邪伏、污浊、癌毒、怨毒、积损、瘀积、癌肿是肿瘤发生、发展过程中相对序贯性出现的病理特点，开始是局部、轻度的气虚、邪伏、污浊、癌毒、积损、瘀积，随后逐渐加重，并慢慢发展成全身性，癌肿形成只是整个病程的最后一个体现，是标，而气虚、邪伏、污浊、癌毒、积损、瘀积是本，只治疗积、瘤是治标，标本兼治才是肿瘤适宜的治疗思路，才有可能获得较好的疗效。"益气清毒"法益其损、升其清、降浊阴、宣其正，通过益气、祛邪、清毒、畅情志、散结消瘤、通络涤瘀等具体治疗思路治疗肿瘤，注意因势利导、给邪出路，具有攻补兼施，标本同治的特点。学者梁启军等认为，益气清毒法是一种包容性很强的中医治法，多用无毒药物，或少量佐配小毒药物，患者进服痛苦少、耐受好，可以单独治疗，也可以和其他西医治疗结合使用，为各种更好的治疗组合、优化留下空间。

　　毒是一种常见病因，癌毒是毒邪一种，是特异性致癌因子。梳理对毒、癌毒的认识，并诠释"益气清毒"法治疗肿瘤的思路，与同行共享。

中医之毒

　　1. 中医经典论"毒"："毒"首先是有害的东西，基本内涵是邪气范围，否则称不上毒；其次，肯定与邪气内涵和外延又有差异，否则没必要称之为毒。邪气首先是外来，其次才是内生。《黄帝内经》对毒已经有了基本内涵和外延界定，有以下几个方面：①剧烈的外邪或内生之邪。如《素问·生气通天论》云"故风者，百病之始也，清静则肉腠闭拒，虽有大风苛毒，弗之能害，此因时之序也"。点明毒是剧烈的外来之邪。又如"寒热燥湿，不同其化也。故少阳在泉，寒毒不生……阳明在泉，湿毒不生……太阳在泉，热毒不生……厥阴在泉，清毒不生……少阴在泉，寒毒不生……太阴在泉，燥毒不生"。这里的寒毒、湿毒、热毒、清毒、燥毒可能是外侵之邪，也可能是内生之邪，但邪性较剧，对机体产生了形质或功能损害。②药物的峻猛攻伐之性及偏性。如"能毒者以浓药，不胜毒者以薄药"；又如"有毒无毒，服有约乎？岐伯曰：病有久新，方有大小，有毒无毒，固宜常制矣。大毒治病，十去其六；常毒治病，十去其七；小毒治病，十去其八；无毒治病，十去其九"。这里毒就是药物的峻猛攻伐之性及偏性。③有毒药物的药物之毒。如"帝曰：妇人重身，毒之何如？岐伯曰：有故无殒，亦无殒也"；又如"其病生于内，其治宜毒药，故毒药者，亦从西方来"，西方为白虎，属金，"从西方来的毒药"之毒是代指矿物质药物的毒性与偏性。第二、第三点可以一句话概括："经凡称毒药者，不独言乌、附、砒毒，是概指气味浓重峻利者为毒"。④一种病理状态。如《金匮要略心典》的描述是"毒，邪气蕴结不解之谓"。这里毒的定位就是一种正邪纠结的病理状态，与《黄帝内经》的前四种界定有明显不同。

　　2. 现代医家论"毒"：因中医学本身发展的需要，及受现代医学病理生理的影响，现代中医家对毒的认识也在深入。常富业等认为，广义的毒，是在一定病因诱发下机体出现相对剧烈病变而呈现功能破坏和形质受损病理状态，多为内毒，因邪气蕴结、转化而成；狭义的毒，是指一类特殊的致病因素，如糖毒、脂毒、食毒、虫毒，多为外毒。裴林等结合多年临床经验，将浊毒并称，提出浊毒理论，认为浊毒致病有 3 个特点：①黏滞难解，易阻遏气机。②入血入络易伤气阴。③气血失调易瘀易积。毛宇湘的总结是，浊毒作为毒邪的一种，浊毒兼"浊""毒"两性，胶固难解，其致病更加广泛、凶险、怪异繁杂、缠绵难愈、变证多端，甚至转为重症坏病，具有易耗气伤血、入血入络；易阻碍气机、胶滞难解；易积成形、败坏脏腑（即恶疮癌肿）的特点；其主张化浊解毒要贯穿治疗的始终，通过通腑泄浊解毒、渗湿利浊解毒、达表透浊解毒等法导浊毒外出；通过健脾除湿解毒、芳香辟浊解毒、祛痰涤浊解毒、清热化浊解毒、活血化浊解毒、攻毒散浊解毒等法截断浊毒的生成。周仲瑛教授基于"伏邪"及"苛毒"发病说，提出"伏毒"理论。他认为正气先虚、脏腑阴阳失调是伏毒形成前提，在此基础上，复加内外多种致病因子的侵袭而酿成；病位广泛，可涉及脏腑、经络、气血；既有隐伏、缠绵、暗耗等属阴的一面，又有暴戾、杂合、多变等属阳的一面；既涵盖外感之毒，如非典型肺炎、乙肝、巨细胞病毒感染等感染性疾病，也包含内生之毒，如免疫性疾病、结缔组织病、肿瘤及某些遗传性疾病等内源性疾病。治疗应以祛毒护正、化解透托为原则。于俊生等认为毒能生痰、生瘀，痰饮、瘀血蕴久亦可化毒，从而形成痰、瘀、毒交夹的病理状况，因此也增加了疾病的急骤性、缠绵性和疑难性。

　　总体上，现在中医学认识到了"毒"的复杂性、特殊性。"浊毒"强调因浊生毒，毒的产生与内环境污浊有关；"伏毒"强调邪气久伏生毒，毒的产生要经历较长过程；毒一旦形成，易与痰、瘀等邪气交织，使其邪性更复杂。

癌　毒

　　周仲瑛教授认为，"癌毒"属毒邪之一，是在内外多种因素作用下，人体脏腑功能失调基础上产生的一种对人体有明显伤害性的病邪，不同于风毒、寒毒、热毒、痰毒、瘀毒、湿毒等一般毒邪，癌毒是导致发生肿瘤的一种特异性致病因子，既是致病因素，也是病理产物。正气亏虚酿生癌毒是肿瘤的发病基础；癌毒内阻是本病的病机关键。癌细胞可能为癌毒的一种有形反应，但癌毒并不能等同于癌细胞或癌细胞形成的积块；致癌物质长期作用于机体可以诱导癌毒内生，但致癌物质本身并不是癌毒。张金峰认为恶性肿瘤的致病因素是癌毒，具有峻烈性、顽固性、相兼性等特点，并将癌毒定义为"已经形成和不断新生的癌细胞或以癌细胞为主体形成的积块"。陈尧等认为，肿瘤形成是"癌毒"浸润脏腑的过程；癌毒分内因癌毒，可以包括饮食、情志、年龄、体质、基因缺陷、原癌基因的激活、激素水平紊乱等；外因癌毒，包括外感六淫、各种理化致癌因素、病毒等；不内外因癌毒，包括了其他因素。癌毒致病具有潜匿或活跃的两面性。杨帆等认为癌毒有阴阳两个方面，阳的一面是邪气化毒、邪毒互结；阴的一面是结瘀留滞、气血不畅。周宜强等认为，癌由毒生、毒聚成瘤，防治恶性肿瘤必须重视毒邪致病的主要病因，采用攻毒、排毒、解毒之法。黄学武等总结治疗癌毒须从两个方面入手：①杜绝生毒之源，通过理气、活血、化痰、燥湿等法畅通气血津液系统，通过调节脏腑功能及其相互关系，防治癌毒的产生和蓄积。②通过以毒攻毒、清热解毒、温阳散毒、养正除积等法清除已生之毒。章永红等认为，攻癌毒治法主要适用于有实体瘤存在，或有转移灶存在，或有转移复发倾向等有癌毒存在的患者，具体的治法有以毒攻毒、解毒攻毒、化瘀攻毒、化痰攻毒、扶正攻毒等。田同德等认为癌毒治疗应以温阳化痰、活血、清热解毒为治疗原则。

　　基本形成共识的是，"癌毒"是毒邪之一，是促进肿瘤发生发展的特异性致病因子。

癌毒与癌症

　　1. 熊墨年教授的"癌毒"观：基于长期临床与研究，熊墨年对"癌毒"、恶性肿瘤发病形成一套系统的学术观点，并原创"益气清毒"法治疗恶性肿瘤。熊墨年认为，中医、西医对于肿瘤的发病认识应该是一致的。从西医角度看，癌毒的诱发之邪包括：①特定的致癌物质，如苯芘汀、亚硝酸盐、紫外线、石棉、放射线；②特定的六淫之邪，如EB病毒、乙型肝炎病毒、黄曲霉毒素；③免疫力下降。癌毒的主要内涵应该包括：①各种促癌与抑癌因子失衡的一种斗争状态及其微环境。②各种致病灶细胞渐趋癌变炎症因子、细胞因子及细胞等。因此，熊墨年认为，癌毒是外感六淫之邪、大气污染或病毒与内伤情志、饮食、郁结相结合，导致脏腑功能失调，升降失常，枢机不利，积生痰湿瘀浊，蕴结脏腑经膜腔隙之间，形成"毒潭"。毒积日久，不断生发，流窜脏腑经络，乘虚投隙，留聚不散，致生肿瘤。

　　癌毒有以下 6 个特性：①癌毒来源于致癌物质、外感六淫或内生五邪诱发或蕴育，但比它们毒性强。②癌毒产生的病机是正气无力或无法顺利祛邪外出，是正邪斗争、交织不解的一种病理状态。③癌毒于"毒潭"中蕴生，弥漫其中，是一种气状之毒，是内环境不清洁的一种状态。④癌毒不是单一成分，是多种邪气混杂、冲撞、胶结而滋生，是一种杂合邪气。⑤癌细胞是机体反复清除癌毒、抵抗癌毒损伤却未达目的一种正邪胶着和劳损结果。⑥癌肿是机体吸收癌毒的一种被动选择，癌细胞、癌肿是机体化解癌毒滋生环境的一种生理、病理性超越；癌肿产生于癌毒滋养，内含癌毒，可以释放癌毒。

　　2. 熊墨年教授的癌症发病观：癌毒非一日滋生，肿瘤非短期形成，熊墨年认为癌症发病一般路径如下。①气虚：《黄帝内经》认为"邪之所凑，其气必虚"；肿瘤发生的起点是正虚，正虚导致邪气得以入侵，正虚导致无力祛邪外出，正虚以气虚为主，一是任何虚均从气虚开始，即使有血虚、阴虚、阳虚、津液虚，也都伴随气虚，二是阴、阳、精、津液均为气组成，气虚是肿瘤形成过程中第一个过程性特点。②邪伏：肿瘤患者最初侵入的邪气是局限、伏藏在人体脏腑、经络某处悄悄侵害人体，而不是一开始就骤然，这就是很多肿瘤患者被确诊之前身体常常表现"很健康"的原因，其实不是没病，是病潜伏起来悄悄发展，这就是"邪伏"；另外，很多癌前慢性病状态，又称伏，如慢性肝炎、慢性胃炎、慢性宫颈炎等。肿瘤发生之前邪伏是一个重要特点。③腐浊：最初侵入的邪气是局限、伏藏在某脏腑、经络中的某处或大或小的罅隙，这些罅隙既是脏腑、组织和经络活动的空间和气血运行的通道，也是吸收和回收脏腑、组织产生的废物渠道，但也是藏污纳垢容易形成之所；当热、湿、痰、瘀等邪气积聚其中而不得祛除，就会形成类似自然中腐烂沼泽的人体"腐沼"，腐浊之气弥漫其间，"腐浊"是肿瘤形成的第三个过程性特点。④癌毒：这种污浊之邪是多种邪气混合之邪，局限于腐沼之内，必定互相冲击、杂合，日久滋生出特异性的致癌物质——癌毒，癌毒是肿瘤形成的第四个过程性特点，也是促进肿瘤发生的关键特点。⑤怨毒：心理、情绪因素在肿瘤的发生过程中常常扮演重要角色，癌毒仍是"气态邪气"，豁达、宽恕、积极、乐观、助人为乐等正面情绪可以提高免疫力，其对癌毒，如阳光于雾霾，可以消散癌毒，阻断癌毒促瘤发生，而负面情绪，包括内在焦虑、怨恨、嫉妒、情感纠结等，都会损害免疫力，加速癌毒促瘤生成，这种负面情绪其实是情志之毒，称之为"怨毒"，是肿瘤形成的第五个过程性特点。⑥积损：各种邪气持续侵袭脏腑、组织，脏腑组织受损，日积月累，所以积损是肿瘤形成的第六个过程性特点。⑦瘀积：各种邪气积聚腐沼之中，不得畅通而出，加之气血津液脏腑组织受损，邪气慢慢就会瘀积于病灶之内，瘀积是肿瘤形成的第七个过程性特点。瘀既是病理性特点，也是一种生理性自我保护手段。⑧癌肿：最后在癌毒结合各种邪气的共同促进下，各种邪气交织成积，癌肿形成了，"癌肿"是肿瘤最后一个过程性特点，最直观也最表象。

　　气虚、邪伏、污浊、癌毒、怨毒、积损、瘀积、癌肿是肿瘤发生、发展过程中相对序贯性出现的病理特点，开始是局部、轻度的气虚、邪伏、污浊、癌毒、积损、瘀积，随后逐渐加重，并慢慢发展成全身性，癌肿形成只是整个病程的最后一个体现，是标，而其他六个都是本，只治疗积、瘤是治标，疗效肯定不佳，标本兼治才是肿瘤适宜的治疗思路，才有可能获得较好的疗效。

　　放射治疗、化学治疗针对肿瘤细胞，只能解决部分积的问题，对于解决气虚、邪伏、污浊、癌毒、怨毒、积损、瘀积无帮助，属于治标，且伤正气，所以大多数远期疗效不佳；在肿瘤早期只有孤立病灶，手术若彻底清除了病灶，就是彻底清除局部"邪伏、污浊、癌毒、积损、瘀积、癌肿"，解决了绝大部分问题，所以早期手术效果最好，但中期、后期，手术什么问题都解决不了；分子靶向治疗只是针对癌毒中的某个因素进行阻断，治标都谈不上，且被阻断的促癌能量会转移，通过其他路径继续促癌生长，所以靶向治疗不良反应多、容易耐药，单独治疗注定疗效差；免疫治疗主要是提高正气，解决虚的问题，作用单一，疗效有待提高作用；其他西医治疗均在研究、探索阶段。中医可以解决气虚、邪伏、污浊、癌毒、怨毒、积损、瘀积，这是治本，但靶向性不强，可以和手术、放射治疗、化学治疗、分子靶向结合，标本兼治，提高疗效。

益气清毒法

1. 益气：气虚分显性虚与隐性虚。显性气虚部分是短期内正气耗损或邪气骤侵暴损正气所致，部分是长期积损所致，气虚症状多明显，如主观可有感觉的气短、倦怠、乏力、昏晕、心慌、恐慌及客观可见、可触气短，不思言语，语言低怯，失眠等；客观可见面色白，面色萎黄，舌质淡，脉软，脉细等，这种虚容易诊出。隐性气虚常见于免疫力低下，即抵抗力下降，常表现为经常感冒，体内有长期感染性疾病，如慢性咽炎，肝炎，胃炎，肠炎，中耳炎，盆腔炎，妇科炎症，肾盂肾炎等，或亚健康状态，没有明显的上述显性虚可见症状，多为慢性积损所致；主要是隐蔽性机能不足，机体未显现明显虚象，但此时机体往往经历长期代偿性调节，处在阴阳的亚平衡状态，或某一脏腑的亚平衡状态，整个人体或某个脏腑已积满微小虚损，但本人感觉尚好或尚能支持，医师诊察时也不容易察觉。

气虚使机体抗病力下降，是恶性肿瘤发生、发展的主要内因。部分肿瘤患者表现为显性虚损，更大部分患者是隐性虚损，气虚贯穿恶性肿瘤发生之前及始终，益气应该贯穿肿瘤治疗始终。益气不仅仅是单纯的补气，包括 4 个方面。①益其损：虚什么就补什么，主要是补气。②升其清：主要是顺应脾气升清功能，促进机体清气正常上升、布散。③降浊阴：主要是顺应胃降功能，促进机体浊阴正常下降，滋养下焦脏腑。④宣其正：促使机体气血阴阳畅通运行，平衡五脏六腑，使其各得其份。第一项是单纯的补益，是传统的补益，后三项是激发五脏六腑、经络正气，属于调畅、健旺范围，合起来才是"益气清毒"之"益气"的全部内涵。脾胃是后天之本，主清、降浊，所以益气要从脾胃入手。益气的基本方是四君子汤，但随证变通，可随证选用党参、人参、红参、太子参、西洋参等，此外，还可酌加黄芪、灵芝，提高免疫力。辨证选药加减：气阴虚——加北沙参、西洋参；阳虚有寒——加红参；平补——加党参、太子参；湿重——加苍术；脾虚——加炒白术；伴燥热便秘——加生白术。淡渗用茯苓，利湿提高免疫力用猪苓。选用升麻、葛根、柴胡等升清，牛膝、枳壳、槟榔、芦根、沉香、玄参等促进浊阴下降、鸡血藤、当归、香附、络石藤、通草等促进气血阴阳畅通，根据五脏六腑特性用药，使其功能得以正常行使，诸法协用，促进正气得复、得布。

2. 祛邪清毒：癌毒的滋生是以包括特异致癌物在内的六淫之邪、内生毒邪在体内伏藏、传化，所以清毒的第一步是祛除滋生癌毒的母体之邪，即祛除致癌物、六淫之邪、内生毒邪，然后是重点清除癌毒。清毒的基础用药是半枝莲、白花蛇舌草，再根据恶性肿瘤的不同部位配伍不同清毒药。鼻咽癌：石上柏、鹅不食、山豆根、辛夷花；喉癌：山豆根、板蓝根、肿节风；肺癌：肿节风、金荞麦、龙葵、山海螺；乳腺癌：肿节风、金荞麦、夏枯草、蜂房；肝癌：莪术、垂盆草、蜀羊泉、鳖甲、预知子、重楼；胃癌：藤梨根、冬凌草、菝葜、石见穿；肠癌：地榆、藤梨根、土茯苓、败酱草、蛇莓；宫颈癌：土茯苓、黄柏、薏苡仁；甲状腺癌：黄药子、猫爪草。另外，因滋生源起之邪不同或所在局部微环境不同，癌毒亦有偏热、偏寒、偏瘀等不同偏性，偏热者，予蒲公英、金银花解热毒；偏浊者，予藿香、佩兰、石菖蒲化浊；偏寒者，予附片、紫苏、荆芥祛寒毒；偏瘀者，予石见穿、肿节风散瘀毒等。一般不用或少用大毒药物，如雷公藤、斑蝥、藤黄等，这类药物风险大，疗效不肯定；山豆根、山慈菇、蜂房有小毒，可少量使用。

3. 因势利导，引邪外出：因势利导、引邪外出一向是中医治疗重要思想，畅通邪出路径也是提高清癌毒重要一环。如呼吸系统肿瘤，可以选用升麻、桔梗、金荞麦、麻黄、蒲公英促使癌毒从上而去；消化系统肿瘤可以选用茯苓、猪苓、枳实、大黄、火麻仁、槟榔等引毒下泄；泌尿系统肿瘤可以选用车前子、泽泻、萆薢等引毒下行；血液系统疾病可以选用金银花、薄荷、菝葜、葛根透毒外出；用温药也可以散寒湿之毒，如少量附子、干姜、吴茱萸等；用通络药可以透散瘀积之毒，如鸡血藤、络石藤、地龙、全蝎等；用解表宣肺之药可以从表、从肺散邪祛毒，如麻黄。总之，使邪出路畅通，可以提高疗效。

4. 畅情志，消怨毒：癌症患者多伴抑郁、烦躁、悲愤等"怨毒"，影响机体免疫功能，影响药物疗效。除了使用合欢花、合欢皮、石菖蒲、远志、柏子仁等畅达情志药物，更多是通过各种医师或家属心理疏导及自娱行为，使患者散去心灵雾霾，重拾精神愉悦，如此患者的免疫功能与脏腑潜能就会被激发出来，有利于抗病、抗肿瘤。自娱行为最重要，包括自我开导、自我养生保健、旅游、愉快的聊天等，有助于重构生活信心，提高治疗效果。

5. 软坚散结，通络涤瘀：恶性肿瘤宏观上是癥瘕积聚，是质地坚硬的块状疾病，而软坚散结就是治疗痰浊瘀血等结聚而形成结块诸证的治法，有使结块由硬变软逐渐消散的作用，可以选用。但是瘤体及肿瘤细胞中包藏癌毒，癌细胞和癌毒是从邪气、正气交织斗争的腐沼中滋生，根植其中，具备正邪混杂的本性及正邪通吃的恶性长趋势，可以通过吸收其他普通邪气及人体正气来壮大自己。过多的扶正只能让肿块获得更多的正气营养支持，促进肿块的生长；单纯的活血化瘀同样也仅仅只是让肿瘤组织获得更多的正邪双方的资助，在治疗时这些情况皆应避免。在确保普通外感六淫、内生五邪及癌毒得到饱和清除治疗的情况下，辅以软坚散结、通络涤瘀法可使深藏恶性肿块组织的癌毒及其他邪气逐步透出，并被及时清除，这样便可做到祛邪而又不助恶性肿瘤进一步生长，使得腐沼之邪得以清除，复其沼清，斩断恶性肿瘤发生、发展之源。软坚散结常用中药是肿节风、浙贝母、石见穿、海藻、昆布、莪术、王不留行、鳖甲、穿山甲、生牡蛎、夏枯草等；通络药涤瘀药常选王不留行、丝瓜络、鸡血藤、地龙、全蝎等。

303　癌毒与攻癌毒治法

　　癌毒是近年来中医界提出的新概念，这是一个理论创新。学者梁启等就癌毒及攻癌毒治法作了阐述。

癌毒的概念

　　经过理论研究与临床实践，结合现代研究成果，梁启等认为癌毒是能引起人体脏腑组织细胞癌变的各种致癌有毒因子及癌变细胞本身的总称。凡是能引发癌症的因素中一定含有癌毒，否则不会发生癌变；凡是发生癌转移的，一定是癌细胞迁移所致，否则不会发生癌转移。所以说，癌毒既是致癌的病因病理因素，又是体内组织癌变后的病理产物癌细胞本身。癌毒不是单一的某种致病因子，而是包含了无数能够导致正常细胞癌变的致癌有毒因子；癌毒也不是单一的某种病变细胞，而是包括了所有不同组织的癌变细胞。严格地说，癌毒包含两大类不同的内容：一类是各种致癌因子，一类是各种癌变细胞。因此，癌毒既是病因，又是病果。癌毒是一个内容极其广泛的特殊病因病理概念。癌毒概念的特异性就在于致癌性、癌发展和癌转移性。癌毒是癌症发生、发展和转移的关键因素。

癌毒的来源

　　癌毒既可以由外而来（从口鼻、皮毛而入），也可以由内而生（因人体脏腑组织病理异常，日久而生）；同时也可以来源于体内组织癌变后的癌细胞本身。

　　1. 外感因素：外感六淫，郁久生毒，毒结不散而成癌毒；或直接感受癌毒之气，如环境污染，包括烟毒、燃烧废气、汽车尾气、灰尘、化学毒气、致病菌、电离辐射等各种致癌因子对人体形成伤害。癌毒进入人体，积聚体内，损伤机体，导致癌症的发生。

　　2. 情志因素：因情志不舒而郁，因郁日久而生火毒，其中就有可能产生癌毒，导致癌症的发生。现代医学认为，当人体长期处于精神创伤或情绪压抑时，其体内将发生一系列变化导致病理代谢产物的积聚，从而损伤免疫防御系统，给细胞癌变留下发生和发展的机会。

　　3. 饮食因素：如饥饱失常导致脾胃功能失调，过食辛辣厚味，或误食不洁腐败饮食，导致湿毒蕴结体内，均可酿生癌毒而发生癌症。化学污染的水和食物，油炸、腌制之品，过期霉变食品等都含有致癌物质，误食或多食后均可发生癌症。疾病因素：各种疾病，特别是慢性炎性疾病，包括无症状的隐性炎性疾病，导致体内环境失去平衡，气血阴阳失调，痰瘀毒内生郁结，酿生癌毒。现代研究发现，持续的细菌或病毒感染、慢性非控制性炎症能促进局部细胞的增生、异变、恶性转化，最终导致癌变。

　　4. 体虚因素：体质虚弱、年老体衰、疲劳过度、正气亏虚，易致邪居积成。这种正气虚弱，可以是五脏六腑、奇恒之腑等局部性的，更多的是全身性的。正气虚弱，可以表现为气血阴阳的不同亏虚，如组织局部的缺血、缺氧和营养成分缺乏，全身的免疫功能低下等。最虚之处，便可能是癌毒生留之地。现代医学认为免疫系统通过识别并杀灭癌变细胞来抑制癌症的发生发展；当机体免疫功能缺陷或减弱时，免疫监视功能削弱，不能消灭体内发生癌变的细胞而促使癌症的发生发展。

　　5. 细胞因素：体内癌变的细胞本身就是一种癌毒。在多种致癌因子的作用下，一旦极少量的正常细胞发生癌变，且不能被机体免疫系统杀灭，就会无限制的增殖扩张。癌细胞的浸润、迁移和转移，是癌毒扩散、传舍、流注的结果。

癌毒的特性

1. 致癌性：这是癌毒的首要特性。不同的癌毒致癌性不尽相同，如致癌的强度、致癌的脏腑组织部位可能有不同。

2. 潜伏性：临床上常发现许多癌症患者，早期几乎没有任何症状；甚至有不少中、晚期患者也可能无明显症状，通过体检等发现患了癌症，且已广泛转移。这是癌毒的潜伏特性所致。

3. 恶增性：脏腑组织细胞一旦癌变，就会快速无限制的恶性增殖。临床表现为毒、痰、瘀胶结的显著特征。良性肿瘤虽然也有增生性，但生长缓慢，不会在短时间内快速生长。同样是肿块，恶性与良性的区别关键就在于有无癌毒，而不是有无痰瘀。

4. 转移性：癌毒为病，进展迅速，可以在患者毫无觉察的情况下，快速广泛转移，等到患者觉察到身体不适，准备诊治时为时已晚。癌毒的转移途径，与脏腑的相互关系、经络走向、五行生克、子午流注、留而传舍等有关。

5. 高耗性：癌毒对人体的伤害巨大，首先耗气，继而伤阴耗血，最终损阳。癌毒伤正的特点是高消耗性，即在较短的时间内大量消耗人体的气血阴阳，甚至最终形成恶病质。许多患者以疲劳无力为先导症状，并无特异性表现，这是癌毒大量消耗人体气血阴阳的结果。

6. 难治性：癌毒进入人体，或在体内生成，导致癌症发生，则十分难治。癌毒的难治特性，表现在以下几个方面：首先，至今为止对癌毒尚无特别有效的药物，特别是对癌毒中的毒根（即癌毒中具有无限自我更新扩张潜能的癌毒，是癌症复发和转移的根源）疗效不佳；其次，癌毒不易被早期发现，临床发现时常为晚期，治疗难度非常大，而且癌毒进展迅速，复发率、转移率、致死率很高。

攻癌毒治法

充分发挥中医的辨证论治特色，调整癌症患者体内环境生态平衡至关重要。在这个调整平衡过程中，攻癌毒治法扮演着重要角色，所谓邪不去则正不安。对癌症的中医药治疗，必须以清除体内的癌毒为治疗关键。攻癌毒治法主要适用于有实体瘤存在，或有转移灶存在，或有转移复发倾向（如肿瘤标志物升高，手术时已有淋巴结转移或脉管见癌栓等）的患者。癌症的显著病理特点是在正虚基础上形成的毒、痰、瘀的胶结互生，其中形成坚硬肿块是其关键的证候特征，并且癌毒易损伤正气，故具体的治法有以毒攻毒、解毒攻毒、化瘀攻毒、化痰攻毒、扶正攻毒等。

1. 以毒攻毒法：是指用有毒之药以清除癌毒的治法。至今为止从天然药物中开发成功的有效抗肿瘤药物，有毒中药占据很大比例，如蟾蜍类、斑蝥类、喜树类、鬼臼类等抗肿瘤药。肿瘤临床常用的有毒中草药如重楼、雷公藤、全蝎、蜈蚣、壁虎、乌梢蛇、蜂房等。其中雷公藤用于肺癌、乳腺癌、胰腺癌、卵巢癌等，蜈蚣用于脑瘤、肝癌等，由于它们毒性较大，用量宜小，且应配伍扶正药；全蝎、天龙较为安全，用量可酌情加大。以毒攻毒法应在扶正的基础上进行，以做到既能清除癌毒，又能防止毒副反应的发生。

2. 解毒攻毒法：是指用具有清热解毒功效的中药以祛除癌毒的治法。各种毒邪停留体内，留而不去，有可能转变为癌毒，因此清热解毒中药被广泛运用于肿瘤临床。解毒攻毒法的主要作用，一是改善癌症赖以发生发展的炎性微环境；二是直接抑制或杀灭癌毒。肿瘤临床常用的解毒中药，如白花蛇舌草、肿节风、藤梨根、蛇莓等。清热解毒中药大多性寒，临床运用须注意防止伤胃，用量不宜过大，或寒热并用，适当配伍温性药物，特别是健脾暖胃中药。

3. 化瘀攻毒法：是指用具有化瘀消积功效的中药以消除癌毒的治法。中医学认为，癌毒常与瘀胶结，临床可表现为癥积、瘀痛的特征。活血化瘀中药，特别是具有消癥破积的化瘀中药被广泛运用于肿瘤临床。化瘀攻毒法的主要作用，一是改善癌症发生发展的乏氧微环境；二是改善癌症微环境的高凝状态；三是直接抑制或杀灭癌毒。肿瘤临床常用的化瘀中药多具有消癥破积功效，如莪术、三棱、姜黄、血竭等。活血化瘀中药易耗气耗血伤阴，故在临床应用时宜适当配伍益气养血滋阴的药物。由于瘀属阴邪，非温不化，故应注意温性药物配伍应用。

4. 化痰攻毒法： 是指用具有化痰软坚功效的中药以消除癌毒的治法。癌毒常与痰胶结，临床可表现为痰核、痰块的特征。化痰中药，特别是具有软坚散结的化痰中药被广泛运用于肿瘤临床。化痰攻毒法的主要作用，一是消除机体内的痰湿，逐邪外出，改善体内的生态平衡；二是有直接抑制或杀灭癌毒的作用。肿瘤临床常用的化痰中药多具有软坚散结功效，如山慈菇、昆布、海藻、白僵蚕、黄药子、薜荔果等。脾为生痰之源，故肿瘤临床在运用化痰利湿中药时，宜适当配伍健脾药。有些化痰利湿中药本身就有健脾作用，如薏苡仁、茯苓等。

5. 扶正攻毒法： 是指用具有扶助正气功效的中药以帮助消除癌毒的治法。中医学认为，癌症是在人体正气亏虚的基础上发生和发展的，壮人无积，虚人则有之。癌毒侵入机体，或体内酿生癌毒，癌毒的发展及流窜，都与正气不足有密切关系。因此，扶正攻毒法是肿瘤临床治疗的重要一环。扶正攻毒法的主要作用，一是提高机体的免疫功能，增强机体抗癌能力，养正积自除；二是改善癌症发生发展的免疫微环境；三是间接或直接抑制癌毒。扶正中药用于肿瘤临床多为增强体质，改善机体状况，提高机体免疫功能，但有些扶正中药也有一定的抑制或杀灭癌毒的作用，如补骨脂、灵芝、黄精、石斛、百合等。扶正法是抗癌的基本治疗。其中，补气是扶正之首，是各种扶正的基础治疗，补气生血，补气养阴，补气益阳。补脾是扶正之重点，又是各种扶正疗法的前提。

304   癌症以毒攻毒治法

　　清除癌毒是治疗癌症的核心和关键问题，以毒攻毒治疗癌症，即在于以有毒之药去攻除机体内之癌毒。以毒攻毒抗癌的功效，很大部分表现在攻毒解毒、攻毒消积、攻毒化瘀、攻毒化痰等方面。以毒攻毒治法主要适用于有实体瘤存在，或有转移灶存在，或有转移复发倾向等癌毒存在的、且正气状况能承受攻毒的癌症患者。只有辨证论治抗癌，才能正确地运用好以毒攻毒治法。学者章永红等在总结癌症的各种有效治法时发现，以毒攻毒治法十分重要。在肿瘤临床上正确地运用好以毒攻毒治法，常能取得较好的抗癌效果。

以毒攻毒在抗癌中的重要地位

　　以毒攻毒是指用有毒之药以祛除毒邪为目的的治法，在肿瘤临床中占有重要地位。在中医治疗恶性肿瘤的各种治法中，以毒攻毒治法一直受到国内外医家的重视，在肿瘤临床治疗中发挥着积极有效的作用。至目前为止从天然药物中开发成功的有效抗肿瘤药物，有毒中药占据很大比例。如蟾蜍类、斑蝥类、喜树类、鬼臼类等抗肿瘤药，都是从有毒中药中开发出来的有效抗肿瘤药。临床抗癌的有效案例中，有毒中药的使用也占较大比例。这些都从一个侧面说明以毒攻毒治法在抗癌中的重要性。充分发挥中医的辨证论治特色，调整癌症患者体内环境生态平衡至关重要。在这个调整平衡过程中，以毒攻毒治法扮演着重要角色。所谓邪不去则正不安，与此治法相符。

以毒攻毒抗癌的中医理论基础

　　以毒攻毒治疗恶性肿瘤具有中医理论基础。"毒"可以导致癌症。毒邪因素作用日久，可致机体气血阴阳失去平衡，从而导致癌症的发生。具体地说，人体脏腑阴阳失调、六淫、七情、饮食、劳倦、外伤等内外致病因素，均可导致人机体气滞血瘀、痰凝湿聚、热毒内蕴、正气亏虚等一系列病理变化，日久即能产生一种"毒"。这种"毒"与瘀血、痰浊凝结日久，即可成块而导致癌症的发生发展。近年来这种能导致癌变的毒，被称之为癌毒。癌毒是癌症发生发展的关键因素。因此，清除癌毒是治疗癌症的核心和关键问题。对癌症的治疗，必须以清除体内的"癌毒"为重要目的。以毒攻毒治疗癌症，在于以有毒之药去攻除机体内之癌毒。我国历代医家和民间流传的许多治疗癌症的方药多是以攻毒为目的。实践证明，这些以毒攻毒的方药确有攻坚化痰、破瘀散结、除毒抗癌的功效。

以毒攻毒的中药分类与功效

　　目前用于治疗癌症的以毒攻毒中药分布于动物药、植物药、矿物药三大类别。治疗癌症比较常用的有如下有毒中药，动物药有全蝎、蜈蚣、斑蝥、壁虎、蟾蜍、蟾皮、蟾酥、蜂房、蜂毒、蛈蝤、水蛭、土鳖虫、红娘子、芫青、白花蛇、蛇毒、蜘蛛等。植物药有生半夏、生南星、禹白附、乌头、鸦胆子、巴豆、藤黄、常山、芫花、蓖麻、马钱子、钩吻、喜树、威灵仙、鬼臼、重楼、毛茛、木鳖子、商陆、狼毒、雷公藤、长春花、甘遂、红大戟、山豆根、急性子、肿节风、泽漆、龙葵、仙茅、藤梨根等。矿物药有雄黄、硇砂、砒霜、砒石等。以毒攻毒中药以药物之"毒"去攻病邪之毒，以便邪去正安。这个以毒攻毒抗癌的功效，很大部分表现在攻毒解毒、攻毒消积、攻毒化瘀、攻毒化痰等方面。以毒攻毒的中药主要有如下功效。

1. 破坚消积：有很多有毒中药具有破坚消积的功效。如蟾酥辛温有毒，能化解一切积毒、积块之证。地鳖虫咸寒有毒，能破坚消积败毒，主心腹血积。川乌头辛苦热有大毒，能破积聚滞气。巴豆辛热有大毒，能消痰破血，破结聚坚积。白花蛇甘咸温有毒，能祛风通络，攻血积。急性子辛微苦温有毒，能行瘀降气，软坚散结，搜顽痰，败一切火毒。硇砂咸苦辛温有毒，能消积软坚，主积聚，破结血，治噎膈。这些有毒中药用于治疗癌症常有程度不同的疗效，若用之确当确有抗癌效果。

2. 活血化瘀：有不少有毒中药兼有活血化瘀的功效。如斑蝥辛温有大毒，能攻毒逐瘀散结，治瘰疬。鬼臼苦辛凉有毒，能化痰散结，祛瘀止痛，清热解毒，攻散结痰、结气、结血等疾。雷公藤辛苦凉有大毒，能祛风除湿，活血通络，消肿止痛。水蛭咸苦平有毒，能破血逐瘀，通经，治积聚。肿节风辛苦平有毒，祛风除湿，活血祛瘀，破积，止痛。这些有毒中药用于治疗癌症亦有效果，适用于除癌瘤外还有其他血瘀证候的患者。

3. 化痰散结：有较多的有毒中药兼有化痰散结的功效。如马钱子苦寒有大毒，能解毒散结消肿，祛皮里膜外凝结之痰毒。威灵仙辛咸微苦温有毒，能除湿通络止痛，治痰饮积聚。山慈菇甘微辛寒有毒，能攻坚解毒，消痰散结，逐水行瘀。泽漆辛苦微寒有毒，能利水消肿，化痰散结。天南星辛苦温有毒，能燥湿化痰，消肿散结，下气开结闭。雄黄辛苦温有毒，能解毒，燥湿祛痰，消肿散结，主积聚诸病。这些有毒中药用于治疗癌症亦有疗效，适用于有痰结证候的癌症患者。

4. 清热解毒：有很多有毒中药兼有清热解毒的功效。如长春花苦寒有毒，能解毒清热平肝，主治多种癌肿。蟾皮苦凉有毒，能清热解毒，利水消胀，治瘰疬肿瘤。重楼苦微寒有毒，能清热解毒，消肿止痛，主治一切无名肿毒，攻疮毒瘰疬。鸦胆子苦寒有毒，能清热解毒凉血，祛积滞。藤黄酸涩凉有毒，能攻毒消肿。山豆根苦寒有毒，能泻火解毒，善除肺胃郁热，能消乳岩。喜树辛苦寒有毒，能清热解毒，散结消积。这些有毒中药用于治疗癌症亦有程度不同的疗效，适用于有热毒证候的癌症患者。

5. 利水消肿：有些有毒中药兼有利水消肿的功效。如龙葵苦寒有毒，能清热解毒，活血利水消肿，平喘止痒。红大戟苦寒有毒，能泻水逐饮，攻毒消肿散结。芫花辛温有毒，能逐水祛痰，解毒。商陆苦寒有毒，能通二便，泻水，解毒散结。蟾蜍辛凉有毒，能破坚结，行水湿，化毒定痛。这些有毒中药常用于癌症胸腹水肿等证候。

6. 祛风止痉：有些有毒中药兼有息风止痉的功效。如全蝎辛平有毒，能祛风止痉，通络止痛，攻毒散结。蜈蚣辛温有毒，能祛风止痉，攻毒散结，消肿止痛，治疗心腹寒热结聚。禹白附辛温有毒，能祛风痰，定痉搐，解毒散结止痒。这些有毒中药常用于脑肿瘤或脑转移癌引发的风动证候。

7. 扶助正气：有些有毒中药兼有扶助正气的功效。如仙茅辛温有毒，能温肾阳，壮筋骨，祛寒湿，治瘰疬。藤梨根苦涩凉有毒，能解毒利湿活血，健胃催乳，治瘰疬。壁虎咸寒有毒，能祛风定惊，解毒散结，破血积包块，滋阴降痰。这些兼有扶正功效的有毒中药在肿瘤临床上更为多用。大多数以毒攻毒有毒中药具有多种功效与作用。在这些有毒中药中虫类药具有较好的作用。虫类药善搜剔逐瘀，善治久治不愈的疑难病症。肿瘤临床上常多用有毒虫类药治疗癌症，以其软坚消癥之功，消除癥积肿块。

以毒攻毒的抗癌作用与机制

在癌症临床上，以毒攻毒治法有良好的效果。近年来的大量临床观察和实验研究均充分验证了这一治法理论的科学性。通过临床疗效观察和药理筛选证明，许多有毒中药及其有效成分都有较强的抗肿瘤活性。

1. 有毒动物药：如蟾蜍毒具有较强的抗肿瘤作用，对皮肤、子宫颈、肝、肺、乳腺等部位的癌肿，疗效显著，可抑制癌细胞生长和扩散，升高白细胞及镇痛。用蟾蜍制剂治疗多种癌症，均获得不同程度的疗效。药理实验证明，蟾蜍提取物在体外能抑制人的卵巢腺癌、胃癌、肝癌等多种癌细胞的生长。蟾蛲毒主要药效成分为蟾酥毒基、脂蟾毒配基。斑蝥毒抑制癌细胞活性强，可广泛用于肺、消化道、乳腺等部位的癌症，还可升高白细胞，改善肝功能。斑蝥中主要药效成分是斑蝥素。其抗肿瘤的显著作用表现为诱导癌细胞凋亡。全蝎及其提取物对肿瘤细胞有直接的细胞毒作用，对一些移植性动物肿瘤有显著抑制和预防作用。其作用机制主要有细胞毒作用，抑制肿瘤细胞生长，诱导癌细胞凋亡，调节和增强免疫功能。蛇毒的主要成分是含毒素的蛋白质、酶等。以蛇毒为主的制剂，对消化道、呼吸道、乳腺、生殖器、血液、脑等部位的癌肿有较好的治疗作用。蛇毒治癌作用快，可缩小肿瘤、减轻症状、延长寿命，疗效显著而可靠。蜂毒可抑制癌细胞生长，对肺、淋巴、乳腺、绒毛膜上皮等部位的癌症疗效较好，其镇痛作用十分显著。

2. 有毒植物药：如藤黄具有抗肿瘤作用，并多次实验证明其主要有效成分为藤黄酸。其有效成分藤黄酸、别藤黄酸对肝癌、宫颈癌、肉瘤等肿瘤有明显抑制作用。其主要抗肿瘤作用为细胞毒性，抑制肿瘤生长。重楼对肝癌、肉瘤等肿瘤有抑制作用。其成分皂苷对白血病有细胞毒作用。其甲醇提取物抗肿瘤活性很明显，水提取物的细胞毒活性相对较小。重楼用于消化道、肺、脑部位的肿瘤，有一定疗效。

3. 有毒矿物药：如砒霜所含三氧化二砷为良好的抗肿瘤药，它能与癌细胞中含巯基的化合物高度结合，使含巯基的酶的活性受到严重抑制，阻止癌细胞的核酸代谢，干扰 DNA 和 RNA 的合成，从而抑制癌细胞的增殖；还能诱导癌细胞发生凋亡和分化，并能抑制癌细胞端粒酶的活性，从而发挥抗癌效应。雄黄其主要成分是二硫化二砷，常用它来治疗白血病等癌症。诱导细胞凋亡是其抗癌的主要作用。这些有毒矿物药主要在血液系统和消化系统的肿瘤临床上运用较为广泛。

现代医药学对以毒攻毒中药进行了大量的实验研究表明，其抗肿瘤机制主要有以下方面。

杀伤抑制：大多数以毒攻毒中药都直接对癌细胞有杀伤抑制作用，可抑制癌细胞 DNA、RNA 合成，抑制蛋白质合成，阻滞癌细胞的有丝分裂。

诱导凋亡：细胞凋亡是由基因控制的细胞自我消亡过程。其特征是质膜保持完整性，而核染色质固缩，内源性内切酶激活，将染色质 DNA 降解成寡聚小体，无整个组织的破坏和炎性反应。多数以毒攻毒中药具有明显诱导癌细胞发生凋亡作用。

诱导分化：不少以毒攻毒中药及其有效成分具有较好的诱导分化作用，能使癌细胞重新分化而向正常方向逆转。

抑制代谢：有些以毒攻毒中药通过抑制癌细胞的物质代谢，抑制肿瘤的生长。

调节免疫：有些以毒攻毒中药通过免疫调节作用激活多种免疫细胞，刺激网状内皮系统，以达到提高机体对癌细胞的杀灭作用等。

以毒攻毒的抗癌应用与配伍

以毒攻毒中药及其提取物已在恶性肿瘤治疗中取得较好疗效，而且对化学治疗不敏感的晚期癌症效果也较为满意。以毒攻毒治法主要适用于有实体瘤存在，或有转移灶存在，或有转移复发倾向等有癌毒存在的患者。在运用以毒攻毒治法时应注意如下几点。

正气状况：患者的正气状况应能承受以毒攻毒的治疗，不会导致气血阴阳和脏腑精气的进一步损伤和恶化。

攻补比例：中医药抗癌治疗总的必须攻补并施，根据正气亏虚的情况酌情处理攻补比例，或攻为主，或补为主，或攻补相当。一般情况下三七开较为多用，即三分攻毒，七分扶正。对于特别虚弱的晚期癌症患者，在大剂调补之剂中酌情加 1～2 味攻毒中药。

用量大小：以毒攻毒中药的运用，一般从小剂量开始，逐周或逐月加量。根据临床经验，有些有毒中药也可超常规用量，但一定要注意毒性反应，一旦出现毒性反应，立即减量或停药。

在运用以毒攻毒抗癌时应特别重视配伍。根据中医"同类相须"和"异类相使""异类相制"的配伍原则，将功用相同或功用不同的中药合用，以促进疗效或减轻毒副反应。以毒攻毒的配伍主要有如下几方面。

与扶正药的配伍：癌症是在人体正气亏虚的基础上发生和发展的，加之以毒攻毒中药本身具有毒性，能损伤正气，故须配伍扶正药。

与化痰药、化瘀药的配伍：癌症的显著病理特点是在正虚的基础上形成的毒、痰、瘀的胶结互生。毒能生痰，痰能生毒；毒能生瘀，瘀能生毒。故须配伍化痰药、化瘀药，以提高削坚消积的抗癌效果。总之，以毒攻毒的抗癌配伍须根据辨证论治进行，做到发挥最大功效和降低到最小毒性。只有辨证论治抗癌，才能正确地运用好以毒攻毒治法。

305　解毒治癌十法

　　清热解毒法是中医肿瘤学的重要治法之一，迄今问世的中医肿瘤专科书籍中，无不把清热解毒法列为祛邪抗癌第一大法，目前的中医肿瘤临床用药或抗肿瘤中药筛选的药理实验研究，清热解毒类中药几乎占 60％ 以上，因而学者侯超等认为，探讨清热解毒法的演进与内涵，有利于拓宽临床视野，提高临床疗效。

清热解毒法的形成与演进

　　清热解毒法所治的热毒，作为病因概念始见于《黄帝内经》。如《素问·五常政大论》中就提出"热毒"之名。清热解毒法就是根据《素问·至真要大论》"热者寒之""治热以寒"之旨，选用泻热降火、清解泄毒之品直接祛除病邪，足见本法主要针对热毒而设。汉代张仲景《金匮要略》有"阳毒"为病之论，开清热解毒祛瘀法之先河，该法以清热解毒药和祛瘀药为主组方，代表方为升麻鳖甲汤和大黄牡丹汤。《伤寒论》则常用葛根芩连汤、白头翁汤治热痢。隋代巢元方《诸病源候论》有"时气毒""温病毒""热病毒"的记述。唐代孙思邈在《千金方》云"凡除热解毒，无过苦醉之物。故多用苦参、青葙、栀子、草苗、苦酒、乌梅之属……除热解毒最良"。并在实践中把清热解毒方药灵活地运用到急性热病、痈疽恶肿、瘟疫中毒、风毒脚气、毒热卒发、热毒下结等病症，扩大了清热解毒法的适应范围。宋金时期的刘河间，在创立火热学说的同时，提出"寒凉治温"，制订了不少疗效卓著的清热解毒方剂。明、清以后，吴又可、余师愚、叶天士、薛生白等温病大家均从不同角度阐述了温热邪毒的含义，立法施治尤重泄热解毒。拓宽了清热解毒法治疗温病的范畴。

　　现代认为清热解毒法是指具有清解火热毒邪的治法，病因主要针对疫毒感染、热盛成毒、火毒内生三大病因而设，主要治疗疮毒、瘟毒发斑、热毒下痢、虫蛇咬伤、癌肿、急性热病等疾病。常用方剂有黄连解毒汤、泻心汤、栀子金花汤、清瘟败毒饮、凉膈散、普济消毒饮、仙方活命饮、五味消毒饮、四妙勇安汤等。治疗现代常见病如冠心病、急性脑出血、脑梗死可获良效。

清热解毒法实质内涵

　　清热解毒法，为使用兼有"清热"和"解毒"作用的药物而达到清解热毒之邪的方法，既属于清法，又归于解毒法。清法范围很广，除清热解毒法外，还有清热泻火法、清热燥湿法、清热凉血法及清透虚热法。运用清热解毒法时，需结合临床实际与其他清法配合使用，如温邪袭卫，则疏卫解毒；热入气分者，清气解毒；热入营分，则清营解毒；热入血分者，凉血解毒。解毒法的范围也很广，除清热解毒之外，还可通过催吐、通下、利尿、发汗等方法达到解毒的目的，药物涵盖了涌吐药、攻毒杀虫止痒药、拔毒化腐生肌药等。故而，简单地将清热解毒法等同于清热法、解毒法或是将其与清热泻火法、解毒消肿法相混淆都是狭隘或片面的。

　　"清热解毒"法解的是什么"毒"？历代中医典籍多从临床表现上加以归纳、引申，而缺乏微观机制研究，近代许多研究证实清热解毒方药既能解"外源性之毒"，即细菌、病毒和内毒素，还能解"内源性之毒"，即氧自由基和炎性细胞因子。研究发现，清热解毒中药甘草及其提取物能直接杀灭幽门螺杆菌，蒲公英乙醇提取物及黄连总生物碱均具有抗氧化作用。

清热解毒法在中医肿瘤学科的应用

肿瘤的病机为本虚标实，即全身为"虚"、局部属"实"，热毒内蕴为"实"的主要病机。盖因血遇热则凝为瘀，津遇火则炼成痰，瘀血、痰浊与热相结形成热毒，壅塞脏腑经络，结聚成瘤。如宋代《卫济宝书》指出"癌疾初发，却无头绪，只是肉热痛"，《医宗金鉴·外科心法要诀》论舌疳（舌癌）云"此证皆由心脾火毒所致"。肿瘤相关炎性反应与火热毒邪相关密切，如肿瘤晚期出现坏死、溃烂甚或并发感染的肿瘤相关炎性反应表现，常有局部红肿热痛及全身发热、口渴、尿赤、便秘等热性证候，如直肠癌之大便脓血伴肛门红肿热痛，白血病的吐衄发斑、持续低热等，均为火毒伤人的表现。研究证实，炎性反应微环境是促癌转移的重要因素，运用清热解毒法消除肿瘤相关炎性反应可达到控制肿瘤发展的目的。

清热解毒法对肿瘤的放射治疗、热疗等局部治疗有增效减毒作用。如放射治疗是用各种不同能量的射线照射肿瘤，以抑制和杀灭癌细胞。放射治疗后机体往往表现出火邪热毒致病的表现，如局部红肿热痛、高热、四肢抽搐、颈项强直等，运用清热解毒法配合滋阴生津、养阴润肺等治法，对减轻放射治疗损害大有裨益。同样，肿瘤的热疗如射频消融、微波热疗、超声聚焦、放射性粒子植入等，引起的正常组织损害也类似于"热毒""火邪"侵犯，临床多运用清热解毒法减轻发热、口渴、便秘及局部损害等证候。半个世纪以来，我国已对 3000 余种中药和近 300 个复方进行了抑瘤筛选及药理研究，对癌细胞有直接抑杀并经临床验证有效的中药大部分为清热解毒药，如重楼（含重楼总皂苷）、冬凌草（含冬凌草甲素）、山慈菇（含秋水仙碱）等。清热解毒药可通过抑制细胞增殖、诱导细胞凋亡、分化及逆转、调节机体免疫水平、调控细胞信号通路及传导、抗基因突变、抑制肿瘤血管生成和抗多药耐药等多种途径发挥抗肿瘤作用。剂型有单药、复方、成药及静脉注射液，广泛用于治疗各类癌瘤、配合放射治疗、化学治疗增效减毒、抗侵袭转移等。

癌毒实质与解毒治癌十法

中医学古籍提及"癌毒"，包括导致生长癌瘤的毒邪和癌瘤长成后产生机体危害的内毒。癌毒是恶性肿瘤发生发展过程中体内产生的一种特殊的毒邪，具有猛烈性、顽固性、流窜性、隐匿性与损正性，常与痰、瘀、湿等病理因素胶结存在、互为因果、兼夹转化、共同为病。研究发现"癌毒"病机理论与肿瘤炎性微环境关系密切。故引起癌肿的"毒"，既不同于六淫之邪，也不同于痰浊、瘀血等诸邪，或因瘀热互结成毒，或因毒邪郁久化火，每与热邪有关。根据"癌毒"偏于热性，常与痰、瘀、湿等病理产物互生互助的特点，治疗上多以清热解毒法为主，配合活血化瘀、除痰散结等治法，结合不同癌瘤的病理特点和脏腑辨证，拟订出以祛邪解毒为主的常用抗癌解毒十法。

1. 泻肝解毒法：有泻肝凉血、解毒止痛、利湿消肿的功效，适于肝癌症见肝热血瘀者，选用龙胆、苦荟、半枝莲、蒲公英、栀子、茵陈、大黄、莪术、牛黄、柴胡、白芍、三七、川楝子、溪黄草、土鳖虫等。

2. 启膈解毒法：有启膈开关、解毒活血、除痰止呕的功效，适于食管癌受纳阻滞、脘痛呕逆者，选用守宫、蟑螂、浙贝母、法半夏、胆南星、急性子、重楼、蒲公英、威灵仙、乌梅、旋覆花、赭石等。

3. 和胃解毒法：有和胃降逆、解毒祛瘀、消滞止痛的功效，适于胃癌隔食不下、脘痛呕吐者，选用法半夏、郁金、莪术、三七、水蛭、蒲黄、五灵脂、鸡内金、枳实、菝葜、藤梨根、蒲公英、肿节风等。

4. 理肠解毒法：有理肠逐瘀、祛湿解毒、通腑止血的功效，适于肠癌腹痛、下痢赤白者，选用苦参、槐花、金银花、地榆、败酱草、白花蛇舌草、大黄炭、白芍、黄芩、五倍子、罂粟壳、仙鹤草等。

5. 通窍解毒法：有通窍清肺、解毒散结、除痰消积的功效，适于鼻咽癌头痛涕血或颈部肿块疼痛者，选用炮穿山甲、守宫、蜂房、石上柏、天葵子、苍耳子、辛夷花、夏枯草、鱼腥草、山慈菇、海藻、昆布等。

6. 清肺解毒法：有清肺止咳、解毒除痰、益气消癥的功效，适于支气管肺癌痰热内壅、气促胸痛者，选用鱼腥草、桑白皮、地骨皮、瓜蒌、葶苈、桃仁、葶苈子、浙贝母、守宫、地龙、沙参、天冬、石上柏等。

7. 散结解毒法：有散结软坚、活血解毒、疏肝调经的功效，适于乳腺癌肿块未溃、硬实疼痛者，选用山慈菇、穿山甲、蜂房、王不留行、当归、川芎、柴胡、白芍、郁金、法半夏、夏枯草、天冬、重楼等。

8. 舒胞解毒法：有舒胞祛瘀、解毒利湿、止血止带的功效，适于子宫颈癌带下赤白、崩中臭秽者，选用苦参、莪术、蜂房、王不留行、天花粉、胆南星、地榆炭、栀子、牡丹皮、柴胡、血竭、五倍子、杜仲、重楼等。

9. 除痰解毒法：有除痰散结、解毒消积、祛湿通络的功效，适于恶性淋巴瘤消瘦发热、肝脾肿大者，选用鳖甲、土鳖虫、蜈蚣、僵蚕、胆南星、法半夏、莪术、海藻、昆布、连翘、猫爪草、夏枯草、蒲公英、白花蛇舌草、山慈菇等。

10. 凉血解毒法：有凉血止血、清热解毒、祛瘀消癥的功效，适用于各类白血病或慢性白血病急性发作者，选用青黛（研末冲服）、生地黄、牡丹皮、茜根、仙鹤草、血余炭、墨旱莲、天花粉、麦冬、蒲公英、白花蛇舌草、西洋参等。

以上枚举常用抗癌解毒十法，主要针对十大常见癌瘤而创设，较多选用清热解毒类中药治疗，临床具体施治时，需不偏离辨证论治的宗旨，如见兼症急剧，宜按照"急则治其标"的原则对症治疗，若体质虚衰，气息奄奄，不任寒凉攻伐，则宗"缓则治其本"的大法，扶正祛邪兼顾，或从寓攻于补论治。运用清热解毒法攻伐肿瘤时，必须时时顾及正气，协调整体与局部的关系，以期达到"治病留人""带瘤生存"的目的。

306 癌毒病机的生物学基础

　　学者程海波等及其团队围绕肿瘤微环境领域的前沿热点——肿瘤细胞来源外泌体（CCEs）开展研究，初步研究发现肿瘤细胞来源外泌体作为调控肿瘤微环境的重要因素，与导致肿瘤发生、发展的关键病机——癌毒，在产生、特性及致病机制等方面具有诸多相似之处，因此提出癌毒病机与肿瘤细胞来源外泌体密切相关，肿瘤细胞来源外泌体可能是癌毒病机的生物学基础。

产　生

　　癌毒病机理论认为，癌毒为内生之毒，是体内产生的一种导致肿瘤发生发展的特殊毒邪。具体来说，癌毒是在脏腑功能失调、气血郁滞的基础上，受外邪侵袭、情志失调、饮食不节、正气亏虚等内外多种因素诱导而在体内生成，此为癌毒产生之源。另一方面，癌毒既是病理产物，又是致病因素。癌毒产生以后进一步损伤脏腑功能、阻滞气血津液运行，久之津失输布则聚而成痰，血行不畅则滞而成瘀，痰瘀之邪蓄积体内，为癌毒滋生提供有利的内环境，诱生癌毒更盛。同时，癌毒并非单一致病因素，而是与多种病邪兼夹形成复合病理因素，按主要兼夹病邪可以进一步分为痰毒、瘀毒、热毒、湿毒、风毒、寒毒等，此为癌毒生长之依附。

　　肿瘤细胞来源外泌体是肿瘤细胞分泌的一种囊泡小体，为肿瘤微环境的主要组成部分，是影响肿瘤侵袭、转移的重要因素，在肿瘤微环境调控中发挥重要作用，可介导细胞间的信息交流和物质交换，诱导上皮间质转化，帮助肿瘤细胞免疫逃逸，引发血管生成，从而促进肿瘤的侵袭转移。最新研究表明，肿瘤微环境中普遍存在的酸性、缺氧条件也是外泌体大量释放的诱因。可见，癌毒与肿瘤细胞来源外泌体在产生上有诸多相似之处。第一，两者都是在一定条件下体内产生的关键致病物质，癌毒由多因素诱导而生，是导致癌病发生发展的一类特异性致病因子；肿瘤细胞来源外泌体是由肿瘤细胞分泌，是导致肿瘤侵袭转移的一类生物活性物质。第二，两者的产生均受机体内环境的调节，痰瘀亢盛则诱生癌毒；酸性、缺氧微环境可以促进肿瘤细胞释放外泌体增多，而有研究发现酸性微环境类似于中医病机之痰，缺氧微环境类似中医病机之瘀。第三，癌毒与肿瘤细胞来源的外泌体均是复合性致病物质。癌毒是在正虚的基础上多邪积变而来，其产生后与痰、瘀、热、湿、风、寒等病理因素兼夹形成复合病邪而共同为病，肿瘤细胞来源外泌体内含有蛋白质、脂质、DNA、mRNA、LncRNA、miRNA等多种生物活性成分，交织成复杂的生物信号网络，通过多种途径调控肿瘤发生发展。

致病特性

　　1. 致癌性：癌毒是导致肿瘤生成的特殊毒邪，癌毒的存在是肿瘤形成的先决条件。癌毒内蕴机体，蓄积日久导致肿瘤产生，故癌毒具有致癌性，此为癌毒区别于其他毒邪的根本特性。同样，肿瘤细胞来源外泌体携带蛋白质、脂质和核酸等形式的恶性信息，含有肿瘤特异性抗原，可以重新编程受体细胞，诱导其表观遗传发生变化，是肿瘤微环境中基质细胞的表型和功能改变的主要原因。可见两者均具有致癌性，在促进肿瘤发生发展方面居于主导地位。

　　2. 隐匿性：肿瘤起病之初，癌毒深伏脏腑经络，潜藏骨髓血脉，隐而难察，一旦显露则已难遏制。肿瘤细胞来源外泌体分布于循环体液，亦不易察觉，两者均具有隐匿特性。虽然从外泌体中检测到的生物标记物在早期发现、诊断、预测治疗效果和判断肿瘤预后方面具有潜在的价值，但是体液中存在的外泌体来源于不同的细胞类型，运用蛋白质组学分离会不可避免地受到高丰度的非外泌体蛋白影响，因此确定与特定肿瘤细胞来源外泌体最相关的分子标记仍然是一个重大的挑战。

3. 凶顽性：癌毒致病，病势凶猛，症情乖异，正邪混处，难拘一格，并且癌毒内蕴体内，难以祛除，缠绵难愈，即使暂消，仍易复萌，再度发展。肿瘤细胞来源外泌体含有富集浓度的肿瘤分子特征，在肿瘤细胞重新编程周围环境，创造利于肿瘤生长的条件中发挥至关重要的作用。肿瘤细胞之间通过外泌体交换具有致癌活性的蛋白质，既促进抗凋亡基因的表达而增强致癌能力，又可赋予非耐药肿瘤细胞产生化疗耐药性，使肿瘤细胞的恶性增殖和转移潜力得到不断增强。

4. 流窜性：癌毒流窜走注，善变不居，难以局限，随血脉流窜全身，并在它处附着为患。这是肿瘤转移播散的根本原因，也是其为病顽固难治的原因之一。肿瘤细胞来源外泌体存在于循环体液中，随循环系统流至远处组织器官，同时外泌体作为肿瘤中分子信息的载体，不断穿梭于肿瘤细胞与受体细胞之间。通过外泌体介导的信息传递，肿瘤细胞可以调节与基质细胞、炎症细胞、树突状细胞、免疫细胞或血管细胞的相互作用，启动转移生态位的形成。

5. 损正性：癌毒内生侵袭人体，耗损气血津液，伤及五脏六腑，导致机体气血津液亏虚，脏腑功能失调，表现出形体消瘦、疲劳乏力、不思饮食等虚损状态，晚期终致五脏皆衰，气血耗竭，甚至阴竭阳亡。肿瘤细胞来源外泌体也富含免疫抑制分子，其组成部分如 miR-21、miR-155、miR-146a 和 miR-568，可调节各种免疫细胞的分化和功能，并常常呈免疫抑制效应或诱导免疫细胞凋亡。另有动物实验表明，肿瘤细胞来源外泌体可以通过阻断 IL-2 介导的 NK 细胞活化及其对肿瘤细胞的细胞毒性反应而促进肿瘤的生长。

致病机制

癌毒病机理论认为，癌毒产生后往往与痰、瘀、湿、热等病理因素相互兼夹，胶结存在，形成痰（湿）毒、瘀毒、热毒，随体质、病邪、病位而从化，表现证类多端，终至邪毒损正，因病致虚，癌毒在至虚之处留着而滋生，癌毒流注与相关脏腑亲和而转移。肿瘤细胞来源外泌体在酸性微环境、缺氧环境、炎性微环境、免疫微环境和转移前微环境等调控机制中发挥重要作用，在影响肿瘤侵袭、转移的致病机制上与癌毒非常相似，具有一致性。

1. 痰（湿）毒与酸性微环境：癌毒内生，阻滞气机，津液输布失常，酿生痰湿，形成痰（湿）毒。湿邪致病具有重浊、黏滞、趋下特性，与酸性微环境中积累的大量酸性代谢产物特征相似。肿瘤细胞来源外泌体可以重新编程肿瘤细胞代谢机制，抑制线粒体氧化磷酸化，从而增加肿瘤细胞中的糖酵解和谷氨酰胺依赖性还原羧化，即肿瘤细胞来源外泌体增强了肿瘤细胞代谢中的"War-burg 效应"，葡萄糖化成乳酸，使肿瘤细胞外局部环境的 pH 变低，形成酸性微环境。

2. 瘀毒与缺氧微环境：癌毒留结，脏腑经络气机郁滞，血行不畅则形成瘀毒。而瘀毒血流不畅、运行受阻的表现，与肿瘤微环境中微循环障碍，不能正常运送补充氧气呈现缺氧状态促使血管大量增生相似。缺氧微环境促进肿瘤细胞释放富含血管生成蛋白的外泌体，然后由内皮细胞内化，促进新生血管的形成。也有研究表明低氧条件下肿瘤细胞分泌的 miR-210 含量明显增加，并证实 miR-210 是促进血管生成的主要参与者。

3. 热毒与炎性微环境：肿瘤患者体内酿生痰湿，日久郁而化热，形成热毒，表现出炎热、升腾的特性，与肿瘤炎性微环境中存在的炎性细胞、炎症因子、趋化因子等特征相似。肿瘤细胞来源外泌体含有肿瘤相关活性分子如花生四烯酸，前列腺素，磷脂酶 A2、C 和 D 等，能够提供将正常细胞转化成瘤细胞所必需的炎症信号，有助于肿瘤形成炎性微环境。

4. 因毒致虚与免疫微环境：癌毒具有损正性，随着病情的进展，毒恋正虚，损伤脏腑，耗竭气血，因病成损，因毒致虚，与免疫功能低下的肿瘤免疫微环境具有类似之处。肿瘤细胞来源外泌体可被视为免疫检查点抑制剂，其富含免疫抑制分子，与肿瘤微环境和循环中的免疫效应细胞相互作用，传递抑制免疫功能效应的负信号，促进肿瘤细胞从免疫系统逃逸。如外泌体内含的 miR-214 可以被转运至 CD4$^+$ T 细胞内，通过靶向肿瘤抑制因子 PTEN，激活 P13K/Akt 通路，诱导 Treg 细胞增殖，促进免疫逃逸。

5. 癌毒流注与转移前微环境：癌毒流注是肿瘤转移的病机关键。当恶性肿瘤生长到一定阶段，癌毒随血脉流窜走注，并在它处停积，继续阻隔经络气血，酿生痰瘀，形成新的肿块。肿瘤细胞来源外泌体是转移前微环境形成的关键介质，参与原发性肿瘤转移性扩散的重要步骤。其中调节血管内皮细胞活性可能是一个关键因素，如外泌体所含的 miR-105 可以增加次级器官的血管通透性，促进肿瘤细胞的定植转移，此外，肿瘤细胞来源外泌体也可以直接针对其他非免疫基质细胞（包括间充质干细胞、成纤维细胞和上皮细胞）改变转移前微环境，从而通过重塑细胞外基质和诱导血管生成来促进肿瘤转移。

癌毒病机与肿瘤细胞来源外泌体都是导致肿瘤发生发展的主要因素，虽然两者分别从中西医两种医学理论体系对影响肿瘤侵袭转移的机制进行阐释，但本团队研究发现两者密切相关，癌毒病机与肿瘤细胞来源外泌体的产生、特性及致病机制非常相似，具有较多契合、相通或一致之处，可谓殊途同归，不谋而合。肿瘤细胞来源外泌体可能是癌毒病机的生物学基础，对进一步揭示癌毒病机理论的科学内涵具有重要意义。

307　从癌毒辨治恶性肿瘤病机分析

　　周仲瑛教授学验俱丰，擅治疑难杂病，对恶性肿瘤的辨证及治疗有独到经验。临证思想之一就是"审证求机"，"机"就是病机，提出把握病机是提高中医临床疗效的关键，病机是理论联系实际的纽带，是通向论治的桥梁，开展病机研究是中医学理论发展的突破口。恶性肿瘤病机复杂，在一个病例中，往往包含多个单一病机，为便于研究，学者程海波等把这些复合病机拆分成多个单一病机，即病机要素。根据周教授辨治恶性肿瘤病案中的病机描述，通过对其规范化，按研究方法中的提取方法提取病机要素，从治疗恶性肿瘤的有效案例入手，分析各常见恶性肿瘤病机要素及病机要素之间的关系，对独特的病机学说进行研究，这对于深度挖掘名老中医经验及提高恶性肿瘤的辨治具有重要的意义。

资料与方法

　　1. 临床资料：所有病例均来自于 2003 年 12 月至 2006 年 12 月经周仲瑛教授诊治的恶性肿瘤患者，符合诊断明确、记录相对完整的要求，共 1045 例。其中脑瘤 78 例（原发 32 例，转移 46 例），肺癌 332 例（原发 275 例，转移 57 例），胃癌 160 例，肝癌 230 例（原发 109 例，转移 121 例），大肠癌 97 例，食管癌 66 例，乳腺癌 87 例，其他癌 209 例。男性 622 例，占 59.5%，女性 423 例，占 40.5%。年龄 5~88 岁，平均（57.45±13.091）岁。

　　2. 研究方法：

　　（1）建立肿瘤个案数据库：应用 Ep idata 3.1 数据管理软件，建立肿瘤个案数据库，内容包括人口学信息、四诊信息、实验室数据、诊断、病机、方药等。

　　（2）症状规范化：根据《中药新药临床研究指南》将原始病案中的症状进行规范，以利于数据录入及分析。其中主要症状规范：神萎、精神不佳、神气虚败、精神萎、神气虚怯、神疲归属于精神萎靡；乏力、腿软乏力、稍有疲劳、不耐劳累、易疲劳、疲劳无力规范为疲劳乏力；面色暗黄、面黄灰滞、面晦、面色青灰规范为面色晦暗；面黄、面色暗黄、面目黄、面浮黄规范为面色萎黄等。

　　（3）录入数据：把上述收集到的周仲瑛教授治疗恶性肿瘤病案 1045 例录入 Ep idata 3.1 数据库中。

　　（4）提取从"癌毒"论治的病例：把全部数据导入 SPSS 中，建立 sav 文件，命名为"全部病例.sav"，将病机中含有"毒"的病例提取，新建一个 sav 文件，命名为"癌毒病例.sav"。共提取从"癌毒"论治的病例 898 例。其中脑瘤 71 例（原发 26 例；转移 45 例，其中来源于肺者 37 例，来源于肝者 5 例，来源于乳腺者 3 例），肺癌 321 例（原发 266 例；转移 55 例，源于胃者 1 例，源于食管者 5 例，源于肝者 4 例，源于肠者 18 例，源于乳腺者 16 例，其他部位 11 例），胃癌 105 例，食管癌 45 例，肝癌 207 例（原发 109 例；转移 98 例，其中源于肺者 20 例，源于胃者 21 例，源于食管者 3 例，源于肠者 21 例，源于乳腺者 9 例，其他部位 24 例），肠癌 86 例，乳腺癌 80 例，其他 181 例。男性 530 例，占 59%，女性 362 例，占 41%。

　　（5）病机要素提取：根据"癌毒"理论，癌毒致病具有依附性，即癌毒必须依附于其他病邪致病，故本研究主要探讨癌毒与痰瘀湿热等邪互结致病的证候特点及用药规律，根据上述研究目的，病机要素提取："热毒痰瘀互结"提取为"热毒"（即热与癌毒互结，余同）、"痰毒"（痰与癌毒互结，余同）、"瘀毒"（瘀与癌毒互结，余同）；"湿热毒瘀互结"提取为"湿毒""瘀毒"；"风痰瘀毒"提取为"风毒""痰毒""瘀毒"；"痰气瘀阻，癌毒内蕴"提取为"痰毒""瘀毒""气郁"；"气阴两虚""气阴两伤""气阴交亏""阴伤气耗""津气两虚"提取为"气虚""阴虚"等。

3. 统计学方法：运用 SPSS 15.0 统计软件，采用频数法、因子分析、Logistic 回归分析等统计学方法。

研 究 结 果

1. 采用频数法：探讨恶性肿瘤总体及各常见恶性肿瘤中常见的病机要素。

2. 采用因子分析法：以总体病机要素及各病种中病机要素作为变量进行因子分析，得出总体及各类恶性肿瘤中病机要素的常见组合，因子 1 是主要组合，因子 2 是次要组合，因子 3 是较少见组合。

讨 论

1. 病机要素分析：在辨治恶性肿瘤的医案中，病机要素有虚、实两个方面，常见的实性病机要素主要是癌毒与瘀、痰、热、湿、风等互结所形成的复合病邪；其中以癌毒与瘀互结致病最为常见，高达92%。传统中医学认为，瘀毒内结，积块形成，如《诸病源候论》所云"血瘀在内，时发体热面黄，瘀久不消，则变成积聚症瘕也"。现代研究也已证明在恶性肿瘤患者体内存在着微循环障碍"血瘀"状态，即瘀毒互结是恶性肿瘤普遍存在的病理状态。本研究与传统中医及现代研究相一致。中医学理论认为，肿块多为痰、瘀等有形之邪所致，故痰在肿瘤的辨治中亦占重要地位，本研究病例中，痰毒互结者占59%。此外，根据肿瘤所发生的部位不同以及癌毒所致的机体病理变化不同，也会出现湿、热、风等病邪为患。虚，在恶性肿瘤的病机因素中也占有很大的比例，包括了气、血、阴、阳的亏虚以及肝、肾、脾胃的不足，其中以阴虚、气虚为多见，分别占 60% 和 59%，与肿瘤关系密切的脏腑主要有肝、脾胃、肾。

就某一病种，其病机要素各有侧重。导致脑瘤的实性病机要素主要有瘀毒、痰毒、风毒、热毒；因"脑居高巅，惟风可到"，故脑部疾病多与风及风痰有关，所以脑瘤多为癌毒与风、痰、瘀相互胶结为患。因本研究病例中，除了原发于脑部的肿瘤外，也把转移性脑瘤纳入分析范围，其中包含肺癌、肝癌及乳腺癌的脑转移瘤，有些原发瘤的表现较为明显，而脑瘤症状并不显著，故在其病机要素中也包含了热邪及湿邪。虚，也是脑瘤病机的一个重要方面，主要是肝肾不足，因肾藏精生髓，脑为髓海，又肝肾同源，水不涵木则易致阳亢化风，肝风上扰也是导致脑瘤的重要病机，故脑瘤与肝肾两脏密切相关。

肺癌的实性病机要素主要是瘀毒、痰毒、热毒，出现频率在 80% 以上，虚在肺癌中也普遍存在，主要是气虚与阴虚。本病病位在肺，日久肺病亦可累及脾、肾、肝，累及于脾则见脾气或脾阳虚弱；累及于肾则耗伤肾阴；或使得水不涵木，阳亢化风，肝风夹癌毒上扰清空，发为脑瘤；或肝肾不足，筋骨失养，癌毒走注，留于筋骨，发为骨转移瘤；或癌毒走注于肝，肝失疏泄，则可出现癌毒与湿邪互结为患。

胃癌的实性病机要素也以瘀毒为主，出现频率为 95%。此外湿毒、痰毒也占有较大比例，频率分别为 69% 和 47%。虚，是胃癌病机另一重要方面，主要为脾胃气虚，阴虚在胃癌病例中也占有一定的比例。胃癌病位在脾胃，脾胃气机靠肝木疏理，脾胃气壅又可妨碍肝之疏泄功能，故胃癌与肝脏关系密切。结合临床实际，胃癌中与肝有关的病机主要是土虚木乘或土壅木郁，或癌毒走注于肝，致使湿热瘀毒蕴结于肝，发为肝转移癌。

肠癌以虚性病机要素频率较高，说明周教授在辨治肠癌时，比较重视其正虚的一面。正虚以气虚及阴虚较为多见。肠癌病位在肠，属脾胃所主，故与脾胃密切相关，结合临床实际，脾胃在肠癌中的病机变化主要是脾胃虚弱，健运失司。因土虚每易受肝木克伐，出现肝郁乘脾之证，或癌毒走注于肝，而见肝脾两伤。此外，脾胃久虚，还易累及于肾，故肠癌还与肝、肾两脏有关。由上表还可看出，肠癌中的实性病机要素主要是湿毒与瘀毒，此外，癌毒走注，累及于肝、肺时，还可出现痰毒、热毒。

肝癌的实性病机要素主要是瘀毒与湿毒,虚性病机要素主要是阴虚与气虚,病变脏腑与肝、脾胃密切相关。结合临床实际,肝癌中肝、脾胃的病机变化主要是肝失疏泄,脾胃虚弱,土受木贼;日久湿热伤阴,亦可导致肝阴不足或肝肾阴虚;抑或寒湿伤阳,导致脾阳虚弱或脾肾阳虚。由于肝失疏泄,气机郁滞,血行不畅,"血不利则病水",故可致水饮内停;又脾胃虚弱,健运失司,水湿不化,亦可致水饮内停,故肝癌病例中亦有一部分存在着气郁、水停的病理变化。

食管癌的实性病机要素主要有瘀毒、痰毒、气郁,虚性病机要素主要是气虚、阴虚。与脾胃密切相关。周教授认为,食管癌起于气郁,多由忧思恚怒导致气机郁结,进而津液不布,血运不畅,产生痰瘀,酿生癌毒。然"噎膈一证,必以忧愁、思虑、积劳、积郁或酒色过度,伤阴而成"。故阴伤是其病机重点。食管属胃气所主,故与脾胃密切相关,在食管癌中,脾胃的病机变化主要是脾胃虚弱,运化失司。

本研究所收集的 80 例乳腺癌病例中有 17 例出现了骨转移,16 例肺转移,9 例肝转移,3 例脑转移。乳腺癌与肝、肾密切相关,结合临床实际,乳腺癌中肝、肾的病机变化主要为肝肾亏虚与肝郁气滞,也有一部分为癌毒走注,湿热瘀毒蕴结肝胆。实性病机要素主要是瘀毒与痰毒,其次为热毒,当出现肝转移时,也会有湿热瘀毒相互胶结致病的病理状态。研究所收集的乳腺癌病例中,绝大多数已经过手术及放疗、化疗和内分泌治疗,部分病例在经过上述治疗后又出现了肺、骨、肝等部位的转移。周教授指出,对于那些经过治疗后原发灶消失的患者,此时癌毒之势已大减,但并未彻底清除,体内仍有少量癌毒残留,但机体正气受挫明显,虚多实少,此时病机的重点是正虚,以气阴两虚和肝肾亏虚为多见。少量残余实邪多从痰毒、瘀毒、热毒论治。对于治疗后又出现了复发转移的患者,正已虚而邪实炽盛,根据不同的转移部位而呈现出不同的病理状态。出现肺转移者,多表现为热毒痰瘀互结、气阴两虚;出现骨转移者,多从热毒痰瘀互结,肝肾亏虚论治;出现肝转移者,多从湿热瘀毒互结,肝脾气阴两伤论治。

2. 病机要素常见组合分析:恶性肿瘤病机复杂,其为病并非单一因素致病,往往是多个病机要素复合致病。上述各病机要素之间也不是孤立的,它们相互影响,相互促进,所以分析病机要素之间的关系对于恶性肿瘤的辨治同样具有重要意义。

总体:因子 1 为痰毒、热毒、气虚、阴虚,说明这几个要素经常合并致病,结合临床实际,在周教授辨治的恶性肿瘤病案中,肺癌多为此种病机组合。因子 2 为风毒、肝、肾,肝肾亏虚,阴不涵阳,肝阳亢极则易化风,与癌毒互结而成风毒,故风毒与肝、肾关系密切,常合并致病。结合临床实际,原发于脑的肿瘤或以脑部症状为著的脑转移瘤常出现此种病机组合。因子 3 为痰毒、瘀毒、水饮、气郁,结合临床实际,此种病机组合常见于肝癌或胃肠道肿瘤伴有腹水病例中。

脑瘤:因子 1 为痰毒、瘀毒、热毒、气虚、阴虚;因子 2 为痰毒、瘀毒、风毒、肝、肾;因子 3 为风毒、肝、肾。说明这几种是脑瘤常见的病机组合。结合临床实际,因子 1 多为肺癌脑转移,而脑部症状不著的常见病机;因子 2 及因子 3 为原发性脑瘤或转移性脑瘤以脑瘤症状为主的常见病机组合。其中因子 2 邪实较著或邪实、正虚互见,因子 3 以肝肾亏虚、阳亢风动为主,而邪实不著。

肺癌:因子 1 为痰毒、瘀毒、热毒、气虚、阴虚;因子 2 为痰毒、瘀毒、热毒、风毒、肝、肾;因子 3 为湿毒、瘀毒、气虚、阴虚。说明肺癌有以上几种常见的病机组合。结合临床实际,因子 1 为肺癌最常见的病机组合;因子 2 常见于肺癌并发脑转移的情况;因子 3 常见于肺癌肝转移或来源于肝、胃、肠等部位的转移性肺癌。

胃癌:因子 1 为痰毒、瘀毒、气虚、阴虚、气郁;因子 2 为痰毒、气郁、脾胃;因子 3 为气虚、阴虚、肝、脾胃;说明胃癌常见上述 3 种病机组合。结合临床实际,因子 1 反应的病机是痰瘀毒互结于胃脘,胃腑气机郁滞,兼脾胃气阴两虚,邪实正虚均较明显,常见于进展期胃癌或复发转移性胃癌;因子 2 中反应的是痰气交阻于胃脘,脾胃气滞或虚弱,健运失司,其邪实以痰、毒、气郁为重,正虚不明显或以气虚为主,常见于胃癌早期;因子 3 以肝脾失调,气阴两虚为主,邪实不明显,常见于胃癌术后。

肝癌:因子 1 为痰毒、热毒、气虚、阴虚;因子 2 为痰毒、水饮、气郁;因子 3 为痰毒、热毒、肝、肾。说明肝癌常见上述几种病机组合，结合临床实际，因子1多见于肺癌肝转移或肝癌肺转移患者；因子2见于肝癌合并腹水的患者；因子3为原发性肝癌或者是源于胃肠道、乳腺等部位的转移性肝癌的常见病机组合。

肠癌：因子1为痰毒、瘀毒、热毒、气虚、阴虚；因子2为气虚、血虚；因子3为湿毒、气虚、阴虚；说明肠癌常见有上述几种病机组合。结合临床实际，因子1常见为肠癌伴有肺转移的患者；因子2、因子3为肠癌或肠癌肝转移常见的病机组合。

食管癌：因子1为热毒、气虚、阴虚；因子2为痰毒、气郁；因子3为脾胃；说明食管癌常见上述3种病机组合。结合临床实际，因子2反应的病机是痰气交阻于食管，阻隔胃气，常见于食管癌早期，是以标实为主，正虚不明显。因子1反应的病机是气郁化火，热毒内蕴，阴津不足，食管干涩；因子3反应的病机是病情晚期，脾胃虚弱，中阳衰微，运化无力。

乳腺癌：因子1为痰毒、热毒、气虚、阴虚；因子2为痰毒、瘀毒、热毒、肝、肾；因子3为瘀毒、湿毒、气虚、阴虚、肝。说明乳腺癌常见有上述几种病机组合。结合临床实际，其中因子1为乳腺癌合并肺转移的常见病机组合；因子2为乳腺癌及乳腺癌合并骨转移的常见病机组合；因子3为乳腺癌合并肝转移的常见病机组合。

3. 癌毒在各类恶性肿瘤发病中都起重要作用： 本研究结果显示，恶性肿瘤病机要素有虚、实两个方面，常见的实性病机要素主要是癌毒与瘀、痰、热、湿、风等互结所形成的复合病邪，各常见恶性肿瘤均是多个病机要素复合致病。结果显示不论从常见病机要素分析，还是从病机要素常见组合分析，癌毒在各类恶性肿瘤发病中都起非常重要作用。

308　肿瘤微环境对癌毒的认知意义

　　肿瘤微环境主要通过局部免疫抑制为肿瘤细胞的增殖生长提供庇护，并为肿瘤的生长提供适当的环境，从而促进肿瘤的增殖转移。"癌毒"学说是通过对肿瘤病因病机的深入研究提出的肿瘤病机理论，在正虚的前提下，"癌毒"与体内的痰浊瘀血等病理因素互为因果兼夹为病。学者于鹏龙等认为，二者在肿瘤病机阐释上具有一定相似性，通过对"癌毒"与肿瘤微环境两者间的分析，可以为中医肿瘤病机提供新的生物学基础，为中医治疗肿瘤提供科学依据。

　　恶性肿瘤在近年来已经成为导致人类因疾病死亡的重要因素之一。随着分子靶向治疗学说的迅速发展，现代医学将肿瘤的治疗策略从原有的单纯杀伤肿瘤细胞，逐渐转移到干预肿瘤发生发展的环境——肿瘤微环境。现代医学研究表明，肿瘤的发生与周边环境是有内在联系的，肿瘤细胞作为"种子"在适宜的"土壤"即肿瘤病位的生长过程，是其与组织附近的微环境共同作用的结果。肿瘤微环境是肿瘤细胞生存的重要场所，影响并调节肿瘤细胞的命运，相关研究表明肿瘤细胞的生物学特性能够因微环境的差异改变甚至发生恶性特征的逆转，这证明肿瘤微环境作为肿瘤治疗的新靶点具有重大意义。

肿瘤微环境对肿瘤病程的影响

　　肿瘤作为一个突变的独立器官，在其发展过程中逐渐改变周边环境使其适宜生长，由此建立肿瘤微环境，其与人体正常内环境的主要差异包括低氧、低 pH、间质高压、炎症、血管生成因子优势、免疫抑制等。这些特点使肿瘤微环境在肿瘤的增殖、侵袭、转移等病理进程中发挥重要作用。

　　肿瘤细胞是否能够成功逃脱机体的免疫监视，是其能否成长的先决条件，因而免疫抑制是肿瘤微环境的关键环节。在肿瘤微环境中免疫抑制主要由免疫细胞，细胞因子和肿瘤微环境基质三者协同发挥作用的。在肿瘤微环境中存在的免疫抑制细胞主要包括髓系来源抑制细胞（MDSC）和调节性 T 细胞（Treg）。

　　MDSC 是来源于骨髓的巨噬细胞和树突细胞等的前体，能够通过大量表达诱导型一氧化氮合酶和精氨酸酶 1 抑制细胞免疫。并且通过可以影响肿瘤的代谢方式来实现免疫抑制。Treg 细胞主要是指 $CD4^+CD25^+$ T 细胞，是人体最重要的抑制性细胞之一，相关文献证实在大部分肿瘤中 Treg 细胞的表达都有明显增加，并且与肿瘤的预后呈负相关。

　　在免疫抑制细胞发挥作用的过程中，细胞因子与其协同发挥作用，以 Treg 细胞为例：Treg 细胞一方面通过细胞之间直接接触来抑制其他免疫细胞的功能，另一方面通过分泌抑制性细胞因子如 TGF-β 和 IL-10 对肿瘤微环境的形成造成影响。其中，TGF-β 可以抑制各类免疫细胞的增殖、分化，上调 VEGF 的表达，促进血管生成，加速肿瘤微环境的构建，并能经由信号通路将 $CD4^+CD25^+$ T 细胞转化为 $CD4^+CD25^+$ Treg 细胞。IL-10 则可以通过多重机制对免疫系统产生抑制作用。免疫抑制细胞和基质细胞通过分泌相关细胞因子，在达成免疫抑制微环境的构建的同时，诱生新血管的形成，为肿瘤构建新的营养网络，满足其生长所需的营养，并且为其转移提供路径。

　　在肿瘤的生长中，免疫抑制环境为肿瘤细胞提供庇护逃脱机体的免疫监视，而局部特殊的微环境则为肿瘤提供适宜生长的土壤，血管生成优势则为肿瘤提供了足够的营养促使其生长增殖，众多因素共同作用促使肿瘤不断生长，步步为营，不断重复"转移—构建微环境—生长—转移"这一病理过程。

癌毒与肿瘤微环境的联系

针对肿瘤发生发展的病理过程，有学者提出"癌毒"学说。周仲瑛教授指出人体正气亏虚酿生"癌毒"，"癌毒"诱生痰浊、瘀血、热毒等多种类似于炎症的病理因素内阻导致机体脏腑气血阴阳失调是肿瘤的发病基础。"癌毒"在机体内部聚集影响气血正常运行，并与痰浊瘀血等相互纠结在至虚之处形成肿块。肿块产生后，就会大量夺取精微物质不断生长，瘤块停留之处气血津液代谢异常加剧，导致痰浊瘀血等病理因素逐渐增加，而痰浊瘀血的增加，则"癌毒"的形成和发展提供良好的环境，进一步化生"癌毒"，促进肿瘤发展。"癌毒"与痰瘀湿热等病理因素胶结存在、互为因果、兼夹转化、共同为病。

在肿瘤病发过程中正气亏虚贯穿其始终，且为肿瘤增殖和转移的基础，而"癌毒"的走窜流注则肿瘤转移的根本性因素。随着肿瘤的生长，正气对"癌毒"的约束逐渐减弱，造成其随血脉扩散走注，并停留在机体的其他位置，阻碍气机，酿生痰瘀，"癌毒"与痰瘀搏结形成新的肿块。换而言之"癌毒"学说就是在机体的免疫异常（正虚）的情况下，肿瘤细胞（癌毒）在局部免疫抑制（至虚之处）条件下生长增殖，同时改变局部环境（阻碍气机，酿生痰瘀）促使其生长，并在增殖到一定程度下转移至他处再生长再转移的一个病理过程，是从中医病理因素解释的"肿瘤细胞-肿瘤微环境"之间的关系。

在肿瘤的发展过程中，存在痰、浊、瘀、热等病理因素，与肿瘤微环境中所提到的众多炎性细胞、趋化因子、炎性因子等具有相似的作用，这些病理物质影响机体的正常生理功能，推进肿瘤的病理进程，而在瘤体形成后则会大量产生这些病理物质，从而形成恶性循环，导致肿瘤迁延难愈。

中医药对肿瘤微环境的调节作用

近年来中医药在肿瘤治疗中显示出一定的疗效优势，并且积累了大量循证医学证据。依据肿瘤发生的病机，针对正虚以及局部微环境的病理状况，中医药通过单独或复合应用扶正祛邪等疗法，能够有效地稳定病灶、促进症状缓解、改善患者生存质量、延长患者存活时间。

现代医学研究表明，肿瘤患者体内存在的免疫机制下降，对肿瘤细胞监视、排斥和歼灭功能的减弱，是肿瘤细胞无限增殖的根本原因。由于先天的免疫缺陷或后天的免疫功能失调，肿瘤患者的免疫功能较正常人显著降低，而肿瘤细胞不断增殖的同时，通过微环境的构建、进一步抑制患者的免疫功能，为其迁徙存活提供保障。相关研究表明，采用扶助正气为主的中医药治疗方案能够改善局部免疫抑制微环境，增强机体免疫能力，提高机体对肿瘤细胞的监视和排异作用，防止肿瘤复发和转移。

肿瘤细胞转移以后，需要在转移灶处诱生新生血管构建其独立的营养网络，同时血管内皮细胞能够分泌生长因子促进肿瘤生长，二者之间存在双向旁分泌作用刺激对方生长。高血黏度则是血行散播转移肿瘤的一大重要因素。活血化瘀类中药则可以通过降低血黏度、改善血流变状态、防止肿瘤血管新生等多个靶点起到抗肿瘤的作用。清热解毒类中药通过抑制肿瘤细胞增殖，诱导细胞凋亡、调节和增强免疫诱导分化与逆转，调控细胞信号通路及传导，抑制肿瘤血管生成和抗多药耐药等多种途径发挥抗肿瘤作用。

综上所述，中医药在"癌毒"理论的指导下，针对肿瘤正虚邪实的基本病机，通过应用扶正祛邪类中药，增强机体免疫力，从多层次多方位调整肿瘤微环境的构成，改善局部免疫抑制的炎性微环境，并通过抑制血管生成、诱导细胞凋亡、改善细胞信号通路及传导等方式抑制肿瘤的生长。中医学理论多来源于实践的总结，具有一定的临床基础，中医药对肿瘤的治疗能够有效改善机体的局部异常微环境，提高荷瘤机体的生存治疗，使荷瘤机体达到相对平衡状态，提高患者生存率和生存质量。将"癌毒"学说与肿瘤微环境的理论结合认知，能够对"癌毒"物质基础的不断明确，通过现代化病机的阐释，明确其治疗靶点，有利于推进中医的现代化发展。

309　论肿瘤炎性微环境和癌毒病机

　　肿瘤炎性微环境是肿瘤微环境的重要组成部分。大部分的肿瘤形成过程中经历了由可控性炎症到非可控性炎症的转化过程，最终将肿瘤周围环境塑造成适合其生长的微环境，促进肿瘤的增殖、侵袭、转移、血管生成及免疫逃逸。周仲瑛教授根据长期临床实践经验，创新性地提出"癌毒"病机理论，认为"癌毒"是肿瘤发生、发展的关键因素。癌毒与痰浊、瘀血、湿浊、热毒等病理因素胶结存在、互为因果、兼夹转化、共同为病。研究认为"癌毒"病机理论与肿瘤炎性微环境密切相关，癌毒的形成过程及病机特点与肿瘤炎性微环境中"炎症—肿瘤"的转化过程具有相似性；癌毒与多种病理因素兼夹为患的特点与肿瘤炎性微环境中肿瘤细胞、免疫细胞、细胞因子之间的相互关系具有一致性。学者沈政洁等从中西医2种理论对肿瘤发生发展的不同认识出发，对两者的关系进行了探讨，将有可能阐明"癌毒"病机理论的生物学基础，为临床运用"癌毒"病机理论治疗肿瘤提供科学依据。

　　恶性肿瘤已成为威胁人类生命健康的一大疾病。现代研究表明，肿瘤周围存在着其赖以生存的"土壤"——肿瘤微环境，而肿瘤炎性微环境则是其中的重要组成部分。慢性炎性微环境中存在着大量的活性氧簇（ROS）、一氧化氮合酶（NOS）、细胞因子、趋化因子和生长因子等炎性介质，它们能够改变细胞周围的正常环境，通过级联反应诱导细胞增殖，募集炎性细胞，导致氧化损伤，引起细胞基因的突变。这些突变的细胞在炎性微环境中继续失控性增殖，随修复程序的混乱，最终导致癌变。癌变的肿瘤组织形成后又引起了炎症反应的持续进行，维持肿瘤的炎性微环境。即慢性炎性微环境能够诱导正常细胞恶性转化，而转化了的恶性细胞又可以维持肿瘤炎性微环境。肿瘤炎性微环境还通过一系列途径促进肿瘤的增殖、迁移、转移和血管生成。干预肿瘤炎性微环境已成为目前肿瘤治疗的新靶标。中医理论指导下的中医药复方通过其整体干预，在抗肿瘤临床治疗中显现出其独特的优势，而越来越受到重视。周仲瑛教授提出的"癌毒"病机理论认为：癌毒属毒邪之一，是导致肿瘤发生、发展的一种特异性致病因子。癌毒与痰、瘀搏结形成肿块，在至虚之处留着滋生，形成肿瘤。肿瘤形成后引起局部气血郁滞，全身脏腑功能失调，又能够酿生癌毒。可见，癌毒既是致病因子，又是病理因素。而癌毒的流窜走注则是肿瘤转移的根本原因。

肿瘤炎性微环境与肿瘤的发生发展

　　肿瘤炎性微环境主要由中性粒细胞、淋巴细胞、巨噬细胞，及其分泌的细胞因子、趋化因子和生长因子构成。早在1863年，Rudolf Virchow观察到在肿瘤组织中存在大量的白细胞浸润，并据此提出炎症与肿瘤的发生、发展相关。

　　1. 肿瘤炎性微环境与肿瘤的发生：慢性炎症的炎性微环境中，充斥大量的炎性细胞因子、趋化因子及前列腺素类物质，如ROS以及活性氮中间体（RNI），这些物质可以引起DNA的损坏以及抑癌基因失活和癌基因的过表达，最终引起细胞的恶性转化，形成肿瘤。

　　在肿瘤的发生过程中，核因子（NF）-κB和信号传导蛋白和转录激活物（STAT3）可能是调控肿瘤炎性微环境核心分子，并在多种肿瘤中检测到NF-κB和STAT3的共激活。NF-κB广泛存在于细胞中，是重要的转录调控因子，能与多种细胞基因的启动子和增强子序列位点发生特异性结合，而STAT3通过介导炎症介质的细胞外信号通路来调控，两者都与肿瘤的增殖分化、细胞凋亡、血管新生和免疫逃逸等生物学行为相关，是慢性炎症促进肿瘤发生及肿瘤炎性微环境形成过程中不可或缺的关键性分子。

在慢性炎症炎性微环境中的细胞因子，如白介素（IL）-1、肿瘤坏死因子（TNF）-α，能够上调 NF-κB 的活性，进而促进 IL-6 的分泌。IL-6 被认为是衔接炎症与肿瘤最为核心的炎症因子，IL-6 分泌增加后能够迅速活化 STAT3 信号通路，STAT3 可干扰 p53 等抑癌基因的表达并抑制其对基因组稳定性的保护作用，从而诱导正常细胞向肿瘤细胞转化。此外，STAT3 还上调细胞周期蛋白及癌蛋白的表达，并同时上调抗凋亡及细胞生存蛋白的表达，从而促进肿瘤细胞的增殖，减少肿瘤细胞的凋亡。

在肿瘤形成后的肿瘤微环境中 NF-κB 和 STAT3 的激活调控一系列细胞因子（如 TNF-α、IL-6、IL-1β 等）的表达，维持着肿瘤炎性微环境，而肿瘤炎性微环境中的细胞因子又可进一步诱导 NF-κB 和 STAT3 持续性活化，进而形成"炎症—肿瘤"的恶性循环。

2. 肿瘤炎性微环境与肿瘤的发展：肿瘤炎性微环境在肿瘤的迁移、侵袭和转移中发挥十分重要的作用。细胞上皮-间质转化（EMT）活跃在肿瘤侵袭、迁移的前缘。肿瘤炎性微环境的炎性因子能够活化调控 EMT 的关键转录因子从而启动 EMT，使上皮细胞相互紧密连接的鹅卵石形态发生改变，并伴有上皮钙黏蛋白（E-cadherin）、紧密连接蛋白-1（ZO-1）等上皮细胞的标志性分子表达减弱或丧失，而神经钙黏蛋白（N-cadherin）、波形蛋白、纤维连接蛋白等表达则明显增强，使肿瘤细胞获得了较强的迁移和侵袭能力。肿瘤炎性微环境还能够通过上调金属基质蛋白酶的表达，引起细胞外基质的降解，促进肿瘤转移。

在诱导肿瘤血管生成中肿瘤炎性微环境亦扮演着重要角色。研究揭示肿瘤炎性微环境中的炎性因子：如转化生长因子（TGF）-β 可直接诱导血管内皮细胞生长因子（VEGF）、上调金属基质蛋白酶（MMP）-2 和 MMP-9 表达，血管内皮在这些因子的作用下，促进肿瘤血管生成，进一步维持局部肿瘤的生长和转移。

另外，肿瘤炎性微环境中浸润的炎性细胞主要为巨噬细胞，其来源于骨髓 CD34$^+$ 的祖细胞，经迁移分化而成。巨噬细胞按其活化途径及功能可分为：经典活化途径的巨噬细胞（M1 型）和替代活化途径的巨噬细胞（M2 型）两类。在肿瘤炎性微环境中相关细胞因子的作用下，肿瘤间质中的巨噬细胞倾向于分化为具有 M2 型特征的肿瘤相关巨噬细胞（TAMs），TAMs 能够促进肿瘤细胞的增殖、侵袭和转移，诱导肿瘤细胞产生免疫耐受。炎性微环境中 STAT3 能够增强巨噬细胞的 M2 型极化效应，促进 TAMs 的形成。TAMs 在 STAT3 活化时可直接通过释放 IL-10，或通过 IL-23 上调调节性 T 细胞（Treg）活性，从而抑制抗肿瘤免疫应答，介导肿瘤细胞的免疫逃逸。

癌毒病机理论与肿瘤的发生发展

癌毒的提出源于中医对毒邪的认识，唐代医家王冰注《素问·五常政大论》云"夫毒者，皆五行标盛暴烈之气所为也"，认为邪气亢盛即为毒。而明代尤在泾《金匮要略心典》云"毒，邪气蕴结不解之谓"，说明邪气长期蓄积于体内同样可以成为毒邪。周仲瑛教授认为肿瘤以癌邪为患，必夹毒伤人，正气亏虚，癌毒产生是关键，从而提出"癌毒"学说。周仲瑛认为癌毒是在脏腑功能失调，气血郁滞的基础上，受内外多种因素诱导而生成，是导致癌病的一类特异性致病因子，具有隐匿、凶顽、多变、损正、难消的特点。

肿瘤的发生发展，是从无形到有形的过程，其病理过程复杂。"癌毒"学说认为人体正气亏虚，酿生癌毒，癌毒内阻，致机体脏腑气血阴阳失调是肿瘤的发病基础。周教授认为癌毒既可直接外客，亦可因饮食劳倦、情志不遂、脏腑亏虚等因素而诱发内生。癌毒留结后，阻碍气机运行，津液不能正常输布则化为痰，血液不能正常运行停留为瘀，癌毒与痰、瘀互结，在至虚之处形成肿块，留着滋生。肿块一旦产生则狂夺精微以自养，逐渐形成有形之肿块，致使瘤体迅速生长，不断长大，从而影响气血津液的代谢与运行，酿生痰、瘀等病理产物。痰、瘀等病理产物蓄积日久，为癌毒的形成和发展又提供了良好的环境，进而化生癌毒，促进肿瘤发生发展。造成癌毒与痰、瘀、湿、热等病理因素胶结存在、互为因果、兼夹转化、共同为病。日久耗伤正气，无力制约癌毒的扩散、走注。

正气亏虚贯穿于肿瘤发生发展的全过程，且为肿瘤增殖和转移的基础，而癌毒的走窜流注是肿瘤转移的根本原因。当肿瘤生长到一定阶段，癌毒随血脉流窜走注，并在他处停积，继而阻碍气机，酿生痰瘀，癌毒与痰、瘀搏结形成新的肿块。

肿瘤炎性微环境与癌毒病机理论的相关性

肿瘤炎性微环境中存在的大量的炎性细胞、炎症因子、趋化因子等，它们对肿瘤的发生发展具有重要的作用。这些物质与"癌毒"病机中的痰浊、瘀血、湿浊、热毒相似。肿瘤炎性微环境与"癌毒"病机中的这些病理物质都同样地影响了机体的正常生理功能，这些病理产物都可进一步诱导肿瘤的发生，而肿瘤形成后又可产生这些病理产物。故可以推测炎性细胞、炎症因子、趋化因子与痰浊、瘀血、湿浊、热毒属于中西医理论对肿瘤发生发展过程中病理产物不同角度的理解。肿瘤炎性微环境中促进肿瘤转移的 EMT 等途径、诱导血管生成的细胞因子，与"癌毒"病机理论中的癌毒走窜流注、痰瘀湿热病理因素亦是同一病理机制中西医 2 种理论不同认识的另一解释。

"癌毒"病机理论认为癌毒为病多起于气机郁滞，以致津凝为痰，血结为瘀，诱生癌毒，癌毒与痰瘀互相搏结形成肿瘤。同时癌毒内生，阻滞气机，酿生痰、瘀，进一步促进肿瘤生长，肿瘤形成后又产生痰、瘀等病理因素，形成癌毒与痰浊、瘀血、湿浊、热毒等病理因素胶结存在、互为因果、兼夹转化、共同为病。这与炎性微环境能够诱导肿瘤形成，肿瘤形成后又可以维持肿瘤炎性微环境，从而形成"炎症—肿瘤"的恶性循环，不谋而合，"癌毒"病机理论与肿瘤炎性微环境中同样存在着相互影响转化、促进肿瘤发生发展的恶性循环，有着许多相似之处。

恶性肿瘤的发生、发展还与机体的免疫功能状态密切相关，免疫功能抑制是恶性肿瘤转移、复发和预后差的重要原因之一。肿瘤炎性微环境能够诱导免疫逃逸，促进肿瘤的侵袭和转移。"癌毒"病机理论则认为正气亏虚是酿生癌毒及肿瘤增殖、转移的基础。因此炎性微环境中的免疫抑制与"癌毒"病机中的正气亏虚有明显的相似性。且在临床上肿瘤患者广泛存在着正气亏虚，机体免疫功能低下，对肿瘤细胞监视不力，不能及时将其消灭，最终导致肿瘤细胞的增殖、侵袭、转移。通过抗癌解毒，扶正祛邪能够提高肿瘤患者的免疫力、促进肿瘤细胞凋亡，抗血管生成和转移发挥抗瘤作用。

310 肿瘤微环境的癌毒病机研究

　　近年来，恶性肿瘤已成为导致人类死亡的主要原因之一。随着分子靶向治疗的迅速发展，使临床治疗肿瘤的策略有了本质性的变革，从抑制生长活跃的细胞增殖，转变到以阻断肿瘤发生、发展和转导过程中基因、受体、生长因子和激酶等为目标，而且越来越强调个体化治疗。中医学在整体观念和辨证论治的基本思想指导下，基于对肿瘤的病因病机认识，强调将肿瘤置于人体的整体环境之中，根据患者个体病情辨证论治，同病异治、异病同治，应用中医药进行干预治疗。可以看出，目前中西医对肿瘤治疗的思路，殊途同归，均较重视整体和个体的统一。

　　国医大师周仲瑛教授首倡癌毒病机理论，认为癌毒属毒邪之一，是在内外多种因素作用下，人体脏腑功能失调基础上产生的一种对人体有明显伤害性的病邪，是导致肿瘤发生、发展的一种特异性致病因子。学者程海波等旨在探讨癌毒病机理论与肿瘤微环境的关系，诠释癌毒病机理论的科学内涵，为运用癌毒病机理论指导中医药抗肿瘤提供科学依据。

准确把握病机是提高疗效的关键

　　辨证论治是中医学的一大特色，中医病机则是构成病证的核心要素，是辨证的依据、论治的基础，是对病变实质的反映，对临床立法组方有着直接的指导作用。审察病机是辨证论治的前提，谨守病机则是论治必须遵守的原则。"审证求机"是中医"理法方药"过程中的关键环节，临证辨证应首重病机。病机为理论联系实际的纽带，是通向论治的桥梁。对肿瘤病机的不同认识决定了不同的治则和治法，产生不同的临床治疗效果。如以内虚立论，则治以扶正消癌之法；以痰瘀阻络的络病学说立论，则治以化痰祛瘀通络之法；以毒立论，则治以消癌解毒之法。因此，提高中医药抗肿瘤临床疗效的关键在于准确把握肿瘤病机。

癌毒病机是中医肿瘤病机理论创新

　　中医学发展史表明，中医学的每一次飞跃皆以病机理论的创新为标志。癌毒病机理论是周仲瑛教授根据60余年临床实践提出的创新性中医肿瘤病机理论。其认为癌毒是肿瘤发生发展的关键，它是在脏腑功能失调的基础上，受内外多种因素诱导而生成，癌毒与虚、痰、瘀、湿、热等病理因素同时胶结存在、互为因果，亦可兼夹转化、共同为病，构成肿瘤的复合病机——癌毒病机。

　　癌毒一旦形成，一方面大量耗伤人体气血津液，一方面导致脏腑气血功能失调，诱生痰、瘀、湿、热等多种病理因素，发生各种复杂证候，表现出邪毒嚣张、难以消除、易于传变、病情笃重、病势凶险、正气虚败、预后极差等证候特点。癌毒郁结是肿瘤的病机关键，正气亏虚酿生癌毒是肿瘤的发病基础，正虚以阴伤气耗多见，治疗应以消癌解毒，益气养阴为主。

肿瘤微环境是现代医学肿瘤治疗的新靶标

　　近年来，现代医学对肿瘤的治疗研究已经逐渐把目光从单纯的杀伤肿瘤细胞转移至干预其发生、发展的微环境，以肿瘤微环境为治疗新靶标具有更重要的意义。2007年Kenny等提出肿瘤的"种子和土壤"学说，将肿瘤细胞看作种子，肿瘤微环境看作土壤。肿瘤细胞是肿瘤微环境中的核心，肿瘤的形成是个复杂的过程，与其生长的微环境密切相关。肿瘤微环境主要由肿瘤细胞、基质组织（包括成纤维细胞、免疫细胞、内皮细胞、细胞活素类及血管组织）、细胞外基质组成。肿瘤微环境不同于正常细胞与其周围组织所形成的微环境，研究表明肿瘤细胞周围是炎性因子充斥、低氧、低营养、低 pH 的微环境，为一个复杂系统，调控肿瘤的多种生物学行为，为肿瘤的发生、发展、侵袭、转移等提供了必要的物质基础，是保护和支持肿瘤发生、发展及转移复发的必要功能单元。目前，对肿瘤低氧微环境的研究主要集中于缺氧诱导因子- 1（HIF-1），炎性微环境的重要观测指标是转化生长因子- β（TGF-β），而微环境中肿瘤血管生成与血管内皮细胞生长因子（VEGF）、血小板衍生因子（PDGF）关系密切，基质金属蛋白酶（MMPs）则与细胞外基质相关。肿瘤微环境对肿瘤的增殖、侵袭、迁移及新生血管的形成具有重要影响，因此干预肿瘤微环境已成为当今肿瘤防治研究的一大热点。

癌毒病机与肿瘤微环境的机制密切相关

　　癌毒病机理论认为，肿瘤的发生是在脏腑功能失调的基础上，受内外多种因素诱导生成癌毒导致气血阴阳紊乱，癌毒与痰、瘀、湿、热等病理因素蓄积，体内平衡状态被打破的恶性循环过程，形成了有利于肿瘤发生、发展的机体内环境。这与现代医学对肿瘤微环境的认识是一致的。

　　在癌毒病机理论的指导下，对肿瘤的治疗以消癌解毒、扶正祛邪为基本治则，根据癌毒与痰、瘀、湿、热等病理因素兼夹主次，治以化痰、祛瘀、利湿、清热等法，在临床实践中形成了治疗肿瘤癌毒郁结、阴伤气耗证的有效验方——"消癌解毒方"（由白花蛇舌草、蜈蚣、僵蚕、麦冬等组成）。全方以清热解毒药、化痰祛瘀药和益气养阴药等组成，取得了较好的临床疗效。同时，根据前期研究结果表明消癌解毒方对肿瘤细胞凋亡、肿瘤血管生成、肿瘤免疫等多个方面均具有干预作用。

　　肿瘤微环境中的炎性微环境可能是癌毒病机中热毒的表现。大量研究已经证实，肿瘤与炎性微环境密切相关，清热解毒药（如白花蛇舌草、半枝莲、板蓝根等）能影响肿瘤坏死因子等的分泌，改善炎性微环境，具有一定的抗肿瘤作用；实验发现消癌解毒方通过作用于肿瘤细胞 TLR4/NF-κB 信号通路降低 TGF-β 表达干预炎症反应。

　　肿瘤患者普遍存在高凝血症，并且微环境中的 VEGF 等促使血管大量增生，这与癌毒病机理论中的血瘀特点相符合。已有实验证实，祛瘀通络药（如蜈蚣、全蝎、地龙等）主要通过改善微循环，使瘤细胞不易在血液中停留、增殖，减弱血小板凝聚和黏着，改善肿瘤患者血液高凝状态，减少血行转移而发挥抗肿瘤的作用；实验发现消癌解毒方也能抑制 VEGF 介导的血管生成，发挥抗肿瘤作用。

　　肿瘤微环境中大量的黏附因子是导致肿瘤转移的重要原因之一，与癌毒病机中痰湿黏滞重浊、随气流窜的特点相符。现代药理研究也证实化痰祛湿药（如僵蚕、胆南星、法半夏等）可以改善细胞黏附因子的表达，抑制肿瘤细胞的侵袭与转移。H22 荷瘤小鼠用消癌解毒方煎剂灌胃后，MMP-2 含量降低，抑制肿瘤外细胞基质降解，从而减少肿瘤细胞的侵袭和转移。

　　肿瘤微环境中存在的免疫抑制机制为肿瘤细胞的存活迁移提供了保障，而这种免疫系统功能低下的微环境，与癌毒病机中的正气亏虚发病基础有诸多类似之处。大多数肿瘤患者存在先天免疫缺陷或者后天失调，导致机体的免疫防御机制下降，对肿瘤细胞不能监视、排斥和歼灭，最终导致肿瘤发生、发展。研究表明，益气养阴药（如麦冬、人参、天花粉等）在抑制肿瘤细胞的同时影响免疫微环境，增强和调动机体自身抗癌能力；消癌解毒方能降低 H22 荷瘤小鼠外周血清 TGF-β1 的水平，抑制肿瘤细胞增殖，提高机体免疫力。

　　综上所述，中医癌毒病机理论符合现代医学对肿瘤微环境的认识，消癌解毒方抗肿瘤作用机制与其干预肿瘤微环境密切相关，肿瘤微环境的相关机制可能是癌毒病机的生物学基础。

　　近年来，我国中医药抗肿瘤研究取得了许多显著进展，但缺少中医肿瘤病机理论研究的重大突破。为此，我们对癌毒病机理论及其生物学基础进行了较为深入的研究，前期研究证实了癌毒病机在肿瘤临床证候中的客观存在，验证了在癌毒病机理论指导下的名医验方——消癌解毒方的抗肿瘤疗效，并初步探讨了其作用机制。通过研究认为癌毒病机与肿瘤微环境的机制密切相关，以前期研究为基础，遵循中医学自身特点，分别以消癌解毒方及组成该方的清热解毒药、化痰祛瘀药和益气养阴药各药物组分为干预手段，研究消癌解毒方干预以肿瘤细胞、肿瘤相关成纤维细胞、免疫细胞及炎性细胞因子为代表的肿瘤微环境的分子机制，从整体多维的角度观察分析肿瘤微环境与癌毒病机的关系，为临床运用癌毒病机理论指导中医药抗肿瘤提供科学依据，进一步提高中医药抗肿瘤的临床疗效。

311　论癌毒病机在肿瘤防治的应用

　　肿瘤是严重危害人类健康的最主要疾病之一，目前中西医对肿瘤的综合治疗已取得了一定的疗效，但肿瘤作为一种治疗棘手的系统病、慢性病，尚未取得满意的临床效果。近年来关于肿瘤的治疗理念已发生了改变，逐步转向以预防为主、防治结合的战略上来。中医"治未病"思想对于肿瘤的防治具有指导性意义，涉及未病先防、既病防变和愈后防复 3 个方面，与现代肿瘤病学的三级预防有异曲同工之妙。癌毒病机理论是在传承国医大师周仲瑛癌毒学术思想的基础上创建的中医肿瘤病机理论体系，该理论阐明了癌毒病机的学术内涵，分析了以癌毒为核心的肿瘤发生发展的病机演变规律。学者王俊壹等基于"治未病"思想，从未病先防、既病防变以及愈后防复 3 个方面论述了癌毒病机理论在肿瘤防治中的具体应用。

未病先防

　　未病先防主要针对肿瘤"癌前病变"而言，就是采取诸多干预措施，抑制甚至逆转癌前病变进一步发展，降低患者发生相应恶性肿瘤的风险。癌毒病机理论认为，癌毒是肿瘤发生发展的关键，它是在脏腑功能失调、气血郁滞的基础上，受内外多种因素诱导而生成。癌毒是独立于一般病邪的特异性致病因子，其产生主要与气郁、痰瘀等病理因素密切相关。一般来说，从癌前病变发展成恶性肿瘤是一个漫长渐变的过程，患者处于癌前状态时体内已有少量癌毒留结，若不治癌毒生成之基、灭癌毒萌芽之势，任癌毒源源生成累积，则终形成有形之肿块。患者处于病变之初，正盛邪弱，治疗以祛邪为主，兼以扶正，此阶段基本病机为气机郁滞、痰瘀互结，主要治法为理气解郁、化痰祛瘀。

　　1. 理气解郁，遏于无形：癌毒病机理论认为，肿瘤的发生"始于无形之气，继成为有形之质"，是一个从无形到有形的过程，患者处于癌前状态时，癌肿尚未形成，但常有脏腑功能失调的表现，如情志不畅、胸闷、叹息、胁胀、脘痞、嗳气等，此多由机体气机逆乱，郁而不伸所致，治疗当以理气解郁为基础，调整脏腑功能，做到"发于机先"，遏肿瘤于无形之态。临床运用时常根据病变部位的不同，结合脏腑的生理病理特点而选择用药。如病在肺者宣降肺气、调畅气机，常用药如杏仁、桔梗、紫苏子、紫苏梗、厚朴、沉香、降香、路路通；病在肝者疏肝理气、疏肝解郁，药用柴胡、香附、郁金、青皮、陈皮、香橼、枳壳、枳实、预知子、川楝子、绿萼梅、玫瑰花、郁金；病在中焦胃肠者，理气和胃、消胀除满，药如紫苏梗、木香、藿香、厚朴、槟榔、枳实、大腹皮、甘松等，因土赖木疏，疏肝理气之品亦每多用之。

　　2. 化痰祛瘀，消于未成："邪气留止，积聚乃成"，癌毒内生后，常与相关非特异性病理因素杂合而为病，即毒必附邪，邪盛生毒，毒因邪而异性，邪因毒而鸱张，以痰瘀为依附而成形。痰、瘀是肿瘤形成的基本病理因素，为癌毒滋生提供有利的内环境，癌毒生成后阻滞气机，进一步酿生痰、瘀，癌毒与痰、瘀互为搏结，日以积大，终成有形之肿块。正所谓"善治者治皮毛"，在患者尚处于癌前状态时，即使表面痰瘀互结征象尚不显著，也应适当使用化痰祛瘀法，以杜癌毒产生之源，消癌毒生长之附，阻断疾病进一步发展。临证用药时，化痰散结可选用山慈菇、制南星、炙僵蚕、白芥子、猫爪草、泽漆、法半夏、牡蛎等，活血祛瘀可选用三棱、莪术、炮穿山甲、姜黄、王不留行、凌霄花、水蛭等，化痰与祛瘀二者常联合使用。

既病防变

转移是肿瘤的基本特征，是病情恶化的重要标志，对于肿瘤而言，既病防变的关键就是防止癌细胞扩散、病灶转移。《灵枢·百病始生》云"留而不去，传舍于肠胃之外，募原之间，留著于脉，稽留而不去，息而成积"，将其称为传舍。多数肿瘤患者在局部肿块出现转移之前，处于受病渐久，邪气较深，正气较弱，任受且攻且补状态，治疗宜攻补兼施。肿瘤转移的基本病机为正气亏虚、癌毒流注，正气亏虚是肿瘤转移的根本原因，癌毒流注是肿瘤转移的病机关键，故扶正培本、抗癌解毒是防止肿瘤转移的主要治法。

1. 扶正培本，安未受邪之地：癌毒的传舍趋向是造成转移的决定性内在因素，全身及局部阴阳气血之虚是癌毒转移的必要条件。补虚扶正是防止肿瘤恶化和转移的重要治则之一。一方面，此时患者肿瘤已成，耗伤正气，机体处于全身属虚，局部属实的状态，故需使用补益强壮的药物以扶正培本，增强全身正气对癌毒的约束能力，将癌毒束缚在局部病变部位，防其肆意流窜。另一方面，因"至虚之处，便是留邪之地"，故"务必先安未受邪之地"，即应增强局部未病脏腑的抗邪能力。癌毒传舍有一定的规律性，有经络传舍、乘侮传舍、母子传舍等，经络传舍如肠癌的肺转移，乘侮传舍如肺癌的肝转移，母子传舍如肾癌的肺转移。癌毒病机理论认为，临床上可根据癌毒流注的规律，对于未病的脏腑进行有针对性的先期干预，提高脏腑防御功能，使癌毒无留结之机。

2. 抗癌解毒，遏未流注之邪：癌毒流注是肿瘤转移的病机关键。当癌毒生长到一定阶段，便不受正气所束，随经络、血脉等流窜走注，并在最虚之处停积，阻隔经络气血，导致气滞血瘀，酿生痰瘀，稽留而不去，息而成积也，最终癌毒与痰、瘀搏结形成新的肿块，与相关脏腑亲和，导致肿瘤发生转移，故防治肿瘤转移要始终坚持抗癌解毒贯穿始终。临床上肿瘤应早诊早治，尤其是患者癌毒未盛，正气未衰时，使用手术、放射治疗、化学治疗手段尽早切除瘤体，协同运用抗癌解毒法祛除体内癌毒，遏未流注之邪，防止病变部位扩大。在癌毒进入气血津液之初，未留着于他处之前，如患者只是脉管内见癌栓，但无转移灶存在时，可使用抗癌解毒法及时截断癌毒流注，防其布散传变。抗癌解毒包括解毒与攻毒，解毒当辨清癌毒兼夹病邪，分别采用不同的治法，如清热解毒、化痰解毒、化瘀解毒等，攻毒则应立足于以毒攻毒，取毒药以攻邪。

愈后防复

肿瘤患者经过手术、放射治疗、化学治疗等治疗后，进入临床缓解期或相对稳定期，但后期仍有可能出现复发。即使是早期胃癌，术后 10 年仍有 30%～40% 的复发率，食管癌在接受手术的患者中，即使是早期的患者，仍有近 50% 的患者在 5 年内复发，故在肿瘤病愈初期需采取巩固性治疗和预防性措施，防止复发，延长生存期。正气未复、癌毒残留为肿瘤复发的基本病机，固本培元、祛除残毒是防止肿瘤复发的主要治法，治疗以扶正为主，祛邪为辅，补中寓消，养正除积。

1. 固本培元，平衡阴阳：肿瘤患者经历手术以及放射治疗、化学治疗等对抗性治疗后，元气大伤，机体阴阳失调，为肿瘤细胞存活提供了有利环境，故肿瘤缓解期仍需固本培元，扶助正气。由于癌毒易耗气阴，常致气阴两虚，临床上以益气养阴法使用居多。又由于癌毒易耗竭机体精微，消耗气血津液，脾胃为气血生化之源，"有胃气则生"，故尤重顾护脾胃。但需注意此阶段扶助正气并非是单纯使用补益强壮的药物，重点是调节机体阴阳平衡，通过药物"补之、调之、和之、益之"稳定患者脏腑、经络、气血津液功能，尽可能使机体达到"阴平阳秘"的状态。此外，还可以结合针灸、饮食、情志等方法整体调摄，增强体质，提高机体抗癌能力。

2. 祛除残毒，防癌再生：《温疫论·劳复食复自复》云"若无故自发者，以伏邪未尽"。癌毒残留是肿瘤复发的根本，肿瘤患者进入临床缓解期后，实瘤已去，但体内可能还有肿瘤细胞残存，癌毒病理因素尚未除尽，后期仍有复发的风险，故临床缓解阶段仍然需要使用抗癌解毒法清除体内残留的癌毒，防止癌毒再生。经前期治疗后，虽然患者体内癌毒之势较前减轻，但残毒仍具有顽固、隐匿、流窜之特性，临床上常于扶正药物中配伍一定解毒攻毒药物，持续攻邪抑瘤，并且常使用虫类药物以收搜毒、剔毒、除毒之功。此阶段患者正气未复，抗癌解毒不宜过甚，药量需视患者体质状态而定，避免重伤元气。

312　癌毒的肿瘤发生发展规律探析

　　学者王笑民等通过对"癌毒"相关文献的客观整理，从癌毒的性质、致病特点及其与正虚的辩证关系等方面，探析了肿瘤发生发展的客观规律。认为癌毒的性质主要包括易伤正气、其性沉伏、发病猛烈、其性善行、易与痰瘀凝结等几个方面；邪毒内结导致肿瘤的发生，癌毒流散引发肿瘤的侵袭与转移；与此同时，肿瘤的发生与机体的正气也有着密不可分的关系，患者的气血阴阳虚弱、脏腑功能失调是癌毒发生、发展的必要条件。根据癌毒的性质及致病特点，归纳出癌症各个阶段的治疗原则，采用扶正与祛邪相结合的方法，调整阴阳平衡，从而达到治疗肿瘤的目的。

　　肿瘤是一个全身性疾病，使全身属虚，局部属实的病变。其病因不清，病理复杂，变化多端。其始于因虚致实，渐渐正虚邪实，而后因实致虚，出现虚劳（恶液质）。恶性肿瘤的基本病机在于"正虚"与"邪毒"两方面不断抗争。

癌毒的性质

　　肿瘤为病，乃正虚与"癌毒"互相作用的结果。正虚是导致肿瘤产生的病理基础，"癌毒"是导致肿瘤产生的必要条件。"癌毒"是在正气亏虚的基础上，内外各种因素共同作用所致的一种强烈的特异性毒邪（致病因子）。癌毒之性不同于一般的外感六淫邪气，也不同于一般的内生邪气，而是一类特殊的毒邪，其性更暴烈顽固，更加黏滞不化，病变深在，易与痰瘀互结，缠绵难愈，具有易于耗伤正气，易于随气血流窜他处等特性。"癌毒"特性中最主要的两个方面为毒邪伤正与沉伏善行，在不同肿瘤及肿瘤的不同阶段有不同程度的体现。

　　1. 易伤正气：肿瘤由正虚而生，因正虚而长，又会进一步损伤正气。如《医学汇编》所云"正气虚则为岩"；正虚去邪无力，使"癌毒"易于扩散，转移他脏；"癌毒"耗散正气，又可以加重正虚。双方力量对比常常处于动态变化中，疾病初期，正气的防癌、抗癌能力尚强于"癌毒"的致病力，扩散趋势受到一定程度的抑制，癌毒隐而不发，临床上无明显症状和体征；随着正气的耗散，正虚进一步加重，癌毒的致病力超过正气的抵抗力，疾病进展，出现侵袭转移，也出现肿瘤临床相关的症状和体征；恶性肿瘤晚期，邪毒壅盛，正气大虚，往往出现"大实之羸状"；进而发展，则阳虚阴竭，阴阳离决而死亡。在疾病的变化过程中，每个患者的病情又不尽相同，所以上述病理机制并非单独存在，而是相互关联或复合在一起。

　　2. 其性沉伏：毒邪顽固，缠绵难愈。癌毒沉伏体内，病变早期，不痛不痒，临床少有症状，难以发觉；癌毒中人，形成肿瘤，或有症状，或无症状，被人发现，虽经手术、化疗、放疗等积极治疗，难以尽除，也即"余毒"。"余毒"身居体内，隐匿潜藏，成为"伏毒"（潜伏在体内的肿瘤细胞）。"伏毒"为病，非静止不动，它有一个氤氲、弥漫到鸱张的过程，随着时间的迁延，必然损伤脏腑，暗耗气血津液，以致正虚毒蕴，或被他邪诱发，出现复发转移，屡治屡发，屡发屡重。如《温疫论》云"若无故自复者，以伏邪未尽"。

　　3. 发病猛烈：其或因毒盛正怯，或正邪激烈抗争，常常导致疾病进展，病势凶猛。到了中晚期，癌毒内盛，致病力进一步增强，以致出现临床症状与体征。癌毒对机体有着强烈的毒害作用，其害人之速度，病势之凶险，皆不同于其他毒邪。癌毒形成，不断增殖，耗伤正气。一方面，癌毒内蕴，耗伤气血津液，致使患者的机体消瘦，乏力气短，精神萎靡；另一方面，正气虚弱，难以制止癌毒的流窜，导致肿瘤的侵袭、浸润、转移。对此，古代文献中有比较深刻的认识。《医宗金鉴·外科心法要决》论舌疳"此证皆由心脾毒火所致，其证最急……舌本属心，舌苔属脾，因心绪烦扰而生火，思虑伤脾则气郁，郁甚而成斯疾"。其将舌疳的病理归为心脾毒火所为。《疡科心得集·辨肾岩翻花绝症论》认为肾岩由"其人肝肾素亏，或又郁虑忧思，相火内灼，水不涵木，肝经血燥……阴精消，火邪郁结"。精辟地论述了内生火邪，毒热郁结，形成肿瘤的病理。

4. 其性善行：癌毒中人，正不束邪，其近可淫溢浸润，远可以通过络脉经脉移舍他脏。癌毒常常沿脏腑经络气血流布于人体的五脏六腑、五官九窍，引起肿瘤的浸润、扩散、转移。如癌毒在形成大肠癌的早期阶段，即有四处播散的趋势，随着病情进展，正气愈加虚损，癌毒扩散转移趋势愈盛。

5. 易与痰瘀凝结：癌毒内蕴，势必影响气、血、津、液的运行。津液输布不畅，聚而成痰；癌毒阻滞，气血运行不畅，停而为瘀；癌毒耗伤正气，气不行血，血行不畅，也能致瘀；癌毒阻滞中焦，导致脾胃运化失健，不能运化水谷津液，可致湿浊内生。同时痰湿、瘀血作为津液代谢的病理产物，郁久凝聚成毒，形成痰毒、瘀毒，痰凝湿阻血瘀，又为癌毒的增殖、恶变提供了适宜的环境，痰瘀毒相互交结，使癌病缠绵难愈。

癌毒致病

1. 毒邪内结形成肿瘤：《医宗金鉴》在阐述痈疽恶疮的发病机制时指出"皆有毒气闭塞经络，营卫壅塞之故"，强调了毒邪内结与癌肿形成的关系。《诸病源候论》指出"恶核者，是风热毒气，与血气相搏结成核，生颈边""肿之生也，皆由风邪寒热毒气，客于经络，使血涩不通，壅结皆成肿也"。说明外邪侵袭机体，与机体与气滞、血瘀、痰湿等邪搏结，导致肿瘤的发生。由于机体气血津液运行失常，阴阳乖张可以导致内毒的产生，这种特殊毒邪与其他邪气纠结，形成热毒、湿毒、瘀毒、痰毒等，这些内毒也可以导致肿瘤的发生。

2. 癌毒流散引发侵袭与转移：肿瘤的转移与癌毒密切相关，癌毒易于扩散，损伤正气，导致正气益虚，无力抗邪，毒邪流注，影响五脏六腑之经脉，致使经络受损，发生转移。癌瘤的初期阶段，主要表现为癌毒向原发病灶周围的侵袭扩散；进入中期，癌毒沿络脉、经脉流散，在适宜的环境下又会形成转移病灶，癌毒淫溢，更耗正气，双方力量此消彼长，正气御邪能力愈弱，癌毒的传舍趋势愈盛，形成恶性循环，逐渐进入晚期。如王文萍等认为肿瘤患者正气亏虚，痰湿内生，善于流注之痰与肿瘤邪毒互结，痰毒不断流注脏腑之络脉。肿瘤转移是由于痰毒流注，络损血瘀所致，流注于肝而成肝积，流注于肺而成肺积。肿瘤转移时，常见毒邪流窜，瘀阻经脉，与他邪胶结，缠绵难解，其病位深、病情重、病势急、治疗难。这与肿瘤转移的病情、病势、预后极其相似。

3. 癌毒致虚更易转移：随着病情的进展，癌毒耗散正气，症状逐渐加重，导致正气驱邪能力下降，进而发生癌毒的扩散，最终出现多处转移，进而出现多脏器衰竭。机体某一局部的虚损，也是癌毒转移的一个重要条件。"最虚之处，便是客邪之地"。癌毒淫溢，耗伤正气，双方力量此消彼长，正气虚损、去邪无力，癌毒的流窜能力愈强、转移趋势愈盛，形成恶性循环。由此可见，癌毒为病，常常导致抗癌能力的下降，这也为肿瘤的转移提供了必备的条件。

癌毒与正虚的辩证关系

肿瘤的发生与发展均本于"正虚与邪毒"，正所谓"正气存内，邪不可干"，"邪之所凑，其气必虚"。患者的气血阴阳虚弱、脏腑功能失调是癌毒发生、发展的必要条件。一方面，癌毒常常与气滞、血瘀、痰湿等邪气结合，才能有效地生存、生长，形成肿瘤。另一方面，随着病程的进展，癌毒不断地耗散正气，致正虚不断加重，正虚则抗邪的能力下降，导致癌毒扩散，疾病进展，最终出现多处转移，耗精伤血，损及元气；或肿瘤患者经手术、放疗、化疗之后，大伤气阴，正气不支，亦表现为气阴两伤。恶性肿瘤患者常因虚致病，又因病致虚，形成恶性循环。临床肿瘤患者除表现一系列的正虚证候之外，均不同程度地伴有气滞、血瘀及痰凝的证候。癌毒在沿经脉、络脉播散过程中，为诸邪所阻，局部气血失和，痰瘀毒聚，即可形成转移瘤。

由此可见，癌毒之邪的根本特征在于它一旦形成就会无限制的疯狂生长，对机体造成难以修复的损伤。癌毒为邪，易伤正气；其性猛烈，似热非疫；其性沉伏，似湿缠绵；其性善行，随气升降，无处不到。癌毒既有隐伏缠绵暗耗等属阴的一面，又有暴戾杂合多变等属阳的一面，而阴阳两类特性又常交叉并见，这种阴阳交错的病性，决定了癌毒的难治性。如乳腺癌的癌毒内生是一个逐步演变的过程，内、外因长期反复的刺激作用，可使经脉阻滞，气血不和，脏腑失调，浊邪积聚，最终而癌变。癌毒内生既是病理变化的产物，又是乳腺癌发生的直接病因。当癌毒内生并成为新的致病因素时，起初病变轻微，对于脏腑正气影响不大，未见明显症状；但随着病情的发展，气血耗伤，癌毒日炽，开始出现局部肿块，并出现正气虚衰的临床表现。因此，癌毒内生是乳腺癌发生的核心变化，它不仅是确定患者罹患乳腺癌的依据，即作为病理产物之癌毒的出现是诊断乳腺癌的必要条件；同时，由于癌毒的特性，它在乳腺癌的发生发展中占有重要地位，甚至对乳腺癌病情的发展转归具有决定意义。

癌毒一旦形成，毒邪深伏，入血入络，随经流布，耗伤气血津液，损伤脏腑，正气亏虚。邪正双方力量此消彼长，形成恶性循环，逐渐进入晚期，最终导致元气败脱，阴阳离决。

癌毒的治疗

祛除或控制癌毒不仅是西医也是中医治疗癌症的主要目标之一。癌症初期，邪盛正未衰，治疗原则是祛邪为主，积极选用手术、放射治疗、化学治疗、中药（包括以毒攻毒中药）等手段，最大限度地消灭癌毒，同时注意呵护正气，缓解以上治疗手段对人体正气的损伤程度；手术、放射治疗、化学治疗之后，无论是邪去正复还是邪去正衰，都应该重点考虑到癌毒虽然大势已去，但并非彻底被消灭，此时根据临床辨证可分别采取益气、养阴、化瘀、祛痰等治则，但无论采取何种治则，都必须顾及"余毒未尽""毒邪内伏"等的存在，并切实体现于处方用药的选择和配伍之中，以达到清除体内剩余的癌毒、减少复发转移的目的；癌症中晚期，往往出现正气不足、阴阳失调，治疗原则当然要以扶正气、调阴阳为主，适当佐以抗癌之品，其目的一是抑制癌毒生长，使其与人体共存，二是为进一步抗癌为主的治疗准备条件，从而获得更长的生存期；即使在癌症终极期，邪盛正衰，治疗只能以扶正为主，佐以抗癌解毒。目的是尽可能地减缓癌毒生长扩散的速度，使患者在有限的生存期内获得尽可能好的生活质量。

因此，癌毒的性质是非常强烈的，而且在人体内存在的时间也很长，一旦毒邪在人体内发病，必然起病急骤，来势凶猛，极易内攻脏腑，且变化多端，久治不愈。肿瘤是在毒邪因素的长期作用下所导致的这一类邪气偏盛，阴阳失去平衡的严重疾病。正气与癌毒是我们认识和治疗癌症的主体，必须重视这一主要矛盾或矛盾的主要方面。治疗原则必然是祛除偏盛的邪气，调整阴阳盛衰，主要是针对其最基本的病理变化：阴阳偏盛（邪气盛）和阴阳偏衰（正气虚）进行治疗，从而达到恢复阴阳相对平衡，治疗肿瘤的目的。正如《素问·至真要大论》所云"谨查阴阳所在而调之，以平为期"。

313　论攻毒中药在恶性肿瘤的应用

恶性肿瘤是发生于机体的一种恶性程度极高的疾病，具有发病率高、致死率高、治愈率低的特点，严重威胁人类的生命健康。攻毒治法是恶性肿瘤的中医常用治法之一，是基于癌毒理论而采取的治瘤之法，包括广义和狭义两个范畴。广义的攻毒治法是以攻为治，指针对癌毒而施治的特殊治疗手段与方法，狭义指以有毒之药治病的方法，有毒中药即中毒剂量和治疗使用剂量相接近的一类中药，又称攻毒类中药。学者郑文利等就癌毒相关理论及基于癌毒理论采取的肿瘤治法进行了论述，进而探讨了攻毒类中药在恶性肿瘤中的临床应用。

癌毒理论

古代医家对恶性肿瘤有相当的认识，基于医疗条件和认识的局限性，大多以瘤、岩、癌、菌、失荣、癥瘕、积聚、噎嗝、反胃、痃癖等论述。南宋杨士瀛在《仁斋直指附遗方论·发癌论方》中指出"癌者上高下深，岩穴之状，颗颗累垂……毒根深藏，穿孔透里……男则多发于腹，女则多发于乳，或项或肩或背，外症令人昏迷"。意指癌的发生根于毒邪深藏，穿孔透里，但未明确提及癌毒之意。明代医家李中梓指出"积之成也，正气不足，而后邪气踞之"。强调恶性肿瘤的发生是人体正气不足和邪毒亢胜的结果。张泽生教授在论治妇科肿瘤时首提"癌毒"一词，认为恶性肿瘤的产生"病理上由于癌毒内留，湿热内伏，瘀血凝滞"。国医大师周仲瑛创造性地提出了癌毒病机理论，认为"恶性肿瘤以癌邪为患，夹毒伤人，致正气亏虚，癌毒是导致恶性肿瘤形成的关键因素，虚、痰、瘀、湿、热等诸病理因素易与癌邪胶结，构成肿瘤的复合病机"。霍达等在系统总结周仲瑛癌毒理论的基础上提出"癌毒既是恶性肿瘤的发生的致病因子，亦是其病理产物，同时作为核心病机贯穿肿瘤发生发展的全过程"。癌毒一方面作为一种病因，可直接侵犯机体而发病；另一方面作为一种病理产物，不外乎由外因和内因两方面引起，在外主要为感受六淫邪毒或疫疠之气，毒邪反客肌表，阻遏营卫之气运行，影响津液疏布与代谢，成积成块；在内多因七情怫郁、饮食不节、宿有痼疾、年老体虚等病理因素，影响肝之疏泄、脾之运化，终致虚、痰、瘀、湿、热等诸病理因素互结成毒，聚于机体而发病，可见癌毒既是导致恶性肿瘤发生的病因和病机，同时又是夹杂多种病理因素发展而致的病理产物。因此在治疗上针对"癌毒"立论尤为关键。

攻毒治法

攻毒治法具有两个层面的认知：一为攻，攻邪也；二为毒，病毒与药毒也。

攻，治法也。中医所言之攻法是与补法相对的一种治病之法。清代程国彭在《医学心悟》中提出"汗、吐、下、和、清、温、消、补"的中医内治八法，基于此处，汗法、吐法、下法、清法、消法五法属于攻毒治法的范畴，即是采用清热解毒、活血化瘀、破血消癥、豁痰开瘀、软坚散结、消积导滞、泻下攻积、通里攻下、祛腐蚀疮和拔毒生肌等治法对恶性肿瘤进行辨治。

毒，攻之对象也。毒字在中医的理解广泛，一为病毒，此处之病毒并非是现代医学所述的具有致病性的微生物，此处当以邪讲，泛指致癌的特殊病理因素，即癌毒。周红光教授认为癌毒常与寒、热、痰、湿、瘀血等相互搏结而发为恶性肿瘤，较少作为单一致病因素发病。治疗上则是根据正气的强弱、癌毒的病势和寒、热、湿、痰、瘀血的偏盛，分别采用温化寒毒、清化热毒、化湿解毒、化痰解毒、化瘀解毒之法。癌毒产生和发病是一个复杂且漫长的过程，结合其发病易兼夹他邪的特点，在治法上应辨证选用不同攻毒偏性的攻毒类中药。湿热者治以清利湿热、解毒消瘤；血瘀者治以活血化瘀、破血消癥；痰凝者治以软坚散结、豁痰开窍；积滞者治以泻下攻积、消积导滞；疮疡者治以祛腐蚀疮、拔毒生肌。二为毒药，古代把毒药看作是一切药物的总称，毒药的毒性理解为药物的治病偏性，明代张景岳《类经》中有云"药以治病，因毒为能，所谓毒者，因气味之偏也……气味之偏者，药饵之属是也，所以去人之邪气"。随着医疗水平的进步和毒性药物临床应用的深入，在肿瘤临床治疗中总结出一类具有一定毒性且能有效对抗癌毒的中药，称其为攻毒类中药，即是采用以中药之毒攻癌邪之毒，正所谓以毒攻毒之法。

攻毒类中药抗肿瘤作用及研究机制分类

2015 版《中国药典》共收载毒性中药 83 种，杜立平等对其进行相关归类，指出在毒性中药中，矿物来源有 5 种，动物来源有 8 种，植物来源有 70 种。中医抗肿瘤临床应用中一般将攻毒类药物分矿物、动物、植物及其相关提取物类 4 种。①以雄黄为代表的矿物类攻毒中药多外用以拔毒化腐、祛瘀消癥，用于治疗痈肿疔疮、癌性翻花。②以法半夏、鸦胆子、重楼等为代表的植物类中药多内服以解毒化痰、消肿散结。③以蜈蚣、斑蝥、全蝎、土鳖虫等为代表的虫类药物多以活血化瘀、破血消癥为主，多用于治疗癥瘕积聚、瘀血停积。④以鸦胆子、蟾酥、斑蝥等为原料提取的抗肿瘤成分制成的现代剂型药物已在临床推行数年，如鸦胆子油软胶囊及注射液、华蟾素胶囊及注射液、复方斑蝥胶囊及艾迪注射液。临床应用表明，这些制剂能明显提高恶性肿瘤患者的有效生存期，有利于控制肿瘤生长、预防肿瘤转移、控制肿瘤复发、改善机体状态，在中西医结合治疗恶性肿瘤方面发挥了其独特优势。

结合近年来部分攻毒类中药的药物临床研究情况，对临床常用攻毒类中药的抗肿瘤机制分类阐述如下。①矿物类：张春敏等总结雄黄的研究进展指出，雄黄在诱导肿瘤细胞凋亡、抑制肿瘤细胞增殖、促进肿瘤细胞分化和抗肿瘤血管生成方面具有明显作用。②植物类：武峰等研究指出，半夏提取物以及半夏化学成分中的半夏蛋白、半夏总生物碱、谷甾醇、半夏多糖具有损伤肿瘤细胞 DNA 的作用；刘文亚等总结近年来生半夏的抗肿瘤研究机制及其临床应用指出，生半夏采用适当剂量、适当清洗及煎煮后抗恶性肿瘤效果显著；张鸿飞等指出，重楼主要抗肿瘤成分是重楼皂苷，其在诱导肿瘤细胞凋亡、调节机体免疫、抑制肿瘤血管生长、逆转肿瘤耐药方面具有明显作用。③动物类：孙满强等指出壁虎-蜈蚣药对能够通过多条通路改善血瘀证对肿瘤微环境的作用，抑制肿瘤生长；朱宏等通过实验证明全蝎提取物中类组胺物质具有细胞毒作用，对胃癌细胞- 823 具有明显抑制作用。④相关提取物类：主要包括华蟾素、鸦胆子、斑蝥等提取物制成的注射剂及口服制剂。毕琳琳等指出蟾酥提取物蟾毒配基类化合物在抗肿瘤方面具有相当高的应用价值；冀会方通过实验证实鸦胆子生物肽对人乳腺癌 MCF-7 细胞株的增殖具有抑制作用，其机制可能是通过上调 p53、PTEN 和 NM23H-1mRNA 表达而产生；林晓燕等通过观察去甲斑蝥素对肿瘤细胞移植模型血管生成的影响，发现其能明显抑制肿瘤的血管生成。

攻毒类中药在恶性肿瘤中的应用

恶性肿瘤根据发病部位和生理结构的特点可分为头颈部肿瘤、胸部肿瘤、消化道肿瘤、泌尿系统肿瘤、生殖系统肿瘤、软组织肿瘤、骨肿瘤、皮肤癌、淋巴造血系统和原发灶不明的恶性肿瘤十大类。攻毒类中药在应用中应根据肿瘤发生部位以及肿块特点灵活应用。攻毒类中药的应用方式不外内服和外用两个方面。《理瀹骈文》指出"外治治理，即内治治理，外治之药即内治之药，所异者法耳"。理即攻毒，法即内服和外用。

内服方面包括内服中草药和中成药 2 种，外用方面一般分为中药外敷、中药涂擦、瘤体注射、静脉给药4种，均是恶性肿瘤的常用中医治法，具有相对安全、处方灵活、辨证施治、用药方便等特点。下面根据攻毒类中药在常见瘤种中的不同应用方式进行论述。

1. 化痰通络，解毒散结为主论治头颈部恶性肿瘤：

（1）内服汤剂：诸家多根据病发部位、证型特点辨证选用攻毒类中药，主要包括半夏、天南星、白芥子、水蛭、蟾皮、蜈蚣、全蝎和地龙等。钱伯文教授在脑瘤的治疗上首选化痰开郁、消肿软坚的攻毒类中药，如半夏、天南星、白芥子治以化痰、消痞、散结；周仲瑛教授在脑瘤的治瘤中主张以补益肝肾、化痰祛瘀为主，同时在各证型中按主次配伍攻毒类中药，选用水蛭活血通络，马钱子解毒抗癌，炙蟾皮、炙蜈蚣、炙全蝎加强搜风剔毒之力；郭文灿在辨治脑瘤5种证型的基础上适当加入化痰祛湿、活血消癥、清热解毒、搜风通络之攻毒类中药，常用半夏化痰散结，全蝎、蜈蚣、地龙息风通络。

（2）中药外敷：主要是采用雄黄为主药的复方外敷制剂。段凤舞教授创制姜雄散治疗脑瘤，主要抗肿瘤成分即雄黄；黄美琴等通过外敷六神丸的方式辅助放疗治疗头颈部肿瘤及其并发症，有效抗肿瘤成分即为蟾酥、雄黄。

2. 明辨病机，分部分症多法论治胸部恶性肿瘤：胸部恶性肿瘤主要包括肺癌、乳腺癌和食管及食管胃结合部癌，在论治方面首先应辨明疾病的发病总机制及现阶段分机制，辨明部位、多法活用，合理选用内服、外用等诸法。现就临床应用较典型的肺癌和乳腺癌应用进行分述。

（1）内服药剂：①乳腺癌。王洪绪在《外科全生集》中采用小金丹治疗乳岩，主要成分即为马钱子；陆明教授多采用复方大剂论治乳腺癌及阶段症状中的癌性疼痛和晚期复发转移等相关并发症，主要作用的攻毒类药物包括全蝎、蜈蚣、壁虎、蟾皮、水蛭和土鳖虫；张帅等认为痰毒、内风是促使乳腺癌转移的病因及病机，临床常用莪术、全蝎、蜈蚣、壁虎等攻毒之品散内风、祛邪毒；张绪良等通过临床观察发现口服金龙胶囊联合化疗治疗乳腺癌较单纯化疗可明显提高疗效，金龙胶囊的有效抗肿瘤成分即鲜守宫、鲜金钱白花蛇和鲜蕲蛇。②肺癌。《太平圣惠方》载有三棱丸治疗肺部之癌瘤积聚，针对癌毒病机组方采用雄黄败毒抗癌、干漆活血化瘀；王伟东等临床采用济生颗粒辨治肺癌取得了较好的疗效，主要抗肿瘤成分有重楼、壁虎；齐元富等证实六神丸对肺癌细胞增殖的抑制作用，且发现其在临床应用中与顺铂联合用药有协同作用，六神丸中有效抗肿瘤药物即为蟾酥和雄黄；马纯政教授常用行气化痰法治疗肺癌，常用天南星、姜半夏化痰散结，重楼清热解毒；国医大师周仲瑛在论治肺癌疼痛时主张加入制南星、炙蜈蚣、炙全蝎、炙僵蚕、蜂房等药化痰软坚、散结止痛。

（2）中药外敷：针对乳腺恶性肿瘤及胸部体表肿瘤破溃而采用的外敷疗法。山东中医药大学附属医院肿瘤内科创制了纳米雄黄外敷制剂——金黄散治疗恶性肿瘤的破溃创面，乳腺癌的破溃面应用尤多，临床观察证明能促进乳腺癌破溃创面的愈合且有利于肿瘤的缩小。

局部注射：应用华蟾素注射液对局部肿块和转移淋巴结进行瘤体内注射。山东中医药大学附属医院肿瘤内科基于体表肿瘤的癌毒病机学说，采用华蟾素注射液对体表局限性乳腺肿瘤进行瘤体内注射治疗，临床观察证明有利于瘤体的缩小。

静脉给药：静脉给药可根据机体的不同证型选取静脉注射制剂，临床主要有鸦胆子油乳注射液、艾迪注射液、华蟾素注射液等。鸦胆子油乳注射剂主要是攻毒类中药鸦胆子的提取物，具有清热解毒、腐蚀赘疣之功效，艾迪注射液的有效抗肿瘤成分主要是斑蝥，具有破血消癥之功效，华蟾素注射液是中药蟾酥提取，具有解毒、消肿、止痛之功效。

3. 攻毒为主，按部分期，针对性择法辨治消化道肿瘤：消化道肿瘤主要包括胃癌、肝癌、肠癌、胰腺癌、胆道系统肿瘤等。治疗中应按消化道肿瘤的相关症状，结合癌毒病机，整体和局部辨证施治。现就胃癌、肝癌进行论述。

（1）内服汤剂：①胃癌。内服方面应针对胃癌发展的不同分期采用单纯中药治疗或联合西医治疗。张艳等筛选87首治疗胃癌方剂，通过数据库分析发现常用攻毒药物有半夏、蜈蚣、全蝎、重楼、桃仁、黄药子、水蛭、土鳖虫、天南星和山豆根等。②肝癌。攻毒类中药在肝癌方面的应用广泛，刘伟胜教授在肝癌的论治主张用毒药攻毒散结、活血化瘀，常用全蝎、蜈蚣、乌梢蛇、水蛭、土鳖虫、僵蚕、地龙等；王沛教授一般将肝癌分 4 型论治，在辨证论治的基础上佐以攻邪之药，常用干蟾皮、壁虎、生半夏，同时常用蜈蚣、金钱白花蛇治疗肝区疼痛，胆南星治疗阴虚发热；邵梦扬教授认为肝癌以脾气虚为本、郁毒为标并分早、中、晚三期攻补论治，常用土鳖虫活血破瘀，白屈菜理气行血；史兰陵教授在论治早期肝癌肝大质硬者常用大黄土鳖虫丸加减，治以攻毒散结，主要药物组成有大黄、土鳖虫、水蛭、三棱、莪术、桃仁。

（2）内服成药：覃振赫通过对比观察 96 例晚期胃癌患者使用华蟾素治疗的实验组和最佳支持治疗的对照组在临床疗效的区别，证明使用口服华蟾素胶囊的实验组在瘤体疗效、生活质量方面均优于对照组；王飞等通过临床观察华蟾素胶囊口服配合化疗与单纯化疗在为胃癌治疗上的差异，证明华蟾素配合化疗使用能有效提高疾病控制率，减轻化疗副反应；通过临床实验证实口服华蟾素片联合索拉非尼较单纯索拉非尼治疗中晚期原发性肝癌具有更多生存获益。瘤体内注射：瘤体内注射是适合肝癌肿块较为局限的大块型肝癌治疗的特色疗法。临床采用的华蟾素注射液瘤体内注射取得了不错的临床疗效。

4. 把握癌毒病机，个体化辨治其他恶性肿瘤： 其他常见的恶性肿瘤还有淋巴造血系统肿瘤、软组织肿瘤、皮肤癌等，基于此处不同病种临床应用的个体性差异较大。周霭祥等通过观察 25 例慢性淋巴细胞性白血病患者使用青黄散的临床疗效，结果发现青黄散在慢粒治疗的缓解率达到了 100%，且副作用轻，未出现明显的骨髓抑制，而青黄散抗肿瘤的有效成分即为雄黄和青黛；唐由君擅长使用中成药配合中药复方治疗白血病，常用紫金锭的有效抗肿瘤成分有大戟、雄黄、朱砂、千金子霜等，六神丸的有效抗肿瘤成分为雄黄、蟾酥等。

314　中药对肿瘤放射治疗增效减毒的研究

放射治疗（简称放疗）是肿瘤的主要治疗手段之一，对于减轻、消除病灶，减轻患者痛苦，延长患者的生存期，提高患者生存质量均有着重要作用。然而近年来虽然放疗技术和设备不断更新和发展，但放疗的效果依然不尽如人意。肿瘤对放射线的敏感性极大地限制了放疗的疗效，同时由于放射线对于肿瘤细胞和一些正常组织并没有选择性，因此在使用放疗时往往会导致患者出现多种不良反应。在放疗时配合中医药的应用，可以在一定程度上弥补这些缺陷，达到增效减毒的目的。学者荣震等就此方面的研究作了梳理归纳。

中药对肿瘤放疗的增效作用

中药对于放疗效果的影响是多方面的。一方面，可以使达到同等效果所需要的放射剂量得以降低，即增强放疗效果的作用。另一方面，可以提高肿瘤对射线的敏感性，更大限度地提升放疗的效果。

1. 单味中药的增敏作用：单味中药以其本身特有的药性，影响肿瘤细胞的相应靶点，从而有效提高肿瘤细胞对射线的敏感程度。有实验证明，从郁金、莪术等中药中提取出来的β-榄香烯乳对肺腺癌 A549 细胞具有放射增敏作用，且随着β-榄香烯乳的浓度增加，放射增敏比例逐渐增高，放射增敏作用逐渐增强。其机制与β-榄香烯乳联合放射可显著影响 A549 细胞周期分布，促使细胞 G_2/M 期阻滞，诱导细胞凋亡，且可抑制 A549 细胞 DNA 双联损伤修复基因 Ku70、DNA-PKcs 表达，使之对放射敏感性增强有关。共有 122 条显著差异表达基因与β-榄香烯乳增加 A549 细胞放射敏感性有关，这些基因主要参与 DNA 损伤与修复、细胞周期调控、细胞凋亡、细胞增殖、信号转导与转录、细胞黏附、免疫反应等生物学过程。对于舌鳞状细胞癌细胞株 Tca-8113，β-榄香烯乳也具有类似的效果。研究表明，白藜芦醇同样具有 G_2/M 期阻滞及促进肿瘤细胞凋亡作用，对小鼠 Lewis 肺癌具有增敏作用，且对小鼠无毒性。李二妮进行了蟾蜍灵鼻咽癌细胞 CNE-1 的放射增敏作用的实验研究，结果表明，低浓度 $2.5×10^{-9}$ mmol/L 和高浓度 $2.5×10^{-7}$ mmol/L 蟾蜍灵对鼻咽癌细胞 CNE-1 都有放射增敏作用，且随作用时间的延长增敏作用愈加明显。姜黄素也能增加肺癌细胞的放射敏感性，其机制可能为使 A2 细胞发生 G_2/M 期阻滞及抑制 NF-κB 蛋白的表达，细胞发生周期阻滞与 cyclinB1、survivin 蛋白表达量减少、P21 蛋白表达量增加有关。郑剑霄等将 180 例鼻咽癌患者随机分为 A、B、C 3 组，A 组为单纯放疗组，B 组从放疗第一天开始服用石上柏，C 组在疗程的后半段开始服用石上柏，放疗后 3 个月复查颈部 CT，3 组的颈淋巴结全消率分别为 40%、63.3%、60%，B 组与 C 组淋巴结转移灶的全消率均高于 A 组，提示石上柏能较好地提高肿瘤病灶对放射的敏感性。董丽华等对抗癌中药去甲斑蝥素合并放射治疗中晚期食管癌的研究中，观察到治疗组在放疗半量时有效率已达到 60%，而对照组仅为 16%，放疗全量时治疗组的有效率为 84%，明显高于对照组的 60%，治疗组胸背疼痛症状消失天数平均为 17 天，而对照组为 32 天，差异显著，说明复方去甲斑蝥素除了具有直接杀伤肿瘤细胞的作用外，还能改善血液循环，使肿瘤的乏氧成分减少，提高肿瘤放射敏感性，同时有利于正常组织在放射损伤后的恢复，起到了放射保护作用。

2. 复方中药的增敏作用：复方中药通过精心设计的特定组成和配伍，可使其中的多种中药相互抵消不良反应，并协同促进各自的有益功效，达到合理调整人体平衡、影响肿瘤放射敏感性的目的。张勇研究了中药神龙液（黄芪、太子参、女贞子、白术、丹参、地龙、肿节风等）对小鼠 S180 肉瘤的放射增敏作用。实验将荷瘤小鼠随机分为对照组、神龙液组、单纯放疗组和神龙液加放疗组，照射10天后，神龙液组抑瘤率为22.75%，单纯放疗组为30.69%，而神龙液加放疗组则达到了51.58%。可见神龙液对于放疗具有显著的增效作用。王大海将HNE₁人鼻咽癌细胞株制备裸鼠移植瘤，随机分为4组，模型组注射生理盐水不行放疗，放疗组灌生理盐水加行放疗，纯中药组灌服益气解毒颗粒，放疗＋中药组行放疗，并灌服益气解毒颗粒。治疗31天后，中药＋放疗组小鼠存活率明显高于单纯放疗组（$P<0.05$），治疗后瘤质量明显低于单纯放疗组（$P<0.05$），提示益气解毒颗粒协同放疗能明显提高抗癌效应。周振华在清胰化积方联合放疗晚期胰腺癌的实验中，SW1990荷瘤小鼠在相同放射剂量下，清胰化积方组较生理盐水对照组肿瘤生长更缓慢，说明清胰化积方能延迟肿瘤生长时间，剂量效应曲线提示，清胰化积方组肿瘤生长延缓放射增敏比为1.370。黄静等通过放射靶分子的蛋白质组学研究、基因表达谱及临床远期疗效等的多项系统研究，证明了扶正增效方（黄芪、石斛、沙参、金银花、红花、苏木等）对放疗具有增敏的作用。王伢先等对扶正抑瘤合剂与放疗合并的作用进行了研究，实验证明，以500 mg/(kg·d)剂量的扶正抑瘤合剂与⁶⁰Co合并使用的抑瘤率优于单照光组，且不良反应明显降低。胡定政采用扶正抗癌方加减（沙参、天冬、太子参、蜂房、莪术、蜈蚣）配合放疗、化疗，有效率为73.33%，与对照组（单纯放化疗）的50.84%相比，效果得到了提高。邬晓东等采用中药放疗增敏散（丹参20 g、川芎20 g、红花10 g、赤芍10 g、沙参30 g、甘草10 g、金银花10 g）配合放疗，实验组与对照组淋巴结转移灶缩小50%及完全消退的放疗时间相比，实验组明显提前，其差别具有显著性意义（$P<0.01$）。

由上述研究可以看出，中药与放疗的合理配合，较之单纯放疗，具有有效放射剂量更低、总有效率更高的优势。

中药对肿瘤放疗的减毒作用

中医学理论认为，放射线具有火热之性，照射人体，会伤津耗气，销铄阴液，久之则使患者出现气阴两伤的症状，如困倦乏力、发热、口干舌燥、烦躁眠差、舌红苔少、脉细数等。燥热伤及脾肾之气，还会导致呃逆、纳差、便溏，骨髓失充，气血生化失常，免疫能力降低。局部受到火热之邪灼伤，则可见红肿甚至溃烂的热毒症状。对于不同器官的不同损伤，中医并不拘泥于单纯的针对症状进行治疗，而是在辨证论治的基础上，对人体整体进行调理，通过改善人体的体质，有效缓解放疗损害，减轻各种放疗不良反应。

1. **中药对放射性胃肠炎作用的研究**：放射性胃肠炎为腹、盆腔肿瘤放疗后的常见并发症。射线热毒损害中下焦之气，脾失运化，肠胃腑气失顺，或灼伤与大肠相表里之肺络，都能导致放射性胃肠炎的发生。常表现为放疗之后出现纳差、恶心、呕吐、腹胀腹泻、里急后重，甚至便中带血，病机多以气虚、湿热为主，属于本虚标实之证，临床上多以清热、益气、化湿等法治疗。丁小凡等对小鼠腹部使用射线照射，制造出放射性肠炎小鼠模型后，对中药组使用清热补益中药灌胃，西药组使用诺氟沙星，肠炎组和对照组使用生理盐水，每日1次，连续7天，结果显示，肠炎组的肠绒毛数量和高度非常显著地低于对照组，而中药组和西药组的肠绒毛数量和高度都非常显著地高于肠炎组，肠黏膜中NO浓度显著低于肠炎组。张坤强等以降逆汤加减（旋覆花10 g、赭石25 g、沙参15 g、麦冬15 g、谷芽12 g、川楝子10 g、法半夏10 g、陈皮5 g、姜竹茹10 g、枳壳5 g、茯苓15 g）治疗鼻咽癌放疗所致胃肠不良反应，治疗组42例中，痊愈20例，显效10例，有效8例，无效4例，总有效率为90.5%，对照组44例中，痊愈8例，显效12例，有效14例，无效10例，总有效率为77.3%，治疗组疗效明显优于对照组。王飞雪等以中药（黄芪30 g、党参15 g、茯苓15 g、山药15 g、白术10 g、生薏苡仁30 g、陈皮10 g、葛根15 g、黄芩10 g、黄连10 g、藿香10 g、佩兰10 g、赤芍10 g、白芍10 g、白头翁15 g、炙甘草10 g）治疗放射性肠炎患者，结果显示，治疗组27例，显效16例，有效8例，无效3例，总有效率88.9%；对照组23例，显效7例，有效6例，无效10例，总有效率56.5%。两者比较具有非常显著性差异（$P<0.01$）。柳玉美等以葛根芩连汤治疗放射性直肠炎 32 例，治愈 22 例，显效 7 例，好转 3 例，总有效率达 100%。翟瑞庆等以扶正止泻汤（仙鹤草 30 g、蚕沙 30 g、人参 10 g、白术 10 g、薏苡仁 30 g、车前子 15 g、白花蛇舌草 15 g、败酱草 15 g、白芍药 15 g、白及 15 g、枳壳 10 g、乌梅 15 g、甘草 5 g）治疗放射性肠炎，总有效率 95.59%，肠镜疗效 94.12%，高于对照组的 68.33% 和 80%。

2. 中药对放射性肺损伤作用的研究：胸部的肿瘤放疗常常伴随放射性肺损伤的不良反应。肺为娇脏，遭到热毒侵扰，肃降失司，则患者咳嗽频作，燥热之邪损伤肺络则血不归经，咳痰带血。长期损伤甚至会造成肺的永久性损伤，严重影响患者的生存质量，因此也极大限制了靶区的放射剂量。谢丛华研究了当归对放射性肺损伤过程中 TGF-β1 水平的影响。实验将小鼠分为 4 组，空白对照组（注射生理盐水）、单纯当归组（注射 25% 当归注射液）、单纯照射组（全肺单次照射 12 Gy＋注射生理盐水）、照射＋当归组（全肺单次照射 12 Gy＋注射 25% 当归注射液），生理盐水和 25% 当归注射液于照射前 1 周开始注射，直至照射后 2 周结束。结果空白对照组和单纯当归组动物的免疫组化阳性细胞数相对较低，单纯照射组的阳性细胞数较上述两组明显增高（$P<0.01$），尤以 1 周后为甚。照射＋当归组的阳性细胞数则介于两者之间，也显著低于单纯照射组（$P<0.01$）。实时定量 PCR 结果显示：单纯照射组的 TGF-β1 mRNA 相对含量较单纯当归组和空白对照组均有统计学意义（$P<0.01$）。照射＋当归组的 TGF-β1 mRNA 相对含量较单纯照射组明显下调。该实验结果显示，TGF-β1 在放射性肺损伤发生、发展过程中起着重要作用，而当归可能通过调控该细胞因子来起到辐射防护之作用。刘秀芳等以益气活血中药对小剂量重复照射的大鼠进行干预，观察其不同时相肺组织 TGF-β1 的表达及Ⅰ、Ⅲ型胶原纤维的动态变化。实验将大鼠分为照射加中药组（A 组）、照射加氨溴索组（B 组）、单纯照射组（C 组）、正常对照组（D 组），于照射开始后第 4、第 6、第 8、第 12、第 26 周 5 个时间点分别观察。结果显示，单纯照射组大鼠肺组织 TGF-β1 于照射第 4 周增高，第 12 周达到高峰；胶原纤维合成在第 4 周开始，第 12 周明显增快，至 26 周达到高峰，中药干预组各时相大鼠肺组织 TGF-β1 表达及Ⅰ型、Ⅲ型胶原纤维增生程度均明显低于单纯照射组（$P<0.05$）；各时相值与照射加氨溴索组近似，相比无统计学差异（$P>0.05$）。实验证明，早期持续使用益气活血中药，能抑制 TGF-β1 的表达，并减轻早期放射性肺损伤的炎症反应和后期放射性肺纤维化的程度。

在临床方面，也有不少医家进行了中医药治疗放射性肺损伤的研究。如施航以麻杏甘石汤加味（麻黄、杏仁、生石膏、甘草、麦冬、黄芩、知母、玄参、白术、薏苡仁、鱼腥草）治疗放射性肺炎 39 例，其中显效 28 例，有效 6 例，无效 5 例，总有效率 87.4%。吴金平以清燥救肺汤加减（霜桑叶、生石膏、人参、胡麻仁、阿胶、麦冬、杏仁、枇杷叶、甘草）治疗放射性肺炎 32 例，治愈 3 例，好转 28 例，未愈 1 例，总有效率 96.7%。

3. 中药对放射性食管损伤作用的研究：头颈部的肿瘤放疗，常常会对口腔、食管黏膜造成损伤。放射线的火热之性，能消耗食管的阴液，破坏气机，影响津液的上输，并灼伤黏膜，产生咽痛、口干、口腔溃疡等不良反应。对此，杨洁等分型论治，热毒炽盛型（表现为咽痛、口干、口腔溃疡、舌红、苔黄，多在放疗中出现）278 例，显效 32 例，有效 184 例，无效 62 例，总有效率 77.7%，肺胃阴虚型（表现为口干、舌红、少津、少苔或无苔，伴有轻度咽痛，多在放疗后出现）133 例，显效 1 例，有效 87 例，无效 35 例，总有效率 73.7%。王明军等用清燥救肺汤加减治疗放疗性咽喉炎 60 例，治疗组（予清燥救肺汤加减）总有效率 91.67%，对照组（予雾化吸入生理盐水 1.5 mL 加地塞米松 5 mg、α-糜蛋白酶 4000 U）总有效率 81.67%。石闻光等用益气养阴活血方（玄参、生黄芪、生地黄、女贞子、枸杞子、玉竹、沙参、莪术、天冬、麦冬、赤芍、菊花、蒲公英）治疗鼻咽癌放疗后黏膜反应，治疗组与对照组（生理盐水冲洗口腔、口咽、鼻咽部并以甲硝唑液漱口）相比，出现急性黏膜反应的程度及治疗缓解率差异不大，但黏膜反应出现的时间上，治疗组明显比对照组推迟，并且两组患者治疗后卡氏评分比较治疗组高于对照组，说明治疗组患者生活质量高于对照组。魏世华等观察了沙参麦冬汤对头颈部肿瘤放射性口腔损伤的疗效，服药组与对照组（服用维生素 B₂ 及复方硼砂溶液漱口）的临床疗效、唾液流量及 pH，以及免疫功能测定，证明沙参麦冬汤具有生津润喉、养阴降火的功效，具有保护涎腺作用，对于头颈部肿瘤放疗所致的口腔放射性损伤，有良好的治疗作用，并可提高免疫功能，且应用中未发现不良反应。

4. 中药对其他放射性损伤作用的研究： 在放疗中，患者大多会出现一些其他反应，如骨髓抑制、免疫力降低等全身反应，以及皮炎等局部损害。这主要是由于射线的火热毒性损伤先后天之本，化源失调，火毒灼伤肌肤造成的。刘健等研究了养胃合剂（北沙参30 g、麦冬10 g、茯苓10 g、厚朴10 g、炒扁豆10 g、黄芪30 g、石斛10 g、生牡蛎30 g、砂仁10 g、柿蒂10 g、鸡内金10 g）对放疗荷瘤小鼠免疫功能的影响，实验将小鼠分为空白对照组、荷瘤放疗＋生理盐水组、荷瘤放疗＋维生素E组、荷瘤放疗＋养胃合剂低剂量组、荷瘤放疗＋养胃合剂高剂量组5组。放疗使用^{60}Co γ射线一次性全身照射5 GY，0.97 GY/min，用药15天后显示，养胃合剂高低剂量组能显著提高受照小鼠脾脏淋巴细胞转化率，且基本恢复到未受照组水平，但高低剂量组之间未表现出量效关系。江南通过外周血相、骨髓细胞增殖、淋巴细胞增殖等多方面研究了八珍汤对小鼠的升白作用，结果证明八珍汤可提高低白模型小鼠骨髓细胞和脾淋巴细胞增殖能力，并促进造血系统相关细胞因子的产生。而这些相关的细胞因子通过参与启动造血干、祖细胞的活化过程，刺激骨髓有核细胞增殖分化而达到补血升白的目的，并且部分重建有免疫缺陷机体的免疫功能。李志玖等观察地榆增白片对放疗的作用表明，地榆升白片能显著升高及稳定白细胞水平，使放疗患者能顺利完成治疗，有效率为96.6%。对照组（服用利血生片）有效率为60.2%，两组间比较有显著性差异（$P<0.01$）。顾伯林等用三生养阴饮治疗放疗后白细胞减少症56例，结果治疗组显效32例，有效20例，无效4例，总有效率92.86%。张红星等研究证实益元调理汤（黄芪30 g，女贞子、制何首乌、墨旱莲各15 g，人参、紫河车、阿胶各10 g）加减能有效增强机体免疫、促进造血功能。李林等研究表明生肌愈疮散对大鼠放射性溃疡具有促进创面愈合作用，其主要通过减轻炎性反应，促进血液循环，正向调节Ⅲ型前胶原、透明质酸含量增加而起作用。肖跃红等用倍连膏合珍珠散治疗放疗后皮肤并发症27例，治愈23例，有效4例，总有效率100%。

基于各方的研究说明，中医药能够在放疗过程中有效地实现增效减毒的作用，提升疗效，改善患者的生活质量，延长患者的寿命，弥补放疗的缺点。

315　癌毒与癌症益气清毒防治

学者梁启军等总结了中医学对毒、癌毒的认识和癌毒辨识依据及以癌细胞出现为分界的癌症益气清毒法防治思路。

中医经典论毒

常富业等总结《黄帝内经》有 34 处论述"毒"。毒主要有两种内涵：一是泛指外来或内生可致较重损伤的病邪。前者如"清静则肉腠闭拒，虽有大风苛毒，弗之能害"；后者如"故少阳在泉，寒毒不生……阳明在泉，湿毒不生……太阳在泉，热毒不生……厥阴在泉，清毒不生……少阴在泉，寒毒不生……太阴在泉，燥毒不生"是指因外界气候异常变化引起内源性较重的损伤或异常状态，既是病因又是病理变化，不是独立存在，是从寒、热、燥、湿等邪气进一步化生而来，有从化性。二是指药物的毒性和偏性，如"能毒者以厚药，不胜毒者以薄药"；"大毒治病，十去其六；常毒治病，十去其七；小毒治病，十去其八；无毒治病，十去其九"。至于"妇人重身，毒之何如"中的"毒"字，就是以有毒性或偏性的药物进行治疗的意思，不是毒字本意内涵，含有以偏纠偏、以毒攻毒之义，是在上述两种内涵之上的延伸。《本草经》中的"毒"主要是指药物的毒性和偏性，根据大毒、小毒、无毒将药物分为上、中、下三品。《古书医言》的"邪者，毒之名也"中的"毒"是泛指邪气。《诸病源候论》的"恶核者，内里忽有核，累累如梅李，小如豆粒……此风邪夹毒所成"中的"毒"虽是指邪气，但已经有特殊邪气的指向了。对于《金匮要略》中的阳毒、阴毒含义，《金匮要略心典》给出的解释比较客观，"毒，邪气蕴结不解之谓"。综上所述，中医学经典中"毒"的内涵有四：①药物毒性或偏性；②泛指邪气，或炽烈的邪气；③基于普通邪气转化出的致病性更强的邪气；④邪气纠结不解的病理状态。

癌毒与癌

1. 经典论述癌或瘤的病因病机：经典中散见癌毒的源头性论述。如《灵枢·百病始生》云"是故虚邪之中人也，始于皮肤，传舍于络脉，留而不去，传舍于伏冲之脉，留而不去，传舍于肠胃之外，募原之间，留著于脉，稽留而不去，息而成积"，强调的是邪气侵入、留血脉不去，是肿瘤类疾病形成的一种初始原因；《诸病源候论》云"恶核者，内里有核累累如梅李，小如豆粒……此风邪挟毒所成"，强调的是风邪蕴毒；《仁斋直指附遗方论》云"癌者上高下深，岩穴之状，颗颗累垂，热毒深藏"，强调的是热毒；《卫济宝书·痈疽五发》云"癌疾初发者却无头绪，只是肉热痛"，也强调的是热邪生毒。虽然论述比较简单，但基本病机还是点出来了：邪气侵入，滋生癌毒，癌毒促生癌肿。

2. 癌毒：明确的癌毒概念是国医大师周仲瑛等前辈首先提出，初始定义是"癌毒是肿瘤的特异性致病因子"。细论癌毒有以下特点：

（1）癌毒不是原生之邪，是从化之邪，是风、火（热）、痰、瘀、湿、寒等互相搏结及心神异常的进一步滋生。熊墨年教授提出"腐沼假说"以解释癌毒的产生。他认为，人体脏腑、组织、经络中处处有罅隙，有大有小，当外感或内伤导致的风、寒、热、痰、湿、瘀等邪气积聚其中而不得祛除，就会形成类似自然中腐烂沼泽的人体内癌前病灶"腐沼"，其中以湿、热、瘀邪最常见；诸邪久蕴、纠结其间就会滋生毒邪，进一步滋生癌毒而促成癌肿。如人体正气充足，脾运健旺，则腐沼不易形成，或形成之初即可湿去沼清，湿热瘀毒不致瘀积。因此，气虚、脾失健旺是腐沼形成的主要原因，是恶性肿瘤发生、发展的内因；气虚分显性气虚与隐性气虚，癌症患者多为隐性气虚；湿、热是癌症发生的最主要诱发之邪，癌毒是促进癌症发生、发展的特异性邪气；腐沼是上述诸邪滞留、蕴结、生毒、促瘤发生发展的内环境。

（2）癌毒形成于癌细胞及癌肿之前。既然癌肿是因癌毒促生，当然就是先有癌毒，后有癌肿，也等于从侧面强调，癌毒初始内涵不是癌细胞本身，是促进癌细胞生成的特异性因子。

（3）特定的致癌物质属于癌毒范围。现代研究已经发现许多物质与恶性肿瘤发生有直接关联，譬如甲醛、石棉、稠环芳香类烃物质（萘、苯并芘等）、亚硝酸盐等、烟草烟雾中的焦油等，这些物质与癌症发生相关，不纳入癌毒范围，论证逻辑说不通，也与事实不符。比如，同是受了凉，有的人没事，有的人感冒，有的人发生肺炎；同样，同是被致癌物侵入，或长久慢性炎症滋生了癌毒，有的人未生疾病，有的人发生了其他疾病，有的人发生了癌症，这种现象表明内因也是重要原因，而不能作为否定癌毒的依据。

癌毒的形成和个体的特异性相关。个体的特异性在宏观主要表现为体质差异，在微观表现为基因及其表达差异，这还不足解释癌毒促癌的全部，因为同样体质、同样诱因的人，都发生癌症了吗？肯定不是。还有一个重要因素就是局部微环境因素，是邪气滞留、滋生癌毒、促生癌肿的主要内环境因素，就是上述的腐沼。

（4）癌细胞出现后，癌毒包括癌细胞。癌细胞可以从原发部位转移到机体其他部位，用癌细胞悬液造模可以造成癌肿模型，这表明癌细胞可以直接生成癌肿，且可以永生性自繁殖，所以癌细胞也属于癌毒范围。但癌细胞是癌毒滋养滋生，是癌毒反复损伤机体的一种反应，是结果，含有癌毒，但不是癌毒初始与主体。

（5）癌毒是正邪纠结不解。毒是邪气纠结不解，癌毒是正邪纠结不解。癌毒，尤其是癌细胞是机体正气与初始癌毒斗争的一种应激反应结果，通俗讲是正气吸食癌毒成长出的异常新个体，是正邪交织环境中滋生的正邪纠结体，所以癌毒是正邪纠结不解的一种状态。在癌细胞形成之前，是局部的正邪纠结不解，癌细胞形成之后是局部环境的正邪纠结不解和癌细胞本身的正邪纠结不解。

辨癌毒

到目前为止，对癌毒的论述都比较抽象，缺少具体的、可用于临床辨识癌毒的具体依据论述。梁启军等认为癌毒不是独立原始之邪，是再生、依附之邪，是多种其他邪气潜伏机体某处长久蕴结而生，可以从滋生癌毒的其他邪气和局部滋生微环境条件是否出现，来界定癌毒是否形成。可以从下面11点辨识癌毒。

1. 有长期邪侵或内生邪气的伏邪症状（邪伏）： 癌毒源于多种邪气侵体或内生，内伏体内某处"腐沼"，久蕴滋生而成。邪伏体内，机体多有功能异常或祛邪外出的应激行为，譬如肺系的慢性咳嗽，消化系的腹胀、厌食、大便异常，泌尿系的尿血，妇科的红带或黄带等。伏邪于内，机体正气就会努力祛邪外出而自清，经治疗或未治疗，若经1年春夏秋冬四季，还未清除干净，就有可能形成腐沼，滋生癌毒，所以历经1年时间就是长期。

2. 长期不明原因的体重异常或热感异常（能量代谢异常）： 人体体温相对恒定在一定范围，自体温度感觉正常，体重相对稳定，是因为机体可以良好地调节物质和能量代谢的稳定。如果排除内分泌疾病、感染引起的代谢异常，及其他营养摄入、吸收、消耗的疾病，出现不明原因的消瘦或肥胖，或出现低热、潮热、五心烦热等异常热感，就是癌毒出现的征兆。因癌毒多呈热性。

3. 长期乏力（气虚）： 多是气虚或湿困的征象。气虚是癌毒滋生的常见内因，湿邪是滋生癌毒常见邪气之一，一旦长期乏力，表明气虚或湿邪久蕴，癌毒可能已经滋生。

4. 长期处于负面情绪状态（情志异常）： 心平气和或心情畅达是机体维持良好功能状态所需的心

理、精神环境，一旦长期负面情绪，包括嫉恨、抑郁、生闷气、烦躁等情绪异常，可以直接导致癌毒滋生，也同时导致脏腑、经络各种功能受损，机体不能有效祛邪外出，邪存于内，滋生癌毒。元神之变、异常情志与过度欲望均与癌毒有关。

5. 长期咽喉部感觉异常（伏邪外显）： 如咽干、咽痒、黏腻、疼痛或异物感等。咽喉与十二经络均有络属，是脏腑"窗口"之一，任何脏腑异常都有可能在咽喉部"外显"，咽部出现上述症状并长期存在，表明体内邪气蕴结较久，有可能已经滋生癌毒。

6. 局部邪聚性的疼痛或麻木（正邪纠结不解）： 因创伤、神经压迫引起的刺激痛或牵涉痛，多是物理性损伤，病机比较单纯，时间比较短，不会滋生癌毒。如果邪气积聚某处出现的疼痛、麻木，时间较久，多是癌毒滋生的征兆。

7. 长期不明原因睡眠异常或噩梦、怪梦（情志异常、正邪纠结不解）： 睡眠状态是机体功能及心理状态的一面镜子。长期睡眠异常，又未发现明确原因，表明机体某处有"暗疾"潜伏，而这种暗疾之处，就是癌毒容易滋生之处。

8. 长期舌质红、淡胖或紫暗；舌苔白腻或黄腻，脉涩、数或滑（伏邪外显）： 舌象和脉象是两个人体重要的内部生理病理窗口，与咽喉部成三足鼎立之势。舌质淡胖、舌苔腻，表明机体气虚、体内有湿；舌质紫暗或舌底脉络迂曲紫暗，表明有慢性炎症、瘀血；脉涩或滑，表明体内有瘀、有痰湿，长期如此，表明内环境浊化，已开始滋生癌毒。

9. 局部慢性炎症病灶（正邪纠结不解）： 慢性炎症环境容易滋生癌毒。

10. 肿瘤标志物异常（正邪纠结不解）： 这是癌毒促进癌肿生成的标志。

11. 影像学检查见结节性病灶（正邪纠结不解）： 这也是癌毒促进癌肿生成的标志。另外，长期致癌物接触史、恶性肿瘤家族史，也是两个重要前提因素。每条按 1 分计，总分 13 分。如果一个人占了 6 项，达 6 分，就表明其至少已经具备邪伏、气虚、体质异常、代谢异常、伏邪外显、正邪纠结不解六个方面，癌毒已形成，已经进入恶性肿瘤行成前的癌前病变高危期，甚至微小癌肿有可能已经形成。

清癌毒，治癌症基本防治思路

1. 癌细胞形成之前的防治思路： 治疗基本思路以癌细胞形成为分水岭而前后不同。癌细胞形成之前，主要病机是气虚、邪聚、癌毒，无实质性癌细胞或癌肿形成。治疗基本思路是祛邪、清毒、扶正；辅以通络涤瘀，使邪、毒有出路，清理促进癌细胞、癌肿发生发展的内环境。通、清、消等法都可以用，"通"得过一点不要紧，最多只是使邪气流散，接着继续设法祛除就可以了，扶正是为了助力祛邪、清毒。最终就可以"邪、毒去而沼清"，减缓局部正邪纠结之态，消除了癌症生成的局部环境，达到预防、中断恶性肿瘤发生、发展的目的。根据湿、痰、热、寒、燥等不同邪气选用祛邪药，祛邪方法参考汗、吐、下、温、清、消、和、涤痰、化瘀等法，根据邪气主要位置选择祛邪出口。以半枝莲、白花蛇舌草为基础清毒药组，再根据可能"腐沼"所在部位加味，可以参考益气清毒法治疗恶性肿瘤的清毒药辨病位加味思路；扶正用变通四君子汤。诸法配伍清除促进癌细胞、癌肿发生发展的内环境因素。

2. 癌细胞形成之后治疗思路： 癌细胞形成之后，除了气虚、邪聚、癌毒病机，还有可以流注、定植的癌细胞。基本治疗思路首先是祛邪、清毒抑癌，在此基础之上，酌量益气扶正、化瘀消积。祛邪思路同上文，清毒抑癌用益气清毒法的清毒抑癌思路。益气扶正不能太过，癌细胞是正邪纠结体，扶正太过，有助瘤生长之弊；不能基于简单的辨证过度活血化瘀，活血化瘀太过有促进癌细胞扩散的可能，要在清毒、抑癌消肿到位和祛邪畅通的前提下，扶正、通络、活血化瘀。通络可以选用桑枝、络石藤、僵蚕、蜈蚣，活血化瘀可以选用三七、桃仁、土鳖虫、水蛭、斑蝥、鼠妇等。

316 癌毒与恶性肿瘤

近年来恶性肿瘤的发病呈明显上升趋势，已成为继心脏病、脑血管疾病后又一重大疾病，且死亡率也呈上升趋势，居各大疾病之首。目前，手术、放疗、化疗、生物靶向治疗等多种综合治疗已应用于肿瘤患者，传统中药在恶性肿瘤治疗中也发挥着重要作用，有统计，有近1/3的肿瘤患者在整个治疗过程中均接受了中药治疗。中医学认为，恶性肿瘤的发病与"虚、痰、瘀"有着密切的关系。而"内虚"又是发病主要因素。正如《黄帝内经》所云："正气存内，邪不可干。"《灵枢》云："风雨寒湿，不得虚，邪不能独伤人。此必因虚邪之风与其身形两虚相得乃客其形。"在内虚的基础上，内外因素共同作用，导致体内阴阳不和、脏腑功能失调，气滞血瘀、痰结湿聚，结为肿块。因此治疗多采用补虚扶正、化痰解瘀等方法。但是，目前中医药治疗肿瘤大多仍局限于对手术、放化疗等西医治疗的减毒与增效方面，而对瘤体的缩小乃至根治尚未达到满意疗效。因此有医家认为，上述病因的阐释很难体现恶性肿瘤的本质特征，单纯根据以上理论指导临床也难取得满意疗效。因此，近年来关于"毒邪"致癌，"从毒治癌"，受到越来越多医家的关注。

在中医学中，毒邪是一种致病广泛的因素。《黄帝内经》毒邪的概念是指有强烈致病作用，对人体毒害很深的邪气，是有别于六淫的特殊病因。疾病困人多为毒气猖狂，而诸毒最易致肿瘤。现在越来越多的学者提出了"癌毒"致癌的概念，认为"癌毒"是恶性肿瘤之根本，"癌毒"是恶性肿瘤这一特殊疾病发生、发展过程中的主要矛盾或矛盾的主要方面，应是认识和治疗恶性肿瘤的主要着眼点。学者孙韬等认为，这些提示对恶性肿瘤病因及发病机制应有更深入的研究，以求在治疗上有所突破。

癌毒概念

1. "毒"的含义：许慎《说文解字》指有剧烈致病作用的草。"毒"的含义主要概括为3方面，一是泛指治病的药物或药物的毒性和偏性等，明代张景岳《类经·疾病类·五脏病气法时》云"药以治病，因毒为能，所谓毒者，以气味之有偏也。盖气味之正者，谷食之属是也，所以养人之正气；其味之偏者，药饵之属是也，所以祛人邪气，其为故也。正以人之为病，病在阴阳偏盛，而欲救其偏，则惟气味偏盛者能之，正者不及也"。金代张从正《儒门事亲》又称药物致病（即不良反应）为"药邪"，又称药毒。二是指病症，多见于外科，如丹毒等。三是指病因，包括能对机体产生毒害或毒性作用的各种致病物质。广义泛指能使人暴烈致病的各种物质；狭义指六淫"邪化之毒"。"邪盛而为毒"，即邪气过盛，达到一定程度，对机体造成严重损害，便成为毒。

2. 毒邪与癌毒：

（1）毒邪："毒邪"，可认为专指病因之毒，包括外毒和内毒，外毒包括化学因素、生活环境污染毒素、饮食中的各种毒素等；内毒素包括由痰、湿、瘀血等病理产物久积体内，郁久所产生之痰湿、湿毒、瘀毒等。

（2）癌毒：周仲瑛教授认为癌毒是导致肿瘤发生的一种特异性致病因子，属毒邪之一。是在内外多种因素作用下，人体脏腑功能失调基础上产生的一种对人体有明显伤害性的病邪，具有增生性、浸润性、复发性、流注性等特性。"毒邪"致病具有其独有特点：一是峻烈性，致病力强，危害严重，虽体质强健者，亦在劫难逃。二是顽固性，毒邪凝结气血，胶着不化，缠绵难愈。三是相兼性，毒邪往往相兼为病，如湿热毒、痰湿毒等。"毒邪"与癌症的发生有着密切关系。由于其导致癌症疾病的特殊性，又将之称为"癌毒"。

3. 癌毒的产生：癌毒的产生是较复杂的过程，古代医家早有记载，多认为有 3 方面。一为癌毒外客，如《灵枢·九针论》云"四时八风之客于经络之中，为瘤病者也"。《灵枢·百病始生》云"积之所生，得寒乃生，厥乃成积也"。说明四时八风，寒（邪）、热、风邪夹毒等外邪可直接外客而致癌。二为气滞郁毒，如《格致余论》指出"忧怒抑郁，朝夕积累，脾气消阻，肝气积滞，遂成隐核……又名乳岩"。《名医指掌》云"膈病多起于忧郁，忧郁则气结于胸膈而生痰，久则痰结成块，胶于上焦，道路狭窄，不能宽畅，饮则可入，食则难入，而病已成矣"。提示乳岩、噎膈等肿瘤的发生与七情郁毒有关。三为饮食酿毒，《妇人良方》有"妇人癥痞，由饮食失节，脾胃亏虚，邪正相搏，积于腹中，牢固不动，故名曰癥"。《济生方》云"过餐五味，鱼腥乳酪，强食生冷果菜，停蓄胃脘……久则积结为癥瘕"。饮食不节、嗜酒、嗜食生冷及高粱厚味可损伤脾胃，酿毒体内，导致肿瘤发生。

4. 癌毒的分类：因人体感受邪气不同，人之体制状态各异，因此癌毒可有阴毒、阳毒之分，若感受外毒性质属阳，则阳毒侵入机体，与人身之阳相加而成热毒，易耗伤阴液，出现热毒炽盛之征；若感受外邪性质属阴，则可遏机体之阳气，开始见阴盛则寒之象，日久向两方面发展：一是郁久形成阴毒，二是寒郁日久化热，转成热毒。邪毒与病理产物瘀血、痰湿互结，结滞难化，积聚不去，久之成癌。癌毒多与痰、湿、瘀、火等相兼共同致病，故有热毒、痰毒、湿毒、瘀毒之分。

5. 癌毒特性：癌毒区别于一般邪气，是在各种致病因素的作用下，机体正常组织异化而产生的"新物种"，对机体破坏力强，有大毒。癌毒不同于普通的痰瘀、气滞等无生命的病理产物，是活着的生命体，需要营养供应，极易耗伤人体正气。癌毒与正常组织有千丝万缕的联系，癌毒组织与正常组织细胞的共性远远大于其差异，在治疗过程中，往往形成共荣、共损的局面。癌症的临床治疗中经常见到，攻邪即伤正（例如化疗以毒攻毒），扶正亦助邪（例如动物试验证实人参可以促进肿瘤的生长）；往往形成正盛邪亦盛、邪伤正亦衰，正邪缠绵难解的局面。

与外来微生物不同，癌毒往往聚而成积，形成活体组织，并在癌积局部营造脉络，掠夺营养，使积块无限增长；同时，癌积损毁周围脏器经脉，阻碍气机。使机体正气虚衰，气机阻滞。癌毒不仅在局部无限增长，而且循经流注，在全身各部位形成大小不同的癌积，造成机体脉络空虚，气机壅塞，正气耗竭。

癌毒比正常脏器更能抗拒"毒药"的打击，往往对各种不同的药物同时产生耐受性（MDR），常常造成"以毒攻毒"治疗伤正而不能祛邪，致使邪气盛而正气竭。例如癌细胞能快速大量分泌耐药蛋白，并形成组织耐药，导致化疗失败，同时化疗不良反应会造成严重的机体损伤。

癌毒之伏毒、蓄毒之说。《中藏经·论痈疽疮肿第四十一》云"夫痈疽疮肿之所作也，皆五脏六腑蓄毒之不流而生矣，非独营卫壅塞而发者也"。李俊玉认为，恶性肿瘤的主要病因有外源性因素（化学致癌物、真菌毒素、致癌病毒等）、内源性因素（遗传等），癌毒包含了一切外源性致癌因素，其长期累积致癌的特点，中医称为伏毒。恶性肿瘤是多因素、多步骤、多基因事件长期累积形成的，因此癌毒包括了一切外源性致癌因素，其长期积累致癌的特点，中医可称为"伏毒"。伏毒长期持久地蓄积体内致正常细胞多次发生基因突变，最终转变为癌细胞，逃脱免疫监视，形成结毒。

癌毒猖獗乖戾，易损伤正气，一旦形成，难以根治，并容易复发，预后极差。具有隐匿性、增生性、浸润性、流注性、顽固性、易伤正气等特性。癌毒深藏，其形难辨，发现时多属晚期，当机体正气亏虚，不能约束癌毒，或癌毒凶猛，正不盛邪，癌毒循经络流注，舍于他处，常见犯骨、犯肝、犯脑，而出现转移癌。

癌毒致癌病机

1. 痰、热、瘀毒内蕴形成肿瘤：

（1）热毒：清代顾松园认为"烟为辛热之魁，极能伤阴"。长期吸烟，热毒内蕴；另外，六淫七情皆能化火，痰瘀日久皆可化热，热郁日久，化为热毒，热毒羁留体内，酿生癌毒，渐长成块而成积。正如《仁斋直指附遗方论》中所云"癌者上高下深，岩穴之状，颗颗累垂，热毒深藏"。郁仁存认为，热（火）内蕴形成肿瘤。血遇火热则凝，津液遇火则灼液为痰，气血痰浊壅阻经络脏腑，遂结成肿瘤。肿瘤可因感情抑郁，郁而生火，郁火夹血瘀凝结而产生。临床癌瘤患者多见热郁火毒之证，如邪热嚣张，呈实热证候，表示肿瘤正在发展，属于病进之象。如病久体虚，瘀毒内陷，病情由阳转阴，成为阴毒之邪，则形成阴疮恶疽，翻花溃烂，经久不愈，皮肉腐黑，流汁清稀。

（2）痰毒：痰的产生，可由烟毒犯肺，情志内伤，导致肺失宣降，气机不畅，津液输布失常酿而为痰；或脾胃虚弱，水谷不能运化，而成为痰；或火热灼津为痰，痰结日久，酿成邪毒，痰毒内伏而成积。

（3）瘀毒：瘀毒可由毒邪直接影响血分而产生，亦可由非毒邪因素影响气机运行，导致气机失司，气滞血瘀，血瘀日久，可从寒化毒，亦可从热化毒，成为瘀毒。如《诸病源候论》所云"血瘀在内，时发体热面黄，瘀久不消，则变成积聚癥瘕也"。

2. 癌毒致癌致虚：人们多认为疾病发生多为本虚标实，由虚而得，因虚而致实。然凌昌全认为，恶性肿瘤患者并不是，起码不全是因虚致病，相反则多数情况都是因病致虚。癌毒及其产生的病理性代谢产物通过血液、淋巴液的循环扩散到全身，致使整体功能失调，继而耗伤正气，并与气血痰热等纠结在一起，进一步产生一系列的病理变化。如癌毒内蕴，津液输布不畅，聚而为痰浊；癌毒盘踞，阻滞气机，血行不畅，停而为瘀；癌毒耗伤正气，气虚不能推动血液运行，血行迟缓，也能致瘀；癌毒痰瘀纠结，常常瘀而化热，形成热毒内壅；癌毒阻滞中焦，导致脾胃运化失健，不能运化水谷津液，可致湿浊内生；癌毒盘踞，不断掠夺人体气血津液以自养，导致五脏六腑失去气血津液濡润，以致正气亏虚；正气亏虚，又易致恶性肿瘤迅速生长、扩散及转移，从而形成恶性循环。

3. 癌毒致肿瘤复发转移：李晓丽等认为，癌毒是癌瘤形成和发展的直接原因，也是致使复发转移的内在因素。癌毒的初期阶段，主要表现为向原发病灶周围的侵袭扩散；进入中期，癌毒沿络脉、经脉流散，在适宜的环境下又会形成转移病灶；癌毒淫溢，更耗正气，双方力量此消彼长，正气固摄能力愈弱，癌毒的传舍趋势愈盛，形成恶性循环，逐渐进入晚期。王文萍通过实验和临床观察也认为"痰毒流注"是肿瘤转移的基础。

从毒治癌

癌毒一旦形成就具有迅速生长、扩散和流注等特性，必须及时采取以毒攻毒的手段，最大限度地消灭癌毒。特别是在疾病初期，正气未衰，癌毒亦盛，应加大力量直接杀毒。对于癌症应用解毒药，见于宋代东轩居士《卫济宝书·痈疽五发》云"一曰癌，癌疾初发者却无头绪，只是肉热痛。过一七或二七，忽然紫赤微肿，渐不疼痛，迤逦软熟紫赤色，只是不破。宜下大车螯散取之。然后服排脓、败毒、托里、内补等散。破后用麝香膏贴之。五积丸散，疏风和气"。其中提到应用败毒之剂以治癌疾。其后又云"痈疽之疾，如山源之水，一夕暴涨，非决其要会，支之大渠，使杀其势，则横潦为灾。猛烈之疾，以猛烈之药，此所谓以毒攻毒也"。

"以毒攻毒"非"虫药""毒药"莫属，直接攻毒，直达病所。对热毒、痰毒、瘀毒等，给予清热解毒、化瘀解毒、化痰解毒等治疗。常用八角莲、石上柏、生半夏、天南星、莪术、三棱、水蛭、土鳖虫、穿山甲、全蝎、蜈蚣、干蟾皮、蜂房、乌梢蛇、白花蛇、半枝莲、白花蛇舌草、苦参等。"以毒攻毒"，不仅限于中药内服外治，其含义还包括现代医学手段的治疗，包括手术、放疗、化疗和局部治疗手段（如 TACE、氩氦刀冷冻、射频消融、抗肿瘤药物瘤内注射等）等。"以毒攻毒"要注意坚持"衰其大半"的原则，如果一味追求以毒攻毒、消灭癌毒，结果会损伤正气，使癌毒复生，将会适得其反。特别是在疾病中晚期，患者正气已衰，癌毒亦盛时，更应采用攻补兼施，扶正荡邪。

317　癌毒是恶性肿瘤之本

中医药治疗恶性肿瘤的优越性已为广大医患所认同。有统计资料表明，恶性肿瘤单纯西医治疗者不足三分之一，三分之二以上的患者均服用中药治疗。但是，中医关于恶性肿瘤基础知识的认识和研究显得相当薄弱，已成为目前中西医结合防治恶性肿瘤的研究重点之一。传统中医学理论认为，在正气亏虚、脏腑功能失调的基础上，外邪与机体内部的病理产物如痰、瘀等互结，导致癌症的发生，肿瘤的本质为痰凝、瘀结或痰热瘀互结。但上述病因病机的阐释很难体现恶性肿瘤的本质性特征，所以根据以上理论指导临床也难取得满意的疗效。学者凌昌全经过多年的临床实践和研究，认为机体平衡失调所产生的"癌毒"，才是恶性肿瘤发生的根本原因。"癌毒"是恶性肿瘤这一特殊疾病发生、发展过程中的主要矛盾或矛盾的主要方面，也是我们认识和治疗恶性肿瘤的主要着眼点。

癌毒的定义

目前多数医家认为癌毒是在正气亏虚的基础上，内外各种因素共同作用所导致的一种强烈的特异性致病因子。但对于"癌毒"具体为何，"癌毒"如何产生，"癌毒"与传统的六淫、七情、饮食等致病因素及正虚、气滞、血瘀、痰凝等病理变化的关系如何，目前中医界还没有一个明确的定论。

"癌毒"概念的提出来源于中医"毒邪致病"学说。毒，在中医学中的含义极为广泛，概言之，主要有3个方面：一是泛指药物或药物的毒性和偏性等；二是指病证，多见于外科，如丹毒、委中毒等；三是指病因，包括能够对机体产生毒害或毒性作用的各种致病物质。所谓毒邪，则专指病因之毒。古代医家通过长期的医疗实践观察到，有些致病因素很难以三因加以归纳，因而创立了毒邪致病学说。毒邪致病特点不一，但其具有以下3个共同特点。①峻烈性：致病力强，危害严重，虽体质强健者，亦在劫难逃。②顽固性：毒邪凝结气血，胶着不化，缠绵难愈。③相兼性：毒邪往往相兼为病，如湿热毒、痰湿毒等。其实中医界自古以来一直认为恶性肿瘤的发生与毒邪有一定的关系。如《灵枢·刺节真邪》云"虚邪之入于身也深，寒与热相搏，久留而内著……邪气居其间而不反，发为筋溜……肠溜……肉疽"。意指邪气在不同部位停留是导致恶性肿瘤产生的根本原因。华佗《中藏经》云"夫痈疽疮肿之所作也，皆五脏六腑，蓄毒不流则生矣，非独因荣卫壅塞而发者也"。意为只有体内气血痰食等聚结，没有"毒"的参与，则不会发生恶性肿瘤。宋代杨士瀛《仁斋直指方》指出"癌者上高下深，岩穴之状……毒根深藏，穿孔透里"。强调癌者所见为毒邪穿孔透里所致。

有学者将恶性肿瘤的定义概括为：癌是异常细胞在无休止和无序的分裂和增殖后形成具有侵袭性和转移性的病灶，永久损害宿主的组织和器官，最后导致机体死亡的疾病。可见恶性肿瘤的基本矛盾就是不受抑制的无限期增长的肿瘤细胞对人体所产生的一系列损害。恶性肿瘤的发生、发展及转归预后都受这个基本特征的影响。

结合中西医学对恶性肿瘤的认识，我们拟把癌毒定义为"已经形成和不断新生的癌细胞或以癌细胞为主体形成的积块"。它属于有形之邪，其"多少"和"盛衰"可以定量描述，即可以用单位体积内的癌细胞数量或癌细胞在身体局部形成肿块的大小来直接描述，也可以通过能反映其多少和盛衰的某些生化指标，如甲胎蛋白、癌胚抗原等间接描述。只有当体内有了癌毒，再加上六淫、七情、劳伤和其他因素的诱发，才会产生恶性肿瘤。如此定义癌毒，不仅比较符合中西医两套基本理论与实践，而且也将会使癌毒成为中医学各种毒"（火毒、风毒、痰毒等）中概念最明确、定义最准确的一种"毒"，是对中医"毒邪"概念的一种新的探索和发展。

癌毒与恶性肿瘤的病因

目前大部分中医学者都认为正虚邪积是癌毒产生的主要原因。但在临床上可以看到同样身体虚弱的人，有的患恶性肿瘤，有的则不患恶性肿瘤；年轻人与老年人相比，肿瘤恶性程度往往更高，肿瘤进展更快且预后更差。据统计，在长海医院中医科住院治疗的 871 例原发性肝癌初发患者中具有神疲乏力、纳呆、大便溏薄、胖大舌及齿痕舌等虚证表现者分别占全部患者的 22.6%、25.9%、6.0%、1.6%、5.4%；虚证表现明显的患者 79 例，仅占全部患者的 9.1%。因此，凌昌全认为正虚邪积是癌毒发生后的病理变化和病理属性，或者说是一种病机，并不是癌毒产生的原因。《诸病源候论》中云"积聚者，由阴阳不和，脏腑虚弱，受之于风邪，搏于脏腑之气所为"。癌毒产生的前提是"阴阳不和"，即机体脏腑平衡失调才会导致癌毒发生。最近有报道指出某些参与炎症反应并促进伤口愈合的免疫细胞与肿瘤的恶化息息相关，它们会促进肿瘤生长，帮助癌细胞转移到其他组织。这些细胞在平时都是消灭肿瘤的"正义之师"，但当微环境处于炎症状态时，有可能"助纣为虐"。这很类似于平衡失调导致癌毒产生的观点，即只有在某些条件下，细胞的繁殖与死亡、生长与分化、机体免疫机制对肿瘤的抑制与肿瘤对宿主免疫功能的遏阻、癌基因与抑癌基因等相互平衡的因素失衡，才是癌毒产生的根本原因。因此，可以认为平衡失调是恶性肿瘤产生的一级病因。

恶性肿瘤的发生是在机体平衡失调的基础上，六淫、七情、劳伤等诱因导致癌毒的产生，而后才逐步形成。平衡失调可使体内细胞出现异常增强的生长繁殖能力和减弱的分化和凋亡能力。这些异常增殖和分裂的恶性肿瘤细胞，称之为"癌毒"。可见，癌毒是恶性肿瘤发生的二级病因。它既是病理产物也是继发性病因，是恶性肿瘤区别于其他中医内科疾病的根本特征，它的盛衰进退是恶性肿瘤的基本矛盾或矛盾的主要方面。就这点而言，中医与西医在理论和实践上具有高度的一致性。

癌毒一旦形成，阻滞体内，则病变乖戾，耗伤人体气血津液以自养，随着肿块增长，人体正气难以抵御制约之。癌毒一方面大量耗伤人体正气，一方面导致脏腑、经络功能失调，诱生痰浊、瘀血、火热、湿浊等多种病理因素，发生各种复杂证候。这些证候是在一、二级病因的基础上形成的病理改变，同时又进一步引起机体相关系统和组织的生理功能紊乱，导致新的病理改变，故可以被认为是恶性肿瘤的三级病因。

癌毒与恶性肿瘤的病机

中医学对恶性肿瘤的发病机制至今尚未完全研究清楚，但人们习惯将其概括为本虚标实，多由虚而得病，因虚而致实。王清任在《医林改错》中云"因虚弱而病，自当补弱而病可痊；本不弱而生病，因病久致身弱，自当去病，病去而元气自复"。可见，对恶性肿瘤是因虚致病还是因病致虚的不同认识将直接影响对其治则及处方用药的确定。凌昌全认为恶性肿瘤患者并不是，起码不完全是因虚致病，相反，则正如前所述，多数情况都是因病致虚。既然"癌毒"是机体平衡失调的病理产物，其盛衰进退是恶性肿瘤的基本矛盾或矛盾的主要方面，那么在恶性肿瘤发生、发展的整个过程中，癌毒也是病机的核心。恶性肿瘤的病机可以这样来描述：癌毒及其产生的病理性代谢产物通过血液、淋巴液的循环扩散到全身，致使整体功能失调，继而耗伤正气并与气、血、痰、热等纠结在一起，进一步产生一系列的病理变化。如癌毒内蕴，津液输布不畅，聚而为痰浊；癌毒盘踞，阻滞气机，血行不畅，停而为瘀（实瘀）；癌毒耗伤正气，气虚不能推动血液运行，血行迟缓，也能致瘀（虚瘀）；癌毒痰瘀纠结，常郁而化热，形成热毒内壅；癌毒阻滞中焦，导致脾胃运化失健，不能运化水谷津液，可致湿浊内生；癌毒盘踞，不断掠夺人体气血津液以自养，导致五脏六腑失去气血津液濡润，以致正气亏虚；正气亏虚，又易致恶性肿瘤迅速生长、扩散及转移，从而形成恶性循环。可见，癌毒在恶性肿瘤病机变化及转归过程中也发挥着极其重要的作用。

癌毒与恶性肿瘤的治疗

"治病必求于本"。对于恶性肿瘤这一特殊疾病，癌毒不仅是决定其发生、发展的重要因素，而且也是决定其治法、用药和疗效的根本。人们往往习惯认为，对恶性肿瘤的治疗，西医重视的是瘤体大小，中医重视的是正气多少，西医强调"攻癌"，中医强调"扶正"。其实，无论中医还是西医，对于同一个疾病，可以根据不同的理论从不同的角度去认识、分析、研究，甚至治疗方法也可以不同，但治疗的目标或治疗追求的效果应该完全一致。

对于癌症的治疗，"癌毒"之盛衰始终是中医制定治疗原则和处方用药的主要依据。但是祛除癌毒又并不是仅仅局限于"以毒攻毒"方药和手段的应用，而是要强调在恶性肿瘤治疗过程中，必须始终围绕癌毒去思考问题，设计方案，选方用药。恶性肿瘤初期，邪盛正气未衰，治疗原则以祛邪为主，采用各种手段最大限度地消灭癌毒，同时注意固护正气，以减轻攻邪手段对人体正气的损伤程度。手术、放疗、化疗、以毒攻毒中药等手段运用后，无论是邪去正复还是邪去正衰，都应该重点考虑到癌毒虽大势已去，但非彻底消灭。此时根据临床辨证可分别采取益气、养阴、化瘀、祛痰等治法，但无论采取何种方法，都必须顾及"余毒未尽"，在方药中合理配伍，以达到清除体内剩余癌毒，减少复发转移的目的。恶性肿瘤的中晚期，往往出现正气不足、阴阳失调，治疗当以扶助正气、调理阴阳为主，适当佐以抗癌之品。一则抑制癌毒生长，使其与人体共存；二则为进一步攻击癌毒为主的治疗准备条件，从而获得更长的生存期。即使在恶性肿瘤的终末期，邪盛正衰，治疗只能以扶正为主，佐以对症处理，目的还是为了尽可能减缓癌毒生长扩散的速度，使患者在有限的生存期内获得尽可能好的生存质量。因此，我们认为癌毒是导致恶性肿瘤发生、发展及影响预后的根本，重视癌毒的理念应该贯穿于恶性肿瘤治疗的始终。

"癌毒是恶性肿瘤之本"观点是在中医药治疗恶性肿瘤的临床实践中，以中医基本理论为指导，紧密结合现代医学对恶性肿瘤的认识，在观察、分析、研究大量临床病例的基础上，不断总结、逐步提炼而成。目的是为了在中医药防治恶性肿瘤领域内，从不同角度对"扶正抗癌"学术思想提出一些新的思考，以期能从不同角度推动中医药防治恶性肿瘤的临床和理论研究工作。

318 癌毒转移的中医理论

随着现代医学的发展，绝大多数的恶性肿瘤原发灶可通过手术切除，然而复发转移仍然是肿瘤治疗的难题。中医学对恶性肿瘤有较早的认识，宋代《卫济宝书》《仁斋直指附遗方论》两书首次提到"癌"，如《仁斋直指附遗方论》云"癌者，上高下深，岩穴之状，颗颗累垂，毒根深藏"。在宋代以前的文献中存在大量对癌症病机、症状的记载，并将其称为积聚、瘤、岩、肠覃、息贲等。现代医学认为，恶性肿瘤可通过血管、淋巴管等途径转移，但中医学对此缺乏系统性论述。学者叶乃菁等通过研究经络、气街、四海、三焦、膜原、腠理等中医经典理论，发现这些生理性的通道与癌毒转移密切相关，对于中医药防治恶性肿瘤复发转移有重要意义。

癌毒的概念

关于癌症的发生、发展，近代医家提出了"癌毒"的概念。"癌毒"概念的提出源自中医的毒邪理论，如《素问·五常政大论》中王冰注云"夫毒者，皆五行标盛暴烈之气所为也"。《金匮要略心典》认为，"毒，邪气蕴结不解之谓"。周仲瑛教授认为，癌毒是恶性肿瘤发生发展的关键，是在恶性肿瘤发生发展过程中体内产生的一种特殊的毒邪。黄云胜认为，癌毒属毒邪之一，是导致肿瘤发生、发展的一种特异性致病因子。杨辉舟等指出，癌毒是由于正气亏虚，阴寒毒邪或湿热痰瘀互结，病邪壅盛所致。凌昌全教授把癌毒定义为"已经形成和不断新生的癌细胞或以癌细胞为主体形成的积块"。而姜家康等提出，不能将"癌毒"简单等同于体内癌细胞，也不能把抗癌解毒之法简单地等同杀死肿瘤细胞。

恶性肿瘤在发生发展过程中具有猛烈性、扩散性等特点，这些特点与中医毒邪具有很大的相似性。因此采用"癌毒"这一概念来理解恶性肿瘤的发生、发展具有合理性。正如"疠气"从六淫中独立出来一样，恶性肿瘤具有不同于一般杂病的特点，将"癌毒"从六淫邪气中独立出来是十分必要的。

癌毒转移之道

现代医学认为，癌的转移分为淋巴道转移、血道转移和种植性转移，而淋巴管、血管本身就是人体正常的通道系统，只有在病理状态下才成为癌细胞的转移通道。中医学认为，经络、气街、四海、三焦、膜原、腠理都是人体生理通道，病理状态下，这些通道就会成为癌毒转移的通道，如《灵枢·百病始生》云"是故虚邪之中人也，始于皮肤，皮肤缓则腠理开……则传舍于络脉……留而不去，传舍于经……传舍于输……传舍于伏冲之脉……传舍于肠……留而不去，传舍于肠胃之外，募原之间，留著于脉，稽留而不去，息而成积"。上述从"虚邪"经由腠理、络脉、经、输、伏冲之脉、肠胃、募原之间、脉，最后形成"积"，而"虚邪"所经由的这些通道，正是人体网络通道系统的一部分，因此，必须对人体通道系统有一个全面的了解。

1. 经络、气街、四海通道：经络系统作为人体通道系统的主干，气街、四海作为经气产生汇集布散所在，为经络通道的必要补充，加强了人体纵向和横向的联系。李磊认为，气街、四海的概念表明人体内部的气血运行通路并不仅仅都是经络之类的血脉管道，其中还包括一些较大的中空结构，这些结构与气血的运行密切相关。病理情况下，则成为癌毒转移的通道。

（1）经络通道：经络系统是人体沟通内外、运行气血的通道，如《黄帝内经》认为"十二经脉者，内属于腑脏，外络于支节"（《灵枢·海论》）；"经脉者，所以行血气而营阴阳"（《灵枢·本脏》）；"经脉者，受血而营之"（《灵枢·经水》）。经络系统在转移气血的同时，也为邪气提供了道路，如《素问·缪刺论》云"夫邪之客于形也，必先舍于皮毛，留而不去，入舍于孙脉，留而不去，入舍于络脉，留而不去，入舍于经脉，内连五脏，散于肠胃"。由此可见，外邪可以沿皮毛、孙脉、络脉、经脉传到五脏胃肠，五脏系统内的癌毒自然也可以依靠经络四处扩散。李扬帆等通过对 279 例肝癌患者十二经原穴导电量检测，发现经络异常率分别为肾经（占 74.2%）、肝经（占 69.5%）、脾经（占 62.0%），说明肝的癌毒可影响到肾经、肝经、脾经。张娟等发现，锁骨上淋巴结的相关肿瘤原发灶可能与足阳明胃经、足少阳胆经、手阳明大肠经、手太阴肺经等经脉相关。说明癌毒的转移与经络有密切的关系，经络为癌毒转移提供了通道，由此推断，通过对相应经络进行干预或可防治肿瘤转移。

（2）气街通道：气街是指经气纵横汇通的共同道路。《说文解字》云："街，四通道也。"《灵枢·动输》云："四街者，气之径路也。"《灵枢·卫气》云："胸气有街，腹气有街，头气有街，胫气有街。"气街理论，以十二经标本为基础，反映了经络系统在人体头、胸、腹、径循行分布中相互交通的关系，主要说明了经络的横向联系，体现了经络在人体各部联系形式的多样性。《黄帝内经》中即有根据气街进行辨证的雏形，根据病症所在气街，进行局部治疗。在诊断方面，通过气街外部所止的穴位，可诊断内在脏腑疾病。

气街理论加强了人体横向的联系，气街如同经络系统的侧支循环，在人体受到刺激、经脉闭阻之时具有对人体及经络系统的自我保护作用。而当正气亏虚或癌毒过于强盛，气街便失去自我保护的功能，成为癌毒横向转移的通道。如肠癌手术之后，虽能去除大部分毒邪，但很容易残存少量癌毒。如果腹气街内正气亏虚，不足以压制伏毒，癌毒必然充斥于腹气街。此时腹部何脏正气亏虚，伏毒便侵染该脏。

（3）四海通道：《灵枢·海论》云"人有髓海、有血海、有气海、有水谷之海，凡此四者以应四海也"。四海是指人体气血营卫产生、分化和汇聚的 4 个重要部位，各部分形成了横向的通路。脑部髓海为元神之府，胸部为气海，宗气所聚之处，胃为水谷之海，营卫之气化源之地，冲脉为血海。四海囊括了头项部、上焦、中焦、四肢的功能，它具有横向为主，上下分部，紧邻脏腑，前后相连的特点。水归于大海，十二经脉气血也归于人身的四海。同理十二经脉的癌毒自然也会汇于四海，在四海之内传播。

四海与气街具有一致性。从位置上讲，脑为髓海，与头气街相通；膻中为气海，与胸气街相通；胃为水谷之海，与腹气街相通；冲脉为血海，与腹气街和胫气街相通。四海和气街理论的存在，丰富了经络系统的横向信息传导和物质交流，与经脉和络脉构成了如环无端的网络，不仅运行气血，同时也是邪气运行的通道，可以解释多种癌毒转移。例如大肠和肝都在腹气街，大肠癌发生肝转移，可以解释为癌毒沿腹气街通道的转移；大肠和肺静脉相连，大肠癌发生肺转移，可以解释为癌毒沿经络通道的转移。

2. 三焦、膜原、腠理通道：在中医学经典论著中，人体精微物质的运输和邪气转移可以通过多种通道，三焦属于其中很重要的一条通道。三焦作为六腑之一，承担着为五脏六腑运输物质的功能，然三焦"有名而无形"，三焦的通道功能需要依赖膜原和腠理。三焦、膜原、腠理由内而外构成人体的内外通道。

（1）三焦通道：三焦是上焦、中焦、下焦的合称，《素问·灵兰秘典论》云"三焦者，决渎之官，水道出焉"。《难经·三十一难》云"三焦者，水谷之道路，气之所终始也"。《难经·六十六难》云"三焦者，原气之别使也，主通行三气，经历五脏六腑"。《中藏经》云"三焦者……总领五脏六腑、营卫、经络、内外、左右、上下之气也"。可见无论是《黄帝内经》《难经》《中藏经》都认可三焦的通道功能。魏艳认为，三焦形质特征内涉肺、脾胃、肾、膀胱等，外连皮肤、腠理、汗腺、毛孔等，是人体巨大的水液输布、疏通和排泄系统，外应皮肤、腠理、毫毛。

三焦有名而无形。《素问集注》云"膜原者，连于肠胃之脂膜，亦气分之腠理……盖在外则为皮肤肌肉之腠理，在内则为横连脏腑之膜原，皆三焦通会元真之处……膜原之间亦有血络"。可见"三焦通会元真之处"，在内为膜原，在外为腠理，三焦主持膜原和腠理通行元真。张天洪等认为，三焦的实质就是网膜、肠系膜、输尿管，并涵盖了腹腔的淋巴系统。沈敏鹤从三焦辨治肿瘤，提出上焦之积，宜清、宜化、宜通，中焦之积，宜和、宜畅、宜通，根据肿瘤在三焦部位不同，进行辨证论治。

（2）膜原通道：膜原最早见于《素问·举痛论》，云"寒气客于肠胃之间，膜原之下，血不得散，小络急引故痛，按之则血气散，故按之痛止"。这里膜原是指腹部肠胃间的一个部位。薛生白《湿热病篇》云"膜原者外通肌肉，内近胃腑，即三焦之门户，实一身之半表半里也"。他认为，膜原外通肌肉，肌肉间即腠理，内连胃腑，是三焦的门户所在。何秀山云"凡外邪每由膜原入内，内邪每由膜原达外"。认为膜原可以作为邪气的内外传导的通道。

膜原是满布于人体全身上下内外的一种膜状组织，包括腹腔脏腑之间，肌肉空隙之处，内外相接，纵横交错。膜原并不单纯是居于胃外的筋膜，有络脉行于其间。汤川安通过分析《黄帝内经》论述膜原的文字，结合现代解剖学知识，以及温病学家治疗邪伏膜原疾病的经验，认为膜原并非膜状组织，而是肠胃外的静脉丛。络脉、静脉丛都与肿瘤的转移密切相关，这些都是膜原作为癌毒转移通道的物质基础。

（3）腠理通道：《康熙字典》云"肤腠也，肉理分际也"。指肌肉的间隙。《说文解字》云："理，治玉也。"本义加工雕琢玉石，作为名词有纹理、条理之义，如刘禹锡《砥石赋》云："圭形石质，苍色腻理。"王冰认为"腠理，皆谓皮空及纹理也"。由此可见，腠理一词本身包含有两种含义，一是肌肉之间隙，二是纹理，是广泛存在于人体各个组织的间隙和纹理。黄建元认为，腠是指气，也就是把三焦之精气融会在一起会通于元真之处，以充养全身，理是血液运行的通道，是运行血液的网络体系。

《韩非子·喻老》云："君有疾在腠理，不治将恐深。"由此可见，腠理虽然相对于脏腑较浅，但是可以沟通内外，表层的邪气可通过腠理入里，里层的邪气自然可以通过腠理透表。《金匮要略·脏腑经络先后病脉证》云"腠者，是三焦通会元真之处，为血气所注；理者，是皮肤脏腑之文理也"。可见腠理与膜原一起构成了三焦的通道系统。唐容川明确指出"三焦气行腠理"。认为腠理是三焦通道系统的一部分。病理情况下癌毒入侵，正不抗邪，正退邪进，随着正气的败退，邪气必然横行于三焦膜原腠理通道之中，四处侵染。

综上所述，人体通道网络是以经络系统为主干，气街、四海横向相通，构成人体纵向和横向的通道；而三焦、膜原、腠理内外相连，膜原在内，腠理在外，构成了有别于经脉系统的内外通道。以经络为主的纵横通道和以三焦为主的内外通道，左右相通，内外交互，共同构成了人体的通道系统。

癌毒"通道辨证"的猜想

从东汉张仲景六经辨证的形成，到清朝叶天士卫气营血辨证和吴鞠通三焦辨证的发展，中医学辨证论治理论体系从产生到成熟经历了1500多年。一种新的辨证理论体系的形成需要一整套的理、法、方、药，同时需要被实践所检验，且是对已有辨证体系的必要补充。因此，我们不可能独创一种辨证体系，所谓"通道辨证"是针对恶性肿瘤转移后辨治的一种猜想，在脏腑八纲辨证的基础上，把癌毒的转移通道作为辨证依据，对脏腑八纲辨证进行细化，如脾虚湿盛肠癌患者发生了肝转移，大肠和肝皆在腹气街，属于腹气街内转移，因此，我们可以将其辨证为脾虚湿热腹气街证。辨证是为了指导论治，有了证型的细化，就必须有治则治法药物的细化。任重而道远，假如此猜想有可行性，我们需要大量的精力去筛选出针对不同通道的药物，总结针对不同通道的治则治法。

319 癌毒致虚肿瘤恶病质辨治

恶病质是以持续性骨骼肌丢失（伴或不伴脂肪组织丢失）为特征，不能被常规营养治疗逆转，逐步导致机体功能损伤的多因素综合征。肿瘤恶病质（CC）的临床表现有：肌肉组织萎缩和分解、厌食、进行性体重减轻、贫血等。其在晚期肿瘤中的发生率达 50%～80%，近 20% 的晚期肿瘤患者直接死于CC。恶病质导致的机体功能损伤、抗肿瘤治疗不耐受及促肿瘤转移，是肿瘤晚期患者生活质量低下、治疗效果欠佳、预后极差的主要原因。改善 CC 状态是提高患者生活质量和疗效的关键。CC 可归属于中医学"虚劳"范畴。学者李克雄等基于"癌毒致虚"理论探讨了 CC 的中医辨治。

肿瘤恶病质的现代研究概括

CC 产生的机制尚不明确，目前普遍认可的有：①肿瘤持续性炎性状态刺激。研究发现，肿瘤及其微环境中多种促炎细胞因子过表达，包括肿瘤坏死因子-α（TNF-α）、白细胞介素-1（IL-1）、白细胞介素-6（IL-6）和γ干扰素（IFN-nγ），直接干扰脂肪、蛋白质代谢途径，导致恶病质的出现。②能量代谢的异常。肿瘤细胞以低效的有氧糖酵解方式获能加大了机体的能量消耗；促炎细胞因子 TNF-α、IL-1β、IL-6 激活多种蛋白水解途径（如泛素-蛋白酶体蛋白水解途径、钙离子依赖的蛋白水解途径等）及蛋白质合成降低导致骨骼肌分解；脂肪动员因子（LMF）刺激脂肪组织中脂肪酸的分解、白细胞介素-6（IL-6）促进白色脂肪棕色化，使脂肪组织流失。③多种原因引起的厌食。NFu-JitsuKa 等研究发现促炎细胞因子 TNF-α、IL-6 可通过促进下丘脑分泌 5-羟色胺，抑制下丘脑中促进食欲的 NPY 蛋白表达，进而导致食欲下降。肿瘤导致的消化道梗阻及抗肿瘤治疗导致厌食。肿瘤通过多种策略加快机体消耗以满足其无限增殖的能量需求。目前治疗 CC 的药物包括食欲刺激药（甲地孕酮及胃饥饿素）、蛋白降解抑制剂（三肽基乙醛）、抗炎药（沙利度胺、塞来昔布、布洛芬）等，其在临床获得一定疗效，但未延长患者的总生存期，同时还出现了水钠潴留、静脉血栓等毒副作用。

基于癌毒致虚论治肿瘤恶病质

中医学古籍中虽未出现"恶病质"一词，但与其相应的文墨却卷帙浩繁。《黄帝内经》云："大骨枯槁，大肉陷下，胸中气满，喘息不便"似为对肺癌恶病质患者的描述；《金匮要略·血痹虚劳病脉证并治》首次提及"虚劳"，其中"五劳虚极羸瘦，腹满不能饮食……内有干血，肌肤甲错，两目黯黑"的描述与 CC 的症状高度吻合，后世医家普遍把"恶病质"归为中医学"虚劳"范畴。

潘敏求教授指出"瘀、毒、虚"是恶性肿瘤的基本病机，"癌毒致虚"是肿瘤恶病质的基本病因病机。正虚是恶病质的病理基础，癌毒是恶病质的致病要因。癌毒胶结致机体脏腑功能失调、气血津液代谢紊乱，癌毒耗散致正气亏虚，促成了 CC。癌毒为有形之邪，干扰机体正常的气血津液代谢，形成痰、瘀、湿等病理产物。癌毒内蕴，影响脾胃运化水谷精微，致气血生化乏源，加之消耗机体大量精微物质，日久导致脏腑功能败坏而出现的"虚劳"之候。CC 并非单纯的虚证，癌毒是其产生的主要原因。因此治疗 CC，应在"扶正培本"的基本治则上，重视化癌解毒，运用化瘀、散结、解毒等法泄其邪气以助正气恢复。

中医药治疗肿瘤恶病质的现代研究概述

1. 扶正培本：正气亏虚是肿瘤形成的基本病因。如张元素《活法机要》云"壮人无积，虚人则有之，脾胃虚弱，气血两衰，四时有感，皆能成积"。李东垣在《脾胃论》中指出"内伤脾胃，百病由生"，并提出"养正积自除"。虚则补之，损者益之，治疗 CC 应重视扶正培本，协调机体五脏六腑、气血津液之功能。扶正培本包括益气健脾、滋阴补血、健脾补肾、养阴温阳、理气消食等法。

（1）益气补血法：徐玲等发现四君子汤通过降低 TNF-α、IL-1、IL-6 细胞因子水平，提高 IGF-1 表达，改善癌性恶病质小鼠的营养状况，延缓恶病质的发展。苏玲等发现癌舒康胶囊（人参、白术、茯苓、甘草、当归、鸡血藤等）能抑制恶病质小鼠脂肪分解，降低小鼠血清中甘油三酯（TG）、胆固醇（ch）和细胞因子 TNF-α 水平。蔡云等发现白术挥发油通过促进 IL-2 的表达同时降低 TNF-α、IL-6 的表达，增加恶病质小鼠摄食量、延缓肿瘤生长。上述研究表明，益气补血法能降低炎性细胞因子的表达，抑制脂肪组织及骨骼肌分解，增进食欲，改善恶病质症状。

（2）健脾补肾法：三大能量物质消耗增加而生成减少是 CC 的特征。中医学认为，机体的能量代谢依靠脾主运化、肾主气化功能的有序进行。肾为先天之本，主藏精，主生长发育，脾为后天之本，主运化水谷，为气血生化之源。脾失健运，肾失气化，则水谷不能化生气血。中医治疗 CC 重视脾肾的调补。刘娜等以温肾健脾法（党参、黄芪、茯苓、菟丝子、淫羊藿、肉苁蓉、细辛、干姜等）治疗 CC，治疗组在临床疗效、证候积分、KPS 评分、食欲改善、生活质量等方面均优于甲地孕酮组，且未见不良反应。

（3）滋阴温阳法：中医学认为，机体负瘤日久，必将导致元阴元阳的虚损。《素问·阴阳应象大论》载"阳化气，阴成形"，人之形体成于阴阳，阴阳虚损则形体皆极。周丽发现益气养阴法（北沙参、石斛、麦冬、制黄精等）干预肿瘤恶病质小鼠，相较于甲地孕酮组，其生存期明显延长（$P<0.05$），血清瘦素升高水平及血清甘油三酯、胆固醇降低水平与甲地孕酮组相当。崔慧娟等发现参附注射液（红参、附子）能降低 CC 患者血清 TNF-α、IL-6、IL-1 的表达，改善肿瘤恶病质患者食欲。上述研究表明，滋阴温阳法可以通过抑制脂肪组织分解、降低促炎细胞因子表达，治疗恶病质。

（4）理气消食法：脾胃为后天之本，张景岳云"胃气为养生之主，胃强则强，胃弱则衰，有胃则生，无胃则死"。李杲提出"安谷则昌，绝谷则亡"，可见脾胃之气与疾病预后密切相关。李佳汝等发现加味枳术颗粒（枳实、白术、陈皮、法半夏、神曲、麦芽、山楂、荷叶）能改善肿瘤患者的食欲，其临床疗效与醋酸甲地孕酮相当，而在改善患者生活质量方面优于醋酸甲地孕酮。严伟华发现香砂枳术煎（香附、砂仁、白术、枳实、神曲、麦芽、焦山楂等）能改善肿瘤恶病质患者食欲并增加体重，对提高治疗的耐受性及生活质量有益。上述研究表明，理气消食法能明显改善食欲，对于恶病质导致的厌食有良好疗效。

2. 化癌解毒：中医学认为"痰、瘀、毒"的炎性病理环境推动了肿瘤的进展。现代研究发现，许多癌症发生于感染、慢性刺激和炎症反应部位。炎性细胞能够调节肿瘤微环境，为肿瘤形成、增殖和迁移创造条件。癌毒为有形之邪，为痰、瘀、湿等病理产物内结而成。治疗 CC 应当在扶正的同时运用清热解毒、活血化瘀、软坚散结等法以泄实邪，邪气虚则正气得复。常用的清热解毒抗肿瘤中药有重楼、半枝莲、白花蛇舌草、龙葵、冬凌草、白英、苦参等。常用活血化瘀类中药如莪术、三棱、石见穿、桃仁、土鳖虫、丹参、乳香、没药、水蛭、急性子等。常用软坚散结类中药如夏枯草、山慈菇、法半夏、天南星、生牡蛎、浙贝母、穿山甲、八月札、瓦楞子等。

（1）清热解毒法：《医林改错》云"温毒在内烧炼其血，血受烧炼，其血必凝。是毒邪伤络，血溢成瘀，热毒内壅，络气阻遏"。后世医家认为，热毒是肿瘤发生发展的关键，清热解毒法应贯穿抗肿瘤治疗的全程。李斌等发现清热养阴中药复方（黄芩、北沙参、麦冬、葛根、丹参、南沙参等）能明显减低肺癌晚期恶病质小鼠血清 TNF-α、IL-6 含量及肿瘤组织 TNF-α、TNF-R2 表达。杜秀平等研究发现清热养阴法（黄芩、桑白皮、葛根、瓜蒌、沙参、麦冬等）能显著降低恶病质小鼠血清中 TN-α、IL-6、IL-4、IL-10 水平，同时上调 IL-2 的表达而增强细胞免疫。上述研究表明，清热解毒法能改善肿瘤炎性微环境，下调促炎细胞因子表达，改善恶病质症状。

（2）化瘀散结法：《丹溪心法》云"块乃形之物，痰与食积死血成聚"；《医林改错》云"结块者必有形之血也"；张媛等发现化瘀填精法（莪术、桂枝、鳖甲、丹参等）能显著升高 CC 患者的血红蛋白、前白蛋白及血清白蛋白水平；《黄帝内经》载"坚者消之……结者散之"，指出软坚散结法的重要性；张蕴超等研究发现消岩汤（夏枯草、姜黄、郁金、牡蛎、蜂房等）能通过减少恶病质小鼠促炎细胞因子 TNF-α、IL-6 表达、抑制 MAFbx 和 MURF-1 基因表达、升高血清中瘦素、白蛋白、CD4$^+$/CD8$^+$ 水平来抑制肌肉蛋白质降解、改善厌食、提高免疫力，从而逆转恶病质。

随着肿瘤发病率的逐年上升，如何有效控制恶病质，提高抗肿瘤治疗效果，延长患者生存期，成为抗肿瘤治疗的难题。中医学理论认为，CC 的形成，是邪正交争、正虚邪实的结果。"癌毒"既是病理产物，也是致病因素。肿瘤微环境中促炎细胞因子的过表达介导了恶病质症状的产生，与中医"癌毒致虚"理论相应。中医治疗 CC 在扶正基础上，予以清热解毒、化瘀散结、运用虫类药攻毒之法在临床上取得可喜疗效，为从"癌毒致虚"论治 CC 提供临床依据。

320　从癌毒论治恶性肿瘤经验

目前恶性肿瘤的发病率居高不下，中医药在肿瘤治疗中的作用日益凸显。恶性肿瘤"癌毒"理论的提出不仅完善了中医肿瘤理论体系，而且对临床实践中有的放矢地治疗肿瘤、提高临床疗效有着一定的指导意义。凌昌全教授在多年临床辨治肿瘤类疾病的实践中，经长期思考、不断总结及逐步提炼，认为"癌毒"是恶性肿瘤发生的根本原因，而且也是决定其治法、用药、疗效的根本。

癌毒的概念

癌毒的概念源自中医学毒邪理论。王冰注《素问·五常政大论》云"夫毒者，皆五行标盛暴烈之气所为也"。可见邪气过盛，即可化毒。《金医要略心典》云"毒，邪气蕴结不解之谓"。意指邪气长期蓄积于体内留而不走，久而不去，同样可以化毒。周仲瑛教授首倡"癌毒学说"，认为癌毒是在脏腑功能失调、气血郁滞的基础上，受内外多种因素诱导而生成，是导致癌病的一类特异性致病因子。

有学者将恶性肿瘤的定义概括为：癌是异常细胞在无休止和无序的分裂和增殖后形成具有侵袭性和转移性的病灶，永久损害宿主的组织和器官，最后导致机体死亡的疾病。结合中西医学对恶性肿瘤的认识，凌教授将癌毒定义为"已经形成和不断新生的癌细胞或以癌细胞为主体形成的积块"。它是建立在现代临床实践基础上的中医学概念，有明确的物质基础并能定量描述。因此，癌毒之多少和盛衰可以用单位体积内的癌细胞数量或癌细胞在身体局部形成肿块的大小来直接描述，也可以通过反映其多少和盛衰的某些生化指标，如甲胎蛋白（AFP）、癌胚抗原（CEA）等间接描述。同时，将"癌细胞"定义为癌毒的主体，拓宽了"癌毒"的治法与方药，为中西医结合抗肿瘤相关治法、方药的选择提供思路。

癌毒的产生

目前大部分中医学者认为正虚邪积是恶性肿瘤产生的主要原因，认为肿瘤多是在机体正气不足的基础上，气滞、血瘀、痰凝、湿聚日久凝聚而成。凌教授在长期临床实践基础上，提出正虚邪积是肿瘤发生后的病理变化和病理属性，并不是肿瘤产生的初始原因，并结合对"癌毒"的认识，提出了恶性肿瘤的"三级病因"观。

结合现代医学理论，从分子生物学角度分析，细胞癌变可能是由于基因调控的失调，破坏了正常细胞生长的平衡调节，使细胞生长失去正常控制。随着研究的不断进展显示，恶性肿瘤常伴有能量代谢的异常和代谢酶的变化，这表明代谢紊乱参与了肿瘤的全过程，是肿瘤的一个重要特征。根据上述分析，可理解为细胞癌变是由于体内基因平衡失调、代谢紊乱导致细胞内外阴阳失和，从而促进细胞分化的原动力不足而造成的细胞突变，是形成癌瘤的基础。因此，癌毒产生的前提是"阴阳不和"，即机体脏腑平衡失调导致癌毒发生。这是恶性肿瘤发生的一级病因。体内基因平衡失调、代谢紊乱，可使体内细胞出现异常增强的生长繁殖能力和减弱的分化和凋亡能力，这些异常增殖和分裂的恶性肿瘤细胞，称之为"癌毒"。癌毒一方面大量耗伤人体正气，一方面导致脏腑、经络功能失调，诱生痰浊、瘀血、火热、湿浊等多种病理因素。因此，癌毒既是病理产物也是继发性病因，是恶性肿瘤病因病机区别于其他中医内科疾病的根本特征，它的盛衰是恶性肿瘤的基本矛盾。可见，癌毒是恶性肿瘤发生的二级病因。对肿瘤患者而言，气虚、阴虚、气滞、血瘀、痰结、湿聚、热毒等证候是在一、二级病因病机的基础上形成的病理改变，表现为各种形式的正虚邪积的证候，属于恶性肿瘤发生发展的第三个阶段。这些证候同时又可以进一步引起机体相关系统和组织的生理功能紊乱，导致新的病理改变，故又可以被视为恶性肿瘤的三级病因。目前在临床上，对肿瘤的辨证分型、治则治法和处方用药，更多的是针对三级病因，虽然也取得了一定成效，但中医药防治肿瘤仅仅着眼于三级病因是远远不够的。在对三级病因认识、研究和长期积累的基础上，更多地研究一、二级病因，尤其是要特别重视最能反映恶性肿瘤自身疾病特征的二级病因。

癌毒致病的特性

癌毒与一般的六淫邪气及脏腑功能失常所致的病理产物不同，它是由于各种致病因素长期刺激，综合作用，相互胶结而产生的一类特殊毒邪。它除了具有"毒"的一般特性，又有其自身的特性，其毒力和破坏力远远强于一般之毒，相对其他病因病机，癌毒是肿瘤所特有的，癌毒既具有一般病理产物的特点，又具有独特的致病特征。

1. 隐匿：癌毒未成或未发病，混然难察；而癌毒一旦发病，则致病暴决，易于扩散，预后极差。例如，肝癌的早期症状并不明显，难以发现，一经发现则多数已病达中晚期，故癌毒具有隐匿性。

2. 凶顽：癌毒的发生、发展是多种因素相互作用的结果，虽经手术及放射治疗、化学治疗等综合治疗后，大部分癌毒常不能够彻底根除，并且不可避免地最终复发和转移，使病情缠绵难愈，故癌毒具有凶顽性。

3. 多变：癌毒流窜走注，传变无常，或新发肿瘤形成原发病灶再发，或常随血脉流窜全身，从而出现各种转移病灶，故癌毒具有复发性、扩散性。

4. 损正：癌毒袭人，易耗正气。随着病情的进展，毒恋正虚，癌毒损伤脏腑，耗竭气血，使机体正气虚衰，因病成损，故癌毒具有损正性。

5. 难消：由于癌毒形成后，易与痰、瘀、热诸毒互结，成为有形的实质性肿块，根深蒂固，形成恶性循环，而且愈演愈烈，胶着难解，故癌毒具有难消性。这是恶性肿瘤转移播散的根本原因，也是其为病顽固难治的原因之一。

6. 难治：癌毒一旦形成，则会不断增殖，侵犯周围组织和脏器，病情危重，且变化多端，与其他"毒邪"致病相比，治疗更加困难，即便大力医治，仍难控制复发、转移，故癌毒具有难治性。

癌毒与恶性肿瘤的转归

癌毒及其产生的病理性代谢产物通过血液、淋巴液的循环扩散到全身，致使整体功能失调，继而耗伤正气并与气、血、痰、热等纠结在一起，进一步产生一系列的病理变化。癌毒的轻重程度决定了疾病进展的早、中、晚期，并且贯穿于病情发生发展的始终。同时，癌毒的种类、程度、所侵犯的部位及时间长短，也决定着肿瘤演变的全过程。因此，在恶性肿瘤发生、发展的整个过程中，强调癌毒是病机的核心，同时在恶性肿瘤病机变化及转归过程中也发挥着极其重要的作用，故在确立恶性肿瘤治则方药时，必须在调节机体平衡基础上始终重视祛除或控制癌毒之邪。

肿瘤的转移与癌毒也密切相关。现代医学认为，癌的转移分为淋巴道转移、血道转移和种植性转移，而淋巴管、血管本身就是人体正常的通道系统，只有在病理状态下才成为癌细胞的转移通道。中医学认为，经络、气街、四海、三焦等都是人体生理通道，病理状态下，这些通道也会成为癌毒转移的通道。此外，根据癌毒新定义，可借助 B 超、MRI 等现代手段监测肿瘤大小、病灶的进展情况、AFP、CEA 等肿瘤标志物的变化趋势及评价患者的生存时间，同时结合四诊合参，如舌象、脉象的变化，从而对恶性肿瘤的整体发展有了更加准确的综合判断，最终有效指导临床制定更加系统的、有利于恶性肿瘤的综合诊治方案。

癌毒与恶性肿瘤的治疗

对于癌症的治疗，"癌毒"之盛衰始终是中医师制定治疗原则和处方用药的主要依据。首先，由于癌毒具有隐匿性，起病之初，隐而难察，此时完全可以发挥中医治未病的特色与优势，从而防患于未然。例如临床实践中，鉴于肝癌患者大多有肝郁脾虚之证，于是创制了"甘枣宁颗粒"疏肝健脾，旨在不同程度地阻止或减缓肝癌产生，从而达到防毒于未然之目的。其次，癌毒既成，如不及时对治，则会走注弥散，从而导致病情的发展、恶化，故应及时采取以毒攻毒的手段，最大限度地消灭癌毒，包括手术、放射治疗、化学治疗和肝动脉化疗栓塞术（TACE）等局部治疗手段和抗肿瘤中药内服、外敷、局部注射等。同时，针对已经过手术或放射治疗、化学治疗等以毒攻毒方法的患者，大多会出现神疲、乏力、脉细等气阴两虚的临床证候。对于此类病证，常采用益气养阴法减轻以毒攻毒法对人体造成的损伤。再者，由于许多肿瘤患者，一经发现则已病达中晚期，此时癌毒深重，气血耗伤严重，正虚成为矛盾的主要方面，此期常以扶正为主，适当佐以抗癌之品或对症处理，以缓致命之毒，从而尽可能提高患者的生活质量及生存期。

综上所述，基于"癌毒"理论，提出恶性肿瘤的"三级病因"观、阐述"癌毒"所特有的致病特征，从而一定程度上避免临床辨证的机械、僵化。另外，在恶性肿瘤的治疗与预后方面，将癌毒的诊治贯穿于病情发生发展的始终，同时也将其作为掌握并判断恶性肿瘤的整体预后的一个参考标准，从而有助于制定最合适的诊治方案、提高临床疗效。

321　癌毒治疗五法和辨病应用经验

恶性肿瘤是严重危害人类健康和生命的常见病和多发病，周仲瑛教授经过几十年的临床探索，认为常规辨治难以取效，提出从"癌毒"论治，辨证与辨病相结合，从而使临床疗效得以提高。

从癌毒论治肿瘤

1. 癌毒的性质：癌毒是机体在内外多种因素作用下、在脏腑功能失调的基础上产生的能够导致恶性肿瘤发生、发展的特异性病理产物和致病因子，是导致肿瘤发生、发展及加重的根本。癌毒具有"毒"的一般性质，其破坏力又比一般疫毒、热毒、湿毒、痰毒、瘀毒强得多。癌毒与痰、瘀、热、湿等病邪是相互化生的并列关系：癌毒是形成恶性肿瘤的特异性病邪，与痰、瘀、湿、热等病邪实为相互化生的并列关系，癌毒多是在痰、湿、瘀等邪盛的基础上酿生，癌毒产生之后，导致脏腑、经络功能失调，进一步诱生痰浊、瘀血、热毒、湿浊等多种病理因素，并与之胶结，耗伤气阴，形成痰毒、瘀毒、湿毒互结的各种复杂证候。

2. 抗癌解毒贯穿始终：癌毒具有猛烈、顽固、流窜、隐匿、损正等特性，所以在肿瘤治疗的临床中，特别强调抗癌解毒法的主导作用，提出"祛毒即是扶正"，"邪不去，正必伤"，扶正是防御性姑息疗法，而抗癌解毒才是积极的、主动的、进攻性治疗措施，是治疗的核心问题。在肿瘤的早、中、晚期，正气强弱不一，癌毒轻重不同，治法各异。周教授尤其强调早、中期虽有气血阴阳之虚，但不应过于注重补益，于治无补，尚可能"养奸存患"，晚期正虚为主，不扶正无以祛邪，以益气、养阴为主，但扶正不忘癌毒存在，在患者正气有所恢复后，应辅以抗癌解毒药，所以，在肿瘤治疗中抗癌解毒法贯穿始终。

抗癌解毒五法

肿瘤的病机较复杂，但其临床表现不外邪实和正虚两大方面。正虚以气虚、阴虚为多见，邪实主要有癌毒、热毒、痰毒、瘀毒、湿毒5个方面，"肿瘤非常病，用药非常药"，在权衡邪正关系的前提下，常从以下5个方面抗癌解毒。

1. 攻毒抗癌：攻毒药主要是虫类药或一些具毒性的植物药、矿物药等，"以毒攻毒"，搜邪破瘀之力强大，有独特的治疗作用。临床据其药性，结合归经，选择使用。常用药物动物药如全蝎、蜈蚣、蜂房、炙蟾皮、土鳖虫、蛴螂虫等，植物药如马钱子、红豆杉、藤梨根等，矿物药如雄黄、硇砂、砒制剂，以及功擅软坚消癥的炮穿山甲、水蛭、地龙等。

2. 清热解毒：近几十年人们通过临床及实验研究发现了一批清热解毒中草药有一定抑瘤作用，成为临床最为广泛使用的抗肿瘤药，如白花蛇舌草、半边莲、半枝莲、猫爪草、土茯苓、菝葜、漏芦、狗舌草、夏枯草、山豆根、白毛夏枯草、羊蹄根、墓头回等。这类药确有解毒抗癌之效，但临床应用最忌不加辨证，滥用寒凉，损伤脾胃，不察体质，伤阴耗气。后天之本戕伤，气血化生无力，欲速不达。

3. 化痰解毒：痰是形成肿瘤的重要病理产物。肿瘤多为表现为显见于体表或深藏于体内的肿块，其形成除与瘀有关外，还与痰密不可分，分析起病缓慢，皮色不变，无声无息之中而日渐增大者，多责之痰。痰是构成肿瘤组织的有形成分之一，胶着黏腻，难以消散，化痰散结是治疗恶性肿瘤的最基本治法。药物如法半夏、天南星、白附子、山慈菇、泽漆、白芥子、僵蚕、贝母、夏枯草、生牡蛎、海藻、昆布、瓦楞子、海蛤壳、郁金等。

4. 化瘀解毒：化瘀是中医学治疗癥积的传统方法，近几十年研究最为活跃的一种治法，在肿瘤治疗中，用之破瘀消癥，并通过活血化瘀、疏通经络，达到止痛、消肿的目的，祛瘀生新，恢复气血正常运行。常用药物如丹参、当归、川芎、赤芍、桃仁、红花、三棱、莪术、乳香、没药、鸡血藤、益母草、泽兰、马鞭草、鬼箭羽等，这类药的应用，忌大量峻猛，以免耗伤气血。

5. 祛湿解毒：湿浊是肿瘤形成的原因之一，与癌毒胶结形成湿毒，在肝癌及胃肠道、泌尿生殖系统肿瘤中运用较多，包括芳香化湿、苦温燥湿、淡渗利湿及具有化湿解毒作用的药物，常用药如藿香、佩兰、砂仁、苍术、厚朴、草豆蔻、草果、茯苓、猪苓、泽泻、生薏苡仁、防己、赤小豆、六月雪、土茯苓、败酱草等。

辨病辨证结合治疗肿瘤经验

1. 不同肿瘤的病机特点和常用药物：血瘀、痰凝、气滞、毒蕴是肿瘤形成的一般原因，但由于人体五脏六腑有其不同的生理特点和职能，不同脏腑、不同部位肿瘤的成因和病机特点各有区别。

（1）脑瘤：主要病理因素为风、痰、瘀、毒、热、虚，其发病以风痰阻窍、瘀毒互结为标，肝肾亏虚为本。常用治法为培补肝肾、祛风化痰、行瘀解毒。尤其注重风邪在本病中的发病地位，指出其与痰、瘀、毒邪结聚，上扰巅顶，阻塞清窍；治疗常用蜈蚣、全蝎、蜂房、牡蛎、僵蚕、白附子、制南星、天麻、钩藤、白蒺藜、地龙、石决明等搜风走窜、化痰解毒、通络定痛、活血消癥，缓解期滋肾填髓以扶正。

（2）肺癌：其病理与其生理功能密切相关，肺受邪侵则津液不能正常输布，留结为痰，痰瘀互结，酿毒生热，耗气伤阴，最终为气阴双亏，痰瘀交聚。多从益气养阴、化痰行瘀、清热解毒入手，常用药物有沙参、麦冬、炙鳖甲、法半夏、泽漆、炒紫苏子、山慈菇、白花蛇舌草、狗舌草、鱼腥草、杏仁、生薏苡仁、大贝母、羊乳、鬼馒头、红豆杉等。

（3）食管癌、胃癌：主要为气滞、痰阻、瘀结，治疗时特别注意疏理气机，在清热解毒、化痰散结等基础上不忘通调胃腑，以行气、化痰、祛瘀、降逆为基本治法。常用药物有紫苏梗、香附、八月札、青皮、陈皮、佛手、香橼、枳壳、竹茹、莱菔子、威灵仙、急性子、山慈菇、刺猬皮、莪术等。临床这类疾病常兼湿热内蕴，或见寒热错杂，当采用温清并施、苦辛通降之法，方选半夏泻心汤、左金丸、连理汤、栀子干姜汤等。

（4）肝癌：其发生与病毒性肝炎密切相关，湿热瘀滞是其主要病机，湿热郁久成毒，化热伤阴，治疗以清化湿热、化瘀解毒为主，在此基础上加用散结消癥之品，常用药物有半枝莲、茵陈、虎杖、垂盆草、白花蛇舌草、鸡骨草、酢浆草、龙葵、八月札、水红花子、苦参、莪术、肿节风等。

（5）肠癌：主要病理因素是湿毒瘀滞，腑气不利，治以清肠化湿，祛瘀通腑。常用药有黄芩、黄连、黄柏、苦参、红藤、败酱草、白头翁、马齿苋、土茯苓、石上柏、生薏苡仁、桔梗、椿根皮等。湿为阴邪，常少量配伍炮姜、吴茱萸、肉桂等温肠暖土药，寒热并用，增强清化湿热之力。还应注意"六腑以通为用"，治疗时注意配伍枳实、瓜蒌子、木香、槟榔、大腹皮、莱菔子等行气通腑之药。

（5）乳癌：主要病理因素为肝气、郁火、痰瘀，多因肝气郁滞、气血不调、痰瘀癌毒凝阻乳络而成，"女子以肝为先天"，肝气郁滞是本病重要因素，治疗当条达肝气，在辨证基础上加用疏肝解郁、消散痰瘀之品，如柴胡、炒枳壳、白芍、香附、青皮、陈皮、僵蚕、海藻、昆布、大贝母等。

（6）宫颈癌、卵巢癌：主要病理因素为湿热瘀毒阻滞胞宫，依据妇科体检及病理检查确认，常见月经异常、带下恶臭、腹痛、腹坠、腰酸等症状，治疗重在清化湿热瘀毒，常用药物如苍术、黄柏、石上柏、土茯苓、红藤、败酱草、墓头回、椿根皮、刘寄奴、马鞭草、凌霄花、炮穿山甲、蜂房等。

2. 常用特异性抗肿瘤药：在辨证基础上结合辨病选择一些特异性的抗肿瘤药，如肺癌选用猫爪草、白花蛇舌草、泽漆；胃癌选用石打穿、八月札、刺猬皮；肝癌选用半枝莲、白毛夏枯草、莪术；膀胱癌选用土茯苓、石上柏；鼻咽癌选用山豆根、马勃、玄参等，乳癌选用漏芦、王不留行、八月札、炮穿山甲、蜂房；将这些业已证明对肿瘤有一定抑制作用的药物，在辨证论治的基础上选用，可以提高临床疗效。

肿瘤治疗注意事项

1. 正确处理正邪关系：癌毒的形成不一定以正虚为前提，但癌毒一旦留结，阻碍经络气机，成瘀成痰，形成肿块，则狂夺精微以自养，呈失控性增生之势，使机体迅速衰弱或失调，如此"毒耗血，血养毒"恶性循环，使机体功能失调，正气日衰，所以在肿瘤的治疗中，时时顾及正气，调理脏腑紊乱，为祛邪提供保障。尤其是在晚期，正虚成为矛盾的主要方面，注意权衡邪正关系，可以补为主或大补小攻，或先补后攻，正气恢复，辅以攻邪消癌的药物。

2. 时时顾护脾胃：由于抗癌解毒的中、西药均易伤害脾胃，而脾胃是后天之本、气血生化之源，也是顺利接受治疗的保障，"有胃气则生，无胃气则死"，在肿瘤的治疗过程中，尤其注意保护胃气，常在处方中配伍陈皮、法半夏、神曲、炒谷芽、炒麦芽、砂仁等助运和胃之品，一些碍胃伤脾的药物，酌情取舍。

3. 注意疏理气机："百病生于气"，"一有怫郁，诸病生焉"，气机阻滞是痰瘀形成的前提，疏理气机也是化痰化瘀、除湿散结经常配伍的方法，同时又能缓解肿瘤所致的疼痛闷胀、纳呆食少等不适症状，在肿瘤的治疗中广泛应用。结合脏腑生理选择用药：病在肺则宣降肺气，调畅气机，常用杏仁、桔梗、紫苏子、厚朴、降香、娑罗子、路路通；病在肝者疏肝理气，如柴胡、香附、郁金、青陈皮、香橼、枳壳、预知子、绿萼梅、玫瑰花等；病中中焦胃肠者，理气和胃，消胀除满，如紫苏梗、木香、藿香、槟榔、腹皮、甘松等。

抗癌解毒五法是辨证论治的体现，分病应用是辨病的结果，更是临床经验的总结，从癌毒论治肿瘤，辨证与辨病相结合，兼顾扶正与祛邪是其鲜明的临床特色和宝贵经验。

322　肿瘤癌毒病机辨证体系的创建

　　肿瘤是严重危害人类生命和健康的重大疑难疾病之一。多年来中医药在肿瘤临床治疗中取得了确切的疗效，在降低复发与转移率、减轻放化疗毒副反应、抑制多药耐药、延长生存期、改善生存质量等方面发挥了重要作用。中医学是一门实践性很强的科学，临床疗效的突破需要以理论的创新为基础。中医学理论是中医药体系的基础，而病机理论又是中医学理论的核心，对临床治则立法、组方用药有直接的指导作用，故准确把握病机是提高中医临床疗效的关键。长期以来中医界对肿瘤病机的认识众说纷纭，如虚、痰、瘀、毒等理论，缺乏广泛共识，因此，准确把握肿瘤的病机并阐明其科学内涵是中医药防治肿瘤的关键问题之一，也是中医肿瘤临床亟须解决的核心问题。在国医大师周仲瑛的指导下，在继承"癌毒"学说的基础上，学者程海波等及其团队从癌毒的概念、产生原因、病理属性、致病特性与机制等多个方面对癌毒的内涵进行了深入阐述，以中医病机辨证论治体系为指导思想，创新发展了中医辨治肿瘤的"理法方药"，创建了中医肿瘤癌毒病机辨证体系。

中医癌毒病机辨证体系的基本要素

　　周仲瑛教授所提倡的以病机为核心构建的辨证论治体系中，病机辨证的基本要素包括病因、病位、病性，由此构成辨证诊断的病机证素。以"审证求机、辨机论治"的思辨方法为指导，中医癌毒病机辨证体系的内涵包括以下 3 个方面。

　　1. 病理因素：病理因素主要包括癌毒、风、寒、热（火）、痰、瘀、湿（浊）等，其中癌毒是肿瘤发生发展最基本、最重要的病理因素，是导致癌病的一类特异性致病因子。癌毒生成后，依附于风、寒、热（火）、痰、瘀、湿（浊）等病理因素杂合为病。按主要兼夹病邪的不同，癌毒可进一步分为风毒、火（热）毒、痰毒、瘀毒、湿（浊）毒、寒毒等。癌毒因为这些兼夹的病邪而表现出不同的临床特征，既具有癌毒本身隐匿、凶顽、多变、损正、难消的基本特性，也在一定程度上保留了原有的风、寒、热（火）、痰、瘀、湿（浊）致病特性，体现出双重性质和特点，此即"毒因邪而异性，邪因毒而鸱张"。

　　2. 病位：脏腑是病变的核心和载体，因此"审证求机"必须要辨明病变的脏腑。人体是一个协调统一的有机整体，五脏六腑在生理、病理上互相影响，在肿瘤疾病中这点尤为突出。癌毒生成之后，除原发脏腑外，常沿着血脉、经络走窜流注到其他脏腑，因此，肿瘤的临床表现常为多个脏腑及经络并损，即"多脏同病"。在确定了具体病变脏腑后，应进一步推求脏腑各自阴阳、气血的虚实盛衰。

　　3. 病理性质：病理性质主要包括阴、阳、寒、热、虚、实。肿瘤是一种阴阳交错，寒热兼夹，全身属虚、局部属实的复杂疾病，病理性质常表现为本虚标实，多从热化。肿瘤的发生、发展是邪正相搏、消长变化的结果，故在初、中、末不同病期，邪实与正虚主次有别。《医宗必读》云："初者，病邪初起，正气尚强，邪气尚浅，则任受攻；中者，受病渐久，邪气较深，正气较弱，任受且攻且补；末者，病魔经久，邪气侵凌，正气消残，则任受补。"在整体观指导下准确把握病理性质十分重要，这是制定基本治则治法的前提。

以癌毒病机为核心的肿瘤辨治体系基本步骤

中医学病机辨证体系的基本框架是以病理因素为纲，主体证候病机为条目，兼夹病机、复合病机为主要单元而构建。肿瘤的病机整体呈现复合趋势，包括多因复合和多病位复合。以癌毒病机为核心，中医学肿瘤辨治体系的基本框架包括以下4个步骤。

1. 辨识基本病理因素：病理因素是疾病发生、发展过程中产生的致病因子，反映了疾病病机的转化和演变。审证求机的第一步就是辨识病理因素，肿瘤多因复合的特点意味着患者体内有两种及两种以上的病理因素相互复合、兼夹致病。癌毒是肿瘤所特有的、最重要、最基本的病理因素，判定依据主要是根据病理检查资料确诊为恶性肿瘤，或临证表现出局部有形之结，长势迅猛，难以消散，留于体内或附着于体表，触之有形，推之不移，常常坚硬如岩，呈翻花样或蕈样。在此基础上，根据风、寒、湿、火、痰、瘀等的特性，结合患者症状和舌脉，进一步判定复合或兼夹病理因素。

（1）瘀毒：《医林改错》云"气无形不能结块，结块者必有形之血也"。癌毒阻滞，气行不畅，气滞则血瘀，或癌毒耗损正气，气虚运血无力，血行迟滞致瘀，癌毒与瘀血胶结而成瘀毒。瘀毒致病，癥积肿块，坚固难移，久不消散。临床表现：瘀血成积，结成肿块，质地坚硬；疼痛明显，痛有定处，昼轻夜重，或伴有出血，出血色暗或夹有血块，口唇紫暗，面色晦暗或暗黑，肌肤甲错，舌质暗，舌上瘀点、瘀斑，脉细弦或涩或脉或涩。常见于肝癌、食管癌、胃癌等。

（2）痰毒：《丹溪心法》云"凡人上、中、下有块者，多是痰"。癌毒内蕴，导致体内津液输布失畅，津液停滞，聚而生痰。癌毒与痰胶结形成痰毒，沿经络流注，无处不到，于至虚处生成肿块，亦可侵袭扩散形成转移病灶。痰毒致病，胶着黏腻，留滞成块，难以消散。临床表现：起病缓慢，人体出现深伏体内或外显于表的肿块，肿块局部皮色变化不显，质地偏软，逐渐增大。可兼有咳嗽咯痰，恶心，呕吐痰涎，头痛昏蒙，胸闷喘息，胃脘痞满，肠鸣漉漉，颈部瘰疬，舌质淡红，舌体胖大，苔腻，脉滑。常见于肺癌、胃癌、脑瘤、乳腺癌、甲状腺癌等。

（3）湿（浊）毒：癌毒阻滞中焦致脾胃运化失常，湿浊内生，湿浊为阴邪，性质黏滞、重浊，易形成下注之象，致病隐匿、缠绵难复。临床表现：身重肢倦，脘痞，泛恶欲吐，纳呆食少，口腻口黏，便溏，或伴黏冻脓血，小便浑浊涩滞不畅，妇女带下秽浊不清，肢体浮肿，舌质淡红，苔浊腻或白腻，脉滑。常见于胃癌、肠癌、肾癌、膀胱癌等中、下焦部位肿瘤。

（4）热（火）毒：《医宗金鉴》云"痈疽原是火毒生，经络阻塞气血凝"。热毒内蕴，血遇热则凝而化瘀，津液遇火则灼液为痰，壅阻经络，滞于脏腑，聚结成块。火热之毒燔灼、急迫、炎上，具有动血生风、耗气伤津的特点。临床表现：发热，热盛，或低热久稽不退，心烦寐差，易出血，出血色红质稠，口干口苦，小便短赤，大便秘结，舌质红，苔黄腻或黄少津，脉数或细数或弦细数。常见于鼻咽癌、肺癌、胃癌、乳腺癌等上、中焦部位肿瘤。

（5）寒毒：《灵枢·百病始生》云"积之始生，得寒乃生"。阳气虚衰，阴寒内盛，与癌毒互结，酿生寒毒，寒毒形成后又可进一步耗损阳气，导致阳气日衰，阴寒日盛，形成恶性循环，变证百出。临床表现：精神萎靡，畏寒怕冷，口淡不渴，或渴喜热饮，痰、涎、涕清稀，或有浮肿，下肢为甚，小便清长，大便稀溏，舌质淡胖，苔白而润，脉沉迟弱。常见于胃癌、肾癌等。

（6）风毒：素体肝肾阴血亏虚，虚风内动，或肝阳化风，或热极生风，癌毒附邪，阻滞经络、血脉，上扰清空，结聚脑腑。风毒致病，来去无常，变化多端，易夹癌毒流窜经络、脏腑。临床表现：头痛，头昏，眩晕，口眼㖞斜，舌强不语，肢体麻木，肢体不遂，手足搐搦，行路不稳，舌质红，苔薄，脉浮或弦或滑。常见于脑瘤。

2. 辨识具体脏腑病位：根据肿瘤"多脏同病""多病位复合"的特点，需要进一步辨识具体的脏腑病位。如肺癌的主要病位在肺，除了发病部位本身，还可涉及肝、脾、胃、肾等多个脏腑。具体而言，根据五行相生相克的传变规律辨识，不同患者表现出不同形式的脏腑同病，常见如肝肾亏虚、脾虚胃弱、肝胃不和、肝脾两伤等；在此基础上，进一步分析脏腑的气血阴阳变化状态，癌病中常表现出气阴两伤、气血两虚、阴阳俱损等。同时，不同发病部位、不同病变脏腑及个体禀赋的差异，其相关病理因素的主要特性亦随之而异。其中有一些规律可循，可以帮助我们把握病理因素和病位，更好地确定具体病机。例如，颅脑肿瘤以风痰瘀毒所致者多见，肺部肿瘤常见热毒痰瘀，食管、胃部肿瘤常见湿毒痰瘀，肝胆、肠道肿瘤常见湿热瘀毒，肾、膀胱肿瘤常见湿毒瘀阻等。

3. 确立治则治法： 根据病机的动态变化，在明确病机证素的基础上，根据病机的兼夹、组合情况，确立相应的治则治法。肿瘤本虚标实的病理性质，多因、多病位复合的病机特点，决定了"扶正祛邪"是其基本治疗原则，"复法组方"是治疗的基本对策。首先，癌毒是肿瘤的基本病机证素，因此"抗癌祛毒"是贯穿始终的基本治法。根据癌毒的具体分类为风毒、火（热）毒、痰毒、瘀毒、湿（浊）毒、寒毒，分别采取搜风剔毒、清火败毒、化痰散毒、祛瘀解毒、化湿解毒、温阳祛毒的治法。其次，正气亏虚是癌毒产生的关键原因之一，癌毒内蕴又进一步损耗机体正气，因此，培补正气是治疗的另一方面。根据具体病变脏腑气血阴阳病机变化状态、亏损的程度，采取诸如益气养阴、补益气血、健脾和胃、滋补肝肾等治法。需要根据病机的主次、病情的轻重缓急、患者的禀赋体质来确定治法的有序组合，以达到协同增效的目的。

4. 选方用药： "组药而为方，定治而为法"，临证一般依据确立的治则治法选方用药，并随症状的不同变化而加减。根据癌毒的不同分类，辨病理因素用药，临床常用方剂及加减抗肿瘤药物如下。

（1）瘀毒：推荐方剂血府逐瘀汤、鳖甲煎丸。常用加减抗肿瘤药物如炮穿山甲、石打穿、莪术、急性子、鬼箭羽、水蛭、刺猬皮、蜣螂、蒲黄、姜黄、王不留行等。进一步可结合病位归经、现代药理知识等加强针对性用药。如石打穿归肝、脾经，多用于食管癌、胃癌、肝癌等；鬼箭羽归肝经，多用于乳腺癌、卵巢癌、子宫内膜癌等；刺猬皮归胃、大肠、肾经，多用于胃癌、大肠癌等。

（2）痰毒：推荐方剂消瘰丸、海藻玉壶汤。常用加减抗癌药物如山慈菇、泽漆、葶苈子、猫爪草、僵蚕、制南星、瓦楞子、威灵仙、白芥子、白毛夏枯草等。其中，肺癌多用山慈菇、泽漆、葶苈子、猫爪草；脑瘤中常用僵蚕、制南星、泽漆、白芥子；胃癌、食管癌常用瓦楞子、威灵仙；甲状腺癌常用山慈菇、白毛夏枯草等。

（3）湿（浊）毒：推荐方剂胃苓汤、四妙丸。常用加减抗肿瘤药物如土茯苓、萆薢、茵陈、苦参、椿白皮、墓头回、薜荔等。其中，萆薢、茵陈常用于肝胆系统肿瘤；土茯苓、薜荔多用于肾癌、膀胱癌；苦参、椿根白皮多用于大肠癌；墓头回多用于宫颈癌。

（4）热（火）毒：推荐方剂犀角地黄汤、犀黄丸。常用加减抗肿瘤药物如白花蛇舌草、半枝莲、蜀羊泉、山豆根、龙葵、冬凌草、狗舌草、蒲公英、半边莲、藤梨根、漏芦、夏枯草等。其中，白花蛇舌草、半枝莲是清热败毒的常用抗肿瘤中药；蜀羊泉、山豆根常用于鼻咽癌；龙葵、冬凌草、狗舌草多用于肺癌；蒲公英、半边莲、藤梨根常用于胃癌。

（5）寒毒：推荐方剂五积散、阳和汤。常用加减抗肿瘤药物如附子、桂枝、细辛、制川乌、制草乌、吴茱萸、杜仲、补骨脂、巴戟天、肉苁蓉等。选药当分清虚实偏重，附子、桂枝、细辛、川乌、草乌、吴茱萸等温里散寒；杜仲、补骨脂、巴戟天、肉苁蓉等温补阳气。

（6）风毒：推荐方剂天麻钩藤饮、镇肝息风汤。常用加减抗肿瘤药物如白蒺藜、白附子、蜈蚣、全蝎、地龙、蜂房、蝉蜕、蛇蜕、马钱子等。虫类药善于搜剔攻毒，其性峻猛，其效可直达病所，在辨证论治的基础上合理使用可以提高疗效。

此外，养正除积是肿瘤治疗的重要方面之一。正气亏虚主要指脏腑功能的衰退、气血阴阳的亏虚。具体临证时，根据正气损伤的侧重点及程度不同，结合脏腑，以气血阴阳为纲，五脏为目，制法遣方。气虚以肺、脾为主，严重时影响心、肾；阴虚以肝、肾、肺为主，涉及胃、心；血虚以心、肝为主，与脾密切相关；阳虚以脾、肾为主，多影响心。需要注意的是人体是一个有机整体，临证需要相互兼顾并有所侧重。益气推荐方剂四君子汤、大补元煎、七福饮、补肺汤等；补血推荐方剂四物汤、当归补血汤、养心汤等；补阴推荐方剂沙参麦冬汤、增液汤、益胃汤、左归丸、六味地黄丸等；温阳推荐方剂附子理中汤、右归丸、四逆汤、参附汤等。

以癌毒病机为核心的中医肿瘤辨治体系的构建，强调临证当以核心病机证素的辨治为基础，根据不同病机复合、兼夹关系，复法组方，多法并用；同时视脏腑阴阳气血之虚损而扶正补虚。祛邪与扶正主次轻重的制定，以病机为主导，因人而施，有序组合。

该体系以病机为核心的构建模式，与周仲瑛倡导的以病机为核心的辨证论治体系相适应，更加符合中医临床特点，打破既往不同肿瘤分型论治的局限。在以癌毒病机为核心的辨治体系指导下，不同肿瘤虽发病部位各异，但存在病机上的共性，核心病机为痰瘀郁毒、正气亏虚，治疗原则为扶正祛邪、抗癌祛毒，治疗以抗癌祛毒为核心，扶正补虚为根本，具体应用化痰散结、化瘀软坚、化湿泄浊、清热解毒、祛风搜毒等诸法复合，并通过特异抗肿瘤药物或引经药物加减实现对各类肿瘤的针对性治疗。中医学肿瘤癌毒病机辨证体系的构建，对丰富与完善中医学肿瘤理论体系，进一步提高中医药防治肿瘤的临床疗效具有重要意义。

323　运用癌毒病机辨治肿瘤转移

　　恶性肿瘤严重威胁人类的健康和生命，肿瘤的早期诊断和早期治疗能够改善其预后。但在我国，早期肿瘤检出率较低，大多数患者发现肿瘤时已属中晚期，往往已经发生转移，错过了治疗的最佳时期。目前西医对于肿瘤转移治疗疗效欠佳，肿瘤转移已成为肿瘤致死的关键原因，故肿瘤转移仍然是肿瘤治疗的主要难题。中医学对肿瘤认识较早，但是古代医籍对于肿瘤转移的记载却比较少。近年来许多中医专家致力于肿瘤转移的临床与实验研究，为中医药治疗肿瘤转移提供一定的依据与思路。程海波教授及其课题组在国医大师周仲瑛"癌毒学说"的基础上创建了中医学肿瘤癌毒病机理论，运用癌毒病机理论辨治肿瘤转移，临床疗效显著。

正气亏虚，癌毒流注是肿瘤转移的基本病机

　　1. 正气亏虚：肿瘤转移的根本原因是正气亏虚。《素问·评热病论》云"邪之所凑，其气必虚"。《灵枢》中提到"壮人无积，虚人有之"，《医宗必读》中强调"积之成也，正气不足，而后邪气踞之"。正气亏虚，是人体发病之本。正气在疾病的发生、发展及转归中起着决定性作用。肿瘤的复发转移与人体脏腑功能减退、气血阴阳失调及机体抗病能力降低等正气亏虚有关。肿瘤早期，人体正气相对旺盛，气血未亏，而此时癌毒未充，尚不能与正气相抗，只能局限于局部脏腑之内，其破坏之力也不甚强。到肿瘤中晚期时，人体正气渐衰，癌毒日盛，最终正不敌邪，癌毒不受正气约束，则肆意流窜走注，侵犯人体亏虚之处，正所谓"最虚之处，便是容邪之所"，癌毒于机体虚损之处停留，最终导致肿瘤发生转移。

　　2. 癌毒流注：肿瘤转移的病机关键是癌毒流注。癌毒属毒邪之一，是特指一种可衍生肿瘤的特殊毒邪，是在内外多种因素作用下，人体脏腑功能失调基础上产生的一种对人体有明显伤害性的病邪，是导致肿瘤发生的一种特异性致病因子。癌毒具有猛烈性、顽固性、流窜性、隐匿性和损正性的特点。癌毒是肿瘤发生发展的关键，癌毒一旦在人体内产生，就会吸收脏腑精气而逐渐炽盛，狂夺人体精微物质以自我充养，当癌毒生长到一定阶段，便不受正气所束，突破局部，随经络、血脉等流窜走注，并在最虚之处停积，阻隔经络气血，导致气滞血瘀，酿生痰瘀，稽留而不去，息而成积也，最终癌毒与痰、瘀搏结形成新的肿块，与相关脏腑亲和，导致肿瘤发生转移。

　　（1）癌毒流注的概念："流注"一词有 3 种含义。①病名，即肢体深部组织的化脓性疾病。②指人体气血流动不息，向各处灌注。③针灸取穴的一种学派术语：子午流注。"癌毒流注"中流注是指第二种含义，指癌毒随人体内气血流动向各处灌注。癌毒流注是指在正气亏虚的基础上，癌毒发展至一定阶段，随人体气血津液经过转移通道流窜走注，并在虚损之处停积，最终导致肿瘤转移的致病机制。

　　（2）癌毒流注的通道：现代医学认为，肿瘤的转移分为淋巴结转移、血行转移和种植性转移，而淋巴管、血管本身就是人体正常的通道系统，只有在病理状态下才成为癌细胞的转移通道。中医学对肿瘤转移的记载，最早见于《灵枢·百病始生》，云"是故虚邪之中人也，始于皮肤，皮肤缓则腠理开……则传舍于络脉……留而不去，传舍于经……传舍于输……传舍于伏冲之脉……传舍于肠胃……留而不去，传舍于肠胃之外，募原之间，留著于脉，稽留而不去，息而成积"。上述"虚邪"经由腠理、络脉、经、输、伏冲之脉、肠胃、募原之间、脉，最后形成"积"，而"虚邪"所经由的这些通道，正是人体气血津液通道系统的一部分。经络、气街、四海、三焦、膜原、腠理等这些通道在人体正气亏虚、癌毒

流注时成为肿瘤转移的通道。当肿瘤发展到一定阶段，癌毒炽盛，正气亏虚无力制邪，癌毒就会通过上述转移通道，随气血津液流窜走注。

（3）癌毒流注的载体：气血津液是构成人体和维持人体生命活动的基本物质，气血津液通过经络、气街、四海、三焦、膜原、腠理等通道在人体内昼夜不停地传输，维持人体正常的生命活动。《杂病源流犀烛·痰饮源流》云"其为物则流动不测，故其为害，上至巅顶，下至涌泉，随气升降，周身内外皆到，五脏六腑具有"。癌毒正是以人体的气血津液为其流注的物质载体，随气血津液的运行在人体生理通道内运输，最终流注布散于人体正气最虚之处，导致肿瘤转移。如以肺癌广泛转移为例，癌毒在肺脏可以广泛转移至全身，是因为肺朝百脉，肺能将富有清气的血液通过百脉输送到全身。癌毒在肺，以肺之气血为载体，流注于肝而为肝转移，流注于脑而为脑转移，流注于骨则为骨转移。

（4）癌毒流注的规律：癌毒流注也遵循着一定的规律，那就是脏腑之间的五行生克制化、相乘相侮、母子相及的规律。《素问·玉机真脏论》云"五脏受气于其所生，传之于其所胜，气舍于其所生，死于其所不胜"，又云"五脏相通，移皆有次。五脏受病，则各传其所胜"，癌毒流注正是遵循这种规律。例如肝癌患者在中晚期常常会出现纳差乏力、恶心呕吐的表现。《金匮要略》中提到"见肝之为病，知肝传脾"。肝为木，脾为土，按照五行相克理论即有木克土之说，若木太过亢盛，则会对其所胜一行过度制约，即木乘土。肝癌患者，癌毒在肝脏蓄积已久，病邪过于强大，此时人体正气本就亏虚，不足以抵抗癌毒，遂癌毒乘袭脾脏，导致脾脏气血生化功能失常，出现纳差乏力、恶心呕吐的症状。所以程海波教授认为癌毒虽易流窜，但癌毒流注并不是肆意妄为，而是有法可循的。

扶正培本，抗癌解毒是肿瘤转移的主要治法

1. 扶正培本：《素问·刺法论》云"正气存内，邪不可干"，说明正气亏虚是人体疾病发生的主要原因。正气亏虚，脏腑功能紊乱，气血阴阳失调也是导致肿瘤转移的根本原因。我们认为气虚则无力约束癌毒，故发生肿瘤转移，所以在防治肿瘤转移时要着重培补人体正气，增强人体免疫功能，以约束散布的癌毒。人体正气以气血为本，以脏腑之气为根，扶正的关键也在于补益人体气血，补益五脏六腑之气。"邪之所凑，其气必虚""养正积自除"，临证时应重视扶正培本，增强患者体质，提高机体免疫力，以达到防治肿瘤转移的目的。当然在扶正时必须遵循整体观念和辨证论治的原则，在把握整体的同时又能做到有的放矢。一般而言，正虚者无非是脏腑功能紊乱，气血阴阳的失调。肿瘤转移患者正虚多以阴、气血之虚为主，阳虚者少，后期阴伤及阳者有之；因癌毒在体内耗精血以自养，妄于温阳补火，反致耗气伤阴，不可不慎。故已有肿瘤转移的患者，临床上扶正培本多以益气养阴为主。不同的患者正气损伤的侧重面及程度不同，治疗亦应随其正虚的具体情况而定。气虚者，可用党参、太子参、黄芪、白术、山药、甘草等补气；阴虚者，可用沙参、麦冬、黄精、龟甲、鳖甲等养阴；血虚者，可用当归、熟地黄、阿胶、龙眼肉、桑椹等补血；阳虚者，可用杜仲、补骨脂、巴戟天、肉苁蓉、狗脊等温阳。

2. 抗癌解毒：癌毒流注是肿瘤转移的病机关键，所以防治肿瘤转移要始终坚持抗癌解毒贯穿始终。祛除癌毒包括解毒与攻毒。当癌毒还局限于一处，未发生流注时正气未虚，祛除癌毒可以选择攻毒之法，攻毒是在保证用药安全的前提下，选取某些有毒中药如蜈蚣、全蝎、蟾皮、蜂房等治疗肿瘤，即"以毒攻毒"。一旦癌毒发生流窜走注，说明癌毒相当亢盛，正气已虚，且癌毒流注于人体各个虚损之处，若强用攻毒之法，则会造成癌毒未衰，正气溃败。所以肿瘤转移应运用抗癌解毒，避免使用以毒攻毒之法，并且在治疗肿瘤转移时需贯穿始终，达到带瘤生存的目的，常用抗癌解毒药主要有白花蛇舌草、半枝莲、山慈菇、仙鹤草、夏枯草、漏芦等药。抗癌解毒，要因证因人而异，如肺癌常用猫爪草、冬凌草、泽漆、红豆杉；食道癌常用用白花蛇舌草、半枝莲、山慈菇、石见穿等；胃癌常用仙鹤草、半枝莲、蒲公英、藤梨根等；乳腺癌常选漏芦、夏枯草、天葵子等。在使用抗癌解毒之法治疗肿瘤转移时应注意顾护脾胃，因为肿瘤转移患者必然存在正气亏虚，"得一分胃气，则留一分生机"，健脾运胃，调畅腑气，确保气血生化有源；对于正虚为主，脾胃虚败，不能耐受攻伐者慎用，必要时与扶正药配合

使用。

3. 多法联合：肿瘤转移患者正气亏虚、癌毒流注，癌毒常与痰、瘀、湿、热等病理因素同时胶结存在，共同为病，病机复杂，单一的疗法不可能兼顾全面，故多法联合是治疗肿瘤转移的有效手段。治疗肿瘤转移的方法主要包括抗癌解毒法、化痰散结法、活血化瘀法、化湿泄浊法、清热泻火法、理气解郁法、益气养阴、扶正培本法等。多法联合，并不是将各种治法简单相加，必须在辨证论治的前提下，分清各种病理因素的主次，抓住关键，以扶正培本、抗癌解毒为主，酌加其他辅助治疗之法。癌毒热盛者，辅以清热解毒之法；痰瘀偏盛者，辅以化痰祛瘀、软坚散结；若因气滞血瘀致癌性疼痛者，则应酌加理气止痛、活血止痛之品；若正气亏虚甚者，出现恶液质的患者，则以扶正培本法为主，采用益气、养血、滋阴、温阳等法。多法联合使用能协同增效，起到防治肿瘤转移作用，在延长患者的生存时间、提高患者的生存质量方面，也能取得出人意料的效果。只有多法联合，才能应对肿瘤转移的复杂病情，巧妙组合多种治法才能达到最佳治疗目的。

324　miRNA 与肺癌早期诊断和癌毒关系

　　人类基因组包含传统意义上的遗传信息和表观遗传信息两类，DNA 序列提供的蛋白质模板信息属于传统意义上的遗传信息，表观遗传信息提供了何时、何地、以何种方式去应用遗传信息的指令。表观遗传调控在肿瘤发生发展各个阶段起关键作用，微小核糖核酸（miRNA）是表观遗传的主要研究领域之一。miRNA 是一类广泛存在的非编码蛋白的小分子单链 RNA，具有巨大的调节基因表达的能力。不断有研究表明，miRNA 的失调与肺癌的发生发展关系密切。肺癌目前呈高发态势，是世界上最常见的恶性肿瘤之一。根据肺癌的生物学特性和治疗方法，肺癌现分为小细胞肺癌和非小细胞肺癌（NSCLC），其中非小细胞型肺癌包括鳞状上皮细胞癌（鳞状细胞癌）、腺癌、大细胞癌等几种类型。

　　癌毒病机理论认为，癌症病理过程虽异常复杂，但总由癌毒留著某处为先。癌毒一旦留结，阻碍经络气机运行，津液不能正常输布则留结为痰，血液不能正常运行则停留为瘀，癌毒与痰瘀搏结则形成肿块，或软或硬或坚硬如岩附着于某处且推之不移。以抗癌解毒为基本大法。学者郭天灏等首先就近年来 miRNA 在肺癌早期诊断中的研究进展作了梳理，同时探讨了癌毒致病与 miRNA 调控基因之间的相关性。

miRNA 概述

　　miRNA 是广泛存在于生物体内的一组由 19～25 个核苷酸组成的单链非编码的微小核糖核酸，具有时序特异性、组织表达特异性和高度的保守性，能够在转录后水平调控靶基因表达，调节细胞功能，属于表观遗传学范畴。miRNA 通过一些通路或基因调控癌细胞的增殖、凋亡、转移、侵袭和细胞周期。由于 miRNA 具有巨大的调节基因表达的能力，并参与机体各种重要的生理病理过程，因此近年来的研究以肿瘤患者机体内异常表达的 miRNA 为对象，探索其作为诊断、治疗、预后的标志物，以此提升肿瘤的诊断与治疗水平。

miRNA 与肺癌的相关研究

　　肺癌是我国目前发病率和死亡率最高的恶性肿瘤之一。肺癌的具体病因及发病机制尚不明确，缺乏有效的预防措施及早期诊断手段，术后复发率高且易发生转移，尚未发现对其有特效而副作用小的药物，靶向治疗易产生耐药性及反跳现象，综合疗法合理科学应用的标准尚不统一等。现阶段的检查，胸部 CT 虽然是目前肺癌诊断、分期、疗效评价及治疗后随诊中最重要和最常用的影像手段。但由于 CT 的辐射性不适合频繁使用筛查，因此具有一定局限性。实验室检查，目前美国临床生化委员会和欧洲肿瘤标志物专家组推荐常用的原发性肺癌标志物有癌胚抗原（CEA）、神经元特异性烯醇化酶（NSE）、细角蛋白片段 19（CYFRA21-1）和胃泌素释放肽前体（ProGRP）以及鳞状上皮细胞癌抗原（SCC）等，以上血清学肿瘤标志物的敏感度和特异度都不是很高。而随着近年来对 miRNA 研究的逐步深入，其作为肺癌新的诊断和预后判断工具成为可能，为肺癌的诊治带来新希望。同时 miRNA 复杂的网络调控机制与中医药整体调治机体内环境具有类似之处：1 个 miRNA 能够调控多种蛋白质的表达，影响多个与肿瘤相关信号通路的活性，多环节、多靶点整体调节作用是中医药防治肿瘤的特点，两者都具有多靶点整体调节作用，国医大师周仲瑛认为，"癌毒"是诱导癌病的一类特异性致病因子，它既是致病因素，同时又是病理产物，具有猛烈性、顽固性、流窜性、隐匿性和损正性等特点，是肿瘤发生发展的关键，而 miRNA 与肺癌的发生发展关系密切。上述表明，miRNA 可能是中医药抗肿瘤研究的新靶点，现将 miRNA 肺癌外周血、细胞、组织中的研究进展综述如下。

1. miRNA 肺癌外周血的研究：近来研究表明，一些血清中特异的 miRNA 可以作为新型的非侵入性肿瘤标志物，与现有的血清学肿瘤标志物联合使用，可提高其在临床应用中的敏感度和特异度，从而改进肺癌早期诊断水平。通过临床实验发现，血清 miR-21 水平对于早期 NSCLC 的诊断效能较高，可作为辅助诊断的重要血清标志物，将其与血清 CYFRA21-1 水平进行联合检测，可提高其诊断效能。临床研究表明，循环 miR-135a 表达水平可以作为 NSCLC 患者患病风险、疾病分期以及预后的生物标志物。临床研究表明，NSCLC 患者血清 miR-200b 水平显著升高，在 NSCLC 患者的疾病发展过程中起重要作用，可作为无创早期诊断 NSCLC 的指标之一。临床研究结果显示，NSCLC 患者血浆 miR-506 水平升高，尤其是检测 NSCLC 患者血浆 miR-506 水平有助于 NSCLC 的诊断及病情评估。此外有研究表明，miR-498、miR-21 和 miR-137 在肺腺癌患者血清中升高，血清中 miR-498、miR-21 和 miR-137 在肺腺癌的诊断中具有潜在的应用价值。上述研究表明，一些血清中特异的 miRNA 在患者中的变化可以作为肺癌早期诊断的辅助参照依据。

2. miRNA 肺癌细胞的研究：越来越多研究表明，不同的 miRNA 通过影响不同的靶向通路从而对癌症起到正/负调节作用，可以通过培养患者细胞，检测其 miRNA 水平，从而达到早期诊断的目的。研究发现，TGF-β1 能诱导 NSCLC 细胞发生 EMT，且能上调 miR-29a 并抑制 PTEN 的表达水平；抑制 miR-29a 的表达水平可能通过上调靶基因 PTEN，促进 Akt 磷酸化，抑制 EMT 的发生。研究结果表明，miR-204 可能通过调节 Bcl-2 的表达，从而影响非小细胞肺癌细胞的增殖及凋亡。实验结果发现，miR-653 可通过负调控 OIP5 基因抑制 mTOR 通路激活，从而阻止 NSCLC 的发生与发展。研究发现，miR-1908 可能通过对 PP5 基因正向调控或间接调控影响 A549 细胞周期。张轩斌等研究发现，NSCLC 患者肿瘤组织和血清中高表达的 miR-21 可能通过抑制 PTEN 蛋白参与癌细胞侵袭和增殖能力的调节。上述研究表明，可以通过检测培养患者细胞的 miRNA 水平，对肺癌的早期诊断起到辅助参照作用。

3. miRNA 肺癌组织的研究：近年的研究表明，一些 miRNA 在肺癌组织中有特异性变化，因此可以通过检测患者组织中 miRNA 水平，与病理组织切片结果相互补充，提高肺癌早期诊断准确率。通过研究得出结论，NSCLC 患者肿瘤组织高表达的 miR-21 可能通过抑制 PTEN 蛋白参与癌细胞侵袭和增殖能力的调节。齐泽铖等的研究显示，miR-30b 在 NSCLC 中的表达是下调的，可作为 NSCLC 预后的一个新的潜在标志物。许有忠等实验表明，miR-204 在非小细胞肺癌组织中表达下调并与肺癌恶性临床病理特征有关。此外有研究表明，miR-Let-7a 在肿瘤组织中的表达显著低于癌旁组织，miR-196a 在肿瘤患者组织中呈高表达，miR-196b 在非小细胞肺癌患者肺癌组织中呈高表达。上述研究表明，可以通过检测患者组织 miRNA 水平，对肺癌的早期诊断有参照补充作用。

癌毒理论与 miRNA 的相关性

1. 癌毒理论概述：国医大师周仲瑛于 20 世纪 90 年代率先提出"癌毒"学说。癌毒病机理论认为，癌毒属毒邪之一，是在内外多种因素作用下，人体脏腑功能失调基础上产生的一种对人体有明显伤害性的病邪，是导致发生肿瘤的一种特异性致病因子。癌毒是肿瘤发生发展的关键，贯穿其中，是在肿瘤发病过程中体内产生的一种特殊的复合病理因素。癌毒留结为肿瘤发病之基，癌毒自养为肿瘤生长之源，癌毒流注为肿瘤转移之因，癌毒残留为肿瘤复发之根，癌毒伤正为肿瘤恶化之本。

2. 癌毒理论与 miRNA：肿瘤的发生、发展和预后始终取决于邪正的消长动态变化，正虚是癌毒形成的先决条件，癌毒是在正虚的基础上受多种因素诱导而生成，与现代医学对肿瘤致病机制的微观解释存在一定的相似性。如人体正气似具有抑瘤作用的 miRNA，而邪气似具有致瘤作用的 miRNA，亦可这样理解，人体正气也许可以上调抑瘤作用的 miRNA，下调具有致瘤作用的 miRNA，进而发挥对病邪-癌毒的抵抗能力。而邪气-癌毒也许可以通过下调抑瘤作用的 miRNA，上调具有致瘤作用的miRNA，进而引起肿瘤发生、发展、转移等。从整体而言，癌毒对机体肿瘤的影响取决于人体正邪相搏，正如相关 miRNA 上调或下调的表达变化。

癌毒致病隐匿，一旦瘤体形成则狂夺精微以自养，致使机体迅速衰弱或失调，诸症叠起，正气亏虚，更无力制约癌毒，而癌毒愈强愈益耗伤正气，如此反复，则癌毒与日俱增，机体愈益虚弱，终致毒猖正损，难以回复之恶境，其致病凶猛、多变、损正、难消。由此可见早期诊断之重要性，如《医宗必读·积聚》云"初者，病邪初起，正气尚强，邪气尚浅，则任受攻"。肺癌早诊断早治疗，则患者相对会有较好的预后。通过上述研究可以看出，miRNA 在肺癌外周血、细胞、组织中存在一些特异性改变，通过 miRNA 的检测可以与现有的诊断方法相互补充参照，从而提高肺癌早期诊断水平。

325　从癌毒理论辨治肺癌经验

　　原发性支气管肺癌（简称肺癌）是最常见的肺部原发恶性肿瘤，发病率和病死率均高居恶性肿瘤的首位，严重危害人类的健康与生活质量。西医治疗肺癌的方法包括手术、放疗、化疗和生物免疫疗法等措施，虽能一定程度控制病灶，提高生存率，抑制肿瘤转移，但不良反应较多，患者耐受性差。中医药治疗肺癌可以有效改善患者的生活质量、延长生存时间，减少不良反应，在癌症补充疗法中占有重要地位。国医大师周仲瑛教授擅长诊治急症、多系统的疑难杂病及肿瘤癌症，创立以癌毒理论为核心，贯穿于肺癌辨证论治全过程的辨治体系，疗效卓著。学者蔡云等基于周教授治疗肺癌的大量临床医案，筛选出病案信息完整、辨证论治详尽的典型病案 300 例，通过统计其中的证型症状频率和分析处方用药规律，并结合周老对肺癌的理论认识，总结经验如下，以供参考。

癌毒致病理论

　　癌毒理论是贯穿肺癌辨证论治全过程的核心。周教授认为癌邪为患，必夹毒伤人，从而提出"癌毒"学说。癌毒是机体在内外多种因素作用下，在脏腑功能失调的基础上产生的，导致恶性肿瘤发生、发展的特异性病理产物和致病因子。其病因包括外感四时不正之气、饮食不节、情志失调、先天脏腑亏虚等。癌毒作为一种病理产物，是在痰、瘀、热等邪盛的基础上酿生的；同时，癌毒本身也是致病因子。癌毒产生后导致脏腑、经络功能失调，在肺部表现为癌毒阻肺，以致津液内停酿生痰浊、血行不畅化生瘀血、癌毒日久郁则化热。癌毒不仅诱生痰浊、瘀血、郁热，且与之相互胶结，形成癌肿，同时易耗气伤阴。因此，毒、痰、瘀、热、虚是肺癌的五大病理因素，其病性为本虚标实，标实以痰浊、瘀血、郁热和癌毒为主，本虚则以气阴两虚为主。肺癌的基本病机为热毒痰瘀互结，气阴两虚，其病位主要在肺，然而癌病的形成与全身脏腑气血失调密切相关，后期癌毒走注周身，病位可涉及五脏。

治则治法

　　癌毒具有猛烈、顽固、流窜、隐匿、损正等特性。因其猛烈、顽固，故毒邪非攻不克；因其流窜、隐匿且损正，故癌毒迁延日久，难以痊愈。周教授强调抗癌祛毒法应在肺癌治疗全过程中占据主导作用，提出"祛毒即是扶正"，"邪不去，正必伤"的学术观点。扶正是防御性姑息疗法，而抗癌祛毒才是积极的、主动的、进攻性的治疗措施，是治疗的核心问题。对于肺癌的分期治疗及正邪关系，可遵循《医宗必读》积聚篇所提初、中、末分治三原则。肺癌早期，患者正盛邪轻，尚耐攻伐，治疗应以攻为主，以期迅速遏制癌毒的发展，误用补益反有姑息养奸之弊。肺癌中期，正邪交争，虚实夹杂，治宜攻补兼施，根据患者癌毒与正气的关系而有所侧重。肺癌晚期，癌毒鸱张，走注周身，累及五脏，治以扶正为主或先补后攻，养正积自除，待正气渐复方可攻邪消癌。若年老体衰，病情深重，实在不耐攻伐，则应以补虚姑息疗法治之，以期缓解痛苦，提高生活质量。此外，病无常势，即使肺癌初期，若经历手术或多次放射治疗、化学治疗者，亦见正虚，体质素虚者早期也可表现正虚为主。

辨证与用药

1. 癌毒阻肺证：根据癌毒理论，癌毒与痰浊、瘀血相似，既是致病因素，又是独立的病理因素，故周老提出癌毒阻肺作为一个独立的证型，其治疗法则就是抗癌祛毒。由于癌毒贯穿于肺癌发生发展的全过程，并与其他病理因素相互胶结，存在于肺癌的各个证型中，因此周老在肺癌的初、中、末各阶段及各证型的治疗中均加用抗癌祛毒的药物，抗癌祛毒法在肺癌的治疗中发挥主导作用。

针对癌毒的治疗，周教授提出有解毒与攻毒之别。具体而言，解毒当求因，辨清癌毒与哪种病理因素相结合，方可对因治疗。若痰毒胶结，用山慈菇、僵蚕、制天南星、夏枯草、白芥子等药化痰解毒；若热毒结合，用白花蛇舌草、半枝莲、漏芦、冬凌草、龙葵等药清热解毒；若瘀毒相合，用肿节风、狗舌草、炮穿山甲、莪术等药化瘀解毒。至于攻毒则取"以毒攻毒"之意，用毒药以克癌毒，如红豆杉及部分虫类药的使用。研究表明，红豆杉水提物可通过多靶点抑制人肺癌 A549 细胞增殖。而用虫类药则因癌毒性质猛烈而顽固，且常与痰瘀胶结难解，故借虫类药剽悍走窜之性，引药力直达病所搜剔毒邪。基于长期用药经验总结不同虫类药各有所长：蜈蚣、全蝎长于搜风止痉、通络止痛，僵蚕祛风痰而散结，蜂房祛风毒而消肿，地龙清络热，炮穿山甲、土鳖虫长于活血祛瘀消坚等。但使用毒药攻克癌毒时，需谨慎把握其安全用量，可间歇性使用或"衰其大半而止"，谨防造成肝肾功能损伤。同时亦可借助药物间的配伍，力求减毒增效。

2. 痰浊阻肺证：痰浊阻肺证的形成包括两种情况：其一，为癌毒内结，肺失宣肃，凝津成痰，此类痰浊较易咯吐，使用宣肃肺气、祛湿化痰药一般即可达到祛痰的目的。常用杏仁、桔梗宣肺理气化痰，配伍法半夏、陈皮燥湿化痰。其二，肺癌的痰浊有其特殊之处，痰浊可以酿生癌毒，癌毒又可化生痰浊，痰浊与癌毒相互胶结，反复恶性循环的状态下，则在肺部形成实质性肿块之"痰"。根据《黄帝内经》"结者散之"原则，应选用既具化痰散结，又有软坚消癌功效的药物，如山慈菇、制天南星、蜂房、海浮石、牡蛎等。

此外，痰有多种性质，如寒痰、热痰、郁痰、湿痰、瘀痰等，易与其他证型复合。故临证时还须辨清痰的性质，将化痰散结法与其他治法相结合。如寒痰明显者，可与温热药合用，用白芥子、肉桂、附子等温化寒痰；热象明显者，与清热药合用，如鱼腥草、知母、黄芩、金荞麦等以清热化痰；气机郁滞者，可加用杏仁、枳壳、桔梗、枳实、厚朴等理气化痰；痰浊夹湿者，可与健脾燥湿化痰药合用，如薏苡仁、法半夏、陈皮、焦白术等以燥湿化痰；经络瘀阻者，常与鸡血藤、路路通、透骨草、天仙藤等通经活络药合用以通络化痰。

3. 气滞血瘀证：癌毒阻肺，引起气机郁滞，血行不畅，形成气滞血瘀证，其治法包括疏理气机法和活血化瘀法。气机郁滞者，不通则痛，可导致肺癌早期出现较轻微的闷痛或钝痛；而脾气郁滞者，运化失常，往往表现为纳食欠佳。因此，疏理气机不仅能缓解肿瘤所致的疼痛闷胀，还能改善食欲和消化，提高患者的生活质量，增强其治疗信念。周老常用旋覆花、香附、青皮、郁金、延胡索等药以疏理气机。与痰毒胶结相似，癌毒与瘀血同样可以相互化生而搏结，可致癌肿迅速增大。癌毒浸渍、瘀血不行则是晚期癌肿固定不移、剧痛如刀割锥刺的主要原因。常用的活血化瘀药有蒲黄、九香虫、五灵脂、土鳖虫等。对肺癌咯血或有出血倾向的患者，一般不用破血类化瘀药，而是选用兼有止血作用的化瘀药，如仙鹤草、煅花蕊石、茜根炭、三七等。

4. 气阴两虚证：《医宗金鉴》所云"最虚之处，便是容邪之处"，以此说明正气亏虚是肺癌发生的内在病因。癌毒与其他病理因素胶结所形成的癌肿，会不断夺精血以自养，故容易出现耗气伤阴之证。另一方面，西医的放疗、化疗等治疗手段，同样会损伤人体的正气，导致气阴不足。西医在肺癌患者完成放疗、化疗后可增强自身免疫力，快速恢复的药物很少，而中医在调整功能、快速康复，预防复发方面具有不可替代的作用，是后续治疗的主要方法。肺癌虚证以气阴两虚为主，但临证时需区别气虚和阴虚的主次及相互关系。气阴互为因果、相互影响，阴伤过甚就会耗气，气不化津则会伤阴。癌毒致病，每易从阳化热，病势凶猛，善行走注，耗伤气阴，采用苦寒以解毒多易获效，故癌毒多属阳毒。证诸临床，阴虚燥热者每易致肺癌，因其火热壅盛，煎熬津血，可见血虚及阴之变，阴伤而气耗。故肺癌虚证，两者的关系多数以阴虚为主，气虚为辅，阴伤气耗的表达更为确切。治疗气阴两虚证，常用北沙参、麦冬、南沙参、炙鳖甲、天冬、羊乳、天花粉等以养阴。养阴还需区分养阴生津、滋阴养血和滋阴补肾的不同，具体用药选择上，养阴生津常用沙参、麦冬、天冬、天花粉、百合、生地黄、玉竹等；滋阴养血用仙鹤草、鸡血藤、熟地黄、当归等；滋阴补肾常用炙鳖甲、墨旱莲、女贞子、枸杞子、黄精、生地黄等。益气则选用太子参、黄芪、党参、冬虫夏草等。部分患者因肺脾气虚而出现盗汗、便溏等症，可加入茯苓、白术等以健脾益气。

5. 脾胃虚弱证：肺癌的虚证除气阴两虚证以外，常可见表现为脾胃虚弱证。一方面，无论是中医苦寒的抗肿瘤药物，还是西医的放射治疗、化学治疗，均易损伤脾胃正气。另一方面，肺癌的病情进展迅速，癌肿大肆掠夺水谷精微及气血津液以自养，导致胃气衰败，化源乏竭，正气日渐虚弱。而"脾胃乃后天之本"，顾护脾胃，扶助正气，可使患者自身抗癌有源。且脾土为肺金之母，二者在生理、病理上密切联系，因此采用培土生金法治疗肺癌尤为重要。补益脾胃，使气血生化有源，肺气得养，抗癌有力；脾为生痰之源，脾气得运，痰浊易化，亦有助于癌肿消减。健脾益气常用药物有太子参、党参、茯苓、白术、山药等，以四君子汤为主方加减；健脾助运则常用神曲、陈皮、砂仁、鸡内金、炒麦芽、谷芽、焦山楂等。

326　从癌毒理论防治肺癌研究

　　肺癌是我国最常见的恶性肿瘤之一，现已成为中国死亡率最高的恶性肿瘤。肺癌起病常较隐匿，大多数肺癌患者在确诊时已属晚期。现代综合治疗体系包括手术、放疗、化疗、生物免疫治疗、中医药治疗等，疗效不断提高，但总体5年生存率尚徘徊在20%左右，还常并发骨髓抑制、腹泻、皮疹、间质性肺炎等副作用。而且耐药性和高发不良反应也是完成综合治疗的挑战。在中国古代医学文献中，肺癌可归于"肺咳""癌病""肺痿""肺积""息贲"等病证范畴。如《难经·五十六难》云"肺之积，名曰息奔，在右胁下，覆大如杯，久不已"。同时，也提出相应的治疗原则，如《素问·六元正纪大论》云"大积大聚，其可犯也，衰其大半而止"，指出祛邪扶正的辩证关系，强调了治疗要适度，攻伐不要太过。《金匮要略》首创麦门冬汤、旋覆代赭汤、泽漆汤等方剂，运用养阴法、攻邪法治疗肺痿。金元、明清时期完善并发展了清热解毒法、扶正法、滋阴法、攻补兼施法等治疗方法，为后代奠定了坚实的基础，也为进一步挖掘提供了依据和思路。

　　现代高水平证据显示中医药在防治肺癌过程中可以预防肺癌的复发转移、控制肿瘤增殖、延长生存、提高生存质量。如刘嘉湘研制的金复康口服液联合化疗对比单纯化疗组能明显延长生存期，提高生命延长率，改善症状和生活质量，NK、LAK、CD3、CD4/CD8、IL-2等多项免疫指标均较治疗前显著提高，且研究表明金复康口服液对非小细胞肺癌患者循环肿瘤细胞具有显著的抑制作用，对防治非小细胞肺癌的复发与转移有一定的干预作用。如何结合中医学特有的生命健康观、防治疾病观优势，充分融汇不断丰富的现代治疗技术以促进疗效提高值得进一步探索。学者罗添乐就中西医融合背景下的中医药防治恶性肿瘤的理念研究进行总结，旨在探讨中医理论的发展，获得临床疗效突破的新思维。

中医学对肺癌病因病机的认识

1. 肺癌发生病因病机的认识：

　　（1）正虚乃恶性肿瘤发生之本：刘嘉湘认为肿瘤是一种全身属虚，局部属实，本虚标实之病证，提出"正虚致瘤，扶正治癌"的学术观点，推崇"养正则积自消"的治疗理念，并认为肿瘤是在正气虚弱的情况下，内外致病因素合而形成的。周维顺认为，肺癌主要病因为正气虚损、脏腑气血阴阳失调，肺癌正虚多气虚、阴虚。郁仁存提出"内虚学说""平衡理论"，认为内虚是肿瘤发生发展的关键因素。朴炳奎亦认为肺癌的病机是正虚为本，邪毒为标，其病位虽在肺，但与脾、肾等诸脏器关系密切。孙桂芝认为肺癌病机是正气虚损，阴阳失调，六淫之邪乘虚而入，邪滞于肺，津聚痰凝，气滞血瘀，日久痰瘀毒胶结而成。林洪生在扶正培本的基础上提出"固本清源"的思想，固本即调节机体的内环境平衡，清源即从源头上对肿瘤的控制作用。郁仁存认为肺癌是因虚得病，因虚致实，全身属虚，局部属实的疾病，并将肺癌病机归纳为正气亏虚，邪毒入侵，气机不利，气血痰毒搏结。综上所述，当代医家多认为"正虚"为肺癌发病之根本原因。

　　（2）癌毒是恶性肿瘤发生及复发转移的重要因素：癌毒源自中医毒邪理论，张泽生在论述宫颈癌、阴道癌的病机时首提"癌毒"概念。病理上由于癌毒内留，湿热内伏，瘀血凝滞，这是实的一面。癌毒属于毒邪之一，是导致肿瘤发生发展的一种特殊毒邪。癌毒既是致病因素，又是病理产物。周仲瑛倡言"癌毒"学说，认为"癌毒"是可衍生恶性肿瘤的特殊毒邪，有别于其他病因病机，是肿瘤所特有的，"癌毒"是恶性肿瘤形成的先决条件，也是恶性肿瘤不同于其他疾病的根本所在，并认为肺癌的基本病机为气阴两伤、痰瘀热毒。病理因素以痰瘀热癌毒为主，病位在肺，涉及脾胃肝肾等脏腑。凌昌全认为，机体平衡失调导致癌毒的产生，是恶性肿瘤发生的根本原因。癌毒包括了一切外源性致癌因素。李栋等则认为，肿瘤患者的本质为正虚，体内邪盛而生癌毒，从而诱生痰浊、瘀血、湿浊、热毒等多种病理因素。周岱翰认为，癌毒的病机是"毒发五脏，毒深茂藏"。而肺癌的病因病机多为正气亏虚，邪毒内侵，痰瘀胶结。正气亏虚是肿瘤形成之本，癌毒是肿瘤发病之根。正虚与痰、瘀、毒相互影响发为本病。祁烁等认为"阴阳气不相顺接"是肿瘤的病机基础，"癌毒耗散"是恶性肿瘤病机转化关键，气滞、血瘀、痰凝是基本病机的外在表现。田建辉提出"正虚伏毒"是肺癌发病的核心病机，在肿瘤的发生发展及转移复发中处于关键环节。"正虚"以脾肾亏虚、气阴两虚为主。"伏毒"具有"毒自内生，深伏血道，内藏脏腑，流注全身，伺机为患，正盛则伏而不发，正虚则出而为病"的特征。除此之外，邱幸凡认为肺癌发生、发展的关键是癌毒结聚、络脉痹阻，将其病机概括为"肺虚络痹毒结"。孙桂芝认为恶性肿瘤的发生，必然与邪气直接关联。故恶性肿瘤的病因病机可以总体概括为"二本"学说，即人身之本为亏虚或失调，病邪之本为癌毒侵犯。

由此可见目前各医家对于肺癌病因病机的认识主要是以正虚为本，癌毒为根，痰瘀相互胶结形成肿瘤。

2. 肺癌转移或复发的创新观点：

（1）肿瘤转移的传舍理论：张健等认为，癌瘤的传舍（转移）是一个连续的过程，癌毒脱离原发部位，发生扩散的癌毒停留于相应的部位，形成转移瘤，且转移瘤也可继续发生"传舍"，即所谓"邪气淫溢，不可胜论"。徐力运用"治未病"思想抗癌转移，认为经络系统是癌毒传舍途径，通过扶正祛邪法，阻止癌症建立"转移前环境"。

（2）痰毒流注导致转移：周仲瑛将恶性肿瘤的侵袭与转移生物学描述为"癌毒走注侵袭，病损广泛"。癌毒随气血运行而走注弥散，至虚之处留着而滋生；关于侵袭与转移部位的一般病理规律性，从中医学角度描述为"与相关脏腑亲和而复发转移"。王文萍提出"痰毒流注"理论，认为肿瘤及肿瘤术后正气亏虚、痰湿内生，痰毒互结，痰毒流注经络、脏腑，阻滞气血，络损血瘀而致转移。李忠等提出了中医学肿瘤"耗散病机假说"，认为耗散正气和扩散趋势，在不同肿瘤及肿瘤的不同阶段中有不同程度的体现。固摄法能有效提高免疫功能，抑制肿瘤生长，抗肿瘤转移复发，对肿瘤新生血管有明显抑制作用。

（3）阻断证候演变预防肿瘤：田建辉提出阻断证候演变预防肺癌转移。证候随着病程的发展、病情的演变而不断变化，且遵循着一定的发展趋向而演变。临床试验证实，阻断肺癌向气阴两虚证和阴虚证演变，可能阻断肿瘤细胞转移表型的获得，从而阻断肺癌转移的发生。

3. 肺癌治疗理念的发展历程及创新：现代的肿瘤治疗概念认为，通过各种治疗手段使患者达到无瘤状态是延长肿瘤患者生存期的主要方法。然而其采取的治疗方法大多以对抗肿瘤为主，出现许多患者在"无瘤"治疗后生存质量下降，甚至因过度治疗导致死亡，难以彻底根治肿瘤。刘嘉湘通过长期的理论和临床研究，认为扶正与祛邪必须根据疾病的不同阶段、机体不同的病理状态而定，其目的是纠正邪盛正衰，调整阴阳失衡，从而达到"除瘤存人"的目的。20世纪80年代，周岱翰总结了自己多年治疗肿瘤的临床经验，出版了《肿瘤治验集要》一书，认为"辨证治疗常能延长患者生存时间，称为带瘤生存"。

（1）中医药治疗肿瘤的治则：不同时代的医家从病因、病机、治疗原则深入阐述了中医药防治肺癌的理论思想，都结合了中医学整体治疗和辨证论治的观点，但侧重点不同，针对肺癌不同时期，提出不同治疗方法，为临床防治肺癌提供不同思路。刘嘉湘通过长期的理论和临床研究，形成了"道、法、术、理"完备的"扶正治癌"学术思想体系。确立"以人为本，人瘤并重"的大"道"，"扶正为主，辨证论治"之"法"，"形神并调，内外兼治"之"术"，"调控免疫，精准治癌"之"理"，通过个体化精准治疗，提高患者免疫功能达到防治肺癌的作用。治疗将顾护正气与攻癌祛邪有机结合，且适度攻伐有功于正气的恢复。具体应用攻毒药物时总以不耗伤胃气、祛邪不伤正为度。何任提出"不断扶正，适时祛邪，随证治之"的12字心法来治疗肿瘤。田建辉在扶正治癌的基础上提出"邪有出路"，认为畅通邪毒外达的通路可以促进邪毒及时外泄，是防止其蓄积致癌，进而提高防治恶性肿瘤的重要途径之一；并提出"通"以治癌，认为机体"通"态是实现天人相应、形与神俱的前提，是脏腑藏泄有序、经络气血畅达的基础，也是逐邪攻毒外出、防止癌积形成的关键。其着重强调御神在肿瘤防治的作用，提出调"神"治疗应纳入恶性肿瘤的综合防治体系。林洪生提出固本清源法治疗肿瘤，认为固本培元应贯穿肿瘤治疗的始终，通过解毒、活血、散结之法，恰当处理肿瘤治疗中攻与补的关系，达到标本兼治，控制肿瘤的功效。贾英杰提出气机失调致瘤说，认为治疗的关键在于调畅三焦气机，应注意补虚与攻邪之间的动态关系。邪郁上焦，宽胸涤痰以助三焦畅运。中焦防变，重在健脾和胃。迁及下焦，应运用三焦分消法导湿浊下行。徐力认为应以"三段六辨论"来治疗肺癌，辅助治疗期优先顾护脾胃。维持治疗期随症给予散痰结软坚、活血化瘀和络及攻毒消癌、清热解毒4法联合。姑息治疗期重在缓解痛苦、减轻症状、提高生活质量、延长生存时间，而非一味以消除癌瘤为重。"六辨"即六种辨证角度的切入思维，即辨癌症病位、病理类型、指标水平、病机特点、证候虚实、兼夹症状六者。

　　临床实践及诸多文献证明，中医辨证论治结合西医精准治疗，能更加全面、准确的诊断及治疗肺癌。西医根据肿瘤基因的状况运用不同治疗方案对恶性肿瘤进行个体化治疗，而中医的辨证与西医的辨"基因状况"类似，即同病异治，而肿瘤因为具有相同的基因分型，西医选择相同的治疗方案，与中医的"异病同治"有一定的共性之处。中西医融合的趋势日趋明确。

理论创新是提高临床疗效的关键

　　随着免疫治疗的兴起，中医学与免疫机制的结合也逐渐成为防治肺癌的一大观点。田建辉在扶正治癌的基础上提出"正虚伏毒"的观点。其中"正虚"主要指机体增龄性的免疫衰老及免疫监视功能下降，引起全身抗癌能力下降，失去制约毒邪的功能；而"伏毒（邪）"是指在高危人群或术后患者机体内发生及出现的突变细胞、肿瘤干细胞和循环肿瘤细胞等。既重视"正虚"的本质，又强调"伏毒"的病因学内涵，较全面地概括了肺癌病因病机学特点。

　　林洪生在"扶正固本"理论基础上，提出了"固本清源"的治疗新理念。是指中医药在治疗肿瘤时要固护机体"正气"，另一方面从源头上控制形成肿瘤的"邪毒"。经过大量基础研究，证实运用固本清源防治肿瘤的机制可以改善机体免疫功能，抑制肿瘤干细胞，调节肿瘤生长微环境，发挥多靶点整体调节的效用。田建辉认为"形与神俱"是中医学的核心特征，而重形轻神是制约肺癌疗效提高的瓶颈，提出"调神治癌"的观点。免疫治疗如今是治疗肺癌的一大热点，与免疫治疗相结合，观察免疫细胞，监测免疫指标来指导疗效，是中医药防治肺癌的新突破，也是如今治疗的一大趋势。各医家从不同角度解读了治疗肺癌的思想，并从运用于临床实践中，中西医融会贯通，有效延长了肺癌患者的生存质量及生存时间。与手术治疗肺癌相似，中医学在此基础上提出阻断来源，抑制生长的类似观点，以达到祛除肿瘤的目的。李平创立"元气化生异常，内生瘤毒致肿瘤"及"毒生病络"理论。周宜强提出"抑消三结合"的综合疗法治疗中晚期肿瘤。通过"中医药与西医药结合，中医药与现代科技手段结合，局部治疗与整体治疗结合"的三结合方法，抑制肿瘤的复发与生长，达到消减、杀灭肿瘤的目的，开辟了中医治疗肿瘤的新途径。

　　近年来，大部分中医医家已经达成共识，防治肺癌不能一味强调消除癌瘤，应将辨证治疗与西医精准治疗相结合，在手术、放射治疗、化学治疗的基础上与中医治疗相结合，顾护机体根本，才能更有效地提高患者生存率。

融汇中西促进中医肿瘤理论发展

　　中医学是根植于我国劳动人民在几千年生产生活实践和疾病做斗争中积累的丰富经验，并不断融入中华文化精髓而丰富发展形成的医学科学。中国传统文化是融合儒、道等多种流派思想而以形成的思想体系，其中的"天人合一、以人为本、以和为贵、中庸、阴阳平衡"等思想对中医学的形成与发展影响深远，促进了中医药学核心学术特征——"天人合一""辨证论治"整体观念观点的形成。肺癌治疗的中医学理论也体现在延长患者生存、提高生存质量的"以人为本"特征。现代医学在肿瘤细胞学和分子生物学的推动下，手术、放射治疗、化学治疗、靶向、免疫治疗等方法，积极控制肿瘤的生长。随着分子靶向药物和免疫治疗的进展，治疗的靶点已经转移到肺癌的内环境和微环境，治疗疗效特征也表现为带瘤生存的特点。现代肿瘤学、免疫学、生物信息学、系统生物学和人工智能等技术的发展为中西医融合创新提供了思路和技术。今后应发挥中西医结合优势，深化中医学肿瘤防治的理论创新，促进中医学综合防治肿瘤体系的完善，促进中国特色新医学的形成，从而提高肺癌患者的临床疗效。

327　miRNA 抗肝癌机制和癌毒关系

　　微小核糖核酸（miRNA）是一个长度约为 22 个核苷酸的非编码单链核糖核酸分子，通过与靶 miRNA 的 3' 非翻译区（3'URT）互补配对，转录后通过降解 miRNA 或者抑制翻译而调控蛋白的表达，是重要的转录后基因表达调控因子。miRNA 不仅参与细胞增殖、分化、代谢、凋亡等基本生命活动，而且与恶性肿瘤的发生发展，如肝癌的发生发展密切相关，在肝癌发生发展过程中发挥癌基因和抑癌基因的作用。肝癌是常见的恶性肿瘤之一，尽管近几年在治疗手段方面有了一定的突破，但其预后仍然较差。

　　"癌毒"是诱导癌病的一类特异性致病因子，它既是致病因素，同时又是病理产物，具有猛烈性、顽固性、流窜性、隐匿性、损正性等特点，是肿瘤发生发展的关键。在脏腑功能失调、气血郁滞的基础之上，癌毒与体内的痰浊瘀血等病理性产物互为因果、兼夹为病，构成肿瘤的复合病机即癌毒病机。学者徐力立等探讨了癌毒致病与 miRNA 调控基因之间的相关性，为进一步的实验研究提供了理论指导。

miRNA 与肝癌的相关研究

　　肝癌的发生、发展主要与肝脏慢性炎症所导致的肝细胞反复损伤与增生密切相关，分子机制主要包括肝细胞内的癌基因激活、抑癌基因失活以及肝癌相关信号通路的过度活化。信号通路的反常变化主要包括 p53、Ras/丝裂原活化蛋白激酶、磷脂酰肌醇 3-激酶（PI3K）/蛋白激酶 B（PKB/Akt）/雷帕霉素靶蛋白（mTOR）、Wnt/β 联蛋白、上皮间质转化因子（Met）、Myc 基因和转化生长因子-β（TGF-β）等；遗传和表观遗传的改变以及 miRNA 的异常表达均会影响这些信号通路的表达。

　　1. miRNA 与肝癌细胞增殖研究： miRNA 异常表达影响肝细胞癌的细胞增殖，其中细胞周期失调是肝细胞癌发生发展的重要因素。转录调节因子家族中 E2F3 是多个 miRNA 的下游靶蛋白，肝细胞中 miR-144 与 E2F3 结合，可抑制 E2F3 表达，从而抑制肝细胞癌细胞生长。miR-101、miR-199-α-5p、miR-223 等细胞周期抑制相关的 miRNA 在肝细胞癌中的表达降低，而参与细胞增殖的 miR-17-92 多顺反子、miR-21、miR-96、miR-221 和 miR-224 等表达增加。miR-18a 过度表达能够降低雌激素受体基因 ERα 水平，从而激发肝癌细胞的增殖。miR-122 可通过抑制细胞周期调控蛋白 G1 的表达，抑制原发性肝细胞癌发生。miR-663a 在肝肿瘤组织中的表达明显低于癌旁正常组织，一方面 miR-663a 抑制高迁移率族蛋白 A2（HMGA2）的表达，另一方面 HMGA2 蛋白的过表达亦能减弱 miR-663a 的抑制作用。Yu 等研究发现 miR-214 能靶向抑制解偶联蛋白（UCP2）的表达，且 miR-214 在肝癌细胞中的表达下调，提示 miR-214 可能也是一种抑癌基因。亦有研究发现 miR-199 能够通过靶向抑制卷曲蛋白 7（FZD7）及其下游基因 β-catenin、Jun、Cyclin D1 和 Myc 的表达，进而影响 Wnt 信号通路并抑制肝癌发生。

　　2. miRNA 与肝癌细胞侵袭和转移研究： 乙型肝炎病毒（HBV）及其 X 蛋白（HBx）可以抑制 miR-101 的表达，导致 miR-101 的靶蛋白如 RAB5A 的表达上调，促进肝肿瘤细胞的迁移。在 HBV 感染肝癌细胞和转基因小鼠模型中，实验组小鼠与对照组小鼠相比，miR-29a 高表达，提示 HBx 与 miR-29a 表达具有正相关性，miR-29a 通过直接抑制肿瘤磷酸酶和 PTEN 基因增强肝癌细胞的迁移能力。miR-221 又能通过抑制蛋白磷酸酶 2A-B55a 亚基基因（PPP2R2A）和抑癌基因基质金属蛋白酶组织抑制剂-3（TIMP-3）的表达，进而激活 AKT 通路来促进肝细胞癌细胞转移。研究显示，在肝癌组织和肝癌患者的血浆中均显示 miR-92b 上调，提示 miR-92b 能够促进肝癌细胞的侵袭与转移，并推测其作用机制可能与 TGF-β 细胞因子超家族的细胞内信号转导分子 Smad7 有关。赵源源等发现，过表达 RhoA 能逆转 miR-122 在肝细胞癌细胞中发挥作用，提示 miR-122 通过与靶基因 RhoA 结合，从而诱导肝细胞癌细胞发生上皮-间质转变，抑制肝癌细胞的侵袭和转移。miR-199 家族中的 3 个成员 miR-199a-1、miR-199a-2 和 miR-199a-b 在肝癌中经常表达下降，从表型上看，肝癌细胞中 miR-199a 的过度表达导致细胞周期阻滞在 G1 期，降低了侵袭性。观察裸鼠的离体肝癌细胞后发现，miR-28-5p 减少对癌细胞的转移存在促进作用，并且依赖白细胞介素-34（IL-34）肿瘤相关巨噬细胞分子，证明 miR-28-5p 能够抑制肝癌细胞转移。研究结果证实，miR-27a-3p 的低表达与肝癌的早期转移有关，且 miR-27a-3p 主要通过抑制上皮-间质转化而抑制肿瘤细胞转移，进一步研究表明血管内皮钙黏蛋白 VE（VE-cadherin）是 miR-27a-3p 的靶蛋白，在 miR-27a-3p 抑制肿瘤转移的过程中起着重要的作用。

3. miRNA 与肝癌细胞诊断和治疗研究：在循环中 miRNA 的高稳定性使其成为最佳的生物标志物，特别在早期诊断和疾病发生的前期。崔静等的实验结果显示，肝癌组织中 miR-200b 相对表达量低于癌旁组织，提示 miR-200b 的表达可用于肝癌早期检测。桂瑞峰等用血清 miR-106b 作为标志物对肝细胞癌患者、慢性肝病患者及健康对照进行诊断的研究中，ROC 曲线分析显示，最佳临界值为 0.038，敏感度为 0.82，特异度为 0.75，具有较高的诊断价值。朱锦宏等的研究显示，miR-143 在乙肝肝癌组的相对表达量为 4.23±1.08，较乙肝肝硬化组（2.37±0.97）、慢性乙肝组（1.21±0.58）及正常对照组（1.53±0.36）显著升高（$P<0.05$），且 miR-143 相对表达量随着病程进展而有升高趋势，说明 miR-143 可作为一种潜在的 HBV 相关肝癌诊断的生物学标志物。近年来研究显示，肝癌患者血清中存在大量异常表达的 miRNA，其中低表达的 miR-16、let-7f、miR-21 和 miR-139 可能是 HBV 相关肝癌预后复发的指示分子；而在丙型肝炎病毒（HCV）感染的肝癌患者血清中，miR-30c-5p、miR-223-3p、miR-302c-5p 和 miR-17-5p 的特异性低表达和 miR-221 的特异高表达亦提示其为肝癌复发的潜在生物标志物。对 miR-NA 活性的调节可能是一种新的癌症治疗方法，通过抗 miRNA 的寡核苷酸可调节肝脏肿瘤中的 miRNA，大鼠 miR-122-3P 和 miR-122-5P 被下降，而大鼠 miR-383-5P 和 miR-34a-5P 被上调，这些 miRNA 可能参与转移性肝癌的治疗。在试验中发现，miR-193b 通过靶向基因 Mcl-1 显著提高顺铂对肝癌细胞 HepG2 的细胞毒性，在肝癌化疗中 miR-193b 通过胱天蛋白酶 3 依赖性信号通路充当顺铂敏化剂。

癌毒理论与 miRNA 的相关性

1. 癌毒理论：历代文献中的很多病证虽无"癌"之名，却包含癌病的证候，如"积聚""石瘕""癥瘕"等。积聚是以腹内结块，或痛或胀为主症的病证，其中积属有形，结块固定不移，痛有定处，病在血分，是为脏病。故腹腔肿瘤可归于"积"的范畴。《医宗必读·积聚》云"初者，病邪初起，正气尚强，邪气尚浅，则任受攻。中者，受病渐久，邪气较深，正气较弱，任受且攻且补。末者，病魔经久，邪气侵凌，正气消残，则任受补"。随着癌症的病情进展，正气渐衰而邪气渐盛。"邪之所凑，其气必虚"，肿瘤形成首先以正虚为基础，而癌毒又是恶性肿瘤形成的病机关键。癌毒是指在内外多种因素作用下，人体脏腑功能失调、气血郁滞的基础上产生的一种特异性致病因子。在正虚的基础之上，癌毒依附于体内痰、瘀、湿、热等病理因素并与正虚互为因果，合而为病，共同诱导体内肿瘤的发生发展，具有隐匿、凶顽、多变、损正、难消等致病特点。

2. 癌毒理论与 miRNA：在癌毒病机理论指导下，周仲瑛教授针对肿瘤痰瘀郁毒的基本病机，依据消癌解毒，扶正祛邪的治则，研制了抗肿瘤临床验方消癌解毒方。消癌解毒方由白花蛇舌草 20 g、僵蚕 10 g、预知子 12 g、太子参 15 g、麦冬 12g 和山慈菇 10 g、蜈蚣 3 条等组成，方中白花蛇舌草、僵蚕、蜈蚣、预知子清热解毒、理气化痰散结、活血祛瘀，太子参、麦冬益气养阴，全方祛邪扶正，攻补兼施。基于癌毒理论，形成了一系列丰富的辨治肿瘤的方法与思路。临证以消癌解毒、扶正祛邪为治疗关键，理气解郁为治疗要点，补虚扶正为治疗根本。在癌毒理论的指导下，陈海彬等采用消癌解毒方中药汤剂配合化疗药物治疗中晚期恶性肿瘤患者，并对患者的 T 淋巴细胞亚群和自然杀伤细胞活性进行检测。治疗后联合治疗组患者 T 细胞总数及 NK 细胞活性明显高于化疗组（$P<0.01$），证实消癌解毒方具有高效的免疫促进作用。周红光等运用相同方法对近期有效率、生活质量、机体免疫功能及毒副作用进行了观察。结果显示，与单纯化疗相比，配合消癌解毒方治疗可提高近期疗效、患者生活质量及免疫功能，并可减轻化疗毒副作用。

　　癌毒理论指导下的消癌解毒方通过下调具有致瘤性的 miRNA 的表达或上调具有抑瘤性的 miRNA 的表达从而抑制肿瘤细胞的增殖和转移，并促进其凋亡。邱雯莉等通过动物体内实验证实，消癌解毒方能诱导 H22 瘤荷小鼠肿瘤组织中 miR-1298-5p、miR-874-3P、miR-721、miR-298-5P、miR-551b-5p、miR-346-5、miR-105 表达显著上调；而 miR-24-3p、miR-3963、miR-127-3p、miR-434-5p、miR-1187、miR-468-3p、miR-221-5p、miR-6695-5p 表达显著下调。肿瘤的辨治须把握邪正的消长变化，因为肿瘤的发生、发展和预后始终取决于邪正的消长动态变化。这与现代医学对肿瘤致病机制的微观解释存在一定的相似性：人体正气似具有抑瘤作用的 miRNA，而邪气似具有致瘤作用的 miRNA。从整体上而言，癌毒对机体肿瘤的影响取决于人体正邪相搏，正如相关 miRNA 上调或下调的表达变化。

　　肿瘤微环境中的炎细胞、炎症因子、趋化因子等与癌毒病机中的痰浊、瘀血、湿浊、热毒存在很大的相似性。两者都能影响机体正常生理功能，又都能进一步诱导肿瘤的发生发展，故推测这两种理论应属中西医对肿瘤病理的不同角度的理解，其本质是一致的。肿瘤微环境中促进肿瘤转移的上皮-间质化等途径、诱导血管生成的细胞因子，与癌毒病机理论中的癌毒走窜流注、痰瘀湿热病理因素亦是同一病理机制中西医两种理论不同认识的一种解释。miR-122 与靶基因 RhoA 结合后，通过上皮-间质转化途径抑制肝癌细胞的侵袭和转移。从癌毒病机理论的角度分析，miR-122 能够抑制癌毒的走窜流注。又有研究表明，miR-122-27a-3p 通过作用于其靶蛋白血管内皮钙黏蛋白 VE（VE-cadherin），从而发挥抑制肿瘤转移的作用。可见，miR-27a-3p 能在一定程度上清除痰瘀湿热等病理因素。

　　癌毒病机理论认为，正气亏虚是产生癌毒和肿瘤增殖转移的基础。现代医学又认为，机体免疫功能低下或缺失是恶性肿瘤转移、复发和预后差的重要原因。因此，肿瘤微环境中的免疫抑制与癌毒病机中的正气亏虚有明显的相似性。研究发现，调节性 T 细胞（Treg）中存在大量 miRNA，其中 miR-15b/16、miR-24 和 miR-29a 影响 iTreg 细胞的生成，miR-15b/16 在 Rag2（－）小鼠的 $CD4^+T$ 细胞中的高表达能促进体内外周组织中 Treg 细胞的生成，同时，Dicer（－/－）$CD4^+T$ 细胞中的 mTOR 信号通路增强，正是这种限制作用调整了 iTreg 细胞的诱发，而 mTOR 信号通路的抑制对 $naiveCD4^+T$ 细胞向 iTreg 细胞的转变起着促进作用，mTORC2 成分 Rictor 中就存在 miR-15b/16 的靶点，miR-15b/16 的高表达能够限制 Rictor 的表达，因此，miR-15b/16 调控免疫系统 Treg 细胞的生成是通过 mTORC2 信号通路实现的。基于此项研究，推测 miRNA 促进人体免疫抑制作用与癌毒病机理论中癌毒作用于正气使正气削弱亦是同一病理机制中西医两种理论不同认识的另一种解释。

328　从癌毒论治肝癌

　　肝癌是严重威胁人类生命健康最主要的恶性肿瘤之一，主要分为肝细胞癌和肝内胆管细胞癌两种病理类型。目前，现代医学对肝癌的治疗措施较以往虽取得了显著的进步，但总的疗效依旧不尽人意。学者李维忠等基于癌毒病机理论，辨析肝癌的主要病因及病机演变规律，认为肝癌的核心病机为肝脾肾亏虚，气郁湿热瘀毒互结。在肝癌治疗上应以抗癌解毒为核心，理气解郁为关键，清热化湿、活血化瘀为要点，扶正补虚为根本。构建基于癌毒病机理论的肝癌辨治理论体系，将为中医药治疗肝癌提供了新思路和方法。

癌毒病机理论对肝癌病因的认识

　　1. 情志失调：肝为刚脏，喜条达，长期情志不遂或暴怒、抑郁伤肝，肝失疏泄，津液失输，血行受阻，导致湿热、痰凝、血瘀的产生，日久内生"癌毒"，形成癌肿。

　　2. 湿热侵袭：湿热之邪侵犯人体，郁于体内，阻滞气机，致肝气不得条达；湿热之邪蕴于脾胃，使脾胃运化失司；湿热熏蒸肝胆，导致肝失疏泄。湿热之邪性黏滞，易阻碍气血津液运行，日久渐生气滞、血瘀、痰浊之邪，湿、热、瘀邪互相胶结，内生"癌毒"，积于肝胆，逐渐发展成本病。

　　3. 饮食不节：饮食失节或不洁，嗜食肥甘厚腻，饥饱无常均可损伤脾胃。脾胃受损，运化失常，津液无以输布，聚而成湿、成浊，困阻中焦气机，致肝气郁结；痰湿之邪日久郁而化热，停聚于胁肋，熏蒸肝胆，阻滞气血运行，致瘀血内生，湿、热、瘀与内生癌毒胶结，共同致病。

　　4. 正气亏虚：正气不足，气血脏腑功能失调是癌毒内生致病的基础。禀赋不足，或久病迁延不愈或年老体弱或劳累过度等均可导致正气亏虚，气血阴阳失调，脏腑功能减弱。正虚不足易感受外邪或因情志不郁，饮食内伤等病因，内外合邪，进而导致癌毒内生，胶结于肝胆，导致肝癌发生。

癌毒病机理论对肝癌病机的认识

　　1. 肝癌的病理因素：肝主一身气机之条达，肝气郁结在肝癌的发生中起着重要作用。气机不畅，血运受阻，停滞成瘀；气血无法推动津液运行，聚而成湿，湿邪日久，郁而化热；湿、热、瘀阻滞于肝胆，逐渐形成积块。肝体阴而用阳，肝脏受损常出现阳偏盛的表现，如口苦、巩膜发黄、舌苔黄腻，可见湿热熏蒸肝胆是肝癌主要致病因素之一。癌毒在正虚及各种病理因素相互搏结的基础上内生而成，内生之癌毒易与"湿、热、瘀"等病理因素兼加，反复损伤肝络，最终发展为肿块。因此，李维忠等提出，肝癌的主要病理因素包括气郁、湿热、血瘀、癌毒。其中癌毒是导致肝癌发生发展的关键病理因素，具有复杂性、猛烈性、凶顽性、复发性等特点，且贯穿整个疾病的始终。

　　2. 肝癌的病位及相关脏腑：肝癌病位在肝胆，与脾胃、肾密切相关。脾胃、肝胆共居于中焦，肝胆主疏泄，脾胃主运化，二者相辅相成，一损俱损，故肝胆为病常传变于脾胃，所谓"见肝之病，当先实脾"。肾主精，肝主血，乙癸同源，肝癌为病，日久损及正气，导致脾胃损伤，肝阴耗竭，最终累积肾脏，出现肝肾两亏。

　　3. 肝癌的病机内涵：基于癌毒病机理论，李维忠等认为肝癌的核心病机为肝脾肾亏虚，气郁湿热瘀毒互结。具体而言，肝脾肾亏虚为发病之基础，肝气郁结为发病之起始，湿、热、瘀互结为发病之要点，癌毒蓄积为发病之关键。

癌毒病机理论认为，"正气亏虚"是肿瘤疾病发生的基础和前提，在肝癌中，主要体现在"肝脾肾亏虚"。肝癌病位在肝胆，责之于脾、胃、肾，肝失疏泄，则气机不畅，或津液输布不畅，或气血运行受阻，气郁化热，津液聚而化湿，湿热、瘀血内生；脾主运化水液，脾虚则水液运化无力，聚而成湿，湿邪黏滞，又可阻滞气机，加重肝脏气郁、湿热症状；肾主水，藏精，肝主藏血，肝血之化生有赖肾精之资助，且肾为肝之母脏，母病及子，子病及母，二者联系紧密。肾精亏虚，则肝血不足，肝之生理功能受损。肾气亏损，则温煦不足，水液代谢障碍，聚而成湿。可见，"肝脾肾亏虚"可以导致"气郁、湿、热、瘀"等病理因素等生成，亦可致人体正气亏虚，无力御邪，终致癌毒内生，"气郁、湿、热、瘀"与之胶结为患，发为肝癌。肝为刚脏，其性喜条达，与其他脏腑的疾病相比，情志因素在肝脏病变的发生中起到至关重要的作用，肝气郁结为肝癌发病之起始。肝主疏泄，主要体现在调畅情志、气机以及促进津液运行输布。情志不畅，肝气郁结，则疏泄失司，气机阻滞，气血运行不畅，气滞则血停，血停而瘀自生。肝失疏泄，致津液运行输布障碍，津液无所出之路，聚而成湿，湿邪蕴而化热，而后诸邪兼加胶结于肝脏，不断损伤肝络，最终导致肝癌的发生。

"气郁、湿、热、瘀"四者为肝癌最主要的病理因素，肝气郁结为发病之起始，湿、热、瘀邪胶结则为发病之要点。肝气郁结，疏泄失司，气血津液运行受阻，"湿、热、瘀邪"内生，正如《奇效良方》论"积"之成因中言明"气上逆，则六腑不通，但气不行，凝血蕴里不散，津液凝涩不去而成积矣"。在肝癌的发生过程中，气郁促进了"湿、热、瘀"等重要的病理因素的生成，"湿、热、瘀"邪内生于肝脏，并相互胶结，继而酿生癌毒，"湿、热、瘀、毒"兼加为患，相互凝结，有形之实邪附着于肝络，反复损伤，日久渐生肝积。

"癌毒蓄积"为肝癌病机的核心所在。癌毒病机理论认为，"癌毒"是导致各类肿瘤发生发展的一种特异性的致病因子，对辨治肿瘤具有普遍的意义，肝癌亦不例外。在肝胆、脾、胃功能失调的基础之上，"湿、热、瘀"等致病之邪相互胶结，酿生癌毒，癌毒反之又可与"湿、热、瘀"等相关非特异性病理因素杂合而为病，毒必附邪，邪盛生毒，毒因邪而异性，邪因毒而鸱张，耗精血自养而增生，凝结于肝胆，形成恶肉，终至肝积。内生之癌毒，又可进一步阻滞气血津液运行，加重气郁、湿阻、热盛、血瘀等病理因素及症状，进而使癌毒更甚，循环反复，愈演愈烈，终致正气亏虚，病不可治。

4. 肝癌的病机演变规律：本病初起邪盛为主，正虚不显。肝气郁结是初起最为突出的特征，情志不畅，气机疏泄失司，肝气郁结于内。症见胸胁胀闷疼痛，甚则痛及脘腹，与情绪相关，疼痛时轻时重，痛处不固定，易走窜，多为胀痛、窜痛，可随嗳气、矢气减轻，伴见喜叹息，口干口苦，情绪躁烦易怒等症状，舌质淡红，苔薄，脉弦。

中期邪盛正虚。湿、热、瘀积聚于肝胆，酿生癌毒，"湿、热、瘀、毒"胶结，形成局部肿块。癌毒内生，毒性猛烈，且热盛为毒，热毒炽盛，与癌毒进一步损伤人体正气。症见乏力不适，胁肋部积块，疼痛不适，固定不移，痛以刺痛、灼痛为主，伴见口干口渴，面色黧黑，身黄、目黄、尿黄，大便黏腻不爽，舌质紫暗或有瘀斑，脉细涩。

晚期正虚为主，癌毒伤阴，肝肾俱亏。由于癌毒的损正性，癌毒易耗伤人体气血津液，损伤人体正气，常出现气血不足、肝肾阴虚等病机变化。症见胁肋部积块隐痛不适，腰膝酸软，耳鸣，头晕目眩，口干口渴，五心发热，舌红苔少，脉细弦。

主要治法

针对肝癌的主要病机，以癌毒病机理论为基础，结合临床实践，确立了"扶正抗癌"的基本治疗原则。肝癌患者内生之癌毒与"气郁、湿、热、瘀"等多种病理因素常常相互胶结，共同致病，临床上单纯针对其中一种病理因素治疗，恐疗效不佳。据此李维忠等提出，治疗上当以抗癌解毒为肝癌的治疗核心，理气解郁为治疗关键，清热利湿、活血化瘀为治疗要点，扶正补虚为治疗根本。

1. 抗癌解毒：抗癌解毒是肝癌治疗的核心，常用治法包括以毒攻毒、清热解毒2法。清热解毒法适用于肝癌兼有热毒内蕴甚或热毒炽盛者。临床上常用清热解毒药有龙胆、夏枯草、土茯苓、漏芦、白花蛇舌草、半枝莲、大青叶、蒲公英、紫花地丁、黄连、黄芩、黄柏、苦参等。以毒攻毒法是针对癌毒胶结内伏、来势猖獗的特点而立。常用以毒攻毒药有蜂房、蜈蚣、全蝎、蟾蜍、土鳖虫、蟾皮等虫类药物。因此类药物本身具有毒性，故在临床应用过程中应注意评估患者的病程病期及体质情况，慎重选择剂量，中病即止，防止产生毒副作用。

2. 理气解郁：肝气郁结是肝癌发生发展的起始因素。气机不畅则津液血液运行障碍，血瘀、湿阻、痰凝由之而生。因此理气解郁在肝癌的治疗中必不可少。临床常用理气药有柴胡、陈皮、青皮、枳壳、厚朴、八月札、川楝子、广郁金、大腹皮、沉香、佛手、乌药、玫瑰花、绿萼梅等，正所谓气行则血行，气顺则湿去。临床实践观察到患者以脾虚气滞、肝郁气滞证型为众，故治疗应区分在肝、在脾之不同，脾虚气滞当重在健脾理气之品，肝气郁滞而宜选疏肝理气之药。

3. 清热利湿：湿邪为病重浊、黏腻，留滞于机体，易阻遏气机运畅，郁而化热。湿热胶着，缠绵难解，壅阻经络，滞于脏腑，内生癌毒。肝胆位于中焦，故湿热蕴结极为常见。清热利湿法在肝癌治疗中具有重要意义。临床常用清热利湿药物有黄连、黄芩、黄柏、茵陈、虎杖、夏枯草、苦参、凤尾草、金钱草、地肤子、鸡骨草等。清代温病学家叶桂提出"湿去热孤"的治疗方法，湿热互结，当以祛湿为要，湿去热无所附则热势自愈。临床治湿法可采用健脾燥湿，芳香化湿及利水渗湿等，多法同用，湿邪分消，湿去热孤，湿热得愈。

4. 活血化瘀：《医林改错》云"肚腹结块者，必有形之血"。肝癌病程中常出现腹内胁肋结块，血瘀是肝癌发生的基本病理因素之一。临床应用时应结合引起瘀血的原因，根据各药性能功用随证选用。临床常用养血活血类药物如当归、红花、丹参、鸡血藤；行气活血类药物如川芎、乳香、没药、郁金、姜黄；化瘀止痛类药物如延胡索、蒲黄、川楝子、五灵脂；破血化瘀类药物如土鳖虫、三棱、莪术、水蛭、斑蝥等，但破血化瘀药药性峻猛，所以，使用时需注意适应证，控制剂量，以防引起出血。

5. 扶正补虚：对于中晚期患者，已经或正在进行手术或介入、放疗、化疗的肝癌患者，在邪毒肆虐的同时，因已表现出正虚之征，需配合使用扶正法补虚。治疗肝癌常使用的扶正补虚法包括益气养阴法、益气补血法、健脾和胃法、滋补肝肾法。益气养阴常用太子参、西洋参、炙甘草、麦冬、北沙参；益气补血常用党参、大枣、熟地黄、制何首乌、黄芪；健脾和胃常用白术、法半夏、陈皮、山药、麦芽；滋补肝肾常用枸杞子、女贞子、鳖甲、龟甲、桑椹等。但特别需要注意防止"养奸存患""闭门留寇"。"正胜邪却"是扶正补虚的最终目的。

癌毒病机理论认为肝气郁结为肝癌发病之起始，湿、热、瘀互结为发病之要点，癌毒蓄积为发病之核心，肝脾肾亏虚为发病之基础。故在临证之时，扶正补虚为治疗根本，当贯穿全程；理气解郁为治疗关键，当为肝癌治疗首重；抗癌解毒为治疗核心，当注意兼加外邪性质，灵活运用清热利湿、活血化瘀之法。

329　从癌毒论治胃癌

　　胃癌是中国最常见的恶性肿瘤之一，预后差，进展期胃癌的自然病程一般不到 1 年。胃癌发病以正虚为本、癌毒为标，癌毒蕴结于胃是发病的关键，癌毒不除，疾病难愈。而癌毒又有其自身特点，对胃乃至机体产生重大影响。学者壮雨雯等基于对癌毒的认识其在胃癌发生发展中的重要地位，对此进行了阐述，以为胃癌的治疗寻找到新切入点并提供理论依据。

癌毒是胃癌发生、发展、加重的关键

　　1. 癌毒蕴结于胃乃致病之根：古代医学文献中并未对毒邪给予明确界定，诸多医家提出各种观点，有医家指出毒邪是一类致病猛烈、能引起机体功能严重失调进而产生剧烈反应和特殊症状的致病因素。只有引起机体严重的阴阳气血失调，具备一定特点和特殊症状的邪才能称之为"毒邪"。癌毒亦属毒邪之一，是在内外多种因素作用下，在人体脏腑功能失调基础上产生的一种对人体有明显伤害性的病邪，是导致肿瘤发生、发展的一种特异性致病因素。胃癌的发生，或因长期的饮食失调，或七情怫郁，或久病伤正、年老体衰，抑或外邪入侵，从而损伤脾胃，气血失调，浊邪积聚，进而产生一种强烈致病物质——癌毒。究其来源，明代陈实功《外科正宗》云"忧郁伤肝，思虑伤脾，积想在心，所愿不得达者，致经络痞涩，聚结成痰核"。《卫生宝鉴》则云"凡人脾胃虚弱，或饮食过度，或生冷过度，不能克化，致成积聚结块"。明代张景岳认为"脾胃不足及虚弱失调之人，都有积聚之病"。因情志失调、饮食不节、脏腑亏虚，导致气机失司，酿生痰瘀，痰瘀互结，酿生癌毒，胶结成块，胃癌始生。癌毒亦生于外，肿瘤的发生也与癌毒外客有关，如《灵枢·九针论》云"四时八风之客于经脉之中，为瘤病者"。脾胃乃后天之本，若外邪客于脾胃，盘踞不散，使之运化失司，升降失调，胃气郁滞，酿生癌毒，渐长成块。早期胃癌病机乃癌毒蕴结，正气未伤。

　　2. 癌毒性窜流走、传舍周身、耗散正气：癌毒中人，正不束邪，癌毒肆意流窜，近处可以淫溢浸润，远方可以通过络脉经脉移舍他脏。癌毒常常沿脏腑经络气血流布于人体的五脏六腑、五官九窍，引起肿瘤的浸润、扩散、转移。《灵枢·百病始生》云"留而不去，传舍于肠胃之外，募原之间，留著于脉，稽留而不去，息而成积"。这里的"传"是指癌毒脱离原发部位，发生传播与扩散的过程；而"舍"是指滞留的意思，即传播扩散的癌毒停留于人体某些病位并形成转移灶的过程；转移可发生在多部位多脏器。胃癌之癌毒性窜流走，不受距离所限，不拘于脏腑之异，侵及肝、肺、胰腺，传舍生生不息，从原发部位脱落，历经跋涉，停留于腹膜、盆腔、脑等，形成转移灶，而所成转移灶亦可继续发生传舍，以致"邪气淫泆，不可胜论"。

　　癌毒一旦形成，阻滞体内，留而不去，导致脏腑、经络功能失调，诱生痰浊、瘀血等病理因素，发生各种复杂证候。《杂病源流犀烛》云"痰之为物，流动不测，故其为害，上至巅顶，下至涌泉，随气升降，周身内外皆到，五脏六腑俱有"。癌毒阻滞，津液失布，化湿成痰，痰湿亦善流窜，两者相合注于脏腑经络之间，加速传舍。癌毒留滞，亦致血运失常，化为瘀血，凝结成栓，助癌毒附着于传舍的部位，从而促进转移灶的形成。癌毒导致痰凝血瘀病理状态，痰凝血瘀微环境亦为癌毒流窜传舍构筑温床，痰瘀毒相互交结，使癌病缠绵难愈。胃癌患者血液处于浓、黏、凝、聚的高黏滞状态，血液成分和流态异常可致血流缓慢甚或瘀滞，甚合以上微观病理。

　　癌毒耗伤人体气血津液以自养，随着肿块增长，所需精微营养物质日渐增多，人体正常组织器官所需营养被掠夺殆尽，正气耗损亏虚，愈发难以抵御制约，如此往复形成恶性循环。更有研究指出，参与炎症反应并促进伤口愈合的免疫细胞与肿瘤的恶化息息相关，他们促进肿瘤生长、转移。这些平日里作为抵御外邪的正气，在癌毒环境中，起到助纣为虐的相反作用。早期胃癌患者多无症状，或偶有不适，进展期胃癌便会出现腹痛、纳差、乏力、消瘦，此乃癌毒扩散，耗伤正气，因毒致虚。

癌毒损伤脾胃，连及肝肾，生瘀化痰互结，因毒致虚

1. 脾胃受累，他脏牵连：胃癌之病变脏器在解剖上首当于胃，随着病情发展、病灶转移，相应的转移部位相继受累。从中医理论的胃之生理功能上讲，脾胃同属中焦，互为表里，为"后天之本"，其受纳运化水谷精微，五脏六腑、四肢百骸皆赖以所养。脾胃又与肝肾密切相关，肝木疏土，助其运化，脾土营木，利其疏泄；肾赖以脾运化精，脾需肾阳之温煦。故胃癌之病主脏在脾胃，与肝肾相关。

2. 癌毒初客，隐匿逃逸：癌毒初客体内之时，常常逃窜隐匿，不易察觉。胃癌早期，往往并无症状，正气尚未亏虚，各种治疗多能耐受。此时癌毒虽已存在于体内，但量尚少、力单微薄，还未传舍周身，故当竭力清除癌毒，防止流传播散。首当手术切除癌灶，清扫淋巴结。癌毒负荷减轻，但残留的癌毒仍是日后复发的隐患。故术后防复发转移治疗不可松懈，除扶正以康复外，还应清除残留癌毒。故即使临证之时无证可辨，癌毒内客的基本病机也不可忽视。

3. 癌毒内居，瘀毒胶结：癌毒性走流窜，致病力强，自身即可诱生痰浊、瘀血。胃癌之主要病位在于脾胃，故癌毒极易影响脾胃而诱发诸多变证。癌毒伤脾，脾主统血，脾气虚弱，统血无能，血溢脉外，留而为瘀；脾主运化，脾失健运，水湿内停，痰湿内生；痰瘀互结，易与癌毒胶结，盘踞胃中，聚为肿块，又可循经络、血脉而舍于他处，造成转移之证候。瘀毒阻滞，胃络不利，不通则痛，而出现疼痛拒按，昼轻夜重，面部、口唇、爪甲青紫，舌质紫暗或有瘀点瘀斑，甚至面色黧黑、肌肤甲错等标实症状。随着癌毒积聚增多，正气逐渐耗伤，脾胃虚弱症状逐渐明显，而瘀毒胶结之证也因脾胃失司愈发加重，抗癌解毒之时也必须兼顾正气的日渐亏虚。

4. 癌毒久留，因毒致虚：胃癌病程后期，癌毒久留不去，人体正气被消耗殆尽，再也无力抵抗，本虚之证成为主要矛盾，除了脾胃受损而出现消瘦、纳差、乏力、嘈杂、痞满等症状之外，亦会伤及肝肾，出现阴虚盗汗、腹胀水肿等。纵观正气与癌毒两股势力之消长，起病之初，正气同癌毒奋力抗争；病程中期，正气仍旧殊死抗衡；直至晚期，终是大势已去、无力相抗，癌毒久留，终致正虚。

治疗大法，抗癌解毒，贯穿始终

1. 抗癌解毒，关键之法：癌毒乃胃癌的病机关键，深居胃中，非攻不可，邪不去，正不安，故祛毒即是扶正。抗癌解毒是积极的、主动的、贯穿始终的治疗措施。即使在不同的病程阶段会出现程度不一的正虚表现，但也皆因癌毒所在，且过度扶正可能助长邪气。癌毒既是胃癌的致病之因，亦是病理因素，与痰瘀胶结，病势凶猛，难去难解。抗癌解毒为其基本治疗法则，应当于胃癌的各个阶段在辨证的基础上加以抗癌解毒的药物。胃癌早期，当以抗癌解毒为根本大法，药力宜强、药量宜重，借其性峻力猛以攻邪；胃癌中期，抗癌解毒仍是关键大法，邪正势均力敌，在扶正基础上着重解毒，祛邪扶正以扭转态势；胃癌晚期，祛邪仍不可忘却，虽已正气大伤，但仍希冀通过抗癌解毒以维持脏腑平衡，争取带瘤生存，改善生活质量。

据癌毒的病理性质及特点，抗癌解毒通常从以毒攻毒、破瘀散结和化痰消坚3个方面入手。《素问·六元正纪大论》云"有故无殒，亦无殒也"。胃癌乃癌毒内结，现以毒药攻之，恰到好处。常用的有毒之品有全蝎、蜈蚣、蟾酥、水蛭、炮穿山甲。运用之时，切莫剂量过大，且需注重配伍，避免不良反应。破瘀散结之品常选三棱、莪术，两者相伍，独具良能，瘀血虽坚如铁石亦能徐徐消除。化痰消坚之药常选山慈菇、制胆南星、法半夏等药物。抗癌解毒药物的选用及剂量的掌握，需根据辨证结果，随

邪正消长态势而加减。

2. 益气扶正，重要之法：益气扶正，一方面是扶助正气增强抗邪能力，另一方面，固护正气，以减轻攻邪手段对人体正气的损伤程度。手术、放射治疗、化学治疗、以毒攻毒等手段运用后，虽癌毒有所消灭，但正气亦有损伤。《医宗必读·积聚》所云"初者，病邪初起，正气尚强，邪气尚浅，则任受攻；中者，受病渐久，邪气较深，正气较弱，任受且攻且补；末者，病魔经久，邪气侵凌，正气消残，则任受补"。胃癌早、中、晚三期，益气扶正与抗癌解毒的运用侧重各有不同，但都需有所兼顾，既不可盲目扶正，也不可忌讳远之。

益气扶正，多从补气健脾、补养肝肾方面着手。人以胃气为本，胃癌患者尤应重视益气健脾，补气旺血，以消瘀滞；健脾助运，增进食欲，有助气血生长。李东垣《脾胃论》认为，"理虚必谈土，治疗损取其中，培补中气以资生化之源，补气者党参、黄芪最为常用"。故常选党参、黄芪以补气健脾，而胃癌患者气虚乃是癌毒内蕴，故用黄芪且生用，生用力专，取其益气托毒之功。心为"五脏六腑之大主"，肾为"先天之本"，扶正之时，亦兼顾心肾两脏，以期扶正效果事半功倍。

3. 灵活加减，随症治之：癌毒蕴结于胃，除表现出一系列的正虚症状之外，均不同程度伴有血瘀、痰凝、气滞的表现，久则耗气伤阴、阴阳俱虚，故治疗之时除了抗癌扶正之外，仍需结合具体症状，随症加减。若瘀血明显，疼痛拒按，刺痛难忍，舌质紫暗则需再加失笑散、紫丹参等活血化瘀之品；若痰湿显著，舌苔腻，则益以白术、茯苓、陈皮、法半夏健脾化湿；中虚气滞，脘腹胀满，则加木香、砂仁理气消胀；脾胃虚寒，脘痛便溏，加桂枝、炮姜温中散寒；嘈杂泛酸，舌红少苔，加生地黄、麦冬、炙乌梅滋养胃阴；气少汗多，气阴两虚，则加生脉散益气养阴。

癌毒蕴结之胃癌凶险至极、变化莫测，针对它的治疗不是一味地将抗癌解毒药和益气扶正药进行简单堆砌，而是在辨清邪正盛衰、标本缓急的前提下，有所侧重，灵活加减，随症治之，做到有秩序、多层次、全方位地有机组合，紧扣癌毒内结与正气亏虚的主要矛盾，兼顾由癌毒正虚所致之次要矛盾，全面统筹，以收良效。

330　从癌毒论大肠癌

大肠癌是发生于结、直肠部位的消化道恶性肿瘤，近年来其发病率和病死率有逐渐上升趋势，发病率居第 3 位，是主要的癌症相关死亡原因。目前，大肠癌的治疗早期以手术为主，中晚期以放疗、化疗为主。癌毒病机理论是在传承国医大师周仲瑛教授癌毒学说基础上创建的中医肿瘤病机新理论，提出癌毒是肿瘤发生发展的核心关键因素，并阐明以癌毒为核心的肿瘤发生发展的病机演变规律，确立癌毒病机临床辨治方法。运用癌毒病机理论治疗大肠癌可取得较好的疗效，同时可改善患者生活质量，延长其生存期。学者魏小曼等主要阐述了基于癌毒病机理论的大肠癌治则治法，以期进一步推广应用于临床。

癌毒理论对大肠癌病因病机的认识

癌毒病机理论提出癌毒是导致肿瘤发生发展的关键致病因素。癌毒是在脏腑功能失调、气血郁滞的基础上，内外多种因素作用下产生的一种特异性致病因子，常依附于体内痰、瘀、湿、热等病理因素，并相互胶结，形成恶性肿瘤的复合病机，具有隐匿性、凶顽性、多变性、损正性、难消性等诸多特点。根据癌毒病机理论，魏小曼等研究认为，大肠癌是在脾气亏虚的基础上，外感湿邪、饮食不节、情志失调等内外多种因素共同诱导而生成癌毒，与湿、热、瘀等病理因素交杂复合，搏结于肠道，伤及肠腑，导致肠腑通降失司而形成癌肿。

1. 脾气亏虚是大肠癌的内在基础："正气存内，邪不可干"，正气不足是疾病发生的重要内在因素。脾为后天之本、气血生化之源，脾主运化，若脾气不足，则中焦不运，而致津行不畅、相聚为湿、阻滞气血、郁而化热，湿、瘀、热等病理因素相持而生，酿生癌毒。故大肠癌的发生是在脾气亏虚的基础上，受内外多种因素诱导生成癌毒，癌毒与各种病理因素胶结蓄积，打破体内稳态而导致正虚邪实的恶性循环过程。

2. 湿热瘀毒是大肠癌的重要条件：大肠癌发病为本虚标实，湿热瘀毒为其发病关键因素。外感湿邪或湿热内生，气血运行不畅，湿热瘀相互搏结，下迫大肠，羁留不去，肠络受损，日久酿生癌毒，癌肿渐生。由此可见，湿热瘀毒凝聚、相互胶着是导致肠络损伤、形成癌肿的重要原因。湿热瘀毒等病理因素的形成，是癌毒产生、滋养、侵袭的关键所在。湿热瘀毒是导致大肠癌发生发展的重要条件。

基于癌毒理论的大肠癌治则治法

基于正气不足是大肠癌发病内在基础，癌毒为其发病重要条件，治疗应以"抗癌解毒、扶正祛邪"为基本原则。同时，大肠癌主要病理因素为"湿、热、瘀、毒、虚"，基本病机是"湿热瘀毒、脾气亏虚"，故具体治法为清热化湿、祛瘀散结、消癌解毒、健脾益气等。

1. 大肠癌的治疗原则：大肠癌的发生、发展是一个漫长的过程，但癌毒与正虚贯穿始终，大肠癌的各个分期、不同阶段的治疗均需把握邪正的消长变化，其中辨虚实、辨分期尤为重要，应时刻辨清扶正与祛邪、攻消与补益的轻重关系及治疗先后缓急。大肠癌的治法不外乎祛邪、扶正，祛邪重在抗癌解毒，其中解毒又含清热解毒、化湿解毒、祛瘀解毒等，扶正重在健脾益气，故在大肠癌的各个阶段，当以抗癌解毒为治疗关键，扶正祛邪为治疗根本。

（1）抗癌解毒为治疗关键：癌毒是一种特异性致病因子，可因脏腑功能失调而内生。癌毒病势器张，其性乖戾，一旦侵袭机体或滋生于体内，便胶着于脏腑，难以清除。癌毒易损伤正气，而正气一旦虚弱便难以制约癌毒，导致癌毒日益狂增，机体日渐虚弱，最终邪盛正弱，气阴难复。且癌毒猖獗，易走注流窜，是导致大肠癌发生转移的主要因素。故其治疗当以抗癌解毒为关键。

（2）扶正祛邪为治疗根本：癌毒病机理论认为，正气亏虚是肿瘤产生的先决条件。《素问·评热病论》云"邪之所凑，其气必虚"，正气亏虚是大肠癌发生的先决条件，故以扶正祛邪为治疗之本。大肠癌发病过程中，癌毒、湿热、瘀毒等病理因素不仅可加速大肠癌的发生发展，还可进一步损伤正气。因此，无论患者处于病情的哪个阶段，正气不足始终是一个不可忽视的因素，扶正祛邪应贯穿大肠癌治疗的始终，为其治疗根本。

2. 大肠癌的治疗方法：因湿热瘀毒证是大肠癌的核心证候，故"清热化湿，祛瘀解毒，健脾益气"是大肠癌的基本治法，同时辅以行气通腑、温补脾肾、滋补肝肾等辨证施治。临证应以消癌解毒为治疗核心，清热、化湿、祛瘀为治疗重点，健脾益气为治疗根本。临床应用中，化湿解毒、清热解毒、祛瘀解毒常包含在清热利湿、活血化瘀等治法当中。具体治法如下：

（1）清热利湿法：肠为阳明之腑，易实易热，湿邪久蕴肠腑，郁而化热，伤阴耗液，致肠腑濡润功能失司，且湿热之邪易阻滞气血运行，经脉不通，酿生癌毒。临床特征为胸闷脘痞，周身困重，纳呆口黏，面色晦暗，腹痛阵作，肛门灼热，里急后重，便中带血或夹有黏液，小便色黄，舌质红，苔黄腻，脉滑数。湿热浊瘀内蕴、肠腑传导失司是大肠癌的主要病理过程，故治以清热利湿，代表方剂为参苓白术散，常用药如茯苓、泽泻、玉米须、地榆、黄柏、红藤等。因湿邪郁而日久化热，湿热常与癌毒间夹为病，故需配伍土茯苓、苦参、生薏苡仁、白花蛇舌草等既可化湿泄热又可抗癌解毒之品。

（2）祛瘀散结法：湿热毒邪蕴结肠腑，阻滞气血运行，经脉不通，血瘀产生，瘀毒留滞，酿生癌毒病邪，形成积块，损伤肠腑脂络。机体瘀血不去则新血不生，瘀血与湿热毒邪相搏，结聚为有形癥块，坚硬如石，推之难移。临床表现为腹部针刺样疼痛，拒按，烦热，口干，口苦，里急后重，大便夹有脓血，肛门灼热，舌质紫暗或有瘀斑，脉弦数。故治以祛瘀散结，代表方剂为膈下逐瘀汤，常用药如三棱、莪术、桃仁、红花、土鳖虫、皂角刺等。若瘀毒内蕴为甚，一般活血药难以祛除邪毒者，则需加蜂房、龙葵、皂角刺、蜈蚣、全蝎等解毒散结。

（3）消癌解毒法：癌毒阻滞，病变乖戾，诱生湿浊、瘀血、热毒等多种病理因素，而湿热瘀等邪可进一步诱生癌毒。湿热瘀毒相互胶结，恶性循环，导致肠癌进一步的发生发展。因癌毒难消，潜伏体内，也是导致日后大肠癌患者复发的主要原因，且邪气不去，正气不复。故消癌解毒是祛除癌毒病因的重要保证，又可分为清热解毒法、以毒攻毒法。临床常表现为腹痛难忍，拒按或有包块，口苦，口渴，脓血便，小便色黄，舌质暗红，苔白或黄腻，脉弦滑。治以消癌解毒法，代表方剂为大黄䗪虫丸，常用药如水蛭、土鳖虫、龙葵、白花蛇舌草、山慈菇、半枝莲、冬凌草等。

（4）健脾益气法：脾气主升，癌毒侵袭机体，影响脾胃升降功能，使脾不升清、胃失和降，水谷运化失常，中焦转运失司，脾虚则湿聚，湿邪亦困遏脾气，而致脾气日益虚衰。临床常见纳差，食少腹胀，乏力，便溏，舌质红苔薄白，脉沉细等。治疗当以健脾益气为法，代表方剂为六君子汤，常用药如党参、茯苓、白术、炒谷芽、六神曲、太子参、石斛、仙鹤草、红豆杉等。且抗癌解毒之药多寒凉败胃，故应时刻顾护脾胃。

（5）行气通腑法：《素问·灵兰秘典论》云"大肠者，传导之官，变化出焉"。六腑者，以通为用，以降为顺。大肠为六腑之一，具有"传化物而不藏"的生理特点。"癌毒"郁于肠腑，与糟粕相搏结，易致肠道不通，气机升降失调，无法正常输津与传化渣滓，使得气血水湿运行不畅，产生湿浊、血瘀等病理因素，导致癌毒产生，损伤肠腑。临床常表现为腹部胀满不适，脘痞胸闷，便秘，矢气，舌质淡红，苔腻，脉弦。治疗应以通为用，行气通腑，代表方剂为大承气汤，常用青皮、厚朴、木香、枳实、大腹皮、紫苏叶、乌药、大黄等行气通腑降浊，气行则血行，气顺则痰消。

（6）温补脾肾法：湿为阴邪，易困脾阳，且大肠癌患者晚期正气亏虚，常因放疗、化疗而进一步损伤阳气，或患者年老体衰，平素阳气不足，加之久病伤肾，肾为命门之火，本可温煦脾阳，母病及子、子病累母，最终导致脾肾先后天阳气两虚。临床常表现为面色苍白，少气懒言，腹痛，喜温喜按，肢冷畏寒，五更泄泻，舌质淡胖，边有齿痕，苔白腻，脉沉细无力。治以温补脾肾法，以助一身之阳气，代表方剂为附子理中汤，常用附子、干姜、补骨脂、肉苁蓉、巴戟天、吴茱萸、淫羊藿、仙茅等温脾止泻、补肾助阳。

（7）滋补肝肾法：癌毒、湿热皆属阳邪，易伤阴耗液，且大肠癌患者年龄偏大，晚期时阴液亏虚，而大肠归属下焦，肝肾同源，故常见肝肾不足之症。临床常见腰膝酸软，形体消瘦，耳鸣，咽干口燥，五心烦热，腹痛隐隐，纳差，遗精带下，舌红少苔，脉弦细数等。故当治以滋补肝肾法，代表方剂为六味地黄丸，常用药如枸杞子、熟地黄、山茱萸、山药、菟丝子等。

大肠癌是消化道常见恶性肿瘤之一，在大肠癌的临床治疗中，首先应辨别不同的临床分期采取先攻后补、先补后攻或攻补兼施等治疗，分期论治。其次应以癌毒病机理论为指导，把握"湿热瘀毒，脾气亏虚"为大肠癌基本病机，"湿、热、瘀、毒、虚"为其主要病理因素，故祛邪重在清热化湿、祛瘀散结、消癌解毒，扶正重在健脾益气。在此基础上，辅以行气通腑、温补脾肾、滋补肝肾等多法辨证施用。大肠癌早期一般以湿、热、毒为主，中期常见湿、热、毒、虚，晚期则多见湿、热、毒、虚、瘀，因癌毒、正虚始终贯穿大肠癌发生发展的各个阶段，故以抗癌解毒为治疗关键，扶正祛邪为治疗根本。

331　基于肠道菌群结肠癌防治与癌毒的关系

　　在漫长的进化历程中，人体内的微生物与宿主共存，形成了相互依赖、相互制约的现象。微生态学于 20 世纪 60 年代提出，是研究人类、动物、植物、微生物等一切生物体与其内环境的微生态平衡，微生态失调及微生态调整的理论与实践的新学科。肠道菌群在生命活动进程中的作用已经成为国际研究的热点，成为现代医学进一步认识人体生理、病理的新靶点，为防治疾病开辟了一条崭新的途径，极大地促进了预防和保健医学的发展。正常情况下肠道菌群保持稳态，在维持肠道正常生理功能、促进营养物质消化吸收、调节机体免疫等生命活动中发挥重要作用。但当体内外环境发生改变，如年龄、饮食睡眠习惯、肥胖等代谢性疾病以及抗生素等药物都可能会造成肠道菌群失调。研究发现，肠道菌群失调与多种疾病的发生发展密切相关，其中，结肠癌的发生发展与肠道菌群失调关系密切。改善肠道菌群的失调状态，可以降低结肠癌的发生率和抑制结肠癌的恶化，但具体作用机制尚不清楚。

　　肿瘤是严重危害人类生命和健康的重大疑难疾病之一，近年来中医药防治肿瘤研究取得了显著进展，在降低复发与转移率，减轻放疗、化疗毒副反应，抑制多药耐药，延长生存期，改善生活质量等方面发挥了重要作用。但长期以来中医界对"肿瘤病机"众说纷纭，尤其对肿瘤发生发展的关键病机缺乏科学的认识，导致中医药防治肿瘤至今尚未取得重大突破。国医大师周仲瑛教授根据其 60 余年临床实践，于 20 世纪 90 年代率先提出"癌毒"学说，认为"癌毒"是诱导癌病的一类特异性致病因子，它既是致病因素，又是病理产物，癌毒是毒邪之一，具有猛烈性、顽固性、流窜性、隐匿性、损正性等特点，是肿瘤发生发展的关键病机。《中藏经》云"痈疽疮毒之所作也，皆五脏六腑蓄毒不流则生矣，非独因荣卫壅塞而发者也"。可见，古代医家已经认识到癌具有胶结难拔、隐匿性、侵袭性等特点，与周教授提出的癌毒病机理论不谋而合。学者陈海彬等在此阐述了癌毒病机与肠道菌群失调之间的相关性，为进一步临床和实验研究提供了指导。

肠道菌群与肠道菌群失调

　　人出生 1～2 天后即可从体内分离出细菌；凡与外界接触或相通的人体部位皆存在微生物，其数量高达 1×10^{14}，其种类超过 1000 种，其总重高达 1～2 kg。人体微生物数量巨大，种类繁多，可通过多种方式影响人体活动。在人体微生态中，肠道菌群是由细菌、古细菌、真菌、原生动物和所有哺乳动物肠道内的病毒组成的一个复杂多元且异常活跃的微生态系统，如，有 1000～1150 种约 100 万亿细菌，拟杆菌门和厚壁菌门多于 90%，包括拟杆菌属、普氏菌属、卟啉单胞菌属、梭状芽孢杆菌、柔嫩梭菌属、真杆菌属、瘤胃球菌属和乳杆菌属等。它们在肠道中寄居形成相对稳定的群落，并与机体形成相互依存、相互收益、相互协调又相互制约的动态统一平衡，参与机体的消化、吸收、代谢、营养、拮抗和免疫等生理过程，被视为人体又一"隐藏的器官"，携带着控制人体健康的"第二基因组"，肠道菌群可以从能量吸收、肠道通透性、短链脂肪酸和胆碱代谢等多个途径作用于人体，影响着人体的健康和疾病的发展。

　　肠道微生态的整体平衡对人体活动具有重要作用，正常情况下肠道菌群保持稳态。年龄、饮食、某些药物、某些疾病状态等因素影响肠道菌群多样性及肠道菌构成的改变。如肠道菌群多样性随着宿主年龄的增加逐渐衰退、益生菌逐渐减少；高脂肪饲料喂养的小鼠，粪便中益生菌数目减少、拟杆菌门数目增多；高脂饮食可使大鼠肠道拟杆菌门和梭菌属菌落增多、乳酸杆菌和双歧杆菌明显降低；肥胖个体中拟杆菌门比例明显降低、厚壁菌门明显上升；糖尿病患者肠道中的厚壁菌门、梭菌和 β-变形菌纲的比例比正常人高，而双歧杆菌和乳酸杆菌的数量减少，并与血糖浓度相关；青霉素类药物可引起具青霉素抗性的肠杆菌过度生长，头孢类药物则会减少肠杆菌的数目，造成肠球菌的生长旺盛。由于年龄、饮食、抗生素类药物、某些疾病状态影响宿主肠道菌种类和数量的相对稳定，称之为肠道菌群构成改变引发的肠道菌群失调。肠道菌群正常分布在消化道内，各种创伤、烧伤、大出血、大手术、心源性或感染性休克等各种应激性事件发生时，机体通过血液重新分布来保护心、脑等重要脏器，肠黏膜及黏膜下层血流减少，黏膜上皮细胞损伤坏死、通透性增加，引发细菌移位，导致肠道菌群失调，称为肠道细菌移位引发的肠道菌群失调。其机制与肠黏液中分泌型免疫球蛋白 sIgA 减少有关；与多种细胞因子，如 C 干扰素（INF-C）、白介素-4（IL-4）、肿瘤坏死因子-α（TNF-α）、血小板活化因子（PAF）、氧自由基等增加肠上皮细胞通透性有关。

　　进一步研究发现，肠道菌群失调伴随的肠黏膜组织破坏、紧密连接蛋白表达降低、肠黏膜通透性升高等病理变化与肠道菌群干预肠黏膜机械屏障密切相关。肠道菌群失调后，肠黏膜紧密连接蛋白 claudin-1、occludin 和 ZO-1 表达降低，紧密连接被破坏，进而发生肠黏膜细胞核易位；对新生小鼠坏死性小肠结肠炎（NEC）模型的研究发现，双歧杆菌通过稳定紧密连接阻止了 NEC 小鼠的肠屏障功能障碍；对非酒精性脂肪性肝病（NAFLD）患者的研究发现，肠道菌群失衡可能通过增加机体对能量的吸收，损伤肠黏膜屏障，产生大量的毒性代谢产物来促进 NAFLD 的发展。肠道菌群研究的一般思路包括样本收集、DNA 提取、测序文库构建、高通量测序分析、生物信息学分析、致病菌的发现和分离培养、疾病的复制以及临床验证。高通量测序技术 16S rDNA 杂交、PCR 技术和宏基因组学等已广泛应用于肠道菌群研究。马越等将网络分析应用于肠道菌群的研究中，展现了肠道微生物共存网络的特性，揭示了在不同雌马酚代谢类型的人群中菌群共存网络拓扑结构之间的复杂性与差异性，挖掘了菌种之间的相互作用，展现了肠道菌群结构中之前较少被认识到的一些特征，为之后研究中关键菌种的确认提供了依据，为未来肠道菌群的研究提供了新的视角。

　　肠道菌群与人体健康之间的关系被不断揭示。研究表明，肠道菌群对宿主的能量代谢、免疫系统和药物代谢活力等均有一定影响。肠道菌群失调与人体多种疾病的发生发展密切相关，与便秘、慢性腹泻、肠易激综合征等消化系统疾病，与肥胖、糖尿病、阿尔茨海默病等代谢性疾病，与过敏性湿疹、艾滋病等免疫性疾病，与心脑血管疾病、胃肠道癌症等都具有一定的相关性。另外，随着年龄的增加，机体功能退化和老年病高发与肠道菌群失调也有一定关系。因此，对肠道菌群失调的调控为多种疾病的防治开辟了一条崭新的途径。

肠道菌群与结肠癌的防治

　　1. 肠道菌群失调与结肠癌的发生发展密切相关：肠道菌群失调和结肠癌的发生发展之间的关系正在引起国内外研究者的广泛关注，结肠癌、直肠癌被报道与肠道菌群有密切关系。研究报道肠道菌群导致结直肠肿瘤发生、发展的机制主要有以下几方面：①肠道菌群失调引起炎性通路的活化促进结肠癌的发生发展。多种消化系统肿瘤与肠道菌群失调介导的慢性和低炎症状态密切相关，去除感染性致病菌、加上抗炎药物治疗，对炎症癌变有一定的预防作用。进一步研究揭示其主要与炎性微环境中的免疫细胞及其产生的细胞因子、生长因子激活相关的信号通路有关，如转化生长因子-β（TGF-β）、Wnt、Notch 等的激活，影响结肠黏膜上皮细胞的自我更新；转录因子 NF-κB 和 STAT3 的激活，影响结肠组织修复和免疫稳态；MAPK 和 Akt/PKB 通路的激活，影响结肠细胞的有丝分裂和生存。②肠道菌群失调引起大量细菌毒素的释放促进结肠癌的发生发展。细菌毒素与 Toll 样受体（TLRs）和 Nod 样受体等模式识别受体特异性结合，激活相应信号通路，引起趋化因子、炎性因子和抗菌肽的表达，抑制肿瘤细胞凋亡、促进肿瘤细胞增殖、抑制抗肿瘤免疫反应、促进肿瘤细胞的侵袭转移和肿瘤血管新生等恶性生物学行为，进一步促进结肠癌的发展和恶化。

肠道菌群失调引起细菌代谢能力改变促进结肠癌的发生发展，结肠癌的发生发展与细菌代谢水平的改变密切相关。肠道菌群失调引起肠道厌氧菌产生一系列的代谢酶，这些酶作用于胆汁酸、脂肪酸等底物，产生主要包括硫化氢、活性氧族 ROS、次级胆汁酸等致癌物质，引发结肠癌。结肠癌黏膜层脂质、葡萄糖、聚乙二醇脂比正常结肠黏膜组织低，而胆碱化合物、牛磺酸、鲨肌醇、甘氨酸、乳酸盐、磷酸氨基乙醇和磷酸胆碱在结肠癌黏膜中水平升高；缬氨酸、亮氨酸、异亮氨酸、谷氨酸盐、酪氨酸水平在结肠癌和肠息肉患者中，比健康对照组明显升高，而甲胺水平低于健康对照组；结肠癌患者体内硫化氢含量明显高于健康对照组，结肠癌患者结肠组织对硫化氢的解毒能力减弱，硫化氢诱导结肠癌的形成主要通过诱导 DNA 损伤、自由基释放、结肠黏膜炎症、结肠黏膜过度增生，抑制细胞色素氧化酶、丁酸盐利用、黏液合成和 DNA 甲基化；活性氧族氧化损伤持续地诱导 DNA 突变、ROS 诱导结肠癌的侵袭和增殖；高脂饮食下，梭菌属通过 7a 脱羟基作用，产生次级胆汁酸，次级胆汁酸影响有丝分裂过程，诱导 DNA 损伤和 ROS 的产生，增加结肠癌的发生风险。可见，结肠癌的发生发展与肠道菌群失调关系密切，主要与肠道微环境炎性通路的活化、大量细菌毒素的释放、细菌代谢能力的改变等多种因素有关。

2. 通过调节肠道菌群可以防治结肠癌：人体是由自身细胞和微生物细胞共同构成的"超生物体"，人类自身基因组相对稳定，而肠道微生物基因组则相对灵活，食物和药物的定向调节，可以改变肠道菌群的结构组成及代谢，以影响宿主的自身代谢，达到预防和治疗相关疾病的作用。肿瘤局部缺氧微环境和肿瘤组织异常的血管和组织间隙高压，一方面为厌氧菌的生长提供良好条件，同时限制了粒细胞、抗体、血清补体等免疫成分随血流进入，保护细菌逃避机体的免疫杀伤，成为细菌的免疫避难所。肿瘤组织特殊的微环境导致大量细菌生长，肿瘤组织中细菌的浓度确实远高于正常组织，细菌可以特异性地在肿瘤病灶部位聚集定植，而过度增殖的细菌可以通过与肿瘤细胞竞争性争夺营养从而抑制肿瘤的生长，同时细菌某些特殊的代谢产物可以直接抑制肿瘤细胞的增殖和诱导肿瘤细胞凋亡，调节肠道菌群，或许能达到治疗恶性肿瘤的目的。感染急性链球菌的肉瘤患者肿块缩小，开启了运用细菌或细菌提取物治疗肿瘤的历史。郑秀丽等观察不同病理状态下大鼠肺部和肠道的菌群情况，从肺肠菌群变化的相关性角度探索探讨"肺与大肠相表里"，是中医界开始运用菌群研究中医理论的代表。

益生菌是一类对宿主有益的活性微生物，抗肿瘤作用是其益生性的一个重要方面，近年来备受国内外学者的关注。大鼠给予长双歧杆菌后，结肠的癌前病变（隐窝异常病灶）降低 25％～50％；肠癌患者和多发性结肠息肉切除患者使用益生菌后，患者粪便中保加利亚杆菌和乳酸菌增多，产气荚膜梭菌明显减少，降低了患者外周血单核细胞和活化的辅助性 T 细胞 IL-2 的分泌，增加了结肠癌患者 IFN-γ 的分泌；细胞研究显示，益生菌能影响结肠癌细胞增殖、凋亡和黏附；乳酸菌衍生的聚磷酸酯能诱导结肠癌细胞凋亡；聚酵素芽孢杆菌通过黏附在结肠腺癌细胞表面、剂量依赖性地抑制结肠癌细胞增殖；青春双歧杆菌通过抑制 HT-29、SW480、Caco2 3 种结肠癌细胞的增殖，改变细胞形态。益生菌的抗肿瘤作用主要与调节肠道菌群、增强机体免疫能力、直接抑制肿瘤相关分子有关。2013 年 *Science* 杂志上报道，抗肿瘤免疫治疗及铂类化疗的疗效在肠道菌群失调的小鼠中降低，而肠道细菌的存在有助于激活抗肿瘤的炎性反应。同年，另一研究小组报道，抑制小鼠的肠道革兰氏阳性球菌使环磷酰胺的抗肿瘤效应下降。

以上研究证明，通过调节肠道菌群，可能调节免疫系统，进而影响抗肿瘤治疗的疗效，为临床结肠癌的防治打开新的视野。

癌毒病机理论与肠道菌群相关性

癌毒病机理论是周仲瑛教授根据近 60 年临床实践提出的创新性中医学病机理论，该理论认为癌毒是肿瘤发生发展的关键，是在肿瘤发病过程中体内产生的一种特殊的病理因素，可能由多种物质、多种因素复合而成。基于癌毒病机理论，形成了一系列丰富的辨治肿瘤的方法与思路，在肿瘤的临床治疗中有独特的理论与临床意义。在该理论指导下，对肿瘤治疗以消癌解毒为基本治则，并在临床积累过程中形成了治疗恶性肿瘤的有效验方——消癌解毒方，临床应用取得了较好的疗效。研究显示，该方抗肿瘤作用涉及肿瘤细胞凋亡、肿瘤血管生成、肿瘤免疫等多个方面，涉及多个关键因子、蛋白和多条信号通路；体内、体外研究表明，该方抑制小鼠实体瘤的生长，促进肿瘤细胞凋亡的作用与抑制缺氧诱导因子-1α（HIF-1α）、血管内皮生长因子（VEGF）、细胞金属蛋白酶2（MMP2）、TGF-β、IL-6及Bcl-2等表达有关；该方对TLRs/NF-κB信号通路上游受体TLR2、TLR4，中间关键环节NF-κB、髓样分化因子88（MyD88）、肿瘤坏死因子受体相关因子-6（TRAF-6），下游因子HIF-1α、VEGF、Bcl-2等的表达均有不同程度的影响。研究验证了消癌解毒治则的抗肿瘤疗效，初步探讨了消癌解毒方部分抗肿瘤作用机制及癌毒的生物学基础。

恶性肿瘤是多基因、多环节、多因素导致的一类复杂性、难治性、系统性疾病。现代医学认为，任何生物现象都具有其生物分子基础，结合系统生物学观点，肿瘤的发生、发展过程可以理解为一系列相关分子事件的相互作用、分布的变迁及组成的变化。肠道菌群作为人体的"第二基因组"，每日必然都在发生与肿瘤预防、发生、发展等密切相关的一系列分子事件，如肿瘤微环境中与机体免疫、血管生成、肿瘤转移密切相关的TLRs、VEGF、TGF-β等关键蛋白、细胞因子和信号通路，涉及肠道菌群微环境中的大量蛋白、因子和相应信号通路。近期研究显示，某些肠道微生物群通过影响TLRs/NF-κB信号通路及其关键蛋白，调节机体免疫系统，产生免疫应答，诱导炎性反应，促进细胞增殖，最终影响结肠癌的发生发展和防治，显示该通路在结肠癌的发生发展中起重要作用，与肠道菌群密切相关。癌毒理论指导下的消癌解毒方临床及实验均显示出对结肠癌良好的治疗效果。该方抗肿瘤作用机制研究显示其对TLRs/NF-κB信号通路上、中、下游多种关键因子的表达均有不同程度的影响，其抗肿瘤作用与大量蛋白、基因有关，显示多环节、多靶点抗肿瘤作用特点。可见，癌毒与肠道菌群有极大的相似性，两者均影响机体正常生理功能，又都与肿瘤的发生发展密切相关，癌毒理论和肠道菌群是从不同角度来理解肿瘤病理，其本质是一致的。肿瘤炎性微环境与肠道菌群微环境密不可分，这些微环境中与恶性肿瘤发生发展及防治密切相关的关键因子、蛋白及信号通路等，与癌毒病机理论中的癌毒走窜流注、痰瘀湿热病理因素亦是同一病理机制中西医两种理论不同认识的一种解释。

332   从癌毒论治乳腺癌

乳腺癌是女性排名第一的常见恶性肿瘤，占全身肿瘤的 7%～10%，好发于 40～60 岁绝经期前后的妇女。西医学上按分子分型乳腺癌分为 Luminal A 型、Luminal B 型、Her-2 过表达型和三阴性乳腺癌。近年来，随着对乳腺癌生物学特性的深入研究，乳腺癌以手术为基础的综合治疗策略也越来越个体化。随着对于早期筛查的重视，循证证据、规范诊治和个体化治疗策略的日益完善，以及新技术、新型药物的应用，乳腺癌总体生存率得到了显著的改善。乳腺癌属于中医学"乳岩""乳痞"等范畴，另外，"乳核""妒乳""乳疽""石榴翻花发"等也同乳腺癌类似。中医学对乳腺癌的最早描述，见于晋代葛洪《肘后备急方》"若发肿至坚而有根者，名曰石痈"。清代《医宗金鉴》中记载"乳中结核……耽延数月，渐大如盘如碗，坚硬疼痛，根性散漫，串延胸肋腋下"，对乳腺癌淋巴结转移进行了详尽的描述。学者孟鹏等以中医学"癌毒"理论为基础，论述了乳腺癌的病因病机及发病过程，总结发病过程不同阶段的病机特点，将乳腺癌的发病分为"癌毒初结期""正虚毒恋期""正气亏虚期"，并提出"攻调三步法"治法，探究乳腺癌的中医治疗。

乳腺癌的发病机制

病性属本虚标实。发病之本为气血不足、脏腑亏损；发病之标为气郁、痰浊、瘀血、热毒等。病位在乳房，与肝、脾、肾、冲任二脉密切相关。乳腺之"癌毒"乃正虚毒结所致，《医宗必读》云"积之成，正气不足，而后邪气踞之"。《黄帝内经》云"正气存内，邪不可干""邪之所凑，其气必虚"；《诸病源候论·妇人杂病诸候四·石痈候》指出"有下于乳者，其经虚，为风寒气克之，则血涩结为痈肿……谓之石痈"。由此可见，乳癌致病的决定因素是内因，外邪则是其致病条件，二者合而为病。正气虚衰，即气、血、阴、阳虚损，邪实即气郁、痰浊、瘀血、热毒等邪气盛实，因虚可致实，因实亦可致虚，二者相互影响。乳腺癌的发病与肝、脾、肾及冲任二脉密切相关，同时肝、脾、肾三脏又与冲任二脉关系密切，并相互影响。乳腺癌的病因病机多在先天不足、脏腑亏损的基础上，或外邪内侵，或七情、饮食内伤导致肝、脾、肾脏腑失调、气血运行失常，气滞、痰凝、血瘀在局部形成，三者合而化热，滞于乳络，而成乳岩。

1. 乳腺癌与肝、脾、肾脏腑功能密切相关：首先，从经络循行方面，足厥阴肝经、足阳明胃经、足少阴肾经 3 条经脉均循行过乳房，是乳头属肝，乳房属胃、属肾的理论依据。足厥阴肝经之脉，贯膈、布胸胁，足阳明胃经从缺盆下乳内廉，而脾胃两经相互络属，脾之大络，名曰大包，出渊液下 3 寸，布胸胁。另外，从脏腑功能而论，乳腺癌的发病与亦肝、脾、肾三藏密切相关。肝体阴而用阳，主藏血和疏泄，肝失藏血，则血液运行失调，埋下"正虚"之伏笔；肝失疏泄，则气机不畅，通达乳房的气血不畅。《青囊秘诀》指出"乳岩乃性情每多疑忌……忿怒所酿，忧郁所积……以致厥阴之气不行，阳明之血腾沸"。由此可见，情志失调，肝失疏泄是乳腺癌发生的重要因素。脾为后天之本，脾主运化水谷及水液，《灵枢·决气》云"中焦受气取汁，变化而赤，是谓血"。《素问·经脉别论》云"饮入于胃，游溢精气，上输于脾，脾气散精……水精四布，五经并行"，脾气健运，水谷精微得以正常化生敷布，脾失健运则水液不能布散而停滞，乃生痰、生湿、生饮。《素问·至真要大论》云"诸湿肿满皆属于脾"。《四圣心原·痰饮根原》亦云"痰饮者，根源于土湿……脾胃乃痰饮之本"。再者，肝属木，脾属土，二者关系密切，一方面肝调畅气机促进脾胃运化，另一方面肝通过促进胆汁分泌，也可辅助脾胃运化。肾主乎先天之精气，《素问·六节藏象论》云"肾者主蛰，封藏之本，精之处也"。《景岳全书·杂证谟》云"人之始生，本乎精血之原；人之既生，由乎水谷之养。非精血无以立形体之基，非水谷无以成形体之壮"。《医贯》云"肾虚不能制水，则水不归源，洪水泛滥而为痰"。肾者水脏，主津液。肾阳不足，肾气开阖失度，无以蒸腾气化，则水湿流注，日久则淤滞相结成块，渐而成积。

2. 乳腺癌与冲任二脉密切相关：《奇经八脉考·冲脉》云"冲为经脉之海，又曰血海。其脉与任脉皆起于少腹之内胞中，其浮而外者，起于气冲一名气街……至胸中而散"。冲者，冲要也。冲脉上行与头，下行至足，贯串全身，通受十二经脉之气血，是总领十二经脉之要冲，脏腑经络气血有余，冲脉乃湖泽之；不足则灌渠之，与十二经相通，为十二经气血汇聚之所，是全身气血运行的要冲，有"十二经之海""血海"之称。《奇经八脉考·任脉》云"任为阴脉之海，其脉起于中极之下，少腹之内，会阴之分在两阴之间……同足厥阴、太阴、少阴，并行腹里……直下两乳中间……至承泣而终"。任者，妊养也。任脉循行于腹，腹为阴，任脉多次与足三阴经及阴维脉交会，主一身之阴，凡精、血、津、液都由任脉总司，为"阴脉之海"。冲为血海，任为阴脉之海，同为一身气血之湖泽，冲任同起于胞宫，主乎胞胎，调节月经。任脉之气上布于膻中，冲脉之气上散与胸中，共乳房之生长、发育。

3. 冲任二脉与肝、脾、肾三脏相互影响：冲任二脉乃奇经八脉，无本脏，受盛于肝、胃、肾三经。冲为血海，任主胞胎，胞脉系于肾，冲脉与肾脉相并而行，肾气、天癸、冲任相互影响。肝藏血，主疏泄，可直接调节冲任之血海的盈亏。冲任为气血之海，脏腑之血皆归冲脉，脾胃则为气血生化之源，脾胃虚损则生化不足，不能灌养乳络而致乳房疾病。综上所述，乳腺癌的病机与肝、脾、肾及冲任二脉密切相关，其发病在气血阴阳亏虚的基础上，出现"痰、湿、瘀、滞"等"邪实"留滞于乳络，相互胶结日久化热而形成乳腺之"癌毒"，癌毒一旦形成，则夺人之正气精微使局部肿块不断生长扩增，致使机体气血阴阳进一步亏虚，正气亏虚，更无力制约癌毒，而癌毒愈强，则愈益耗伤正气，如此反复，形成恶性循环。癌毒留滞于乳络，进而更加阻碍经络气血的运行，进一步加重痰瘀。由此可见，癌毒并非普通之邪毒，乃因虚致实，因实而虚，虚实夹杂的复杂的病理产物。

乳腺癌病机特点治法

乳腺癌病机为"正虚毒结"，虽病在乳房，实责之肝、脾、肾，乳腺癌以肝失疏泄、脾失健运为起点，冲任失调为关键，癌毒胶结为症结，导致瘀、滞、痰、湿，合而化热、血败肉腐，日久相互胶结为而成"乳腺之癌毒"。孟鹏等将乳腺癌的发病过程分为"癌毒初结期""正虚毒恋期""培育正气期"。

癌毒初结期——此期特点为癌毒炽盛，以"邪胜"为主要矛盾，治疗上应以祛邪为主，以祛邪来扶正。

正虚毒恋期——此期特点为癌毒耗伤正气，以"虚实夹杂"为主要矛盾，此期治疗上应祛邪与扶正兼顾，既要攻逐痰瘀又要调理冲任，补血气之不足。

正气亏虚期——此期特点为癌毒滞留体内日久，耗伤人体正气，以"正虚"为主要矛盾，治疗上应以健脾扶正为主，以扶正来祛邪。

乳腺癌在治疗上，应以人为本，因人因时因地制宜，若盲目重用有毒的峻猛之品，势必损伤脾胃，耗伤气血，也不可一味补益，这样难免姑息养奸，给癌毒以发展壮大的机会。根据其不同的分期，当中西结合，内外兼治，攻守兼顾，攻守不可太过，亦不可不及，可采用"攻调三步法"以治疗乳腺之"癌毒"。

"攻调三步法"具体指：一攻利用现代医学的手术及放疗、化疗来消灭肿瘤细胞或抑制肿瘤细胞增殖；一调是调节患者的脏腑功能以培护正气，抵御癌毒；二攻是利用中药攻逐痰瘀的功效来改善患者体内阴阳失衡导致的痰瘀交阻状态；二调是调理冲任，改善气血亏虚症状；三攻采用内分泌治疗以预防其复发；三调是调畅情志，采用疏肝解郁之药物，从病因上遏制其复发。

依据"攻调三步法"确立治则

乳腺之癌毒冲任失调，发病根本；肝郁脾虚，致病之源；滞瘀痰热，致病关键，根据其病因病机确立治则。

1. 立足于冲任：冲为血海，任主胞胎，冲任上养乳房，下盈胞宫，脏腑功能失常，气血失调均可导致冲任失调而致乳房疾病，冲任为十二经之海，五脏六腑之海，乳房疾病与其息息相关，治疗乳腺癌当以调摄冲任为基本治疗大法。

2. 着手于肝脾肾同治：冲任二脉乃奇经八脉，无本脏，受盛于肝、胃、肾三经。对冲任的调节应归于对肝、脾、肾脏腑功能的调节，肝主疏泄，调节气机血量。脾乃中土，为气机上下之枢纽，乳岩也多由肝脾气逆所致，肝郁则气血瘀滞，脾伤则痰浊内生，痰瘀互凝，经络阻塞，发为本病，"培土必先制木""疏肝则脾安"，肝郁日久必致脾虚，故乳腺癌的治疗需以肝脾肾三脏同治贯穿始终。

333　从癌毒论治乳腺癌肺转移

肺转移是目前转移性乳腺癌治疗中的重点和难点之一。"从化"现象的存在是乳腺癌术后复发转移症情复杂，治疗失败的重要原因。学者刘玲琳等就乳腺癌转移的病机变化特点梳理了相关文献，并结合既往相关临床和实验研究结果，以效审症求因，提出乳腺癌肺转移的"癌毒从脏从痰而化"病机假说，以期为中医药抗乳腺癌肺转移的中医病机理论和临床治疗提供科学、客观的论据。

中医对乳腺癌复发转移病机的认识

古代医家对本病早有认识，东晋葛洪所著《肘后备急方·痈疽妒乳诸毒肿方》有对本病的最早记载。而"乳岩"病名则首见于宋代陈自明《妇人大全良方·乳病证治》，该书详细描述了乳腺癌的临床表现和预后特点，认为该病为"难疗"之疾。对于乳腺癌病因病机的认识，如明代陈实功《外科正宗·乳痈论》认为"忧郁伤肝，思虑伤脾，积想在心，所愿不得志者，致经络痞涩，聚结成核"。

对乳腺癌复发转移的论述古代文献鲜有论述。清代吴谦等编著《医宗金鉴》记录了本病晚期累及胸腋的临床表现，云"乳岩初结核隐痛，肝脾两损气郁凝……耽延继发如堆栗，坚硬岩形引腋胸"。而对乳腺癌复发转移的病机特点及演变规律，古代医籍未见明确记载。现代医学对乳腺癌的侵袭、转移机制研究尚不明确，导致转移性乳腺癌治疗缺乏针对性、适应性及特异性，并最终导致治疗的失败。以上问题促使我们思考，乳腺癌复发转移的中医病机基础是什么？中医对乳腺癌复发转移病机特点的认识多为现代医家的临床经验、个人论点及相关临床及基础研究所得，据此进行不断深入的研究和探讨，使我们对乳腺癌复发转移的中医药辨证施治逐渐有据可循。

华佗在《中藏经》中提出"夫痈疽疮肿之所作也，皆五脏六府蓄毒不流则生矣，非独因荣卫壅塞而发者也"，指出了"脏腑蓄毒不化"可能产生肿瘤。因此，乳腺癌的发生可以认为是在"蓄毒"病因的长期刺激下导致"脏腑蓄毒不化"而致"癌毒内生"的过程。"蓄毒"不仅可以影响脏腑气血，导致脏腑失调，长期反复则成脏腑蓄毒，而且还影响气血津液的运行，导致痰、瘀内生。痰、瘀、毒相互影响、转化，三者胶着共同促进了乳腺癌的发生、发展。刘玲琳等查阅历代文献，结合长期临床实践经验，提出乳腺癌"痰毒瘀结"病机假说，认为"癌毒内生"是乳腺癌发生的核心变化，"痰毒瘀结"是乳腺癌发展的核心病机，痰、瘀、毒三者胶着，相互影响、转化，共同促进了乳腺癌的发展，而"余毒旁窜"是术后复发转移的关键病机。

"从化"理论在抗乳腺癌转移治疗中的应用

历代文献关于"从化"理论的相关论述屡见不鲜。从对"从化"理论古代文献进行系统梳理，认识到"从化"现象在疾病发生、发展中占据重要作用。由于"从化"现象的存在，同一邪气侵犯不同个体，或同一个邪气侵犯同一个体不同脏腑经络部位，因个体素质不同，与内在因素相合，从体质脏腑而化，导致病邪虽同而证候各异，临床病症变化多端。因"从化"现象的存在，不同个体虽患同一病邪，其疾病发展、转归和临证用药则可能各不相同。转移性乳腺癌临床病症复杂，征象变化多端，是临床治疗的难点。个体发生乳腺癌转移，其转移脏腑功能状态及邪气性质的寒热虚实变化与"从化"密切相关。因个体体质不同、治疗方式不同等，癌毒邪气流注不同脏腑，不同转移脏腑的病理生理特点各不相同，邪气从脏而化，则可致癌毒性质的变化。

　　不同乳腺癌患者虽患同一疾病，但预后转归各不相同。传统中医药治疗乳腺癌转移病症疗效不尽如人意。"从化"现象的存在，是导致乳腺癌术后转移症情复杂，治疗失败的重要原因。因此，在"从化"理论的指导下，结合乳腺癌"痰毒瘀结"核心病机学说，在乳腺癌转移中的治疗整体应从痰、从瘀、从毒论治。因癌毒留注脏腑，从脏而化，则可致癌毒性质的变化，从而提出"从化"在乳腺癌脏腑转移中的重要地位。因此，针对不同转移脏腑部位的治疗，在从痰、从毒、从瘀三者治疗中应各有侧重。同时，在审证求因，从痰、毒、瘀治疗的基础上，也要十分重视癌毒对不同转移脏腑功能变化的影响，及时调整脏腑正气，以利祛邪外出。

中医药防治乳腺癌肺转移临床及基础研究

　　刘玲琳等系统查阅、整理了中医古籍和现代医家对乳腺癌复发转移病因病机认识的相关文献，提出了乳腺癌发生、发展的"痰毒瘀结"病机学说。通过长期临床实践，筛选出 5 味具有散结解毒功效的中药组成小复方"乳移平"（山慈菇、蜂房、莪术、生薏苡仁、预知子）。现代药理研究证实"乳移平"组方中各中药具有抗肿瘤活性作用。乳腺癌术后患者多以"气阴两虚，冲任失调，余毒未清"为主要病机，术后复发转移的患者以"气阴两虚、冲任失调，余毒旁窜"为常见病机，临证多以益气养阴、调摄冲任、化痰软坚、散结解毒为治疗大法。刘玲琳等前期研究设计了前瞻性随访两年总计 80 例"乳移平"抗乳腺癌术后复发转移的临床疗效。结果显示，"乳移平"具有一定的抗乳腺癌及抑制乳腺癌肺转移的作用，其疗效优于益气养阴及调摄冲任治则的中药。相关实验研究显示："乳移平"具有明显抑制人乳腺癌肺高转移细胞株 MDA-MB-435 和小鼠乳腺癌细胞株 MA-891 原位瘤生长和降低肺转移发生的作用。因此，在"痰毒瘀结"病机学说的指导和在"癌毒内生"核心病机变化的认识下，确立了散结解毒治则在抗乳腺癌复发转移治疗中的地位。

　　桔梗为肺经主要的、经典的引经药。历代医家在许多验方中都将桔梗作为引经药，并在临床实践中取得良好的疗效。查阅历代中医外科关于乳腺疾病的文献记载，发现在治疗乳腺癌相对特异的 8 首方剂中有 5 首方剂组成中均含有桔梗（占 62.5%）。因此，选择抗乳腺癌复发转移确切有效的临床经验方"乳移平"基础上，配伍具有化痰散结解毒功效的肺经引经药"桔梗"治疗乳腺癌肺转移是否具有相须配伍、增强化痰散结解毒之功效，以及引药上行入肺、进一步提高抗乳腺癌肺转移疗效的作用？基于散结解毒治则拟定的"乳移平"配伍桔梗后是否存在选择性靶向治疗乳腺癌肺转移的作用？对此，展开了相关基础实验研究。在"乳移平"基础上配伍肺经引经药"桔梗"的体内研究显示，其可进一步显著降低 MDAMB-435 乳腺癌肺转移实验动物模型的发生和发展。体外实验显示，"乳移平"配伍"桔梗"可以抑制乳腺癌 MDA-MB-435 肺高转移潜能细胞株的增殖、迁徙和转移能力，从而产生抗乳腺癌肺转移作用。同时，"乳移平"配伍"桔梗"可以调节基质细胞衍生因子-1/CXC 趋化因子受体 4（SDF-1/CX-CR4）生物学轴及其介导的磷脂酰肌醇 3-激酶（PI3K）和核转录因子-κB（NF-κB）信号转导通路，对癌基因人表皮生长因子受体-2（HER-2）的表达也有一定程度的下调作用。针对乳腺癌肺转移展开的一系列研究结果提示："乳移平"具有一定的抗乳腺癌肺转移作用。而在此基础上，配伍一味肺经引经药"桔梗"能进一步降低乳腺癌肺转移的发生发展，这些研究结果促使进一步思考，乳腺癌肺转移的中医病机物质基础是什么？

乳腺癌肺转移中医病机

　　通过前期的临床及基础实验研究，在具有良好抗乳腺癌复发转移作用方剂"乳移平"基础上，配伍一味小剂量的肺经引经药"桔梗"可进一步显著降低乳腺癌肺转移的发生和发展。分析桔梗的传统功效和引经药的特性，结合现代药理研究的成果，认为桔梗在乳腺癌抗肺转移治疗中可能主要发挥以下两个作用：一为引药上行，载药直达病所，提高整方疗效。如有研究显示桔梗的主要成分桔梗皂苷是良好的表面活性剂，能通过其增溶作用增加其他药物中难溶成分的浸出量，使其在生物体内聚集在某些细胞表面，这种生物膜"活性"可改变膜的通透性，从而增加其他药物的吸收量。二为桔梗具有直接的化痰散结解毒之功。桔梗的传统功效具有良好的化痰散结作用，因此桔梗与"乳移平"配伍相须为用，可能提高整方散结解毒的功效，从而发挥直接的抑瘤和抗乳腺癌肺转移的疗效。现代药理体外实验也证实，桔梗的水提物或醇提物对多种肿瘤细胞具有较强的抗肿瘤活性。"痰毒瘀结、癌毒内生"是乳腺癌发生发展的核心病机。前期相关研究也提示，化痰散结解毒中药对抑制乳腺癌肺转移确有较好的疗效，优于益气养阴、调摄冲任及活血化瘀中药治疗乳腺癌肺转移的疗效。

中医学认为，"肺为娇脏"，位于胸中，谓之华盖，虚如蜂巢。肺组织疏松，结构抵抗力弱，容易被从乳房转移来的肿瘤细胞侵袭和占据。此外，肺"主行水"、为"水之上源"、为"贮痰之器"。若癌毒邪气旁窜入肺，脏器功能失和，肺失宣发肃降，癌毒从脏而化，则易成痰、成湿留滞于肺，而形成肺转移灶。结合肺脏生理病理特点，抗乳腺癌肺转移侧重于从痰、从毒论治。

通过参阅医学典籍、结合长期临床实践经验所得，根据对乳腺癌邪气性质的分析，结合对易发生转移脏腑的生理、病理特点认识以及相关乳腺癌肺转移临床及基础实验研究，以效审证求因，提出乳腺癌肺转移的"癌毒从脏从痰而化"病机假说可能，并认为该论点具有一定的逻辑性、客观性和科学性。在该病机假说的指导下，临床遣方用药治疗乳腺癌肺转移，应侧重于从痰、从毒论治，可选择具有化痰散结解毒功效的中药，如制南星、蛇六谷、山海螺、岩柏、山慈菇等。

334　宫颈癌癌毒致病特点和治疗

宫颈癌是危害女性健康的妇科恶性肿瘤，其发病率仅次于乳腺癌。宫颈癌发病年龄呈双峰状，估计年发病率18万。学者姜家康等阐述了宫颈癌"癌毒"的发病、致病特点，以期为临床治疗提供思路。

宫颈癌的发病

在中医学古籍中，宫颈癌分散于"癥瘕""石瘕""积聚""带下瘕聚""崩漏"等记载之中。《素问·骨空论》云："任脉为病，男子内结七疝，女子带下瘕聚。"此为"瘕聚"最早的记载。《千金要方》云："妇人崩中漏下，赤白青黑，腐臭不可近，令人面黑无颜色，皮骨相连，月经失度，往来无常……阴中肿如有疮之状。所下之物，一曰状如膏，二曰如黑血，三曰如紫汁，四曰如赤肉，五曰如脓血。"这是对晚期宫颈癌临床表现的具体描述。癌症的发病是正虚与邪实互相作用的结果。正虚是导致肿瘤产生的病理基础，邪实是导致肿瘤产生的必要条件。《医宗必读》云"积之成，正气不足，而后邪气踞之"。汉华佗《中藏经》云"皆五脏六腑真气失而邪气并，遂万病生焉"。说明是由于人体正气内虚，机体免疫力低下，才使外邪长驱直入，客于体内，变生恶疾。庞泮池认为宫颈癌的发病，多由正气虚衰、湿热瘀毒留滞体内而成。常由房劳多产、情志不舒或饮食失衡导致湿热瘀毒之邪内袭胞宫，客于胞门，气血瘀阻，湿毒内积所致。

1. 宫颈癌与脾肾肝、冲任二脉的关系：宫颈癌的发病与脾、肾、肝、冲任二脉密切相关。病因病机多由外邪内侵，或七情、饮食内伤，或先天不足，或产后、经行不慎，表现为脾、肾、肝脏腑失调、"虚"并"痰、湿、瘀、滞"，日久化热，胶着难解，留滞冲任胞宫，而为胞门"癌毒"，形成癥瘕痞块。

首先，宫颈癌的发病与脾、肾、肝脏腑功能密切相关。《景岳全书》云"痰之化无不在脾，而痰之本无不在肾"。脾为后天之本，脾主运化食物及水液。素体脾虚，或嗜食生冷、肥甘厚味，脾胃乃伤，脾气虚弱，不能运化水谷精微，水湿停留，聚液成痰。《素问·至真要大论》云"诸湿肿满皆属于脾"，《四圣心源·痰饮根原》有"痰饮者，根源于土湿……脾胃乃痰饮之本"的论述。故有"脾为生痰之源"之说。肾为一身阴阳之本，或禀赋不足，或后天房劳多产，肾气虚弱、气化无力，水津不布或水液内停，最终为湿为痰。《医贯》云"肾虚不能制水，则水不归源，洪水泛滥而为痰"。故有"肾为生痰之本"之论。肝主疏泄，主藏血，肝气具有疏通、畅达全身气机，促进精血津液运行输布的作用。肝气不舒，是为肝郁，则生气滞。气滞不通，则血行不畅而为瘀。肝气郁而乘脾，则脾之运化失常，更生痰饮。正如《类证治裁》云"痰核者由肝胆经气郁，痰结毒深固而成。"即脾、肾、肝脏腑失调、"虚"并"痰、湿、瘀、滞"，日久化热，胶着难解为宫颈癌"癌毒"形成的开始。

其次，在宫颈癌的发病中，脾、肾、肝脏腑失调，通过冲任二脉影响胞门。中医称子宫为"胞宫"，称子宫颈为"胞门"，宫颈隶属胞宫，胞宫即女子胞，为奇恒之腑，具有化生月经和孕育胎儿的功能。正如《类经》所云"女子之胞，子宫是也，亦以出纳精气而成胎孕者为奇"。脏腑通过冲任二脉参与对胞宫的气血津液的调控。冲脉起于胞宫，通于十二经，为十二经气血汇聚之所，是全身气血运行的要冲，有"血海""十二经之海"之称。《灵枢·逆顺肥瘦》云"夫冲脉者，五脏六腑之海也……其上者，出于颃颡，渗诸阳……其下者，注少阴之大络，出于气街……其下者，并于少阴之经，渗三阴……渗诸络而温肌肉"。说明冲脉一方面"渗诸阳"，使冲脉之血得以温化；一方面"渗三阴"，与肝、脾经脉相通，取肝、脾之血为用。任脉亦起于胞宫，主一身之阴，凡精、血、津、液都由任脉总司，为"阴脉之海"。任脉与肝、脾、肾三经分别交会于曲骨、中极、关元,取三经之精血以为养。任脉之气通,才能使胞宫有行经、带下、胎孕等生理功能。《素问·骨空论》云"任脉为病,男子内结七疝,女子带下瘕聚"。因而宫颈癌的发病,多由脾、肾、肝脏腑失调、"虚"并"痰、湿、瘀、滞",日久化热,胶着难解,留滞冲任胞宫,而为胞门"癌毒",形成癥瘕痞块。宫颈癌的发病,以宫颈癌"癌毒"的形成为患为标志。"癌毒"的形成以"痰、湿、瘀、滞、热"为基础。以整体"虚"为本,局部以"癌毒"为标。脾虚、肾虚、肝郁是导致"痰、湿、瘀、滞、热"出现的关键。"痰、湿、瘀、滞、热"相互影响,相互加重,"痰、湿"既生,阻遏气机,加重"瘀、滞";"瘀、滞"日久,又可加重"痰、湿",唐容川《血证论》云"血积既久,其水乃成","痰水之壅,由瘀血使然","汁沫与血相搏,则并合凝聚不得散,而积成矣。故痰滞碍血可致血瘀,血瘀气滞则致痰凝"。更加明确地论述了"瘀、滞"与"痰、湿"的关系。"痰、湿、瘀、滞",相互交结,聚而不行,郁久化热,热煎津液而成痰饮,热煎血凝而为瘀血。故"痰、湿、瘀、滞、热",相互影响,相互加重,共同成为"癌毒"形成的基础。

2. 宫颈癌"癌毒"之特点:或过度劳累正气自伤,或房劳伤肾,或因年老精气衰败,或长期卫生不洁暗助毒邪,精元耗伤,正气衰败,毒邪增长,"痰、湿、瘀、滞"郁而化热,留滞冲任胞宫,日久不化,发展成为宫颈癌"癌毒",形成癥瘕痞块。"癌毒"为病,病程长,病因复杂,病理产物相互胶结于胞门,根深蒂固,难以迅速祛除。

(1)体阴而质阳,病状复杂:宫颈癌"癌毒"由无形之"痰、湿、瘀、滞"聚而成形,之体为无形之病理因素聚而成形所生,故曰其体阴。病理因素聚而发热,生出彪悍之性,故曰其质阳。湿性伤阳,诸邪合而化热耗损阴津,故曰癌毒耗阴伤阳,故癌毒为患,寒热兼见。毒邪为实,素体为虚,则癌毒为患,虚实夹杂。因此癌毒发病之病状常常寒热兼见,虚实错杂,病状复杂。

(2)耗伤正气:癌毒由正虚而生,因正虚而长,又会进一步损伤正气。正如《医学汇编》所云"正气虚则为岩";正虚去邪无力,使"癌毒"易于扩散,转移它脏;"癌毒"耗散正气,又可以加重正虚。"邪之所凑,其气必虚",癌毒之性彪悍,病理产物复杂,水液代谢及气血运行均受影响。

(3)发病猛烈,生长迅速:癌毒或因毒盛正怯,或正邪激烈抗争,常常导致疾病进展,病势凶猛。癌毒体阴而质阳,其气彪悍而霸道,发病猛烈。癌毒根植于子宫颈,败血腐肉,肉腐又生新痰,败血再成新瘀,痰瘀再结,化热而又致血败肉腐,如此循环而不尽,故癌毒生长迅速而不见约束。加之癌毒耗伤正气,正气耗伤,邪气增盛,毒盛正怯,故宫颈癌发病猛烈,生长迅速。

(4)其性沉伏:在病变早期,发病隐匿,临床症状不明显,难以被人发觉;癌毒既成,形成宫颈癌,虽经手术、化疗、放疗等积极治疗,也难以尽除,余毒伏于体内而成"伏毒"。"伏毒"为病,非静止不动,它有一个氤氲、弥漫到发作的过程,随着时间的迁延,暗耗气血津液,以致正虚毒蕴,或被其他病邪诱发,出现复发转移,出现屡治屡发的现象。如《温疫论》云"若无故自复者,以伏邪未尽"。

宫颈癌的治疗

宫颈癌"癌毒"既有上述特点,根据其临床特点,结合多年的临床工作经验,宫颈癌的治疗应该以下3点为纲。

1. 治疗从冲任入手:胞宫为奇恒之腑,五脏六腑通过冲、任二脉与胞宫相联系,调节胞宫的正常生理功能,反之,胞宫亦通过冲任二脉影响五脏六腑,在女性生理周期及孕育胎儿等方面发挥作用。脾、肾、肝三脏功能失调,或为瘀滞,或为痰湿,或为正虚,"痰、湿、瘀、滞"通过冲任结于胞门,合而化热,成为宫颈"癌毒"。"癌毒"聚而成形,形成宫颈癌为患机体。由此可见,宫颈癌的治疗当从冲任入手,以健脾、益肾、疏肝、调理冲任为纲。"癌毒"既成,败血腐肉,生长迅速,形成新痰新瘀,病情或以正虚为主,或以邪实为主,或以痰浊为主,或以瘀滞为主,或痰湿瘀滞兼见。然而,不管是哪一类型的宫颈癌,治疗都应该以健脾、益肾、疏肝、调理冲任为纲,再根据证型的不同而加不同的治疗方药。

2. 以人为本，综合手段：以人为本，就是在治疗的过程中，以个人身体情况及病情为依据，因人制宜地制定治疗方案。既不能治疗不力，也不能治疗太过。宫颈癌"癌毒"为病，病程长，起病隐匿，病情变化多端。患者或未以为意，或讳疾忌医，医者或误诊为他病，或未予重视，医治不力。从而使"癌毒"根植脏腑，根深蒂固，迅速发展。此为医治不力。诊断既明，有些医者或过用攻伐及大毒之物，或过用参茸等大补之品。过用攻伐，虽或暂时遏制癌毒发展，但正气耗伤更甚，不能恢复，伏毒乘势发而为患，正气无以抗邪，患者性命恐忧；过用补剂，虽可稍助正气，但病者脾虚为本，正如张景岳所说"盖痰涎之化，本由水谷，使果脾强胃健，如少壮者流，则随食随化，皆成气血，焉得留而为痰。惟其不能尽化，而十留其一二，则一二为痰矣；十留三四，则三四为痰矣；甚至留其七八，则但见血气日削，而痰证日多矣"。大补之剂不能运化，留为痰饮，更助毒邪。且补剂多性燥，耗阴助热，更助毒邪。此为医治太过。这两种治疗思想皆不可取。宫颈癌的治疗当以人为本，攻邪与扶正并举，既不能过于攻伐，也不能过于滥补。

3. 注重"治未病"："治未病"一词首见于《素问·四气调神大论》"是故圣人不治已病治未病，不治已乱治未乱，此之谓也"。其精神实质有两方面含义：一是"未病先防"，即在未病之前采取各种措施积极预防，防止疾病的发生；二是"既病防变"，即已病之后运用多种手段防止疾病的发展、传变。宫颈癌的治疗当注重"防"的价值。宫颈癌"癌毒"的形成并非一日之功，而是日久所致。因此，重视疾病筛查，可以及早发现宫颈癌形成的征兆，进行调整及治疗。在疾病状态中，治疗时要有"既病防变"思想，及早做出预防，防止宫颈癌进一步扩散转移，防止"癌毒"向周围浸润。在宫颈癌"伏毒"期，更要积极治疗，防止"癌毒"乘虚复发。宫颈癌"癌毒"性质沉伏，有些患者认为手术及化疗结束后，"癌毒"既已祛除殆尽，没有继续治疗。然而，宫颈癌"癌毒"只是暂时伏于体内，待时机成熟，即可再次发病。因此，有效治疗过后，继续坚持中医中药治疗，合理调整生活习惯及心理状态，是宫颈癌后续治疗的关键。

335   基于癌毒理论辨治宫颈癌经验

宫颈癌是指原发于子宫颈的恶性肿瘤，其发病率目前在全球妇女中仅次于乳腺癌，是第二大常见的恶性肿瘤。近数十年来，宫颈癌的诊治得到了显著的发展，从宫颈刮片、细胞学检查的普及，到 HPV 疫苗的推广使用，中国的宫颈癌预防及早期发现诊断水平有了长足的进步，治疗上手术联合放疗、化疗的使用，也能较好地提高宫颈癌患者的生存期限。但晚期宫颈癌患者的 5 年生存率仍较低，因此中医药的干预治疗显得尤为重要。学者姜建东等在宫颈癌的癌毒理论的基础上，论述了调补肝肾的治疗方法，介绍了辨证论治宫颈癌的临床经验，取得了较好的疗效。

宫颈癌的癌毒理论与病机病理

在古代并未有宫颈癌的病名，古代医家多针对宫颈癌的症状表现归纳为"癥瘕""崩漏""五色带下"等疾病。历代医家多认为宫颈癌的发生多属于患者自身正气不足，复合湿浊、寒邪等外邪侵袭，抑或肝郁气结，脾肾虚弱，情志、饮食失调，最终导致冲任失固、带脉失约或瘀血伤络。故本病属于正气虚弱、冲任失调为本，湿热瘀毒凝结为标的本虚标实之证。从五脏辨证角度看，多与肝脾肾三脏有关，尤其是与肝肾相关，故肝郁、肾虚是宫颈癌发病的必然内在条件。

癌毒作为毒邪的一种，从古至今各代医家对此皆有论述。针对宫颈癌方面，张泽生教授首次以癌毒理论论述其病机，认为宫颈癌"病理上由于癌毒内留，湿热内伏，瘀血凝滞，这是实的一面"，从理论上将癌毒归为宫颈癌病机邪实的一类。在此基础上宫颈癌的病因病机认识越发的全面深刻，国医大师周仲瑛教授的癌毒理论获得了学术界的广泛认可，认为癌症有其特殊的致病性与难治性，故癌症发病必然夹"毒"。癌毒总属于毒邪，其病理特点不仅仅属于温热病范畴，还涵盖了湿热痰瘀多种病理因素，既与湿热痰瘀有相似性，又有不同性，是与湿热痰瘀属于并列关系的病理特点，癌毒可在湿热痰瘀等病邪的基础上化生而来，发病后又可损伤脏腑、影响气血津液的运行输布，从而导致湿热痰瘀等病邪的产生与加重，同时癌毒也能与病邪互为夹杂，产生湿毒、热毒、痰毒、瘀毒等复合病邪，产生新的致病性。癌毒的病理性质多属为标，是在本虚的基础上而产生，而宫颈癌的病机正是在正气虚弱、冲任失调的本虚基础上，正虚无以抗邪，病邪在体内积聚，日久化生为癌毒，夹杂湿热瘀毒凝结为标，最终导致了宫颈癌的发病与发展。因此癌毒是在人体脏腑功能虚弱的基础上，多种内因外因共同作用下产生的具有特别伤害性的颇为复杂的病邪，是恶性肿瘤不同于其他普通疾病所特有的病理因素，是在中医理论上的新观点与新突破。

癌毒的产生需要在体内失衡或病邪蓄积到一定程度后才有可能发病，而一旦发病，则较为猛烈顽固，且易流窜隐匿。猛烈性体现在发病后进展迅速，即使体健之人也难以抗衡，在宫颈癌上体现在阴道出血、组织坏死、疼痛剧烈、尿频尿痛、便秘便血等较为严重的症状，直至产生恶病质导致死亡。顽固性体现在病邪难以祛除，现代医学经过广泛性子宫切除联合盆腔淋巴结清扫术，术后进行辅助放疗、化疗，症状当时即有所缓解，但也难以保证治愈，易于再次复发，且复发后基本束手无策。流窜性体现在难以局限于原发灶，易于转移他处发病。宫颈癌最易于盆腔转移，可侵袭盆壁组织产生剧痛、转移至膀胱、直肠形成瘘等严重症状，癌毒一旦流窜转移，治疗便较为棘手。隐匿性体现在癌毒初发难以发现，伏隐不现，导致患者失去早发现、早诊断、早治疗的机会，延误治疗时机。

癌毒理论在宫颈癌中的运用与 HPV 有一定的相似性，主要体现在致病因素与病理因素上，现代医学研究认为宫颈癌的致病与 HPV 感染有十分密切的关系，HPV 多型感染率随子宫颈病变程度加重而升高。宫颈癌组的多型感染率最高，这与癌毒中的"夹毒"理论不谋而合，而在病理因素上，HPV16型感染多见于鳞状细胞癌，18 型多见于腺癌，不同类型的 HPV 感染在病理分型上有明显的不同，这与癌毒与病邪互为夹杂，产生湿毒、热毒、痰毒、瘀毒等复合病邪导致宫颈癌的不同证型表现亦有相似之处。由此可见，癌毒理论在宫颈癌现代医学中的表现与 HPV 有一定的关联性。

从肝肾论治宫颈癌机制

子宫颈是女性所特有的生殖器官，具有女性特殊的生理病理特点，古代中医将子宫颈多表述为"胞门""子门"，作为子宫的一部分，其具有奇恒之腑的特点，而在奇经八脉中，冲、任皆起于胞宫，故《素问·奇病论》云"胞络者系于肾"，在脏则主要与肝、肾有关；在经络主要与冲任有关。自古医家皆认为宫颈癌的起病和辨治与肝肾、冲任密切相关，主要是由于肝郁、肾虚，脏腑功能亏损所致冲任失固、带脉失约，瘀血伤络而成。清代叶天士在《临证指南医案·淋带》认为"淋带觚泄，奇脉空虚，腰背脊膂掣似坠，而热气反升于上，从左而起，女人以肝为先天也"，主要体现在肝主藏血、肝主疏泄、肝与冲任及肝肾同源四方面。而明代李中梓《医宗必读·肾为先天脾为后天本论》中又表明"婴儿初生先两肾。未有此身，先有两肾，故肾为脏腑之本，十二脉之根，呼吸之本，三焦之源，而人资之以为始者也。故云，先天之本在肾"，即认为"肾为先天之本"。肾决定人体先天禀赋盛衰、脏腑功能强弱、生长发育迟速等方面，针对妇女以肝为先天抑或以肾为先天学术界观点不一，但肝肾对宫颈癌等妇科疾病的影响得到了公认。

肝具有贮藏及调节血液的作用，女子属阴，经带胎产皆与血有关，故有"女子以血为根本"的理论。肝主疏泄与妇女情志调节，气血运行和生殖有着重要联系。"冲为血海、任主胞胎"，冲脉起于胞宫，通于十二经，是气血运行的关键。任脉亦起于胞宫，主一身之阴，主司精血津液，故脏腑通过冲任可对胞门气血津液进行调节。肝肾同源又称"乙癸同源"，肝肾两脏相互滋生、相互影响。其中，肾作为先天之本，肾虚则导致先天虚弱、脏腑虚损、发育迟缓，外邪长驱直入，客于机体，同时妇女情志不舒、肝郁气滞，导致瘀血伤络，冲任失调，久则变生恶疾，癌毒之邪内袭胞宫，发而为病。

在中医学传统理论基础及历代医家观点基础上，现代医家对于从肝肾论治宫颈癌的理论基础亦有类似的见解。刘嘉湘教授认为宫颈癌病发"六七"，肝肾不足。流行病学表明 40 岁以后是宫颈癌高发期，中医学认为此属"六七"肾气已亏之时，肝肾亏虚之候。孙桂芝教授认为肾虚、肝郁、冲任失调是导致宫颈癌发生的根本原因，肾虚气化无力，"痰""湿"即生，阻遏气机，便生"瘀、滞"，痰湿瘀滞日久，郁而化热，血败肉腐，成为宫颈癌发生的基础。刘亚娴教授认为宫颈癌发病时多处于绝经期，肝肾功能趋于下降，加之房劳过度，伤津耗血，影响肝肾之阴，导致脏腑虚损，冲任失约，带脉不固，湿热瘀毒之邪内袭胞宫而发病。

宫颈癌的中医治疗

以宫颈癌为例的恶性肿瘤中医辨治的基础为"祛邪扶正"，宫颈癌的祛邪多指攻癌杀毒，扶正多以调补肝肾为主，主要体现在以下几方面。

1. 扶正祛邪并举：针对恶性肿瘤的"祛邪扶正"主次，姜建东等认为宫颈癌的治疗多是扶正祛邪并举。由于宫颈癌的早期筛查仍未完全普及，宫颈癌诊断时多是中晚期，且治疗以手术辅助放射治疗、化学治疗为主，术后及放射治疗、化学治疗后患者多表现为体虚较为严重，故扶正思想应时刻体现在治疗中。而宫颈癌因其癌毒具有猛烈顽固，流窜隐匿的特点，放任不顾终致恶果。宫颈癌虽经手术联合放射治疗、化学治疗，但余孽难清，较易复发加重，故祛邪亦应贯穿于治疗之中。

2. 以抗癌解毒为中心，尤重调补肝肾：宫颈癌因湿热瘀毒夹杂为实，肝肾不足为虚的病机特点，故抗癌解毒应为治疗中心。病程前期患者正虚不显，邪气未盛，此时应注重攻癌杀毒。病程后期正气已虚，邪气已盛，此时应注重消癌解毒，针对患者的生理状态审时度势地调整抗癌解毒的用药思想。癌毒多与湿热痰瘀等多种病理因素夹杂，且可相互转化，故抗癌解毒时应采用复方大法，针对宫颈癌多采用抗癌解毒、活血化瘀、理气解郁等法联合。用药常选白花蛇舌草、山慈菇、红豆杉、炙蜈蚣、炙僵蚕、炙水蛭、莪术、炮穿山甲、桃仁、预知子、路路通等。针对宫颈癌，调补肝肾尤为重要，宫颈癌好发于更年期，此时肝郁为主要证候，同时肿瘤患者思想压力较重，易于加重肝郁。术后金刃所伤，此时肝血不足，可致冲任失调、瘀血伤络，而肾虚是宫颈癌发生重要原因，同时也是宫颈癌术后的重要表现，宫颈癌虽经广泛性子宫切除，但此时手术金刃可直接损伤肾气，导致肾中阴阳失衡。故在临床辨治宫颈癌时，应注重从肝肾调补，疏肝理气、滋补肝肾、调血补血、调理冲任的思路应贯穿治疗始终。

3. 多种治疗方式结合，注重防治： 针对宫颈癌"癌毒"特点，单独使用中医药治疗易导致病情变化、迅速发展，故采用手术联合放射治疗、化学治疗介入尤为重要，同时配合专方专药、针灸治疗、药物外治、食疗等多种治疗方式结合。中药使用时应以人为本，不可过伐过补。过用攻伐，虽可较好地遏制癌毒发展，但易伤正气，久而伏邪再发，而正气不足，性命危矣。过用补剂，虽可扶助正气，但患者本身以虚为本，补剂不能运化，则留为痰饮，更助毒邪。故治疗应以人为本，勿犯"虚虚实实"之戒。中医注重"治未病"思想，其体现：一是"未病先防"，即在未病之前采取各种积极措施预防疾病的发生；二是"既病防变"，即在发病后各种治疗方式手段阻止或减缓疾病的发展、传变。宫颈癌的预防：一是推荐 HPV 疫苗的使用；二是重视筛查，冰冻三尺非一日之寒，"癌毒"也并非突然产生，高危女性的规范宫颈癌筛查应采用"早发现、早诊断、早治疗"三早原则。宫颈癌的治疗也需体现"防"的原则：一是早期治疗，可有效地防治宫颈癌的进一步扩散、转移、浸润；二是坚持长期治疗与复查，并做好心理建设和生活习惯调整，在宫颈癌治疗中尤为重要。

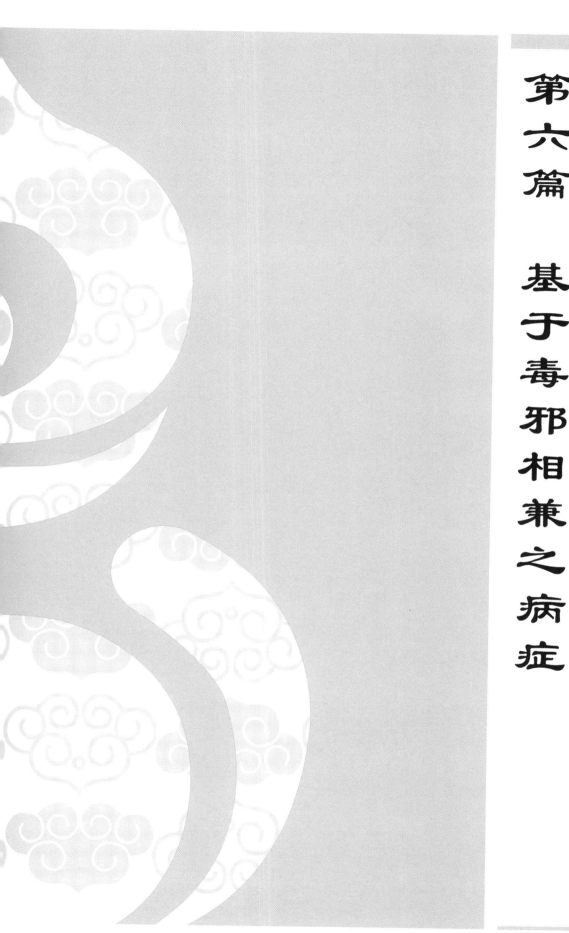

第六篇　基于毒邪相兼之病症

336 从虚、毒、瘀论治疑难病

疑难病通常指病因未知，病机错综复杂，疗效欠佳的一类疾病的总称。临床上众多的宿疾，顽症皆属于疑难病，如诸多现代慢性疾病，包括慢性阻塞性肺疾病、慢性心力衰竭、慢性肾衰竭、类风湿关节炎等。这类疾病病程相对较长，病因较为复杂，病势缠绵难愈，反复发作，严重影响患者生活质量。因此，寻找安全有效的治疗方法成为亟待解决的问题。疑难病大多虚实夹杂，病因不确切，西医以对症治疗为主，中医则辨证论治，从整体调节。中医药方式多样化，具有独特的辩证思想以及完整的诊疗体系，在健康管理、养生保健等方面有着独特的作用，使得中医在防治疑难病方面具有优势。从中医的角度看，大多疑难病都具有"本虚标实"的特点，其中医病机都具有"虚、毒、瘀"的共性，因此，疑难疾病多从"虚、毒、瘀"病机论治。学者罗运凤等以典型的疑难病为例，围绕"虚、毒、瘀"病机及其治法展开了论述。

虚、毒、瘀的中医理论

《素问·刺法论》云"正气存内，邪不可干"。《素问·评热病论》云："邪之所凑，其气必虚。"中医认为，正气亏虚，则邪气易侵袭机体，正邪交争而产生疾病，若邪盛或治疗不及时造成正虚邪留，疾病进入慢性病程，则治愈较难。正如《医学源流论》所云："病之始生浅，则易治；久而深入，则难治。"可见，虚是疑难疾病产生的内在因素。虚者，有五脏六腑之虚，阴阳表里之虚，营卫气血之虚，总的来说是指人体正气不足，生理机能减退。《说文解字》云："瘀，积血也。"饮食不节，情志不畅等因素的长期影响，导致正气亏虚，机体脏腑功能虚损，气机紊乱，血液运行不畅，则形成瘀血。《金匮要略心典》云"毒，邪气蕴结不解之谓"。毒可由外感六淫诸多邪气蓄聚而成，也可由脏腑功能紊乱，邪实内聚酝酿而生。瘀血与水液代谢失常导致的痰饮水湿夹杂相兼，则形成瘀毒，浊毒。瘀、毒互阻，则更加重本虚，最终正气亏虚，瘀毒缠绵，迁延致病。瘀、毒既是疾病过程中的病理产物，也是致病因素。"虚、毒、瘀"互为因果，贯穿疾病始终。

疑难病虚、毒、瘀病机及治法

疑难疾病的产生大多都有"虚、毒、瘀"的发病病机，慢性心力衰竭、慢性肾衰竭、类风湿关节炎、慢性阻塞性肺疾病等许多疑难病都以正气亏虚为本，瘀毒互阻为标，实为本虚标实，病情复杂，在治疗上应该标本兼顾，攻补兼施。本虚是疾病发生的重要内因，而瘀毒是影响疾病发展的关键。基于"虚、毒、瘀"病机，疑难疾病在治疗中多以补虚，化瘀，解毒为大法，根据病因，病位，病性的不同，不同疑难病又有补益心气，补肾健脾，益气温阳，化瘀通络解毒等治法。

1. 慢性心力衰竭： 是心血管疾病的末期严重阶段，病死率较高，给患者带来了极大危害。慢性心力衰竭可归属于中医学"怔忡""喘证""支饮"等范畴。心居胸中，为阳中之阳，气血的运行有赖于心气的推动及心阳的温煦。诚如《灵枢·经脉》所云"手少阴气绝，则脉不通，脉不通则血不流"。心气不足，心阳亏虚则鼓动气血无力，导致血脉不通，血运滞涩，而产生瘀阻心脉，又因津血同源互渗，瘀血阻滞可影响津液输布，导致水饮内停。瘀血、痰饮互结，蕴久可从化为毒，毒损心络，瘀阻心脉，引起血管微炎症及损伤，患者则出现心慌胸闷，气短乏力，口唇、爪甲青紫，脸色苍白，四肢不温等症状。现代研究发现凝血及纤溶产物、血管活性物质等过度释放，与中医的"毒邪"相关。心阳气虚，瘀毒为患是慢性心力衰竭的基本病机，故以益气温阳，化瘀解毒，活血利水为主要治法。

　　临床研究显示采用益气温阳、化瘀清热解毒法可有效改善慢性心力衰竭患者心悸、胸闷等症状，对肝肾功能也有调节作用。芪参颗粒治疗慢性心力衰竭，以黄芪为君，合附子益气温阳，丹参活血化瘀，金银花清热解毒，并佐以玄参滋补阴液，甘草益心气，全方补心气温心阳，活血化瘀兼清热解毒，其药理作用已得到证实。史大卓教授治疗慢性心力衰竭用人参大补元气，黄芪升阳补气，桂枝温心阳、通血脉，并配以川芎、益母草等活血化瘀，加以玉米须、茯苓等淡渗利水，患者水肿、乏力症状得到明显改善。温阳活血解毒汤以附子、红参、黄芪等补气温阳，黄柏等清热解毒，丹参活血通脉，使患者心率变异性得到改善，心功能得到增强。

　　2. 慢性肾衰竭：是指慢性肾脏疾病发展到后期，以肾功能减退，代谢功能下降，内分泌紊乱为主要表现的临床综合征。根据肾衰竭出现的腰酸、水肿、蛋白尿等症状特点，其归属于中医学"水肿""关格""虚劳"等范畴。中医学认为，慢性肾衰竭为本虚标实之证，以脾肾气血阴阳虚损为本，以瘀毒、湿浊等邪实为标，尤其以脾肾阳虚，瘀毒阻络为主。肾为水脏，主气化。《素问·水热穴论》云"肾者，胃之关也，关门不利……上下溢于皮肤，故为浮肿"。李中梓《医宗必读》云"脾、肾者，水为万物之元，土为万物之母"。肾脏久病，命门火衰不能暖土，脾阳不振则运化水液无权，肾之化气行水，升清降浊功能失常，水湿停聚，导致气血运行不畅，瘀血与水湿交互为患，久则酿为浊毒、瘀毒，盘踞肾脏不解，毒损肾络，发为本病。现代医学认为"毒邪"与慢性肾衰竭微炎症状态、胰岛素抵抗有关。肾衰竭患者血液黏度增加，血小板凝聚等高凝状态血流动力学符合血瘀的内涵，故保肾健脾，固本求源，并化瘀泄毒为根本治则。

　　国医大师张大宁在补肾健脾祛湿基础上，善用水蛭活血通肾络，大黄清利阳明通腑排毒，基于扶正补虚、活血解毒理念论治慢性肾衰竭。郑丽英在治疗慢性肾衰竭过程中，注重调补脾肾二脏，固护胃气，培元固本，并应用紫苏、白花蛇舌草等清泄体内毒素，配合大黄、虎杖等泄浊逐瘀。以当归补血汤、桃核承气汤为基础方加减化裁的益肾方具有益肾活血、软坚泄浊的功效，治疗慢性肾衰竭的总有效率达到93.5%，可明显改善肾功能，提高血红蛋白水平。李伟教授治疗慢性肾衰竭重用黄芪、白术补气健脾，化湿利水，紫苏、败酱草泄浊解毒，疏导三焦，莪术、丹参化瘀通络，破血行气，以化瘀解毒、扶正补虚为治法，提高临床疗效，延缓病情发展。

　　3. 类风湿关节炎：是以关节滑膜炎症为主的自身免疫性疾病，最终表现为关节畸形肿胀，功能丧失，属于中医学"痹症""历节"等范畴。《临证指南医案》指出"痹者，闭而不通之谓也"。张景岳云"然则诸痹者皆在阴分，亦总由真阴衰弱，精血亏损，故三气得以乘之"。因此邪气至，与精血亏虚密切相关。肝主筋，肾主骨，筋骨关节有赖于肝肾中精血濡养，肝肾亏虚，精血不足，营卫失调，腠理疏豁，则风、寒、湿等外感邪气乘虚侵入，痹阻经脉，流注关节，化生痰浊而壅滞经络，导致气血运行不畅，化为瘀毒。《医林改错》有"瘀血致痹说"，也有医家提出了"热毒致痹"以及"伏毒"的观点。瘀血与痰浊蕴久成毒，郁久化热，当邪毒触动伏毒发病，正邪交争激烈，导致关节、筋键挛缩变形，以致出现红、肿、热、痛等症状，疼痛难忍。类风湿关节炎病程缠绵难愈，虚实夹杂，以补益肝肾，活血祛瘀，清热解毒为大法。

　　补肾解毒通络方以仙茅、淫羊藿等补益肝肾，忍冬藤等解毒消肿，赤芍、乌梢蛇等行瘀通络，可有效缓解类风湿关节炎患者关节肿痛等不适症状。桂枝芍药知母汤温通经脉，调和营卫，平补肝肾，化瘀攻毒，可降低类风湿因子水平，提高临床疗效。苗药金乌健骨方治疗类风湿关节炎秉承"通达为康"的苗医理念，以狗脊等补肝肾，三七、黑骨藤等化瘀通络，全方共奏补肾强骨，活血通络之功效。研究表明该方能下调IL-17等炎症因子的表达，调节免疫，抑制类风湿关节炎滑膜炎症。

　　4. 慢性阻塞性肺疾病：是以不完全可逆的气流受限为特征的慢性炎症类疾病，表现为严重的呼吸障碍，归属于中医学"肺胀""喘证"等范畴。元代朱丹溪《丹溪心法·咳嗽》云"肺胀而嗽……此为痰夹瘀血碍气而病"。提示痰瘀壅肺为喘咳的直接原因。慢性阻塞性肺疾病发病虽与肺直接相关，但肾也参与其中。肺为气之主、肾为气之根，气机出入与此二脏密切相关。脾为生痰之源，肺为贮痰之器，津液代谢失常产生的痰饮责之于脾、肺。若脾肺肾虚，脾失健运，肺失宣降，肾纳气以及蒸腾汽化功能失常，则导致气机逆乱，水液代谢失调，痰湿产生。宗气不足，不能助心行血，气血运行不畅，则形成瘀血，瘀血与痰浊久蕴成毒，加之粉尘、烟雾等刺激性毒邪侵入肺部，瘀、毒互阻，则出现咳喘、胸满、舌紫绛而暗有瘀斑、唇甲青紫等症状。因此，慢性阻塞性肺疾病以脾肺肾虚为本，瘀毒互阻为标，为本虚标实之证。

理肺化痰通脉方以瓜蒌、桑白皮等清热化痰；杏仁、紫苏子等理肺止咳平喘；茯苓等健脾燥湿；桃仁、地龙等活血祛瘀通络，全方健脾理肺，化瘀平喘，标本兼顾，可显著改善临床症状，降低炎症反应，提高肺功能。基于冬病夏治理念，将细辛、葶苈子、甘遂、白芥子、肉桂、延胡索等量配伍治疗慢性阻塞性肺疾病，以延胡索活血化瘀，辅助白芥子行气活血，细辛温肺化饮，配合穴位治疗，能改善患者呼吸功能，减少发作次数。补肺通络汤补肺健脾，补肾纳气，化瘀通络解毒，可减轻炎症刺激，改善肺损伤。采用补气通络解毒法治疗慢性阻塞性肺疾病，以黄芪健脾益气，连翘清热解毒，水蛭等破血祛瘀，能延缓气道重塑的进程，疗效确切。

疑难疾病大多都存在"虚、毒、瘀"病机，实为本虚标实之证，其病情复杂，虚实夹杂，病程缠绵，因此较难治愈。正气亏虚，瘀毒互阻为诸多疑难疾病的共性病机，因此，以补虚扶正，化瘀解毒为治则。补虚扶正，鼓舞正气治其本，化瘀解毒，祛除邪气治其标，标本兼顾，攻补兼施，最终气血调和，阴阳平衡，经脉通畅，疾病自愈。诚如《金匮要略》云"若五脏元真通畅，人即安和"，补虚化瘀解毒实际上充分体现了"以通为要"的理念。鼓舞正气并祛除瘀毒，使邪气无以依附，正气不受邪阻，则人体通畅。对于不同的疑难疾病，有病因、病位、病性的不同，应给予对应的治法，从"虚、毒、瘀"论治。既扶正又祛邪，则可避免扶正碍邪，祛邪伤正的弊端，而使患者达到正盛邪退，邪去正安的生理状态，对于疑难疾病虚实夹杂的特有病况恰到好处。疑难疾病已成为当前较难治愈的一类病症，中医对其认知有独到之处，"虚、毒、瘀"的病机概念诠释了疑难疾病病程缠绵难愈，症状冗杂的特点，从"虚、毒、瘀"论治，展现了临床上中医治疗疑难疾病的新视角。

337　难治性疾病气虚、毒损证

中医病因学理论经历代医家不断总结完善，理论不断创新，内容不断丰富，研究发展中医病因学理论对认识、治疗疾病有着重要意义。近年来"毒邪"作为一种新的病因病机概念被多次提及，已成为中医学术理论体系中的重要组成部分。学者马莲等以毒立论，根据毒邪的内涵、致病特点、病理状态，阐述了在气虚基础上的毒邪侵袭过程，提出"气虚毒损证"，此证是在正气大虚基础上，毒邪蕴结，积聚凝滞，损及脏腑经脉而致病，多见于各种疾病的终末阶段以及各类疾病的变证、坏证。并探讨了难治性疾病的共性病机及证候演变规律，验于临床，确有其效。

毒邪为病

1. 毒与毒邪的内涵：毒的本义为对人体有严重损害、作用猛烈、使人痛苦的毒草，核心含义为"破坏、酷烈"。中医学中，"毒"的概念有狭义、广义之分。广义之毒，泛指药物或药性（偏性、毒性、峻烈之性）、病因、病证名称、治法、方剂名称等；狭义之毒，主要是指毒邪，即病因之一。毒，作为一种致病因素，其认识发源于《黄帝内经》。《素问·生气通天论》云"大风苛毒，弗之能害"。《素问·征四失论》亦有"忧患饮食之失节，起居之过度，或伤于毒"的记载。《素问·五常政大论》中有风寒暑湿燥火六淫酿而为毒，变化而为"寒毒""湿毒""热毒""清毒""燥毒"。以上均是病因学的一种概念，与发病密切相关。华佗《中藏经》中首次提出"毒邪"的概念，专指病因之毒，倡导"蓄毒致病"学说，并以此治疗外科疾病。如《中藏经·卷中·论五疔状候》云"五疔者，皆由喜怒忧思，冲寒冒热，恣饮醇酒，多嗜甘肥，毒鱼酢浆，色欲过度之所为也。蓄其毒邪，浸渍脏腑，久不摅散，始变为疔"。疔之发生，在于毒邪漫渍脏腑，久不发散，治在五脏。故可将毒邪归纳为有害于机体的、引起机体功能破坏、丧失和败坏形质，导致病情恶化加重的一类特殊的致病因素，有外毒、内毒之分。外袭之毒有邪化为毒及邪蕴为毒两种方式，前者常由六淫之邪转化，后者多由外邪内侵，久而不除，蕴积而成。

中医学认为外毒乃邪之甚者，王冰谓毒邪乃"标行暴戾之气"；或认为外毒乃邪之深者，如清代尤在泾的"毒乃邪气蕴结不解之谓"。而内生之毒是由于长期七情内伤、饮食不节、劳逸失调、年老体衰或久病导致脏腑功能失调、气血运行失常，使机体内的生理或病理产物不能及时排出体外，蕴积体内过多或过久，败坏形质、郁久成毒。现代免疫系统疾病多属内生之毒的范畴，病理过程中的代谢产物，如免疫系统过度激活导致的大量抗原抗体复合物的形成，致病性自身抗体和免疫复合物沉积，造成细胞死亡、组织破坏，导致免疫病理损伤，从而引发了以系统性红斑狼疮为代表的结缔组织病。除此之外，近代医家在慢性病上对内生之毒也多有阐发，如王永炎院士认为邪气亢盛，败坏形体即转化为毒，提出"毒损脑络"学说。陈可冀院士认为"瘀毒从化""瘀毒致变"是稳定性冠状动脉粥样硬化性心脏病心绞痛及急性心血管事件发生的内在病机。

2. 毒邪致病特点："毒邪"作为一种病邪范畴，不仅仅是单一的，从量变到质变的致病因素，而且包含多种致病因素的相互作用，是一种病势胶着、顽固难愈的病因病理概念。正确认识毒邪内涵及其病特点，掌握毒邪发病规律，对治病愈疾有着重要的启示。于智敏结合"病机十九条"创造性地提出了"毒"的病机：诸病暴烈，皆相染易，皆属于毒；诸病重笃，伤神损络，败坏形体，皆属于毒，诸邪秽浊，皆属于毒；诸邪迁延，蕴积不解，皆属于毒。毒邪致病在病因上具有酷烈性、依附性；在发病学上具备骤发性、特异性；在临床特点上具备火热性、秽浊性、广泛性、善变性、阈害性、内损性；病程上具备顽固性和危重性。毒邪致病，病因上具有酷烈性、依附性。酷烈，指其致病力道残酷猛烈，强力损害脏腑生理功能，故见重症、危症，病死率高。毒邪极少单独致病，外来毒邪多依附六淫之邪，内生毒邪常依附痰浊、瘀血、积滞、水湿等病理产物。"毒"的临床表现保留了原邪气的致病特点。毒邪致病，在发病学上具备骤发性、特异性。来势凶猛，发病急骤，变化多端，发展迅速，易陷营血，内攻脏腑，险象环生。毒邪多大损正气，易发虚处。叶天士云"至虚之处，便是留邪之地"。毒邪多于正虚之处出现毒发、毒散、毒聚，最后导致毒损的一系列过程。若脏气虚弱，则毒发于脏腑，若经气虚弱，则毒发于某经。毒邪致病，临床特点上具备火热性、秽浊性、广泛性、善变性、阈害性、内损性。临床以火热之毒为多，清代喻嘉言《寓意草》云"内因者，醇酒厚味之热毒，郁怒横决之火毒"。阐述了饮食、情志因素失常与火热之毒的关系。内生毒邪多从火化，正邪相搏，化火生热，或六、淫之邪，郁久不解，变生热毒。如急性期高热持续不降，高热过后多有低热缠绵等兼火、兼热之特征。

秽浊性表现在分泌物稠厚，排泄物秽浊不清，创口流水淋漓，溃疡肉腐，浸淫蔓延，腥秽恶臭等方面。如隋代巢元方《诸病源候论·温病下痢候》指出"风热入于肠胃，故令洞泄。若挟毒，则下黄赤汁及脓血"。毒邪致病可累及多系统、多器官、多脏腑，发病广泛，善于传变，入内易攻脏腑，外趋体表易致痈疽疮疡。毒邪化生是一个由量变达质变的过程，化生超过阈值时即可显示毒邪所特有的特征，危害更甚于前。内损即为败坏形质之意，毒化过程实质是气血暗耗的过程，表现为无形之气与有形之血的耗损和机体有形实质的破坏，而败坏形质所生之物具有秽浊之性。毒邪致病，病程上具有顽固性和危重性。毒邪致病可贯穿疾病始终，关系到疾病的预后和恢复，毒入血络，病位深，毒邪鸱张，病情顽固，反复发作，迁延日久，缠绵难愈，多见变证、坏证，正气难复，难以救治。研究探讨"毒邪"的致病特点对于理解"气虚毒损"的证候本质有重要意义。

3. 毒邪为病的病理状态：毒邪为病大致可分为 3 个过程，毒气、毒滞及毒损，分别代表毒邪发病过程 3 种不同的病理状态，随着疾病的进展而发生动态变化。毒邪为病可导致全身多器官、多系统发病的一系列表现。

（1）毒气：毒邪在此阶段的表现为无形之气，有内生外感之分，可弥漫至脏腑经络。外感毒气如疫疠之气，《诸病源候论》所述之"瘴湿毒气"等，内生毒气，如"气有余便是火"之火毒、热毒等。此阶段病情相对轻浅，仅表现为功能失调，对应西医学中的微观分子生物学水平改变，如临床使用解毒中药可以减轻动脉内皮炎症反应，降低 hsCRP、IL-1β、趋化因子等炎症介质水平。

（2）毒滞：随着毒气蓄积过多，聚则成形，滞留于体内，或在血脉，或在脏腑，虚处有形。器官组织功能失调，病理产物代谢不利，细胞清除降解功能减弱，导致毒邪滞留，进一步损伤形体。利用现代医学的检查方法可见微观病理形态学改变。脂肪性肝损伤是在肝脂肪变性的基础上出现肝细胞炎症、坏死及凋亡。马晓燕等提出"气虚痰毒"病机学说，以益气化痰解毒、肝脾肾并治为大法，自拟方治疗脂肪性肝损伤，可提高血清胃泌素、胃动素水平，降低游离脂肪酸、内毒素及肝酶含量，延缓病情发展。

（3）毒损：毒滞状态得不到及时有效的控制和改善，正虚邪进，病情可进一步恶化，造成器质性病理损伤，出现宏观病理形态学改变。毒损是毒邪为病的终末阶段，也是病情加重的关键环节。此阶段正常的器官组织结构遭到破坏，形成了异常的病理结构，病理产物蓄积，正常功能难以执行。毒损一身上下，无所不至，如毒损脉络可见动脉粥样硬化易损斑块；毒损脑窍可见精神分裂症，毒损肺络可形成肺间质纤维化，毒损肝络可形成脂肪性肝炎等。

气虚毒损致病过程

气是人体生命活动的基本物质，是人身之本。《难经·八难》云："气者，人之根本也。"生生不已，一气周流，充盈形体，维持人体正常的生理功能与意识活动。张景岳云"气之在人，和则为正气，不和则为邪气，凡表里虚实，逆顺缓急，无不因气而动，故百病皆生于气"。气虚则推动、温煦、防御、固摄和气化等功能减退，抗病能力下降，容易遭受病邪侵袭。

1. 气虚生毒：一则为体质素虚，易外感邪毒；一则为气虚日久，诸邪蓄积蕴结而生毒。《证治准绳·杂病》指出"气与血犹水也，盛则流畅，少则壅滞。故气血不虚则不滞，既虚则鲜有不滞者"。《寿世保元·脾胃论》云"气健则升降不失其度，气弱则稽滞也"。《医宗必读·古今元气不同论》亦云"气血亏损，则诸邪辐辏，百病丛集"。正气虚损，脏腑功能减退，气血津液运行出现障碍，留滞余邪，或为滞气、为痰湿、为瘀血，留滞之邪蕴结交织，郁结不解，由量变达质变，化为毒邪，损害机体，破坏功能，败坏形质。中医理论是临床实践之根，临床实践为中医理论之用，如冯兴中以"气虚生毒"学说为理论根据探讨糖尿病及其并发症的防治，取得了较好的临床疗效。

2. 毒滞难化：《四诊抉微·察行气》云"肥人多中风，以形厚气虚，难以周流，而多郁滞生痰"。《寿世保元·血气论》云"气有一息之不运，则血有一息之不行"。气虚者不能运化水谷津液，则水湿潴留，气虚者，无力推动血行于脉道与四末，则瘀血停滞。毒邪多为邪气蕴结不解而成，若正气足则毒可化，正气虚则毒难托出而尽。《外科理例·论内托散》云"丹溪曰：痈疽因积毒在脏腑，非一朝一夕。治当先助气壮胃，使根本坚固，而以行经活佐，参以经络时令，使毒外发。施治之早，可以内消。此乃内托之本意"。毒邪深聚于脏腑，需以补气为先，若正气足则毒邪可外发透散，若正气虚则毒邪滞存，痼结不解。

3. 气虚毒损：毒损日久，扰乱五脏生理功能，气血化生乏源，加重气虚，二者互为因果。反映于临床，则出现本虚标实、虚实夹杂的表现。如肿瘤为病，其基本病机在于正虚与癌毒不断抗争，胶着难解，癌毒害脏伤腑，损气伤血，毒邪不除则正气愈虚。气虚与毒损两种病理状态兼夹相伴，相互促进，呈螺旋状发展。如《医宗必读·古今元气不同论》所云"气血虚损，则诸邪辐辏，百病丛集"。

气虚毒损证沿革

中医学古籍中载有"气虚毒滞"与"气虚毒盛"之证，反映了毒邪在气虚特点下致病的证候特征，如《疡科心得集》云"溃后若小儿先天禀足，气实壮强者，即可数日收功；其或正亏，余毒攻络者，即名气虚毒滞，穿溃后每难收口。总须胃强脾旺，气血充盈，始可无妨"。气虚毒滞是小儿正气亏虚，毒邪攻络，疮疡难以收口的病机，治宜补益脾胃，化生气血，以补托之法，托毒外出。《张氏医通·余毒》云"若气虚毒盛而发，其毒必漫肿色淡，食少便滑。虽用参内托，多不可治。若用犀角、芩、连、地黄之属，是速其毙也。如遍身流注清水，延绵不已者，不治"。痘疮终末期在气虚毒盛的病机下，即便用补托之法，因元气亏虚，多难以救治，若过用苦寒解毒之品，则引邪深入，戕害中气，速其毙也。二者均为病盛邪进，正气亏虚的表现，而气虚毒损证为气虚毒滞、气虚毒盛的病情进一步演变，为疾病终末期的一种病机表现。为了更准确地描述这一病机，马莲等提出"气虚毒损证"，为疾病终末期病机演变提出参考，这也是当前时代"精准医疗"疾病证候分期的要求。

从文字意义来说，需要明确"气虚毒损"的概念。损是区别于虚的一个特殊病理阶段，今人多虚损连用，但二者略有不同。虚者，空虚之谓。损者，破散之谓。"损"，意为减少，失去原有的使用效能。清代吴谦《医宗金鉴》记载"虚者，阴阳、气血、荣卫、精神、骨髓、津液不足是也。损者，外而皮、脉、肉、筋、骨，内而肺、心、脾、肝、肾消损是也"。清代沈金鳌《杂病源流犀烛》也提及"虚者，气血之虚。损者，脏腑之损。虚久致损，五脏皆有"。正虚可致损，毒邪也可致损，"损"是正虚和邪实两方面的作用结果，外损五体，内损脏腑经脉，故治疗也当从祛邪扶正两方面入手。

气虚毒损证的中医认识

1. 病因病机：气虚毒损证是在机体正气大虚的基础上，毒邪蕴结而致病，多见于各种疾病的终末阶段，各类疾病的变证、坏证，如重症肝炎的热毒、晚期肾炎的湿毒浊毒、恶性肿瘤的癌毒以及系统性红斑狼疮的瘀毒等。该证以气虚为本，标实乃风、火、痰、瘀各邪蕴结胶着，内酿生毒，壅于脏腑经脉。《黄帝内经》云"邪之所凑，其气必虚"。因气虚生毒，气虚无力托毒，致毒邪留滞，损及脏腑经脉，变生气虚痰阻、气虚血瘀、气虚火郁诸证，痰浊、湿热、瘀滞互结成毒，毒邪从内而生，通过经脉血络，外损五体，内损脏腑，体用皆损，气血逆乱成坏病。故治疗当以补气解毒为大法。《灵枢·天年》云"血气虚，脉不通，真邪相攻，乱而相引，故中寿而尽也"。人身以血气流通为贵，治疗当以大补元气，化生气血，濡养脏腑经脉，次以解毒托毒之法，开郁通塞，调达血气阴阳。

2. 毒损病位： 毒邪可弥漫周身上下，无处不至，外损皮肉肌腠，内损脏腑经络血脉，各有其特异性表现。《素问·调经论》云"五脏之道，皆出于经隧，以行血气，血气不和，百病乃变化而生"。脏腑与经络均为气血充行之所，故毒邪易随气血流行而传变。清代高秉钧《疡科心得集·疡证总论》指出"外证虽有一定之形，而毒气之流行亦无定位，故毒入于心则昏迷，入于肝则痉厥，入于脾则腹疼胀，入于肺则喘嗽，入于肾则目暗手足冷，入于六腑，亦皆各有变象，兼证多端，七恶叠见"。正气虚损，毒邪深入营血，易内攻脏腑，出现昏迷、痉厥、喘嗽、七恶等证。清代张璐在《张氏医通·疠风》亦有类似的观点，"眉毛先落者，毒在肺。面发紫泡者，毒在肝。脚底先痛或穿者，毒在肾。遍身如癣者，毒在脾。目先损者，毒在心。此五脏受病之重者也"。记述了毒损五脏的典型临床表现。若毒邪沿经脉流行，致经气阻塞，血气不通，营卫不和，气血传化失职，出现一系列气血阻滞之象。如《诸病源候论·伤寒病诸候下》云："此由寒毒瓦斯伤于太阴经也。太阴者肺也。肺主气，肺虚为邪热所客，客则胀，胀则上气。"久病则正气亏虚，脏腑虚损，体用失职，毒损入络，出现毒损心络、毒损肝络、毒损肺络、毒损肾络等证。络脉具有运行气血、输布精微、转运组织代谢废物的功能特点，是脏腑经脉功能的重要补充。气虚毒损日久，络脉渐成邪气内蕴、积聚、留滞和传播之地，加之正气衰微，毒邪更可沿络脉肆意蔓延，序贯引起脏腑的严重损伤。

3. 从慢性难愈性创面入手探讨气虚毒损证的治法： 为探讨"气虚毒损"的证候特征及演变，需要结合具体疾病进行分析，慢性疮疡是一个很好的切入点。慢性难愈性创面为经过1个月以上治疗无法正常自愈达到解剖及功能上的原始状态或无愈合倾向的慢性伤口，归属于中医学古代病名"久败疮"的范畴，且符合中医"气虚毒损证"的特点，可基于此对中医证候病机进行探讨。慢性伤口迁延难愈，气血耗伤严重，正虚为矛盾的主要方面，脏腑受病于内而形之于外，溃疡创面或脓水淋漓，或色青色暗，或气味臭秽，甚则足趾溃烂脱落，一派"毒损"之象。此阶段若妄攻则徒耗正气，若蛮补则羁留邪气，需注意整体辨证与局部辨证相结合，以补气解毒为治疗大法，兼以化痰、逐瘀、通络之品，恢复气血流通，达到阴阳调和。本证宜通过大补元气，改善机体整体状态，恢复机体托毒外出的动力，同时注重恢复经脉血络的沟通渗灌作用，给邪气以出路，扶正祛邪，如用虫类药入络搜邪，芳香辛味药透窍通络，行血中之气，使邪毒无留、正气得复。

吴圣贤教授以气虚毒损为病机，据此立法拟方，用之临床，取得了良好的效果。此方名为补气解毒汤，以《太平惠民和剂局方》神效托里散为基础加减而成，由生黄芪、金银花、天花粉等10味药组成。方中以重剂黄芪大补中气，健运脾胃以充气血之源，补中自有攻意；金银花、生甘草清热解毒；天花粉甘寒生津，消肿排脓；当归、丹参、乳香、没药、地龙养血活血通络，祛瘀生新，诸药共奏补气解毒之功。临床可因病在脏腑经络不同，而随症加减，偏于脏虚可偏补，偏于腑实则偏通，经络阻滞不通可偏入某经。

气虚毒损证的治疗学意义

气虚毒损证从现代医学的角度来看，是多器官多组织的协作出现问题，正常的组织逐渐无法发挥应有的功能，代谢蓄积的毒性产物又会损伤正常的组织结构，加重功能丧失。改善这种病理状态，有助于提高疾病的临床结局及改善生活质量，中医药治疗此类疾病具有一定疗效和经济上的优势。且中医学讲究"异病同治"，病机相同，法则一致，故气虚毒损证可视为多种疾病终末期的治疗参考。

1. 气虚毒损证可视为多种难治性疾病的着眼点：难治性疾病为治疗难度大，预后差，死亡率高的一类疾病，多见于疾病之终末期。此类疾病虽然采取了现有医疗条件下最优治疗方案，却仍然不能达到满意的治疗效果。现代难治性疾病多为本虚标实之证，中药在攻毒补元治疗此类疾病方面有着丰富的经验，可提供新的思路和手段，马莲等认为气虚毒损证可视为多种难治性疾病的着眼点。"至虚之处便是容邪之所"，"气虚"与"毒损"互相影响，共同左右难治性疾病发展进程。气虚毒损证是慢性难愈性创面、终末期心力衰竭、颈动脉动脉粥样硬化易损斑块等多种疾病迁延难愈的病理基础，也是一些急性病发展恶化的病机所在，是分析证候入手治疗的着眼点。因难治性疾病多具有胶着痼结之特性，治疗当遵循"久病当以缓攻，不致重损"的原则，补应通补，攻宜缓攻，通补活络，平衡阴阳，注重补与攻的整体把握。

难治性疾病随经济社会的发展，发病率逐年上升，占用了较多的医疗资源，是亟待解决的医疗问题。如慢性伤口在全球范围内发病，世界各国都要面对其带来的沉重经济及社会负担。高昂的治疗成本和护理费用，青年人的生产力丧失和老年人残疾都是其不利影响。中医治疗复杂性疾病有着丰富的临床经验，通过中医辨证治疗难治性疾病，对控制病情、缓解痛苦、改善患者生活质量、减轻患者经济压力，有着一定的优势。

2. 气虚是难治性疾病迁延难愈的病理基础：难治性疾病为使用多种药物病情仍不缓解，病程缠绵难愈的疾病。中医学认为"久病必虚"，脏腑功能衰弱，气血生化乏源，气虚在发病中占据重要地位，临证需从整体辨证出发，基于患者体质，从脾胃元气论治。吴晓勇等认为难治性血小板减少性紫癜发病隐匿，进展缓慢，反复出血，久治不愈的临床特征，与"脾气虚弱，久病入络"的发病机制密切相关。朱辟疆认为脾肾气虚是难治性局灶节段性肾小球硬化肾病综合征（FSGS）缓解期的重点，也是难治性FSGS容易复发的原因，主张在补肾健脾益气的基础上根据临床症状治疗难治性 FSGS。

3. 毒损为难治性疾病急性加重的关键环节：周仲瑛教授提出"难病多毒"的概念，提示我们，难治性疾病中的毒邪因素值得重视，毒损为难治性疾病急性加重的关键病理环节。如张允岭等认为内毒损伤络脉是现代临床难治病、复杂性重大疾病具有共性发病和进展加重的原因。王永炎院士认为急性中风后常有毒邪互结，损伤脑络，破坏脑髓，其毒性病理产物继发成为重要的致病因素，不仅参与了脑神经元损伤链的病理过程，而且是中风病病情险恶、难以治愈的关键病因。临床使用解毒通络法，可以提高疗效和改善预后。慢性心力衰竭的各个阶段都有毒邪的存在，毒损心络，虚、瘀、毒互结是重要的病理环节，可以据此进行临床用药。

挖掘病因，研究疾病与证候动态演变的复杂规律，掌握疾病诊断治疗的方法是古今医家孜孜以求的目标。气虚毒损证作为一个综合性的病理概念，深入研究气虚毒损证的本质，毒损的症状学变化及病机演变的规律，推导气虚毒损病变的客观指标及临床指征，对提高难治性疾病的辨证论治水平有着重要意义。随着对气虚毒损证候的进一步挖掘，可以进一步丰富现代医学对人体生理现象和病理变化的认识。

热、毒、瘀作为临床中常见的致病因素和病理产物，是多种疾病发生发展的共同病理特点。三者之间相互胶结牵涉，相互影响，有其潜在的因果联系。脉为血之府，气血在脉络中流转往复需要依赖外界环境渗灌沟通，而玄府为血脉之户牖，是血脉之中气血津液与外界环境相互渗灌透达的通路。因此，脉络和玄府是气血津液在脉内、脉外运行的通道，也是致病因素入侵的通道和产生热、毒、瘀的病位。学者彭超群等将气血津液和玄府理论相结合深入阐释了热、毒、瘀的病理特点、内在联系和临床治疗的切入点。

脉络、玄府构建起完整的气血津液运行通道

《素问·举痛论》云："经脉流行不止，环周不休。"《金匮要略·脏腑经络先后病脉证》云："若五脏元真通畅，人即安和。"人身为一小宇宙，以通为用，以流为体，气血津液是人体作为有机整体的物质基础，流动、流行是其本质属性。气血津液输布周身、通达内外需要依赖五脏六腑、经络系统的渗灌沟通，气血津液运行以五脏六腑为海，以脉络系统为江河，四肢百骸以及体表官窍之间的相互联系皆依赖于经脉系统连缀络属，而脉络作为立体网状的循环通道，内连脏腑，外络肢节，是气血津液通达周身、渗灌内外的结构基础，是气血津液运行的通道。正如《灵枢·经水》云"凡此五脏六腑，十二经水者，外有源泉，而内有所禀，此皆内外相贯，如环无端，人经亦然"。当然，气血津液之间的往来交流，亦离不开玄府的开阖宣通，脏腑、脉络以及玄府之间相互贯通，则气血津液充沛，运行流畅。诚如《蠢子医》云"诚使周身节骨、毛窍无不贯穿，则气血周流，常如天地流行不已"。

玄府理念首先见于《黄帝内经》，《素问·水热穴论》云："玄府者，汗空也。"玄府为气血、津液出入之门户，无器不有，无微不至。玄府理论的丰富见于金元的刘完素，其在《素问玄机原病式》中云"然皮肤之汗孔者，谓泄气液之孔窍也，一名气门，谓泄气之门也。一名腠理者，谓气液出行之腠道纹理也；一名鬼神门者，谓幽冥之门也；一名玄府者，谓玄微府也。然玄府者，无物不有，人之脏腑、皮毛、肌肉、筋膜、骨髓、爪牙，至于世之万物，尽皆有之，乃气出入升降之道路门户也"。体现了玄府具有广泛性、幽微性、通利性、开阖性的特点，汗法、宣法、利法等皆是通达玄府的具体体现。玄府作为气与津液脉外运行的门户，是脉内血液与脉外津液相互渗灌的通道，是体内与外界相互沟通联系的枢纽。玄府与脉络共同构建了完整的气血津液运行通道。

热邪对气血津液和脉络玄府的影响

1. 血分易为热附：火热与心相通，血液由心火所化，《素问病机气宜保命集·热论》云"诸热之属者，心火之象也"。热邪最易扰心，与心火同气相感，而易附于血分。血为气室，气血并行，气血相合血液才能温热而流行。正如《读医随笔·瘀血内热》云"盖人身最热之体，莫过于血。何则？气之性热，而血者气之室也。热性之所附丽也。气之热散而不聚，其焰疏发；血之热积而独浓，其体燔灼"。气属阳，血内涵阳，根据中医学"同类相从"的基本原则，火热邪最易扰动气血，致使气血的流动状态发生改变。正如柳宝诒于《温热逢源》云"热附血而愈觉缠绵，血得热而愈形胶固"。

2. 热能扰清乱浊：《灵枢·经水》首先提出了"血之清浊"的辨识理念，认为血液在生理形态下是

清浊分明的。清代唐宗海《血证论》云"火者，心之所主，化生为血液以濡养周身"。心火炼精化赤而成血液，行于脉中血液形态是外清内浊，这与现代医学中血液流动稳态的"轴流"和"边流"现象相似。若心火清明通达，则血液形态表现为清浊分明，脉道滑顺的状态。若温热之邪扰心，两阳相并，则气血离守，血液沸扬，清浊不分；若血中浊浑不得清解，沸扬不息，久郁不散，则进一步加重血热，酿生浊毒，此时血液形态以秽浊为主要表现。正如《素问·至真要大论》云"诸液浑浊，皆属于热"。《灵枢·阴阳清浊》云"清浊相干，命曰乱气"。

3. 热能耗液滞血：若热毒燔燎，蓄郁不解，日久损津耗液，致使阴血亏虚，脉道失充，则血液形质由浑浊变为黏稠。《景岳全书·胁肋》云"凡人之气血犹如源泉也，盛则流畅，少则壅滞"。周学海《读医随笔》所云"夫血犹舟也，津液水也"，"津液为火灼竭，则血行愈滞"，"阴虚必血滞"。王清任《医林改错》云"血受烧炼，其血必凝"，"血受热则煎熬成块"。水为血之载，津亏则血稠，血稠则血涩，气涩血稠则血流迟缓。

4. 热能郁闭玄府：玄府为"气液之隧道纹理"，气血津液又能滋润濡养脉络玄府。因此，气血津液、络脉和玄府作为完整的气血津液运行的联动机制，牵一发而动全身，脉络、气血的任何变化皆能引起玄府开阖失职。《灵枢·经筋》云"经筋之病，寒则反折筋急，热则筋弛纵不收"。经脉绌急则玄府闭，筋脉弛张则玄府开，玄府闭则阳气内收，玄府开则热气透达。若热气亢盛，致玄府开启过度，脉中气血津液渗于玄府，形成水湿痰饮或者血瘀，水停血瘀不得排泄吸收，进一步壅塞郁闭玄府。或者热甚扰清乱浊，耗伤气血，致清浊相干，血稠气涩，热邪浊毒不能透达于外而腠理密闭，玄府不荣。可见，热邪郁闭玄府可造成水淫玄府、血瘀玄府、热灼玄府及毒滞玄府等一系列病理改变。正如《血证论·瘀血》云"瘀血在腠理，则荣卫不和"。

5. 热能迫血妄行：《素问·八正神明论》云"天温日明，则人血淖液而卫气浮，故血易泻，气易行"，"月满而补，血气扬溢"。《灵枢·行针》云"重阳之人……阳气滑盛而扬"。《景岳全书·血证》中云"动者多由于火，火盛则逼血妄行"。可见火热邪侵犯经脉，轻者血气扬溢，经脉满盛，脉行疾滑，以血气壅盛为主要征象。重者心火燔赤，不得宣解，则灼伤络脉，迫血妄行，血溢流散，以出血、血瘀脉外为主要征象。吴国强等在探析脉络病变基本病机时，认为脉络从"壅"到"塞"是不断发展加重的过程，其病理实质则为血液流行由强转弱，由"通"转"不通"。

瘀热互为因果

1. 热能致瘀：火热之邪最易改变气血的流动状态，若气血受火热之邪的干扰，轻则扬溢滑盛，重则迫血妄行，加上火热之邪灼伤脉络，而使血溢脉外而成瘀血。正如《小儿卫生总微论方·血溢论》云"小儿诸溢血者，由热乘于血气也"。若火热入于血脉，两阳相并，则气血清浊相干，浊乱昏昧，或者后期阴液耗伤，阴阳两虚，血液黏稠而致气机郁阻、血行滞涩，以脉内血瘀为主要征象。正如吴坤安云"邪干血分，渐成内闭"，"热毒蒸灼，气血经络凝塞不通"。血为气守，气寓血中，气以血为形，血以气为力，形气之间相互依存，形随气变，气随形动。气机疏泄太过则血溢脉外，疏泄不及则血滞脉内；血液质清则气滑，质浊则气涩。血液形质与气机的改变常相辅相成、互为因果。正如《灵枢·阴阳清浊》云"清者其气滑，浊者其气涩，此气之常也"。何廉臣云"毒火盛而蔽其气瘀其血"，"温热伏邪，内舍于营，盘踞络中，其血必郁而热，其气亦钝而不灵"。可见热邪可同时改变血液的形和气而致血瘀。

2. 瘀能致热：刘完素云"六气皆从火化"，"五志过极皆从热化"。火热之邪是诸邪病理演变的最终结果。若病程进展到一定程度，脉络损伤，血瘀于脉外间质，或者气血耗伤，血停脉内，均可致玄府合闭，热气怫郁。刘完素在《素问玄机原病式》云"悉由热气怫郁，玄府闭密而气液血脉荣卫精神不能升降出入故也"。若瘀血已成，阻于脉络，则气机郁滞，返扰清血，致使血气清浊相混，血气浊化而生火。正如《格致余论·鼓胀论》所云"清浊相混，隧道壅塞，气化浊血瘀郁而为热"。且血能载气，血停气亦郁，气郁而化火。正如清代张秉成《成方便读》云"所谓痞坚之处，必有伏阳"。因此，瘀能致热，热能致瘀，瘀与热互为因果，愈演愈烈，形成热瘀并存的病理演变结果。

气血津液形质失常皆能成毒

毒具有浓、多、厚、重的性质和反复滋生的特点。就人体而言，不管外感还是内生，导致机体发生病理改变，皆可称为毒。

1. 邪盛成毒：若六淫之邪，客于经脉脏腑，黏附于玄府气血，致脏腑之气不清，气血流动不畅，经脉气血津液不得渗灌流行，气血秽浊凝滞易化为毒。如风邪过盛，浸淫营卫之气，致营卫运行受阻而为风毒；《宣明论方·风门》云"风气俱入，行于诸脉风肉之间，与卫气相干，气道不力……卫气行处，风与卫气相抟，俱行肉分，故气道涩而不利"。寒邪壅实，致气血不畅，血气壅滞则为寒毒；《素问·举痛论》云"寒气入经而稽迟，泣而不行，客于脉外则血少，客于脉中则气不通"。湿邪重着，致气血黏滞，经气不通则为湿毒；《素问·阴阳应象大论》云"湿盛则濡泄，甚则水闭胕肿"。燥邪亢盛，易伤阴津，致血脉玄府失养，津液亏损，气血稠涩而为燥毒。《素问玄机原病式》云"诸涩枯涸，干劲皴揭，皆属于燥"，"水液衰少而燥涩，气行壅滞，而不得滑泽通利"。热邪最易成毒，特别是温热之邪过旺化火最易扰动耗伤气血津液，致气血结聚不散而化生热毒。《金匮要略·肺痿肺痈咳嗽上气病脉证治》云"热之所过，血为之凝滞"。可见，六淫致病，皆可导致脉络玄府郁闭，气血津液流行不畅，凝滞困阻而成毒。故毒者，皆属气血津液之变也。毒是对气血津液失常状态的描述，邪盛为毒，邪盛更易凝滞气血，致气血之厚积凝滞成毒。可见，毒以气血津液为根，气血津液运行不畅皆可成毒。

2. 郁久成毒：若外感内生之邪困扰络脉玄府气血，造成络脉玄府郁闭，气血津液运行失常，形成痰、湿、热、瘀等病理产物，病理产物不得及时消散宣通，郁久酿生毒邪并亦加重毒邪的进一步演化。如气血不和，清浊不分而成浊毒；气血不循常度，结滞壅塞气机而生热毒；津液运行受阻，停滞之处为水，为痰，为饮，为湿，而生水湿痰饮之毒；气血蓄郁胶结、煎熬成块、瘀滞不化等皆可成瘀毒。当然，不同类属的毒邪之间相互关系亦是复杂而紊乱的，热毒郁久不化，扰乱气血而成浊毒，浊毒不化日久而成瘀毒，瘀毒困阻气血津液之间的渗灌沟通，津液停滞而生水湿痰饮之毒。凡此种种，当诸毒邪病机演变到一定程度，常相互为害，重叠胶结，变证峰起。毒由邪生，变由毒起，有形之邪与无形之邪常相互依附，互为因果，由表及里，由轻及重，皆在于气血蕴蓄，郁久成毒也。正如尤在泾在《金匮要略心典》中云："毒，邪气蕴结不解之谓"。由此可见，毒生于邪，邪必含毒，不管毒邪来源于外感内生还是表现轻重缓急，毒邪只是针对气血津液病理状态的描述。热者，气之亢盛也；瘀者，血之凝聚也。热、瘀皆属于气血之浓积厚蓄而成，厚者更易生毒。因此，热、瘀均可生毒，毒邪亦贯穿于热瘀双向转变中，瘀生毒而化热，热生毒而成瘀。正如尤在泾在《金匮要略心典》云"无邪不有毒，热从毒化，变从毒起，瘀从毒结也"。

综上所述，气血津液之行，以脉为渠，以玄府为闸，与三焦脏腑皆密切相关。因此，本文的理论创新之一是脉络和玄府分别是热、毒、瘀的宏观和微观病位；理论创新之二是气血津液形质失常皆能生毒，毒邪贯穿热、瘀相互转化之中。热、毒、瘀由气血津液、络脉玄府综合功能失职所导致，掌握其病机演特点，方可正确指导临床辨证论治。治疗热毒瘀之诀，在于明白气血津液、络脉玄府本为一体，以气相通，以血为流，以津液相互渗灌。气血津液畅通透达，络脉玄府功能正常，则热气得透，毒邪得散，瘀血得化。正如王清任云"治病之要诀，在明白气血"。

339　热毒血瘀证与炎症相关性

　　学者杨威等通过对近年来热毒血瘀证与炎症相关性基础和临床研究的文献综述，回顾了热毒血瘀证与血清白介素- 6、肿瘤坏死因子- α、干扰素等炎性因子间的相关联系；发现清热解毒活血化瘀法在临床诸多炎症的治疗中发挥着重要的作用；同时炎症反应在热毒血瘀证动物模型中存在一定介导作用；总结了炎症反应在热毒血瘀证的发生发展中"扮演"的重要角色。

　　据中医学传统思维之所见，血瘀证且同时兼有气虚、气滞、血虚、痰阻、偏寒或偏热等情况，可有不同的中医分型，如气虚血瘀、气滞血瘀、寒凝血瘀及热毒血瘀等。气虚血瘀、气滞血瘀、寒凝血瘀的概念早已为人熟晓，但传统观念中"热"是可以活血化瘀的，譬如跌打损伤后局部热敷活血化瘀，或者受寒后饮酒生热活血散寒，所以对于"热毒血瘀"这一概念人们往往存在着疑问。这种疑问的产生在于人们只注意到了"热"而忽视了"毒"。此"热"因"毒"而生，"毒"受"热"助乃蕴留，故"热毒"当指热邪火毒滞留难祛而耗损人体津液，是致机体发生"血瘀"这一病理性改变的主要病因之一。

　　古往今来，医家们对于血瘀证及其各种不同分型之病因机制作了许多有益的探索和研究。关于热毒血瘀证的病因病机，早在《金匮要略》中便有记载"热之所过，其血必凝"。通俗的说便是发热的日子久了，则血液干涸凝结而生瘀血。可见古人深深把握住了热毒血瘀证中的"热过津涸"这一主要实质。随着传统中医学的发展，医家们对于热毒血瘀证的病证机理有了进一步的认识。王清任在《医林改错》中指出"瘟毒在内烧炼其血，血受烧炼，其血必凝"。周学海《读医随笔》中更形象地概括为"夫血犹舟也，津液水也，津液为火灼竭，则血行愈滞"。可见后期传统医家们的观点更倾向于热毒血瘀证乃温热病邪灼伤人体津血，血受熏灼则凝结淤塞，从而导致血瘀。近十几年来，作为中医学和中西医结合研究中的热门领域之一，热毒血瘀证的基础研究主要集中在血瘀证与炎症、炎症因子、血流动力学、微循环等相关性方面。学者们将中医学传统理论与现代医学宏观及微观研究所见相结合，认为热毒血瘀的产生是炎症反应波及血液内各种成分变化和凝血机制变化，然后引起微循环障碍和血液流变的异常，最终导致组织器官的缺血、缺氧、血瘀和变性。其中炎症与热毒血瘀证在病理、病机及治疗方面存在着密切的联系，是现代医学多系统疾病研究中的热点环节之一。

炎症和热毒血瘀证动物模型

　　血瘀证动物模型是揭示中医学血瘀证的现代生物学基础，为开展相关新药的研发提供实验依据的一个重要手段。一个良好的血瘀证动物模型，不仅要紧扣传统中医学理论，具备血瘀证的各种经典证候表现，还应具备较高的科学性，符合研究已明确的病理生理改变。其中热毒血瘀证动物模型的制作一般有两种方法：一是根据热毒血瘀证病因病机建立模型；二是根据热毒血瘀证相关研究中发现的病理生理异常制作热毒血瘀证模型。目前为许多学者采用的由炎性因子介导的微生物感染或内毒素致热毒血瘀证的模型就属于第二种方法。杨超等以大鼠于不同时间点连续定时腹腔注射细菌内毒素（LPS）造模，并将传统中医学表征与现代科研技术相结合，从不同视角动态观察了注射期间和注射后不同时间点模型大鼠的症状表现，成功地在 SD 大鼠上复制了热毒血瘀证的表现。同时该研究分析了不同时间锻造模大鼠的热毒血瘀证的外在表征和内在客观实验室指标之间的联系，认为处于中医所谓"热毒血瘀证"的大鼠发病后 1 周内主要是炎症所致血液的低凝状态伴随血脂的先升高而后降低；1～4 周主要是血液黏度的变化及红细胞功能的改变；4～8 周逐渐形成高脂血症、血小板聚集增强及血浆黏度的升高。其中血液的低凝状态、血脂的异常、血细胞的功能异常和血黏度的异常是最终导致组织器官缺血、缺氧、变性的基础，同时随着造模时间的延长，上述实验大鼠组织器官缺血、缺氧、变性等程度逐步加重，而大鼠在皮毛、爪甲及舌像上表现出的热毒血瘀证则越发典型化，该实验客观地揭示了此类热毒血瘀证模型的现代生物学基础，从现代生命科学的角度阐释了中医学中的"热由毒生，变由毒起"的原理，在这一角度上证实了中医学的"热毒血瘀证"与现代医学的内毒素血症颇为相似。梁爱华等以细菌内毒素（LPS）与角叉菜胶（Ca）两种因素联合造模，制备一种方法简便、稳定的血瘀证和血栓形成病证结合动物模型。该模型表现出微循环障碍以及全血黏度增高、血小板聚集率异常等血液流变学指标的改变，同时还由于血栓形成消耗了大量凝血因子和血小板，而表现出凝血指标延长。该研究提示血液炎性因子 TNF-α 和 IL-6 浓度一过性显著增高，是 LPS/Ca 血栓模型最早的病理生理特征，是关键的发病机制。推测出 LPS/Ca 诱导血栓形成模型的发展过程为：血管炎症 y 炎性因子大量释放 y 白细胞激活和黏附 y 血栓形成。上述两个热毒血瘀证动物模型均为主要由外源性炎性因子（LPS）介导的血瘀证动物模型，其机制符合中医学中外感温毒疫邪后邪毒灼伤津血，血受熏灼则凝结瘀塞，从而致热毒血瘀的观点，是较为理想的热毒血瘀证动物模型。

热毒血瘀证相关的炎性因子

现代医学中所谓的炎症是指机体组织发生形态、结构上不同程度的损伤、充血、肿胀、渗出、变性、血管坏死或增生栓塞，局部组织缺血、缺氧伴有代谢功能改变、循环障碍、血流变异等过程。从中医的观点来说，炎症因子类似于热毒血瘀证中的"毒邪"，可分为外来毒邪和内生毒邪。其中外来毒邪类似于温热疫毒，内生毒邪乃受损的机体组织坏死崩解后所释放的各种毒性物质。热毒血瘀模型中造模所用的细菌内毒素当属外来之毒，而其作用于机体之后产生的多种内源性炎症因子及在其他各种疾病过程中由机体组织受激后合成并释放的多种炎症因子则属内生毒邪。在不同的疾病过程中，发挥着致病作用的各种炎性因子与热毒血瘀证之间体现出了密切的相关性。

1. 致热毒血瘀证之外来毒邪：革兰氏阴性菌内毒素（endotox）即脂多糖（LPS），是革兰氏阴性细菌的细胞壁组成成分。机体在受到革兰氏阴性细菌的感染时，LPS 作用于细胞膜受体，通过细胞内信号传递级联使基因表达发生变化。LPS 与细胞膜上相应受体作用后，启动胞内信号传递链，引起核转录因子 JB（NF-JB），p38，ERK 的活化，启动基因转录，从而介导内皮细胞、平滑肌细胞、成纤维细胞、上皮细胞等实质细胞以及单核巨噬细胞的激活，诱导炎症前细胞因子（proinflammatory cytokine）、趋化因子（chemokine）、生长因子（growth factor）和其他多种因子如白细胞介素（IL）、肿瘤坏死因子（TNF）等的合成和释放，发挥其毒性作用。一定剂量的 LPS 作用于人体或动物后，其毒性作用所致的临床表现类似于中医学中外感温毒疫邪后形成的热毒血瘀证，症见发热、舌质紫暗、口唇齿龈暗红、黑便、赤溺、脉结代或无脉等，因此 LPS 亦常用来制作中医热毒血瘀证动物模型。中医学的热毒血瘀证动物模型的制作需长期定量给模型动物予 LPS 刺激，而造模过程中形成的慢性炎症在其他多种疾病中被认为是导致肿瘤发生的关键因素之一。其中有研究发现阻断 NF-JB 信号通路可抑制 LPS 所诱导的结肠癌和乳腺癌的发生发展。恶积可因瘀血不消蓄积日久而化，但当慢性炎症得到控制后形成热毒血瘀证所需的炎性病理微环境得到纠正，从而阻断了血瘀凝块进一步蓄积而发展为恶性肿瘤的可能。

另有研究发现，革兰氏阴性菌内毒素作用于机体时所发挥的并不仅仅限于损伤机体组织，诱发肿瘤等有害的毒性作用。如 LPS 作用于机体的早期可促进 IL-1、IL-6、IL-8、IL-12 及 TNF-α 等细胞因子的合成与释放，引起粒细胞、巨噬细胞趋化聚集，毛细血管通透性增高，淋巴细胞浸润等炎症反应，从而发挥早期免疫应答的效应。另如 JNK 信号转导通路是 LPS 所有信号转导通路中的另一条重要的通路，JNK 介导了许多细胞功能，如 JNK 的活化能诱导肿瘤细胞凋亡，在 TNF-α 与 IL-1B 刺激所介导的炎症因子活化中，JNK 起到了重要的转录调节功能。而早在上个世纪末，Bush 和 Coley 等医师发现得了急性细菌感染（丹毒）的患者，其所患肿瘤会部分或全部消退。此后 Coley 用从患者的丹毒感染灶中分离出的化脓性病菌的培养滤液制成了 Coley 氏毒素。这种制剂在当时尚未开展放疗及化疗的时代，作为临床抗肿瘤一线制剂一直沿用至 20 世纪 70 代。后经研究证实，Coley 氏毒素中的有效成分既为大量的内毒素，经内毒素激活的巨噬细胞和外周血单核细胞，在效靶结合时以一种非吞噬的方式，产生大量的氧自由基直接把细胞膜破坏，从而起到对肿瘤细胞的杀伤效果并导致肿瘤组织的出血坏死。此外，LPS 刺激机体外周组织，通过神经介质传递给大脑温控核团相应的信号后，产生体温调节效应而导致机体的发热反应。这一应激性的高热反应所产生的对于肿瘤组织的物理性热杀伤原理衍生出现今更为完善的可控制加热区域的肿瘤高温疗法。

由此可见，外感温毒疫邪早期，温邪未入营血分，机体正气未虚，正邪斗争剧烈，故而往往有高热、大汗、口渴、赤溺等实热证表现，而瘀血证不显。此时若医治得当，祛除温邪、扶助正气，则正胜邪去，预后良好。这一阶段类似于外来毒邪侵犯机体，引发机体的早期免疫应答效应后即被清除，未能更进一步地诱发自体多种细胞因子、信号通路参与导致的级联放大性全身炎症反应综合征（SIRS）。而外感温毒疫邪后期，疫邪深入营血分，机体正气亏虚，瘀热内阻，动血耗血，症见身热夜甚，斑疹隐隐、躁扰不安，便血，舌质深绛等，热不甚而瘀血证明显，证候凶险，预后不良。这一阶段类似于外来毒邪侵犯机体，长期的病理性刺激所诱发的慢性全身性过度性炎症反应，辗转反复，瘀血蓄积难消，甚至产生恶变，终致各个器官功能永久性的损伤甚至衰竭。

2. 致热毒血瘀证之内生毒邪：机体在应激状态下合成、释放的大量炎性因子，如 IL-6、TNF-α、IFNs 等均属致热性细胞因子。它们通过体液介质传递给大脑温控核团相应的信号后，产生体温调节效应从而导致机体的发热反应。它们所介导的发热及炎症反应多见于各类炎性感染，心脑血管、免疫系统疾病及恶性肿瘤等。

（1）血清白介素-6（IL-6）：IL-6 主要由单核巨噬细胞、活化 T 细胞、成纤维细胞和内皮细胞合成分泌，是由一条单链多肽组成的糖蛋白，IL-6 的增高使免疫球蛋白增多，形成免疫复合物也相应增多，通过经典和旁路途径大量激活补体，引起炎症反应和靶细胞损伤，在炎性反应、抗感染及损伤等过程中发挥多种生物学作用。IL-6 作为一个重要的炎性因子，它的致炎作用与酪氨酸蛋白激酶（JAK）/信号转导因子和转录活化因子（STAT）信号通路密切相关。近年研究显示，JAK/STAT 通路与多种心血管疾病关系密切，心力衰竭、缺血预处理诱导的心肌保护，以及缺血再灌注引起的心功能障碍都与该通路相关。此外，有学者发现，在急性胰腺炎的发病过程中，IL-6 等炎症介质的快速释放与胰腺炎症程度密切相关。可见，炎症因子 IL-6 参与并介导了众多具有热毒血瘀证表现之疾病发生与发展的过程。

（2）肿瘤坏死因子（TNF-α）：TNF-α 主要是由激活的单核巨噬细胞产生的一类具有多种生物活性的前炎症细胞因子。TNF-α 能促进内皮细胞黏附白细胞，刺激内皮细胞分泌炎性介质，激活凝血系统，抑制纤溶，增加炎性渗出及氧自由基的产生，促进单核巨噬细胞释放 IL-1、IL-6 和 IL-8 等，这些功能促使炎症的发生与发展。TNF-α 是触发和"级联放大"而诱导过度炎症反应的关键促炎因子，在心肌缺血再灌注损伤的病理生理发展过程起到重要作用。近年研究表明，TNF-α 也可由成熟的心肌细胞分泌，血管内皮是 TNF-α 作用的重要靶细胞之一，由 TNF-α 介导的血管内皮损伤在很多心血管疾病的发病中具有重要意义。心脏毒理学方面的研究发现 TNF-α 过度产生可以诱导心肌细胞凋亡及心室重构，参与了缺血性心脏病、心肌炎、心肌病、心力衰竭、原发性高血压等疾病的发生发展过程。而此类心血管疾病急性期往往伴有发热的临床症状，而疾病后期则可见口唇紫暗，舌质紫，手足麻木，皮下瘀血斑等血瘀证表现，当属中医学热毒血瘀证之范畴。

（3）干扰素（IFNs）：是一种具有广泛抗病毒、抗肿瘤和免疫调节作用的炎症因子，是一种强的巨噬细胞、NK 细胞、血管内皮细胞活化剂。主要包括 IFN-nA、IFN-nB、IFN-nX 和 IFN-nS。IFN-nA 可通过直接活化 caspase-3 而激活 caspase-8，或通过使线粒体释放细胞色素 C 而间接活化 caspase-3 诱导细胞凋亡信号的转导，调节肿瘤细胞对 Fas 介导细胞凋亡的敏感性。IFNs 参与并介导的多种炎症、发热反应；诱导细胞凋亡、抑制肿瘤血管生成及肿瘤细胞生长从而导致肿瘤组织缺血性坏死；促进动脉粥样硬化病变的进展等病理生理学过程，均具有中医学热毒血瘀证的表现，属热毒血瘀证之范畴。

传统疗法在热毒血瘀型炎性疾病中的运用

临床上许多炎性疾病及其并发症具有热毒血瘀证的表现，如风湿热、癌性发热、过敏性紫癜、系统性红斑狼疮、急性重症胰腺炎、弥漫性血管内凝血、细菌性或病毒性心肌炎和急性心肌梗死及其后遗症等。上述多种疾病发展过程中往往伴有发热，口渴、汗出，舌质红绛或色紫，舌下脉络瘀滞，溺赤便黑，固定性疼痛，肢体抽搐，精神异常，皮下可见出血点或瘀血斑等热毒血瘀证典型症状。传统中医以清热解毒、养阴生津、活血化瘀、通经活络为治疗大法，在此类炎性疾病的治疗中取得了理想的疗效。

刘长玉等用解毒活血汤配合急性心肌梗死常规治疗原则治疗急性心肌梗死 40 例，发现联合中药治疗组的心肌梗死患者急性期后白细胞和 C 反应蛋白等炎症反应指标较单纯西医治疗组明显下降，表明解毒活血中药可能具有抑制梗死后炎症反应的作用。徐伯平等研究发现，解毒活血化瘀中药流浸膏对化疗引起的局部组织药物性炎症有良好的治疗作用，其止痛和消肿的速度明显快于喜疗妥（hirudoid），可作为化疗引起的药物性炎症的治疗用药。赵健雄治疗过敏性紫癜，依中医辨证施治结合自身多年用药经验。实者治以热解毒、凉血止血，辅以利湿化瘀；虚者则清热解毒、滋阴降火，辅以益气摄血，取得了良好的临床疗效。柯凌等治疗系统性红斑狼疮合并皮肤细菌性溃疡 24 例，发现加用三七总皂苷，牛黄解毒片等清热解毒，活血化瘀之成药的患者细菌性溃疡的平均治愈天数显著低于单纯激素联合免疫抑制剂治疗组，痊愈率显著提高。张飚将病毒性心肌炎按临症不同分为 3 期分型论治。初期以清热解毒为主法；中期以扶正祛邪，益气养阴，活血化瘀为主法；后期则以补益阴阳，协调气血为主法，辨证施治，取得了较好的疗效。方勇等对 40 例急性胰腺炎患者血液及尿液中 IL-6、TNF-A 及 NO 进行临床观察，发现在常规治疗基础上联合清热解毒、活血化瘀中药灌肠的患者血液及尿液中上述炎性细胞因子表达水平明显低于仅接受常规治疗的患者，且在症状缓解效率上具有明显优势，证明了在急性胰腺炎治疗中，常规基础治疗联合清热解毒、活血化瘀中药灌肠可有效调节促炎性分子的合成与释放，能积极地阻断 SIRSM/ODS 病理生理反应过程。

近年来大量针对血瘀证与炎症、血流动力学、血小板功能、微循环等的相关性的研究，进一步加深了对血瘀证本质的认识，确立了血瘀证客观化诊断标准体系，但这些客观化诊断指标尚缺乏特异度和敏感度，且同具有血瘀证相类似的证候的中医证型之间缺乏横向系统比较，彼此之间真正联系和相互作用的本质还有待挖掘。其中关于热毒血瘀证与炎症相关性的研究反映了中医辨证诊断研究的一个侧面，是证的实质研究的具体体现。大量热毒血瘀证与炎症相关性研究显示，热毒血瘀证在动物模型、细胞活性因子及临床治疗方面与炎症存在着密不可分的关系，炎症反应从一个侧面揭示了热毒血瘀证的实质，但其本质的全面阐释，尚需在免疫组化、病理生理、细胞生物学、蛋白质组学及基因组学等多领域综合研究，并立足于临床，从多方位、多层次、多系统的变化及相互影响来揭示证的实质。

340　痰、瘀、毒相关论

　　痰饮、瘀血、毒邪三者之间密切相关。毒能生痰、生瘀，痰饮、瘀血蕴久亦可化毒，从而形成痰瘀毒交夹的病理状况，因此也增加了疾病的急骤性、缠绵性和疑难性。治疗方面，既要毒痰瘀三者并治，又需分清其孰轻孰重，孰先孰后，寻因求本，抓主要矛盾。

　　"痰瘀毒相关论"的提出，一是基于在急性外感温热病过程中，毒邪致病，毒能生痰，毒能生瘀，从而形成毒痰瘀相互交夹为害；二是因为诸多疑难顽症多属痰瘀同病，且痰瘀蕴久，又可化毒为害，形成痰瘀毒交夹的病理状况。学者于俊生等就此作了颇有见解的论述。

痰饮、瘀血、毒邪之间的关系

　　1. 痰饮与毒邪：痰饮蕴久化热而成毒，是谓痰毒；毒邪侵犯机体，在其致病过程中又可化生痰饮，形成毒痰交夹。寻其因有二：一是毒邪侵犯机体，造成脏腑的功能障碍，津液不得正常输布代谢，滞留体内，凝聚而为痰饮。二是在温热病中，由于温热毒邪之性燔灼，易煎熬津液而生痰，所谓"痰乃热蒸津液所化"。痰成之后，又助毒势，痰毒相互交结，使病情加重，正如王孟英《王氏医案》所云"津液即为邪热灼烁成痰，而痰反即为邪热之山险也"。

　　2. 瘀血与毒邪：瘀可化毒，毒可致瘀。温病过程中由热毒与瘀血相互搏结而形成的毒瘀是一种常见的病理变化。概言毒邪致瘀的机制有五：一是毒邪煎熬熏蒸，血被煎炼为瘀。王清任在《医林改错》中云"温毒在内烧炼其血，血受烧炼，其血必凝"。二是毒邪伤络，血溢成瘀。脉络为血行之道，毒邪损伤血络，血为热扰，经血沸腾，不归经脉，妄行外溢而出血，妄行离经之血，必然为瘀。三是毒邪伤津耗阴，阴伤血滞为瘀。阴津为血液的组成部分，水津充沛，血始能行，热毒炽盛，灼伤阴血，可使血液亏少，导致血行涩滞成瘀。四是毒壅气机，血脉凝滞。如陈平伯认为"热毒内壅，络气阻遏"（王孟英《温热经纬》）。何廉臣在《重订广温热论》中更云"毒火盛而蔽其气瘀其血"。五是热毒损脏，血行失司。人体内血液的运行与脏腑的功能密切相关，若热毒炽盛，可使脏腑的功能或结构严重受损，从而可使营血运行无力，血流缓慢，或使血溢脉外，形成瘀血。

　　邪毒致瘀的病理过程是多方面的、综合性的。若在内有瘀血的情况下，温热毒邪更易与之纠结而形成毒瘀交夹。如《温热逢源》云"因病而有蓄血，温热之邪与之纠结，热附血而愈觉缠绵，血得热则愈形凝固"。

　　3. 痰瘀与毒邪：痰饮、瘀血作为津液代谢的病理产物，其本身皆能化毒为害，形成痰毒、瘀毒。且津血同源，痰瘀相关，诸多疑难杂症、急危重症、缠绵久病，常常与"痰瘀互结"相关联。叶天士曾将众多的疑难、幽深、久耽之疾，如痹证、积聚、癥瘕、噎膈、痛证等称之谓络病，其中以"痰凝血瘀"者居多。痰瘀互结，郁久腐化，久则凝聚成毒，从而形成痰瘀毒相互交结，更使病顽缠，或危重，或反复难愈。

　　毒能生痰，毒能生瘀。在温病过程中，热毒、瘀血、痰饮三者之间不但相互兼夹，而且还往往相互转化，从而形成毒痰瘀同病。戴天章《广瘟疫论》中就有瘟疫夹痰水、夹蓄血的记载。何秀山在《重订通俗伤寒论》中也有"热陷包络神昏，非痰迷心窍，及瘀阻心孔"之论。实际上，在毒邪内陷心营的过程中，营热生瘀酿痰是重要的病理环节，毒痰瘀交夹，闭阻心窍，则表现为痰盛气粗，神昏谵语，唇甲青紫，舌质紫暗等证候。

痰瘀毒交夹的病证特点

毒痰瘀相互交夹为病，是毒邪侵犯机体，导致脏腑和气血津液病理变化的反应，其临床多表现发病急骤、传变迅速、病势严重等特点。如外感温热毒邪所致的毒瘀证，由于瘀热相搏，可致脉络广泛损伤而表现为多脏器、多个部位的出血，且往往呈进行性加重，瘀热外郁肌肤孙络，则伴肌肤瘀斑成片。瘀热相搏还会造成全身各脏器的损害，出现厥脱等病症。如流脑暴发型败血症患者，发病以高热、头痛、呕吐、不同程度的意识障碍开始，短期内即可出现遍及全身的瘀斑，且迅速扩大，融合成大片皮下出血或继以坏死，同时可伴有休克，表现为唇周、肢端青紫，四肢厥冷等。再如流行性出血热，急性发病以高热、出血、皮肤黏膜斑点等为主症，热毒致瘀，血蓄肾与膀胱，可致尿少、尿闭。究其病理为瘟邪疫毒化火，酿生"热毒"，热与血搏，血热血瘀，形成"瘀毒"，瘀热里结，水津不归正化，则"水毒"内停，三毒贯穿于疾病的全过程。

叶天士在《外感温热论》中指出"温邪上受，首先犯肺，逆传心包"，而心系肺系疾病痰瘀同病者居多，所以在温热病中，以肺、心病变为中心者，毒痰瘀相互交夹为害症尤为显见。如病毒性肺炎、大叶性肺炎等急性肺系感染性疾病，由于温邪上受，热毒壅肺，影响肺的治节而生痰浊，热灼津液而成痰，阻遏气血的运行则形成血瘀，热毒痰瘀阻肺，表现为喘息气促，咳嗽胸痛，咳痰黄稠，或痰中带血，面唇青紫等症。慢性肺源性心脏病为各种慢性肺系病症，如久咳、喘、哮等反复迁延而成。由于痰浊潴留，肺失治节，心血营运不畅，而致肺病及心，痰瘀阻碍肺气，瘀滞心脉。正如《丹溪心法》所云"肺胀而咳，或左或右不得眠，此痰夹瘀血碍气而病"。临床既见喘咳短气、痰多色白黏腻、舌苔浊腻、脉小滑数等痰浊壅肺证，又见心慌不宁，胸闷，颈动脉甚，面唇、爪甲、舌质紫暗，脉来三五不调等心脉瘀阻之候。在痰饮瘀血这种内在病理因素的作用下，若感受外来毒邪，则毒邪即与宿有的痰饮瘀血结合，毒邪壅肺又可形成新的痰和瘀，毒痰瘀相互交夹，使肺心病急性发作，或病情加重，甚至肺性脑病而死亡。

无论是温热毒邪袭肺引起的急性肺部感染性疾病，还是慢性肺系疾病因外感毒邪而急性发作，在其病理变化过程中，都不同程度地存在着毒痰瘀交夹为害，这是临证时应该认识和把握的。

邪毒内闭心包，最易兼夹痰瘀。张石顽在《伤寒绪论》中言暑风卒倒，"此热毒涌塞心包也"。叶天士在论述邪入心包的证候与机制时云"再论其热，舌色必绛……纯绛鲜泽者，包络受病也"。王孟英《温热经纬》指出"绛而泽者，虽为营热之证，实有痰，故不甚于燥也，间若胸闷者，尤为痰据"。验之于临床如是。

毒痰瘀交夹为病，又有复杂性和迁延性的致病特点。如病毒性肝炎是感染肝炎病毒所致，"湿热（毒）蕴结"是各型肝炎病变过程中的主要病理变化，湿热毒邪主要侵犯肝脾两脏，肝为藏血之脏，若湿热之毒伤肝，每易邪入血分，瘀结肝脏；脾主运化水湿，脾运障碍，则化生痰湿；毒、痰、瘀相互交结为害，造成本病的病理表现错综复杂，久宿不愈。陈立华提出丙型肝炎的病机在于"毒、痰、瘀、湿交阻"。这些病症，病毒之所以稽留不去，缘于毒邪附丽于湿热、瘀血、痰浊以及气郁不伸而难于排除、潜消。

毒痰瘀交夹证，并非仅见于外感温热病。内伤杂病脏腑功能失调，或素体阴虚阳旺，气火偏亢；或五志过极，气郁化火；或痰湿食积血瘀，邪郁化热；或内伤杂病，气失平调，火失潜藏，均致火热毒邪内生。"脏腑生热，热乘于血"（《太平圣惠方》），血热内壅，则搏血为瘀；毒热灼津炼液为痰，致使热毒、瘀血、痰饮三者相互交结为患。验之临床，内伤性毒痰瘀交夹证可见于慢性感染性疾病、自身免疫性疾病、代谢性疾病以及心脑血管疾病等。如中风病，近年来不少医家从痰瘀毒互结来分析该病的病因病机。林亚明提出出血性中风"内生毒邪说"，认为出血性中风后，瘀血、痰、热壅于脑，蕴积壅盛而为瘀毒、痰毒、热毒，其毒邪与其他病因一道损脑质坏经络，导致脏腑、筋脉、皮肌、五官功能失常。王永炎院士强调毒邪在中风发病中的重要性，指出中风后常是瘀毒、热毒、痰毒互结，破坏形体，损伤脑络。他关于血管性痴呆为"浊毒（痰瘀毒）痹阻脑络"的病机理论，对指导临床也很有意义。消渴病之病机，传统认识归于阴虚燥热，而陈长青运用痰热瘀毒病机理论指导临床，对 32 例非胰岛素依赖型糖尿病进行了前瞻性临床观察，取得了显著的降低血糖、血脂，改善血液流变学的效果。

痰瘀毒交结，有形成积聚、癥瘕的病理特点。津液停留而成痰浊，血行被遏而成瘀血，痰浊瘀血彼此互为影响，层层相因，凝聚成块，日以积大，形成癥瘕、肿块、结节等。如《金匮钩玄》云"气不能作块，成聚块乃有形之物，痰与食积死血"。顽痰、死血结聚，日久不散，遂而化毒。如肿瘤，大量临床资料表明，"痰瘀毒结滞，蓄而不化"，是其根本病因病机，基于此，解毒治肿瘤、以毒攻癌等治疗方法正在被临床医家广泛应用。

痰瘀毒交夹病证的治则治法

如上所论，无论是外来之毒，还是内生之毒，与痰饮、瘀血都有着密切联系，一旦痰、瘀、毒相互交夹，更增加了疾病的急骤性、顽缠性、疑难危重性等。因此，在治疗方面，要注重毒痰瘀三者并治，还要分清其孰轻孰重、孰先孰后，寻因求本，抓主要矛盾。在外感热病，因毒致痰瘀夹杂者，多以解毒为主，佐以祛瘀化痰。如《温热经纬》的神犀丹，主治温病暑热火毒极盛，燔灼血分，内陷心包，风动痰生之候。方用金银花、连翘、板蓝根、黄芩等清热解毒，犀角（今用水牛角代之）、生地黄、紫草、玄参凉血祛瘀解毒，石菖蒲化痰开窍。再如《重订通俗伤寒论》的犀地清络饮，主治热闭心包、血络瘀滞之证，"但络瘀者必有痰"，所以犀地清络饮中除了用犀角地黄汤加桃仁、连翘凉血解毒祛瘀外，佐以生姜汁、竹沥汁、石菖蒲涤痰涎。在内伤杂病，痰瘀蕴久化毒者，则活血化痰为主，辅以解毒。如朱曾柏治顽痰死血化毒之恶性肿瘤，治则是化顽痰，破死血，兼以解毒。药用夏枯草、浙贝母、鸡内金、海藻化痰散结，水蛭、莪术、小金丸活血破血，重楼、蒲公英、连翘、犀黄丸解毒消肿。当然，以上治则治法是为邪盛实者设，对于邪实正亏者，又需逐邪与扶正兼顾。

341　血浊和湿、痰、瘀、毒的病机关系

血浊理论由王新陆教授于《脑血辨证》中首先提出，其目的是对无症（证）可辨但临床检查又出现异常的某些疾病综合征的早期干预提供理论依据，是王教授从医50年来对疾病谱系变化后的中医临床诊疗所提出的全新辨证方法，体现了治疗重心的前移，为无症状性疾病及心、脑血管、肿瘤等慢性疾病的早期干预提供系统辨证治疗方案，做到防患于未然，使机体在健康受到威胁、疾病处在量变阶段即可有效遏制，从而减少终末事件的发生。血浊与饮邪、湿邪、痰邪、毒邪等病机证候既有区别又有联系，明确血浊的内涵与外延对预防现代疾病的发生具有重要意义。王新陆教授在长期的医疗临床工作中，对新致病因素带来的疾病谱系变化，及时审时度势，以血浊、血涩、血瘀基本病理因素为切入点，继而导致脑浊、脑瘀、脑神紊乱、脑痿髓空的恶性病理结局，创造性提出了脑血辨证理论，为疾病的早期预防和及时干预提出了一系列具体的辨证分型和理法方药，为指导中医临床辨证治疗现代疾病提出了根本遵循。

血　浊

1. 血浊的概念："血浊"两字首见于《灵枢·逆顺肥瘦》云"刺壮士真骨，坚肉缓节监监然，此人重则气涩血浊。年质壮大者，其血黑以浊，其气涩以迟，刺此者，深而留之，多益其数也。瘦人者，其血清气滑，易脱于气，易损于血，刺此者，浅而疾之。气涩血浊，深而留之；血浊气涩，疾泻之，则经可通也"。此是对气涩血浊和血浊气涩不同针刺法的详细描述。《灵枢·根结》云"逆顺五体者，言人骨节之小大，肉之坚脆，皮之厚薄，血之清浊，气之滑涩，余已知之矣，此皆布衣匹夫之士也"。总之，此处所云"血浊"谓之血液混浊不清之义也。依据文献中关于"浊""血浊"含义，结合西医学的实验室、超声等检查结果以及患者的表现、症状进行联系对比，提出了"血浊"与高血脂、高血糖、高尿酸血症及高血压所导致的动脉粥样硬化的相关性。血浊是指血液受各种因素影响，失却其清纯状态，或丧失其循行规律，影响其生理功能，因而困扰脏腑气机的一种现象。血浊作为一种病理状态，多为机体对外来热源利用、转化、代谢障碍所致，这种病理因素的长期存在不能得到及时的清除必然会造成血管壁的损伤及血液流变学改变进而导致血瘀。人体在正常生理状态下是无血浊的，血浊是指血液超过自清、自洁、自稳能力后所形成的一种病理状态。浊邪也是一类有别于痰饮水湿、瘀血和结石的致病因素的统称，包括过剩的水谷精微（如高血糖、高血脂）和水谷精微代谢后产生的糟粕（如尿酸、肌酐、尿素氮、丙酮、乙酰乙酸、γ-氨基丁酸、二氧化碳等）。通过微观检查早期识别血浊，对疾病的早期干预有重要意义。

2. 血浊的主要成因：

（1）环境污染：环境污染包括大气污染、水体污染、土壤污染、食物链污染、噪声污染。人体若长期处在污染环境之中，各种污染源会通过皮肤渗透、呼吸、消化道直接或间接入血；有害电场、磁场、噪音干扰人体的正常生物电活动可引起机体生理功能异常，导致人体组织器官的气化功能即升降出入改变，机体一旦升清降浊功能异常，必然会出现浊血混于气、浊气混于血的病理状态。手机、家用电器虽给生活带来诸多便利，但如果经常处于电磁场的包围之中，生活中的电磁辐射也会对正常的气血运行造成混乱，出现血浊，由此对身体的损害也不可小觑。

（2）生活压力：随着社会节奏的飞速更迭，人们对未来生活有所担心，且城市生存压力越来越大，

这种长期的心理不安，必然会导致机体脏腑气血的气机逆乱。中医学认为肺主一身之气，肝主条达并调理全身气机。长期情绪（悲忧）、心理（抑郁或焦虑）异常，必然会影响肺的宣发通降、肝的疏泄条达功能，从而导致气机郁滞或气陷、气逆、气闭、气脱，气机逆乱则泌别清浊功能下降，久而久之则可导致血浊。《格致余论·涩脉论》云"或因忧郁，或因厚味，或因无汗，或因补剂，气腾血沸，清化为浊"。

（3）不良生活习惯：不良生活习惯包括劳逸失度和饮食失宜两个方面，劳逸失度的外在表现为过劳或过于安逸，过劳可表现为过于劳体、劳神和房劳，劳则耗气，过度耗气必然导致气虚，气虚不能升清则血浊；过逸表现为过于安逸，过逸则精神衰退、意志消沉、气血运行迟缓，气不帅血，渐致血浊。饮食失宜包括五味失宜、过食肥甘、饮酒过度、过食海产品，损害了小肠的传化泌别清浊及脾脏的转输升清降浊等功能而致血浊。

3. 血浊的主要危害：血浊主要为血液成分改变，无论血脂、血糖、尿酸异常，抑或组织器官功能异常、细胞坏死所导致的酶学异常及代谢产物异常堆积，还是血细胞数或质量的异常、血浆成分的异常改变，都称之为血浊，其定位在脉在血，定性为浊。

（1）浊积脉中，易阻气机：浊为阴邪，其性黏附，浊邪积聚，易阻气机，气机郁滞，则推动、气化、温煦、防御功能下降，进一步加速血浊的形成。《素问·阴阳应象大论》云"阳化气，阴成形"。说明阴阳调和才能气血条达。

（2）浊损脉道，五脏失养：浊邪积于脉中，失去了正常血液对脉道的濡养作用，导致脉管变脆、变硬、血管壁的粥样硬化。季长春等认为浊毒痰瘀混杂复合物，可以随血液运行到全身各组织器官，发生异位沉积。由于五脏六腑皆通于脉，并为心所主，浊积于脉，则脉道不通，五脏六腑及肢体官窍皆因失去血之濡养而发生诸多变症。故王新陆教授认为血浊是现代疾病的病理枢纽。

（3）浊邪上犯，蒙蔽脑神：心主神，脑藏神，脑为元神之府，脑神的功能依赖于心血的濡养，心血的正常输布也需要脑神的规律调节。心主脉，脉舍血，血浊在脉，浊于脉道，由于心气的推动作用，可使浊无所不至。浊邪犯脑，可蒙蔽脑神或致脑神逆乱。全身五脏六腑之神，皆受心血濡养、脑神调控，两者缺一不可，血浊损脉，则脑神失控或脑神失用或脑神被蒙，出现精神、神志、肢窍功能异常。刘伟认为"血浊理论在病机层面进一步密切了'血-神'关系"。

湿、痰、瘀、毒

1. 湿：湿有内外之分，外湿为外感六淫之一，内湿多由脾肾阳虚，脾失健运，水湿停聚所致。内湿与外湿虽有不同，但在发病过程中常相互影响。其主要表现或为肿满或为泄泻或饮邪或为重浊。《素问·经脉别论》云"夫胃为水谷之海，饮食入胃，游溢精气，上输于脾；脾气散精，上归于肺；通调水道，下输膀胱；水精四布，五经并行，合于四时五脏阴阳，揆度以为常也"。此谓正常的水液代谢途径，如果肺脾肾三脏功能失调，则可导致水液的敷布失常，水液不能变为津液而变为水湿。湿与水异名而同类，湿为水之渐，水为湿之积。湿为阴邪，其性黏腻，且湿邪易伤阳气，困遏清阳，并且一旦湿邪侵犯其病常缠绵难愈。但其主要病机还是与脾的转输功能有关，故《素问·至真要大论》云"诸湿肿满，皆属于脾"。

2. 痰饮：痰饮均为水液停而凝聚所形成的病理产物，其质黏稠者为痰，其质清稀者为饮，痰常停留于脏器组织之间或见于某些局部或流窜于全身。饮常停聚于胃肠、心肺、胸胁。痰饮一旦产生，可随气流窜全身，外而经络、肌肤、筋骨，内至脏腑、全身各处，无处不到。大凡咳嗽、咳痰、呕恶、脘痞、纳呆，常为痰阻肺胃气机之表现。瘰疬、瘿瘤、乳癖、核块常为痰浊停留于局部之表现。出现癫、狂、痴、痫为痰扰神明之表现，出现头昏头重头晕为痰蒙清窍之表现，另外形体肥胖是痰犯于肌肤之所为。故有"痰生百病""痰生怪病"之云。

3. 血瘀：是指血液运行不畅或血液瘀滞不通的一种病理状态，血瘀不同于瘀血，血瘀属于病机学范畴，凡是影响气血运行的致病因素皆可导致血瘀，最常见是七情致瘀，长期的忧思恼怒，可导致气血运行失调，气机郁滞则血行不畅而瘀，气机逆乱血不循常道致血偏居于一处而瘀。还有饮食致瘀、劳倦致瘀、气虚致瘀、外伤致瘀、出血致瘀、痰湿致瘀、久病致瘀、六淫致瘀。血瘀于脉道，则经气不利，经气不利又可加重血瘀。瘀阻于心脉则胸痹、心痛、心悸，阻于肺脉则咳喘、憋闷、气急，阻于肝脉则胁痛或胁下积聚，瘀阻于胞宫则小腹痛或痛经、闭经。大凡表现为疼痛、肿块、出血或皮肤、黏膜、指甲、口唇、舌质青紫，其脉象三五不调或有停顿，皆可考虑有血瘀的存在。

4. 毒： 在中医学中，"毒"的含义有多种，既可指某些特殊的致病因素，又可指某些病理变化。临床上常将致病力强或传染力强的特殊病因以"毒"冠名之，另外对某些邪盛病重之证，也常在邪气之后加一"毒"字，如热毒、湿毒、火毒、痰毒等。国医大师李佃贵教授在脾胃病领域尤其是萎缩性胃炎等伴有肠上皮化生等癌前病变颇有研究，首创"浊毒理论"，使用"化浊解毒"疗法，通过"疏肝和胃、活血祛瘀、化浊解毒、健脾和胃"四步调胃法，治疗慢性萎缩性胃炎、萎缩性胃炎伴肠上皮化生或不典型增生癌前病变。总之，毒是一个比较抽象的病因病性概念，加强对"毒"的认知有利于提高对所致疾病的重视程度。

血浊与湿、痰、瘀、毒、浊毒之间的关系

1. 血浊与湿： 血浊包括血液成分改变和血液流变学改变，定位于脉管之内，定性为浊。血浊是基于实验室检测所出现的理化指标异常，常无症可循，无证可辨。湿为津液所化，是津液敷布失常所致，湿常无定处，可流于关节肌肉孔窍，凡具有黏腻、缠绵、蒙蔽、流动、沉重、秽浊、黏滞性质的邪气，具有潮湿黏腻这一特点的均为湿邪，湿邪可侵袭肌表，可留滞于经络关节，也可聚湿成浊，如妇女白带增多、淋证、泄泻、痢疾等，湿可以化浊，浊又可助湿。湿易困脾土，也可上入胸膈，湿蔽清阳，或胸络痹阻，发生胸痹胸痛。

2. 血浊与痰饮： 痰饮是津液不归正化的病理产物，痰饮具有凝聚这一特点，其稀者为饮、稠者为痰，痰饮均分布在脉管之外。血浊源于血液混浊不清，痰饮为津液代谢失常所致。痰的产生多由肺失治节、脾失运化、肾失开合所致，其病机性质属阳虚阴盛，有痰饮的患者舌苔多滑腻，脉象多滑、弦或沉迟。血浊的产生多由脾的升清功能异常所致，也与肺的肃清、肾的排泄功能有关。肺、脾、肾功能异常可导致脉管内血的混浊，也可导致痰饮的形成而积聚于脉外，但血浊期患者常无异常临床表现。对于血浊与痰饮的关系，血浊日久可停聚为湿凝聚为痰，痰邪沉积可加重浊邪。

3. 血浊与血瘀： 血瘀即血液运行不畅运行受阻，瘀积于经脉或器官内呈凝滞状态，血瘀一般有两种状态，一是指血液运行缓慢，再就是指血液瘀滞不通，血瘀主要指运行状态的变化，而血浊主要指血液成分的改变，血浊常常是血瘀的前奏，血瘀常常是血浊的病理结局之一。吴君璇等认为血浊病变程度较轻，介于常态与血瘀之间，是血瘀的前期状态。《医经原旨·藏象》云"血浊不清而卫气涩滞也"。说明两者常相兼为病，瘀中有浊，浊必致瘀。血瘀也常常是中风病的发病关键所在，故有"血瘀致风"之说。

4. 血浊与毒： 毒是一种致病因素，广义上讲，所有致病因素皆可谓毒。但临床中"毒"常专指致病力强的邪气，或者致病后难以治愈的邪气，如蜂毒、蛇毒、蝎毒、癌毒、尿毒等，毒可致血浊，血浊日久也可生毒，但由于毒对机体的危害较大常常引起人们的高度重视，而血浊常隐于体内不易被发现，可一旦出现症状，常常到了"毒"的阶段。故可谓浊为毒之渐，毒为浊之积，积浊可以成毒。浊毒内蕴，也常可化风，故王新陆在血浊理论的提示下曾提出"浊毒致瘀生风"，即浊毒生风。

5. 血浊与浊毒： 血浊是从发病学的角度，对西医检查过程中出现的实验室检查或超声影像学检查结果异常作出的解释。血浊概念的提出，目的在于对患者存在检查结果异常或实验指标异常却没有任何症状的状态下进行早期治疗干预，是为疾病的一级预防提供科学的诊治方法而提出的一种全新辨证理论体系。浊毒是针对已经恶化了的疾病而进行治疗的一种证候体系，重点在"毒"，如"癌毒""癌前病

变"，研究的是基于浊的情况下基因的突变，是基于已经显著变化的恶性疾病而采取"化浊解毒"，属于方法学的范畴。

血浊其内涵主要包括两个方面，一是血液成分的浑浊，可谓血液变稠、变质、变脏，再就是血液运行的混乱，也就是由层流变为涡流。主要针对血浊理论的证候、神经系统疾病、代谢性疾病3个维度进行深入系统研究，是血浊理论体系的又一成果，研究的定位主要在血、脉，指出血病可以导致脉病，脉病可以导致血病，最终血脉同病、气血同病，引起全身组织器官的缺血性或出血性改变。其干预措施就是治血治脉，治血就是化浊，治脉就是养脉、抗动脉粥样硬化。临床上最常见的病变就是心脑血管疾病、动脉粥样硬化，二是对于糖代谢、脂质代谢、嘌呤代谢异常所导致的血浊及脉管硬化而出现的相应疾病，所以说血浊与现代疾病有非常密切的关系。浊毒病邪胶结作用于人体，导致人体细胞、组织和器官的浊化而导致细胞、组织和器官的浊变，包括病理学中的肥大、增生、萎缩、化生和癌变，以及炎症、变性、凋亡和坏死等变化。浊变的结果是毒害细胞、组织和器官，使之代谢和功能失常，乃至功能衰竭。强调浊毒与脾胃病关系密切，指出湿浊易郁而化热，热内蕴又可成毒，其毒由湿浊演变而生，因此认为浊毒是脾胃病的主要病机之一，并以此为理论依据，制定了以"化浊""解毒"为主治疗脾胃病的一整套严谨的治则、治法。

血浊与其他病理因素，如湿、痰饮、血瘀、毒，既有区别又有联系，皆为水液、血液运化失常所致，常相兼为病，虽有病位之不同，但其不同的病理因素常常是某些疾病的不同阶段而已，朱红俊等曾提出"动脉粥样硬化痰瘀化浊论"认为"浊邪"是痰瘀胶结、得热腐而化生之阴邪，既有痰、瘀之特点，又有别于痰、瘀之邪，治疗当痰血同治、以泄浊邪为要。血浊主要基于检测结果的异常，患者常常没有任何不适，故常常被忽视，等到达了湿、痰、饮、瘀、毒等阶段时，患者常有明显的症状而去就医，血管B超检查可以发现动脉粥样硬化，故胡怀强等提出"血浊是动脉粥样硬化诸病机产生的基础"。于丽红等认为血浊是火、风、痰、瘀、毒等病理因素产生的启动因子。血浊理论的提出，目的是对疾病的演变过程在发生于浊的阶段时即进行干预，这时候的干预对机体损伤也是最小，可以通过饮食、运动、情绪调控、生活方式的改变及中医中药干预，让浊归清，从而恢复机体的固有生理状态。血浊是介于健康与现代疾病之间的病理枢纽，阻断这个枢纽正是阻断健康向疾病发展的关键，即是中医"治未病"的落脚点。《素问·阴阳应象大论》云："故善治者治皮毛，其次治肌肤，其次治筋脉，其次治六府，其次治五藏。治五藏者，半死半生也。"此所谓《素问·四气调神大论》云："是故圣人不治已病治未病，不治已乱治未乱，此之谓也。大病已成而后药之，乱已成而后治之，譬犹渴而穿井，斗而铸锥，不亦晚乎。"故血浊论的提出是针对患者进行体格检查时发现的检查结果或检验指标的异常却未有任何症状时就进行干预，目的是将疾病治疗阶段前移，真正做到未病先防、既病防变。

342　从燥、湿、毒论治雾霾相关疾病

当前雾霾所引发的一系列问题已引起社会广泛关注和重视，其中对人类健康的影响备受重视。雾霾是雾和霾的混合物，PM2.5被认为是雾霾的罪魁祸首。PM2.5表面吸附有大量有害物质，主要为重金属元素和有毒有机物（如硝基多环芳香族化合物、多环芳香烃等），这些有毒物质不仅可以对呼吸道和心血管系统造成严重损害，还可引起人体生殖、免疫、血液系统等全身性疾病，且发病率和病死率皆与PM2.5浓度成正相关。学者刘娜等从中医燥、湿、毒三邪的角度对雾霾相关性疾病进行论治，以期为雾霾相关性疾病的治疗提供一定的思路。

从燥邪论治

燥为秋天主气，在五行属金，燥性太过，伤人致病，便成为燥邪。燥邪为阳邪，其致病具有干燥、收敛等特征。《内经·六元正纪大论》云"金郁之发，天洁地明，风清气切，大凉乃举，草树浮烟，燥气以行，霿雾数起，杀气来至，草木苍干，金乃有声。故民病咳逆，心胁满引少腹，善暴痛，不可反侧，嗌干面尘，色恶。山泽焦枯，土凝霜卤，佛乃发也，其气五。夜零白露，林莽声悽，佛之兆也"。可见金秋至则燥气胜，霿雾起。然而燥邪并非只在秋季才出现，一年四季皆可出现燥邪伤人之症。如清代医家石芾南所著《医原》中云"在春为风燥，在夏为暑燥，在秋为凉燥，在冬为寒燥"。雾霾袭人，从口鼻而入，首先犯肺，于秋冬干燥季节多发。在雾霾频发时期于呼吸科就诊的患者集中表现出口鼻干燥、鼻黏膜出血、干咳、黏痰难咯，甚或痰中带血丝等干燥症状，故雾霾致病具有一定的燥性。

《素问·阴阳应象大论》云"燥胜则干"，雾霾为燥邪，燥性干涩，且雾霾多发于秋冬季节，燥为秋气，同气相求，故雾霾袭人最易伤津液，所以在雾霾天里多数人会出现咽干、口渴多饮、鼻干、皮肤干涩脱屑、毛发不荣、小便少、大便干、舌红少津、苔薄白而干等一系列干燥、涩滞之症。肺为娇脏，清轻肃静，不容纤芥，不耐寒热燥湿诸邪，又《灵枢·九针论》云"肺者，五脏六腑之盖也"，肺位最高，覆盖于五脏六腑之上，通过口鼻与外界相通，具有保护诸脏免受外邪侵袭的功能，故雾霾之邪从口鼻而入，常易犯肺而为病。PM2.5被称为雾霾的"元凶"，是危害人类健康的主要因素。报道指出，PM2.5每增加$10\ \mu m/m^3$，医院呼吸系统疾病的就诊量增长$0.5\%\sim1\%$。长期生活在雾霾中，人们肺癌的发病率也会提高。雾霾之燥犯肺易伤肺津，津伤则肺失宣降，气机逆乱，患者常出现咳、痰、喘、鼻塞、流涕等不适，若燥伤肺络，则表现为痰中带血、痰黏难咯或干咳少痰等。肺主皮毛，雾霾伤肺，肺津亏虚，无法将肺之津液和水谷精微输送至全身之皮毛以滋养之，皮毛失濡则可见枯槁不泽，故皮肤长时间暴露于严重雾霾之中，会出现干涩甚至皲裂。肺主悲忧，清代季楚重云"所谓郁者，清气不升，浊气不降也。然清浊升降，皆出肺气，使太阴失治节之令，不惟生气不升，收气亦不降，上下不交而郁成矣"。认为郁证为肺失宣发所致。雾霾之燥损伤肺部津络，令其气机失常，对悲忧情志等不良情志的适应和调节能力下降，故雾霾来袭，多数人会出现焦虑、抑郁、低沉等不良情绪，经常感到疲惫乏力。

王天中等在治疗燥咳时以杏苏散为基础方，结合临床症状进行适当加减，临床效果显著。吴周军采用桑杏汤加减治疗秋燥咳嗽，获得良好疗效。对于雾霾所引起的一系列呼吸道燥性症状，治疗上应注重滋阴清肺润燥，临床中可根据患者具体症状，辨明温燥和凉燥，以桑杏汤和杏苏散为基础方进行加减治疗。《素问·至真要大论》云"燥淫于内，治以苦温，佐以甘辛，以苦下之"。杏苏散为治疗凉燥的基础方，本方苦温甘辛并用，具有轻宣凉燥、理肺化痰的功效，药物组成为紫苏叶、法半夏、茯苓、前胡、

桔梗、枳壳、甘草、生姜、大枣、杏仁、橘皮。《温病条辨》云"秋感燥气，右脉数大，伤手太阴气分者，桑杏汤主之"。桑杏汤辛凉甘润并用，具有清宣温燥、润肺止咳的功效，药物组成为桑叶、杏仁、沙参、象贝母、豆豉、栀子皮、梨皮。雾霾患者如痰中带血或鼻衄，可加清热凉血止血之品，如墨旱莲、白茅根、牡丹皮等；肺与大肠相表里，大便干者，需适当加郁李仁、柏子仁、松子仁等润肠通便药物；若皮肤干燥、口渴较重者，可加天花粉、芦根等清热生津；咽干咽痛者，可适当加清咽利喉药物，如桔梗、牛蒡子；津伤严重者，需重视沙参、麦冬、玄参、石斛、玉竹、知母等养阴生津药物的应用。

从湿邪论治

湿为阴邪，其致病具有重浊、黏滞、趋下的特性。古代诸医家将雾露致病归为湿邪致病，如明代张介宾认为"湿之为病，有出于天气者，雨雾之属是也，多伤人脏气；有出于地气者，泥水之属是也，多伤人皮肉筋脉"。清代雷丰在《时病论·秋伤于湿大法》中亦云"冒湿之病，得之于早晨雾露，云瘴山岚，或天阴淫雨，晴后湿蒸"。《毛传》中对霾作了相应阐释，其认为"霾"为"雨土也"。雾是悬浮在近地面空气中的水汽凝结物，出现雾时空气的相对湿度常达100%或接近100%，故从六气而论雾属湿气。霾与雾的区别在于相对湿度的差异，霾发生时相对湿度不大，一般小于80%，但当水汽凝结加剧、空气湿度增大时，霾就会转化为雾。雾霾是雾和霾的混合物，相对湿度介于80%～90%，可伤人致病，故属"湿邪"范畴，其从人体之外而来，故又属外湿。

《素问·太阴阳明论》云"伤于湿者，下先受之"。人体下部属阴，湿为重浊有质之邪，属阴而趋下，同气相求，故湿邪袭人易伤及人体下部。而雾霾从口鼻而入，首先犯肺，与传统湿邪首先犯下不同，故雾霾虽属湿邪，却又与传统湿邪有一定区别，其致病有一定独特性。湿为重浊有质之邪，极易留滞于脏腑经络，阻遏气机，故雾霾入侵人体，常常阻于胸膈，令脏腑气机逆乱，肺失宣降，水液聚而为痰为饮，患者常出现咳、痰、喘、胸闷气短等症状。若雾霾之湿伤及于肺，令肺失肃降，不能将水液向下输送，浊液不能下输肾及膀胱，临床常见小便不利或水肿；若令肺失宣发，不能向上向外输布水液，则常见无汗、水肿症状。《素问·生气通天论》云"因于湿，首如裹"。雾霾之湿侵袭肌表，易困遏清阳，导致清阳不升，则会出现头昏重甚至胀痛、身重疼痛、肢体倦怠等不适。《素问·至真要大论》给出了治疗湿邪的基本原则："湿淫所胜，平以苦热，佐以酸辛，以苦燥之，以淡泄之，湿上甚而热，治以苦温，佐以甘辛，以汗为故而止"。故临床治疗湿邪时应注重苦温燥湿、清热利湿、淡渗利湿、辛散利水、芳香化湿等方法的灵活运用。

肺居高位，主行水，通调水道，为"水之上源"，能参与全身水液代谢的调节。雾霾之湿从口鼻而入，首先侵犯肺部，当患者出现湿邪相关性症状时，应在《黄帝内经》祛湿原则的指导下重视宣肺化湿法和降气利水法的灵活应用，常用药物有杏仁、藿香、茯苓等，常用方剂如藿朴夏苓汤、三仁汤、新加香薷饮等。张元兵等在论治雾霾之湿的治法时提出，"有邪在卫表宜用汗法；邪在上焦，治宜宣泄"。程丑夫在论治雾霾遏表证和雾霾损肺证时分别重视解表祛湿法和宣畅肺气、微汗透湿法的应用。若肺气得宜，肃降得复，则水液输布有常，湿邪得去，故而雾霾湿邪相关性诸证亦可得缓。

从毒邪论治

毒邪这一名词最早是在20世纪80年代末由刘更生教授正式提出。根据入侵机体的途径不同，毒邪又可分为外毒和内毒。随着经济的发展，城市化的加快，我国环境污染问题日益突出。除传统所说之毒邪外，冯学功将空气污染、噪声、化肥农药及电磁污染等也归于外毒范围，且"环境毒""环境毒邪"等概念相继被提出。霾成分非常复杂，主要由二氧化硫、氮氧化物和可吸入颗粒物组成，包括大量有毒物质，主要是直径<10 μm的气溶胶粒子，包括硫酸盐、硝酸盐、矿物颗粒物、有机气溶胶粒子、海盐、燃料和汽车废气等，可直接危害人体健康，主要侵害呼吸道和心血管，同时亦可波及全身其他系

统。潘铭指出雾霾中的有毒有机物可随呼吸作用和血液循环而影响全身，对机体诸多内脏器官皆有致癌、致畸和致突变作用。《疡科心得集》云"故毒入心则昏迷，入于肝则痉厥，入于脾则腹疼胀，入于肺则喘嗽，入于肾则目暗手足冷"。刘敏等提出雾霾作为致病邪气，易于侵袭肺脏。雾霾中的有毒细小颗粒可经口鼻直接进入支气管和肺部，甚至直达肺泡和间质，诱发或加重哮喘、慢性阻塞性肺疾病、气管炎、间质性肺炎、肺癌等呼吸道疾病，所以雾霾天患者以呼吸道不适常见。雾霾从口鼻而入，对人体有毒性作用，故属于外毒、环境毒邪。

雾霾为外来之毒，对人体有致毒性，治疗时应注重祛邪解毒。张元兵等在论治雾霾之毒时选用甘露消毒丹合五味消毒饮进行加减以清热解毒祛邪，主要药物包括藿香、薄荷、连翘、金银花、射干、黄芩、滑石、茵陈、通草、石菖蒲、白豆蔻、川贝母、桔梗等。临床治疗时，需根据患者具体症状对症用药，如合并血热者，可选用凉血解毒法；热毒较盛者，可予以清热解毒；合并水液代谢障碍者，可利水解毒等。

近几年随着雾霾天气的肆虐，雾霾相关性疾病的中西医治疗成为大家关注的焦点。"正气存内，邪不可干"，"邪之所凑，其气必虚"，从中医学角度来讲，雾霾致病为内、外因共同作用的结果，雾霾为外来之邪，是导致机体发病的外因，人体正气虚弱是内在因素，邪胜正负是发病之机。雾霾集毒、燥、湿三气于一体，袭人而致病。根据雾霾自身特性及致病特点可知，雾霾为外来之邪，兼有燥、湿、毒三性，故而临床治疗时可根据患者的具体症状，综合运用解毒、治燥、祛湿之法进行辨证论治，同时注意调补身体，令正气充足以防病逐邪。

343 肺系疾病缓解期从痰、瘀、毒论治

肺系疾病缓解期临床症状轻微或隐匿，但忽视缓解期的治疗，易造成疾病反复发作，最终导致其病理和生理功能难以逆转，严重影响患者的生活质量。学者卢绪香等认为，应用痰瘀毒邪理论来研究肺系病缓解期的诊治工作，对于延缓病程进展，减少反复发作次数，改善预后具有积极的意义。

2008 年公布的我国人口死因调查显示，呼吸系统疾病（不包括肺癌）死亡在各类疾病死因中居第 3 位，仅次于恶性肿瘤和脑血管疾病。近年来，哮喘、慢性阻塞性肺疾病、间质性肺疾病等发病率增加，且常导致慢性肺功能损害甚至致残，极大加重了社会负担。残酷的现实昭示人们，呼吸系统疾病的防治和研究工作比以往任何时候都更加重要和迫切。

随着临床实践的发展和现代病理机制研究的深入，中医学在认识、分析、解决疑难问题方面捉襟见肘，为此结合前人研究，应用痰瘀毒邪理论来研究肺系疾病缓解期的诊治工作。

肺系病的临床症状主要为咳嗽、咳痰、呼吸困难，发病有一定的规律性，呈急性发作期-慢性缓解期交替发作，慢性缓解期症状轻微或隐匿，多引不起重视，致使毒邪留恋，为之后的急性发作留下隐患。

内毒伏肺是肺系病缓解期的基本病机

"肺为娇脏，不耐寒热"，每因外邪侵袭、饮食不当、情志刺激、体虚劳倦等诱因引动，致使肺脏生理功能失调，产生的病理产物蕴积体内化为内毒，外邪易除，内毒难尽，易伏而待发。在毒邪量变而未引起质变的过程中，内毒伏肺，即是肺系病缓解期的基本病机。病理因素以痰毒、瘀毒为主。疾病初发作或急性发作时，祛邪不尽，闭门留寇，致使痰瘀郁而化毒，伏而后发，此乃肺系病反复发作并渐进性加重的重要因素之一。肺系病病位在肺，肺主气、司呼吸，主通调水道，朝百脉、主治节。概括而言，肺的生理功能即是通过治理调节气血津液而起到治理调节全身的作用。然痰由津来，瘀由血化，津血本系同源，则痰瘀本为一体，二者异形而同源。唐容川《血证论·咳嗽》中云"须知痰水之壅，由瘀血使然，但去瘀血则痰水自清"。《诸病源候论·痰饮候》云"痰饮者，由血脉闭塞，津液不通，水饮气停在胸府，结而成痰"。痰瘀不仅是气血津液运行障碍形成的病理产物，而且均易阻碍气机，在一定情况下是可以互相转化的，两者之间存在一定的因果关系，痰瘀交结，致使病情缠绵难愈。

缓解期痰、瘀、毒致病特点

1. 伏藏性：肺系病急性发作经积极祛邪治疗后，正虚不甚，邪毒不盛，正邪交争多不剧烈，咳痰喘等症状可以不完全表现出来，现代医学检查手段可以给予充分的认证，比如肺炎患者经治临床症状好转，但影像学异于正常。毒邪的伏藏性是疾病急性加重、反复发作的重要因素之一。

2. 正损性：肺主气，肺吸入的清气和脾胃运化的水谷精气结合而成宗气，聚于胸中，通过肺的宣发肃降、朝百脉、主治节等功能，贯通心脉以行气血，从而维持各脏腑组织器官的功能活动，肺主一身之气的功能正常，则脏腑功能正常。而肺系病缓解期，痰瘀毒内伏于肺，痹阻肺络，影响宗气的生成与输布，在临床上主要表现为肺气虚的临床证候。

3. 从化性：痰瘀毒的从化性是指毒邪具有以体质学说为根据发生变化的性质，或从寒，或从热，

或寒热征象不明显。如素体阳盛者，则毒多呈热象，表现为渴喜冷饮，不恶寒，舌苔偏黄，疾病多向阳热实证演变；素体阴盛者，则毒多呈寒象，表现为渴喜热饮，恶寒肢冷，舌苔偏白，疾病多向寒实或虚寒等证演变。正如《医宗金鉴》所云"六气之邪，感人虽同，人受之而生病各异者，何也？盖人之形有厚薄，气有盛衰，脏有寒热，所受之邪，每从其人之胜气而化，故生病各异也"。

4. 选择性： 明代李梴《医学入门》云"痰乃津血所成，随气升降，气血调和则流行不聚，内外感伤则壅逆为患"，它可以停积在体内组织和器官的任何部位，成为一种病理产物而导致各种各样的病证。但是肺脏功能受损，其主通调水道等功能失常，易产生津液病变，产生痰饮水湿等，以及久而成瘀，其所产生的病理产物痰瘀毒，伏藏病位在肺，在临床上也可以认证这一现象，如肺系病在反复发作的症状、演变规律上有一定的相似性和递进性。

5. 顽固性： 痰瘀毒痹阻肺络，致病顽固，易反复发作。在临床上多表现为用药病减但停药复发，或病情反复时轻时重，或治疗无效或效果不明显，难以根治。

缓解期治疗原则

1. 扶正托毒： 肺系病缓解期，正虚邪不盛，内毒伏肺，治当宗"缓时治本"之大法，扶正以托毒外出，治以培补摄纳为主，或补肺，或健脾，或补肾，阳虚则温补之，阴虚则滋养之。补肺首选黄芪。《本草备要》云"生用固表，无汗能发，有汗能止，温分肉，实腠理，泻阴火，解肌热；炙用补中，益元气，温三焦，壮脾胃，生血，生肌"。黄芪"补三焦，实卫气"，顾护卫表，以防外邪侵袭，内外相因以致疾病复发；黄芪还可托毒外出，使深伏之邪外达而易于祛除。"脾为生痰之源，肺为贮痰之器"，"脾气散精"，主运化，为后天之本，肺病及脾，子盗母气，脾气虚衰，或升降功能失常，运化功能减弱，水谷精微失去输布，则聚而为痰。李中梓云"脾为生痰之源，治痰不理脾胃，非其治也"。治以健脾化湿，其一消其病邪则痰自清，其二固护脾胃，后天得养，则机体得以濡养有利于扶正抗毒。肾为气之根，与肺同司气体之出纳，肺病及肾，真元损伤，根本不固，不能助肺纳气，气失摄纳，上出于肺，出多入少，逆气上奔为喘。正如《医贯·喘》所云"真元损耗，喘出于肺之上奔……乃气不归原也"。故缓解期尤应重视补肾纳气之法，以冀减少或控制其反复发作。

2. 痰瘀同治： 痰瘀毒邪伏肺是肺系病缓解期的基本病机，治疗以痰瘀同治为基本原则，但是临床上需要综合症状、病程、体质等各项因素，治疗有所侧重，或以治痰为主，或痰瘀并重，或以治瘀为主。

（1）治痰：肺系病缓解期治痰当以调气为先。《证治汇补》中指出"人之气道，贵乎清顺，则津液流通，何痰之有"。痰是津液运行失常的病理产物，津液运行依赖气的运行气化功能，若气机失调，则津液停聚为痰，痰为有形病理产物，又可阻滞气机，因此治痰当以调气为先，正如朱丹溪所云"善治痰者，不治痰而治气，气顺则一身之津液，亦随气而顺"。调气方法有三：首调肺气，恢复其宣降功能，则津液得以输布，一无痰聚之虑，二可使痰毒归于正化，消散于无形。临床上多选用麻黄、桔梗、炒杏仁等药物，使肺气宣中有降，降中有宣，宣降有序，气机得调。其次理脾气，脾胃为气机升降之枢纽，脾气运化正常，一可杜绝生痰之源，二可有助于肺气宣降。另外肝主疏泄，调畅全身气机，是推动血和津液运行的一个重要环节。肝失疏泄，气机不利，木气侮金，亦可影响津液代谢而成痰，肝气犯肺者，治当疏肝理气，则津液难以凝滞为痰。故治痰须先调气，治其形成之根本，杜绝生痰之源，使新痰不生，已成之痰毒因气畅而得以输化，治痰以调气为贵。

另外，痰由病生，不仅为肺系病的病理产物，而且又成为新的致病因素，因此必须以化痰、祛痰为基本大法。肺系病缓解期正气不足，邪实不甚，治痰谨防猛剂急攻，则痰未清而正气伤，必须权衡邪正虚实，缓急轻重，宜采用寒温并施，清润并用，攻补兼施之法，使邪毒去而不伤正。除此之外，软坚消痰法适用于肺系病久病顽痰诸证，尤其是出现痰瘀胶着不解的复杂局面，药取海浮石、海蛤壳等药物，辛味咸平归肺经，具有软坚化痰清肺之功。正如朱震亨云"石治老痰，积块，咸能软坚也"。

（2）治瘀：瘀血不仅为肺系病的病理产物，而且形成后又成为新的致病因素，久则能化热、生痰、耗损肺气，阻碍肺气宣降，加重肺气郁闭，致使疾病恶性循环，治疗越发棘手。《血证论》指出"有瘀血，则气为血阻，不得上升，水津因不得随气上升"，治疗当活血行血、化瘀通络。结合现代药理研究，证实川芎可降低肺动脉压，同时减少心肌耗氧量，且不影响体循环及 PaO_2 及 SaO_2；赤芍可降低血黏度，改善肺血运状态，降低肺血管阻力；当归可激活肺血管平滑肌上的 β 受体，使细胞内 cAMP 增加，间接扩张肺动脉，降低血浆中血栓素 A_2（TXA_2）含量，调节 TXA_2 与前列腺素间的平衡，降低血黏度，减少血流阻力；丹参可抑制腺泡内肺动脉构型重组，降低血黏度。因此，在肺系病缓解期治疗中应用活血化瘀之品，可以使血运通畅，肺气宣通，进一步提高临床疗效，改善临床预后。

344　从湿、浊、毒论治新型冠状病毒肺炎

新型冠状病毒肺炎（简称新冠肺炎），WHO 命名为 COVID-19，已经成为新中国成立以来最大的一次瘟疫。中医界认为本病源于感受了疫疠之气，同时也确认属于中医学"疫病"范畴。学者莫郑波等通过回顾性分析武汉地区临床病例，发现本病从病毒的潜伏期到临床发病期全过程均有"湿、浊、毒"表现，从湿浊毒论治新型冠状病毒肺炎，获得较好疗效。

湿、浊、毒的定义

1. 湿：《说文解字》云其"湿，幽湿也。从水，一所以覆也。覆土而有水，故湿也"。从科学的角度理解可以表述为：水与物共为一体时，水多于物而显现出来的状态就是湿。中医学的湿为一种致病因素，即风、寒、暑、湿、燥、火六种致病因素之一，即外感六淫之邪。

2. 浊：《说文解字》解释为"浊水"；《汉书》释义"肮脏"；《辞海》释义为"浊"与"清"相对，混乱。中医学涵义为"浊，就是秽浊不清"，"浊邪，重浊之邪气也"。

3. 毒：《说文解字》云其"毒，厚也。害人之艸，往往而生"。也就是说对人有伤害作用的草常常会产生很浓厚的性味；清代徐灏《说文解字注笺》云"毒之本义为毒草"；《博雅》释义为"恶"。我们理解为毒是性味重、厚、浓的意思，高度浓厚必成严重"毒害"之物。毒引用作为中医学的致病因素之一，有两层涵义：一方面是特指瘟疫疾病的病因，其具有传染特性即疫毒；另外一方面指中医外感六淫的致病因素而极盛炽烈者为之毒也，如寒毒、热毒、风毒、暑毒、湿浊毒、燥毒。

湿浊毒的概念，指具有传染特性和流行性的浊秽极盛的致病因素，同时也是对人体造成严重损害的病理产物，可谓之湿浊毒。

湿、浊、毒的典籍阐述

《素问·阴阳应象大论》云"清阳出上窍，浊阴出下窍；清阳发腠理，浊阴走五脏；清阳实四肢，浊阴归六腑"。《三因极一病证方论》云"假如冬合寒，时有温暖之气，则春必患温疫；春合温，而有清凉之气，则夏必患燥疫；夏合热，而有寒气折之，秋必病寒疫；秋合清，而反淫雨，冬必病湿疫"。《辨证录》云"夫湿从下受，而风从上受者也。下受者膀胱先受之，上受者肺经先受之……时气之来无方，与疫气正复相同，但疫气热中带杀，而时气则热中存生"。《伤寒指掌》云"此种瘟疫，是天行之疠气从口鼻而入，风热与湿浊熏蒸，其气流布三焦……疫邪吸秽浊入手经宜逐秽解毒"。

我国历代医学文献对湿浊的阐述及湿浊之邪气致病的论述均有记载，在借鉴前人理论的基础上，结合本次疫情的流行病学特点和临床病例分析，进一步分析从湿浊毒论治新冠肺炎的必要性。

湿、浊、毒致疫的自然因素

湖北，因湖得名，因水而兴，因江而盛，是我国长江流经唯一超过 1000 公里的省。武汉为湖北省经济中心，人口众多，处于长江与汉江交汇地，气候湿润而多阴雨。近年来武汉天气，逢冬即暖，日照减少，寒湿绵绵，故形成了湿浊毒疫疠之气致病的地域自然条件。《伤寒指掌》云"天久阴雨，湿寒流

行，脾土受伤，故多寒疫寒湿"。

湿、浊、毒致病的基本特性

湿浊为中医学致病因素之一，湿邪具有 4 个特性：湿伤阳气、湿性重浊、湿性黏滞、湿性趋下。湿浊毒致病的典型症状多表现出重浊黏滞、病情缠绵的特征。COVID-19 患者早期证候可见发热、乏力、周身酸痛、纳呆、大便黏腻不爽，舌质淡胖齿痕、苔白厚腐腻，脉濡或滑；疾病进一步发展后表现为低热，身热不扬，或未热，乏力倦息，脘痞呕恶，便溏，舌质淡、苔白或腻，脉濡。这一系列的症候群均是湿浊毒的临床表现。

COVID-19 患者多数起病缓慢，潜伏期长，发病早期湿浊毒郁肺卫，症状温和，部分患者的湿浊毒可快速转化为湿浊毒壅肺、疫毒闭肺、内闭外脱等较重证候，恢复期多见湿浊毒邪留恋、肺脾两虚等缠绵难愈的证候。研究认为湿浊致病作用机制与机体免疫功能以及机体代谢机制相关，与炎性因子等水平以及血氧分压的变化相关，与肠道微生物菌群及多种活性酶、免疫细胞调节功能有相关性。

湿、浊、毒致病的辨证四大要点

湿浊毒病邪致病，其表现的证候特点，错综复杂，真假难辨。通过临床病例观察发现，湿浊毒戾感染人体后发病的新冠肺炎，就如同新型冠状病毒一样狡猾，故在临床上特别需要甄别论治。

1. 见虚非虚：新冠肺炎患者多见乏力困倦、精神略差、舌淡苔白等，往往辨证为虚证，而单纯采用补虚的药物来治疗。若属于湿邪疫毒阻碍气机，脾胃升清降浊失常，五脏六腑功能障碍所致，误用大量的黄芪、党参等补气药物，则湿邪更难去且助热，一旦湿邪化热，湿热留恋难除。

2. 见实非实：新冠肺炎患者可见有发热、脘腹痞满、大便干结等症状，虽有腑气不通的表现，但却不是阳明燥热实证所致，故不能过用寒凉泻下的大黄来攻之；也不是体内实热毒邪所致，故也不能以大苦大寒之品，如黄连、黄芩、黄柏清热解毒，若过用苦寒，误伤阳气，病反不解。

3. 见燥非燥：新冠肺炎患者可见有口干舌燥、干咳无痰等症状，多为湿热易化燥伤阴所致，但不能过用滋阴润燥之品，如麦冬、天冬等，易助长湿生，疾留难解。

4. 见热非热：新冠肺炎患者可见发热、面红、舌红苔黄等热之象，往往容易与外感风热、外感风寒入里化热、热毒炽盛的表现混淆，故若单用大苦寒凉之品来清热解毒或泻下清热等方法，不但湿热不除，且易伤阳助湿，湿邪内伏，病深不解。

从湿、浊、毒论治贯穿全病程

《新型冠状病毒肺炎诊疗方案（试行第 7 版）》将本病分为 4 期 9 个证型，其中轻型、普通型、重型和恢复期 4 个分型分期中有 4 个证型，均可从湿、浊、毒论治，贯穿本病的全病程。

1. 轻型（寒湿郁肺证）：临床表现为发热，乏力，周身酸痛，咳嗽，咳痰，胸紧憋闷，纳呆，恶心呕吐，大便黏腻不爽。舌质淡胖齿痕或淡红、苔白厚腐腻或白腻，脉濡或滑。本证型证候特点表现出极为明显的湿、浊、毒特征。

2. 普通型（寒湿阻肺证）：临床表现为低热，身热不扬，或未热，干咳，少痰，倦息乏力，胸闷，脘痞，或呕恶，便溏。舌质淡或淡红、苔白或白腻，脉濡。"湿性类水，水性本寒"，本证型证候特点表现出湿性重浊、黏滞特征，束缚卫气，阻碍气机，应寒湿浊毒同步治疗，药物亦是重叠，如羌活、苍术、藿香等。

3. 重型（疫毒闭肺证）：临床表现为发热面红，咳嗽，痰黄黏少，或痰中带血，喘憋气促，疲乏倦息，口干苦黏，恶心不食，大便不畅，小便短赤。舌红、苔黄腻，脉滑数。本证型证候特点本质还是湿浊毒化热后，痰热壅肺，治疗以张仲景的麻杏甘石汤或小陷胸汤作为基础方，随症加减。

4. 恢复期（肺脾气虚证）：临床表现为气短，倦怠乏力，纳差呕恶，痞满，大便无力，便溏不爽。舌淡胖苔白腻。本证型证候特点本质还是湿浊毒留恋机体，治疗选用香砂六君子汤为基础方，益肺健脾、理气化湿。

从湿、浊、毒论治方药

《素问·至真要大论》云"湿淫于内，治以苦热，佐以酸淡，以苦燥之，以淡泄之"，最早明确提出了用苦温酸淡以祛除湿邪的方法。张仲景《伤寒论》创立麻杏薏甘汤、防己黄芪汤、真武汤、五苓散等，开创祛湿法用于临床之先河。朱丹溪《局方发挥》云"淡渗治湿，以其湿在中下二焦。今湿在上，宜以微汗而解"。《伤寒大白》云"风湿疫邪，散表为捷，防风胜湿，苍术燥湿"。

经过多年临床，发现具有较好祛除湿浊毒的药物。如湿浊毒蕴结上焦者，选用藿香、佩兰、紫苏叶、白芷等芳香宣透，化湿浊毒。如湿浊毒留恋中焦之湿重于热者，用苦温燥湿药物如法半夏、苍术、白术、大腹皮、厚朴、草果、豆蔻、砂仁、陈皮、麦芽、神曲；热重于湿者，宜苦寒清热燥湿，如黄芩、黄连、黄柏、栀子、茵陈。如湿浊毒在下焦者，药用滑石、木通、茯苓、泽泻、车前子、薏苡仁之类。代表方剂有达原饮（《温疫论》）、甘露消毒丹（《医效秘传》）、羌活胜湿汤（《脾胃论》）、五苓散（《伤寒论》）、三仁汤（《温病条辨》）等。

针对新冠肺炎湿浊毒特性，制定协定方"祛湿化浊排毒汤"，功效：祛湿化浊，保肺排毒。组方：白芥子 15 g，石菖蒲 15 g，白蔻仁 10 g，槟榔 10 g，射干 10 g，僵蚕 10 g，青蒿 10 g，黄芩 10 g，藿香 10 g，佩兰 10 g，党参 10 g，炒薏苡仁 15 g，茯苓 15 g，甘草 10 g。用法：水煎 200 mL，口服，每天 2 次。

对于新冠肺炎的论治，前期已发文章认为本病属于中医疫病中的"湿毒疫"。其湿浊毒三者之间的关系为：湿与浊，源同质异，积湿成浊，浊轻为湿，湿重为浊，二者性质均属于阴，故有"湿为浊之渐，浊为湿之极"之说。浊既是中医学的一种致病因素，也是一种病理产物，具有胶结、黏滞、重沉、稠厚、浑秽的特性，当湿遇毒发生浊化，浊化之邪较湿更加稠厚浓重，胶着结痞，留恋固着，邪难祛除。从病因病机、发病转化、诊断治疗、恢复预后等各个方面认识"浊毒"致病的规律，可以为难治性迁延性疾病提供新的病因学支持。近年来，中医学者们较重视"湿浊"，提出了治疗疑难病和难治病"从浊毒论治""浊邪致病"的观点。当湿浊毒从人体口鼻而入，首先上犯于肺，伤肺损络，阻碍气机，气机不利，湿浊毒壅肺或郁而化热，湿热汇聚，如油入面，不得分解。基本治则以宣肺理气、健脾利湿为主，兼以透邪宣肺、分消走泄，其阻断湿浊毒对人体的损害是治疗新冠肺炎取胜的核心因素。

345　从虚损、浊毒论治吸烟引发的慢性阻塞性肺疾病

　　慢性阻塞性肺疾病（COPD）的临床特征为持续性呼吸道症状和气流受限，并且具有可以预防和治疗特点的一种常见疾病，多由于有毒颗粒或气体而引起气道和/或肺泡异常而导致气流受限。中医学中没有针对 COPD 确切的病名记载，根据临床症状表现，多以"肺胀""喘证"等论治，故中医可以从吸烟病因进一步认识与论治慢性肺阻塞疾病。

　　慢性阻塞性肺疾病是一种常见疾病，其病因众多。吸烟已经明确为 COPD 的重要危险因素之一，基于烟毒的特殊致病特点，燥毒作为引，肺脾肾虚损为本病之本，瘀血与痰凝构成浊毒为本病之标。在 COPD 的发展进程中，虚损浊毒互为因果，是吸烟引发的 COPD 的病理因素。学者吴玥等认为，临床上依据烟毒特性而进行辨证论治，先清燥（热）祛痰瘀，后以补虚为主，辅以调畅气机。以益气化浊毒之法治疗，遣方加减，以期为临床辨治思路提供有效的参考，减少疾病发生次数，延缓病情发展。

中医对于烟草的认识

　　烟草属于外来之物，在明代万历年间从国外传入我国。明代张景岳的《本草正》中有所记载，行军时深入瘴气之地吸食烟草可以避秽祛湿，故可以做药物之用。其认为烟草属阳，辛温之性，入体后可以上温心肺、下暖肝脾肾，温煦周身以助元阳，亦可解表散寒，驱瘴。烟草盛行一段时间之后，各路医家察觉到长期吸食会对人体产生莫大的危害。《本草汇言》中提到烟草并非善物，会令人气闭、闷昏如死；张景岳亦有"久服肺焦""烟亦损人"等结论；清代的《本草从新》将其归为毒药，并告诫世人远之；清代医家赵学敏认为其耗损肺之气血，并记录到《本草纲目拾遗》中，提出戒之、远之的警示。而现代中医对于烟草的认识更进一步。张安玲等从中医学传统的病因分类角度出发，提出烟草烟雾应是复合型致病因素，烟草为阳，性热，燥涩且秽浊，烟雾致病，伤及气血阴阳，日久产生痰瘀之浊，导致正虚邪实，引发诸多疾病；周育平等则认为烟毒首先犯肺，久之由表入里，积久成毒，循经渐进脉络，毒入太阴，脏损而病，耗伤气血，灼损全身脏腑，百病犹生。

中医相关病机探讨

　　1. 烟气为毒：医家王昂最先提出烟草有毒，其在《本草备要》中明确提到"辛、温，有毒，然火气熏灼、耗血损年，人自不觉耳"。如果将燃烧的香烟放入过滤器中，所留下的黑色黏胶状物即为烟油，此为烟气之本，当烟气与呼吸之津相结合之后，烟油由此产生。而烟雾则为烟气之用，其弥漫华盖，特殊的升散之性可以令清气迅速上行与头部，吸烟人士因此会感到愉悦。吸食烟草，烟气入喉，覆盖于肺，烟雾渐散，烟油则黏着于肺，永久不去。这种长期积累而导致疾病发生的病因，在中医病因中甚是少见，故将长期吸食烟草而患病的定义归属于感受烟毒之邪，可将其暂定于中医外因之列。烟草，性热，味辛，故可属于燥毒。烟毒袭肺，燥热之性熏灼肺络，先伤肺津，渐伤阴液，津液损耗，炼液生痰，烟雾消散，烟油胶着，闭阻肺络，耗气动血，络损肺伤，日久易助阳伤阴，五脏失和。虽然吸烟可以作为多种系统疾病的原因，但是烟草从口鼻入体，最易伤及肺络。而根据烟草之性与其伤及肺络的特

殊之途，可以看出其具有痹与痿两病的特征，胶着为痹，熏灼为痿。

2. 痰瘀为浊：烟毒犯肺，肺气不清而致咳喘，因其燥热之性，耗伤津液，上焦肺痿，气机难畅，中焦有热，水谷不输，营卫不行，血脉淤滞，治节失职，水饮痰湿聚生成浊，且因肾无水之源，难以气化，代谢失常，气滞痰凝，水湿内生，痰瘀湿互结成浊而发咳或喘。而清代吴澄在《不居集·烟论》中提到"今时之烟，为患更甚于酒"，其认为烟与酒其性相似，均有湿浊痰饮之性。故烟毒入气动气，入血灼血，生痰生瘀，肺朝百脉，日久可伤及其他脏腑。故中医学认为长期吸烟亦会导致肺脾肾三脏的不足，正如《黄帝内经》中所言：饮入于胃，游溢精气，上输于脾，脾气散精，上归于肺，通调水道，下输膀水精四布，五经并行。肺脏不足而津液难以输布；脾脏不足而水谷难以运化；肾脏不足而津液难以代谢，内生水湿，水湿内停，气机不畅，进而血行不畅，日久瘀血形成。故痰凝、瘀血可以相互转化，也可并见或是互成因果，其性黏着，两者为浊，令疾病迁延难愈，容易反复发作。故慢性阻塞性肺疾病多以痰瘀为标，肺脾肾的不足亦是痰、瘀形成的主要原因。本虚标浊互为因果，最终令疾病迁延难愈。

3. 本虚为损：本虚即指肺脾肾三脏虚损，COPD 久病耗损肺气，脾肺为母子之位，子盗母气，导致脾气虚，而肺为肾之母，母病及子，损伤肾气、肾阳。所以，肺气虚为根本，脾气虚为关键，肾气虚为结局。

（1）肺脏虚损：烟毒性辛热，入喉袭肺，以肺虚为始，耗损肺阴之阴津，日久气随津耗，肺脏虚损，其宣发肃降功能失职，气机不畅，水道不利，津液代谢失常，内生痰饮水湿，聚于肺脏，故临床多可见咳嗽喘促、气短，或是胸胁胀满不适等症状。

（2）脾脏虚损：烟草之毒多从口鼻而入，肺开窍于鼻、脾开窍于口，脾胃互为表里，燥毒之邪弥漫于全身，可伤及肺络，肺气不利，影响全身输布，痰浊内生，亦会伤及脾胃，运化失职，胃失和降，亦生痰浊。脾胃为后天之本，气血为生化之源，脾肺共同作用于水液代谢及气的生成，肺脾为子母关系，故肺脏虚损可因子病及母而累及脾脏，脾脏虚损，运化失职，水谷精微输布失常，停聚而生痰浊。《医宗必读》中提到：脾土虚弱，清者难升，浊者难降，留中滞膈，凝聚为痰。故临床上可出现咳嗽痰多，喘息气短，神疲乏力，纳呆食少等症状。

（3）肾脏虚损：肺肾二脏在经脉上相互属络，在生理上相互资生。五行方面，肺属金，肾属水，二者为母子之脏，金能生水，水能润金，金水相资。肺主宗气，生成宗气需要元气的参与，元气化生之源为肾中精气；肺的宣发肃降可助精下行以滋养肾脏。肺肾二者关系尤为密切，故肺脏虚损日久可累及肾脏。长期吸烟者，烟毒伤及肺络，进而导致肺金难以生成肾水，阴损及阳而致肾脏虚损。肾气亏虚，肺气不能下行以归元；肾精不足，不能濡养髓海；肾阳亏损，不能温养脾阳。故临床上可出现咳喘、呼吸表浅、动则尤甚及腰酸肢冷等症状。

中医治则遣方

以吸烟为病因而导致的慢性阻塞性肺疾病，其主要的病理机制是初起以燥毒为主，入里则生痰瘀，痰瘀互结，浊毒胶着，正气虚损或与其互成因果。治疗上应标本兼顾、扶正祛邪，故提出益气化浊毒为本病基本治疗原则。以此为法，直中病机，加快病情向愈。

1. 清燥解毒：烟草，味辛性燥，烟气从口鼻而入，伤及肺部，耗伤津液，燥热内生，伤及肺络。此类患者，临床上多见咳喘，痰黏成丝，难咯胶着，声音嘶哑，口干咽干，舌红少津，脉细数等症状。可用清燥解毒之法改善因烟草之毒引起 COPD 出现的临床症状。选用清燥救肺汤做基本方，结合烟毒燥热病因可以适当加入鱼腥草、地龙等中药。现代药理发现鱼腥草具有抗炎、解毒之效，地龙具有清热。平喘之效，研究表明干预大鼠慢性阻塞性肺疾病模型后可以通过降低炎症因子 TNF-α、IL-8 进而改善肺细胞组织的病理形态变化。

2. 化痰祛瘀：烟草之毒上行损伤肺气，耗伤津液，津亏血难行故生瘀；下行伤灼脾胃，气机不利，脾失健运，水谷精微输布不利，内生痰浊，血瘀痰凝，相互成结，故可形成一种病理状态。此类患者，多见唇色发绀、胸闷气短，痰涎壅盛，舌暗，脉涩等症状。

从广义上来讲，此处的痰浊不仅仅指的是痰，更多指的是水饮、湿毒与燥热之毒相结合所形成的一种病理产物。广义治痰，湿热之毒者，三仁汤打底，加藿香或佩兰等以除芳香化湿；狭义治痰，可从润、燥、清三方面出发，选用法半夏等药物以燥湿化痰，川贝母等药物以润燥化痰，桑白皮等药物以清热化痰。

治瘀的常用治法为凉血活血、补血活血，可选用栀子、牡丹皮、白茅根等药物，然血瘀日久积于体内，形成癥瘕，可选用水蛭、地龙等药物以加强药效。痰瘀等浊的形成可与气机不畅有关，血随气行，津亦随气行，气机不畅导致病理变化，故调畅气机亦有良效，通过脏腑辨证，采用疏肝、健脾、和胃等治法，选用行气之药，从而恢复气机功能，加快向愈。

3. 补益肺气：肺为华盖，最易受邪，烟草之毒侵袭日久，肺气亏虚，且贯穿与慢性阻塞性肺疾病的始终。此类患者临床上症状较难鉴别，是为本虚之始，多见咳嗽无力、自汗、苔薄，脉细弱。可选用补肺汤为基础方以补益肺气，止咳平喘。根据病情辨证加减。齐晓通过补肺汤加入黄芪、丹参对 116 例慢性阻塞性肺疾病患者进行随机分组的对照试验，得出此方可以有效改善患者肺功能，延缓肺功能的下降。罗明等通过补肺汤加入麦冬、杏仁 2 药，并通过 3 个月的临床观察得出此方可以减少气道炎性损伤，调节细胞免疫功能，减少患者发病概率以提高其生活质量。

4. 补益肺脾：烟草之毒从口鼻入体内，上行伤及肺络，下行伤及脾胃，且肺脾关系密切，从生理角度，脾为肺之母，肺所主之气均来源于脾，皆因气血之源于脾。但气血运行也赖于肺气的推动；肺主皮毛，脾主肌肉，皮毛肌肉紧密相连，而从经络角度，"手太阴肺经，起于中焦，下络大肠"，且二者皆属于太阴，故有"同气相求，同声相应之意"也充分说明了肺脾经络联系。肺气虚为其发病基础，多因脾虚累及肺虚，或是肺虚日久伤及于脾，导致肺脾两虚，进而影响疾病的发展。此类患者，临床上多见自汗，咳喘无力兼以脾气虚的症状，如腹胀、便溏等症状。选用较为经典的参苓白术散作为基础方，健脾而补肺以改善症状，脾胃之气旺盛，气血充足。方瑞华等通过研究表明此方可以有效地提高肺部功能，呼吸肌耐力增加，令呼吸机疲劳症状有所缓解。根据具体病情，若以补气为主，可用六君子汤做基础方，陈磊等通过 100 例患者的临床观察探究六君子汤可以有效缓解气道炎症，促进排痰，增强免疫力，改善症状，减少疾病发生概率。

5. 补益肺肾：《类证治裁·喘证》中提到"肺为气之主，肾为气之根，肺主出气，肾主纳气"肺主呼吸之气需要肾的纳气功能的辅助，而肺之清气亦归于肾，供养全身所使。可见，呼吸之深赖于肾之纳气。五行中，金水相生，烟毒日久损肺及肾，肾之功能损伤，藏精不足，气化于精，精少气不化，摄纳失职，亦影响肺主起司呼吸。肺不主气，出现气滞；肾不纳气，出现气逆，气机不畅，停滞于胸造成肺部胀满。故此类患者临床上见咳喘气短，胀满不适伴有肾虚之证，如小便频数，腰膝酸软等症状。可选用平喘固本汤为基础方。

黄梅等通过 166 例患者的临床疗效及肺功能指标观察发现平喘固本汤能降低 CRP 及 TNF-α，炎症状态有所缓解，而且可以改善肺功能，具有较高的安全性，有利于患者的愈后康复。许兰竹以常规西医与平喘固本汤联合治疗 120 例慢性阻塞性肺疾病稳定期患者，方子中的冬虫夏草、党参以及五味子均有补肺益肾之效，桃仁、沉香、磁石与紫河车具有纳气于肾；橘红、法半夏、紫苏子以及款冬具有燥湿化痰、降气平喘。具有降低患者炎症因子的效果。

烟毒性燥，由口鼻而入，伤及肺络，耗伤气血，由肺及脾，终及伤肾，出现肺脾肾三脏虚损。烟毒致病特点较为特殊，以燥毒为引，肺脾肾虚损为发病之本，瘀血与痰凝构成浊毒，此为发病之标。所以依据烟毒特性进行辨证论治，正虚痰瘀同治为重，先清燥（热）祛痰瘀，后以补虚为主，同时可辅以调畅气机，益气化浊毒为治疗原则，遣方随之加减。应尽早干预，延缓病情发展，减少疾病发生次数。

346 慢性阻塞性肺疾病虚、瘀、浊、毒病机

2006 年慢性阻塞性肺疾病全球防治创议（GOLD）会议公布最新慢性阻塞性肺疾病的定义：慢性阻塞性肺疾病（COPD）是一种可以预防和治疗的疾病，可伴有一些显著的肺外效应，肺外效应与患者疾病的严重性相关。主要以气流受限为特征，不完全可逆，呈进行性发展，与肺脏对有害气体或颗粒的异常炎症有关。COPD 的病因和发病机制十分复杂，西医学上对 COPD 确切的病因还不清楚，发病机制已有多种学说，如蛋白酶和抗蛋白酶学说、氧化损伤假说、免疫失衡和感染假说等。学者许媛等结合中医学"虚、瘀、浊、毒"致病理论，对 COPD 的病因病机作了阐述。

COPD 属中医学"咳嗽""喘证""肺胀"等范畴，是在多种肺系疾患反复发作迁延不愈的基础上发生的，其主要临床表现为咳、痰、喘、满、闷。关于对 COPD 的古代文献记载，早在《黄帝内经》中就对其病因病机有所描述，如《灵枢·胀论》云"肺胀者，虚满而喘咳"。《灵枢·经脉》亦云"肺手太阴之脉，是动则病肺胀满膨膨而咳"。阐明肺胀的病机主要在于肺气虚损，临床表现以胸满，咳喘为主。随着后代医家对本病的深入研究，提出新的理论：如《丹溪心法·咳嗽》云"肺胀而嗽，或左或右不得眠，此痰挟瘀血碍气而病"。表明本病病因病机主要在于痰浊、瘀血阻碍肺气。《景岳全书·喘促》云"实喘者有邪，邪气实也"。表明本病的发病与邪毒入侵有着密不可分的关系。在此基础上人们对本病的认知趋向成熟，《证治汇补·咳嗽》云"又有气散而胀者宜补肺，气逆而胀者，宜降气，当参虚实而施治"。表明对本病的辨病辨证当分虚实两端。

COPD 的病因病机可归纳为"虚、瘀、浊、毒"4 端。"虚"即肺脾肾虚，"瘀"即瘀血，"浊"即痰浊，"毒"即毒邪，本病以本虚标实兼夹多见，病变早期在肺气虚，继则影响脾、肾，故其本在肺、脾、肾三脏虚损，其标为瘀血、痰浊、毒邪胶着为患。"瘀、浊、毒"既是主要的致病因素，又是肺、脾、肾三脏虚衰的病理产物，脏腑虚衰与瘀血、痰浊、毒邪相互影响，交互为患，形成 COPD 复杂的病因病机。

肺脾肾三脏虚损为其本

1. 肺气虚是 COPD 的首要内因：《素问·评热病论》云"邪之所凑，其气必虚"。COPD 的发病与机体正气虚损有直接关系，肺气虚即是 COPD 发病的首要条件。肺主气，司呼吸，外合皮毛，开窍于鼻，这与现代医学所说的免疫功能有关，肺气虚患者细胞免疫和体液免疫功能均较正常人低下。研究表明，细菌能否黏附呼吸道与呼吸道黏膜是否受损有关。呼吸道黏膜未受损，则无细菌黏附；呼吸道黏膜损伤越严重，则呼吸道黏附细菌的定量培养计数越多。由此可见，肺气的盛衰直接影响人体的免疫系统和防御功能。而 COPD 患者多为老体弱，肺气虚衰，卫表不固，则邪毒易由体表入侵：首先犯肺，肺感邪失调，肺主气，司呼吸，肺气上逆，发为咳嗽；肺气升降失常则见喘息、短气。继则肺气耗伤，肺主通调水道，肺气虚则无以推动水液运行，水湿停滞，积液成痰饮，则见咳痰，肿胀。当 COPD 持续发展时，导致人体脾肾气虚，又会进一步加重肺气虚，从而影响肺司呼吸、主治节、主通调水道之功。因此，肺气虚能直接影响 COPD 的发生和发展，肺气的盛衰与 COPD 病情轻重一致，且贯穿于 COPD 的整个病程之中，是 COPD 的首要内因。

2. 脾肾气虚是 COPD 的重要内因：在五行中"土生金"，"脾土"与"肺金"属母子关系，"子病及母"，"子盗母气"无不说明了肺之病变极易累及脾。《薛生白医案》云"脾为元气之本，赖谷气以生，

肺为气化之源，而寄养于脾也"。肺病日久，子耗母气，损及脾脏，脾主运化，脾气虚则运化失司，统摄失权，又可致肺脾两虚。金水相生，若肺金不能肾生水，肺伤及肾，则致肾气衰惫，肺不主气，肾不纳气，则呼吸困难，气短难续，动则喘甚，病情日渐加剧。最终肺脾肾三脏相继为病。肺脾肾三脏虚衰不仅构成了 COPD 本虚的病因病机，而且易导致痰浊、血瘀等病理产物，从而促使 COPD 标实的生成。

痰浊、瘀血、毒邪为其标

1. 毒邪侵袭是 COPD 急性发作的主要外因：凡是对机体有不利影响的因素，无论这种因素来源于外界或体内统称为毒。COPD 患者多正气不足，若外感六淫，或接触烟雾粉尘之类刺激之邪毒，极易导致 COPD 的急性发作。COPD 患者感受六淫之邪毒而发病，若外感风寒，可致外寒内饮之证；若风寒之邪从热化，引动伏痰，而痰有寒热之化，则化为痰浊、痰热；若感受风热，与体内伏痰胶着为痰热，致病情迁延。除了传统中医所认为的六淫之邪，目前，有害气体和吸烟已被公认为是 COPD 的主要致病因素：一方面，烟雾可以使支气管收缩痉挛，纤毛运动受抑制，呼吸道净化功能减弱；另一方面，烟雾中含大量活性氧，可以直接损伤呼吸道，并使机体氧化与抗氧化平衡的蛋白酶与抗蛋白酶系统平衡失调。而机体抗氧化能力及抗蛋白酶水平与人体健康有关。因此，有害气体作为一种毒邪，其入侵主要损伤机体正气，使原本虚衰的机体进一步损伤，从而诱使 COPD 的急性发作。

2. 痰瘀既是 COPD 病理产物又是其致病因素：人体津液代谢主要涉及肺、脾、肾三脏，痰饮的生成，在 COPD 初期，多由肺气郁滞，脾失健运，津液不输而化生；随着肺脾气虚累及肾，使肺虚不能化津，脾虚不能转输，肾虚不能蒸化，致痰浊的生成，使喘咳持续难愈。瘀血的形成，由于早期外邪袭肺，心主血脉，肺朝百脉，肺助心主治节，调节血液循环，若外邪闭肺，致使肺失宣降，不能助心行血、化血而形成瘀血；随着痰浊的形成，痰浊易阻碍气机，气滞则血瘀；随着疾病进展，肺虚不主治节，气虚推动无力，血行不畅，停而为瘀，瘀阻血脉；久病脾肾阳虚，阳气虚则不能温煦经脉或鼓动血脉，血液凝滞，形成瘀血。

COPD 时肺动脉血栓形成率达 20%～50%，老年人 COPD 发作期 MAR 增高，发作期代表血小板释放标志的 GMP-140 水平明显高于缓解期和健康人。可见，老年 COPD 发作期和缓解期血小板聚集释放功能亢进，尤以发作期更为明显。这些变化有助于血栓形成和肺动脉高压的发生发展，促进老年 COPD 病理发展。李建生认为血小板活化增强和血栓形成是为中医学"血瘀"范畴。

COPD 的病理因素主要为痰浊与血瘀胶着为患。痰源于津，瘀源于血，津血同源，决定了痰浊与血瘀易相兼夹为患，方永奇证实了痰证的血液循环基础是血液流变的显著异常，表现为血液浓稠性、黏滞性、聚集性和凝固性增高，表明痰瘀的相互影响。由于痰浊、瘀血阻碍脏腑气机，使脏腑功能失调，机体防御功能低下，又能加重并形成新的"痰"与"瘀"，因此，"痰"与"瘀"贯穿了 COPD 病程的始终，其既是导致 COPD 迁延难愈的致病因素之一，又是其病情发展过程中的病理产物。

3. 痰浊、瘀血、邪毒互结构成 COPD 复杂标实之候：机体卫表不固，邪毒乘虚入侵人体，体内痰瘀互结，外邪每借有形质者依附，与痰浊瘀血一同壅滞于人体，内不得散，外不得泄，郁久腐化，日久则蕴蓄内毒。痰瘀日久，毒邪则变化而生。毒邪损害人体阴平阳秘，损伤肺络，阻碍气机，气滞则血瘀；毒邪阻碍脉络，津液不输，痰浊内生。一方面，"痰、瘀"能酿毒邪，另一方面，毒邪可致"痰、瘀"，如此恶性循环，相互影响，相互搏结，构成了 COPD 复杂的标实之候。

虚、瘀、浊、毒共同构成 COPD 的病机

本病的病机为本虚标实，本虚为肺、脾、肾三脏虚损，标实为痰浊、瘀血、毒邪胶着为患。感受外邪致肺气虚损，"子盗母气""母病及子"累及脾、肾，肺、脾、肾三脏虚损导致津血输布失常化生痰

浊、瘀血，痰瘀日久酿毒邪。其中痰、瘀、毒是脏腑功能衰退的病理产物，形成之后相互胶着为患，反过来又可阻碍气机，郁滞经络，损伤正气，影响脏腑功能的正常运行，导致肺、脾、肾三脏更虚。综上所述，肺、脾、肾三脏虚损与痰浊、瘀血、毒邪相互影响，交互为患，形成"虚、瘀、浊、毒"的恶性循环，从而造成 COPD 迁延难愈的特点和其复杂的病因病机。

347　从毒、瘀、虚论治急性呼吸窘迫综合征

　　急性呼吸窘迫综合征（ARDS）是以进行性低氧血症，呼吸窘迫为特征的临床急危重症，多在严重感染、休克、创伤及烧伤等病因作用下产生，本病目前在治疗上无特效疗法，总体上以支持治疗为主，包括肺保护性机械通气策略、肺复张和俯卧位通气等对改善低氧血症取得了一定效果。但 ARDS 具体的发病机制仍不明确，病死率高达 50％以上。学者骆长永等从 ARDS 中医病因病机特点出发探讨其防治策略。

　　根据 ARDS 的喘促气急等临床表现，中医学将其归属为"暴喘""喘促""肺衰"等范畴。其病因多为外感邪毒，如疠气、六淫等，抑或为外伤，如创伤、失血等，与西医学中因肺部感染、休克、创伤等导致的 ARDS 有相符合之处。其典型的呼吸困难、喘促表现，与西医定义的 ARDS 的呼吸窘迫临床表现类似。《灵枢·五阅五使》中记载"肺病者，喘息鼻张"。描述的喘促、鼻翼扇动的表现可诊断为"喘促"，指出病位在肺；张仲景《金匮要略》中记载"上气面浮肿，肩息，其脉浮大，不治"，以及华佗《中藏经》"不病而暴喘促者死"描述了呼吸极度困难的表现，气喘而抬肩呼吸，均体现本病之凶险；张景岳《景岳全书》中描述"气急大喘，或气脱失声，色灰白或紫赤者，肺肾气绝"；"实喘者有邪，邪气实也；虚喘者无邪，元气虚也"；以上描述的呼吸困难、喘促、发绀等临床表现，与 ARDS 的临床表现十分相似。

毒瘀互阻肺气衰败是 ARDS 的关键病机

　　总结 ARDS 形成的病因，结合临床表现的证候特点、病变发展的规律，中医学认为其病机为感受邪气或遭受外伤，肺内邪热壅滞，致气阴耗伤，血停瘀成，邪热与素体湿浊合而为毒，毒瘀互阻于肺络，致肺气骤虚，肺气衰败，进而出现全身脏腑功能紊乱，危及生命。因此，毒瘀互阻，肺气衰败是中医学解释 ARDS 的关键病机。"解毒、化瘀、大补肺气"为治疗 ARDS 的要法。

　　1. 毒瘀互阻是 ARDS 发生的重要环节：

　　（1）火热之邪与素体湿浊合而为瘀毒：毒之产生责之于邪热与肺内湿浊相合。肺主通调水道，素体阳气偏盛者多痰，偏虚者多饮，痰饮久居与体内瘀血、食积相合而成湿浊。在外感六淫邪气、七情内伤、跌仆外伤等病因作用下，直接的外感热邪或人体抗邪过激，均可至火热内生，"温邪上受，首先犯肺""肺为娇脏，不耐寒热"，火热之邪与素体肺内的湿浊相合，一方面炼液成痰，形成湿毒，另一方面，热邪耗伤气阴，血停瘀成，毒瘀阻于肺络，湿热蕴结，阻碍气机，导致血液停滞脉络则成瘀，如赵以德云"湿热久停，蒸腐气血而成瘀浊"。ARDS 因其热盛而势急，短期亦可成瘀浊。热毒盛则伤阴耗气，气虚无力行血则血停瘀成，此外湿邪阻于血络，阻气碍血，则更容易导致瘀血形成。瘀毒胶固互结，则病愈进而正愈衰。因此，ARDS 发生的重要环节为邪毒外侵，内合为病，毒瘀阻滞肺络，进而肺气衰败，发为危候。

　　（2）热毒、湿浊、气虚均可加重血瘀：ARDS 的发生、发展过程中，热毒、湿浊、气虚均可造成血瘀的病理变化。初期的 ARDS 患者肺内湿热蕴结成毒，热毒炽盛，炼液灼津而致瘀，正如《重订广温热论》中云"因伏火郁蒸血液，血被煎熬而成瘀"。热毒与素体湿浊相搏，结于肺络，阻碍气机，使气血郁滞则成瘀。此外，热毒盛则耗伤肺脾之气，此乃宗气之源，宗气不足则无以助心行血，致血停瘀成。如《灵枢·刺节真邪》中云"中气不下，脉中之血，凝而留止"。着眼于 ARDS 的发病过程，瘀血

是"热""毒"之邪侵袭后的病理产物，同时又是致病因素，瘀血产生以后影响气血运行，必然会加重热毒蕴结，阻滞肺络，导致肺脏主气功能严重失调。

（3）ARDS病理因素透明膜的形成与热毒与血瘀证候类似：ARDS的病理改变主要是各种病因导致的肺内炎症细胞异常活化，释放大量促炎细胞因子，诱发炎症介质失控性释放，发生"炎症瀑布"效应，造成广泛的肺泡上皮细胞、微血管内皮细胞的损伤，肺通透性增加，在凝血系统受损的基础上，大量纤维蛋白沉积在肺泡和肺微血管中，形成透明膜，严重影响换气功能，出现顽固性低氧血症，表现为呼吸窘迫。这些病理变化与中医学认为的毒瘀互阻于肺的证候基本一致。大量炎症细胞活化及炎症介质的释放可视为中医的邪毒化火，大量蛋白液渗出及血液高凝状态可视为毒瘀阻于肺络所表现的病理过程。

2. 毒瘀阻滞肺气骤虚是 ARDS 的关键病机： 中医学认为肺主气的生理功能正常，则呼吸通畅均匀。当肺络受阻，肺脏受损时，肺主气司呼吸的功能失调，便会出现"暴喘""喘促"，进而"肺衰竭"等症。

（1）ARDS早期以毒瘀互阻为主：由于感受外邪或遭受外伤，致邪热壅滞于肺，邪热与素体湿浊和而成毒，灼津伤血而成瘀，毒瘀互阻于肺络，致肺气郁滞，肺脏功能失调，无以司呼吸则出现喘促气急，无以朝百脉则出现顽固性发绀等。肺虚致脾气渐虚，逐渐发展至肺脾两虚。此时病位在肺、脾，病性为毒瘀互阻，肺气已虚。

（2）ARDS中晚期为毒瘀阻滞，肺气骤虚：由于毒瘀阻滞于肺络逐渐加重，肺主气、朝百脉功能进行性受损，此时毒瘀日久至痼，肺气骤虚，病情急剧变化，致使全身气机失调，脏腑功能严重紊乱，发为阴阳两虚，甚则喘脱而亡。此时病位涉及肺、脾、肾等，病情危重难治。

因此，ARDS临床分期，由早至晚逐渐加重，始于肺，终至脾肾，全程以肺气受损为主，病理产物由少至多，病性由实证向虚实夹杂发展，整个发病过程十分迅速，甚至数日即可发展至肺气骤虚，脏腑功能失调。综上所述，瘀毒阻滞肺络，致肺脏主气功能严重失调，出现肺气衰败，是导致 ARDS 的直接病机。

立足整体解毒、化瘀、补肺防治 ARDS

针对 ARDS "毒瘀互阻，肺气衰败"的基本病机，在治疗上应立足整体，根据病因，病程等情况全局把握，以虚实为纲，准确判断邪实与正虚的程度，有侧重地选用"解毒、化瘀"与"大补肺气"的药物种类和剂量。ARDS 病情发展迅速，在病情危重时中西医救治皆十分困难，应该抓住病情轻浅的时期，甚至在重症感染、损伤等因素下提前应用中医药防治，至关重要。

1. 立足整体，虚实为纲： 整体观是中医学理论的基本特点，在急危重症的诊疗过程中也具有重要的指导意义。人是一个有机的整体，各组成部分在结构和功能上不可分割、互相协调。ARDS 由重症感染、损伤等多种肺内外因素导致，且正邪交争激烈，病情变化迅速，更需要有统观全局的思维方式，在短时间内，紧紧抓住疾病的核心病机。其中最简便有效的方法就是以虚实为纲，全面统筹原发病状态、邪实和正虚三者之间的关系，分层次、有重点地应用"解毒、化瘀、补肺"法来治疗。毒瘀互阻为邪实，肺气衰败为正虚，在 ARDS 病程中两者相互作用，正虚则邪愈盛，邪盛则正愈衰，因此应尽早应用"解毒、化瘀"法祛邪外出，则邪去正复，并根据正虚程度选用补气的药物种类和剂量，正盛邪亦退。若两者平衡被完全打破，则病情急转直下，实难救治。

2. 有侧重选用解毒、化瘀与补肺：

（1）解毒与清热、利湿、通腑结合：ARDS病理环节中毒的形成多由热邪与湿浊的相合，因此解毒应辨证应用清热解毒、利湿解毒法，清热之中常须利湿，因湿去而热无所依，势必孤矣，可选用黄芩、金银花、桑白皮等，清热燥湿，解毒利水，湿去热清则毒无所生，热势必退。而腑气不通，亦可浊邪化热上犯，通腑清热，犹如釜底抽薪，令湿热从大肠而去。临床研究表明，通腑泻下法配合西医常规治疗，可改善氧合指数，减少机械通气时间。实验研究也证实，通腑泻肺法可明显减轻 ARDS 模型大鼠炎症及肠道黏膜损伤程度。使用通腑清热时应注意观察大便的形质，适时而止。痰饮、湿浊与热毒相合，胶固难治，故应诸者同治，分消其势，才能使痰饮、湿浊尽去而热毒俱清，从而杜绝生瘀、化毒之源。

（2）贯穿全程的活血化瘀：在 ARDS 不同的病理分期，瘀血都有非常重要的作用，因此活血化瘀治疗要贯穿始终。从临床和实验研究来看，合理应用活血化瘀之法，不仅可以去除致病之瘀血，而且可以改善局部循环，使病变组织得到营养，利于恢复，此即"瘀血不去，新血不生"的道理。可选用三七、赤芍、丹参等活血化瘀，辅以益气之品，气行则血行。实验研究亦表明应用黄芪和丹参可改善肺组织微循环，起到防治大鼠急性肺损伤的作用。研究表明给予 ARDS 患者低分子肝素治疗，可改善其危重程度及氧合情况，并能降低病死率，应用前景较好。活血化瘀可防止肺微血管血栓的形成，减少血小板聚集，降低血浆纤维蛋白原浓度，进而缓解血液高凝状态，减少透明膜的形成，相当于减轻了毒瘀阻滞状态。因此在 ARDS 疾病全程采用活血化瘀治法，消除瘀血的同时，也可以改善其他病理因素，可提高疗效。

（3）早期大补肺气以扶正：ARDS 为急性的肺气衰败，肺主气司呼吸功能严重失调，应大补肺气，防止阳气暴脱。在 ARDS 的发生发展过程中，瘀毒为肺部病变的病理产物，肺气旺盛，则有利于瘀毒等病邪的消除，肺络得通，肺气得振，暴喘则平。"急性虚证"是近年来提出的新概念。中医学传统理论认为"久病多虚"，而"急性虚证"是突发的，强烈的邪气导致机体正气极具虚损。"急性虚证"危重病患者抢救成败的关键是在祛邪的同时，尽早重剂扶正。因此，在中医辨证基础上，早期应用清热解毒、泻热通瘀，再加上扶正固本治疗，是逆转 ARDS "急性虚证"的关键。临床研究表明，配合应用参附注射液后，ARDS 患者气道阻力降低，肺顺应性得到改善，通气血流比例和氧合指数均得到改善，机械通气时间、住院天数和死亡率均有所降低。说明对 ARDS 患者进行扶正治疗十分重要。

3. 积极治疗注重预防：中医学自古有治未病的思想，包括了未病先防和既病防变两部分。其中《金匮要略》"见肝之病，知肝传脾，当先实脾"，以及《温热论》"务在先安未受邪之地"等论述，都说明治疗时应根据既往经验，充分顾及未病的脏腑，提前用药，防止疾病的发展和传变。急诊患者往往病情急危，来势凶险，传变迅速，在急危重症的治疗中，更要注重治未病，尤其是既病防变。要重视阻挡疾病发生的趋势，进行先于病机变化的前瞻性、预见性治疗。

ARDS 患者的发病有明确诱因，针对有重症感染、损伤等患者要足够的警觉意识，根据正邪力量的变化，及时应用适当比例的扶正祛邪药物，在病位轻浅，正气未衰阶段治疗，相比在病情危重时更为有效。灵活运用中西医方法做好既病防变。运用中医四诊和西医实验室检查早期识别肺衰，根据患者神态，呼吸，面色，舌脉仔细观察，尤其重视呼吸深度、节律等，是否从容和缓，综合舌脉判断肺气虚衰程度。此外，也要结合血气分析等实验室检查，早期识别诊断 ARDS。中药予以大补肺气，防止肺组织损伤，呼吸机可以看作补气的一部分，其效果迅速，但作用机制不及补气药全面，两者结合应用收效更佳。

结合 ARDS 临床表现和微观辨证进行分析，骆长永等认为"毒瘀互阻，肺气衰败"是其关键病机。在治疗上，应立足整体，首辨虚实，分清主次，有侧重地应用"解毒、化瘀、大补肺气"法。ARDS 病情发展迅速，应在中医理论指导下，在其发病之初积极进行中西医结合治疗，甚至进行预防性治疗可取得更好的疗效。

348 肺间质纤维化毒、虚病因病机

学者刘晓明等认为毒损肺络、邪毒顽恶难解、痰瘀胶结、正气损耗是肺痹相关肺间质纤维化的病机关键；脏腑损伤增加毒邪化生，而毒邪内伏可进一步损伤脏腑之正气，终致毒、痰、瘀、虚互结，病势缠绵，变证丛生。因此，虚、瘀、痰、毒是肺间质纤维化发生发展的基本病理特点。肺间质纤维化是最常见的间质性肺疾病，是一组以肺泡壁为主并包括周围组织及其相邻支撑结构的弥漫性渗出、浸润和纤维化为主要病变的疾病。从临床角度可分为特发性肺间质纤维化及继发性肺间质纤维化两大类，其中特发性肺间质纤维化是原因不明的慢性间质性肺疾病中较为常见的代表性疾病，而多发性肌炎皮肌炎、系统性硬化、类风湿关节炎、系统性红斑狼疮、干燥综合征等结缔组织病是继发性肺间质纤维化的常见病因。

病证相关认识

肺间质纤维化在中医学中无相对应的病证名称，有些学者根据临床特征及病理变化、病程进展过程将其归入咳嗽、喘证、肺胀、肺痿、肺痹的范畴。刘晓明等阅读古代及近现代文献，结合临床，认为将肺间质纤维化归属于"肺痹"的范畴更为贴切。

肺痹属于五脏痹之一，其病名最早见于《黄帝内经》，发展充实于明清。根据肺痹形成的原因，可将肺痹归纳为两大类：一类为五体痹不已内舍于脏，发为五脏痹，累及肺脏者发为肺痹，正如王冰注《素问·痹论》云"五脏皆有所合，病久而不去者，内舍其合也"；"风寒湿三气杂至，合而为痹也"；"皮痹不已，复感于邪，内舍于肺"；"凡痹之客五脏者，肺痹者，烦满喘而呕"；类似于现代医学的继发性肺间质纤维化的病理过程。另一类为肾气亏耗、本脏自虚发为肺痹，如林佩琴在《类证治裁》中提出"诸痹……良由营卫先虚，腠理不密，风寒湿乘虚内袭，正气为邪所阻而不能宣行，因而留滞，气血凝滞，久而成痹"，阐明了因肺肾亏虚，营卫不固，外邪侵袭致肺气气机闭郁、气血凝滞发为肺痹的病理过程，类似于特发性肺间质纤维化的发病过程。总之，其根本的病理变化如同《华氏中藏经》所云"痹者，闭也。五脏六腑，感于邪气，乱于真气，闭而不仁，故曰痹"。纵观历代医家对肺痹的论述，或因外感六淫、饮食不节、内伤七情等致病邪气闭阻于皮毛、肢体、经络不解传变入肺，或因肺气本虚，邪气直入闭阻肺气所致。目前对于肺痹的病因及病机的描述，或从痰、瘀角度论述，或从阳虚、气虚的角度探讨，刘晓明等从毒、虚两大方面论述肺痹相关肺间质纤维化的病因病机。

病　因

1. 毒：毒邪学说作为病因学说的一种近年来倍受关注，刘晓明等分析归纳为：①毒即为邪气。指相对于人体正气的一种致病物质，正气与邪气是相对的，无邪就无所谓疾病。②病邪之甚者。王冰注《素问·生气通天论》云"故风者，百病之始也，清净则肉腠闭拒，虽有大风苛毒，弗之能害，此因时之序也"。这里所描述苛毒意指风邪过度偏亢导致的致病因素。③疫毒。至明清温病学说兴起后，毒邪逐渐延伸为疫毒，即具有传染性的一类致病物质。肺痹属本虚标实之病证，其病因责之于"毒"。根据肺痹的形成过程，有内毒和外毒之分。

（1）外毒：所谓外毒，是指包括外感六淫、烟毒、环境中的有毒气体等闭阻肺络的外源性物质。首

先，为外感六淫，正如《素问·玉机真脏论》云"今风寒客于人，使人毫毛笔直，皮肤闭而为热，当是之时，可汗而发也，或痹不仁肿痛，当是之时，可汤熨及火灸刺而去之，弗治，病入舍于肺，名曰肺痹，发咳上气"。总之风、寒、湿三气杂至闭阻于皮毛、经络、肢体形成五体痹，正不胜邪，进而发展为五脏痹。叶天士将病因由风、寒、湿三气杂至扩展为六淫成痹。

其次，为烟毒，烟草味辛性燥易耗气伤津，为大辛大热之物，其气酷烈，善耗气伤津，生风动血。吸烟日久，肺液被劫，毒邪蓄积，肺热叶焦而痿痹。还有环境因素，如近年来雾霾天气频现，霾的组成成分非常复杂，包括多种化学颗粒物质，能直接进入并黏附、沉积于上、下呼吸道和肺泡中，导致肺组织的不可逆的损害。环境中的有害气体有别于正常的清气，"毒气"入肺，使得肺失宣发肃降，进而津停液聚痰瘀等内毒形成。

（2）内毒：所谓的内毒，是指因肺脏本身，或因其他脏腑功能失调产生的病理产物，影响于肺。肺为娇脏，不耐寒热，每因外感或者内伤致使肺脏的生理功能失调，病理产物蓄积于体内化为内毒，并由外邪引动发为肺痹。其内毒主要包括痰毒及瘀毒。

痰毒：是指肺失宣发肃降，或因脾失健运，或因肝失调达，或因肾虚不能主水，导致津停液聚、水湿泛滥，上贮于肺，痰湿聚于肺脏而成。具体而言，肺中痰毒形成，由肺脏本身功能失司，肺气失于宣降，水津不能布散聚集于肺而生成痰毒；或饮食不节损伤脾胃，脾胃运化失常，水饮内停、痰浊内生，蕴于肺内，酿生痰毒；或情志失调，肝失调达，气滞津停，随肝脉上注于肺，聚于肺内，形成痰毒；或年老、久病、房劳致肾气亏虚，子盗母气，肺肾两虚，水液失司，停聚于肺，化为痰毒，正如《素问·四时刺逆从论》云"少阴有余，病皮痹隐疹，不足，病肺痹"。

瘀毒：是指外感六淫、内伤七情，抑或饮食所伤、年老体弱，致使气机郁滞、血停为瘀，邪滞气道，闭阻肺络而成的病理产物。具体而言，肺中瘀毒形成，由六淫邪气反复袭肺，肺的宣发肃降失司，邪气阻于呼吸道，气滞则血停，聚而为瘀，瘀于肺络；或饮食不节、情志失调，内生痰瘀，上贮于肺，血不归经，津不正化，凌心射肺渐成肺水等危候；或因久病、体衰导致肺肾亏虚，致使气停血凝，上扰于肺，肺体受损，肺用失司，内化为毒。

总之，痰瘀之毒既是病理产物，又是新的致病因素，痰毒及瘀毒久贮于肺，耗气损络而引起内伤肺痹。

2. 虚：气虚，肺气不足，宣肃失司，邪阻气道，闭阻肺络；脾气不足，运化失司，津聚为痰、血停为瘀，痰瘀互结，内伤肺络；先天不足、久病、房劳致使肾气亏虚，"肺为气之主，肾为气之根"，肾气不足，子病及母，肺肾气虚，肺不主气、肾不纳气，邪气阻肺，发为肺痹，同时肾虚不能治水，水湿泛滥，上扰于肺，肺络闭阻，亦可发为肺痹。

血虚，先天不足或后天损伤，导致脾胃虚弱，运化失司，水谷精微生成不足，入心化赤成血减少；或因丢失过多，致使血虚，濡养功能减退，脏腑失于濡养，行气活血、通调水道等功能减低，导致气滞津停血瘀，痰瘀之毒互结于肺，发为肺痹。

阴虚，肺热久咳，或热病之后，邪热伤津，劳热熏肺，热壅上焦，津枯肺燥，肺热叶焦，肺阴大伤，虚火灼津炼液为痰，津液耗损致血行瘀滞不畅，痰瘀互结，闭阻肺络，发为肺痹。

阳虚，患者素体阳虚，或久咳，或大病、久病之后，损伤肺脏，肺气虚寒，不能输布津液、温通经络，久之累及心脾肾之阳气，而致阳虚水泛、寒凝血瘀，闭阻于肺，发为肺痹。

病　机

肺痹病位在肺，但与脾、肾密切相关，为本虚标实之证，以肺、脾、肾亏虚为本，痰、瘀、毒之邪气内蕴为标。其基本病机为肺气痹阻不通，肺络闭塞不畅。其中正虚邪袭，肺失宣肃为肺痹的始动因素；正气亏虚，痰、瘀、毒之邪气内阻为肺痹的关键病理因素；肺不主气、肾不纳气，终致他脏受累为预后不良的重要原因。病初，或因外感六淫、烟毒、环境中的有毒气体反复侵袭肺脏，肺为娇脏，邪滞气道，肺失宣降，肺络闭塞；久之，五脏失和，津停液聚，痰瘀互结阻于肺络，外邪引动内毒发为本病；或因年老体衰，气、血、阴、阳亏虚，脏腑功能失调，痰瘀之毒渐聚，内虚易招外邪，外邪引动内毒发为本病。正虚邪实互为因果，因虚致实、因实而虚，虚实夹杂，病情缠绵，继而使虚者更虚，实者更实，日久变生其他危候。本病治疗困难、迁延不愈、变证丛生，脏腑亏虚贯穿整个疾病的始终，内毒与外毒互为因果、互相影响，毒损肺络的病理基础左右着疾病的发生与发展。

总之，营卫失和，气血亏虚，脏腑损伤助长毒邪化生，而毒邪内伏可进一步损伤脏腑之正气。因此，本虚毒损是肺痹相关肺间质纤维化发生发展的基本病理特点。

349　从湿热、瘀毒论慢性肝炎病机

中医学以整体联系、动态演变思维方式把握疾病发生发展的内在本质及其规律，辨证论治过程中的每个环节都能充分体现出中医治病的个性化特征。而多年来的辨证分型论治模式使得中医辨证论治方法程序化，尽管容易推广和进行疗效评价，但同时也使得中医临证思维模式日趋僵化，如何建立中医辨证论治新体系是多年来不断探索的热点。学者叶放等基于国医大师周仲瑛教授学术思想，提出"复合病机转化"理论，内涵包括病性、病理因素、脏腑病位及病势都存在病机复合与转化的复杂关系，临证把握复合病机转化规律，能够执简驭繁，最大限度地提高临床疗效。在此重点探讨慢性肝炎"邪气"之间的转化与复合关系，阐述"湿热瘀毒互结"复合病机的形成机制，以期切实指导临床应用。

湿热瘀毒互结是慢性肝炎的基本病机特征

30 多年来，国内相继制定了多个版本的慢性肝炎辨证分型标准和指导原则，导致临床医师难以操作，未能切实指导临床应用。如吕文良就 1984—2001 年国内公开发表的涉及慢性肝炎证治分型的论文及专著进行了分析，发现目前有 73 种不同证型的表述；叶永安等统计分析了国内外 40 年来的 522 篇文献资料的 133103 例患者资料，发现涉及的证型多达 299 种。这些文献研究结果显示了此前相关辨证分型方法的可行性、实用性都值得商榷，从证型研究回到病机层面的研究将有助于解决这一重大科学问题。

从慢性肝炎临床表现特点而言，多数患者存在口干、口苦，胁肋、脘腹胀痛或刺痛，疲劳乏力，或低热，或衄血，或尿黄，或身目俱黄，多数见有不同程度的黄腻苔，舌尖偏红、舌边暗红，或有瘀点瘀斑，脉弦细或数等表现，常易出现黄疸、肝脾大、肝掌、蜘蛛痣，或面色晦黄等体征，这些证候表征很难用某一种致病因素来阐释，单纯清热化湿或清热解毒法、或单纯用活血化瘀法，或单纯扶正补虚法等皆难取得良效。慢性肝炎主要病理因素湿、热、瘀、毒、郁等邪气之间并非是单独致病，而是存在"邪毒久羁，密切相关，相互兼夹，彼此转化，因果夹杂，复合为患"的复杂病机网络，表现为"湿热瘀毒互结"这一基本病机，在此基础上，因虚致实，或邪毒致虚，终致病情迁延难愈。因此，"湿热瘀毒互结"复合病机是慢性肝炎的基本病机特征。

由于湿热瘀毒在慢性肝炎活动时表现显著，炎症相对稳定时则邪气内伏于血。因此，上述临床表现在不同阶段时轻时重，未必同时出现，或湿重，或热重，或瘀重，或湿热瘀毒并重，但常难单用湿热，或单用血瘀等来解释，治疗用药需要多法兼顾才会取得更好疗效。这些特点是学者至今难以对本病制定统一的分型论治标准的原因之一，也是整体辨证与微观辨证常常不一致的原因所在。盛国光曾认为，慢性乙肝（肝纤维化）的病因病机当责之于毒、痰、瘀，三者在发病过程中，可有先后之别、显隐之分，但势必相互滋生、相互搏结为患，初步认识到慢性肝炎复合病机的客观存在，但这种观点并没有引起肝病学术领域广泛的重视。

湿热瘀毒互结的机制

1. 湿热久羁，气滞致瘀：人们较早就认识到肝炎湿热证候的轻重常与病情活动程度有关。但慢性肝炎反复活动之后，患者血瘀证候逐渐明显，如肝脾大、肝掌、蜘蛛痣、舌质瘀点等，因此，慢性肝炎湿热久羁或湿热炽盛是导致肝病血瘀的主要因素。湿热久羁，湿热瘀结。肝炎湿热由气分逐渐深入血分，湿热郁于血分，困阻脉络，阻遏气机，久则血分瘀滞，因果夹杂，从而形成湿、热、瘀并存。朱丹溪有"血受湿热，久必凝浊"之说。叶天士曾云"湿甚热郁，三焦隧道气血不通"。《温热逢源》也云"热附血而愈觉缠绵，血得热而愈形胶固"。湿热炽盛，久羁肝络，化热酿毒，湿热瘀毒互结。《金匮要略》云"热之所过，血为之瘀滞"。《医林改错》云"热毒之邪在内烧炼其血，血受烧炼，其血必凝……脏腑受毒火煎熬，随变生各脏逆症"。若为慢性重症肝炎，热毒化火，内陷心肝，瘀热阻窍；热毒炽盛，迫血妄行，血溢脉外而血瘀。如《温疫论·蓄血》云"邪热久羁，无由以泄，血为热搏，留于经络，败为紫血"；"热不更泄，搏血为瘀"。此前我们提出：病机转化进而形成复合病机，导致证候动态演变形式的复杂性，病机转化与相应的证候表征之间并非呈线性关系，后者未必能够完全真实的反映前者，并且，后者的出现无疑会滞后于前者。

2. 肝气郁结，久则血瘀、化热、生湿：慢性肝炎情迁延、反复发作，多数患者都存在病情相对静止与病情活动交替发作过程，并进而形成肝纤维化、肝硬化或肝癌。由于患者对病情恐惧及社会歧视而忧思郁怒，邪毒郁滞于肝，气机失调，肝气郁结，《丹溪心法》云"气郁者即肝郁也，气不舒则肝失条达，是病在气而本在肝"。肝气郁结可见于慢性肝炎患者的不同阶段，患者多表现为肝区不适，或胀或痛等。肝气郁结，气机不畅，血行瘀滞，脉络瘀阻。如叶天士所云"气既久阻，血亦应病，循行之脉络自痹"。陈士铎也谓"肝气一郁，则气不能畅行脏腑，遇肝之部位，必致阻滞而不行，日积月累，无形化为有形"。气滞血瘀，瘀血化热。七情拂郁，气机不畅；邪毒久羁，脏气失和，初为气滞，久必血瘀；瘀血阻滞，壅遏不得疏散而生热、化毒，可成"瘀热"证。如《素问·气穴论》云"卫散荣溢，气竭血著，外为发热"；《灵枢·痈疽》亦云"营卫稽留于经脉之中，则血泣而不行，不行则卫气从之而不通，壅遏而不得行，故热，大热不止"；《金匮要略》云"病者如热状，烦满口干燥而渴……此为阴伏，是瘀血也"等都是对瘀热证候具体认识。肝郁日久，脾失健运，湿浊内生，湿与热合则形成湿热。肝经瘀热，脾虚湿停，肝热脾湿日久，则形成肝胆湿热、肝气郁结、脾胃虚弱并存。

3. 肝血瘀滞，化热、助湿：人们认识到肝炎日久必有血瘀，血瘀是乙型肝炎肝纤维化病理演变的最终结局，并贯穿全过程。肝病血瘀不仅是病理产物，更是新的致病因素，不仅因瘀化热、因瘀致湿，尚有因瘀化毒等多种病机转化趋势。研究发现，在慢性肝炎过程中，瘀热病机是病情演变的关键环节，在不同病程阶段可见瘀热发黄、瘀热阻窍、瘀热水结、瘀热血溢、瘀热阻络等不同表现。血瘀化湿，瘀湿内停。一方面，血瘀则气滞，气滞则生湿。《血证论》云"凡有所瘀，莫不壅塞气道，阻滞生机"。若血瘀在肝，则气机尤为壅滞，因肝藏血、主疏泄，人体气血津液的正常输布无不关乎于肝脏，湿热毒蕴于肝引起肝络瘀滞，血瘀作为新的致病因素久羁于肝络，肝络瘀滞必然影响肝气疏泄功能，"肝病及脾"，肝郁则脾失健运，脾虚则生湿，甚者则水湿停留。另一方面，"津血互生"，湿邪与血瘀同为气血津液代谢异常的产物，气机失调不仅引起血瘀，同时也必然生湿。如《灵枢·百病始生》云"凝血蕴里而不散，津液渗涩"；《灵枢·刺节真邪》云"血道不通……此病荥然有水"；《金匮要略》云"血不利，则为水"。此处的"水"当包括水、湿、痰、饮等。因此，血瘀可使络阻而湿滞，经脉隧道不通，势必影响津液的代谢输布，也可出现津停凝聚，为湿、为饮、为痰、为水。临床发现，部分患者在首先见有血瘀表征之后，继之出现湿浊内停，或湿热内蕴，属"因瘀致湿"，故称之为肝病"瘀湿"病机，肝病久瘀能够促进内湿的形成和加重。

4. 诸邪酿毒，邪毒胶结，复合为患：近年来，中医学对"毒"的内涵有新的认识，"毒邪致病"有毒损脑络、毒损肝络、瘀毒致病等新概念，我们认为，对毒邪的内涵尚需进一步重新界定，以免"凡病皆毒""但见病毒就必解毒"之弊。"毒邪"致病观在慢性肝炎过程中的表现特点有三。①感受"疫毒"之邪：《素问·刺法论》云"五疫之至，皆相染易，无问大小，病状相似"。吴又可《温疫论》认为"今感疫气者，乃天地之毒气也"。王孟英认为"疫既曰毒"。"疫毒"概念强调的是疾病的流行性和发病的急骤特点。慢性乙型肝炎、慢性丙型肝炎并非通过口鼻传播，不会因此造成"皆相染易"，血液传播或母婴传播后多数首先成为病毒携带状态，属于"伏毒"致病范围，且此"毒邪"多与湿、热、瘀胶结为患，具有其特殊性。②邪气偏盛为"毒"：《诸病源候论》云"因为热毒所加，故卒然发黄，心满气喘，命在顷刻，故云急黄也"。刘完素把"皆阳热亢极之证"称为"热毒"等。慢性肝炎病情活动常见湿热偏盛，重症肝炎则热毒偏盛，肝硬化瘀毒偏盛等，皆属"毒邪"为患。③邪气不解为"毒"：喻嘉言认为，病久不解，可蕴结成毒，"太阳温证，病久不解，结成阳毒，少阴温证，病久不解，结成阴毒"。尤在泾《金匮要略心典》云"毒，邪气蕴结不解之谓"。肝炎属于难治之病，病程常常数年、数十年，甚至终生为肝炎所困，其湿、热、瘀等邪气久羁不解，故可称之为"湿毒""热毒""瘀毒"等。

因虚致实，邪毒致虚，虚实夹杂

复合病机的基本内涵不仅是邪气之间复合为患，虚实之间、脏腑病位之间及病机转化趋势之间也存在复合多变的临床特征。在慢性病毒性肝炎发展到肝纤维化、肝硬化、肝癌或重症肝炎等病情不断进展的过程中，虚实病机的演变规律尚未形成统一认识，有强调"因虚致实"者，也有重视"邪实致虚"者。肝炎病情的不断进展，无疑都是邪气久羁，邪正交争，正气不断耗损，邪毒更加炽盛的过程。就阴虚邪实而言，肝属木，内寄相火，肝气久郁，肝火易炽，进而伤阴，导致肝肾阴亏、肝气郁结并存；湿热久羁，湿热疫毒暗耗阴血，则阴虚与湿热瘀毒并存。湿热久恋，邪从燥化，耗灼阴液，肝肾之阴受劫，阴血凝涩，肝络失养，气血运行迟滞，形成瘀血结于胁下；血瘀日久，化热酿毒伤阴耗气。此际，不仅湿热瘀毒互结之实，更有阴血亏损之虚，阴虚更有助热之势，而成正虚邪实互为因果的复杂局面。患者可见有两目干涩、胁痛隐隐、手足心热、筋脉拘急、面部皮肤血缕、烦热耳鸣、肝掌红赤、腹中痞块等。多见于肝炎中、晚期。

以上分析显示，慢性肝炎由于诸邪相互转化，因果夹杂，复合为患，进而以"湿热瘀毒互结"复合病机为基本特征，只是在不同患者和不同阶段各个病理因素（湿、热、瘀、毒、郁等）量的多少和及其的不同。"湿热瘀毒互结"贯穿于整个慢性肝炎病程的始终，随着慢性肝炎病程的进展，邪毒久羁，不断耗伤正气，甚至邪毒器张，病情传变，正气更虚。因此，祛邪法在慢性肝炎的治疗过程中始终应占有重要位置，在临证之际，只要把清化湿热瘀毒法作为基础治法，依据虚实多寡和病机兼夹主次，随症加减，灵活应用，就抓住了慢性病毒性肝炎祛邪的关键。

350 从毒、瘀、虚论治慢性乙型病毒性肝炎

慢性乙型病毒性肝炎（CHB）是通过感染乙型肝炎病毒（HBV）而引起的肝脏传染性疾病。主要通过母婴、血液和性接触传播，呈世界流行性，不同性别、年龄、种族人群均对 HBV 易感，但不同地区的流行梯度较大。CHB 病发隐匿，可表现为全身乏力、食欲减退、恶心、脘腹胀满和肋部疼痛等症状，而多数患者在感染后处于免疫耐受期，因此没有明显的临床症状及表现。因其隐性感染，HBV 造成的持续性肝损害可使疾病向肝硬化、肝癌方向进展。CHB 最常见的西医治疗方法是抗病毒治疗，临床常根据患者血清 HBV-DNA、ALT 水平及肝脏受损等情况而予其相应的抗病毒药物，其中 α-干扰素，核苷类似物是目前公认有效的两大类药，西医治疗以最大限度地抑制 HBV 复制，减轻肝细胞炎症坏死，减少肝脏纤维组织增生等为主要目标。然而抗病毒类药物不良反应较多，对于拒绝抗病毒治疗的患者而言治疗受限明显，且 HBeAg、HBsAg 转阴率不高，并存在着停药反弹、病毒变异及耐药性等问题。中医治疗 CHB 可谓经年日久，古籍中多将其归为"虚损""胁痛"等范畴。在临床治疗时，常因人制宜，通过辨证论治，而予以个体化治疗，是以颇具疗效。吕文良教授对 CHB 的诊疗经验颇丰，认为 CHB 患者受扰于"毒、瘀、虚"此 3 种病理因素，故在临证时多注重扶正固本，攻毒解机，荡积化瘀。因此在提高患者机体免疫力，改善临床症状，减轻西医治疗的不良反应等方面百举百全，颇具匠心。

从虚论治

"邪之所凑，其气必虚"，CHB 病位在肝，自是体用失调，邪毒侵扰。是以肝体虚，则阴乏少养，机体失濡，阳失制，则肝用过亢。由是如此，患者常有肝区隐痛不适，爪甲失容，头目昏眩，睛明涩痛之感。然 CHB 虽病位在肝，却不可独护于此，肝性属木，处五行生克间，于肾水，脾土，关系尤为密切。一者，肾为其母，两者精血同源，母子同当，若一方失守，另一方亦不可保全，是故肝肾均应有所调；二者，脾为其所乘，《金匮要略》云"见肝之病，知肝传脾"，是以肝木之虚损毒侵益会波及脾土，更加之脾为后天之本，机体受扰于虚邪贼风，益要责其虚而不固，是故肝脾均应有所调。吕教授在临证时，擅用生黄芪、白术、山药等以健脾益气，扶正固本。黄芪甘温纯阳，为补气之要药，具有升发之性，除可力补脾虚不固外，还可鼓舞正气以托毒排脓。临证佐以风之润剂防风，既可使黄芪之力达表以御守，又可助正气之功以散邪，二者相须既无留邪之弊，亦无过散之舆。白术，甘温补中，《本草求真》言其为"为脾脏补气第一要药也"，临证与枳实为伍，前者健脾助运，后者消痞除满，二者相合清升浊降，脾健积消。山药甘平，长于补气养阴，《神农本草经》云其"主伤中，补虚羸，除寒热邪气，补中益气力，长肌肉，久服耳目聪明，轻身不饥，延年"。因其补而不滞，滋而不腻，扶而不骤，是故为培补中气最平和的药品。擅用白芍、生地黄、女贞子、墨旱莲以滋养肝肾，补虚护体。白芍，苦酸微寒，得木之气最纯，《本草正义》云其"补血益肝脾真阴，而收摄脾气之散乱，肝气之恣横"，临证与甘草相合，酸甘化阴，既可补益肝体，又可安靖甲乙之横逆。生地黄，味厚气薄，善走血分，能清能补，既可滋阴养精，又可凉血清热，是为肝肾阴虚，虚热内扰之要药。女贞子、墨旱莲两者常相须为用，女贞子药性和平，作用徐缓，为清补之品，《本草备要》云其"可益肝肾，安五脏，强腰膝……除百病"，墨旱莲甘酸而寒，为纯阴之质，汁黑补肾，《本草纲目》云其"乌髭发，益肾阴"。2 药相合，益下而荣上，可强补肝肾阴虚，功专力宏。

从毒论治

正虚为本，毒瘀互结乃为 CHB 的核心病机。正虚多责之肝脾肾，毒邪则多责之湿热，痰浊，食积。CHB 患者多脾虚不运，肝肾失养。一者，脾之虚而不运，则水谷精微代谢失常，若水停食滞，久而不去，则易湿聚成痰，积而成实，郁而化热；二者，肝者，罢极之本，易劳易失，七情五志，外伤六淫，皆可乘而袭之，易受湿热毒瘀之扰乱。故在临证时，应多注重病理产物的荡除，以防其恶性堆积，循环无端。吕教授擅用焦三仙以消食健脾，导滞除积，其中焦麦芽善消淀粉类食物，焦山楂善消油脂类食物，焦神曲善消各种食积，且三者均取焦用，焦可消食，香能醒脾，更增健脾消积之功。擅用黄芩、黄连、黄柏、茵陈、熊胆粉等以清热利湿，排毒解机。黄芩、黄连、黄柏皆味苦性寒，苦能燥湿，寒能清热，且黄芩善清上焦热，黄连善清中焦热，黄柏善清下焦热，3 药合用，可直击三焦湿热火毒。茵陈，味苦性平，善清脾胃肝胆之湿热瘀滞，《医学衷中参西录》云"茵陈善清肝胆之热，兼理肝胆之郁"，《本草正义》云"茵陈味淡利水，乃治脾胃二家湿热之专药……皆胃土蕴湿积热之证，古今皆以此物为主"，临证与栀子相伍，则更加清利湿热，通利三焦之功。熊胆粉，味苦性寒，无毒，归肝胆心经，属于中医传统四大动物药材之一，有"药中黄金"之美誉，《本草纲目》云其"有退热、清心、平肝、利胆、溶石、明目、杀虫之功效"，清解肝经湿热毒瘀之力尤强，现代药理学研究亦发现，熊胆粉具有抑菌抗炎的作用，能够加强肝脏解毒能力，适合各类慢性肝病服用。擅用法半夏、厚朴以祛痰清浊，荡积肃体。其中法半夏，辛温，有小毒，可行水湿，降逆气，长于燥湿化痰、消痞散结，临证与茯苓相伍，标本兼顾，既健脾和中，又可淡渗利水湿，辛温散水气，水湿去则脾健痰自消。厚朴，味苦辛性温，苦能下气，辛能散结，温能燥湿，善除脾家之湿郁痰满。临证与杏仁相伍，既可宣通气机，合通里气，又可祛湿化痰，下气消积；临证与贝母相伍，既可散气消瘀，清热化痰，又可下气除满，燥湿消胀，则阴凝气滞消，湿浊盘踞透。

从瘀论治

《说文解字》云："瘀，积血也。"人之体充神养，全赖于气血之如环如端，周流不息。CHB 患者多肝受邪，是以疏泄失常，气机不调，血行不畅，久而成瘀；且夫脾虚不运，水液不行，是以湿热蕴郁，久而伤络，灼伤阴血，耗而成瘀。血因气逆则凝而不通，毒因气滞则血聚而不散，瘀已成，毒未去，两者互结，胶结难堪，则更损正气，是故临证时要注重逐瘀通络，软坚散结，以除积旧之顽疴。吕教授擅用生山楂、川芎、乳香、没药、郁金、益母草、延胡索、红景天等以治疗瘀血轻症。其中生山楂，味酸甘性平，《医学衷中参西录》云其"化瘀血而不伤新血，开郁气而不伤正气，其性尤和平也"，故可活血而不伤血不留瘀。川芎辛温，药香行窜，走而不守，为血中之气药，故可上行、下达、外彻、旁通，行气活血之效强。乳香、没药常相须为用，《本草求真》云"乳香气味辛温，既能行气活血，又有没药之苦以破其瘀，则推陈致新，自有补益之妙"，是以乳香、没药兼施，可尤增其活血祛瘀之力。郁金性偏寒，既入血分，又入气分，《本草备要》云其"行气解郁，凉血破瘀"，功善活血止痛，行气解郁，以疗其肝郁血瘀。其中益母草，既可行气活血以除凝滞，又可入肝疏散以清郁热，还可养真气，以益于阴分，则气血互相通活，机自调和。其中延胡索可利气活血，且止痛作用尤强，《本草纲目》云其"能行血中气滞，气中血滞，故专治一身上下诸痛"，故可有效缓解 CHB 患者之痛症。红景天味甘性寒，生于雪域高原，生命力及适应力极强。《本草纲目》云其"本经上品，祛邪恶气，补诸不足，已知补益药中所罕见"，现代药理学研究亦发现其富含红景天苷，对清除血脂、降低血黏度等颇有疗效。擅用三棱、莪术、水蛭、王不留行等用于瘀血重症。三棱、莪术常相须为用，两者均具有破血祛瘀、行气止痛之功，三棱苦平善破血，莪术辛温善破气，两药合用，可散一切血瘀气结。其中水蛭，为虫类中药，血肉有情之品，《神农本草经》云其"主逐恶血瘀血，月闭，破血瘕积聚"，故可通行经络血脉，破血消癥，且其作用较为缓和，因此迟缓破血而不伤正，为佳品。王不留行走血分，为阳明、冲任之药，功专通利，行而不住，走而不守，善利血脉，是以俾气不令血阻，血亦不被气碍。

351　从痰、毒、瘀论肝炎后肝纤维化

　　学者王振常等系统阐述中医"痰、毒、瘀"损肝体理论的基本内涵，探讨了痰毒瘀损肝体与肝纤维化的密切关系，提出"痰、毒、瘀"损肝体是肝纤维化发生发展的重要病理因素。并解决了肝纤维化的中医学病名、病因病机、病位等诸多难题，从而使肝纤维化的中医论治有了自身系统的中医基础理论的支持和准确的切入点。

　　肝纤维化是现代医学病理形态学概念，中医并无"肝纤维化"一词，依据病因病机及临床表现应属"积聚"之"积证"。本病病因病机观点侧重不同，有强调"湿热""疫毒""痰瘀"或"肝郁"者，亦有强调"正虚""血瘀"者。

湿热疫毒蕴结是肝纤维化始动因素

　　依据中医学理论及临床经验，并参考大量有关中医学古籍文献，王振常等认为慢性肝病及其导致肝纤维化的始动病因为湿热疫毒（酒食、脂肪或铜或铁沉积、蛊毒及乙、丙、丁型等病毒）所伤，毒邪深入，乘脾犯胃，损伤肝肾，毒邪未尽，而正气已虚，致使病情缠绵难愈。从病因上讲为"太阴内伤，湿饮停聚，客邪再至"，着重外来之湿热，更强调内生之湿，即"慢性肝炎既有外来湿热之邪，又有内生之湿热。湿热既是慢性肝炎的病因，又是其病理产物"。对于慢性肝病来说，湿热疫毒痼结不去是肝纤维化形成的始动病因，而伴随着炎症刺激因子的不断释放使得肝组织细胞反复的炎症、坏死，则是肝纤维化不断加重的关键因素。

痰瘀蕴结是形成肝纤维化共同病理过程

　　在中医学古籍许多篇章及一些古今医家均认为肝纤维化的病因病机与"痰湿""瘀血"密切相关。《黄帝内经》关于积证病机的描述与肝纤维化的病理较为吻合，《灵枢·百病始生》认为"温气不行，凝血蕴里而不散。津液涩渗，著而不去，而积皆成矣"。凡"湿热疫毒""蛊毒"或酒食等外邪侵入肝脏，经久不愈，渐致肝、脾、肾等功能失调，气、血、津液搏结，使得经脉壅滞不通，以致阳气不能畅行，引起血凝在里不能消散，津液的输注也发生涩滞，终致痰湿、瘀血沉积，肝络瘀阻成痕。明清"百病多兼痰"已成为众多医家之共识，当代名医李寿山、关幼波教授亦认为痰瘀为慢性肝病、肝硬化的病机关键。

　　"痰瘀"来源于临床观察的结果，研究提示慢性病毒性肝炎中医痰瘀互结证与肝纤维化关系密切，为痰瘀互结是肝炎后肝纤维化中医病理实质之说提供了临床依据。现代医学研究认为，中医痰证的主要特征和生化物质基础为血清胆固醇、甘油三酯（TG）的升高，血脂升高可视为血中之痰浊的微观体现。自由基也被认为是痰浊的病理基础之一，它主要通过激发脂类氧化生成过氧化脂质，对肝脏造成损害，是由病理产物的痰转变成致病因素的痰的激活剂，而脂质过氧化作用可能是中医"痰瘀相关"的中心环节。大量研究表明肝纤维化导致的肝筛"失窗孔化""毛细血管化""肝窦紊乱短路"等肝内微循环障碍（肝血瘀阻证）影响肝内脂类代谢，含有大量 TG 的乳糜微粒及其残余物摄入肝细胞，使 TG 沉积肝内，与肝炎病毒胶结在一起，尤其是"失窗孔化"之后阻止了乳糜微粒残余物中的维生素 A 酯与肝细胞接触，作为肝纤维化的始动因素，使肝星状细胞（HSC）活化，引起肝纤维化。以上情况都为"痰浊致瘀""瘀血生痰"提供了理论与实验的科学依据。从临床治疗来看，以痰瘀并治为主要治疗原则具有较

好的抗肝纤维化作用，为临床推广应用活血化痰法防治肝纤维化提供了可靠依据。

肝肾阴虚是肝纤维化必然演变

正气亏虚，导致肝积，历代医家皆有阐述。华佗在《中藏经·积聚癥瘕杂病》中指出积聚"皆五脏六腑真气失而邪气并，遂乃生焉"。生理上，肝以血为体，以体为阴，有"体阴而用阳"之谓，肝肾同属下焦，肝藏血，肾藏精，肝血必须倚赖于肾精滋养，肝的功能才能正常。反之，只有脾化生水谷精微，肝血充盛，使血化为精，肾精才能充满，精血互生，肝肾相互滋养，维持动态平衡，倘若肝病日久波及脾，脾失健运，必然伤肾耗阴，导致肝肾阴虚。肝肾同源，肝病日久，肾中精气被耗，以致肝肾两亏，元气渐虚，导致"湿气不行，凝血蕴而不散，津液涩，著而不去"，肝络癖阻成积。研究结果表明："补肾生髓成肝"至少可通过影响神经-内分泌-免疫网络、骨髓干细胞转化为肝脏细胞和肝内环境（包括调控肝再生的细胞因子、肝内干/祖细胞）3个途径或机制调控肝再生。

肾精肝阴是肝肾功能的物质基础，作为描述生命表现形式的肝肾概念，其功能表现必然有其明确的物质基础（肾精肝阴充足），脱离具体组织结构的功能系统是难以想象的，这既不符合中医"形神统一"和现代医学"结构决定功能"的基本概念，也违背了"物质第一性，精神第二性"的唯物辩证法的哲学思想。姚希贤教授及全国大样本（12万余份）流行病学调查资料表明，肝肾阴虚证多见于具有明显肝纤维化或肝硬化患者，导致肝阴虚的病因多种多样，但肾精亏损是其重要原因，补肾生髓成肝治疗慢性肝病相关病证具有显著疗效。

肝纤维化病位特征在肝络

肝为血脏，具有丰富的络脉系统，络脉在经之末端细小部位，具有渗灌血气、互渗津血等独特的生理功能，是经脉中气血营养脏腑组织的桥梁和枢纽。络脉学说是中医学理论的重要内容，而以此为指导形成的络病理论对疑难疾病的诊疗具有很好的指导作用。从肝纤维化的病理特点看，其基本病理改变在于窦周隙。正常情况下，肝细胞可直接与肝血窦接触，肝脏损伤时，细胞外基质增加与降解失衡，肝细胞与血窦间因胶原构成了基底膜，肝窦毛细血管化，阻碍血流与肝细胞的直接接触，致使肝细胞发生缺血、缺氧、变性坏死，功能障碍，而损伤的持续存在又产生、维持和加重纤维化的发展。HSC是肝纤维化发生的中心环节，其解剖上位于血管周围，环绕内皮，具有收缩特性，可以认为是小动脉或小静脉的延续，其收缩可压缩肝窦，激活的HSC除了肝窦还存在于肝纤维带内，它们在这个部位的收缩能导致肝小叶结构变形，使肝内血流阻力增高。王永炎认为细胞、亚细胞结构、活性蛋白、基因成为络病机制的主要结构载体，细胞乃处于由细胞外基质、细胞外基质降解酶、细胞因子等组成的信息网络中。所以，中医络病的病理机制络脉失养、气血瘀滞、津凝痰结、络毒蕴结等病理变化涉及了血管活性物质调控异常、血管内皮细胞、血管平滑肌细胞的损伤机制、细胞外基质代谢异常、细胞因子及信号传导通路调控异常等生物学内容。以上表明，肝血窦、HSC激活、调控信息网络在生理上与肝络相似，病理改变与中医病邪入络影响脏腑是一致的，故而可将肝纤维化归属中医学络病范畴。

从中医学逻辑推理、实验室的相关指标及病理、临床表现、临床治疗等分析，慢性肝病早期，各种致病因子的存在致使肝脏气机不利，肝功能受损，肝病日久，脾失健运，缺乏水谷精微的濡养，肾中精气被耗，以致肝肾阴精亏虚，原有的各种致病因子未完全消除，脏腑功能尚未完全恢复，随着新的致病因素即痰瘀的形成深入肝络，痰毒瘀交织在一起，故而形成对肝脏的"二次打击"，加深肝纤维化的程度。因此，湿热瘀毒残留难尽是启动因子和持续因素，痰毒瘀阻络是慢性肝病肝纤维化的重要病理因素，肝肾阴虚、肝体失濡是内因和转归。"切入点决定突破点"，王振常等以推证和审症求因等逻辑推理法阐明肝病"痰毒瘀损肝体"的客观性，可较好地解决肝纤维化中医论治难题，从"痰毒瘀损肝体"论治是中医药阻断肝纤维化的黄金切入点，有望取得重大突破。

352　论湿热、瘀毒和肝纤维化

近年来，中医应用活血化瘀法和扶正化瘀法在防治肝纤维化方面进行了大量研究，取得了积极的进展，但尚有许多问题有待深入探讨。在周仲瑛教授带领下，通过大量临床实践，认识到"湿热瘀毒"是肝纤维化形成和进展过程中重要的始动因素和关键环节，多年来致力于运用"清化瘀毒"法和"扶正清化"法治疗慢性肝炎肝纤维化，这对指导中医防治慢性肝病的理论和临床都具有较大意义，学者叶放等就此作了进一步阐述。

湿热瘀毒是肝纤维化始动因素的提出

早年，周仲瑛教授依据多年临证研究心得，把慢性肝炎邪气实的主要病理因素概括为"湿热瘀毒"，认为"湿热瘀毒互结"贯穿于慢性肝炎肝纤维化发生发展的始终，是多数患者的共性，只不过在不同患者和同一患者的不同病程阶段中各个因素之间量的多少和比例有异，后者为每个患者的个性，临证做到祛邪方面共性和个性的统一，有利于提高慢性肝炎肝纤维化论治方案的针对性、准确性。其后，周珉教授10年前更进一步明确提出了"湿热瘀毒证"的概念，认为慢性活动性肝炎"病因为感受湿热疫毒之邪，病理特点为湿热疫毒之邪不仅在气，且大多深入血分，邪阻气郁热结血滞，邪瘀搏结，表现为肝经湿热瘀毒蕴结，血分热毒偏盛，故病程缠绵，与肝硬化、肝癌的关系更加密切。病理性质以邪实为主，但湿热毒邪久羁，热伤阴血，湿伤阳气，可以表现为邪实正虚的错杂现象。临床虽可见湿热熏蒸、肝郁脾虚、肝肾阴虚、瘀血内结等不同证型，但尤以湿热瘀毒证最为常见，且其邪瘀搏结的征象更加明显"。这是对慢性肝炎"湿热瘀毒证"概念的最早阐述。

叶放课题组在对湿热瘀毒证的临床特点进行深入研究中发现，对于慢性肝炎中重度或慢性重症肝炎患者、慢性肝炎出现胆汁淤积者、慢性肝炎肝脏炎症反复活动者、伴有饮酒者或合并其他病证者，等等，都是肝纤维化的发病基础。而这些患者每多伴有纳差、口苦口干、胁肋脘腹胀痛、疲劳乏力、低热、衄血、舌苔黄腻、舌质暗红、脉弦数等，常易出现黄疸、肝脾大、肝掌、蜘蛛痣、面色晦暗等体征，皆可归属于"湿热瘀毒证"。由于湿热瘀毒的持续存在，使得正气愈发亏耗，导致脾气虚弱、肝肾阴亏，继之脾肾阳虚，形成积聚、鼓胀等难治之证，湿热、瘀毒、水停与正虚则共同成为后者主要的病机特点。因此，提出了湿热瘀毒证是肝纤维化的始动因素这一基于临床实践的科学假说。

中医学防治肝纤维化应该选择哪些靶点或环节作为研究方向是值得深入探讨的问题。对于慢性肝病来说，持续存在的病因是肝纤维化形成的根本原因，而伴随着炎症刺激因子的不断释放使得肝组织细胞反复的炎症、坏死，则是肝纤维化不断加重的关键因素。已有研究证实这些物质如内毒素可促使库普弗细胞激活而释放肿瘤坏死因子（TNF-α）、转化生长因子（TGF-β1）等多种细胞因子，后者既可以引起肝微循环障碍，又作为始动因子作用于肝星状细胞（HSC），使得HSC活化、增殖和胶原生成，并在其后的肝窦毛细血管化过程中起重要的促进作用，显示炎症刺激因子在整个肝纤维化形成和加重的过程中都起启动因子的重要作用。因此，减轻和消除这些启动因子是防治肝纤维化不可或缺的重要措施，中医药防治肝纤维化的研究也必须关注这些环节。

肝纤维化疫毒、湿热、瘀毒的相互联系

1. 疫毒与湿热：肝炎病毒具有湿热性质，一般称为"湿热疫毒"或"湿毒"。但作为肝纤维化的病因却不是"疫毒"本身，而是继发的湿热毒蕴致瘀和湿热瘀毒的形成。病毒本身并非是肝纤维化的直接形成原因，感受疫毒未必形成肝纤维化（不少病毒携带者也能终生健康）。只有当反复或持续出现肝损伤，肝组织进行修复反应时才可能形成肝纤维化，其他原因所致的反复、持续慢性肝损伤也会有肝纤维化的形成。因此，只有"疫毒"表现为湿热内伏胶着血分、湿热炽盛并产生瘀毒时才是肝纤维化的始动因素。相反，由于肝脏的强大代偿机制，有时患者不一定表现为肝功能的显著异常和临床症状表现（例如乙肝携带者或丙型肝炎），但邪蕴"日久"，同样可能有肝纤维化的产生。因此，感受湿热疫毒时间的长短、湿热的程度和湿热是否深入血分共同在肝纤维化瘀毒形成过程中起到重要作用。

2. 湿热导致瘀毒的病机转化特点：湿热疫毒持续存在体内，湿热由气分逐渐深入血分，不管湿重、热重还是湿热并重，湿热久羁均可导致血瘀，由于湿性黏滞、湿热最易阻滞气机，气滞则血瘀；湿易化热、血热则血易瘀滞，进而成为"湿热瘀毒证"，正如朱丹溪所谓"血受湿热，久必凝浊"。又如叶桂对湿热蕴结日久，常归属于"络脉中凝瘀蕴热""湿停阳瘀""瘀热久聚"等。肝病临床常见纳差、厌油腻、恶心呕吐、脘腹胀满、便秘或便溏等，属脾胃湿热证。脾胃湿热熏蒸肝胆，引起肝胆瘀热，临证可见有两胁及脘腹胀痛、身目发黄、呕恶口苦、胁下痞块、血痣红赤、苔黄腻质暗红或有瘀点瘀斑、脉弦濡数等，属肝胆湿热瘀毒证。

由于感受疫毒，肝炎病毒携带者也常有肝气郁结证的表现，如肝区不适（或胀或痛）、急躁易怒等，慢肝患者更是如此。肝气郁滞日久，一则气滞则血瘀，二则出现肝郁脾虚证，后者属"肝病传脾"，土虚湿生，湿热蕴结。肝郁日久可以化火，肝经瘀热，脾虚湿停，肝热脾湿日久，形成肝胆湿热证；湿热久恋，邪从燥化，耗灼阴液，肝阴受劫，阴血凝泣；湿热郁于血分，困阻脉络，阻遏气机，久则血分瘀滞。因此，由脾胃、肝胆湿热发展到湿热瘀毒互结是慢性肝炎肝纤维化病机转化的必然结果，在其过程中始终伴随着湿、热、毒和瘀相互影响的关系。正如《温热逢源》所云"热附血而愈觉缠绵，血得热而愈形胶固"，《外感温病篇》也云"热毒内壅，络气阻遏"。

慢性肝炎经久难愈，显然属"久病"范围，例如目前已经认识到慢性乙肝患者大多数都是幼年期之前感染病毒的（成人期感染肝炎病毒多数属于急性肝炎过程）。慢性肝炎湿热蕴结肝胆脾胃日久，"久病入络"，出现"湿热交蒸，阻滞脉络"。其过程包括：①湿热蕴毒、邪入营血，此属血分瘀热毒蕴为主，常见于慢性肝炎重度或慢性重症肝炎。②湿热留滞、化燥伤阴，阴虚血瘀，多见于肝病中、晚期。③湿热困遏脾土、脾虚湿盛，气虚而血瘀，慢性肝炎迁延不愈时常见。④湿热阻络、瘀血内停，多见肝纤维化肝硬化阶段。上述几个方面常常互相交织、转化，湿热胶着久羁致瘀、瘀毒日盛是肝纤维化产生和加重的主要病理基础。

由上述可知，湿热久留为毒和湿热炽盛为毒都是产生血瘀的基础，日久都会造成湿热瘀毒证的产生。湿热瘀毒的"毒"的内涵在这里具有特殊性：①慢性肝炎的"疫毒"致病具有其自身特点，不具备流行、口鼻传播、传变急骤等特点，称为"疫"，有些勉强，而是毒邪多与湿、热、瘀胶结为患。②慢性肝炎的各种病理因素又有"顽固、胶着、难治、兼加、炽盛，或隐或现"等特点，具备"毒"的致病性质。研究认为，目前对慢性肝炎肝纤维化的几个不同分型中，各型都伴有不同程度湿热瘀毒证的客观存在，要求治疗时在把握各型特点的同时，又要重视各型的共性特点，强调针对湿热瘀毒证的治疗是所有慢性肝炎肝纤维化的共性。

3. 肝纤维化"瘀毒"形成及其化热生湿的特性：肝络瘀滞是肝纤维化的表现形式。首先，肝纤维化"血瘀说"来源于临床观察的结果，临床随着肝纤维化程度的加深，有关血瘀证指标越发明显。近年来许多学者对慢性肝炎肝纤维化患者血栓素、内皮素、门静脉压力等的研究均支持上述结论。其次，中医概念上的血瘀还常是各种邪气久羁的结果，慢性肝炎湿热久蕴是瘀毒的形成的前提，慢性肝炎的病程往

往是数十年，所谓"久病成瘀""久病入络"。第三，从微观辩证的角度来看，肝纤维化是肝脏实质的炎症、坏死后的组织修复、形成疤痕组织的结果，血溢脉外则为瘀。临床上，肝郁气滞、湿热内蕴、情志郁怒、失治误治、久病等都是慢性肝炎肝络瘀滞的形成原因，更为重要的是，上述因素始终都不同程度持续存在，并可相互转化、相互影响。

通常，人们较少关注形成血瘀证之后作为新的致病因素会有哪些继发病理产物。研究认为，肝血瘀滞日久则为"瘀毒"，依据津血病理生理关系，肝病瘀毒的特性之一是化热生湿。瘀热、湿热等瘀毒的继发病理产物反过来加重肝病湿热瘀毒证的程度。这就形成了慢性肝病几种病理因素之间转化方面的恶性循环，进而加速了肝病进程。对于肝功能基本正常的乙肝病毒携带者和慢性丙型肝炎肝纤维化患者，早期湿热证不明显，但随着血瘀证的加重，肝功能常常出现 ALT/AST、AKP、GGT 的显著异常，临床也开始表现为湿热瘀毒证的特点，这是瘀毒化生湿热的典型例子。

有文献报道，肝微循环障碍是引起肝细胞持续炎症、坏死而发生暴发性肝衰竭患者死亡的主要原因之一，瘀热始终是肝纤维化的基本病理因素。研究发现湿热和瘀热与肝纤维化指标最为相关，认为湿热、血瘀共同在肝纤维化的形成过程中起重要作用。王宝珍报道慢性乙型肝炎肝纤维化中医证型与肝组织病理分级、分期的关系，发现湿热证与肝脏炎症活动程度以及血瘀证与肝纤维化程度均显著正相关，认为要重视清利湿热和活血化瘀法抗肝纤维化的研究。这些研究都显示了湿热、血瘀与肝纤维化形成的内在联系。

内毒素血证是湿热瘀毒证的主要病理生理基础

在肝病临床中，湿热瘀毒的产生并不仅仅由于感受疫毒，非病毒性因素（如乙醇、痰浊）引起的肝纤维化也常常有湿热瘀毒证这一病理特征。在慢性肝炎反复发病的过程中，患者饮酒、"有毒"药物、不洁饮食所致腹泻、身处潮湿之地、情志抑郁、正气耗损等等都是加速湿热瘀毒证形成的重要因素。研究发现，肠源性内毒素血症（IETM）是慢性肝炎肝纤维化的重要促进因素，IETM 通过激活库普弗细胞，进而产生 TNF-α、自由基、TGF-β1 等来促进 HSC 增殖和胶原基因的表达，同时 IETM 还可诱导肝微循环障碍导致缺血、缺氧性肝损伤。而肝脏瘀血、微循环障碍又是 IETM 的形成因素（如胃肠道瘀血和肝门静脉高压时内毒素由肠道入肝和血循环，是产生 IETM 的病理基础），这种级联反应式的恶性循环是多数慢性肝炎肝纤维化迅速进展为肝硬化的主要原因。研究证实，慢性肝炎活动期、重症肝炎和肝硬化 IETM 的发生率高达 71%～100%。

上述机制可以理解为脾胃湿热和肝胆湿热瘀毒的相互转化和影响过程，进而表明了湿热与瘀毒之间相互为患的因果关系，并提示慢性肝炎的"湿热"不能等同于"疫毒"（肝炎病毒），包括 IETM 在内，脾虚生湿化热、肝郁化热生湿、肠腑湿热、瘀毒化湿生热等也是湿热瘀毒证形成的因素。此即邸若虹提出"慢性肝炎既有外来之湿热之邪，又有内生之湿热。湿热既是慢性肝炎的病因，又是其病理产物"。所以，不能简单地理解为清热化湿、凉血解毒就是清除肝炎病毒。在整个慢性肝病肝纤维化治疗过程中，避免各种原因的有害因素刺激是延缓其进程的重要手段，而不仅仅是以清除病毒为唯一目标。

湿热瘀毒证的治法

慢性肝病湿热瘀毒证的产生在病理上多伴有肝纤维化的形成，湿热瘀毒与肝肝脏炎症活动和纤维化程度显著相关。因此，祛除湿热瘀毒应当是防治肝纤维化的重要内容。尽管邪实正虚是慢性肝炎肝纤维化的病证特点，但本病早期患者表现为正虚为主者并不多，病情活动阶段更是以邪实为主，肝病中晚期的正气亏虚正是由于湿热瘀毒的不断耗灼所致。因此，本病总属邪盛伤正，祛邪即寓顾正之意。研究发现，慢性肝炎经阻断 IETM 治疗后，部分患者肝脏炎症和纤维化组织得以减轻、修复。显示祛除慢性肝炎的病因和减轻、控制肝损伤有益于肝纤维化的逆转，西医已经把抑制炎症细胞因子作为防治肝纤维化的重要研究方向，但有着多层次、多靶点、多环节作用优势的中医药在这方面的研究报道尚不多见。

　　祛除"湿热瘀毒"之邪的具体方法有二：一是"清化瘀毒"，包括清热、解毒、化湿、凉血化瘀等法为主、兼以顾护正气。清化瘀毒类药物有助于减轻或消除炎症细胞因子对肝细胞的损伤、改善肝脏微循环和IETM，使得肝细胞内环境趋于稳定。二是"扶正清化"，包括健脾益气为主、兼以清化和滋养肝肾为主、辅以清化。"扶正"的主要目的在于祛邪（湿热瘀毒），其次是为防止苦寒清化药物更伤正气。慢性肝炎肝纤维化要以清化湿热瘀毒为中心，尤要加强祛除瘀热之邪。临证之际，偏于实证当以清化瘀毒法作为主要治法；正虚邪实并重则以扶正清化法治疗，随症加减、灵活应用，惟此才能抓住慢性肝炎祛邪的关键。

　　目前，人们认识到肝纤维化的发病是多因素参与调节、多阶段不同启动、且致病因素持续存在的复杂过程，联合用药是发展的方向，中医药正具备此优势。慢性肝炎肝纤维化的中医证候、分型及规范化研究也是近年来人们关注的焦点之一，对肝纤维化的中医病理实质探讨是首先需要深入研究的重要课题。例如目前已知抗肝纤维化的复方组成中多数都是多法并用，其中祛邪方面几乎都包含了清热、解毒、祛湿、化瘀多个方面。王永炎院士提出中医证候诊断系统是一个非线性的、多维多阶的、可以无限组合的复杂巨系统，临床上所见到的证候是动态的、多变的、复杂的，用线性研究的办法无法形成真正的规范，这种认识对肝纤维化证的研究是有较大启示。

353 肝衰竭毒、瘀、痰病因病机

　　肝衰竭是一种危急证候，归属于中医学黄疸之"急黄""瘟黄""肝厥"范畴。对本病的病因认为主要是"毒"，且贯穿于疾病的始终，"瘀、痰"为病变之本。学者王振常等就本病的毒、瘀、痰病因学说作了论述。

肝衰竭毒邪病因辨析

　　从古至今"毒"经常被用来阐释某些疾病的发病，而且其应用颇为广泛。中医学文献中"毒"的含义主要包括3个方面：药物的毒性和偏性，病名以及致病因素等。近年来，许多学者从病因学角度对"毒"进行了深入的探讨，不仅丰富了传统的病因学内容，而且推动了临床治疗学的发展。研究认为，作为致病因素"毒"又包含了3层不同的涵义：其一，邪之甚（盛）者为毒。如《素问·五常政大论》王冰注"夫毒者，皆五行标盛暴烈之气所为也"。《金匮要略心典》云"毒，邪气蕴结不解之谓"。《重订通俗伤寒论》云"火盛者，必有毒"。其二，疫毒，指疫疠之"毒"，为自然界产生的具有强烈传染性，可导致人体急剧病证的致病物质。《说文解字》云"疫，民皆病疾也"。其三，有毒物质，指有毒性作用的物质侵入人体，所引起的损伤作用。现代研究认为，"毒"可分为外侵和内生两种，外毒主要指邪气过盛所化之毒、疫毒、毒气、虫兽毒、药毒和食毒等；内生之毒指由外邪（包括外毒）、七情、饮食、劳倦等导致机体脏腑功能紊乱、气血阴阳失调所产生的对机体有特殊而强烈损伤作用的病理产物，常见的有痰毒、瘀毒、郁毒等。

　　肝衰竭最主要的临床特征是高黄疸和神志昏蒙，中医学以证统病，故属中医学黄疸之"急黄""瘟黄"及"厥证"之"肝厥"范畴。据1997年国家标准《中医临床诊疗术语》记载并规范其中医病名为"肝瘟"。对本病的文献记载始见于《黄帝内经》，如《素问·六元正纪大论》云"湿热相搏……民病黄瘅"。隋代巢元方《诸病源候论》云"因为热毒所加，故卒然发黄，心满气喘，命在顷刻，故云急黄也"。唐代孙思邈《千金要方》云"凡遇时行热病，多必内瘀发黄"。吴又可《瘟疫论》云"疫邪传里，热移下焦，小便不利，其传为疸，身目如金"。清代沈金鳌《沈氏尊生书》云"天行疫疠以致发黄者，俗谓之瘟黄，杀人最急"。《医宗金鉴》有"天行疫疠发黄，名曰瘟黄，死人最暴也，盖是急黄耳"的记载。清代叶天士《临证指南》指出"阳黄之作，湿从热化，瘀热在里，胆热液泄，与胃之浊气并存，上不得越，下不得泄，熏蒸抑郁……身目俱黄，溺色为变，黄如橘子色"。清代张璐《张氏医通》云"诸黄虽湿热，然经脉久病，不无瘀血阻滞也"。从以上文献记载可见，古代医家对肝瘟的病因已有了一定的认识，外因与疫疠、时行热病有关；内因则主要为热毒、湿热相搏、瘀热等在体内郁滞。仔细分析不难发现这些致病因素均应属中医学"毒"的范畴。近代中医、中西医结合肝病学者对肝衰竭的病因、病机学说进行了深入的研究。当代著名中医肝病专家关幼波教授在《关幼波临床经验选》黄疸施治要点中明确提出"治黄需解毒，毒解黄易除"和"治黄必治血，血行黄易却""治黄要治痰，痰化黄易散"等重要法则。著名中西医结合肝病专家汪承伯教授认为本病的病因病机为毒瘀胶结、血瘀血热，当以凉血活血为治，并提出重用赤芍的论点。观其所获疗效较前贤前进了一大步。谌宁生教授认为本病的病因病机为毒瘀胶结，毒为致病之因，瘀为病变之本，治疗关键应重在解毒，贵在化瘀。临床研究发现按照解毒化瘀、凉血化瘀辨病、辨证论治，较按照卫气营血辨证治疗效果为佳。周仲瑛教授对毒邪致病的理论研究独树一帜，认为湿热疫毒是重型肝炎的主要病因，并提出了在重型肝炎治疗过程中应用大黄能通腑退黄、荡涤热毒，减少肠道有毒物质的吸收，防止邪毒内陷，扭转危急。康良石教授认为急黄由热毒内陷所致，泻火解毒贯穿治疗始终。更有学者通过大样本（1072 份）病例检索及病因病机临床实践前瞻性调查（133 份）发现在调研的 5 家医院，病因均以外因立论，责之湿热疫毒内侵，有 1009 份病例在住院记录的辨证分析中明确提出其病因为湿热疫毒，占总病例数的 94.12%。

　　现代医学对本病的诱发病因较为明确，主要与肝炎病毒、药物、毒物、化学物质有关。这些损伤因素进入人体后对肝细胞形成初次攻击。肝衰竭是肝细胞在首次攻击基础上受再次攻击后发生的大量死亡所致。第 2 次攻击的原因大致可以分为化学损伤和免疫性损伤两大类。化学性损伤与诸多需要在肝脏解毒的物质有关，毒性代谢产物大量聚集，超过肝细胞清除能力时则可以影响肝细胞的功能；免疫性损伤则由各种细胞因子、补体等介导。二次攻击的作用机理极为复杂，迄今为止尚未完全明了。根据现有研究资料，归纳主要有以细胞毒性 T 淋巴细胞（CTL）为主介导的免疫损伤学说，以肿瘤坏死因子为核心的细胞因子作用形成的内毒素-细胞因子轴-肝损伤学说，炎性介质介导（白三烯等）的肝损伤学说，肝细胞内代谢网络系统紊乱（氧化还原失衡等）学说。与中医"毒"概念相对应，肝炎病毒、药物、毒物、化学物质等可归纳为"外毒"的范畴，而 CTL、TNF-α、内毒素（LPS）、白三烯（LTs）、氧自由基及脂质过氧化产物等均为机体在外界因素刺激下的代谢产物，它们本为人体正常所需的生理物质，由于大量产生，超出了机体自身的清除能力而转化为致病因素，故应属中医学"内毒"范畴。因此肝衰竭的中医病因从毒邪致病立论是有科学根据的，并非主观臆测。

肝衰竭毒邪病机辨析

　　在我国 95% 的肝衰竭患者因感染肝炎病毒而发病，肝炎病毒属疫疠之毒，其性火热炽盛，其气秽浊，其毒极重，一旦感受此毒邪则造成气机壅闭，难以宣发，郁闭于内，致肝失疏泄，脾失运化，湿浊内生，胶凝成痰。《医碥》云"痰本吾身之津液，随气运行，苟气失其清肃，而过于热则津液受火煎熬，转为稠浊之痰"。痰火蕴结过盛又可化为痰毒，从而造成痰毒、火毒交攻之势，上扰心神则引起窍机失利，病者或嗜睡，或烦躁；内蕴肝胆胃肠则腹气不通，胆汁郁滞，黄疸久羁不退。对于血分原有伏热者，内外相合，毒热很快迫入营血，热盛动血，故可见出血、瘀斑之候。根据唐容川《血证论》云"离经之血，虽清血亦瘀血"，此候亦为瘀血之征。由于痰毒、火毒交攻，血热相结，煎熬熏蒸，热与血相搏，而致血液稠浊，血涩不畅，或痰凝气滞则血行不畅，以致脉络瘀阻，形成瘀血，症见血瘀之候。而瘀甚则必定生毒，瘀亦可化痰。《血证论》指出"血积既久，亦能化为痰水"，从而形成恶性循环，导致毒、瘀、痰胶结难结的局面。最后痰、瘀郁闭于内，毒热窜于心包，清窍受蒙，以致陷于昏迷。由于毒邪弥漫周身，三焦不利，决渎失司，所以小便既少且浊，更使邪无出路，留滞体内以致出现腹水胀满。若为正气本亏之体，邪热燔灼于肝，营阴暗耗，其最终发展则是气阴两虚，正虚邪陷。所以本病的病机可以概括为：感受疫毒，毒热炽盛，痰毒内闭，痰火交攻，热迫心营，脉络瘀阻，清窍受蒙，三焦不利，正虚邪陷。其主病位在肝，横连于胆，克伐脾胃，上行于脑及心包，下涉于肾，血脉受损，三焦俱病。总之，毒为致病之因，贯穿于疾病的始终，瘀、痰为病变之本，并且毒与瘀、痰又可互为因果。其病机病理可简单概括为"毒、瘀、痰"胶结。

　　瘀、痰二者既是病理产物，又是致病之因。研究认为，血瘀证的实质可能涉及血液流变学异常，微循环障碍，炎症/免疫性炎症反应及结缔组织代谢异常等。痰证与血液流变学改变，血脂代谢异常，细胞脂质过氧化，细胞能量代谢酶活力，细胞膜流动性下降及机体免疫功能异常等有关。具体到肝衰竭，临床上肝衰竭患者宏观上可表现为肝区疼痛、出血倾向、皮下瘀斑、嗜睡、神志昏蒙、舌苔厚浊，舌质暗或红绛、脉弦或涩等瘀、痰症状。微观上血液流变学可表现为血细胞比容、红细胞聚集指数、血黏度等增高，或表现为低凝、低黏状态；肝脏常有微循环障碍、毛细胆管瘀阻、微血栓及胆栓形成、汇管区周围纤维化、肝脏炎症反应、肝窦扩张充血、肝细胞水肿等病理学改变。

肝衰竭毒邪治疗辨析

关于本病的治疗，张仲景在《金匮要略·黄疸病》提出了"诸病黄家，但利其小便"的治疗原则，其首创的茵陈蒿汤、茵陈五苓散、栀子大黄汤等治疗黄疸名方一直沿用至今。但不难发现，这些方药均是依据湿热致病，肝胆脾胃湿热的病因病机所创，与肝衰竭"毒、瘀、痰"胶结的病因病机，未能完全切合。后世医家对黄疸的治疗也多拘泥于清利之法，或局限于辨证论治的范畴，以适宜于一证的方药来通治本病，很少看到从本病基本病因病机入手而立法遣方的临床观察。

肝衰竭实际上是多脏器功能衰竭，故临床表现相当复杂，导致中医据"四诊"收集来的资料千变万化，由此归纳演绎病机病理的概括——证型也就呈现出诸多差异，其治疗也必然随之千变万化，达不到执简驭繁的目的。更有甚者是肝衰竭晚期诸脏俱损，邪毒鸱张，诸症并存，使辨证论治无从入手。"治病求本""审因施治""辨病论治及辨证论治相结合"是中医的基本治疗原则及精髓所在。根据肝衰竭毒邪病因学说，毒为致病之因，贯穿于疾病的始终，瘀、痰为病变之本，"毒、瘀、痰"胶结为本病基本病机病理。故其治疗原则对应为清热解毒、活血化瘀、豁痰醒神。王振常等据此，自拟解毒化瘀Ⅱ方，其由白花蛇舌草 30 g，茵陈 30 g，赤芍 50 g，大黄 15 g，郁金 15 g，石菖蒲 15 g 组成。本方以茵陈为君，以清利郁于中焦、结于肝胆之湿热毒邪，为退黄的要药；配大黄、白花蛇舌草为臣，其中大黄能畅阳明谷道使湿热之毒从后阴而出，白花蛇舌草清热解毒有助于茵陈蒿以退黄；赤芍药既清入血之邪毒，又行留滞之瘀，与大黄相配消凝瘀败血，与茵陈蒿相伍去入血之湿毒效宏；石菖蒲、郁金化痰浊、辟秽毒、醒清窍、理升降而畅三焦，合赤芍共为佐药。诸药配伍，使湿热去，浊毒解，痰化瘀消，脾运复健而升降有序，肝胆疏泄司职而气畅血行，三焦通利，心智复常，共奏清热解毒、活血化瘀、豁痰醒神之效，可谓与肝衰竭的中医病因病机丝丝相扣。其中赤芍、大黄均具有清热解毒，凉血、化瘀、退黄之功效，被视为治疗肝衰竭之良药。现代药理学研究表明，赤芍可抑制血栓素 β_2（TXβ_2）的产生，而 TXβ_2 是强烈血管收缩剂，有改善血液黏滞度，减少红细胞聚集，增强肝脏血流量，保护肝细胞及调整血浆环化核苷酸等多种作用。重用赤芍不仅能改善肝脏血循环，恢复肝功能，且有利胆作用，能活化胆红素代谢酶，使黄疸迅速消退，病情好转。大黄可荡涤肠道秽浊积滞，保持肠道大便通畅，抑制肠道细菌繁殖，减少肠道内毒素、血氨等毒素的分解和吸收，因而减少中毒症状，并能疏通肝内毛细胆管，促进胆汁分泌，大黄还可明显缩短出血及凝血时间，促进肝细胞再生。临床研究显示解毒化瘀Ⅱ方对肝衰竭患者具有较好的治疗效果，能显著提高患者的存活率，改善预后，减少医疗费用。实验研究从肝线粒体保护、抑制肝细胞凋亡、干预信号转导等层面阐明了其部分作用机制。从临床、实验两个方面初步验证了肝衰竭毒邪病因学说的科学性。

目前对肝衰竭的认识已经突破了张仲景提出的"肝胆脾胃湿热"的病因病机，"诸病黄家，但利其小便"的清热利湿治疗原则的禁锢。总结临床成功与失败的经验，构建、完善肝衰竭毒邪病因学说已成为现代中医肝病理论、临床、实验、药物研发等研究的迫切需要，并且时机已经成熟。

354　从虚、毒、瘀论治溃疡性结肠炎

溃疡性结肠炎（UC）是一种不明原因的直肠和结肠慢性非特异性炎症性肠病。在治疗上，无论是传统的氨基水杨酸类、糖皮质激素、免疫抑制剂还是当下的生物治疗、干细胞移植、粪菌移植等，效果均不甚理想，且存在价格昂贵、副反应大等不足，使该病的治疗受到严峻的挑战。近年来，中医药治疗UC已成为研究热点，迟莉丽教授根据UC的证候特点及演变规律，认为本病符合"虚、毒、瘀"病机理论，治疗上强调衷中参西，分期论治（发作期、恢复期、稳定期）。

从"虚毒瘀"论治UC的理论依据

中医学虽无溃疡性结肠炎病名，但据其临床表现可将其归于"痢疾""泄泻"等范畴，并据病势缓急有"休息痢""久痢"之别。古代医家多认为其发病与外邪侵袭、饮食不节、七情内伤或禀赋不足有关，后世医家结合临床实践，深研经旨，多有发挥，现代医家罗云坚提出了"伏毒致病"学说，迟教师认为脾气亏虚是致病之本、久病及肾，湿热邪毒为致病之标，瘀毒阻络贯穿疾病始终，内疡形成为局部病理改变。

1. 虚为致病之本，久病及肾：《景岳全书》云"泄泻之本，无不由于脾胃……饮食不节，起居不时，以致脾胃受伤，则水反为湿，谷反为滞，精华之气不能输化，乃致合污下降而泻痢矣"。脾虚失运，土不制水而生湿，湿性黏滞，阻遏气机，日久化热，熏蒸肠道，肉溃成疡，络破血溢，而下利脓血。《诸病源候论》云"凡痢皆由荣卫不足，肠胃虚弱，冷热之气，乘虚入客于肠间，肠虚则泄，故为痢也"。脾胃虚弱，气血乏源，营卫不充，正气不足，外邪内侵，克犯肠道，发为本病。

"肾为胃关，开窍于二阴"，《医方集解》云"久泻皆由命门火衰，不能专责脾胃"。《医宗必读》则提出"未有久痢而肾不损者"。泻痢日久，缠绵难愈，正气亏虚，后天无以养先天，脾肾俱虚，而见泻痢不止，甚则滑脱不禁等症。迟教授崇古人之论，认为脾气亏虚为致病之本，久则及肾；强调"正气存内，邪不可干""邪之所凑，其气必虚"，指出"正气"是人体与病邪抗争的物质基础，正气的产生与维持需要后天水谷精微的濡养；"脾土居中央，以灌四旁"，脾胃健运，化源充足，气血调和；"百病皆由脾胃衰而生"，脾胃虚弱，则百病丛生。

2. 湿热邪毒为致病之标：《明医指掌》云"痢之作也，非一朝一夕之故，其所由来渐矣，盖平素饮食不节，将息失宜，油腻生冷恣供口腹，醉之以酒……以致气血俱伤，饮食停积，湿热熏蒸，化为秽浊"。饮食无忌、劳逸失度，致脾胃升降失常，运化失司，水谷不得正化，酿湿成痰，日久化热，湿热熏蒸，下利脓血；《活人书》云"湿毒气盛，则下利腹痛，大便如脓血，或如烂肉汁也"。《丹溪心法》则提出，"赤痢乃自小肠来，白痢乃自大肠来，皆湿热为本"。湿热邪毒，蕴积肠道，损肠败络，为致病之标；加之UC患者多脾虚，无力鼓邪外出，湿热邪毒与素体脾虚交互影响，互为因果，相干为害，终致病程迁延缠绵难愈。

此外，除了传统意义上的"毒"，现代医学上参与炎症反应的细胞因子和炎性介质，如白细胞介素、干扰素等可促进MMPs的表达使肠道黏膜ECM的降解和重建失衡，而导致黏膜糜烂、溃疡，可归于广义上的"内生之毒"。

3. 瘀贯穿疾病始终：《医林改错》云"泻肚日久，百方不效，是瘀血过多"，迟教授认为UC时发时止，缠绵难愈，"久病必有瘀"；"离经之血，即为瘀血"，UC患者镜下所表现的黏膜粗糙，弥漫性充

血、水肿，血管纹理模糊、质脆，出血，均可视为瘀血。现代研究表明，UC 患者存在血液高凝状态，且凝血指标的异常参与了 UC 的发生发展，这与中医血瘀证不谋而合。在 UC 的发生、发展中"瘀"是必然病理产物，湿热毒等皆可阻于肠络，日久成瘀；而瘀血内停耗伤正气，则气血更虚，故瘀可作为致病因素，反作用于 UC 的各个阶段而贯穿疾病始终。

4. 虚、毒、瘀相互作用，共同致病：虚和毒之间关系复杂，瘀可化毒，毒可致瘀，在 UC 中瘀、毒常互为因果，相间为患，瘀毒交织，使 UC 病程缠绵，日久不愈。瘀毒久居体内，离不开"虚"，正气亏虚易使外邪入侵，脾不健运、水湿内停，助"瘀、毒"内生，"瘀、毒"日久，耗伤正气，则正气更虚，致使 UC 缠绵难愈。

分期论治

UC 不同发展阶段，病机不尽相同，正邪虚实错综复杂，并根据其病因病机及证候演变规律，衷中参西，从 3 期论治（发作期、恢复期、稳定期），取得了良好的临床疗效。

1. 发作期（湿热毒蕴）——重清热燥湿解毒，兼以健脾益气：该期临床多表现为腹泻、黏液脓血便，伴腹痛、里急后重，亦可伴有发热、肛门灼痛、小便短赤等，舌苔黄厚腻，脉滑数。结肠镜下可见病变区域黏膜轻者充血、水肿、出血，表面脓血性分泌物附着，重者可见黏膜糜烂、溃疡。该期病机以湿热毒蕴结肠腑为主，以"标实"为特点，故本期虽以腹泻、黏液脓血便为主要表现，却不可妄用固涩，以免"闭门留寇"，当取"急则治其标"之意，重清热解毒以攻邪外出，兼健脾益气以固本，达到荡涤积滞、排毒解毒、改善肠黏膜血供的作用，现代医药研究表明，多种清热类药物具有调节免疫细胞功能、炎症反应相关信号通路 NF-κB、JAK/STAT 的作用，从而抑制等多种炎性因子的释放。

在治疗上迟教授自拟解毒生化汤以清热燥湿解毒、调气行血，基本组成黄连、黄芩、败酱草、赤芍、白芍、生地榆、仙鹤草、木香、槟榔、生黄芪、薏苡仁、生甘草，并强调解毒当因人而异、辨证施药。庞安时《伤寒总病论》云"凡人禀气各有盛衰，宿病各有寒热，假令素有寒者，多变阳虚阴胜之疾，或变阴毒也。素有热者，多变阳胜阴虚之疾，或变阳毒也"。湿热之毒较盛者，可选用白头翁、牡丹皮、败酱草以清热燥湿解毒；脓血较多者可加用马齿苋、金银花、连翘以清热解毒；该期里急后重明显者，多为气机不畅、瘀血阻滞所致，除加枳壳、大腹皮，取"调气则后重自除"之意外，常加用桃仁、滑石，以滑其死血；如患者素体阳虚，寒湿之毒较盛，不应执拗与清热之法，可选用温脾汤、黄土汤加减以温化湿毒。

迟教授在整体辨治基础上，加用中药灌肠局部治疗，中药灌肠可以直达病所，直接被肠道吸收，较快地改变局部血液循环，保护溃结面，促进炎症吸收和溃疡愈合。自拟灌肠中药生肌愈疡 1 号方以清热解毒、活血化瘀、祛腐生肌，基本组成黄柏、黄连、椿根皮、三七粉、白及、儿茶、枯矾。

2. 恢复期（脾虚毒恋）——重健脾益气，兼以化湿解毒：经过前期祛邪外出等治疗后，该期赤白脓血、腹痛、里急后重等湿热征象渐退，而腹胀纳差、乏力困倦等脾虚征象逐渐明显，舌质淡胖或有齿痕，苔薄白或略黄腻。该期患者结肠镜下仍可见充血水肿、浅表糜烂，但较前减轻，表面附着少量黏液。本期以正虚毒恋、虚实并见为特点，当取"标本兼治"之意，重在健脾益气以扶正，兼化湿解毒以祛邪。迟教授自拟安肠愈疡汤以健脾益气、化湿解毒，基本组成生黄芪、炙黄芪、薏苡仁、炒白术、黄连、地榆炭、木香、槟榔、当归、白芍、防风、生甘草。中药灌肠方面可减少黄连、黄柏等大苦大寒之品的用量，改用辛苦微寒之败酱草，以防更伤脾阳，自拟生肌愈疡 2 号方，其基本组成败酱草、黄柏、白及、三七粉、儿茶、枯矾。现代研究表明，安肠愈疡汤可通过上调 TFF3、MUC2 表达，抑制 NF-κB 的表达，减少促炎症介质的释放，发挥抗炎作用，安肠愈疡汤与生肌愈疡 2 号方合用可通过干预 IL-8、TNF-α 的表达，调节肠道免疫而发挥作用。

《素问》云"勇者气行则已，怯者则著而为病也"。强调心理因素对疾病的影响，现代研究表明，UC 患者容易出现焦虑、抑郁等负面情绪，而抗焦虑抑郁治疗能提高 UC 伴焦虑抑郁的临床疗效，临证中常加用玫瑰花、合欢皮等疏肝行气、理气解郁之品。此外，此期里急后重、肛门重坠者，"当以病之新久，质之强弱，脉之盛衰，分虚实也"，多选用芍药汤泻实、补中益气汤以补虚；纳呆完谷不化可加陈皮、砂仁、焦三仙。

3. 稳定期（正虚瘀阻）——重补脾益肾，兼以化瘀通络：该期黏液脓血便基本消失，仅见腹泻或便溏，可伴畏寒肢冷，腰膝酸软，倦怠纳少，舌淡苔白，脉沉细。结肠镜下肠道黏膜溃疡、糜烂消失，多呈细颗粒状改变或瘢痕形成。崇古人"未有久痢而肾不损者""久病必有瘀"之说，本期以正虚瘀阻为特点，当遵循"缓则治其本"的原则，重在补脾益肾以固本，兼以化瘀通络以除余邪。

古人言"四季脾旺不受邪"，脾气健旺则正气充足，助邪外出，现代药理研究也证实，健脾益气类方药可增强机体免疫调节功能，促使免疫功能恢复正常。《证治汇补》云"久病体虚气弱滑脱……未有久痢而肾不虚，病在火衰，土位无母，设非桂、附大补命门，以复肾中之阳，以救脾家之母"。汪文绮指出"体虚余邪不下者，宜六味归芍汤或桂附八味丸"。通过长期健脾补肾，可以影响神经内分泌免疫网络，调节激素、神经递质、细胞因子的变化与基因表达，改善机体免疫失衡状态。现代研究表明补脾温肾法可通过下调 ICAM-1mRNA 和 ICAM-A 蛋白的表达，抑制炎症细胞浸润而治疗 UC。"瘀"滞于肠，影响血液循环，阻碍 UC 恢复，活血化瘀药可通过改善肠黏膜血液供应、调节免疫炎症反应，利于溃疡的愈合，现代临床疗效表明，治疗 UC 配合五灵脂、蒲黄、丹参、川芎、赤芍等活血化瘀药效果尤著。

脾为后天之本，肾为先天之本，先、后天同补，脾肾兼顾，培补正气，能从根本上促进 UC 恢复，降低复发率，自拟固元活血汤（炙黄芪、党参、补骨脂、熟地黄、炒白术、茯苓、薏苡仁、炒山药、当归、鸡血藤、木香、砂仁、炙甘草），以扶正祛瘀。腰膝酸软、畏寒肢冷甚者，可加附子、肉桂以温补元阳；此期肛门坠胀多为气虚下陷，血虚失养所致，迟教授强调"若大肠气虚陷下，宜用四君子加柴胡、升麻送香连丸；若大肠血虚后重，宜用四物汤加参、术送香连丸"，临证中多用党参、柴胡、升麻以升阳举陷。

355 从虚-风-瘀-毒病机网络诊治 IgA 肾病

张昱教授长期致力于 IgA 肾病的中西医结合理论与临床研究，积累了较为丰富独到的经验。首先，他提倡"辨病（机）论治"的诊治思想。对于 IgA 肾病，其临床表现常常仅见血尿、蛋白尿等理化指标的异常，患者并无明显不适症状及舌脉的明显改变，这就使得中医陷入了"无证可辨"的困局。此时，根据《黄帝内经》"有者求之，无者求之"的原则，深入挖掘 IgA 肾病的内在通用病机很有必要，此即为"辨病（机）论治"。其次，对 IgA 肾病病机的认识，认为不能只关注或强调其中某单一因素，而应该引入复杂性科学的研究方法，形成独具特色的"中医与西医汇通，宏观辨证与微观辨病结合，临床表现与病理特点互参"的诊疗模式，以期深刻认识 IgA 肾病病机的复杂性与多样性。

IgA 肾病相当于中医学"肾风病"。"肾风"首见于《黄帝内经》，如《素问·奇病论》云"有病庞然如水状，切其脉大紧，身无痛，形不瘦，不能食，食少，名为何病？岐伯曰：病生在肾，名曰肾风"。《素问·风论》云"肾风之状，多汗恶风，面庞然浮肿，脊痛不能正立，其色焰，隐曲不利，诊在肌上，其色黑"。所述之身肿特别是颜面部浮肿、汗多恶风腰脊痛、肌肤色暗而黑等病状均与慢性肾炎的临床表现相符。王永炎院士主编的《临床中医内科学》将慢性肾炎命名为中医"肾风病"。通过对《黄帝内经》有关"肾风"的阐述及历代医家的反复临证实践与研究发挥，当代医家总结出"肾风病"最基本的病机是在肾元虚损的基础上以风邪为主兼夹他邪侵入肾体，深入肾络，逐渐导致肾之体用俱损的一种疾病。IgA 肾病是慢性肾炎中最常见的一种类型，既有慢性肾炎即"肾风"发病的一般特点，以及发展至终末期肾脏病其临床表现与其他肾炎相似，又有着 IgA 肾病自身某些特殊之处。基于以上认识，张昱教授继承并拓展了"肾风病"的病机，提出"虚-风-瘀-毒"复杂病机网络，作为 IgA 肾病内在基本的、共通的病机，以此指导 IgA 肾病的临床诊治。

病因病机

1. 虚为内在因素：脾肾为本，肾为核心，五脏相关。肾风，根据《黄帝内经》对肾风的病状描述，其存在明显的肾虚证候，诸如腰脊痛、面色暗黑无华、阳痿（隐曲不利）等。故《素问·评热病论》直云"有病肾风……虚不当刺"。明确其含虚证。《临床中医内科学》总结前贤经验，将"肾风病"总结为肾风病是在肾元亏虚的基础上，风邪或兼夹其他病邪侵入肾体而发病。可见肾元亏虚是肾脏感受邪气而发病的内在关键因素。导致肾元亏虚的常见原因有以下几种：

（1）禀赋不足：先天缺陷，肾中精气亏虚，不能发挥其正常的气化功能。外邪入侵时，不能鼓荡邪气外出，邪气留伏而逐渐损伤肾脏，致肾之体用俱损。任继学老中医认为"禀赋素怯则元精不足，或异于常态，导致肾精衰少，肾中水火阴阳失衡，暗藏肾风之始因"。现代医学研究表明 IgA 肾病有家族聚集倾向，其内在因素可能与其先天禀赋相关。

（2）年老体弱：年老体弱，脏腑功能减退，特别是肾之精气逐渐衰退，肾之气化无力，易为各种邪气所犯，也无力发挥祛邪之能。现代肾脏生理病理学研究认为老年肾脏组织结构出现退行性变，肾小管上皮细胞变性，肾小动脉玻璃样变性，肾小球缺血性改变等，使肾脏浓缩功能减退，肾小球滤过率下降。在老年 IgA 肾病中，肾小血管病变相对较多，也可造成肾小球及肾小管间质缺血性改变。

中医学认为"肾为先天之本"，"脾为后天之本"。二本既是身中精微之化源，又能够固摄身中精微物质使其循常道而发挥濡养周身之功。IgA 肾病最主要的临床表现是蛋白尿、血尿、水肿。蛋白尿，中医学认为是人身之精微物质。精微物质下泄，多是脾虚不能升清，肾虚不能固摄精微所致；血尿乃是血液不循常道而溢出脉外，中医学认为"脾不统血"，故诸多血证总以健脾益气、固摄止血而收功。然久治不愈之血尿，有时需在补肾益气或滋养肾阴的基础上而终获效；水肿，也多数是由于"脾虚不能制水""肾虚不能主水"，而导致水液泛溢，发为水肿。中医学认为"五脏相关"，某脏腑之病日久多能影响他脏，导致他脏之功能异常，或不足，或亢进。IgA肾病肾元不足，气化减弱，不能发挥温养他脏之功。如《黄帝内经》认为"卫出下焦"，肾元不足，卫气失于充养，不能"温分肉、肥腠理、司开阖、卫外而为固也"，导致机体感受外邪，循经传入肾脏而导致肾病的发生或病情加重。IgA肾病肾精亏虚，肾阴不足，不能滋养心阴，致使心火亢盛，心火循经而下熏蒸肾络而致血尿。IgA肾病日久肾水不足，水不涵木，致肝木失养，肝阳上亢而发为高血压，高血压日久又能加重肾脏损伤，形成恶性循环。

2. 风邪：风邪为害最多亦最广，首辨外风、伏风、内风。

（1）外风：IgA肾病之始动因素或诱因《黄帝内经》记载"风为百病之长""风为百病之始"，认为风邪是其他外邪入侵的先导。风邪为病最为广泛，寒、湿、热、毒等邪气皆可依附于风邪侵袭人体。风邪易挟其他外邪合而致病，与"寒"相合成为"风寒"，与"热"相合成为"风热"，与"湿"相合成为"风湿"，与"毒"相合成为"风毒"；或多邪相兼，如风邪与"寒湿"相合而为"风寒湿"，与"湿热"相合而为"风湿热"等。风邪或兼夹其他外邪侵犯人体，可以入里伤肾，形成"肾风病"，而感受外邪又常常能诱发"肾风病"发作。因此，可以认为外风为"肾风病"即IgA肾病发病的始动因素或诱因。

外风引发IgA肾病的常见途径：①风寒邪气侵袭肌表，首犯足太阳膀胱经，若少阴肾脏精气不足，则外邪易循膀胱经而下直犯少阴肾脏，扰动肾络，或化热，或夹湿，或生毒，导致肾体受损，肾用失司。正如《桂林古本伤寒杂病论》记载"风为百病之长，中于项，则下太阳，甚则入肾"。②外感风热或风邪化热侵袭咽喉，《灵枢·经脉》云"肾足少阴之脉……入肺中，循喉咙"。故邪气从咽喉部位循足少阴肾经下陷深入肾脏，扰动肾络，进而损伤肾脏。

风邪致IgA肾病之机制：①风性轻扬升散，易袭阳位。《素问·太阴阳明论》云"阳者，天气也，主升""故犯贼风虚邪者，阳受之""故伤于风者，上先受之"。风邪具有轻扬、升散、向上、向外的特性，常易侵犯人体的上部、头面、咽喉、阳经、肌表、腰背等阳位而发病。故肾小球肾炎常常以面目浮肿为首发症状。而IgA肾病，多在发病前有明确的上呼吸道感染如鼻炎、咽炎、喉炎、扁桃体炎等，均是风邪外袭的表现。②风性开泄，若风邪客于足少阴肾经，导致肾小球滤膜受损，肾之封藏失职，肾不藏精，精气下泄而形成蛋白尿。风邪内入，穿透肾膜、血络，或"络破则血溢"，血液大量溢出，而见肉眼血尿，或肾之膜络受损而开泄，则有血液外渗，发为镜下尿血。血尿的出现亦为风邪入里伤肾所致，如《诸病源候论》云"风邪入于少阴则尿血"。在IgA肾病中，血尿较为多见，常常是其主要的临床表现。③风行则水涣，风邪袭表，肺失通调水道，入里伤肾，导致肾主水功能失常，壅遏三焦，水液不行常道而致面目及身肿。④肢体关节疼痛等，慢性肾炎患者临床常伴有周身多处关节游走性疼痛，与以风邪为主兼夹他邪特别是湿邪侵犯肢体肌肉关节相关。⑤风邪侵袭人体，易致机体血脉痉挛而致血压升高；风邪入里，导致正常气化功能失调，水液潴留，血行不畅，血脉瘀阻而致外周血管阻力增加，血压升高。

（2）伏风：IgA肾病迁延难逾之因素，常贯穿始末风邪外袭，或失治，或误治，邪气循肾络侵入肾脏，肾元亏虚，不能托邪外出，风邪潜伏于肾，蕴伏不解，潜销暗损，耗伤肾元，败坏肾脏，谓之肾中"伏风"。肾中"伏风"导致IgA肾病日久迁延难愈，风邪潜伏肾络，伏而难出，伺机而发，极易被外风引动而复发。

此外，风邪潜伏于咽喉、胃肠道与膀胱，与他邪相合，导致反复上呼吸道感染、胃肠道感染和泌尿系感染，中医学谓之"咽喉风""肠风""膀胱风"。咽喉与肾脏的关系前面已阐述"肾司二便""肾为胃之关"，中医经典理论即认为肾与胃肠道关系密切，故胃肠道之风邪易侵犯肾脏，引发肾风病；肾与膀胱相表里，二者关系更为重要，膀胱之风邪易于循表里相关之脏腑经络窜扰肾脏而发为肾风病。现在医学认为 IgA 肾病与黏膜感染（如反复上呼吸道感染、反复胃肠道感染、反复泌尿系感染等）关系密切，黏膜感染是 IgA 肾病的危险因素，可能是黏膜感染导致 IgA 在系膜区沉积有关。有研究表明系膜区沉积的 IgA 至少有部分是源于黏膜免疫部位的。现代研究，急慢性肾病是一组免疫功能紊乱造成的自我机体损伤，虽有外邪的参与，但外邪去除之后，机体内在自我肾脏免疫性损害却无法终止，导致病情缠绵难治，这正是中医所谓的外风袭肾、肾脏内部风邪潜存的最好证明。

（3）内风："内风乃身中气机之变动"，虚实皆可化风"内风"，即"系内生之风"，是由于脏腑经络（尤其是肝脏）功能失调而导致风自内生，可见眩晕、抽搐、肢体麻木等症。"内风非风"，实际上此风是一种继发性的致病因素。其形成机制有二：一者由于邪之阻，即痰湿、水饮、瘀血、火热等邪气阻滞气机，导致脏腑功能失调，气机升降失常，影响肝脏疏泄功能的正常发挥，筋脉气血运行不畅或阻滞，从而导致风自内生；二者由于阴血之虚，肝失所养，筋失所荣，而现动风。常见病机有阴虚风动、血虚生风。叶天士云"内风乃身中阳气之变动"。只是针对阴虚阳亢而言，"内风乃身中气机之变动"，虚实皆能化风，更为全面。内风窜扰肢体筋络关节则肢体痉挛、抽搐、麻木、关节疼痛等；内风壅遏三焦，风邪鼓荡，水液代谢失常，泛溢肌表，面部及肢体水肿；内风袭扰肾膜、肾络，则出现血尿、蛋白尿；内风袭肾，扰动肾络，肾络痉挛。IgA 肾病肾素-血管紧张素系统（RAS）处于高度活跃状态，大量缩血管物质的释放导致肾小球毛细血管长期收缩、痉挛，造成血压升高，从微观方面佐证了内风扰肾病机的存在。

3. 瘀血：初病在络，久病深伏，结成癥积。肾小球毛细血管病变作为肾脏病理特点之一，普遍存在于各肾小球肾炎的发生、发展过程中。从中医络病学理论来看，肾小球毛细血管相当于肾之络脉，因此肾小球肾炎病位重点在肾络。IgA 肾病属于慢性肾小球肾炎最常见的一种类型，故 IgA 肾病起病即在络脉。络脉是气血津液输布环流的枢纽和通路，气机通畅，络道无阻是维持其正常功能的基础。络脉具有网络全身，狭长而迂曲盘旋，深入脏腑组织的解剖特点，故吴以岭院士认为络脉为病有易滞易瘀、易入难出、易息成积三大特点。邪气入络或久病不愈，均可致络中气机郁滞，血行不畅，血液易于停留而为瘀血。络脉瘀阻相当于红细胞变性、血小板凝聚、血脂增高、血栓形成和动脉硬化等。结合肾脏病之病因病机特点，中医学认为肾元亏虚，"血管无气，必停留而瘀"；风邪扰肾，夹杂内生之邪如痰湿、热毒等，肾络不和，血行不畅，久而致瘀。久病邪气深伏肾络，与络中瘀血、痰湿、热毒等相互胶结，缠绵难解，日久结为癥积，相当于肾脏纤维化，导致肾功能逐渐丧失。

4. 毒邪："邪气蕴郁不解即为毒"，初多热毒，久生浊毒。"毒邪"是指对人体有明显伤害性的一种邪气。《金匮要略心典》云"毒，邪气蕴结不解之谓"。有外来毒邪与内生毒邪之分，外来之邪入里蕴郁不解即为外来之邪毒，内生之邪蕴郁不解即为内生毒邪。"邪气盛即为毒"，毒邪较其他邪气更为峻烈，更具有伤害性。结合现代病因学研究，外来之毒邪多来源于环境毒、饮食毒、药物毒等，其中环境毒常见有大气污染、放射性物质等；饮食毒多为食物腐败霉变致毒，或农药中重金属致毒；药物毒中如激素及化疗药物的使用致毒。内生之毒来源于体内代谢废物过剩或排泄障碍，如糖尿病血糖升高对机体的毒性作用称为"糖毒"，血脂升高对机体毒害作用称为"脂毒"，血尿酸生成过多或排泄困难致血尿酸升高对机体产生损害称为"尿酸毒"，慢性肾衰竭导致尿素氮、肌酐等不能排泄而损害机体称为"尿毒素"，等等。由此可见，"毒邪"既可以是致病因素，又可以是病理产物。

陆拯教授总结毒邪的临床特点：暴发性、剧烈性、危重性、传染性、难治性。其发病特点是传变迅速，易于恶化，兼火兼热，夹瘀夹痰，入经入络，伤阴损阳。将上述毒邪的临床特点及发病特点引入肾脏病的研究，毒邪的临床特点，即暴发性、剧烈性、危重性可运用于指导急进性肾小球肾炎、急性肾衰竭、慢性肾衰竭急性加重等的治疗；临床特点的危重性、难治性与慢性肾炎、慢性肾衰竭的临床特点相符合。毒邪发病特点能够较好的指导慢性肾炎及慢性肾衰竭的临床诊治。IgA 肾病临床表现复杂多样，肉眼血尿、镜下血尿、蛋白尿、水肿、高血压反复发作，缠绵难愈，进行下加重，甚至病情突转直下，出现肾功能急剧下降，其临床表现很类似于中医学对毒邪发病特点的认识。毒邪其发病特点之一是易兼火兼热，有以下某些原因：中医学认为"六淫皆从火化"，外感六淫邪气皆可以化火，而火热之邪最易化毒；IgA肾病好发于青年人群，可能与青年人群易于火热内盛而生热毒相关。另外，激素类药物的广泛长期的应用，也可以蕴生火热之毒。随着肾脏病的发展，毒邪损伤肾络，败坏肾体，肾之开阖严重失司，代谢之毒蓄积，患者多表现出面色晦暗，中焦脾胃功能紊乱，甚至出现关格危证，缠绵难解，耗伤肾元，败坏脏腑，变症百出，中医学谓之"浊毒"。

近年来有关毒邪在肾脏疾病的发生、发展过程中的作用逐渐被重视。很多医家及研究者进行了大量临床研究、基础实验，分别从病因、病理、生化、免疫、细胞因子及血液流变学等角度探讨"毒邪"与肾脏病间的关系。张教授认为毒邪类似于西医的炎症因子。研究表明慢性肾脏病普遍存在微炎症状态。其产生是由于免疫复合物沉积开启级联的促炎症反应，在补体、免疫复合物等的刺激下，以单核巨噬细胞系统激活，C反应蛋白、白细胞介素-1、白细胞介素-6和肿瘤坏死因子等为主的促炎性细胞因子释放，以致缓慢发生和持续存在轻微炎性反应。从病理角度来看，在肾炎早期肾脏出现细胞增生炎性渗出组织变性坏死等病理变化，肾小球血管内皮细胞、上皮细胞及系膜细胞均有不同程度的增生，病灶中可见多种炎性介质（中性粒细胞、嗜酸性粒细胞、单核细胞等）浸润，肾小管出现上皮细胞变性、坏死、脱落、萎缩及间质的水肿、炎细胞浸润，这些免疫介导的炎症反应亦可视为毒邪之表现。因此，基于上述认识，慢性肾炎普遍存在毒邪。

治法心要

1. 益肾健脾复其本，兼顾他脏以截断：IgA肾病发病本虚为内在因素，治当注重适时复其本，本复而邪易祛，本复而邪亦不得外干。IgA肾病本虚以先天之本亏虚突出，故当重点复其肾元。肾元耗伤须后天之本脾胃吸收运化水谷精微以补充，先后二天之本互资互生，故补益脾肾是治疗IgA肾病基本的复本之法。张教授功擅益肾健脾，最具代表性的药物为黄芪，直言黄芪能够补肾益气，恢复肾元，王好古云"黄芪……治伤寒尺脉不至，补肾元是里药"是对黄芪功能的一大突破性认识。王清任《医林改错》论述补阳还五汤时记载"元气既虚，必不能达于血管，血管无气，必停留而瘀"，"元气者，肾气也"，可见王清任亦认为黄芪可直接补益肾气。《黄帝内经》云"补下治下，制以急"。急者重剂也，吴鞠通认为"治下焦如权，非重不沉"，所以欲使黄芪直达下焦补益肝肾之气，须大剂重用，否则量小则升浮于上中二焦。现代研究证实，黄芪小剂量（低于30 g）升高血压，大剂量则降压，可能与上述机制相关。基于上述认识，诊治IgA肾病以黄芪为主将。用量多在60～200 g。根据"五脏相关"理论，结合IgA肾病临床特点，在益肾健脾的同时兼顾调理他脏，或根据体质及脏腑相传理论先安未受邪之地，如肺气亏虚，卫表失固，则须兼顾益气固表，如佐用玉屏风散；如肾水不足，心火亢盛，心火下熏肾脏则尿血、尿浊，当滋阴降火、清心泻火，如导赤散等；如果肾水不足、水不涵木，当壮水之主，滋阴潜阳，佐用天麻、钩藤及金石介类等。

2. 风分内外，治亦有别：

（1）外风宜散："其在表者，汗而发之"，故"外风宜散"。IgA肾病常常由于外感而病情加重，表现为上呼吸道感染症状、尿红细胞及尿蛋白的增多或出现浮肿等，或兼有全身多处肌肉关节疼痛。此时，祛风解表或兼祛风除湿法能使病情得到缓解，甚至在使用解表药后内伏之邪得以外出，病情较外感之前明显好转。常用祛风解表药物为荆芥、防风、紫苏叶、蝉蜕、连翘等；祛风除湿药常用为藤类药，如雷公藤、青风藤、海风藤、络石藤、忍冬藤等，或非藤类如白芷、羌活、独活、穿山龙、鹿衔草、徐长卿等。

（2）伏风须托，络深当搜：风邪伏藏肾脏，渐伏渐深，阻碍肾之气化，影响肾之功能，损害肾之实质，驱之宜早，否则日久药物难以为功。又邪气伏藏肾脏，耗损肾精肾气，气化日馁，更无力托邪外出。治之可参伏气温病治疗大法，即"清、养、透"，并参入中医外科"消、托、补"3法，治IgA肾病风伏肾络更立"温、养、透、清"四大复法。其中"透法"是核心，"透法"与"托法"名异实同，均为促使伏邪由里出表，达邪外出之法。风邪伏肾，非温难以使其散，非温难以使其透，常用温透之药为白芷、防风、羌活、独活等。风邪伏肾，肾元亏虚，肾精耗伤，非补之益之难以托邪。而补肾益精之药多为温补之品，如熟地黄、菟丝子、枸杞子等。"六淫皆从火化"，邪气干肾，易化生热毒；肾之气化失职，气机升降不利，毒邪内生。毒邪的特点之一为兼火兼热；温散之药及激素、免疫抑制剂的使用易于化热伤阴，故治之当"清"。热清气化复司，有助于伏邪外出。清热药常用清热解毒和滋阴清热药物，前者如白花蛇舌草、鱼腥草等，后者如生地黄、玄参、女贞子、墨旱莲等。此 3 法俱为辅助透邪，故"托法"居核心地位。黄芪既能温养补益肾元，兼有托邪外出之能，复有扶正御风之效，可谓功兼多用，是为治疗伏风之主帅。

伏风未得及时透发，或日久病势发展，与痰、湿、热、瘀、毒等邪气逐渐侵入络脉深处，胶着顽固，主客交浑，寻常草木之品难以为功，非虫类飞升走窜之物，难以深入肾络，搜风剔络，直达病所，拨动病根。虫类药物祛邪亦有层次之分：第一层次，偏于表层者，代表药物为蝉蜕、僵蚕，此 2 药既可去在表之风邪，又可入浅层络脉搜剔伏风。第二层次，如全蝎、地龙、乌梢蛇等，此类药物作用特点是深入深层络脉攻邪通络，或兼祛风解毒攻毒，或兼活血破血化瘀，或兼活血利水等。第三层次，蜈蚣、水蛭等，此类药效同第二层次药，但是其势峻猛，易耗伤正气，用之宜慎，并注意配伍。

（3）内风当息：《黄帝内经》云"治病当求其本"。《金匮要略》亦云"夫诸病在脏，欲攻之，当随其所得而攻之"。其意为找到疾病表象的内在根源，如内风所致的临床表现即为表象，治病当求其内在根源，常用息内风之法，活血息风法，血活风自去；化痰息风法，痰化风自息；祛湿息风法，湿祛风自灭；利水息风法，水利风不扰；清热息风法，热清风自平、养阴息风法，阴复风自潜；养血息风法，血足风自静等。

3. 起始治络，全程治络，化瘀宜辨轻重： 络脉最重要的病理为络脉瘀阻，治当活血化瘀。临床使用活血化瘀药须根据血瘀的程度，选择力量轻重不同的活血化瘀药，活血化瘀药有和血、活血、破血 3 个层次：和血，药力和缓，活血兼能补血，常用药如丹参、当归、赤芍、鸡血藤等；活血，活血通经，其势尚缓，不易伤正，代表药物如桃仁、红花、川芎、益母草、泽兰等；破血，其效破血逐瘀，其势峻猛，如三棱、莪术、水蛭、土鳖虫等。

4. 清热解毒法与泄化浊毒法： 基于上述对毒邪的认识，拟定"清热解毒法"和"降泄浊毒法"先后二期治疗大法。其中"清热解毒法"主要用于慢性肾炎阶段热毒内蕴证，"降泄浊毒法"针对慢性肾衰竭阶段浊毒内蕴证。

（1）清热解毒法：代表药物为白花蛇舌草、鱼腥草、蒲公英、金银花等。该法广泛应用于 IgA 肾病的治疗。如热毒蕴结咽部，出现"咽痛同步血尿"，采用银蒲玄麦甘桔汤加减，方中金银花、蒲公英均为清热解毒药；针对 IgA 肾病蛋白尿，即使临床无明显热毒内蕴证之表现，常采用加味黄芪赤风汤，方中白花蛇舌草、鱼腥草等即为清热解毒药。现代研究认识到清热解毒中药所解之"毒"不仅包括"外源性之毒"，如细菌、病毒、内毒素等，还包括氧自由基和过度释放的细胞因子等"内源性之毒"。沈自尹院士认为清热解毒药不单纯在于抗菌、抗病毒（或许有一定直接作用，如抑制细菌的 DNA 合成等），而是对复杂的细胞因子网络进行调控，不至于过度分泌，由此抑制炎症介质的合成和释放，从而改善炎症与组织损害。

（2）泄化浊毒法：代表药为佩兰、藿香、土茯苓、萆薢、大黄等，适用于 IgA 肾病发展至慢性肾衰竭体内尿毒素（血肌酐、尿素氮、血尿酸等）潴留，表现为全身多系统受累症状，特别是胃肠道症状、神经精神症状等，与中医毒邪的发病特点相符。浊毒内蕴，一方面当化浊解毒，如佩兰、藿香、草果等；另一方面当降泄浊毒，导浊毒从二便而出，如大剂量萆薢、土茯苓等导浊毒从小便而出，大黄等导浊毒从大便而出。其中大黄降泄浊毒功效最为明确，清代陈士铎云"胃为肾之关"，从胃肠可排泄肾脏所产生之毒邪。现代医学发现肾与胃肠道间的相互关系，并提出"肠-肾轴"理论，以此指导慢性肾衰竭的治疗。慢性肾衰竭所产生的毒素能够刺激胃肠道而表现出胃肠道症状，同样胃肠功能紊乱导致肠源性尿毒素（如硫酸吲哚酚、硫酸对甲酚等）增多，肠道排泄尿毒素能力减弱，毒素入血又能损伤肾脏，形成恶性循环。因此，从胃肠道排泄尿毒素成为缓解尿毒症症状和延缓肾功能进展的有效手段，采用大黄类通腑泄浊和中药灌肠法排泄浊毒是中医药治疗慢性肾衰竭的一种可靠的方法，为现代医学临床与基础研究所证实。

　　"虚-风-瘀-毒"复杂病机网络能较好地反映 IgA 肾病病机的复杂性及其病机的总体演变过程。"虚"为"本"，是 IgA 肾病发病内在因素，"外风"为始动因素或诱因，"伏风"是导致 IgA 肾病迁延难愈，病情反复的基本因素，而"内风"的形成，络脉中的"瘀血"，以及"毒邪"的化生是加重肾脏病进展，导致病情恶化的继发性因素。张教授指出，临床实践过程中，在"虚-风-瘀-毒"病机的基础上，还须对因脏腑、经络气化功能失常所产生的气滞、痰湿、水饮等病理产物，全面考虑，力争做到"观其脉证，知犯何逆，随证治之"。

356 从虚、瘀、浊、毒论慢性肾脏病

　　学者吕帆等认为，肾虚是慢性肾脏病发生的内在基础，湿热浊毒是其发生的关键环节，瘀血贯穿慢性肾脏病的始终。慢性肾脏病中，肾虚、湿热浊毒、瘀血互为因果，相干为病。因此，在慢性肾脏病的治疗过程中，当以肾虚、湿热、瘀血立论，以扶正祛邪为原则，以"补肾化瘀清泄"为治疗大法。

　　各种原因引起的肾脏功能和结构障碍≥3个月，包括肾小球滤过率正常和不正常的病理损伤、血液或尿液分析异常，及影像学检查异常；或不明原因的肾小球滤过率下降超过3个月，称为慢性肾脏病，多由原发性、继发性肾脏系统疾病发展而成。中医文献中虽然没有"慢性肾脏病"的记载，但现代人根据其不同阶段的临床特点，可大致归属于中医学"水肿""虚劳""关格"等范畴，其病机相对复杂，病程较长，多是在人体肾气不足的基础上，遭受多种致病因素的影响，使脏腑结构功能失调，湿热、瘀血浊毒等各种病理产物出现，因虚致实或因实致虚，日久迁延不愈，终至终末期肾脏病的发生。

肾虚是慢性肾脏病发生的内在基础

　　马铖等认为"人生之来，其原在肾，人病之来，亦多在肾，肾者命之根也"。肾为"先天之本"，肾藏精，主生长发育生殖，主水，主纳气，肾气亏虚是肾脏病发病的内在基础，肾精的主体成分是先天之精，肾内富元阴元阳，为"五脏阴阳之本"，肾精是肾气的原始物质基础，为肾气的封藏状态，肾气即肾精化生之气，多指肾脏的功能活动，二者互生互化，共同维持着肾脏的生理功能。肾之精、气、阴、阳与他脏之精、气、阴、阳相互影响，在他脏病变时，最终必然会累及到肾，故有"久病及肾"。

　　肾气由肾精所化生，情绪、饮食、房劳等过度，均可导致肾气缺乏，慢性肾脏病患者出现的眩晕、耳鸣、脱发、畏寒怕冷、腰膝酸软、气短懒言、小便频数而清等往往是肾虚的表现。"肾主蛰，封藏之本，精之处也"，肾所封藏的精微物质，不仅包括供繁衍生殖之阴精，还包括生存所需的蛋白等精微物质。所以，肾虚导致精微下陷，出现蛋白尿、血尿，开阖失司，出现少尿或多尿，少尿则水聚于体内引起水肿。肾阴亏虚，阴虚则内热，灼伤血络可见血尿，病情发展至中晚期，水湿日久化生痰浊，浊毒内蕴，可见尿素氮、血肌酐升高。同时在慢性肾脏病的患者中，亦可兼见其他脏腑的病变，如慢性肾脏病早期，由于外感风邪，风邪犯肺，肺失宣发肃降，母病及子，水液代谢失常而见肢体及颜面浮肿，小便不利等症，而反复的尿蛋白等精微物质从尿中而去，造成肾阴不足，一方面造成肺失滋养，另一方面，阴虚导致内热，灼伤肺络，肺肾两虚，可见咽干，干咳无痰之症。病情反复迁延至中末期，肾阴虚损，心火相对亢盛，导致心肾不交，故临床可见惊悸、不寐、多梦等症。到慢性肾脏病终末期，肾阳不足，水饮凌心，症见水肿、尿少等。

　　现代医学对"肾虚"本质的研究扩展到免疫、神经等方面。另外，近年来研究显示，糖尿病肾病肾虚证患者存在ACE基因的变异。近期欧洲的一项研究显示，0～4岁儿童终末期肾脏病发生的主要原因是遗传性肾脏病和先天性肾发育不良。而我国针对儿童慢性肾脏病病因的研究显示，约1/4的患儿与先天性和遗传性疾病相关，其中以肾发育不良为主。广州中医药大学第一附属医院对其393例慢性肾脏病患者中医证候学的研究显示：慢性肾脏病各期均以肾虚多见，至少占60%。这基本与古今对肾虚是慢性肾脏病病因及证候的观点相一致。因此，肾虚是慢性肾脏病的发病基础。

湿热浊毒是慢性肾脏病发生的关键环节

慢性肾脏病临床表现繁多，病机错综难辨，与肺、脾、肾三脏的功能失调有关。《素问·经脉别论》云"饮入于胃，游溢精气，上输于脾；脾气散精，上归于肺；通调水道，下输膀胱"。《景岳全书》云"凡水肿等症，乃肺脾肾脏相干之病，盖水为至阴，故其本在脾，令肺虚则气不化精而化水，脾虚土不制水而反克，肾虚则水无主而妄行"。若肺失通调，脾失转输，肾失开阖，三脏功能失调，可影响水液代谢输布，使水液输布排泄发生障碍，湿浊内聚酿生湿热，此为肾脏疾病中最基本的病理表现，而多种因素均与湿热相关。

肾病病因不外乎外感与内伤两方面，如气候潮湿或久居潮湿环境，导致风寒湿邪侵犯人体，郁久化热，形成湿热证。夏秋季节，感受湿热之邪亦可形成湿热证。慢性肾脏病初期出现的身体困重，乏力，蛋白尿，血尿，水肿均与湿热相关。平素若嗜食肥甘厚味及辛辣之品，易酿生湿热疮毒，临床也确见湿热疮毒发展为慢性肾脏病的病例。另外，糖皮质激素及免疫抑制剂是治疗慢性肾脏病的常用药物，但在长期的应用过程中，易滋生内热，形成满月脸，痤疮，舌红苔黄腻，脉濡数等湿热之证。

慢性肾脏病进展过程中势必会导致肺脾肾等脏腑虚损，水湿内聚而化热，形成湿热证。《杂病证治准绳》云："湿气入肾，肾主水，水流湿，从其类也。"湿为阴邪，其性趋下，肾属于下焦，两者同气相求，湿热博结留恋于肾脏，是本病慢性迁延、缠绵难愈的根本原因。水湿日久化热形成湿热，湿热蕴久，易弥漫三焦，肺失宣降，上扰清空，中焦困脾，湿热壅于肾脏，精微不固，则见水湿泛溢于肌肤。亦可导致痰浊生成，水湿、湿热、痰浊作为有形之实邪，一方面"久病入络"，日久诸邪阻滞气血运行，形成瘀血。另一方面诸邪日久不化，进展至慢性肾脏病 5 期可以变生浊毒，形成湿热浊毒蕴结中焦之势，慢性肾脏病患者出现的头晕昏胀，面身浮肿，胸脘痞满，恶心纳呆，腰膝酸软，大便溏滞不爽，小便频数，淋漓不尽，舌苔黄腻，脉沉数或濡数均为湿热浊毒内蕴之证。这些症状均与临床出现的血尿、蛋白尿、高脂血症、血液高凝状态、肾功能损害密切相关。

浊毒既是一种因脏腑功能结构失调、气血运行不畅，而致体内代谢产物蓄积而化生的病理产物，又是对人体机能造成严重损害的致病因素，类似于现代医学中血清胱抑素 C、血肌酐、尿素氮等反映肾功能的指标。而在肾脏病理中表现出的免疫复合物沉积、炎细胞浸润、毛细血管袢坏死等，皆与此不谋而合。

瘀血贯穿慢性肾脏病始终

在慢性肾脏病进展过程中，瘀血既是致病因素，又是病理产物，"血不利则为水"，瘀血内阻，经络不通，三焦壅滞，水道不利，水液内停泛溢于肌肤，可见面目肢体浮肿，甚则胸腔积液、腹水。瘀血与多种病理因素相互影响，使疾病更加迁延难愈，多种因素可以导致瘀血的产生，归结起来不外乎有二：①因实致瘀。气为血之帅，血为气之母，气行则血行，气滞则血瘀，湿性重浊黏滞，易阻滞气机，气机不畅，影响血液运行，久则成瘀；湿邪久郁生热，湿热伤阴，阴伤而津少，故血涸而瘀滞，即朱丹溪云："湿热熏蒸而为瘀"。②因虚致瘀。慢性肾脏病患者常表现为阳气亏虚，"气虚不足以推血，则血必有瘀"，气虚无力推动血行则瘀，肾阳不足，虚寒内生，血受寒则凝，故致瘀血内生。《诸病源候论》云"肾藏精，精者，血之所成也"，肾病日久，肾精亏虚，致血虚而瘀，激素是慢性肾脏病患者长期维持治疗的基础，激素属于辛热之品，久服易导致阴虚内热，煎熬津液，血液黏稠而为瘀。

慢性肾脏病中瘀血的表现错综复杂，可见有形之"瘀血"：腰痛固定刺痛、肌肤鳌黑、肌肤甲错、四肢麻木、舌紫有瘀斑、脉涩等，亦可见无形之"瘀血"，体现在"久病入络为瘀血"之理论中。当然，肾穿刺活检中所见病理，如肾小球硬化、纤维新月体形成等，以及实验室所示的高凝状态，这些均包括在"内结为血瘀"的内涵中。

　　慢性肾脏病中，肾虚、湿热浊毒、瘀血互为因果，相干为病。虽各期临床表现、病理类型各不相同，但多因外感六淫、素体虚弱、饮食不节、劳倦过度、情志失调等多种因素，导致肺、脾、肾三脏功能失调，肺失宣降通调，脾失健运，肾失开合，导致体内水液潴留，泛溢肌肤，从而形成水肿。其中肺、脾、肾三脏中尤以脾肾虚损为本。湿性重浊黏滞，易阻滞气机，影响血液运行，热性炎上，伤阴损络，迫血外行，湿热氤氲，日久不散，使血滞血瘀，瘀血日久，肾失濡养，更进一步加重衰败。三者相互影响，贯穿于疾病始终。

　　因此，在慢性肾脏病的治疗过程中，当以肾虚、湿热、瘀血立论，以扶正祛邪为原则，树立"补肾化瘀清泄"的治疗大法，扶正以健脾、补肾，调补气血阴阳，祛邪以利水渗湿、泄浊排毒、活血化瘀，根据肾气、肾阳、肾阴虚的程度灵活运用补气、温阳、益肾滋阴的药物，同时适当增强健脾之功，补后天以养先天；化瘀时应当注意寒热虚实之不同，酌情配伍利湿化痰、理气的药物。现代药理学研究认为，清热利湿药能够抑制肾脏的炎症性损害，活血化瘀药物可抑制血小板源性生长因子释放及血小板的聚集，最终减少肾小球硬化和肾间质纤维化，从而延缓慢性肾脏病的进展。

357　从虚、毒论治慢性肾衰竭

慢性肾衰竭（CRF），在古代中医学文献中没有明确病名，但根据临床表现常将其归属于"癃闭""关格""水肿""虚劳""肾劳"等范畴，近年又有"虚疹水气病""水毒症""肾败"之名。周恩超教授认为虽然慢性肾衰竭是由多种肾脏疾病发展而来，病因病机各有差异，但总不外乎"虚"与"毒"这两方面。

正虚为本，益肾健脾固其根

中医医学认为脾肾亏虚，正气不行，气化转输功能失职，气血、津液运行不畅，不归正化最终导致肾衰竭，脾肾两脏的虚衰是疾病发生发展的根本。

1. 益肾，以救先天之本：肾元虚衰是慢性肾衰竭的根本病机，伴随着病情的发展可逐步累及肝、胃、三焦、膀胱以及心、肺等脏腑，最终脾肾衰败，五脏六腑气血阴阳俱虚，产生湿、热、痰、瘀、浊等毒邪。若肾之精气充足则浊毒、水湿能及时排出体外，肾的气化功能受损，肾之阴、阳俱衰，致肾主藏泄功能失职，一旦肾失藏泄，清气不得闭藏，溺毒浊邪不得排泄，停蓄体内，必致郁久成毒。故其病变之本是肾元虚衰，且由肾元虚衰可形成各种本虚证候，诚如《素问·阴阳应象大论》所云"治病必求于本"，所以在治疗慢性肾衰竭时要处处注意维护肾元，亦即强调维护肾气，以冀增一分元阳，长一分真阴。

2. 健脾，以后天滋先天：慢性肾衰竭虽病本在肾，但与脾胃关系密切，脾胃为后天之本，气血生化之源，气机升降之枢纽，主升清降浊，运化水谷。若脾气虚则不能正常升清降浊，水谷失运，津液代谢失常，常会出现水肿、恶心、呕吐等临床表现。肾中之精气需要后天水谷精微的滋养，所以治疗上除强调维护肾气外，调理脾胃功能必须贯穿始终，惟有中央健，方能四旁如，以后天脾胃充养先天之肾。即使脾胃尚健，对于久病长期服药者，也须顾护，可参以焦六曲、焦山楂、炒麦芽、炒谷芽、鸡内金、枳壳、佛手等，忌用败伤脾胃之方药。

诸毒为标，排毒解毒祛其邪

有学者将慢性肾衰竭提出了肾内"微积徵"的概念。《丹溪心法·要诀》云"积者有形之邪，或食，或痰，或血，积滞成块"。慢性肾衰竭患者虽以正虚为根本病机，但是邪实始终伴随患者。聂莉芳等对200例慢性肾衰竭患者证候分布特点进行调查发现，不兼邪实者仅6例，仅占3%，97%的病例表现为虚实夹杂。王怡等对200例患者调查也发现，纯虚无邪者仅占病例的10%。随着肾衰竭不断进展，患者的邪实会不断加重，若这些"毒"邪不能及时排出，随着"毒"邪的积聚，肾小球硬化、肾间质纤维化病理进程加速。在慢性肾衰进展中，毒更多指的是病理产物和病理机制，且以内生之毒为主。其所指毒，乃邪气至盛，深蕴不解，体虚邪张，如风、湿、痰、瘀、浊久郁深蕴于脏腑经络，盘踞肾脏不解。所以排毒解毒法对缓解临床症状，延缓肾功能恶化起着至关重要作用。在多年的临床观察认为，肾衰竭"毒"主要分为以下五类。

1. 风毒：慢性肾衰竭之风毒多因脾肾之气内虚，虚则汗出，汗出遇风，风邪乘机内客于肾经或肾络，若不能及时疏透，蕴蓄久积，酿成风毒。风毒乘虚而袭，渐至正气衰败，脏腑受损。或由正气亏损，脏腑不足，风邪内生，正虚不复，风邪不息，亦发为毒。临床可见头面浮肿，咽喉痛痒，头晕目眩，肌肤瘙痒，游走不定或皮肤麻木不仁，蛋白尿或兼血尿。有学者认为蛋白尿是 CRF 进展恶化的独立危险因子，蛋白尿可引起小管间质缺血缺氧加重，引起小管细胞损伤。

2. 湿毒：湿毒的产生多由于肾、膀胱、三焦的气化功能失常。《素问·水热穴论》云"肾者，胃之关也，关门不利，故聚水而从其类也，上下溢于皮肤，故为胕肿"。而湿邪蕴久反过来进一步影响肾脏、膀胱、三焦的功能，最终导致慢性肾衰竭。临床上们常见到浮肿、口干口苦，腹胀满，甚则有少量腹水，舌红苔白腻或黄腻，脉滑数或濡数。湿毒为病最为广泛，常反复发作，缠绵难愈，治疗当缓缓图之，不能为求速去而使用峻下逐水药损伤正气。

3. 痰毒：正如《读医随笔·痰饮分治论》云"饮者，水也，清而不黏，化汗、化小便而未成者也。痰者，稠而极黏，化液、化血而未成者也"。痰毒多由于脾虚运化失职，肾亏失于主水，不能化液化血而成痰毒，而痰邪结聚阻碍肾脏血运而进一步影响肾功能。临床上痰毒之证表现多端，常表现为肢节冷痹骨痛、四肢不举、身痒，时而皮肤烘热，或如虫行，或走注疼痛，且痰毒常与风毒、瘀浊之毒合而为患。

4. 瘀毒：久病当思瘀，慢性肾衰竭在病变过程中不断有风毒、痰毒、湿毒的内停，进而影响气血的运行，血行不利而成瘀。临床多见面色黧黑或晦暗，腰部刺痛，部位固定，肌肤甲错，舌质紫，有瘀斑瘀点，舌下脉络瘀紫，脉细涩、沉涩、结代等，若瘀血耗血动血可出现各种出血症状。

5. 浊毒：浊邪性质污秽质重，日久不去酿致成毒。浊毒既是一种致病因素，同时也是由多种原因导致脏腑功能失调，气血运行不畅，代谢产物蕴积体内而化生的病理产物。浊毒上泛易见恶心，呕吐，口苦而黏，甚则口臭或有尿味，外侵皮肤则瘙痒难忍。但部分患者临床表现并不明显，所以周教授提出，在收集辨证要素的过程中，结合理化指标，但凡血尿素氮、血肌酐、血尿酸超过正常值者均作为浊毒论治。

扶正解毒，分期论治

慢性肾衰竭临床治法及用药要依据虚实辨证，扶正祛邪在不同阶段各有侧重，根据慢性肾衰竭代偿期，失代偿期，衰竭期及尿毒症期邪毒的轻重施治。

1. 慢性肾衰竭代偿期：该阶段患者处于病变初期，正气虽虚然毒邪不甚，此时机体尚可抗邪，此阶段治当补肾健脾为主，宗《黄帝内经》"少火生气，壮火食气"之旨，扶正忌用峻补，宜用平补，驱邪忌用克伐，宜主缓攻。用药不妄投辛热、苦寒、阴凝之品，防温燥伤阴、寒凉遏阳，滋腻碍胃。多采用甘平之剂为主，补而不滞，滋肾不腻，温而不燥，缓缓图治，常遣党参、生黄芪、续断、菟丝子、炒白术、茯苓、生薏苡仁、佛手等；若肾阳不足，可加用冬虫夏草、紫河车、山茱萸、淫羊藿、仙茅、巴戟天、肉苁蓉、沙苑子等；若肾阴不足，可选玉竹、黄精、石斛、麦冬、枸杞子、墨旱莲、女贞子、桑椹等。此阶段应积极去除诱因，如常发乳蛾肿痛者，可合用蒲公英、桔梗、连翘、金银花、薄荷、甘草等清热解毒利咽之品以防疾病诱发及进展。

2. 慢性肾衰竭失代偿期及衰竭期：此阶段随着病情迁延，脾肾功能日损，气血生化乏源，脉络不畅，出现血虚血瘀之症，日久生痰，痰瘀交阻，蕴久成毒，此阶段患者痰毒瘀毒较多。临床治疗以活血化瘀，化痰软坚为主。用药上常使用土鳖虫、水蛭、三棱、莪术、乳香、没药、川芎、郁金、桃仁、红花、丹参、虎杖、赤芍、牡蛎、龙骨、海藻、昆布等。现代药理研究显示部分活血药促进纤维蛋白的降解，增加毛细血管张力和降低毛细血管的通透性，促进组织的修复和改善肾血流量，提高内生肌酐清除率，且具有明显的抗氧化作用，可延缓残肾损害，抑制系膜细胞增殖等。如现代药理研究发现水蛭不仅可减少尿蛋白改善肾功能，抗炎，抗增殖和抗纤维化，同时还可以使尿 N-乙酰-D-氨基酸糖苷酶下降，提升血浆白蛋白。

3. 慢性肾衰竭尿毒症期：所谓"大实有羸状，至虚有盛候"，病程日久疾病可出现因虚致实之转归。此阶段患者常出现小便尿量明显减少，以水液停聚、上关下格为主要病机。患者到此时正气多已衰败，三焦为毒邪所阻，水液不利，毒邪不得外泄。这阶段患者毒邪夹杂，风湿痰瘀浊常相杂为患，但患者临床表现及理化指标以湿毒与浊毒更为明显。治疗上多以泄浊解毒治其标为主。治疗上常使用制大黄、土茯苓、槐花、六月雪、白花蛇舌草，兼有腑实者加枳实等，若浊毒较甚还可以使用大黄灌肠加强浊毒之邪从大便排出。

358　从浊、瘀、毒论治慢性肾衰竭

目前西医对慢性肾衰竭（CRF）的治疗具有局限性，中医对其分阶段辨证治疗，尤其对早、中期CRF的辨治具有良好疗效，突破了西医治疗的局限性。陈志强教授结合临床提出"浊瘀遏络阻三焦"的辨证之机，抓住 CRF 早中期浊毒湿邪遏阻肾络，蕴结三焦的关键之处，巧妙运用三焦辨治和通络泻浊的方法，有效地改善了患者的临床症状，延缓了 CRF 进入终末期的疾病进程。

对早中期肾衰竭的病机认识

陈志强教授在大量的临床实践中认识到，虽然导致 CRF 的疾病各异，但由于发展至肾衰竭阶段，病患之正气多已有虚损，尤其以脾肾亏虚为著，因此认为本病基本病机即正虚。正气虚衰，气化功能失常，输布津液失职，津液滞留体内生湿化邪。日久，加之外邪所趋、药毒所伤、饮食失宜、劳倦过度等蕴生湿邪、浊毒、瘀血，弥漫蕴结三焦，使得三焦枢机不利，输送受阻，邪不得出，湿邪浊毒瘀血留存体内成为本病之标，也是本病之病机关键。

疾病过程中产生的痰湿、湿热、浊毒等病邪蕴结可形成瘀血。瘀血、痰湿、湿热、浊毒等又可阻碍气血的生成，形成邪愈实而正愈虚的恶性循环，虚实互碍，上中下三焦诸脏同病，五脏之伤，穷必及肾，最终令肾气衰败。

对早中期肾衰竭的辨治

疾病发展至 CRF 阶段是一个病久及肾的过程，因此治疗肾衰竭应分阶段辨治。肾衰竭早期阶段，病机以脾肾气虚为主。立"补"法为治疗大法，补益脾气，取补后天、养先天之意。正如《傅青主女科》所云"肾非后天之气不能生"。补肾轻于补脾，因补肾之药大都滋腻，恐其留邪碍湿，故重补脾，轻补肾。以补后天养先天，更适合于本病正虚但邪留三焦肾络的病机。中后期阶段，脾肾气虚，开阖失司，津液代谢失常，湿浊溺毒滞留三焦不得出，造成邪愈甚正愈虚的病势。辨治时在补益正气的基础上，重在祛湿化浊，化瘀通络治其标，立"补气化浊通络"之法。陈教授参用吴鞠通治疗水肿"三焦分而治之"的法则，结合《灵枢·营卫会生》提到的三焦生理特点。即"上焦如雾"，雾不散而聚水；"中焦如枢"，枢不利则为留饮；"下焦如渎"，渎不利则不便难。"治上焦如羽（非轻不举）；治中焦如衡（非平不安）；治下焦如权（非重不沉）"。宣化三焦论治 CRF "浊瘀遏络阻三焦"的病症。上焦常以芳香宣散化湿（浊）之品，如藿香、佩兰、香薷之类；中焦以苦温燥湿之品，如陈皮、制半夏、砂仁、白豆蔻、苍术、茵陈之类；下焦以甘淡渗湿、清热利湿之品，如茯苓、泽泻、薏苡仁、车前子、萆薢、大黄、土茯苓、积雪草。临证时三者宜先化湿、燥湿，再利湿，方可宣通三焦，使湿浊之邪有去路，然三者孰轻孰重，因证而定。

叶天士《临证指南医案》中提出"初为气结在经，久则血伤入络，辄仗蠕动之物，松透病根……气血暗消，但久必入血……草木不能见效，当以虫蚁药疏通诸邪"。《素问·调经论》中论述"五脏之道皆出于经隧，瘀血阻络，血气不和，百病乃变化而生"。《金匮要略》有论瘀阻络脉的病机，首创虫蚁搜剔之攻冲走窜的通络法。根据古籍中论述结合络病理论及现代医学对肾脏病认识。强调"浊瘀遏络"为CRF 发生、发展、转归的必由之路，贯穿病程始终，浊瘀逐则肾络通，邪实去则正得安。总结出 CRF

为病久邪深伤肾之痼疾，浊毒瘀血深入肾络及周身络脉，非虫类药物之力不能及。故用药上以僵蚕、地龙、水蛭入络攻冲、走窜逐瘀，辅以红花、川芎以通周身之络，峻起沉疴。自拟益气化湿通络方，扶正气、化浊毒、通肾络，补泻兼施，改善肾功能，延缓肾衰竭进展。用于具有"正虚邪阻络滞"证型的患者。这种证型对应于患者肾脏病理形态学有肾小管萎缩、闭锁，系膜细胞及系膜基质、细胞外基质沉积增多，阶段肾小球硬化，肾间质纤维化，炎性细胞浸润等相关病理改变者。有医家称此病症为"微型癥瘕"。方中采用的化瘀祛湿、搜剔通络之药，即是针对这种"癥瘕"的辨证施治。中医对 CRF 的化瘀通络治疗的肯定疗效也已通过临床研究以及动物实验的验证。

自拟益气化湿通络方的特点

针对"浊瘀遏络阻三焦"病机拟定的益气化湿通络基本处方，药用黄芪、当归、川芎、红花、地龙、水蛭、仙茅、淫羊藿、藿香、佩兰、陈皮、白蔻仁、土茯苓、积雪草。CRF 患者病久致正气不足，正虚则运化无力，运化不及则气血瘀滞，湿痰邪瘀内阻。病程中因正气亏虚，外邪易入里伤肾，再加治疗过程中各种药物使用也损耗患者正气，尤其是激素的使用。中医认为激素乃纯阳之品，久用耗伤阴液，虚热丛生，痰湿与热互结于内，阻遏肾络，进而损及脾胃三焦诸脏。"诸湿肿满，皆属于脾"，用清利湿热及甘淡之药健脾利湿，化浊清热进而祛三焦之湿，可以有效地改善患者复杂多变的临床症状。运用白蔻仁味辛，性温，归肺脾胃经，化湿行气、温中止呕；陈皮味辛苦，性温，归脾胃肺经，理气健脾调中、燥湿化痰；温能行气，辛能发散，苦而泄水；土茯苓味甘淡，性平，归胃脾经，解毒除湿；积雪草味苦辛，性凉，归肝胆膀胱经，利湿通淋、清热解毒；藿香味辛，性微温，归肺脾胃经，化湿和胃；佩兰味辛，性平，归胃脾经，善于化湿醒脾，功效与藿香相似与其形成对药；祛湿同时兼顾益气健脾，常用生黄芪，重用生黄芪以补气，黄芪性甘微温，善入脾胃，既可益气固表，又能升阳举陷，且生品性淡，可益气生津，且无化湿生热、灼伤血络之虞。CRF 患者脾肾俱虚，已失其运化固摄之功，过补则易伤阴动血，阻滞气机，导致肾衰竭加重，故也应强调平补为宜，忌温补使中焦壅滞。常用淫羊藿、仙茅等平补肾阳之品。并以补益后天脾胃，达到补益先天肾气的效果。本病"久病必瘀""久病入络"用当归、川芎、红花以活血通经祛瘀；用地龙、水蛭等通经活络、搜剔除邪化微处之疾。陈教授用中医理论结合肾脏病理形态检查，用辨证结合辨病，分阶段辨证论治，并根据正邪强弱，调整扶正祛邪的轻重缓急，标本兼顾，做到扶正不留邪，祛邪不伤正。有效地减轻了临床患者的临床症状，延缓进入透析、肾脏移植等替代疗法的疾病进程。

CRF 的辨治中对虫类药物的应用法于古而不泥于古，结合 CRF 的临床实际总结出来的有效经验。据《素问·调经论》"病在脉，调之血，病在血，调之络"，陈教授认为 CRF 患者病久邪入血分，治疗应以调治肾络为主。虫类药辛能散、能行，可行气活血；咸入肾，可引诸药直通肾络，故虫类药物可达化瘀通络、护肾之功。病久湿浊瘀毒胶滞络中，非草木之品力所能及，而虫类药较草木之品，入络搜剔之力更强，攻冲之性，善入细微之处，对于瘀浊阻络，正虚邪深之痼疾，不但有活血化瘀之功并且兼顾化浊通络之效，可尽除脏腑经络之瘀结癥瘕。结合现代研究，此类药物是通过多个作用靶点及途径达到保护肾功能。吴鞠通曾论虫类药"以食血之虫，飞者走络中气分，走者走络中血分，可谓无微不入，无坚不破"。陈教授临床常用虫类药有水蛭、地龙、僵蚕、蝉蜕等。水蛭，味苦、咸，性平，归肝脾经，《本草经疏》云"水蛭，味咸苦气平，有大毒……咸入血走血，苦泄结，咸苦并行，故治血畜膀胱，则水道不通"，其性善入膀胱、水道，生血不伤血，除病久之积瘀，可为治疗慢性肾病之基本药物。地龙，味咸，性寒，现代试验研究显示，地龙有抗凝抗血栓促纤溶作用。临床上常见瘀阻之症：面色无华或黧黑，腹胀或痛，腰痛，肌肤甲错或皮下浮肿，舌质暗红或有瘀点，脉沉弦细涩症状，是 CRF 痼疾难愈的表现。应以地龙、水蛭等同时配对使用，一则引经，引诸药直捣病所。二则协同，联合诸药以增强通络散结之功。

359 从虚、浊、毒、瘀论治慢性肾衰竭

　　学者郑丽英认为，慢性肾衰竭的病机关键为脾肾虚损，浊毒潴留，为本虚标实之病，存在着"虚、浊、毒、瘀"四大病理机制，以脾肾虚损为本，湿浊、毒邪、瘀血为标。其治疗遵循健脾补肾、化浊解毒、活血祛瘀的法则，用药平和，慢病缓治，随证治之。强调在蛋白尿减少、肾功能好转、病情稳定后要特别注意善后调理，巩固疗效，防止病情反复。

病因病机

　　在古代中医学医籍中并未见到慢性肾衰竭的中医病名及专门论述，但就其临床表现而言，应当归类于"关格""癃闭""肾风""肾劳""溺毒"等范畴。《伤寒论·平脉法》中云"关则不得小便，格则吐逆"。《景岳全书》指出"小水不通是为癃闭，此最危急症也"。《素问·奇病论》云"有病痝然，如有水状，切其脉大紧……名为肾风"。《素问》王冰注"肾劳也，肾气不足……故恶风而振寒"。《重订广温热论·验方妙用·开透法》云"溺毒入血，血毒上脑之候……甚或神昏痉厥，不省人事"。

　　现代医家对于慢性肾衰竭的中医学病名各有不同见解。聂莉芳教授认为以"关格"命名慢性肾衰竭比较妥当。因为该病以下关上格为特点，属于危重病证，切合慢性肾衰竭终末期之病机，能够集中体现其正虚至极，枢机不利，气机升降失司，三焦壅塞的病理特点。任继学教授则认为以"虚损性肾衰"命名慢性肾衰竭更为合适，因"虚损"更能体现该病的本质以及疾病本身的顽固性、复杂性和难治性。郭恩绵教授倡导将慢性肾衰竭命名为"虚劳水气病"，因慢性肾衰竭的临床表现符合《金匮要略》所载"水气病"的特点，又兼有脏腑亏损，气血阴阳虚衰，久虚不复成劳之虚劳病病机本质。郑丽英认为以"肾劳"作为病名既指明了慢性肾衰竭的病位，又体现了该病乃肾气亏虚，经久不愈成劳的病机特点，符合中医疾病命名原则，故主张以"肾劳"命名之。

　　对于慢性肾衰竭病机特点，现代医家大多认为本病为本虚标实，虚实夹杂之证。史伟教授认为慢性肾衰竭以脾肾亏虚为本，浊邪壅塞三焦为标。张大宁教授指出本虚标实是慢性肾衰竭的病机特点，其关键可概括为"虚、瘀、湿、逆"4字。邹燕勤教授认为肾元衰竭、浊毒潴留乃慢性肾衰竭之基本病机，该病为本虚标实之病。吴康衡教授指出慢性肾衰竭乃肺、脾、肾三脏相干为病，上、中、下三焦壅塞，肺失宣化、脾失升降，肾失开合，临床证候表现为正虚邪实，寒热错杂，多脏同病。郑丽英主任认为，慢性肾衰竭的病机关键为脾肾虚损，浊毒潴留，为本虚标实之病，本虚责之于脾肾，标实主要归结为湿浊、瘀血、毒邪。脾肾虚损为本病的基本病机。虚损之因责之于先天禀赋不足，或为后天失于调养（外感六淫、内伤七情、饮食不节、纵欲过度等），致使发生肾风、水肿、淋证、尿浊、消渴、痹证、癃闭等，上述病证治疗不当或迁延不愈，以致脾肾受损，阴阳失衡，三焦气化失司，升降开合失常，致使精微外泄，水湿潴留。水湿内蕴化浊，浊腐成毒，毒滞成瘀；湿、毒、瘀既源于正虚，又阻碍气血的生成而加重正虚，如此形成恶性循环；或因久病气机失畅，导致血脉瘀阻，亦即"久病入络"。由于肾失气化、脾失运化，导致水湿停滞，湿浊蓄积，壅遏三焦，水道不利而湿、浊、瘀、毒互结。又因久病体虚，正不胜邪，邪气羁留，日久生毒。

　　根据阴阳互根理论，病初脾肾气虚或气阴两虚，渐至脾肾阳虚，进而阳损及阴，阴阳两虚，最终波及肝、心、肺诸脏，致使阴阳失调、五脏俱病。湿浊久羁，可从阴化寒，亦可从阳化热。若浊阴与湿热互结，中焦郁阻，胃失和降则恶心呕吐；湿浊不化，郁久生热，热盛化毒，毒蒙清窍则谵语神昏；久病

入络，血行不畅，肾络瘀阻则导致癥积形成。

根据中医学整体观念和五脏相关理论，"肾为先天之本，脾为后天之本"，"肺为气之主，肾为气之根"，"金水相生"，"乙癸同源"，"水火既济"，"心肾相交"。故慢性肾衰竭后期五脏六腑均可累及。由于脾肾衰败，湿浊毒邪壅滞，气化不行，浊毒不得下泄，或上逆犯胃，或引动肝风，或劫营动血，或蒙蔽清窍，或射肺凌心而病至危殆。

肾中精气，内寓真阴真阳，称为"先天之本"。肾阴即真阴，乃命门之水；肾阳即真阳，乃命门之火。肾脏真阴（水）、真阳（火）的矛盾运动成为五脏六腑生化之源。这两种力量，相互制约，相互依存，既对立又统一的保持着相对平衡，人体健康才得以维护。当外感六淫、七情内伤、饮食失宜、劳倦失度或药邪毒邪伤肾，则易出现肾阴不足、肾气亏虚、肾精不足、肾阳不振等肾虚之证。因肾病多虚，故治肾之法只宜补，不宜泻。肾主水，司开阖。肾脏虚损，开阖不利，水湿停聚，日久生痰。肾为命门，命门火衰，"火不生土"，不能温运脾阳，津液失于运化，积聚水湿，酿为痰浊。水湿痰浊作为病理产物，反过来又可损耗脾肾阳气，加重肾气虚损。水湿痰浊与正气虚损共存，常导致肾病后期复杂而严重的病理反应。此时因虚实夹杂，治实则碍虚，阴阳气血更加亏虚；治虚则碍实，痰浊水湿更加顽固。临证深陷两难境地，终致病情危笃。

毒包括内毒与外毒。"内毒"是指因脾肾等脏腑功能衰退，痰、瘀、湿、浊等病理产物蕴积日久而化生之"毒"。此"毒"非仅指一种单一的、具体的致病因素，更代表着一种非"常邪"所为的以病势胶着、顽缠难愈为特点的病机概念。"毒邪"形成之后，可消耗正气，损伤肾络，导致血脉瘀阻，痰浊、水湿积聚，肾失气化，关门不利，固摄无权，清阳不升，浊阴不降。外毒是指患者因用药不当所造成的病情恶化的各种药物，即所谓"药毒"。西药如氨基糖苷类抗生素、非甾体抗炎药、镇痛药、造影剂等，均可导致肾毒性反应。此外，马兜铃类中草药如关木通、青木香、天仙藤等，亦可直接损害肾小管，导致马兜铃酸肾病，最终引起严重的肾功能损害。

瘀血，凡离经之血积聚体内，或血行不畅，阻滞于脏腑或经脉内的血液，均称为瘀血。瘀血既是病理产物，又是致病因素。瘀血内阻，导致阴阳气血俱虚，气虚帅血无力加重血滞，以至本虚标实，瘀毒互结。慢性肾衰竭的发生发展过程中，可因气滞导致瘀血，或气虚而导致瘀血，或阳虚寒凝而导致瘀血，或湿热久郁导致瘀血，或因脉络损伤，血溢脉外而导致瘀血。瘀血的形成使本病病情更趋复杂，诸如慢性肾衰竭末期各种出血，可使病情急转直下，甚至危及生命。

辨证论治要点

1. 健脾益肾，培元固本： 慢性肾衰竭病程冗长，久病精血亏耗则见诸多虚损之症，如面色少华、神疲乏力、腰膝酸软、头晕目眩、耳鸣耳聋、夜尿频数、畏寒肢冷等。在慢性肾衰竭的治疗过程中，尤为重视调补脾肾二脏。孙思邈云"补脾不如补肾"。许叔微云"补肾不如补脾"。两位医学前贤都认为脾肾两脏为人体之根本，有先后天及相互资生的功能。临床上除强调处处维护肾气外，还非常重视保护胃气，主张以后天脾胃充养先天之肾，所谓脾胃之气充足，则生化有源。慢性肾衰竭常因病程久，服药多，中西药杂投而致脾胃气机升降失常，出现纳差、恶心呕吐甚至食入即吐等症状，因此，顾护胃气至关重要。所谓"有胃气则生，无胃气则亡"。临证之时用药宜慎，清利勿用苦寒伐胃之品，扶正勿用滋腻碍胃或燥烈峻补之品，用药宜平和，或芳香醒脾，或和胃化浊。

2. 斡旋三焦，通调水道： 三焦为水液代谢之通道，与肺脾肾三脏相关，其基本功能为通调水道、总司气化。若三焦气化失司，则全身水液代谢障碍，湿、痰、浊、瘀等病理产物积聚，五脏六腑受损。故针对上述病机，斡旋三焦，采用"通调水道，调畅气机，化湿泄浊，活血化瘀"等法，使三焦气化归于正常。

3. 化浊解毒，祛邪安正： 慢性肾衰竭以脾肾亏虚为本，往往因为外感邪气、湿浊内蕴、热毒炽盛而使病情急剧加重。本病乃正虚邪实之证，急则治其标，治应化湿泄浊为主，但不可攻伐太过，应因人制宜，慎用峻猛攻下之剂，多配伍药性缓和的清热解毒之剂以合乎病情。临证之时，喜用紫苏，此乃沿用郑平东教授紫苏乃治疗慢性肾衰竭专病专药之说。《本经逢原》云"紫苏能散血脉之邪"，并功专解鱼蟹之毒，借此功效以清泄体内毒素，使湿热毒邪从大便而出。在应用紫苏的同时，常配伍虎杖、蒲公英、六月雪、黄连、白花蛇舌草等清热解毒之药，又加入车前草、泽泻、萆薢、土茯苓等药以通利湿热，对早、中期慢性肾衰竭有降低血肌酐、尿素氮的作用。其中，虎杖与大黄一样具有通便泄浊作用，但作用较缓，故无伤脾胃之弊，现代研究表明，虎杖同大黄一样含有蒽醌类成分。

4. 急则治标，通腑泄浊： 慢性肾衰竭因正衰邪实，湿浊（毒）潴留，常易出现阳明腑气不通，升降失常，湿浊壅盛证，表现为脘腹痞满、大便不通，恶心呕逆，癃闭等关格重症，此时应采取急则治标之法，应用以大黄为主的中药复方制剂保留灌肠以通腑泄浊。中药保留灌肠主要通过促进血液和肠管周围组织向肠腔内分泌毒素并排出体外，减少肠腔含氮废物的吸收，避免肝脏的首过效应，并通过中药导泻、吸附等作用有效消除水肿、降低肌酐、尿素氮等，保护残存肾单位。方中主要药物大黄，具有通利逐瘀、荡涤胃肠、清除邪浊之功效。研究表明，大黄能改善血液高凝、高黏滞状态，改善肾血流量，还能清除氧自由基，抑制肾小球系膜细胞增殖，纠正脂质代谢紊乱等，从而缓解尿毒症症状。口服中药复方宜选用制大黄，灌肠则宜选用生大黄。大黄炮制研究证实，使用制大黄不仅可缓和生大黄的峻下之性，还可消除或减轻其伤阴血、苦寒败胃及引起腹痛等消化道症状的不良反应，而在抗炎、解热等功效方面二者基本一致。口服方药常以健脾益肾为基础方，配合泻下力缓之制大黄泄浊逐瘀。而对慢性肾衰竭早、中期患者，尤其年轻及体质尚壮实者，却可采用生大黄为主的保留灌肠疗法泄浊蠲毒，常配伍白头翁、六月雪、丹参、红花等清热解毒、活血化瘀药物以助药力。

辨证用药经验

临证之时，补脾常用太子参、黄芪、山药，补血多用丹参、当归、白芍；若肾阴不足，出现口干咽燥、舌红少苔等阴虚火旺之候，则选用知母、黄柏、生地黄、女贞子、墨旱莲等药。通腑泄浊则制大黄与虎杖同用，因制大黄缓泻通腑，虎杖清热除湿、活血散瘀，两者相须为用，共奏活血化瘀、通便解毒之功。这也契合了慢性肾衰竭因肾气衰减，气化失司致使小便不利、湿毒内蕴的病机。温阳之药喜用淫羊藿、肉苁蓉、菟丝子、仙茅、巴戟天等温润之品，鲜用附子、肉桂等温燥之药。慢性肾衰竭伴恶心欲呕、纳呆者，常加入砂仁（后下）、黄连；若顽固性呕吐，或食入即吐者，加姜半夏、竹茹；湿阻中焦、舌苔厚腻者，加用草果仁、苍术、佩兰；伴有水肿者，常用淡渗利水之品如冬瓜皮、玉米须、茯苓皮、猪苓、泽泻等；伴有尿血者，常用凉血活血止血之品，如生蒲黄（包煎）、茜草、血见愁、白茅根；伴尿路感染者，加入红藤、白花蛇舌草、车前草；若尿蛋白量增多者，则加入石韦、薏苡仁根、鬼箭羽，或加用祛风药蝉蜕、白僵蚕、地龙等，或加用补肾固涩之品，如金樱子、芡实、桑螵蛸；伴皮肤瘙痒者，则加入地肤子、白鲜皮、苦参等利湿止痒之品；贫血较重，除用丹参、当归外，还常配以鸡血藤、桑椹等以滋阴养血；若并发高血压者，加入天麻、石决明（先煎）、钩藤（后下）；夜卧不宁者，酌加首乌藤、炒酸枣仁、茯神；腰膝酸痛者，加续断、杜仲；伴有高尿酸血症者，加入车前子、冬葵子、威灵仙、王不留行；合并呼吸道感染，出现咽干咽痛、发热、咳嗽者，常选用银翘散加减以祛邪利咽，药用金银花、连翘、牛蒡子、玄参、蝉蜕、射干等。此外，慢性肾衰竭患者久病多瘀，久病入络，辨证同时加用活血化瘀之品，如桃仁、红花、赤芍、泽兰、益母草、积雪草等，旨在理肾之血、化瘀消癥，临证中视病情具体情况灵活应用，随症化裁。积雪草活血化瘀、清热除湿，研究表明其有效成分积雪草总苷有抑制动物成纤维细胞增殖及胶原蛋白合成的作用，能够抗肾纤维化，延缓病情进展。

注重调摄，既病防变

《素问遗篇·刺法论》云"正气存内，邪不可干"，说明正气不足在疾病发生发展过程中的重要作用。慢性肾脏病由于长期丢失蛋白质等精微物质，脏腑虚损，加之机体免疫功能下降，常易感受外邪引发感染，因此，预防感冒、控制感染尤其是呼吸道感染是防止肾病反复发作的重要环节。在蛋白尿减少、肾功能好转、病情稳定后，要特别注意善后调理，巩固疗效，防止病情反复，平时喜用玉屏风散或生脉散加减以益气固表、扶正祛邪。

饮食方面，应有所宜忌。慢性肾衰竭患者必须注意饮食调摄，应适当进食必需氨基酸含量高的优质蛋白质，如鲜奶、鸡蛋、瘦肉等，忌食海鲜、螃蟹等发物；水肿明显者限制盐及水的摄入；高磷者应忌食动物内脏、鱼、虾、蟹、贝、菌菇类食物；高钾血症者应忌食香蕉、柑、橙、坚果等；高尿酸血症者应忌食海鲜、豆制品、啤酒等高嘌呤食物。有条件者可服用冬虫夏草以补益肺肾（研粉吞服或炖服）。

360 从痰、瘀、毒论细胞焦亡和动脉粥样硬化

动脉粥样硬化（AS）是发生在动脉壁内膜及内膜下的慢性炎症性疾病，以脂质沉积，形成粥样斑块，使内膜增厚为病理特征，发病率高且严重危害健康。目前，关于 AS 发病分子机制的研究主要集中在细胞凋亡与自噬、氧化应激、炎症等方面，而细胞焦亡作为一种新的促炎形式的细胞死亡逐渐成为人们关注的热点。细胞焦亡的特征在于细胞裂解和细胞内容物释放到细胞间质导致炎症，该过程主要通过调控炎症小体来实现。有研究表明，细胞焦亡与 AS 的形成密切相关。"炎症"可归于中医学毒邪范畴，而毒邪可转化为痰浊和瘀血，痰瘀互结，痹阻血脉则形成 AS。因此，细胞焦亡通过调控炎症小体而促进 AS 形成的过程与毒邪转化为痰浊和瘀血形成 AS 的过程相吻合。学者于宁等依据"痰、瘀、毒"病机理论阐述了细胞焦亡与 AS 的关系，为中西医结合防治 AS 提供了新的思路。

痰浊、瘀血、毒邪痹阻血脉是 AS 的主要病机

中医学并没有"动脉粥样硬化"这一病名，但根据受累部位及临床表现的不同，分散在"头痛""眩晕""中风""胸痹""脉痹"等病症中。究其发病机制则是由于多种病因导致脏腑功能失调，气血、津液运行不畅，引发机体代谢障碍产生痰浊、瘀血、毒邪等内生之邪，三者相互转化，最终痰瘀互结，郁久成毒，痹阻血脉，引发 AS。

痰是体内水液代谢障碍使水液停留聚结而形成的一种质地稠浊而黏的病理产物。脾失健运，痰浊内生。脾属土居中焦，主运化水谷，布散精微。痰浊亦由水谷化生，并依赖脾的转输功能布散周身。《医宗必读》云"脾土虚弱，清者难升，浊者难降，留中滞膈，瘀而成痰"。《灵枢·卫气失常论》云"人有脂，有膏，有肉"，如果膏脂过多就会在形体上产生变化，即"膏人""脂人"。膏脂和津液属于同一源流，是津液之黏稠者，并可化入血中。若摄入过多，利用、排泄失常，均可使血脂升高而为痰浊。现代医学认为"痰浊"多反映为高脂血症和高凝状态，而高脂血症和高凝状态正是 AS 最主要的危险因素。高脂血症表现为总胆固醇（TC）、甘油三酯（TG）、低密度脂蛋白胆固醇（LDL-C）升高，高密度脂蛋白胆固醇（HDL-C）降低等。明浩验证了以活血化瘀药为主的痰瘀通胶囊的降血脂功能，从而证明了痰浊与血脂之间的关系。血脂异常，会导致脂代谢紊乱，血液黏度增高，脂类物质在血管壁内膜沉积，逐渐形成动脉粥样硬化。

瘀血是指由于血液的循行障碍和不流畅所引起的病理产物。痰浊郁久亦可形成瘀血。《医学正传》云"津液稠黏，为痰为饮，积久渗入脉中，血为之浊"。《诸病源候论·诸痰论》云"诸痰者，此由血脉壅塞，饮水积聚而不消散，故成痰也"。《灵枢·百病始生》中云"凝血蕴里而不散，津液涩渗，著而不去，而积皆成矣"。足以体现了血液与津液互相影响而致病的密切关系。《证因脉治》云"心痹之因……痰凝血滞"。《继志堂医案》云"胸痛彻背，是名胸痹……此痛不唯痰浊，且有瘀血，交阻隔间"。以上均说明痰浊郁久，阻遏气机，气机不畅则瘀血内生，瘀血痹阻血脉则形成 AS。现代医学认为瘀血多反映为血液黏度增高和血小板凝集。在 AS 形成过程中，动脉内膜先有脂质沉积，继而纤维组织增生，以致 AS 斑块形成，这与中医学痰瘀互结，痹阻血脉产生 AS 的病机相符合。

毒邪致病多为热毒，源自脏腑虚损，阴阳失衡，气血运行不畅，造成营卫失和而壅滞，积瘀成热，蓄热成毒，则热毒内生。现代医学的毒性氧自由基、凝血-纤溶产物、微小血栓、血脂、炎性介质和血管活性物质的过度释放均可看成毒邪。感染、炎症与 AS 的发生与发展密切相关，慢性潜在性的感染诱

导多种细胞因子的产生、黏附因子的表达，可能是刺激 AS 炎症反应的始动因子之一。

　　痰、瘀、毒为 AS 的重要致病因素。三者可互相转化。且三者存在相生关系，其三者的关系可以归纳为痰生瘀，瘀生毒，毒生痰，或者也可以为痰生毒，毒生瘀，瘀生痰。毒邪侵犯机体，导致脏腑功能失调，津液代谢障碍，津液积聚成痰，痰浊郁而化热，热邪损伤血络而成瘀，痰瘀互结，痹阻血脉则发为 AS。反之，痰浊、瘀血、作为津液的主要代谢产物，皆能转化为毒邪损伤机体，即形成痰毒、瘀毒，引发 AS。痰浊、瘀血、毒邪三者合而为病。以毒为引发关键，以痰浊、瘀血为有形之病灶。这与现代医学微小血栓、血脂、炎性介质和血管活性物质的过度释放形成炎症过程，引发 AS 的病因及发病机制相符合。

参与细胞焦亡的炎症因子是痰浊、瘀血、毒邪痹阻的微观体现

　　细胞焦亡是一种新的促炎程序性细胞死亡方式，由胱天蛋白酶 1 依赖性介导，伴有大量促炎因子的释放，诱发级联放大的炎症反应，最显著的特征是质膜完整性丧失和胞质物质释放到细胞外环境。其发生机制为内源性和外源性刺激信号通过不同途径作用于炎性小体而激活 Caspase-1，介导细胞渗透性肿胀破裂，形成细胞膜小孔，泡内物质流出，IL-1β、IL-18 前体裂解并诱导其他炎性因子、黏附分子等合成和释放，放大局部和全身炎症反应。

　　炎症介质属中医学"毒邪"范畴。《金匮要略心典》云"毒，邪气蕴结不解之谓"。在细胞焦亡发生的过程中，有研究观察到 NLRP3 炎症小体定位于泡沫细胞和巨噬细胞的脂质中，血液中的单核细胞经单核细胞趋化因子等迁移至内膜下转变成为巨噬细胞。巨噬细胞在内皮下可大量吞噬吸收氧化低密度脂蛋白（ox-LDL），结果在巨噬细胞内大量胆固醇酯蓄积，成了超载脂质的泡沫细胞。这些泡沫细胞在体内趋化移行，造成脂质堆积而形成脂质条纹，成为动脉粥样硬化早期的重要特征，也是血脂异常常伴有的动脉粥样硬化病理改变。泡沫细胞和巨噬细胞的脂质是 AS 的重要组成部分。由此可以推测，炎症小体（毒邪）可以造成脏腑功能紊乱，津液代谢障碍，毒邪转化为痰浊，痰浊郁而化热，侵犯血络形成瘀血，痰瘀痹阻于血脉（AS 斑块）。

　　高脂血症属中医学"痰浊"范畴。有学者研究发现，总胆固醇、高脂血症、低密度脂蛋白-胆固醇等指标的改变可作为痰证微观辨证的依据，说明高血脂为血中痰浊的体现。脂代谢紊乱、血液黏度增加等脂类物质沉积于血管壁，使动脉内膜增厚，管腔狭窄形成动脉粥样硬化。脂代谢紊乱、高血压、肥胖、糖尿病等 AS 危险因素均可激活 NLRP3 炎症小体，促进炎症介质 IL-1β 和 IL-18 等的表达、释放，通过高脂饲料喂养 ApoE（－/－）小鼠 3 周即可出现明显的 Caspase-1 切割激活，且 Caspase-1 活性与血脂水平呈显著正相关，Caspase-1（－/－）可显著抑制主动脉巨噬细胞浸润，减少 AS 斑块面积等提示"痰浊"参与细胞焦亡。

细胞焦亡参与 AS 的形成与发展

　　细胞死亡与炎症是众多疾病的共同病理过程，AS 通常被认为是由于脂质代谢不平衡和不适宜的炎症反应引起的动脉壁增厚的慢性炎症性疾病，炎症反应贯穿 AS 病变的开始、进展和并发症形成的全过程，且在整个 AS 的过程中都可以观察到细胞死亡。在 AS 的进展期，巨噬细胞通过产生多种生物活性物质而参与 AS 病变的形成，如白细胞介素-1（1L-1）等促进白细胞的黏附，经过血小板的集聚、巨噬细胞及平滑肌细胞增生吞噬脂类物质形成泡沫细胞等过程，最终造成脂质沉积形成 AS。

　　近来研究表明，在 AS 斑块中细胞死亡是在细胞溶解下进行的，是在形态、机制和病理生理学上不同于细胞凋亡的新型细胞死亡，即细胞焦亡，其中炎性小体激活 Caspase-1 对于细胞焦亡的诱导有着重要作用，炎症小体识别病原体相关分子模式（PAMP）和危险相关分子模式（DAMP），通过活化的 NLRP3 等炎症小体，进一步剪切为白细胞介素-1β（IL-1β）和白细胞介素-18（IL-18），同时引起细胞

焦亡。伴随着 IL-1β、IL-18 等促炎因子大量成熟与释放，IL-1β 和 IL-18 进一步募集，激活其他免疫炎症细胞，上调其他促炎因子、趋化因子和黏附因子的合成，放大易损斑块局部和机体全身的免疫炎症反应，加快 AS 的发展并促进并发症如血栓形成、斑块破裂及斑块内出血的产生。同时，斑块中的氧化 LDL（ox-LDL）在 AS 的形成过程中继续发挥着重要作用，ox-LDL 促进巨噬细胞 Caspase-1 活化，并且 NLRP3/Caspase-1 通路参与 ox-LDL 诱导的人巨噬细胞裂解、DNA 断裂以及 IL-1β 和 IL-18 的产生等，都促进细胞焦亡进而参与 AS 的发生发展。而缺乏 IL-1β 可降低 ApoE（一/一）小鼠 AS 的严重程度，也说明了炎症因子在 AS 形成中的作用。细胞焦亡过程中，炎症小体调控 AS 斑块形成的关键环节与毒邪转化为痰浊与瘀血，痹阻血脉形成 AS 的过程颇相一致，说明细胞焦亡可能是痰浊、瘀血、毒邪痹阻血脉发展过程的微观体现。因此，从中医学的角度，细胞焦亡可以通过参与"痰瘀毒"的形成，进而影响 AS 的发生与发展。

基于痰瘀毒病机与细胞焦亡的微观联系探索 AS 治疗

一直以来，由于 AS 是一种常见病、多发病，为心、脑血管疾病的病变基础，且病死率和致残率较高，严重危害人类的生命健康，因而其治疗备受关注。依据其发病机制如脂源性学说、炎症免疫学说等，多采用降血脂、抗氧化剂、抗血小板凝聚类等药物治疗，临床上也出现了许多不良反应，而中医药通过多途径、多靶点、多环节共同参与发挥作用，且具有不良反应小、起效平稳等优点，尤其对于复杂性疾病的治疗更能凸显其优势。

研究表明，基于化瘀祛痰法则能够通过减轻内皮细胞的损伤、调控脂质代谢、抑制氧化应激、诱导细胞凋亡、促进斑块稳定等机制改善 AS。化瘀祛痰法对 AS 具有显著干预作用，而从祖国医学角度，炎症小体可作为"毒邪"，可影响痰浊、瘀血促进 AS 的形成与发展。脂代谢紊乱、糖尿病、代谢综合征等多种心血管病的危险因素均能通过激活 NLRP3 炎症小体，促进 IL-1β、IL-18 的释放，促进 AS 的形成与发展。因此，化瘀祛痰法将会对细胞焦亡产生影响，通过化瘀祛痰法干预细胞焦亡及相关信号通路，进一步丰富了中医药治疗 AS 理论。炎症小体参与细胞焦亡影响 AS 的发生发展，干预炎症小体的生成和活化，可望为中西医结合防治 AS 提供新的思路。

361　从痰、瘀、毒论治动脉粥样硬化

　　动脉粥样硬化（AS）可以引起严重的心脑血管疾病。近年来，动脉粥样硬化及冠心病与痰瘀的关系日益受到重视。随着毒邪学说研究的深入，对毒邪在动脉粥样硬化发病中的地位也开始得到认识。动脉粥样硬化从痰、瘀、毒论治已成为值得深入研究的重要课题。学者于俊生等结合临床及实验研究对此作了论述。

动脉粥样硬化与痰瘀毒的关系

　　1. 动脉粥样硬化与痰浊：导致动脉粥样硬化的首要因素是血脂过高，脂质代谢失调，而高脂血症，根据其临床表现，可归属于中医学痰浊、痰瘀之范畴。渊源于《黄帝内经》的膏脂学说是中医学认识本病的重要理论依据。《灵枢·卫气失常论》云"人有脂，有膏，有肉"，而若脂膏过多则有形体变化，此《黄帝内经》称为"膏人""脂人"，少则"体无膏泽"。膏脂与津液同一源流，是津液之稠浊者，并能化入血中。若摄入过多，利用、排泄失常，均可使血脂升高而为痰浊。

　　结合微观研究分析，低密度脂蛋白（LDL）升高是动脉粥样硬化最主要的致病因素之一。有报道提示：痰证患者的抗氧化能力显著降低，体内氧化修饰的低密度脂蛋白明显升高。还有资料表明，冠状动脉粥样硬化性心脏病痰浊型患者，血清总胆固醇（TC）、甘油三酯（TG），以及 LDL 等含量均明显高于非痰浊型患者和正常人（$P<0.01$），而且动脉粥样硬化性指数与痰浊型呈显著正相关。近数十年来临床广泛应用复方陈皮苷、泽泻降脂片、白金降脂丸治疗高脂血症、冠心病，以治痰的手段达到降脂祛浊的目的。药理研究亦表明，化痰方药在降低 TC、LDL 和对抗脂斑形成方面具有显著作用；涤痰汤具有促进脂质排泄的作用。均表明了动脉粥样硬化与痰浊的密切关系。

　　2. 动脉粥样硬化与瘀血：动脉粥样硬化的发生发展，以动脉壁内皮细胞（EC）损伤为始动因素，血小板黏附聚集、释放生物活性物质和平滑肌细胞（SMC）增殖为主要环节，脂质浸入，动脉壁弹性纤维破坏，引起动脉管腔狭窄为病理结局。这些病理改变属于中医学"瘀血"的范畴。有研究表明，以血瘀为主的冠心病患者，冠状动脉均有器质性病变，冠状动脉造影显示显著冠状动脉狭窄的比例高达94%。有人对73例冠心病患者进行辨证分型，并与冠状动脉造影所见进行对比分析后指出，73例冠心病患者中均有不同程度的血瘀表现，冠状动脉血管病变支数越多，狭窄程度越重。近年的研究也证实，活血化瘀方药防治动脉粥样硬化，有调脂、抑制平滑肌细胞增殖、抑制血小板功能及调节前列腺素 I_2/血栓素 A_2 平衡、保护 EC、抑制脂质过氧化反应、抑制及消退粥样斑块等作用。

　　3. 动脉粥样硬化与毒邪：毒邪作为一种致病因素，有外来之毒、内生之毒之分。内生之毒常发生于内伤杂病的基础上，多由诸邪蓄积，交结凝滞而成。现代医家通过临床实践发现内毒与络脉病患密切相关，并认为毒邪瘀阻络脉正是此类病患病位深，病情重，病势缠绵难愈的机缘所在。动脉粥样硬化作为络脉病患与毒邪密切关联。研究表明，感染、炎症与动脉粥样硬化和冠心病的发生与发展具有一定的相关性，慢性潜在性的感染诱导多种细胞因子的产生、黏附因子的表达，可能是刺激动脉粥样硬化炎症反应的始动因子之一。感染、炎症在一定程度上反映了毒邪的病理变化，也可以说此印证了毒邪与动脉粥样硬化的相关性。有研究认为，动脉粥样硬化属热毒内盛，痰瘀阻络，而选用复方苓草合剂以清热解毒、利湿通络，通过降脂，减轻脂质过氧化反应，抗炎、抑制免疫损伤等，而起到对抗动脉粥样硬化内皮细胞损伤的作用。

4. 动脉粥样硬化与痰瘀毒：痰浊、瘀血、毒邪三者并不是孤立存在的，而是具有密切关系。津血同源，痰瘀相关，痰瘀互结，郁久腐化，久则凝聚成毒，从而形成痰瘀毒相互交结的病理局面。对于动脉粥样硬化与痰瘀之间的关系，早在 1994 年，于俊生等就提出了动脉粥样硬化是痰瘀同病这一学术观点，并越来越得到大量的临床与实验研究证实。动脉粥样硬化痰瘀互结证，其病理表现为高凝状态、氧自由基的损伤、高脂血症、微循环障碍及微量元素变化异常等等，这些病理的异常变化旷持日久，缠绵难愈，就会蕴久成毒，形成痰瘀毒相互交夹的病理状态。临床上用滋阴清热解毒、活血化痰散结的方药组成解毒软脉方，治疗动脉粥样硬化，可显著降低血液黏滞性，调节血脂水平，减小动脉粥样硬化面积。

动脉粥样硬化从痰瘀毒论治方法论

1. 针对不同病理阶段辨证论治：动脉粥样硬化的形成是一个较复杂的动态变化的病理过程。在不同病理阶段，痰浊、瘀血、毒邪三者所表现的程度也不一样。动脉粥样硬化发生的过程是动脉内膜先有脂质沉积，继而纤维组织增生，以致形成粥样硬化斑块。实际上，这一过程就是中医学所说的痰浊黏滞于血脉之内，留而不去，凝聚成块的过程。基于此，在动脉粥样硬化的早期阶段，特别是以高脂血症为主要表现者，多辨证为"痰中夹瘀"，论治以化痰为主，辅以活血化瘀；当动脉粥样硬化形成后，表现为管腔狭窄、血液流变学异常改变时，则多辨证以瘀血为主，痰瘀凝结，在治疗上强调活血化瘀，辅以化痰。实验研究发现，化痰法对动脉粥样硬化模型前期具有良好的效果，显著抑制动脉粥样硬化斑块形成，并有纠正脂质过氧化作用，恢复前列腺素 I_2/血栓素 A_2（PGI_2/TXA_2）及锌/铜平衡。消瘀法对主动脉及冠状动脉病变有显著的阻止作用，并具有显著对抗脂质过氧化和恢复 PGI_2/TXA_2 平衡的作用，而调节脂质代谢方面则较化痰法为差。还有学者利用动物模型，以形态学为主，研究比较了活血化瘀（水蛭、川芎）、健脾化痰（法半夏、陈皮、茯苓、竹沥水、甘草）和痰瘀同治（上述两方合并）3 种治法对实验性高脂血症家兔主动脉内膜脂斑形成及脂质水平的影响。发现三者均能显著降低家兔血清 TC、TG、低密度脂蛋白-胆固醇（LDL-C）和脂质过氧化物（LPO）含量和抑制主动脉内膜脂斑的形成，但以痰瘀同治组的作用最明显，化痰组在降低血清 TC、LDL-C 和抗脂斑形成方面优于活血化瘀组，活血化瘀组在抗脂质过氧化方面稍优于化痰组。这些研究从微观辨证、形态辨证方面，为我们准确地把握动脉粥样硬化不同病理阶段从痰瘀论治的用药规律提供了依据。

2. 动脉粥样硬化与脾、肾、肝三脏的关系：按照现代系统论的联系性原理，影响系统的整体性能的主要不是实物因素，而是系统所处的各种相互作用。痰、瘀、毒是形成动脉粥样硬化的实体要素，但这些要素的形成是脏腑功能失调的结果。因此，在重视动脉粥样硬化从痰瘀毒论治的同时，更需要把动脉粥样硬化放在"脏腑失调"这个复杂的"关系网"中，从相互作用的矛盾关系上来认识动脉粥样硬化的发病机制和辨治规律。

（1）动脉粥样硬化与脾：动脉粥样硬化多见于中老年人，这些人群脾的"内运化"功能减弱，散精不利，阴阳失衡，对原系水谷精微之血脂，易化生为痰浊，正如《证治汇补》所云"脾虚不运清浊，停滞津液而为痰生"。痰流滞于血脉，则形成痰瘀交结证。故论治动脉粥样硬化要从健脾消痰、活血化瘀入手。研究证实，健脾消痰化瘀方（人参、茯苓、酒大黄、山楂、水蛭）可降低血清 TC、TG，升高高密度脂蛋白-胆固醇（HDL-C），减少血清 LPO 含量，增加血清超氧化物歧化酶（SOD）的活力，以达到降脂、保护动脉内膜免遭自由基损伤、抑制动脉粥样硬化斑块的作用。

（2）动脉粥样硬化与肾：肾主津液，对津液的贮存、分布、利用及津、液、精、血之间的转化起主导作用。中年以后阴气自半，肾元亏虚，精气渐衰。若肾阳虚，则水不生土，衍生痰浊；肾阴虚，更可火化热生，炼液为痰，痰浊壅塞脉道，血滞成瘀，痰瘀互结，着于血脉，交结凝聚，形成粥样斑块。针对于此，应从治肾入手，以调节阴阳平衡，稳定机体内环境。同时还需通过消痰化瘀，祛除病理产物，阻止或逆转其实质性病理改变。研究表明，补肾祛瘀化痰法具有调脂、抗氧化、抗血栓、改善血液流变学、抑制平滑肌细胞增殖等综合的抗动脉粥样硬化的作用。

（3）动脉粥样硬化与肝：肝主疏泄，气血津液的运行、脾精的运化等均依赖于肝气的畅达。若肝失疏泄，气机不畅，则津血输布代谢失常，可化生痰浊、瘀血。动脉粥样硬化是痰瘀同病，其病理过程与肝失疏泄密切相关。基于此，论治动脉粥样硬化，在强调痰瘀同治的同时，要重视疏肝调肝药物的配伍应用。疏肝调血方对实验性动脉粥样硬化病变模型具有调整血脂蛋白，减少动脉壁厚度及动脉粥样硬化面积；调节血清钙离子及环核苷酸的比值；显著降低血管平滑肌细胞内 LPO 含量，明显提高 SOD 的活性等作用，从而使动脉粥样硬化病变减轻或趋向静止。另有学者认为，痰瘀阻滞、肝气虚衰是动脉粥样硬化的主要病机之一，有逐瘀化痰通络、暖元温肝作用的血脉舒，可有效地降低 TC、LDL-C 及载脂蛋白 B_{100}，提高血 SOD 含量，降低 LPO，调整血栓素与前列环素的平衡，减少主动脉内膜粥样斑块面积、内膜厚度及组织学的异常改变。

3. 辨证论寒热： 就动脉粥样硬化与痰瘀毒的关系而言，尤其是毒邪，医家大多理解为热毒，究其原因，或认为现代人心理压力大，多致肝气郁滞，气郁化火，吸烟、饮酒、多食肥甘厚味皆生热毒；或认为痰瘀化热，久而蕴毒，等等，因而在治疗上重视清热解毒药物的应用，如黄连、贯众、穿心莲等，并得到了临床及药效学的验证。但是，临床及实验研究也提示动脉粥样硬化的发病与阳虚寒凝的关系不可忽视，如冠心病，中医学称之为"胸痹"，其发病多"因年高者代谢失调，胸阳不振，津液不能蒸化，血行缓慢郁滞，易成痰浊、血瘀"。有人通过对 209 例冠心病患者进行辨证分析表明，其中心阳虚型150 例，占 71.8%，从而提出心阳虚是冠心病的主要病理基础，而痰瘀互结是冠心病发病的重要病理因素。以人参、桂枝、薤白、法半夏、瓜蒌、赤芍等组成的温心胶囊具有益气温阳、活血化痰之功效，该药对动脉粥样硬化模型有保护血管内皮细胞的作用，而在形态上对抗动脉粥样硬化。有人从形态学上对73 例冠心病患者进行辨证分析，并与冠状动脉造影所见进行比较分析，辨证为寒凝患者的血管病变支数量多，气滞和阴虚患者的血管病变支数较少，气滞和阴虚患者的冠状动脉狭窄程度较轻，阳虚患者冠状动脉的狭窄程度较重。从方药研究来看，温阳散寒之重剂四逆汤对动脉粥样硬化，可明显缩小主动脉内膜脂质斑块面积，降低 TC、TG、LDL-C、载脂蛋白 B 及血浆 ET 浓度，提高血清 NO 及载脂蛋白 A含量。因此，动脉粥样硬化从痰瘀毒论治不可拘泥于热，应注意发现在病理情况下，中医证型与组织形态学改变之间的内在联系，找出寒热辨证的规律，从而提高临床治疗效果。

362 从痰、瘀、毒论治动脉粥样硬化研究

学者刘美之等痰浊、瘀血、毒邪贯穿动脉粥样硬化发生、发展整个病理过程，是动脉粥样硬化的主要致病因素。从痰、瘀、毒论治动脉粥样硬化，要注意三者常胶结为病，阻滞损伤脉络，而"络以通为用"，故祛痰通络、化瘀通络、解毒通络等通络方法可有效祛除脉络中的痰、瘀、毒邪，指导动脉粥样硬化的防治。

动脉粥样硬化是现代医学病名，历代医家根据临床表现的不同，将由其所致疾病归属为"中风""眩晕""胸痹""痰浊"等范畴。早在《黄帝内经》中就有相关病因的众多记载，如《素问·通评虚实论》云"凡治消瘅仆击，偏枯痿厥，气满发逆，肥贵人，则高粱之疾也"；《灵枢·卫气失常》云"膏者多气，多气者热"；《灵枢·痈疽》云"营卫稽留于经脉之中，则血泣而不行，不行则卫气从之而不通，壅遏不得行，故热"。《医学心悟》云"凡人嗜食肥甘或醇酒乳酪，则湿从内受……湿土生痰，痰生热，热生风，故猝然昏倒无知也"。《血证论》亦有云"须知痰水之壅，有瘀血使然，然使无瘀血，则痰气自有消溶之地"。由这些记载可见，痰浊、瘀血、毒邪（热毒）是古代医家对动脉粥样硬化致病因素的主要认识，也成为指导后世医家治疗动脉粥样硬化病证的圭臬。

痰、瘀、毒是动脉粥样硬化主要致病因素

现代流行病学研究表明，动脉粥样硬化是中风、冠心病、心肌梗死等诸多心脑血管疾病的主要病理基础，高脂血症是形成动脉粥样硬化的关键危险因素之一。近年来，痰浊、血瘀、毒邪理论在中医学界开始受到许多学者的重视，认为动脉粥样硬化病理变化突出表现为本虚标实，虚实夹杂，以邪实为主的特点。痰浊、瘀血、毒邪互阻于血脉，为发病之标；脏腑功能失调为病之本，可累及心、肝、脾、肾多个脏腑，本虚标实相互影响，致使病变迁延难愈，不断发展。

1. 痰浊：痰是体内水液代谢障碍使水液停留聚结而形成的一种质地稠浊而黏的病理产物。中医学所论之痰有广义、狭义概念之分。狭义的痰指肺脏有形可见的痰，广义的痰泛指水谷精微代谢障碍停聚在脏腑、组织、经络，无处不到，无物可征，无形可见，而能引起某些特殊病证的致病因素。痰与脏腑关系极为密切，五脏皆可生痰，而任何一脏的功能失调，均可影响他脏，加重病情。脏腑功能失调可以产生痰，痰浊既生，又会影响相应的脏腑，加重脏腑的功能失调。痰之为病，多属本虚标实，本虚在于五脏六腑功能失调，多责之于肺、脾、肾功能失调，标实在于痰邪阻滞，实证为多。

痰因病而生，病因痰所致，痰浊既是病理产物，又为致病因素。痰具有逐渐蓄积、流动不测、黏滞胶着、秽浊腐败、凝结积聚、致病怪异等特性，体内痰浊积聚超过一定程度使机体不能清除时，则会"阻滞气机""壅塞血脉"，从而引发临床表现复杂而怪异的"痰病"。中医学认为，痰浊内生是动脉粥样硬化发生发展的主要致病因素，现代医学认为，本病与脂代谢失常密切相关，其本质就是脂质从血浆侵入动脉壁的反应。而大量实验研究和临床观察表明，脂代谢紊乱是产生中医谓之"痰浊"的重要生化物质基础。现代研究已证实，痰证的血液循环基础就是血液流变性的显著异常，表现为血液浓稠性、黏滞性、聚集性和凝固性增高。王椿野等通过对现代文献的分析研究，总结动脉粥样硬化中医证候要素的特征，结果认为，动脉粥样硬化的中医证候要素以血瘀和痰浊为主，痰浊文献的出现频率为62.92%，仅次于血瘀文献的74.13%，说明痰浊是贯穿动脉粥样硬化发生发展的主要病理因素之一。

2. 瘀血：痰由津凝，瘀为血滞。血瘀是指血液的循行迟缓和不流畅的病理状态，或因于气滞而致

血行受阻；或气虚而血行迟缓；或痰浊阻于脉络；或寒邪入血，血寒而凝；或邪热入血，煎熬血液等形成。《临证指南医案》云"络主血，久病血瘀"；《素问·痹论》云"病久入深，荣卫之行涩，经络时疏，故不通"。均指出久病血行不畅，阻滞络脉，可导致血液瘀积于络脉。

血瘀的主要病理产物是瘀血，其形成之后，又会阻于络脉，成为形成血瘀的原因之一。现代医学研究发现，各种致病因子所造成的全身或局部组织器官的缺血、缺氧、血循环障碍以及血液流变性和黏滞性异常而导致各组织器官水肿、炎症渗出、血栓形成、组织变性、结缔组织增生等一系列的病理变化，都可以概括在血瘀证的病理实质中。郭双庚等认为，瘀血阻络是动脉粥样硬化炎症病变产生的因素，血液黏稠度增高和血小板凝集是瘀血形成的两个主要表现形式，一方面血液黏稠度增高可以损伤血管内皮，血管内皮受损激活血小板，促进血小板凝集；另一方面，血小板释放的纤维蛋白原能够诱导血液中红细胞聚集，降低血液的流动性，升高血液黏稠度；二者相互促进，不断加剧动脉粥样硬化炎症病变。支艳等从痰瘀形成的生理基础、病理演变机制来探讨两者的关系，认为痰瘀形成过程中有着共同来源，即"津血同源"，在致病过程中互为因果，即"痰瘀同病"，主张在临床治疗中应"痰瘀同治"，痰消有利于瘀祛，瘀祛有利于痰消，这样才能更好地提高临床疗效。

3. 毒邪："毒"是指对机体生理功能有不利影响的物质。《金匮要略心典》云"毒，邪气蕴结不解之谓"。根据来源，毒邪有内生之毒与外入之毒。与动脉粥样硬化的发生紧密相关的是内生之毒。内生毒邪多由于脏腑功能失调，气血运行紊乱，导致机体生理或病理代谢产物不能及时排出，蕴积体内，以致邪气亢盛，败坏形体而化生。毒邪浸淫人体，导致脏腑、气血、经络的损害及失调，阴阳偏盛偏衰，正所谓"无邪不有毒，热从毒化，变从毒起，瘀从毒结"。有学者提出，现代医学的毒性氧自由基、凝血-纤溶产物、微小血栓、血脂、炎性介质和血管活性物质的过度释放均可看成是中医学的毒邪，可直接影响疾病的病理变化、预后和转归。还有研究者认为，毒邪最易腐筋伤脉，似与动脉粥样硬化斑块溃烂、炎症细胞浸润、出血等一系列病理改变相关联，推测炎症反应与中医学"毒""瘀"致病有相似之处，毒邪为动脉粥样硬化的致病因素之一。

痰、瘀、毒瘀阻脉络是动脉粥样硬化的主要病机

随着对动脉粥样硬化认识的逐渐深入，现代学者不断丰富着动脉粥样硬化发生发展的病机。如周学文等认为，血中增高的脂质成分为血中之痰浊，血脂异常导致人体脏腑组织功能失调，其致病因素并不是血脂本身，而是由血脂异常引发的病理产物——痰浊、瘀血。痰浊、瘀血同是脏腑功能失调的病理产物，又是继发新的病变的病理因素。朱明等从中医学角度结合现代研究进展，提出脾虚不运、肾气虚衰、肝气虚衰、气虚血瘀、痰浊内生、毒邪致病、湿热内蕴是动脉粥样硬化的重要病机。第五永长等认为，脾、肝、肾三脏虚损、功能失调是动脉粥样硬化发生的根本，邪留血脉、脉络损伤、脉道枯涩、血府失柔是动脉粥样硬化的病机关键。还有学者提出，动脉粥样硬化是痰、瘀、毒病理因素作用下导致血液、脉道及其相互关系失调而发生的一种病理变化，毒邪蕴积是上述病理变化过程的始动因素；痰、瘀、毒阻滞损伤脉络，日久导致脉络瘀阻，是动脉粥样硬化发生的主要病机。

动脉粥样硬化的通络治疗

脉络是运行营卫气血的通道，气血津液交换的重要场所，同时又是病邪侵入、传变的重要途径。动脉粥样硬化是慢性进行性疾病，"久病入络""久瘀入络"，发病日久损伤脉络，使脉络中营卫气血间的承制调平功能失常，气血津液代谢紊乱，从而产生痰、瘀、毒邪。痰、瘀、毒既为脉络中营卫失调的病理产物，又为致病因素，加重动脉粥样硬化过程中的脉络病变，加速其病理进程。在动脉粥样硬化整个发病过程中，痰浊、瘀血及毒邪三者常胶结为病，阻滞损伤脉络，顽固难除。《伤寒论·辨脉法》云"荣卫不通，血凝不流"；"络以通为用"。所以祛痰通络、化瘀通络、解毒通络等通络方法可有效祛除脉

络中的痰、瘀、毒邪，指导动脉粥样硬化的防治。

1. 祛痰通络： 许多学者认为，痰浊阻络是动脉粥样硬化的基本病机，因此，化痰通络法是治疗动脉粥样硬化的主要治疗大法。王志强等以颈动脉粥样硬化斑块患者为研究对象，以常规治疗为基础，采用化痰通络汤（由石菖蒲、郁金、茯苓、法半夏、赤芍、泽泻、太子参、夏枯草、决明子、僵蚕、水蛭、山楂、甘草等组成）治疗 6 个月后，治疗组患者斑块消退、斑块体积减小，且病情恶化患者数少于常规治疗组；治疗 6 个月至 1 年时，与常规治疗组相比，治疗组患者脑血管疾病事件发生率较低，再住院患者数较少。提示在常规治疗基础上加用化痰通络汤可有效干预颈动脉粥样硬化斑块的发生、发展并降低脑血管疾病事件发生。另有临床研究证实，益气化痰通络方（由黄芪、当归、地龙、桑椹、茶树根、泽泻、石菖蒲等组成）可有效降低股动脉粥样硬化患者血清胆固醇、低密度脂蛋白浓度，其动脉内——中膜厚度（IMT）和超敏 C 反应蛋白亦明显低于治疗前。提示祛痰通络疗法可能主要通过改善脂质代谢失调，保护微血管，达到治疗动脉粥样硬化的目的。

2. 化瘀通络： 历代医家认为，"久病必有瘀""久病入络"，因此，应用化瘀通络法治疗本病受到广泛重视。叶天士《临证指南医案》云"病初在经在气，久病入络入血。气血瘀痹而头痛者，用虫蚁搜逐血络"。中医学认为，虫类药"飞者升，走者降，灵动迅速"，功专"追拔沉混气血之邪""搜剔络中混处之邪"，故虫类药物成为通络治疗的一个显著特色。常用的虫类通络药有水蛭、地龙。水蛭味咸、性平，活血逐瘀通络，主逐恶血瘀血，破血瘕积聚；地龙味咸，性寒，活血化瘀通络。水蛭配地龙是化瘀通络法的较佳配伍，其有效成分水蛭素和蚓激酶样作用物质，主要为氨基酸、小分子肽和黏多糖等成分。研究证实，水蛭和地龙制成的疏血通注射液可以通过抗凝、溶栓、抗血小板聚集、调节血脂、细胞保护等多种作用机制，治疗高血脂、高血黏度、高凝血症和动脉粥样硬化疾病。而由人参、水蛭、全蝎、土鳖虫、蜈蚣、蝉蜕、赤芍、冰片等组成的通心络也具有益气活血、通络止痛的功效，临床研究表明，其能够降低动脉壁脂质，并在抗动脉硬化的同时改善血液流变学，软斑块组织学构成，增加斑块密度，从而起到稳定斑块的作用。另有研究表明，通心络可明显增加血流速度，改善血流流态，改善微循环障碍，调节纤溶系统功能，具有活血化瘀作用。总之，通过药理及临床研究可认为，化瘀通络治疗动脉粥样硬化的主要机制在于改善微循环，调节代谢失调。

3. 解毒通络： 动脉粥样硬化本质上是一种炎症性疾病，有"消炎"作用的清热解毒类中药如金银花、连翘、蒲公英、紫花地丁、野菊花、半边莲等均具有治疗动脉粥样硬化的药理作用基础，可以通过降低血脂、拮抗内皮素、抑制平滑肌细胞增殖和抑制血小板聚集来对抗动脉粥样硬化，表明清热解毒类中药可用于临床防治动脉粥样硬化等心脑血管疾病。临床应用时这些清热解毒类中药常配伍解毒通络药如忍冬藤、络石藤、蜈蚣、蝉蜕、僵蚕等，主要由具有清热解毒作用的藤类药和虫类药构成。其中蜈蚣为镇痉息风、解毒散结、通络止痛之要药。张艳慧等采用经典喂养法复制家兔动脉粥样硬化的模型，喂高脂饲料，同时连续 12 周用蜈蚣水提物灌胃，结果发现，蜈蚣水提物可升高模型家兔血清一氧化氮（NO）水平，降低血管内皮素（ET）水平并抑制平滑肌细胞分裂、增殖，从而起到抑制实验性动脉粥样硬化作用。魏陵博等通过离体实验证实，解毒通络方（由黄连、大黄、连翘、野葛根、水蛭、地龙组成）含药血清能抑制血管成纤维细胞 ET、基质金属蛋白酶-9（MMP-9）释放，提高血管成纤维细胞 NO 释放。以上研究表明，解毒通络能够减轻血管壁炎症反应，抑制平滑肌细胞增殖，调节舒血管物质（NO）/缩血管物质（ET）比值，维持血管壁的舒缩功能，可有效用于动脉粥样硬化的防治。

动脉粥样硬化是慢性进行性疾病，致病因素非常复杂，临床症状反复发作，顽固难愈。因此，只有抓住疾病的主要矛盾，祛除病因，扶正祛邪，畅通脉络，使气血调达，才是最有效的解决办法。从痰、瘀、毒的角度，运用脉络理论指导动脉粥样硬化的防治，将有助于开阔我们干预疾病的思路，对于阐明动脉粥样硬化的发病机制，临床防治动脉粥样硬化及寻找有效的干预药物均具有重要意义。

363　瘀热、蕴毒和动脉粥样硬化的相关性

　　大约99％的冠状动脉性心脏病的病因是动脉粥样硬化（AS）的改变。以往中医学对AS引起的心血管疾病的辨治，多从气、血、痰、瘀入手，近年来，随着对AS的认识不断深入，人们开始重视热毒在AS发病中的作用。学者孙云霞等则在深入复习中医文献基础上，结合现代医学研究进展，以"瘀热蕴毒"立论，从新的角度对动脉粥样硬化及冠心病中医发病机制作了论述。

毒邪的定义及特点

　　"毒"，泛指对机体有不利影响的物质。中医学中有"邪盛谓之毒"的观点，毒的概念有广义、狭义之分，又有内、外之分。外袭之毒有邪化为毒及邪蕴为毒两种变化方式，前者常由六淫之邪转化，后者多由外邪内侵，久之蕴积而成。内生之毒与脏腑功能紊乱密切相关。毒邪的致病特点有以下几点，①骤发性：起病急，传变快，或直中脏腑，使病情加重。②广泛性：致病广阔，脏腑、经络、四肢无所不及。③酷烈性：致病强，危害重，变证多，病情多呈急危、疑难之象。④从化性：毒邪随个体质不同而表现各异。⑤火热性：毒邪致病，证多属热火，邪变为毒，多从火化。⑥善变性：毒邪致病，变化无常、多端，临床症状丰富多变。⑦趋向性：毒邪性烈，入内毒害脏腑，致疾病迅速恶化。⑧趋本性：毒由邪生，保留原病邪的某些特点。⑨兼夹性：毒常以气血为载体，无所不至，壅塞气机，败伤血分，损伤津液，酿液成痰，有夹痰、瘀之特点。⑩顽固性：毒邪内伏，病多深重难愈，后遗症、变症蜂至，治疗难度极大。

热毒的产生机制及特征

　　内生之热毒常发生于内伤杂病基础上，由于人们生活水平的提高，生活方式及饮食结构的改变，加之现代人心理压力大，多致肝气郁滞，气郁化火；吸烟、饮酒、多食肥甘厚味皆生热毒；或者痰瘀蓄积，日久生热，或阴虚生内热，热蕴成毒，损伤脉络。可见热毒均源自脏腑虚损，阴阳失衡，气血运行失利，终致营卫失和而壅滞，积瘀成热，蓄热成毒，则热毒内生。热毒之内生，虽由诸般实邪郁久而成，因其生成过程及病变特点与内热有许多相似之处，乃由瘀热蓄积蕴酿而成，故有弥漫的特点，直接作用的特点，器质损害的特点，继发的特点，热为毒之渐，毒为热之盛，其属性偏热，因而所致损伤更为严重。反之毒邪又可致瘀，常见以下几种：一是毒邪煎熬熏蒸血液，血凝成瘀；二是毒邪伤络，血溢成瘀；三是毒邪伤津耗阴，阴伤血滞为瘀；四是毒壅气机，血脉凝滞；五是热毒损脏，血行失司。热毒作为病因严重干扰脏腑阴阳的正常运行，既加重原有病情，又能产生新的病症。形成血瘀热毒相互夹杂的病理机制。

　　在病机因素中，弥漫性病变，是瘀热毒致病的特点之一，直接产生病理作用，也是瘀热毒致病的特点，与瘀血阻滞经脉而产生诸多病变不同，瘀毒与脏腑、经脉相互作用的关系不是阻滞，不是拮抗，而是对脏腑、经脉的直接侵袭和浸润。瘀毒存于体内，则危害健康，所生之处，脉络痹阻，损伤脏腑，败坏形体，从而造成病势缠绵或变证多端，损害较为严重，是瘀热蕴毒的又一致病特点。如果瘀血等可以被认为是由诸多病因作用机体产生的病理产物，是产生进一步病变的二级病因，热毒就是继发于瘀血之后的第三级改变。

热毒的现代医学内涵

临床实践发现瘀热蕴毒与 AS 患者密切相关，血瘀、热毒逐渐损伤脉络，积聚成结，形成 AS 斑块。AS 的发生，不直接与某一部位的病变相关，而表现出与多部位的、广泛病变的相关性，瘀热蕴毒损脉正是此类病患病位深，病情重，病势缠绵难愈的机缘所在。AS 的实质是慢性炎症反应，是对血管壁损害的反应和修复过程。炎症学说的研究目前主要集中于各种细胞因子及炎性介质及免疫机制在 AS 发生发展中的作用及相互关系，其中作为炎症反应产物的血清标志物与 AS 及冠心病心绞痛的密切关系已进一步在研究中得到证实。通过长期临床实践提出"瘀热蕴毒"理论，在炎症细胞因子导致 AS 的始动及发生、发展诸如内皮损伤、平滑肌增殖等病理特征上，再一次得到了验证。胸痹病久而本虚，本虚而邪侵或内生，其热毒既为因又为果，损伤脉络，又致虚、郁、热、瘀，此乃热毒之变也。虚为病因之首，对本病的发生发展起着重要作用，是动脉粥样硬化发病的起因，是机体产生各种炎症因子的基本条件，而炎症因子又是脏腑功能失常、瘀、热聚成为毒而发生炎症反应过程中，随之而生的病理性标志产物；瘀实质是血脉痹阻，是动脉粥样硬化的病理基础，是以血液流变学改变为基本表现，进一步出现内皮损伤、脂质沉积、平滑肌增殖等；瘀热所化之毒邪是指对机体生理功能有不良影响的物质，它代表着一种非常邪所为的病势胶着、顽固不愈的病因病理观念，寓于诸邪之中，各种炎症因子即为热毒。已有研究表明，斑块温度测定为炎症提供了直接证据，Stefanadis 等采用导管温度计检测斑块温度，90 例中稳定型心绞痛、不稳定型心绞痛和急性心肌梗死各 15 例，另 45 例冠状动脉造影正常者作为对照，发现稳定型心绞痛、不稳定型心绞痛和急性心肌梗死患者的斑块温度进行性增高，是由于斑块内积聚大量炎性细胞因子，使代谢活跃热量释放增加，斑块局部成为"热点"。因此感染、炎症在一定程度上反映了热毒的病理变化，冠状动脉粥样硬化的炎症学说中提及的各种病因和炎症介质，均可属于中医学瘀热蕴毒范围，动脉粥样硬化过程中的高凝状态、氧自由基的损伤、脂质代谢紊乱、内皮功能受损、斑块不稳定等，亦归结为血瘀交阻，日久蕴结成热，蓄热成毒，损伤脉络，形成血瘀热毒相互夹杂的病理状态。

瘀热不仅是导致动脉粥样硬化的病理因素，也是形成本病危险因素及基础病变如高血压、糖尿病、高脂血症、动脉硬化等疾病的病理因素。年老体衰之人，有动脉粥样硬化的病理基础，冠心病心绞痛主要继发于 AS 基础之上，其发病基础可与动脉粥样硬化一脉相承，因而冠心病的发生与瘀、热、毒亦密切相关。人体内生热毒的产生主要是由于脏腑功能失调和气血运行失常，血聚为瘀，瘀久化热，热蕴成毒；因此本虚是 AS 发生与发展的根本原因，而脉络瘀阻后积瘀成热，蓄热成毒为害，产生的内生之热毒则为动脉粥样硬化发病过程中的基本环节；本虚、血瘀、热毒三者夹杂为患，相互促生，推动着病情的演化发展过程，最终导致动脉粥样硬化的发生和发展。瘀热毒蕴损伤脉络高度概括了动脉粥样硬化的病理机制。

动脉粥样硬化从瘀毒论治

早在《素问·刺热》中云："心热病者，先不乐，数日乃热。热争则卒心痛，烦闷善呕，头痛面赤，无汗。"提示本病与热邪有关。隋唐时期，《诸病源候论·心悬急懊痛候》认为"其痛悬急懊者，是邪迫于阳气，不得宣畅，壅瘀生热，故心如悬而急烦懊痛也"；阐述了壅瘀生热的病机转归，是内生热邪在本病的体现。及至明清，《古今医鉴》特别补充实热之因，云"凡痛在心，连两胁至两乳下，牵引背板匙骨下而痛者，实热也"。清代陈士铎《辨证录·心痛门》云"人有心痛之极，苦不欲生，彻夜呼号，涕泗滂沱者，人以为火邪作祟也。然致此火邪之犯心者，何故乎？盖因肝气之郁而不舒，木遂生火以犯心矣"。补充了"火邪犯心"这一病因，并列出了救痛安心汤、栀香饮以治疗"火邪犯心"之心痛。又如清代名医陈士铎治疗心痛时，每用大剂量贯众以清火解毒收效；解毒方六神方具良好强心止痛作用，可用于冠心病心绞痛较剧之证，这均为从热论治心系疾病提供了理论和临床依据。

从临床上看，黄连解毒汤治疗缺血性中风及脑血管痴呆，取效显著，亦从热毒论治动脉粥样硬化提供了旁证。动脉粥样硬化系顽疾，仍可防治，但防的意义远大于治。未病先防，已病防变。随着对 AS 的认识不断深入，瘀热致病尚不能从理论上完全概括 AS 致病的广泛性、兼夹性、骤发性、酷烈性、顽固性。人们开始重视热毒在 AS 发病中的作用，从瘀热蕴毒论治动脉粥样硬化，可以防止其发生，阻断其发展。因此，动脉粥样硬化的治疗重在清热以驱除损害因素，化瘀以畅通气血，养阴以扶正，使瘀化热消络通毒祛而病可愈。

目前 AS 炎症机制的研究已取得一定的进展，降低炎症反应产物的血清标志物即可抑制炎症反应从而达到干预动脉粥样硬化的作用，并成为 AS 及相关疾病的重要治疗手段。而动脉粥样硬化炎症发病机制的提出，不仅客观上为瘀热毒蕴的病理框架构设，从现代医学角度提供理论上的旁证，并为临床从瘀毒论治动脉粥样硬化及冠心病提供了理论依据。结合炎性机制与热毒的病理变化相吻合这一特点，将抗炎作为 AS 及冠心病的治疗目标之一，并以此筛选中药，可丰富中医药防治 AS 及冠心病的理论学说。

因此治疗 AS 及冠心病采用中医辨证和西医辨病相结合的方法，针对阴虚瘀热蕴毒病机理论而设立的养阴活血清热解毒法，重点在清热以祛除损害因素，化瘀以畅通气血，使瘀热去而阴不伤，以祛邪为要，清热解毒，祛邪外出，给毒邪以出路，促使机体恢复生理平衡，邪去则正安；一方面通过养阴祛除炎性因子赖以产生和发展的条件，一方面活血减轻内皮功能损害、平滑肌细胞增殖，解毒抑制炎性反应、降低血清标志物水平，从而达到标本兼治，稳定斑块的作用，干预 AS 的发展。

诸药配伍对于动脉粥样硬化疾病过程中阴虚瘀热蕴毒的治疗，取得了较好的疗效。前期初步实验研究发现：养阴活血清热解毒法能降低实验性动脉粥样硬化家兔的胆固醇、低密度脂蛋白；升高 NO、降低 ET-1；并能降低 C 反应蛋白、白介素-6 水平，抑制 TIMP-1 的基因表达而减少细胞外基质重建，抑制斑块巨噬细胞 CD68 和 MCP-1 的表达，通过以上多环节、多靶点的途径发挥其阻止动脉粥样硬化的作用。通过 34 例颈动脉粥样硬化冠心病患者（阴虚内热型），随机分为治疗组 17 例与对照组 17 例，分别给予养阴清热活解毒方及血脂康，连续用药 6 个月。结果治疗组降低中医症状总积分疗效明显优于对照组（$P < 0.05$），治疗组治疗后颈动脉粥样硬化斑块面积、斑块积分、内中膜厚度、血脂、炎性因子、血液流变学各指标较治疗前降低，差异有显著性（$P < 0.05$），与对照组治疗后相比无差异（$P > 0.05$），治疗期间两组均无严重不良反应出现。养阴清热活解毒法治疗颈动脉粥样硬化冠心病患者（阴虚内热型）安全而有效。

364 从虚、瘀、浊、毒论治阿尔茨海默病

阿尔茨海默病（AD）又称老年性痴呆，是慢性进行性中枢神经系统变性所导致的痴呆，以缓慢发展记忆障碍、定向障碍、语言功能障碍、视空间功能障碍、不同程度的认知功能障碍及人格异常等神经精神症状为特征。AD 的患病率约占痴呆疾病中的 60%，在全球人口老龄化的今天，痴呆已成为严重的社会问题。AD 的病因和发病机制十分复杂，学者刘明芳等结合多年临床经验，不断探索总结 AD 的病机特点，提出"虚、瘀、浊、毒"的思路，并现就 AD 的病机依据作了阐述。

AD 属中医学"善忘""健忘""呆病""痴呆"等范畴，是在衰老的基础上发生的。关于衰老的机制，早在《黄帝内经》中已经有了经典的论述。《素问·上古天真论》提出的肾气盛衰与人体生长壮老相关的观点，对后世产生了很大影响；《医学正传》云"肾气盛则寿延，肾气虚则寿夭"；叶天士《临证指南医案》云"男子向老，下元先亏"，"高年下焦根蒂已虚"等论述，都由此而来。肾虚导致衰老的观点至今仍是中医认识人体衰老机制的基本出发点。虚、瘀、浊、毒是导致衰老和 AD 的主要病因病机，其病位在脑，病因病机不离虚实两端，本虚标实兼夹多见。脾肾两虚为其本，瘀、浊、毒为其标。瘀血、痰浊、毒邪既是脏气虚衰的结果，又是主要的致病因素，虚与瘀、浊、毒相互影响，交互为患，成为 AD 复杂的病机。

脾肾两虚为本

1. 肾虚是根本原因：肾为先天之本，有藏精的功能，早在《素问·六节藏象论》中就有"肾者，主蛰，封藏之本，精之处也"和"肾者主水，受五脏六腑之精而藏之"等记载。故肾的主要生理功能是藏精，并促使其不断充盈，为精气在体内发挥其重要生理作用创造条件。肾的精气是激发生命活动和脏腑功能的原动力，影响着人体生、长、壮、老、已的生命过程。因此，肾虚是人体衰老的根本原因，而其他脏腑的影响或为肾虚的诱因，或是肾虚导致的病理结果。神志活动以脑髓为基础，脑髓的物质基础是肾精。早在《黄帝内经》中就有"髓海不足，则脑转耳鸣，胫酸眩冒，目无所见，懈怠安卧"等论述，认为人的神志由"脑""髓海"所主。而肾不仅藏精生髓，还有膀胱足太阳之脉在上络脑，在下络肾；督脉贯脊属肾上入络脑，以使肾中之水行脊至脑而为髓海。清代医家王清任在《医林改错》中指出"灵机记性在脑者，因饮食生气血、长肌肉，精汁之清者，化而为髓，由脊骨上行入脑，名曰脑髓……高年无记性者，脑髓渐空"。可见，认知、记忆与藏于脑中的精气密不可分，若精气充盛，脑髓充盈，则思维活动敏捷；若脑髓空虚，则记忆力低下，神疲，反应呆钝。故清代唐容川在《中西汇通医经精义》中云"事物之所以不忘，赖此记性，记在何处，则在肾精。益肾生精，化为髓而藏之于脑中"。《医学心悟》中有"肾主智，肾虚则智不足"的论述。陈士铎《辨证录》指出"人有老年而健忘者，近事不多记忆，虽人述其前事，犹若茫然，此真健忘之极也，人以为心血之涸，谁知是肾水之竭乎？"这些论述无不说明记忆与肾精的关系。

肾主藏精，肾中精气足则髓盈，上注于脑。脑为元神之府，具有精神和全身功能活动的统帅作用。人的学习、记忆、理解和思维等认知功能皆以脑髓为物质基础，而脑髓的充实又依赖于肾中精气的温养。随着年龄的增长，肾中精气渐衰，无以灌注，致脑髓空虚则神无所归，记忆衰减，智能减退，记忆力、计算力、定向力、判断力明显减退，步履艰难，舌瘦色淡，苔薄白，脉沉细弱，致老年人痴呆。

现代医学认为，肾虚证为神经内分泌免疫网络功能失调，沈自尹院士首先证实，肾阳虚证患者存在

着下丘脑-垂体-靶腺（甲状腺、肾上腺、性腺等）多轴的功能紊乱，补肾治疗可以调节多个神经内分泌轴，而且可以提高细胞免疫水平，肾阳虚证的本质为神经内分泌免疫功能网失调，从而推断其主要发病环节在下丘脑（或更高级神经中枢）。沈自尹院士等研究证明，补肾中药可通过激活干细胞及调控功能基因的表达等方式影响神经内分泌免疫功能而达到干预肾虚证的本质。补肾疗法即是通过对人体的整体调节促使自身内稳态达到接近健康的新的平衡，是通过对其"本虚"的改善而发挥作用。现代药理研究证实，补肾药物可明显降低脂质过氧化物含量，抗自由基，改善脑功能，能有效预防及治疗因肾虚引起的脑动脉硬化，改善脑供血，从而纠正痴呆状态。

2. 脾胃功能失调是导致肾虚的重要机制： 在人体衰老过程中，五脏或多或少有虚损的改变，其中对肾虚影响最大的当属脾胃。脾胃为后天之本，仓廪之官，水谷之海，气血生化之源。若脾胃虚弱，气血化生不足，全身脏腑组织失于气血的营养，则导致功能低下，而最终引起肾气补充乏源，肾气亏虚而衰老。肾气来源于先天而充实于后天，故肾气的盛衰与脾胃关系十分密切。张景岳在《景岳全书·脾胃》中云"盖人之始生，本乎精血之源；人之既生，由乎水谷之养。非精血，无以立形体之基；非水谷，无以成形体之壮。是以水谷之海本赖先天为之主，而精血之海又必赖后天为之资，此脾胃之气所关于人生者不小"。可见，先天肾和后天脾的相互资生，是人体延缓衰老、防止早衰的重要保证。如果肾虚及脾或者脾虚及肾造成脾肾皆虚，则可加速衰老进程，使人早衰。只要脾胃健运，就有可能改善肾虚的状况，延缓衰老的进程，即张景岳所云"故人自生至老，凡先天之不足者，但得后天培养之力，则补天之功亦可居其强半"。所以，从衰老的发生而言，脾胃虚弱，功能失调，导致脾肾皆虚是衰老的重要机制。而衰老又往往以脾肾两虚的病理变化居多。

人至老年，机体功能呈衰老下降之趋势。脾失健运，气血生化无主，肾精逐渐衰少。脾气虚弱与肾精亏虚，中阳亏损与命门火衰常互相影响，所以脾肾亏虚是 AD 的根本原因。表现为表情呆滞，沉默寡言，记忆减退，失认失算，口齿含糊，词不达意，腰膝酸软；气短懒言，肌肉萎缩；食少纳呆，口涎外溢；舌质淡白、舌体胖大、苔白腻为肾阳虚之征，或舌红、苔少或无苔，脉沉细弱，双尺尤甚为肾阴亏虚之征。

瘀血、痰浊、毒邪为标

临床及基础研究表明，"虚"并不能全面反映衰老的变化过程，单纯用补益药物，延缓衰老的效果也不尽如人意。因此，提出了邪实与衰老相关的认识，如痰浊、肝郁、瘀血、肠胃郁滞等。其中痰浊和瘀血是影响衰老的重要因素已成为诸多研究者的共识，而毒邪则是痰浊瘀血的进一步延伸。对于邪实的产生和影响，一般认为，是由以肾虚为主的五脏虚损或功能失调而产生，进而加剧肾及其他脏腑的虚损，形成恶性循环的渐进性关系链。因此，人体衰老的基本病理生理变化，应是以脾肾亏虚兼夹痰浊、瘀血和毒邪为主要特征。AD 常见的正虚邪实类型是虚瘀浊毒共存，不同阶段人体虚瘀浊毒表现可有侧重。

1. 脾肾亏虚夹痰： 痰产生的原因有很多，从养生的角度而言，主要是中年以后，脏腑功能逐渐衰退，尤其是脾肾两脏虚损导致对水液代谢的调节失常。"肾虚不能制水，则水不能溯源，如水逆行，则水泛滥而为痰"（《医贯》）。而脾主水液运化，脾虚不运，而成"生痰之源"。痰一旦产生，便可阻碍气机，影响脏腑功能的正常发挥，耗伤肾脾等脏腑之气。所以痰不仅是衰老的病理产物，也是导致衰老的重要因素。流行病学调查发现，现代老年人的痰浊证的发病率，与年龄增长呈显著正相关。

痰浊是机体水液代谢障碍所形成的病理产物，其特点是随气升降，无处不到。故《杂病源流犀烛》云"痰之为物，流动不测，故其危害，上至巅顶，下至涌泉，随气升降，周身内外皆到，五藏六府俱有"。若痰浊内阻脑络，留而不去，使清窍失养，则灵机不运，神明失调，故而出现健忘、呆傻等症。《石室秘录》云"呆病……虽有祟凭之，实亦胸腹之中无非痰气……痰气最盛，呆气最深"；"治呆之奇法，治痰即治呆也"。指出了痰与痴呆的紧密关系。临床表现为表情呆钝，智力衰退；不思饮食，脘腹胀痛，痞满不适；舌质淡、苔白腻，脉滑之象。临床实践证明，化痰药能调节脂质的代谢，清除体内过多的胆固醇、甘油三酯和脂蛋白等，从而减轻动脉硬化和狭窄，增加组织供血，达到保护和恢复心脑功能的作用。

2. 脾肾亏虚夹瘀： 血是构成人体和维持人体生命活动的基本物质之一，运行于血脉而营养全身脏腑组织。若血液运行受阻，停滞瘀积则为瘀血。瘀血产生的原因也与脾肾有关。脾为气血生化之源，气为血帅，血运赖气的推动。若脾虚而致气不足，无力推动，则血运缓慢甚至停滞而成瘀血。肾为阴阳之根本，肾阳虚则生寒，寒凝则血液凝聚不行而为瘀；肾阴虚则阴血不足，脉道枯涩也可引起瘀血形成。而瘀血一旦形成，不仅不能濡养脏腑筋骨皮肉，而且成为一种致病因素，进一步损害人体，阻碍脾肾功能的正常发挥，导致脾肾更虚，从而加速老化的进程。实验证明，老年人和动物的血液流变学变化出现明显黏、浓、凝、聚的瘀血证特征。临床上老年期出现的老年斑、皮肤粗糙、巩膜浑浊等实际上就是血瘀证的表现。对中老年发病学的调查也表明，血瘀证的发病率与年龄增长呈显著正相关，并且与虚证的发病率呈非常显著正相关。以上事实充分说明，脾肾亏虚夹瘀是衰老的主要病理变化。

血瘀与痰浊一样，既是病理产物，也是致病因素。脑为元神之府，神机之源，若瘀血痹阻清窍，脑络不通，脑气不得与脏气相接，以致脑髓失养，神机失用，灵机运行不畅，可导致痴呆的发生。表现为表情迟钝，言语不利，善忘，易惊恐；伴肌肤甲错，口干不欲饮，双目晦暗；舌质暗或有瘀点瘀斑，脉细涩瘀血之象。近代大量研究表明，痴呆与脑循环障碍、全脑缺血有关，并且全脑血流量降低的程度与其病情程度成正比，本病的发生与瘀血密切相关。实验研究表明，血府逐瘀汤除改善血液循环外，还可以改善免疫功能，增进机体清除氧自由基的能力，在抗衰老和改善学习记忆功能方面具有较好效果。活血化瘀药物无论在传统中医治疗老年性痴呆的经典方剂中，还是现代临床证明有效的验方中，都是不可缺少的组方成分。

3. 痰浊、瘀血日久蕴毒： 毒邪在中医学中主要指发病之因，即对机体产生毒性作用的各种致病因素。《金匮要略心典》云"毒，邪气蕴结不解之谓"，《古书医言》亦云"邪气者，毒也"。痴呆形成多为内毒，指由脏腑功能和气血运行紊乱，使机体内生理和病理产物不能及时排出，蕴积体内而化生，具体指痰浊郁久或瘀血蕴久成毒。内生毒邪在多种疾病发生发展过程中的重要作用，内毒既是致病因素，又是病理产物，并且可以相互转化，甚至形成恶性循环。现代医学认为，内生毒邪存在体内必然会引起多种组织细胞的功能障碍，从而触发体内一系列病理生化过程，引起多种类型的疾病。

毒邪既好入血分，又善入津液聚集之处，使营血成瘀，津液酿痰，故毒邪为病常有或夹瘀或夹痰的病变特点。由于脾失健运，使气机不畅，聚湿生痰，痰浊酿毒；由痰浊久积而形成痰毒，兼有痰和毒的两种致病特性，以痰蒙神窍，毒邪攻心，阻滞脉络，舌苔黄垢而腻为主要特征。脾肾两虚，脑髓失养，脑络瘀滞，久瘀不化，酿成瘀毒；瘀毒由瘀血日久蕴结而成，兼有瘀和毒的两种致病特性，以毒滞脉络（血脉、经络、脑络）而现神明失用（思维异常，行为古怪）、病久不愈、舌质暗淡出现瘀点瘀斑为临床特征。根据现代毒邪络病说，痰瘀日久，毒邪则变化而生。脑为清灵之府，邪不可受。毒邪其性恶而好窜，易侵经袭络，既腐经与络，又损血与气，败坏形体，络脉结滞，髓减脑损，则为痴呆。

β淀粉样蛋白（Aβ）作为 AD 主要病征老年斑主要组成成分，被认为能导致神经元损伤和认知功能衰退，而老年斑被认为是 AD 的不变特征且极有可能就是 AD 病因，Aβ 在持续性的大脑细胞损害中扮演了重要角色，Aβ 的神经毒性及其在神经元中沉积对 AD 发生、发展起着关键作用，其神经毒性与 AD 关系主要表现在以下几方面：打破钙平衡和产生氧自由基，能够增强谷氨酸毒性，诱导一氧化氮的产生，导致大脑血管功能障碍，诱导神经元凋亡，中枢神经系统炎性反应，在机体中具有毒性作用。

4. 痰浊、瘀血、毒邪互结： 痰浊和瘀血是机体气血津液代谢失衡产生的病理产物。痰本于津，瘀本于血，津血同源，也就决定了痰浊与瘀血相互胶结，痰瘀同病的格局，痰瘀交夹，壅塞于脑，内不得散，外不得泄，损害脑之阴阳气血的平衡，蕴蓄毒邪。一方面，痰可致瘀。痰形成后，随气血运行，内而脏腑，外而经脉，由于痰浊的黏滞性质，易阻碍气机，气机不利则瘀血内生。另一方面，瘀可致痰。瘀血内阻，津液输布不畅，津液凝聚，则痰浊内生。痰瘀一旦生成，互为因果，互相影响，痰瘀胶结，久聚成毒，损伤脑络，共同致病。元代朱丹溪在《丹溪心法》中首先明确了"痰瘀同病"，痰浊内生，易阻碍气机，气机不利则瘀血内生。方永奇则证实了痰证的血液循环基础是血液流变性的显著异常，表现为血液浓稠性、黏滞性、聚集性和凝固性增高。这些均说明了痰瘀的相互影响。痰瘀互结，郁久腐化，久则凝聚成毒，从而形成痰瘀毒相互交结，更使病顽缠，或危重，或反复难愈。毒邪是内生之痰浊瘀血等病理产物，而毒邪产生后，又易损伤脏腑，结滞络脉，使阴精耗伤，败坏形体脉络，化为瘀血痰浊，同时也加速脏腑经络虚损的过程。

在本病的发展过程中，诸邪并非孤立为患，而是一个互相影响、相互搏结的病理过程。痰可致瘀、瘀可致痰，痰瘀生毒，毒能生痰、毒能生瘀，最终形成痰浊、瘀血、毒邪互结的病理状态。

虚、瘀、浊、毒相互影响

本病的病机为虚实夹杂。虚为脾肾两虚，实为痰浊、瘀血、毒邪蒙蔽清窍。肾虚是衰老的根本原因，脾胃功能失调是导致肾虚的重要机制，所以脾肾皆虚是衰老的重要机制，而 AD 是衰老的脑病态表现，故脾肾亏虚是 AD 的根本原因。脾肾两脏虚损导致对水液代谢的调节失常而生痰浊，脾肾两虚产生瘀血，而痰浊瘀血内生又产生毒邪。而痰、瘀、毒邪是脏腑功能衰退的病理产物，形成之后，相互搏结，反过来又可阻碍气机，耗伤正气，影响气血的运行和脏腑的气化，导致脾肾更虚。所以脾肾两虚与诸邪互相影响交互为患，形成虚、瘀、浊、毒的恶性循环，从而导致痴呆的发生。李浩等探讨了依据虚、瘀、浊、毒理论组方的还脑益聪方对 AD 大鼠行为学、海马组织病理形态学及血流流变学的影响，结果证明，还脑益聪方能明显缩短 AD 大鼠寻台时间和寻台路线，改善海马组织的病理改变，减轻海马区神经元损伤，改善血液流变学指标，与老年模型组相比，差异显著。说明还脑益聪方具有较好的治疗 AD 的作用，其机制可能与改善血液流变学指标有关。

365　从痰、瘀、毒论治原发性高血压

　　原发性高血压在中医学中属眩晕、头痛等范畴，临床上常分为肝阳上亢、肝风内动、肝肾阴虚等，治疗上常以平肝潜阳、补益肝肾等治疗，虽然对于多数患者有一定的疗效，但对于顽固性高血压，症状改善不明显，血压控制欠佳。学者王振兴等综合理、法、方、药，审证求因，辨证施治，发现从"痰、瘀、毒"论治高血压，在顽固性高血压中有较好疗效，同时在早期高血压中，加入芳香化浊、清热解毒、通腑泄浊之品，亦可提高疗效。

　　毒在中医学中属于一种致病因素，有内外之分，其含义广泛，外毒多骤笃，内毒多痼痌；历代医家多对外毒论述详尽，尤以温病学的发展，外毒理论更加明晰；然内毒理论多由近代学者提出，但其理论尚未成体系。内毒多作为现代疾病的重要致病因素，具有渐缓积聚的特征，相关学者将内毒概括为因内外伤致脏腑气血运化失常而蕴积内生之邪气，是以机体升清降浊失司为主要病机而酿生之具有浊秽痼痌特性，并具有因果双重性的致病因素。其与代谢性疾病及自身免疫性疾病有良好的结合窗。现代医学中高血压的发生与发展与血糖、血脂及炎症因子等代谢异常密切相关；传统医学中多与情志失常、饮食不节、先天禀赋不足等所致的湿毒、瘀毒、浊毒等有关。故从"痰瘀毒"论治高血压有一定的价值。

高血压"痰瘀毒"致病因素

　　1. 情志因素：原发性高血压是一种心身疾病，长期的情志过极，常是其主要的发病因素。李京等对 200 例高血压患者进行研究，发现发病情志因素作为其发病的前两位：喜怒情志过激 142 例（71%）、思虑过度 138 例（69%）。怒则伤肝，肝旺则克脾，加之生活压力大，思虑过度，脾失健运，升降失常浊毒则化生。肝主藏血，长期的抑郁导致肝气不舒，郁而化火灼阴为毒。现代研究精神长期紧张和性情急躁者，长期给予不良刺激，如精神紧张、情绪激动、焦虑过度、噪声等，加上体内生理调节不平衡，大脑皮层高级神经功能失调，容易引发高血压。

　　2. 饮食不节：相关研究发现饮食不节是原发性高血压的第三大因素。现代社会中，食品安全成了社会的一大问题，随着社会的发展，不仅是简单的过食肥甘厚味导致的疾病，大量的化肥、农药、催熟剂及吸入性的粉尘、PM2.5、吸烟等的影响，直接成了"毒"邪致病的物质基础，这些物质进入人体后，代谢困难，易化生浊毒。肥胖人群易发生高血糖、高血脂，影响血流动力学，增加外周阻力，易发生高血压。过食食盐，导致血中渗透压增高，血容量增加，易引发高血压。

　　3. 体质因素：体质因素在中医学中作为一种独立的致病因素，与先天禀赋密切相关，同时受后天多种因素的影响。在生理上表现为机能、代谢等方面的个体差异，在病理上表现为对某些病因和疾病的易感性或易罹性，以及疾病传变转归中的某种倾向性。有学者认为受之于父母的遗传之毒，亦是外来之毒，即所谓的遗传疾病，与患者的体质密切相关。《金匮要略心典·百合狐惑阴阳毒病脉证治》云"邪在阳者为阳毒，邪在阴者阴毒"，即所感受毒邪随患者的体质所化，其中湿邪作为外来之邪，最易化毒，体质偏阳者易化为湿热毒、痰瘀毒等，偏阴者可形成寒湿毒、湿浊毒等。

痰瘀毒致原发性高血压的机制及演变规律

1. 痰瘀毒贯穿高血压的发生及发展过程:

(1) 升降失司,浊邪化生:《素问·经脉别论》云"饮入于胃,游溢精气,上输于脾,脾气散精,上归于肺,通调水道,下输膀胱,水精四布,五经并行"。说明了肺、脾、肾在水液代谢中的重要作用,其核心环节仍在脾。《素问·灵兰秘典论》云"膀胱者,州都之官,水液藏焉,气化则能出矣"。元气发于肾,元气得充,清气得升,浊气得降。《中西医汇通医经精义》云"三焦之根,出于肾中……人饮之水,由三焦而下膀胱,则决渎通快"。三焦者决渎之官,水道出焉,三焦根于肾,元气发于肾,元气升水道通利。《医宗必读》云"脾土虚湿,清者难升,浊者难降,留中滞脆,瘀而成痰"。脾为生痰之源,脾虚则易生湿毒,湿毒化生,水道不通,清阳难升浊阴不降湿邪留恋日久则化生痰浊。《诸病源候论》云"正谷不化反浊秽为毒"。《格致余论·生气通天论病因章句辨》云"浊气熏蒸,清道不通,沉重而不爽利,似乎有物以蒙冒之"。浊毒从谷食而化,浊邪蕴结,升降失司,清道不通,则会出现眩晕,身体沉重等证。《医学入门》云"痰乃津血所成,随气升降,气血调和,则流行不聚,内外感伤,则壅逆为患",一方面说明了津血随气升降,升降失司则痰饮化生;另一方面,血行脉外壅塞不通则化生痰饮,正如《血证论》云"血积既久,亦能化为痰水"。痰瘀之病理产物,乃津血不归正化的结果,故痰瘀同源,常相兼为病。机体升降失司,气血津液运行失常,形成痰瘀之病理产物,乃内生毒邪化生的基础。此时症状比较轻浅,多为发病早期,表现为因"浊邪害清"而出现的清阳不升,浊阴不降的现象,如头痛、眩晕、大便不畅等。

(2) 浊秽久居,毒邪顽伏:浊毒性质相似,常相兼为病。《慎斋遗书》云"凡毒,血气不足而成",浊邪为害清之邪,久居体内,损伤正气,入血化毒,即叶天士主张久病入血入络。秽浊之邪,黏滞胶着,瘀阻血分,终酿成浊毒。毒邪性烈,善行而数变,《杂病源流犀烛》云"其为害,上至巅顶,下至涌泉,随气升降,周身内外皆到,五脏六腑俱有",浊毒上伤于肺,肺失宣发肃降;中伤于脾,脾失升清,浊阴不降;下达于肾,伤及元气,元气不升,水道不通,三焦失于决渎,则出现水肿、小便不利、头重如裹等。若调理不慎则"真元虚耗,形体尪羸,恶气内攻,最难调护"(《慎斋遗书》)。《太平圣惠方》云"邪毒之气,入于脏腑,攻击于心络,故令心腹刺痛也"。特别强调了浊毒易伤心络,常表现为心腹刺痛,与现代心绞痛、急性心肌梗死症状相符,故浊毒灼伤心络,心脉失养,则易并发冠心病、心绞痛、急性心肌梗死等合并症。浊毒损伤脏腑,灼伤气血津液,气血津液升降出入失司,更易化作痰瘀毒,形成恶性循环,此为毒邪顽伏不去的重要原因。

(3) 浊毒痼痼,损伤脉络:络脉是痰瘀湿诸邪结聚之所,又是毒邪进一步化生并侵袭之处。现代研究络脉类似西医的"微循环"。络脉的分布非常广泛,外达皮肤腠理内到脏腑骨髓,五脏六腑,五官九窍;络脉的功能为调节气血循环;微循环的基本功能是实现血液和组织液的物质交换,不但供给细胞血液、能量和营养物质,同时祛除对人体有害的物质。所以,络脉无论在分布上还是功能上均与西医"微循环"有相似之处,微循环痉挛,导致外周阻力增加,从而引发高血压。高血压合并心脑肾并发症其发病机制与血流变学改变、炎症因子、凝血-纤溶指标异常、微循环障碍等密切相关。正如痰瘀等病理产物瘀阻于脉络,脉络失养,甚或毒损脉络,刺激炎症因子,损伤血管内皮,形成斑块、血栓,发生血流动力学改变,血黏度增高,血流缓慢等导致动脉硬化,外周组织器官长期供血不足、斑块或血栓脱落等引发合并症。

2. 现代研究中痰瘀毒与原发性高血压的关系:现代研究中,韩学杰等对500例高血压患者进行流调研究,发现痰瘀互结,毒损心络证占44.6%,其次为肾阴亏虚证占8.6%,瘀血阻络证占7.0%,气血亏虚证占5.8%,风痰上扰证占4.4%。曹守沛等用活血化痰通络方配合西药治疗120例原发性高血压患者,对照西药苯磺酸氨氯地平片和/或培哚普利片,结果发现中医证候疗效优于对照组($P < 0.05$);两组患者的动态血压、中医证候积分、一氧化氮(NO)、内皮素-1(ET-1)、血栓素 B_2

（TXB₂）及 6-酮-前列腺素 F1α（6-keto-PGF1α）治疗后均有改善（$P<0.05$ 或 $P<0.01$），且治疗组改善优于对照组（$P<0.05$）。代谢紊乱是高血压发病的重要环节，早已存于在高血压前期。研究表明 BMI、总胆固醇（TC）、甘油三酯（TG）、低密度脂蛋白（LDL-C）增高与瘀热型高血压密切相关，肥胖患者，脂肪过多易导致胰岛素抵抗（IR），大约 50% 以上的高血压患者有抗 IR，IR 和高胰岛素损伤血管内皮，促进水钠潴留，使血管收缩增强，提高交感神经兴奋，同时 IR 影响脂代谢，使肝脏合成 LDL-C 增加，高密度脂蛋白（HDL-C）代谢增加。贾海骅等认为血清 TC、TG 水平过高，HDL-C 水平过低属痰的范畴；血液的高黏性、血流变性及血小板功能改变与瘀密切相关，所以脂质代谢和血液流变学改变类似痰瘀变迁。李军认为"痰瘀同源"，在治疗上则主张"痰瘀同治贯穿治疗高血压的始终"，并主张关注血流变性质尤其是血黏度、血管内皮的变性、动脉硬化的进展、血糖血脂等血液成分变化，治疗时使用降血脂、扩血管、改善微循环的药物，收获良效。

痰瘀毒致原发性高血压临床表现、治疗原则及处方用药

以内毒为患的高血压患者临床表现，早期以眩晕、头痛、眼干、耳鸣、身体困乏等清阳不升之症，大便秘结、小便短赤等浊阴不降之象；中期浊邪化毒，常表现为血压顽固不降、急躁易怒、头重如裹、失眠等症，此期多舌紫暗或淡暗，苔薄黄或黄腻，脉多弦滑；晚期毒损脉络，损伤心络则出现心悸、胸痛、胸闷、憋气等症；损伤肾络，则出现腰酸、腰痛、小便不利等症；损伤脑络则出现神昏、记忆力下降、精神欠佳、手足麻木等症；此期患者多舌紫暗，舌下脉络瘀曲，舌下有瘀点、瘀斑，舌苔黄腻，脉多弦滑或弦涩。

治疗以活血化痰为基本的治疗原则，佐以清热解毒、芳香化浊、通腑泄浊之法。以法半夏白术天麻汤加减，配伍活血化瘀药丹参、降香、赤芍、桃仁、红花，行气化痰药枳实、瓜蒌、薤白等为基础方；加砂仁、苍术、石菖蒲、佩兰、草豆蔻等芳香化浊之品，黄连、栀子、玄参、牡丹皮、菊花等清热解毒之属，正所谓浊宜芳化，毒宜清解。同时，常以柴胡、葛根、川芎配伍枳实、厚朴、大黄或茯苓、白术、泽泻等，一方面恢复其气机的升降，另一方面通过通利大小便达到通腑泄浊，前后分消的作用。草豆蔻、槟榔、厚朴同用，《瘟疫论》云"槟榔能消能磨，除伏邪，为疏利之药，又除岭南瘴气，厚朴破戾气所结，草果辛烈气雄，除伏邪盘踞"。3 味药相配宣透伏邪，辟秽祛浊。现代研究中半夏白术天麻汤在治疗高血压中有显著疗效。郝振华等对 80 例痰瘀互结患者临床观察研究，对照组使用福辛普利，治疗组加用半夏白术天麻汤合通窍活血汤，治疗组总有效率明显大于对照组不良反应低。吴迪等运用半夏白术天麻汤联合丹参酮治疗 72 例高血压合并糖尿病患者，发现从痰瘀论治高血压可以控制血脂、血糖，改善患者临床症状，不良反应较少。加味半夏白术天麻汤对痰湿壅盛型原发性高血压有较显著的疗效，并能较明显降低血尿酸水平。以半夏白术天麻汤为基础方治疗，不但可以改善高血压，且不良反应小，对于相关血流动力学指标及远期预后均有明显效果。临证时根据根据患者不同兼证予以加味治疗：元气不足者，常加党参、黄芪、山药；气阴两虚者，加太子参或生脉散；阴血亏虚者，常配伍女贞子、墨旱莲、当归、白芍；阴虚有热者，加芦根、淡竹叶、生地黄、沙参、天花粉；肝肾不足者，常加牛膝、杜仲、山茱萸；失眠者，加龙骨、牡蛎镇静安神，酸枣仁、合欢皮、首乌藤、柏子仁养血安神；口苦者，常配伍茵陈、茯苓等。久病入络者，常配伍鸡血藤、络石藤、全蝎、蜈蚣、地龙等搜络泄浊。

366　从虚、痰、瘀、毒论治老年原发性高血压

　　老年原发性高血压的中医病机总属本虚标实，以脏腑、精气血亏虚为本，痰浊、瘀血及久病痰瘀致毒为标，治疗当用扶正补虚、化痰活血、清热解毒之法。原发性高血压是一种以动脉压升高为主要特征的"心血管综合征"。老年原发性高血压具有收缩期血压升高、脉压增大及血压波动大的特点，发生心脑血管不良事件的危险明显增加，因而治疗老年原发性高血压不仅是控制血压水平，更重要的是预防心脑血管并发症。原发性高血压属中医学"眩晕""头痛"的范畴，尚与"心悸""胸痹""中风"等有关联。学者刘晓明等通过深入研究老年人病理生理特点和长期的临床观察，认为脏腑功能减退、精气血虚衰是老年原发性高血压的内在发病基础；痰浊、瘀血则是其主要病理因素；而痰瘀蓄积，日久致毒亦是其重要病机，故从"虚、痰、瘀、毒"论治可收良效。

虚是老年原发性高血压发病基础

　　《素问·阴阳应象大论》云"年四十，而阴气自半也……年六十，阴痿，气大衰"；《素问·灵兰秘典论》云"五十岁，肝气始衰……六十岁，心气始衰……血气懈惰"；《素问·上古天真论》云"女子……七七任脉虚，太冲脉衰少，天癸竭，地道不通……丈夫……七八肝气衰，筋不能动，天癸竭，精少，肾气衰"。可见，人至老年，元气渐衰，五脏虚损，精气血亏虚，即出现全身各脏器功能衰退，生理过程受阻甚或紊乱的现象。这一改变是老年人发生多种疾病的内在原因，而"脏腑虚"中与老年原发性高血压关系最为密切的，当属肝、脾、肾三脏之虚。其中，肝藏血主疏泄，体阴用阳，主升主动，"全赖肾水以涵之，血液以濡之，肺金之气以平之，中宫敦阜之气以培之……倘精液有亏，肝阴不足，生燥生热，热则风阳上升，窍络阻塞，头目不清，眩晕跌仆"（《临证指南医案·肝风》）。脾主运化，为气血生化之源，脾虚运化不及则气血生化乏源导致气血亏虚，脑窍失养而作眩晕，即所谓"上气不足，脑为之不满，耳为之苦鸣，头为之苦倾，目为之眩"（《灵枢·口问》）。脾还是生痰之源，脾虚布行无力则水湿停聚而变生痰浊，痰浊中阻，阻碍气机，使清阳不升，浊阴不降，或痰湿内郁，郁久化热，上扰清窍，痹阻脑络，均可导致眩晕。肾主藏精，生髓以充脑，肾虚精亏则无以生髓，而致髓海空虚，"髓海不足，则脑转耳鸣，胫酸眩冒"（《灵枢·海论》）。此外，肾亦主水，为一身阴阳之根，肾虚主水失职则阴阳失调，使水不涵木而肝阳上亢，扰乱清空，亦可发为眩晕。

　　可见，老年人脏腑虚损，尤其是肝、脾、肾虚，导致精气血亏虚、阴阳失衡，使髓海不充、脑窍失养，脑络痹阻、清窍不宁，进而造成高血压的发病。正如张景岳所云"无虚不能作眩""眩晕，掉摇惑乱者，总于气虚于上而然"。

痰与瘀是老年原发性高血压主要病理因素

　　1. 痰浊与老年原发性高血压：痰浊是水液代谢失常的病理产物，其产生与肺、脾、胃、肝、肾等脏腑的功能失调密切相关。《素问·经脉别论》云"饮入于胃，游溢精气，上输于脾，脾气散精，上归于肺，通调水道，下输膀胱，水精四布，五经并行"。老年人脏腑功能衰退，胃虚无力"游溢精气"以"上输于脾"；脾虚不能"散精"以"上归于肺"；肺虚难以"通调水道"以"下输膀胱"；肾虚气化失司，水液不化；肝虚疏泄不及，气机郁滞，皆可打破"水精四布，五经并行"之生理，使水液停聚，酿

生痰浊。

痰浊内阻，危害甚广，《杂病源流犀烛》云"其为害，上至巅顶，下至涌泉，随气升降，周身内外皆到，五脏六腑俱有"，《松崖医径》则云"痰饮者，为患百端"，常常扰脏腑，伤血脉，害筋骨，损皮肉，进而产生各种疾病。若痰浊内阻脑络，留滞不去，令脑窍失养，或郁久化热化火，痰热交阻，随火升腾，扰动清窍，导致眩晕，发生原发性高血压，故有朱震亨"无痰则不作眩"之论。

2. 瘀血与老年原发性高血压：血液的正常运行有赖气的温煦和推动，因为气为血帅，气行则血行，气旺则血行自畅。老年人元气亏虚，气虚温煦失职，行血无力，令血运不畅，停滞成瘀，此即"元气既虚，必不能达血管，血管无气，必停留而瘀"（《医林改错》）、"血气虚，脉不通"（《灵枢·九针论》）之谓。故有学者认为"瘀血"是老年人生理、病理变化的重要方面，并提出"年老多瘀"之说。盖瘀血形成后，便阻滞经脉窍隧，然"经脉者，乃气血之通道也，气血流通，如环无端，内溉脏腑，外濡肌腠，以供生生不息之机。一旦气血凝滞，脉络瘀阻，脏腑经络失于气血濡养，功能失常，疾病便随之而起"。故瘀血内阻，经脉不通，脏腑失养，脑窍不充，而发生眩晕，《仁斋直指方》云"瘀滞不行，皆能眩晕"。《医宗金鉴》亦云"瘀血停滞……神迷眩运"。叶天士则指出，"血络瘀阻，肝风上巅，症见头眩耳鸣"。虞抟也明确提出"瘀血致眩"的观点。可见，古人早已认识到"瘀血"是导致高血压发病的重要病理因素。

3. 痰瘀互结与老年原发性高血压：老年人因元气亏虚、脏腑功能失调而导致痰浊、瘀血内生，痰浊由水津失于正化而生，瘀血因血液运行不利而成。二者虽是不同的病理产物，但均属阴类，且津、血本同源，故痰浊与瘀血常相互影响、互为因果。若痰浊内蕴，阻滞脉道，气机运行不畅，则血行不利而致瘀血内生，正如《医学正传》所云"津液稠黏，为痰为饮，积久渗入脉中，血为之浊"而瘀血留着，阻碍气化，令津液涩滞，则水聚津凝而化生痰浊，故《血证论》云"痰水之壅，由瘀血使然""血积既久，亦能化为痰水"。可见，痰浊或瘀血蕴蓄不解，可因痰致瘀，或由瘀生痰，并形成痰瘀互结之患。《类证活人书》云"赤茯苓汤，治伤寒呕哕，心下满，胸膈间宿有停水，头眩心悸"，以赤茯苓、川芎活血化瘀；法半夏、陈橘皮理气化痰。《医门法律》对头目眩晕、半身不遂病在经络肌表筋骨之间者，治以"和荣汤"，用川芎、当归、牛膝、红花活血化瘀，白术、茯苓、胆南星、法半夏、竹沥、姜汁健脾消痰；均蕴含了痰瘀互结导致眩晕的思想。

4. 痰浊、瘀血与原发性高血压的相关现代研究：痰浊和瘀血关系紧密，二者既是病理产物又是致病因素，在老年人高血压的发病中起着重要作用。故现代学者在中医传统理论基础上，为探讨原发性高血压与痰浊、瘀血的关系进行了许多研究。目前，对痰浊、瘀血的认识主要集中在脂代谢、血流变、血液成分、代谢产物及血管内皮损伤等方面。屠浩明研究发现，痰浊和瘀血与高脂血症密切相关。而血脂升高时，血液黏稠度增加，血细胞聚集性增强，使血流速度缓慢，血液淤滞，进而导致脂质沉积在血管壁，并引发血管壁内皮细胞损伤、凋亡，氧自由基增加，使血管壁内膜增厚硬化，血管的舒缩功能失调，从而引发高血压、动脉粥样硬化等病变。王文智等研究表明，原发性高血压血瘀证的病理基础主要有微循环障碍、血液流变学改变、血流动力学障碍等。徐树楠研究亦发现，原发性高血压患者常出现血液流变学改变、血小板功能异常、微循环障碍以及血管形态的变化等。具体表现为全血黏度、血浆黏度与血细胞比容增高，红细胞比容、红细胞内黏度增高，红细胞电泳降低，血栓形成率增高，血栓降解率降低，即血液处于"浓、黏、凝、聚"的状态，这些改变与原发性高血压的严重程度呈正相关。李军认为痰浊和瘀血是原发性高血压的两个重要致病因素，可相互转化，贯穿于原发性高血压的始终，提出"见痰及瘀""见瘀及痰"的观点，主张将痰瘀同治贯穿于治疗原发性高血压的始终。又结合痰、瘀的相关现代研究，认为治疗原发性高血压除关注血压水平、头晕等症状外，还需关注血液流变学的改变（尤其是血粘度）、血管内皮的变性、动脉硬化的进展、血糖血脂等血液成分的变化等。因此，处方时在辨证的基础上选用一些既符合辨证又具有降血脂、扩血管、改善微循环等针对性药物，常有良效。

痰瘀致毒是老年原发性高血压重要病机

　　"毒"系脏腑功能和气血运行失常使体内的生理或病理产物不能及时排出，蕴积体内过多而生成。正如《金匮要略心典》所云"毒者，邪气蕴蓄不解之谓"。痰浊、瘀血内蕴，若未得及时消解，形成痰瘀互结，痰瘀蕴蓄日久则酿热生火，变化成毒，即所谓"痰毒""瘀毒""痰瘀之毒"，属中医学"内毒"的范畴，其危害和致病力较一般意义上的痰、瘀之邪更加广泛和强烈，故《医医琐言》云"百病为一毒，毒去体佳"。痰瘀之毒伏于体内，随气升降，"上行极而下，下行极而上"，不仅进一步败坏形体，重伤脏腑，耗气动血，损精败液，使虚者愈虚；而且"久病入络"，可伤心络、脑络、目络等，并令气血运行更加紊乱，促进痰浊、瘀血形成，使痰浊更盛，瘀血更壅，恶性循环，终成虚、痰、瘀、毒胶着为患，导致原发性高血压情趋于深重锢结，进而引发一系列心脑血管并发症。

　　现代研究表明，"内毒"的病理基础包含了西医学的毒性氧自由基、兴奋性神经毒、酸中毒、微生物毒素、钙离子超载、凝血及纤溶产物、微小血栓、血中脂质、突变细胞、自身衰老及死亡细胞、致癌因子、炎性介质和血管活性物质的过度释放等。韩学杰等则进一步研究得出，"痰瘀之毒"包含了胰岛素抵抗、凝血及纤溶产物、炎性介质、细胞因子及血管紧张素等。这些因素除与原发性高血压的发生、发展密切相关外，还与靶器官损害：血管重构、动脉粥样硬化及心、脑、肾并发症的发生关系至密。有不少学者运用清热解毒中药治疗高血压及其并发症都取得了满意疗效，并可改善胰岛素抵抗、炎性介质过度释放，抗动脉粥样硬化等，从侧面也说明了"痰瘀致毒"是本病的重要病机。

老年原发性高血压的治法

　　基于上述认识，对老年原发性高血压的治疗当需邪正兼顾，补虚与泻实并举，整体调节，综合运用扶正补虚、化痰活血、清热解毒之法。从整体出发，通过多层次、多环节、多靶点的综合调理，以改善老年原发性高血压患者临床症状，控制血压水平及异常波动，减轻或逆转靶器官损害，预防心脑血管严重并发症。在选方用药上，因老年人脾胃运化之力较弱，不胜厚味重剂滋补，加之精血难于速生，所以常用太子参、麦冬、五味子等轻清之品益气养阴为基础，酌情选用桑寄生、枸杞子、桑椹、黄精、鹿衔草、肉苁蓉、菟丝子、酸枣仁、制何首乌等养肝益肾，填精补血；白术、茯苓、砂仁、陈皮、枳实、法半夏、竹茹、石菖蒲等健脾化湿，理气消痰；当归、鸡血藤、丹参、川芎、红花、牛膝、益母草等养血活血，化瘀降浊；生地黄、赤芍、黄连、黄芩、栀子、芦根、连翘、蒲公英、鱼腥草等凉血散血，清热解毒；地龙、豨莶草等通经活络。此外，若头晕症状明显者，天麻、钩藤、石决明等平熄内风之品亦不可少；甘草护胃缓中，调和诸药可为佐使之功。如此，虚损得补，正气来复，邪气方为可解，此亦仲景"大气一转，其气乃散"之义；而痰消瘀祛，气机无阻，则气血运行流畅；热清毒解，脏腑清净，则脉道滑利，经络畅通，使"五脏元真通畅，人即安和"。

367   论瘀、毒、郁在冠心病中的演变

冠心病是冠状动脉粥样硬化性心脏病简称，主要由供应心肌含氧血的血管逐渐狭窄，在氧气需求增加时引起缺血，是心血管系统方面最常见的一种缓慢发展的慢性疾病，也是全世界普遍出现并且导致人体功能障碍和死亡率极高的疾病之一。其中发患者群多在 40 岁以上，且男性高于女性。与中医相对应，西医治疗冠心病普遍通过西药治疗和手术的方式，西药不可避免地存在相当程度的副作用，而手术更是需要高昂的费用且风险性较高。而中医学对此持有的观点对此则更有实际的借鉴价值，学者邸贵鑫等认为冠心病的发生发展与"瘀、毒、郁"密切相关，其中血瘀贯穿病程始终，最为关键，郁为本病另一重要因素，当久病不愈，则毒邪内生。由此，三者可以相互影响，进一步引发乃至恶化此病。所以在治疗冠心病时一定要注重"活血化瘀""开郁解毒"的理念。

中医对冠心病的认识

冠心病虽然在古籍中没有此名，但在中医学领域中归属于"胸痹""心痛""胸痹心痛""真心痛""厥心痛""胸痛""卒心痛""久心痛""心痹"等范畴。最早在甲骨文中就有"心疾"的记载，"心痛"以病名出现是在《足臂十一脉灸经》中，云"足少阴温（脉）……肝痛、心痛、烦心"，但没有对心痛进行详细的论述。而胸痹病名最早在《黄帝内经》中出现，《灵枢·本藏》中云"肺大则多饮，善病胸痹、喉痹、逆气"。并提出了痰饮痹阻为胸痹的病因之一。《灵枢·五邪》中云"邪在心，则病心痛"，提出了外感之邪侵犯于心，心生理功能失常，气血失和，引发心痛的理论。《素问·脏气法时论》中主要阐明了心病疼痛的具体部位，"心病者，胸中痛，胁肢满，胁下痛，膺背肩甲间痛，两臂内痛"。《黄帝内经》中提到了胸痹心痛病因病机血瘀痰饮等，但没有对其病因病机症状进行高度概括。汉代张机《金匮要略·胸痹心痛短气病脉证》云"夫脉当取太过不及，阳微阴弦，即胸痹而痛，所以然者，责其极虚也。今阳虚知在上焦，所以胸痹心痛者，以其阴弦故也"。认为胸痹基本病因病机是"阳微阴弦"，也就是说上焦阳气衰微，不能振奋胸阳，阴邪亢盛，寒闭心脉的本虚标实之证。又对其症状有具体的说明，"喘息咳唾，胸背痛，短气"，"胸痹不得卧，心痛彻背"，"胁下逆抢心"等，与现代医学冠心病临床表现有许多相似之处。晋代葛洪在《肘后备急方·治卒患胸痹痛方》云"胸痹之病，令人心中坚痞忽痛，肌中苦痹，绞急如刺，不得俛仰，其胸前皮皆痛，不得手犯，胸满短气，咳嗽引痛，烦闷自汗出，或彻引背膂"。更完善了对胸痹病位病因病机症状的描述，尤其"绞急如刺"胸痹的发作时疼痛的特点与现代心绞痛发作形容几乎一致。隋代巢元方《诸病源候论·胸痹候》云"寒气客于五脏六腑，因虚而发，上冲胸间，则胸痹。胸痹之候，胸中幅幅如满，噎塞不利，习习如痒，喉里涩，唾燥……肌苦肉痹，绞急如刺，不得俯仰，胸前皮皆痛"，高度概括了胸痹的症状。唐代孙思邈《备急千金要方》认为胸痹还会出现时欲呕吐等相关症状。并系统梳理了心痹胸痛的针刺疗法和方药，如通谷、章门、曲泉、膈俞、期门、食窦、陷谷、石门穴位可治胸胁支满等。又提出了桂心三物汤、走马汤等治疗心痛胸痹之要方。宋代《太平惠民和剂局方》中记载苏合香丸与失笑散等治疗胸痹心痛之方，也是现代治疗冠心病常用方剂。

从瘀论冠心病，以气虚、阳虚、痰凝致瘀为要义

中医学对"瘀"有着深刻认识理解，《黄帝内经》中虽然没有明确关于"瘀"的记载，但其"脉则血凝""留血""脉不通""恶血"等之论等都是与瘀血有关的阐述。《金匮要略·惊悸吐衄瘀血胸满病》中最早明确提出了"瘀血"一词，"患者胸满，唇痿舌青，口燥，但欲漱水……其人言我满，为有瘀血"。与现代医学冠心病发病时表现，胸闷，唇口青紫等症状相似。认为其发生根本原因就是"瘀血"。《素问·痹论》云"心痹者，脉不通……痹在于脉则血凝而不流"。提出心痹的病机是血流不通畅，瘀血闭阻心脉所致。《金匮要略·虚劳病》有"五劳虚极羸瘦……经络营卫气伤，内有干血，肌肤甲错，两目黯黑"的总体论述，久病体虚致瘀的机理，久病劳伤，经络营卫气不能正常维持周身正常运行，血枯瘀滞，脉道不通，心脉不得滋养。明代龚信《古今医鉴》云"心痹痛者……素有顽痰死血"。阐明病机从痰发展到瘀血闭阻，从而引发心痹。明代王肯堂《证治准绳·心痛胃脘痛》中云"死血作痛，脉必涩"，也提出了瘀血为心痛病机。

各种因素导致的瘀血阻滞心脉都会引发冠心病。清代王清任《医林改错》中提出，活血化瘀的血府逐瘀汤为基本方治疗瘀血闭阻心脉导致的胸痹。现代医学研究发现血栓的形成主要由于血小板聚集和冠状动脉的狭窄，而应用活血化瘀中药可以预防阻止血栓出现，活血化瘀疗法在冠心病治疗方面得到广泛应用，但冠心病为本虚标实之病，要秉持"急则治其标，缓则治其本"原则。

1. 气虚血瘀：气虚不足推血，血必有瘀痹阻心脉。气为血之帅，心主血脉，心气充沛才能鼓动血液正常运行，心气虚则无力运行血液，血行缓滞，瘀阻心脉。血瘀日久也能损伤正气，前后两者都可以导致"气虚血瘀"。《读医随笔·承制生化论》中云"气虚不足以推血，则血必有瘀"。《灵枢·厥病》中云"真心痛，手足青至节，心痛甚"，认为真心痛的发生是由于气虚血瘀引起的。气虚血瘀所致此病，气虚重者，贵在益气，佐以化瘀。气可生血载血，补气在于推动生成血液正常运行，旧血不去，新血不生，鼓动化瘀生血，通则不痛。王清任的补阳还五汤可以治疗气虚血瘀型冠心病，方中重用黄芪，以补气为主，补气生血，配当归尾又有补血活血功效，兼与活血化瘀诸药相配，补气行血化瘀相得益彰。方润龙将80例辨证冠心病患者，均为气虚血瘀型，随机分为两组，对照组用常规西药，治疗组用中药兼常规西药治疗，方中有黄芪、赤芍、当归、丹参、地龙、水蛭、红花、瓜蒌、枳壳、甘草此方为补阳还五汤加减，经治疗火结果显示中药治疗组患者临床症状明显优于对照组。这也更进一步证实了补阳还五汤是治疗气虚血瘀型冠心病的良方。

2. 阳虚血瘀：阳虚致寒，阴寒内盛，阴血凝滞痹阻心脉。气虚进一步发展转化为阳虚，阳气在血液运行起到温煦推动的作用，若阳虚致寒，阴寒内盛，气血运行不畅，阴血凝滞心脉引发胸痹。阳虚血瘀引发胸痹主要以心悸怔忡、心痛、胸闷、面目青紫、四肢不温为主要症状。由上文可知，中医学认为"阳微阴弦"是胸痹的病因病机，本病为本虚标实，在《诸病源候论》云"若诸阳气虚……谓之阳虚阴厥，亦令心痛"。认为阳气不足，血脉瘀阻，出现心痛。《读医随笔·中风有阴虚阳虚两大纲》中云"阳虚血必凝"。治疗阳虚血瘀型冠心病时应以温阳行气，活血通脉为原则。《备用千金要方》中记载治疗阳虚血瘀型胸痹的熨背散、蜀椒散、细辛散等，方中有附子、细辛、花椒等大辛大热之药以温阳散寒为主。江河林用血府逐瘀汤合参附汤加减治疗30例阳虚血瘀行冠心病患者，经两周治疗后，大部分患者病情有明显好转。用血府逐瘀汤活血化瘀，化其心胸瘀血，用参附汤温阳益气，振其胸阳。延秀敏等用温阳活血法内外并治阳虚血瘀型不稳定型心绞痛患者，将140例患者对照组给予口服定痛救心汤与西药，治疗组兼外用穴位贴敷心痛膏，经2周治疗后发现温阳活血内外并治的患者法有明显改善，并无著不良反应。由此可见，在治疗阳虚血瘀型冠心病要注重温补阳气，兼以活血化瘀，阳气充足，寒邪散去，心气充沛，血脉自然通畅。

3. 痰凝血瘀：痰阻气机，痰瘀痹阻心脉。痰为百病之长，平素过食肥甘厚味，饮食不节，脾胃虚弱，升降失司，不能运化水湿，水湿停聚为痰，痰阻气机，影响气血津液输布运行，痰瘀痹阻心脉引发

此病。常表现为胸闷心痛、气短倦怠、纳呆、呕吐痰多、舌苔滑腻伴瘀斑瘀点。《素问·至真要大论》云"民病饮积，心痛"。阐述痰饮积聚，引发心痛。《金匮要略心典·胸痹心痛短气脉证治》云"栝楼实者，以阳痹治处，必有痰浊阻其间耳"。认为阳气虚损，气化无力，导致痰浊瘀阻心脉，引发胸痹心痛。《类证活人书》云"痰涎停伏，窒碍不通而痛"。阐述了痰饮致瘀，痹阻心脉，造成胸痹心痛，痰凝血瘀是冠心病发展的必然趋势。明代秦景明《病因脉治》中提到"饮食不节，饥饱损伤，痰凝血滞，中焦混浊，则闭食闷痛之症作矣"。说道饮食不规律，过食过饥，中焦气机不利，痰饮不化，阻滞气机，气机不畅，心血流通受阻，胸阳不振，出现胸闷心痛之症。

"痰内生于脾"，祛痰化浊健脾为此证的关键，欧国顺等将 46 例痰凝血瘀型胸痹患者，随机分为两组，观察组用通脉化浊汤治疗，方中用法半夏、茯苓、苍术等燥湿健脾化痰降浊，丹参、红花活血化瘀等，对照组用常规西药治疗 1 个月，对比两组治疗情况发现通脉活血汤治疗的患者有明显效果，并且生活质量也得到了提高。学者陈云对 43 例痰凝血瘀患者随机分为两组，对照组用常规西药治疗，治疗组用常规西药加蒌夏舒心丸给予治疗给药 4 周，结果发现使用蒌夏舒心丸患者临床症状不仅有显著改善，还促进了血管内皮功能的恢复。综上所述，对痰凝血瘀型冠心病治疗应以温阳豁痰，化瘀散结为主。

从毒论冠心病，常与火、热、痰、瘀相伴

中医学古籍最早关于"毒"的记载见于《黄帝内经》，其中就有关于"热毒""湿毒""清毒""寒毒"等记载。《金匮要略》中最先以"毒"命名疾病。查阅古籍及现代文献，"毒"的内容体现以下几个方面：毒即是病理产物又是致病因素；毒可作为病因病性又能表达一种疾病；毒亦可为药物与药性。现代学者提出了有关冠心病的热毒理论学说，认为环境气候、饮食习惯、生活作息、个人体质等与以前有较大差异，容易使火热毒邪内伤心络，造成本病的发生发展，并将清热解毒法作为治疗冠心病的一个新观点。毒分为外来邪毒与内生邪毒，内生邪毒往往是导致冠心病的主要原因。由"毒"致冠心病有 3 个阶段过程，脏腑功能失司，津液气血失和，"毒"邪侵心，引发本病。毒邪致病，往往与火、热、痰、瘀相伴，壅滞气血，影响心脉正常运行而发病。毒邪与火热相结，灼伤血液，血凝致瘀；又毒邪所致脏腑失和，不能正常运化津液，津液不布，痰毒内生亦可致瘀；又影响气血，血脉瘀滞，瘀毒内生，最终"瘀"滞于心，痛发冠心病。毒邪内生，常常提示病情危重复杂，出现胸痛剧烈、胸部憋闷发热、口苦便干、舌红苔黄脉数等症状，甚则"朝发夕死，夕发旦死"。《医学正传·胃脘痛》云"有真心痛者，大寒触犯心君，又曰污血冲心，手足青过节者"。认为寒邪犯心，气血受阻，胸阳不振，瘀血日久，内生邪毒以致此病。毒邪常与火热相结以致冠心病。《血证论·脏腑病机论》云"火结则为结胸、为痞、为火痛，火不宣发则为胸痹"；《周慎斋遗书·心痛》云"心痛有属心火者"。《诸病源候论·伤寒结胸候》载"结胸者，谓热毒结聚于心胸也"。《医林改错·积块》又云"血受热则煎熬成块"。清代陈士铎在《辨证录·心痛门》中云"人有心痛之极，苦不欲生，彻夜呼号，涕泗滂沱者，人以为火邪作祟也。然致此火邪之犯心者，何故乎？盖因肝气之郁而不舒，木遂生火以犯心矣"。都认为冠心病的发生于火毒热毒有关，火结不宣，侵犯入心，灼伤心血，血热成块，闭阻于心，引发胸痹心痛。陈豪等人将 86 例冠心病患者随机平均分为两组，对照组西药治疗，治疗组用活血清营解毒法进行治疗，治疗组患者显著好转且未发生不良反应。惠慧用四妙勇安汤加味治疗瘀毒内阻型胸痹，将 60 符合条件患者分为两组，治疗组用四妙勇安汤加味，对照组用西药治疗 4 周后，治疗组患者症状和心电图检查结果都有明显改善且优于西药组。李琳将 72 例冠心病非 ST 段抬高心肌梗死患者随机分为两组，采用解毒通络法（四妙解毒颗粒）治疗 1 个月，并用常规西药进行对比，结果发现采用四妙解毒颗粒治疗患者情况明显优于常规西药治疗患者。有学者用化浊解毒方治疗"易损血液"邪毒内陷冠心病患者，观察其 C 反应蛋白（CRP）与纤维蛋白原（PIB）水平，用化浊解毒方治疗后均明显下降，取得了良好的治疗效果，较好的调整了"易损血液"的状态。临床上应重视"毒邪"所致冠心病，病情常常急剧，且预后不良，应更好的发挥中医药作用，以解毒化瘀为主治疗。

从郁论冠心病，气结在胸，心血闭阻

　　冠心病的发病与情志关系非常密切，七情异常，常会伤及脏腑，影响气血经脉运行。现代研究表明，焦虑与抑郁是导致冠心病发生的心理危险因素。有学者经临床研究表明，冠心病伴焦虑患者大约占70%，抑郁症患病率高达5%～38%。抑郁症可以使血小板黏附性增强，提搞炎症反应，加快动脉粥样硬化，这进一步诱发了冠心病病情加重。有很多抑郁症患者，两病相互影响，使得冠心病病情加重。目前西药联合治疗不仅没有达到预想疗效，还存在许多药物副作用损伤机体。对于"郁"与冠心病关系，中医认为内伤情志是诱发冠心病的重要原因，认为"郁"为冠心病发病及其病情转折的关键。"郁"包含两个方面："因郁而病""因病而郁"。心主血脉，主神明，肝藏血，主疏泄，调畅情志，心和肝两者关系表现在精神情志和血液运行方面。若肝失疏泄，气机调节失常，血液运行受阻，最终导致心血瘀阻，也就是因郁而致冠心病。而冠心病反复发作不愈，机体阴阳失调，气血失和，情志不遂，肝郁气滞为"因病致郁"。有学者研究发现40岁左右绝经前女性发病率低于男性，而绝经后的女性与男性发病率大致相同。绝经后女性肝肾亏虚，水不涵木，肾水不能滋养肝阴，肝失疏泄，情志不舒，气滞心胸这是绝经后女性多发冠心病一重要原因。由"郁"致冠心病的临床表现，常因情志不遂，气机郁结，肝气不舒，肝失调达，血脉不通，日久致郁，不通则痛，表现为胸闷、心悸、短气、善太息、胸痛、两胁胀痛、焦虑、情志抑郁、舌质暗伴瘀点瘀斑、脉弦或涩，常常因个人情绪引动冠心病发生。因此，保持自身情绪稳定，身心健康，避免情绪过于激动，是预防冠心病的重要方面。《圣济总录》云"气结在胸，郁而不散，故为胸痹"。明确指出气机阻滞心胸，郁结不散，发为胸痹。《丹溪心法·内伤》云"人身诸病，多生于郁"。"郁"可以导致多种疾病发生，"郁"也是导致冠心病发生的重要原因之一。《素问·灵兰秘典论》云"心者，君主之官也，神明出焉"。《灵枢·邪客》中就提到心主导整个人的心理变化，云"心者，五脏六腑之大主也，精神之所舍也"。《素问·举痛论》云"百病生于气也"。情志不舒，肝郁气滞，久病气郁，心血闭阻导致胸痹。《医痛·心镜》云"凡治诸般心痛，必以开郁行气为主"。认为心痛与"郁"有关。《薛氏医案》云"凡心脏得病，必先调其肝"；"肝气通则心气和，肝气滞则心气乏"。认为疏肝解郁是心脏疾病的一个重要治法。《明医杂著·医论》云"凡心脏得病，必先调其肝肾二脏……此心病先求于肝"。认为心脏得病，首先调肝，使肝气顺畅，气机调和，气血正常运行。《杂病源流犀烛·心病源流》云"惊则气乱，除喜之气能敞外，余皆足令心气郁结而为痛也"。认为气机郁结心痛。《医学心语·肩背臂膊痛》云"凡背痛多属于风，胸痛多属于气。气滞则痰凝，脏腑之病也"。认为胸痛多由肝郁引起，肝失调达，气机紊乱，气滞痰凝发病。《证治汇补》云"气郁痰火，忧恙则发，心膈大痛，次走胸背"，认为气郁化生痰火，内扰与心，发生心痛走窜胸背等症状。孙敬辉对35例冠心病合并抑郁症的患者用自身前后对照法，给予心悦解郁汤治疗，治疗后显示患者病情明显好转并提高了生活质量。潘栋用疏肝解郁汤治疗冠心病合并抑郁症患者，将86例随机分为两组，对照组常规治疗，观察组用疏肝解郁汤进行治疗60天，结果发现采用疏肝解郁汤治疗组的效果明显优常规治疗组，既改善了临床症状，又缓解了患者抑郁心理。综上所述，疏肝理气，开郁散结，气机顺畅，气血运行通畅，心生理功能恢复正常，因此由"郁"所致冠心病应以疏肝解郁法为主，肝气顺，血流通畅，病则去。

　　在冠心病发生发展过程中，"瘀。毒、郁"并不都是单一存在的，往往多见于三者互相影响存在，血脉瘀滞，因瘀致毒，因病致郁，因郁致重。情志不遂，肝失疏泄，气机不利，郁滞心脉，常为冠心病诱发始动因素，时常因情绪引动发病。而血瘀贯穿冠心病的始终，各种原因致使的血瘀，最后瘀滞心脉不通，均可引发此病。瘀血有形，而毒无形，随着疾病发展，久病不愈，气血阴阳失调，正气虚损，正不胜邪，毒邪内生，依附瘀血而致病。"瘀。毒、郁"互相作用，阻滞气血运行，伤心耗络，心脉闭阻不通发为冠心病。因此在治疗时，要注重辨证进行治疗。

368   从虚、瘀、毒论治冠心病

学者赵地等认为，冠心病的病理性质为本虚标实，病位在心，而涉及肝、脾、肾，以阴虚毒瘀为主要病机，滋阴活血解毒为其主要治法。

冠状动脉粥样硬化性心脏病，是指冠状动脉粥样硬化使血管腔阻塞，导致心肌缺血缺氧而引起的心脏病，它与冠状动脉功能性痉挛一起，统称为冠状动脉性心脏病，简称为冠心病。冠心病具有发病率高、致残率高、致死率高的特点。中医学并无冠心病的概念，根据临床表现把冠心病归入"胸痹""真心痛"等范畴，以胸部闷痛，甚则胸痛彻背，喘息不得卧为主症的一种疾病，轻者仅感胸闷如窒，呼吸欠畅；重者则有胸痛，严重者心痛彻背，背痛彻心。

冠心病中医病因病机

中医学认为冠心病与先天禀赋、寒邪内侵、饮食不节、情志失调等因素密切相关。冠心病的基本病机主要有虚实两个方面，病理性质为本虚标实，本虚以气阴两虚多见，标实主要为血瘀、热毒互结，病位在心，而涉及肝、脾、肾。《医宗必读·痰饮论》云"脾土虚弱，清者难升，浊者难降，留中滞膈，瘀而成痰"。因饮食不节，嗜食肥甘厚味，损伤脾胃，脾虚胃弱，运化失司，津液停聚，聚湿成痰；或因七情逆乱，郁怒伤肝，肝阴亏损，肝失疏泄而致肝郁气滞，不能行血，日久成瘀；或因年老体虚，阴气渐衰，阴血亏虚，心脉失养，阴血不足易受热毒煎熬，血凝成瘀。多种病因，发展到一定程度都可生毒，如"虚极生毒""热久生毒"。瘀毒热互结，三者相互促生，壅聚于血脉，引起冠心病心绞痛。

1. 冠心病与阴虚：心主血脉，心气是维持血液正常循行的基础。气虚血瘀是人体衰老的主要原因，瘀阻百脉，导致组织失其所养，加速功能衰退，最终又加重气虚。《素问·阴阳应象大论》云"年四十而阴气自半也，起居衰矣"。人到四十岁左右，阴气耗乏明显，瘀、热互结为患，酿生成毒，阴虚毒损成为冠心病的主要病理改变。肾为元阴元阳之本，肾阴亏虚，则不能濡养五脏之阴，肝肾阴亏，出现腰膝酸软、眩晕耳鸣、五心烦热、盗汗、心烦易怒、少寐、胸脘痞闷等症状。血本属阴，心血属心阴范畴，若阴血生成不足、劳心过度、情志内伤形成心阴虚的病理状态。心阴虚则血脉失养，致心肝火旺，阴血耗伤，血脉运行失畅则瘀血阻络，阻滞心脉。若阴虚不能制约阳气，阳气亢盛，形成阴虚内热以及阴虚阳亢病理变化。

2. 冠心病与血瘀：血瘀是指血液的循行不畅的病理状态，因气滞而致血行受阻或气虚而血行迟缓。《素问·痹论》云"心痹者，脉不通"。说明心痹的病机在于瘀血阻络。阴津亏耗，血脉不充，血行艰涩；瘀滞日久，则为"败血"，生热酿毒。易损斑块是在动脉粥样硬化的基础上由于内皮细胞功能严重受损，发生糜烂、溃疡和破裂、出血，引起血小板在易损斑块表面黏附、活化和聚集，形成不同类型的血栓。血瘀是贯穿于冠心病发展过程的中心环节。若瘀久化热，酿生毒邪，可致瘀毒内蕴，进而毒瘀搏结，痹阻心脉，出现急性心肌梗死等急性危重症。临床上有胸部刺痛、面色晦暗、舌质紫暗或有瘀点瘀斑、脉涩等血瘀表现，说明在冠心病发展到急性冠脉综合征（ACS）阶段可能已形成瘀毒。

3. 冠心病与热毒：热毒病机理论始见于《黄帝内经》。《素问·刺热论》云"心热病者，先不乐，数日乃热，热争则卒心痛"。热为火之渐，火为热之极，毒为火之聚。火热之邪胶结不解成为热毒。毒邪作为一种致病因素，可分为外毒和内毒。外毒是指从外界直接感受，侵袭机体，耗伤正气，引起机体功能严重失调的一类病邪。内毒是指由于脏腑功能减退，气血功能紊乱而产生的病理产物。内生之毒由

于过食肥甘厚腻，化湿生热，或过食辛香，化燥生火，皆生热毒。现代医学的凝血及纤溶产物、炎性介质、微小血栓和血管活性物质的过度释放，直接影响疾病的预后和转归，归属于中医学"毒"范畴，热毒是动脉粥样硬化的主要危险因素之一。毒邪一旦诱发动脉粥样硬化易损斑块破裂出现急性冠脉综合征，表现为发病急骤、病变复杂、凶险善变等毒邪致病的特点，出现剧烈胸痛、胸闷憋气，伴发热、心慌、烦躁不安、大便干结，口干、口苦、舌质红，苔黄燥、脉弦数等热毒内蕴的症状，伤及心络，甚至夕发旦死，旦发夕死。

阴虚、血瘀、热毒互结

1. 阴虚与血瘀：阴液充足则可滋养脉道，化而为血，反之血液外渗则可补充阴液之不足。如周学海在《读医随笔》中云"阴虚血必滞"，阴虚燥热内盛，煎灼津液，致使血液黏滞，血行不畅终致血瘀。若阴液亏虚，脉道失于濡润，日久血脉干涩、绌急，而致血瘀脉阻；或阴虚火旺，灼伤血脉迫血妄行，血溢致瘀，虚实夹杂而为病，可见阴液耗伤是血瘀形成的关键因素。研究发现血分证时，动物模型出现血小板的减少，这与 DIC 形成初期高凝阶段的血小板消耗过多有关，说明热伤阴液能导致血行滞涩，形成瘀血。瘀血不去，新血不生，日久渐致阴血亏虚；瘀血日久，气机郁滞，化热化火，灼伤阴津，导致全身阴津亏耗形成阴虚之证，使阴液损伤，瘀滞严重的互动过程，致病机复杂，辗转难愈。

2. 阴虚与热毒：阴虚则热，日久则热聚成毒，结于局部；热毒日久又会耗伤阴液，加重阴虚。现代人生活节奏快，精神压力大，且过食肥甘厚味，易致阴血暗耗，蕴结化火成毒，郁热耗伤心络，灼津炼液，造成冠心病本虚标实的病理基础。临床观察发现，急性心肌梗死阴虚证患者的血清心肌酶水平、平均住院天数和短期病死率高于其他证型，并且心肌损害重，易发生斑块破裂，预后不良。

3. 血瘀与热毒：叶天士云"入营犹可透热转气，入血就恐耗血动血，直须凉血散血"。邪热入营血后易伤阴致瘀、热灼脉络、迫血妄行。血瘀、热毒逐渐损伤脉络，积聚成结。热毒致瘀主要体现在以下方面：一是毒邪煎熬血液，血凝成瘀；二是毒邪伤津耗阴，阴伤血滞为瘀；三是毒塞气机，血脉凝滞，血凝成瘀；四是热毒伤络，血溢为瘀。研究证实热瘀模型家兔有血液流变性改变，血栓长度明显增加，说明热盛伤阴，煎熬血液而成血瘀。若血瘀日久化热，阻滞气机，酿生毒邪。同时毒邪影响气机和血液运行，加重瘀血，形成毒瘀搏结的病理状态。瘀毒既是病理产物，又是导致急性冠脉综合征发生的中心环节。研究显示胸骨后疼痛、出血、肌肤甲错、舌绛紫、hs-CRP 增高提示机体有瘀血和慢性炎症反应。这些症状作为稳定期冠心病患者"瘀毒"临床表征，为辨治冠心病提供了依据。

在冠心病的发生发展过程中，阴虚、血瘀、热毒相互交结，密不可分。中医学认为"初病在气，久病入络"，病久正不胜邪，正虚邪恋；心气虚弱，使毒瘀互结更甚，"虚、瘀、毒"相互交结，形成恶性循环。虚为病因之首，是冠心病发病的起因。人至老年，脏腑功能日渐衰退，精血阴液逐渐亏耗。《格致余论·养老论》云"人身之阴难成易亏，六七十后阴不足以配阳"。故以阴虚为主要病机。热毒是斑块破裂的关键因素，阴虚则热，日久则热聚成毒，造成炎症细胞在斑块内大量浸润，热毒炽盛易灼伤阴津，耗伤阴血，加重阴虚；阴虚则血液稠浊，失其流动畅达之性，涩滞不畅，易于成瘀，瘀血不去，新血不生，阴液耗伤，又可酝酿成毒，毒瘀交阻。因此阴虚是冠心病形成的内在基础，是病之本；热毒和血瘀是其发展的病理基础，是病之标。阴虚、血瘀、热毒三者夹杂为患，相互促生，最终导致冠心病的发生和发展。

滋阴活血解毒为冠心病治疗大法

针对冠心病的发病机制，采用滋阴活血解毒法治疗，将滋阴益气、活血化瘀、清热解毒 3 法相结合。滋阴为治本之法，滋阴能促进机体气血化生并具有养阴扶正、消除瘀结的作用；临床上常用玄参、生地黄、麦冬、玉竹、石斛。活血化瘀是治疗冠心病的中心环节，活血化瘀法可改善血液的凝聚状态，加速血液的运行，濡润脏腑组织，加入丹参、当归、川芎、赤芍、红花活血化瘀之品。清热解毒是冠心病的重要治法，临床上常用黄连、黄芩、玄参、冰片、栀子等清热解毒药。在临床上我们常选用四妙勇安汤加减治疗。方中金银花宣散风热，清解血毒；玄参、生地黄泻火解毒滋阴，既清气分邪热，又解血分热毒；当归养血活血，祛瘀生新；赤芍、川芎活血化瘀，行气止痛；甘草配金银花加强清热解毒之力。诸药合用，滋阴益气以扶正气，活血解毒以祛病邪，则正气得复，瘀血得消，热毒可解，标本同治，攻伐之余不忘固其本虚，从而达到"扶正祛邪、邪去正自安"的目的。

369 冠心病心绞痛痰、瘀、毒病机研究

冠心病是目前临床常见的、致死率最高的心血管疾病之一，中医学通常将其归于"胸痹心痛"范畴。对于胸痹心痛的病因病机，目前多认为其为本虚标实之证，而痰瘀互结贯穿其全程。在冠心病的发生发展过程中，痰、瘀既是病理产物，又是致病因素，易互结从而相互转化，而痰瘀日久不化，内伏邪毒郁热可导致痰瘀毒互结证。近年来对冠心病痰瘀毒互结证的病因病机、辨证论治及现代医学客观指标的研究越来越多，取得了较为丰富的成果，其成为冠心病心绞痛的新证型，也是贯穿冠心病全程的主要病机。学者刘勇等从文献理论、生物学基础研究、临床研究、临证实践等方面进行了阐述，以期为中医学诊治冠心病心绞痛提供新思路。

理论研究

痰即痰浊，是指人体津液代谢障碍所产生的病理产物。痰浊产生后运行于体内，因其性黏滞，影响体内血液运行，血流不畅日久可致痰瘀互结。《中风斠诠》云"痰涎积于经隧则络中之血必滞"，而痰瘀互结黏滞日久，内伏邪毒郁热，从而使得痰瘀与毒邪相互为因果，产生恶性循环，促进了冠心病的恶化，最终产生痰瘀毒互结证。随着冠心病的发展，毒邪成为冠心病发生发展过程中的重要病机，而且在病情波动恶化的不稳定期可上升为主要矛盾。对于毒邪，《说文解字》云"毒，厚也，害人之草"；《金匮要略心典》记载"毒，邪气蕴结不解之谓"；均表明毒是指一种病邪，其性质险恶，胶结难愈，危害极大，是各种致病邪气长期积累不化的结果。而有研究认为，温、热、毒只是因其轻重程度不同而有所区分，热邪浅者称为温，温邪盛则成热，热极则化毒，故在中医学中常以热毒相称，又因毒常蕴热，故毒邪最常见的存在方式即为热毒，是具有火热之性的毒邪，其特点为热盛且病程长。当脏腑气血功能失调使体内的病理或生理产物无法及时排出时，过多积聚会导致邪气亢盛，形体败坏从而化为毒邪。

1. 古代医家的认识：冠心病心绞痛属中医学"胸痹心痛"范畴，古代医家对其病因病机有较多论述，虽然没有直接以痰瘀毒互结证立论者，但有许多关于痰浊、瘀血、毒邪的记载。如《素问》云"风、寒、湿、火、热诸邪，皆能致病心痛"；"心热病者，先不乐，数日乃热，热争则卒心痛"；表明早在秦汉时期医家们就已经发现胸痹心痛与热邪有密不可分的关系。《诸病源候论》云"此由风气相搏，变成热毒，其久心痛者，是心之支别络脉，为风邪冷热所乘痛也"，阐明毒邪日久不化将导致胸痹心痛，而后进一步提出，"其痛悬急懊者，是邪迫于阳气，不得宣畅，壅瘀生热，故心如悬而急烦懊痛也"，阐明胸痹心痛痰壅瘀生热的病理转化是由于痰瘀互结日久，产生毒邪，三者相互影响导致本病的发生发展。宋明清时期的古籍相关记载，如《太平圣惠方》云"邪毒之气，入于脏腑，攻击于心络，故令心腹刺痛也"。《症因脉治》云"内伤胸痛之因，七情六欲，动其心火……或过饮心热，伤其上焦，则血积于内，而闷闭胸痛矣"。《医医琐言》云"毒之所在病必生焉。其发也，或自外而触冒，或自内而感动，病之已成，千状万态，不可端倪"。均表明火热邪毒是胸痹心痛发生的重要病机，热邪日久而化毒，促进了胸痹心痛的恶化发展。以上古代医籍对于胸痹心痛病因病机之论述，虽存在一定的局限性，但为痰瘀毒互结证的提出奠定了理论基础。

2. 现代医家的认识：现代诸多学者对冠心病的病因病机进行了研究与发展，如雷忠义认为胸痹心痛病程日久，热甚乃成毒，痰瘀日久，化热生毒而成，最终提出了痰瘀毒互结之证；张学文认为，胸痹心痛的病因病机为虚、瘀、痰、毒，治疗应以补虚、化痰、活血、解毒为原则；陈可冀等认为，"瘀毒

致变"是胸痹心痛的特殊类型，"瘀毒"是瘀血或瘀血兼其他邪气长期未消的结果，是从血瘀证病机延伸而来的毒邪损害的表现，进而提出了"瘀毒理论"。而董汉良对于痰瘀的转化提出独特的见解，认为从血瘀转化为痰浊，重点是从量变到质变的转化，即瘀血转为痰浊，而痰浊化为血瘀，重点是主要矛盾的转化，即痰阻导致血瘀。痰瘀互相胶结则易使疾病反复发作，缠绵难愈，且虚实夹杂，呈现多脏腑病变，更易化热化毒，形成痰瘀热毒的复合证型。周仲瑛认为，痰瘀与热毒密切相关，六淫化火可影响营血，致使气血阻滞，同样也可灼阴耗血，致使血滞为瘀。王强则提出，胸痹心痛痰瘀互结证逐渐成为临床主要证候，导致其热化的因素越来越多，其病程迁延日久则伤阴耗气，疾病虚实夹杂，不易痊愈，痰瘀病机发展从而热化。

以上观点均从不同角度说明痰瘀毒互结是胸痹心痛的重要病机，痰浊、瘀血、毒邪三者相互影响，互为因果，形成恶性循环，导致冠心病迁延不愈，不断进展，而正是由于毒邪这一关键病机，最终打破了冠心病稳定型心绞痛原有平衡，是导致急性心脑血管事件发生的重要因素。

基础研究

目前冠心病确切的发生机制尚未明确，但研究已经证实，血脂代谢异常为其中最重要的因素，血管内皮损伤是动脉粥样硬化最重要的始动环节，炎症反应贯穿于动脉粥样硬化发生、发展、血栓形成和斑块破裂的全过程，这与中医痰瘀毒互结的认识不谋而合。毒邪的临床致病特点如骤发、善变、火热、广泛、顽固等与动脉粥样硬化致病特点非常相似。

1. 血管内皮损伤与痰瘀毒互结证的关系：韩学杰等研究发现，痰瘀胶结的物质基础可能是脂质过氧化、氧自由基增加、脂质物质黏附血管内皮从而逐步损伤血管内皮的病理过程。已有研究表明，血管内皮与中医学络脉具有密切联系。另有研究则认为，毒邪非常容易损伤络脉，而络脉受损是疾病发展过程中重要的转折点，外感、内伤及慢性疾病所拥有的共同致病因素为毒损络脉，同样也是疾病病情加重的原因。已有实验研究表明，黄连解毒方能拮抗内毒素对血管内皮细胞的损伤，提示毒邪是冠心病迁延不愈、不断进展的关键，而毒邪这一关键病机可能是导致急性心脑血管事件发生的重要原因。

2. 炎症反应与痰瘀毒互结证的关系：研究表明，炎症在动脉粥样硬化斑块形成及不稳定斑块转变过程中发挥重要作用。有研究发现，以祛痰、化瘀、解毒为治法的丹蒌连桂方具有明显的降血脂、减少炎症因子释放、抗炎、抗动脉粥样硬化形成的作用。吴伟等通过初期给予黄芩苷等抗感染治疗使肺炎衣原体感染的高胆固醇饲养小鼠血清白细胞介素（IL-6）等细胞因子不同程度降低，并减轻了高胆固醇合并肺炎衣原体感染小鼠主动脉粥样硬化斑块的损伤。刘建勋等通过制备小型猪痰瘀互结证冠心病模型，发现观察组血清超敏 C 反应蛋白（hs-CRP）、IL-6、肿瘤坏死因子-α（TNF-α）水平显著升高，冠状动脉狭窄率及内膜厚度显著升高，据此认为痰瘀互结生毒，而毒又伤气血，阻滞气机，败伤血分，导致瘀血内阻。有研究发现，冠心病"毒"致病组 C 反应蛋白（CRP）等炎症指标明显高于非"毒"致病组，"毒"致病组发生心血管事件危险度明显高于非"毒"致病组。通过以上研究可以看出，在冠心病发生发展过程中，当痰浊、瘀血互相胶结、互为因果时，疾病较为稳定；而当痰瘀日久、化热生毒，毒邪参与其中，由于毒邪火热、顽固等特点，反过来可耗伤机体气血津液，从而形成恶性循环，进一步加重脏腑功能阴阳失调，因此，毒邪是胸痹心痛日久不愈、加重、恶化的重要因素，也是胸痹心痛痰瘀互结核心病机的终末证候。

3. 斑块温度、交感神经兴奋与痰瘀毒互结证的关系：动脉粥样硬化的基本病理形态与中医学所言的痰浊、瘀血相似，而贯穿于动脉粥样硬化起始、进展及动脉斑块破裂、血栓形成这一全过程的炎症反应与毒邪相似。研究表明，炎性斑块表面温度高于非炎性斑块和动脉壁的正常温度，并且可以通过测量斑块表面温度间接估计斑块中血管平滑肌细胞及炎性细胞数。另有研究显示，一些稳定型心绞痛、大多数不稳定型心绞痛和急性心肌梗死患者有 2 个甚至 3 个"热斑"，进一步表明，毒邪与冠心病心绞痛的发展及恶化有着密切关系，是导致急性心脑血管事件发生的重要因素，对于临床判断冠心病的变化预后具有重要意义。此外，陈小野等发现，交感神经兴奋是冠心病的重要病理机制之一，热证时交感神经兴奋，在冠状动脉狭窄的情况下这种神经刺激会造成心肌缺血、缺氧，提示痰瘀互结疾病较为稳定时，由于毒邪的出现才改变了原有的平衡，故毒邪才是胸痹心痛加重、恶化的重要因素。

临床研究

目前冠心病心绞痛痰瘀毒互结证越来越受到临床研究者的重视，以清热活血化瘀为指导的治疗方法逐渐受到了推崇。近年来有研究发现，冠心病患者在病程的急性期体内炎症反应亢进，而已有研究表明，采用痰、瘀、毒三者并治的方法可有效改善患者临床症状，减少心绞痛发作时间，改善中医症状及各项客观指标，提高患者生活质量。如薛兰霞在冠心病心绞痛痰瘀互结证诊治中，应用蒌花汤治疗 30 天，结果观察组血脂中胆固醇、高密度脂蛋白胆固醇及甲皱微循环的各项积分均显著降低，低密度脂蛋白胆固醇及心电图总改善率均显著增高。段敏研究也显示，蒌花汤可有效改善冠心病心绞痛痰瘀毒证患者的临床症状，尤其在改善心绞痛、中医证候方面有显著效果。骆霖通过应用丹蒌连桂方可明显缓解冠心病心绞痛痰瘀毒互结证患者的症状，改善心功能。范虹等研究证明，丹曲片可明显改善冠心病心绞痛痰瘀毒互结证患者的胸闷、胸痛、心悸、气短等临床症状，还可明显降低血脂及相关炎性指标，改善循环、降血脂、稳定斑块、抗炎、改善心肌供血。武雪萍等应用加味瓜蒌薤白半夏汤治疗冠心病在痰瘀毒互结证 50 例，结果发现，加味瓜蒌薤白半夏汤可有效改善患者临床症状及中医证候，降低心绞痛的发作频率，提高患者生活质量。另有研究显示，清热解毒方可有效改善冠心病患者的凝血纤溶系统，同时可降低冠心病患者血管内皮素，升高一氧化氮，抑制血小板凝聚，防止血管内皮细胞的增殖。

以上研究从不同角度证实，对于冠心病在痰瘀同治的同时，应用清热解毒法解决毒邪这一促进冠心病加重、恶化的重要因素，可防止冠心病的进一步加重，防止急性冠脉综合征的发生，从而达到既病防变的目的。

临证实践

1. 病因病机：对于痰瘀毒互结证的产生，丁书文等认为，全球气候变暖、环境污染加剧、生活水平提高、饮食重盐重油、嗜食辛辣刺激、忽视运动、社会竞争激烈、欲念加剧皆可相火妄动，作为冠心病的危险因素，皆可蕴结化火生毒，进一步表明，由于现代生活环境的改变，痰瘀毒互结证的发生逐渐增多。而雷忠义则认为，年老体衰患者、气血阴阳亏损，脏腑功能失调，肾气不足，精血渐衰，阳气衰弱，体内代谢紊乱，津液不化，痰浊内生，血脉不畅，则瘀血内阻，痰瘀日久，相互胶结，易化热化毒。

痰瘀毒互结证的形成由多种因素共同影响，痰瘀既是致病因素又是病理产物，在多重因素影响下郁而化热生毒，从而导致痰瘀毒互结之证。

2. 证候特征：雷忠义等认为，痰瘀毒证候特征是胸闷胸痛并见，有灼烧感，心烦、易怒、头晕、少寐、五心烦热、大便干结、小便黄或黄浊，舌暗红、苔黄腻，脉弦滑或涩；另有研究则认为，其特征为胸闷、胸痛、心悸、心烦急躁、头晕目眩、大便干结，舌质淡暗或紫暗、苔白或黄腻，脉弦滑。而王勇运用德尔菲法，通过两轮专家咨询，最终确定冠心病痰瘀毒互结证辨证依据为胸闷、胸痛、憋气、痰多、面色晦暗、体胖、心悸、烦躁，舌有瘀象、苔黄腻或厚腻或乏津、舌体胖大，脉涩、脉弦滑，为诊治冠心病心绞痛痰瘀毒互结证提供了重要依据。

3. 治疗原则：所谓"法无常法，法随证变"，在冠心病的发展过程中，要根据痰浊、血瘀、毒邪三者的不同情况进行治疗。痰瘀胶结日久不化，内伏邪毒郁热，导致气血亏损、营卫不和，使得痰瘀与毒邪相互为因果，产生痰瘀毒互结之证，这也是胸痹心痛痰瘀互结病机的终末证候，此时患者一般病情较重，应以清热解毒、化痰祛瘀为治疗大法，才能充分发挥中医药辨证论治的治疗优势，取得满意的疗效。

4. 治法方药：对于痰瘀毒互结证的具体治法方药，临床根据脏腑气血辨证的不同而不尽相同。有研究者采用涤痰化浊、活血化瘀、清热解毒之法，自拟加味瓜蒌薤白半夏汤为治疗基本方，对于关键的毒邪病机，采用黄连、牡丹皮、赤芍等药物进行治疗；杨学信以清热解毒、化痰通络止痛为法，自拟愈冠清心化瘀方，对于毒邪病机，则加入金银花、山慈菇等关键药物进行治疗；宋一亭则以祛痰逐瘀、清热解毒为法，自拟蒌花汤进行治疗，针对毒邪则使用金银花、马齿苋等药物进行治疗。通过以上论述可以发现，对于如何解决冠心病稳定型心绞痛的关键病机毒邪，各家使用药物不尽相同，分别采用了黄连、牡丹皮、赤芍、金银花、山慈菇、马齿苋、黄芩、大黄等清热解毒之药，这些药物的使用经验对于临床用药具有重要的启发价值。

古今医家对于冠心病痰瘀毒互结证治疗药物使用的认识也有所差异。屈茜茜通过整理从热毒论治冠心病的文献发现，古今医家对于冠心病毒邪证的治疗均注重清热解毒法，古代医家所使用的清热药出现频次依次为桔梗、赤芍、犀角屑、前胡、瓜蒌，清热解毒药物为朱砂、鬼臼、射干、栀子、玄参；现代医家所使用的清热药出现频次依次为生地黄、黄连、瓜蒌、玄参、栀子，清热解毒药物为金银花、贯众、射干、连翘、菊花，结果表明虽然药物不同，但重视清热解毒药物已成为古今医家治疗胸痹心痛的共识，而这些药物对于指导临床应用具有重要的意义。

古代医家就已经发现痰浊、瘀血、毒邪与胸痹心痛有密不可分的关系，现代基础研究、临床研究及临证实践同样也证明了毒邪在冠心病心绞痛发展过程中的关键作用，是冠心病不愈、加重、恶化的重要原因，也是导致急性心脑血管事件发生的重要因素。现代学者将前人的思想与现代临床研究相结合，通过临证实践研究痰瘀致变，提出痰瘀毒互结之证，是中医学学术研究的一次突破，也为痰、瘀、毒三者并治提供了科学依据。通过病证结合、辨证论治，治疗上运用清热解毒、化痰祛瘀的治疗方法，最终可有效改善患者临床症状及客观指标，充分发挥中医药治疗优势，为中医药诊治冠心病心绞痛提供新的方向。

370　从虚、痰、瘀、毒论治老年冠心病心律失常

　　随着我国社会人口老龄化进程，老年人数量呈上升趋势。现代医学研究表明，老年人脂质代谢能力随年龄增大而逐渐退化，体内血脂水平增高，血管弹性降低，血管内皮上形成斑块附着而导致冠状动脉出现粥样硬化性病理改变，使冠状动脉管腔狭窄或堵塞，心肌缺血、缺氧而发为冠心病。当冠心病患者心肌缺血未能得到及时干预，便会对心脏传导系统产生影响，常表现为心肌细胞除极、复极和电传导异常，易形成异位兴奋灶或微折返而出现心律失常。严重的心律失常可损害心脏的泵血功能，甚至危及生命，因此属于冠心病的高危并发症之一。目前治疗本病的抗心律失常药多为化学合成药，其拥有明显疗效的同时也存在严重的毒副作用。介入治疗诸如射频消融、起搏器、除颤器等均属有创方法且费用昂贵，患者难以接受，极大限制了其在临床的广泛应用。为了更有效地改善老年人冠心病心律失常的症状，提高患者的生存质量，近现代中医学者不断探索与完善治疗本病的相关措施，并为中医药治疗该病提供了许多新思路。

　　中医学认为老年冠心病心律失常属中医学"心悸""怔忡"范畴，尚与"胸痹""心痛"等有关联。历代医家对心悸论述颇多，认为病机总属本虚标实，以心之气血阴阳亏虚为本，痰浊、瘀血及体内痰瘀蕴蓄日久所化之毒为标，治疗当以扶正补虚、温阳化痰、益气活血、标本兼治之法。学者徐锐等通过深入研究老年人病理、生理特点以及长期的临床观察，认为气虚血少，阴阳失调是老年冠心病心律失常的内在发病基础；痰浊、瘀血则是其主要病理因素；而患病日久，迁延不愈所致痰瘀蓄积致毒亦能损伤心气心阴，邪毒日久不去，瘀滞于内，心脉不利，发为心悸，故从"虚、痰、瘀、毒"论治可收良效。

虚是老年冠心病心律失常的发病基础

　　《素问·灵兰秘典论》云："五十岁，肝气始衰……六十岁，心气始衰……七十岁，脾气虚……八十岁，肺气衰……九十岁，肾气焦……百岁，五脏皆虚。神气皆去。形骸独居而终矣。"《素问·上古天真论》云："女子……七七任脉虚，太冲脉衰少，天癸竭，地道不通……丈夫……七八肝气衰，筋不能动，天癸竭，精少，肾气衰。"可见，人体功能随着年龄增大而衰退，逐渐出现元气亏虚、脏腑失养、卫气不固、体虚易病，故人至老年，先有气虚。《黄帝内经》云"中焦受气取汁，变化而赤是谓血"，意为气能生血，气与血有相互促进资生的关系。老年人气血两虚，易出现全身各脏腑功能衰退，正常传化过程受阻甚或紊乱的现象。这一改变是老年人容易发生多种疾病的内在原因，而"脏腑虚"中与老年冠心病心律失常关系最为密切的，当属心、肝、脾、肾四脏之虚。其中，心主血亦藏神，正如《丹溪心法·惊悸怔忡》指出"人之所主者心，心之所养者血，心血一虚，神气不守，此惊悸之所肇端也"。心血虚所致的心脉失养为心悸发生的主要原因。肝为将军之官，主疏泄，为气血调节之枢纽，古有"气血为病多责之与肝"之说。早有《古今医统大全》提出"治惊悸有从肝胆一经，肝出之谋虑，游魂散守，恶动而惊……或嗜欲繁冗，思想无穷，则心神耗散，而心君不宁，此其所以有从肝胆出治也"。其表明肝协助心主血脉，其疏泄太过与不及皆可致脉律紊乱。脾为气血生化之源亦能统血，运化不及则气血生化乏源导致气血亏虚，心脉失养而作心悸。肾为阴阳之根，与心水火相容，阴阳相济，肾之阴精可助阳化血，肾之元阳可辅心通阳。若元阳虚衰而心火不旺，则水凌心气而惊悸怔忡；阴精下竭而心火炽烈，则虚热忧心而怔忡心烦。可见，老年人气血亏虚致机体失养、阴阳失衡，尤其是心、肝、脾、肾虚，使心血不盈、心脉失养或气虚不能行血，使血行不畅而致瘀进而造成心脉瘀阻，如未能及时治疗，均有可能演变

成为心悸。正如《医方难辨大成》指出"人身清阳之道，果得顺正流行之乐，毫无逆滞壅塞之患，则气自充实，不致有空乏馁败之殃；神自完固，不致有虚怯惊惕之祸"。

痰与瘀是老年冠心病心律失常主要病理因素

1. 痰浊与老年冠心病心律失常：《证治汇补》云"痰迷于心，为心痛惊悸怔忡恍惚""心血一虚，神气失守，神去则舍空，舍空则郁而停痰，痰居心位，此惊悸之所以肇端也"。元代著名医家朱丹溪在《丹溪心法·惊悸怔忡》将心悸责之虚与痰。痰浊作为心悸的主要病理因素，其产生主要与心、脾、胃有关。《素问·六节藏象论》基于心脾阳虚论"心为阳中之太阳"，心阳能温煦脏腑经脉、化气利水以维持正常的水液代谢。若心气不足、心阳不振无力推动脾阳，则无法化气行水，使津液运行迟缓，从而聚痰成饮，正如尤在泾《金匮要略心典》中所云"（心）阳痹之处，必有痰阻其间"。《素问·经脉别论》从脏腑精气论，"饮入于胃，游溢精气，上输于脾，脾气散精，上归于肺，通调水道，下输膀胱，水精四布，五经并行"，说明老年人脏腑功能退化，胃气虚弱无以将精气上输于脾；使脾虚不能升清于肺；肺虚难以通调水道无以下输膀胱；肾虚气化失司，水液潴留；肝虚疏泄无力，致肝郁气滞，皆可使水湿停滞，酿生痰浊。同时，心气不足则正虚不能自护而使痰浊上犯于心，导致心悸，正如《伤寒明理论》中云"心悸之由，不越二种：一者气虚，二者停饮也"。

2. 瘀血与老年冠心病心律失常：《景岳全书》指出"凡人气血犹如源泉也，盛则流畅，少则塞滞，故气血不虚则不滞，虚则无有不滞"。其说明经脉是气血的通道，若气血流通，则循环全身，内灌溉脏腑，外濡养肌肤，以供机体生养之需。一旦气虚血瘀，瘀阻脉内，血行不畅，脏腑经络失其荣养，则机体功能失常，疾病亦随之而来。老年人素体亏虚，脏腑功能失司，而致心气不足鼓动无力，血行失畅，滞而化瘀，其痹阻于心络处正合《素问·痹论》所云"心痹者，脉不通，烦则心下鼓"。此意即老年人气虚血滞，瘀阻络道可引起心悸。故有学者认为痰浊瘀血阻滞心脉，络脉不通，气血不荣，心失所养遂发为心悸是心悸产生主要的病理过程。《素问·举痛论》云"过劳耗气，心气不足，血不得运，停为瘀血，而致病发"。叶天士则据此制定了心悸气虚血瘀证的治疗大法："通血脉，攻坚垒，佐以辛香行气"，可见，古人早已预见到瘀血是心悸发病的主要病理因素。

3. 痰瘀互结与老年冠心病心律失常：心悸乃心系本脏证候。心之疾病如冠心病、肺源性心脏病、先天性心脏病等均可出现心悸怔忡的症状，当伴有心律失常时更是主要临床表现。当观察这些疾病的病程中，大多可见有痰浊和血脉瘀滞的病理过程，而痰瘀互结于脉中又时常会进一步加重病情和症状。中医学很早就有痰瘀同源的观点，如《圣济总录》认为"脉道闭塞，津液不通"是形成痰邪的主要原因。晋巢元方在《诸病源候论》中也指出"诸痰者，此由血脉壅塞，饮水积聚而不消散，故成痰也"。由于老年人素体亏虚，脏腑缺少元气滋养，失去阳气温煦而使痰浊、瘀血内生。故二者虽有不同，但均属阴类的病理产物，且痰浊由水液失于阳气蒸化而生，瘀血因元气不足无力推动血液运行而成，津血同源，互相资生转化，所以痰浊与瘀血常搏结而生、互为因果。正如《血证论》云"痰水之壅，由瘀血使然""血积既久，亦能化为痰水"。

老年人脏腑虚衰，功能失调所致水湿痰饮内停，清阳失旷；或本脏阳气虚衰，痰浊水饮内侵，上凌于心；或内有宿痰郁火；或外感时邪伤正，凡此种种均可导致痰瘀互结阻闭心络，出现心悸怔忡。故《类证活人书》中记载"赤茯苓汤，治伤寒呕哕，心下满，胸膈间宿有停水，头眩心悸"，其中赤茯苓、川芎化瘀活血；法半夏、陈皮化痰理气，治疗效果明显。现代医者王键教授治疗心悸的临床经验，亦指出心悸的病因病机以气阴两虚为本，痰瘀互结为标，治疗时须将辨证与辨病相结合，考虑患者是虚实偏重或虚实并重，治以益气养阴为本，化痰逐瘀为标，强调无论补益机体或通利血脉，都应以通法为重点。可见，不论古今医家，其思想均蕴含了痰瘀互结导致心悸的思想。

4. 痰浊、瘀血与冠心病心律失常的相关现代研究：痰浊和瘀血在体内相互资生，互为因果，二者既是老年人脏腑虚弱、功能衰败的病理产物又是导致心悸发病的主要病理因素，在老年人冠心病心律失常的发病中起着重要作用。现代医者在中医传统理论基础上，为探讨老年冠心病心律失常与痰浊、瘀血的关系进行了许多深入研究。

目前，对痰浊、瘀血的研究主要集中在脂质代谢、血液流变学、血液成分、代谢产物及血管内皮损伤等方面。研究表明，冠心病的发病概率与血中 LDL-C 水平呈正相关，与 HDL-C 水平呈负相关。医学家早已通过动物实验证实，降低血液中的 TC 水平能预防和减缓动脉粥样硬化病变的发生和发展。TC 和 LDL-C 升高是血脂异常的首要指标。现已有研究表明，TC/LDL-C 升高是冠心病和缺血性脑卒中的独立危险因素之一。流行病学研究资料揭示了 TC 水平升高与冠心病危险系数增高的相关性：血清 TC 水平在＜4.5 mmol/L 时冠心病发患者数较少。已确诊冠心病的患者血清 TC 多数在 5.0～6.5 mmol/L，可知血清 TC 水平越高，冠心病发病概率越高，TC 水平每增高 1％，则冠心病发病的危险系数增加 2％～3％。现我国大系列的队列研究结果均显示此种相关性是客观存在的，其研究分析结果显示：TC 从 3.63 mmol/L 开始，缺血性心血管疾病发病危险系数会随着随 TC 水平的增加而增高。

朱玉娟等研究发现，在使用益气活血法治疗冠心病稳定型心绞痛后与治疗前相对比，血液流变学的四个指标上均有显著差异（$P<0.01$），记录数据均比治疗前有所降低，说明血液流变学指标与冠心病发病呈正相关。武云涛等研究发现，血管内皮细胞功能失调是冠状动脉粥样硬化起始环节，且与冠心病（CHD）发生、发展密切相关。血管内皮细胞功能障碍可用血浆标志物来评价，其血浆标志物高低与CHD病情变化相关。李晓等认为心血瘀阻证是冠心病心律失常最常见的证型之一，亦可能存在内皮细胞功能障碍。痰浊和瘀血是心悸病的两个重要致病因素，可相互资生转化，贯穿于冠心病心律失常发病的始终，提出治心悸当重痰瘀，主张将痰瘀并治贯穿于治疗冠心病心律失常的始终。又结合痰、瘀的相关现代研究，认为治疗冠心病心律失常除关注心慌、胸闷不适等症状外，还应关注患者血液中全血黏度、血浆黏度、红细胞比容之异常，并指出痰证和瘀证无论在发病机制和临床证候等方面均有一定的内在联系。因此，处方时在辨证的基础上应适当选用一些既符合辨证又具有降血脂、扩血管、改善微循环等针对性药物，常有良效。

痰瘀致毒是老年冠心病心律失常重要病机

痰饮、瘀血作为津液代谢失调的病理产物，痰瘀蕴蓄日久则酿热生火，变化成毒，形成痰毒、瘀毒，属于中医学"内毒"范畴。津血同源，痰瘀关系亦十分紧密，诸多疑难危急重症、缠绵久病不愈，常与"痰瘀互结"相关联。清代著名医家叶天士曾将许多疑难慢性疾病，如积聚、痹症、癥瘕、噎膈等称之谓络病，认为此以"痰凝血瘀"者居多。痰瘀互结，日久郁而腐化成毒，从而形成痰、瘀、毒相交结，其危害与致病力较一般意义上的痰、瘀之邪更加广泛和强烈，易使病邪顽固不去，成为或危重，或反复难治的疾病。痰能生毒，瘀亦能化毒。在温病过程中，热毒、瘀血、痰饮三者之间不但相挟而生，而且还经常相互转化，最终形成痰、瘀、毒同病。戴天章在《广瘟疫论》中就有瘟疫挟痰水、协蓄血的记载。何秀山在《重订通俗伤寒论》亦云"热陷包络神昏，非痰迷心窍，及瘀阻心孔"。实际上，痰瘀毒邪蕴蓄于体内，随气升降，不仅进一步残坏形骸，内伤脏腑，阻痹脉络，使气血运行无序，促进痰、瘀形成，使痰浊更盛，瘀血更壅，循环往复，终致虚、痰、瘀、毒胶结为患，导致虚者愈虚；且"热毒内壅，络气阻遏"，使心络不宁，发为心悸。

老年冠心病心律失常的治法

如上所论，无论是环境变化所染的外毒，还是机体虚弱、脏腑不调而生的内毒，与痰饮、瘀血都有着密切联系，一旦痰、瘀、毒相互胶结，更增加了疾病的发病时的急骤性、病程中的顽固性、症状的危重性，以及治疗时的疑难性等。因此，在治疗方面，要注重虚毒痰瘀四者并治，故治疗时应标本兼治，邪正兼顾，通察整体，寻因求本，抓住主要矛盾，通过多层次，多环节的治疗手段，充分缓解患者症状，改善患者体质，达到预防与治疗并举的良好效果。在选方用药上，宋代医家严用和提出"当随其证，施以治法"。当患者以气阴两虚，肾精不足为主证，方选生脉散合炙甘草汤加减，因老年人多脾胃虚弱，难以耐受厚味重剂滋补，加之精血难以速生，故常用太子参、麦冬、五味子等轻清之品益气养阴为基础，酌情选用桑寄生、桑椹、枸杞子、黄精、鹿衔草、仙鹤草、肉苁蓉、菟丝子、酸枣仁、制何首乌等养肝益肾，填精生血。当患者脾胃虚弱、痰热内蕴挟瘀，痹阻脉络时，方选血府逐瘀汤合温胆汤加减，选用白术、茯苓、橘红、胆南星、砂仁、陈皮、枳实、竹茹、法半夏、石菖蒲等醒脾化湿，理气消痰；当归、丹参、鸡血藤、桃仁、红花、川芎、牛膝、益母草等养血活血，化瘀降浊；若久病血热郁而化为瘀毒，则选用生地黄、赤芍、黄连、黄芩、黄柏、栀子、芦根、连翘、蒲公英、鱼腥草等凉血活血，清热解毒；地龙、全蝎、豨莶草等通经活络。此外，当选甘草调和诸药以助诸药直达病所，为佐使之功。上药既能补虚培元，亦能兼顾各种有形之痰、瘀、毒邪，使邪去正安，心脉得养，心络得畅，心神得安，用之效若桴鼓。

371 从痰、瘀、热、毒论急性冠脉综合征

现代学者对急性冠脉综合征（ACS）危险因素的深入了解和积极控制，使急性心血管事件的致死率逐年降低。但目前对于心血管事件的预防仍缺乏确切有效的措施，这迫使我们在现有认识的基础上，对心血管疾病的中西医结合病因病机进行更为深入的分析和思考，以期促进急性冠脉综合征医疗模式和思路的发展，从而提高急性冠脉综合征的临床疗效。学者钮瑶等在现代中医已有的"痰瘀互结""热毒炽盛""瘀毒致变"研究基础上，提出"痰瘀化热成毒，腐肉溃皮伤形"的病机。

毒邪源流

"毒"，本义为毒草，有害人、厚重之性。伴随中医理论的发展，关于"毒"的认识也不断扩展深化。《内经》将"毒"的概念向病因病机学领域扩展，提出了六淫亢盛之"毒"；《金匮要略》首提"阴阳毒"病名；《中藏经》创造性地提出"毒邪"概念，也为"万物唯一毒"的概念泛化提供了依据；《诸病源候论》详述了与"毒"相关的病因、病机及证候，为中医毒学说的形成、发展起到承前启后的作用；唐代以后，涌现了大量治疗"毒"的治法方药；明清时期，由于时疫盛行，医家论毒多以狭义"疫毒"为主，丰富了温病学说理论。

近年来对"毒邪"的认识有了新的发展。根据毒邪的产生、侵袭途径的不同，将毒邪分为外毒和内毒。结合现代人群生活内外环境的巨大变化，以及现代中西医的日益融合，提出了许多新的概念。在中医传统"外毒"基础上，郑洪新教授结合当前环境污染较为严重的现状提出"环境毒"；在原有"内毒"的基础上，又产生"糖毒""脂毒""浊毒""癌毒"等概念。于智敏教授更提出"诸病暴烈，竞相染易，皆属于毒"，"诸病重笃，伤神损络，败坏形体，皆属于毒"，"诸邪秽浊，皆属于毒"，"诸邪迁延，蕴积不解，皆属于毒"的病机原则，为当前及今后中医药"毒"的研究提供了理论依据。

急性冠脉综合征的毒邪理论

1. 急性冠脉综合征的中医学认识：中医古代文献中并无"急性冠脉综合征"病名，依据其病因病机、临床表现等可以归属于"胸痹""真心痛"范畴。关于胸痹心痛的病机本质，张仲景在《金匮要略·胸痹心痛短气病脉证治》中将其概括为"阳微阴弦"，即"本虚标实"。结合现代人的特点，胸痹心痛之"本虚"可为脏腑气血阴阳亏虚，"标实"则多为痰浊和瘀血。人们多嗜食肥甘厚味、烟酒炙煿，损伤肺脾，"脾为生痰之源，肺为储痰之器"，脾肺俱损，则痰湿内盛。起居不节、情志不舒，则气血不足，气机不畅，日久成瘀。痰为津停，瘀为血滞；痰阻脉道而加重血滞，瘀阻气机亦加重津停。因此痰浊瘀血生理上同源于津血，病理上互为之因果，终成痰瘀互结，阻于心脉而发为胸痹心痛。痰瘀蕴结日久，脏腑功能失调、气血运行紊乱，痰浊、瘀血等病理产物蓄积，郁而化热成毒，或久损成毒。痰瘀热毒伤血损脉、腐肉溃皮，由外因激发或内因诱发使毒泛而败坏形体，骤发危证险证。

2. 急性冠脉综合征的现代医学研究：急性冠脉综合征发生的病理学基础在于冠状动脉内不稳定斑块发生糜烂、破裂，继发血小板聚集、血栓形成导致冠状动脉完全或不完全阻塞而发生急性心血管事件。目前炎症反应在急性冠脉综合征发病过程中作用日益受到关注。越来越多的研究表明，炎症反应是引起斑块不稳定的主要因素。其中，TNF-α、IL-1、IL-6、IL-8 等细胞因子可以活化炎症细胞，加速内

皮功能紊乱，脂质在内膜下沉积；MMPs可促进细胞外基质水解，尤其是在斑块肩部活性明显，可使斑块纤维帽变薄；黏附分子可介导细胞内外炎性介质转运，促进炎性反应进行；生长因子可促进斑块内血管生成，都可以促进动脉粥样斑块由稳定向不稳定转变。引起斑块不稳定的因素除炎症反应外，还有氧化应激反应、细胞凋亡、力学因素、血管重构以及感染等。不稳定斑块腐蚀、破裂，斑块内出血，血栓形成，最终导致急性心血管事件的发生。

3. 急性冠脉综合征从内痈立论： 痈是指发于体表皮肉之间的急性化脓性疾病。在中医文献中有"内痈""外痈"之分。《灵枢·邪气脏腑病形》指出"内痈，系脏腑之生痈疽者"。《医宗金鉴·外科心法要诀》云"痈疽原是火毒生，经络阻隔气血凝"。《外科正宗》中将痈的演变过程分为初起、成脓和溃后3个阶段。初起即为邪毒蕴结，经络阻塞，气血凝滞；成脓期为瘀久化热、腐肉成脓；溃后为脓毒外泄、正气损耗。而黄建平根据临床症状、炎症标志物、心电图、血管造影等理化检查，将急性冠脉综合征分为斑块稳定期、斑块易损期、斑块破裂或糜烂期和好转恢复期4个阶段。斑块稳定期和易损期以脂质代谢异常、纤维组织增生和血小板活化为特点；斑块破裂或糜烂期以炎症细胞聚集浸润、炎性因子、炎性介质释放，斑块糜烂破裂伴随血栓形成为特点；好转恢复期则以炎性指标、活化的自由基、以及坏死组织的吸收为特点。因此急性冠脉综合征的现代病理过程与内痈的演变具有高度的对应性：斑块形成和易损期对应初期阶段，斑块破裂或糜烂期对应成脓阶段，好转恢复期对应溃后阶段。

随着现代检测技术的发展，除了在冠状动脉内壁上观察到病变部位的红色赘生物糜烂破裂外，亦检测到了不稳定斑块局部有多种较高水平的炎性因子，同时发现病变血管较正常血管的温度升高等病理现象，伴随发病时典型的心前区疼痛，都与内痈毒邪内蕴以及毒邪致病的"红、肿、热、痛"临床表现相对应。而二者又均具有发病急骤、病情危笃的临床特点，结合急性冠脉综合征的毒邪致病学说、急性冠脉综合征的现代临床研究，在原有胸痹心痛的中医治法基础上，提出"急性冠脉综合征从内痈论治"的学说。

急性冠脉综合征从内痈论治

由于ACS的病理过程与发于脉内的内痈极其相似，因此治疗内痈的治法治则，对ACS同样适用。《外科正宗》提出分别用于痈初起、成脓、溃后3个阶段的"消、托、补"的基本治法，后世称为"病程疗法"。"消"，指依据病因病机，运用方药使初起肿疡得以消散不使邪毒结聚成脓的治疗法则；"托"，用补益气血或透脓的药物扶益正气，托毒外出的治疗法则，包括透托法和补托法；"补"，指用补养的药物，恢复其正气，助养其新生，使疮口早日愈合。结合急性冠脉综合征的病理演变，提出"化瘀祛痰，益气解毒"的治疗原则。

1. 化瘀祛痰法： 痰浊、瘀血是胸痹心痛的两大病理产物，二者互为因果，相互衍生，终致痰瘀互结。"痰瘀互结"作为病变的始动因素，并贯穿疾病的始终，因此化瘀祛痰法亦贯穿治疗的始终。同时由于胸痹心痛是一个复杂的病理过程，在不同病理阶段，痰浊、瘀血所表现的程度也不一样：在初起阶段，各种致病因素引起痰浊阻滞于血脉之内脉道不畅而成瘀，多辨证为"痰中夹瘀"，论治以祛痰为主，辅以活血化瘀；继之，由于粥样硬化斑块形成，冠状动脉狭窄，血流动力学改变，则辨证多以瘀血为主，痰瘀互结，在治疗上强调活血化瘀，化痰通络。药理研究表明，化痰方药在降低TC、LDL和对抗脂斑形成方面有显著作用，活血化瘀药物可通过调脂、保护血管内皮、抑制平滑肌细胞增殖、抑制血小板功能、抗凝、促纤溶、抑制脂质过氧化反应、抑制及消退粥样斑块等途径干预动脉粥样硬化和急性冠脉综合征。

2. 清热解毒法： 痰瘀日久，化热成毒，或久损成毒，伤血损脉、腐肉溃皮，毒邪泛发而败坏形体。因此清热解毒之法主要用于成脓期。同时应该认识到，当毒邪尚未泛化周身前，此热毒是局限于血脉之痈肿内的，而非如白虎汤证般的周身弥漫。因此在治疗时，若选择如连翘类入心经而具有清热，解毒，散结，消肿之品，以清除与痰浊瘀血胶着于脉道的局灶热毒，其疗效将优于泛泛使用具有清热解毒功效之中药。临床研究表明，连翘提取物，具有良好的有抗菌、抗病毒、抗内毒素、抗炎、抑制弹性蛋白酶活力、抑制血小板活化因子活性、抗氧化、抑制磷酸二酯酶、解热等作用。

由于发于脉道之痈是痰浊、瘀血、热毒三者并存，因此应使用化瘀祛痰清热之方以奏解毒通络之功，临床上以此法干预冠心病、急性冠脉综合征都取得了较好的疗效。

3. 益气法：内痈治疗中的益气法体现在两个方面。一方面，补益正气以托毒外出；另一方面，使用风药以透毒外达。即"托"法中的补托法和透托法。补益正气多从肺、脾、肾入手。肺主通调水道，肺气不宣，气停则水停；"脾虚不分清浊，停留津液而为痰生""治痰法，实脾土，燥脾湿，是治其本"。因此健脾益气乃治疗痰浊内盛之根本，体现治病求本的原则。肾主津液，对津液代、谢利用以及津、液、精、血之间的转化起主导作用。对于年老久病的患者，补益肾气亦能起到祛痰化瘀，减少毒邪再生的作用。正如《景岳全书》所云"治痰者必当温脾强肾，以治痰之本，使根本渐充，则痰将不治而去"。

透毒外达多于方中加用升麻、柴胡、葛根等宣发风药。托法，意在托毒外出，以防毒邪内陷走黄、流窜深溃。内痈发于皮肉之间，肺主皮毛，脾主肌肉，因此发于血管内皮、平滑肌之间的内痈当从脾肺论治，即在补益药中加入升麻、柴胡、葛根等升发脾阳之风药，以期透毒于血管之"肌表"而解。而升发风药"托毒于皮"的同时，亦可提引脾胃清阳之气，以助肺"通调水道"，从而达到补益肺脾的作用。体现了脾胃为枢纽的重要思想。

因此提出"化瘀祛痰，益气解毒"作为从内痈论治急性冠脉综合征的基本治疗原则，临证之时，结合患者痰、瘀、毒的具体偏颇进行处方用药。

急性冠脉综合征是急性发作性疾病，其致病因素复杂，临床发病急骤，且病情危笃。因此，抓住病因病机本质，从"痰瘀化热，蕴久成毒，伤血损脉，腐肉溃皮，毒泛伤形"的角度，以内痈理论指导急性冠脉综合征的防治，对于阐明急性冠脉综合征的发病机制，临床防治急性冠脉事件及构建新的急性冠脉综合征中医药诊治医疗模式和思路均具有重要意义。

372 从虚、毒、瘀论治病毒性心肌炎

病毒性心肌炎是感染性心肌病中最主要的一种疾病，其发病与病毒感染、细胞免疫及自身免疫异常等相关。目前认为，病毒性心肌炎主因柯萨奇 B 组病毒侵犯心脏所致，以心肌炎性坏死和间质单个核细胞浸润为主要病理变化，是临床上常见的心血管疾病之一。多发于儿童及青少年，发病率高、病程长。现代医学对本病治疗主要采用对症处理、控制症状、营养心肌等方法，尚无特效，而中医药治疗显出明显优势。学者魏营等认为，病毒性心肌炎当从"虚、毒、瘀"论治。

病因病机

中医学认为，外感温热邪毒是本病白沪直接致病因素，外邪虽是发病的主因，但是患病机体体质状态对本病的发生发展具有重要影响。先天禀赋薄弱，心之气血阴阳本虚；或后天失养，饮食劳逸失度等，均为外邪侵犯及病情发展演变提供了内环境条件，内因是此病发生和变化的根据。本病病机特点可以概括为毒、瘀、虚 3 个方面。

1. 毒邪侵心是发病关健：毒是指病毒的感染及反复感染，以及免疫变态反应，并造成持续性心肌损害。毒邪内侵入心是发病之关健。其病发之初，风热毒邪，侵袭肺卫，由表入里，致肺经郁热。心肺同居上焦，肺朝百脉，与心脉相通，故肺经郁热，浸淫及心，邪热毒邪销灼心阴，耗伤心气，故每见呼吸道感染之时或稍后，渐感心慌、胸闷、气短，动则加剧之心伤征象。现代医学研究认为，心肌炎发病早期，病毒直接溶解心肌细胞为主要机制，同时病毒介导的细胞免疫反应，亦可引起心肌细胞损伤。故毒邪内盛，损伤正气是早期发病的重要病理机制；也是恢复期、慢性期及后遗症期，每遇不慎，复感外邪，内舍于心，致急性发作的主要原因。有些患者平时风热毒邪征象虽不明显，但可见咽干口干，咽喉微红或显红等余毒未清的征象。

2. 痰凝瘀滞为病理过程：病毒性心肌炎的发生多由感受温热或湿热毒邪或风寒侵入人体，酿成热毒，深入心包脉络，损伤心之气阴，使心气不足，鼓动血行无力，血流不畅而形成瘀血。瘀血既成，阻滞脉络，进一步使气血窒塞不畅，加重病情，即所谓虚可致瘀，瘀亦可夹虚。所以瘀血在本病急性期、慢性期和后遗症期均可见到，但以中后期为显著。本病早期外观瘀血征象虽不明显，但是早期心肌细胞变性坏死，心肌组织缺血缺氧，心肌间质水肿，大量自由基堆积局部，心肌微循环障碍，也属于瘀血范畴。慢性期心肌结构异常，心肌细胞凋亡，心肌间质增生，形成心肌纤维化，成为顽固性心律失常的原因和向心肌病转化的重要机转，此组织结构的异常也可以看成是痰凝瘀滞的微观辨证指标。另外，痰浊凝聚心脉，也可致血脉瘀滞，临床常见胸闷不适，舌苔厚腻等。

3. 气血阴阳亏虚为发病根本：虚即心之气血阴阳不足。由于本病外感温热毒邪为患，极易耗津伤气，体现了"温病伤阴"的特点。心肌炎患者多数心阴亏虚，自身体质较差，免疫功能低下，因此临床上本虚以气阴亏损为主要病机特点。纵观病毒性心肌炎的发生发展，毒、瘀、虚三者，互相胶结，不同时期，不同体质，各有侧重。整个病理过程，温热、湿热毒邪侵犯机体，内舍于心，伤阴耗气是基本病理改变。本病病位在心，以气阴两虚为本，以热毒与瘀血为标。初期热毒较为突出，病至中、末期和后遗症期，瘀血证逐渐显露，而气阴两虚的本质贯穿于病变的始终，以中后期更为明显。

治疗法则

毒、瘀、虚是病毒性心肌炎的基本病理改变，因此临床治疗应重视清热解毒、活血化瘀、益气养阴三大治疗法则的应用。

1. 清热解毒： 外邪入侵，毒邪内炽是本病重要病机。常有咽喉肿痛、发热、舌绛而干、脉细数或结代；或余热未净，低热，反复感染，经久难愈等表现。治疗应以祛邪为主，运用清热解毒法。常用药物有金银花、黄芪、连翘、贯众、野菊花、苦参、虎杖等。现代研究表明，金银花具有抗菌、抗病毒、抗炎活性，同时具有促进吞噬细胞活性等免疫调节作用；连翘、黄连能促进白细胞的吞噬功能，从而增强抗病毒能力。

病毒对心肌细胞的损伤及其所诱发的免疫反应，是病毒性心肌炎发病的主要原因，所以及时有效的抗病毒治疗是治疗关键。中药具有明显的抗病毒及心肌保护作用，并有清除氧自由基及钙离子拮抗作用，从而可以明显减轻心肌细胞的损伤及坏死，降低心肌酶的释放。急性期以清热解毒为主，适当应用活血化瘀和益气养阴药物，防止病情加重，体现了中医学"治未病"理论。慢性期及恢复期其邪气始退，正气已伤，往往余邪未清，治疗本病仍应勿忘邪毒，以解毒逐邪为先。

2. 活血化瘀： 本病各期除心肌的炎症反应外，心脏间质皆可见到胶原纤维增生，存在急性期少量修复性纤维化、再发展为恢复期大量修复性纤维化和反应性纤维化、最后发展为慢性期由于慢性炎症引起的大量单纯反应性纤维化的动态过程。增生的间质胶原纤维降低心肌的顺应性，可能是发展成扩张性心肌病的重要病理基础。有研究表明，活血化瘀法方可明显减少心肌组织病理积分（高剂量）。而丹参能够改善微循环，增加组织器官的供血供氧，加快有毒物质排除，减轻组织细胞的变性、坏死；三七能促进血液循环，改善冠状动脉供血，改善心肌代谢；水蛭等具有抗心肌纤维化的作用。活血化瘀中药对于减轻炎症反应，改善组织缺血、缺氧、水肿及微循环都具有很好疗效，这对于抑制心肌间质胶原纤维化可能发挥重要的作用。因此，活血化瘀法在本病的治疗中占有重要的地位。无论急性期还是慢性期，活血化瘀药物都应在辨证的基础上配伍应用。急性期可选用丹参、牡丹皮等清热凉血活血之品；慢性期可选加丹参、赤芍、红花等活血化瘀药；瘀血征象明显或胸痛者，加用乳香、没药等以理气活血通络止痛。即使临床上瘀血的表现不明显，也应重视活血化瘀药物的应用。特别是活血化瘀和清热解毒药物的配伍使用更具有协同作用。

3. 益气养阴： 益气养阴，是治疗病毒性心肌炎本虚最常用的治法。临床常见心悸征忡，周身乏力，胸闷，盗汗，失眠多梦，口燥咽干，舌淡红、舌少苔，脉细或结代等。病机以气血阴精不足为本，益气养阴为其根本治法，多以生脉散为主进行加减。常用药物有太子参、生地黄、麦冬、炙甘草、酸枣仁、五味子、黄芪、党参等。其中黄芪不但对感染病毒的心肌细胞有明显的保护作用，还能抑制病毒的CvB-RNA复制，使心肌组织病毒滴度降低。太子参、麦冬、五味子益气养阴，具有正性肌力作用，能增加冠状动脉流量，改善心肌缺血，提高心肌的耐缺氧能力，同时还具有轻度降低外周阻力，减轻心脏前后负荷的效应，可促进损伤心肌的自由基清除，改善心脏功能。党参具有扩张冠状动脉、改善心肌能量代谢、增加心肌收缩力等作用。生地黄有强心作用，且含维生素 A、多种糖类、氨基酸及利于增强心肌功能的微量元素，可促使组织复新。

病毒性心肌炎中后期本虚为主，复感外邪，邪气伤心，心气不足，无力鼓动血脉，阴虚血涩，共致血瘀。以气阴不足，血脉瘀滞而兼夹他证最为多见，故以益气养阴为主，活血化瘀法随症加减。益气养阴药可调节免疫失控，改善机体免疫功能；活血化瘀药均具有改善血液循环、调节代谢、促进组织修复、抗炎及调节免疫等功能，对于心肌炎患者，可改善微循环，促进血供及炎症吸收，加强心肌细胞代谢，改善心肌细胞功能。这可能是本法治疗病毒性心肌炎的作用机制。

373　从虚、毒、瘀辨治心肌梗死后心肌纤维化

　　心肌纤维化（MF）是患者心肌梗死后心室重构的表现。当心肌组织发生纤维时，大量胶原纤维堆积使心肌机械性能、心力储备明显降低，患者生活质量指数下降，严重者可猝死。中医学古代文献中并无与心肌梗死后心肌纤维化相对应的病名记载，中医学可将其归属于"胸痹""心痹""真心痛"以及"心悸""怔忡"等范畴。在心肌梗死后心肌纤维化的发展过程中，"虚、毒、瘀"贯穿心肌纤维化的整个病程，先由瘀血、毒邪阻滞心脉，后致本虚，三者相兼为病，祛瘀解毒补虚是是治疗心肌梗死后心肌纤维化的重要手段。采用祛瘀解毒补虚治疗心肌梗死后心肌纤维化常可取得满意的临床疗效，学者巫燕慧等对祛瘀解毒补虚法在心肌梗死后心肌纤维化治疗中的运用作了阐释，为心肌梗死后心肌纤维化的临床治疗提供作了新思路。

瘀毒虚与心肌梗死后心肌纤维化发生发展的关系

　　1. 瘀和毒是心肌梗死后心肌纤维化的发病基础：瘀血是"胸痹"等病的重要致病因素及病理产物，心痹病位在心，必有瘀血，痹阻心脉，不通则痛。《灵枢·本脏》云"脉不通，则血不流"。心肌梗死后心肌纤维化早期以瘀血为主，瘀血阻滞血脉，脉络运转失司，则导致病理产物在局部堆积，发而为"毒"。《素问·五常政大论篇》王冰注"夫毒者，皆五行标盛暴烈之气所为也"。尤在泾云"毒，邪气郁结不解之谓"。在心系疾病中，心脉痹阻，气血壅滞不通，进而内生毒邪，此内源性毒邪可为热毒、痰液、瘀血等，毒邪损伤心脉，所致心肌坏死，久而久之，纤维增生从而致心肌纤维化。毒邪与瘀血留驻机体心脉，久而久之，与脏腑交织在一起，缓慢地损伤脏腑的阴阳气血，从而逐渐加重病情，经久不愈。毒邪外侵，内舍于心，心脉闭阻，心血运行受阻，可见心悸，胸部憋闷不舒服，甚至心前区疼痛不舒。毒邪攻心，心血运行不畅，血停为瘀，瘀血毒邪相互交织，所致心肌纤维化。若祛瘀解毒，及时祛除瘀血毒邪，则血脉濡养心神心脉，尚有病情向愈之机，可见，祛瘀解毒是心肌梗死后心肌纤维化传变转归的重要转折点。

　　2. 虚是心肌梗死后心肌纤维化的进展特征：《读医随笔》云"气虚不足以推血，则血必有瘀"。清代医家王清任亦提出"元气既虚，必不能达于血管，血管无气，必停留为瘀"。本病多起于血脉痹阻、毒邪犯心，而瘀血亦可作为内源性毒邪影响疾病的发展，久而久之，正气损耗，阴阳气血不足，心肌失于灌注濡养，加重心肌梗死后心肌纤维化进程，气血虚少则又使邪气如瘀毒停滞络中，相互胶结，进一步损伤正气，进而形成恶性循环，加重病情。《素问·刺法论》云"正气存内，邪不可干"。临床上心肌梗死后心肌纤维化患者并无特征性临床表现，但随着病程进展，除了胸闷、心悸、胸痛等表现之外，逐渐出现气短、形寒肢冷、怕冷、消瘦乏力等虚证表现。可见，脏腑阴阳气血虚弱是心肌梗死后心肌纤维化病情进展的必然结局。故而急性心肌梗死后纤维化的病机可以归结为"瘀毒虚"三者相互影响所致，故治疗上应祛瘀解毒补虚为治疗大法，以益气、活血、解毒药物为主。

祛瘀解毒补虚法为治疗核心原则

　　1. 补虚以补气为核心：《丹溪心法·破滞气》中指出"人以气为主，一息不运则机缄穷，一毫不续则弯壤判。阴阳之所以升降者，气也；血脉之所以流行者，亦气也；营卫之所以运转者，此气也；五脏

六腑之所以相养相生者，亦此气也"。说明了气的重要性。而气虚在心肌梗死后心肌纤维化后期表现明显，表现为气短、乏力等症状，且气虚久后损及阳气，故补气是治疗心肌梗死后心肌纤维化的基础治法。不管在心肌梗死后心肌纤维化的早期、中期或者晚期，补虚均应以补气为核心。初期可以补心气为主，高忠英提出补心气应益气养血，补心安神。而到中后期，可伤及它脏，进而临床上出现肺脾气虚、中气下陷、肺肾两虚及脾肾两虚等局面。中医学认为，肾为气之根，脾胃为气之源，肺为气之主，故中后期可补五脏之气，从而达到补虚之功。

2. 祛瘀以活血行血为要旨：在心肌梗死后心肌纤维化的早期，应重视祛除瘀血，就是"疏其血气，令其调达"。祛瘀主要包括活血及行血，活血就是"血以畅为和"，行血则是"血脉和利"，从而减慢或避免疾病的进展、恶化。《临证指南医案》云"血流之中，必有瘀滞，故致病情缠绵不去"。《血证论·瘀血》指出"此血在身，不能加于好血，而反阻新血之化机，故凡血证总以去瘀为要"。无论是在心肌梗死后心肌纤维化早期、中期或后期，祛瘀大法均应贯穿疾病治疗始终。

3. 全程祛瘀解毒补虚为主：在心肌梗死后心肌纤维化早期阶段即开始祛瘀解毒治疗，可以尽早阻止心肌梗死后心肌纤维化气虚及阳的发生，截断心肌梗死后心肌纤维化发展为慢性心力衰竭或加快心室重构的途径，起到既病防变的作用。气虚是心肌梗死后心肌纤维化发展过程中的关键病机，抓住气虚这一主要矛盾，将补气之法贯穿于治疗心肌梗死后心肌纤维化的全程，结合祛瘀解毒法，从而减缓或阻止心肌纤维化的进程。

4. 祛瘀解毒补虚法选方用药特点：在心肌梗死后心肌纤维化气虚阶段，可选用如人参、黄芪、党参、白术、炙甘草等。在心肌梗死后心肌纤维化早期，宜祛瘀解毒，可选用三七、全蝎、蜈蚣、丹参、延胡索、黄连、益母草等。研究发现补气药及祛瘀解毒药能够减缓心肌纤维化的进展，如人参可以减轻心肌梗死后的心肌纤维化。人参中的人参皂苷 Rh2 可以在角膜新生血管形成的过程中调控 mRNAs 和 lncRNAs 的表达。如三七总皂苷可上调 miRNA 的表达促进梗死周边区功能血管形成，并且减少心肌梗死面积百分比。研究表明作为祛瘀活血代表方血府逐瘀汤，不仅能抑制心肌成纤维细胞增殖，而且具有抑制心肌成纤维细胞分泌胶原的作用，从而减慢心肌纤维化的进程。心肌梗死后心肌纤维化，选方用药需以祛瘀解毒补虚为大法，辨证论治，四诊合参，若以虚为主，可加重补虚之功，重用人参、西洋参、党参、黄芪等补气药，若以瘀血为主，多用祛瘀活血药物，重用丹参、三七、桃仁等，若合并毒邪，可加用黄连、益母草等药物解毒。在辨证准确的前提下可增加祛瘀解毒药用量，但不可为追求速效而盲目大量运用祛瘀解毒药物，更应补虚固本夯实基础，再根据实际情况用药，方可扭转心肌梗死后心肌纤维化的发展趋势。

374　阳虚、寒毒与骨髓增生异常综合征

　　骨髓增生异常综合征（MDS）是一组异质性的髓系肿瘤，基本临床特点是髓系细胞（祖细胞、克隆性造血干细胞）发育异常、造血功能衰竭、向高风险的恶性转化，临床上主要表现为面色苍白、活动心悸、出血、感染、贫血、肝脾大等。目前对于骨髓增生异常综合征的临床治疗，主要目的在于延长患者的生存期、提高生活质量。近年来国人从中医整体理论出发，以辨证施治为指导思想，深入研究MDS的病理病机，提出了诸多学说，但临床收益有限。学者李成银等根据临床实践，提出了"阳虚寒毒"理论、温阳化寒疗法，对 MDS 的治疗取得了较为可喜的临床效果，在延长患者生存期、提高患者生活质量方面均有不同程度的优势。

中医认识

　　骨髓增生异常综合征在传统中医学中没有专门论述，更没有专有术语及病名，根据 MDS 的临床表现，许多医学专家认为属于"血症""虚劳""瘀证"等范畴。历代医家对虚劳的认识非常完善，《医碥·虚损痨瘵》中记载"虚者，血气不足也，脏腑肌故曰虚损"，这表明"虚劳"主要由于血气不足、脏腑损耗导致的。《黄帝内经》记载"精气内夺则积虚成损"，表明虚损主要是由于精气损耗、血气不足。《杂病源流犀烛·虚损痨瘵源流》对中医学"虚损"进行了详细阐述，"虚损有四，曰气虚，曰血虚，曰阳虚，曰阴虚"。《医宗必读·积聚》进一步指出"积之成者，正气不足，而后邪气踞之"，《医学衷中参西录》也提出"气血虚者，其经络多瘀滞"，表明气血阴阳亏虚，导致脏腑经络失调，卫外无能，则邪气易内侵，久积成毒。

　　由于中医学并未对 MDS 具有统一的命名规范，各学者的研究并不能从本质上反映 MDS 的特点，因此，2008 年我国中西医结合学会血液病专业委员会召开研讨会，专门对常见血液病进行了规范化的中医命名，经过多名专家反复讨论和修改，将骨髓增生异常综合征命名为"髓毒劳"，其中"劳"表明病情病状、"毒"表明发病原因、"髓"表明发病部位。

病因病机

　　MDS 的病情缠绵、临床表现复杂，查阅文献，中医学对 MDS 的病机尚未形成统一认识，常见学说有：①脾肾两虚、瘀毒内阻病机论。②毒瘀内阻、正气不足病机论。③气阴两虚、血瘀内阻病机论。④元气不足、毒瘀内生病机论。李成银等在继承各专家学术观点的同时，结合自己多年的临床实践经验，认为 MDS 的基本病机在于"阳虚寒毒"，具体为：

　　1. 阳气虚衰，元气不足： MDS 多发于老年患者，因老年患者肾气衰弱，阳气虚衰，故具有"阳虚"的特征。孙思邈《千金翼方》中提及"人年五十以上，阳气日衰，损与日至"。而阳气的衰弱与人体健康息息相关，《素问·生气通天论》指出"阳气者，失其所则折寿而不彰"，阳气衰弱，则阴寒之毒凝聚，易凝滞成积，形成"脏病"。MDS 患者由于"阳虚"，导致内寒阴盛，造成造血细胞功能障碍。

　　2. 寒毒积滞，瘀毒内阻：《金匮要略心典》认为"毒，邪气蕴结不解之谓"。说明毒邪是由于邪气长久居于体内，日久不解而形成。MDS 患者由于寒毒入体，久日不解，导致五脏精气、气血亏损。《灵枢·水胀》提出"寒气客于肠外，与卫气相搏，气不得荣，恶气乃起"。《王旭高医案》云"积聚之证，

大抵寒多热少"。据此，寒毒主要源于阴寒邪气所凝，内积成毒。

综上所述，MDS 患者长期阳气衰弱，气血亏损，导致阴寒邪毒凝聚，内伏成积，形成瘀毒阻滞，影响正常的造血功能，发生造血障碍，出现血液三系的异常。

治则治法

《医学入门》指出"积初为寒，宜辛温消导"。针对 MDS 阳气衰弱、寒毒积滞的病机，采用辛温散积、温阳化寒、脾肾双补的方法进行辨证论治：①辛温散积。主要采用大辛大热药物散寒破积。《本草经疏》指出"雄黄，辛能散结滞，温能通气血"，所以临床上采用小剂量雄黄（0.15 g/d）进行清热解毒，同时应用少量青黛，去除雄黄偏热的弊端。②温阳化寒。主要是指辛温散积，也温补五脏。《素问》认为"劳者温之"，即以温阳的方式解毒散寒，《素问·阴阳应象大论》指出"形不足者，温之以气；精不足者，补之以味"。在临床上采用小剂量雄黄散寒解毒的同时，补五脏之精以添釜中之水，能够温阳化寒，精气渐复；脾肾双补主要采用六味地黄丸、香砂六君子汤，滋补肾脾，《集注》指出"君得四辅则功力倍宣，四辅奉君则元气大振，相得而益彰矣"，通过脾肾双补，以先天生后天，用后天养先天，滋补气血。③脾肾双补。温阳化毒法在中医临床中取得了较为良好的疗效。刘峰采用益髓青黄散，以雄黄为主药，辅以红参、青黛解毒活血、益补元气，治疗 36 例 MDS 患者，有效率达 83.33%；麻柔运用益髓青黄散有效率达 82.3%。陈其文利用黄芪、甘草、党参、白术组成的健脾益肾解毒方，联合亚砷酸治疗 MDS 患者，有效率达 63.4%。

"阳虚寒毒"理论注重散寒解毒药物的使用，如雄黄、砒霜等大辛大热有毒之品，但在临床治疗过程中，因为雄黄具有一定毒性，可被人体吸收，大部分砷能够进入血液细胞内，因此一定要注意对雄黄用药剂量的把握，加强防治雄黄的临床毒副反应，监测血砷浓度，同时水处理以降低其毒性，或配伍青黛等药物以调和雄黄大辛大热之毒性。

"阳虚寒毒"理论还注重对 MDS 患者的日常护理，老年阳虚患者应多食用温肾补阳的食物，如羊肉、韭菜、肉桂、狗肉等；食用海参、核桃、河虾、香菇等温补的食物；切忌食用鸭肉、冬瓜、菠菜、香蕉等阴寒食物。

375　从气虚、化毒论治糖尿病经验

　　中医学治疗糖尿病（消渴病）历史悠久，学术界对其病因病机的认识也始终处于不断发展更新中，近年来，中医学者们对其病因看法较为一致，主要有过食肥甘、五志过极、房事不节、热病火燥及先天不足几个方面。对病机的认识主要有以下几种：①气虚说。认为关键在肺脾气虚，重点在脾气虚。②气阴两虚说。目前最具有广泛的代表性，认为发病机制为燥热伤阴，阴损气耗，致气阴两虚。③阴虚燥热说。认为其本在阴虚，标在燥热。④瘀血说。许多人通过临床观察及实验研究后认为，瘀血为贯穿糖尿病发病始终的重要病机。⑤肝郁肝火说。以上几种学说，在糖尿病发病中均可存在，分之各有局限，合则较为完整。而冯兴中教授在临床诊疗过程中尤其重视气虚化毒在糖尿病中的重要性，认为气虚化毒才是糖尿病的基本病机。

气虚化毒理论的形成及治疗方法

　　1. 气虚是糖尿病的基础病机：《灵枢·五变》云"五脏皆柔弱者，善病消瘅"，提出糖尿病的发病基础是五脏皆柔弱，但并不能充分指导临床，脏腑功能是通过气、血、精、津、液这些生命基本物质的状态来表达的，"五脏皆柔弱"究竟指哪一方面的不足？张仲景在《金匮要略》中从论述病机和选方用药的角度提出了糖尿病的基本病机是气虚。如《金匮要略·消渴小便不利淋病脉证并治》云"寸口脉浮而迟，浮即为虚，迟即为劳；虚则卫气不足，劳则营气竭，趺阳脉浮而数，浮即为气，数即消谷而大坚，气盛则溲数，溲数即坚，坚数相搏，即为消渴"。消渴以"口渴而饮不解"为主症，析其病机，可因津液的绝对不足或布散不利，不能上承于口所致。津液的生成与布散均有赖于气的气化作用与推动作用，气足则能化津、运津，输布至脏腑，保证五脏六腑功能正常，气虚不能化津布津而致消渴。《金匮要略》亦载白虎加人参汤、肾气丸可治消渴，方中着重补肺胃之气、补肾中之气，以方测证，亦可得知，气虚是糖尿病的基本病机。此外，气虚推动功能及温煦功能失常，血、津、精、液运行不畅而致血瘀、津停，出现眼底出血、坏疽、痹证、水肿等一系列糖尿病变证。人体之气源于元气、水谷之气和清气，气虚主要是肺、脾、肾的气虚。肺气亏虚，汗孔开合失司，津液外泄，出现畏风、畏寒、汗出等症；脾气亏虚，水液运化失常，停聚体内，溢于肌肤，出现水肿等症；肾主水液，肾中精气的气化作用对机体津液的输布和排泄、维持机体津液代谢的平衡至关重要。肾气亏虚，肾中精气蒸腾气化失常，气不化水，津液代谢异常，出现小便清长、尿量增多、尿液混浊等症。因此，治疗宜注重补肺气、脾气及肾气。

　　临床上就诊的糖尿病患者中多数有畏风、畏寒、易汗出等症状，望其舌，发现舌质淡胖大有齿痕者居多。气者，生之本也。气虚时气化、推动功能失常，气不化津，津液运行不畅，导致舌淡胖有齿痕；肺在体合皮，皮肤是抵御外邪侵袭的重要屏障，气虚则温煦肌表和抵御外邪功能下降，致卫表不固，腠理疏松，汗孔又称"气门"，肺气虚则汗孔开合失司，气虚不能固摄津液，津液外泄，故出现畏风、畏寒、易汗出等症。如《素问·刺法论》云"正气存内，邪不可干"。基于此，冯教授在论治中非常重视对患者自身正气的顾护，在用药上，无论何种证型，无论病位在上、中、下三焦何处，均不离补气。补气药首选黄芪，因其既能补肺气，又能补脾气。一般选量为30 g，若患者气虚症状仍未见明显改善，则加重至60 g。安文灿通过对不同剂量的黄芪对糖尿病大鼠脑干听觉诱发电位的实验研究发现，6 g/kg中剂量组、12 g/kg高剂量组的抗氧化效应较3 g/kg低剂量组明显增强，但6 g/kg中剂量组与12 g/kg

高剂量组间的抗氧化效应无明显差异，表明黄芪的用量宜大，但随其剂量的增大，抗氧化效应并不再增强。从本实验结果来看，黄芪用量在人体应以 60 g/d 左右为宜，这与冯教授提倡的用量相一致。处方擅用玉屏风散化裁（黄芪 30～60 g，山药 15 g，白术 10 g，防风 10 g）。其中，黄芪补脾肺气、益卫固表，山药擅补脾肺肾之气虚，白术健脾益气、止汗，3 药以扶正为主，一方面可以提高机体的抗毒能力，有利于减轻毒邪对机体的伤害，另一方面根据邪正胜负的情况，通过调理机体脏腑功能，帮助机体排毒。防风以祛邪为主，又称"屏风"，为人体竖起一道屏障。此方正是标本兼治的巧妙结合。另外，若患者兼见舌苔黄腻，可加苍术 10～15 g 以燥湿健脾。

2. 气虚化毒： 早在《素问·奇病论》云"此肥美之所发也，此人必数食甘美而多肥也，肥者令人内热，甘者令人中满，故其气上溢，转为消渴"，长期进食甜味和高脂食物或嗜酒，滋腻碍脾，导致脾气亏虚，脾气虚不能运化饮食水谷，致使饮食水谷不能转为精微传输全身，反聚而生湿，郁久化热，化为湿热毒邪，湿热胶着，如油裹面，缠绵难愈。中医现代研究亦表明，气虚化生湿热毒邪是糖尿病的重要病机，贯穿于本病全过程。冯师认为，湿热毒邪在糖尿病中的表现尤以中下焦湿热为要。古有"治湿不利小便非其治"之训，故应当从淡渗利湿、通利小便的路径清除湿热最速。常用方为冯师经验方：知母 10 g，牛膝 30 g，薏苡仁 30 g，车前子 30 g。此方由四妙丸变生而来，知母清热生津，长于清润，消渴多用；牛膝利水、引火下行；薏苡仁健脾、利水渗湿兼清热；车前子渗湿利尿；4 药合而为方，使湿热之毒从小便而出，毒有出路。因冯师临床使用频率颇高，疗效又很显著，故将其称之为"冯氏四妙"。其中，若患者夹有瘀血之象者，牛膝用川牛膝；兼有肾虚表现者，改用怀牛膝；若患者大便偏干，用生薏苡仁；大便偏稀者，改用炒薏苡仁。

血糖、脂肪和蛋白质本为机体所需之水谷精微，人体之气充足，气化功能正常，则可"化而赤是为血"，以营养周身；人体之肾气亏虚，气化失常，清浊不分，使清浊混淆而化生浊毒。吴深涛教授认为，当从瘀浊而论，从"浊瘀血分，由浊致毒，浊毒内伤"3 个阶段阐释了糖尿病之病机，提出了脾瘅期、消渴期、并发症期的治法及方药，运用于临床均获较好疗效。治疗浊毒途径有三：①芳香化浊。"浊为阴邪，非温不化"，此法乃浊毒图本之治，常用药为藿香、佩兰、砂仁、白蔻仁之属，常用方为三仁汤加减，醒脾助运，使湿浊内消。②淡渗利湿。糖尿病肾病引起的水肿，此为湿毒、浊毒为患，治疗当利湿排浊，常选用猪苓、茯苓、泽泻、泽兰、薏苡仁，使湿浊毒从小便排出，邪有出路。③苦寒燥湿：黄芩、黄连、黄柏、大黄之类，苦寒能燥湿，能泻火解毒，能存阴，但注意药量不可过重，以防碍胃滞脾。

在糖尿病的病程中，机体内环境中的一些物质开始萎缩、退化、减少，生理功能减退，另一些物质逐渐增多，成为毒害之物。糖尿病的发生与机体清毒能力下降有关。人体之气有保卫机体，祛邪外出的功能，气虚则抵抗体内毒害之物的能力下降，引起胰岛素分泌减少或胰岛素抵抗，致葡萄糖代谢障碍，使人体内的生理物质超出其正常生理需求量，又无排出之路，内聚而化生为毒——"糖毒"，超出正常人体的血糖即为糖毒。基于此，在治疗糖尿病方面，除了要遵循中医的整体观念和辨证论治之外，更应该结合中药的现代药理研究，选用一些特效中药，专病专药，以更好地发挥靶点治疗的优势，冯教授在临床治疗过程中常加用黄芪 30 g，黄连 10 g，黄芩 10 g，葛根 30 g，知母 10 g，天花粉 30 g，发挥其特有的降血糖作用，疗效显著。

变　证

近年来，随着医学的不断发展，人们认识到糖尿病变证亦可来源于排毒管道不畅，人体的排毒管道除腠理毛孔、五官九窍、经络血脉、呼吸道、消化道、泌尿道之外，还有许多微观的信号传递管道，如胰岛 β 细胞表面的 ATP-敏感性 K^+ 通道、神经传导通道、肾小球滤过管道、视网膜微血管、心脑肾下肢大血管等。若治法不当，致使机体内的各种毒邪排出不畅，继续停于体内，日久则会导致排毒管道狭窄或闭塞，从而引起各种糖尿病变证的发生。如糖尿病合并的神经病变，表现为肢体麻木或屈伸不利，此为脉络不通所致，用藤类药，如苏木 30 g，伸筋草 30 g，路路通 30 g，鸡血藤 30 g，络石藤 30 g，以达疏经通络，打通排毒管道之功；合并肾病时可适当加入当归 10～20 g，川芎 30 g，赤芍 30 g，三七粉 5 g 等活血药，降低血液黏度，配合大黄以解毒化瘀、通腑泄浊，可改善排毒管道不畅的状态，加快毒邪排泄。

376   从气虚、毒郁论糖尿病皮肤病

用中医学理论探索糖尿病皮肤病变的发病原因及病理机制，能为临床糖尿病皮肤病变处方用药提供思路。学者田象菊等利用脏腑辨证、气血津液辨证和微观辨证的方法，探讨本病的中医学发病机制，认为脏腑辨证责之于肺心脾肾等脏腑功能失调；气血津液辨证，主要责之气虚、津亏、血虚、血瘀；微观辨证，气虚血瘀，毒邪内生是糖尿病皮肤病变的重要发病机制，治疗上益气活血解毒为重要方法。

糖尿病是临床常见疾病，流行病学显示其发病率逐年升高。糖尿病患者长期糖、蛋白质、脂肪等代谢紊乱，可导致多系统损害。皮肤是人体血管丰富、神经广泛分布的重要器官，糖尿病患者的高血糖、高凝等因素，使皮肤黏膜处于慢性脱水、缺氧及营养不良状态，致皮肤干燥，表皮纤薄，再生能力减弱，终致各种皮肤病变的发生。皮肤病变是糖尿病的常见合并症，常见的皮肤损害包括胫前色素沉着斑、黑棘皮病、皮肤感染、皮肤瘙痒、湿疹、糖尿病性大疱、类脂质进行性坏死、糖尿病性硬化症等。

糖尿病皮肤病变属于中医学"消渴变证"的范畴。先天禀赋不足、饮食失节、情志不调、劳逸过度等因素，致脏腑阴阳失衡，食积、痰浊、瘀血、湿热、水饮等实邪内生，五脏六腑虚损，肢体百骸失养，变证丛生。《丹溪心法》云"欲知其内者，当以观乎外；诊于外者，斯以知其内。盖有诸内者，必形诸外"。著名皮肤科专家赵炳南指出，皮肤疮疡虽形于外，而实发于内。没有内乱，不得外患。皮肤病损的变化与阴阳之平衡、卫气营血之调和、脏腑经络之通畅息息相关。

脏腑辨证

1. 肺气亏虚是病变发生的关键：皮肤是人体之藩篱，是最外层的屏障，为肺所主，《素问·六节藏象论》指出"肺者，气之本，魄之处也，其华在毛，其充在皮"。《素问·痿论》云"肺主身之皮毛"，《灵枢·经脉别论》云"肺朝百脉，输精于皮毛"。肺气宣发、朝百脉的功能将精微物质运输布散于皮肤，以滋养皮毛。如果肺气虚，则无力及时将营养物质充运至皮毛，致皮毛失养，产生各种病证。正如《灵枢·经脉》所云"手太阴气绝，则皮毛焦"。

2. 脾气亏虚是病变发生之根本：精微物质来源于后天脾胃。脾胃为后天之本，气血生化之源。《素问·经脉别论》云"饮入于胃，游溢精气，上输于脾，脾气散精，上归于肺，通调水道，下输膀胱，水精四布，五经并行。合于四时，五脏阴阳，揆度以为常也"。脾运化、布散水谷精微功能正常是五脏六腑生理功能正常的保证。脾气充足，将胃收纳腐熟的水谷精微运化输布至脏腑，保证其功能的良好。若脾脏自身虚弱，则不能为胃行其津液。脾气散精的功能异常，致三种结果：①脾升清功能的减弱，不能将胃所受纳腐熟的水谷精微布散，上输于肺，靠肺的呼吸、宣发、朝百脉的功能进一步布散至周身，四肢百骸、皮毛皆失于濡养，肺脏本身亦失于濡养，毛枯色焦，皮肤瘙痒、大疱、溃后难以愈合等。②精微不能布散，聚而为邪，生热、化火，为湿，化痰，致瘀，内生病理产物增多，久而损及机体成"毒"，壅滞于皮肤，致湿疹、疮疡、溃破难愈。③升清无力，脾气虚弱下陷，精微亦趋于下，趋于阴窍表现为尿糖、尿蛋白，下趋于皮肤，则表现为下肢溃疡、糖尿病足等。

3. 肾气亏虚是病变之根源：肾为先天之本，主藏精，寓元阴元阳。《素问·上古天真论》云"肾者主水，受五脏六腑之精而藏之"，李中梓《医学必读》云"肾为脏腑之本，十二脉之根，呼吸之本，三焦之源"。肾阳对脏腑的温煦、肾精对脏腑的滋养功能正常是机体维持正常生命活动的前提。先天禀赋不足，或后天劳倦、疾病的影响，致肾气、肾精亏耗，肾阴、肾阳虚损是发病的根源。张仲景《金匮要

略》云"男子消渴，小便反多，以饮一斗，小便一斗，肾气丸主之"。开从肾论治消渴的先河。糖尿病作为一种慢性病，久病及肾。损及肾阳，肾阳虚衰，上不能温煦脾土，下不能温固下元，致水谷精微运化、输布失常，虚寒内生。肾气亏虚，不能治水，水饮泛溢肌肤，出现水肿等。肾精耗损，肾阴亏虚，不能滋养脏腑，且易化生虚火。

4. 三焦道路不通是病变之表象：三焦为六腑之一，《素问·五藏别论》云"夫胃、大肠、小肠、三焦、膀胱，此五者天气之所生也，其气象天，故泻而不藏，此受五脏浊气，名曰传化之府"。三焦的功能是传化运行水液、排泄浊液糟粕。《难经》云"三焦者，水谷之道路，气之所终始也"，是人体气机升降出入的道路。肺的宣发肃降、朝百脉、通调水道的功能要依赖于三焦道路的畅通来实现。脾运化水谷精微同样需要三焦畅通无阻作为保障，肾藏的元阴元阳、肾气、肾精发挥作用，亦依赖于三焦道路的通畅来实现。三焦为气之终始，肺呼吸自然界之清气、脾运化水谷之精气、肾藏先天之元气发挥生理作用，在内表达于各脏腑功能的正常运行，在外表现于皮毛的色泽、功能的正常。道路受损，三焦不通，皮肤可能失养出现瘙痒，湿热、痰浊、瘀血等病理产物堆积，产生溃疡、坏死、疮痈等各种皮肤损害。

气血津液辨证

1. 气郁、气虚是病变之始：气是构成人体和维持生命活动的基本物质，有推动、温煦、防御、固摄、气化等作用。皮肤病变的早期，以气机郁滞为主。仝小林院士认为2型糖尿病发展分"郁热虚损"4个阶段，气机郁滞为病变之始，由于饮食失节、情志不遂、脏腑功能失调等，影响气的升降出入，气机郁滞，可内生痰湿、瘀血等病理产物。病久疾病本身邪气耗伤正气，脏腑功能失调，气的生成、运化失常等众多因素，致糖尿病的大部分病程阶段属气虚证。气郁、气虚致卫表不固、水湿内停、血行不畅、瘀血阻络，皮肤组织失于濡养，邪实壅滞，最终导致皮肤干燥、瘙痒、痈疮、皮薄易溃、溃后难愈等诸多皮肤病变。

2. 津亏、血虚、血瘀是病变之渐：随着糖尿病病程的进展，疾病的消耗，津液运化、输布障碍等因素，出现津液亏耗，阴津不足，滋润和濡养功能不足，排泄代谢产物的能力下降，表现在皮肤上，皮肤干燥、瘙痒等。血濡养、滋润五脏六腑、皮肉筋骨，皮肤对外界的灵敏反应和色泽的正常赖于血液的滋养。血的病变主要表现在血虚和血瘀两个方面。血的生成不足、消耗过度，致血虚，皮肤、毛发失养，皮肤干燥、色白或萎黄，毛发干枯、稀少，感觉障碍（包括温度觉、振动觉、针刺痛觉等），皮肤卫外功能减弱，极易破溃。糖尿病患者的皮肤组织的病理改变主要为表皮和真皮乳头水肿、细胞血管外渗、轻度淋巴细胞浸润以及含铁血黄素沉积、毛细血管壁增厚等。周光霁教授指出，糖尿病的特征性病理改变是微血管病变，而在糖尿病患者的"正常皮肤"都有微血管病变。久病致瘀，瘀血为糖尿病日久气血津液耗伤、脏腑功能失调等代谢紊乱的病理产物，肢体脉络痹阻，气血不能荣于皮肤，致皮肤紫暗、瘀血、肌肤甲错等。

微观辨证

毒邪壅滞是病变的外在表达：随着现代医学的发展，对疾病的病理机制等方面研究的深入，要积极参照新的研究成果，做到"西为中用"。宋美芳等认为微观辨证是在微观层面上对疾病进行定量分析，具有客观性、精确性和真实性，是"司内揣外"。糖尿病患者代谢异常、糖基化终末产物增加、慢性炎症反应、血管内皮损伤等，属中医毒邪的范畴。现代毒物学认为，毒物是指进入机体并与机体组织发生某些作用，引起机体暂时或永久的病理状态的物质。姜良铎教授指出，只要是能对机体产生不良影响的因素，就可称为"毒"。毒邪具有骤发性、广泛性、酷烈性、从化性、火热性、善变性、趋内性、趋本性、兼夹性、顽固性等病理特性，其致病具有虚、郁、瘀、痰、湿、燥热等特点。毒邪分为外毒和内毒。外毒如气毒、水毒、药毒、食毒、虫兽毒、漆毒等是部分糖尿病皮肤损害的直接原因。内生毒邪是致病的最常见原因。糖尿病长期处于代谢紊乱状态，脏腑功能失调，易生痰浊、瘀血、湿热、寒邪、水饮等病理产物，病理产物瘀积到一定程度，引起质变，损害机体即为毒邪。热毒上灼，表现口苦、咽干、多饮或干咳，或口舌生疮；与瘀血灼于肌肤则见肢端灼热疼痛，疮疡红肿溃烂。湿毒易伤阳气，易胶着其他毒邪，致病程长而迁延不愈，伤及元阳，致水闭不行，泛溢肌肤，发为水肿、大疱。痰毒为患，壅滞中焦，则脘痞腹满，痰毒上犯，则见头晕目眩，阻于肌肤脉络，则肢体麻木，感觉异常，疮疡溃烂不愈合。消渴日久，血虚生风，风毒在表，常可出现皮肤瘙痒难耐，甚至瘙痒破皮渗出；风毒留滞，皮肤瘙痒、干燥甚至皲裂。消渴日久，气血阴阳失调，血液瘀滞，瘀久化毒，则为瘀毒。南征教授认为，消渴已成之时可以调节机体的气血、阴阳，防止毒邪导致的并病；消渴并病已成，应解毒通络，清除毒邪。

由是可见，气虚可致痰浊内停、湿热内生、瘀血阻络等，终致肌肤失养，毒邪壅滞，发生各种皮肤病变。气虚血瘀，毒邪内生是糖尿病皮肤病变的重要发病机制，益气活血解毒为重要治疗方法。

377　从虚、痰、瘀、毒论治糖尿病认知功能障碍

　　学者张健等认为，糖尿病认知功能障碍其病机包括从"虚损"到"痰瘀毒"的演变过程。"虚损"是糖尿病认知功能障碍的发病之本，气阴两虚为糖尿病出现各种并发症的关键阶段，在此"正虚"基础上化生的"痰瘀毒"损伤脑络发为认知障碍。临床以"虚损-痰瘀毒"为治疗靶点，提倡应用益气解毒法治疗糖尿病认知障碍。

　　糖尿病认知功能障碍（DCI）是糖尿病的慢性并发症之一，主要表现为学习、记忆、反应、语言、行为能力的下降，晚期发展为痴呆。研究资料显示，老年糖尿病患者认知功能障碍发生率为 9.90%。中医古籍并无"认知障碍"的病名记载，但《圣济总录》中记载"消渴日久，健忘怔忡"的症状类似于DCI；《普济方·消渴门》则记载"麦门冬丸治消渴心烦闷、健忘怔忡"。DCI 属中医学"消瘅"或"消渴"合并"健忘""痴呆"范畴，是消渴病的并发症之一。消渴病初期，以阴虚燥热为主，日久伤阴耗气，导致气阴两虚，气阴两虚为出现各种并发症的关键。至中晚期，气虚运化无权，湿邪内生，运血无力，血循不畅，生痰致瘀，痰瘀互结，形成痰毒、瘀毒，故 DCI 病机包含从"虚损"到"痰瘀毒"的演变过程，临床中，常以"虚损-痰瘀毒"为治疗靶点，给予益气养阴、解毒通络法治疗 DCI。

虚损为 DCI 的发病之本

　　1. 气血亏虚，脑络失养：糖尿病的发生与饮食失节、禀赋不足、情志失调均有关。饮食不节，燥热伤脾，脾气虚，不能运输水谷精微；或脾阴不足，胃火炽盛，胃不能腐熟水谷，水谷精微不能濡养机体，日久可致气血亏虚，脑窍不荣，神机失用而发为"健忘""痴呆"；先天禀赋不足为糖尿病发病的内在因素，《灵枢·五变》有"五脏皆柔弱者，善病消瘅"的描述，与现代医学的遗传因素相合。消渴病与健忘、痴呆均好发于老年人，故年龄是糖尿病认知障碍发病的重要因素。正如《灵枢·天年》中云"八十岁，肺气衰，魄离，固言善误"。先天禀赋不足、年老体衰，气血亏虚，神机失养，渐致痴呆。情志不遂、五志过极亦可诱发消渴。《灵枢·五变》云"人之善病消瘅者……其心刚，刚则多怒，怒则气上逆，胸中蓄积，血气逆留，髋皮充肌，血脉不行，转而为热，热则消肌肤，故为消瘅"。思虑伤脾，脾虚气血生化无源，脑失所养，发为健忘、痴呆。《三因方》云"脾之意与思，意为记所往事，思则兼心之所为也……今脾受病则意舍不清，心神不宁，使人健忘"。故气血亏虚，脑窍失充，脑络失养，脑功能受损，则记忆力下降。

　　2. 肾精虚衰，神明不清：管子云"肾生脑"。肾为先天之本，主封藏，五脏六腑的精气均藏于肾，其主骨生髓通于脑，而脑为髓之海，元神之府，故肾与脑关系密切。《内经精义》云"事物所以不忘，赖此记性，记在何处，则在肾经，益肾生精，化为髓而藏于脑中"。故肾精充足，脑髓生化有源，脑窍得以充养，神有所主，则耳聪目明，思维活跃。如肾精亏虚，髓海不充，神明不清则为呆病。年龄是痴呆发生的影响因素。王清任《医林改错·脑髓说》云"小儿无记性者，脑髓未满；高年无记性者，脑髓渐空"。表明肝肾阴虚、肾精不足、脑髓失充是痴呆发病的主要原因。年老肾衰竭，或惊恐伤肾，肾精日渐亏虚，不能生髓，髓海空虚，脑失所养，神明失聪，神机失用，则发为健忘，如神志失常则发为痴呆。或肾脏虚衰，五脏六腑功能失调，气血津液生化受阻，亦可使髓海空虚发为呆病。正如陈士铎所述"不去填肾中之精，则血虽骤生而精仍长涸，但能救一时之善忘，而不能冀长年不忘也"。故肾精的充盈与否与脑髓发育密切相关。

综上所述，DCI 发病不离精、气、血。精血同源，脑髓的充养有赖于先天肾中精气的充盈和后天水谷精微的濡养，故气血生化有源，肾中精气充足，则脑神得养；气血不足，肾精亏虚，脑髓失养，则出现认知功能障碍。

痰瘀毒为 DCI 的核心病机

1. 气血生变，痰瘀毒为患：糖尿病初期，以阴虚燥热为主，病久耗气伤阴，气阴两虚，气虚运化无力，变生痰浊瘀，阻于脑窍，脑络受阻，气血不相接续，神机失用而出现言语、学习及认知障碍；或脾胃虚弱，运化失常，聚湿生痰，蒙蔽心神，累及神明，以致神机失用；又或糖尿病久病入络，累及多个脏腑，加之阴虚内热，耗伤津液，凝液为痰或血行不畅，血液瘀滞，或痰瘀蕴积日久，酿生浊毒，毒损脑络，闭阻脑窍发为中风或健忘痴呆。故痰瘀毒常踞于正气亏损之处，乘虚而入，为 DCI 重要的病理因素。痰瘀毒可使元神被扰、神机失用而出现认知障碍。陈士铎《辨证录》云"痰积于脑中，盘踞于心外，使神明不清而成呆病矣"。说明痴呆与痰浊关系密切。《直指方·血荣卫气化》云"血之为患，蓄之在上其人忘，蓄之在下其人狂"。指出痴呆与瘀血密切相关。"血者，痰之本也"，有瘀必有痰，痰瘀互结，留滞体内，必自生毒，毒害元神。

2. 现代医家对痰瘀毒病机的认识：现代诸多学者认为"痰瘀毒"与 DCI 关系密切。王永炎院士认为糖尿病"病由毒生，变由毒起"，"毒"是糖尿病不断进展及出现多种并发症的关键因素。其提出"毒损脑络"是 DCI 的关键病机，而"肾虚-痰瘀-酿毒-病络"是老年性痴呆的病机演变过程。冯兴中认为，糖尿病最常见的症状是乏力，中医证候最基本的特点是"虚"，尤其是气虚，气虚是其发生发展的关键，而糖尿病变证、坏证均源自"气虚生毒"。在糖尿病的不同阶段，其"毒"各异，糖尿病早期或糖尿病血糖控制不理想时以"热毒"多见；糖尿病早、中期因气虚运化无权，"湿毒"为主；中、晚期则"痰毒"为主；而"瘀毒"则贯穿于糖尿病慢性并发症的始终，故由气虚所产生的痰湿、瘀血留注脉中，结滞成毒，如损伤脑髓，则气血运行不畅，脑脉瘀阻而并发中风痴呆，需从"虚、痰、瘀、毒"等论治。李怡认为 2 型糖尿病的发生多为"内外合毒，杂而为病"，其内生之毒"糖毒"乃终身之毒，迁延难解，可化生"热毒""火毒""痰毒""瘀毒"，如糖痰瘀毒闭阻脑络可致中风、视瞻昏渺。赵伟等认为，糖尿病的发生与浊毒有关，外感浊毒如六淫、燥火风热毒邪内侵胰腺，化燥伤津，消骨耗液发为消渴，与现代研究中的柯萨奇病毒、腮腺炎病毒感染损伤胰岛 β 细胞诱发糖尿病的理论相合。而痰湿、水饮、瘀血为最常见的浊毒前体，在体内聚积日久均可变生浊毒，属内生浊毒，是糖尿病重要的病因病机。陈路燕等研究发现，在糖尿病的前期即糖耐量减低阶段浊毒已经形成，但含量不多；糖尿病阶段，代谢紊乱加剧，水湿、痰饮、瘀血进一步聚积，浊毒明显增多，包括湿浊、痰浊、糖毒、热毒、瘀毒、痰毒、湿毒等，是糖尿病的基本致病因素和重要病理机制；晚期阶段即糖尿病慢性并发症阶段，浊毒大量化生，脏腑气血经络严重受损，致并发症迁延不愈。岳仁宋等认为在糖尿病病程中，"糖毒"贯穿始终，以"糖毒"为中心，痰、湿、郁、毒、瘀合而为病，致变证丛生，若波及于脑，可见头晕、头痛、记忆力减退。可见"痰瘀毒"已成为 DCI 的重要病机。

3. 痰瘀毒理论与 DCI 现代病因密切相关：DCI 的发生与高血糖、脂代谢紊乱、胰岛素抵抗及炎症等有关。高血糖对大脑的毒性作用主要表现在晚期糖基化终末产物的形成增多，其沉积于神经组织，神经细胞周围浸润，并加速淀粉样蛋白 β（Aβ）的沉积以及血小板的老化，造成神经损伤。高血糖、脂代谢紊乱使血液呈高凝状态，导致动脉粥样硬化，引起血管的狭窄甚至闭塞，表现为痰瘀证的一系列临床症状。而高脂血症患者血液常呈乳糜状，与中医浊瘀致"气涩血浊"和"污秽之血"的描述非常类似；2 型糖尿病患者存在严重的胰岛素抵抗，胰岛素抵抗可导致 Aβ 的沉积和 Tau 蛋白的过度磷酸化，生物学活性降低，并在海马神经元内异常聚集，最终导致神经纤维缠结，引发认知功能障碍。而"浊毒"与胰岛素抵抗有相关性，是诱发糖尿病的启动因素，"浊毒伤络"更是糖尿病慢性并发症的核心病机，脾不散精，是糖尿病由浊致毒的基础，运用化浊解毒类方药（黄连、苍术、玄参、蚕沙、丹参、生地黄等）可以减轻葡萄糖毒性，改善胰岛抵抗。炎症反应参与糖尿病的发生以及并发症的发展过程，神经炎症反应则是发生认知损害、痴呆的重要因素。冯兴中善用"解毒法"治疗糖尿病，其认为解毒药物具有抗炎作用，可提高机体的免疫功能，抑制炎性渗出，这是糖尿病毒邪理论与糖尿病发病机制炎症学说的相通之处。邓春艳等认为，应用解毒化浊法可抑制代谢性炎症反应，从而可以改善 2 型糖尿病胰岛素抵抗。杨婵等认为糖尿病大血管并发症处于低度炎症状态，正气亏虚是导致糖尿病大血管区域免疫炎症微环境紊乱的根本，痰瘀毒邪是其致病因素，气虚生毒为慢性免疫炎症反应的直接表现，是导致糖尿病大血管区域免疫炎症微环境紊乱的动态体现，益气扶正、祛除毒邪为其治疗大法，可调动机体的免疫调节功能，清除损伤性炎症因子，恢复受损的免疫炎症微环境。

可见，痰瘀毒是 DCI 的启变要素及核心病机，随糖尿病病程的进展，痰瘀浊酿而为毒，胶着于脑络，缠绵难愈，导致脑络失养、受损而出现学习记忆能力下降，这与毒邪致病的顽固性一致。

以"虚痰瘀毒"为治疗靶点

益气解毒是治疗 DCI 的基本治则。但"解毒法"治疗糖尿病并非现代首创，其最早见于《素问·奇病论》中"治之以兰，除陈气也"。唐代孙思邈则明确提出了应用清热解毒的"黄连丸"治疗消渴。在传统中医理论的基础上，众多医家倡导益气解毒治疗糖尿病及其并发症。王永炎基于"毒损脑络"的病机，提出"益气养阴、解毒通络"是治疗糖尿病认知障碍的大法。冯兴中善用益气解毒法治疗消渴变证，认为糖尿病脑病从虚论治，主要为气虚、阴虚，常用黄芪、生地黄、白芍、山茱萸之类；从痰论治，多选用半夏白术天麻汤、黄连温胆汤；从瘀论治多选用通窍活血汤、血府逐瘀汤、桃红四物汤；从毒论治临床多应用黄连解毒汤。倪青认为糖尿病患病日久，易发生心脑病症、眼病、皮肤病等诸多并发症，临证时常辨兼证瘀血，予桃仁、红花、川芎、赤芍、水蛭等活血化瘀药物，辨痰湿证时，以化痰去湿药物如茯苓、白术、陈皮、法半夏、薏苡仁等。李佃贵从"浊毒"治疗糖尿病，无论是消渴期还是并发症期，均以"化浊解毒"为主，辅以疏肝理气，健脾和胃，活血化瘀。DCI 严重者发展至痴呆，田金洲善于分期治疗痴呆，早期（平台期）为疾病初起阶段，常见髓海渐空、脾肾两虚、气血亏虚等证，治以补肾健脾、养元安神为法，可用还少丹；中期（波动期）呈波动状态，痰、瘀、火并现或交叉，治疗以祛邪为主，重在化痰、祛瘀、泻火，常用洗心汤、天麻钩藤饮，同时加用活血化瘀药物；晚期（下滑期）呈虚极和毒盛，治疗重在解毒通络，补肾固元，常选用黄连解毒汤加减，直折火毒，同时加用补肾益精、大补元气之品。伍文斌等通过动物实验发现，黄连解毒汤可以改善 2 型糖尿病大鼠脑内葡萄糖的摄取和代谢障碍，增加大鼠海马中葡萄糖转运蛋白 3（GLUT3）的表达，增加 Tau 蛋白 O-乙酰葡萄糖胺（O-GlcNAc）糖基化表达，降低 Tau 蛋白的磷酸化水平，可有效改善 2 型糖尿病模型大鼠学习和记忆能力。宋莉丽等通过研究发现，益气养阴解毒祛浊类的中药可抑制血管核因子-κB（NF-κB）、应激活化蛋白激酶（P38MAPK）、转化生长因子（TGF-β）蛋白及基因的表达，对早期糖尿病大鼠的大血管有保护作用，可抑制大血管炎性增生，预防糖尿病大鼠大血管硬化。

378　从痰、瘀、毒论治糖尿病肾病

　　糖尿病肾病是糖尿病主要的慢性微血管并发症之一，早期可表现出肾脏增大、间断或持续蛋白尿，继之出现临床蛋白尿，并出现水肿、肾功能损害，终至肾衰竭。中医学古代文献虽无糖尿病肾病病名的记载，但根据其发病机制、临床表现，可归属消渴病继发的尿浊、水肿、关格、肾劳、溺毒等范畴。学者刘越等从痰、瘀、毒3方面论治糖尿病肾病，以期强调化痰、祛瘀、排毒之法在临床治疗中的作用和地位。

糖尿病肾病与痰

　　《素问·奇病论》云："此肥美之所发也，此人必数食甘美而多肥也，肥者令人内热，甘者令人中满，故其气上溢转为消渴，治之以兰，除陈气也。"《景岳全书》云："消渴病……皆膏粱肥甘之变，酒色劳伤之过，皆富贵人病之而贫贱人少有也。"说明过食肥甘，而致脾胃亏虚，痰湿邪热由内而生，损伤阴液，闭阻经络，阴津失于输布，使机体失去濡养而发为消渴。本病的成因主要有3个方面：一是体质因素。中医学经典理论认为"肥人多痰湿"。据有关报道，糖尿病中肥胖者痰湿体质的发生率高达98.93%。二是饮食不节。长期过食膏粱厚味，久则使脾胃损伤，导致脾胃运化功能失常，酿成痰湿。或因无度嗜烟酗酒而助阳生热，则易聚湿酿痰。三是情志失调。郁怒伤肝致肝气郁结，疏泄失常，津液输布失常而化生痰湿，肝郁则犯脾，从而使脾胃失于运化则痰湿内生。或长期工作繁忙，情志抑郁恼怒，气郁化火，影响气机的运行，气不化津，以致痰湿内生。对痰的病机认识，朱丹溪主张脾气健运是机体津液正常输布的关键，脾脏虚则上不能输精以养肺，水谷不从正化，反为痰饮而干肺；下不能助肾以制水，水寒之气反伤其阳。故"脾为生痰之源"，"盖脾为后天之本，脾运不健，则津液不化，聚而为痰"。都说明若脾失健运，必然会出现机体津液输布失常而产生痰湿等病理产物。对于以痰湿为主要见证者，治疗时需辨证用药。痰湿内阻者，以燥湿化痰，健脾和胃为主，方用平胃散和二陈汤加减；以痰热内扰者，以清热化痰，宣痹通阳为主，方用十味温胆汤加减；而阴虚夹湿者，以清热祛湿，养阴解毒为主，方用《局方》甘露饮加减等。章真如将痰的临床特征分为痰阻经络和脏腑痰湿，治疗原则以理气化痰，调中涤饮为主，使气机通利条达，水津敷布，痰散饮消。张景岳倡导治痰必求其本，从而提出"见痰休治痰，而治生痰之源"的治痰思想。叶天士在《临证指南医案》中提出"善治痰者，治其所以生痰之源，则不消痰而痰自无矣"，认为痰之本多在肾，提出摄肾固真乃治痰之本的学术思想。由此可见，痰既是病理产物，又是致病因素，其源头都要归属于脾、肾、肝等脏损伤这个根本病机，故在治疗中当尤为顾护。

糖尿病肾病与瘀

　　《临证指南医案·三消》云："三消之证，虽有上中下之分，其实不越阴亏阳亢，津枯血竭，致血液循环受阻而成血瘀。"临床报道，糖尿病肾病患者几乎100%地存在着瘀血的病理状态。脾乃为后天之本，主运化水谷精微和水湿，肾乃先天之本，主水，先后天之间互补而维持人体正常的生理活动。若发生感染、内伤、酒醇膏腴，或病起失治误治等引起糖尿病并发展到脾肾时，会使气、血、精、津液等的运化、升降、输布功能失调，气血津液不足或滞留，从而影响到肾的功能，这说明消渴的发展与脾胃两脏密切相关。而津亏、气虚、血虚、痰饮水湿均可导致血瘀，因此糖尿病肾病与血瘀有着一定的因果关系。糖尿病肾病患者主要由于长期血糖控制不良，导致糖尿病患者长期处于高糖利尿状态，血液浓缩，血流缓慢，瘀滞而成瘀血，因血液黏度增高，微循环障碍导致肾脏灌注量不足，缺血缺氧，致使不能升清降浊，湿浊溺毒内停而成糖尿病肾病。因此，瘀是构成糖尿病肾病肾小球硬化的病理基础。瘀包括血瘀和瘀血，前者是指血行不畅，后者是由血行不畅、局部不通所致的病理产物。血瘀日久可产生瘀血，瘀血滞于脉内，又可致使血液运行不畅，两者互为因果关系。糖尿病肾病之瘀血是其病程中因虚所产生的病理产物，其瘀血一经形成，又可作为新的致病因素作用于人体以加重糖尿病肾病之消渴，如阻气碍津、化热伤阴等。由此可见，瘀血形成原因复杂，而瘀血一旦形成，又加速了本病的发展速度。关于本病的病机，柴可夫等认为糖尿病肾病基本病机是消渴日久，治不得法，伤阴耗气，复加以瘀、痰、湿等互相积聚于肾之络脉，逐步使肾体受损，肾用失司所致。远方认为糖尿病肾病属"消渴"之"下消"范畴，病机为本虚标实。疾病初期，肺胃阴虚燥热、肺脾气虚，日久生化之源不足，先天之本无所充养，加之肾元禀赋素亏，肝木失养，致肝肾阴虚，阴伤不止，气随液耗，形成肾之气阴两虚；随着病情的进一步发展，阴损及阳，而出现脾肾气虚、脾肾阳虚、阴阳俱虚之变化。

可见本病肺、脾、肝、肾亏虚，而以肾虚为本。脾胃化源不足，阴液津血不充，可致血虚、气虚。渐至血行不畅，因虚而致瘀，如气虚、阳虚、阴虚、血虚均可致瘀，瘀又由虚而生，瘀阻肾络。由于肺虚不调，脾虚不运，肾虚不化，加之血瘀阻滞气机影响水谷精微和津液输布，湿邪乃盛；瘀血化热，则湿热瘀结。瘀血又可致病，日久化毒，毒伤肾络，加重病情。正如叶天士所云"病久气血推行不利，血络之中，必有瘀凝，故致病气缠绵不去"。虽然不同阶段，疾病所致病机重点不同，但本虚与标实互为因果，相互为病且血瘀始终贯穿着糖尿病肾病的整个发展过程。因此，在治疗本病时多以活血通络，祛瘀生新的药物为主。药理研究发现，活血化瘀药具有扩血管，改善微循环，抑制血凝，降低血液黏稠及抗血栓形成等作用。方用血府逐瘀汤加减。

糖尿病肾病与毒

糖尿病肾病是因消渴日久不愈，肾之气阴两虚，致肾络虚，内生之痰瘀郁热，胶结化毒，毒痰瘀郁热，瘀滞在肾络，肾络阻滞，诸症丛见。毒邪又分内外，消渴病之毒主要指内生之毒，含概糖毒、脂毒等，属中医瘀毒、痰毒、湿毒、燥毒等多方面。内来之毒是因脏腑功能和气血运行失常而致经络阻滞、气血逆乱、水津失常，出现气滞、痰凝、血瘀、湿阻、水停等病理产物蕴结于体内，日久化生成毒，它多在疾病过程中产生，既是病理产物，又是新的致病因素。消渴病中毒具有致虚、瘀、郁、痰的特点。若毒从阳化，毒热炽盛，消灼阴津，而致阴虚气耗，故致虚；毒热煎津灼液，血脉涩滞运行不畅，毒瘀互结直接损伤脉络阻碍气血运行，故致瘀；毒邪易壅滞气机，脏腑气机升降出入失常，而致郁结，郁久化热又可伤阴耗气，故致郁；由于毒多从热化，灼伤津液，津凝为痰，故致痰。随着疾病的发生发展，毒必损伤络脉。正如《临证指南医案》中所云"经几年宿病，病必入络"，又云"百日久恙，血络必伤……经年宿病，病必在络……初为气结在经，久则血伤入络"。糖尿病病程漫长，缠绵难愈，"久病及肾""久病入络"，说明久治不愈之病多伤及肾脏并有络病存在。毒邪伤络、毒邪阻络，络为毒扰，经血受扰，血行涩滞成瘀，或毒邪壅遏气机运化，化生痰饮，毒、痰、瘀交夹，阻滞脉络，留而不去，缠绵不愈。痰、瘀、郁、热胶阻络脉，是毒邪产生的病理基础；而元阴元阳受损，五脏六腑失其温蕴、滋养，脏腑失衡、脏腑气机失畅，是毒邪形成的关键。毒邪损伤肾络贯穿糖尿病肾病的始终。近年来，今人在临床实践基础上，从解毒论治消渴，取得了较好的治疗效果。

糖尿病肾病基本病机为本虚标实，本虚为气阴两虚，涉及肝、脾、肾及诸脏亏虚。标实多为血瘀、痰凝、湿阻、水停、浊毒内生等。其中毒邪在糖尿病肾病的发病中起着十分重要的作用，它贯穿于疾病的始终。正确认识和理解毒损肾络在消渴肾病中的作用，有助于提高疗效，丰富和发展消渴肾病中医病机理论，为中医药治疗提供新的思路和途径。

379　从湿、热、毒、瘀论慢性前列腺炎

　　学者彭亚杰等通过整理分析慢性前列腺炎的相关古籍及近年有关该病的研究文献，梳理该病的历史沿革，探析该病的病因病机，认为病因以湿热、毒邪为主，是重要的先导因素；瘀乃该病的发展主要趋势，是其关键病机。本病初期为湿热、毒邪侵入精室与肝脾肾，中期邪气过气入血导致邪瘀精室，伤及机体正气，后期邪衰正弱。湿热、毒、瘀三者有着各自的致病特点，且在本病病机演变中三者常常胶结兼杂致病。

　　慢性前列腺炎，又称慢性骨盆疼痛综合征，是指患者在外界非炎症因素的刺激下或某些细菌等病原体的感染下，出现盆腔区域疼痛或不适、排尿异常等症状为特征的疾病。本病病程长，临床症状复杂多样，治疗效果不佳，反复难愈。目前国内报道慢性前列腺炎发病率为 6.0%～32.9%，30～40 岁和 61～70 岁是本病的高发年龄阶段。现代医学认为慢性骨盆疼痛综合征或慢性前列腺炎是一种具有多种病因、不同进展途径和多样症状的异质性临床综合征，其发病机制并不明确。本病的发生机制或与不明病原微生物的感染、自身免疫异常、氧化应激反应、内分泌失衡、神经机能障碍有关，当前现代医学对本病的治疗手段有限，疗效欠佳。

慢性前列腺炎中医文献溯源

　　中医学中并无慢性前列腺炎或慢性骨盆疼痛综合征的病名，但根据其临床症状表现及病情发生发展可将其纳入中医学中"精浊""淋证""白淫""白浊""子痛"等范畴。文献古籍中有关本病最早的记载是在《素问·六元正纪大论》中提到"面目浮肿，善眠鼽衄，嚏欠呕，小便黄赤，甚则淋"，还提到"热至则身热……鼽衄头痛，骨节变，肉痛，血溢血泄，淋閟之病作矣"。认为热邪为本病的致病因素，为后世"湿热致病"的观点奠定的理论基础。《素问·玉机真藏论》也提及该病为"少腹冤热而痛，出白"。张仲景在《金匮要略·消渴小便不利淋病脉证并治》中详细描述了该病的临床症状并提出了治疗原则，"淋之为病，小便如粟状，小腹弦急，痛引脐中……淋家不可发汗，发汗则必便血"。而精浊一名首见于张景岳《景岳全书》中"有浊在精者，必相火妄动，淫欲逆精……流溢而下，热移膀胱，则溺孔涩痛，精浊并至，此皆白浊之因于热也"。张景岳更加详细地论述了该病，认为病位在心肾涉及膀胱，热邪为主要致病因素。清代医家何梦瑶在其《医贬·赤白浊》论述本病时认为，"多由房事精已离位，或强忍不泄，或被中止……则肾火郁而不散，败精挟郁火以出，故茎肿窍塞而痛。若寡欲之人患此，多因湿热流入精房，精为所逼，不能静藏所致"。提出了房劳忍精不射，湿热蕴结精室是本病的主要病因病机。《临证指南医案·淋浊》云"若房劳强忍精血之伤，乃有形败浊阻于隧道，故每溺而痛……败精宿于精关，宿腐因溺强出，新者又瘀在里"。叶天士在前任医家的基础上提出"浊瘀"是本病的病理产物，又是新的致病因素，临床治疗上要重视"浊瘀"，可用活血祛瘀通络等方法给予治疗。现代中医学者在总结前任医家的基础上结合自己的临床经验，认为精浊的发生的原因多有以下几点：外感六淫湿热、秽浊毒邪，内伤饮食、房劳、情志或先天不足，病后继发；病位在精室涉及膀胱，病变脏腑多责肝脾肾三脏；本病初期湿热蕴结于下焦精室，阻滞精室气血运行，久则入里侵袭脏腑机体；精浊初病在气，久则及血，湿热、毒、瘀三者胶结致病。

湿热贯穿本病始终

湿邪是精浊病的主要致病因素之一，最早记载可见于《素问·本病论》云"湿令不去，民病四肢少力，饮食不下，泄注淋满，失溺，小便数"。关于湿热致病的最早记载是明代医家王肯堂《证治准绳》云"热则生湿，湿生则水液浑，凝结而为淋。考之《黄帝内经》，则淋病之因……大纲有二："曰湿，曰热"。认为本病病机为湿热胶结。清代薛雪《扫叶庄一瓢老人医案·遗精淋浊尿血》所云"浊病乃湿热下注，久而失治，变为精浊，不易速愈"。沈金鳌《沈氏尊生书》云"浊病之原，大抵由精败而腐者居半，由湿热流注者居半"，而湿热之邪的由来或是像《类证治裁》云"有浊在精者，久之则有脾气下陷，土不制水，而水道不清"。饮食失摄，脾失健运，水湿下注，郁久成热，结于下焦致病；或像《正治准绳》云"更有人吸金石药者，入房太甚，败精流入胞中，及饮食痰积渗入者，则皆成淋"。房劳，淫欲过甚，忍精不射导致败精留滞，蕴生湿热于精室致病。或像《素问玄机病原式》云"热甚客于肾部，干于足厥阴之经，廷孔郁结极甚，而气血不能宣通，则痿痹，神无所用，故津液渗入膀胱……不能收禁也"。肝经郁热，化生湿热郁结于精室致病。

现代医家在查阅古代医家对本病的论述基础上，借助统计技术对本病的病因、中医分型进行了更加科学的研究。中国中西医结合学会男科专业委员认为本病初期以湿热为主，中期以湿热瘀滞为主，后期为本虚表实，虚实夹杂之证，虚多责脾肾两脏，实以湿热、瘀滞为主。李兰群等在对确诊的304例慢性前列腺炎患者进行中医基本证型分布频率调查中发现，湿热下注证占74.0%，出现频率最高，为主要致病因素。李兰群等对1322例慢性前列腺炎患者进行中医证型分布研究时发现，湿热下注是该病的最主要、最常见的基本证型，占92.4%，这与传统及现代中医认识相符。

由此可见，不管是古代历任医家，还是当今中医学者，都把湿热当作本病的重要病因之一加以论述，认为湿热是贯穿本病始终的重要因素。

毒邪是本病反复发作的重要病因

毒邪是指对机体有严重伤害、影响机体正常代谢，造成机体阴阳失衡的不利因素，无论是来自体内或是外界都可称之为毒，而毒又有外感与内生之分。

1. 内生之毒： 是指来源于体内的人体不需要的，有害于健康的物质，其来源有三：一是机体排毒系统功能紊乱时，机体持续产生的各种代谢废物；二是那些本为人体正常所需的生理物质，由于代谢障碍超出其生理需求范围，从而转化为致病物质形成毒；三是被改变了本身应该存在的生理环境的生理性物质。本病内生之毒的主要来源为机体的脏腑、经络、气血津液在外感之毒的影响下功能失常，不能将生理产物、病理产物及时排出体外，日久则其蕴结于内化生成内生毒，成为新的病理产物。精室化生、储存、输送、排泄生殖之精，以通为用。若男子房事不洁，或沾染秽毒物品，浊毒循溺窍而上侵袭精室，导致精室气机不利，功能失调，则机体生殖之精、津液排泄不畅，败精停滞，不能排出体外，久郁酿为湿热之毒。若余毒客于精室脉络，脉络中气行有阻，则血行涩滞不畅，瘀血内停，滞留体内，郁久转化为瘀毒。由此可见内生之毒中的湿热之毒、瘀毒可成为新的致病因素，进一步损害机体脏腑、经络、气血津液，克伐正气，使得本病易复发，缠绵难愈。

2. 外感之毒： 是指以人体为界，来源于身体之外的有害于身体健康的物质，外感六淫、现代医学中的病原微生物、各种食品的污染等都可归于外感之毒。而本病外感之毒的主要来源为外感六淫以和病原微生物。古代医家一直并未将病原微生物这一类毒虫之邪作为本病的重要病因之一，这或是受当时社会的结构、经济、文化、人口流动性低的影响，或是受当时统计、医疗技术的限制。但随着社会结构、人们生活方式、观念的改变，人口流动性的增加，以及信息时代的到来，而人们的自我保护意识却未普及的情况下，国内各种性传播疾病在近些年均呈上升趋势，且沿海开放城市、经济特区、交通沿线等地区发病率高于其他地区。从中医角度来看，精室为奇恒之腑，既有化生、储藏生殖之精的功能，又有将生殖之精排出前阴窍口的功能，以通为用是其的生理特性。若男子房事不洁或接触不洁之物，后续治疗不当导致毒虫伏留精室，阻滞精室气机，导致下焦气血瘀阻，湿热蕴结，故临床多见男子盆腔区胀痛不适，尿频、尿急、尿滴白，茎中灼热。外感之毒不清，日久循经侵袭肝肾，导致肝肾不足，或伐伤脾肾，使得本病转为本虚标实之证，在机体劳累或饮酒感受湿热之邪后，引动伏毒，紊乱精室气机，导致气滞血瘀，湿热壅滞于内，使本病反复发作不愈。

瘀乃病机关键

精室以通为用，瘀是本病的病机关键，也是本病发展的必然结果。瘀又能产生新的致病因素瘀血，瘀血与湿热、毒邪兼夹致病。《临证指南医案·淋浊》有云"若房劳强忍精血之伤，乃有形败浊阻于隧道，故每溺而痛……败精宿于精关，宿腐因溺强出，新者又瘀在里"。叶天士认为败精瘀阻于精室是病机关键，也是本病反复发作的原因。《医学衷中参西录》云"相火动无所泄，亦能生热，以致血室中血热妄动，与败精涸合为腐浊之物，或红、或白，成丝、成块，溺时堵塞牵引疼痛"。张锡纯认为相火久遏是发病的关键原因之一，瘀血并败精阻滞于精室是本病的病机关键。

现代中医学者在学习前任医家治疗本病经验的基础上，借鉴西医对前列腺解剖、生理、病理的认识，融西于中形成了自己的学术观点。王琦基于中西医结合的观点认为本病的病机特点为"瘀浊阻滞"，西医学认为慢性前列腺炎的发生是前列腺导管在炎症的刺激下，纤维变性而管腔狭窄，致使导管内分泌物瘀积不出。所以这里的"瘀"既有中医学的血瘀不行的含义，又有西医学前列腺导管内分泌物瘀积不出的含义。张春和认为肝气不调与本病发生有关，情志不畅，肝失疏泄，气机不畅，肝经气滞，或肝经湿热，阻遏气机，或寒凝肝脉，肝经气血不畅，都会因气致瘀，从而引发本病。李兰群等在调查本病的中医证型时发现，本病标实多以湿热、血瘀、肝郁为主，三者多互交致病，而且本病病机出现频率最高的是湿热瘀阻，占78.59%。这或是现代男子喜食辛辣刺激、肥甘厚味之物，好饮酒，中焦湿热不化，下注阻滞精室，久而化瘀。孙自学认为瘀的病机贯穿本病的始终，除去湿热，肝气不调导致的瘀，也有男子房事过劳，手淫过度或先天不足，导致元气受损，血中之气衰少，脉络中血行艰涩缓慢，则日久必因虚致瘀。诚如《医林改错》云"元气既虚，必不能达于血管，血管无气必停留而为瘀"。郁春等认为，瘀血虽然是湿热、肝郁气滞、肾虚、气虚的病理产物，但也是新的致病因素，它常常兼杂败精浊瘀，湿热毒之邪瘀积精室，在内外诱因之下反复发作难愈。高兆旺等在运用通窍逐瘀法治疗慢性前列腺炎80例的临床研究中发现与对照组的清热利湿法比较，治疗组的活血逐瘀法疗效更加显著，治疗后的前列腺液改善也更加显著。周俊杰等从瘀治疗180例慢性前列腺炎，治愈64例，好转96例，总有效率91.0%，认为本病的治疗除了辨证论治，审因论治外，更要注重化瘀通络的应用。而这么配伍的药理学原因在于活血化瘀药可以显著的扩血管，改善腺体微循环，增加前列腺上皮细胞膜通透性，促使体内残败精得以迅速通泄。由此可见无论是清代医家叶天士，还是当今中医学者都认为瘀是贯穿本病的重要病机之一，其中瘀的始动因素以湿热，肝气不调，元气受损为主，而瘀的病理产物瘀血又成为新的致病因素，与湿热、毒邪、败精等胶结，在内外诱因下反复发作致病。

380　从补肾、解毒、通络论治类风湿关节炎

类风湿关节炎（RA）是一种以侵蚀性关节炎为主要表现的全身性自身免疫疾病，以慢性、对称性、多关节滑膜炎为主要表现，如不及时治疗，最终将导致关节畸形和功能障碍。本病属中医学"历节""痹证""尪痹"等范畴，目前对于本病的病因病机认识尚不一致，言风、寒、热、湿、痰、瘀、虚者皆有之，所涉脏腑亦有脾、肝及肾，由此导致 RA 的治法繁多、治则差异偏颇，缺少统一的治疗方法，这在一定程度上影响了 RA 中医治疗的主导方向和应用的推广，如何寻求 RA 相对统一的核心治疗大法是规范中医治疗 RA 方案的重要举措之一。学者杨光辉等认为，本病之本在于肾虚，毒邪贯穿始终，同时受损在络，因此，补肾解毒通络法是治疗本病的基本大法。

从肾论治是 RA 治疗的基石

1. 有关肾与痹证的文献记载： 古代医家早已认为肾与痹证关系密切，并提出肾虚在痹证的病因病机中所处的重要地位。《证治准绳》云"痹病有风、有湿、有寒、有热……皆标也，肾虚其本也"。强调肾虚是痹证发病之本。《医门法律·中风门》亦云"痹证，非必为风寒湿所痹，多因先天禀赋肾气衰薄，阴寒凝聚于腰膝不解"。进一步认为痹证多因肾气亏虚而邪气入骨所致。《景岳全书·风痹论》又云"诸痹者皆在阴分，亦总由真阴衰弱，精血亏损，故三气得以乘之而为此诸证"。由此可见，从肾论治痹证主要是从肾虚论治，以上经典医学论著突出肾虚在痹证的发病中具有重要作用。

2. 肾虚是 RA 骨、关节病变的基础：

（1）肾主骨：是指骨与关节的生理病理受肾所支配，肾虚与否决定骨与关节的强弱，这主要依靠肾主藏精、主一身之阳气的功能。RA 病变部位主要累及骨、关节，因此，肾脏虚损是骨、关节病变的基础。

肾虚无以藏精，骨与关节失养：肾有"藏精，精生髓"的功能，肾能受五脏六腑所传之精封而藏之，充实于骨，濡养于骨，骨、关节的生长发育及其修复皆以肾精为基础。《医经精义》云"髓者，肾精所生，精足则髓足，髓在骨内，髓足则骨强"。可见，肾精充足，骨髓化生充足，骨髓充盈促进骨、关节的生长发育，骨与关节得养，则骨骼、关节坚实，强壮有力。因此，肾通过"藏精生髓"而实现"主骨"的功能，只有当肾气充盛时，才能"筋骨坚"，"筋骨劲强，肌肉满状"。若先天不足，或病邪伤肾，肾精亏虚，则骨髓化源枯竭，骨骼失养，骨质脆弱，最终表现为关节拘挛屈曲、强直畸形、筋伤骨损，终成残疾。

肾阳亏虚，外邪易袭：肾藏元阴元阳，督统一身之阳，为一身阳气之根本，若肾阳不足，导致关节筋骨失于温煦，外邪尤以寒湿之邪为主，乘虚深袭，寒甚至骨入肾，阳虚寒凝，气血痹阻，关节闭涩，发为痹证。因此，RA 患者多以肾阳虚为主，这就可以解释为什么在临床上许多患者主诉阴雨天或是受寒时关节疼痛加重。

以上说明肾精亏虚、肾阳不足导致关节失于濡养，易发痹证。因此，根据肾主骨的理论依据，RA 定位在肾，从肾论治得以强骨、抵挡外邪，故在治疗时需以补肾为主。

（2）肾虚易致 RA 骨质疏松：国内外大量研究证实，RA 存在较高的骨质疏松发生率。骨质疏松甚至在 RA 早期即可出现，这与原发病本身的炎症反应密切关系，也与长期使用激素或是绝经期、老年患者出现的骨代谢异常（包括降钙素、性激素水平低下）相关。因肾主骨，藏精生髓，骨赖髓以滋养，所

以肾精亏虚是 RA 和骨质疏松的共同病机，而且随着年龄的增长表现更为突出。从现代医学研究解释，肾虚者多有下丘脑-垂体-性腺轴功能衰退，性激素分泌减少，使成骨功能下降，单位体积内骨组织减少，最终导致骨质疏松，所以肾虚是骨质疏松发生的重要原因。中医补肾疗法可通过调整下丘脑-垂体-靶腺器官的功能，提升和维持机体各种激素水平或发挥类激素样作用，促进骨钙沉积，抑制骨吸收，加快骨形成，延缓骨量丢失，升高骨矿含量和骨密度，以达到预防以及治疗骨质疏松的目的。

3. 近现代医家对于"从肾论治 RA"的共识：正因为肾虚是 RA 发生的主要内因，所以近现代医家都将补肾法作为治疗痹证的主要方法。朱良春教授认为，痹证发生是阳气不足在先，此为本质性的问题，所关脏腑为肾。因此，无论是从痹病之始，还是从痹病过程，均以肾虚为本，痹痛为标，并提出"温肾阳，壮肾督"的治疗大法，由此研制了益肾蠲痹丸，在临床上广泛使用，该药起到温补肾阳、益肾壮督、搜风剔邪、蠲痹通络的作用。焦树德教授则认为，RA 因病机上乃素体肾虚，寒邪深浸入骨及复感三邪，内舍肝肾，故在临床以肾虚寒盛证多见，针对肾虚寒凝入骨的病机特点，立补肾祛寒法，效果显著。另外，沈丕安教授提出痹证其本在肾的观点，并在 RA 的病因病机上依从"7＋1"理论学说，7 为七种外邪实邪，1 为肾虚证，单提出肾虚一证，可见其重视程度，他认为病邪主要损伤肾脏，肾气亏虚，久则真阴衰弱，精血亏虚，筋骨损伤，方用羌活地黄汤，取得较好的临床疗效。

不管差异如何，以上教授在 RA 的治疗原则上皆是从肾论治的很好例证，也说明补肾法在 RA 的治疗上有了一定的共识。

从毒论治是 RA 治疗的关键

1. 毒邪是 RA 的主要病理因素：早在《素问·痹论》中提出"风寒湿三气杂至合而为痹也"，认为痹证由风、寒、湿三邪所致，但是如果仅将痹证病因归为此三邪，会发现在临证时远远不够。除上述三邪外，在临床上也常提及热、痰、瘀等，但是 RA 外及关节、骨骼，内损脏腑，难以从"常邪"致病特点所能涵盖。

中医学认为，病情重笃、病势急骤、损伤广泛多有毒，病情缠绵顽固者常蕴毒。RA 来势较急，病势缠绵，病性酷烈顽恶，易犯脏腑，难以根治，这些特点就容易将其与毒邪联系在一起。本病之邪直达并破坏筋骨、关节，导致关节肿痛明显，活动不利，甚至致残，与毒善走窜经隧，深达骨骼，进展快、破坏性大，可致骨节疼痛、活动受限相符合；并且毒好入阴血，易伤营成瘀，聚湿成痰，出现关节肿大、变形等。另外，毒邪更易耗伤正气，对人体生理功能和组织器官具有严重损伤作用，引起病变关节的骨质疏松、骨质破坏、关节脱位。由此可见，在 RA 中毒邪的特性表现得十分鲜明。

毒邪可由外感可由内生，RA 外感之毒可与六淫相伴，形成风毒、寒毒、湿毒、热毒等；而内生之毒则在病情的发展演变中，由于脏腑功能失调，导致痰、湿、瘀、火等多种病理因素的产生，最终邪气稽留，郁久成毒。因此，RA 整个病程在于外感毒邪、邪毒内伏、脏腑蕴毒所致，故毒邪成为 RA 的主要病理因素。

2. 炎症与毒邪：炎症为现代医学所讲，RA 是一种以关节滑膜炎为特征的自身免疫性、炎症性疾病，滑膜呈持续性变态反应性炎症，而关节外表现以血管炎为主，病变累及全身各个器官。因此，免疫炎性反应贯穿整个 RA 病程，为其病理基础，炎症与 RA 关系密切。导致 RA 中炎症的病因并不清楚，机制也未彻底了解，目前明确的炎症反应主要因为滑膜细胞及滑膜组织中浸润的单核/巨噬细胞、淋巴细胞等产生大量的细胞因子相互调节，其中炎性细胞因子如肿瘤坏死因子-α、白细胞介素家族等起到核心作用，这些物质聚集过多可破坏机体组织，促进了 RA 的发生和发展，并可引起全身多系统损害，相当于机体脏腑功能失调，正气不足。

这些炎性因子与中医学之"毒"极为相似，既为病理产物又为致病因素，且与毒邪同样具有易犯内脏、累及脏腑、损伤正气的特点，并体现难治性、反复性的共同特性。而且两者在关节处的表现形式相同，都可阻滞经脉筋骨关节，致气血失宣而表现为关节局部红肿疼痛，触之灼手，或病变关节肿胀不红。因此，RA 在中医临证时应始终抓住炎症的本质，将其与毒相联系，现代药理研究已证实解毒之品尤以清热解毒药能有效控制炎症反应。所以血清中异常升高的炎性因子是 RA 中"毒"的重要病理实质，从毒论治以控制和消除炎症作为控制和缓解 RA 的中心环节，也是基本治疗思路。

3. 从毒论治 RA： 从毒论治 RA 的最好例证为雷公藤多苷片，此药为雷公藤提取物，是临床上治疗 RA 应用频度较高的中成药，已被中西医风湿病医师认可，并广泛用于 RA 及多种风湿免疫病的治疗中，疗效确切，有其他药物无法替代的作用。雷公藤性味辛凉，有大毒，其主要功能为祛风解毒、通络消肿止痛、杀虫等。现代医学研究表明，其提取物雷公藤多苷具有较强的抗炎及免疫抑制作用。在抗炎作用方面，能拮抗和抑制炎症介质的释放。在免疫抑制作用方面，该药能抑制 T 细胞功能，抑制延迟型变态反应，抑制炎性因子分泌，抑制分裂原及抗原刺激的 T 细胞分裂与繁殖。

除雷公藤多苷片外，在中医辨证治疗时，毒邪的属性有寒热之分、湿燥之别，且常可与他邪兼夹为病。临证治疗时应根据毒邪的性质而定，如热毒清热解毒、寒毒散寒解毒、瘀毒化瘀解毒、燥毒润燥解毒、痰毒化痰解毒、湿毒除湿解毒、风毒搜风解毒，这些都要在治法上观其脉证，随证治之，若能准确掌握其病性，可收事半功倍之效。

通络法是 RA 中医治疗的主要手段

1. RA 受损在络脉：

（1）从病机角度痹证受损在络脉：络脉是病邪传注、邪从皮毛腠理内传于脏腑的途径。早在东汉时期就建立了痹证从络论治的观点，张仲景在《金匮要略》论述了痹证的发生与络脉痹阻的病机有关，其云"痹者，闭也……故风寒湿三气杂至，则壅闭经络，血气不行而病为痹"。后由清代叶天士发展为络病学说，论及"风寒湿三气合而为痹，然经年累月，外邪留著，气血皆伤，其化为败瘀凝痰，混处经络，盖有诸矣"，使络病成为痹证病机概念。正因为络脉既是外邪乘虚入侵之途，又是循络传邪之道，RA 因体虚而外邪入侵，邪阻脉络，引起络中气血阻遏，血行不畅，正气被伤，邪循络脉而入里，损伤气血，最终引起脉络及组织失养。

（2）从临床表现角度 RA 受损在络脉：从络脉分布而言，其伏行于分肉之间，居半表半里、骨空之间，外接肌肉、皮肤之阳络，内接脏腑、油膜之阴络。RA 邪阻络脉，从表至里、由浅至深，络中血气阻遏。在本病初起，邪气乘虚侵袭浮行于阳络，其病位浅，病势轻，以邪实为主，临床多表现为项背不舒、手足麻木、关节酸胀等症，而当日久迁延不愈时，渐至血行不畅，正气耗伤时，其病位深，病情重，病多在行于体内布于阴络，脉络、筋骨、关节失于濡养，易出现乏力、关节肿胀、疼痛、屈伸不利，甚至关节畸形等症状。同时在 RA 后期极易侵犯"肺络""肾络""心包络"等脏腑深部络脉，出现肺、肾间质病变，心脏病变等关节外表现。因此，RA 的整个病程谓络脉受损之表现。

2. 通络法在 RA 的运用： 正因为 RA 络脉受损，且尤以络脉瘀阻为主要表现，因此，本病在治疗上应以保持络脉通畅为主要目的，通络法应作为 RA 通治之法。目前，在临床上通络之品非虫类或藤类药物所莫及。其中虫蚁之品升降灵动，正所谓"每取虫蚁迅速、飞走诸灵，俾飞者升，走者降，血无凝著，气可宣通"，"辄仗蠕动之物，松透病根"。虫类通络药物其穿透筋骨、通达经络、破瘀消坚之功远非草木之品所能及，其最能遭拔深血中之邪，解除阻滞于络脉中之瘀血痰浊，以松透病根，使络脉通利，血行畅达，常选用地龙、土鳖虫、蜈蚣、僵蚕以及全蝎等。现代研究表明，虫类药物在免疫调节、微循环改善以及消炎镇痛方面均有疗效，尤在止痛消肿方面疗效佳。除虫类药物外，藤类药物因具有通络散结功效也被普遍使用，《本草便读》所云"凡藤类之属，皆可通经入络"。藤类缠绕蔓延，犹如网络，纵横交错，无所不至，其形如络脉，藤类药善走经脉，可使药物直达病所，具有增强疗效的作用，常用藤类药物有雷公藤、络石藤、忍冬藤、青风藤、鸡血藤等，这些药物在消肿抗炎方面疗效确切。

传统中医学认为，RA 是因为人体正气不足，致使风寒湿三气合而为痹，但该观点多难各证悉具，并且按传统的方法治疗这一病症也颇为棘手。目前关于 RA 的具体中医分型尚未完全统一，历代医家对痹证的论述较为丰富，各个学者结合自身临床经验进行分析分证治疗，对痹证的定义、病因病机、治疗方药等方面的见解不尽相同，这有碍 RA 的中医药发展。随着现代医学的介入，对于 RA 的本质也有深层次的认识。杨光辉等认为，从 RA 最具特征性的角度以及全面发展的病程出发进行审视，才能把握中医诊治的要领，通过本文的论述，在 RA 的发病、病情进展和预后中，不难发现肾虚为本，同时根据 RA 自身免疫性炎症的特有表现，毒邪为本病关键的病理因素，并且从本病的病机及临床特点也表现出络脉受损的特征。因此，肾虚、毒邪、络脉受损是 RA 最基本的病理改变，贯穿疾病始终。补肾、解毒、通络的论治方法在 RA 的治疗中不仅有其理论基础，还有临床实践及现代研究依据，所以抓住"补肾解毒通络法"这一根本进行论治，在治疗中才可做到整体性和预见性，同时为治疗 RA 提供了新的思路，为研究本病提供了相对统一的核心治疗大法，以推动中医药治疗本病的发展。

381　从痰、湿、瘀、毒论治类风湿关节炎

　　类风湿关节炎是一种以滑膜炎为主要表现的自身免疫性疾病，属于中医学"痹病""痹证""历节"等范畴。早在《黄帝内经》就有关于痹证的详细论述，如"风寒湿三气杂至，合而为痹也"。其发病多因禀赋不足、外感风寒湿热等邪气，客于经络肢节，留而不去，日久而化生痰湿瘀毒痹阻气血经脉而成。痰湿瘀毒痹阻经脉，是导致类风湿关节炎发病的重要机制。痰、湿、瘀、毒诸邪常相互胶结，凝聚经隧，胶着难解。痹证的治疗，一般以祛风散寒、除湿通络为主。学者肖红等认为痰、湿、瘀、毒自该病之初就已产生，单用祛风除湿之品则往往收效甚微，若从痰、湿、瘀、毒论治则可提高疗效。

痰、湿、瘀、毒是类风湿关节炎重要致病因素

　　"关节肿痛"是类风湿关节炎的主要症状。"痛"有"不通则痛""不荣则痛"。《灵枢·周痹》云"风寒湿气，客于外分肉之间，迫切而为沫，沫得寒则聚，聚则排分肉而分裂也，分裂则痛"。徐灵胎注"《黄帝内经》无痰字，沫即痰也"。《类证治裁》云"诸痹……良由营卫先虚，腠理不密，风寒湿乘虚内袭，正气为邪所阻，不能宣行，因而留滞，气血凝涩，久而成痹"。此概述了痹症的形成主要是因为正虚，感受外邪。本病初期正气不足、风寒湿热等邪气杂至，痹阻气血经脉，气血津液运行不畅则"不通则痛"；气血津液运行不畅，四肢筋脉失其濡养则"不荣则痛"。关于"肿"，《素问·至真要大论》云"诸湿肿满，皆属于脾"，水湿停留则出现四肢关节肿胀等症状。《临证指南医案》云"痹者，闭而不通之谓也，正气为邪所阻，脏腑经络不能畅达，皆由气血亏损，腠理疏豁，风寒湿三气得以乘虚外袭，留滞于内，致湿痰浊血流注凝涩而得之"。关于"毒"邪致痹孙思邈提出"风热毒流入四肢，历节肿痛"。《外台秘要》提出"风寒暑湿之毒，因虚所致"，因此，痹证的产生是禀赋不足、外感风寒湿等邪，化生痰湿瘀毒痹阻经脉所致。

　　1. 痰：陈士铎《辨证录》云"风寒湿之邪，每籍痰为奥援，故治痹者必治痰……痰消而风寒湿无可藏之薮"，痰有广义狭义之分。狭义之痰是指有形之痰；广义之痰既包括有形之痰又包括无形之痰，主要是由致病因素导致体液运行输布失常，停滞结聚而成的一种有害的物质。这种液体一般不能被咯出，而是深伏于体内在一定条件下产生各种病证。痰既是病理性产物，又能在一定条件下变成新的致病因素。现代研究发现，痰主要成分可能是水肿、胶原、细胞内外脂质、泡沫细胞（包括平滑肌泡沫细胞和巨噬细胞泡沫细胞）、细胞碎片、胆固醇结晶、胆固醇脂和钙。血胆固醇、甘油三酯、低密度脂蛋白升高，免疫球蛋白IgG、IgM、补体、总补体等明显升高，都可归为痰的范畴。

　　2. 瘀：《类证治裁》云"痹久必有浊痰败血，瘀滞经络"。《医林改错》有"瘀血致痹说"，可见痹证必夹瘀。导致痹证的各种病因如风、寒、湿、热之邪痹阻经络或正气虚弱等均可导致血瘀的产生。有研究者认为，血瘀可出现于类风湿关节炎各期，初期外感风寒湿，外邪痹阻经脉，气血运行不畅；疾病发展，正邪交争以气滞血瘀为主要特征；病久则出现久病入络，"血瘀"既可成为主要的发病因素，又可作为主要的病理机制而贯穿于疾病始终。瘀血含义有三：一是多种因素导致血行不畅停滞而成瘀血；二是离经之血；三是郁积的病理产物，如瘀毒等。结合现代医学有研究者认为"瘀血"不但包括现代研究的血液循环障碍所致的缺血、瘀血、出血、血栓和水肿等病理改变，还包括炎症所致的组织渗出、变性、坏死等。血瘀为血液凝结物，与凝血和疼痛传入相关的凝血因子、血小板活化因子、P物质、降钙素基因相关肽、5-羟色胺等分子及其系统相关。血液流变学、血浆黏度、全血黏度、红细胞电泳时间

等指标升高，血小板黏附、聚集、变形和释放等活化反应及微小血管栓塞均是瘀血的表现。

3. 毒：《黄帝内经》云"偏盛之气谓之毒"。《伤寒论》云"温毒，病之最重者也"。《金匮要略心典》云"毒，邪气蕴结不解之谓"。毒之为病其害甚大。毒有外感之毒、内生之毒及饮食、药邪之毒。凡来源于体外的有害物质均归于外毒范畴。有研究者认为，各种原因导致机体功能紊乱所形成的对身体有严重危害的继发性病理因素皆为内毒，如瘀毒、痰毒、湿（水）毒等。现代医学认为，类风湿关节炎的基本病理变化是自身免疫异常引起促炎细胞因子和炎性介质等的释放，以及由此而致的血管炎和滑膜炎，增生形成血管翳侵犯关节软骨、软骨下骨及韧带和肌腱等，导致关节软骨、骨和关节囊破坏，最终造成关节畸形和功能丧失。细胞因子、炎性介质及免疫复合物、血管炎、滑膜炎、血管翳都属于"毒"邪。毒邪需依附于痰瘀等有形物质存在，易与火、热、痰、湿诸邪胶结，毒邪内壅可导致气血壅滞、损伤脉络。毒邪最易与火热相兼为病，故有热毒、火毒之名，亦有痰毒之称。

痰湿瘀毒病理变化贯穿于类风湿关节炎的整个发病过程，瘀血与痰浊胶阻于经筋骨骺是类风湿关节炎发病的主要病理因素。痰湿瘀血既是在致病因素作用下产生的病理产物又是致病因素，痰瘀既成，郁久化毒，痰湿毒瘀相互致病，互为因果，胶结难解。胶着于骨骺，痹阻经络，损害筋骨关节，导致关节肿胀变形、屈伸受限。痰湿、瘀、毒互阻，病久愈深，必阻碍气机、郁久化热，终成"痰、瘀、毒"互结成为伏邪，遇天气变化及饮食不节等诱因诱发时，关节疼痛反复发作，缠绵难愈。

类风湿关节炎的临床表现

类风湿关节炎的症状，据邪气所在的部位及邪气的性质不同而有不同的表现，或麻，或重，或不仁，或胀，或痛，或肿。如《黄帝内经》云"痹在于骨则重，在于脉则血凝而不流，在于筋则屈不伸，在于肉则不仁，在于皮则寒"。《类证治裁》云痰"在肺则咳，在胃则呕，在心则悸，在头则眩，在背则冷……在经络则肿，在四肢则痹，变幻百端"。肿痛、晨僵、雷诺多因津停不布、瘀血阻络或者痰湿瘀血互结所致。痹之前已先有瘀，当"瘀"到一定的程度影响气血的运行，则生痛、麻、酸、胀，此时即为"痹"。血瘀日久则关节刺痛，且疼处固定、疼痛夜甚、关节肿胀、皮色紫暗甚或关节顽麻、舌紫暗有瘀斑、脉弦涩。

痰湿为阴邪，痰湿偏盛则关节肿胀、重着，阴雨天加重。痰瘀互结痹阻经脉气血，皮肉筋骨失却濡养，可使肌肤甲错，痰瘀化毒深入骨骺销筋蚀骨，则出现关节肿胀畸形、皮色发暗、麻木拘挛、僵硬屈伸不利甚或萎废失用、活动障碍等。痰瘀留于皮肉可为结节或红斑，若累及脏腑则可致脏腑功能障碍。久痛入络，血留成瘀，瘀阻络脉，津聚成痰，故而关节肿大畸形，或有囊肿疼痛，或有关节积液。如《黄帝内经》所云"汁沫与血相搏，则并合凝聚不得散，而积成矣"。痰瘀互结，可成硬结。气血凝涩，痰湿瘀血郁久化热，可见身热、关节红肿热痛、有触热。贫血也是痹病常见的表现，亦即瘀血不去，新血不生。

类风湿关节炎的治疗用药

类风湿病位为经筋骨骺而非皮表，其病位深而病情重，一般发汗祛湿之药很难达到病所，所以经筋骨骺热毒，需以大剂味厚养阴清热化痰通络药才能直达病所。"辨病论治"是类风湿治疗的核心，在此基础上以"病证结合"为要点，解毒除湿祛痰通络治法为治疗大法。类风湿关节炎主要致病因素为痰湿毒瘀，解毒除湿祛痰通络治法在本病各期均可运用，可用身痛逐瘀汤或桃红四物汤加减，也可酌情选用车前草、萆薢、苍术、黄柏、胆南星、僵蚕、法半夏、白芥子、石菖蒲、郁金、土茯苓、白花蛇舌草、金银花、青风藤、络石藤、穿山龙、丹参、赤芍、当归、莪术、玄参、桃仁、红花、全蝎、蜈蚣、蜂房、黄芪等。车前草、萆薢、苍术、黄柏清热利湿，胆南星、法半夏、僵蚕、白芥子、石菖蒲、郁金化痰散结，土茯苓、金银花、白花蛇舌草、穿山龙解毒，当归、莪术、玄参、桃仁、红花、丹参、赤芍青风藤、络石藤、全蝎、蜈蚣、蜂房化瘀通络，黄芪补虚。

1. 辨证用药：上肢肩痛加姜黄、桑枝、威灵仙、桂枝，痛甚者加乳香、没药，麻木者加全蝎、僵蚕，腰膝痛者加续断、桑寄生，病久不愈者加穿山甲；下肢痛加牛膝、木瓜，早期就其痹证治痰加胆南星、石菖蒲、法半夏。根据寒热辨证，若为寒湿搏结、痰瘀毒凝之痹痛，症见骨节剧痛、怕风畏寒、漫肿滞重、遇寒痛甚、得温稍舒，当于散寒通脉、化痰活血解毒之品中加祛风除湿之品，药物如羌活、独活、防风、防己、细辛、麻黄、桂枝、赤芍、蜈蚣等；若湿热偏盛，表现为关节红肿热痛、心烦口渴等，治疗常选祛风清热凉血之品，如秦艽、虎杖、生地黄、赤芍、玄参、牡丹皮、水牛角、地龙等，合解毒祛瘀消肿之品，药物如山慈菇、漏芦、土贝母、土茯苓、菝葜、胆南星、法半夏、白芥子。本病晚期邪气久羁，痰毒瘀互结深伏骨骱，迁延难愈而成顽痹，症见关节肿大畸形、皮色晦暗干燥、屈伸不利、僵硬麻木、活动受限等，此为痰瘀互结，治疗非常棘手，治宜化瘀涤痰并举，当选祛痰解毒之品及搜风剔络之虫类药，药物如蜈蚣、僵蚕、全蝎、乌梢蛇、土鳖虫、蜂房、胆南星、法半夏、白芥子、皂角刺等。若瘀甚者还可加入桃仁、红花、乳香、没药、当归尾、姜黄等。

2. 结合现代药理用药：秦艽、五加皮、青风藤、汉防己、木瓜等药物可减轻大鼠关节炎的肿胀。秦艽中主要含有环烯醚萜苷类、木脂素类、黄酮类及三萜类等化学成分，具有抗炎、镇痛、保肝、免疫抑制、降血压、抗病毒、抗肿瘤等作用；木瓜具有抗炎镇痛及抑菌作用；秦艽、防己、独活、青风藤、五加皮等有一定的镇痛作用；青风藤主要含有生物碱类、挥发油、脂类等成分，其中的生物碱主要有祛风湿止痛成分，可起到抗炎、镇痛、免疫调节与免疫抑制等作用；雷公藤、五加皮、独活、豨莶草、青风藤对机体免疫功能有抑制作用；海桐皮有抑菌作用；金银花有抑菌、抗炎作用；白花蛇舌草、黄柏、金银花、蒲公英能抑制 B 细胞产生抗体；土茯苓可选择性地抑制细胞免疫反应。

3. 全程固护脾胃：脾胃为后天之本，主运化水湿，因此健脾可以化湿。健脾一是可以化湿化痰，山药、白术、白扁豆、茯苓、薏苡仁健脾化湿；二是可以未病先防，神曲、生谷芽、生麦芽、甘草可用于方中有苦寒伤胃等刺激成分时以及防他脏传脾，属于"治未病"理念；三是有利于药物的吸收，用于脾虚湿盛或胃强脾弱等证，鸡内金、焦三仙用于胃阴不足、纳差等证以健脾消食开胃。

382　从湿、毒、瘀论侵蚀性骨关节炎

　　侵蚀性骨关节炎（EOA）是骨关节炎（OA）的一种特殊亚型，较一般类型 OA 症状更为严重，且关节损害明显，多造成关节残毁，被认为是毁损性关节炎的一种。目前国内 EOA 相关的研究较少，多为小样本量病例报道，但临床中 EOA 或疑似 EOA 患者日益增多。EOA 病因及发病机制尚不清楚，可能与性激素失衡、代谢紊乱以及自身免疫异常等因素相关。OA 属中医学"骨痹"范畴，正虚瘀阻为基本病机，其中正虚以肾虚为主，也可涉及肝、脾，而导致瘀血阻滞的原因为风寒湿等外邪、内生痰湿、气滞，或因气血亏虚而致。EOA 作为 OA 的一种亚型，其基本病机虽也不外乎正虚瘀阻，但结合临床特点，学者韦尼等认为 EOA 病机多为肝脾肾三脏俱虚，湿、瘀、毒三者相互作用，是导致其关节畸形残毁的关键因素。因此，正确认识 EOA 的病机十分重要，有助于提高本病辨证论治的准确性。

肝脾肾三脏俱虚为本

　　《素问·上古天真论》云："女子七岁，肾气盛，齿更发长……三七，肾气平均，故真牙生而长极；四七，筋骨坚，发长极，身体盛壮……七七，任脉虚，太冲脉衰少"；"丈夫……三八，肾气平均，筋骨劲强……四八，筋骨隆盛，肌肉满壮；五八，肾气衰，发堕齿槁；六八，阳气衰竭于上……七八，肝气衰，筋不能动；八八，天癸竭，精少，肾脏衰，形体皆极，则齿发去。"由此可见，无论男女，肾精的充盛与否决定着骨关节的生长发育与衰退。OA 老年患者占绝大多数，肾虚是其基本生理特点，而EOA 患者除存在肾虚外，还多伴有肝、脾不足。首先，与一般 OA 患者相比，EOA 患者绝大多数为绝经后女性，男子和未绝经女性少见。绝经后女性天癸已绝，或因经、带、胎、产之故，气血俱不足，肝脾亏虚，加之肾为先天之本，藏精生髓，肝肾同源，脾为后天之本，肾精不足日久必影响肝脾，造成肝脾肾俱不足。其次，《素问·六节藏象论》云"肝者，罢极之本……其华在爪，其充在筋"。《素问·阴阳应象大论》云"脾生肉……在体为肉，在脏为脾"。即肝主筋、脾主肌肉。OA 病位虽在骨，但病情发展变化却与病变骨骼周围筋肉等软组织关系密切，甚至占据主要地位。《素问·注证发微》云"肝主筋，故劳倦罢极以肝为本"。《灵枢·本神》云"脾气虚则四肢不用"。肝血充沛、脾气充足才能濡养筋脉、肌肉，而筋脉、肌肉强健有力、运动灵活是保证骨关节发挥正常生理功能的基础。EOA 患者除关节肿痛畸形、软骨退化更为明显外，较一般类型 OA 患者更容易合并肌腱、韧带等软组织病变，后期易出现肌肉萎缩。

　　由此可见，EOA 患者多存在肝脾肾三脏俱虚，且程度较一般 OA 患者更为明显，这也导致了湿、瘀、毒三者的产生与相互演变，从而加速病情进展。

湿、瘀、毒为病机关键

1. 湿、瘀、毒的来源：

　　（1）因虚而致：首先，脾主运化，肾主水，肝主升发，调畅气机，肝脾肾三脏功能正常则人体津液输布代谢正常，肝脾肾不足则津液输布代谢失常，日久化生湿邪。其次，肝脾肾不足还可导致瘀血的产生。一方面，脾肾气虚无力推动血液运行，或肝血亏虚，营血虚滞成瘀；另一方面，肝脾肾不足所造成的湿浊可痹阻血液运行，化生瘀血。OA 发病与瘀血关系明确，肝脾肾不足均可导致瘀血的产生，尤其

以脾虚为主。

中医学理论中，"毒"邪是致病因素之一。唐代医家王冰阐释《素问·五常政大论》时云"夫毒者，皆五行标盛暴烈之气所为也"。清代医家尤在泾在《金匮要略心典》中认为"毒，邪气蕴结不解之谓"，现代研究认为，"毒"既可专指某种致病因素，也可用来定义某种更加败坏形体、损伤脏腑的致病特点，"毒"邪致病具有起病急、症状重、临床表现多样、病情复杂、常规治疗效果不理想的特点，其致病较一般病邪更为剧烈，破坏性也更强。EOA 患者肝脾肾三脏俱虚，导致机体有害之代谢产物未能及时排出体外，逐渐蓄积发为毒邪而致病。EOA 患者起病急，关节症状重，常有休息痛和夜间痛等一般 OA 患者极少出现的症状体征，需要口服非甾体抗炎药、阿片类镇痛药减轻症状，且关节局部可出现红肿结节，均符合毒邪致病特点，也正如《诸病源候论》所云"热毒气从脏腑出，攻于手足，手足则掀热赤肿疼痛也。人五脏六腑井荣输，皆出于手足者，故此毒从内而出也"。

（2）外感而致：《素问·痹论》云"风、寒、湿三气杂至，合而为痹也"。外感是湿邪的来源之一。张景岳认为外感也可导致瘀血的产生，即《景岳全书·风痹》云"盖痹者，闭也，以血气为邪所闭，不得通行而病也"。清代医家王清任在《医林改错·痹症有瘀血说》认为，痹病病机中的瘀血可因"不思风寒湿热入皮肤"导致。此外，外感还是毒邪的来源之一，如《素问·五常政大论》云"天之六气，过与不及，化为六淫，六淫邪盛，则化为毒，如风毒、寒毒、暑毒、湿毒、燥毒、火毒之谓也"。毒邪为六淫发展而来，或为天生戾气化生。这些观点与西医学对于病原微生物感染可能参与了 EOA 发病的认识是一致的。国外有学者研究发现，肺炎衣原体感染人体单核细胞后通过激活 NLRP3 炎症小体促进白细胞介素-1β 的高表达，这可能与 EOA 发病及病情进展有关，而采用多西环素治疗后，EOA 患者关节疼痛减轻，功能状态恢复，晨僵时间缩短，关节肿胀数减少。

在 EOA 发病中，湿、瘀、毒是在肝脾肾三脏俱虚的基础上，通过内伤和外感产生。而三者之间的相互作用与演变则是 EOA 进一步发展变化，导致关节畸形的关键。

2. 湿、毒、瘀相互作用与演变：

（1）因湿致瘀，因瘀致湿：董西园在《医级》中云"痹非三气，患在痰瘀"。在 EOA 发生发展中，湿浊、瘀血既是致病因素也是病理产物，其中湿浊是致病基础，瘀血是病情进展关键。湿为阴邪，性重着黏滞，最易滞留于肢体关节，痹阻经络气血运行，《素问·痹论》有"无湿不成痹"之说。EOA 患者肝脾肾三脏俱虚，无论内生还是外感，均可导致湿邪的产生，进而痹阻气血运行成瘀。瘀血一方面因其为有形之邪可直接阻碍气机运行，导致津液输布代谢失常，加重湿邪；另一方面，"久瘀之出必有伏阳"，湿从热化，湿热瘀血搏结，病入血分，可加重关节肿痛，甚至出现静息痛、病变关节皮肤温度升高、颜色变红等重度滑膜炎症表现。

现有研究显示，EOA 患者关节滑膜炎程度较一般 OA 患者重，肌肉骨骼超声检查提示病变关节滑膜增生明显，且伴异常血流信号及关节腔积液，血液学检查也显示红细胞沉降率和 C 反应蛋白等炎性指标明显升高，这些症状体征及异常指标均非一般 OA 的临床特征，而滑膜炎、关节腔积液、骨髓病变等因素也被认为与 OA 所导致的关节疼痛呈正相关。由此可见，湿浊与瘀血的相互作用是 EOA 滑膜炎症及关节症状重于一般类型 OA 的主要原因。从湿浊到瘀血是 EOA 病情进展的关键，两者相互作用、互为因果，正如叶天士在《临证指南医案》云："经以风寒湿三气合而为痹，然经年累月，外邪留着，气血皆伤，其他为败痰凝瘀，混处经络"。除此之外，湿浊与瘀血的相互作用还是 EOA 造成骨侵蚀的基础。

（2）湿瘀成毒，湿瘀毒互结：骨侵蚀是 OA 造成的病理性改变之一，目前认为与病变关节滑膜炎症的严重程度具有一定的相关性。EOA 所导致的骨侵蚀较一般类型 OA 更为严重，除可造成关节间隙重度狭窄外，还多伴有软骨下骨硬化、骨板缺损等病变。EOA 患者处于湿瘀互结期，此时虽然关节肿痛明显，但尚无明显骨侵蚀出现，若治疗及时，湿浊得除、瘀血得化，则关节肿痛缓解，病情可逐渐好转。若失治误治，则湿浊、瘀血可进一步加重成毒，湿瘀毒三者相互作用，导致骨侵蚀的出现。

首先，EOA 从发病到出现骨侵蚀的时间较一般类型 OA 更早，且伴有被侵蚀关节较重的滑膜炎症及患者血清炎性指标升高，这符合毒邪起病急、症状重的致病特点。其次，与一般类型 OA 所导致的骨侵蚀相比，EOA 可造成更为复杂的骨侵蚀病变。如 EOA 侵犯手关节，其特征为"中心性"侵蚀，X 线表现为"鸥翼"样变，即使在关节间隙消失后，骨侵蚀还可继续进展，出现软骨下骨囊变、假性增大等病变，同时软骨下骨发生增生硬化及重塑性改变，进而新的不规则的关节间隙伴有巨大的增生骨赘。目前，EOA 所造成的骨侵蚀病变难以用西医常规 OA 发病机制解释，也难以用一种或两种中医致病因素阐明，往往呈现出痰湿、邪热、瘀血等多种因素的致病特征，这也符合毒邪极少单独致病，常附着其他病邪或病理产物共同致病的特征。再次，EOA 骨侵蚀采用常规治疗方法效果多不理想。目前除常规采用非甾体抗炎药、阿片类镇痛药、氨基葡萄糖及硫酸软骨素等药物外，越来越多的研究主张采用甲氨蝶呤、羟氯喹等免疫抑制剂，肿瘤坏死因子抑制剂等生物制剂，雷公藤多苷等具有免疫抑制作用的中成药治疗 EOA，改善其所致骨侵蚀的预后，也有学者主张糖皮质激素治疗。这符合常规治疗对毒邪致病疗效不理想的特点。

EOA 作为 OA 的一种特殊类型，其病机虽不外乎正虚瘀阻，但与一般类型 OA 相比，EOA 起病急、关节症状重、血清炎性指标高、骨侵蚀明显、可致关节残毁，因而其发病是在肝脾肾三脏俱虚的基础上，湿、毒、瘀三者相互作用及演变。其中湿浊是发病的启动因素，瘀血贯穿病情始终，毒邪是最终的病理产物。湿浊与瘀血两者相互作用、互为因果，是造成关节肿痛的主要原因，也是骨侵蚀的基础，湿瘀毒互结则是关节畸形残毁的关键因素。

383　从虚、瘀、毒论膝骨关节炎

　　膝骨关节炎（KOA）是临床上常见病、多发病，其特征为关节软骨的变性、破坏、骨质增生及滑膜炎。随着我国老年化进程，KOA 发病率呈现逐年上升趋势。KOA 的具体发病机制仍未完全阐明，对其的治疗主要是缓解疼痛，改善或恢复关节功能，并延缓关节的进一步退变。中医药以整体观念和辨证论治为特色，治疗本病方法多种多样，如中药内服、外用，以及针灸、推拿、针刀、理疗等多种疗法，具有较好的疗效，可改善患者症状、延缓病情发展。然而，关于 KOA 的中医病机研究，仍存在缺乏规范、统一的辨证分型名称。如学者们对我国不同地区 KOA 患者中医证型进行研究，发现不同地区 KOA 患者中医证型特点亦存在不同。同时，因中医术语的多样性，相关证型命名亦存在差异，都给临床诊治本病带来不小的困惑。因此，基于尚未统一的 KOA 中医辨证分型，以及不同地区存在不同的病机特点，临床上应用中医药治疗本病治法不尽相同，各有侧重、疗效亦参差不齐。因此，对 KOA 中医证候分型进行规范化研究，总结其中医病机特点，可更好地应用中医药诊治本病。学者谭旭仪等结合 KOA 发病特点，认为本病存在虚、瘀、毒病机特点，能较全面地反映 KOA 的中医病机特点，充实其病机理论。同时，基于该病机理论，应用中医药临床治疗本病，取得较好疗效。

KOA 病机研究

　　KOA 临床主要表现为膝关节疼痛、肿胀、活动受限，有时可出现关节响声，严重时关节畸形（膝内翻或外翻，关节骨缘增大）。关于 KOA 病因尚不明确，但普遍认为本病发生与年龄、肥胖、炎症、创伤及遗传等因素相关。随着 KOA 的发病上升，学者们开展相关研究，拟阐明本病发病机制。然而，关于 KOA 的具体发病机制，仍尚未完全明了，一般认为与基因、细胞因子、基质金属蛋白酶、免疫因素、软骨细胞凋亡等密切相关，是各种生物力学因素破坏软骨细胞、细胞外基质和软骨下骨正常耦联，最终导致膝关节退变，发展为 KOA。随着研究的深入，基于信号通路在膝骨关节炎发病中的作用机制成为研究热点。目前研究比较热门的有 Notch 信号通路，分泌型糖蛋白（Wnt）信号通路，Toll 样受体（TLR）4 信号通路等，研究表明这些信号通路与软骨细胞的增殖和凋亡、细胞外基质的合成和降解以及软骨细胞的合成和代谢有关。然而，KOA 的发生、发展过程非常复杂的，涉及多条信号通路，并且各条通路间还会相互影响，尚不能明确哪条信号通路占主导地位。

KOA 虚、瘀、毒病机特点

　　中医学古籍中没有膝骨关节炎的记载，但结合本病的发病特点，可归属于"膝痹病"范畴。根据相关临床报道，采用中医中药早、中期干预 KOA 具有较好的疗效，可有效改善 KOA 症状，延缓病情发展。与现代医学对膝骨关节炎的发病机制尚未阐明类似，中医学者对本病的中医病因病机也存在不同的侧重点。复习有关膝骨关节炎的中医病因病机研究，并结合临床上治疗经验，认为在膝骨关节炎的发生、发展中，存在"虚、瘀、毒"病机特点。

　　1. 虚：泛指人体阴阳、气血、津液精髓等正气亏虚。《灵枢·营卫生会》记载"老者之气血衰，其肌肉枯，气道涩，五脏之气相搏"。提示人体随着年龄的增长，气血变得衰少，肌肉干枯，气血运行的道路堵塞，导致气血运行不畅，五脏六腑功能失调。KOA 为慢性退行性疾病，与年龄、肥胖和过度运动等因素相关。因五脏六腑机能衰退，气血津液生成、运行均受到影响，膝关节筋脉骨骸不能得到濡养，从而出现关节局部肿痛，屈伸不利，且随着年龄的增长，关节炎症状逐渐加重，后期出现肌肉萎缩、关节畸形等临床表现。结合 KOA 的退变特点，其虚的病机应与脾、肝、肾等脏腑虚损密切相关，"因虚致痹"。

脾主运化，在体合肉，主四肢。《素问·玉机真藏论》中提到"脾为孤脏，中央土以灌四傍"。脾脏运化水谷精微，上输于肺，贯注于心脉，输布全身，营养五脏六腑，四肢百骸，筋骨皮毛，则筋骨强健，肌肉壮实，关节滑利。同时，脾脏充养肾精，故称"脾为后天之本"。若脾脏虚弱，则运化水谷精微的功能减退，则膝关节未能得到充分的濡养，局部肌肉不充，筋骨不坚，发为本病。

肝主筋，主藏血。《素问·五藏生成》记载"肝之合筋也，其荣爪也"。《素问·痿论》云"肝主身之筋膜"。筋，即筋膜、肌腱之类，为联结关节、肌肉的一种组织。同时，《灵枢·经筋》提到"膝为筋之府"。肝血充盈，则筋得所养，柔韧而劲强，膝关节滑利，运动才能有灵活力。若肝血亏少，则膝部筋膜失养，筋力不健，屈伸不利，甚至痿废不用等。因此，《素问·脉要精微论》云"膝者，筋之府，屈伸不能，行则偻附，筋将惫矣"。

"肾为先天之本，主骨生髓"，肾气充盈，髓海得养，骨骸强壮。随着年龄的增长，人体肾之精气衰退，则髓海失养，髓不生骨，髓枯骨痿。《素问·上古天真论》中提到人体身体生长发育至衰老的过程，女子"四七筋骨坚，发长极，身体盛壮"。男子则"三八肾气平均，筋骨劲强"。之后女子"六七三阳脉衰于上"，男子"五八肾气衰，发堕齿槁"。可见，肾与 KOA 发病密切相关。

脾主运化水谷精微，肝主藏血，肾藏精，共同濡养膝关节骨骸、筋脉。若脾、肝、肾虚损，不能对膝关节进行正常的濡养，则产生疼痛，而且还会导致功能活动受损，即"因虚致痹"。有学者在审视 KOA 的病变特点及脏腑病机特点后，探讨 KOA 与肾肝脾相关理论，并提出治疗 KOA 采用补肾柔肝健脾的治疗原则，为 KOA 的防治提供新的思路。提出肝脾之"脏-腑-经-筋-穴"整体观体现标本结合的治疗观，以及由内而外的整体观，提出肝脾之"脏-腑-经-筋-穴"整体观论治 KOA 具有一定的临床价值。因此，临床上治疗 KOA，可基于 KOA 虚的病机特点，从脾、肝、肾治疗 KOA，可取得较好临床疗效。

2. 瘀：既包括血液瘀滞不同的病理状态，也包括血液停积而形成的病理产物。《素问·举痛论》云"通则不痛，痛则不通"。高士宗在《黄帝内经·素问·直解》所云"痹，闭也，血气凝涩不行也"。均指出痹证存在瘀的病机特点。王清任《医林改错》指出"痹证有瘀血"。KOA 主要症状为膝关节胀痛或刺痛，痛处固定，久行后疼痛加重，瘀的证候明显。而瘀的病机来源，可由脏腑气血亏虚，瘀血内生，"因虚致瘀"，或跌打损伤导致的"外伤致瘀"，或津液代谢受阻，痰湿内聚，"因痰致瘀"，共同组成 KOA"因瘀致痹"病机内容。《素问·五脏别论》云"五脏者，藏精气而不泻也"，"六腑者，传化物而不藏"。人体五脏六腑分工协作，则"阴平阳秘，精神乃治"。然而，随着人体年龄的增长，机体脏腑功能逐渐衰退，气血津液的生成减少，致使血不荣筋骨，气血运行无力，关节局部失于濡养，从而产生血瘀的病理状态，"因虚致瘀"。同时，瘀血又可作为病理因素，加重膝关节局部气血闭塞不通，加重脏腑衰退的进程。跌打损伤是骨关节炎非常重要的致病因素。因跌打损伤，或长期慢性劳伤，血溢脉外便为瘀，留于筋骨关节，经络阻塞，使营卫失调，卫外不固，且瘀血不去，新血不生，骨骸肌肉失于濡养，而使关节疼痛，即外伤致瘀，致痹。故有"恶血留内，发为痹痛"之说。

《灵枢·五癃津液别》云"以温肌肉，充皮肤，为其津"。膝关节滑利有赖于津液的濡养，因此，津液的正常代谢与输布，可以维持膝关节功能。《灵枢·痈疽》云"津液和调，变化而赤为血"。津液流注、浸润于关节，达到滑利关节、润泽肌肤的功能。若脏腑功能失调，津液代谢异常，痰湿内聚，气凝涩不行，故可见膝关节局部常肿胀，关节积液，因痰致瘀，痰瘀互结。

刘德玉教授认为 KOA 属于本虚标实，肝肾亏虚为其发病的根本，瘀血阻痹为其发病的关键，治疗当以补益肝肾、活血化瘀、通络止痛为原则，从而达到标本兼治的目的。因此，有学者从骨关节炎发病学说中的骨内高压、细胞因子、氧自由基、细胞凋亡等与血瘀密切相关，阐述 KOA 软骨退变的病理改变，认为血瘀证主要表现为血管内皮损伤，血液流变学等指标改变，血液循环障碍和微循环障碍。进一步研究发现，活血化瘀中药可有效扩张血管，降低血液黏度，从而改善骨与关节微循环，恢复组织供血，有利于软骨的修复。因此，在 KOA 的发病过程中，基于 KOA 的"瘀"病机特点鲜明，这也是众多学者从瘀论治本病的理论依据。

3. 毒： 毒的概念，古已有之。"毒，邪气蕴结不解之谓"，认为毒由邪气所生，邪胜谓之毒。《外台秘要》则提出"毒邪致痹"的观点。这与《素问·长刺节论》中"病在骨，骨重不可举，骨髓酸痛，寒气至，名骨痹"描述类似。故结合以上关于虚、瘀病机论述，本病所谓之毒，应包括两个方面，即由外毒和内毒互结而成。

外毒，即外来之风、寒、湿等邪气。外邪胜而为毒，侵袭膝关节骨骼筋脉，故 KOA 患者常膝关节肿痛，遇寒痛增，下肢沉重，阴雨天加重，形寒肢冷。故《素问·痹论》云"风寒湿三气杂至，合而为痹也，其风气胜者为行痹，寒气胜者为痛痹，湿气胜者为著痹"。内毒有别于外毒而言，系因脾、肝、肾虚损，以及血瘀久而成毒。人至中年，脾、肝、肾气虚损，为内在因素，气血化生不足，运行不畅，复外感风寒湿邪等外毒，邪毒外袭，瘀血内阻，内外之邪毒，互结而为痹。在 KOA 的发病过程中，毒既是致病因素，也是病理产物。因膝关节局部筋脉骨骼失于濡养，瘀血内阻，局部微循环失衡，KOA 患者关节中炎性因子等代谢产物，多呈上升表达，且与膝关节病情呈密切相关。研究结果表明，膝关节液中炎症因子，如白介素家族，肿瘤坏死因子-α（TNF-α），以及基质金属蛋白酶（MMP）等，均较正常关节液水平明显提升。最新研究发现，本病与 Wnt/β-链蛋白（β-catenin）等反应炎症介导的信号通路密切相关，这些异常增高表达的炎症因子参与了 KOA 的发病进程。

综上所述，KOA 中存在"虚、瘀、毒"病机特点。人到中年，五脏六腑及气血津液亏虚，津液代谢紊乱，气血运行不畅，瘀血内生，引发内毒，故筋骨关节失于濡养，本虚为先。复感风寒湿等外毒，痹着筋骨，骨节凝滞，加剧经脉闭阻，故见膝关节肿痛，屈伸不利。久之迁延不愈，肌萎筋缩，瘀毒互结。故本病因脾、肝、肾脏腑虚损，不能对膝关节进行正常的濡养，则肌肉不充，筋骨不坚，髓海失养，髓枯骨痿，发为本病，即"因虚致痹"；因气血亏虚，瘀血内生，痰湿内聚，以及跌打损伤，或长期慢性劳伤，即"因瘀致痹"；又可因风、寒、湿等外毒侵袭，以及因机体正气不足，内毒即生，内外之邪毒，互结而为痹，即"因毒致痹"。同时，KOA 中"虚、瘀、毒"三者又可相互影响，如因脏腑虚损，瘀血内生，感毒加剧，即"因虚、毒致瘀"；或因机体正气不足，瘀血内阻，内毒即生，即"因虚、瘀致毒"；又可因内、外毒，筋骨痹阻，导致脾、肝、肾气虚损，即"因毒、瘀致虚"。因此，"因虚致瘀""因瘀致毒""因毒致虚"，三者紧密关联，相互影响，"虚、瘀、毒"三邪互结，共同存在于 KOA 的发生、发展中。在对 KOA 进行中医病机阐述、临床选方用药、预后康复等时候，应掌握"虚、瘀、毒"病机特点，方可取得较好疗效。

384　　从虚、瘀、毒论治膝骨关节炎研究

　　膝骨关节炎（KOA）以关节软骨的退变和继发性骨质增生为发病特点，好发于中老年人。中医药治疗 KOA 以整体观念和辨证论治为特点，治疗方法多种多样，具有改善患者症状、延缓病情发展等作用。膝骨关节炎中医证素研究发现其高频次证素主要为肾、肝、风、瘀、湿、寒等，且中医证候主要分为肝肾亏虚、瘀血闭阻、寒湿凝滞，同时这也是膝骨关节炎"虚、瘀、毒"病机内容的理论基础。"虚、瘀、毒"为膝骨关节炎的病机特点。学者谭旭仪等总结了膝骨关节炎从"虚，瘀，毒"论治的研究进展，以期为该病的防治及诊疗提供参考依据。

从虚、瘀、毒论治的理论基础

　　中医学古籍中没有膝骨关节炎的记载，但结合本病的发病特点，可归属于"膝痹病"范畴。根据膝关节骨关节炎的发病特点，其中医病机具有"虚、瘀、毒"特点。脾主运化，在体合肉，主四肢；肝主筋，主藏血；"肾为先天之本，主骨生髓"。若因脾、肝、肾虚损，不能对膝关节进行正常的濡养，则肌肉不充，筋骨不坚，髓海失养，髓枯骨痿，发为本病，即"因虚致痹"。同时，又可瘀阻脉络，"不通则痛"，脏腑虚损，筋骨失养，"不荣则痛"，即"因瘀致痹"。膝骨关节炎中所谓之毒的病机内容，应包括两个方面，即由外毒和内毒，且常互结而为痹，即"因毒致痹"。毒者，邪气蕴结不解之谓。认为毒由邪气所生，邪胜谓之毒。因此，外毒，即外来之风、寒、湿等邪气。外邪胜而为毒，侵袭膝关节骨骼筋脉，故膝骨关节炎患者常膝关节肿痛，遇寒痛增，下肢沉重，阴雨天加重，形寒肢冷。内毒有别于外毒而言，系因脏腑虚损，气血化生不足，运行不畅，血瘀久而成毒。"因虚致痹""因瘀致痹"和"因毒致痹"，共同组成了膝关节骨关节炎的"虚、瘀、毒"病机内容，成为临床上从"虚，瘀，毒"论治理论基础。

　　韩清民等结合从"脾主肌肉""肝主筋""肾主骨"，以及"肾肝脾相关"理论，提出从肾肝脾论治膝骨关节炎，提出采用补肾柔肝健脾法治疗 KOA 的原则。朱晓川等提出肝脾之"脏-腑-经-筋-穴"整体观，体现标本结合的治疗观，认为基于肝脾之"脏-腑-经-筋-穴"整体观论治 KOA 具有一定的临床价值。刘德玉认为本病属于本虚标实，肝肾亏虚为其发病的根本，瘀血痹阻为其发病的关键，治疗当从虚、瘀论治，从而达到标本兼治的目的。刘志豪刘等发现中医学论治 KOA 多从虚入手，或虚实夹杂，或本虚标实，其中虚的病机内容涉及气、血、阴、阳，以及脏腑亏虚，实的病机内容涉及气滞、血瘀、痰凝、外感六淫等邪气。因此，KOA 中存在"虚、瘀、毒"的病机，临证应明确该病机特点，方取得很好临床疗效。

从虚、瘀、毒论治研究

　　结合膝骨关节炎的发病特点，从"虚、瘀、毒"论治本病多选择补益肝肾、活血化瘀、祛风除湿等治法。相关治法根据"虚、瘀、毒"是否偏颇采取不同组合，"虚、瘀、毒"兼顾，或各有侧重。

　　1. 从虚论治：膝骨关节炎中"虚"主要与脾、肝、肾相关。脾主运化水谷精微，肝主藏血，肾藏精，共同濡养膝关节骨骸、筋脉。因本病好发于中老年人，而此时肝肾渐亏，不能濡养筋脉、骨骸，从而导致筋萎骨软，屈伸不利。刘德玉认为本病肝肾亏虚为本，经脉不通为标，而风寒湿侵袭是发病诱发

因素。因此，从"虚"论治本病当以滋补肝肾为主。邢振龙等认为应用中医药治疗膝骨关节炎时，归根到底离不开肝、脾、肾，提出"肝-脾-肾"三脏一体辨证理论，该理论包括"肝-脾-肾"三脏一体辨证模式及"骨三脏""筋三脏"辨证模式，运用自拟膝三脏汤治疗膝骨关节炎，取得满意的疗效。李西海等认为本病是以关节软骨退行性改变为核心，其病在筋骨，病位在肝肾，本痿标瘀为其中医核心病机，运用补肾壮筋汤治疗肝肾亏虚证膝骨性关节炎，发现治疗后患者 VAS 评分与 WOMAC 骨关节炎指数均有明显改善，总有效率为 86.14%，提示补肾壮筋汤能有效缓解肝肾亏虚证膝骨关节炎的临床症状，改善关节功能。有研究表明，采用益肾健骨丸、痹祺胶囊、益肾通络方等治疗肝肾亏虚证膝骨关节炎患者，总体治疗原则为补益肝肾，经治疗患者膝关节 WOMAC 评分显著减低，SF-36 生活质量评分显著提高，患者血清中超氧化物歧化酶（SOD）水平升高，血清、关节液 MMP-1 水平下降，TIMP-1 水平升高，可缓解关节软骨退变，从而保护关节软骨。张德雄等基于脾肝肾同治理论，运用胡兰贵经验方治疗膝骨关节炎，发现治疗后患者膝关节疼痛、步行能力、屈曲角度、肿胀得到明显缓解，且无不良反应和肝肾功能受损。仇湘中从肝主筋，膝为筋之会的中医基本理论，强调从肝论治膝骨关节炎。《素问·上古天真论》云"丈夫……七八肝气衰，筋不能动"。治疗从肝着手，收效良好。认为本病中医病机为虚实夹杂，主要病机为肝虚、血瘀，治疗上强调补肝通络，针对此病以自拟补肝健膝方进行治疗，临床效果良好。贾正生自拟膝痛方，补肝养血，兼活血通瘀，则筋骨得养，气血得畅，故取效显著。刘金陵以《医宗金鉴》中补肝汤进行加减治疗骨性膝关节炎患者 76 例，总有效率为 93.4%。

2. 从瘀论治：瘀，既包括血液瘀滞不行的病理状态，也包括血液停积而形成的病理产物。《素问·举痛论》云"通则不痛，痛则不通"。高士宗在《素问直解》所云"痹，闭也，血气凝涩不行也"。因此，从瘀论治膝骨关节炎得到众多医家的认可。高世超等认为瘀血作为重要的病理因素及致病产物，贯穿于膝骨关节炎的始末，无论风寒湿邪，或肝肾亏虚，跌仆闪挫，可能导致瘀的病机产生，从而导致关节疼痛、麻木、僵硬和屈伸不利，故对本病治疗应活血化瘀。郑维蓬等阐述了骨内高压、细胞因子、氧自由基、衰老与血瘀的相关性，指出血瘀是膝骨关节炎的重要病因病机，应用活血祛瘀中药可改善膝关节局部微循环，降低骨内压，具有抗炎、镇痛功效，对膝骨关节炎可通过多层面、多环节、多系统调节，因此，强调从瘀论治应始终贯彻。赵万良等将膝骨关节炎血瘀证分为气滞血瘀、寒凝血瘀、瘀血阻滞、气虚血瘀、肾虚血瘀、痰血瘀滞，应用中医辨证论治进行诊治，均取得了较好的疗效。桃红四物汤是治疗气滞血瘀证常用方剂。朱兰妃等运用桃红四物汤治疗 30 例膝骨关节炎气滞血瘀证患者，治疗后发现桃红四物汤能降低膝骨关节炎气滞血瘀证患者临床症状体征和气滞血瘀证证候积分，增加 Lysholm 膝关节功能评分。有研究发现膝骨关节中常存在痰瘀互结，故在治疗本病时，祛瘀联合化痰，可取得很好疗效。

3. 从毒论治：《素问·痹论》云"风寒湿三气杂至，合而为痹也，其风气胜者为行痹，寒气胜者为痛痹，湿气胜者为著痹"。因此，治疗膝骨关节炎常采取祛风除湿法，以祛外毒。黄姵慈对中医药治疗膝骨关节炎的用药规律进行分析，结果发现治疗膝骨关节炎常用的内服药物补虚药用量最多，占 33.95%，活血化瘀药次之，占 21.09%，祛风湿药占 19.98%。同时，在膝骨关节炎的发生、发展过程中，毒既是致病因素，也是病理产物。因膝关节局部筋脉骨骸失于濡养，瘀血内阻，局部微循环失衡，膝骨关节炎患者关节液中炎性因子等代谢产物，如白介素家族、肿瘤坏死因子-α、基质金属蛋白酶等表达上升。通过补益肝肾、活血化瘀、祛风除湿等治疗后，患者膝关节液中炎性因子呈下降趋势，这也与膝关节病情缓解呈密切相关性。有研究从"虚、瘀、毒"论治膝骨关节炎，方选加味独活寄生合剂治疗膝骨关节炎患者，结果表明加味独活寄生合剂可降低膝骨关节炎患者关节积液中炎性因子，缓解关节肿痛。研究发现，加味独活寄生合剂具有抑制 Wnt 信号通路作用，可减少 Wnt5a、β-catenin 表达，增加 Sox9、CollagenⅡ表达，降低白细胞介素-1、肿瘤坏死因子-α 及一氧化氮水平，促进 KOA 软骨细胞的增殖分化。

"因虚致痹""因瘀致痹""因毒致痹"共同组成了膝骨关节炎的"虚、瘀、毒"病机内容。因此，在临床诊治膝骨关节炎时，需辨别"虚""瘀""毒"的病因及相互关系，明确"虚""瘀""毒"偏颇与否，从而给予对应治法，即从虚、瘀、毒论治。同时，从"虚、瘀、毒"论治膝骨关节炎体现了中医学治病求本，标本兼顾的原则；从"虚、瘀、毒"论治膝骨关节炎具有较好的临床疗效，可明显改善患者膝关节症状和功能评分，减少关节液中炎性因子的表达。

385　从毒、瘀论系统性红斑狼疮

系统性红斑狼疮（SLE）是以多器官多系统受累、产生多种自身抗体、病程反复的一种系统性自身免疫疾病。中国大陆地区 SLE 患病率为（30～70）/10 万，发病以育龄期女性为主。目前认为其发病机制主要是易感者因免疫耐受减弱，抗原（如病原体、药物、死亡细胞碎片、核酸等）引起人体免疫系统慢性反复激活，产生自身抗体伴有其他有助于炎症和组织损伤的蛋白产物而致病。中医学无"系统性红斑狼疮"的病名记载，根据其临床特点归属于中医学"痹证""阴阳毒""红蝴蝶斑""鬼脸疮"等范畴。SLE 病情缠绵，反复无常，病机复杂，但总以正虚为发病之本，邪实为致病之标，往往虚实夹杂，根据其发病特点，毒蕴血瘀是其发病的关键因素，贯穿疾病始终。随着现代分子生物学、医学遗传学和免疫学等学科的不断发展，学者任妮娜等运用现代医学的研究成果阐释了 SLE 的发病机制，以期为运用毒蕴血瘀理论认识 SLE 提供理论依据，为进一步探讨中医药治疗 SLE 提供新的诊治思路和途径。

正虚为发病之本

SLE 的发病有家族聚集倾向，往往在一个家族中存在几个患者或多种自身免疫疾病的情况。异卵双胞胎患 SLE 的一致率是 2%～5%，同卵双胞胎是 24%～58%，说明遗传易感因素在 SLE 发病中发挥关键作用。遗传在 SLE 发病机制的讨论中不可忽视，该疾病以女性为主，男女患病比为 1∶（10～12）。另有研究发现，患有 Klinefelter 综合征（其特点是 47，XXY 基因型）的男性患 SLE 的风险预计与 46，XX 的正常女性的风险相似，比 46，XY 的男性高 14 倍。这些数据都支持 X 染色体基因在 SLE 发病机制中扮演着不可或缺的角色，为新的疾病易感性假说提供了理论基础。有研究证实，SLE 是多基因相关疾病，其发病是很多易感基因异常的叠加效应。基因变异可使得体内刺激性核酸的过多产生或清除减弱，当遗传风险变异受到环境触发因素影响时，可通过启动天然免疫活化（如 IRF5、TNFAIP3）及适应性免疫（如 PTPN22、BLK）、增加自身抗原（如 C4、TREX1）等途径调节下游转录因子、细胞因子，激活免疫系统，B 细胞活化并通过交叉反应与模拟自身组织组成成分的抗原相结合，并将抗原呈递给 T 细胞，使之活化，在 T 细胞活化刺激下，B 细胞得以产生自身抗体及相关炎性因子致病。

《素问·通评虚实论》指出"邪气盛则实，精气夺则虚"。精气泛指能维系人体生命现象和生理功能活动过程的所有物质，包含先天之精与后天之精。《素问·阴阳应象大论》云"夫精者，身之本也"。先天之精源于父母生殖之精（藏于肾中具有生殖功能和繁衍生命的精微物质），后天之精源于脾胃化生的水谷精微，先天之精推动后天之精的摄取，后天之精又充养先天之精。中医学常以"精"表述人的正气。《素问·刺法论》云"正气存内，邪不可干"。《灵枢·百病始生》云"风雨寒热，不得虚，邪不能独伤人。卒然逢疾风暴雨而不病者，盖无虚，故邪不能独伤人。此必因虚邪之风，与其身形，两虚相得，乃客其形"。所谓"邪之所凑，其气必虚"。正虚即人体正气亏虚，多由先天禀赋不足、素体虚弱或久病重病等损伤人体正气引起。明代张景岳于《景岳全书》中所指"禀赋"即是中医学"体质"的概念，是指形成于先天、定型于后天的个体在形态结构、生理功能和心理因素相对稳定的特性；在病理上表现为对病邪的易感性、疾病的易罹性、从化和传变的倾向性。体质的形成主要受先天禀赋与后天作用的相互影响。先天禀赋是指人出生前从父母身上所获得的一切特征，主要取决于父母之精。先天禀赋不足则子代体质多弱，脏腑功能易偏颇，生长发育障碍或先天生理缺陷和患有遗传性疾病。分子生物学研究指出人体遗传物质是 DNA，基因组是生物体包含的所有 DNA/RNA 序列，真核生物的基因组以染色体形式存在。基因变异指基因组 DNA 分子发生的突然的可遗传的变异，可由物理及化学等因素损伤 DNA 而诱发。故 SLE 具有的遗传易感性可看作中医学范畴所指先天禀赋不足。

素体虚弱是平素正气不充足，与体质密切相关。体质的先天禀赋虽然决定个体体质的特异性和相对稳定性，但在后天各种因素的综合影响下可使机体体质类型发生改变而具可变性。后天影响体质的因素包括养生调节、饮食居处等。后天摄养对体质的改变是一缓慢、持续、渐进的过程，后天调摄无节，禀赋虽足，也可耗伤精气，易患各种疾病，使体质由强变弱。病情较重时，邪气过于强盛，严重损害机体正气，耗伤精、气、血、津液等物质，以致机体抗邪能力日渐低下，不能有效抗御邪气，机体受到的损害日渐加重而致邪盛正衰。久病指疾病病程过长，或邪去正虚，或正邪相持，或正虚邪恋，或邪去正不复均可导致人体正气的损伤。《素问·上古天真论》云"虚邪贼风，避之有时"，《金匮要略》云"若人能养慎，不令邪风干忤经络，适中经络，未流传藏府，即医治之，四肢才觉重滞，即导引、吐纳、针灸、膏摩，勿令九窍闭塞；更能无犯王法、禽兽灾伤，房室勿令竭乏，服食节其冷、热、苦、酸、辛、甘，不遗形体有衰，病则无由入其腠理"。上述养生调节、饮食居处违背自然规律等情况正是后天调摄无节的表现。另外，居住地域的差异，也会形成不同地域的人在体质上的差异性。

邪实为致病之标

SLE 患者有关节疼痛者可归属中医学"痹证"范畴，《素问·痹论》云"风寒湿三气杂至，合而为痹也……所谓痹者，各以其时重感于风寒湿之气也……不与风寒湿气合，故不为痹……其热者，阳气多，阴气少，病气胜，阳遭阴，故为痹热"。指出发病多由风、寒、湿、热邪气外侵，使经络痹阻、营卫凝涩、脏腑气血运行失常而为病。正如《杂病源流犀烛·诸痹源流》所云"痹者，闭也，三气杂至，壅闭经络，气血不行，不能随时祛散，故久而为痹"。病程中或风寒化毒，或火毒肆虐，或湿毒内壅，或痰阻血络，终致毒蕴血瘀。若风寒湿毒入里，阻滞经络，蚀于骨，湿蕴生痰，流注关节，则见关节肿胀、肌骨痛；寒凝血滞，毒瘀内阻，则见紫斑舌瘀、肌肤甲错及雷诺综合征；湿浊内壅，毒邪侵淫，阻遏气机，则见肿胀；火毒燔灼，则见高热大渴；热毒迫血妄行，则见皮肤红斑、毒陷心营，阻滞心脉，则见心悸胸闷、神昏谵语；发则如是。《素问·异法方宜论》指出"南方者，天地所长养，阳之所盛处也。其地下，水土弱，雾露之所聚也。其民嗜酸而食胕，故其民皆致理而赤色，其病挛痹"。可见，外在环境对于疾病发生的重要性。

从现代医学角度来看，外界环境因素（病毒、紫外线、药物等）触发启动适应性或天然免疫应答，产生自身抗体以及对自身抗体清除异常，导致慢性炎症及氧化损伤致使器官功能损害已成为较公认的 SLE 发病机制。研究发现，SLE 患者抗 EBV 早期 IgG 显著高于正常人，表明 EBV 感染与 SLE 间存在相关性，提示在 SLE 中有既往感染的病毒活动病史或新近感染 EBV。研究者通过基因技术将 EVB 核抗原-1（EBNA-1）导入小鼠后发现该基因表达产物- EBNA 蛋白，可诱导产生抗 SmIg 抗体及抗 dsD-NAIg 抗体，推测可能是抗 Sm 抗体与抗 EBNA-1 抗体存在的交叉反应所引起。但这种交叉反应的分子基础仍不清楚。较明确的 SLE 触发因包括紫外线和某些药物（如肼屈嗪等），可能通过对 DNA 的影响而促使 SLE 发病。紫外线对皮肤细胞的影响因素包括诱导 DNA 断裂、改变基因表达及导致细胞凋亡或坏死。排除细胞死亡情况，DNA 断裂或长时间维护 DNA -蛋白交叉连接也可作为一种佐剂或抗原刺激物激活免疫系统。药物方面，直接血管扩张剂肼屈嗪可使 DNA 甲基化，抑制细胞 ERK 通路的信号传导，从而致使 DNMT1 及 DNMT3a 介导 DNA 甲基化酶的表达减少。调控 DNA 甲基化修饰基因表达也可能引起免疫系统 TLR 潜在配体的激活。其他药物如普鲁卡因胺、异烟肼、氯丙嗪、甲基多巴、青霉胺、二甲氨四环素、TNF 抑制剂、干扰素 a 等及苜蓿芽及含有刀豆氨酸的发芽等食物均可诱导 SLE 发病。近年来，随着对 SLE 发病机制的深入研究，天然免疫系统活化（包括 INF）是 SLE 发病机制的核心环节是一重大发现；调节核酸降解、介导 TLR 信号转导和淋巴细胞激活阈值以及转导效率等分子通路机制，可用于确定疾病易感性。综上，说明邪气侵袭是 SLE 发生的重要条件。

毒蕴血瘀贯穿疾病之始终

《金匮要略·百合狐惑阴阳毒病脉证治》云："阳毒之为病，面赤斑斑如锦纹，咽喉痛，唾脓血……阴毒之为病，面目青，身痛如被杖，咽喉痛。"明确指出 SLE 感受邪毒而发病，毒瘀阻血络，内侵脏腑，阴虚血热，虚实错杂，强调了"毒"邪是引起 SLE 发病的病理关键。凡外界六淫、异常物质或体内脏腑功能紊乱的病理代谢产物和能引起机体损害，耗伤正气，破坏阴阳平衡，出现危重证候和局部特殊体征的因素，即为"毒邪"。《诸病源候论》云"表证未罢，毒气不散，故发斑疮……至夏遇热，温毒始发于肌肤，斑烂隐疹如锦纹也"。《金匮要略心典》云"毒，邪气蕴结不解之谓。阳毒非必极热，阴毒非必极寒，邪在阳者为阳毒，邪在阴者为阴毒也"。可知毒邪除直接外受，尚能邪气内化生毒；致病具有发病急骤、传变迅速、易袭脏腑、证候危重、病程迁延等特性。根据其致病特点，可将目前对人体直接或间接造成组织器官损害的外源性抗原（病原体、药物）、自身抗原（细胞凋亡产物核小体、核酸）、抗体（各类型免疫球蛋白等）、抗原抗体复合物，以及能引起局部炎症和溶胞作用的补体均归属于毒邪范畴。SLE 发病除与"毒"有关外，尚与瘀血有直接关系。"瘀血"是血液循环障碍所致的缺血、瘀血、出血、血栓和水肿等病理改变，还包括炎症所致的组织渗出、变性、坏死、萎缩或增生，以及代谢障碍所引起的组织病理反应等。现代研究表明活动期 SLE 患者血浆 TXB_2 值、VIIR 相关抗原及血小板聚集功能等高于正常人，且可影响内皮素数值及微循环变化积分，表明 SLE 患者体内的确存在血液高凝状态，并有明显的微循环障碍。《说文解字》云"瘀，积血也"。SLE 初期外邪郁痹经脉，气血运行不畅致瘀，病程迁延日久或治不得法而出现久病入络，加重血瘀程度，随之发展则形成瘀血。瘀血又反过来作为新的致病因素阻滞气机，妨碍新血生成，或合并邪毒致病，印证中医学"久病多瘀"之说。SLE 患者在整个病变过程中皆存在血瘀，并同时具有阻滞气机、瘀阻经脉、病症繁多、病程缠绵等瘀血致病特点。由此可见，瘀血贯穿于 SLE 病程的始终。

瘀血蓄积日久而蕴毒，邪毒能致瘀，邪毒附着瘀血则胶结成为瘀毒。由于机体正气不足为先，加之后天失调，外感风火寒湿之邪耗伤正气，两虚相得，久则邪毒瘀血互结而成瘀毒胶结状态，从而造成机体各系统损害，甚者可因脏腑功能失调或功能衰竭而致死亡。现代医学研究认为，SLE 反应产物是组织损伤的主要介导者，包括自身抗体、免疫复合物、相关细胞因子、补体组分以及中性粒细胞和巨噬细胞释放的炎性介质和活性氧等。结合上述理论，我们认为"毒""瘀"在 SLE 中是客观存在的，系其发病的独立致病因素，也是其病理结果。由于阴阳失衡交错，邪毒内阻，气滞血瘀，内外上下相干，使得 SLE 病机复杂，表现为病情多变。然究其根源，总以毒蕴血瘀贯穿疾病之终始。

《灵枢·玉版》云："故两军相当，旗帜相望，白刃陈于中野者，此非一日之谋也。能使其民令行，禁止士卒无白刃之难者，非一日之教也，须臾之得也。"医家云，治病如治国。中医将人体看作以五脏为中心，配以六腑，通过经络系统将人体四肢百骸、五体与五官九窍等全身组织器官联结成一个在结构上可分割，功能上相互协调、相互为用，病理上相互影响的有机整体。《黄帝内经》云"凡此十二官者，不得相失也。故主明则下安，以此养生则寿，殁世不殆，以为天下则大昌。主不明则十二官危"，又云"圣人不治已病治未病，不治已乱治未乱，此之谓也。夫病已成而后药之，乱已成而后治之，譬犹渴而穿井，斗而铸锥，不亦晚乎！" SLE 发病以正虚为本，是故平素应调摄精神，未病先防。疾病发生后要既病防变。SLE 临床表现繁多，累及诸多脏腑组织器官，反复缠绵，病机复杂难以把握。《素问·标本病传论》云"知标本者万举万当，不知标本，是谓妄行"。遵循《素问·阴阳应象大论》提出的"治病必求于本"，在把握 SLE 以邪实为致病之标，毒蕴血瘀贯穿疾病始终的病机特点基础上，治疗以解毒化瘀为主，兼顾滋阴益肾乃切合病机之良策，从根本上解决问题。

386　从虚、瘀、毒论治系统性红斑狼疮

系统性红斑狼疮（SLE）是一种可累及全身多系统的自身免疫性疾病，中医学古代文献无此病名，从临床症状特点看似为"痹证""阴阳毒""蝴蝶斑"等范畴。《金匮要略·百合狐惑阴阳毒病脉证治》云"阳毒之为病，面亦斑斑如锦纹，咽喉痛，吐脓血"；"阴毒之为病，面目青，身痛如被杖，咽喉痛"。《诸病源候论·瘟病发斑候》云"表证未罢，毒气不散，故发斑疮，至夏遇热，温毒始发于肌肤，斑烂隐疹如锦纹也"。《景岳全书·虚损》云"虚邪之至，害必归肾；五脏之伤，穷必归肾"。《瘟疫论》云"邪热久羁，无由以泄，血为热搏，留于经络，败为紫血"。学者汪东涛等认为，本病肝肾亏虚、阴血耗损为本，风毒痹阻、络热血瘀为标。病机是本虚标实，本虚以肾虚阴亏为要，标实以热毒、瘀血为主。因虚致实，因实致虚，互为因果，使病情迁延反复，缠绵难愈。

病机探要

汪东海等认为先天不足，肾阴亏虚是本病的基本病机，且贯穿疾病始终，在此基础上热毒蕴于血分，瘀热互结，渐至阴阳失调，五脏俱损。

1. 肾虚是 SLE 发病之本：SLE 患者禀赋不足、肝肾本虚，或情志久郁、肝郁化火，耗伤肝肾之阴，或接触某些化学毒物，损伤气血，致使脏腑气阴亏虚。"肾藏精"，"肾为先天之本"，禀赋不足、肾精亏虚是 SLE 发病的基础。本病好发于青年女性，"女子以肝为先天"，"乙癸同源"，阴常不足，阳常有余，正值气血旺盛之时，水易亏，火易旺，加之外邪乘虚而入，"邪入阴则痹"，痹阻先在阴分，久病伤阴，亦可致肾阴亏虚。妇女以血为本，若产后失血，百脉空虚，气血两虚，肾水枯耗，肾火妄动，壮热骤起，致 SLE 暴发。若情志太过，使邪火妄动，损耗其阴，亦可导致肾虚阴亏。阴精耗劫则上焦气闭，闭则气滞，下焦胀满，故气不行，正所谓"先伤其气者，气伤必及于精"。可见情志活动太过，久之可致肾虚阴亏。再者，久病阴血暗耗，阴损及阳，阴阳失调，亦可发为此病。

2. 五脏所伤穷归于肾：中医学认为，其诱因或为六淫外感，七情内伤；或因饮食失节，劳欲过度；然诸多诱因必本于正气虚怠，肾虚不足。如《素问生气通天论》云"风雨寒热，不得虚，邪不能独伤人……此必因虚邪之风，与其身形，两虚相得，乃客其形"。肾为先天之本，先天不足，则肾元虚怠；后失调养，劳伤肾气，房室损精，久病及肾，皆致肾虚也。从该病病位广泛，累及诸多脏器的病理机制来看，无不责之于肾矣。《景岳全书虚损》云"肾水亏，则肝失所滋而血燥生；肾水亏，则水不归源而脾痰起；肾水亏，则心肾不交而神色败；肾水亏，则盗伤肺气而喘嗽频……故曰：虚邪之至，害必归肾；五脏之伤，穷必归肾"。故西医认为其病理损害常致"狼疮性肾炎"外，亦常见"狼疮心""狼疮肺""狼疮肝"及皮肤、肌肉、关节受损的病理表现。可见，肾之阴虚为其病本，元阴衰惫，五脏失和，五脏之伤，又穷必归肾，如此反复之恶性循环，使病入至深矣。

3. 血瘀毒蕴为 SLE 发病之标：《金匮要略》将本病区分为阴毒、阳毒，正是强调了"毒"邪为患的病理关键。"毒"可与风、火、寒、湿、瘀等邪气相互胶着为患。瘀血贯穿于 SLE 病程的始终。患者真阴亏虚、房劳过度、产后失血等导致精血亏耗、血液不充、行而缓迟、滞而不行为瘀；或热毒之邪煎灼津液，津亏不能使血行或血受煎炼而成血瘀；或由于热毒迫血妄行，血液离经而为瘀。瘀血日久而蕴毒，邪毒亦能致瘀，邪毒附着瘀血则胶结成为瘀毒。邪毒久羁，久则入络。患者素体本虚，风火寒湿之邪常乘虚入侵，病程中或风寒化毒，或火毒肆虐，或湿毒内壅，或瘀生毒邪，故临床常见诸多标实之

象。寒热袭表，则见身热恶寒；风寒湿毒入里，阻滞经络，蚀于筋骨，则见关节肿胀、肌骨疼痛；风胜者，游走不定；寒盛者，痛甚不休；湿甚者，重着不移；寒凝血滞，则见紫斑舌瘀、肌肤甲错及雷诺综合征；湿浊内壅，阻遏气机，则见肿胀、喘逆；火毒燔灼，则见高热大渴；热迫血行，则见皮肤红斑，甚则吐衄牙宣；热陷心营，则见心悸胸闷、神昏谵语。上述标实之象，或多或少，或隐或现，或以为主，或以兼夹，而呈本虚标实之复杂证候。

4. 毒瘀肆虐，内陷伤正： 本病临床表现复杂多变，局部皮肤、肌肉、关节受累，广则心肝脾肺肾五脏六腑俱损，且病情易多复反，使病程迁延，此邪毒肆虐内陷伤正之故也。《医宗金鉴》云"阴阳毒无常也"。由于阴阳失衡交错，邪毒内阻，气滞血瘀，内外上下相干，本虚标实的复杂病机，使病情多变，或见上实下虚，上热下寒；或呈内热外寒，内干外肿的虚虚实实之复杂病候，故使病情反复，沉疴难愈。可见，邪毒壅盛而正气虚惫贯穿病之终始。

辨证识要

本病虚、瘀、毒三者并存，互为因果。肾虚阴亏，血虚络滞，则邪毒易于蕴结；热毒燔灼真阴，耗伤阴血，则肾虚阴亏更甚；邪毒火热搏结于血分，血脉瘀滞则为瘀血，终成本虚标实、虚实夹杂之证。SLE 是与遗传有关的疾病，与先天禀赋不足、肾虚阴亏有关，毒邪致病具有广泛性的特点，常见脏腑、经络、肌肉关节同时病变，与 SLE 的多系统、多脏器损害相合。瘀毒互结，邪伏血分，本虚标实，此消彼长，导致 SLE 病情波动，病程缠绵，治疗困难。虽然 SLE 患者临床表现纷繁错杂，但"肾虚阴亏、瘀毒内结"贯串于病程的始终，为本病基本病机和病情演变的规律。

治法旨要——补肾化毒祛瘀

本病以肝肾亏虚、阴血耗损为本，风毒痹阻、络热血瘀为标，故治疗宜以补肾化毒祛瘀作为重要法则。补肾者，滋补元阴为主；化毒者，有祛风驱毒、除湿劫毒、温化寒毒、清火解毒、消瘀散毒之主次不同；祛瘀者，活血化瘀通络也。故临证辨治，须谨守病机，症见风火寒湿瘀毒错杂者，可各法兼用，灵活变通，则补中寓泻，泻中有补，不失偏颇也。即使血分毒热证，亦宜顾护肝肾之阴；若脾肾两虚，宜气阴双补，或阴阳并调，不可多用纯阳之品，以免灼伤阴精。合用激素者，因阳热症状重，可以着重滋阴降火或清热凉血；激素撤减时，宜多加平补肝肾之药。根据"肾虚阴亏、瘀毒内结"的基本病机，治以"补肾化毒祛瘀"，用生地黄、熟地黄、山茱萸、枸杞子滋补肝肾之阴血，白花蛇舌草、连翘、蒲公英以清热解毒，益母草、鸡血藤、丹参活血化瘀通络。以上诸药补虚泻实、标本兼顾，使补而不滞、泻而不虚，共奏补肾滋阴、凉血解毒、化瘀通络之功，既能培补先天之不足，又能清化内蕴之瘀热毒邪，使肾水充盛，则火熄、瘀化、毒去，恢复阴阳平衡。若肾阴亏虚，瘀毒内蕴，正邪交争，低热不退，可配以青蒿、地骨皮；若瘀热侵袭肌肤，颜面、肢端或皮肤红斑，面赤，可配以青蒿、水牛角、生石膏、紫草、蝉蜕清热凉血解毒，牡丹皮、赤芍、桃仁凉血化瘀通络；若瘀毒伤及关节，痹阻经脉，关节疼痛明显，可配以威灵仙、防风、秦艽祛风止痛；若瘀毒内侵脏腑，阻于上焦，积饮为患，致胸闷心悸、咳痰频频，可配以黄芩、鱼腥草、紫菀、桑白皮、煅龙骨、煅牡蛎、五味子等清热化痰、止咳宁心。临床上运用补肾化毒祛瘀治疗 SLE，能控制病情，预防反复发作，提高机体免疫功能的作用，取得了显著的疗效。

387 从毒、瘀、虚论治脓毒症

脓毒症属于中医学温热病范畴。学者张云松等认为，其病因多为温热毒邪内蕴于体内，毒瘀互结是其基本病机，正气亏虚是脓毒症的病理基础，关键病理机转可概括为毒、瘀、虚。其发病以正虚为本，以毒、瘀为标。其传变规律及辨证治疗多遵温热病卫气营血辨证。在病变过程中，机体正气亏虚是内因，感受温毒邪气是外因，温毒内蕴、毒瘀互结则是其主要病理变化，也是造成脓毒症高死亡率的关键。

温毒内蕴是脓毒症的主要病因

脓毒症是由温热毒邪内蕴于体内所引起的一种急性温热病。其病因为温热毒邪。临床从各类型脓毒症的病因来划分，温毒又当分外毒与内毒两类，外毒是指六淫之邪蕴结体内久而化火成毒和疫疠之气等，包括疫疠、瘴气、秽浊之气及虫兽、药物、饮食之毒等，明代吴又可在《瘟疫论》中称其"乃天地之毒气"。叶天士《温热论》云"温邪上受，首先犯肺，逆传心包"。毒邪最易由肺卫内传入里，壅遏气血，既可顺传，郁于胸膈或传入阳明，亦可直接内陷心营，扰动营血。温毒侵入营血分，因毒成瘀，毒瘀互结，灼营耗阴，侵犯心脑，迫血损络，险象环生，病重势危。在临床实践中出现更多的则是所谓内毒，由脏腑功能和气血运行失调，使体内的生理或病理产物不能及时排除，蕴积体内，以致邪气亢盛，败坏形体而转化成温毒，《诸病源候论·毒疮候》云之"变生热毒"。脓毒症患者，尤其老年重症脓毒症，往往由于温毒炽盛，毒瘀互结，内外合邪，相互为患，导致发病急，传变快，病情危重。

在脓毒症的发病过程中，内、外毒邪密不可分。外毒侵入人体，脏腑功能失常，瘀浊内蕴，可生内毒；内毒形成后，耗伤正气，正气虚衰，卫外力弱，又易招致外毒，二者互生互存，共同毒害机体。外来之毒或因患者久病体衰，或因外伤卒病，致使机体正气不足，气血阴阳失衡，卫外不固，令温毒之邪有内侵之机，外来温毒扰乱机体正常代谢及功能，入里化热，变生热毒，热毒煎熬血液，加之气虚无以行血，则血流瘀滞。内生之毒则因正虚难以抗毒外出，致使温毒和瘀血淤积于体内，温毒进一步危害机体。内外之毒相互蕴结，阻遏三焦气机，灼伤气阴及脉络，脏真受损，机体阴阳气血逆乱，生成更多的毒邪，形成恶性循环。脓毒症发病往往是由外来毒邪诱发启动，致内生毒邪大量蓄积，造成气血运行的失调和脏腑功能的紊乱，甚至发展成阴阳之气骤然不相顺接，气机严重逆乱的危急重症。在脓毒症卫、气、营、血的不同阶段，温毒始终是最为关键的因素。

毒瘀互结是脓毒症的重要病机

脓毒症患者除基础病多，素有血瘀的病理变化外，亦与感受温毒之邪，或风寒入里化热之后，促使血瘀的生成或加重有关。毒邪内蕴，邪热亢盛，燔灼于里，消灼津液，炼津而瘀。人体感受毒温之邪后，血行不及或失常，而致血瘀于络，脉络不利，津液运行受阻，出现血瘀之病理改变。因毒致瘀，温毒内蕴，毒邪炽盛，搏血为瘀，或火热煎熬津液、阴津亏少，血液黏稠，滞而为瘀，热伤血络，迫血妄行，则血出留瘀。多有宿瘀，或温毒猖獗，郁阻气机，气滞则血行不畅为瘀。可见，温毒内蕴是导致脓毒症过程中出现血瘀的重要原因。瘀血不仅是人体重要的病理产物，又是脓毒症新的致病因素，既加重原有病情，又导致新的病症，从而形成毒瘀相互胶结难去，成为脓毒症加重的重要因素。毒瘀既是病理产物又是致病因素，毒瘀互结促进了脓毒症的发生发展。从病机演变的动态变化来看，毒瘀互结，是脓毒症病理发展的必然结果。

脓毒症的重要病机是毒瘀互结。温毒一旦直中而与瘀血互结，即可严重影响经络中气血的运行，进而影响各脏腑的正常机能。由此可知，正是因为温毒病位在于络脉，所以脓毒症一旦起病就可波及多个脏腑、器官。同时，毒邪客于络，络气郁滞，津凝为痰，血滞成瘀，痰瘀阻滞，致络脉运行气血的功能受到严重影响，甚则阻塞不通。脏真受损，多个脏器依次出现功能障碍。有形之邪阻于络中，形成清代喻嘉言《医门法律》中所云"势不能出于络外，故经盛入络，络盛返经，留连不已"的恶性循环，令病势缠绵难愈。因脓毒症的病位漫及经络，单纯的解毒方药不能完全契合病机，难取全效，惟有从经络毒瘀论治，疏涤经络中温热毒邪，方可奏效。

毒瘀互结是脓毒症的重要病机，由于毒瘀互结，内陷营血，经络气血营卫运行不畅，导致温毒、瘀血内阻，瘀滞经络，进而令各脏器受邪而损伤，引发本病。

正气亏虚是脓毒症的病理基础

脓毒症患者大多本来就存在多种原发疾病，在脓毒症发展过程中，温毒内蕴，热蒸汗泄，最易耗气伤阴，进一步发展又可导致脏腑气血阴阳诸虚。正气亏虚，突受内外温毒侵袭，机体处于正气亏虚、阴阳失和的状态，营卫之气不足，周身的经络失于护卫和濡养，给温毒可乘之机。经络因正气的不足而处于开放或是经气运行迟缓的状态，使邪气可以直接侵袭，自经脉入于络脉，甚则深入阴脉。概言之，正气亏虚，以致毒温内蕴，郁久化热，毒随热入，毒温愈炽；热灼津液，炼津成痰；毒热内蕴，络脉损伤，迫血妄行，因毒致瘀，毒瘀互结，从而使得温毒与瘀血等病理产物交结凝滞，最终形成正气亏虚、虚实夹杂之病机。

《黄帝内经》云"正气存内，邪不可干"，"邪之所凑，其气必虚"，"阴平阳秘，精神乃治，阴阳离决，精气乃绝"，从根本上阐明了疾病发生、发展的内在因素，对认识脓毒症的病因病理具有重要的意义。正气亏虚是脓毒症的病理基础，也是发病的内因，上述认识为我们提供了扶正祛邪防治脓毒症的理论依据。脓毒症的病机变化是在正气亏虚的基础上进一步导致阳脱阴竭，脏真受损。阳脱是气虚至阳虚的进一步发展，而阴竭是在阴虚的病理基础上发生的。阴伤及阳，阳损及阴，阴阳俱损，生化欲息，终致精、气、神败伤，神机流贯受阻，造成《黄帝内经》中所云"十二官危，使道闭塞而不通，形乃大伤"的局面，使脓毒症一发而危症尽现。正如《素问·玉机真脏论》云"气虚身中，卒至五脏绝闭，脉道不通，气不往来……不可为期"，正气虚弱也是脓毒症发病的内在病理基础。

解毒化瘀扶正是脓毒症的基本治法

脓毒症发生发展过程中，由于温毒内蕴，毒瘀互结，正气亏虚，以致温毒可由表浅之阳络迅速深入阴络，正虚邪恋，温毒之邪与血瘀纠结盘踞于脏腑经络，疾病缠绵难愈，故叶天士有"经年累月，外邪留着，气血皆伤……其化为败瘀凝痰，混处经络……多年气衰，延至废弃沉疴"之说。吴鞠通则称其"久而不散"，张聿清更明确指出"邪既入络，易入难出，势不能脱"。正是由于以上病变特点，导致脓毒症一旦发病，治疗不当时病情往往急遽加重，播散到多个器官、系统；而疾病恢复过程则相对缓慢，且常出现某些器官功能难以恢复的后遗症。这正是由于毒瘀互结而正气亏虚的特殊病理机制所决定的。

解毒，以祛除外来和内生的毒邪，是脓毒症治疗的核心环节之一。化瘀，可以畅通络中气血，减少毒邪的蕴积，改善各脏腑的温煦濡养，应贯穿脓毒症治疗的全程。扶正，尤其是补气通阳，使阳气畅达，恢复络脉出入有序、充盈满溢的正常状态，有利于抗邪外出，防止内生毒邪的进一步损害。在脓毒症早期就应顾及正气，在疾病进展中更要注意回阳固脱、顾护正气，后期应养阴益气、保护脏真。在此基础上，根据患者的具体表现辨证使用解毒清热、化瘀活血、扶正补虚等治法，将有助于祛除络脉受损后蓄积的病理产物，恢复机体营卫和谐、气血调畅的整体环境。由卫而气而营而血，治毒治瘀治虚治变均以解毒化瘀扶正之法贯穿始终。

388　从虚、毒、瘀、神论治脓毒症

脓毒症是临床常见的急危重症之一，病情发展迅猛，常易出现多器官功能衰竭、急性呼吸窘迫综合征、休克，诊治难抉又困难，且预后差强人意。据统计，重症监护室中 60％死亡患者是由脓毒症所致，全球 10％的死亡患者与脓毒症密切相关。多数学者认为，脓毒症的发病机制与内毒素、炎性介质、氧供氧耗、免疫系统等异常有关，但至今尚未明确。中医学中"外感热病""温毒""疔疮走黄""疽毒内陷"等症类同脓毒症。中医治疗本病有确切疗效，从病因、病机精准把握，到辨治施法量效，均显独特优势。学者徐慕娟等参阅古籍文献及临床资料，将脓毒症病机概为"虚、毒、瘀、神"，若能取巧于机，疗效可佳。

病之机要

脓毒症的病机关键为正气不足，毒邪内蕴，络脉瘀滞，气血失运，脏腑、四肢、百骸失于濡养。《内经·热论》云"今夫热病者，皆伤寒之类也"。《难经》云"伤寒有五，有中风，有伤寒，有湿温，有热病，有温病"。脓毒症早期多为温热之邪侵袭机体，邪正相争，出现发热、口干、心烦、乏力等症，归属伤寒、温病的范畴；病势发展为中期，邪入于里，热灼津血，内陷心包，瘀毒蕴生，多见高热、神昏、但欲寐、脉微细等少阴病之症；病情加重至后期，心阳亏耗，阳脱阴竭，出现四肢厥逆、脉微欲绝之"脱证""亡阳"，此阶段常见休克、气喘、痉厥等症，病势峻危，治疗难逆，病死率高。正虚脱竭、阴阳离决是病情发展的必然趋势。

证之辨型

脓毒症病因繁杂，不外乎内外二因，审因论治不仅要注重外因，更要重视内因的变化。

1. 虚——发病之本：《黄帝内经》云"正气存内，邪不可干"；"邪之所凑，其气必虚"。脓毒症的根本病因为正气不足，气阴两伤，脏气亏损，阳脱阴竭；既是发病的内在条件，又是病理表现和发展诱因。严重感染、创伤、烧伤、大手术等，诊治不及或不当，出现热毒之邪耗伤人体气血，甚或气随血脱，气损血竭。阳损及阴，阴阳俱损，生化无权，脏腑气机失常，即"十二官相危，使气道闭塞而不通，形乃大伤"；"气不足，便是寒"，阳脱是气虚至阳虚的演变，而阴竭是阴虚的病理发展。脓毒症气阴两虚的病理基础，也是多器官功能障碍综合征（MODS）发病的重要病因。若及时、尽早地准确运用益气养阴温阳法施治于脓毒症，可防患其恶性发展及演变为 MODS。正如《素问·玉机真脏论》云"气虚身中，卒至五脏绝闭，脉道不通，气不往来，譬如坠溺，不可为期"。

2. 毒——发展之疠：《诸病源候论·毒疮候》云"此有风气相搏，变生热毒"。脓毒症发病常由外来毒邪诱发，致内生毒邪蓄积，气血运行不畅，脏腑功能紊乱，进而阴阳不调、气机逆乱。"邪盛谓之毒"，毒发内外端。外来之毒如疠气、瘴气、浊气，或虫兽所伤、药物之毒、饮食劳倦等；内生之毒是外邪入侵，脏腑功能失调，邪气不除，聚积化毒。外毒侵袭，脏腑失常，瘀浊内蕴，可生内毒；内毒郁久，耗伤正气，正气虚衰，卫外不固，又引外毒，二者互生，共为因果。内外之毒蕴结，阻遏三焦气机，灼伤气阴脉络，致使真脏虚损，气血阴阳逆乱，最终毒邪再生，出现恶性往复。叶天士言"温邪上受，首先犯肺"，"肺朝百脉"，毒邪内侵，肺失肃降，清阳不升，浊阴难降，则脏腑失养，邪聚于肠；

肺失宣发，外邪亦不易出。脓毒症病情发展中，肺是易受毒邪攻袭之地，大肠常为毒邪蕴生之所。肠损伤在脓毒症的发展中起着推波助澜的作用。

3. 瘀——病情之关：瘀血是脓毒症重要病理产物和致病因素。脓毒症病势演变中，毒邪峻猛，传变迅速，伤及气分后入营血。叶天士云"经年累月，外邪留着，气血皆伤……其化为败瘀凝痰，混处经络……多年气衰，延至废弃沉疴"。毒邪入里化热，客于经络，热灼津血，加之气虚无以行血，则血滞成瘀，津凝为痰，痰瘀阻络，痼疾难愈。《素问·气穴论》中指出孙络"溢奇邪"，"通荣卫"。《类经》云"深而在内者，是为阴络……浅而在外者，是为阳络"。脓毒症患者由于正虚邪盛，毒邪由表之阳络入深之阴络，此为主要病位。叶天士言"阴络乃脏腑隶下之络"。张聿清又言"邪既入络，易入难出，势不能脱"。络病具有易滞易瘀、易入难出、易积成形的特点。毒邪侵袭络脉，因其病位深，正虚邪恋，络气郁滞，盘踞脏腑之络，阴鸷缠绵。故《医门法律·络脉论》云"然风寒六淫之邪，无形易入，络脉不能禁止，而盛则入经矣……种种有形，势不能出于络外，故经盛入络，络盛返经，留连不已"。这是病位已深，毒邪入络的缘故，病情急骤，预后较差。

4. 神——转归之攸：《温热论》云"温邪上受，首先犯肺，逆传心包"。逆传心包反映了温热病的传变规律。脓毒症患者有感内外热毒，正不胜邪，传变迅速，内陷心包；另外，温热属阳邪，火性急迫，心居阳位，属阳中之阳，同气相求，可伤及心；再者，心主血脉，肺朝百脉，邪热可通过气、血、百脉传于心。脓毒症早期类似于六经中三阳证，以太阳、阳明证为主，但往往兼变证多，可损及心气，心阳不足。《素问·灵兰秘典论》云"心者，君主之官，神明出焉"。《灵枢·营卫生会》云"血者，神气也"。随着病情进展，毒邪入里，直犯营血，血热阴伤，扰神窜络，心神失养，表现为高热、烦躁、谵语、便血、尿血等，甚则痉厥。营分、血分是脓毒症发展最深重的阶段。《灵枢·本神》云"生之来谓之精，两精相搏谓之神"。《素问·八正神明论》云"天地之动静，神明为之纲纪"。神主宰人的生命活动，提供生命的原动力。患者一旦神失元脱，将施治棘手，难复神机，无望痊愈。

法之治则

纵古至今中医治疗感染性疾病，强调三因制宜、辨证论治，遵循六经辨证、卫气营血辨证。当代王今达等提出"三证三法"治疗脓毒症，其证分毒血证、瘀血证、急性虚证，治以清热解毒、活血化瘀、益气固脱大法。《淮南子·原道训》云"形为生之舍，气为生之充，神为生之制"。《灵枢·根结第五》云"调阴与阳，精气乃光，合形与气，使神内藏"。临证治疗脓毒症，应循证扣机，从虚、毒、瘀、神辨治，统调形、气、神一体，可取得良好疗效。

1. 扶正为首，防患于未：扶正，尤要益气温阳，使阳气畅达，血脉满溢，卫气强固，有利于抗邪外出，防止内生毒邪。脓毒症早期应兼顾正气，中后期注意回阳固脱、养阴益气。研究发现脓毒症发病中免疫系统、氧供氧耗的异常改变实为重要，故固护正气应为首要。脓毒症早期气虚阳损者可调服四君子汤、生脉散等，以培补正气、益气养阴；见急危证者多速肌注参附针、生脉针、黄芪针、参芪扶正针等，以回阳救逆、益气固脱。同时，《伤寒论》中"保胃气，存津液"、《温热论》中"先安未受邪之地"，脾胃为后天之本，气血生化之源，气机升降之枢，健脾益胃、顾护后天应立于治则中。现已证实严格控制血糖到正常范围对于危重脓毒症患者有益。高志凌等发现益气养阴活血法配合胰岛素强化治疗能改善脓毒症患者免疫状态，降低应激性高血糖的血糖水平和持续时间。

2. 清热解毒，善用"靶药"：解毒，以祛除内外之毒邪，是脓毒症治疗的环节。"邪客极虚之地"，除耗伤正气，又诱生热毒、痰浊、瘀血等。根据病情变化，可施以清热解毒、通腑化湿、理气化痰等治法，有助于祛除热毒痰浊，恢复机体营卫和谐、气血调畅。脓毒症患者见高热神昏、咳嗽气喘、胸闷心悸、便溏或秘结等症，常拟用小陷胸汤、犀角地黄汤、大柴胡汤、葛根芩连汤、黄连解毒汤、定喘汤等；见湿邪闭阻者多裁方五苓散、黄连温胆汤、八正散等。研究表明部分中药可直接破坏内毒素，促进内毒素代谢，抑制巨噬细胞的活化，对脓毒症的治疗具有靶向作用，如双黄连、板蓝根、清开灵、鱼腥草、大青叶等具有抑制内毒素介导的鲎试剂反应；青蒿素、大黄素、丹参素等亦具有拮抗内毒素的作用。刘洪斌等发现清热解毒方（由大黄、黄芩、白头翁、败酱草组成）治疗脓毒症可拮抗和降低内毒素的致炎作用，降低脂多糖结合蛋白和单核细胞趋化因子-1水平，从而减轻脏器损害，降低死亡率。

3. 活血通络，贯穿始末： 通络，以畅通经络气血，减少毒邪蕴积，可改善脏腑功能，应贯穿脓毒症治疗的全程。恰如《读医随笔》所云"盖凡大寒大热病后，脉络之中必有推荡不尽之瘀血，若不驱除，新生之血不能流通，甚有转为劳损者"。临床多用补阳还五汤、桃核承气汤等。研究证实凝血系统异常在脓毒症发生发展中具有重要作用，又是脓毒症重症的重要机制之一。李银平等通过实验发现血必净注射液可有效缓解脓毒症大鼠的高凝状态，提高血浆 APC、ADAMTS-13 水平，防止病情进一步发展。《黄帝内经》云"病久入深，营卫之行涩，经络时疏故不通"。脓毒症病位至络，为血分的深层次，仅以活血解毒难取全效，若从络论治，疏涤络中瘀毒，方可效显。另外，《风火痰瘀论》云"风火同为一气，痰瘀并出一源"。《血证论》云"须知痰水之壅，由瘀血使然"。宿瘀痰生，可用痰热清、千金苇茎汤、温胆汤、三子养亲汤、止嗽散等。

4. 兼顾养神，神昌病除： 养神、调神、安神是治疗脓毒症的必要治则，关乎预后转归，有利于症状改善。所谓《素问·五常政大论》中"根于中者，命曰神机，神去则机息"之论。《灵枢·卫气》云"神生于五脏，舍于五脏，主导于心"。说明了心对神的主导。《类经》云"心为一身之君主，禀虚灵而涵造化，具一理以应万机，脏腑百骸，惟所是命，聪明智慧，莫不由之"。揭示了心神对脏腑的主宰。"心为阳中之太阳"，"壮火之气衰，壮火食气"，结合卫气营血传变、六经病传变理论，脓毒症早期多心气虚损、心阳不足。桂枝甘草龙骨牡蛎汤主心阳受损、心神失养而浮越于外，是治疗外感疾病初发及心的基础方。此外可辨证加减调神药物，如养心安神用炒酸枣仁、柏子仁、远志、黄连、煅龙骨、煅牡蛎、珍珠母、大枣等。《灵枢·小针解》云"神者，正气也"；"气为神之母"。故养神在于养精蓄气，养精蓄气在于调气，气足则神昌，神昌则病除。若患者出现烦躁、胸闷、嗜睡、昏迷等，可予针灸治疗以调神畅气，常取百会、神庭、印堂、人中、太阳、关元、气海、膏肓俞等穴，恰如张志聪所云"夫行针者，贵在得神取气"。

疾病是从生命的无形部分即精神、信息层面发生，继而气的部分、能量格局和运行规律发生紊乱，最后到有形的疾病层面。脓毒症亦如此。大量资料显示中医药防治脓毒症，可拮抗内毒素、调节炎症反应、维持机体的免疫平衡、保护器官功能等，具有一定的优势。《素问·天元纪大论》云"故在天为气，在地为形，形气相感而化生万物矣"。《灵枢·天年》云"血气已和，荣卫已通，五藏已成，神气舍心，魂魄毕具，乃成为人"。中医理论强调形气相关、形神一体观，脓毒症病机复杂，在审因辨证的基础上，应统调形气神，分层论治，顺势治变，效如桴鼓。

389　从痰、瘀、浊、毒论不育症

男性不育症是男科常见病之一，属于中医学中"无子""艰嗣""精冷""精稀"等范畴。近年，随着工业化进程的深入，社会经济生活等方面的变化，受不健康的生活方式、环境因素、药物滥用、精神情志等影响，男性精子质量下降，男性不育症发病率升高。痰、瘀、浊、毒等作为男性不育症的病因和病理产物为临床实践所重视，学者郑军状等基于痰瘀浊毒学说，从中医病因、病机学角度探析了男性不育症之诊治策略与研究方向。

痰瘀浊毒学说

1. 痰瘀浊毒学说的肇始：痰瘀浊毒是脏腑气血经络运行失常的病理产物，阻碍脏腑经络气血运行。痰瘀浊毒概念散见于历代古籍。痰瘀学说最早追溯于"津液涩渗"说，痰瘀是津液输布失司的产物，在《黄帝内经》中已有记述。《灵枢·百病始生》云"凝血蕴里而不散，津液涩渗，着而不去而成积矣"，"汁沫与血相抟，则并合凝聚不得散"，津液与血可相互凝聚。《医贯·痰论》云"痰之本水也，原与肾，肾虚不能制水，则水不归源，如水逆行，洪水泛滥而为痰"。可见，痰与肾脏密切相关。

中医学对于"浊邪"与"毒邪"理论亦有其理论源流。"浊"早在《黄帝内经》中就有相关论述。《素问·阴阳应象大论》云"清阳出上窍，浊阴出下窍；清阳发腠理，浊阴走五脏；清阳实四肢，浊阴归六腑"。一般认为浊是汗、液、二便等代谢产物，也可以指水谷精微中较稠浊浓厚部分。张仲景认为水湿类疾病病机为"清邪居上，浊邪居下"，其中湿为阴邪，其性趋下重浊，故认为湿与浊性质是同类，但浊与湿性质类似，但程度不同。"毒邪"比较宽泛，《素问·五常政大论》所云"夫毒者，皆五行标盛暴烈之气所为也"。指出毒邪乃是邪气滞留蕴结而成。毒指的是药物毒性、偏性、感染性疾病、有毒害性的致病因素等；又由于毒与浊合而为病，近年提出的"浊毒"概念，指多种原因导致脏腑功能紊乱，气血运行失常，机体内产生的代谢产物不能及时排出，蕴积体内而化生的病理产物，对人体脏腑经络及气血阴阳均能造成严重损害的特性。

2. 痰瘀浊毒学说的现代研究：痰瘀浊毒学说与疾病的关联研究，如在代谢综合征、内分泌疾病、心脑血管疾病、外感热病、血液系统疾病等方面均有一定的突破。代谢综合征多合并肥胖、高胰岛素血症、高血压、高血脂等多种代谢障碍。近年把高血糖、高血脂等归结为"糖毒""脂毒""火毒""痰浊""瘀血"等。有研究分析了痰瘀证与冠心病的文献，结果表明，冠心病可兼气滞、气虚、阳虚、气阴两虚，证型转归也可寒化和热化。有学者把冠心病病机归结为"痰瘀虚滞"，治宜豁痰祛瘀，还应结合辨证，注重温肾阳、补肾阴、固护真元、调畅情志。痛风和高尿酸血症的基本病机为"浊毒痰瘀""湿痰瘀"。可见，随着疾病谱的改变，痰瘀浊毒学说有广泛的临床指导性。

痰瘀浊毒与不育症病因病机

1. 痰瘀浊毒与男性中医体质：男性的体质直接影响生殖能力，痰瘀浊毒与男性体质密切相关。王琦等对 9 省市 21948 例大样本数据分析显示，男性湿热质 11.25%，痰湿质 9.80%，瘀血质 4.59%。戴继灿分析了男性不育 268 篇文献，发现证型属湿热占 6.73%，气滞血瘀 2.55%，痰湿内蕴 2.32%，瘀血阻滞 2.32%。湿热、痰湿、瘀血都可归属于痰瘀浊毒大范畴，足可见痰瘀浊毒者比例之高。《素问·

通评虚实论》云"凡治消瘅、仆击、偏枯、痿厥、气满发逆，甘肥贵人则膏粱之疾也"。肥胖往往合并代谢综合征。《黄帝内经》将肥胖分为三型："膏人""脂人""肉人"，其中"膏人"类似于腹型肥胖，该类人群的特点为痰多又兼瘀。"肥白人多痰湿""肥人血浊"，痰湿体质占肥胖患者51.4%，痰湿体质者多夹有瘀血。膏脂聚而成痰，阻碍气血运行，日久成瘀，痰瘀互结，脉络流通不畅，则成病。《证治汇补》云"脾虚不运清浊，停留津液而痰生"。

肥胖的发生与中医脏腑肝、脾密切相关，肝脾疏泄与运化的失职，则津液聚而为痰，血液流通瘀滞，则成"浊"，痰湿体质者又多有血瘀倾向。从临床实践而言，不同中医体质类型的发病倾向性不同，"症-病-体-证"模式体现了中医学以人为本，因人制宜的思想，突破辨证论治单一思维模式，更适合男性不育症多元复杂背景下的施治需求。而体质是疾病治疗中的核心，也是男性不育症辨证基础，方证可与体质辨证结合。

2. 痰瘀浊毒致男性不育症病机特点：痰瘀浊毒可致多种疾病如"头痛""眩晕""湿阻""消渴""肥胖""胸痹"等。这类疾病可归属于西医学内分泌紊乱、代谢综合征、血管神经病变等全身性系统疾病。"浊毒"致病机理主要为阻滞气机，损伤脏腑气血；浊毒致病易缠绵难愈，病情重，病程长；浊毒致病范围广泛、涉及病位繁多；浊毒常与湿热、痰瘀等相互兼夹转化。痰瘀浊毒日久入络，诚如叶天士云"初在经在气，其久入络入血"。痰瘀浊毒学说与男性不育症病因病机并未有系统的研究，而临床实践多以痰、湿、瘀等证型概括之。工业化进程中，环境污染影响疾病谱的改变，重金属、塑化剂、内分泌干扰物等均属于浊毒范畴。其致病具有隐匿性，然而现代环境因素中重金属、农药、化学试剂、化学药物等被人体吸收后，都会对精子数量和质量造成影响。因其无色、无形，侵入机体后又可造成持久影响，具备"浊""毒"的特点，因此可归结之为"浊毒"。"浊毒"为阴邪可损伤阳气，浊毒影响气血运行，又痰瘀并见，故可导致精子活动力降低，久则阳损及阴，导致生精功能障碍，产生过多的畸形精子，损伤精子DNA完整性，甚则引起生精细胞凋亡。痰浊毒瘀滞，既阻碍气血运行，又影响脏腑功能，造成睾丸精子生发、成熟、形态改变和功能障碍。

痰瘀浊毒与不育症的西医病因病理

1. 痰瘀浊毒影响精子能量代谢：中医在认识男性生殖的生理与病理时，是把人作为一个有机的整体来考虑的，男性不育症是不同因素作用于机体，不同影响因素共同作用下而产生的一个最终结果。从中西医结合的角度，应重视以男性生殖器官睾丸为界，分为睾丸前性、睾丸性、睾丸后性，精准定位痰瘀浊毒致病的环节。肾与天癸，病位属睾丸前性，多阴虚、阳虚体质，肾主生殖，与天癸盛衰明确相关，考历代古籍，医家多以肾为中心，形成以肾为中心的脏腑（包括肝脾）和气血阴精功能失调，导致男性不育症的病机观。明代岳甫嘉《医学正印种子编》认为"生子专责在肾"，肾脏功能失调是不育的基本因素；《广嗣纪要》《妙一斋医学正印种子编》《秘本种子金丹》等治疗男性不育症多以补虚为主。

痰瘀浊毒的产生与脏腑气血运化失常有关，又影响气血运化，影响肾主生殖功能，表现为精子的生成障碍，又如脾主运化，病位属睾丸前性，多气虚质。肥胖为男性不育症的危险因素之一，研究表明肥胖可引起腹股沟处温度升高，影响精子发育，故控制体重，可以提高精子质量。肥胖者又多见脾虚湿浊不化，脾为气血生化之源，精子线粒体是能量代谢转换的细胞器，是气血生化之源的细胞生物学基础。基于心脏疾病、骨骼肌疾病、肝病等与线粒体能量代谢的相关性，有人提出线粒体与中医脾在功能上相似，是脾虚的物质形态学基础之一。男性不育者往往存在氧化应激、脂质过氧化产物的增加，可以直接损伤精子形态、影响精子的能量代谢。如瘀毒相关的精索静脉曲张，可影响线粒体能量代谢，产生过多的活性氧，造成线粒体DNA损伤、生精细胞凋亡增加。少弱精子症动物研究证实精子活性氧含量升高，易使精子膜上磷脂发生过氧化作用，造成其形态改变、功能及代谢异常，最终使细胞内乳酸脱氢酶X（LDH-X）漏到细胞外，使精子内的LDH-X含量下降导致不育。

2. 痰瘀浊毒损伤精子形态功能：男性不育症患者有时是无症状可辨，追溯患者的病史、职业、工作生活环境、饮食等方面，可挖掘出所有可能影响生育的因素，如烟、酒是就是一种助氧化剂，它可通过诱导膜损伤、干扰还原型谷光甘肽（GSH）代谢循环，引起睾丸氧化应激反应，改变精子形态和存活率，以及诱导精子 DNA 断裂等，导致男性不育症。此外，一些物理及化学因素，如放射线、放疗和化疗、热能、电磁辐射、重金属（如铅、汞、镉等）、塑化剂等有机化合物对男性生殖有一定的影响。基于浊毒理论，可从浊毒论治环境污染、内分泌干扰物导致的男性生殖系统类疾病。精子发生损伤，精子形态功能变化有以下几种类型：①精子形态变化合并精子数量异常。精子的质量是能否与卵子结合的关键，而精子形态是精子质量最为重要的指标之一。治疗应以提高精子质量、改善精子形态、调节精浆异常为主，增加精子数量为辅。②精子形态异常合并精子免疫损伤，以论治精子自身免疫为主。精卵结合可视为异体细胞移植，免疫因素参与其中，当患者精浆和血清，或配偶血清中出现抗精子抗体，均影响精子凝集和精子动力学，直接影响精子质量；产生于人体内部的精子免疫，造成免疫性不育。

中医学无畸形精子症这一概念，从现代医学对畸形精子症的认识，一般认为畸形精子往往在结构和功能上出现异常，从而导致精子受精潜能降低。不仅如此，精子畸形症可能也是引起精子活力减弱的一个重要因素，精子的活动力与畸形精子率之间呈现明显的负相关。当精子的形态发生改变时，就会影响精子表面的结构，从而使精子无法穿透卵子透明带和卵泡膜达到受精的目的；任何精子形态上的缺陷都可能导致受精功能下降，影响男性生育能力。目前，导致精子畸形的主要病因有感染及损伤、精索静脉曲张、环境因素、遗传、药物因素、生殖激素失衡、酒精、吸烟、高温、放射线等。其主要病理机制是各种因素综合作用，产生炎症介质、内毒素、自由基等发生过氧化反应，及其他机制损伤睾丸或精子而导致畸形率增加。精子形态异常主要包括头部畸形（圆头精子、头部空泡）、颈部异常、线粒体异常、头尾连接异常、尾部畸形、非特异性精子畸形等。造成精子损伤的病理因素复杂，有患者本身的体质易感性，以及外在相关病理因素的影响，如感染、理化损伤、药石所伤等。这些病因从中医学角度阐释可归结为痰、瘀、浊、毒，根据其病理特点，畸形精子症患者精子生发障碍，其基本病机环节可归为血病精伤，浊毒瘀滞，精血浊瘀。畸形精子症基本病机是肾虚，夹痰、毒、瘀、浊、虫等，又有寒、热、瘀之变；肾虚是本，痰、毒、瘀、虫是标，寒、热是病性。

痰瘀浊毒学说在不育症诊断中应用策略

1. 探索男性不育症特异性分子靶向标志物：中医学认为，疾病的发生有体质倾向性、易感性。在西医学之生殖遗传学、代谢组学、转录组学背景下，探索分子靶向标志物的研究或许能进一步增加对男性不育症病理机制的了解。如精索静脉曲张与代谢组学的相关研究发现代谢物的差异性，其中 C2CD2、LIM3、EML1 3 个蛋白的差异表达和精索静脉曲张致不育症有相关性，可作为精索静脉曲张患者的不育标记物。男性不育症肾阳虚者精液代谢组学的研究也发现不育症患者精液中脂类、有机酸类代谢产物与正常人群相比有显著差异。

2. 从精子形态、能量代谢与精浆生化评估精子质量：现代实验检查技术对男性不育症的诊断十分必要，可以弥补中医学四诊八纲之不逮。临床实践中，应积极吸收现代各种物理诊断和实验检测认识，探讨其中医临床意义，尤其注重微观辨精，辨精液量、色、质、精子形态等，以指导男性不育症中医临床用药。如对于弱精子症，精浆生化中精液白细胞过氧化物酶染色数值异常、精浆弹性硬蛋白酶异常作为男性生殖道感染的参考指标，不同精子的形态畸形往往提示不同的致病机制。

3. 重视细胞免疫与神经内分泌在男性不育症中的作用：免疫紊乱有体质易感性，属于特禀质者、气郁质者，从柴胡类方病机"血弱、气尽，腠理开，邪气因入"分析，机体免疫紊乱会导致男子泌尿生殖道感染，如风疹病毒、巨细胞病毒、单纯疱疹病毒、E19 微小病毒及弓形体等，以及腮腺炎性睾丸炎易致男性不育症。免疫性不育病程较长，迁延难愈，久病致虚，中医学理论认为属"正虚不固，邪气因入，正邪相搏"。柴胡类方具有较好的调节免疫作用，如小柴胡汤、柴归方、柴朴方、柴苓汤、柴桂汤、柴胡桂枝干姜汤等。对于湿热交织明显，属于湿热体质的代谢综合征、代谢性相关疾病，临床利用四妙散、黄连解毒汤加减治疗。代谢综合征及代谢性相关类疾病中医病机为"浊毒壅盛"，而四妙散、黄连解毒汤的作用机制就是清降浊毒；浊毒为血液中代谢产物；黄连解毒汤降血脂、降血糖、降尿酸，从而减少代谢产物对睾丸微环境的影响。从神经内分泌病位定位而言，下丘脑-垂体-性腺（甲状腺、胸腺）轴与中医肝-肾-外睾（肾子）有内在联系。如肾子病变引起的男性不育症，病位属睾丸性，湿热毒邪、气滞、痰湿、瘀血等痰瘀浊毒因素可干扰奇恒之腑（精室、精窍与肾子）的藏精和泄精的功能，同时也影响肾对其所藏之精的推动、调摄及输送功能。性功能异常、输精管梗阻、射精障碍等病位属于睾丸后，如勃起功能障碍、无精子症。男子以肾为先天，以精为根本，肾精难成易亏；肝藏血，主疏泄，宗筋为肝所主，肝经绕阴器。肝喜条达，肝的疏泄功能正常，则气血调和，经脉通利，宗筋得以濡养，男性的正常生理活动得以维持。肝主情志，情志不畅者多焦虑，病位属睾丸前性，多气郁体质，肝气郁结者，易引起气滞血瘀，影响神经内分泌系统。生理上，肝藏血，肾藏精，精血互生，乙癸同源；病理上，肝病及肾，肝肾同病，从而衍生多种男性疾病，终致不育症。

痰瘀浊毒学说在不育症中医治疗中应用策略

1. 涤痰化浊，活血化瘀法：痰浊内蕴者常用秦皮、萆薢、石菖蒲、薏苡仁、滑石等清热利湿化浊之品；《名医别录》记载"秦皮，主治男子少精"；遣方常以四妙散、五苓散、六一散、藿朴夏苓汤等清利湿热之方加减治疗，屡获良效。对于瘀浊阻滞下焦精室而精少、活动力弱者，可以当归贝母苦参丸合桂枝茯苓丸化裁作汤剂服用，同时嘱患者适当手淫排精，旨在排浊引流，以通为清，以清为"补"；对于痰热浊邪内扰精室者，常以黄连温胆汤、六君子汤加减。重视气血经络辨证，重视男科瘀证论治。《黄帝内经》记载的"去菀陈莝""疏其气血、令其调达"，是以通为用，活血祛瘀法理论滥觞。气血经络瘀滞者，或体质属于瘀血质，或男性不育症后失治、误治，跌扑后易于出现瘀证，导致精道瘀阻，外睾失养，精子生发障碍。常可取补中益气法用补中益气汤合二陈汤、活血方、八珍汤、血府逐瘀汤等。吴骏等认为精索静脉曲张致不育患者精子DNA碎片化增高，往往以肾虚肝郁，瘀血阻络为其基本病机。陶方泽等运用活血化瘀法组方的通精灵、活血方、血府逐瘀汤治疗不全梗阻性或精索静脉曲张致少弱精子症，以疏肝通络强精立法，每获良效，以通为顺。痰瘀浊毒盛者，治疗时首先当截断浊毒生长之源，其次应在辨证论治的基础上加化痰活血导浊之品，以促进气机的通畅，利于浊毒排出。活血法兼顾补肾可改善畸形精子症患者精子正常形态率，从而提高生育能力。

2. 清热解毒、导浊化湿法：痰瘀浊毒者当去其邪实，热毒壅盛者，常取清热解毒、导浊化湿法，常用二妙散、四妙散、温清饮、清毒散；从血毒论治，可以温清饮治疗血实精病之男性不育，根据其毒、热、瘀辨证加减，以达血平精宁；清热解毒药物过于苦寒伤胃气，可损伤人体正气，引起精子数量减少，活力降低。温清饮清热与补血共用，可缓解黄连解毒汤攻伐太过之虑，但仍需定期观察精液参数变化，及时调整药物的剂量与配伍。温清饮可作为男性不育症清热解毒，导浊化湿基本方剂之一，常配升麻、焦栀子等，2味药物有抗氧化反应、抗炎、保护精子形态作用。造成精子损伤的病理因素复杂，有患者本身的体质易感性，以及外在相关病理因素的影响，如感染、理化损伤、药石所伤等。这些病因从中医学角度阐释可归结为浊、毒、瘀，其基本病机可归为血病精伤，浊毒瘀滞，精血浊瘀。治疗可采用清热解毒、导浊化湿法。畸形精子症者多见于生殖道感染或精血不足；畸形精子症存在氧化应激损伤，可围绕氧化应激与中药抗氧化机制研究。

3. "症（精）-病-体-证"多元思辨法：精子生发、成熟与睾丸微环境关联紧密。精液质量的改变，是综合因素作用的结果，由于检测手段的局限性，对感染、精道梗阻、内分泌因素、微循环改变等有其指导性。多数的特发性少弱精子症缺少有效病因检测手段，可从痰瘀浊毒论治，但是对于精子形态改变，精浆生化异常往往缺少中医病因病机学的理论支撑。中医治疗男性不育症，补肾填精是重要治法之一，但辨证思路不可拘泥于补肾一端；综合辨证思路有待进一步深入，一是重视辨证与微观辨精，重视精液量色质，审视精子形态改变的病理机制与病因病机学的统一；二是重视病与证，注意西医病名与中医病名的差异，既要辨病，更要以中医之证为辨治核心；三是注重整体观念的应用，以症（精）-病-体-证模式辨治男性不育症，定位疾病的痰、瘀、浊、毒病邪轻重的阶段性，以及治疗方案的阶段性，厘清痰瘀浊毒与体质的关系。如对少阳阳明合病体质壮实者，常用大柴胡汤调实性体质，该类男性不育症患者伴随肥胖症、糖尿病、高血压、高脂血症、脂肪肝等，大多体质肥壮，属于湿热性体质者，用大柴胡汤通腑、泄热、轻身、解郁，助其提高生育力。同时要兼顾脏腑功能，如临床常见少弱精子症致不育者，其基本病机为肝失疏泄条达，气机郁结，致气郁血瘀或肝郁化火，灼津伤阴，致肝肾阴虚，或外邪内侵，寒凝肝脉，宗筋失养等。因此，少弱精子症脏腑调理既要补肾生精、调肝健脾，又要扶正与祛邪同时进行（从固精护肾、理气疏肝、开胃健脾等方面着手），当首重肝肾。肝司阴器、肾主阴器，二者相辅相成，肝肾同源，精血同治，以肝肾为核心论治男性不育症具有系统的理论及临床依据。围绕肝脾肾为中心，"症（精）-病-体-证"模式与脏腑辨证统一，从下丘脑-垂体-性腺（甲状腺、胸腺）调节入手，恢复精室既藏又泄的生理功能，当为其基本辨治策略。

中医药治疗男性不育症有较强的优势，临床疗效肯定，传统疗法基于肾主生殖，补肾填精法一直以来占据主导地位。随着疾病谱的改变，男性不育症中医病机并非单一肾精亏虚，多是兼夹病机；因此，创新性中医师殖理论研究有待深入挖掘，中医病因病机学与现代医学研究的切入点融合是亟待解决的一个问题。基于现代男性体质的变化，传统从脾肾等脏腑论治有其局限性，借鉴现代医学手段阐述中医药科学内涵是亟待推进的工作之一。痰瘀浊毒学说指导下的男性不育症研究有较为广阔的空间。应从以下几个方面进行多学科整合：

（1）加强男性不育症群体中医体质学影响因素大数据分析研究，以期梳理影响男性不育症的中医体质的多元可控因素的筛选，为流行病学提供基础。

（2）加强男性不育症中医辨证分型与实验室理化指标关系的研究，制定中医痰瘀浊毒诊疗标准，挖掘敏感性、特异性较高的临床检验靶标；在循证医学指导下挖掘男性不育症中医证候与治则内涵，为临床治疗决策提供有效支撑。

（3）加强中医药在男性不育症领域的理论创新与实验研究，中医病机学方面如肝肾同源理论、气血经络学说、男科瘀证、痰瘀浊毒同治思想等，实验研究可从代谢组学、转录组学、精子能量代谢、睾丸微循环、生精细胞的增殖分化与凋亡等多途径、多角度、多通路研究，筛选优势中医药单味药或复方制剂治疗男性不育症。

390 从瘀、湿、浊、毒论治子宫内膜异位症

子宫内膜异位症（EMT）是指有生长功能的子宫内膜组织出现在子宫腔被覆黏膜以外的身体其他部位所导致的一种疾病，临床以盆腔子宫内膜异位症最为多见。它不仅是妇科常见病、多发病，更是妇科一大难治性疾病，也是目前妇科领域研究的热点之一。本病依其临床表现，属于中医学之"痛经""癥瘕""不孕"等范畴。由于其病理特点是异位灶的周期性出血且留积不散，中医学认为即属于"离经之血"，故其病理基础是瘀血这一点已得到公认，而活血化瘀法也就成为治疗本病之根本大法。近年来有人提出中医对 EMT 病机认识的 3 个阶段，即血瘀是其病机关键；血瘀夹虚是其病机认识的深入；痰瘀互结是其病机认识的补充。而针对本病虽属良性却具有增生、浸润、转移及高复发等恶性行为的特征，不少医家对其病因和发病机制展开了更深一步的探索，近年来有个别学者提出其病机特点为"血瘀蕴毒""瘀久化热生毒"等新的观点。在借鉴上述各家认识和参考新近国内学者倡立的络病学说及浊、毒理论的基础上，学者张晓峰等通过理性思索并结合临床实践，认为 EMT 属于络病，瘀、湿、浊、毒互结损络是其病理特征，"伏毒依时而发"是其发病特点。

瘀、湿、浊、毒的致病特点

1. 瘀血的致病特点：瘀血致病特点主要为瘀血致痛、瘀血成癥、瘀血致出血。此外，瘀阻气滞，可致津液敷布失常而水湿继生，所谓"血不利则为水"。

2. 湿邪的其致病特点：湿邪致病特点主要为湿为有形之邪，每易阻滞气机，气滞则血瘀，常可形成"湿瘀互阻"；湿为阴邪，易伤阳气，既可寒化，亦可热化；湿性黏滞，胶着难解，致病多缠绵难愈；湿性下趋，其致病易居阴位。

3. 浊邪的致病特点：浊，原意指水不清、混浊，在此借指气、血、津液运行失常的一种病理状态，尤其是液态之血、津液运行失常，停蓄为瘀血、水湿、痰湿，混淆蕴结，日久化浊酿成浊邪。其致病特点主要为：浊易阻络-浊邪一旦形成，则易深入脏腑、阻滞脉络；浊易酿毒-浊邪害清，蕴积胶着，日久化热，酿成浊毒。

4. 毒邪的致病特点：毒的本义是指毒草。毒又有内毒、外毒之分。《金匮要略心典》云"毒，邪气蕴结不解之谓"。具体而言，所谓毒邪，一者指脏腑功能和气血运行失常使体内的病理产物不能及时排出，蕴积体内过多则转化为毒邪；二者乃机体生理性物质，由于改变了它所应存在的部位也成为一种毒。毒邪致病多夹瘀夹湿（痰）。毒邪多由瘀、湿（痰）、浊等病理产物转化而来、酝酿而成，其致病亦多附着、裹挟瘀、湿（痰）、浊邪，表现为：①损络性。络脉网络是机体最重要的运毒、排毒管道，是机体发挥整体排毒最重要的功能结构载体。毒邪壅积于络，则损害络体、毒害气血，导致病情深痼，形成顽症，难以逆转。②损正性。由于毒邪损伤脏腑经络，败坏形体组织，必然耗伤正气，形成正气愈虚、邪气愈盛、正虚邪实的病理状态，导使病情逐步恶化，更加缠绵难愈。

结合现代医学认识瘀、湿、浊、毒

1. 关于瘀血：在血瘀证的现代研究中，实验室依据主要包括微循环及血流动力学障碍，血液流变学异常，血液凝固性增高或纤溶活性降低，血小板聚集性增高或释放功能亢进以及病理切片示有瘀血表

现等方面。有研究显示，EMT 患者存在血液高黏滞综合征及甲皱微循环的异常改变，在巧克力囊肿、子宫腺肌瘤和痛性结节等病变组织的间质中含有红细胞，乃为离经之血即"瘀血"。

2. 关于湿邪：有人指出，EMT 之卵巢内膜囊肿，其内容物多呈黏稠糊状，异位结节周围充血、水肿、粘连，病理切片示内膜腺体、腺腔中含有黏液，此即所谓离源之津液，亦即湿浊。另外，有学者认为内膜间质细胞表面脱落的细胞黏附因子-1（ICAM-1）在异位内膜种植初期，在异位病灶逃避免疫监视中起重要作用。ICAM-1 可引导细胞间的移动，对异位内膜选择性定位具有促进作用，参与异位内膜细胞与基质的附着，是异位内膜存活、分裂、增殖所必需的条件。ICAM-1 还具有延迟表达和持续长久的特点，且能使炎症细胞之间及其与周围组织胞外基质和基底膜之间发生黏附作用，这些恰好与湿邪的致病特点相吻合。

3. 关于浊邪：瘀血及水湿蓄积日久便可化浊，形成瘀浊、湿浊，因此瘀、湿、浊相互混杂，难以截然区分。但若进一步探究，浊邪环境与 EMT 腹腔液微环境更为类似。腹腔液与盆腔脏器及 EMT 病灶直接接触，为 EMT 病灶生长的内环境，同时也是卵巢、输卵管功能活动的环境。许多研究结果表明，EMT 患者腹腔液中巨噬细胞含量增多、活性增强且其释放的活性物质增多，可导致不孕；若前列腺素水平异常增高则引起痛经。这与浊邪阻滞、浊毒壅塞具有相似性。

4. 关于毒邪：现有的研究主要是把"毒"等同于某种物质，如把毒性氧自由基、兴奋性神经毒、微生物毒素、凝血及纤溶产物、微小血栓、血中脂质、自身凋亡细胞、炎性介质和血管活性物质过度释放等看成是中医的"毒邪"。我们认为毒邪不仅与 EMT 产生的腹腔液环境相关，它更可"毒害"和败坏盆腔组织、器官之形质，使其丧失功能、难以恢复，这也是 EMT 难以治愈之关键所在。

EMT 其病位在络，本质属于络病

1. 络脉的基本概念和生理功能：络脉是由经脉支横别出的分支，正如《灵枢·脉度》所云"经脉为里，支而横者为络，络之别者为孙络"。络脉从经脉分出后，形成由别络至孙络分支组成的网络系统，孙络为络脉系统的最小单位。络脉不像十二经脉那样有着明确的循行路线和起始部位，而是纵横交错连成网片状。由经脉别出的络脉循行于体表部位的是浮络、阳络，循行于体内的是阴络。

近年来不少学者在《黄帝内经》创建的经络学说的基础上，将"经"和"脉"之概念渐行分离，形成以运行经气为主的经气环流系统和运行血液为主的心脉血液循环系统学说，并把络脉分为运行经气之气络和运行血液之脉络，因而认为络脉的主要生理功能就是运行经气和运行血液。

2. 络脉的病理机制和病机特点：近几年来，又有学者对络脉理论进行了专门、深入的研究，创建了内容丰富、体系完整的新的络病学说。其总结络脉的病理机制主要有络气郁滞、络脉瘀阻、络脉绌急、络脉瘀塞、络息成积、热毒滞络、络脉损伤、络虚不荣 8 个方面，而其病机特点则表现为如下 3 端。①易滞易瘀：随着络脉分支层次的增多，络体愈加细窄迂曲，络中气血的运行渐趋缓慢，因此邪客络脉，影响络中气血的输布环流，易致络脉瘀凝阻滞。②易入难出：阴络随其循行部位成为所在脏腑结构及其功能的有机组成部分，而病邪由经入络，偏聚某一脏腑之络，使络脉郁滞，久则气滞血瘀痰结、湿阻浊蕴化毒，病邪盘踞脏腑，混处络道，沉伏难出，深痼难解。③易积成形：有形之邪留蓄络脉且沉伏难出，必然结聚成形而为癥积，正如《素问·举痛论》所云"寒气客于小肠膜原之间，络血之中，血涩不得注于大经，血气稽留不得行，故宿昔而成积也"。

3. EMT 是络病，其病位在络：EMT 最主要和最突出的症状就是痛经，而关于痛经的病因病机，早在《诸病源候论》中就有"妇人月水来腹痛者，由劳伤血气，以致体虚，受风冷之气客于胞络，损伤冲任之脉"等论述，即认为病位在于胞络。而针对 EMT 所致痛经的特点以及卵巢巧克力囊肿、子宫腺肌瘤、痛性结节、盆腔粘连、不孕症等临床表现，再结合其整体病情的渐进性、复杂性、顽固性、难治性和高复发性，其病理特点符合络脉病变的病理机制和病机特点，亦即 EMT 属于络病，其病位即在胞宫、冲任之络脉。

EMT 之病理实质和发病特点

1. 瘀、湿、浊、毒互结损络是 EMT 之病理实质：瘀、湿、浊、毒作为导致 EMT 的病邪既是一个渐进渐变的过程，又可相互混杂、兼夹胶结为患。瘀、湿、浊、毒互结，络脉阻滞，引起痛经。瘀血、湿浊为有形之邪，常可阻遏气机，涩滞、壅塞络道，使络脉不通，"不通则痛"而产生疼痛；瘀、湿、浊、毒损伤络脉，加之行经之际胞宫冲任之气血冲击、激荡受损之络脉，使络脉绌急，进一步加重痛经。瘀、湿、浊、毒互结，渐积形成癥积。《灵枢·百病始生》云："汁沫与血相搏，则合并凝聚不得散而积成，或著孙脉，或著络脉。"《素问·调经论》亦云"凝血蕴里而不散，津液涩渗，著而不去，而积皆成矣"。瘀、湿、浊、毒互结阻络可互为因果、恶性循环，日久络息成积形成卵巢巧克力囊肿、子宫腺肌瘤、痛性结节等癥积。瘀、湿、浊、毒结滞并损伤胞络，导致不孕。瘀、湿、浊、毒兼夹为患，不仅可阻滞胞络、胞脉，更可败坏脏腑、形体，损伤并影响胞宫、冲任功能，使两精不能和合，胞宫难以摄精成孕、构精成胎从而造成不孕。

2. 伏毒随月经周期依时而发是 EMT 之发病特点：EMT 之瘀血主要为离经之血；而瘀、湿、浊、毒互结阻于络脉结成窠囊，犹蜂蚁之藏匿于巢穴之中，莲子之嵌于莲蓬之内，深伏潜藏于胞宫、冲任之间。如此留伏之邪，不仅难以在行经之际随经血排泄而出，反而一方面因全身气血聚于胞宫、冲任，大量气血输注于胞脉，络脉气血亦随之充盈，却因络脉有宿息瘀滞，便进一步阻碍了络脉气血的运行；另一方面，胞宫冲任之气血冲击、激荡塞滞之络脉，激发和引动了上述留伏之邪，使络脉绌急、拘挛，加之络脉易入难出，更使邪无出路，加重了络脉之壅阻。在临床上便表现为进行性加重的痛经和周期性、渐进性增大的癥瘕。这种伏邪不解且周期性、规律性随经期而发作和加重的发病特点，可称为伏毒依时而发。

治疗 EMT 的新思路

1. 据理立法：祛瘀通络、解毒化浊、消癥散结 EMT 病机复杂，瘀、湿、浊、毒互结并深伏于下焦胞络之间，难以剿伐，且因毒损络脉，损伤正气，正虚无力祛邪，致使病情不断发展，形成恶性循环。故其为病缠绵难愈，易于复发，治疗十分棘手。张志聪在《侣山堂类辩》中指出"凡病当先却其邪，调其血气，顺其所逆，通其所稽，阴阳和平而正气自复"。叶天士在《临证指南医案》中更明确提出"邪与气血混成一所，其化为败瘀凝痰，混处经络。汗、吐、下无能分其邪，故圣人另开手眼，以搜剔络中混处之邪"；"辄仗蠕动之物，松透病根"。根据对 EMT 的上述病机和发病特点的认识，参照络病大家叶天士的精辟论述，针对 EMT 便应拟以丝丝入扣的治法，务求祛瘀导滞、除湿化浊、通络剔邪、解毒定痛、消癥散结数端兼顾，祛邪与扶正并举，以期阻止病情发展，达到治疗目的。

2. 依法组方：自拟祛瘀解毒消癥汤。张晓峰等遵从上述治法，临证自拟祛瘀解毒消癥汤对 EMT 加以治疗。该方由血竭、制乳香、制没药、土鳖虫、蜈蚣、红藤、白花蛇舌草、山慈菇、薏苡仁、生黄芪、荔枝核、炙甘草等组成。全方重点凸显散瘀定痛、解毒化浊、搜络剔邪和消癥散结，以祛瘀解毒、清热解毒、除湿化浊解毒、虫类搜络解毒以及益气扶正托毒、甘缓解毒等全方位、多层次化解和蠲除邪毒，俾邪去正复，疾病向愈。经过近几年来的临床初步观察和总结，获得了较理想的疗效。

391 从瘀、湿、浊、毒论治子宫腺肌症

子宫腺肌症（AM）是一种常见难治的妇科疾病，多发于育龄期妇女。临床主要表现为进行性加重的痛经、月经量增多、性交痛、慢性盆腔痛甚至不孕等。现代医学治疗 AM 有药物治疗和手术 2 种方式。药物治疗有口服止痛药、左炔诺孕酮宫内缓释系统、避孕药、促性腺激素释放激素等，但各种并发症如阴道出血、节育器下移等使患者深受其害。手术治疗为子宫全切或次全切，常因部分患者有生育要求而放弃。AM 的难治性和病程缠绵性是众医家为之棘手的主要原因。张晓峰教授从事中医妇科临床工作 30 余载，对中医妇科专业的热点和难点问题具有独特的见解，积累了丰富的临床经验，其认为 AM 病位在"络"，瘀、湿、浊、毒互结损络为病理特征，"伏毒依时而发"是发病特点。现将其故应用祛瘀化湿、解毒通络法治疗 AM 经验总结如下。

瘀、湿、浊、毒为 AM 基本病理特征

1. 瘀血积聚为病理关键：《灵枢·水胀》首提"石瘕"之名，认为"石瘕生于胞中，寒气客于子门，子门闭塞，气不得通，恶血当泻不泻，衃以留止，日以益大，状如怀子，月事不以时下，皆生于女子，可导而下"。患者经期、产后生活不节，感受六淫之邪，或七情所伤，或多次分娩小产，子宫腔操作过多，导致冲任瘀阻，当行不行，当泻不泻，停滞体内成为瘀血。

2. 湿邪停滞为发展之渐：《金匮要略》提出了"血不利则为水"的理论，《血证论》指出"瘀血化水，亦发水肿，是血瘀而兼水也"，即瘀血可导致水湿停滞。气能行血，运行津液，AM 患者体内素有瘀血内积，导致气机不利，则津血运行不畅，津液敷布障碍，从而湿邪内生。湿阻气滞，血行不畅，亦积成瘀。

3. 浊邪凝结为发展之甚：《医碥》云"气本清，滞而痰凝，血瘀则浊矣"；"气机不畅易生浊"。瘀血、湿邪易阻滞人体气机，赖以气机运行推动的血、津液等迟滞于脉道，停蓄为瘀血、水湿、痰湿，日久化浊酿成浊邪。即浊邪为瘀血、湿邪之渐。

4. 邪毒内生为发病之要：毒，邪气蕴结不解之谓。一是毒邪具有依附性，常依附于有形病理产物，即邪毒源于内生诸邪，瘀血、湿浊作为病理产物自身酝酿成毒；二是生理性物质由于改变其所应在的部位也成为一种毒，现代医学认为 AM 病理特征为患者子宫肌层出现了异位的子宫内膜及腺体组织，从而导致肌层组织形成异位内膜病灶。

络脉为 AM 病位

张晓峰认为，AM 病位在胞络。络脉分布广泛，分支众多，能够加强经络与脏腑之间的联系。胞络为缠绕于女子胞周围、深入胞宫的络脉。女子胞具有经、带、胎、产、孕的生理特性，全赖肾气-天癸-冲任-胞宫生殖轴的调节。叶天士认为"凡络脉所到之处皆能生络病"。胞络气血因上述病理产物阻隔出现运行异常，从而干扰胞宫正常生理功能的发挥，发而为病。《诸病源候论》中亦云"妇人月水来腹痛者，由劳伤血气，以致体虚，受风冷之气客于胞络，损伤冲任之脉"，由此也可知 AM 病位最终为络脉。

"伏毒依时而发"为 AM 发病特点

伏毒具有"伏而不觉，发时始显"的病理特性。因内生之毒初始时较轻，正气处于内收之期，正邪难以交争，毒邪得以伏藏。随着疾病进展，伏毒暗自滋生，蓄发成势，在某种因素的诱发或机体内正气亏虚时发病。对于 AM，瘀、湿、浊、毒互结深伏于络脉。月经将行之前，大量气血偏聚于胞宫、冲任之间，深伏之毒邪愈加阻滞络脉气血的运行。翻涌之气血输注胞宫，可冲击、诱发留伏之邪，引起络脉收引挛缩，导致卒然不通，不通而痛。加上络脉所病易入难出，邪毒无出路而解，络脉壅阻更甚。临床表现为进行性加剧的痛经及随月经周期性增大的癥瘕。这是 AM 周期性、规律性的随着经期发作、加重的关键。即"伏毒依时而发"意为伏毒随月经周期依时而发。

立法处方

本病以邪实立论，遵从"治病必求于本"原则，应以祛瘀解毒、化湿通络、消癥散结为基本治疗原则。"伏毒依时而发"，即 AM 发病经期时有"发而时显"的发病特点，因此经期应在遵从以上原则基础上，少量辅以消癥散结之味，主要以益气活血、调经止痛为法来缓解患者的临床症状。若伴月经过多，致失血过多，伤耗气血，如不及时治疗，迁延日久，瘀、湿、浊、毒渐重，愈发耗伤气血，出现虚实夹杂征象，发为顽疾，故经期仍需补气化瘀止血。再者本病迁延日久，损伤人体正气，缠绵反复，邪气愈盛而正气愈虚，因此治疗应注重恢复人体正气，祛邪与扶正兼顾。

1. 祛瘀解毒，化湿消癥：张教授认为，瘀血是本病的始发因素，瘀血阻络在 AM 发病过程中起决定性作用，若瘀血不能及时化解，久留体内衍生他症。宜用活血化瘀法促进瘀血消散，消除有形之邪。活血化瘀法可分为滋阴活血法、解毒活血法、益气活血法、温阳活血法等。本病之瘀血为离经之血，久留化热，邪热与瘀血相结化为瘀毒。毒邪伤络，血溢成瘀。脉络为血行之道，毒邪损伤血络，不归经脉，妄行外溢而成离经之血，必然为瘀。毒壅气机，络脉血行受阻，血脉凝滞成瘀，即瘀可化毒，毒可化瘀。故活血化瘀同时需加清热解毒药以防瘀热互结。大血藤清热解毒，活血通络止痛，能够"入血分，破瘀生新"。白花蛇舌草清热解毒，利尿消肿，活血止痛。山慈菇清热解毒，消肿散结，广泛用于癥瘕痞块。乳香、没药二药，一偏行气一偏活血，辛散走窜，味苦通泄，既入血分，又入气分，行血中气滞，内能宣通脏腑气血，外能透达经络，"定诸经止痛"；血竭活血定痛，化瘀止血，三药同用调和气血而无留滞壅毒之患。

湿邪郁久化热，发为湿毒。湿毒化热，蓄积日久，"久病入络，久痛入络"，湿毒入血入络，可出现瘀血征象。湿毒易阻遏气机，则经络运行不畅，络脉运行经气和血液功能受损，使得内生之病理产物大量蓄积则变证自出。气机受阻，气滞则血瘀，湿瘀互阻渐成癥积。浊邪作为病理产物，可郁久化毒。浊邪为毒邪之源，毒邪为浊邪之渐。浊邪易深入脏腑、组织，损伤人体络脉。因此，清理伏毒应当从清除体内蓄积的湿浊之邪入手。湿浊内盛，当以分消走泄，给湿浊以出路。湿浊若从中焦分消，选用藿香运脾胃，调中焦，化湿浊。因脾胃为气机升降枢纽，中焦气机运行通畅，一方面可运化已成之湿邪，另一方面又可预防因瘀血、痰浊等病理产物阻滞气血津液代谢的未成形之邪的产生。朱丹溪谓"湿在下焦，宜利小便，不使水逆上行，此开导其湿也"，《本草新编》载薏苡仁"最善利水，不至损耗真阴之气，凡湿盛在下身者，最宜用之"，能通利小便给邪以出路，且能清热健脾祛湿。癥瘕为有形之邪，所谓"坚者削之，结者散之"，荔枝核归肝经，具有疏肝理气、行气散结、散寒止痛之功。煅瓦楞子消痰破瘀，软坚散结。此法以消癥瘕，杜绝病理产物形成。

2. 病位在络，以通为用：吴以岭指出，治疗络病应将祛除病因、直接通络、修复继发性病理改变有机结合。叶天士认为，络脉通达不及，易滞易瘀，倘用药以疏经通络予病邪以出路，则络脉之病自解。常用藤类药物直接通络：虫类入络搜剔，藤类入络，辛香通络。藤类药物似其形，取类比象，其缠绕蔓延，无处不至，为疏经通络良品。然久病络气不利，影响气血津液正常的输布渗灌，津凝为湿浊，为瘀血，混处络中，导致络脉瘀阻，或结聚成形而为癥瘕，况且络脉易入难出，实非草木所能引出。而虫类药物为血肉有情之品，可祛瘀，搜剔引拔，"藉虫蚁血中搜逐，以攻通邪结"（《临证指南医案》）。再者，络脉绌急，内风拘引，虫类药物又善搜风解痉。蜈蚣走窜之力最速，内而脏腑，外而经络，凡气血凝聚之处皆能开之，善息风解痉，通络止痛，攻毒散结。土鳖虫咸寒入血，能破血逐瘀而消积通经。蜈蚣、土鳖虫能走窜通络，搜剔络中瘀毒，启胶痼伏邪，并给邪以出路，且走而不守，破血逐瘀。

3. 伏毒时发，辨证论治： 非经期时，伏毒因无诱发因素而内伏，处于相对静止阶段，与机体处于相对和谐之势，患者临床表现较轻甚至消失，此时正是祛邪外出的良机，需加强解毒除癥之力。经期时，冲脉盛足，任脉通达，大量经血灌注胞宫，血海满溢，气血活动激烈，胞宫行"泻"之功，月经方能正常来潮。此期恐宿血未净而留滞胞脉，应因势利导，除旧生新。但络脉之病有"易入难出"的特点，AM 患者体内有宿息瘀滞，在经期时不能随经血排出，反而会阻滞胞络聚集的气血运行。再者，络病有"络脉绌急"的病机变化，翻涌之气血诱使络脉拘急，伏毒更无出路可遁，猖獗难抑，进而加重胞络壅滞。患者创巨痛深，当务之急是缓解临床症状，此期临床辨证论治尤为重要。根据患者经期的临床表现，可大致分为气滞血瘀型、寒凝血瘀型、气虚血瘀型 3 型。

（1）气滞血瘀型：经前期或经期小腹胀痛，经来不畅，或月经量过多，血色紫暗有块，乳房胀痛，舌质紫暗，脉弦。可加香附、青皮、乌药、柴胡、麦芽理气止痛；蒲黄、五灵脂化瘀止痛止血；桃仁、红花活血化瘀。

（2）寒凝血瘀型：经前期或经期小腹冷痛，喜温，得热则舒，经色暗有块，肢冷，舌淡苔白，脉沉紧。可加小茴香、干姜取少腹逐瘀汤方义以温经散寒；痛甚恶心呕吐明显可加姜半夏、吴茱萸、乌药温经散寒，疏肝和胃止痛；延胡索、制没药、三七化瘀止痛。

（3）气虚血瘀型：此型较多见，表现为月经多先期而至，月经量多，经期延长，小腹坠胀，头晕心悸，倦怠乏力，口唇色淡，舌淡胖边有齿痕，脉细。可加黄芪、醋柴胡，加大党参用量以补气摄血生血；麦冬、五味子益气生津，固涩敛阴；茜草、海螵蛸、蒲黄炭化瘀止血止痛；荆芥炭引血归经。

4. 益气扶正，抗邪外出： 张晓峰认为，AM 虽以邪实立论，但伏毒久积，损伤脏腑经络，败坏形体，形成正气愈虚、邪气愈盛、正虚邪实的病理状态，继而加重病情，变生诸病。因此，AM 的治疗中祛邪虽为首要，但同样须益气扶正。"正气存内，邪不可干"，"邪之所凑，其气必虚"，气血不足或亏虚，无力托毒外出，抗邪无门则伏邪深陷，胶固难解。峻药猛药最易耗伤人体正气，气血衰败更难抑猖獗伏毒。黄芪扶正益气，生津养血，利水托毒。《得配本草》云"气有内外之分。气之卫于脉外者，在内之卫气也；气之行于肌表者，在外之卫气也，肌表之气，补宜黄芪"，可见黄芪能补卫气，扶正抗邪外出。党参为平补和缓之品，善补中益气，健脾益肺。甘草补中益气，清热解毒，使正盛邪退，且能调和诸药，防止峻药伤正。

5. 顾护脾胃，缓缓图之： 脾胃为后天之本，气血生化之源，人体气机升降枢纽。临床辨证与用药方面常须时时顾护脾胃。虫类药物作用峻猛，有的兼有小毒，善用才能使痼疾得愈。但因其攻伐走窜之性，伐克脾土，伤及脾胃。脾胃功能受损则得不偿失，并且有些中药之味过于厚重，如乳香、没药黏稠凝腻，对胃肠道有一定的刺激性，对脾胃造成负担，倘所食中药因药力吸收不佳，不能达到治病之用，反而事倍功半。用药一般从最小剂量开始，个体化调节药物剂量，且每剂中药均加陈皮、茯苓、白术等健脾理气之品顾护胃气。癥瘕形成非一朝一夕，其发病多由渐而甚，结而成癥。《医学入门》云"善治癥瘕者，调其气而破其血，消其食而豁其痰，衰其大半而止"，切不可贪功冒进。治疗需时时顾护脾胃，精细用药以缓缓除之。

对于 AM 的病灶，中医学称之为癥瘕，应针对具体病因采用合理的治法。临床在使用消癥散结法时无须拘泥于经期和非经期，行经期是 AM 病发的关键时期，患者临床症状较重、较明显，以缓解患者病痛为主，消癥为辅。而非行经期 AM 较平缓，当加重消除癥瘕之力。如此合理结合月经周期遣方用药，能够有效缩小 AM 病灶。

392　癌瘤虚、毒、瘀并存病机

　　癌瘤属于中医学癥瘕、积聚、癌瘤等范畴。关于癌瘤的病因病机，历代医家众说纷纭，学者贾英杰在继承前人思想的基础上，结合自己多年临床实践经验体会，认为虚、毒、瘀并存是肿瘤病机的关键所在。"正虚为本，邪实（包括癌毒、痰湿、瘀血等）为标，正邪交争"。因此，提出"正气内虚，毒瘀并存"的癌瘤病机观点，在治法上扶正、解毒、祛瘀三管齐下，以自拟消岩汤方治疗，疗效理想。

历代有关癌瘤的病因病机

　　癌瘤的发生、发展是多因素致病过程。中医学古籍文献中有关癌瘤的病因病机主要有以下 5 种观点：①外邪、寒凝。《灵枢·九针》云"四时八风之客于经络之中，为瘤病者也"。《素问·举痛论》云"寒气客于小肠膜原之间，络血之中……故宿昔而成积矣"。《诸病源候论》云"积聚者，由阴阳不和，脏腑虚弱，受于风邪，搏于脏腑之气所为也"。②正虚。《医宗必读》云"积聚之成也，正气不足，而后邪气踞之"。《景岳全书》云"凡脾肾不足及虚弱失调之人，皆有积聚之病"。③血瘀。《景岳全书》云"血积有形而不移，或坚硬而拒按"。《医林改错》云"结块者，必有形之血也。血受寒则凝结成块，血受热，则煎熬成块"。④痰瘀互结。《丹溪心法》云"凡人身上中下有块者多是痰……痰挟瘀血，遂成窠囊"。⑤毒结。《中藏经》云"夫痈疽疮肿之所作也，皆五脏六腑蓄毒不流则生矣，非独因荣卫壅塞而发者也"。《仁斋直指方论》云"癌者，上高下深，岩穴之状，颗颗累垂……毒根深藏"。中医学古籍文献的这些观点为后世辨治癌瘤留下了宝贵的经验，但也存在着局限性、片面性。

正虚是癌瘤发生发展的内在因素

　　人体正气亏虚，病邪亢盛，机体无力抵抗外邪，不能制止毒邪进展，机体不断受到病理性的损害，癌瘤就发生发展。同时，癌毒内蕴，损耗正气。癌瘤为有形之邪阻碍相应脏腑功能和人体气机运行，产生痰、瘀、毒等病理产物，这些病理产物又影响人体脏腑功能和气机等，进一步使正气更虚，如此恶性循环，致病深不治。

　　据临床调查，癌瘤患者"正气内虚"主要来自以下 4 方面：①先天禀赋不足。先天脏腑亏虚，即体质因素。大多肿瘤患者有家族史，或有某些遗传基因的突变、缺失。②后天外感六淫、饮食劳倦、七情内伤、房事不节等因素所致气血、津液、阴阳的亏虚。正如《千金翼方·卷第十五》所云"不自爱惜，竭情尽意，邀名射利，聚毒攻神，内伤骨髓，外败筋肉，血气将亡，经络便壅，皮里空疏，惟招蠹疾"。③年老体弱。年老体衰，血亏气衰，脏腑、阴阳失调，癌毒乘虚而入。④因病致虚。久病多虚证，癌瘤病势缠绵，癌毒不断耗伤正气，正气日渐虚衰；加之手术创伤，脏腑缺损，失血耗液，正气难复。正气具有抗邪、固摄能力。正气虚则邪毒淫溢，癌毒流散四方，形成播散转移，进一步耗伤正气。临床上常见正气不足与肿瘤的进展互为因果，交替促进，加重病情。所谓"冲风赴林，而枯木先摧"，正气虚之人易感外邪，人之一身"最虚之处，便是客邪之地"。

毒是癌瘤发生、发展的特异性因素

中医学认为，"邪之凶险者谓之毒"。《诸病源候论·时气阴阳毒候》云"此谓阴阳二气偏虚，则受于毒。若病身重腰脊痛，烦闷，面赤斑出，咽喉痛，或下利狂走，此为阳毒。若身重背强，短气呕逆，唇青面黑，四肢逆冷，为阴毒"。毒可分为阳毒、阴毒。阳毒即热毒、火毒、风毒；阴毒即瘀毒、湿毒、水毒。在此所论之"毒"为诱发癌瘤生长的外毒和癌瘤长成后产生的危害机体的内毒——癌毒。癌毒是一种内生之毒邪，毒根深藏，易致瘀滞，易耗正气，易于扩散，癌毒淫溢，变证蜂起。

癌瘤的发生、发展与毒邪密切相关。人体正气亏虚，无力抗邪，毒邪内侵，蕴结体内，与内生之毒、瘀、痰互结，日久渐成；肿块的存在（或残留癌细胞的存在）及其浸润压迫等有形实邪阻滞气机，导致气血运行、津液输布不畅，血停为瘀，津聚为痰；同时，癌毒耗伤正气，气虚无力推动血行，血行迟缓，亦可致瘀；癌毒痰瘀互结，郁而化热，形成热毒；热毒伤阴，阴损及阳；此外，癌毒阻滞中焦，导致脾胃运化失司，无力运化水谷津液，可致湿浊内生，日久化生湿毒；再者，正气亏虚，肿瘤失去控制，异常增生，大量掠夺人体气血津液以自养，导致脏腑功能衰弱，阴阳气血亏虚，则使正虚更虚。然而，虚、毒、瘀的内环境又有利于癌瘤的迅速生长、扩散及转移，从而形成恶性循环，进一步引起机体的功能紊乱。

试想，为什么现代癌瘤越来越多发呢？因为"毒"（尤其是"癌毒"）是癌瘤发生、发展、变化的特异性因素，如果没有毒的存在，纵然存在其他再多的病理状态或诱促因素，也不会致癌。癌毒的特性是毒加热（火），故热或火是癌瘤易发的基础环境。现在全球气候不断趋暖，加之周围环境中的各种致癌化学品和物理辐射，而食谱已由过去的以素食清淡为主变为以荤辛厚味为主。体质也因此由弱转盛、由凉变热。这样，人机体内外环境皆热，癌瘤易发所需的毒、热也就具备了。

对于人体来说，"毒"的来源主要有以下 3 方面。①现代生活环境中的毒：大气、水源等环境污染、汽车尾气、化工原料，化肥、农药、动植物生长素的大量运用，食物添加剂的滥用。②内生之毒邪：嗜食烟酒，过食肥甘厚味损伤脾胃，体内毒素排出不畅，蓄积于脏腑，化生毒邪。癌瘤产生的毒，由于肿瘤自身不断增长，压迫或侵袭脏器、组织，气血津液循环受阻，导致血瘀、痰湿等病理产物的蓄积，同时癌瘤本身血液供给不足，引起组织坏死、溃烂，向机体释放毒素。③癌瘤患者放疗、化疗的热毒、药毒。

瘀是癌瘤发生、发展的重要因素

《素问·举痛论》云："血气稽留不得行，故宿昔而积成矣。"气与血一阴一阳，相互生化，气行则血行，若气机失调，必然导致血瘀；或邪热入血，灼阴伤血，或痰湿阻滞，致使气血瘀滞，经络受阻，孔窍难通，积久则发为癌瘤。癌瘤形成后，阻碍经络通道，影响气血正常运行，会进一步加重气血瘀滞。久病体弱，气虚毒结亦可引起血瘀加重；此外，肿瘤患者接受手术、放疗或化疗后，也会出现血瘀证或使血瘀加重。而瘀滞状态又为癌毒的蓄积提供了条件。因此，气血瘀滞—癌瘤—气血瘀滞，形成恶性循环。瘀滞贯穿于癌瘤的全病程，是癌瘤的最主要病理变化。有学者观察了 12448 例癌瘤患者舌象，发现暗红舌和紫舌共占 53.44%，表明血液瘀滞是癌瘤的重要病机之一。此外，血瘀亦可引起癌瘤另一病机、病理产物——"痰"的生成，自古有"痰瘀同源""痰瘀同病"之说，清代唐容川指出"须知痰水之壅由于瘀血使然，但去瘀血则痰水自消"。

现代医学研究发现，癌瘤患者均存在着不同程度的外周微循环障碍（与癌瘤压迫附近组织、癌组织释放的活性产物及癌细胞脱落进入血液形成的微小血栓等因素有关）、血流变异常（即血液处于浓、黏、聚状态）和凝血机制异常，这些可视为癌瘤微观血瘀证的表现。临床可见到肿块固定不移、疼痛有定处、皮色青紫、面色黧黑、肌肤甲错、出血、舌青紫瘀斑瘀点、脉涩等血瘀证的表现。由此可见，血瘀既是癌瘤形成发展的重要病理机制，又是重要临床表征，血瘀证与癌瘤的形成与发展互为因果。

正气内虚，毒瘀并存是癌瘤病机的关键点

贾英杰认为，虚、毒、瘀贯穿于癌瘤病程的始末，三者相互并存、相互交织、相互影响、互为因果，"正气内虚，毒瘀并存"是癌瘤病机的关键所在。正气亏虚是癌瘤发生、发展的内在因素，毒（癌毒）是癌瘤发生、发展的特异性因素，而毒和瘀既是致病因素，又是病理产物。人体先有内虚（先天禀赋不足或后天失养），外之邪气、邪毒乘虚而入，内之饮食劳倦、情志内伤，而致机体阴阳失调、脏腑功能紊乱、经络气血津液运行失常，引起局部（最虚之处）气滞、血瘀、痰凝、湿聚等相互胶结，化生毒邪蓄积于脏腑，留滞不去，郁结日久形成癥积、癌瘤。癌瘤为有形之邪，阻碍气血运行，耗伤气血津液，又进一步加重了血瘀、正虚、毒结，为癌瘤提供了适宜生长的环境，而癌瘤迅速增长、扩散又使机体更虚，形成虚→毒、瘀→虚的恶性循环。此外，手术的创伤及放疗、化疗的毒性作为外因，催化着这一恶性循环。到放疗、化疗末期则出现阴虚毒热，阴损及阳，阳虚阴竭，阴阳离决而死亡。

据贾英杰多年临床观察，癌症瘤患者证候虚实错杂，往往是多个证型并见，其中虚、毒、瘀三证并见者几乎占80%左右。对患者的症候群进行统计发现，出现频率最高是：乏力、易疲倦、气短、胃肠气机呆滞（即感觉食物不往下走）、食欲不振、排便无力，脉细或无力等虚象；面色晦暗无华、爪甲紫暗、舌暗红或青紫或淡暗或瘀点、苔白厚腻，或黄腻或白厚腻、痛有定处、脉沉弦或结代、血流变异常、凝血机制异常、D-二聚体增高等瘀象；瘤体增长扩散、局部破溃、发热、口干、大便干结、舌红或绛红、裂纹、少苔或剥落苔，或苔焦黑或黄腻、脉数大无力或洪脉或芤脉等毒象。可见癌瘤的发生、发展与虚、毒、瘀三者并存关系密切，这也是癌瘤病机之关键。

"正气内虚，毒瘀并存"的癌瘤病机观点的内涵是癌瘤的发生、发展有着共同的病因病机，抓住关键病机，统筹兼顾，以扶正解毒祛瘀为大法，结合不同体质、不同部位、不同病种，有所侧重、有的放矢、随症加减用药，根据"不同病期、不同病理阶段"，以"不同途径"多层次、多环节、多靶点给药，从而调整阴阳、气血、脏腑功能达到新的平衡，即"阴平阳秘，精神乃治"，正复邪去。

自拟消岩汤的实验与临床

基于癌瘤病机"正气内虚，毒瘀并存"，治疗应扶正、解毒、祛瘀三管齐下。贾英杰结合多年临证经验，自拟消岩汤治疗，疗效理想。消岩汤基本方：生黄芪、生牡蛎各30 g，太子参、夏枯草、白花蛇舌草、蜂房各15 g，郁金、姜黄各10 g。每日1剂，水煎服。方以生黄芪、太子参为君药，益气养阴，扶正祛邪；郁金、姜黄为臣药，活血祛瘀，行气解郁；白花蛇舌草、夏枯草、生牡蛎为佐药，以清热解毒，软坚散结；蜂房为使药，搜剔经络中之瘀毒。诸药合用，共奏益气滋阴、活血祛瘀、清热解毒、扶正祛邪之功。

近年来，围绕消岩汤开展了一系列临床观察及实验研究。结果显示，消岩汤配合化疗对改善气虚毒瘀型非小细胞肺癌患者化疗后白细胞毒性、消化道恶心呕吐症状、提高患者生活质量方面疗效显著。消岩汤改善化疗引起的胃肠道反应的机制可能为阻断5-羟色胺及DA受体。消岩汤于化疗前应用能有效缩小肺癌瘤体大小，增加抑瘤率，其中于化疗前7天应用消岩汤效果最佳。消岩汤不同时段给药联合TP、NP化疗方案治疗气虚毒瘀证非小细胞肺癌与单纯化疗治疗比较，在提高患者免疫功能及改善生活质量方面具有良好的效果，其中以化疗前7天开始使用消岩汤疗效最佳。消岩汤能有效地辅助支气管动脉灌注化疗治疗晚期非小细胞肺癌，并对化疗患者有增加疗效、提高免疫力、减轻毒副作用。消岩汤对重组人内皮血管抑制素配合化疗治疗乳腺癌有增效减毒作用。化疗前运用消岩汤治疗对肺癌小鼠有较好的抑

瘤作用，能保护实验动物的细胞免疫器官，提高小鼠的免疫功能。消岩汤可改善荷瘤小鼠生活质量，拮抗恶病质，并能够抑制肿瘤生长；消岩汤含药血清对 A549 及 A 549/DDP 均有生长抑制作用，且能增强 DDP 对肺癌敏感细胞和耐药细胞的杀伤作用，具有耐药逆转作用。临床观察表明，消岩汤能有效提高癌瘤患者的生活质量，延其生存期，对放疗、化疗具有减毒增效作用，并能有效提高免疫功能，抑制肿瘤细胞生长。

393 正虚、伏毒与肿瘤发生和转移

中医学对肿瘤的认识已有 2000 多年的历史，古今各代医家对其形成有着丰富的理解，关于肿瘤的病因、病机、病理、诊断以及治疗的论述众多，然而转移之病因尚无成熟的理论。郁仁存教授提出"内虚"学说，周仲瑛教授提出"伏毒"理论，孙桂芝教授提出"二本"学说，将恶性肿瘤的病因病机概括为：人身之本——正气亏虚为条件，病本——癌毒侵犯为发病根本，推动了中医对肿瘤发生与转移理论的认识。学者钦敬茹等认为"内虚"与"伏毒"相结合，"正虚伏毒"为肿瘤发生及转移之关键病机。

伏毒是肿瘤发生的根本原因

《素问·生气通天论》中"冬伤于寒，春必病温"是关于伏邪最早的论述，指出冬日寒邪潜伏于体内，过季之后随时气所变而发。《伏邪新书》云"感六淫而不即病，过后方发者，总谓之曰伏邪，已发者而治不得法，病情隐伏，亦谓之曰伏邪"，机体初感邪气，邪毒尚轻，正气正盛，无以发病，暂于体内潜伏。国医大师周仲瑛在伏邪理论的基础上，结合多年临床经验，提出"伏毒"理论，认为内外致病因素进入体内后蛰伏，蓄留不去，伺机发作，通常毒性猛烈，病情危重，或迁延难祛。可知伏毒具有深伏体内、潜而不动、过时而发且来势凶猛的临床特点，由内外多种致病毒邪造成，诸如六淫、七情、饮食等，正气处于内敛时期，邪气病位较浅，正邪尚难以交争，故而邪毒得以伏藏。

1. 六淫邪气：风为百病之长。《临证指南医案》中云"盖六气之中，惟风能全兼五气，如兼寒则曰风寒，兼暑则曰暑风，兼湿则曰风湿，兼燥则曰风燥，兼火则曰风火"。目前大气污染也应归入风邪之属，风邪常兼夹他邪，侵害不同脏腑，造成阴阳失调，气血瘀滞不通，形成积聚，积久不消则成肿瘤。临床医家认为风药能疏达肝气、升举脾气、宣发肺气、鼓舞肾气，运用风药在肿瘤治疗的过程中可起到积极的作用。

寒可致积生瘤，《灵枢·百病始生》云"积之始生，得寒乃生，厥乃成积也"，《诸病源候论》亦云"积聚者，由寒气在内所生也……寒多则气涩，气涩则生积聚也"；湿性重着黏滞，阻滞中焦，寒湿互结，困厄脾阳，痰湿内生，积块乃成。宋代窦材《扁鹊心书》云"热病属阳，阳邪易散易治，不死；冷病属阴，阴邪易伏，故令人不觉，久则变为虚寒，侵蚀脏腑而死"。

燥热最易耗伤津液，造成阴津亏虚之病变。肺为娇脏，燥热亡其津液，易致肺阴耗伤；胃喜润而恶燥，胃津耗伤，易致纳降失常。《疡科心得集》论述肾岩形成过程为"由其人肝肾素亏，或又郁虑忧思，相火内灼，水不涵木，肝经血燥，而络脉空虚，久之损者愈损，阴精消涸，火邪郁结，遂遘疾于肝肾部分"。燥热一方面与瘀血、痰浊相互胶结，耗伤气血，气血痰浊壅阻经络脏腑，导致肿瘤的形成和迅速生长；另一方面，因血遇热则凝，津液遇火则炼液为痰，热毒可与痰、瘀相互转化，增加了病情的复杂性。

2. 七情内伤：《素问·阴阳应象大论》云"人有五脏化五气，以生喜怒悲忧恐"，太过或不及皆会损伤脏腑精气，"怒伤肝、喜伤心、思伤脾、忧伤肺、恐伤肾"，致使机能失调，正气虚弱，气机不畅，出现气滞血瘀、津停痰阻，导致积聚肿瘤的形成。陈实功《外科正宗》云"忧郁伤肝，思虑伤脾，积想在心，所愿不达者，致经络痞涩，聚结成痰核"，《丹溪心法》认为乳腺癌为"忧恚郁闷，晰晰积累，脾气消阻，肝气横逆"所致。肿瘤发病常伴随情志抑郁的表现，出现烦乱、食纳不香、怔忡、健忘、失眠甚则抑郁等症状。

急躁易怒反映肝脏之精气活动，可导致肝气升发太过，张子和《儒门事亲》云"积之成之，或因暴怒喜悲思恐之气"，肝主疏泄，愤怒太过，导致肝脏疏泄无权，如遇邪毒湿热，更易导致肝热化火，肝气上逆，血随气逆，蒙蔽清窍而引发昏厥，故《素问·生气通天论》云"阳气者，大怒则形气绝，而血菀于上，使人薄厥"。怒由肝血、肝气所生，肝阴不足，肝阳偏亢，稍有刺激便可发怒，肝胆之气上亢，影响气血循行，导致气血瘀滞不行而形成肿块；怒亦可使肺气上逆，所以，怒气伤肝，累及肺气，气机郁结，除产生胸胁胀痛、脘闷窒塞等症状外，亦造成气血功能紊乱，刺激肿瘤发生。

近代研究认为，情志过度是导致肿瘤发生的重要原因。恶性肿瘤尤其是乳腺癌多伴有情绪障碍，通过调节内分泌免疫网络，出现不同程度的神经内分泌紊乱，机体内环境失衡，胸腺生成和释放的胸腺素减少，导致淋巴细胞、巨噬细胞对突变细胞的监控、吞噬能力下降，容易发生癌肿。陈禹存等通过对大连市甲状腺患者危险因素的分析指出情志抑郁、情绪悲观是甲状腺癌的危险因素，因为压力和应激可引起下丘脑和大脑皮质的变化，直接或间接削弱免疫系统，焦虑程度越严重，免疫功能抑制越明显，从而增加肿瘤的发生率。恐惧、焦虑等情绪可影响淋巴细胞及免疫抗体的产生，造成免疫缺陷而引起癌症，阎涛等通过对妇科恶性肿瘤的调查研究，严重抑郁的患者 $CD4^+/CD8^+$ 比值、NK 细胞显著低于无抑郁反应或轻度抑郁反应的患者。同时，根据临床经验总结，悲观失望、心情焦虑、压抑痛苦、急躁易怒、过度关注病情及检查结果变化的患者，反而更容易出现疾病的进展。

3. 饮食劳倦：《金匮要略》中记载"凡饮食滋味以养于生，食之有妨，反能为害……若得宜则益体，害则成疾，以此致危"，指出饮食失宜可导致疾病的发生。沈敏鹤教授重视"食复"，认为饮食不当易损伤中焦脾胃，脾胃败则疾病竞起，饮食不节，饥饱失度，饮食偏嗜，导致津伤气结痰凝而生肿块。"凡人脾胃虚弱，或饮食过度或生冷过度，不能克化，致成积聚结块"。据调查，饮食占肿瘤发病因素的35％，进食过快、食物过烫造成食管反复损伤可导致食管癌，高脂肪饮食会促发乳腺癌、结直肠癌和胰腺癌，过量碳水化合物和食盐的摄入易导致胃癌，长期食入烟熏、油炸、腌制、霉变的食物及饮酒可导致有害物质沉积体内，增加肿瘤发生的风险。《素问·宣明五气》有关于五劳的记载"久视伤血，久卧伤气，久坐伤肉，久立伤骨，久行伤筋，是谓五劳所伤"。过劳能耗气伤精，导致脏腑功能减退；过逸则会导致阳气不振，气机失调，形成痰饮等病理产物。过劳过逸均影响机体功能的恢复，成为肿瘤发生的诱因。

正虚是肿瘤发生的必要条件

正气在人体与疾病抗争的过程中发挥着关键的作用，正所谓"正气存内，邪不可干"。何为"正气"，《素问·六微旨大论》云"当其位则正，非其位则邪"，机体内的精、气、血、津、液、脏、腑等物质发挥正常功能，即"当其位"，便称为正气，具有防御病邪、自我修复、调节平衡及适应环境的作用，维持机体正常的生理功能。

1. 精气亏虚：肾为先天之本，藏先天之精，为一身元阴元阳之根本，肾阳可促进机体的温煦、运动和气化功能，肾阴对五脏起滋润和濡养作用，既能促进人体的生长发育，又可促进人体生殖机能，抵御外邪，预防疾病。如清代喻嘉言在《医门法·阴病论》所云"一点真阳，先身而生，藏于两肾之中，而一身之元气，由之以生，故谓生气之原"，是以肾脏为元气之根、先天之本、生气之原，在人体生长发育过程中发挥着至关重要的作用。肾藏精，主生长发育，肾精是构成人体和维持人体生命活动的基本物质。《景岳全书·积聚》云"凡脾肾不足及虚弱失调之人，多有积聚之病"。如若先天禀赋不足，或久病失养，或房劳过度，各种原因导致肾中元气精微衰减，则正气无以生化，故肾虚是正虚之本。

现代医学表明肿瘤发生的根本原因在于基因的异常和功能的变化。人体内存在原癌基因和抑癌基因，正常情况下，前者处于低表达状态，促进细胞正常增殖和分化，后者维持染色体稳定，促进细胞分化与衰老，引导多余细胞进入程序性死亡，二者相互制约，保证细胞正常的生长与凋亡。肾精与基因、染色体之间存在着某种联系，当各种原因导致肾中精气不足，日积月累，导致原癌基因被异常激活，抑癌基因发生突变，修复障碍，最终引起细胞恶性转化，诱发癌变。

2. 脏腑失调：郁存仁教授提出"内虚学说"，认为脏腑亏虚是肿瘤发生发展的根本原因，陈藏器亦言"夫众病积聚，皆起于虚也，虚生百病，积者五脏之所积，聚者六腑之所聚"，说明积聚为病与脏腑虚弱关系紧密，而脏腑失调，尤以肺、脾、肝不足为主。肺主气，司呼吸，《素问·五脏生成》云"诸气者，皆属于肺"，《素问·六节脏相论》亦云"肺者，气之本"，元、宗、营、卫4气均源于肺气，集中体现在宗气的生成，上可走息道出喉咙促进肺的呼吸，下能沿三焦行丹田以滋先天元气，从而使各脏腑经络之气升降出入协调通畅。肺朝百脉，主治节，肺气一方面可助心行血，推动血液在全身的运行，亦可治理调节全身之气、血、水，血液之流畅、水道之通利均有赖于肺气，所谓"肺者，相傅之官，治节出焉"。《医方集解》云"肺为水之上源"，调节全身水液的输布和排泄，肺失宣发，则升清不能，水液无法布散全身，出现无汗、水肿之症；肺失肃降，则无法降浊，尿液生成乏源，出现小便不利、咳喘上逆之状。因此，肺气决定了人体正气盛衰，同时在血液运行、痰湿化生过程中具有重要作用。

脾为后天之本，主运化，将饮食水谷转化为水谷精微，是气血生化之源。仲景有云"四季脾旺不受邪"，"脾旺"概指脾胃受纳腐熟、升清降浊功能的正常，脾胃功能旺盛得以保障正气之充足，增强机体免疫力。"百病皆由脾胃衰而生""壮人无积，虚人则有之，脾胃虚弱，气血两衰，四时有感，皆能成积"，当脾胃功能失调时，运化功能日渐衰退，精血化生乏源，正气生成不足，机体抗邪能力下降，邪气渐长，积聚于体内，日积月累终发为肿瘤，故而脾气虚的人容易发生肿瘤及复发转移，邱佳信提出"有瘤体必虚，有虚首健脾"的观点，运用健脾药物有效抑制肿瘤的转移，在临床中取得较好疗效。

肝主疏泄，主升主动，调畅全身气机。一者气行则血行，保证津液精血的输布通畅。若气机郁结，津行不畅则形成水湿痰饮，或现水肿，或现痰核；血运不畅，则停积体内，或为肿块，或为癥瘕。二者促进脾胃运化和胆汁的分泌排泄。气机调畅则脾胃健运，发挥运化腐熟水谷之能，气血生化得源，正气乃固。胆汁为肝之余气所化，有赖肝气的疏泄功能，若排泄失常则易郁滞，出现腹痛、胀满之症，日久更易生结石，贮于胆内，恐生癌变。三者调畅情志。心藏神，主情志，全赖气机调畅推动血脉运行，方得心情舒畅、情志正常。如若肝失疏泄，肝气郁结，则情志抑郁不乐；肝气上逆，则亢奋烦躁易怒，《古今医通》云"七情不舒，遂成郁结，既郁之久，变病多端"，异常的情志反而进一步加剧气机失调，气滞血瘀，经络阻塞，发为肿块。

3. 气血瘀滞：《说文解字》云"瘀，积血也"，是指离经之血积存在体内未及时排出，或者血行欠畅，阻滞于经络、内脏里的血液，与痰浊一样，具有双重性，不仅是病理产物，又是新的致病因素。《医林改错》中云"气无形不能结块，结块者，必有形之血也。血受寒则凝结成块，血受热则煎熬成块"，《景岳全书》云"血积有形而不移，或坚硬而拒按"，《灵枢·百病始生》论述积聚为"肠胃之络伤，则血溢于肠外，肠外有寒汁沫与血相搏，则并合凝聚不得散而积成矣"，瘀血停滞体内日久不去，凝结成块，坚硬疼痛拒按，符合肿瘤的特点。

叶天士指出"初病气结在经，久则血伤入络"，肿瘤患者久病瘀血入络，随经络侵袭至别处，于该处凝聚，形成新的肿块，如《景岳全书》所云"瘀血留滞作癥"。另一方面，瘀血在体内影响血液的正常运行，其他致病毒邪进入血液后，若血脉通畅，则毒邪无法停留致病；若气机不畅，血脉运行受阻，则病邪于该处留停，凝结成块，发为转移灶。故而瘀血不但导致了肿瘤的形成与复发，亦因其黏滞性及阻塞气机的特点出现肿瘤转移。研究证明，肿瘤患者尤其复发转移患者存在血液高凝及血栓形成风险，癌细胞与血小板栓子因血液流速减缓，易于进入血管内皮不规则处或者附着在血栓上，穿过血管内皮发生转移，及时干预则可减缓肿瘤的生长和转移，增加治疗效果，延长生存期，活血化瘀成为恶性肿瘤治疗的重要法则。

正虚伏毒是肿瘤转移的根本病机

《诸病源候论·聚集候》云"积聚者由阴阳不和，脏腑虚弱，受之风邪，搏于脏腑之气所为也"，认为积聚的产生是脏腑虚弱、阴阳不和、感受外邪所致，一切疾病都是正邪相争的结果，邪盛正虚则百病由生。《灵枢·百病始生》云"风雨寒热不得虚，邪不能独伤人，卒然逢疾风暴雨而不病者，盖无虚，故邪不能独伤人"证明了这一点，肿瘤亦是如此。肿瘤转移的病机复杂多变，并非单纯"正虚"或者"邪实"可以涵盖。肿瘤发生之后，一方面，正邪交争，病程缠绵，易暗耗精血；加之手术、放射治疗、化学治疗等措施，清除癌毒之时，对正气损伤亦较大，导致脏腑亏虚，气血乏源，阴阳失衡，无法正常发挥抗病能力。另一方面，正气亏虚，无力推动血行则凝滞成瘀，津液输布运行受阻则炼液为痰，癌毒日渐积聚。正虚导致癌毒的聚集，伏毒发作又进一步加重正气的亏虚，加速了肿瘤的扩散和转移，最终导致多脏器衰竭。

1. 未手术患者：晚期肿瘤的患者因发现时间晚，或肿瘤过大，或侵及重要脏器，或年老体弱不耐手术，肿瘤作为体内伏毒被保留下来，持续生长与侵袭，成为致病因素。肿瘤在生长侵袭过程中，癌细胞从瘤体脱落，进入血管和淋巴管，向远处转移，当到达合适的环境时，着床生长，形成新的转移瘤。中医学理论认为，肿瘤转移与正气虚弱、痰瘀交阻关系密切。痰随气升降，变化多端，无处不到，形成瘰疬痰核，如停留在肺，则为肺转移；附着于骨，则为骨转移；滞留于脑，则为脑转移；继发于肝，则为肝转移。若血脉流畅，则伏毒无法停留致病；若血脉瘀滞，则伏毒于该处留停，继而生长，发为转移灶。故而邪毒与痰瘀相结，不但导致肿瘤的形成，亦因其黏滞特性及阻塞气血的特点出现肿瘤转移。其次，伏毒亦可"久病入络"。伏毒入络随气血流窜，脉络之末为气血循行至缓之处，伏毒循流至此往往易于着床，潜伏于此，不断增殖，并影响络脉周围环境，出现络损络瘀、络虚络滞等病理变化，日积月累形成远处转移。

在肿瘤进展过程中，正气亏虚的影响亦不容忽视。一方面，肿瘤作为慢性消耗性疾病，正邪交争，不断的损耗正气，致使机体不耐攻伐；另一方面，放疗、化疗等治疗手段的应用，在杀死肿瘤细胞、缩小癌灶的同时，抑制免疫功能，破坏机体调控功能，导致正气亏虚。"邪之所凑、其气必虚"，癌毒留存于正气虚弱、脏腑亏虚之处，所谓"至虚之处，便是容邪之地"。脏腑功能减退，阴阳失调，正气虚衰，易于生成转移瘤。因此，对于未手术患者，在中医药治疗的过程中，注重解毒散结的同时，必须切实加强扶正补虚治疗。

2. 手术后患者：《温疫论》云"无故自复者，以伏邪未尽"。肿瘤术后患者原发灶虽经手术切除，看得到的肿块切掉了，看不到的毒邪可能会残留下来，潜伏体内。通过精细的检查（如 RT-PCR）时，我们可以发现血液中微转移的癌细胞，可知伏毒不仅限于体内肿瘤细胞，也包括含癌基因、微小癌转移，以及刺激肿瘤复发与转移的细胞因子等，但由于机体的免疫力，没有适合生长的环境而不形成肿瘤，因而术后患者应着重于扶助正气。

正气的亏虚即机体免疫功能的缺失，为肿瘤的复发与转移提供了可能的内环境，当邪盛正虚或遇新邪触发，伏毒便随气血经络播散，在远处形成转移瘤，其转移过程可分为脏与腑之间、脏与脏之间两条途径。

脏与腑存在着阴阳表里的关系，脏属阴为里，腑属阳为表，一表一里，一阴一阳，通过经脉络属，构成有机整体，生理功能相配合，病理亦有相关，肿瘤即可在相表里的脏腑间进行转移。以肝胆为例，肝与胆腑相表里，同司疏泄，共主勇怯，若肝郁气滞，则胆失疏利，若胆腑湿热，则肝失疏泄，终致胆湿热、肝胆气滞而为病，一损俱损，癌邪可趁机进行传变，故肿瘤易在相表里的脏腑间转移。同时肿瘤转移是病情进展的表现，病情由浅入深，病位由表入里，肿瘤先从皮肤腠理转移到经络血脉，再到六腑，最后达五脏、骨骼及髓海，故而肿瘤由腑入脏多见，由脏入腑少见。如肺与大肠相表里，大肠肿瘤多发生肺转移，而肺肿瘤却罕见大肠转移；肾与膀胱相表里，膀胱肿瘤易出现肾脏转移，而肾脏肿瘤膀胱转移却不多见。《金匮要略》有云"病在外者可治，入里者即死""血气入脏即死，入腑即愈"，临床上肿瘤由六腑转移至肺、脾、肾或脑、骨时，病情多危重，治疗也最难。

《难经·七十七难》云"见肝之病，则知肝当传之于脾，故先实其脾气，无令得受肝之邪"，可见五脏之间是相关联的，虚损可相互影响，病邪能彼此传变。五脏分属五行，为相生相克的关系，相互促进又相互制约，"亢则害，承乃制"，维持相对平衡。《素问·玉机真脏论》云"五脏受气于其所生，传之于其所胜，气舍于其所生，死于其所不胜……五脏相通，移皆有次，五脏有病，则各传其所胜"，一旦某一脏异常，平衡打破，或相乘，或相恶，或母子相及而致病。这与肿瘤转移的规律具有明显的相关性，五行相生的母子关系、相克的乘侮关系决定转移的脏腑，肿瘤转移则按母病及子、子病及母、相侮、相乘的规律进行传变。如肝肺之间，肝属木，肺属金，金克木，肝癌肺转移为相侮，肺癌肝转移为相乘；又如肝肾之间，肝属木，肾属水，水生木，肝癌肾转移为子盗母气，肾癌肝转移为母病及子。

肿瘤治疗是现代医学之难题，复发转移更是难中之难，需要我们不断地去探索、完善中医病机理论，摸索出相应的中医治疗方法以指导临床。钦敬茹等在前人的基础上提出"正虚伏毒"的病机，认为伏毒作为肿瘤的致病因素，是肿瘤发生的根本原因；"邪之所凑，其气必虚"，正虚是肿瘤转移的根本病机，在临床中应扶正祛邪并重，希望为肿瘤的治疗提供思路，提高疗效。

394　从虚、毒论治癌症

　　学者章永红等经过长期的抗癌临床实践和科学研究，深深体会到正气亏虚是癌症发生发展的病理基础，癌毒是癌症发生发展的关键因素，从虚、毒治疗是癌症临床行之有效的重要法则。

癌症从虚治疗

　　1. 正气虚亏是癌症的病理基础：癌症是在人体正气亏虚的基础上发生和发展的。人体正气亏虚，日久不复，必然会产生各种病理产物。首先，气不足则血不行、津不布；血不行则易成瘀，津不布则易成痰，痰瘀互结则易成癌。气虚甚而为阳不足，阳不足则血更不运，津更不布，更易变生痰瘀而生癌。其次，血不足则血行易滞，滞而为瘀；今血虚则血不淖，液不为之合和则易成痰。血属阴，阴伤则血损，血少质黏，滞而为瘀；阴虚则津液亏少，津亏不布则易停而为痰。凡此均可造成痰瘀互结而易生癌。此外，正气亏虚还易变生毒邪。如气虚阳虚易生湿毒痰毒；阴虚血虚易生火毒瘀毒等。癌症多为有形之物，其病理特点是痰瘀与毒的胶结，其关键病因是各种促进人体组织恶性增生的特殊致癌有毒因子——癌毒。癌症发生后，不可避免地大量耗伤人体的正气，人体正气的进一步耗伤，又加剧了癌症的恶性发展，由此形成恶性循环。

　　中医学认为癌症的发生多与正气亏虚、情志失调、外感邪气、饮食失节有关。其实情志失调、外感邪气、饮食失节均可造成人体正气损伤。情志忧郁日久，必然会耗伤人体的气血阴精。外感风热之邪，可致肺胃津伤；感受暑热之邪，易耗津伤气；冬感寒，伏寒郁而化温之邪，可致肝肾真阴亏耗等。饮食失节（过食油炸、腌制、霉变之品），损伤脾胃之气阴，造成气血之亏虚，酿成消化系之癌症者，在临床上不乏其例。

　　癌症是一种全身属虚、局部属实的虚实夹杂病症，这已得到绝大多数中医药学家的认同。章永红等认为癌症是一种全身正气亏虚、局部至虚至实的病变。也就是说，癌症患者从全身来说，存在不同程度的气血阴阳亏虚；从局部来说，存在正气至虚和癌毒至实的病理改变。不存在局部属实不虚的情况。要特别关注局部脏腑的气血阴阳亏虚。

　　2. 扶助正气是癌症治疗的根本：癌症治疗上以补益为根本法则。扶助正气应贯穿癌症整个治疗的始终。治疗癌症必先扶正。

　　（1）补益脾胃是基础：扶助正气必须补益脾胃。因脾胃为后天之本，气血生化之源，与人体的正气强弱密切相关。脾胃功能强壮对人体健康十分重要，脾胃健运则气血充盈，正气旺盛则健康无病。脾胃虚弱必然会导致疾病的发生，影响疾病的进程，也影响治疗的实施，所以先当补益脾胃。在癌症治疗上首先要重视补益脾胃，这既是扶助正气的需要，也是为进一步的治疗打下坚实的基础。补益脾胃是扶助正气的基础，是调补其他脏腑的中心枢纽。脏腑虚损，以肺（心）、脾（胃）、肾（肝）为多，脾胃虚弱固当补脾健胃，肺（心）虚、肾（肝）虚，亦当补脾健胃。所谓上下交损，治当其中。由此可见，补益脾胃在扶助正气的治疗中具有重要的基础地位。

　　补益脾胃是治疗脾胃虚弱的基本法则，适用于脾胃虚弱的证候。其主要证候有饮食减少，食后脘腹胀满，大便溏泄或易溏，精神疲倦，四肢乏力，面色少华，脉细弱等。常选清代汪昂《医方集解》六君子汤（党参、白术、黄芪、山药、茯苓、甘草）加灵芝、黄精。本方为治疗脾胃虚弱证候的经验方，临床用之常获显效。治疗脾胃虚弱的兼夹证，应处处重视顾护脾胃之气以护正，做到补益而不碍邪，祛邪而不伤正，力求选用平和之品。常宜选用党参、山药、太子参、西洋参、黄精、炒白术、当归、白芍、石斛、玉竹、三七、陈皮、绿梅花、佛手、香橼皮、砂仁、茯苓、薏苡仁、白扁豆、鸡内金、生麦芽等平和之品调补脾胃。

（2）注重补精气补精血：根据正气亏虚病理属性的不同，虽然有益气、养血、滋阴、温阳的不同，但均须注重补精气补精血。首先，在癌症的扶助正气治疗中补精十分重要，因为精在人体生命活动中有着十分重要的作用。精是构成人体、促进人体生长发育和维持人体生命活动的基本精微物质。包括先天之精和后天之精。先天之精，即生殖之精。系禀受于父母，与生俱来，为生育繁殖，构成人体的原始物质。先天之精藏于肾中，出生之后，得到后天之精的不断充实。后天之精，即脏腑之精。脏腑之精来源于摄入的饮食物，通过脾胃的运化及脏腑的生理活动，化为精微，并转输到五脏六腑。脏腑之精充盛有余时，其有余部分贮藏于肾。当脏腑之精不足时，肾脏又把所藏之精，重新供给五脏六腑。若精充盛，则生命力强，身健少病；若精衰虚，则生命活动减退。精虚是人体衰老和癌症等难病顽疾之本。

其次，癌症补精必须补精气补精血，因为精能化气，气能生精；精能化血，血能生精。精藏于肾，肾精充盛，不断供给五脏六腑，以促进脏腑的生理活动。五脏六腑的功能正常，则元气方能化生不已。精盈则气盛，精少则气衰。故元精虚则元气不生，元阳不充。另一方面，精之生成源于气，精之生理功能赖于气之推动和激发。精气互生，精气充足，则人体自健无恙；精气虚亏，则人体自弱多疾。肾藏精，精能生髓，精髓可以化而为血。精髓是化生血液的重要物质基础，精足则血足。血能生精，血旺则精充，血亏则精衰。精能化血，血能生精，精血互生，故有"精血同源"之说。在益气、养血、滋阴、温阳中药中，具有补精气补精血功能的中药很多，可根据证候辨证酌情选用。如刺五加、肉苁蓉、锁阳、冬虫夏草、熟地黄、何首乌、石斛、枸杞子等为常用。其共同特点是气（阳）精同补、血（阴）精同补。对癌症等难病顽疾而言，气（阳）精同补、血（阴）精同补的效果好，适合长期应用。

（3）注意运用血肉有情之品：在扶助正气治疗癌症的过程中，应注重运用血肉有情之品，因为血肉有情之品补精气补精血的功能特别显著。癌症临床上常用的血肉有情之品有阿胶、紫河车、鹿角胶、龟甲胶、龟甲、鳖甲等。用之得当，常获殊效。在运用血肉有情之品时，要特别注意顾护胃气，使之补而不伤脾碍胃。

癌症从毒治疗

1. 癌毒是癌症的致病要因：癌毒是近年来中医界提出的新概念。章永红等认为癌毒是各种能引起人体脏腑组织恶性异常增生的特异因子（致癌有毒因子）的总称。与一般的所谓"毒"的概念不同，癌毒的关键特点是致癌性，而不能致癌的所谓"毒"，只能属于一般的毒的概念，两者不能混为一谈。癌毒既可以由外而来（从口鼻、皮毛而入），也可以由内而生（人体脏腑组织病理异常，日久而生）。癌毒除了具有致癌的特殊毒性外，还具有易与风、热、湿、痰、瘀等结合的病理特性。其中，毒、痰、瘀的胶结互生是其显著特点。

癌毒是癌症发生发展的关键致病因素，也是癌症发生转移的关键因素。凡是能引发癌症的因素中一定含有癌毒，否则不会发生癌变，只能发生其他病变。外感因素，如环境污染（烟毒、燃烧废气、灰尘、化学毒气、致病菌、电子辐射等致癌因子污染）等对人体的伤害。癌毒进入人体，积聚体内，可导致癌症的发生。情志因素，因情志不舒而郁，因郁日久而生火毒，其中就有可能产生癌毒，从而导致癌症的发生。现代医学认为，当人长期处于精神创伤或情绪压抑时，其体内将发生一系列变化导致病理代谢产物的积聚，从而损伤免疫防御系统功能，给细胞癌变留下发生和发展的空隙。饮食因素，如饥饱失常导致脾胃功能失调，过食辛辣厚味，或误食不洁腐败饮食，导致湿毒蕴结体内，均可酿生癌毒而发生癌症。污染的水和食物、过度油炸腌制和过期霉变食品等都含有致癌物质。其他因素，如疾病因素、年老因素等，均可因脏腑功能失调日久而酿生癌毒，从而发生癌症。

2. 解除癌毒是癌症治疗的关键：解除癌毒是癌症综合治疗中的关键一环。解除癌毒的方法很多，最重要的有扶正解毒、化痰解毒、化瘀解毒、以毒攻毒 4 项。应特别注意解除癌毒的用药度，即在患者正气能够承受的情况下进行，否则会犯虚虚之戒。

（1）扶正解毒是基础：在解除癌毒的治疗中，扶正解毒是基础。因正虚是癌毒积聚的前提，癌毒本身又能大量耗伤人体正气（气血阴阳）。因此，扶正解毒是解除癌毒的最基础治疗方法。具体的有补气解毒、补血解毒、补阴解毒、补阳解毒等。这些扶正解毒方法，必须结合脏腑的具体辨证，酌情灵活运用才能获显效。

补气解毒：是将补气与解毒相结合的治疗方法，是最重要的扶正解毒方法。临床上常选用人参、黄芪、党参、白术、西洋参、绞股蓝、刺五加等具有补气作用的中药与解毒中药配伍运用。其中有既能补气又能清火解毒中药，如西洋参、绞股蓝等。

补血解毒：是将补血与解毒相结合的治疗方法。临床上常选用阿胶、当归、熟地黄、白芍、何首乌、鸡血藤、桑椹等具有补血作用的中药与解毒中药配伍运用。其中有既能补血又能清火解毒中药，如何首乌、桑椹等。

补阴解毒：是将补阴与解毒相结合的治疗方法。人体的阴液，对机体各脏腑组织起着滋养、濡润作用。可根据五脏阴液亏损的不同，适当选用。临床上常选用北沙参、百合、天冬、麦冬、石斛、黄精、枸杞子、龟甲、鳖甲等具有补阴作用的中药与解毒中药配伍运用。其中有既能补阴又能清火解毒中药，如百合、石斛、鳖甲等。

补阳解毒：这是将补阳与解毒相结合的治疗方法。人体的阳气，对机体各脏腑组织起着推动、温煦作用。临床上常选用巴戟天、淫羊藿、补骨脂、肉苁蓉、菟丝子、沙苑子、杜仲、冬虫夏草、紫河车等具有补阳作用的中药与解毒中药配伍运用。补阳解毒配伍中的补阳药须选用温润补阳药为佳。

（2）注重化痰毒化瘀毒：在解除癌毒的治疗中，必须注重化痰毒化瘀毒。因癌毒致癌的显著特点是毒、痰、瘀的胶结互生。癌毒留滞，津液不能输布而停滞为痰，气血不能运行而停滞为瘀，毒痰瘀胶结互生，形成恶性循环，引发和促进脏腑组织的恶性异常增殖，并呈现快速扩增和转移的病理态势。癌毒与痰瘀密切的胶结互生关系表现在两个方面。一方面癌毒积聚体内，可酿生痰瘀。毒郁日久可生瘀，毒郁日久亦可生痰。另一方面痰瘀日久不消亦能酿生癌毒。既然癌毒痰瘀胶结互生是癌毒致癌的显著特点，那么，化痰毒化瘀毒在解除癌毒的治疗中显得十分重要。

中医学认为癌瘤多为痰瘀所成。形成癌症的病理因素"痰、瘀"中必定含有癌毒的成分。久病多虚，久病多瘀，怪病多痰，难病多毒。这种痰、瘀、癌毒的胶结互生而形成的痰瘀毒是癌症发生发展的显著病理特征，不含有癌毒的单纯痰瘀只能形成其他疾病，而不能成癌。它们的关键特性是成癌性。因此，化痰毒化瘀毒在癌症的综合治疗中显得十分重要；同时，在选择化痰毒化瘀毒药物时，要突出一个软坚散结的关键功能特点。在中医化痰毒化瘀毒的中药中，具有软坚散结作用的中药很多。如夏枯草、山慈菇、漏芦、桃仁、凌霄花、干漆、三棱、莪术、天南星、昆布、海藻、刺蒺藜、阿魏、紫苏子、天葵子等为临床所常用，可根据证候辨证酌情选药施治。这些药物的共同特点是在化痰毒、化瘀毒的基础上具有软坚散结作用。在癌症的综合治疗中，在扶助正气的基础上，化痰毒、化瘀毒、软坚散结是防治癌症复发转移的关键一环。

（3）注意运用虫类药：虫类药善搜剔逐瘀，久治不愈的疑难疾病，当以虫蚁搜剔，方能力起沉疴。因此，肿瘤临床上常多用虫类药，以其软坚消癥之功，消除癥积肿块。常用的虫类药有全蝎、蜈蚣、僵蚕、水蛭、守宫、干蟾皮、蜂房、九香虫、土鳖虫、鳖甲、龟甲、炮穿山甲、蟑螂、斑蝥、地龙、海龙、牡蛎、马陆、虻虫、鼠妇等。临床可根据证候辨证酌情选用。在运用虫类药时，要特别注意顾护正气，使之攻而不伤正气。

综上所述，从虚毒治疗是癌症临床行之有效的重要法则。从虚治疗和从毒治疗是相辅相成的始终不可或缺的两个方面。扶助正气和解除癌毒应贯穿于癌症整个治疗的始终。只有灵活运用，才能取得扶正不留邪、养正积自消和祛邪不伤正、解毒可散结的满意疗效。

395　从虚、癌毒、瘀论治恶性肿瘤血液高凝状态

　　学者井艳华等认为，正虚、癌毒、血瘀三因素皆会导致恶性肿瘤血液高凝状态并贯穿整个病程。正虚是恶性肿瘤高凝状态形成的基础；癌毒是恶性肿瘤高凝状态形成的催化因素；血瘀是恶性肿瘤高凝状态形成的必经过程。虚、毒、瘀互相胶结，相互促生。治疗时应综合使用益气养血法、解毒散结法和活血化瘀法，并佐以健脾益胃之法。此外，还需根据疾病在不同时期正虚、癌毒、血瘀三因素的偏重不同，分清3种治法的主次。从正虚毒瘀论治恶性肿瘤血液高凝状态，可扶其正气、散其结聚、破其瘀势，预防其并发症的发生。

　　血液高凝状态，又称血栓前状态，是指多种病理因素引起的机体血管内皮细胞损伤、凝血及体内抗凝系统等功能失调，导致血液易于凝固而形成血栓的一种病理状态，主要表现为微循环障碍、血液流变学异常及血液凝固性升高。很多恶性肿瘤患者存在着血液高凝状态。血液高凝状态导致的血栓栓塞性疾病是肿瘤患者常见的并发症和死亡原因，并且与免疫抵抗和肿瘤逃逸密切相关。因此，关于肿瘤血液高凝状态的研究越来越受到重视。中医学认为，恶性肿瘤血液高凝状态与外感六淫、情志内伤、脉络损伤、久病卧床、年老等密切相关，可归属于血瘀证范畴，临床常出现局部肿块刺痛不移、舌暗紫、脉弦涩等血瘀证症状。

正虚毒瘀是恶性肿瘤发生、发展的基本病机

　　恶性肿瘤属中医学"癥瘕""积聚""痈""疡""疮"等范畴，它的发生与外感六淫、情志内伤、饮食劳倦、年老等因素有关。《黄帝内经》云"正气存内，邪不可干；邪之所凑，其气必虚。"《医宗必读》云"积之成也，正气不足而后邪气踞之"。说明癌瘤的产生是机体正气不足，病邪乘虚侵袭所致。刘嘉湘教授也认为，"无虚不成瘤"，提倡"扶正法治疗恶性肿瘤"。《中藏经》指出"夫痈疽疮肿之所作也，皆五脏六腑蓄毒之不流则生矣，非独营卫壅塞而发者也"。可见，毒邪是癌瘤发生的重要原因。致瘤之癌毒是一种特殊的毒邪，具有峻烈性、顽固性、流窜性、隐匿性、损正性的特点。《医林改错》云"气无形不能结块，结块者必有形之血也"。阐述了血瘀在癌瘤肿块形成中有重要作用。综上，恶性肿瘤的病机乃是机体正气内虚，邪气乘虚而入，邪正相争导致阴阳失衡，脏腑功能失调，气、血、津液运行失常，瘀血凝滞，癌毒化生，正虚瘀毒聚而成瘤。因此，正气内虚、毒瘀并存这一病理基础贯穿癌瘤发生、发展的全过程。

恶性肿瘤血液高凝状态成因的中西医之论

　　恶性肿瘤血液高凝状态与肿瘤的发生、发展密切相关，尤其在晚期肿瘤患者中更为常见。现代医学认为，恶性肿瘤血液高凝状态的形成可能与下列因素有关。肿瘤细胞释放促凝因子参与外源性凝血途径，活化凝血酶原成凝血酶；抗凝血酶Ⅲ和蛋白C水平降低，抗凝作用减弱；肿瘤细胞分泌纤溶酶原激活物抑制剂，抑制纤溶；活化血小板，引起血液高凝状态和促进肿瘤的进展；导致大量炎症介质释放。

　　中医学认为，恶性肿瘤血液高凝状态属血瘀证范畴，是由各种因素导致瘀血内阻，血行不畅所表现的证候。而血瘀的形成因素可分为正虚、邪实两方面因素。正虚可分为气虚、血虚、阴虚、阳虚。气虚

则无力行血而致瘀；血虚则脉道空虚，血流不及停而为瘀；阴虚则虚火灼津耗液，血液黏滞，血流缓慢，滞而为瘀；阳虚则寒邪凝滞血液而成瘀。邪实包括一切外感六淫、情志劳倦、邪毒等因素，以及因这些因素侵袭机体引起邪正相争，进而产生的气滞、血瘀、癌毒、痰凝等病邪。无论外侵之邪还是机体与外邪相争产生的病邪均会阻碍气血运行，气血受阻则停滞而为瘀。肿瘤的发生是正虚邪实的长期过程，机体阴阳失衡、脏腑功能失调，久而酿生癌毒，毒瘀搏结而成积，常表现为乏力、疼痛、肿块、发热、消瘦等症状。因此，肿瘤血液高凝状态病机是虚实夹杂，存在正虚、血瘀、癌毒胶结的复杂情况。

正虚毒瘀是恶性肿瘤血液高凝状态的基本病机

正虚、癌毒、血瘀三因素皆会导致恶性肿瘤患者血液高凝状态并且贯穿整个病程。正虚是恶性肿瘤高凝状态形成的基础，导致脏腑功能失调才给各种病邪提供了可乘之机；癌毒是高凝状态形成的催化因素，癌毒聚集，与血瘀搏结形成肿块，至此疾病已积重难返；血瘀是高凝状态形成的关键步骤及必经过程，并且贯穿高凝状态发生、发展的全程。

1. 正气内虚与高凝状态：《诸病源候论》云"积聚由阴阳不和，脏腑虚弱，受于风邪，搏于脏腑之气所为也"。提示正气内虚是肿瘤发生的内在基础。《黄帝内经》云"女子……五七，阳明脉衰，面始焦，发始堕"，女子从五七开始，机体逐渐衰弱，正气渐虚；"男子……五八，肾气衰，发堕齿槁……八八……则齿发去"。从五八至八八，也是人肾气逐渐亏虚、衰竭的过程。《灵枢·营卫生会》云"老者之气血衰，其肌肉枯，气道涩"。可见，随着年龄增长，气血逐渐亏虚，脏腑功能在逐渐衰退。因此，中老年人脏腑功能虚弱的正虚可责之于先天不足、后天失养、年老体衰、病邪消耗，出现气、血、阴、阳的不足，尤其是气血虚衰情况，这可能是恶性肿瘤患者多发生于中老年人的因素之一。此外，外感淫邪乘虚侵袭，正邪相争，进一步消耗气血阴阳，使得正气愈虚。因此，无论从生理还是病理角度看，机体气血亏虚、脏腑功能失调是肿瘤发生的基础。

气为血之帅，血为气之母。气可生血、摄血、行血；血可载气、养气。《景岳全书》云"凡人之气血犹源泉也，盛则流畅，少则瘀滞。故气血不虚则不滞，虚则无有不滞者"。说明气血联系紧密，任何一方出现虚少皆可导致血瘀。肿瘤患者气血虚衰，气虚不能推动血液运行，则血液易停滞为瘀。如《医林改错》云"元气既虚，必不能达于血管，血管无气，必停留而瘀"。血虚不能充盈脉道，加之脉道失养而涩滞难行，血流不及停而为瘀，如《成方便读》云"血虚多滞，经脉隧道不能滑利通畅"。因此，气血亏虚是恶性肿瘤血液高凝状态形成的基本因素。

2. 癌毒与高凝状态：癌毒是肿瘤发生发展的关键因素。癌毒是由外感六淫、内伤劳倦等长期作用于机体，使经脉瘀阻，脏腑功能失调，进而化生的一种强烈致病物质，其致病具有病情顽固、峻烈、迁延难愈的特点。癌毒形成后不断蓄积而形成癌瘤肿块，这些瘤块阻碍气机，劫夺气、血、津液，使正虚愈甚，癌毒趁机肆虐流窜，肿瘤出现转移，临床多有消瘦、肿块、疼痛等症状。因此，癌毒引发的肿瘤患者血液高凝状态可能与以下情况有关：一是癌毒盘踞压迫脉管，脉管狭窄使气机壅遏、血流不畅而结成瘀块；二是癌毒侵及血脉，脉络受损，血不循经成离经之血，滞久而为瘀；三是癌毒与气血相争，耗气伤津，血液受灼，导致血脉黏滞、气血偏枯、脉道失润，而易成瘀；四是肿瘤化疗、放疗等热毒损耗机体阴血津液，使机体阴血亏虚而易为瘀。由此可知，癌毒是恶性肿瘤血液高凝状态形成的重要因素。

3. 血瘀与高凝状态：《医林改错》云"气无形不能结块，结块者必有形之血也"。说明血瘀是癌瘤形成的必经过程。现代医学也认为，血瘀与肿瘤患者血液高凝状态密切相关。《证治准绳》云"夫人饮食起居一失其宜，皆能使血瘀滞不行，故百病由污血者多"，论述了血瘀致病的广泛性。血瘀指血运失常、血行滞缓的状态。肿瘤患者气血亏虚，加之癌毒阻滞，容易形成瘀血，瘀血形成后阻碍血液在脉管内的循行，使血流滞缓，癌毒易于停聚而成肿块，瘀毒胶结而相互促生，消耗正气，使正气益虚。此外，肿瘤患者多有所愿不遂，悲观失望等情志问题。如《三因极一病证方论》云"七情人之常性，动之则先自脏腑郁发，外形於肢体"。《灵枢·百病始生》也云"喜怒不节则伤脏，脏伤则病起于阴也"。可见，忧思郁怒等情志问题不仅会影响人体气血运行，还会损伤脏腑器官的功能，进而导致血瘀的出现。正虚、癌毒、血瘀三者相互胶结，导致血液黏滞，形成积聚，积成则进一步阻碍血行，血行受阻而停滞，加重血瘀之势。因此，血瘀是恶性肿瘤高凝状态形成的关键因素。

恶性肿瘤血液高凝状态的论治

《景岳全书》中指出"血有蓄而结者，宜破之逐之；血有虚而滞者，宜补之活之；血有涩者，宜利之"。恶性肿瘤血液高凝状态存在正虚、癌毒、血瘀3方面因素，虚、毒、瘀互相胶结，相互促生。在治疗时，需综合应用益气养血法、解毒散结法、活血化瘀法以兼顾。

1. 益气养血：《中藏经》云"虚则补之，实则泻之"，言明虚证宜补，实证则宜攻逐。肿瘤患者其本为虚，加之癌毒及肿瘤治疗的消耗，导致气血亏虚，多表现为消瘦、皮肤不荣、疲倦乏力、面色苍白、肌肤甲错等。因此，治疗应扶正，以益气养血为主，用药常以八珍汤加减配伍，常用太子参、黄芪、白术、茯苓等以益气，当归、白芍、生地黄、鸡血藤、黄精等以养血。益气则气旺而能助血周行脉络，血得其推动则循行不息而不滞；养血则血盛，脉管得以濡养而滑利，血流源泉充足而不瘀。唐容川在《血证论》中云"血之运，气运之，即瘀血之行，亦气之行……凡治血者必调气，使气不为血之病，而为血之用"。说明气行则血行，气机正常是血液正常周行的基础，益气养血以益气调气为先。脾胃为后天之本，气血生化之源。因此，治疗常佐以健脾益胃药物。

研究发现，在临床上应用扶正法治疗恶性肿瘤血液高凝状态的疗效明显。如梁桦等发现，应用参附注射液治疗妇科恶性肿瘤根治术围术期患者，能改善患者血液高黏滞和高凝状态。艾明瑞等应用温阳益气汤联合抗凝溶栓药物治疗39例肺癌伴下肢深静脉血栓形成患者有效率达100%，效果良好。温阳益气汤应用生黄芪、茯苓、党参、陈皮、白术、甘草以健脾益气，使气旺血行，瘀去络通，并佐以乳香、没药以活血化瘀，不仅利于血栓的治疗，而且能改善患者症状。胡艳等发现，应用益气活血方能降低中晚期恶性肿瘤高凝状态患者血黏度，改善血液高凝状态，提高患者生活质量，降低复发转移率。益气活血方应用西洋参、黄芪、白术、茯苓、甘草以益气；当归、五灵脂、没药、白芍、蜈蚣以活血化瘀；三七散瘀止血；藤梨根解毒抗癌；海螵蛸、煅瓦楞软坚散结。郑青秀等应用补阳还五汤可改善患者的血液高凝状态，改善患者的生存质量。此外，有学者应用黄芪多糖、四物汤等益气养血法也起到改善血液高凝状态的作用。

2. 解毒散结：肿瘤患者多伴有肿块刺痛，乃为癌毒凝聚而成。癌瘤肿块的存在不仅阻碍机体气机的升降出入和血脉运行，而且作为癌毒的集合体不断产生以及向机体释放癌毒。癌瘤肿块侵犯脏腑器官、经络脉管，导致脏腑功能失调，脉管狭窄，脉管内血流受阻而滞；癌毒物质入血，正邪相争，邪热挟血妄行成瘀或毒热炼津灼液而成瘀。如《圣济总录》云"热毒内瘀，则变为瘀血"。因此，在治疗时，不仅要软坚散结以控制癌瘤的不断增大，而且要加以解毒类中药以抵抗癌毒扩散，临床常用浙贝母、夏枯草、猫爪草、龙葵、重楼、半边莲、山慈菇、皂角刺等。

此外，解毒散结时需配合活血化瘀法以破癌瘤胶结之势，防止血瘀、癌毒的进一步凝聚。张翼等自拟化瘀抗癌汤可显著改善肺癌化疗患者血液高凝状态，降低静脉血栓栓塞风险。方中以黄芪、西洋参、白术、甘草益气；桃仁、赤芍、全蝎、水蛭、莪术等破血逐瘀通络；川芎、当归、牛膝养血活血；半边莲、龙葵清热解毒，可收扶正抗癌、益气化瘀之效。朱津丽等应用大株红景天注射液治疗恶性肿瘤患者血液高凝状态时配合消岩汤，意在综合解毒抗癌、活血化瘀之效，可降低患者D-二聚体水平和血小板，显著改善患者血液高凝状态，并提高患者生活质量。

3. 活血化瘀：恶性肿瘤血液高凝状态患者血脉不畅、瘀血内阻，应治以活血化瘀之法。但活血化瘀也需结合疾病的不同阶段分而论之。早期血瘀、癌毒凝聚，血流滞缓，停滞为瘀，治以活血化瘀法，常用如丹参、赤芍、乳香、没药等；随着病情进展，瘀毒凝聚为癌瘤肿块，侵犯脉管，使脉管受损，若血妄行严重，应遵"急则治其标"原则，治以化瘀止血，常用三七粉、茜草、仙鹤草等，待出血控制后再察具体病因，谨慎予以活血化瘀之法；癌毒入血与脉管内气血相争，使脉管内血液变得黏稠，易于凝结，应治以清热解毒法，常用金银花、败酱草、白花蛇舌草等；若机体血虚较甚，应佐以养血滋阴法，常用鸡血藤、黄精、当归等。研究还显示，活血化瘀药能抑杀肿瘤细胞，降低血小板黏附聚集，降低纤维蛋白含量，增加血流量，改善微循环及血液高凝状态。

临床常用低分子肝素等治疗恶性肿瘤患者血液高凝状态，疗效明显，但存在出血、过敏等不良反应情况。杨常清等认为，桃红四物汤可降低肺癌化疗患者血浆纤维蛋白原、D-二聚体、血小板最大聚集率水平及血瘀证评分，改善患者的血液高凝状态，防止血栓形成。刘春秋等发现，西黄丸也能改善恶性肿瘤化疗患者血液高凝状态，降低血小板数量和聚集率，减轻化疗药物引起的损伤，改善患者生活质量。研究发现，银杏叶提取物注射液能改善老年肿瘤患者的血液高凝状态，并且认为其原因可能是银杏注射液中含有的黄酮醇苷能避免膜紊乱，改善器官的血液循环；银杏萜内酯能够抑制血小板聚集，降低血液黏度以及血浆纤维蛋白原、D-二聚体水平，缓解血液高凝状态；回生口服液能降低复发卵巢癌化疗患者D-二聚体水平，降低静脉血栓的发生率。回生口服液化裁于鳖甲煎丸和《万病回春》的回生丹，具有活血化瘀、补虚扶正、化痰行气、通络止痛之效，复发卵巢癌患者化疗后长期口服能有效延长疾病进展时间以及平均生存期。徐佳玲等运用丹红注射液联合低分子肝素钙注射液能在一定程度上减少妇科癌症患者术后并发血栓的概率，提高患者术后的生活质量。还有一些学者应用温和灸、脉通散外敷等外治法，有改善患者血黏度的效果。

应用益气养血、解毒散结、活血化瘀时，需注意正虚、癌毒、血瘀三因素的不同偏重，分清3种治法的主次权重也是临床治疗时需关注的问题。当恶性肿瘤血液高凝状态处于早期时，此时邪聚尚浅，血液仅是涩滞黏稠，尚未有瘀血、瘤块形成，正虽虚但能耐受攻逐，正相对胜于邪，此时应以活血化瘀为主，辅以解毒散结之法；中期时，瘀毒博结，渐成积聚，正愈虚，邪正相衡，此时以解毒散结、活血化瘀为主，稍佐健脾益气之法；晚期，瘀毒胶结，积聚渐大，正虚衰极，应以益气养血为主，辅以活血化瘀、解毒散结之法。

恶性肿瘤血液高凝状态存在于很多肿瘤患者中，常会造成栓塞性疾病而危及患者生命。有研究表明，高凝状态与免疫抵抗和肿瘤逃逸有关。因此，需引起高度重视。肿瘤高凝状态存在正虚、癌毒、血瘀三因素相互搏结的复杂情况。正虚尤指气血两虚，气虚不能行血，血虚则血脉凝涩，两者皆可致瘀；癌毒凝聚，阻碍气机，影响血行而致瘀；血瘀则血流不畅而为瘀，血瘀既是正虚、癌毒引发的结果，也是诱发机体正气消耗、癌毒聚集的因素。《灵枢·本脏》云"血和则经脉流行"。因此，综合肿瘤患者正虚、癌毒、血瘀3方面因素，治以益气养血、解毒散结、活血化瘀并佐以健脾益胃之法。从正虚毒瘀治疗恶性肿瘤血液高凝状态，可扶其正气、散其结聚、破其瘀势，为临床治疗恶性肿瘤血液高凝状态以及预防其并发症提供了新思路。

396 肺癌痰、毒、瘀微观模型

肺癌是全球常见的恶性肿瘤，是肿瘤中发病率和病死率最高的疾病。虽然放疗、化疗、靶向治疗可提高其生存率，但在最近公布的两项 Meta 分析的结果显示：其提高幅度有限。因此寻求新的治疗方法或理论具有极其重要的意义。中医药在减轻症状、改善生活质量、延长生存时间等方面已得到了广泛的认可。而临床疗效的提高在于对肺癌病因病机有深入而精准的认识，所谓治从法出，法随证立，而证的根本就是病机。

经典医籍中有少许内容涉及了对肺癌的初步认识，最早可追溯到《黄帝内经》，如《素问·奇病论》云"病胁下满，气上逆……病名曰息积，此不妨于食"条文中的"息积"即相当于肺癌，同时也提出了肺癌的主要症状，但未涉及病机。《难经》细化了《黄帝内经》条文的论述，称肺癌为息贲或肺积，《难经·论五脏积病》云"肺之积，名曰息贲，在右胁下，覆大如杯，久不已，令人洒淅寒热，喘咳，发肺壅"，但仍未提出肺癌的相关病机。学者陈滨海等对肺癌病机作了阐述。

虚、痰、瘀、毒是肺癌宏观病机

中医学临床活动的核心问题在于辨证论治，而辨证论治的核心在于识别病机。陈滨海等认为，肺癌的病位在肺，与五脏相关。肺癌的发生主要因先天禀赋不足，加之六淫、饮食、邪毒耗损人体正气，内外合邪而产生"癌毒"，结聚于肺脏，聚而成肿瘤。可以说，正虚邪实是肺癌发病的基本病机，正虚有气血阴阳之虚，邪实有"痰、瘀"和"毒"之实。《黄帝内经》云"正气存内，邪不可干"，"邪之所凑，其气必虚"。人之正气是脏腑维持正常生理功能和机体抵御外邪侵袭的重要能力，正气亏虚则卫外无能，正虚是肺癌发生的根本。邪气即外界致病物质，如果外邪侵袭人体，机体内环境失衡，致癌因子就促进肿瘤的发生，如《灵枢·百病始生》指出"不得虚，邪不能独伤人……此必因虚邪之风，与其身形，两虚相得，乃客其形"。金代张元素《活法机要》云"壮人无积，虚人则有之，脾胃不足及虚弱之人，皆有积聚之病"。明代李中梓《医宗必读》亦云"积之成者，正气不足，而后邪气踞之"。皆强调了正气亏虚是肿瘤发生的根本病机，而邪气侵袭是肿瘤发生的条件。中医学认为肺为娇脏，位居华盖，感受外邪，首先犯肺。肺主气，司呼吸，主宣发和肃降，喜润恶燥，不耐寒热，易受内外邪气侵袭，尤肺之正气易于耗伤，一旦肺脏受邪，久而不去，则易成积。中医学认为"肺为气之本"，肺气亏虚可导致全身性的正气虚损。可以说，正虚贯穿肺癌的整个发病过程。孙建立等研究表明，肺癌病例的证候分布以正虚为主者超过 97%，且以阴虚和气阴两虚两种类型为多，占总数的 80% 以上。

痰是人体病理变化的重要产物，由"五脏之伤"引起，同时又反作用于机体，影响脏腑气血功能而引起一系列的临床病症，包括肿瘤。如《灵枢·刺节真邪》指出"有所结，气归之，卫气留之，不得复返，津液久留，合而为肠瘤"。这段条文精辟地指出了痰邪可致肿瘤的论述。《丹溪心法》认为"凡人身上、中、下有块者，多是痰"。众多学者认为，痰与肺癌的形成关系密切，痰浊内阻或流传于肺，肺失宣降，可出现咳嗽、痰多、胸闷、气喘等诸多症状，是导致肺癌发生、发展的重要病机。现代研究同样发现，肺癌的发生发展与肿瘤细胞间黏附功能的降低密切相关，从相关分子机制的研究发现，化痰法提高通过 E-钙粘蛋白的表达水平从而抑制肺癌生长。这也反证了痰与肺癌的相关性。

瘀亦是继发性病理产物，可由多种病因引起，是形成癥瘕积聚重要病机之一。《灵枢·百病始生》记载"凝血蕴里而不散，津液涩渗，著而不去，而积皆成矣"，明确指出了瘀血内留与肿瘤形成的关系。

瘀对肿瘤形成的论述后世有很多，如清代唐容川《血证论》云"瘀血在脏腑经络之间，则结为癥瘕"，王清任认为"气无形不能结块，结块者，必有形之瘀也"，均指出癥瘕、结块的形成与瘀血有关。有学者证实，肺鳞癌患者中 25.32％存在血瘀证，肺腺癌患者中 22.23％存在血瘀证，故认为血瘀证是非小细胞肺癌患者最主要的临床证候。刘永惠等研究发现，肺癌患者中血小板黏附功能亢进、聚集功能上调与肺癌从发病到转移过程呈正相关，提示肺癌患者的微观血瘀证贯穿于疾病的整个病理过程。

古人已经认识到毒与恶性肿瘤的关系。如巢元方在《诸病源候论》中论及"反花疮"时云"由风毒相搏所为"。结合其症状的描述，很似皮肤癌，明确揭示了毒与恶性肿瘤的直接关系。毒邪致病具有依附性、从化性、骤发性、广泛性、浸润性、变证多端的临床特点。宋代杨士瀛在《仁斋直指附遗方论·卷二十二·癌》中云"癌者上高下深，岩穴之状，颗颗累垂……毒根深藏，穿孔透里，男则多发于腹，女则多发于乳或项或肩或臂，外症令人昏迷"。这是对某些恶性肿瘤临床特点的首次论述，不但描写了癌的症状特点，而且用"毒根深藏，穿孔透里"8 个字点明了恶性肿瘤的病机病势特点，符合大多数恶性肿瘤的发展情况。目前，国内大多医家皆认为，肺癌的形成与毒不无关系。如周仲瑛教授认为癌邪为患，必夹毒伤人，从而提出癌毒学说，认为癌毒阻肺是肺癌发生、发展及加重的关键。

痰、毒、瘀胶结渗透是肺癌微观病机

从微观角度看，肺癌的形成中，仅有痰，仅有毒，或仅有瘀，皆不能致病。肺癌的发生发展中，"痰、毒、瘀"不是独立存在的，而是相互胶结，相互渗透的。主要体现在三者之间相互促进、相互作用而致病的关系上。胶结者，胶着凝结之谓；渗透者，渗入穿透之谓也。此三者，在病理上并非是并行排列的，而是痰中有瘀，瘀中有毒，毒中又有痰的穿插复杂状态。

1. 痰与瘀：痰瘀互结是许多临床疑难杂症的共同病机，肺癌亦是如此。朱丹溪有"痰挟瘀血，逆成窠囊"的著名论点，可以说是痰瘀同治同病理论的肇始。肺癌在临床上属于疑难顽症，有如窠囊，临床诊治较难。再如清代高秉钧对痰瘀与恶性肿瘤的相关性作了精辟的论述，《疡科心得集》指出"癌瘤者，非阴阳正气所结，乃五脏瘀血，浊气痰滞而成"。不仅指出肿瘤乃非阴阳正气而成，而且明确指出了痰邪与瘀血对肿瘤形成的直接关系。而沈金鳌在《杂病源流犀烛》中直接描述了肺部肿瘤的发生与痰瘀互结的关系："邪积胸中，阻塞气道，气不得通，为痰为食为血，皆邪正相搏，邪气胜，正不得制之，遂结成形而有块"。沈金鳌的论述对于后世研究肺癌的病机和治疗，有重要的启迪意义。在肺之正气不足的情况下，外在邪毒得以乘虚而入，客邪留滞，气机不畅，血行瘀滞，津液不布，聚津为痰，痰瘀交阻，日久聚而为块。

2. 瘀与毒：《诸病源候论》云"血瘀在内，时时体热面黄，瘀久不消，则变成积聚癥瘕也"，这里显然说明了血瘀日久而化生瘀毒，而成肿瘤。肺癌的瘀与毒，可以说是瘀久化毒，也可以是毒留生瘀。六淫犯肺，气机不畅，以致气滞血瘀，瘀久则化生癌毒；或内外邪毒，损伤经络，而致血行不畅，瘀血内生，停于局部而见肿瘤积块日渐增大。俞根初有"变从毒起，瘀从毒结"的论点，可见瘀与毒之间不仅可以相互因果，还可以相互促进。

3. 痰与毒：宋代的《太平圣惠方》云"夫痰毒者，由肺脏壅热，过饮水浆，积聚在于胸膈，冷热之气相搏，结实不消……皆由痰毒壅滞也"。这里明确地指出了痰与毒夹杂之后共同为患而致胸部形成积聚肿瘤的特点。同时《类证治裁》还提出了痰与毒互相胶结之后的恶性性质及顽烈性质，如"痰核……痰结毒深固而成"。肺癌的痰与毒，可以顽痰日久酿生痰毒，亦可毒阻津液，聚而化痰，两者亦是互为因果的关系。痰具有流动性，陈滨海等认为，肺癌的易转移性与痰的流动密切相关，痰能把癌毒承载转移至其他脏腑经络骨骼等处。

肺癌 "痰毒瘀" 微观模型研究

　　肿瘤的形成是一个极其复杂的病理过程，其确切的内在机制尚未明了，但很多新的研究证实，肿瘤不是独立存在的，肿瘤与其周围的微环境有着密切的关系。大量研究发现，肿瘤微环境作为一个整体的功能单元反向作用于肿瘤而促进其进展。从中医学整体观看，肿瘤微环境与肿瘤细胞之间的关系亦可用中医理论来解释。肿瘤细胞影响着其周围微环境，同时周围微环境也影响着肿瘤细胞，这也是整体与局部的关系。具体来讲，肺气损伤，肺脏气血阴阳逆乱，肿瘤细胞则调节着适合自身存在及发展的微环境，反之，缺氧、炎症、偏酸微环境的存在也始终促进着肿瘤的进展。研究表明，肿瘤微环境能诱导肿瘤细胞产生大量与肿瘤生长转移相关的代谢物质，并且在微环境内大量积聚以形成更适合肿瘤细胞自身生长的环境。陈滨海等认为，这个促使产生肿瘤细胞生长和转移相关代谢物质的病理过程，与肺主行水功能失调和津液代谢失常的病理机制极其相似。肺主行水，肺为水之上源，在肿瘤的影响下，肺脏布散失职，行水无权，导致濡养全身的津液代谢失常，痰湿痹阻，气滞血瘀，久而酿毒，同时也使肿瘤细胞随痰湿的运行流窜而成转移。

　　肺癌的形成和发展，癌毒的产生至关重要，这是其恶性属性的决定因素。癌毒的产生，主要有两种"毒"发挥着作用，即外毒和内毒。外毒，主要包括化学毒邪（诸如药毒、烟毒、各种污染等）、物理毒邪（诸如气候变化、辐射波、放射线等）、微生物毒邪（诸如细菌、病毒、真菌、寄生虫等）。内毒，主要包括饮食、二便、情志、水饮、气血等导致机体某些物质代谢失常而成。"诸气者，皆属于肺"，肺为气脏，"肺主一身之气"。生理状态下，肺组织内的各种细胞处于"阴平阳秘"的动态平衡，即按照正常的细胞程序进行着"生克制化"的增殖、分化、衰老、凋亡以及各种细胞因子、激素的分泌和表达，但一旦这个动态平衡被打破，正气内伤，肺气膹郁，血行郁滞，痰浊内生，瘀血内停，与毒胶结，内外合毒，肺癌就会发生。从现代医学来看，恶性肿瘤是机体在各种致病因子作用下，引起细胞遗传学物质改变，导致基因表达异常、细胞异常增殖而形成的新生物。肺癌是一种上皮组织来源的恶性肿瘤，癌细胞起源于支气管黏膜或腺体。肺癌细胞与所有的恶性肿瘤细胞一样，失去了正常的调节功能，具有自主或相对自主的生长能力，当致病因子消失后仍能继续生长。肺癌具有浸润和转移的能力，大体解剖下一般无包膜，边界不清，向周围组织浸润性生长，生长迅速，瘤细胞分化不成熟，有不同程度异质性。

　　陈滨海等认为，仅用"痰"解释不了肺癌的成形性，仅用"毒"也解释不了其转移性，仅用"瘀"更解释不了其消耗性，所以三者必须合而为邪、共同作用。毒具有消耗性，痰具有流窜性，瘀具有成形性，所以提出了"痰毒瘀"的微观模型。痰瘀毒三者，是相互胶结、相互渗透的。肺癌是痰中有毒，毒中有瘀，毒存在于痰瘀中。而"毒"是肿瘤恶性性质的决定性因素，仅有痰和瘀只能形成良性肿瘤（肿块或增生），而夹杂了"毒"的肿瘤才是恶性肿瘤。具体来讲，痰、瘀，同属病理产物及致病因子，皆对肺癌的形成具有重要作用，然痰与瘀一阴一阳，一静一动，瘀属阴具有停滞性，痰属阳而具有流窜性。而毒，无具体形态，可静可动，往往依附他邪而息作，如附于痰则动，附于瘀则静。"瘀"主要在恶性肿瘤原发肿块的形成中起着重要作用，理论上，一个细胞的恶性转化，到转化细胞的克隆性增殖，到局部浸润，直至出现远处转移大约需要 40 个细胞周期的增殖达到 10^{12} 个肿瘤细胞后才能形成转移。这个过程中，"瘀"相当于肿瘤有形部分的核心，并起到"阴成形"而促进肿块形成的作用，"毒"起到了促进正常细胞恶化以及促进其克隆性增殖的作用，而"痰"的作用在于促使肿瘤具有转移特性。

肺癌 "痰毒瘀" 致病特点

　　"痰毒瘀"致病，既有痰的特点，也有瘀的性质，又有毒的属性。当然其致病特性并不是痰、毒、瘀机械的结合，其致病能力远远超越了三者简单的相加。"痰毒瘀"既是痰、毒、瘀物质上的胶结，又是痰、毒、瘀属性上的升华。"痰毒瘀"微观模型又可分为两个部分，即"瘀毒"和"痰毒"。两者又各自有其特点。

1. "瘀毒"有"三性"：①成形性。"瘀毒"的成形性主要表现在肺癌从一个细胞的恶性变到克隆性增殖到形成肉眼可见的肿块，都是出于一个不断成形的过程中。同时，肺癌的原发灶通过血液、淋巴转移到远处，在远处同样具有成形性。②消耗性。"瘀毒"具有燔灼耗伤人体气血津液的特点，轻则气血耗损，重则气血耗竭。其实，瘀和毒本身皆有耗伤人体的作用，正如《金匮要略》论及"干血"在内导致"羸瘦，腹满不能饮食……内有干血"，即是瘀血久蕴的消耗作用；王永炎院士认为"毒"具有"败坏形体"的作用。肿瘤不仅到终末期才出现"大肉尽脱"的恶液质状态，早期就因肿瘤的生长而出现明显的能量消耗。③顽固性。"瘀毒"具有顽固不化的特点，如叶天士言"血流之中，必有瘀滞，故致病情缠绵不去"。肺内原发灶或远处转移灶一旦形成后，不管什么治疗手段，皆难速化，必顽固难消。

2. "痰毒"具有"四性"：①峻烈性。"痰毒"非一般的毒邪，而多伤人命，来势凶猛，传变迅速，病情危重，险象环生。如痰毒能生热，热盛则消烁津液而见发热咳喘，甚则喘脱；或深伏于里而阻遏气机而致胸胁剧痛；或耗血动血而见咯血等。正如肺癌的病死率较高，症状多变，放疗、化疗、靶向药物等治疗效果都不十分满意，5年总生存率只有15％左右。②缠绵性。"痰毒"的形成，隐匿而迁延，"痰毒"致病后，亦是缠绵难愈，胶着顽固，或深藏脏腑，或痹阻经络，致气血受损，营卫失和，脏腑失调，药物难以速化，普通治疗效果不佳，正如杨士瀛《仁斋直指方》云"毒根深藏，穿孔透里"。故而肺癌术后的后期治疗，如化疗、放疗、靶向治疗等多有耐药性的发生，以致病死率大大增加。③流窜性。"痰毒"的流窜性与痰的流动性极为相似，《杂病源流犀烛》提出痰具有流动性的著名论点："流动不测，故其为害，上至巅顶，下至涌泉，随气升降，周身内外皆到，五脏六腑俱有"。临床上，肺癌经常转移至胸膜、脑、肝、骨、肾上腺等处。陈滨海等认为，流窜性是肿瘤"痰毒"转移最重要的特点。④伏邪性。"痰毒"具有深伏机体的特点，肺癌经过手术等规范化治疗后，看似已无肿瘤征象，但日后往往再度复发。故其认为，肿瘤发生复发及转移主要与"痰毒"的伏邪性有关。

临床上，肺癌形成之后，病因基本上已无法祛除，但如能识别病机，因机而治，则可能控制疾病。病机是所有疾病的内在规律，肺癌亦是如此。深入探讨肺癌的病机，对临床的指导可能会收到事半功倍的效果。陈滨海等借鉴现代医学注重微观层面的角度来阐述肺癌的中医病机，同时又注重传统病机理论的剖析，提出的"痰毒瘀"微观模型无疑是一种新的尝试。中医肿瘤学的研究，如果能与时俱进，合理地吸收现代医学的新进展、新成果，无疑能为中医肿瘤的临床实践及基础研究提供新思路和新方法。

397　从痰、毒互结论肺癌

　　肺癌是最常见的恶性肿瘤之一，其发病率居高不下，并有逐年增高的趋势。目前，肺癌的对应中医病名尚无定论，各家之言也相对较为分散。从肺癌的临床表现分析，一般认为中医学古籍有关肺癌的论述散见于"肺积""咳嗽""咯血""胸痛"等病证中。且现代医学意义上的肿瘤，基本认为与中医学中的"癥瘕""积聚"相一致，故多数学者认为，肺癌与"肺积"关系较为密切。然古代医籍中有关"肺积"的记载较为分散，以《难经·五十六难》中"肺之积，名曰息贲，在右胁下，覆大如杯。久不已，令人洒淅寒热，喘咳，发肺壅"为代表，所述因机较为模糊，症状也较为简略，缺乏临床指导意义。而有学者认为，张仲景在《金匮要略·肺痿肺痈咳嗽上气病脉证治》中，所论述的"肺痿"——病的因机证治，与肺癌相关程度甚高。学者张光霁教授从痰毒互结理论角度入手，从因机原理、六经理论及方药分析3个方面，阐述了肺癌与肺痿的关系。

因机原理

　　首先论痰。痰，即人体水液代谢障碍所形成的病理产物，同时也可干扰机体，成为新的致病因素。张仲景在《金匮要略·肺痿肺痈咳嗽上气病脉证治》中提出，肺痿分为寒证和热证。热痿为病，"寸口脉数，其人咳，口中反有浊唾涎沫"；寒痿为病，则为"吐涎沫而不咳，其人不渴，必遗尿，小便数"。由此不难发现，不论热证或是寒证，其共同症状特点为"吐涎沫"。沈明宗认为"气弱不振，津液不布，化为浊唾涎沫，而成肺痿"。津液不布，故凝而为痰。肺痿病者，必气虚体弱，气虚则无力推动津液运行，津液输布不及，贮留成痰。从另一方面看，仲景《金匮要略·痰饮病脉证并治》云"水在肺，吐涎沫，欲饮水"。对此，喻嘉言认为"肺主气，行荣卫，布津液，水邪入之，则塞其气道，气凝则液聚，变成涎沫"，体现了涎沫与痰饮的对应关系，也从侧面反映了痰饮确为肺痿的病因之一。对于肺癌而言，有形结块已凝于肺中，究其形成原因，想必亦与痰凝气滞有着密不可分的关系。朱丹溪在《丹溪心法》中云"凡人身上中下有块者，多是痰"。沈金鳌在其《杂病源流犀烛·积聚癥瘕痃癖痞源流》中云"邪积胸中，阻塞气道，气不宣通，为痰为食为血，皆得与正相搏，邪既胜，正不得而制之，遂结成形而有块"。痰性稠质厚，易于凝结成块，聚于肺中，阻滞气机运行，气主行津，肺气被阻日久，无力推动津液输布而成新痰，痰积日久，便可发为肺癌。可见，痰与肺癌有着较为明确的关联。

　　其次论毒。毒，作为一种具有极强致病力的邪气，侵袭人体，往往伤害较大。王永炎院士提出，邪气亢盛，败坏形体即转化为毒。脏腑功能和气血运行失常，致使体内的生理或病理产物不能及时排出，蕴积体内过多而成毒。正如尤在泾所言"毒，邪气蕴结不解之谓"。目前，鉴于癌症的特殊性与难治性，一般的内科证治规律对其作用甚微，癌毒理论已广泛为社会各界所认可。杨辉舟等提出，癌毒是由外感六淫、内伤七情、饮食劳倦等各种病因长期作用于机体使脏腑功能失调，浊邪积聚，进而所化生的一种强烈致病物质，是机体功能失调所导致的内生毒邪。且现代医学认为，肿瘤细胞是由机体细胞突变而来，恰与内生毒邪理论不谋而合。相较肺癌而言，肺痿之"毒"似乎难以理解，其实不然。《医宗金鉴》中云"肺热干痿，则清肃之令不行，水精四布失度，脾气虽散，精液上归于肺，而肺不但不能自滋其干，亦不能内洒陈于藏府，外输精于皮毛也。其精液留贮胸中，得热煎熬，变为涎沫，侵肺作咳，唾之不已，故干者自干，唾者自唾，愈唾愈干，痿病成矣"。肺热内生，热毒不解，蕴结日久，终成痿。张从正《儒门事亲》云"峻热有毒之药，若服之，变成肺痿，骨蒸潮热，咳嗽咯脓，呕血喘满，小便不利，寝汗不止，渐至形瘦脉大"。可见，内毒耗伤正气，卫外不足，易招致外毒；外毒侵入人体，扰乱脏腑气机，使内毒更为加重，内外合毒，阴阳气血逆乱。再从另一方面讲，肺痿指肺叶痿弱不用，为肺脏的慢性虚损性疾病，清代医家尤在泾对此描述得颇为精当，即"痿者萎也，如草木之萎而不荣"。冰冻三尺，非一日之寒。疾病发展至中后期，脏腑功能失调日久，所形成的病理产物必有所积累，蕴结不解而成毒。

因此，肺痿为病，毒邪亦占有一席之地。痰毒为病，既有痰之黏滞，亦有毒之峻猛，痰毒胶结，往往使得肺癌病情较其他疾病更为复杂。陈滨海等认为，肺癌"痰毒"既有痰的致病特点，又有毒的致病特点，其致病能力并不是痰与毒机械的结合所能涵盖的。"痰毒"既是痰与毒物质上的胶结，又是痰与毒属性上的升华。

六经理论

六经这一概念，首先出现于《黄帝内经》。《素问》中就有"六经为川""六经波荡"等概念，可见，六经的本意，是人体经络的概称。人体正经，共有 12 条，分别为手足太阳经、手足阳明经、手足少阳经、手足太阴经、手足少阴经和手足厥阴经。不论手足，仅言阴阳，则为六经。六经辨证，是仲景《伤寒论》中所体现的基本辨证原则。就肺痿和肺癌而言，病位在肺，属手太阴经，然《伤寒论》中太阴病主论脾病而未提及肺，故有学者认为伤寒太阴病"传足而不传手"。《伤寒论》中肺系疾病大多于太阳病中体现，仲景主要描述了肺合皮毛的生理特性，在体用关系上更为偏重用，但这并不能说明，仲景所言太阴病仅就脾经而言，而完全抛开肺经不谈。以虚寒肺痿为例，上文已提到，其主症为"吐涎沫而不咳，其人不渴，必遗尿，小便数"，而在《伤寒论》太阴病中，第 277 条云"自利不渴者，属太阴"。二者恰为相合。而殷海宽提出，肺之虚证，首先责之太阴，肺痿和肺癌，均属肺之虚证，因而可以认为，此二病，当属太阴。

肺脾同属太阴经，此二者与痰和毒均有密切的关系。太阴病的病机，主要为里虚寒湿，太阴病，脾虚失于运化，肺虚失于通调，则痰饮内生。《素问·经脉别论》云"饮入于胃，游溢精气，上输于脾。脾气散精，上归于肺，通调水道，下输膀胱。水精四布，五经并行"。脾喜燥恶湿，脾虚失运，易生痰湿，故脾为生痰之源，上输于肺，肺失通调，则为贮痰之器，故痰盛壅肺，是太阴病的发展必然。另一方面，张心平等曾提出，太阴病缠绵日久，往往导致水血同病。太阴里虚寒，运化不利则内生痰饮，痰饮阻塞，气滞血瘀；同时胃虚运化不利，津血化生不足，即为水血同病。水血同病则易生有形实邪，聚而成毒，痰毒胶结，其病难治。由此，肺痿与肺癌痰毒互结的病机便不难理解。从六经角度出发，从脾胃论治肺系疾病，可为肺癌的临证诊疗提供新的思路。

方药反证

痰毒互结，从治疗肺痿及肺癌的经典方剂中亦可窥知。仲景论治肺痿，出方甚少，明确提及肺痿并陈方的仅甘草干姜汤一首。仲景云"肺痿吐涎沫而不咳者，其人不渴，必遗尿，小便数。所以然者，以上虚不能制下故也。此为肺中冷，必眩、多涎唾，甘草干姜汤以温之"。甘草干姜汤，主治虚寒肺痿，普遍认为，甘草甘温补虚益气，干姜辛温祛寒，如尤在泾之言"甘草、干姜，甘辛合用，为温肺复气之剂"。然甘草四两为君，除益气补虚之外，亦有解毒驱邪之功效。《神农本草经》中，甘草被列为上药，可"主五脏六腑寒热邪气。坚筋骨，长肌肉，倍气力，销疮疽，解毒"。李时珍在《本草纲目》中引甄权之言，云"诸药中甘草为君，治七十二种乳石毒，解一千二百般草木毒，调和众药有功，故有国老之号"。可见甘草解毒功力之甚。姜，有化痰祛湿之功。《说文》中提到，"姜，御湿之菜也"，甄权在《药性论》中也提及，姜"主痰水气满，下气"。就干姜而言，其主温肺化饮，对肺中痰饮之邪有温化驱散之功。从这一层面分析，甘草解毒，干姜化饮，以方测证，肺痿痰毒互结的病机便可见一斑。另外，

《金匮要略》中所载皂荚丸方，皂荚力峻，燥化顽痰，配以大枣缓和药性，亦为治疗肺痿之方。桂枝去芍药加皂荚汤作为论治肺痿的附方，也得到了唐代孙思邈、宋代林亿等先哲的认可。王氏也提及，皂荚丸方适用于肺痿早期，痰涎壅盛，尚未聚集，发展日久，或可积聚成毒，也从侧面反映了肺痿痰毒互结的基本病机。

至于肺癌，现代名老中医多从古籍中汲取精华，并加以自身临证经验论治，亦各有其独到之处。如凌耀星教授治疗肺癌用凌氏验方，组成为黄芪、党参、麦冬、黄精、山海螺、蜂房、仙鹤草、野百合等；徐振晔教授用抗瘤增效方合肺岩宁治疗肺癌，方含黄芪、黄精、姜制黄连、苍术、灵芝、蟾皮、淫羊藿、重楼、蜂房等；邓中甲教授推崇早期用薏苡仁、法半夏、胆南星、莪术、三七、山慈菇、浙贝母、白芥子、海藻、昆布等，中期用西洋参、麦冬、五味子、法半夏、竹茹、麦芽、神曲等，晚期用葶苈大枣泻肺汤加猪苓、车前子、大腹皮等治疗肺癌；刘嘉湘教授治疗肺癌多用沙参麦冬汤、六君子汤、导痰汤等方加减；刘伟胜教授则用消积饮（黄芪、灵芝、半枝莲、全蝎、蜈蚣、鱼腥草、薏苡仁、白花蛇舌草）加减治疗肺癌。从上述用药规律中可以发现，名老中医论治肺癌，多从益气、化痰、解毒着手，经临床验证，收效甚佳，亦反映了肺癌之病邪盛正衰，痰毒互结的基本病机。

在肺痿与肺癌的发展过程中，痰与毒，并不能分而论之。无论肺癌还是肺痿，都属于较为复杂的慢性疾病，必然有多种致病因素存于体内，胶着缠绵，互为因果。痰积日久，可凝而成块，化为毒邪，毒邪既成，亦可加重对气血津液的阻滞。这种相互为病的共进关系，增加了疾病的难治性与顽固性，使得攻克癌症成了世界性的难题。通过上文的分析，可以得知，痰毒互结是肺癌与肺痿共有的基本病机之一，基于此，则可以通过经典中关于肺痿的辨治，来探求进一步解决肺癌的方法。并且，通过认识痰毒互结理论，也可以对肺癌的病机有更为清晰的认识，对日后临床诊疗亦有所裨益。

398　从毒、虚、瘀论治胃癌前病变

近年来，多项临床研究均表明胃癌是我国乃至全世界发病率和死亡率较高的恶性肿瘤之一，每年的发病率和死亡率仅次于肺癌。实际上，由于胃癌的病因及发病机制并没有完全揭示清楚，对胃癌进行一级预防比较困难，因此深入研究胃癌前病变成为对胃癌实施二级预防及治疗最为重要的内容之一。如果能及时预防或阻断胃癌前病变的形成，则胃癌的发病率和死亡率会大大降低。而中医学认为"毒、虚、瘀"是胃癌前病变的主要病因，学者葛舒瑶等就近年来对从"毒、虚、瘀"辨治胃癌前病变的研究进展进行了梳理总结。

胃癌前病变（PLGC）其过程不是一蹴而就的，而是一种多步骤的病理状态，目前主要包括慢性萎缩性胃炎、胃黏膜不完全型肠上皮化生以及中、重度异型增生，发展趋势为慢性浅表性胃炎—慢性萎缩性胃炎—肠上皮化生—异型增生—胃癌。临床上 PLGC 的症状不具有特异性，有的患者以胃脘嘈杂、烧心为主，有的以饱胀或胀痛较明显。其中学术界公认中度及重度不典型增生及不完全型肠化生两个阶段发生癌变的可能性较大。为此，胃癌前病变与胃癌两者之间的密切关系也日益受到关注。而随着中医对胃癌前病变的研究逐步深入，加之对中医药防治胃癌前病变经验的有效总结，认为"毒、虚、瘀"是其发生的主要病因。

从毒论治胃癌前病变

关于毒邪，古代医家对其有双重性的认识，如《黄帝内经》所云"虽有大风苛毒，弗之能害"，这里是指药物治疗疾病的作用。而张仲景提出的阴阳毒理论，则是指感受毒邪而发病。现代中医学认为，毒邪对机体脏腑是有害的，毒邪侵犯机体会导致病情加重，或使病情迁延不愈，是一类特殊的致病因素。收集整理治疗胃癌及胃癌前病变的临床经验后发现，"邪踞胃脘，久酿成毒"是其真实的写照。在中医上毒邪分为外毒和内毒，外毒包括饮食不当，用药不当，HP 即幽门螺杆菌感染之毒等；而气滞、血瘀、及情志失调日久出现的郁毒等则是内毒。近年来，越来越多的研究报道表明导致胃癌前病变的毒邪多是 HP 感染之毒和痰湿瘀热之毒，都有湿热易羁留难以根除及病程冗长反复迁延难愈的临床特点。故在此重点阐述这二者导致 PLGC 的机制以及临床治疗。

1. HP 感染之毒：在临床上，HP 感染之毒被视为是最常见导致 PLGC 的毒邪，其本身具有湿热羁留、难以根除的特点，因此感染 HP 之后，会不可避免地损伤胃黏膜，致使腺体萎缩，从而发生肠上皮化生或者不典型增生。沈舒文等通过对临床上 324 例湿热蕴胃型胃黏膜异型增生患者的研究，认为胃黏膜异型增生与毒邪 HP 的感染相关。换言之，毒邪 HP 滋存于胃，就变相地增加了发生胃癌前病变的风险。项伯康通过对 PLGC 的现状研究后发现，患者感染 HP 之后发生肠上皮化生的概率是其他非 HP 感染导致肠化生的 4.7 倍，与此同时胃黏膜发生中度及重度异型增生时 HP 的检测率更是高达 89.5%。并且经过血流变等相关辅助检查后发现 HP 侵入数量与瘀血甚至出血的发生呈正相关性关系。另外，感染 HP 的程度越重，则胃黏膜应变的敏感性就越迟缓，同样腺体萎缩、肠化及增生的速度也相应加快。因此，在临床上通过对患者感染情况的准确把握选择最合适的方案，清除幽门螺杆菌是防治胃癌前病变一条重要途径。常用的抗幽门螺杆菌治疗主要包括三联和四联疗法，三联疗法即 1 种 PPI＋2 种抗生素，或者选择四联疗法即在三联的基础上增加 1 种铋剂。由此可见，抗 HP 的规范治疗不仅可以逆转 PLGC 向胃癌发展趋势，还可以预防其他胃肠道病变，从而提高患者的生存质量。

2. 痰、湿、热之毒：在PLGC发病初期，其基本病机为以标实为主，加之现代人的饮食结构已然发生变化，生活工作压力骤增导致情志失调，气机郁滞，郁久化热，继而产生毒邪，热毒互相为患，郁结于胃，然胃以通降为顺，违反其生理特性可见胃脘部灼热不适、反酸烧心、恶心呕吐甚至排便困难等属于胃癌前病变的症状。另外，痰饮是PLGC形成的又一关键病理因素。正如《诸病源候论·虚劳痰饮候》中记载"痰者涎液结聚，劳伤之人，脾胃虚弱，不能克消水浆，故有痰饮也"。痰饮阻滞使气机不能通畅运行，导致气滞的以及痰毒的产生，这样互相形成恶性循环，致使PLGC的发展趋势不易逆转，且病情反复发作，迁延难愈。要解决痰、湿、热三者之毒，通常是根据热毒之轻重，选用清热解毒类药物，毒轻者多用黄连、黄芩、黄柏、板蓝根等药物；毒重者则应增加解毒之功效如黄药子；介于两者之间则一般采用红景天、白花蛇舌草、败酱草等中药。朱微微等用复方蜥蜴散进行大量的临床实验研究之后，发现凡是服用复方蜥蜴散的患者胃黏膜屏障的保护因子的含量均有所增加，并且有效地促进了胃黏膜的血液循环。复方蜥蜴散中大多数为清热解毒类药物，故而清热解毒类中药是治疗由痰、湿、热型PLGC的另一重要手段。

从虚论治胃癌前病变

PLGC的发生基础是胃黏膜屏障损伤，中医则把胃黏膜损伤看成是本虚证，主要包括脾胃气虚、胃阴亏虚两种类型。现代人由于饮食结构日益丰富且工作压力较大，经常出现暴饮暴食等饮食不规律的情况，食积后脾胃运化失司后多导致脾胃气虚。其次慢性胃病病程日久，脾气虚损，胃阴生化无源，极易造成胃阴亏虚，不能濡养黏膜及脏，最终形成此病。

1. 脾胃气虚证：大多数脾胃气虚证的PLGC患者都有自觉腹部寒凉、身困乏力、精神倦怠、大便易溏、面色萎黄等症状，舌边多有齿痕，脉沉细无力；胃镜下则可见黏膜苍白变薄甚至萎缩，固有腺体减少等表现。脾气虚在胃往往就体现为胃黏膜屏障损伤，这是导致发生胃癌前病变、胃癌的一个重要条件，所以在临床上通过保护修复胃黏膜屏障来治疗及预防PLGC及胃癌是一条非常重要的有效途径。众所周知，中医中的六君子汤健脾补气的功能效果显著，有研究表明此方剂中的代表药物黄芪可直接有效地改善胃黏膜的血供，促进胃黏膜屏障的修复，并最终恢复到正常的水平。从而证实通过中医中健脾益气的补益大法提高胃黏膜屏障的防御功能并且逆转黏膜萎缩及腺体减少的方法是可行的。

2. 胃阴亏虚证：中医学上对于胃癌前病变的辨证除了脾胃气虚证还有胃阴亏虚证，其常见症状有胃脘部灼热、口干口苦、少苔或无苔，甚至出现裂纹舌，脉弦细等。胃阴亏虚型PLGC患者在胃镜下的表现与脾胃气虚型患者大致相同，那么在现代上的治疗手段仍是以保护修复胃黏膜屏障为主。中医则是以麦门冬汤是治疗胃阴亏虚证的代表方，具有清养肺胃之功效，有研究表明麦门冬汤对于治疗慢性萎缩性胃炎等胃癌前病变疗效较佳，其中治疗组运用麦门冬汤加减治疗PLGC有效率更是高达80.6%，由此我们可以认为，在面对胃阴亏虚型PLGC患者时，中药麦门冬汤效果显著。

从瘀论治胃癌前病变

瘀血为离经之血，指血液凝滞于身体某一脏腑、某一条经络或者体外皮下。中医通常认为瘀血与毒邪之间有密切的联系，古代医家王清任云"温毒在内烧炼其血，血受烧炼，其血必凝"，说明毒邪可致瘀，与此同时，瘀血又可以产生毒邪，即瘀毒，如此循环往复，也会使疾病逐渐变成难以根治的恶病质。胃癌是较为常见的恶性肿瘤，临床上也会存在程度不同的血瘀证的征象。无论是气滞、痰湿、热毒等因素均会导致胃肠道血液的运行，日久便会形成瘀血之证候，《金匮要略》云"腹不满，其人言我满，为有瘀血"，故痞满即是脾胃病中血瘀证的代表病种。另外，在临床上大部分PLGC患者胃脘部时有疼痛，痛有定处，性质多为刺痛，夜间尤甚，舌质多黯或淡紫，脉弦涩，上述都是"瘀"在胃癌前病变中的典型表现。深入研究其原因及发生机制，应该是胃黏膜屏障受损，发生炎症伴静脉充血水肿，同时胃黏膜血管扩张，但血液流速较以前变缓慢，血液甚至停滞于某一处，胃黏膜缺血缺氧，逐渐形成局部循环障碍；再加之有细菌感染的可能性，也就增加了炎性渗出及胃黏膜水肿的发生概率。刘启泉等以解毒活血为大法，收集 63 例处于胃癌前病变阶段的患者，随机分为治疗组与对照组，其中治疗组服用自制的冬雪消解毒活血汤，疗程结束后，统计治疗组总有效率为 87.3%，经过数据分析，$P<0.05$，具有显著性差异。

因此，我们可以得出结论，即中医从血瘀证辨治 PLGC 时，是有其独特优势的，丹参、佛手、莪术、当归、延胡索、三七、白花蛇舌草等对于血瘀证型 PLGC 疗效颇佳，可以为治疗 PLGC 提供借鉴与思路。

399　从毒、瘀、虚论治慢性萎缩性胃炎癌前病变

慢性萎缩性胃炎癌前病变（PLGC）是一个病理性概念，包括肠上皮化生和异型增生，是从正常胃黏膜向胃癌转化过程中的一个重要阶段。胃癌是我国最常见的恶性肿瘤之一，每年新发现病例超过40万。及早识别、防治癌前疾病和癌前病变，成为降低胃癌发病率和死亡率行之有效的方法。慢性萎缩性胃炎癌前病变是正气亏虚，毒浊入里，结于心下，邪正交争，毒浊渐趋亢盛的一种综合表现。曹志群教授经过20余年的潜心研究，在慢性萎缩性胃炎癌前病变的诊断和治疗方面积累了丰富的经验，通过临床文献研究和经验总结，认为正气亏虚、毒瘀互结是本病的基本病机。

毒浊内蕴是慢性萎缩性胃炎癌前病变主要病因

慢性萎缩性胃炎癌前病变是由毒浊邪气内结于心下所引起的一种脾胃病。《丹溪心法》云"痞者……不通泰也……处心下，位中央，满痞塞者，皆土之病也"，其病因为毒浊邪气。临床从各类型慢性萎缩性胃炎癌前病变的病因来划分，浊毒又当分外毒与内毒两类，外毒是指六淫之邪蕴结体内久而化浊成毒和疫疠之毒浊邪气等，包括疫疠、瘴气、秽浊之气及虫兽、药物、饮食之毒等，明代吴又可称其"乃天地之毒气"，清代吴鞠通云"土为杂气，寄旺四时，藏垢纳污，无所不受"。是故毒邪最易由肺卫循胃膜内传入里，壅遏气血，既可由上焦顺传，郁于中焦或传入阳明，亦可内陷下焦，扰动营血。浊毒侵入营血分，因毒成瘀，毒瘀互结，灼营耗阴，上侵胸肺，横逆肝脾，下犯肠膜，迫血损络，险象环生，病重势危。在临床实践中出现更多的则是所谓内毒，由脏腑功能和气血运行失调，中焦气机不畅，升降失常，血行无度，使体内的生理或病理产物不能及时排除，蕴积体内，以致邪气亢盛，化生浊毒，败坏形体，正如隋代巢元方在《诸病源候论》中云"营卫不和，阴阳隔绝，脏腑痞塞而不宣，故谓之痞……其病之候，但腹内气结胀满，闭塞不通"。慢性萎缩性胃炎癌前病变患者，尤其中老年重症慢性萎缩性胃炎癌前病变，往往由于浊毒积腐，毒瘀互结，外内合邪，相互为患，血败肉变，内溃成疡，异象环生，甚至变生积聚伏梁，导致发病急，传变快，病情危重。

在慢性萎缩性胃炎癌前病变的发病过程中，内、外毒邪密不可分。外毒侵入人体，脏腑功能失常，瘀浊内蕴，可生内毒；内毒形成后，耗伤正气，正气虚衰，卫外力弱，又易招致外毒，二者相生互存，共同戕害机体。外来之毒或因患者久病体衰，或因外伤卒病，致使机体正气不足，气血阴阳失衡，卫外不固，令浊毒之邪有内侵之机，外来浊毒扰乱机体正常代谢及功能，入里化腐聚浊，变生胃腑浊毒，耗伤胃阴，伐残胃气，毒浊煎熬阴血，加之气虚无以行血，则血流瘀滞。内生之毒则因正虚难以抗毒外出，清气不升、浊气不降，致使中焦气机阻滞，浊毒和瘀血瘀积于心下，浊毒进一步危害机体。内外之毒相互蕴结，阻遏三焦气机，灼伤脾胃气阴及脉络，脏真受损，机体阴阳气血逆乱，生成更多的毒浊，终致浊毒深伏于五脏六腑，形成恶性循环。《诸病源候论·蛊毒病诸候》云"故毒热气渗溢经络，浸溢腑脏，而生诸病也"。慢性萎缩性胃炎癌前病变发病往往是由外来浊毒诱发启动，致内生浊毒大量蓄积，造成气血运行的失调和脏腑功能的紊乱，甚至发展成阴阳之气骤然不相顺接，气机严重逆乱的危重症。在慢性萎缩性胃炎癌前病变的不同阶段，浊毒始终是最为关键的因素。

毒瘀互结是慢性萎缩性胃炎癌前病变重要病机

慢性萎缩性胃炎癌前病变患者除基础病多，素有血瘀的病理变化外，亦与感受浊毒之邪，或六淫侵袭入里化生毒浊之后，促使血瘀的生成或加重有关，《诸病源候论》云"血气窒塞不通而成痞也"。《兰室秘藏·中满腹胀论》云"脾无积血不痞"，对瘀血致胃痞进行了阐述。《素问·玉机真藏论》云"五藏者，皆禀气于胃。胃者，五藏之本也"。《医宗必读》阐释"一有此身，必资谷气，谷入于胃，洒陈于六腑而气至，和调于五脏而血生，而人资之以为生者也，故曰后天之本在脾"。脾胃为仓廪之官，气血生化之源，气机升降之枢。脾主统血，阳明胃腑为多气多血之腑，脾胃虚损，生化不足，因虚可致瘀，若脾胃气虚，气血化生乏源，气为血之帅，血为气之母，气虚无力行血，必致血瘀。《景岳全书》喻之"凡人之气血犹源泉也，盛则流畅，少则壅滞，故气血不虚不滞，虚则无有不滞者"。故《灵枢》云"胃满则肠虚，肠满则胃虚，更虚更满，故气得上下，五脏安定，血脉和利，精神乃居"。明确指出了胃肠之虚实更替与气机的升降运行、血脉和利的关系。脾胃损伤，中焦壅塞，运化失常，脾胃无法正常升清降浊，胃肠不能正常虚实更替，糟粕不能正常排出，致使谷留为浊，水停为瘀，则必然影响气机的升降与血脉和利。所以说气滞日久由微及渐，浊毒内积必致血瘀。浊以毒为用，毒以浊为体，毒浊内蕴，克脾伐胃，秽毒亢盛，燔灼于里，消灼津液，炼津为瘀。人体感受毒浊之邪后，血行不及或失常，而致血瘀脾经，胃络凝涩，津液运行受阻，出现血瘀之病理改变。因毒致瘀，浊毒滋生，毒邪壅盛，搏血为瘀，或毒浊煎熬津液、阴津亏少，血液黏稠，滞而为瘀，热伤血络，迫血妄行，则血出留瘀。多有宿瘀，或浊毒猖獗，郁阻气机，气滞则血行紊乱为瘀。可见，浊毒内蕴是导致慢性萎缩性胃炎癌前病变过程中出现血瘀的重要原因。瘀血不仅是疾病重要的病理产物，而且是慢性萎缩性胃炎癌前病变新的致病因素，既可加重原有病情，又能导致新的病症，毒瘀相互胶结难去而变证丛生，成为慢性萎缩性胃炎癌前病变加重的重要因素。毒瘀既是病理产物又是致病因素，毒瘀缠结促进了慢性萎缩性胃炎癌前病变的发生发展。从病机演变的动态变化来看，毒瘀互结是慢性萎缩性胃炎癌前病变病理发展的必然结果。

慢性萎缩性胃炎癌前病变的重要病机是毒瘀互结。由于脾与胃一脏一腑，以膜相连，升降相因，共司饮食物的消化吸收和水谷精微的运化输送。若脾胃虚损，则受纳腐熟运化乏力，以致水谷不化，气机阻逆，血行失畅，停而为瘀；中虚气滞，运化失常，气不布津，停而为浊，久郁不去，酿成浊毒，蕴结于胃，形成结积，又可进一步伤阴耗气，故《类证治裁》云"痰挟瘀血，成窠囊，作痞，脉沉涩，日久不愈……宜从血郁治"。浊毒一旦直中而与瘀血互结，既会严重影响经络中气血的运行，又可能随血气流窜全身，进而影响各脏腑的正常机能。以浊毒为始，毒寓于浊，随浊入里，瘀由毒生，变由毒起，毒瘀交错，羁绊不去则病不除、变必生。由此可见，正是因为浊毒病位始于中焦胃络，《素问·玉机真脏论》云"五脏相通，移皆有次"，所以慢性萎缩性胃炎癌前病变一旦起病就易波及上下焦多个脏腑、器官。同时，毒浊客于络，络气郁滞，津凝为浊，血滞成瘀，浊瘀阻滞，致络脉运行气血的功能受到严重影响，甚则阻塞不通，脏真受损，多个脏器依次出现功能障碍。有形之邪胶着阻遏于络中，形成清代喻嘉言《医门法律》中所云"为积聚，种种有形，势不能出于络外，故经盛入络，络盛返经，留连不已"的恶性循环，令病势缠绵难愈。因慢性萎缩性胃炎癌前病变的病位漫及脾经胃络，毒瘀相干为害，单纯的解毒方药不能完全契合病机而难取全效，故惟有从经络毒、瘀论治，疏涤消导经络中毒浊邪气，方可奏效。

综上所述，毒瘀互结是慢性萎缩性胃炎癌前病变的重要病机，由于毒瘀互结，脾虚胃弱，内陷营血，经络气血营卫运行不畅，导致浊毒、瘀血内滞，瘀稽毒遏，胃腐膜蚀，胃体失于滋润濡养，导致胃络萎缩或增生、异变而引发本病，延误治疗或治疗不当则往往导致病情迁延不愈，最终毒瘀结聚恶化可成有形之癥瘕积聚。

正气亏虚是慢性萎缩性胃炎癌前病变病理基础

慢性萎缩性胃炎癌前病变患者大多存在感受外邪，饮食不节，嗜食酸辛肥炙，情志不遂，或过度劳倦等诱因随着病情的发展逐步出现脾胃伤损，正气亏虚，浊毒内蕴，水谷纳运失常，气机升降无序，阴阳燥湿不济，最易耗气伤阴，进一步发展又可导致脏腑气血阴阳诸虚，即《灵枢·五味》所云："胃者，五脏六腑之海也；水谷皆入于胃，五脏六腑皆禀气于胃。"正气亏虚，脾气耗损，胃气不足，传化失常，兼受内外浊毒侵袭，机体处于正气亏虚、脾不散精、阴阳失和的状态，营卫之气缺失，胃膜的脉络失于护卫和濡养，又给浊毒以可乘之机。脾胃居中焦，为"后天之本""气血生化之源"，是气机升降的枢纽，中焦壅塞，升降失调，纳化无度，水谷精微输布无常，胃肠实虚更替无序，胃络因正气的不足而处于开放或是经气运行迟缓的状态，使浊毒邪气可以直接侵袭，自经脉入于胃络，甚则深入阴脉，随经络直传或逆传它络，诸邪由生。如薛己注《明医杂著》所云"脾胃为五脏之根蒂，人体之本源。脾胃一虚，诸症峰起……若脾胃充实，营血健壮，经隧流行而邪自无所容"。李东垣更是在《脾胃论》中强调"百病皆由脾胃衰而生也……平则万物安，病则万化危……元气之充足，皆由脾胃之气无所伤，而后能滋养元气。若胃气之本弱，饮食自倍，则脾胃之气既伤，而元气亦不能充，而诸病之所由生也"。然胃腑与外界相通，最易受侮，诚如叶天士所云"盖胃者汇也，乃冲繁要道，为患最易"。诸多因素皆可伤及脾胃，中土羸弱，运化不力，以致胃不能受纳、腐熟水谷，脾不能运化、转输精微，生化乏源，气血俱虚，胃体失养，因此说正气亏虚是本病的病理基础。概言之，正气亏乏，以致毒邪内蕴，郁久化浊，毒随浊入，毒浊愈盛；劫灼津液，炼津成瘀；毒浊内蕴，络脉损伤，迫血妄行，因毒致瘀；毒瘀互结，从而使得浊毒与瘀血等病理产物交结凝滞，缠绵不解，难解难分，最终形成正气亏虚、虚实夹杂之病机。

《黄帝内经》云"正气存内，邪不可干，避其毒气……邪之所凑，其气必虚"，张仲景提出"四季脾旺不受邪"，从根本上阐明了本病发生、发展的内在因素，对认识慢性萎缩性胃炎癌前病变的病因病机具有重要的指导意义。《脾胃论》云"喜怒忧恐，损耗元气，脾胃既衰，元气不足"。后世王纶《明医杂著》阐释"唯饮食不节，起居不时，损伤脾胃，胃损则不能纳，脾损则不能化，脾胃俱损，纳化皆难，元气斯弱，百邪易侵，而饱闷、痞积、关格、吐逆、腹痛、泄痢等症作矣"。正气亏虚是慢性萎缩性胃炎癌前病变的病理基础，也是发病的内因，上述认识为我们提供了扶正祛邪防治慢性萎缩性胃炎癌前病变的理论依据。李东垣云"内伤脾胃，百病由生"。《灵枢·五癃津液别》云"五脏六腑……脾为之卫"，"脾主卫"决定着疾病的传变与否，脾强胃和则病止，脾弱胃虚则病传，即《灵枢·本神》云"脾气虚则四肢不用，五藏不安"之意。《金匮要略心典》云"毒，邪气蕴结不解之谓"。也正是因为脾气不旺，正气不足，机体无力驱浊排毒，使毒邪日深，正气愈损，以致本病迁延难愈、病情反复，最终导致了胃痞病情的恶化，甚至转为胃癌。慢性萎缩性胃炎癌前病变的病机变化是在正气亏虚的基础上进一步导致浊毒内蕴，毒浊久羁势必戕伐正气、耗血伤阴，阴伤及阳，阳损及阴，阴阳俱损，生化欲息，终致精、气、神败伤，神机流贯受阻，形成《黄帝内经》中所谓"十二官危，使道闭塞而不通，形乃大伤"的局面，使慢性萎缩性胃炎癌前病变一发而变症尽现，甚至转化成为坏病。正如《素问·玉机真脏论》云"急虚身中卒至，五脏绝闭，脉道不通，气不往来，譬于堕溺，不可为期"。由此可见，正气虚弱是慢性萎缩性胃炎癌前病变发病的内在病理基础。

解毒化瘀扶正是慢性萎缩性胃炎癌前病变基本治法

慢性萎缩性胃炎癌前病变发生发展过程中，由于浊毒内蕴，毒瘀互结，正气匮乏，胃络失于温煦荣养，以致浊毒可由表浅之胃络迅速浸袭深入他经，正虚邪恋，浊毒之邪与血瘀纠结盘踞于脏腑经络，疾病缠绵难愈，故叶天士有"经年累月，外邪留着，气血皆伤……其化为败瘀凝痰，混处经络……多年气衰，延至废弃沉疴"之说。吴鞠通则称其"久而不散"，张聿青更明确指出"邪既入络，易入难出，势不能脱"。正是由于以上病变特点，导致慢性萎缩性胃炎癌前病变一旦发病，治疗不当时病情往往急遽加重，顺经络气血播散到多个器官、系统，而疾病恢复过程则相对缓慢，后期且常出现某些器官功能难以恢复的后遗症。这正是由于正气亏虚而毒瘀互结的特殊病理机制所决定的。

本病的治则应遵循"虚则补之，实则泻之"之旨，正如《杂病源流犀烛》所论"虚则补其气，实则消食、豁痰、燥湿、清热、消导，但不可峻剂"。可谓要言不繁。解毒，以祛除外来和内生的毒邪，是慢性萎缩性胃炎癌前病变治疗的核心环节之一。化瘀，可以畅通络中气血，减少毒浊的蕴积，改善各脏腑的温煦濡养，应贯穿慢性萎缩性胃炎癌前病变治疗的全程。扶正，尤其是补气通阳，使中焦阳气畅达，恢复络脉出入有序、充盈满溢的正常状态，有利于抗邪外出，防止内生毒邪的进一步损害。在慢性萎缩性胃炎癌前病变早期就应顾及正气，在疾病进展中更要注意顾护胃气，后期应滋养胃阴、温运脾阳、保护脏真，使脾气得升，胃气得降，异变逆转，病乃告愈。在此基础上，根据患者的具体症征辨证使用解毒消浊、化瘀活血、扶正补虚等治法，将有助于祛除胃络受损后蓄积的病理产物，恢复机体营卫和谐、气血调畅的整体环境。由卫而气而营而血，治毒治瘀治虚治变均以解毒化瘀扶正之法贯穿始终。

慢性萎缩性胃炎癌前病变，其病因多为毒浊邪气内蕴于体内，毒瘀互结是其基本病机，正气亏虚是慢性萎缩性胃炎癌前病变的病理基础，关键病理机转可概括为毒、瘀、虚。其发病以正虚为本，以毒、瘀为标。在病变过程中，机体正气亏虚是内因，感受浊毒邪气是外因，浊毒内蕴、毒瘀互结则是其主要病理变化，也是导致慢性萎缩性胃炎癌前病变高发病率的关键。《素问·四气调神大论》云"是故圣人不治已病治未病，不治已乱治未乱，此之谓也。夫病已成而后药之，乱已成而后治之，譬犹渴而穿井，斗而铸锥，不亦晚乎"。明确提出了胃癌"治未病"的思想，阐明了治疗慢性萎缩性胃炎癌前病变的重要性。治当以解毒化瘀扶正之法，综合分析，把握要点，在中医理论指导下辨证施治，如此方能切实提高疗效，降低慢性萎缩性胃炎癌前病变的转癌率和死亡率。

400 从虚、瘀、毒论治慢性萎缩性胃炎癌前病变用药规律

　　慢性萎缩性胃炎（CAG）是一种临床常见且多发的慢性消化系统疾病，以胃黏膜受损，黏膜腺体减少、萎缩，黏膜层变薄，肌层增厚为特征。伴有异型增生和肠上皮化生的 CAG 是胃癌的癌前病变。目前西医主要治疗方法有根除幽门螺杆菌、抑酸以及保护胃黏膜等。与西医学相比，中医学以其特有的辨证论治和整体观念作为理论指导，扶正祛邪，标本兼治，可有效缓解患者症状，延缓萎缩的发展，甚至逆转萎缩，成为治疗 CAG 癌前病变的重要手段。学者武丽霞等探讨了从"虚、瘀、毒"治疗 CAG 癌前病变的用药规律。

资料与方法

　　1. 文献来源：在中国知网数据库（CNKI）应用高级检索，检索式为"主题＝中医"AND"主题＝慢性萎缩性胃炎"，精确检索，不设定年限。对检索出的文献阅读摘要后，下载与"中医治疗慢性萎缩性胃炎癌前病变"及"各家名中医经验"对 CAG 癌前病变的治疗证型、组方及病机中包含有"虚""瘀""毒"相关的文献。

　　2. 纳入标准：①对 CAG 癌前病变进行中药治疗，具有明确疗效，同时可以提供具体方剂。②中医临床辨证治疗对异型增生、肠上皮化生有明确治疗效果的文献。③文献标题中带有"虚、瘀、毒"或治法中包含对"虚、瘀、毒"的治疗，经中医辨证治疗效果显著的文献。

　　3. 排除标准：①方剂组成中药记录不完整的文献。②重复出现的文献。③综述类、动物实验类、流行病学研究类文献。

　　4. 信息规范：①中药名称的规范。根据《中华人民共和国药典（2015 版）》对文献中的中药名称进行规范，如蛇舌草统一为白花蛇舌草，公英统一为蒲公英，白茯苓统一为茯苓等。②病因病机的规范。将文献中对病因病机的表述统一分为虚、瘀、毒 3 邪，如将脾虚气滞、脾气亏虚、气阴两虚、胃阴两虚、脾虚络阻、脾虚痰阻归为虚邪；将脾虚血瘀、气虚血瘀、痰瘀络阻、脾虚湿热、阴虚血瘀、血瘀热毒归为瘀邪；将浊毒内蕴、瘀毒证、脾虚毒损归为毒邪。

结　果

　　1. 检索结果：共检索得到从"虚"论治相关文献 123 条，从"瘀"论治相关文献 124 条，从"毒"论治相关文献 36 条，下载全部文献题录，排除同一作者发表的相似文献以及综述类文献，筛选符合条件的文献，共得到 37 首方剂，其中从虚论治 18 首，从瘀论治 13 首，从毒论治 6 首，共包含 120 味中药。

　　2. 用药频次：对 37 首方剂中药物频次进行统计，其中用药频次≥5 次的药物 17 味。

　　3. 病机频次：对不同病机频次进行统计，从虚、瘀、毒三者探讨 CAG 癌前病变常见的病机规律。①关于"虚"病机认识出现频数由多到少依次为脾虚气滞＞脾气虚＞气阴两虚、胃阴虚、脾虚络阻＞脾虚痰阻。②关于"瘀"病机认识出现频数由多到少依次为脾虚血瘀＞气虚血瘀、痰瘀络阻、脾虚湿热

＞阴虚血瘀＞血瘀热毒。③关于"毒"病机认识出现频数由多到少依次为浊毒内蕴＞瘀毒＞脾虚毒损。

4. 从虚论治常用药物出现频率： 从虚论治 CAG 癌前病变用药类别上主要有补气理气药、活血药、清热药、滋阴药、化湿药、温里药、利水渗湿药、化痰药等，所用药物出现频率从高到低依次为白术、甘草、法半夏、党参、黄芪、茯苓、丹参、黄连、白芍、白花蛇舌草、干姜、蒲公英、石斛、柴胡、木香、山药、莪术等。

5. 从瘀论治常用药物出现频率： 从瘀论治 CAG 癌前病变用药类别上主要有活血化瘀药、清热药、补气药、理气药、化湿药、消食药、利水渗湿、化痰药等，所用药物出现频率从高到低依次为丹参、莪术、白花蛇舌草、白术、黄芪、甘草、党参、当归、鸡内金、枳壳、薏苡仁、仙鹤草等。

6. 从毒论治常用药物出现频率： 从毒论治 CAG 癌前病变用药类别上主要有清热解毒药、活血药、化湿药、利水渗湿等，所用药物出现频率从高到低依次为白花蛇舌草、黄连、茵陈、半枝莲、蒲公英、藿香、丹参、砂仁等。

讨 论

1. 病因病机分布频率分析： 依据本次统计结果，本病多以本虚标实为主，虚损类病机占 27%，因虚产生病理产物致病的占 47%，实邪病机占 33%，本虚主要为脾胃气虚、气阴两虚、胃阴虚、脾虚络阻，标实有气滞、血瘀、湿热、邪毒、痰湿等，其中脾气虚、血瘀、浊毒内蕴是最常见的病因病机，治疗时主要分别以健脾益气、活血化瘀、化浊解毒为首选治疗大法，配合疏肝和胃、清热化湿、滋阴益气等，增加治疗效果。

通过阅读文献，总结 CAG 癌前病变病机及证治规律发现，各医家对于 CAG 癌前病变的诊疗多从"脾虚""血瘀""毒邪"方面来论治，认为脾胃虚弱是本病的发病基础。脾居中焦，主运化，化生气血，脾功能正常，气血化生有余，则身体康健，反之脾胃受损，诸病由生。久病必虚，脾胃渐衰，气血生化乏源，胃络失其濡养，逐渐形成胃黏膜腺体萎缩、肠化甚至上皮内瘤变等病变。血瘀是 CAG 癌前病变病机之核心。脾失健运，中焦气化不利，久因气滞致血瘀。CAG 癌前病变病程缠绵，脾虚日久无以生化气血，无力推动血行而致血瘀；或因七情内伤、外邪留滞，气机郁滞不畅而致血瘀；胃为多气多血之腑，本身有易滞易瘀的生理特点，故血瘀贯穿 CAG 癌前病变之始终，是其病机之核心。毒邪是 CAG 癌前病变病机之关键。一般分外毒与内毒两类，外毒是指六淫（包括疫疠、瘴气、秽浊之气及虫兽、药物、饮食之毒等）蕴结体内，日久化浊成毒和疫疠之毒浊邪气等，毒邪经肺卫循胃膜内传入里，侵入营血分，壅遏气血，浊毒因毒成瘀，毒瘀互结，灼营耗阴，上侵胸肺，横逆肝脾，下犯肠膜，迫血损络。内毒则因脏腑功能失和，气血运行失调，使体内的生理或病理产物不能及时排除，蕴积体内，以致邪气亢盛，化生浊毒，败坏形体。

2. 用药分布特点分析： 临床治疗该病以补虚药的应用最为频繁，补虚药中常用的药物排在前列的有炙甘草、白术、党参、黄芪，意在健脾益气，固护脾胃，从本虚入手治疗。由于该病病程较长，患者常伴有不同程度的瘀滞存在，所以血瘀病机常用的药物排在前列的有丹参、莪术、白花蛇舌草、三七、赤芍，意在活血化瘀、收敛止血、凉血。本病病机的演变过程是由气及血入络，渐致气滞血瘀，因虚化瘀，因瘀化毒，内毒伤胃络；或感染外界浊毒之邪而发病，因此从毒论治本病常用药物排在前列的有白花蛇舌草、黄连、茵陈、半枝莲、蒲公英、藿香、丹参、砂仁等，意在清热攻毒、利湿活血。

通过用药出现频率的统计分析发现，临床用药规律中针对"虚"证病机用药多为补气健脾＋理气药为主，少佐清热、滋阴化湿、温里化痰等药物；针对"瘀"证病机用药以活血化瘀为主＋补气补虚药，其他随证加减；针对"毒"证病机用药以攻毒为目标，常用清热解毒药＋化瘀、化痰、利湿等以消除病理产物为主的药物，稍加或不加补虚药物，恐有碍疾病的治疗。根据用药特点，发现虚、瘀、毒三者是存在递进关系的，脾胃虚损是导致疾病发生的直接原因，日久不愈，会导致各种胃部疾病的发生，例如慢性胃炎，在疾病初期，如不及时进行治疗，在此基础上，则会产生一系列"瘀滞"，气血瘀滞，或病理产物的滋生，都会导致 CAG 的发生，此时，如果仍未及时终止病情的发展，就可能向"毒"阶段发展，病理产物在体内大量堆积，病深入脏腑，形成 CAG 癌前病变时期，此时病因最为复杂，病情最为危重。

401　从虚、毒论益气解毒治疗胃癌

　　胃癌是临床常见的消化道肿瘤，由于传统中医学中没有胃癌的病名，关于其病机一直众说纷纭、莫衷一是，尽管胃癌的临床表现与传统中医学中胃痛、痞满、反胃、呕吐等病有诸多相近之处，但胃癌具有其独特的病机特征，故与此类疾病又不尽相同。近年来，随着"癌毒"概念的提出并得到愈来愈多学者的倡导及认同，以及其发病与正气不足、脾胃亏虚之间的密切联系，中医学就"气虚毒结"是胃癌最基本和最重要病理机制的观点逐渐达成共识，为益气解毒法用于胃癌的治疗奠定了坚实的基础，并在临床中广泛应用，从而为中医学治疗胃癌提供了新的视角和途径。学者王常松基于对胃癌气虚毒结病机的阐释，分析了益气解毒治疗胃癌理论基础，以及其临床运用，旨在阐明益气解毒法是一种机制可信、疗效可靠治疗胃癌的重要方法。

胃癌气虚毒结理论基础

　　1. 正气不足是胃癌发病的基础：中医学从来重视正气不足在疾病发生和发展中的作用，即正气不足、无力御邪是疾病发生的内在因素，正如《素问遗篇·刺法论》中云"正气存内，邪不可干"，《素问·评热病论》再次强调"邪之所凑，其气必虚"，《医宗必读》也云"积聚之成也，正气不足，而后邪气踞之"。这些观点无非是在阐释正气亏虚是疾病产生的内在依据。

　　关于胃病产生的原因，早在《素问·痹论》中记载"饮食自倍，肠胃乃伤"，《杂病源流犀烛·胃病源流》也云"胃痛，邪干胃脘病也……唯肝气相乘为尤甚，以木性暴，且正克也"，提示胃病的产生与饮食失调、邪气干胃和情志失调有关，成为认识胃癌病因较早的记载，即饮食失宜损脾碍胃，邪气羁留戕害脾胃，情志内伤木旺乘土，其后果是，一方面脾胃受损，御邪机能减退，百病乃生，为胃癌的产生奠定基础，正如李东垣在《脾胃论·脾胃盛衰论》中云"百病皆由脾胃衰而生也"。另一方面，胃主受纳通降，脾主运化升清，脾胃亏虚，纳运及升降失调，水湿不运则积湿生痰，痰阻则气机郁滞，气滞则血行不畅而致瘀血内生，渐致气滞、痰凝、血瘀相互搏结，日久酿毒生癌，从而为胃癌产生创造了条件。

　　人体正气不足包括气血阴阳的不足和脏腑功能的亏损，但在胃癌的发病中，病位在胃，与脾有密切关系，正气不足主要责之气虚，即脾胃气虚，如《脾胃论》中所云"元气之充足皆有脾胃之元气无所伤，而后能滋养元气，若胃气之本弱，饮食自倍，则脾胃之气既伤，而元气亦不能充"。《医方考》亦云"脾胃者，土也。土为万物之母，诸脏腑百骸受气于脾胃而后能强。若脾胃一亏，则众体皆无以受气，日见羸弱矣"。脾胃气虚，则受纳无权，运化失司，气血生化无由，日久必致气血亏虚；同时，气虚则温煦失司，气虚及阳致阳气亏虚；而且，脾胃亏虚也可致阴津化源不足，阴虚内生，阴虚又可及阳，终致阴阳两虚。可见，在胃癌疾病的演进过程中，其血虚、阴虚和阳虚都是在脾胃气虚致气血生化不足的基础上的进一步发展，并且每个阶段均包涵脾胃气虚的因素，故脾胃气虚贯穿胃癌发病和演进的始终。

　　2. 癌毒是胃癌发病的重要条件：尽管中医学强调正气不足、脾胃亏虚在胃癌发病中的重要作用，但同时也非常重视"癌毒"是胃癌产生的重要因素。关于癌毒的定义，国医大师周仲瑛教授认为"癌毒"是在脏腑功能失调基础上，受内外多种因素诱导致癌病的一类特异性致病因子，可见，"癌毒"是引起癌病的的特异性致病因子，但它不同于传统中医学中"毒"的概念。传统中医学"毒"的概念基本涵盖 4 个方面：其一，指药物的偏性，如《类经》指出"药以治病，因毒为能。所谓毒者，以气味之有偏也"。其二，指具有来势凶猛、传染性强、易于流行性、危害性大等特点的厉气、疫毒。其三，指危害性重的疾病，如丹毒、虫毒、脏毒等。其四，从《金匮要略心典》中关于毒的定义"毒，邪气蕴结不解之谓"可知，毒指邪气蓄积体内，缠绵不解，故临床中就有湿毒、水毒、伏毒、浊毒、痰毒、瘀毒、热毒、寒毒等称谓。

从"癌毒"具有缠绵难去，难以根除，危害性大，以及积损正消的特点来看，"癌毒"除了与传统中医学中"药物的偏性"无关外，与"毒"的另外 3 个定义都有一定的关联，同时，从胃癌发病机制分析，尽管胃癌发病中存在正气不足、脾胃亏虚以及气滞痰凝血瘀相互搏结的病理因素，但这些因素不是胃癌必定产生的充分条件，而是这些因素相互胶结、综合作用，日久方可壅毒生癌。可见，目前"癌毒"概念源于但又高于传统中医学基础理论中"毒"的定义，是对传统中医学"毒"的继承和发展，也是对肿瘤的自身特有的病机特点和临床表现的科学总结。

总之，胃癌病机为气虚为本，癌毒为标，脾胃亏虚是胃癌发病的基础，癌毒是其充要条件，且癌毒又进一步加重正气亏虚，且相互促进，互为因果，不断推动着疾病发展，正如潘敏求教授提出的观点，胃癌为"多因致病，因虚致癌，癌毒致病，因癌致虚，虚实夹杂"。

益气解毒是胃癌的基本治法

从上分析可知，气虚毒结是胃癌的基本病机，因而益气解毒法必定是其治疗的基本治法，属正治和标本兼治的方法，其中益气之法是补益脾胃之气，恢复脾胃运化和受纳之机，提高机体免疫功能。脾胃处中焦，后天之本，气血生化之源，气机升降枢纽，人体元气依赖脾胃生化气血的充养，故《景岳全书·杂证谟·脾胃》云"凡欲察病者，必须先察胃气；凡欲治病者，必须常顾胃气。胃气无损，诸可无虑"。李东垣在《脾胃论·脾胃虚实传变论》也云"元气之充足，皆由脾胃之气无所伤，而后能滋养元气"。同时，五脏六腑的功能也依赖脾胃功能的正常运行，故《慎斋遗书》中强调"诸病不愈，必寻到脾胃之中，方无一失，何以言之？脾胃一虚，四脏皆无生气，故疾病日久矣……治病不愈，寻到脾胃而愈者颇多"。因此，补益胃癌患者的脾胃之气，不仅是针对脾胃自身亏虚，也是对全身脏腑功能不足和气血亏虚的调节作用，从而为后世医家在胃癌的治疗中，以脾胃立论、扶脾胃之气为基础大法，并贯穿于整个胃癌的治疗过程中的治疗理念，奠定了坚实的理论基础。

《素问·至真要大论》中云"客者除之……结者散之，留者攻之"，既然"癌毒"是胃癌发病基本因素之一，祛毒、解毒之法必成为胃癌的根本治法，属中医治疗八法中的清法和消法的范畴。中医学在治疗各类肿瘤的实践中，"清热解毒""以毒攻毒"之法一直备受中医学者的重视和青睐，在肿瘤临床治疗中发挥着积极且有效的作用。凌昌全教授也云："对于癌症的治疗，'癌毒'之盛衰始终是我们中医师制定治疗原则和处方用药的主要依据"。国医大师周仲瑛教授更是明确的倡导"祛毒即是扶正"，"邪不去，正必伤"，此论断得到广大临床工作者的响应和支持，并在胃癌临床治疗中得以积极运用，如肿节风、白花蛇舌草、半枝莲、蒲公英、半边莲、藤梨根、蜈蚣和全蝎等清热解毒药物普遍的应用于胃癌的治疗，充分说明清热解毒法是胃癌治疗的常用治法。可见，在胃癌发生演进及治疗过程中，始终存在的正气不足、脾胃亏虚及癌毒内凝、缠绵难去，并存在于胃癌治疗的各个阶段，贯穿胃癌治疗的始终，故益气解毒法成为胃癌的基本治法和治则。

益气解毒法临床依据

任何一种治则治法不仅需要中医学基础理论的支持，更为重要的是要经过实际临床工作的检验和评价，只有切实提高临床疗效和给相关患者带来益处的治疗方法，才是切实可靠的。运用数据挖掘方法，研究 1987 年 4 月至 2016 年 3 月在中国期刊全文数据库发表的关于中医治疗胃癌的文献，探求胃癌证治规律，结果表明治疗胃癌所涉及的 221 味中药中，补虚药应用频次居首，而补虚药中又以补气药为最多，清热药应用频次位于第二，且多为一些具有清热解毒兼抗癌作用的中药，如白花蛇舌草、石见穿、猕猴桃根、半枝莲、龙葵等。对浙江省中医院肿瘤科 9 位专家自 2008 年 6 月至 2009 年 1 月在医院门诊部治疗胃癌所开的 310 张处方进行分析，发现使用频次在 30 次以上排在前 2 位药物为补气药（白术、甘草、太子参、山药、大枣、无花果、黄芪、党参、生晒参）和清热解毒药（藤梨根、白花蛇舌草、香茶菜、蒲公英、水杨梅根、三叶青、半枝莲）。从中不难看出益气解毒法是胃癌临床治疗最基本和最为常见的治法。目前，从临床疗效来看，益气解毒法治疗胃癌患者可从以下几个方面受益。

1. 提高生存质量： 生活质量（QOL）的概念于 1958 年由美国经济学家加尔布雷斯最先提出，后来逐渐被引入到患者对于自身疾病和治疗产生的躯体、心理和社会的反应，临床涵盖患者躯体感觉、生理功能、日常生活能力、精神和心理状态，以及适应社会的能力等多方面内容的综合评价，尤其在慢性疾病及肿瘤相关疾病治疗中，广泛受到重视，成为评价此类疾病疗效和康复可靠性的重要指标。

健脾抑瘤汤（由党参、白术、茯苓、半枝莲等组成）配合 FOLFOX 化疗方案治疗晚期胃癌，治疗前后体质量和 karnofsky 评分，明显优于单纯 FOLFOX 化疗方案组（$P < 0.05$），方中党参、白术、茯苓健脾益气，半枝莲清热解毒，共同达到益气解毒之功，该研究结果提示中西医结合综合治疗胃癌较单纯西医化疗，可显著提高胃癌患者生存质量。

2. 减轻放疗、化疗的毒副作用： 目前，放疗、化疗仍然是中晚期肿瘤治疗的主要手段，但是放疗、化疗所带来的毒副作用是临床非常棘手且一直以来并没有彻底解决的问题，导致相当部分患者依从性不足，并很大程度上阻碍放疗、化疗程的完成，严重危害患者的身心健康和干扰放疗、化疗效的充分体现，亦一定程度上加速患者生命的终结。因此，如何减轻或减少放疗、化疗的毒副作用，增强患者对放疗、化疗的信心，并尽可能兼顾提高放疗、化疗的疗效。

健脾解毒汤（由党参、白术、茯苓、石上柏、野葡萄藤、白花蛇舌草等组成）联合含铂剂化疗对胃癌术后患者进行治疗，结果表明中西医结合治疗组心、肝、肾、造血系统异常、胃肠道反应的发生例数均少于单纯西药治疗组，而总体有效率高于对照组（$P < 0.05$）。方中党参、白术、茯苓益气健脾，石上柏、野葡萄藤、白花蛇舌草清热解毒，共达益气解毒之功，减轻胃癌化疗的毒副作用，并协同化疗药物提高疗效。

3. 提高患者的免疫功能： 由于疾病本身因素和放疗、化疗的毒副作用，肿瘤患者都不同程度存在正气亏虚，免疫功能低下，因而对肿瘤患者免疫功能的相关检测一直是肿瘤防治研究的重点，也是对肿瘤治疗疗效评判的重要指针，常常成为临床工作者关心的焦点，调节肿瘤患者的免疫，恢复其免疫监视功能，是肿瘤治疗的重要策略。

益气健脾解毒方（由炙黄芪、藤梨根、绞股蓝、仙鹤草、炒白术、蒲公英、九香虫等组成）联合 FOLFOX 治疗中晚期胃癌患者，以 2 周为 1 个治疗周期，共治疗 4 个周期，结果表明中西医结合治疗组较单纯西医化疗组肿瘤标志物（CEA、CA72-4、TSGF）、细胞因子（IL-4、IL-10、TNF-α 和 IFN）和免疫细胞（$CD3^+$、$CD4^+$、$CD4^+/CD8^+$ 和 NK 细胞）的治疗改善作用更显著（$P < 0.05$），其方中黄芪、绞股蓝、炒白术益气健脾，藤梨根、仙鹤草、蒲公英清热解毒，共达到益气健脾解毒之功，从而调节患者免疫功能，改善肿瘤微环境，有利于增强患者抗病能力，提高临床疗效。

4. 延长中位生存率： 中位生存期，又称半数生存期，即当累积生存率达到一半时所对应的生存时间，中位生存率成为评价肿瘤治疗疗效的重要参数。我国胃癌早期胃癌发现率较低，超过 2/3 的胃癌患者就诊时被发现已经错过手术切除的最佳时机，中位生存率不足 12 个月，5 年生存率约为 9.4%，尽管放化疗让部分患者病情得到一定程度的缓解，但总体疗效仍不尽人意。健脾解毒方（由太子参、白术、茯苓、山药、炙黄芪、红藤、白花蛇舌草、夏枯草等组成）联合 DCF 化疗方案，持续治疗 6 个月以上，中位生存期为 21.1 个月，显著高于对照组 15.2 个月（$P < 0.05$），其方中太子参、白术、生山药、炙黄芪益气健脾补虚，红藤、白花蛇舌草、夏枯草清热解毒，共同达到益气健脾、清热解毒，从而对延长

胃癌患者中位生存率有重要作用。

　　总之，胃癌的病理特征为本虚标实，虚实错杂，根本发病机制为正气不足，脾胃亏虚，正虚无力抗邪，实邪渐聚，邪聚为癌，故而治疗上，既要益气健脾治其本，又要清热解毒治其标，扶正祛邪，双管齐下。因而，益气解毒法治疗胃癌在临床上得到广泛应用，并在临床上起得了很好的疗效。

402　论寒、毒、瘀和晚期胃癌病理

从中医学发展史来看，早期由于缺乏现代的诊治手段与方法，因此，没有对胃癌临床分期和晚期胃癌病理内容的专门论述。尽管如此，我们仍可在中医学对"反胃""噎隔""积聚"等病证的描述中找到散在的、阐述晚期胃癌病理的相关内容。学者周春祥等认为晚期胃癌的中医病理，概括而言主要可归纳为如下几个方面。

寒凝、毒积、血瘀是晚期胃癌的病理基础

1. 寒邪凝滞是形成晚期胃癌的基本动因：自《黄帝内经》始，对腹腔脏器晚期恶性肿瘤病因的认识一般多责之于寒，如《灵枢·百病始生》云"积之始生，得寒乃生"。究其形成之因，明确定位在寒邪外袭方面；而其形成机制，《灵枢·百病始生》认为是"厥气生足悗，足悗生胫寒，胫寒则血脉凝涩，血脉凝涩则寒气上入于肠胃，入于肠胃则䐜胀，䐜胀则肠外之汁沫迫聚不得散，日以成积"。又云"肠胃之络伤，则血溢于肠外，肠外有寒，汁沫与血相搏，则并合凝聚不得散，而积成矣……卒然外中于寒……凝血蕴里而不散，津液涩渗，著而不去，而积皆成矣"。明确指出了因"寒"而致的"津聚血瘀"是胃肠等消化道部位"积"证形成的病理基础，充分体现了《黄帝内经》从寒论积的学术思想。《黄帝内经》以降，主寒之说一直盛行不衰，在《诸病源候论》中更有明确的体现，如在论述"暴症"（相当于现代医学的胃癌肝转移或原发性肝癌）时即言"暴症者……食生冷之物……不能消之，积聚成块"。又如在"积聚心腹痛候"（相当于现代医学胃癌、十二指肠壶腹部癌）中亦强调了其病理"皆为寒气搏于脏腑，与阴阳气相击下上，故心腹痛也"，明确指出了该类病证为寒邪所致的观点。此外，《千金要方》《外台秘要》对"积聚""癥瘕"等病证亦大多从寒立论，治疗又最擅用温热方药，充分体现出与《黄帝内经》学术思想的一脉相承。直至明清，从寒论治积聚坚癖的仍大有人在，如沈金鳌《杂病源流犀烛》径直将"移聚癥瘕疝癖痞"列于"寒门"之下，极力主张这类病证病性属寒。

就现代肿瘤临床来看，寒邪凝滞证候的出现还与医源性因素关系密切。对恶性肿瘤的治疗，中医动辄以清解之剂，现代医学则惯用手术、放射治疗、化学治疗等方法，这些治疗方法在治疗肿瘤的同时，亦造成了晚期胃癌患者寒邪凝滞的加重。

2. 毒邪内踞是晚期胃癌的共同病理特征：恶性肿瘤与"毒"这一致病原之间的关系已散见于历代医家的论述中。早在华佗《中藏经·论痈疽疮肿》中就提出"夫痈疽疮肿之所作也，皆五脏六腑蓄毒不流则生矣，非独因营卫壅塞而发者也"，其中言及的"痈疽疮肿"实亦包括了恶性肿瘤在内，明确肯定了此类病证与"蓄毒不流"之间的关系。唐初孙思邈《千金要方》亦复提出"蛊毒"为"癥坚水肿"之因，创用晰蝎丸以"杀其毒"。杨士瀛《仁斋直指方》更谈到"癌者，上高下低，如岩穴之状，颗颗累垂……毒根深藏，穿孔透里"，认为癌疾之起缘于"毒根深藏"。《医宗金鉴》在阐述痈疽恶疮（包括体表癌、乳癌等）的发病机制时指出"皆有毒气闭塞经络，营卫壅滞之故"，突出了邪毒内结在恶性肿瘤形成中的主导作用。晚期胃癌由于其病位、病期的特殊性，与"毒邪"的关系紧密，其中经口而入的"毒邪"对该病影响尤为突出。因这部分"毒"邪多是藉饮食物进入人体的，故属之于"外毒"的范畴。现代肿瘤病因学研究证实，嗜烟酗酒、摄入过多的亚硝胺等都可在人体内凝聚化毒，而这些有毒物质都是引起胃癌及促使胃癌复发的重要因素。

除上述外侵之"毒"外，晚期胃癌患者体内的毒邪还与机体代谢产物大量堆积有关。通过对肿瘤细

胞代谢过程进行分析后发现明，肿瘤细胞在代谢过程中，能产生多种分解酶、多肽、乳酸等代谢产物，它们能分解基质和纤维，溶解小血管基底膜，是导致肿瘤浸润与转移的基本物质。中医病理学在确认上述"内生毒邪"客观存在的基础上，还将其分为水毒内闭、湿毒内蕴、癖毒内结等多种毒邪类型。在临床观察中亦发现，相当一部分晚期胃癌患者，特别是衰竭期的患者，病程中常会并发轻中度的肾功能不全，出现尿素氮、肌酐的升高，表现出典型的水毒内闭的征象。自由基、过氧化脂质等物质与晚期胃癌之间的关系亦十分密切，它们也应视为机体代谢产生的一类内生之"毒"。随着晚期胃癌患者体内代谢产物的堆积，患者体内毒邪类型与数量与日俱增，这已成为晚期胃癌共同的病理特征之一，亦是治疗晚期胃癌的根本着眼点。

3. 血络瘀滞贯穿在晚期胃癌病程始终： 从《黄帝内经》始，就已认识到肿瘤与"血涩""血脉凝涩""汁沫与血相搏，并合凝聚不得散"等瘀血病理之间的关系，此后，历代医家更是作了过多所补充，如《古今医统》即云"凡食下有碍，觉屈曲而下，微作痛，此必有死血"。颇似对胃贲门或食管肿瘤瘀血证的描述。清代王清任《医林改错》强调"肚腹结块者，必有形之血"，概括了晚期胃癌及其他多种腹部恶性肿瘤的基本病理本质。叶天士在《临证指南医案》中阐述与晚期胃癌关系密切的"噎隔""反胃"病证证治时，多则医案提到与瘀血有关，主张用逐瘀法，徐灵胎批注云"噎隔有瘀者极多"，可谓抓住了病机的本质。

中医学提出了恶性肿瘤血瘀证与微循环障碍、血液流变学异常等关系密切的新观念。研究表明，恶性肿瘤患者多出现外周微循环的障碍，晚期胃癌患者呈现出明显的类似表现，这与癌组织释放某些活性产物及癌细胞脱落进入血液循环等因素有关。刘承煌等观察发现，食管、贲门癌患者外周微循环障碍表现突出，且这种现象并不为肿瘤切除而改变，而会一直持续下去，这一方面反映出肿瘤患者血瘀证的顽固性，同时亦反映了血瘀证始终贯穿在肿瘤病程中。对晚期肿瘤患者血循环中白色微血栓的数量与疾病进展程度的关系研究，证明两者呈现出明显的正相关，从动态角度说明了微循环改变与晚期肿瘤（包括晚期胃癌）之间密切的关系。

此外，晚期胃癌患者还表现出明显的浓、黏、聚的异常高粘滞血症状态。如施永德等将肿瘤患者与健康人作比较，发现肿瘤患者血液流变学指标异常者多，其中又以与血瘀证有关的舌质青紫的患者表现突出，反映出肿瘤瘀血证与血液流变学浓、黏化之间的内在联系。邵梦扬等通过研究发现，中晚期恶性肿瘤患者血液黏度增高、全血黏度、血浆黏度上升，红细胞表面电荷丧失，细胞内聚性增强，红细胞沉降率加快的现象更加明显而突出。

恶性肿瘤患者血液凝固性异常是血瘀证的另一主要表现，如周阿高等发现，胃恶性肿瘤患者体内与血小板粘附、聚集有关的姗因子抗原含量增高；标志血小板活化的 β-血小板球蛋白（β-TG）水平上升；参与灭活凝血酶的抗凝血酶1（AT-1）和具有减低血小板聚集性、加强吞噬细胞清除激活的凝血物质、纤维结合蛋白（Fn）浓度均见减少；纤维总活力（Fa）降低，反映出胃癌患者处于明显的高凝状态。手术、放疗、化疗方法增高晚期肿瘤患者的血凝状态业已得到研究的证实，研究发现化疗后高凝状态非但不能减轻，反而愈加增高；行非根治术的实体瘤患者，化疗后出现血瘀证的机会较行根治术的实体瘤患者、化疗前的肿瘤患者多。

总之，晚期胃癌是以寒凝、毒积、血瘀为病理基础的，在疾病过程中，三者常交相夹杂，共同构成对荷瘤机体的毒害作用，与此同时，三者之间又有着密切的因果转化关系，即寒凝能加重毒积，使毒积不散；毒积又会加重血瘀，令血瘀难消；血瘀日久亦可化毒，使毒积更深；寒凝更可加重血瘀的病情。

寒毒内伏，络脉阻滞关乎晚期胃癌治后复发

传统中医学评价胃癌等内脏部位肿瘤的疗效标准是症状能否改善及局部肿块是否缩小，缺乏现代意义的组织病理学的相关评价指标。近年来，虽然曾有人试图从中医病因病理学角度对复发癌作相应描述，但较多突出的是其诱因方面，未能就其复发机制作出深刻的揭示，更未能对晚期胃癌这一特定病期

肿瘤的复发机制作出全面的阐述。一般认为，晚期胃癌病至晚期，正虚应是其复发的根本动因。实际上，由于晚期胃癌的手术切除大多以姑息疗法为主，手术后的放疗、化疗亦殊难杜绝患者体内癌毒凤根的残留，因而，晚期胃癌复发的动因应该是潜伏体内的肿瘤细胞，它们作为"伏邪"深伏体内，并可在一定诱因作用下死灰复燃。这便是杨士瀛《仁斋直指方》的"毒根深藏"说。

晚期胃癌治后复发与络脉瘀滞的关系亦至为密切。这是因为络脉阻滞易致血行不畅，因而增加了癌毒在络脉中的停积机会，使癌毒容易附着机体局部，并进而繁殖、擎生，以致形成复发癌。复发癌还与寒凝有着密切的联系。一方面表现在寒邪能使毒邪凝结不散，使癌毒更容易附着于局部；另一方面，寒凝之性易致血行瘀滞，血络闭塞，亦加快了毒邪的停积。胃癌的复发过程中，寒、毒、瘀三者是最根本的病理基础，亦是临床上预防胃癌复发的基本着眼点。

瘀毒流注、寒邪凝滞促发癌肿转移

中医学不仅较早即已认识到恶性肿瘤容易转移的现象，而且还对恶性肿瘤转移的机制有着比较深入的研究。如对胃癌等腹腔脏器肿瘤转移所致的黄疸，一方面认为与瘀血阻络有关，同时亦认识到黄疸的形成还与肝胆脾胃功能失调有着密切的关联；再如对胃癌腹膜种植所致腹水的认识，认为乃肝脾气血运行不畅，肾与膀胱气化不利，最终使气血瘀阻、水湿停滞。此外，朱丹溪很早便从痰来认识肿瘤的转移，如其在《丹溪心法》中明确提出"凡人上、中、下有块者，多是痰"，并认为"痰之为物，随气升降，无处不到"，论及的"无处不到"显然亦是恶性肿瘤容易转移的具体表现。导致胃癌转移的基本病理因素，有以下几点。

首先是胃癌癌毒的毒力强弱，这是胃癌能否转移的首要因素，亦是必备条件。一般情况下，胃癌癌毒毒力越强，则发生转移的可能性越大，转移出现的时间越早。这是因为，中医学已认识到癌毒毒力越强，则毒邪越易鸱张，因而易于侵犯入里入血，或随气升降，循气血流行而到达机体任何一个部位，由此而易见转移之象；反之，若癌毒毒力较弱，则发生转移的可能性较小，这与现代医学认为的癌肿转移取决于肿瘤细胞的分化程度有着某些相似之处。因此，中医学有关癌毒毒性强弱的理论是解释临床上转移与否并不取决于局部肿瘤大小的基础。

胃癌患者癌肿的转移除与癌毒毒力有关外，还与患者血络瘀滞有着密切的关联。癌毒侵犯入血后，便会随人身之气血循行全身，若人体血脉流畅，则癌毒不易停留而著于机体某一部位，亦不会导致流散入血的癌毒在机体其他部位生长，继而形成转移病灶。若血脉流行不畅，则血液易见停滞，流散入血之癌毒循行亦见缓慢，因此易致癌毒停留机体其他部位，并进而导致转移病灶的出现；另一方面，癌毒入于血络，则血脉亦会因此而流行不畅，致血行涩滞，直至形成瘀块停积脉道之中，最终出现瘀血与癌毒胶结不解的局面，产生瘤栓，流注而至于机体任一部位，引发转移病灶的发生。有关血脉瘀滞引发肿瘤转移的论说不仅为中医学所认识，而且亦是现代肿瘤学研究证实的内容，临床与实验都证明，高凝状态与肿瘤的转移存在着明显的正相关。现代医学更指出适时应用肝素等抗凝剂，对减少肿瘤转移有比较显著的效果。

寒邪凝滞所以会促成胃癌的转移，主要缘于寒性凝敛，易引起脉道中血行的缓慢，因此而增加癌毒停积机体局部的机会，有利于癌毒蓄积不散，进而增殖滋生而形成转移癌灶。

总之，在胃癌病程中，癌毒与瘀血的胶着不解成为其并发转移的主要因素，而寒邪的凝涩又促成了这一过程的实现。在临床工作中，由于转移是直接影响胃癌患者治后生存期长短及生存质量的重要因素，因此，尽早而合理地使用温下逐瘀方法以减轻胃癌患者体内瘀滞及癌毒的蓄积，对防止转移有着现实的意义。

寒凝毒积，血络瘀滞引发胃癌患者机体代谢紊乱

现代肿瘤生化学研究证实，晚期肿瘤患者由于肿瘤负荷的急剧增高，肿瘤细胞呈现出旺盛的代谢状态，在这一过程中，不仅会导致机体糖、脂肪、氨基酸等供能物质代谢的紊乱，还会导致类脂、核酸、糖蛋白、糖脂等作为细胞构造成分的代谢异常，并因此会产生体内代谢产物的大量堆积，出现消瘦、胸腔积液、腹水等恶液质表现。同时代谢产物的大量堆积又会进一步加重机体正常组织的代谢障碍，终成恶性循环。

中医肿瘤病理学认为，晚期胃癌患者机体的代谢紊乱首先表现为患者体内多种毒物的堆积，而其毒物的产生又与癌毒的存在有着密切的关联。癌毒是作用于患者机体的长期刺激因子，因此，与痰饮、瘀血一样，癌毒既应是一种病理产物，而待其形成后，又成为一种很重要的导致机体代谢紊乱的致病因子；病至晚期，则癌毒与代谢产生的毒邪蓄积愈甚，直至出现毒邪鸱张的局面，表现出三焦壅塞、气化不利、腑气不通等中医病证类型，引发机体多种代谢的紊乱。从这一意义上来讲，癌毒应该是引发晚期胃癌患者机体代谢紊乱的首要因素。引发晚期胃癌患者机体内毒物堆积除与癌毒有着紧密的关联外，还与寒凝血瘀关系密切。一方面血络瘀滞则血行滞涩，而寒邪收引更会加重血络瘀滞的程度，因此而导致体内代谢产物的局部堆积；另一方面，寒凝血瘀则气血流行受阻，并进而影响脏腑气化功能的正常，使肾与膀胱气化不力、胃与大肠降浊传导失司，前后二阴窍道闭塞，毒物日渐停蓄壅塞于体内。日益低下的脏器功能，在日渐堆积的代谢废物作用下，脏器功能越发受到损害，终至功能衰竭而致机体阴阳失去正常维系，出现阴阳离决的危、急、重症。

寒凝、毒积、血瘀不仅是晚期胃癌的病理基础，同时三者还与胃癌治后的复发、胃癌患者转移灶的出现有着十分密切的关系。此外，更与晚期胃癌患者出现的机体代谢紊乱有着因果的关系，所有这些都为从寒凝毒积血瘀角度去认识晚期胃癌的基本病理奠定了基础，亦为在晚期胃癌治疗研究中选用温下逐瘀法指明了方向。

403 论阴虚、痰凝、毒结晚期胃癌病机

　　胃癌是常见恶性肿瘤之一，由于幅员广阔，人口众多，经济卫生事业发展不平衡，胃癌早期筛查体系尚不完善，多数病例在确诊时已经达到中晚期，失去了手术的机会。近年来，中医药作为肿瘤综合防控体系中的重要一环，已经成为胃癌治疗中不可或缺的一部分。越来越多的证据表明，中医药联合放疗、化疗用于晚期胃癌患者，在提高生存质量、延长生存期、提高免疫功能、减轻骨髓抑制等方面均具有一定优势。学者孔祥军等在胃癌中西医结合防治的实践中，阐述了对晚期胃癌"阴虚痰凝毒结"病机的认识。

中医对胃癌病机的认识

　　古代医学文献中，虽无"胃癌"这一病名记载，但根据其胃脘胀痛、食欲减退、神疲乏力、反酸、嗳气、黑便、消瘦等典型临床表现，当归属中医学"胃脘痛""反胃""积聚""伏梁""噎膈"等范畴。目前，关于胃癌病机的认识不尽统一，主要有以下观点。①脾胃虚弱：继李东垣《脾胃论》中所云"百病皆由脾胃衰而生"，张景岳在《景岳全书》中也提出"凡脾胃不足及虚弱失调之人，多有积聚之病"，"噎膈、反胃名虽不同，病出一体，多由气血虚弱而成"，指出了胃癌与脾胃虚弱的关系。②癌毒内蕴：清代《医宗金鉴》中记载"热结不散，灼伤津液……贲门干枯，则纳入水谷之道路狭隘，故食不能下，为噎塞也；幽门干枯，则放出腐化之道路狭隘，故食入反出，为翻胃也"。可见热毒内蕴与胃癌关系紧密。周仲瑛首创中医肿瘤癌毒病机理论，提出"癌毒学说"，提倡以"抗癌解毒"为治疗癌症的基本大法。凌昌全也提出了"癌毒为恶性肿瘤之本"的学术观点，认为"癌毒"是胃癌发生发展全过程中的主要矛盾和根本原因，治疗上应以抗癌杀毒为重。③气滞血瘀：刘嘉湘认为忧思过度、肝郁气滞是胃癌发生的重要病机之一。胃癌的产生是多种致病因素长时间共同影响的结果，正所谓"久病必瘀"，"久病入络"。王瑞平等更认为脾胃虚弱、气滞血瘀是晚期胃癌的基本病理变化，故益气健脾、活血化瘀为晚期胃癌的主要治疗大法。④痰浊内阻：痰湿作为脏腑功能失调而产生的一种病理产物，与胃癌的发生、发展亦密切相关。魏品康等在经典痰证理论基础上发扬创新，强调痰浊内阻是胃癌最基本的病理环节，提出从痰论治胃癌的理论体系。总之，尽管当前各家对胃癌病机众说纷纭，但多数学者认为其病机总属本虚标实，虚实夹杂。本虚以脾胃亏虚为主，在此基础上产生气滞、血瘀、痰浊、水湿等病理变化，痰、湿、瘀等有形之邪结聚，酿生癌毒，形成肿瘤。

痰凝毒结走窜流注是晚期胃癌主要病理

　　1. 痰结毒聚为晚期胃癌主要临床表现：痰既是一种病理产物，又是一种致病因素，是一个重要的病因病机概念。正所谓"百病多为痰作祟"，临床上许多疾病都与痰有关。元代朱丹溪首先指出肿瘤生成与痰关系密切，"凡人身上、中、下有块者，多是痰"，并指出"痰之为物，流动不测，故其为害，上至巅顶，下至涌泉，随气升降，周身内外皆到，五脏六腑皆有"；"癌瘤者，非阴阳正气所结肿，乃五脏瘀血浊气痰滞也"；"自气成积，自积成痰，痰挟瘀血，遂成窠囊"。痰凝毒结是晚期胃癌最基本的病理环节。从临床表现上看，晚期胃癌患者上腹局部肿块可视为"痰结"，其呕恶、泛吐痰涎清水，苔腻脉滑等主症均符合痰邪致病之象；从胃癌病机上看，脾胃主运化水谷，其病则水谷运化失职，最易聚湿生

痰，诚如《圣济总录·痰饮门》所云"人之有形，借水谷以滋养；水之所化，凭气脉以宣流……三焦气涩，脉道闭塞，则水饮停滞，不得宣行，聚而成痰"；从疾病发展来看，中晚期胃癌最易发生沿淋巴道的转移，而肿大淋巴结属中医"痰核"，病程中易发生出血、疼痛、腹水等复杂表现，也与中医"怪病多痰""痰邪流注"等理论相合。

2. 化痰散结解毒治疗晚期胃癌疗效确切： 基于本学科提出的胃癌痰证理论，我们结合临床创制了以消痰散结为主的一系列从痰论治胃癌的方药，如攻癌消痰解毒的消痰散结方（院内制剂：金龙蛇），扶正消痰抑毒的仙人菇等。临床观察发现，金龙蛇可明显改善晚期胃癌患者的临床症状（有效率达82.9%），延长患者中位生存期至12～25个月，优于国外晚期胃癌患者支持治疗1年生存率仅为5%～55.6%的报道。结合随机双盲临床试验，与常规化疗比较，金龙蛇可明显减轻Ⅳ期胃癌患者的乏力、呕恶、疼痛等症状，改善其生活质量。金龙蛇单用或联合参麦注射液、华蟾素、黄芪也可一定程度降低晚期胃癌患者CEA、CA19-9等肿瘤标志物水平。结合动物和细胞学实验，我们也发现消痰散结方可明显抑制胃癌原位移植瘤模型的肿瘤生长，抑瘤率达58.6%，胃周淋巴转移抑制率41.7%，肝脏转移抑制率25%，腹水抑制率33.3%，能抑制人胃癌MKN-45细胞、人胃腺癌SGC7901细胞等多种胃癌细胞的增殖，促进其凋亡，降低其侵袭转移能力。

胃阴不足是晚期胃癌发展变化的内在基础

1. 生理上，胃以阴为基础： 胃属腑，乃水谷之海，为多气多血之脏器，主受纳、腐熟水谷，以通为用。胃为阳土，喜润而恶燥，其受纳、腐熟水谷的作用有赖于阴液的濡润。叶天士在《临证指南医案》中指出"太阴湿土，得阳始运；阳明燥土，得阴自安，以脾喜香燥，胃喜柔润也"。清代吴瑭也述"十二经皆禀气于胃，胃阴复而气降得食，则十二经之阴皆可复矣"。可见，胃阴是受纳、腐熟水谷的重要物质，不仅对维持胃腑的生理特性和消化功能至关重要，更关系到机体的整体生理功能；只有胃阴充足，人体津液才有化生之源，脏腑功能才能正常。这也从侧面说明胃阴容易受到各种因素影响而亏虚不足，胃阴不足则易引起胃的各种病变和功能失调。

2. 病理上，胃癌阴先亏： 从胃癌病因来看，患者发病与嗜食腌制、烧烤及高脂饮食等密切相关，而这些食物最易酿生痰浊湿热。大量的研究已证实，幽门螺杆菌（HP）感染是胃癌发生的起始因素和Ⅰ类致病因子，而中医学认为HP属"湿邪"范畴，其感染后患者最常见湿热内蕴的表现。痰浊湿热内蕴，热邪易伤阴，痰湿易耗气，既表现出口干、纳少、胃胀、舌红少津、脉细等阴虚之征，又夹杂烧心、嘈杂、口苦、苔黄腻等"痰浊湿热"之象。孙有智等也提出"阴虚癌瘤相关"假说，指出毒蕴阴亏是恶性实体肿瘤发生的根本病机，其中癌毒是恶性实体肿瘤发生的必备条件，阴亏才是恶性实体肿瘤发生的根本。胃癌瘤体一旦形成，一方面狂夺机体气血精微以自养，迅速耗伤人体正气、损伤脾胃，致气血生化乏源、胃阴不足；另一方面，阻碍气机，影响气血津液正常运行，不断酿生痰、瘀、湿、热等病理产物，滋生癌毒，癌毒与之互相胶结，日久化热，耗气伤阴。如此形成恶性循环，瘤体不断增大，则正气渐衰，阴虚更甚。至疾病晚期，痰凝、血瘀、湿阻、癌毒胶结难分，热炽走窜，流注无制，耗伤真阴、壅滞脏腑、腐蚀筋骨，其消瘦、低热、便干、苔少、脉细等种种见症，皆是阴液耗伤之明证。因此，胃阴不足不仅是胃癌发生的先决条件，更是胃癌进展的内在基础。

3. 治疗上，胃阴最易伤： 随着现代医学的发展，目前胃癌的治疗方法众多，不仅有外科手术、放射治疗、化学治疗等传统治疗方法，还涌现出介入、靶向治疗、生物免疫疗法等各种新的手段。中医学认为，手术虽可切除瘤体、祛除有形之毒邪，但易损伤人体正气。手术时机体为金刃所伤，术中耗气伤血，术后胃体不全、脾胃功能虚弱，致气血亏虚、阴津生成不足。放射治疗射线，属物理之"火毒"，易消灼津液，侵袭人体之后最易伤阴耗气、损阴伤津，造成气阴两虚、气血损伤、脾胃失调或火毒热盛等证。化学治疗药物多性属燥热，一方面耗精伤髓，损伤气血，一方面损伤脾胃，引起恶心、呕吐、纳差、腹泻等症状，致脾胃虚损，生化乏源，阴津亏损。对于介入、靶向治疗、生物免疫疗法等各种新的手段，虽然在杀灭肿瘤的同时对机体损伤相对较小，但其作用也相对较有限，单独使用疗效还不能令人满意。而且，实践证明这些疗法也会因药毒等不良反应耗伤机体气血，致阴津受损。

由此可见，胃为"燥土"，胃阴的濡润对于其受纳、腐熟功能的发挥至关重要，可避免其燥化太过而成"胃家实"。临床上，胃阴不足常常是胃癌发生的病理基础，而当胃癌生成之后，又进一步耗伤胃阴，及至各种治癌手段叠用，其阴损及阳、阴液精气俱损，最终致正气大伤，邪盛无制，造成肿瘤复发、扩散、转移，进入"正衰癌独"的难复之境。

404　扶正攻毒治疗原发性肝癌

　　原发性肝癌，具有"肝炎—肝硬化—肝癌"发病三部曲、病症隐匿、进展迅速、确诊即中晚期、易复发转移、治疗困难、生存期短等临床特点。学者王冠英等通过文献与临床研究，提出了原发性肝癌临床扶正攻毒治则理论。

原发性肝癌病机、转归

　　1. 病机："人生于地，命悬于天"（《素问·宝命全形论》），机体因外感六淫疫疠邪毒、饮食失节不洁、嗜烟酒过度、七情内伤、先天禀赋不足，久之积虚积劳积损、伤气伤形伤神，终致"精气夺则虚"（《素问·通评虚实论》）；邪气"乘危而行，不速而至"（《素问·五常政大论》），正气因虚而退让，外毒乘虚而进犯，内毒趁机而叛生，"虚邪朝夕，内至五藏骨髓，外伤空窍肌肤"（《素问·移精变气论》），痰、瘀、寒、湿、风、燥、热、毒积聚流注四肢九窍、肌肤腠理、脏腑经脉，以致"五脏六腑蓄毒之不流"（《中藏经·论痈疽疮肿》）；毒邪日聚，正气日虚，毒邪日进，正气日损，以致"正虚者更虚、癌实者更实"，久之"上高下深，岩石之状，毒根深藏"（《仁斋直指附遗方》），癥瘕积聚形成，其极者发为癌肿，盘踞肝脉者发为肝癌，以呈虚实夹杂之临床征象：本虚——正气虚衰（精神气血阴阳亏虚），标实——癌毒炽盛（气滞血瘀热毒痰凝湿聚）。

　　2. 转归：肝癌为病，瘤体萌生、根植、盘踞躯体，在无任何治疗手段干预情况下："积聚渐久，元气日虚"（《景岳全书》），因循瘤体癌毒日长、躯体正气日消"此（癌）必长、彼（正）必消"之病势客观趋势；因循西医病理学"增殖—转移—恶病质—死亡"、中医病机"成岩—流注—失荣—阴阳离决"之病程客观趋势；患者生命大多3～6个月内迅速终结之生存期客观趋势。

扶正攻毒理论

　　患癌之躯体，精枯气散神衰，生机化灭，已呈"失荣"恶病质之象——此躯非一般之病躯，不"扶"则毒逼日衰而跌仆殆亡；肝癌之毒瘤，突变增殖播散，生机勃发，已呈"向荣"大燎原之象——此毒非一般之邪毒，不"攻"则炽烈刚猛而嚣张独蠹。

　　1. 肝癌之正虚毒盛：

　　（1）正虚者，形体脏腑功能之不足也：包括中医之气血阴阳亏虚、精衰形伤神疲，西医之免疫力、抵抗力、灭活力、修复力、肝功能低下等；西医之肝癌术后、放疗、化疗后神疲乏力，胃肠道功能紊乱导致的恶心呕吐、食欲减退、体重下降，肝肾功损伤，骨髓抑制导致的血细胞计数减少等。

　　（2）毒盛者，癌毒增殖并多发转移也：包括中医之毒聚气滞血瘀痰凝水停，西医之癌细胞增殖、肝内转移、远处多发转移、腹水形成、肝细胞坏死物、癌组织毒素、癌组织异常血供、临床检验指标异常、影像学及病理学诊断报告异常等。

　　2. 扶正攻毒理论的提出：正气，非扶无以挺之、振之、浩之；癌毒，非攻无以抑之、靖之、消之。独扶不攻，则助邪猛进，正之不久；独攻不扶，则邪损正衰，余邪复燃；攻扶兼备，则攻以清除癌瘤之割据、消除根本之灾患，扶以保护正气之有存、耐受攻伐之猛烈。

　　（1）扶正者：即扶助已虚且终将衰危尽之正气，使之动员、鼓舞、强劲，以提振功能性之抗癌力、激发器质性之修复力、抵挡癌毒之继续损伤力、逆转"虚者更虚"之大趋势。

（2）攻毒者：即攻伐已实且终将盛炽烈之邪毒，使之抑制、退却、消亡，以消退癌毒得势之侵袭、消除已呈之病痛症状、消灭癌肿之组织学存在、逆转"实者更实"之大趋势。

（3）扶正攻毒理论：即扶正＋攻毒。攻扶兼备（既攻又扶，既扶又攻），因循制宜，相得益彰，以致癌毒得靖、形气无伤、寿延天年，包括扶正为主＋攻毒为辅、攻毒为主＋扶正为辅、大攻毒＋大扶正也。

3. 扶正攻毒理论的范畴：

（1）狭义扶正：中医学之健脾法、补肾法、填精法、养血法、养阴法、扶阳法、安神法、康复理疗以及气、血、阴、阳、精、神联合补益法。

（2）狭义攻毒：中医学之以毒攻毒法、化痰祛湿法、活血化瘀法、清热解毒法、软坚散结法、疏肝理气法、逐水泻浊法以及联合攻毒法。

（3）广义扶正：包括3部分，纯中医扶正法；纯西医扶正法之保肝护肝、提高免疫、生白生红药、输血、营养支持、补充水电解质及能量、止呕药、镇痛药、催眠药；中西医结合之扶正疗法的大联合。

（4）广义攻毒：包括3部分，纯中医攻毒法；纯西医之手术切除（姑息、根治）、消融治疗（射频、微波、无水乙醇）、肝动脉介入治疗（TACE等）、肝移植术、精确放射治疗（适形，或立体定向）、系统治疗（包括分子靶向治疗、化学治疗）；中西医结合之攻毒疗法的大联合。

（5）狭义扶正攻毒：纯中医之扶正＋纯中医之攻毒。

（6）广义扶正攻毒：纯中医之扶正＋纯中医之攻毒；纯西医之扶正＋纯西医之攻毒；中西医结合之扶正＋攻毒（中医攻毒＋西医扶正、中医扶正＋西医攻毒、中西医联合扶正＋联合攻毒）。

扶正攻毒理论与原发性肝癌临床

1. 扶正攻毒与纯西医治疗：纯西医之扶正攻毒治疗，即纯西医之攻毒（手术、消融、介入、放疗、化疗、靶向、肝移植）＋纯西医之扶正（改善肝功能、肾功能、电解质、血常规，提高免疫，营养支持，理疗）。临床实践上具有以下特点：①攻毒与扶正，泾渭分明，攻毒为主为先，扶正为辅为后。②手术切除被奉为首选方法，但因确诊肝癌时大多数患者肝功能严重损伤、病灶过大、双叶病变、肝外转移及病变侵及邻近重要血管等手术禁忌症，无论采用何种分期，总的手术切除率在9%～27%。③对于无法手术、放弃手术或手术后复发患者，非手术治疗（消融、介入、放射治疗、化学治疗、靶向）尤其是化学治疗、介入、射频治疗占有主导地位。④多药物（如FOLFOX方案）、多手段（介入联合化学治疗、靶向联合射频消融、生物治疗联合放射治疗、化学治疗）、全程（如术后化学治疗）联合攻毒。

2. 扶正攻毒与纯中医治疗：纯中医之扶正攻毒治疗，即纯中医之攻毒法＋纯中医之扶正法。临床实践上具有以下特点：①纯中医治疗，多发生于首诊主动放弃西医疗法，或西医治疗过程中出现身体无法耐受、经济无法承受、绝望放弃等情况时。②在治则方面，攻毒与扶正融为一体，寓扶于攻、寓攻于扶，互兼不失。③在治法方面，中医采取复药（多药物）、复方（多方剂）、复法（针药、康复、理疗、丸散）联合，阴阳寒热、气血精津、表里虚实并调，病机、病症、标本兼顾。④在药理方面，中药治疗肿瘤细胞有多靶点效应，扶正类中药（如黄芪多糖、党参皂苷、人参皂苷等）既有提高免疫、鼓舞正气之扶正作用，又有促进癌细胞凋亡并抑癌增殖之攻毒作用，攻毒类中药（如蜈蚣、全蝎提取液等）既有抑制肿瘤血管生成、促进肿瘤细胞凋亡之攻毒作用，又有促进基因正常表达、增强免疫功能之扶正作用。

3. 扶正攻毒与中西医结合治疗：中西医结合之扶正攻毒治疗，即中医攻毒＋西医扶正、中医扶正＋西医攻毒、中西医联合扶正＋联合攻毒。临床实践上具有以下特点：①在医院方面，中西医联合扶正＋联合攻毒多运用在中医院之肿瘤科住院部（攻毒：西医之手术、靶向、介入、化学治疗、放射治疗＋中医之消癌平、康莱特、华蟾素、复方斑蝥等；扶正：中医之补益扶正汤药、贞芪扶正等

＋西医之谷胱甘肽、吗啡、胸腺肽等），中医扶正＋西医攻毒多发生在西医院住院部和中医门诊（西医住院部手术、靶向、介入、化学治疗、放射治疗后，患者于中医门诊访求中医扶正整体治疗，以期改善西医治疗后之骨髓抑制、肝肾损伤、胃肠道反应、体质正气损害等），中医攻毒＋西医扶正基本上很少发生。②在治法方面，西医为主体主导，中医为辅为佐。西医以直攻肿瘤组织，中医调理西医术后之虚弱损伤、放射治疗、化学治疗之毒副作用并改善症状、提高生活质量。

405　从虚、郁、痰、瘀、毒论原发性肝癌

原发性肝癌（PLC，简称肝癌）是指由肝细胞或肝内胆管上皮细胞发生的恶性肿瘤，其起病隐匿、恶性程度高、病情变化快、发展迅速、生存期短、危害极大。早期常缺乏典型症状，而临床症状明显者，病情大多已进入中晚期。本病常在肝硬化的基础上发生或以转移灶症状为首发表现，古代中医文献将类似肝癌的症状体征记载为癥瘕、积聚、臌胀、肝积等，学者程荣菲等认为，究其病因主要责之于虚、郁、痰、瘀、毒，它们既是引起肝癌的主要病理因素，也是既病之后使病情不断进展的因素。

正虚致病

1. 正气不足：古人云"壮人无积，虚人则有之"，"积之成也，正气不足，而后邪气踞之"。《灵枢·百病始生》云"风雨寒热，不得虚，邪不能独伤人"。《中脏经·积聚癥瘕杂虫》中载"积聚癥瘕杂虫者，皆五脏六腑真气失而邪气并，遂乃生焉"。《医宗必读·总论证治》云"按积之成也，正气不足而后邪气踞之"。均提出正气不足是癌症形成的根本原因。可见，古代医家非常重视正气亏虚在肝癌发生发展中的作用。正气不足可由于其人素体禀赋虚弱，或后天营养失于调摄，或久病体虚、大病失治，最终脏腑亏虚，阴阳失衡，功能失调，导致气滞、血瘀、痰湿、癌毒等蓄积于肝，成为致病因子，与人体正气相搏结。此时如果正气来复，则能祛邪外出，使毒邪消散于无形；若邪胜正衰，则发为本病。且在本病发展过程中，邪实亦不断消耗正气，加重脏腑功能的紊乱，使邪气愈实，正气愈虚，到疾病晚期，形成难以消散的肿块，同时患者出现形瘦如柴，大骨枯槁，肌肉尽脱，不思饮食，面色晦暗等一派虚象。因此，正气不足贯穿于肝癌发生发展的整个过程。

2. 脾肾亏虚：中医学认为肝癌病位在肝，与脾密切相关，肝病则木郁，木郁则横逆脾土，致脾胃虚弱。脾胃为后天生化之本，为水谷运化、阴阳升降之枢纽。平素饮食饥饱无度，脾胃受损，运化失调，升降不和，以致邪毒留滞，积而成癌，正所谓"邪之所凑，其气必虚"；另因忧愁思虑伤脾，或恼怒气郁伤肝，肝失疏泄，横逆乘脾，胃失和降，脾虚失于健运而发病。张景岳云"凡脾肾不足及虚弱失调之人多有积聚之病，盖脾虚则中焦不运，肾虚则下焦不化，正气不行，则邪滞得以居之"。由于脾为先天之本，肾为后天之本，脾肾亏虚则正气虚弱，卫外之气无以生，抗邪之力无以长。一旦内外合邪，正气难以抗御，则各种病理因素的相互作用促使癌毒内生，凝于肝胆，形成恶肉，积乃生，肝癌乃成。于尔辛教授认为肝癌在病变前，亦有脾虚存在，而在整个肝癌发展过程中，脾虚也始终存在。脾虚日久，运化失调，相应产生气虚、血瘀、湿热以致阴虚。当肝癌病变进入中晚期时，脾虚症状尤为突出，甚者出现各种变证如黄疸、水肿、腹水、消瘦等。

因郁致病

肝为刚脏，主藏血，主疏泄，喜条达，恶抑郁。若肝疏泄失常，则会导致气机失调的病变，如"怒则气上，喜则气缓，悲则气消，恐则气下，惊则气乱"等（《素问·举痛论》）。《类证治裁》云"凡上升之气，自肝而出"，"木性升散，不受遏郁，郁则经气逆"。肝体阴而用阳，调畅气机，故机体之气机畅达与否主要责之于肝。肝的疏泄功能，直接关系到各脏腑的气血条达、气机调畅与否。七情致病极易伤肝，肝既不宜抑郁，也不宜暴怒。若抑郁日久，疏泄失职则致肝气郁结。肝癌患者多有上腹部胀满不

舒、胁肋痞闷、郁郁寡欢、情绪低落等郁结表现，因此肝气郁结是肝癌形成的主要因素之一。长期肝郁不舒、情志不畅不仅可以诱导肝癌的发生，亦可促使病情进一步恶化等。

因痰致病

痰是体内水液停聚凝结而形成的一种质稠浊而黏的因脏腑变生的病理产物，主要是由于脾、肺、肾功能失调，津液代谢紊乱，水湿凝聚而成；同时痰又可成为致病因素，随气流行，外至经络筋骨，内达五脏六腑，全身上下内外无处不到，从而导致多种病变。故有"百病皆生于痰""怪病皆由痰作祟"之说。朱丹溪提出肿瘤的发生与"痰"有关，称"凡人身上、中、下有块者多是痰"。由于宿痰凝聚而影响脏腑气血的运行，导致气滞血瘀，久之则形成积聚肿块。就肝癌而言，热痰与寒痰对肝癌影响颇大。

1. 热痰与肝癌： 由于感受湿热之邪，痰从热化胶结于肝，则表现为患者舌红或紫、苔黄腻，喜食冷食，口苦，大便难下，伴有黄疸时以阳黄表现为主。

2. 寒痰与肝癌： 因感受寒湿之邪，痰从寒化凝结于肝，则表现为患者舌紫或淡、苔白腻，喜食热食，口不苦，大便溏，伴黄疸时以阴黄表现为主。

因瘀致病

瘀血是脏腑功能失调的病理产物，是肝脏疾病迁延难愈的主要病机，在肝癌整个发展过程中始终存在瘀血的病理变化，其在临床上多表现为胁肋积块，刺痛，痛处不移，拒按，面色晦暗，红丝赤缕，青筋暴露，血癖、舌色紫暗、瘀斑，脉弦涩等。"瘀"有血瘀和非血之瘀。血瘀是血行迟涩，或溢于脉外而血凝结聚，或寒凝血滞，或气滞血瘀。瘀既指出血后留瘀，也包括久病入络之瘀。叶天士云"大凡经主气，络主血，久病血瘀"，"初为气结在经，久则血伤入络，久病血瘀"。唐容川《血证论·瘀血》中明确指出"瘀血在经络脏腑之间，结为癥瘕"，提出肿瘤的形成有瘀血的参与才能完成，充分认识到血分病变的重要性。王清任《医林改错》中指出"气无形不能结块，结块者，必有形之血也。血受寒则凝结成块，血受热则煎熬成块"。且肝乃将军之官，性喜疏泄而恶抑郁。因气为血帅，血为气母，气郁则血滞，故脉道不利、血行失畅致使瘀血积于肝脏而成癌肿。肝癌病发以后由于癌毒肆虐，以及痰湿等病理产物的产生，又可进一步阻滞经络气血的运行，产生新的瘀血，而出现胁下包块、刺痛、舌质紫暗等症。

因毒致病

毒邪是肝脏病发病中较受重视的一种致病因素，包括能对机体产生毒害（或毒性）作用的各种致病物质。"毒"有外毒与内毒之分，外毒是指由外而来侵袭机体并造成毒害的有毒物质；内毒是指因脏腑功能和气血运行失常，使机体的生理或病理产物不能及时排出，蓄积于体内而产生的有毒物质。肝癌病中毒邪，主要是脏腑功能失调和气血运行失常产生的"内毒"，也有部分"外毒"在内。毒邪包括热毒、火毒、湿毒、痰毒、瘀毒、浊毒和癌毒等。肝癌通常多由慢性乙型肝炎或丙型肝炎发展至肝硬化，最终致癌变，病情变化较快，这些都属于中医学"毒"的范畴。

1. 湿热毒致病： 湿热毒是由于湿热为患，日久蕴毒而成，原发性肝癌多是因湿热毒邪侵犯人体，湿又为黏腻之邪，湿热交蒸，正虚邪恋，日久致气滞血瘀、阴阳失调、肝郁脾虚、瘀血阻络而成癥积结于胁下所致。众多临床研究表明湿热毒邪与病毒性肝炎长期迁延不愈、反复发作有一定关系：或因脾虚湿困，或因饮食不节，或因嗜酒等原因致湿邪加重；与体内毒邪相互兼夹，对人体产生更大的危害。湿热毒之邪痼结不去是肝脏癌变的根本原因。湿毒有偏湿、偏热之别，而慢性肝病患者湿邪重者以身困、纳呆、厌油、脘痞、苔腻为主；热邪偏重者多以口苦、舌红、便干溲赤、面部痤疮为主。

2. 瘀毒致病：肝癌发病日久及血及络，气虚无力，血行不畅及湿热内停，血行滞涩，久而成毒，则为瘀毒。瘀毒阻于静脉见面色黧黑晦暗，肌肤甲错，舌紫或有瘀斑瘀点，脉沉涩。三焦是气机升降出入的通道，若气机升降出入失常，日久毒邪聚积于体内，久病入络入血，产生"毒""瘀"等一系列病理产物，并蓄积成有形或无形毒邪瘀滞络脉，亦是肝癌发生发展的病机关键。

3. 痰毒致病：《杂病源流犀烛》云"痰之为物，流动不测，故其为害，上致巅顶，下至涌泉，随气升降，周身内外皆到，五脏六腑俱有"。因痰具有流动性和黏滞胶着的特点，初始时痰毒产生于机体局部，随着病情的进展，正气渐亏，抗邪不及，痰毒渐而播散于周身，流窜经络，黏附在肺、纵膈、腹膜等部位，从而形成新的转移灶，加重病情。所以，痰不仅是肝癌形成的基础，亦是肝癌复发和转移的关键因素，其在发病与病机变化中具有重要作用。

4. 浊毒致病："浊"是人体脏腑经络气机受损后产生的同时又能成为致病因素的病理产物；"毒"者，泛指不同于一般六淫、具有强危害性的致病邪气，停驻日久，则化生内毒而为浊毒。浊毒为患，不仅具有浊邪胶着壅滞之特点，亦因毒邪性烈善变，可直伤脏腑，所以浊毒致病既有病程缠绵迁延难愈，又有病情急骤发展的特点，且随浊毒损伤脏腑脉络之部位不同而并发症丛生，浊毒蕴热可上灼肺津、中劫胃液、下耗肾水，亦可扰入血室，灼伤血脉，壅腐气血，或上扰清窍，蒙闭神明等。外毒内浊侵犯患者机体，体内的正气与抗癌力在与浊毒的消长抗争中逐渐消耗殆尽，毒浊驻久不驱，阻碍脏腑气机升降出入，清气不升、浊气不降，蓄积于肝久而成积生瘕而致癌。

5. 癌毒致病：中医学理论认为，癌毒既是一种病理产物，又是一种致病因素，其存在是肝癌发生的先决条件，又是肝癌不同于其他疾病的根本原因。"癌毒"首先是一种病理产物，是外感内伤等各种致病因素作用于人体，在机体正气渐衰的基础上，气滞、血瘀、痰浊等蕴结而成。癌毒的出现使疾病的性质发生根本的变化。癌毒一旦产生，就成为长期刺激机体的致病因素，导致脏腑功能失调，代谢紊乱，正气逐渐消耗，各种毒物蓄积，又与瘀血、痰浊胶结于胁下，久而致肝癌。应当将产生癌症的"癌毒"与其他的毒邪相区分，癌毒非热毒、湿毒、痰毒、疫毒可比，而是一种特殊邪气，是引起恶性肿瘤的特殊邪毒，其致病特殊性以及癌毒的内生、积蓄、扩散皆是肝癌发生、发展及恶化的基础和条件。周仲瑛经验认为肝癌的产生与内外合邪产生多种病理因素如气滞、血瘀、痰凝、湿浊、湿热、火郁、热毒错综夹杂，酿生癌毒相关，癌毒为标，是肝癌致病的病理关键。

因此，程荣菲等认为原发性肝癌的基本病机是正虚为本，肝郁、痰凝、血瘀、邪毒为标，贯穿整个病程始终，是肝癌发生发展变化的基本环节。随着病变的进展，痰瘀蕴毒，产生浊毒之邪，弥漫三焦，因此结合肝癌的发病症状，肝功能受损直至衰竭整个病程来看，是虚、郁、痰、瘀、毒所致。

406　从癌毒致虚论治原发性肝癌

曾普华教授从事中西医诊治恶性肿瘤临床和科研工作近 20 年，在中医药治疗肝癌方面，具有自己独特的见解，其认为肝癌主要是人体正气亏虚，癌毒侵犯所致。其中，早期病位在肝，伤及脾胃；中期病位以肝脾胃为主，波及于胆；晚期病位以肝胆脾胃肾为主，累及五脏六腑。血瘀、邪毒、正气虚互为因果，恶性循环，贯穿于肝癌整个病程。

癌毒致虚理论

毒邪致病的理论源远流长。"毒"作为一个特殊的病因概念，最早出于《黄帝内经》，《素问·生气通天论》云"故风者，百病之始也；清静则肉腠闭拒，虽有大风苛毒，弗之能害，此因时之序也"。《金匮要略心典》云"毒，邪气蕴结不解之谓"，说明毒邪主要是邪气长期稽留于体内，久而不去所致。而癌毒作为毒邪的一种，是一种抽象的致病因素，其性质不同于六淫之邪，它是导致肿瘤发生发展的关键因素。《仁斋直指方》明确指出癌毒是癌疾发生的重要病机，"癌者，上高下深，岩穴之状，颗颗累垂……毒深根藏，穿孔透里"。指出癌疾源于"毒根深藏"，并且具有"穿孔透里"的特点，这与现代医学所认为的癌症具有侵袭性与转移性的特点相吻合。曾教授在多年临床经验的基础上提出"因虚致癌，癌毒致虚"的理论观点，并提出癌细胞只是癌毒的一种表现形式，肉眼所见的肿块消失并不等同于癌毒的消失。引起肝癌的癌毒包括内毒和外毒两种，现代医学所述的，如黄曲霉毒素、乙肝病毒等都属于外毒的范畴，内毒主要是指机体正气亏虚，脏腑气血功能失调，各种致病因素所产生的毒。癌毒是肝癌发病过程中的关键因素，其产生是一个漫长的过程。人体正气亏虚，气血阴阳失调，痰湿瘀血等病理因素的蓄积，都会导致机体内癌毒的产生，而癌毒一旦形成，则耗伤人体正气以自养，并与其他病理因素，如痰湿、瘀血、热毒等相互胶着，亦耗伤正气，导致正气虚耗，形成恶性循环。

肝癌与脾肾

肝胆互为表里，脏腑经络相关。若外感湿热邪毒，邪犯肝胆，疏泄失职，可出现寒热往来、胁痛、口苦等症；食积内伤，积湿生热，蕴于中焦，积于肝胆，湿热留恋，胆汁排泄不畅，则可出现目睛黄染、身黄、尿黄等黄疸之征；情志内伤，肝失疏泄，气血运行不畅，气滞血瘀，则情绪急躁易怒，或忧郁难解，出现胁肋胀满、刺痛诸症；热毒炽盛，引动肝风，动血耗阴，则可发生肢体颤动、抽搐痉挛、鼻衄、吐血等症。肝癌系多因相杂，正气本虚，可致内外合邪，各种病理因素胶结不解，癌毒内生，死血、顽痰、邪毒留滞肝胆，暗结"恶肉"，腹部积块乃生，肝癌即成。

脾胃的运化功能有赖肝胆疏泄正常，故肝胆之病易于传变至脾胃。《金匮要略》云"见肝之病，知肝传脾"。若肝郁犯脾，脾失升清则泄泻，浊气不降则腹胀；若肝旺脾虚，运化失职则纳少便溏、倦怠乏力；若肝气横逆犯胃，胃失和降则恶心呕吐或呃逆、嗳气。肝主藏血，脾主摄血，肝脾共司血的调节和运行，肝脾同病，常有吐血、便血、齿衄等出血表现。脾为"后天之本"，"气血生化之源"，主运化水谷精微，主升清，如饮食不当，劳倦伤脾，情志失调，或外感湿热毒邪，禀赋不足等，内生癌毒，导致肝病，肝病犯脾，可致脾胃失和，健运失司。脾运失健，常见纳食无味、食量减少、厌食油腻、脘腹胀满、腹泻便溏等症；脾胃居中焦，为"升降之枢"，如胃失和降，多见恶心欲吐、呕吐食物、胃脘不舒等。脾合肌肉，主四肢，如邪气困遏，脾运不健，湿邪流注，或久病脾虚，不能化生精微，肌肉肢体失养，虚实两证，均可导致机体乏力、困重不适。肝癌癌毒既成，肆虐致病，故可在病程中的不同阶段不同程度地表现出肝脾失调、肝胃不和、脾胃虚弱等"肝病及脾"之象。如李东垣在《兰室秘藏》云"脾病，当脐有动气，按之牢若痛，动气筑筑然，坚牢如有积而硬，若似痛也，甚则亦大痛，有是则脾虚病也"。《难经·五十六难》云"脾之积名曰痞气，在胃脘，覆大如盘，久不愈，令人四肢不收，发黄疸，饮食不为肌肤"。因此，本病病位在肝，与脾、胃、胆关系密切。肝肾乙癸同源，肾为先天之本，脾为后天之本。肝火炽盛，耗损肝阴，伤及元气，肝阴枯竭，肝损及肾则肾水亏虚；肝癌癌毒耗散正气，导致肝脾不调，肝阴暗伤，穷必及肾；加上手术、放射治疗、化学治疗等损伤，患者更显正气不支、元气大伤、气阴两虚、气血两伤之象。因此，肝癌患者常出现气短乏力、倦怠思睡、纳少、便溏、形体羸瘦、面色晦暗无华、潮热盗汗、鼻衄、头晕耳鸣、舌红少津、苔花剥或光亮无苔、脉弦细数等气阴不足、气血亏虚、脾胃亏虚、肝肾不足之象。故肝癌病位不仅涉及于脾，与肾亦密切相关。

因此，该病早期病位在肝，伤及脾胃；中期病位以肝脾胃为主，波及于胆；晚期病位以肝胆脾胃肾为主，累及五脏六腑。

肝癌治则

1. 顾护正气，调理脾胃：肝癌病位在肝，但与脾胃关系密切。脾胃的运化功能有赖肝胆疏泄正常，故肝胆之病易于传变至脾胃。《素问·评热病论》云"邪之所凑，其气必虚"。《金匮要略·脏腑经络先后病脉证》云"见肝之病，知肝传脾，当先实脾"，提示"先安未受邪之地"，肝癌之"肝病传脾"临床主要表现为"肝脾同病"。肝癌的发生、发展及变化与人体正气强弱密切相关。人体正气虚弱，不足以抵抗外邪，邪气乘虚而入，导致脏腑气血失调而发病。因此，曾教授在治疗本病时多考虑顾护患者正气，并强调脾胃为后天之本，气血生化之源，人体气血充足，则阴阳调和，正气渐复，邪不胜正，则人体逐渐康复。常用人参、黄芪、茯苓、白术等补中益气，另加陈皮、鸡内金、山楂等健胃消滞，共奏顾护正气、调理脾胃之功。

2. 活血化瘀，化痰软坚：肝体阴而用阳，肝以气为用属阳，以血为本属阴，其病理必然与瘀血有关。《素问·举痛论》云"血气稽留不得行，故宿昔而成积矣"，说明血瘀是产生积块的主要病机。《灵枢·邪气脏腑病形》云"有所堕坠，恶血留内，若有所大怒，气上而不下，积于胁下，则伤肝"。说明瘀血与肝有着莫大的关系。王清任《医林改错·膈下逐瘀汤所治之症目》云"无论何处，皆有气血……气无形不能结块，结块者必有形之血也"，"肚腹结块，必有形之血"。说明气滞血瘀是形成肝癌局部肿块的必要条件。肝气郁结，气行不畅，瘀血停留于局部，经脉不通而致肝癌的发生。另外，肝癌为有形结块聚于胁下，病理与痰湿有密切关系。《灵枢·刺节真邪》云"已有所节，气归之，津液留之，邪气中之，凝结日以易甚，连以聚居，为昔瘤"。《丹溪心法》云"凡人身上中下，有块物者，多属痰症"。痰瘀互结于腹中则患者出现腹部胀满不适、肝区刺痛、口中黏腻不爽、舌质紫暗有瘀斑、苔厚腻等。因此，拟方时常以莪术、䗪虫、鳖甲等化瘀软坚，法半夏、陈皮等祛痰散结。

3. 疏肝柔肝，补肾益肾：情志失调是肝癌发病的原因之一，肝属木，喜调达而恶抑郁，肝气调达，则全身气机通畅。肝气不舒，肝失疏泄，气机逆乱，则发为本病。肾属水，肾水生肝木，肝病日久，耗伤阴精，子病及母，则会累及肾脏，导致肾阴亏虚。《素问·六节脏象论》云"肾者，主蛰，封藏之本，精之处也"。肾为先天之本，为五藏六腑阴阳之本。肾主藏精，影响机体的生长发育及生殖功能。肾脏功能失调，则患者出现全身乏力、口干口苦、自汗盗汗、心烦意乱、舌红苔薄黄、脉细数等表现。疏肝柔肝乃理气之根本，在治疗过程中应加入柴胡、郁金、白芍等疏肝柔肝之品，同时，加入龟甲、鳖甲等滋补肾阴，并佐以"调畅情志"之品，如合欢皮、百合、郁金等。

4. 佐以解毒抗癌之品：肝癌的发生乃多种因素所致。各种病理因素，诸如肝郁、气滞、血瘀、痰凝、湿浊、湿热、火郁热毒等各种邪毒胶结难解，化生"癌毒"，正不胜邪（机体抗癌力低下），暗结

"恶肉"，变生"癥积"。癌毒在肝癌的发生发展过程中起着关键作用。因此，在肝癌的治疗过程中佐以解毒抗癌之品，如半枝莲、白花蛇舌草、重楼等，并加壁虎、全蝎等以毒攻毒。

5. 多种治疗手段、治养结合："善医者，必先医其心，而后医其身"，肿瘤是一种身心疾病，在抗肿瘤治疗的同时，应注重患者的心理变化。很多肿瘤患者在治疗过程中都会出现不同程度的焦虑、抑郁，甚至自杀倾向。多采用"话疗"手段，解除患者心理障碍，使患者保持愉悦、乐观的心态，树立治疗疾病的信心。"以食养形，以食治病，注重治养结合"是治疗的另一特色。孙思邈《食疗本草》中记录了食药，并提出"食疗"的概念。肝癌患者宜清淡饮食，少吃生冷油腻及偏硬的食物，减少高脂肪食物的摄入，多食易于消化、富含膳食纤维的蔬菜及水果，如红薯、山药、苹果等。

407　从虚、毒、瘀论治原发性肝癌

原发性肝癌是临床常见的恶性肿瘤，其发病率及死亡率均较高。肝癌的治疗方面，早期肝癌患者，可以通过肝切除术及肝移植术获得根治性治疗及全身治疗。中医治疗属于全身治疗的一种，可以改善患者临床症状，提高患者免疫力，减轻放疗、化疗等带来的副作用，提高患者生活质量及远期生存率。学者党志博等认为，中医治疗的重点在于对原发性肝癌病因病机及辨证论治的把握。

原发性肝癌的病因病机

中医学没有原发性肝癌病名的记载，其临床常见症状包括右胁下肿块逐渐增大、表面高低不平、质地坚硬，疼痛时作、发热，伴乏力、纳差及消瘦等，病情呈进行性加重。根据以上表现，原发性肝癌应归属于中医学"癌病"范畴，其症状也与中医学"肝积""积聚""癥瘕"类似。《圣济总录》云"积气在腹中，久不差，牢固推之不移者，按之其状如杯盘牢结，久不已，令人身瘦而腹大，至死不消"。其对腹部癌病的描述可以类比现代晚期肝癌的症状。原发性肝癌的发生、发展有以下特点。

1. 正虚为主：《灵枢》云"壮人无疾，虚则有之"。正气在防治肝癌发生的过程中起主导作用。先天禀赋不足，生活失于调摄、劳累过度，素有旧疾、久病耗伤或年老体衰，均可损及人体正气，正气内虚则无力抗击外邪，阴阳失衡，脏腑功能失常，则气血津液失调，邪气壅塞而成肝内结块。正如《医宗必读》所云"积之成者，正气不足，而后邪气居之"。又如《诸病源候论》所云"诸脏受邪，初未能成积聚，留滞不去，乃成积聚"。

2. 癌毒为要：除却外感六淫可由表入里，滞留脏腑，进而损伤正气外，还有诸如病毒、黄曲霉毒素、放射性物质等皆可对人体造成损害。乙肝病毒感染是我国原发性肝癌的主要危险因素之一，是损伤人体的"疫毒"。若"疫毒"内侵，正气无力抗邪，则客邪久留，脏腑气血阴阳失调，导致气滞、血瘀、痰浊等病理变化，日久可酿成癌毒，相互郁结于肝而形成包块。

3. 瘀血为伴：《卫生宝鉴》云"凡人脾胃虚弱或饮食过常或生冷过度，不能克化，致成积聚结块"。若饮食不节或饮食不洁，均可导致脾气受损，脾不运化，则痰浊内生、痰凝气滞，进而气滞血瘀、痰结癌毒聚于肝。此外饮酒过量亦是原发性肝癌的高危因素之一，过量饮酒伤及脾胃，脾失健运，引起正气亏虚，气虚血瘀，或内生湿邪，湿邪困脾，均可导致痰饮、瘀血等互结于肝。正如《医宗必读》云"脾土虚弱，清者难升，浊者难降，留中滞膈，瘀而成痰"。综上所述，肝癌的发生涉及诸多因素，但论其要诣，不外乎上述几个方面。

肝癌是在正虚的基础上，邪气乘虚而入，致气血津液代谢失常，气郁、血瘀、痰凝、湿气等病理产物相互纠结，以致机体阴阳失调，脏腑功能失常，日久积滞而成肝内有形之肿块。其病位主在肝，也可涉及他脏。病性属虚实夹杂，本虚标实。此外，该病是一个全身性疾病，全身属虚，局部属实。特点是全身表现为正气亏虚、阴阳失衡、脏腑失调之虚象，局部则表现为气滞、痰凝、血瘀等有形邪实。围绕肝癌的发病特点，结合中医整体观念及辨证论治的治疗思维。

原发性肝癌的治疗

依据原发性肝癌的基本病因病机，其总体治疗原则应为扶正祛邪，攻补兼施。其具体治疗法则当以调理肝脾二脏为主导，重视益气化瘀，同时不忘解毒消癥。

1. 健脾益气：气是构成人体的最基本物质，也是维持人体生命活动的基本源泉。气的生理功能包括推动作用、温煦作用、防御作用、固摄作用等。正气是与邪气相对应的概念，人体正常的生理功能全赖正气的充盈，若正气亏虚，抵御外邪之力减弱，则邪气可趁机侵入机体。人体正气之充盈有赖于脾胃的正常运化。《灵枢》云"谷不入半日则气衰，一日则气少矣"。若脾胃的功能异常，则导致气的失常，即气虚。故健脾以充正气，此为一。其次，饮食内伤，易损及脾胃，脾失健运，日久则气虚无力推动血行，瘀血与邪气郁结可成有形之结块，故健脾以行气血，此为二。再者，补脾气是治未病的需要。《金匮要略》云"见肝之病，知肝传脾，当先实脾"。肝病日久，必然影响脾的正常生理功能，故健脾以既病防变。最后，原发性肝癌的患者往往伴随放疗、化疗等治疗过程，易影响脾胃运化，健脾益气有利于患者胃气的恢复，故健脾以故护脾胃。

健脾益气应重用黄芪。黄芪味甘，性微温，归脾、肺经。功效是补气健脾、升阳举陷、益卫固表，长于治疗脾气虚证、卫气不固之气虚自汗等。《本草汇言》云"补肺健脾，实卫敛汗，驱风运毒之药也"。临床治疗癥瘕可将黄芪与丹参配伍，以益气活血、化瘀通络。现代药理研究表明，黄芪主要作用为增强免疫功能、改善血流动力学、扩张冠状动脉、改善微循环、降低血压，以及调节血糖等。实验研究表明，黄芪的有效成分黄芪甲苷可以通过调节氧化应激和核因子-κB信号通路抑制肝癌细胞HepG2的增殖，并促进其凋亡，进一步说明了黄芪的抗肿瘤作用及机制。另有研究发现，黄芪多糖可能通过调控PI3K/AKT信号通路抑制自噬，从而发挥抗肿瘤作用。临床试验也发现，中药黄芪具有增强人体免疫力和抗感染等作用。

2. 疏肝解郁：原发性肝癌的主要病变部位是肝，病邪居于肝内，日久必然影响肝的正常生理功能。首先体现在肝失疏泄，肝的疏泄异常，一方面会导致气机运行不畅，出现气机郁结的病理变化，进一步血行障碍，形成血瘀，或为癥瘕、结块，也可导致津液输布障碍，产生痰浊、水湿等病理产物，加剧原发性肝癌的病情。另一方面，肝失疏泄还会影响脾胃正常的升清降浊，不利于水谷的消化吸收。此外，肝失疏泄也会影响患者的情志，原发性肝癌患者往往肝气郁结，性格急躁易怒，同样不利于疾病的恢复。故治疗原发性肝癌还应疏肝解郁。

疏肝解郁应首选柴胡。柴胡味苦、辛，性微寒，归肝、胆经。功效是解表退热、疏肝解郁、升举阳气。柴胡辛行苦泄，性善条达肝气，长于治疗肝郁气滞证。《神农本草经》云"主心腹肠胃结气，饮食积聚，寒热邪气，推陈致新"。柴胡常与白芍同用，以条达肝气，补养肝血，使气血得畅。现代药理研究表明，柴胡的有效成分可以缓解肝损伤，减少肝细胞的损伤及坏死，改善肝功能。柴胡皂苷D可抑制肝癌细胞HepG2的增殖及裸鼠肝癌的形成。此外，还有研究发现，柴胡皂苷D可以通过负调控mTORC信号传导通路诱导人肝癌细胞增强自噬，从而起到抗肿瘤作用。有报道发现，中药经典方剂小柴胡汤可以用于治疗免疫系统疾病，常用于治疗自身免疫性肝炎及乙型肝炎等，具有很好的护肝效果。

3. 养阴柔肝：肝体阴而用阳，阴阳互根互用，若肝阳过亢，肝阴无力制阳，则严重影响肝的疏泄及藏血之功能，故肝阴充足是肝发挥正常生理功能的先决条件。从肝癌的致病角度及其治疗层面上看，一方面，肝之癌毒可化生热毒耗伤肝阴；另一方面，外科治疗及放疗、化疗等也会伤及人体阴液，导致肝阴不足、肝失所养，影响肝的生理功能，加重病情。故治疗原发性肝癌宜养阴柔肝。

养阴柔肝宜选白芍。白芍味苦、酸，性微寒，归肝、脾经，其功效为养血敛阴、柔肝止痛、平抑肝阳，主治肝阴不足、血虚肝旺、肝气不疏所致胁肋疼痛，长于治疗肝血亏虚证。白芍酸敛肝阴，养血柔肝而止痛，常配柴胡、当归，可治疗血虚肝郁。现代药理学研究表明，白芍的药理作用包括抗炎、镇痛及保肝等作用。此外，网络药理学研究还发现，白芍-柴胡药对可通过对Ras信号通路、PI3K/AKT信号通路调控肝癌细胞过程及其代谢来发挥治疗作用。临床应用白芍可治疗各种腹痛为主的消化性疾病及肝阳上亢等病证。

4. 化瘀消癥：肝内癥积是原发性肝癌患者的局部病症体现。原发性肝癌患者正气本虚，气为血之帅，气虚或气滞无力推动血行，血行不畅，阻滞于肝，形成瘀血。一方面，形成的瘀血影响全身及局部的血液运行，可引起疼痛、出血，或导致经脉阻塞不通，瘀阻肝内形成癥积；另一方面，瘀血可与痰浊、湿邪等互相郁结，形成癥积，影响肝之疏泄、导致气机不畅，也会加重血瘀及原发性肝癌患者的病情。中医学认为"久病必瘀"，且"瘀血不去，新血不生"，故化瘀消癥是治疗原发性肝癌必须兼顾的重要环节。

化瘀消癥药当首推丹参。丹参味苦，性微寒，归心、心包、肝经。丹参的功效是活血调经、祛瘀止痛、凉血消痈、除烦安神，其祛瘀生新而不伤正。《本草纲目》谓其能"破宿血，补新血"。丹参长于治疗癥瘕积聚，《本草便读》云"丹参，功同四物，能祛瘀以生新，善疗风而散结，为调理血分之首药"。现代药理研究表明，丹参可改善微循环，修复肝脏细胞，有抗菌消炎作用及抗肿瘤作用。丹参的有效成分丹参酮ⅡA可抑制人肝癌 HepG2 细胞的增殖与迁移，并诱发细胞凋亡。还有研究表明，丹参酮ⅡA可以通过下调自噬，抑制肝内胆管癌细胞在乏氧条件下异常增高的侵袭力。

消癥散结可选鳖甲。鳖甲味甘、咸，性寒，归肝、肾经，其功效为滋阴潜阳、退热除蒸、软坚散结。鳖甲长于治疗肝肾阴虚证及癥瘕积聚，尤其适用于具有阴虚内热证型的原发性肝癌患者。《神农本草经》云其"主心腹癥瘕坚积，寒热，去痞息肉"。现代药理研究表明，鳖甲可以调节免疫，抗纤维化，抗肿瘤及增强骨密度。丹参和鳖甲配伍，共奏活血散结、祛瘀消癥之效。鳖甲煎丸是中医经典方剂，是治疗疟母的良方，在现代临床应用中主要用于肝纤维化、肿瘤及肝硬化等。

5. 清消癌毒： 疫毒是一类具有强烈传染性的病邪。《素问》云"五疫之至，皆相染易，无问大小，病状相似"。《诸病源候论》云"人感乖戾之气而生病，则病气转相染易，乃至灭门"。疫毒不仅有传染性，还会对人类造成严重灾害。在原发性肝癌的发生、发展中，乙肝病毒及丙肝病毒感染是高危风险因素，均属于疫毒之列。疫毒作为疾病变化中的邪气，不但损耗人体正气，而且与痰瘀之邪胶结日久而成癌毒之邪，对肝内癥积的形成起促进作用，故应按照扶正祛邪之指导原则，积极采取清消癌毒之法，以帮助机体祛邪外出。

清消癌毒可用重楼。重楼又名蚤休，味苦，性微寒，有小毒，归肝经，其功效为清热解毒、消肿止痛、凉肝定惊，善治痈肿疔疮、毒蛇咬伤、惊风抽搐、跌打损伤。《本草汇言》云"蚤休，凉血去风，解痈毒之药也"。现代药理研究表明，重楼可以抗肿瘤，止血，镇痛镇静，免疫调节，抗心肌缺血，抗菌消炎等。重楼的抗肿瘤机制研究较为全面，主要为以下几个方面：诱导肿瘤细胞凋亡，抑制肿瘤细胞转移、肿瘤细胞增殖、耐药细胞株，调节机体免疫功能。重楼皂苷Ⅰ可以阻断人肝癌细胞 SMCC-7721 自噬流，增加自噬体数量，其机制可能与抑制 PI3K/mTOR 信号通路有关。重楼临床应用广泛，研究表明，重楼皂苷具有抗肺癌转移作用。重楼醇提取物可提高机体的抗脂质过氧化能力，加速氧自由基清除，对免疫性肝损伤小鼠起到保护作用。

原发性肝癌是一种常见病、多发病、难治病，是全身性疾病的局部表现，往往不能单靠某种治疗手段取得彻底治愈的效果。中医药干预在患者术后的预后治疗、体力恢复、减少手术并发症、预防肿瘤复发转移、提高生活质量及延长生存期等方面均有较好的疗效。临证施治时，当四诊合参、辨证论治，以扶正祛邪、攻补兼施为纲，立足于调和肝脾二脏，将健脾益气、疏肝解郁、养阴柔肝、化瘀消癥及清消癌毒等治疗法则有机结合，灵活运用，可以获得最佳治疗效果。

408　从气、瘀、毒论原发性肝癌治法

中医学者认为肝癌多为瘀血、痰浊互为因果长期作用所致，然学者肖古月等以"气、血、津、液"辨证为引导，认为肝癌的产生与"气、瘀、毒"关系密切，并以此为病机关键试述肝癌的治疗原则，以期对临床治疗肝癌提供新的思路与方法。

肝的特性决定肝癌多气、瘀、毒互生

1. 肝恶抑郁，以畅为达：肝属木，木性条达舒畅。《杂病源流犀烛·肝病源流》云"其性条达而不可郁"，言其条达之性与气机升降有密切关系。肝气条畅，气血冲和，则疏泄有常，气机升降协调平衡，肝脏功能正常发挥。肝失条达，抑郁不畅而致病。《医旨绪余·上卷》云"木性上升，拂逆不遂则郁"。若情志抑郁，肝气不舒，气机郁滞而不得发越，致使血行不畅发为瘀，先郁之气与后生之瘀搏结，阻碍肝体生发，同使气血凝结，瘀郁日久蕴酿成毒，毒、瘀、郁相互胶结不去发为肝癌。正如《黄帝内经》云"伤于忧怒，则气上逆而六输不通，凝血蕴里而不散，着而不去而积成矣"。

2. 肝为血海，藏泄有度：《理瀹骈文》云"肝为血海，藏血故也"。唐代王冰言"肝藏血，心行之，人动则血运于诸经，人静则血归于肝脏。何者，肝主血海故也"，阐明肝脏为储存血液及调节血液运行的器官，即指肝体赖血液之濡养，即肝有丰富的血液灌流，同时动态调节诸经血液的流量而保持其运动的"活"性。肝藏血则血液适时蓄灌于肝脏，保证血液的充足，为肝脏功能发挥的物质基础。肝主疏泄，调节气机运行，气行则血行，气血顺畅而不留瘀，维持其正常的生理功能，即中医所云"体阴而用阳"。

病理状态下，肝藏血不足，或疏泄失度均可导致疾病的发生。肝藏血不足，血气亏虚，肝体失养，相火妄动，迫血妄行，血行脉外而留瘀，或因疏泄过度，肝气亢盛，血行紊乱，或因疏泄不及，气机郁滞而致血瘀，瘀血内停，郁久变生癌毒，瘀毒互结而导致肝癌的发生。

3. 不耐浊污，易受毒侵：在西医学中，肝脏为人体的解毒器官，五脏六腑之毒邪即为代谢废物皆注于肝脏，是以肝脏为毒物聚集之所。生理上，肝气充足，正气足以祛邪外出，内生毒邪可于肝脏正常清除，若正气亏虚，毒邪蕴结肝脏，碍气耗血而导致疾病产生。具体而言，正气亏虚，或因外受湿热邪毒，或五脏六腑之毒邪倾注，或饮食不洁，误食毒物，或因于药毒、酒毒、虫毒，毒邪损伤肝络，使络脉不通，毒邪、湿热、瘀血留着，蕴结日久而成肝癌。

流行病学调查发现，肝癌发生与肝炎病毒感染，误食黄曲霉毒素污染食品等毒邪感染密切相关，毒邪侵入肝脏，损伤正常细胞，肝细胞恶变而致肝癌发生。病毒、真菌等皆属中医毒邪之范畴，毒之入里，或湿，或热，或寒，留滞肝脉，肝气不舒，肝血不畅，瘀毒胶结而致病。

2. 气血瘀毒胶着为肝癌发病的主要病机：肝为刚脏，体阴而用阳，气机升发条达，则疏泄有常，血液藏泄有度，毒无所留。肝木抑郁或外受与内生之毒邪停滞，则肝之气机失调，血海不充，血脉不畅，而形成气滞血瘀，毒邪蕴结的病机状态。故此认为肝癌病理要素以"气、瘀、毒"为要。

（1）主要致病脏腑与气血瘀：肝癌归属于"肝积""黄疸""臌胀"范畴，病位在肝，其发生与肝、脾、肾、胆关系密切。素体脾虚；或贪凉喜冷，损伤脾阳；或偏嗜肥甘厚味，滋生痰饮，困阻脾土，皆可致脾虚。脾为中焦之土，主运化升清。脾气虚，则运化无力，推动不及，以致血行不畅而致血瘀；脾阳虚，则升清失司，无以温化，造成水液滞留，"诸湿肿满，皆属于脾"。两者最终导致瘀、痰、湿自生。姜家康教授在肝之癌毒的探讨中亦认为脾虚为肝之癌毒所生的藏结所在。肝为风木之脏，为肝癌发

1344

病之本脏，主疏泄及藏血。肝脏受损，或气郁，或气虚，或血虚，或阴虚；皆可或碍于津血运行，成痰成瘀，或可因气郁日久化火炼液为痰，瘀血痰浊阻塞脏腑经络，日盛化毒。肝肾乙癸同源，肝癌后期，肝病必损及肾，致使肾水匮乏。

肝胆互为表里，肝失疏泄则胆汁排泄不利，胆腑功能失常。肝气郁结、脾气亏虚、肾精匮乏、胆失疏利，则痰湿、瘀血、毒邪等病理产物内停，最终形成肝癌。总之，本病总体为本虚标实，虚实错杂，肝郁脾虚，发病肇始，滞瘀痰热，致病关键，癌毒胶着，症结所在。

（2）肝癌症状与气瘀毒：肝癌为病，多因情志抑郁，肝木不舒，气机郁滞，或因感受毒邪，气血紊乱为主，故初期多见气滞、血瘀与毒邪互结之象，以标实为主，临床起病隐匿，偶有右上腹部隐痛、纳差、口干、口苦、烦躁易怒等。本病进展迅速，一经发现即多为中晚期，此特点与毒邪为患关系密切。毒性凶猛，致病迅速，极易传变，邪毒炽盛，肝脏疏泄失常，气机升降失调，最终损及脾肾二脏，则多表现为正虚，瘀毒内盛之征象，以胁下痞块坚硬、形体消瘦、腹部臌胀、腹痛腹泻等表现为主。瘀毒日久，气机运行紊乱，血海蓄溢失常，瘀毒化火，灼伤阴液，或腹水难消，利水日久，肝肾阴虚，则见精神萎靡、黄疸、臌胀难消之象。

肝癌治法与选方

1. 祛湿解毒为本：湿热毒邪内侵为肝癌发病的主要病理因素，故而治疗以祛湿解毒为本，然而，肝癌之祛湿解毒，并非清热一途，因气滞、脾虚、肾虚皆能成湿，湿热瘀郁日久均可化毒，故而治疗上宜针对其不同病机，选用不同的治法。若因情志抑郁，肝气不舒而致气滞湿阻，症见胁下胀痛，嗳气则舒，小便不利者，治宜行气化湿，方可选用四逆散、柴胡疏肝散、柴平汤、胃苓汤之属使肝气得疏，湿邪得化；或因肝癌晚期脾肾阳虚，水液无以温化，湿从内生，症见腹胀满，恶心呕吐，口渴不欲饮，肢体浮肿，手足不温，大便溏薄，治宜补肾健脾，温阳化湿，方可选用实脾饮，苓桂术甘汤甘草干姜茯苓白术汤等；或因外感湿热疫毒，或平素嗜酒使湿热内生，蕴结肝脉，症见肝区疼痛，身目发黄，头身困重，舌红苔黄，脉滑，湿重于热者治宜清热利湿退黄，方选茵陈蒿汤、栀子柏皮汤、大柴胡汤之类，热重于湿者治宜运脾利湿辅以清热，方可选用茵陈五苓散合甘露消毒丹，湿热并重者治宜清热行气利湿，方可选用三仁汤；或因肝气郁结，日久瘀毒聚集，难以消散者，症见上腹部胀痛，痛有定处，口干舌燥者，治宜破气疏肝、解毒消癥，方可选用鳖甲煎丸、膈下逐瘀汤；或因水瘀互结，症见脘腹坚满，胁下癥结痛如针刺，口干不欲饮者，治宜活血化瘀，行气利水，方可选用调营饮、当归芍药汤等；或因瘀热内盛成毒，症见反复发热，口干舌燥，疼痛难忍者，治宜破血消癥，清热解毒，选方如活血解毒汤、化积丸之属。但临床常见虚实夹杂之候，特别是毒邪壅盛，但神色衰惫的患者，此时需把握其病机，不可过于攻伐或过于补益，而加重病情。

2. 调肝治血为要：肝癌病程中常出现气郁与血瘀的病机状态，两者互为因果，随病程的进展日益加重。故而肝癌的治法以调肝治血为要以恢复肝脏柔润之性，不同阶段辅以不同治法。若因情志抑郁，肝失疏泄，而致气机紊乱，气滞血瘀，症见胁下积块刺痛，脘腹胀满，胸闷、善太息，治宜疏肝理气、活血化瘀，方可选用四逆散、柴胡疏肝散、逍遥散等；若因肝气不舒，克伐脾土，气血亏虚，临床症见胁肋疼痛，胸胁苦满，大便时干时稀，治宜健脾养血，行气疏肝，方选小柴胡汤、柴芍六君汤、茵陈五苓散等；或因瘀血阻滞，郁热内生，症见上腹坚硬如石，腹部疼痛拒按，烦热，口干，唇燥，治宜清肝解毒，祛瘀消癥，方选黄连解毒汤合鳖甲煎丸、大黄䗪虫丸等。

然而，肝癌患者晚期多并发肝脏破裂、消化道大出血等危急重症，是患者死亡的重要原因。盖因肝为血海，肝体阴而藏血，若因肝气亢盛，迫血妄行，或因瘀血日久，瘀血阻络，而致肝脏大量出血，出现气血衰疲，阴阳衰竭之亡阴亡阳证候，此时治当益气固血，回阳救逆，根据病情缓急，治以当归补血汤、参附汤、四逆汤、回阳救急汤之类，同时配合西医抢救措施，以挽救生命为先。故在肝癌治疗中还需注意"活血勿太过，化瘀不伤正"的治疗原则，合理地配合益气扶正等治法，避免引起出血倾向和病变转移。

409 从虚、毒、瘀论治结直肠癌

结直肠癌（CRC）是一种常见的消化道恶性肿瘤，全球肿瘤发病率中排名第四，死亡率排名第二，中医药治疗 CRC 经验丰富。CRC 的中医描述见于积聚、癥瘕、肠覃、脏毒、肠澼、锁肛痔等病症。如《灵枢·水胀》中云"寒气客于肠外，与卫气相搏，气不得荣，因有所系，癖而内著，恶气乃起，瘜肉乃生。其始生也，大如鸡卵，稍以益大，至其成如怀子之状，久者离岁，按之则坚，推之则移，月事以时下，此其候也，即为肠覃"。上述描述症状与 CRC 表现相似。CRC 形成的主要病因、病机总结为"虚、毒、瘀"。学者孔宪斌等认为，本病根本病因在于体内癌毒旺盛与正气虚损。正气不足、血瘀、癌毒常是相互错杂，互为关联，根本病变机制是脏腑阴阳失调。血瘀、癌毒为标，正气不足为本，二者互为因果，由虚而致积，因积而益虚。

虚证与 CRC 关系

《灵枢·百病始生》云"风雨寒热不得虚，邪不能独伤人。此必因虚邪之风，与其身形，两虚相得，乃客其形。是故虚邪之中人也，留而不去，传舍于肠胃之外，募原之间，留着于脉，稽留而不去，息而成积"。即正气亏虚，外邪侵袭人体，最终发生积聚。CRC 可由外邪侵袭、脏腑虚弱、饮食不节等所致，强调了正气在癥瘕发生发展中的作用，治疗上重视脾胃的枢纽功能。

1. 脾虚是 CRC 的形成因素：脾为后天之本，与正气的盛衰密切相关。《活法机要》云"壮人无积，虚人则有之。脾胃怯弱，气血两衰，四时有感，皆能成积"，脾胃虚弱是积聚形成的关键。《景岳全书》云"凡脾肾不足及虚弱失调之人多有积聚之病"。肠风、脏毒产生的首因是肠胃虚弱，气血失调，脾气亏虚是 CRC 形成的内在因素。同时，脾虚是肿瘤微环境形成的关键病机。《金匮要略》强调"脾旺则四季不受邪"，脾控制着免疫细胞的分化、成熟，脾虚则形成免疫抑制微环境。脾虚导致津液代谢障碍，则痰湿壅盛，而痰湿是肿瘤酸性微环境的组成物质。同时，脾虚所致气血生化乏源，机体组织处于消耗状态通过无氧代谢诱发大量酸性代谢产物堆积，造成肿瘤酸性微环境。因此，脾虚是肿瘤微环境中局部低氧、低 pH 的直接原因。免疫抑制和酸性微环境共同加重相关炎症，形成恶性循环。

2. 免疫抑制与 CRC 的关系：

（1）免疫抑制与正气不足相呼应：正气不足是 CRC 发病的关键因素，常导致脏腑功能经络失调，致使气血运行不利，气机失调，血瘀脉阻，并引起水液代谢紊乱，痰湿内生，加重气血运行障碍，并因邪气积聚与病理产物互结而诱发肿瘤，上述因素相互影响，互为因果。《医宗必读·积聚》云"积之成也，正气不足，后邪气踞之"。明确指出积聚因正气亏虚，外邪侵袭人体所致。《素问·评热病论》云"邪之所凑，其气必虚"，提示正气不足与肿瘤密切相关，CRC 因虚致癌，又因癌而愈虚。《诸病源候论》云"积聚者，阴阳不和，脏腑虚弱"，说明脏腑气血虚弱是肿瘤发生的病理基础，上述均强调了正气不足诱发肿瘤的关键机制。正气不足是人的元气、气血不足，当卫外之气无以化生，则难以抵抗内外合邪，这与免疫抑制引起体液免疫和细胞免疫功能降低发生免疫逃逸诱发肿瘤的过程具有相似之处。免疫抑制发生时，肿瘤细胞通过升高 Treg、抑制 NK 细胞表面活化受体、诱导 M2 型巨噬细胞等多种途径逃避免疫杀伤，从而诱发 CRC。CRC 发生后，免疫微环境发生变化，易出现正虚体质，加之手术、化疗等侵害，常易导致耗气伤血和免疫抑制，促进了肿瘤转移。因此，免疫抑制是正气不足概念的延伸和现代医学的具体阐释。

（2）肠道菌群可调节免疫抑制：肠腑功能活动正常依赖于肠道微生态稳定，肠道菌群失调可引起正气不足，正气不足则邪恋，使得肠道菌群结构失衡愈发严重，促使 CRC 的发生发展。当正气不足时，肠道致病菌丰度增加，其类似于虚邪侵害肠道屏障，抑制免疫，诱导肿瘤发生、补充益生菌可调节抗肿瘤相关免疫，降低致病菌丰度，起到抗肿瘤效应，利用肠道菌群的平衡与失调可阐释正邪消长理论。当肠道致病菌核梭杆菌丰度升高，则邪气亢，可诱导免疫逃避，促进 CRC 的发生。有益菌双歧杆菌增多，则正气旺能够激活免疫反应，诱导杀伤性 T 细胞发挥抗肿瘤效应。补充有益菌视为固护正气，降低肠道致病菌即为抵抗邪气，体现"损有余而补不足"的治法，通过调整肠道菌群紊乱可达到扶正祛邪目的。

癌毒与结直肠癌关系

癌毒源于中医对毒邪的认识，《素问·五常政大论》云"夫毒者，皆五行标盛暴烈之气所为也"。邪气亢盛即为毒。周仲瑛教授提出癌毒学说，即癌邪为患，必夹毒伤人，正气亏虚。癌毒是在脏腑功能失调，气血郁滞的基础上，受多种因素诱发肿瘤的致病，癌毒与痰、瘀互结，具有起病隐匿、变化多端、难以治疗等特征。

1. 炎症促进癌毒的形成：炎症在中医学理论中属于湿热之邪，湿性重浊，其性趋下，下注肠腑而发病，热邪灼伤肠道津液，入血则耗血动血，使大肠失于濡养，损伤肠络，若经久不愈，毒邪蕴结，使得肠粘膜异常增生，进而呈现出炎症—不典型增生—癌变的发展规律，肿瘤炎症微环境充斥大量的炎性细胞因子、趋化因子等，引起抑癌基因失活，并促进肿瘤的迁移和血管生成。肿瘤炎症属于癌毒范畴，肿瘤微环境中的炎症因子与癌毒相似，且炎症微环境促肿瘤转移的病理过程与癌毒缠绵不愈、易于传变的特点互通，体现了中医毒邪流窜走注的病理特点，肿瘤炎性微环境与癌毒具有相关性。

2. 外泌体促进癌毒形成：癌毒与肿瘤细胞来源外泌体功能相似。肿瘤细胞来源外泌体可介导细胞间传递信息，诱导上皮间质转化、免疫逃逸、侵袭。肿瘤微环境存在的酸性、缺氧条件也是外泌体释放的诱因，外泌体亦可降低肿瘤微环境的 pH，形成恶性循环，加重酸性微环境。痰（湿）毒的重浊、黏滞、趋下特性与酸性微环境特征相似。且癌毒内生，阻滞气机，血流不畅，运行受阻的表现与肿瘤微环境中微循环障碍，缺氧状态促使血管增生相似。肿瘤患者体内酿生痰湿，日久郁而化热，形成热毒与肿瘤细胞来源外泌体释放花生四烯酸、前列腺素等炎性因子相似。肿瘤来源外泌体诱导的酸性微环境、微循环障碍、炎症因子等环节是产生癌毒的重要因素，且肿瘤来源外泌体与癌毒诱导肿瘤侵袭转移的功能均具有多靶点多途径等特点。

3. 肠道菌群紊乱促进癌毒形成：肠道菌群紊乱有可能是癌毒的来源，肠道细菌可产生生命所必需的物质，也产生许多有害物质，肠道菌群失调后，肠道菌群结构发生改变，致病菌大量增殖，肠黏膜屏障功能破坏，菌群及其产生的代谢产物进入机体发挥相应作用。炎症性肠病常出现原籍菌的减少，活动期则出现微生物易位，如原定植于口腔的具核梭杆菌、克雷伯菌等易位到肠道而诱发炎症状态。机体的定植抗力下降，外来微生物入侵定植并引起感染或抗生素滥用造成菌群失调，破坏定植抗力使耐药菌繁殖。长期炎性因子刺激致使癌基因过表达，从而诱发癌变。致病菌等邪毒致病，易耗伤正气，邪毒日久，阻碍津液输布，津液运行障碍而痰浊内生，阻滞气机，血运不畅，由痰致瘀，痰瘀兼夹邪毒，黏腻难以祛除。耗伤正气则邪盛正衰，致病菌愈胜则邪毒愈强，日久邪毒与痰、瘀等多种病理产物互结，待正气虚损之时，损伤肠络，诱发癌肿。因此，致病菌所致癌毒是 CRC 发生发展的致病因素，也是病理产物，往复循环，互为因果。

血瘀与 CRC 关系

《难经本义》云："积，蓄也，言血脉不行，蓄积而成病也。"瘀血是肿瘤的发病因素。气为血之帅，气滞则血瘀，气机不利引起气滞血瘀，聚结成肿块。肿瘤患者易出现甲皱等外周微循环障碍，血液循环中常出现白色微血栓，与疾病进展呈正相关。血液高黏状态利于新生血管的形成，使癌细胞不易被药物、免疫细胞识别，对肿瘤转移有促进作用。微循环障碍等病理性改变，与血瘀病机密切相关，与中医学"血瘀证"的血脉瘀滞不畅、血行阻滞一致，可视为 CRC"血瘀证"的具体表现。血瘀是 CRC 发生、发展的重要机制，瘀血滞留于肠腑，气血运行不畅压迫组织脉络，导致脏腑功能紊乱，表现为正气不足，正气不足和瘀血互相作用，形成恶性循环。由于脉络不通，血脉流注其他组织，即癌毒累及其他脏器，发生传变。

CRC 治疗

CRC 发病以正虚为本，瘀毒为标，中医学以整体观念和辨证论治为基本原则，在缓解症状、调节免疫等方面发挥重要作用。主张"坚者消之，结者散之，留者攻之，损者益之"，故以健脾扶正，化瘀解毒为主。

1. 虚证的治疗：

（1）健脾扶正法：CRC 肿瘤的形成以"脾虚"为先，脾为后天之本，主运化，若脾气虚弱，不能将水谷精微化生为气血，气血不足常出现神疲乏力、面色少华、大便不成形、舌质淡、脉细弱等证。因"脾虚未复、余毒未尽"，扶正强调"健脾"，以健脾益气、解毒除湿为治则，常用四君子汤联合槐花地榆加减治疗。脾虚是 CRC 发病之本，益气健脾扶正需贯穿始终，用药常选用太子参、党参、黄芪等益气药物补脾胃之虚，司运化之职，同时选用茯苓、法半夏、薏苡仁、白术等渗利湿浊，使补而不滞，增强脾胃的运化功能。

（2）提高免疫功能的中药治疗：针对正虚邪盛证，扶正培本法能够调动自身潜力来抗癌或遏制肿瘤的发展，达到"养正积自消，邪去正方安"目的。当机体免疫功能低下时，癌细胞无法被识别杀灭，导致肿瘤转移。扶正培本法能调节免疫功能，激活效应 T 细胞等，从而增强杀灭癌细胞功能，控制转移灶的形成。可选用扶助正气的药物以调节免疫，如四君子汤可以提高免疫器官指数，改善免疫功能。使用黄芪、西洋参、茯苓、薏苡仁、白花蛇舌草能显著提高 CD4$^+$/CD8$^+$、NK 细胞等水平。同时，肠道有益菌视为人体正气，养正则邪气衰，选择调节肠道有益菌的药物即体现扶正祛邪的思路以外，又通过改善肠道屏障、抑制炎症、防止病原异位，增强机体免疫力起到抑制肿瘤作用。四逆汤能够减少致病菌脆弱拟杆菌等丰度，增加有益菌乳杆菌、艾克曼菌和双歧杆菌丰度增强肠道免疫。铁皮石斛多糖提高肠道菌群多样性，提高血清免疫球蛋白水平和巨噬细胞的吞噬能力。扶正培本法与目前肿瘤的免疫治疗有异曲同工之妙，都是希望激活自身抗癌因素来抑制肿瘤病灶。

2. 癌毒的治疗： 癌毒具有损伤正气、起病隐匿、发病迅猛、流动不定、难以清除等特点，癌毒是能引起机体功能严重失调进而产生剧烈反应的致病因素，癌毒阻滞体内，常导致脏腑、经络功能失调，诱发痰浊、瘀血等病理因素，并以痰瘀依附成形，杂合为病。

（1）痰毒的治疗：结直肠癌患者常出现因情志不遂、饮食失调影响脾胃功能，脾失健运，津液难以布散，导致痰湿内盛，与癌毒互结，形成痰毒，阻滞气机，大肠传导失司。痰毒与肿瘤的转移关系密切，痰与毒相互交结，使肿瘤缠绵难愈，痰毒善于流窜，常引起肿瘤的浸润和转移。难病多毒，怪病多痰，当从痰论治，以防肿瘤复发转移。痰毒证治以化痰散结、抗癌解毒为治则，常用二陈汤、消瘰丸加减，选用的化痰解毒药有白附子、天南星、僵蚕、山慈菇、猫爪草、法半夏、牡蛎等。脾为后天之本，气血生化之源，主运化水液；肾为先天之本，主司和调节全身水液代谢的功能。脾肾二脏虚损都可导致肠络受损，水液运化失常，痰湿内停，若失治误治，日久则导致病邪传变。因此，脾肾共调是关键，化痰解毒法需建立在健脾补肾治法的基础上，使用薏苡仁、山药、芡实等与化痰散结药同用，达到健脾化痰、温阳利湿，以增强化痰解毒法，消散癌肿。

（2）瘀毒的治疗：瘀久生毒、瘀毒互结是晚期结直肠癌病机特点，毒与瘀结合，阻塞脏腑经络，气血紊乱，表现为瘀痛和瘕积，日久瘀毒化火，灼伤阴液，以至气血衰疲，阴阳衰竭。化瘀解毒法在肿瘤治疗中具有重要地位，活血化瘀，改善脏腑瘀血状态，使气血运行顺畅。临床多正虚邪实，兼见瘀毒，治疗应重视扶正祛邪、化瘀解毒，常用血府逐瘀汤、桃红四物汤加减治疗。具有消瘕破积、软坚散结的活血化瘀药可以发挥抗肿瘤作用，如三棱、莪术、血竭、姜黄、山慈菇、海藻等，肿瘤常发生于人体正气亏虚时，因此，化瘀解毒法要建立在扶正的基础上，同时避免药物毒副反应发生。临床常用扶正类中药多能改善免疫功能，如灵芝、百合、石斛、太子参、仙鹤草、黄芪等。

（3）调节肠道菌群紊乱抑制癌毒：肠道菌群失调能激活炎性相关通路，释放内毒素，影响宿主代谢，抑制免疫反应，与 CRC 发生发展密切相关。中药可调节癌症患者的肠道菌群系统，产生更多的有益菌，改善肠道微环境抑制癌毒的产生。黄连、乌梅药对能够提高有益菌拟杆菌门、疣微菌门等丰度，降低致病菌厚壁菌门的丰度。黄芩苷能降低肠道革兰氏阴性菌与阳性菌比，减少内毒素入血及炎性因子的分泌，减轻代谢性炎症。中药可能通过直接调节肠道菌群中有益菌和致病菌的结构来消除癌毒。另外，中药可能被肠道菌群分解代谢产生新的有效成分通过抗炎、抑制上皮间质转化等方式起到抑制 CRC 的作用。肠道菌群是目前的研究热点，亟需利用宏基因组，代谢组学等方法从肠道菌群角度进一步揭示癌毒的病机理论，为中药调控肠道菌群控制癌毒提供理论参考。

3. 血瘀的治疗：血瘀证贯穿于肿瘤病程发展的始终，CRC 发病日久，表现为典型的癥积之证。治当活血消积，理气止痛。活血化瘀药物可利于疏通肠络，缓消有形之积，肿瘤转移与癌细胞同内皮细胞的黏附、黏附因子的表达等密切相关，活血化瘀药具有直接抑杀肿瘤细胞、改善血液流变性、消除微循环障碍、促纤溶、免疫调节、提高化疗敏感性等作用。赤芍有效成分没食子酸丙酯能改善血液流变性与凝固性。川芎嗪具有抑制肿瘤、免疫调节、增敏化疗药等作用。瘀化则血脉通，血脉通则癌毒除，活血化瘀药常用于恶性肿瘤治疗时，需要根据临证酌情选用，如养血活血药当归、丹参、桃仁、红花等；化瘀止痛药川芎、乳香、延胡索、三七等；破血逐瘀药三棱、莪术等；凉血散瘀药赤芍、凌霄花等，合理选用活血药物，有助于改善结肠癌患者临床症状，提高生存质量。

针对 CRC 的治疗，需立足扶正、活血、解毒法。CRC 发病以正虚为本，瘀毒为标，故以健脾扶正、化瘀解毒、提高免疫功能为主。针对痰毒、瘀毒证分别以化痰散结、抗癌解毒，扶正祛邪、化瘀解毒为治则，并重视调节肠道菌群紊乱抑制癌毒的作用。针对血瘀证使用活血化瘀药以改善血液流变性、微循环障碍等。综合使用扶正、活血、解毒法共同发挥抗肿瘤效应。扶正、活血、解毒法在临床已广泛应用，多在结肠癌术后，与化疗药物协同治疗，其具有协同性好、多靶点、减轻化疗药副作用等特点，具有扶正与祛邪的双重功效，在抑制肿瘤、减轻症状等方面具有一定优势。CRC 的治疗多以延长生存期、提高生活质量为主。通过扶正健脾，逆转免疫抑制，调节肿瘤微环境，是 CRC 治疗的研究方向。针对癌毒，临床使用严格遵守《药典》中毒性药物的剂量和用药时间，以辨证为核心，重视配伍，起到增效减毒作用。活血化瘀药需正确使用，禁用于出血性肿瘤、配伍扶正药物等。

410　从痰、毒、瘀论乳腺癌病机

　　乳腺癌在历代文献中被称为"乳岩""乳石痈"等，历代医家对乳腺癌病因病机多有论述。学者刘胜等认为，"毒邪"是贯穿乳腺癌发生、发展和转移始终的病因和病理产物，"六淫伏毒"和"七情郁毒"是乳腺癌发生的两大主要病因，"癌毒内生"是乳腺癌发生的核心变化，"痰毒瘀互结"是乳腺癌发展的核心病机，"余毒未清"是术后的主要病机，"余毒旁窜"是术后复发转移的关键病机，"散结解毒"是术后抗复发转移治疗的重要治则。乳腺癌痰毒瘀结病机理论和散结解毒治则治法完善和发展了乳腺癌中医理论，具有一定的临床应用价值。

六淫伏毒和七情郁毒是乳腺癌的主要病因

　　关于"毒"的概念，早在《金匮要略心典》中就提到"毒，邪气蕴结不解之谓"。它包含两层含义：一方面，将外感和内伤等长期持续刺激机体之邪，称之为"毒"，此为病因之"毒"，如《诸病源候论》中"诸恶疮皆由风湿毒所生也"；另一方面，"毒"乃邪气蓄积不解而生，此为病理产物之"毒"，如《疮疡经验全书·乳岩》中"乳岩，此毒阴极阳衰……捻之内如山岩，故名之"。与乳腺癌发生密切相关的"毒"主要包括外感"六淫伏毒"和内伤"七情郁毒"。《灵枢·九针论》中"四时八风之客于经络之中，为瘤病也"，提出了六淫外邪停留经络，久蓄不去而致瘤病的发生。对于乳腺癌，多因肝经不畅，外邪侵袭所致。《诸病源候论·石痈》中提到"有于下乳者，其经虚，风寒之气客之，则血涩结无大热，但结核如石"，说明"风寒之气"乘虚伏内，结聚于乳络，阻塞经脉，导致气血运行不畅，瘀血内停，积久成形，而成乳岩。由此可见，六淫伏毒是乳腺癌发生的主要外因。同时，"七情郁毒"是乳腺癌发生的主要内因，七情内伤如在正常生理耐受限度下不会致癌，但若突然、强烈和长期承受精神刺激，超过个体生理调节范围，则会引起气血失和、脏腑失调而发为乳腺癌。朱丹溪在《格致余论》中云"若不得于夫，不得于舅姑，忧怒抑郁，朝夕积累，脾气消阻，肝气积逆，遂成隐核……名曰乳岩"。《外科问答》亦云"翻花岩……由肝郁不舒，水火鸥张而得，甚不易治"。强调了乳腺癌的发生与"七情郁毒"密切相关。

癌毒内生是乳腺癌的核心变化

　　《中藏经·论痈疽疮肿》中提到"夫痈疡疮肿之所作也，皆五脏六腑蓄毒之不流则生矣，非独营卫壅塞而发者也"，认为肿瘤的发生乃是因为"脏腑蓄毒"而生。历代文献中也多有以"毒"论乳腺癌的记载，如宋代杨士瀛在《仁斋直指方·发癌方论》中指出"癌者，上高下深，岩穴之状……毒根深藏，穿孔透里……妇则多发于乳"。因此，乳腺癌的发生是在六淫伏毒和七情郁毒等病因长期作用下，影响机体脏腑功能，日久导致脏腑蓄毒不化而致"癌毒内生"的过程。乳腺癌的癌毒内生是一个逐步演变的过程，内、外因长期反复的刺激作用，可使经脉阻滞，气血不和，脏腑失调，浊邪积聚，"蓄毒"为害，最终而癌变。癌毒内生既是病理变化的产物，又是乳腺癌发生的直接病因。癌毒之性不同于一般的外感六淫邪气，也不同于一般的内生邪气，而是一类特殊的毒邪，其性更暴烈顽固，更加黏滞不化，为病缠绵，病变深在，易与痰瘀互结，缠绵难愈，具有易于耗伤正气，易于随气血旁窜他处等特殊之性。当癌毒内生并成为新的致病因素时，起初病变轻微，对于脏腑正气影响不大，未见明显症状；但随着病情的发展，气血耗伤，癌毒日炽，开始出现局部肿块，并出现正气虚衰的临床表现。因此，癌毒内生是乳腺癌发生的核心变化，它不仅是确定患者罹患乳腺癌的依据，即作为病理产物之癌毒的出现是诊断乳腺癌的必要条件。同时，由于癌毒的特性，它在乳腺癌的发生发展中占有重要地位，甚至对乳腺癌病情的发展转归具有决定意义。

痰毒瘀互结是乳腺癌发展的核心病机

癌毒既生，往往在原来各种内、外致病因素导致脏腑功能失调的基础上，进一步危害脏腑功能，影响气血津液的运行，使脉络瘀阻，水湿凝聚，导致痰、瘀内生，癌毒与痰、瘀互结又促进了乳腺癌的发展。

《诸病源候论·石痈》中提到"有于下乳者，其经虚，风寒之气客之，则血涩结"，是谓"六淫伏毒"乘虚入内，结聚于乳络，阻塞经脉，导致气血运行不畅，瘀血内停，积久成形，乳岩遂成。《疡科心得集·辨乳癖乳痰乳岩论》中云"夫乳岩之起也，由于忧郁思虑积想在心，所愿不遂，脾气逆，以致经络痞塞，结聚成核"，是谓"七情郁毒"长期不解，横逆犯脾，导致脾失健运，清阳不升，浊阴不降，留于中焦，滞于隔间，生湿聚痰，结于乳络致乳络阻塞不通而变生乳岩。另外，"七情郁毒"长期内伏，气滞日久，血行不畅，瘀血内停，日久形成乳房肿块，发为乳岩。如《外科正宗》云"忧郁伤肝，思虑伤脾，积想在心，所愿不得志者，致经络痞涩，聚结成核"。

痰、瘀和毒相互影响、转化，三者相互胶着共同促进了乳腺癌的发展。首先，癌毒是痰、瘀形成的重要因素。癌毒一旦留结，造成脏腑的功能障碍，津液不得正常输布代谢，滞留体内，凝聚而为痰，形成痰毒交结；癌毒内生，阻滞气机，气不行血，血脉凝滞为瘀。如何廉臣在《重订广温热论》中云"毒火盛而蔽其气瘀其血"。如果癌毒郁久化热，则煎炼血液成瘀。其次，痰瘀同源，易凝聚成毒。痰是人体津液不归正化而形成的病理产物，瘀血乃人体血运不畅或离经之血着而不去所成，津病成痰，血病成瘀，互为因果而形成痰瘀同病。痰滞体内，血行受阻，而成瘀血；瘀血乃有形之物，易滞气机，阻滞络道，致络中之津不能渗出脉外，络外之津亦不能入于脉中，而津液聚积化生痰浊。瘀血积聚日久，也可化生痰浊而成痰瘀病证，如唐容川在《血证论》中强调"血积既久，其水乃成""痰水之壅，由瘀血使然"，更明确地阐明了痰浊与瘀血的关系。痰饮、瘀血作为津液代谢的病理产物，其本身皆能化毒为害，形成痰毒、瘀毒。同时，痰瘀互结，郁久腐化，久则凝聚成毒，从而形成痰瘀毒相互交结，更使乳腺癌的病程顽缠，促进了乳腺癌病情的发展。

余毒旁窜是乳腺癌术后复发转移的关键病机

乳腺癌术后复发转移是现代医学名词，古代医家虽然不能认识乳腺癌转移的全部特性，但对转移的发生及传变早有认识。如《灵枢·百病始生》中云"是故虚邪之中人也，始于皮肤……留而不去，则传舍于络脉……留而不去，传舍于经……留而不去，传舍于输……留而不去，传舍于伏冲之脉……留而不去，传舍于肠胃……留而不去，传舍于肠胃之外，募原之间。留著于脉，稽留而不去，息而成积。或孙脉，或著络脉，或著经脉，或著输脉，或著于伏冲之脉，或著于膂筋，或著于胃肠之募原，上连于缓筋，邪气淫佚，不可胜论"。阐述了肿瘤由局部向远处转移的过程。古代文献中记载的多为未经手术的乳腺癌患者，而目前临床较常见的是乳腺癌术后患者，因此，中医对乳腺癌术后的认识多源于现代医家的临床经验和研究所得。

纵观各家论述，在影响乳腺癌转移的的诸多因素中，"余毒未清"是最基本也是最重要的因素。如《瘟疫论》中云"若无故自发者，以伏邪未尽"。乳腺癌患者虽经手术治疗，癌毒祛之八九，但体内仍有残留之"余毒"。由于癌毒具有性质隐缓、毒性猛烈、易于扩散、易耗正气和易致痰瘀凝滞等特点，所以其易于沿络脉、经脉和气血旁窜他处发生转移。而"余毒"之毒力的强弱又是其能否旁窜他处的决定性因素，这与现代医学认为的肿瘤细胞的异常分化、自身基因变异和蛋白异常表达有相似之处。余毒之性，有轻有重。余毒轻，则正能胜邪，余毒不外窜；余毒盛，则正不胜邪，余毒旁窜于脏腑经络而成转移。旁窜于肝而成肝积，旁窜于肺而成肺积，旁窜于骨而成骨岩。旁窜之癌毒使脏腑经络俱损，气血离经留而为瘀，津液代谢失常，水湿停聚凝练而为痰，痰、瘀、毒三者胶着不清，终致痰毒瘀结又进一步促进了转移的发展，并进一步耗伤脏腑经络气血，形成了恶性循环。

散结解毒治则在乳腺癌术后抗复发转移中的应用

痰毒瘀结作为病因、病理产物贯穿于乳腺癌发生和发展的整个过程，因此，针对痰毒瘀结的主要病因病机而确立的散结解毒治则在乳腺癌术后抗复发转移治疗中得到了广泛的应用，并取得了良好的疗效。陆德铭教授认为乳腺癌术后患者多以"气阴两虚，冲任失调，余毒未清"为主要病机，"余毒旁窜"是乳腺癌术后复发转移的主要病机，临证多以益气养阴、调摄冲任、散结解毒为治疗大法，对转移高危人群多加大散结解毒中药的应用，以防术后复发转移的发生。有报道将183例浸润性导管癌切除术后患者分为两组，治疗组化学治疗同时服用乳宁Ⅱ号，对照组单纯化学治疗，用药后随访两组2年复发转移率。结果显示乳宁Ⅱ号可以显著降低乳腺癌转移高危人群2年的复发转移率，3年的随访显示治疗组3年生存率明显高于对照组（$P<0.05$），患者临床症状改善率为100%。唐汉钧教授认为乳腺癌术后多见整体属虚，局部属实，正虚邪实，对转移患者则强调应辨病辨证相结合，如肺及胸膜转移，辨证多为毒邪犯肺，阴虚肺燥，肝转移辨证多为湿热内蕴，骨转移辨证多为毒邪内攻，强调了余毒旁窜在乳腺癌术后转移中的重要作用。唐汉钧等以扶正祛邪为组方原则的乳安方治疗288例乳腺癌术后患者，结果显示乳安方能明显减少放射治疗、化学治疗副作用，增加细胞免疫功能，延长术后3年、5年的生存率。司徒红林等观察以抗癌解毒、健脾补肾组方的癌复康对乳腺癌术后化学治疗患者生存质量的影响，结果显示癌复康组的生理分、认知分、情感分、社会机能分、乳腺癌相关症状及生存质量总计分等上升的幅度均大于对照组（$P<0.05$），治疗组各症状改善的程度也均较对照组高（$P<0.01$），证明癌复康能改善乳腺癌术后化学治疗患者症状，提高患者的生存质量。欧阳华强等观察以活血化痰，清热解毒，健脾益气组方的消瘰方抗乳腺癌术后复发转移的临床疗效，结果显示中药组中位无病生存期6.1年，对照组为3.6年，两者差异有统计学意义（$P<0.05$），两组的10年无病生存率差异也有统计学意义（$P<0.01$）。散结解毒治则在上述医家抗乳腺癌复发转移治疗中都得到了充分的体现，为方中必不可少的部分，显示这些中药方剂具有一定的抗乳腺癌术后复发转移的作用，且可以提高患者的生活质量，改善临床症状。

411　从毒、瘀、虚防控子宫颈人乳头瘤病毒感染

　　人乳头瘤病毒（HPV）是一种微小的无胞膜双链环状小分子 DNA 病毒，具有强烈的嗜上皮性、高度组织和宿主特异性，13 种高危型 HPV 与女性宫颈癌发生发展关系密切。我国是宫颈癌高发国家之一，且有逐年上升趋势，特别是在年轻的都市女性人群中，因此有关子宫颈感染 HPV 的防控是预防宫颈癌发生发展的关键。"是故圣人不治已病治未病，不治已乱治未乱"，中医学"治未病"思想对子宫颈感染 HPV 的防控具有重大指导意义。HPV 属于中医学邪毒、疫毒、热毒、湿毒等范畴，而 HPV 感染引起的宫颈炎、宫颈癌等病变可属于"带下病""阴痒""五色带"等范畴，可将子宫颈感染 HPV 病机归为"毒邪熏蒸肌肉生脓"，"毒热内壅，变生瘀血"，"毒循经入络，伤及腑脏，腑脏受邪"等，因此学者谢秀超认为，可从"毒、瘀、虚"3 方面入手运用中医"治未病"思想来防控，正如《类经·针刺论》云"未生者，治其几也。未盛者，治其萌也。已衰者，知其有隙可乘也"。

基于毒、瘀、虚理论认识子宫颈 HPV 感染

　　现代医学认为，子宫颈感染 HPV 需必备病毒、宿主和环境 3 方面因素协同，具体包括 HPV 型别、DNA 含量水平、首次感染时间等，以及免疫功能、妊娠、激素和营养状况等，与宫颈癌的行为危险因素基本一致等。"正气存内，邪不可干，邪之所凑，其气必虚"。中医学认为子宫颈感染 HPV 为患是"邪毒"与"正气"相互交争的过程，其中正邪交争始终贯穿于疾病整个过程中，而"毒、瘀、虚"在疾病发生发展过程中可相互从化、互为因果，形成恶性循环，其中"毒"为致病关键，"瘀"为病情转变枢纽，"虚"是病情发展基础。具体病情可分为 3 阶段。

　　第一阶段，邪毒炽盛：目前研究发现，约 80% 有性行为的女性在其人生的某个阶段感染过 HPV，在育龄期女性 HPV 感染率约为 6.6，可见 HPV 毒力强、易感染致病。正如《素问·刺法论》云："余闻五疫之至，皆相染易，无问大小，病状相似。"另外 HPV 感染危害大，低危型 HPV 感染常引起皮肤疣状增生、生殖道和肛周皮肤湿疣样良性疾病；高危型 HPV 感染则与皮肤基底细胞癌、鼻咽癌、口腔癌和宫颈癌等恶性肿瘤密切相关。从中医学角度看，可将 HPV 归属于中医学"毒"范畴，由于其易感染女性下生殖道区域，具有"湿毒、浊毒"的特性，所谓"湿邪重浊，易袭阴位"；而感染后常常导致一过性外阴瘙痒、疼痛、宫颈糜烂、接触性出血等，可见其属性具有"热毒、火毒"的特性，所谓"诸痛痒疮，皆属于火"，"毒火盛而蔽其气瘀其血"。可认为子宫颈感染 HPV 第一阶段乃为"邪毒炽盛"为患。

　　第二阶段，毒瘀搏结："正气虚一分，毒气必内进一分"。若机体正气亏虚，无法及时清除 HPV，则可进一步发展导致宫颈实质性损害如宫颈上皮内瘤变，CINⅠ、CINⅡ、CINⅢ甚至宫颈癌的形成；亦常常合并几种高危型 HPV 导致多重感染，大大增加了发展成为宫颈癌的概率；另外，HPV 感染亦可合并其他生殖道病菌如支原体、衣原体等为患，危害巨大。中医学可认为此为子宫颈感染 HPV 的第二阶段，"毒瘀搏结"。如《圣济总录》云："毒热内壅，则变生为瘀血。"究其原因可认为邪毒炽盛，煎熬冲任气血，阴血被熏蒸为瘀；邪毒热伤津耗阴，女子又以阴血为主，阴血亏则血滞为瘀；毒邪壅阻气机，则气机升降出入失调，导致血脉瘀结；邪毒炽盛直接伤及络脉或者病久入络则导致络脉受损，血溢脉外，所谓"离经之血，便为瘀血"，气血阻滞成瘀血。另外，瘀毒之间关系复杂，相互为因果，瘀毒交织则病势缠绵。瘀血内停，阻滞气机，久则蕴而化热，热从火化，酿生内毒，最终形成毒瘀搏结的阶

段，正如《温热逢源》云"因病而有蓄血，温热之邪与之纠结，热附血而愈觉缠绵，血得热则愈形凝固"。

第三阶段，正虚毒积：《灵枢·百病始生》云"此必因虚邪之风，与其身形，两虚相得，乃客其形"。HPV感染缠绵难愈，持续性高危型HPV感染则久而成瘤成癌。此乃正气亏虚，脏腑功能失调，瘀毒留滞女子胞久而成积，如《医宗必读》指出"积之成也，正气不足而后邪气踞之"。其中"毒"既是致病因素，也是病理产物，HPV为"外毒"乃是直接致病因素，夹杂瘀血、痰湿等为患成积为癌毒，癌毒则为病理产物。HPV感染后常依附于热（火）、痰、瘀、湿等相关非特异性病理因素杂合而为病，久而"外毒"成"癌毒"，两"毒"共存而相互为患，即毒必附邪，毒因邪而异性，邪因毒而鸱张，以痰瘀为依附而成形，耗精血自养而增生，随体质、病邪、病位而从化，表现证类多端，终致邪毒损正，因病致虚，"癌毒"与痰瘀互为搏结而凝聚，在至虚之处留着而滋生，与相关脏腑亲和而增长、复发、转移，如宫颈癌出现宫旁浸润、盆腹腔转移等情况。

"治未病"思想防控子宫颈HPV感染的应用

中医学"治未病"思想是具有中医特色的重要疾病预防理论，逐步形成了"未病先防"，"既病防变"，"瘥后防复"的中医"治未病"理论体系。"消未起之患，治未病之疾，医之于无事之前"，此乃中医治未病"未病先防"之思想；"见肝之病，知肝传脾，当先实脾"，此乃中医治未病"已病防变"之思想；"祛邪泻热，尽务尽早，保津养阴，贵在未匮"，此乃中医治未病"病后防复"之思想。借用中医"治未病思想"防控子宫颈HPV感染可分为3步。

1. 未病养生，重在防毒：《素问·上古天真论》云"法于阴阳，和于术数，食饮有节，起居有常，不妄作劳，故能形与神俱"。未病养生即在没有患病的时候居安思危，养浩然之正气，做到防患于未然，积极消除致病因素，预防疾病的发生。正如清代曹庭栋云"以方药治已病，不若以起居饮食摄于未病"。HPV感染是常见的女性下生殖道感染，属于性传播感染，因此未感染者要避免不良生活嗜好，做到"虚邪贼风，避之有时"，"正气存内，邪不可干"。

2. 已病防变，重在解毒："故邪风之至，疾如风雨，故善治者治皮毛，其次治肌肤，其次治筋脉，其次治六腑，其次治五脏，治五脏者，半死半生矣"。已病防变，即在感染HPV后要及早识别，并采取防控措施预防加重、恶化或继发其他疾病，其重在解毒。主要依据病变程度、年龄、细胞学结果、HPV检测结果、阴道镜检查中转化区的情况及是否需要保留生育功能等综合考虑，进而制定出个体化的诊疗方案。而中医治疗思路则重在解毒，所谓"毒去则正安"，可采取清热解毒、益气解毒、养阴解毒等法，但总以祛毒外出、令无壅滞为要，以期毒去正安，毒去正复，可根据中医学"就近祛邪"的原则通过女子胞与外界相通，从下而去为主要途径。正如《金匮要略》云"适中经络，未流传藏府，即医治之。四肢才觉重滞，即导引、吐纳、针灸、膏摩，勿令九窍闭塞"。

3. 久病防虚，重在化瘀：《医学源流论》云"病之始生浅，则易治；久而深入，则难治"。可见病久则脏腑虚损、气血亏虚，疾病难治。所谓"邪气深入，则邪气与正气相乱，欲攻邪则碍正，欲扶正则助邪，即使邪渐去，而正气已不支矣"。因此病久成积者，病久必虚、必瘀，尤其是形成宫颈癌后常常气血亏虚和瘀毒相互为患，导致气机阻滞，则此时重在化瘀，瘀去则毒消，瘀去则正安。而化瘀之法并非强调过用攻伐消癥之品，而重在调畅气机。如王孟英《温热经纬》云"盖气贵流通，而邪气桡之，则周行窒滞，失其清虚灵动之机，反觉实矣。惟剂以轻清，则正气宣布，邪气潜消，而窒滞者自通"。此亦治未病思想的运用。

412　从虚、瘀、浊毒辨治口腔黏膜下纤维化

口腔黏膜下纤维化（OSF）是一种具有恶变潜能的慢性、进行性口腔黏膜疾病，嚼食槟榔是其最主要的诱发因素。本病主要表现为颊、舌、翼下颌韧带等口腔黏膜发白、变硬，严重者可导致张口受限，甚至癌变。故世界卫生组织（WHO）已将其列为癌前状态。中医学古籍中没有 OSF 的相关记载。《黄帝内经》中记载了类似本病症状的疾病，故根据其临床症状和表现，可将其归属于中医学"血瘀""积聚"等病证范畴。学者刘一平等根据多年临床经验认为，虚、瘀、浊毒三者互结是本病中医病机的一大特点，故在临床上注重从虚实、脏腑、气血综合辨治，治以活血养血、祛湿化浊、清热解毒，疗效显著。

病机特点

1. 因虚致病：《素问·调经论》有"百病之生，皆有虚实"之说。虚，指正气不足，即人体阴阳、气血、津液、精髓等正气亏虚，可由先天禀赋不足或后天失调及疾病耗损导致，正所谓"正气存内，邪不可干"；邪之所凑，其气必虚"。无虚则无病，既病必有虚。流行病学调查研究发现，该疾病的发生存在一定的易感性差异，并非所有有咀嚼槟榔习惯的人群均会罹患 OSF。OSF 的发生与患者自身正气强弱密切相关。槟榔作为外源性"邪毒"侵入人体后，若先天不足或后天失养，邪毒便可趁机而入；加之 OSF 是一种慢性疾病，日久则又耗损自身正气，使气血亏虚进一步加重，肌膜失于濡养，从而导致本病的发生。

2. 因瘀致病：瘀，是指血液运行不畅或血液瘀滞不通的病理状态。《灵枢·营卫生会》云"老者之气血衰，其肌肉枯，气道涩"。血液的正常运行，依赖心、肺、肝、脾等脏腑的生理功能，依赖气的推动与固摄，依赖脉道的完整和通畅。《医学正传·气血》有"血非气不运"之说，可见气行则血行，气滞则血瘀。OSF 的主要病理变化是上皮组织萎缩及结缔组织胶原纤维变性。显微镜下观察，可见黏膜上皮萎缩，结缔组织胶原纤维玻璃样变，血管出现狭窄甚至闭塞。故此，长期咀嚼槟榔、过食辛辣等刺激性食物，使毒邪郁积于口腔黏膜，可致黏膜脉道的完整性和通畅性被破坏，进而引起局部的气机不畅，血运受阻；气血失和之后，瘀血滞留，黏膜失去血液的滋养，导致疾病的发生。

3. 因浊毒致病：浊毒理论是近年来提出的一个较新的中医病因病机理论。浊毒既是致病因素，也是病理产物。浊与湿同源，湿乃浊之源，浊乃湿之甚；毒与热同类，热乃毒之渐，毒乃热之极。《景岳全书·肿胀》云"盖水为至阴，故其本在肾；水化于气，故其标在肺；水惟畏土，故其制在脾"。因此，津液的代谢平衡依赖于脾、肺、肾等脏腑的相互协调。其中脾主运化，运化水湿。若脾失健运，湿无以化而聚为水，积水成饮，饮凝成痰。《丹溪手镜·积聚》云"因食、酒、肉、水、涎、血、气入积，皆因偏爱，停留不散，日久成积块"。故恣食肥甘厚味，也可致湿浊内生。痰饮为浊物，随气而行，内至五脏六腑，外达肌肤腠理，可停滞而致多种疾病，故有"百病多由痰作祟"之说。槟榔性温燥热，在嚼食过程之中不断与口腔黏膜接触，其中所含有毒物质不断刺激口腔黏膜，日久则邪毒蕴结不散，进而化痰，痰浊作用于人体，影响脾、肺、肾等脏腑功能，导致水液代谢失衡，使得口腔黏膜失去津液的滋养，其生理结构和活动受到影响，导致本病的发生。

4. 虚、瘀、浊毒互结：《医林改错》指出"元气既虚，必不能达于血管，血管无力，必停留而瘀，以至气虚血瘀之证"。又如《灵枢·百病始生》云"风雨寒热，不得虚，邪不能独伤人。卒然逢疾风暴

雨而不病者，盖无虚，故邪不能独伤人"。此乃因虚致瘀，因虚致毒，因毒致虚。而痰瘀又可相互化生，一方面痰浊黏滞易阻，而又可随气流行，若流注于经络，则致经络阻滞，影响气机的运行，导致气血运行不畅；另一方面瘀血阻络，可导致脏腑功能失调，气不化利，水液代谢障碍，致水液停聚，凝而成痰。故虚、瘀、浊毒三者互为因果，互生互化，共同导致疾病的发生。

辨治经验

中医学认为本病的发生主要因禀赋不足，致气血失和，复因过食膏粱厚味，醇酒炙煿及辛辣之品，湿热浊毒之邪乘虚而入，致脏腑失调，气血失和，气滞血瘀，黏膜肌肉失于濡养，导致本病发生。故治以活血养血、祛湿化浊、清热解毒，采用自拟养血清热解毒方，方中当归、白芍、生地黄、川芎四物养血活血，茯苓、山药益气健脾，祛湿化浊；黄芩、黄连、黄柏、栀子清热化浊解毒。然还需注意从以下几个方面临证辨治。

1. 从虚实辨治：本病属慢性渐进性疾病，患者多为青壮年。临床应根据患者体质、病程长短、局部病损表现辨明虚实。疾病早期以邪实为主，患病部位黏膜常反复发生水疱、充血、糜烂等损害，故治疗以清热解毒、祛湿化浊为主，兼以活血养血。在原方基础上加连翘、荆芥、柴胡、薄荷等，于清降之中加入升散宣透之品，使火郁得泄；浊毒甚者加薏苡仁、厚朴等祛湿化浊。疾病中晚期，病邪侵入日久，导致血脉不通，气滞血瘀，出现张口受限、黏膜僵硬，此时治以活血养血、化瘀通络为主。在原方中去黄连、黄柏等苦寒之品，加丹参、红花、桃仁等活血通络，祛瘀生新。而随着病情的发展，后期又可出现气血亏虚，气不行血，血液瘀滞，致气血不能充养肌膜，故临床出现口腔黏膜苍白、舌体变小、伸舌障碍等症。此时应在前方基础上重用黄芪，使补气以生血，行瘀以通络，通过补气而发挥其补血、活血之作用。

2. 从脏腑辨治：口腔黏膜下纤维性变主要涉及心、脾、肝、胃等脏腑，临床治疗当根据实热浊毒所属脏腑及气血归经理论调理心、脾、肝、胃等。平素饮食不节，过食辛辣炙煿之品，以致运化失司，脾胃有热，郁热上炎，发为口糜。清代顾世澄《疡医大全》云"脾胃受邪，则唇为之病，得寒则紧也"。过食膏粱厚味、醇酒炙煿，邪毒内蕴心脾，故口腔黏膜出现充血、水疱、糜烂等表现，患者伴心烦，口干口苦，舌红苔腻，可在原方基础上加连翘清心泻火，薏苡仁、茯苓、山药等淡渗甘补，既能利水渗湿，又能补脾益气，且利水不伤正，补脾不滋腻。若患者情志不畅，肝气郁结，气机阻滞，则血行不畅，必致血瘀，血不荣筋，出现张口受限、舌体挛缩，故临床用药时可加柴胡、香附、陈皮以疏肝理气，疏柔相合，气血兼调，肝胃并治，再配伍川芎解肝经之郁滞，增行气活血之效。

OSF是一种慢性、进行性、隐匿性的口腔黏膜斑纹类疾病，且具有癌变倾向，一直受到国内外学者们的广泛关注。嚼食槟榔、进食刺激性食物、营养、免疫、遗传等因素均与该疾病的发生有关。本病好发于20~50岁人群，无明显性别差异。在我国以男性患者居多。目前OSF的临床治疗主要以对症治疗为主。通过戒除槟榔、药物软化瘢痕、促进血管增生等，达到缓解临床症状、控制疾病发展的目的。类固醇、透明质酸酶、人胎盘提取物、胰凝乳蛋白酶和胶原酶、戊烯羟磷酸酶、盐酸尼氏剂、铁和包括番茄红素在内的多种维生素补充剂等药物已被应用于临床治疗OSF，然而由于该病发病机制尚未完全明确，致使各种治疗手段均不能取得令人满意的治疗效果。刘一平等通过多年的临床观察和探索，从OSF虚、瘀、浊毒的中医病机特点综合考虑，临证时审证求因，施方得当，临床疗效颇佳。

413　从痰、湿、瘀、毒论治声带白斑

陈国丰教授认为声带白斑的形成，是由于痰、湿、瘀、毒积聚于喉门所致，并根据此病机创立了有效经验方"陈氏化斑汤"，经活血化瘀、解毒豁痰等治疗取得了良好的临床疗效，值得后学借鉴。

声带白斑为声带黏膜上皮角化增生所致的白色斑块样疾病，多见于成年男性，常致声音嘶哑，其发病机制尚不清楚，长期烟酒嗜好为本病的主要诱因。其组织病理学变化多样，包括黏膜角化、上皮增生甚至异型性增生等。大约50%声带白斑存在不典型增生等癌前病变，其中有一些亚型易发生癌变。有资料显示，声带白斑癌变率为0.07%～0.21%，且近年来发病率呈逐渐升高的趋势。当质子泵抑制剂等药物治疗效果不佳时，临床上多采取手术治疗，传统的声带黏膜剥脱术易出现术后复发，不典型增生复发率为9.5%～46.4%。如何彻底去除病变，减少复发并最大限度保护发音功能仍有待于深入研究。西医对此病除手术切除与密切随访之外，尚无特别疗法。对部分不愿手术的患者，或反复手术又反复发作者，中医治疗占有一定的优势。

声带白斑属中医学"慢喉喑"范畴。喑，同瘖，指声音嘶哑，《黄帝内经》中有多处提及，如《素问·宣明五气》云"五邪所乱……搏阴则为瘖"。喉喑之证，新病者多由于外邪犯肺，肺失宣肃，肺经邪壅，犹如金钟壅塞而鸣声受遏，古人谓之"金实不鸣"；久病者，多由于脏腑虚损，气不上达，阴不润喉，无力鼓动声门，亦如金钟破损而鸣声不宏，古人谓之"金破不鸣"。但久病喉喑亦有气滞、血瘀、痰凝等，更有五脏之病皆能为喑、阴阳俱绝、精气内夺为喑痱等论点。陈国丰从"痰湿瘀毒"入手治疗声带白斑形成了自己独特的辨证论治体。

社会群体"痰湿瘀毒"体质形成的机理

随着生活水平的提高，膏粱厚味致现代人多为痰湿之体；或因过度安逸，形体臃肿；或因热能摄入过多过盛，食过精谷食而加重脾胃的负担；或因饮食失于节制，常饱饮饱食，以致"饮食自倍，肠胃乃伤"。脾虚则运化水湿功能失常，水液不化，则聚而成湿，凝而为痰，即所谓"脾生湿"，"湿困脾"。脾主运化又有赖于肾阳的温煦，夜生活及加班的盛行，导致人群长期熬夜耗伤肾气，久之则造成肾阳不足，肾阳不足，影响脾的运化，也会生湿生痰。痰湿内盛，易阻滞气机，气为血之帅，气行则血行，气滞则血瘀。社会生存压力日益增长，长期情绪压抑导致肝郁气滞，也易造成血瘀。此外，"正气存内，邪不可干"，久坐、久卧耗气，邪毒乘虚而入。此邪毒包括烟酒刺激、环境污染、电磁辐射、噪声等各种外界因素。

"痰湿瘀毒"造成声带白斑的机理

脾气亏虚，则土不生金，肺气得不到脾气的滋养，则肺气不充。肺为声音之门，《景岳全书》云"声由气而发，肺病则气夺，此气为声音之户也"。故肺气不充，鼓动乏力，声门开合失司，则出现声音嘶哑。"脾为音声之本……有形之质者，声带属肝，得肺气而能震颤；室带属脾，得气血之养而能活跃"；《景岳全书》云"或以饥饱，或以疲劳，致败中气而喘促为喑者，脾之病也"。脾主运化，吸收水谷精气，并依赖于肺气宣降输布全身，脾的功能正常是正常发音及室带滋养的基础。长期肺脾两虚，则声嘶日久不愈，同时脾虚造成水液运化失调，停聚成痰、湿，痰湿凝聚于喉窍，局部气化不利，久之有

形之邪逐渐结聚，故而形成白斑；或是肝气郁结，气滞则血瘀，声门处血脉不通，久则形成白斑；或是气阴不足，咽喉失去濡养，外来邪毒容易侵犯；或是长期嗜食烟酒及辛辣刺激之品，直接刺激损伤声门，各类邪毒聚于喉窍，逐渐形成白斑。痰、湿、瘀是人体水液代谢失调的病理性产物，它们可互为因果关系，属内因；加之外因毒邪乘虚而入，所以声带白斑的形成，不外乎痰、湿、瘀、毒积聚于喉门所致。

临证治疗

陈国丰根据自己多年的临床经验，创立了有效经验方"陈氏化斑汤"（藿香、佩兰、制厚朴、浙贝母、三棱、莪术、三七粉、重楼、白花蛇舌草、桔梗、蝉蜕、生麻黄、甘草），其中藿香、佩兰、制厚朴、浙贝母祛痰化湿；三棱、莪术、三七粉活血散瘀；重楼、白花蛇舌草解毒散结；桔梗、蝉蜕、生麻黄宣肺利咽；甘草调和诸药。临证之时，应四诊合参，灵活加减。舌苔厚腻，头身困重，大便黏而不爽，甚则肢体水肿者，多为痰湿较重，加化痰、燥湿力强之品，如法半夏、炒苍术、生薏苡仁、川贝母等。舌淡胖，边有齿痕，苔或腻或薄，大便溏，不成形，甚则神疲乏力、肢体倦怠者，多见脾虚，佐以健脾益气，加党参、茯苓、炒白术、白扁豆等。常郁郁寡欢、情绪欠佳者，多为肝郁气滞，可酌加醋柴胡、广郁金、合欢皮等调畅情志的药物。咽痒咳嗽较甚者，多因风邪困于肺经，邪困肺经如"兽困笼中"，用此方药需加强宣肺、祛风之力。荆芥炭具有祛血中之风的作用，加荆芥炭祛风并加倍生麻黄的用量以增强宣肺之力。声带水肿较甚者，可加用紫苏子、莱菔子、白芷等消肿利咽之品。声音嘶哑较甚者，可加用木蝴蝶、莱菔叶等清肺利喉。

参考文献

[1] 常富业，王永炎，李辉，等.《内经》毒论诠析 [J]. 时珍国医国药，2007 (11)：2684.

[2] 赵帆，王兰，梁腾霄. 中医药学中"毒"的含义和理论探讨 [J]. 现代中医临床，2017 (1)：9.

[3] 王黎，张瑶. 运用内经知识，认识人体之毒 [J]. 浙江中医药大学学报，2015 (4)：259.

[4] 烟建华，张俐敏. 黄帝内经"邪"概念内涵的学术解读 [J]. 中华中医药杂志，2007 (8)：507.

[5] 曹东义，李佃贵，裴林，等. 浊毒理论借鉴了化毒、解毒学说 [J]. 河北中医，2010 (6)：824.

[6] 常富业，张允岭，王永炎，等. 毒的概念诠释 [J]. 中华中医药学刊，2008 (9)：1897.

[7] 常富业，张允岭，郭蓉娟，等. 毒相关名词历史沿革 [J]. 北京中医药大学学报，2008 (1)：30.

[8] 第五永长，李妮矫. 论中医"毒"概念的演变及其阴阳属性 [J]. 中华中医药杂志，2010 (5)：654.

[9] 吴娜媛，岳仁宋. 温病"毒"之病因和病机及治疗方法 [J]. 亚太传统医药，2019 (3)：81.

[10] 田杰，黄琴. 试论"毒"及解毒法的运用 [J]. 四川中医，2006 (10)：37.

[11] 王倩，陈文强，黄小波. 中医学"毒"的研究概况 [J]. 北京中医药，2017 (8)：756.

[12] 赵智强. 略论毒邪的致病特点、界定与治疗 [J]. 南京中医药大学学报，2003 (2)：73.

[13] 王海亭，祝建才. 毒邪、邪毒概念辨析 [J]. 山东中医杂志，2007 (4)：225.

[14] 王永炎. 关于提高脑血管疾病疗效难点的思考 [J]. 中国中西医结合杂志，1997 (4)：195.

[15] 张允岭，郭蓉娟，常富业，等. 论中医毒邪的特性 [J]. 北京中医药大学学报，2007 (12)：800.

[16] 董坤，张哲. 毒邪致病中医症状探讨 [J]. 亚太传统医药，2019 (5)：194.

[17] 谢颖桢，高影，邹忆怀. 试论毒邪致病及证候特征 [J]. 北京中医药大学学报，2001 (1)：11.

[18] 朱文锋. 略论毒邪致病及毒药治病 [J]. 中国中医药信息杂志，2007 (8)：7.

[19] 赵昌林. 论毒邪病因学说 [J]. 中华中医药杂志，2010 (1)：80.

[20] 郑洪新. 中医病因新说——环境毒邪 [J]. 辽宁中医杂志，2002 (2)：63.

[21] 刘娜，朱雪，张伟，等. 从"毒邪"论雾霾 [J]. 环球中医药，2016 (9)：1075.

[22] 章新亮. 谈血证问题是识辨毒邪致病的重要着眼点 [J]. 江西中医药，2015 (7)：9.

[23] 王玉玺，王松岩. 毒邪理论与治疗方法 [J]. 中国中西医结合皮肤性病学杂志，2010 (2)：127.

[24] 杨仓良，杨佳睿，杨涛硕. 中医毒邪学说的形成与发展 [J]. 新中医，2020 (10)：9.

[25] 罗国钧. 中医毒学说及其临床应用 [J]. 山西中医，2011 (6)：1.

[26] 常富业，张允岭，郭蓉娟，等. 毒损络脉相关病机历史勾勒与诠析 [J]. 北京中医药大学学报，2008 (2)：79.

[27] 杨仓良，杨涛硕，杨佳睿. 中医攻毒疗法的形成与发展 [J]. 新中医，2020 (13)：24.

[28] 周仙仕，姚红，刘桃，等. 论人体的病理——"毒-管道-脏腑"理论的构建与实践 [J]. 西部中医药，2016 (4)：54.

[29] 屈静，邹忆怀，支楠. 毒邪学说的现代研究进展 [J]. 中国中医急症，2012 (10)：1629.

[30] 邱丙庆. 辨毒论治 [J]. 中医药信息，2013 (6)：5.

[31] 朱爱松，郑洪新. 论中医病因之"毒" [J]. 医学信息，2009 (6)：997.

[32] 徐中环，王承平. 中医"内毒"论 [J]. 中国中医基础医学杂志，2002 (5)：7.

[33] 吴深涛. 内毒辨释 [J]. 上海中医药杂志，2014 (2)：4.

[34] 吴深涛. 内毒论 [J]. 中医杂志，2017 (15)：1265.

［35］ 张允岭，常富业，王永炎，等. 论内毒损伤络脉病因与发病学说的意义［J］. 北京中医药大学学报，2006（8）：514.

［36］ 刘绪银，毛以林. 国医大师张学文治疗毒病经验［J］. 湖南中医杂志，2015（1）：22.

［37］ 孟捷. 药物性肝病与毒损肝络辨识［J］. 中医药学刊，2005（2）：317.

［38］ 刘震，姚乃礼. 慢性乙型肝炎毒损肝络病机探讨［J］. 辽宁中医杂志，2005（11）：1126.

［39］ 周晓娟，聂广. "毒损肝络"假说及其应用价值［J］. 湖北中医学院学报，2010（2）：45.

［40］ 陈超. 试述毒邪学说在病毒性肝炎辨治中的应用［J］. 辽宁中医杂志，2011（11）：2184.

［41］ 陈美玲，赵智强. 赵智强教授从毒论治病毒性肝炎经验［J］. 四川中医，2018（1）：8.

［42］ 刘震，姚乃礼. 慢性乙型肝炎、肝硬化毒邪致病的古今认识［J］. 中医药学报，2005（6）：56.

［43］ 陈增潭. 慢性乙型肝炎的中医治疗［J］. 中西医结合肝病杂志，2003（4）：193.

［44］ 王延丽，孙燕，赵清霞，等. 从毒论治 HIV 合并 HCV 肝损伤［J］. 河南中医，2020（2）：178.

［45］ 何晶. 慢性丙型肝炎中医证候分布特点的临床分析［D］. 南京：南京中医药大学，2010.

［46］ 宗亚力，尹燕耀，林云华. 从"毒邪"理论认识肝衰竭并发肝肾综合征［J］. 新中医，2012（4）：5.

［47］ 王振兴，王飞. 环境毒邪对肺系疾病的影响初探［J］. 中国中医基础医学杂志，2016（2）：206.

［48］ 屈芳. 环境气象因素对呼吸系统疾病影响的研究进展［J］. 气象科技进展，2013（6）：36.

［49］ 杨立明. 气候因素对呼吸系统疾病的影响与意义［J］. 中国中医基础医学杂志，2007（7）：540.

［50］ 李力，王振兴，王飞. 毒邪所致肺系疾病病机探析［J］. 中医学报，2017（8）：1400.

［51］ 李丽娜，汤杰，杨佩兰. 从毒论治浅谈中医防治大气污染所致呼吸系统疾病［J］. 辽宁中医杂志，2015（9）：1665.

［52］ 姜昕，庞立健，吕晓东，等. 肺毒诠释［J］. 辽宁中医药大学学报，2020（8）：177.

［53］ 卢绪香. 论肺毒［D］. 济南：山东中医药大学，2012.

［54］ 唐光华，姜良铎，余如瑾. 从"毒损肺络"说探讨慢性阻塞性肺病缓解期气道局部病机［J］. 中国中医药信息杂志，2006（10）：88.

［55］ 王伟荣，周仙仕，叶烨. 浅谈"毒-管道-脏腑"理论对 COPD 诊治的指导意义［J］. 中医药导报，2017（3）：1.

［56］ 王羽嘉，刘亚倩，吴巧敏，等. 老年性慢性阻塞性肺疾病基于氧化应激机制的中西医病机及治疗［J］. 北京中医药，2020（4）：354.

［57］ 吴海斌，王琦，张永生，等. 基于"毒损肺络"理论对慢性阻塞性肺疾病的病机探讨［J］. 中华中医药杂志，2016（11）：4520.

［58］ 刘亚倩，王羽嘉，唐卓然，等. 从毒损肺络辨治慢性阻塞性肺疾病［J］. 中医学报，2019（10）：2070.

［59］ 张晓梅，肖培新，姜良铎，等. 雾霾毒损与特发性肺间质纤维化［J］. 中华中医药杂志，2017（9）：3931.

［60］ 荆阳，付小燕. 从毒论治肺间质纤维化［J］. 四川省卫生管理干部学院学报，2006（1）：58.

［61］ 罗业浩，蓝绍航，区佩琪，等. 从"毒病"角度探析新型冠状病毒肺炎［J］. 中医学报，2020（11）：2275.

［62］ 欧田田，常鹏飞. 从毒辨治新型冠状病毒肺炎思路探讨［J］. 江苏中医药，2020（4）：48.

［63］ 薛艳，张炜，张兴，等. 从"毒损肺络"探究新型冠状病毒肺炎的病机及诊疗思路［J］. 上海中医药杂志，2020（5）：19.

［64］ 方邦江，李灿辉，陈业孟，等. 中医疫病学实践和理论的发展创新——中外专家谈新型冠状病毒肺炎中医治疗启示［J］. 中国中西医结合杂志，2020（11）：1285.

［65］ 李力，王振兴，王飞. 毒邪所致心系疾病的病机初探［J］. 天津中医药，2017（10）：683.

［66］ 王小玲，张军平，许颖智. 论毒邪理论在心系疾病中的运用［J］. 中华中医药杂志，2012（8）：2090.

［67］ 芦瑞霞，朱晓星，张敏，等. 毒邪学说与冠心病的证治探讨［J］. 中医杂志，2020（1）：27.

［68］ 胡嘉格，曹宇博，张哲. 基于"毒邪致病"理论治疗急性冠脉综合征［J］. 中医学报，2020（8）：1685.

［69］ 袁天慧，冼绍祥，杨忠奇，等. "毒"邪致慢性心力衰竭理论依据初探［J］. 中华中医药杂志，2014（6）：1785.

［70］ 冼绍祥. 心力衰竭中西医结合研究基础与临床［M］. 上海：上海科学技术出版社，2011：2.

［71］ 袁天慧，杨忠奇，李小兵，等. 试论毒邪致病与慢性心力衰竭发病的相关性［J］. 中医杂志，2016（16）：1375.

［72］ 苏祥飞，戴敏. 动脉粥样硬化从毒论治述评［J］. 安徽中医学院学报，2013（2）：1.

［73］ 吴圣贤，何芳，武荣荣. 以"脉生痰核"理论指导动脉粥样硬化研究［J］. 中医杂志，2017（3）：262.

［74］ 王可彬，马莲，吴圣贤. 从"毒损脉络"论治动脉粥样硬化易损斑块［J］. 中医药学报，2018（5）：5.

[75] 王姗姗. 清热解毒中药干预动脉粥样硬化的研究进展 [J]. 中西医结合心脑血管病杂志，2017 (8)：935.

[76] 李连会，刘冬梅. 试论"毒邪"与慢性萎缩性胃炎的关系 [J]. 现代中医药，2013 (3)：37.

[77] 宋膣，刘冬梅，王德运. 毒损胃络与慢性萎缩性胃炎 [J]. 山西中医，2014 (2)：1.

[78] 刘端勇，陈爱民，赵海梅，等. 从毒探讨活动期溃疡性结肠炎的发病机制 [J]. 中国中医基础医学杂志，2004 (4)：11.

[79] 张秀，王振兴，王飞. 毒邪所致肾系疾病的病机探析 [J]. 成都中医药大学学报，2017 (3)：108.

[80] 张琳，曹式丽. 慢性肾脏病的致病毒邪与中医辨证解毒治疗 [J]. 辽宁中医杂志，2010 (10)：1928.

[81] 吴国伟，徐文君，万红建，等. 从毒治肾病论 [J]. 浙江中医杂志，2007 (2)：66.

[82] 刘芳，王耀光. 从中医"毒损肾络"理论探讨乙肝病毒相关性膜性肾炎机制假说 [J]. 中医药通报，2012 (3)：38.

[83] 潘韦韦，金美英，李敏，等. 基于"毒邪"理论的调控自噬对 2 型糖尿病的干预 [J]. 中国老年学杂志，2020 (5)：1091.

[84] 黄晓芳，陈永华，倪洪岗，等. 燥热化"毒"在消渴病病机中的作用分析 [J]. 陕西中医，2020 (5)：656.

[85] 南征. 毒损肾络所致消渴肾病机理浅说 [J]. 吉林中医药，2007 (1)：8.

[86] 金明柱，李敬林. "毒损肾络"对糖尿病肾病形成的病理机制 [J]. 中华中医药学刊，2011 (11)：2407.

[87] 麻丽娜，孙新宇. "毒损肾络"与糖尿病肾病炎症机制的相关性 [J]. 中医学报，2015 (4)：487.

[88] 刘舟，刘华东，张卫华. 从毒论治糖尿病肾病的理论探讨 [J]. 陕西中医学院学报，2011 (5)：9.

[89] 杨思慧，高志卿，汪志伟. 糖尿病肾病从毒论治研究进展 [J]. 河南中医，2018 (5)：807.

[90] 姬玉，杨芳，马莉莎，等. 解毒法治疗糖尿病肾病的探究 [J]. 现代中医药，2018 (4)：81.

[91] 秦鑫，董慧，巩静，等. 陆付耳扶阳解毒法治疗糖尿病肾病经验 [J]. 中国中医基础医学杂志，2019 (2)：249.

[92] 张宏，刘铜华. 论"毒"与糖尿病周围神经病变 [J]. 吉林中医药，2011 (9)：817.

[93] 张琳，曹式丽. 曹式丽教授从毒论治慢性肾脏病感染并发症经验 [J]. 中国中西医结合肾病杂志，2012 (7)：568.

[94] 邢小一，马晓燕. 马晓燕教授以内毒论治肾性贫血 [J]. 吉林中医药，2016 (4)：335.

[95] 杜治锋，杜治宏. 从毒论治肾间质纤维化 [J]. 陕西中医学院学报，2007 (3)：3.

[96] 于敏，陈芝，刘晓玲，等. 从微炎症发病机制探讨中医治疗慢性肾衰竭的思路与方法 [J]. 中国中医急症，2009 (4)：568.

[97] 于敏，南征，史耀勋，等. 从中医"毒损肾络"论治慢性肾功能衰竭胰岛素抵抗 [J]. 中医杂志，2009 (7)：585.

[98] 尹浩，周恩超. 周恩超教授从毒论治慢性肾衰竭常用药对介绍 [J]. 浙江中医药大学学报，2016 (12)：932.

[99] 于敏，张波，史耀勋，等. 南征教授"毒损肾络"理论学说探析及临床运用 [J]. 中华中医药学刊，2010 (2)：243.

[100] 张琳. 从"毒损肾络"学说探讨慢性肾脏病诊疗的研究进展 [J]. 云南中医中药杂志，2017 (2)：94.

[101] 张剑. 从三焦与"毒"探讨代谢综合征 [J]. 中医杂志，2007 (6)：487.

[102] 李晓红，宋福印. 从毒论治代谢综合征初探 [J]. 中医杂志，2017 (17)：1518.

[103] 朱振红，郭朋，唐旭东，等. 脂肪肝从毒论治 [J]. 辽宁中医杂志，2014 (12)：2568.

[104] 来要良，杨晋翔. 从毒邪论治酒精性肝病 [J]. 河北中医，2012 (5)：753.

[105] 丁霞，田德禄，姚雪彪. 中医学对酒精性肝纤维化的认识 [J]. 中华中医药杂志，2006 (1)：50.

[106] 季巍巍，车念聪，法振鹏. 非酒精性脂肪性肝炎的"攻毒扶正法"初探 [J]. 北京中医药，2011 (10)：764.

[107] 杨文明，张春海，李瑞娟，等. 毒邪在肝豆状核变性致病中的作用 [J]. 中国实验方剂学杂志，2009 (11)：109.

[108] 王殿华，陈金亮，张志慧. 肝豆状核变性为毒邪入络之病 [J]. 中华中医药杂志，2007 (6)：370.

[109] 王共强，叶群荣，马心锋. 从络病理论探讨肝豆状核变性的发病机制 [J]. 中西医结合肝病杂志，2011 (4)：218.

[110] 王殿华，陈金亮. 中医论治肝豆状核变性的思路与方法 [J]. 中医杂志，2010 (2)：171.

[111] 胡勇，邢玉瑞. 基于络病学毒损肠络论治溃疡性结肠炎 [J]. 中国中医基础医学杂志，2018 (3)：415.

[112] 闫昕，王新月，盛益华，等. 溃疡性结肠炎肺损伤的病因病理机制探讨及意义 [J]. 中华中医药杂志，2013

（7）：1943.

[113] 张顺宵，刘毅，孙艳，等. 从毒论治神经系统疑难病症的思路及应用［J］. 山东中医药大学学报，2016（5）：461.

[114] 周德生，谭惠中. 基于毒邪理论辨治神经感染性疾病及代谢性脑病［J］. 湖南中医药大学学报，2019（7）：815.

[115] 郑圣于，奚肇庆. 试论毒邪学说在救治脑血管急重症患者中的临床价值［J］. 中国中医急症，2009（2）：226.

[116] 俞郦，魏江磊. 清热解毒法在缺血性中风急性期的应用［J］. 中国中医急症，2013（5）：766.

[117] 邹忆怀. "毒损脑络"学说的症状学研究思路探讨［J］. 北京中医药大学学报，2006（7）：448.

[118] 常富业，王永炎. 中风病毒邪论［J］. 北京中医药大学学报，2004（1）：3.

[119] 李澎涛，王永炎，黄启福. "毒损脑络"病机假说的形成及其理论与实践意义［J］. 北京中医药大学学报，2001（1）：1.

[120] 蓝毓营，韦必清. 中风毒邪论与兴奋毒性的研究及临床意义［J］. 广西中医药，2004（1）：40.

[121] 张锦，张允岭，郭蓉娟，等. 从"毒损脑络"到"毒损络脉"的理论探讨［J］. 北京中医药，2013（7）：483.

[122] 屈静，邹忆怀. 中风病急性期"毒损脑络"临床表征的理论初探［J］. 中国中医急症，2011（7）：1068.

[123] 杨春霞. 缺血性中风从毒论治的理论与实践探讨［J］. 中国中医急症，2012（7）：1102.

[124] 刘敏，王庆国，李澎涛. "毒损脑络"与出血性中风的现代生物学基础［J］. 北京中医药大学学报，2007（8）：508.

[125] 李俊哲，黎辉映. "脑心同治"中有关毒邪理论的思考［J］. 中华中医药杂志，2013（6）：1660.

[126] 史晓玲，袁德培. 从"毒"探讨老年性痴呆的病因病机［J］. 湖北民族学院学报（医学版），2011（3）：64.

[127] 骆殊，邵佳，吴颢昕，等. 试论"毒邪"与血管性痴呆发病的关系［J］. 江西中医药，2015（11）：10.

[128] 黄琴，隋立森，谢海涛，等. 论"毒-管道-脏腑"理论对癫痫诊治的指导意义［J］. 中国中医急症，2017（9）：1572.

[129] 吴彬才，王净净，李智雄，等. "毒邪致痫"之我见［J］. 湖南中医药大学学报，2017（4）：453.

[130] 裴林. 毒邪可伏蕴为痫［J］. 北京中医药大学学报，2009（3）：149.

[131] 黄敏烨，于顾然. 多发性硬化毒损督络病机的临床意义［J］. 新中医，2019（12）：37.

[132] 吴彦青，高颖. 益肾化浊、解毒通络法治疗复发——缓解型多发性硬化的理论探析［J］. 中医研究，2011（2）：1.

[133] 陆冰心，黎兴键，于征淼. α-突触核蛋白与帕金森病"毒邪致病"中医病机的关系探讨［J］. 广州中医药大学学报，2020（5）：974.

[134] 王冰，邹明洋，赵梓淇，等. 基于"毒邪"与神经毒性的关系论治帕金森病［J］. 长春中医药大学学报，2019（1）：16.

[135] 朱思佳，王亚丽，李智山，等. 王亚丽教授从"毒损脑络-枢机-筋脉"论治帕金森病思路探讨［J］. 吉林中医药，2020（8）：1007.

[136] 邱朝阳，霍青. 从毒损脉络论治帕金森病［J］. 四川中医，2019（10）：18.

[137] 冯广树，马斌，冯广娟，等. 浅论"毒"邪为肌萎缩侧索硬化症发病的重要病因及其辨治思路［J］. 环球中医药，2020（2）：2788.

[138] 姜雄，何前松. 况时祥从"毒"论治重症肌无力的临床经验介绍［J］. 江苏中医药，2016（8）：19.

[139] 周永明，陈其文. 试论毒邪与再生障碍性贫血［J］. 上海中医药杂志，2008（12）：51.

[140] 黄绮丹，李达. 中医解毒法治疗再生障碍性贫血概况［J］. 中国中医基础医学杂志，2008（5）：398.

[141] 曾庆，陆嘉惠. 论毒邪与骨髓增生异常综合征［J］. 新中医，2011（1）：1.

[142] 陈玉，蔡恩照，张隽瑜，等. 从"毒"论治急性白血病初探［J］. 中国中医急症，2020（5）：916.

[143] 苏鑫，陈成顺，许亚梅. 基于"毒损髓络"理论辨治急性白血病经验［J］. 北京中医药，2020（1）：44.

[144] 吴顺杰. 急性移植物抗宿主病的中医证治策略探析［J］. 辽宁中医杂志，2011（11）：2165.

[145] 李海燕，冯四洲，韩明哲. 造血干细胞移植后移植物抗宿主病中医辨证初探［J］. 中医杂志，2005（8）：617.

[146] 刘维，于海浩，吴沅皞. 毒痹论续［J］. 中华中医药杂志，2013（3）：718.

[147] 杨仓良. 从毒邪致病辨治强直性脊柱炎［J］. 新中医，2007（8）：1.

[148] 张磊，吴沅皞，王朝旭，等. 从毒论治风湿病骨与软骨损害的临床探析［J］. 天津中医药，2017（4）：232.

[149] 何烜，马悦宁，吕柳，等. 基于"双毒学说"论类风湿关节炎病因病机［J］. 环球中医药，2020（9）：1503.

[150] 周红光，汪悦. 从毒论治类风湿关节炎 [J]. 中华中医药学刊，2010（10）：2008.

[151] 陆乐，蔡辉. 从毒邪论治反应性关节炎 [J]. 中医学报，2017（3）：402.

[152] 金文杰，齐庆，郜贺，等. 基于"毒邪致痹"理论探讨金明秀教授治疗活动期骨关节炎经验 [J]. 长春中医药大学学报，2017（5）：741.

[153] 霍英洁，姜彪，何泽. 解毒通络法治疗老年性骨质疏松症 [J]. 吉林中医药，2018（6）：657.

[154] 杨仓良. 从"毒邪致病"角度论治痛风 [J]. 辽宁中医药大学学报，2009（3）：6.

[155] 陶澜，李增明. 从"毒"论运动性疲劳 [J]. 沈阳体育学院学报，2007（2）：67.

[156] 惠乃玲，李振彬，杨静. 从"毒"论治系统性红斑狼疮 [J]. 河北中医，2008（12）：1276.

[157] 韩书明，潘艳芳. 从毒论治慢性下肢静脉病 [J]. 北京中医药，2016（10）：928.

[158] 付蓉，张丰川，蔡玲玲，等. 李元文教授从毒论治皮肤病经验 [J]. 世界中医药，2018（11）：2685.

[159] 杨素清，谭杰军，闫景东，等. 王玉玺教授从"毒"论治银屑病经验介绍 [J]. 新中医，2013（1）：192.

[160] 顾伯华. 实用中医外科学 [M]. 上海：上海科学技术出版社，1987：490.

[161] 钱冬冬，张怀亮. 银屑病的"毒邪"现代理论探析 [J]. 环球中医药，2015（8）：850.

[162] 柴可群，郑建功. 毒与癌症发病关系探讨 [J]. 浙江中医杂志，2002（7）：304.

[163] 周润津，林兴栋. 浅议温病毒邪理论与恶性肿瘤的关系 [J]. 中医肿瘤学杂志，2019（1）：6.

[164] 戴小军，于彦威，刘延庆. 毒邪理论治疗肿瘤源流及辨治要法 [J]. 中华中医药杂志，2020（10）：5122.

[165] 钱祥，邓德厚，张爱琴，等. 毒药治病之从"毒"治癌 [J]. 中国中西医结合杂志，2017（7）：875.

[166] 陈赐慧. 有毒中药在抗肿瘤治疗中的应用及思考 [J]. 中医学报，2012（12）：1544.

[167] 李慧，李达. 李达从毒辨治血液肿瘤思路与临证经验 [J]. 中华中医药杂志，2019（3）：1086.

[168] 李容容，李仁廷，曹茜，等. 扶正解毒法干预肿瘤炎性微环境机制研究进展 [J]. 辽宁中医药大学学报，2019（10）：207.

[169] 王冠英，袁香梅，吴斌，等. 原发性肝癌之"三因九毒"说 [J]. 中医学报，2014（5）：633.

[170] 任凤梅，黄龙军. 解毒法抗肝癌的理论探讨 [J]. 中华中医药杂志，2014（4）：1187.

[171] 张朝宁，李金田. 试论辐射旁效应损伤的中医学病因：辐射毒 [J]. 中华中医药杂志，2019（2）：503

[172] 刘学伟，郭会军，刘琦，等. 艾滋病从"毒邪"论治探析 [J]. 中医杂志，2006（11）：803.

[173] 考希. 从毒邪角度探讨白塞病中医病因病机 [J]. 中国中医药信息杂志，2011（12）：90.

[174] 杨仓良. 白塞病从毒论治探讨 [J]. 新中医，2011（12）：4.

[175] 刘敏，张大铮，张勤修. "内外双毒"在鼻-鼻窦炎形成中的意义 [J]. 中医药导报，2011（1）：13.

[176] 邢玉瑞. 中医浊毒概念问题探讨 [J]. 中医杂志，2017（14）：1171.

[177] 徐伟超，李佃贵，刘建平，等. 浊毒理论创新中医病因病机学 [J]. 中国中西医结合杂志，2018（8）：913.

[178] 王正品，李佃贵，杜艳茹，等. 浊毒致论与现代中医病因学 [J]. 中医杂志，2010（1）：11.

[179] 曹东义，李佃贵，裴林，等. 浊毒理论的临床指导意义 [J]. 湖北民族学院学报（医学版），2009（4）：46.

[180] 徐伟超，赵润元，李佃贵，等. 浊毒证充实中医证候学 [J]. 中华中医药杂志，2019（10）：4580.

[181] 曹东义，李佃贵，裴林，等. 浊毒化与化浊毒 [J]. 河北中医，2010（2）：183.

[182] 曹东义，李佃贵，裴林，等. 浊毒理论借鉴了《内经》的清浊概念 [J]. 河北中医，2010（3）：338.

[183] 吴骏，郑军状，陶方泽，等. 从"浊毒"论治环境污染相关疾病理论初探 [J]. 甘肃中医药大学学报，2018（4）：21.

[184] 李佃贵. 从浊毒理论的建立与应用谈中医学创新与发展 [J]. 中医杂志，2020（22）：1938.

[185] 杨万胜，刘双秀，张培红，等. 浊毒理论临床应用现状 [J]. 河北中医，2012（5）：780.

[186] 赵雯红，肖颖，王文举，等. 以人体微生态学诠释浊毒理论的内涵 [J]. 中医杂志，2018（3）：185

[187] 魏曦. 微生态学刍议 [J]. 中国微生态学杂志，1989（1）：4.

[188] 孙建慧，杨倩，刘阳，等. 构建中医浊毒理论体系框架的思考 [J]. 中医杂志，2020（8）：660.

[189] 王亚，代紫阳. 基于文献挖掘的浊毒病症及用药规律研究 [J]. 天津中医药，2018（12）：891.

[190] 陈晨，李京涛，刘永刚，等. 常占杰运用涤肠泻毒法治疗肝性脑病经验 [J]. 四川中医，2019（8）：6.

[191] 潘禹硕，李思佳，曲妮妮，等. 基于浊毒理论论吸烟引发慢性阻塞性肺疾病中医病机及治法 [J]. 辽宁中医药大学学报，2020（8）：45.

[192] 赵润元，刘小发. 李佃贵国医大师从浊毒论治脾胃病临床体悟 [J]. 世界中西医结合杂志，2018（3）：335.

[193] 王彦刚，刘宇. 化浊解毒法治疗慢性萎缩性胃炎用药聚类分析 [J]. 世界华人消化杂志，2015 (14)：2274.

[194] 周盼盼，王彦刚，吕静静. 基于方证相应的慢性萎缩性胃炎浊毒内蕴证用药规律研究 [J]. 中草药，2014 (19)：2873.

[195] 王宇阳，马放，占永立. 基于"浊毒"理论论治慢性肾脏病 [J]. 中医杂志，2019 (16)：1374.

[196] 沙鑫. 孙伟运用泄浊解毒法治疗慢性肾脏病阐微 [J]. 山东中医药大学学报，2017 (2)：131.

[197] 周海波，晏子友. 以肾虚浊伏为核心探析慢性肾衰病病机 [J]. 四川中医，2019 (3)：31.

[198] 姚硕硕，魏晓娜，籍大为，等. 基于国医大师李佃贵"浊毒理论"治疗慢性肾衰的应用研究 [J]. 陕西中医，2019 (4)：519.

[199] 钟建，王仕琦，唐农. "浊毒"理论在慢性肾衰竭中的应用研究 [J]. 西部中医药，2013 (7)：121.

[200] 肖媛，黄伟，罗富里，等. 浊毒与外泌体关联对尿毒症心肌病影响的理论探讨 [J]. 江西中医药大学学报，2019 (4)：1.

[201] 胡芳，沈金峰，刘中勇. 从"浊毒"探析动脉粥样硬化病机及治疗 [J]. 辽宁中医杂志，2019 (5)：956.

[202] 郭晓辰，张军平. 高血压病从浊毒论治 [J]. 中医杂志，2010 (7)：581.

[203] 周艳玲，赵见文，田军彪. 论"浊毒"在轻度认知障碍发病中的作用及治疗探讨 [J]. 辽宁中医药大学学报（网络论文），2021，4，26.

[204] 黄少东，梁健芬，陈月桥，等. 梁健芬从浊毒致病论治疗帕金森病经验 [J]. 四川中医，2020 (5)：13.

[205] 张帅，马丽娜，刘南阳，等. 从中医学"清浊相干"理论探讨肠道微生物群与认知障碍 [J]. 中国中西医结合杂志，2020 (5)：624.

[206] 赵玉敏，胡艳萍. 从浊毒论治高效抗逆转录病毒疗法相关代谢综合征 [J]. 中医学报，2017 (1)：1.

[207] 王彬，周欢，章清华，等. 基于肠道微生态探讨代谢综合征之"浊毒"病机 [J]. 北京中医药大学学报，2019 (5)：374.

[208] 徐三鹏，白洲霞，杨少军. 从"浊毒"探讨非酒精性脂肪性肝病发病原因 [J]. 辽宁中医药大学学报，2017 (1)：92.

[209] 韩琪臻，赵伟. 基于肠道菌群的解毒化浊法改善 2 型糖尿病胰岛素抵抗作用的探讨 [J]. 时珍国医国药，2020 (9)：2202.

[210] 吴深涛，王斌，章清华，等. 论糖尿病从"脾不散精"到"浊毒内蕴"之病机观 [J]. 中医杂志，2018 (22)：1920.

[211] 许成群，王元，孙永亮. 糖尿病"浊毒致消"理论及其应用 [J]. 世界中西医结合杂志，2013 (3)：299.

[212] 杜悦凤，王洪武. 从浊毒论治糖尿病 [J]. 国医论坛，2016 (3)：10.

[213] 彭良岳，唐奇志，梁嘉朗，等. 从浊毒困脾探讨论治早期 2 型糖尿病经验 [J]. 环球中医药，2020 (12)：2111.

[214] 魏凯善，魏静，罗敏，等. 从"玄府-浊毒-络脉"角度再识糖尿病及其微血管并发症 [J]. 中国中医基础医学杂志，2020 (6)：731.

[215] 于晓辉，檀金川. 从浊毒论糖尿病肾病 [J]. 天津中医药大学学报，2013 (3)：183.

[216] 黄世敬，王永炎. 论血脂异常与浊毒 [J]. 辽宁中医杂志，2016 (1)：65.

[217] 郝彦伟，喻俊榕，殷凤，等. 从精郁视角探析溃疡性结肠炎的浊毒病机观 [J]. 辽宁中医杂志（网络论文），2020，8，14.

[218] 李博林，刘启泉，王志坤，等. 从浊毒论治溃疡性结肠炎证治规律探讨 [J]. 四川中医，2016 (12)：31.

[219] 王佳林. 朱西杰运用浊毒-微生态理论治疗溃疡性结肠炎的思路及方法 [J]. 河北中医，2018 (11)：1605.

[220] 娄莹莹，李佃贵，徐伟超. 从浊毒论治慢性非特异性溃疡性结肠炎 [J]. 河北中医，2016 (10)：1564.

[221] 王瑛，李佃贵，徐伟超. 从浊毒论治克罗恩病 [J]. 河北中医，2013 (1)：60.

[222] 白亚楠，谷诺诺，杨倩，等. 从浊毒论治肠易激综合征 [J]. 湖北中医杂志，2018 (4)：35.

[223] 梁亚飞，申玉行，白亚楠，等. 杨倩基于浊毒理论治疗肠易激综合征经验 [J]. 河南中医，2018 (11)：1662.

[224] 张北华，高蕊，李振华. 中医药治疗肠易激综合征的专家经验挖掘分析 [J]. 中国中西医结合杂志，2013 (6)：757.

[225] 张建强，仝光照，许志会，等. 应用浊毒理论辨治下肢静脉性溃疡 [J]. 中医学报，2019 (4)：823.

[226] 朱海，周仙仕，叶烨. 从"浊毒"论治脓毒症 [J]. 中国中医急症，2017 (7)：1197.

[227] 郭虹君，戚文月，高记华. 从浊毒论治肛窦炎理论研究 [J]. 辽宁中医药大学学报，2020 (5)：1197.

[228] 朱光海，王英，李元浩，等. 从"机体受邪-气机失调-浊毒阻络-络网失约"浅析肿瘤病机之中医动态演变过程[J]. 中华中医药杂志，2020（8）：4097.

[229] 姜茜，周平平，李佃贵，等. 国医大师李佃贵教授从浊毒论治顽固性痤疮经验浅析[J]. 成都中医药大学学报，2019（1）：5.

[230] 周仲瑛. "伏毒"新识[J]. 世界中医药，2007（2）：73.

[231] 韩尽斌. 从内生伏毒谈内疫病机与治法[J]. 云南中医学院学报，2010（4）：57.

[232] 刘磊，甘淳. 从"伏毒"探析慢性肝炎病因病机[J]. 中医药信息，2019（2）：100.

[233] 侯天将，由凤鸣，祝捷. 基于"伏毒"学说论治放射性肺损伤[J]. 吉林中医药，2016（1）：13.

[234] 渠源，张伟，贾新华. 基于伏毒学说论治结缔组织相关间质性肺疾病[J]. 中医杂志，2020（9）：776.

[235] 沈金峰，谢娟，黄伟，等. "Wnt/β-catenin-伏毒-微型癥积-肾纤维化"相关性假说[J]. 时珍国医国药，2018（7）：1684.

[236] 沈金峰，罗富里，胡芳，等. 从"Wnt/β-catenin-伏毒"论肾纤维化病因病机[J]. 中华中医药学刊，2019（1）：70.

[237] 黄伟，罗富里，沈金峰，等. 初探"细胞自噬-伏毒-肾间质纤维化"相关性假说[J]. 中华中医药杂志，2020（1）：264.

[238] 修一萍，薛一涛. 基于"伏毒学说"论治慢性冠状动脉综合征概述[J]. 山东中医药大学学报，2020（6）：698.

[239] 胡芳，沈金峰，刘中勇. 基于"伏毒学说"探讨冠心病的病因病机[J]. 时珍国医国药，2018（6）：1409.

[240] 黄伟，罗富里，沈金峰，等. 初探"细胞自噬-伏毒-肾间质纤维化"相关性假说[J]. 中华中医药杂志，2020（1）：264.

[241] 王新东，祁晓霞. 从血气伏毒构建冠心病中西医融合证治范式[J]. 新中医，2017（11）：146.

[242] 张北平，赵喜颖，曹翠纳，等. "细胞自噬-细胞因子-伏毒-溃疡性结肠炎"相关性假说[J]. 医学争鸣，2017（2）：15.

[243] 程怡，李健民，赵喜颖，等. 基于"伏毒致病"学说探讨预防结直肠腺瘤复发的证治思路[J]. 广州中医药大学学报，2020（7）：1387.

[244] 李大勇，刘艳玲. "伏毒"与糖尿病性难愈溃疡发病关系的研究进展[J]. 中华中医药杂志，2020（2）：812.

[245] 李俊贤，谢春光. 基于伏毒理论研究糖尿病代谢记忆效应的中医机制[J]. 时珍国医国药，2014（5）：1177.

[246] 李清萍. 慢性肾脏病从"伏毒"论治[J]. 中国中医基础医学杂志，2020（1）：32.

[247] 唐宽裕，于俊生. 从伏毒论治过敏性紫癜性肾炎初探[J]. 中华中医药杂志，2013（6）：1779.

[248] 沈金峰，罗富里，胡芳，等. 以伏毒新识为核心探讨慢性肾衰竭的病因病机[J]. 中华中医药杂志，2018（12）：5334.

[249] 陈广峰，许冰，张艳艳，等. 类风湿关节炎缓解期从伏毒论治探讨[J]. 山东中医杂志，2018（12）：982.

[250] 刘立华，宁方玲，高丽霞，等. 从"伏毒"谈病证结合干预肿瘤转移复发[J]. 环球中医药，2015（11）：1370.

[251] 张玉人，林洪生，张英. 基于"伏毒"学说的扶正祛毒法防治恶性肿瘤转移的理论探讨[J]. 北京中医药大学学报，2014（9）：586.

[252] 何伟，佟雅婧，胡勇. 从"伏毒入络"论中晚期肺癌病因病机[J]. 中国中医药信息杂志，2019（11）：5.

[253] 田建辉，罗斌，刘嘉湘. 肺癌"正虚伏毒"病机的生物学基础——基于免疫紊乱之肺癌"正虚"探要[J]. 上海中医药杂志，2018（1）：1.

[254] 李芊芊，张伟. 从"伏毒"论治肺癌[J]. 天津中医药大学学报，2019（2）：126.

[255] 孙焱，李灵常，李丹，等. 霍介格教授从伏毒论治小细胞肺癌经验[J]. 浙江中医药大学学报，2020（2）：165.

[256] 谭慧红，范洪桥，周亮，等. 从"伏毒-痰瘀-正虚"理论刍议"治未病"思想在乳腺癌癌前病变中的应用[J]. 中外医学研究，2021（10）：194.

[257] 黄冬榕，王锦捷，韩远豪，等. 从"伏毒"论防治放化疗后骨髓抑制[J]. 天津中医药大学学报，2020（6）：640.

[258] 宗亚力，尹燕耀，林云华. 中医从"毒邪伏络"论治艾滋病的思考[J]. 中国中医基础医学杂志，2011（4）：363.

[259] 李红燕，李慕白，杜井富，等. 基于"伏毒滞络"探讨HPV病毒感染的防治[J]. 中医药信息，2021（2）：65.

［260］ 陆韵薇，于顾然. 以周仲瑛"伏毒"学说论治视神经脊髓炎谱系病［J］. 中医杂志，2020（11）：957.

［261］ 张青青，王敏，袁卫玲. 从伏毒论治过敏性鼻炎［J］. 中国中医药信息杂志，2019（10）：110.

［262］ 钟霞，焦华琛，李运伦，等. 瘀毒概念探微［J］. 中华中医药杂志，2019（6）：2377.

［263］ 张琼，樊长征，苗青，等. 慢性阻塞性肺疾病继发肺动脉高压的中医发病机制及治疗思路［J］. 中医杂志，2013（4）：290.

［264］ 丛晓东，张洁，李灵生，等. 从毒瘀理论探讨慢性阻塞性肺疾病合并肺动脉高压［J］. 新中医，2019（1）：230.

［265］ 张文江，苗青，张燕萍. 从瘀毒论治慢性阻塞性肺疾病浅析［J］. 北京中医药，2011（12）：907.

［266］ 王灿，张伟. 从"瘀""毒"论治间质性肺病［J］. 环球中医药，2018（9）：1401.

［267］ 邹林蓁，李运伦. 从"瘀毒"论治心系疾病进展［J］. 中医药学报，2018（3）：125.

［268］ 张海洋，姚璠，施维敏，等. 基于"瘀毒"与血脂异常相关病症的关系探讨慢性疾病转归：治未病理论的提出与思考［J］. 中华中医药学刊（网络论文），2020，10，20.

［269］ 史大卓，徐浩，殷惠军，等. "瘀""毒"从化-心脑血管血栓性疾病病因病机［J］. 中西医结合学报，2008（11）：1105.

［270］ 刘龙涛，史大卓，陈可冀. 心血管血栓性疾病"瘀毒"致病临床表征初探［J］. 世界中医药，2012（2）：152.

［271］ 尚德俊. 活血化瘀法在周围血管疾病的应用［J］. 中国中西医结合外科杂志，1995（6）：327.

［272］ 郑红刚. 瘀毒与肾性高血压关系探析［J］. 现代中医药，2003（6）：4.

［273］ 张莹，马晓娟，史大卓. 冠心病疲毒理论与血小板-血栓-炎症网络［J］. 中国中西医结合杂志，2018（3）：375.

［274］ 陈可冀，史大卓，徐浩，等. 冠心病稳定期因毒致病的辨证诊断量化标准［J］. 中国中西医结合杂志，2011（3）：313.

［275］ 张京春，陈可冀，张文高，等. 不稳定斑块的中西医结合认识现状及研究思路［J］. 中国中西医结合杂志，2005（10）：869.

［276］ 徐嘉欣，吴辉，褚庆民，等. 冠心病毒瘀病机探析［J］. 辽宁中医药大学学报，2019（11）：170.

［277］ 于宗良，吴敏，李晓雅，等. 基于"瘀毒"病机的解毒活血法治疗冠心病的研究与思考［J］. 中西医结合心脑血管病杂志，2020（19）：3212.

［278］ 姚方方，何鑫，周雨，等. 基于中医"瘀毒"病机的活血解毒中药在冠心病中的应用机制研究［J］. 世界最新医学信息文摘，2017（58）：39.

［279］ 洪永敦，詹鸿越，吴兴波. 温阳活血解毒法治疗冠心病的探讨［J］. 中药新药与临床药理，2012（1）：112.

［280］ 李成，华鑫，朱爱松，等. 从瘀毒郁互结探讨冠心病伴焦虑、抑郁的病机特点［J］. 中医杂志（网络论文），2020，11，17.

［281］ 付达，郝晓丹，刘真. 从瘀毒理论探讨冠状动脉支架内再狭窄的预防［J］. 中医学报，2017（2）：257.

［282］ 张大伟，陈柏楠. 肢体动脉支架内再狭窄瘀毒病机的探讨［J］. 世界中西医结合杂志，2018（2）：166.

［283］ 张京春，陈可冀. 瘀毒病机与动脉粥样硬化易损斑块相关的理论思考［J］. 中国中西医结合杂志，2008（4）：366.

［284］ 郗瑞席，张京春，冯妍. "瘀毒"理论与急性冠脉综合征的相关性探讨［J］. 中西医结合心脑血管病杂志，2009（2）：127.

［285］ 柳金英，张惠敏，田蕾，等. "瘀毒"致心力衰竭心肌纤维化理论依据初探［J］. 中华中医药杂志，2018（9）：4027.

［286］ 徐浩，史大卓，殷惠军，等. "瘀毒致变"与急性心血管事件：假说的提出与临床意义［J］. 中国中西医结合杂志，2008（10）：934.

［287］ 钟霞，焦华琛，李运伦，等. 从瘀毒论治病毒性心肌炎研究进展［J］. 山东中医杂志，2019（10）：986.

［288］ 陈浩，苏伟，龚少愚，等. 动脉粥样硬化中医"瘀毒"病因病机的研究进展［J］. 中西医结合心脑血管病杂志，2011（9）：1104.

［289］ 仲爱芹，徐士欣，张军平. 从瘀毒论治缺血性中风的理论探析［J］. 中华中医药学刊，2015（3）：573.

［290］ 赵越，杨文明. 化瘀解毒法在中风病中的运用价值［J］. 中医药临床杂志，2012（3）：253.

［291］ 高美，唐爱华，冯晓桃，等. 基于"络病理论"从瘀毒论血脂异常［J］. 辽宁中医杂志（网络论文），2021，4，27.

［292］ 孙大伟，冯丽莎，吴晓翠，等. 基于Sirt1探讨糖尿病脑病"瘀毒阻络"中医病机及治法［J］. 中医学报，2019

（8）：1621.

[293] 李方怡，徐寒松，陈永华，等. "毒瘀损络"理论在消渴目病中的运用［J］. 中医学报，2020（8）：1627.

[294] 符显昭，许靖，黄文华，等. 糖尿病冠心病活血解毒疗法思路的构建［J］. 中国中医急症，2014（11）：2024.

[295] 王筝，刘文康，冯桃花，等. 慢性肾脏病毒瘀相关病机探讨［J］. 河北中医，2019（12）：1893.

[296] 张宏方，白志超，李文侠，等. 试论中医"益气生血，化瘀解毒"学说与现代肿瘤免疫的关系［J］. 辽宁中医杂志，2020（8）：57.

[397] 姜涛，朱爱松，杨丹倩，等. 肿瘤"瘀毒"病机理论诠释［J］. 浙江中医药大学学报，2021（3）：229.

[298] 乔翠霞，蔡小平. 蔡小平以瘀毒致病理论辨治肝癌［J］. 中医肿瘤学杂志，2020（1）：73.

[299] 贾小强，黄乃健，邱辉忠. 大肠癌转移"瘀毒传舍"病机的初步理论构架［J］. 辽宁中医杂志，2008（5）：703.

[300] 代丹，王新苗，何春燕，等. 张作舟从"瘀毒"辨治银屑病经验［J］. 中医杂志，2021（2）：104.

[301] 冷辉，张琦，孙海波. 从"瘀毒伤络"理论探讨顺铂致药物性耳聋机制［J］. 中国中医基础医学杂志，2020（10）：1456.

[302] 杨星哲. 从瘀毒论治白塞病探析［J］. 四川中医，2013（6）：23.

[303] 安国辉，王开成，张士舜. 辨识"癌毒"［J］. 中国中医药现代远程教育，2011（5）：173.

[304] 徐人杰，孙大志，修丽娟，等. 浅议癌毒辨识及其论治思路［J］. 中医肿瘤学杂志，2020（1）：27.

[305] 郭建辉. 周仲瑛教授"癌毒学说"新论［J］. 湖南中医药大学学报，2010（11）：6.

[306] 王圆圆，李娜，张青. 癌毒的阴阳属性浅议［J］. 中医杂志，2014（15）：1271.

[307] 蒋义芳，严然，祝捷，等. 癌毒分段论［J］. 四川中医，2018（6）：53.

[308] 陈尧，黄学武. "癌毒"理论新思考［J］. 新中医，2013（2）：8.

[309] 程海波. 癌毒病机理论探讨［J］. 中医杂志，2014（20）：1711.

[310] 高宇，马云飞，陈宇晗，等. 基于癌毒学说论治肿瘤［J］. 辽宁中医杂志（网络论文），2021，4，27.

[311] 郑佳彬，周晓梅，刘杰，等. 林洪生"固本清源"理论维持治疗恶性肿瘤经验［J］. 中医杂志，2017（1）：16.

[312] 程海波，沈卫星. 癌毒病机理论与炎癌转变［J］. 中国中西医结合杂志，2015（2）：243.

[313] 程海波，王俊壹，李柳. 癌毒病机分类及其在肿瘤临床治疗中的应用［J］. 中医杂志，2019（2）：119.

[314] 陈柯羽，张青. "癌毒"异变之思考［J］. 中医杂志，2015（22）：1919.

[315] 张兆洲，李琦. 癌毒传舍的中医病机初探［J］. 中华中医药杂志，2018（11）：4839.

[316] 李琦玮，于明薇，王笑民. 癌毒理论研究现状［J］. 中医杂志，2015（4）：317.

[317] 梁启军，唐晓玲，熊墨年，等. 癌毒与"益气清毒"法［J］. 河南中医，2018（1）：16.

[318] 章永红，章迅，叶丽红，等. 论癌毒及攻癌毒治法［J］. 南京中医药大学学报，2014（5）：401.

[319] 侯超，林伟波，周岱翰. 清热解毒法历代演进与解毒治癌十法［J］. 中华中医药杂志，2016（11）：4604.

[320] 程海波，王俊壹. 癌毒病机的生物学基础探讨［J］. 南京中医药大学学报，2019（3）：241.

[321] 程海波，吴勉华. 周仲瑛教授从癌毒辨治恶性肿瘤病机要素分析［J］. 中华中医药学刊，2010（2）：313.

[322] 于鹏龙，张宏方，于东波，等. 试论肿瘤微环境对中医"癌毒"学说的认知意义［J］. 现代中医药，2016（1）：47.

[323] 沈政洁，程海波，沈卫星，等. 肿瘤炎性微环境与"癌毒"病机相关性探讨［J］. 北京中医药大学学报，2015（1）：14.

[324] 程海波，沈卫星，吴勉华，等. 基于肿瘤微环境的癌毒病机理论研究［J］. 南京中医药大学学报，2014（2）：105.

[325] 王俊壹，程海波. 基于"治未病"思想探讨癌毒病机理论在肿瘤防治中的应用［J］. 中医杂志，2018（12）：1014.

[326] 王笑民，张青. 基于"癌毒"的肿瘤发生发展规律探讨［J］. 中华中医药杂志，2011（7）：1533.

[327] 郑文利，李慧杰，裴可，等. 基于癌毒理论探讨攻毒类中药在恶性肿瘤治疗中的应用［J］. 中医药信息，2019（4）：98.

[328] 荣震，黄瀚斐，韦海霞. 中医药对肿瘤放疗增效减毒作用的研究概况［J］. 山东中医杂志，2013（8）：601.

[329] 梁启军，余炅，唐晓玲，等. 毒、癌毒的认识与癌症的益气清毒法防治思路［J］. 江西中医药大学学报，2020（1）：8.

[330] 孙韬，左明焕，胡凯文. 癌毒与恶性肿瘤［J］. 辽宁中医杂志，2011（2）：261.

[331] 凌昌全. "癌毒"是恶性肿瘤之根本 [J]. 中西医结合学报，2008（2）：111.

[332] 叶乃菁，刘宣，李琦. 癌毒转移的中医理论探讨 [J]. 中医杂志，2014（3）：185.

[333] 李克雄，曾普华，郜文辉，等. 基于"癌毒致虚"理论探讨肿瘤恶病质的中医药治疗 [J]. 亚太传统医药，2019（10）：90.

[334] 曹鹏，郑国银，阮亦，等. 凌昌全教授基于"癌毒"理论治疗恶性肿瘤经验 [J]. 中国中西医结合杂志，2020（6）：756.

[335] 周计春，邢风举，颜新. 国医大师周仲瑛教授治疗癌毒五法及辨病应用经验 [J]. 中华中医药杂志，2014（4）：1112.

[336] 程海波，李柳，周学平，等. 中医肿瘤癌毒病机辨证体系的创建 [J]. 中医杂志，2020（20）：1767.

[337] 查莺岚，程海波. 程海波运用癌毒病机理论辨治肿瘤转移经验 [J]. 浙江中医药大学学报，2017（5）：381.

[338] 郭天灏，周红光，李黎，等. miRNA与肺癌早期诊断及癌毒理论关系的研究进展 [J]. 中国中医基础医学杂志，2019（12）：1769.

[339] 蔡云，陈远彬，叶放，等. 国医大师周仲瑛从癌毒理论辨治肺癌经验述要 [J]. 中华中医药杂志，2020（6）：2879.

[340] 罗添乐，罗斌，田建辉. 中医药防治肺癌的理论研究进展 [J]. 中医肿瘤学杂志，2019（2）：1.

[341] 徐力立，周红光，司誉豪，等. miRNA抗肝癌机制与癌毒理论的关系研究概况 [J]. 中医杂志，2017（8）：704.

[342] 李维忠，任明名，魏小曼，等. 癌毒病机理论辨治肝癌探析 [J]. 中医肿瘤学杂志，2020（1）：20.

[343] 壮雨雯，赵智明，蔡辉. 浅谈从癌毒论治胃癌 [J]. 天津中医药，2019（12）：1181.

[344] 魏小曼，程海波. 基于癌毒病机理论的大肠癌治则治法 [J]. 中华中医药杂志，2020（12）：6182.

[345] 陈海彬，周红光，李文婷，等. 基于肠道菌群的结肠癌防治及与癌毒病机理论的关系 [J]. 中华中医药杂志，2019（12）：5796.

[346] 孟鹏，李珊，窦欢欢，等. 运用癌毒理论探讨乳腺癌的发病及治疗特点 [J]. 中医肿瘤学杂志，2019（2）：63.

[347] 刘玲琳，徐海滨，胡祖健，等. 癌毒从脏从痰而化论治乳腺癌肺转移 [J]. 中华中医药杂志，2013（8）：2331.

[348] 姜家康，任立瑾，迟文成. 宫颈癌"癌毒"的发病、致病特点及其治疗的探讨 [J]. 中医临床研究，2014（15）：134.

[349] 姜建东，朱倩云，张炎，等. 基于癌毒理论从调补肝肾论治宫颈癌的经验探析 [J]. 环球中医药，2019（6）：935.

[350] 罗运凤，高洁，柴艺汇，等. 基于"虚、毒、瘀"病机论治疑难疾病 [J]. 湖北民族大学学报（医学版），2021（1）：59.

[351] 马莲，王可彬，吴圣贤. 难治性疾病多呈现"气虚毒损证 [J]. 中医学报，2021（3）：469.

[352] 彭超群，黄岩杰，翟盼盼，等. 运用气血津液与玄府学说阐释热毒瘀之间的病机演变 [J]. 中华中医药杂志，2020（10）：4873.

[353] 杨威，张学进，郭勇. 热毒血瘀证与炎症相关性研究进展 [J]. 中华中医药学刊，2010（10）：2168.

[354] 于俊生，王砚琳. 痰瘀毒相关论 [J]. 山东中医杂志，2000（6）：323.

[355] 庄慧魁，王栋先，王新陆. 血浊与湿、痰饮、瘀、毒之间的病机关系探讨 [J]. 天津中医药，2020（8）：844.

[356] 刘娜，张伟. 从"燥、湿、毒"三邪论治雾霾相关性疾病 [J]. 湖南中医杂志，2016（12）：129.

[357] 卢绪香，钱卫斌，张伟. 肺系病缓解期从痰瘀毒论治 [J]. 中医学报，2012（4）：62.

[358] 莫郑波，项琼，宋恩峰，等. 从湿浊毒论治新型冠状病毒肺炎的理论与临床思路 [J]. 江苏中医药，2020（4）：45.

[359] 吴玥，曲妮妮. 从虚损浊毒论治吸烟引发的慢性阻塞性肺疾病 [J]. 吉林中医药，2020（10）：1387.

[360] 许媛，胡平生，冯立志，等. 浅探虚瘀浊毒与慢性阻塞性肺疾病的病因病机 [J]. 江西中医学院学报，2013（3）：12.

[361] 骆长永，王双，李雁. 从"毒、瘀、虚"论治急性呼吸窘迫综合征探析 [J]. 中国中医急症，2017（5）：823.

[362] 刘晓明，张伟. 从毒、虚论述肺间质纤维化的病因病机 [J]. 南京中医药大学学报，2014（4）：306.

[363] 叶放，徐吉敏，薛博瑜，等. 慢性肝炎"湿热瘀毒互结"复合病机的形成机制探讨 [J]. 中医杂志，2011（22）：1908.

[364] 刘爽，陈静，赵鑫，等. 吕文良教授从"毒、瘀、虚"论治慢性乙型病毒性肝炎［J］. 辽宁中医杂志（网络论文），2020，11，13.

[365] 王振常，黄晶晶，夏兰，等. 从痰毒瘀损肝体探讨肝炎后肝纤维化发病机制渊薮［J］. 辽宁中医药大学学报，2010（12）：48.

[366] 叶放，薛博瑜，周珉，等. 论湿热瘀毒与肝纤维化［J］. 南京中医药大学学报，2005（6）：346.

[367] 王振常，黄晶晶，夏兰，等. 从痰毒瘀损肝体探讨肝炎后肝纤维化发病机制渊薮［J］. 辽宁中医药大学学报，2010（12）：48.

[368] 叶倩男，梁峻尉，赵继亭，等. 迟莉丽基于"虚毒瘀"学说分期论治溃疡性结肠炎［J］. 四川中医，2017（10）：6.

[369] 李刘生，赵明明，张昱. 张昱基于"虚-风-瘀-毒"复杂病机网络诊治 IgA 肾病的经验［J］. 世界中西医结合杂志，2017（4）：450.

[370] 吕帆，李伟. 从虚瘀浊毒立论探讨慢性肾脏病的发病机制［J］. 河南中医，2019（10）：1482.

[371] 姚敏，周恩超. 从虚与毒论治慢性肾衰竭［J］. 四川中医，2016（11）：34.

[372] 朱晓婷，潘咏梅，李洁，等. 陈志强运用"浊瘀遏络阻三焦"病机学说辨治慢性肾衰［J］. 河北中医药学报，2019（5）：58.

[373] 姜威，崔红波. 郑丽英从"虚、浊、毒、瘀"论治慢性肾功能衰竭［J］. 河南中医，2017（12）：2076.

[374] 于宁，贾连群，宋囡，等. 基于"痰瘀毒"病机探讨细胞焦亡与动脉粥样硬化的关系［J］. 中华中医药学刊，2019（9）：2186.

[375] 于俊生，陈兆昌. 动脉粥样硬化从痰瘀毒论治探讨［J］. 山东中医杂志，2002（8）：451.

[376] 刘美之，郎艳松，张鑫月，等. 从痰、瘀、毒论治动脉粥样硬化研究进展［J］. 中医杂志，2014（9）：800.

[377] 孙云霞. 论热毒理论与动脉粥样硬化的相关性［J］. 辽宁中医药大学学报，2011（5）：52.

[378] 刘明芳，李浩，刘剑刚. 中医虚瘀浊毒与老年性痴呆［J］. 中医杂志，2010（7）：651.

[379] 王振兴，高晟玮，刘志超，等. 基于"痰瘀毒"论治高血压病［J］. 四川中医，2021（2）：34.

[380] 刘晓明，张伟. 从毒、论述肺间质纤维化的病因病机［J］. 南京中医药大学学报，2014（4）：306.

[381] 邸贵鑫，杨芳，秦微，等. 基于源流梳理的病机要素"瘀毒郁互结"在冠心病发生发展中的演变探析［J］. 辽宁中医药大学学报（网络论文），2021，4，26.

[382] 赵地，郭伟星，姜红菊，等. 冠心病从虚瘀毒论治探讨［J］. 南京中医药大学学报，2015（4）：307.

[383] 刘勇，姚斌，刘超峰. 冠心病心绞痛痰瘀毒互结证病机研究进展［J］. 中医杂志，2019（21）：1875.

[384] 徐锐，万启南，张占先. 从"虚、痰、瘀、毒"论治老年冠心病心律失常探析［J］. 云南中医中药杂志，2016（9）：15.

[385] 钮瑶，张哲，白弘，等. 论急性冠脉综合征的痰瘀热毒［J］. 时珍国医国药，2016（11）：2708.

[386] 魏营，杜武勋，刘梅，等. 病毒性心肌炎从虚、毒、瘀论治［J］. 新中医，2009（1）：110.

[387] 巫燕慧，张忠，林海丹，等. "祛瘀解毒补虚"治疗心肌梗死后心肌纤维化临证思路［J］. 中医药导报，2019（3）：49.

[388] 李成银，赵井苓，龚红卫，等. "阳虚寒毒"理论在骨髓增生异常综合征诊治中的应用探讨［J］. 湖北中医药大学学报，2017（3）：44.

[389] 卫江丽，冯兴中. 冯兴中治疗消渴病气虚化毒理论与临床经验总结［J］. 中华中医药杂志，2016（8）：3147.

[390] 田象菊，高树迎. 从气虚毒郁探讨糖尿病皮肤病变的中医病因病机［J］. 光明中医，2020（18）：2819.

[391] 张健，江振国，冯兴中. 从"虚损-痰瘀毒"论糖尿病认知功能障碍治疗［J］. 北京中医药，2020（10）：1051.

[392] 刘越，柴可夫. 从痰、瘀、毒论治糖尿病肾病［J］. 浙江中医药大学学报，2011（6）：824.

[393] 彭亚杰，张云山，樊立鹏，等. 从"湿热、毒、瘀"浅谈慢性盆腔疼痛综合征的病因病机［J］. 环球中医药，2020（2）：302.

[394] 杨光辉，何奕坤，郑琪. 论补肾解毒通络法治疗类风湿关节炎［J］. 风湿病与关节炎，2014（5）：67.

[395] 肖红，姜泉，焦娟，等. 从痰湿瘀毒论治类风湿关节炎［J］. 中国中医基础医学杂志，2020（1）：115.

[396] 韦尼，徐江喜，陈自佳，等. 侵蚀性骨关节炎中医病因病机初探［J］. 风湿病与关节炎，2019（4）：56.

[397] 谭旭仪，邝高艳，卢敏. 膝骨关节炎的"虚、瘀、毒"病机特点探析［J］. 中国实验方剂学杂志，2018（24）：201.

[398] 谭旭仪，邝高艳，卢敏. 从"虚、瘀、毒"论治膝骨关节炎的研究进展 [J]. 中医药导报，2019 (19)：127.

[399] 任妮娜，凌益，曾苹，等. 基于毒蕴血瘀理论探讨系统性红斑狼疮的发病机制 [J]. 贵州中医药大学学报，2020 (5)：4.

[400] 汪东涛，沈鹰. 从"肾虚瘀毒"论治系统性红斑狼疮 [J]. 云南中医学院学报，2008 (3)：21.

[401] 张云松，朱晓林. 从毒瘀虚论治脓毒症 [J]. 山西中医，2012 (7)：1.

[402] 徐慕娟，王玉妹，侯静静，等. 基于"虚-毒-瘀-神"论治脓毒症 [J]. 中国中医急症，2018 (4)：640.

[403] 郑军状，崔云，吴骏，等. 从痰瘀浊毒学说探讨男性不育症病因病机与诊治策略 [J]. 中医药导报，2020 (10)：138.

[404] 张晓峰，王青. 从"瘀、湿、浊、毒互结损络"论治子宫内膜异位症初探 [J]. 陕西中医，2014 (3)：338.

[405] 董春霄，张晓峰，肖新春，等. 张晓峰应用祛瘀化湿解毒通络法治疗子宫腺肌症经验 [J]. 河北中医，2020 (2)：174.

[406] 贾英杰. 试论癌瘤"正气内虚，毒瘀并存"的病机观点 [J]. 新中医，2013 (6)：9.

[407] 钦敬茹，王中奇. "正虚伏毒"与肿瘤发生和转移 [J]. 辽宁中医药大学学报，2019 (4)：131.

[408] 章永红，叶丽红，彭海燕，等. 论癌症从虚毒治疗 [J]. 南京中医药大学学报，2009 (6)：408.

[409] 井艳华，贾彦焘. 从正虚毒瘀论治恶性肿瘤血液高凝状态 [J]. 中医学报，2019 (10)：2087.

[410] 陈滨海，张光霁. 肺癌的"痰毒瘀"微观模型初探 [J]. 中华中医药杂志，2019 (1)：50.

[411] 白洁，张光霁. 从痰毒互结角度论肺癌与肺痿 [J]. 浙江中医药大学学报，2018 (4)：255.

[412] 葛舒瑶，惠建萍，赵菲. 从"毒、虚、瘀"辨证胃癌前病变的研究进展 [J]. 四川中医，2018 (12)：218.

[413] 张云松，曹志群，张珊珊，等. 从毒瘀虚论治慢性萎缩性胃炎癌前病变 [J]. 中华中医药学刊，2016 (10)：2390.

[414] 武丽霞，杨巧芳. 从"虚、瘀、毒"探讨慢性萎缩性胃炎癌前病变用药规律 [J]. 湖南中医杂志，2020 (4)：132.

[415] 王常松. 基于气虚毒结病机探讨益气解毒法治疗胃癌的理论基础及临床依据 [J]. 江西中医药大学学报，2018 (6)：10.

[416] 周春祥，陈亦人. 寒凝毒结血瘀与晚期胃癌基本病理 [J]. 中医杂志，1999 (12)：712.

[417] 孔祥军，岳小强. 论"阴虚痰凝毒结"是晚期胃癌的核心病机 [J]. 中医药导报，2017 (14)：56.

[418] 王冠英，王冠峰，张洪亮. 扶正攻毒理论与原发性肝癌临床 [J]. 新疆中医药，2013 (1)：7.

[419] 程荣菲，武哲丽. 原发性肝癌虚、郁、痰、瘀、毒病机探讨 [J]. 山东中医杂志，2014 (10)：804.

[420] 张振，郜文辉，曾普华，等. 曾普华从癌毒致虚论治原发性肝癌经验 [J]. 湖南中医杂志，2019 (2)：18.

[421] 党志博，晏军，李玲孺，等. 基于虚毒瘀理论探讨原发性肝癌的治疗 [J]. 中国医药导报，2021 (7)：126.

[422] 肖古月，田莎莎，由凤鸣，等. 从"气、瘀、毒"的病理特点探讨原发性肝癌的治法选方 [J]. 云南中医中药杂志，2016 (12)：16.

[423] 孔宪斌，杨振弢，彭莹莹，等. 基于"虚、毒、瘀"浅谈结直肠癌的病机和治疗 [J]. 环球中医药，2020 (12)：2081.

[424] 刘胜，花永强，孙霃平，等. 试论乳腺癌痰毒瘀结病机的理论基础与临床应用 [J]. 中西医结合学报，2007 (2)：122.

[425] 谢秀超. 基于中医"毒、瘀、虚"理论探讨中医"治未病"思想防控宫颈 HPV 感染的应用 [J]. 中国中医基础医学杂志，2019 (1)：41.

[426] 刘一平，文倩，谭劲. 口腔黏膜下纤维性变的中医辨治经验 [J]. 湖南中医杂志，2019 (6)：38.

[427] 余冰倩，马俊，马华安，等. 陈国丰从"痰湿瘀毒"论治声带白斑经验撷粹 [J]. 浙江中医药大学学报，2019 (5)：465.